作者声明

血液学及其相关学科发展日新月异，虽然本书在编写过程中力求反映有关的最新资料，但也仅代表编者对各个问题的认识和理解，特别是本书述及的各种治疗方法、治疗方案和药物剂量，都是按一般情况提出，仅供参考。具体应用时，必须结合患者状况、治疗设备条件、支持治疗条件、施治医生个人经验等作必要的变通和调整，以保证取得安全的最佳治疗效果。

HEMATOLOGY

血液病学

第 2 版

上册

主　　编　张之南　郝玉书　赵永强　王建祥
副 主 编　张凤奎　沈　悌　肖志坚　周道斌　韩明哲
编委秘书　李　剑　林　冬　魏　辉

人民卫生出版社

图书在版编目（CIP）数据

血液病学（上、下册）/张之南等主编. —2 版.
—北京：人民卫生出版社，2011. 9
ISBN 978 - 7 - 117 - 14335 - 6

Ⅰ. ①血… Ⅱ. ①张… Ⅲ. ①血液病
Ⅳ. ①R552

中国版本图书馆 CIP 数据核字（2011）第 103796 号

人卫社官网	www. pmph. com	出版物查询，在线购书
人卫医学网	www. ipmph. com	医学考试辅导，医学数据库服务，医学教育资源，大众健康资讯

血 液 病 学

第 2 版

上、下册

主　　编：张之南　郝玉书　赵永强　王建祥
出版发行：人民卫生出版社（中继线 010-59780011）
地　　址：北京市朝阳区潘家园南里 19 号
邮　　编：100021
E - mail：pmph @ pmph. com
购书热线：010-59787592　010-59787584　010-65264830
印　　刷：人卫印务（北京）有限公司
经　　销：新华书店
开　　本：787×1092　1/16　**总印张：**106　**总插页：**8
总 字 数：3522 千字
版　　次：2003 年 10 月第 1 版　2022 年 12 月第 2 版第 13 次印刷
标准书号：ISBN 978-7-117-14335-6/R · 14336
定价（上、下册）：290. 00 元
打击盗版举报电话：010-59787491　E-mail：WQ @ pmph. com
（凡属印装质量问题请与本社市场营销中心联系退换）

编委名单

（以姓氏笔画为序）

于　康　中国医学科学院北京协和医院
马小彤　中国医学科学院血液学研究所
马新娟　中国医学科学院血液学研究所
王　迎　中国医学科学院血液学研究所
王　玫　中国医学科学院血液学研究所
王　雯　中国医学科学院血液学研究所
王小钦　复旦大学附属华山医院
王书杰　中国医学科学院北京协和医院
王伟良　北京医院
王兆钺　苏州大学第一附属医院
王志澄　中国医学科学院血液学研究所
王建祥　中国医学科学院血液学研究所
王爱霞　中国医学科学院北京协和医院
王毓洲　中国医学科学院北京协和医院
王慧君　中国医学科学院血液学研究所
井丽萍　中国医学科学院血液学研究所
尤胜国　中国医学科学院血液学研究所
卞寿庚　中国医学科学院血液学研究所
石远凯　中国医学科学院肿瘤医院
白　洁　中国医学科学院血液学研究所
包承鑫　中国医学科学院血液学研究所
冯四洲　中国医学科学院血液学研究所
朱　平　北京大学第一医院
朱宏丽　中国人民解放军总医院
朱铁楠　中国医学科学院北京协和医院
庄俊玲　中国医学科学院北京协和医院
刘尔坤　中国医学科学院北京协和医院
齐军元　中国医学科学院血液学研究所
齐淑玲　中国医学科学院血液学研究所
许　莹　中国医学科学院北京协和医院
许彩民　中国医学科学院基础医学研究所
阮长耿　苏州大学第一附属医院
孙　燕　中国医学科学院肿瘤医院
严文伟　中国医学科学院血液学研究所
严匡华　武汉大学中山医院
杜传书　中山大学中山医学院
李　剑　中国医学科学院北京协和医院
李　巍　中国科学院遗传与发育生物学研究所
李太生　中国医学科学院北京协和医院
李建平　青海省人民医院
李津婴　第二军医大学长海医院
李海龙　中国医学科学院北京协和医院
李蓉生　中国医学科学院北京协和医院
杨　琳　中国医学科学院血液学研究所
杨天楹　中国医学科学院血液学研究所
杨仁池　中国医学科学院血液学研究所
杨克恭　中国医学科学院基础医学研究所
杨纯正　中国医学科学院血液学研究所
肖　娟　中国医学科学院北京协和医院
肖志坚　中国医学科学院血液学研究所
吴克复　中国医学科学院血液学研究所
吴冠芸　中国医学科学院基础医学研究所
吴润晖　首都医科大学附属北京儿童医院
邱录贵　中国医学科学院血液学研究所
何晓琥　首都医科大学附属北京儿童医院
沈　岩　中国医学科学院基础医学研究所
沈　悌　中国医学科学院北京协和医院
沈德诚　中国医学科学院血液学研究所
宋增璇　中国医学科学院血液学研究所
张　莉　中国医学科学院血液学研究所
张　磊　中国医学科学院血液学研究所
张　薇　中国医学科学院北京协和医院
张之南　中国医学科学院北京协和医院
张凤奎　中国医学科学院血液学研究所
张永红　首都医科大学附属北京儿童医院
张志灵　中国医学科学院血液学研究所
张俊武　中国医学科学院基础医学研究所
张艳华　中国医学科学院血液学研究所
张桂敏　中国医学科学院血液学研究所
陈　芳　中国医学科学院血液学研究所

主编简介

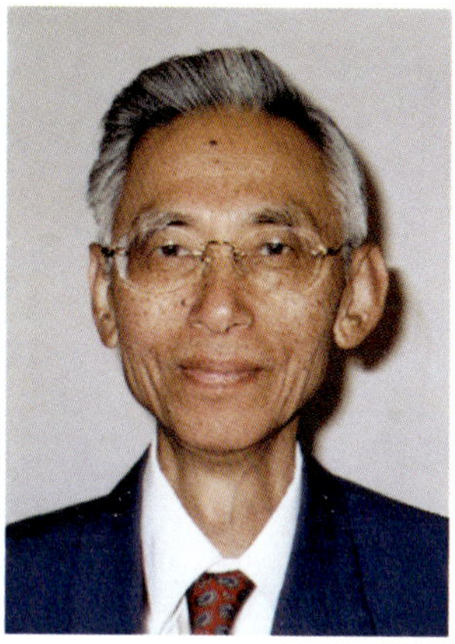

张之南　男,1929年生于北京协和医院,祖籍江苏武进;1954年毕业于北京协和医学院。长期在中国医学科学院、中国协和医科大学北京协和医院血液科从事医疗、教学和研究工作,1983～1992年任血液专业组组长。1988～1996年任中华医学会血液学会副主任委员,1996～2000年任主任委员。曾任中国中西医结合学会常务理事,兼任第1～3届血液专业委员会副主任委员。

曾对多种血液病进行临床及基础研究。20世纪60年代初在国内率先将红细胞寿命及全身红细胞容量测定用于血液病诊断。60年代初期及中期开始分别对慢性再生障碍性贫血和慢性粒细胞白血病进行中西医结合治疗。70年代初开展弥散性血管内凝血的早期诊断、抢救及处理。70年代中期开始对红细胞膜及相关疾病进行生化、生物物理、细胞性能等多方面的观察,并开始对阵发性睡眠性血红蛋白尿症的临床及发病机制进行长期系统研究,达到较高水平。此外,还曾对真性红细胞增多症的诊治、转归及发病机制,反应性组织细胞增生及免疫母细胞增生的临床及病理,继发性血液病,中药抗氧化成分对血细胞功能的影响,中性粒细胞产生活性氧的能力,红细胞变形仪的研制等进行过涉及血液学多个方面的研究。

已发表学术论文300余篇;主编《血液病的诊断及疗效标准》、《红细胞疾病》、《贫血》等专著11部;参编大型参考书多部。曾获国家教委、卫生部科技进步奖4项,获中国中西医结合学会中西医结合贡献奖、美国血液学会杰出会员称号。

主编简介

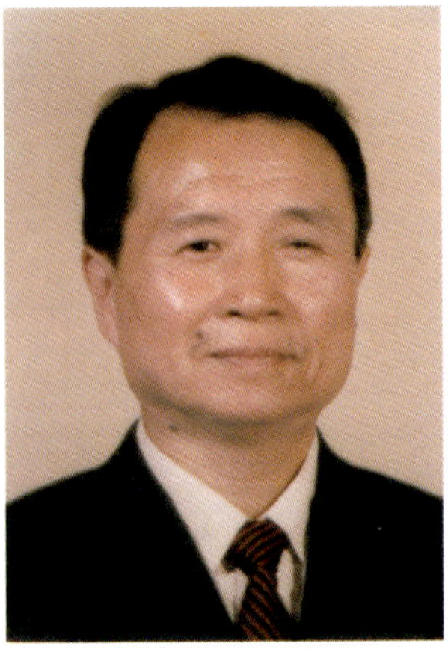

郝玉书 男,1933年10月出生,辽宁省沈阳市人,1957年北京医学院医疗系本科毕业。曾任中国医学科学院血液学研究所、血液病医院所长、院长,现任中国医学科学院血液病医院教授、主任医师、博士生导师、中国医学科学院学术委员会执行委员会委员、第四、五、六届中华医学会血液学分会副主任委员,《中华血液学杂志》副主编。主要从事血液病和放射病的诊断治疗和临床研究。20世纪60年代初报告天津地区健康人正常血象,为建立我国成年人血液生理常数提供了依据。1963年在国内首先提出"白血病前期"问题。80年代初主持航空工业部618所血象异常问题调查研究,在国内首次查明巨细胞病毒所致类传染性单个核细胞增多症的爆发流行。在多年临床工作中,确诊了很多疑难血液病,其中"伴毛细胞的脾淋巴瘤"、"8p11骨髓增殖综合征"、"S-100β^{+} T细胞白血病"等均系国内首例报告。近年来主要从事"骨髓增生异常综合征"的临床与实验室研究。1996年获国家"八五"科技攻关重大科技成果奖。主编与参编了《临床血液学进展》等专著8部,发表论文150余篇。

主编简介

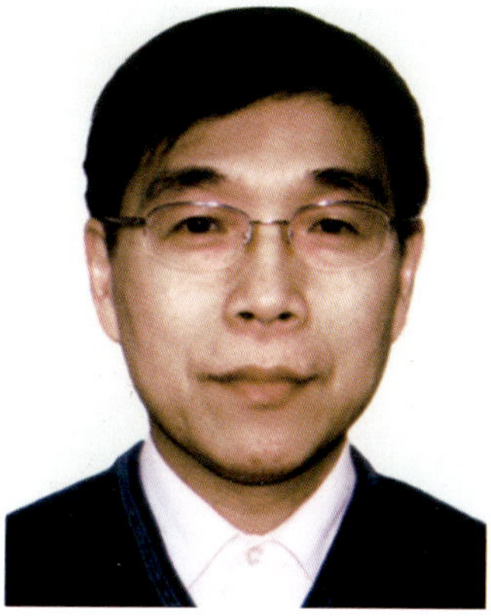

赵永强 男，生于1955年。1983年毕业于中山医学院医学系，获学士学位，1989年10月毕业于中国协和医科大学北京协和医院，获临床医学博士学位。现为北京协和医院血液科主任医师，博士生导师，血液科主任，中华医学会血液学分会副主任委员，血栓与止血学组副组长，亚太地区血栓与止血学会理事，中国医师协会血液科医师分会副会长，北京医师协会血液科专家委员会副主任委员。1991年在荷兰阿姆斯特丹大学医学中心止血、血栓、炎症和动脉粥样硬化研究中心进修期间率先证实了内毒素刺激下小鼠各重要脏器可表达巨噬细胞炎性蛋白-1α。1997～1998年在美国密歇根大学医学院凝血实验室进修1年，完成了高分子激肽原-前激肽释放酶复合物在内皮细胞上表达及活化并导致缓激肽的释放和NO的形成与淀粉样β-蛋白前体在家兔体外循环中的抗凝作用等研究。1998年起继续从事内毒素对内皮细胞表达高分子激肽原和释放缓激肽的影响的研究，并负责完成了重组人血小板生成素的多项临床研究及国内首次最大规模的中国汉族人群易栓症调查，并积极开展内科疾病与易栓症的相关研究。在血友病诊治方面，牵头成立了北京血友病诊治协作组，整合区域医疗优势资源，建立起适合国内实际情况的血友病管理模式，并借此主持和参与了全国和北京市多项血友病防治的临床研究、血友病抗凝血因子抗体发生率调查和中国血友病规范化诊治等血友病相关研究。近年来，共承担并完成部级科研课题六项，院校级科研课题一项，在国内外发表研究文章100余篇，参加编写著作10余部。

主编简介

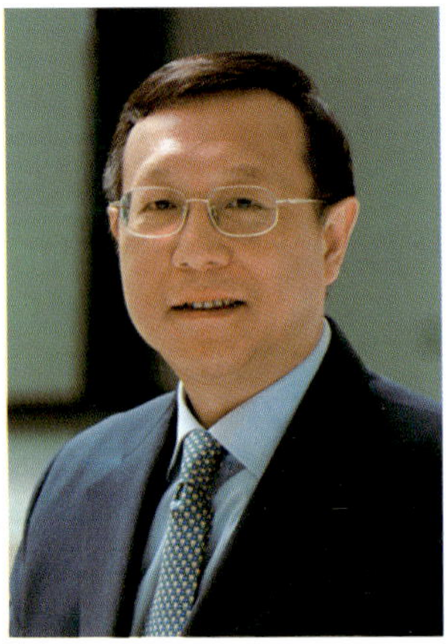

王建祥　男，生于1963年教授，主任医师。1985年毕业于山东医学院医学系，1991年于中国协和医科大学研究生院毕业，获得医学硕士学位。1990～1991年在日本熊本大学医学部进修。1994～1999年在美国国立卫生研究院留学深造。目前担任中华血液学学会副主任委员，中国抗癌协会血液肿瘤委员会副主任委员，《中华血液学杂志》副主编。熟练掌握血液病的诊断与治疗，擅长血液系统恶性疾病诊断、分型、治疗。按照白血病的危险度制定实施治疗方案，治疗急性白血病的完全缓解率和长期生存率均与国际先进水平相当，使患者恢复劳动和生活能力。获得国家杰出青年基金、7项国家自然科学基金、5项天津市科学基金等多项科研基金资助，进行白血病的发病机制研究，对发现的关键异常环节、分子，设计进行白血病的靶向治疗研究，部分已用于临床。已在PNAS（Proceedings of the National Academy of Sciences）、Cancer Research、Leukemia等SCI杂志发表论文40余篇，享受国务院政府特殊津贴，被评为卫生部突出贡献中青年专家、新世纪百千万人才工程国家级人选。获得美国国立卫生研究院（NIH）研究杰出奖（Fellow award for research excellence），天津市科技进步一等奖及第十届“吴阶平-杨森医药奖”一等奖。

序

血液学进展迅速，相关基础研究不断有所发现、有所前进；不少血液病的临床诊断和治疗也大有进展。这些进展需要及时汇集和总结，以提高血液学的整体水平，并促进血液学的进一步发展。这是血液学工作者对医学发展负有的责任和义务。近年来，国内相继出版了一些血液学专著，反映了血液学同道在这方面所做的努力，对于及时传播推广血液学领域的新进展、新概念、深化认识起到了很好的作用。

本书是又一本血液学专著，主要由中国医学科学院中国协和医科大学血液学研究所血液病医院和北京协和医院血液科临床和基础研究人员合力完成，个别篇章还特邀了院校外的专家撰写。作者中既有理论充实、经验丰富的资深专家，又有不少近年来涌现出来的中青年优秀医师和研究人员。新一代作者的加入，以其对新知识、新技术特有的敏锐和接受能力，为本书增添了新的时代气息。

本书的特点之一是在编写中适当拓展了血液学的相关基础理论部分，更好地反映了血液学临床、实验诊断和相关基础理论密不可分的学科特点。

作为人民卫生出版社大型专科系列书之一，本书以上述特点为血液学临床和相关基础研究人员提供了一本较新较好的参考书和基础教材。

希望本书能够与时俱进，定期更新，以及时反映血液学不断进展的概貌。

邓家栋

2003 年 5 月

第 2 版前言

本书此次更改再版，距第 1 版已有 8 年之久。这期间国内外血液学研究和实践又有了不少进展，我们曾酝酿对本书进行更新，但因种种原因未曾落实。此次在全体编写人员的努力下，特别是在人民卫生出版社同仁的热情支持和推动下，终于完成这一夙愿。

此次更新，我们主要做了以下几方面的努力。第一，本书第 1 版面世后，陆续得到专家、同道和广大读者的评议和意见，对此，我们十分欢迎和感谢。尽可能择善而从，加入本版修订之中。第二，适应近年来的进展，对第 1 版的内容和章节编排做了相应的必要的调整和增删。对于因各种原因不能继续参加本版修订的原第 1 版编写专家，在此致以衷心的谢忱；对于已故的编写专家表示诚挚的悼念。第三，2008 年世界卫生组织(WHO)发表了第 4 版《造血与淋巴组织肿瘤分类》方案，内容较原第 3 版有了不少的更新。我们参照第 4 版内容，对本书的相关章节做了相应的更新，以与国际同步。

尽管我们做了很大努力，不足之处仍在所难免。殷切希望专家、同道和广大读者继续惠赐意见和建议，帮助我们将今后的工作做得更好。

郝玉书

2011 年 3 月

第1版前言

血液病学是发展迅速的专业，近百年来，借助基础研究的技术和方法，对血液学领域的有关生理学和血液病的发病机制有了较深入的了解，增进了对血液病的认识，改进了血液病的诊断和治疗。血液学及血液病学的进展又在多方面影响整个医学的进步：观察食物对贫血的影响，成功地治疗恶性贫血，可视为从经验医学走向现代实验医学并取得实效的卓著范例；叶酸拮抗剂治疗白血病获得成功，开创了药物治疗恶性肿瘤的先河；镰状细胞贫血从发现形态学特征到血红蛋白电泳异常，直至异常血红蛋白分子结构的鉴定，在医学上确定了第一个分子病；血型的发现使输血得以广泛应用，人白细胞抗原的发现使器官移植成为可能，随后，骨髓移植的成功又为发展其他器官移植提供了良好的借鉴。凡此种种无不说明血液学的一些重大突破往往对整个医学都有深远的推动作用。另外，临床观察表明：血液病与许多其他系统的疾病密切相关，血栓病的发病原因和诊治涉及血液、神经、心血管等多科；肝病、肾病、某些职业病、不少药物、一些感染包括艾滋病可以影响血细胞及造血；妊娠可发生贫血或血小板减少，分娩可合并弥散性血管内凝血。诸如此类，都说明血液学与多学科相互延伸交叉，需要多学科之间的共同合作研究。在血液学的基础研究方面，近数十年来，生物化学和分子生物学、细胞学和细胞生物学等方面的理论和方法大大促进了血液学的研究，丰富了对血液学一些基本问题的了解，例如，对造血功能及其调控、对诸多细胞因子和化学因子的作用、对造血微环境等的研究，充实了对造血功能的认识，加深了对一些疾病发病机制的了解，增进和改善了治疗；对造血干/祖细胞的生物学、来源、鉴定、分离、纯化的研究，大力推动和扩展了以早期造血细胞为主的细胞治疗，也激发出其他组织的干细胞的研究热潮；血细胞染色体变异及其引发的细胞学事件、基因变异及其表达产物对细胞产生的后果，不仅极大地提高了对一些血液病发病机制的认识，而且非常有助于疾病的诊断、分类分型、新的治疗方向和方法的研究；此外，几十年来，对凝血机制的中心环节、接触系统的作用、凝血与内皮细胞的相互关系等，都有重大的变化和进展。血液学的进步委实不胜枚举。

面对血液学在深度和广度上的快速进展以及认识上的不断提高，七年前，当时的国家教委内科学（血液学）重点学科的主要学术带头人设想应该有一部能反映当前血液学理论认识和临床实践的内容比较全面的大型参考书，供血液学工作者和研究生阅读,也为其他学科人员查阅。经酝酿讨论并得到众多专家的支持,随即组织编写,一年后完稿并转入编辑加工,后因故拖延停顿。2000年底,人民卫生出版社约请笔者为其大型专科系列书籍编写血液学专册,方针和目的与我们的初衷不谋而合,从而推动了本书的加速完成。我们重新审定了篇章和内容,调换了个别作者,要求各章负责人认真阅读最新资料,融入新观点新观察,结合自己的经验和体会,在原有的基础上重新编写。

作为一部大型的血液学参考书必须考虑两个问题:①基础与临床的分量。由于许多血液病的诊断、分型、治疗是基于对该血液病病因和发病机制的认识,而后者又涉及一些基础研究,因此,临床血液学工作者已经不能忽视血液学的基础理论;另一方面,血液学的基础研究大多还属应用性的,目的是为解决临床上的疑问,所以血液学的基础研究人员也需要对血液病的临床问题有所了解。由此可见,一本大型参考书缺乏任何一个方面都是不恰当的。有鉴于此,本书拟以血液病的临床内容为主,兼及临床人员必须具有的基础知识。②篇章的编排。随着对疾病病因和发病机制的认识不断提高,有人已将一些疾病另行归类,例如,将再生障碍性贫血、阵发性睡眠性血红蛋白尿症归为造血干细胞病,将恶性组织细胞病归入淋巴瘤,这种改变虽有一定道理,但也有其缺陷,目前尚未成熟,没有获得共识,因而本书仍按多数读者熟悉的传统的方式对各章进行归类和排序,以便查阅。另外,有些大型血液学参考书将一些血液病实验检查方法写成附录,鉴于实验方法为数众多,足成专著,若择要附于书后,难免挂一漏十,因此本书未作如是处理。需要提出的是:作为国内的一部大型血液学参考书,理应包括我国血液学的发展简史,特别是现代血液学的发展历程和事件、中医对血和血证的认识过程、现代医学如何从中医的理论和实践中得到启迪等,然而现时资料的搜集和整理还嫌不够,尚待今后弥补。

参与本书编写的都是在不同领域有多年实际经验的专家,几年来他们在百忙中不辞辛苦,对自己负责的章节反复思考,不断更新,几易其稿,每章定稿前无例外地都曾重新增修。通过大家的努力本书方能及时出版。应该承认的是:对待如此大型书籍,由于编者经验不足,在结构和内容方面可能存在不少缺憾,望广大读者不吝赐教,不断对本书进行修正和完善。

张之南　杨天楹　郝玉书

2003年4月

目 录

上 册

第一篇 基础与理论

第二篇 红细胞系统

第三篇　白细胞系统

第四篇 血液系统肿瘤性疾病

下 册

第四篇 血液系统肿瘤性疾病(续)

第五篇　止血与血栓

第六篇 其他科疾病与血液学异常

第七篇 输血与造血干细胞移植

第八篇 血液病的辅助治疗

第一篇

基础与理论

第 1 章

血细胞的发生

血液中的有形成分包括红细胞、白细胞和血小板，这些细胞分别在细胞代谢、防卫和止血等方面起重要作用。由于各种血细胞寿命有限，正常成年人每天每千克体重需要补充新的血细胞 1×10^9/L 以上，如此迅速地更新，使造血器官每天都要生成大量血细胞。应激情况下，如失血或感染时机体所需血细胞的量更大。造血器官如何能不断大量补充血细胞而永不枯竭是血液学领域的基本问题。有关血细胞发生的干细胞来源、特征及其发育规律多年来都受到学术界的重视。随着研究方法的改进，许多问题得到了解决，同时又在更深的层次提出了更多新的问题。血细胞生成的调控及其变异的研究已经成为当今生命科学的重要组成部分。研究血细胞的发生，有助于了解诸多血液病的发病机制，提高诊断水平，并为改进治疗提供依据。

第一节　血细胞发育的基本概念

血细胞的发育是连续性的。根据发育过程中细胞的功能和形态特点大体可分为 3 个阶段，即由多能干细胞池（pluripotent stem cell pool）进入定向干细胞池（committed stem cell pool）。然后进入形态学可辨认细胞池。在这一发育过程中，细胞要经过一系列的增殖、分化和成熟，变为具有特定功能的终末细胞，最后释放到血液中成为循环血细胞。

“增殖”是细胞通过有丝分裂进行复制的过程。造血细胞在发育成终末细胞之前都有增殖能力。正常情况下，多能干细胞 90% 以上处于静止期，其他细胞多处于增殖周期。细胞由静止期进入增殖周期或由 G_1 期进入 DNA 合成期都受控于细胞因子刺激，所以细胞因子通过调节造血细胞的周期状态影响造血，这是近年来细胞因子用于临床治疗的依据。

造血细胞增殖过程中伴有“分化”，分化使细胞失去某些潜力，同时又获得新的功能，表明细胞内部结构有相应的变化，如细胞膜表面标记的改变。多能干细胞表面有各种因子受体，分化为定向干细胞之后多数受体消失，只有一种受体数量增加，使细胞变得对特定因子的刺激十分敏感，而对其他因子的刺激失去反应。因此，细胞分化过程伴随着分化潜力的限制；定向干细胞失去了多向分化潜力，只能单向发育。

“成熟”包含在整个发育过程中。造血细胞的每一次有丝分裂和分化都伴随细胞的成熟。从形态上能辨认的阶段开始到最后成为终末细胞，其成熟过程表现一些规律性的改变：①细胞核变小，核染色质浓缩，最后成为不能分裂的固缩核或无核细胞；②胞质增多，胞质中的 RNA 含量逐渐减少，表现嗜碱性减弱，合成蛋白质的能力减低，甚至消失；③出现具有特殊功能的细胞器或蛋白，如溶酶体、血红蛋白等。成熟使血细胞的功能更加完善。

“释放”是终末血细胞通过骨髓屏障进入血循环的过程。各种血细胞的释放方式不同。红细胞成熟过程中由红细胞生成岛的中央移向血窦壁，以增加压力的方式穿过窦内皮细胞孔。游走能力较强的白细胞则通过黏附结构首先附着在窦壁上，以后通过细胞变形穿过内皮细胞。巨核细胞黏附于窦壁后，只有胞质穿过内皮细胞，向窦内释放胞质碎片，即血小板，留下裸核在窦外。不成熟的造血细胞一般不能穿过窦壁，即使是成熟的血细胞也不全部进入循环，血窦壁屏障使大量血细胞储备在骨髓，应激状态时可通过调控释放供机体急需。如溶血或缺血时血窦壁的 3 层结构更不完整，绝大部分的窦壁只有单层内皮细胞，而且其胞质部分孔隙增多，使大量成熟红细胞甚至不成熟细胞穿过窦壁，进入循环。

在造血系统中，多能干细胞还有一种特殊的增殖方式，即“自我更新”。其特点是细胞分裂过程中不伴分化和成熟，所产生的子代不失去多向分化能力。多能干细胞的自我更新被认为是造血系统永不枯竭的原因，它发生于特殊的微环境，其调控机制仍不清楚。由于细胞发育的连续性，多能干细胞池中含有不同发育阶段的细胞，其自我更新能力不完全一样。多能干细胞在发育过程中自我更新能力逐渐减弱，至定向干细胞阶段不再自我更新，只有增殖和伴随的分化与成熟。

第二节　造血细胞发育程序及其鉴别方法

造血细胞发育的3大阶段是根据细胞特点人为划分的。形态学可辨识细胞池中的细胞有明确的形态特征，其发育程序很清楚，早有图谱鉴别各种细胞及其成熟程度，为临床诊断提供了很有价值的手段。干细胞池中的细胞缺少分化特征，都表现为淋巴细胞样的单个核细胞，不能用形态学方法加以鉴别。从20世纪50年代初提出干细胞概念之后，直到1961年加拿大生物学家Till和McCulloch报道了脾结节形成方法，才能检测和计数干细胞。他们把小鼠骨髓细胞悬液静脉注入致死剂量辐射小鼠，7～8天后见受体小鼠脾表面出现许多结节。病理切片证明脾结节为各种细胞集落，其中约半数是幼稚红细胞集落。染色体研究证明，集落中的细胞为单克隆性质，表明各个集落都产生于单个细胞。作者根据集落细胞的多样性，认为形成集落的细胞具有多向分化能力，是干细胞，命名为脾集落形成单位(colony forming unit spleen，CFU-S)。以后有许多实验进一步证明了CFU-S的干细胞性质及其发育阶段。如取单个脾结节做成细胞悬液再移植，第2代受体小鼠脾脏中仍长出各种细胞集落，表明第1代脾结节中含有自我更新的多向分化潜能细胞。如果给受体小鼠造成多血症或注射红细胞生成素抗体，抑制红细胞生成，则脾结节中缺少红细胞集落，而未分化细胞集落增多，注射红细胞生成素后两天可使未分化细胞集落发育为红细胞集落，CFU-S的干细胞性质得到肯定后，CFU-S检测方法就成为判断干细胞数量和质量的经典方法。CFU-S检测结果证明成年小鼠骨髓中干细胞含量最高，其次是脾脏，也发现循环血液中有干细胞。用此方法还检出了卵黄囊中的CFU-S及其迁移到胎肝和其他造血组织的过程。之后又发现CFU-S并非均一的细胞群体，它包含着多个发育阶段的造血干细胞。各个CFU-S在细胞大小、细胞密度、黏附性，以及自我更新和分化潜力方面都不完全一样。细胞移植后12天出现的脾结节(CFU-sd12)，比8天出现的脾结节(CFUsd8)分化能力强。再移植实验证明CFU-sd12可向红系、粒系和巨核细胞系发育，但是它已失去向淋巴细胞系发育的潜力，可见CFU-sd12还不是多能干细胞。用有染色体标记的骨髓细胞做移植实验，发现另有淋巴细胞干细胞，具有分化为T淋巴细胞和B淋巴细胞的能力，而不能向髓系发育，它们也来自骨髓，提示骨髓中存在更未分化的多能干细胞。这种细胞具有自我更新和多向分化能力，移植到致死剂量辐射小鼠可使其骨髓和淋巴组织重建并长期存活，恢复功能。细胞移植实验也就成为检验多能造血干细胞的可靠手段。为了检测人多能造血干细胞，必须消除免疫反应才可使移植的细胞存活，经典的严重联合免疫缺陷(SCID)小鼠是良好的动物模型。能用于移植人造血干细胞并研究其发育潜力的动物，无胸腺免疫缺陷小鼠和胎羊，以及从SCID小鼠发展而来的NOD/SCID小鼠，人源化SCID-hu小鼠和转基因SCID小鼠。从小鼠骨髓长期培养方法发展而来的长期培养启动细胞(LTC-IC)检测也是实验室用来观察造血干细胞的常用手段，但是只有在体外培养12周后，还能启动骨髓长期培养体系的LTC-IC才具有重建受损伤骨髓的能力。

上述方法为研究造血干细胞发育积累了丰富的数据，也为临床观察造血干细胞提供了可靠指标。但是这些方法都不能识别单个干细胞，能识别和分离干细胞的方法有赖于对造血干细胞表面分子的研究及其特异性单克隆抗体的制备。在小鼠造血系统中，表达sca-1和thy-1抗原的细胞具有干细胞的生理特征。用特异性单克隆抗体分离出来的$sca\text{-}1^+$、$thy\text{-}1^+$、Lin^-细胞群通常是一些静止的细胞，能保护经致死剂量辐射小鼠度过骨髓衰竭期，在人造血系统中，CD34抗原是重要的分化标志，用单克隆抗体分离出来的$CD34^+CD38^-$细胞群处于有丝分裂周期中者极少，这种细胞在临床骨髓移植中广泛应用，可以重建受损伤的造血系统。但$CD34^+CD38^-$细胞并非骨髓中最早发育阶段的干细胞，1996年Osawa等报道了正常小鼠骨髓中的$CD34^-Lin^-$细胞群能重建经致死剂量辐射小鼠骨髓的结果，随后有一系列报道关于人$CD34^-Lin^-$细胞的研究结果，证明从人脐血、周血、骨髓或胎儿肝脏中分离出来的$CD34^-Lin^-$细胞比$CD34^+CD38^-$细胞更为原始，它们在SCID小鼠或胎羊体内分化为$CD34^+$细胞并向髓系和淋巴系发育。1997年Miraglia等又从$CD34^+$细胞表面找到一个新的分化标志AC133，它是一个具有5段穿膜结构的细胞表面分子，抗AC133单克隆抗体也因此成为分离造血干细胞用于临床治疗的抗体。比CD34和AC133更为早期的干细胞标志是血管内皮细胞生长因子受体2(VEGF-R2),实验证明用抗VEGF-R2单克隆抗体KDR分离的干细胞具有自我更新和多向分化功能,可使受损害的造血和免疫系统恢复,长期保持正常功能。骨髓中KDR^+细胞只占$CD34^+$细胞群的1%或更少,$CD34^-KDR^+$细胞是目前能分离出来的最早的多能干细胞。

多能干细胞经定向分化发育成定向干细胞,又称祖细胞,祖细胞的发育潜力有限,只能向各自的终末细胞发育。由于祖细胞增殖受控于细胞因子,所以祖细胞的发育过程及其数量可用半固体培养方法检测。在红细胞系统,有暴增性红细胞集落形成单位(burst forming unit,erythroid;BFU-E)和红细胞集落形成单位(colony forming unit,erythroid;CFU-E)。前者比后者幼稚,细胞表面受体种类较多,增殖潜力较强,能在红细胞生成素和干细胞因子或白细胞介素3的协同作用下形成多中心红细胞集落群体。CFU-E则只对红细胞生成素有反应,形成单个红细胞集落。在粒细胞和单核细胞系统,有粒-单核细胞集落形成单位(colony forming unit,granulocyte monocyte;CFU-GM)、粒细胞集落形成单位(colony forming unit,granulocyte;CFU-G)和单核细胞集落形成单位(colony forming unit, monocyte; CFU-M)。CFU-GM为粒系和单核系的共同祖细胞,能在粒单核细胞刺激因子的刺激下形成粒细胞和单核细胞的混合集落。CFU-G和CFU-M则分化程度更受限制,只能形成粒细胞集落和单核细胞集落。巨核系祖细胞也可根据其增殖潜力的差别分为暴增性巨核细胞集落形成单位(burst forming unit, megakaryocyte; BFU-Meg)和巨核细胞集落形成单位(colony forming unit,megakaryocyte;CFU-Meg)。从上述细胞发育过程中的相互关系可以制出造血细胞发育模式图。随着研究手段的不断改进,能检出的干细胞阶段增多,模式图也多种多样。下面是引自Quesenberry绘制的模式图(图1-1)。在模式图中,造血细胞早期发育阶段还增加了半固体培养和腹腔扩散盒培养中检出的原始细胞集落形成单位(colony forming unit,

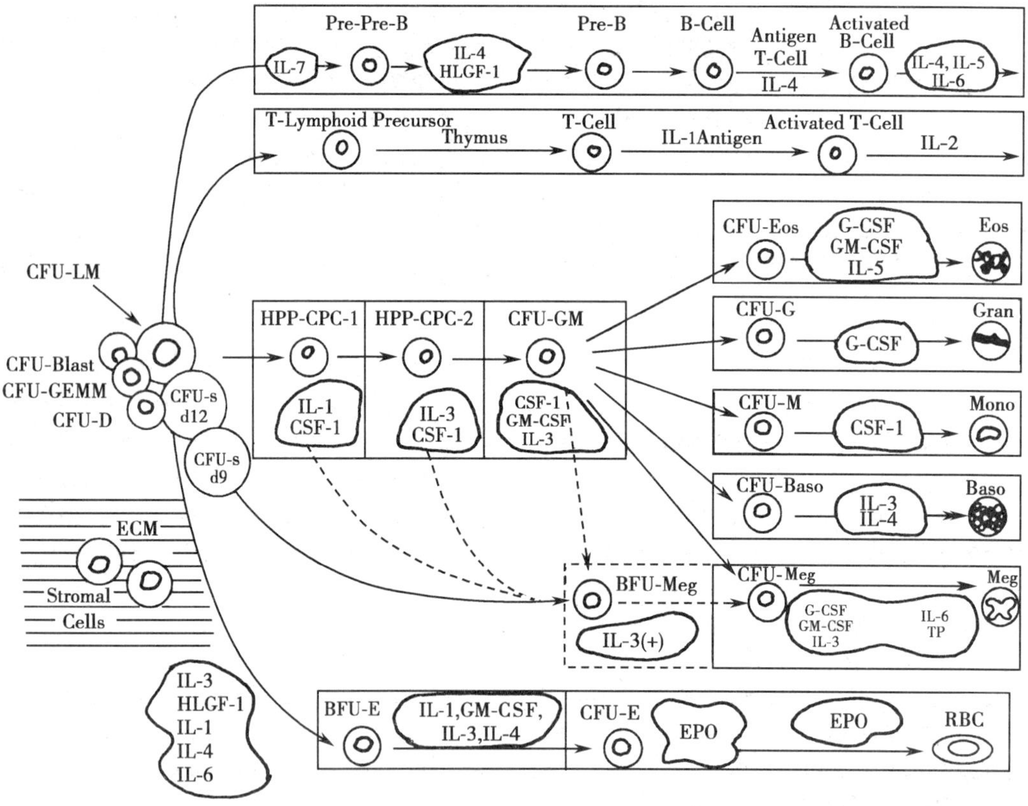

(+)PKC 活化或 cAMP 活化

图1-1 造血细胞发育模式

CFU-LM 淋-髓系集落形成单位 CFU-D 集落形成单位-扩散盒

CFU-sd9 集落形成单位-脾形成于第9天

blast;CFU blast),包含4种髓细胞的混合细胞集落形成单位(colony forming unit, granulocyte-erythroid macrophage megakaryocyte; CFU-GEMM),高增殖潜力集落形成细胞(high proliferative potential colony forming cell, HPP-CFC)和扩散盒集落形成单位(colony forming unit, diffusion chamber, CFU-D)。再移植实验证明,它们属于不同发育阶段的祖细胞。这些分化阶段的检出有赖于新的细胞因子。近年来许多具有造血调节作用的细胞因子的发现和应用,丰富了造血调控的理论领域,从而开拓了细胞因子的临床应用前景。

各种祖细胞定向发育为终末功能细胞的过程也有其自身特点。最早的红系祖细胞 BFU-E,表面受体种类繁多,受干细胞因子(stem cell factor, SCF)、白细胞介素3(interleukin-3, IL-3)或粒巨噬细胞集落刺激因子(granulocyte macrophage colony stimulating factor, GM-CSF)刺激后,经过11~12次有丝分裂发育成为CFU-E。CFU-E是晚阶段红系祖细胞,其增殖和成熟受控于红细胞生成素(erythropoietin, EPO)。CFU-E受EPO刺激后再经过2~3次有丝分裂成为原始红细胞,进入形态学可辨认细胞阶段。正常状态下,形态学可辨认的幼稚红细胞有4次分裂,到晚幼红细胞阶段失去有丝分裂能力,进一步脱去固缩的核。无核的成熟红细胞寿命约100~120天,其中含有残留RNA者在煌焦油蓝染色下出现蓝色颗粒或蓝色丝状物,称为网织红细胞,是成熟红细胞中比较幼稚的阶段。外周血中出现过多网织红细胞提示红细胞生成处于应激状态。病理状态下,红细胞不能充分成熟和释放,称为无效造血。

最早的巨核系祖细胞 BFU-Meg 有很强的增殖能力,分化为CFU-Meg后增殖能力减低,在以后的发育过程中出现细胞核DNA倍增和分裂而胞质不分裂,使细胞由2倍体变为4倍体、8倍体、16倍体、32倍体,甚至64倍体和128倍体。各种多倍体巨核细胞都能通过胞质的迅速扩张和胞质中血小板形成发育为成熟巨核细胞,最后释放血小板,留下裸核。巨核系祖细胞表面有多种细胞因子受体,SCF、IL-3和IL-11都是刺激早期巨核祖细胞增殖的重要细胞因子。晚期巨核祖细胞的增殖和成熟则受控于血小板生成素(thrombopoietin, TPO)。实验证明TPO能单独作用于$CD34^+$、$CD41^+$巨核祖细胞,刺激细胞分裂增殖,诱导血小板形成,使之发育为多倍体成熟巨核细胞。TPO的受体是原癌基因c-mpl的表达产物,被TPO识别和结合后进一步活化JAK2和JYK2酪氨酸激酶,从而使细胞内的许多STAT蛋白酪氨酸磷酸化。TPO及其受体的发现,为阐明细胞内信号传递机制提供了有用的模型。体内外实验结果证明TPO是一种具有临床应用价值的血小板刺激因子。

第三节　出生前造血

早期胚胎由背侧外胚层和腹侧内胚层组成。随着胚胎的发育,外胚层进一步分化为外胚层和中胚层两部分,使胚胎成为内、中、外3层结构。造血细胞均发生于中胚层。根据胚胎发育过程中造血中心的转移,可把出生前的造血相继分为3个阶段。

一、卵黄囊造血期

卵黄囊造血约开始于人胚第3周,停止于人胚第4周。卵黄囊壁上的血岛是最初的造血中心,它发源于中胚层细胞。在解剖结构上内胚层与卵黄囊紧贴,成为卵黄囊壁的外衬。胚胎形成过程中,靠近内胚层的中胚层细胞沿卵黄囊壁形成许多血岛,有的甚至移行到体蒂和胎盘等处。中胚层细胞与内胚层的密切接触对血细胞的发育十分重要。Harris指出,内胚层似为细胞的分化创造了一种必要的微环境,与骨髓中的多能干细胞对其所在微环境的依赖性颇为相似。由中胚层间质细胞在卵黄囊壁上形成的血岛,最初只是实心的细胞团,受内胚层细胞的诱导才出现分化。从19天的人胚已见到卵黄囊血岛周边部分的间质细胞分化为原始血管细胞,以后发育为扁平的内皮细胞,衬于血岛中原始的毛细血管壁上。中央的间质细胞则从细胞团中分离下来,成为游离的原始血细胞。胚胎时期,游离的原始血细胞可以从固定的中胚层间质细胞转化而来。出生后,造血组织中的间质细胞是否仍有转化为原始血细胞的潜力,至今有少数研究报道肯定了这种可能性。卵黄囊血岛中游离的原始血细胞分化方向相当局限,哺乳类动物以及人类的卵黄囊血岛是生成红细胞的主要场所。在卵黄囊血岛中,最初生成的红细胞为巨幼型的初级幼稚红细胞,也称为第一代幼稚红细胞。从人胚第7周起出现正常型幼稚红细胞,也称为第二代幼稚红细胞。过去认为卵黄囊血岛是造血的发源处,其中游离的原始血细胞是最早的造血干细胞,近年的一些研究结果发现早期鼠胚卵黄囊血岛中的游离原始血细胞没有多向分化能力,不能使致死剂量辐射小鼠的造血系统重建,在血管形成之后,卵黄囊血岛中的细胞才具有保护辐射小鼠的能力,因此认为这些多能造血干细胞来自胚内。Lawson和Hege追踪观察了第6天鼠胚标记细胞的发育潜力,发现它们能分化为胚内和胚外的许多组织,包括尿囊、卵黄囊中胚层和血岛,以及胚胎中胚层组织。过去认为只能向生殖细胞发育的原始生殖细胞(primordial germ cells,PGCs)其实具有全能干细胞特征,它们在体外培养中增殖能力极强,并能分化成许多不同的细胞类型,包括造血细胞。取自胚胎的主动脉-性腺-中肾区的 PGCs 在培养体系中能被诱导成多能造血干细胞,并进一步向髓系和淋巴系细胞分化,可见多能造血干细胞是来自胚胎的全能干细胞。在卵黄囊造血期,胚内外血液循环的建立为干细胞迁移提供了条件,它们迁移到肝原基,使肝成为胎儿期的主要造血器官,也迁移到脾、胸腺和骨髓,为胎儿发育过程中造血器官的形成提供了原始的多能造血干细胞。卵黄囊造血终止于 2 个半月胚胎,由肝造血所取代,进入肝造血期。

二、肝 造 血 期

肝造血始于人胚第 6 周,逐渐扩大造血容量,至 3 ~6 个月的胎儿,肝已是主要的造血场所。这一阶段称为肝造血期。除肝外,此阶段还有脾、肾、胸腺和淋巴结等处参与造血。肝造血细胞来源于卵黄囊和胚内干细胞流。这些细胞迁移到肝脏后,在肝细胞的原基——内胚层附近发育。像在卵黄囊一样,内胚层细胞为造血干细胞的发育提供了合适的微环境。肝造血以红细胞为主,最初生成的仍为巨幼型第 1 代幼稚红细胞,但很快被正常型第 2 代幼稚红细胞所取代。早期肝造血很少粒细胞和巨核细胞,第 4 个月以后的胎儿肝才有明显的粒细胞生成。肝不生成淋巴细胞。从胎儿第 5 个月以后,肝造血逐渐减少,至出生时停止。

胸腺是最早的中枢淋巴器官。2 个半月的人胚胸腺皮质中已有丰富的淋巴细胞生成;髓质中除淋巴细胞外也有红细胞和粒细胞生成,但量少且为时甚短;淋巴细胞生成则持续到出生后的青春期。胸腺中的造血干细胞来自胚肝。这些迁移到胸腺的多能干细胞经胸腺素的诱导分化为具有细胞免疫功能的 T 淋巴细胞的前体细胞,简称前 T 细胞。这一诱导过程在人类胎儿后期完成,出生后很快终止。由于前 T 细胞能够终生在周围淋巴组织中繁殖并发育为 T 淋巴细胞,因此青春期后胸腺的逐渐萎缩不会影响机体的细胞免疫功能。

脾造血发生于人胚第 3 个月。首先红细胞生成占优势,有巨核细胞生成,随后粒细胞生成也很活跃。第 5 个月的脾淋巴细胞和单核细胞生成,以后红细胞和粒细胞生成迅速减少,成为终身造淋巴细胞的器官。脾中的造血细胞来源于从胚胎肝迁移来的多能干细胞,前 T 淋巴细胞来自胸腺。

淋巴结形成于胚胎第 3 个月末,短暂参与红细胞生成;胚胎第 4 个月后,淋巴结成为终身造淋巴细胞和浆细胞的器官。

三、骨髓造血期

骨髓造血开始较早,10 周的人胚股骨和肱骨中已有粒细胞生成,但作为造血中心则在胚胎第 5 个月后,因此第 5 个月后称为骨髓造血期。从此肝脾造血逐渐减少,骨髓造血逐渐增加,成为红细胞、粒细胞和巨核细胞的主要生成器官,同时也生成淋巴细胞和单核细胞。骨髓是人类终身造血场所,有很大的造血空间和很强的应激能力。但是在胎儿期骨髓容量有限,部分依赖髓外造血。

骨髓造血有赖于胎儿循环的建立。在骨形成过程中,由于软骨的骨化和吸收,在骨干中央产生了骨髓腔,其中充满着来自骨膜的毛细血管和未分化的间质细胞。随后毛细血管扩张成薄壁的静脉窦网,窦间则充满造血细胞及其所赖以生存的网状结缔组织,即所谓基质(stroma)。骨髓腔中的基质为从胚肝迁移来的多能干细胞提供了最适宜的微环境。

第四节 出生前血细胞生成的特点

胚胎和胎儿发育过程中,由于造血中心的转移以及各种基因的交替活化和关闭,使造血一直处于动态的变化过程中。各种造血细胞都经过筛选,保留合理的发育程序,使最终形成的血细胞具有完善的功能。

一、红细胞生成

卵黄囊造血期生成的红细胞均为巨幼型低色素细胞,不脱核,为第 1 代红细胞。肝造血早期同时生成第 1 代巨幼红细胞(megaloblast)和第 2 代正常型幼稚红细胞(normoblast);但前者很快减少,至胎儿第 3 个月末已完全为第 2 代红细胞所取代。正常型幼稚红细胞体积较前者小,寿命较前者长,核结构跟出生后的幼稚红细胞相似。因肝造血以红细胞为主,使肝造血期胎儿的血液中 50% 以上为正幼红细胞。进入骨髓造血期后,正常型幼稚红细胞的发育更趋成熟。此时胎儿血液中的红细胞脱核者逐渐增多,有核红细胞和网织红细胞比例进行性下降。第 3 个月胎儿的血液中有网织红细胞 80%,至第 5 个月,胎儿血液只含 3% ~10% 网织红细胞。随着胎儿的成熟,红细胞的寿命也逐渐延长,所含血红蛋白浓度增加,使单个红细胞携带氧和二氧化碳的功能增强。卵黄囊造血期的红细胞生成不受红细胞生成素的影响。胎肝和骨髓中的红细胞生成受红细胞生成素的调节,从而使造血器官对红细胞的需求反应更加灵敏,单个红系祖细胞生成的功能性子代也更多。

二、白细胞生成

由于卵黄囊造血的局限性，其中多能干细胞主要分化为巨幼红细胞，干细胞迁移到胎肝后才确切有白细胞分化。胎肝中粒细胞生成始于第7周胎龄，但是量很少，胎肝造血仍以红细胞为主。骨髓是最适合各种血细胞发育的场所，骨髓中粒细胞生成始于第10周，扩增很快，至第13周骨髓中造血细胞的30%～40%为粒细胞。胎儿血液循环中粒细胞出现于胎龄第11周，量很少，从胎儿第5个月起循环粒细胞增加很快，出生时其相对数超过成人水平。胚胎第9周就有淋巴细胞生成于淋巴组织，第10周胸腺中和第12周骨髓中都存在有意义量淋巴细胞。第13周胚胎中的淋巴细胞已能分出带有T或B细胞膜抗原的亚群。循环淋巴细胞出现也很早，第16周胎儿的循环淋巴细胞数达1000/mm^3，以后又逐渐下降，到出生时为300/mm^3。

三、巨核细胞生成

巨核细胞开始生成于第6周的卵黄囊和胎肝，胚胎第10周的脾和第13周的骨髓都有巨核细胞生成，以后恒定生成于骨髓。循环血小板生成出现于第11周，量逐渐增加，到出生时达成年人水平。

四、胎儿的血红蛋白

出生前红细胞中的血红蛋白经过了一系列改构，这主要表现于珠蛋白链的更换。卵黄囊造血期生成的第1代巨幼红细胞先后合成3种血红蛋白，最先出现的称为Hb Gower 1，其珠蛋白由2条ζ链和2条ε链组成（ζ2ε2）；然后相继出现Hb Gower 2和Hb Portland，前者的珠蛋白由2条α链和2条ε链组成（α2ε2），后者的珠蛋白由2条ζ链和2条γ链组成（ζ2γ2）。这些血红蛋白都有很强的氧亲和力，有利于从母体循环中获得氧气为胚胎所用。至肝造血期，上述胚胎血红蛋白生成停止，由胎儿血红蛋白（HbF）所取代。HbF中的珠蛋白由2条α链和2条γ链组成（α2γ2）。从胚胎第6周开始HbF生成，随着γ链合成的迅速增加以及ε链和ζ链合成的关闭，至第13周时100%的红细胞均生成HbF。至第35周时由于γ链的合成逐渐减少，HbF的生成从100%降到85%，从此每周递减3%～4%。γ链有两个结构基因，其编码DNA序列相同，只在第136位有差别。第136位为甘氨酸者称为Gγ，第136位为丙氨酸者称为Aγ，因此HbF有2种，其合成量也随胎儿发育过程而改变。肝造血期Gγ∶Aγ约为3∶1，到骨髓造血期，Gγ合成的减退比Aγ合成的减退更快，使Gγ与Aγ之比变为2∶3。骨髓造血期HbF减少，为成人血红蛋白（HbA）所取代。HbA的珠蛋白由2条α链和2条β链组成（α2β2），这是胎儿第4个月以后β链合成迅速增加的结果，同时有少量δ合成，使胎儿血中出现少量HbA_2。各种血红蛋白的变化过程虽然与造血中心的转移时间相关，但其变化并不取决于造血部位，胎肝和胎儿骨髓中的正幼红细胞都能生成HbF和HbA。细胞移植实验证明，血红蛋白的类型及其生成量取于于幼稚红细胞的内在程序，而不取决于幼稚红细胞所在的微环境。给致死量辐射的成年羊输入羊胎肝中的造血细胞后生产HbF，其生成量与细胞供体的胎龄一致。经过胎儿发育过程中HbF和HbA的量变，最后才完全生成HbA。此现象在输入胎肝造血细胞的急性白血病患儿体内得到了证实。胎肝或胎儿骨髓细胞在培养体系中生成的血红蛋白类型及其量也与细胞供体的胎龄一致，越不成熟的胎儿造血组织在体外生成的HbA越少。造血组织合成血红蛋白的种类和量的变化过程反映了细胞内各种珠蛋白链结构基因的启动和关闭顺序，受制于生物发育钟。珠蛋白链结构基因定位于第11号染色体，其上游调控序列中碱基点突变或不适当甲基化，以及结构基因的缺失，会导致各种各样的遗传性血红蛋白病。

第五节　多能造血干细胞自我更新的分子基础

多能造血干细胞经过等级分化、发育为淋巴细胞和髓系细胞等多种终末功能细胞，不会因为不断分化而导致干细胞耗尽。这是由于多能造血干细胞具有自我更新（self renewal）潜能，即多能造血干细胞通过自身复制保持干细胞池恒定的潜能。造血细胞长期培养（long term culture）和移植实验结果，提示造血干细胞的自我更新依赖其所在的基质微环境。1978年Schofild根据这些实验结果提出了壁龛（niche）假说，指出壁龛组成于基质细胞，只有壁龛内的造血干细胞才能自我更新。多年来，学术界针对壁龛的结构和功能进行了大量研究，认为哺乳动物骨髓腔内有两种类型壁龛，一种壁龛存在于骨内膜和骨小梁表面，由成骨细胞组成；另一种壁龛存在于血窦周边，组成于血窦内皮细胞。位于骨内膜型壁龛中的造血干细胞可保持静止状态，或根据需求信号进行自身复制和不对称分裂。自身复制产生的两个子细胞均保留在龛中，不对称分裂产生的两个子细胞则有一个分化出龛，另一个仍保留在龛中。位于内皮型壁龛的造血干细胞处于增殖分化状态，能对外周信号迅速反应，大量扩增和分化。造血干细胞在上述两种壁龛间双向迁移，并按照机体对血细胞的需求而定位，既能保证应激状态下外周血液中血细胞的数量，又能保持造血干细胞池恒定。

由成骨细胞及其细胞外基质构成的骨内膜型壁龛，是保证多能造血干细胞池恒定的结构基础。成骨细胞生成和分泌的多种细胞外基质成分和细胞因子，及骨内膜表面的高浓度钙离子，对多能造血干细胞归巢、定位和自身复制进行调控。已知骨内膜表面的钙离子浓度是血清钙离子浓度的30倍，骨髓腔内的钙离子浓度梯度对高表达钙感觉受体（calcium-sensing receptor，CaR）的多能造血干细胞的迁移方向和定位有重要作用。Adams等的实验研究发现$CaR^{-/-}$转基因小鼠骨髓腔中造血干/祖细胞减少，而外周血和脾中造血干细胞相对增多，提示进入骨髓壁龛的造血干细胞减少，可能是导致骨髓中造血干/祖细胞降低的原因。用来源于转基因小鼠的$CaR^{-/-}$造血干细胞和等量$CaR^{+/+}$造血干细胞混合做竞争性移植实验。结果证明$CaR^{-/-}$造血干细胞重建骨髓功能差，黏附1型胶原的能力也降低。1型胶原是成骨细胞的分泌性产物，是骨内膜型壁龛中主要的细胞外基质成分。$CaR^{-/-}$造血干细胞黏附1型胶原少，提示其在骨内膜型壁龛中的定位也受控于钙离子和钙感觉受体的相互作用。

除1型胶原外，由成骨细胞产生的骨基质蛋白（osteopontin，OPN）是另一个骨内膜型壁龛结构中的细胞外基质成分。OPN通过结合造血干细胞表面受体CD44和整合素分子中的R-G-D序列，而定位造血干细胞于骨内膜型壁龛。Stier和Nilsson等研究组发现OPN与受体结合可引发信号传递，对骨髓中的多能造血干细胞自身复制进行负性调节。作者用流式细胞术分析骨髓中的原始造血干细胞LSK（$Lin^{-}Sca\text{-}1^{+}c\text{-}kit^{+}$ cells），用细胞培养方法分析骨髓中的长期培养启动细胞（long-term culture initiated cell，LTC-IC），结果$OPN^{-/-}$转基因小鼠比$OPN^{+/+}$转基因小鼠有明显增多的LSK细胞群和LTC-IC，证明了OPN对造血干细胞池的大小有负性调节作用。作者又用$OPN^{-/-}$和$OPN^{+/+}$骨髓细胞等量混合，输入用致死剂量辐射的小鼠体内，进行竞争性骨髓重建能力的比较。结果来源于$OPN^{-/-}$转基因小鼠的骨髓细胞有更强的骨髓重建能力，证明$OPN^{-/-}$转基因小鼠骨髓中的多能造血干细胞用自身复制方式大量增殖。

由成骨细胞生成的血管生成素（angiopoietin，Ang-1）是受体酪氨酸激酶Tie2的配体，而Tie2高表达于多能造血干细胞，Ang-1与Tie2的结合不但能诱导多能造血干细胞定位于骨内膜型壁龛，而且能通过Tie2活化传递信号，导致多能造血干细胞处于静止状态，使之对来自外周的应激需求不反应，从而保存多能造血干细胞于骨内膜型壁龛中。Arai等的实验研究发现小鼠骨髓中的Tie2阳性造血干细胞90%以上为G_0期细胞，它们对5-Fu处理导致的外周血细胞需求不发生反应，只有Tie2阴性造血干细胞对5-Fu处理有增殖反应，证明Ang-1/Tie2调节多能造血干细胞的G_0生存状态。Nakamura等用基因转染方法制备高表达Ang-1的基质细胞系AHESS-5，再与人CD34阴性造血干细胞共培育。1周后收集细胞输入双免疫缺陷小鼠体内。结果来自$Ang\text{-}1^{+}$ AHESS-5基质细胞组的造血细胞比来自不表达Ang-1的AHESS-5基质细胞组的造血细胞有更强的骨髓重建能力。证明Ang-1对人骨髓中的CD34阴性多能造血干细胞自身复制具有增强作用。

成骨细胞也生成神经钙粘连素（N-cadherin），它与beta-连环素（beta-catenin）形成的黏附连接结构是多种细胞相互粘连的牢固纽带，Calvi等发现成骨细胞表面有神经钙粘连素，而静止的多能造血干细胞表达beta-连环素，也表达神经钙粘连素。作者指出由上述分子形成的黏附连接结构使多能造血干细胞牢固地定位于骨内膜型壁龛。由于神经钙粘连素在成骨细胞和多能造血干细胞表面呈极性分布。作者推测这种极性分布使多能造血干细胞的黏附具有不对称性，可能是多能造血干细胞在骨内膜型壁龛中进行不对称分裂的调节机制。但是这种观点并未得到证实。最近Kiel等的实验研究结果证明缺失神经钙粘连素的多能造血干细胞的增殖分化和归巢能力不受影响。缺失N-cadherin的造血干细胞在连续二次移植中都能重建被辐射损坏的骨髓。可见神经钙粘连素与beta-连环素形成的黏附连接结构只有定位多能造血干细胞于骨内膜型壁龛的功能，而对多能造血干细胞自身复制并无直接作用。

成骨细胞也生成细胞因子。各种细胞因子组合参与造血干细胞的增殖分化调节，但游离型细胞因子挡不住造血干细胞分化。膜结合型细胞因子具有受体样分子结构。其细胞外结构域可结合其他细胞的表面受体，穿膜结构域把结合的细胞牢固地扣留在成骨细胞表面。细胞内结构域则可能传递信号，因此膜结合型细胞因子与其受体的结合可能引发双向信号传递，可见膜结合型细胞因子的作用不仅是调节造血干细胞迁移、归巢和定位，而且对造血干细胞及骨髓基质细胞的增殖分化都有直接作用。第一个被发现的具有骨髓造血调节功能的膜结合型细胞因子命名干细胞因子（stem cell factor，SCF），它是原癌基因c-kit编码蛋白的配体。实验研究结果证明，只含细胞外结构域的游离型SCF，通过结合造血干/祖细胞表面的c-kit刺激细胞增殖分化；而具有受体样分子结构的膜结合型SCF，则可刺激定位于骨内膜型壁龛中的多能造血干细胞以自身复制方式扩增。Fried 等报道，缺失膜结合型 SCF 的小鼠骨髓造血功能很差，具有造血重建能力的多能造血干细胞明显减少。在 20 世纪 80 年代已有一系列实验研究结果，发现来自膜结合型 SCF 缺失小鼠的造血干细胞可以重建经辐射损坏的正常小鼠骨髓，而来自正常小鼠的造血干细胞不能拯救膜结合型 SCF 缺失小鼠的骨髓造血功能。输入游离型 SCF 也不能改善膜结合型 SCF 缺失小鼠的造血，只有同时植入正常小鼠的脾和骨髓细胞才有效。结果证明膜结合型 SCF 是骨内膜型壁龛中的重要生长因子，它直接调控定位于骨内膜中的多能造血干细胞的自身复制。由成骨细胞生成的另一个膜结合型细胞因子（stromal cell-derived factor 1，SDF-1）主要调节造血干细胞的趋化运动，也能通过结合造血干细胞表面的 SDF-1 受体 CXCR4 而定位造血干细胞于壁龛，并引发信号传递。最近 Nie 等报道 SDF-1/CXCR4 信号可导致造血干细胞静止。

定位于骨内膜型壁龛中的造血干细胞，其生存状态和发育模式均受控于局部微环境。由成骨细胞及其分泌的细胞外基质和成骨细胞生成的细胞因子（特别是膜结合型细胞因子）共同构成的造血微环境才能调节造血干细胞的生存状态，使造血干细胞处于静止状态或自身复制。造血微环境中的各种成分对定位于壁龛中的造血干细胞都是外源性分子，它们与造血干细胞的表面受体相互作用。引发信号并传递到细胞核，再由一些转录因子对目标基因的表达进行调控、活化或抑制目标基因的表达，使细胞内基因表达重编程（gene reprogramming），从而改变细胞的生存状态。调节骨内膜型壁龛中多能造血干细胞自身复制或静止的信号通道主要有 TGF-beta/Smad、Jagged/Notch 和 Wet/beta-catenin。在保持造血干细胞的生存状态方面有重要作用。因此，信号传递通道相关分子是决定细胞命运的使者，也是阐明干细胞生存状态和发育模式不可或缺的研究内容。

经典的 TGF-beta 信号途径和非经典 TGF-beta 信号，平衡调节多能造血干细胞静止或进入细胞增殖周期而增殖分化。经典途径是 TGF-beta 结合并活化其受体后磷酸化 smad2 或 smad3，导致它们与 smad4 聚合而转位于细胞核，smad4 作为转录活化因子能招募转录辅助因子形成转录复合物，活化基因转录。smad6 和 smad7 是这条信号通道的负性调节因子，通过竞争性结合 smad4 而阻止 smad4 入细胞核，从而抑制 smad4 的转录活化作用。近年发现核蛋白 TIF-1 gamma（transcription intermediary factor 1 gamma）也能结合 smad4，阻止 smad4 形成转录复合物而中断转录活化作用。TIF-1gamma 在核内与 smad4 结合被认为是非经典的负性调节信号。在 TGF-beta 信号途径中，smad4 是调节多能造血干细胞处于静止状态，或进入增殖周期的关键分子。Karlsson 等用可控性表达载体携带 smad4 基因作转基因小鼠，适时地诱导造血干细胞中 smad4 缺失，发现 smad4 阴性造血干细胞具有正常的增殖分化能力，但重建造血的能力明显减弱，尤其用 smad4 阴性造血干细胞移植受者的骨髓第二次移植时，这些 smad4 阴性造血干细胞重建第二受者骨髓的能力比正常骨髓细胞低 40 倍。结果证明经典的 TGF-beta 信号通过 smad4 保存多能造血干细胞，否则终将因细胞的不断增殖分化而衰竭。Yamagaki 等发现从骨内膜型壁龛部位分离的造血干细胞缺少成丛脂质筏（lipid raft clustering），并高表达周期素依赖的激酶抑制分子 P57（kip2），使细胞处于静止的 G_0期，作者称之为冬眠状态造血干细胞。他们的实验研究结果，证明由成骨细胞生成的 TGF-beta 是骨内膜型壁龛中重要的诱导造血干细胞冬眠的信号分子，当 TGF-beta 结合造血干细胞表面的 TGF-beta 受体时，通过 smad2 和 smad3 磷酸化抑制 AKT-FOXO 信号途径调节的细胞膜脂质筏成丛，同时作为转录因子的 FOXO 在核中聚集，促进 P57（kip2）高表达。作者指出来自 TGF-beta 的抑制性信号能储备多能造血干细胞于骨内膜型壁龛中。

据 Duncan 等报道，定位于骨内膜型壁龛的未分化多能造血干细胞高表达 Notch1，其表达水平随细胞的分化程度递减。Notch 的配体有 Jagged 和 Delta。由成骨细胞生成的 Jagged1 是一种具有穿膜结构的分子，它结合造血干细胞表面的 Notch1，不但能定位造血干细胞于骨内膜型壁龛，而且能引发双向信号，对造血干细胞的自身复制和成骨细胞的生长有双向调节作用。当 Jagged1 结合造血干细胞表面的 Notch1 分子时，活化的 Notch1 分子被 Adam 蛋白酶和 r-secretase 相继劈开，其细胞内结构域亚单位 Notch1-1c 转位入核，与转录因子 RBP-JK（也称 CBF-1）形成二聚体，并使 RBP-JK 从抑制状态变为转录活化状态，促进细胞增殖分化相关基因的转录。Duncan 等用 Notch 转基因小鼠做实验研究，发现 Notch 的配体 Jagged 通过活化 Notch 信号途径使造血干细胞的骨髓重建能力增强。用 r-secretase 抑制剂阻断 Notch 信号时造血干细胞分化增加，具有骨髓重建能力的多能造血干细胞减少 65% ~80%。Calri 等发现由 Jagged1/Notch1 相互作用的信号会转录活化 Hes-1 基因，促进造血干细胞自身复制，使骨髓中的 LTC-IC 数目增多，重建损伤骨髓的能力增强。Lahmar 等发现表达膜结合型 Delta4 的基质细胞系，在体外与 $CD34^+CD38^{low}$ 造血干细胞共孵育时能保存其干性，而分泌的可溶性 Delta4 则使 $CD34^+CD38^{low}$ 造血干细胞增殖分化，同时失去干性，显示 LTC-IC 数目减少。用 r-secretase 阻断 Notch 信号时，严重损伤膜结合型 Delta 对 $CD34^+CD38^{low}$ 的干性保存作用，而对可溶性 Delta 的促增殖分化作用很少影响，表明膜结合型 Delta4 能引发经典的 Notch 信号，调节造血干细胞静止和自身复制。

影响造血干细胞在壁龛内发育的信号途径还有 Wnt/beta-catenin。Wnt 是高度保守的分泌型蛋白。目前已发现至少 19 种 Wnt 分子，它们通过结合细胞表面受体 Frizzled（Fz）而引发经典的 Wnt 信号，使细胞内的 beta-catenin 从复合物中释放出来而转位入细胞核，在核内与 TCF/LEF 形成转录复合物，对其下游基因进行转录表达调控。造血细胞也表达 Frizzled 受体，作为 Wnt 分子受体的 Frizzled 与 Wnt3a 相互作用时引发经典的 Wnt/beta-catenin 信号，最终转录活化 Notch 和 HoxB4，促进造血干细胞自身复制。造血干细胞也表达 Wnt5a，它也可能通过自分泌调节机制促进造血干细胞自身复制。但造血干细胞在体外培养中，可溶性 Wnt5a 和 Wnt3a 对细胞增殖显示拮抗作用，这种矛盾现象可能产生于多种信号途径的交叉对话。Jagged1/Notch 信号对造血干细胞的自身复制虽然很重要，但缺失 Jagged1 或 Notch 分子的小鼠骨髓细胞仍具有修复损伤骨髓的能力，这种矛盾现象也是由于多种信号途径的交叉互补作用。多种实验结果表明，造血微环境中的外源性分子对造血干细胞命运的调节十分复杂，还有很大的研究空间去阐明其调节机制。

（宋增璇）

参考文献

1. Bhatia M, Bonnet D, Murdoch B, et al. A newly discovered class of human hematopoietic cells with SCID repopulating activity. Nature Medicine, 1998, 4:1038-1045
2. Bonifer C, Faust N, Geiger H, et al. Developmental changer in the differentiation capacity of haematopoietic stem cells. Immunology Today, 1998, 19: 236-241
3. Dzierzak E, Medvinsky A, Bruijn M de. Qualitative and quantitative aspects of haematopoietic cell development in the mammalian embryo. Immunology Today, 1998, 19:228-235
4. Hao QL, Smogorzewska EM, Barsky LW, et al. In vitro identification of siugle $CD34^+CD38^-$ cells with both lymphoid and myeloid potential. Blood, 1998, 91:4145-4151
5. Shamblott MJ, Axelman J, Wang S, et al. Derivation of pluripotent stem cells from cell fured human primordial germ cells. Proc Natl Acad Sci USA, 1998, 95:13726-13731
6. Yin AH, Miraglia S, Zanjani ED, et al. AC133, a novel marker for human hematopoietic stem and progenitor cells. Blood, 1997, 90:5002-5012
7. Zandstra PW, Lauffenburger DA, Eaves C. A ligand-receptor signaling threshold model of stem cell differentiation control: a biologically conserved mechanism applicable to hematopoiesis. Blood, 2000, 96: 1215-1222
8. Ziegler BL, Valtieri M, Porada GA, et al. KDR receptor: A key marker defining hematopoietic stem cells. Science, 1999, 285:1553-155
9. Adams GB, Cheaber KT, Alley LR, et al. Stem cell engraftment at the endosteal niche is specified by the calcium-sensing receptor. Nature, 2006, 439: 599-604
10. Zhang J, Niu C, Ye L, et al. Identification of the hematopoietic stem cell niche and control of the niche size. Nature, 2003, 425:836-841
11. Calvi LM, Adams GB, Weibrecht KW, et al. Osteoblastic cells regulate the hematopoietic stem cell niche. Nature, 2003, 425:841-846
12. Taichman RS. Blood and bone: two tissues whose fate are intertwined to create the hematopoietic stem cell niche. Blood, 2005, 105:2631-2858
13. Nilsson SK, Johnston HM, Whitty GA, et al. Osteopontin, a key component of the hematopoietic stem cell niche and regulator of primitive hematopoietic progenitor cells. Blood, 2005, 106: 1232-1239
14. Ono N, Nakashima K, Rittling SR, et al. Osteopontin negatively regulates parathyroid hormone receptor signaling on osteoblasts. J Biol Chem, 2008, 283: 19400-19409
15. Arai F, Hirao A, Ohmura M, et al. Tie2/Angiopoietin-1 signaling regulates hematopoietic stem cell quiescence in the bone marrow niche. Cell, 2004, 118:149-161
16. Nie Y, Han YC, Zou YR, et al. CXCR4 is required for the quiescence of primitive hematopoietic cells. J EXP Med, 2008, 205:777-783
17. Kerlsson G, Blank U, Moody JL, et al. Smad4 is critical for self-renewal of hematopoietic stem

cells. J Exp Med,2007,204:467-474

18. Blank U,Karisson G,Karisson S. Signaling pathways governing stem-cell fate. Blood,2008,111:492-501
19. Maillard I, Koch U, Dumortier A, et al. Canonical notch signaling is dispensable for maintenance of adult hematopoietic stem cells. Cell Stem Cell, 2008,2:356-366
20. Gering M,Patient R. Notch in the niche. Cell Stem Cell,2008,2:293-294
21. Nemeth MJ, Mak, KK, Yang Y, et al. Beta-catenin expression in the bone marrow microenvironment is required for long-term maintenance of primitive hematopoietic cells. Stem Cells, 2009, 27: 1109-1119
22. Malhotra S,Kincade PW. Wnt-related molecules and signaling pathway equilibrium in hematopoiesis. Cell Stem Cell,2009,4:27-36

第 2 章

造血器官的结构与功能

本章阐述了人类造血器官的骨髓、淋巴组织和脾脏的结构与功能。骨髓主要由基质细胞、细胞外基质、血管等构成造血微环境，其间有序地分布着各系统造血细胞，强调了基质细胞中的血管内皮样细胞等基质细胞可生成多种生长因子、黏附分子，并与造血细胞进行接触，在造血祖细胞的增殖和系特异性分化中起关键作用。提出成骨细胞、破骨细胞和骨内膜细胞在造血中的作用，造血细胞对细胞外基质（ECM）的特异性识别是造血细胞增殖分化的第一步，纤维连接蛋白（FN）、血细胞粘连蛋白（HN）等与红系和粒系的分化、成熟都有密切关系。近来发现，造血干祖细胞（HSPC）的表面有很多黏附分子的表达，它可介导细胞与细胞或细胞与基质之间相互接触与结合。细胞的黏附有利于对造血的正常增殖、分化的维持，在 HSPC 的归巢中也起着重要作用。对骨髓的髓血屏障的结构与功能也进行了阐述，最后总结了骨髓在造血、防御、免疫等方面的功能。除阐述淋巴组织基本结构与功能外，还提到淋巴结皮质淋巴窦中存在着面纱细胞（veiled cell）、交错突细胞、小结树突细胞的来源与作用，最后总结了淋巴结和脾脏的功能。

第一节　骨髓的结构与功能

骨髓是人体中最大的造血器官，它是一种海绵状、胶状或脂肪性组织，封闭于坚硬的骨髓腔内，可被骨小梁分开。骨髓分为红骨髓和黄骨髓两种，婴幼儿时期骨髓腔中充满红色骨髓，内含大量发育中的红细胞，造血十分活跃。约 5 岁以后，长骨骨干的骨髓腔内出现黄色骨髓，该转变过程是黄骨髓从远端呈向心性扩展，逐渐替代红骨髓，至成年人仅肱骨的上 1/3 和股骨的上 1/3、颅底骨、胸骨、肋骨、肩胛骨、脊柱及髂骨仍为红骨髓。骨髓腔的重量出生时占体重的 1.4%，约 65g，成年时则为体重的 3.5% ~ 4.6%，约 1600 ~ 3700g，平均 2800g。相应地，血容量出生时占体重的 8%，成年仅为体重的 7%。

一、骨髓的结构

骨髓由神经、血管、基质细胞等组成，其间充以各种造血细胞。

（一）骨髓的神经

骨髓的神经来自脊神经和动脉，骨髓的全部动脉都有神经束伴行，神经束的分支缠绕动脉壁呈网状分布，神经纤维终于动脉的平滑肌。毛细血管只在其行程的某些部分与很细的无鞘神经纤维接触，这些神经纤维终于毛细血管或造血细胞间。骨髓的静脉系统也有神经，但比动脉少些，另一些孤立的神经束在骨皮质与中央静脉间平行前行，与许多血窦接触，终止于血窦内皮。无数无髓神经纤维自骨髓长轴伸向骨髓表面，有的终止于骨内膜，有的进入哈维管。组织化学方法证明，肾上腺能神经多见于动脉的外膜、中小静脉和血窦，胆碱能神经多见于大血管和骨髓实质中接近脂肪细胞和巨核细胞处。

位于造血组织中的无鞘神经纤维末端含有神经介质，可以影响造血。实验证明在外膜网状细胞中有神经生长因子受体的存在，在骨髓血管内皮细胞中有 P 物质的神经激肽（neurokinin）受体，而 P 物质是可以刺激骨髓祖细胞生长的，因此神经可能存在着对造血的调节。

（二）骨髓的血管系统

骨髓有丰富的血管系统，骨髓的动脉和静脉以多种方式和途径进出骨髓，长骨有营养动脉，从骨干进入，还有从骨骺进入的骺动脉和干骺端动脉，扁骨和不规则骨的骨髓往往由营养动脉和骨膜动脉供应。以股骨为例，营养动脉从骨干近心端穿过营养孔进入骨皮质，在进入骨髓后，即分为升支与降支，升支较短，向骨骺延伸，并继续分支，降支沿长轴中心延伸至另一侧骨骺端也继续分支；升支、降支在长骨两端与骨骺动脉分支吻合，营养骨骺部的骨髓，最后进入骨组织。位于骨长轴中心的升支、降支，也分出分支，自中心向骨髓周边放射状排列，造血组织附近再分支成动脉毛细血管，与血窦相连。此外，还有许多小动脉入骨组织营养骨，其中有些血管可以回到骨髓与血窦相连。丰富的血窦彼此相连，汇合成集合静脉，多以辐射状向心走行，汇入中央静脉，中央静脉沿骨长轴延伸，与营养动脉相伴，最后从营养孔走出骨髓腔。血窦间充满骨髓的实质，称为造血索，造血索由造血组织组成。也可夹杂脂肪组织或胶质，但脂肪常在骨髓的周边。骨髓的血循环与骨皮质的关系十分密切，多数骨髓的毛细血管先进入骨皮质的哈佛管，再返回骨髓，连接于血窦。在骨髓的再生中哈佛管起细胞蓄存库的作用，在哈佛管中聚集有造血干细胞和其他体细胞，这些细胞可以通过相互联系的血管提供骨髓。

血窦形状不规则，直径大小不等，约 25 ~ 35μm。血窦壁由内皮细胞、基底膜和外膜网状细胞（周细胞）组成。

血窦壁的内皮细胞扁平而宽大，覆盖着窦腔的内表面，整个细胞呈梭形，核常膨向窦腔内，细胞宽而扁，周边的胞质较薄，厚度在 2 ~ 3μm 以下。胞质内含线粒体，高尔基体，核糖体，微丝，微管，吞饮泡等。内皮细胞间的连接有两种方式：①互相重叠（overlaping）；②互相交错对插（interdigitating），这种连接方式与骨髓外血管内皮细胞不同，它不是紧密连接，可以互相滑动，有利于血窦的扩张和收缩。这种连接的不牢固性是骨髓内皮细胞的特点。

在变薄的内皮细胞胞质上可形成不连续隔膜窗（fenestra with diaphragm），隔膜窗只有两层胞膜的厚度，这些有隔膜的区域可能是成熟血细胞穿过窦壁进入外周血的地方，血细胞通过后血窦立即修复。

内皮细胞是髓血屏障的主要组成部分，有活跃的内吞作用，可控制化学物质进入髓索和释放成熟红细胞到外周血中去。血液中颗粒状物质被内皮细胞内吞，首先通过有网格蛋白衣被小凹（clathrin-coated pits），颗粒的摄取可能通过受体介导或血浆白蛋白结合到颗粒表面而产生，有些窦壁变得很薄，小颗粒可直接由循环血进入造血间隙。与内吞作用有关的还有溶酶体、吞噬体、转化小管和隔膜窗。研究证明血窦内皮细胞腔面表达 vWF 抗原（von Willebrand factor antigen）、Ⅳ型胶原和层粘连蛋白（laminin），分布着唾液酸和其他糖物质，它的分布不连续，常围绕着隔膜窗和有外衣的内吞泡，因此认为这些糖可能与内皮细胞的膜功能有关。

内皮细胞的基底膜是断续的、一层无定形颗粒状物，主要由层粘连蛋白和Ⅳ型胶原组成。

外膜是由外膜网状细胞（又称周细胞）组成，呈不连续分布，胞突的一面包绕血窦内皮，另一面伸出长长的突起穿行于造血细胞之间，二者紧密接触覆盖血窦外表面的 60%；该网状细胞胞质容量很大，在某种条件下（如给动物注射内毒素）网状细胞突起覆盖区域可明显减少，可在 20% 以下，此时血细胞会有更多机会进入血窦。

窦外膜网状细胞合成网状（嗜银）纤维，与它的胞质突起一起伸入到造血组织中，构成了支持造血的网。

外膜网状细胞膜有很强的碱性磷酸酶的阳性反应，表达 CD10、CD13 和 HLA-I 类抗原；表达神经生长因子受体；含有α-平滑肌肌动蛋白、波形蛋白、层粘连蛋白、纤维连接蛋白和Ⅰ型、Ⅲ型和Ⅳ型胶原；CD34 阴性。

（三）骨髓的基质细胞

基质细胞主要由内皮样细胞、成纤维细胞、脂肪细胞、巨噬细胞、骨细胞、基质干细胞等组成。

1. 内皮细胞　血管内皮细胞不仅仅是充当血管内壁和血液间的机械屏障，而且是造血微环境（hematopoietic microenviroment，HME）中重要的基质成分，与造血细胞有密切的解剖关系，它是体内、体外维持造血的基本成分。内皮细胞在体外培养间接反映了体内造血微环境的状况，为研究骨髓造血提供了一个有用的体外模型。体外培养的内皮细胞在光镜下显示胞体大，呈多角形、不规则形，胞质丰富，偶见颗粒，核呈圆形，染色质浓集，核仁明显。电镜下可见外形和核极不规则，有多处深凹陷，核中以常染色质为主，有多个核仁，胞质中有基质深的长形线粒体和电子密度不等的圆形颗粒，部分内皮细胞可见杆状的 W-P 小体（Weibel-Palade body）。

最近一系列的研究证明，造血微环境中的血管内皮细胞，特别是微血管内皮细胞在造血祖细胞的增殖和系特异性分化中起关键性作用。以下实验证实这一点，胎肝激酶（fetal liver kinases，FLK-1）是血管内皮细胞生长因子（vascular endothelial growth factor，VEGF）的受体，当小鼠缺乏 FLK-1 时，则不能形成造血岛，发育至 8.5 ~ 9.5 天，会死于子宫内；这主要是由于胎胚中不能形成血管，因此也就不能造血，这些材料说明造血干细胞与内皮细胞间的互相作用对于干细胞的自我更新和扩增可能是很关键的条件。体外实验还证明，造血祖细胞与内皮细胞直接接触，7 天后可使祖细胞数量扩增 5 倍，骨髓内皮细胞系 BMEC-1 也可以支持来自脐带血的 $CD34^+$ 细胞扩增，无论造血地点如何改变，从卵黄囊到胎儿肝和脾还是最后停留于成人骨髓，造血干细胞与微血管内皮细胞之间密切的相互作用关系始终保持不变。

骨髓造血微环境中的微血管内皮细胞可生成多种生长因子（表2-1），参与干/祖细胞的特异性分

表 2-1 内皮细胞产生的生长因子

刺激类细胞因子	来 源	诱导因子
KL	BMEC HUVEC	
M-CSF	BMEC HUVEC	Ox-LDL、TNF-α
G-CSF	BMEC HUVEC	IL-1、Ox-LDL、TNF-α、OSM
GM-CSF	BMEC HUVEC	IL-1、Ox-LDL、TNF-α+IL-4、NO、OSM
CSF	HUVEC	OSM、锥虫属感染
IL-1	BMEC HUVEC	TNF-α
IL-5	HUVEC	LPS、低氧、锥虫属感染、CMV 感染
IL-6	BMEC HUVEC	IL-1、低氧、IL-4、TNF-α+IL-4 锥虫属感染，内皮素，组胺淋巴细胞，HIV-1，人 CMV
IL-8	HUVEC	IL-1β、TNF-α、LPS、LPS+IL-4 和 IL-10、组胺、磷脂酶 C、IFN-γ、IL-1、激活的血小板
IL-11	BMEC HUVEC	PMA，IL-1β，TNF-α
IL-15	HUVEC	紫外光
TPO	BMEC HUVEC	
FGF	BMEC HUVEC	
LIF	BMEC HUVEC	
GRO-α	HUVEC	凝血酶
MCP-1	HUVEC	IL-4、IL-10、IL-1、IFN-γ、TNF-α、LPS、凝血酶、溶血磷脂酰胆碱（溶血卵磷脂）
RANTES	HUVEC	IFN-γ+TNF-α
FLK-2	Fetal Yolk Sac Endothelial	
FL	BMEC HUVEC	
抑制类细胞因子		
TGF-β	BMEC HUVEC	
Nitric oxide	BMEC HUVEC	
Interferon-γ	HUVEC	IL-1

注：HUVEC，人脐静脉内皮细胞（human umbilical vein endothelial cells）；BMEC，骨髓内皮细胞（bone marrow endothelial cells）；胚胎卵黄囊内皮细胞（fatal yolk sac endothelial）

化。内皮细胞还产生大量黏附分子，调节造血细胞的增殖和分化，使造血细胞黏附于特定的区域，选择性的将一些造血生长因子（如 IL-3 和 GM-CSF 等）与带有相应受体的干/祖细胞黏附于基质细胞表面。细胞与细胞，细胞与细胞外基质间黏附相互作用是造血调控的重要机制之一，造血细胞表面的黏附分子与基质细胞表面的相应配体之间的相互识别作用和信号传导，是这种细胞间相互作用的分子基础。细胞黏附分子参与造血调控的机制可能是：①促进造血细胞表达更多的造血因子受体，增加造血细胞对造血因子刺激的敏感性；②促进造血细胞分泌造血因子。总之，在造血微环境中，内皮细胞提供了一个有利于造血干细胞自我更新、增殖和分化的环境。在此，内皮细胞不仅控制着造血祖细胞的穿行和归巢（homing），而且提供细胞间的相互沟通和分泌细胞因子，从而保证造血的稳定状态。综上所述，内皮细胞参与造血调控的方式是：①分泌造血生长因子；②分泌细胞黏附分子介导细胞外基质与造血细胞的黏附；③内皮细胞与造血细胞的直接接触。在人骨髓和人骨髓长期培养中均可看到内皮样细胞包绕造血细胞，这是二者进行直接接触的方式之一。

2. 成纤维细胞　呈梭形，有 1～2 个核，胞质中含丰富的粗面内质网和大量微丝束。有伸出的胞质突起，它表达 CD10、CD29、CD44、CD44a、CD49e、VCAM-1，胶原Ⅰ、Ⅲ、Ⅳ，碱性磷酸酶，波形蛋白（vimentin），层粘连蛋白（laminin）和纤维连接蛋白；成纤维细胞还表达 α-平滑肌-1 抗原和平滑肌肌浆球蛋白，所以又称肌纤维细胞。成纤维细胞可分泌多种生长因子，如 IL-1、IL-6、IL-7、IL-8、M-CSF、G-CSF、GM-CSF、SCF、IFN-β，也可受多种生长因子的刺激，如 IL-1、IL-6、IL-7、G-CSF、IFN-γ、PDGF、TGF-β、TNF-α。成纤维细胞定位于骨髓的造血索中，常与不成熟的粒细胞接触，因此认为这两种细胞在功能上有密切的联系。成纤维细胞的滋养层支持祖细胞向粒细胞和淋巴细胞分化，由其他非造血器官来的成纤维细胞常常不支持造血。

3. 巨噬细胞（吞噬细胞）　核不规则，胞质中有溶酶体颗粒和残渣小体，外形不规则，可伸出长的突起与幼稚细胞接触。酸性磷酸酶为阳性反应，其表面特异性抗原为 7/4、Mac-1 和 F4/80，还表达碱性磷酸酶和部分粒系标志，生长缓慢，用 CSF-1 刺激则生长好。骨髓中的巨噬细胞具有活跃的吞噬功能和防御功能。当异物、细菌、毒物侵入时，巨噬细胞参与吞噬和清除，如给动物注入活体染料后，红骨髓可吞噬和清除大量染料；巨噬细胞还能清除损伤的和衰老的红细胞碎片，它还可以吞噬晚幼红细胞脱出的核，TNF-α 和 NO 是巨噬细胞发挥杀伤作用的主要效应因子。经肿瘤抗原刺激后分泌的 TNF-α 可能是骨髓基质细胞抑制白血病生长的重要因素之一。最近报道巨噬细胞和淋巴细胞通过生长因子的产生和细胞间的相互作用形成造血微环境的一部分。巨噬细胞是干细胞刺激因子（如 IL-1）和抑制因子（如巨噬细胞炎症蛋白 1-α 和 TNF-α）的来源。在局部控制造血中起重要作用。血小板来源的生长因子 PDGF 促使巨噬细胞表达 PDGF 受体，上调白介素 1 的分泌。从而激活早期的造血细胞。巨噬细胞还可调节细胞外基质的结构和成分，以及纤维粘连蛋白（fibronectin）的含量。巨噬细胞常位于红细胞造血岛的中央，是给红细胞提供铁的保姆细胞。此外，巨噬细胞常位于血窦旁，它可以伸出突起穿越内皮细胞壁，清除血液循环中的无效红细胞等。巨噬细胞的第三种位置是在造血细胞之间。

4. 脂肪细胞　来源于成纤维细胞或外膜网状细胞，在体外人和小鼠的成纤维细胞可转化为脂肪细胞，脂肪细胞也可转化为成纤维细胞。脂酶和 PAS 染色阳性，苏丹黑和 Oil red 染色阳性。其胞质中含大量脂滴，核常被挤到一侧，它多位于窦旁。脂肪细胞减少了造血空间，压迫血管，使血管变窄，甚至呈丝状。一旦机体需要，脂肪细胞可以失去脂肪，使血窦重新形成，造血得以恢复。骨髓中的脂肪细胞不像其他部位的脂肪细胞急性饥饿时分解，骨髓中的脂肪细胞体积小，饱和脂肪酸含量低，在组化上与其他地方的脂肪细胞也不同。

5. 骨细胞　成骨细胞、破骨细胞和骨内膜细胞均在造血中起一定作用，骨形成祖细胞类似基质前体细胞，位于非黏附骨髓细胞中，CD34 阴性；基质细胞在体内、体外均能形成骨，基质细胞和成骨细胞能分泌 TGF-β，并对其产生反应，将其移入骨头可形成稳定的早期干细胞的造血微环境。造血细胞的分化是在骨髓腔中靠近成骨细胞处进行的，因此推测成骨细胞和造血细胞之间存在着特殊的关系。近年工作证明，第一，分离出来的人的成骨细胞可以持续合成以下生长因子的 mRNA：G-CSF、GM-CSF、IL-1、LT、TGF-β、TNF-α、LIF、M-CSF；第二，在骨髓长期培养中，类似成骨细胞的细胞可以支持粒细胞的生成；第三，成骨细胞的免疫表型特征与基质细胞类似。因此，认为成骨细胞可能是造血微环境的成员之一。

6. 基质干细胞　在骨髓的基质细胞中含有少量的基质干细胞，在一定条件下可分化成成纤维细胞、成骨细胞、脂肪细胞、内皮细胞、肌肉细胞。目前，对其特异表面标志还存在争议，有人认为基质细胞存在于 $CD34^+$、$CD38^-$、HLA-DR 的亚群中，或存在于 $CD34^+$、Stro-1^+ 的亚群中，也有学者认为存在于 $CD34^-$ 的亚群中，需要今后进一步的工作确定。

（四）细胞外基质(extracellular matrix,ECM)

ECM主要由三类大分子物质组成:糖蛋白、蛋白多糖和胶原,它不是被动无活力的结构支架,而是传递和接受信息的物质基础,造血细胞对ECM的特异性识别是血细胞增殖分化的第一步,造血细胞对基质的黏附决定它在基质微环境中的地位。现分述如下:

1. 糖蛋白(glycoproteins) 目前已知的有纤维连接蛋白(fibronectin,FN)、血细胞粘连蛋白(hemonectin,HN)、层粘连蛋白(laminin,LN)等。

(1) 纤维连接蛋白:是一种黏附分子,主要由成纤维细胞产生,它是存在于多种细胞表面、基质及血浆中的一种糖蛋白,是骨髓基质中主要纤维成分,它可连接各种细胞、生长因子和其他ECM分子,与细胞黏附、迁移、分化等的作用有关,与造血细胞的关系十分密切。

红系祖细胞膜上的VLA5(α5β1)与FN的RGD短肽结合,RGD短肽可以抑制红系祖细胞与FN的结合,证实了VLA5是红系祖细胞FN的受体。随着红系祖细胞的成熟,细胞表面FN的受体逐渐改变或减少,与FN结合的能力逐渐降低,正常人的成熟红细胞则不能与FN结合。

实验证明,FN可以把骨髓前体细胞锚定于特定的、有利于它生长的造血微环境中,FN还可促进造血祖细胞的增殖,促进CFU-MIX、CFU-E及BFU-E克隆的大量生长,FN还可以提高红系前体细胞对红细胞生成素(EPO)的敏感性。

(2) 血细胞粘连蛋白:是从骨髓中分离出的一种60kD糖蛋白,出生后在其他组织如乳腺、肾、脾中均不含这种蛋白,它可促进造血细胞的增殖和分化,黏附于血细胞粘连蛋白的绝大多数是粒细胞系统,因此,它与粒细胞造血有密切的关系。在胚胎时期,随着造血的迁移,先后在卵黄囊、肝、脾和骨髓中出现,从而在不同组织中参与造血。实验证明,HN介导粒系对ECM的黏附。用早幼粒细胞HL-60观察发现,未诱导的HL-60有60%黏附于HN,而分化后仅30%黏附于HN。另外,骨髓干细胞和骨髓祖细胞与外周血的粒细胞比较,对HN的黏附能力增强10倍,说明HN的黏附与粒细胞系的分化成熟有关,对HN黏附能力的下降可能是成熟粒细胞进入血循环的原因。

(3) 层粘连蛋白:是由内皮细胞产生的非胶原糖蛋白,与Ⅳ型胶原、硫酸肝素等共同组成血管内皮下基底膜,这是肿瘤细胞扩散的重要屏障。研究发现成熟中性粒细胞表面68kD糖蛋白为LN受体,其表达与炎症反应时中性粒细胞聚集于血管基底膜现象有关,层粘连蛋白可促进白细胞的趋化作用。

2. 蛋白多糖(proteoglycans,PG) 旧称黏蛋白,是由许多氨基葡聚糖(glycosaminoglycans,GAG)侧链共价连接核心蛋白组成。近10年来PG的研究工作飞速发展,它不仅是细胞间填充物,还具有活跃的生物学活性,可主动参与和影响细胞的各种行为,并对机体的多种生理和病理过程发生作用。在骨髓中PG分布于外膜网状细胞的表面和细胞外基质中,有调节造血细胞增殖的作用,与粒细胞对基质细胞的黏附作用也有密切的关系。实验证明,成熟粒细胞只有经过透明质酸处理,清除GAG的阻断才能黏着基质细胞层。PG中的硫酸肝素(HSPG)可以结合从基质细胞中分泌的GM-CSF。实验证明ECM某些有PG的区域中的GM-CSF的密度要比基质细胞表面的高,证明PG对GM-CSF具有局部浓缩的作用,以传递特异性的分化信息。另外HSPG也介导造血祖细胞与基质细胞的结合,这种定位生长因子和介导细胞相互作用的性能,在造血细胞系特异性分化过程中至关重要。PG中还有硫酸软骨素(CS)、透明质酸(HC)等也与造血有关,最近发现CD44也是一种膜表面PG,参与淋巴细胞的活化、归巢、分化等。

3. 胶原 骨髓中胶原主要是Ⅰ、Ⅲ、Ⅳ和Ⅵ型胶原,还有少量Ⅴ型胶原。Ⅰ型胶原为粗大纤维素,Ⅲ型胶原为微细的原纤维,均由成纤维细胞产生,Ⅳ型胶原为网络样结构,是基底膜的主要成分,由内皮细胞产生。双标记免疫电镜证实Ⅴ型胶原常存于Ⅰ、Ⅲ型胶原核心部,其含量甚微,但与纤维化过程的启动机制有关。近年的研究指出,正常CFU-GM、BFU-E均特异性地与Ⅰ型胶原结合,外周血中中性粒细胞和单核细胞也有30%左右与Ⅰ型胶原结合。

ECM成分不但很多,且彼此之间有着密切的联系,这些不同成分间还可互相连接,如FN具有连接硫酸肝素和胶原的部位,层粘连蛋白可连接Ⅳ型胶原和肝素,从而使ECM得以担负繁杂的生物功能。

（五）骨髓的造血细胞

1. 红细胞系统及红系 造血岛幼稚红细胞位于血窦及脂肪细胞之间,成群存在,这种成群的幼稚红细胞称之为红细胞造血岛,是红细胞生成的功能和解剖单位,其中心为1～2个巨噬细胞;相差显微镜下可以看到巨噬细胞胞质围绕着有核红细胞快速运动并与之密切接触,造血岛外层的细胞较内层更成熟,中心的巨噬细胞伸出长长的突起包绕着幼稚红细胞,有核红细胞逐渐成熟,就离开巨噬细胞主体,贴近血窦,脱核后成为网织红细胞,通过内皮细胞进入血窦,脱下的核被巨噬细胞吞噬。

在慢性缺氧或溶血性贫血时,由于受缺氧或红细胞生成的刺激,在外周血中也可以发现有核红细胞。

2. 粒细胞系统　位于造血索中部，远离血窦，粒系干/祖细胞在骨内膜下的髓索较多。骨髓中幼稚粒细胞与外膜网状细胞突起密切接触，通过 lectin 样黏附分子"锚"于外膜网状细胞表面，随着细胞成熟这些黏附分子逐渐消失，便于粒细胞向血窦壁运动。骨髓中成熟粒细胞表面的这种糖蛋白的改变，有利于与内皮的接触。当其进入窦腔时，首先是部分胞质进入和穿过内皮细胞，细胞变形后进入窦腔，粒细胞的核由于有分叶，通过窦壁时不需要有明显变形。与网织红细胞一样，进入窦腔的部分往往靠近内皮细胞的连接处。

3. 巨核细胞系统　巨核细胞也分布在骨髓内血窦的外侧，这种不连续的空间结构的分布，取决于相互间特异的黏附和给不同的细胞系提供特异性的生长因子，巨核细胞与血窦间的密切关系可能与局部产生协同生长因子如白细胞介素-11、Kit-ligand、白介素 6 和 LIF 有关，所有这些都将影响巨核细胞的发育。

4. 淋巴细胞和巨噬细胞　集中于动脉附近造血索的中央。

计算机三维结构重建分析，确认人骨髓巨核细胞靠近血窦壁，而粒细胞则位于中央动脉壁周围。红细胞主要位于血窦壁周围，形成造血索。基于以上认识，目前认为中央动脉、血窦和造血索共同构成骨髓的单元结构，作为骨髓的功能结构单位，含脂肪细胞基质成分，巨噬细胞和造血干细胞的球样小体称为造血元(hematon)。

(六) 骨髓细胞的黏附与归巢

近来发现，造血干/祖细胞(HSPC)的膜表面有很多黏附分子(adhesive molecule，AM)表达，黏附分子可以介导细胞-细胞或细胞-基质之间相互接触和结合。在 HSPC 表达的黏附分子共有 6 种：

1. β1 组，整合素家族，极迟出现的抗原 VLA-1～6 均有表达，其中 VLA-5/5(CD49d/CD29 和 CD49e/CD29)表达量较大；β2 组，主要是淋巴细胞相关抗原(LFA)-1(CD11a/CD18)。

2. 免疫球蛋白(Ig)超家族 LFA2、3 及细胞间黏附分子(ICAM)-1、2、3 等。

3. 选择素家族(CD62)L-选择素和 P-选择素。

4. 依赖钙离子的黏附分子如 P-cadherin 等。

5. 唾液粘蛋白家族 CD15、CD15s、CD164 等。

6. CD44 分子。

HSPC 上的黏附分子在基质细胞和细胞外基质上都有相应的配体，二者的黏附可以使 HSPC 铆钉于造血微环境中，使其处于有利位置以便受基质细胞分泌因子的作用。VLA-4 与 VCAM-1、VLA-5 与纤维粘连蛋白(FN)、LFA-1 与 ICAM 间相互作用，是 HSPC 黏附于基质的主要原因，特别提出基质细胞来源的趋化因子 SDF-1 可使 HSPC 与骨髓基质的流动性黏附变为牢固性黏附。细胞的黏附有利于对造血的正常增殖、分化的维持。在干细胞移植中 HSPC 归巢要通过与内皮细胞的黏附，在其上移动，在骨髓腔移动及与骨髓基质黏附的过程。因此，HSPC 归巢虽然不是单纯黏附分子的介导，它也起着相当重要的作用。

(七) 骨髓的髓血屏障(marrow-blood barrier，MBB)和细胞的释放

人的血细胞产生于骨髓的髓索中，成熟的血细胞进入血液循环中必须穿越 MBB，每天约 2×10^{11} 红细胞、1×10^{10} 粒细胞、4×10^{11} 血小板穿越 MBB 进入血循环，单核细胞、淋巴细胞也是如此。血中的造血干细胞营养也要经过 MBB。

MBB 的结构主要由血窦(内皮、颗粒状基底膜、外皮)构成，由于外皮层是不连续的，它覆盖内皮细胞的程度是变化的，与穿越 MBB 的细胞数量成反比；当溶血、失血时，外皮细胞覆盖面明显减少，此时由其他细胞共同构成 MBB。

在没有外皮细胞覆盖的窦壁部位，脂肪细胞、巨核细胞和窦周巨噬细胞可代替外皮细胞的功能。脂肪细胞本身来自蓄积脂肪的外皮细胞，巨核细胞常位于窦腔外面，它可伸出胞质突起穿越内皮细胞，突起内无细胞器，使巨核细胞固定在血窦壁上，突起可从血循环中获得信息。巨核细胞有引入作用(emperipolesis)，血细胞可以通过巨核细胞进入血窦，故在某些情况下在巨核细胞胞质内常见完整的造血细胞，多数为红系细胞，也有粒细胞等，这两种细胞胞膜完整；在有失血等情况下，巨核细胞胞质内幼稚细胞、网织红细胞明显增加，故推测当机体需大量细胞从骨髓释放入血循环时，部分细胞则经巨核细胞进入血窦。

血细胞由髓索进入血循环，不是在血窦内皮细胞间的连接处，而是在其附近形成一个孔(又称隔膜窗)，进入血窦的细胞推压内皮细胞外膜与内膜某点融合，然后裂开，形成膜孔——即细胞进入血窦的通道，细胞通过后，膜孔闭合。推动血细胞进入血窦的压力来自动脉，它足以使血细胞穿越窦壁。膜孔直径 2～3μm，穿过膜孔的细胞必须发生变形，由于幼稚红细胞的核不能变形，不能通过 MBB，只有网织红细胞才能通过膜孔，而核留在造血索内，称之为骨髓的"摘除"功能。在某些血液病和肿瘤时，血中出现幼稚细胞提示 MBB 受损。

血细胞的生成与释放的调节可能是通过体液因子——各种糖蛋白，如红细胞生成素(erythropoietin)、

集落刺激因子(colony stimulating factor,CSF)、血小板生成素(thrombopoietin)等,它们能增加产出,也能促进释放。已知粒细胞释放因子是粒细胞集落刺激因子(G-CSF);粒-巨噬细胞集落刺激因子(GM-CSF)、转化生长因子-β(TGF-β)、白介素8、C3e补体、糖皮质激素、雄激素和内毒素。中性粒细胞减少的动物,血浆含粒细胞释放因子,很像G-CSF。血小板和网织红细胞释放因子很难确认,其生物学意义也不大。不成熟粒细胞通过凝集素样黏附分子铆钉于外膜网状细胞,在细胞的成熟过程中,这些黏附分子逐渐丢失,粒细胞可以向血窦壁移动,并与内皮细胞接触,最后进入血窦。

血小板释放是巨核细胞胞质穿过内皮细胞与胞体分离并进入血窦形成复合血小板碎片(multiplatelet)或前血小板(proplatelet),呈长豆荚形结构,可在血窦腔中见到,这些最后都变成单个血小板,释放血小板后的巨核细胞核仍留在骨髓中最后退化并被吞噬。由于血小板在骨髓中几乎没有储备,当血细胞大量丢失时,血小板恢复很慢。

关于微粒物质通过血髓屏障问题,已证明骨髓内直径28nm的碳粒可在3分钟内穿过MBB进入血循环。骨髓移植需要大量干/祖细胞进入造血索(穿越髓血屏障),有学者在小鼠注射环磷酰胺引起骨髓血窦内皮细胞损伤和胞膜的不稳定性,如窦腔内膜的脱落、空泡化,窦内皮细胞不完整,使干/祖细胞易于进入骨髓。膜不稳定性的机制,一方面是由于脂质的过氧化作用,使膜流动性增强,从而增强通透性;另一方面,脂质层中间的蛋白质侧向运动,使部分膜蛋白质缺乏,使膜产生融合倾向,形成空泡,反复膜融合使内皮细胞膜断裂,为干祖细胞进入打开缺口。

二、骨髓的功能

(一) 造血

成人中的红细胞、粒细胞、血小板和部分淋巴细胞都由红骨髓生成,每天生产的红细胞数约为10^{11}/kg,粒细胞约为1.6×10^{9}/kg,人B淋巴细胞也是由骨髓产生。

(二) 防御功能

红骨髓中的巨噬细胞可以吞噬细菌、毒物。另外,衰老的红细胞也由巨噬细胞清除,特别在溶血性贫血时,可见大量巨噬细胞,其胞质内含有大量次级溶酶体。血红蛋白所含的铁由巨噬细胞储存,待重新利用。

(三) 免疫功能

骨髓是B淋巴细胞的产生地,并向胸腺提供造血干细胞,在胸腺发育成T淋巴细胞。骨髓中还有浆细胞,可分泌免疫球蛋白。

(四) 其他功能

骨髓中含有未分化的间充质细胞、成纤维细胞,以及成骨细胞、破骨细胞等,具有一定创伤修复及成骨作用。

第二节 淋巴组织

一、概 述

淋巴组织是指体内以淋巴细胞为主要成分的组织。由淋巴组织构成的器官为淋巴器官。淋巴组织常位于消化道及呼吸道黏膜中,淋巴器官则常长在淋巴通路或血液通路上,如胸腺、脾、淋巴结及扁桃体等。

淋巴组织根据形态不同分为弥散的淋巴组织和淋巴小结两种。弥散的淋巴组织是一些密集的淋巴细胞,其中除大、中、小淋巴细胞外,还有浆细胞和巨噬细胞,交错突细胞树突细胞及网状组织,它们可以运动,特别是受到抗原刺激而发生变化。淋巴小结位于弥散淋巴组织中,为圆形、卵圆形;发育较好时,中间有一淡染的生发中心,主要由分裂快的大、中淋巴细胞构成,内部可分为亮区和暗区;亮区的上方由一新月形小淋巴细胞帽覆盖,因而使生发中心呈现形态学极性。淋巴小结可分布在淋巴组织或淋巴器官中,主要由B淋巴细胞组成。

淋巴器官根据发生、结构与功能的不同分为中枢淋巴器官和周围淋巴器官。

中枢淋巴器官(central lymphoid organ)又称初级淋巴器官(primary lymphoid organ),如胸腺、骨髓和鸟类的腔上囊,它们是培育特异性淋巴细胞的处所。淋巴干细胞在此分别形成童贞T细胞或B细胞,胸腺培育T细胞,骨髓和腔上囊培育B细胞;中枢淋巴器官的发生,较周围淋巴器官早;淋巴干细胞的分裂分化主要受激素及微环境的影响,与抗原刺激无关。

周围淋巴器官(peripheral lymphoid organ)又称次级淋巴器官(secondary lymphoid organ)如淋巴结、脾和扁桃体等,它们的发生较晚。是引起免疫应答反应的场所,由中枢淋巴器官来的淋巴细胞受抗原刺激而被激活、转化,引起免疫应答。淋巴细胞在此进一步分裂(单株增殖)与分化,产生大量效应细胞,抗体并产生大量记忆细胞,以增强机体抵抗力。

淋巴组织作为免疫系统,主要是抵抗外来致病因子的侵袭。其主要特征是:

1. 识别自身的外来抗原,由于疾病、基因突变等,宿主细胞也可以变成免疫反应的靶细胞,携带自身抗原的细胞可被自身免疫反应破坏。

2. 由于免疫的多样性，机体可终身保持对外来抗原的应答。

3. 对以前的抗原有记忆性，再次遇到此种抗原，则加快加强对该抗原的免疫反应。

4. 监控全身抗原，并作出适当的局部或系统的反应。

二、胸　　腺

胸腺发生于人胚胎第 8 周，起源于第 3 及第 4 对咽囊，向腹侧出芽形成胸腺始基，为一上皮样囊腔，内有淋巴样细胞和胸腺细胞。胸腺是一双叶器官，从胎儿到出生后，至青春期体积逐渐增大，重量可达 40g。随着性成熟，胸腺开始退化，到老年时（60 岁），胸腺约 14～20g。另一种退化称为意外性退化，可由疾病、肿瘤、急性移植物抗宿主病（GVHD）、严重营养不良、大剂量照射，或注射类毒素、ACTH、肾上腺素或性激素等引起。此时胸腺内大量淋巴细胞溶解、死亡和被吞噬，胸腺由于缺乏淋巴细胞而发生急性萎缩，严重时可缩小至 7g，当病愈或去除影响因素后，可逐步恢复其结构和功能。

胸腺表面有薄层结缔组织形成被膜。由被膜向内伸出许多薄片状结缔组织，叫小叶间隔，将胸腺分成 1～2mm 的胸腺小叶，分皮质和髓质，皮质在小叶的周围部分，由大量密集的淋巴细胞组成，位于上皮网状细胞间隙中；经毛细血管后静脉进入胸腺的干细胞先在这里分裂、分化，形成一些大、中、小淋巴细胞，它们分裂后向内皮质区移动；淋巴细胞在此区继续分裂、分化，由较幼稚分化发育到较成熟，逐渐获得胸腺特异性标记。胸腺髓质位于胸腺中央，分支进入每一小叶中部；髓质中稀疏地分布着成熟的胸腺细胞和上皮细胞。髓质中还有一种特殊的胸腺小体（Hassall corpuscles/bodies），直径 30～100μm。它由上皮细胞以同心圆形式排列而成，小体中央为角化的或透明变性的破碎细胞，它可能代表髓质胸腺上皮分化的末期。髓质中还存在类肌细胞（myoid cell）其形态类似骨骼肌纤维，其表面有乙酰胆碱受体，但未见运动终板。类肌细胞与上皮细胞间有桥粒结构。推测类肌细胞能收缩，细胞的来源及功能均不明。

髓质中还有一种交错突细胞（interdigitating cell，IDC），由骨髓中单核细胞发育而成，在其他淋巴器官或淋巴组织的胸腺依赖区也有。

胸腺细胞的支架由结缔组织及上皮网状细胞组成。上皮网状细胞来自内胚层，为星形、多边形，胞质属弱酸性，核为椭圆形，有核仁。电镜下可见胞质内有张力纤维，细胞突起间有桥粒相连，淋巴细胞位于网孔中。胸腺上皮网状细胞分泌多种胸腺激素，形成培育 T 细胞的微环境。目前，已经纯化的胸腺激素有以下几种：①胸腺素（thymosin）：可促进淋巴干细胞向 T 细胞分化和刺激细胞增殖；②胸腺生成素（thymopoietin）：可诱发 T 细胞的分化；③胸腺肽（thymulin）：为一种含锌的小分子肽，作用与胸腺素相似；④胸腺体液因子（thymic humoral factor，THF）；⑤泛有素（ubiquitin）：低浓度时触发 B 细胞和 T 细胞的早期分化，高浓度（>100μg/ml）时对 T 细胞的作用消失。

巨噬细胞和交错突细胞分泌 IL-1，可促进胸腺细胞分化，使部分细胞分泌 IL-2 作用于自身的 IL 受体，促进自身的增殖、分化，称之为自分泌（autocrine）现象。

胸腺上皮细胞及交错突细胞通过细胞表面的两类 MHC（MHC-Ⅰ类抗原及 MHC-Ⅱ类抗原）对胸腺细胞（表达 CD4、CD8 及 TCR）进行严格选择，能与自身 MHC 特异性相适应的胸腺细胞（2% 左右）被选择性地保留下来，并继续发育，其余则死亡。死亡是一种自杀机制，即细胞内启动了一种 DNA 内切酶，使核内 DNA 断裂，以致细胞死亡。

三、腔　上　囊

又称法氏囊（bursa of Fabricius）。鸟类位于泄殖腔的后上方，是鸟类培养 B 淋巴细胞的中枢淋巴器官。在人类，与其同功的器官还不明确，现一般认为哺乳期动物的同功器官是胎儿肝，人出生后可能为骨髓。

关于腔上囊的功能，多借切除实验获得。在小鸡胚胎第 17 天时切除囊，或在此时注射雄激素，使囊不能发育，均可使孵出的小鸡缺乏 B 淋巴细胞，血液中缺乏抗体。若鸡胚第 19 天切除囊，小鸡尚能产生 IgM 抗体，但不能产生 IgG 和 IgA 抗体。若在小鸡孵出壳时切除，则能产生 IgM 及 IgG 抗体，但不能产生 IgA 抗体，说明腔上囊是 B 细胞分化发育的场所。

干细胞由卵黄囊血岛通过血液进入腔上囊，在腔上囊内的淋巴小结样结构中分化、发育。囊中的上皮网状细胞形成分化的诱导微环境，孵育并产生各种类型的 B 淋巴细胞，并输送到全身淋巴组织或淋巴器官的非胸腺依赖区，此时细胞处于休息状态；被抗原激活后，细胞被刺激并进一步分裂、分化为浆细胞和记忆细胞。

四、淋　巴　结

淋巴结分布于淋巴管行程中，如颈、腋窝、肘窝、腹股沟、腘窝、肠系膜、盆腔及肺门等处，共约 450

个。淋巴结的结构受不同抗原刺激后发生各种变化，它能反映机体免疫功能状态。

（一）淋巴结的结构

1. 一般结构 淋巴结由致密结缔组织构成的被膜包绕，被膜中有输入淋巴管。被膜多处向内延伸成小梁，并反复分支。基质由网状组织构成，网状组织内含网状细胞及网状纤维，位于结缔组织支架之间，形成细胞支架。淋巴结内的网状纤维均被网状细胞突起包裹，正常时无裸露的网状纤维，网状细胞突起间很少见连接结构，突起内包裹的网状纤维起支撑和固定作用。将网状细胞与各种淋巴细胞一起培养，发现淋巴细胞与网状细胞间有一定亲和性，易互相靠近，其中B淋巴细胞比T淋巴细胞黏着性大。淋巴细胞、巨噬细胞、浆细胞、交错突细胞和小结树突细胞以及肥大细胞等，多种游离细胞位于网状细胞突起之间的网眼中，若无炎症，一般很少见到粒细胞。

2. 皮质 位于被膜下，由皮质淋巴窦、浅层皮质区、淋巴小结和深层皮质区组成。

皮质淋巴窦包括被膜下淋巴窦、小梁周窦以及深层皮质区淋巴窦。淋巴窦内除有较多的巨噬细胞和一些淋巴细胞外，还有一种较少见的面纱细胞（veiled cell），原为表皮内的朗格汉斯细胞，电镜下细胞形态不规则，有数个深凹陷，异染色质少，胞质的电子密度低，细胞器少，仅有少量线粒体和小溶酶体，它进入淋巴结后转移至皮质区，变为交错突细胞。

浅层皮质（superficial cortex）又叫周围皮质区（peripheral cortex），是位于被膜下淋巴窦下的一薄层弥散的淋巴组织，主要含B淋巴细胞。

淋巴小结又称淋巴滤泡，呈圆形或椭圆形由致密淋巴组织构成。尚无生发中心的小结称初级淋巴小结，主要由中心母细胞和中心细胞组成；有生发中心的小结称次级淋巴小结。淋巴小结呈单排分布在皮质被膜下，它经常变化，可以从无到有，可以增大、增多或消失，与抗原刺激强度有关。

淋巴小结的顶部有一半月形帽状区，着色深，主要由淋巴小结新形成的密集小淋巴细胞构成，称为帽，它朝向抗原进入的方向。淋巴小结内主要由B淋巴细胞组成，帽下方淋巴小结中部是中等大小的淋巴细胞，染色淡，有丝分裂象多见，称生发中心。发育良好时，可区分成两部分：靠近帽部分染色较淡，称为亮区；下部分靠近副皮质区，染色深，称暗区（图2-1）。暗区淋巴细胞较大，主要是中心母细胞，胞质嗜碱性较强，经过多次分裂、分化，变为亮区的中心细胞，再经过多次分裂，变为帽的小淋巴细胞。生发中心还常见许多巨噬细胞。生发中心在产生大量淋巴细胞的同时，巨噬细胞又大量吞噬淋巴细胞，在巨噬细胞胞质内常见残留的淋巴细胞核，称为异染体巨噬细胞（tingible body macrophage）。所谓异染体即变性的淋巴细胞的核，该细胞主要位于生发中心亮区，它们能吞噬大量被淘汰的B细胞。生发中心中还有滤泡树突细胞，主要位于亮区，是在受抗原刺激后由原位的幼稚网状细胞分化形成的。滤泡树突状细胞有很多突起，互相连接成网，突起表面有大量Fc受体和C3受体，可聚集大量抗原-抗体复合物于细胞表面，其突起可变为串珠状并脱落下来，形成许多免疫复合物被复小体（immune complex coated body，iccosome），它可被B细胞内吞，处理抗原并呈递给T细胞，活化的T细胞可分泌细胞因子以调控B细胞的分裂、分化，并诱导其突变（hypermutation）。

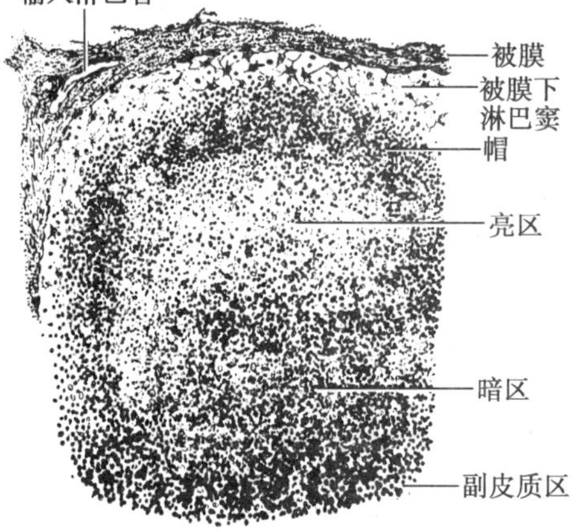

图2-1 淋巴小结的结构

深层皮质（deep cortex）：又称副皮质区（paracortex，paracortical zone），为无明显界限的弥散淋巴组织，主要为T细胞，是胸腺依赖区，是具有一定结构的深层皮质单位（deep cortex unit）；每个深层皮质单位如半个球体，平坦的一面朝向浅层皮质，淋巴小结嵌入其中；另一侧为半圆的凸面，朝向髓质并与髓索相连，每个深层皮质单位的中心对着一条输入淋巴管。若两条输入淋巴管的入口比较靠近，其下的两个深层皮质单位常融合为一个较大的深层皮质复合体（deep cortex complex），最大的复合体可由6个单位融合而成。

深层皮质单位由中央区和周围区组成。①中央区：主要由T细胞组成，是胸腺依赖区，其边缘有少量毛细血管后静脉，在细胞免疫反应时迅速增大，原始免疫细胞增多，分裂象增多；②周围区：为一薄层弥散淋巴组织，周围有密集的网状纤维包绕，区内含T及B细胞、毛细血管网和高内皮微静脉，是血内淋巴细胞进入淋巴结的通道。近髓质处，有许多小盲淋巴窦，又称皮质单位淋巴窦，是淋巴细胞进入淋巴窦的重要通道，深层皮质单位的大小与免疫状态有密切关系。

深层皮质单位内区有一些交错突细胞和巨噬细胞。交错突细胞有复杂的分支，细胞表面有大量MHC-Ⅱ类抗原，交错突细胞的核不规则，异染色质少，胞质电子密度低，细胞器不发达。

3. 髓质　位于淋巴结中央，门部结缔组织与深层皮质之间，由髓索及髓索淋巴窦组成。髓索以网状细胞为支架，内含淋巴细胞，以B淋巴细胞为主，还可见浆细胞、巨噬细胞、肥大细胞和嗜酸性粒细胞等。当抗原引起淋巴结体液免疫后，髓索内浆细胞数量大量增加。髓窦，即髓质淋巴窦，与髓索相间排列，窦内含网状细胞、网状纤维、巨噬细胞，髓窦有滤过淋巴液的功能。

4. 淋巴结的淋巴管、血管　淋巴液由输入淋巴管通过被膜进入被膜下淋巴窦，以后再经过小梁周围的淋巴窦、深层皮质区的窄通道或小结外窄窦等淋巴窦进入髓窦，最后汇合进入输出淋巴管。输入及输出淋巴管内有很多瓣膜，有助于淋巴液的回流。从输入淋巴管进入淋巴结的淋巴细胞数目很多，输出的淋巴细胞多数来自再循环，毛细血管后静脉在淋巴细胞再循环中起重要作用。

小动脉由淋巴结门部在小梁及髓索内分支，形成毛细血管，供应深层皮质区及淋巴结营养；在深层皮质区近髓质处形成毛细血管后静脉，再进一步汇集成小静脉，经髓索及小梁进入门部小静脉。

毛细血管后静脉内皮细胞为立方形，胞质中常见正在穿越的淋巴细胞被包在一大泡内，淋巴细胞游离于泡内，穿越过程使淋巴细胞黏附于内皮细胞表面，以后被吞入，形成内吞泡，此泡逐渐移向内皮细胞内侧，最后从基部以胞吐方式将淋巴细胞释出，淋巴细胞再穿越基膜和网状细胞间隙，进入淋巴组织间隙，迁出血管后，T、B细胞各向淋巴结的一定部位迁移。研究证明，淋巴细胞表面存在各种黏附分子（adhesion molecule），如淋巴细胞表面的亲高内皮的黏附分子MEL-14（小鼠）是亲周围淋巴结高内皮黏附分子，Hermes-3（人）是亲回肠淋巴组织高内皮黏附分子。这样不同亚群的淋巴细胞归巢时能选择特定的淋巴器官，如B细胞较易进入肠道黏膜的淋巴组织，T细胞较易进入淋巴结等。

淋巴细胞从血液进入淋巴组织，又可通过淋巴管再返回血流，即为淋巴细胞再循环现象；参加淋巴细胞再循环的细胞主要位于淋巴器官和淋巴组织内，总称为淋巴细胞再循环库，其数量为血内淋巴细胞的数十倍，参加再循环最频繁的是记忆性T细胞和记忆性B细胞。

（二）淋巴结的功能

1. 滤过淋巴液　淋巴结的窦系统，特别是髓质窦是淋巴液的滤器，淋巴液在窦内流速缓慢且道路迂回，便于巨噬细胞捕捉抗原物质及细菌等，淋巴结的清除率达99%。

2. 免疫防御功能　异抗原侵入并进入淋巴可引起淋巴产生免疫应答，单型多价抗原不需要处理即可引起体液免疫应答。但多数抗原是多型多价的，必须经过处理和T细胞的辅助才能引起体液免疫应答。

处理抗原是抗原递呈细胞将抗原分解为短的段落，并保存其抗原决定簇，结合于细胞膜表面的MHC抗原上；表面有MHC-Ⅱ类抗原的细胞称抗原呈递细胞，如巨噬细胞、交错突细胞、朗格汉斯细胞、B细胞、星状胶质细胞和内皮细胞等，后两者要在淋巴因子（γ-干扰素）的刺激之下才能表达MHC-Ⅱ类抗原。这些细胞首先内吞抗原，形成小泡，经溶酶体或质膜上的蛋白酶将抗原轻度酶解为一些小段落，但其抗原性仍保存，以后分解的抗原与小泡膜的MHC-Ⅱ型结合，再表达在质膜上，供具有相应TCR的Th细胞识别；还有一些表面有MHC-Ⅰ类抗原的细胞，主要指受病毒感染的细胞，病毒入侵后复制的病毒蛋白质被轻度酶解而保留其抗原，它进入胞质小泡结合于MHC-Ⅰ类抗原的表面，该抗原可供具有特异性TCR的Tc细胞识别。

由于B细胞识别抗原的范围较T细胞广泛，因此体液免疫应答较常见。B细胞未受抗原刺激前长期处于G_0期，一般在浅层皮质与深层皮质交界处有抗原存在，巨噬细胞激活辅助性T细胞释放淋巴因子（IL-1、IL-2、IL-4、IL-5、IL-6及IFN-γ），在淋巴因子的作用下B细胞由G_0期进入G_1期，进一步增殖分化，产生大量浆细胞前身和记忆性B细胞。浆细胞前身进入髓索或经淋巴和血液循环进入其他器官的淋巴组织或病灶周围。

细胞免疫应答是由Th产生的辅助性应答和Tc细胞产生的细胞毒应答共同完成的，外源性抗原被抗原呈递细胞捕获，经处理后结合于MHC-Ⅱ类抗原上，引起相应性TCR的Th细胞识别抗原，该抗原及巨噬细胞分泌的IL-1对Th细胞共同刺激，使Th细胞从G_0期进入细胞周期；此时Thy分泌IL-2，作用于自身表达的IL-2受体，也作用于邻近的Tc或B细胞，产生大量效应性Th细胞和记忆细胞，激活的Th进入病灶区与抗原结合后，合成和分泌多种淋巴因子（lymphokine）以扩大免疫效应。

五、脾的结构和功能

脾是体内的淋巴器官，位于血液循环的通路上，它处理来自血液的外来物质而不通过淋巴循环，同时它还具有免疫反应等功能。

（一）脾的发生

脾发生于人胚第5周。胃背系膜上有增厚的间充质，是脾内结缔组织的原基，干细胞从卵黄囊或肝内经血液循环迁入此处，经分裂分化后形成血液内的各种有形成分。至胚胎第5个月，脾造血功能逐渐被骨髓代替，而变成一个淋巴器官。脾保存少量细胞，在一定条件下可恢复造血。

（二）脾的结构

脾的被膜由致密结缔组织构成，脾被膜向脾实质伸出索条状小梁，脾的一侧有一凹陷即门部，有神经血管进出门部，门部也向实质伸出较粗的小梁。上述小梁互相连接，构成支架，网状组织填充其内，淋巴细胞、巨噬细胞、浆细胞位于网状细胞空隙中。小梁中有动脉、静脉、淋巴管和神经。脾无传入淋巴管，传出淋巴管围绕动脉从门部出去。脾实质由红髓、白髓及边缘区构成，大部分为红髓，白髓为灰白色小点，稀疏的分布于红髓中，边缘区围绕着白髓，与红髓之间无明显界限（图2-2）。

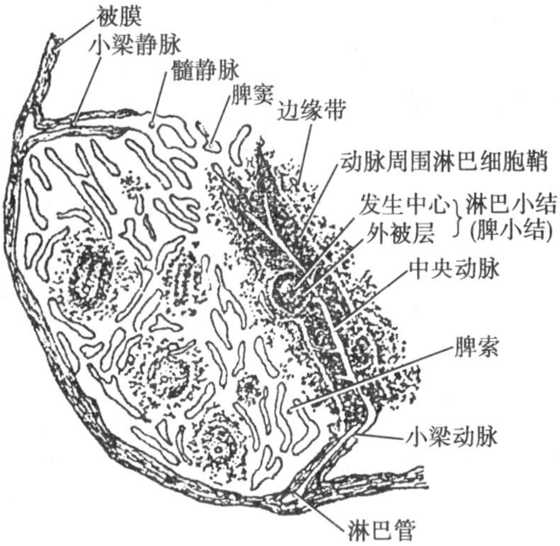

图2-2 脾的结构概要图

1. 白髓 白髓是淋巴细胞围绕着动脉及其分支分布而形成的。由动脉周围淋巴鞘和脾小结构成，在小动脉外形成的一层厚厚的淋巴组织，称动脉周围淋巴鞘。这里的淋巴组织以T淋巴细胞为主，称胸腺依赖区，相当于淋巴结弥散性皮质与深层皮质区，此区有散在的交错突细胞和巨噬细胞，在近边缘区处可有少量B细胞、浆细胞前身和浆细胞，但没有毛细血管后静脉。在淋巴鞘中分布的淋巴小结以B淋巴细胞为主，称非胸腺依赖区。脾中淋巴小结的结构、形成过程与淋巴结内的淋巴小结完全相同。当抗原刺激引起免疫反应时，淋巴小结增多或增大，生发中心明显，随后红髓中的浆细胞增多。淋巴小结的血液供应是由中央动脉发出分支，分成毛细血管供血，中央动脉常在其边缘经过。

2. 红髓 在白髓和边缘区周围，由脾索和脾窦组成。

（1）脾索：又称比罗索（Billroth scord），由网状细胞和网状纤维构成网架，网状细胞由覆盖动脉和静脉的外膜而来。在成年人，由于网状细胞内含有肌动蛋白样纤维（actin-like filaments），网状细胞突起可以收缩，脾索可以使体积增大、变小，可以释放或储存脾中的细胞。在脾索的网状结构中有淋巴细胞、各种血细胞及巨噬细胞，还有鞘动脉、鞘毛细血管及毛细血管。多数毛细血管开放于脾索。血液进入脾索后，流动缓慢，血浆常先渗入血窦内，巨噬细胞可吞噬衰老的红细胞和血小板，红细胞可通过脾窦内皮细胞间隙进入血液循环，因此此处可称之为滤过区。脾索是B淋巴细胞区，有较多的小淋巴细胞、中淋巴细胞及浆细胞，可称之为非滤过区。

（2）脾窦：由长条状平行内皮细胞和不完整的基膜构成。内皮细胞胞质内有纵行的微丝束，具有调节细胞间隙大小的作用。内皮细胞在正常情况下吞噬能力低，但在溶血性疾病时，吞噬作用明显增强。在形态上，内皮细胞有两个特征：①腔面有大量吞饮泡，说明对液体有活跃的内吞饮作用；②基膜处有成束的微纤维，利于保持特有形态和细胞穿入窦腔。

窦的外表面有环形围绕的网状纤维及不完整的基膜，相邻网状纤维间相距2～3μm，内皮细胞间相距0.5μm，形成多孔隙的窦壁。当脾收缩时，空隙变窄或消失。

3. 脾的血液供应及其特点 脾动脉由脾门进入脾小梁，随小梁分支而分支称小梁动脉，与小梁静脉伴行，入白髓后称中央动脉，它沿途发出放射状分支，形成毛细血管以营养白髓，最后开放于边缘区。中央动脉进入红髓，并分出很多分支，总称笔毛动脉。继续分支分为髓动脉、鞘毛细血管及毛细血管，其管腔由较高的内皮细胞围成，内皮细胞间有缝隙，基膜不完整，血液流经此处时，有些血细胞可经此段渗出至脾索中。最后为毛细血管，由一层内皮细胞围成，开口于脾索内的组织间隙中。毛细血管的末端呈喇叭状开放，开口处有巨噬细胞位于其附近；少数毛细血管为闭管通路，直接开口于脾窦或髓静脉。

脾重约占体重的0.1%，但它接纳心输出血量的6%，约300ml/min。索循环的开放方式是通过髓索的网状结构进入脾窦形成“慢速通道”，闭路循环直接开口于动脉进入脾窦，形成“快速通道”。在正常情况下，开放循环占90%，闭路循环占10%。当红细胞含有大包涵体时，如Heinz小体，细胞在内皮细胞缝隙间被掐住，相当部分血循环形成封闭式。因此，在某些疾病或切脾时，开放和封闭循环的比例要改变。

（三）脾的功能

1. 免疫功能 脾是高效的免疫反应器官，它可在白髓捕捉、处理、浓缩抗原。无论是在初级还是次级反应中，白髓中的T和B细胞都可相互作用，形成抗体。脾中几乎有一半细胞具有吞噬能力，能清除免疫复合物，脾的功效在于免疫反应在白髓和相邻的边缘区这些抗原高浓度区域内进行。大量血细胞通过脾脏，对血中抗原来说，脾成为免疫监视的第一器官，切脾后，这种免疫监视会受到一定的削弱。

静脉注射^{125}I标记的沙门菌抗原后，标志物经开放式脾索循环到达红髓，经巨噬细胞处理抗原，在边缘区浓缩抗原1小时，转运到白髓，呈递给小淋巴细胞。2小时后，标志物在套区出现，4小时进入生发中心，48小时标志物在生发中心浓缩，标志物从红髓和白髓全部离开。第2次反应速度则快些。24小时后，白髓和动脉淋巴鞘的细胞对抗原反应首次出现：生发中心扩大，分裂象增多，出现浆细胞转化；2天后浆细胞进入红髓，特别是出现在动脉周围；4天后布满整个红髓；10天后生发中心开始缩小；1个月后恢复至正常大小；72小时抗体可被测出；96小时达高峰。血清中抗体浓缩1周达最高值。抗原刺激产生长寿的记忆B细胞，它的发育则依赖于淋巴小结中的树突状细胞，该细胞可捕捉抗原或免疫复合物并递呈给B细胞，最后加速第2次反应。脾是T抑制细胞的重要来源，从前体细胞到效应细胞都在此分化发育。其他淋巴器官产生T抑制细胞的能力较低，脾内还有许多抗体依赖细胞毒性淋巴细胞（ADCC细胞）、K细胞及NK细胞。

2. 过滤功能 由髓索中的弯曲、狭窄的网状结构及巨噬细胞构成良好的过滤系统，可以清除颗粒和细胞。静脉注射碳颗粒，数秒钟后即可在巨噬细胞内见到此颗粒，1周内巨噬细胞内碳成分浓度增加，而其他器官碳成分浓度减少。脾还可以过滤细菌。正常情况下，衰老的粒细胞、血小板和红细胞都可被脾清除。脾索循环的特点使通过此处的红细胞膜逐渐丢失，特别是比较老的红细胞更是如此。膜的丢失使红细胞表面积与体积之比下降，并产生球形化的趋势。球形细胞变形能力差，不易通过脾索中的狭窄通道和内皮细胞间的缝隙，最终被吞噬细胞吞噬。脾还可清除红细胞中的包涵体，如Heinz小体、Howell-Jolly小体等。当脾肿大或功能亢进时，能导致贫血。切除脾后，血中衰老的及异形红细胞增多。

3. 铁的再利用 铁的再利用能力取决于吞噬有缺陷红细胞的巨噬细胞亚群。在遗传性球形红细胞增多症中，吞噬现象出现于脾索中和脾窦周围的巨噬细胞亚群。吞噬性网状细胞和内皮细胞使铁再循环并转入血浆中，以后血浆再把铁移入骨髓。在自身免疫性溶血性贫血中，很多红细胞被游走的巨噬细胞亚群破坏，不能形成再循环铁。

4. 储存功能 脾的血管、网状结构、被膜的神经调节使脾收缩和舒张，提供储存细胞的潜在能力。人脾可选择性地保留和储存血小板、淋巴细胞、网织红细胞。自身的血小板标记后再注入体内，30%的血小板被储存在脾内，在无脾的个体中，90%的标记血小板可在血中发现。

标记来自胸导管的淋巴细胞再注入血中，它们归巢到脾白髓和其他淋巴器官中，^{51}Cr标记自体淋巴细胞，达到平衡后脾储存池是血池的2倍，无脾个体中，血中标记细胞增加。

网织红细胞也可以被留在脾中，形状改变后再进入血液循环。脾中没有成熟红细胞储存池，但在某些脾大情况下，脾可储存10%～45%的成熟红细胞。脾中没有储存粒细胞的证据。

5. 血容量的调节 脾可控制血浆容量和白蛋白合成。多数具有慢性进行性脾大的患者中，血浆容量和白蛋白总量超过正常。肿大程度与脾本身过剩的血浆量有关，脾可含有全部血浆量的11%。脾切除后6个月，血浆和白蛋白的量最终降到低点，达到稳定的水平。脾对血浆容量和白蛋白合成的反馈作用还不清楚。

6. 造血功能 人脾在子宫内第5个月以前为造血器官，此后，脾内的微环境不再适合造血，但在某些动物例外，如小鼠的脾内微环境适合红系造血，并有大的造血干细胞池。脾中还有淋巴细胞的增殖，并在此产生浆细胞。

成人脾在严重贫血或某些病理状态下可以恢复造血，因成人脾内仍含少量造血干细胞（约为骨髓的1/10）。

六、附属淋巴组织

1. 肠联性淋巴组织 指沿消化道分布的淋巴组织：Waldeyer咽环，包括舌腭与咽扁桃体；从食管到直肠，在固有层和黏膜下层分布着的淋巴细胞或淋巴小结。Peyer斑是位于回肠固有层内的集合淋巴小结，与肠腔隔一薄层上皮，表面缺乏肠绒毛，抗原物易由此穿入。Peyer斑功能尚不清楚，存在B细胞与T细胞，有B依赖性淋巴小结与T依赖性小结间区。回肠 Peyer 斑和阑尾淋巴组织是较高级的淋巴器官。

2. 支气管联性淋巴组织 指沿呼吸道分布的淋巴组织(除纵隔淋巴以外),位于各级支气管壁中,一般在固有层及黏膜下层,由淋巴细胞密集构成小结,无生发中心。该处淋巴组织以 B 细胞为主,T 细胞仅占 20%,与肠联性淋巴组织一样,主要是前体细胞池。免疫应答反应仅出现于迁移再定居之后。

七、淋巴细胞循环

淋巴细胞多数集中在淋巴器官,少数存在于外周血中,淋巴器官中的淋巴细胞又有以下 3 种情况:①恒定地存在于淋巴器官中;②参加再循环,如 T 记忆细胞和 B 记忆细胞等;③通过血流进入其他淋巴器官、淋巴组织或病灶附近,如 T 效应细胞和浆细胞前身等。全身淋巴器官和淋巴组织中参加再循环的淋巴细胞称淋巴细胞再循环库。库中 80% 为 T 淋巴细胞,它们在淋巴结内离开血循环进入淋巴组织,经淋巴管回到血液循环。

每循环 1 周约需 14 小时。淋巴细胞再循环的生理意义十分重要,能对单一抗原进行应答的淋巴细胞周游全身,增加了与抗原相遇的机会,可有效地进行免疫监视。实验证明,去胸腺动物或具有细胞免疫缺陷病的动物,肿瘤发生率明显高于正常。活检中的肿瘤组织周围如有淋巴细胞存在,其预后比没有淋巴细胞的好得多。再循环的淋巴细胞还可使全身各处的淋巴器官参与免疫反应,不同部位淋巴器官中的淋巴细胞可互通信息,相互往来,并向有抗原刺激的部位集中,这样可使淋巴细胞的绝对量相对减少,有效成分相对增高。

(周小鸽 齐淑玲)

参考文献

1. 齐淑玲,李卫萍,刘杰文,等. 骨髓基质细胞及其与造血细胞的关系. 中华血液学杂志,1990,11:2
2. 齐淑玲,杨崇礼,胡文伟,等. 骨髓形态的电镜观察. 中国医学科学报,1985,7:298
3. 刘杰文,Wynter E de,Testa NG,et al. 人骨髓基质细胞中某些细胞因子和特异性标记的免疫电镜定位. 中华血液学杂志,1995,16:619
4. 宋增璇. 造血微环境的病理生理//陈文杰. 血液分子细胞生理学. 天津:中国医药科技出版社,1993:44-57
5. 杨崇礼. 造血器官//邓家栋. 临床血液学. 上海:上海科学技术出版社,1985:52-61
6. 郭仁强. 免疫系统//上海第一医学院. 组织学. 第 2 版,北京:人民卫生出版社,1993:897-918
7. Abboud CA,Linchtman MA. Structure of the marrow//Williams JM,Beutler E,Erslev AJ,et al. Hematology. 5th ed. New York:Mc Graw-Hill Inc,1995:25-38
8. Albelda SM,Oliver PD,Romer HT,et al. Endo CAM:a novel endothelial cell-cell adhesion molecule. J Cell Biol,1990,100:1227
9. Allen TD,Dexter TM. The essential cells of the hemopoietic microenvironment. Exp Hematol,1984,12:517
10. Bernard J. The erythroblastic island:past and future. Blood Cells,1991,17:5
11. Bevilacqua MP. Endothelial leukocyte adhesion molecules. Ann Rev Immunol,1993,11:767
12. Campbell AD,Long MW,Wicha MS. Hemonectin:A bone marrow adhesion protein specific for cells of granulocytic lineage. Nature,1987,329:445
13. Fennie C,Cheng J,Dowbenko D,et al. CD34+ endothelial cell lines derived from murine yolk sac induce the proliferation and differentiation of yolk sac CD34+ hemopoietic progenitors. Blood,1995,86:4454
14. Hasthorpe S,Bogdanovski M,Rogerson J,et al. Characterization of endothelial cells in murine long term marrow culture:implication for hemopoietic regulation. Exp Hematol,1992,20:386
15. Heinrich M,Band L,Dooley D,et al. Constitutive expression of Steel factor by human vascular endothelial cells. Blood,1991,78(Suppl1):22a
16. Hong MJ. Blood cellcytoadhesion molecules. Exp Hematol,1992,20:288
17. Krenger W,Rossi S,Piali L,et al. Thymic atrophy in murine acute graft versus host disease is effected by impaired cell cycle progression of host pro-T and pre-T cells. Blood,2000,90:347
18. Lewinsohn DM,Nagler A,Ginzton N,et al. Hematopoietic progenitor cell expression of the HCAM (CD44) homing associated adhesion molecule. Blood,1990,75:589
19. Mayani H,Guilbert LJ,Janowska Wieczorek A,et al. Biology of the hemopoietic microenvironment. Eur J Haematol,1992,49:225
20. Nichols WS,Chisari FV. Structure and function of other lymphoid tissues. In Williams WJ,Beutler E,Erslev AJ,et al. 5th ed. New York:McGraw Hill Inc,1995:43-48
21. Petrs C,Oshea KS,Campbell AD,et al. Fetal ex-

pression of hemonectin: an extracellular matrix hematopoietic cytoadhesion molecule. Blood,1990, 75:357

22. Philip EP,Jiang DZ,Fei RG,et al. Dissecting the hemopoietic microenvironment. Ⅸ. further characterization of murine bone marrow stromal cells. Blood,1993,81:1205
23. Rafii S,Mohile R,Shapiro F,et al. Regulation of hematopoiesis by microvascular endothelium. Leukemia and Lymphoma,1997,27:375
24. Robert R,Gallagher JT,Sponcer E,et al. Heparan sulphate bound growth factors: A mechanism for stromal cell mediated haemopoiesis. Nature (London),1988,332:376
25. Tavassoli M. Modulation of megakaryocyte emperipolesis by phlebotomy: megakaryocytes as a component of marrow blood barrier. Blood Cells,1986, 12:25
26. Tavassoli M,Hardy CL. Molecular basis of homing of intravenously transplanted stem dells to the marrow. Blood,1990,76:1059
27. Teixido J,Hemler MG,Greenberger SS,et al. Role of β1 and β2 integrins in the adhesion of human CD34hi stem cells to bone marrow stroma. J clin invest,1992,90:358
28. Timens W. Cell adhesion molecule expression and homing of hematologic malignancies. Crit Rev Oncol/Hematol,1995,19:111
29. Vuillet-Gangler MH,Breton-Gorious T,Vainchenker W,et al. Loss of attachment to fibronectin with terminal human erythroid differentiation. Blood,1990, 75:865
30. Vuillet MH,Breton-Gorius J,Vainchenker W,et al. Loss of attachment to fibronectin with terminal human erythroid differentiation. Blood,1990, 75:865
31. Weinstein R,Rirodam MA,Wene K,et al. Dual role of fibronectin in hematopoietic differentiation. Blood,1989,73:111

第 3 章

造血及其调控

第一节 造 血

造血干细胞（hematopoietic stem cell）分化为早期祖细胞（primitive progenitor cell），经大量不断增殖又逐步分化，成为晚期祖细胞（late progenitor cell）。然后分化为具有特异形态的骨髓中不同系别的前体细胞（precursor cell）。最后，分化成为各类具有生理功能的血细胞。这个过程称之为“造血”（hematopoiesis 或 hemopoiesis）。骨髓的各类前体细胞是各系祖细胞分化走向成熟的过渡形态。简而言之，造血为造血干/祖细胞逐步分化形成各类血细胞的动力平衡过程。造血以造血干细胞、祖细胞及前体细胞的活动为主。造血不包括成熟血细胞在体内储存、释放、分配和凋亡的过程。

一、造血干细胞的自我更新与自我维持

干细胞是祖细胞的来源。干细胞在体内为数极少，而且正常情况下它95%以上处于 G_0 静止期。它在不断产生祖细胞的同时却又能使自己的数量保持不变，既不减也不增，而且保持干细胞自身的特性也不变。这便是干细胞高度自我更新和自我维持（self-renewal and self-maintenance）的特性。

为什么正常造血干细胞能做到自我更新和自我维持呢？因为正常干细胞只进行不对称性有丝分裂（asymmetrical mitosis）。一个造血干细胞进行分裂所产生的两个子细胞，只有其中一个当即分化为早期祖细胞，而另一个子细胞则保持干细胞的全部特征不变。这样的不对称性分裂不论进行多少次，保证造血干细胞的数量质量始终不变。造血干细胞在有丝分裂中自己并不增殖或扩增却又不断产生祖细胞。现代血液学理论认为，造血干细胞的自我更新决定了它不能自我扩增。至今也没有任何实验证明正常造血干细胞能够在体内或体外增殖或扩增。也不可能建立正常造血干细胞的克隆或细胞株。在体外培养中，造血干细胞很快失去自我更新和自我维持的能力，而发生对称性有丝分裂，分裂后的子细胞都分化为祖细胞，干细胞本身就此消亡。造血干祖细胞在体外培养中其结果往往是干细胞很快消亡，接着早期祖细胞也消亡。这是造血干细胞的生物学规律。高度自我更新带来了造血干细胞的另一个很重要的特征：在体内能长期（永久）地重建造血（in vivo capacity for long-term repopulation of all hemopoietic cell lineages）。所谓“高度自我更新”便是指在健康机体的一生中造血干细胞始终保持其自我更新及自我维持的功能。

当造血干细胞自我更新和自我维持力减弱时，便发生两种可能的病理状态：干细胞如果发生对称性有丝分裂，即1个干细胞变成2个祖细胞，干细胞数量不断减少，直至消耗竭尽；或相反地，1个干细胞在对称性有丝分裂中变成2个干细胞，使自身不断扩增，同时分化阻滞的恶性增殖。

二、造血干细胞的静止状态

干细胞另一个重要的特征是95%以上的细胞在体内处于静止期（phase G_0），不进行 DNA 合成和有丝分裂。静止的造血干细胞具有对 4-HT 或 5-FU 的抗性。Rh123 也不染或淡染。这些特征以及表型 CD34 和 CD133 等均可用于造血干/祖细胞的分选。

干细胞不断地在 G_0 静止期与 G_1 期之间来回转换，在体内又始终保持95%以上在 G_0 期。干细胞的静止状态有利于有丝分裂中发生轻微点突变的基因 DNA 的修复，避免发展为不可逆的多基因突变，而

引起干细胞的恶性变。

当机体发生缺氧、感染、失血和创伤等应激状态时，干细胞从静止转增殖周期的数量增加，以满足机体对造血的需求。但此时干细胞的有丝分裂仍然是不对称的，以保持自我更新和自我维持的特征。在应激状态下，体内造血细胞的扩增仍然靠祖细胞。

三、造血干细胞分化的全能性

造血干细胞有分化为髓系与淋巴系祖细胞的潜能，可以称之为全能干细胞（totipotent stem cell）。有许多实验证明髓系和淋巴系是共源的。如在慢性粒系 Ph^+ 白血病患者的淋巴细胞中也发现 Ph^+ 染色体；又有报道慢性粒系白血病急变时，其粒系白血病细胞也出现淋巴系表型；又有在含铁幼粒细胞性贫血患者粒细胞、单核细胞、红细胞及淋巴细胞中发现完全相同的 G-6-PD 同工酶等，都支持淋巴系和髓系祖细胞是共源。这些事实都支持造血干细胞是全能分化的。干细胞自始至终是髓系和淋巴系祖细胞发生的共同根源。用小鼠脾结节法检测的 CFU-S 中不含淋巴系细胞，所以 CFU-S 只代表髓系祖细胞。早期祖细胞 CFU-GEMM 集落中不含淋巴系细胞，也只代表髓系祖细胞。迄今为止，只有造血祖细胞的而无造血干细胞的体外集落培养检测方法。CFU-S 应该属于小鼠的早期的髓系祖细胞；CFU-HPP（高增殖潜能集落形成单位，high proliferative potential colony forming unit），LTC-IC（长期培养启动细胞，long term culture initiating cell）都属于人类早期的髓系祖细胞。

四、造血干细胞的多态性

造血干细胞和祖细胞都不是均一的细胞群体。造血干细胞又有增殖态与静止态之分，并且不断地在静止和增殖两态之间转换。经过有丝分裂的次数为细胞的“代龄”（generation age）。造血干细胞的代龄不同构成了干细胞群体的代龄结构（age structure），形成干细胞的多态性（heterogeneity）。代龄的增大使干细胞的自我更新和自我维持能力也有所下降。在正常机体稳定状态下，这并不影响正常的造血。然而，在应激状态下，代龄小的干细胞就具有更强的重建造血能力。正因如此，来自胎肝、脐带血的造血干细胞重建造血的潜能比老年人骨髓中或未经动员剂作用的成人外周血中的干细胞强得多，这也表明了造血干细胞的多态性或异质性。用流式细胞术（flow-cytometry）多参数分选（multiparametric sorting）出来的不同表面标志的干细胞，如 $CD34^+Thy^-Lin^-$ 和 $CD34^+Thy^+Lin^-$ 可能是代龄不同的干细胞。

正常外周血中含极少量造血干/祖细胞，它们都是代龄比较大的。然而，经药物动员剂的作用，从骨髓释放到血循环中的造血干/祖细胞则完全不同。研究证明，经动员剂作用后从外周血富集的干细胞是有效的移植物。这类动员剂有葡聚糖硫酸酯（dextran sulfate，DS）、粒细胞集落刺激因子（G-CSF）等。肿瘤化疗药，如长春新碱、环磷酰胺、阿糖胞苷等，在杀灭瘤细胞及正处于细胞周期的造血干细胞之后，可能引起反馈，使 G_0 期干细胞进入细胞周期，并且较多的干细胞被动员进入血循环。

代龄大的干细胞也可能发生凋亡（apoptosis）。尤其是那些在多次细胞分裂中发生不可逆的基因突变，可能在 *p53* 等抑癌基因（tumor suppressor gene）及其产物的作用下，停止 DNA 合成并诱导细胞走向凋亡。这也是干细胞防止基因突变加剧而发生细胞恶变的自我保护机制。

五、造血祖细胞的多态性

由于祖细胞的逐步分化，呈现不同的分化等级（hierarchy）。又由于祖细胞的分化与增殖是同时进行的，所以分化等级也反映了细胞的代龄。最早期祖细胞（most primitive progenitor cell）是从干细胞直接演变而来的，它的存在与数量反映了干细胞的存在与数量。代表最早期祖细胞的是 CFU-HPP 和 LTC-IC。最早期祖细胞在骨髓中数量极少，约为骨髓细胞的万分之一以下；而且绝大部分处于 G_0 期，具有较强的对 4-HT 及 5-FU 的抗性。它们仍然有一定的自我更新和自我维持力，所以早期造血祖细胞在体外培养中有再植活力（replanting activity）；在动物体内检测模型的二次植入实验中也可以测出其再植活力。体内和体外检测细胞的再植活力是检测细胞自我更新活力的方法。

最早期祖细胞 CFU-HPP 培养 28 天以上形成的集落异常巨大，集落内的细胞分化不足，无法辨认；LTC-IC 的液态培养阶段 5～8 周。培养 CFU-HPP 和 LTC-IC 也是估测体内造血干细胞是否存在的间接方法。髓系的早期祖细胞有 CFU-GEMM、pBFU-E（primitive BFU-E）、BFU-MK 等。它们都直接从上述最早期祖细胞分化而来。CFU-GEMM、CFU-EMM、CFU-GEM、CFU-GMM 等为多向性祖细胞，培养形成的集落含至少三个细胞系的细胞。每个集落的所有各系细胞源自一个早期祖细胞。这些早期祖细胞尚有较低的自我更新活力。它们在体外培养 3 周形成的集落异常巨大，称之为“爆式集落”（burst）。正常造血组织中早期祖细胞含量很少。

晚期祖细胞都是双向或单向分化的祖细胞。如 CFU-GM、CFU-EoM、CFU-EG 等；有的稍早，如

mBFU-E;有的更晚,如 CFU-G、CFU-M 等;其中 CFU-E 代表最晚期的祖细胞。CFU-E 培养时间最短,形成集落最小。正常造血组织中晚期祖细胞的含量很多,往往比早期祖细胞多数十倍。晚期祖细胞完全丧失自我更新的能力。正是现代血液学的一大发现。因为造血过程中细胞的大量扩增以补充外周血细胞大量的消耗,主要依靠祖细胞的增殖扩增,而不是干细胞。其中巨核系细胞的增殖全部在祖细胞阶段中进行,一旦变为骨髓原始/幼稚巨核细胞,就停止有丝分裂。

造血细胞的增殖主要靠祖细胞的对称性有丝分裂。一个细胞经过 X 次有丝分裂,其细胞数量可达到 2^X 个。每进行 10 次分裂,细胞数量扩大 1000 倍。一个细胞经过 10 次分裂,数量为 1×10^3 个;20 次分裂,数量扩大到 1×10^6 个;30 次分裂后,细胞数量就达到 1×10^9 个。由此可以设想祖细胞库之庞大。

六、造血祖细胞和干细胞的主要区别

干细胞一旦变为早期祖细胞时,立即出现对称性有丝分裂(symmetrical mitosis),其自我更新和自我维持的能力立即下降。当进入细胞周期增殖的细胞逐渐增多时,进行对称性有丝分裂的祖细胞扩增也逐渐地增加,其自我更新能力就越下降。此外,祖细胞边增殖又边分化,寿命也有限。正因如此,早期祖细胞在体内只能短期地重建造血。晚期祖细胞全部进行对称性有丝分裂,便完全丧失自我更新能力,不能在体内重建造血,即使是短期的。

造血干细胞和祖细胞的主要区别是:①造血干细胞有高度自我更新和自我维持力,但不能增殖(扩增);祖细胞则有高度增殖(扩增)力,(早期)部分地以至(晚期)全部地丧失自我更新和自我维持力。干细胞靠自我更新和自我维持使自己永不消亡;而祖细胞则因分化到终末而必然走向凋亡。因此可以理解为什么造血干细胞能够在体内长期或永久地重建造血,而祖细胞则不能。②造血干细胞应兼有向髓和淋巴两大系分化的潜能,而造血祖细胞只能单一地向髓系或淋巴系分化。淋巴系祖细胞只分化为各淋巴亚系;髓系祖细胞则只分化为髓系的红、粒、单、巨核等亚系。以上为造血干细胞和祖细胞的主要区别。

20 世纪 70 年代前的血液学教科书中有关造血干细胞"高度增殖"的描述都是错误的。在胚胎造血早期,造血干细胞的前身,即中胚层定向的干细胞和初期定向造血组织的干细胞,可能在胚胎骨髓造血之前,它们可能是有高度增殖活性、不断进行对称性有丝分裂的细胞。当胚胎发育到骨髓造血的某阶段,造血干细胞的数量和质量已经满足造血祖细胞的供应时,从此,造血干细胞的大部分进入了静止期,少数处在细胞周期中的,开始了不对称的有丝分裂,保证造血干细胞的数量和质量稳定在正常生理状态。造血系统的扩增是靠造血祖细胞,而不是造血干细胞。

七、造血干/祖细胞的表面标志

干细胞的抗原性极微弱,仅有很少的表面抗原,反映干细胞的原始性。祖细胞在分化过程中逐渐出现更多的表面抗原,即分化抗原。近年来造血干/祖细胞表面标志(surface marker)研究的发展,大大促进了干/祖细胞分离纯化及鉴定等研究。细胞表面的 CD34 抗原在干细胞为强阳性,在早期祖细胞仍为阳性,它的表达一直持续到晚期祖细胞。$CD34^+$ 细胞群中 90% 以上为祖细胞。造血干细胞后来又出现 Thy1、c-kit(人),以及 Sca-1、Sca-2(鼠)等表面抗原。在造血干细胞初期分化产生的最早期祖细胞出现了 CD33、CD38、HLA-DR 及 CD45RO 等分化抗原。当祖细胞定向分化时出现"系特异性抗原"(lineage specific antigen),包括:粒系的 CD11、CD13、CD15、CD16 等;单核系的 CD14;T/B 淋巴系的 CD3、CD4、CD8、CD19、CD20、CD21、CD22;T/NK 系的 CD2、CD11、CD25、CD7、CD56;红系的 CD47、CD59、CD71 以及巨核系的 CD31、CD41、CD42、CD61、CD107 等,统称为 Lin 抗原。在精选干细胞时,可选测其中 3~5 个代表各系的抗原。如均为阴性,即为 Lin 阴性;若均为阳性,即是 Lin 阳性。

进一步精选干细胞和早期祖细胞常用多参数流式细胞术方法,选出 $CD34^+CD33^-DR^-$、$CD34^+CD38^-Lin^-$ 或 $CD34^+Thy1^-$ 等细胞群。这些样品中,富集了干细胞和早期祖细胞。如果表面标志选择正确,多参数比少参数精选的纯度更高。这种多参数法可用于干细胞及早期祖细胞的纯化和鉴定,在国外已经很普及。我国流式细胞术分选和多参数技术在干/祖细胞鉴定和精选中的重要性,正受到人们更多的注视。

八、造血干细胞是 CD34 阳性还是阴性

20 世纪 80 年代国际文献中有些报告发现 CD34/Lin 阴性细胞具有长期重建造血的活性,引起了广泛的注意。从发育生物学观点来看,$CD34^+Lin^-$ 细胞来自 $CD34^-Lin^-$ 的论点是合理可信的,也算不上新的发现。已定向发育为造血系统的干细胞(即造血干细胞)都来自尚未定向的胚胎中胚层干细胞,所以 $CD34^+Lin^-$ 细胞来源于 $CD34^-Lin^-$ 细胞,理

所当然。当干细胞分化为各系的祖细胞，出现髓/淋巴各系的专一性标志，如淋巴系的 CD19/CD7，粒系的 CD33/CD13，红系的 CD71，巨核系的 CD41/61 等 Lin 表型。当各系祖细胞分化为形态可辨认的骨髓各系造血前体细胞（原始和幼稚细胞）时，CD34 抗原标志也消失，再次成为 CD34 阴性的细胞但 Lin 阳性。CD34 表面标志从无到有，又从有到无，是造血干/祖细胞产生、发育、分化和成熟的过程。

成年动物/人的造血组织中的 $CD34^-Lin^-$ 细胞究竟是处于什么发育阶段的干细胞？它可能是刚开始专一地定向造血系统的造血原始干细胞；它也可能是其他组织的干细胞（如神经干细胞、间充质干细胞等）；或可能是残留在成体组织中的中胚层干细胞；它或者可能是一种更早期的亚全能型胚胎性干细胞。总之，在正常的成体组织（包括造血组织）中和造血干/祖细胞一起生存的有各种不同分化阶段的成体干细胞，这是 21 世纪干细胞生物学的新概念。以往人们认为骨髓干细胞等于造血干细胞，现在知道，骨髓中不仅有造血干祖细胞，而且有各类和各分化阶段的非造血组织的干/祖细胞。

1999 年以来文献有不少报道，从成年鼠脑组织或肌肉组织中分离的一种细胞可以在体外分化为造血干细胞。不能设想造血干细胞来自神经干细胞或肌肉细胞，而毋庸置疑地应该来自一种早期的胚胎干细胞或中胚层干细胞。它正说明，在成年动物的某些组织中尚残留一些静止的胚胎性干细胞。在细胞外环境特殊的刺激下，在某种应激条件下，这些细胞可以重新活化，特别在体外培养中适当的细胞因子诱导下，发生定向分化。

细胞专一性的形态和各种专一性的表型和功能特征都是细胞分化的结果。因此，越是发育早期的细胞，越是缺乏形态和表型等特征。然而细胞的分辨、检测和分离纯化都有赖于专一性的形态和表型标志。这是造血干细胞生物学研究中最大的难题，也是目前造血干细胞基因治疗和干细胞工程中的一大难题。希望科学家能解决这个难题，在这 21 世纪中彻底揭开造血干细胞的层层面纱。

基于上述原因，对 CD34/Lin 阴性细胞的分离，目前只能采用负性分选的方法。即把样品中的 $CD34^+$ 细胞和 Lin^+ 细胞用流式细胞术分选出来，剩下的便是 CD34/Lin 阴性细胞。这虽然是当今最先进的技术，但只可能把样品中 CD34 阳性细胞的 70% ~80% 分选出来。即使增加其他分选步骤来提高分选 CD34 阳性细胞回收率也都是不可行的。分离所得的 CD34 阴性细胞样品中仍含有相当量的 $CD34^+$ 细胞。目前，有的研究是采用纯度很差的 CD34/Lin 阴性细胞样品，其结果缺乏说服力。分析或运用时应该谨慎，留有余地。涉及发育生物学的基本理论作新的假设时，必须有充分的科学根据，经得起实践和时间的考验。关于造血组织中 CD34/Lin 阴性细胞的生物学鉴定的结论，尚有待于 CD34 阴性细胞高纯度分离技术的解决。

有的学者提出“真正的干细胞都是 CD34 阴性，而 CD34 阳性细胞全是祖细胞”等否认 CD34 阳性细胞群中含有造血干细胞的论点，是缺乏科学根据的。多年来，全世界的血液学实验室和大量的临床实践已经充分证明了：在 CD34 阳性细胞群体中，含有少部分可以长期重建髓系和淋巴系造血的干细胞，以及大部分造血祖细胞。CD34 阳性细胞已经是公认的理想的造血干祖细胞移植物。CD34 阴性细胞的发现正有力地支持 CD34 阳性作为造血干/祖细胞的可靠标志而深入研究，也有助于在体外从胚胎干细胞诱导分化 CD34 阳性细胞的干细胞工程研究。

九、造血祖细胞的体外检测

造血干/祖细胞没有特异的形态学特点，无法辨认。干细胞初期分化而形成的最早期的祖细胞 CFU-HPP、LTC-IC 等检测可反映体内干细胞的存在及变化。为了解 $CD34^+$ 细胞样品中干细胞的含量或推测体内是否存在干细胞，应做最早期祖细胞 CFU-HPP（培养 28 天以上）或 LTC-IC（长期培养至少 5 周）的检测。或不做上述培养，而做 $CD34^+CD33^-$、HLA-DR 或 $CD34^+Thy1^+Lin^-$ 等反映干细胞表面标志的多参数流式细胞术检测，比做 CFU-HPP、LTC-IC 培养更省事，定量也可靠。

一个祖细胞培养形成的集落由许多形态可辨认的前体细胞和成熟细胞所组成。如果一个集落的所有细胞是一个细胞增殖分化的后代，这个集落便具有克隆性（clonality）。集落不一定都具有克隆性。有专门技术可以检测集落的克隆性。从理论上说，祖细胞体外培养的集落应该具有克隆性，即每个集落源自一个祖细胞。所以集落计数反映祖细胞数量。然而，集落与克隆的含义毕竟不同，不可混用。“集落”（colony）是可见又可数的名词，而“克隆”（clone）是指由单个细胞经无性繁殖而形成的纯一的细胞群体，是不可数的抽象名词。做集落计数不可称之为“克隆计数”，各种 CFU 的计数单位应该是“集落”而不是“克隆”。克隆和集落的制备和检测的方法完全不同，二者不可混同。

在体外培养能形成集落的祖细胞，又称为集落形成细胞（colony forming cell，CFC）。经培养后所形成的集落内都是 CFC 的后代细胞，即是形态可辨认的前体细胞。每一个这样的集落源自一个 CFC，在集落计数时称这些集落为“集落形成单位”（colony forming unit, CFU)。CFU 和 CFC 都代表祖细胞，CFU 是 CFC 经培养形成集落后可计数的单位。如粒单系祖细胞 CFC-GM 经培养后形成可作计数的粒单系细胞集落，称为 CFU-GM。一个 CFU-GM 代表一个 CFC-GM。但在培养皿中见到的不是 CFC，而是 CFU。

培养 21 天的 CFU-GEMM、pBFU-E、BFU-MK 等均代表早期祖细胞，但它们不如最早期祖细胞 CFU-HPP 和 LTC-IC 那样直接地反映干细胞的存在及变化。至于培养 14 天（或更短期）的 mBFU-E、CFU-GM，以及培养不到 1 周的 CFU-E 等只能代表没有临床移植价值的晚期祖细胞（表 3-1）。

表 3-1 早期和晚期祖细胞集落的区别

	早期祖细胞	晚期祖细胞
集落培养时间	21 天	14 天或更短
	28 天或更长的是最早期祖细胞	7 天以下的是最晚期祖细胞
集落大小	爆式集落（巨大）	中、小集落
集落产率**	极少	多/很多

注：** 反映正常造血组织中含量

十、人类造血干细胞的体内检测方法

干细胞在体内长期或永久地重建造血以及髓/淋巴双系的全面重建造血，是造血干细胞最主要的两大特征。只有体内的检测，才是造血干细胞可靠的定性检测方法。用动物体内实验来验证人类造血干细胞的方法，是近年来才发展的，现列举于下：

（1）羊胎内移植人的造血干细胞。

（2）NOD-SCID 小鼠体内移植人造血干细胞。

（3）SCID-HUTHYMUS 动物模型体内移植人造血干细胞（人胎胸腺细胞与人造血干细胞的混合物植入 SCID/SCID 动物肾包膜下）。

（4）SCID-HUBONE 动物模型体内移植：本法先把一小段人胎肱骨埋于 SCID/SCID 小鼠皮下，8 周后移植物血管已长好。小鼠全身照射后，把 HLA 不相合的人干细胞待测样品立即注入移植物的骨髓腔内。再过 8 周，取出移植物，一部分做检测骨髓腔内细胞中的人造血干细胞及其祖细胞；另一部分样品再一次注入第二个受照射的带有人肱骨移植物的 SCID-HUBONE 小鼠。再过 8 周，检测第 2 次移植物内是否有人的早期祖细胞，以及髓系与 B 淋巴系祖细胞及前体细胞等，便可证实注入第 1 个胎骨移植物的原始样品是否含有高度自我更新的人造血干细胞。SCID-HUBONE 模型缺乏胸腺，干细胞不可能在 SCID 鼠中生成 T 淋巴细胞。如果再用 SCID-HUTHYMUS 模型，即用人胎胸腺与待测的含干细胞样品的混合物作为肾包膜下移植物，可以在移植 8 周后测到 T 淋巴系祖细胞及前体细胞。

这样，(3) 和 (4) 原始样品中是否存在干细胞便可得到全面的验证。这是一种用动物实验模型检测人造血干细胞在体内长期重建造血的新方法，也是比较可靠的方法。一般情况下，第 (2) 种体内移植的 NOD-SCID 是先天性 T、NK 细胞都缺乏的小鼠，是公认的检测人类造血干细胞体内重建造血功能的动物模型，也是迄今为止检测造血干细胞的最可信方法。

十一、造血干/祖细胞的富集

富集造血干细胞方法有以下几种：①用 CD34 抗体包被的微磁珠，在磁场中收集 $CD34^+$ 细胞。②用流式细胞术单参数法收集 $CD34^+$ 细胞；双参数法收集 $CD34^+CD33^-$、$CD34^+DR^-$、$CD34^+Lin^-$ 或用多参数法收集 $CD34^+Dr^-Thy^-$、$CD34^+CD38^-Lin^-$、$CD34^+Thy^-Lin^-$ 等干细胞。③用 5-FU（鼠）或 4-HT（人）处理，或再加上述①或②法。④阴性富集法：即在 $CD34^+$ 细胞中除去 Lin^+ 细胞，再收集剩下的细胞。⑤用抗 c-kit、Flt3、Flk2 抗体富集。

流式细胞术多参数法分选的纯度高。如果表面标志选得对，则多参数比少参数，少参数比单参数纯度高。富集干细胞，不但要求高纯度，还要高回收率（即高获得率）。往往二者不可得兼，需要权衡利弊后，再决定用什么方法富集。

用微磁珠（micro-magnetic beads）在磁场中富集而来的干/祖细胞，如果细胞表面的微磁珠不能有效地除去，则决不能给患者输注。用流式细胞术分选法富集的干/祖细胞，如果细胞表面的鼠抗人、羊抗鼠等第一和第二抗体或荧光抗体都不能有效地去除，也不允许输注入人体。上述方法富集的干祖细胞在彻底清除微磁珠或外加的抗体之后方可给患者输注，否则仅可用做实验研究，或分析检测用。

十二、造血祖细胞在移植中和造血干细胞有同等重要的地位

临床移植骨髓或脐血细胞的移植物中必须含干细胞，才能长期（永久）地重建造血。$CD34^+$ 细胞含有干细胞及大量祖细胞（祖细胞占 90% 以上）是最佳的移植物。祖细胞对干细胞生存有调控作用，干细胞移植物中含有祖细胞正有利于干细胞移植的成功。祖细胞又有短期重建造血的功能，它可以比干细胞更早地改善外周血象，使临床减少并发症，有利

于移植的干细胞长期重建造血的成功。相反，经过精选的高度纯化而富含干细胞的样品，由于精选过程的回收极低，获得的细胞总量极少，不适于临床移植之用。越是纯化的干细胞样品越难在体外缺乏与祖细胞相互依存的条件下活存，所以至今世界上还没有一个可以活存的正常造血干细胞的单克隆株。

不论骨髓、脐带血有核细胞、动员外周血单个核细胞或经 MACS 再次纯化分离的 $CD34^+$细胞等未经处理的移植物，都是干/祖细胞的混合物，而且其中祖细胞占绝大部分。和干细胞一样，早、中、晚各阶段祖细胞都是移植物中必不可少的。所不同的是，祖细胞不能在体内长期重建造血，但分化为成熟血细胞的过程比干细胞短。因此，祖细胞植入后，反映到血象比干细胞早。足够大量的祖细胞和少量干细胞的同时植入，可以提早血象的回升，减少移植后早期并发症所致的死亡，有利于移植成功。何况在干细胞天然的造血微环境中，祖细胞也是干细胞生存的必要的调控细胞。临床的造血干细胞移植其实都是干/祖细胞移植。可以设想，如果进行不含祖细胞的干细胞纯品移植，恐怕不会成功。在移植物中，祖细胞的绝对数量应尽量多。以往，由于片面强调干细胞的移植，却忽视了祖细胞在移植中的重要地位。

十三、干/祖细胞的剂量决定临床移植成败

近年来更多的临床实践表明，$CD34^+$细胞输注的剂量与植入率、血象回升时间，甚至与 GVHD 发生率和恶性病复发率都密切相关。例如，脐带血有核细胞$>3.7\times10^7$/kg 植入率约 90%；$<3.7\times10^7$/kg 约 60%；而$<1.0\times10^7$/kg 植入率为 0。不少血液学家提出动员外周血干细胞移植物中，$CD34^+$细胞应$>5.0\times10^6$/kg。甚至有的血液学家提出，动员外周血移植物中最理想的 $CD34^+$细胞剂量应为$>1.0\times10^7$/kg，而其中 T 细胞则限在 10^4/kg，即所谓“大剂量移植”（megadose transplant），其植入率较高，血象回升较早，GVHD 也少而轻。为了增加移植物中的 $CD34^+$细胞，有人在冻融的未经任何处理的骨髓移植物中，加入同供者的动员外周血单个核细胞再经 MACS 去除淋巴细胞后纯化的 $CD34^+$细胞，给患者做异基因造血干/祖细胞混合移植。这无非是增加了 $CD34^+$细胞的剂量，不但提高植入率，而且血象回升提前到输注后第 10～12 天。

脐带血干/祖细胞移植应用于成人遇到输注细胞剂量不足的难题。一份有核细胞总数为 1×10^9 的脐带血，也只能给一个体重 27kg 的患者，才能达到 3.7×10^7/kg 的有效剂量。然而，为什么要输入这么多的细胞呢？输入细胞在到达骨髓之前，一部分可能牺牲于和宿主体内尚存的 T 细胞的“搏斗”中。还有什么其他的因素呢？20 世纪 60 年代笔者在放射性核素示踪实验中发现标记的白细胞在肢体静脉输注后，大半滞留在肺内。组织切片证实，大量白细胞贴附在肺泡毛细血管内壁，而不参与血循环。

已经有许多动物实验证明干细胞移植在体内重建造血，所需要造血干细胞的数量很少，10^2 就够了。一份脐带血中 $CD34^+$细胞数量约为 10^6，其中造血干细胞有 10^4，也足够用于成人的造血干细胞移植。所以，脐带血中需要大量扩增的，不是造血干细胞，而是祖细胞。

体外扩增的方法可以使造血祖细胞大量倍增，但如果方法不当，祖细胞扩增时，干细胞不但不能扩增，并且在体外由于丧失了自我更新力而分化消亡。20 世纪 90 年代末期，原来打算扩增干细胞的实验室已纷纷改弦更张。如上所述，在保证干细胞不大减少的前提下，扩增移植物中的各系祖细胞是可行的。所谓 $CD34^+$细胞“大剂量移植”，其实主要是加大移植物中祖细胞剂量也大幅度减少 T 细胞剂量。应该指出，用 SCID 小鼠实验模型检测经体外扩增的 $CD34^+$细胞样品，观察能否在体内长期重建造血，仅仅是一种定性的试验，不能定量。如果移植后能长期重建造血，只表明移植物中含有干细胞，但不能证明移植物中的干细胞数量是否扩增。有些实验用双参数 $CD34^+/CD38^-$或 $CD34^+/Thy1^+$等作为干细胞特异的检测标志都是不妥的，因为这些不仅是造血干细胞，也是早期祖细胞的标志。

人们常错误地称 $CD34^+$细胞扩增为“干细胞扩增”。造血干细胞的自我更新和自我维持特征已经表明了干细胞不能进行对称性有丝分裂，因而不能扩增。这是正常干细胞的生物学特性。正常造血主要依靠祖细胞的扩增，在体外和体内都如此。因此，脐血 $CD34^+$细胞的体外扩增的原则和目的应该是扩增祖细胞，同时还要尽量保持脐带血中造血干细胞原有的数量和质量。这也是脐带血体外扩增成功的标志。

十四、体外扩增的只能是造血祖细胞而不是造血干细胞

正常造血干细胞在体外也同样地进行不对称性有丝分裂，它的数量不可能增加。所谓“干细胞扩增”实际上只能是“祖细胞扩增”。因此，至今国际上还没有人真正制备出即使能够短期保存的正常造血干细胞的克隆或细胞株。

在胚胎造血早期以及造血严重损伤的应激期，部分造血干细胞可能进行一时性的对称性有丝分裂，以适应胎儿扩大造血的需要；当体内造血干细胞

达到正常的数量和质量时，它们又恢复不对称性有丝分裂，才能保持正常的自我更新和自我维持能力。这种应激能力是干细胞的基因所决定的。在造血干细胞过度增殖中，容易发生不可逆的多基因突变，使干细胞无法恢复它应有的不对称性有丝分裂，而成为分化凋亡受阻、无限扩增的恶性细胞。在重度辐射损伤恢复的远期效应中，白血病、淋巴瘤是最多见的。成人肝细胞也是静止的。一旦因感染或其他原因使肝细胞大量坏死，诱发活存的肝细胞进行高度代偿性增殖，而引起细胞多基因突变，使远期的肝癌发生率明显升高。正常造血系统祖细胞扩增的潜力很大，而且边增殖边分化/凋亡，有效地防止细胞的恶变。正常造血干细胞只有少数处于细胞周期中，进行不对称性有丝分裂。当经过若干次有丝分裂后，细胞便停止进入 S 期，而转入静止期 G_0。正常干细胞保持在 G_1 和 G_0 期之间转换，使细胞在连续分裂过程中可能发生的基因突变得到修复。凡突变不能修复的细胞，在 *p53* 基因调控下走向凋亡，它有效地防止正常干细胞在连续多次分裂后的恶性变。

如果在体外设法诱导突变或用外源基因导入等技术，使干细胞实行对称性有丝分裂，无限扩增而不分化，即成为克隆化的细胞；或在体外设法使干细胞大量从 G_0 期转入 G_1 期，以达到干细胞扩增的目的，即所谓“强迫扩增”（forced expansion），其结果必然是干细胞的恶性变，丧失正常干细胞的自我更新和自我维持能力，丧失干细胞分化能力，也不可能重建正常造血。这样的细胞对临床移植毫无价值。

如果在脐带血 $CD34^+$ 细胞培养中，加入的细胞因子不适当，或培养时间过长，既促增殖又促分化，使干细胞的不对称性有丝分裂遭破坏，丧失了自我更新力，每次分裂后的两个子细胞全都分化为祖细胞。培养时间过长，连早期祖细胞（LTC-IC，CFU-GEMM，培养 21 天的 pBFU-E）也分化耗尽。虽然得到大量 $CD34^+$ 细胞或有核细胞，却都是毫无重建造血功能的晚期造血祖细胞（CFU-GM，CFU-E，短期培养的 mBFU-E），说明扩增的失败。

研究脐带血细胞体外扩增的最理想也是有望实现的目标应是早期祖细胞大量增加，同时务必基本保持干细胞数量和质量。怎样如何实现这个目标，正是国际上许多实验室奋力研究的。目前，许多报告表明人的 $CD34^+$ 细胞如果经体外扩增后大量地增加，但还没有能证实扩增后的移植物能在人体内长期重建造血。现在许多实验室在 $CD34^+$ 细胞大量扩增后，干细胞已显著减少或消失，但只要还含有丰富的早期祖细胞，仍然可用做祖细胞的移植，达到短期重建造血的治疗目的。仍适用于实体瘤化/放疗和急性辐射损伤的治疗。如果扩增后连早期的祖细胞也分化耗尽，只剩下晚期的祖细胞和成熟细胞，才是扩增的失败。

在正常人体内，晚期祖细胞 CFU-GM 的检测结果常常反映体内造血干细胞和早期祖细胞的水平。但在体外培养中就完全不同了。当晚期祖细胞（CFU-GM，mBFU-E 等）在 $CD34^+$ 细胞体外培养中大量增加时，应该警惕可能早期祖细胞正同时大量分化而耗尽。这时，做早期祖细胞的检测便可作出判断。总之，千万不可看到培养后细胞总数和 CFU-GM 的大量增加而盲目乐观。如果 CFU-GM 和 mBFU-E 等晚期祖细胞大量增加而早期祖细胞却减少甚至分化耗尽，恰恰是扩增的失败。

在进行造血祖细胞培养扩增时，如果实验室没有条件直接做最早期祖细胞 CFU-HPP 或 LTC-IC 检测，也不能做 $CD34^+CD33^-DR^-$ 或 $CD34^+Lin^-$ 等多参数表面标志检测，不妨检测 CFU-GEMM，或培养 21 天的 pBFU-E，BFU-MK 也很有参考价值。如果上述条件也不具备，那么做 $CD34^+$ 细胞计数的同时，又根据晚期祖细胞 CFU-GM、mBFU-E 检测结果，用排除法来推测早期祖细胞的数量变化。总之，体外扩增时最应关注的是早期祖细胞的扩增。有的学者在扩增时加入抗 TGF-beta 抗体，企图阻止早期祖细胞的分化，使扩增成功。体外培养干细胞、扩增祖细胞时，必须在培养液中加入细胞因子。各个实验室用的细胞因子有所不同。其中 SCF、FL（FL3 ligand）和 TPO 都是各家必用的。有些细胞因子不仅刺激增殖，也同时促进分化，如 IL-3，则不宜使用。

十五、是否所有白血病都起源于造血干细胞的恶变?

由于造血干细胞无法分离纯化，体内检测技术的过于复杂，使病理性造血干细胞的基础研究十分困难，因此产生了一些流传很广又很久的至今仍然存在的认识误区。从 30 年前至今，国内外血液学教科书中把所有类型的白血病统统归为“干细胞疾病”，似乎各类白血病的基因突变都发生在干细胞水平。说白血病病变都起源于造血干细胞水平是数十年前的假设和推测，至今还没有过硬的实验根据。事实上，临床常见的各类白血病罕见髓系和淋巴系细胞同时受累的。绝大多数各类白血病病局限于髓系，或局限于淋巴系。慢性髓系白血病受累的有粒、红、巨核等多个系，一般不累及淋巴系。多数白血病细胞仅仅限于粒、单核、红、巨核某一个细胞系，甚至只限于某一个系的某个分化阶段，如早幼粒细胞白血病。由于白血病祖细胞处于祖细胞分裂周期之中，细胞染色体畸变或基因突变往往在有丝分裂中发生或进一步加重。白血病祖细胞一般对多数化疗药物敏感，而且如果体内还存在没有发生白血病变的正常造血干细胞，化疗效果自然也较好。相反，白血病起源于造血干细胞水平的就不同了，干细胞白血病的临床表现是髓-淋巴两系同时或先后受累，或白血病细胞表型跨越髓-淋巴两系，而且阳性细胞率都较高。多数处于静止期的白血病干细胞，对一般化疗药不敏感，治疗效果很差，预后凶险，病程很短（仅20天左右）。幸好，病变发生于造血干细胞水平的白血病是罕见的。恶变而扩增的造血干细胞被称为白血病干细胞克隆；恶变而扩增的造血祖细胞当然被称为白血病祖细胞克隆。2004-ASH发表的一篇有关“白血病干细胞（LSC）”的“教育”论文，仍然错误地把白血病祖细胞说成白血病干细胞，甚至违反逻辑地说“白血病干细胞起源于造血祖细胞”的奇谈。表明国内外部分血液学作者至今仍不能区分兼有髓-淋两系全面分化潜能的造血干细胞和局限分化某系的造血祖细胞。也说明即使在同行中澄清一个误区仍需要很长时间，甚至经过好几代人。何况参加干细胞研究的人员来自不同的专业，每人的知识面有局限性。历史将证明，白血病干/祖细胞的认识误区必将随病理干细胞基础研究的发展而进一步澄清。

十六、造血前体细胞与终末细胞

晚期祖细胞分化到最后，终于出现特异性的形态和功能。这时从形态上可以辨认出各系前体细胞，它们是骨髓细胞分类中所见到的各系幼稚细胞。粒、红系前体细胞自原始、早幼、中幼阶段中，进行3～5次有丝分裂，就成熟而进入晚幼阶段。从此细胞停止增殖，而进行终末分化，最后成为各系成熟血细胞，进入血液循环。

各系前体细胞的终末分化各不相同。晚幼红细胞完成血红蛋白的合成，又进行了脱核，向具备携氧功能的成熟红细胞过渡。晚幼粒细胞发生核质浓集，向具备游走、吞噬功能的成熟粒细胞过渡。巨核系的增殖活动只发生在祖细胞阶段，巨核系前体细胞不进行有丝分裂。机体在正常稳定状态下，体内的巨核系祖细胞仅7%～20%处于增殖的细胞周期（cell cycle）之中，约80%～90%处于静止状态。表明巨核系祖细胞巨大储备潜力。在应激状态下，CFU-MK的增殖可以提高10倍以上。

巨核系前体细胞的终末分化主要是胞质内膜系统及线粒体的逐步完善发达，血小板协同蛋白的合成加强，分界膜系统（demarcation membrane system，DMS）将巨核细胞胞质分隔成为许多独立的“血小板区”。当DMS把各个血小板完全分隔时，“血小板区”从骨髓穿透内皮组织间隙进入血液循环时，纷纷解体成为独立具有完整质膜的血小板。正常的各系血细胞都有各自固定的寿命，由各系细胞的基因所决定，最后正常的结局都是程序性死亡（programming death）。但血小板和红细胞等无核细胞的程序性死亡和有核细胞的凋亡（apoptosis）完全不同，后者凋亡启动于胞核DNA裂解，而前者的程序性死亡则启动于胞膜以及胞质内蛋白酶的活化。红细胞的程序性死亡的术语为“红细胞衰亡”（eryptosis），区别于有核细胞的凋亡（apoptosis）。

十七、21世纪干细胞概念的更新

（一）成体干细胞

成体干细胞是21世纪初生物学的伟大发现，它改变了干细胞传统的理念。20世纪末，一些科学家们报道，在许多成体组织中，有一些细胞可以在体外被某些细胞因子诱导分化，变为和原组织不同的组织细胞。如肌肉匀浆中诱导发生造血细胞，脂肪组织中诱导发生神经原细胞等。可惜由于作者们当时尚对成体干细胞毫无认识，错误地认为是组织细胞“横向分化”的结果，对这些重大的发现却下了错误的结论。然而，这些作者的划时代的贡献不能抹杀，他们在事实上发现：在成体组织中仍然残存胚胎发育过程中的，包括各胚层定向的、组织定向的各类干细胞。原来在胚胎发育的每个阶段都有少部分干细胞，中止参与胚胎发育，它们都转入G_0静止期，既不增殖又不分化，却仍然保持原来的干细胞基本特性。当胚胎不断发育成长，而那些不参与胚胎发育的处于静止状态的各类成体干细胞，却依然遗留在机体的各种组织中。出生后随年龄的增长，各种成体组织中仍保留各种类成体干细胞基本特征不变。在体外适当的细胞因子诱导刺激下，它们可以从G_0静止期转入细胞周期而增殖，而且分化成为某种组织定向细胞。然而，组织定向干细胞的分化，只能沿循着本组织的分化途径进行分化，进行有限的“多向分化”而已。例如造血干细胞的多向分化，仅限于髓系和淋巴系的造血细胞各支系的纵向分化。组织干细胞分化是有限的可塑性，它和胚层干细胞在本胚层内多向分化的可塑性不同，和原始的桑葚期胚胎干细胞（embryonic stem cell，ESC）可向各个胚层分化的可塑性更是完全不同。总之，组织干细胞的分化只限于本组织的分化支系，其分化不可跨越本组织定向的限制，更不可能突破胚层源的界限。唯独ESC具有全方位的向各个胚层分化的全能的可塑性。

骨髓中蕴藏着许多类别的成体干细胞。20世纪之前，人们只知道成体组织中（如骨髓）含有造血干细胞。造血干细胞是最早被发现的成体干细胞。

在成体组织中除了造血干细胞外，还有没有其他组织的干细胞呢？但由于缺乏体外诱导分化的技术和细胞因子，过去不可能发现骨髓或其他成体组织中还含有各类的成体干细胞。所以长期以来，干细胞生物学的研究只限于造血干细胞。20 世纪的文献中提到骨髓干细胞就不言而喻地指造血干细胞，似乎骨髓中只含有造血细胞和支持造血的基质细胞，但现在看来，这显然是错误的。骨髓中成体干细胞不仅包括造血干细胞、间充质干细胞，而且还有其他各个胚层来源的干细胞及其分化的后代，即各类非造血组织的干细胞，如神经干细胞、肝脏干细胞等。它们统称为“成体干细胞”（adult stem cells，ASC）。美国明尼苏达大学 Verfaillie C 等做了大量的实验研究，有力地证明了成体干细胞的存在，否定了“横向分化”的假设。他们给成体干细胞另命名为“多向分化潜能成体祖细胞”（multipotential adult progenitor cell，MAPC）。由于这命名用词不完善，国际上多数学者仍用“成体干细胞”的命名。

至今尚没有任何可能进行一种实验，用绝对纯化的正常的组织干细胞克隆来证明组织定向干细胞可以向非自身组织的方向进行分化。在生物界或人类医学史上也从未出现过因“横向分化”所致的疾病。所以，“横向分化”只不过是缺乏证据的假想。

正常的天然的组织或器官，都不是单一品种的细胞所构成，而都包含了多种组织细胞和多种成体干细胞。肌肉匀浆中不仅仅是肌肉细胞，脂肪组织中也不仅仅是脂肪细胞，其中还有各种成体干细胞。缺乏这个新概念的学者们，在自己的实验结果中，没有考虑到体内成体干细胞的普遍存在，更没有抓住成体干细胞的重大发现，却得出“横向分化”的推论。近年来，越来越多的科学家们凭借周密设计的科学实验中发现的事实，和成体组织中存在成体干细胞的证据，质疑“横向分化”等。Donald Orlic（2001）在 Nature 发表论文，指出造血干细胞在输注后可以到心肌缺血损伤部位横向分化为心肌细胞，修复损伤。于是许多实验室和病房蜂拥而上。2004 年 4 月，Nature 刊登了由两个不同的实验室的两篇论著，作者 Murry CE 等和 Balsam LB 等各自用充分的事实证明，输注的 $CD34^+$ 造血干细胞到达损伤的心肌部位却仍然分化为 $CD45^+$ 造血细胞，而没有变为心肌细胞的任何证据。Nature 杂志编辑部在同一期写了专评，以客观的科学态度进行评论。科学就是在不断纠正错误认识的过程中发展的。

（二）间充质干细胞

间充质干细胞（mesenchymal stem cell，MSC）是中胚层分化而成的一种非造血成体干细胞，它在体外贴壁生长，在适当条件下，可以大量扩增，分化为间充质细胞（mesenchymal cell，MC），即间充质祖细胞，并继续分化为脂肪、骨、软骨、血管内皮、成纤维细胞等各种结缔组织细胞。越来越多的研究证明从许多成体组织（如骨髓、脂肪、肌肉、心、肝、脐带血、羊水及胎盘等）可分离得到 MSC。

国际上许多实验室各自建立分离 MSC 的方法，但这些方法之间没有进行认真比较，也没有标准化。MSC 的分离方法包括花几周时间的传代多次的细胞培养。这就引起疑问：体外传代多次而扩增的 MSC 是否和体内天生的 MSC 完全相同呢？体外 MSC 实验结果是否能表明体内 MSC 潜在的生物特性？尽管众多的表面标志用来检测 MSC，但至今还没有一个公认的可用来鉴定人的真正 MSC 的专一特异性表面标志。所以，鉴定 MSC 培养扩增的后代时，不得不检测一系列表型，即 CD34、CD45 及 HLA-DR 阴性，CD105（SH2）、CD29（SH3）、CD73（SH4）及 HLA-Ⅰ类抗原等阳性。试问，一个原始未分化的干细胞表面怎么会表达那么多的分化抗原呢？事实上经过多次传代长期体外培养扩增的，绝大部分细胞都已经是 MSC 的分化后代，即表达各种分化抗原的各类已经定向分化的间充质细胞和终末分化而成的各种结缔组织细胞。其实，间充质干细胞在培养扩增后仅仅占极少数。遗憾的是，经多次传代又长期扩增分化后，所收获的绝大多数已经分化了的后代细胞居然还能被误认为“干细胞”、“MSC”。由于结缔组织细胞的周转率极慢，建立一个可以检测 MSC 体内能否分化为各类间质细胞或结缔组织动物模型，是很困难的。就如用动物模型观察能否在体内长期全面重建髓-淋巴系造血，便可无可争议地鉴定造血干细胞。但对间充质干细胞的鉴定除需要用一系列表型外，还要用体外诱导分化为骨软骨脂肪等后代细胞的方法，来鉴定间充质干细胞。至今还没有一个可以专一地鉴定间充质干细胞的实验指标。所以鉴定 MSC 的检测，必须既查一系列表型，又要查诱导分化 MSC 的后代细胞，才能确定样品中是否含有间充质干细胞。

许多间充质干细胞可塑性的研究都采用了上述长期培养扩增方法，所获得的含有 MSC/MC 的混杂的异质性细胞群进行实验，然后说源自间充质干细胞可以在体外诱导分化，变成外胚层源的神经原细胞或内胚层源的肝干细胞等，即所谓“横向分化”或“去分化”等的结论。这些推论是建立在很不周密的实验基础上。由于至今还没有方法可以在体外纯化或克隆化间充质干细胞，当前唯一的方法是体外富集 MSC，即收集培养贴壁的细胞，即经过多次传代和长期扩增的方法。在收获的间充质细胞群中，不可避免地混杂了同样也贴壁生长的，包括神经干细胞,或肝干细胞等各种成体干细胞。各种"横向分化"推论的实验都无法排除一个可能,即在体外诱导分化所得的某种组织细胞,是从培养体系中某些其他类别的成体干细胞经过正常的纵向分化而来。"横向分化"的实验都存在一个根本性的缺憾,即当前缺乏一种可以有效地分离、鉴别或克隆化各种各样的正常胚层干细胞和正常非造血组织干细胞的技术,因为各种正常非造血干细胞在形态学、表型、密度和贴壁生长等特征是相同的,无法分离纯化。而且,它们高度的多向分化潜能,即在细胞增殖的同时都要进行分化的潜能,使正常的组织干细胞克隆化成为不可能。只有分化受阻的恶变细胞才能克隆化而成为纯一的细胞系,细胞无限增殖而不分化。在没有纯化的组织干细胞系(如神经干细胞、间充质干细胞、造血干细胞、血管内皮干细胞、肝干细胞等)的实验条件下,使用混杂许多类别成体干细胞的不纯干细胞样品进行实验,就无法证实这些不同组织定向的干细胞是否会互相转化,做推论都缺乏科学根据。

(三)最理想的造血干细胞移植物中应该含有间充质细胞

尽管上述对间充质干/祖细胞(MSC/MC)横向分化的质疑还在继续中,培养扩增的间充质干/祖细胞(MSC/MC)作为细胞治疗的动物实验和临床应用都取得显著的效果。目前,很值得用培养扩增的MSC/MC进行造血干细胞移植临床试验,即从同一位异基因非亲缘性HLA不全相合供者的骨髓来源的MSC/MC,和其骨髓或外周血干细胞共输注;或用亲缘单倍体相合异基因供者骨髓来源的MSC/MC和非亲缘HLA不相合脐带血干细胞共输注移植;或用实体瘤患者或慢性髓系白血病患者的自体骨髓和其自体MSC/MC共输注移植;或在输注前移植物细胞与自体MSC/MC在体外共培养等,都是文献中已有报道,也是许多血液学家们所感兴趣的。

在MSC/MC基础研究方面有不少问题值得探索。MSC/MC和移植物细胞或$CD34^+$细胞共输注移植,MSC/MC起了什么主要的作用?MSC/MC促进移植和减轻移植并发症GVHD等的主要机制是什么?MSC/MC是否和移植物细胞一样地也在宿主骨髓中植入?MSC/MC是否能重建已被预处理破坏的宿主骨髓的造血微环境?已经有不少报道,MSC/MC提高了造血干/祖细胞黏附分子SDF-1的受体CXCR4的表达从而促进了植入。许多实验已经证明MSC也可以和造血干细胞一起长期植入,重建骨髓造血微环境。MSC/MC有免疫负调控作用,抑制T细胞的异基因增殖反应,在淋巴细胞混合培养中抑制增殖反应。这些都有助于理解MSC/HSC共输注可以减轻GVHD。但又不清楚为什么并不因此而减弱了移植物抗白血病作用(GVL)。在骨髓移植物已经包含了间充质干祖细胞,动员的外周血单个核细胞中也含有间充质细胞,胎盘组织中也有很多MSC/MC,唯独脐带血中含MSC/MC较少。这也可能是单纯脐带血移植的植入率不高的原因。

(四)成体干细胞的生物学特点和新的细胞治疗

临床和动物实验都已经证实成体干细胞有两个引人注意的生物学特征:①成体干细胞注入体内后,有明显的趋化性,较明显地集中到达受损伤的部位。②成体干细胞到达受损伤的部位后,在局部微环境的诱导下,发生明显的诱导分化,使成体干细胞向损伤组织修复所急需的组织细胞分化,从而促进损伤组织的修复。这个现象,被称为"局部专一诱导性分化"(site-specific differentiation)。从此,为成体干细胞开辟了新的细胞治疗临床应用适应证。促进了干细胞工程和组织工程的发展。如用骨髓的成体干细胞对心肌梗死、难治性骨关节坏死或肢体缺血坏死等进行了治疗,国内外都有成功的报道。然而,在没有得到体外和体内充分证据时,不宜轻易下结论是骨髓造血干细胞移植治疗了缺血性心肌坏死或下肢坏死等。可笼统地说是骨髓源干细胞治疗,或骨髓源的成体干细胞的治疗,虽然含糊,却是确切无误的。

十八、造血干细胞与基因治疗

(一)造血干细胞为基因治疗理想的载体细胞

国际上临床基因治疗从1991年开始,至今有关的基础研究已取得很大进展,但一些重大难题尚未解决。如基因转染的载体、目的基因体内转染的靶向性、目的基因在体内表达的水平和时间的调控,以及有治疗效果基因的选择和寻找等。美国几例ADA基因治疗病例,其带有目的基因的细胞在患者体内维持时间太短。为了使目的基因能在患者体内长期或永恒地表达,必须选一种能在体内自我更新、自我维持的永不消亡的细胞,作为目的基因的宿主细胞。于是,造血干细胞便成为最理想的目的基因转染的靶细胞。1993年前人们已在小鼠中成功地把目的基因转染整合到小鼠骨髓细胞的染色体基因组中,使目的基因在小鼠体内持续表达。此实验小鼠在1年以后30%的外周血细胞仍带有目的基因及其前病毒载体。这时,人们以为基因转染人的造血干细胞也同样容易实现,美国各大药厂纷纷大量投资做基因治疗的临床前研究和临床试验。由于当时基因治疗的基础研究还很差,人们对造血干细胞生物学和分子病毒学及载体构建技术的知识不足,

1995年临床试验几乎都失败了。从那时起，人们总结教训，以更大的投入，又重新回到基础领域，对造血干细胞生物学，病毒载体的筛选、重组及其转染技术等进行了广泛深入的研究。这些年有不少可喜的进展。人们对基因治疗的临床应用前景又重新出现希望。

（二）用人类造血干细胞做基因载体的研究为何屡遭失败

用人造血干细胞做基因转染，首先遇到的困难是基因转染率太低。考虑到正常干细胞数量太少，而病毒颗粒在体外生物半衰期很短（6～8小时），其布朗运动极慢（600μm/h）。因此，病毒颗粒在培养液中与靶细胞相遇的几率很低。于是许多人热衷于体外扩增干细胞，但至今未有成功的报告。其原因有三：

1. 干细胞的基本特征是自我维持和自我更新。即干细胞通过它不对称性的有丝分裂，在不断产生祖细胞的同时，使自己不增殖也不分化。所以，正常干细胞的特征便是在体内外保持自己的数量不变，质量也不变的条件下不断地生成大量祖细胞。最近国外学者报告在体外培养中，证实了干细胞的上述特征。证明正常造血干细胞是不能扩增的。$CD34^+$细胞群体良性生长的比例结构应该是尖向上的正向三角形，即越是早期的细胞越少。干细胞是$CD34^+$细胞群体最小的一部分。$CD34^+/CD38^-/Lin^-$为干细胞，$CD34^+/CD38^+/Lin^+$为祖细胞。不可把$CD34^+$细胞笼统地称为干细胞。有人希望正常干细胞在培养中既大量增殖，又不分化。这实际上意味着细胞的恶性生长。

2. 缺乏一种模拟体内造血微环境的培养体系。在体外培养$CD34^+$细胞时，加入的细胞因子，有的既能促进细胞增殖，又能促进细胞分化，如白介素3等。这些细胞因子加在$CD34^+$细胞的培养液中，使祖细胞大量扩增，同时也促进干细胞的分化。当祖细胞扩增数量达到最高峰时，也可能是干细胞分化耗尽之际。干细胞在体内微环境下的有丝分裂中，其中一个子细胞保持不分化。但在体外培养中，干细胞却失去这种自我维持能力，不久就分化到终极而凋亡。

3. 迄今为止，造血干细胞还没有一个体外培养集落检测的方法。CFU-HPP、LTC-IC等也是最早期的髓系造血祖细胞，它们和干细胞移植后的造血永久重建无相关性。许多临床细胞移植的病例报告表明，经体外扩增后的移植物中虽然含有大量LTC-IC或CFU-HPP，但移植后患者体内的外源性造血重建都仅仅维持不足6个月。国内外不少进行$CD34^+$体外细胞扩增的研究，只看$CD34^+$细胞的计数和造血祖细胞集落观察指标，却都缺乏检测干细胞的手段。用流式细胞术多参数细胞表型的分析，如观察扩增前后$CD34^+/CD38^-/Lin^-(/Thy1^+)$细胞群体的比值变化；或者用人胚胎骨（human fetal bone）-SCID方法，在SCID或NOD-SCID小鼠皮下先埋植人胚胎骨，再在骨髓腔中，植入人$CD34^+$细胞。数周后取出细胞作为移植物，注入另一个SCID鼠皮下的人胎骨腔中；同时，再注入另一个SCID鼠皮下埋植的人胎胸腺中。观察植入的细胞样品生成髓系和淋巴系祖细胞的表型鉴定（注意：造血干细胞多向分化的新定义是既向髓系分化，又可向淋巴系分化。髓系祖细胞分化也是多向的，包括红、粒、单核巨噬、巨核等，但没有淋巴系）。以上两个方法，都可以较准确地判断在扩增过程前后干细胞数量变化。可惜目前国内一般实验室都无力用上述的方法检测干细胞。但是前一种方法，即流式细胞术的多参数分析技术（3个参数$CD34^+/CD38^-/Lin^-$比2个参数$CD34^+/CD38^-$更好）在我国很多城市是可以做到的。扩增前后相比，干细胞是否减少，至少要看$CD34^+/CD38^-/Lin^-(/Thy1^+)$细胞群的定量分析的结果。

近年来，经动员的外周血干细胞的富集技术日趋完善。动员的外周血$CD34^+$细胞移植物中含足够数量的干细胞（$>10^8$），做干细胞基因转染就无需先体外扩增。而且，用G-CSF动员的外周血$CD34^+/CD38^-$细胞很多从G_0期转移到G_1期。这也有利于提高反转录病毒载体与目的基因整合到干细胞的基因组中，因为仅仅在有丝分裂的阶段，反转录病毒载体的反转录DNA才能整合到染色体的基因组中去。

（三）基因治疗中如何人为地调控在体内的基因表达水平

当基因治疗某些疾病时，要求目的基因能在体内永恒表达发挥治疗作用的疾病，如糖尿病、高血压、帕金森病、先天性单基因缺损的各种疾病等，其目的基因的理想宿主细胞自然是永不消亡的造血干细胞。但如果不是为了弥补基因缺陷，而是为了在一个短时间内达到某一治疗的目的，仅要求目的基因在患者体内短期表达。如为了实现对肿瘤的超大剂量化疗时保护造血细胞用的多药耐药基因的转染，则目的基因*MDR-1*转染的宿主细胞不应是干细胞，而是早期祖细胞。对化疗、放疗敏感的是祖细胞，而不是干细胞。大多数造血干细胞是处于静止期的，对化疗/放疗都不敏感。全部处于细胞增殖周期中，因而对化疗药物及放射线很敏感的祖细胞倒是需要保护。总之，*MDR-1*基因转染的靶细胞自然应该是早期祖细胞。这是目前许多从事这方面研究的同道们认识上存在着的一个的误区。

为什么成功地用于小鼠造血干细胞的基因转染

技术，却不适用于人呢？人们发现，反转录病毒颗粒进入靶细胞，首先必须是病毒颗粒的外壳（envelop）糖蛋白 gp70 和靶细胞表面某种蛋白发生专一性的结合。靶细胞表面的专一性结合某种病毒的蛋白，称为病毒受体。用于小鼠的亲嗜性反转录病毒载体（ecotropic retroviral vector）只能用于小鼠而不能用于人。小鼠造血干细胞表面有较丰富的亲嗜性反转录病毒受体，而人的造血干细胞表面没有亲嗜性反转录病毒受体，仅有少量的双嗜性反转录病毒受体（amphotropic retrovirus receptor），即 PiT-2 受体。所以，适用于人造血干细胞做基因转染的，是重组的双嗜性反转录病毒载体（amphotropic retroviral vector）。于是，科学家们近年来致力于如何增加人干细胞表达专一性的 PiT-2 受体，以增加基因的转染率。美国 NIH 国家人类基因组研究中心 Bodine 等，用乙酸肉豆蔻佛波醇（phorbol myristate acetate，PMA）32 μmol/L或 IL-1α 10ng/ml 加入培养 24～48 小时，可以使人的 $CD34^+/CD38^-/Lin^-$ 细胞表面的 PiT-2 受体明显增加，从而提高了双嗜性反转录病毒载体的基因转染率。他们还发现：HL-60 细胞原本缺乏 PiT-2 受体，所以是抗双嗜性反转录病毒转染的。但他们用 PMA 使 HL-60 细胞表面的 PiT-2 受体增加，就能使反转录病毒载体基因转染到 HL-60 细胞中，而且转染率很高。其基因转染率和 HL-60 细胞的 PiT-2 mRNA 水平呈正相关，却和 HL-60 细胞处于什么周期状态无关。这些研究结果引发了广泛的兴趣。它关系到当干细胞 PiT-2 受体增加时，是否即使干细胞处于 G_0 期静止状态，也能提高其反转录病毒载体基因转染率？

NIH 实验室又报告，干细胞经低温冷冻后，可以增加细胞表面的 PiT-2 受体数量。还有许多实验室探索如何提高人造血干细胞的基因转染率。如在体外培养中，把人 $CD34^+$ 细胞平铺在贴壁的骨髓基质细胞上，再加入粘连蛋白（fibronectin）和病毒上清，即可有效地提高其基因转染率。至于，$CD34^+$ 细胞与包装细胞共沉淀时用的高速离心或加入磷酸钙和其他一些化学试剂等，以及上述用的低温冷冻等技术，即使目的基因 ex vivo 转染率可以明显提高，但如果这些操作要影响干细胞的体内植活力和重建造血的活性，那也是不可取的。这应当引起注意。

干细胞移植成功究竟至少需要多少干细胞植入骨髓？造血干细胞临床移植时，有的学者从理论上估计有几千或甚至几百个干细胞植入骨髓就够了。也就是说，造血干细胞的基因转染率是否一定需要很高？如果设法把带有目的基因的 $CD34^+$ 细胞直接输入骨髓腔，则即使细胞的基因转染率低，是否也照样可以达到基因治疗的目的呢？临床造血干细胞移植也无人做过这样的探索。

随着人类基因组研究和造血干细胞生物学的发展，将可能找出干细胞调控分化的基因，干细胞分化调控机制和自我维持自我更新的调控机制得到充分阐明。到那时，白血病细胞分化受阻的机制也得到答案，其根治办法也可能是基因治疗。目前还很难想象，在那时正常人的造血干细胞能否在体外扩增，进行克隆，而不发生恶变？能不能在体外有效地制备出正常人类造血干细胞的细胞株？果真如此的话，造血干细胞的移植和基因治疗在技术上将毫无困难了。

人类造血干细胞基因治疗实际上是基因治疗技术和造血干细胞移植技术的融合和发展。也是学科交叉的产物。它不但促进干细胞生物学的发展，使基因治疗开辟了新的领域，而且将扩大造血干细胞移植的适应证范围，而且将使整个血液学发展到一个新的纪元。

第二节　造血调控

造血过程要使不断消耗的各系血细胞得到不断补充，保持血液中各系血细胞的正常数量与功能的稳定。这要靠一个极为精细的调控系统，它要保持各阶段细胞增殖与分化、生长与消亡之间的平衡，以及保持各系细胞分化的合理比例等。其中必然包括正与负调控，远距与近距调控的平衡；各调控细胞之间、各细胞因子之间、细胞因子与其受体之间立体调控的平衡等。对这个复杂而精细的造血调控网络，至今仍知之甚少。

一、造血微环境

20 世纪 80 年代分子生物学的兴起，促进了细胞因子及其受体研究的飞速发展。人们突然发现，在造血组织局部的一个微观世界竟是调控造血的主要舞台。并认识到细胞与细胞间相互作用在造血调控中的重要性。20 世纪 70 年代末，学者们用“龛”（niche）形象地比喻造血干/祖细胞周围一个比较稳定的微环境。由于当时对造血微环境（hematopoietic microenvironment）的复杂性缺乏了解，把造血微环境比作一个简单空洞的“龛”，显然是极不恰当的，它不能反映造血微环境中的分子-细胞，细胞-细胞，分子-分子之间复杂的动态的相互作用关系。大量的实验证明，造血微环境是由各种调控细胞以及许多来自原位和远处的细胞因子等构成的空间。各细胞间保持一个正适合于细胞间相互作用、信号传递（signal transduction）的距离。这个调控造血干祖细胞增殖分化的环境称之为造血微环境。造血干祖细胞周围有调控活性的细胞统称为调控细胞(modulating cells)或辅助细胞(accessory cells)。由间充质干细胞(mesenchymal stem cells,MSC)分化而成的各种造血调控细胞,包括有巨噬、网状、内皮、脂肪、成纤维及肥大细胞等,统称为间质细胞(interstitial cells)或基质细胞(stroma cells);与各种造血细胞混杂在一起,组成造血组织。还有数量更多的成熟血细胞,如粒、单核、淋巴(T、B、NK)及血小板,也都与造血干/祖细胞之间有生物信号联络,并分泌各种细胞因子。在造血微环境中不可忽视这些成熟血细胞对造血干/祖细胞增殖、分化、生存及凋亡的调控和支持作用。骨髓中尚有各类成体干细胞,特别是间充质干/祖细胞,其后代各类细胞都是造血微环境的组成部分,间充质干/祖细胞本身对造血干/祖细胞也可能有调控作用。在实验研究中分离所得间充质干细胞样品中,一般都是间充质干细胞和其各类后代细胞混杂一起的,也不好区分究竟那一部分细胞起了什么调控作用。

造血微环境中,近距调控的细胞因子作用方式有:旁分泌(paracrine)、并置分泌(juxtacrine)、自分泌(autocrine)及胞内分泌(intracrine)等等。旁分泌与自分泌为游离的可溶型细胞因子的作用方式。并置分泌为膜结合型细胞因子(membrane-boundcytokine)的作用方式,即细胞因子分子的一段穿出细胞质膜之外,而另一段留在质膜(plasma membrane)及胞质(cell plasma)之中。仅仅当靶细胞和细胞因子生成细胞并置贴近时,膜结合型细胞因子胞外的配体(ligand)才能与靶细胞上的受体(receptor)相结合。可溶型(游离的)细胞因子限于近距作用,其产量极微,局部有效浓度也极微,可能仅 10^{-12} mol/L 或更微。所以在正常血清及尿液中不可能用一般生化方法检测到。远距调控的细胞因子源自体内其他器官,经血液循环运送到造血组织,它们都应属于内分泌激素多肽,在正常血清或尿液中可以检测出来,如红细胞生成素(erythropoietin,EPO)及血小板生成素(thrombopoietin,TPO)等;还有许多内分泌激素对造血也有影响,可能也参与正常造血的调控,如甲状腺素、糖皮质激素、睾丸激素、维生素 D_3 等疏水性激素,以及胰岛素、垂体生长激素、儿茶酚胺等亲水性激素。然而,人们却习惯地不把这些内分泌激素列为细胞因子,唯独 EPO 及 TPO 却例外地被公认为细胞因子。

在造血微环境中,近距与远距调控交织成网,各细胞之间相互协同或制约。多数情况下,细胞因子通过一个或几个调控细胞诱导产生一些其他的细胞因子,协同地或间接地作用于干细胞。可见,在造血微环境中,各类调控细胞之间、细胞因子之间、细胞因子与相应的及其他的受体之间、不同受体之间,以及它们与造血干/祖细胞之间,有相互识别、通讯及调控等复杂联系,构成一个立体的造血调控网络(hematopoietic control network),完成极其复杂而精确的调控,使造血活动在整个漫长的生命岁月中,准确无误的进行。

显然,在体外细胞培养的实验模型中无法模拟体内的造血微环境及其调控网络,这正是造血调控研究中最大的难题。当从一个体外实验结果去推测体内造血时,宜更加谨慎。如干细胞因子(stem cell factor,SCF)在体外实验已证实是一种协同因子(co-factor),它单独无调控作用。但是,SCF 在动物或人体内单独使用却有显著的调控造血的作用。正是因为 SCF 在体内可通过协同体内其他细胞因子或通过体内造血调控网络,间接地发生调控效应。

二、细胞因子

(一)细胞因子的命名

自 20 世纪 80 年代起,由于分子生物学的蓬勃发展,细胞因子(cytokine)及其受体不断地被发现,又能用基因工程方法大量生产重组的细胞因子,用于实验研究及临床治疗。在对细胞因子加深了解的过程中,细胞因子的命名也多次更改。它曾经被称为"淋巴因子"(lymphokine)、"单核因子"(monokine)等。至今仍有沿用"生长因子"(growth factor)的名称,它容易和垂体"生长激素"相混淆,而且它的功能已远超出对细胞"生长"的调控。何况"细胞生长"一词本身含义不清。个体生长的含义明确,但细胞除了增殖、分化、生存、凋亡外,其"生长"又是指什么而言?于是,"细胞因子"的命名逐渐被更多的人采用。"细胞因子"可以包括一切源自细胞而又以不同方式作用于细胞的活性多肽,它可以调控细胞的各种功能,如增殖、分化、凋亡、识别、防御、恶变、逆转、生物合成等。由于细胞因子的多能性,它们往往对造血、免疫、神经、肿瘤等细胞都有调控作用,所以称它们为"造血因子"或"免疫因子"等,都有片面性。总之,还是命名为"细胞因子"最恰当。

目前,在造血调控方面研究较多的细胞因子有以下一些:①粒单核细胞集落刺激因子(granulo-monocyte colony stimulating factor,GM-CSF);②粒细胞集落刺激因子(granulocyte colony-stimulating factor,G-CSF);③单核巨噬细胞集落刺激因子(mono-macrophage colony stimulating factor,M-CSF);④多向性集落刺激因子(multi-colony stimulating factor,Multi-CSF),即是白介素 3(interleukin 3,IL-3);⑤白介素 6(interleukin 6,IL-6);⑥白介素 11(interleukin 11，IL-11）；⑦红系生成素（erythropoietin，EPO）；⑧血小板生成素（thrombopoietin，TPO，又称mpl-Ligand或ML）；⑨干细胞因子（stem cell factor，SCF，又称为kit-ligand，KL）；⑩芙莱3配体（Flt3 ligand或Flt3/Flk2 ligand，FL尚无适当中文命名）；⑪白血病抑制因子（leukemia inhibiting factor，LIF）；⑫刺激T、B淋巴系细胞生长的其他细胞因子，如白介素2、4、5等。

（二）细胞因子的一般生物特性

天然的细胞因子都是糖蛋白，它们分子量多数在15～66kD；它们的基因多数长约3～5kb，不少基因位于人第5、7长臂。在第5染色体的长臂10～35区带中有编码IL-4、IL-5、IL-3、GM-CSF、M-CSF（即CSF-1）、c-fms（M-CSF受体）、ECGF（内皮细胞生长因子）、PDGF-β（β血小板源生长因子）、肾上腺能β_2受体及CD14（单核细胞分化抗原）等基因。已有不少报道。临床表现为再生障碍或白血病的部分患者有第5染色体长臂的缺陷者，统称为“5q-综合征”。

细胞因子蛋白必须和靶细胞上相应的受体蛋白相耦联时，才能产生胞内信号（intracellular signal）即第二信号，而细胞因子本身是一个胞外信号（extracellular signal）即第一信号。作为一种生物信号，细胞因子对靶细胞的调控功能必须通过靶细胞表面相应的受体才能实现。所结合的受体数量的多少直接关系到该细胞因子对靶细胞作用的强度。造血干/祖细胞通过自身基因，来调节干/祖细胞表面各类受体的表达量。这是干/祖细胞靠自身调节，来应答造血微环境各种生物信号，适应机体需求的重要途径。

由两个细胞因子基因相连接的重组的嵌合基因所表达的融合蛋白，其生物活性明显地大于这两个细胞因子协同的作用，而且还可能出现这两个细胞因子原来所没有的功能。如IL-3/GM-CSF（即PXY-321）的活性大于IL-3与GM-CSF协同使用的效果；以及IL-6/IL-2（即CH952）具有EPO样的功能等。这些融合蛋白并不改变细胞因子蛋白二级结构，只是改变了细胞因子与相应受体结合的立体构象。这表明细胞因子蛋白和受体蛋白结合的立体构象对细胞因子功能的性质与强度起决定作用。

（三）重组人类细胞因子（recombinant cytokine）

用基因工程技术重组表达人类细胞因子的基因（全长或活性片段），其表达产物与天然细胞因子的结构与功能完全相同或几乎完全相同，称为重组人类细胞因子。如重组人白介素2（recombinant human interleukin 2，rhIL-2）、重组人粒细胞集落刺激因子（rhG-CSF）等。凡生物活性与其蛋白糖基化无关的，如rhGM-CSF，其重组基因在大肠杆菌等原核细胞表达不带糖基的多肽，与在真核细胞（如哺乳动物细胞）所表达的带糖基的多肽，二者的功能活性完全相同。凡生物活性有赖于蛋白糖基化的细胞因子，如rhEPO，则必须在真核细胞中表达，不可能在原核细胞表达糖基化多肽或蛋白。由于近距调控的细胞因子在体内组织的含量极微，无法大量提取其天然的分子。远距调控细胞因子，如EPO、TPO等，生产提纯难度大、成本高。因此，凡用于临床及实验的细胞因子及其可溶型受体，全部都是重组基因工程产品。

（四）细胞因子的多源性及其生成细胞的多能性

同一类或一个细胞可生成多种细胞因子，其中T细胞、单核巨噬细胞及成纤维细胞等尤为突出，T细胞可生成20多种细胞因子。显然，同一个细胞因子可具有多种功能。例如，IL-3对干细胞及早期、晚期祖细胞，对粒、红、巨核各系多有明显的促生长作用，对T、B淋巴细胞、嗜酸性粒细胞、嗜碱性粒细胞及单核巨噬细胞的功能都有调控作用。又如GM-CSF对髓系早、晚期祖细胞有促生长作用；增强成熟粒细胞的吞灭细菌和病毒的作用；促皮肤真皮层朗格汉斯细胞生长，加快皮肤伤口的愈合，又有促白血病等癌细胞进入DNA合成的S期而提高癌细胞对某些化疗药物的摄入率等多方面功能。又如IL-6，促B细胞生长及表达Ig，又可促T细胞表达IL-2受体，又可促巨核系造血。几乎所有的细胞因子都有多种功能及多种靶细胞，如IL-1的靶细胞除了巨噬、T、B细胞外，还有成纤维、角质、星状、滑膜及软骨等多种组织细胞。TNF与TGF还兼有正负双向调控作用。TNF在体外培养中抑制G-CSF对白血病细胞的促生长作用，但又协同加强GM-CSF或IL-3对同一种白血病祖细胞的促生长作用。TGF-β可协同表皮生长因子（epidermal growth factor，EGF）去抑制成纤维细胞的生长，它却又协同血小板源生长因子去促进成纤维细胞的生长。表明TGF-β对同一类靶细胞具有正负相反的双向调控作用。

（五）细胞因子及其生成细胞的生物学重复性

生物进化的标志之一是各器官、组织和各类细胞功能的专一化和特异化。在高等动物中很少有不同类细胞却具有相同的功能，即生物学重复性或多余性（biological redundancy）。然而，细胞因子却普遍地具有多源性，即多种细胞可生成同一种细胞因子。例如，GM-CSF源自T、巨噬、内皮及成纤维细胞；PDGF不但来自血小板，更大量地产自平滑肌、内皮、正常及异常的胶质细胞；IL-6源自巨噬、转化T和成纤维细胞，也可生成于膀胱癌、骨肉瘤及黏液细胞瘤等细胞株。细胞因子的生物学重复性又表现在几种细胞因子可具有某些完全相同的功能和相同的靶细胞。如十多种白介素类细胞因子中，多种白介素有完全相同的功能或很相似的生物活性；又如GM-CSF和G-CSF的功能有许多相似之处。人们不禁要问：为什么在高度进化的人类仍保留这么多的生物重复性或多余性。至今尚无满意的解释。

（六）细胞因子之间的协同作用

几种细胞因子在一起所产生的作用明显地大于各个细胞因子单独作用的相加，这称为协同作用（synergy）。如IL-3与GM-CSF的协同大大加强了IL-3与GM-CSF单独作用的相加。协同作用又可表现在几个细胞因子在一起时其中某几个或某个细胞因子的作用明显增强。如GM-CSF加强IL-3促CFU-GEMM在体外培养的生长，GM-CSF又增强IL-3+EPO促BFU-E集落的形成，而对GM-CSF或BFU-E的生长无任何作用。协同作用还可以表现为几种因子在一起时出现原有各细胞因子所不具有的新的作用。例如，CFU-HPP培养体系必须同时有IL-3、IL-6、G-CSF或再加SCF，这几个细胞因子单独使用都不能使CFU-HPP生长。小鼠CFU-blast的体外培养也必须同时加入IL-3、IL-4及IL-11，缺一不可。IL-1与SCF本身对造血干/祖细胞似乎没有直接作用，它们却可以广泛地协同加强其他细胞因子的作用。这样的细胞因子称之为辅助因子（co-factor或co-stimulating factor）。

关于细胞因子协同作用机制，有不少学说。其中转位调控（transmodulation）（或转位调节transregulation）等研究报告是引起人们兴趣的。某两个细胞因子与一个细胞上相应的受体结合，没有产生协同作用。而其中的一个细胞因子使该细胞上另一种受体的表达增强，因而加强了另一个细胞因子的活性。两个细胞因子相互地都使对方的受体增加，这样二者的协同效应更强。某个细胞因子单独使用时对某细胞无作用，因为细胞表明无相应的受体。如果另外一个细胞因子可诱导表达出这个细胞因子的受体时，则二者联合使用就有协同效应。如细胞因子A对细胞B无直接调控作用，因为细胞B缺乏相应的受体。如果A使邻近的调控细胞C产生另一种细胞因子D，正好在B表面有D受体。于是当A与细胞C在一起，对B细胞便产生协同效应。这里，A是一个辅助性细胞因子，它可诱导细胞B表达另一个细胞因子D的受体，也可以诱导邻近调控细胞C分泌其他适宜的细胞因子而发生调控效应，虽然在靶细胞B上没有辅助因子A的受体。

（七）细胞因子造血调控的等级性与系专一性

细胞因子Flt3L（FL）主要作用于干细胞水平；EPO对红系造血的作用主要在红系晚期祖细胞及终末分化等，均表明这些细胞因子作用的等级性，其作用局限于某些分化阶段。但许多细胞因子对造血的调控没有明显的等级性，如IL-3对干/祖细胞各分化阶段都有调控作用，它对CFU-HPP、CFU-GEMM、pBFU-E以及晚期祖细胞都有促生长作用。SCF、TPO、GM-CSF及G-CSF等对造血的调控都没有明显的等级性。

大多数细胞因子没有明显的系专一性（lineage specificity），如IL-3、IL-1、IL-6、IL-11等几乎对所有的各系祖细胞都有调控作用。但EPO主要地作用于红系造血（erythropoiesis），对巨核系造血也有协同或辅助的调控作用，而对其他各系造血都没有调控作用。目前所知，TPO是仅作用于巨核系造血（megakaryopoiesis）的，有明显系专一性的细胞因子。TPO对早期、晚期巨核系祖细胞、巨核系前体细胞的终末分化（包括血小板的形成）各个分化阶段都有调控作用。TPO不但促BFU-MK、CFU-MK生长，又可使巨核细胞数量、体积、染色体DNA倍性（ploidy）增加；增强巨核细胞表面Ⅱb/Ⅲa（血小板膜糖蛋白）的表达；外周血血小板数量增加3～4倍等。总之，TPO具有明显的系专一性，却无明显的调控等级性。

（八）调控造血的部分细胞因子

本文着重介绍3个滞后发现的以及3个临床广泛应用的具有调控造血作用的重要的细胞因子如下：

1. 干细胞因子（SCF） 又称Steel factor（SLF或SF）、KIT Ligand（KitL或KL），也称为肥大细胞生长因子（mast cell growth factor, MCGF或MGF）等。1989年天然SCF分离纯化成功，为分子量45kD的二聚体糖蛋白。1990年美国一家制药公司实验室成功克隆了SCF的cDNA并首先获得专利。不料，当年的CELL杂志在同一期发表美国4家制药公司同时重组克隆SCF获得成功的研究报告，并分别作了上述不同的命名。重组人SCF为大肠杆菌表达的非糖基化的、非共价键二聚体蛋白。重组的SCF其N端比天然SCF多一个甲硫氨酸，故rhSCF也可称为rhmetSCF。天然SCF有可溶型与膜结合型两种。SCF受体蛋白是c-kit基因表达产物，是第Ⅲ类酪氨酸激酶。当它和SCF结合时，即引起酪氨酸残基磷酸化，产生胞内信号。SCF受体（SCFR）也见于胚胎神经嵴、胚胎原始造血细胞、生殖细胞和色素细胞等；也见于人急性髓系白血病细胞。在体外实验中，SCF不能单独地发挥任何作用，而有明显的协同其他细胞因子的功能，所以SCF是协同因子（synergic factor, co-factor, 或co-stimulating factor）。

SCF可协同许多细胞因子广泛地作用于造血干细胞和各分化等级的祖细胞,促细胞增殖与分化。体内实验,SCF可大量单独使用,与体内多种细胞因子协同,明显地促进造血。给致死剂量10.2Gy照射的狒狒大剂量单独SCF 200μg/(kg·d)皮下或静注,使血相提前恢复,活存率明显提高。经骨髓移植加大剂量SCF治疗的效果更明显。

2. 芙莱3配体(Flt3 ligand,FL)　是1993年发现的一个调控造血作用明显的细胞因子。在1991年Rosnet与Matthew分别报道发现酪氨酸激酶家族两个成员:c-flt3和c-flk2表达的两个受体蛋白。1993年美国一制药公司实验室Stewart等首先报道Flt3和Flk2受体的配体(ligand)具有对干/祖细胞较强的促增殖作用;而且这个配体的重组克隆也同时成功。Flt3与Flk2的两个配体蛋白的分子大小和结构同M-CSF、SCF十分相似。这两个配体蛋白序列仅仅2个氨基酸的差别,二者基本相同。因此,统一称为Flt3 Ligand(芙莱3配体),缩写为FL。FL也有膜结合型及可溶型两种。重组FL在真核细胞表达。rhFL作用于髓系祖细胞和B淋巴系祖细胞。FL与SCF协同可以有效地在体外扩增最早期祖细胞。

3. 血小板生成素(TPO)　早在1958年,德国Keleman报道在血小板减少症的血清中含有一种可以刺激动物血小板增多的物质,取名为血小板生成素。之后30多年内许多学者致力于寻找TPO均遭失败。1990年法国Souyri等在髓系增殖性白血病病毒(myeloproliferative leukemia virus,MPLV)基因组中发现env编码蛋白的结构具有造血因子受体的特征。1992年Vigon等用癌基因v-mplRNA为探针,从人红白血病HEL的cDNA库筛选到c-mplcDNA,其全长序列表明它是造血因子受体超家族的成员。c-mpl的反义mRNA寡核苷酸特异地抑制$CD34^+$细胞分化为巨核系祖细胞,而对其他系祖细胞没有任何作用。证明c-mpl原癌基因表达产物是一种调节巨核系造血特异性物质的受体。于是,几家实验室用c-mplcDNA分子克隆及亲和层析,成功地获得mpl配体蛋白(mpl Ligand,ML)。再根据ML末端氨基酸序列,设计合成寡核苷酸引物,再以PCR法,从人胎肝cDNA库中终于筛选并克隆出MLcDNA,即TPO的重组基因,即数十年来,多少学者要寻找的TPO。其研究途径和上述FL一样,先发现受体再找出它的配体。TPO是分子量60kD的糖蛋白,蛋白部分为35kD。其基因定位于染色体3q27。它单独的功能只专一地在巨核系造血。TPO在体外可诱导$CD34^+$细胞形成巨核系祖细胞。$CD34^+$细胞中有0.5%～3%细胞对TPO有应答反应。TPO刺激形成的巨核细胞倍性增大,Ⅱb/Ⅱa表达增加,有更多血小板形成。巨核系CFU-MK集落大于其他细胞因子(IL-3、IL-6、IL-11、SCF等)所促成的CFU-MK集落。TPO与SCF、IL-3及EPO有明显的协同作用。TPO可以加强EPO促BFU-E红系爆式集落的形成。TPO与EPO的氨基酸序列有许多相同之处,表明它们的共源性。rhTPO注射给动物,可使外周血血小板增加3～4倍,骨髓CFU-MK增加20倍。TPO又能有效地加快受大剂量照射动物外周血血小板数的恢复。

4. 红系生成素(EPO)　是一个最早、最成功地用于临床治疗的细胞因子。EPO为分子量30～39kD的糖蛋白。EPO在体内的活性依赖于它的糖基。它生成于肾脏皮质部肾小管周围间质细胞,及胎儿肝脏部分细胞。生成EPO的细胞,存在氧分压感受器。当机体缺氧时,EPO生成增加。EPO经血液循环到达骨髓,刺激红系造血,生成更多的红细胞,增加血循环携氧能力。当血循环中红细胞增多到达一定水平时,EPO的生成就发生反馈性抑制,使EPO降低。EPO降低的水平与血细胞比容成反比关系。EPO主要作用于晚期红系祖细胞mBFU-E及CFU-E。血红蛋白的合成也有赖于EPO。体外CFU-E培养加入EPO后1小时内即有球蛋白mRNA的转录。EPO是体内远距调控的细胞因子,它在血清、尿液中可以检测到。血清EPO水平在诊断和处理各种贫血、红细胞增多症有用的。EPO低水平的贫血有肾性贫血、新生儿贫血、类风湿病贫血等。而肾性贫血体内EPO生成障碍,所以EPO尤有特效。EPO正常或增高的有再障、缺铁性贫血、地中海贫血、巨幼细胞贫血等。真性红细胞增多症体内的EPO水平正常或偏低。有几种贫血体内EPO并不缺乏,但由于红系祖细胞EPO受体基因表达障碍,细胞表面缺乏EPO受体而引起的贫血,则EPO治疗无效。EPO减少的患者若同时红系祖细胞也缺乏EPO受体,EPO的疗效不佳。

5. 粒细胞巨噬细胞集落刺激因子(GM-CSF)　是1977年第一个被发现的调控造血的细胞因子。这是澳大利亚Metcalf D.在胎盘培养液中发现的。1985年在Metcalf实验室又成功地克隆了编码小鼠GM-CSF的cDNA,表达第一个重组的细胞因子。从此以后,细胞因子的研究蓬勃兴起,进入了一个新时代。由于重组表达分子克隆的分子生物学技术又有很多发展,加上PCR和RT-PCR技术,细胞因子一个又一个被挖掘出来。临床迫不及待地推广某些细胞因子的应用,更大大促进细胞因子的基础和基因工程的研究。GM-CSF不但作用于粒单系祖细胞,也协同EPO与TPO作用于红系和巨核系祖细胞。它又加强成熟粒细胞和单核细胞的各种功能。还可以增强机体的抗肿瘤和抗细菌、病毒感染的免疫力，促进创伤愈合等。GM-CSF 作用之广泛，居各种细胞因子之首。在前面“细胞因子多能性”章节中已经列举了 GM-CSF 多种功能。GM-CSF 产自单核、巨噬、成纤维、T 淋巴细胞，几乎在全身各器官组织都能测到 GM-CSF。各来源的 GM-CSF 含唾液酸量不同，分子量从 23 到 200kD 不等。去除唾液酸后，GM-CSF 分子量为 23kD。GM-CSF 在体内的功能和它的糖基无关，所以原核或真核细胞表达的重组人 GM-CSF 的纯化产品都可以用于临床。GM-CSF 已广泛用于临床，化疗和骨髓移植后促粒细胞恢复；增强化疗药物杀伤肿瘤细胞效果；又可促烧伤、创伤的创面愈合和控制感染等。对骨髓增生异常综合征(MDS)患者用 GM-CSF 是否会导致白血病的问题已经解决。国外大量临床实践证明，使用适量的 GM-CSF(10μg/kg)是安全的。

6. 粒细胞集落刺激因子(G-CSF) 是 Metcalf 实验室继 GM-CSF 之后又一个发现。于 1986 年纯化成功。由于它促 CFU-G 集落形成的功能，故而命名为 G-CSF。人 G-CSF 分子量为 18kD，其基因位于染色体 17q21-22。单核、巨噬、成纤维、内皮细胞等都生成 G-CSF。多种人癌、肉瘤细胞以及急性髓系白血病细胞，尤其 M1，也产生 G-CSF。G-CSF 在体内的活性并不依赖它的糖基。因此，重组 G-CSF 在真核或原核细胞表达产物的临床效用相同。G-CSF 不但促进晚期粒系祖细胞增殖、分化，加快粒系前体细胞成熟、释放到外周血中，迅速增加外周血中性粒细胞数，而且 G-CSF 又增强中性粒细胞的功能。临床用于化疗及骨髓移植后加快血相中性粒细胞恢复，防止并发感染。G-CSF 又可以作用于早期祖细胞，因此在祖细胞体外培养扩增时可加入 G-CSF。G-CSF 在体内还能动员造血干祖细胞进入细胞周期，并且释放到外周血中。所以 G-CSF 可作为动员剂给献血者注射，使血液的中性粒细胞和干祖细胞都增加。

三、造血的基因调控

造血干祖细胞增殖分化的每个环节都受基因的调节控制或决定的。各种细胞因子以及它们相应的受体都是基因表达的产物。基因表达的效率决定了细胞因子及其受体的表达量。这直接关系到造血细胞与调控细胞之间的相互作用关系。然而，至今为止，对造血的基因调控(hematopoietic gene control)知之甚少，特别是基因对造血干、祖细胞分化定向的调控，更是一无所知。祖细胞每一步分化都是其基因的序列发生重排等结构的变化所引起的。细胞基因的功能又受细胞外环境的影响。造血微环境中各种生物信号通过细胞受体而产生了胞内信号。胞内信号经过传递与放大的机制，激活了一系列胞内活性物质，最终影响某些基因的表达。

至今为止，已发现大多数细胞因子及其受体的基因在染色体上的确切位点。又发现了许多细胞因子受体，如 SCF、Flt-3、Flk-2、TPO、PDGF、M-CSF 及 EGF 等的受体，依次为 c-kit、c-flt3、c-flk2、c-mpl、c-sis、c-fms 和 c-erb 等原癌基因(proto-oncogene)的表达产物。有的原癌基因可表达某些细胞因子的类似物，如 c-sis 是 PDGF 前体的基因。某些原癌基因表达细胞因子信号通路中的某些成分，如 mos、mil/raf、mht 等表达产物具有丝/酪氨酸蛋白激酶活性，有蛋白激酶 C(PKC)的功能。另外，细胞因子也可以激活某些原癌基因的转录与表达。总之，细胞因子与原癌基因有着密切关系。

一般而言，基因调控主要是 DNA 转录水平的调控。在正常机体稳定状态下，造血调控在多层次上立体地交织复杂地进行。但各有关的基因却是协调有序、准确无误，使造血过程在整个漫长的生命过程中不发生丝毫差错。即使干细胞在频繁的有丝分裂过程中发生了染色体或 DNA 分子结构轻微变化(点突变 point mutation)，也能在某些基因的作用下使细胞转入 G_0 期静止状态，进行基因整复(genetic housekeeping)。当一旦在致病因素的影响下，发生了 DNA 的易位、缺失、插入、扩增或融合等不可逆的基因突变，使造血干祖细胞增殖分化的调控发生紊乱或失控，于是正常造血无法维持，出现各种病理性变化，或甚至发生造血干祖细胞的癌变。可见造血调控何等的重要。

近年来，分子生物学发展出现一些新技术，如基因转导(gene transfer)、基因打靶(gene targeting)及转基因动物(gene transfer animal)等技术，对深入研究细胞因子及其受体的基因调控，弄清某些基因的功能十分有用。更可以促进血液、肿瘤、内分泌、心血管疾病等基因治疗的基础研究。在这些疾病的基因治疗中，造血干细胞又是外源基因(导入基因)在体内长期稳定表达的理想的靶细胞(宿主细胞)。

至今，人们对许多造血中最基本事实的基因调控，仍然知之甚少。现列举这个领域中有待研究的悬念如下：

(1) 造血干细胞怎样在 G_1 期与 G_0 期静止状态之间来回转换，并保持绝大多数细胞动态地处在细胞周期之外的 G_0 期静止状态？

(2) 干细胞的不对称有丝分裂使干细胞在启动分化(成为祖细胞)与自我维持间保持平衡，在基因水平上是怎样实现的？

(3) 干祖细胞的基因怎样调控各类受体的表达,以便适度地接受造血微环境中各种正负信号的影响?

(4) 干细胞在基因水平如何调控向淋巴系或髓系分化?祖细胞基因对分化方向是怎样决定的?又如何保持各个系之间正常而恒定的比例?

(5) 在终末分化中,各系前体细胞的基因怎样决定各类细胞的形态、功能和寿命时限(凋亡调控)的?

以上列举的有关造血的基本机制,一旦从基因调控水平上得到澄清时,许多病理性造血及造血损伤的发生和修复机制也可以阐明了。正说明造血调控研究在血液学基础研究中的重要地位。

(唐佩弦)

参考文献

1. Balsam LB, Wagers AJ, Christensen JL, et al. Haematopoietic stem cells adopt mature haematopoietic fates in ischemic myocardium. Nature, 2004, 428:668-673
2. Castro RF, Jackson KA, Goodell MA, et al. Failure of bone marrow cells to transdifferentiate into neural cells in vivo. Science, 2002, 297:1299
3. Deans RJ, Moseley AB. Mesenchymal stem cells: biology and potential clinical uses. Exp Hematol, 2000, 28:875-884
4. Hawley RG, Sobieske DA. Somatic stem cell plasticity: to be or not to be. Stem Cells, 2002, 195-197
5. Koc ON, Lazarus HM. Mesenchymal stem cells: heading into the clinic. Bone Marrow Transplantation, 2001, 27: 235-239
6. Murry CE, Soonpaa MH, Reineeke H, et al. Haematopoietic stem cells do not transdifferentate into cardiac myocytes in myocardial infarcts. Nature, 2004, 428:664-668
7. Tang PH. Challenges to hematopoietic stem cell research today. J Exp Heamt, 2000, 1:1
8. 唐佩弦. 再论造血干细胞研究的若干新动向. 中国实验血液学杂志, 2001, 9:1-4
9. 唐佩弦. 我国造血干细胞基础研究的新进展兼论干细胞可塑性. 中国实验血液学杂志, 2003, 11: 1-6
10. 唐佩弦. 造血干细胞研究发展历史引发的思考. 中国实验血液学杂志, 2005, 13:723-732
11. Tang PH. Some new progress of experimental hematology in China and more queries on mesenchymal stem cell research (Editorial). Chin Med J (Eng), 2004, 117(6):805-807
12. Tang PH. Controversy on adult stem cell plasticity and rules governing fetal tissue use in China. J Lab Clin Med, 2004, 143:199-200
13. Vervaillie CM, Pera MF, Lansdorp PM. Stem Cells: Hype and Reality. Hematology, 2002, 369-391
14. Xi YZ, Tang PH. Major call in questions on plasticity or transdifferentiation of adult stem cells. Chin J Immunol, 2003, 19:457-460

第 4 章

造血细胞因子

社会是生物进化过程中形成的种系生存机制，在生物群体中广泛存在，具有生存优势。一个半世纪前德国病理学家 Virchow 就已认识到机体是细胞王国（细胞社会）。经过长期的实验研究和临床实践，这个概念已被普遍接受。通讯是社会正常运行的基础之一。细胞社会的运行依赖于细胞间通讯，细胞社会靠分泌的和细胞表面的分子构成广泛的系统进行细胞、组织和器官间通讯。许多分泌的蛋白作为跨膜受体的配体，而跨膜的受体将细胞外信号传入细胞内，影响细胞的功能。有些配体有高度特异的功能，因为它们的受体仅在少数细胞表达，有的受体则广泛分布。人类有约 2200 个基因编码分泌蛋白，仅少数蛋白的功能已经阐明，包括细胞因子。细胞因子是细胞间通讯的主渠道，造血系统有其相对特异的细胞因子——造血细胞因子，参与造血细胞的增殖、分化、凋亡、衰退等各种细胞生物学功能的调节，是造血调节的关键性机制。造血调控分子机制的深入研究与整体和亚细胞信号转导、细胞间通讯网络的阐明相关，是整体调控系统的一部分。

调控系统的运行必须有信息流通，生物信息分为遗传信息、免疫信息和传感信息三大类。遗传信息是生物进化过程中与环境相互作用积累而得，有很强的保守性；免疫信息是指出生后与环境（尤其是微生物和寄生物）相互作用形成的免疫记忆，可以保持相当长的时间，甚至终身，但是一般不遗传给后代；传感信息主要是指神经系统和生物传感器接受的环境信息，有高度的灵活性。造血系统主要受遗传信息和免疫信息的调节，但是传感信息长期作用也会影响造血，如长期在高山（缺氧）生活引起红细胞增多症。本章讨论的造血调控分子机制主要指蛋白信息分子，亦即由基因编码的遗传信息和免疫信息的造血调控机制——细胞因子。细胞因子是介导细胞增殖、分化，诱导功能和维持细胞生存的细胞间信号分子，由基因编码，许多是糖蛋白，有特异的受体，有无特异性受体是细胞因子区别于其他生物活性物质的鉴别点。有关造血调控的知识来自实验和临床研究。

第一节　细胞因子及其受体的性质和作用机制

细胞因子是指由基因编码的细胞产生的有特异性受体的传导细胞间信息的蛋白分子。由于是基因编码的，与许多基因类似存在着基因多态性和微卫星多态性，转录时可能出现选择性剪接，翻译后由于糖基化的不同出现更多的多态性。所以，细胞因子异质性和功能冗余性是普遍存在的性状。但是，细胞因子及其受体也有许多共性，是其细胞生物学和生理、病理生理作用的基础。

一、细胞因子及其受体的作用方式

细胞因子及其受体的作用方式按因子（配体）和受体所在细胞的位置和距离分为 4 类：

（一）自分泌（intracrine）**或自激作用**（autocrine）

因子和受体由同一细胞产生，受体在细胞表面，因子分泌至细胞外与细胞表面的受体结合，作用于细胞自身。最初在肿瘤细胞中发现，是肿瘤自律性生长机制之一。初期认为乃肿瘤细胞特有，后来证实许多正常细胞也有自激作用机制。细胞内自激因子是指细胞因子在形成细胞因子的细胞内未经成熟、分泌就起作用，这种现象多见于肿瘤细胞，正常细胞中是否存在有待研究。

（二）旁分泌（paracrine）

因子和受体由附近的不同细胞产生，受体在细胞表面，因子由另一类细胞分泌。在体内普遍存在，是细胞间通讯的主要方式。如骨髓基质细胞和造血细胞分泌大量细胞因子相互作用。

（三）内分泌（激素）（endocrine）**作用**

因子和受体由相距甚远的不同细胞产生，受体在细胞表面，因子由另一类细胞分泌。在体内普遍存在，是远距离细胞间通讯的主要方式之一。除传统的激素外，EPO 和 TPO 由肾脏和肝脏产生，作用于骨髓造血细胞，有人称它们为造血激素。

（四）并置分泌（juxtacrine）

因子和受体由相邻的同类或不同细胞产生，受体和因子都在细胞表面。膜结合型因子及其受体如此作用，黏附分子也如此作用。正常白细胞与血管内皮细胞相互作用常由此机制介导，癌细胞浸润、转移与此有关。

二、细胞因子受体后信号转导调控网络

细胞因子与其受体结合后启动的信号转导途径很多，形成了错综复杂的调控网络。是当前生命科学研究的前沿之一。细胞因子介导的细胞内信号转导形成的调控网络有两种调节方式，即级联反应和交联（cross talk）。级联反应是纵向调节，在信号转导途径中各种调节因子作用于信号传递的不同环节，如磷酸化和去磷酸化作用。交联是横向调节，各信号转导途径间的相互交流，可发生在多个水平，可以是激酶与转录因子间作用，也可以是其他形式的作用，使之真正成为调控网络，举例说明如下：

许多细胞因子的信号传导是通过受体-酪氨酸激酶（PTK）-信号转导和转录活化子（STAT）-靶基因激活实现的。

（一）信号转导和转录活化子家族（signal transducers and activators of transcription，STATs）

STAT 是细胞质潜在的转录因子，它们充填式地激活细胞表面的受体，众多细胞因子受体的信号转导是通过 STAT 蛋白的。受体胞内区与 STAT 蛋白结合后在该处磷酸化，并形成同型或异型二聚体后进入核内，与特异的启动元件结合后调节基因表达。在哺乳动物已发现 7 个 STAT 成员：STAT1、STAT2、STAT3、STAT4、STAT5A、STAT5B、STAT6。它们的 DNA 结合序列相似：TTN46AA，但有一定的特异性，即不同的基因由不同的 STAT 复合物调节。STAT 蛋白能与多种别的核因子作用，包括 CBP、Nmi（可的松受体）、c-jun 和 MCM5，因此 STAT 蛋白的作用范围扩大了许多。其中酪氨酸磷酸化，也许还有丝氨酸磷酸化对于 STAT 蛋白的激活是关键性的。

小鼠的 STAT1 和 STAT4 基因定位于 1 号染色体，人类的在 2q12 ~ 2q33。STAT5A 和 STAT5B 基因：小鼠的定位于 11 号染色体，人类的在 12q13 ~ q14。STAT2 和 STAT6 基因：小鼠的定位于 10 号染色体，人类的在 17q11 ~ q22。STAT 通过酪氨酸磷酸化受到调控，它们有一特殊的结构域：癌基因 Scr 同源物 2（SH2）结构域，它能与含磷酸化酪氨酸的其他蛋白作用。与 NF-κB 同属于一个保守的转录因子家族，成员有 c-rel、p65、p50、relB、Dorsal。它们间形成同源或异源二聚体。NF-κB 即由 p65 和 p50 组成异源二聚体，其功能受细胞质内另一抑制蛋白 IκB 的调节，IκB 与 NF-κB 含有核定位信号（NLS）的 RHR 区结合，使 NF-κB 不能进入核内，从而抑制其转录活性。DNA 结合和转录活化区域在 STAT 全长 750 ~ 850 氨基酸，由 N 端至 C 端包括六个功能区：N 端保守区，调节 STAT 的功能区；400 ~ 500AA 的 DNA 结合区；500 ~ 600AA Scr 同源区 3（SH3）；600 ~ 700AA Scr 同源区 2（SH2），此区使 STAT 与活化受体结合，诱导蛋白构象变化，与 JAK（Janus protein kinases）相互作用而磷酸化，形成二聚体并有 DNA 结合能力；701AA 是酪氨酸磷酸化位点，当酪氨酸磷酸化时 STAT 呈活化状态；C 端为转录功能区。

JAK/STAT 细胞信号转导途径是能快速引导基因转录的独特途径，许多细胞因子都是通过它起作用。生理状况下细胞因子通过细胞表面的受体激活 JAK/STAT 通路，其表达是短暂的。近年来多个实验室的工作证明：在 AML、ALL 和 EBV 转化的 LCL 细胞中有 STAT 的异常持续性表达，尤其在有 M-CSF 或 SCF 存在时可引起 LCL 的 STAT 持续性表达。

（二）Notch 信号转导途径

在多种细胞的特化（specification）中起重要作用。广泛存在，自线虫至哺乳动物均可测出。参与胚胎发育、造血细胞分化、T 细胞胸腺选择、血管生成等，主要介导细胞分化的抑制信号。发生分化和特化的细胞表面 Notch 配体 Delta/Jagged 表达升高，与周围未分化细胞表面的 Notch 分子结合，通过并置性刺激机制，Notch 胞内区解离，移至核内与 DNA 结合蛋白 C 启动子结合因子 1（C promotor binding factor 1，CBF1）结合，起转录激活作用，激活分化拮抗基因（如 Hairy enhancer of split，HES）的表达。

（三）gp130 介导的信号转导途径

gp130 是 IL-6、IL-11、LIF、OSM（抑瘤素 M）、CNTF（睫状神经营养因子）、心肌营养因子（CT-1）等细胞因子受体家族的共同信号传导链，不直接结合配体，但参与形成高亲和受体。细胞因子与受体结合引

起 gp130 二聚体化，导致与 gp130 结合的酪氨酸激酶 JAK 激酶相互作用——自身磷酸化而活化；同时受体酪氨酸磷酸化而启动多种信号转导途径活化：STAT、Ras、MAPK。在几乎所有的细胞系和器官都能测出 gp130 mRNA 的表达，在小鼠胚胎干细胞即有其表达。可见 gp130 的功能已超出细胞因子受体的界限。转基因动物研究表明，gp130 纯合子缺陷小鼠均胎死宫内，说明 gp130 有不可替代的功能。

不同的细胞因子受体的信号传递途径不同，不同信号传递途径间可以沟通。细胞内的信号转导途径宛如城市的交通形成网络。以 M-CSF/M-CSFR 为例说明细胞因子受体的信号传递：M-CSF 与 M-CSFR 结合，引起 M-CSFR 分子二聚化，向胞内传递信息。二聚化过程是 M-CSFR 信号传递的重要步骤，分几步完成：结合 M-CSF 后，首先形成 M-CSFR 非共价二聚体，引起受体自身磷酸化，然后通过二硫键形成共价二聚体，此二聚体随即被修饰为异源或同源二聚体，接着酪氨酸残基发生去磷酸化，最后因子-受体复合物通过内在化进入胞内。M-CSFR 二聚体形成后，受体酪氨酸激酶被激活，导致 M-CSFR 胞内区多个酪氨酸残基自身磷酸化：包括近膜区 Tyr561、1K 区 Tyr699、Tyr723 和 Tyr708、K2 区 Tyr809 和 C 末端 Tyr921 等位点。以前认为 M-CSFR 胞内区酪氨酸残基磷酸化以后，只被带有 SH2 结构域的蛋白 Grb2 和磷脂酰肌醇激酶 3(PI3)识别。后来研究证明，活化的 M-CSFR 可以被细胞内多种分子识别，包括 ATAT1、STAT3、STAT5、Src、PI3、JAK、SHIP、Shc、Cb1、RAFTK、pp37 和 pp57 等信号分子，以及一些未知的 150kD 酪氨酸磷酸化蛋白等。突变实验表明 M-CSFR 中 Tyr699、Tyr723、Tyr708 和 Tyr561 分别是 Grb2、PI3、STAT1 和 Src 等分子识别的特异性位点。由此可见，M-CSF/M-CSFR 可通过 PI3、JAK、STAT 和 ERK、MAPK 等多条信号途径传递信息。此外，M-CSFR 尚能通过蛋白激酶 C(PKC)、二酰基甘油(DAG)、磷酸酯酶 C(PLC)、cAMP、细胞周期蛋白 D 和周期蛋白 E 等信号分子进行细胞内信息传递，产生相应的生物学效应。

三、造血的转录调控

从造血干、祖细胞到终末分化的成熟血细胞，从胚胎期卵黄囊、胎肝到成人骨髓造血，造血微环境不同，调控的细胞因子也不尽相同，但是各种造血细胞的表型基本相同。造血干细胞体外扩增实验研究表明：造血干、祖细胞在不尽相同的细胞因子调控下，获得基本相同的造血细胞，亦即细胞因子调控的特异性不强。细胞分化的本质是相关基因的表达或关闭，直接受转录因子的调控。近年来逐步认识到了转录因子对造血的基础调控作用。例如缺失 M-CSF 基因的纯系小鼠虽然易于罹患某些疾病，但是仍然能够存活，仍有数量不多的单核-巨噬细胞产生。缺乏 G-CSF 和 G-CSF 受体或 G-CSF 和 GM-CSF 的小鼠仅呈轻度粒细胞减少，不如缺乏转录因子 C/EBP-α 或 PU-1 小鼠的粒细胞减少严重。G-CSF 对缺乏 PU-1 小鼠的粒细胞减少没有治疗作用。对受体后信号转导的深入研究表明，细胞内信号转导构成了复杂的网络，造血调控实际上受转录调控的调节，有系列特异的转录因子，也有广谱的转录因子。转录调控有正调节，也有负调节，直接调控许多重要基因的表达，包括生长因子及其受体、其他转录因子以及其他与分化有关的重要基因的表达。有些转录因子的表达又受细胞因子等细胞外信号的控制。上述错综复杂的因素形成了调控网络。

转录因子在细胞分化调控中的作用最近获得又一明显的实验证据：用两个转录因子(Oct4，Sox2)就可以在体外将成纤维细胞诱导为“诱导性多潜能干细胞”(iPS)，可能成为再生医学临床应用的“种子细胞”。

转录因子是由基因编码的调节基因产物，调节由 DNA 转录为 mRNA 的蛋白分子。哺乳动物的转录因子可分为两大类：普通转录因子和特异性转录因子。普通转录因子即Ⅱ型 RNA 聚合酶复合体，它启动顺序的级联反应，形成包括Ⅱ型 RNA 聚合酶在内的多种起始(蛋白)复合体，结合于 DNA 转录启动位点，其转录效率取决于蛋白复合体的稳定性，后者由特异性转录因子调控。特异性转录因子通过与起始复合体的直接或间接作用调节Ⅱ型 RNA 聚合酶的活性，这种作用通过特异性转录因子的特异结构域进行。特异性转录因子能识别和结合特定基因的 DNA 基序，根据识别的 DNA 基序对特异性转录因子进行分类。往往一个特异性转录因子能识别多个 DNA 基序。

参与造血转录调控的转录因子很多，是转录因子，而不是细胞因子的受体后信号在定向分化中起关键作用。SCL 是多能造血干细胞必需的转录因子；CBF，c-Myb 和 GATA-2 是多能造血干细胞分化必需的转录因子；GATA-2 调节 C/EBP-α 向粒系分化；Ikaros 和 PU-1 导向淋巴系列；GATA-3 为 T 细胞分化必需；PU-1 和 Pax 为 B 细胞分化必需；GATA-1 和 C/EBP-α 调控向嗜酸性粒细胞系列分化；GATA-1 单独诱导向红细胞系列和巨核细胞系列分化；GATA-1 和 FOG(Friend of GATA)以及 NF-E2 促进巨核细胞系列分化；GATA-1 和红细胞系列 Kruppel 样因子(EKLF)促进红细胞系列分化；PU-1 和 C/EBP-α 导向髓细胞系列分化。此外，多年的研究表明转录因子、转录调控的异常与白血病、淋巴瘤密切相关，如新的或不恰当的基因表达；变异的转录因子使关键性蛋白增加或减少，变异的启动子蛋白等都可能引起白血病。

四、信号传导机制的负调节-内灭活步骤

细胞因子受体的胞内区可与不同信号传导途径的蛋白接头(adaptor protein)连接，例如EPOR与EPO结合后二聚体化导致Jak分子和EPOR链磷酸化，从而形成STAT分子连接位点，该信号传导的终末是将EPOR链的一个结构域与蛋白酪氨酸磷酸化酶S-PTP1结合，接着Jak分子去磷酸化，STAT分子本身降解。已发现多种STAT诱导的STAT激活的抑制物，它们的活性多种多样：有的可抑制Jak激酶；有的直接与STAT本身结合(如PIAS3抑制STAT3的活性)。已报道了许多磷酸化酶介导的蛋白接头分子活性的灭活，表明任何途径的制动能力是十分广泛和高度安全的。磷酸化酶抑制物增强是通过细胞因子受体的。有许多例子表明磷酸化酶调节物失灵会导致癌变。

抑制受体的研究始于对小鼠FcγRⅡB1胞内区结构域的研究，发现有13个氨基酸序列(AENTITYS-LLKHP)对于抑制B细胞激活的受体是必需的。FcγRⅡB1介导TgG免疫复合物和IgG抗免疫球蛋白抗体的免疫调节性质。IgG抗体抑制FcγRⅡB1和BCR(B细胞对抗原的受体)聚集引起的激活。人类FcγRⅡB介导的负调节作用业已在人和鼠的B细胞证实，也需要高度保守的基序。深入研究表明此类作用不仅限于B淋巴细胞，在T细胞和髓系也已证明，可能是带有ITAMs的造血细胞的普遍性质。

酪氨酸免疫受体激活基序(immunoreceptor tyrosine-based activation motifs, ITAMs)即酪氨酸和亮氨酸之间由两个其他氨基酸隔开(YXXL)，最早是从FcγRⅡB的氨基酸序列中确定的，它调控酪氨酸磷酸化和含SH2结构域酶的更新，进而发现FcγRⅡB的酪氨酸免疫抑制受体基序(immunoreceptor tyrosine-based inhibitor motifs, ITIMs)。ITIMs由6个氨基酸扩展而成：(ILV)XYXX(LV)。ITIMs位于受体的胞内区。有ITIMs的受体构成了一个抑制受体族，它们对生长因子和癌基因激活有抑制作用，近年来发现多个新成员，其中还有不含ITIMs的非抑制/激活配对受体(表4-1)。带有ITIM的分子的定义，必需有下述性质：

表4-1 人类细胞的免疫抑制受体

受体	染色体定位	细胞分布	ITIM数	相关刺激受体	配体
FcγRⅡB	1q23～24	B，髓系，肥大	1	FcγRⅢ(FcεRⅠγ，CD3ζ) FcγRⅡA	Ig复合物
CTLA-4	2q33	T	无	CD28	CD80，CD86
PD-1	2q37	T，B，NK	1		PD-1配体
PILRα	7q22	髓系	2	PILRβ?	?
CD72	9p	B	2		?
CD5	11q13	T，B	1		?
MAFA	12q12～13	髓系，肥大，NK	1		?
MKG2A	12p13.1～13.2	NK，T	2	MKG2C，MKG2E(DAP12)	HLA-E
CD31	17q23	髓系，Plt，内皮，T，NK	1		CD31
CMRF35H	17q24	白细胞	3	CMRF35A	?
CD22	19q13.1	B	4		唾液酸
CD66a	19q13.2	粒细胞，T，B，内皮	2		CD66，CD66B
CD66d	19q13.2	粒细胞	1		?
CD33	19q13.3	髓系	1		唾液酸
SIGLEC5	19q13.3	髓系	1		唾液酸
SIGLEC6	19q13.3	B，髓系，滋养细胞	1		唾液酸
SIGLEC7	19q13.3	NK，髓系，T	1		唾液酸
ITL2，3，4	19q13.4	髓系，B，T，NK	4	ILT，1，7，8，LIR6a	MHCⅠ，ILT245，LIR8
LAIR-1	19q13.4	白细胞	2		?
KIR2DL	19q13.4	NK，T	2	KIR2DS	HLA-C
KIR3DL	19q13.4	NK，T	2	KIR2DS	HLA-B，A
SIRPα	20p13	髓系，非造血细胞	2	SIRPβ(DAP12)	CD47

（1）带有 ITIM 的分子抑制 ITAM 依赖的级联反应的激活。

（2）带有 ITIM 的分子的胞内区具有保守的 I/VXYXXL/V 基序。

（3）带有 ITIM 的分子必须与带有 ITAM 的受体聚集才具有抑制功能。

（4）ITIMs 在酪氨酸残基磷酸化。磷酸化后，带有 ITIM 的分子更新 SH2 结构域的磷酸酶。

含 ITIM 受体在造血细胞中存在。有些带有 ITIM 的分子的受体也有刺激作用。如 CD22 既有 ITIM 又有 ITAM 样序列，EPOR、IL-3R、IL-5R 和 GM-CSFR 的共同 β 链，c-Kit 生长因子的受体也如此。有些细胞刺激受体和抑制受体与同样的配体结合，其总效应取决于两种信号的相对强度。这种调节的意义已在小鼠的致死性自身免疫性疾病中证实，该疾病是由于免疫抑制受体的破坏引起的；ITIM 在进化过程中的保守性也证明了抑制受体的重要性。

近年来免疫学家还研究另一类抑制受体：免疫球蛋白介导的抑制受体。半个世纪以来对抗体缺乏的患者采用静脉注射免疫球蛋白（IVIG）疗法治疗感染性休克很有效，IVIG 是批量生产的，由众多供血者的血清分离免疫球蛋白，主要成分是 IgG。近来注意到大剂量 IVIG 对自身免疫性疾病（如 ITP、Guillain-Barre 综合征等）呈抗炎症作用，有令人鼓舞的疗效。用小鼠 ITP 模型研究的结果表明，免疫球蛋白 IgG 的 Fc 抑制性受体 FcγRⅡB 起关键作用。在此小鼠 ITP 模型中巨噬细胞吞噬与抗血小板抗体结合的血小板形成 ITP，给予大剂量 IVIG 可阻止 ITP 模型形成。但是用抗 FcγRⅡB 的抗体阻断或将小鼠的 FcγRⅡB 剔除则 IVIG 不起作用。用 IVIG 治疗小鼠的巨噬细胞 FcγRⅡB 表达明显增高。深入研究巨噬细胞 FcγRⅡB 表达增高的机制又揭示了复杂的调控网络，而不是简单的 FcγRⅡB 基因表达增加，与 TgE 的 Fc 受体 FcεRⅠ表达增高有关。

第二节 参与造血调节的细胞因子及其他基因编码的因子

一、集落刺激因子类

集落刺激因子（colony-stimulating factor，CSF）是一大类研究最早的细胞因子。20 世纪 60 年代初在建立造血祖细胞体外软琼脂培养方法时发现，有些组织提取物和体液中存在能刺激粒-巨噬细胞生长形成集落的因子，命名为粒-巨噬细胞集落刺激因子（GM-CSF）；能刺激粒细胞生长形成集落的因子，命名为粒细胞集落刺激因子（G-CSF）；刺激巨噬细胞生长形成集落的因子，称为巨噬细胞集落刺激因子（M-CSF）。实际上红细胞生成素（EPO）应称为红细胞集落刺激因子，因为在 20 世纪 50 年代就已发现 EPO 的存在，文献上沿用已久而保留原名；刺激血小板生成的细胞因子推测与 TPO 性质类似，虽然到 20 世纪 90 年代初才克隆，也随之称为血小板生成素（TPO）。沿用这些名词纯属习惯。

（一）红细胞生成素

红细胞生成素（EPO）基因位于 7 号染色体长臂，蛋白由 165 个氨基酸残基组成，分子量 18kD，糖基化后 34～39kD，是糖蛋白激素。胚胎期主要由肝细胞生成，在成人主要由肾脏合成，肝脏产量仅占 1/9。EPO 是红系造血调控的核心因子，它防止红系各阶段细胞的凋亡。SF 和 IGF-1 也起重要作用。涉及红细胞生成的细胞因子还有 IL-3、IL-9、IL-11、TPO 和 GM-CSF，它们参与诱导红系前体细胞的启动和增殖，可能还有别的因子如血管紧张素（angiotensin Ⅱ）也与红系造血有关。其中个别因子能在没有 EPO 存在下诱导红系细胞增殖。

有众多的生长因子调节红系造血前体细胞（BFU-E），但是只有二种生长因子（EPO 和 IGF-1）对于大多数红系各阶段的细胞增殖和分化是必需的。就整体而言 SF 和 EPO 对红系造血是必不可少的，缺乏它们就会导致贫血。

成体的 EPO 主要来自肾脏，肝脏也产生一些，有些肝癌细胞系可表达 EPO。缺氧可诱导 EPO 的表达。EPO 的受体（EPOR）基因位于 19 号染色体，编码的蛋白属Ⅰ类受体。受体后信号传递通过 JAK/STAT 途径，酪氨酸激酶磷酸化位点在 SH2 结构域，并通过 STAT2，STAT5，蛋白酪氨酸磷酸化酶 SHPTP1 和 SHPTP2，以及 PI3 激酶和 SHP1。别的传导途径可能有蛋白激酶 C 成员。

EPO 对红系造血前体细胞的作用与 SCF 协同；对后期红系造血细胞的作用与 IGF-1 协同。

作为最早确立的造血生长因子 EPO 也是最早应用于临床的细胞因子，对于肾性贫血的疗效是肯定的，已经作为药物广泛使用。近年的研究进展表明除红细胞外其他细胞也可以表达 EPO 受体，发现了 EPO 的许多非造血效应，如不仅胎肝红系造血需要 EPO，胎儿血管生成和脑发育也需要；创伤愈合、脑和心脏损伤及血管新生都有内源性的 EPO-EPOR 信号传递参与，许多研究者正在探索扩大其应用范围。临床试验表明重组 EPO 可用于肿瘤患者治疗肿瘤相关的贫血，减少输血量，改善生活质量，延长生存期。但是有报道有些肿瘤用 rEPO 后加速肿瘤进展，研究表明这些肿瘤细胞有 EPO 受体表达，治疗用 rEPO 起旁分泌作用刺激肿瘤细胞增殖，抑制凋亡,影响对化疗药物的敏感性。rEPO 用于肿瘤患者的治疗作为专题正在继续研究中。研究资料表明除了造血系统外 EPO 对于其他组织中有 EPO 受体的细胞(如内皮细胞、神经细胞、心肌细胞、血管平滑肌细胞)有抗缺血作用。观察表明 EPO 在心肌缺血时通过减少缺血面积,促进血管新生保护心肌;在中枢神经系统缺血时有保护神经原作用。可能在其他组织缺血时也起保护作用,EPO 及其新研制的衍生物作为组织保护剂正在神经和心血管疾病中深入研究。

(二) 血小板生成素(TPO)

血小板生成素是 332 个氨基酸残基(95kD)组成的糖蛋白,有两个结构域:与红细胞生成素同源的受体结合结构域(残基 1~153)和高度糖基化富含碳水化合物保持蛋白稳定的结构域(残基 154~332)。TPO 蛋白有 4 个螺旋折叠,与受体 1:2化学计量结合,结合常数为 3.33×10^{-9} mol/L 和 1.1×10^{-6} mol/L。

TPO 受体 c-Mpl 是典型的造血细胞因子受体,有两个细胞因子受体同源模块(CRM),TPO 只结合末梢的 CRM1 并启动信号转导。

血小板生成素在肝脏合成,没有贮存形式即分泌于外周血循环中,尚不知其他组织能否产生 TPO。造血干祖细胞、巨核系列细胞均表达 TPO 受体。TPO 在结合巨核细胞的 TPO 受体后启动的信号转导途径有:JAK2 和 STAT5 磷酸化导致细胞增殖;MAPK 活化导致细胞分化;激活抗凋亡途径增强细胞活性。虽然 TPO 能促进多潜能干细胞和所有系列祖细胞的活性,其主要效应在于刺激巨核细胞系列的集落形成细胞的生长和活性,增加成熟巨核细胞和血小板的生成。

(三) 粒细胞集落刺激因子(G-CSF)

G-CSF 现在有些文献上又称 CSF-3,是系列特异性较强的集落刺激因子,主要调节中性粒细胞的增殖、分化和功能。已在临床广泛应用于升高中性粒细胞。人类 G-CSF 的基因定位于 17 号染色体(17q11-q23)。由于第二个内含子的 5′端拼接部位的序列变异,可形成二种 mRNA,还有三个糖基化位点,所以天然的 G-CSF 并非均一。人类 G-CSF 的受体仅在中性粒细胞上测出,100~300 位点/细胞,100~300pmol/L,所以 G-CSF 的系列特异性较强。

粒细胞集落刺激因子受体(G-CSFR)是由 813 个氨基酸残基构成的跨膜蛋白,包括 188 个氨基酸残基构成的胞内区。胞内区分为两部分:proximal-Box1、Box 和 distal Box3。Box1 和 Box2 主要传递增殖信号,有 3 个酪氨酸残基(Y704,Y729,Y744);Box3 传递分化信号,有 1 个酪氨酸残基(Y764)。G-CSFR 的胞内区没有酪氨酸激酶活性,但是能激活细胞内酪氨酸激酶的活性。在 G-CSFR 与粒细胞集落刺激因子结合后,受体寡聚化,4 个酪氨酸残基迅速磷酸化启动信号传递。例如 Y704 和 Y744,可能有时还有 Y729 激活 STAT3。SHP2/Grb2 复合体结合于 Y704 和 Y764。同时 Y764 对于 Shc/Grb2/p140,Grb2/p90 复合体的形成和 p21 的激活是必需的。Jak2 和(或)其他 Jak 激酶结合在 Box1 和 Box2 之间的部位色氨酸 650(W650)。Jak2 激活包括 Stat1、Stat5 和 c-Rel 在内的其他蛋白。G-CSF 受体后的信号传递还包括 src 激酶 Lyn 和 Syk 激酶等。

(四) 巨噬细胞集落刺激因子及其受体

巨噬细胞集落刺激因子(M-CSF)又称集落刺激因子-1(CSF-1),由于它能促进和维持单核-巨噬细胞的增殖和分化而得名。M-CSF 受体属酪氨酸蛋白激酶受体第Ⅲ亚族,由原癌基因 c-fms 编码。M-CSF 受体与配体结合引发的细胞内级联反应包括:蛋白激酶活化,蛋白质磷酸化,离子通道通透性改变,磷脂酶激活以及生物大分子合成增加。M-CSF 还与多种非造血组织和器官的生长发育,以及非造血系统疾病有关,包括妊娠、胚胎发育、骨骼形成、妇科肿瘤、动脉粥样硬化斑块形成、慢性肾衰竭、男性不育、前列腺癌、某些炎性疾病以及一些中枢神经系统疾病。在一些病理情况下,尤其在某些恶性组织中往往存在 M-CSF 和 M-CSFR 的共表达,以自分泌或旁分泌机制传递信息,提示这一对信号分子在肿瘤相关疾病中有重要意义。

人类 M-CSF 的基因位于染色体 1p21(早期文献报道在 5q33.1)。M-CSF 由单基因编码,基因全长 21kb,有 10 个外显子。由于转录过程中第 6 号外显子的选择性剪接,产生 16kb、40kb 和 20kb 的 M-CSF mRNA 分子,分别合成由 256、545 和 438 个氨基酸残基组成的蛋白产物,依次命名为 M-CSFα,M-CSFβ 和 M-CSFγ。其中前者加工成 44kD 的成熟蛋白质,后两种形成 90kD 的二聚体,三种 M-CSF 具有相同的由 149 个氨基酸残基组成的 N 末端和 75 个氨基酸组成的 C 末端。人和小鼠 M-CSF 的 DNA 序列存在 70% 同源性。按存在形式,M-CSF 分为可溶型(分泌型),膜结合型(mM-CSF)和细胞外基质结合型 M-CSF(PG-M-CSF)。产生 M-CSF 的细胞很多,生理条件下,激活的单核巨噬细胞、成纤维细胞、内皮细胞、平滑肌细胞、T 淋巴细胞、B 淋巴细胞、骨髓基质细胞、胎盘滋养层细胞、星形胶质细胞、成骨细胞及某些间质细胞可分泌不同水平的 M-CSF。正常血清和尿液中 M-CSF 含量约 100~800U/ml。在某些病理组织或细胞中,M-CSF 及其受体表达异常升高。包括乳腺癌、子宫内膜癌、卵巢癌、肝癌、前列腺癌、髓系白血病细胞、动脉粥样硬化斑块、慢性肾衰竭和慢性肾小球肾炎患者的肾小球内膜细胞、神经胶质瘤细胞、AIDS病毒感染的单核巨噬细胞及有些炎症细胞等。

M-CSF在体内的降解是通过M-CSFR介导的细胞内在化过程完成的。与M-CSFR特异性结合后，M-CSF/M-CSFR复合物很快内在化，形成由包涵体包裹的微粒体与溶酶体融合，M-CSF和M-CSFR一起降解。肝和脾是血清M-CSF的主要清除器官，其中肝脏库普弗细胞通过其表面特异性受体将多数M-CSF分解。肾脏亦参与M-CSF的分解代谢，将其代谢产物排出体外。

M-CSF受体的结构特点：人M-CSFR基因（c-fms）位于第5号染色体5q33.3-33.4，全长399kb。猫v-fms产物和人c-fms的产物虽具有较高的同源性，但它们具有不同的C末端，且存在一些点突变。M-CSFR是由927个氨基酸组成的跨膜蛋白，包括一个含有信号肽（19个氨基酸）的512个氨基酸组成的胞外结构域（配体结合部位），一个25个氨基酸组成的跨膜区以及一个由435个氨基酸组成的酪氨酸激酶结构域，分子量150kD。M-CSFR胞外区含有5个免疫球蛋白样结构域D1～D5，分子内形成稳定的二硫键，共有11个糖基化位点，形成分子量为150kD的跨膜糖蛋白。胞内激酶区被一段亲水氨基酸序列分隔为3部分：激酶区、激酶插入区和激酶区2。激酶插入区对M-CSFR生物学功能必不可少，剔除此区导致受体介导的PI3激酶通路阻断，但仍可使细胞增殖。深入研究发现，激酶插入区内Tyr721是PI3激酶保守序列所必需。在激酶区紧靠膜部分有一富含甘氨酸序列（GXGXXG），是典型的激酶区域。现已确定人M-CSFR分子中多个磷酸化位点为M-CSFR发挥生物功能所必需，包括Tyr543、Tyr696、Tyr705、Tyr720、Tyr807及Tyr921。最近研究表明M-CSF在巨噬细胞由G_1期跨入S期过程中起决定性作用，M-CSFR酪氨酸激酶的活化又是胞内c-fos、c-jun、c-myc和周期蛋白D表达所必需。

M-CSFR存在可溶性形式（sM-CSFR）。可溶性受体通过膜结合型受体水解产生。生理条件下，产生sM-CSFR的数量受严格控制。血清中sM-CSFR具有中和、下调配体的作用。作者实验室用免疫沉淀及免疫印迹实验发现在正常人血清和尿液中存在sM-CSFR。急性白血病、MDS、再障患者低于正常人；ITP患者高于正常人；CML及IDA与正常人无显著差别；初步检测肝、肾疾病和实体瘤患者的血清sM-CSFR水平也有明显不正常者。

（五）粒细胞巨噬细胞集落刺激因子及其受体

粒细胞巨噬细胞集落刺激因子（GM-CSF）又称CSF-2，是早期发现的多功能造血生长因子，由于能使骨髓的造血前体细胞形成粒细胞和巨噬细胞集落而得名。GM-CSF是分泌型的单链糖蛋白，其受体由α链和β链异二聚体构成。α链特异性结合配体，β链与IL-3及IL-5受体共有，起信号传导作用。已知GM-CSF受体激活至少能刺激三个信号传导通道：JAK-STAT通路；MAPK通路和PI3K通路。GM-CSF和IL-3在造血调节功能方面的交叉是由于它们的受体有共同的受体β亚单位，有类似的信号转导功能。

除了造血前体细胞外，GM-CSF对单核细胞、巨噬细胞、中性粒细胞、嗜酸性粒细胞和嗜碱性粒细胞都有明显的体外作用，增强它们的生存、增殖、分化能力和活性。还用于体外扩增树突细胞。单核细胞和巨噬细胞是GM-CSF和M-CSF的共同靶细胞，虽然它们的作用有许多共性，但也有明显的不同点。其他系列的细胞（如角质细胞、平滑肌细胞、内皮细胞、上皮细胞、神经细胞）若表达GM-CSF和M-CSF受体也能对这些细胞因子起反应。

M-CSF在血液中有稳定的表达水平，体外培养的多种细胞能组成性表达M-CSF，包括成纤维细胞、内皮细胞、基质细胞、巨噬细胞、平滑肌细胞和成骨细胞；而GM-CSF的产生通常都要有刺激如感染，体外培养则需加IL-1、TNF或脂多糖。GM-CSF和M-CSF在炎症和自身免疫状态下呈高水平表达，如类风湿关节炎患者的关节滑液。

GM-CSF刺激造血祖细胞向单核细胞和粒细胞分化，可以减少肿瘤患者由于粒细胞减少症引起的感染；GM-CSF也能诱导髓系树突细胞分化，促进Th1细胞免疫反应，可能增强抗细胞免疫反应。近年来由于在酵母表达系统生产的重组人GM-CSF（sargramostim，沙格司亭）的问世，GM-CSF的临床应用从减少粒细胞减少症，减少感染，刺激单核细胞/树突细胞生长向增加细胞免疫，间接增强抗肿瘤免疫和增强肿瘤的免疫原性以及增强肿瘤细胞对化疗的敏感性，增加缓解率方向发展。已有的临床试验结果表明：用集落刺激因子治疗儿童肿瘤的发热性粒细胞减少症，约20%有效。体外试验表明rhGM-CSF加上其他细胞因子（TNF-α或IFN-α）能增加肿瘤细胞的抗原递呈量；临床试验结果仅少数病例有效，而且作用不持久。已在多种肿瘤发现GM-CSF刺激自身免疫反应，包括肾癌、前列腺癌、黑色素瘤和淋巴瘤，GM-CSF能刺激自然杀伤细胞、中性粒细胞、巨噬细胞、树突细胞，上调Fc-γ和补体受体，已经用于研制各种类型的抗肿瘤疫苗。将GM-CSF用于肿瘤患者的前提是患者必须有免疫反应，临床试验结果往往是患者的免疫反应不够强，而且反应不持久，仅在少数患者有持久的反应。

二、白细胞介素类

白细胞介素是一类由激活的白细胞产生的含α螺旋结构没有β折叠的低分子量分泌蛋白，通常是糖基化的，有重要的免疫功能，也参与造血调节。至今已发现并命名了35个白细胞介素（IL-1～IL-35）。它们各有独自的功能，但在结构和性质方面有共同之处：有相似的基因组（约5kb）；含4～5个外显子；翻译成蛋白都有一个信号肽；除IL-1β外T淋巴细胞都可产生；通常在pM浓度水平，以旁分泌或自分泌方式起作用。白细胞介素的受体广泛分布，但亲和力不同，受体密度也不同。后来的研究表明非白细胞也能产生少量白细胞介素。参与造血调节的白细胞介素很多，本节选择几个与造血调节关系密切的为例。

（一）白细胞介素1（IL-1）

最早是从激活的单核-巨噬细胞发现IL-1的。从众多的别名可看出它的多功能性：淋巴细胞激活因子、内源性热原（EG）、丝裂原蛋白、T细胞替代因子Ⅲ（TRF-Ⅲ）、B细胞激活因子（BSF）、B细胞分化因子（BDF）等。IL-1有两个亚型：IL-1α和IL-1β。哺乳动物的IL-1都有两个亚型。这两个亚型的序列有明显的种间同源性，如人和小鼠的IL-1α有62%同源性。两个亚型的多肽分子量都在17kD左右，但是等电点不同：IL-1α的pI=5.0，IL-1β的pI=7.0。两个亚型的基因相邻：IL-1α在2q12～q21，IL-1β在2q13～q21。IL-1的受体分子量80～82kD，两个亚型竞争受体。人和小鼠的IL-1受体有69%同源性。

IL-1的生物学活性很广，包括：是重要的炎症因子，诱导中性粒细胞和巨噬细胞的趋化性；刺激内皮细胞的增殖；刺激成骨细胞增殖，促进破骨细胞吸收骨质，调整创伤组织修复；诱导T细胞释放淋巴因子，增强NK细胞介导的细胞毒反应等免疫功能；促凝血活性；诱导肝细胞产生急性期蛋白；作为辅助因子参与造血调节等。能产生IL-1的细胞很多，有些白血病细胞产生IL-1作为自分泌因子，对白血病细胞的增殖有重要作用。

至今IL-1家族已有11个成员，包括：IL-1α（IL-1F1）、IL-1β（IL-1F2）、IL-1受体拮抗物（IL-1Ra或IL-1F3）、IL-18（IL-1F4）、IL-1F5～IL-1F10和IL-33（IL-1F11）。该家族的成员有类似的内含子-外显子序列和类似的蛋白三级结构。除IL-18外它们的基因都在2号染色体（2q3～q21），形成含约450kb的基因簇。

（二）白细胞介素3（IL-3）

IL-3最初是作为淋巴因子发现的，因为它能调节细胞的分化成熟，后来发现它有广泛的造血刺激活性，故又称多集落刺激因子（multi-CSF）。

人类IL-3的基因和GM-CSF、IL-5等细胞因子的基因都在5号染色体短臂，形成细胞因子基因簇。IL-3和GM-CSF都以高度组织特异性和可诱导的方式表达，在T淋巴细胞中共同表达，但在其他细胞中如单核细胞和内皮细胞中只表达GM-CSF，不表达IL-3。

IL-3与GM-CSF的生物学性质相似，有协同作用。有人制备过IL-3-GM-CSF融合基因（PIXY321），试图生产高效的多能集落刺激因子，但因免疫原性太高未引起关注。也曾经考虑过用IL-3体外扩增造血干细胞，因为在无血清培养液中IL-3增加TPO、SCF和Flt3-L的干细胞自我更新作用，但是深入研究在有血清或其他血清替代物存在下出现相反的结果。

（三）白细胞介素4（IL-4）

IL-4最早是从经美洲商陆素刺激的EL-4胸腺瘤细胞上清液发现的。体内由激活的T细胞亚群产生。由于它能维持激活的B细胞生长，称其为B细胞生长因子（BCGF）；又名B细胞刺激因子-1（BSF-1）、T细胞生长因子2（TCGF-2）和肥大细胞生长因子-2（MCGF-2）。IL-4在免疫反应中起重要作用，是Th2细胞的关键性产物，Th2细胞的正反馈生长因子；IL-4介导B细胞产生IgE。

IL-4是糖蛋白，分子量18～20kD，pI：6.5～6.9。由140个氨基酸残基组成蛋白，前20个氨基酸残基构成亲水性多肽，与分泌有关。许多血源细胞表达IL-4的高亲和力受体（Kd：20～60），包括T细胞、B细胞、巨噬细胞、肥大细胞和髓系前体细胞。非血源细胞也广泛表达IL-4的高亲和力受体。IL-4能增强休止期B细胞的HLA-Ⅱ类抗原表达和脂多糖刺激后IgG1和IgE的产生，也能增强休止期T细胞的活力和生长能力，促进肥大细胞生长，还可以是特异性抗原激活的T细胞的自分泌因子，增强巨噬细胞的抗原表达。在Lyt2/L3T4胸腺干细胞和胸腺细胞的增殖、分化过程中IL-4起重要作用。在造血调节中IL-4的作用广泛：与G-CSF、EPO、IL-1等协同增强粒-单核前体细胞、红系前体细胞和巨核系细胞的增殖；诱导单核细胞释放M-CSF和G-CSF，诱导B细胞和单核细胞Fc受体Ⅱb的表达以及诱导B细胞IgE Fc受体（CD23）的表达。

（四）白细胞介素5（IL-5）

IL-5是在酸性粒细胞增多症的研究中发现的。酸性粒细胞增多症是一种T细胞依赖的疾病。从寄生虫特异性抗原刺激的T细胞克隆培养液分离出的酸性粒细胞分化因子（EDF），和另一组作者从激活的T细胞培养液分离出的T细胞替代因子(TRF)以及IgA增强因子均为同一因子,即白细胞介素5。人类IL-5由134个氨基酸残基组成,分子量45kD,是二聚体。19个氨基酸残基组成N端亲水性多肽,含有至少两个N糖基化位点,但是糖基化对于IL-5的活性没有影响。IL-5在造血调节中的突出作用是对酸性粒细胞增殖、分化和功能的调节,除促进酸性粒细胞集落形成外,还诱导外周血酸性粒细胞的抗体依赖的杀肿瘤细胞能力。此外,IL-5对胸腺细胞和B细胞的增殖和分化起间接调节作用。

(五) 白细胞介素17(IL-17)

编码IL-17的基因是1993年从小鼠细胞基因文库中发现的,当时命名为CTLA-8。人类的IL-17(现称IL-17A)是分子量32kD的同型二聚体,其cDNA是从人类$CD4^+$T细胞文库中克隆的,与嗜T细胞的猿猴疱疹病毒HVS13有57%同源性,与小鼠的IL-17(CTLA8)有63%同源性。还从人类T细胞文库克隆出人类IL-17受体,与小鼠的mIL-17受体有69%同源性。hIL-17R基因定位于22号染色体。近年来的研究表明IL-17是一个家族(表4-2)。

表4-2 IL-17家族的配体与受体(Gaffen 2008)

IL-17家族的配体	产生的主要组织、细胞	结合的受体
IL-17(IL-17A,CTLA-8)	T细胞	IL-17RA,IL-17RC(IL-17RL)
IL-17A/F异二聚体	T细胞	IL-17RA,IL-17RC
IL-17B	多种组织	IL-17RB?
IL-17C	前列腺,胎肾	
IL-17D	多种组织	
IL-17E/IL-25	多种组织	IL-17RB(IL-25R)
IL-17F	T细胞	IL-17RA,IL-17RC
未知	IL-17RD(SEF)	
未知	IL-17RE	

IL-17的重要性与Th17细胞相关。$CD4^+$辅助T细胞(Th)是获得性免疫反应的核心。但是,Th淋巴细胞是高度异质性的群体,自1986年以来按照分泌的细胞因子和免疫功能不同分两大类:Th1和Th2,分泌IFN-γ等细胞因子为主的Th1,在抗细胞内微生物免疫中起关键性作用,通常认为调节细胞免疫;产生IL-4、IL-5、IL-9、IL-13等的Th2细胞,在抗胃肠道菌丛中起关键性作用,调节体液免疫。后来发现$CD4^+$ $CD25^+$的调节T细胞(Treg),主要起负调节作用,防止免疫反应过强,形成免疫耐受,维持免疫平衡和稳定;2005年发现第四类$CD4^+$辅助T细胞,因为它们产生IL-17的多个成员(表4-2)命名为Th17,能调节天然免疫。Th17细胞不产生经典的Th1/Th2细胞因子,如IFN-γ/IL-4,而且IL-4和IFN-γ抑制Th17细胞的分化。Th17细胞表达低水平的T-bet和GATA-3。近年来的研究报道表明Th17细胞在器官特异性的自身免疫病中起关键性作用,还有促炎症作用,成为新的研究热点。

(六) 白细胞介素18(IL-18)

IL-18与IL-12有相似之处,其抗肿瘤效应引人注目。1989年从内毒素诱导的血清中发现一种能增加脾细胞产生IFN-γ的因子,但必须有丝裂素或IL-2同时作用。经研究该活性因子在血清中为分子量50~55kD的蛋白。用已知能诱导IFN-γ产生的细胞因子的抗体不能中和其作用。1995年由小鼠肝脏分离此因子并将其进一步纯化,其分子量为18~19kD,并报道了其氨基端氨基酸序列,命名为IFN-γ诱导因子(IGIF)。同年克隆出小鼠IGIF的cDNA。重组的小鼠IGIF显示与天然的有类似的生物学性质,也必须有IL-2或丝裂素存在时才起作用。但不依赖于IL-12的作用。人类的IGIF cDNA于1996年报道。rhIGIF也是产生IFN-γ和别的T辅助细胞1(Th1)细胞因子的辅助刺激因子。同时它也辅助诱导Fas介导的细胞毒。用计算机分析小鼠IGIF的蛋白折叠方式与其他细胞因子比较,发现它与人类IL-1β相近,有人建议称它IL-1γ。但是由于它不能与IL-1受体结合,故称其为白介素18。现已确定人类的IL-18是分子量18kD的蛋白,由巨噬细胞和角质细胞产生,可诱导外周血单个核细胞产生IFN-γ。IL-18的mRNA产生无活性的IL-18前体,经IL-1β转化酶(ICE)酶切成有活性的IL-18。IL-18在体内可由内毒素诱导产生,也可能由TNF-α、IFN-γ等炎症因子和fas配体介导产生。IL-18受体属IL-1受体族(IL-1RRP)。

笔者实验室对IL-18在白血病和淋巴瘤中的作用和应用前景进行过研究,从人白血病细胞系J6-1克隆出IL-18 cDNA,并在部分白血病患者骨髓细胞测出IL-18 mRNA高表达,AML患者的IL-18过高表达提示预后不良。IL-18接种动物肿瘤可使肿瘤减小或消退,引起人们对IL-18用于抗肿瘤治疗研究的关注。

(七) 白细胞介素33(IL-33)

多年来IL-1受体家族成员ST2长期作为孤儿受体在炎性和自身免疫性疾病研究中频频出现。实际上在搜索ST2的配体时从3T3细胞曾经获得与ST2-Fc共沉淀的两个融合蛋白,分子量分别为32kD和18kD。但是直到2005年才用计算机分析确定

IL-33 是 ST2 的配体。推测 IL-33 有 DNA-结合结构域，能在细胞核内、异染色质内发现。IL-33 前体经胱天蛋白酶裂解后成熟在核内起作用。细胞因子同时能起转录调节作用不乏先例，如 IL-1α。当然，IL-33 在核内起作用不依赖 ST2。

三、其他细胞生长调节因子类

（一）作用于早期造血细胞的细胞因子

本文介绍的作用于早期造血细胞的细胞因子，主要是 Kit 配体（KL）和 Flt3 配体（FL）。

c-kit，flt3 和 c-fms 受体基因在外显子大小、数目、序列和外显子/内含子界限位置等方面十分相似，提示它们可能是从同一基因进化而来的。由于它们的相似性，近年来的研究往往将它们进行对比以便揭示它们的内在规律。Kit 配体（KL）和 Fit 配体（FL）是研究最多的主要调节早期造血细胞的造血调控因子。它们的发现过程与集落刺激因子的发现截然不同，这两个因子都是先知受体后找到配体的细胞因子，均以受体的配体命名。这两个受体都属酪氨酸激酶受体族，与 M-CSF 受体同属于一个亚族。都是由约 1000 个氨基酸残基组成的一次跨膜糖蛋白，都有经配体激活后有酪氨酸激酶活性的胞内区，和五个免疫球蛋白样结构域的胞外区组成。目前已知该亚族有五个成员：c-fms（M-CSF 受体）、血小板衍生的生长因子（PDGF）受体 α 和 β、c-kit 和 flt3。

c-kit 配体的发现较早，过程复杂，渊源于对小鼠 5 号染色体 w 位点的深入研究：早在 20 世纪初就知道腹部有白色斑点（white spotting）的小鼠有遗传缺陷，生殖细胞和造血功能有缺陷，易患巨幼细胞贫血。经数十年研究找出二十多个 W 位点的等位基因变种，其中有一个变种位于 10 号染色体名为 Steel（Sl）。1988 年证实 W 位点编码的蛋白即 c-kit 的蛋白产物。1990 年三个实验室同时报道发现了 c-kit 配体，认为是干细胞因子（stem cell factor，SCF），立即引起实验血液学界广泛关注。由于复杂的研究背景 c-kit 配体的别名很多，如 Sl 因子、SCF、肥大细胞生长因子等，随着研究的深入，对它的作用有了较确切的评价，可能叫它 c-kit 配体（KL）合适。

c-kit 配体的发现为细胞因子的研究开辟了新途径，掀起了寻找孤儿受体配体的热潮，由此发现了 mpl 配体即血小板生成素 TPO；稍后发现了 Flt3 配体（FL）。不过 FL 发现的方法有所不同：有一组作者用非严谨杂交法，以 c-fms DNA 为探针从 cDNA 文库钓出相关序列，称为 fms 样酪氨酸激酶 3（fms like tyrosine kinase 3，flt3）；另一组作者用变性的酪氨酸激酶结构域的寡核苷酸用 PCR 法由小鼠胎肝细胞分离出，称胎肝激酶 2（fetal liver kinase 2，flk2）。这两组作者所得的受体胞外区结构域仅两个氨基酸不同；胞内区尤其是 C 末端差别较大。配体的获得有两种方法：用可溶性受体筛选细胞系，表面有阳性反应者用 RT-PCR 法取得其 cDNA；或用 flt3 胞外区蛋白制备的亲和层析柱，在细胞系条件培养液中筛选配体蛋白，作末端氨基酸序列分析，再用 PCR 法取得 cDNA。人类的相应受体是用 flt3 筛选出的，所以称为 Flt3 配体（FL）。

c-kit 受体基因包括 21 个外显子，基因组有 70kb。人类 flt3 基因组约 100kb，含 24 个外显子。人类 FL 基因组约 50kb，与 M-CSF 类似也含 8 个外显子。FL、KL 和 M-CSF 外显子大小和结构的相似性提示它们在进化上的同源性。人类 flt3 基因组的染色体定位在 13q12；c-kit 在 4q11. 34；FL 在 19q13. 3-13. 4；KL 在 12q14. 3。对于 c-kit 和 KL 的遗传变异已研究得很透彻，在分子水平得到阐明，主要是点突变，尤其是 c-kit 的胞内区点突变可导致酪氨酸激酶活性降低。有些变异则导致 c-kit 的表达下降。对于 flt3 和 FL 的遗传变异则尚无报道。髓系恶性疾病往往与 19 号染色体的三倍体化相关，FL 基因在 19q13. 3-13. 4，19 号染色体三倍体化与 FL 基因变化有无关系，以及与髓系恶性疾病的相关性有待研究。

FL 的结合和生物学活性均无种属特异性。小鼠和人类的 FL 蛋白均能与细胞表面的小鼠或人类的 Flt3 受体充分结合。人类的 FL 蛋白可刺激小鼠、猫、兔、非人灵长类和人类的细胞产生生物学效应。反之，KL 则有种属特异性，小鼠的 KL 对人类的细胞有作用，人类的 KL 只对人类的细胞起作用。

c-kit 和 Flt3 受体的结构与 M-CSF 受体的结构相似，胞外区均有五个免疫球蛋白样结构域。c-kit 和 M-CSF 受体的胞外区前三个免疫球蛋白样结构域为结合配体所必需的结构，第四个免疫球蛋白样结构域与受体二聚化相关。Flt3 受体的结构与功能的关系尚无报道。小鼠及人类的 c-kit 蛋白均由 976 个氨基酸残基构成，胞外区有 9 个 N 糖基化位点。肽链分子量 108kD 糖蛋白有两类：140kD 和 155kD。不同组织来源的 c-kit 大小不同。小鼠的 Flt3 受体由 1000 个氨基酸残基构成，人类的 Flt3 受体由 993 个氨基酸残基构成，胞外区各有 9 个和 10 个 N 糖基化位点，肽链分子量约 110kD，糖蛋白也有两类：130 ~ 143kD 和 155 ~ 160kD。

c-kit 与 KL 的结合有高亲和力（Kd：16 ~ 310pmol/L）和低亲和力（Kd：11 ~ 65nmol/L）两类。Flt3 受体和 FL 的结合仅有人类的髓细胞白血病的高亲和力（Kd：200 ~ 500pmol/L）报道。小鼠和人类的 c-kit cDNA 克隆表明有两类异构体，由于选择性剪接在跨膜区的上游四个氨基酸（甘氨酸-天冬酰胺-天冬酰胺-赖氨酸，GNNK）有或无，GNNK 缺失的 c-kit 可出现没有配体结合的构成性磷酸化。在人类的急性髓细胞白血病细胞和白血病细胞系 $GNNK^-$ 和 $GNNK^+$ 的比例为 15∶1和 10∶1。此外 c-kit 的胞内区还可有 715 位丝氨酸插入，在细胞系和新鲜白血病细胞均可测出。c-kit 的可溶性受体已在白血病细胞系的培养液和人血清（324ng/ml±105ng/ml）测出，产生机制不明，但是肯定能与 KL 结合。上述 c-kit 异型体的生理意义有待研究。

KL 和 FL 的蛋白结构与 M-CSF 都很相似。小鼠和人类的 KL 蛋白均由 273 个氨基酸残基构成，N 端在胞外，25 个氨基酸残基构成引导肽，185 个氨基酸残基构成胞外区，27 个氨基酸残基构成跨膜区，还有 36 个氨基酸残基构成的胞内区尾端。小鼠的 FL 蛋白有 4 个 N 糖基化位点；人类的 FL 蛋白有 5 个 N 糖基化位点。中国仓鼠和 Buffalo 大鼠的 FL 蛋白有 O 糖基化位点。KL、FL、M-CSF 都有保守的 4 个半胱氨酸残基。KL 蛋白形成两个分子内二硫键，FL 和 M-CSF 形成三个分子内二硫键。M-CSF 还有一个未配对的半胱氨酸残基能形成分子间二硫键。这些差异使 KL、FL、M-CSF 的空间结构不同，因而生物学活性不同。小鼠和人类 KL 蛋白的突变研究表明，含有保守的 4 个半胱氨酸残基的胞外区结构域是活性中心，其他区域对生物学活性均无影响。小鼠和人类的 FL 蛋白分别由 231 和 235 个氨基酸残基构成，前 27（小鼠）和 26（人类）个氨基酸残基构成信号肽，紧接的 161（小鼠）和 156（人类）个氨基酸残基构成胞外区，22（小鼠）和 23（人类）个氨基酸残基构成跨膜区，21（小鼠）和 30（人类）个氨基酸残基构成胞内区尾端。小鼠和人类的 FL 胞内区只有 52% 的同源性，胞外区有 92% 的同源性。小鼠和人类的 FL 胞内区各含两个 N 糖基化位点。FL、KL 均为带有短的胞内区跨膜蛋白，有 4 个螺旋结构。小鼠和人类的成熟 KL 蛋白是经蛋白酶分解后的 164 个氨基酸残基构成的可溶性蛋白，有生物学活性。第一个蛋白酶解位点由第 6 外显子编码，第二个蛋白酶解位点由第 7 外显子编码，正好位于跨膜区上游。第二蛋白酶解位点仅在第一蛋白酶解位点缺失时启用。小鼠和人类的 KL 和 M-CSF 类似都有第 6 外显子的选择性剪接。可溶性和膜结合型 KL 都是正常发育所必需的，不同组织产生不同的异型体。

用 PCR 和多种 cDNA 分析已确定 FL 也有多种异型体，细胞表面的跨膜型 FL 起主要作用，其跨膜区酶解产物则是有活性的可溶性 FL。小鼠的 FL 是膜结合型的，但不是跨膜型的，因为剪接时丢失的内含子引起读码框的变化，失去了酶切位点。人类的 FL 无此类异型体。小鼠和人类的 FL 蛋白都有另一类异型体，即由于第 6 外显子的选择性剪接在胞外区结构域的终端产生终止密码子，从而形成可溶性 FL。笔者实验室也从人白血病细胞系 J6-1 克隆出胞外区有终止密码子的 M-CSF。正常状态下 KL 的第 6 外显子含跨膜区和酶切位点；FL 的第 6 外显子则否，诱导第 6 外显子可产生移动读码框形成的可溶性 FL。

正常人血清 KL 水平为 2～5ng/ml。患者血清 KL 水平变化尚未发现有临床意义。正常人血清 FL 水平 100pg/ml，是免疫酶联检测法的检出极限。Fanconi 贫血患者血清的 FL 水平可高达 10ng/ml，放、化疗肿瘤患者血清 FL 水平也明显升高。

KL 和 FL 对小鼠及人类造血细胞的作用：KL 和 FL 对造血干、祖细胞的作用需有其他因子的协同。FL 的作用偏重于淋巴系列；KL 偏重于髓系。KL 和 FL 之间也有协同作用。它们的受体，而不是因子是认识它们在造血调控中作用的关键，因为 KL 和 FL 在各种组织广泛表达，受体尤其是 Flt3 仅在有限的几种细胞表达。c-kit 和 Flt3 在造血细胞系的表达已有许多报道。c-kit 在髓系表达很低，大部分红系和巨核系高表达 c-kit，肥大细胞系均表达 c-kit，淋巴系则不表达 c-kit 受体。Flt3 在造血细胞系的表达与 c-kit 明显不同。小鼠的髓系、红系、巨核系、肥大细胞系和巨噬细胞系均无 Flt3 表达，与人类的 Flt3 在造血细胞系的表达有所不同。

Flt3 主要表达于造血祖细胞表面，其配体 FL 以膜结合型和分泌形式表达于骨髓基质细胞，在正常造血细胞的增殖、分化和生存中起重要作用。

c-kit 受体和 Flt3 在人类白血病骨髓标本中的表达也有报道。在 FAB 分型的所有急性髓系白血病亚型的白血病原始细胞常见 c-kit 的表达，与相应正常造血干、祖细胞的表达水平相似。Flt3 受体在多数 AML 也表达。急性淋巴细胞白血病则少见 c-kit 表达。约半数 Hodgkin 淋巴瘤患者的 Reed-Sternberg 细胞有 c-kit 表达。B 系急性淋巴细胞白血病 Flt3 受体均阳性，T 系急性淋巴细胞白血病则报道不一致。T 和 B 淋巴瘤则无 Flt3 受体表达。多数慢性髓系白血病急性变后有 c-kit 表达，部分患者在慢性期和加速期已有 c-kit 表达，但无 Flt3 受体表达。白血病细胞对 FL 和 KL 的反应性差异很大，对有些 AML 细胞系可以是自身调节因子（autocrine），有些则与别的细胞因子协同作用，也有的无反应性。KL 和 FL 在造血细胞增殖、分化调控中的作用和对造血细胞的体外效应，是用流式细胞仪和 RT-PCR 法测定的总结，是细胞群体的性质。造血细胞群体是高度异质性的,很难纯化。在判断这些结果时必须考虑方法学的限制。

已有的实验资料表明 c-kit 和 Flt3 的表达在造血系统主要限于造血干、祖细胞。随着造血细胞的增殖和分化 c-kit 和 Flt3 的表达有所改变,如定向髓系祖细胞是 $c\text{-kit}^{+}Flt3^{+}$ 或 $c\text{-kit}^{+}Flt3^{-}$ 的表型,而早期红系祖细胞仅为 $c\text{-kit}^{+}Flt3^{-}$,因而 KL 对于红系祖细胞起关键作用而对 FL 不起反应。近期 KL 和 FL 对造血的体内效应研究表明,它们对部分分化了的造血细胞也起作用。c-kit 在原始的、成熟的和恶性的肥大细胞都呈高表达,但是不表达 Flt3。树突细胞的前体细胞也表达 c-kit 和 Flt3,KL 和 FL 与别的细胞因子协同对它们起作用,尤其是 FL 对髓系衍生的树突细胞起关键作用。尚有别的分化了的造血细胞表达 c-kit 和 Flt3,但是生理功能尚不明。如约50%的小鼠骨髓嗜酸性粒细胞和单核细胞表达低水平的 c-kit。小鼠骨髓还有小部分淋巴细胞表达 Flt3。这些实验结果可能与细胞群体的高度异质性和方法学的限制有关。

CD34 在人类骨髓细胞成熟过程中的表达。最早的干细胞也许是非组织决定、休止并有自我更新能力的。可能由于细胞基质的相互作用,获得了特异的表型和功能。看来,最早有自我更新能力的造血前体细胞是 $CD34^{-}CD45^{+}CD38^{+/-}$ 表型的细胞。这类细胞的激活导致 $CD34^{+}$ 表型的出现进而诱发了分化的后代。$CD34^{+}$ 表型的激活是可逆的,激活的 $CD34^{+}$ 细胞有部分自我更新和植活能力,尤其是有其他抗原共表达,如 $CD90^{+}$,HLA-DR 指示不成熟分化阶段用基因剔除技术获得的无 FL 或 Flt3 基因的小鼠一般说是健康的;相反,剔除 KL 或 c-kit 则是致死性的。剔除 Flt3 基因的小鼠有正常水平的外周血细胞。但是,深入研究发现早期 B-细胞和造血干细胞数减少。若将剔除 Flt3 基因的小鼠交给 c-kit 基因有变异的小鼠喂养,则剔除 Flt3 基因的小鼠在 20~50 天内死亡。说明 Flt3 和 c-kit 基因是正常造血系统的发育和功能必须的。

剔除 FL 基因的小鼠也有正常水平的外周血细胞,一般说也是健康的,也有早期 B 细胞数的减少。但是,剔除 FL 基因的小鼠脾脏树突细胞的减少是剔除 Flt3 基因小鼠没有的。更明显的是脾脏 NK 细胞数的减少。

小鼠体内试验表明 KL 与 TPO 有协同作用促进血小板生成。给正常小鼠注射 KL 还可增加外周血白细胞总数,主要是中性粒细胞增加,淋巴细胞仅轻度增加。KL 对骨髓细胞的影响不大,KL 对脾脏髓系细胞和 CFU-S 的影响很明显。所以 KL 的体内作用机制复杂。

(二)胰岛素样生长因子1(IGF-1)

激素与造血调节相关,尤其是红系造血,雄激素的作用引人注目。近年来注意到生长激素包括胰岛素样生长因子-1(insulin-like growth factor-1,IGF-1)与 EPO 有类似的抗凋亡作用,在体外有刺激 BFU-E 和 CFU-E 的作用。胰岛素和胰岛素样生长因子是能量代谢和生长的关键性调节物,对细胞生长有丝裂原作用,近年来发现许多肿瘤细胞也表达 IGF-1 受体,成为肿瘤治疗的新靶点。

胰岛素样生长因子有两种,IGF-1 和 IGF-2 的基因分别位于 12q22-q24 和 11p15,编码 70 和 67 个氨基酸残基构成的多肽,与胰岛素同源。胰岛素样生长因子2 在造血调控中的作用尚不清楚。IGF-1 主要在肝脏生成,其受体分布广泛,所以 IGF-1 对很多细胞起作用,主要是丝裂原作用,正常和恶性细胞都有反应。将 IGF-1 基因部分剔除的后果是严重的,生长、发育缓慢,神经系统障碍;完全剔除 IGF-1 基因则是致死性的。IGF-1 在红系造血调节中的作用不仅是丝裂原作用,还有抗凋亡效应。至少有 8 个重要的调节蛋白(IGFBP)能与 IGF-1/IGF-2 结合影响丝裂原作用。有些 IGFBP 能刺激红系集落生长。在治疗慢性肾病时 IGF-1 辅助 EPO 起治疗作用。

(三)转化生长因子β(TGF-β)

TGF-β 广泛存在于各种组织,在胚胎发育的很早期就表达。TGF-β 基因剔除的小鼠胎死宫内,说明 TGF-β 的重要性。TGF-β 的基因保守,生物学作用广泛。在胚胎发生、创伤修复、炎症等方面起重要作用。在造血系统 TGF-β 是造血系统主要的生理性负调节因子之一。在白血病细胞异常高表达,成为白血病细胞的自身抑制因子。

TGF-β 是一个细胞因子家族,与 TGF-α 在结构和功能上均无关。TGF-β 族的成员很多,按基因结构和保守性分为密切相关组和疏松相关组。TGF-β1 是 TGF-β 族的原型,最初从小鼠肉瘤病毒转化的成纤维细胞中发现。它能使贴壁生长的成纤维细胞转化为悬浮生长,因而命名为转化生长因子。密切相关组有五个成员:TGF-β 1~5,都有 9 个半胱氨酸残基,它们的 DNA 序列有 64%~82% 的同源性,生物活性相似,但组织分布不同,染色体定位也不同。疏松相关组的细胞因子保留了 7 个半胱氨酸残基,生物活性与 TGF-β1 相差甚大,故称疏松相关组。

TGF-β 由两个 12.5kD 的亚单位通过二硫键连接构成二聚体,TGF-β1 是同型二聚体,TGF-β2 也是同型二聚体。β1 和 β2 亚单位氨基酸序列有 70% 的同源性。β1 序列高度保守,人鼠间有99%的同源性。TGF-β1,2 是异型二聚体,即由 β1 和 β2 亚单位构成二聚体。抑制素(inhibin)由共同的 α 亚单位和

βA 或 βB 亚单位构成二聚体，与单纯由 β 亚单位构成的激活素(activin)关系密切。激活素也有同型和异型二聚体。

正常细胞产生的 TGF-β 都有分子量 110kD 的前体阶段，经酸激活或酶激活，形成不含糖基的活性 TGF-β(分子量 25kD)。肿瘤和白血病细胞产生的 TGF-β 可能没有前体阶段。TGF-β1 的前体含三个 N 端糖基化位点，TGF-β1 单体由前体的 C 端脱落，不含糖基化位点，含有 β 折叠和很小的 α 螺旋。

TGF-β 的多功能性突出，有“神秘分子”之称。原因在于异构体多，异构体的生物学作用既相似又相异，有活性形式和非活性形式。不同型别的 TGF-β 由不同的启动子启动表达，含有不同的调控元件。不同启动子的同源序列很少，加上与受体或结合蛋白复合物的作用，使 TGF-β 的功能表型复杂化。TGF-β 与其他细胞因子联合作用往往出现意料之外的作用。如 TGF-β 与 M-CSF 联合作用，可强烈刺激人白血病细胞系 J6-1 的增殖，TGF-β 单独作用呈抑制作用，M-CSF 单独作用呈一般的增殖促进效应。

在造血调节中 TGF-β 是主要的生理性负调节因子之一，随着 TGF-β 的剂量和靶细胞的不同有刺激和抑制增殖、分化的双向作用。近年来对造血干、祖细胞的研究表明，大多数干细胞处于休止期(G_0)，定向干、祖细胞则处于增殖活跃状态。生理浓度的 TGF-β 可能使干细胞处于休止期。体外实验表明 TGF-β 抑制早期祖细胞的增殖，如对 CFU-GEMM、BFU-E、HPP-CFC 有很强的抑制作用，用抗 TGF-β 的单克隆抗体阻断早期祖细胞自分泌的 TGF-β，可使其从休止期进入细胞周期。小鼠实验表明经 TGF-β 处理的干、祖细胞再植能力降低。然而，TGF-β 对晚期祖细胞的增殖抑制作用并不明显，如对 CFU-G、CFU-M、CFU-E 几乎没有影响。低浓度的 TGF-β 与 G-CSF 或 GM-CSF 协同可增加 CFU-GM 集落数和集落大小。TGF-β 的作用可能是通过调节其他细胞因子受体的表达实现的。

骨形成蛋白(bone morphogenetic proteins, BMPs)属 TGF-β 疏松相关组，有 20 多种，包括生长/分化因子(growth/differentiation factor, GDFs)。它们不仅与骨质形成有关，也参与内脏分化调节；对于细胞的增殖、分化和凋亡都有调节作用。BMPs/GDFs 是由 400～525 个氨基酸残基构成的同型二聚体，天然的也有异型二聚体。

Mullerian 抑制物(Mullerian inhibiting substance, MIS)是 TGF-β 疏松相关组的另一大类成员。BMPs 和 MIS 都有各自的受体。近年来由于发现 BMPs 可以形成与骨髓造血相似的微环境，BMP-2 诱导神经细胞分化等众多发育、分化方面的功能，使 TGF-β 疏松相关组备受关注。

已发现至少有 9 种蛋白能与 TGF-β 结合，但是只有 3 种是其受体，即受体Ⅰ(分子量 53kD)、受体Ⅱ(分子量 70～80kD)、受体Ⅲ(分子量 300kD)。TGF-β 受体Ⅰ和Ⅱ没有酪氨酸激酶活性，但有丝氨酸/苏氨酸激酶活性，分别启动不同的信号传导途径，起不同的生物学作用。Ⅰ型的表达往往依赖于Ⅱ型的表达，在缺乏 TGF-β 受体的细胞系转染Ⅱ型受体，往往导致Ⅰ型和Ⅱ型的一起表达。受体Ⅲ是分子量 280kD 的蛋白多糖，胞内区很小，不直接传导信号，与 TGF-β 形成高亲和力的异侧复合体，起辅助作用。近年研究结果确定，受体Ⅲ即 CD105(endoglin)是间充质干细胞的特征性标志物。

(四) 肿瘤坏死因子(TNF)

早在 19 世纪末，一些医生就注意到有些肿瘤在革兰阴性细菌感染后坏死、缩小，20 世纪 70 年代中期阐明了其主要物质基础，是由单核-巨噬细胞和淋巴细胞产生的蛋白，命名为肿瘤坏死因子(TNF)；单核-巨噬细胞产生的称 TNF-α；T 淋巴细胞产生的称 TNF-β，又称淋巴毒素。并明确 TNF 与恶病质素(cachectin)为同一物。后来用重组的肿瘤坏死因子进行的研究证明 TNF 是多功能因子：在炎症和抗肿瘤作用中引起细胞凋亡；对脂肪代谢有抑制作用，增强肌肉分解代谢，导致肿瘤患者恶病质。大量注射 TNF 可引起肝损伤、消化道坏死；TNF 有内源性热原作用，可能是肿瘤患者恶病质发热原因之一。介导炎症反应、骨质吸收、引起血管损伤和血栓形成，激发中性粒细胞释放溶酶体酶，产生超氧化物，上调补体受体的表达，黏附于血管壁上。体内 TNF-α 主要由单核-巨噬细胞产生，作为自分泌因子可正反馈上调 TNF-α 的产生。同时 TNF-α 可诱导其他细胞产生 IL-1 和 GM-CSF 等，影响其他造血细胞的生成。作为协同因子或辅助因子与其他细胞因子一起参与白血病细胞的增殖、分化调控。

人类 TNF-α 的 cDNA 最早由 HL-60 细胞系克隆，并在大肠杆菌表达，蛋白分子量 17kD，Pi-5.3，由 157 个氨基酸残基构成。TNF-α 的基因定位于 6 号染色体，与 HLA 基因群连锁。TNF-β 的基因与 TNF-α 的基因仅隔 1.1kb。成熟的 TNF-β 由 171 个氨基酸残基构成，分子量 25kD，与 TNF-α 氨基酸序列有 36% 同源性。TNF 作为跨膜蛋白形成，被金属蛋白酶裂解为可溶性蛋白，三个单体形成三聚体与受体结合。

TNF-α 的受体有两型：Ⅰ型和Ⅱ型；两种存在形式：膜结合型和可溶性受体。TNFR-Ⅰ的分子量 55kD，与配体的亲和常数 Kd 约 0.5nmol/L。TNFR-Ⅱ的分子量 75kD，Kd 约 0.1nmol/L；IL-2、IL-7 和 IL-

12刺激的NK细胞可产生TNFR-Ⅱ。它们都是糖蛋白，属神经生长因子受体家族。TNFR的跨膜区细胞外部分被酶切即形成可溶性受体（sTNFR）。细菌脂多糖（LPS）和TNF-α可诱导单核细胞和HL-60细胞释放sTNFR。体液中可测出sTNFR，多种病理状态下sTNFR水平明显升高。如恶性肿瘤、自身免疫病、脓毒症等。慢性淋巴细胞白血病患者血清sTNFR水平与病情相关。TNF及其受体超家族成员在免疫细胞的增殖、生存、分化和凋亡的调节中起重要作用。重组的sTNFR已用于临床，治疗血清TNF-α水平异常升高的疾病，如类风湿关节炎。TNF的拮抗物-抗TNF抗体和sTNFR在临床上治疗类风湿关节炎、牛皮癣、僵直性脊柱炎等有明显效果，但是增加了罹患结核病的危险性。

不同类型的细胞在不同功能状态下细胞膜上的TNFR类型和数量可以不同。如正常的B淋巴细胞无论在休止期或激活后TNFR-Ⅰ都很少，TNFR-Ⅱ则在激活后上调。恶性B淋巴细胞的TNFR-Ⅰ和TNFR-Ⅱ都呈较高表达。TNF-α的两型受体在$CD34^+$细胞上的功能不同：TNFR-Ⅰ促进由GM-CSF、IL-3刺激的集落生长，抑制SCF、G-CSF刺激的集落生长，下调c-kit表达，抑制多种因子刺激的前体细胞生长；TNFR-Ⅱ抑制HPP-CFU的集落生长，下调c-kit表达，仅抑制红系前体细胞生长。

（五）白血病抑制因子（LIF）

白血病抑制因子（leukemia inhibitory factor，LIF）最初由多个实验室独立研究发现，所以名称很多，从名称可见其多功能性：基于它对小鼠白血病细胞的分化诱导作用命名的“分化诱导因子（D factor）”；基于它对胚胎干细胞的分化抑制作用命名的“分化抑制因子（DIA）”；基于它增加急性期蛋白合成命名为“肝细胞刺激因子（HSF-Ⅱ）”；基于诱导胆碱能的表现型而称为胆碱能神经元的分化因子（CNDF/CDF）。还有的报道称其为黑色素细胞衍生的脂蛋白脂酶抑制因子和骨髓细胞的人类白介素等。现在通用的是基于它对小鼠白血病细胞增殖的抑制而命名——白血病抑制因子（LIF）。

小鼠和人类的白血病抑制因子基因分别为6.0和6.3kb，均含3个外显子和2个内含子。编码203个氨基酸残基构成的蛋白产物，即LIF的前体。成熟的LIF是高度糖基化的，糖基几乎都与天门冬酰胺残基相连。但是糖基化程度与活性无关。天然LIF的分子量和等电点变化范围很大（分子量：32～67kD；pI为8.6～9.2）。

LIF对胚胎干细胞的分化抑制作用已被用于建立胚胎干细胞（ES）系，去除LIF后ES细胞在类似于卵黄囊的环境中分化为造血组织。LIF在造血干细胞体外扩增中起重要作用。LIF抑制干细胞分化，但诱导单核细胞的分化；协同增强IL-3对巨核系前体细胞的增殖刺激作用。LIF对众多细胞起作用，但只能在局部作用，若血循环中长期高浓度存在则对机体有害，呈恶病质。剔除LIF基因的小鼠尚可存活。推测有相似的其他细胞因子替代，如制癌蛋白M（oncostatin M）与LIF有30%氨基酸同源性，有4个半胱氨酸残基的位置和配对类似；在LIF、oncostatin M和睫状神经营养因子（CNTF）之间有蛋白一、二级结构的相似之处。LIF、IL-6、G-CSF之间也有相似之处。

四、趋化因子

趋化因子（chemokine）是指能使白细胞向炎症部位迁移的细胞因子，对调节白细胞的功能和运动方向起重要作用，主要与炎症、感染和免疫相关，近年来的研究进展表明，趋化因子影响造血干/祖细胞的迁移、归巢、动员、增殖和生存，参与造血调节。

趋化因子的结构特点：N端具有由至少三个β折叠结构和C端的α螺旋以及保守的四个半胱氨酸（C）形成的结构域：以N端的两个半胱氨酸结构为准，CXC族的趋化因子两个半胱氨酸间有另一任意氨基酸隔开；CC族的两个半胱氨酸直接相连；CX3C族的两个半胱氨酸间有三个氨基酸隔开，其C端有很长的附加结构，包括musin样结构；C族趋化因子很特殊，仅剩一个半胱氨酸，仅一个成员淋巴细胞趋化因子（lymphotactin）。

趋化因子是分子量8～12kD的蛋白。其原型是IL-8。至今已发现五十多种趋化因子，但是仅发现20种趋化因子受体。亦即趋化因子与其受体的结合不够特异，很少趋化因子受体呈特异性结合，如原来认为SDF-1α/CXCL12仅与CXCR4结合，后来发现也能与CXCR7/RDC1结合。趋化因子受体结构有别于其他细胞因子的受体结构，属七次跨膜型的G蛋白耦合受体（GPCR）。趋化因子基因的染色体定位如下，CXC族：14q12～21（SDF-1α例外在10号染色体）；CC族：17q11.2～12；CX3C族：16；C族：1q23。趋化因子基因染色体定位的聚集提示这些基因在进化上的同源性。根据趋化因子的结构和基因的染色体定位将受体分四类：CXCR：1～7；CCR：1～10；CX3CR：1和CCX-CKR；CR：1。

趋化因子的氨基酸序列类似，所以它们的二级和三级结构也相似。晶体分析表明：所有的趋化因子都是多聚体，除PF4是四聚体外均为二聚体，但是生理浓度下往往呈单体。由于趋化因子都是与细胞表面的受体或结缔组织中的氨基糖蛋白结合，二聚体化可能有优越性。

除了 CCR6、CCR8、CCR9 和 CXCR5、CXCR6、CXCR7 仅与一种趋化因子结合,其他趋化因子受体都与两种以上的趋化因子结合。许多趋化因子有一种以上的受体。为什么趋化因子多而受体少,同一趋化因子可结合多种受体。Weber 等根据他们的实验结果作如下解释:激活不同的受体产生不同的功能。白细胞从血流迁移至炎症部位要经过四步:沿着血管壁滚动;停止滚动;播散;穿越内皮细胞进入炎症组织。Weber 等发现在此过程中趋化因子激活两个不同的受体:CCR1 和 CCR5,CCR1 在血流变缓时使白细胞停止滚动,CCR5 则使白细胞沿着血管壁播散,两个受体均可使白细胞穿越内皮细胞进入炎症组织。趋化因子受体在人类疾病中起重要作用,从 HIV 感染、心血管疾病到自身免疫病都起十分重要的作用。若用抑制趋化因子的策略治疗这些疾病需针对大量受体。如果 Weber 等的假设成立就能减少许多治疗靶点。

趋化因子作用的复杂性与趋化因子-趋化因子受体相互作用的复杂性有关。趋化因子在炎症部位形成浓度梯度,低浓度处呈单体,高浓度处呈多聚体;趋化因子受体活化受细胞内状态和细胞聚集状态的影响,也能形成多聚体。趋化因子单体足以结合活化趋化因子受体,多聚体趋化因子对聚集的受体作用更强,表现在能募集更多活性更强的白细胞。SDF-1/CXCL12 介导了众多功能是近年来的研究热点(表 4-3)。

表 4-3 SDF-1/CXCL12 功能的介导

靶细胞	功能	介导者
造血祖细胞	生存	IFN-γ
	再植(自我更新)	未知
	趋化/迁移/黏附	P2A 和涉及 Akt, GSK3α/3β, β-arrestin-2; FLT-3L/FLT-3, MAPK, CREβ, Ras, FAK
间充质干/基质细胞	迁移	肝细胞生长因子/c-met 轴
内皮细胞	血管新生	HO-1, PKC, 不依赖 VEGF
T 淋巴细胞	趋化/迁移	FoxP3, Cb1, Cb1-b, Src 激酶, CD45, Crk-L, Zap70, Nck, PLC-γFyb, Raf-1/MEK/Erk, Robo 受体 Slit-2, Gα13-Rho, Cas, Hef1 相关信号转导物, T 细胞受体的 ITAM 结构域
B 淋巴细胞	迁移	钙, SHIP1
	生存	FOX03a, ERK1/2, p90RSK, AKT, GSK3
树突细胞	迁移	趋化因子受体表达, MAPK
肿瘤细胞	迁移	CXCR4, Akt, VEGF, p53, FAK, RAFTK, PyK2, Slit, G 蛋白
	转移	β-catenin, cAMP
	血管新生	CXCR4
	组织相容性	CXCR4, CⅡTA
	预后	CXCR4, $CXCR4^+$ 微粒

有人根据基因表达和受体种类,将趋化因子分为炎症趋化因子(inflammatory chemokine)和归巢(或稳态)趋化因子(homing/homeostasis chemokine)两大类。炎症趋化因子在大部分组织不同类型的细胞和迁移来的白细胞在炎症细胞因子、细菌毒素和其他病理因素作用下产生,除中性粒细胞激活的多肽 2(NAP2)之外,CXCR1、CXCR2、CXCR3、CCR1、CCR2、CCR3 和 CCR5 的所有配体均属此类。归巢趋化因子则由淋巴组织呈构成性表达,它们与淋巴细胞的归巢和成熟有关。趋化因子/趋化因子受体与造血调节的关系,还有许多有待研究阐明之处,如趋化因子样受体(chemokine-like receptor, CMKLRs)和非趋化因子与趋化因子受体的结合使问题复杂化,有待深入研究。

五、细胞因子受体

参与造血调控的生长因子和细胞因子很多,结构多样化。它们的受体种类则少些。通常将细胞表面的受体按结构分为四类(表 4-4)。

除了趋化因子的受体是 7 次跨膜(7-TM)与 G 蛋白耦联,参与造血调控的细胞因子受体的结构多数属于亚单位含有跨膜蛋白并且是酶相关的受体。已知的大多数造血生长因子的受体属于细胞因子受体Ⅰ型,干扰素受体属Ⅱ型,还有属胞内区含固有酶

表4-4　受体的结构分类

1. 含离子通道的受体	每个亚单位均含两个以上嵌膜片段，四个以上亚单位围成通道
2. 7次跨膜(7-TM)蛋白	G蛋白连接受体，趋化因子受体属此类
3. 亚单位含有跨膜部分和酶相关的受体(多数细胞因子的受体)	
	(1) 固有酪氨酸激酶类(RTK)如M-CSF-R，PDGF-R
	(2) 不含TK，但胞质含有酪氨酸激酶(CRs)
	同型二聚体类如GH-R，EPO-R，G-CSF-R
	异型二聚体类如GM-CSF-R，IL-3-R，IL-5-R
	异型三聚体类如IL-4-R，IL-7-R，IL-9-R，IL-15-R
	(3) 固有丝/苏氨酸激酶类，如TGF-β-R
	(4) 固有环化酶受体类，如鸟苷酸环化酶(ANP受体)
4. 配体依赖的转录调节物可溶性DNA结合蛋白	

活性的受体。

(一) 造血生长因子受体亚族(细胞因子受体Ⅰ型)

大多数造血生长因子的受体属此类，包括LIF、IL-1、IL-2、IL-3、IL-4、IL-5、IL-6、IL-7、IL-9、IL-13、IL-18、GM-CSF、G-CSF、EPO和TPO。还有促乳素、生长激素、睫状嗜神经因子，它们都是跨膜蛋白，胞外区有很多重复结构，有下列功能性结构：

1. 胞外区有4个半胱氨酸残基。

2. 胞外配体结合区有WSXWS(色氨酸-丝氨酸-任意一种氨基酸-色氨酸-丝氨酸)基序，可优化受体的三级结构。

3. 在形成同型或异型二聚体后有增强结合或信号传导的能力。

4. 受体分子的胞质内区没有已知的激酶活性结构域。

5. 胞外区有Ⅲ型纤连素结构域。

上述共同功能区外的同源性很小，胞内区的大小相差很大。但是它们的同源性为进化研究提供了线索，在功能方面起重要作用。如Ⅲ型纤连素结构域是与某些黏附分子同源的，提示细胞因子受体的进化与细胞黏附有关。造血生长因子受体亚族的另一特点是其信号传导均与防止凋亡相关和共有受体亚单位。

(二) 胞质内有酪氨酸激酶结构域的受体

至今已有五十多个胞质内有酪氨酸激酶结构域的受体分属于9个亚族(表4-5)。它们都有一个大的糖基化的胞外区与配体结合，有一个跨膜区和一个含有酪氨酸激酶结构域的胞内区。氨基酸序列分析将酪氨酸激酶受体族分为三类：①包括neu/HER2和EGFR；②包括胰岛素和IGF-1受体；③包括M-CSF、SCF、FL受体和PDGF受体的A、B链，它们有类似的拓扑结构。

表4-5　受体酪氨酸激酶族的九个亚族

表皮生长因子受体亚族	嗜神经因子受体亚族
胰岛素受体亚族	成纤维细胞生长因子受体亚族
PDGF/M-CSF/SCF受体亚族	Eph样受体酪氨酸激酶
血管内皮细胞生长因子受体亚族	Axl受体酪氨酸激酶
肝细胞生长因子受体亚族	

细胞因子受体族(CR)，此类受体的共同特征是其胞外区有类似的结构：均有称为CRM(CR module)的纤连素样结构，由2个β折叠称为CRD(CR结构域)的组成。CRD中有二硫键和WSXWS盒。按照受体亚单位的不同CR又分为三个亚族。最简单的CR亚族是同型二聚体，即2个受体分子与一个配体分子结合。GH和泌乳素(prolactin)受体，EPOR和G-CSFR均属此亚族。它们的受体亚单位均具有结合配体和信息传递两种功能，与配体结合引起二聚体化启动信号传导。CR第二亚族的受体由两个不同的亚单位构成，α亚单位除了与配体结合外还有增加与配体亲和力的功能，也由此启动信号传导。β亚单位的功能就是信号传导。例如激活了的IL-6R实际是高度有序的IL-6、IL-6Rα和gp130(IL-6Rb)复合体，IL-6和IL-6Rα的结合引起gp130的二聚化。GM-CSFR，IL-3R和IL-5R各有Rα，但共有Rβ，特称βc，专司信号传导功能。CR第三亚族的受体由三个不同的亚单位构成，其中有一个亚单位往往是共有的。如γ亚单位是IL-4、IL-7、IL-9和IL-15受体共有的，称γc。Gp130则是LIF，oncostatin M(OSM)CNTF受体和IL-6R共有的。以IL-2R为例，它由αβγ三个亚单位构成，α与配体结合，βγ传递信息。α的亲和力低，αβγ的亲和力高，αβ或βγ中等亲和力。但是仅βγ有信号传导

功能。

CR 在传导信号时第一步是启动胞质中与酪氨酸激酶相关的部分,尤其是 JAK 磷酸化和激活,然后是其他细胞内信号传递过程,如 STATs 等和 RTKs 的传递机制相似。与细胞因子一样受体的特异性也是相对的,有些细胞因子的受体也呈多功能性。例如 EGF 和 TGF-α 竞争同一受体。又如一种叫 neuropilin 的细胞因子受体,既出现于神经轴突又出现于血管内皮细胞表面,与血管内皮生长因子(VEGF)结合后轴突生长受阻,血管生长加速。此外有些肿瘤细胞也有 neuropilin 表达。

(三) 细胞因子受体Ⅱ型

Ⅱ型细胞因子受体亚族包括干扰素受体、组织因子受体和 IL-10 受体。也有 α 和 β 二个亚单位组成。α 链的胞外区均含Ⅰ型受体,也有纤连素Ⅲ结构域,可能是细胞因子配体的结合部位。胞内区与 jak-1 相关,β 链与 jak-2 相关。干扰素受体的信号传递过程已清楚,IL-10 受体的信号传递过程尚待阐明。干扰素配体与受体结合即引起受体 α 和 β 二聚化,jak-1/jak-2 复合体 α 链的酪氨酸磷酸化成为转录因子 stat1 的结合位点,一旦 stat1 结合其酪氨酸也磷酸化与 α 链解离成为同型二聚体,转移至细胞核内结合于 γ 激活序列(GAS 元件)。

(四) 蛋白丝氨酸苏氨酸激酶受体

TGFβ 族有 30 个成员,其中一些起造血负调控作用。有 3 类 TGFβ 受体:53kD 的Ⅰ型受体(TbRⅠ)、75kD 的Ⅱ型受体(TbRⅡ)和 200kD 的Ⅲ型受体(TbRⅢ)。TGFβ 的结合必须有 TbRⅡ,然后由 TbRⅠ与复合物结合激活受体胞内区的丝氨酸苏氨酸激酶,启动传递信号,丝氨酸 Smad 磷酸化,在 TGFβ 受体是 Smad2 和 Smad3 磷酸化,与 Smad4 形成异二聚体。Smad2 的 Ser465 和 Ser467 是与 Smad4 结合的识别位点。磷酸化的 Smad 复合物作为转录因子 STAT 的转导者和激活物进入细胞核内,诱导或抑制基因转录。TGFβ 对造血细胞的主要作用是丝裂原抑制物,即抑制细胞分裂。TGFβ 还对细胞周期素的活性有抑制作用。TGFβ 受体族对多种细胞的增殖起"制动"(braking)作用,多种肿瘤细胞的 TGFβ 受体或其下游靶产生突变形成自激生长机制。

(五) 肿瘤坏死因子受体(TNFR)族

肿瘤坏死因子受体族包括 TNFR1、TNFR2、fas、CD40、CD27、CD30、OX40 和神经生长因子受体,它们各有独特的生物学效应。TNFα 和 Fas 可通过启动造血前体细胞凋亡抑制造血。Fas 介导的造血干细胞和前体细胞凋亡,可能是原发性再生障碍性贫血和遗传性骨髓衰竭(包括 Fanconi 贫血)的主要病理生理机制。与 Fas 不同,TNF 受体通过不同途径介导不同的效应,在有些细胞引起细胞凋亡,对另外一些细胞则诱导间叶细胞分泌造血生长因子。大部分这类受体的胞外区有富含半胱氨酸重复区的结构域,胞内区有 80 个氨基酸组成的"死亡结构域"(death domain),后者是转导凋亡信号和激活 NFκB 必需的。TNFR1、TNFR2 和 Fas 都有"死亡结构域"。同一受体如能与不同的配体结合,可产生不同的生物学效应,例如有些细胞在 TNF 作用下通过激活肿瘤坏死因子受体相关因子 2(TRAF2)诱导 NFκB,在这些细胞 NFκB 可防止 TNF 诱导的凋亡,细胞存活;但是如果同一受体与 CD30 配体结合,引起 TRAF2 分解,则 NFκB 不被激活,亦即在 TNFR1 和 CD30 同时作用下细胞凋亡。这些复杂的作用机制可以解释 TNF 作用的复杂性和多功能性。

人类 5 号染色体长臂聚集了许多与造血有关的细胞因子及其受体基因。早期文献报道 M-CSF 基因也在此区,后来重新定位于 15 号染色体。5q-综合征是细胞因子与白血病发病相关的典型例证。早在 1974 年就发现染色体 5q-异常与急性髓细胞白血病(AML)、MDS 相关,但其机制却是在 1985 年以后,发现和克隆了大量参与造血调控的细胞因子及其受体后才得以阐明,在 5q 集聚了众多的细胞因子及其受体的基因。5q-综合征的细胞遗传学缺陷可分为 4 型:a 型,5q13 ~ 33;b 型,5q31 ~ 35;c 型,5q23 ~ 33;d 型,5q13 ~ 35。用高分辨分带技术研究确定,5q31 是最多见的缺陷区。5q31 ~ 33 的基因序列如下:中心粒-IL4/5-IRF1-IL3—GMCSF-IL9-EGR1-CD14-MCSFR-端粒。白介素基因的内含子-外显子结构均已阐明。干扰素调节因子 1(IRF1)基因编码一个核因子,是结合在干扰素诱导基因的干扰素反应序列的病毒诱导顺式元件,该处聚集了白介素和 CSF 基因,可以解释病毒感染对白介素和 CSF 表达的影响。

(六) Toll 样/IL-1 受体超家族

Toll 样受体是天然免疫系统识别的模式识别受体(pattern recognition receptors, PRRs)的主要部分。饶有兴趣的是重要的促炎症因子 IL-1 的受体结构与其相似,同属一个超家族。

Toll 样/IL-1 受体超家族成员,都有一个约 160 个氨基酸残基组成的细胞内结构域:Toll/IL-1 受体(TIR)结构域,位于受体蛋白的胞质内末端,该超家族按照它们的胞外区结构域的不同分为三个亚族:IL-1 受体样亚族,Toll 受体亚族和由它们的接头蛋白组成的亚族。IL-1 受体样亚族的胞外区由三个免疫球蛋白基序连接而成,其成员有 IL-1R1,IL-1R2,

IL-18R,及其附属蛋白IL-1RAcP和IL-18RAcP,还有ST2。Toll受体亚族有12个成员,它们的胞外区由富含亮氨酸的基序组成。这些受体都与促炎症信号途径连接(图4-1)。

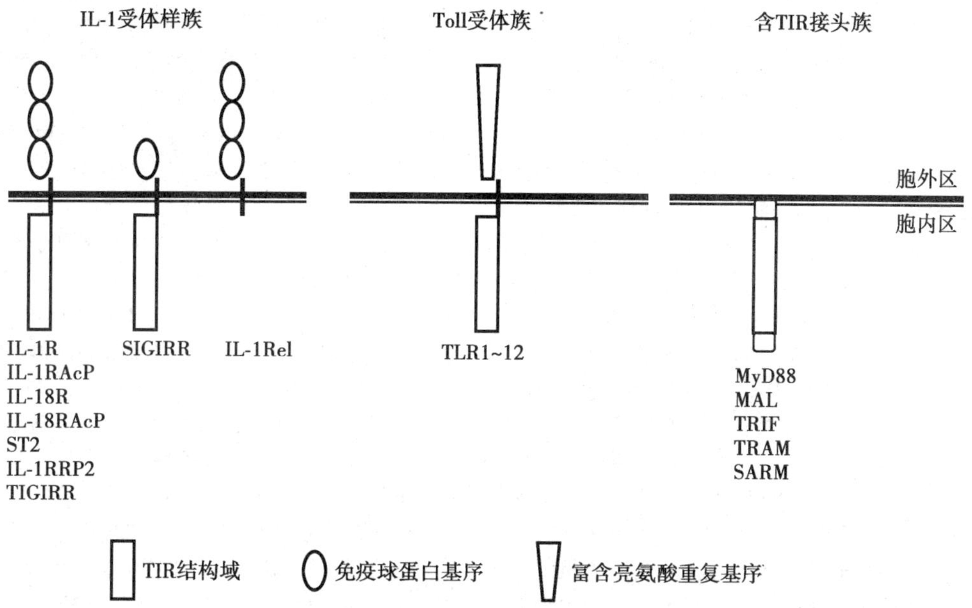

图4-1 Toll样/IL-1样受体超家族

胞内不同的接头蛋白介导不同的通路,激活不同的基因表达。如依赖于MYD88的途径通过NF-κB产生促炎症因子TNF-α和IL-1β;依赖于TRIF的途径通过IRF3产生IFN-β和激活干扰素诱导基因。

近年来发现人类Toll-样受体亚族成员TLR4的基因多态性与疾病遗传性和敏感性相关。TLR4识别革兰阴性细菌及真菌和分枝杆菌的脂多糖,研究表明Asp299Gly和Thr399Ile多态性影响对革兰阴性细菌感染的敏感性,导致细胞因子反应的减弱。这种多态性有明显的地理分布,与人类进化过程中的迁移有关,有明显的遗传保守性。

六、microRNA与正常和病态造血

近年来,一类核糖核酸小分子(即microRNA或miRNA)成为全球生命科学、生物医学、药物学等诸多领域关注的焦点。具有调节功能的非编码小分子RNA是指一类内源性长度为21~24nt的单链核酸小分子,通过与靶基因3′-UTR区的完全或不完全互补结合,从而引起mRNA的降解或翻译抑制发挥负性调节作用。小分子RNA大多在进化上具有序列保守性,不编码蛋白质,而是以RNA的形式,通过调节一些信号分子,如生长因子、转录因子、前程序性细胞死亡基因和抗程序性细胞死亡基因的表达,实现对细胞死亡、增殖、分化、发育和新陈代谢的调控。小分子RNA的发现不仅揭示了困扰科学家们多年的基因沉默现象的本质,还改变了人们对基因的传统认识。miRNA的发现是近年来生命科学研究的一个重大突破,在2002年和2003年连续两年被《Science》杂志评为"年度十大科技进展"。

miRNA的生成主要包括两个过程。首先在细胞核内编码miRNA的基因由RNA聚合酶Ⅱ(RNA polⅡ)转录生成单顺反子或多顺反子初级转录物(Pri-miRNA)。Pri-miRNA随后进入微处理器Drosha(一种RNaseⅢ酶),在此被切割成60~70nt的一端5′磷酸,一端3′端两个悬垂结构的miRNA前体——pre-miRNA。pre-miRNA在Ran-GTP依赖的核质/细胞质转运蛋白Exportin5的作用下,从细胞核运送到细胞质中,然后被另外一种RNaseⅢ核酸内切酶复合物剪切成21~25个核苷酸长的miRNA:miRNA*双体。此复式结构在解旋酶作用下,一条链被降解(通常是miRNA*),而另一条链(通常是miRNA)进入核蛋白复合体形成RISC(RNA—induced silencing complex,RNA诱导的沉默复合体),发挥生物学作用。

根据与靶基因互补程度的不同,miRNA作用机制分为两种:靶mRNA切割和翻译抑制。miRNA同蛋白编码mRNA完全或几乎完全互补时,通过RNA介导的干扰途径,即miRNA相关的核糖核苷酸和

miRNA 诱导的沉默复合物(RNA induced silencing complex,miRISC)联合作用,降解靶 mRNA。大多数动物体内,miRNA 并不直接降解靶 mRNA,而是与其3端非翻译区(3′-UTR)不完全互补,同样通过 RISC 或 RNA 干扰途径明显抑制转录后翻译水平的基因表达。miRNA 运用此机制亦能降低相应靶基因的蛋白表达水平,不影响 mRNA 本身。

对于 miRNA 的最早研究是 1993 年 Lee 等用正向遗传学的方法在秀丽线虫中发现了第一个 miRNA lin-4;lin-4 有两种形式,一种是 60nt 长度,另一种是 22nt 的长度,均可形成茎环状的发夹结构,但 22nt 长度的可以通过与 lin-14 mRNA 3′-UTR 以不完全匹配的形式抑制 lin-14 基因的表达。2000 年 Reinhart 等在秀丽线虫发现了另一个 miRNA lin-7。lin-7 的发现具有重要的意义,因为,不同于 lin-4,lin-7 在多种生物中表达,有较强的保守性,说明 miRNA 介导的基因调控具有比以往想象的更古老也更普遍的规律。随后,科学工作者采用多种方法寻找 miRNA 分子,迄今在人类组织中发现大约六百多条此类分子。而预测人体内约有一千条这样的小分子,它们调控约 1/3 人类基因的翻译表达。

(一) miRNA 在正常造血中的作用

造血是多层次复杂调控过程,涉及造血干细胞自我更新和向不同形态及功能的血细胞分化、成熟。这些过程受严格的调控,这些调节机制的分子性质尚知之甚少,目前的研究成果多集中于转录因子的转录调控。随着 miRNA 的发现,人们越来越重视这一新的调控层次,miRNA 介导的转录后调控既可作用于转录因子直接参与调控过程,又可作用于某些功能蛋白作为转录调控的补充。

miRNA 与造血有关的最初证据来自于 Chen 等的研究,他们从小鼠骨髓克隆了大约 100 个 miRNA,发现其中三个(miR-223、miR-142、miR-181)主要表达于造血组织。进一步鉴定发现,miR-181 于胸腺高表达,在未分化细胞(Lyn^-)低表达,在 B 淋巴细胞中表达上调。在造血祖细胞中异位表达 miR-181,将这种细胞移植入致死照射的小鼠,会造成 B 系淋巴细胞比例的显著升高(较对照高 53%)以及 T 细胞比例($Thy\text{-}1.2^+$)的显著降低(88%)。随后的研究证实,不仅造血组织和非造血组织 miRNA 表达谱大不相同,在造血组织内部也存在差别。miRNA 与造血干细胞向各系定向分化有关,并可能对分化起调控作用(图 4-2)。

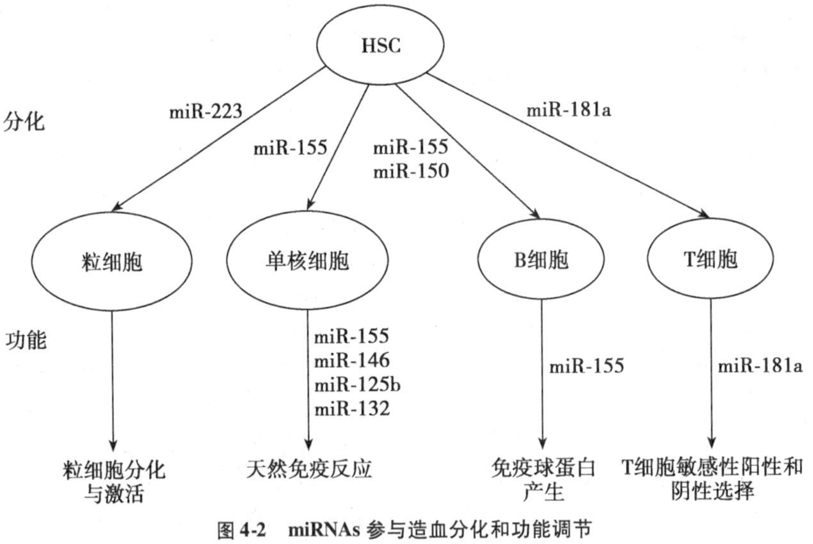

图 4-2 miRNAs 参与造血分化和功能调节

1. 淋巴细胞发育　研究发现在 T 细胞分化过程中,miR-181 于胸腺高表达,并在胸腺 $CD4^+CD8^+$ 双阳性细胞中表达上调。在这一发育阶段中 miR-181a 的上调与 bcl-2、CD69 和 TCRα 的表达呈负相关。进一步的研究表明,miR-181 家族成员在胸腺发育中靶向 bcl-2、CD69 和 TCRα 调节其表达水平。由于 CD69 信号的破坏会影响淋巴细胞从胸腺的移出,异位表达的 miR-181 可能越过 $CD4^+CD8^+$ 双阳性阶段,引起低表达 CD69 的细胞在胸腺中滞留,从而导致外周 T 细胞的减少。

miR-150 选择性表达于成熟静息 B 细胞和 T 细胞,而在 B、T 祖细胞中不表达。过表达 miR-150 的转基因小鼠 B 细胞明显减少,表明 miR-150 通过靶向转录因子 c-MYB 调控 B 细胞分化。

miR-17 ~92 基因簇也对 B 细胞发育至关重要。其在小鼠中的靶向缺失导致原凋亡蛋白 Bim 水平升高，抑制原B细胞向前B细胞的发育。这些证据表明 miR-17～92 基因簇在原B至前B细胞的发育转换中起特异性调节作用，通过靶向原凋亡蛋白 Bim，促进这一阶段B细胞的存活。

2. miRNA与免疫系统 miRNA不仅在B、T淋巴细胞不同发育阶段具有不同的表达特征和调节功能，而且在调节免疫反应方面起重要作用（表4-6）。采用 miR-155 缺陷小鼠实验显示，miR-155 调节生发中心功能、T细胞依赖抗体反应和细胞因子产生，对正常B、T细胞发挥功能至关重要。

表4-6 参与免疫系统发育和功能调节的 miRNA

miRNA	功 能	靶 点
miR-155	细菌和病毒感染状态下在巨噬/单核细胞中表达上调 B、T细胞发育	IKKε，FADD，RIP 促进产生 TNF-α
	敲除小鼠细胞因子产生减少导致生发中心B细胞反应损伤	MAF
	免疫球蛋白产生减少	Pu. 1
miR-150	B、T细胞发育	Myb
miR-181	B、T细胞发育	
	T细胞对抗原的敏感性	DuSP-5，-6，SHP2，PTPN22
miR-146	特异性调控 Th1 效应细胞	IRAK1，TRAF6
	负调控 LPS 信号	
miR-125b	LPS 信号	TNF-α
Let-7i	胆管细胞	TLR-4
miR-223	原髓细胞前体分化为成熟粒细胞	Mef2c

进一步的实验揭示了 miRNA 在精确免疫调节中的作用。miR-181a 可在发育过程中调控T淋巴细胞受体的敏感性。成熟T细胞中 miR-181a 表达升高增强T细胞对肽抗原的敏感性，而抑制不成熟T淋巴细胞中的 miR-181a 会降低其敏感性并破坏阳性和阴性选择。这些作用部分源于 miR-181a 对多种磷酸化酶（SHP-1、SHP-2、DUSP5 和 DUSP6）的多靶点调控，引起高水平磷酸化中间产物的积累，从而降低 TCR 信号的反应阈值。

3. 巨核细胞与红细胞发育 在 $CD34^+$ 造血祖细胞（HPCs）向巨核系定向分化的同时伴有 20 种 miRNA 的下调。其中 miR-10a 和 miR-130a 可下调 mafB 和 HOXA-1，而这两个基因均在此分化过程中上调，表明 miRNA 能够阻断它们的表达。在红系，$CD34^+$ HPCs 向红系分化过程中出现 miR-221 和 miR-222 下调。这两种 miRNA 在 $CD34^+$ HPCs 中的异位表达抑制红细胞生长和 Kit 蛋白表达。进一步的实验揭示，miR-221 和 miR-222 的下调可解除对 kit 表达的阻断作用，促进早幼红细胞的扩增。对红系前体细胞进行 miRNA 表达的系统分析显示了分化晚期 miR-150、miR-155、miR-221 和 miR-222 的进行性下调，miR-16、miR-451 的上调，以及 miR-339 和 miR-378 的双相调节。

采用条件 GATA-1 细胞系，Dore 等发现 miR-144/451 基因簇处于红细胞关键调节因子 GATA-1 的转录调控之下。采用反义吗啉代寡聚体干扰斑马鱼胚胎中该 miR 基因簇的表达，发现注射 miR-451 反义寡聚体的胚胎有正常的红系前体，但向成熟红细胞的发育被破坏。注射 miR-144 反义寡聚体不引起任何明显改变。

4. 粒细胞和单核细胞发育 研究发现，miR-223 在 $CD34^+$HPCs 和髓系前体细胞中低表达，随着粒细胞分化，其表达稳步增加，而在单核系中表达受抑。与此一致，miR-223 在急性早幼粒细胞白血病（APL）细胞系和患者标本用维A酸体外诱导粒系分化过程中表达上调。在寻找 miR-223 调节元件过程中，Fazi 在 miR-223 前体-709 碱基处发现了一个非保守的 C/EBPa 结合位点。采用 APL 细胞系进行的进一步实验表明 C/EBPa 与转录因子 NFIA 竞争结合这一位点。用维A酸处理 APL 细胞引起 NFIA 取代 C/EBPa 并导致 miR-223 的转录激活，miR-223 的激活反过来抑制 NFIA 的转录。此外，在 APL 细胞中异位表达 miR-223 可以促进粒细胞分化。因此，从上述结果看，miR-223 对粒系生成起正向调节作用。而其他研究组在小鼠和人的 miR-223 启动子位点的更远端发现了转录因子 PU. 1 和 C/EBPb 的结合位点，这两种转录因子与这一位点结合可激活 miR-223 的转录。并发现，APL 细胞用维A酸诱导分化过程中抑制 PU. 1 可强烈抑制 miR-223 表达，因此认为在这一模型中，miR-223 的表达主要由 PU. 1 驱动。但是，Johnnidis 发现 miR-223 缺陷小鼠循环以及骨髓中性粒细胞的数量显著增加，这些粒细胞形态异常，粒系表面标志表达异常，并对刺激信号反应性增强，出现自发性炎性肺病。此外，他们还发现，促进髓系祖细胞分化的转录因子 MEF2c 是 miR-223 的靶点，剔除 Mef2c 基因后，miR-223 缺陷小鼠表型恢复正常。因此，认为 miR-223 的作用是减少粒细胞产生并破坏其激活。总之，有关 miR-223 在粒系生成中的作用尚存争议。

在单核细胞发育中，PU. 1 激活 miR-424，在急性髓系白血病（AML）细胞系和 $CD34^+$HPCs 中，激活的 miR-424 通过抑制转录因子 NFIA 反过来诱导单核/巨噬分化。

miRNA 在不同的造血细胞分化阶段表达不同可能是由于 miRNA 转录生成 pri-miRNA 时受到特异性调控细胞分化的转录因子调节，也可能是 miRNA 在转录后调控某些系列特异基因的表达，参与造血分化决定。比较在造血分化过程中不同系列分化时转录因子及特异基因的变化，与相应的 miRNA 的变化相联系，再根据 miRNA 靶基因预测的结果和 miRNA 上游转录因子结合序列可能进一步揭示 miRNA 调控网络。

（二）miRNAs 与白血病

白血病是以异常血细胞增殖为特征的骨髓克隆性疾病。白血病患者中普遍存在非随机的染色体异常（如缺失、易位、倒位）导致的不可修复的基因功能缺失（如失去肿瘤抑制基因）或癌基因激活，上述因素一直被认为是导致白血病发生的关键。

1. 慢性淋巴细胞白血病　在慢性淋巴细胞白血病（CLL），最为常见的染色体异常是 13q14 区的杂合或纯合或双染色体缺失，发生率超过 50%，并与发病相关。miR15、16-1 正好处于 CLL 基因缺失区 13q14 的 30kb 内。与健康供者正常成熟 $CD5^+$淋巴细胞相比，在大多数（68%）B 淋巴细胞性白血病（B-CLL）患者的 miR-15、16-1 表达下调。在两例 CLL 患者白血病细胞中找到了引起等位基因缺失从而造成这两个 miRNA 基因簇表达沉默的相关突变。此外，在自然发生的迟发型性 CLL 小鼠模型中发现 miR-16-1 附近 3′ DNA 的点突变导致 miR-16-1 表达降低。因此，不仅仅是染色体缺失，点突变也会引起 CLL miR-15a/miR-16-1 的表达降低。有趣的是，miR-15a/16-1 的靶基因是癌基因 *bcl-2*，原发性 CLL 患者中 miR-15a/16-1 的表达与 bcl-2 蛋白表达呈负相关。CLL 恶性细胞大多过表达 bcl-2，bcl-2 本身具有抗凋亡作用，能够使肿瘤细胞逃避细胞凋亡。miR-15a 和 miR-16-1 通过直接与 bcl-2 mRNA 的 3′-UTR 序列相互作用调控 bcl-2 蛋白的表达，以类似于抑癌基因的作用抑制 B 淋巴细胞的过度增殖，而它们的缺失则导致 B 细胞增殖能力大大增强，从而脱离正常的增殖凋亡平衡走向恶性转化的道路。体外实验证实 miR-15a 和 miR-16-1 在转录后水平抑制 bcl-2 的表达足以引起 CLL 来源细胞系的凋亡，因此，miR-15a 和 miR-16-1 作为天然的 bcl-2 “抑制剂”有望应用于临床治疗 CLL 及其他 bcl-2 过表达引起的肿瘤。Calin 等在一个家族性 CLL 并同时伴有乳腺癌的家系中鉴定出了 miR-15a 和 miR-16-1 基因的单核苷酸突变，该突变直接导致了 miR-15a 和 miR-16-1 的表达下降，同时在 75 例 CLL 患者中的 11 个检出了同样的突变，因此，小 RNA 基因突变有望成为家族性 CLL 或其他癌症与 CLL 并发率的可能指标。

另外，两个在 CLL 发病中起关键作用的 miRNA 是 miR-29b 和 miR-181b。这些 miRNA 通过靶向调节 TCL1 发挥肿瘤抑制作用。TCL1 是共激活 AKT 并参与调节细胞存活、增殖和死亡相关多条通路（如 mTOR、NFκB、mdm2 和 cyclinD1 通路）的癌基因。高水平的 TCL1 与 ZAP-70 以及非突变 IgVH 高表达相关，而后二者是侵袭性 CLL 的标志。转基因小鼠实验亦证实，TCL1 能诱导 IgV 区重排，而 IgV 区重排正是 CLL 中侵袭性亚型的典型特征。

2. 急性淋巴细胞白血病　到目前为止，急性淋巴细胞白血病（ALL）患者标本 miRNA 表达情况及功能的研究很少。Mi 等发现了 27 个表达异常（6 个上调，21 个下调）并且在 AML 和 ALL 中有表达差异的 miRNA。其中，miR-128b 在 ALL 中的表达高于 AML，并大大高于正常 $CD19^+$细胞。

3. 急性髓系白血病　对 240 个具有中危至高危细胞遗传学异常的急性髓系白血病（AML）标本的 miRNA 表达进行分析，发现 miRNA 表达谱与 FLT3-ITD 相关，表明这类患者细胞遗传学异常可导致 miRNA 的表达。其中，miR-191 和 miR-199a 的过表达与 AML 患者总体生存时间和无病生存时间呈负相关。

在对携带 NPM1 和 FLT3-ITD 突变的 AML 患者 miRNA 的功能研究中发现，这两类突变通常出现于正常核型的 AML 患者中，约占 AML 患者总数的 30% ~ 40%。其中 NPM1 突变患者 miRNA 表达谱与 NPM1 非突变者有明显不同，主要表现为前者有 miR-10a、miR-10b 以及 let-7 和 miR-29 家族成员的表达上调。表达下调的 miRNAs 中 miR-204 靶向调节 HOXA10 和 MEIS1，表明 NPM1 突变的 AML 患者 HOX 表达上调可能部分源于调控 HOX 的 miRNA 的缺失。$FLT3^-$ ITD^+ 标本以 miR-155 上调为特征。进一步的实验证实，miR-155 的上调不依赖于 FLT3 信号。给 C56BL6 小鼠移植过表达 miR-155 的小鼠 HPCs，C57BL6 小鼠骨髓出现伴有红系/巨核系减少的髓系增殖性疾病。这一结果与 $CD34^+$ 祖细胞向红系和巨核系分化过程中出现 miR-155 下调，以及在 HPCs 中过表达 miR-155 会阻断这两系体外分化这一现象相吻合。上述资料表明，miR-155 阻断红系/巨核系分化，并与 FLT3-ITD 发病相关。由于 miR-155 的表达独立于 FLT3 信号，在治疗这一类型 AML 时应考虑用 miR-155 反义寡核苷酸阻断 miR-155 的同时联合使用 FLT3-ITD 抑制剂治疗。

在对 APL 细胞用维 A 酸（RA）诱导粒系分化过程中发现有 miR-223 特异性上调，而 miR-181 或 miR-142 表达水平未受影响。稳定过表达 miR-223 会促进 RA 反应性髓系白血病细胞系 NB4 向粒系分化，而干扰 miR-223 则抑制 NB4 对 RA 诱导分化作用的反应性，表明 miR-223 表达水平与髓系前体的分化密切相关。miR-223 转录后调控对粒细胞分化以及 APL 白血病细胞对全反式维 A 酸的临床反应至关重要，为 APL 的诊断和治疗提供了新的靶点。

4. 慢性粒细胞白血病　有研究表明，慢性粒细胞白血病（CML）细胞系中 BCR-ABL 和 c-MYC 均可以反式激活 miR-17～92 基因簇的上调。BCR-ABL-MYC 通路对 pri-miR-17～92 表达的诱导作用主要出现在慢粒慢性期的早期，而非急变期。

5. 淋巴瘤　miR-155 在很多人类肿瘤包括弥漫性大 B 细胞淋巴瘤（DLBCL）、原发性纵隔 B 淋巴瘤（PMBL）、Hodgkin 淋巴瘤以及儿童 Burkitt 淋巴瘤（BL）中过表达，并发挥癌基因作用。在靶向 B 细胞过表达 miR-155 的转基因小鼠模型中，首先出现多克隆的前白血病前 B 细胞增殖，随后发生 B 细胞恶性肿瘤。miR-155 在具有激活 B 细胞亚型中出现，而在幼稚 B 细胞亚型中不出现，而前者比后者的侵袭性强，因此 miR-155 可能成为 DLBCL 的临床诊断指标；在 BL 中 miR-155 的表达比正常人高出 100 倍，提示 miR-155 可能在 BL 的发生和发展过程中起作用，其机制可能是通过间接抑制某些抑癌基因的表达而实现。

13q31～32 区的异常扩增在 B 细胞淋巴瘤患者中较为常见。而 miR-17～92 基因簇（包括 miR-17-5p、miR-17-3p、miR-18a、miR-19a、miR-20a、miR-19b-1 和 miR-92-1 基因）恰恰定位于这一区域，导致 65% 的 B 细胞淋巴瘤患者 miR-17～92 表达水平明显增加。在 MYC 转基因小鼠的 HPCs 中过表达 miR-17～92 基因簇可以加速肿瘤形成。在淋巴细胞中过表达 miR-17～92 会使小鼠发生淋巴增殖性疾病、自身免疫以及成熟前死亡。miR-17～92 基因簇通过下调 PTEN 和调节 B 细胞凋亡的原凋亡蛋白 Bim 促进淋巴细胞增殖和存活。深入研究发现，MYC 可以结合并激活位于染色体 13q31 区域的 miR-17～92 的表达。此外，这一基因簇中两种 miRNAs：miR-17-5p 和 miR-20a 可下调 E2F1 转录因子，而 E2F1 可促进细胞周期进展，是 MYC 的直接下游靶点。因此，MYC 通过同时激活 E2F1 并通过基于 miRNA 的抑制机制限制其翻译，从而实现了对细胞增殖的紧密调控。

侵袭性淋巴细胞瘤白血病中常有 t(8;17) 染色体的异位，miR-142 基因正好位于这个区域。异位使 miR-142 基因与 c-Myc 基因融合，导致 c-Myc 在 miR-142 基因启动子控制下高表达，促使低度恶性的慢性淋巴瘤演变为高度恶性的 B 细胞性白血病。

（三）结语

最初在对秀丽线虫进行遗传筛选中发现的 miRNA 正引起越来越多的关注，成为人类遗传领域的新星。已有明确证据表明 miRNA 参与了造血细胞的发育和功能调控。miRNA 精密调控造血细胞分化并调节细胞对刺激的反应性。其作用可能源于其对信号通路相关蛋白的多靶点协调抑制。在白血病和淋巴瘤，已发现广泛的 miRNA 调节异常。但是，完全阐明 miRNA 在造血和肿瘤中的作用还有大量工作要做。了解 miRNA 与转录体的相互作用，是阐明 miRNA 对基因表达的调控方式以及设计基于 miRNA 的治疗策略中重要的一环。

第三节　造血细胞因子的病理生理作用及其临床意义

一、细胞因子多态性及其意义

最近对多个人的全基因组测定结果表明，人类基因组中有 1 亿多个基因多态性位点，比预期的多。近年来细胞因子基因多态性与疾病的关系引起关注，如移植物抗宿主病、细胞因子风暴、对罹患肿瘤的敏感性等都与细胞因子基因多态性有关。细胞因子基因中有许多单核苷酸多态性（SNP）和微卫星多态性，这些多态性中的某些位点与启动基因转录有关，影响转录。此外，不少细胞因子转录过程中发生选择性剪接增加了细胞因子的多态性；许多细胞因子蛋白有不同的糖基化位点，糖基化程度也可以有很大不同，即翻译后的修饰也增加细胞因子的多态性，有不同的生理和病理生理作用。如体内存在多种不同修饰蛋白的巨噬细胞集落刺激因子（M-CSF 即 CSF-1）：可溶性的、膜结合型的、基质蛋白结合的糖蛋白或蛋白糖等，在不同组织、不同部位表达，有不尽相同的功能。

免疫系统的基因多态性明显地影响免疫反应，白细胞抗原（HLA）就是范例，研究已久。趋化因子是免疫系统中最具多态性的细胞因子，它们的多态性增加了免疫反应的变异性。进化过程中趋化因子变异最多，形成了超家族，功能复杂。趋化因子多态性与疾病的关系研究较多。

近十年来的研究表明，细胞因子和天然免疫基因多态性是导致 HLA 抗原匹配移植发生移植物抗宿主病的原因。其中对炎症细胞因子 TNF-α、IL-1、IL-6 和 IL-10、TGF-β 等的多态性研究较多。

二、细胞因子的多功能性和功能冗余性

经过近半个世纪的研究和临床实践，逐步认识到细胞因子的多功能性是普遍现象。例如，EPO 是最早发现研究最深入临床应用最多的造血细胞因子，近年来肯定了 EPO 的非造血调节功能，包括：在非造血组织中有 EPO 受体的表达，如脑、心脏；在胚胎心肌中 EPO 促进心肌细胞增殖；实验表明 EPO 有促血管新生和血管保护效应；有些实验研究表明 EPO 影响免疫反应和创伤修复。对 EPO 心、脑保护作用的研究表明，还有第二个受体成分参与，即 IL-3、IL-5、GM-CSF 受体共有的亚单位 βcR，用剔除 βcR 基因的小鼠实验证明了 βcR 的作用。

按照细胞因子的定义，受体是传递信号的跨膜蛋白，但是广泛深入研究表明存在不传递信号的受体，如诱骗受体（decoy receptor）是从果蝇到人类进化过程中保留下来的细胞因子的协调机制，诱骗受体的名称就表明它没有传递信号的功能。趋化因子的功能冗余性（redundancy）也表现在它们有不传递信号的受体，是白细胞迁移的重要机制，即在趋化因子浓度梯度引导下迁移，是体内的天然免疫和获得性免疫机制的基础过程之一。

三、细胞因子作用的网络性

近十多年的重组造血细胞因子临床应用和实验研究表明，除了补偿性使用造血细胞因子外，细胞因子用于临床的治疗效果不如预期，有时得到相反的效果。这种现象提示细胞因子作用的网络性。最近 Hamilton 再次强调集落刺激因子体内作用的网络性，再次提出促炎症“CSF 网络”：炎症中被刺激的巨噬细胞与相邻细胞间（如内皮细胞、上皮细胞、成纤维细胞、软骨细胞、成骨细胞、角质细胞、星形胶质细胞或 T 淋巴细胞）间通过集落刺激因子形成 CSF 网络（图 4-3）。例如巨噬细胞被 T-细胞产生的细胞因子、微生物或自身抗原刺激后产生细胞因子如 IL-1、TNF，它们再激活附近的组织细胞，结果增加集落刺激因子 M-CSF、GM-CSF、G-CSF 的产生，局部或全身性地促进巨噬细胞、中性粒细胞及其前体细胞的存活、增殖、分化和活化。在炎症部位巨噬细胞、中性粒细胞增多，IL-1 和 TNF 正反馈增加，导致慢性炎症反应。

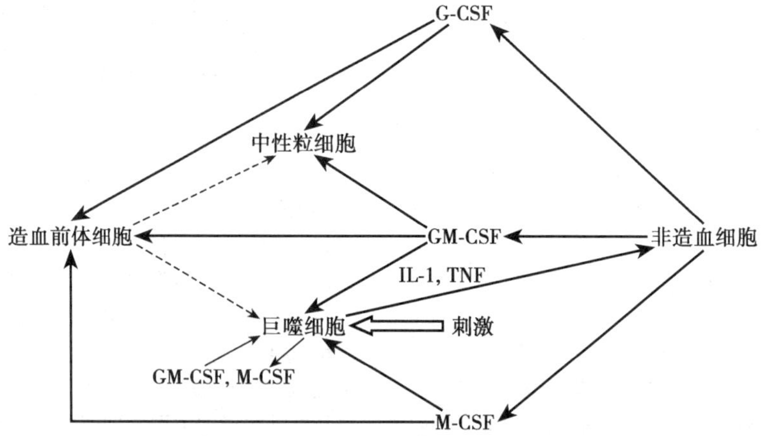

图 4-3 促炎症“CSF-网络”假设（Hamilton 2008）

四、造血细胞因子的作用及其意义

在感染和炎症或造血系统有毒性损伤时外周循环的成熟血细胞减少或缺乏，出现的病理生理反应是造血干祖细胞的动员和扩增。炎症因子（如 TNF、IL-1）不能直接刺激造血，但是它们刺激其他细胞（尤其是内皮、巨噬细胞、基质细胞）产生造血生长因子动员造血干祖细胞，促进它们增殖。细菌毒素也能刺激内皮细胞产生造血生长因子。造血生长因子的水平也受成熟血细胞的负调节。

集落刺激因子（CSF）是造血细胞生长因子，后续研究表明 CSF 对成熟血细胞的功能有明显的病理生理作用，可能成为治疗某些炎症和自身免疫病的生物制剂，有的已进入临床试验，有的已用于治

疗。近年来对巨噬细胞集落刺激因子的应用研究引人注目,本节以此为例讨论其应用前景。

顾名思义巨噬细胞集落刺激因子(M-CSF,又名CSF-1)是巨噬细胞赖以生存的细胞因子,但是它有多种其他功能,所以许多学者称其为CSF-1,近年发现它与肿瘤的发展和转移相关。深入研究证明CSF-1刺激肿瘤的发展和转移是通过调节肿瘤相关的巨噬细胞(TAM),在CSF-1作用下TAM产生肿瘤细胞生长因子、基质金属蛋白酶和血管生长因子。肿瘤细胞通过产生CSF-1,TAM通过产生细胞因子与肿瘤细胞对话。对缺失CSF-1基因小鼠的研究表明,巨噬细胞是异质性的,有的组织单个核吞噬细胞依赖循环血的CSF-1,有的则依赖局部表达的CSF-1,而有的不依赖CSF-1。单个核的吞噬细胞包括血液中的单核细胞、组织中的巨噬细胞、树突细胞、小神经胶质细胞和破骨细胞,维持组织稳定,是防御病原侵犯的前沿。但是,不同组织、不同来源的巨噬细胞性质不尽相同(表4-7,表4-8)。

类风湿关节炎和骨关节炎患者的滑液囊成纤维细胞组成性产生CSF-1,与核因子配体的受体激活因子(receptor activator of nuclear factor kappa B ligand,RANKL)协同诱导滑液中的巨噬细胞分化成破骨细胞,导致骨破坏。患者血浆CSF-1水平升高与浸润组织的$CD14^+CD16^+$单核细胞数升高相伴,导致持续炎症状态。$CD14^+CD16^+$单核细胞高表达TLR-2并产生炎症细胞因子,CSF-1能增加CD16和TLR-2的表达。CSF-1能促进炎症单核细胞的扩增,加重关节炎的病情。所以,CSF-1可能是关节炎的一个治疗靶点。

表 4-7　不同来源巨噬细胞的性质(Akagawa 2002)

	M-CSF 诱导	GM-CSF 诱导	肺泡
表面抗原			
CD11b	++	++	++
CD11c	++	++	++
CD14	++	-	-
CD71	-	+	+
HLA-DR	+	++	++
HLA-DQ	-	+	+
710F	-	+	+
受体			
FcγRⅠ	+	+	+
FcγRⅡ	+	+	+
FcγRⅢ	+	-	+
A 型清道夫受体	+	+	+
M-CSF 受体(c-fms)	+	+/-	+/-
整合素	αvβ5	αvβ3	未测
功能			
FcγR 介导的吞噬	强	弱	未测
产生 H_2O_2	强	弱	弱
对 H_2O_2 敏感性	敏感	耐受	耐受
酶活性	低	高	高
对 HIV-1 易感性	易感	耐受	耐受
对结核菌易感性	耐受	易感	易感
产生 IL-10	强	弱	未测

表 4-8　单个核吞噬细胞和破骨细胞发育和成熟对 CSF-1 的需求(Akagawa 2002)

细胞类型	组织	细胞浓度	在 CSF-1 缺陷小鼠的补偿能力				形态
			cCSF-1	flCSF-1	sCSF-1	csCSF-1	
单核细胞	血液	正常					未测
	骨髓	↑[a]	未测	未测	未测	未测	未测
巨噬细胞	肾上腺	↓	无效	完全恢复	未测	部分恢复	未测
	膀胱	↓	部分恢复	完全恢复	完全恢复	完全恢复	未测
	皮肤	↓	部分恢复	完全恢复	完全恢复	完全恢复	未测
	肾皮质	↓	完全恢复	完全恢复	完全恢复	完全恢复	未测
	肾髓质	↓	完全恢复	完全恢复	完全恢复	部分恢复	未测
	肝脏	↓	完全恢复	完全恢复	完全恢复	无效	Ab
	肺脏	↓	未测	未测	未测	未测	未测
	淋巴结	正常					未测
	骨骼肌	↓	无效	完全恢复	未测	未测	未测
	骨膜	↓	无效	完全恢复	未测	未测	未测
	腹腔	↓	无效	完全恢复	未测	部分恢复	未测

续表

细胞类型	组织	细胞浓度	在 CSF-1 缺陷小鼠的补偿能力				形态
			cCSF-1	flCSF-1	sCSF-1	csCSF-1	
	视网膜	↓	未测	未测	未测	未测	未测
	唾液腺	↓	部分恢复	完全恢复	未测	完全恢复	未测
	脾 F-4/80	↓	部分恢复	完全恢复	未测	部分恢复	未测
	脾-MOMA-1	↓	完全恢复	未测	完全恢复	部分恢复	未测
	胃	↓	部分恢复	完全恢复	未测	未测	未测
	滑液囊	↓	无效	完全恢复	未测	完全恢复	未测
	肌腱	↓	未测	完全恢复	完全恢复	未测	未测
	胸腺	正常,↓	未测	完全恢复	未测	未测	未测
树突细胞	脾	↓	未测	未测	未测	未测	A
	表皮(朗格汉斯细胞)	↓[b]	未测	未测	未测	未测	A
	其他树突细胞	正常					未测
小胶质细胞	脑	↓	无效	未测	未测	未测	A
破骨细胞	骨	↓[b]	完全恢复	完全恢复	部分/完全恢复	部分恢复	A

注:cCSF-1:血循环中的 CSF-1。出生后每日皮下注射重组的人 cCSF-1、flCSF-1 sCSF-1、csCSF-1;flCSF-1:全长 CSF-1,产生 3 种异型的 CSF-1;sCSF-1:编码分泌型糖蛋白和蛋白糖形式的 CSF-1;csCSF-1:专门编码细胞表面的 CSF-1;↑:增加;↓:减少;A:形态变化(细胞变小,胞质、溶酶体、吞噬体、空泡减少);[a]:两周龄增加,此前有脾脏髓外造血;[b]:乳鼠期很低,成年后正常

近年来的实验研究结果表明巨噬细胞也有极化状态(M1 和 M2),与 M-CSF 浓度有关。巨噬细胞通过免疫耐受或免疫活跃驾驭炎症状态:各种组织中存在许多巨噬细胞,正常情况下有足够高的 M-CSF 水平维持它们在 M2 极化状态,即免疫活跃状态,能产生促炎症因子。在炎症、自身免疫和感染情况下,巨噬细胞处于高浓度的促炎症因子刺激下(如 GM-CSF、IFN-γ 和 LPS)表达某些促炎症因子(如 TNF、IL-23、IL-12mRNA)干扰信号转导,转换巨噬细胞的极性为前炎症状态(M1)。在低浓度 M-CSF 的情况下 M1 增多,M-CSF 浓度增加时 M1 减少(图 4-4)。

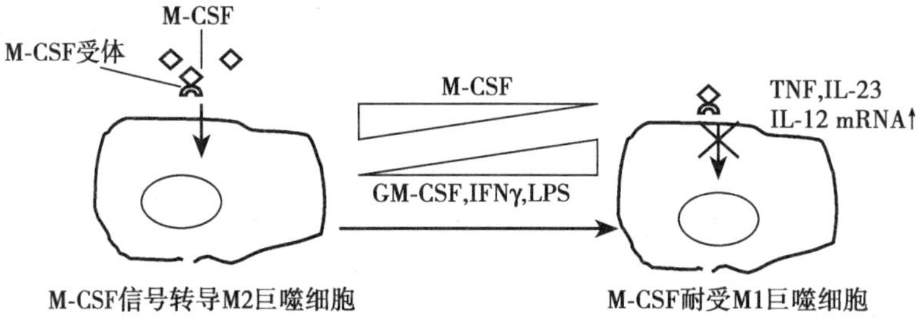

图 4-4 巨噬细胞驾驭炎症状态

近年来的研究表明肥胖是慢性低度炎症状态,积蓄了依赖 CSF-1 的巨噬细胞(没有别的白细胞)。业已证明白色脂肪组织的多少与 CSF-1 水平相关。动物实验表明外周血的 CSF-1 有抗动脉粥样硬化效应,但是膜结合型的 CSF-1 可能有促动脉粥样硬化效应。CSF-1 与动脉粥样硬化的关系是引人关注的重要课题,正在研究中。

CSF-1 还有调节树突细胞(DC)分化的功能。树突细胞前体细胞的 CSF-1 受体启动子是未激活的,在分化过程中活化。与 T 细胞抗原特异性作用后,树突细胞丧失 CSF-1 受体表达,亦即丧失对 CSF-1 的增殖反应以及吞噬和黏附的能力。人类外周血中有两类树突细胞:淋巴细胞样形态和表面标志的 $CD11^-CSF\text{-}1R^-$ DC 和髓细胞样形态和表面标志的 $CD11^+CSF\text{-}1R^+$ DC,只有后者能摄取抗原。朗格汉斯细胞(Langerhans cell,LC)是表皮的树突细胞,高度依赖 CSF-1,高表达 CSF-1R。小胶质细胞是中枢神经系统的巨噬细胞,活化后可成为树突细胞,CSF-1 在此起关键性作用。

CSF-1对单核细胞和巨噬细胞的效应-增强细胞毒性、过氧化物酶的产生、吞噬功能、趋化性和细胞因子的产生，通过Toll-样受体（TLRs）调节、启动一些天然免疫反应，抑制另外的一些反应。CSF-1下调TLR1、TLR2、TLR6、TLR9的表达，但是对TLR4无效；增强另一些脂多糖受体的表达，但是抑制CpGDNA反应；增强P2X7的表达；调节树突细胞和巨噬细胞的炎症反应，包括细胞内杀菌能力和刺激Th2细胞反应产生细胞因子的能力（表4-9）。

表4-9　CSF-1调节的细胞因子和表面抗原表达

抗原/因子	功能	效应
CD标志		
CD11	白细胞整合素α亚单位	↑
CD14	脂多糖(LPS)受体	↑
CD16	Fcγ受体Ⅲ	↑
CD23	Fcε受体Ⅱ	↑
CD64	Fcγ受体Ⅰ	↑[a]
MHC抗原		
HLA-Ⅰ	抗原递呈	↑
HLA-Ⅱ	抗原递呈	↑
细胞因子		
IL-6	多功能细胞因子	↑
IL-8	白细胞趋化；血管新生；肿瘤发生	↑
IL-12	炎症细胞因子	↓[b]，↓↓[c]
IL-18	炎症细胞因子	↑[b]
TNF-α	炎症细胞因子	↑
Toll样受体		
TLR1	三酰基脂肽受体（细菌、分枝杆菌）	↓
TLR2	脂蛋白、酵母聚糖（真菌）、脂磷壁酸质、多肽糖（G^+细菌）和脂阿拉伯甘露糖（分枝杆菌）受体	↓
TLR4	LPS受体（G^-细菌）	没影响
TLR6	双酰基脂肽受体（分枝杆菌）	↓
TLR9	细菌和病毒CpG DNA受体	↓↓↓
其他受体		
P2X7	细胞外ATP受体，调节炎症反应	↑

注：↑：增加；↓：降低；↓↓：明显降低；↓↓↓：大量降低；[a]：CSF-1与IL-10联合作用；[b]：CSF-1与LPS联合作用；[c]：CSF-1与IL-10及LPS联合作用

五、造血细胞因子的临床应用

（一）造血细胞因子用于造血干/祖细胞动员和扩增

经多年的临床实践和实验研究表明G-CSF是最佳的造血干/祖细胞动员剂。在单用G-CSF效果不佳时联合或序贯应用其他造血生长因子，如GM-CSF、SCF或EPO等。G-CSF的干细胞动员机制不在于对受体的直接结合效应，而是通过对成熟造血细胞的间接作用，促使它们分泌多种酶（如使成熟粒细胞释放弹性蛋白酶、组织蛋白酶、白明胶酶等）破坏归巢相关的CXCR4/SDF-1的作用，促使造血干/祖细胞离开原有的微环境。

近十多年来积累了一些经验、教训。曾经试用过多种细胞因子进行造血干/祖细胞的体外扩增培养，现在主要用SCF、G-CSF和EPO为造血生长因子进行体外培养，扩增的细胞虽然从细胞标志看尚属造血干/祖细胞，但体内效果的评估仍取决于临床效果。目前文献报道的主要临床资料来自乳腺癌患者的造血干细胞移植效果的临床观察，以能减少中性粒细胞减少和血小板减少时期为指征，显然，情况与白血病有所不同，所以对于造血干/祖细胞体外扩增尚需继续研究。

（二）造血细胞因子用于治疗

原先期望重组的集落刺激因子在临床上治疗骨髓衰竭综合征能取得突破性进展，然而大部分临床应用结果令人失望。只有先天性中性粒细胞减少症在长期应用rhG-CSF后中性粒细胞数得以增长，能减少严重的细菌感染。其他血液病应用系列特异性生长因子后仅有短期改善，或因受体变异而无效。临床试用多系造血生长因子（如SCF、c-kit配体）往往因获得相反的结果而终止临床试验。至今尚无证据表明造血生长因子诱发白血病，但是在先天性粒细胞缺乏症和Fanconi贫血患者应用rhG-CSF的结果表明，造血生长因子能诱导已经转化细胞的优先生长，因此长期应用时应该检测造血干/祖细胞有无异常克隆。

在试验过的几乎所有的炎症和自身免疫病的实验模型中，去除集落刺激因子能抑制疾病或损伤，与它们的促炎症功能一致。然而在某些情况下，尤其是创伤时给予CSFs则有利于治疗，可以用GM-CSF和M-CSF能增强防御功能解释，还能用减少微生物在局部定居解释。如Crohn病用GM-CSF治疗就可能减轻局部炎症。看来给药途径和方法影响CSFs的治疗利弊，局部用CSFs可能就像体外效应那样，增加髓细胞的数量和活性；全身用药则可能从骨髓动员髓系前体细胞。此外剂量应该适当，过大的剂量可能抑制内源性 CSFs 的生成。

从 20 世纪 80 年代末以来重组红细胞生成素(rhEPO)已成功地用于肾衰竭引起的肾性贫血;用于化疗、放疗的肿瘤患者和先天性和获得性骨髓衰竭综合征的贫血和心血管病以外的手术患者可以减少输血,能取得明显的疗效或改善患者的生活质量。由于红细胞生成素对非造血组织作用的研究进展,阐明了一些肿瘤细胞表达 EPOR 影响疗效,开拓了红细胞生成素及其衍生物的临床应用前景,对一些非肾性贫血和 MDS 患者进行选择性治疗;如果作为组织保护剂的临床试验获得成功,红细胞生成素的临床应用将有更大的意义和效益(表 4-10)。

表 4-10 红细胞生成素及其衍生物的临床应用(仿 Arcasoy 2008)

现在临床上已经成功使用的疾病
慢性肾脏病引起的贫血
非髓系恶性肿瘤化疗引起的贫血
艾滋病治疗相关贫血
进行心血管外的手术患者
选择性治疗
慢性非肾脏病贫血
骨髓增生异常综合征的贫血
早产贫血
可能作为组织保护剂的病症
缺血性心脏疾病
充血性心力衰竭
脑血管意外
外伤及其他危重病
神经变性和精神病
急性肾衰竭
创伤修复
糖尿病神经疾病

1994 年克隆和纯化人类 TPO 后,很快研制出重组的 rhTPO 和聚乙烯乙二醇化的重组人类巨核细胞生长和发育因子(PEG-rHuMGDF),称为第一代血小板生长因子,用于治疗血小板减少症的临床试验。1998 年因静脉给药后产生抗体,导致血小板减少而终止临床试验。多年来进行第二代血小板生长因子的研制,针对减少抗原性研制 TPO 的多肽类似物或非肽类似物,尚无临床试验报道。

(吴克复 马小彤)

参考文献

1. 吴克复. 细胞因子和转录因子的功能丰余性及其意义. 中国实验血液学杂志,2003,11:434-436
2. 吴克复. 细胞通讯与疾病. 北京:科学出版社,2006
3. 吴克复. 肿瘤微环境与细胞生态学导论. 北京:科学出版社,2009
4. 吴克复,马小彤,宋玉华. 细胞的功能冗余性及其意义. 生物化学与生物物理进展,2004,31:1054-1057
5. 吴克复,马小彤,郑国光. 白血病干细胞及其微环境. 中国实验血液学杂志,2007,15:1139-1141
6. 吴克复,郑国光,马小彤. 多克隆细胞系的研究价值. 中国实验血液学杂志,2007,15:909-912
7. Akagawa KS. Functional heterogeneity of colony-stimulating factor-induced human monocyte-derived macrophages. Int J Hematology,2002,76:27-34
8. Aldinucci D,Olivo K,Lorenzon D,et al. The role of interleukin-3 in classical Hodgkin's disease. Leuk Lymphoma,2005,46:303-311
9. Alpdogan O,van den Brink MRM. IL-7 and IL-15: therapeutic cytokines for immunodeficiency. TRENOS Immunol,2005,26:56-65
10. An LL,Yang YH,Ma XT,et al. IL-37 enhances adaptive antitumor immune response in a murine model when genetically fused with M-CSFR$_{J6-1}$ DNA vaccine. Leukemia Res,2005,29:535-543
11. Arcasoy MO. The non-haematopoietic biological effects of erythropoietin. Br J haematol,2008,14:14-31
12. Baltimore D,Boldin MP,O'Connell RM,et al. MicroRNAs: new regulators of immune cell development and function. Nature Immunol,2008;9:839-846
13. Broxmeyer HE. Chemokines in hematopoiesis. Cur Opin Hematol,2008;15:49-58
14. Calin GA,Ferracin M,Cimmino A,et al. A microRNA signature associated with prognosis and progression in chronic lymphocytic leukemia. N Engl J Med,2005,353:1793-1801
15. Chen CZ,Li L,Lodish HF,et al. MicroRNAs Modulate Hematopoietic Lineage Differentiation. Science,2004,303:83-86
16. Cimmino A,CalinGA,Fabbri M,et al. miR-15 and miR-16 induce apoptosis by targeting BCL2. Proc Natl Acad Sc USA,2005,102:13944-13949
17. Colobran R,Pujol-Borrell R,Armengol MP,et al. The chemokine network. Ⅱ. On how polymorphisms and alternative splicing increase the number of molecular species and configure intricate patterns of disease susceptibility. Clin Exp Immunol,2007,150:1-12
18. Costinean S,Zanesi N,Pekarsky Y,et al. Pre-B cell

proliferation and lymphoblastic leukemia/high-grade lymphoma in E (mu)-miR155 transgenic mice. Proc Natl Acad Sci USA, 2006, 103: 7024-7029

19. Dickinson AM. Polymorphisms of cytokine and innate immunity genes and GVHD. Best Prac Res Clin Haematol, 2008, 21: 149-164
20. Eis PS, Tam W, Sun L, et al. Accumulation of miR-155 and BIC RNA in human B cell lymphomas. Proc Natl Acad Sci USA, 2005, 102: 3627-3632
21. Fazi F, Rosa A, Fatica A, et al. A minicircuitry comprised of microRNA-223 and transcription factors NFI-A and C/EBPalpha regulates human granulopoiesis. Cell, 2005, 123: 819-831
22. Felli N, Fontana L, Pelosi L, et al. MicroRNAs 221 and 222 inhibit normal erythropoiesis and erythroleukemic cell growth via kit receptor down-modulation. Proc Natl Acad Sci USA, 2005, 102: 18081-18086
23. Gaffen SL. An overview of IL-17 function and signaling. Cytokine, 2008, 43: 402-407
24. Garzon R, Pichiorri F, Palumbo T, et al. MicroRNA fingerprints during human megakaryocytopoiesis. Proc Natl Acad Sc USA, 2006, 103: 5078-5083
25. Garzon R, Pichiorri F, Palumbo T, et al. MicroRNA gene expression during retinoic acid-induced differentiation of human acute promyelocytic leukemia. Oncogene, 2007, 26: 4148-4157
26. Garzon R, Volinia S, Liu CG, et al. MicroRNA signatures associated with cytogenetics and prognosis in acute myeloid leukemia. Blood, 2008, 111: 3183-3189
27. Garzon R, Croceb CM. MicroRNAs in normal and malignant hematopoiesis. Current Opinion in Hematology, 2008, 15: 352-358
28. Hamilton JA. Colony-stimulating factors in inflammation and autoimmunity. Nature Rev Immunol, 2008, 8: 533-545
29. Hardee ME, Arcasoy MO, Blackwell KL. Erythropoietin biology in cancer. Clin Cancer Res, 2006, 12: 332-340
30. Ivanovic Z. Interleukin-3 and ex vivo maintenance of hematopoietic stem cells: facts and controversies. Eur Cytokine Netw, 2004, 15: 6-13
31. Johnnidis JB, Harris MH, Wheeler RT, et al. Regulation of proliferation and granulocyte function by miR-223. Nature, 2008, 451: 1125-1129
32. Kakkar R, Lee RT. The IL-33/ST2 pathway: therapeutic target and novel biomarker. Nature Rev Drug Discov, 2008, 7: 827-841
33. Kato M, Slack FJ. MicroRNAs: small molecules with big roles: C. elegans to human cancer. Biol Cell, 2008, 100: 71-81
34. Kluiver J, Poppema S, de Jong D, et al. BIC and miR-155 are highly expressed in Hodgkin, primary mediastinal and diffuse large B cell lymphomas. J Pathol, 2005, 207: 243-249
35. Kuter DJ. New thrombopoietic growth factor. Blood, 2007, 109: 4607-4616
36. Li G, Song YH, Wu KF, et al Clone and expression of mutant M-CSF and its receptor from human leukemic cell line J6-1. Leukemia Res, 2002, 27: 377-382
37. Li QJ, Chau J, Ebert PJ, et al. miR-181a is an intrinsic modulator of T cell sensitivity and selection. Cell, 2007, 129: 147-161
38. Lin H, Lee E, Hestir K, et al. Discovery of a cytokine and its receptor by functional screening of the extracellular proteome. Science, 2008, 320: 807-811
39. Ma XT, Zhang XJ, Zhang B, et al. Expression of IL-23 subunits by human peripheral blood mononuclear cells and hematopoietic cell lines in response to various inducers. Cell Biol Internat, 2004, 28: 689-697
40. Ma XT, Xu B, An LL, et al. Vaccine with beta-defensin 2 transduced leukemia cells activates innate and adaptive immunity to elicit potent antileukemia responses. Cancer Res, 2006, 66: 1169-1176
41. Makinoda S, Hirosaki N, Waseda T, et al. Granulocyte colony-stimulating factor (G-CSF) in the mechanism of human ovulation and its clinical usefulness. Cur Med Chem, 2008, 15: 604-613
42. Mohle R, Kanz L. Hematopoietic growth factors for hematopoietic stem cell mobilization and expansion. Semin Hematol, 2007, 44: 193-202
43. Naoe T, Kiyoi H. Normal and oncogenic FLT3. Cell Mol Life Sci, 2004, 61: 2932-2938
44. Nervi C, Fazi F, Rosa A, et al. Emerging role for microRNAs in acute promyelocytic leukemia. Curr Top Microbiol Immunol, 2007, 313: 73-84
45. O' Donnell KA, Wentzel EA, Zeller KI, et al. c-Myc- regulated microRNAs modulate E2F1 expression. Nature, 2005, 435: 839-843
46. Paschos N, Lykissas MG, Beris AE. The role of

erythropoietin as an inhibitor of tissue ischemia. Int J Biol Sci, 2008, 4: 161-169

47. Pollak M. Insulin and insulin-like growth factor signaling in neoplasia. Nature Rev Cancer, 2008, 8: 915-929

48. Rao Q, Zheng GG, Li G, et al. Membrane-Bound Macrophage Colony-Stimulating Factor Mediated Auto-Juxtacrine Downregulates Matrix Metalloproteinase-9 Release on J6-1 Leukemic Cells. Exp Biol Med, 2004, 229: 946-953

49. Sedy JR, Spear PG, Ware CF. Cross-regulation between herpesviruses and the TNF superfamily members. Nature Rev Immunol, 2008, 8: 861-874

50. Sonkoly E, Stahle M, Pivarcsi A. MicroRNAs and immunity: Novel players in the regulation of normal immune function and inflammation. Semin Cancer Biol, 2008, 18: 131-140

51. Thelen M & Stein JV. How chemokines invite leukocytes to dance. Nature Immunol, 2008, 9: 953-960

52. Tili E, Michaille JJ, Calin GA. Expression and function of micro RNAs in immune cells during normal or disease state. International Journal of Medical Sciences, 2008, 5: 73-79

53. Ventura A, Young AG, Winslow MA, et al. Targeted deletion reveals essential and overlapping functions of the miR-17-92 family ofmiRNA clusters. Cell, 2008, 132: 875-886

54. Venturini L, Battmer K, Castoldi M, et al. Expression of the miR-17-92 polycistron in chronic myeloid leukemia (CML) CD34+ cells. Blood, 2007, 109: 4399-4405

55. Waller EK. The role of Sargramostim (rhGM-CSF) as Immunotherapy. Oncologist, 2007, 12 (suppl12): 22-26

56. Wang MH, Zhang GG, Wu KF, et al. Co-immunization of M-CSF and mM-CSF DNA vaccines is better than M-CSFR-mM-CSF fusion DNA vaccine. Haematologica, 2002, 87: 1087-1094

57. Yang YH, Zheng GG, et al. Expression of IL-37/hCAP18 gene in human leukemia cells Leukemia Res, 2003, 27: 947-950

58. Wuest TY, Willette-Brown J, Durum SK, et al. The influence of IL-2 family cytokines on activation and function of naturally occurring regulatory T cells. J Leuk Biol, 2008, 84: 973-980

59. Zeidler C, Welte K. Hematopoietic growth factors for the treatment of inherited cytopenias. Semin Hematol, 2007, 44: 133-137

60. Zhang B, Wu KF, Lin YM, et al. Gene transfer of pro-IL-18 and IL-1β converting enzyme cDNA induces potent antitumor effects in L1210 leukemia. Leukemia, 2004, 18: 817-825

61. Zhang B, Wu KF, Cao ZY, et al. IL-18 increases invasiveness of HL-60 myeloid leukemia cells: upregulation of matrix metalloproteinases-9 (MMP-9) expression. Leukemia Res, 2004, 28: 91-95

62. Zhang B, Ma XT, Zheng GG, et al. Expression of IL-18 and its receptor in human leukemia cells. Leukemia Res, 2003, 27: 813-822

63. Zhang B, Cao ZY, Wu KF, et al. Expression and functional reconstitution of IL-18 receptor in K562 leukemia cells. Leukemia Res, 2003, 27: 971-972

64. Zhu J, Paul WE. CD4T cells: fates, functions, and faults. Blood, 2008, 112: 1557-1569

第 5 章

血液遗传学

血液遗传学(genetics of hematology)是应用现代遗传学的知识去探讨血液病和血液有关的性状(如血型等)发生中的遗传因素,从而揭示疾病(特别是那些至今原因未明的疾病和性状)发生发展的根本原因,并提出相应的诊断、预防和治疗措施。越来越多的证据表明,绝大多数血液病都与遗传因素有关。有些是遗传因素作为直接病因,如血红蛋白病、各种凝血因子遗传性缺乏;有些是遗传因素导致容易患某种血液病的倾向性,即遗传易感性(heritable susceptibility),如葡萄糖6磷酸脱氢酶(G-6-PD)缺乏症,在服用某些药物或吃蚕豆后易引起溶血;还有一些是由于个体间的遗传学差异(如血型、HLA等)引起的疾病,如骨髓移植时引起的排异反应。这些都与遗传因素有程度不同的关系。

遗传病大体可以分为单基因病、多基因病和染色体病。单基因病病种多,现已报告数千种。发病率约占人群的3.5%;加上某些地区的高发血液病如地中海贫血、G-6-PD缺乏症、镰形细胞贫血,发病率可高达10%~20%以上。由于遗传病目前一般缺乏根治手段,这不能不引起医学界和社会各界极大的关注。

由于近年来分子遗传学的迅猛发展以及向各临床学科的渗透,使临床学家要求掌握一定的遗传学知识的愿望更加迫切。据统计,在各临床学科中,血液病、神经精神病、皮肤病、骨和结缔组织疾病以及眼科疾病中报告的遗传病种特别多。而血液学又显示出其独特的地位。毫不夸张地说,大多数血液病都与遗传有关。如多数红细胞系血液病、许多白细胞系的形态或功能异常、血小板异常和各种出凝血疾病等,除部分为获得性外,都与遗传有关。血液学肿瘤更是遗传学家和血液学家共同关心的课题。许多原因不明的疾病,特别是以某"综合征"命名的疾病都与遗传有关。过去对阵发性睡眠性血红蛋白尿(PNH)的原因众说纷纭,经过近年来的研究,尽管它是一种获得性的溶血性疾病(临床多称之为克隆病),现在知道与PIG-A基因突变有关。此基因编码糖基磷脂酰肌醇锚膜蛋白,在骨髓的红细胞系和白细胞系细胞都可以检出二种以上的突变。表明PNH的发病也与基因突变有关。更为引人注目的是目前遗传病的基因治疗的实验研究多数是针对血液遗传病的,如腺苷酸脱氨酶(ADA)缺乏症、血友病等。酶替代疗法和干细胞治疗的研究在血液遗传病方面也取得令人瞩目的结果。

第一节　遗传学基础的新认识

一、细胞遗传学

(一) 细胞遗传学基础

人类的配子(精子和卵子)中有23条不同染色体,称为单倍体细胞。其中22条男女相同称为常染色体,另一条不同的染色体称为性染色体,男性为Y、女性为X。受精卵有来自父方和母方各23条共46条染色体,因此发育成个体后带有父母各半的遗传信息。46条染色体的细胞统称为二倍体细胞。

人类对染色体的认识是随着观察染色体技术的进步而发展的。最初只能用光学显微镜在细胞分裂中期观察到染色体的存在,并只能得知其数目。1970年后由于显带染色技术的发展,可以将染色体按大小排列和着丝粒位置命名1~22号和X、Y染色体。观察到的显带数目也从320条增加到多达1256条,即一般的显带技术到高分辨显带技术,使人们可以从数量变化到细致描述疾病时染色体结构异常的具体位置。

染色体数量异常可以单倍体为基数(n=23)成倍增加,如白血病中可见多倍体细胞(n=69,92等)。但更常见的为非整倍体,即数量为n-1、n+1、n+2、n+3等。染色体数量的增减意味着基因数量大量的增减,个体很难存活,故不多见。疾病时更多见到的是结构异常,包括缺失(deletion,del)、重复(duplication, dup)、易位(translocation, t)、倒位(inversion,inv)、环状染色体(ring chromosome,r)、等臂染色体(isochromosome,i)、双着丝粒染色体(dicentric chromosome,dic)等。在血液病中,特别是白血病中多见染色体结构异常,通常以易位多见。α地中海贫血中可见3个α基因的重复,甲型血友病中可见有DNA倒位病例。后两种情况,因为缺失或倒位的DNA片段相对较小,所以要用分子遗传学方法才可以查出。

染色体水平还可以见到一些异常表现。如染色体不稳定综合征,即染色体易于形成裂隙或断裂,见于Fanconi贫血;又如在特殊培养条件下,某些部位容易发生裂隙或断裂的所谓"脆性部位"(fragile site)。这些现象已经可以从分子水平得到解释(详后)。染色体多态性(chromosome polymorphism)是指不同个体染色体在结构和着色程度上存在的微小差异。可以分为倒位结构多态性、染色多态性及随体多态性。虽然它与疾病没有直接关系,但对临床鉴别诊断有一定意义。如对骨髓移植后患者体内是否存在供体细胞及其数量作出判断,又如Y染色体多态性对父亲身份做亲子鉴定的参考等。

单亲二体(uniparental disomy,UPD)是近年发现的一种染色体异常。正常时,一对同源染色体分别来自父方和母方,称为杂合二体(heterodisomy);如果一对同源染色体只来自父方或只来自母方则称为单亲二体,又称为同二体(isodisomy),单亲二体由于源自相同条染色体上的突变,因而其效应就相当于纯合子而发病,在囊性纤维化中已有报道,在2号和16号染色体也报告有单亲二体现象。

体质性染色体镶嵌体(constitutional mosaicism):胚胎进行正常发育前,在受精卵有丝分裂后各时期,由于某个细胞发生了数量或结构的异常,使发育成的个体因而由两个以上的细胞群(系)组成,这种情况称为体质性染色体镶嵌体。通常首先见于绒毛和羊水。故在产前细胞遗传学诊断中,制订了一个判断标准,即在绒毛或羊水细胞中:①出现了两种以上的核型;②各种核型必须出现在2个以上的细胞或细胞集落中;③不同核型的细胞或细胞集落须来自两个以上的培养皿。这个标准便于将真性镶嵌体(true mosaic)与假性镶嵌体区别开来。后者常由于体外培养或染色体片制作过程造成。实际上真性镶嵌体的胎儿仅占0.3%,其中10.3%为结构性常染色体异常,5%属结构性性染色体异常。镶嵌体的遗传效应取决于染色体的种类、基因片段的大小、异常核型所占的百分比等因素。

(二)分子细胞遗传学

分子细胞遗传学(molecular cytogenetics)是细胞遗传学与分子遗传学相结合的新学科领域,也是细胞遗传学发展的必然结果。这一领域的标志性技术就是原位杂交,特别新近发展迅速的荧光原位杂交(fluorescence in situ hybridization,FISH)。它是在原位杂交基础上发展起来的。原理是,用特殊荧光素代替放射性核素标记探针(probe,一段特异性DNA片段),可以在染色体、细胞或组织切片上进行杂交。通过荧光染料与蛋白质结合发出的荧光来辨认杂交的部位而确定某个基因、基因片段或病变的部位。由于可以应用发出不同颜色的荧光,所以可以同时观察到不同细胞和同一细胞不同的染色体变化。与最早使用的原位杂交相比,它避免了放射污染、自显影时间长、放射性核素标记探针不易保存、观察费时,只能在分裂中期观察和定位不够准确的缺点。它还有分辨率高,可以在间期细胞观察和一个细胞多种畸变观察的优点。现在FISH已经由单色、双色、发展到多色。用它观察不同部位和性质结构异常更为方便,它可以将小至3Mb(300万个碱基)的缺失检出。应用范围越来越广。其用途可以总结于表5-1。

表5-1 FISH技术的应用范围

1. 在间期细胞可查出染色体异常
2. 检出基因的缺失和增强
3. 鉴定双微体的来源
4. 查找隐蔽染色体易位
5. 确定肿瘤细胞的细胞系
6. 基因序列大小的估计
7. 鉴定残留的肿瘤细胞
8. 检测染色体数目和结构异常
9. 鉴定未能辨认的染色体(mar)
10. 分析染色体易位和癌基因融合
11. 确定病毒基因在染色体上的位置
12. 寻找基因在染色体上的位置
13. 监测治疗的疗效
14. 监测骨髓移植后供体与受体细胞

从FISH技术发展起来的还有24色染色体核型分析(24 coloured karyotyping),其中又包括光谱核型分析(spectral karyotyping,SKY)和多色荧光原位杂交(multiplex FISH)。此外还有比较基因组杂交(comparative genomic hybridization,CGH)和种间多

色显带技术(cross-species color banding)等新技术,丰富了分子细胞遗传学的内容。例如光谱核型分析中,应用不同颜色荧光探针组合标记同时分析24条染色体,能同时检出多种染色体畸变。例如,使用两种不同颜色的荧光染料(A和B)标记探针,可以观察到3种颜色的染色体(A、B和A+B);如果使用3种颜色,则可观察到7种染色体(A、B、C、A+B、A+C、B+C及A+B+C)。如果用5种染料,可以观察到31种颜色及混合色($2^5-1=31$)。这样24条染色体都可以有自己的特异性色泽,通过特制的滤光片和软件,可以对色泽加以区别。这样不仅可以观察24条染色体数目的变化,而且可以观察核型中复杂而隐蔽的重排。如在白血病的研究中已经广泛应用。如果标记断裂端的DNA序列,就可以将断裂和易位的准确位置找出来。Jalal和Law用此法成功地观察到各种衍生染色体、环状染色体和复杂易位核型。也有学者将SKY与染色体显带和反转录PCR作了比较,对51例B-ALLs的观察中得出下列结论:①过去用显带技术未发现或未鉴定的83种染色体异常,用SKY得以鉴定;②TEL基因的2个隐蔽重排(hidden rearrangement),t(7;12)(p12;p13)和t(9;12)(q31;p13),用SKY得以认定。但也有些隐含重排(cryptic rearrangement)如der(21)(12;21)未能发现。此技术还有进一步发展的必要。同时也应指出:现在许多人也认为,FISH与G显带技术相比,在染色体序号和区带的辨认上,后者较FISH更为准确。所以各种技术应该各取所长,相互补充,才能得出更正确的结论。

二、分子遗传学

(一)基因

染色体是基因的载体。基因的基本单位是核酸。核酸分为脱氧核糖核酸(DNA)和核糖核酸(RNA)两类,都是由嘌呤和嘧啶两类碱基组成。一个核苷酸分子包括一个碱基、一个戊糖和一个磷酸。组成脱氧核糖核酸的碱基为:腺嘌呤(A)、鸟嘌呤(G)、胸腺嘧啶(T)和胞嘧啶(C)。组成核糖核酸的碱基除尿嘧啶(U)代替胸腺嘧啶(T)外,其余碱基相同。戊糖与碱基相连形成核苷(nucleoside),核苷的戊糖侧链与磷酸结合,形成核苷酸(nucleotide)。四种不同碱基就形成四种核苷酸。核苷酸分子间以3′、5′-磷酸二酯键相连,形成DNA或RNA的多聚核苷酸分子(polynucleotide)。分子中保留的5′游离磷酸基(称为5′端)和游离羟基(称为3′端)。两条多核苷酸链相互作反方向(5′→3′和3′→5′)缠绕,形成双螺旋结构,戊糖和磷酸在外侧,碱基在内侧,碱基间以A~T和G-C方式配对,这就是DNA分子的基本构型。RNA分子是单链结构,但是部分区域也可以呈A-U和G-C配对,形成局部次级双链结构。按RNA的功能,RNA可分为信使核糖核酸(mRNA)、转运核糖核酸(tRNA)和核糖体核糖核酸(rRNA)。

1. 基因的主要特征　基因(gene)是负载着特定功能的DNA片段,是遗传的基本单位。它的主要特征为:①能复制成两条相同的DNA,这是细胞分裂的基础;②基因通过转录成mRNA,再翻译成多肽链(形成蛋白质或酶),遗传信息通过此途径决定某种生理或病理性状;③基因可发生突变,这是遗传病、遗传易感性和遗传多态性产生的基础。

2. 基因的分类

(1) 基因按其功能分为:①结构基因(structural gene),即编码蛋白质的基因,有转录和翻译功能;②调控基因(regulatory gene),即它本身不转录而对结构基因的表达起调控作用,包括启动基因和操纵基因;③只有转录作用而无翻译功能的基因,如tRNA基因和rRNA基因。

(2) 基因可根据所在部位分为:①核内基因,细胞核内的基因,是主要部分;②核外基因,即指线粒体基因(mitochondral DNA,mtDNA)。

(3) 基因还可以根据其生物来源分为:①原核基因,即单核细胞生物的基因,它一般只有一个染色体,即一个DNA(或RNA)分子,多呈环状;②真核基因,即包括人类在内的高等生物基因。染色体大都成对,基因呈超螺旋线状排列其上。

结构基因的大小相差很大。可以分为:①小型基因,如α珠蛋白基因(0.8kb)、β珠蛋白基因(1.5kb);②中型基因,如蛋白C基因(11kb)、白蛋白基因(25kb)、第Ⅸ因子基因(34kb);③大型基因,如苯丙氨酸羟化酶基因(90kb);④巨型基因,如第Ⅷ因子基因(186kb);⑤庞大基因,如肌萎缩性蛋白基因(DMD>2Mb)。

结构基因常分为不同区段:

1) 编码区:大多数真核细胞的编码区都分为外显子(exon)和内含子(intron)。编码的外显子被非编码的内含子分隔开,故内含子数目为“外显子数-1”。一般内含子的核苷酸比外显子多许多倍。在转录为前mRNA时,内含子参与,但进入胞质前,内含子的转录部分被切除,外显子部分拼接,形成成熟的mRNA,内含子的5′端一般为GT,3′端为AG,这是剪切的识别信号。

2) 前导区:又称5′非编码区(5′-UTR),通常在第一外显子的外侧(上游)的一段非编码区。

3) 尾区:最末一个外显子的外侧(下游)的一段非编码区。

4）调控区：此区有①启动子（promoter），是转录启动信号所在部位，包括第一外显子上游－30～－50bp处的TATA框（TATA box），为RNA聚合酶的结合处，是转录起始点；上游－80～－100bp处为CAAT框（CAAT box），也是一个RNA聚合酶的结合点，控制起始转录的频率，此外，还有一些抑制转录的顺序；②增强子（enhancer），这段顺序有增强转录的作用，有组织特异性；③沉默子（silencer），是启动子的负调控元件，能对某些激活因子起阻遏作用，具有抑制基因转录的功能；④绝缘子（insulator），对基因转录起分闸作用，阻止激活或阻遏作用在染色质上的传递。如果它位于增强子和启动子之间，可以阻止增强子对启动子的激活；如果位于活性基因与异染色质之间，可以保护该基因免受异染色质化而失活。⑤终止子（terminator），在基因的末端，有终止转录的功能。

3. 基因的复制　在细胞分裂时，染色体分裂为两条染色单体（chromatid），本质上是DNA复制成两条完全相同的DNA。其过程是，DNA的两条多核苷酸链裂开，每条链以自己为模板，按照碱基配对原则（A-T配对、G-C配对），合成各自的新链，这样，每条DNA保留一条旧链，故称为半保留复制。

4. 基因的表达　基因表达（gene expression）是指DNA顺序中蕴藏的遗传信息转变为蛋白质的过程。分下列步骤：①转录（transcription），系以一条多核苷酸链（sense strand，有意义链）为模板，在RNA聚合酶的作用下，从TATA框和CAAT框起始，按碱基互补原则，合成一条RNA链。此过程与复制不同处是，转录只在一条多核苷酸链进行，故合成的RNA是单链，其次，与A互补的碱基是U不是T，最后，参与合成的酶是RNA聚合酶，而不是DNA聚合酶。新转录的RNA称前mRNA，在进入细胞质前，内含子被切除，外显子拼接成为成熟的mRNA后，进入细胞质进行翻译；②翻译（translation），是指mRNA上的遗传信息指导蛋白质合成的过程。所谓“指导”是指合成多肽链氨基酸数目和顺序是由mRNA上的碱基顺序来决定的。在DNA或mRNA上的3个相连的碱基决定一个相应的氨基酸，这就依靠遗传密码（genetic code）。ATG是甲硫氨酸密码，是合成多肽链的启动信号，而UAA、UGA、UAG为终止密码，为多肽链合成的终止信号。tRNA和rRNA都是在翻译过程中起作用。翻译后还要进行加工（post-translational processing），如肽链的切断、聚合、氨基酸的羟基化、磷酸化、乙酰化、糖基化等，最终才能具有一定功能的蛋白质。

基因表达是一个非常复杂的过程。在基因的旁侧甚至内含子部分都有各种调节表达的顺序。起着促进和抑制、加速和延缓蛋白质合成的作用。

（二）人类基因组

一个细胞中所含有的全部基因总和称为基因组（genome）。人类基因组约含3.2×10^9个核苷酸。根据从低等动物的推算，原来估计人类有50 000～100 000个基因。但最新资料表明，大约只有20 000～25 000个基因。其中结构基因占基因组的2%～3%，其他为基因间的间隔顺序、基因内插入顺序、重复顺序等。

1. 核内基因组

（1）单一序列（unique sequence）：一般仅有单一或几个拷贝，大多数编码蛋白质和酶的基因属于此类。

（2）重复序列（repetitive sequence）：指在基因组中有多个相同的序列。又可分为：①高度重复序列（highly repetitive sequence），其长度可以是2、4、6、8等几个碱基，较长的达200bp，但重复拷贝数可达10^6次以上。如染色体着丝粒、端粒和Y染色体长臂上的异染色质区就是由高度重复序列的卫星DNA（satellite DNA）构成。②中度重复序列（moderate repetitive sequence）位于单一序列之间，重复10～1000次，rRNA、tRNA及组蛋白基因属于此类。

（3）基因家族和基因簇（gene family and gene cluster）：来源相同、结构相似、功能相关的这类基因称为基因家族。基因家族的成员可分布于几条不同的染色体上，也可紧密连锁于一条染色体上，成串排列形成一个基因复合体，后者称为基因簇。如人类白细胞抗原（HLA），A-C-B-D-DR-DQ-DP七个座位排列在6p21.3上，形成一个基因簇。

（4）假基因（pseudogene）：基因家族中有些成员，有许多同源顺序，但不能产生有功能的基因产物，这些基因可能在进化过程中发挥过作用，称为假基因。如珠蛋白基因的α和β链上都有这种假基因。

2. 线粒体基因组　人类线粒体DNA（mitochondrial DNA，mtDNA）系独立于细胞核染色体外的又一基因组，由16 569个碱基对组成。mtDNA为环状双链DNA分子，基因组含37个基因，其中13个蛋白质基因，2个rRNA基因，22个tRNA基因。mtDNA具有下列特点：①排列紧密，不含内含子。基因间隔很短，甚至没有间隔，有的基因还有重叠。每个基因有多个拷贝。②mtDNA的突变率高于核内DNA。③mtDNA为母系遗传。④部分mtDNA的密码子不同于核内DNA的密码子。如UGA不是终止密码而是色氨酸密码。又如AGA、AGG不是精氨酸密码，而是终止密码。

（三）人类基因组计划

人类基因组约有 3.3×10^9 个核苷酸。人类基因组计划就是要将基因组全部碱基排列顺序“读出”，并了解它们的功能，即“读懂”。亦即弄清基因组的结构和功能，以达到对人类基因组完整和系统的认识，这将对临床医学、生命科学、生物工程学具有无可估量的理论意义和实践价值。而且新技术的建立也将有利于生命科学其他领域的研究。

1985 年美国首先提出人类基因组计划（Human Genome Project，HGP），引起各国政府和学者广泛关注，并成立了国际性组织——HUGO（Human Genome Organization），有超过 1000 位学者参加了此项工作。英国、德国、法国、日本和我国都开展了这项研究。美国 1990 年开始实施，预计三个五年计划（1991～2005）完成。由于新技术不断发展，包括识别 8～10 个碱基的内切酶的应用、克隆大片段 DNA 的载体如 YAC（酵母人工染色体）、BAC（细菌人工染色体）和 MAC（哺乳类人工染色体）的应用、基因定位技术的发展、新的遗传标记如微卫星 DNA（STR）、序列标记位点（sequence tagged sites，STSs）、单核苷酸多态（single nucleotide polymorphism，SNP）、表达序列标记（expression sequence tags，EST）等的使用，特别是 DNA 测序技术的快速发展（每秒读出 1000 个碱基），使 1990～2005 年的计划，在 2003 年已经完成。但在 2000 年 6 月，克林顿和布莱尔突然向全世界公开宣布 HGP 已经完成。原来，在美国有一个 Celera 基因公司，首席科学家 Craig Venter 教授，采用了独特的 DNA 测序路线，即鸟枪法（shotgun），从 1998 年 9 月开始，居然在不到两年就基本完成了人类基因组的全部顺序测定，并且声称要立即公布科研成果。使得官方的研究机构非常被动和尴尬，经过协商，官方承认此私人机构的成果，与 HUGO 成员的结果一起公布。Venter 教授功绩被肯定。

基因组草图的完成对人类带来的影响：根据克林顿技术顾问的总结，基因组草图的完成，有下列所述的几方面意义：①对人类疾病（大多数，尽管不是全部）的诊断、预防和治疗都会带来划时代的变化。它开创了生物医学的新纪元。给人们带来新的方法去预防、诊断、治疗以至治愈疾病。人类已经有 5000 种以上已经确认的遗传病，是由某个基因缺陷造成，还有成千的疾病由基因缺陷的影响而产生。过去，人们要将某个基因与某一疾病联系起来要经历艰辛的过程。而现在能够大大加快。例如，囊性纤维化基因在 1989 年用了 9 年时间去克隆，而今只需 9 天就定位了帕金森病基因。②预测患某种疾病的风险和预测疾病发展过程。通过从基因水平筛查，用改善食物或生活方式来预防疾病。③基因诊断可以对疾病作出准确诊断。许多疾病具有异质性，即可以由于不同基因的突变分出若干亚型。现在可以针对亚型制订诊断方案，使治疗变得更为有的放矢。④基因治疗：在分子水平探讨新的治疗方法。在许多情况下，不一定要用正常基因取代致病基因，更简单而有效的方法是用正常的基因产物（蛋白质）去取代有缺陷的蛋白质。此外，也可以用一种小分子化合物与异常蛋白质作用以改变其生物活性。还可以合成一种药物来封闭由基因缺陷合成的异常蛋白，目前慢粒正在试用这种模式治疗。⑤人类基因组的破译带动了许多动物、植物的基因组的绘制，因为生物基因组的序列有许多是相同的。

从人类基因组草图的初步分析中，还见到几个有趣的现象：①据原来估计，人类有 50 000～100 000 个基因。但最新资料表明，人类仅有 20 000～25 000 个基因，超过低等动物的基因数目并不多（果蝇为 13 600 个）；②人类基因约有一半是由细菌的转座子而来，即所谓“水平传递”，与过去认为完全由遗传“垂直传递”大相径庭；而这种转座到人类 DNA 转座成分活性大大降低；③在近着丝粒和端粒旁的节段重复（segmental duplications）特别多；④在有丝分裂中，男性突变率是女性的 2 倍；⑤重组率高的区段多在染色体的远端，特别是短臂远端；⑥人类和类人猿的 DNA 顺序有 99% 是相同的，另外那不相同的 1% 可能是人区别于动物的关键部分。以上现象的解释和意义还需大量研究工作来说明。

人类基因组计划草图的完成意味着后基因组世纪（postgenomic era）已经开始。从生物医学（biomedicine）的不同层次，可以将这一转变归纳如表 5-2。

表 5-2　从人类基因组计划到后基因组世纪的标志性转变

基因组学	→	蛋白质组学（proteomics）	特异性 DNA 诊断	→	检测遗传易感性
结构基因组学（structural genomics）	→	功能基因组学（functional genomics）	分析单一基因	→	分析多基因、基因家族、代谢通道和系统
经典遗传学	→	表观遗传学（epigenetics）	基因作用	→	基因调节
通过制图寻找基因	→	通过测序寻找基因	病因（特异性突变）	→	发病机制
单基因病	→	多基因病	单一物种	→	多个物种

后基因组时代值得特别提及的几项主要工作是：

（1）继续完成测序工作：目前公布的基因组草图中还有一些顺序未被公认，需要进一步证实；有些序列缺口区测序难度大，没有完成；模式动物的基因组测序尚未完成。目前模式生物已经由原来的6种增加到60种，估计将会增加到100种以上。模式生物研究的意义已经远远超过过去的估计，它可以帮助人们发现以人类新的、复杂的和转瞬即逝的代谢途径和人类基因功能学，也促进了进化基因组学的研究。

（2）功能基因组学：即利用基因组草图寻找人类基因组中全部基因，包括目前已知的几千种致病基因，克隆这些基因，研究其结构、功能和调节，阐明它们编码的蛋白质，它们与哪种或哪些疾病有关，是决定某种遗传病的基因，抑或是影响某种疾病发生的易感基因？这将对疾病的预防、诊断、治疗带来新的突破。蛋白组学将成为基因功能学的核心。所谓“蛋白质组（proteome）”即生物拥有的全套的蛋白质。“蛋白质组学”即研究生物全套蛋白质方方面面的学科。它不仅包括蛋白质的定性和定量，而且研究蛋白质的定位、修饰、活性和蛋白质间的相互关系与相互作用。上面提到，人类基因组的编码基因数量仅为低等生物的一倍多，然而人类各种类型细胞和组织的各种功能的复杂程度，远非其他生物可比。合理的解释和有限的资料表明：①一个基因可有不止一个转录本，编码出不同的蛋白质；②蛋白可以有不同的剪切部位，因而肽链的功能在不同组织中可以不同；③转录后有许多种不同的修饰，如磷酸化、糖基化、乙酰化、硫酸化等；④一个蛋白质复合体的肽链组成可以来源于多个基因；⑤一个蛋白质可以有不止一种功能；⑥一个蛋白质可以有多种调节方式，显示出不同的作用和时空表达特异性。这样，估计20 000多个结构基因可以编码出约90 000种蛋白质。

过去，人们用传统的方法研究了成千个蛋白质，包括代谢和信号传导蛋白，复制、转录和翻译过程中的蛋白，分泌和细胞骨架蛋白，以及其他细胞复合成分。基因组草图的完成要求人们用全新的方法如大型质谱分析、酵母双杂交技术（yeast two-hybrid technique）、微阵列技术（microarray）、自动化技术以及新的系统生物学（systems biology）方法，才能使蛋白质组的研究有新的发现和更快的进展。

后基因组世纪的一个重要方面是寻找致病基因，包括单基因病基因和疾病易感基因。从1981～2000年已经找到1112个致病基因和疾病相关基因，还有94个与肿瘤易位和融合有关的基因。1986年起都以遗传图为基础，用位置克隆（positional cloning）方法来克隆基因。不仅单基因病而且多基因病如1型糖尿病和哮喘也已获得有价值的结果。但是到了基因组草图完成后，现在已经和最终将用直接测序来取代位置克隆。即所谓“先定位，后克隆”到“个人基因组全测序”。

功能基因组学的另一重要研究内容是解析基因非编码区的功能，这是ENCODE计划的重要研究内容，为基因的调节元件的鉴定以及表观遗传学（epigenetics）研究提供重要资源。

（3）研究人类基因组多样性：即各人种间的大约有0.1%的碱基差异。这集中表现为单核苷酸多态性（single nucleotide polymorphisms，SNPs），即在不同人种间，在平均约100～200bp的距离，就有一个特异的单个碱基差异，由此形成了多态性。SNP将成为21世纪研究的一个重点，不同种族的HapMap计划为人类基因组多样性研究提供了重要的资源。因为它不仅作为新的更加精确有用的遗传标记，而且这种变异（当然也包括其他变异）还影响和调节表型，包括外形、细胞、组织和器官的内在过程，目前被广泛用于疾病基因易感性的关联分析。同时在复杂性状（complex trait）的鉴定中，提出了“常见疾病——常见等位基因（common disease，common allele）”的学说，SNP将在这些常见疾病的研究中发挥重要作用。除SNP外，最近引人关注的拷贝数目多态性（copy number polymorphisms，CNPs）在疾病发生、关联分析、基因进化与漂移等研究中得到越来越多的应用。

（4）个体基因组学：自2007年以来，单个个体基因组序列已陆续发布，如著名科学家J. Craig Venter和James D. Watson，以及一名中国汉族和一名尼日利亚非洲裔的个人基因组，这得益于新一代基因组测序技术和比较基因组学技术的发展和应用。尤其值得一提的是，通过对一名患有急性髓性白血病患者的个体基因组测序发现了10种可能导致白血病的基因突变。预计随着测序成本的降低，个体基因组测序将在致病基因的发现、基因诊断、个体识别等领域得到更多的应用。

（5）表观遗传学：虽然人类基因组计划解析了人类基因组的结构和组成特点，但仍然无法解释某些控制性状或疾病的遗传规律。与经典遗传学不同的是，表观遗传学主要研究DNA的甲基化与去甲基化修饰、非编码RNA、不同组蛋白修饰（如甲基化、乙酰化等）组成的组蛋白密码（histone code）以及蛋白质修饰等对遗传性状的控制规律。尤其是非编码RNA和组蛋白密码的研究成为目前的研究热点。

（6）基因组带来的有关基因信息学、社会学、法学、民族学、伦理学问题以及知识产权带来的商业竞争问题,也将成为社会共同关心的问题。

(四) 基因突变

基因突变是指基因的核苷酸顺序或数目发生改变。突变可发生在体细胞,也可发生在生殖细胞,但后果有所不同。突变可自然发生,称自发突变(spontaneous mutation),也可人工诱变(induced mutation or mutagenesis)。通常见到的突变,都是自发突变。但遗传病的突变大多数不是个体或生殖细胞成熟过程中发生,而是遗传而来。

突变的分类方法很多。一般可以粗分为二大类:即点突变(point mutation)和节段性突变(segmental mutation)或长度突变(length mutation)。后者包括某一节段DNA的缺失、重复、倒位、插入等。实际上,点突变(point mutation)是一个沿用已久但比较模糊的概念。大多数情况它指单个碱基的改变,但过去对几个碱基的缺失也称为点突变。如至今将β地中海贫血的41-42(-4bp),缺失了4个碱基,仍然称为点突变;相反,在G-6-PD缺乏症中,3~5bp的缺失已经归入微小缺失突变。突变也可按基因表达的结果或(和)基因产物蛋白质的结构改变来划分。有些突变影响蛋白质"质"的改变,导致不同的表型效应。如镰形细胞贫血、高铁血红蛋白血症等,这类突变约占50%~60%,另一类则表现为表达量的变化,如合成蛋白质量的不足或易于降解,如各型地中海贫血。也可以是突变后表达量增加,如某些癌基因的突变。按DNA碱基顺序的改变,可以分为:①单个碱基置换(base substitution);②移码突变(frame-shift mutation);③整码突变(codon mutation);④不等交换(unequal crossing over)。而单个碱基置换又可根据其效应分为:同义突变(same sense mutation)、错义突变(missense mutation)、无义突变(nonsense mutation)、终止密码突变(stop codon mutation)、抑制基因突变(suppressor gene mutation)等。

McKusick按突变在转录或翻译阶段的部位不同,将突变分为:

(1) 转录突变(transcription mutation),其中包括:①启动区突变,有几种β^+地中海贫血和乙型血友病Leyden属此类;②RNA剪切突变,可改变5′或3′端内含子的剪切点,也可以建立新的剪切部位,如β地中海贫血的内含子Ⅱ654(C-T)突变;③多聚A尾信号部位突变,如β^+地中海贫血mRNA多聚A加尾信号AATAAA→AACAAA,导致β转录本延长而不稳定;④加帽部位突变(cap site mutation),在β^+地中海贫血也可见到;⑤调控顺序突变,如增强子、抑制顺序等的突变。

(2) 翻译突变(translation mutation),包括各种编码区突变,如起始密码子ATG突变,见于Hb South Florida,以及前面提到的移码突变、错义突变、无义突变、终止密码突变等。

(3) 突变导致mRNA或蛋白质不稳定,如易位或其他重排带来的加强或抑制的位置效应(position effect)。如各种白血病的易位后引起的基因移位效应;又如Hb Lepore的各种类型融合基因(fusion genes)。各种突变所占比例相差很大,根据一项统计,表5-3中列出各种突变所占比例。

表5-3 619个基因统计出的各种突变数

单碱基置换	
错义突变/无义突变	6930
剪切部位突变	978
调节顺序突变	95
其他类型突变	
微小缺失	1737
微小插入	600
微小插入/微小缺失	79
重复顺序扩增	13
总计	10 432

引自:David Cooper and Michael Krawczak,1997

三、孟德尔遗传和非孟德尔遗传现象

(一) 孟德尔遗传规律

单基因病(monogenic disease)是单一基因突变引起的疾病,符合孟德尔定律的遗传方式,即按致病基因位于常染色体上或性染色体上,以及基因的性质是显性或隐性分为:常染色体显性遗传(AD)、常染色体隐性遗传(AR)和性连锁遗传三大类。后者又可分为:X连锁显性遗传(XD)、X连锁隐性遗传(XR)和Y-连锁遗传。所有临床医生都应该熟悉各种类型遗传方式的表现特点,以便在工作中应用这些特点来提供判断是否遗传病的线索和诊断指引。各种遗传方式特点在所有医学遗传学教科书中都能找到。在此不多赘述。关于孟德尔遗传的遗传病或性状,截至2008年底,在OMIM中已收录6300多条有关疾病的条目,其中2600多个条目的致病基因已经阐明。

(二) 非孟德尔遗传现象

现在知道,并非所有的单基因病都符合孟德尔规律。例如基因组印迹、单亲二体、生殖细胞镶嵌体以及母系遗传是孟德尔遗传学说所不能解释的。故又称为孟德尔遗传的修正(revising Mendelian genetics)。

1. 母系遗传 所谓母系遗传(maternal inheritance)是指核外染色体所控制的遗传现象。线粒体病即属于母系遗传。其特点是:①母亲将她的mtDNA传递给儿子和女儿,但只有女儿能将其mtDNA传给下代,这是由于受精时,合子的胞质主要来自卵子;②细胞里通常有上千个mtDNA拷贝,其中可出现纯合的突变体mtDNA、纯合的正常mtDNA和杂合的突变体mtDNA三种基因型。这是由于mtRNA基因被随机分配到子细胞中所致;③线粒体病有一个“阈值”,只有当异常的mtRNA超过阈值后才发病。女性携带者的细胞里突变的mtDNA通常未达到这个阈值,所以不发病,但她的mtDNA突变体可以向下代传递。她的子女中得到较多的mtDNA突变体则可发病,得到较少者不发病或病情轻微。

线粒体病发病的特点是,突变降低了氧化磷酸化作用,但开始时还不至于发病。随着个体年龄的增长,多种基因突变效应可以逐渐累积,氧化磷酸化进一步降低。当降低到一定程度时,组织细胞将失去能量来源,细胞发生病理变化,疾病即可产生。所以,线粒体病是一种累积效应,即突变达到一定的“阈值”才能发病。现已发现50多种mtDNA点突变和100多种mtDNA重排与人类疾病相关。虽然还没有发现血液系统疾病与之有关,但不排除今后在这方面会有所发现。

2. 动态突变(dynamic mutation) 早在1969年,Lubs报道了一种在X染色体q27处带有一个呈细丝样的脆性部位(fragile site),患者伴有智力低下、大睾丸、奇特面容、孤僻、多动等症状,称为脆性X综合征(fragile X syndrome)。现在知道,所谓“脆性部位”实际上是三个核苷酸的多次重复(CGG)n。重复次数呈动态变化,故又称为“动态突变”。目前在此区域已克隆了致病基因FMR1。CGG重复次数越多,症状越严重。通常,正常人CGG重复次数为30;正常男性传递者和女性携带者为150~500,没有或仅轻微症状,称为前突变(premutation)。但在女性携带者往下代传递过程中不断扩增,可高达1000~3000,称全突变(full mutation)。FMR1是一个转录剪切基因,而产生脆性X智低蛋白(fragile X mental retardation protein,FMRP)。此蛋白为一RNA结合蛋白,其作用是在转录后水平和(或)在翻译水平,调节基因的表达。值得注意的是,这种三核苷酸的动态突变已经不是个别现象,它见于10多种疾病,它们的共同特点是:①病理改变以神经系统为主。②三核苷酸重复数目不稳定,重复扩增次数越多,发病年龄越早,病情越严重。③患者家系通常表现出早现遗传现象。即上代发病迟、病情轻,后代发病早、病情重。④多属显性遗传(Freidreich病例外)。⑤有基因组印迹证据。一般来说,第一类的三核苷酸重复扩增疾病(如慢性进行性舞蹈病)病情严重程度通常与父方传递有关,而第二类(如强直性肌营养不良)的病情严重程度通常与母方传递有关。值得注意的是,近年来还发现12个核苷酸重复扩增的疾病(表5-4)。

表5-4 已经报告的动态突变疾病

基因名称	疾病名称	重复等位基因		重复位置	功能改变
		正常	突变		
FMR1	脆性X综合征	$(CGG)_{6\text{-}52}$	$(CGG)_{60\text{-}200}$(前突变) $(CGG)_{230\text{-}1000}$(全突变)	5′ UTR	失活,脆性部位
FRAXE	脆性XE智力低下	$(GCC)_{7\text{-}35}$	$(GCC)_{130\text{-}150}$(前突变) $(GCC)_{230\text{-}750}$(全突变)	5′ UTR	脆性部位,失活?
FRAXF	无	$(GCC)_{6\text{-}29}$	$(GCC)_{300\text{-}1000}$	ND	脆性部位
FRA16A	无	$(CCG)_{16\text{-}49}$	$(CCG)_{1000\text{-}1900}$	ND	脆性部位
FRA16B	子代易患Jacobsen综合征($11q^-$)	$(CGG)_{11}$	$(CGG)_{80}$(前突变) $(CGG)_{100\text{-}1000}$(全突变)	5′ UTR	脆性部位

续表

基因名称	疾病名称	重复等位基因		重复位置	功能改变
		正常	突变		
FRA16B	无	(富含 AT33mer)$_{7\text{-}12}$	(富含 AT 33mer)$_{200\text{-}2000}$	ND	脆性部位
AR	脊延髓肌萎缩	(CAG)$_{11\text{-}33}$	(CAG)$_{38\text{-}66}$	编码区	增强并部分功能丧失
ATX1	脊髓小脑共济失调 Ⅰ 型	(CAG)$_{8\text{-}39}$	(CAG)$_{41\text{-}81}$	编码区	增强功能
ATX2	脊髓小脑共济失调Ⅱ型	(CAG)$_{15\text{-}29}$	(CAG)$_{35\text{-}59}$	编码区	增强功能
CACNAIA	脊髓小脑共济失调Ⅵ型	(CAG)$_{4\text{-}16}$	(CAG)$_{21\text{-}27}$	编码区	增强功能
HD	慢性进行性舞蹈病	(CAG)$_{10\text{-}35}$	(CAG)$_{36\text{-}121}$	编码区	增强功能
DRPLA	齿状核红核苍白球萎缩 Hawriver 综合征(表型变异)	(CAG)$_{7\text{-}25}$	(CAG)$_{49\text{-}75}$ (CAG)$_{63\text{-}68}$	编码区	增强功能
MJD1	Machado-Joseph 病	(CAG)$_{12\text{-}37}$	(CAG)$_{61\text{-}84}$	编码区	增强功能
DMPK	强直性肌营养不良	(CTG)$_{5\text{-}37}$	(CTG)$_{50\text{-}3000}$	3′ UTR	RNA 加工?
FRDA1	Freidreich 共济失调	(GAA)$_{8\text{-}22}$	(GAA)$_{120\text{-}1000}$	内含子	RNA 加工?
CSTB	进行性阵挛性癫痫 Ⅰ 型	(富含 CG12mer)$_{2\text{-}3}$ (富含 CG12mer)$_{12\text{-}17}$(前突变) (富含 CG12mer)$_{60\text{-}75}$(全突变)		ND	启动子丧失功能

摘自:Stephen T Warren

3. 镶嵌体和嵌合体　镶嵌体(mosaicism)和嵌合体(chimerism)是两个不同的概念。嵌合体是指个体内同时存在不同个体来源的两个以上的细胞系的现象。不同的细胞系所含基因组不相同。临床血液学中上最常见的嵌合体是获得性嵌合体(acquired chimerism)。例如,当一个核型为 46,XX 的白血病女患者需要骨髓移植,而供体是一核型为 46,XY 的男性,这样移植后患者骨髓或血液中可以同时存在 46,XX 和 46,XY 两种细胞系。此患者即为嵌合体。通过检测,可以判断供体骨髓在患者身上生长的情况。这是骨髓移植后观察疗效的一个常用而重要的遗传临床检查方法。而镶嵌体是指同一个体同时存在来源于相同个体的两个以上不同细胞系。这种现象通常发生在合子形成后的卵裂期或胚胎发育早期发生突变,故称为体细胞突变(somatic mutation),或合子后突变(postzygotic mutation)。由体细胞突变形成的镶嵌体称为体细胞镶嵌体(somatic mosaicism)。如果突变发生在减数分裂前的生殖细胞(gem cell)形成过程中,就会产生一个突变的细胞系,它与正常(野生型)细胞系形成的镶嵌体,就称为生殖腺镶嵌体(gonadal mosaicism 或 germline mosaicism)。如果突变基因为一显性基因,则子代可以有两个以上子女发病,而父母则可以没有任何症状,表现出类似隐性遗传的特征。在血液病中,甲型血友病有这种情况发生。同理,染色体病也可以由生殖腺镶嵌体引起。绝大多数肿瘤都可以视为体细胞突变产生的镶嵌体,因为在肿瘤发生的各个阶段,都有体细胞突变,白血病也不例外,除点突变外,染色体重排极为常见(详见白血病章节)。

4. 基因组印迹(genomic imprinting)　又称遗传印迹(genetic imprinting)。根据孟德尔学说,当疾病从亲代传给子代时,无论携带这个疾病的基因或染色体来自父方或母方,所产生的效应是相同的,但目前发现一类疾病,由父方或母方传给子女时,可以在发病年龄、临床表现、严重程度等方面都有区别,甚至引起不同的疾病。这种现象称为基因组印迹。基因组印迹现象的原因目前还不清楚。有下面的解释:一般情况下,常染色体都是以一对等位基因同时表达的形式出现,即父方和母方都能产生相似的遗传效应,称为双等位基因表达(biallelic expression)。但现在发现在少数情况下,可以出现父方或母方的等位基因丧失活性,只有对方的等位基因得以表达,即单等位基因表达(monoallelic expression)。能表达的一方显示出显性,而且往下代传递。基因组印迹存在时,被"印迹"的等位基因失活。其分子机制可能与甲基化有关,是目前表观遗传学的研究热点之一。被"印迹"的基因或染色体片段不能转录。例如慢性进行性舞蹈病(Huntingtin chorea)的一般发病年龄在30~50岁,但有5%~10%的患者在20岁前发病,且病情严重。这些患者的致病基因多来自父方。而来自母方者,发病年龄在40~50岁。这种差异现在可以用基因组印迹加以解释。还有一种情况:Prader-Willi综合征(PWS)和Angelman综合征(AS)是两种不同的遗传病,但90%的病例都有15q11-13的缺失。这个关键区域相当于4Mb长度。此关键区域内与这两种疾病有关的基因是SNRPN基因。如果母方的这个区段被印迹,而父方这个区段由于缺失或突变失活,这时将表现为PWS;相反,如果父亲的这个区段被印迹,而母亲这个区段由于缺失或突变失活,则子女中表现为AS。到目前为止,已发现具有基因组印迹特点的基因至少有16个。

5. 单亲二体 单亲二体的现象已如前述。这也是PWS和AS的原因之一。约20%的PWS是由母源性单亲二体引起。父源性引起的AS较母源性单亲二体引起的PWS为少。

6. X染色体失活 Lyon于1961年提出:①在哺乳动物及人类,正常雌性体细胞内只有一个X染色体具有生物活性,另一个呈现异固缩状态,无活性。异固缩的X染色体在有丝分裂间期表现为附于核膜上的巴氏小体(Barr body)。②X染色体的失活起始于受精后第三天的卵裂阶段,并于64~100细胞期完成。③失活的X染色体是父源性或母源性是随机的。但是,失活一旦发生,由此分裂生成的子代细胞均含父源性或母源性的失活X染色体。此学说被称为Lyon学说。

Lyon学说解释了一些X连锁遗传与孟德尔遗传不符的现象。例如,葡萄糖6磷酸脱氢酶(G-6-PD)缺乏症时,女性杂合子何以具有广泛表现度。因为女性杂合子的一条X是父源性,另一条是母源性。如果失活发生在带有突变G-6-PD的X染色体上,则女性杂合子外周血G-6-PD活性较高;反之,失活若发生在没有G-6-PD基因突变的染色体上,则将表现为外周血G-6-PD活性较低,即G-6-PD缺乏的女性杂合子是一个正常细胞与G-6-PD缺乏细胞的镶嵌体。可能由于生长优势的差异,不同杂合子个体可以表现出广泛的表现度,有的酶活性较高,甚至接近正常,有的酶活性可以较低,接近严重缺乏者。用特殊染色方法可以证明女性杂合子外周血是一个正常红细胞与G-6-PD缺乏红细胞的镶嵌体。而巴氏小体的数目观察,则可应用于性别鉴定和性染色体数目异常的辅助诊断。

近年研究证实失活中心位于Xq13,是失活的起始点。失活向X染色体两端延伸,最终使X染色体上大部分基因失去活性。但估计有100个左右的X连锁基因免于失活。因此,当X染色体发生非整倍体畸变时,可能会出现异常的X连锁表现型。其次,失活中心含有XIST基因。XIST能转录15kb大小的mRNA,属于非编码RNA(non-coding RNA),XIST能启动X染色体失活。失活中心还含有一个与XIST反义的称为TSIX的基因。此基因含45kb的RNA,来源于XIST下游区15kb的DNA顺序。当X失活后,TSIX表达就被抑制,表明其功能可能与早期的X失活有关。DNA上CpG岛的甲基化和XIST基因调控是X染色体失活发生和维持的可能机制。

7. 双基因遗传(digenic inheritance) 这是Kajawara等提出的一种特殊遗传方式。即一种遗传病的表达需要两个基因位点的突变。例如有一种视网膜色素变性需要11号染色体上的ROM1基因突变加上6号染色体上RDS基因突变,才能表现出疾病的症状。亦即患者是两个基因的复合杂合子。这种现象可能还见于其他遗传病,如α/β复合杂合子产出的中间型地中海贫血。这种情况常出现于多个不同基因导致的隐性遗传病,但某个个体同时携带两种不同突变的基因时,可能表现出疾病。

8. Knudson两次击中模式 这是Knudson提出的解释遗传性肿瘤的一种发病模式。Knudson认为,细胞恶性变需要两次,甚至两次以上的突变。第一次突变可能发生在生殖细胞或由遗传获得,而第二次突变则发生在体细胞。例如遗传性视网膜母细胞瘤(Rb)发病早,多为双侧性或多发性。解释是,患儿出生后全身体细胞都已经有了第一次突变,只要有一个视网膜母细胞再发生突变,这个细胞就会恶变为肿瘤细胞。即“两次突变说”。而非遗传性Rb,则需要在同一Rb细胞积累两次突变,才能恶变。这种概率极低,所以表现为发病率低、没有遗传性和多为单侧出现肿瘤的特点。研究还表明,曾经发生过一次突变的细胞,更容易发生第二次突变,这是遗传性Rb并不罕见的原因。另外,该基因如果并未发生第二次突变,而其他基因突变改变了该Rb细胞的生长和发育,也能发展为恶性细胞,称为基因外调节说。目前大多数肿瘤都没有明显的遗传基础可循,所以两次击中模式对解释部分肿瘤的发病机制有效。而其他肿瘤虽无明确的发病机制确证,但多因素(癌基因、肿瘤抑制基因、转移和抑制转移基因、环境因素等)、多阶段(经历良性和恶性转化的各种阶段)学说无疑是一个可以接受和继续探讨的学说。

有关理论在讨论白血病章节中将论述。

以上所列8种遗传现象(或许还有更多)可以看成是孟德尔遗传的修正或补充。

第二节　基因突变和血液遗传病

实际上，血液遗传病基因的克隆，从20世纪80年代克隆珠蛋白基因和G-6-PD基因已经开始。但基因组计划不断取得进展后，克隆基因的速度大大加快。现将已鉴定的血液病基因列于表5-5。

表5-5　已克隆的血液遗传病基因

疾病名称	基因定位	基因名称	备注	MIM#
α地中海贫血	16p12-pter	HBA	各型α地贫	141850
α地贫/智低综合征Ⅰ型	16pter-p13.3	ATR1,HBHR	伴智低	141750
β地中海贫血	11p11.5	HBB	各型β地贫	141900
遗传性胎儿血红蛋白持存症	11p15.5	HBG1,HBG2	HbF持续增多	142250
G-6-PD缺乏症	Xq28	G-6-PD	溶血	305900
腺苷脱氨酶缺乏症	20q13.11	ADA	过多引起溶血	102700
AMP脱氨酶缺乏	11pter-p13	AMPD3	无症状	102772
腺苷酸激酶缺乏	9q34.1	AK1	溶血	103000
醛缩酶A缺乏症	16q22-q24	ALDOA	溶血	103850
葡萄糖磷酸异构酶缺乏	19q13.1	GPI	溶血	172400
磷酸果糖激酶缺乏症	21q22.3	PFK1	溶血	171860
二磷酸甘油酸异构酶缺乏	7q31-q34	BPGM	溶血	222800
γ谷酰半胱氨酸合成酶缺乏	6p12	GLCLC	溶血	230450
谷胱甘肽过氧化物酶缺乏	3q11-q12	GPX1	溶血	138320
谷胱甘肽还原酶缺乏	8q211	GSR	溶血	138300
谷胱甘肽合成酶缺乏	20q11.2	GSS,GSHS	溶血	601002
丙酮酸激酶缺乏症	1q21	PK1,PKLR	溶血	266200
磷酸丙糖异构酶缺乏	12p13	TPI1	溶血	190450
己糖激酶缺乏症	10q22	HK1	溶血	142600
镰形细胞贫血	11p15.5	HBB	溶血	141900
球形细胞增多症，常显	14q22-q23.2	SPTB	溶血	182870
球形细胞增多症，常隐	8p11.2	ANK1,SPH2,SPTA1	溶血	182900
球形细胞增多症，带3	17q21-q22	SLC4A1,AE1,EPB3	溶血	109270
椭圆形红细胞增多症，Rh相关	1p36.2-p34	EPB41,EL1	溶血	130500
椭圆形红细胞增多症，α膜收缩蛋白	1q21	SPTA1	溶血	182860
溶血性贫血，膜带3异常	17q21-q22	SLC4A1,AE1,EPB3	溶血	109270
遗传性热异型细胞增多症	1q21	SPTA1	溶血	182860
口性红细胞增多症	9q342	EPB72	溶血	185000
遗传性溶血性贫血	15q15	EPB42	溶血	177070
椭圆形红细胞增多症，β膜收缩蛋白	14q22-q23.2	SPTB	溶血	182870
溶血红细胞增多症，常显	19p13.1-p13.2	EPOR	红细胞生成素受体缺乏	133171
溶血尿毒综合征	1q31	HF1,CFH,HUS	肾衰，血小板减少，溶血	235400
遗传性铁粒幼细胞贫血	Xp11.21	ALAS2,ASB,ANHI	低色素贫血，异质性多	301300
磷酸甘油酸激酶	Xq13	PGK1,PGKA	溶血	311800
高铁血红蛋白血症Ⅰ型，Ⅱ型，Ⅲ型	22q13.31-qter	DIA1	高铁Hb增多	250800
高铁血红蛋白血症Ⅳ型	18q23	CYB5	高铁Hb增多	250790

续表

疾病名称	基因定位	基因名称	备注	MIM#
甲基钴胺素缺乏	Lq43	MTR	巨幼贫血	156570
运钴胺素Ⅱ缺乏症	22q11.2-qter	TCN2,TC2	巨幼贫血	275350
乳清酸尿症	3q13	UMPS,OPRT	巨幼贫血	258900
难治性巨幼细胞贫血	5q31.1	IRF1,MAR	巨幼贫血	147575
抗凝血酶原Ⅲ缺乏	1q23-q25	AT3	凝血障碍	107300
出血素质(抗凝血酶原 Pittsburgh)	14q32.1	PL,AAT	出血倾向	107400
血栓素 A2 受体缺陷	19p13.3	TBXA2R	出血倾向	188070
Chediak-Higashi 综合征	1q42.1-q42.2	CHS1,LYST	出血倾向,白细胞异常	214500
异常纤维蛋白原血症,αβ	4q28	FGA,FGB	血栓形成	134820,134830
异常纤维蛋白原血症,γ	4q28	FGG	血栓形成	134850
低凝血酶原血症,因子Ⅱ缺乏	11p11-q12	F2	出血倾向	176930
第Ⅶ因子缺乏	13q34	F7	出血倾向	227500
第Ⅷ因子缺乏	Xq28	F8	出血倾向	306700
第Ⅸ因子缺乏	Xq27.1-q27.2	P9,HEMB	出血倾向	306900
第Ⅹ因子缺乏	13q34	F10	出血倾向	227600
第Ⅺ因子缺乏	4q35	F11	出血倾向	264900
第Ⅻ因子缺乏	5q33-qter	F12,HAF	出血倾向	234000
第ⅩⅢ因子缺乏,α 肽链	6p25-p24	F13A1,F13A	出血倾向	134570
第ⅩⅢB 因子缺乏,β 肽链	1q31-q32.1	F13B	出血倾向	134580
Fanconi 贫血 A 型	16q24.3	FACA,FA1,FA,FAA	贫血、智低	227650
Fanconi 贫血 C 型	9q22.3	FACC	贫血、智低	227645
先天性恶性贫血	11q13	GIF	贫血,内因子缺乏	261000
血小板无力症,A 型	17q21.32	ITGA2B,GP2B,CD41B	慢性出血	273800
血小板无力症,B 型	17q21.32	ITGB3,GP3A	慢性出血	173470
慢性肉芽肿,常隐	16q24	CYBA	反复感染	233690
慢性肉芽肿,常隐	7q11.23	NCF1	同上	233700
慢性肉芽肿,X 连锁	Xp21.1	CYBB,CGD	同上	306400
Wegener 肉芽肿	14q32.1	PRTN3,PR3	坏死性肉芽肿	177020
纤维蛋白原激活剂抑制剂,PAⅡ缺乏	7q21.3-q22	PAⅡ,PLANT	血栓形成	173360
婴儿粒细胞缺乏症(Kostmann)	1p35-p34.3	CSF3R,GCSFR	反复感染	138971
白细胞黏附缺陷	21q22.3	ITGB2,CD18,LCAMB,LAD	皮肤黏膜坏死感染	600065
遗传性周期性白细胞减少症	19p13.3	ELA2	白细胞减少	130130
髓过氧化酶缺乏症	17q23.1	MPO	反复感染	254600
新生儿同型免疫白细胞减少	1q23	FCGR3A,CD16,IGFR3	感染	146740
血小板糖蛋白Ⅳ缺乏症	7q11.2	CD36	血小板减少	173510
红细胞生成性原卟啉病,常隐	18q21.3	FECH,FCE	尿粪卟啉增多	177000
卟啉病,急性肝型	9q34	ALAD	尿粪卟啉增多	125270
急性间歇性卟啉病	11q23.3	HMBS,PB1GD,UPS	尿粪卟啉增多	176000
先天性红细胞性卟啉病	10q25.2-q26.3	UROS	尿粪卟啉增多	263700
迟发性皮肤性卟啉病	1p34	UROD	尿粪卟啉增多	176100
蛋白 C 缺乏症	2q13-q14	PROC	血栓形成	176860

续表

疾病名称	基因定位	基因名称	备注	MIM#
蛋白S缺乏症	3p11.1-q11.2	PROS1	血栓形成	176880
球形细胞增多症,带42	15q15	EPB42	溶血	177070
血小板减少症,X连锁	Xp11.23-p11.22	WAS,IMD2,THC	出血障碍	301000
新生儿血小板减少症	17q21.32	ITGB3,GB3A	出血倾向	173470
血小板减少,肝素辅因子Ⅱ缺乏	22q11	HCF2,HC2	出血倾向	142360
血小板减少,纤溶酶原 Nagaya Ⅰ	6q26	PLG	出血倾向	173350
血小板减少	20p11.2	THBD,THRM	出血倾向	188040
血管性血友病,血小板型	17pter-p12	GP1BA	出血倾向	231200
血管性血友病,重型	12p13.3	VWF,F8VWF	出血倾向	193400
血小板减少性紫癜	Xp11.23-p11.22	WAS,IMD2,THC	出血倾向	301000
红细胞增生不良贫血,先天性	15q21	CDAN3,CDA3	贫血	105600
原发性血色病	6p21.3	HF	铁质沉着	235200
嗜酸性粒细胞增多症	5q31-q33	EOS	嗜酸性粒细胞多,哮喘	131400
嗜酸性细胞过氧化酶缺乏	17q23.1	EPX	无症状	131399
巨血小板综合征(Bernand Soulier)	17pter-p12	GP1BA,GP1BB,GP9	出血倾向	231200
巨血小板综合征 B型	22q11.2	GPIRB	出血倾向	138720
巨血小板综合征 C型	3q21	GP9	出血倾向	173515
Hermansky-Pudlak 综合征Ⅰ型	10q23.1	HPS1	出血倾向,肺纤维化	604982
Hermansky-Pudlak 综合征Ⅱ型	5q14.1	HPS2,AP3B1	出血倾向	608233
Hermansky-Pudlak 综合征Ⅲ型	3q24	HPS3	出血倾向	606118
Hermansky-Pudlak 综合征Ⅳ型	22q11.2-q12.2	HPS4	出血倾向,肺纤维化	606682
Hermansky-Pudlak 综合征Ⅴ型	11p15-p13	HPS5	出血倾向	607521
Hermansky-Pudlak 综合征Ⅵ型	10q24.32	HPS6	出血倾向	607522
Hermansky-Pudlak 综合征Ⅶ型	6p22.3	HPS7,DTNBP1	出血倾向	607145
Hermansky-Pudlak 综合征Ⅷ型	19q13	HPS8,BLOC1S3	出血倾向	609762

注:①表5-5中不包括涉及血液肿瘤的各种基因和基因重排。②读者可根据 McKusick 编著的 Mendelian Inheritance in Man,MIM)的标号查阅,或上网查阅有关该基因或改变的详细情况。网址:http://www.ncbi.nlm.nih.gov/sites/entrez?db=omim

第三节 血液遗传病的诊断及基因诊断

由于大多数遗传病目前尚无有效的治疗方法,因此,遗传病及其携带者的筛查、诊断、基因诊断以及产前基因诊断,是预防重型患儿出生的主要手段。血液遗传病也都必须遵循这种思路和措施。

一、血液遗传病的筛查

一般根据目的和对象,遗传筛查可分为群体筛查、携带者筛查、婚前筛查、产前筛查、新生儿筛查、症状前筛查以及精子供体筛查等。根据世界卫生组织提出的要求,进行筛查的主要依据是:①疾病定义明确,临床诊断可靠,疾病会严重危害人体健康,甚至可能致命;②疾病的流行率相对较高;③疾病治疗或预防有效;④成本较低;⑤方法简单安全;⑥检测仪器具备;⑦方法具有相当程度敏感性和特异性。目前我国符合这些条件的血液遗传病是地中海贫血和G-6-PD缺乏症。根据广东省的筛查,地中海贫血和G-6-PD缺乏症(均包括杂合子携带者)的发生率分别在10%~12%和3%~6%间,地中海贫血发生率在广西为15%左右,海南岛达20%~30%,该地区有些民族甚至更高。我国南方有些省已经将这两项检查列入婚检的必检内容,这对提高我国人口素质是完全必要的。广东推广使用的地中海贫血脆性一管筛查法和G-6-PD四氮唑蓝比值法,已经普遍被采用。“一管筛查法”还可以同时查出患者和携带者。已经充分证明是行之有效的方法。症状前筛查(presymptomatic screening)是指对与疾病明显有关的有害基因突变进行检测，从而在疾病出现前作出预告性诊断。这样的筛查又称为症状前诊断。这是预测疾病是否发生和便于采取预防措施的一个重要方向。近年来开展的项目有慢性进行性舞蹈病、视网膜母细胞瘤、成人多囊肾、常染色体显性乳腺癌以及非息肉性结肠大肠癌等。由于基因突变尚未表达出相应症状，所以基因诊断是主要手段。

二、血液遗传病的诊断

血液遗传病的诊断可以是细胞水平、分子细胞水平、生化水平和基因水平。前三种诊断方法目前仍然应用，而且目前大多数疾病它还是必需的。微观细胞水平的诊断，如显带技术、高分辨显带技术、姐妹染色单体交换技术等，虽然仍有使用价值，但在有些方面，已经显得过时。细胞水平的发展是分子细胞水平技术，包括荧光原位杂交(FISH)等。这些技术近年发展很快，特别是对白血病的染色体重排诊断显示出其独特的优越性(已如前述)。生化水平的诊断目前并未过时，它有较基因诊断更为简单、经济、快速的优势。例如，丙酮酸激酶(PK)的基因有数十种突变型，但是在酶蛋白水平都表现为PK酶活性降低或PK酶动力学的异常。

从临床角度看，如果不是产前诊断和探讨基因治疗的需要，许多遗传病的诊断就止于用前面三种方法。例如各型血友病，只要通过一定时期的输血或输入血细胞成分，就能较长期维持生命的继续。而且许多血液病都是异质性的，即同一类临床表现可以是完全不同基因突变所造成。所以输血或成分输血可以在相当长时间内解决患者迫切需要解决的问题。但人们的追求是无止境的，他们企盼着基因治疗从根本上解决问题。毕竟基因治疗是一个还非常遥远的事情。一般骨髓移植或干细胞移植只能说是广义上的基因治疗。人们对基因治疗的渴望与现实之间，还有非常大的落差。这样，使得许多人将基因治疗简单化、庸俗化，有些则是为了达到商业上的广告效应。总之，真正意义上的基因治疗首先需要基因诊断。

从产前诊断和基因治疗的角度来看，还是需要首先作基因诊断。所以本章将重点介绍有关基因诊断主要进展。

三、基因诊断

遗传病的基因诊断也适用于血液遗传病。本段在举例中将尽量结合血液病加以讨论。

基因诊断的基本依据是，生物的体细胞中含有该生物体的全部遗传信息。个体如果患有某种遗传病，则所有体细胞都带有这种致病基因。因而只要检测外周血、胚胎或胎儿的皮肤、羊水或绒毛细胞，脐带血，则可查出是否患有该病，或为该病的携带者。由于基因诊断是在发病前已经作出，故这种诊断法也称为“逆向诊断法”(reverse diagnosis)。

(一) 基因诊断的基本方法

1. DNA探针杂交是早期基因诊断技术的基础。诸如：DNA探针的制备(缺口翻译、末端标记)、核酸分子杂交(southern blot hybridization)、斑点杂交(dot blotting)和寡核苷酸探针杂交等。这些早期建立的方法，目前已经较少应用，它比较烦琐，经济和时间的耗费也多，还不能精确的基因病变的部位和性质。但是如果与下面介绍的PCR法结合起来，它们的价值仍然不可低估。例如使用于β地中海贫血的反向点杂交、PCR-ASO法(见后)，又如检测α地中海贫血基因缺失或重复，结合内切酶(endonuclease)使用的核酸分子杂交法等。

2. 聚合酶链反应(polymerase chain reaction, PCR) 是1985年建立的具有划时代意义的一种新技术，后来在此基础上，发展和衍生了很多新的技术。这种技术的特点是，在短时间内，可以将感兴趣的一段DNA扩增到几百万个拷贝，使这段DNA通过显色，用肉眼都可以观察到。如果观察不到，则表示该基因组中缺失了这段DNA，如果位置(片段大小)发生了改变，则代表该基因发生了这样那样的突变。PCR技术有了很大的发展和开发出很多方面的用途，在这个基本原理的基础上建立了许多新方法。PCR的基本原理起源于DNA复制及核酸的变性与复性，现已经成为分子生物学实验室的常规技术，此不赘述。

PCR实验中，先根据需要扩增的DNA片段，从5′到3′的顺序合成一对大约20个碱基的寡核苷酸作为引物(primer)。反应体系含4种单核苷酸(dATP, dCTP, dTTP, dGTP, 合称dNTP)、Mg^{2+}, Tris-HCl缓冲液、引物、待扩增的DNA。先变性几分钟后，加入耐热的DNA聚合酶(Taq酶)。在聚合酶的作用下，利用溶液中的核苷酸原料，不断延伸合成新的互补链。这样，这段DNA从一条变成2条。若继续按照变性(92～95℃)、复性(40～64℃)、延伸(72℃)的顺序循环25～40个周期，可以得到100万个以上拷贝。用溴乙啶染色(或银染)，在荧光下(或肉眼)可直接观察到是否存在引物间的那段DNA片段。

(二) 遗传病的基因诊断

1. 已知突变的基因诊断

(1) 缺失型突变的基因诊断：如大多数α地中海贫血都属于缺失型。在我国多数为东南亚型SEA，-20kb(α地1)、缺失3.7kb或4,2kb的α地

2。如果为 α 地 1 的纯合子，临床表现为 Bart 胎儿水肿综合征。最早是在 α 基因的内部设计一对引物（引物的设计有较为严格要求，现在可以采用专门软件进行）。如果 PCR 反应出现特异性带，表明存在 α 基因，该个体正常；如果扩增后没有特异性带，说明两条 DNA 都缺失 α 基因，则可诊断为 Bart 水肿胎。目前对 α 地中海贫血杂合子和纯合子可以用一种称为缺口-PCR（gap-PCR）的方法进行诊断。即设计 3 条引物，一条在 5′端（A），第二条在 3′端（C），另一条在距 5′端 314bp 左右处（B）（在 5′端缺失部分内）（图 5-1）。这样。三条引物在一个反应体系中扩增时，因为 A、C 相距约 20kb，不能扩增，而 A、B 相距仅 314bp，可以扩增出 314bp 的条带。这样，如果待测 DNA 正常，则仅能见到一条 314bp 带；如果为杂合子（即一条 16 号染色体上有正常的两个 α 基因，而另一条上完全缺失 α 基因），此时，可以见到除 314bp 的条带外，由于缺失的两断端融合，AC 可以扩增出一条 558bp 的带。最后，如果两条 16 号染色体的 α 基因都缺失，则只能见到 558bp 条带而无 314bp 条带。这样，正常（αα/αα）、杂合子（--/αα）、Barts 水肿胎（--/--）均可区别开来。

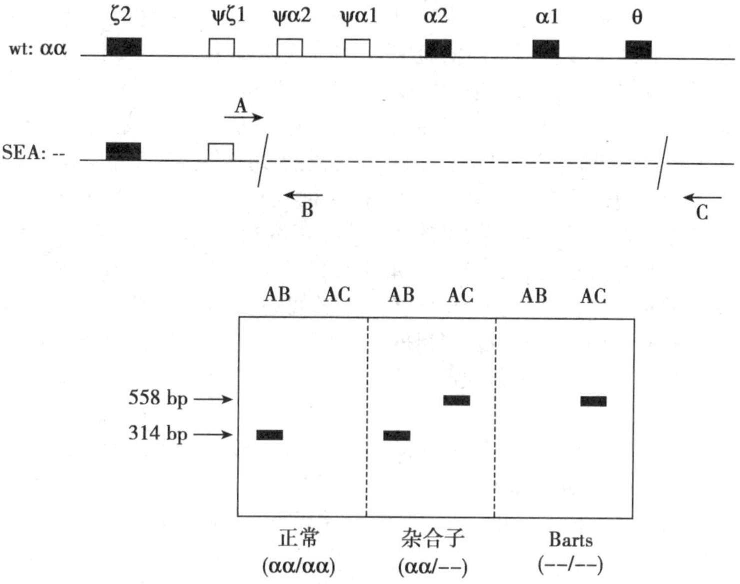

图 5-1　缺口 PCR 诊断 Bart 水肿胎引物设计与扩增结果示意图

同理，可以按同样方法设计检测只有 3.7kb 和 4.2kb 的缺失。

（2）点突变的基因诊断

1）ASO 法：检测点突变必须首先弄清突变的位置和性质。例如，β 地中海贫血大多数为点突变。此时可合成等位基因特异寡核苷酸（allele-specific oligonucleotide，ASO）探针，探针通常为 20bp 左右的核苷酸。用放射性核素或非放射性核素标记。用于检测点突变时一般需要合成两种探针：一种与正常基因序列完全一致，能与之稳定地杂交，但不能与突变基因序列杂交；另一种与突变基因序列一致，能与突变基因序列稳定杂交，但不能与正常基因序列稳定杂交。这样，就可以把只有一个碱基发生了改变的基因与正常基因区别开来。

PCR 可结合 ASO，称为 PCR-ASO 技术。即先将含有突变点的基因有关片段进行体外扩增，然后再与 ASO 探针作点杂交，这样就简化了方法，节约了时间，只要极少量的基因组 DNA 即可进行。多个基因的各种突变探针（可达 106 种）混合进行 ASO，通过斑点杂交同时对 500 个样品进行检测，是此项技术的发展，如能对杂交阳性进行测序，更为准确。利用 ASO 原理，结合荧光标记探针和特殊的图像技术，发展出多种快速、高通量的突变检测技术，如 TaqMan 探针技术、分子信标（molecular beacon）、表面等离子共振技术（surface plasmon resonance，SPR）等。

2）反向点杂交（RDB）：如果同时需要检测多种某个基因突变，可以采用我国学者设计的“反向点杂交（reverse dot blot，RDB）”技术。例如，我国的 β 基因突变有 10 多种，RDB 技术即预先将各种突变的 ASO 探针按方阵点在特殊的硝酸纤维膜上，干后，将膜浸泡在扩增出的 β 基因 PCR 产物中，通过显色反应，根据方阵上的显色杂交点，可诊断该基因发生了哪种突变。

3）突变特异性扩增系统（ARMS）：突变特异性扩增系统（amplification refractory mutation system，ARMS）是较常用的简易检测单个碱基置换、插入、缺失或微缺失的方法。随着研究的深入，在表5-5中列出的各种血液病中，都陆续发现它们各自有多种不同的突变，有些达十几种或几十种之多。但是在同一种族或民族中却常见到只有几种，这就给采用ARMS法作基因诊断带来极大的方便。即可以设计几对针对突变的引物，在一次PCR反应中，检查出4～5种突变。这样就可以对90%以上的该病患者或携带者做出诊断。其他10%左右可以用测序补充。

4）直接测序（direct sequencing）：由于测序技术的发展和成本的大大降低，许多基因诊断实验室利用PCR产物扩增后直接测序的方法来进行突变的诊断。这种测序方法一般一次常规测序反应能读出平均700bp的有效长度，对于扩增片段较短，外显子较少的基因突变的检测尤其适用。近年来利用类似化学终止法DNA测序的原理，发展出高通量的突变检测方法，如利用引物延伸方法发展起来的焦磷酸测序技术（pyrosequencing），以及利用循环逆向终止方法（cyclic reversible termination，CRT）发展出的DNA测序方法（Solexa），可以应用于大规模的SNP检测和突变分析。

在此法的基础上还发展了双重和多重ASA（M-ASA）、颜色互补分析（colour complementation assay）、致变分离PCR法（mutagenically separated PCR，MS-PCR）等。

5）DNA芯片技术：又称基因芯片或微阵列（microarray）是指按特定的排列方式将大量基因探针或基因片段固定在硅片、玻片、塑料片等上。这是结合核酸分子杂交和高密度阵列分析产生的一种基因检测技术。应用于已知突变检测。现在已经开始探讨和试用于临床。

DNA芯片技术具有快速、大批量、自动化的优越性。适用于具有许多突变点的基因检测。目前已试用于CFTR、HIV、β珠蛋白、线粒体、BRCA1等基因的突变或单核苷酸多态性（SNPs）检测。也有人已试验双色探针进行突变检测、DNA或RNA的定量检测。此外，在许多基础研究（如代谢途径分析、基因表达及其调控、基因结构与功能鉴定等）和药物筛选等领域也有可能应用这种技术。但是，如果不需要同时检测大批量的某种基因突变，这种技术受到经济方面的限制。

6）定量PCR技术：一般的PCR都只能做到定性，在进行基因表达水平研究时往往需要定量。20世纪80年代起已经有人研究定量DNA为模板的PCR和RT-PCR（用反转录酶将DNA转录为mRNA后再进行PCR反应称为反转录PCR，即RT-PCR）。1990年有人用PCR反应稳定上升对数期的PCR产物来定量。但难以控制相同的模板量和扩增效率。例如血液病遗传病中，β地中海贫血在药物或基因治疗中，从RNA水平监测珠蛋白肽链表达水平的高低，对治疗效果的评价都非常有益。

现在采用较多的是竞争性PCR（quantitative competitive PCR，QC-PCR）进行定量，但此法准确性较差、烦琐、要求条件高。一般实验室不易操作。目前建立的一种定量PCR（real-time quantitative PCR），因为用荧光标记引物，通过检测荧光强度来确定PCR产物量。在此基础上发展出的TaqMan荧光标记探针技术，既能检测模板DNA或cDNA的量，又能检测特异性等位基因，其原理见图5-2。其应用特点是：①融合荧光PCR和等位基因特异性杂交技术，敏感度高、特异性强。②实时测荧光信号，判断有无扩增。密闭体系，无污染。③可定量DNA或RNA模板数目，用于病情判断和治疗监测。④可设计双色或多色荧光标记探针，进行多重PCR反应，可同时检测正常和突变等位基因。⑤可设计成阵列方式，在一多孔反应板上检测多个突变。

目前该法已经应用于病原体、肿瘤基因检测、免疫分析、基因表达、突变及多态性研究。

2. 未知突变性质遗传病的基因诊断　原则上，所有未知突变性质的遗传病都可以进行基因诊断。主要的方法是用限制性片段长度多态性（restriction fragment length polymorphism，RFLP）做连锁分析。所谓RFLP是指不同个体的基因组DNA，如用同一种限制性内切酶去切割，产生DNA片段的长度各不相同。这种现象称为RFLP。其产生原理有二：①基因组DNA每隔100～200个碱基会出现一个中性突变，这一突变会增加或减少一个酶切位点。使切割的DNA长度不同；②基因组中存在多种重复顺序，但重复顺序因人而异。如果酶切点在重复顺序的两侧，则会因人而异地切出大小不等的片段。例如，甲型血友病是因第Ⅷ因子基因突变引起。此基因长达186kb，由26个外显子组成。虽然已经知道的缺失型和点突变有几十种，但大多数突变性质仍然未知。所以可以用RFLP进行基因诊断。其方法是，此基因的第18内含子有一个BclⅡ多态位点。如在两侧设计引物扩增出一142bp片段，再用BclⅡ进行酶切，则有些人可以切出99bp和43bp两个片段，而另外一些人则无此切点。通过连锁分析则可进行基因诊断。图5-3是一个甲型血友病患者家系。先证者（$Ⅱ_3$）有切点，基因型为99bp/-（常规电泳43bp不易见到，故有99bp片段就代表有切点），表明血友

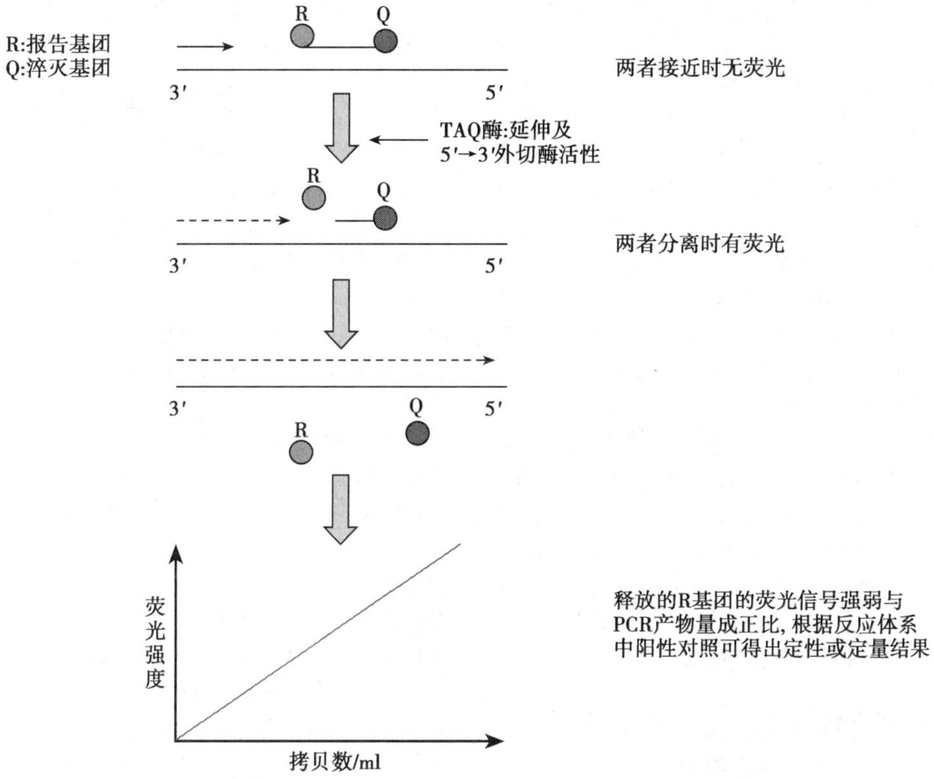

图 5-2　TaqMan 荧光探针定量 PCR 技术的工作原理示意图

病基因与这一切点连锁。他的母亲(Ⅰ$_2$)和他的同胞姐姐(Ⅱ$_1$)查出基因型为 142bp/99bp,因此如胎儿为男性,基因型为 99bp/-,则胎儿极可能为患儿,应引产。如为 142bp/-,则应为正常胎,应保留。有时单一位点分不清,则需要做多位点综合分析,称为单倍型分析(haplotype analysis)。这种方法,结合新近发现的各种遗传标记,已用于疾病基因定位分析。但是,随着时间的推移,未知突变的遗传病在理论上应该越来越少,所以,RFLPs 的应用会逐渐减少。

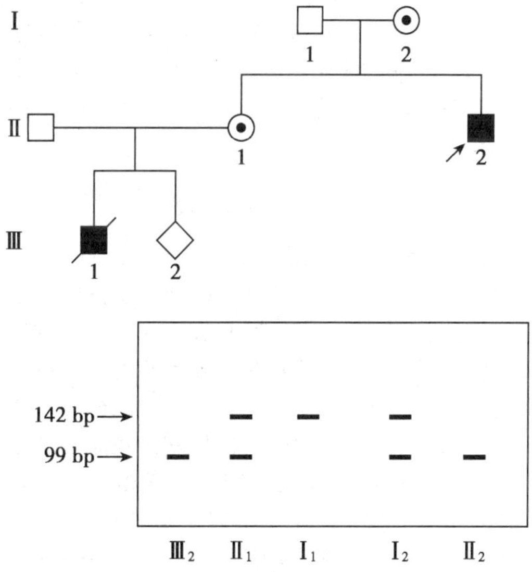

图 5-3　一个 X-连锁甲型血友病家系 RFLP 连锁分析结果示意图

(三) 产前诊断

产前诊断(prenatal diagnosis)是应用细胞和分子诊断的技术,对出生前的胚胎或胎儿进行遗传病诊断。由于从受精细胞分裂开始,所有体细胞都含有个体的全部基因组,所以原则上,能够进行基因诊断的遗传病,也能够进行产前基因诊断。但实际上,由于可以获得的胎儿细胞量极少、母体细胞污染和具有一定的创伤性,所以还不是一般实验室可以做到的。常规应用的是绒毛、羊水细胞和脐血。目前追求的目标:一是尽量早期,二是非创伤性。前者的热门话题是植入前遗传病产前诊断(preimplantation genetic diagnosis,PGD),后者则是母血分离胎儿细胞进行胎儿遗传病的诊断。有人在母体外周血血浆中发现胎儿 DNA,并试图用母体外周血浆进行产前基因诊断。但母亲的血浆与胎儿血浆难以分离,所以,目前还只能用于胎儿是否男性和父亲是显性遗传病的基因诊断参考。

植入前遗传病诊断是指在受精卵卵裂后第三

天，胚胎发育的4～8细胞期，取1～2个细胞或极体进行遗传学诊断，从而判断该个体是否患有某种遗传病。余下的细胞根据诊断结果决定是否植入继续妊娠。实际上，PGD是与体外受精（IVF）结合进行。这项技术在20世纪90年代由英国开始，已有超过40个国家和地区开展。主要的诊断手段是单细胞PCR和FISH技术。通过FISH可以查出21三体、18三体、13三体、X和Y染色体异常以及染色体易位。通过单个细胞PCR结合DGGE、SSCP、杂合双链分析、荧光PCR等技术，已经有下列单基因病（包括杂合子）诊断成功的报告：β地中海贫血、镰形细胞贫血、囊性纤维化、成骨不全Ⅰ、Ⅳ型、高氨血症Ⅰ型、中链氨酰辅酶A脱氢酶（MCAD）缺乏症、Lesch-Nyhan综合征、视网膜母细胞瘤、脆性X、Bloch-Sulzberger综合征等。但这些诊断技术精确性、一次性判断的准确度、镶嵌体等问题，还需要积累更多的经验才能肯定对临床有应用价值。结合我国实际情况和PGD诊断的准确性，作者认为，目前在我国更应该发展和推广的还是羊水细胞和绒毛的产前诊断。

第四节 血液遗传病的治疗新策略

血液遗传病与大多数遗传病一样，目前尚缺乏根治的办法。随着大多数血液遗传病的发病原因的阐明（见表5-5），针对相应的基因突变或蛋白缺陷，近年来尝试用不同的方法来治疗某些血液遗传病，其中一些方案取得了明显的疗效，但仍然面临着许多重要的挑战。

一、酶替代治疗

酶替代疗法（enzyme replacement therapy，ERT）主要针对那些由于基因突变导致先天性酶缺陷的疾病，通过酶的补充达到治疗目的。Gaucher病（MIM 230800）是最早应用ERT治疗的疾病，已取得明显的疗效。该病属于溶酶体贮积病，是由于β-葡萄糖苷酶的缺乏导致肝、脾肿大、骨和关节疼痛等症状。早期的治疗是通过从胎盘中纯化获得相应的酶，输入血流中，但疗效并不佳。后来发现一种存在于巨噬细胞膜表面的甘露糖受体可以介导含甘露糖的配体进入溶酶体而发挥正常功能。通过化学修饰使β-葡萄糖苷酶的甘露糖基暴露在外，能达到有效运送到溶酶体和发挥治疗作用。这种修饰的β-葡萄糖苷酶目前可通过重组DNA技术来生产，并被广泛用于临床治疗。类似治疗方法也用于其他溶酶体贮积症的治疗，如Fabry病（MIM 301500）、Pompe病（MIM 232300）等。由于重组蛋白的价格仍然较昂贵，其应用受到一定限制。同时，可能出现的对外源蛋白的免疫反应会影响治疗效果。

二、基因治疗

基因治疗（gene therapy）是指利用基因工程手段，将细胞中存在的缺陷基因用正常拷贝替换掉（基因修复），或者将具有正常功能的基因插入到基因组中，使其得以表达正常的基因产物，从而发挥其正常功能（基因替代）。基因治疗的策略尽管在动物和体外实验中取得令人鼓舞的结果，但在实施其临床治疗时，仍然面临着许多技术上和伦理上的挑战。

甲型和乙型血友病是两种常见类型，临床表现以伤后出血不止、关节或软组织血囊肿导致的剧烈疼痛或畸形等为特征。其中乙型血液病是由于编码Ⅸ因子基因的突变所引起，以点突变为主。治疗上以补充Ⅸ因子为常规治疗方法。Ⅸ因子的来源可以是血液制品，这容易带来血液传播病毒，如HIV、HBV、HCV等的污染。另一来源是重组蛋白，虽然可以避免血液污染，但价格昂贵。因此，利用基因治疗方法在患者体内持续表达Ⅸ因子，具有比常规治疗方法更为优越。动物模型和体外实验也证实了这种方法的可行性，因此被用于临床试验性治疗。

基因治疗的关键是基因载体的选择，常用的有腺相关病毒（AAV）、反转录病毒、腺病毒、疱疹病毒、letivirus等病毒载体，非病毒载体主要应用于ex vivo的途径。AAV是单链DNA病毒，用做基因载体的特点是容易获得长期稳定表达，但只适合较小基因的克隆。Ⅸ因子比较适用于AAV载体。通过体外重组方法改造的AAV不具备病毒活性，可将外源DNA整合到基因组中，通常在19号染色体，但也可以随机插入。这种插入有可能导致已有基因组序列的改变，使某些基因的功能发生激活或失去活性，导致严重的安全隐患，如诱发白血病的发生等。此外，外源蛋白的表达或病毒载体可能触发机体的免疫反应，使治疗失效或产生副作用。

基因治疗成功的另一关键因素是能否在体内获得有效表达，达到具有治疗价值的蛋白水平。尽管外源Ⅸ因子可能整合到受治者基因组中，但多数患者仍然无法表达出具有治疗作用的血液Ⅸ因子水平。正是由于基因治疗方法的试验中出现的安全性和有效性的考虑，目前其应用受到很大限制，尚不能作为常规治疗方法，并需要接受严格的伦理学审查。

三、干细胞治疗

干细胞治疗（stem cell therapy）是近十年来兴起的热门研究和治疗领域，实际上，它也是一种特殊的

"基因替代"疗法。干细胞(stem cell)是原始的未特化(或未定向分化)的细胞,它有能特化出其他细胞类型的潜力。一般认为,胚胎干细胞(embryonic stem cell)具有多潜能性(pluripotency),而成体细胞具有有限的分裂和分化能力。但研究者发现成体组织中也存在一些具有多潜能性的细胞,具有分化出不同细胞类型的能力。干细胞治疗就是通过移植这类多潜能细胞到体内并诱导分化,具有修复受损伤组织的能力。因此,干细胞治疗成为目前具有广泛应用前景的方法。

干细胞治疗的关键是获得这类干细胞和进行诱导分化。早期干细胞治疗的研究致力于获得胚胎干细胞,但直接从胚胎中分离获得它们除受到材料的限制外,在许多国家还受到严格的伦理学限制。由于核移植(nuclear transfer)技术的发展,研究者设想通过成体细胞的核移植技术,获得胚胎,从中分离出胚胎干细胞。虽然可以规避伦理学的限制,但用于核移植的受精卵的来源仍然是一个难以逾越的瓶颈,使其研究受到一定限制。从成体组织中分离得到干细胞也是获得干细胞的一种来源。异体来源的干细胞如脐血干细胞用于治疗,仍然不能完全克服移植排斥的问题。自体来源的干细胞,如果来自于遗传病患者本人,其干细胞分化后的组织仍然具有遗传缺陷,不能发挥其正常功能。如果能够获得同卵双生子的细胞,可以解决排斥问题,但是获得授体的机会微乎其微。

2007年日本的Yamanaka研究小组利用重编程技术(reprogramming),成功将人皮肤成纤维细胞诱导成具有和胚胎干细胞相类似的多潜能干细胞特征的细胞,称为iPS细胞(induced pluripotent stem cell)。这种自体来源的iPS分化为特定细胞后,可克服器官移植排斥反应,也缓解了胚胎干细胞来源困难的难题。因此,开辟了干细胞治疗领域新的研究方向。但来源于遗传缺陷患者的iPS如何纠正其遗传缺陷,再分化成具有正常功能的细胞,技术上虽然可行,但实践中仍然具有一定的困难。利用iPS技术治疗镰形细胞贫血,已在小鼠实验中获得成功。iPS刚刚兴起,其在临床应用的安全性和有效性等方面,还需要长期的检验,而且iPS不能完全取代胚胎干细胞的功能。

干细胞的定向分化是其应用于治疗的另一挑战。随着器官发育生物学研究的进展,在特定诱导因子的作用下,已能定向分化成一些特定的细胞,但获得高度均质性的细胞仍然是技术上需要克服的难题。

总之,干细胞治疗为遗传病治疗、器官移植和再生医学中展示了良好的应用前景。随着分化(differentiation)和去分化(dedifferentiation)研究的深入,有可能在不久的将来,人们通过操纵干细胞而达到治愈某些疾病的目的。

(杜传书 李巍)

参考文献

1. 杜传书. 我国葡萄糖6磷酸脱氢酶缺乏症研究40年的回顾和展望. 中华血液学杂志,2000,21:174-175
2. 贺敏,李巍. 中国遗传咨询网——我国首个遗传咨询和遗传教育网站的开发. 遗传,2007;29:381-384
3. 李巍. 生物信息学导论. 郑州:郑州大学出版社,2004
4. 李巍. 遗传咨询. 郑州:郑州大学出版社,2003
5. 陆国辉. 产前遗传病诊断. 广州:广东科技出版社,2002
6. Bayani J, Squire J. Advances in the detection of chromosomal aberration using spectral karyotyping. Clin Genet,2001,59:65-73
7. Birney E, Stamatoyannopoulos JA, Dutta A, et al. Identification and analysis of functional elements in 1% of the human genome by the ENCODE pilot project. Nature,2007,447:799-816
8. Borgmann S, Endisch G, Urban S, et al. A linkage disequilibrium between genes at the serine protease inhibitor gene cluster on chromosome 14q32.1 is associated with Wegener's granulomatosis. Clin Immunol,2001,98:244-248
9. Collins FS, Green ED, Guttmacher AE, et al. A vision for the future of genomics research. Nature,2003,422:835-847
10. De Rycke M, Van De Velde H, Sermon K, et al. Preimplantation genetic diagnosis for sickle-cell anemia and for beta-thalassemla. Prenat Diagn,2001,21:214-222
11. Elghezal H, Le Guyadcr G, Radford-Weiss I, et al. Reassessment of childhood B-lineage lymphoblastic leukemia karyotypes using spectral analysis. Genes Chrom Cancer,2001,30:383-392
12. Erali M, Voelkerding KV, Wittwer CT. High resolution melting applications for clinical laboratory medicine. Exp Mol Pathol,2008,85:50-58
13. Fields S. Proteomics in genomeland. Science,2001,291:1221-1224
14. Findhy I. Pre-implantation genetic diagnosis. Br Med Bull,2000,56:672-690

15. Hanna J, Wernig M, Markoulaki S, et al. Treatment of sickle cell anemia mouse model with iPS cells generated from autologous skin. Science, 2007, 318:1920-1923
16. He M, Li W. PediDraw: A web-based tool for drawing a pedigree in genetic counseling. BMC Medical Genetics, 2007, 8:31
17. Heese BA. Current strategies in the management of lysosomal storage diseases. Semin Pediatr Neurol, 2008; 15:119-126
18. Hoffman R, Benz Jr EJ, Shattil J, et al. Hematology: Basic Principles and Practice, 3rd ed. Churchill Livingstone: Science Press, 2001
19. Jalal SM, Law ME. Multicolor FISH. Methods Mol Biol, 2002, 204:105-120
20. Korf BR. Human Genetics and Genomics. 3rd ed. Malden: Blackwell Publishing, 2007
21. Kotzot D. Abnormal phenotypes in uniparental disomy (UPD): Fundamental aspects and a critical review with bibliography of UDP other than 15. Am J Med Genet, 1999, 82:265-274
22. Li W, He M, Zhou HL, et al. Mutational data integration in gene-oriented files of Hermansky-Pudlak syndrome database. Hum Mutat, 2006, 27:402-407
23. Li W, Zhang Q, Oiso N, et al. Hermansky-Pudlak syndrome type 7 (HPS-7) results from mutant dysbindin, a member of the biogenesis of lysosome-related organelles complex 1 (BLOC-1). Nat. Genet, 2003, 35, 84-89
24. Liu YT, Old JM, Miles, et al. Rapid detection of alpha-thalassemia deletions and alpha-globin gene triplication by multiplex polymerase chain reactions. Br J Hematol, 2000, 108:295-299
25. Ley TJ, Mardis ER, Ding L, et al. DNA sequencing of a cytogenetically normal acute myeloid leukemia genome. Nature, 2008, 456:66-72
26. McCarroll SA, Altshuler DM. Copy-number variation and association studies of human disease. Nat Genet, 2007, 39:S37-42
27. Noji H, Shichshima T, Saitoh Y, et al. The distribution of PIG-A gene abnormalities in paxoxymal nocturnal hemoglobinemia granulocytes and cultured erythrocytes. Exp Hematol, 2001, 29:391-400
28. Okumura A, Sato Y, Kyo M, Kawaguchi H. Point mutation detection with the sandwich method employing hydrogel nanospheres by the surface plasmon resonance imaging technique. Anal Biochem, 2005, 339:328-337
29. Pehonen L, McKusick VA. Dissecting human disease in the postgenomic era. Science, 2001, 291:1224-1229
30. Peng HW, Chou CF, Liang DC. Hereditary cyclic neutropenia in the male members of a Chinese family with inverted Y chromosome. Br J Hematol, 2000, 110:438-440
31. Sabeti PC, Varilly P, Fry B, et al. Genome-wide detection and characterization of positive selection in human populations. Nature, 2007, 449:913-918
32. Takahashi K, Tanabe K, Ohnuki M, et al. Induction of pluripotent stem cells from adult human fibroblasts by defined factors. Cell, 2007, 131:861-872
33. Tan KL, Tan JA, Wong YC, et al. Combine-ARMS: a rapid and cost-effective protocol for molecular characterization of beta-thalassemia in Malaysia. Genet Test, 2001, 5:17-22
34. Tang DC, Fucharoen S, Ding I, et al. Rapid differentiation of five common alpha-thalassemia genotypes by polymerase chain reaction. J Lab Clin Med, 2001, 137:290-295
35. Tripodi A, Chantarangkul V, De Stefano V, et al. alpha (2)-macroglobin levels are high in adult patients with congenital antithrombin deficiency. Thromb Res, 2000, 98:117-122
36. Verma IM, Weitzman MD. Gene therapy: twenty-first century medicine. Ann Rev Biochem, 2005, 74:711-738

第 6 章

血液免疫学

免疫系统涉及的绝大多数免疫细胞本身就是造血细胞，免疫系统的发生和发展与造血系统紧密相关。免疫学是研究机体识别“自我”和“非我”、清除非己成分的科学。免疫系统包括天然免疫和获得性免疫，它们是完整机体不可分割的两个部分。天然免疫为早期应答和第一道防线，并在启动获得性免疫、为T细胞递呈抗原和指导CD4辅助T细胞分化方向等方面起重要作用。获得性免疫包括T、B淋巴细胞介导的细胞免疫和体液免疫，是免疫学研究的核心，其理论基础是克隆选择学说，即不同的淋巴细胞克隆的存留和扩增需要受到免疫原选择。获得性免疫有初次和二次应答。免疫相关的细胞主要包括淋巴细胞、NK细胞、单核/巨噬、树突状细胞、粒细胞和肥大细胞，起核心作用的是淋巴细胞，但细胞间的相互合作始终存在于免疫应答的全部过程。T、B细胞分别在胸腺和骨髓中发育，并通过阴性选择和阳性选择成为能识别外界几乎所有的抗原，而对自身抗原耐受的成熟淋巴细胞。获得性免疫应答过程包括抗原识别、淋巴细胞激活和行使效应功能。B细胞可以通过B细胞受体(BCR)-Igα/Igβ直接识别未经加工处理的完整、天然抗原分子上的表位，无需MHC分子参与；而T细胞只能通过TCR识别一些经抗原呈递细胞(APC)加工处理，由MHC分子递呈的抗原肽和CD1分子递呈的脂类抗原。T、B淋巴细胞激活都需要两个信号。T细胞效应功能通过$CD8^+$CTL、$CD4^+$Th1和$CD4^+$Th2细胞来完成。

第一节　免疫学的概念

骨髓是胚胎发育后期和出生后的主要造血器官，也是机体重要的中枢免疫器官。骨髓不仅提供所有的造血细胞，也是所有免疫细胞的来源和许多免疫细胞分化成熟的场所。免疫细胞和所有造血细胞均由骨髓中的多能造血干细胞分化发育而来。而且哺乳动物免疫系统涉及的绝大多数免疫细胞本身就是造血细胞，它们循环于血液之中，并不停地进出于淋巴器官和各种组织。由于免疫系统的发生和发展与造血系统紧密相关，故免疫系统的发生和发展与造血系统紧密相关。

免疫学的发展和定义：早在16世纪，中国人就曾采用带有天花病毒的人痘苗预防天花，这应视为人类史上主动免疫的首次尝试，开创了免疫学。但据文献记载，免疫学开始于琴纳(Jenner，1789)关于牛痘的研究。以后免疫学是在抗感染的基础上发展起来的，早期的免疫学隶属于微生物学。故按传统定义，免疫(immune)指免除传染病，免疫性(immunity)指抗感染的能力。随着免疫学的迅速发展，突破了抗感染的范畴，到20世纪中期，免疫学已成为一门独立的、向医学各学科渗透的边缘学科，并产生了许多免疫学分支和交叉学科。目前将免疫定义为对抗原性异物的识别和清除，分辨“自我”和“非我(异己)”，产生免疫应答，以清除异己抗原或者诱导免疫耐受，从而维持自身内环境稳定。因此，免疫学(immunology)是研究免疫系统的结构与功能的学科，涉及免疫识别、免疫应答和免疫耐受或免疫调节等的免疫学基本科学规律与机制，免疫机制在相关疾病发生、发展中的作用，以及应用免疫技术对疾病诊断治疗及预后的应用。目前免疫学与其他多种医学与生命学科的交叉融合，极大地促进了免疫学和其他学科的发展，为生命科学和人类的健康做出了巨大的贡献。

第二节　免疫系统的组成

免疫系统包括免疫器官、免疫细胞和免疫分子。

一、免 疫 器 官

根据在免疫系统中所起作用的不同，将免疫器官分为中枢免疫器官（中枢淋巴器官）和周围免疫器官（周围淋巴器官）。

（一）中枢免疫器官

中枢免疫器官有胸腺和骨髓。

1. 胸腺（thymus） 胸腺是细胞免疫的中枢，T细胞分化、发育和成熟的场所。

2. 骨髓（bone marrow） 骨髓是人类和哺乳动物体液免疫的中枢、所有造血细胞和免疫细胞也都来自骨髓中的多能造血干细胞。

（二）周围免疫器官

周围免疫器官有淋巴结、脾和黏膜相关淋巴组织（MALT），以及免疫细胞的再循环。它们是T细胞和B细胞离开中枢免疫器官后定居的部位，是捕获抗原并启动获得性免疫应答的场所，并为维持淋巴细胞的再循环提供信号。病原体可以通过许多途径进入机体，并在任何部位造成感染，但密布机体的各种淋巴组织监视所有进入体内的病原体。不管感染发生在什么部位，抗原和淋巴细胞最终都将在周围淋巴器官相遇。大部分来自组织中感染部位的抗原被送到局部淋巴结；血液中的病原体则被脾滞留；黏膜相关的淋巴组织收集所有身体表皮、胃肠道及呼吸道黏膜部位的病原物质（图6-1）。

所有淋巴组织基本都按同一原则发挥免疫功能。捕获从感染部位引流来的抗原，将其递交给小淋巴细胞并刺激产生获得性免疫应答。淋巴组织不是静止的结构，而是根据是否有感染存在而发生戏剧性的变化，弥散的黏膜淋巴组织（如扁桃体）在感染反应过程中可以出现肿大，继之消退。在感染期间，淋巴组织结构按一定模式发生改变，如当B细胞受到抗原刺激并增殖时，淋巴结滤泡扩大，形成生发中心，随之发生我们所感觉到的淋巴结肿大。当感染被控制，病原体被排除后，该淋巴结又逐渐恢复正常大小。

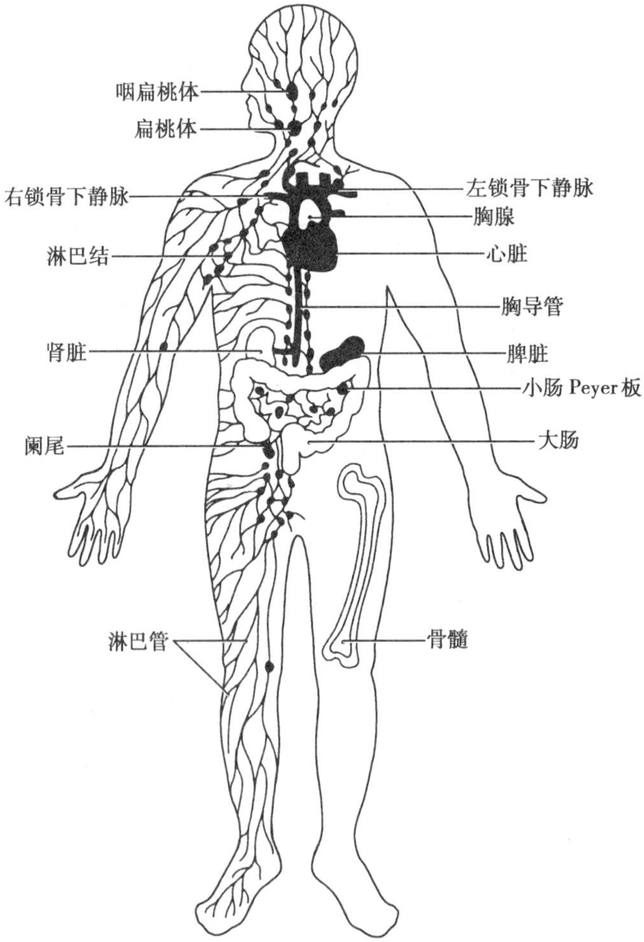

图6-1 机体淋巴组织的分布

1. 淋巴结(lymph nodes)　为高度器官化的淋巴组织,位于淋巴系统的淋巴管汇集处。具有输入淋巴管和输出淋巴管,收集组织中的细胞外液,同时也将来自感染组织的抗原物质以及携带抗原的细胞带到淋巴结,在淋巴结中将这些抗原捕获。B淋巴细胞位于淋巴结的滤泡内,T淋巴细胞则广泛发布于周边的副皮质区,也称T细胞区。一些B细胞滤泡内含有生发中心,一旦B细胞接触到特异性抗原并与T细胞发生协同作用后,就在生发中心大量增殖。

2. 脾　由红髓、白髓及边缘区组成。收集来自血液中的抗原,也收集和清除衰老的红细胞。脾的大部分结构是红髓,即处理红细胞的场所。淋巴细胞围绕在入脾小动脉周围而形成白髓,在每个白髓区域内,可划分为T细胞聚集的动脉周围淋巴鞘和B细胞聚集区。

3. 黏膜相关的淋巴组织　包括呼吸道、肠道及泌尿生殖道黏膜固有层和一些器官化的淋巴组织,如扁桃体、阑尾以及小肠内的Peyer斑(Peyer patch)。Peyer小体是这些淋巴组织中最重要而且高度有序的结构,其中央部分为B细胞充斥的滤泡,与脾及淋巴结一样,滤泡中可出现生发中心,周围有相对少量的T细胞围绕。肠黏膜相关淋巴组织中有一种特殊的抗原转运细胞,称为M细胞(microfold cell),该细胞可将肠腔中的病原体转运到基底膜一侧的具有拱状结构中,这个拱状结构内含有大量的B细胞、少量T细胞及其他辅佐细胞,通过这些细胞的相互作用,B细胞分化成主要产生IgA的浆细胞,介导黏膜免疫应答。在呼吸道上皮也有类似的但更加弥散存在的淋巴细胞集合体,称为支气管黏膜相关淋巴组织。据估计,黏膜免疫淋巴组织包含了与身体其他部分同样多的淋巴细胞,并形成一道具有独特作用的细胞群。

4. 免疫细胞的再循环　在骨髓和胸腺中发育成熟但未接触特异性抗原的小T、B淋巴细胞称为初始淋巴细胞;这些细胞连续不断地从血液循环中进入外周淋巴组织,然后又通过淋巴管返回到血液或在脾中直接回到血液;这种广泛的迁移和流动不仅可以使局部淋巴组织不断补充新的淋巴细胞,更重要的是,只有通过再循环,淋巴细胞及各种辅佐细胞才能广泛地接触抗原;当B细胞移行经过淋巴结时,一旦接触抗原,就会停留在淋巴结中,在一些活化的T细胞辅助下激活,产生免疫应答。抗原特异性淋巴细胞经过增殖分化后,作为效应细胞从输出淋巴管离开淋巴结,然后到达全身,发挥效应功能。

外周淋巴器官参与获得性免疫应答的启动,它不是一个静止的结构,它会随着感染的存在与否而发生戏剧性的变化,弥散的黏膜淋巴组织(如扁桃体)可能会在感染时出现肿大,继之消退。在感染期间,淋巴组织结构按一定模式发生改变,如当B细胞受到抗原刺激并增殖时,淋巴结滤泡扩大,形成生发中心,随之发生临床医生所感觉到的淋巴结肿大。当感染被控制,病原体被排除后,该淋巴结又逐渐恢复正常大小。

二、免疫细胞

免疫应答最基本的单位是免疫细胞。免疫细胞由大量不同类型及功能的细胞组成,包括淋巴细胞(T细胞和B细胞)、NK细胞、单核细胞/巨噬细胞(MΦ)、树突状细胞(DC)、粒细胞和肥大细胞等。其中起核心作用的是淋巴细胞,故又称为免疫活性细胞。淋巴细胞决定免疫应答的特异性,是获得性免疫的基础,介导细胞免疫和体液免疫的主要成分。但无论是天然免疫或获得性免疫,无论是细胞免疫或体液免疫,都是多细胞参与和协同作用的结果。在整个免疫应答过程中,始终存在着细胞间的相互合作。

淋巴细胞在骨髓和胸腺中成熟,T、B淋巴细胞都来自骨髓中的多能干细胞,哺乳动物的B细胞在骨髓中分化成熟。T细胞的祖细胞从骨髓迁移至胸腺,并在其中分化、发育、成熟。成熟后,都通过血流迁入周围淋巴器官,分别定居在胸腺依赖区(T细胞)和非胸腺依赖区(B细胞)。并循着血流→组织→淋巴→血流的途径进行淋巴细胞再循环,分布全身,执行细胞免疫和体液免疫的功能。外周血中T细胞占淋巴细胞总数的60%~70%,B细胞占20%~25%。

(一)T细胞

1. T细胞在胸腺中发育成熟　目前,对于T细胞分化发育的了解基本上来自小鼠的研究。胸腺基质细胞(如胸腺上皮细胞、DC、Mϕ等)、MHCⅠ类、Ⅱ类分子、胸腺激素和细胞因子(如IL-7等)构成T细胞发育的胸腺特定的内环境。T细胞在表达TCR-CD3复合物、T系特异性抗原CD4和CD8,获得识别抗原、介导特异性免疫应答和免疫调节功能之前,其分化发育过程主要分为双阴性、双阳性和单阳性三个时期(图6-2)。

(1)双阴性期:进入胸腺的前体细胞位于胸腺包膜下,表达高水平的CD44,一个可能将此细胞靶向胸腺的归巢受体。这些细胞同时也表达CD117(干细胞因子受体c-kit)和CD127(IL-7R),以促进其存活和生长。继之,它们上调CD25(IL-2Ra)表达,此时称为原T(pro-T)细胞。随后CD44和CD117表达下调,但CD25继续高表达,并进入前T

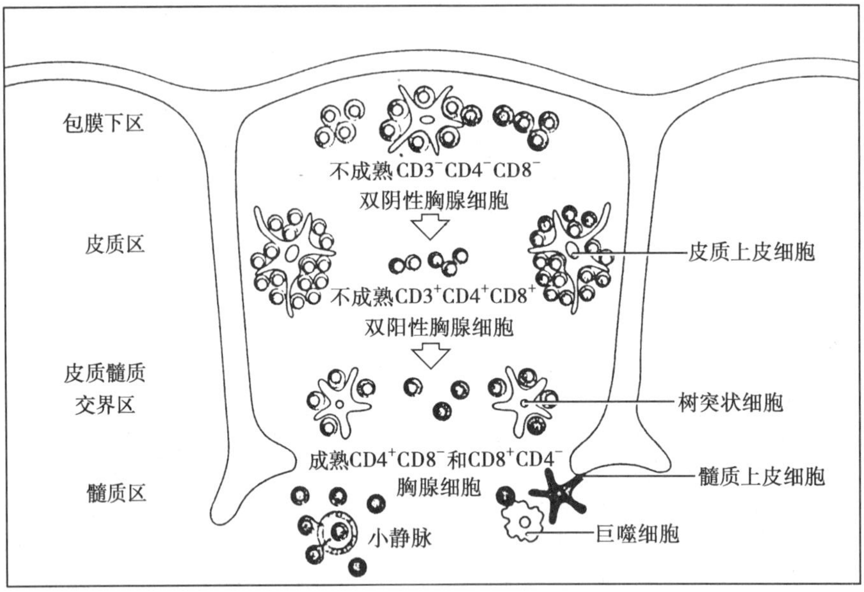

图 6-2 胸腺不同部位的不同发育阶段的胸腺细胞

(pre-T)细胞阶段。这时,这些大的胸腺细胞发生增殖,但它们尚不表达 CD4 和 CD8 分子,为双阴性细胞。此时,TCR 和 CD3 也都阴性,既不能识别抗原也不具有任何功能。但在双阴性后期,CD2 分子开始表达,直到 T 细胞生命的全过程。

(2) 双阳性期:随着在胸腺内的发育,双阴性细胞向胸腺皮质移动,其 TCR 的 β 链基因首先开始重排。继之 TCR 的 α 链前体(pre-TCRα 链或 pTα)表达,pTα 与 TCRβ 形成异二聚体,此时的 TCR 称为前 TCR(pre-TCR,pTCR,由 pTα 和 β 链组成),CD25 表达到此停止。在 T 细胞发育过程中,β 链的表达与否是一个决定 T 细胞命运的重大事件,一旦

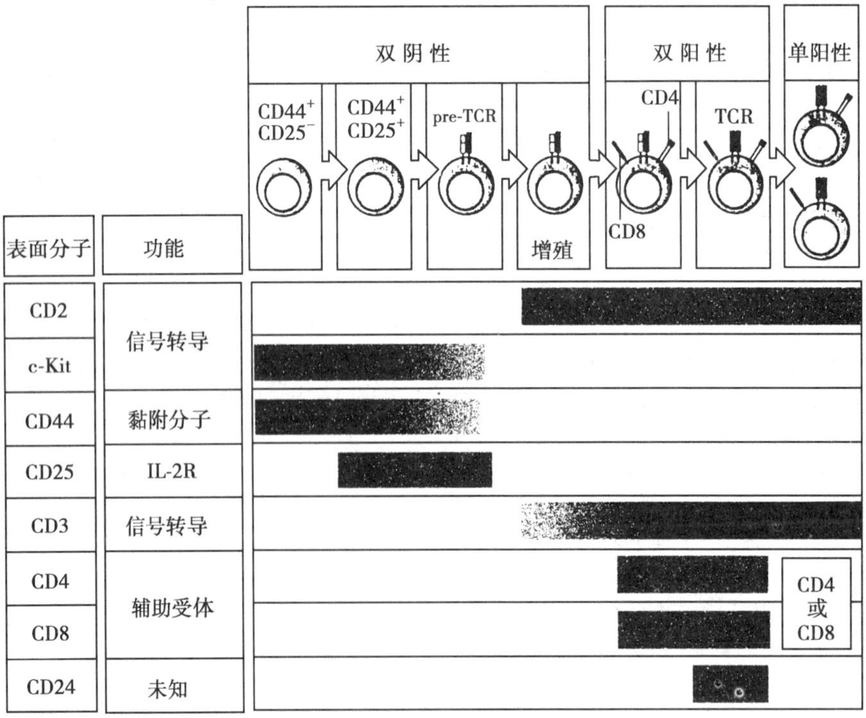

图 6-3 αβT 细胞发育的阶段与 T 细胞表面分子表达的相关性

TCRβ 表达，T 细胞就得以继续发育，否则分化停止，导致 TCRβ-T 细胞死亡。同样，T 细胞如不能表达 pTα 及 pTCR，则 T 细胞的分化也会受阻，发生细胞凋亡和克隆清除。pTα 及 pTCR 的表达促进了 T 细胞进一步分化，并诱导了 CD4 和 CD8 分子表达，成为双阳性 T 细胞。同时也进一步促进了 TCR 的表达。此时，TCRα 链发生重排，新合成的 TCRα 链取代了 pTα，形成了一个成熟的 αβTCR 复合物。这时，pTα 停止表达，而早期体积大的活动状态的 $CD4^+/CD8^+$T 细胞变为小的休止状态的 $CD4^+/CD8^+$ T 细胞。在此转变过程中，>95% 的双阳性 T 细胞发生凋亡，剩下不到 5% 的双阳性细胞继续向下分化发育。此时的双阳性 T 细胞仍不能识别抗原，也不具有任何功能。但在双阳性细胞后期短暂表达 CD24 分子，意义尚不清楚。

（3）单阳性期：双阳性 T 细胞在胸腺中还需再经过二次选择，在胸腺中受到抗原刺激的影响，接受“再教育”，才能分化为 $CD4^+$或 $CD8^+$单阳性 T 细胞，同时表达 TCR-CD3 复合物。这是一类成熟 T 细胞，能识别抗原、介导免疫应答并参与免疫调节。T 细胞一旦成熟，即随血流离开胸腺进入周围淋巴器官和外周血（图 6-3，图 6-4）。

2. αβT 细胞在胸腺中的选择　为了实现对自身 MHC 的限制和自身耐受，双阳性 αβT 细胞还需要在胸腺中经过二次选择过程。

（1）阳性选择：双阳性 T 细胞在胸腺皮质、髓质交界处与胸腺基质细胞表面的 MHC Ⅰ类、Ⅱ类分子及其他因子相互作用，其 αβTCR 能识别 MHC Ⅰ类、Ⅱ类分子。能与 MHC Ⅰ类、Ⅱ类分子结合的 T 细胞克隆均被选择，进一步分化为单阳性细胞，此为阳性选择。阳性选择时，双阳性 T 细胞的 αβTCR 如果与 MHC Ⅰ类分子作用，其 CD8 分子表达上调，CD4 表达下调，直到完全抑制，最终分化为 $CD8^+$T 细胞；如果与 MHC Ⅱ类分子作用，CD4 分子表达上调，CD8 分子表达下调，直到完全抑制，最终分化为 $CD4^+$T 细胞。而那些不能识别、结合 MHC 分子的 T 细胞则发生凋亡而被克隆清除。通过了阳性选择的单阳性 T 细胞具有识别结合 MHC 分子的能力，并在识别抗原时显示 MHC 限制性。MHC 限制性是成熟 T 细胞的一个重要生物学特性。

（2）阴性选择：尽管上述 $CD4^+$T 细胞或 $CD8^+$T 细胞通过了阳性选择，但是它们既包括识别外来抗原的特异克隆，也包括与自身抗原反应的克隆，故必须在胸腺中经过再次选择。那些对胸腺基质细胞表面的 MHC 分子或 MHC 自身抗原肽有过高亲和力的 T 细胞克隆，可发生细胞凋亡而被清除。只有那些与 MHC 分子呈现低亲和力及那些不能识别自身抗原肽的 T 细胞克隆才被留下，进一步分化成为成熟 T 细胞，此即为阴性选择。通过阴性选择，机体免疫系统清除了自身反应性 T 细胞克隆，因此不与自身组织抗原起反应。这是成熟 T 细胞又一重要的生物学特性，称中枢耐受。

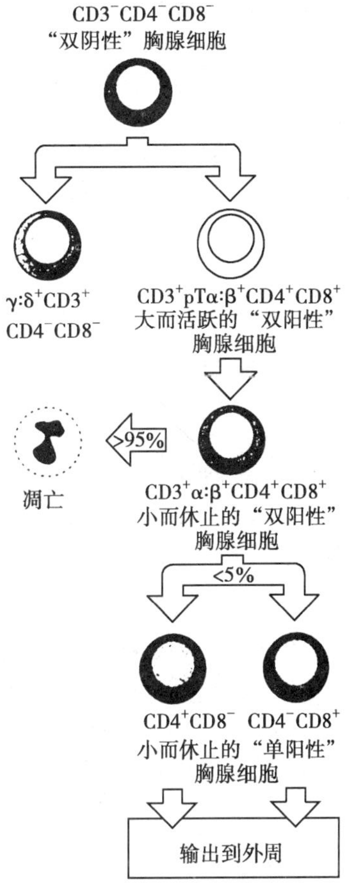

图 6-4　根据细胞表面分子的变化识别不同成熟阶段的胸腺细胞

3. T 细胞抗原受体（TCR）和 CD3 分子是 T 细胞特异性标志之一。T 细胞以此识别抗原和介导免疫应答。TCR 的抗原识别特异性显示在细胞克隆水平，即同一克隆的 T 细胞具有结构相同的 TCR 分子，识别同一抗原决定簇（T 细胞表位）。在一个体内，胚系基因在个体发育过程中发生基因重排，产生了多样性极其丰富的 TCR 谱系，或称为受体库，使每个个体产生对周围环境中数量极大的病原体（抗原）进行识别和应答的巨大潜力。

TCR 分子有两类，一类由 γ、δ 两条肽链组成，在 T 细胞分化发育中首先表达，称为 TCR1，占外周血中 T 细胞约 5% ~ 10%；另一类由 α、β 两条肽链组成，表达稍晚，称为 TCR2。约占外周血中 T 细胞的 90% ~ 95%。

CD3 分子是成熟 T 细胞又一特异性表面标志，它和 TCR 一起形成 TCR-CD3 复合物，共同在 T 细胞表面表达。下面以 TCR2 为例简述 TCR、CD3 分子和 TCR 基因的关系。

（1）TCR：TCR 为异二聚体，由 α 链和 β 链组成，每条链可分为可变区（Vα、Vβ）、恒定区（Cα、Cβ），跨膜区和胞质区。TCR 和 B 细胞抗原受体（BCR，即膜型免疫球蛋白，mIg）一样，属免疫球蛋白超家族（IgSF）。V 区是 TCR 识别和结合抗原的特异性部位。Vα、Vβ 各有 3 个高变区，也称互补决定区（CDR），即 CDR1、CDR2 和 CDR3，以 CDR3 变异最大，直接决定了 TCR 的抗原结合特异性。TCR 在识别 MHC-抗原肽复合物时，CDR1 和 CDR2 识别 MHC 分子抗原结合凹槽中由 α 螺旋组成的侧壁，而 CDR3 则直接与抗原肽相互作用。最近有报道，CDR1 和 CDR2 也部分参与对抗原的识别。此外，TCRVβ 上还存在 CDR4，是 TCR 识别超抗原（SAg）的部位。

TCR 的特点是胞质区特别短，分别只有 5 个（α 链）和 4 个（β 链）氨基酸残基。在 α 和 β 链跨膜区中分别含有 2 个和 1 个带正电荷的氨基酸，可与 CD3 分子跨膜区中带负电荷的氨基酸非共价结合，形成 TCR-CD3 复合物。

（2）CD3 分子：CD3 分子为 4 条各异的肽链：γ、δ（注意不要与 TCR 的 γ、δ 混淆）ε 和 ζ 组成三种不同的二聚体（γε、δε 和 ζζ、少数为 ζη）。每条肽链均属 IgSF 成员，由胞外区、跨膜区和胞质区组成。CD3 分子的结构特点为胞质区特别长，尤其是 ζ 和 η 链的氨基酸残基数分别为 113 个和 155 个。CD3 的每条肽链的胞质区都有 1～3 个（CD3γ、δ、ε 各 1 个，CD3ζ 有 3 个）免疫受体酪氨酸激活基序（ITAM），是转导抗原刺激信号所必需的，尤其是 ζ 链分子 ITAM 的磷酸化，对 T 细胞的活化尤为重要。

如上所述，TCR-CD3 为抗原受体复合物系统，其中 TCR 负责识别和结合抗原，而 CD3 则将 TCR 接受的抗原刺激信号通过 6 条肽链的胞质区经 ITAM 转导至细胞内，使 T 细胞活化（图 6-5）。

（3）TCR 基因：αβTCR 和 γδTCR 基因分别位于第 14 号和第 7 号染色体。和 Ig 一样，每条肽链均由可变区（V 区）基因和恒定区（C 区）基因编码；V 区基因需经过基因重排，才具有转录、表达功能。每个 T 细胞均有 TCR 的 α 链、β 链、γ 链和 δ 链基因。在分化过程中，γ 和 δ 链的基因首先发生重排和表达，α 和 β 链基因重排稍晚。一旦 γ 和 δ 链基因重排成功并开始表达，此时，α 和 β 链基因重排就被抑制。故对于每一特定的 T 细胞，或表达 γ、δ 链（TCR1）或表达 α、β 链（TCR2）。然而，大多数 T 细胞不表达 γδTCR 而是表达 αβTCR。

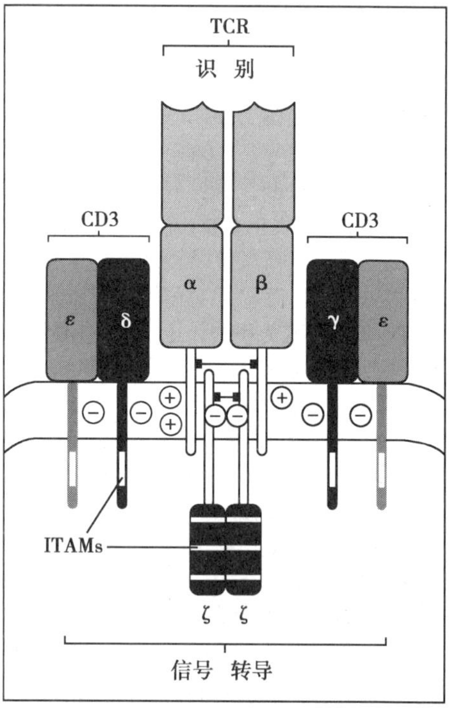

图 6-5 T 细胞受体复合物由 TCR 和 CD3 组成

在未分化成熟的前 T 细胞中，TCR 基因以胚系基因存在，由多个相互分隔的基因小片段组成，其中 Vα 基因由 V 和 J 片段组成；Vβ 基因由 V、D 和 J 片段组成，这些片段又包括若干小片段。它们在 T 分化前处于分隔状态，无转录活性，需经基因重排，才具有转录、表达功能。一旦完成基因重排，TCR 基因即开始转录和表达，T 细胞得以继续分化。如果 TCR 基因不能成功地进行重排，即无法表达 TCR，就不能识别抗原，无免疫功能，不能进一步分化成熟，而会发生凋亡被清除。TCR 的 V 基因重排只发生在 T 细胞分化的早期，因为特异性重组酶的活性只出现在早期，具有严格时限性和组织细胞特异性。故 T 细胞在分化成熟过程中只能进行一次有效的基因重排，保证一个 T 细胞克隆只能表达一种特异性 TCR，只显示一种抗原识别特异性。TCR 基因的重排为一随机的过程，不同 T 细胞经过基因重排，可表达不同特异性的 TCR，显示各自的克隆特异性，在个体水平则呈现出丰富的多样性。

TCR 的多样性由 α 链和 β 链 V 区基因决定，Vα 和 Vβ 各有 3 个 CDR，但只有 CDR3 直接和抗原相互作用，故 TCR 的多样性主要由 CDR3 决定。从基因水平分析，CDR1、CDR2 仅由 V 基因片段编码，而 Vβ 的 CDR3 由 V、D、J 3 个基因片段编码，Vα 的 CDR3 则由 V、J 两个基因片段编码。多个基因片段编码增加了 CDR3 的变异，加之重排过程中的 N 区核苷酸插入和连接随机性也集中在 CDR3 区，这些都丰富了 CDR3 的多样性。再加上 α 链、β 链的多种组合，使得个体产生容量巨大的 TCR 谱，通过 TCRV 区体现出来。最终 TCR 多样性（个体水平）可达到 $10^{15} \sim 10^{18}$，赋予个体识别抗原（主要为病原体）和应答能力几乎是无限的，保证机体在多变环境中适应、生存和种系延续。

4. T 细胞亚群　T 细胞为异质性群体，不同群体细胞具有不同的表面标志和功能。前已提到，根据表达 TCR 的不同，T 细胞分为 γδT 细胞（表达 TCR1）和 αβT 细胞（表达 TCR2）；根据表面标志和功能，αβT 细胞可分为 $CD4^+$T 细胞和 $CD8^+$T 细胞；根据分泌细胞因子和介导的免疫功能，$CD4^+$T 细胞又可再分为 Th1 细胞和 Th2 细胞；根据功能不同，$CD8^+$细胞可分为细胞毒性 T 细胞和抑制性 T 细胞。此外，还有一种除了表达 T 细胞标志外，也表达 NK 细胞一些标志的独特 T 细胞-N/K T 细胞。

（1）γδT 细胞：γδT 细胞是一个独特的免疫细胞群。人类 γδT 在外周血淋巴细胞中仅占 0.5% ~ 5%，在胸腺/脾/淋巴结中的比例更低，但在人小肠上皮间淋巴细胞中占 10% ~18%，在人大肠上皮间淋巴细胞比例高达 25% ~37%。这种分布提示了 γδT 细胞可能在黏膜免疫中起到重要的作用。人类 TCRγ 位于第 7 号染色体短臂（7p14-15），基因长约 160kb，由 Vγ 区、Jγ 区和 Cγ 区构成，TCRδ 基因位于第 14 号染色体长臂（14q11-2）的 TCRα 基因区内。小鼠的 TCRγ 和 TCRδ 基因分别位于第 13 号和 14 号染色体。成熟的 γδT 细胞与 αβT 细胞一样表达 CD2、CD3、CD5、CD7、CD11b、CD16、CD25、CD28 及 CD45 等。一部分 γδT 细胞表达 $CD8^+$，但是 $CD4^+$的 γδT 细胞非常罕见。在不同的组织及不同的亚型中 γδT 细胞的表达是不同的：在外周血、脾及淋巴结中大多数 γδT 细胞表型是 $TCR\gamma9^+/\delta2^+$ $CD4^-$ $CD8^-$（CD4CD8 双阴性）；在黏膜上皮组织，表型多为 TCR 非 $\gamma9^+/\delta1^+CD4^-CD8^\pm$，在上皮间淋巴细胞中主要表达 $CD8^+V\delta1$。γδT 细胞识别抗原时，一般不识别多肽-MHC 分子复合物，对多肽抗原识别不需要 MHC 分子限制。γδT 细胞能直接识别的抗原主要是应激抗原（stress antigen）、磷酸化抗原以及热激蛋白的同源分子。

（2）应激抗原：应激抗原的表达反映了细胞被感染或者发生了转化，主要包括非经典 MHC Ⅰ类分子、感染细胞表达的热休克蛋白（HSP）、异常表达于感染的脂类抗原-CD1 分子复合物，以及某些病毒蛋白或表达于感染细胞表面的病毒蛋白，如疱疹病毒和牛痘病毒蛋白等。应激抗原主要由上皮 γδT 细胞识别，由此构成机体免疫防御的第一道防线。磷酸抗原主要由人外周血中 δT 细胞亚群 Vγ9/Vδ2 的基因片段所识别，主要包括磷酸化代谢产物和分枝杆菌提取物的小分子量组分，如磷酸化核苷酸复合物和异戊烯焦磷酸盐。活化的 γδT 细胞具有多种生物学功能：

1）γδT 细胞可释放细胞毒性效应分子：如穿孔素、颗粒酶以及分泌 IFN-γ，识别和杀伤被某些病毒和寄生菌感染的靶细胞、一些表达 HSP 和异常表达的 CD1 的靶细胞，最终清除感染细胞和病原微生物。

2）γδT 细胞可以产生 IL-2、IL-4、IL-5、IL-6、IFN-γ、IFN-α 等多种细胞因子，参与免疫调节，增强机体非特异性免疫防御功能。

3）Vγ9/Vδ2 细胞对多种肿瘤系包括对 NK 细胞敏感和对 NK 细胞不敏感的肿瘤细胞具有杀伤溶解作用。

4）参与自身免疫病的发病。自身免疫病的发生正是由于正常组织细胞 γδTCR 的天然配体表达上调，γδT 表面抑制性受体 KIR 的表达下调，从而打破了原有免疫耐受。

（3）αβT 细胞：αβT 细胞是体内最主要的 T 细胞群，占外周血 T 细胞总数的 90% ~95%。识别 MHC 分子递呈的抗原肽，属 MHC 限制性 T 细胞。其主要功能是介导细胞免疫和参与免疫调节（如辅助 B 细胞产生抗体等）。

（4）$CD4^+$T 细胞和 $CD8^+$T 细胞：αβT 细胞又分为两个重要的亚群，即表达 CD4 分子的 $CD4^+$T 细胞和表达 CD8 分子的 $CD8^+$T 细胞。这两群细胞在如何识别抗原以及介导调节和效应功能上完全不同。$CD4^+$T 细胞称为辅助性 T 细胞（Th），受 MHC Ⅱ类分子约束，识别 MHC Ⅱ类分子递呈的抗原肽，激活后发挥辅助调节功能。$CD8^+$T 细胞称为细胞毒性 T 细胞（CTL 或 TC），受 MHC Ⅰ类分子约束，识别 MHC Ⅰ类分子递呈的抗原肽，激活后行使杀伤功能。但在某些情况下 $CD4^+$T 细胞和 $CD8^+$T 细胞亦可分别识别由 MHC Ⅰ类和 MHC Ⅱ类分子递呈的抗原肽。而且，$CD4^+$T 细胞和 $CD8^+$T 细胞的表型和功能间的关系也并不是绝对的，少数 $CD4^+$T 细胞具有与 CTL 相同的细胞毒性效应；有的 $CD8^+$T 细胞亦具有与 Th 相同的辅助调节功能。

（5）Th1 细胞和 Th2 细胞：从胸腺中迁出的天然 $CD8^+$T 细胞，即使它们还没有表现出任何效应细胞功能时，也已定向要成为细胞毒性 T 细胞（CTL）。然而，天然 $CD4^+$T 细胞的情况要复杂得多，它们将根据所遇到的细胞因子等因素的作用而继续向下分化。1986 年 Mosmann 等首先发现，根据分泌细胞因子种类的不同可将小鼠 $CD4^+$ Th 细胞分为 Th1 和 Th2 两个亚群。Th1 细胞优势分泌 IL-2、IFNγ、TNFβ，介导细胞免疫；Th2 细胞则主要分泌 IL-4、IL-5、IL-6、IL-10、TGFβ 和 IL-13，介导体液免疫。

1991 年 Romagnani 证实人类也存在 Th1 和 Th2 两个亚群。Th1 和 Th2 都来源于同一前体细胞 Th0-未致敏的天然(naive) $CD4^+T$ 细胞(图 6-6)。Th0 经抗原致敏后，再接受第二信号的刺激，即向 Th1 或 Th2 分化。这一分化受多种因素调控，其中主要依赖于细胞因子 IFNγ、IL-12 和 IL-4 的诱导。IFNγ 和 IL-12 促使 Th0 分化为 Th1 细胞；而 IL-4 则促使 Th0 向 Th2 分化(图 6-7)。不同的抗原呈递细胞(APC)和不同的抗原剂量等也影响 Th0 细胞的分化方向。当 APC 为单核巨噬细胞或者 DC，且细胞表面呈现高浓度抗原时，Th0 趋向于 Th1 分化；当 APC 为 B 细胞，出现低浓度抗原时，Th0 则分化为 Th2 细胞。最近研究还显示，DC 类别也影响 Th0 分化，DC1 主要诱导 Th0 向 Th1 分化；DC2 则使 Th0 分化向着 Th2。此外，表达在 APC 上不同的协同刺激分子也影响 Th0 的分化，B7-1(CD80)可促进 Th0 分化趋向 Th1 细胞；而 B7-2(CD86)则促进 Th0 分化趋向 Th2。新近研究还认为，实际上，Th1 和 Th2 细胞是机体在

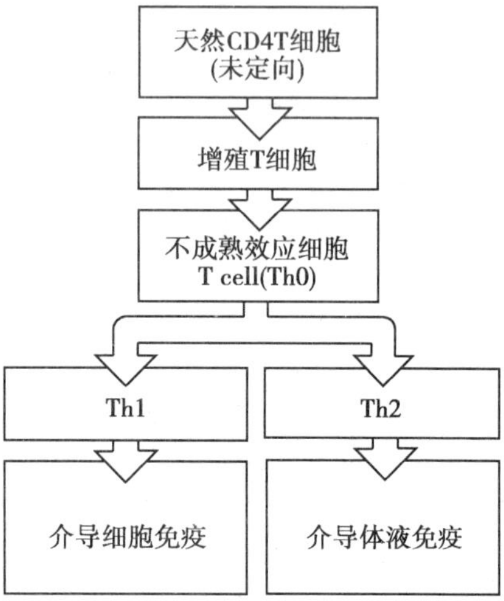

图 6-6　CD4T 细胞分化阶段

特定抗原刺激下诱发产生细胞因子，使 Th 细胞发生极化(polarized)的结果，Th1/Th2 是极化性群体，且具有一定程度可塑性，如产生 IFNγ 的 Th1 细胞可经反复刺激而转变为产生 IL-10 的 Th2。一般来说，Th1 向 Th2 极化较容易，而 Th2 向 Th1 极化则相对困难。

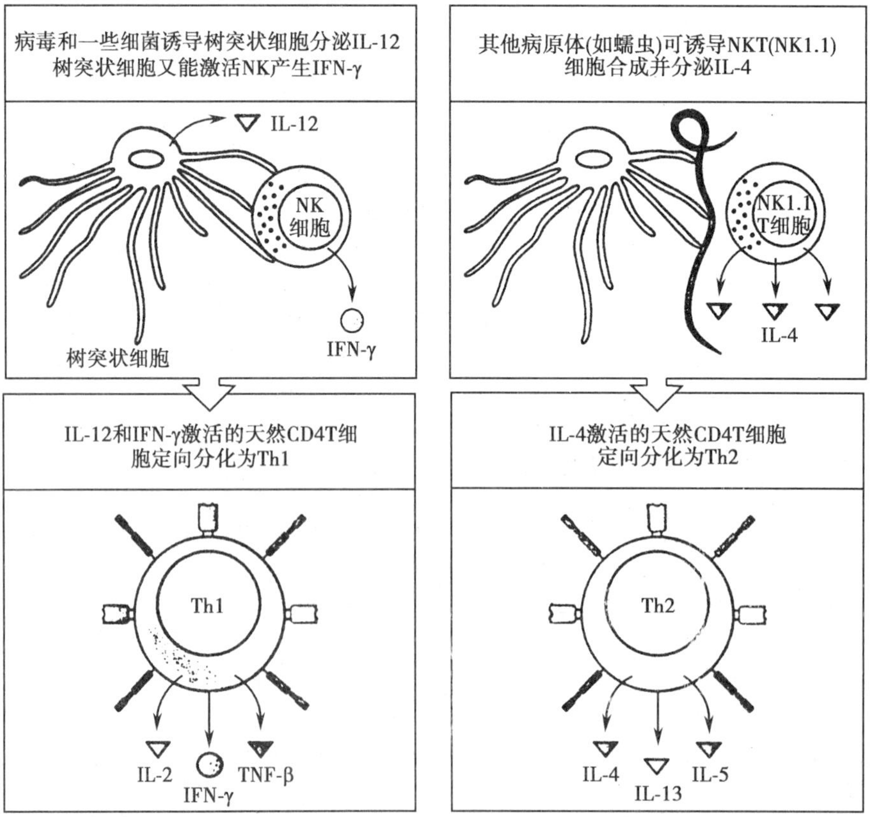

图 6-7　病原体诱生的细胞因子影响 CD4 天然 T 细胞分化为不同的效应 T 细胞亚群

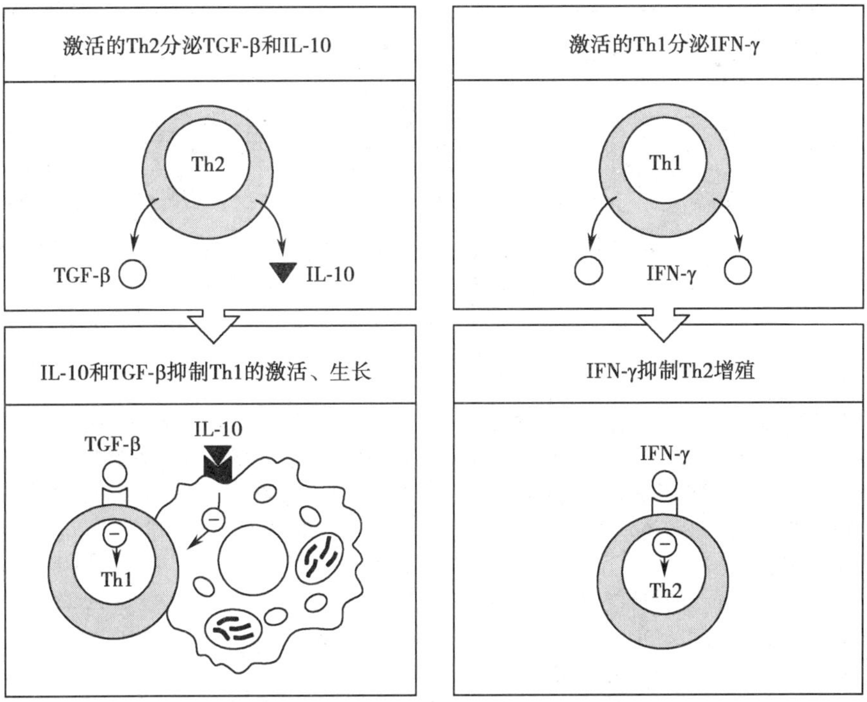

图 6-8　两个 CD4T 细胞亚群产生互为阴性调节的细胞因子

总之，在复杂的免疫系统中，Th1/Th2 是一对重要的调节细胞，通过各自分泌的细胞因子互为调节和抑制。

IFN-γ 可下调 Th2 的分化和功能，而 IL-4、IL-10 和 TGF-β 对 Th1 起抑制作用（图 6-8）。在正常情况下，体内这两类细胞因子处于动态平衡状态。Th1 细胞通过分泌的细胞因子，参与迟发型超敏反应（DTH）、CTL 成熟、单核巨噬细胞活化（图 6-9）、NK 细胞激活、抗病毒、抗肿瘤和抗胞内病原体感染。Th2 细胞则借助其产生的细胞因子辅助 B 细胞产生抗体（图 6-10）、参与Ⅰ型超敏反应、抗胞外菌感染，并与嗜酸性粒细胞生长和免疫耐受形成有关。因此，Th1/Th2 细胞的优势变化直接影响机体免疫状态，且与疾病的发生、发展和转归密切相关。目前，已有一些 Th1/Th2 模式与疾病关联的报道。研究发现，脑胶质瘤、非小细胞肺癌、卵巢癌、肾癌、绒癌、直肠癌、黑色素瘤及淋巴癌等患者外周血淋巴细胞和肿瘤浸润淋巴细胞中，均发生 Th2 型细胞因子漂移现象。推测，由于介导体液免疫的细胞因子的优势变化，抑制了机体的细胞免疫功能，从而导致恶性肿瘤的发生，并认为 Th2 型细胞因子占优势是肿瘤免疫逃逸的机制之一。又如麻风杆菌是胞内感染菌，能诱导 Th1 型应答的患者往往病情容易控制，预后较好，但有些患者却出现 Th2 型反应，病情容易恶化，形成瘤型麻风病，预后也差。

近来的大量研究结果还揭示，在同种移植中，Th1 细胞参与排斥反应，而 Th2 细胞通过下调

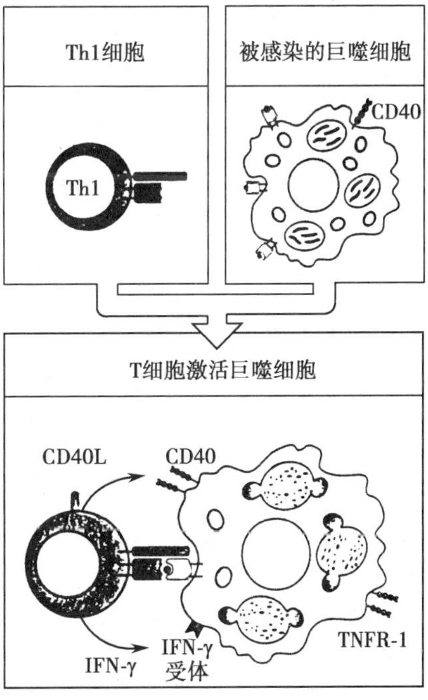

图 6-9　Th1 激活的巨噬细胞具有高效杀菌能力

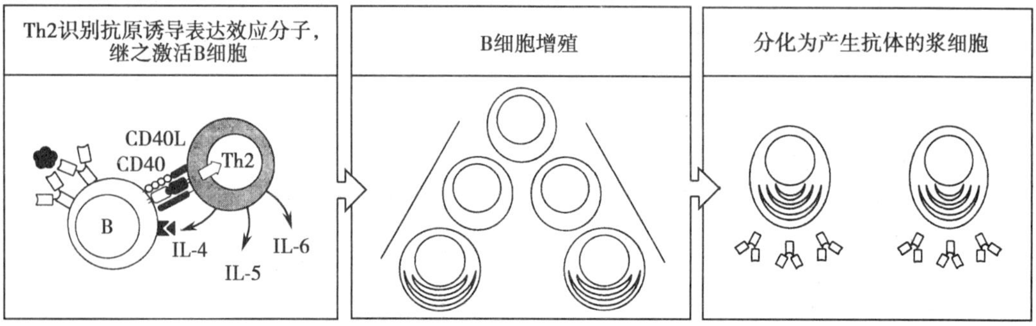

图 6-10 Th2 细胞刺激结合了抗原的 B 细胞增殖分化

Th1 细胞的功能促进移植耐受。胎儿对母体是半同种异体移植物，母体对胎儿的非己抗原会产生免疫应答。若这一应答以 Th2 为主，妊娠能正常进行，胎儿不会被排斥。如母体产生的是 Th1 为主的免疫应答，则胎儿容易被排斥，造成流产。综上所述，自从发现 Th1/Th2 亚群以来，对机体免疫系统如何发挥作用有了较前更多的了解，不适当的细胞因子优势模式不能达到清除抗原、治疗疾病的目的。然而，一种抗原（如病原体）最终激发的是 Th1 还是 Th2 型应答却受多种因素制约。因此，对 Th1 和 Th2 细胞的研究，不仅有助于阐明疾病的发病机制，并为开展诊断治疗及疗效考核提供了一个客观指标，对于如何运用免疫调节，干预细胞因子网络模式提供了新的思路。

目前，区别 Th1 和 Th2 细胞主要是用 RT-PCR 和 ELISA 的方法检测它们释放的细胞因子。前已提及，Th1 主要分泌 IL-2、IFNγ 和 TNFβ，而 Th2 则以产生 IL-4、IL-5、IL-6、IL-10、IL-13 和 TGFβ 为主。另外，IL-12Rβ2 亚单位有可能成为除细胞因子以外能鉴定 Th1 细胞的表面标记。已知 IL-12 能诱导 Th0 向 Th1 转化，因此 Th0 是否能表达 IL-12R 是决定其能否向 Th1 分化的关键。IL-12R 有两个亚单位 β1 和 β2，IL-12Rβl 在 Th1 和 Th2 上都存在，但 IL-12Rβ2 仅表达在 Th1 细胞上。

近年发现还存在 Th3 细胞，主要分泌 TGFβ，对 Th1 和 Th2 细胞都有抑制作用，Th3 主要在黏膜免疫中起作用。Th1 和 Th2 还分泌 IL-3 和 GM-CDF。表 6-1 为 Th 细胞亚群的主要特征。

表 6-1 $CD4^+$T 细胞亚群的主要特点

特点	$CD4^+$ T 细胞亚群	
	Th1	Th2
主要产生的细胞因子	IL-2	IL-4
	IFNγ	IL-5
	TNFβ	IL-6
	IL-10	IL-13
		TGFβ
亚群分化所需细胞因子	IL-12，IFNγ	IL-4
主要功能	细胞免疫，DTH	体液免疫、过敏反应
	激活单核巨噬细胞、NK 细胞	辅助 B 细胞产生抗体
	辅助 CTL 成熟	辅助嗜酸性粒细胞与肥大细胞产生和激活

（6）细胞毒性 T 细胞：细胞毒性 T 细胞（CTL/TC）CD8 阳性，是免疫应答的主要效应细胞之一，可特异性杀伤靶细胞，在肿瘤免疫和抗病毒感染免疫中发挥重要作用。$CD8^+$CTL 在体内以非活化的前体细胞（CTL P）也称为天然（naive）$CD8^+$细胞，它必须经过抗原激活，并在 Th1 细胞协同作用下才能分化发育为效应 CTL。CTL 的活化同样需要双信号（图 6-11，图 6-12）。第一信号来自 TCR 特异性识别靶细胞膜上 MHC Ⅰ 类分子-抗原肽复合物，并通过 CD3 分子参与抗原识别信号传递。第二信号来自 CTL 细胞膜上各种辅助分子如 CD28、CD2、CD11a/CD18（LFA-1）和靶细胞表面相应配体分子如 CD80、CD58（LFA-3）和 CD54（ICAM-1）等的结合。此外，活

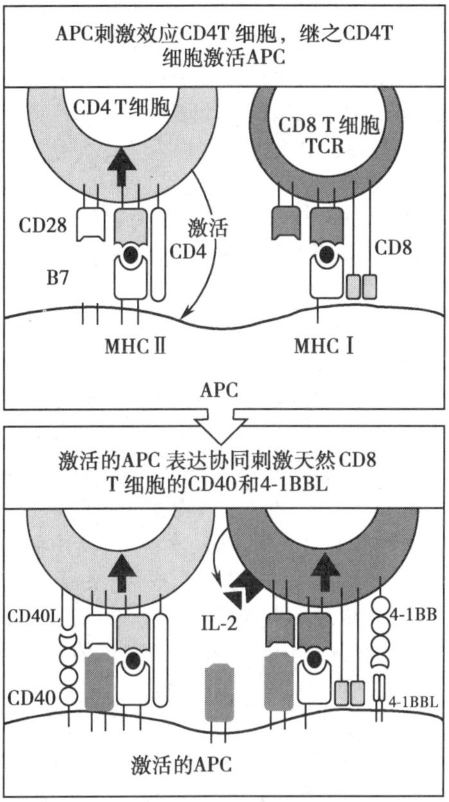

图 6-11　一些 CD8T 细胞应答需要 CD4T 细胞辅助

CD40L＝CD154　4-1BB＝CDW137

化的 CTL 还需要在活化的 $CD4^+$T 细胞（Th1）分泌的 IL-2 等细胞因子作用下，才能分化为效应 CTL。CTL 杀伤靶细胞有多种机制，但主要有两种，即分泌型杀伤和非分泌型杀伤。分泌型杀伤为 CTL 与靶细胞接触后，释放穿孔素、颗粒酶、多种丝氨酸酯酶、TNF 相关蛋白（LeuLaLexin）等一系列杀伤物质，发挥杀伤作用，然后 CTL 便与靶细胞迅速分开，去杀伤下一个靶细胞。非分泌型杀伤包括 FasL 途径和 TNF 途径。CTL 表达 Fas 配体（FasL），当 FasL 与靶细胞上的 Fas 分子结合时，可活化凋亡途径，使靶细胞死亡。CTL 还可分泌 TNF-α，通过与靶细胞表面相应受体结合起到细胞毒作用。此外，激活的 CTL 可分泌淋巴毒素（LT），也称 TNFβ，可直接引起靶细胞溶解。总之，CTL 通过多种机制，相互协作共同杀死靶细胞，为机体细胞免疫提供特异、高效的杀伤效应。

除细胞毒性效应外，CTL 还可分泌 GM-CSF、IL-2、IL-4、IL-5、IL-8、IL-10 和 IL-16 等细胞因子和趋化因子，参与免疫调节功能和介导炎症反应。CTL 也可分为不同的亚型——TC1 和 TC2，分泌不同的细胞因子，发挥免疫调节功能。

（7）抑制性 T 细胞：抑制性 T 细胞（Ts）原也列入 $CD8^+$T 细胞。但多年来一直未能找到 Ts 特有的表面标志，也难以在体外建立专门具有免疫抑制的 Ts 细胞克隆，因此认为，T 细胞的抑制活性可能只是在一定条件下通过各自分泌的细胞因子互为抑制结果。

（8）自然杀伤 T 细胞（natural killer T cell，NKTC）：NKT 细胞是近年来在鼠和人类发现的一类独特的 T 细胞亚群。它们除了表达 T 细胞的标志外，还表达 NK 细胞的一些标志。NKT 细胞可能产生于胸腺，占血中 T 细胞的比例<1%。它的表型大多数为 $CD4^-CD8^-$NKT 细胞，其次为

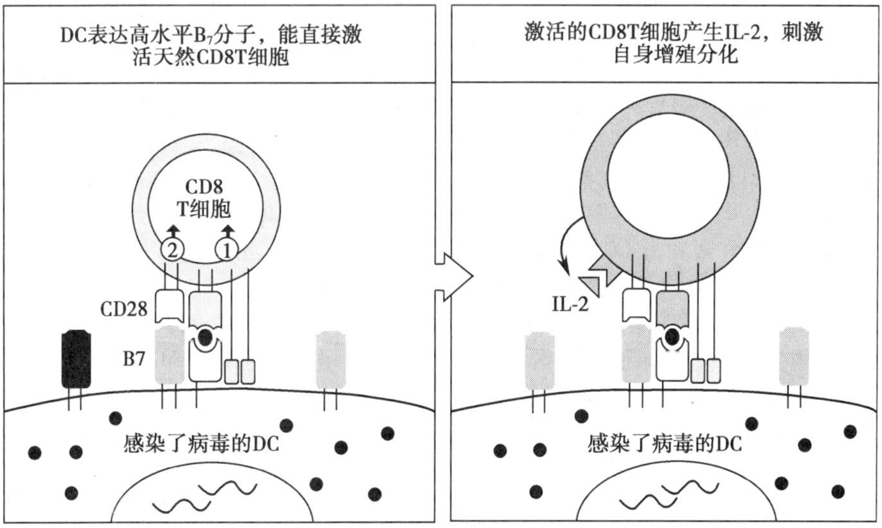

图 6-12　天然 CD8T 细胞能被提供第一和第二信号的 APC（DC）直接激活

$CD4^+$NKT 细胞，少数为 $CD8^+$NKT 细胞。TCR 多数为 αβ 型（TCR2），少数为 γδ 型（TCR1）。NKT 细胞识别抗原不受 MHC 限制，也不识别蛋白质抗原。人类 NKT 细胞主要识别由 CD1d 分子递呈的脂类抗原，因此它的活化具有 CD1 限制性。

NKT 细胞的生物学功能有：①免疫调节作用，NKT 细胞激活后能大量分泌 IL-4、IL-13、IFN-γ、GM-CSF 和其他细胞因子和趋化因子，IL-4 可以诱导 $CD4^+$Th0 向 $CD4^+$Th2 分化（见图 6-7）以及在随后的 IgE 类别转换中发挥重要作用。细胞因子 IL-4/TNF-γ 的作用，使得 NKT 细胞成为天然免疫和获得性免疫之间的一类承上启下的调节细胞。②细胞毒作用，NKT 细胞活化后具有 NK 细胞相似的细胞毒活性，可以裂解 NK 细胞敏感的靶细胞如 YAC-1 细胞。与细胞毒相关的效应分子包括：穿孔素、FasL 以及 IFNγ。最近研究发现，NKT 细胞缺陷的 $CD1^{-/-}$ 小鼠可以抵抗 ConA 诱导的肝脏损害，如将正常小鼠 NKT 细胞输入给 $CD1^{-/-}$ 小鼠，可恢复 $CD1^{-/-}$ 小鼠对 ConA 的敏感性。另有研究发现，NKT 细胞缺陷的 $CD1^{-/-}$ 小鼠可以抵抗变态反应性脑脊髓炎的发生，认为 NKT 细胞可能参与自身免疫性疾病的发生和发展。

（二）B 细胞

B 细胞来源于骨髓，在骨髓内环境中、无抗原影响的条件下，经历从骨髓干细胞、B 祖细胞、前 B 细胞、未成熟 B 细胞、成熟 B 细胞的分化，这一阶段称为 B 细胞分化的非抗原依赖期。成熟 B 细胞从骨髓经血流进入周围淋巴器官，只有与抗原相遇才能进一步分化为浆细胞，分泌抗体，这一阶段称为抗原依赖期。同 T 细胞一样，B 细胞在分化成熟过程中也必须经过克隆选择。不同的是，B 细胞先在中枢免疫器官——骨髓中进行阴性选择，清除自身反应性 B 细胞克隆，产生自身耐受。随后在外周淋巴器官中，成熟 B 细胞受抗原刺激后，Ig 基因发生体细胞高突变，加上抗原选择后，留下了表达高亲和力 BCR 细胞克隆，此称为亲和力成熟，亦有称为 B 细胞阳性选择。

B 细胞的主要功能是产生抗体，介导体液免疫。B 细胞还是重要的专职抗原递呈细胞，能摄取、加工和递呈抗原，同时还能分泌多种细胞因子，如 IL-2、IL-4、IL-5、IL-6、IFN、TGFβ、TNF、LT 等参与免疫应答调节。

B 细胞对抗原识别是由 B 细胞抗原受体（BCR，即膜型免疫球蛋白，mIg）和相关分子 Igα（CD79a）和 Igβ（CD79b）组成的 BCR-Igα/Igβ 复合物（类似 T 细胞的 TCR-CD3 复合物）完成的。BCR 在对抗原识别中往往发生 BCR 和抗原交联，交联的结果，使多种参与抗原识别和信号转导的跨膜分子发生多聚作用，包括 BCR-Igα/Igβ 和辅助受体 CD21、CD19、CD81 以及 CD45 分子的聚合。这一点和 T 细胞识别抗原时发生 TCR-CD3、辅助受体（CD4/CD8）和 CD45 的聚合作用十分相似。B 细胞激活除了抗原与 BCR 结合传递第一信号外，还需要第二信号。第二信号主要由 T 细胞提供，包括活化 T 细胞表达 CD40L（CD154）与 B 细胞上的 CD40 结合，以及活化 T 细胞分泌的细胞因子 IL-4 与 B 细胞表面的 IL-4R（CD124）结合，当然这主要涉及 T、B 细胞的相互作用。B 细胞对胸腺依赖抗原（TD）和非胸腺依赖抗原（TI）均可产生应答，但机制不同。只有对 TD 抗原的应答才会形成生发中心，其中的 B 细胞才经历体细胞突变、亲和力成熟、抗原选择、抗体类别转换以及记忆细胞生成等过程。因此，对 TD 抗原的特异性体液免疫应答在机体防御外界抗原入侵方面起着重要的作用。

被抗原激活的 B 细胞可能有三种结局：一是增殖分化为浆细胞、产生抗体，发挥体液免疫正向效应；二是成为不能产生抗体的无能细胞；三是因活化诱导而发生凋亡。

（三）自然杀伤细胞

自然杀伤细胞（natural killer cell，NK 细胞）属于淋巴细胞谱系。因其无需抗原致敏就具有细胞毒性效应而得名。NK 细胞不表达 T、B 细胞特有的表面标志，如 TCR、CD4、CD8、BCR、CD19、CD20 等分子，因此曾被称为裸细胞（null cell）。NK 细胞体积较大，胞质中含有大的嗜天青颗粒，故又名大颗粒淋巴细胞（LGL）。

NK 细胞来源于骨髓前体细胞，在骨髓或胸腺中成熟。NK 细胞主要分布于外周血和脾，在外周血中占淋巴细胞总数的 5%～20%，在其他淋巴器官中极少。人类 NK 细胞主要表达 CD16（FcγR Ⅲ）、CD56、CD57、CD59、CD94、CD11b、LAK-1 等分子，此外，部分 NK 细胞 CD2、CD3 和 CD8 阳性。

NK 细胞是机体天然免疫力的重要效应细胞，其杀伤靶细胞不受 MHC 约束，是机体抗肿瘤免疫和抗病毒感染的第一道防线。近年来，发现、分离和鉴定了一组能调节介导细胞毒反应的细胞表面受体，统称为杀伤细胞抑制性受体（killer Ig-like receptor，KIR），其配体为 HLA Ⅰ类分子，它们可以是经典的 HLA A、HLA B 或 HLA C 某些等位基因的产物，也可以是非经典的Ⅰ类分子 HLA G。人类 NK 细胞的 KIR 也属 IgSF，带有 2～3 个 Ig 样结构域的分子，分别称为 KIR2D(P58)、KIR3D(P70)及两个 KIR3D 结合形成的同源二聚体(P140)。它们共同的特征是每条肽链的胞质区末端都含有两个免疫受体酪氨酸抑制基序(ITIM)。当 KIR 与配体结合时，ITIM 发生酪氨酸磷酸化，产生负调节信号，抑制 NK 细胞杀伤活性。人类 NK 细胞另一个抑制性受体为 CD94/NKG2A，配体为非经典的 HLA E 及其递呈的九肽。CD94 和 NKG2A 为异二聚体，属 C 型凝集素(C lectin)家族。该异二聚体中的 NKG2A 分子胞质区有 2 个 ITIM，CD94 无此结构，但起分子伴侣作用，是该二聚体的表达和功能不可缺少的。

KIR 在 NK 细胞和某些 CTL 表面表达。细胞表面 HLA Ⅰ类分子的表达程度和 KIR 介导的细胞毒反应呈负相关。即 HLA Ⅰ类分子的正常表达(这是正常情况)可以保护该细胞免受 NK 细胞的攻击，即 NK 细胞对表达 HLA Ⅰ类分子的正常细胞无杀伤作用。已知 MHC 分子(人类为 HLA)负责将细胞内抗原递呈给 TCR，启动获得性免疫应答，行使免疫监视功能。但某些病原体或肿瘤细胞为了逃避监视，可以下调所感染的细胞或恶变细胞 MHC 分子的表达，使机体淋巴细胞不能识别及杀伤它们。正是由于 NK 细胞的存在，这类 MHC Ⅰ类分子表达异常或不表达的细胞(如病毒感染细胞或肿瘤细胞)就成了 NK 细胞杀伤的靶细胞。这就是 NK 细胞对 MHC Ⅰ类分子表达下调的细胞所起的免疫监视作用。在免疫防御和免疫监视中，如何区别“自我”和“非我”，对监视和杀伤肿瘤细胞、病毒感染的细胞以及清除非己细胞中，CTL 和 NK 细胞同样重要，是互补的两种手段，分别构成了机体的第一道和第二道免疫杀伤防线。T 细胞通过 TCR 识别与自身 MHC 分子结合(递呈)的抗原肽，并被其激活。相反 NK 细胞搜寻、攻击缺乏“自我”(MHC Ⅰ类分子)的细胞，被其激活并杀伤它们。NK 细胞在对已被损伤或不表达自身 MHC Ⅰ类分子，从而逃脱了 T 细胞监视的有病细胞进行识别并消灭它们，起着独特的作用。这种重要的生物学现象已为大量研究所证实，是目前广为接受的“丧失自我”(missing self)的学说。至于某些 CTL 表达 KIR 的意义，可能是下调这些 CTL 的功能。同样，由于 KIR 可能抑制 CTL 的杀伤活性，也可能抑制 CTL 介导的抗肿瘤免疫和抗病毒感染免疫，从而削弱机体的免疫功能。

研究还发现，在生理条件下，胎盘滋养层细胞高表达 HLA-G/HLA-E 分子，从而使抑制性受体激活，有利于保护胎儿在分娩前不会因 NK 细胞的杀伤作用而被母体排斥。

人类 NK 细胞还表达另一类杀伤细胞激活性受体 KAR。KAR 也分两类，由一个称为 DAP12 的同源二聚体跨膜分子分别和上面提到的两类 KIR 分子结合而成。由于 DAP12 分子胞内段带有 ITAM(免疫受体酪氨酸激活基序)，这时 KIR 和 NKG2A 分子内的 ITIM 不再存在，即从抑制性受体转变为激活受体。因此，NK 细胞的杀伤活性是受其表面的 KIR 和 KAR 相互调节的。此外，NK 细胞还有另一类激活性受体 FcγRⅢ(CD16)，可以和 IgG3 等结合，介导 ADCC(抗体依赖细胞介导的细胞毒性)，但此类受体不受 KIR 调节。

细胞因子可以影响 NK 细胞的活性，如 IL-2 和 IFNγ 可以促进 NK 细胞分化，上调其活性；TGFβ 则通过上调 KIR 表达而抑制 NK 细胞的杀伤活性。激活的 NK 细胞可释放 IFN-γ、TNF-α、TNF-β(LT)、GM-CSF、IL-3、IL-8 等杀伤靶细胞和参与免疫调节。NK 细胞通过颗粒胞吐杀伤靶细胞的机制与 CTL 相似，因 NK 细胞胞质内同样含有大量穿孔素和粒酶的颗粒。

(四) 树突状细胞

自 20 世纪 90 年代中期树突状细胞(DC)体外培养获得成功以来，对 DC 有了更多的了解。现在人们逐渐认识到 DC 可以通过多种细胞在体内外培养形成，且为异质性。DC 可以调控免疫应答，是目前发现的最强的 APC，在机体免疫系统中发挥重要的作用。DC 表面有许多树状突起，细胞质内无溶酶体、吞噬体。成熟 DC 具有活跃的运动能力，无或仅有弱的吞噬功能，缺乏持久的黏附玻璃或塑料的能力。

人体内的 DC 可分为两类：DC1 和 DC2。DC1 的前体细胞是外周血中的单核细胞。当外周血单核细胞在 GM-CSF 和 IL-4 的培养条件下，可产生不成熟的 DC1，或者外周血的单核细胞经过内皮细胞迁移、发生吞噬作用后也可形成不成熟的 DC1，这些不成熟的 DC1 经 CD40L 或病原微生物产物如内毒素或 TNF-α 刺激后，便可成为成熟的 DC1，也称为髓系 DC(MDC)。MDC 可分化发育为单核巨噬细胞。DC2 的前体来源于 $CD4^+CD3^-CD11c^-$ 的淋系细胞，在 IL-3 的培养条件下成为不成熟的 DC2，同样在 CD40L 刺激下，形成成熟的 DC2，称为淋系 DC、LDC，可分化发育为淋巴细胞。DC1 和 DC2 之间的关系还不清楚，是否来自同一前体细胞尚未知。此外，滤泡树突状细胞

(FDC)的起源又有别于DC1和DC2,三类DC的组织分布、表型和功能也不相同。

MDC的成熟主要经历两个阶段。未成熟时分布于各种组织器官,位于抗原入侵的部位。通过吞噬、受体介导的内吞和巨胞饮作用摄取抗原,但此时的DC只表达低水平的MHC和B7分子,不能激活未致敏T细胞。不成熟DC一旦捕获抗原后,便获得了促使其成熟的信号,它们通过输入淋巴管进入局部淋巴结,分化为成熟DC,并发生一系列变化,包括丧失吞噬能力、细胞表面MHC分子表达明显上调,协同刺激分子B7-1(CD80)、B7-2(CD86)、CD40和多种黏附分子如ICAM-1(CD54)、ICAM-2(CD102)和LAF-3(CD58)等高表达,具有很强的激活未致敏T细胞的能力,是迄今发现的唯一可以直接激活未致敏的天然T细胞的APC。细胞因子GM-CSF、TNFα和IL-4在DC分化成熟过程中具有重要作用。

表达抗原肽MHCⅠ类分子的肿瘤细胞,虽可被CTL识别,却不能使之激活,原因是大多数肿瘤细胞缺乏提供协同刺激分子的能力,而必须依赖专职APC。在单核巨噬细胞、DC和B细胞三种专职APC中,DC的抗原递呈作用最强,能激活未致敏的T细胞。用肿瘤抗原在体外致敏的DC来诱发抗肿瘤免疫,可以成为一种行之有效的治疗途径。然而DC本身的生长特性使之作为瘤苗载体用于免疫治疗有一定难度。首先,DC数量很少,仅占周血总淋巴细胞数的1%,尽管有些淋巴器官中含量稍高,但仍难以收集到治疗所需的有效数量;其次,因为DC属于一种高度分化的细胞,体外不易长期培养,更难建系。DC缺乏特异性表面标志,不易与单核巨噬细胞相区别。尤其在体外培养时,DC可能向单核巨噬细胞分化。但DC的分离纯化以及培养扩增条件研究的成功和不断取得的新进展,已经有可能将负载肿瘤抗原肽的DC用于临床治疗,目前已取得初步成效。

此外,DC1可以诱导Th1细胞应答,而DC2可诱导Th2细胞反应。因此,利用DC1/DC2调控治疗与Th1/Th2失衡相关的疾病如自身免疫病、变态反应、感染、移植耐受等的研究,已成为基础和临床免疫学的重点之一。

DC的表面标志一直是人们寻找和研究的热点,但至今尚未发现DC特异性的单抗。通常,人们将系性阴性、HLA DR强阳性并有强的抗原递呈功能的细胞认为是DC。当然DC还是有一些相关标志,如CD1a、CD11c、CD80、CD83、CD85、CD86,以及一些新抗原如CD205、CD206、CD207、CD208和CD209。CD208和CD209主要表达在DC上,但有报告提到它们也表达在一些单核巨噬细胞上。

总之,DC的研究不仅极大地丰富了免疫学的基础理论,而且也为临床许多疾病的免疫治疗开辟了一条广阔而全新的道路。

(五) 单核巨噬细胞

单核巨噬细胞指血液中的单核细胞和组织中的巨噬细胞。它们具有很强的吞噬能力,在天然免疫和获得性免疫中均发挥重要的作用,既是天然免疫的第一道防线,又是其后的获得性免疫的重要细胞和提供细胞因子的基础。

单核巨噬细胞来源于骨髓干细胞,发育成单核细胞后进入血流,然后分布于各种器官和组织,并有不同的名称。如外周血中称单核细胞,一般组织中称为Mϕ,结缔组织中称组织细胞,肝脏中称库普弗细胞,骨髓中称骨形成细胞,皮肤中称朗格汉斯细胞,神经组织中称小胶质细胞,腹腔中为腹腔Mϕ,脾和淋巴结中称为固定和游走的Mϕ等。

许多重要的病原微生物如引起结核和麻风的分枝杆菌是胞内病原体,主要寄生在Mϕ的吞噬体中,在那里它不但被庇护、躲过抗体和CTL的攻击,而且通过抑制溶酶体与吞噬体融合或防止溶酶体的蛋白酶激活所需的酸性环境,而在吞噬体中生存和繁殖。但当Mϕ被Th1细胞激活时,这些病原体都能被清除。还有许多其他病原体是Mϕ从胞外液中吞入的,在多数情况下,不需要T细胞激活,Mϕ就能把它们消灭。但在一些临床的重要感染中,需要$CD4^+T$细胞给Mϕ提供激活的信号。在Mϕ中抗微生物机制的诱导称为Mϕ激活,而且它也是Th1细胞的主要效应功能。卡氏肺囊虫(pneumocystis Carinii)是Mϕ激活时能被杀死的胞外病原体,然而,AIDS患者$CD4^+T$细胞不足,因此该病原体常成为这些患者死亡的共同原因。激活Mϕ的能力可以通过它们杀伤广谱病原体以及某些肿瘤细胞来测定。

Mϕ激活需要两个信号。一个由IFN-γ提供,另一个可来自其他多个途径,主要是使单核巨噬细胞对IFNγ反应敏感。武装的效应Th1细胞可以传递这两个信号。IFNγ是武装的Th1细胞与其特异性靶细胞相互作用时产生的最特征性的细胞因子,而Th1细胞表达的CD40配体(CD154)通过与Mϕ上的CD40接触传递敏感的信号。$CD8^+T$细胞也是IFNγ的重要来源并能激活Mϕ。非常小量的细菌脂多糖(LPS)也可使

Mφ 变得对 IFNγ 敏感。

Th1 细胞通过细胞接触和分泌 IFNγ 使感染的 Mφ 激活并产生一系列生化反应。激活的 Mφ 上调表达 MHC Ⅱ类分子、B7 分子、CD40 和 TNF-α 受体(TNFR1,CD120a),更有效地给 T 细胞递呈抗原,放大免疫应答,而且变成为强有力的抗病原体的效应细胞(图 6-13,图 6-14)。激活的 Mφ 使其溶酶体与吞噬体有效融合,使胞内菌或新吞入的病原体暴露于各种杀菌的溶酶体酶。同时,激活的 Mφ 还可以产生有很强杀菌活性的活性氧分子和一氧化氮(NO)并合成释放一些抗病原体的肽类和蛋白酶,杀伤胞外不能吞入的寄生虫。然而,激活 Mφ 的这种强的杀伤作用在一定程度上也会造成局部组织的损伤。为了有效提高机体的防御功能并使组织损伤降至最小限度,Mφ 的激活受到严格的调控。Th1 细胞通过调节编码 IFN-γ 的 mRNA 的半衰期来控制 IFN-γ 的合成。同时,Mφ 激活也明显受到 TGF-β、IL-4、IL-10 和 IL-13 等细胞因子的抑制。这些抑制性细胞因子许多是由 Th2 细胞产生的。而 Th2 细胞辅助 B 细胞产生抗体也有同样的机制在进行调控。

激活的 Mφ 表达 MHC Ⅰ、Ⅱ类分子、协同刺激分子,如 CD80、CD86、CD40。此外,单核-巨噬细胞还表达 CD4、CD14、CD16(FcγR Ⅲ)、CD32(FcγR Ⅱ)、CD64(FcγR Ⅰ)、CD68、CD89、CD91、CD115 和 CD204(Mφ scavenger 受体)。

Mφ 的主要生物学功能是:①吞噬和杀伤作用,在天然免疫第一道防线中,通过吞噬杀灭清除病原体,异物及衰老的细胞,故 Mφ 有清道夫之称。Mφ 也是获得性免疫的细胞免疫的重要效应细胞,能有效杀伤胞内寄生菌和肿瘤细胞。此外,在抗体存在下,Mφ 可发挥 ADCC,参与肿瘤免疫和抗病毒免疫。②介导炎症反应,Mφ 是一类重要的炎症细胞,具有趋化作用,可定向转移并集中到炎症部位,杀伤清除炎症部位的病原体及异物等。③免疫调节功能,在获得性免疫中,激活的 Mφ 可分泌多种细胞因子,如 IL-1、IL-3、IL-6、IL-8、IL-12、IL-18、TNF-α、IFN-γ、GM-CSF 和 M-CSF 等,发挥免疫调节作用(如 IL-12 可以诱导 $CD4^+$T 细胞向 Th1 分化)。④加工递呈抗原,作为专职 APC,Mφ 能加工递呈抗原,启动获得性免疫应答。

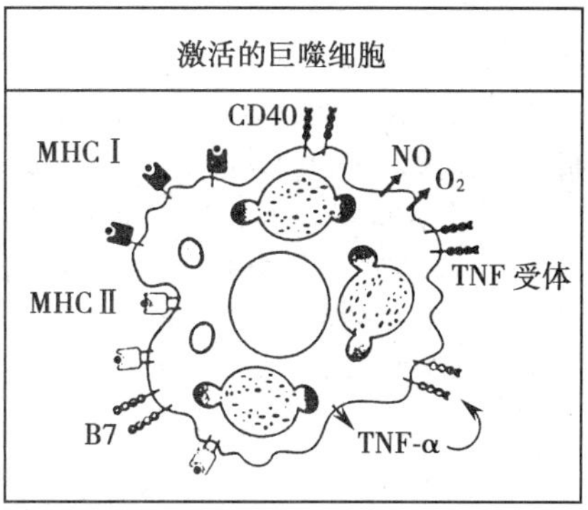

图 6-13　激活的巨噬细胞杀菌效应显著增强且放大免疫应答

(六) 肥大细胞

肥大细胞表达 FcεR,在 IgE 抗体作用下可发生脱颗粒,因此认为其主要与Ⅰ型超敏反应及其他疾病的病理生理过程有关。近年来发现,肥大细胞在宿主对病原体的防御反应,以及机体的免疫调节反应中也发挥重要作用。肥大细胞广泛分布于皮肤、黏膜及结缔组织中,亦即位于宿主-环境界面,是病原体穿越上皮屏障后第一类被激

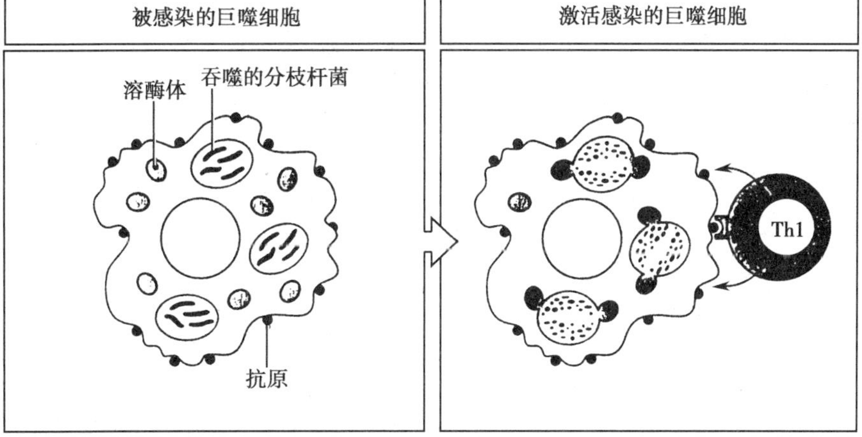

图 6-14　Th1 激活被感染的巨噬细胞抗胞内感染的防御机制

活的炎性细胞。

肥大细胞识别病原体主要通过调理素依赖性和非调理素依赖性两种机制。前者通过一些血清成分或宿主的其他可溶性成分发挥作用；后者是直接识别，主要是肥大细胞表面的一种含甘露醇的受体分子与细菌表面的称作Ⅰ型菌毛的丝状黏附细胞器（能结合甘露醇的凝集素）相互耦联。肥大细胞紧邻黏膜，推测黏膜上皮在调控其对细菌反应上起着重要作用。已知干细胞因子（SCF）在肥大细胞的生长和发育上起着重要作用，并能增强其对一些激活剂的反应性。

肥大细胞还具有吞噬能力，表达MHC分子、协同刺激分子CD80和CD86，功能上可作为APC，加工递呈抗原，启动获得性免疫应答。此外，肥大细胞还能分泌多种细胞因子，如IL-1、IL-3、IL-4、IL-5、IL-6、IL-8、IL-10、IL-12、IL-13、GM-CSF、TNFα及趋化因子，参与免疫调节、发挥免疫效应功能。

肥大细胞寿命长，可达数年，且具有对相同刺激重复产生应答的能力。在循环系统中，它以未分化的定向前体形式存在，易于聚集在炎症部位并增殖分化为肥大细胞。

第三节 免疫系统的特点和功能

一、免疫系统的主要特点

免疫系统是机体的适应性调节系统之一。免疫系统的最基本的生物学功能是对各种外来物质进行识别、作出应答，不管这些物质是病原微生物，还是移植的器官和组织，机体都要对之识别、应答和清除。这是生物界（尤其是人类）为了生存在长期的种系发生和进化过程中，同外界环境不断斗争，逐渐建立并不断完善起来的。从低级阿米巴原虫到具有复杂的体液免疫和细胞免疫的高级哺乳动物——人类，对“自我”和“非我”的认识过程呈现稳步的发展，以保证在不利环境下生存，维持自身的完整性和种系延续。多数进化一旦获得，就会在其后的种系发育中持续存在。

二、免疫系统的功能

免疫系统的功能包括免疫防御功能、免疫自稳功能和免疫监视功能。

1. 免疫防御功能　是指机体防御及清除病原体的功能。此功能过高或过低会分别造成超敏反应和免疫缺陷症。

2. 免疫自稳功能　是指机体清除体内不断衰老、毁损的细胞和其他成分，通过免疫网络调节免疫应答平衡的功能。此功能异常可引起自身免疫病。

3. 免疫监视功能　是指免疫监视系统监视、识别并清除新出现的非己成分，包括肿瘤和衰老的细胞。此功能的异常可以导致肿瘤的发生或持久的病毒感染。

三、免疫应答的类型及作用

人类生活在大量、各种病原微生物——细菌、病毒、真菌和寄生虫包围之中，它们的入侵可能造成病理损伤，如果任其繁殖，终将杀死宿主。但在长期进化过程中，哺乳动物选择了两套抗病原体的免疫应答系统：天然免疫应答（又称固有免疫应答或非特异免疫应答）系统和获得性免疫应答（又称特异性免疫应答）系统（表6-2）。

表6-2 天然免疫和获得性免疫

天然免疫	获得性免疫
早期的：头4～5天	晚期的：≥5天
先天具有	后天获得/抗原刺激启动
应答抗原有限	应答抗原数量巨大
无记忆性	有记忆性
非特异性	抗原特异性
吞噬细胞、NK细胞、补体等	淋巴细胞/克隆化
不可转移	可转移

1. 天然免疫应答　是机体在长期进化过程中逐渐形成的防御功能，与生俱来的，是机体抵御病原微生物入侵的第一道防线。除天然防御屏障，如皮肤、黏膜外，主要包括免疫细胞（如巨噬细胞、NK细胞）及免疫分子（包括细胞因子以及补体）。天然免疫细胞如巨噬细胞、NK细胞等可表达模式识别受体（pattern recognition receptors，PRRs），以识别病原体的结构成分（或称病原体相关分子模式，pathogen associated molecular pattern，PAMP）。这些细胞能够监视与识别PAMP，启动细胞内信号转导通路，诱导特异性基因表达，分泌细胞因子或趋化因子，发挥抗感染作用。目前机体有六大类模式识别受体，第一类是Toll样受体家族（Toll-like receptor，TLR）；第二类是识别RNA受体家族，包括蛋白激酶R（RNA activated protein kinase R，PKR）；第三类是

识别 DNA 受体家族；第四类主要是识别肽聚糖的核苷酸结合寡聚化结构域样受体家族[nucleotide-binding oligomerization domain (NOD)-like receptors, NLRs]；第五类是 C 型凝集素受体家族；第六类是其他一些固有免疫特异性 PRRs。这些 PRRs 分布的部位不同，主要分布在细胞膜表面、内体、溶酶体以及细胞质内，通过选择性或特异性的信号转导通路应答不同的基因表达，来调控针对不同 PAMP 的天然免疫应答和炎症反应。天然免疫系统对接触过的病原体没有记忆，不具有特异性，应答的时间是几分钟至几十小时。

2. 获得性免疫应答　是指机体在个体发育过程中，与抗原异物接触后产生的防御功能，包括体液免疫应答和细胞免疫应答。主要由免疫细胞(B 细胞和 T 细胞)、抗原递呈细胞(APC)以及免疫分子(抗体)组成。通常情况下，获得性免疫都能成功地对遇到的病原体识别和清除，并对其中的一些产生长久以致终生的免疫力。还能将这种免疫力通过血清或免疫细胞过继性转移给另一个未接触过该病原体的个体。这就是获得性免疫的特异性、多样性、记忆性和可转移性。

获得性免疫应答由抗原(通常是病原体)启动和驱使。当第一次接触(致敏)某抗原时，称为初次应答。被感染者的淋巴细胞通过产生针对该病原体抗原决定簇的特异性天然免疫和获得性免疫。

一个个体第二次接触同一抗原称为二次应答。初次应答潜伏期长，应答强度低；二次应答潜伏期短，应答强度高。通常，二次应答可以快速清除进入体内的同一病原体，为机体提供更为有效的保护作用。在实验条件下，初次应答后，如果用初次应答所用的抗原加上另一个新抗原进行攻击时，其应答特点表现为：只针对初次致敏的抗原增强二次应答，而对新抗原仍呈现初次应答，二次应答显示了抗原特异性。获得性免疫中的特异性和记忆性也只有通过二次应答才能得到体现。这也是疫苗接种的基础，疫苗接种能有效地控制烈性传染病流行，就是通过人工接种(致敏)针对某一疾病病原体的疫苗，有效地诱发了获得性免疫应答，使机体在以后再次遇上该病原体时，能快速、高效地对之产生特异性免疫应答，将之清除，达到预防和保护的目的。

正是由于有天然免疫和获得性免疫这两套免疫系统的共同作用，尽管我们每天生活在大量病原体包围之中，一个正常人的一生中偶然才被病原体感染或生病。天然免疫的细胞和分子除了作为早期应答和第一道防线外，还在启动获得性免疫、为 T 细胞激活递呈抗原、为 T 细胞亚群分化(Th0 向 Th1 或 Th2 分化)提供指令，发挥免疫效应功能和参与免疫调节等方面都起着重要的作用。没有天然免疫细胞和分子(如细胞因子)的介入，就不会出现有效的特异性(获得性)免疫应答。天然免疫和获得性免疫是完整的免疫系统不可分割的两个方面。获得性免疫从启动到发挥效应需要 5～7 天，在此期间感染的控制上，天然免疫仍有着不可忽视的作用。

第四节　抗　　原

一、抗原的概念

能使机体产生特异性免疫应答的物质称为抗原或免疫原。抗原是诱发和启动获得性免疫应答的关键因素。抗原既要能诱发特异性免疫应答，显示免疫原性，又要能与免疫应答产物(抗体和免疫效应细胞)起反应，具有免疫反应性。具有免疫原性的分子都有免疫反应性；而有免疫反应性的分子不一定具有免疫原性。

二、影响抗原免疫原性的因素

机体免疫系统能否对进入体内的抗原进行免疫应答，不仅与该抗原的性质有关，而且还取决于机体的多种生物学特性。

(一) 抗原因素

1. 异物性　异物性是抗原物质的首要条件，指的是抗原与所刺激机体之间的差异。前已提到，免疫系统具有区别“自我”和“非我”的能力。通常，自我成分指机体胚系基因(germ line gene)编码的产物。获得性免疫的淋巴细胞往往将胚胎期或未成熟期遇到的、包括自身组织在内的所有物质视为“自我”，故在正常情况下，免疫系统对自身抗原是耐受的，而对未曾接触过的物质则视为“非我”异物加以排除。异种动物之间，外源性蛋白质抗原的免疫原性强弱和种系间胚系基因的差异程度有关。种系(亲缘)关系越远，免疫原性越强，故在选择免疫动物时必须考虑这一因素。同种的不同个体间，由于胚系基因的差异，相互之间也具有免疫原性。

2. 化学性质和结构复杂性　无机化合物一般无免疫原性，也无免疫反应性。抗原均为有机物，且多数是蛋白质、糖蛋白或复杂多糖。在蛋白质中，凡含有芳香族氨基酸，尤其是酪氨酸、苯丙氨基酸者，免疫原性都很强。同时，理想抗原的相对分子质量(分子量)应在 10 000 以上。一般来说，分子量越大免疫原性越强，但有例外，如明胶分子量高达100 000，但免疫原性很弱，因为都是直链氨基酸，缺乏一定的化学基团。分子量和化学活性基团都是物质具有免疫原性的重要因素，缺一不可。

3. 抗原的可递呈性　T细胞不识别完整的抗原分子，只识别被抗原递呈细胞（APC）加工过的由MHC分子递呈的肽或脂类。因此，就T细胞介导的免疫应答来说，影响APC吞噬或摄取、加工处理以及递呈蛋白质和脂类抗原的各个环节都将影响其免疫原性。

（二）其他因素

1. 宿主的遗传背景　宿主有不同的主要组织相容复合体（MHC），人类称为人类白细胞相关抗原（HLA）等位基因分子，它直接关系到抗原肽的递呈。由此造成个体间对同一抗原免疫应答能力的差别和对免疫性疾病易感的差异性。近期还发现了调控特异性免疫应答的免疫应答基因（Ir gene），并确认Ir基因就是某些特定的MHC基因或等位基因。

2. 抗原的剂量和佐剂　抗原的剂量必须适当才能有效地刺激出免疫应答，抗原剂量过高或过低都易引起免疫无应答或免疫耐受。在数周内反复注射同一抗原比一次性注射效果好，因为抗原有效地激发抗原特异性淋巴细胞克隆的增殖。一类可与抗原混合并共同进行免疫的物质称为佐剂（adjuvant），通常佐剂不改变抗原本身的免疫原性，而是通过提高机体的应答能力增强对抗原的应答。实验证明，在没有佐剂的情况下，大剂量蛋白质抗原诱导免疫耐受，而加入佐剂后，可诱导出正常的免疫应答。没有佐剂时，APC不能被充分激活，因而，不能表达高水平的协同刺激分子（第二信号），T细胞因缺乏第二信号而难以合成和分泌IL-2，成为无能细胞。而这种因缺乏佐剂引起的免疫耐受可通过给予高浓度的IL-2而得到逆转。提示在某些疫苗和抗血清制备中，选择合适的佐剂是很重要的。

3. 抗原进入机体的途径　蛋白质抗原通过皮内或皮下进入机体一般都能有效地激发免疫应答，因表皮内有许多朗格汉斯细胞，它们能有效摄取抗原并将之转送到相应的淋巴结，启动免疫应答。相反，如果将大剂量蛋白质抗原经静脉或口服进入机体，往往诱导出免疫耐受。

三、T、B细胞识别不同的抗原表位

表位（epitope）又称抗原决定簇（antigenic determinant AD），是指抗原上决定抗原特异性的特殊化学基团。抗原通过表位与相应的淋巴细胞表面的抗原受体结合而激活淋巴细胞引起免疫应答，同时又通过表位与相应的致敏淋巴细胞或抗体结合，从而产生免疫效应。表位分为T细胞表位和B细胞表位。

1. B细胞表位　是指B细胞受体（BCR）或抗原识别的抗原表位，位于抗原分子表面，不需要APC呈递，不需要与MHC分子结合就可被识别。

2. T细胞表位　是指T细胞受体（TCR）识别的抗原表位，多位于抗原分子内部。T细胞不识别天然大分子，只识别经过APC加工，由MHC分子递交的抗原片段。因此，APC加工处理抗原必须控制在蛋白质抗原被部分降解，而又未被完全降解之前，即在T细胞表位生成之时与MHC分子结合，然后被递呈到细胞表面供TCR识别。T细胞表位生成之时指的是肽（表位）大小恰好适合于MHC抗原结合凹槽大小的范围的时期（抗原递呈部分将提到）。T细胞通过TCR特异性选择识别MHC呈递的抗原肽，形成MHC抗原肽TCR三聚体，刺激表达该TCR的淋巴细胞发生克隆扩增，进入免疫应答的激活阶段。T细胞表位疫苗根据抗原加工、递呈的理论基础和对T细胞识别抗原性表位认识不断深入之后，得以发展了。T细胞表位实际上是人为规定的存在于抗原分子上的可被T细胞识别的抗原决定簇，是免疫原性多肽片段。因此，许多疫苗专家利用某些病原体的T细胞表位，设计出了两大类T细胞疫苗，即表达与相应的MHCⅠ类或者MHCⅡ类分子相关保护性表位的$CD8^+$和$CD4^+$T细胞疫苗。这些疫苗有的已应用于临床，并在抗自身免疫病、抗癌症以及抗感染等治疗中起到了一定的作用，但还有许多问题有待进一步研究。此外，T细胞和B细胞通常还可以识别同一抗原分子上的不同表位，这也说明为什么在某些病原体感染时，机体同时存在细胞免疫和体液免疫的效应。

四、抗原的种类

抗原种类很多，从化学结构来说，不外乎是蛋白质、糖蛋白、脂蛋白和核酸蛋白等。但因研究和应用的需要，常用不同分类方法将其进行归类。

（一）根据抗原与机体的亲缘关系分类

1. 异种抗原　来自另一物种的物质称为异种抗原。如病原微生物及其代谢产物、异种动物产生的抗体，如各种动物抗血清以及包括针对人类抗原的鼠源性单抗。此类单抗引入人体后，既可作为抗体和相应抗原结合,又因其异源性而诱发人体产生抗鼠抗体(HAMA)反应。

2. 同种异体抗原　同种间除单卵双生外的不同个体成分称为同种异体抗原。如ABO血型系统、Rh血型系统以及人类白细胞抗原(HLA)。

3. 自身抗原　因为识别自身抗原的T、B细胞克隆在胸腺和骨髓发育过程中被阴性选择而清除,免疫系统可耐受自身抗原。如果自身成分在烧伤、感染、药物及电离辐射等因素影响下,结构发生改变,免疫系统会将视为"非我"对之产生应答。如长期服用甲基多巴的患者中,有10%~15% Coombs试验阳性,约有1%可发生自身溶血性贫血。另外,在解剖位置上处于与免疫系统隔绝的隐蔽抗原,如眼晶状体、精子、神经髓鞘磷脂碱性蛋白、甲状腺球蛋白等,由于在胚胎期未曾与免疫细胞发生过接触,故识别它们的淋巴细胞克隆未被清除。一旦在手术外伤或感染等情况下,这些隐蔽抗原与血流相通、淋巴细胞就视它们为"非我"对之产生免疫应答,引起自身免疫病。如一侧眼球受伤后,另一侧可能发生交感性眼炎。

4. 嗜异性抗原　指不同物种间共有的抗原成分。通常指某些病原体和人体某些组织之间所具有的共同成分,如A组溶血性链球菌某些型别的胞壁和胞膜成分与人肾小球基底膜和心肌瓣膜成分以及人心肌、骨骼肌、小动脉平滑肌成分有共同抗原。因此,溶血性链球菌感染与风湿病和肾小球肾炎有密切关系。大肠杆菌O14与结肠黏膜之间也有共同抗原,故与溃疡性结肠炎的发生有关。

(二) 根据抗原是否显示免疫原性分类

1. 完全抗原　完全抗原具有良好的免疫原性和免疫反应性。蛋白质抗原的免疫原性最强,多糖次之,核酸免疫原性很弱,类脂质一般无免疫原性,但它们一旦与蛋白质结合,都能具有免疫原性。

2. 半抗原　半抗原分子量小,只具有免疫反应性,而无免疫原性,它们只有与大分子载体蛋白质结合才具有免疫原性。

(三) 根据B细胞产生抗体时是否需要T细胞辅助来分类

1. 胸腺依赖抗原(thymus-dependent antigen, TDAg)　凡需要T细胞($CD4^+$Th2)辅助才能刺激B细胞产生抗体的抗原称为TDAg。主要为蛋白质抗原,分子量大,表面决定簇多,但每一种决定簇数量不多,且分布不均匀。其刺激机体主要产生的抗体为IgG,如血清成分、血细胞和细菌等,此类抗原还可以刺激机体产生细胞免疫应答和回忆应答。

2. 非胸腺依赖抗原(thymus-independent antigen, TIAg)　不需要T细胞辅助就能直接刺激B细胞产生抗体的抗原称为TIAg。主要为细菌脂多糖、荚膜多糖等,所产生的抗体以IgM为主,而无IgG转换,不引起回忆应答,多不能引起细胞免疫应答。

(四) 抗原疫苗

各类病原微生物及其代谢产物都可制备疫苗。天花灭迹是疫苗接种在人类和传染病斗争中的突出成就。目前,脊髓灰质类、麻疹、白喉、百日咳、破伤风疫苗接种已被列入儿童计划免疫的常规。原则上,一种疾病(主要指传染病)即有一种抗原(病原体),就可以发展一种疫苗。但由于人们对某些疾病的发病和免疫学机制还不完全了解,故实现上述原则有待时日。目前,对于至今仍严重危害人类健康的疟疾、AIDS等仍无有效疫苗,结核病又卷土重来,现有的疫苗仍然存在不少问题,故新型而有效疫苗的研制任重道远。理想的疫苗需要具有安全性、保护性、持久性和实用性等特点。随着分子生物学技术与分子免疫学相结合的进展,已开始发展多种新一代疫苗,包括特异性的细胞疫苗(如前面提到的T细胞表位疫苗)、肽疫苗、核酸疫苗(DNA疫苗)、转基因植物口服疫苗,以及其他形式的基因工程疫苗都在迅速发展。

(五) 超抗原

超抗原(superantigen, SAg)的概念是1989年由White等提出的。SAg与一般抗原肽诱导T细胞激活的方式不同。蛋白质抗原必须经过APC加工和递呈才能被T细胞识别,而SAg激活T细胞前无需加工和处理,以完整的抗原分子即可激活T细胞。另外,SAg一般不进入MHC分子的抗原结合凹槽,而是附着在凹槽的外侧。而且SAg只与$CD4^+$T细胞TCR Vβ结合,每种SAg皆吸附于特定的Vβ亚型。SAg的刺激能力比丝裂原(mitogen)小,但远大于多肽抗原(通常高于多肽抗原激活能力的数千倍),后者仅能激活$1/10^5$左右的T细胞,而SAg则能激活高达5%~25%表达TCR Vβ的某些T细胞克隆,而不涉及这些克隆在抗原识别上的特异性。如此高比例的T细胞被激活并大量产生细胞因子,产生了十分强烈的免疫应答效应。

SAg可以是包括细菌、支原体和病毒的多种病原体的产物。与人类疾病有关的大部分外源性SAg来自细菌,如金黄色葡萄球菌肠毒素

(SE)、毒性休克综合征毒素(TSST)、表皮剥脱毒素(EXT)、A族链球菌蛋白和致热外毒素(SPE)等。内源性SAg来自病毒,人体T细胞对狂犬病毒和EB病毒的反应由内源性SAg引起,HIV编码的SAg可引起具有某些TCR Vβ的$CD4^+$T细胞死亡。SAg作用的特点是不激发特异性免疫应答,而是通过激活高比例T细胞产生大量细胞因子。如果SAg量少,刺激TCR Vβ $CD4^+$T细胞产生的细胞因子量适度,有利于去除病原体。但若SAg量多,刺激大量T细胞产生的细胞因子过量,会严重影响机体反应,临床注意到,细胞因子过量造成“细胞因子风暴”会发生高热,呼吸窘迫综合征等一系列症状,严重危及一些病毒感染性疾病患者的生命。高浓度的细胞因子如IL-2可能引起两种效应:全身性毒性反应和对获得性免疫应答产生抑制作用,也会对机体不利。SAg还对自身免疫病的发生有一定关系,因为它们激活的大量淋巴细胞中,可能含有正常时对自身抗原不起应答的自身反应克隆。

第五节 抗 体

抗体由天然存在及人体受内外抗原刺激所产生。胎儿、新生儿只能产生少量IgM,生后两个月开始按照IgM、IgG等顺序合成抗体。Ig由各两条轻重多肽链组成,经二硫键连接呈Y字形,并有二、五聚体等形式,其中Fab端与各种抗原结合具特异性,Fc端具有各种活性。抗体有五类、二型及亚类、亚型等。不同类型IgG的含量、功能、半衰期、分子量、所在部位及功能特征等也有异。IgM在出生早期抗菌抗毒素,IgG分布血浆及体液中,是抗菌抗毒素的主力,IgA主要分布于黏膜,是人体抵御外来抗原的第一道防线,IgD主要分布于B细胞表面,与淋巴细胞发育及抗原受体有关。最后介绍Ig的遗传调控,其基因库、类型转换,并试图从基因角度解释抗体的多样性、免疫缺陷症及新近用于血液病诊断、分类的Ig基因重排变化等。

一、抗体的基本概念

在体液免疫中,与抗原发生特异性结合和反应的免疫球蛋白称为抗体。抗体又称为免疫球蛋白(Ig),电泳上主要在γ球蛋白区,一小部分在β和α区,是体液免疫应答中产生的一类非常重要的效应分子。Ig可分为分泌型(secreted Ig, SIg)和膜型(membrane Ig, mIg),前者主要存在于血液及组织中,后者是B细胞表面的抗原受体BCR。

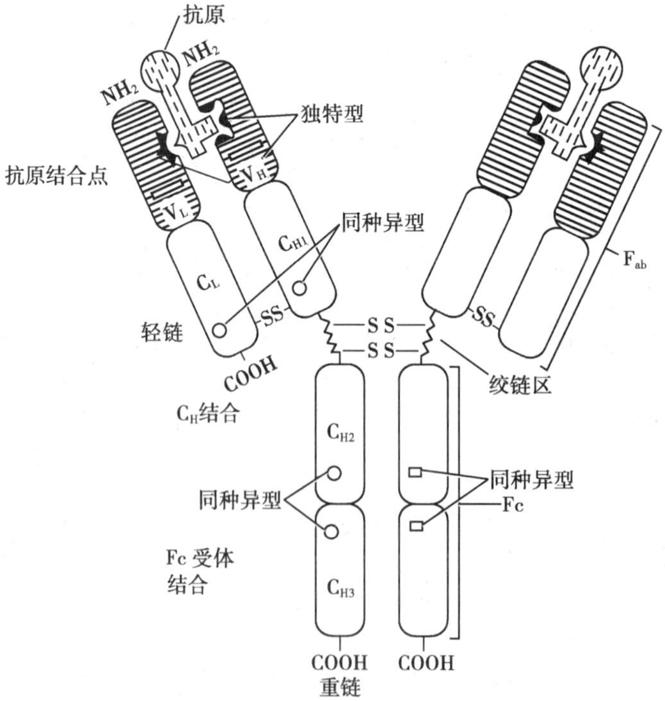

图6-15 免疫球蛋白的多肽链基本结构和功能部位酶解片段示意图

二、免疫球蛋白的基本结构

Ig 由肽链组成，其单体包括两条重链及两条轻链，链间和链内由二硫键相连接。

(一) 多肽链及二硫键

重链约含 446 个氨基酸残基，其分子量(MW)约 53kD(IgG)或 75kD(IgM)；轻链约含 214 个氨基酸残基，MW 约 22.5kD。轻、重链间及重链间借二硫键及非共价键相连，每条链内也有二硫键。这些链间二硫键维持着轻-重、重-重 4 个链之间关系，链内二硫键将各链分成功能区。故这些二硫键在维持 Ig 分子构型的稳定性上起重要作用。此外，在电镜下可见抗体分子结晶呈 Y 字形外观(图 6-15)。

(二) 功能区

轻、重链的氨基末端(N 末端)因易发生变异，叫可变区(V 区)；其余部分直到羧基端(C 末端)，氨基酸结构稳定，称恒定区(C 区)。轻链有一半(第 1 ~ 107)氨基酸残基为 V 区(VL)，其余为 C 区(CL)；重链的 1/4(第 1 ~ 120)氨基酸残基为 V 区(VH)，其余为 C 区(CH)；重链有 1 个 V 区及 3 或 4 个 C 区：CH1、CH2、CH3，少数 Ig 还多一个恒定区(Ch4)。1 条重链 V 区和 1 条轻链 V 区共同组成抗体分子上的抗原结合位点，或称抗体结合价，一个 Ig 单体上有两个结合价。

在轻、重链的可变区上，有 3 个氨基酸序列短片段易发生变换，故称为超变区。超变区氨基酸是抗体直接与抗原决定簇(表位)接触的部位，也是抗体多样性的主要结构基础。从功能角度上看，又称为互补决定区(complementarity determining region，CDR)。此外，超变区紧密相邻的氨基酸序列相对稳定，称为骨架区，占可变区组成的 80%。

进一步剖析发现，重链上的 3 个 C 区与轻链上的 C 区彼此结构相似，每一区含有约 100 ~ 110 个氨基酸残基，由链内的二硫键连接组成一个环。无论轻、重链上的 V 区都有类似结构。Ig 的一条重链上有 4 个功能区：VH、CH1、CH2、CH3，少数还有 CH4，一条轻链有两个功能区：VL 及 CL。

(三) 绞链区

绝大多数重链的 CH1 与 CH2 之间有一小段富含半胱氨酸及脯氨酸的序列，称绞链区。连接两重链和轻重链的二硫键位于此区。半胱氨酸和脯氨酸是亚氨基酸，不能折叠成 α 螺旋故该区肽链呈伸展状态，易被酶解。绞链区也可使抗体分子具有可曲性，可使 Y 字形双臂呈 90° ~ 180°。此外，还赋予抗体补体结合等性质。

(四) 酶解碎片

木瓜蛋白酶作用于绞链区链间二硫键附近略靠重链的氨基端一侧，得到 3 个大小相似的碎片，其中两个相同，各含一条 L 链及半条 H 链及各含一个抗原结合位点，称为 Fab 片段(antigen binding fragment)。第 3 个碎片包含两条重链的另一半，称为 Fc(crystalligable fragment)。胃蛋白酶作用位点在绞链区链间二硫键附近略偏羧基端的一侧，可得到一个大片段，分子量约 100kD，Y 形分子两臂仍连接一起，故含 2 个 Fab 片段，此二价片段称为 $F(ab)_2$。Y 形分子的柄受胃蛋白酶进一步消化，成为小片段肽链(图 6-16)。

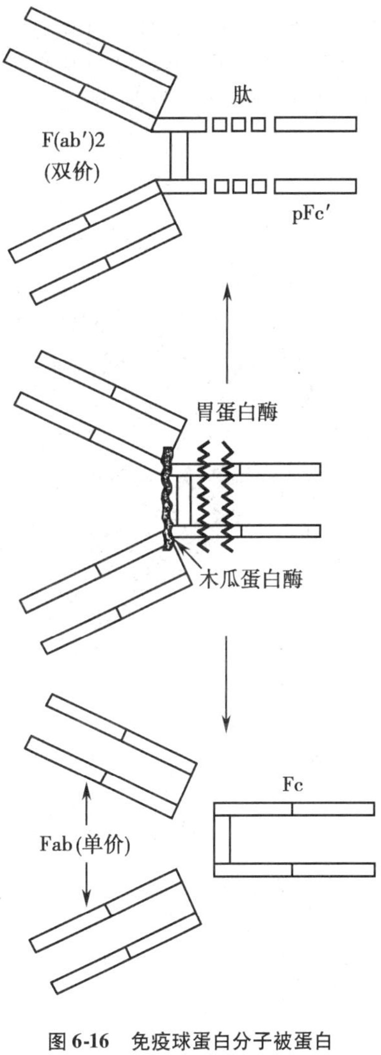

图 6-16　免疫球蛋白分子被蛋白酶分解示意图

上图：Ig 分子被胃酶水解，自二硫键 C 末端一侧断裂，成为一大片及一些小碎片　下图：Ig 分子被木瓜酶水解，自二硫键 N 端侧断裂，成为三个大小相似片段

(五) 碳水化合物部分

有一些长短和形状不同的糖链附在 Ch2 功能

区，在天冬酰胺的第1个碳与糖N乙酰葡糖胺之间形成一个键。其功能尚不明，可能在Ig分子的运转和分泌上起作用。若干扰α及ε链的糖基化反应，便可阻止IgA及IgE分子的分泌。这些糖链数目在Ig类之间也不相同：分子IgG有2个糖链，IgM有10个，IgA有16个，IgE有12个。

（六）功能区的三级结构

如图6-17所示，一条轻链上的2个功能区CL及VL和连接二者的一小段"转弯"区。CL及VL的空间构象大体一致。在晶体衍射观察下呈卵形或圆筒形外观。每个功能区的多肽有特征折叠，叫做Ig褶。肽链沿自身按相反方向来回折叠（即反向平行）形成片状，所谓β-折叠层（β-pleated sheets）。当折叠改换方向时，每股弯曲呈发夹型。几乎在所有的弯曲处都含有一个高度保守的甘氨酸。每个功能区由两个β-折叠区（X及Y）组成，其间由二硫键固定。CL功能区的两片折叠层分别含3股及4股的反向平行股；而VL功能区的两片层分别含4股及5股。VL近N端的3个反向平行折叠的肽环（标有氨基酸序号26、53、963个环）就是超变区或互补决定区所在部位。肽环的形状、走向可因氨基酸组成的变更而异。这种局部氨基酸的多变性并不损及β-折叠片的7股及9股骨架。此外，每个V区有4个保守的骨架序列。VL及VH上各有3个互补决定区（CDR），这6个CDR形成抗体结合部位。由于它位于V区的自由端而获得一定的移动性，有利于结合抗原（图6-17）。

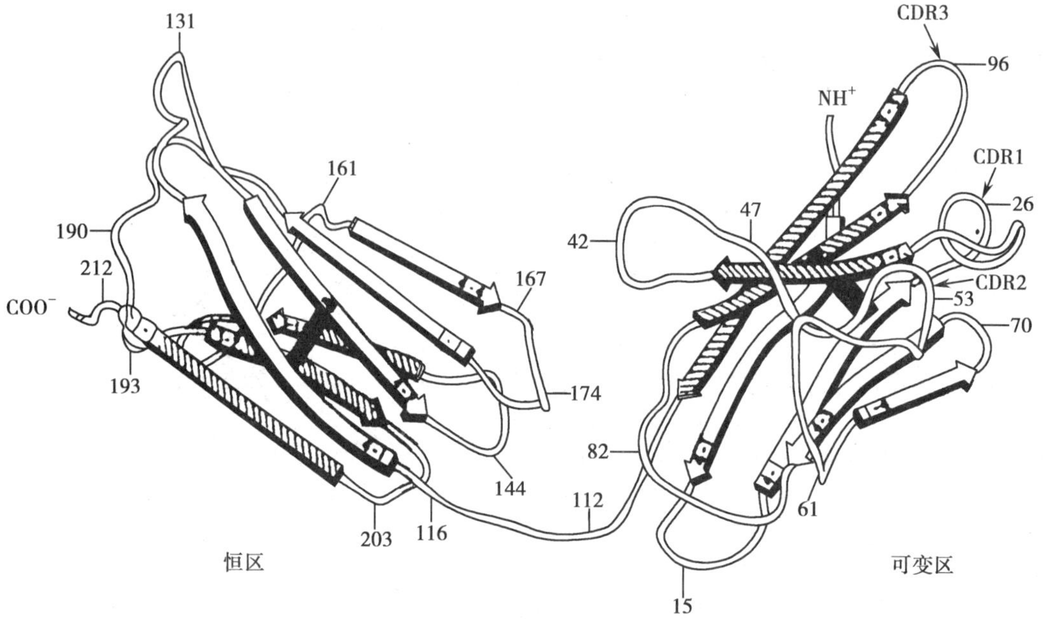

图6-17 免疫球蛋白轻链可变区、恒区及高度可变区立体构象

$CDR_{1\sim3}$表示三个高度可变区位置 黑条表示二硫键（摘自Edmundson AB:1975）

（七）抗体与抗原的结合

一个Fab片段中一般形成15nm×0.6nm×0.6nm的腔隙，表面由6个超变区环围，构象随Ig分子不同而异，体现了抗体结合部位的特异性。另外，由"转弯区"绞旋160°~170°，使两个恒定区（CL及CH1）互以4股折叠的疏水面相向而紧密贴合。两个可变区（VL及VH）则互以5股折叠层的亲水面相向，得以容纳水相抗原进入。总之，不同Ig的结合部位可呈现出空间构象千姿百态的抗原受纳腔，腔面上有各种活性基团和电荷布局，而具有形形色色的空间构象。活性基团和电荷布局不同的抗原或半抗原，便可按照与抗体结合部位对应的互补关系而"对号入座"，呈现专有的特异性反应。但抗原抗体结合的对应互补点关系并非绝对的。一种抗体可能与若干种抗原结合。反之，一种抗原决定簇也可能与若干种抗体结合。因为只要抗原分子上某一局部（决定簇）能被抗体结合部位所容纳，互补匹配，便可导致抗原抗体结合。这便是交叉反应的道理。

三、免疫球蛋白的类型划分

免疫球蛋白不仅可变区种类繁多，而且，恒定区也有肽链结构和氨基酸组成的差异，单体、二聚体或多聚体的差异，链间连接形式及二硫键数目的差异等，从而可将Ig划分为各种类型。由于这些结构差异，也导致Ig性质及功能等不同。

（一）免疫球蛋白的同型（isotypes）分类

1. 免疫球蛋白（Ig） 根据其恒定区肽链结构和抗原性的差别而划分5大类，每类都包括轻重链。按重链恒定区差别分为5种H链：γ、μ、α、δ及ε链，它们相应的Ig有5类：IgG（γ）、IgM（μ）、IgA（α）、IgD（δ）、IgE（ε）。按轻链恒定区差别划分为κ及λ链两型。任何一种Ig单体都由两条同类的重链和两条同型的轻链组成。任何一类Ig都可分成κ及λ两型。如IgG包括γ2κ2和γ2λ2，IgM包括μ2κ2及μ2λ2（2代表2条链），其余类推。

不同类的重链除氨基酸组成、数目有差别外，功能区数目也不同。γ、α及δ链有3个功能区（CH1、CH2及CH3），μ及ε链有4个功能区（CH1 ~ CH4）。此外，δ链的绞链区也比其他重链为长。IgG的CH2及IgM的CH4上有激活补体经典途径的位点，但IgM的只有和抗原结合，使分子构象改变后才能暴露出补体结合位点。κ及λ链的比例随物种不同而异，在人类血清中κ∶λ是70∶30，而小鼠为95∶5。

此外，组成各类Ig的单体数目也有差异。IgG、IgE及IgD为单体形式；IgM为五聚体，分子量大（900kD），各相邻单体以二硫键相连，Fc端朝内侧，Fab端向外，形成梅花状，并有一个J链。IgA有多种形式，在血清中以单体为主，在黏膜表面和分泌液中为二、三、四聚体等。这些多聚体有J链和分泌组分（SC）相结合。J链由浆细胞分泌，分子量约15kD，是含124个氨基酸的糖肽，富含门冬氨酸和谷氨酸而呈酸性，借二硫键与IgA的重链相连而使多聚体稳定。分泌组分（SC）或分泌片是糖肽，分子量70kD，由黏膜上皮细胞产生，带有J链的Ig多聚体（如IgA二聚体），在通过上皮细胞时与SC结合，SC

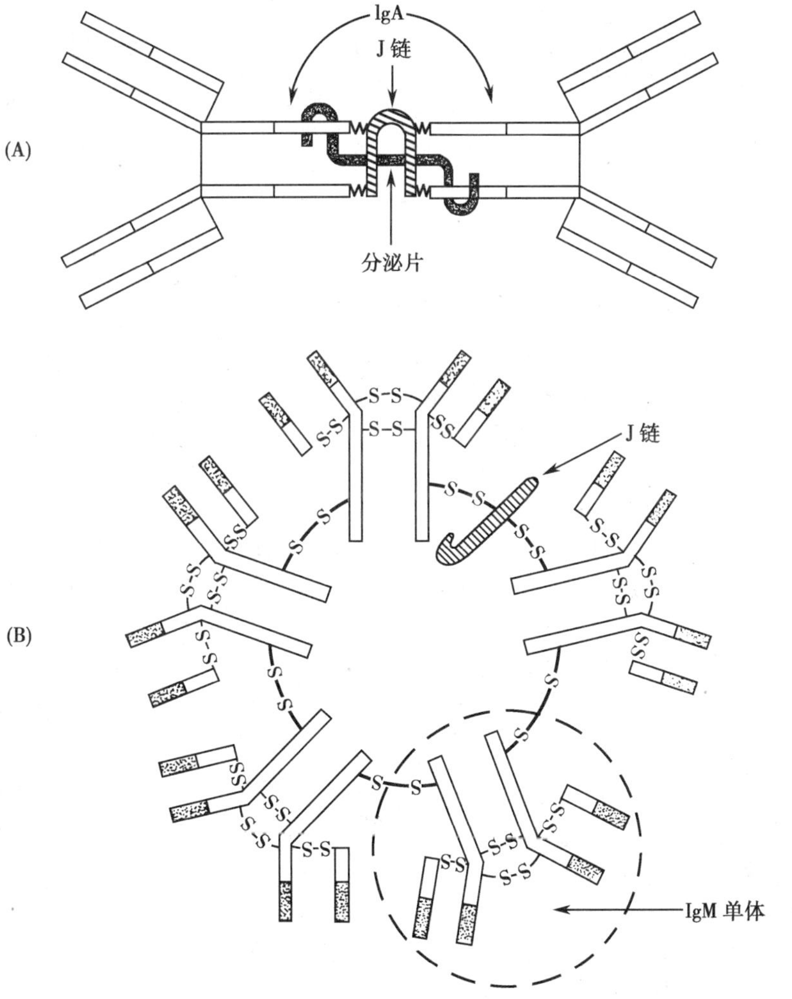

图6-18 IgM与IgA结构示意图
（A）IgA二聚体；（B）IgM五聚体

把 IgA 二聚体携运到黏膜的腔面，并保护 Ig 使不受消化酶的分解（图 6-18）。

2. 免疫球蛋白的亚类和亚型（图 6-19）

（1）亚类（subclass）：依据同一个体的同一类 Ig 中重链恒定区抗原性差异、重链间二硫键数目的差异及连接位置不同，而将同一类 Ig 分为若干亚类。人类 IgG 的重链 γ 又可分为 4 种：γ1、γ2、γ3 及 γ4，其相应 Ig 亚类有 IgG1、IgG2、IgG3 和 IgG4；人类 IgA 的重链 α 可分为 α1 及 α2，相应为 IgA1 及 IgA2 两个亚类，分泌性 sIgA 二聚体属于 IgA2 亚类；IgM 亦有 IgM1 及 IgM2 两种亚类；目前尚未见 IgD 及 IgE 亚类的报道。

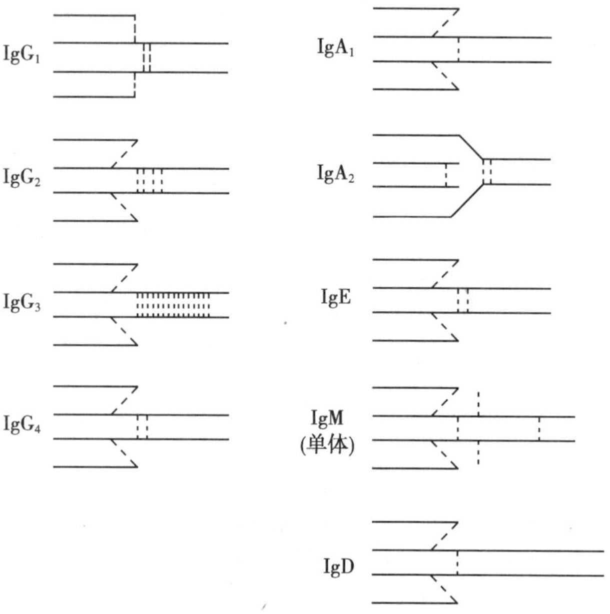

图 6-19 人类免疫球蛋白五类及亚类结构示意图
---表示链间二硫键

此外，亚类的重链间二硫键数目也有差异：IgG1 及 IgG4 重链间有 2 个二硫键相连，IgG2 有 4 个，IgG3 有 15 个。IgA2 轻重链间无二硫键相连，可能 2 个轻链彼此很近，并插入叉状形分子的内侧面。

因此，按人类的 Ig 重链恒定区可划分为：IgG 1～4、IgA1～2、IgM1～2 及 IgD、IgE 共 10 个亚类。而小鼠则为 IgG1、IgG2a、IgG2b、IgG3、IgA、IgM、IgD 及 IgE 共 8 个亚类（图 6-19）。

（2）亚型（subtype）：依据同一个体的同一型 Ig 轻链恒定区抗原性的差异，划分为不同的亚型。κ 链恒定区只有一种，不再有亚型之分；λ 链恒定区在几个位置上的氨基酸略有不同，促成抗原性差异，故又分为 λ1、λ2、λ3 及 λ4 4 个亚型。如 λ 链第 152 位为甘氨酸，则表现为抗原 kern(+)，换为丝氨酸则为 kern(-)；如 λ 链第 190 位为赖氨酸则为 OZ(+)，换为精氨酸则为 OZ(-)。kern(-)OZ(-) 为 λ1 亚型，kern(-)OZ(+) 为 λ2，kern(+)OZ(-) 为 λ3 及 kern(+)OZ(+) 为 λ4。故轻链恒定区共有 5 种：κ、λ 1～4。

从上述重链和轻链恒定区所划分的 Ig 类型、亚类及亚型的角度看，推测同一个人共可产生 10×5＝50 种重、轻链的不同组合，也就是可组成 50 种恒定区结构互异的 Ig，且不说可变区的多样性了。

（二）免疫球蛋白的同种异型（allotypes）

同种异型是一个物种的群体体内不同个体间免疫球蛋白重、轻链恒定区的差异。也就是体现群体中不同个体之间等位基因及其分布。目前，报道人类 Ig 有三类同种异型。

1. 同种异型 IgG 的 γ 链恒定区抗原性差异表现出的同种异型。其书写方法是：G1m(17)，其中 G1 代表 γ1，(17) 是 γ1 的同种异型标记。以此类推，目前已发现的有 γ1 链 10 个同种异型：G1m(1)、(2)、(3)、(4)、(7)、(9)、(17～20)、(22)；γ2 链有 2 种：G2m(8)、G2m(23)；γ3 链有 15 种：G3m(3)、(5)、(6)、(10～16)、(21)、(24～27)；γ4 链有 3 种：G4m(4)、(4a)、(4b)。Gm 分型可用于亲子鉴定和遗传学研究，也发现有些 Gm 表型与自身免疫病相关。

2. 同种异型 Am 同种异型只见于 IgA2 的 α2 链恒定区差异，有 A2m(1) 和 A2m(2) 两种，前者多见于白种人，后者以黄种及黑种人居多。

3. 同种异型 Km 是 κ 轻链恒定区差异，以往用 InV 表示。在 IgG、IgM 及 IgA 的 κ 链上均可检出 Km 同种异型。现已肯定有三种 Km 同种异型决定簇。Km(1)、Km(1,2)及 Km(3)。

此外，在 IgE 的 ε 链发现有 Em(1)同种异型。在 α1、δ、λ 链尚未查到同种异型。

Gm 及 Am 表型不合的多次妊娠妇女和接受反复输入全血、血浆或 γ 球蛋白制剂的患者也有产生该类同种异型抗体者。

（三）独特型(idiotype)

独特型是指特定的单一免疫球蛋白分子上抗体结合抗原决定簇的部位，随个体及抗原不同而各有专一性。同一个体，不同抗原诱生的 Ig 具有不同的特异性；同一抗原在不同个体上诱生的 Ig，特异性也未必相同。

为了证实独特型的存在，取 A、B 两只同种异型结构相同的小鼠，用抗原 X 免疫小鼠 A，得抗 X 抗体，制成抗原-抗体复合物，用之免疫小鼠 B，B 产生抗免疫复合物中抗原部分的抗体及其抗体部分的抗体(抗-抗体)。由于两鼠同种异型是一样的，故 B 产生的抗-抗体只针对 A 的抗 X 抗体的抗原结合部位，其特异性为该结合部所特有。此类特异性的 Ig 抗原决定簇称为独特型。即抗-抗体似为抗原的“映象”。目前，已将独特型决定簇按其与抗原结合部位的位置关系分为 3 种：①α 独特型位于抗原结合部位外侧；②β 独特型与抗原结合部位紧密相连，故抗独特型抗体与之结合就会干扰抗原的结合；③γ 独特型由结合部位自身形成。曾经有一些文献提出独特型特异性位点与互补决定区(CDR)是同一个。因为 CDR 高度可变性，故表现最大的多样性，而独特型可能就发生在这些位点上。然而近年我们的工作表明许多独特型抗原决定簇位于框架区(FR)[Cancer Immunol Immunother. 2005 Nov; 54(11): 1106-1114.]。很可能是细胞间调控的靶点。独特型决定区的功能涉及抗原识别：识别其他 Ig 分子，也被其他 Ig 分子所识别。这种认识构成了独特型网络学说。独特型疫苗也开始用于淋巴系统肿瘤的免疫治疗，移植排斥中用抗独特型抗体可选择性抑制或消除参与排斥作用的淋巴细胞。

四、免疫球蛋白的功能

（一）免疫球蛋白的结构影响功能

IgG 是人类主要的 Ig，占人体 Ig 总量的3/4。成人血清浓度为 8～16g/L，占人体 IgG 总量 45%，其余 55%分布于血管外。总体浓度>1g/kg 体重，IgG 分子半寿期 21 天，是 Ig 中寿命最长的一类。

4 种 IgG 亚类所占 IgG 中的百分比：IgG1(66%)，IgG2(23%)，IgG3(7%)及 IgG4(4%)。正常人血清中含此 4 种亚类，但多发性骨髓瘤患者可能只含 1 种 IgG 亚类。IgG3 的绞链区最长，这对 Fc 片段的某些功能有重要作用。有关 IgG 的生物学活性如下：

(1) IgG 分子较小，仅两个抗原结合部位，位置靠近，故对可溶性抗原作用明显，如中和毒素等。但对较大抗原反应不如 IgM 强，如凝集反应、补体结合反应等。

(2) IgG 分子量小，易透入细胞间隙发挥作用，并能经胎盘或初乳途径传递给胎儿或者婴儿，保护胎儿和婴儿。反之，某些母子血型不合的妊娠，母亲产生抗胎儿的血型抗体可通过胎盘进入胎儿体内，引起新生儿溶血病。

(3) 有些生物学性质，如 Fc 片段所介导的，不同 IgG 亚类间有其特点。IgG1 及 IgG3 与 C1g 结合最稳定，可最有效激活 C。而 IgG2 结合 C 能力弱。IgG4 则不能结合 C。

(4) IgG1 及 IgG3 的 Fc 段与巨噬细胞及粒细胞 Fc 受体结合最有效，这对调理作用很重要。

(5) 抗 Ig 抗体(类风湿因子)与 IgG1、IgG2 及 IgG4 结合最稳定，而不与 IgG3 结合。

(6) IgG3 有聚集倾向，可能与亲和性有关。IgG3 聚集可导致临床明显的高黏度状态，尤其 IgG3 多发性骨髓瘤患者。此外，IgG3 选择性滞留在一些高 γ 球蛋白血症患者的血清中。

(7) 一些抗体具有亚类特异性。如：Rh 抗体常为 IgG1 或 IgG3，抗Ⅷ因子抗体常限于 IgG4，抗葡聚糖抗体及抗果聚糖抗体常为 IgG2。

（二）IgA

IgA 类抗体可分为两个系统。一个是循环及内分泌液中的 IgA，如眼部水性体液、脑脊髓液、滑囊液、羊水、胸液及腹水中的 IgA，这些 IgA 由非黏膜淋巴样组织合成。另一系统是外分泌中的 IgA，如唾液、泪液、胆汁及初乳中，也存在于呼吸道、胃十二指肠腔、精囊、宫颈及尿道中。外分泌液 IgA 由接近上皮黏膜的浆细胞产生。此外，外分泌液中也有较少量的 IgM 及 IgG。

血清中 85% IgA 为单体，MW170kD，沉淀常数 7S；其余为多聚体 9S、11S 及 13S。约 1% 是分泌性 IgA；血清中 IgA 浓度 2.0～3.0g/L，半寿期 6 天。有 IgA1(93%)及 IgA2(7%)两种亚类，某些细菌酶可分解 IgA1，但不能分解 IgA2。分泌型 IgA1 分子量较大(390～400kD)，为 11S，多为二聚体加非免疫成分 J 链及 SC。

生物学性质：分泌型 IgA 活性针对许多细菌及病毒，它黏附在黏膜表面封闭细菌，防止其生成集落;也可对黏膜表面反应素起封闭性抗体的作用,并防止从消化道中吸收抗原分子。在外周血及肺泡的巨噬细胞、淋巴细胞及中性粒细胞表面有 IgA 的 Fc 受体。IgA 通过与这些受体结合,而参与抗体依赖性细胞介导细胞毒作用(ADCC)。总之,IgA 主要在黏膜皮肤的屏障功能方面起重要作用,是机体免疫系统抵御外来微生物侵袭的第一道防线。

(三) IgM

IgM 为五聚体,MW850kD,沉淀常数 18 ~ 19S,但也有 22、26 及 35S 者。又称巨球蛋白。合成率为 IgG 的 1/20,而分解率却为 IgG 的 2 ~ 3 倍。寿命相对短,半寿期 5 天。血清含量低(0.8 ~ 3.0g/L)。IgM 结构特点:μ 链长,>500 氨基酸残基,有 4 个恒定区,糖类占 10.7%,分布在 C 区的 5 个点上(Fd 区、绞链区及近羧基末端各一个点,Fc 段内有两个点),只影响分子结构和其他生物学功能,而与抗体特异性无关。已知至少有两个亚类:IgM1 及 IgM2(其他分子结构见 Ig 类型划分一节)。

生物学功能:IgM 五聚体主要限于血管内。

(1) IgM 五聚体分子大,10 价,对凝集反应、补体结合反应好,对可溶性抗原反应差。

(2) 1 分子 IgM 在细胞表面,便稳定地结合 C,IgG 则需双倍以上;IgG 在 4℃ 及 37℃ 结合 C 均有效,而 IgM 在低温易结合 C。

(3) 妊娠第 12 周胎儿开始合成 IgM,但出生时若 IgM 值很高,一般提示有宫内脓血症。

(4) 已证实动物巨噬细胞表面有 IgM Fc 段的特异性受体,此点对吞噬免疫复合物尤为重要。

(5) IgM 抗体是最原始的免疫应答。理由:①IgM是软骨鱼类体内唯一的 Ig;②IgM 是人类胚胎期最早出现的 Ig;③机体受抗原刺激后,最早产生的抗体是 IgM。

(6) 有些抗体应答主要是 IgM,包括对 LPS 抗原等,如嗜异性 Fossman 抗体、Wasserman 抗体,同种凝集素、冷凝集素及针对革兰阴性菌 O 抗原的抗体等均属 IgM 类。

(7) IgM 单体(7S)主要在 B 淋巴细胞表面,正常人血清中也有少量自然产生的 7 ~ 8S IgM。一些疾病中也出现高浓度 IgM 单体,包括:SLE、巨球蛋白血症及其他高球蛋白状态、先天性湿疹及免疫缺陷症,如共济失调性毛细血管扩张症及“异常 γ 球蛋白血症”。

(8) 一些情况下,IgM 单体具有抗血型物质或抗细胞核抗体(抗核因子)活性。

(四) IgD

在正常血清中,甚至 IgD 多发性骨髓瘤患者血清中 IgD 含量都极低(3 ~ 400mg/L)。目前对其特性所知甚少。IgD 的 MW180kD,沉淀常数 7S,被分解快,半寿期 2.8 天。IgD 是单体,主要在血管内分布,不能通过胎盘屏障。IgD 只有 2 个恒定区,1 个比 γ1、γ2 及 α2 绞链区长 4 倍的独特的绞链区,羧基端的 1/2 带高电荷,这些不寻常的结构使其极易被蛋白酶分解,导致 B 细胞活化。IgD 是外周血淋巴细胞的主要膜表面 Ig。

生物化学特性:IgD 的主要作用是作为 B 细胞活化时的抗原受体,在 B 细胞分化的某些时期中表达。IgD 作为抗原受体可启动产生抗体,而膜 IgM 受体与抗原结合却易引起耐受性。IgD 及 IgM 这两种受体可诱导 B 淋巴细胞增殖与分化。

(五) IgE

IgE 是反应素抗体,引起急性或致死性过敏反应。IgE 是单体,MW 200kD,沉淀常数 8.2S,含 12% 糖分布于整个分子中。与 μ 链相似,ε 链也有 4 个恒定区,共 550 个氨基酸。每个 IgE 分子有 15 个半胱氨酸,其中 8 个在 4 个恒定区内形成链内二硫键。在两个非互补区之间有两个链间 H-H 键,即 Cε1 与 Cε2 之间及 Cε2 及 Cε3 之间,这是 IgE 所独有的结构。血清中 IgE 分子寿命最短(半寿期 2 ~ 4 天)。血清浓度 0.1 ~ 0.7mg/L,平均 0.3mg/L。IgE 浓度增高可见于哮喘、花粉症、湿疹、Wiskott-Aldrich 综合征及寄生虫病。IgE 由浆细胞形成,最常见于呼吸道、胃十二指肠黏膜局部淋巴结,但在脾脏或其他淋巴结很少见到。IgE 及 IgA 都属于分泌性 Ig。

生物学活性:IgE 明显地亲同种细胞。嗜碱性粒细胞和肥大细胞表面有 IgE Fc 受体,与 IgE 的 Fc 段结合后,引起细胞脱粒、释放组胺及过敏性慢反应物质等,导致机体过敏反应。减少 IgE 的二硫键可破坏其分子与 Fc 受体结合能力。56℃ 加热可灭活其亲细胞活性;灭活使 Cε3 及 Cε4 功能区的抗原决定簇丢失,而这些功能区结合受体十分重要。

(六) J 链

J(“Joining”)链参与血清或分泌形式 IgM 和 IgA 的多聚体形成。借二硫键与之相连。MW15kD。在 Ig 多聚化过程中 J 链加强最后两个单体成分与多聚体的连接,起“扣子”或“拉链”的关键作用。另有人提出 J 链与 IgA 及 IgM 的亲细胞性状有关,与启动和调节抗体有关。现已将 J 链特异性 cDNA 克隆出来,证实人和小鼠 J 链由 137 个氨基酸残基组成,许多胱氨酸散布于整个分子中。这些事实支持在进化过程中 Cα 和 Cμ 被保留下来,可能与多聚化的 Ig 对复杂的病原产生凝集反应,可更有效地抵御微生物侵袭有关。

小鼠 J 链由第 5 号染色体上一个基因编码,与 Ig 基因不同,其表达无需基因重排。人的 J 链在分化早期的淋巴细胞合成。在 Null 型急性淋巴细胞白血病和前 B 细胞系也可见到。

（七）Fc 段及 Fc 受体

Fc 段除了可透过胎盘屏障、可结合补体等功能外，还另有重要生物学作用。它与一些细胞表面受体（Fc 受体）结合，影响细胞功能活动。Fc 段既是 Ig 本身进一步发挥作用的重要环节，也是对细胞功能进行调节的重要媒介。

各类 Ig 有其对应 Fc 受体分布于一些细胞上如 FcγR 分布于单核细胞、巨噬细胞、中性粒、嗜酸、B、K、NK 等细胞上；FcεR 在肥大及嗜碱性粒细胞上；FcμR 在部分 T 及巨噬细胞上；FcαR 在单核、粒及部分 T 细胞上；FcδR 分布在 Tδ 细胞上等。又进一步将 FcγR 分为 FcγR Ⅰ（单核细胞上，与 IgG1、IgG3 及 IgG4 亲和，而不结合 IgG2）；FcγR Ⅱ（分布于单核、中性粒、血小板、B 细胞上，与 IgG1、IgG3 及 IgG2 亲和，不与 IgG4 结合）及 FcγR10（是低亲和力受体，分布于中性、嗜酸、巨噬、NK 及 K 细胞上，与 IgG1 及 IgG3 结合）。

当抗体 Fab 端与抗原结合后，由于 Fc 段与某些有相应受体的细胞结合，便形成抗原-抗体-FcR-细胞的连锁结合，使细胞处于活动状态。一方面 FcR 介导一些效应功能如：FcR 介导单核巨噬细胞的吞噬调理作用；FcγR 介导 NK、单核巨噬细胞、粒细胞的 ADCC 效应；FcεR 介导嗜碱性粒细胞脱粒释放活性物质等。另一方面 FcR 介导对体液免疫应答的调节作用。B 细胞接受抗原刺激分化为浆细胞，产生抗体释出。所生成的 IgG 抗体与抗原结合，其 Fc 段又可与 B 细胞上 FcγR 结合，引起构型变化，呈现酶活性，最后生成前列腺素，可负反馈 B 细胞活动。FcR 也介导 T 细胞对于抗体应答的调节作用。如：Ts 细胞表面的 FcγR 与抗原-IgG 结合可活化 Ts 细胞，使呈抑制状态。Th 细胞表面 Fc 受体结合 Fc 后，释放 T 细胞替代因子，与 B 细胞 FcγR 结合，增强 B 细胞抗体应答功能。Tδ 细胞（受体 FeδR）也能增强 B 细胞的抗体应答功能等。

五、免疫球蛋白的遗传控制

Ig 分子在 B 细胞至浆细胞内合成是由细胞内编码 Ig 的基因控制。人类 B 细胞有 3 个 Ig 基因库，即重链（H）基因库及轻链 κ、λ 基因库。编码 Ig 多肽链的基因是由各个分隔开的 DNA 片段经剪接重排而形成。

（一）免疫球蛋白基因定位及基因库

人的编码 H、κ、λ 链的基因分别位于第 14、2、22 号染色体上。

1. H 链基因库　人类 H 链基因库中编码蛋白的基因片段包括：先导序列基因（leader sequence，L）、可变区基因（VH）、多样性基因（diversity，DH）、连接基因（joining，JH）及恒定区基因（CH）片段的外显子，在各外显子间都有无编码功能的长短不等的碱基序列插入。

（1）L 基因：每个 VH 基因片段的 5′端都有两个 L 基因。L1 基因 5′端上游有启动子，L1 与 VH 基因 5′端之间有 93 个碱基插入序列，L1 基因编码先导肽 N 末端大部分氨基；L2 基因与 VH 基因 5′端直接相连，编码先导肽 C 末端的 4 个氨基酸。

（2）VH 基因片段编码 VH 功能区 N 端的 95 或 96 个氨基酸。包括 2 个互补决定簇（CDR1、CDR2）及 3 个骨架区（FR1、FR2、FR3）。VH 片段由 DNA 同源（homology）的 7 个家族组成。VH 基因片段中仅一部分具有功能，可进行重排。

（3）DH 基因片段位于 JH 基因群的 5′端，其特点是序列和长度多变，可编码 5～9 个氨基酸，约有 30 个功能性 DH 片段。重组时 DH 与 JH 先重排，再进行 VH-DH-JH 重排。VH-DH 连接处、DH 片段及 DH-JH 连接处编码的肽段，组成 VH 功能区的 CDR3。

（4）JH 基因片段有 9 个 JH 片段，其中 6 个是功能性 JH 基因，3 个假基因。JH 片段编码 CDR3 的 3′端及 FR4 骨架区。

（5）CH 基因片段位于 JH 基因 3′端，JH 与 CH 间约有 1300 个碱基相隔。人类 CH 基因群由 9 段基因组成，从 5′端起为 μ、δ、γ3、γ1、α1、γ2、γ4、ε 及 α2。除 δ 基因外，其他 8 段基因的 5′端都有一段无编码功能的特殊碱基序列，称为转换区（switch region，S 区）。S 区是重组酶识别的部位，在 Ig 合成的类别转换中起重要作用。

2. κ 链基因库　约有 85 个 VK 基因片段，其中 50 个 VK 片段具有功能。有 5 个 JK 基因片段及一个恒定区基因 CK。VK 与 JK 基因重组后编码 K 链 VK 功能区，其中编码第 26～32、48～55 位氨基酸的碱基序列多变，为 CDR1 及 CDR2 区，VK 与 JK 基因连接处编码 CDR3。

3. λ 链基因库　约有 50～100 个 Vλ 基因片段，有 7 个 Cλ 基因片段，每个前面接着一个 Jλ 片段，其中有 4 个基因组有转录功能。Vλ 与 Jλ 重组后编码成 Vλ 功能区包括 CDR1、CDR2 及 CDR3。

（二）免疫球蛋白基因重排

Ig 基因重组发生在胎肝及骨髓中未成熟 B 细胞（G_0～G_1 过渡期）内，B 细胞系统的发育是由于 Ig 重、轻链基因进行连续有序重排的结果。在一个 B 细胞内，首先是重链基因重排即 DH 与 JH 重排，然后 VH 与 DH-JH 重排，重链基因重排后才能进行轻链基因重排，先由 κ 基因重排，若重排失败，则由 λ 基因重排替补，故 Ig 的 κ 型轻链多于 λ 型，而且每个 Ig 分子上只能有 κ 或 λ 单一型的轻链（图 6-20）。

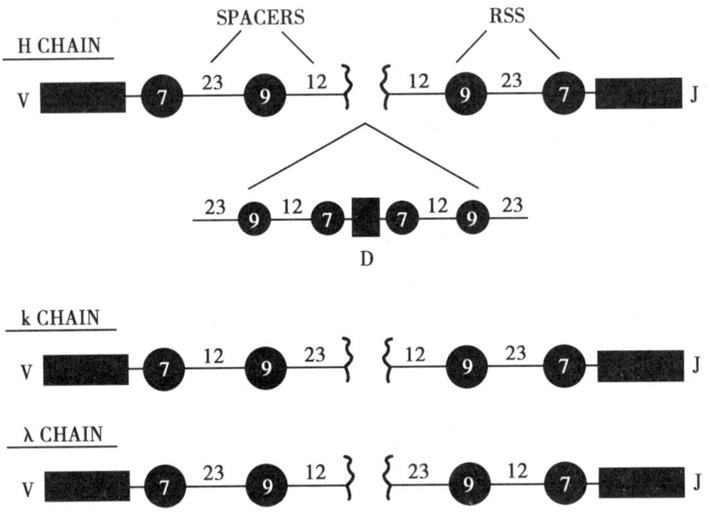

图 6-20 重排信号序列与七碱基序列、无名区相间隔的序列示意

注：RSS—重排信号序列；SPACER—间隔区；9—九个碱基序列（无名区）；7—七个碱基序列；12—12 个碱基序列（间隔区）；23—23 个碱基序列（间隔区）；V、D、J—分别为 V、D、J 片段；引自 Frixos P and John F. 1999，581

1. V(D)J 重排 直接相邻于 V、D 及 J 片段是 7 个氨基酸组成的保守序列（haptamer；七碱基序列），它们附着于 V 片段 3′端、J 片段 5′端及 D 片段两端（图 6-20）。接着七碱基序列的是 12 或 23 非保守碱基对，即间隔区（spacer），再接着是 9 个碱基对的保守序列，即九碱基序列（nonamer）。此段非编码序列即重组信号序列（recombination signal sequence，RSS），RSS 是需要重组的唯一序列，而编码序列只在满足 12/23 规则时也可被其他 DNA 置换。

V(D)J 重排是重组酶的催化作用所致。目前已鉴定出两个重组激活剂基因（recombination activator genes）——RAG1 及 RAG2，定位于染色体 11q13 上。在前 B 及前 T 细胞内已发现有 RAG-1 及 RAG-2 基因转录。在重组过程的起始需要 RSS 及 RAG-1、RAG-2 两种蛋白质。

V(D)J 重组过程包括：①RSS 的识别；②在编码序列——七碱基序列边缘处的切割；③将两个切片复合物连接；④碱基的去除和增添；⑤终端和连接物的修复。

2. 重链 C 区基因重排 CH 基因由多个外显子组成，位于 J 基因片段下游。一个 CH 基因可与若干不同的 VH 基因在 DNA 水平上重排，并在 mRNA 水平上剪接而连接成编码一条肽链的基因。

3. V 基因的功能及临床意义 对于 V 基因所有组分及 Ig 基因重组的研究结果已广泛用于临床医学。V 基因的总数决定其功能的有效性，然而，并非所有基因等同地表达，即表达有所偏重。这种偏重表达影响到 V，D 及 J 所有片段。例如：JH4 片段（6 个 JH 片段之一）理论上与其他 5 个片段有同等表达机遇，在 B 细胞中应检出 17%，然而在胎肝 B 细胞克隆中为 32%，前 B 细胞急性淋巴细胞白血病（ALL）为 42%。这种偏重表达现象与某些疾病相关。例如：VH4-21（VH4 家庭的一个成员）发现于伴有冷凝集素病的个体中，ALL 克隆中某些 VH 片段也优先表达。此外，在儿童 N-核苷酸添加频率也有异，3 岁以内儿童为 12.5%，而 ALL 儿童为 89%，胎儿 B 细胞中 N-核苷酸添加频率更低。另外，在慢性淋巴细胞白血病（CLL）及非霍奇金淋巴瘤（NHL）中，V 基因的应用有限，但在滤泡性淋巴瘤中，V 基因不仅发生体细胞突变，而且在疾病过程中继续突变，这种现象支持是恶性克隆对一种抗原的反应所致。多发性骨髓瘤也发生体细胞突变。最后，V(D)J 重组缺陷也见于一些人类疾病。例如：RAG-1 及 RAG-2 重组激活剂基因功能的丢失引起严重免疫缺陷症。在一些常染色体隐性疾病中，由于对 DNA 损伤剂超敏而引起染色体断裂及重排，使白血病等恶性病的发生率增加，现已将其划入 DNA 修复病，包括：运动失调性毛细血管扩张症、先天性再生障碍性贫血、着色性皮肤干燥症及 Bloom 综合征等。应该用人工基质对这类患者的 V(D)J 进行重组，发现双股 DNA 断裂的修复涉及许多酶的复杂机制，现已分离出一种 V(D)J 连接蛋白〔V(D)JP〕，它有结合 RSS 中九碱基序列区的特性。总之，V(D)J 重排大致分为两阶段：①DNA 断裂及发夹在编码终端形成；②DNA 断端被连接，此过程类似 X-射线引起断裂的修复机制。

（三）免疫球蛋白的类型转换

Ig 类型转换(class switch)又称同种型转换(isotype switch)或 S/S 转换，即 B 细胞受抗原刺激后先合成 IgM，在多种因素影响下可转为合成 IgG、IgA 或 IgE。这是由于 B 细胞分化过程中 CH 基因片段发生了重排。重排后的基因产物其 V 区不变，即识别抗原的特异性不变，只是重链 C 区由 Cμ 转换为 Cγ，即只是 Ig 类型和亚类改变。类型转换在无明显诱因下即可产生。重链基因的转换发生在编码序列的 5′端，在一段内部重复序列上，称为 S 序列或 S 区。一个 Ig 重链基因先经 V(D)J 重排，再经 S/S 转换，才成为有功能的基因。人类 CH 基因家族包括至少 9 种与人类同种型 Ig 相对应的基因，其转换顺序为 μ、δ、γ3、γ1、γ2、γ4、ε、α1 及 α2。

最近发现，Th 细胞表面的 CD40L 与 B 细胞表面 CD40 结合，可启动和促进类型转换。人类 T 细胞 CD40L 基因突变时，重链类型转换受阻，导致 X 性联高 IgM 综合征，患者血清中 IgM 量增高，缺乏 IgG、IgA、IgE。此外，还发现 T 细胞分泌的多种因子可调节 Ig 类型转换，如：IL-4 可促进 IgM 转换为 IgE；TGFβ 可促进 IgG 转换为 IgA；而 IFNγ 能抑制 IL-4 对 IgE 转换的作用。总之，研究 Ig 基因重排，可确定淋巴增殖性疾病的克隆性质和来源。

（四）抗体多样性机制

血清中的抗体由多克隆 B 细胞产生，是多种抗体混合物，包括不同的 Ig 类、亚类、型、亚型和千变万化的抗体特异性。造成抗体多样性有内外原因。外因是自然界中千变万化的抗原分子及其表位；内因是胚系 Ig 基因库有数以百计的 V 基因及基因重排。大致有如下几种机制：

（1）组合的多样性：VL 及 VH 基因分别由 2 及 3 个基因片段组成，可重排造成结构的多样性。

（2）不同的轻链和不同的重链结合产生更多样性抗体。

（3）可变区结合点的多样性，即 D、J 结合点的多样性及结合点插入的多样性。此外，D、J 片段与内含子断开的精确点发生轻度变异，DJ 与 V 片段融合的精确点变异等都出现抗体多样性。换言之，V、D 和 J 片段可在它的 DNA 序列的不同点上相连接。

（4）体细胞突变，改变了编码 V 区的氨基酸序列，致抗体多样性。姐妹染色体单体互换造成抗体多样性等。

一个简单例子可阐明抗体多样性。如果有 100 个 VK 片段、4 个 JK 片段及 2 种连接方式，则可能有 $100\times4\times2=800$ 个 VK 基因。同样，若有 200 个 VH 基因片段、20 个 D 片段、4 个 JH 片段及 2 种不同的连接方式，则可以有 $200\times20\times4(2\times2)=64000$ 个 VH 基因。如果任何一个 VK 可与一个 VH 相结合，则产生的多样性抗体可能为 $800\times64000=5.1\times10^7$ 个。解释抗体多样性的遗传机制的基本原则是全部遗传信息都可随机表达。这可能是生物在遗传与进化过程中，适应外环境所获得的保护性反应的结果。

第六节　补　　体

补体是一组多分子能自身装配的生物活性系统，由近 20 种理化性状和免疫学特性不同的血浆蛋白组成，被激活时，前体各成分分子便按一定顺序呈链锁的酶促反应。有两种活化途径："经典途径"(抗原抗体结合而启动)及"替代途径"(被微生物等激活)。激活所产生的小肽可致炎症反应及调节免疫等。

一、概　　况

补体是一群蛋白质，在人类及动物抵御病原体感染的防御中起重要作用。

在 19 世纪末首次发现血清中除抗体外，还有一种不耐热物质，在它参与下可使结合抗体的红细胞显示溶血现象，后来 Ehrlish 等称之为补体(complement，C)。

补体是一组多分子能自身装配的生物活性系统，由将近 20 种理化性状和免疫学特性不同的血清蛋白所组成，通常以非活动状态的前体分子形式存在于血清中，约占血浆球蛋白总量的 15%。当它因某种原因被激活时，补体各成分便按一定顺序呈链锁的酶促反应，即补体活化。补体有两种活化途径：第 1 或"经典"途径是依赖抗原抗体结合而启动；在无抗体情况下，可被微生物等激活，称为第 2 或"替代途径"或"旁路"。补体活化后参与机体防御功能及维持自我稳定。补体可直接溶解敏感的原、真核细胞或被膜病毒。对于不敏感的颗粒，则通过补体片段与巨噬细胞表面特异性受体结合起调理作用。补体激活过程中所产生的小肽对粒细胞有趋化作用，使肥大细胞脱粒而引起炎症反应，参与免疫病理过程。某些补体片段似有免疫调节作用。

1968 年世界卫生组织命名委员会对补体名称作统一规定，补体缩写为 C(大写)。经典途径包括 9 种成分。按激活顺序命名为 C1～9。C1 的 3 个亚单位为 C1q、C1r、C1s。每一分子肽链用希腊字母表示,如 C3α 链、C3β 链。替代途径的主要组分是启动因子(IF)、备解素(P)、B 因子(B,C3 激活剂前体)、D 因子(D,C3 激活剂前体转换酶)。补体组分或复合物激活形式,在符号上方画一杠线,如 C1、C2、……C9、P、D、B、C2a、C4b2a。补体的裂解产物,用小写字母后标,如 C3a、C3b 等。失去活性的成分或片段用小写字母前标,如 iC3、iC4,但亦有后标者 C3i、C4i 等。另如抑制 C1 水解蛋白活性的 C1 钝化物(C1INA)等。

二、经典途径

启动补体激活有两条途径都使 C3 转变为 C5。一条是通过 C42 复合酶,另一条通过 C3B 复合酶使 C3 激活。接着,两条途径都使 C5 激活,经典途径通过 C423 复合酶,而替代途径则通过(C3)nB 复合酶,使 C5 激活。激活的 C5 将其余的 C6、C7、C8 和 C9 形成一个溶解性复合物(图 6-21)。

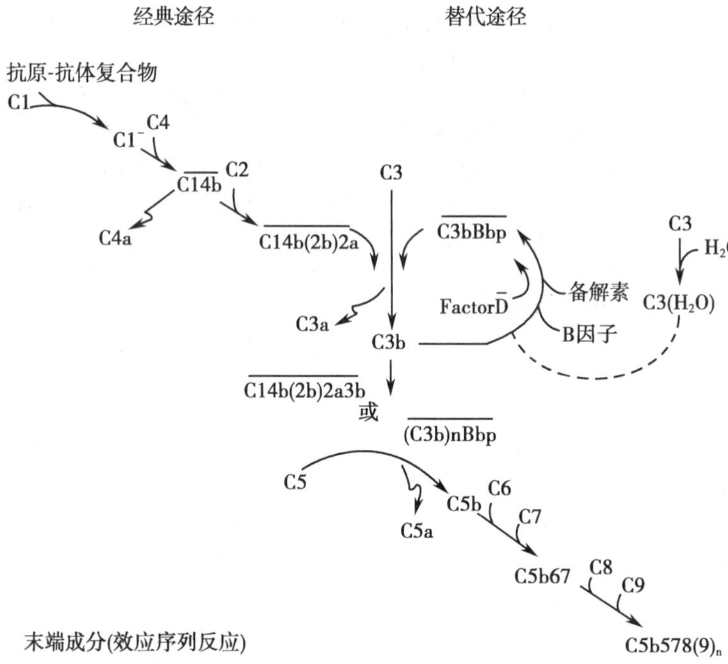

图 6-21 补体的三个功能部分和它们的蛋白质组成

在经典途径活化中抗原-抗体(Aq:Ab)复合物作用后形成 C3 转化酶,C1、4b(2b)2a。替代途径活化形成 C3bBbp。两种酶具有同一的基质特异性,均能活化效应序列

在经典途径活化中抗原-抗体(Aq:Ab)复合物作用后形成 C3 转化酶,C1、4b(2b)2a。

替代途径活化形成 C3bBbp,两种酶具有同一的基质特异性,均能活化效应序列。经典途径(classical pathway)是一条免疫球蛋白依赖的补体激活途径,它由两个功能单位组成:C1q、C1r 及 C1s 构成识别单位,C4、C2 及 C3 构成活化单位(图 6-22)。

1. 人类 IgM 及 IgG(除 IgG4 亚类外)均能结合 C1q,但 IgA、IgE 及 IgD 缺乏此功能。一分子 IgM 结合一分子 C1q 就可引起红细胞溶解,而至少需要两个密切相邻的 IgG 分子才能达到同样效果。有时尚需更多的 IgG 随机形成空间对子,激活取决于细胞上表位的密度。IgG Fab 臂与抗原结合时使 Fc 段构型改变,方可引起 C1q 结合,与 IgG 结合在 Cγ2 区,与 IgM 结合在 Cμ3/CμA 区。

2. 2-C1C1 是正常血清中存在的大分子复合物,分子量 740kD,包括 C1q、C1r、C1s,借钙联合在一起,EDTA 又可将之分解为亚单位,摩尔比为 1C1q:2C1r:2C1s,功能各异。C1q 最大,结构特殊,有 18 条肽链,每 6 条肽链组成 1 种不同的链,命名为 A、B、C 链,其终末氨基酸很似胶原。电镜下,C1q 的结构像 6 枝一束的郁金花。6 个球状体含有每个多肽链的羧基终末端,3 条肽链组成一个球状体并自成小螺旋,组合形成大螺旋结构。C1q 通过 6 个球状体结合到 IgG 或 IgM 的 Fc 段上。C1r 及 C1s 分子结构相似,只一条多肽链,分子量相同,氨基酸组成也相似,属于丝氨酸蛋白酶原形式。Ca^{2+}存在下,形成 C1r 及 C1s,各含 2 分子的四聚体,与 C1q 纤维丝状区相连。C1q 的 6 个球状区可结合抗体,只需其中 2

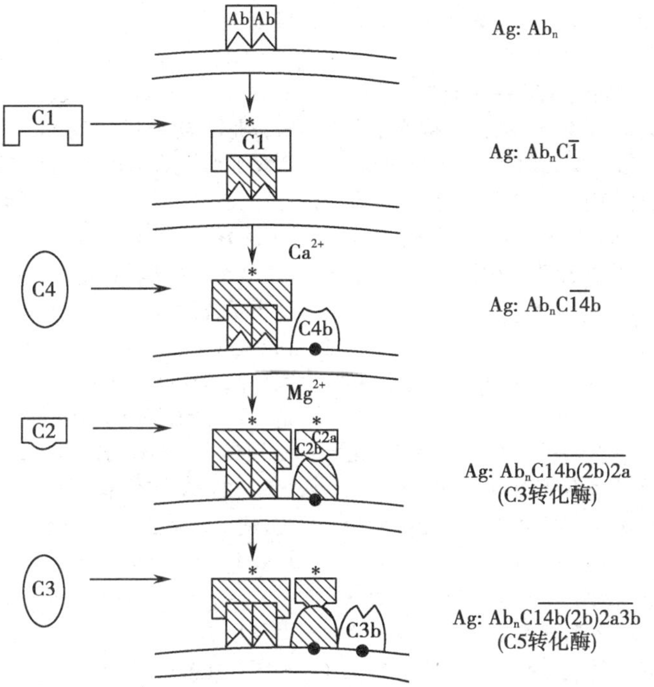

图 6-22 经典途径的激活

图解中显示经典途径成分形成典型的 C3 及 C5 转化酶。星号表示酶活化成分，实圈表示共价键，其他键假定为离子键或疏水键

个与之结合即足以活化 C1，其机制还不十分清楚。C1s 酯酶形成，负责分解其天然底物 C4 及 C2，使之活化。在没有抗体存在时，许多亚细胞成分，C-反应蛋白复合物，内毒素及尿酸单体结晶等物质也可与 C1 结合并使之活化（图 6-23）。

C1 抑制剂（C1INH）：它严格地控制着血清中活化的 C1，按 1∶1，C1INH 结合到 C1r 及 C1s 的链上，封闭酶的活性。

3. C4 激活的 C1 使 C4 裂解。C4 是 β 球蛋白，由 α、β、γ 3 个链组成。C1s 分解血浆中的 C4，引起 α 链释放一个 9kD 的小片段（C4a），具有微弱的过敏毒素活性。一个 C1 分子可裂解多个 C4 分子，引起一群 C4b 分子沉淀于激活物表面，这是 C 连锁反应中的放大阶段。于是，C4b 为 C2 提供结合位点。

4. C2 结合的 C4b 与 C2 形成一依赖镁的可逆性复合物，C1s 裂解此 C2 而活化，成为 C3 转化酶的酶原。C2 是单链糖蛋白酶原，在血浆中浓度极低。镁离子存在时 C2 与 C4b 结合，被邻近的 C1s2 分裂为两个片段：分子量 74kD 的 C2a 及 34kD 的 C2b。C2b 进入液相，或与 C2a 呈弱的联合。C2a 含有酶促活性点，能灭活 DFP。C4b（2b）2a 复合物是经典途径中 C3 转化酶，有分裂 C3 的功能。C4b 提供 C3 结合位点，故 C4b 缺乏则 C2a 不能分解 C3。

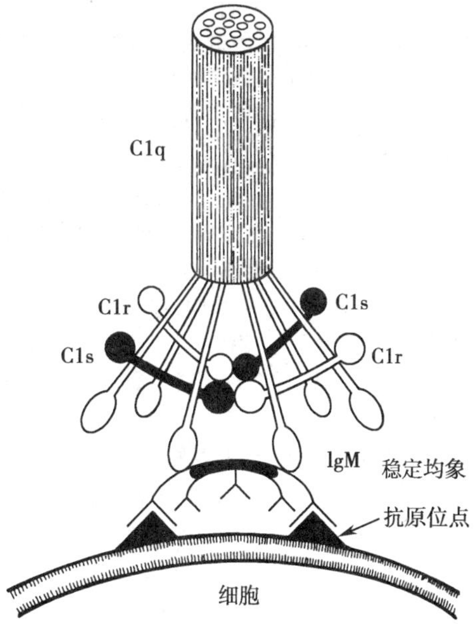

图 6-23 C_1 的三个亚单位及 C1q 与 IgFc 结合位置

C1 酯酶复合物由一个 C1q、两个 C1r 和两个 C1s 分子组成，钙离子使该复合物稳定

C2 主要的控制机制及酶促性分解产物是物理性解离，即 C2a 及 C2b 只呈弱的联合。

C3 被 C4b（2b）2a 复合物分裂而产生小片段

C3a 过敏毒素及大片段 C3b。C3b 代表经典及替代途径的转换点，并具各种生物活性。

5. C3 这一成分在补体序列反应中起着中心的作用。血清中浓度最高，由两个二硫键连接着 α 及 β 链。与 C4 相似，C3 由一单链前体（proC3）合成。经典途径（C4b2a）或替代途径（C3bBb）的 C3 转化酶均可激活 C3，并裂解 α 链成为小片段 C3a（77 个氨基酸）及大片段 C3b，借共价键附着在细胞表面。

三、替代途径

替代途径活化补体在几个方面不同于经典途径。

1. 替代途径无需抗体，可被某些细菌、真菌、酵母、其他哺乳动物细胞及病毒感染的同种细胞所活化，该途径为无免疫性的个体提供了一种抵抗微生物的能力。而经典途径活化 C 必须有特异性抗体。

2. 达到放大的机制不同经典途径有严格的序贯反应，达到放大则由于各阶段酶活化等作用。替代途径是循环式的：启动替代途径活化的物质也是活化方式的主要产物。放大的主要特征是阳性反馈放大环，即有效的 C3 转化酶形式有赖于 C3 裂解产物 C3b 的阳性反馈反应，而经典途径无阳性反馈反应。

3. 替代途径由 6 种蛋白质组成（C3、B、D、P、H 及 I），有两种类型的 C3 裂解酶，即 C3Bb 的"致敏"C3 转化酶和 C3bBb 的"增强性"C3 转化酶，后一种裂解物 C3b 介导阳性反馈反应，前一种只产生启动增强反应所需小量 C3b。经典途径由 C1 至 C9 9 种成分 11 种蛋白质参与，只有 1 种类型的 C3 转化酶。

（1）D 因子：是血清中含量极少的蛋白水解酶，分子量小，只有一个肽链。D 因子在替代途径中的功能与经典途径中 C1s 相同，都显示丝氨酸酯酶蛋白酶活性。D 因子在替代途径第 1 步酶解中起作用，即 B 因子与 C3b 结合时在镁离子存在下，D 因子裂解 B 因子。

（2）B 因子：是糖蛋白酶原，只有一条肽链。镁离子存在下，B 因子与 C3b 按 1∶1形成复合物，则 B 因子被 D 因子裂解，释放出 30kD 的灭活片段 Ba。大片段 63kD，称为 Bb，它与 C3b 相连，形成"替代途径中 C3 转化酶"，C3bBb。Bb 是丝氨酸蛋白酶。C3bBb 天然底物是 C3。C3 裂解后产生另外的 C3b，这些 C3b 可进一步参与新的转化酶形成，引起阳性反馈，起放大作用。当替代途径转化酶在颗粒表面形成后，另外的 C3b 便可在邻近部位沉着，并形成 C3bnBb 复合物，产生了"替代途径 C5 转化酶"。C5 如同 C3，经蛋白水解而被裂解，这是 Bb 的一种功能。C3bBb 复合物在 37℃ 下，Bb 与 C3b 自然解离，Bb 即丧失全部活性。

C2 与 B 因子有许多相似之处：都是酶原，被丝氨酸蛋白酶裂解而形成新的丝氨酸蛋白酶；激活形式都是二功能区结构，必须与其他成分（C4b 或 C3b）形成复合物才能裂解其天然底物；都需镁离子存在，在 37℃ 下迅速衰变等。因此有人提出假说：C2 及 B 因子可能代表基因复制中的一个例子。

（3）备解素：1954 年 Pillemer 首先描述，从而认识了替代途径。它也是该途径中 1 个被证实的蛋白质，由 3 个完全相同的亚单位组成。有天然备解素（np）及活化备解素（p）两种形式，np 在正常人血清中可见到，而 p 则在已活化的替代途径血清中。np 可结合 C3bBb 引起非酶性激活成为 p。C3bBbp（稳定的 C3 转化酶）明显减少自然衰变和分解速度，使半寿期延长 3～4 倍。此外，p 的结合减低了 H 及 I 对 C3bBbp 的灭活速度。

（4）H 因子：替代途径的阳性反馈机制使 C3 及 B 因子的消耗量呈指数增加，这一趋势被 H 及 I 因子严格控制着。H 因子是一种单链多肽，可能是二聚体。H 因子促使 Bb 从复合物上解离，从而加速替代途径 C3 转化酶的功能衰变。这是由于 H 因子与 B 因子及 Bb 竞争与 C3b 的结合，H 因子与 C3b 的亲和力大大超过 B 因子与 C3b 的亲和力。其次，H 因子结合 C3b 干扰了 C3b 结合 C5 的能力，并抑制经典途径及替代途径 C5 转化酶对 C5 的裂解。还有就是 H 因子引起 C3b 不可逆的改变。H 因子既是 I 因子裂解液相 C3b 的强力辅助因子，也促进表面结合 C3b 的裂解。总之，H 和 I 因子不是废除 C3b 的一切生物活性，而是结束 C3b 参与 C3 或 C5 转化酶的能力。

（5）I 因子：是一种丝氨酸蛋白酶，如同 D 因子一样在循环中呈活性状态。由 α 及 β 链组成 I 因子。天然底物是 C3b 及 C4b。H 因子和 C4 结合蛋白是 I 因子在液相系统中促酶作用的辅助因子。I 因子引起 C3b 至少两处断裂。

（6）C 替代途径的激活和控制（图 6-24）：经典途径中产生 C3b 可作为进入替代途径的入口点。镁离子存在下，B 因子结合 C3b，并被 D 因子分解而产生 C3bBb，这是不稳定的替代途径 C3 转化酶。然后结合天然备解素，被活化而产生稳定的 C3 转化酶，C3bBbp。稳定和不稳定的 C3 转化酶均能使另外的 C3 分解成 C3b。然后，此新生的部分 C3b 再进入放大环，形成更多的 C3 转化复合物。C3b 加入已有的 C3 转化酶复合物中，也生成替代途径 C5 转化酶复合物（C3bnBbP）。有 3 种机制来控制：①Bb 从 C3 及 C3 转化酶中自然衰变；②C3b 与 I 因子作用而加快 Bb 的衰变、分解；③H 和 I 因子协同作用分解 C3b,使之灭活。因此,对经典途径而言,替代途径可起到一种放大系统的作用。然而,人类的替代途径可被众多不同的物质或颗粒激活,不依赖经典途径提供 C3b。那么最初的 C3b 从何而来？有人提出血浆中不断发生 C3 低水平逆转呈 C3b 的“C3 空转”(“Tickover”)机制。37℃水溶液中 C3 自然水解引起硫酯键断裂,形成 C3(H_2O)获得了 C3b 的功能。此外,任何 C3b 残基能否支持替代途径取决于对 B 及 H 因子的相对亲和性,即辨别机制。在活化表面上 C3b 对 H 因子的亲和力是非活化细胞表面上的 1/25～1/10,故易形成放大作用。有人提出:唾液酸可使 C3b 逃脱 H 及 I 因子的控制,称为“受保护位点”,但也非决定因素;免疫球蛋白 $F(ab)_2$及 Fab 片段也是新生 C3b 的最佳受体,可能由于抗体掩饰了唾液酸残基的保护位点作用。肾炎因子(C3NeF)是 IgG 抗体,与 C3bBb 结合后对 H 因子介导的退变分解有高度抵抗力。眼镜蛇毒因子(CVF)的功能类似 C3b,是眼镜蛇 C3 的生理裂解产物,CVF 与 B 因子形成复合物,促进 D 因子对 B 因子的分解,而形成活化 C3 转化酶(CVFBb),H 及 I 因子不能灭活 CVF,使血清中 C3 及 B 因子大量消耗。

四、补 体 受 体

补体在激活过程中释放出许多分子,它们与细胞相互作用并调节细胞功能,这些作用是由细胞表面受体介导的。

(1) C1q 受体(C1q-R):存在于许多细胞表面(中性粒、单核及 B 淋巴细胞)。C1q-R 与留在免疫复合物上的 C1q 胶原反应,性质不明,似促进 ADCC 反应;刺激中性粒细胞氧化代谢活性暴增。C1q 包被的细菌与 C1q-R 相互作用后,中性粒细胞的杀菌能力增强。

(2) CR1 受体:不同的 C3 降解产物有几种受体。首先发现的是 CR1 受体(CD35),即免疫黏附受体或 C3b/C4b 受体。在灵长类的红细胞、中性粒、嗜酸、单个核吞噬细胞、肥大细胞、B 及部分 T 细胞及肾小球足状突细胞均有表达。C3 有 4 个分子量不同(MW160～250kD)的同种异型(A～D),由于硫酯键水解而产生能结合受体的 C3 构象。

CR1 首选配体是 C3b,也可与 C4b 及 iC3b 结合。每个红细胞上约有 500～600 个 CR1。系统性

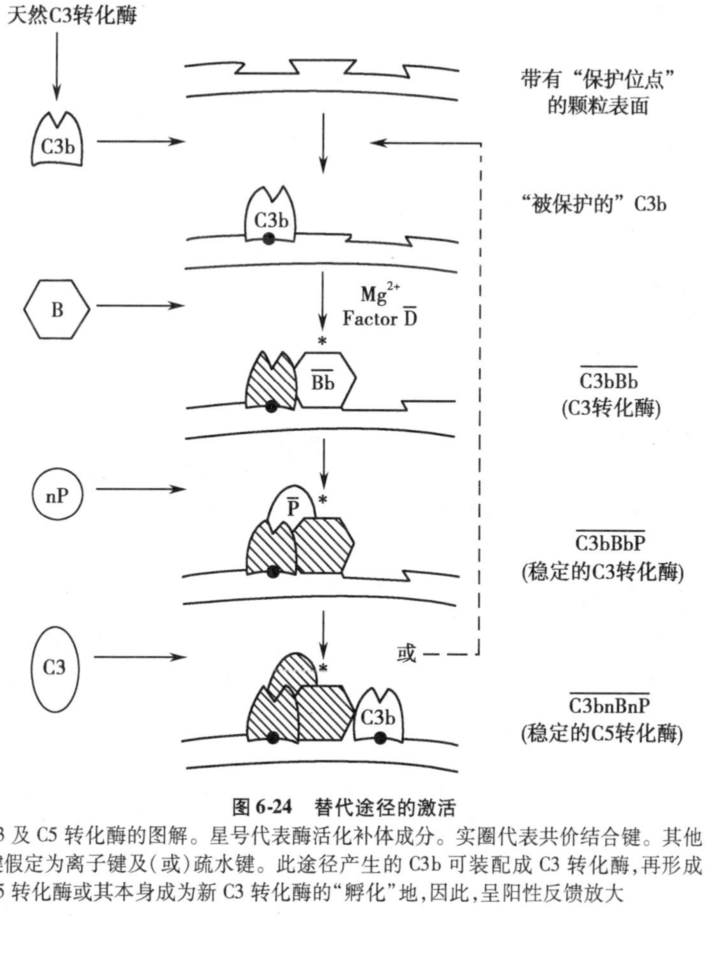

图 6-24　替代途径的激活

C3 及 C5 转化酶的图解。星号代表酶活化补体成分。实圈代表共价结合键。其他键假定为离子键及(或)疏水键。此途径产生的 C3b 可装配成 C3 转化酶,再形成 C5 转化酶或其本身成为新 C3 转化酶的“孵化”地,因此,呈阳性反馈放大

红斑狼疮患者红细胞上CR1数减少，肾小球足状突细胞上缺乏CR1，缺陷原因或许与遗传及疾病相关因素有关。正常中性粒细胞及单核细胞上的CR1数居中等（平均5000个/细胞），经各种刺激（C5a、白细胞三烯等）可诱导CR1表达多至50 000个位点/细胞。B细胞上有CR1 20 000～40 000个/细胞。它首先出现在前B细胞上，随细胞分化而CR1密度增高，至浆细胞时CR1消失。CR1的生物学活性较广，与C3b或C4b结合而抑制补体活化，这是CR1对补体的重要调节活性。红细胞表面CR1功能在于结合可溶性免疫复合物，并将其转运至肝脏处理。巨噬细胞表面的CR1主要功能是清除C3b、C4b及iC3b包被的细菌等颗粒。总之，对ADCC反应及吞噬功能有促进作用。

（3）CR2受体：CR2受体是C3d/EB病毒受体（CD21），系糖蛋白，MW140kD，在B淋巴细胞及一些原始B淋巴细胞表面表达。CR2具有相当光谱的配体，可结合C3b碎片、C3bi、C3dg及C3d；不结合C3b，但结合EB病毒。C3d与CR2结合的那段氨基酸序列（第1205～1214残基）与EB病毒的gp350相同。已分离出cDNA克隆。CR2的生理作用目前还不太明确，可能对B细胞激活起作用。

（4）CR3受体：CR3受体结合C3bi。在中性粒、单核、B淋巴细胞和红细胞膜上均表达。CR3是异二聚体，由一个165kD的α链（CD116）及95kD的β链（CD18）组成，且β链为2个其他膜蛋白家族共有，即LFA1（其α链为CD11a）及糖蛋白p150/95（CD11c，亦称CR4受体）。CR3的α链有C3bi结合位点，其主要生物学功能是增强机体抵抗力，如促进抗体依赖及不依赖细胞介导细胞毒反应、促进吞噬细胞对未经调理的细菌进行吞噬处理。新近报道，严重的反复细菌感染及吞噬功能缺陷的遗传病患者，其细胞表面缺乏CR3α链，LFA-1也不能合成共同的β链，ADCC及AIDCC反应均受挫，白细胞聚集、黏附、趋化功能等均异常，故认为CR3、LFA-1及gp150/95三种蛋白均与细胞黏附现象有关。

（5）CR4受体：是对iC3b有特异性的一种糖蛋白（p150/95，CD11c），它属于CD18家族的第3个成员，另两个成员是CR3（CD11b）及LFA-1（CD11a），CD18复合物包括7种其他蛋白质，如血小板糖蛋白GPⅡb/Ⅲa及VLA（T细胞极迟激活抗原）糖蛋白，这些蛋白质也称为整联蛋白，作为细胞内基质的受体，如纤联蛋白、玻连蛋白、血小板反应蛋白、纤维蛋白原及Von Willebrand因子，它们识别C3α链，所有CD18家族成员都是受体或黏附分子。已鉴定出先天性CD18复合物缺乏的患者，并患有反复的细菌感染。

（6）H因子受体：该受体与H因子结合。在B细胞、单核及中性粒细胞表达。当H因子受体与H因子结合，则引起内源性I因子释放、刺激DNA合成、淋巴细胞返祖及单核细胞呼吸暴增等。

（7）C5a受体：在中性粒、嗜酸、嗜碱及单核细胞表达。C5a与其受体结合后，使中性粒细胞释放颗粒相关酶，嗜碱性粒细胞释放血管活性胺等物质。

第七节 获得性免疫

获得性免疫（无论是体液免疫还是细胞免疫）的特异性应答过程包括抗原识别、淋巴细胞激活和行使效应功能这三个阶段。

一、T、B细胞识别抗原的原则

特异性免疫识别是获得性免疫应答的第一步、是机体免疫细胞连续不断地进行免疫监视的结果。细胞外免疫监视主要由B细胞负责，细胞内的免疫监视则主要由T细胞承担。前已提到，B细胞通过BCR Igα/Igβ直接识别未经加工处理的细胞外或细胞膜上完整的、天然蛋白质抗原、多糖或脂类抗原上的抗原表位，无需MHC分子参与。BCR具有抗原结合特异性，在同一个体内，其多样性高达10^9～10^{12}，构成特大容量的BCR谱（库），赋予个体识别各种抗原、产生特异性抗体的巨大潜力。

与B细胞不同，T细胞不能直接识别完整、天然的抗原分子，而只识别在APC中被蛋白酶降解、与MHC分子结合并表达在APC表面的抗原肽。即只能是以MHC分子抗原肽复合物的形式才能被TCR识别的，此乃MHC约束性。抗原分子必须在细胞内降解成肽，并被MHC分子递呈到细胞表面被T细胞识别这两个过程分别称为抗原加工和抗原递呈。

近年来发现T细胞也能识别脂类抗原。脂类抗原也必须经过加工和递呈才能被T细胞识别。但与蛋白质抗原不同的是，脂类抗原是由CD1分子，而不是MHC分子递呈的。

二、抗原加工递呈和T细胞对抗原的识别

（一）抗原递呈细胞

具有加工和递呈抗原能力的细胞称为抗原递呈细胞（antigen-presenting cell，APC）。广义地讲，凡是能对抗原进行加工并以抗原肽的形式递呈给T细胞的细胞统称为APC。所有的有核细胞都具有降解胞质内蛋白质的能力，而且都表达MHC Ⅰ类分子，所

以，有核细胞一旦表达非己抗原，如病毒感染细胞和肿瘤细胞等，都能成为 APC，向 $CD8^+T$ 细胞递呈抗原。但通常把通过 MHC Ⅰ类分子向 $CD8^+T$ 细胞递呈内源性抗原的细胞称为靶细胞，即内源性抗原多以靶细胞作为 APC；而只把表达 MHC Ⅱ类分子并能向 $CD4^+T$ 细胞递呈外源性抗原的细胞称为 APC。

专职 APC 指一类具有摄取、加工、递呈胞外(外源)抗原，激活 $CD4^+T$ 细胞的细胞。它们必须表达 MHC Ⅱ类分子、协同刺激分子和各种黏附分子。具备上述条件的主要有三类细胞，即巨噬细胞(macrophage，Mф)、树突细胞(dendritic cell，DC)和 B 淋巴细胞。胸腺上皮细胞也属 APC，它们组成性表达 MHC Ⅱ类分子，向未成熟 T 细胞递呈抗原，为 T 细胞在胸腺内的阳性选择和阴性选择发挥特殊的作用。在特定条件下，由于细胞因子的作用，有些细胞如皮肤成纤维细胞、脑小胶质细胞、血管内皮细胞等可诱导性表达 MHC Ⅱ类分子、协同刺激分子和黏附分子，也可成为 APC。但在正常情况下，这些细胞行使专有功能，不具备递呈抗原能力，故称为非专职 APC。如不加说明，APC 只指专职 APC。下面简要介绍三种 APC 的特点。

1. 巨噬细胞 是 APC 中吞噬能力最强的细胞。能吞噬大的颗粒性抗原，因此在加工递呈胞外病原体和颗粒抗原中起重要作用。静止巨噬细胞只表达少量 MHC Ⅱ类分子，完全不表达协同刺激分子。在吞噬病原体后并在 $CD4^+T$ 细胞(Th1)分泌的 IFNγ、TNFβ 等细胞因子作用下，巨噬细胞被激活，可上调表达 MHC Ⅱ类分子、协同刺激分子 CD80、CD86 和 CD40 以及多种黏附分子。单核巨噬细胞还可通过其表面的甘露糖受体、LPS 受体、葡聚糖受体等与病原体表面相应配体结合，促进对其内吞，从而加强扩大了捕获抗原的能力。

2. B 细胞 B 细胞不具吞噬功能，而是通过 BCR 即细胞膜表面 IgM 特异性地摄取可溶性抗原并通过胞吞作用，摄入 BCR 抗原复合物。在内体和特定的抗原加工区室(CⅡV)中，抗原被降解成肽段，然后抗原肽与进入内体的 MHC Ⅱ类分子结合，递呈给 $CD4^+T$ 细胞。B 细胞虽高表达 MHC Ⅱ类分子，但不能组成性表达协同刺激分子 B7(CD80 和 CD86)。许多微生物成分，如脂多糖(LPS)可诱导 B 细胞表达 B7。与其他两个 APC 相比，B 细胞对抗原的识别和结合是特异性的，且可递呈低剂量抗原。B 细胞用以激活 T 细胞的抗原浓度仅为单核巨噬细胞所需浓度的 10^{-6} ~ 10^{-4}。而且激活或记忆 B 细胞表达高亲和力 BCR、Ⅱ类分子和协同刺激分子，故有很强的抗原递呈活性，因而在再次免疫时起重要作用。

值得强调的是，B 细胞向 T 细胞递呈抗原，也是 T、B 细胞相互作用的基础。B 细胞激活需要 T、B 细胞间发生相互作用。B 细胞既是 T 细胞活化的 APC，又是 Th 细胞(Th2)辅助的对象。这一相互合作包括：抗原与 BCR 结合是 B 细胞激活的第一信号；B 细胞作为 APC 把抗原肽递呈给 $CD4^+T$ 细胞，为其活化提供第一信号；活化 T 细胞表达 CD40L 与 B 细胞上的 CD40 结合成为 B 细胞活化的第二信号；活化后的 B 细胞表达 B7 分子与 T 细胞的 CD28 结合为 T 细胞活化提供第二信号；活化的 T 细胞分泌的细胞因子尤其是 IL-4，与 B 细胞上的 IL-4R 结合，也是 B 细胞活化所需的第二信号。上述相互作用反复发生，效应不断积累和放大，从而完成 T、B 细胞相互合作，为获得性免疫提供了全面的效应功能。

3. 树突状细胞 DC 在体内数量很少，但分布很广。未成熟的 DC 分布于各种组织，成熟 DC 存在于脾、淋巴结等周围淋巴器官中。组织中未成熟 DC 通过吞噬、内吞和巨胞饮摄取、加工处理抗原，但由于其 MHC Ⅱ类分子、协同刺激分子表达低，不能激活未致敏的 T 细胞。DC 在外周感染部位摄取抗原后被激活，运动能力增强，经输入淋巴管进入引流淋巴结，在此过程中分化为成熟的 DC。失去主动摄取抗原的能力，上调并高表达 MHC 分子、协同刺激分子和黏附分子。此时的 DC 对未致敏的 T 细胞、休止期记忆 T 细胞具有比单核巨噬细胞和 B 细胞强数百倍的抗原递呈能力，且在不需要任何外来刺激分子的条件下就可启动机体的免疫应答。淋巴结中的 DC 主要集中在 T 细胞区，它们已不具有吞噬功能，但病毒和细菌毒素本身具有进入细胞的能力，DC 可对它们进行加工递呈。DC 递呈的病毒谱很广。可以通过 MHC Ⅰ类和Ⅱ类分子递呈病毒肽，激活 $CD8^+$ 和 $CD4^+T$ 细胞。

综上所述，虽然三类 APC 的组织学分布、摄取抗原的方式、MHC 分子和协同刺激分子的表达水平以及加工递呈抗原的种类和能力方面有一定差异，但它们相互补充，最终使免疫系统能对所有抗原产生有效的应答。

(二) 抗原递呈分子

抗原递呈分子包括 MHC 分子、CD1 分子和其他抗原递呈分子。

1. MHC 分子 编码人类主要组织相容性复合物(MHC)的基因位于第 6 号染色体短臂。基因产物 MHC 分子表达在不同细胞表面。1999 年，HLA(人类白细胞抗原，即人类的 MHC)基因序列分析工作已经完成并揭示，它是迄今为止人体中最复杂、多态性最丰富的遗传系统，拥有极大数量等位基因，赋予种群对各种病原体显示最合适免疫应答的巨大潜力，以适应多变的内外环境。早在1939年就发现了MHC基因，当时认为它是移植排斥反应的主要决定因素。1973年报道了MHC限制性现象。10年前首次阐明了MHC分子的抗原结合骨架，使其结构和功能的研究进入了一个崭新的时代。现人们认识到，MHC除了作为移植抗原外，还具有其他重要的生物学功能。它不但在T细胞分化发育中是必需的，而且在免疫应答的启动和调节中同样发挥着重要的作用。

经典的HLA分子包括HLA Ⅰ类分子（HLA-A、B、C）和HLA Ⅱ类分子（HLA-DR、DP、DQ），均为糖蛋白。HLA Ⅰ类分子表达在绝大多数有核细胞表面，但不同的组织和细胞的表达水平不同。HLA Ⅱ类分子表达范围较窄，主要分布在单核细胞/单核巨噬细胞、DC和B细胞（即APC），以及激活的T细胞和胸腺上皮细胞表面；以上均为组成性表达。但某些细胞因子、细菌、病毒的刺激可以诱导原来低表达或不表达HLA分子的细胞表达HLA分子，此属于诱导性表达，IFN-γ是最强的诱导剂。

HLA Ⅰ类分子是由α重链和β_2微球蛋白（β_2m）轻链组成的异二聚体，属IgSF。α重链由3个细胞外结构区（α_1、α_2和α_3）、穿膜区和胞质区三部位组成。α_3结构区与Ig的恒定区结构同源，是与T细胞表面CD8分子相结合的部位。人体中，HLA Ⅰ类分子α链的α_1和α_2结构区相互作用组成Ⅰ类分子的抗原结合凹槽，凹槽的两头封闭。进入该凹槽的抗原肽有2个基本特点，一是一般由8～10个氨基酸残基组成，因为9肽与HLA分子的结合亲和力要比大于或小于9肽的抗原肽高100～1000倍；二是抗原肽一般含有一段与某个特定HLA分子结合的部位，称为锚着位，位于该部位上的氨基酸称为锚着残基。抗原肽中间部位一般均有一定程度的隆起，可作为T细胞表位被TCR识别。β_2m为可溶性蛋白，不通过细胞膜。其氨基酸序列高度保守，不同物种之间差别极小，可相互取代。β_2m的作用主要是稳定Ⅰ类分子并使其能有效地表达于细胞表面。

HLA Ⅱ类分子也是由α链和β链组成的异二聚体。与Ⅰ类分子轻链不同，α链和β链各自均有2个胞外结构区（α_1、α_2和β_1、β_2）以及穿膜区和胞质区。α_2/β_2结构区与Ⅰ类分子的α_3结构区相似，能与T细胞表面的CD4分子结合。与Ⅰ类分子不同的是，Ⅱ类分子的抗原结合凹槽分别由α链和β链的α_1和β_1相互结合组成，形状与Ⅰ类分子的凹槽十分相似，但Ⅱ类分子的抗原结合凹槽两头是开放的。进入该凹槽的抗原肽长度为10～30个氨基酸，通常有一段由9个氨基酸组成的9肽核心结合序列。Ⅱ类分子结构的另一个重要特点是α/β异二聚体可相互作用，再形成一个双二聚体，其中的两个抗原结合凹槽反向相互结合。这种复合分子可能有利于2个TCR-CD3和2个CD4分子发生多聚作用，启动信号传导。

经典HLA分子的最基本功能是与内源性抗原肽（由HLA Ⅰ类分子负责）和外源性抗原肽（由HLA Ⅱ类分子负责）结合，表达在靶细胞和APC表面，被$CD8^+$细胞或$CD4^+$细胞识别，然后启动免疫应答。

2. CD1分子　白细胞分化抗原CD1分子能将脂类抗原递呈给一类有特殊表型的T细胞亚群识别。

CD1分子是细胞表面的糖蛋白，与MHC基因编码的抗原递呈分子有关。CD1分子也与β_2m非共价结合，构成异二聚体，亦属IgSF。CD1分子膜外结构区与MHC分子氨基酸同源性约30%。CD1分子包括CD1a、CD1b、CD1c、CD1d和CD1e，前3个属于第1组，CD1d为第2组，CD1e属第3组。第1组CD1高表达在皮质胸腺细胞、朗格汉斯细胞、DC及B细胞亚群上。第2组CD1表达在肠上皮细胞、B细胞亚群、DC及低表达于单核细胞上。第3组CD1分子主要表达在DC上。

3. 其他抗原递呈分子　包括非经典的Ⅰ类抗原HLA-E和HLA-G。这些抗原的等位基因数十分有限。HLA-E主要递呈经典Ⅰ类分子和HLA-G分子引导序列中的一个9肽，参与激活NK细胞的抑制性受体CD94/NKG2A受体，这样，HLA-E分子可能在母-胎耐受中发挥作用。HLA-G分子也主要表达在胎盘的滋养层细胞上，此独特分布和HLA-E一样，可以直接活化NK细胞的KIR CD94/NKG2A，抑制NK细胞对滋养层细胞的杀伤作用，从而有利于保护胎儿在分娩前不因杀伤细胞作用而被母体排斥。但HLA-E/HLA-G如何与NK细胞作用以及引起母-胎耐受的确切机制仍不清楚。新近研究揭示HLA-E/HLA-G可能也具有递呈蛋白质抗原的能力。

（三）抗原加工递呈的两条主要途径

抗原加工递呈的两条途径指的是加工递呈内源性抗原和外源性抗原。内源性抗原和外源性抗原的区别是根据它们在进入加工途径前所处的位置，即是位于细胞内还是存在于细胞外来确定的。任何抗原，无论是自身的还是非己的，如在胞质内加工，都称为内源性抗原，而进入内体加工的都称为外源性抗原。它们专指蛋白质抗原，不包括脂类抗原。现已知内源性抗原和外源性抗原加工递呈途径不同。

1. 内源性抗原的加工递呈途径　一切出现在胞质内的抗原均属于内源性抗原，如胞内感染的病毒或发生了突变的细胞等。内源性抗原多以靶细胞为APC,因此,内源性蛋白质抗原的加工可在所有靶细胞(即有核细胞)的胞质中进行。HLAⅠ类分子存在于几乎所有有核细胞中,故经典的HLAⅠ类途径也几乎存在于所有有核细胞中。内源性抗原肽在胞质中产生,其降解过程所利用的实际上就是正常细胞内蛋白质转换的降解机制。但胞质对抗原蛋白质的降解过程具有高度特异性且被精确调控,以避免正常自身蛋白被非特异性破坏。当内源性抗原出现在机体之后,宿主细胞首先要对之识别,然后被蛋白酶体水解,降解产生的肽段被抗原加工相关转运蛋白(TAP)有选择性地(一般选择8~12肽)从胞质转运到内质网(endoplasmic reticulum,ER),并在此与新合成的HLAⅠ类分子结合。而后一起表达于细胞膜上,在这里被$CD8^+T$细胞上的TCR识别。参与Ⅰ类分子加工的伴随蛋白有多种,其中主要的有钙联蛋白(calnexin)和钙网蛋白(calreticulin)。

至此,内源性抗原肽加工、Ⅰ类分子与抗原肽结合过程结束。结合肽后的Ⅰ类分子结构稳定,从ER进入高尔基体经糖基化修饰后,通过胞吐空泡被转运到细胞表面,供$CD8^+T$细胞识别。

2. 外源性抗原的加工递呈途径　外源性抗原主要为进入机体的非己抗原,如胞外感染的细菌、真菌、寄生虫和细菌外毒素,以及用于免疫预防的疫苗等。上述抗原被APC摄取后,质膜将抗原包围,在胞质中形成空泡,称为内体(endosomes)。内体在向胞质深部移动时逐渐成熟,成为溶酶体。内体/溶酶体中均为酸性环境,含有各种能降解蛋白质、糖类、脂类和核酸的酶。内体的功能是运送和降解被摄入的外源性抗原,并且是MHCⅡ类分子与抗原肽结合的场所。在APC的内体/溶酶体中各种酶的作用下,只要有足够的时间,大多数蛋白质和肽都将在内体中被彻底降解,这一点对HLAⅡ类分子与抗原肽结合是十分重要的。HLAⅡ类分子必须在蛋白质抗原已部分降解而又未被彻底降解之前,即表位产生之时出现在同时含有外源性抗原肽和HLA-DM分子的内体溶酶体中,也就是当外源性抗原在内体溶酶体中降解到其中一些为10~18个甚至长到30个氨基酸的肽时,与适当的HLA-Ⅱ类分子结合,然后被转送到细胞表面,递呈给$CD4^+T$细胞。

HLAⅡ类分子也在ER中合成,新合成的α链和β链装配成HLAⅡ类分子的过程中需要钙联蛋白和HLA Ⅱ类分子相关不变链li链(CD74)参与。钙联蛋白主要保证α链与β链正确组装成二聚体HLAⅡ类分子,并促进其与li链结合。Ⅱ类分子一旦与li链结合,钙联蛋白即从该二聚体中释放出来。li链在细胞中的作用主要是阻止HLAⅡ类分子与ER中的内源性抗原肽结合,引导HLA Ⅱ类分子进入内体,从而保证其与外源性抗原肽结合;稳定HLAⅡ类分子的结构。

在抗原加工递呈中,HLAⅡ类分子与抗原肽结合可在各种不同的抗原加工区室内发生,但主要在含有丰富HLAⅡ类、HLA DM和外源性抗原肽的内体中进行。这类区室有以下两种,在Mϕ中有一种介于内体与溶酶体之间的晚期区室,称为MHCⅡ类区室(MⅡC)。在β细胞中存在一种可能是由早期和晚期内体产生的称为CⅡV区室。

HLA-DM是一种非经典Ⅱ类分子,存在于内体/溶酶体,即外源性抗原加工和Ⅱ类分子与肽结合的区室中,它可帮助Ⅱ类分子与肽结合,促使对Ⅱ类分子亲和力低的肽从Ⅱ类分子解离,以保证Ⅱ类分子与亲和力较高的抗原肽结合。

至此,外源性抗原加工、Ⅱ类分子与抗原肽结合过程结束,最后通过胞吐空泡膜与细胞膜融合,Ⅱ类分子—抗原肽表达在APC表面,供$CD4^+T$细胞识别。

除了上述两条主要的抗原加工递呈途径外,还存在与之并存的抗原加工递呈途径,称为非经典途径。主要仍涉及外源性抗原和内源性抗原。现已证实,HLAⅠ类分子也可将外源性抗原递呈给$CD8^+T$细胞;Ⅱ类分子同样可将内源性抗原递呈给$CD4^+T$细胞。这样,同一抗原可以通过不同途径被加工递呈,从而扩大了免疫应答的范围。实际上,某些非经典途径在免疫耐受、抗胞内感染和抗肿瘤免疫中都具有重要作用。

(四)脂类抗原的加工和递呈

CD1b和CD1c递呈的脂类抗原主要来自分枝杆菌胞壁成分,包括糖脂和磷脂等。CD1d分子能递呈疏水肽,近来发现它也能递呈脂类抗原。CD1b分子存在于许多酸性内体区室中,其中某些为MHCⅡ类分子与抗原肽结合的区室(MⅡC/CⅡV),此区室含有一些作用广泛的酶,可降解某些脂类抗原中大的糖链。CD1a分子不能进入MⅡC,可能在其他区室中与脂类抗原结合。经过加工的脂质抗原由CD1分子递呈给特定的T细胞——NKT细胞,也有称此为CD1限制性T细胞。

综上所述,T细胞只能识别经过加工并被MHC分子递呈的蛋白质抗原和CD1分子递呈的脂类抗原。抗原加工和递呈是T细胞识别和监视非己抗原的前提,只有能被递呈的抗原才有可能被T细胞识别,从而有可能启动免疫应答,达到排除非己的目的。脂类抗原的加工递呈代表了另一个特殊的抗原加工递呈途径,从本质上来说,其生理意义与蛋白质抗原的加工递呈是一样的。由于 MHC 分子只能递呈蛋白质抗原,所以 CD1 分子递呈脂类抗原是对 MHC 抗原递呈系统的补充,扩大了 T 细胞应答的范围,并为其提供了另一类监视目标。

(五) T 细胞对抗原的识别

经过加工的抗原以 MHC/肽复合物形式表达在靶细胞或 APC 表面,由表达特异性 TCR 的 $CD4^+$T 细胞或 $CD8^+$T 细胞对之进行选择性识别(αβTCR 和 γδTCR 识别抗原的方式相同)。未致敏 T 细胞在周围淋巴器官与 APC 相遇并被激活,而已致敏的 T 细胞则离开周围淋巴器官,经血流进入抗原入侵部位发挥效应功能。

TCR 识别抗原后的信号主要由 CD3 分子向细胞内转导。T 细胞识别抗原时要求 T 细胞与 APC 或靶细胞发生短暂的接触和黏附,因黏附是启动 T 细胞识别的第一步。由于 TCR 与 MHC/肽配体的结合是低亲和力的,因此,需要辅助受体分子 CD4、CD8 和一系列其他黏附分子的参与,以加强 TCR 与配体的结合。

CD4 和 CD8 分子在 T 细胞对 MHC Ⅱ类和Ⅰ类分子区别性结合中起关键的作用。CD4 分子通过膜远端的结构区与Ⅱ类分子的 α_2/β_2 结构区结合,因此,$CD4^+$T 细胞识别 APC 表面Ⅱ类分子/肽复合物。CD8 分子则与Ⅰ类分子重链 α_3 结构区结合,故 $CD8^+$T 细胞识别靶细胞表面Ⅰ类分子/肽复合物。有报道,CD4 和 CD8 分子的参与可使 T 细胞激活所需抗原剂量降低 100 倍,从而提高了 T 细胞识别抗原的敏感性。

除了 CD4 和 CD8 分子外,表达于 T 细胞和 APC 或靶细胞表面的黏附分子在加强 T 细胞与它们之间牢固结合中也发挥重要作用。这些黏附分子包括 T 细胞上的 CD2 和 LFA-1(CD1a/CD18),以及 APC 或靶细胞上的 CD58、ICAM-1(CD54)、ICAM-2(CD102)、ICAM-3(CD50)等。T 细胞一旦致敏,其表面的 LFA-1 构象发生改变,对 ICAM-1、2、3 的亲和力大大提高,同时其他许多表面分子也发生改变。黏附分子间的相互作用是可逆的,若 T 细胞不能识别靶细胞或 APC 上的 MHC/肽复合物,或 T 细胞在完成对靶细胞的杀伤后,T 细胞即与相结合的细胞分离。如果有足够的 MHC/肽复合物与特异性的 TCR 结合,则开始 T 细胞识别及激活的过程。CD4、CD8 和上述多种黏附分子除了参与 T 细胞与 APC 或靶细胞相互结合外,还参与抗原识别信号及协同刺激信号的转导。

MHC 的限制性,即 T 细胞对蛋白质抗原进行识别时,必须同时识别 MHC 分子,此即 T 细胞的双重识别。应该说,MHC 限制性是一个在二次应答中才能得到体现的免疫生物学现象。指的是,二次应答时,不仅需要有初次致敏的抗原,并要求该抗原肽由原先的 MHC 等位基因产物进行递呈。因此,T 细胞的回忆性应答同时受抗原特异性和 MHC 等位基因特异性的约束。

识别脂类抗原的 CD1 限制性 T 细胞可表达 αβTCR 或 γδTCR,而且识别也是特异性的。

抗原特异性 T 细胞在识别 APC 或靶细胞表面的 MHC 分子/肽或 CD1 分子/脂类抗原配体后,通过 CD3 分子传入 T 细胞激活的第一信号。至此,T 细胞完成了对抗原的识别。在进一步接受协同刺激信号后,通过激活、增殖,最终分化成效应细胞和记忆细胞。

三、T 细胞激活

免疫应答过程中 T 细胞的激活需要双信号。第一信号来自 TCR 识别 MHC/抗原肽复合物,传递抗原特异性识别信号;第二信号由 APC 的共刺激分子提供,为非特异性协同刺激信号。大量实验证实,如果缺乏共刺激分子提供的协同刺激信号,T 细胞便不能激活,而处于无能(anergy)状态,甚至发生凋亡。

T 细胞通过 TCR 识别 MHC/抗原肽后,出现一系列和激活有关的事件。

(一) 信号跨膜传递和转导通路的启动

TCR 和 MHC/抗原肽的结合,引起细胞膜上相关分子的多聚作用(图 6-25,图 6-26)。参与 T 细胞激活的多种跨膜分子如 TCR-CD3、辅助受体 CD4 或 CD8、CD45 等相互靠拢成簇。细胞内分别和上述受体分子关联的蛋白酪氨酸激酶(PTKSrC)$P59^{fyn}$ 分子(主要与 CD3ζ 链和 CD3 ε 链相连)、P56LCK(与 CD4 或 CD8 相连),以及蛋白酪氨酸磷酸酶(PTPase)CD45 相互靠近。PTPase 解除 PTKSrC 分子的抑制作用。胞内 PTKSrC 分子(fyn-LCK)相互磷酸化而被激活。

激活的 PTKSrC 使 CD3 分子(主要是 CD3ζ 链)胞内段上的免疫受体酪氨酸激活基序(ITAM)中的酪氨酸发生磷酸化;磷酸化的 ITAM 借助和 SH2(SrC 同源区 2)结合,招募 PTK SYK 家族中的重要成员 ZAP-70;然后,已活化的 SrC 使得招募至 CD3ζ 链附近的 ZAP-70 分子发生磷酸化而激活,从而引起跨膜的 T 细胞活化连接蛋白 LAT 胞内段上多个酪氨酸残基发生磷酸化。磷酸化的 LAT 把各种带有 SH2 结构域的信号蛋白招募至 TCR CD3 附近,其中包括胞膜内侧的磷脂酶 C(PLCγ)和转接蛋白 Grb2。后两者启动(或参与启动)两条不同的信号转导

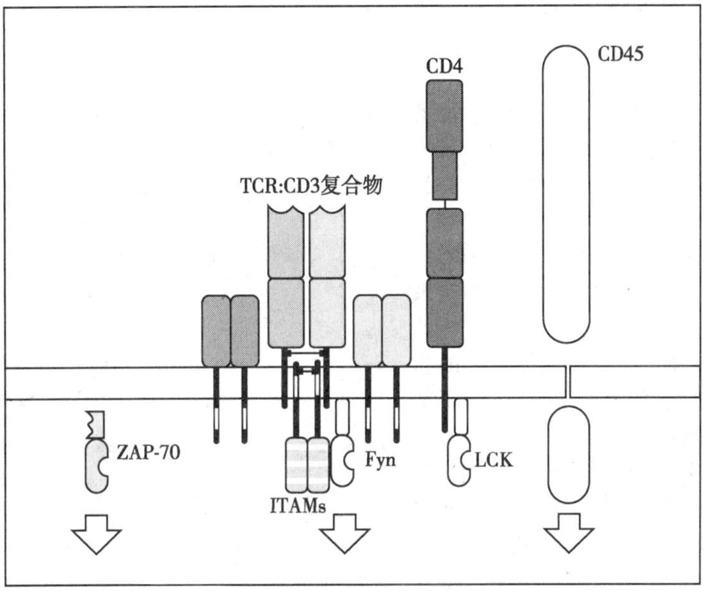

图 6-25　参与 T 细胞激活的多种跨膜和膜内分子

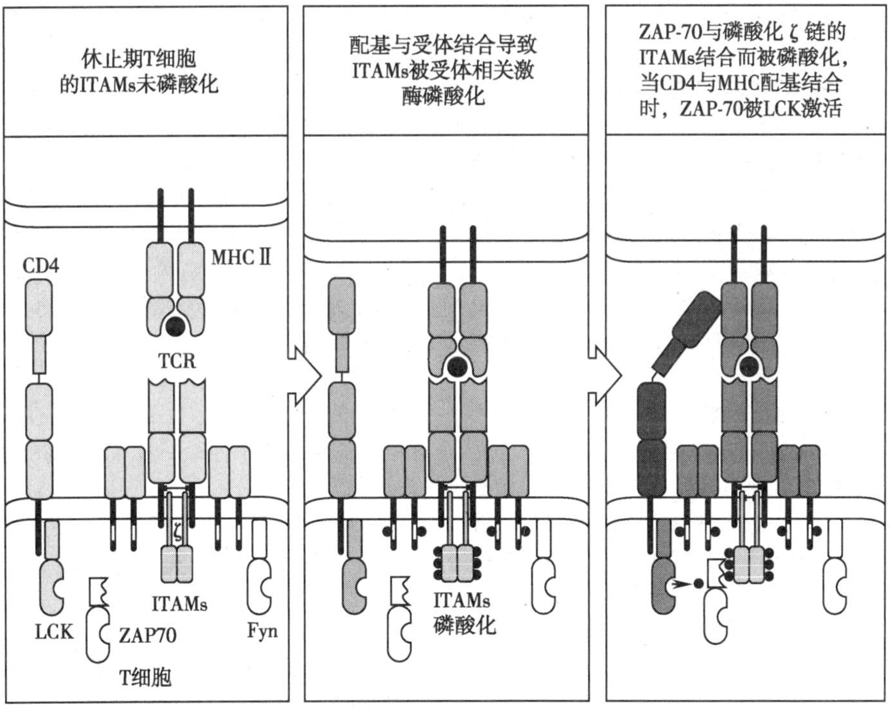

图 6-26　TCR 与 MHC Ⅱ类-抗原肽结合和辅助受体多聚启动 T 细胞内信号转导

途径。

从上可见，在 T 细胞信号转导起始阶段发挥作用的成分主要有四种：LCK/Fyn（属 PTKSrC）、CD3ζ 链、ZAP-70（属 PTKsyk）和连接蛋白 LAT。CD45 分子（PTPase）以特有的方式解除 SrC 的抑制状态，直接参与 T 细胞激活信号通路的启动。胞内 SrC 成功地发生磷酸化表明 PTK 开始激活，胞外受体对抗原的识别有效。

（二）抗原激活信号胞内转导的主要途径

1. 磷脂酰肌醇途径（PI 途径）　首先由激活的 ZAP-70 和 PTKSrC 使膜结合的磷脂酶 C（PLC）分子 γ 链上的酪氨酸残基发生磷酸化。磷酸化的 PLCγ

发挥酶活性，使底物二磷酸磷脂酰肌醇（PIP2）水解成三磷酸肌醇（IP3）和甘油二酯（DAG）。IP3 可迅速从膜内侧向胞质中扩散，一方面打开细胞膜上钙通道使钙离子进入细胞内，同时开启细胞内钙池增加钙离子的释放，协同提高胞内游离钙的浓度，激活钙调素（calmodulin）的 Ca^{2+} 结合蛋白，调节其他酶类的活性，最终导致钙调磷酸酶激活。另一方面，和膜内侧相结合的 DAG 则直接激活蛋白激酶 C（PKC）。钙调磷酸酶和 PKC 继之分别活化两种重要的转录因子 NF-AT 和 NF-κB。实际上，这一条信号转导的下游通路中再一分为二，形成钙调磷酸酶参与的途径和 PKC 介导的途径，这就放大了传入的抗原识别信号，保证其转导的有效性。

2. MAP 激酶相关途径　激活的 ZAP-70 使连接蛋白 LAT 和 SH2 结构域的白细胞磷酸化蛋白（SLP76）发生磷酸化，后者募集和激活其他的转接蛋白如生长因子受体结合蛋白 2（Grb2）和鸟苷酸置换因子 Sos，启动 T 细胞活化信号转导的第二条途径。在原癌基因产物 Ras 蛋白参与下，通过 MAP 激酶中的 ErK 和 JnK 激活 Jun 和 Fos，构成转录因子 AP-1。

（三）T 细胞激活的第二信号

前已提到，未致敏的 T 细胞通过 TCR 识别 MHC-抗原肽获得抗原识别第一信号后，必须有共刺激分子提供的协同刺激信号（costimulatory signal）——第二信号，T 细胞才能被激活（图 6-27）。没有第二信号，许多基因，尤其是编码 IL-2 的基因不发生转录激活，没有 IL-2 的作用，获得了抗原识别信号的 T 细胞不能进入增殖分化阶段，呈现无能状态，还可发生凋亡。

第二信号可有多方面来源，主要来自专职 APC 表面的 B7 分子（配体）和 T 细胞上的 CD28 分子（受体）的结合。第二信号不具有抗原特异性。专职 APC 中的 DC 可组成性地提供第一信号和第二信号，因此可以有效地激活未致敏的 T 细胞。而未激活的单核巨噬细胞和 B 细胞都不表达共刺激分子，它们只能提供第一信号，不能激活 T 细胞，相反可能引起 T 细胞无能或耐受。但一旦单核-巨噬细胞和 B 细胞被激活，它们都可以诱导性表达高水平的 MHC 和共刺激分子，有效地递呈抗原和使 T 细胞激活。如果 T 细胞识别其他细胞（如非专职 APC）提供的 MHC/抗原肽，往往因缺乏第二信号而进入无能状态，以后即使再有来自专职 APC 提供的第二信号，亦难以诱导 IL-2 基因表达，T 细胞不再激活。其实，这并非完全是坏事，因为这种情况下 T 细胞识别的往往是自身抗原。虽然前已提到能与自身抗原起反应的 T 细胞克隆已在胸腺发育中通过阴性选择被

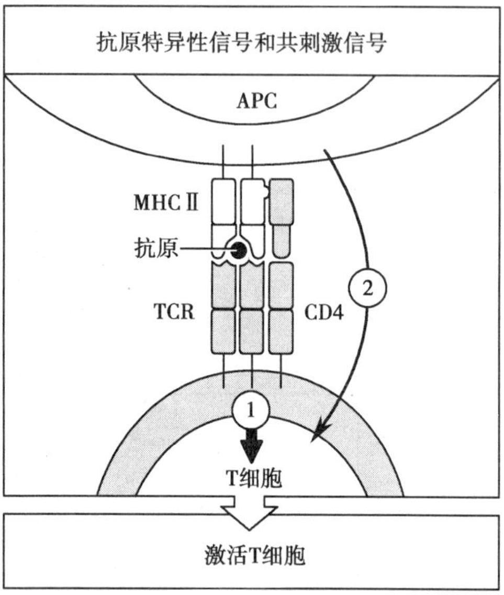

图 6-27　天然 T 细胞激活需要两个独立的信号

清除，但由于某些自身抗原仅表达在特定组织细胞上而不表达于胸腺基质细胞，因而相应 T 细胞克隆仍可存在，它们离开胸腺后分化成熟。一旦被激活，有可能损伤自身组织。因此，使这类识别自身抗原的 T 细胞进入无能状态或发生凋亡，有利于自身耐受的维持。然而，表达 MHC Ⅰ类分子/抗原肽的肿瘤细胞虽可被 CTL 识别，却不能使之激活。因为肿瘤细胞（靶细胞）大多缺乏提供协同刺激信号的能力，这是肿瘤免疫治疗面临的一个重要问题，即如何防止免疫耐受。目前看来，必须依靠专职 APC，尤其是 DC。因此，如何有效地使负载肿瘤抗原肽的 DC 用于肿瘤免疫治疗的研究，将对包括肿瘤免疫学在内的整个免疫学的发展具有十分重要的意义。

第八节　免疫调节

机体的免疫系统具有一个重要的功能就是感知免疫应答的强度并实施调节。当大量的病原体入侵并大量增殖时，机体可以产生强有力的免疫应答，机体的自稳状态发生偏移，当病原体被清除后，免疫系统凭借其感知能力，通过反馈调节，以恢复内环境的稳定。机体对免疫应答的过程进行正、负调控，使之反应适度，从而维持机体的自身稳定就称为免疫调节。免疫调节的机制是由多因素参与的生物学现象，其中任何一个因素或环节失调均可导致局部或全身免疫应答的异常，引起持续感染、自身免疫病、超敏反应或肿瘤发生。

一、固有免疫应答的调节

（一）TLR信号转导的反馈调节

Toll样受体（Toll-like receptor，TLR）是进化上高度保守的胚系编码的一种Ⅰ型跨膜蛋白。TLR主要有三类分子参与胞内信号转导：蛋白激酶、衔接蛋白和转录因子，根据接头分子的不同，TLR的信号转导主要分为MyD88（myeloid different factory 88）依赖途径和非MyD88依赖途径两条途径。MyD88依赖途径是通过活化蛋白激酶如IL-1受体相关激酶4，启动TLR相关信号转导。非MyD88依赖途径可以激活NF-κB或干扰素调节因子3（IFN-regulatory factor3，IRF3），诱导NF-κB的晚期活化及IRF3的磷酸化和核转位，继而调控炎性细胞因子和Ⅰ型干扰素的表达，消灭病原体。正常情况下机体是通过活化TLRS信号通路清除外来病原体。如果TLRS信号过度活化，体内多种促炎因子大量分泌，过量出现的炎症介质可能会导致自身免疫性疾病和内毒素休克（endotoxic shock）等免疫病理状态。所以，TLRS信号转导中存在着复杂而精细的调控机制，避免发生过强的免疫反应，从而保持机体的平衡。

（二）免疫-内分泌-神经系统的相互作用和调节

机体是一个有机的整体，免疫应答除了受到免疫系统的各种因素调节外，还与其他系统发生相互作用，特别是神经和内分泌系统。众所周知，紧张和精神压力可以加速免疫相关疾病的进程，内分泌失调也会影响疾病的发生和发展。神经内分泌组织和免疫细胞均可以产生神经肽、激素、神经递质及细胞因子，这些分子作为神经内分泌系统-免疫系统之间的双向交流的分子基础，构成复杂的神经内分泌调节网，神经内分泌系统和免疫系统通过共同的信号分子进行协作，从而维持机体的自身稳定。神经内分泌调节网络，主要包括：

1. 神经内分泌系统对免疫系统的调节　免疫细胞上带有能接受各种激素信号的受体，肾上腺皮质激素几乎对所有的免疫细胞都有抑制作用，包括淋巴细胞、巨噬细胞、中性粒细胞以及肥大细胞等。

（1）在各种应激刺激下，机体通过下丘脑-垂体-肾上腺轴，分泌促肾上腺释放激素和促肾上腺皮质激素（ACTH），引起免疫抑制；而生长激素、雌激素、甲状腺素、胰岛素等可以增强免疫应答。

（2）多种细胞因子IL-1β、IL-6、TNF-α等通过下丘脑-垂体-肾上腺轴，刺激皮质激素的合成，皮质激素可以下调Th1和Mф的活性，使细胞因子分泌量下降，反过来导致皮质激素合成减少，以解除对免疫细胞的抑制。

2. 免疫系统对神经内分泌系统的调节　免疫细胞合成的神经递质及内分泌激素多达10余种，如T细胞产生ACTH、TSH、胰岛素样生长因子；巨噬细胞产生内啡肽、生长激素、ACTH等；脾细胞可产生黄体生成素、卵泡生成素、肾上腺素、内啡肽等。神经元和星状胶质细胞可以表达IL-2和IL-3受体。免疫细胞产生的细胞因子可以作用于神经内分泌系统，从而影响全身各系统的功能活动。在下丘脑水平，IL-1β、TNF-α可以诱导促肾上腺释放激素的释放和促肾上腺释放激素基因表达。在垂体和肾上腺皮质水平，IL-2、TNF-α及pg130细胞因子家族，包括IL-6、IL-11等均参与了ACTH的调节和介导免疫系统与神经内分泌系统之间的相互作用。

二、T细胞介导的免疫调节

调节T细胞（regulatory T cell，Treg，T_R）作为T细胞亚群，在免疫调节、维持外周免疫耐受和防止自身免疫疾病等方面具有十分重要的作用，调节T细胞分为自然调节T细胞和适应性调节T细胞。Treg包括来源于胸腺的$CD4^+CD25^+$Treg和诱导产生的$CD4^+$Treg。自然产生的$CD4^+CD25^+$Treg能抑制T细胞增殖和效应性T细胞的应答；诱导产生的$CD4^+$Treg，即Ⅰ型调节性T细胞（type 1 T regulatory，Trl）和Th3细胞。这两种调节细胞通过释放细胞因子，而不是通过细胞间的直接接触来发挥其抑制效应。

（一）自然调节T细胞

自然调节T细胞（naturally occurring regulatory T cell，nTreg）的代表是$CD4^+CD25^+$Treg。$CD4^+CD25^+$Treg是在正常胸腺细胞产生的成熟T细胞亚型。实验发现将出生后3～5天的小鼠胸腺切除后，可以诱发多种自身免疫病，但如果将$CD4^+CD25^+$T细胞输入给这种小鼠，疾病可以被防止，说明胸腺中存在着一类行使调节功能的T细胞。$CD4^+CD25^+$Treg细胞具有免疫无能性（anergic）和免疫抑制性（suppressive）两大功能特征。其表现在对高浓度IL-2的单独刺激、抗CD3单抗、抗CD28单抗的联合作用呈无应答状态，也不分泌IL-2。其免疫抑制性表现在，其经TCR介导的信号刺激活化后能够抑制普通T细胞的活化和增殖，经TCR介导信号刺激并有高浓度外源IL-2存在的情况下，$CD4^+CD25^+$Treg细胞可活化并增殖，但其增殖程度较$CD4^+CD25^-$Treg细胞弱很多。

$CD4^+$T细胞在胸腺分化成自然$CD4^+CD25^+$Treg细胞需要接受中介信号-FoxP3（人Fox）基因，此基因是转录因子阻抑蛋白，即scurfin蛋白。一种罕见的严重自身免疫病-免疫调节失调性多种内分泌及肠病X性连锁病（immunodysregulation，polyendocrinopathy and enteropathy, X-linked, IPEX)的患者已经被证实体内缺乏 FoxP3。基因突变的 scurfy 小鼠的病理表现与人 IPEX 非常相似,表现为 $CD4^+T$ 细胞活化和扩增失控,多器官自身免疫病和炎症,究其原因,发现也与 FoxP3 基因突变造成的 $CD4^+CD25^+T$ 细胞缺失相关。进一步研究,FoxP3 基因敲除小鼠的 $CD4^+CD25^+T$ 细胞缺失并产生与 scurfy 小鼠的相同的病理表现,过继输入 $CD4^+CD25^+T$ 细胞后,则可防止自身免疫病的发生。说明 FoxP3 基因是控制 $CD4^+CD25^+Treg$ 发育及发挥功能的主要基因。目前已知 FoxP3 基因特异性地表达于 $CD4^+CD25^+T$ 细胞,FoxP3 基因编码一种转录因子,该因子的高表达,可降低 $CD4^+T$ 细胞的活化增殖和细胞因子分泌。如果将 FoxP3 基因转入 $CD4^+CD25^-T$ 细胞并过量表达,可诱导该细胞表达 CD25,同时获得接触依赖的细胞抑制功能,说明 FoxP3 基因的表达与细胞抑制功能密切相关。

$CD4^+CD25^+Treg$ 抑制免疫应答,其机制尚不十分清楚,有研究认为颗粒酶 B(granzyme B, GZ-B)是直接接触抑制的关键因子,GZ-B 可以诱导 T 效应细胞的凋亡。Gondek 等人的研究指出,Treg 细胞活化后可以上调表达 GZ-B,以 GZ-B/perforin 依赖的方式使靶细胞溶解,而 GZ-B 缺乏的小鼠,Treg 细胞的调节功能则有所下降。而有的一些研究表明,$CD4^+CD25^+Foxp3^+Treg$ 细胞在抗 CD3 和抗 CD46 抗体的联合作用下被活化,并高表达 glanzyme A,通过 perforin 依赖、Fas/FasL 途径介导 $CD4^+T$ 细胞及 $CD8^+T$ 细胞等细胞的凋亡。

(二)诱导性调节 T 细胞(iTreg)

诱导性调节 T 细胞(iTreg)又称适应性调节 T 细胞(aTreg),一般在外周因抗原刺激而产生,可以从自然调节性 T 细胞分化而来,也可以来自其他初始 T 细胞。它们一般不表达 CD25 分子和 Foxp3,但这一点因亚群和接触抗原的条件不同而异。适应性调节 T 细胞不同于 nTreg 之处在于适应性调节 T 细胞的分化和发挥功能必须有特定细胞因子的参与。

1. Th1 和 Th2 Th1 和 Th2 是两种和临床疾病关系密切的效应性 $CD4^+T$ 细胞亚群。初始 $CD4^+T$ 细胞活化后既能分化为 Th1,也能分化为 Th2,两者产生的细胞因子及其相应的功能都有差异。Th1 主要介导细胞免疫和炎症反应、抗病毒和抗胞内寄生菌感染,参与移植物排斥;Th2 主要涉及 B 细胞增殖、抗体产生、超敏反应和抗寄生虫免疫。但是初始 $CD4^+T$ 细胞第一次接触抗原后发生克隆增殖,决定 T 细胞分化为 Th1 还是 Th2 的因素并不完全清楚,认为与感染引发产生的细胞因子(IFNγ、IL-4、IL-12)、启动免疫应答的协同刺激信号以及肽-MHC 的性质等因素相关。Th1/Th2 由抗原及细胞因子诱导而分化,通过特征性细胞因子发挥作用。在这个意义上,Th1/Th2 也属于适应性调节 T 细胞亚群。由于各自分泌的细胞因子功能上相互拮抗,使得 Th1 和 Th2 成为一类以对方为调节对象的 iTreg。

2. Ⅰ型调节性 T 细胞(Trl)和 Th3 胸腺外产生的 $CD4^+Treg$ 细胞包括 Trl 和 Th3,Trl 和 Th3 明显不同于胸腺产生的 $CD4^+CD25^+Treg$,其产生调节性因子与非专职抗原递呈细胞的反复刺激有关。是 $CD4^+T$ 细胞在 IL-10 诱导或者经由 IL-10 处理的抗原递呈细胞递呈抗原刺激下分化而来。Trl 的产生与低水平抗原的反复刺激有关,能表达高水平的 IL-10 和中等水平的 TGF-β,Th3 细胞分化是依赖 TGF-β,可以产生 IL-10、IL-4、IL-5 和高水平的 TGF-β。细胞因子 IL-10 和 TGF-β 主要是发挥抑制作用,因而 Trl 和 Th3 具有下调免疫应答的活性。Trl 和 Th3 细胞主要存在于黏膜免疫系统,其主要功能是抑制和控制黏膜免疫系统的应答。Trl 和 Th3 细胞缺乏与肠道自身免疫疾病有关。

有研究分析自身反应性 T 细胞 $CD4^+CD45RB^{high}$ 在重症免疫缺陷病小鼠中可以引起结肠炎,如果加入 $CD4^+CD45RB^{low}$ 或者加入 IFN-γ 单抗,疾病完全消失。表明该自身免疫病由分泌 IFN-γ 的 Th1 介导。在无 Trl 时加入 IL-10 可以获得相同的抑制效果,提示 Th1 借助分泌 IL-10 发挥抑制作用。IL-10 基因敲除小鼠,因为不能分泌 IL-10 而无抑制功能,进一步证明 Trl 通过 IL-10 抑制 Th1。该试验证实,在小鼠实验性肠炎中,Trl 可充分阻抑疾病的发生,而且发挥作用依赖于 IL-10,其靶目标为借助 IFN-γ 发挥作用的自身免疫性 $CD4^+$ CD45RB 高表达 T 细胞。

(三)其他调节性 T 细胞

1. $CD8^+$调节 T 细胞

(1) $CD8^+CD28^-T$ 细胞:这是一类具有抑制自身反应性 $CD4^+T$ 细胞活性,并可抑制同种和异种移植物排斥的调节细胞。该细胞由Ⅰ类分子递呈的抗原肽激活,发挥作用依赖于 APC,通过上调树突状细胞上的抑制性 Ig 样转录因子 3(Ig-like transcript 3, ILT3)和 ILT4 受体来抑制免疫应答。

(2) Qa-1 限制性 CD8 Treg:$CD8^+T$ 细胞可以通过靶细胞或者抗原递呈细胞表达的 Qa-1 相互作用,而抑制活化的 $CD4^+T$ 细胞和 B 细胞的应答,这群细胞称为 Qa-1 限制性 $CD8^+T$ 细胞抑制细胞(Qa-1 restricted $CD8^+$ suppressor T cell)。Qa-1 在小鼠为 MHCⅠb 分子,在人类为 HLA-E,递呈的自身抗原肽,参与自身免疫病的发生,并在外周免疫调节中发挥作用。

Qa-1表达在活化$CD4^+T$细胞表面，可递呈内源性和外源性肽给$CD8^+T$细胞。在初次免疫应答时，初始$CD4^+T$细胞因TCR与抗原递呈细胞递呈的肽-MHC复合物相互作用而活化，活化的$CD4^+T$细胞表达活化依赖性Qa-1-肽-复合物，该活化的复合物作为靶结构被$CD8^+T$细胞上的TCRαβ所识别，刺激$CD8^+T$抑制细胞分化成Qa-1限制性$CD8^+T$抑制细胞。Qa-1限制性$CD8^+T$抑制细胞反过来抑制$CD4^+T$细胞。

2. NKT细胞　NKT细胞是一群独特的固有类淋巴细胞，其细胞表面既表达NK细胞的受体，又表达T细胞受体(TCR)。NKT细胞分为CD1d限制性(CD1d反应性)和CD1d非限制性两类，CD1d限制性NKT细胞表型主要是$CD4^+$或$CD4^-CD8^-$。NKT细胞可识别和杀灭与糖脂-α半乳糖神经酰胺(α-GalCer)有关的脂质抗原的肿瘤细胞。这些脂质抗原由MHC Ⅰb分子的CD1d递呈给NKT细胞。NKT细胞的TCR与抗原结合后，其杀伤活性增强，同时分泌大量的细胞因子，包括分泌IL-4、IL-10、TNF-α等，通过这些细胞因子调节固有免疫和Th2细胞介导的适应性免疫。NKT细胞会在淋巴细胞的发育与分化一章再讨论。

三、独特型网络对特异性免疫应答的调节

在抗体V区及各类T细胞和B细胞的抗原受体的V区，均存在独特型(idiotype，Id)决定簇。当抗原进入体内，选择出带有特定BCR的B细胞发生克隆扩增，分化成浆细胞后大量分泌特异性抗体(称为Ab1)，当Ab1数量足够多时，其独特型决定簇可以被体内的其他B细胞的BCR识别，又可以作为抗原，诱发形成抗抗体(Ab2)。在此过程中，抗体分子有三种结构可以作为抗原表位，针对性地诱导相应的抗抗体。因这种抗抗体针对的是Ab1上的独特型决定簇，故Ab2又称抗独特型抗体(anti-idiotype，AId)。从结构上看独特型决定簇主要覆盖抗体分子或BCR分子的抗原结合部位即互补决定区，即CDR区，另一些则分布在接近CDR的非抗原结合部分。这样抗独特型抗体可以分成两种，分别针对抗体分子可变区的支架部分(α型，称Ab2α)和抗原结合部位(β型，称Ab2β)。值得注意的是抗独特型抗体中的Ab2β，因其结构和抗原表位相似，并能与抗原竞争性地和Ab1结合，因而β型的抗独特型抗体被称为体内的抗原内影像(internal image)。抗抗体中的Ab2α和Ab2β都可作为一种负反馈因素，对Ab1的分泌起抑制作用。然而，大量抗抗体Ab2上同样有独特型决定簇，故又可以诱发出抗抗抗体(Ab3)产生，Ab3诱导产生Ab4，以此类推。然而，部分Ab3与Ab1结构的相似性又使得Ab1和Ab3可以携手共同对付Ab2，如此反复和交错，构成独特型网络。因此，以独特型和抗独特型抗体的相互识别为基础，在免疫系统内形成了一个相互识别、相互刺激和相互制约的独特型和抗独特型网络，对免疫应答进行有效的调节。

独特型网络调控的实质是淋巴细胞克隆在BCR或TCR间引发的相互作用，独特型网络真正涉及的是抗体分子作为抗原时和B细胞表面的BCR(以及相应B细胞克隆)间的相互作用。其中的关键成分是B细胞克隆及其表达的特定BCR，以及随后发生的克隆扩增。实验证实，独特型网络也适用于TCR及T细胞克隆间的相互作用及其调节。这表明，独特型网络的调节与其说发生在抗体分子水平，不如说是出现在带有特定BCR或TCR的淋巴细胞克隆水平。

抗体独特型进行免疫调控主要在两个方面：①应用抗原内影像(Ab2β)所具有的结构特点，用Ab2β代替抗原，诱导机体大量产生Ab1(或Ab3)，后者一方面可特异性作用于抗原；另一方面封闭Ab2，解除其对Ab1的阻抑作用。这样，通过第二抗体增强机体对抗原的特异性应答。如一些寄生虫抗原、AIDS病毒及某些肿瘤相关抗原等。②这类调控方式是大量诱导Ab2，以减弱或去除体内原有的Ab1及其介导的抗原特异性应答，即通过第二抗体抑制机体对抗原的特异性应答，主要用于防治自身免疫病、抑制自身反应性抗体或自身反应性T细胞的产生。

(陈艳　韩敬淑　沈德诚　朱平)

参考文献

1. 韩敬淑. 免疫学基础//杨崇礼. 再生障碍性贫血. 第2版. 天津：天津科技翻译出版公司，2000：177-226
2. Beutler E, Coller BS, Lichtman MA, et al. Williams Hematology. 6th Ed. New York: McGraw Hill Medical Publishing Division. 2001
3. Kirsch IR, Kuehl WM. Immunoglobulins//Stamatoyannopoulos G, Majerus PW, Perlmutter RM, et al. The Molecular Basis of Blood Diseases. 3rd ed. Beijing: People's Medical Publishing House, 2001: 405-412
4. Hoffman R, Benz Jr E J, Shattil S J, et al. Hematology Basic Principles and Practice. 3rd Ed. Beijing: Science Press, 2001: 74-112
5. Ballantyne J, Mandle R, Bing DH. Immunoglobulins:

Polyclonal and Monoclonal Antibodies//Hoffman R, Benz Jr EJ, Shattil SJ, et al. Hematology, Basic Principles and Practice. Beijing: Science Press, 2001: 640-651

6. TuckerW. LeBienl, Thomas F Tedder. B lymphocytes: how they develop and function. Blood, 2008, 112(5): 1570-1580
7. Jinfang Zhu, William E Paul. CD4 T cells: fates, functions, and faults. Blood, 2008, 112 (5): 1557-1569
8. Liu J, Zhu P, Peng J, et al. Identification of disease-associated proteins by proteomic approach in ankylosing spondylitis. Bio chem Biophys Res Commun, 2007, 357: 531-536
9. Guo X, Liu Y, Liu J, et al, Induction of anti B-cell malignance cTL response by subfamily-shared peptides derived from variable domain of immunoglobulin heavy chain. Cancer Immunol Immunother, 2005, 54: 1106-1114
10. Thornton AM, Shevach EM. Suppressor effector function of $CD4^+CD25^+$ immunoregulatory T cells is antigen nonspeeific. J Immunol, 2000, 164: 183-190
11. Onishi Y. Fehervari Z, Yamaguchi T, et al. $Foxp3^+$ natural regulatory T cells preferentially form aggregates on dendritic cells in vitro and actively inhibit their maturation. Proc Natl Acad Sci USA, 2008, 105: 10113-10118
12. Wing K, Onishi Y, Prieto-Martin P, et al. CTLA-4 control over $Foxp3^+$ regulatory T cell function. Science, 2008, 322: 271-275
13. Baecher Allanc, Viglietta V, Hanfler DA. Inhibition of human CD4(+)CD25(+high) regulatory T cell function. J Immunol, 2002, 169: 6210-6217
14. Pandivan P, Zheng L, Ishihara S, et al. $CD4^+CD25^+$ $Foxp3^+$ regulatory T cells induce cytokine deprivation-mediated apoptosis of effector $CD4^+$ T cells. Nat Immunol, 2007, 8: 1353-1362
15. Cosmi L, Liotta F, Angeli R, et al. Th2 cells are less susceptible than Th1 cells to the suppressive activity of $CD25^+$ regulatory thymocytes because of their responsiveness to different cytokines. Blood, 2004, 103: 3117-3121
16. Garin MI, Chu CC, Golshayan D, et al. Galectin-1: a key effector of regulation mediated by $CD4^+$ $CD25^+$T cells. Blood, 2007, 109: 2058-2065
17. Gondek Dc, Lu LF, Quezada SA, et al. cutting edge: contact-mediated suppression by $CD4^+CD25^+$ regulatory cells involves a granzyme B-dependent, perforin-independent mechanism. J Immunol, 2005, 174: 1783-1786
18. Borsellino G, Kleinewietfeld M, di Mitri D, et al. Expression of ectonucleotidase CD39 by $Foxp3^+$ Treg cells: hydrolysis of extracellular ATP and immune suppression. Blood, 2007, 110: 1225-1232
19. Sarris M, Andersen KG, Randow F, et al. Neuropilin-1 expression on regulatory T cells enhances their interactions with dendritic cells during antigen recognition. Immunity, 2008, 28: 402-413
20. Akira S, Takeda K. Toll-like receptor signaling. Nat Rev Immunol, 2004, 4: 499-511
21. Lan RY, Ansari AA, Lian Z-X, et al. Regulatory T cells: development, function and role in autoimmunity. Autoimmun Rev, 2005, 4: 351-363
22. Najafian N, chitnis T, Salama AD, et al. Regulatory function of $CD8^+CD28^-$ T cells in an autoimmune disease model. J Clin Invest, 2003, 112: 1037-1048

第 7 章

血液肿瘤分子药理学

药理学是研究药物和机体(病原体)相互作用的科学。分子药理学则是在分子水平上研究这种作用的分子机制,目的在于阐明药物作用原理,用于指导临床用药和发现新药。抗肿瘤药物药理学在研究药物的抗肿瘤作用的同时,也研究药物对机体产生的毒性作用,以及机体对药物的吸收、分布、代谢、排泄和肿瘤对药物产生耐药性。

抗癌药的研究发展很快,特别是近 20 年来,从传统的细胞毒药物为主发展到以促进分化的诱导药物治疗急性髓性白血病。随着生物技术的迅速发展,基因工程方法制造出的一些细胞因子、单克隆抗体及其衍生物也在肿瘤治疗中崭露头角,取得了显著疗效,大大地扩展了治疗药物的领域。针对肿瘤细胞信号传递的酪氨酸激酶抑制剂的小分子药物成为肿瘤靶标治疗的里程碑。肿瘤的饥饿疗法虽然一波三折,但也终露曙光。

Science 在 2001 年列出当年十大科技成果之一是肿瘤靶标治疗(Cancer in the Crosshairs),它以治疗 CML 新药伊马替尼(imatinib,gleevec,STI-571)的发现作为里程碑,gleevec 作用于具有酪氨酸激酶活性的 Bcr-Abl 融合蛋白的 Abl 结构域。美国 FDA 于 1998 年批准上市用于治疗乳腺癌的针对 HER2/neu 受体的单克隆抗体(herceptin,注射用曲妥珠单抗)也是通过阻断酪氨酸激酶受体而起作用的。加上其他作用信号传递的酪氨酸激酶的小分子药物和单克隆抗体也都在进行临床试验和相继上市,这标志着肿瘤靶向治疗新时代的来临。

早在 100 年前 Paul Ehrlich 就提出肿瘤的靶向治疗(targeting therapy)概念。从概念的提出到变成临床现实是药理学和分子药理学、生物化学、免疫学、分子生物学、药物化学、晶体 X-光衍射学、计算机和生物信息学多学科共同发展的结果。随着后基因时代的到来,可以预期针对肿瘤新的靶点药物会越来越多,这些药物和传统药物的联合应用将在肿瘤疗效的提高、延长患者生存期进而根治肿瘤方面发挥重要作用。

最近证实肿瘤中含有由极少数能自我更新、迅速增殖和分化能力的肿瘤干细胞,它维持肿瘤的生长、复发和耐药。现行的抗肿瘤药,包括靶向药物针对的是肿瘤的大部病灶,它能降低肿块(即分化癌细胞)的大小,虽然可以产生明显的临床效果,但如果没有同时靶向肿瘤干细胞的话,也不可能取得长期缓解。反过来,只选择性攻击肿瘤干细胞也不可能立即消除分化的癌细胞。合理的治疗策略应该将杀灭增殖、分化的癌细胞和肿瘤干细胞相结合,即肿瘤靶向治疗和干细胞靶向治疗相结合。

第一节 受 体

一、受体概念的提出

1898 年,Ehrlich 受 Witt 1876 年发现有机染料产生颜色是与其中的发色团和助色团有关的启发,提出用“免疫性侧链”来解释抗体与抗原的作用。他认为抗体有两个基团,一个是固着基团(haptophore 或 anchorer),另一个是毒性基团(toxophore 或 poisoner);固着基团是与细胞中的“受体”结合的,而提出了受体的概念。并用“锁和钥匙”(lock and key)来描述受体-配体结合,同时指出“没有结合就没有反应”(coyrora non agunt uisi fixatga)。

二、药理学研究阶段

药物(配体)与受体相互作用可用下列公式表述:

$$D+R \leftrightarrow [DR] \rightarrow E$$

药物D是通过与其作用靶点或受体R结合生成复合物[DR]，这个反应是可逆的，再由复合物[DR]引发起一系列的生物效应E。

1937年Clark通过研究乙酰胆碱对蛙心的作用，提出了占领学说(occupation theory)-药物-受体作用定律：即药理作用强度是与药物占领的受体数量成正比。药物反应的强度是与药物的浓度成正比。Clark以引起1mg蛙心组织收缩的乙酰胆碱的最低剂量为10^{-14}mol/L的实验结果，计算出一个心肌细胞结合乙酰胆碱的分子数，根据组织学研究1mg心肌有3×10^5个细胞，而根据Avogadro常数1mol/L有6.02×10^{23}个分子，所以一个细胞结合的乙酰胆碱的分子数为$10^{-14}\times6.02\times10^{23}/3\times10^5=2\times10^4$。

这个结果和现在用放射配体结合法测定的结果竟然在一个数量级，令人信服，对药理学的发展作出了重大的贡献。但它是用酶促反应动力学的原理和方法，对剂量-效应关系进行分析，不能将受体作为实体进行研究，因而只能将受体作为药物结合的对象，而不能作为生理现象进行研究。因此，受体仍然只是一种假说。证明受体的存在就成为受体学说成立与否的关键。

三、受体实质的研究、生化学的研究

(一) 放射配体——甾体激素的研究

1962年Jensen和Jacobson合成高放射比度的氚标记的雌二醇[^{3}H]E，将生理剂量的[^{3}H]E皮下或静脉注射给大鼠，然后标记靶器官(子宫、阴道)和非靶器官(肝、肾、肌肉等)的放射活性，发现靶器官对[^{3}H]E的摄取量多，停留时间长，不转变，即使注射后2小时，子宫内的放射活性仍为[^{3}H]E，而在非靶器官，大部分的[^{3}H]E已转变成雌三醇或雌酮。这提示靶器官内有"捕获"[^{3}H]E的物质或特异结合[^{3}H]E的受体。

上述是甾体激素受体。这类受体超家族的共同特点是受体位于胞质内，与配体结合后生成复合物，进入核内与DNA的激素反应组件(HRE)序列结合，调节相应基因的表达。

Jensen等的研究使受体研究发展到了放射配体结合分析的新阶段，可以将受体作为实体进行研究，从此受体研究的范围从药理学扩展到生物化学领域。即受体从概念开始进入实体研究。

(二) 离子通道受体——乙酰胆碱受体NAchR研究

在受体研究中乙酰胆碱受体的研究第一个获得成功。这是由于发现能够牢固地与胆碱受体特异结合的α-银环蛇毒素(α-bungarotoxin)和富含胆碱受体的电鳗发电器官，从中提取出胆碱受体蛋白，用免疫方法证明它的活性，并在体外用提纯的胆碱受体和少量磷脂形成的小囊具有类似膜作用的膜上受体模型，能被乙酰胆碱激活，对Na^+的通透性增加。这是重建受体模型的初步成功的尝试，使受体成为真正的实体。

1982年Noda等用分子生物学方法，从N乙酰胆碱受体的α-亚单位的核苷酸推出了该受体α-亚单位一级结构的氨基酸序列。

(三) β-肾上腺素受体的研究

β-肾上腺素受体是一类与第二信息系统Gs蛋白和腺苷酸环化酶cAMP耦联的膜受体。Lefkowitz将纯化的β-肾上腺受体蛋白重建入人工制备的磷脂小囊，再将小囊与非洲爪蟾的红细胞融合。非洲爪蟾的红细胞膜上没有β-肾上腺素受体，但有Gs蛋白和腺苷酸环化酶，以cAMP的生成量作为腺苷酸环化酶活性的指标，检测融合的红细胞对β-肾上腺素的反应。用异丙肾上腺素可使融合红细胞的cAMP生成量增加，β-肾上腺素受体的拮抗剂普萘洛尔可以阻断异丙肾上腺素的这一作用，而未经融合的红细胞对异丙肾上腺素和普萘洛尔都没有反应，这就明确地证明了纯化的蛋白为β-肾上腺素受体。

(四) 吗啡受体和内在配体的研究

1803年Serturner从鸦片中提出吗啡。一个多世纪以来，药理学家和药物化学家对它进行了大量研究，到1973年相继证明在脑内，脊髓内存在有立体专一性的鸦片受体(opiate receptor)。其后用放射性核素标记作用强的吗啡拮抗剂纳洛酮(naloxone)与鸦片受体结合后从大鼠脑组织分离出受体膜部分，证实它的存在。这意味着有相应的内源性作用物质存在。这就是说鸦片受体不是人体生来适应吗啡的，而是吗啡的分子结构刚巧与鸦片受体相匹配。于是随着鸦片受体的发现，促使研究者寻找脑内有关活性物质。1975～1976年终于从猪脑内分离出两个5肽：甲硫氨酸脑啡肽(M-enkephalin)与亮氨酸脑啡肽(L-enkephalin)：N-Try-Gly-Gly-Phe-Met(Leu)，并证明它们就是鸦片受体内在配体。

从Ehrlich提出受体概念到Clark用剂量-效应关系从药理学进行受体分型和亚型，以至分离纯的受体蛋白并重建受体模型，进一步证明它们的功能，另一方面从受体找到它内在配体，这使受体从概念变成实体。从此受体的概念已经渗透到其他生命科学各个领域，包括医学科学。受体的研究具有重大的理论和实际意义。它的意义在于阐明受体与配体相互作用是生命的本质和药物作用机制，以及在此基础上指导发现和设计新药。

第二节　抗血液肿瘤药物及其作用机制

临床治疗血液肿瘤的药物大多为抗癌药。抗癌药的研究发展很快，特别是近十几年以来，从传统的细胞毒药物为主，发展到以促进分化诱导药物治疗急性髓性白血病。随着生物技术的发展，基因工程方法制造出一些细胞因子也开始应用于临床治疗血液肿瘤。这后一类药物多以调节机体免疫功能为主，通称生物反应调节剂（biological response modifiers，BRMs），或称生物免疫调节剂，用单克隆抗体或其衍生物，即所谓生物导弹或免疫耦合物也崭露头角，并开始进行治疗血液肿瘤的临床试验，也已经取得成功。

由于分子生物学和许多新技术的发展，药物作用的分子机制研究更加深入，已有不少新的进展和发现，为了解药物的特性和合理用药提供理论依据。本章主要介绍有关抗癌药物——细胞毒剂和促分化诱导剂作用机制的分子药理学基础以及在此基础上进行新药设计。鉴于肿瘤细胞的耐药性是当前临床化疗失效的重要原因。近年来对肿瘤细胞耐药机制的研究已取得很大进展，故专门在另一章作介绍，使读者对药物取得疗效和失效的原因有比较全面的认识，有利于正确掌握药物和肿瘤细胞相互作用的规律，为发挥药物效用、克服肿瘤细胞的耐药性提供理论基础。单克隆抗体和它的免疫耦合物作为导向治疗，可改变药物在体内的分布，使药物相对浓集于肿瘤靶细胞上，有关内容从新药设计角度将在本章讨论，而从克服耐药角度将在有关耐药章节讨论。

一、细胞毒药物

细胞毒剂按其作用部位可分为作用于 DNA、RNA 的合成，作用于蛋白质合成和激素几大类。作用于 DNA 的抗癌药根据其作用于新合成 de novo DNA，还是作用于存在的功能化（performance）DNA，又可分为 DNA 合成抑制剂，DNA 烷化剂和 DNA 嵌入剂。DNA 合成抑制剂多属抗代谢药物，它们的受体大都是核苷合成过程的各种酶系。DNA 烷化剂和 DNA 嵌入剂药物的受体则是 DNA 本身。最近有证据证实，DNA 嵌入剂和依托泊苷，替尼泊苷的受体是 DNA 拓扑异构酶Ⅱ，喜树碱和它的衍生物，伊立替康（irinotecam，CPTⅡ）和托泊替康（topotecan，TPT）是拓扑异构酶Ⅰ的抑制剂。由于 DNA 烷化剂和 DNA 嵌入剂能直接破坏 DNA 的结构及功能，故这类药物都有致癌性，它们都是周期非特异性药物。激素药的受体是胞质中的激素受体。长春新碱、秋水仙碱和高三尖杉酯碱等生物碱有抑制蛋白质合成或微管功能，紫杉醇类则是聚合的微丝蛋白的稳定剂阻断它的解聚。

常用抗癌药物按其作用于肿瘤细胞的不同周期，可以分为细胞周期特异（cell cycle specific，CCS）和细胞周期非特异（cell cycle nonspecific，CCNS）药物；按照药物的作用性质，则可分为细胞毒剂、分化诱导剂和生物反应调节剂 3 种。这样的分类方法对临床用药和设计联合化疗方案等都有很大指导意义。

周期特异抗癌药包括抗代谢药，如氮杂胞苷（AzCR）、阿糖胞苷（Ara-C）、氟尿嘧啶（5-FU）、6-巯基嘌呤（6-MP）、甲氨蝶呤（MTX）和 6-硫鸟代嘌呤（6-TG）等，多肽抗生素——博来霉素（BLM）和生物碱类如依托泊苷（VP16）、替尼泊苷（VM26）、长春碱（VLB）、长春新碱（VCR）和长春酰胺（VDS）等。周期特异抗癌药仅能杀灭细胞增殖周期中某一期的细胞。现已证实，周期特异抗癌药对血液肿瘤和大部分处于增殖期的肿瘤是有效的。

周期非特异抗癌药包括烷化剂，如白消安（BUS）、环磷酰胺（CTX）、美法仑（MEL）和苯丁酸氮芥（CB 1348）；抗生素类，如柔红霉素（DNR）、多柔比星（ADM）、丝裂霉素（MMC）等；生物碱类，如高三尖杉酯碱（HHT）、喜树碱（CPT）等，其他如顺铂（CCDP）、亚硝脲（HU）、胺吖啶（AMSA）、米托蒽醌（MTZ）等几类抗癌药。周期非特异抗癌药则对增殖周期中各期细胞均有杀灭能力，对低生长实体瘤也有作用。

当使用周期特异药物治疗时，肿瘤干细胞必须也处于增殖期而不是 G_0 期，这是联合化疗方案设计的主要根据之一。对急性白血病等倍增迅速的肿瘤，可先用周期特异药（如 Ara-C 或 VCR）直接杀灭处于 S 期的细胞，再用周期非特异药（如 DNR）以杀灭残留白血病细胞，可收到协同杀灭作用，以提高化疗效果。但 DNR 也能杀灭 S 期细胞。

抗癌药物作用机制主要是药物作用于靶点也即广义受体，它们包括：①膜受体：EGFR，HER2，CD19，CD20，Pgp，KDR 等。②信号分子：酪氨酸激酶（tyrosine kinase），ras 蛋白，法呢基转移酶（Farnesyl transferase），蛋白激酶 C（protein kinase C，PKC），丝裂原活化的蛋白激酶（mitogen activated protein kinase，MAPK），激活它的激酶 MAPK/ERK Kinase，MAPKK。

其作用模式如下：刺激信号-MAPKK-MAPK-C-jun，C-fas-转录-基因表达-生物效应。①酶：二氢叶酸还原酶(dihydro folic acid reductase, DHFR);核苷酸还原酶(ribonucleotide diphosphate reductase, RDR);DNA聚合酶(DNA polymerase);RNA聚合酶(RNA polymerase);胸苷酸合成酶(thymidylate synthetase);DNA拓扑异构酶Ⅰ和Ⅱ,(DNA topoisomerase Ⅰ, Top Ⅰ & Top Ⅱ);细胞周期性蛋白依赖激酶(cyclin dependent kinase, CdK);端粒酶(telomerase)。②核受体:雌激素受体(ER),糖皮质激素受体(PR),维A酸受体(RA)。③核酸:RNA,DNA。④蛋白:微丝蛋白。⑤基因:p53, bcl-2, Abl等。

现将常用细胞毒剂的分类与作用机制归纳在表7-1,并简要介绍如下。

表7-1 细胞毒剂分类及其作用机制

药品分类	药物	作用受体及机制	周期性特异
DNA合成抑制剂	甲氨蝶呤(MTX)	二氢叶酸还原酶抑制剂	S
	氟尿嘧啶(5-FU)	脱氧胸苷合成酶抑制剂	G_1,S/N
	6-巯基嘌呤(6-MP)	磷酸腺基琥珀酸合成酶抑制剂	G_1
	硫鸟嘌呤(6-TG)	次黄嘌呤核苷酸酶和鸟苷酸转磷酸酶抑制剂	G_1
	羟基脲(HU)	核苷酸还原酶抑制剂	S
	阿糖胞苷(AraC)	DNA聚合酶抑制剂	S
DNA烷化剂	白消安(BUS)	DNA	N
	环磷酰胺(CTX)	DNA	G_2,N
	美法仑(Mel)	DNA	N
DNA嵌入剂	柔红霉素(DNR)	DNA	N/S
	去甲氧柔红霉素(DMDR)	DNA	N/S
	多柔比星(ADM)	DNA	N/S
	放射菌素D(ACFD)	DNA	N
	胺吖啶(AMSA)	DNA	N
	米托蒽醌(MTN)	DNA	N
	丝裂霉素(MMC)	DNA	N
	环己亚硝脲(CCNU)	DNA	N
	鬼臼乙叉苷(VP16)	DNA拓扑异构酶抑制剂	G_2/M
	鬼臼噻吩苷(VM26)	同上	G_2/M
影响蛋白合成	门冬酰胺酶(ASP)	门冬酰胺水解,蛋白合成障碍	G_1
	三尖杉酯碱(HRT)	影响核糖蛋白体功能	N
	长春碱(VLB)	阻止微小蛋白聚集,装配	M
	长春新碱(VCR)		M
激素类	肾上腺皮质激素(P)	激素受体	G_1

(一)作用于DNA的药物

1. DNA合成抑制剂

(1)甲氨蝶呤(methotrexate, MTX):在DNA合成抑制剂中,对甲氨蝶呤作用机制的研究进展最大,现已明确其受体是二氢叶酸还原酶(dihydrofolate reductase, DHFA),已分离得到该酶的结晶,同时也搞清了它的氨基酸组成和顺序,还用X光衍射结合分子图像方法建立了二氢叶酸还原酶立体分子图像,使甲氨蝶呤与之结合的情况可用立体透视图像显示出来,从而在分子水平上阐明二者的结合区域的立体配置、疏水区域、电性相互作用强度与距离,并为计算机设计新的二氢叶酸还原酶抑制剂提供一个分子模型(图7-1)。

甲氨蝶呤是二氢叶酸还原酶的抑制剂。后者催化二氢叶酸成为N5,10-甲基四氢叶酸(N5,10-CH_2FH_4)。这是嘌呤和嘧啶在生物合成过程中的关键化合物,它使脱氧尿苷酸(dUMP)甲基化合成脱氧胸苷酸(dTMP)。甲氨蝶呤与二氢叶酸还原酶结合比它的底物二氢叶酸强1000倍,其原因可从它们的分子比较中看出它们的唯一差别在二氢叶酸4位的羟基上。甲氨蝶呤分子与之对应的4位上是氨基,同时在N10位上多一个甲基。由于利用生物同电异素原理,由氨基取代羟基,使甲氨蝶呤分子头部蝶呤环碱性增加3个pK单位,使它在生理pH下,1位氮N1质子化比二氢叶酸中不能质子化的N1与酶活性中心Asp-27的羧基结合更强。一旦结合,蝶呤环在结合区域内电子发生重排,从而提供结合时所需的能量。

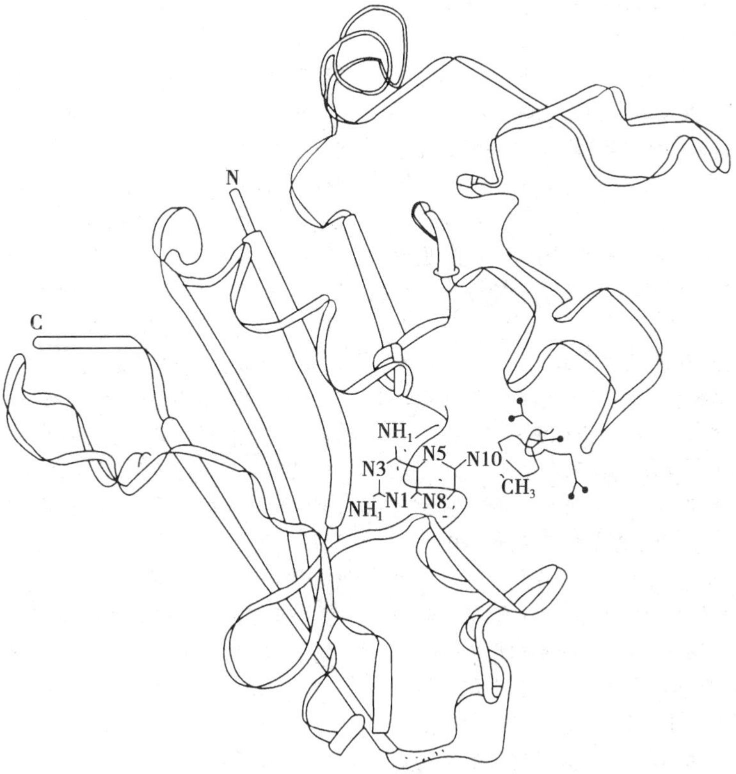

图7-1　甲氨蝶呤与二氢叶酸还原酶结合模拟图

甲氨蝶呤的救援剂为甲酰四氢叶酸(醛氢叶酸,CF)和5-甲基四氢叶酸(5-MFH4)。醛氢叶酸在细胞内可产生四氢叶酸,5-甲基四氢叶酸在正常细胞内易受酶的作用转变为四氢叶酸,而在肿瘤组织中此反应较慢,故可在保持甲氨蝶呤对肿瘤细胞毒性的同时,降低其对正常细胞的毒性而达解救之目的。其救援机制可用图7-2表示。

(2) 嘌呤核苷酸合成抑制剂:这类药物包括6-

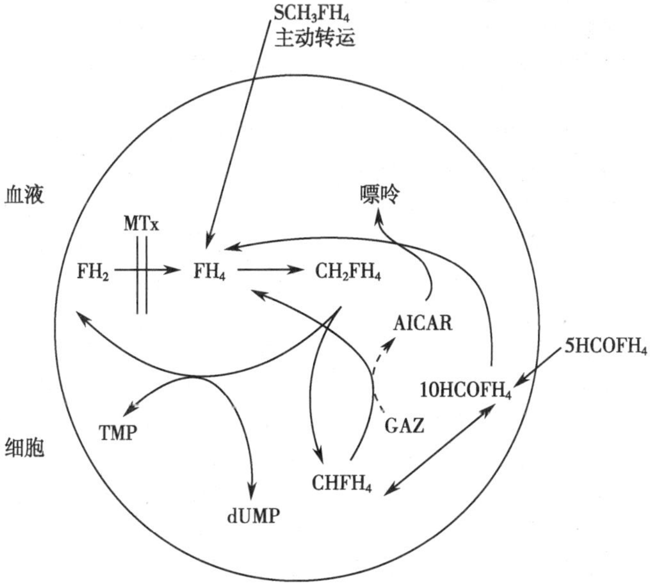

图7-2　甲氨蝶呤的救援剂为甲酰四氢叶酸(醛氨叶酸,CF)和5-甲基四氢叶酸(5-MFH4)作用模式

巯嘌呤(6-MP)、溶癌呤(AT-1438)、硫鸟嘌呤(6-TG)和硫唑嘌呤等。这类药物的结构都是以相应的腺嘌呤、鸟嘌呤或次黄嘌呤为母核,应用生物同电异素原理,以巯基SH或其衍生物取代腺嘌呤4位氨基或鸟嘌呤4位羟基而成的酶抑制剂。6-巯嘌呤的作用机制,现认为是先与次黄嘌呤竞争次黄嘌呤核苷焦磷酸酶,使其本身转为活性的硫代次黄核苷酸或硫代肌苷酸(thioinosine,TIMP),同时也可阻止次黄嘌呤变成次黄嘌呤核苷酸(肌苷酸,IMP)而被利用。硫代肌苷酸的作用是:

1) 抑制磷酸腺苷琥珀酸合成酶,阻止肌苷酸变成磷酸腺苷琥珀酸(AMPS),还阻止后者进一步转变为腺苷酸(AMP),最终干扰核酸合成,故用三磷腺苷(ATP)可抵消6-MP的作用。

2) 阻止肌苷酸脱氢酶使肌苷酸不能转变为黄嘌呤核苷酸(XMP),从而不能生成鸟苷酸(GMP)。

3) 硫代肌苷酸进一步变成二磷酸及三磷酸硫代肌苷(TIDP及TITP),后者可抑制ATP变成辅酶Ⅰ及Ⅱ(NAD及NADP),影响辅酶的功能。

4) 硫代肌苷酸也可转变成硫代三磷酸鸟苷(67GTP)后掺入DNA中,阻止DNA与RNA合成。

(3) DNA多聚酶抑制剂:本类药物包括阿糖胞苷(cytarabine,Ara-C)、环胞苷(Cyto cytidine,Cydo C)、氟环胞苷(AAFC)和氮杂胞苷(SA2 CR)。阿糖胞苷在体内经脱氧胞苷激酶催化磷酸化,成为三磷酸阿糖胞苷(Ara-CTP)活性代谢物才起作用。后者与天然底物dCTP竞争与DNA聚合酶结合,是DNA聚合酶的抑制剂。由于在白血病细胞和淋巴组织中脱氧胞苷激酶的含量较高,故对白血病细胞呈现一定的选择性。在敏感白血病细胞中,三磷酸阿糖胞苷浓度较高,维持较久,对S期细胞抑制明显。

最近研究证实,阿糖胞苷掺入DNA也是它的细胞毒性之一。在人早幼粒白血病细胞株和急性髓细胞白血病患者的早幼粒细胞中,阿糖胞苷是直接掺入DNA的,掺入的量与这些细胞失去克隆性相关。此外,阿糖胞苷掺入DNA还导致染色体形态异常和DNA损伤修复能力降低;其诱导染色体损伤的程度与药物接触时细胞所处周期有关。

(4) 核苷酸还原酶抑制剂:核苷酸还原酶(RR)是将核苷转化成脱氧核苷,即DNA合成和细胞复制限速反应的关键酶,该酶的活性和细胞复制密切相关。生长缓慢的细胞该酶的活性低,生长迅速或恶性肿瘤细胞该酶的活性明显升高。脱氧核苷池很小,故不能长久支持DNA合成,它们须由参入DNA前合成出来。因此,它是一个很好的药物靶子。

核苷酸还原酶抑制剂用于临床者有羟基脲(hydroxyurea,HU)、肌苷二醛(inosine dialdehyde)、腺苷二醛(adenosine dialdehyde)、羟基胍(hydroxy guanidine,HG)和胍那唑(guanazole,GZ)等。羟基脲是此类药的代表。它能抑制核糖核酸还原成脱氧核糖核酸,羟基脲的主要作用方式是抑制核苷酸还原酶,可能通过与核苷酸还原酶辅酶Fe^{2+}形成螯合物使其失去活性。羟基脲对S期细胞有选择性杀伤作用,属细胞周期特异药物。由于它能使G_1/S的过渡发生停滞,可用于细胞同步化,使细胞集中于G_1期,从而增加放射治疗的敏感性。

2. DNA烷化剂 (alkylating agent)又称烷化剂,是一类化学性质很活泼的化合物,能与多种化合物,特别是细胞成分中的功能基因发生烃基反应。即用其本身在体内形成正碳离子取代生物物质中的活性氢或带有未结合电子对基因(亲和基因)形成共价结合。核酸、蛋白质或酶等分子中的羟基、巯基、胺基、羧基、磷酸基等都是亲核基团,易与烷化剂反应。烷化剂的每个分子可有1至多个烃化基因。

烷化剂作用机制可用图7-3来表示。

一个双功能的烷化剂在体内脱去氯离子后,生成一个阳碳离子,它与DNA的一个碱基产生烃基化的嘌呤,进一步反应使DNA联结。交叉联结DNA易于断裂而致细胞死亡。DNA的损害在有些细胞可以修复,可产生耐药性。

事实上,DNA的结构改变之后,其模板功能受到破坏,DNA的复制和转录也必然受干扰,蛋白质合成也受影响。此外,也发现部分烷化剂可浓集于生物膜,包括细胞膜与线粒体膜上等,影响氨基酸等物质的转运,干扰电子和能量的传递,抑制氧化磷酸化或使之解耦联。所以,细胞成分受到烃化作用之后,其功能改变是复杂的。

烷化剂均属细胞周期非特异药物,一般以G_1后期和S期早期细胞较为敏感。环磷酰胺(cyclophosphamide,cytoxan,CTX)、异环磷酰胺(ifosfamide,IF)及氰乙环磷酰胺(trofosfamide,TFF)均属代谢活化烷化剂。本类药的氯乙胺基上的氯不易解离,未代谢前无烃化活性。实践证明,本类药依赖于肝细胞微粒体酶系统,即混合功能氧化酶系,在细胞色素P450的存在下,先经氧化产生4-羟环磷酰胺或醛磷酰胺。它们分解释放出烃化很强的氯乙基磷酰胺,即引起细胞毒的最终产物,此过程即称毒化作用。同时还释放出具有泌尿道刺激作用的丙烯醛,环磷酰胺类所以具有较高的抗癌选择性,是由于在敏感肿瘤细胞中发生毒化作用较强,而在肝肾等组织中,则4-羟环磷酰胺及醛磷酰胺分别转变为化学活动性较低的降解产物:4-酮基环磷酰胺或羟基磷酰胺,

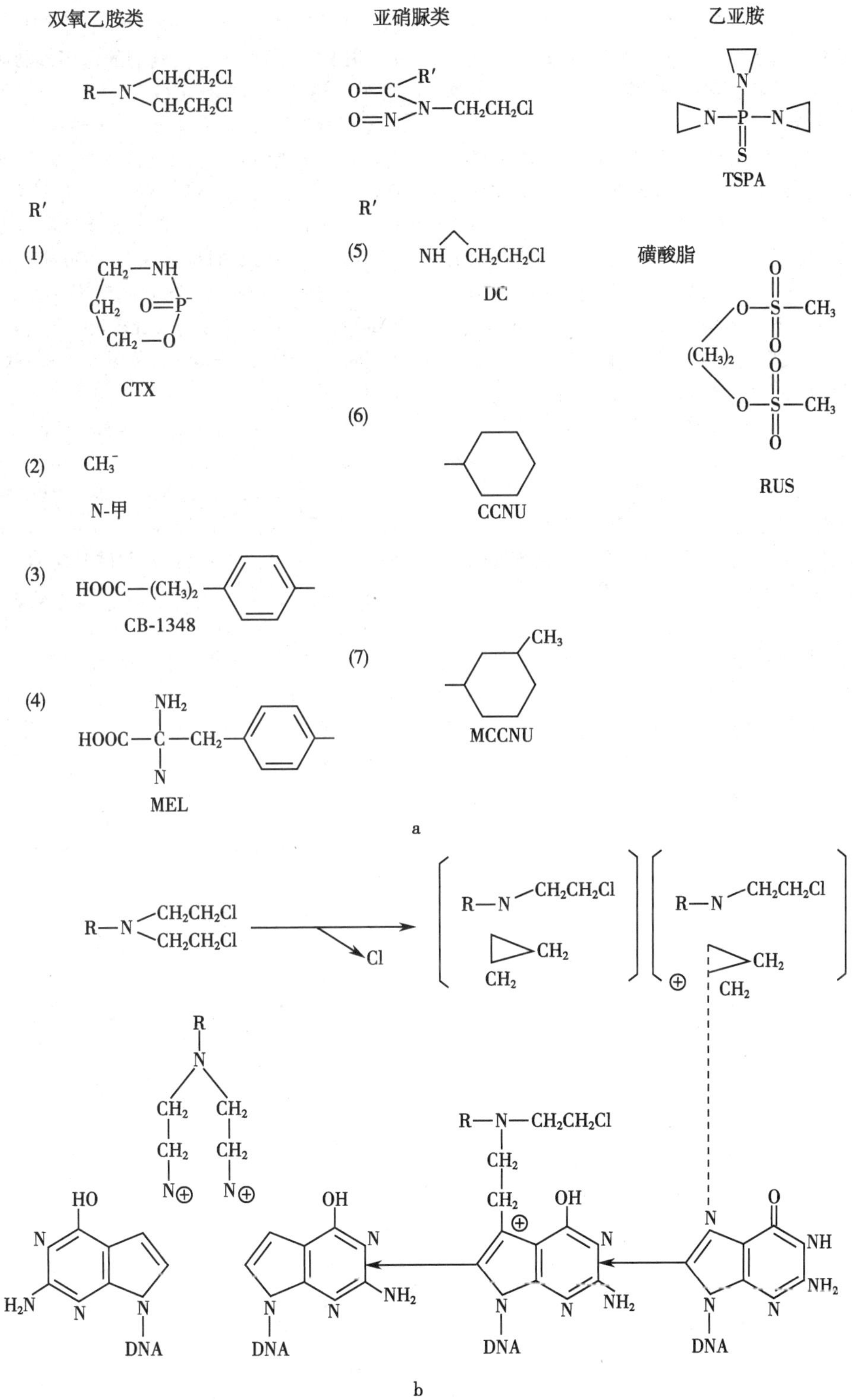
双氧乙胺类
亚硝脲类
乙亚胺
TSPA
R′
R′
(1)
CTX
(2)
N-甲
(3)
CB-1348
(4)
MEL
(5)
DC
(6)
CCNU
(7)
MCCNU
磺酸脂
RUS
a
DNA
b

图 7-3 熔化剂作用机制

随后排泄,故对正常组织的损害较轻。还有认为4-羟环磷酰胺可与巯基化合物结合,生成活性较弱的4-巯基环磷酰胺,后者又可能再活化显效。在不同组织中变为巯基衍生物失活的程度不同,再活化的程度亦不同,因此药物对某些组织的选择性也不同。

根据环磷酰胺代谢活化途径,设计合成4-氢过氧环磷酰胺(4-hydroperoxy cyclophosphamide,4HC)和4-硫代乙碳酸环磷酰胺(AZTA E 7557),已在临床用于白血病自身骨髓移植的骨髓净化。其作用机制由于4HC分子中4-HOO极性基团很活泼,在细胞内很快转变成4-羟环磷酰胺而起作用。相似地,AZTA E转变成相应为4-SH衍生物而起作用。

环磷酰胺要求肝脏微粒体混合功能氧化酶催化激活,故抑制该酶的药物可降低其活化程度。体外实验证明,阿托品、麻黄碱、阿扑吗啡,及在较弱程度上细胞色素C和一些甾体激素可抑制环磷酰胺活化。泼尼松有即发的抑制作用,但每日用药较长期则加快活化速度。合用氯喹可增强环磷酰胺毒性。总之,多种药物可干扰环磷酰胺代谢,影响疗效或毒性,值得注意。

本类属细胞周期非特异药,主要阻断 G_2 期细胞。

3. DNA嵌入剂　放射菌素D、蒽环类、胺吖啶、米托蒽醌、玫瑰树碱和喜树碱都是通过药物分子嵌入细胞的DNA,使DNA链断裂而死亡,这类药物通称DNA嵌入剂。其中最重要的是蒽环类的柔红霉素(DNR)、多柔比星(ADM)、4-去甲氧柔红霉素(DMDR)和表柔比星(EPR)等。由于蒽环类在肿瘤化疗中的重要性,对这类药物的作用机制研究也相当深入,并已取得明显进展。

用紫外位移、荧光淬灭、DNA黏度增加、沉降系数降低等指标,都能证明蒽环类抗生素可以嵌入DNA分子内,从而抑制DNA的复制和转录。为了进一步研究蒽环类药物与DNA受体结合及相互作用,阐明该类药物的构效关系。Quigley合成了与DNR互补的DNA 6个碱基对片段:d(CpGpT-pApCpG),并将此片段与柔红霉素一起孵育,生成橙红色晶体。光谱分析证明,每段6个核苷酸与柔红霉素分子之比为1∶1。因此,其分子嵌入DNA双股螺旋d(CpGpTpApCpG)片段形成的复合物含有两个柔红霉素分子和90个水分子。

根据复合物结晶的X线衍射三维坐标绘制的模式图(图7-4)中可以看出,在图中DNR的ABCD环用黑点勾出位于纸面,相邻碱基对G2-G5*用粗线条表示位于纸面下方。右图则显示DNR嵌入DNA片段d(CpGpTpApCpG),分子间相互作用模式图。从图中可以看出,DNA分子中D环9位羟基和碱基G2上的N2和N3生成两个氢键,D环13位的羰基和碱基C1的O2通过一个水分子生成一个氢键桥。

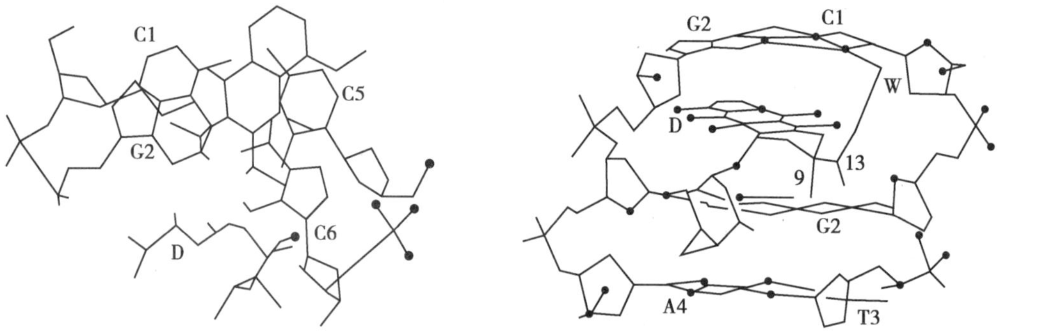

图7-4　DNR与DNA结合模式图

进一步用计算机分子绘图研究复合物构象,以及与药物相互作用和构效关系。在图形7-5中绘出了“移走”两个药物分子后d(CpGpTpApCpG)片段的分子图。由图7-5可以看到,DNA采取了歪扭的右手螺旋结构以适应药物分子的嵌入。中间碱基对AT的堆积方式与B-DNA类似。一般说来,嵌入剂与DNA结合时要引起DNA的解旋。在复合物DNA-d(CpGpTpApCpG)中,除了DNA分子有8°的解旋外,还可看到碱基对G2~C11向大沟(右下侧)一侧发生了移动。这种碱性基对移动主要是由于氨基糖部分位于小沟(左上侧)内,以及DNR分子的O9能与G2生成强的氢键造成的。

DNR分子与DNA片段的相互作用主要是通过氢键和范德华力相互作用,其中氢键作用对抗癌活性是很重要的。由于O9与G2的N2、N3的距离分别为2.91Å和2.61Å,因而O6与N3能形成强的氢键,这就可以解释为什么C9位取代是很重要的,尤其是9位羟基取代对抗癌活性来说是必不可少的。

图7-6将几个位置比较重要的水分子和钠离子绘了出来。DNR分子中的N3原子距离水分子W2、

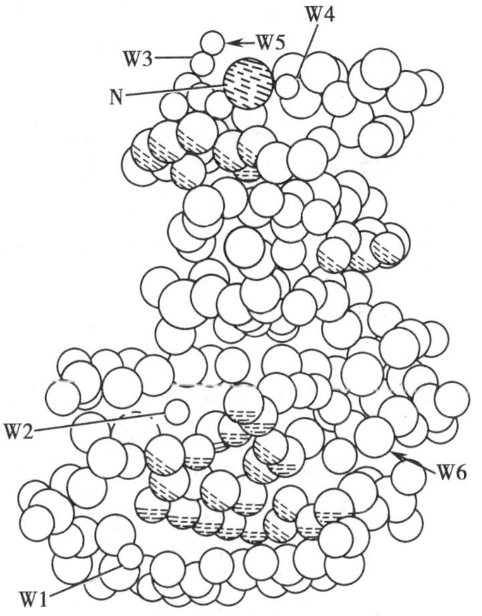

图 7-5 DNR与DNA结合计算机模拟图

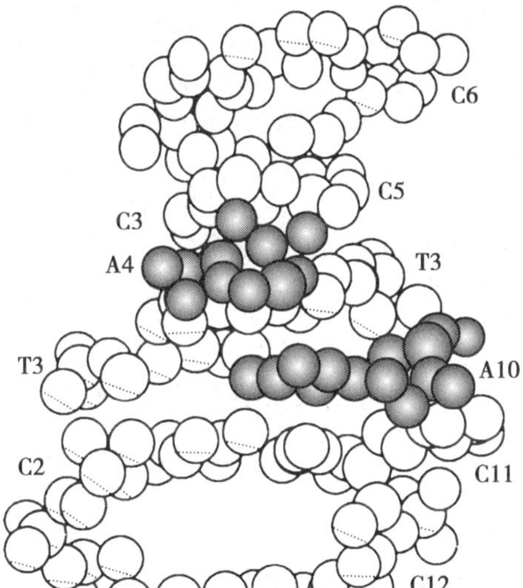

图 7-6 DNA与DNR结合模型
移走一分子DNR

W6 和碱基 C5 的 O2(或 C11)较近,分别为 2.69Å、2.80Å 和 2.62Å,因此,N3 能与三者形成较强的氢键。由此可见氨基 N3 在 DNR 抗癌活性的重要性。Na^+ 能与 G6 的 N1(2.77Å),O4(3.03Å),O5(3.10Å)和三个水分子 W3、W4 和 W5 形成配位体,所以 Na^+ 的存在增强了 DNR 分子与 DNA 的相互作用,增加了复合物的稳定性,从而影响了药物分子的生物活性。

由于蒽醌发色团平面嵌入碱基对 CpG 之间,因此在蒽醌发色基平面上有取代基从空间效应上考虑是不利的,环 D 由碱基对伸向大沟,4 位的取代基越小越好,实验已证明,4-去甲氢阿霉素 DMDR 比 DXR 和 DNR 有更高活性。因为 O14 能与水分子结合形成氢键,这里的水分子又能与磷酸酯骨架形成氢键而起到桥连作用,因而 14 位羟基或酯基取代对提高抗癌活性是有利的,ADM 便是 14 羟基 DNR。

4. DNA 拓扑异构酶Ⅱ(TOPO)抑制剂　新近发现,鬼臼毒素(podophyllotoxin)的抗癌作用是通过抑制 DNA 拓扑异构酶Ⅱ(topoisomerase Ⅱ,Topo Ⅱ)杀灭肿瘤细胞的。进一步研究发现,上述 DNA 嵌入剂也是该酶的抑制剂。在增殖性肿瘤细胞中该酶的含量比正常细胞高,它是抗癌药很好的攻击靶点。尽管这些抗癌药物的作用方式是独特的,但引起 DNA 断裂的位置都是特异的。作为酶的抑制剂,它们和 DNA、酶形成一个三元复合物,即药物-酶-DNA,而使酶-DNA 复合物稳定化,使正常的酶-DNA 复合物无法与 ATP 再结合,因而破坏 DNA 链的通过和复新连环(图 7-7,图 7-8)。稳定化三元复合物可以用 DNA 损伤分析法测定 DNA 链断裂而得到证实。

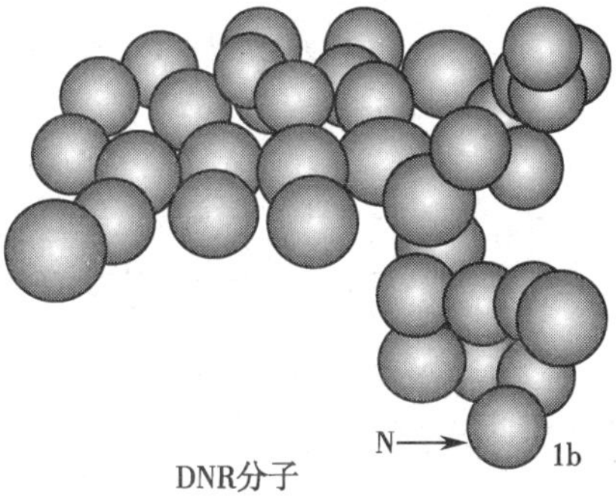

图 7-7 DNR 分子模型

(二)影响蛋白质合成的药物

1. 影响微管蛋白形成的药物　微管(microtubule)和微丝(microfilament)普遍存在于真核细胞内,参与细胞许多功能调节,包括染色体运动、细胞形状变化、内吞外排、稳定细胞表面受体,以及与绒毛、鞭毛的有关运动。在细胞内微管是处于聚合体和可溶性亚基池的动态平衡状态。实验证明,低温、高压及 Mg^{2+} 可使平衡向聚合体方向移动,但 Ca^{2+} 则促进微量的解离。

作用于微管蛋白的药物主要有长春碱类和秋水仙碱,其他类似作用的药物还有美登素、红豆杉醇和鬼臼毒素等。这类药物多属有丝分裂抑制剂,是作用于 M 期的细胞周期特异药物。

长春碱类:本类包括长春碱(vinblastin,VLB)、长春新碱(vincristin,VCR)、长春碱酰胺(vindclsin,

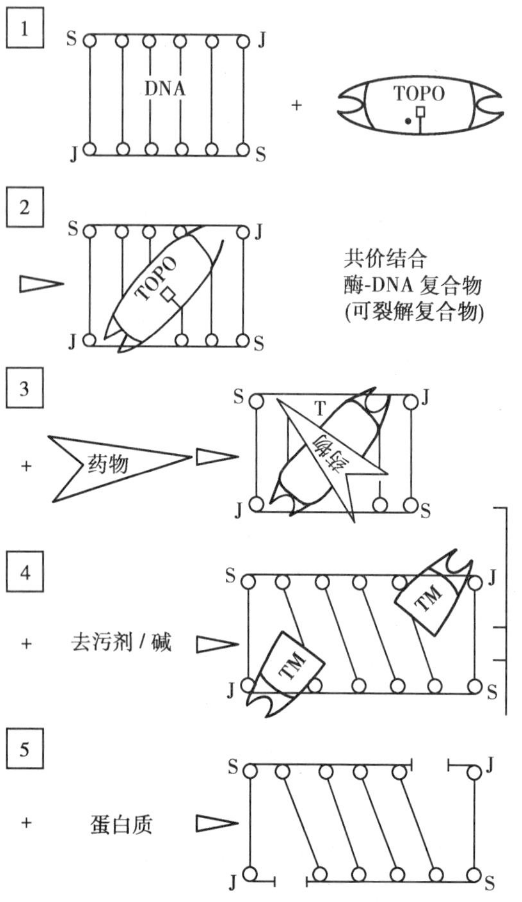

图 7-8　DNA Topo Ⅱ抑制剂作用模式图

VDS）及环氧长春新碱（formyl leurosine）。

VLB 类药物影响微管装配、解聚平衡的主要原因是它们能与微管蛋白特异结合。一般认为，VLB 至少可通过以下 3 种途径与微管蛋白作用：①结合于微管终端，由于空间位阻效应，阻止微管蛋白进一步聚集形成微管；②与微管蛋白上专一性低的亲和力位点结合，影响管蛋白自动聚集；③与微管蛋白上专一性的高亲和力位点结合形成微管蛋白复合物结晶。

鉴于 Ca^{2+} 调素对微管蛋白和纺锤体形成具有调控作用，因此，VLB 类药物对 Ca^{2+} 调素的影响引起了广泛的注意。VLB、VCR 和 VDS 对细胞膜上依赖钙调素 Ca^{2+}-ATP 酶有较特异的竞争性抑制作用。

2. 干扰核糖核蛋白体功能药物　主要有三尖杉酯碱（harringtonine）和它的异构体异三尖杉酯碱（isoharringtonine），同系物高三尖杉酯碱（homoharringto-nine）以及脱氧三尖杉酯碱（deoxyharringtonine）。

三尖杉酯碱能抑制真核细胞蛋白质合成的起始阶段。它加入网织红细胞溶解物的制备中，不久即可使聚核糖体（polyribosome）分解，释放出新生肽链，但不阻止 mRNA 及氨基酰 tRNA 与核糖体结合。超微结构表明，它们对癌细胞中与蛋白质合成有关的细胞器损伤明显，使聚核糖体解聚。近来发现，高三尖杉酯碱能抑制 c-myc 基因的表达，这可能是它的原发效应。本类药对 G_1、S 和 G_2+M 期细胞都有抑制作用，属细胞周期非特异药。

3. 干扰氨基酸供应的药物　L-门冬酰胺酶（L-asparaginase，L-Asp）。某些肿瘤细胞，主要包括淋巴白血病细胞等，不能自行合成门冬酰胺，必须从细胞外摄取。L-Asp 可将血清中门冬酰胺分解，使瘤细胞缺乏门冬酰胺，而致蛋白合成障碍，繁殖受到抑制。而正常细胞可合成门冬酰胺，受影响较小。但有些正常淋巴细胞也需要外源性门冬酰胺，因此，也会产生淋巴细胞减少的不良反应。

（三）肾上腺皮质激素类药物

肾上腺皮质激素，特别是糖皮质激素临床用以治疗急性淋巴白血病、淋巴瘤、骨髓瘤和其他血液肿瘤。它们能促使淋巴细胞的脂肪的解体，却阻止其再酯化与利用，形成细胞内脂肪酸堆积，导致核先破裂，然后细胞解体。这种作用机制，已被新近实验证实是通过与肿瘤细胞内激素受体结合形成复合物，然后移位到核的 DNA 上而致的结果。并且发现敏感肿瘤细胞比正常细胞激素的受体水平高，还在这些肿瘤细胞中鉴定出一些糖皮质激素高度特异的受体。

二、白血病细胞分化诱导剂

对白血病细胞的诱导分化，最近已作为人类急性粒细胞白血病（AML）和骨髓增生异常综合征（MDS）的新疗法而进入临床研究阶段，这种使肿瘤细胞内诱导分化成正常成熟细胞的疗法，给人们提供一种可用较低毒药物，包括使用低于现在临床用的最大的耐受量化疗药，来控制白血病的希望。

迄今多数分化诱导剂的试验多是在体外用细胞株进行评价。常用的细胞株见表 7-2。这些细胞株各代表白血病可能的表型，它们在体外都能终末分化。

分化诱导体外试验通常采用多指标判断。这些指标包括形态变化（如核质比变小、核仁消失）功能变化（如贴壁、吞噬、呼吸爆炸、生长曲线及细胞周期动力学和癌症基因表达的改变）、生化变化（如糖蛋白、核苷酸改变，DNA 合成下降，血红蛋白生成增加，溶菌酶、非特异性酯酶、酸性磷酸酶活性增高）和膜的改变（如细胞表面抗原表达正常化，膜流动性、膜结合蛋白及其转动系统的改变等）。

表7-2 分化诱导试验的细胞株

细胞株	种属	体外形态	分化
HL60	人	早幼粒(细胞)	粒/巨噬(细胞)
HL92	人	原始粒-中幼粒(细胞)	粒/巨噬(细胞)
K562	人	未分化(细胞)	红系(细胞)
KG-1	人	原始粒,早幼粒(细胞)	巨噬(细胞)
M1	鼠	中幼粒(细胞)	粒/巨噬(细胞)
MEL	鼠	幼红(细胞)	红系(细胞)
ML-1	人	原始粒(细胞)	粒/巨噬(细胞)
WEM1-28	人	粒单核(细胞)	粒/巨噬(细胞)

自Friend首次报道用二甲亚砜(DMSO)诱导鼠Friend红白血病细胞系分化以来,发现越来越多的物质均可作为白血病细胞分化诱导剂。Koeffler进一步把分化诱导剂分为生理性和非生理性诱导剂两大类。迄今已有十多种分化诱导剂进入Ⅰ、Ⅱ、Ⅲ期临床试验。白血病细胞分化诱导剂包括化学结构各异的多种化合物,从最简单的平面型极性溶剂二甲亚砜,到结构复杂的抗生素;从生理活性激素和淋巴因子,到肿瘤启动因子都有。

临床现用的抗癌药至少有1/3对一种白血病细胞株有诱导活性。这些诱导剂中活性最强的是用于治疗AML的药物,如DNR、Ara-C和6-TG。一般来讲,有诱导活性的是抗代谢药(如Ara-C、MTX、6-MP)或天然产物(如VLB、抗生素),迄今尚未有烷化剂有诱导活性的报道。

有证据表明,这些诱导剂有特异的诱导分化的药理作用,而非细胞毒作用的结果。当把一些诱导剂在不同细胞株中进行诱导活性比较时,就可显示出特异的诱导分化作用。像放射菌素D在所有受试细胞中均呈诱导分化活性,相对来讲是罕见的。更常见的是像Ara-C诱导红系细胞MEL和K562,以及单核细胞M1、ML-1成熟化,但不诱导粒系细胞HL60和ML-1成熟化。类似结果可见于DNR和DXR。但维A酸似乎只对粒细胞分化成熟的细胞株有效。这些结果提示,诱导剂可以按其产生活性的白血病类型进行分类。而有些药物,如地塞米松可诱导M1细胞成熟,但对HL60则不能,而是增强其他诱导剂的活性;在MEL细胞,对其他诱导剂则有阻断作用。

就临床治疗对策来讲,这些效应多样性有重要意义。对某一药物诱导成熟分化作用的敏感程度不同,可能既反映白血病干细胞的突变性质,又反映细胞成熟程度。在患同一类型的白血病患者中,这种变异程度有待测定。如用VA或TPA处理患者的早幼粒细胞白血病细胞进行原代培养,则呈现相同的分化作用,但对其他ALL或ANLL患者的白血病细胞,其分化结果却不相同。相反,用Ara-C处理的ANLL细胞,分化结果却因人而异。因此,为患者选择有效药物就需精确区分出白血病细胞表型和进行诱导分化药敏试验,进行合理的个体化治疗。

(一)诱导分化的作用机制

虽已对分化诱导剂的作用机制作了大量的研究,但迄今尚未完全明了。已知有活性的诱导剂的化学结构各式各样,是否存在统一终末分化途径尚不清楚。但有几种诱导剂,它们之间的构效关系在很多情况下是高度特异的,反映药物与特定受体的结合,如糖皮质激素、维生素D、维A酸RA及其代谢物。另外一些诱导剂如佛波酯(TPA)、VA和蒽环类,它们诱导细胞分化的活性是和它们在其他体系的生物活性,或对特异酶的抑制作用之间有很好的相关性。

(二)定向分化(commitment)

一个迅速分裂的白血病细胞转化的终末分化的过程是复杂的,其中定向分化是很重要的一步,它代表细胞不可逆地过渡到终末分化的特性。虽然定向分化后的细胞能继续分裂,但其自我更新能力只限4~5代。HL60细胞自我更新能力的丢失,很明显先于细胞定向化。在随机定向前,细胞起码须接触诱导剂一段时间,这段时间称为迟发期(Lag period)。延迟时间的长短因细胞株而异。对MEL细胞接触DMSO必须的迟发期为12~24小时,对HL60接触DMSO或阿克拉霉素为12~48小时。过了这段时间撤去诱导剂,定向化了的细胞仍向终末分化。另一方面,若还不到需要的迟发期就撤去诱导剂,无论诱导剂的浓度多高,细胞仍不能分化。因此,提高诱导剂的浓度能增加迟发期完成后定向转化为终末分化细胞的百分率。同理,连接用诱导剂治疗的意义在于增加以前未定向分化细胞变为定向分化细胞的几率。

这些体外试验资料对设计临床治疗方案有积极

意义。当然，治疗方案应使药物在整个迟发期能维持一个稳定的血药浓度范围。血浆中诱导剂浓度不足可导致降低分化出现程度，当其浓度低于某一阈值时，就不可能有分化治疗效果的出现。虽然细胞可中断药物接触，但只要细胞接触药物总的时间等于迟发期，就不会影响其转化为定向分化细胞的比例。在理想条件下，诱导剂应以最适合浓度连续作用于迟发期。显然，这样的用药方案设计，需要知道 AML 细胞的定向分化动力学和诱导剂的药代动力学。

（三）定向分化的生物化学和分子生物学基础

诱导剂引发白血病细胞的生化变化及分子生物学变化列于表 7-3。虽然可以合理地推测，并非某种生化变化，而是一系列变化的结果导致细胞定向分化，但也并非所有表 7-3 中所列变化都参与了。因此，区分与定向分化有关的生化变化与成熟化表达的变化，以及区分由于分化结果系列化变化与反映细胞周期和细胞分化差别就很重要了。

表 7-3 诱导剂处理的白血病细胞的变化

膜效应：抑制蛋白糖苷化；改变磷脂和脂肪酸代谢；膜流动性改变；降低细胞表面转铁蛋白受体
细胞离子改变：改变 Na^+ 流；增加 Ca^{2+} 水平
调节分子的影响：改变多胺水平；改变前列腺素合成；改变聚 ADP-核糖代谢；增加细胞内 cAMP 水平；蛋白激酶活性改变
对 DNA 的影响：诱导剂掺入 DNA；抑制 DNA 合成；DNA 断裂和折叠；胞苷低甲基化；非组蛋白中高流动性蛋白丢失，调节维 A 酸受体 RAR 和 c-myc 基因改变

由于发现的第一类诱导剂是低分子量平面型极性溶剂。这些溶剂只有在较高浓度（0.1mol）时才有活性。早期的研究发现，它们诱导分化中抑制活性与磷脂膜的转变温度相关。进一步研究显示，除修饰膜流动性能力外，有效诱导剂化学上属于 Lewis 碱，即有游离的电子对可以形成氢键。据此推测，诱导剂微扰膜的能力能改变膜的转运性质，或引起第二信使的释放。

用 MEL 细胞研究证实，用 DMSO 处理后，的确出现离子转运的变化。这提示钙离子转运速率是 MEL 细胞定向分化的限速步骤。DMSO 由于抑制钠泵而增加钙的转运，细胞内钙离子增加可能活化或抑制一些酶系从而改变细胞内调节物质分子水平，最终影响基因表达而产生定向分化的细胞。然而迄今尚未有较明确的证据证明细胞定向分化与某一些生化变化相关。以后相继发现的新分化诱导剂，包括作用比 DMSO 强 10^8 或具有特异受体的化合物都表明除了质膜以外，必须考虑其他作用点的存在。事实上，用 5 溴脱氧尿苷作诱导剂使 HL60 细胞分化，它的作用点，也就是它的受体已经证明是 DNA。

对癌基因特别是 c-myc 在白血病细胞分化作用已有较深入研究。在许多生物系统中，细胞增殖或分化状态改变，c-myc 表达都有异常变化。在 K562、MEL 和 HL60 细胞分化早期，都可出现 c-myc 表达降低和 c-myc 转化（turnover）的改变。在加入诱导剂 DMSO，次黄嘌呤或己次甲基双乙酰胺于 MEL 细胞，c-myc 转录水平在 1～2 小时内下降 10 倍，在接触诱导剂 8～24 小时这段时间，c-myc 又暂时回到处理前表达水平，当细胞分化时 c-myc 水平又再下降。用含有 c-myc 融合于病毒启动子的质粒转染 MEL 细胞研究 c-myc 异常双相表达时，转染的外源 myc 基因抑制 MEL 细胞分化，而在某些情况下则是完全阻断。这表明 c-myc 在开始的下降对细胞定向分化是至关重要的，相似地用含有 c-myc 正义（sense）或反义序列重组质粒转染细胞效果却不一样。用正义序列转染的细胞开始 myc 表达降低，但又迅速恢复，并迅速向红系定向成熟。与此相反，用反义 myc 转染的细胞，则显示在 c-myc 表达和分化的延迟。因此，证实 c-myc 在 MEL 细胞分化的调节作用。然而 c-myc 表达这种双向变化在细胞定向分化的真正意义还不完全明了。

从临床观点来看，了解诱导剂作用机制对患者合理使用诱导剂相信会有很大的帮助。

（四）ATRA

维 A 酸受体 RAR 是核受体家族之一。这类受体共同特征是它们能结合在 DNA 调节区域称为靶序列（target sequence）或激素反应元件（hormone response elements，HREs）上，并且以依赖配体方式活化基因转录。RAR 是与 RXR 的异二聚体（heterodimer）与 DNA 的有义序列（consensus sequence）AGGTCA 五个核苷酸结合。RAR-RXR 结合一分子全反式维 A 酸和一分子顺式维 A 酸（all trans RA 和 9-cis RA）。还有证据证实无激素的受体能抑制基因的转录。在这些核受体中有几个结构区已经被鉴定清楚，这些蛋白生物的活性是由它们产生的。这些受体与 DNA 相互作用是通过一个保守的 DNA 结合区（C），它含有两个锌指（zinc finger）基序（motif），而它们是由含有几个与锌原子配位纵轴排列重复的半胱氨酸残基组成的。C 区允许核受体紧密地结合到 DNA 反应元件上。配体结合在受体羧基端，一个清楚定义配体结合区（E）上。在此辖区不仅有结合配体的序列还有与核转位，二聚体化，转化作用和热休克蛋白相互作用序列。F 和 D 区的功能未知；虽然在铰链区（hinge domain）D 至少有两个特异区域的序列存在。核受体是以二聚体与 DNA 结合的，而且在 DNA 和配体结合区的二聚化界面已经阐明。对 RAR，合适的二聚体是与 RXR 组成的二聚体。t-RA 结合在 RAR 上，RXR 参与维 A 酸的信号传递是通过直接与 t-RA 的代谢物 9-cis RA 相互作用。

RAR 有三个亚型，RARα、RARβ 和 RARγ 组成。在人类和啮齿动物等都发现这些亚型的存在。人类 RAR 在它们的 DNA 和配体结合区之间的同源性很高。RAR 与一些肿瘤细胞的发生及分化有密切关系，绝大多数急性早幼粒细胞白血病（APL）的患者伴有 RARα 亚型结构改变，这种改变是由于染色体移位 t（15；17），产生融合蛋白 PML-RARα。PML-RAR 能够对 RAR、RXR 和 PML 功能在维 A 酸存在或不存在情况下发挥决定性负面癌基因作用。与 RARα 不同，PML-RARα 在溶液中是以稳定的二聚体存在，PML 部分是缔合作用稳定化的根源。与 RARα 不同，PML-RARα 并不需要 RXR 参与与 DNA 靶序（即 RARE）有效结合，这就可以部分地解释 PML-RARα 均二聚体（homodimer）改变 RARα 由 RARE 介导转录活性的能力。然而，PML-RARα 均二聚体显示与 DNA 结合的倾向是明显不同于 RAR-RXR 异二聚体的、增加 RXR 浓度能把反应元件移到更适合于 RAR-RXR 异二聚体结合。意外的是这后一种情况的出现并没有 PML-RAR 均二聚体离解，而导致含有一个或两个 RXR 分子的三聚体和四聚体形成。PML-RAR 而非 RAR 对 RXR 定位起到决定性的影响，这种影响可以通过加进维 A 酸而得到克服。这就提示 PML-RAR 能够抑制许多牵涉到 RXR 异二聚体的基因通路，包括 RAR 介导的通路。因此，维 A 酸治疗可以翻转早幼粒细胞分化受到的阻断，通过克服 PML-RARα 对 PML 分布和 RXR 的定位的决定性影响而使疾病缓解。结果，RXR 的异二聚体（PML-RAR/RXR 和 RAR/RXR）可能影响配体介导的涉及分化的关键 DNA 靶序的转录。概括起来，这些证据说明疾病的缓解需要相对高的 t-RA 药物浓度才能发挥作用。

三、肿瘤血管生成抑制剂

沙利度胺（thalidomide，反应停）原本用于治疗妊娠呕吐，后来发现它能引起胎儿畸形而被淘汰。近年来因发现该药对难治、复发和晚期多发性骨髓瘤有效。初步研究表明它具有免疫调节和抑制血管生成作用。但还需进一步证明。

四、白血病骨髓净化剂

白血病患者自体骨髓移植时骨髓中残留白血病细胞的清除是骨髓移植后患者是否复发的关键。

用于白血病骨髓的净化药物有 4-HC、AZTA-E-7557 和亲溶酶体剂 W2。

4-HC 和 AZTA-E-7557 是根据环磷酰胺代谢活化途径，设计合成 4-氢过氧环磷酰胺（4-hydroperoxy cyclophosphamide，4-HC）和 4-硫代乙碳酸环磷酰胺（AZTA-E-7557）已在临床用于白血病自身骨髓移植的骨髓净化。其作用机制由于 4-HC 分子中 4-HOO 极性基团很活泼，在细胞内很快转变成 4-羟环磷酰胺而起作用。相似地，AZTA-Z 转变成相应为 4-SH 衍生物而起作用。AZTA-E 比 4-HC 稳定，用这种药物在 80 ~ 100μg/ml 时能杀死大部分白细胞干细胞及祖细胞，但能保留多能造血干细胞。

亲溶酶体剂 W2 作为白血病骨髓净化剂，是根据粒细胞白血病细胞富含溶酶体，溶酶体内的 pH 低的特点设计的一类长脂肪链哌吡嗪衍生物，它的作用机制是特异地积聚在溶酶体内，使溶酶体膜破裂释放出蛋白水解酶将细胞溶解。它已成功地用于临床白血病骨髓净化并取得较好的疗效。

第三节 血液肿瘤靶向治疗

（一）小分子药物

1. 作用于酪氨酸激酶　STI571（gleevec）是新近用于临床治疗慢性粒细胞白血病的一类双芳基咪唑药物。它的作用靶点是酪氨酸激酶家族中 Abl 和 c-kit 蛋白激酶，而对酪氨酸激酶家族中其他 50 多种却没有作用。进一步研究将人 Abl 蛋白催化区和 STI571 共结晶，测定它的 X 线衍射结晶图的三维图像显示，Abl 像其他激酶一样有一个"活化区"。它在酶添加一个磷酸基到其他蛋白前，必须有一个磷酸基在那里。这就改变了它的形状或构象，打开活化区可以与 ATP 与靶蛋白结合。但结晶结构显示，STI571 是与非活化构象结合，从而把它锁定在非活化构象。

当激酶活化时，它们的构象都很相似，但激酶关闭时它们的构象却极不相同从而证明 STI571 对 Abl 有特异作用。

2. 作用于细胞周期蛋白依赖性激酶（cyclin dependent kinase，CDK）　靛玉红是我们从中药复方当归芦荟丸分离出来的，治疗慢性粒细胞白血病的有效药物。对它的抗肿瘤作用机制研究作了一些探索，初步发现它对肿瘤细胞的 DNA 合成有抑制作用，并与 DNA 形成弱的结合。最近国外有学者对此作了进一步研究，他们合成一些靛玉红的衍生物，并用一系列激酶筛选这些衍生物发现，靛玉红的衍生物对 CDK 有选择性的抑制作用。他们比较了这些衍生物作用强弱，按从强到弱顺序排列：靛玉红-5-磺酸>5-氯靛玉红>靛玉红-3-单肟>靛玉红>异靛蓝

>靛蓝。CDK2 与靛玉红-3-单肟和靛玉红-5-磺酸的结晶 X 线衍射图显示，靛玉红是通过范德瓦尔力和三个氢键与激酶的 ATP 结合位点相互作用的。但是对 CDK 抑制最强的靛玉红-5-磺酸，由于极性太强不能通过细胞膜在体外抑制白血病细胞试验无效，我们也曾经在体内试验发现它无效。至于其他靛玉红衍生物是否通过这种机制起作用还须进一步证实。

（二）大分子药物——单克隆抗体

以上介绍的都是小分子药物，生物大分子药物中单克隆抗体是针对靶点（抗原）而设计的"人造"（artificial）药物。

1997 年 11 月，美国 FDA 批准在市场上销售 Rituxan TM，一种 C2B8 抗体，可用于治疗复发的或难治惰性的或滤泡性的，CD20 阳性 B 细胞非霍奇金淋巴瘤（NHL）。据在美国一项研究中，在 166 名化疗无效（耐药）患者中有 80 例患者肿瘤缩小 50%，或者在随后四周输注中，于 10～12 个月出现中值预期反应。在后面进行的两项独立的研究中，200 例复发性低危淋巴瘤患者经本品治疗后的反应率分别为 46% 和 50%。这表明用抗体治疗血液肿瘤是有效的。有关它的研究机制现在还不十分清楚，推测是通过抗体依赖的细胞毒作用（ADCC）以及补体依赖的细胞毒作用（CDCC）或诱导细胞凋亡。

笔者制备了抗 CD20 的单克隆抗体 HI47，在第四届国际人类白细胞分化抗原会议上被命名为 $CD20^+X$。笔者利用噬菌体显示技术克隆到 HI47 可变区基因，利用该基因构建了嵌合抗 CD20 Fab 片段，并在大肠杆菌中可溶性分泌表达。利用 ^3H 掺入法测定嵌合抗 CD20 Fab 片段对人 B-淋巴瘤细胞株 Raji 细胞生长影响，结果发现嵌合抗 CD20 Fab 对 Raji 细胞的生长具有较明显的抑制作用，与 Rituxan 具有相似的抑制活性。体内裸鼠人 B-淋巴细胞移植瘤生长抑制实验证明嵌合抗 CD20 Fab 片段有明显的抑制肿瘤生长的作用。

对它的抑制肿瘤机制进行初步研究，利用流式细胞仪测定嵌合抗 CD20 Fab 片段能诱导 Raji 细胞凋亡活性试验显示，其诱导 Raji 细胞凋亡活性几乎是 Rituxan 的两倍。这表明它的作用机制可能是促使肿瘤细胞凋亡。

第四节 靶点新药的设计

分子药理学研究目的之一是如何指导发现和设计新药。药物受体概念的扩大和分子生物学以及其他新技术的发展使药物新的靶点不断发现大大促进新药的发现。与经典方法不同，基于已知靶点的新药设计是近代药物开发的主流，与高通量筛选技术结合取得了很大成功。对于已知靶点（受体）的新药设计基础就是在第一节提到的药物-受体相互作用，药物必须与其作用受体或靶点结合才能发挥其作用，这就是 Ehrlich 提出的"没有结合就没有反应"。药物与靶点（受体）的相互作用就像一把钥匙插进一把锁一样，钥匙的牙要与锁孔匹配才能把锁打开，这就是要求药物的结构要与靶点或受体的结合位点或活性中心的构型和构象互补。这正是 Ehrlich 提出的"lock 和 key"的理论。当然从现代的观点，受体和配体都不是刚性结构的，特别是生物大分子的受体是柔性的，而且在药物和受体刚接触时还发生构变。但它们结合的稳定构型和构象都是能量最低的。这时药物和受体的构型和构象要求严格匹配。在这层意义上说"lock 和 key"的理论还是适用的。

在这里需要指出的是有结合不等于有反应，但结合是必要的条件；结合有强有弱，反应有激动和拮抗或活化和抑制。所以，一般在筛选出先导分子以后再根据目的和要求进一步优化出理想药物。下面以膜蛋白分子酶和基因作药物靶点设计新药的一些例子，具体说明药物设计的过程和结果。但在开始先以笔者的白血病骨髓净化剂——亲溶酶体剂的设计，优化和临床应用作为简单例子了解设计的全过程。

一、白血病骨髓净化剂——亲溶酶体剂的设计

亲溶酶体剂 W2 作为白血病骨髓净化剂是根据粒细胞白血病细胞富含溶酶体，溶酶体内的 pH（3～5）低的特点设计的一类长脂肪链哌吡嗪衍生物，它的作用机制是特异地积聚在溶酶体内，使溶酶体膜破裂释放出蛋白水解酶将细胞溶解。它已成功地用于临床白血病骨髓净化并取得较好的疗效。

选择哌吡嗪作为药物的母核是因为它的分子含有两个叔胺基，一个可以用来连接活性必须的长的碳链，这条长的碳链具有高度亲脂性使整个分子能自由通过细胞膜和溶酶体膜，而与它连接的叔胺基的 pKa 为 5～9，一旦进入溶酶体内叔胺基就质子化带正电荷而定位在溶酶体内，并以其亲脂性长的碳链伸入溶酶体膜脂质层改变膜的表面张力，使溶酶体膜破裂，释放的溶酶体酶将细胞溶解，从而杀灭细胞。另一个叔胺基可以连接不同的取代基，从合成的角度是比较有利的。以取代基的油水分配系数（logP）作为参数，研究增加取代基的油水分配系数对分子活性的影响。从实验结果（表 7-4）采用多元

表7-4 亲溶酶体剂取代基·物理参数和活性

No.	Group	logP	(logP)^2	log1/C*	log1/C#	Error
1	H	5.14	26.42	5.33	5.21	0.12
2	CH_3	6.02	36.24	5.60	5.40	0.20
3	Et	6.56	43.03	5.52	5.45	0.07
4	Bu	7.64	58.37	5.12	5.38	-0.26
5	Oct	9.80	96.04	4.80	4.63	0.17
6	EtOH	5.13	26.37	4.73	5.20	-0.47
7	Suc	3.57	12.74	4.54	4.53	0.01
8	Lys	4.82	23.23	5.31	5.11	0.20
9	Dods	11.96	143.04	3.00	3.05	-0.05
10	Imd	6.55	42.90	5.45	5.44	0.01
11	$N(EtOH)_2$	3.93	15.44	4.73	4.72	0.01
12	Morphlin	5.89	34.69	5.38	5.37	0.01

*实验值 #理论值

回归方法得出一个方程式：

$$\log(1/C_{50}) = 1.54(0.21) + 1.215(0.213)\log P - 0.089(0.013)(\log P)^2$$

$$(n=12, r=0.959, s=0.23, F=46.75, \log P=6.82)$$

式中n代表化合物数目，r代表相关系数，s是标准差，F是显著性测验，logP是最高活性化合物的油水分配系数值。

根据这一结果，可以发现增加取代基的油水分配系数是可以提高药物分子杀灭白血病细胞的活性，但增加到一定程度就到达最高值，再增加取代基的油水分配系数反而降低其活性。因此，通过取代基的油水分配系数这一参数与活性关系的分析，可以得出它们构效关系方程式。从这一方程式可以检查它的精确性和可靠性。同时也根据该方程对新设计的化合物的活性进行预测。即计算出设计新的化合物的油水分配系logP数值代入方程就可计算出该化合物的活性。进一步对方程进行分析，通过改变油水分配系数来优化化合物的目的已经达到，即通过增加油水分配系数使活性提高到最大值的化合物，已经包括在所合成的化合物系列中，因此没有必要再合成了。当然研究者可以在此基础上进一步选择其他参数再进行优化或一开始就用多参数进行优化，但从方程的相关系数 r=0.959 来看，$r^2=0.92$。这就是说，只用logP这一参数已经能够说明活性变异的92%，这已是很高的相关了。

最高活性的化合物不一定是理想的候选药物。第二步就要进行毒性优化，就是从活性较高的化合物中挑选毒性相对较低的化合物，也即相似于化疗指数。在此系列中，选择代号为W2和W3两个化合物进行比较，比较它们对人CFU-GM和CFU-L作用。结果发现W3对两者抑制作用强于W2，但它的化疗指数却小于W2（图7-9，表7-5）。因此选择了W2作为候选药物作进一步研究。首先在小鼠体内进行模拟骨髓净化实验。但实验小鼠用致死量照射，输进骨髓就可延长它的寿命。但如果输入的骨髓含有5%的白血病细胞（模拟临床自体骨髓移植）小鼠不死于放射病而是死于白血病。如果将含有5%的白血病细胞的骨髓先用W2处理（模拟临床自体骨髓净化）后再输入小鼠体内，则大部分小鼠可以长期存活（图7-10），证实了它在体内的有效性。

表7-5 IHW2对CFU-AML和正常CFU-GM的杀伤作用（%，X±s）

IHW2（μg）	细胞数回收率（n=29）	AML骨髓CFU-GM%（n=36）	正常骨髓CFU-GM%（n=12）
34	79.5±18.8	36.9±30.8	75.5±20.7
51	71.7±23.1	14.4±21.3	69.5±38.1
68	40.4±28.4	2.7±6.9	42.1±34.6
85	25.3±25.9	0	19.4±16.5
102	16.3±26.2	0	2.5±5.6

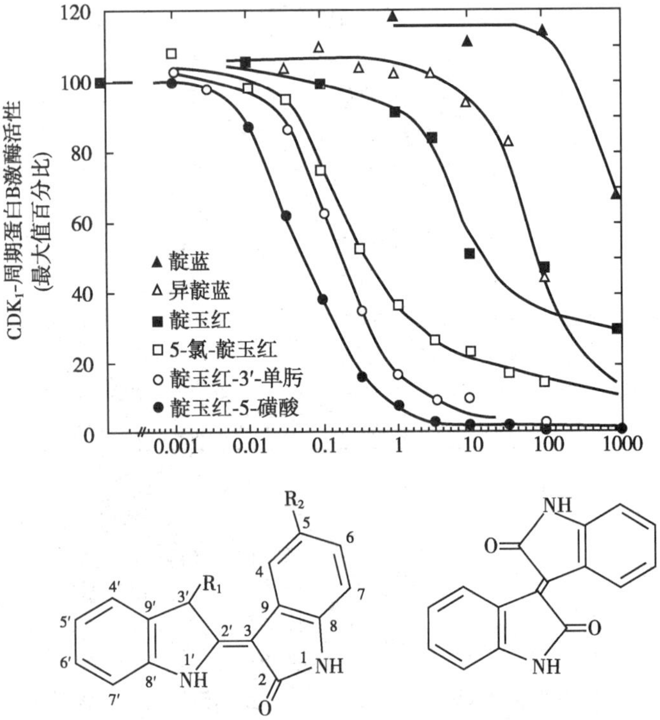

R1:=NOH, R2:—H 靛玉红-3′-单肟 异靛蓝

R1:=O, R2:—Cl 5-氯-靛玉红

R1:=O, R2:—SO_3H 靛玉红-5-磺酸

图 7-9 IHW2 和 IHW3 对 CFU-GM 和 CFU-L 作用比较

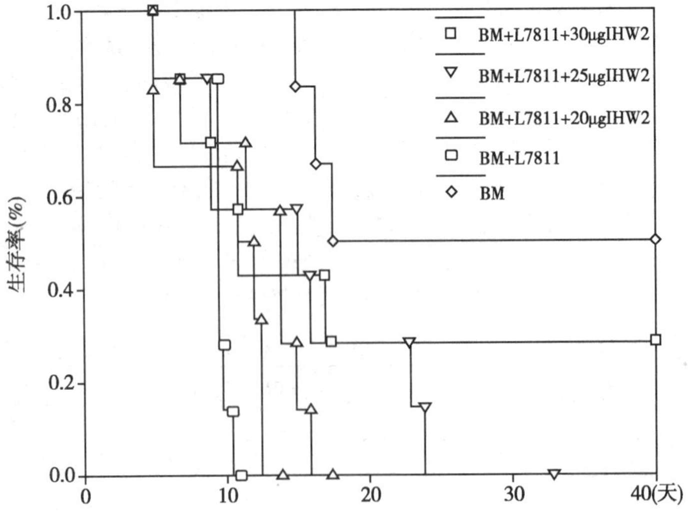

图 7-10 亲溶酶体剂 IHW2 治疗小鼠的生存曲线

在上述实验基础上，将 W2 用于临床粒细胞白血病患者的骨髓净化取得很好效果。

二、以酪氨酸激酶作靶点的药物设计

目前已经知道有数种癌基因产物与受体有同源性(图 7-11，表 7-6)。

这些产物与生长受体(EGFR)相似，在细胞内都含有酪氨酸激酶 PTK，与相应配体结合后 PTK 活性增高，催化受体自身磷酸化及底物磷酸化，导致促增殖信号的传递，促使肿瘤增殖。因此，PTK 是控制细胞增殖、分化信号途径关键组分。PTK 活性由于活化突变或过度表达在许多人的肿瘤出现，因此亦是抗肿瘤药物一个很好的靶点，PTK 抑制剂是目前抗肿瘤新药开发的热点。

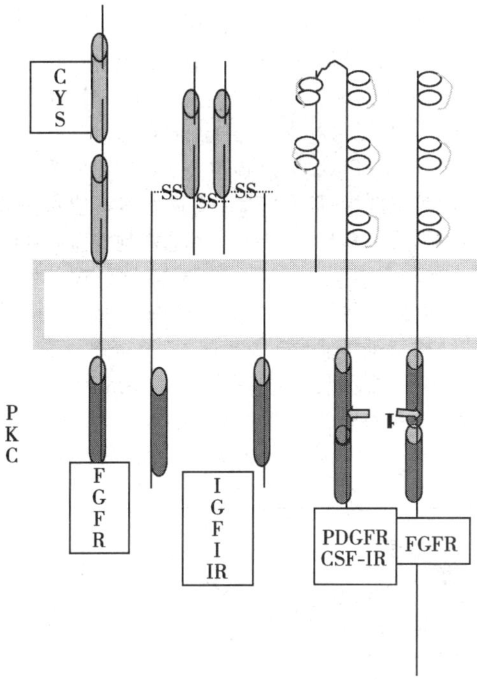

图 7-11 癌基因产物与受体有同源性

表 7-6 与癌基因同源的受体

癌基因	受体	癌基因	受体
erb-B	EGFR 的细胞内部分	ros	INSR 的 β 亚基
		fms	CSF-1R
neu	EGFR 样受体	fos	IL-2R
erb-A	T3 受体	v-kit	PDGFR

目前临床开发主要通过两种途径，针对酪氨酸激酶功能区的小分子抑制剂和针对外功能区的单克隆抗体，如已在临床试验的抗 EGFR 的单抗 C225，抗 HERE2 的注射用曲妥珠单抗(herceptin)以及抗 KDR 的 pC101。前者通过抑制自磷酸化阻断信号传递，后者阻断与配体结合。但这些酪氨酸激酶参与正常细胞信号传递。因此，开发的酪氨酸激酶抑制剂必须有高度选择性，而对其他激酶无作用或作用不大。

1. STI-571 STI-571 是新近用于临床治疗慢性粒细胞白血病的一类双芳基咪唑药物。它的作用靶点是酪氨酸激酶家族中 Abl 和 c-kit 蛋白激酶。编码 Abl 蛋白的癌基因 *abl* 是过去 25 年鉴定几百个基因之一，它异常活化能导致肿瘤。这个蛋白提供了一个很好的药物靶点。但很多癌蛋白，包括 Abl 属于细胞内最大的蛋白激酶家族，它们从 ATP 转移一个磷酸根到蛋白上。因此，任何尝试消灭变异激酶可能很容易对肿瘤患者产生大量附带的损伤和难以接受的不良反应。但 STI-571 是一个很特殊的例外。它是在 1990 年早期筛选出对 PDGF 的 PTK 有抑制作用的一系列 2-苯胺基吡啶药效基团衍生物中，经过进一步优化得到 STI-571，原先命名为 CGP57148，发现它同时也抑制 Abl 和 c-kit 蛋白激酶。但它对酪氨酸激酶家族中其他 50 多种却没有作用。

进一步的结构机制(structural mechanism)的研究，将人 Abl 蛋白催化区和 STI-571 共结晶，测定它的 X 线衍射结晶图的三维图像显示，Abl 像其他激酶一样有一个“活化区”。它在酶添加一个磷酸基到其他蛋白前，必须有一个磷酸基在那里。这就改变了它的形状或构象，打开活化区可以与 ATP 与靶蛋白结合。但结晶结构显示，STI-571 是与非活化构象结合，从而把它锁定在非活化构象。

当激酶活化时，它们的构象都很相似，但激酶关闭时它们的构象却极不相同。这就证明 STI-571 对 Abl 特异作用。蛋白激酶催化区采取特征的非活性构象的能力将证明是这类蛋白的印记，同时也提供了一个新的靶。

2. SU5416　SU5416 也是以 PTK 作靶点开发出来的新药。它从含有十几万个化合物库中筛选出的氧化吲哚药效基团的衍生物中，采用不同取代基，以构象关系分析优化而得到的两个新的化合物 SU4987 和 SU5402。这两个化合物能抑制成纤维细胞生长因子受体 1（FGFR1）的激酶活性而且显示出对其他受体激酶分化的特异性。同时测定了 FGFR1 的 PTK 区与化合物结合的复合物的晶体结构，结构机制的研究阐明它们结合的结构特征。从 SU5402 进一步设计合成出这一系列衍生物中发现，SU5416（图 7-12）对 VEGF 受体 1（Flk-1）的 PTK 有特异的抑制作用。

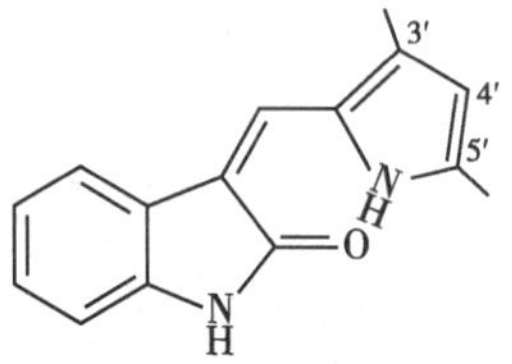

图 7-12　SU5416 结构式

现在认为受体酪氨酸激酶（RTK）是直接或间接与血管有关。许多实体瘤的增殖与转移都与 VEGF 和它的受体 Flt-1 和 Flk-1/KDR 相关，因此预测对它的抑制将对肿瘤血管形成会有抑制，进而抑制肿瘤的生长。采用单克隆抗体中和 VEGF 或阻断 VEGF 与 Flk-1/KDR 结合，或开发能渗透过膜抑制 Flk-1 受体上酪氨酸残基依赖于 VEGF 磷酸化的小分子，都能抑制肿瘤血管形成。

SU5416 就是对 VEGF 受体 1（Flk-1）的 PTK 有特异的抑制作用的小分子。SU5416 能抑制 VEGF 驱动的人脐带血管内皮细胞（HUVEC）丝裂作用，并呈剂量依赖关系 $IC_{50}=0.04\mu mol/L$，与此形成对照，它阻断 HUVEC 的 FGF 依赖的丝裂作用的 $IC_{50}=50\mu mol/L$，相差 1000 倍的选择性（图 7-13）。这与

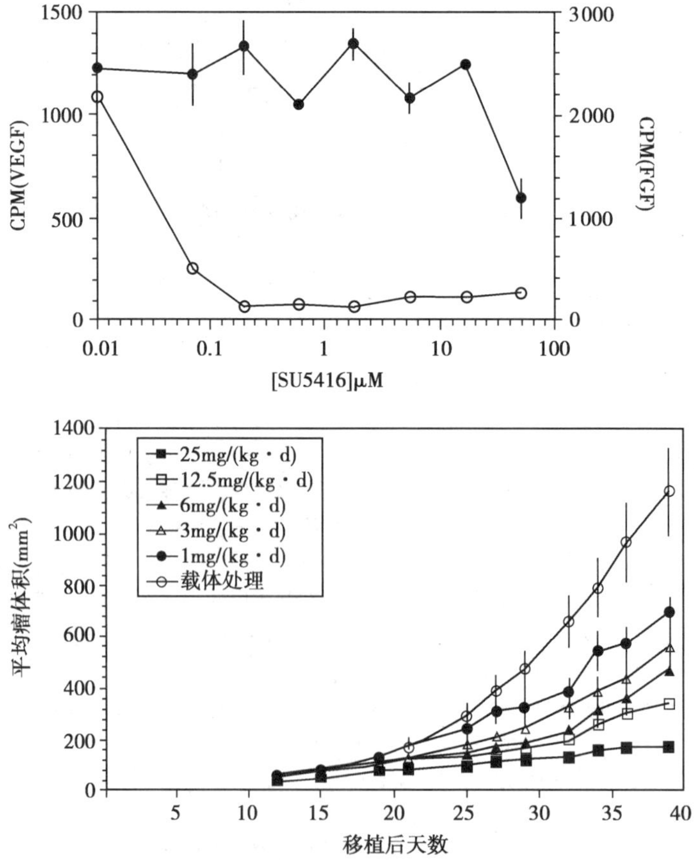

图 7-13　SU5416 的 IC_{50}

SU5416 不能阻断游离的 FGF 受体自磷酸化相符，证实了 SU5416 能阻断人细胞 VEGF 信号传递，并有力地提示它也能抑制与小鼠 Flk-1 受体上酪氨酸的同源性的 KDR 的酪氨酸激酶的活性。体内实验证明它对裸鼠移植瘤的生长有抑制作用。现正在进行临床试验。

3. ZD-1839　同样作用于酪氨酸激酶的抑制剂 ZD-1839 是一种合成的小分子药物，属苯胺喹唑啉化合物，分子量 447。ZD-1839 具有很好的抗肿瘤作用和很高的选择性。通过口服，ZD-1839 可达到有效浓度，而且耐受性在可接受范围。目前正在进行临床试验。

三、以 p53 基因作靶点的新药设计

抑癌基因 *p53* 被称为基因警察，肿瘤抑癌蛋白 p53 通过降低细胞分化或诱导细胞定向自杀来应答 DNA 损伤。p53 的作用是通过防止恶化突变的细胞继续生长而帮助短周期肿瘤的形成。可是 p53 本身容易受到损伤，这种损伤被认为一半与肿瘤的发生有关，突变的 p53 在人的肿瘤频率很高，这包括皮肤癌、乳腺癌和直肠癌等。

为了停止细胞分裂或驱动细胞自杀，p53 需要调节不同基因的活性，这要求它第一步要结合到基因调节系列的 DNA 上。许多突变能使 p53 失活而引起蛋白错误折叠，产生一个没有刚性三维构象的分子，而它正是这种结合所必需的。

这种有残疾的分子就像散了架似的，因此寻找一个能把它“勾住”使突变 p53 处于能与 DNA 接触的正确位置的构象（图 7-14）。要筛选出这种分子，首先要解决能识别正常的 p53 构象。幸运的是，在此之前已经有能够识别正常的 p53 构象部分的单克隆抗体 mAb1620 和识别失活的 p53 构象部分的单抗 mAb240。首先采用 mAb1620 从超过 10 万个化合物中筛选出能增加跟正常 p53 结合的化合物，然后在试管中试验挑选出来的化合物对突变 p53 的作用。通过这些试验的化合物进入下一步的测试哪一些在培养的肿瘤细胞能纠正突变 p53 蛋白。只有少量化合物通过这些测试，这些化合物能引起合适折叠 p53 的量增加，并且恢复突变 p53 蛋白活化基因的能力。

图 7-15 显示所有活性化合物的结构特征：有两个活性基团，一个是疏水性的多芳香环，另一个是可离子化基团（通常是胺基），在这两个基团之间是一段短的碳链。对它们的构效关系研究发现，可离子化基团若带负电荷或不带电荷常导致化合物失活，碳链若为丙基活性最好。这提示活性化合物两个基团和 p53 之间是双价结合，两个基团最佳距离则反映 p53 蛋白两个结合点之间精确距离和定向。从而

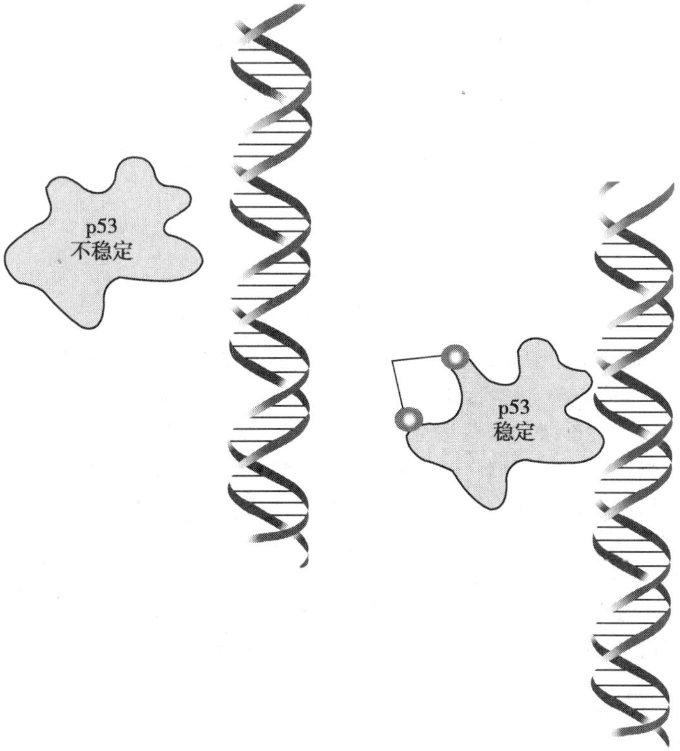

图 7-14　p53 与 DNA 结合示意图

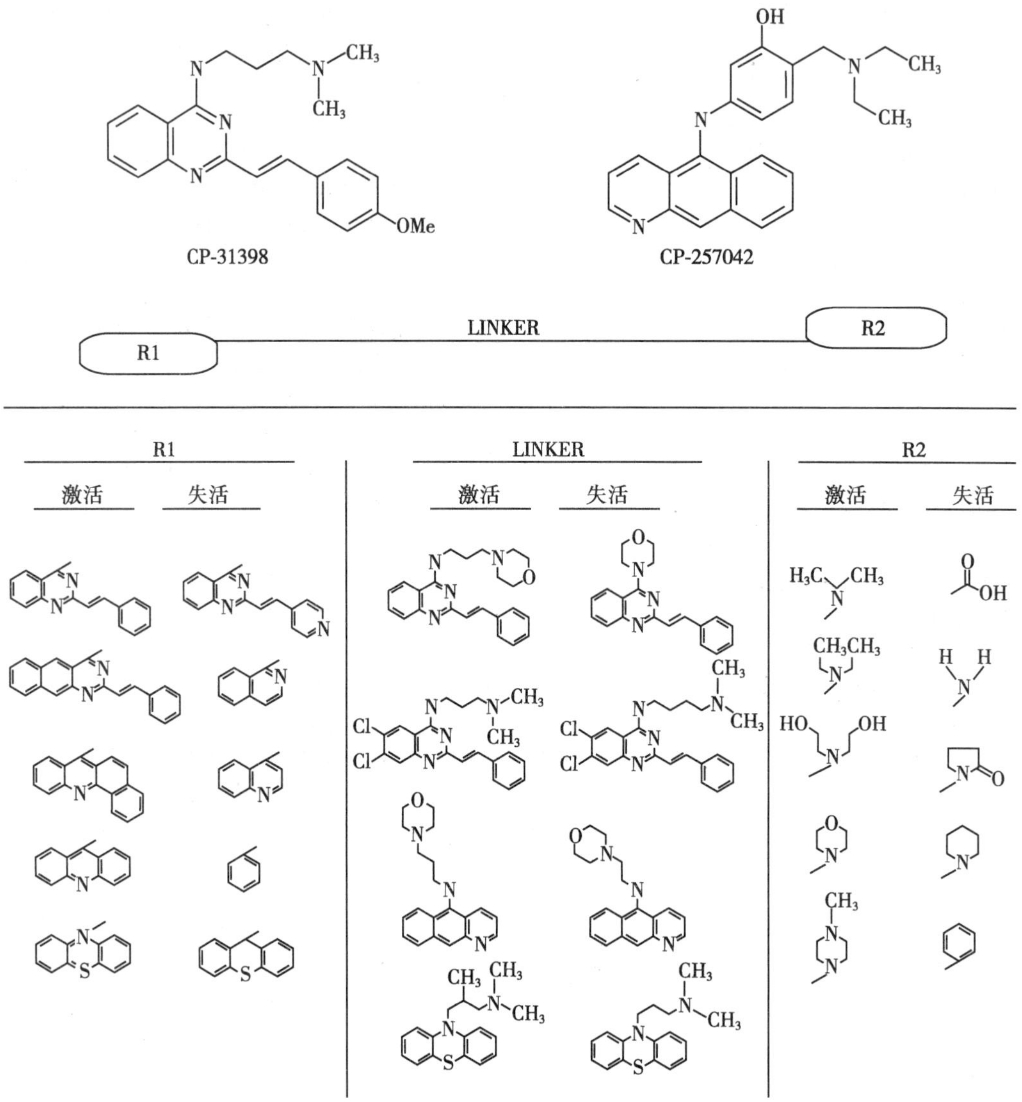

图 7-15 p53 蛋白的结构特征

选出最佳化合物 CP31398 等。

为了测试这些化合物在活性细胞中对 p53 构象稳定性的影响，采用突变的 p53 转染 p53 无效的 H1299 肺癌细胞，CP31398 能够增加这些细胞中对 1620 阳性 p53 达 5 倍之多（图 7-16）。在裸鼠 H1299 肺癌细胞移植瘤的体内试验也得到相似结果。并在裸鼠体内抑制天然突变的 p53 的 A375。S2 黑色素瘤和 DLD-1 腺癌移植瘤生长试验中显示出明显的抑瘤活性。但 200mg/d 的剂量连续给药 14 天似乎剂量太大，还需改进。

四、以膜糖蛋白 Pgp 为靶点的新药设计

多药耐药（MDR）基因 mdr1 编码的膜糖蛋白 Pgp 是依赖能量 ATP 的外排泵，它的过度表达能导致肿瘤细胞内药物浓度降低而发生 MDR。因此，阻断膜糖蛋白 Pgp 外排功能的药物就能逆转肿瘤 MDR，OC 144-093 是新的 Pgp 抑制剂，属于第三代耐药逆转剂。它是新的取代二苯基咪唑衍生物。它是通过高通量细胞分析固相组合化学技术构建的化合物库，能逆转多药耐药人淋巴细胞株（CEM/VLB1000），从二苯基咪唑化合物库中得到先导化合物，再通过构效关系优化出先导化合物 OC 144-093。它跟第二代逆转药不同，不改变紫杉醇的血流动力学参数，高效低毒，正在进行 I 期临床。

五、虚拟筛选或计算机筛选

上述以已知靶点筛选先导化合物的要素是要有

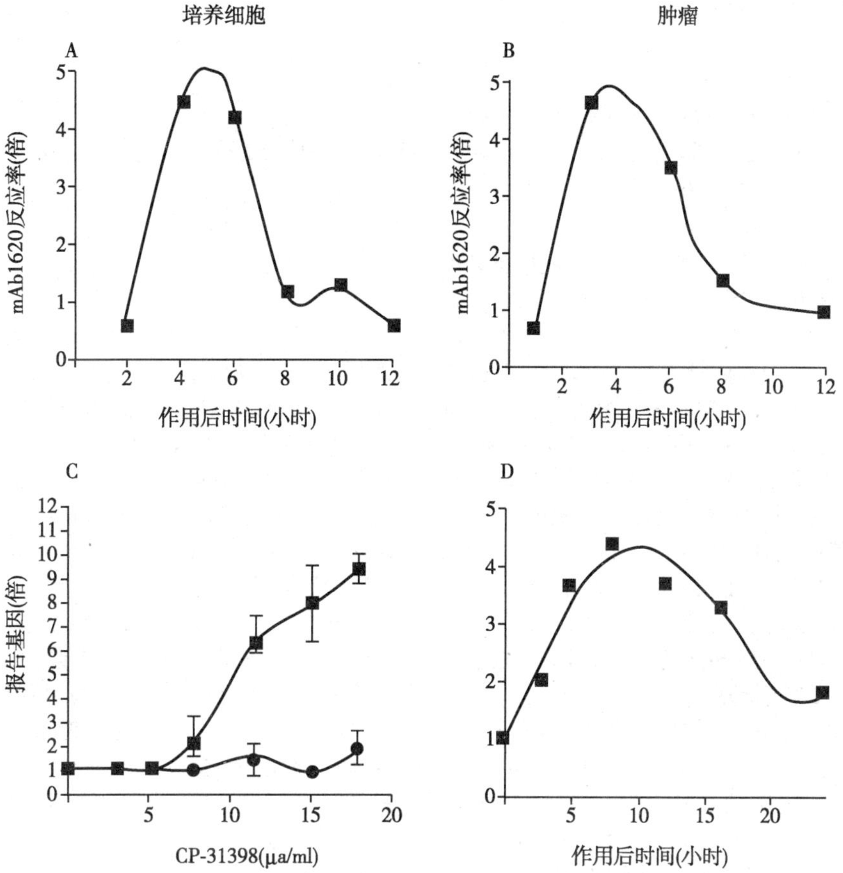

图 7-16　在 H1299 细胞中突变 p53 的构象和转录活性的调节

一个化合物库(compound library)或采用噬菌体显示技术(phage display technique)建立的肽库进行高通量筛选(high throughput screening),一般都要 10 万个化合物以上。它是通过收集和购买市售已知化合物积累而成,另一类是采用固相组合化学技术或噬菌体显示技术构建的。这些都是花钱、费时还需要大量人力的。新近开发的计算机筛选(computer screenig)或称虚拟筛选(virtual screening),是从已知靶点的 X 线衍射的原子坐标,通过一些专用软件在计算机上显示它的三维结构,已知靶点(包括受体、酶、抗原、因子和蛋白质)的 X 线衍射的原子坐标一般可以从蛋白数据库(protein data bank,PDB)下载获得,然后与已知化合物三维结构化合物库通过计算机定位(docking)技术进行搜索,寻找先导化合物。一般从 10 万个化合物可以得到一二十个候选化合物,再购进或合成它们进行生物试验,从中挑选先导化合物。这就大大地节省经费和时间。这个方法已在下列研究取得初步成功,从而显示它的发展前景:

1. HIV 蛋白酶抑制剂(HIV proteinase inhibitors)。

2. 凝血酶抑制剂(thrombin inhibitors)。

3. 神经氨酸苷酶抑制剂(neuraminidase inhibitors)。

4. 整合素受体拮抗剂(integrin receptor antagonists)。

5. FKBP 结合蛋白配体(FKBP binding protein ligand)。

6. HIV 整合酶抑制剂(HIV integrase inhibitors)。

7. 其他。

为了给读者一个简单轮廓,在下面举一些具体的例子加以说明,使读者容易理解。作为药物的外排泵 P 糖蛋白(Pgp),它的磷酸化是发挥外排功能的必要条件。蛋白激酶 C(protein kinase C,PKC)是一种 Ca^{2+}、磷脂依赖性蛋白激酶,已经证实,激活的 PKC 使蛋白质磷酸化,从而产生各种生物学效应,在细胞的信号传递中起重要作用,尤其是证实 PKC 可通过影响 Pgp 磷酸化从而影响其运转功能,直接影响细胞内的药物浓度导致肿瘤细胞耐药。因此,除 Pgp 外，PKC 自然成为一个重要的逆转 MDR 的靶点。

笔者开发出逆转 MDR 酚噻嗪类衍生物进一步研究它的作用机制时，发现它们对 PKC 的活性亦有明显的抑制作用。为了阐明酚噻嗪类对 PKC 靶点的结合反应，利用计算机 DOCK 对接技术，直观地在三维空间中考察配体小分子与受体大分子相互作用时的结合模式特征，从而为在计算机上进行虚拟筛选确定 PKC 靶点与三维化合物库的结合位点的模式。PKC 晶体的 X 线衍射图证明它的激活剂 PMA（phorbol myristate acetate）与 PKC 的结合位点是在 PKC 富含半胱氨酸（Cys 2）区的穴中的 23Gly、21Leu 和 12Thr 以氢键结合。而 PKC 抑制剂 Benzolactamide 与 PKC 的结合位点是在 24Leu、20Leu 和 11Pro 形成的疏水腔穴（hydrophobic pocket）以疏水键结合。

笔者以酚噻嗪类衍生物中抑制 PKC 高活性衍生物 PTZ11 和低活性衍生物 PTZ6 进行比较。首先用量子力学方法分别计算 PTZ6 和 PTZ11 分子最低能量占优势构象。两个分子的构象比较中可以看出 PTZ6 的酚噻嗪环是折叠的，而 PTZ11 则几乎呈平面状。将这两个分子分别与 PKC 抑制剂 Benzolactamide 分子进行重叠（overlap）处理，结果 PTZ11 与 Benzolactamide 重叠程度明显地比 PTZ6 高。将 PTZ6 与 PKC 富含半胱氨酸（Cys 2）24Leu、20Leu 和 11Pro 形成的疏水腔穴对接图像显示，只有它的边链伸入到疏水腔穴里，而 PZT6 折叠的酚噻嗪环却不与疏水腔穴接触。与此形成对照，PTZ11 除了能将它的边链伸入到疏水腔穴里，伸展的酚噻嗪环与疏水袋口的 24Leu 和 11Pro 结合紧密，整个分子与位点高度匹配。这就可以从与 PKC 靶点对接的图像匹配程度（能量高低）来说明酚噻嗪分子活性的高低。反过来，从对接开始可以利用分子与靶点匹配的程度（能量高低）来预测其生物活性的高低，可以从几十万个甚至上百万个的三维化合物库中挑选出几十个进行生物活性的筛选，在从中挑选高活性的作为先导化合物进行优化设计合成开发出新的药物。这就是计算机虚拟筛选的原理。另一方面从已知药物出发总结出来的一些药效团（pharmacophore），分析它们的立体和电荷特征进行库的搜索而得到匹配的先导化合物或药物。从虚拟筛选得到的 CD4 抑制剂与 CD4 结合的模式图。

以上介绍了 21 世纪新药开发的一些新的技术和途径。但不管从哪一种方法和途径得到的先导物，还得用经典的或常规方法进行生物活性的鉴定和体外体内的试验，药效和毒性以及药物代谢动力学的一系列临床前试验，才能申请临床试验。因此，这些方法能加速先导物的发现，从而促进新药的开发而且形成现代药物研究的新的流程：计算机试验（in silico）→体外试验（in vitro）→体内试验（in vivo）。

第五节 以生物大分子为靶点的新药设计

基于单克隆抗体的药物设计

以生物大分子作抗原，利用杂交瘤技术制备筛选出来的单克隆抗体是以生物大分子为靶点设计制备出来多肽药物的典型例子。它不同于体内固有的生物活性分子，如细胞因子、生长激素或胰岛素，它属于“人造”（artificial）分子。现在已在临床应用的抗 CD3 的单克隆抗体 OKT3，抗Ⅱb/Ⅲa 的单克隆抗体 Reopro 和抗 B-淋巴瘤的单克隆抗体 Rituxan 就是这样制备筛选出来的。

单克隆抗体技术的发展，使越来越多的抗体应用于临床治疗和诊断。由于单克隆抗体多为鼠源性抗体，在人体内易产生免疫反应，限制了其重复使用。且这类抗体的分子量较大，肿瘤穿透能力较差。抗体人源化技术使单克隆抗体的免疫原性大大降低；另一些研究利用抗体噬菌体显示技术建立人源抗体库，通过对人源抗体库的筛选，获得亲和力较高的人源抗体。经分子小型化获得的小分子抗体 Fv 具有较高的肿瘤穿透能力；而利用基因工程方法获得的单链抗体（ScFv）既具有肿瘤穿透能力强的优点，又能克服 Fv 在溶液中不稳定的缺点。但无论是人源化抗体、人源抗体、Fv，还是 ScFv，它们都是蛋白质多肽类物质，易被蛋白酶分解，因而在体内不稳定，不能口服。而且这类治疗剂的大量制备和纯化比较困难，生产成本较高。这些缺点限制了它们的临床应用。以多肽、蛋白质类治疗剂为前导物，利用化学合成的方法合成蛋白质多肽类治疗剂的非肽小分子模拟物可解决蛋白质、多肽类治疗剂存在的缺点。非肽小分子模拟物保持前导物药效基团的有效的空间排布及其功能构象，因此具有与前导物相同的生物功能。这类非肽小分子模拟物具有抗蛋白酶降解，无免疫原性，可口服等优点，且能跨越血脑屏障。

（一）抗体-抗原结合位点的结构

抗体的氨基酸序列分析表明重链（H 链）、轻链（L 链）的 N 端为氨基酸序列可变的可变区（V 区），而 C 端为序列较为恒定的恒定区（C 区）。V 区由序列高度可变的互补决定区（CDR）和序列相对保守的框架区（FR）组成。

在重链可变区（VH）、轻链可变区（VL）各有 3

个 CDR 和 4 个 FR,CDR 和 FR 相间排列。CDR 对抗体的特异性、亲和力起决定作用。FR 与 V 区结构的维持有关,并间接影响 CDR 的构型、构象和功能。不同的抗体,组成各个 CDR 的氨基酸残基的种类、数量以及氨基酸序列各不相同,CDRH-3 构象的多样性与抗体的多样性有关。除 CDRH-3 外,其他 CDR 的构象可由处于 CDR 以及 FR 中特定位点的保守氨基酸残基的组成准确地进行预测。抗体 CDR 的构象多为转角或环状结构。

来自 VH、VL 的 6 个 CDR 组成抗体-抗原结合位点,抗体-抗原结合位点呈突起、凹下、裂缝或袋状。抗体-抗原识别热力学研究表明处于抗体-抗原结合位点的少数氨基酸残基对结合能起主要作用,其他的氨基酸残基主要与抗体-抗原互补结构的形成有关。抗体-抗原反应结合能主要由氢键、范德华力、离子键组成,各 CDR 对抗体-抗原反应的贡献不同,抗体的亲和力以及抗体的特异性是由抗体-抗原结合位点和抗原表位在结构上和理化性质方面的互补决定。也就是由组成抗体各个 CDR 的氨基酸种类、数量、序列,以及氨基酸的理化性质决定的。虽然抗体-抗原结合位点由来自6个 CDR 的 15～20 个氨基酸残基组成,但直接参与抗体-抗原结合的氨基酸残基也就是 4 个左右。来源于 CDR 结构域的小分子多肽物质,具有与完整抗体相同的结合特异性和生物功能。研究表明在抗体-抗原反应过程中,组成抗体-抗原结合位点的 CDR 氨基酸残基的某些侧链基团直接参与抗体和抗原的相互作用。

(二) 抗体非肽小分子模拟物

1. CDR 来源的多肽抗体　抗原的相互作用主要是处于 CDR 的少数几个氨基酸残基和抗原表位间的非共价结合。这意味着如果将这些直接参与抗体抗原相互作用的氨基酸残基作为一个整体分离出来,并保持它们在抗体-抗原结合位点上的空间构象,将能得到结合特异抗原的小分子多肽。这些来源于抗体 CDR 的小分子多肽物质,具有与完整抗体相同的结合特异性和生物功能。

抗体抗原复合物晶体结构的测定和分析,对参与抗原结合的关键氨基酸残基的确定非常重要。一旦抗体的序列和结构清楚,结合抗体结构与功能关系的分析结果,在计算机图像处理技术辅助下,可鉴定出参与抗体抗原相互作用的关键氨基酸残基,根据此合成一系列包括关键氨基酸残基在内的多肽类似物,经筛选可获得与完整抗体具有相同生物功能的小分子物质。这一策略已被用于研制抗原结合特异性的小分子肽。

Herceptin 是抗乳腺癌的单克隆抗体它的靶点是 HER2/neu。Park B-W 模拟它的 H 链的 CDR3 的小肽称 AHNP。分析几种 AHNP 类似物发现有两种结构特征可能影响环形肽的效力,一是环的大小,二是其扭曲性。C 端残基对活性似乎也是关键部位。为了增加稳定性、折叠性和亲和力,作者使用芳香环改良法。为了扩大相互作用界面的表面面积,除了作为稳定性的半胱氨酸残基外还增加用做延长的 3 肽 MDV。

其中一种(FCGDGFYACYMDVP)显示中等活性 $IC_{50}=100\mu M$。HPLC 分析发现它有两种优势形式,其中一个具有较高活性。测序结果发现 3 位 Gly 丢失。构建没有 Gly3 的 AHNP 模型显示,它比原来的 AHNP 的 β-转角更似经典 β-turn。与母体单抗重链 CDR3 重叠很好。在体外和体内的试验中显示与全抗有相同的活性。

mAb87. 96. 2 是结合细胞表面Ⅲ型呼肠病毒受体的单克隆抗体,其 CDRL-2 与Ⅲ型呼肠病毒血细胞凝集素(hemagglutinin)具有同源序列。Williams 等合成一系列包括 mAb87. 96. 2 的 CDRL-2 序列的多肽,经筛选获得多肽 VL(KPG KTNKL LIYSG-STLQ)。多肽 VL 抑制 mAb87. 96. 2 和受体的结合,具有与 mAb87. 96. 2 相同的生物功能。

mAbF58 是抗人 HIV-1 的抗体,Levi 等合成包括抗 HIV-1 抗体 mAbF58 的所有 CDR 序列的多肽,经研究发现来源于 CDRH-3 的多肽 CDLIYYDYEEDYY FDY 能竞争性地抑制 mAbF58 和 HIV-1 的结合。

rAb23. 2 是能和抗粒细胞巨噬细胞集落刺激因子(GM-CSF)抗体特异结合的重组抗体,其 CDRL-1 的序列和 GM-CSF 的 B 区具有同源性,能和 GM-CSF 受体结合,Monfardini 等据此合成环肽 1786(C* GTAEGKGGKGTA SAKGGC*)。环肽 1786 能被抗 GM-CSF 抗体识别并结合,竞争性抑制 GM-CSF 和 HL60 细胞表面 GM-CSF 受体结合,逆转 GM-CSF 抑制 Mo7E 细胞凋亡的生物活性。这些研究结果表明可以利用具有生物活性的抗体为模板,设计并合成与抗体具有相同活性的小分子多肽及其他治疗剂。

多肽在溶液中可采取许多不同的构象。构象的不稳定性降低了多肽结合抗原的亲和力。Williams 等在线性多肽 VL 插入两个半胱氨酸,经氧化作用形成分子内二硫键,获得环肽 VLC9C16(KPGKTNKLC IYSGSTCQ),它对配体的亲和力比线性的多肽 VL 高 40 倍。环化的 1786 和线性多肽 1786 相比具有更高的亲和力和生物活性。Levi 等研究发现来源于 mAbF58CDRH-3 的环肽能抑制 HIV-1 复制、抑制感染细胞中合胞体(syncytium)形成,而线性肽则不能。

2. 抗体非肽小分子模拟物　小分子肽虽然具有特异结合抗原的活性,但易于被蛋白酶降解,且具有潜在的免疫原性。以这些肽为前导物，依据它们的功能基团的组成及功能基团的空间构象，合成与它们具有相同构象的非肽小分子模拟物，可克服上述的缺点。

化学合成的化合物库的筛选、天然产物筛选、微生物代谢产物的筛选是传统的新药寻找的方法，也是获得多肽模拟物的最简单的方法，但该法具有一定的盲目性，且周期较长。随着分子生物技术、X线晶体测定技术、计算机技术、药物化学合成技术的发展，基于蛋白质二级结构的多肽模拟技术得到发展，目前大部分的多肽模拟都是对蛋白质二级结构的模拟。α-螺旋、β-折叠、β-转角等二级结构单元是蛋白质高级结构构建的基本单位。

β-转角改变肽链的走向，对活性蛋白质正确构象的形成和稳定起重要作用，位于蛋白质外表面的β-转角在蛋白质的相互识别中起重要作用。基于β-转角结构较为简单及其在蛋白质的相互识别中的重要作用，目前多肽的模拟多数是对β-转角的模拟。β-转角的模拟主要有2种情形。一种是β-转角的模拟物当插入多肽链后，形成正确的转角构象，药效基团处于正确的空间位置，从而表现出生物活性。另一种β-转角的模拟物本身能稳定某种构象，这种构象和前体蛋白质或多肽中β-转角的构象相似，在多肽的其他部分缺失时，β-转角的模拟物亦具生物活性。

在抗体-抗原识别中起重要作用的CDR为设计合成新的治疗剂提供了很好的模板。组成抗体抗原结合位点的CDR多为转角或环结构。单克隆抗体NC41特异结合唾液酸酶N9，并抑制唾液酸酶N9的活性，研究抗体NC41和唾液酸酶N9复合物的晶体结构，发现CDRH-3对抗体-抗原反应起重要作用，Smythe等合成模拟物，研究表明该模拟物抑制N9唾液酸酶的活性。mAb7.16.4在体内外能抑制$p185^{neu}$介导的细胞转化。来源于抗$p185^{neu}$蛋白抗体mAb7.16.4的模拟物能下调B104-1-1鼠成纤维细胞癌基因$p185^{neu}$受体的活性通过对抗肿瘤坏死因子α(TNF-α)抗体和TNF-α受体进行比较，发现TNF-α受体的WP5结合位点和抗TNF-α抗体CDRL-1具有结构同源性，依据这些关键序列合成的模拟物WP5N(YCFTNSENHCY)能抑制TNF-α和细胞上TNF-α受体结合。依据TNF-α受体3区1环的WP9结合位点序列合成的模拟物WP9QY，抑制TNF-α和细胞上TNF-α受体、可溶性TNF-α受体结合，抑制TNF-α诱导L929细胞凋亡，75μmol/L WP9QY能保护90% L929细胞免于TNF-α诱导的凋亡，其抑制活性呈剂量依赖性。

抗体非肽小分子模拟物研制成功与否决定于两个因素，一个因素是参与抗体-抗原反应的关键氨基酸残基的鉴定，以及这些残基的侧链基团在三维空间排布的测定；另一因素是根据这些测定结果利用药物化学合成的方法合成小分子多肽模拟物。抗体模拟的基本过程如图7-17所示。

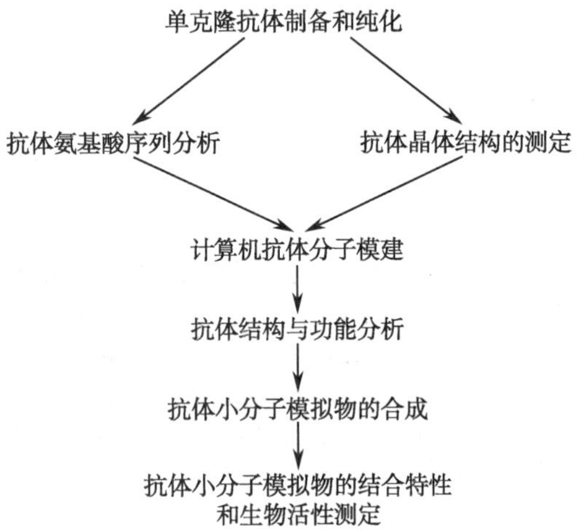

图7-17 抗体模拟的基本过程

Whilliams等依据mAb87.96.2的CDRL-2的39~54序列合成多肽模拟物87.1，多肽模拟物87.1的结合特异性和生物活性的测定结果表明，模拟物87.1能抑制mAb87.96.2和Ⅲ型呼肠病毒细胞受体的结合，抑制ConA(concanavalin A)诱导T淋巴细胞增殖的活性。模拟物87.1和mAb87.96.2同时进行胰蛋白酶、血清蛋白酶处理，然后测定它们的生物活性，结果发现模拟物87.1抑制ConA诱导T淋巴细胞增殖的活性没有丧失，经胰蛋白酶、血清蛋白酶处理的模拟物87.1仍抑制mAb87.96.2和细胞受体的结合，而mAb87.96.2生物活性丧失。这些结果表明模拟物87.1模拟了mAb87.96.2的结合特异性和生物活性，且能抗蛋白酶的降解。由于抗体模拟物分子较小，可以想象其结合抗原的亲和力较完整抗体的亲和力低，但抗体模拟物的亲和力可通过进一步稳定适合的构象或其他方法修饰得以提高。

Degrado等利用半钢性的连接链间-氨甲基苯甲酸(m-aminomethyl benzoic acid)将多肽GRGD的两端连接起来使合成肽的构象更为稳定。依据抗体的结合位点中疏水性氨基酸残基和芳香族氨基酸对抗体抗原反应起重要作用，Zhang等依据CD4的第一结构域CDR3的序列合成经芳香族氨基酸修饰的模拟物CDR3 AMES(82~89)，体外实验表明CDR3 AMES(82~89)抑制MHC Ⅱ、gp120结合CD4，抑制HIV-1在CD4阳性细胞中复制。浓度为10μmol/L

时，模拟物 CDR3 AMES(82～89)即能抑制 gp120 结合细胞表面 CD4，浓度为 80μmol/L 时，抑制活性达 80%。浓度为 35μmol/L 时，模拟物 CDR3 AMES(82～89)完全抑制反转录酶的活性，其作用效果和 10μmol/L 浓度的 AZT 相似。随着抗体-抗原反应机制的进一步了解，药物化学合成技术的发展，抗体模拟物的亲和力将进一步得到提高。以抗体为模板的抗体模拟技术必将推动药物研究的发展。

(三) 抗体模拟的应用前景

抗体模拟是一门新兴的技术，作为模拟物的模板，单克隆抗体具有其他蛋白无法比拟的优点：①单克隆抗体易于制备和纯化。②越来越多抗体的晶体结构和序列的测定，使抗体 CDR 的构象的预测越来越准确。③计算机技术已成功地模拟抗体的三维结构。④抗体的特异性高，且抗体的功能和治疗效果已得到证实。

以抗体为前导物对抗体-抗原结合位点进行模拟所得的模拟物，与完整抗体具有相同的结合特异性和生物活性。基于抗体结构的抗体模拟技术具有广阔的应用前景。对细胞生长和分化起调节作用的细胞因子可作为治疗的靶点。以抗这些细胞因子的抗体为模板，可设计并合成用于肿瘤治疗的抗体非肽小分子模拟物，这是开发肿瘤治疗药物的很好策略。

受体在细胞信号传导过程中起重要作用，许多受体可作为治疗的靶点，抗体对受体不同部位的结合引起受体不同的效应，以这些抗体为前导物，利用抗体模拟可开发受体激动剂、拮抗剂，以寻找选择性较好、毒副作用更小、疗效更佳的药物。该类模拟物还可用于受体结构与功能分析。

许多在各种生理过程中起重要调节作用的酶可作为治疗的靶点，酶抑制剂是一大类治疗剂，酶抑制的专一性越高，作为治疗剂其选择性越好，毒副作用越小。利用单克隆抗体技术制备能特异抑制酶活性的单克隆抗体，对特异抑制酶活性的抗体进行模拟可获得酶的特异抑制剂，该类抑制剂能特异抑制酶的活性。

抗体模拟可用于免疫反应机制和抗体成熟机制的研究。对抗独特型抗体的模拟可为人工合成抗原表位、为合成疫苗的开发研究、抗体化疫苗的开发研究提供实验方法和理论指导。抗体模拟物与化疗药物或毒素连接，制备用于肿瘤导向治疗的免疫耦联物或免疫毒素，这类免疫耦联物、免疫毒素克服了现有的用于肿瘤导向治疗的免疫耦联物、免疫毒素的缺点，具有分子量小、低免疫原性、稳定性好等优点。

抗体模拟物可作为研究大分子物质的结构与功能关系的探针，抗体模拟物为研究抗体-抗原相互作用、蛋白质间相互识别和相互作用、蛋白质的结构与功能关系提供了有力的工具。抗体模拟物二聚化的研究，双功能抗体模拟物的研究，使抗体模拟的应用前景更为广阔。组合随机肽库技术、化学合成肽库技术、噬菌体抗体库技术的发展，将为抗体模拟提供更多的模板。

第六节 白血病干细胞的靶向治疗的进展

白血病是严重威胁人类生命和健康的恶性疾病，白血病的治疗已经由单纯的传统细胞毒药物发展到干细胞移植、靶点药物的应用等多种方式和手段的综合治疗，使白血病缓解率大大提高。尽管如此，难治、残留、复发仍然是白血病治疗的巨大障碍和亟待解决的难题。

随着研究的深入，证实是肿瘤干细胞，是肿瘤复发的根源。“肿瘤干细胞(tumor stem cell，TSC)”概念的提出经历了长达五十多年的漫长研究历程。随着实验动物学的发展，1994 年，Lapidot 等在肿瘤干细胞研究沉寂了近二十年之后，首次报道人急性髓细胞白血病(acute myeloid leukemia，AML)细胞中确实含有白血病干细胞(leukemia stem cell，LSC)，认为 AML 中只有 0.1%～1 %的细胞有生成白血病的能力。随后，Bonnet 等首次在 NOD/SCID(nonobese diabetic/severe combined-immunodeficient)小鼠体内证实，接种 10^6 个 LSCs 即可在动物体内形成人 AML，这一结果具有里程碑意义。它不但在血液肿瘤而且在某些实体瘤也得到证实。这些肿瘤包括骨髓增生综合征(MDS)、乳腺癌、脑瘤、肺癌以及最近发现的黑色素瘤。

鉴于耐药性是肿瘤干细胞生物特性之一，故将白血病干细胞的靶向治疗放在第 77 章白血病细胞的耐药性中。本节则重点介绍白血病干细胞靶向治疗研究的一些新进展。

最近，许多潜在的抗干细胞药物在进行临床前和临床试验，包括 Hh、NOTCH、AKT 和 CXCR1 抑制剂。这些有希望的药物成功几率取决于许多因素，包括安全性、试验设计和合理的终点。但是这些化合物的发现更是各不相同，特别是筛选方法，由于 HSC 和 LSC 的特殊性，使可靠的，靶向 LSC 而非 HSC 的特异性筛选成为关键。因此，维持原代肿瘤细胞的干细胞活性体外培养方法的改进，再结合高通量筛选(high throughput screen，HTS)将有助于新的靶向干细胞化合物的发现。

新的治疗干细胞药物可以来自传统或现有的药物却从未用于肿瘤治疗的试验，可以迅速地进行

"老药新用"的试验。CXCR1 的抑制剂 repertaxin 原用于阻断器官移植排斥反应,环吡酮胺(ciclopirox olamine)新近也发现它也能靶向 AML LSCs。

自从 Laptidot 1994 年发现白血病干细胞,其后鉴定小白菊内酯(parthenolide,PTL)使抗 LSC 药物以来靶向抗肿瘤干细胞药越发取得许多进展。最近在干细胞通路,诸如 Hh、NOTCH 和 Wnt 的了解,加深激发新一轮在临床前和Ⅰ期临床试验这些通路抑制剂对肿瘤或白血病干细胞的靶向治疗作用。成功靶向肿瘤干细胞将明显地改善肿瘤患者的治疗效果。

这里介绍一个例子:Yanina Eberhard 等,用富集方法鉴定出选择性靶向 LSC 而非 HSC 的化合物,该作者通过用白血病基因融合癌基因转化正常人原代造血细胞(Lin-CB),该细胞显示白血病干细胞的特征:等级组织,可移植到 NOD/SCID 小鼠以及分化阻断。作者用单个细胞生长抑制试验筛选出两株白血病细胞株,代替传统肿瘤细胞株,在高通量筛选小分子化合物库,包括 4000 个已知有生物活性的专利过期和天然化合物库,筛选出 76 个阳性化合物,它们大部分是抗肿瘤药(紫杉醇,鬼臼乙苷和长春新碱),细胞毒药布雷菲德菌素(brefeldin)和离子泵抑制剂强心苷类(地高辛,毒毛花苷);由于白血病干细胞与正常造血干细胞共享许多信号通道,他们改用反向筛选,在正常造血干细胞和祖细胞上筛选出 10 个苗头化合物,其中三个靶向白血病干细胞分别是环吡酮胺(ciclopirox olamine CPR),鬼臼乙苷和激动素核苷(kinetin riboside,KR)。KR 在与阿糖胞苷(cytarabine)和米托蒽醌对 AML 相似治疗水平,对原代 AML 和 CML 也是有效的。KR 能诱导 $CD34^+CD38^-$ 的白血病干细胞凋亡,但跟抗白血病干细胞化合物小白菊内酯一样对 $CD34^+CD38^-$ 的造血干细胞却无作用。与 PTL 成对照,用 KR 处理的原代 AML 细胞在 4 个样本中有两个样本在 NOD/SCID 小鼠移植受到抑制。第二个化合物 CPR 靶向 LSC 而非 HSC,它是通过螯合细胞内铁并抑制核苷还原酶。CPR 是一个临床用于抗真菌药物,新近也被我国批准临床应用,相信会很快用于临床白细胞治疗。第三个化合物鬼臼乙苷在体外对原代 AML 的有效率 29%(15/25)而对 CML 是 67%(8/12),鬼臼乙苷能抑制三个有反应的 AML 样本在 NOD/SCID 小鼠的移植,但对另外三个没反应的样本却不能抑制,这表明鬼臼乙苷导向的 LSC 是患者另一细胞亚群。总的看来,这种筛选方法已筛选出一些抗 LSC 化合物,代表筛选靶向 LSC 的新方法。

(杨纯正)

参 考 文 献

1. Newman MJ. Discovery and Characterization of OC144093, a Novel Inhibitor of P Glycoprotein mediated Multidrug Resistance. Cancer Res, 2000, 60: 2964
2. Park BW, Zhang HT, Wu CJ, et al. Rationally designed anti HER2/neu peptide mimetic disables P185HER2/neu tyrosin kinases in vitro and in vivo, Nature Biotechnology, 2000, 18: 194
3. Schindler S. Structure Mechanism for STI 571 Inhibition of Abelson Tyrosin Kinase. Science, 2000, 289: 1938
4. 赖增祖,熊冬生,范冬梅,等. 抗 CD20 嵌合 Fab′片段对 B 淋巴瘤细胞的生长抑制作用. 科学通报, 2001, 46(1): 61
5. Gao, D Xiong, M Yang, et al. Efficient inhibition of multidrug-resistant human tumors with a recombinant bispecific anti-P-glycoprotein x anti-CD3 diabody, Leukemia, 2004, 18: 513-520
6. Ginestier C, CXCR1 blockade selectively targets human breast cancer stem cells in vitro and in xenografts. J Clin Invest, 2009, 11: 13
7. Yanina Eberhard. Chelation of intracellular iron with the antifungal agent ciclopirox. Blood, 2009, 114: 3064-3073

第 8 章

血液分子生物学

生物学在20世纪取得了巨大的进展,全面改变了生物学的面貌,开辟了在分子水平研究生命现象的新学科——分子生物学。分子生物学是应用分子学技术研究涉及生命最本质的内容,它将各个层次的生命活动有机的联系起来,在新的高度上揭示生命的奥秘。一般认为分子生物学始于1953年DNA双螺旋结构的阐明,开创了生命科学中辉煌的里程碑,不仅开辟分子生物学的分支学科,更重要的是赋予分子生物学的科学含义。1959年生物化学家Paulings曾预见,今后的10年左右将对某些蛋白结构有全面的了解,届时医学将从细胞水平转向分子水平,出现分子医学的学科。确如Paulings所预见,近年来分子生物学的发展带动了生物学的全面深入的发展,特别是医学,开始从分子水平来研究生命现象和防治疾病,进入了一个崭新的分子医学(molecular medicine)新时代,新的学科不断出现,如分子病理学、分子免疫学、分子药理学、分子遗传学、分子神经解剖学、分子细胞学、分子血液学、分子内分泌学、分子肿瘤学、分子心脏学、分子流行病学等。1986年美国科学家Thomas Roderick提出基因组学,1990年启动人类基因组计划,测定基因组全序列、绘制基因图谱、建立生物信息数据库等。2001年人类基因组计划已基本完成,相继出现了结构基因组学、比较基因组学、功能基因组学。蛋白质是基因功能的具体执行者和体现者,所以蛋白质结构功能的研究提到非常重要的地位,成立了蛋白质组学及功能蛋白质组学等的研究。蛋白质组学及功能蛋白质组学是从整体水平上研究细胞在一定发育时期正常或异常功能状态的全部蛋白质组成及活动规律,从而揭示细胞内胞质与细胞核、细胞核内,以及细胞基质与细胞之间复杂的相互作用的网络关系,形成信息传递网络。这些研究将能揭示各种生命现象的奥秘,并带动多个学科的巨大发展,对疾病的病因、诊断、治疗及预防提出新的方向及措施。

回忆过去血液学不同时期的几个重要发现,虽然当时并没有分子生物学的名称,但现在看来都属于分子生物学的范畴。如1900年Landsteiner发现血型(1930年获诺贝尔奖)。现知血型物质是细胞膜上的糖脂及糖蛋白所决定。1910年Herrick报道有的贫血患者红细胞呈镰形,到1956年Ingram发现这是由于血红蛋白基因一个碱基的突变,影响血红蛋白结构,从而使红细胞变成镰状。由于这种病变只源于一个分子的改变,因此称为"分子病"。镰状细胞贫血就是人们认识的第一个"分子病"。从此异常血红蛋白病,珠蛋白生成障碍性贫血作为医学的先锋,飞速发展。20世纪80年代发现地中海贫血基因变异,并将其用于诊断,自此,分子遗传学开始走向临床实践。近20年来,实验血液学应用了分子生物学及细胞学先进的方法和技术,特别是干细胞的研究将实验血液学深入到细胞、分子水平相结合的崭新的领域。加深对造血及血细胞的认识,并有力地推动了临床血液学的进展。

进行血细胞的研究有许多优越的条件:①取材方便。可从骨髓及外周血中得到各种细胞。研究不同细胞增殖、分化、衰亡的机制。②易于观察细胞间相互作用。血细胞在体内可以代表一个"小细胞社会",是研究细胞与细胞相互作用及信息传递的好模型。③许多其他系统的疾病都累及血细胞的变化,便于研究各系统之间的相互影响。由于血细胞有以上这些特点,所以血液学的研究在历史上都是走在医学研究的前沿。

生物大分子大体可分三大部分:蛋白质体系(包括酶)、核酸体系、蛋白质与脂质体系(生物膜)。以下分三个部分简单介绍一些基本概念。

第一节 蛋白质的结构与功能

蛋白质是细胞中含量最多的生物大分子，大约占细胞干重的一半。英文 Protein（蛋白质）一词源于希腊文 Proteios，原意是“最重要”和“第一”，体现了蛋白质生理功能的重要性。蛋白质分子不仅催化各种代谢反应，而且参与组建细胞结构。体内的任何生理活动（如输送氧、肌肉收缩、免疫反应、凝血、基因表达调控等）几乎都离不开蛋白质。

蛋白质的主要组成元素及其百分比为：C（约50%），H（约7%），O（约23%），N（约16%），S（约1% ~3%）。另外，蛋白质往往含有某些微量元素。蛋白质平均含氮16%，这是其元素组成的主要特征。

蛋白质可分成不同类型。按照组分是否单一，蛋白质分为简单蛋白质（simple proteins）和缀合蛋白质（conjugated proteins）两大类。简单蛋白质分子仅由氨基酸组成。缀合蛋白质除了蛋白质组分以外，还有辅助因子（非蛋白质组分），包括辅基、辅酶和金属离子。辅酶以非共价键与蛋白质部分结合，可通过透析或超滤除去；而辅基以共价键与蛋白质部分结合，不易分离。按照形状，蛋白质分为球蛋白和纤维蛋白两大类。大多数蛋白为球蛋白，呈椭球状，能溶于水（膜蛋白除外）。纤维蛋白呈细棒状，有的可溶（如肌球蛋白），有的不可溶（如胶原蛋白、角蛋白和丝心蛋白）。

蛋白质分子量的范围变化很大。烟草花叶病毒外壳蛋白含有2000多个亚基，分子量高达几千万。最小的蛋白质是胰岛素和某些蛇毒蛋白，分子量约6000，小于该下限者称为“肽”（peptides）。蛋白质通常称为多肽（polypeptides）。

一、蛋白质分子的基本构建单位——氨基酸

氨基酸是蛋白质的基本构建单位。在生物体内发现的氨基酸达180多种，但参与蛋白质生物合成的普通氨基酸一般只有20种（表8-1）。

（一）氨基酸的构型

普通氨基酸是α-氨基酸，其α碳原子分别连接4个不同基团：氨基（$—NH_2$）、羧基（—COOH）、氢原子和一个侧链基团（R），这种不对称的分子结构称为手性分子（chiral molecules）。氨基酸有两种异构体（L-/D-构型），互为镜像。构建蛋白质分子的氨基酸几乎都是L-构型。

构型（configuration）是指由于不对称碳原子或双键的存在，造成有机分子的组成基团在空间的排列顺序不同，形成立体异构体，这些异构体之间相互转换必须发生共价键断裂。以含不对称碳原子最少的糖分子——L-/D-甘油醛为标准，可以确定氨基酸或其他手性分子的构型。与双键相连的基团也不能自由旋转，形成顺式（*cis*-）和反式（*trans*-）两种构型。L-和D-构型异构体具有相同的熔点、溶解度等物理、化学性质，但旋光方向相反，故称之为光学异构体。

表8-1 20种普通氨基酸的名称和符号

氨基酸	三字符	一字符	氨基酸	三字符	一字符
甘氨酸	Gly	G	丝氨酸	Ser	S
丙氨酸	Ala	A	苏氨酸	Thr	T
缬氨酸	Val	V	苯丙氨酸	Phe	F
亮氨酸	Leu	L	色氨酸	Trp	W
异亮氨酸	Ile	I	酪氨酸	Tyr	Y
谷氨酸	Glu	E	精氨酸	Arg	R
谷氨酰胺	Gln	Q	组氨酸	His	H
天门冬氨酸	Asp	D	半胱氨酸	Cys	C
天门冬酰胺	Asn	N	脯氨酸	Pro	P
甲硫氨酸	Met	M	赖氨酸	Lys	K

（二）氨基酸的类型

普通氨基酸的一般结构相同，其区别在于侧链基团的大小、形状、电荷、亲疏水性等。20种常见的普通氨基酸可分为以下几种类型。

亲水性氨基酸（9种）：碱性氨基酸（Lys、Arg、His），酸性氨基酸（Asp、Glu）和极性氨基酸（Ser、Thr、Asn、Gln）。亲水性氨基酸含有离子型的或极性侧链，经常出现在水溶性球蛋白表面，形成和其他极性分子的相互作用位点。

疏水性氨基酸（8种）：Ala、Val、Ile、Leu、Met、Phe、Tyr和Trp。疏水性氨基酸含有非极性的脂肪族或芳香族侧链，不溶或微溶于水，往往聚集在球蛋白内部，形成疏水性核心。

特殊氨基酸（3种）：Cys、Gly和Pro。Cys含有巯基（—SH），可与另一个Cys侧链形成二硫键（—S—S—），以维持蛋白质分子的三维结构。Gly侧链只有一个氢原子，适合于出现在多肽链折叠形成的狭小空间。Pro是唯一的亚氨基酸，其存在往往使多肽链的折叠打结（kink）。

在某些古细菌（*Archaea*）的蛋白质分子中，又发现了第21种和第22种氨基酸：硒代半胱氨酸（Se-Cys）和吡咯赖氨酸（Pyrrolysine）。

（三）氨基酸的性质

在离子形式的氨基酸分子中，氨基（$—NH_3^+$）可

以起质子供体(donor)的作用,而羧基($—COO^-$)是质子的受体(acceptor),所以氨基酸是两性电解质。

氨基酸的等电点(isoelectric point,pI)是指氨基酸净电荷为零时溶液的 pH 值。例如,甘氨酸净电荷为零时的pH(即甘氨酸的等电点)等于 5.97,这一数值等于甘氨酸的羧基和氨基的解离常数的负对数值(pK_1 和 pK_2)的算术平均值。

氨基酸的α-氨基和α-羧基活泼,易于和多种试剂反应。茚三酮与之反应生成特征性紫色化合物(与脯氨酸反应呈黄色)。利用这一特性,可进行氨基酸的定性或定量分析。

芳香族氨基酸(Phe、Tyr 和 Trp)的苯环侧链具有共轭双键系统,在近紫外光区有较强光吸收,其最大光吸收波长分别是 257nm、275nm 和 278nm。故蛋白质具有紫外吸收能力,最大光吸收波长为280nm。利用这一特性,可测定蛋白质溶液的浓度。

二、蛋白质的结构

(一) 肽键、肽平面、二面角和构象

在蛋白质分子多肽链中,每个氨基酸的α-羧基和相邻氨基酸的α-氨基之间已经缩水形成肽键(peptide bonds),每个氨基酸单位称为氨基酸残基(residues)。氨基酸残基通过肽键相连接,必然使蛋白质多肽链具有方向性,即一端(N 末端)保留游离的α-氨基,而另一端(C 末端)则保留游离的α-羧基。以氨基酸符号表示多肽链的组成,左首为 N 末端的氨基酸残基,C 末端残基居右尾。

肽键中的 C—N 之间不再是典型的单键,具有部分双键性质,不能自由旋转;而羰基 C═O 之间也不再是典型的双键,具有部分单键性质。于是,形成肽键的 4 个原子与其左右相邻的 2 个 C_α 原子处于同一个平面,该平面叫做肽平面(peptide plane)。蛋白质多肽链可以看作是一个个肽平面通过 C_α 原子连接而成(图 8-1)。N—C_α 和 C_α—C 均以单键相连,可以自由旋转,其旋转的角度分别以二面角 φ 和 ψ 表示。正是这些单键的自由旋转,使多肽链折叠成特征性的三维结构,形成不同的构象(conformation)。

有机分子中的单键自由旋转,导致其原子或取代基团在空间的排列位置不同而产生的立体异构体,称为“构象”。构象之间相互转换无需断裂共价键。

(二) 蛋白质分子有严格的结构层次

蛋白质分子有 4 个严格的结构层次,即一级、二级、三级和四级结构。

蛋白质的一级结构(primary structure)是指氨基酸残基的排列顺序。二级结构(secondary structure)

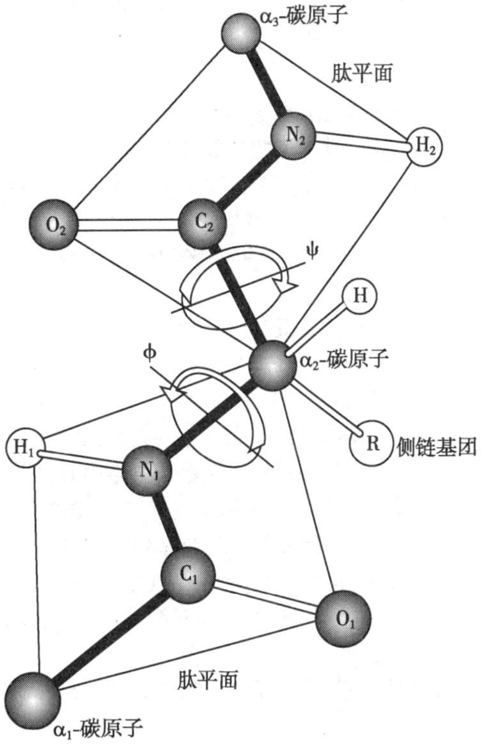

图 8-1 肽平面和二面角

形成肽键的 4 个原子(C、O、N、H)与其相邻的 2 个 C_α 原子处于同一个平面——肽平面。多肽链是由一个个肽平面通过 C_α 原子连接而成。N—C_α 和 C_α—C 均以单键相连,可以自由旋转,旋转的角度分别以二面角 φ 和 ψ 表示

是指多肽链局部的空间结构或折叠方式,常见的二级结构有α-螺旋(α-helix)、β-折叠(β-pleated sheet)和β-转角(β-turn)。三级结构(tertiary structure)是指整条多肽链所有原子的空间排列。四级结构(quaternary structure)是指在多个亚基组成的蛋白质分子中,亚基的种类、数目、在空间的相对位置及其相互作用。

超二级结构(supersecondary structure)和结构域(domain)介于二级和三级结构之间。超二级结构通常由氨基酸顺序相邻的二级结构单元聚集而形成,如αα、βαβ 和 βββ 等。结构域是在超二级结构的基础上形成的,通常由 100 ~ 200 个氨基酸残基组成,其特点是在三维空间相对独立,往往具有一定的功能。

模体(motif)是一种特殊的折叠模式,通常由若干二级结构单元(或某些氨基酸残基)组成,并出现于多种蛋白质分子的结构域中。例如,在真核生物转录因子的 DNA 结合结构域中常见的几种模体有锌指、亮氨酸拉链等。

在细胞中,蛋白质分子能够结合成巨型大分子

组装体(macromolecular assemblies),如病毒的蛋白外壳,肌动蛋白纤维束以及核孔复合物等。然后,这些大分子结构再和脂类、糖类或核酸等生物大分子结合,形成复杂的细胞器。

(三) 蛋白质分子的二级结构

α-螺旋、β-折叠和β-转角是最常见的蛋白质分子二级结构。缺乏特征性折叠规律者通常称为无规则卷曲。胶原蛋白纤维由特殊的胶原蛋白(tropo-collagen)三股螺旋组成。

1. α-螺旋 α-螺旋结构的基本特征是:①多肽链呈螺旋状围绕中心轴右手方向盘绕,每圈约含3.6个氨基酸残基,螺距约0.54nm。②肽键的羰基氧原子和C端方向第4个氨基酸残基的酰胺氢原子形成氢键,以稳定α-螺旋。氢键方向与中心轴几乎平行。③氨基酸残基的侧链向外突出,覆盖在α-螺旋的外表面,可影响α-螺旋的亲疏水性(图8-2A)。

特殊氨基酸Pro和Gly往往迫使α-螺旋中断。携带同种电荷的氨基酸残基相互排斥,可导致α-螺旋不稳定。

在某些α-螺旋中,亲水的氨基酸侧链出现于同一侧,而疏水性侧链集中在另一侧,形成两性α-螺旋。在细胞膜通道蛋白(channels)中,两性α-螺旋沿通道排列,其疏水性一侧向外(朝向膜磷脂双层的疏水核心),而亲水性一侧朝向通道内,有利于亲水的离子或分子穿过通道。

胶原蛋白分子由三条多肽链组成,每条多肽链为左手螺旋(每圈约3.4个氨基酸残基),三条拧成一股,形成右手超螺旋,每圈约30个氨基酸残基。每条胶原蛋白多肽链约含1000个氨基酸残基,其中90%以上为Gly-Pro-Hyp(或Hyl)重复顺序,Hyp和Hyl分别是羟脯氨酸和羟赖氨酸。由于Pro和Hyp为亚氨基酸,无法形成链内或链间氢键,因此其构象与右手α-螺旋和β-折叠无缘,容易形成左手螺旋。三股螺旋之间的空间只能容纳最小的Gly残基侧链(H原子)。在胶原纤维中,胶原蛋白分子按照1/4错位首尾相连。

2. β-折叠 β-折叠由多肽链内若干平行或反平行的片段(即β-折叠链)组成(图8-2B),其基本特点是:①β-折叠链几乎完全伸展,一般比较短(5~8个氨基酸残基)。②相邻的平行或反平行β-

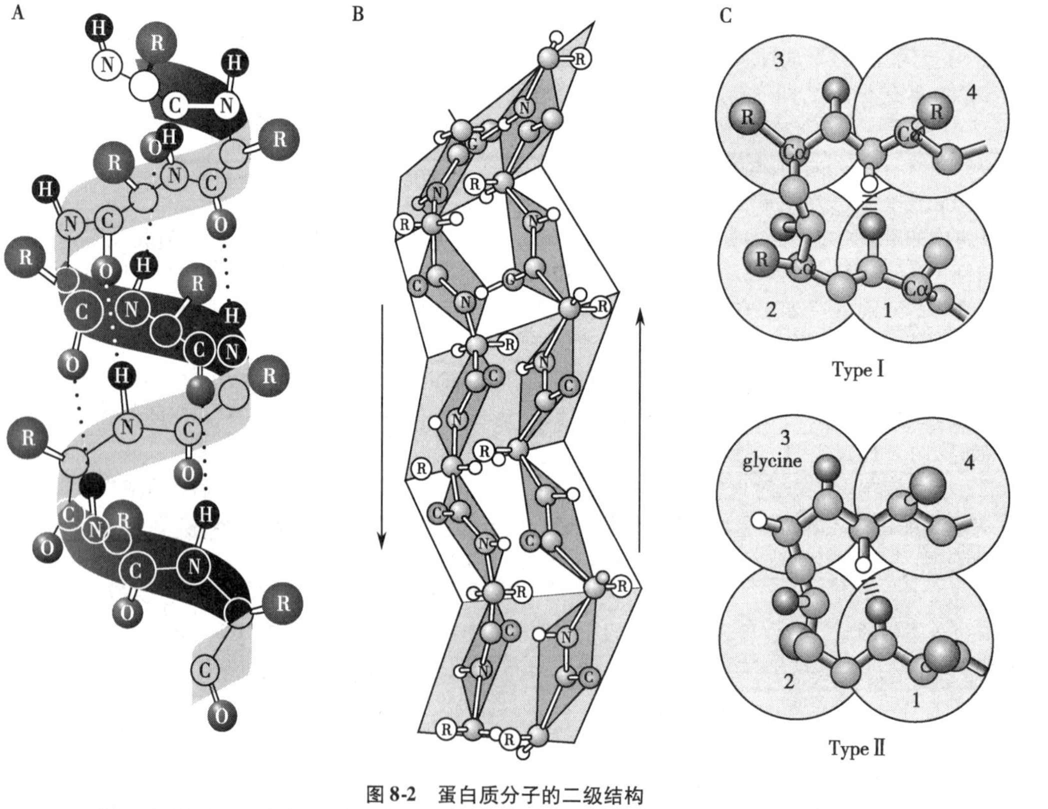

图8-2 蛋白质分子的二级结构

A. α-螺旋:多肽链骨架折叠成右手螺旋形结构,靠羰基氧原子和酰胺氢原子之间的氢键(虚线)稳定之。氨基酸残基的侧链基团(R)出现于α-螺旋的外表面。B. β-折叠:图示两条反平行β-折叠链形成的β-折叠。C. β-转角:分为Ⅰ类(TypeⅠ)和Ⅱ类(TypeⅡ)两种类型。两者的主要区别是,Ⅱ类的第三个氨基酸总是甘氨酸(glycine)

折叠链通过氢键相互结合以稳定β-折叠,羰基氧原子和酰胺氢原子均参与氢键,使多肽链像手风琴那样的折叠,形成β-折叠片层。③β-折叠链的每个肽平面基本上和相应的β折叠片层平面重叠,氨基酸残基侧链基团交替指向平面的上方和下方。

与平行的β-折叠相比,反平行β-折叠更稳定,因为形成氢键的N-H-O三个原子几乎处于一条直线,氢键更强。

平行排列的β-折叠片层具有自发的右手扭曲倾向,可形成不同形状,如圆桶形(barrel)和马鞍形(saddle)经常出现于多种蛋白质结构域。

3. β-转角 β-转角呈"U"形,一般由4个氨基酸残基组成(图8-2C),末端残基之间形成的氢键使之稳定。β-转角使多肽链的方向发生180°的回折,通常位于蛋白质分子的表面。β-转角约占蛋白质分子全部残基的1/4。特殊氨基酸Pro和Gly经常出现于β-转角。

β-转角主要分为Ⅰ和Ⅱ两种类型,Ⅰ类比Ⅱ类多1倍。两者的主要区别在于,Ⅱ类的第三个氨基酸总是Gly。

多肽链也可能发生较长的弯曲,形成环(loops),其形成机制与β-转角不同。

(四)蛋白质分子的三级结构及其稳定因素

多数具有三级结构的蛋白质分子是球蛋白,如酶蛋白(2000多种)、肌红蛋白、珠蛋白、激素蛋白和抗体等。球蛋白的主要特征是:①多个二级结构单位(α-螺旋、β-折叠、β-转角和无规则卷曲)形成紧密的球形构象。较大的球蛋白含有若干个结构域。②多数疏水性氨基酸残基侧链埋藏在球蛋白的内部,形成疏水性核心;而多数亲水性残基侧链暴露于球蛋白表面。内在膜蛋白也是球蛋白,但其亲、疏水性残基分布与之相反。③球蛋白表面往往有一袋形空穴,以容纳1~2个配体(或底物)分子,乃酶蛋白的活性中心之所在。

维持蛋白质分子三级结构的作用力有二硫键(共价键)和次级键(非共价键)。尽管次级键的键能比较弱,但大量存在。次级键有四种类型:氢键、疏水性相互作用、范德华力和离子键(盐键)。其中,氢键、范德华力和离子键的本质均为静电相互作用,而疏水性相互作用是熵驱动的自发过程。

1. 氢键 氢键(hydrogen bond)产生于氢键供体基团和受体基团之间的相互作用。供体基团(X—H)由电负性大的原子(X)和氢原子(H)组成,例如亚氨基N—H和羟基O—H,其中的氢原子显示正电性。受体基团中也有电负性较大的原子(Y),其外层有未共用电子对,显示负电性,例如羰基(C═O)中的氧原子。供体X—H中的H和受体基团Y原子之间产生静电吸引,形成氢键X—H···Y。

氢键具有方向性。如果形成氢键的3个原子在空间的位置接近直线(180°),则产生的氢键最强;如果有夹角(<180°),则氢键减弱。氢键还具有饱和性。供体基团X—H通常只能和1个Y原子结合。

水分子可兼氢键供体或受体,与多肽链中的基团相互作用。蛋白质在水溶液中一般比较稳定。

2. 疏水性相互作用 疏水性相互作用(hydrophobic interaction)是指疏水性基团为避开水相而聚集在一起的集合力。在球蛋白分子的三维结构中,Leu、Ile、Phe、Trp和Pro等疏水性氨基酸残基为了尽可能避开水分子,相互聚集并埋藏于分子内部。这种自发倾向的本质并不是疏水性基团之间有吸引力,而是一种熵(entropy,即"混乱度")驱动的热力学效应。根据热力学第二定律,自发过程往往增加反应体系的熵,而熵减的过程不能自发进行。

在水的不同状态中,冰的结构最有序,每个水分子和周围的4个水分子通过氢键形成三角锥(正四面体)结构。一旦疏水性基团进入水相,水分子将其团团围住,水分子之间通过氢键排列成高度有序的二十面体笼形结构,每一面为五边形。这种结构比冰更加有序,以致水分子熵减,因此不能自发产生。当多个疏水性基团存在于水相时,这些基团必然相互接近,只有这样才能破坏水分子的笼形结构,增加水分子的混乱度(熵增加)。所以,疏水性相互作用是一个熵驱动的自发过程。

3. 范德华力 范德华力(Van der Waals force)是一种较弱的静电相互作用,包括以下三种作用力:①取向力,产生于永久偶极(极性基团)之间。②诱导力,发生于永久偶极和诱导偶极(非极性基团)之间。③色散力,出现于瞬时偶极(非极性基团)之间,通常是范德华力的主要形式。在非极性基团中,由于电子运动的不对称性,造成电荷密度产生波动,可形成瞬时偶极,并诱导周围的非极性基团形成诱导偶极,后者又能使前者稳定。

4. 离子键 携带正电荷的氨基酸残基(Arg、Lys和His)侧链基团与带负电荷的残基(Asp和Glu)侧链之间可以形成离子键。多数带电荷的侧链基团分布在球蛋白的表面,与介质水分子的偶极相互作用,形成有序的水化层,有利于稳定蛋白质的构象。带电荷基团也能出现于球蛋白内部的疏水环境中,同其他基团形成较强的氢键,并产生少量离子键。由于疏水环境中的介电常数比水中低,故静电相互作用较强,可增加疏水环境中水分子的混乱度,这在热力学上是有利的。

5. 二硫键 多肽链中(或肽链间)的两个Cys残基侧链之间形成的共价键叫做二硫键,可将多肽链的不同部分(或不同的多肽链)连接起来。二硫键一般出现在球蛋白分子表面的β-转角附近,对于三维结构的稳定具有举足轻重的作用。如果二硫键被破坏(还原),往往引起蛋白质天然构象改变,丧失生物活性。但有的二硫键并非蛋白质生物活性所必需。

(五)膜蛋白

生物膜磷脂双层(phospholipid bilayer)结合形形色色的膜蛋白。膜蛋白往往被糖基化修饰。

膜蛋白分为两大类:①内在膜蛋白(integral membrane protein);②周边膜蛋白(peripheral membrane protein)。

内在膜蛋白通常有一个或多个疏水性α-螺旋插入并跨越磷脂双层,膜两侧水相介质还可能有其他结构域。插入膜内的结构域可形成通道(channels),成为跨膜转运蛋白。在细胞膜外侧的结构域可参与细胞信号转导或蛋白质相互作用。在细胞质一侧的结构域的功能广泛,如将细胞骨架蛋白锚定于膜,或介导信号转导等。少数内在膜蛋白通过共价键锚定于磷脂双层中的脂肪酸,但膜蛋白本身并没有插入磷脂双层。

周边膜蛋白仅结合于膜表面,或通过和内在膜蛋白相互作用,或直接与磷脂极性头部基团相互作用,但不和磷脂双层的疏水核心作用。红细胞骨架蛋白血影蛋白(spectrin)和肌动蛋白以及蛋白激酶C(PKC)定位于膜胞质侧。某些周边蛋白定位于膜外侧。

一个重要的内在膜蛋白大家族以含有7个跨膜α-螺旋为特征,其成员已经超过150个,包括:细菌视紫红质(bacteriorhodopsin)、视蛋白、激素受体、味觉和嗅觉受体等。其氨基酸顺序分析结果显示,在同一个位置上没有发现相同的氨基酸残基,仅有少量保守残基。

革兰阴性菌(如大肠杆菌)外膜中的孔蛋白(porins)也是跨膜蛋白,其结构特征与其他内在膜蛋白不同,跨膜区以极性氨基酸为主。孔蛋白由3个相同的亚基组成,每个亚基由16条β折叠链围成圆桶形结构,形成跨膜孔。

在真核细胞中,某些内在膜蛋白并不进入膜磷脂双层,而是以插入磷脂双层中的糖基化磷脂复合物为"锚(anchor)",将自己的C端共价连接在质膜外侧。糖基磷脂酰肌醇(GPI)是一种常见的锚,含2个脂肪酸酰基基团、N-乙酰葡萄糖胺(GlcNAc)、甘露糖和肌醇。碱性磷酸酶等酶蛋白和Thy-1蛋白通过GPI结合于质膜外侧。某些胞质蛋白锚定于磷脂双层的胞质侧,方法是将C端附近的Cys残基共价连接于磷脂层中的烃基锚(如异戊二烯基、法尼基、牻牛儿基)。有的胞质蛋白以脂类(软脂酸、豆蔻酸等脂肪酸酰基)为锚,其N端Gly残基和锚形成酰胺键,从而结合于磷脂双层的胞质侧。例如,v-Src蛋白结合于磷脂双层的胞质侧,其N端发生豆蔻酸化,才能形成N端锚。

(六)蛋白质结构与功能的一致性

观察蛋白质分子的三维结构,通常可以估计它如何工作。例如,位于核膜的核孔复合物呈桶形,成为分子进出核的双向通道。细菌伴侣蛋白Gro EL/ES有另一种桶式结构,在其中央空腔中发生蛋白质折叠。某些蛋白质的表面有沟(grooves),成为各种棒形或纤维形分子的特异结合位点。如反转录酶分子表面的沟允许模板RNA沿着酶蛋白表面滑动。DNA拓扑异构酶Ⅱ是一种DNA结合蛋白,其形状如同夹子,顶部和底部可开关,供有缺口(nicked)的DNA链穿过。

很多蛋白质发挥功能涉及构象发生改变。配体(ligands)结合、改变环境或化学修饰都可能诱导蛋白质构象改变。

蛋白质分子的功能往往高度依赖于特异结合其他分子(或配体)的能力。例如,酶蛋白结合特异的底物,抗体结合特异的抗原,激素受体结合特异的激素等。蛋白质分子与其配体间的相互作用有两个特点:一是亲和力(affinity),即两者的结合强度,可用解离常数示之;二是特异性(specificity),即优先结合某分子的能力。这两个特点均取决于蛋白质-配体结合位点的结构。酶促反应和抗体-抗原结合等均证明,为了产生高度的亲和力和特异性,蛋白质分子的配体结合位点的形状和表面必须和配体高度互补。

(七)蛋白质的变性和复性

某些物理因素或化学因素能够破坏次级键,从而破坏蛋白质分子的天然构象,使之变性(denaturation),失去生物活性。例如,加热可以破坏次级键;环境pH的急剧变化能改变氨基酸残基侧链的电荷,破坏离子键和氢键;一定浓度的尿素和盐酸胍(6~8mol/L)能够竞争性破坏氢键;去污剂SDS(十二烷基硫酸钠)破坏疏水性相互作用。另外,有机溶剂、重金属离子、辐射和某些机械力等均可能造成蛋白质变性。变性因素一般不会破坏多肽链的肽键,所以变性蛋白质的一级结构通常保持不变,但它的紧密的三维结构和生物活性均丧失。绝大多数变性蛋白质在水溶液中沉淀,因为在正常情况下埋藏在分子内部的疏水基团暴露出来,并同其他伸展分子的相似基团相互作用,形成不可溶的聚集体。

很多蛋白质在8mol/L尿素和β-巯基乙醇(还原二硫键)的条件下完全伸展。通过透析除去变性剂,蛋白质能够复性(renaturation),重建天然构象所有的二硫键和次级键,恢复蛋白质特有的天然构象和生物活性。

三、蛋白质分子的折叠、修饰与降解

蛋白质生物合成是在核糖体进行的,氨基酸按照模板 mRNA 的指令组装成多肽链。新生的多肽链需要折叠,并经常发生化学修饰,才能产生有活性的蛋白质分子。有活性的蛋白质分子一旦产生,某些限制其寿命的特殊的氨基酸顺序将引导它降解。

(一) 氨基酸顺序提供多肽链折叠信息

在多肽链骨架中,只有 8 个键角是立体化学所允许的。因此,含有 n 个氨基酸残基的多肽链在理论上可以产生 8^n 种构象。然而,所有的蛋白质分子通常仅采取一种构象,即最稳定的天然构象。

天然牛胰 RNA 水解酶 A(RNase A)分子由一条多肽链组成,含 124 个氨基酸残基,其中有 8 个 Cys 残基形成 4 对二硫键。1961 年,C. Anfinsen 等完成了著名的 RNase A 变性-复性实验。他们首先利用 8mol/L 尿素和 β-巯基乙醇(还原二硫键)使之变性,然后去除变性因素,结果 RNase A 的活性完全恢复,4 对二硫键准确无误地在原位重建。在 8 个 Cys 残基之间形成 4 对二硫键共有 105 种选择(形成第一、第二和第三对二硫键分别有 7、5、3 种选择)。如果将 124 个氨基酸残基的 C_α 原子二面角变化和侧链基团的旋转考虑在内,RNase A 可能形成的构象数量将是天文数字。然而,在 RNase A 复性过程中仅仅选择了一种天然构象。对此,唯一合理的解释就是,多肽链的氨基酸顺序决定其三维结构,即:蛋白质分子天然构象的折叠信息存在于它的一级结构——氨基酸顺序之中。

根据“熔球(molten globule)”假说,在多肽链折叠过程中,多肽链经历了伸展(unfolding)、熔球和天然构象 3 个阶段。在适当条件下,伸展的多肽链围绕疏水核心凝集成中间状态“熔球”,其中有多个二级结构单元。然后,这些二级结构单元相互作用形成三级结构,折叠成蛋白质分子的天然构象。

(二) 伴侣分子促进体内蛋白质折叠

在体外,蛋白质分子折叠的效率很低,仅有少数在几分钟内完成折叠。在体内,绝大多数蛋白质分子必须迅速、正确地折叠,以免形成无功能的错误折叠蛋白质。

在细胞内,蛋白质的浓度高达 100mg/ml,这种高浓度在体外通常造成蛋白质沉淀。细胞内蛋白质高效折叠的原因在于存在伴侣分子(chaperones)。伴侣分子广泛存在于细菌到哺乳动物细胞,参与蛋白质分子的一般折叠过程。伴侣分子具有 ATPase 活性,能够结合并稳定蛋白质分子。伴侣分子分为两种类型:①分子伴侣(molecular chaperones),结合并稳定未折叠或部分折叠的蛋白质,防止其降解;②伴侣蛋白(chaperonins),直接促使蛋白质分子折叠。

分子伴侣主要有 Hsp70 蛋白家族,其成员包括 Hsp70(存在于细胞质和线粒体)、Bip(内质网)和 DnaK(细菌伴侣分子)。Hsp70 蛋白(heat shock proteins)被首次发现,是在细胞处于热休克应激状态情况下,这种蛋白质能迅速出现。Hsp70 蛋白结合 ATP 时呈开放型(open form),其疏水性口袋结合于靶蛋白疏水区。ATP 水解使 Hsp70 蛋白变为封闭型(close form),释放靶蛋白。当新生的多肽链正在核糖体合成的时候,分子伴侣即与之结合(图 8-3)。

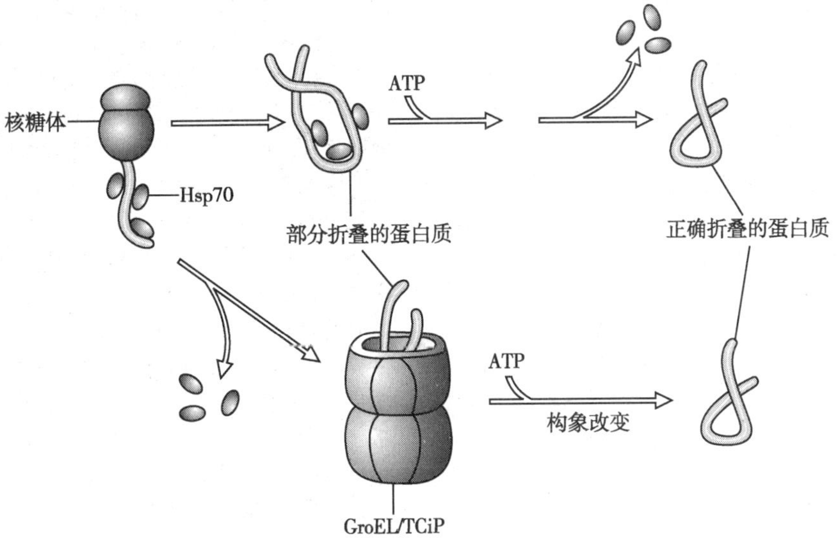

图 8-3　伴侣分子介导蛋白质折叠

肌动蛋白、微管蛋白等少数蛋白质的折叠需要伴侣蛋白提供帮助。真核伴侣蛋白 TCiP 是巨大的桶形复合物，由 8 个 Hsp60 蛋白组成，与之同源的细菌伴侣蛋白 GroEL 含 14 个相同的亚基。细菌 GroEL 介导的折叠机制比真核 TCiP 容易了解。在细菌中，部分折叠或者错误折叠的蛋白质插入 GroEL 的空腔并结合于空腔的内壁，进而折叠成天然构象（图 8-3）。这一过程依赖 ATP，需要借助于辅伴侣蛋白（co-chaperonin）GroES。真核 TCiP 的空腔只能允许分子量小于 55kD 的多肽链通过这一途径折叠。

（三）某些蛋白质分子不需要折叠

人们曾经以为，天然蛋白质分子必须折叠成一定的三维结构才有功能。近年来发现，约 30% 的天然蛋白质分子完全或部分未折叠（unfolded）。完全未折叠的蛋白质被称为“天然未折叠蛋白质（natively unfolded proteins，NUP）”或“内源无结构蛋白质（intrinsically unstructured proteins，IUP）”。目前已发现约 100 种天然未折叠蛋白质，其多肽链长度范围 50 ~ 1800 个氨基酸残基，主要特征为“高净电荷、低疏水性”，含有较多的亲水性氨基酸（尤其是 Lys 和 Glu），多 Pro，而疏水性氨基酸较少，特别是芳香族氨基酸含量低。

这种缺乏特定结构的蛋白质的优势在于，具有更强的“柔韧性（malleability）”，能够结合几种不同的配体，其表面更容易进行分子间相互作用，令其功能更加多样化。

已发现的 NUP（或 IUP）蛋白质的功能有 30 多种，包括细胞信号转导、细胞周期调控、基因表达调控、DNA 复制和损伤修复等。

（四）化学修饰和加工改变蛋白质的活性

在细胞中，新生的蛋白质多肽链在核糖体合成后，其化学结构需要发生变化，以改变其活性、寿命或细胞定位。这种蛋白质化学结构变化分为两种类型，一是化学修饰（chemical modification），二是加工（processing）。化学修饰是指将化学基团共价连接到多肽链的 N 端、C 端或内部残基侧链，往往是可逆的。加工是指去除一些肽段，一般不可逆。

多肽链 N 端氨基的乙酰化（acetylation）是最普遍的化学修饰方式。非乙酰化的蛋白质往往被细胞中的蛋白酶迅速降解。膜蛋白的末端及其附近残基经常加上了长长的脂质类基团，将蛋白质锚定于膜磷脂双层。

蛋白质分子内部残基的侧链可以被多种化学基团修饰，其中最重要的是 Ser、Thr、Tyr 的羟基发生可逆磷酸化。许多分泌蛋白和膜蛋白的 Asn、Ser、Thr 侧链可能成为糖基化（glycosylation）位点，结合线性或分支糖链。

蛋白酶解（proteolysis）利用蛋白酶切除新生的蛋白质的部分肽段，是一种最普通的加工方式，如胃、胰腺分泌的消化酶酶原以及凝血因子的激活。蛋白酶解也可以产生有活性的肽激素，如 EGF 和胰岛素。在细菌和低等真核生物中还存在一种特殊的蛋白质自我剪接（self-splicing）加工方式，切除多肽链内部的蛋白内含肽（intein），将两侧的蛋白外显肽（extein）连接起来，类似于真核 mRNA 前体剪接加工。

（五）细胞蛋白质的降解途径

体内蛋白质降解分为细胞外、内两种途径。

细胞外降解途径，主要用于蛋白酶在胃、肠将食物蛋白质消化。这些蛋白酶包括：胰蛋白酶、胰凝乳蛋白酶等内切蛋白酶（endoproteases），氨肽酶（aminopeptidases，从 N 端依次切除残基）、羧肽酶（carboxypeptidases，从 C 端依次切除残基）等外肽酶（exopeptidases），以及将寡肽（oligopeptides）切割成 2 肽、3 肽、氨基酸的肽酶（peptidases）。

细胞内有几条蛋白酶解途径，以降解错误折叠或变性蛋白质、浓度减少的正常蛋白质和外源蛋白质。途径之一是利用溶酶体（lysosomes），溶酶体是一种细胞器，内部呈酸性，含有大量蛋白酶。另一主要途径是泛素介导的蛋白质降解，泛素（ubiquitin）是一种含 76 个氨基酸残基的蛋白质。这一途径分为两步。首先，借助 3 种酶（E1 ~ E3，即泛素激活酶、泛素缀合酶、泛素连接酶），使多个泛素分子共价结合于靶蛋白内部的 Lys 侧链。然后，泛素化的蛋白质被蛋白酶体（proteasome）降解。蛋白酶体是一个巨大的圆柱形口袋状多亚基复合物，内含多种蛋白酶，依赖 ATP 将泛素标记的蛋白质切割成小肽。由泛素介导降解的蛋白质分子含有降解信号，例如有丝分裂细胞周期蛋白的内部序列 Arg-X-X-Leu-Gly-X-Ile-Gly-Asx，或富含 Pro、Glu、Ser 和 Thr 的内部序列（PEST 序列），能够被泛素缀合酶识别。

许多细胞质蛋白质的寿命和 N 端残基的特性相关，提示 N 端残基与蛋白质泛素化有关。在体内，寿命短的蛋白质 3 分钟内被降解，其 N 端通常为 Arg、Lys、Phe、Leu 或 Trp。而寿命长达 30 个小时以上的蛋白质，其 N 端一般为 Cys、Ala、Ser、Thr、Gly、Val 或 Met。所有新合成的蛋白质的 N 端均为 Met，有稳定作用，需要通过酶促反应将其切除，才能在 N 端产生一个去稳定作用（destabilizing）的残基。

（六）蛋白质折叠异常可能导致疾病

某些蛋白质可能折叠成与其天然构象不同的三维结构，不仅导致失去正常功能，而且可能成为蛋白酶解的标记，而蛋白酶降解片段的积累可能引起退行性疾病(degenerative diseases),在脑、肝等组织细胞中出现不溶性蛋白质斑块(plaques)。

例如,在阿尔茨海默病(Alzheimer disease)患者脑组织中,出现不溶性蛋白质斑和纤维缠结(tangles),在原子能显微镜下可以看到许多短纤维有规律地排列。每根纤维由47个氨基酸残基组成,名为β-淀粉样肽(β-amyloid peptide)。这些纤维是大量天然蛋白质的蛋白酶解产物,包括淀粉样前体蛋白(amyloid precursor protein)和Tau蛋白(一种微管结合蛋白)。在其他器官中形成的斑块也来自天然蛋白质的蛋白酶解产物,如凝溶胶蛋白(gelsolin,肌动蛋白结合蛋白)和血清白蛋白。这些蛋白酶解产生的多肽片段发生聚合,形成非常稳定的纤维。

错误折叠蛋白质可能是哺乳动物若干脑退行性疾病的病因,其中了解得比较清楚的有疯牛病(mad cow disease)、人库鲁病(kuru disease)、克-雅病(Creutzfeldt-Jakob disease)、羊瘙痒症(scrapie)等。这些疾病可称为海绵样脑病(spongiform encephalopathies),因为患者大脑皮层细胞中充满海绵样空洞,其典型症状是痴呆、动作失调。

20世纪60年代,人们发现这种疾病的致病因子可能没有核酸,T. Alper认为这种特殊的致病因子可能是蛋白质。当时已知的致病因子病毒、细菌、真菌等都含有核酸,其毒性与基因复制和增殖有关。经过30多年的研究,S. Prusiner等发现,这种疾病的感染因子是一种蛋白质(28kD),将其命名为"prion protein(朊病毒蛋白,PrP)"。PrP是所有哺乳动物脑组织中的正常组分,功能尚不清楚。缺失PrP基因(当然朊病毒蛋白本身也缺失)的小鼠看上去正常,症状仅仅出现在正常的PrP蛋白(PrP^{C})的构象改变成PrP^{Sc}之时(Sc取自scrapie)。PrP^{Sc}蛋白可以将PrP^{C}蛋白转变成PrP^{Sc},并产生多米诺效应,将越来越多正常的PrP蛋白转变成致病型PrP^{Sc}蛋白。PrP^{Sc}导致海绵样脑病的机制尚不清楚。

在遗传型朊病毒疾病中,PrP编码基因突变导致一个氨基酸残基发生改变,可能造成PrP^{C}转变成PrP^{Sc}。

(杨克恭)

第二节 基因的结构与功能

造血是维持人的一生的重要生理过程。造血涉及造血干细胞(hematopoietic stem cells,HSC)的自我更新以及分化发育成多种具有不同形态和功能的血液细胞。这些过程受到微环境和造血细胞因子的调节,更重要的是受基因表达的严格控制。分化了的细胞的功能特异化与细胞中基因的特异表达密切相关,如红细胞中产生大量的血红蛋白,而粒细胞中产生特有的髓过氧化物酶、淋巴细胞中产生免疫球蛋白、血小板产生纤维蛋白原受体等。各种血液学疾病都与基因的结构改变或基因表达异常相关。

一、遗传信息流动中心法则与基因的结构和功能

(一)遗传信息流动中心法则

蛋白质由20种氨基酸组成,氨基酸之间的区别在于其不参与肽键形成的侧链基团的不同。细胞、组织和器官的性状主要取决于其聚集的蛋白质的结构和性质。分子生物学研究表明,基因是生物遗传信息贮存、传递和受控表达的最基本单位。基因通过控制蛋白质的结构、合成蛋白质的时间和数量,以及产生其他蛋白质来控制细胞、组织和器官的性状。基因线性排列于脱氧核糖核苷酸(DNA)链上。遗传信息贮存于核苷酸序列的排列中,DNA上的遗传信息经转录成核糖核酸(RNA),由RNA指导蛋白质的生物合成。遗传信息流动的方向为:DNA→RNA→蛋白质,即分子生物学中心法则。从分子生物的角度看来,自然界中发生的任何生命现象最终都是由基因控制的。任何一个细胞、组织和器官的生物特性和行为都可以在基因水平上进行研究。

中心法则的一个例外是在一些病毒中遗传信息贮存在RNA分子上。如与T-细胞白血病/淋巴瘤和获得性免疫缺陷综合征(艾滋病,AIDS)有关的反转录病毒。当反转录病毒进入细胞后,反转录酶将RNA基因组反转录成DNA,由其DNA版本进行转录和翻译。

(二)人类基因与基因组

按照经典的遗传学概念,基因是控制生物性状的遗传物质的功能和结构单位。随着分子生物学的发展,人们认识到基因是携带一定遗传信息的特定DNA片段,它可以通过转录和翻译等过程表达具有一定生物功能的多肽链(称为蛋白质基因),或转录出在蛋白质生物合成过程中起重要作用的转运RNA和核糖体RNA(分别称为tRNA基因和rRNA基因),以及其他RNA(这些又统称非蛋白质基因)。

人类基因组(即人类一套完整单体的遗传物质的总和)包含细胞核中的24个线性DNA分子(分别包含在22条常染色体和X、Y两条性染色体上,又称核基因组,总长度为3×10^{9}bp)以及胞质线粒体上的遗传物质(一个长16 569bp的环状DNA分子,又称线粒体基因组)。

首先由美国科学家于1990年启动,随后有世界多国科学家参加,以揭示人类基因组3×10^{9}bp DNA序列为目标的人类基因组计划(Human Genome Project,HGP)已经圆满完成。2001年2月,国际人类基因组合作组(International Human Genomic Sequencing Consortium)和Celera公司分别把自己的人类基因组框架图发表在Nature和Science上。人类基因组的参考顺序于2003年4月完成。2004年10月21日,国际人类基因组合作组在Nature宣布,已确定的人类常染色体基因组顺序有2.85×10^9bp,占了全部常染色体基因组顺序的99%(尚存341个缺口,其中许多与片段重复有关)。人类基因组计划的完成奠定了生物医学研究的基础。

人类基因组的DNA组成是复杂的,概括地,可以分为以下DNA类型。

1. 编码蛋白质的DNA(protein-coding DNA) 对人类基因组顺序的分析说明仅包含20 000～25 000个蛋白编码基因(一些蛋白编码基因的确切位置和功能尚待确定),远少于原先估计的50 000～100 000个。人类蛋白质基因都包含外显子和内含子结构,基因长度也不相同,如珠蛋白基因长约1.5kb,凝血因子Ⅷ基因长约180kb,已知最大的基因是抗肌营养不良基因(*Destrophin*),长达2300kb。包括内含子在内的蛋白编码基因完全转录单位DNA占了整个基因组的30%(而与蛋白质肽链相应的编码顺序只占整个基因组的1.6%)。其中一半为单基因,即在基因组中只有一个拷贝。另一半为基因家族中的重复基因或歧化基因。在这些基因家族中的基因编码若干蛋白质,其氨基酸顺序具有很高的同源性。许多蛋白质家族包含从几个到多至20个成员(个别蛋白质家族可能包含数百个成员),它们有着相似但不完全相同的氨基酸顺序。其中有的基因家族成员,其DNA顺序与功能蛋白基因高度同源,但并不能最终表达出蛋白质(虽然可能转录成RNA),因此称为歧化基因(或假基因)。

2. 串联重复的rRNA、tRNA、snRNA(核小RNA)和组蛋白基因 45s pre-rRNA(其转录和切接后产生28s和18srRNA)、5srRNA、各种tRNA、snRNA及组蛋白家族成员的基因在基因组中是以串联重复排列存在的,即在一段长的DNA内,同一基因顺序的若干拷贝常常以首尾相接的方式逐个排列。每个基因在基因组中的拷贝数为20～300。这些基因共占了基因组的0.3%。

3. 重复DNA(repetitious DNA) 除了编码rRNA、tRNA、snRNA和组蛋白及重复蛋白基因家族表现出重复现象外,真核生物细胞也包含其他称之为重复顺序DNA(repetitious DNA)的区域。这些区域有着不同的序列类型。

(1) 简单顺序DNA(simple-sequence DNA):一类重复顺序由以串联形式重复许多次的寡聚核苷酸组成,因此称为简单顺序DNA(simple-sequence DNA),或称串联重复DNA。它们占了整个基因组的3%。绝大部分的这类DNA由2～10bp寡聚核苷酸串联重复组成,但也发现20～200bp的串联重复单位。以往称之为卫星DNA的顺序均属于简单顺序DNA。

(2) 散布于基因组的重复子(可移动的遗传元件):另一类重复序列散布于基因组,这些常常是所谓中度重复序列,它们在基因组内的位置可能是变化的,故称可移动的DNA元件(mobile DNA elements),总长度占了基因组的45%。

人类中的这类元件主要是逆转座子(retroposons),在基因组中有几百万个拷贝。逆转座子分为两类。一类为LTR(Long terminal repeats,长末端重复子)逆转座子(LTR retroposons),长度在6～11kb,在人基因组中约有40 000个拷贝,占全部基因组DNA的0～8%。另一类为非LTR逆转座子(non-LTR retroposons),是可移动元件中最共同的类型(占基因组的34%)。非LTR逆转座子包括两种序列类型,即长散布组件(long interspersed elements,LINEs)和短散布组件(short interspersed elements,SINEs)。LINEs长6～8kb,在人基因组中有87 000个拷贝,总长度占基因组的21%。SINEs长100～300bp,在人基因组中有1 600 000个拷贝,总长度占基因组的13%。人基因组也存在少量DNA转座子(transposons)。

这些可移动元件中的一些可以转录出RNA。虽然未发现这些可移动DNA元件在有机体的生命周期中有着规则的功能,但它们可能已经通过作为导致产生新基因和对于基因表达的新控制的重组位点,而在高等有机体的进化中作出贡献。

4. 未分类的间隔DNA 人类基因组中约有25%的DNA顺序不归于上述4种类型,属于未分类的间隔DNA,其中大部分是单拷贝顺序。近几年的研究说明这些DNA中的一些可以转录出RNA。

(三) DNA的分子结构

DNA分子是长的、无分支多聚核苷酸链。核苷酸由脱氧核糖及其C-5′原子上结合的磷酸基因和C-1′上结合的嘌呤或嘧啶碱基组成。DNA中的碱基主要有4种,即腺嘌呤、鸟嘌呤、胞嘧啶和胸腺嘧啶。RNA的化学结构与DNA十分相似,只是由核糖(C-2′为羟基)取代了脱氧核糖(C-2′为氢原子),尿嘧啶取代了胸腺嘧啶。尿嘧啶和胸腺嘧啶除了C-5′上一个为氢原子,一个为甲基外,其他成分和结构完全相同。这些碱基通常用大写字母A、G、C、T和U来表示。

核苷酸之间由一个核苷酸C-3′上的羟基与下一

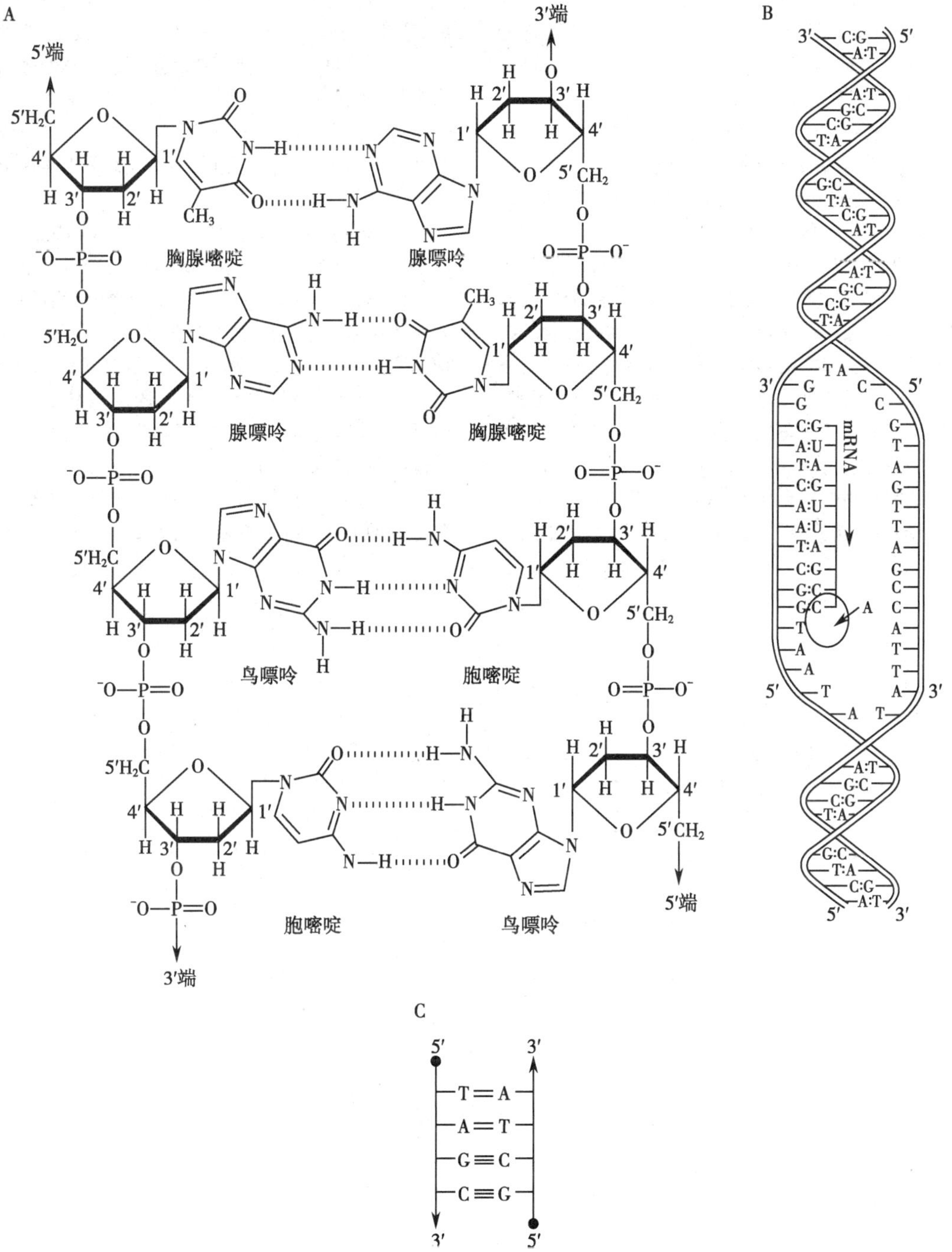

图 8-4　DNA 结构和 DNA 的模板功能

A. DNA 的核糖-磷酸骨架与四种碱基的化学结构、氢键形成与碱基配对(碱基间形成氢键总是发生在 A 与 T、C 与 G 之间。A 与 T 间形成两个氢键,C 与 G 间形成三个氢键)、DNA 双链的互补结合与 DNA 的方向性。B. DNA 反向平行双螺旋结构。糖-磷酸骨架位于螺旋外侧,碱基被包裹在中间。同时显示 DNA 局部双螺旋打开,RNA 聚合酶以其中一条 DNA 链为模板合成 mRNA。C. DNA 双链反向平行结构的简示图

个核苷酸 C-5′连接的磷酸羟基脱水缩合成 3′,5′磷酸二酯键连接。这种核糖-磷酸的连接构成多核苷酸链的骨架,嘌呤或嘧啶碱与核糖-磷酸链垂直。链内核苷酸 C-5′的磷酸和 C-3′的羟基均参与二酯链的形成,称为核苷酸残基。

多核苷酸链的两个末端在化学上是不同的,其一端核苷酸 C-5′连接的磷酸只有一个酯键,称此核苷酸为链的 5′磷酸末端或 5′端;链的另一端核苷酸 C-3′上羟基是自由的,故称此核苷酸为 3′羟基末端或 3′端。多核苷酸链因此而具有方向性。

在正常生理条件下的细胞内,DNA 分子通常由两条方向相反的多核苷酸链,通过碱基上-NH_2 的氢与另一链上碱基的氧或氮形成氢键而结合,盘绕成反向平行右手双螺旋结构。碱基间形成氢链总是发生在 A 与 T、C 与 G 之间。A 与 T 间形成两个氢键,C 与 G 间形成 3 个氢链。糖-磷酸骨架位于螺旋外侧,碱基被包裹在中间(图 8-4)。

基因的功能来自于 DNA 的分子结构。DNA 双螺旋结构决定了 DNA 或 RNA 分子间相互作用的方式。

(四)遗传信息的半保留复制

遗传信息贮存于 DNA 分子核苷酸顺序的排列中。DNA 的分子结构为双螺旋,两股核苷酸链都携带有遗传信息。在细胞分裂之前,两股 DNA 链均作为模板,按碱基配对的规律各复制一条,从而将遗传信息传递给下一代。复制后的 DNA 分子中一股链是新合成的,而另一半是原有的,因此称为半保留复制(图 8-5)。

DNA 复制时除需要模板、4 种脱氧核糖核苷酸底物外,还需要具有 3′-OH 的 DNA 或 RNA 作为引物。由引物末端的 3′-OH 与脱氧核糖核苷酸的 α 磷酸基团结合,生成酯键,使链沿着 5′→3′方向延伸。DNA 复制过程包括起始位点的识别、DNA 双链的解旋、双链分开的维持、引物合成、脱氧核糖核苷酸聚合、冈崎片段连接以及引物去除等许多步骤,涉及多种酶与蛋白质的参与。

由于 DNA 碱基排列具有方向性,同样一段 DNA 序列从 3′→5′方向解读和从 5′→3′解读所得到

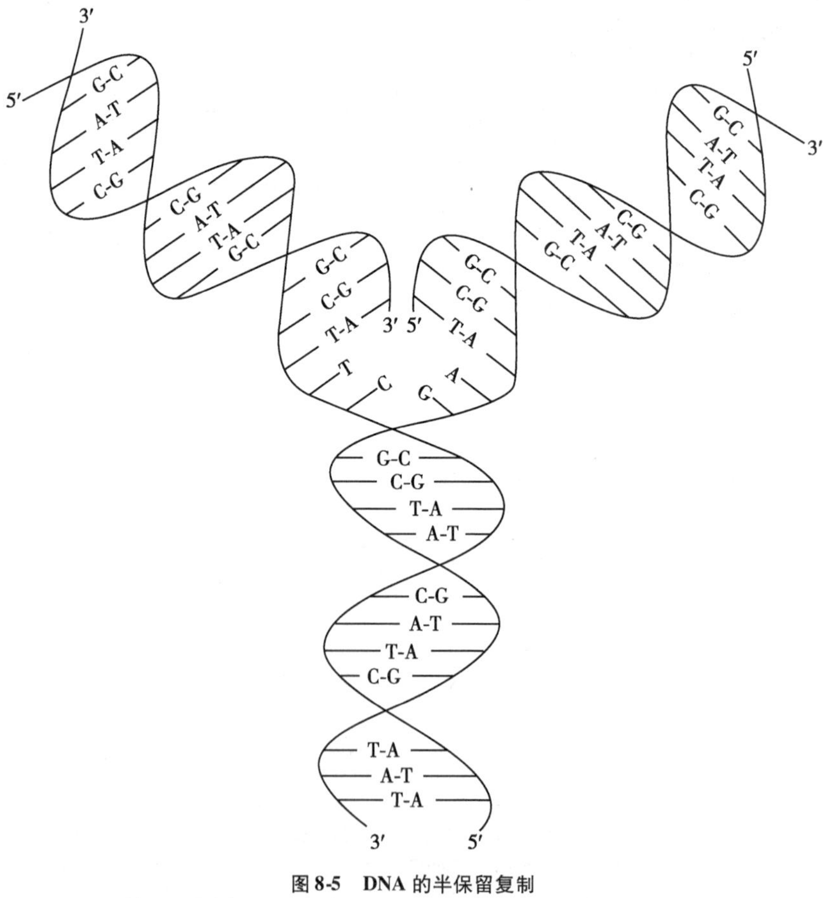

图 8-5 DNA 的半保留复制

DNA 两链打开,形成复制叉,按碱基配对规律分别复制子链。复制后的 DNA 分子中一股链是新合成的,而另一半是原有的,因此称为半保留复制

的遗传信息是不同的。细胞中的酶可以识别DNA链的方向性。大部分酶只能沿着一个方向解读DNA序列，或者3′→5′，或者5′→3′，不能两个方向都读。核酸聚合酶通常沿5′→3′方向延伸核苷酸链。

二、基因表达及表达调控

（一）基因表达

基因表达就是储存遗传信息的基因通过转录及翻译等步骤，产生具有一定生物功能的蛋白质的整个过程（图8-6）。许多蛋白质的肽链在合成后还需要经过加工修饰，如切除一定的肽段、加糖、加脂、磷酸化、羟化、与其他亚单位或因子复合等，才能成为具有完整功能的蛋白质。真核生物结构基因中与蛋白质的氨基酸顺序对应的核苷酸序列称为编码序列，其余为非编码序列。基因中与成熟mRNA顺序对应的称作外显子。基因中外显子序列是不连续的，外显子之间被内含子（又称插入序列）分隔。外显子顺序的大部分与蛋白质的氨基酸顺序是对应的，但在5′外显子和3′外显子中常存在非翻译区，分别称为5′非翻译区（5′UT）和3′非翻译区（3′UT）。

转录在细胞核内进行，由RNA聚合酶以基因的

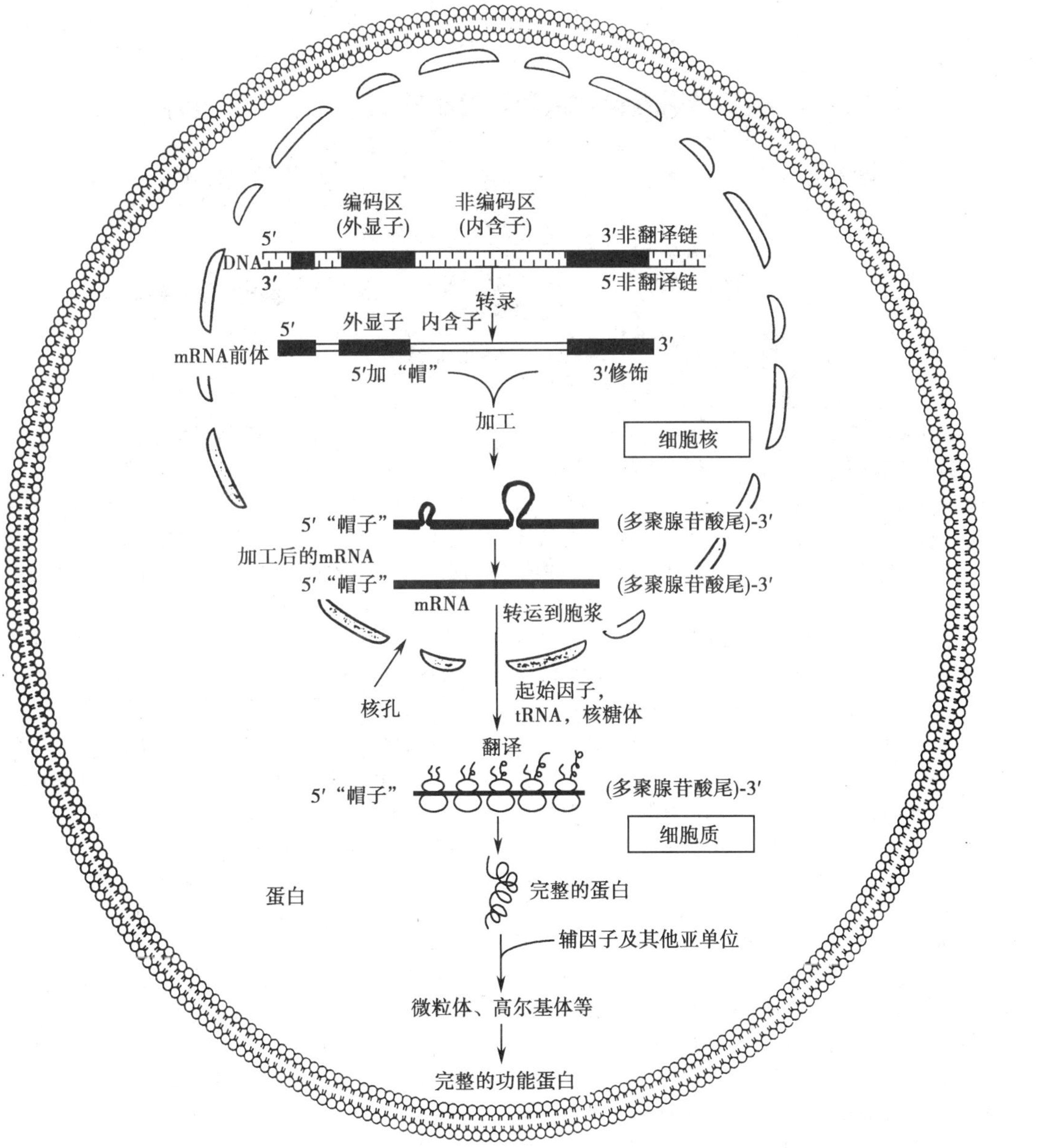

图8-6　基因表达——mRNA与蛋白质的合成

一条链(模板链)为模板,按碱基配对规律,沿模板DNA链的3′→5′方向逐个接上核糖核苷酸,产生基因的初级转录物(primary transcript)。初级转录物经加工修饰形成5′"帽子"结构和3′多聚A"尾巴",剪切掉内含子,再由外显子拼接成为成熟的mRNA(图8-7)。在初级转录物的剪接过程中,参加拼接的外显子可以不按其在基因组的线性分布次序拼接,内含子也可以不被切除而保留,即一个外显子或内含子是否出现在成熟的mRNA中是可以被选择的,这种剪接方式称为选择剪接。选择剪接是一种在转录后水平直接调节基因表达的调控方式,可以直接在RNA水平上调节基因的表达,也可以改变基因的表达产物,对蛋白质的功能和活性进行调节。

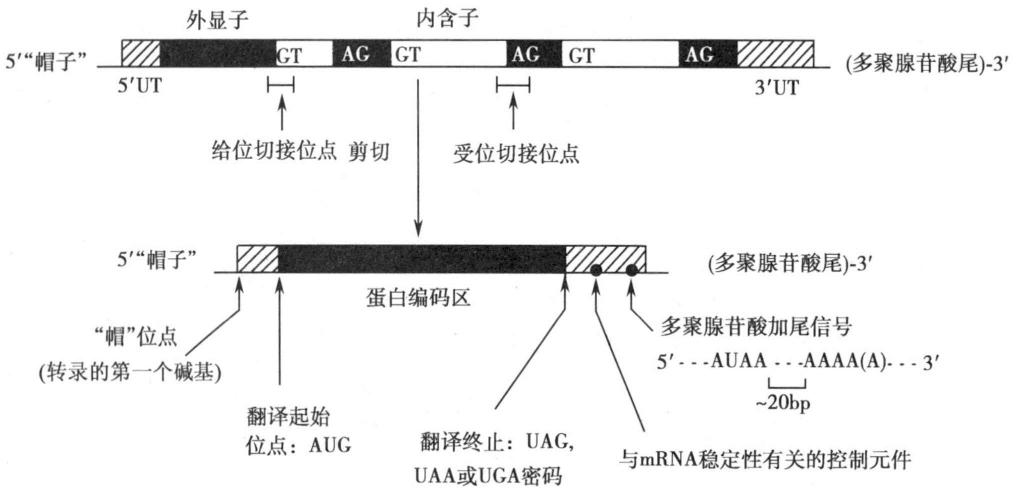

图8-7 mRNA的成熟过程

5′UT:5′非翻译区;3′UT:3′非翻译区

mRNA上携带的遗传信息由三联密码子(每3个连续的核苷酸组成一个密码子)组成。4种不同的核苷酸可以组成64组密码。其中UAA、UGA和UAG为终止密码子,其他密码子均代表一定的氨基酸。AUG除代表蛋氨酸外,还是蛋白质合成的起始密码子。

成熟的mRNA被转运到细胞质中,与核糖核蛋白体结合,作为合成蛋白质的模板。由tRNA作为搬运氨基酸的特异工具,在供能物质(ATP、GTP)、无机离子(Mg^+、K^+)以及其他酶与蛋白因子的参与下,共同形成蛋白质生物合成体系。tRNA具有反密码子,根据碱基配对的原则识别相应的密码,但有时这种配对不典型,有所谓"不稳定碱基对"的形成。

(二)基因表达调控

人体的任何组织或细胞都是从同一受精卵发育分化而来,具有完全相同的遗传信息,而其合成的蛋白质却不完全相同。即使在同一细胞中,不同分化发育时期或受到不同的环境或信号刺激时,所合成的蛋白质种类与数量亦常有不同。细胞中基因表达产物蛋白质浓度的调节涉及许多精细的平衡。在真核生物中,至少有7个环节可能调节细胞中某种蛋白质的终浓度:转录(即初始转录物的合成)、转录后加工、RNA从细胞核向胞质的转运、RNA的降解、多肽链合成、多肽链的修饰及加工,蛋白质降解。

转录调节是最重要的基因表达调节环节。在真核细胞内,DNA分子被严密地组织在染色质中。染色质结构对基因转录活化状态有重要影响。典型的间期核染色质可分为高度凝聚状态的异染色质(heterochromatin)和处于较为伸展状态的常染色质(euchromatin)。在常染色质中,约10%处于更为开放的伸展状态,即为具有潜在转录活性的染色质。

处于活化状态的染色质常具有的特征是:DNA低甲基化,核小体核心组蛋白高乙酰化,特异组蛋白变异体和高速泳动族蛋白(high mobility group protein,HMG)结合的增多,DNase 1高敏位点的出现(代表了局部核小体结构更为开放或核小体结构消失),转录因子结合到基因启动子区以及RNA聚合酶Ⅱ和一般转录因子的募集和前起始复合物的形成。

基因的转录调节决定性地依靠特异转录因子结合到靶基因启动子和增强子上介导。这些转录因子部分地通过募集一般转录因子和RNA聚合酶Ⅱ到靶基因行使功能。较为开放的染色质区有利于特异转录因子的结合。序列特异的DNA结合转录因子也募集辅助因子(cofactors)到基因调节区。许多辅助因子是能够通过染色质修饰促进或抑制转录的多蛋白复合物的成分。因此，特异转录活化因子的结合也促进活化染色质的形成。基因表达被染色质修饰的调节被定义为表观遗传调节（epigenetic regulation），特指不涉及 DNA 顺序变化的基因表达的稳定和可遗传改变。染色质修饰包括 DNA 甲基化以及核心组蛋白尾部的乙酰化、甲基化、磷酸化、葡糖基化、SUMO 化和泛素化。这些修饰被染色质修饰酶介导。由非编码 RNA 介导的染色质修饰（如 DNA 甲基化和组蛋白甲基化）也有发现。

概括地说，基因转录调节主要靠 DNA 与蛋白质，以及蛋白质与蛋白质之间的相互作用来实现。这里的 DNA 主要指调节基因转录的顺式作用元件（cis-acting elements），蛋白质主要指反式作用因子（trans-acting factors）和辅助因子。

顺式作用元件是指与结构基因连锁并能调节基因转录的特定 DNA 顺序，如启动子（promoter）、增强子（enhancer）、沉默子（silencer）、基因座控制区（locus control region，LCR）和隔离子（insulator）等。

启动子是指能与转录装置（transcriptional machinery）结合并能准确有效地起始转录的特定 DNA 顺序。在真核生物，转录装置的主要成分除 RNA 聚合酶外，还必须包含一般转录因子（general transcription factors，GTFs）。RNA 聚合酶Ⅱ的核心启动子（core promoters）由 4 个不同的元件结合组成（图 8-8），BRE：TFⅡ（B recognition element）；TATA（TATA Box）；Inr（initiator element）；DPE（downstream promoter element）。典型地，一个启动子仅包含这四个组件的 2 或 3 个。在基因核心启动子上游，也常包含对于启动子功能重要的 DNA 顺序。

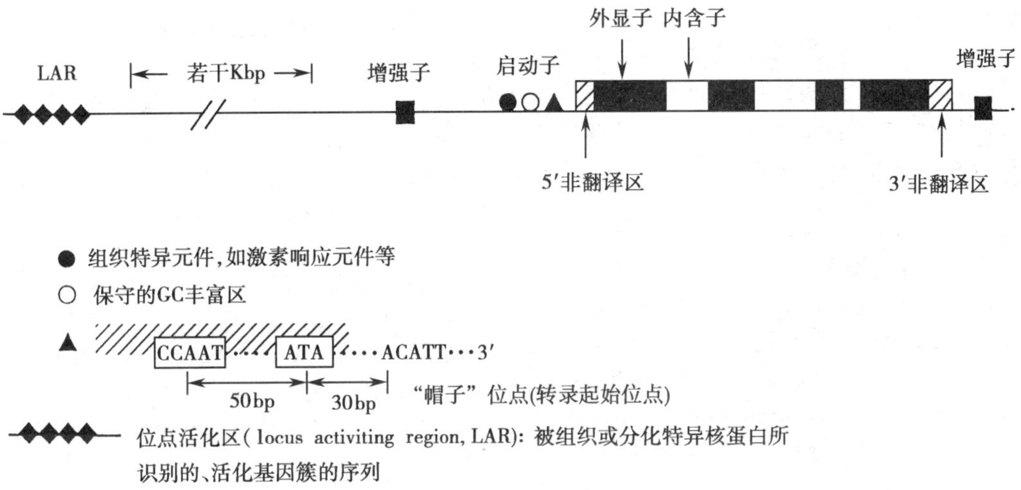

图 8-8　结构基因旁侧的顺式元件

在真核生物基因上游或下游常存在能增强基因转录的特异 DNA 顺序，称为增强子（enhancer）。它可以任一方向在基因上游或下游直至几十 kb 距离增强基因的转录。和启动子相似，增强子也由若干元件组成，每个元件又包含一个或几个 DNA 特异结合蛋白的结合位点。特异结合蛋白与增强子的特异结合可能是增强基因转录的重要环节。

基因座控制区是指能够在转基因鼠中确立连锁的基因非整合位点依赖的高水平表达能力的 DNA 顺序区域，它常常由若干包含 DNase 1 高敏位点的 DNA 顺序组成。特异结合蛋白与 LCR 的特异结合可能是增强基因转录的重要环节。

和增强子相反，沉默子是指与基因连锁的能减弱基因转录的特定 DNA 顺序。特异结合蛋白与沉默子的特异结合可能是减弱基因转录的重要环节。

隔离子原指当放到增强子和启动子之间时能阻断增强子作用的 DNA 顺序。隔离子也能抑制染色体修饰的散播。局部染色质的修饰状态可影响基因是否表达。确定的抑制性组蛋白修饰在染色质区域的散播是转录沉默（silencing）现象的核心。沉默是能够沿染色质散播的特异抑制形式，可无需每个携带特异阻遏蛋白的结合位点而关闭多重基因。隔离子能够阻断这种散播，因此隔离子能够无区别地保护基因不被活化和抑制。

一些与顺式作用元件相互作用并调节基因转录的蛋白质，称为转录调节蛋白或转录因子，又称反式作用因子。一类转录因子是大多数真核生物基因有效的和启动子特异的转录起始所必需的，称作一般转录因子，如在 RNA 聚合酶Ⅱ催化转录起始时所必需的若干转录因子 TFⅡA、TFⅡB、TFⅡD、TFⅡE、

TFⅡF和FⅡH等。另一类为对特异基因转录起调节作用的转录因子。一些蛋白因子并不直接与DNA结合,而是通过与转录因子的相互作用起到调节基因转录的功能,称为辅助因子。

转录因子至少有两个功能:特异地结合到DNA上及调节转录启动。转录因子的一个重要特征是它们常具有标准的组成和结构,即motif(模体,也称作基序)。这些模体对于转录因子特异识别和结合到DNA上具有关键性作用。真核生物中的大部分转录因子包含4类模体中的一类:同源结构域(homeodomains),包含了螺旋-转折-螺旋(helix-turn-helix,HTH)结构;锌指(Zn-finger或Zn-binding domains),是某些蛋白质分子中由若干保守的氨基酸残基同锌离子结合形成的相对独立的"指"状四面体结构;亮氨酸拉链(leucine zipper);螺旋-环-螺旋(helix-loop-helix,HLH)。少数转录因子不属于上述四种类型的任何一类。

转录后调控对于基因表达也是重要的。特别值得提及的是近几年发现的一类具有重要调控功能的微小RNA(microRNA)。microRNA是近几年发现的非编码RNA(non-coding RNAs)的主要种类,长度在19~25个核苷酸。到2009年3月在Sanger miRBase Sequence database ver. 12.0上共收录了人类microRNA 706个。miRNA已被公认为是多细胞生物基因表达转录后水平调控(通过结合到与靶mRNA互补的顺序,使靶mRNA剪切或翻译抑制)的一种普遍方式,并可能调节30%以上的蛋白质基因表达。microRNA也已被证明参与许多重要的生命过程,并涉及多种疾病,特别是癌症。

(三)基因突变

基因在内外环境的许多因素影响下都可能发展成突变,其中有些突变推动着生物的进化,有些为中性突变,也有一些突变会导致基因产物蛋白质结构的变化或不能正常表达而造成不良后果。涉及基因结构的突变可分类为点突变、插入、缺失、重排和动态突变。

点突变指基因中的某一个碱基为另一种碱基取代。如取代后不改变密码子的意义(由于密码的简并性),称为同义突变(samesense mutation)。如果这种取代导致蛋白质分子中相应位置氨基酸改变则称为错义突变(missense mutation)。错义突变后果的严重性取决于突变的位置及其对蛋白质功能影响的程度。无意义突变(nonsense mutation)是指在基因编码区发生点突变后形成了不应有的终止密码,导致肽链合成的提前终止。有时点突变如果发生在mRNA剪接位点上,也会造成内含子不能被正确剪接,影响mRNA的转运、稳定性,或合成出异常肽链。如果突变发生在基因启动子或增强子重要部位,也会影响基因转录。

DNA大片段的缺失或插入可以造成整个基因的丢失、基因结构的改变、基因功能的丧失。发生于基因编码序列中非3整数倍碱基的插入或缺失,可引起阅读框架的位移。从移码处开始产生氨基酸序列完全不同的肽链,造成提前终止或形成无功能或不稳定的蛋白质。例如,很大一部分α地中海贫血患者是由于α珠蛋白基因缺失所致。凝血因子Ⅷ基因14外显子中2~4kb DNA片段的插入则导致甲型血友病。

染色体易位可造成两个原来不在同一条染色体上的基因间发生重排。如90%~95%的慢性粒细胞白血病(CML)患者具有Ph染色体,t(9;22)(q34.1;q11.21)易位。染色体易位使原来分别位于9号染色体上的*abl*基因与22号染色体上的*bcr*区域重排,产生*abl/bcr*融合基因。这一融合基因可转录特异的mRNA,并合成肿瘤特异的蛋白质。此外,急性淋巴细胞白血病、B细胞慢性淋巴细胞白血病、急性T细胞白血病等血液系统肿瘤均与基因重排有关。

在一些基因编码区或其旁侧存在着串联重复排列三核苷酸序列。这些序列的突变方式是三核苷酸序列重复次数的改变。其拷贝数的增加有一渐进和积累的过程,突变频率与拷贝数有关,突变体与其上一代的突变频率不同,故称动态突变。这类突变导致的疾病有不同程度的中间型表型,表现为遗传学上的不完全显性和"早现"(发病年龄逐代提前,临床表现逐代加重)现象。这类突变可改变基因的转录活性与mRMA稳定性,或表达异常肽链。强直性肌营养不良、亨廷顿舞蹈病等神经肌肉性疾病均为动态突变所致。

三、一些DNA重组技术的基本原理

(一)限制性内切酶

限制性核酸内切酶简称限制酶,是一类存在于微生物中,能识别双链DNA上特定核苷酸序列,并在识别位点及其附近切割双链DNA的脱氧核糖核酸酶。限制酶的命名来自分离出该限制酶的微生物种属的缩写。每种酶都有其特定的识别序列和切割位点。如限制酶EcoRⅠ识别如下序列,并在GA之间将DNA分子切断。

↓
5′-GAATTC-3′
3′-CTTAAG-5′
↑

微生物种属来源不同而识别位点相同的限制酶称为同切限制酶(isoschizomer)。如 HpaⅡ和 MspⅠ都识别5′-GCCG-3′序列，但 MspⅠ切割时不受识别序列甲基化的影响，而 HpaⅡ只切割 C 未被甲基化的序列，不能切割 C 甲基化的序列。一些限制酶切割双链 DNA 后产生平齐的末端(blunt end)，另外许多限制酶切割后在末端产生出一小段单链序列，称为黏性末端(cohesive end)。识别序列不同的限制酶可切割出相同黏性末端(compatible cohesive end)。

限制酶切割 DNA 的产生的片段大小，取决于该限制酶识别序列的核苷酸长度，并与被切割 DNA 的核苷酸组成、序列和结构特点有关。若假定 DNA 分子中4种脱氧核糖核苷酸的组成相等且随机排列，则限制酶切割 DNA 产生的片段数目及其大小，只与该限制酶识别序列的核苷酸长度有关，即被识别的序列在 DNA 链中出现的频率为 $1/4^n$。用识别序列为四核苷酸的限制酶切割 DNA 时，平均每 256bp ($1/4^4$)有一个切点，或者说酶切片段的平均长度为256bp。用识别序列分别为五、六、七、八核苷酸的限制酶切割 DNA 时，就会依次得到平均长度分别为1024bp($1/4^5$)、4096bp($1/4^6$)、16 384bp($1/4^7$)和65 536bp($1/4^8$)的片段。在人和哺乳动物基因组 DNA 中，识别位点较少的限制酶称为高识别特异性限制酶或稀有切割位点限制酶(rare cutter)。

被限制酶切断的 DNA 片段可在 DNA 连接酶的作用下重新连接。这样就可以对 DNA 片段进行重组。另外，由于不同生物基因组的大小与核苷酸顺序的排列有很大差异，所以，不同生物种属 DNA 限制酶片段的长度和数目也不尽相同。因此，由限制酶片段构成的“限制酶物理图谱”可以作为不同基因组或染色体特异的结构特征。

（二）核酸凝胶电泳

核酸凝胶电泳是使 DNA 或 RNA 分子在电场力的作用下通过凝胶，利用凝胶对不同长度核酸片段阻滞作用的差异使其分离。在电场强度设定时，所有核酸分子的电荷密度都相同，而不同长度的核酸分子在相同浓度的凝胶中迁移时受到的阻力各异，因此可以通过凝胶电泳将不同大小的核酸片段按其长度分开。选择适当的凝胶浓度可使不同范围的 DNA 片段得到有效的分离。提高凝胶浓度适宜分离较小的 DNA 片段；降低凝胶浓度可以使较大的 DNA 片段得到较好的分离。通常使用2%～4%的琼脂糖凝胶分离50～1500bp 的 DNA 片段，用0.7%～1%的琼脂糖凝胶分离1～20kb 的 DNA 片段。但是即使使用了0.3%～0.5%的高强度琼脂糖凝胶也只能分离50～100kb 的 DNA 片段，对于大于50kb 的 DNA 片段一般很难用普通凝胶电泳有效分离。

脉冲场凝胶电泳(pulsed field gel electrophoresis, PFGE)是使 DNA 分子在一个定时改变方向的脉冲电场凝胶电泳系统中泳动。由于大于30kb 的 DNA 分子在电泳时只能以阻力最小的头尾牵引方式进入胶孔匍匐蛇行，所以每改变一次电场方向，DNA 分子就要相应地重新调整一次泳动方向。长 DNA 片段在凝胶中移动时受到的阻力大，重新定向所需的时间长，其重新定向所需的时间与 DNA 片段的长度成正比。这样，DNA 分子越大，它在每一个脉冲时间内用于重新定向的时间越多，净迁移的时间越少，实际泳动的距离也就越短。反复改变电场方向，并通过调节脉冲时间，就可以将各种不同长度的 DNA 片段有效地分开。

核酸凝胶电泳广泛用于 DNA 片段分离、回收、物理图谱分析与 RNA 鉴定。经过分离的核酸片段需用啡啶溴红(溴化乙啶，EBr)染色。在波长254nm 的紫外光照射下，DNA 片段显示橙红色。这是因为 DNA 吸收254nm 的紫外光后发出次级荧光，嵌合于 DNA 双螺旋小沟中的 EBr 吸收302nm 和366nm 的荧光、再发出波长590nm 的红色可见光。RNA 分子因其具有局部二级结构，所以也可用 EBr 染色，但检测灵敏度大大低于 DNA。由于短波长紫外光对 DNA。由于短波长紫外光对 DNA 片段有破坏作用，所以在回收 DNA 片段时可使用302nm 或360nm 的长波长紫外光直接激发 EBr，以减少紫外光对 DNA 片段的破坏。但这会降低检测灵敏度。

（三）DNA 修饰与合成酶

DNA 聚合酶催化 DNA 体外合成反应。这些酶作用时大多需要模板，合成出的产物序列与模板互补。大多数聚合酶优先作用于 DNA 模板，也可拷贝 RNA，但效率较低。最常用的以 DNA 为模板的 DNA 聚合酶是大肠杆菌(*E. coli*)DNA 聚合酶Ⅰ及其大片段(klenow 片段)、T_4 和 T_7 噬菌体 DNA 聚合酶、测序酶(sequenase)，经过修饰的 T_7DNA 聚合酶和耐热 DNA 聚合酶。

E. coli DNA 聚合酶Ⅰ为一分子量109kD 的多肽链，具有5′→3′DNA 聚合酶活性，5′→3′及3′→5′外切核酸酶活性和大肠杆菌必备的 RNA 酶 H 的活性。DNA 聚合酶Ⅰ大片段(Klenow)去除了 DNA 聚合酶Ⅰ的5′→3′外切酶活性，只保留其5′→3′DNA 聚合酶活性和3′→5′外切核酸酶活性。可用于补平 DNA3′的凹端，或先利用其3′→5′外切酶活性将 DNA 片段的3′凸出端切成凹端，再将其补平。Klenow 的这一补平作用还可用于 DNA 片段3′末端的放射性或非放射性标记。DNA 聚合酶大片段的

5′→3′DNA 聚合酶活性主要用于随机引物标记 DNA 片段、cDNA 第二链合成和双脱氧末端终止法 DNA 测序。

耐热 DNA 聚合酶是一种耐热的以 DNA 为模板的 DNA 聚合酶，分子量 65kD。最初是从极度嗜热的栖热水生菌中分离出来的，其最佳作用温度为 72℃。目前已从多种耐热菌中分离出耐热性更好的 DNA 聚合酶，广泛应用于聚合酶链反应。

以 RNA 为模板的 DNA 聚合酶称为反转录酶。常用的两种反转录酶分别来自禽成髓细胞瘤病毒(AMV)和 Moloney 鼠白血病病毒(Mo-MLV)。两种反转录酶在许多方面有所区别，但均无 3′→5′外切酶活性。AMV 反转录酶包括两条多肽链，除聚合酶活性外还具有很强的 RNA 酶 H 活性。Mo-MLV 反转录酶的 RNA 酶 H 活性较弱，有利于合成较长的 cDNA。AMV 反转录酶的最适反应温度为 42℃(鸡的正常体温)，而 Mo-MLV 反转录酶在 42℃时则迅速失活。因此，AMV 反转录酶可更有效地转录具有较强二级结构的 mRNA 模板。二者反应时所要求的 pH 也有一定差异。反转录酶主要用于 mRNA 转录为 cDNA，以便克隆、分析，或代替 DNA 聚合酶进行双脱氧末端终止法 DNA 顺序，还可用于补平 5′突出的 DNA 片段(也可用此法标记 DNA5′端)。

DNA 连接酶可以催化 DNA5′磷酸基与 3′羟基之间形成磷酸二酯键。最常用的 DNA 连接酶是 T_4 噬菌体 DNA 连接酶。T_4 噬菌体 DNA 连接酶为一分子量 68kD 的多肽。用于连接平端或末端互补的 DNA 分子以及 DNA 分子自身环化。是 DNA 重组中必不可少的工具酶。

(四) 基因克隆及主要的载体系统

DNA 限制性内切酶、连接酶及其他各种修饰酶的使用，可以按照一定的设计将不同的 DNA 片段组装在一起，使其具有特定的功能；或者将某个基因或基因片段从复杂的基因组中分离出来。这一操作被称为 DNA 重组或基因克隆。

首先用限制酶将需要分离或重组的 DNA 剪切成一定长度的片段，经过一定的修饰，与载体 DNA 连接，形成重组 DNA。然后将重组 DNA 送入单细胞微生物(通常为大肠杆菌或酵母)中，经过恢复培养，筛选出带重组 DNA 的菌落。

根据被重组 DNA 片段的长度和重组 DNA 的目的，可以选用不同的载体。常用的载体有质粒、λ 噬菌体、黏粒、细菌人工染色体(bacteria artificial chromosome，BAC)、酵母人工染色体(yeast artificial chromosome，YAC)以及穿梭质粒(shuttle vector)等。

质粒是细菌中独立于细菌基因组 DNA 之外，能自我复制并具有稳定基因的环状双链 DNA 分子。天然质粒可长达数百 kb，经过改造用于 DNA 重组的质粒一般为 2～10kb。质粒中有 DNA 复制起始位点、外源 DNA 片段插入的重组位点和一定的筛选标志。将病毒 DNA 与质粒重组可构成既能在原核生物中扩增，又可以在真核生物中表达的穿梭质粒。含有转录起始位点等成分，可将重组 DNA 转录成 mRNA 并表达出蛋白质的质粒称为表达载体。真核细胞表达载体中除含有质粒的基本成分外，还有真核基因启动子、mRNA 剪接位点、3′多聚 A 加尾位点以及真核细胞选择标记等。

野生型 λ 噬菌体 DNA 约 48kb，其中一部分序列可被替换而不影响其裂解及生长。在 λ 噬菌体 DNA 中最多可以插入(替换)23kb 外源 DNA。重组 DNA 经噬菌体包装蛋白包装成噬菌体颗粒，以噬菌体感染的方式进入其宿主大肠杆菌，并在其中繁殖、扩增，形成蚀斑。

野生型 P1 噬菌体基因组约 90kb，作为一个自主复制单位游离于宿主染色体之外。P1 载体约 30kb，在大肠菌中以质粒形式存在，含抗药性筛选标记、pBR3222 质粒复制子、P1 质粒复制子、P1 噬菌体复制子、包装识别位点，进入宿主后重组环化的位点和一些调节重组 DNA 长度的填充片段。P1 噬菌体载体系统可用于克隆 75～110kb 的外源 DNA 片段。

黏粒克隆是可以被包装成噬菌体颗粒的重组质粒。黏粒载体序列有 5～8kb，含质粒 DNA 必备的复制起点、抗药性筛选标记、重组位点和将重组 DNA 包装成 λ 噬菌体颗粒所需的 cos 序列，因此叫做 cosmid，译为黏粒或柯斯质粒。因为可被包装到 λ 噬菌体中的 DNA 片段为 38～52kb，所以黏粒载体可克隆 33～47kb 的外源 DNA 片段。重组 DNA 经过包装，以噬菌体感染方式进入宿主菌，再环化成质粒，以质粒形式存在于宿主体内。

在质粒中克隆外源基因片段最简便，但插入片段的长度超过 10kb 时转化效率大大降低。λ 噬菌体、黏粒和 P1 噬菌体克隆体系，采用将 DNA 包装成噬菌体颗粒后转染宿主菌的方法提高转化效率。电转化(electroporation)技术的发展为提高大质粒的转化效率创造了条件，现在已经可以构建和转化几十到二、三百 kb 的细菌人工染色体(BAC)克隆。

由具有完整着丝粒、端粒和自主复制顺序功能的 DNA 片段组成的人造酵母染色体(YAC)，在酵母细胞的有丝分裂和减数分裂过程中具有与天然酵母染色体一样的稳定性。YAC 载体中有酵母的着丝粒、自主复制顺序成分、可用作端粒的 TEL 序列，以及筛选含 YAC 的酵母菌株时使用的选择标记。YAC 载体可插入 200～1000kb 的外源 DNA 片段，用于克隆大片段外源 DNA。YAC 克隆有序排列构成的物理图谱是基因克隆和DNA序列分析的基础。含完整基因位点，包括位点控制区、启动子、全部结构基因序列，表达调节信号的YAC，还可作为研究基因簇功能以及定点整合的对象，进行转基因动物实验。

（五）分子杂交

DNA双螺旋结构是由两条序列互补的多核苷酸链接碱基配对原则以氢键结合而成。在一定条件下，如酸碱度、加热或有机溶剂的存在，可以破坏DNA双链的氢键结合将两条链分开，这一过程称为变性。变性时只破坏氢键，不涉及共价键的断裂。变性DNA两条彼此分开的链在适当条件下重新缔合成双链的过程叫做复性。在实验过程中任何两条来源不同的核苷酸链，只要各自具有一部分可以互补的序列即可形成氢链结合，产生异源双键。因此，将具有一定互补序列的核酸单链，在液相或因-液体系中按碱基酸对原则，结合成异源双链的过程称为分子杂交。DNA与DNA、DNA与RNA、RNA与RNA，以及人工合成的寡聚核苷酸链与DNA或RNA之间，只要具有一定的互补序列均可发生杂交。分子杂交可用于检测基因结构的改变、mRNA的表达、重组DNA的筛选等。被检测的核酸分子称为靶基因或靶序列；用于探测靶基因（或其表达产物）的具有一定可检测标志的已知序列称为分子探针。探针所携带的标志物可以是放射性同位素（^{3}H、^{14}C、^{35}S、^{32}P、^{33}P、^{125}I等），也可以是非放射性的生物素、地高辛等半抗原类物质。探针与靶基因均在液相时称为液相杂交；靶基因在固相支持物如硝酸纤维素或尼龙膜、凝胶、载玻片上，探针在液相时称为固相杂交。通过凝胶电泳将DNA或RNA分子按片段长度分开，并转移到尼龙或硝酸纤维素膜上进行杂交叫做DNA印迹（Southern）杂交或RNA印迹（Northern）杂交。将被测核酸分子（有时是细胞裂解液）点在尼龙或硝酸纤维素膜上进行杂交叫斑点杂交。探针分子固定在膜上，靶基因在液相中的杂交称为反向杂交。在细胞或组织切片上进行的杂交称为（细胞或组织切片）原位杂交。将菌落或噬菌斑转移至尼龙或硝酸纤维素膜上进行杂交叫做菌落或噬菌斑原位杂交。

（六）PCR技术

DNA聚合酶链反应（polymerase chain reaction，PCR）是模拟天然过程的DNA体外复制方法。在DNA聚合酶作用下，以DNA为模板，使位于模板两侧的一对寡核苷酸引物之间的序列扩增（图8-9）。PCR包括：变性、退火和链延伸3个步骤的多次循环。变性时通过加热破坏DNA模板双链间的氢链，使互补链分开；退火是将温度降至一定程度，使引物与模板DNA按碱基配对原则互补结合；然后在DNA聚合酶作用下，从引物的3′末端开始合成模板DNA的互补链。从第2个循环开始，前一次PCR的产物也可作为模板，指导下一次的DNA合成。理论上，每个循环后产物增加一倍。30次之后模板将被复制10亿次。由于实际上每个循环的扩增效率达不到100%，所以当使用1μg DNA为模板扩增单拷贝基因时（10^5模板），通常需要进行25～35个循环，才能使DNA片段的总数增加到10^{12}左右（一般凝胶电泳下肉眼可见水平）。PCR是自动化连续进行的，所以必须使用耐热DNA聚合酶。

PCR自1985年问世以来，由于其所需的样品极少，质量要求比其他基因实验低得多，多种生物技术需要与PCR联用，为了达到不同目的而设计的PCR种类甚多，进展甚快。

（七）基因的克隆分离

从分子水平上研究病因是提高诊断和治疗效果的基础。在基因水平上研究发病机制，首先要有足够量的某一基因DNA。基因工程是20世纪70年代分子生物学中发展迅速的领域。应用基因工程的方法，使致病基因的分离克隆得以实现，从而可以得到大量的某一基因的DNA，大大促进了致病分子机制的研究和对疾病本质的认识。

到目前为止克隆分离的基因已有数千个。主要采取了3种基因克隆的策略：功能克隆、定位克隆和定位候选策略。人们首先克隆的是那些已知生化缺陷或其蛋白质及（或）功能的疾病基因。从分离纯化这一蛋白质着手，测出部分氨基酸序列，然后根据遗传密码推测其可能的mRNA，设计相应的寡核苷酸探针，杂交筛选cDNA或基因组DNA文库，最终获得整个编码区乃至全部基因序列。也可以使用该蛋白质特异的抗体，通过抗原抗体反应筛选克隆于表达载体中的cDNA文库，寻找特异的克隆。上述策略称之为功能克隆。β-珠蛋白基因是第1个被分离克隆的人基因。因为人们对其蛋白功能以及某些生化缺陷已经十分了解，同时在网织红细胞内存在着大量β-珠蛋白mRNA，来源丰富。不少血液病的基因都是应用功能克隆策略获得的。因为如凝血因子FⅧ、FⅨ和vWF等均存在于血液中，它们的蛋白可以从血液中分离纯化。

对于许多疾病，即使是大多数单基因遗传病，基因的生化功能也是不清楚的，因而限制了功能克隆策略的应用。一种新的策略称之为定位克隆的出现，打开了了解疾病的新窗口。仅自1986年至1993年底应用定位克隆策略分离的遗传病基因即已达26个。定位克隆是通过染色体缺失或平衡移位以及DNA连锁分析，确定该基因在染色体上的位置（精确到2000kb左右），然后设法获得覆盖这个基

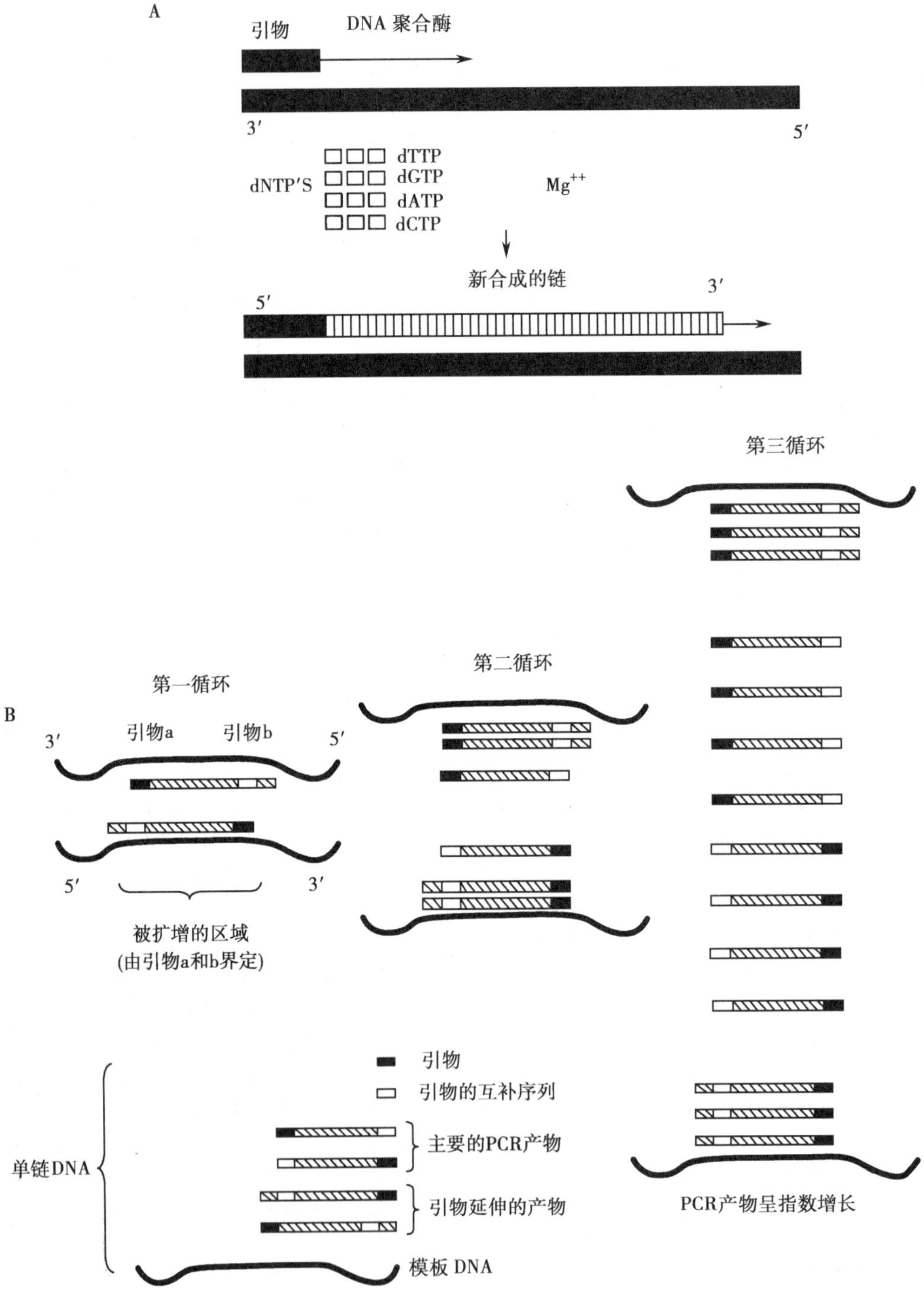

图 8-9 PCR 扩增原理

A. DNA 聚合酶以互补链为模板延伸引物；B. PCR 扩增示意图

因位点的一组连续的YAC克隆,并在这个区域内寻找基因。获得基因后,从基因的核苷酸序列推出氨基酸序列,回到细胞学和蛋白质化学的研究,进行基因功能的鉴定。由于定位克隆的过程与功能克隆相反,过去曾称为逆向遗传学。

慢性肉芽肿病(CGD)的致病基因就是用定位克隆策略获得的。它是一种中性粒细胞功能缺陷的遗传性疾病。由于缺少活性氧的供应,患者的粒细胞能吞噬细菌而不能杀死细菌。CGD基因的克隆是在完全不清楚其蛋白的情况下,应用连锁分析定位于Xp21.2-p21.1,然后克隆了基因。反过来再进行其蛋白的研究和在患者中筛查鉴定。最后,证实了CGD是由于组成细胞色素B的两个蛋白中一个分子量约为91kD的大蛋白缺陷所致(Roger-Pokora B,et al. Nature,1986,322:32-38)。

应用定位克隆策略分离的基因大致属于下列两类:①有大量的家系和用于遗传作图研究的样品;②有明显的缺失或易位,能精确定位的基因。绝大多数疾病不属于以上两类,同时定位克隆要进行大量艰苦的“染色体步移”,工作量很大。而定位克隆目的性又极强,一旦克隆的基因不是预期基因,一切就要从头做起。因此,近年来有人相继提出了新的策略,最受人注目的是定位候选策略。定位候选策略是应用细胞遗传学、医学遗传学和分子遗传学、分子生物学和生物化学的知识特别是人类基因组研究的最新成果,综合了功能克隆、定位克隆和候选基因研究策略,分离鉴定致病基因。图8-10为定位候选策略的示意图。一旦一个新的致病基因被定位在染色体的某一区域,就可以从计算机的数据库里将在这一染色体区域的所有基因及其有关资料列出一个清单;这些基因可作为该病的候选基因,通过基因特征与疾病特征的比较,可以找到该病最可能的致病基因。然后在患者中筛查该基因是否异常,以证明该基因确为致病基因。同理,当一个新基因定位在染色体的某一区域时,可用上述类似方法进行候选疾病分析。因此这一过程是双向的,可从基因到疾病,也可从疾病到基因。在进行候选时,可以通过OMIM(http://www3.ncbi.nlm.gov/omim/)检索。因此,今后的定位克隆几乎不再需要染色体步移,甚至有可能避开cDNA筛选。

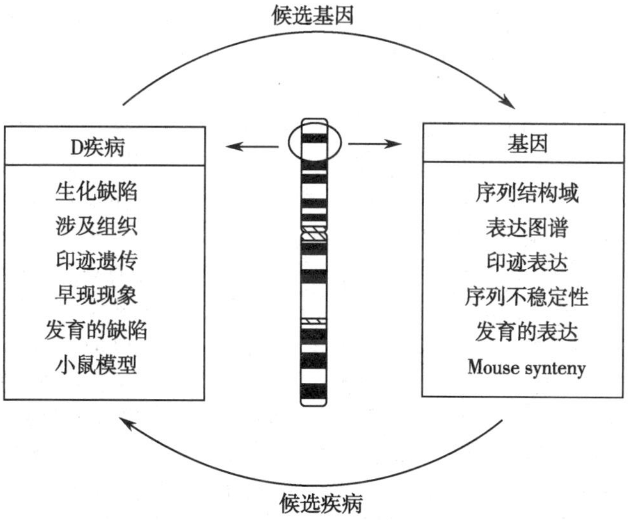

图8-10　定位候选策略工作程序示意图

当一种疾病被定位于某染色体后在同一区域内分析候选基因,比较候选基因特征与疾病特征

虽然已有数千个基因被克隆分离,但相对人类基因组3万个基因来说,还是很小的一部分,要了解全部致病基因,道路还很艰巨。

四、血液病的分子机制研究

由于血液的来源容易,血液病分子机制的研究开始较早,对其中一些疾病的分子机制已了解的较为清楚。现归纳成3类分述于下:

(一) 溶血性贫血

大量研究已表明,基因突变可以使基因发生缺陷,导致疾病。这种情况常见于溶血性贫血。

地中海贫血(简称地贫)是世界上最常见和发生率最高的一种单基因遗传病,在我国南方发生率也较高。它是由于一种或几种珠蛋白基因缺陷,导致珠蛋白肽链合成障碍所致。β-地贫患者的基因缺陷主要是点突变或框架位移,而单纯由于基因缺失引起的不多。无意义突变与移码突变的后果都很严重，生成 β^0 基因，即完全不能合成 β-珠蛋白基因。如中国人的密码子（CD）17（A→T）突变，使赖氨酸密码子（AAG）变成终止密码（TAG）即为无义意突变。密码子 41～42 插入 4 个核苷酸为中国人中最常见的一种突变，属移码突变。启动子区域、切接位点及其通用序列（consensus sequence）和加多聚 A 的识别信号 AATAAA 序列上的点突变均见于地贫。除发生在切接位点上的为 β^0 外，其他的均为 β^+，即蛋白合成减少。错义突变后果的严重性取决于突变位置及其对蛋白质功能影响的程度。有些错义突变可以生成极不稳定的 β-珠蛋白，合成后即降解，产生的后果极类似于 β-珠蛋白合成减少，是 β^0。而起始密码的错义突变，已知的有两种均为 β^0。中国人中有一种 ATG→AGG。β^0 与 β^+ 从临床症状和血液学指标上很难区分，只有从患者的基因突变分析或 mRNA 测定才能知道。中国人中发现的地贫突变类型已有 27 种，其中最常见的有 4 种即密码子 41～42（-ITCT）、IVS-2nt 654（C→A）、TATA box nt-28（A→G）与密码子 17（A→T）。

人的单倍体细胞有两个 α 珠蛋白基因，二倍体细胞中共有 4 个 α 珠蛋白基因（αα/αα）。α-地贫主要是由于 α-珠蛋白基因缺失引起的。患者可以缺失 1～4 个 α-珠蛋白基因。缺失一个或两个的，即 α 地贫-2（-α/）与 α 地贫-1（--/），没有明显贫血症状，中国人中还有非缺型的 α 地贫突变类型，HbCS（Hb constant spring）与 Hb Qs（Hb 广西）。缺失 3 个 α-珠蛋白基因时，由于 α-珠蛋白合成严重减少，β-珠蛋白相对过剩而自身聚合形成四聚体 HbH（β4），称为血红蛋白 H 病。HbH 极不稳定，常在红细胞中集聚，形成红细胞包涵体，导致溶血性贫血。α-地贫 1 纯合子（--/--）导致 α-珠蛋白完全缺失，γ-珠蛋白链则自身聚合而成 Hb Bart（γ4）。Hb Bart 对氧的亲和力极强，在组织中难以释放出氧，以致胎儿在出生前（或出生后几小时）就窒息死亡。

葡萄糖-6-磷酸脱氢酶（G-6-PD）是分布最广泛的一种因酶基因缺陷所引起的溶血病，据估计全世界有 G-6-PD 缺陷者超过二亿。在我国南方也是一种常见 X-连锁的遗传病。国际上已发现 60 余种突变，我国有 16 种。G-6-PD 的基因缺陷均为错义突变，迄今未发现大片段缺失和移码突变。

红细胞膜病变也可引起溶血病，如遗传性球形红细胞增多症、遗传性口形红细胞增多症、阵发性睡眠性血红蛋白尿症。这些溶血病的主要机制都是膜的变化，但是对它们的分子机制的了解远不如上述两类溶血疾病。不仅各类疾病的分子机制不同，即使是一类疾病也是高度异质性的。

（二）凝血因子缺陷性出血性疾病

血液在体内凝固是体内受某种因素的影响，各种凝血因子被激活，因子间发生生物化学反应，最后形成纤维蛋白使血液凝固。所以，血液凝固过程涉及血管壁、血小板、凝血因子以及抗凝物质等，是一个复杂的、连锁的生化反应。这一连锁反应中只要缺乏某因子，就可引起凝血障碍。已经有不少凝血因子基因被克隆分离，如 FⅧ、FⅨ、FⅤ及 vWF 等基因。Ⅸ因子由于血浆中的含量高（5μg/ml）、分子量小，是研究得最早的一个凝血因子。缺乏 FⅨ导致乙型血友病。缺乏 FⅧ则引起甲型血友病。FⅨ在血浆中以单链酶原状态存在，而 FⅧ则以轻重两链与钙离子形成稳定的复合物存在。两者的基因转录后，需经过一系列的加工和活化才能生成有活性的因子。基因的缺陷或加工过程的错误都可造成蛋白因子的减少。FⅧ与 FⅨ基因的突变极相类似，有高度的异质性。突变的形式有多种，有缺失、点突变、插入、倒位等。vWF 基因突变也有高度的异质性。FⅧ与 FⅨ基因缺失长度可从 1～2bp 到数 10kb，缺失部位遍及整个基因，甚至整个基因丢失。有的缺失可引起框架位移，无规律可循。两者也均有插入突变，有的甲型血友病患者 FⅧ基因中有人类 L1 重复序列的插入；也有乙型血友病患者 FⅨ基因外显子Ⅳ与Ⅴ之间插入了一段非 FⅨ基因 DNA。FⅧ与 FⅨ基因的点突变，有不少病例属无意义突变。Taq 酶识别 TCGA，其中 CpG 是人类 DNA 中最易甲基化的位置。由于 C 可以脱氨形成 T，所以也是易突变的位置。例如 Gitscher 与 Wood 报道 FⅧ基因外显子中 7 个 Taq 位点有 5 个可发生 C→T 突变，生成终止密码，故是 FⅧ与 FⅨ基因的突变热点。错义突变都引起翻译后加工缺陷，如 372 位精氨酸为组氨酸所取代，这一 FⅧ变种虽具有正常的分子量，但影响了凝血酶激活 FⅧ的过程。乙型血友病也有类似情况。倒位突变是重型甲型血友病的重要致病机制，1995 年 Antonarokrs 等报道在 2093 例重型甲型血友病有 42% 为倒位突变，中国人群中也有类似情况。

（三）造血系统肿瘤

染色体易位是造血系统肿瘤中常见的致病机制。90% 以上的慢性粒细胞白血病（CML）患者和部分急性淋巴细胞白血病（ALL）患者都可以观察到费城染色体（ph1），它是由 22 号与 9 号染色体长臂的相互易位形成的，即 t（9；22）（q34；q11）。定位于 9q34 的 c-abl 原癌基因易位于 22q11 断裂点群集区域（breakpoint cluster region，bcr），形成了杂合的 *bcr-abl* 原癌基因，并可转录出异常的 8.5kb RNA，编码一具有酪氨酸激酶活性的 210kD 融合蛋白。正常

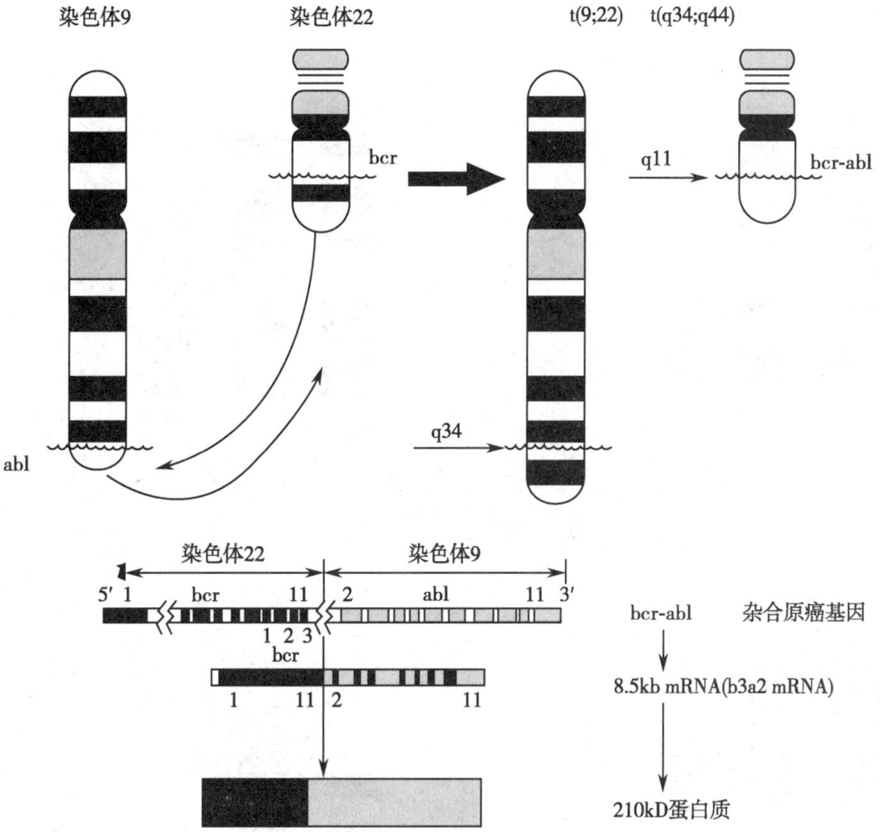

图 8-11　CML ph1 染色体及其异常表达产物

abl 蛋白为 145kD，几乎测不到此酶活性。酪氨酸激酶是反转录病毒转化蛋白（p160 V-abl）所具有的性质，有刺激生长的活性。因此认为，p210 的酪氨酸激酶活性的增加是导致细胞成为 CML 的原因（图 8-11）

另一个易位的例子是急性早幼粒细胞白血病（APL）。近年来对 APL 的兴趣远超过其他血液学领域。因为维 A 酸（retinoic acid）可以诱导 APL 幼稚细胞的终末分化和缓解。APL 的特点是染色体 15 与 17 的易位，易位的结果形成了两个重组的染色体 $15q^+$与 $17q^-$。染色体 15 的断裂点位于 q24，是早幼粒细胞（promyelocytes，PML）重要分化相关基因所在。染色体 17 的断裂点在维 A 酸受体（RARα）基因。两者易位后，生成了两个融合基因 PML/RARα（$15q^+$）和 RARα/PML（$17q^-$）。RARα 是核激素受体超家族的一员，参与最基本的发育与分化过程。PML 与 RAR 以头尾相连，转录受 PML 启动子的调控。PML/RAR 嵌合基因在所有 APL 患者中均有转录活性，其转录产物编码 PML/RARα 融合蛋白。目前认为，此融合蛋白可以阻断造血细胞的分化与抑制程控死亡而延长细胞寿命，与 APL 的表型特点有关。

我国学者还发现了一种 APL 中的变异型易位 t（11;17）即 17 号染色体 RARα 基因与 11 号染色体臂上早幼粒细胞白血病锌指蛋白（PLZF）基因融合，形成 PLZF-RARα 融合基因（图 8-12）。

一些与易位有关的造血系统肿瘤见表 8-2。

染色体易位常涉及原癌基因与抑癌基因，如表中列出的 *myc*、*bcl-1*、*abl*、*bcl-2* 等均为原癌基因。人们最初发现，具有致癌能力的反转录病毒之所以能致癌，是由于它们有一段能使细胞转化（癌变）的序列，称为癌基因（oncogene）。后来发现人组织中也有转化正常细胞转为癌细胞的 DNA 序列，但不具有转化活性，称为原癌基因（proto-oncogene）。癌基因产物多数已被证明是参与生长信号在细胞内传递过程的各种因子。目前一般认为化学、物理或其他致癌因素就作用在原癌基因上，通过点突变、易位、重排、放大等不同形式激活原癌基因或改变其产物的性质，从而引起了肿瘤的发生。CML 易位后蛋白性质的改变就是很好的例子。

抗癌基因（anti-oncogene）或抑癌基因（cancer suppress gene）是指一类在细胞中具有抑制肿瘤形成的基因。这类基因如果发生丢失或失活将促使癌变。已知视网膜母细胞瘤（Rb）基因与 *p53* 抗癌基

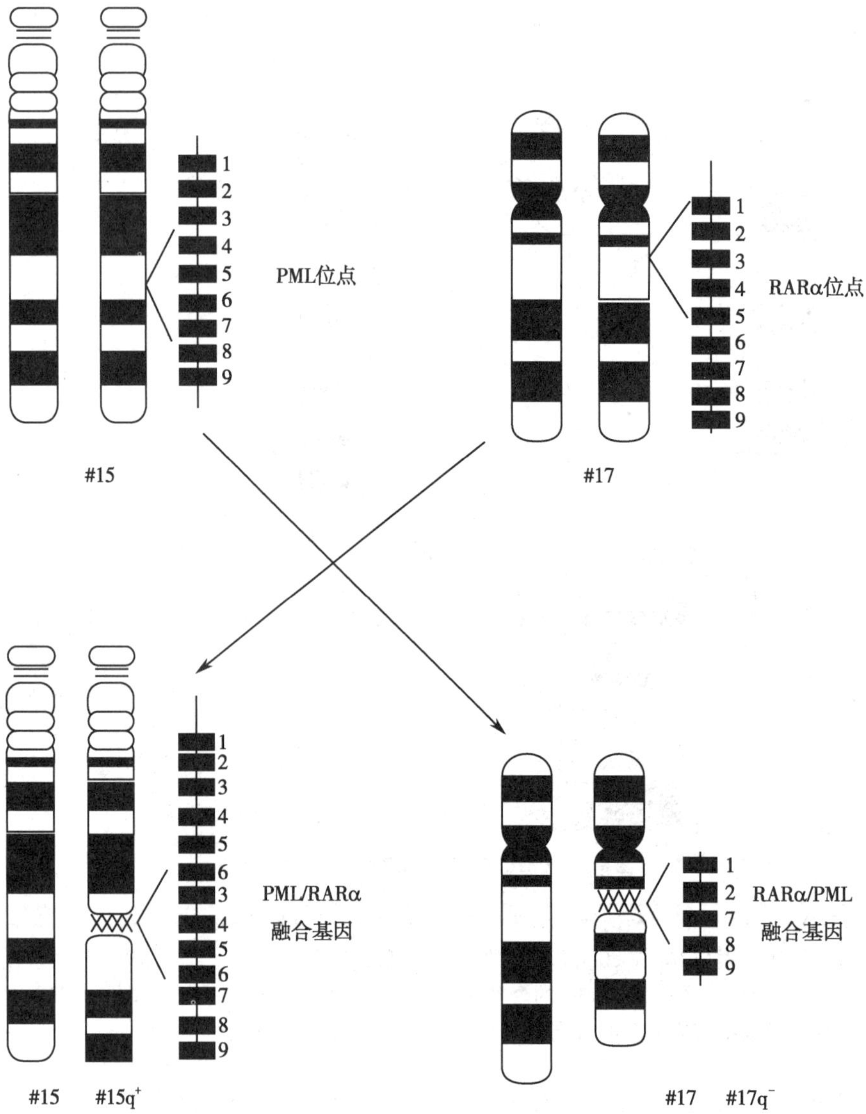

图 8-12 APL t(15;17)的分子结构

表 8-2 血液系统恶性肿瘤中常见的染色体易位及相关基因

疾病类型	染色体易位	受累基因	相关基因特性
AML			
M2b	t(8;21)(q22;q22)	ETO;AML1	转录因子
M4Eo	inv(16)(p13q22)	MYH11;CBFβ	转录因子
M5	t(9;11)(p21-22;q23)	AF9;MLL	转录因子
M3	t(15;17)(q22;q11-21)	PML;RARα	转录因子+维 A 酸受体
M3	t(11;17)(q23;q21)	PLZF;RARα	转录因子+维 A 酸受体
M3	t(5;17)(q32;q21)	NPM;RARα	RNA 转运+维 A 酸受体
M6	t(3;5)(q21-25;q31-35)	MLF1;NPM	转录因子+RNA 转运
M2,M4	t(6;9)(p23;q34)	DEK;CAN	转录因子
AML	t(16;21)(p11;q22)	FUS;ERG	转录因子

续表

疾病类型	染色体易位	受累基因	相关基因特性
	t(6;11)(q27;q23)	AF6;MLL	转录因子
M4,M5	t(11;19)(q23;p13)	MLL;ENL	转录因子
M4,M5	t(8;16)(p11;p13)	MOZ;CBP	乙酰转移酶
M2	t(7;11)(p15;p15)	NUP98;HOXA9	转录因子
CML	t(9;22)(q34;q11)	ABL;BCR	酪氨酸激酶
CML-BC	t(3;21)(q26;q22)	EVI1/EAP;AML1	转录因子
CML-BC	t(9;12)(q34;p13)	ABL;TEL	酪氨酸激酶
CMML	t(5;12)(q23;p13)	PDGFRβ;TEL	酪氨酸激酶
B 细胞系			
前 B-ALL	t(12;21)(p13;q22)	TEL;AML1	转录因子
前 B-ALL	t(4;11)(q21;q23)	AF4;MLL(HRX)	转录因子
前 B-ALL	t(1;11)(p32;q23)	AF1P;MLL	转录因子
前 B-ALL	t(6;11)(q27;q23)	AF6;MLL	转录因子
前 B-ALL	t(11;19)(q23;p13)	MLL;ENL/MEN	转录因子
前 B-ALL	t(1;19)(q23;p13)	PBX1;E2A	转录因子
前 B-ALL	t(17;19)(q22;p13)	HLF;E2A	转录因子
前 B-ALL	t(5;14)(q31;q32)	IL-3;I gH	生长因子
B-CLL	t(14;19)(q32;q13)	IgH;BCL3	转录因子
B-CLL/ALL	t(8;12)(q24;q22)	MYC;BTG	转录因子
B 淋巴瘤	t(14;18)(q32;q21)	IgH;BCL2	转录因子
B 淋巴瘤	t(10;14)(q24;q32)	IgHL;YT10	转录因子
B 淋巴瘤	t(11;14)(q13;q32)	IgH;BCL1(PRAD1,CCND1)	转录因子
B 淋巴瘤	t(3;22)(q27;q11)	BCL6;Igλ	转录因子
Burkitt's	t(8;14)(q24;q32)	MYC;I gH	转录因子
	t(2;8)(p11;q24)	I gκ;MYC	转录因子
	t(8;22)(q24;q11)	MYC;I gλ	转录因子
T 细胞系			
T-ALL	t(8;14)(q24;q11)	MYC;TCRα	转录因子
T-ALL	t(11;14)(p15;q11)	TTG1(RBTN1);TCRδ	转录因子
T-ALL	t(11;14)(p13;q11)	TTG2(RBTN2);TCRδ	转录因子
T-ALL	t(10;14)(q24;q11)	HOX11(TCL3);TCRδ	转录因子
T-ALL	t(1;14)(p32;q11)	TAL1(SCL,TCL5);TCRδ	转录因子
T-ALL	t(1;7)(p34;q34)	LCK;TCRβ	蛋白激酶
T-ALL	t(7;9)(q34;q34.4)	TCRβ;TAN1	转录因子
T-ALL	t(7;9)(q34;q32)	TCRβ;TAL2	转录因子
T-ALL	t(7;9)(q35;p13)	TCRβ;LYL1	转录因子
T-ALL	t(7;10)(q35;q24)	TCRβ;HOX11	转录因子
T-ALL	t(7;11)(q35;p13)	TCRβ;TTG2	转录因子
T-ALL	t(X;11)(q13;q23)	AFX1;MLL	转录因子
T-ALL	t(14;14)(q11;q32)	TCRα;TCL1	转录因子
T 淋巴瘤	t(2;5)(p23;q35)	ALK;NPM	蛋白激酶+RNA 转运
T 淋巴瘤	t(4;16)(q26;p13)	IL-2;BCM	生长因子
NHL	inv(2;2)(p13;p11.2～14)	REL;NRG	转录因子

因都是核内磷酸化蛋白,可能均为细胞生长的调控因子。现已发现的癌基因有100多个,抑癌基因有10余个。癌基因与抑癌基因研究与发现,不仅对癌变机制有了新的认识,也为肿瘤的诊断、治疗开辟了新途径。所以致病机制的研究不是最终目标,而是旨在提供新的诊断和治疗手段。

五、血液病的基因诊断

疾病的诊断方法大致有4类:临床诊断、血清学诊断、生化学诊断以及基因诊断。前3类方法是根据临床表现、血清学检验和组织、细胞与生化学检测作的诊断。这些方法都是以疾病表现改变为依据,而表现的改变很多不是特异的,出现的时间往往较晚,因此有不能明确诊断和延误病情的危险。近年来由于基因分子生物学知识的迅速积累,我们已经知道作为生命的物质基础——基因的改变会导致各种表型的改变,进而引起疾病的发生。探测基因的存在,分析基因的类型和缺陷及其表达功能是否正常,从而达到对疾病做出早期和确切的诊断,这就是基因诊断。基因诊断也包括mRNA的检测,因为mRNA是基因转录的产物。

遗传性血液病的诊断采取什么方法,主要依据其突变的特点。如β-地中海贫血源于疟疾地区,受到外界因素的正向选择。全世界已发现的突变类型虽有100种以上,但常见的仅有20种,占基因总数的90%。在一个地区常见的类型往往只有几种,不同民族又有其特有的类型。如中国人已知的突变有27种,而常见有的仅4、5种。这类血液病如β-地贫、G-6-PD等的已知突变多采用直接方法进行检测,如点突变用等位基因特异寡核苷酸探针(ASO)斑点杂交技术。通过杂交可以确切判断患者是否有这种突变、是杂合子还是纯合子。如不是这种突变,可以进行另一种突变探针的杂交,直到检验出突变为止。

另一类如甲型、乙型、假性血友病等,虽然它们的分子机制已基本清楚,但基因突变的类型多种多样,位置遍及整个基因,有高度的异质性。这类疾病也可以用间接诊断法,即应用DNA多态性遗传标志进行家系连锁分析。连锁是指一个多态性位点与一个基因在同一条染色体上并且位置接近,因此二者可以一起被遗传,前者可作为后者的标志。通过家系成员的DNA多态性分析并结合其表现型(是某种遗传病的纯合子、杂合子或正常),可能判断某一多态性等位基因与缺陷基因或正常基因连锁。

DNA多态性分为三代。第一代为限制性内切酶片段长度多态性(restriction fragment length polymorphisms,RFLP),是由于多态性导致了限制性内切酶识别位点的改变。第二代为与简单串联重复序列(simple tandem repeat,STR)多态性。STR是新一代的遗传标志,也称为微卫星,是指2~6bp的串联重复序列。它广泛分布于人类基因组中,具有高度的长度多态性,信息量高。如FⅧ基因中已发现有4个STR,分别位于内含子6、13、22与25中。其中内含子13的CA重复序列,有8个等位片段,杂合频率大于50%。中国人的杂合频率在60%左右,约相当于bcl-1与Xba-1 RELP两者联合应用时的杂合频率。STR显然优于RFLP,因此愈来愈多的被人们所采用。第三代是单核苷酸多态性(single nucleotide polymorphism,SNP)是指单个碱基的变异引起的DNA序列多态性。是遗传变异的一种重要形式,约占已知多态性标记的80%。虽然每个SNP所携带的信息量比STR少,但它们出现的频率高,在人基因组中大约平均每1000碱基中就会有一个SNP,并且有很高的遗传稳定性,因此在家系连锁分析中有巨大应用潜力。

多态性遗传标记在基因诊断中所能提供的信息量一般用两个指标衡量。一个是杂合度,一个是多态性信息量。杂合度(heterozygosity)是指群体中某个多态性遗传标志为杂合状态的个体所占的百分数。当个体为某一致病基因杂合子时,仅当与此基因连锁的遗传标志为杂合状态时才能区分哪一等位片段与正常基因或致病基因连锁。计算公式为:

$$Het = 1 - \left(\sum_{i=1}^{n} pi^2 \right)$$

其中n为等位片段个数,pi为等位片段频率。

应用连锁分析时,如果双亲为某个多态性的纯合状态,则不能提供信息;父母虽是某个多态性的杂合状态,但基因型相同,如果子代也是同样的基因型,则只能提供50%的信息(只能准确诊断受检者是致病基因杂合子,但不能区别是完全正常还是患病),由此引入多态性信息量这一概念。多态性信息量(polymorphic information content,PIC)是指某一多态性位点能够作为遗传标志进行连锁分析的概率。PIC小于该位点的杂合度。对于常染色体上的多态性标记的PIC的计算公式如下:

$$PIC = 1 - \left(\sum_{i=1}^{n} pi^2 \right) - \sum_{i=1}^{n-1} \sum_{j=i+1}^{n} 2pi^2pj^2$$

其中pi和pj分别为第i个和第j个等位片段在群体中的频率,j=i+1。

不论是采用RFLP或STR或SNP连锁分析,都具有一定的局限性:①家系中的关键成员(父母,X连锁遗传病的母亲)必须为杂合子,这样才能从同源染色体中区分哪一条染色体具有缺陷的致病基因。②子代中存在患病的纯合子或双重杂合子，这样才能确定致病基因与哪条染色体连锁。③有时分析一个多态位点还不能区分出父母致病基因所在的染色体，则必须分析多个位点，综合起来才能获得足够的信息。一条染色体上两个或两个以上多态性位点的组合称为染色体单体型。④受检的亲代必须为生物学意义上的亲代。此外，在细胞分裂过程中，一对染色体的某些区域可发生重组或交换，从而使得原先共同遗传的 DNA 突变与遗传标志发生分离，这种情况下做出的连锁分析结果就会发生错误。诊断的错误率可以以 DNA 标志与疾病的共遗传程度来估计，重组率高于 5% 的遗传标志不宜采用。特别值得注意的是这种间接的基因诊断方法是基于临床对先证者的诊断，通过家系分析推断出来的。如果临床的诊断有误，由此而得到的基因诊断结果也就成完全错误的。所以间接基因诊断法不能对患者直接做出诊断，主要用于携带者鉴定与产前基因诊断。因此，在有条件的情况下，要尽可能地采用直接检测基因突变的方法进行基因诊断和产前基因诊断。

目前多采用 PCR 扩增技术测定 RELP 与 STR 的多态性。二者仅在扩增后分离等位片段的方法上有所差异。检测 RFLP 时，PCR 后的产物要用限制酶水解，电泳分离，EB 染色后可在紫外灯下直接读出结果。检测 STR 时，对于 PCR 扩增产物中 2～3 个核苷酸重复序列的差异一般采用序列胶分离，银染或同位素标记显示。大于 3 个核苷酸的 STR，用聚丙烯酰胺凝胶电泳，EB 染色即可。

基因诊断在血液病中另一方面的应用是对造血系统肿瘤微小残留瘤细胞的检测。由于非随机性染色体易位在造血系统肿瘤中较常见，且某些特异性易位常和某特定的疾病相关，易位后生成的融合基因与其表达产物嵌合 mRMA 成为该病的特异分子标志，可以进行检测。如前所述，慢性粒细胞白血病是 t(22;9)(q13;q25) 易位，易位后生成了 *bcr/abl* 融合基因。早幼粒细胞 t(15;17)(q22;q11.2) 易位生成该疾病的特异性分子标志 RARα/MYL mRNA。又如急性粒细胞白血病 M2b 型中 90% 具有特异染色体易位 t(8;21)(q22;q22)，这一易位累及 21 号染色体的 AML 基因和 8 号染色体的 ETO (eight-twenty one) 基因，转录出 AML/ETO mRNA。T(14;18)(q32;q21) 的易位见于淋巴瘤，易位涉及 bcl-2 与 IgH 基因，生成 bcl-2/IgH mRNA。

残留肿瘤细胞的检测可用 PCR 或 RT-PCR，目前后者应用更广泛。例如 CML 形成的 *bcr/abl* 融合基因，在 DNA 水平上其断裂点多变不定，而剪切后的 CML mRNA 却只形成 2 种不同的转录形式（图 8-13）。一种是 BCR 第 2 外显子与 C-ABL 第 2 外显子连接（b2a2），和 BCR 第 3 外显子与 C-ABL 第 2 外显子连接（b3a2）。因此，用 RT-PCR 检测融合基因的表达产物 mRNA 更为合理可行。RT-PCR 就是用反转录酶从患者外周白血细胞或组织提取的总 PolyA RNA 反转录成 cDNA，再以嵌合位点两侧的引物进行 PCR。PCR 产物经电泳与 Southern 转移，与嵌合位点的探针杂交，从放射自显影图谱即可作出诊断。PCR 时应以相应的细胞株作阴性和阳性结照。本方法灵敏度极高，可测出极少的残存瘤细胞。如 1μg K562 细胞的 RNA，稀释 10 倍还可测到嵌合

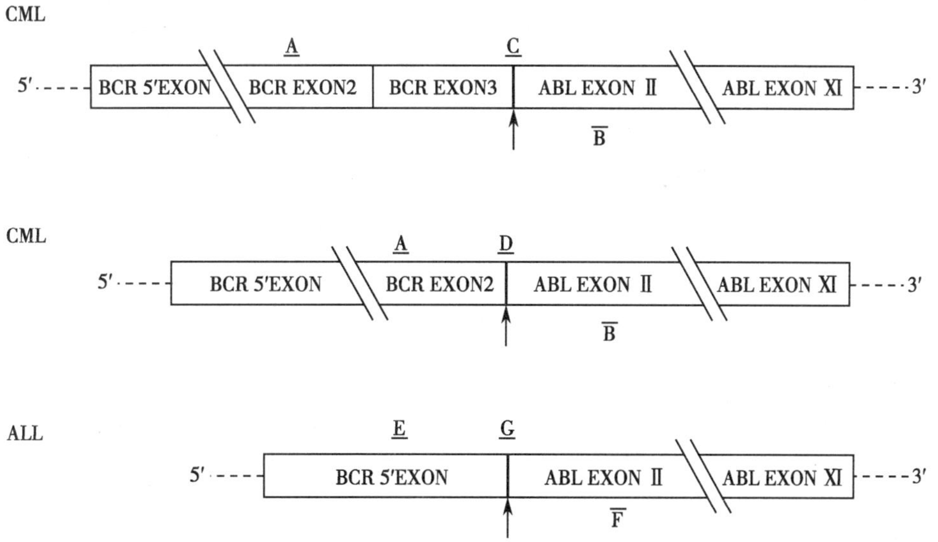

图 8-13　CML 嵌合 mRNA 的结构及 PCR 寡核苷酸引物与探针的位置

EXON：外显子

结构。

约有 5% 的 ALL 可以用引物(E、F)进行 PCR,以 G 为探针进行诊断,用于对这部分 ALL 与 CML 的鉴别诊断。

巢式 PCR(Nested PCR)可以进一步提高方法的灵敏度与特异性。在 PolyA RNA 反转录成 cDNA 后,用 2 对套叠的引物,进行两次 PCR(图 8-14)。先用外侧的 C,D 引物扩增,再取少量 PCR 产物用引物 A,B 进行第 2 次扩增。两种不同的 mRNA 可以得到不同长度的特异扩增带。巢式 PCR 可从 10 个正常细胞中检测出 1 个携带 BCR/ABL 融合基因细胞,灵敏度更高。

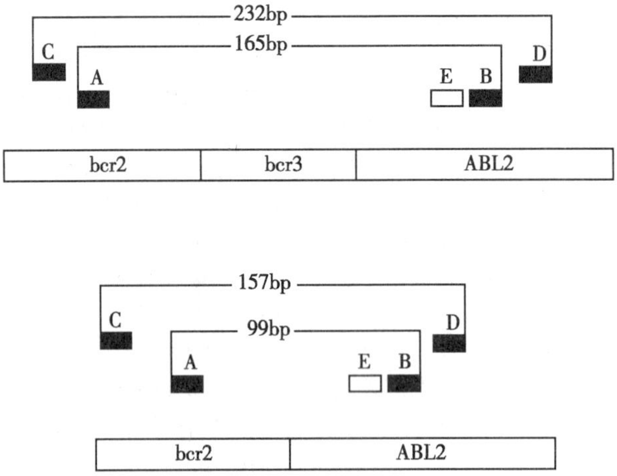

图 8-14 巢式 PCR 检测 bcr/ABL 引物与探针的位置及产物的长度
A、B、C、D. 表示引物;E. 表示探针

检测微小残留细胞对不同造血系统肿瘤复发和预后的意义不完全相同。如 APL 微小残留细胞的检测有高度的预测性。单独用反维 A 酸(ATRA)诱导缓解的患者不能根除微小残留瘤细胞,复发率高。在 ATRA 诱导缓解后,继用化疗巩固,90% 的患者 RT-PCR 检测呈阴性。RT-PCR 检测瘤细胞长期阳性的患者以及 RT-PCR 阴转阳的患者都有复发。相反,曾报道有 3 例 AMLM2b[t(8;21)]长期缓解的患者,持久有微小残留瘤细胞而无复发迹象。如用干扰素治疗或骨髓移植后的 CML 患者,尤其在骨髓移植后 6 个月,大部分用 PCR 仍可检测到 *bcr/abl* 的转录物,而骨髓细胞正常,血象缓解,没有很快复发的迹象。这种现象虽有不同的解释,但尚待于长期连续的检测和研究。只依据个别的 PCR 检测结果还不能准确判断患者的预后。滤泡性淋巴瘤[t(14;18)]微小残留瘤细胞的检测意义,各实验室结果也不一致,有待于进一步研究和问题的澄清。

六、基 因 治 疗

由于人们在分子水平上对一些疾病发病机制的逐步认识,并有了改变基因结构和功能的手段,使人类用基因治疗来征服过去束手无策的遗传病与肿瘤等将成为可能。

最初基因治疗的研究集中于单基因遗传病,因此 Friedman 将以正常有功能的基因置换增补缺陷基因的治疗方法称为基因治疗。现在基因治疗的范围已不限于此,也包括获得者得性疾病的治疗,如肿瘤、病毒感染和最近提出的由神经退行性变引起的神经疾病。

至 2009 年 3 月,已注册的基因治疗方案 1405 个(美国占 64.8%),这些方案的临床试验期(trial phases)绝大多数为 Ⅰ 期,Ⅲ 期者仅 52 个方案。其中癌症治疗居首位(占 64.6%),其次是新血管病(8.9%)、多种单基因遗传病(8.1%)、传染性疾病(7.9%,如 acquired immuno-deficiency syndrome, AIDS)、基因标记和其他疾病。

(一) 单基因遗传病

单基因遗传病的治疗目前主要采用体细胞基因治疗。一种策略是基因补偿,即把目的基因导入有基因缺陷的患者适当的细胞或组织中,以便为患者提供所缺少的正常基因表达产物,以达到治病的目的。另一种策略是基因替代,即应用同源重组技术使外源正常基因定位导入,修复原有基因的缺陷。由于同源重组率极低以及受精卵基因缺陷的困难,尚不能用于基因治疗。目前采取的主要是基因补偿策略。常通过间接体内(ex vivo)基因转移途径,基本途径是:①从个体供者中收集组织或细胞移植物,进行组织培养以确立原始的细胞培养物;②把实验的治疗基因转移到这些细胞;③把转基因的细胞进行选择或富集培养;④自体移植这些转染的细胞到受试患者的靶器官。

基因治疗的成功与否,涉及两个基因问题的解决——载体和受体细胞。载体系统必须安全,不能引发免疫反应或病理过程,且导入率要高。目前病毒载体仍然是转移基因最有效的方法,但不同病毒载体都有其优缺点。至今应用最多的反转录病毒(RV)载体有广泛的宿主范围,感染力高,能稳定地以低拷贝或单拷贝整人宿主细胞等优点。其主要缺点是由于病毒随机整合入基因组,有激活原癌基因和使功能基因失活的可能;另外的缺点是不能整合入非分裂状态细胞,受体细胞必须处于活跃复制增殖状态。

腺病毒也被认为是一种有希望的载体系统,具有感染多种静止细胞的能力,尤其对呼吸道上皮细胞有特殊亲和力。国外已用雾化吸入携带 CFTR(囊性纤维变膜通道调节物)基因的腺病毒载体进行基因治疗。动物实验有明显疗效。但临床初步试验表明,转入 CFTR 基因的量不足和有激发免疫反应的危险。有复制缺陷的重组腺病毒不整合入宿主细胞基因组内,虽减少了插入突变的危险,但导致腺病毒不能在细胞内长期存在,转入基因表达不稳定,故在基因治疗中需多次导入腺病毒,可能会产生免疫反应,从而阻止重复感染。近年来第三代腺病毒载体研究已相当成功,这种新型载体除保留了第一代载体的优点外,还有容量增大、细胞毒性和免疫原性大幅度减弱而目的基因表达时间大大延长等优点,不足之处是辅助病毒产量很高,有个别实验室报道研究已相当成功。

目前引人注意的载体系统是腺病毒相关病毒(adeno-associated virus,AAV)属细小病毒(parvovirus)科,有裂解和潜伏两种生活周期,进行一次完整的裂解周期需要腺病毒或疱疹病毒作为辅助病毒。所以是一种天然的缺陷病毒,不致病。AAV 基因组为单链 DNA,长约 4600bp。AAV 令人感兴趣的另一特点,它能高效整合入人类 19 号染色体长臂,在完全了解定位整入的分子基础后,可以进一步应用于人基因组的其他位点。

单纯疱疹病毒(herpes simplex virus,HSV)是一个很有希望的载体。它可以作为附加体(episome)稳定地存在于静止细胞中,尤其是对神经元细胞亲和力高,对今后神经系统肿瘤的基因治疗会有良好的应用前景。HSV 的另一个特点是可以包装多个基因,达 35kb。有人认为肿瘤的有效治疗需要转入多种基因,有的基因可以活化药物前体和加强吸收,有的可以活化和增加特异免疫细胞等。应用 HSV 载体转入多个基因有希望用于肿瘤的治疗。现在已获得可供生长复制缺陷突变体的细胞株,因此已有可能构建没有致病性,不带活病毒的重组体和大量制备高滴度的 HSV 载体。

近年来,载体系统的研究虽然进展很快,但仍然存在不少问题,所以转移系统仍然是基因治疗的重点。

基因治疗的另一个基本问题是受体细胞,对受体细胞的选择:①能使外源基因高效导入及表达;导入率的高低与载体系统的特异性有关,如反转录病毒对分裂旺盛的细胞才有较高的转移率,造血细胞、成纤维细胞较适宜;腺病毒对呼吸道上皮细胞有特殊的亲和力,单纯疱疹病毒对神经细胞亲和力高;②转移基因在受体细胞内的表达水平取决于受体细胞是否适宜适合转移基因的表达,转移基因有否足够的序列以及在细胞内的整合状态;③体内的基因治疗还应考虑受体细胞易于从体内取出和植回,有增殖优势,生命周期长。

造血干细胞(HSC)是公认最理想的基因治疗靶细胞之一。就造血系统来讲,当然造血细胞是最好的受体细胞。由于 HSC 具有自我增殖、更新和分化的能力,目的基因导入干细胞如果能长期表达,患者可终生受益。HSC 在骨髓或在血液循环之中,目的基因产物都能通过血液循环达到靶器官;尤其是近年来 HSC 从采集、分离纯化、体外培养、扩增及移植等技术已日趋成熟,为 HSC 在基因治疗中的应用提供了技术保证,有望成为人类疾病的治疗一种全新的手段。因此 HSC 介导的基因治疗是近年来研究十分活跃和进展甚快的领域,HSC 对载体系统有特殊要求,目前载体系统的缺陷,使得 HSC 基因治疗仍然存在很多问题有待克服。试用于 HSC 基因治疗的载体系统主要有以下一些:

(1) 反转录病毒系统:它仍是目前 HSC 基因治疗中应用最多的一个。早期在小鼠的实验结果表明,HSC 可有 20% ~30% 的基因转移率。意想不到的是以后在大动物及人类的试验中,RV 介导的基因转移率,仅为 1% ~2%,甚至低到 0.1%。两者相差如此之大,主要是 RV 只能在细胞处于分裂期才能进入核内,而 HSC 中的 90% 以上处于非增殖期(G_0/G_1)期,因此 RV 不能有效地进入细胞核。另一方面人类 HSC 表面 RV 的受体较少,也不利 RV 的进入。针对上述问题人们做了一些尝试来提高其转移率:①加入细胞转移因子 3 和 6 进行体外培养,以增加其转移率,但从回输转染过的细胞临床试验,效果不佳。这说明细胞因子可能促进细胞分化,丧失了干细胞的特性。②应用骨髓基质支持培养模拟体内环境,使 HSC 进入细胞周期后,不是进行增殖而是进行自我更新，但现在还做不到。③采用新的促分化抑制剂，以阻止 HSC 向晚期细胞的分化，如应用 TGF-β 抗体以抑制 TGF-β 对 HSC 的促分化作用。④采用脐血干细胞或动员外周血干细胞替代骨髓，据观察 RV 介导脐血干细胞的基因转移率比骨髓干细胞高。这是因为更多地处于细胞周期之中。⑤其他尚有刺激 RV 受体的表达、增加 RV 与 HSC 的接触等的尝试。以上一些尝试，有的有进展但未到完全可用的程度。

（2）腺病毒相关病毒（AAV）系统：对 HSC 来讲，与 RV 相比，AAV 的最大优势在于能感染分裂或非分裂细胞，但仍有很多问题：①大规模制备困难；②定点整合特征的丧失，野生型 AAV 可特异地定点整合人的 19 号染色体，重组以后往往丧失这一特性；③AAV 载体的宿主范围大，导致了靶向性问题。体内应用常难以获得足够数量的转染细胞数，因此大动物应用后，目的基因在体内的总表达水平仍很低，难以满足临床需要；④AAV 导入细胞的机制十分复杂，也缺少有效的包装系统。

（3）SV40 系统：它是乳多空病毒属的一种为大约 5.2kb 的双链病毒，对人体无害。SV40 对 HSC 具有极高的转染率，有报道可高达 95%，而且转导过程简单快速。体内回输后可检测到大约 20% ~ 30% 的转染细胞阳性率，但在早期 SV40 载体的制备过程有严重污染，污染率高达 90%。如能解决制备野生型病毒污染及整合等问题，SV40 用于 HSC 基因治疗将是极有前途的。近年来有人报道 SV40 包装蛋白有其独特的包装特点，它可包装小至 150bp 的 SV40 序列的基因片段，在体外可由昆虫细胞系统提供包装蛋白来包装由 *E. coli* 制备的质粒 DNA，为体外包装安全的基因载体提供了可能。

（4）慢病毒系统：由于 HIV 具有可以感染非分裂细胞的特点，尤其对艾滋病的基因治疗有其独特的优点。因此，近年来，人们的眼光投向 HIV 介导的 HSC 细胞基因转移。HIV 基因治疗的最大问题还是安全性问题，所以人们从开始就着重于研究 HIV-1 载体系统安全性的改进，主要是设法除去转导不需要的 HIV-1 本身的基因，以减少病毒的重组及对细胞的毒性。HIV 基因编码 3 个结构蛋白（Gag、Pol 与 Env）和 6 个调节蛋白（Vif、Vpr、Vpu、Tat、Rev 与 Nef）。构建第三代 HIV-1 载体除保留了 Gag、Pol 与 Rev 外，其他均被成功的除去。自身灭活的 HIV-1 病毒载体已构建成功，去掉了 HIV-1 LTR，进一步增加了载体的安全性。从安全角度考虑，构建致病性较弱的 HIV-2 载体以及非灵长类慢病毒载体的工作已经开始。

随着造血干细胞基础科学的进展，使 HSC 的基因转移效率在猴子试验中有所增加。新载体如 AAV 和慢病毒的应用，将会进一步提高 HSC 的转导效率。这些改进的方法正在应用于临床试验，也初见成效。我们有理由相信，人们多年来的梦想，用 HSC 基因转移来纠正造血细胞与免疫系统的疾病将逐渐成为现实。

第 1 例成功的遗传病的基因治疗是一种血液系统的疾病，患者是由于腺苷脱氨酶（adenosine deaminase，ADA）基因缺陷而导致严重的先天性免疫缺陷综合征。美国国立卫生研究院于 1990 年开始对患者进行治疗。他们采用半体内的方法，取出本人的 T 淋巴细胞，培养活化，以带有人正常 ADA 基因和选择标记的反转录病毒感染细胞，然后输回给患者。经过 10 个月 8 次治疗，患者血液中 ADA 水平从 2% 增至正常的 20%，淋巴细胞从 570/μl 上升至 2100/μl，免疫功能明显改善。此后，又对 5 例 ADA 患者进行了基因治疗，后 3 例采用了造血干细胞，希望得到永久能产生 ADA 的 T 细胞。初步的结果表明，已有 10% 组织中的 T 细胞携带有正常 ADA 基因，令人鼓舞。

乙型血友病的治疗是我国复旦大学遗传所与长海医院首先开展的。他们将人Ⅸ因子 cDNA 转入乙型血友病患者的皮肤成纤维细胞，体外培养扩增后，与胶原混合皮下注射，也初见成效。

（二）肿瘤

由于肿瘤基因治疗基本不涉及社会论理问题，也可以不考虑外源基因终身表达的问题，加之肿瘤发病率高与临床的迫切需要，近年来发展甚快，新方法也层出不穷。表 8-3 列出了一些肿瘤基因治疗的策略。

表 8-3 肿瘤基因治疗的策略

1. 加强肿瘤的免疫源性，如导入编码外来抗原的基因
2. 增强免疫细胞抗肿瘤的活力，如引入编码细胞因子（cytokine）的基因
3. 肿瘤中插入“自杀”或“敏感”基因，如导入编码 HSVtK 基因
4. 阻断原癌基因的表达，如导入反义 K-RASmRNA 基因
5. 插入野生型抑癌基因，如 p53
6. 保护干细胞免于化疗的毒性，如导入 MDR-1 基因
7. 阻断肿瘤逃避免疫破坏的机制，如导入反义 IGF-1mRNA 基因
8. 插入在肿瘤特异性启动子控制下的毒素基因，如编码白喉毒素 A 链基因

RAC 已经批准的肿瘤基因治疗实验方案中的许多为免疫相关基因治疗。患者的肿瘤细胞在体外导入细胞因子后，再经体外培养，注回患者体内，激活其免疫系统，杀伤肿瘤细胞和免疫患者，从而防止

肿瘤复发。使用的细胞因子基因至少有 12 种，如 IL-2、IL-4、IL-6、肿瘤坏死因子（TNF）、巨噬细胞粒细胞集落刺激因子（GM-CSF）、γ-干扰素等。动物实验表明，细胞因子导入肿瘤后，宿主的免疫系统对肿瘤的识别及杀伤能力都有所改善，所作用机制稍有差别，主要表现在效应细胞不同，如 IL-2 诱导抗肿瘤作用的细胞主要是细胞毒淋巴细胞（CTL），而 IL-4 则是巨噬细胞及嗜酸性粒细胞。有些细胞因子可使肿瘤细胞 MHCI 型抗原表达量增加和肿瘤免疫原性增强。免疫治疗的临床试验主要是将 IL-2、INF 或 GM-CSF 基因在体外导入黑色素瘤、大肠癌、肾细胞癌、神经母细胞瘤或乳腺癌细胞。最初的治疗集中于黑色素瘤和肾细胞癌，因为人们认为二者较其他肿瘤有较强的免疫原性，对免疫治疗会有较好的效果。

肿瘤基因治疗方案中的一些，应用了导入自杀基因的策略。“自杀”基因是指编码使细胞产生致死性内毒素的蛋白质基因。一般靶细胞中导入非哺乳动物的代谢酶，使相对无毒的前体药物转变为高毒性的药物。所以只有导入“自杀”基因的细胞才能产生毒性药物而不会有全身性的毒性。至今自杀基因体系仅用于肿瘤与 HIV 的治疗。单纯疱疹病毒胸苷激酶（HSVtk）是研究得最多的酶前体药物体系，其他在发展中的体系尚有胞嘧啶脱氨酶与水痘带状病毒胸苷激酶。HSVtk 的底物特异性与正常细胞不同，它作用于鸟便嘌呤类似物阿昔洛韦（acyclovir）与更昔洛韦（ganciclovir，GCV）。用携带 HSVtk 基因的逆转录反转录病毒感染肿瘤细胞，将其导入机体并注射前体药物 GCV。HSVtk 酶使 GCV 磷酸化生成高度毒性的三磷酸酯（GCV-TP）。它可以抑制 α-DNA 聚合酶并渗入 DNA 以阻断 DNA 合成。靶细胞产生的 GCV-TP，也可导致其周围肿瘤细胞的死亡，称为旁观者效应（bystander effect）。其机制尚不清楚。体外与体内的实验都显示 HSVtk 体系对不同肿瘤都是有效的，但对来自造血细胞的肿瘤效果较差。如 Mocllen 等用反转录病毒载体导入 HSVtk 基因于小鼠淋巴瘤体外有效，但体内不能使肿瘤消失。修正肿瘤的相关基因也是肿瘤基因的重要策略。许多研究表明，癌基因的过量表达、抑癌基因的丢失与肿瘤的恶性表型密切相关。

天然的反义 RNA 是 mRNA 的互补链，广泛存在于自然界，是生物体内的一种重要调控物质。它能特异地与 mRNA 互补而抑制特定基因的表达。人们模仿天然存在的反义 RNA，合成反义基因，或反义寡核苷酸，导入细胞后，对特定的基因产生抑制作用。应用反义寡核苷酸（长度为 10～20bp）抑制过量表达的癌基因，可以使肿瘤细胞生长减慢，软琼脂集落形成及裸鼠致瘤能力的显著下降，甚至完全丧失。如反义 Ki-ras 可使非小细胞肺癌细胞生长减慢 4 倍，裸鼠致瘤能力明显减弱。以 *bcr/abl* 连接处的反义寡核苷酸处理 CML 患者的原始细胞，可以抑制白血病细胞的集落形成。如以反义 bcl-2 反义寡核苷酸或修饰的寡核苷酸与淋巴瘤和白血病细胞共同培养，两者均可抑制瘤细胞的增长，而后者的效力更高。许多肿瘤如多形神经胶母细胞肿瘤（glioblastoma multiform）、乳腺癌均有高水平的胰岛素生长因子-1（insulin-like growth factor-1，IGF-1）。导入 IGF-1 反义基因可以停止 IGF-1 的产生。此项治疗已批准进行临床试验。

反义寡核苷酸在体内易被降解，所以必须加以修饰。如以 S 或 CH_3 取代磷酸基上的氧，以增加对核酸酶的抗力。反义寡核苷酸设计在不同的作用位点，可以在转录和转录后加工等不同阶段产生抑制作用（图 8-15）。反义寡核苷酸的研究结果，多数是体外实验得到的。动物试验表明它的毒性低，但对临床来说，只有在它的摄取、细胞内运转、药代动力学以及毒副作用等问题进一步解决和澄清后，才能应用于临床。

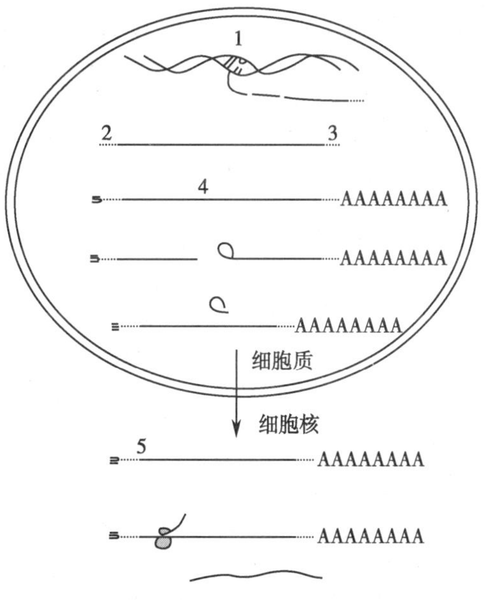

图 8-15　反义寡核苷酸可能作用的位点

1. DNA 双螺旋，形成三聚体抑制转录；2. 5′帽位点，抑制与 40S 核糖体的结合；3. 3′ polyA 位点，抑制 polyA 尾的形成；4. 切接位点，抑制切接；5. 转译起始位点，抑制与 80S 核糖体的结合

在肿瘤细胞中输入野生型抑癌基因以使肿瘤细胞恶性表型逆转。如急性淋巴母细胞瘤恢复野生型 *p53* 基因的功能，可使其失去琼脂集落形成能力及致瘤能力。4 项采用抑癌基因导入肿瘤进行治疗的

临床试验已获批准。如导入正常 *p53* 基因于 *p53* 基因缺陷的非小细胞肺癌进行治疗。

到目前为止，很多基因治疗是用载体介导，以 ex vivo 方式进行的，这种方式步骤多，费用大，较难在临床上广泛应用。因此，有不少工作者对体内（in vivo）基因治疗进行了试验。in vivo 基因转移，是一种将插入目的基因的表达载体稍加处理后就直接导入体内细胞的方法。皮肤、肌肉、肝、血流、肺等可能作为基因转移的靶子位点。应用脂质体转移基因有几个优点：①与病毒载体相比，较为安全；②易于制备；③携带的核苷酸分子没有长度的限制；④可以导入处于静止状态的细胞。DNA 与脂质体的结合可以包裹在脂质体的水相部分，也可以与脂质体结合制成阳离子脂质体。脂质体还需要加入辅助脂质以使脂质体稳定分散和改善细胞质中 DNA 的转运。这类脂质体已有不少公司生产供应。最早这方面的试验是直接原位注射带有编码 HLA-BT 的基因脂质体。这是一种外来抗原，短暂的表达于细胞表面，可诱导出对肿瘤细胞的免疫反应。动物试验与上述结果类似。初步临床试验结果 3 位黑色素瘤受试者，其中 1 位产生全身性的抗黑色素瘤的免疫反应。进一步的试验已得到批准。

反转录病毒的原位体内基因转移已试用了治疗肿瘤。方法是把产生反转录病毒的细胞（VPCs）直接植入生长的脑瘤，在肿瘤细胞周围用反转录病毒导入 HSVtk 基因。由于反转录病毒只能感染分裂细胞，HSVtk 基因也只能整入到增生旺盛的肿瘤细胞。应用大鼠模型有 30% ~60% HSVtk 基因导入肿瘤细胞，但有 80% 的肿瘤细胞遭到破坏，说明一部分肿瘤细胞是通过旁观者效应致死的。没有见到全身性的毒性反应。对 12 名脑瘤患者进行了此项试验。在注射 VPCs 1 周后每日静脉注射 2 次 GCV，连续 14 天。初步观察，其中 8 个多形神经胶母细胞瘤复发或转移患者有不同程度的抗肿瘤反应。更完善的进一步临床试验已获批准。

（三）血栓性疾病的基因治疗

用基因工程生产的药用组织纤溶酶原激活剂（t-PA）已在血栓性疾病的治疗中取得了巨大成功。不足之处是生产成本高，体内的半衰期短，因此需要的治疗剂量高和长期给药。为此许多研究工作者对 t-PA 的基因治疗作了尝试。目前认为较有希望的方法是借反转录病毒在内皮细胞或平滑肌细胞导入 t-PA cDNA，然后将细胞种植在血管内支架、人造血管移植物、人造心脏、人造瓣膜的腔面或缝线。这种方法的动物试验已取得较好结果，在支架后移植物上的内皮细胞有外源基因的表达，为今后在人体上的试用打下基础。

虽然基因治疗研究取得了不少进展，但从总体上说仍不够理想，在几千名受试者中，很少有治愈，绝大多数是病情改善的报告。基因治疗遇到的主要困难是在转移基因到足够数量的靶细胞并使基因得以表达方面。这个问题围绕着基因治疗的整个领域。基因治疗的安全性问题近来也引起人们极大的关注。如在利用反转录病毒介导的基因转移方法，治疗镰刀型细胞贫血和 X-连锁重症联合免疫缺陷性疾病（X-SCID）时，都发现过产生白血病样副作用现象的情况。尽管如此，由于基因治疗的重要意义，并没有减少科学家们的研究热情及有关国家部门和企业界的投入，因此基因治疗研究有着光明的前景。

（吴冠芸　张俊武　沈岩）

第三节　膜的结构和功能

细胞是生命的基本单位，生物膜是细胞的基本结构。膜的作用不仅是起细胞与细胞之间、细胞与细胞外界之间的分隔，并且是特异高选择的屏障，参与生命活动的全过程。如物质合成、分解、转运、能量的生成与利用、信息传递、激素作用、神经传导、细胞免疫、细胞识别、细胞分化等，因此膜是生命活动的基础。近年来对生物膜的研究已深入到生物学、医学的各个学科，现已有膜病学（membranopathy）这一新的学科，密切结合疾病的发病机制进行研究，并对疾病的防治提出了许多新的设想。

细胞可分为细胞膜、细胞质和细胞核 3 部分。细胞外面那层膜称"质膜（plasma membrane）"，细胞内还有许多细胞器，如高尔基体、线粒体、内质网，它们的膜与质膜一起统称"生物膜（biomembrane）"。

一、生物膜的组成

生物膜由蛋白质、脂质和糖组成。蛋白质约占 30% ~40%，脂质约占 40% ~50%，糖约占 5%。不同细胞膜其组分差异很大。组成的差异与其功能有关。仅从某 1 个细胞膜的组分来看也不是一成不变的，它随着细胞的生长、分化、外界病毒（或细菌）感染、服用激素或药物、外界温度变化及营养状况等条件的改变而异。

（一）膜脂质

膜脂质包括 3 种成分：磷脂、糖脂及胆固醇。不同的细胞其脂质组成差异很大，有相同功能的细胞，种族之间也有不同；同一种族，各种组织细胞之间也不一样。

1. 磷脂　磷脂可分为两大类，甘油磷脂及鞘磷脂。甘油磷脂包括甘油骨架，两个脂肪酸及磷酸化的醇。脂肪酸大多含偶数的碳原子（14、16、18、20、

24)，一般在甘油的α位置上结合的是饱和脂肪酸，β位置上是不饱和脂肪酸。在甘油骨架的第三个碳原子上结合磷酸基称磷脂酸，这是磷脂化合物的基本结构，如磷酸基分别与丝氨酸、乙醇胺、胆碱或肌醇结合，即形成丝氨酸磷脂(phosphatidylserine,PS)、乙醇胺磷脂(phosphatidylethanoamine,PE)、胆碱磷脂(phosphatidylcholine,PC)及肌醇磷脂(phosphatidylinositol,PI)，这四种磷脂是组成膜的主要成分。鞘磷脂(sphingomyelin,SM)不含甘油，而代之以鞘胺醇，长链的不饱和脂肪酸结合在鞘胺醇的氨基上，鞘胺醇的羟基，被磷酸胆碱化。

2. 固醇　质膜中的固醇，以胆固醇为主，胆固醇脂很少。胆固醇的量与磷脂有一定比例，常以测定胆固醇/磷脂比例来鉴定膜是否有病变，此比值称c/p比，各种细胞膜的c/p值相差较多；如红细胞膜比值约为1.0，其他细胞约为0.03～0.1。

3. 糖脂　糖脂按其组分可分成四类：鞘糖脂(glycosphingolipids,GSL)；甘油糖脂(glyceroglycolipid)；磷酸多萜醇衍生糖脂(polyprenol phosphate glycoside)；类固醇衍生糖脂(steryl glycoside)。在动物体内主要是鞘糖脂，所以重点介绍鞘糖脂。

鞘糖脂按其所含的单糖性质又可分为两大类：中性鞘糖脂；酸性鞘糖脂。前者含中性糖，后者含唾液酸或硫酸化的单糖。含唾液酸的鞘糖脂又称神经节苷脂(gangliosides)，含硫酸的鞘糖脂又称硫苷脂(sulfatides)。

中性鞘糖脂由鞘氨醇(sphingosine,sph)、脂肪酸及糖链三部分组成。鞘氨醇的氨基被脂肪酸酰化形成神经酰胺(ceramide,cer)有疏水性。脂肪酸一般是14～26碳的长链脂肪酸，有饱和的也有不饱和的。不同的脂肪酸形成不同的神经酰胺，所以中性鞘糖脂也有多样性。

神经节苷脂与中性鞘糖脂所不同的是，糖链中含有1个或多个唾液酸的鞘糖脂，由于唾液酸是酸性的，所以是酸性糖脂。它存在于各种细胞膜上，但以神经组织中含量最多。

硫酸化鞘糖脂是鞘糖脂进行硫酸化，最简单的硫酸化的糖脂是硫酸脑苷脂，只有一个硫酸化的半乳糖及神经酰胺。

（二）膜糖类

膜内无单糖，所含的糖都是以糖蛋白或糖脂形式存在。其组成除中性糖外，含量较多的是氨基糖类，包括氨基半乳糖($GalNH_2$)、氨基葡萄糖($GlcNH_2$)，还有乙酰氨基糖类，包括乙酰氨基葡萄糖(GlcNAc)、乙酰氨基半乳糖(GalNAc)。此外还有岩藻糖(Fuc)及乙酰神经氨酸(NANA)，又称唾液酸或涎酸，由于NANA有羧基，多结合在糖蛋白糖链的末端，所以多种功能都与它有关，如细胞老化、细胞识别、细菌感染等。糖的种类虽然没有氨基酸多，但是糖有D型与L型，D与L型中又有α及β构象的区别。机体内膜上的糖多是D型，在单糖与单糖相连时还有α与β两种结合方式，所以它的结构变异远比氨基酸复杂，结构稍有差异功能即完全不同。

（三）膜蛋白

膜内蛋白(包括酶及受体)属单纯蛋白质的很少，多是糖蛋白、脂蛋白、蛋白或糖脂蛋白，它们与其他蛋白组分上没有什么不同，皆由氨基酸组成，只是在结构中必须有一段约30个氨基酸的多肽链插入膜，这段氨基酸必须是疏水的。

二、生物膜的结构

1972年Nicolson提出了生物膜结构的“流动镶嵌学说(fluid mosaic model)”，直到现在仍被生物学家采用。其基本观点是：①磷脂形成的脂质双层是生物膜的骨架，它是极性化合物的屏障；②膜蛋白镶嵌在脂双层之中；③膜内的脂质及蛋白都可在膜内运动。

（一）膜脂质双层结构

膜脂质包括3种成分：磷脂、胆固醇和糖脂。其中磷脂占60%，胆固醇和中性脂肪占33%，其余为糖脂。磷脂含量较高在膜结构中起着重要的作用。磷脂包括甘油骨架、两个脂肪酸及磷酸化的碱基。脂肪酸大多含偶数的碳原子(16,18碳等)，有饱和的和不饱和的。在甘油骨架的第3个碳原子接上磷酸基称磷脂酸，这是磷脂类化合物的基本结构；如磷酸基再接上碱基即成为甘油磷脂。甘油磷酸通常与丝氨酸、乙醇胺、胆碱及肌醇结合，分别称为丝氨酸磷脂(PS)、乙醇胺磷脂(PE)、胆碱磷脂(PC)和肌醇磷脂(PI)。磷脂是一种双性物质，所谓双性物质是在同一个分子内，有极性(指亲水的)和非极性(指疏水)两种基团。由于磷脂是双性物质，磷脂中的非极性部分都聚集在双层的内部，尽量不与水接触。磷脂的极性头部通过疏水力、静电引力和氢键，与水有强的亲和力，所以排在外面，与外界水溶性环境相邻。两个分子磷脂的非极性区尾尾相连，决定了脂质双层结构。

膜磷脂中的脂肪酸有饱和与不饱和；脂肪酸的链长短不一，一般是16～24个碳的碳氢链，并且是偶数，在不同的条件下，不同的脂可形成不同的结构，同一种脂，在不同条件下也可形成不同的结构。脂的这种性质称脂的多形性(lipid polymorphism)，如一些磷脂极性基团的有效截面大于其非极性尾部截面，在水中可形成一种头向外尾向内的微团(micelle);一般的膜磷脂与水混合体系的结构是多层囊泡,称脂微囊或脂质体(liposome)。体外可将不同的磷脂置于一定溶剂体系中,用超声波处理,可做成人工脂质体。

1. 膜脂质的相变 膜磷脂是可流动的,关键是磷脂有不同的状态,条件不同时表现出不同的状态,温度低时是凝胶相(gel phase),温度高时是液晶相(liquid crystalline phase),从晶态转变为液晶态时的温度称相变温度。相变温度的高低决定于脂肪酸的饱和程度及碳链的长短,愈不饱和碳链愈短的相变温度愈低,反之相变温度则高。胆固醇插在磷脂之间,它直接影响膜的流动,在相变温度以下磷脂有相互聚集作用,胆固醇可防止其聚集;在相变温度以上胆固醇可限制磷脂的流动,所以胆固醇对膜流动性的调节是双相的。在生理状态下脂双层中往往两相并存,这种现象称分相(phase separation)。

2. 膜脂质双层分布的不对称性 膜脂质双层的内外两侧是不对称的,不对称性决定于磷脂的头部,含有氨基的磷脂(PS,PE)有较强的负电性,在双层的内侧;PC、SM 在脂双层的外侧,pH 中性时是双性离子。内外两侧磷脂所含的脂肪酸也不完全相同,PC 及 SM 多为饱和脂肪酸,PS 及 PE 含不饱和脂肪酸较多。膜脂质是动态的,为何能维持其不对称性,经实验证实有三种酶起作用:①是氨基磷脂移位(aminophospholipids translocase),它特异地将 PS 和 PE 从膜外侧转移到内侧,对转 PS 比 PE 更有效;②是翻转酶(flippase),它是将内侧磷脂转移到外侧,对所转移的磷脂特异性较差;③是爬行酶(scramblase),它是向膜内外两侧磷脂都可转移的酶,在一定的生理条件下或胞内 Ca^{2+} 浓度增加时起作用。以上三种酶对维持脂质双层的不对称性起着很重要的作用。膜脂质双层的不对称性有一定的生理的意义,特别是维持 PS 在膜内层。如蛋白激酶 C,需膜内侧的 PS 才有活性;PS 能激活凝血酶原,一旦 PS 外翻,激活的凝血酶原变成凝血酶,经一系列反应,最后使血液凝固,容易形成血栓。

3. 膜脂质的运动 膜脂不是一成不变的,它与血浆的脂质可相互交换并有代谢。膜脂质处于液晶相时也在不停的运动,但运动是有方向性的。一般脂质的运动有四种方式:①侧向运动,是指在膜双层平面内的侧向运动;②自身旋转运动,即脂质分子绕垂直于膜平面的轴旋转;③自身翻转运动,即是从由脂双层的一面翻向另一面,由于它是耗能的,运动速度很慢;④震荡运动,是指脂肪酰链垂直于膜双分子平面轴的震荡运动。

(二) 膜蛋白

细胞膜上的蛋白质组分和结构与一般蛋白质相似,只是由于它镶嵌在脂质之间,在提纯时需加去脂剂(去污剂)将脂质除去,才可提取。但大多数是和糖结合在一起的糖蛋白及少数的糖脂蛋白。

膜蛋白是镶嵌在脂质双层之间。按蛋白插入膜内的部位可分两种:一种是内在蛋白,它镶嵌在脂双层内;另一种是外在蛋白,它不镶嵌在膜内,而是以氢键与膜磷脂相连。

膜内在蛋白其镶嵌方式又有多种:①跨膜蛋白:膜蛋白穿过脂质双层,蛋白质与膜的疏水部分直接作用,它一端在胞外,一端伸入胞质;有的蛋白在脂双层内穿过多次,有的高达十几次之多;②膜蛋白只插入脂双层的内侧或外侧,依其功能的需要而定;③含脂的膜蛋白以脂质的脂肪酸插入脂双层;④有的蛋白含糖及脂质(称糖脂蛋白),它们的蛋白部分不插入膜,而是其脂的质两个脂肪酸插入膜的脂双层。

膜外在蛋白,一般都存于胞质面,与膜内在蛋白或磷脂以静电引力相互作用。它与膜内在蛋白不同之处在于提取时的方法,外在蛋白不镶嵌在膜内,较容易从膜上洗脱。其中最重要的是一组细胞骨架蛋白,这组蛋白形成网状,支撑着整个细胞,维持细胞形态及变形性,以便行使细胞的各种功能。

1. 膜糖蛋白 膜糖蛋白所含的糖类别很多,其组成除中性糖外,含量较多的是氨基糖类、乙酰氨基糖类及岩藻糖(Fuc)和乙酰神经氨酸。这些糖形成寡糖链与蛋白质中的丝氨酸、苏氨酸、门冬氨酸以O-糖苷键或 N-糖苷键连接,糖的多少及结构依其功能或存在的部位而异。糖蛋白中糖的部分多在细胞外表面,有“细胞天线”之称。糖蛋白有许多重要的功能:细胞之间识别、细胞的特异标志、各种因子及信息物质的受体、细菌及病毒的结合部位、免疫反应、胚胎发育、细胞存活等。

2. 膜脂蛋白 膜脂蛋白是蛋白质与脂肪酸的结合,蛋白质多肽链不直接插入膜,而是以脂肪酸插入膜,许多信息分子是脂蛋白的形势,参与反应,所以近十年来备受重视。膜脂蛋白可分四类:

(1) 棕榈酸结合蛋白(palmitoylated protein):棕榈酸通过蛋白的半胱氨酸的巯基结合,形成硫酯键。棕榈酸直接插入脂双层,蛋白质在脂双层的外侧不镶嵌在膜内。

(2) 豆蔻酸结合蛋白(myristylated proteins):与棕榈酸结合蛋白相同,只是豆蔻酸代替棕榈酸,不同的是蛋白质以酰胺键与豆蔻酸结合。而与豆蔻酸结合的必须是甘氨酸,它的选择非常严格。与甘氨酸相邻的氨基酸也有要求必须是 Asn、Gly、Ser 及 Val,这种高度的选择是由于豆蔻酸酰基转移酶决定的。豆蔻酸结合蛋白分布很广,某些癌基因如 SRC 家族表达的蛋白 P^{60src},与信息传递有关的 GTP 结合蛋白

的 α 亚基，都属这种蛋白。

(3) 异戊二烯类的结合蛋白：异戊二烯类脂肪酸包括两种：一种是法尼烯酸；另一种是牻牛儿酸。已知这种蛋白有 100 多种。异戊二烯脂化是在蛋白的 C 末端，一般是先将 C 末端的甲硫氨酸水解，露出半胱氨酸的巯基进行脂化。脂化时 Cys-A-A-X 结构是决定蛋白能否脂化的关键。X 是氨基酸，如是 Ser、Gly，可与法尼烯酸结合；如是 Leu 可与牻牛儿酸结合。许多蛋白参与信息传递，如 ras 癌基因产物 P^{21ras}，可以和二磷酸鸟苷(GDP)结合，有三磷酸鸟苷(GTP)酶的作用，如用药物抑制法尼酸的合成，ras 蛋白不能法尼酸化，从而失去 GTP 酶的功能。

3. 膜糖脂蛋白　这类膜蛋白的特点是：寡糖-磷脂酰肌醇-蛋白质形成一个复合体，以磷脂酰肌醇的脂肪酸固定在膜上，蛋白部分全在膜外，所以有膜锚蛋白(anchored membrane protein)之称。GPI 锚固蛋白的分布极广。大多数原核生物及真核生物，如酵母、无脊椎动物，以及哺乳动物的血液、肝、肾、胎盘和脑等组织中都有。目前，大约有一百多种蛋白已被确定是 GPI 锚固蛋白。包括有多种水解酶、免疫球蛋白、细胞黏附分子、补体调节蛋白、膜受体等(表 8-4)。

表 8-4　主要的糖肌醇磷脂锚固蛋白及分布

名　称	分　布
酶类：	
碱性磷酸酶(PLAP)	人胎盘、哺乳动物组织
乙酰胆碱酯酶(AchE)	人及羊红细胞、电鳗电器官
5′-核苷酸酶(CD73)	哺乳动物组织
碱性磷酸二酯酶	哺乳类组织
海藻糖酶	兔组织
肾二肽酶	猪、肾
补体调节蛋白类：	
补体加速衰变因子(CD55)	血细胞
反应性溶血膜抑制物(CD59)	血细胞
同源限制因子(HRF)	血细胞
黏附蛋白类：	
LFA-3(CD58)	许多造血细胞
神经黏附分子	神经细胞、胶质细胞
Blast-1/CD41	淋巴细胞
CD66	嗜中性粒细胞
CD67	嗜中性粒细胞
膜受体类：	
FcγRⅢ(CD16)	嗜中性粒细胞、吞噬细胞、NK 细胞、淋巴细胞受体
叶酸受体	红细胞
尿激酶受体	单核细胞、吞噬细胞
内毒素结合蛋白受体(CD14)	单核细胞、嗜中性粒细胞
淋巴抗原类：	
Thy-1	脊椎动物脑、啮齿类动物胸腺
RT-6	鼠的 T-淋巴细胞
Qa-2	鼠的淋巴细胞和其他组织
ThB	鼠的淋巴细胞和其他组织
Ly-6	鼠的淋巴细胞和其他组织
Thy-3	鼠的 T 淋巴细胞
表面抗原类：	
CD24	早幼红细胞、胚胎干细胞
Campath-Ⅱ(CDw52)	淋巴细胞、单核细胞、嗜中性粒细胞

糖肌醇磷脂锚固蛋白的生理功能：GPI 锚固蛋白的共同特点是蛋白的 C-末端与 GPI 锚固蛋白的乙醇胺结合。不同的 GPI 锚固蛋白的多糖和磷脂的成分是不同的。膜蛋白的这种锚固形式与镶嵌形式相比，在理论上有许多优点。由于它们在膜上运动性增大有利于在膜上结合更多的蛋白，而且锚固蛋白具有更多的侧向运动能力，有利于它们和其他细胞或有生理功能的胞外分子更快地结合和反应。

（1）与信息转导的关系：参与细胞信号转导的功能。用 GPI-PLC 水解 GPI 锚固蛋白产生的降解物，已被确定为重要的第二信使物质。解离的产物是二酰甘油（DG）和三磷酸肌醇（IP3）。DG 能激活蛋白激酶 C（PKC）的活性，使蛋白磷酸化，而 IP3 使细胞内钙释放，进而调节细胞的其他功能。

（2）与免疫及神经细胞活化：许多 GPI 锚固蛋白与免疫功能有关。这类蛋白与其他细胞作用从而引发生物效应。T-淋巴细胞有不少 GPI 锚固蛋白（Ly-6、Thy-1、Qa-2），经相应抗体激活可使 T 细胞活化。不仅 T-细胞表面有 GPI 锚固蛋白，其他细胞表面也有：如中性粒细胞表面免疫球蛋白受体（FcrR），当用抗体激活可释放超氧阴离子，它有杀菌功能；神经细胞表面有神经黏附分子（N-CAM），它有两种类型：GPI 锚固型和溶解型。前者在信息转导、轴突伸展方面都有作用，而溶解型只有使轴突伸展的功能；睫状神经营养因子受体（ciliary neurotrophic factor receptor），参与神经元发育及功能，它也是一个 GPI 锚固蛋白，它通过酪氨酸激酶起作用。

（3）与受体作用：有些受体本身是 GPI 锚固蛋白。如叶酸受体，它的作用机制与一般配体同受体反应不同。当叶酸与其结合，易形成凹陷引起内吞。这样把叶酸从胞外转到胞内，受体与叶酸结合后 pH 变低，GPI 锚固蛋白与叶酸解离，叶酸进入胞内。铁的转运也有相似的方式，它找到一种蛋白与转铁蛋白受体同源，称黑素转铁蛋白（melanotransferrin 或称 P97）也是一种 GPI 锚固蛋白。如将转铁蛋白受体及 P97 的 cDNA 转入 CHO 细胞株，比较两种受体对铁摄取的能力，发现 P97 比转铁蛋白受体摄取铁更多。证明 P97 有类似转铁蛋白受体的作用。

近年来研究报道，某些疾病与 GPI 锚固蛋白有关。例如疯牛病、血液病、炎症和某些肿瘤等的发生都与 GPI 锚固蛋白有关。报道最多的是一种称为阵发性睡眠性血红蛋白尿症（paroxysmal nocturnal hemoglobinuria，PNH）的溶血性血液病。其发病机制与 GPI 锚固蛋白有密切关系，促使了 GPI 锚固蛋白研究的发展。（详见 PNH 发病机制）。

（三）膜脂膜蛋白的相互作用

1. 膜脂对膜蛋白的影响　膜蛋白在脂质的环境之中有其特异性。膜蛋白对其所接触的脂质极性头部有一定的选择。如肌质网中 Ca^{2+}-ATP 酶周围需 30 个磷脂（特别是 PS、PE）分子维持其活性，这些磷脂称为“界面脂”，一般流动性较差。不仅磷脂的种类，磷脂中脂肪酸的不同也影响膜蛋白的功能。

2. 膜脂微区对膜蛋白的影响　近年不断有报道关于膜内有不同的微区（microdomain）。膜脂双层的外层的微区主要含鞘脂（sphingolipids）、胆固醇及 GPI-锚固蛋白。膜脂双层内侧也有相似的微区，与外侧的脂质不完全相同，主要的是在此区有许多酰化的蛋白，特别是信息传递的蛋白。后将这种微区称之为“脂筏（lipid raft）”。

（1）脂筏的结构：脂筏是近十年来提出的新概念，指膜脂双层内含有特殊脂质及蛋白的微区，微区内陷可形成囊泡，现不仅知道其组分，而且在电镜中也观察到囊泡的形态。脂筏的特点：①是不溶于非离子去污剂，但它又有别于骨架蛋白，因为用非离子去污剂提取膜蛋白时，脂筏与骨架蛋白共沉淀，脂筏因为有脂质比重小，经离心可与骨架蛋白分离。②是两叶虽然分别有微区，但它们是耦联的，因为用非离子去污剂提取时，不仅有外叶的 GPI-锚固蛋白，还有许多膜内侧的信息分子共同被提出。脂筏可能有三类：含有小窝蛋白（caveolin）的小窝；富含糖鞘脂（glycosphingolipid enrich membrane）；富含多磷酸肌醇（PIP2）。三类脂筏中，研究较早而且深入的是小窝这类脂筏。脂筏的组分见表 8-5。

表 8-5　脂筏的组分

脂质：	胆固醇、鞘脂、糖鞘脂（如 GM1）、磷脂酰肌醇类（PIP2）
蛋白质：	
	内在蛋白
	小窝蛋白（caveolin）
	flotillins
	stomatins
	MAL/BENE
	LAT/PAG
	VIP36
	酰化蛋白
	膜外层
	GPI-锚固蛋白类（如叶酸受体、疯牛病蛋白、碱性磷酸酶等）
	膜内层
	非受体酪氨酸激酶（Src-家族）
	G 蛋白
	一氧化氮合成酶（eNOS）
	Ras
	Fyn
	PKC
	受体蛋白
	受体酪氨酸激酶（RTKs，如 EGF-R、PDGF-R、Insulin-R 等）

（2）脂筏的功能：从脂筏的结构及组分分析，它有两个特点。许多蛋白聚集在脂筏内便于相互作用；脂筏的环境有利于蛋白的变构，形成有效的构型。所以它有许多功能：

1）参与信息传递：由于脂筏内有多种信息分子，它参与许多的信息通路。以T细胞为例，T细胞膜上有T细胞抗原抗体（TCR），当它活化后可引起许多信息分子聚集形成复合体。复合体的形成关键是脂筏提供了条件。在静止的T细胞脂筏内富含Src家族激酶Lck、Fyn及跨膜的衔接子（adapter）LAT（linker activated T cell），还有少量的CD4和CD3，其中最重要的是LAT。它是一个跨膜蛋白，伸向胞质的一段肽链，富含酪氨酸，另外LAT的半胱氨酸还可酰化（棕榈酸），以此插入脂筏。当TCR被激动，Src酪氨酸激酶活化，LAT的多个酪氨酸被磷酸化；然后，它募集多种底物进行磷酸化，包括ZAP70、PLCγ1、PI3K、Vav，形成活化的大复合物（supramolecular activation complex）。这些反应都必须在脂筏内完成，如LAT不能进入脂筏，T-细胞不能执行其重要的增殖及分化功能。其他免疫识别受体，如B细胞抗原受体（BCR），肥大细胞高亲和IgE受体（FcζRI）等也都以脂筏作为传递信息的场所。

2）参与细胞蛋白运转：参与跨细胞运转。文献报道分布在内皮细胞的小窝囊泡，开口于细胞的表面，细胞与细胞之间囊泡可形成一个通道，小分子物质可相互交换，小窝成为一些小分子化合物运转的通路；参与细胞胞饮作用（potocytosis）：小窝内包含许多受体蛋白，小窝如何运送它们到细胞内有不同的途径：受体与配体结合后，被小窝囊泡运送到胞质，配体与受体分离，受体随囊泡回到质膜；小窝囊泡载着受体与配体，通过胞质，配体不释放到胞质，在细胞的反方向开口将配体释放到细胞外基质。有些毒素（霍乱毒素）与细胞上的受体结合，也以这种方式进入宿主细胞内；参与细胞分选（cell sorting）：膜内在蛋白MAL，属酰化的家族，存于MDCK（Madin-Darby Canine kidney）细胞，有多个疏水基团插入极化的上皮细胞（polarized epithilial cell）的脂筏。MAL直接参与极化分选（apical sorting）。MAL即像一个货车，可在高尔基体、质膜、内质体之间循环，运送蛋白。

（3）脂筏与疾病

1）脂筏与感染：某些细菌借小窝的胞吞作用，进入细胞，细菌在小窝内逃脱免疫系统的杀伤及溶酶体对它的降解，从而在宿主细胞内生存。研究较多的是HIV的感染与脂筏的关系，病毒感染是复杂的过程，病毒与宿主细胞融合，病毒的外套有两个蛋白；gp120及gp41，当病毒与CD4细胞融合时，在脂筏内形成gp120-CD4-GSL（脂筏内的糖脂）复合体，脂筏带着它们找到适合的受体，经变构，病毒与脂筏分离，释放基因到细胞内。又如朊病毒病包括人克-雅病（Creutzfeldt-Jakob Disease，CJD）、羊瘙痒症和牛海绵样脑病等，其发病原因是细胞朊蛋白（prion protein，PrP^{C}）的构象转变为异常形式（PrP^{Sc}）。PrP^{C}是结合在细胞膜外表面，带有GPI锚结构的糖蛋白。许多实验证实：PrP^{C}与其他GPI-蛋白一样在脂筏中；PrP^{C}、PrP^{Sc}在脂筏内共同定位（co-localized）；胆固醇缺乏导致PrP^{Sc}的形成下降；在Prion rod（amyloid fibrils）内找到两个脂筏的糖脂（Gal-cer和SM）。所以许多学者设想PrP^{C}到PrP^{Sc}的转化是在脂筏内进行的。

2）脂筏与心血管疾病：血管内皮生长因子（VEGF）的受体与小窝蛋白-1共在小窝内，参与血管生成。由于eNOS在脂筏内，所以它的功能与脂筏息息相关，它在血管疾病不在此赘述。

3）脂筏与Alzheimer病：已知Alzheimer的主要病变为脑血管内有β-淀粉样蛋白（β-amyloid，Aβ）聚集。Aβ是一个跨膜的淀粉样前体蛋白（amyloid precursor protein，APP）水解后的产物。APP及早老素1（secretase presenilin 1）都在脂筏内，所以很可能Aβ最初也在脂筏内。当它与胆固醇、GM结合后促进淀粉样蛋白从α-螺旋到β-片层构型的改变。

三、生物膜的功能

（一）物质运转

机体的生存依赖于细胞内外的物质交换，细胞这种功能主要由质膜行使，不论外界发生什么变化，细胞都能够保持内环境的恒定。如何维持细胞内环境的恒定，方式有多种多样：

1. 简单扩散　也就是通常说的高浓度向低浓度扩散。扩散的速度与浓度成正比，细胞外浓度愈高扩散速度愈快。因为质膜是脂质双层结构，各种不同的溶质，进入膜内的速度不同。一般情况是极性弱的，脂溶性较强的分子容易通过，反之，极性愈强，脂溶性愈弱而水溶性强的难在膜内扩散。非脂溶性的物质，分子愈小愈容易通过，分子大的很难通过。物质的解离度也有影响，一般电解质比非电解质难通过，因为电解质解离时外面有水化层，体积加大，所以难以通过。一般来说，机体以这种方式进行运转很少。

2. 促进扩散　促进扩散即是需要一个载体帮助运转。载体有特殊的结构，运输不同的物质有不同的载体，如缬氨霉素是钾离子的载体，特异运钾离子，对钠离子的运输很慢。现在发现许多抗生素都是离子的载体，如镰孢菌素、短杆菌肽可能都是离子载体,它插入细菌的膜使细菌的细胞内外离子失衡而死亡。

3. 主动转运　细胞内外的物质浓度往往是逆差,要把细胞外低浓度的物质向细胞内高浓度的方向运输,是个需能反应。如钾离子,细胞内浓度高,需从细胞外输送;钠离子在细胞内浓度低,需从细胞内运出去,膜上有一种酶称钾-钠 ATP 酶(Na^+-K^+ ATPase),这个酶的底物是 ATP,每分解一个 ATP,可泵出 3 个 Na^+,输入 2 个 K^+,所以钾钠 ATP 酶又称钾钠泵,它的反应速度很快每分钟 1000 次,用它来维持细胞内钾高钠低的正常生理情况。除钾钠泵外还有 Ca^{2+}泵及质子(H^+)泵等。主动运输在维持细胞内环境的稳定及功能上起着很重要的作用。

4. 离子通道　由于现代光谱学、生物信息学和蛋白质结晶技术的发展,研究了离子通道蛋白的三维结构,从而对其转递过程有了较深入的了解。离子通道简单的理解就是离子通道蛋白在多种构象之间的转换,从而达到"开"与"闭"的两种状态。一般开与闭有扎门控制,称"扎门控通道",极少数无扎门调控称"非扎门控通道"。扎门控通道可分三种:

(1) 配体门控通道:这些通道实际是离子通道型受体,它们与细胞外特定的配体结合后,发生构象变化,结果使"孔"打开,离子通透。典型的是乙酰胆碱酯酶受体及一些神经递质受体。

(2) 电压门控通道:膜两侧跨膜电位改变是控制通道的开关的直接因素。虽然跨膜电位只是以毫伏计,但膜通道感受的电场强度很大。由于这类通道的结构中有对电位改变的敏感区,所以可诱发整个通道功能状态的改变。这类通道一般是离子(K^+、Na^+、Ca^{2+}、Cl^-)通道。

(3) 机械门控通道:也是跨膜信号转换,既是外来机械信号,引起细胞跨膜电位变化。如内耳毛细胞顶部听毛受到切合力的作用产生弯曲时,毛细胞出现感受器电位,以传导信号。

离子通道受胞内外环境中多种物质的调控:如阳离子(H^+、Zn^+、Ca^{2+}、Mg^{2+}等)、代谢产物(ATP、ADP、脂肪酸)、胞内第二信使、神经递质、激素和一些气体(CO、NO)等。这些物质以不同的方式直接或间接地调节门控通道的状态。

5. 囊泡运转

(1) 内质网与高尔基体之间的运转:细胞内膜系统之间的物质转递常通过囊泡运转方式进行。囊泡运转是一种高度有组织的定向运转,各种物质能够准确地运到靶细胞器,主要是囊泡的外面有各种不同的蛋白质包被,而在细胞器的胞质表面又有特殊的标志蛋白,不同的标志蛋白的组合,决定膜表面的识别特征。

囊泡外面的蛋白质有多种多样,可归纳为三大类:笼形蛋白、外被体Ⅰ及外被体Ⅱ。它们的组成及功能见表 8-6。

表 8-6　囊泡组成与功能

包被类型	GTP 酶	组成与衔接蛋白	运 输 方 向
笼形蛋白	ARF	笼形蛋白重链与轻链 AP2	质膜→胞内体
		笼形蛋白重链与轻链 AP1	高尔基体→胞内体
		笼形蛋白重链与轻链 AP3	高尔基体→溶酶体
COPⅠ	ARF	COPα、β、β'、γ、σ、ε、ζ	高尔基体→内质网
COPⅡ	Sarp 1	Sec23/Sec24 Sec13/31 Sec 16/Sec 12	内质网→高尔基体

注:ARF:ADP-ribosylation factor,核糖基化作用因子。胞质内可溶性 GTP 结合蛋白,主要参与包被组装,对囊泡起调控作用。AP:adaptin,衔接蛋白;COP:coatomer,外被体;Sarp 1:GTP 结合蛋白,具有 GTP 酶活性,在囊泡形成中起重要作用;Sec:Secretion 从酵母中提出的蛋白,有分泌作用;Endosome:胞内体。指一系列与膜运转有关,形态及组成各异的膜系统的通称。

笼形蛋白分子是由 3 个重链和 3 个轻链组成,形成一个具有三个曲臂的形状,许多曲臂交织在一起,形成 6 边形网孔的笼子。笼形蛋白形成的包被中还有衔接蛋白(adaptin,AP),它介于笼形蛋白与配体受体复合物之间。现知衔接蛋白有三种:AP1、AP2、AP3,可分别结合不同类型的受体,形成不同性质的运转囊泡。

COP 原从高尔基体的囊泡中发现的,现分两大类:COP 1 具有 7 种,按一定的比例在胞质中以复合体的形式存在。COPⅡ来源于酵母 Sec 蛋白家族,

Sec23/24、Sec13/31分别与Sar1P(GTP酶)结合，它们包被在囊泡外，在囊泡形成过程中起主要作用。所以称为外被体(coatomer)。

(2) 分泌型囊泡与胞吐：胞吐作用即是胞吞的反方向。细胞通过胞吐作用分泌各种物质，被分泌的物质，有的吸附在细胞表面，另一部分成为细胞外液基质的成分，还有一些分泌到管腔或进入血液。细胞分泌途径有两种类型：固有型及调节型。

1) 固有分泌：分泌物质持续不断地从高尔基体，经运输小泡送到细胞表面，通过胞吐作用将物质分泌到细胞外，一般指腺体的分泌，如胰岛素从胰岛分泌。分泌活动是一个非常复杂的循环过程。包括运转、定向、栓系、启动、触发、融合、胞吐等步骤。在循环过程的每个步骤都有许多复杂的调节因子参与。

2) 调节型是蛋白质存在囊泡内，不立即释放，需等细胞接受信号后，才将蛋白释放。如内分泌激素及神经递质都属于这种类型。

(二) 能量代谢

线粒体是有机体能量代谢的中心，通过其内膜上的电子传递链氧化与磷酸化反应的耦联，生成ATP，是生命活动的能源。如线粒体受损，膜上一系列的氧化还原酶不能进行正常反应，能量不能产生，细胞立即死亡。特别是心肌细胞缺氧时，线粒体损伤，不能产生能量，心肌细胞即会很快死亡。

(三) 受体与信息传递

刺激与反应是一切生命现象的基础，而刺激与反应之间的耦联都依赖信息传递。如激素、神经递质、生物活性物质等，都是由一个细胞(或一组细胞)的信息传给另一个细胞。但有些物质是大分子化合物，不能直接穿过细胞膜，需要膜上的物质带入细胞内。膜上的这个物质即称"受体(receptors)"，受体必须有三个条件：

(1) 识别和结合：受体的某一部分的立体构象具有高度选择性，对某些配体(配体是指细胞外物质，又称第一信使)能识别并特异结合，这种结合是可逆的。单一细胞可能存在有多种类型的受体。

(2) 转导信号：受体与活性物质结合后，将信息传到细胞内，通过细胞内一系列反应，将所得的信息增强、分化、整合，并传递给后继效应机制(称第二信使)。

(3) 产生相应的生理效应：受体蛋白多是膜糖蛋白或糖脂蛋白，大都是镶嵌在膜内。受体种类很多，各自有其自己的反应通路，各受体通路之间又相互连接，形成一个大的网络，所以一个信息可能有多条通路，错综复杂。

根据受体的结构及效应体系的不同，可把受体分成3类：

(1) 门控离子通道受体：多由若干相同或不同的亚基组成，这些亚基围绕膜上的"孔道"排布，受体激活，使离子通道发生构相变化，孔道开放，导致离子跨膜流动，从而产生生物效应。一些神经递质的受体，如烟碱型乙酰胆碱受体(nAChR)、GABA受体等都是以这种方式发挥作用的。

(2) 与G蛋白耦联的受体：这种受体与配体结合后，立即与膜上的另一种蛋白耦联，使其释放出活性因子，活性因子再与效应器(指腺苷酸环化酶、C-GMP磷酸二酯酶、磷脂酶C或离子通道等)发生反应。这种耦联蛋白都属一个家族，由于它能结合并水解GTP，所以称G蛋白。G蛋白种类繁多，但它们无论在结构和功能上都有许多共性。G蛋白是膜蛋白，由三个不同的亚基组成(α、β、γ)，不同G蛋白主要是α亚基的差异。正因为有了α亚基的多样化，G蛋白才能实现对多种功能的调节。这类受体多是多肽类激素受体及神经递质受体等。

(3) 有酪氨酸激酶活性的受体：这种受体本身当它被激活之后，自身的酪氨酸残基磷酸化，从而产生生理效应。如胰岛素受体、某些生长因子受体、转铁蛋白受体及低密度脂蛋白受体等，都属这类受体。受体虽各自有自己的通路，它们之间互相促进又相互制约，以调节各信息之间的平衡。细胞膜上的受体也与其他蛋白一样，有合成及分解代谢。细胞膜上的受体数目一般都保持在一定水平内，但也受许多因素的影响，最主要的是配体本身的浓度，浓度愈高受体数目愈少，以这种自身调节，来维持正常的反应速度。有些疾病是由于受体数目的减少或受体的结构有变异而致病。

(四) 细胞表面抗原

1. 血型特异抗原　人有ABO血型，A、B血型都有其特异的抗原性。决定血型抗原的是糖脂的糖。A与B血型之间的不同只差一个糖基，A型是乙酰半乳糖胺，而B型是半乳糖，O型是两种糖都没有，称O型血是万能输血源，即是这个原理。最近报道制出无血型的血液，实质就是将半乳糖或乙酰半乳糖胺除掉，形成O型血即可。

2. 异体移植与组织相容抗原　排异反应是指一个人接受另一个人的组织或器官的时候，接受者对供者产生的抵抗，最终组织或器官脱离。现知排异的原因是由于异体组织或器官移植后，受者体内的T淋巴细胞产生一种抗体，释放到血液循环中，这种抗体是对供者细胞表面的抗原，在补体存在下，受者的血清抗体把供者的组织溶解。这种含有抗体的血清称“同种异型抗血清”。供者细胞(组织细胞或血细胞)上的表面抗原称“同种异型抗原”。由于这种抗原第一个发现在白细胞上所以称“人白细胞抗原(human leukocyte antigen,HLA)”。

这种相容抗原,在人及动物的组织及血细胞上都有,它是由一组紧密连锁的基因表达的分子,这组基因称“组织相容性复合体(major histocompatibility complex,MHC)”,有高度多态性区,可表达有多种异型。现知HLA有四类:HLA-A、HLA-B、HLA-C、HLA-D。HLA-D又分为HLA-DP、HLA-DR、HLA-DQ三种。

(五)细胞识别

细胞的识别是指细胞对异物的识别及细胞与细胞之间的识别。细胞对异物的识别,如吞噬细胞吞噬细菌、病毒、衰老及变异的红细胞;又如病毒进入体内的第一步是连接到寄主细胞的表面,这种结合不是随机的,而是寄主体细胞质膜上的特殊部位,如红细胞有流感病毒的结合部位(血型糖蛋白A,glycophorin);疟原虫感染的部位。细菌、寄生虫及立克次体等在寄主细胞膜上都有结合部位,只是感染的机制不同。如细菌一般是它的毒素与细胞膜结合,结合后毒素进入细胞产生毒害效应。疟原虫进入红细胞是它生活史的一个阶段。

黏附分子(adhesion molecules)是涉及细胞与细胞、细胞与细胞外基质间的相互识别、相互作用的一类表面大分子受体蛋白。它分布于细胞表面和细胞外基质成分之中。通过与相应配体特异结合,参与细胞信号传导与活化、细胞的生长与分化、肿瘤的转移等一系列的生理病理过程。特别是造血系统,如骨髓造血干细胞的增殖分化,不仅需要生长因子,还需黏附分子黏附到基质细胞。血细胞的功能很多需有黏附分子的调节,如炎症反应中,白细胞黏附于血管内皮细胞,穿过血管壁,向血管外浸润的过程;血小板在受损血管壁上的黏附、伸展和聚集的过程;这些都是血细胞与血管内皮细胞膜上黏附蛋白之间的相互识别、介导的结果。

细胞膜黏附蛋白可分三个大家族:整合素(integrin)家族、免疫球蛋白(immunoglobulin)家族、选择素(selectin)家族及尚未归类的黏附分子。

1. 整合素　是一组介导细胞黏附的细胞表面糖蛋白(受体蛋白)这些蛋白是由两个亚单位α和β以非共价键1:1结合的复合体。其分布及功能见表8-7。

表8-7　血细胞的整合素

名称	其他名称	表达部位	配体	功能
α1β1	VLA-1	白细胞,其他细胞	胶原,LM	黏附到ECM
α2β1	VLA-2	白细胞,血小板	胶原,LM	黏附到ECM
α3β1	VLA-3	白细胞,其他细胞	胶原,LM,FN	黏附到ECM
α4β1	VLA-4	单核细胞,淋巴细胞	VCAM-1,FN	黏附到ECM
α5β1	VLA-5	白细胞,血小板,其他细胞	FN	黏附到ECM
α6β1	VLA-6	白细胞,血小板,其他细胞	LM	黏附到ECM
ALβ2	FLA-1 CD11a/CD18	白细胞	ICAM-1,-2,-3	白细胞聚集及黏附
AMβ2	MAC1 CR3CD11b/CD18	中性粒,单核细胞	ICAM-1,FIB	中性粒细胞聚集及黏附到EC
AXβ2	P150.95 CD11c/CD18	中性粒,单核细胞	?	黏附到EC
ADβ2	Cd11d/CD18	中性粒,单核细胞	ICAM-3	白细胞聚集
α11bβ3	GPⅡb/Ⅲa	血小板	FIB,FN,vWF,VN,TSP	血小板聚集及黏附
AVβ3	VN受体	血小板,内皮细胞	FIB,FN,vWF,VN,TSP	血小板黏附,血管生成
α4β7	LPAM-1	淋巴细胞	VCAM-1,MAdCAM-1,FN	淋巴细胞黏附到EC及ECM

注:CR:补体受体;EC:内皮细胞;ECM:细胞外基质;FIB:纤维蛋白原;FN:纤连蛋白;GP:糖蛋白;LFA-1:白细胞功能相关抗原;LM:层连蛋白;LPAM:淋巴细胞Peyer黏附分子;MAdCAM-1:黏地址素细胞黏附分子;TSP:凝血酶敏感蛋白;VCAM-1:血管细胞黏附蛋白;VN:玻连蛋白;vWF:vW因子

2. 免疫球蛋白超家族　在结构上都有一个特点是通过二硫键形成环状,类似Ig功能区的结构。家族成员及其配体和功能见表8-8。

3. 选择素　表达在血管内皮细胞及白细胞表面,它们调节血管内皮细胞与白细胞的相互作用。由于这些蛋白都通过其外源凝集区域与靶细胞上的寡糖决定簇作用，选择性地促进细胞与细胞互相作用，因此称选择素。家族成员及其配体和功能见表 8-9。

4. 钙黏素（cahderin）其他黏附分子　介导细胞-细胞的接触，通过钙黏素将邻近同类细胞与细胞的连接。它与其他未归类的黏附分子的配体及功能见表 8-10。

表 8-8　免疫球蛋白超家族

名　称	表达部位	配　体	功　能
ICAM-1	内皮，巨噬细胞	αmβ2，αLβ2，FIB	T 细胞反应，白细胞黏附到内皮细胞
ICAM-2	内皮细胞	αLβ2	白细胞黏附到内皮细胞
ICAM-3	白细胞	αLβ2，αDβ2	T 细胞反应，白细胞聚集
PECAM-1	白细胞，血小板，内皮细胞	αVβ3，PECAM-1	内皮接触，白细胞转移，血小板信号？
VCAM-1	活化的内皮细胞，平滑肌细胞	α4β7	单个核细胞黏附到内皮细胞
MAdCAM-1		α4β7	淋巴细胞归巢
CD2	T 细胞	LFA-3	T 细胞反应
CD4	T 细胞	MHC Ⅱ	T 细胞反应
CD8	T 细胞	MHC Ⅰ	T 细胞反应
CD3	T 细胞	MHC 抗原	T 细胞反应
CD22	B 细胞	涎糖化糖蛋白	B 细胞黏附及信号？
涎糖黏附蛋白	骨髓的巨噬细胞及淋巴组织	涎糖化糖蛋白	造血？

注：ICAM-1，-2，-3：细胞内黏附分子；PECAM-1：血小板及内皮黏附分子；MHC：主要组织相容性复合体

表 8-9　选择素的表达部位及功能

名　称	其他名称	表达部位	配　体	功　能
P 选择素	CD62P GMP-140 PADGEM	凝血酶活化的血小板及内皮细胞，细胞因子活化的内皮细胞	PSGL-1	白细胞黏附到活化的血小板及内皮细胞
E 选择素	CD62E ELAM-1	细胞因子活化的内皮细胞	ESL-1	白细胞黏附到活化的内皮细胞
L 选择素	CD62L LECAM-1 LAM-1	白细胞	GlyCAM-1 CD34 PSGL-1	白细胞黏附到活化的内皮细胞及其他的白细胞，淋巴细胞的归巢

注：ELAM-1：内皮的白细胞黏附分子；ESL-1：E 选择素配体-1；GlyCAM-1：糖化的黏附分子；GMP-140：颗粒膜蛋白 140；LAM-1：白细胞黏附分子；LECAM-1：白细胞内皮黏附因子-1；PADGEM：活化的血小板颗粒外膜蛋白；PSGL-1：P 选择素糖蛋白配体

表 8-10　钙黏素及其他黏附分子

名　称	表达部位	配　体	功　能
钙黏素	内皮细胞，其他细胞	同型的结合	形成内皮细胞的连接
GP Ⅰ bⅨ/Ⅴ	血小板，活化内皮细胞	vWF	血小板黏附到 ECM
CD36	血小板，其他细胞	胶原，TSP	血小板黏附到 ECM
CD44	白细胞，其他细胞	透明质酸，丝甘酸	淋巴细胞的生成，淋巴细胞活化？
天然杀伤细胞受体	天然杀伤细胞	MHC 分子糖？	识别病毒的感染 识别外来的细胞

四、生物膜的临床意义

生物膜功能多涉及面广，它的研究对疾病的诊断、发病机制及防治起了很大的推动作用。应用细胞表面抗原的检测，帮助诊断。如对血细胞表面抗原的检测，以助白血病的分型，应用流式细胞仪，检测细胞表面锚蛋白的表达，以助 PNH 的诊断（PNH 患者在血细胞表面缺乏锚蛋白）。受体结构及功能

的研究，对发病机制有了新的认识。如糖尿病，过去认为是内分泌异常，现知胰岛素受体的数量及结构变异是其发病的主要因素。受体结构及功能的研究不断深入，发现许多疾病（神经系统、内分泌系统、免疫系统、血液）都与受体有关。特别是细胞因子的发现，认识到这些因子的受体是调节细胞生长、发育的重要因素。又如血小板具有黏附、聚集、分泌、促凝等功能，这些功能都与血小板膜上的多种受体有关。由于受体与疾病关系日益密切，所以有"受体病学"之称。蛋白质修饰的研究，将推进分子免疫的进展。人们愈来愈认识到细胞表面膜糖蛋白的糖链在免疫上的重要性，抗原性的关键是糖链的识别。如现在提出的改造血型问题，将AB血型的血改造成为万能输血，既是糖链的修饰。器官移植的排异反应也是糖链问题。相信今后用基因克隆技术，将会对疾病的治疗有很大的突破。应用于治疗。人们早就期望药物有高度的选择性，以提高药物的疗效和降低毒副作用。现可制造出人工脂质体，将药物组装到人工脂质体中，以达此目的。还可将特异抗原装到人工脂质体的表面，可特异导向有病的部位，人们称之为"生物导弹"。

（潘华珍　许彩民）

参考文献

1. 孙崇荣，李玉明. 蛋白质化学导论. 上海：复旦大学出版社，1991：1-14
2. 沈岩. 致病基因的定位克隆. 生命科学，1999，11：205-208
3. 陈竺，强伯勤，方福. 基因组科学与人类疾病. 北京：科学出版社，2001
4. 陆华中，薛京伦，造血干细胞基因治疗的问题与对策. 中华血液学杂志，2000，21：331-333
5. 程时. 生物膜与疾病. 北京：北京医科大学出版社，2000：1-18
6. 萨姆布鲁克，著. 金冬雁，黎孟枫，译. 分子克隆. 北京：科学出版社，1992
7. Richardson JS. The Anatomy and Taxonomy of protein structure. Advances in protein chemistry，1981，34：167
8. Devaux PF. Proteininvolvement in transmembrane lipid asymmetry. Ann Rev Biophys Biomol struct，1992，21：417
9. Nacdala ECB，Ting RCY，Tan TMC. Therapeutic applications of antisense nucleic acids. //Hui KM. Gene therapy from laboratory to the clinic. NewYork：World Scientific Publishing Co Pte，Ltd，1994：45
10. Scott Mclvor. Gene therapy of genetic diseases and cancer. Pediatr transplantation，1999，3（suppl）：116-121
11. Maurizio Federico. Lentivirues as gene delivery vectors. Current opinion in Biotechnology，1999，10：448-453
12. Berliner N，Benz Jr EJ. Anatomy and physiology of the gene. //Hoffman R. Hematology. 3rd Ed. NewYork：Churchill Livingstone Inc，2000：2-40
13. Halene S，Kohn DB. Gene therapy hematopoietic stem cells：Sisyphus approaches the Crest. Human gene therapy，2000，11：1259-1267
14. Leiture I. International human genome sequencing. Nature，2000，409：806-921
15. Cyranoski D. A great leap forward. Nature，2001，410：10-12
16. Lucero HA，Robbins PW. Lipid rafts-protein association and the regulation of protein activity. Arch Biochem Biophys，2004，426：208-224
17. Kai Simons，Robert Bhehalt. Cholesterol，lipid rafts，and disease. J clin. Invest，2002，110：597-603
18. Mayor S，Riezman H. Sorting GPI-anchored proteins. Nat Rev Mol Cell Biol，2004，5：110-120
19. Harvey Lodish. Molecular Cell Biology. 5th ed. New York：W. H. Freeman and Company，2003：447-491
20. James D Watson. Molecular Biology of the Gene. 5th ed. Benjamin Cummings：Cold Spring Harbor Laboratory Press，2004：347-377
21. 张俊武，龙桂芳. 血红蛋白与血红蛋白病. 南宁：广西科学技术出版社，2003：67-147

第 9 章

循证医学与临床血液学

循证医学是近年来临床医学领域迅速发展起来的一种理念，其核心思想是任何医疗干预都应建立在新近最佳临床科学研究证据的基础之上。循证医学资源的主要类型是系统综述、META 分析和实践指南，以及围绕临床具体问题得出有科学证据的医学文献。系统综述是以具体问题为中心，全面收集全世界所有已发表和未发表的有关临床研究结果，用临床流行病学方法严格评价，筛选出符合质量标准的文献进行定量合成，以得出可靠的结论。META 分析是用统计学方法将多个独立的、针对同一临床问题可以合成的临床研究结果进行综合定量分析。实践指南则是政府机构或权威性学术组织依照循证医学的原则和程序，对具体临床问题形成的医疗文件，用以指导临床，达到提高医疗质量和控制医疗费用的目的。本章详细阐明循证医学及其相关概念，具体介绍系统综述的实施步骤和临床实践指南的编制程序；并列举实例说明循证医学原则为基础的临床实践指南在临床血液学中的具体应用。

第一节　循证医学的概念和临床血液学的关系

一、循证医学的概念

近年来，循证医学(evidence-based medicine，EBM)在国际临床医学领域内得到了迅速发展。其核心思想是：任何医疗干预都应建立在新近最佳临床科学研究证据(current best evidence)的基础之上。简言之，即是遵循证据的临床医学，目的是使临床医疗决策的科学化。

循证医学的思想起源可追溯到古希腊。但长期以来传统的临床实践模式仍停留在掌握理论知识加个人临床经验的基础上，并且临床医学研究方法长期停留在分散的和个别的观察性研究和临床经验总结上。这种实践模式难以提高临床医学水平。20 世纪上半期，人类对疾病的诊断和治疗决策往往将动物实验获得的结论直接应用于临床，结果发生了不少问题，由此逐渐认识到动物实验不能代替人体实验。1948 年在英国医学研究会领导下开展了世界上第一个临床随机对照试验(randomized controlled trial，RCT)肯定了链霉素治疗肺结核的疗效，RCT 的出现是临床医学研究的一个里程碑，目前大样本、多中心的 RCT 与过去分散的、个别的观察性研究和临床经验总结相比，大大提高了临床研究的真实性，也成为近代开展循证医学证据的主要来源。20 世纪 70 年代，临床流行病学的发展建立了一整套评价医学文献的方法，在循证医学发展中起了重要作用。

1979 年英国 Archie Cochrane 提出要将各领域的 RCT 通过 META 分析进行定量综合，成为系统综述(systematic review)。系统综述的出现为临床提供了质量高、科学性强、可信度大、重复性好的干预措施，被认为是临床医学研究发展史上又一个重要里程碑。由于现有的系统综述无论在数量或质量上均不能满足临床实践和医疗决策的需要。为了生产、保存、传播和更新临床医学各领域防治效果的系统综述，以满足临床实践的需要，各国临床医学专家决定联合起来，于 1992 年首先在英国成立 Cochrane 中心，1993 年成立国际 Cochrane 协作网，1999 年 3 月经国际 Cochrane 协作网正式批准注册，在原华西医科大学成立我国的 Cochrane 中心，成为世界上第 13 个 Cochrane 中心。近十多年来循证医学发展十分迅速，1992 年仅有一篇文章提到 EBM，到 2000 年提到 EBM 文章已多达上万篇。目前循证医学已深入临床各领域，循证医学的理论体系和实践方法已逐渐形成，对临床医学已产生巨大的影响，正在逐渐改变临床医师的实践模式，进入循证医学的时代。

实践循证医学有几个观点必须阐明：①循证医学的重点是关心临床干预的效果，患者结局的改变以及有关干预效果证据的质量，但并不排斥临床医学研究中基础研究的重要性。因为大量生物医学研究涉及基础研究和实验技术，只有少数研究涉及临床干预的效果。但基础研究将为临床研究提供许多新的信息，没有基础研究，临床研究不能深入。②循证医学强调随机对照研究和根据所收集高质量的RCT所作的系统综述作为临床实践的可靠依据，但决不排斥设计良好的非随机对照研究所获得的证据，只是它们的权重不同，按权重高低，将证据依次分为五级：第一类错误（假阳性）和第二类错误（假阴性）较低的随机对照临床试验，第一、二类错误较高的随机对照临床试验，非随机同期的队列研究，病例对照研究，病例系列分析。③循证医学强调科学的证据以及证据的质量，但并不排斥专家临床经验的作用，因为临床情况十分复杂，并不是所有的临床干预决策都能找到质量很高的证据，有时甚至根本没有证据可以找到。对这些临床问题，专家意见就十分重要，在实践指南形成过程中征求专家意见就成为一个非常重要的步骤。

二、临床研究证据的来源和分级

实践循证医学一个非常重要的问题是如何获得证据。循证医学资源的主要类型为：系统综述、META分析和实践指南（practice guideline），以及针对某一临床具体问题具有科学证据的原始医学文献。前三者称为二次研究证据，后者称为原始研究证据。目前全世界约有2万余种生物医学期刊，每年发表200余万篇文章，约有10%文章可为临床医师实践循证医学提供直接科学证据。

当前，国际上经过专家严格筛选和评价所获得最新最佳证据主要有四大来源：①Cochrane图书馆（Cochrane Library）（网址：http//www. cochrane. org）：Cochrane Library是电子出版物，每年4期，可以提供系统综述的来源。②美国内科医师学院（American College of Physicians）组织了一个杂志俱乐部（Journal club），即ACPJC：从1991年起对国际上著名的30余家医学杂志发表的论著，由临床流行病学、临床有关学科及方法学专家进行系统分析与评价，对结论真实而有临床实用价值的文章，以结构摘要的形式二次出版，并附有专家评述，发表于*Annals of Internal Medicine*，通常符合标准的文献仅占2%。③循证医学杂志：著名的临床流行病学家Sackett教授1995年受聘于英国牛津大学，建立了英国循证医学中心，主编了《循证医学》专著，及由英国医学杂志和美国内科医师学院联合主办的《循证医学》杂志，也可获得临床医学研究的最佳证据，是二次发表的摘要文献加专家评述（网址：http//cebm. bmj-journal. com）。建立在原华西医科大学的中国循证医学中心主办的《中国循证医学》杂志，已于2001年6月创刊，为我国临床医师提供大量最佳证据。④《临床证据》（*Clinical Evidence*）专集：这是由美国内科学会和英国医学杂志联合主编的最佳临床研究证据集，每年出两集的综合性资料，所收集的资料涉及临床各有关学科和重要疾病的研究成果，对实践循证医学有重要参考价值。

临床研究证据可根据其来源、科学性和可靠程度的强弱，依次分为5个等级（Ⅰ～Ⅴ），再根据推荐使用情况分为4个推荐级别（A、B、C、D）（表9-1）。

表9-1 临床研究证据的分级

推荐级别	证据分级	证据来源（治疗、预防、病因研究）
A	Ⅰa	从多项RCTs所做同质性的系统综述
	Ⅰb	可信区间窄的单项随机对照试验
	Ⅰc	观察结果为“全或无”（即一种干预措施推行前某病的病死率为100%，推行后病死率小于100%；或推行前病死率大于0，推行后病死率降至0）
B	Ⅱa	从多项队列研究所做同质性系统综述
	Ⅱb	单项队列研究（包括质量较差的RCT，如随访率<80%）
	Ⅱc	结局研究
	Ⅲa	从多项病例对照研究所做同质性系统综述
	Ⅲb	单项病例对照研究
C	Ⅳ	系列病例分析（包括质量较差的队列和病例-对照研究）
D	Ⅴ	专家意见或基于生理、病理生理和基础研究的证据

三、临床血液学今后发展方向是循证血液学

循证医学和临床血液学发展有密切关系。临床血液学是研究造血系统疾病诊断、治疗和预后估计的临床学科。要提高临床血液学的水平，就必须在造血系统疾病的诊断、治疗以及预后估计中实践循证医学，也就是说临床血液学今后发展方向是循证血液学。循证医学在我国临床医学界还是刚刚起步，任务相当艰巨。首先需要在临床血液界中普及循证医学的原理和方法；在造血系统疾病中实践循证医学，就需要收集大量“最新最佳证据”，这就给临床血液学研究者提出了要求，要提供大量高质量的 RCT 文章，以及大量以 RCT 为基础的系统综述，为临床血液界实践循证医学打下基础。但目前情况尚不尽如人意，质量较高的 RCT 文章还很少，采用临床流行病学方法对诊断试验的评价还不普遍，需要广大临床血液工作者经过艰苦的努力才能为实践循证医学铺平道路。

第二节　系统综述和 META 分析法在临床血液学中的应用

一、系统综述和 META 分析的基本概念

系统综述（systematic review）是近年来发展起来的一种新的文献综述形式，又称系统评价，其基本特点是以问题为基础，按照特定的病种和疗法，全面收集全世界所有已发表或未发表的临床研究结果，采用临床流行病学方法严格评价，筛选出符合质量标准的文献，进行定量合成即 META 分析，去粗取精，去伪存真，得出综合可靠的结论。同时，随着新的临床研究的出现及时进行更新，随时提供最新的知识和信息，作为重要的决策依据，以改进临床医疗实践和指导临床研究的方向，最有效地利用有限的卫生资源为人类健康服务。

META 分析（meta-analysis）是指采用统计学方法，将多个独立的，针对同一临床问题，可以合成的临床研究综合起来进行定量分析。用 META 分析进行统计学处理，主要包括四个方面：①检验各个试验结果是否基本一致，以证实联合这些试验的合理性，可用 χ^2 检验；②对各试验的统计量进行合并，得出合并后的统计量如相对危险度（relative risk，RR）或优势比（odds ratio，OR）和其 95% 可信区间（95% CI）；③对合并后的统计量进行统计检验和统计判断，以便确定某一疗法是否降低有害事件的发生，如是否降低死亡率；④图示单个试验的结果和合并后的结果，直观表达 META 分析的结果。

目前，国外文献常常将系统综述与 META 分析交叉使用，当系统综述采用了定量合成方法对资料进行统计学处理，即称为 META 分析。因此，系统综述可以采用 META 分析（quantitative systematic review，定量系统综述），也可不采用 META 分析（non-quantitative systematic review，非定量系统综述）。

传统综述是作者根据特定的目的、需要或兴趣，收集有关的文献资料，采用定性分析的方法，对论文中阐述的观点进行分析和评价，用自己的观点和判断，将一系列有关文献经过综合归纳成文。传统综述和系统综述的主要区别在于：①收集文献资料的全面性：传统综述是收集一部分发表的资料，而系统综述是收集全世界所有发表和未发表的资料；②有无文献评价：传统综述没有文献评价这一步骤，系统综述用临床流行病学方法进行严格的文献评价，剔除质量差的文献，保留高质量的文献进行综述；③定性或定量分析：传统综述是定性分析，系统综述可采用 META 分析进行定量分析；④结论的可靠性：传统综述的观点受作者个人主观影响较大，结论可能有偏差，系统综述的结论更具科学性、客观性、可靠性，有更高的参考价值。

二、系统综述和 META 分析的意义及在临床血液学中应用的价值

那么，为什么要进行系统综述？临床研究中大规模的 RCT 得出的结论可靠，但其所需的人力、财力、时间往往超过一个单位的承受能力。因而大多数单位没有条件做大规模 RCT 而只能进行小样本的临床试验。小样本 RCT 因样本量的限制不能得出准确可靠的结论。系统综述联合多个小样本 RCT，增大了样本量，其结果类似于大样本多中心临床试验，能得出全面、真实的综合性结论，因而近年越来越被推荐为疗效评价的“金标准”。现在每天有成千上万篇文章被发表，临床医师没有时间一一阅读，系统综述使临床医师能更快、更准确、更方便地了解最新医疗措施，指导临床实践，提高医疗质量。另一方面，系统综述亦为医疗决策者和临床科研提供重要信息，为立题提供科学的基础，从而避免了走弯路和重复研究。

例如，肿瘤患者化疗后粒细胞缺乏和造血干细胞移植后，是否要在未感染时早期预防性应用抗真菌药物，还是需要等临床出现症状疑似真菌感染时再开始应用？Robenshtok 等对这一问题进行了 META 分析，收集 1966 ~ 2007 年的 Medline 和 Cochrane 图书馆中所有相关的文献，2 名系统综述人

员独立评价、选择 RCT 文献，有不同意见时讨论该文献是否剔除或入选，最后从 975 篇文献中选择了 64 个符合质量标准的 RCT(>7000 例患者)。发现在异基因造血干细胞移植患者和急性白血病诱导缓解期是预防性应用抗真菌治疗的最强指征，可以减少深部真菌感染的发生(RR = 0.5, 95% CI 0.41 ~ 0.61)(从 40 个相关的 RCT 综合分析得出结论，图 9-1)和降低病死率(RR = 0.84, 95% CI 0.74 ~ 0.95)。自体造血干细胞移植和其他实体瘤化疗后、白血病巩固强化期，一般不需要预防性应用抗真

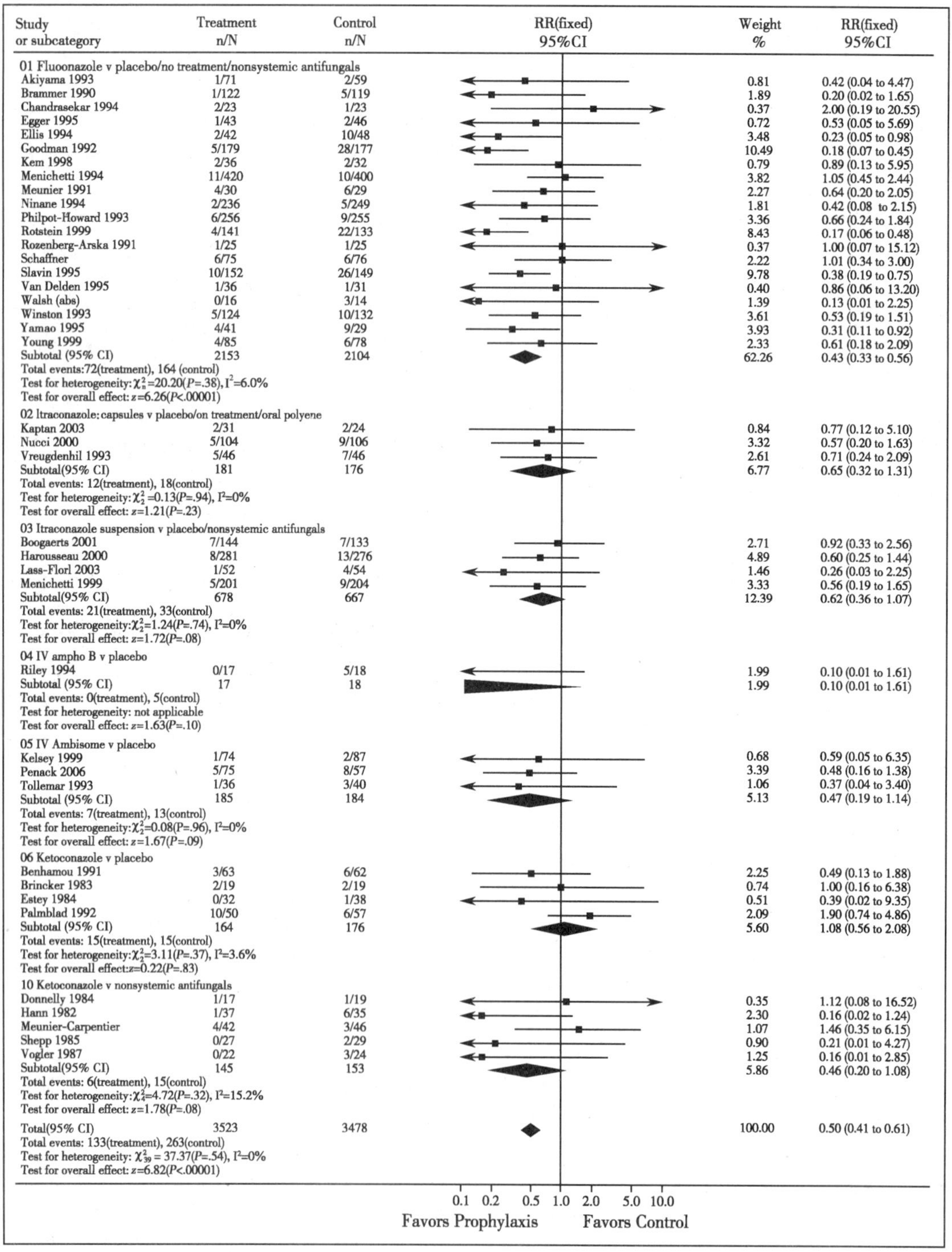

图 9-1 meta 分析比较预防性抗真菌治疗与对照组比较能否减少深部真菌感染发生率

(引自 J Clin Oncol. 2007;25:5471-5489)

菌药物。伊曲康唑和氟康唑是最常用的预防性抗真菌药,在减少深部真菌感染发生率上伊曲康唑略有优势,但总体生存率并无差异,而且副作用较多,费用昂贵。

图9-1方框左侧列出各个独立的研究项目,用RR和95%CI来表示,黑点■表示RR(relative risk,RR)值,水平线表示95%CI。如表示95%CI的水平线横穿中间的垂直线(代表RR=1),表明其研究结果尚不能得出肯定结论,即两组之间的差异无统计学意义。如表示95%CI的水平线落在方框左侧,即在RR=0.1~1的范围内,表明预防性抗真菌药物有效,如水平线落于方框的右侧,表明无效。从单个研究结果来看,各个作者得出的结论不完全一致。菱形◆表示合并后的RR值,如RR=0.1~1的范围内,表明预防性抗真菌药物有效。

META分析优势比图直观明了。对于临床医师来说,因为缺乏统计学专长,要去理解长篇的统计学计算过程和大量数据是非常困难的。理解优势比图后就可以直观地了解最后META分析的结论,节约时间、精力,很快抓住要领,应用于临床。

真菌感染后抗真菌药物的选择往往存在困难,Gotzsche和Johansen编写的系统综述"常规方法和选择性抗真菌疗法治疗癌症患者伴深部真菌感染的疗效"发表于Cochrane图书馆电子出版物2001年第2期,对癌症化疗后中性粒细胞减少患者合并深部真菌感染采用各种抗真菌药的疗效进行了系统评价。作者检索了1999年11月前所有Cochrane协作网登记的临床对照试验、Medline数据库、相关文献列出的参考文献、会议论文,并与这一领域的研究者联系,尽可能全面地收集有关两性霉素B、两性霉素B脂质体、氟康唑、酮康唑、咪康唑、伊曲康唑的随机对照文献,对照组是安慰剂或是空白对照。2名系统综述人员独立地评价上述试验的合理性、方法学、文献质量和数据。最终符合纳入标准、符合质量标准的试验共29个,共3875例患者。进行资料统计分析后发现,8个临床试验证实两性霉素B可以减少深部真菌感染病死率(RR=0.72),3个试验证实两性霉素B脂质体同样可以减少病死率(RR=0.74),每33名患者应用两性霉素B,可以减少1例死亡。但是,没有足够的证据可以证明氟康唑、酮康唑、咪康唑、伊曲康唑的应用可以降低病死率。两性霉素B、氟康唑、伊曲康唑的应用对预防深部真菌感染有一定疗效,但酮康唑、咪康唑没有这一疗效。

最后的结论:两性霉素B是唯一有效的、可以降低深部真菌感染病死率的抗真菌药,可作为预防和治疗深部真菌感染的首选药物,用于中性粒细胞减少肿瘤患者合并深部真菌感染的经验性治疗。氟康唑、伊曲康唑的应用对预防真菌感染有一定疗效。上述系统综述综合了3875例患者资料,从而提高了结论的可信度,对指导临床医师对癌症患者伴中性粒细胞减少合并深部真菌病的抗真菌治疗有重要价值。

作者在2007年对该系统综述进行了更新,收集了1990~2007年的符合质量标准的32个临床试验,共4287例患者,也得出了上述相同的结论,发表在2008年第3期的Cochrane图书馆中。系统综述应该每2~3年更新一次,检索和增加新的临床证据,在加入新证据后,原来的结论也可能被推翻。

早期无症状的多发性骨髓瘤是否应该在确诊后就进行化疗,或者等到出现症状后再进行化疗,一直存在较大的争议。He等对该问题进行了系统综述(Cochrane图书馆2003年第1期),检索、评价和选择后有3个RCT符合质量要求,化疗组(美法仑)和不化疗组的病例数各为131例,最后的结论是早期治疗可以延缓疾病的进展(OR=0.16),减少脊椎骨压缩的发生率(OR=0.18),每治疗23例患者可以减少1例脊椎骨压缩的发生(NNT=23),但增加急性白血病的发生(OR=3.2);每治疗44例患者可以增加1例白血病的发生(NNH=44),也不能减少病死率(OR=1.11)。结论是:从目前现有的不多的研究和证据,认为对无症状的早期多发性骨髓瘤患者早期化疗并无益处。同时指明研究方向:以后应该加强这方面的RCT研究。

系统综述并非只能研究疗效方面的问题,非RCT研究也可以进行META分析,如研究诊断、病因和预后的问题、常见的诊断试验评价、队列研究、病例-对照研究等,均可以做META分析。如Larsson等研究肥胖与白血病的发生率的关系,收集了9个相关的前瞻性队列研究,发现随着BMI的增加,白血病的发生危险性也增加,BMI每增加5kg/m^2,白血病的发生危险性增加13%,BMI≥30kg/m^2时发生白血病的RR为1.39(与BMI<25kg/m^2相比)。而且与白血病类型无关,AML、ALL、CML和CLL均可以发生。

三、系统综述的实施步骤

1. 确定系统综述的目的,制订计划书　系统综述是以临床诊治的问题为中心,确立的题目往往是有关临床疾病的防治问题。如用干扰素能否延长慢性粒细胞白血病患者的生存期?口服铁剂治疗肾性贫血的有效性如何?羟基脲治疗镰状细胞病的有效性如何?预防性抗真菌治疗选择什么药物最有效?任何临床问题均可作为系统综述的题目。

系统综述题目确定后,需要制定进行系统综述的计划书，包括综述的目的、收集文献的方法和策略、选择合格文献的标准、评价文献质量的方法、收集和分析数据的方法、结果的分析和报告等。

2. 收集文献　系统、全面地收集所有相关的文献资料，是系统综述与传统综述的重要区别之一。应采用多种渠道和系统的检索方法，应尽可能全面地收集所有文献，尽量减少遗漏。除了利用文献检索的期刊工具、电子光盘检索工具外，还要通过与同事、专家、药厂联系以获得未发表的文献资料，如学术报告、会议论文、毕业论文等。

3. 选择文献　所有收集到的文献，都要根据事先拟定的纳入标准进行分析与评价，以确定是否合格。如需要选择的是随机对照试验，则剔除所有非随机试验。

4. 评价文献　对于入选的文献，应用临床流行病学/循证医学的原则和方法进一步分析评价。文献评价主要包括三个内容：①文献的真实性：包括内部真实性和外部真实性，重点评价文献的设计方案是否科学，有无选择偏倚、测量偏倚等；②结果的实用性和推广价值；③影响结果解释的因素，如治疗性试验中药物的剂量、剂型、用药途径等因素。

5. 收集数据　根据计划书中制定的调查表和需要收集的内容，收录有关的数据资料，包括原始文献的来源、论文的设计方案、研究方法、偏倚的防止措施；研究对象的特征、数量；干预措施的内容和实施情况；主要的试验结果等。所有数据资料均要输入综述管理软件，以便进行文献的定量分析和结果报告。

6. 分析资料，报告和解释结果　利用收录的数据资料，通常可应用META分析方法进行统计学处理，定量综合，从而获得相应的分析结果。在报告和撰写综述的结果时，要对其论证强度、应用范围等进行讨论，目的在于帮助临床医师和决策者进行正确的选择和应用。

7. 更新综述　在系统综述发表后，定期收集新的研究结果，按前述步骤重新进行综述，以及时更新和补充新的信息。

第三节　实践指南的形成和在临床血液学中的应用

一、实践指南的意义和特点

循证诊断和治疗建议的形成可来自系统综述、决策分析或实践指南（practice guideline）。实践指南系政府机构或学术组织（医学会等）形成的医疗文件，其目的是提高医疗质量和控制医疗费用的不断上涨。国外已有大量实践指南产生。据美国1996年统计已有5000个实践指南产生。自1993年起在Index Medicus可以用“实践指南”作为关键词检索到所需要的内容，目前在网上也可以查到，如从“http://www. guideline. gov”就可以查到和血液病有关的实践指南共86项。其中比较著名的实践指南，如美国血液学会编制的特发性血小板减少性紫癜（ITP）实践指南（Blood，1996，88：3-40），内容十分丰富，包括儿童ITP的诊断和治疗，成人ITP的诊断和治疗，妊娠期ITP的诊断和治疗，ITP母亲致新生儿被动免疫引起血小板减少症的诊断和治疗。美国临床肿瘤学会编制的造血集落刺激因子（CSF）使用的实践指南（J Clin Oncol，1994，12：2471-2508），该指南包括：①CSF预防性应用指南：一般情况，特殊情况；②第2次化疗后CSF应用指南；③CSF治疗性应用指南：无发热，有发热；④应用CSF增加化疗剂量的指南；⑤骨髓移植时CSF应用指南；⑥有髓系恶性病变患者CSF应用指南；⑦同时应用化放疗患者CSF应用指南；⑧儿科应用CSF指南；⑨CSF给药途径和剂量指南；⑩CSF开始治疗和疗程时间的指南。内容相当详尽和具体。该指南分别在1997年、2000年、2006年进行了更新。上述实践指南的形成都是依据循证医学的原则，具有重要临床应用价值。

以循证医学为基础的临床实践指南（evidence-based clinical practice guideline）的产生具有重要意义：①可以提高医疗机构的医疗质量，给予经治患者以最佳的治疗和合理的治疗；因为实践指南上形成的诊断治疗决策都是以循证医学为基础，集中了新近最佳临床科学研究和专家意见；②由于诊断和治疗建议是以正式医疗文件形式在各种医疗机构和临床医师中进行传布，因此可以改变临床医师的医疗行为，减少不同医疗机构和不同临床医师间由于素质不同造成医疗水平的差异；③可以减少医疗费用，不少的实践指南形成，都经过临床经济学成本-效果分析，所形成的诊断治疗意见成本-效果分析都是最好的；④有助于继续教育，实践指南收集了所有有关文献，并对文献中的结论进行系统评价，集中了新近最佳临床科研结果，并且不断更新，因此也是继续教育的一本很好的教材；⑤可以作为政府部门对医疗机构医疗质量检查的依据，因此形成的文件具有一定的权威性；⑥可作为医疗保险机构掌握医疗保险政策的凭据。

以循证医学为基础的实践指南收集和应用了最新多中心RCT所获得的研究结果，以及以RCT为基础的系统综述。但并非所有临床问题都能收集到有关RCT和系统综述的研究成果，如急性髓系白血病可以收集到320篇RCT的文献，而原发性巨球蛋白血症只能收集到3篇RCT文章。美国血液学会在编制ITP实践指南过程中所收集到的581篇文献，大多数是临床病例分析，质量较高的RCT文章甚少。因此，实践指南的形成尚需要纳入专家的意见。此外，临床情况十分复杂，还有可行性和政府政策等问题。因此，实践循证医学，其循证医学资源类型除系统综述外，还需要有实践指南。因为后者的形成是以系统综述为依据，同时还收集非RCT研究获得的结论，并且还纳入专家意见，具有一定灵活性和可操作性，对临床上实践循证医学有具体指导意义，因此实践指南和系统综述还有所不同。

由于实践指南是具有权威性的医疗文件，因此制作质量非常重要。一项好的临床实践指南应具有真实性(validity)、可靠性(reliability)和可重复性(reproducibility)，也就是说实践指南中所提到的诊断治疗建议要有充分的科学依据，真实、可靠、可以重复；同时还需要具备实用性(applicability)、灵活性(flexibility)和明晰性(clarity)，也就是说实践指南所提的诊断治疗建议在临床上应用应具有实用性，适应临床实际情况；最后，一项好的临床实践指南还必须是多学科参与制作(multidisciplinary process)和形成文件(documentation)，也就是说在制作过程中应当具有高质量，形成的实践指南应具有一定权威性。质量不高的实践指南不仅对实践循证医学没有好处，有时还会误导临床医师。

二、以循证医学为基础的临床实践指南的编制过程

编制以循证医学为基础的临床实践指南是一项艰巨的任务，需要在学会领导下成立专门工作组，常要经过1～2年的努力才能完成。同时需要相当的经费，如编制ITP的临床实践指南，美国血液学会共资助10万美元。

编制以循证医学为基础的临床实践指南，一般有下列步骤：

1. 成立工作组　参加者包括临床专家、有关临床科研人员、基础研究者、统计学家、临床流行病学家、临床经济学家及医学决策专家等。如编制美国血液学会的ITP临床实践指南工作组共15位成员，其中13位是血液学家，能代表美国血液学会，分别来自医学院校、ITP的科研机构，和第一线的私人医师；有儿科医师，也有成人内科医师，其他还包括临床流行病学家和指南方法学家。工作组成立后需要讨论疾病的诊断标准，制订指南适用范围，指南的编制步骤以及文献检索的标准等。

2. 收集文献和系统评价　应当广泛收集文献，不要有遗漏。如ITP临床实践指南从MEDLINE database 1966～1994年，除了综述、信件及少于5例的病例报告以外，共收集到581篇文章。有些资料也可由药厂提供，或直接和作者联系。每篇文章均要按临床流行病学方法进行评价，然后对文献进行综合，对每项临床证据按照来源、科学性和可靠程度进行分级，并提出推荐级别，以助临床医师选择时参考(见表9-1)。

3. 征求专家意见　并非所有的临床问题均能获得设计很好的RCT文章以及由此得到的系统综述，因此指南的产生尚须借助于专家的意见。例如ITP的临床实践指南所收集到的临床证据多数是Ⅳ级和Ⅴ级证据，并且有不少诊断问题缺乏有关文献，因此征求专家意见非常重要。美国血液学会采用RAND积分法，设计1300个以上的临床问题组成41页的调查表，由工作组专家单独完成，不进行讨论。对ITP的诊断和治疗意见征求是否“应当给予”、“可给，也可不给”、“不需要给予”或“不应当给予”，由工作组专家打分：1～9分。1分表示强烈不同意，9分表示强烈同意，中间分数表示同意或不同意的程度，然后计算平均积分。平均积分在1.0～3.0分表示该项诊断、治疗意见不合适、不需要，7.0～9.0分表示该项诊断、治疗意见是合适的、必需的，3.01～6.99分表示不能肯定是否合适或需要。并按标准差来表示专家内部一致性，A表示完全一致，B表示高度一致，C表示中度一致，D表示中度不一致，E表示高度不一致。如平均积分“1.5，A”表示对该项诊断治疗意见专家组成员一致同意认为不需要和不合适；“7.5，D”表示该项诊断治疗意见总的看来是合适的、需要的，但专家组成员之间意见的差异较大。现举ITP实践指南为例，图9-2示专家组成员的平均积分认为儿童ITP患者给予观察性治疗是合适的，从图示说明儿童ITP患者的无出血

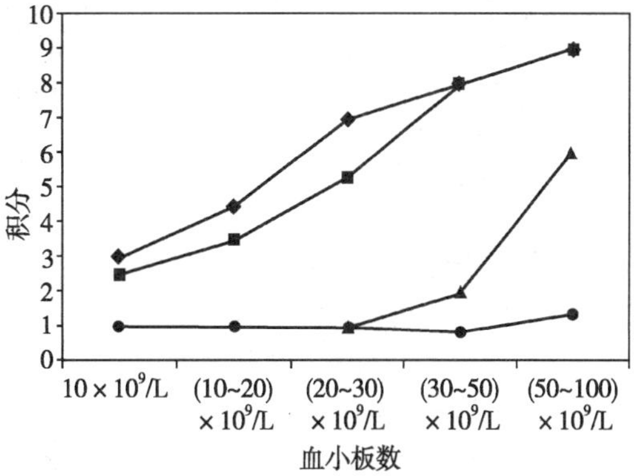

图9-2　认为儿童ITP患者采用观察性治疗是合适的平均积分

◆无出血倾向，■有轻度紫癜，▲明显出血倾向，●致命出血倾向

倾向或仅有轻度紫癜，血小板在 $30\times10^9/L$ 以上，可以给予观察，不必要给予肾上腺皮质激素治疗，这种治疗决策是合适的，因其平均积分均超过 8。

亦可由专家无记名投票获得最佳治疗意见。如成人 ITP 患者内科治疗无效成为难治性病例，到底多久应考虑切脾治疗：从图 9-3 示绝大多数专家认为是 4～6 周，并且和血小板减少的严重度有关，血小板数在 $50\times10^9/L$ 以上多数专家不主张切脾。

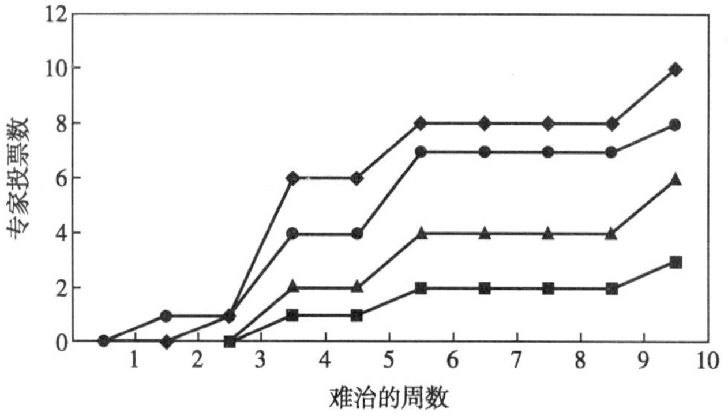

图 9-3　示成人 ITP 患者内科治疗无效何时应做切脾治疗的专家投票意见

◆血小板数 $<10\times10^9/L$，●血小板数 $(10\sim30)\times10^9/L$，▲血小板数 $(30\sim50)\times10^9/L$，■血小板数 $(50\sim100)\times10^9/L$

注：因有一专家始终不同意切脾治疗，因此满票是 10 票

4. 考虑所形成的诊断治疗意见在实施过程中的政策问题和临床应用的实际问题。因为上述步骤完全是从学术角度考虑，一项好的实践指南应具有科学性，同时还应具有实用性。因此，需要考虑政府政策、医疗保险政策、伦理问题、患者和社会反应及接受能力、成本效益、各种医疗机构条件、患者依从性等。

5. 将形成的实践指南草稿送到全国有关专家及有关机构，征求对科学性与实用性的意见和建议。最后由工作组集体讨论，取得一致意见，形成实践指南。并报请有关学会批准，有关药厂要回避。

6. 将形成的正式文件印成各种版本，可以全文发表，包括详细的证据来源及评价，这是学术性的；也可以摘要形式发表结论性建议，助临床医师执行之用；也可印成通俗小册子供患者选用推荐意见。

7. 实践指南正式文件形成后，还需要定期修订。要根据每年出现的新文献、新证据不断修改、完善原订的版本。

第四节　循证实验医学与临床血液学

循证实验医学（evidence-based laboratory medicine）最早在 1999 年由英国牛津大学的 Moore 博士提出，其中实验医学是一种广义的含义，不仅包括临床检验医学，而且包括临床影像诊断学等。循证实验医学也具有循证医学的共同特点，也就是说在临床上选用何种诊断试验，采用什么诊断标准，用于所经治的患者，必须建立在当前最佳的研究结果所获得的证据和最佳的临床专业知识基础上，以及对所经治的患者将会获得最大利益。循证实验医学出台的背景是针对两方面的情况：一方面是由于生物医学的巨大发展，尤其是分子生物学的迅速发展，临床检验项目成倍增长，临床医师面临如何选择最佳的检验项目用于所经治的患者，而对一些过时的检验项目应及时淘汰；另一方面是面对日益上涨的医疗费用，而用在临床检验和影像学诊断的花费要占相当的比例。新技术不断地应用于临床诊断，使得医疗费用成倍上涨，但和临床诊断效益的提高不成比例。人们希望通过循证实验医学的出现，解决上述问题。临床血液学的诊断在很大程度上是依靠实验诊断，临床血液学诊断的检验项目要比内科其他领域的疾病为多，因此循证实验医学与临床血液学关系更为密切。

循证实验医学的具体做法，首先是应用临床流行病学的方法对诊断试验进行系统评价，包括诊断试验的真实性、实用性和精确性。诊断试验的真实性评价必须和金标准进行同步的盲法比较，从而获得诊断试验的灵敏度、特异度、预测值、受试者工作特征曲线（receiver operator characteristic curve，ROC 曲线）、似然比等。诊断试验精确性评价，即可重复性，诊断试验在完全相同条件下，进行重复操作获得相同结果的稳定程度。诊断试验精确性的评价指标主要用来评价测量变异的大小，一般计量资料用标准差及变异系数（CV）来表示，计数资料用卡帕

(Kappa)值来表示。诊断试验的实用性评价包括诊断试验的成本-效益及患者的依从性等。应用临床流行病学方法对诊断试验进行系统评价，将会提供临床医师合理选择诊断试验许多有益证据，同时也是制定疾病诊断标准的重要依据。以往对新的诊断试验的研究有两个最主要的缺点：①没有和金标准进行独立的盲法比较，因此缺乏对诊断试验真实性的了解；②一项新的诊断试验往往在健康人和典型患者中进行测定，来决定其鉴别诊断的价值，实际上并没有告诉读者关于这一诊断试验真正临床使用价值，一项诊断试验只有在达到能鉴别容易混淆疾病或状态时，才能被认为真正是有用的。为了提高对铁缺乏症的诊断水平，复旦大学华山医院自20世纪80年代开始，采用骨髓铁染色为金标准，对各项铁参数进行临床流行病学评价，第一次系对四项铁参数：血清铁蛋白(SF)、红细胞碱性铁蛋白(EF)、转铁蛋白饱和度(TS)及血液锌原卟啉(ZPP)进行评价(中华血液学杂志，1990，11:282)，获得了各项铁参数的灵敏度、特异度、准确度及最佳临界点等数据，并用ROC曲线比较各项铁参数的诊断价值。弄清了WHO制定的缺铁的诊断标准(如SF<12μg/L)是指单纯性缺铁性贫血的标准，将它应用于临床作为各种贫血鉴别诊断用，其诊断标准宜适当提高，从表9-2可知诊断缺铁的最佳临界点SF为30μg/L。

表9-2 各项铁参数最佳临界点时的灵敏度、特异度和准确度

	SF(μg/L)	EF(ag/细胞)	TS(%)	ZPP(μg/gHb)
最佳临界点	30	6.5	15	14
敏感度	0.94	0.92	0.82	0.56
特异度	0.96	0.79	0.75	0.87
准确度	0.95	0.84	0.78	0.75

采用灵敏度和特异度来评价诊断试验有一定缺点，因为各项铁参数的测定值是连续性数据，在患病人群和“正常”人群中的分布常有所重叠，不同试验的临界值具有不同的灵敏度和特异度，仅仅描述试验的一对灵敏度和特异度远不能反映诊断试验的全貌；而似然比(likelihood ratio，LR)可以同时反映试验的灵敏度和特异度的复合指标，即患病者得出某一试验结果的概率与无病者得出这一结果概率的比值，避免了将试验结果简单地划分正常和异常所带来的弊病。因此，该院在20世纪90年代末采用似然比和ROC曲线下的面积对各项铁参数，包括新近应用于临床的血清可溶性转铁蛋白受体(sTfR)，进行铁参数的第二次评价(中华医学杂志，1999，79:99)，以骨髓铁染色为金标准，在三组贫血患者包括单纯性缺铁性贫血、慢性病贫血不伴缺铁，以及慢性病贫血伴有缺铁患者中评价各项铁参数，其结果见表9-3～表9-5和图9-4～图9-6。可以看出以单纯性缺铁性贫血(IDA)为主的群体中SF作为缺铁的诊断指标仍有一定诊断价值，<14μg/L作为诊断标准是合适的，但在慢性病贫血(ACD)中要诊断出慢性病贫血伴有缺铁(CDID)，SF的诊断价值并不高，并且要将缺铁的SF标准提高。而sTfR作为缺铁指标不论在什么情况下其诊断价值都是最高的，并且不需要设立两种诊断标准。采用复合参数(如sTfR/SF，sTfR/logSF)并不能提高缺铁诊断价值。从以上的工作可以看出采用临床流行病学方法对诊断试验的评价，即和金标准进行独立的盲法比较，可以获得有关诊断试验的最佳证据；应用这些结果来指导临床诊断将会大大提高临床诊断的准确性。

表9-3 几种铁参数在诊断缺铁时的ROC曲线下的面积($\bar{\chi}\pm s_{\chi}$)

铁参数	IDA+CDID与ACD	IDA与ACD	CDID与ACD
MCV	0.72±0.06	0.89±0.05	0.57±0.09
TS	0.68±0.08	0.70±0.09	0.66±0.09
SI	0.67±0.09	0.73±0.09	0.72±0.07
TIBC	0.73±0.07	0.72±0.09	0.68±0.09
SF	0.87±0.05	0.94±0.04	0.77±0.07
sTfR	0.90±0.04	0.96±0.03	0.84±0.06
sTfR/SF	0.87±0.05	0.95±0.03	0.74±0.07
sTfR/logSF	0.85±0.04	0.89±0.06	0.83±0.06

表 9-4 血清铁蛋白在各个区间的阳性 LR 值

SF(μg/L)	总的贫血病例			慢性病合并贫血		
	缺铁例数(%)	无缺铁例数(%)	LR	缺铁例数(%)	无缺铁例数(%)	LR
<14	23(46)	2(8.0)	5.80	3(11.5)	2(8.0)	1.40
14 ~	6(12)	1(4.0)	3.00	3(11.5)	1(4.0)	2.90
25 ~	7(14)	1(4.0)	3.50	6(23.0)	1(4.0)	5.80
45 ~	4(8)	1(4.0)	2.00	4(15.5)	1(4.0)	3.80
≥100	10(20)	20(80)	0.25	10(38.5)	20(80.0)	0.48
合计	50(100)	25(100)		26(100)	25(100)	

表 9-5 血清转铁蛋白受体在各个区段的阳性 LR 值

sTfR (nmol/L)	总的贫血病例			慢性病合并贫血		
	缺铁例数(%)	无缺铁例数(%)	LR	缺铁例数(%)	无缺铁例数(%)	LR
<20	7(10.4)	12(52.3)	0.20	6(19.4)	12(52.3)	0.37
20 ~	13(19.4)	7(30.4)	0.64	9(29)	7(30.4)	0.95
31 ~	8(11.9)	2(8.7)	1.37	3(9.7)	2(8.7)	1.11
41 ~	8(11.9)	1(4.3)	2.77	5(16.1)	1(4.3)	3.74
>50	31(46.4)	1(4.3)	10.80	8(25.8)	1(4.3)	6.00
合计	67(100)	23(100)		31(100)	23(100)	

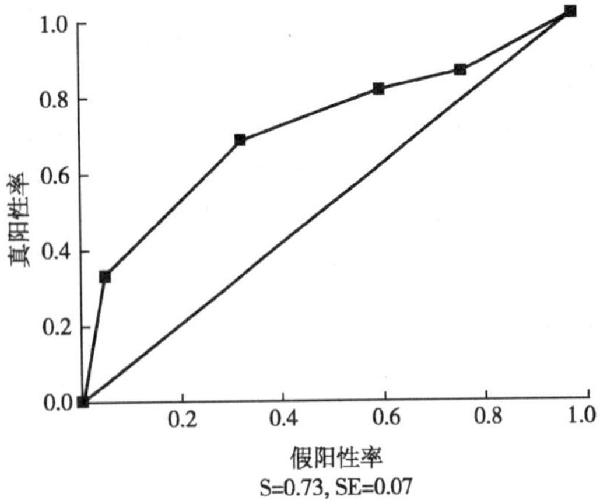

图 9-4 TIBC 在三组患者中诊断缺铁的 ROC 曲线

注:S 为 ROC 曲线下面积,SE 为标准误,图 9-5、9-6 同

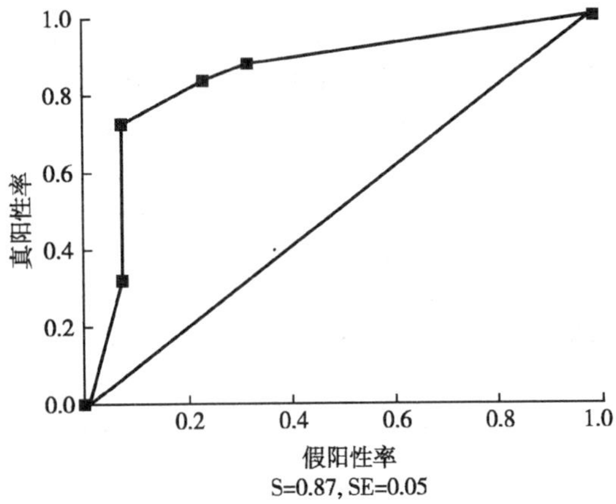

图 9-5 SF 在三组贫血患者中诊断缺铁的 ROC 曲线

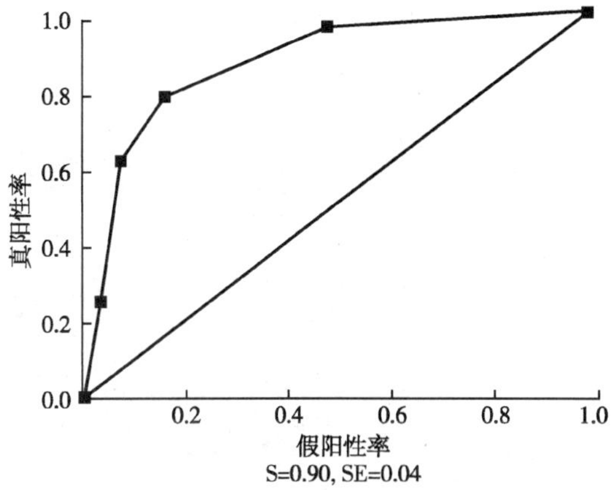

图 9-6 sTIR 在三组贫血患者中诊断缺铁的 ROC 曲线

ROC 曲线可以用来决定最佳临界值，如患病率接近 50% 左右时，最接近左上角那一点可以定为最佳临界点，将该点的值用来作为区别正常、异常的界限，作为制定正常参考值的依据。多个诊断试验也可进行 META 分析，因为从单个 ROC 曲线，只靠一、二次试验结果不可能找到正确的临界点，一般至少要有 5 组连续分组测定数据用以作图。我们可以利用多个独立的相同指标的诊断试验绘制 ROC 曲线，应用多个诊断试验的 META 分析方法，将多个独立诊断试验的 ROC 曲线合并成综合的 ROC 曲线（summary ROC curve，sROC 曲线）。

（林果为　王小钦）

参考文献

1. 王家良. 循证医学与临床医学. 中国循证医学，2001，1：5-7
2. 陈波斌，林果为，倪赞明，等. 血清转铁蛋白受体和血清铁蛋白在鉴别慢性病贫血和缺铁性贫血价值的评价. 中华血液学杂志，2000，21：44-45
3. Robenshtok E，Gafter-Gvili A，Goldberg E，et al. Antifungal prophylaxis in cancer patients after chemotherapy or hematopoietic stem-cell transplantation：systematic review and meta-analysis. J Clin Oncol，2007，25：5471-5489
4. Larsson SC，Wolk A. Overweight and obesity and incidence of leukemia：a meta-analysis of cohort studies. Int J Cancer，2008，122：1418-1421
5. Smith TJ，Khatcheressian J，Lyman GH，et al. 2006 update of recommendations for the use of white blood cell growth factors：an evidence-based clinical practice guideline. J Clin Oncol，2006，24：3187-3205
6. Woolf SH，George JN. Evidence-based medicine interpreting studies and setting policy. Hematol/Oncol Clin N Am，2000，14：761-781

第二篇

红细胞系统

第 10 章

红细胞膜的结构与功能

20 世纪 60 年代由于分子生物学的兴起，研究生物大分子结构和功能成为生物领域中的研究热点，生物膜是研究蛋白质与蛋白质之间，蛋白与脂质（膜）之间作用的最好模型。由于红细胞易取材，成熟红细胞无细胞器，膜容易分离提纯，所以红细胞膜又是研究生物膜结构最好的模型，第一个提出生物膜结构“流动镶嵌学说”的设想，即是以红细胞膜为对象。如错综复杂的膜骨架结构，也是从红细胞膜开始研究，然后沿用到其他细胞及组织。红细胞循环周身，许多疾病都会累及红细胞膜的结构和功能，所以它不仅是对血液病，对其他疾病的认识也有重要的意义。近年来基因工程，基因克隆技术的飞速发展，所以红细胞膜的研究随着有了很大的进展。

第一节　红细胞膜的组成

红细胞在低渗溶液中破溶，Hb 等内容物溢出，可得到较纯的红细胞膜，称为血影（ghost）。人红细胞膜由蛋白质、脂质、糖类及无机离子等组成，其中蛋白质占 49.2%、脂质 43.6%，糖类约 8%。与其他细胞相比，红细胞含脂质较多。

一、膜　脂　质

（一）磷脂与胆固醇

膜脂质主要由磷脂及胆固醇组成（表 10-1）。其中磷脂占 60%，胆固醇和中性脂肪占 33%，其余是糖脂类化合物。磷脂主要是磷脂酰胆碱（PC），占 28%；磷脂酰乙醇胺（PE），占 27%；磷脂酰丝氨酸（PS），占 14%；鞘磷脂（SM），占 27%；磷脂酰肌醇（PI）、磷脂酸、溶血磷脂酰胆碱等约占 2%～3%。各种磷脂所含的脂肪酸都不同，一般规律在甘油的α-碳联结的是饱和脂肪酸，β-碳联结的是不饱和脂肪酸。各种磷脂肪酸含量（表 10-2）。但脂肪酸

表 10-1　红细胞膜脂质组成

名称	$g\times10^{-13}$/细胞	名称	占总脂的百分数(%)
总脂质	4.76	磷脂酰胆碱	28.25
胆固醇	1.2	磷脂酰乙醇胺	26.03
磷脂	3.2	神经鞘磷脂	24.57
脂质磷酸	0.115	磷脂酰丝氨酸	13.38
糖脂	0.18	磷脂酸	2.07
		磷脂酰肌醇	1.13
		溶血磷脂酰胆碱	1.06
		次要组分	3.52

表 10-2　红细胞膜磷脂中脂肪酸的含量（占总脂肪酸的%）

脂肪酸	SM	PC	PE	PS
16:0	23.6	31.2	12.9	2.7
18:0	5.7	11.8	11.5	37.5
18:1	+	18.9	18.1	8.1
18:2	+	22.8	7.1	3.1
20:0	1.9	+	+	+
20:3	-	1.9	1.5	2.6
22:0	9.5	1.9	1.5	2.6
20:4	1.4	6.7	23.7	24.2
23:0	2.0	+	+	+
22:4	-	+	7.5	4.0
24:1	24.0	+	+	+
22:5	-	+	4.3	3.4
22:6	-	2.1	8.2	10.1

注：+表示含量不足 1%

含量不稳定，依饮食及外环境的改变而异。红细胞不能合成脂肪酸，主要与血浆中的脂肪酸进行交换更新。磷脂中以 PC 交换最快，1%/h，SM 最慢。红细胞膜上的非酯化胆固醇与血浆中非酯化胆固醇交换很快，由于血浆内卵磷脂-胆固醇酰基转移酶（lecithin-cholesterol acetyltransferase）可将胆固醇酯转化成胆固醇，所以膜与血浆中胆固醇可很快达平衡。

（二）糖脂

糖脂有多种，红细胞膜的糖脂主要是鞘糖脂。鞘糖脂是以鞘氨醇为骨架，通过酰胺键与一个脂肪酸相连，其极性头部是单糖或多糖。红细胞膜中的鞘糖脂由于糖的组分及结构的不同，也有多种；糖与糖的连接很复杂，有 1-3，1-4，1-6 连接，还有支链结构，所以鞘糖脂的种类很多。鞘糖脂有许多功能，如红细胞上的血型物质都与糖脂结构有关。

二、膜　蛋　白

红细胞膜蛋白分为外周蛋白和内在蛋白。采用十二烷基磺酸钠聚丙烯酰胺电泳（SDS-PAGE），用考马亮蓝染色，可将红细胞膜的蛋白质分成 7（或 8）条主带，按 Fairbanks 命名为 1、2、3、4、5、6、7、8。用过碘酸-雪夫试剂染色（PAS 染糖蛋白）可见 4 条带。当红细胞膜用 Triton x-100 处理约 1 小时，去除大部分膜磷脂及胆固醇，余下的膜在相差显微镜下观察仍为双凹圆盘形，这时的膜组成有区带 1、2、2.1、4.1、4.9 及 5，这些蛋白被称为“膜骨架蛋白”（cytoskeleton protein）或 Triton 壳（Triton shell），它们在维持红细胞形态及功能上起着重要的作用，参见（表 10-3）。其基因特点参见（表 10-4）。再有网织红细胞与成熟红细胞膜蛋白也有不同，在成熟过程中一些膜蛋白丢失，如转铁蛋白、胰岛素受体、纤连蛋白受体在成熟红细胞内没有。

表 10-3　红细胞膜的主要蛋白质

区带	蛋白质	亚基分子量，kD	存在形式	数/细胞	所占膜蛋白的%数
1	收缩蛋白 α 链	~260	$\alpha_2\beta_2$ 四聚体	~10^5	15
2	收缩蛋白 β 链	~225	同上	10^5	15
2.1	锚蛋白(2.1)	~215	单体	~10^5	
Adducin*		~103			
Adducin*		~97			
3	阴离子通道	89~95	四聚体	~2.5×10^5	25
	Na^+K^+-ATP 酶	~90			
	乙酰胆碱酯酶	~89			
4.1a		~80		~2×10^5	4.2~6
4.1b		~78			
4.2	蛋白激酶	~72		~2×10^5	3~4
4.5	葡萄糖运转蛋白	~49			
4.9	Dematin**	~48+52			1
	P55**	~55			
5	肌动蛋白	~43	12-17 亚单位聚体	~5×10^5	4~5
	原肌球调节蛋白	~43			
6	3-磷酸甘油醛脱氢酶	~35	四聚体	~5×10^5	5~6
7	Stomatin	~31			~2.5
	原肌动蛋白	~27+29			
7.2b	调节 K 通道	~31			
8		~23			
PAS1	血型糖蛋白 A(α)	~90	二聚体	~2×10^6	~5
PAS2	血型糖蛋白 A(α)		单体		
PAS2'	血型糖蛋白 C(β)		单体	~3×10^5	

注：* Adducin：加合蛋白。有 αβ 两种亚基

** Dematin，P55 这两种蛋白在 SDS-PAGE 都在带 4.9 位置，所以写在 4.9 的后面，但不是同一个蛋白

表 10-4 膜蛋白的基因特点

蛋 白	基因符号	染色体位置	氨基酸数目	基因(kb)	外显子	有关疾病
Spectrin	SPTA1 1	q22-q23	2429	80	52	HE,HPP,HS
Spectrin	SPTB 14	q23-q24. 2	2137	>100	32	HE,HPP,HS
Ankyrin	ANK1	8p11. 2	1881	>120	42	HS
Adducin	ADDA	4p16. 3	737	85	16	
Adducin	ADDB	2p13-p14	726	~100	17	
Band 3(AE1)	EPB3	17q21-q22	911	17	20	HS,SAO,(SLC 4A1)RTA
Protein 4. 1	EL1	1p36. 1	588	>250	23	HE(EPB41)
Protein 4. 2	ELB42	15q15	691	20	13	HS
Dematin	EPB49	8p21. 1	383			
p55	MPP1	Xq28	466			
β-Actin	ACTB	7p12-p22	375	>46		
Tropomodulin	TMOD	9q22. 2-q22. 3	359			
G3PD	GAPD	12p13. 1-p13. 31	335	5	9	
Stomatin	EPB72	9q34. 1	288	12	7	None
Tropomyosin	TPM3	1q31	239			
Protein 8	PRDX2					
Glycophorin A	GYPA	4q28. 2-q31. 1	131	>40	7	None
Glycophorin C	GYPC	2q14-q21	128	14	4	HE
Glycophorin B	GYPB	4q28. 2-q31. 1	72	>30	5	None
Glycophorin D	GYPD	2q14-q21	107	14	4	HE
Glycophorin E	GYPE	4q28. 2_q31. 1	59	>30	4	

注:HE:遗传性椭圆形红细胞增多症(hereditary elliptocytosis);HPP:遗传性热变性异型红细胞增多症(hereditary pyropoikilocytosis);HS:遗传性球形红细胞增多症(hereditary spherocytosis);SAO:东南亚卵形红细胞增多症(Southeast Asian ovalocytosis);RTA:肾小管酸中毒(renal tubular acidosis)

1. 区带 1 和 2 蛋白总称为收缩蛋白(spectrin)。位于红细胞膜的内侧,满布于胞质中,有伸展及收缩功能,是红细胞膜骨架蛋白中最主要的组成部分。收缩蛋白由 α 和 β 亚基组成,分子量分别为 240kD 和 220kD。α 亚基和 β 亚基的结构极相似,二者的氨基酸顺序已完全清楚。α 亚基有 22 个片段,1~9 及 12~19 片段有高度同源,称重复单位,每个重复单位有 106 个氨基酸;第 11、20、22 片段同源性较差;第 10 及 22 片段有 150 个氨基酸。如用胰蛋白酶水解,可形成 5 个区,即 αⅠ~αⅤ。许多遗传性溶血病,变异多集中在 αⅠ区。β 亚基由 19 个重复单位组成,用胰蛋白酶水解,可分 4 个区,称 βⅠ~βⅣ。C 端有 4 个磷酸化部位,可被酪蛋白激酶磷酸化。αβ 亚基扭曲在一起成麻花状,形成二聚体,二聚体再以头-头相连形成四聚体,红细胞膜上多以四聚体形式存在。在 0℃下提取的收缩蛋白多为四聚体(约占 90%),少量二聚体;而在 37℃、ATP 存在下,四聚体易解离成二聚体。在电镜下观察,还可见八聚体或寡聚体。α 和 β 亚基的尾部(α 亚基的 C-末端,β 亚基的 N-末端)可与区带 5、4. 1 蛋白联结。α 亚基上有钙调蛋白及 SH3 结合区。β 亚基上有 2. 1 蛋白联结部位和磷酸化部位,通过 2. 1 蛋白还可与带 3 蛋白联结。

2. 在区带 2~3 之间可见多条小带,分别称 2. 1…2. 5 等蛋白。2. 1 蛋白又称“锚蛋白”(ankyrin),分子量为 200kD,一分子 2. 1 蛋白可与一个收缩蛋白四聚体结合。2. 1 蛋白可分三部分:一部分是 N-末端区,分子量为 90kD,有与区带 3 蛋白结合部位;中间部分为 62kD,有与收缩蛋白结合位点;C-末端为 55kD,此区又称可变区或调节区。实验发现 2. 2 及 2. 3 蛋白可与 2. 1 蛋白的抗体发生反应,推测它们的主链部分是一样的,有可能是 2. 1 蛋白的变异体。

3. 区带 3 蛋白是贯穿膜脂双层的内在蛋白,多以二聚体形式存在,分子量约为 93kD。它与水及阴离子(Cl^-,HCO_3^-)运转有关,所以又称为“阴离子通道”。化学组成分析,它是糖蛋白,大约含 5%~8% 的糖(半乳糖、乙酰氨基葡萄糖、岩藻糖、甘露糖、乙酰氨基半乳糖)。用胰糜蛋白酶水解带 3 蛋白,可将其分为三部分:膜外侧近血浆面(C-末端),含有大量糖；跨膜区，肽链多由疏水氨基酸组成，穿过膜 14 次，靠近膜内侧富含赖氨酸残基，带正电荷，可能即是转运阴离子的部位，HCO_3^- 与 Cl^- 交换，运转速度极快，每秒可运转 10^{10} ~ 10^{11} 个分子；第三段伸入胞质区（N-末端），这一段多肽很活跃，有大量酸性氨基酸残基，可与血红蛋白（Hb）、3-磷酸甘油醛脱氢酶（G-3-PD）、醛缩酶、区带 4.1、4.2 及收缩蛋白等许多蛋白结合。带 3 蛋白其运转特点是双向的，依生理条件而异，以此来维持离子平衡。

4. 区带 4 蛋白位于红细胞膜内侧，在电泳图谱中可分为几条小带，分别称为 4.1、4.2…4.5 蛋白等。

（1）4.1 蛋白：由两个亚基组成，分别称为 4.1a（80kD）和 4.1b（78kD）。4.1a/4.1b 在正常红细胞中是有一定比值的。用凝乳蛋白酶处理，可将蛋白分为四个区，第一区（N-末端）是 30kD 的片段，富含半胱氨酸，糖基化及磷酸化部位均在此，最近报道在此区还可与 PICLn 蛋白结合。PICLn 是 ICLn 基因编码的蛋白，分子量约 26kD，依赖 Cl^- 的变化，调节细胞体积（cell volum）及形态；第二区是 16kD；第三区是 10kD，有与收缩蛋白结合的位点；第四区（C-末端）是可变区。4.1a 与 4.1b 的第 1 ~ 第 3 区极相似，只是在第四区有差异，4.1a 是 24kD，4.1b 是 22kD，二者只差几十个氨基酸残基。现有 4 个新基因 4.1*R*；4.1*G*；4.1*N* 及 4.1*B*。它们所表达的蛋白 4.1R；4.1G；4.1N 及 4.1B 分别存在不同的细胞及组织，在红细胞膜上只有 4.1R 蛋白。

（2）4.2 蛋白：分子量约为 72kD，在膜内多以寡聚体形式存在，可与带 3 蛋白、2.1 及 4.1 蛋白结合，以稳定 2.1 蛋白与带 3 蛋白的结合。日本分析一例 4.2 蛋白缺失的患者，由于在 142 编码部位有点突变，导致 GTC 变成 ACT。这种患者带 3 蛋白明显减少，进一步说明 4.2 与带 3 蛋白的结合。

（3）4.9 蛋白（dematin）：是新发现的一种蛋白，有 3 个亚基：一个 52kD，两个 48kD。在溶液中以二硫键交联形成二聚体，在电镜下可见三个环结构，可与区带 3 蛋白结合，极易被 cAMP-依赖的激酶、Ca^{2+} 激活的激酶及蛋白激酶 C 磷酸化。可能以磷酸化及脱磷酸化调节结构变化。

（4）P55 蛋白：是分子量为 55 的蛋白，由于分子量与 4.9 接近，在 SDS-PAGE 中在 4.9 的位置。过去不了解，最近其蛋白结构已清楚，含有 PDZ（PSD-95/discs large/ZO-1）结构域，SH3 及 GUK（guanylate kinase like）结构域。现已发现许多与 P55 相类似的蛋白，已成为 MAGUK（membrane associated guanylate kinase）家族。P55 与棕榈酸结合，从而依赖脂肪酸插入质膜。P55 在红细胞膜上不是单独存在，它与 4.1 蛋白、血型糖蛋白 C 形成聚体，维持膜的稳定性。4.1 蛋白缺失，会导致 P55 的丢失。已知在 P55 氨基端的 30 个氨基酸的地方与 4.1 蛋白结合。

5. 区带 5 蛋白即肌动蛋白（actin），分子量为 45kD，结构与肌肉中提取的肌动蛋白极为相似。红细胞的肌动蛋白有两种形式：一种是纤维状（factin），由 12 ~ 14 个肌动蛋白聚合而成，约长 7nm，在电镜下可见长的纤维；另一种是球状（gactin）。肌动蛋白与收缩蛋白结合时是球状，与质膜相连时是纤维状的。

在此区内还有一个蛋白称原肌球调节蛋白（tropomodulin），分子量为 43kD。它是原肌球蛋白与肌动蛋白结合的产物，可稳定原肌球蛋白与肌动蛋白形成的微丝，可能与细胞分化及细胞形态发生有关，但还有待进一步证实。

6. 区带 6 蛋白位于红细胞膜内侧，分子量为 35kD，具有 3-磷酸甘油醛脱氢酶活性。

7. 区带 7 蛋白分子量为 29kD，有人认为它似肌钙蛋白，也有人认为它有 Ca^{2+}-ATP 酶活性。与此分子量很相近的还有一个蛋白称原肌球蛋白（tropomyosin）。由于它分子量与区带 7 蛋白接近，在 SDS-PAGE 中与带 7 同区。但不是同一个蛋白。它有两个亚基，分子量为 29kD 及 27kD。每个红细胞有 7 万 ~ 8 万个分子。每个分子原肌球蛋白可与 6 ~ 7 个肌动蛋白单体结合。由肌动蛋白组成的纤维状肌动蛋白，约有 33 ~ 38nm，相当于 12 ~ 14 个肌动蛋白单体，其长度正好与肌球蛋白二聚体的长度相似，所以提出原肌球蛋白是束缚肌动蛋白的，以保证它的生理功能。

最近报道在红细胞膜上又找到一个蛋白称口蛋白（stomatin），分子量为 31kD，与区带 7 相近，称 7.2b 蛋白，可能与离子通透有关。7.2b 它还有两个同型物，SLP-1、SLP-2（stomatin like protein-1，2），SLP-1 存于非红系细胞，SLP-2 存在于成熟红细胞膜上，可与膜内在蛋白及骨架蛋白结合，以调节离子转运。

8. 加合蛋白（adducin）　加合蛋白是由 2 个为 100kD 和 105kD 的亚基组成，电镜下呈不规则盘状，厚 5.4nm，直径为 12.4nm。每个红细胞有 3 万个分子。加合蛋白与收缩蛋白及肌动蛋白复合体结合，在其亚基上有与钙调蛋白的结合点，在 Ca^{2+} 存在下，可与钙调蛋白形成 Ca^{2+}-钙调蛋白-加合蛋白复合体，使收缩蛋白与肌动蛋白结合减弱。因此，加合蛋白通过 Ca^{2+} 和钙调蛋白影响骨架稳定性，从而影响红细胞的形态。

9. 若将红细胞膜 SDS-PAGE 用过碘酸-雪夫试

剂(PAS)染色,可见四个区带,称:GPA(或称PAS1)、GPB(PAS2)、GPC(PAS3)及GPD(PAS4),总称血型糖蛋白(glycophorin,GP)。由于它们富含涎酸(sialic Acid),所以又称涎糖蛋白(sialoglycoprotein),最近发现一个GPE,与GPA相似(表10-5)。

(1) GPA:分子量36kD,富含糖,蛋白质分子量只有~14kD,结构分3个区:胞外区,1-17个氨基酸,有15个0-糖苷键的4碳糖及一个含有大量唾液酸的寡糖,是红细胞表面带负电荷的主要来源,在防止红细胞相互聚集及血管壁的粘连中起重要作用。此部位也是MN血型抗原的携带区。如第一位是丝氨酸,第5位是甘氨酸是M型;第一位是亮氨酸、第5位是谷氨酸是N型。膜内区从72~100氨基酸与脂双层的PS及PI相连。伸向胞质的部分从101~131个氨基酸,功能还不清楚。

(2) GPB:分子量20kD。从基因结构分析,GPA含有7个外显子,除1,7不表达外,2到6都表达。GPB与GPA很相似,只是没有外显子3及6。

(3) GPE:分子量6kD,基因结构与GPA相似,只有外显子2及5,并在2,5之间插入一个小片段。

(4) GPC:分子量32kD,蛋白部分只有14kD,其他都是糖,有12个0-糖苷键,1个N-糖苷键。N-末端1~57位氨基酸,膜内区58~81位氨基酸,C末端82~128位氨基酸。在第48位处有Ge血型。

(5) GPD:分子量23kD,蛋白部分为11kD。有6个0-糖苷键,无N-糖苷键,从基因结构分析,GPC有4个外显子,GPD比它少第1个外显子。

表10-5　血型糖蛋白的命名及性质

符　号	血型抗原	PAS着色物质%	总分子量kD	分子数 $\times10^{-3}$	氨基酸	染色体位置	外显子数
GPA							
PAS-1	MN	85	36	500~900	131		7
MN SGP							
GPα							
GPB							
PAS-3	Ss	10	20	100~300	72	4q14-q21	5
SsSGP							
GPδ							
GPE	M		6		59		3
GPC							
PAS-2	G2:3,4	4	32	50~100	128	2q14-q21	4
Comp D							
GPβ							
GPD							
PAS-4	Ge:2,3,4	1	23	20	107		3
Comp E							
GPγ							

三、膜　酶

红细胞膜的酶可分为两大类:一类位于膜上,胞质内不存在,如核苷酸代谢酶类(腺苷酸环化酶等)、糖代谢酶类、ATP酶(Na^+,K^+-ATP酶、Ca^{2+},Mg^{2+}-ATP酶)、蛋白激酶及乙酰胆碱酯酶等;另一类在膜与胞质中均存在,如某些磷酸酶类(酸性磷酸酶、2,3-二磷酸甘油酸磷酸酶等)、葡萄糖代谢酶类(3-磷酸甘油醛脱氢酶、乳酸脱氢酶等)、谷胱甘肽代谢酶类(谷胱甘肽还原酶、谷胱甘肽过氧化物酶)。以上两大类酶不能截然分开,由于处理红细胞的方法不同,可使酶失去本性,发生聚集或解聚,会得到不同的结果。

四、膜　糖

红细胞膜上的糖类很多,有半乳糖、甘露糖、岩藻糖、葡萄糖和唾液酸,含量较多的有乙酰半乳糖胺和N-乙酰神经氨酸,这些糖多存在于伸展在膜外肽链上的多侧链糖链中,有多种功能,如抗原性(血型抗原参见下面)、受体反应、信息传递等均与糖蛋白的糖链有关。

第二节 红细胞膜的结构

红细胞膜的结构符合“流动镶嵌模型”理论，以脂质双层为主要支架，蛋白质嵌于或贯穿脂双层（内在性蛋白），或者处于脂双层的两侧（外在性蛋白）。红细胞膜的理化性质亦遵循生物膜的一般规律，详见生物膜结构与功能。

红细胞膜有很多特点，它有很强的变形性、柔韧性及可塑性。因为成熟正常红细胞寿命 120 天，在生存期间大约行程 50 万米，每周身循环一次，一方面要穿过小于自身一半的微小通道（脾窦），在脾内氧少、pH 低，条件不利；另一方面又经过心脏内瓣膜涡流冲击。可想红细胞有比其他任何一种膜具有更大的变形性、柔韧性及可塑性，才能使红细胞有此特殊功能，其所以有如此特性，是由于红细胞膜的骨架蛋白起着重要的作用。此节着重介绍骨架蛋白的组装。

一、在红细胞生成过程中骨架的组装

从干/祖细胞发育成红细胞的过程中，骨架蛋白也同样不断合成与组装。在 CFU-E 阶段时，收缩蛋白、4.1 及 2.1 蛋白已合成，但代谢很快，没等网形成即分解了。到原始红细胞阶段，收缩蛋白的两个亚基合成的速度不同，α 亚基合成的速度又快又多，大约是 β 亚基的 4 倍。α 及 β 亚基合成后，由于它们有许多螺旋区，很易自身集聚形成 $\alpha_2\beta_4$，这些聚体很快被酶水解。只有当带 3 蛋白、2.1 及 4.1 蛋白合成后，才形成真正的网状骨架结构。从原始红细胞到网织红细胞阶段，逐渐脱去细胞核。在有核存在时，核膜外有弹丝蛋白（vimentin）及韧蛋白（desmin）组成的中间丝，这些中间丝盘成一个套，围绕在核的周围，核膜内侧有层粘连蛋白通过核孔与弹丝蛋白相互联结，中间丝的另一侧与骨架蛋白相连。脱核时，弹丝蛋白与韧蛋白和核一起脱落，所以成熟红细胞没有这两种蛋白。

二、红细胞膜骨架的组装

在红细胞膜的胞质面有一个由骨架蛋白联结形成的网——膜骨架。Palek 曾提出红细胞骨架形成横向竖向的相互作用的假说，横向是指与膜平面平行网，主要由收缩蛋白四聚体及收缩蛋白-肌动蛋白-4.1 蛋白复合体的接头所形成的网，当膜受压，支撑着膜使其不受损；竖向是指与膜垂直方向的网，稳定膜脂双层的作用，包括收缩蛋白-2.1 蛋白-带 3 蛋白之间的相互作用，4.1 蛋白-血型糖蛋白 3 的作用及骨架蛋白和脂双层内层带负电荷脂质之间的作用。Sung 用电镜观察到红细胞内的骨架是由 33 000 个蛋白质组成 6 角形结构，其中心点是复合蛋白质称原丝（protofilament）主要由肌动蛋白组成 37 纳米大小的球状，以它为中心悬挂着 6 条收缩蛋白，这 6 条收缩蛋白可使原丝有弹性，又可自由的从左到右与膜平行方向移动，与膜垂直方向也可运动但比平行方向稍差。这种运动可加速氧的运输，更重要的是变形性非常好，所以红细胞才可自由穿过比它小很多倍的脾窦。

（一）收缩蛋白与 2.1 蛋白及带 3 蛋白的相互作用

2.1 蛋白结构中的 90kD 区可结合带 3 蛋白，72kD 区可与收缩蛋白结合。带 3 蛋白是个跨膜蛋白，所以 2.1 蛋白是个靶，把收缩蛋白锚固在细胞的质膜上。带 3 蛋白伸向胞质部分与 2.1 蛋白结合，亲和力很强，有人用带 3 蛋白抗体处理红细胞，同样可抑制与 2.1 蛋白的结合。

（二）收缩蛋白与 4.1 蛋白及肌动蛋白的相互作用

电镜下观察红细胞膜骨架为一个由多角形组成的网，中心有球状结构。经分析网架为收缩蛋白 β 亚基，球状物为肌动蛋白、4.1 蛋白及收缩蛋白四聚体尾部相互结合形成的三元复合体。如没有 4.1 蛋白的存在，收缩蛋白不能与肌动蛋白结合。一般认为 12～17 个肌动蛋白寡聚体与 4.9 蛋白及原肌球蛋白组成一个基本结构单位，然后再结合到收缩蛋白和 4.1 蛋白的复合体上。4.9 蛋白及原肌球蛋白可能起稳定肌动蛋白寡聚体的作用。

（三）4.1 蛋白与血型糖蛋白的相互作用

4.1 蛋白的 N-端，30kD 的区域，由于等电点为 7.8，生理状态下带有正电荷；血型糖蛋白 A 及 C 带有大量唾液酸，带有负电荷，磷脂酰肌醇（PI）也带负荷，4.1 蛋白可能以静电与血型糖蛋白 A、C 及肌醇磷脂结合。如将血型糖蛋白 A 及 C 嵌入人工脂质体，与同位素标记的 4.1 保温，在人工脂质体中可测出同位素，证明 4.1 可与血型糖蛋白 A、C 结合。

（四）肌动蛋白与凝溶胶蛋白之间的相互作用

凝溶胶蛋白（gelsolin）是存在胞质内的蛋白，分子量为 95kD。用糜蛋白酶处理可得两个片段，N 端分子量为 45kD，C-端分子量为 47kD，这段可与肌动蛋白及 Ca^{2+} 结合。

凝溶胶蛋白与肌动蛋白作用很复杂，可能有两种作用：①凝溶胶蛋白将与肌动蛋白纤维（F-肌动蛋白）断裂成肌动蛋白单体（G-肌动蛋白）；②凝溶胶蛋白结合到肌动蛋白的生长端，似是给肌动蛋白戴

上一个帽子，抑制肌动蛋白成纤维状。从以上两种作用看，凝溶胶蛋白主要是抑制肌动蛋白成为长纤维，也就是使它不形成网，从凝胶相（gel phase）转变为溶胶相（sol phase）。

凝溶胶蛋白与肌动蛋白的作用依赖 Ca^{2+} 的浓度，与 Ca^{2+} 的亲和力很强，μmol 的浓度即可促进凝溶胶蛋白与肌动蛋白的结合。PIP_2 可抑制它们的结合。

三、骨架蛋白的磷酸化

骨架蛋白的网根据生理情况有时松散，有时紧密，现知主要是由磷酸化和脱磷酸化的调节，如将完整的红细胞与 ^{32}P 保温，检测骨架蛋白磷酸化的情况，结果发现除肌动蛋白外，其他的蛋白都可磷酸化，磷酸化时，骨架趋于松散，脱磷酸化时网比较紧密。将各蛋白磷酸化的情况列见表 10-6。

表 10-6 红细胞膜骨架蛋白的磷酸化

蛋白	磷酸化的激酶	磷酸化后的作用	激酶活化剂
收缩蛋白 α	PKA	与 4.1 蛋白结合紧密	CAMP
收缩蛋白 β	CK		自身
	PKA		CAMP
2.1 蛋白	CK	降低与收缩蛋白四聚体的亲和力	自身
	PKA		CAMP
加合蛋白	PKC	减弱加合蛋白与骨架蛋白的结合	TPA
4.1 蛋白	PKC	抑制 4.1 蛋白与收缩蛋白结合	TPA
		抑制收缩蛋白-肌动蛋白形成复合体	胞内 Ca^{2+} 增加
		抑制 4.1 蛋白与带 3 蛋白结合	CAMP
4.9 蛋白	PKA	削弱对肌动蛋白的束缚	
	PKC		

注：PKA：蛋白激酶 A；PKC：蛋白激酶 C；CK：酪蛋白激酶

四、肌醇磷脂对骨架蛋白的调节作用

肌醇磷脂有多种：磷脂酰肌醇；4,1-磷酸磷脂酰肌醇（PIP）；4,5,2-磷酸磷脂酰肌醇。虽然它们在红细胞膜上含量很少（占总磷脂的 2% ~5%），但在信息传递中起着很重要的作用。膜内的肌醇磷脂分布在脂双层的内侧，红细胞内有各种肌醇磷脂的激酶，可使肌醇磷脂磷酸化，又有磷酸酶使它们脱磷酸化，形成一个循环，依生理情况进行反应。4,5,2-磷酸磷脂酰肌醇主要是促进血型糖蛋白与 4.1 蛋白的结合。

第三节 红细胞膜的功能

红细胞膜在红细胞生活过程中起重要作用，除维持红细胞的正常形态外，红细胞与外界环境所发生的一切联系和反应（如氧的传送、物质运输、免疫反应、信息传递以及药物作用等）都必须通过红细胞膜。

一、物质运输

细胞内外物质交换必须通过膜，红细胞内外气体、无机离子、糖、氨基酸等物质的浓度差别较大，许多物质的运转都有其各自的机制。

（一）水的运输

膜脂是疏水的，水分子很难通过，所以它与离子一样需要有水的通道。水通道蛋白已克隆成功，称 AQP（aquaporin）-CHIP。后来发现有 7 种 AQP，红细胞上的称 AQP1，从氨基酸的序列看，属于 MIP（major intrinsic protein）家族。这个家族氨基酸的序列特点是有多个 Asp-Pro-Ala。红细胞依赖水通道维持细胞内外的平衡，保持红细胞不被破溶。

（二）葡萄糖运转

红细胞葡萄糖运转有葡萄糖运转体（glucose transporter），称 GLUT，这个家族共有 5 种（GLUT 1 ~ 5），GLUT 结构特点是它的 C 端及 N 端都伸向胞质面，跨膜部分穿膜 12 次。红细胞存在的是 GLUT 1，其运转方式与阴离子通道相似，通过变构将葡萄糖从胞外运到胞内。

（三）阴离子运转

红细胞阴离子运转主要是带 3 蛋白。其运转过程不需能量，但与细胞代谢有关，它主要介导 HCO_3^- 与 Cl^- 进行 1∶1交换，以维持体内酸碱平衡。

（四）阳离子运转

红细胞膜内外阳离子浓度差别很大，如胞外钙离子浓度是胞内的1000倍，它们的运输方式主要是依赖各种ATP酶的主动运输：红细胞膜上的Na^+-K^+-ATP酶可将胞内的Na^+泵到胞外，同时把胞外的K^+泵到胞内，所以又称其为Na/K泵，红细胞内钾含量相当于血浆中钾的30倍。Na^+-K^+-ATP酶由四个亚基组成，大亚基为120kD，小亚基55kD，依赖它们的变构将离子运转；Ca^{2+}-Mg^{2+}-ATP酶的作用是将胞内Ca^{2+}泵出胞外，所以也称为Ca泵。红细胞膜中Ca泵的活性是Na/K泵的3～8倍，所以Ca泵在维持细胞内外离子浓度中起着重要作用。除以上这些ATP酶外，还有Na^+-Na^+、Ca^{2+}-K^+-ATP酶等进行离子交换。

二、受　体

细胞外的信息物质要对细胞内产生反应都要通过与细胞膜上（或胞质中）相应的受体结合后引发一系列反应，这一过程即为信息传递，现知红细胞膜上至少有四类受体：第一类为激素受体（如胰岛素受体）；第二类为递质受体（如去甲肾上腺受体）；第三类为丙种球蛋白受体，如血型抗原可与相应的抗体结合；第四类为病毒（或细菌、寄生虫等）受体（或称结合点），如流感病毒感染。疟原虫裂殖子入侵红细胞，都是与红细胞膜上的血型糖蛋白特异结合，若将血型糖蛋白糖链上的唾液酸去除（或封闭），即不受感染。除这些受体以外红细胞膜上还有两个特异的受体。

（一）红细胞生成素受体（EPO receptor）

EPO受体是由两条肽链组成，一个100kD，一个85kD，都有糖基化，经氨基酸分析两者很相似。它是跨膜蛋白，C端伸向胞内，N端在胞外，膜外部分有两个糖基化部位及多个半胱氨酸，最近发现EPO受体结构中约有200个氨基酸与白介素-2，3，4，5，6，7及G-CSF，GM-CSF的受体相同，共称为受体大家族（hematopoietin receptor superfamily）。这些受体N端的4个半胱氨酸形成两个二硫键。C端是Gly-X-Try-Ser-X-Try-Ser-X-Pro（X是可变的）。最近又发现其胞质部分与干扰素受体极为相似。用^{125}I标记EPO受体，在人的CFU-E上约有1000个受体，其中有200个亲和常数是0.1nmol/L（高亲和），其余的是7nmol/L（低亲和）。在进行反应时，可能都起反应，低亲和的是上调（up-regulation），高亲和是下调（down regulation），两者交替作用，以维持EPO的正常作用。EPO受体数目也随细胞发育阶段而异，在BFU-E阶段，受体开始形成，CFU-E时达最高潮，到早幼及成熟红细胞阶段逐渐减少，以至消失。EPO特异的作用在CFU-E阶段，当干细胞培养到CFU-E阶段，加入EPO，EPO与受体作用后，使Ca^{2+}通道开启，胞内Ca^{2+}浓度增高。3小时后发现有染色体结构变化，这时可能产生一种激活因子，促进珠蛋白基因转录，6小时才出现珠蛋白基因转录。转铁蛋白受体数20万～40万个/细胞。12小时开始血红蛋白合成，同时有带3及4.1蛋白合成，12小时后细胞核脱落，成为成熟红细胞。

（二）转铁蛋白受体（ferritin receptor）

体内血红蛋白代谢释放出的铁，在血浆内与血浆蛋白结合，形成转铁蛋白（ferritin），随血液循环运转周身，最早在胎盘及网质红细胞膜上提取到转铁蛋白受体，但成熟红细胞膜上无此受体。

转铁蛋白受体是跨膜糖蛋白，有两个同型的亚基，以二硫键相连，分子量为180kD，每个亚基结合一个转铁蛋白，一个转铁蛋白带两个铁，所以每个转铁蛋白受体带四个铁。人的转铁蛋白受体，N端62个氨基酸伸向胞质，C端672个氨基酸，膜外部分有648个氨基酸，插入膜有28个氨基酸。转铁蛋白与受体的亲和力很强，其次序为：带2个铁的转铁蛋白>带一个铁的转铁蛋白>载脂蛋白铁。正常人血浆含量50μmol/L。转铁蛋白受体有重要功能，似是吞饮的信号，当转铁蛋白与受体结合后，以吞饮方式转入细胞内，供血红蛋白的合成。

三、免疫功能

1981年有人提出“红细胞免疫系统”的概念，认为红细胞可清除免疫复合物（immune complex，IC），防止IC在组织沉积。从此，红细胞免疫研究迅速发展，大量研究表明红细胞不仅参与机体的免疫反应，还参与免疫调控，红细胞的某些免疫功能是其他免疫细胞所不能替代的。所以输红细胞也可以增强机体的免疫功能。

（一）清除免疫复合物（IC）的作用

红细胞膜上有C3b受体（又称Ⅰ型补体受体，CR1），CR1和补体的作用是红细胞具有免疫功能的重要因素。由于红细胞数量多，血液中95%的CR1位于红细胞上，因此红细胞清除IC的机会比白细胞多500～1000倍。IC在周围组织的沉积是导致许多免疫性疾病的主要原因；另外如果过多的IC黏附在吞噬细胞等免疫细胞上，则会削弱它们的免疫功能。红细胞与IC的结合减少了IC对组织细胞的损伤；红细胞竞争性地黏附IC，可消除IC对吞噬细胞、淋巴细胞等免疫细胞的抑制作用，间接提高了它们的免疫功能。

（二）对淋巴细胞的调控作用

红细胞能将IC结合的补体降解为C3dg，C3dg与红细胞膜上的CR2（Ⅱ型补体受体）结合，可诱导B淋巴细胞由静止期转向有丝分裂期，促使其增殖分化，并产生抗体。红细胞膜上的 LEA-3（淋巴细胞功能抗原 3）可与 T 淋巴细胞 CD2 作用，从而激活 T 淋巴细胞的免疫功能。另外，红细胞还能直接增强 NK 细胞的抗肿瘤作用。

（三）对吞噬细胞的作用

红细胞膜上的 CR1、CR3（Ⅲ型补体受体）可与吞噬细胞上的 CR1、FCR（Fc 受体）、CR3 和 CR4（Ⅳ型补体受体）共同作用，从而明显促进吞噬细胞的吞噬功能。另外，吞噬细胞在吞噬过程中释放大量的氧自由基，可对吞噬细胞造成损伤，红细胞上的超氧化物歧化酶（SOD）能够及时清除氧自由基，对吞噬细胞具有保护作用。

（四）对补体活性的调节

补体包括 20 多种蛋白组分，当抗原抗体反应之后，经"瀑布式反应"最终形成补体的复合物，使细胞破溶，在补体一系列反应中有激活剂参与，也有抑制补体活化的分子参与，以调节补体的作用。红细胞膜上有三种抑制补体的分子：C3 转化酶衰变加速因子（DAF，CD55），是针对 C3 转化酶的作用而命名的，它下调 C3 转化酶的活性，使 C3 不能转化为 C3b，从而补体反应不能进行；反应性溶血的膜抑制剂（membrane inhibitor reactive lysis，MIRL，CD59），它主要抑制 C9 与 C5b-8 复合物的形成或抑制 C9 多聚化，抑制对膜的攻击。补体 8 结合蛋白（C8 binging protein），它阻止 C9 的聚合及膜复合体的攻击。这些因子在结构上都有一个共同点，虽然都是膜蛋白，但它们是含糖肌醇磷脂的蛋白，以磷脂的两个脂肪酸插入膜，蛋白质在膜外，由于它以肌醇磷脂插入膜，所以又有糖肌醇磷脂锚固蛋白（glycosylphosphatidylinositol anchored protein）之称。

（五）氧化作用的清除剂

红细胞虽受氧及氮的侵袭，血红蛋白自身还产生自由基，血液长期渗透在病态的环境下（高脂、高糖、异物代谢产物），但红细胞内有大量的还原作用；如脱氧的血红蛋白通过亚硝酸还原酶作用可将亚硝酸盐还原成一氧化氮。当血红蛋白氧化成高铁血红蛋白，可通过高铁血红蛋白还原酶、五碳糖代谢产生的 NADH、谷胱甘肽、谷胱甘肽还原酶系统使高铁血红蛋白还原成氧合血红蛋白。除此之外还有强的抗氧化剂：如维生素 C、E，以及抗氧化酶，如超氧歧化酶（SOD）、硫氧还原蛋白过氧化物酶（thioredoxin peroxidase）、过氧化还原酶（perxiredoxin）。过去认为红细胞是氧化的场所，其实红细胞数量大，它有很多的抗氧化剂，清除氧化能力很强。

四、血型抗原

红细胞膜的抗原物质是由遗传基因决定的，其化学组成为糖蛋白或糖脂。在红细胞系统中，已发现 400 多种抗原物质，分属 20 多个血型系统。近来发现许多红细胞膜上的蛋白与血型抗原有关。对这些分子的结构与功能关系的研究，可能对血型抗原与疾病的关系有进一步的认识。现将它们的基因编码及功能列于表 10-7：

（一）ABH 抗原

红细胞 ABH 抗原不仅在血细胞上，在组织上也有，确切的称为组织-血型抗原（histo-blood group antigen）。ABH 抗原存在两种形式：溶解型及膜型。溶解的抗原多存于内分泌或外分泌，如唾液、乳、尿及粪中；膜型的抗原存在血管上皮细胞、表皮细胞等膜上。溶解及膜上的抗原结构稍有差异。

（二）Lewis 抗原

Lewis 抗原有两种：Le^a 及 Le^b，有三种表型：Le 抗原是一种鞘糖脂。临床上发现 Le^b 抗原是消化性溃疡的主要病因。

（三）P 抗原

P 抗原包括三个主要的鞘磷脂抗原（P^k，P，P^l）：这些抗原的前体都是 Gal（β1～4）Glc-ceramide。

最近发现多种寡糖抗原是各种感染源的受体。最引人注目的是 P 抗原是 B19 微小病毒及大肠杆菌的受体。B19 小病毒是儿童时期常见的致病原，不表达 P 抗原的成人，血清检查证实无受过该病毒感染，体外实验发现红细胞的祖细胞亦不能被这种病毒感染。

（四）I 及 i 血型抗原

I 及 i 抗原都是单糖或二糖。它们的不同只是 L 抗原多个支链。新生儿血内含 i 抗原较多，成人含 I 抗原，很少人有 i 抗原。可能 N-乙酰葡糖胺转移酶在发育过程中调节。特异对 I 抗原的抗体表现出冷型自家免疫性溶血，这种患者血内含有抗体的滴度很高。体外实验抗体可结合红细胞并固化补体。正常人抗 I 抗体滴度很低。有些感染的疾病如单核细胞增多症及支源体肺炎产生冷凝集素，分别产生抗 i 及抗 I 抗体。

（五）Rh 蛋白和抗原

Rh D 抗原是最具免疫源性的非 ABO 血型抗原。虽然已广泛使用 Rh 免疫球蛋白进行预防治疗，但 Rh D 一直是新生儿溶血的最常见病因。Rh 血型系统包括 50 多种抗原，其中 5 种抗原（D 抗原和 C/c，E/e）认识得较清楚。这 5 种抗原被 RHD 和 RHCE 两个基因所编码，表达出至少两种或更多的蛋白。Rh 系统内的多形性可能有两种机制：E 和 e 抗原的表达，是由于单个核苷酸替代而导致的一个氨基酸的差异；而 C 和 c 抗原的表达则关系到 4 个核苷酸及氨基酸的替代。其他 Rh 多形性是由于产

表 10-7 人类红细胞血型系统

血型	主要抗原	基因编码
A	A,A1	等位基因 A,编码 N-乙酰半乳糖胺转移酶
B	B	等位基因 B,编码半乳糖胺转移酶
O	H	等位基因 O,编码不完全或无功能的转移酶
Lewis	Le^a,Le^b	Lewis 位点,有功能的等位基因,α1,3 及 α1,2 岩藻糖转移酶(Le^b 是多种病原体的受体,如金黄色葡萄球菌)
P	P1,P	两个或更多的转移酶,每个都有几个可能的等位基因
Li	I,i	一系列糖基化步骤形成的,胎儿表达 i 抗原,成人表达 I 抗原
Rh	D, C/c, E/e	两个基因编码 RHD,RHCE
Gerbich		血型糖蛋白 C,D 携带有 Gerbich(Ge)血型
Diego	Di^a,Di^b	在 17q21-qter 上的 AE1 基因编码(阴离子通道,带 3 蛋白所携带)
Wright	Wr^a,Wr^b	AE1 基因编码
Colton	Co^a,Co^b	初命名 CHIP 基因,位于 Colton 编码区,$Co^{a/b}$差异是由单个核苷酸的替代所造成(水通道蛋白)
Kidd	JK^a,JK^b	定位与 Kidd 抗原相同的位置 18q-q21(尿素运转蛋白)
Kell	K,k	包括 20 多种。K/k,Jsa/Jsb,Kpa/Kpb 出现频率高,基因位于第 7 对染色体
Cartwright	Yt^a,Yt^b	Yt^a,Yt^b 是由单个氨基酸替代造成的(乙酰胆碱酯酶)
Mcleod	Kx	位于 X 染色体的 Kx 基因
MNSs	M,N,MN	在 4 区 1,血型糖蛋白 A 携带
Lutheran	Lu^a,Lu^b	在 19 染色体,是层粘连蛋白的受体
Knops	Kn	C3b/C4b 受体(CR1)所携带
Cromer	Cra	包括 10 个抗原
Duffy	Fy^a,Fy^b	
Indian	N	作为白细胞整联蛋白配体

生新的基因结构,例如 RHD 或 RHCE 基因中的一个或多个外显子替代了其他基因的外显子。然而就个体而言,Rh 抗原在什么条件下才表达仍未阐明。

Rh_{null}综合征是与异常红细胞和溶血性贫血相联系的 Rh 无效表型,患者缺乏所有的 Rh 抗原,其红细胞呈口形。有轻度的溶血性贫血。现知这类患者是因为 RH50,一个编码 Rh 相关的基因位点,发生了突变。缺乏所有 Rh 蛋白的个体呈现出一系列复合的红细胞的异常,包括:口形红细胞、异常的阳离子转运、膜胆固醇的相对缺乏和非 Rh 相关的血型抗原(包括 Lw、Ss、U 和 Fy5)的表达缺陷。带有 D 抗原的蛋白或是带有 C/c 和 E/e 抗原的蛋白,都是维持红细胞正常的形态和生存时间所需的。

(六) Gerbich 抗原和血型糖蛋白 C 和 D

在 Gerbich 血型系统中有一种无效的表型(称作 Leach)与椭圆形红细胞和极轻度的溶血性贫血相关联。携带有 Gerbich 抗原的蛋白现已证明为血型糖蛋白 C 和 D(glycophorin C,D),二者都是血型糖蛋白位点上的产物。血型糖蛋白 C 是从第一个 ATG 密码子开始转录而形成的,而血型糖蛋白 D 则是自下游的框内 ATG 开始转录而合成的。血型糖蛋白 C 和 D 在膜蛋白中含量较少,可与带 4.1 蛋白结合,是构成细胞骨架的主要膜蛋白。因此,血型糖蛋白 C 和 D 的变异型若在胞质内的一段是完整的,仍可与 4.1 蛋白结合,则红细胞形态正常,反之若缺乏血型糖蛋白 C 和 D,或无 4.1 蛋白结合区的变异型,会导致 4.1 蛋白的部分缺失出现椭圆形红细胞。

(七) MNSs 抗原和血型糖蛋白 A 及 B

MNSs 抗原与红细胞膜血型蛋白 A 及 B 有关。MN 抗原在血型糖蛋白 A 上,有 131 个氨基酸,MN 之间只有两个氨基酸不同。

血型糖蛋白 A 及 B 含有 16 个 O-连接的糖苷键和一个 N-糖苷键,但 MN 抗原不在糖链上,在蛋白部分。抗 MN 抗体是 IgG 及 IgM 的混合体,产生溶血情况极少。

Ss 抗原在血型糖蛋白 B 上,A 与 B 之间由于 mRNA 剪切的部位不同,B 比 A 少 70 个氨基酸,前 26 个氨基酸是一样的,Ss 两个等位基因只在 29 位氨基酸有变化,S 是 Met,而 s 是 Thr。抗 S 及抗 s 抗体即是识别这两个氨基酸。

(八) Kx 蛋白和 McLeod 表型

Kx 蛋白由 X 染色体上的一个基因所编码。这种蛋白的 cDNA 已克隆,并发现它编码的蛋白结构上与众多神经递质转运蛋白类似,而且携带 Kx 抗原。Kx 蛋白对携带于另一个蛋白的 Kell 血型抗原的正常表达是必需的。完全缺失 Kx 蛋白的个体会出现棘形红细胞,继而出现神经症状。

(九) 蛋白衰变加速因子(DAF)与 Cromer 抗原

DAF 的组织分布很广,它是一种糖肌醇磷脂跨膜蛋白,与一般膜蛋白不同,以脂肪酸插入脂双层。DAF 可加速 C3 和 C5 转化酶的衰败,不论是来自经典或是替代补体激活途径都有作用。因此,DAF 有抑制补体激活逐步放大的功能。

DAF 携带有 Cromer 血型系统的抗原。这一系统包括 7 个出现频率高的和 3 个出现频率低的抗原。其中 4 种特异性重复区(consensus repeat domain)携带的抗原已确定:Cr(a-)、UMC、Tc(a-)和 Dr(a-)。In^{ab}表型的主要特征是完全缺失 DAF 和所有的 Cromer 抗原。In^{ab}表型个体的细胞在体外对补体激发的溶血敏感度轻度升高,但这一现象在体内无重要意义。这种表型与疾病的关系,虽有两例 In^{ab}个体患有炎性或恶性的肠道疾病的报道,并没有明确的联系。出现 Dr(a-)表型与部分 DAF 缺失和 Dr^a 抗原丢失有关。这些是由于一个核苷酸碱基被替代,和大部分未成熟的 mRNA 剪切错误,导致终止密码子提前出现,因此缺少与糖肌醇磷脂结合的部位,所以不能与膜结合,但这种表型对补体不敏感。

(十) Duffy(Fy)血型抗原与细胞因子

Duffy 血型抗原 Fy^a 和 Fy^b 由第一对染色体 FY 位点上的等位基因产生。Fy 抗原有以下几种现象:①许多非洲人和非洲裔美国人带有 Fy(a-b-)表型;②Fy(a-b-)表型可抵抗间日疟原虫和 Knowlesi 疟原虫的感染。最近报道 Fy 抗原位于一个有多个跨膜区域的蛋白上。这种蛋白可结合多种细胞因子,包括 IL-8、RANTES(调节激活正常 T 细胞表达和分泌)、黑色素瘤生长刺激活素和单核细胞趋化蛋白-1。特别是这些趋化因子属于 C-C 和 C-X-C 型趋化因子。而 IL-8 是疟原虫的竞争性抑制剂。Fy^a 和 Fy^b 抗原只因单个氨基酸的差异而不同,但并不影响它们与趋化因子或疟原虫的结合。然而 Fy 抗原在生理上的重要性仍不清楚。非洲起源的 Fy(a-b-)表型看起来是 FY 前体的 GAA-1 结合部位发生突变造成的。这一突变导致 Fy 蛋白在造血干细胞中不能表达,但在其他组织中仍可正常表达。迄今,由于编码区突变而出现 FY 基因无功能的家系只有一例报道。因此,设想 FY 基因对人的健康不是必需的。

(十一) Indian(In)抗原与细胞外基质分子(CD44)

CD44 糖蛋白是整合蛋白,广泛分布于组织中。编码 CD44 的基因是一个复合的基因,能编码许多剪接型,但成熟红细胞主要表达一种由外显子 1 ~ 5 和 15 ~ 19 编码的剪接型。CD44 是人类主要的透明质酸多糖(hyaluronan)受体,结合纤连蛋白、层粘连蛋白和骨桥蛋白(oesteopontin)。Indian 抗原 N-末端域与软骨连接蛋白同源,其分子结构仅有一个氨基酸的差异。红细胞 CD44 的表达是受到显性抑制性基因 In(Lu)的调控,In 基因还下调 Lutheran 抗原的表达。至今 In(Lu)基因的表达产物仍不知道,也未能确定它是怎样调节这两种在基因和结构上均不相同的蛋白。许多组织中都观察到,CD44 异构体的出现与分化有相关性。CD44 的过度表达和它的某些剪接型的表达增加,似与很多肿瘤的恶变和转移倾向有关。

虽然早期工作认为红细胞上的 CD44 不具功能,近来的工作显示,CD44 对纤连蛋白与早期红细胞的祖细胞连接很重要,而且 CD44 在镰形红细胞可能与纤连蛋白、层粘连蛋白的结合增多。有人提出 CD44 可能与 AnWj 抗原有关,后者是一种抗原表位,可作为流感杆菌凝血株和脊髓灰质炎病毒的受体。

(十二) LW 抗原与细胞黏附分子

LW 抗原有 LW^a 和 LW^b 由一个 42kD 的糖蛋白所携带。这个蛋白与细胞间黏附分子家族同源,这一家族还包括白细胞黏附素(leucocyte adhesins)ICAM-1、ICAM-2 和 ICAM-3。$LW^{a/b}$的多态性是由于单个碱基对的替代所造成的。LW(a-b-)是由于 LW 基因第一外显子内的一个碱基缺失,导致终止密码子提前出现而成。

(十三) 带 3 蛋白(下称带 3)与 Diego 抗原

红细胞带 3 蛋白,又称作 AE1,是红细胞主要的阴离子转运子或称阴离子交换蛋白。它对协助 HCO_3^- 和 Cl^- 的速交换及 CO_2 的运转很重要。AE1 的分布很局限,在红细胞和肾表达最多。它属于一类多基因家族编码的蛋白。Diego 血型系统有两个相应的抗原,Di^a 及 Di^b,$Di^{a/b}$的多态性是由 AE1 蛋白结构中多次穿膜最后的一个环的一个氨基酸（脯氨酸或亮氨酸）多态性决定的。Di^a 仅在东南亚及印第安人中，其他人群很少见，Di^b 比较多。但 $Di(a^-b^+)$，$Di(a^+b^-)$ 表型的红细胞都能正常运转阴离子。

（十四）水通道蛋白（aquaporin-1）与 Colton（Co）抗原

红细胞水通道蛋白起初命名为 CHIP。首先在纯化 Rh 蛋白时发现的。因为 CHIP 在大小上与 Rh 蛋白相似，也具有多个跨膜区域。CHIP 现改名为 aquaporin-1（AQP1），由于发现一例无 AQP1 表达的个体，同时也不能表达 Colton 血型抗原，从而发现 AQP1 与 Colton 血型的关系。AQP1 基因位于编码 Colton 血型抗原的基因域。Colton 抗原有两型：Co^a 与 Co^b，抗原的差异是由单个核苷酸的替代造成的。最近发现在 3 个无亲属关系的 Co(a-b-) 表型个体中，其突变各不相同。这种表型的分子基础可能是异源性的。AQP1 承担红细胞>85%的渗透水的转运功能，这些个体中并没有因缺乏这种蛋白而产生临床症状。Co(a-b-) 者红细胞形态正常，但精确测量其表面积略有减少，生存期限稍微减低。对一例特殊的先天性红细胞造血紊乱性贫血的病例观察，患者的多种红细胞膜蛋白表达异常，包括 AQP1 和 CD44 的缺乏和血红蛋白开关失调，但患者的 AQP1 基因序列是正常的。

（十五）Kell 血型与内源多肽酶

Kell 血型系统很复杂，至少有 21 个不同抗原，其中最主要的是 K/k、Jsa/Jsb 和 Kpa/Kpb。其中 K、Jsb、Kpb 出现频率高。Kell 抗原是糖蛋白存于膜内，抗原性很高，表达 IgG 型抗体，可产生迟发性输血反应及新生儿溶血，一般临床上很少，因为 90% 人是 K(−)。Kell 有临床意义。Kell 抗原糖蛋白与内源多肽酶高度同源，可使激素失活，如脑啡肽、催产素、血管紧张素Ⅰ和Ⅱ、缓激肽等。另外，Kell 抗原还与其他膜蛋白及红细胞骨架起作用。Kell 抗原的表达依赖另一个 37kD 蛋白，它携有 Kk 抗原。Kk 抗原基因在 X 染色体短臂近 X-连接的慢性肉芽肿病及肌营养不良症的部位。

（十六）Cartwright（Yt）抗原与乙酰胆碱酯酶

Yt 抗原有两个型：Yt^a，Yt^b。两型只差一个氨基酸（His-Asp）。由于发现可用抗 Y 抗体提纯乙酰胆碱酯酶，证实乙酰胆碱酯酶与 Yt 抗原的相关。Yt^a/Yt^b 的多态性是由单个氨基酸替代造成的，这并不影响酶的功能。

五、变形能力

红细胞在外力作用下变形的能力，称红细胞变形性（deformability）。红细胞具有很强的变形能力，不然它难以生存。这是由于红细胞直径约为 8μm，当其要通过直径只有 2～3μm 的脾窦毛细血管时，必然受到挤压，此时红细胞能改变形态，从盘状变为细长条状，因此得以顺利通过而不影响其正常功能。

影响红细胞变形性的主要因素有：①膜骨架蛋白组分和功能状态：红细胞形态主要靠骨架蛋白之间的相互作用形成规则的网架，并依赖磷酸化与脱磷酸化的调节，使其随生理的需要变形。如果骨架蛋白某些组分短缺，或骨架蛋白各组分之间以及骨架与质膜之间的结合有缺陷，都可造成变形性降低。②膜脂质流动性：流动性大有利于变形。流动性变化取决于膜脂质组分的改变，特别是胆固醇/磷脂比值，若比值升高，流动性下降，变形性则相应减少。③细胞表面积与细胞体积的比值：正常红细胞呈双凹盘状，有较大的比值，变形性良好；若红细胞趋于口形或球形，比值减少，则变形性降低。④血红蛋白（Hb）的质和量：Hb 在红细胞内占有很大的比重，它的变化会直接影响红细胞的形态。红细胞内 Hb 浓度增高，或变性 Hb 附着于膜上，均使膜变得僵硬，变形性降低。⑤膜的离子通透性：一般离子通过膜的速度很慢，相比之下极性弱的易透过，极性强的不易透过，例如，钾离子半交换期超过 30 小时，氯离子只需 0.2 秒。在某些病理情况下红细胞的通透性发生改变，使 Na^+、K^+ 通透性增加。如果 Na^+ 进入细胞量远大于 K^+ 的外漏，细胞内则积水，细胞肿胀；相反，若 K^+ 的漏出多于 Na^+ 的内流，细胞会脱水，体积减小，细胞内黏度显著增高。以上两种情况都会导致红细胞变形性降低。

六、维持出/凝血的平衡

红细胞对出血与凝血的作用很少有人注意。早在 1910 年 Duke 曾报道过，血小板减少的患者，输血后虽然血小板数未增加，但出血时间有改进，他提出红细胞可能对凝血有作用。50 年后 Hellen 经大量的实验证实红细胞确与凝血有关。发现红细胞膜有缺陷（球形红细胞增多症）及血红蛋白异常（地中海贫血）的患者都有血栓的形成。他认为是由于红细胞的集聚及对内皮细胞的黏附性增加，促进血栓形成。体外实验观察，如加红细胞到血小板中，促进了血小板对玻璃壁的黏附性，在电镜下可观察到它们的集聚。Valles 提出红细胞的游离脂肪酸及类花生酸代谢产物诱导血小板活化。另外，红细胞可促使血小板脱颗粒，释放 ADP、5 羟色胺、β 血小板球蛋白，从而血小板集聚。他们还认为红细胞有多种隐蔽的黏附因子，正常生理情况下，是非黏附性的，当病态下（如球形、口形、地中海、镰性贫血）转化成黏附性的。这些因子如:CD44(透明质酸受体),LFA-3(leucocyte function associated antigen-3),LW 血型抗原,CD47(整联蛋白结合的及血小板反应蛋白(thrombospondin)受体,lutheran 血型抗原(层粘连蛋白受体)和 CD36(血小板反应蛋白受体,在成熟红细胞没有,在网织红细胞中含少量)。红细胞膜上还有爬行酶,它是维持磷脂双层不对称性重要的酶,当出血时,细胞内 Ca^{2+} 增加,使爬行酶活化,促使丝氨酸磷脂(PS)外翻,PS 是凝血因子的活化剂,可引起凝血的瀑布反应。

红细胞除了与凝血有关外,还有抗凝血的作用。体内在无外来刺激时,出/凝血机制处于动态平衡,当有微小变化时,可随时加以纠正。当血红蛋白脱氧时,伴有血红蛋白的结构转换,促使血红蛋白的 β93 半胱氨酸释放 NO,NO 有使微血管扩张及抑制血小板活化的作用。同样,在 pH 低、PO_2 低、剪切力低时,也可活化内皮细胞的嘌呤能受体(purinergic receptor),也促进 NO 产生。红细胞还可表达外酶(ectoenzyme),使 ADP 降解成 AMP,可避免 ADP 对血小板的激活。

从以上红细胞在出/凝血中的作用看来,红细胞在维持机体正常生理状态下出/凝血的平衡起着一定的作用。

第四节 红细胞的老化

对衰老(senescence)问题的研究是生命科学的一个热门,近二十年来人们一直在探讨其分子机制。而对红细胞老化问题的研究可以说已有 50 多年的历史。早在 1946 年 Shemin 及 Rittenborg 通过用 ^{14}C-甘氨酸标记的方法来测定红细胞的寿命,发现红细胞成熟后,在血液循环中可以存活 120 天。红细胞成熟后细胞核即脱落,血液循环中的红细胞基本是成熟红细胞,少数为网织红细胞。成熟的红细胞无核,自身无修复能力,所以老化过程的效应易被检测。老化红细胞的消亡途径大约有两个:一是老化细胞本身破溶;另外是被吞噬细胞吞噬。不论是自溶或是被吞噬都是由于细胞膜结构发生了改变。

一、老化红细胞膜的变化

(一)膜脂

前面介绍过,正常红细胞膜胆固醇与磷脂有一定的比值(C/P),正常值约在 0.8。细胞老化时,胆固醇含量增高,磷脂含量相对降低,故 C/P 值升高,约在 0.96±0.07。经测定,老化红细胞膜脂流动性降低,这可能是由于胆固醇含量增高的原因。

老化红细胞膜脂不对称性减弱,PS 在脂双层外层增多。PS 是许多酶的激活剂(如蛋白激酶 C),特别是凝血酶原的激活剂。PS 外翻使凝血酶原活化成凝血酶,促进红细胞的凝集,并易黏附在血管内皮细胞上,形成血栓。

(二)膜蛋白

电镜观察正常红细胞膜的骨架为 6 角或 8 角不等的网架,老化红细胞网架不均匀有大的空孔出现。膜骨架的变化主要与骨架蛋白的磷酸化有关,可能是老化红细胞膜骨蛋白磷酸化加强。我们测定了蛋白激酶 C 的活性,结果胞质内及膜上蛋白激酶 C 的活性有显著差异。年轻红细胞胞质中的蛋白激酶 C 活性高,老化红细胞膜上的蛋白激酶 C 活性高。胞质中的蛋白激酶 C 无蛋白磷酸化作用,只有在 Ca^{2+} 的参与下,胞质中的蛋白激酶 C 转入膜内,才可对膜蛋白磷酸化。老化红细胞膜蛋白激酶 C 活性高,膜蛋白磷酸化加强,磷酸化的 2.1、4.1 蛋白与收缩蛋白的亲和力减弱,骨架蛋白网架松散,造成老化红细胞变形能力差,最终导致红细胞破溶。

老化红细胞膜 SDS-PAGE 电泳区带与年轻红细胞膜比较,主要在两个部位有变化:①有高聚物产生(胶的前沿),可能为膜蛋白被氧化,交联形成的产物;②4.1a 蛋白增加,4.1b 减少。

Bosman 曾测定红细胞结合自身血浆 IgG 的量,结果表明,老化的红细胞可结合 101±5 个 IgG 分子/细胞,而年轻者仅 5±2 个 IgG 分子/细胞。Lutz 用 Protein A 提取红细胞表面 IgG 时,发现提取的是 IgG-带 3 蛋白的复合体。他又用带 3 蛋白的抗体作红细胞膜的免疫印迹实验,发现老化红细胞膜有带 3 蛋白寡聚体(oligomer),而年轻红细胞没有。于是他提出 IgG 与红细胞膜结合的部位是带 3 蛋白,带 3 蛋白的寡聚体很容易与 IgG 结合,结合了 IgG 的老化红细胞可被吞噬细胞识别而吞噬。Lutz 的这个假设得到许多实验室的支持。带 3 蛋白的功能是阴离子通道,经实验测定,老化红细胞运转阴离子的功能下降;带 3 蛋白的胞质部分可与 3-磷酸甘油醛脱氢酶结合,老化红细胞此酶活性降低,可能是由于带 3 蛋白聚集所致。这些实验结果都说明老化红细胞膜的带 3 蛋白确有改变。

(三)膜糖

许多学者报道唾液酸含量降低是老化红细胞的主要标志。Bartosz 报道老化红细胞膜唾液酸含量比年轻者低 10% ~15%(以每个红细胞计算)。由于血型糖蛋白含唾液酸最多,Platt 分离了年轻及老化红细胞膜的血型糖蛋白,测定唾液酸含量,结果发现老化红细胞唾液酸比年轻者低 12% ~18%。Aminoff 提出老化红细胞唾液酸减少是由于唾液酸转移酶（Sialyl transferase）的活性增加，将唾液酸水解，露出半乳糖。丢失唾液酸的老化红细胞易被吞噬细胞识别。如将年轻红细胞与唾液酸酶（neuraminidase）共同保温，去除部分唾液酸的红细胞与IgG保温，做吞噬细胞吞噬实验，结果未经酶处理的年轻红细胞几乎不被吞噬，酶处理后的细胞大量被吞噬。经分析可能是唾液酸丢失后，暴露出的半乳糖基可与IgG结合；吞噬细胞表面有IgG受体，可识别IgG，因此可将细胞吞噬。Aminoff作了各种糖基对吞噬作用的影响，结果表明乙酰氨基半乳糖及半乳糖与吞噬细胞的识别有密切关系，其他糖与识别关系不大。

二、红细胞老化的机制

（一）ATP的消耗和钙的聚集

红细胞的能量来源主要靠糖代谢产生ATP，老化红细胞内糖代谢的酶活性都有所降低，所以ATP来源明显减少。一些需能反应的酶，如红细胞膜的钠钾泵、钙泵等难以正常行使功能，结果导致红细胞内Ca^{2+}增多，K^+减少。Ca^{2+}在胞内的聚集，使膜蛋白交联，细胞变形性降低，细胞变脆，易破溶。

ATP对红细胞膜磷脂正常分布也起着重要的作用。如氨基磷脂移位酶（flippase）需ATP才能有活性。红细胞膜磷脂呈不对称性分布，脂双层的磷脂可以互相转换，氨基磷脂移位酶可将丝氨酸磷脂（PS）从脂双层的外侧转移到内侧，使PS主要位于膜脂质双层的内侧。可当ATP减少，氨基磷脂移位酶活性降低时，翻转到外层的PS不能正常翻转到内层，所以PS在脂双层外侧的含量增加，容易引起凝血酶原活化，血小板聚集，从而导致红细胞被吞噬。

文献报道，ATP的减少，促使红细胞囊泡化（vesiculation）。红细胞产生囊泡的因素很多：Ca^{2+}增多、自由基氧化、ATP减少等，这些因素均影响膜脂膜蛋白结构，使膜稳定性降低，逐渐脱离，通过形成囊泡释放到血循环中去。囊泡中有带3、4.5及7等膜蛋白，无区带1、2及5等膜骨架蛋白，可能是由于氧化使红细胞膜骨架蛋白与质膜联结松散，质膜形成中空的囊泡，与红细胞脱离。质膜与骨架蛋白联结减弱的原因可能是：①氧化使膜脂双层的内层磷脂聚集，从而将脂双层膜挤出，形成棘状，然后脱落；②骨架蛋白氧化后，收缩蛋白聚集，使膜骨架网出现不均匀的、大小不一的孔；正常时，收缩蛋白与质膜的带3蛋白及血型糖蛋白有结合；收缩蛋白变性后，与质膜结合松散，质膜与骨架蛋白脱离，易于形成囊泡；③血红蛋白的氧化聚集也影响骨架蛋白的正常网架。做带3蛋白的免疫印迹，发现血红蛋白处可结合带3的抗体，说明在氧化过程中，血红蛋白逐渐变性，与带3聚集，它们的聚集，促使红细胞变形，囊泡易脱落。

红细胞不断产生囊泡，使膜不断丢失，膜表面积减少，逐渐变成球形。囊泡化过程中膜脂膜蛋白结构的变化使红细胞膜更加不稳定，囊泡化后的红细胞变形性降低，易溶血。

（二）氧化损伤

红细胞能在自由基的侵袭中生存，主要由于它有一个有效的抗氧化防御体系。这体系主要由抗氧化酶类，如超氧化物歧化酶（SOD）、过氧化氢酶（Cat）、谷胱甘肽过氧化物酶（GSH-Px），以及抗氧化剂，如维生素C、E和谷胱甘肽等组成。SOD起着第一道防线的作用，它能将O_2^-歧化为H_2O_2，H_2O_2在Cat和GSH-Px作用下被分解成水及O^2。抗氧化剂有防止脂质过氧化及蛋白质氧化变性的作用。可见红细胞的氧化与抗氧化作用处于一个均衡的状态，如果自由基产生过多或抗氧化体系有缺陷，都会导致红细胞氧化损伤。已知老化红细胞的抗氧化酶类的活性都明显降低，表明自由基氧化作用是老化红细胞膜损伤的重要因素。红细胞内的自由基，若不立即清除，长期积累能诱导膜脂及膜蛋白发生过氧化作用。膜脂质中含有许多不饱和脂肪酸，如花生四烯酸、亚麻油酸和亚油酸等，它们与自由基发生一系列的氧化反应，最后产生醛类化合物称丙二醛（malonyldialdehyde，MDA）。膜中不饱和脂肪酸遭受破坏，使膜的通透性增加（如Ca^{2+}的透过量增加），流动性下降。扫描电镜下可见红细胞膜上出现约70Å大小的洞。脂质过氧化的终产物MDA，易与含氨基类化合物发生交联，形成Schiff碱。脂质和蛋白质都含有氨基，所以MDA与脂质及蛋白质交联，形成高分子化合物。

总之，老化红细胞膜脂质结构紊乱，骨架蛋白破坏，血红蛋白变性，膜蛋白-骨架蛋白-血红蛋白相互交联，导致膜变形性及稳定性下降，细胞逐渐衰亡，最终破溶或被吞噬细胞吞噬消亡。

（潘华珍　许彩民）

参考文献

1. Reid ME, Yahalom V. Blood groups and their function. Baillieres Best Pract Res Clin Hematol 2000, 143:485-509
2. Poole J. Red cell antigens on band 3 and glycophorin A. Blood Rev 2000, 14:31-43
3. Wang Y, Morrow TS. Identification and characterization of human SLP-2, a novel homologue of stomatin (band 7.2b) present in erythrocytes and other tissues. JBC, 2000, 275:8162-8171

4. Casecard P, Monhandas N. New insights into functions of erythroid proteins in nonerythroid cells. Current oopinion in hematology, 2000, 7:123-129
5. Maurizio Minetti, Walter Malorni. Redox control of red blood cell biology: The red blood cell as a target and source of prooxidant species. Antioxidant and redox signaling, 2006, 8:1165-1167
6. Carlos Vera, Robert Skelton, Frederic Bossens, et al. Scientist discover secret behind human red cell's amazing flexibility. Annals of Biomedical engineering, 2005, 33:1387-1404

第 11 章

血红蛋白的结构与功能

人们早已知道人类和动物体内各种物质彻底氧化均需要氧气（O_2），同时也产生二氧化碳（CO_2）。氧气的摄入与二氧化碳的排出是生命活动的基本条件。高等动物绝大部分细胞不能直接与外界环境进行气体交换，它必须依靠呼吸系统（主要是肺）进行气体交换，由血液运输气体。而血液中起主要运输作用的是红细胞内的血红蛋白。血红蛋白是人和各种动物红细胞内一种主要结合蛋白（hemoglobin，Hb），属于色蛋白中的血红素蛋白类，它的蛋白质部分为珠蛋白（globin），其辅基部分为亚铁血红素（heme）。人血红蛋白的珠蛋白是由两种（4 条）多肽链组成，亚铁血红素则是由亚铁原子和原卟啉Ⅸ组成。人和各种动物的血红蛋白，其血红素部分是相同的，而珠蛋白部分则不同。血红蛋白在红细胞内能结合氧或释放氧。在肺部与氧结合形成氧合血红蛋白，转运到全身各组织并释放出氧，然后将产生的 CO_2 从组织中运出，从而完成在肺和组织之间进行 O_2 和 CO_2 的交换，以维持动物体的正常新陈代谢。故科学家称血红蛋白是“双向呼吸载体”。血红蛋白是迄今为止在结构、功能及遗传学等方面知识最丰富的蛋白质之一，是最早被结晶的蛋白质，也是首先用 X 射线衍射方法测定其空间结构的结晶蛋白。所谓“分子病”的概念也是从血红蛋白的一级结构分析中提出来的。血红蛋白及其珠蛋白基因在现代真核基因的研究中起过并继续起着重要作用。本章在综述前人的工作，包括我国医学科学工作者近年一些实验结果。本章分下面三部分进行讨论。

第一节　血红素的结构

血红素也称为亚铁血红素，化学命名为亚铁原卟啉Ⅸ，它是血红蛋白的辅基，分子量 614D，其化学结构见图 11-1。血红素由原卟啉Ⅸ和亚铁原子组成。原卟啉分子中含有四个吡咯环，它们借助次甲炔键相连形成，称为卟吩的四吡咯化合物。卟吩分子上可接上四个甲基，两个乙炔基和两个丙酸基侧链，因这些侧链位置的变换有 15 种变构体，按图 11-1 方式排列的称为原卟啉Ⅸ，存在于生物体中。

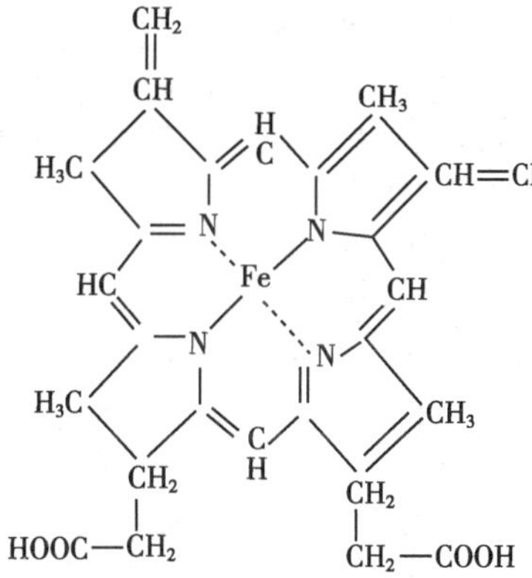

图 11-1　血红素的结构

血红素中的亚铁原子位于卟啉环的中心，它有六个配位键，其中四个是与原卟啉分子中心处的四个氮原子耦联，与卟啉环处于同一平面。另两个称为第五及第六配位键，分别位于血红素平面的两侧。当 Hb 分子中亚铁血红素与珠蛋白肽链 F 螺旋段第八位（F8）的组氨酸的咪唑氮原子相结合，不管和氧结合与否，都是如此，这个占据第五配位位置的组氨酸称为近位组氨酸，铁原子离开卟啉平面约 0.3Å，偏离 F8 组氨酸的一侧。但是位于亚铁血红素平面一侧的第六配位位置情况则不同，此为氧结合部位，并和 E 螺旋段第 7 位（E7）中的组氨酸残基发生间接作用，E7 位置的组氨酸称为远位组氨酸。当 Hb 没有与 O_2 结合时，第六位配位位置是空着的，发生氧合时，此位置被 O_2 占有，从而体现血红蛋白的生理功能（图 11-2）。但是如果血红素中的亚铁（Fe^{2+}）被氧化为高价铁（Fe^{3+}），Hb 变成为高铁 Hb，此时铁原子的第六位配位位置为水分子占有，O_2 被排斥在外，这种 Hb 就不能与 O_2 结合，从而失去运输 O_2 的功能，所以血红素亚铁原子的第六配位位置是很重要的，它被 O_2 占据与否，或被任何种物质占有，对血红蛋白的运氧功能影响极大。例如大家所熟悉的煤气中毒即一氧化碳（CO）中毒，就是 CO 与这个第六配位键结合（CO 结合力比 O_2 的结合力强 200 倍），而严重影响 Hb 携带 O_2 功能的结果。血红素铁原子与 O_2 以及其在 Hb 分子中的情况见图 11-2。

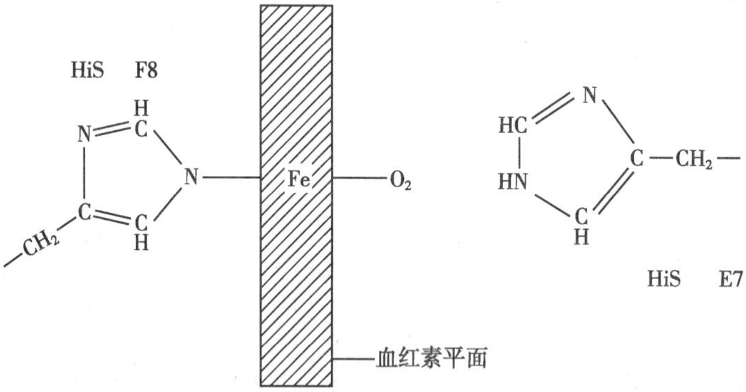

图 11-2 血红蛋白中氧结合示意图
第五配位位置被 F8 组氨酸所占据，氧结合在第六配位位置上，E7 组氨酸靠近第六配位位置

血红素中的亚铁原子因电子所占外层轨道不同，有高自旋状态和低自旋状态两种形式。铁原子在低自旋状态时半径较小，它能进入卟啉环平面的中央；高自旋状态时则偏离这一平面。当血红素与配位体 O_2 结合时（$Hb+O_2 \rightarrow HbO_2$），铁原子从高自旋状态变为低自旋状态，其半径变小，比脱 O_2 时体积约减少 13%，从而使铁原子进入卟啉环平面内，导致 Hb 构象（conformation）发生变化，Hb 从脱氧构象转为氧合构象，这时 Hb 成为氧合 Hb（oxyHb，HbO_2），当配位体 O_2 脱离血红素时（$HbO_2 \rightarrow Hb+O_2$），Hb 从氧合构象转为脱氧构象，这时 Hb 称为脱氧 Hb（deoxyHb）。

第二节 正常人体血红蛋白

前面已述，血红蛋白（Hb）是存在于红细胞内的一种主要结合蛋白质，它占红细胞中总蛋白量的 90%。Hb 由珠蛋白肽链与血红素组成，主要功能是向机体各部分运输氧。Hb 不是均一的，正常人红细胞中含有多少种血红蛋白决定于人体发育的不同时期，也就是说人体各个不同发育阶段，合成多肽链种类是不同的，因而由这些多肽链组成不同种类血红蛋白。为了说明这个问题，先讨论人珠蛋白基因的组织结构，然后讨论“血红蛋白基因开关”及人体血红蛋白。

（一）人类珠蛋白基因的组织结构

研究证明，人类珠蛋白基因分为 α 类和 β 类两大基因簇（图 11-3，表 11-1）。α 类珠蛋白基因簇包括 4 个功能基因和 2 个无功能基因（又称假基因），位于 16 号染色体短臂上（区带 p13.2 与端粒之间），它以 5′端按 $5'\text{-}\zeta\text{-}\psi\zeta\text{-}\psi\alpha_1\text{-}\alpha_1\text{-}\alpha_2\text{-}\theta\text{-}3'$ 顺序排列，长度为 30 千碱基对（kb）DNA，其中 ζ 为胚胎型功能基因，α_1、α_2 和 θ 为成年型功能基因。θ 为新近发现的功能基因，具体功能尚未清楚。ψζ 和 $\psi\alpha_1$ 为假基因。β 类珠蛋白基因簇包括 5 个功能基因和 1 个假基因，位于 11 号染色体短臂上（区带 p15），它以 5′端按 $5'\text{-}\varepsilon\text{-}G_\gamma\text{-}A_\gamma\text{-}\psi\beta\text{-}\delta\text{-}\beta\text{-}3'$ 顺序排列，长度为 60 千碱基对（kb）DNA。γ 基因有两个，一个是 G_γ，另一个是 A_γ，二者的表达产物只有 136 位处氨基酸不同，前者为甘氨酸（Gly），后者为丙氨酸（Ala）。ε 为胚胎型功能基因，G_γ、A_γ 为胎儿型功能基因，δ、β 为成年型功能基因，ψβ 为假基因。所谓假基因是一些有缺陷的基因，它们的 DNA 序列与珠蛋白功能基因的序列有 70% ~80% 的同源性，但是不能编码正常功能的珠蛋白多肽链。在生物进化过程中有些假基因所以能保存下来，推测可能有其尚未清楚的功能。最近假基因序列分析表明有数处阻止正常表达的结构变异，例如，在 $\psi\alpha_1$ 结构基因上有很多突变、删除和读码框架位移，因此使 75、79 和 83 位上的密码子变成了终止密码，多聚 A 信号序列突变成了 AATGAAA，

导致转录产物 ψα 不能在红细胞中被检出。α 和 β 珠蛋白基因簇中各个基因的核苷序列已测定。

珠蛋白基因之间由长短不等的 DNA 顺序间隔，这个顺序称为间隔顺序，例如人 β 珠蛋白基因簇中 ε 基因和 $G_γ$ 基因之间距离为 13.5kb，$G_γ$ 和 $A_γ$ 之间距离为 3.5kb，$A_γ$ 和 δ 之间距离为 13.5kb，δ 和 β 之间距离为 5.5kb，但它们是不编码蛋白质的，其功能还不十分清楚。最近研究发现它们有些部分与基因表达调控有关。

人珠蛋白基因是一个典型的真核基因，基因本身是不连续的，其结构基因（编码蛋白质的）被两个不编码的核苷酸序列隔开，将它分为三段，不编码的顺序为内含子，三段编码部分称为外显子。第一个外显子编码 1～31（α 类）或 1～30（β 类）位氨基酸，第二外显子编码 32～99（α 类）或 31～104（β 类）位氨基酸，第三外显子编码 100～141（α 类）或 105～146（β 类）位氨基酸。每种珠蛋白基因第二外显子是编码血红素“结合袋”的主要组分，第三外显子是 α 类和非 α 类珠蛋白接触面的主要成分。α 类珠蛋白的基因含 2 个小的内含子（100～300bp），而 β 类珠蛋白的基因含 1 个小的和一个大的内含子（1000～1200bp）。内含子的功能还不十分清楚，但已有资料表明它与基因表达有关。人体珠蛋白基因结构参见图 11-4。

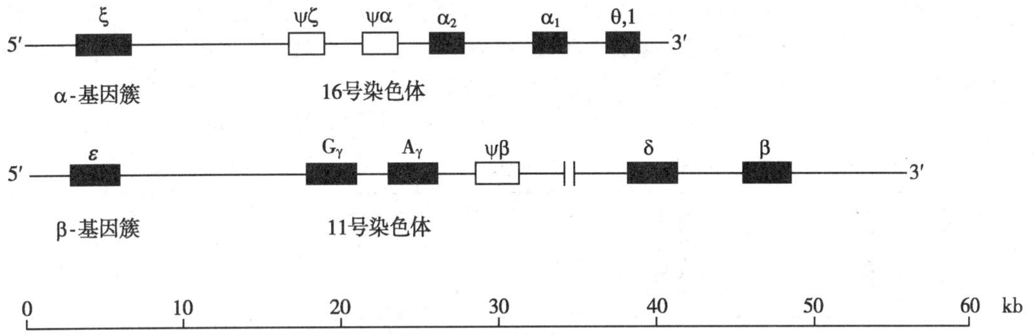

图 11-3　人珠蛋白基因组

表 11-1　人珠蛋白基因簇组织

基因簇	存在	长度（kb）	单配体拷贝数	顺　序
α	16 号染色体	30	2	$5'$-ζ-ψζ-$ψα_1$-$α_1$-$α_2$-θ-$3'$
β	11 号染色体	60	1	$5'$-ε-$G_γ$-$A_γ$-ψβ-δ-β-$3'$

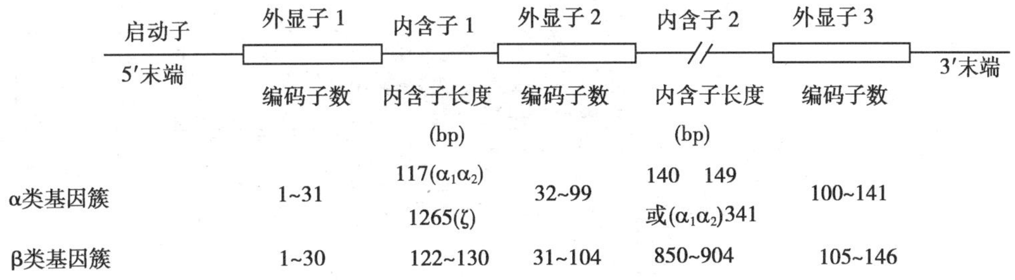

图 11-4　人体珠蛋白基因的结构

人类珠蛋白基因簇内还有两种重要的中度核苷酸重复序列：Alu 家族和 Kpn 家族。其名称来源于多数拷贝中存在该酶的位点。α 珠蛋白基因簇中含有 3 个 Alu 家族成员，β 基因簇含有 13 个 Alu 和 11 个 Kpn 家族成员。每个 Alu 重复序列长约 300bp，在人染色体中有 30 万～50 万拷贝，占总 DNA 量的 5% 左右。Alu 重复序列散布在整个基因组内，不仅在基因之前可发现 Alu 重复序列，而且在内含子及 3′非翻译区内也可以发现 Alu 序列。Alu 重复序列的特点是它的 3′末端有很多多聚 A 尾巴，其本身是两个 130bp 重复序列构成的二聚体。在人 β 珠蛋白基因簇中已发现有 13 个 Alu 序列，在 ε 基因上游

20kb 内有 7 个 Alu 序列，在 G_γ 之前和 A_γ 之后约 500bp 处各有一个 Alu 序列，在 δ 之前和 β 之后各有一对 Alu 序列。Alu 序列可被转录成 RNA，但其具体功能目前尚不清楚。完整的 Kpn 重复序列长达 6.4kb，在染色体中共有 10^4 拷贝，占总 DNA 的 5% 左右，但是在多数情况下，Kpn 不是以完整的形式存在，而是以它的某部分片段（长约几百个 bp）散布在染色体 DNA 中。在人 β 珠蛋白基因簇中已发现有 11 个长短不一的 Kpn 重复序列。在 β 基因 3′端有一个可能是完整 Kpn 序列，长达 6.4kb。在 ε 和 G_γ 基因之间有两个串联的 Kpn 序列，分别为 3kb 和 4kb。在 ε 基因上游有两个方向相反的 Kpn 序列片段，长约 200bp。在 γ 基因的 5′端和 3′端，以及 G_γ 和 A_γ 基因之间存在很短的 Kpn 序列片段（约 70bp）。在 α 珠蛋白基因簇中还未见报道发现 Kpn 重复序列。有报道 Kpn 重复序列可转录，但目前未发现其可被转录成 RNA 的直接证据。

人类珠蛋白基因外显子的核苷酸序列是非常固定的，但其中非编码部分（内含子和间隔序列）则有些变化，不十分固定。在正常情况下，某些核苷酸位点发生中性突变，这种变化称为珠蛋白基因的多态性。多态性位点是一种遗传标志，它对珠蛋白基因表达并不产生影响，分子生物学家可以利用这种性质，对某些遗传疾病（如某些异常 Hb 病、地中海贫血症）进行基因诊断。

（二）血红蛋白基因开关

血红蛋白是一种结合蛋白——血红素蛋白，所以它的生物合成有其本身的特异性。血红蛋白含有各种亚单位包括多肽链合成和血红素合成。人类珠蛋白肽链有多种，它们在人个体发育过程中合成的先后顺序也不同，因而其红细胞中可出现不同种类的正常人体血红蛋白，这反映了珠蛋白基因簇内各基因是从 5′端开始向 3′端依次表达的。这一表达呈现高度的组织特异性和发育阶段特异性。α 类和

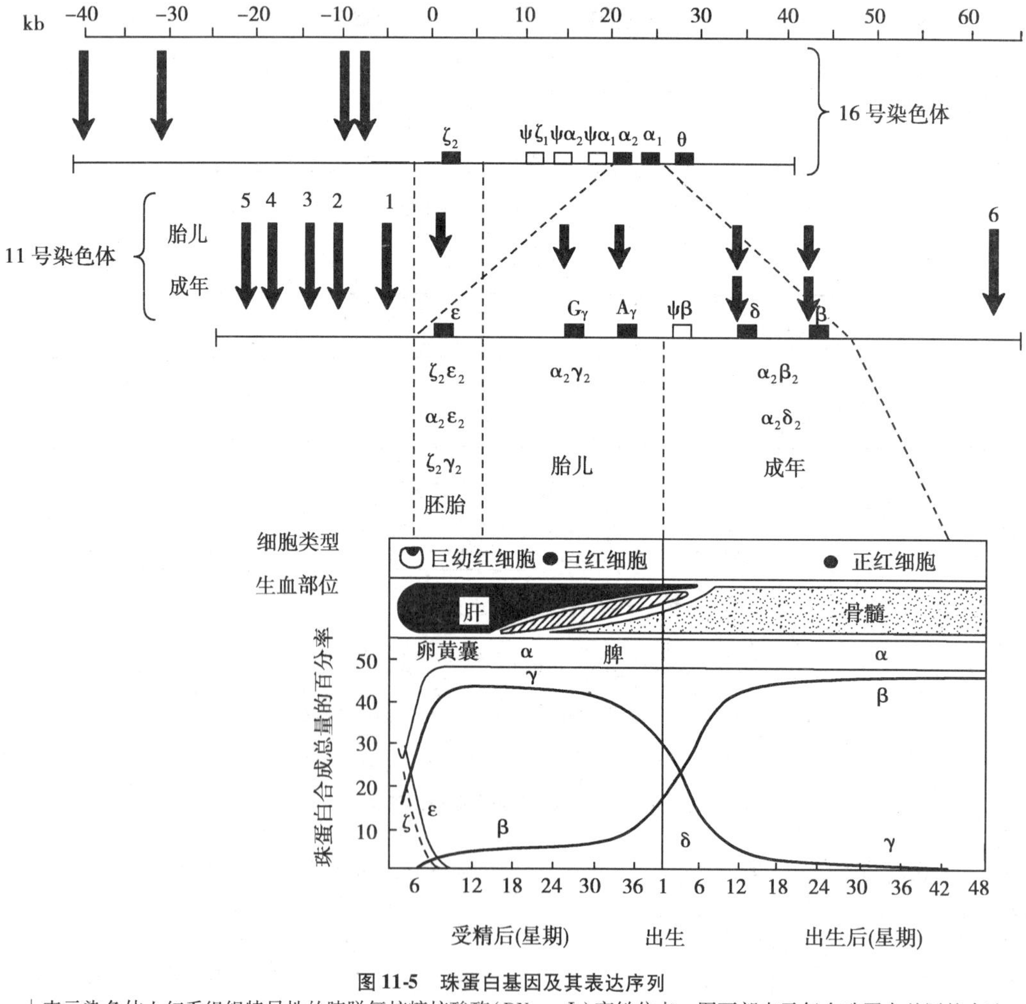

图 11-5 珠蛋白基因及其表达序列

↓表示染色体上红系组织特异性的胰脱氧核糖核酸酶（DNase Ⅰ）高敏位点。图下部表示每个珠蛋白基因的表达模式及在发育过程中珠蛋白基因开关与珠蛋白基因开关和主要生血部位的关系

β 类珠蛋白基因不在同一条染色体上，但两类基因表达始终保持平衡。所谓血红蛋白基因开关指的是珠蛋白基因的表达在不同发育阶段的开启和关闭。α 类和 β 类珠蛋白基因表达分别从各自基因簇 5′端开始，随着发育过程的演变 5′端关闭而 3′端开启，开启和关闭是渐进性的（图 11-5）。具体来说，人 β 类珠蛋白基因的表达有两个开关：从胚胎到胎儿的开关和从胎儿到成人的开关，前者在胚胎早期出现，后者主要出现在出生前后。人 α 类珠蛋白基因只有从胚胎到胎儿的一个开关，打开后不再关闭而终生表达。人珠蛋白基因及其表达随个体发育而变化情况见图 11-5。

第一个开关：从胚胎到胎儿的开关，主要发生在卵黄囊和肝组织。胚胎第 4 ~ 5 周主要合成 ζ 和 ε 肽链及少量 γ 链，第 6 ~ 7 周开始合成 α 链，第 7 ~ 8 周 ε 与 ζ 链不再合成（ζ、ε 基因关闭），此后主要合成 α、G_γ、A_γ 链。α 链高水平合成并持续存在于整个发育过程中，始终不变。已知 α_1 和 α_2 编码基因相同，因而其合成的 α 珠蛋白链相同，但二者非编码区有些不同，造成二者在转录速率和翻译效率不同。由 mRNA 分析结果表明 α_1 和 α_2 在骨髓细胞中的转录速率之比（α_1/α_2）在 2∶1左右，此比率直到成人不变，但是因 α_1 的翻译效率比较高，所以两个基因表达的 α 珠蛋白量是接近的。β 珠蛋白基因于胚胎第 7 ~ 8 周开始合成随后合成速度渐增，但相当慢。胚胎第 10 ~ 23 周主要合成的珠蛋白肽链是 α、A_γ、G_γ 和 β 链，其中 β 链合成量占非 α 链总蛋白的 10% ~ 15%。

第二个开关：从胎儿到成人的开关。胚胎第 32 ~ 36 周 β 链合成开始升高而 γ 链合成量逐渐下降，出生时 γ 链合成量占 β 类珠蛋白的 80%。出生后 3 个月内，β 链合成速率极速加快，γ 链合成量急速下降；出生后 1 年时，γ 链合成基本停止，β 链合成达到成人的最高速度，而此时 γ 链合成一般已减少至占血红蛋白总量的 1% 左右，G_γ/A_γ 链比值从胎儿型的 7∶3变为成人型的 4∶6，在成人此比值多变。γ 链与 α 链组成 HbF，含 HbF 的红细胞称为 F 细胞。δ 珠蛋白基因紧接着 β 基因的开启而开启，但合成速率很低。一般认为 δ 链合成可能始于妊娠的 30 周之后，出生后合成逐渐增加，到出生后 1 年时达到成人表达水平，即为占血红蛋白总量的 2.5%。这个时期肽链合成主要发生在肝和骨髓组织。

（三）正常人体血红蛋白

由上述不同发育阶段和不同场所合成的 α 类和 β 类珠蛋白肽链组成血红蛋白四聚体至少可分为 6 种（表 11-2），胚胎型三种：HbGower Ⅰ（$\zeta_2\varepsilon_2$）、HbGower Ⅱ（$\alpha_2\varepsilon_2$）、HbPortland（$\zeta_2\gamma_2$）；胎儿型一种：HbF（$\alpha_2\gamma_2$）；成人型两种：HbA（$\alpha_2\beta_2$）、HbA_2（$\alpha_2\delta_2$）。每种血红蛋白都含有两条 α 类珠蛋白肽链和两条 β 类珠蛋白肽链，呈现 α 类珠蛋白基因与 β 类珠蛋白基因的表达始终保持平衡，如果这一平衡失调就导致 α 地中海贫血和 β 地中海贫血症。

表 11-2　人发育期血红蛋白的组成

发育阶段	Hb 种类	分子组成
成年期	HbA	$\alpha_2\beta_2$
	HbA_2	$\alpha_2\delta_2$
胎儿期	HbF	$\alpha_2\gamma_2$
	HbA	$\alpha_2\beta_2$
胚胎期	HbGower Ⅰ	$\zeta_2\varepsilon_2$
	HbGower Ⅱ	$\alpha_2\varepsilon_2$
	HbPortland	$\zeta_2\gamma_2$

血红蛋白 A（HbA）是成人中主要的血红蛋白，由一对 α 链和一对 β 链组成（$\alpha_2\beta_2$），其分子直径为 50Å，体积约为 64×55×50Å，分子量为 65kD，一个血红蛋白分子含 4 个原子铁（0.346% W/W）。HbA 在氧合和脱氧时的吸收光谱不同（图 11-6），氧合 Hb 在 540、580nm 处各有一个吸收峰，而脱氧 Hb 只在 560nm 处有一个吸收峰。在新生儿中 HbA 占所有血红蛋白的 20% 左右，出生后快速增加，出生 6 个月后成为血红蛋白中的主要成分，占所有血红蛋白的 90% 以上。这种血红蛋白是目前所知最多的一个，关于它的结构与功能关系的研究极大地丰富了对蛋白质的认识。本章主要是以它为中心进行讨论。

血红蛋白 A_2（HbA_2）是正常人红细胞中的次要血红蛋白成分，它是由一对 α 珠蛋白链和一对 δ 珠蛋白链组成（$\alpha_2\delta_2$）。在整个正常人血红蛋白中，HbA_2 的含量少，出生 6 个月后，HbA_2 仅占所有血红蛋白总量的 2% ~ 2.5%，但它在各红细胞中是均匀分布的。HbA（$\alpha_2\beta_2$）和 HbA_2 的差别在于 β 类亚基，在 HbA 为 β 亚基，而在 HbA_2 为 δ 亚基。在化学结构方面，δ 珠蛋白链和 β 珠蛋白链具有高度同源性，均含有 146 个氨基酸残基，其顺序见表 11-3。二者的 N-端氨基酸均为缬氨酸（Val），C-末端氨基酸均为组氨酸（His），在 146 个氨基酸残基中只有表中的 10 个不同。

这 10 个不同残基中的 8 个是中性氨基酸的互换，然而 β22Glu→δ22Ala 及 β116His→δ116Arg 的改变，使得 δ 珠蛋白链的正电荷多于 β 珠蛋白链，从而造成 HbA_2 的等电点升高。

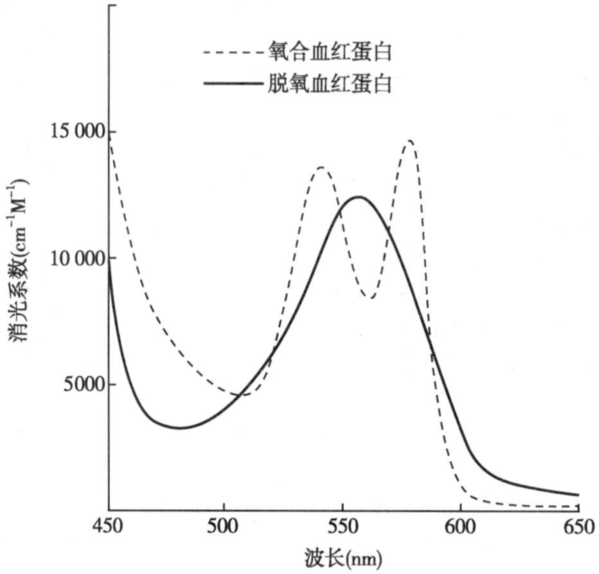

图 11-6 氧合和脱氧血红蛋白的可见吸收光谱

表 11-3 δ 珠蛋白和 β 珠蛋白链氨基酸残基顺序

残基位置	9	12	22	50	86	87	116	117	125	126
β 链	Ser	Thr	Glu	Thr	Ala	Thr	His	His	Pro	Val
δ 链	Thr	Asn	Ala	Ser	Ser	Gln	Arg	Asn	Gln	Met

在物理化性质方面,HbA_2 与 HbA 有些不同,具有自己的特点。HbA_2 的等电点较高,所以碱性电泳时向 HbA 的阴极移动。它的层析行为也不同于 HbA,DEAE 纤维素柱层析中,HbA_2 先于 HbA 被洗脱下来。在抗原性方面,HbA_2 比 HbA 强。Nanney 等发现,HbA_2 和它的氧化变性产物——高铁血色原 A_2(hemichrome A_2),与红细胞膜,特别是与红细胞膜蛋白区带 3 的结合力大于 HbA 和高铁血色原 A 与红细胞膜结合力。氧合 HbA_2 在磷酸缓冲液中的溶解度稍低于氧合 HbA。尽管 HbA 和 HbA_2 性质上有这些不同,但是二者在生理功能上的特性几乎是一样的,例如 HbA_2 的氧亲和力、与 2,3-二磷酸甘油酸(2,3-DPG)结合能力、Bohr 效应和协同效应与 HbA 没有显著差别。在成人体内由于 HbA_2 含量低,行使生理功能的主要是 HbA。虽然 HbA_2 在生理上并不重要,但却没有在漫长的进化过程中被淘汰,说明它可能还具有未知的重要功能,如 1993 年 Poillon 发现 HbA_2 具有抑制红细胞内脱氧 HbS 聚合作用,通过增加 HbA_2 合成量可以保护大部分含有 HbS 的红细胞免于镰刀形化损伤,这有希望为治疗镰刀型贫血病提供一条新途径。此外,还有人证明 HbA_2 能增加 HbA 的热稳定性。

血红蛋白 F(HbF)又称胎儿血红蛋白,由一对 α 链和一对 γ 链组成($\alpha_2\gamma_2$),是胎儿第 2 个月后和新生儿血液中的主要血红蛋白。脐带血中 HbF 的含量占总血红蛋白的 70% ~80%,出生后很快减少,至 6 个月后,绝大部分被 HbA 替代。成人中 HbF 约占总 Hb 的 1% 左右。这种血红蛋白有许多性质与 HbA 不同。它具有明显的抗碱性和抗酸性,人们可以利用这种特性进行测定 HbF 的含量,检测红细胞中 HbF 的"酸洗脱"技术就是根据此特性建立的。组成 HbF 的 γ 链中含有 4 个异亮氨酸(Ile),而 HbA 和 HbA_2 中不含有这种氨基酸。抗原性方面,HbF 也比 HbA 强。HbF 的电泳行为和层析性质也与 HbA 有些不同,在碱性缓冲液中,其电泳速度稍慢于 HbA,用 DEAE-纤维素柱层析分离脐带血时,HbF 稍后于 HbA 被洗脱下来。这些性质已广泛用于 HbF 的分离和研究。HbF 的另一个重要性质在于它在生理条件下对氧的亲和性明显高于 HbA,这就意味着任何一定的氧分压情况下,HbA 取向放出氧到 HbF 上,将氧从母体转移至胎儿的环境中(图 11-7),显然,这对处在低氧紧张期的胎儿是有益的。

在成人血液中 HbF 约占总血红蛋白的 1%,用酸洗脱或荧光免疫技术分析红细胞中 HbF 的分布,发现 HbF 在各红细胞中不是均匀分布的,并非所有红细胞中 γ 珠蛋白含量都占 β 珠蛋白含量的 1% 左

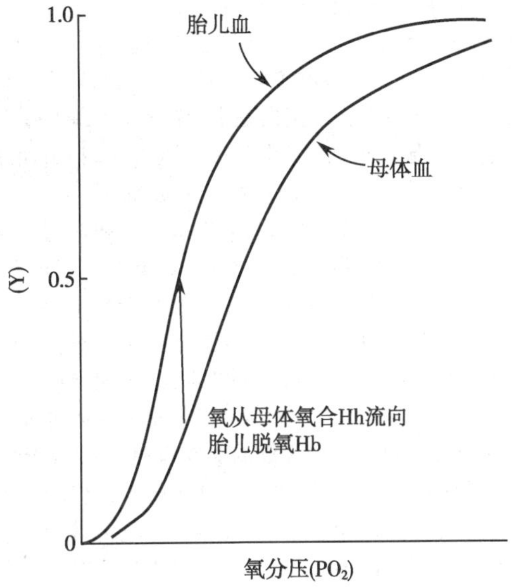

图 11-7　胎儿血和母体血氧解离曲线图

右，事实上，多数红细胞都不含 HbF，而有些红细胞中 HbF 占 Hb 总量的 10% ~30%，这一类红细胞称为 F 细胞。因此在成人血液中至少有两种红细胞，一种是 F 细胞，它既合成 β 珠蛋白，又合成 γ 珠蛋白；另一种红细胞则合成 β 珠蛋白。1986 年 Schroder 和 Huisman 用聚丙烯酰胺凝胶酸性电泳方法进行珠蛋白肽链分析，发现人类胎儿 HbF 中的 γ 珠蛋白链存在两种类型，一种在肽链的 136 位为甘氨酸(Gly)，另一种在肽链的 136 位为丙氨酸(Ala)，分别称为 $G_γ$ 和 $A_γ$ 链。它们是 $G_γ$ 和 $A_γ$ 两个不等位基因的表达产物。大量新生儿脐带血分析结果表明，$G_γ$ 和 $A_γ$ 链的平均值分别为 70% 和 30%（即 $G_γ/A_γ$ 比值为 7∶3），在整个胎儿时期，$G_γ/A_γ$ 这个比值较稳定。在出生后头几个月 $G_γ/A_γ$ 比值由 7∶3 变为 6∶4。出生后 6 个月后，这个比值变为成人型的 4∶6。现在查明这两种 γ 链存在于所有人群中，也就是说在正常人血液中含有两种 HbF，一种由一对 α 链和一对 $G_γ$ 链组成（$α_2G_{γ2}$），另一种由一对 α 链和一对 $A_γ$ 链组成（$α_2A_{γ2}$）。并发现有些新生儿 $G_γ/A_γ$ 比值明显高于 7∶3。基因图谱分析发现这些新生儿常有 γ 珠蛋白基因的异常，发生 γ 基因重排。

另外还发现一些 γ 珠蛋白变异体。Hb Sardinin 是最先发现的一种 γ 链变异体，它的结构特点是 γ 链的 136 位为丙氨酸(Ala)，75 位异亮氨酸(Ile)为苏氨酸(Thr)取代，用 $A_γ$75Ile→Thr 表示，简称 $A_γ$T 链，实际上是 $A_γ$I 链变异体。用聚丙烯酰胺凝胶电泳(PAGE)方法一般不能将 $A_γ$T 和 $A_γ$I 分开。1984 年 Shelton 用反相高效液相层析(RP-HPLC)方法成功地将 $A_γ$T 和 $A_γ$I 链分开(图 11-8)。Huisman 等人改进和应用上述分析方法分析了大量不同人种和民族的脐带血标本，发现 Hb Sardinin 是一种常见的 $A_γ$ 链变异体，在不同人种、民族或人群中发生率有差别，具有种族和民族特异性，如在意大利人中 $A_γ$T 链发生率为 38%，南斯拉夫人中为 46%，保加利亚人中为 39%，印度人中为 35%，日本人中为 31%，澳大利亚人中为 12%。中国医学科学院梁植权教授实验室检测了我国汉族，西藏藏族，贵州苗族，广西壮族、侗族，辽宁满族，新疆维吾尔族、回族和哈萨克族等民族新生儿 HbF 中 $A_γ$T 链发生率，与世界其他不同人群(或民族)相比较，发现我国汉族新生儿中，这种变异体发生率为 7% ~10%；广西壮族和辽宁满族中未发现存在有 $A_γ$T 链；贵州苗族约有 12% 新生儿中含有 $A_γ$T 链。值得注意的是西藏藏族和新疆哈萨克族新生儿血液 HbF 中含有 $A_γ$T 链分别高达 30% 和 38%。

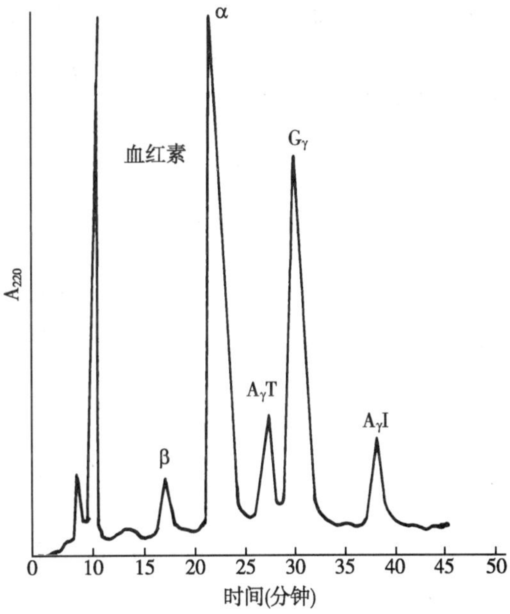

图 11-8　人脐带血中各种珠蛋白链的 HPLC 分离图

近来与临床直接相关的一项研究是糖基化血红蛋白（血红蛋白合成过程中翻译后修饰产物）的工作。用硼酸盐缓冲液进行凝胶电泳时，我们常常可见到在 HbA 前面（阳极侧）出现与 HbA 界限不清、不易分开的次要的扩散成分，Kunke 等人曾将这个阳极侧扩散分成称为 HbA_3，后改名为 HbA_I。正常的 HbA_3 占 HbA 的不到 10%。柱层析方法可将 HbA_I 分为若干次要成分，分别命名为 HbA_{Ia}，A_{Ib}，A_{Ic}。其中 HbA_{Ic} 占 4% ~6%，HbA_{Ia}、HbA_{Ib} 各占 HbA 的 1% ~2%。研究证实这几种血红蛋白都含有糖类成分。HbA_{Ic}与 HbA 的区别在于其 β-链的 N-末端缬氨酸残基上结合一个糖类成分，所以人们称其为“糖基化血红蛋白（glycosylated hemoglobin）”。最近分析认为所结合的糖是葡萄糖。HbA_{Ia}和 HbA_{Ib}的结构还不够清楚。由于在红细胞整个生存时期都在进行着 HbA 缓慢转变形成 HbA_I（$HbA \rightarrow HbA_I$），所以在老年红细胞中 HbA_I 要多一些，在幼年红细胞中就要少一些。这个反应是非酶促的，反应速率取决于有效地血糖浓度，后者浓度增高时 HbA_{Ic}百分比加大。

早在 20 世纪 60 年代，人们就注意到在糖尿病患者 HbA_{Ic}的百分率比非糖尿病的人高。但是关于HbA_{Ic}与糖尿病的关系，情况比较复杂。现有资料表明，这种血红蛋白的水平与糖尿病的病程长短并无明显相关，但与糖尿病的严重程度有一定关系。当新糖尿病患者第一次用胰岛素治疗，需用几周后HbA_{Ic}百分比才能下降，因此 HbA_{Ic}百分比的测定反映 6～8 周前血糖结合值，为此对于评价糖尿病长期控制提供一个有价值的指标。

胚胎血红蛋白，在早期胚胎中 ζ-珠蛋白链和 ε-珠蛋白链首先合成，其后 α-珠蛋白链和 γ-珠蛋白链开始合成，于是由这些肽链组成三种胚胎期血红蛋白。最早出现的血红蛋白是由两链条 ζ-珠蛋白链和两条 ε-珠蛋白组成的 HbGower-Ⅰ（$\zeta_2\varepsilon_2$）和由两条 α-珠蛋白链和两条 ε-珠蛋白组成的 HbGower-Ⅱ（$\alpha_2\varepsilon_2$），随后出现了由两条 ζ-珠蛋白链和两条 γ-珠蛋白链组成的 HbPortland（$\zeta_2\gamma_2$）。虽然 HbPortland 在胚胎期含量并不高，但在正常的脐带血中仍可检测到微量的 HbPortland，它可能是由于 ζ-珠蛋白链在整个发育过程中持续存在时间比 ε-珠蛋白链长一些所致。最近发现，在 α-地中海贫血新生儿血液中往往可检测到较高含量的 ζ-珠蛋白，因此临床学家正把脐带血中 ζ-珠蛋白链的含量作为初步诊断 α-地中海贫血的标志之一。ε-珠蛋白和 ζ-珠蛋白基因的核酸序列测定已完成，它们的表达产物 ε-珠蛋白链和 ζ-珠蛋白链分别与 β-珠蛋白链和 α-珠蛋白链一样，分别由 146 个和 141 个氨基酸残基组成，其序列见表 11-4。

表 11-4 人体珠蛋白链的一级结构

珠蛋白链	氨基酸序列			
	1			40
α-链：	VLSPADKTNV	KAAWGKVGAH	AGEYGAEALE	RMFLSFPTTK
ζ-链：	SLTKTERTII	VSMWAKISTQ	ADTIGTETLE	RLFLSHPQTK
ε-链：	VHFTAEEKAA	VTSLWSKMNV	EEAGGEALGR	LLVVYPWTQR
γ-链：	GHFTEEDKAT	ITSLWGKVNV	EDAGGETLGR	LLVVYPWTQR
δ-链：	VHLTPEEKTA	VNALWGKVNV	DAVGGEALGR	LLVVYPWTQR
β-链：	VHLTPEEKSA	VTALWGKVNV	DEVGGEALGR	LLVVYPWTQR
	41			80
α-链：	TYFPHFDLSH	GSAQVKGHGK	KVADALTNAV	AHVDDMPNAL
ζ-链：	TYFPHFDLHP	GSAQLRAHGS	KVVAAVGDAV	KSIDDIGGAL
ε-链：	FFDSFGNLSS	PSAILGNPKV	KAHGKKVLTS	FGDAIKNMDN
γ-链：	FFDSFGNLSS	ASAIMGNPKV	KAHGKKVLTS	LGDAIKHLDD
δ-链：	FFESFGDLSS	PDAVMGNPKV	KAHGKKVLGA	FSDGLAHLDN
β-链：	FFESFGDLST	PDAVMGNPKV	KAHGKKVLGA	FSDGLAHLDN
	81			120
α-链：	SALSDLHAHK	LRVDPVNFKL	LSHCLLVTLA	AHLPAEFTPA
ζ-链：	SKLSELHAYI	LRVDPVNFKL	LSHCLLVTLA	ARFPADFTAE
ε-链：	LKPAFAKLSE	LHCDKLHVDP	ENFKLLGNVM	VIILATHFGK
γ-链：	LKGTFAQLSE	LHCDKLHVDP	ENFKLLGNVL	VTVLAIHFGK
δ-链：	LKGTFSQLSE	LHCDKLHVDP	ENFRLLGNVL	VCVLARNFGK
β-链：	LKGTFATLSE	LHCDKLHVDP	ENFRLLGNVL	VCVLAHHFGK

续表

珠蛋白链	氨基酸序列		
	121		141
α-链:	VHASLDKFLA	SVSTVLTSKY	R
ζ-链:	AHAAWDKFLS	VVSSVLTEKY	R
ε-链:	EFTPEVQAAW	QKLVSAVAIA	LAHKYH
γ-链:	EFTPEVQASW	QKMVTGVASA	LSSRYH
		A	
δ-链:	EFTPQMQAAY	QKVVAGVANA	LAHKYH
β-链:	EFTPPVQAAY	QKVVAGVANA	LAHKYH

第三节　血红蛋白的结构与功能

（一）血红蛋白结构

血红蛋白和其他许多功能蛋白质一样，其分子结构可划分为一、二、三级或四级。如前所述，人血红蛋白是由 4 个亚单位组成的，每个亚单位含有一个亚铁血红素和一条多肽链。组成 Hb 的多肽链分为两大类：①α 类链：ζ、α 和 θ 链；②非 α 类链：ε、γ、β、δ 链。α 链由 141 个氨基酸组成，其 N-末端为缬氨酸(Val)，C-端为精氨酸(Arg)。ε、γ、β、δ 链由 146 个氨基酸组成，除 γ 链 N-末端氨基酸为甘氨酸(Gly)外，β、δ 链的 N-末端为 Val，β、δ、γ 链 C-末端均为组氨酸(His)。

所谓 Hb 的一级结构(化学结构)是指氨基酸残基在珠蛋白肽链上的线性排列顺序，两个相邻氨基酸之间以肽键(—CONH—)相连。一级结构对 Hb 的立体结构起决定性作用，对于了解血红蛋白病的分子病理学是很重要的。珠蛋白肽链氨基酸顺序测定是 Ingram(1958)指纹技术和通过 Edman 逐步降解技术测定各个酶解肽段的顺序而完成的。从氨基端排起，图 11-9 中已指出全链 α 和 β 链的一级结构，表 11-3 中列出各功能珠蛋白链的氨基酸排列顺序。

血红蛋白的二级结构：指多肽链主链骨架中若干肽段在一个方向上按一定规律盘绕成 α 螺旋结构(称为二级结构)。α 螺旋结构是链内肽链间氢键使肽链中有些段落以 3.6 个氨基酸残基为一周，盘成一个右手螺旋。珠蛋白肽链的 70% 以上氨基酸处于螺旋形位置，组成 7 或 8 个节段，称为螺旋段(图 11-10)，每两个节段之间为少数处于非螺旋形结构的氨基酸。α 链有 7 个螺旋段，分别用 A，B，C，E，F，G，H 来表示；β 链有 8 个螺旋段，分别用 A，B，C，D，E，F，G，H 来表示。非螺旋段位于其间，分别用 CD，EF 等来表示。每个氨基酸残基的位置可以用从 N 端开始的序号表示，也可以用在区段的序号表示。比较已知 20 多个物种，(从鳗鱼到人)的血红蛋白的一级结构，发现有 9 个位置在所有或几乎所有已被研究的物种中含有相同的氨基酸(表 11-5)。这些保守的位置对血红蛋白分子的功能至关重要，有一些直接参与血红素与氧的结合过程，而 CH2 位的酪氨酸残基的羟基与 FG5 位缬氨酸残基形成氢键加强了分子的稳定性。$β_6$ 甘氨酸残基体积最小，使螺旋区 B 和螺旋区 E 得以充分靠近，另外 C2 脯氨酸的存在使螺旋区终结。

血红蛋白的三级结构：指在二级结构的基础上，珠蛋白肽链借助于次级键(主要是疏水键)，又可按一定方式再盘曲折叠，使其本来较长的肽链，在空间上形成较紧密的球状三维构象(图 11-11)，其内部多为疏水性氨基酸，为血红素提供了必要的疏水环境，而外部多为极性氨基酸，是 Hb 分子高度可溶、具有稳定的立体结构。血红素位于 E，F 螺旋段和 CD 非螺旋段组成的疏水性“口袋”中(称为“血红素袋”)，通过次级键固定在一定的位置上。分析可见，血红素与珠蛋白链相结合，主要有以下三种方式：①血红素中的 Fe^{2+} 与 F8 组氨酸(近位组氨酸)咪唑基的 N 原子之间的配位键；②卟啉环上一个丙酸侧链与 FG2 组氨酸及 H5 谷氨酰胺形成氢链，另一个丙酸侧链与 CD3 精氨酸形成氢键；③珠蛋白与血红素之间还有很多非极性相互作用，“血红素袋”周围多为疏水性氨基酸，在使血红素-珠蛋白复合物稳定中，疏水基团起着重要作用。血红素中 Fe^{2+} 与 O_2 相连是在卟啉环平面的另一侧。具体说，在血红素的两侧各有一个组氨酸残基(F8 和 E7)，其中 F8 的位置距血红素很近，称为近位组氨酸，E7 组氨酸距血红素很远，称为远位组氨酸，与血红素没有直接联系，但起着“血红素袋”门户作用。

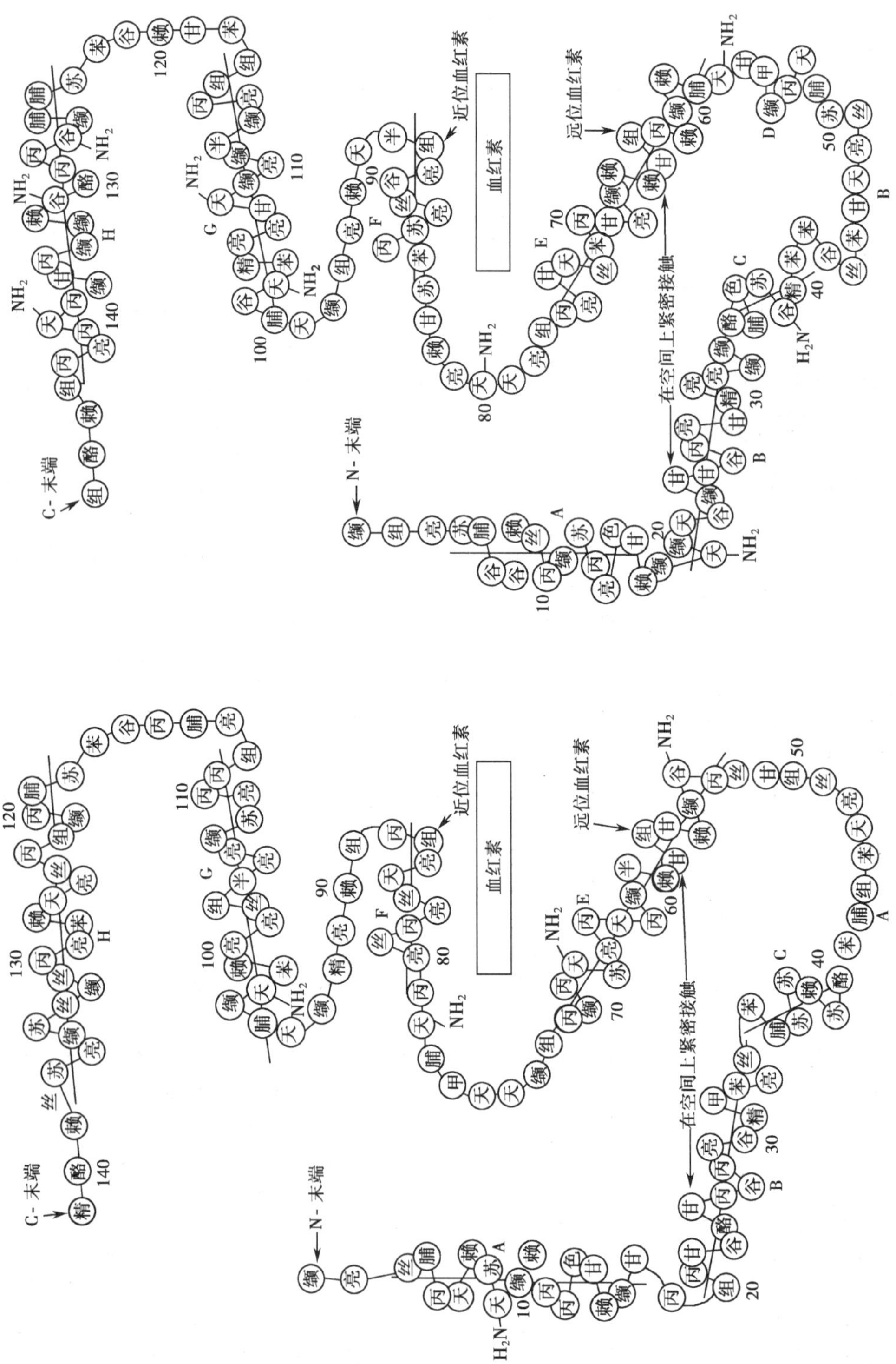

图 11-9 血红蛋白α链和β链的一级结构和二级结构

A. α链；B. β链

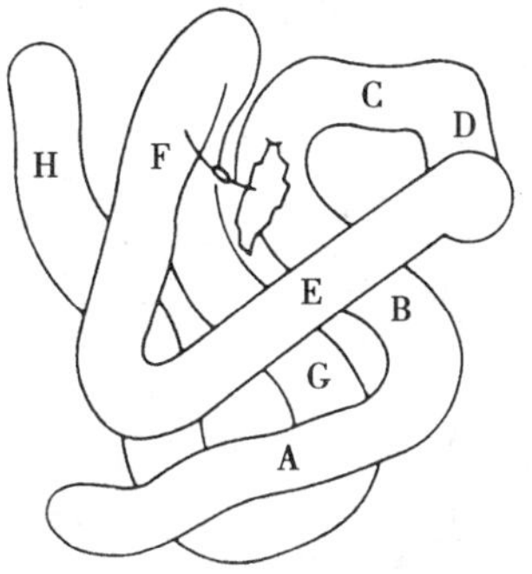

图 11-10 β-珠蛋白链的螺旋节段示意图

表 11-5 血红蛋白中的保守氨基酸残基

位置	氨基酸	作　　用
F8	组氨酸	与血红素相连的近位结合残基
E7	组氨酸	与血红素附近的远位作用残基
CD1	苯丙氨酸	与血红素接触
F4	亮氨酸	与血红素接触
B6	甘氨酸	使螺旋区 B 和 E 得以靠近
C2	脯氨酸	使螺旋区 C 终结
HC2	酪氨酸	形成氢键使 H 和 F 螺旋交联
C4	苏氨酸	未知
H10	赖氨酸	未知

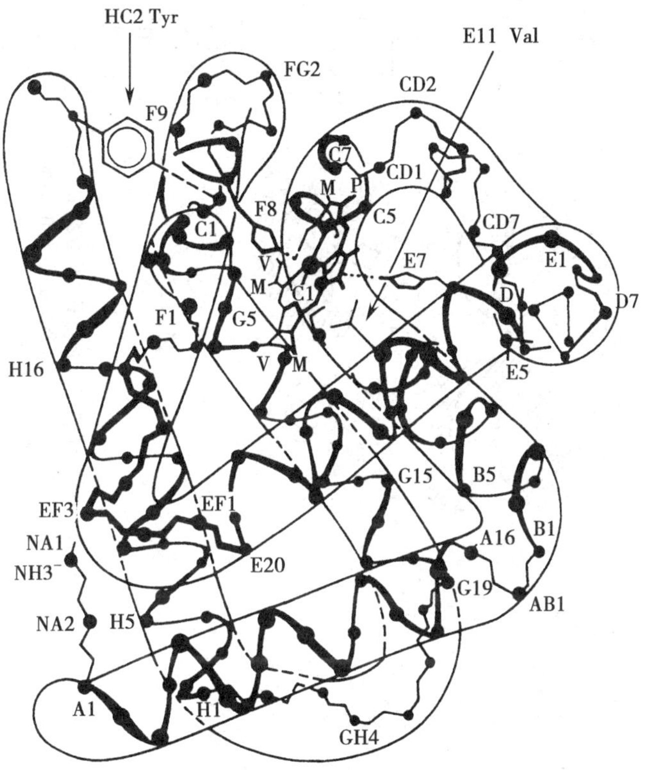

图 11-11 血红蛋白的三级结构

血红蛋白的四级结构：组成血红蛋白的四条肽链（亚基）在三级结构的基础上，借助亚基间的次级键，按一定空间关系相互组成一个完整的、呈椭圆形的四聚体——有功能的血红蛋白分子，其大小约为 6.4nm×5.5nm×5.0nm。Monod 等人指出，每个血红蛋白分子以两种不同的物理形式存在，也就是采取两种不同的四级结构，一种是易和氧结合、高亲和力的 R 型（松弛态），另一种形式是易于放氧、低亲和力的 T 型（紧张态）。T 型构象血红蛋白分子（脱氧 Hb）中，其四条多肽链之间由 8 对盐键相连而成为受约束的强制状态，其中包括末端氨基和末端羧基之间、末端羧基和 46 位赖氨酸残基的侧链之间、141 位精氨酸残基的侧链和 94 位天冬氨酸残基的侧链之间，以及 146 位组氨酸残基和 94 位天冬氨酸残基之间形成的盐键。当血红蛋白氧合后转为 R 型构象，上述盐键全部破坏，使肽链的羧基端完全自由。在血红蛋白分子之中，四个亚基对称排列形成 $\alpha_1\beta_1$ 和 $\alpha_2\beta_2$ 两个重要接触面（图 11-12）。这两种接触面的划分，主要是根据 Hb 分子氧合和脱氧是二者的移动情况，在氧合和脱氧过程中移动较小的（约 1Å），称为 $\alpha_1\beta_1$ 接触面或 $\alpha_2\beta_2$ 接触面；在氧合和脱氧过程中移动较大（约 7Å），则称为 $\alpha_1\beta_2$ 接触面或 $\alpha_2\beta_1$

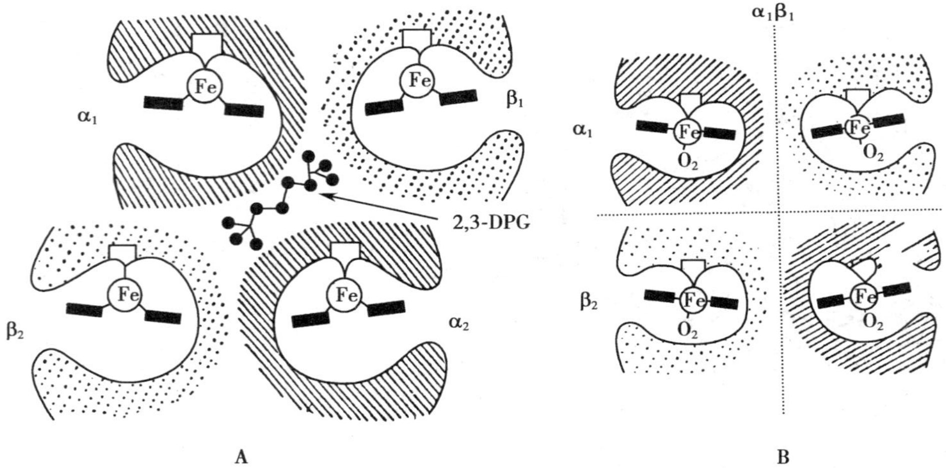

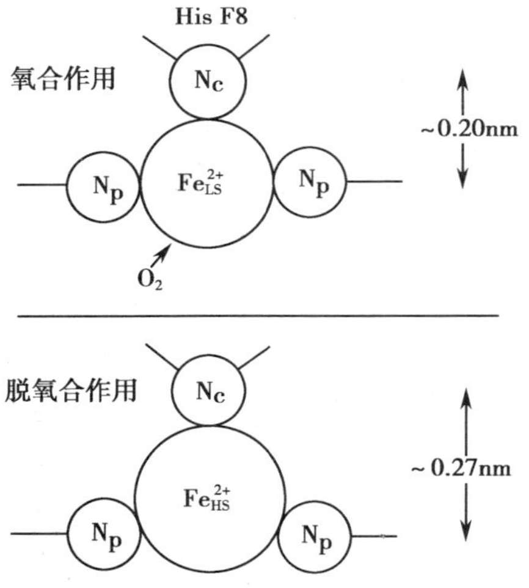

血红素在氧合作用和脱氧合作用期间，铁原子位置的变化

图 11-12　血红蛋白与氧结合前后的构象变化

A. 脱氧血红蛋白(T-构象)；B. 氧合血红蛋白(IR-构象)

接触面。$\alpha_1\beta_1$ 接触面相对较大较长（包括 34 个残基和 110 个原子），对 Hb 分子的稳定性很重要，$\alpha_1\beta_1$ 接触面相对较小较短（包括 19 个残基和 80 个原子），在结合配体（O_2）时发生 T→R 构象跃进中可产生 7Å 左右的滑动，因此 $\alpha_1\beta_1$ 接触面对 Hb 分子对氧的亲和力很重要。一切在接触面中突变都会减小血红素-血红素之间的相互作用，从而影响血红蛋白分子的氧亲和性，而 $\alpha_1\beta_1$ 接触面中的突变一般并不这样。

血红蛋白的 X 射线晶体衍射分析始于 1936 年，化学家佩鲁茨（Max Perutz）及其同事应用 X 线衍射技术，费时 20 余年，才确定了血红蛋白分子中数万个原子坐标，完成了脱氧和氧合血红蛋白的三维结构分析，终于从立体化学上揭开了分子呼吸（Hb 分子摄氧和释氧）的奥秘，并建立了描述 Hb 变构效应的模型。后来，他们又从立体化学角度阐述氧亲和性改变的异常 Hb 病的发病机制。由于这项杰出工作，Perutz 和研究肌红蛋白的 Kendrew 分享 1962 年诺贝尔化学奖。

（二）血红蛋白的结构与功能

本章开头已述血红蛋白是一种双向呼吸载体，它既能将 O_2 由肺运到组织，又能将 CO_2 由组织运至肺部。血液中 O_2 的运输有两种形式，一种是以物理溶解形式运输的 O_2，由于 O_2 在血液中溶解度很小（在动脉血中的溶解量约为 0.3mg/100ml），故只有极小部分的 O_2 是以这种形式运输的（3.6%）；另一种是 O_2 和红细胞中的血红蛋白结合而运输的，占血液中 O_2 运输的绝大部分（96.4%）。此外，人体在代谢过程中产生的 CO_2，其中约 30% 是由 Hb（HbNHCOOH）运输到肺部排出体外的。

1. 氧合血红蛋白的生成及氧解离曲线　血红蛋白与 O_2 结合形成氧合血红蛋白（HbO_2），两者既能迅速结合，也能迅速解离，结合与解离取决于氧分压（PO_2）的高低。在肺部，血液 O_2 分压增高，血液中大部分 Hb 与 O_2 结合生成 HbO_2。在组织，O_2 从血液弥散进入组织细胞，血液 O_2 分压降低，使一部分 HbO_2 解离成 Hb 和 O_2，所释放出的 O_2 供组织和细胞利用，这个过程可用下式表示：

$$Hb+O_2 \underset{O_2\text{ 分压低时（组织）}}{\overset{O_2\text{ 分压高时（肺部）}}{\rightleftharpoons}} HbO_2\text{（氧合 Hb）}$$

氧合 Hb 是鲜红的，脱氧 Hb 是暗红的。动脉血中绝大部分是 HbO_2，所以动脉血是鲜红的。静脉血中未结合 O_2 的 Hb 较多，所以静脉血是暗红的。据测，1 分子 Hb 能和 4 分子 O_2 结合生成 HbO_2，也就是说 1mol Hb 能结合 4mol O_2。在标准状况下 4mol O_2 的体积为 22.4L×4＝89.6L，即 1g Hb 能和 1.34ml O_2 结合。正常人每 100ml 血液含 14～15g Hb，氧结合量可达 19～20ml/100ml，是动脉血中溶解 O_2 量的 67 倍多（20/0.3）。可见 Hb 分子携带 O_2 的能力是很强的。实际上，如上所述，O_2 在血液中运输约 96% 是和红细胞的 Hb 结合而运输的，只有较小部分的 O_2 是以物理溶解形式运输过来的。据测，每 100ml 血液每循环一次释放 O_2 5ml，能够满足组织细胞对氧的需要。现在已知结合了 O_2 和未结合 O_2 的 Hb 分子在空间构象和性能上是有不同的。当 Hb 氧合时，其分子结构发生一系列变化，其中有若干盐键的断裂，某些小分子化合物的出入以及亚单位的移动。血红素平面中央的 Fe 原子半径减小，比脱氧时体积减少 13%，从而使 Fe 原子进入卟啉环平面内，导致 Hb 分子空间上构象发生变化。当 O_2 与 Hb 分子中的一个血红素结合，会使血红素平面另一侧的近位（F8）组氨酸残基位置发生变化，这样就引起了这条肽链的空间构象发生变化，随之使肽链之间的盐键断裂，四条多肽链彼此松开，从而使血红蛋白四聚体在氧合作用中从 T 构象逐步变成为 R 构象。R 构象比 T 构象对 O_2 的亲和力要大 300 倍。组成 Hb 分子的 4 个亚单位并非同时与 O_2 结合，而是有先后顺序的。一般认为首先与 O_2 结合的是 α 珠蛋白链，然后才是 β 珠蛋白链，因为 X 射线晶体衍射分析结果证明 α 珠蛋白链的血红素窑洞比 β 珠蛋白链较宽敞，氧分子容易进入并与血红素铁结合。那条最先与 O_2 结合的 α 链，空间构象的改变又会引起另外三条肽链构象的改变，而分子构象的改变又会引起分子性能的改变，这就是说当 Hb 分子的一个部分结合 O_2 后，会改变 Hb 分子别的部位结合 O_2、H^+、CO_2 和有机磷酸酯（如 2,3-二磷酸甘油酸，简称 2,3-DPG）等的性能。反之亦然，当 H^+、CO_2 或 2,3-DPG 和 Hb 分子上的一个部位结合时，也会改变 Hb 分子别的部位的构象和性能。这就是 Hb 的变构效应。因为 Hb 是一种变构蛋白质，其变构性能来自亚基之间的协同作用（血红素与血红素之间的相互作用）、亚基与 H^+、CO_2 或与 2,3-DPG 之间的作用。Hb 这种变构效应使 Hb 的各种功能相互影响、相互制约，赋予生物更能适应环境中的各种因素的变化能力。

O_2 和血红蛋白结合与解离的变化并不呈直线的比例关系，而是呈"S"形曲线，称为 Hb 氧合或 HbO_2 解离曲线（图 11-13），它是通过血液 O_2 饱和度对氧分压（PO_2）作图得出的。所谓血液 O_2 饱和度即为氧合部位的占有率，具体来说就是 HbO_2 的量和 Hb 总量的比值（HbO_2/HbO_2+Hb）。而氧合肌红蛋白的氧解离曲线为双曲线，对任何给定的 PO_2，肌红蛋白的 Y 值总是比血红蛋白者高，也就是说肌红蛋白对氧比 Hb 对氧有较高的亲和性。通常用一个称为 P50 的量来表示 Hb 对 O_2 的亲和性或氧解离曲线的位置。P50 是指 Hb 的氧饱和度为 50%（而 Y=0.5）时相应的 PO_2 值。肌红蛋白的 P50 为 1，而 Hb 的 P50 为 26.0，这表明 P50 减少，Hb 对 O_2 的亲和力增大，HbO_2 氧解离曲线向左移动；P50 增大，Hb 对 O_2 的亲和力减小，HbO_2 氧解离曲线向右移动，HbO_2 易于释放出 O_2。

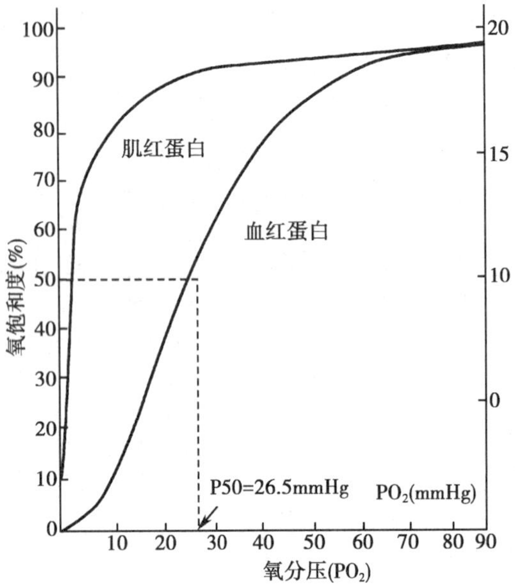

图 11-13 氧合血红蛋白的氧解离曲线

HbO_2 氧解离曲线的 S 型特征具有重要的生理意义。曲线的两端斜率较小（较平坦），曲线中段斜率较大（较陡直），这说明 Hb 与 O_2 结合随 PO_2 的增高而加快；HbO_2 释出 O_2 则随 PO_2 的下降而加快，其机制可用前面所述的 Hb 的变构效应来说明。从曲线可见，PO_2 从 100mmHg 降至 80mmHg 时，O_2 饱和度仅下降 0.02（0.95～0.93），故当血液流经 PO_2 高的肺部时（Hb 最大限度地与 O_2 结合）即使 PO_2 可能有相当大的变化（如人从平原进入高原地区），血液 O_2 饱和度并不受多大影响，仍能保证较多的 Hb 与 O_2 结合。但当 PO_2 自 40mmHg 降至 20mmHg 时，血 O_2 饱和度可自 0.6 降至 0.3，保证了血液流经 PO_2 低的组织时即使 PO_2 有较小变化，HbO_2 的氧解离曲线有明显增加，从而释出更多的 O_2 供组织需要。

2. H^+ 浓度和 CO_2 的效应　波尔（Bohr 1910 年）早已发现血红蛋白的氧亲和力随着血液中 H^+ 浓度增加和 CO_2 分压（PCO_2）的增高而减弱，Hb 分子由 R 型转化为 T 型，促使 HbO_2 解离释出 O_2；反之也然。当 PO_2 增高时，由于 O_2 和 Hb 结合使 Hb 分子由 T 型转化为 R 型，促使 Hb 释放 H^+ 和 CO_2。此现象最早由 Bohr 发现，故又称为 Bohr 效应。其过程可用下式表示：

$$HbO_2 + H^+ + CO_2 \underset{\text{在肺部}}{\overset{\text{在组织}}{\rightleftharpoons}} Hb\begin{matrix} H^+ \\ CO_2 \end{matrix} + O_2$$

Bohr 效应具有重要生理意义。如当血液流经组织时，因细胞的 pH 较血液低而 PCO_2 较血液高，有利于 HbO_2 释放 O_2，使细胞获得充足的 O_2，同时 HbO_2 释放 O_2 又促进了 Hb 和 H^+、CO_2 结合。当血液流经肺部时，PO_2 高，HbO_2 的生成促使 Hb 释出 H^+ 和 CO_2。CO_2 的呼出又有利于 HbO_2 的形成。H^+ 与 Hb 的结合能影响 Hb 的分子构象，使 Hb 对 O_2 的亲和力降低。图 11-14 所示，当血液的 H^+ 浓度增高（pH 由 7.4 降至 7.2）时，Hb 对 O_2 的亲和力降低，氧解离曲线向右移动，P50 值增大；当血液的 H^+ 浓度下降（pH 由 7.4 增至 7.6）时，Hb 对 O_2 的亲和力增加，氧解离曲线向左移动，P50 值减小。故在同一 PO_2 下，pH 越低，Hb 对 O_2 的亲和力越小，血氧饱和度也越小。PCO_2 分压对 Hb 结合 O_2 的影响基本上与 pH 相似。PCO_2 增高所产生的效应和 pH 下降完全一样，能使 Hb 对 O_2 的亲和力和 O_2 饱和度下降，氧解离曲线向右移动。研究结果表明，在有氧代谢中，每消耗一个 O_2 分子，约生成 0.8 个分子 CO_2。大多数 CO_2 是作为碳酸氢根运载的，而后者在红细胞中通过碳酸酐酶的作用形成的（$CO_2 + H_2O \rightarrow HCO_3^- + H^+$），在这个反应中产生的 H^+ 可参与脱氧 Hb 的 Bohr 效应，换句话说 CO_2 形成的碳酸能使红细胞中的 pH 下降，故 CO_2 对 Hb 与 O_2 结合的影响主要是通过降低 pH 而实现的。此外，CO_2 还被 Hb 以氨基甲酸（HbNHCOOH）形式运载。Hb 的氨基末电离的形式能与 CO_2 进行可逆反应：

$$HbNH_2 + CO_2 \underset{\text{在肺中}}{\overset{\text{在组织中}}{\rightleftharpoons}} HbNHCOOH$$

$$\underset{\text{在肺中}}{\overset{\text{在组织中}}{\rightleftharpoons}} HbNHCOO^- + H^+$$

在此反应中释放出的 H^+，也可参与脱氧 Hb 的 Bohr 效应。故有人认为这可能是 CO_2 降低血液 pH 的主要原因。

需要进一步讨论的问题是从氧合转化为脱氧形式时，血红蛋白是如何吸收质子（H^+）的？质子与 Hb 哪些部位结合？又如何影响 Hb 结合 O_2 的能力？其中有些问题至今尚未完全弄清楚。但是有研究结果表明，Bohr 效应产生的原因主要是由于 H^+ 的正电荷与脱氧 Hb 的负电荷基团相互作用而配偶形成盐桥，从而增加脱氧形式 Hb 的稳定，降低 Hb 对

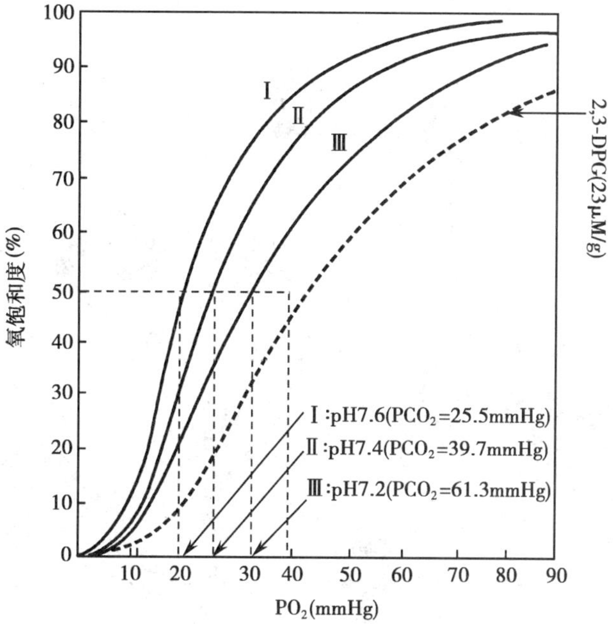

图 11-14　pH 和 PCO_2 对血红蛋白氧解离曲线的影响

O_2 的亲和力。Hb 分子 α 链的末端氨基和 α122，β146 位组氨酸的咪唑环能和 H^+结合，其中 β146 位组氨酸残基的咪唑基离子化对 Bohr 效应产生起着重要作用，大约 40% 的 Bohr 效应由其产生，20% 由 α 链 N-末端缬氨酸残基的氨基（$—NH_2$）与 H^+结合的结果，其余 40% 可能是由于 α122 位组氨酸残基或肽链上其他组氨酸残基的共同作用结果。X 线衍射分析得出的结果表明在氧合 Hb 中，β146 位组氨酸残基可以自由转动，而在脱氧 Hb 中，这个末端残基的咪唑环与同一 β 链上的第 94 位天冬氨酸负电荷之间相互作用，促使咪唑基与 H^+结合。α 链的末端氨基在 Hb 脱氧作用后也有相似的变化。在 HbO_2 分子中，这些基团是自由的，在脱氧 Hb 中，一条 α 链的末端氨基与另一条 α 链的羧基发生相互作用，增加了这个末端氨基对 H^+的亲和性。此外，α122 位的组氨酸残基也参与这个效应。综上所述，三对结合质子的基团（一个末端氨基和两个组氨酸）在氧合和脱氧 Hb 分子具有不同的环境，在脱氧 Hb 中它们直接接触的环境荷负电更多，因此，一旦氧脱下来，这些基团就吸收 H^+了。

3. 2,3-二磷酸甘油酯的效应　2,3-二磷酸甘油酯（2,3-DPG，以 DPG 表示）是红细胞中糖无氧酵解途径支路的中间产物，其分子特点是分子量小（263D），但荷有高密度的负电。红细胞中 DPG 浓度是调节 Hb 对 O_2 亲和力的重要因素。DPG 能和 Hb 分子结合，其原则是一个 DPG 分子专一地与一个分子 Hb 结合。前面已提到，脱氧的低亲和力的 HbA 中央间隙比氧合 HbA 的间隙大，DPG 结合部位就在这个中央间隙内（图 11-15），荷负电强的 DPG 和每条 β 链上三个荷正电基团（$β_2$ 组氨酸残基的 α-氨基，β82 赖氨酸残基的侧链和 β143 位组氨酸残基的咪唑基）结合（图 11-16）。因在这个间隙中配体 DPG 的存在而倾向于固定 Hb 分子在低亲和力“T”构象，从而降低了 Hb 对 O_2 的亲和力，使氧解离曲线向右移动，P50 值增加。DPG 浓度越高，它从这个位置被替换越困难，因而 HbA 与氧亲和力越低。相反，在 DPG 浓度降低时，可使 Hb 与氧亲和力增

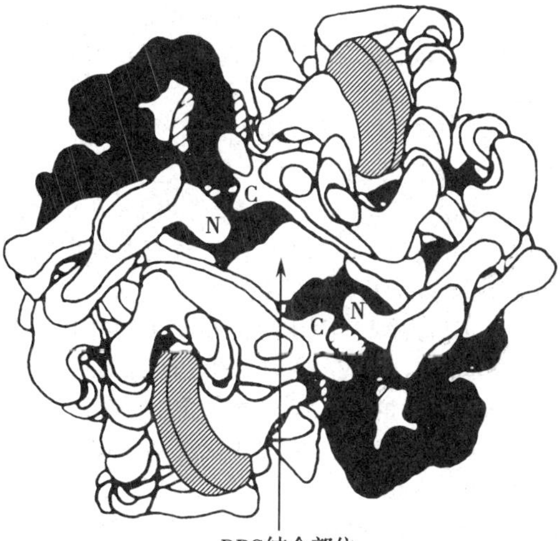

图 11-15　DPG 结合于 Hb 分子的中央空穴中

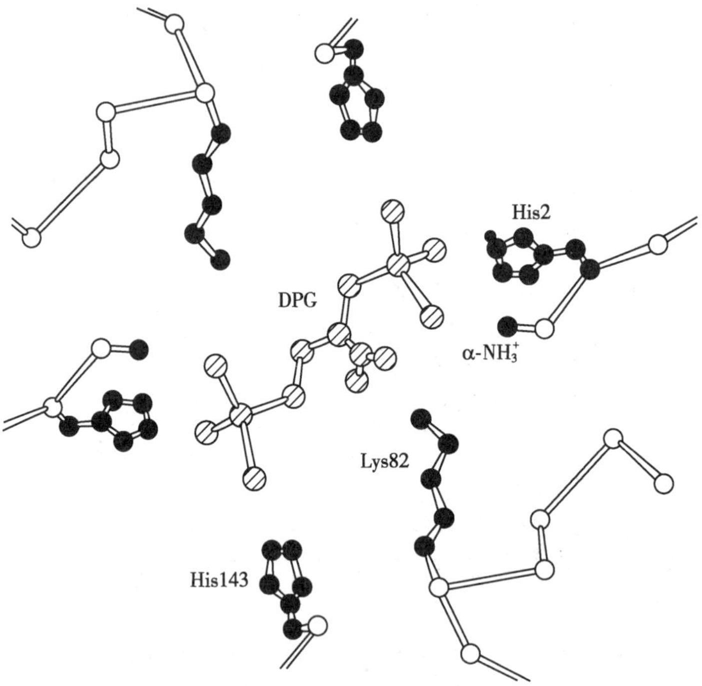

图 11-16 DPG 与人脱氧 Hb 结合方式
(DPG 与每条键上三个正电基团结合)

高,氧解离曲线向左移动,P50 值减小。但结合了氧的 HbO_2 就不能和 DPG 结合了,因为氧合 Hb 分子的中央间隙比脱氧的 Hb 间隙小,容纳不下 DPG。胎儿红细胞中的血红蛋白主要是 HbF($\alpha_2\gamma_2$),现已查明 HbF 对 O_2 的亲和力比 Hb A 高的原因主要是 γ 链的 143 位是丝氨酸(β143 位是组氨酸),使 HbF 结合 DPG 的能力减弱,不能与 DPG 形成盐键,因而对 O_2 的亲和力增高。

DPG 与 Hb 结合降低 Hb 对 O_2 亲和力这一现象具有重要的生理意义。因为人体可通过红细胞中 DPG 浓度的改变来调节组织的获 O_2 量,这对人体在某些缺 O_2 情况下的代偿有重要意义。

严重阻塞性肺气肿患者有肺部换气困难,动脉血 PO_2 可降至 50mmHg,动脉血 O_2 饱和度降低,此时血细胞内的 DPG 浓度可代偿性增加(从正常的 4.5mmol/L 增到 8mmol/L),使氧解离曲线向右移动,释放较多的 O_2 供组织需要。

高山适应呼吸生理研究表明,红细胞内 DPG 浓度变化是调节其适应的主要因素。当正常人(如登山运动员、高原考察人员等)在短时间内由平原进入海拔数千米的高原和高空时,红细胞中 DPG 浓度增加,在数天中可达最高值,然后下降但仍维持较高水平,使 Hb 对 O_2 亲和力下降,释放较多的 O_2 供组织细胞新陈代谢之用。当他们回到平原地区时又随之恢复。

4. CO_2 的运输问题 成年人在安静时,每分钟约产生 200ml CO_2。这些 CO_2 必须通过血液的运输并由肺部排出体外。血液中 CO_2 主要有三种形式运输:①物理溶解于血液中的 CO_2 量很少(2.4ml/100ml 动脉血,2.7ml/100ml 静脉血),约占总量的 7.3%;②结合成 HCO_3^- 形式存在于血浆和红细胞中,约占总量的 68.3%;③与 Hb 结合成氨基甲酸血红蛋白(HbNHCOOH)的约占总量的 24.4%。它说明 Hb 在 CO_2 的运输中起着重要作用。在红细胞中以 HbNHCOOH 形式运输的 CO_2 在肺部分解为 $HbNH_2$ 和 CO_2,后者由肺呼出。但 HbNHCOOH 的形成与分解受 CO_2 分压(PCO_2)的影响,其形成量取决于 PCO_2。研究结果表明,CO_2 与 β 珠蛋白链末端的氨基结合,其亲和力为 α 珠蛋白链末端的三倍。在相同 PCO_2 下,脱氧 Hb 比氧合 Hb 更多与 CO_2 结合,因此在肺中血氧饱和度增加可促进 HbNHCOOH 分解,有利于以此形式运输的 CO_2 从肺呼出。Hb 运输 O_2 和 CO_2 是相互协调、相互促进和相互制约的,显示其"双向呼吸载体"的作用。

5. 胎儿期 Hb(HbF)和成人期 Hb(HbA,HbA_2)已经得到了大量的研究,对其在生理学上的重要意义及特征,积累了丰富的知识。但是胚胎期三种 Hb 却与之不同,其中两种称为半胚胎 Hb:HbGower-Ⅱ($\alpha_2\varepsilon_2$)和 HbPortland($\zeta_2\beta_2$),组成它们完整的分子中有一半是成年 α-珠蛋白亚基或 β-珠蛋白亚基,HbGower-Ⅰ($\zeta_2\varepsilon_2$)全部由胚胎期珠蛋白亚基组成,所以称为全胚胎 Hb。现有研究表明,胚胎发育早期表达这三种 Hb 的原始红细胞数量少,从早期原始红细胞中分离纯化这三种 Hb 非常困难,无法获得足够量的高纯度的胚胎 Hb 制品进行其功能与特性的研究,除知道它们与 O_2 结合力强外,其他特性尚未清楚。最近何振宁等人成功地构建和培育出高效表达人 α、β、ζ 和 ε 珠蛋白的转基因鼠,这种转基因鼠是建立在基因"敲除"(knockout)鼠内源性 α-珠蛋白基因(基因型 mα+/-)或 β-珠蛋白基因(基因型 mβ+/-)杂合子基础上。在这种复合基因"敲除"转基因鼠特定红细胞内高水平表达人胚胎型和半胚胎型 Hb,表达量介于总细胞蛋白的 24% ~70%。用离子交换层析等方法从转基因鼠特定红细胞中分离纯化 Hb-Gower-Ⅰ、HbGower-Ⅱ 和 HbPortland,并且对它们的主要生理特性包括 P50,Hill 系数,Bohr 效应与 2,3-DPG 结合力以及稳定性等进行测定,结果见表 11-6。

表 11-6　人血红蛋白的特性

Hb	结构	P50 *	Hill 系数⁺	Bohr 效应#	2,3-DPG 结合Δ
Gower-Ⅰ	$\zeta_2\varepsilon_2$	1.4±0.06	1.7±0.24	-0.25	0.09
Gower-Ⅱ	$\alpha_2\varepsilon_2$	2.7±0.10	2.3±0.02	-0.51	0.17
Portland	$\zeta_2\beta_2$	1.9±0.17	1.6±0.06	-0.10	0.30
A	$\alpha_2\beta_2$	3.2±0.14	2.9±0.36	-0.54	0.29

注:* Torr,⁺log(Y/1-Y) $\log PO_2$;# ΔlogP50/ΔpH(在碱性区);Δ 结合常数(mmol/L)

从表 11-6 可见,两种含有 ζ-珠蛋白亚基的 Hb 显示较强的氧亲和力(P50 值低)和较弱 Bohr 效应,而 HbGower-Ⅱ 的氧亲和力(P50 为 2.7±0.10)和 Bohr 效应与 HbA 基本相同。在稳定性方面,这三种 Hb 和 HbA 有较多不同,具体表现在:①机械振荡耐受性,HbA>HbGower-Ⅱ>HbGower-Ⅰ>HbPortland,即这三种 Hb 机械振荡稳定性均差于 HbA,其中 Hb-Portland 最差;②对 12% 异丙醇稳定性:HbA>Hb-Gower-Ⅱ>HbPortland>HbGower-Ⅰ;③热稳定性,Hb-Portland>HbGower-Ⅰ>HbGower-Ⅱ>HbA。近年来,学者们较为系统地研究了正常人 Hb(包括胎儿 Hb 和胚胎 Hb)中各珠蛋白亚基界面的性质。前面已述,在个体发育过程中,人各珠蛋白亚基是以单体形式表达的,然后以多种方式组合形成杂二聚体,进而组装成具有结合氧功能的人类 Hb(X2Y2),如公式所示:$2X+2Y \rightleftharpoons 2XY \rightleftharpoons X2Y2$,这里的 X 代表 α-或 ξ-珠蛋白亚基,Y 代表 β-、γ-、δ-或 ε-珠蛋白亚基。虽然 X 和 Y 亚基极易结合形成二聚体,但由于自身竞争组装反应所致,β 或 γ 亚基也能分别形成 β 亚基和 γ 亚基的同源四聚体 β4(HbH)和 γ4(Hb Bart)。HbH 和 Hb Bart 都是非协同 Hb,可作为某些 α-地中海贫血病例的临床诊断指标之一。HbH 与其他正常人 Hb 不一样,在 β_4 中,亚基界面结合力弱,β_4 容易解离为 4β,所以很容易获得单体的 β 珠蛋白亚基,质谱和氨基酸序列分析结果显示 β_4 中 β 亚基与正常人 β 珠蛋白亚基完全一致。在人类红细胞中可能存在 8 种不同 Hb 组分(表 11-2)。表中所示的三种胚胎型 Hb,已经进行些研究,积累了有意义的资料。但是另一种胚胎型 Hb-HbPortland-2($\xi_2\beta_2$)在红细胞中很少出现,只存在重型 α-地中海贫血患者(缺 α 亚基生成)中才可发现。有关 Hb-Portland-2 除表 11-6 中所知的信息外,尚缺少更多这种 Hb 性质的资料。8 种不同人 Hb 组分的等电点聚焦电泳结果(图 11-17)显示,HbPortland-1 和

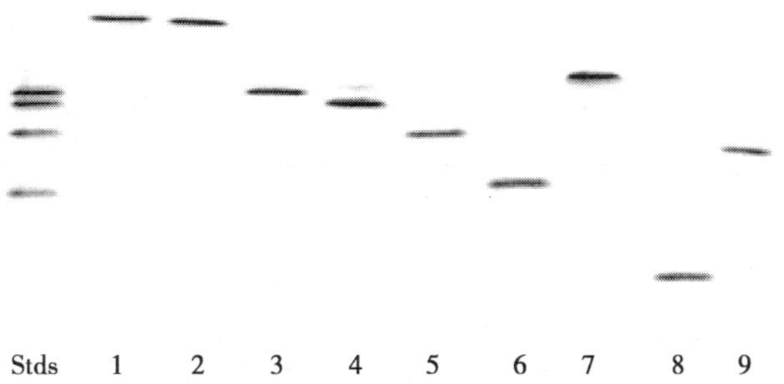

图 11-17　人类血红蛋白凝胶等电点聚焦电泳

(摘自 Manning LR et al. 2007)

Stds:标准人血红蛋白 A,F,S 和 C(从上→下),正极(上),负极(下)

1. Hb Portland-1;2. Hb Portland-2;3. HbA;4. HbF;5. HbS;6. HbA_2;7. Hb Gower-Ⅰ;8. Hb Gower-Ⅱ;9. Hb Rothschild

HbPortland-2 等电点（pI）相近，具有低 pI，而 HbGower-Ⅱ具有高 pI。Manning 等人用高分辨力凝胶过滤法测定在溶液 pH 7.5 时四聚体→二聚体的解离常数（*Kd*），结果见表 11-7。含有 ε-亚基的 HbGower-Ⅰ和 HbGower-Ⅱ，由四聚体→二聚体的 *Kd* 值分别为 2.14μmol/L 和 0.17μmol/L，这样，前者的 Kd 值高于后者的 *Kd* 值 13 倍。HbPortland-1 和 HbF 都含有 γ-亚基，它们由四聚体→二聚体时的 *Kd* 值分别为 0.31μmol/L 和 0.01μmol/L，两者相差近 31 倍。HbPortland-2 与大多数人 Hb（包括 HbA）不同，它由四聚体→二聚体，然后将继续解离为单体，此时其 *Kd* 值为 1.4μmol/L（pH 7.5）。研究发现低 pH 值能增加 Hb 四聚体的解离效应，降低 1 个单位 pH 值，HbA 由四聚体→二聚体的 *Kd* 值增加 10 倍，在 pH6.3 时，HbPortland-2（0.2μmol/L）完全解离为单体，而 HbA 基本上保持在二聚体状态，浓度为 60μmol/L 时，HbA 和 HbPortland-2 均形成四聚体和二聚体混合状态，说明 ξβ 是相当弱的二聚体，两亚基之间界面效应弱于 HbA 中 αβ 界面效应。圆二色谱（CD）和质谱分析结果证明 HbPortland-2 未见有异常构象，具有正确的氨基酸序列结构，UV 可见光谱也是正常的，与其他 Hb 相比，它的最大特点是由四聚体→二聚体和由二聚体→单体的亚基界面效应很弱，这种异常效应可能是造成其在人体发育过程中很为罕见出现的主要原因。分析 $\alpha_2\beta_2$ 和 $\xi_2\gamma_2$ 中 α-和 ξ-亚基的结构发现两者的骨架结构是非常相似的，各种氨基酸侧链置换确实能影响每种结构静电学差异。两者静电表面电势存在三个差别：①螺旋段 G 和 H 结合区，ξ-亚基的负电性强于 α-亚基；②螺旋段 F 和 G 结合区，α-亚基的正电性强于 ξ-亚基；③ξ-亚基 C-末端氨基酸的方向使其比 α-亚基更强的正电性。这些差别将增加含有 ξ-亚基的亚基界面解离作用，也就是说 $\xi_2\gamma_2$ 或 $\xi_2\varepsilon_2$ 或 $\xi_2\beta_2$ 要比 $\alpha_2\beta_2$ 或 $\alpha_2\gamma_2$ 或 $\alpha_2\varepsilon_2$ 更容易解离，其中 HbPortland-2（$\xi_2\beta_2$）最易解离，其次是 HbGower-Ⅰ。在二聚体 ξγ 中单体间界面存在二条氢键，一条位于残基 Arg-30（γ）-Phe-117（ξ）之间，另一条位于 Ile-116（γ）-Pro-114（ξ）之间，在残基 Lys-120（γ）-Arg-112（ξ）之间存在一条不稳定相互作用键，而在 α-亚基中第 112 位则是 His，而不是 Arg。在 αβ 二聚体结构中，单体间不存在不稳定相互作用键，但是含有四条氢键，它们是 Phe-112（β）-Arg-31（α）、Gln-131（β）-His-103（α）、His-116-（β）-Pro-114（α）和 Arg-30（β）-Phe-117（β）。由此人们可做出如下结论：αβ 结构中单体间的稳定性大于 ξγ 结构中单体间的稳定性。根据各珠蛋白亚基间界面效应的研究结果显示单体亚基间接触效应力由弱变强的次序是：HbPortland-2（$\xi_2\beta_2$）<HbPortland-1（$\xi_2\gamma_2$ = ≌ HbGower-Ⅰ（$\xi_2\varepsilon_2$）<HbGower-Ⅱ（$\xi_2\varepsilon_2$）< HbF1 < Hb F（$\alpha_2\gamma_2$）< HbA2（$\alpha_2\delta_2$），即它们基本上代表了由胚胎→胎儿→成年期各珠蛋白亚基表达成熟次序，这样，可认为各珠蛋白亚基自身与竞争亚基形成界面效应力的内在结合特性在蛋白质组装网络的动态学中起着重要作用。现在，虽然我们还不能确定 HbGower-Ⅱ和 HbPortland 在人体发育中是否起重要作用，但是全面了解它们的特性将是很有价值的。

表 11-7 人类血红蛋白由四聚体→二聚体的解离效应

Hb	共有亚基	分类	*Kd*（μM）	常数（*Kd*）相差倍数
A（$\alpha_2\beta_2$）	β	成年	0.68	
Portland-2（$\xi_2\beta_2$）	β	胚胎	11.63	17
F（$\xi_2\gamma_2$）	γ	胎儿	0.01	
Portland-1（$\xi_2\gamma_2$）	γ	胚胎	0.31	31
Gower-Ⅱ（$\alpha_2\varepsilon_2$）	ε	胚胎	0.17	
Gower-Ⅰ（$\xi_2\varepsilon_2$）	ε	胚胎	2.14	13
A2（$\alpha_2\delta_2$）		成年	0.77	

（陈松森）

参 考 文 献

1. 邓家栋，杨崇礼，杨天楹，等. 邓家栋临床血液学. 上海：上海科学出版社，2001：398-412
2. Zhening He，Russell JE. Expression，purification and characterization of human hemoglobinsGower-1（$\xi_2\varepsilon_2$）assembled in Complex transgenic-knockout mice. Blood，2001，97：1099-1105
3. Manning LR，Russell JE，Padovan JC，et al. Human embryonic，fetal，and adult hemoglobins have different subunit interface strengths. Correlation with lifespan in the red cell. Protein Sci，2007，16：1641-1658

第 12 章

红细胞能量代谢

成熟红细胞无胞核，不含线粒体，其结构相对简单，像一个脂双层为载体的血红蛋白脂质体，无线粒体它就不能合成蛋白质；但红细胞在血液中仍能维持120天的“寿命”，这又不是一般人造脂质体所能比拟的；红细胞膜主要由脂类构成，虽无重新合成途径，但为维持一定时间的寿命，还存在着脂质的更新和转换，上述这些活动都必须消耗一定的能量，红细胞的能量来自葡萄糖的无氧糖酵解（图12-1），也称

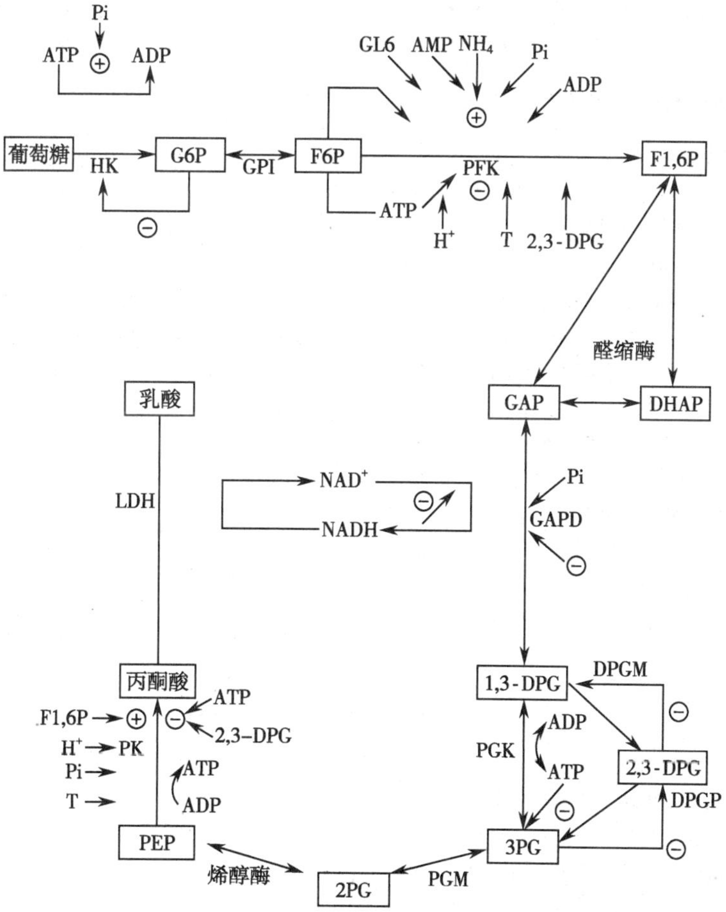

图 12-1　红细胞葡萄糖酵解的抑制与激活
（引自：邓家栋，临床血液学，2001：385）

能量代谢。红细胞的能量消耗还包括下面几类活动:①血红蛋白二价铁的维持;②保证 Na^+-K^+泵的不停运转;③保持酶蛋白的还原状态;④维持细胞的双凹形态;⑤葡萄糖代谢本身的不断进行。这里指的能量是三磷腺苷(ATP)分子中的β和γ磷酸键释放的高能键能。因此,虽然红细胞无核,不含核酸,但核苷酸代谢仍很旺盛,舍此无法启动和维持红细胞的能量代谢。

红细胞的能量代谢主要通过下面两个途径:①葡萄糖酵解主途径(EMP),包括 Rapaport-Luberring 循环和辅酶Ⅰ系统,其作用是合成 ATP,保证代谢所需能量的供应,合成2,3-DPG控制 O_2 在静脉端的释放和血红蛋白二价铁的维持以利 O_2 的运输;②己糖磷酸旁路途径(HMP)包括辅酶Ⅱ系统和 Touster 循环。其作用是消除氧化剂对红细胞的损害以及代谢的修复。1个分子葡萄糖经酵解后可产生4个分子ATP,其中2个用于EMP本身,其他2个用于上述红细胞的生命活动。从己糖磷酸旁路可计算出每3个葡萄糖分子通过旁路1次,再经EMP到乳酸即发挥了还原作用,还可获得5个ATP分子。

一、红细胞的无氧酵解及其控制

(一)红细胞无氧酵解

红细胞的无氧酵解活动受己糖磷酸(HK)和磷酸果糖激酶(PFK)的限制。PFK 对 pH 敏感,pH 稍高于生理范围,其活性即升高,并有 F1、6P 和丙糖磷酸(GP)堆积,此时甘油醛磷酸脱氢酶(GAPD)成了限制因素。无机磷只在 GAPD 处需要,并非无机磷有激活作用,而是由于它有去除 PFK 和 PK 的抑制作用。严重缺乏无机磷则可抑制 GAPD 的活性。

在1,3-DPG 出现之后,就是红细胞酵解所特有的 Luberring-Rapaport 循环。1,3-DPG 第一碳的磷酸键是高能键,与 ADP 耦联产生 ATP 是得能反应。在变位酶的作用下,1,3-DPG 变为2,3-DPG,高能键消失,是失能反应。因此存在着 PGK 与二磷酸甘油酸变位酶(DPGM)对1,3-DPG 的竞争。2,3-DPG 的浓度直接与红细胞的放氧能力有关。它对 pH 敏感,低 pH 抑制 DPGM,同时激活磷酸酶。使2,3-DPG 的浓度下降。

在 GAPD 的作用下,NAD^+与 GA3P 耦联并被还原为还原型辅酶Ⅰ(NADH)。而后 NADH 由与丙酮酸耦联重新变为 NAD^+和乳酸,使无氧酵解活动得以继续进行。NADH 还可与高铁血红蛋白(MetHb)耦联,把 Fe^{3+}还原为 Fe^{2+}以维持红细胞的带氧功能。可以看出,在血流中如出现大量 MetHb 将丙酮酸变成乳酸,提高丙酮酸与乳酸的比例可以保证 NAD^+的浓度,有利于酵解活动。当酵解速度太快,NAD^+不能及时供应时,GAPD 有可能成为限制性因素。

PK 是控制性酶,可能受 FKP 的变构激活。无机磷可消除 ATP 的抑制,从而激活 PK。Brever(1969)曾观察到遗传性 PK 增加的患者的 ATP 水平高,DPG 水平低;而 PK 减少时则相反,遂提出 PK 对 ATP 和 DPG 有相反作用的论据。

影响红细胞酵解作用的因素很多,有的是激活性的,有的是抑制性的。金属离子如 Mg^{2+}、K^+是许多激酶的激活剂,pH 是控制酵解的强有力的因素,ATP 是 F6P 的底物又是变构抑制剂,代谢产物也可成为催化该反应的酶抑制剂即所谓反馈抑制,如2,3-DPG 对 DPGM 等。

MetHb 在正常情况下与 NADH 系统耦联变成 Hb,受心肌黄酶的催化,心肌黄酶分Ⅰ、Ⅱ两型,Ⅰ型属黄素酶,还原能力为90%,Ⅱ型不属黄素酶,还原能力占10%。

MetHb 也与还原型辅酶Ⅱ(NADPH)系统耦联,但在外加电子载体才起作用。其他非酶系统如 GSH 和维生素 C 等虽也有作用,但作用很小。

在高铁血红蛋白中,铁原子处于高旋转三价铁状态。它有5个不成对的电子,其与氧的结合是不可逆的。铁原子的第6协调位置本用于结合氧,现被水或其他阴离子配体如氯等所占据。MetHb 中铁原子的这些改变将反应在吸收光谱上,但它还不是 Hb 分子的激烈变化,在一定条件下则是可逆的。

成熟红细胞糖酵解与其他细胞不同之处是2,3-DPG 的生成。红细胞中含有大量的2,3-DPG,浓度可达4~5mmol/L,比糖酵解中间物的其他有机磷酸酯高出数百倍甚至千倍以上,而一般细胞中2,3-DPG 的含量则甚微(表12-1)。

表12-1 红细胞中各种糖酵解中间产物的浓度(μmol/L 红细胞)

糖酵解中间产物	动脉血	静脉血
6-磷酸葡萄糖	30.0	24.8
6-磷酸果糖	9.3	3.3
1,6-二磷酸果糖	0.8	1.3
磷酸丙糖	4.5	5.0
3-磷酸甘油酸	19.2	16.5
2-磷酸甘油酸	5.0	1.9
磷酸烯醇式丙酮酸	10.8	6.6
丙酮酸	87.5	143.2
2,3-DPG	3400.0	4940.0

因为红细胞中存在两种特殊的酶类，即二磷酸甘油酸变位酶和2,3-DPG磷酸酶，这两种酶所催化的反应是不可逆的，2,3-DPG生成支路为：在通常的糖酵解生成的中间产物1,3-二磷酸甘油酸，有15%～50%在DPG变位酶的催化下转变为2,3-DPG，后者再在2,3-DPG磷酸酶催化下水解为3-磷酸甘油酸而进一步酵解成乳酸。这种经2,3-DPG的侧支循环，称为2,3-DPG支路。

在正常情况下，2,3-DPG对DPG变位酶的负反馈作用大于3-磷酸甘油酸激酶的抑制作用，所以红细胞中葡萄糖实际上仍是主要经糖酵解生成乳酸。只是由于2,3-DPG磷酸酶活性较低，致使2,3-DPG生成大于分解，才使红细胞中2,3-DPG的含量较高。

红细胞中的2,3-DPG除与其他细胞一样可作为磷酸甘油酸变位酶的辅酶外，还是红细胞内的能量贮存库。红细胞在体外与葡萄糖保温时，随着介质中葡萄糖的不断消耗，2,3-DPG可逐渐取代葡萄糖而成为红细胞的能源。每分子2,3-DPG经3-磷酸甘油酸循酵解途径代谢，可在丙酮酸激酶阶段由1分子ADP合成1分子的ATP。但是，2,3-DPG更主要的生理功能是调节血红蛋白的带氧能力。红细胞中2,3-DPG与血红蛋白的结合，稳定了血红蛋白的空间构象，这样就降低了血红蛋白对氧的亲和力，使氧解离曲线右移。

（二）己糖磷酸旁路及其氧化还原反应的关系

1. 己糖磷酸旁路　在红细胞中并不是全部葡萄糖的代谢都要经过EMP途径，约5%～10%的葡萄糖经氧化途径。氧化结果，葡萄糖第一碳氧化为二氧化碳，并生成戊糖磷酸，同时它与耦联的$NADP^+$被还原为NADPH。戊糖经一系列分子重排变成GA3P和F6P。它们都是EMP的中间产物，因此又重新加入EMP代谢。

用放射性核素^{14}C标记，葡萄糖第一碳变成CO_2，其他5碳重循环量很小，但在有亚甲蓝或维生素C的参加下可增加到50%，说明这个旁路代谢有很大的伸缩性。主要作用是保证红细胞不受氧化作用所损害。旁路直接或间接与NADPH和GSH系统耦联其作用就是为了把H_2O_2还原为H_2O。因此葡萄糖虽然只有5%～10%经过这个旁路，却是红细胞存活所必不可少。不论先天或药物性的旁路堵塞，常常与各种血液病相联系。蚕豆病是其中突出的例子。

葡萄糖经过HMP不需ATP的参加而把戊糖磷酸化为R5P。R5P在红细胞内又可合成为磷酸戊糖焦磷酸（PRPP），它可参与EMP和红细胞代谢的修复，尤其在延长血液保存期的工作中很受重视。己糖磷酸旁路见图12-2。

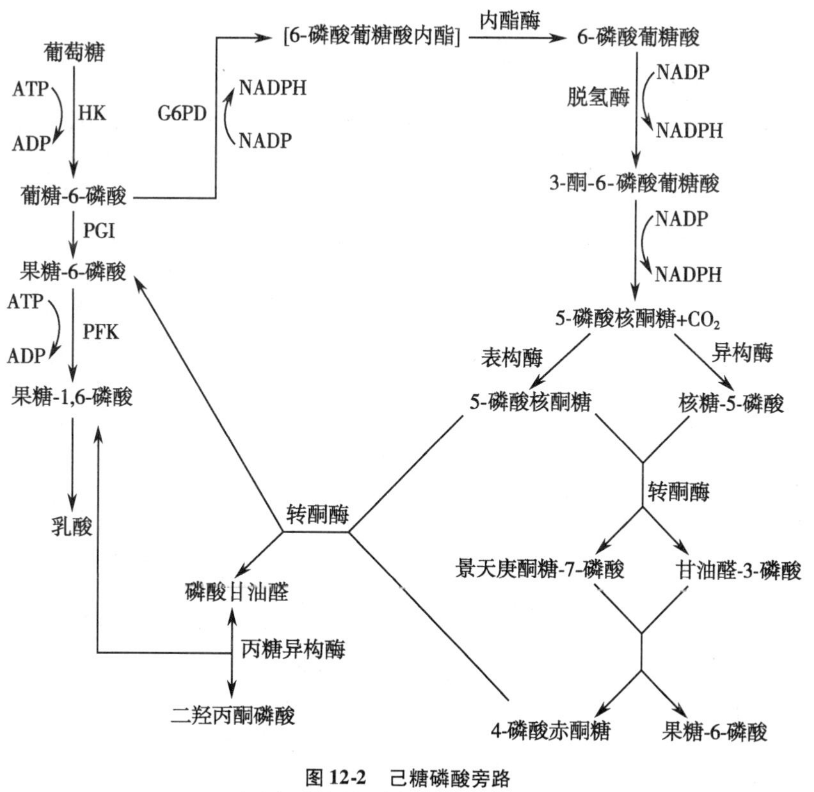

图12-2　己糖磷酸旁路
（引自：邓家栋.临床血液学，2001；386）

2. 己糖磷酸旁路途径与红细胞的氧化还原反应 红细胞经常接触高氧压，容易被氧化。HMP 是抗氧化基地和修复途径，保持谷胱甘肽和 NADPH 的还原型。通过多级氧化还原系统的耦联，使一些被氧化的化合物重新还原，以恢复其生理作用。各级耦联作用都有相应还原酶的参加，具体情况参见图 12-3。

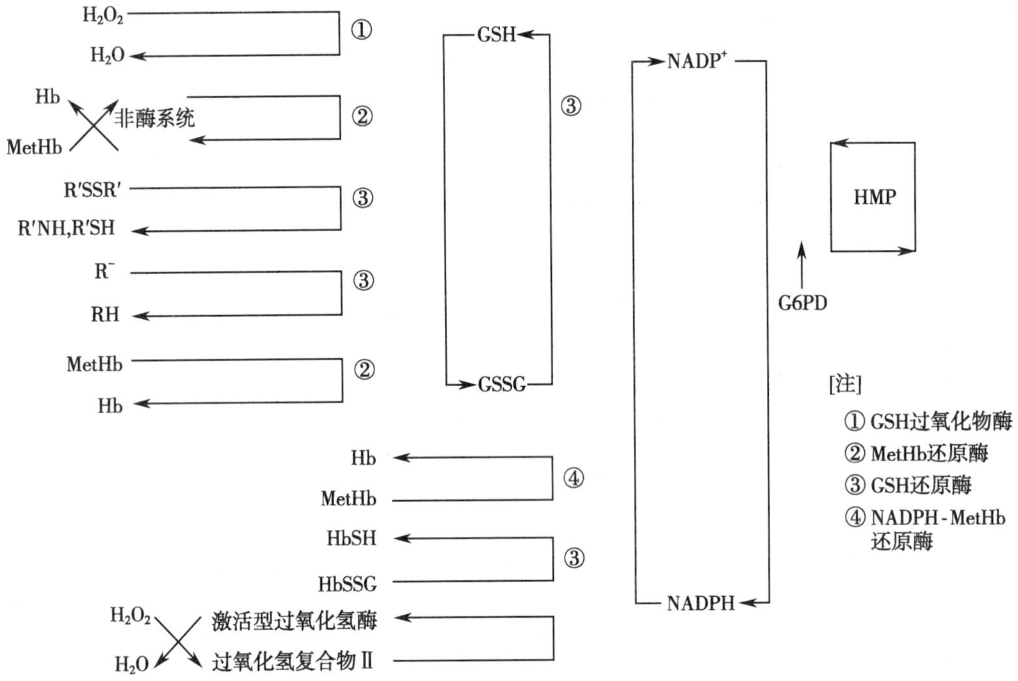

图 12-3 己糖磷酸旁路和红细胞的氧化还原反应(多级氧化还原反应)
(引自:邓家栋. 临床血液学,2001:387)

谷胱甘肽的存活时间只有 4 天，它可自由进出红细胞膜；红细胞可合成这个化合物。尽管有过氧化氢酶和 GSH 过氧化物酶对在正常情况下代谢产生或药物引起的低浓度 H_2O_2 的解毒，GSH 还很重要。Teitel(1968)曾经发现把 GSH 封闭后出现的后果是增加红细胞的破裂和加速 ATP 的消耗，膜-SH 被氧化，Heinz 小体的形成；最后延长红细胞通过模拟脾筛过滤器的时间。GSSG 虽可还原为 GSH，但一旦生成就会透过细胞膜，有保护红细胞的作用，因为 GSSG 存在对 HK 能起抑制作用。

谷胱甘肽还原酶含有核黄素，因此它的活性受食物中核黄素含量的影响。此酶在 4℃ 和 -30℃ 都很稳定，红细胞缺乏此酶，HMP 活力几乎不受影响。

NADPH-MetHb 还原酶(心肌黄酶Ⅱ)比 NADH-MetHb 还原酶(心肌黄酶Ⅰ)在最适条件下活力小 10 倍，说明 MetHb 的生成不大牵涉 HMP。NADPH 对 MetHb 的还原被非酶氧化还原系统所加强。NADPH 可激活过氧化氢酶，后者的去激活将造成 HMP 代谢速度的加快。因此，旁路的活力首先决定于 NADPH 和 GSH 的可用性；同时也取决于氧化威胁的程度。一个红细胞缺过氧化氢的人，在氧化威胁下，HMP 代谢可高达正常的 20 倍。这是由于缺乏过氧化氢酶迫使 GSH 过氧化物酶作用的结果。旁路活动比单纯克服氧威胁需要还大，其可能性是：①通过 R5P 增加腺苷酸的合成；②增加 EMP 后半的中间产物。两个途径对 G6P 竞争；对 HMP 最适 pH 要低些，即酸中毒有利于 HMP 的活动。pH7.1 和 7.4 相比对 HMP 活力无大区别，而 pH7.1 时 EMP 活力只有 50%。当 NADPH-MetHb 还原酶不足以应付时，则需依赖 NADH，NAD/NADH 的比例则升高，代谢加快，2,3-DPG 含量也增加。另外过氧化氢酶活力下降，MetHb 堆积将导致 NADH-MetHb 还原酶活性增加，NAD/NADH 也要增加，2,3-DPG 也可能增加。

旁路酶 G-6-PD：是旁路代谢控制酶，存在单体和四聚体。它的活力受 GSSG、ADP、Mg^{2+} 和本身浓度的影响。G-6-PD 缺陷的基因在性染色体上，为伴性不完全显性遗传。

转酮酶(TK)和转醛酶(TA)：两者活力的降低将等分子的影响 HMP 旁路的活力。赤鲜糖-4-磷酸(E4P)和核酮糖-5-磷酸(Xa-5-P)变成 F6P 和 GA-3-P 这个反应步骤很重要。少量 E4P 将抑制 G6P 变成 F6P,同时抑制 TK。E4P 含量增加将停止 HMP 的代谢,因此降低 C-2 再循环进而降低整个红细胞代谢。

总之,虽然 HMP 对葡萄糖代谢在量上是次要的,但它的充分传输对红细胞的存活与 EMP 同样重要。旁路有 3 个主要功能,即维持红细胞的还原能力、核苷酸的再生(尤其 PRPP)和提供 EMP 后半段代谢的底物。但在正常状况下,旁路支付给 EMP 和对付多种氧化性威胁的分量不详。HMP 在红细胞代谢中的功能上未完全了解。

3. 氧化还原系统　红细胞内利用葡萄糖的 5% ~10% 通过磷酸戊糖通路代谢,为红细胞提供另一种还原力(NADPH),NADPH 在红细胞氧化还原系统中发挥重要作用,具有保护膜蛋白、血红蛋白及酶蛋白的巯基不被氧化,还原高铁血红蛋白等多种功能。

人的红细胞中谷胱甘肽含量甚多(2×10^{-3} mol/L)。正常时,谷胱甘肽几乎全部是还原型(GSH)。谷胱甘肽可在红细胞内合成,它的合成原料为谷氨酸、半胱氨酸和甘氨酸。其合成过程为:谷氨酸与半胱氨酸在 ATP 和 γ-谷氨酸半胱氨酸合成酶的参与下,缩合成二肽 γ-谷氨酸半胱氨酸,后者与甘氨酸在 ATP 和谷胱甘肽合成酶的参与下缩合成谷胱甘肽。

GSH 具有重要的生理功能。它能通过 GSH 过氧化物酶还原体内生成的过氧化氢,以消除后者对血红蛋白、酶和膜蛋白上的巯基(—SH)的氧化作用,维持其生物活性。细胞内可自发生成少量超氧阴离子,同时感染时的白细胞吞噬作用亦可产生超氧阴离子,可被超氧化物歧化酶(SOD)催化生成过氧化氢。在此反应中,GSH 还原 H_2O_2 成水,而自身氧化为氧化型谷胱甘肽(GSSG)。

GSSG 可经红细胞中谷胱甘肽还原酶的催化,利用磷酸戊糖旁路所生成的 NADPH,重新还原成 GSH。

当磷酸戊糖旁路中最常见的 6-磷酸葡萄糖脱氢酶(G-6-PD)缺失时,患者容易发生溶血现象。该病患者的红细胞中,NADPH 生成受阻,因此 GSH 含量减少。由于 GSSG 和 GSS-Hb 增多致使 Hb 解链和变性,形成 Heinz 小体。Heinz 小体形成后,红细胞表面电荷和形态可塑性均发生相应的改变,如红细胞膜变得僵硬易破碎,不易通过脾窦小孔,因阻留而被破坏导致溶血。

二、葡萄糖外底物作为生物能源的作用

在血液中红细胞一般以葡萄糖为能源,但也可以别的化合物为能源,如腺苷、次黄嘌呤腺苷、果糖、甘露糖、半乳糖和乳酸,有的仅限于实验室或延长血液保存期的用途。

腺苷和次黄嘌呤腺苷:腺苷在脱胺酶的催化下转化为次黄嘌呤核苷和 NH_3。次黄嘌呤核苷加无机磷酸盐在腺苷磷酸化酶参与下,转化为核糖-1-磷酸(R-1-P)和次黄嘌呤。在反应中不必消耗 ATP,还可把磷酸根转到核糖分子上,而生成的 R-1-P 将继续代谢并产生高能磷酸键。腺苷磷酸化酶的最大反应速度(Vmax)为 359(IU)/g 血红蛋白,其缺乏与免疫缺陷有关。

果糖:果糖可磷酸化为 F6P,然后参与 EMP 代谢。其反应如下:

$$\text{果糖}\xrightarrow[\text{HK}\quad Mg^{2+}]{\text{ATP}\quad\text{ADP}}\text{F6P}$$

果糖还可被山梨醇脱氢酶作用生成山梨醇,但必须有 NADH 的参与。在葡萄糖代谢中还存在有 L-己糖酸脱氢酶,在有 NADPH 参与下可把葡萄糖还原为山梨醇。因此在红细胞中存在着葡萄糖与果糖互相转化的代谢途径。即:

$$\text{果糖}\xrightarrow[\text{山梨醇脱氢酶}]{\text{NADH}\quad\text{NAD}}\text{F6P}$$

$$\text{山梨醇厚}\xrightarrow{\text{NADH}\quad\text{NAD}}\text{葡萄糖}$$

甘露糖:甘露糖经激酶和异构酶的催化转化为 F6P,由于异构酶在最适 pH5.9 时活力也很低,是甘露糖代谢的限制因素。但幼稚红细胞中此酶活力较强。

$$\text{甘露糖}\xrightarrow[\text{HK}\quad Mg^{2+}]{\text{ATP}\quad\text{ADP}}\text{甘露糖-6-磷酸}\xrightarrow{\text{异构酶}}\text{F6G}$$

半乳糖:半乳糖在红细胞中的代谢是很复杂的,代谢途径是完整的,但在成人的代谢速度较慢,见图 12-4。

1-磷酸半乳糖尿苷转移酶(Gal-1-Put)是决定代谢速度的因素。半乳糖血症患者 Gal-1-Put 活性降低,有精神迟钝、肝硬化,可能是由于 Gal-1-P 堆积引起的毒性损害。

GalK 缺乏不但产生半乳糖血症,而且有半乳糖的堆积。尿苷二磷酸半乳糖(UDP-Gal)可转化为尿苷二磷酸葡萄糖(UDPG)。受 UDPGE(E 是表异构酶 epimerase 的简称)的催化,但需 NAD 为稳定剂。

半乳糖基转移酶:在红细胞膜上,它催化 UDP-Gal 上的半乳糖基转移到特异的大小分子量物质受体上。

二羟丙酮(DHA)和甘油醛(GA):在红细胞中

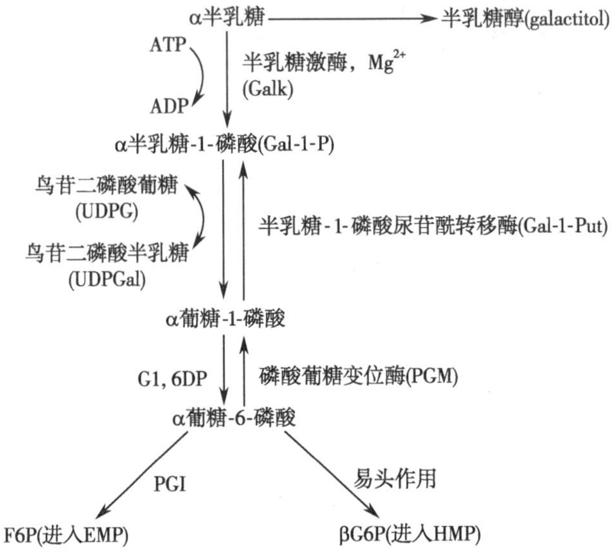

图 12-4 半乳糖在红细胞中的代谢

（引自：邓家栋. 临床血液学，2001：389）

甘油醛可经 L-己糖酸脱氢酶生成甘油。甘油和二羟丙酮还可生成磷酸丙糖然后参加 EMP 代谢。

$$\text{二羟丙酮} + \text{甘油醛} \xrightarrow[\text{ATP, Mg}^{2+}]{\text{丙糖激酶}} \text{磷酸二羟丙酮(DHAP)} + \text{3-磷酸甘油醛(3PGA)}$$

以甘油醛为底物的激酶活性仅为 0.5IU，另一激酶 Km 也很低，但由于 DHA 可作为红细胞能量代谢的一种底物，并能增加 2,3-DPG 的含量，已把它作为血液保存剂的一种成分来研究。

糖原：红细胞有分解和合成糖原的酶，但其糖原含量却很低，有人怀疑红细胞微量糖原是来源于血小板和白细胞。红细胞中糖原转换率很快，但它在红细胞中的功能尚不清楚。

$$\text{G-1-P} \xrightarrow[\text{UDPG-糖原葡萄糖基转移酶}]{\alpha\text{1,4-葡萄糖-6-糖基转移酶}} \text{糖原}$$

$$\text{糖原} \xrightarrow[\text{淀粉1,6-葡糖苷酶}]{\text{磷酸化酶}} \text{葡萄糖}$$

三、Touster 通路

Touster 通路又称 Uronale 循环。这个通路包括 G6P 或半乳糖-1-磷酸转化为非磷酸化中间产物 D-葡糖醛酸、L-古罗糖酸、木酮糖、木糖醇、D-木酮糖，最后在相关激酶的参与下将木酮糖磷酸化为 D-木酮糖-5P，并转变 HMP 循环的中间产物。在这个通路中，以 NADH 形式表现其还原力。在红细胞中整个循环均完整尚待研究，但通道的一部分是很活跃的。已知木糖醇对红细胞的代谢有效，对 MetHb 的还原力比葡萄糖高 30%。古罗糖酸在溶血中也可还原为 MetHb。

四、红细胞中的其他酶类

碳酸酐酶：它催化的反应是 $CO_2+H_2O \rightleftharpoons H^+ + HCO_3^-$，是可逆反应。正反应在组织里发生，把组织里的 CO_2 排出体外。它是红细胞中除血红蛋白外含量最高的蛋白质。它有两种同工酶，可能处于细胞内不同的地方。

乙酰胆碱酯酶：它属于膜上溶解性酶，对芳香族和脂肪类底物均能水解，道理不明。它的遗传性缺陷对红细胞代谢和功能无明显影响。阵发性睡眠型血红蛋白尿患者往往伴有低酶活性，是后天获得性的。此酶活性降低还见于新生儿 ABO 溶血症，用于测量红细胞存活时间的 DF32P 对此酶有抑制作用，但不影响红细胞存活时间。因此，此酶功能尚不清楚。

无机焦磷酸酶：分解 ATP 为 ADP 和 Pi。在红细胞中存在活性焦磷酸酶，被金属所抑制。其活力需要 SH，能被 GSSG 所灭活。G-6-PD 缺乏的红细胞其活力也低。

蛋白激酶：红细胞含有此酶，它催化 ATP 末端磷酸根转移到各种基质受体，如收缩蛋白 2 带和 3 带。此酶对 cAMP 的刺激不敏感，对 cGMP 无作用。但能使外源性蛋白质受体如酪蛋白、组蛋白和内源性蛋白磷酸化。作用本质不明。

醛类脱氢酶：此酶使甲醛有可能用于 MetHb 的还原。

以上只是一些较常遇到的酶，还有许多酶在这里没有写出。这些酶的有效性还有待发掘。

五、核酸和核苷酸的代谢

（一）核酸的代谢

干细胞在骨髓内成熟为红细胞的过程，在中幼红细胞阶段失去了合成 DNA 的酶，合成和代谢能力开始减弱。随着细胞核被挤出，细胞 DNA 和 RNA 的合成停止，但网织红细胞还能合成蛋白质。说明在网织红细胞和晚幼红细胞中还残存着信息、转运、核糖体 RNA。无合成 RNA 的机构，但还保留传输 RNA（tRNA）的胞苷-胞苷-腺苷基（cytidyl-cytidyl-adenosyl，C-C-A）氨基酸受体的末端；此末端得自与 DNA 无关的胞苷三磷酸和 ATP 参与的酶反应，是蛋白质合成所必需的。红细胞成熟的最后一步是网织红细胞失去线粒体，从此循环红细胞就无任何蛋白质可交换或补充。

（二）核苷酸的代谢

红细胞代谢需要嘌呤核苷酸-ATP 系统和吡啶核苷酸-辅酶Ⅰ（NAD 或 DPN）和辅酶Ⅱ（NADP 或 TPN）系统的参加（图 12-5）。嘌呤核苷酸在红细胞中的合成途径不全，因此代谢活动也不大清楚，肝可能是某些核苷酸合成所需原料的来源。

1. 腺苷酸的合成和代谢　成熟红细胞缺乏其他细胞固有的重新合成途径来合成腺苷酸。但尚残存这个合成途径中最初合成磷酸戊糖焦磷酸（PRPP）和最终几个步骤。在 PRPP 的参与下可利用细胞中代谢产物或中间产物次黄嘌呤（I）、腺嘌呤（A）、黄嘌呤（X）和鸟嘌呤（G）合成次黄嘌呤核苷-5-磷酸（IMP）、腺苷-5-磷酸（AMP）、黄嘌呤核苷-5-磷酸（XMP）和鸟苷-5-磷酸（GMP）。此即所谓补救途径。Rubin 等（1971）发现，Lesch-Nyhan 综合征患者由于磷酸核糖转移酶缺少活力，红细胞不能把 X 和 G 转变为相应的核苷酸，说明红细胞有合成核苷酸的可能性。估计当红细胞通过肝时可取得所需的合成原料如腺苷，再通过代谢转换生成 AMP。另外，AR 可通过脱氨基作用变为 I，或在 ATP 的参与

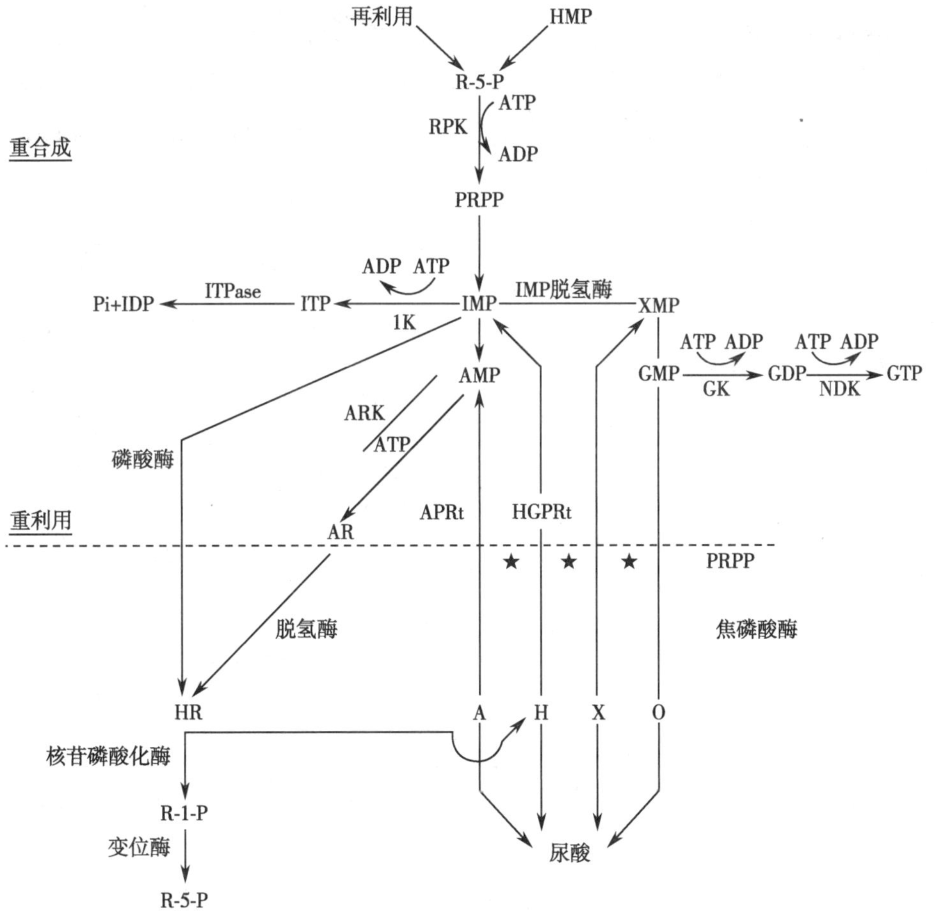

图 12-5　嘌呤核苷酸的合成和代谢

图中★指 PRPP 焦磷酸酶

（引自：邓家栋. 临床血液学，2001：391）

下磷酸化为 AMP。或次黄嘌呤(H)在 PRPP 和腺嘌呤转磷酸核糖酶(APRt)的参与下合成,也可由 AR 通过激酶和 ATP 作用而得到。

次黄嘌呤核苷(HR 或 IR)对成熟红细胞代谢有作用,但似乎无助于 AMP 的合成。它可透过细胞膜,在核苷磷酸化酶的作用下生成 R-1-P 和 H,R-1-P 变成 R-5-P 后进入 HMP。HR 越过 HK 和 RPK 等需能阶段而获得磷酸化,最后并参与红细胞代谢是有其实际意义的,见图 12-5。

2. 有关酶类 尿苷酸及其代谢有关酶类在红细胞里有次黄嘌呤鸟嘌呤磷酸和糖基转移酶(HG-PRt),在 PRPP 辅酶参与下可使 G 和 H 分别变成 GMP 和 IMP。Lesch-Nyhan 综合征患者缺此酶。

次黄嘌呤核苷脱氢酶(IMPD):是与 HR 和 GMP 代谢有关的酶。在 Lesch-Nyhan 综合征时增加。

鸟苷酸激酶(GK)和核苷二磷酸激酶(NDK):红细胞中有此酶,但 GTP 在红细胞中的作用未明。

次黄苷三磷酸酶(ITPase):此酶缺乏时 ITP 堆积。

腺苷酸激酶(AK):在 EMP 中 PGK 和 PK 都可使 ADP 磷酸化为 ATP,都属 AK。在人红细胞中,AMP 经代谢后依靠再利用途径可合成 AMP,然后靠 AK 转变成 ADP。Boivin(1971)报道过遗传性非球性红细胞增多症与遗传性 AK 缺陷有关。

腺苷三磷酸酶(ATPase):ATPase 有敏感型(S-ATPase)和不敏感型(I-ATPase)之分。S-ATPase 受毛地黄葡糖苷如乌本苷的抑制,其作用是维持细胞内高浓度 K^+,并排斥 Na^+ 于胞外,底物为 ATP,需要 Mg^{2+} 参加。I-ATPase 与红细胞的变形有关,而与阳离子透过无关。

腺苷酸环化酶(adenylate cyclase)/3′,5′-环腺苷酸(cAMP)和磷酸二酯酶系统:在一般情况下,去甲肾上腺素和 NaF 是腺苷酸环化酶的激活剂,而生物碱和咖啡因是磷酸二酯酶抑制剂,这个系统各成分在红细胞中都存在,但其作用尚不清楚。

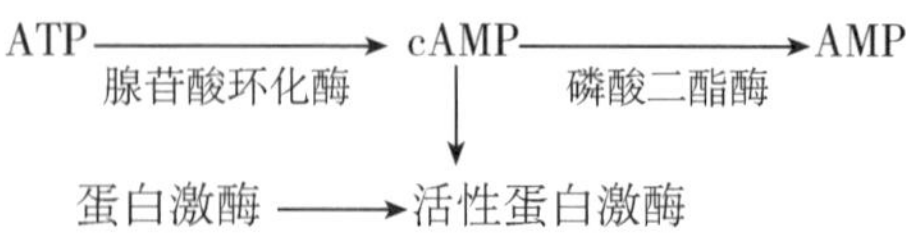

Ford 等(1972)研究过 cAMP 对人红细胞 EMP 的作用,观察到红细胞在体外与咖啡因一起保温能加强葡萄糖消耗和乳酸生成。

3. 吡啶核苷酸的合成和代谢 烟酰胺腺嘌呤二核苷酸(NAD 或 DPN)和烟酰胺腺嘌呤二核苷酸磷酸(NADP 或 TPN),分别为红细胞 EMP 和 HMP 的辅酶。在体外成熟和不成熟的红细胞与烟酸、谷氨酰胺和葡萄糖保温均可合成 NAD,称为 NAD 合成的烟酸途径(图 12-6)。

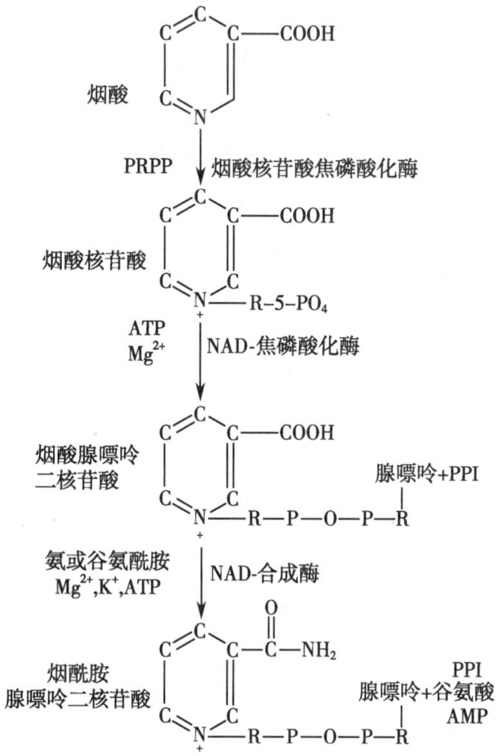

图 12-6 烟酰胺腺嘌呤二核苷酸的合成途径(烟酸途径)

(引自:邓家栋. 临床血液学,2001:392)

合成 NAD 需要 EMP 参加,但无需 HMP。合成 NADP 是在 ATP 和 Mg^{2+} 的参与下经 NAD 激酶的催化进行的。凡是 NAD 合成的抑制剂对 NADP 的合成也有抑制作用,说明两者的合成途径同源。G-6-PD 缺乏时 NADP 含量增高,NADPH 降低。这可能由消耗 NADPH 时转变而来的。PK 缺乏时,NAD 和 NADH 均下降。在恒态下,成熟和幼稚红细胞中 NAD 和 NADP 的含量分别为 200 和 100nmol/g 血红蛋白。NADP 加 NADPH 为(30.7±2.8)μmol,其中 98% 以上是 NADPH。

口服大量烟酸可提高红细胞 NAD 含量,而口服烟酰胺则不能,小鼠肝脏中有脱酰胺酶,所以肝脏可从烟酰胺合成 NAD。烟酰胺可被结合到 NAD 和 NADP 中去,这可能依赖于核苷酸酶和 NAD 酶,因为它们有水解 NAD 和 NADP 中烟酰胺-核糖键的作用。

六、脂质代谢

红细胞膜的一半能量是脂质,而磷脂和非酯化胆固醇占脂质的 95%,两者几乎是等摩尔分配。主要的磷脂为磷脂酰胆碱(卵磷脂 PC)占 30%,磷脂酰乙醇胺(PE)28%,磷脂酰丝氨酸(PS)14%和鞘(神经)磷脂(SM)25%。

含一个脂酰基脂肪酸的磷脂叫做溶血磷脂,少一个脂酰基就会明显影响磷脂的物理性质,含两个脂酰基的磷脂具有亲脂性,溶血磷脂则介于亲脂和亲水之间,有利于细胞膜和血浆之间的交换,并获得去垢剂性质。因此浓度低到2×10^{-4}mol便可溶解红细胞,浓度小于2×10^{-4}mol可使红细胞发生不可逆改变(即变成棘形红细胞)。正常红细胞含少量溶血磷脂。

成熟红细胞无脂肪酸的重新合成作用,但在其生存期内可使直至重新造型并具有脂质合并的机构,称为更新和转换,但SM除外。

被动交换:红细胞胆固醇与血浆非酯化胆固醇处在平衡状态中。由于血浆中有调节游离胆固醇的PC-胆固醇酰基转移酶的存在,因此间接影响细胞胆固醇的含量。PC在细胞和血浆中也是平衡的,但互相交换的速度较前者慢,每小时交换1%,每天交换1/4。溶血磷脂酰胆碱(LPC)也在红细胞膜和血浆中互相交换;血浆中的LPC与白蛋白结合,它比含二酰基磷脂平衡速度快。白蛋白结合的脂肪酸与红细胞内脂肪酸池的被动平衡也很快,但各种脂肪酸不同。

主动结合:红细胞内的游离脂肪酸和LPC除与血浆的被动交换外,至少还存在三种相继反应:最重要的LPC与游离脂肪酸的酰(基)化作用产生二酰基化合物-PC,需要ATP、辅酶A和镁离子,被铜离子抑制。酰化作用包括开始激活脂肪酸形成酰化辅酶和后来活化脂肪酸形成LPC用的较深层的脂肪酸,要有特异酰基转移酶的参加。此酶在老年红细胞中活性较低;网织红细胞变成成熟红细胞时,其膜脂肪酸也随着改变。

磷脂酰胆碱一旦在膜上酰基化,它与血浆的交换比来自血浆的脂肪酸和溶血磷脂要慢,主动结合和被动交换所产生的PC分别保存在各自的代谢池中。前者可能进入膜的内层,而后者则在膜的外层。

靠酰化作用换新红细胞脂质耗能不多,但当细胞代谢活动低落时敏感。酰化酶反应耗能约为细胞总产能的5%。在体外,当红细胞ATP水平下降到0.1~0.2mmol/L浓度时,溶血磷脂的酰化作用则停止,但LPC水平开始升高。当膜中主要的LPC积聚时,红细胞便逐渐变形,变成棘形和球形,细胞阳离子通透性增加,产生溶血,加进LPC可加速此反应。

膜的LPC可被血浆中的磷酸酯酶B直接解毒产生游离脂肪酸和水溶性甘油磷酸胆碱重新进入血浆。

溶血磷脂酰乙醇胺(LPE)与脂肪酸可生成磷脂酸乙醇胺(PE),但它在血浆中含量很少。血浆中确有磷酸酯酶的活性,尤其在微循环区域有游离磷酸酯酶,膜上也有此酶。

大多数结合于磷脂的脂肪酸可以游离脂肪酸的形式返回血浆,可能需膜或血浆磷酸酯酶的作用。

少量无机磷可结合于红细胞磷脂。用^{32}P实验说明无机磷结合于磷脂酸、磷脂酰丝氨酸(PS)和磷脂酰肌醇(PC)。至于结合于PE或其他磷脂,由于^{32}P结合与白细胞和血小板速度更快,因此很难排除是由于污染白细胞和血小板的结果。总之红细胞膜脂的换新有两条途径:一是整个分子交换,一是上述脂肪酸的结合。

红细胞膜脂虽无重新合成途径,但脂的更新、转换和溶血磷脂的解毒确实存在,它们对调解红细胞功能和存活时间可能很重要。

(范启修)

参考文献

1. Harris RA. Metabolism of glucose Ⅰ: major pathway and regulation. //Thomas M. Devlin, Wiley-Liss, Hoboken NJ. Textbook of Biochemistry with Clinical Correlations, 6th ed Hoboken: Wiley-Liss, 2006: 683-697
2. 郝森旺,李斌. 血液疾病的临床生物化学//张惠中. 临床生物化学. 北京:人民卫生出版社,2009: 360-463
3. Telen MJ, Kaufman RE. The mature erythrocyte// GREER John P, FOERSTER John, LUKENS John N, Wintrobe's Clinical Hematology. 11th ed. Philadelphia: Lee & Febiger, 2003: 217-247

第 13 章

红细胞的生成与破坏

人体内红细胞的数量与骨髓红系细胞的增殖、分化密切相关。在生理情况下，正常红细胞的平均寿命为 120 天，每天有红细胞总数的 1/120（或 0.8%）的红细胞破坏，同时有同样数量的红细胞产生。在红细胞的生成与破坏之间维持着一种动态平衡的过程。

应用放射性核素标记红细胞及稀释法原理测定我国正常人循环的血容量，平均为 75.5ml/kg（男性平均为 81.4ml/kg，女性为 71.6ml/kg）。若按红细胞 5×10^{12}/L 计算，正常人每千克体重约有 350×10^{9} 个红细胞，即体重为 50kg 的成年人每天应当有约 1.3×10^{11} 个新的红细胞生成，约相当于由 5×10^{9} 个骨髓幼稚红细胞衍化而得。

第一节　红细胞的生成

正常人红细胞的生成包括：造血干细胞阶段、红系祖细胞阶段、红系前体细胞（原红细胞至晚红细胞）的增殖与分化阶段、网织红细胞的增殖及成熟过程，以及网织红细胞向外周血释放成熟为红细胞的过程。

一、造血干细胞阶段

目前已知，造血干细胞主要存在于骨髓、脾、肝等造血组织内。也有少量循环于外周血中。

造血干细胞在体内的数量极少，而且在正常情况下，99.5%以上的干细胞是处于 G_0 静止期。造血干细胞具有不断地进行自我更新，维持在体内一定的数量和保持自己的特性，同时又具有向骨髓红系、粒系和巨核系祖细胞分化的能力。一个造血干细胞进行分裂后产生的两个子细胞，只有一个立即分化为早期祖细胞，另一个仍保持干细胞的全部特征不变。这种不对称性分裂，不论进行多少次，始终可以维持干细胞的数量不变，故能维持正常机体的长期、恒定造血。

造血干细胞的分化，受细胞与骨髓微环境、细胞表面、药物受体和环化酶系统以及体液等多种因素的控制和调节。造血干细胞的内在基因控制也起一定的作用。

二、红系祖细胞阶段

在红系祖细胞（progenitor cell）阶段，细胞是处于造血干细胞与红系前体细胞之间的细胞群。由红系祖细胞向红系前体细胞分化的阶段，是调节红细胞生成自体稳定机制中的一个关键过程。造血干细胞一旦变为早期祖细胞，立即出现对称性有丝分裂，其自我更新和自我维持的能力立即下降。晚期祖细胞则全部进行对称性有丝分裂，完全丧失了自我更新的能力。

造血干细胞在骨髓造血微环境的影响下分化为红系祖细胞。造血微环境包括微血管系统、神经系统和造血间质等部分。通过体液因子、细胞因子对造血干细胞的分化起特殊的作用和影响。红系祖细胞向红系前体细胞的分化是随机的系限过程。限制祖细胞只向单一红（红系）细胞发育。这种限制可能是由于细胞表面有系特异性生长因子受体的表达，如红细胞生成素（erythropoietin，EPO）受体等，此外也可能是由于某些因素与骨髓微环境相互作用的结果。骨髓微环境对造血干细胞的定向分化起着决定性的作用。如造血组织中血流量增加，组织氧分压增高，基质中的黏多糖倾向性变为中性，均有利于红系细胞的分化；否则，当组织氧分压降低、基质中的黏多糖倾向变为酸性时均不利于向红系细胞发育。

由于红系祖细胞可以在 EPO 的作用下向红系前体细胞的方向分化、增殖，最后成为成熟的红细胞，这类细胞也被称为 EPO 反应细胞（erythropoietin reaction cell，ERC）或 EPO 敏感细胞（erythropoietin sensitive cell，ESC）。这类细胞无自我维持能力，故不能称为干细胞。ERC 或 ESC 细胞在高浓度的 EPO 条件下，当培养延续到 14～16 天，培养体系中会骤然生成由 30 000～40 000 个红系细胞组成的红系集落，称为红系爆式形成单位（burst forming unit-erythroid，BFU-E），是 ESC 群体中较早期分化的细胞。BFU-E 是更接近造血干细胞的红系祖细胞，可分化为红系集落形成单位（colony forming unit-erythroid，CFU-E），其比重沉降率较 CFU-E 缓慢。DNA 合成期的比例亦较少，仅为 0～25%。在形态学上较 CFU-E 更不成熟，呈轻度卵圆形，核染色体细，具有多个大的核仁，胞质呈碱性，偶有伪足。

BFU-E 的数量为 5～10/1 $\times 10^5$ 有核细胞，与 CFU-E 不同的是 BFU-E 可见于周围血中，量极少，仅占 0.02%～0.05%。

ERC 或 ESC 在加入 EPO 的体外半固体培养环境中培养 5～8 天，可生成由 8～65 个红系细胞组成的细胞团，称为 CFU-E。可以由 G-6-PD 同工酶分析确定。其形态学表现为核染色质细致，细胞核大，有大核仁，有清楚的核周带及少量的嗜碱性胞质。人类骨髓中的 CFU-E 数因不同的分离方法和培养条件而异，约为（50～400）$\times 10^5$/L 有核细胞。大部分 CFU-E 是处于活跃的 DNA 合成期（S 期），多数体外实验证实 CFU-E 细胞表面带有较密的 EPO 受体，且依赖 EPO 存活。

BFU-E 和 CFU-E 是红系祖细胞群中两类性质不同的细胞亚群，它们的区别包括一般特性、对细胞因子的反应以及抗原和受体的表达（表 13-1）。

表 13-1　红系祖细胞的一般特性及表面抗原/受体

	造血干细胞（CFU-GEMM）	BFU-E	CFU-E
自我更新	++	+	0
周期状况（^{3}HrdR 的自杀率，%）	15～20	30～40	60～80
/10^5 有核细胞	2～5	40～120	200～600
外周血中	+	+	0
细胞因子反应			
G-CSF，IL-6，IL-1		0	0
GM-CSF，IL-3	+	+	0
EPO	+	+	++
胰岛素，IGF	0	0	+
$TGFb_1$	+	+	−
抗原/受体			
CD_{34}（HPCA-1，My-10）	++	++	−
HLA-DR	++	++	0
CD_{33}（L_4F_3，My-9）	+	+	−
EP-1，EP-2，EP-3	+	+	++
血型糖蛋白 A	−	−	+
ABHil		0	+
EPO-R，TNF-R	+	+	++

注：−表示缺如；+表示少量；++表示多量

主要影响 BFU-E 阶段的细胞因子是 IL-3 和 GM-CSF。IL-3 可以影响 BFU-E 的整个增殖期，其他如 EPO、G-CSF 等。在培养液中如无 IL-3，BFU-E 即不能生存。6 天后，80% 的 BFU-E 可消失。实验证实，早期阶段的 BFU-E 的增殖和分化均不依赖 EPO，BFU-E 在无 EPO 的环境下仍可存活 48～72 小时。晚期仅 20% 的 BFU-E 有低密度的 EPO 受体表达。对 BFU-E 负性影响的有 α 和 β 干扰素。后者可防止 BFU-E 进入细胞 S 期。

BFU-E 进入 CFU-E 期后开始表达，可识别红系细胞的特征，这些具有特征的蛋白包括唾液酸糖蛋白、血型糖蛋白 A（glycophorin A）和 Rh 抗原、血型抗原及 ABHil 型等。在 CFU-E 细胞上还存在大量的 EPO 受体。在缺乏 EPO 的培养液中数小时，80%

的 CFU-E 细胞即不存在。EPO 受体在 CFU-E 及原始红细胞上表达最多，以后随红细胞的成熟逐渐减少，到晚幼红细胞已消失。

转铁蛋白受体（TfR），也是在 CFU-E 和红系前体细胞时表达最高，到网织红细胞时最低。TfR 是由双硫键连接的双链跨膜糖蛋白，分子量为 180kD。每个受体可结合 1 个或 2 个分子的转铁蛋白。TfR 是控制细胞摄取铁的重要因素，当红系细胞出现血红蛋白合成后，TfR 的表达明显增多，随着细胞的成熟 TfR 逐渐减少。BFU-E 和 CFU-E 上的 TfR 量较少，原始红细胞上的 TfR 最多，每个细胞可表达 800 000个 TfR，至网织红细胞，TfR 的表达减少为 100 000 个/细胞，成熟红细胞则无 TfR 表达。

ERC（或 ESC）是非均一的放大过渡细胞群体，随其放大而成熟。其数量控制着细胞进入 CFU-E 的速率。EPO 在 ERC 晚期阶段可促成二级分化，生成下一级放大的过渡群体——红系细胞。其终末产物——成熟红细胞的数量通过组织氧分压控制着 EPO 的生成水平。当 EPO 缺乏时，ERC 的 G_1 期延长，红细胞的生成处于持续低水平。在贫血时 EPO 增加，ERC 的 G_1 期明显缩短，促进细胞进入 S 期，ERC 池扩大，以适应加速红细胞造血的需要。

三、红系前体细胞阶段

红系前体细胞（precursor cell）阶段与 BFU-E 及 CFU-E 不同的是可以用形态学标准区分。包括原始红细胞、早幼红细胞、中幼红细胞、晚幼红细胞及网织红细胞阶段而达到成熟红细胞。细胞成熟的过程是血红蛋白增加和细胞核活性衰减的过程。随着细胞的成熟，有核红细胞中的血红蛋白含量不断增加，RNA 的含量不断减少。在中幼红细胞后期，细胞中的血红蛋白含量≥13.5pg。红细胞内血红蛋白的增高促使核失去活性，不再合成 DNA 或 RNA。实验证实这是由于血红蛋白通过核膜间孔进入核内，作用于核组蛋白（nucleohistones），导致染色体失活而促进核凝缩。晚幼红细胞已失去继续分裂的能力，以后细胞核浓缩并逸出，被单核巨噬细胞吞噬，或在脾脏内碎裂、溶解，成为无细胞核的网织红细胞。在成熟红细胞阶段不再合成血红蛋白。

根据细胞内血红蛋白浓度的增高会促使细胞核失去活性的理论，红细胞成熟过程分裂的次数、细胞最终的大小与血红蛋白合成的快慢有一定的关系。如缺铁时的小红细胞是因为血红蛋白的合成速度慢，需要较长的时间才能达到需要的血红蛋白浓度，故在细胞核停止活动（或聚缩）之前分裂的次数多，造成细胞体积小。相反，在大细胞时，过早地使细胞核变性，分裂的次数也少些。

如果红系前体细胞由于某种原因在从骨髓释放前或以后短期死亡，称为无效造血。正常人的红细胞无效造血只占极少部分（<10%），而在某些病理情况（如巨幼细胞贫血、珠蛋白生成障碍性贫血及铁粒幼细胞贫血）时，无效造血会明显增加。红细胞无效造血的原因可能是：①红系干、祖细胞本身的缺陷，使生成的红细胞质和量异常；②幼稚红细胞的分裂周期延长，导致骨髓过度增生、成熟障碍，致使幼稚红细胞在骨髓内破坏；③有缺陷的红细胞生成及释放入血后不久即遭破坏；④骨髓幼稚细胞内造血物质（卟啉、铁）转输和代谢加速，出现“血红素无效生成”也可出现无效应红细胞生成。

决定红细胞外形及可变性的膜蛋白，如收缩蛋白、血型糖蛋白、带 3 蛋白、4.1 蛋白和锚蛋白均出现于 CFU-E 期。带 3 蛋白、4.1 蛋白及血型糖蛋白，特别是血型糖蛋白 A，大量出现于 CFU-E 的晚期阶段或原始红细胞阶段。

随着细胞的成熟，红系细胞的直径逐渐缩短，细胞体积也逐渐缩小。这是因为细胞内一些用以合成血红蛋白、基质蛋白及各种酶的细胞器（如线粒体、高尔基器、聚核糖体）逐渐减少，细胞器也逐渐退化消失。

基因活性在红细胞成熟过程中是由珠蛋白的表达所支配。珠蛋白在原始红细胞中仅占蛋白质的 0.1%，到网织红细胞时达 95%。对珠蛋白的研究及了解，在红细胞分子系列中是了解得最好的。已知成年人珠蛋白的合成主要是 HbA（$\alpha_2\beta_2$），少量的 HbA_2（$\alpha_2\delta_2$）及 HbF（$\alpha_2\gamma_2$）。目前对 Hb 合成的数个酶基团已经克隆，如 δ-氨基-γ-酮戊酸（δ-aminolevulinic acid，ALA）、胆色素原（prophobilinogen，PBG）脱氧酶及血红素（heme）合成酶等。

应用方向性核素标记细胞增殖周期 DNA 合成能力作指标可以推算红系细胞的增殖时间，原始红细胞的增殖时间约为 20 小时，早幼红细胞约为 16 小时，中幼红细胞为 25～30 小时，晚幼红细胞不具备合成 DNA 的能力，属非增殖性细胞。故正常红系前体细胞由骨髓生成，经过增殖、分化直到新生网织红细胞从骨髓中逸出约需 3～5 天。在贫血应激时，采用跳跃式分裂，此段时间仅可为 2 天。网织红细胞以后又在脾内停留 1～2 天，继续成熟且改变膜脂质成分后再进入血循环。

四、红细胞的脱核与释放

晚红细胞通过增加本身的波状运动，再经过几次收缩，把核挤到胞质的一极而后脱出。

网织红细胞通过骨髓-血液屏障亦是一个复杂

的过程。骨髓血液屏障由一层薄的内皮和一层不连续的外膜组成。在骨髓的血窦间隙处尚有大量巨噬细胞分布(窦周巨噬细胞)它能吞噬脱出的红细胞核,筛过和移去缺陷细胞(约占2%)。

红细胞的释放是通过骨髓的窦壁、内皮细胞联合处的胞质而入血的。当红细胞进入血窦时,易变形的胞质先进入,把细胞核留在血窦处,红细胞进入血窦后,内皮细胞即收缩而使血窦孔闭合。

网织红细胞的成熟程度,可根据所含网状物量的多少分为Ⅰ~Ⅳ级。正常时仅Ⅲ及Ⅳ级网织红细胞见于外周血中。

第二节 红细胞生成的调节

红细胞生成的调节因素较为复杂。一般认为外周血中红细胞的数量和生理性平衡,主要是通过骨髓内红细胞生成的自身调节取得的。在生理情况下,循环中的红细胞总量是通过对红细胞生成速率的反馈调节而维持恒定。在造血干细胞与成熟红细胞之间形成了互相关联、互相制约的一个复杂的动态平衡。当机体红细胞数量改变时,造血组织通过各种途径不断对这种动态平衡起着自身调节的作用。

目前对红细胞生成的调节机制还不十分清楚。近年来的研究认为,当外周血中红细胞数量减少和血红蛋白浓度降低时,红细胞携氧能力下降,血液和组织内氧张力减低,可刺激肾脏产生和释放EPO,促进骨髓内红细胞的生成。影响红细胞生成的其他因素还有动脉血氧分压、心肺功能、血容量、血红蛋白与氧的亲和力以及红细胞2,3-二磷酸甘油酸(2,3-DPG)含量等,都可能通过肾脏内的EPO释放,对红细胞的生成产生反馈作用。

一、关于红细胞生成素

早在1893年,Miescher发现动物组织缺氧可以促进红细胞的生成。此后Carnot和Deflaudxe亦有相似的实验证实。1950年Reissmann在动物实验中也证实缺氧可使红细胞的生成率增高。1953年Ersler在失血性贫血的动物中获得含有刺激红细胞生成的物质,称为红细胞生成素(erythropoietin,EPO)。

现已知EPO是一种糖蛋白激素,其基因定位于7号染色体,由166个氨基酸残基组成,分子量为34 000。含有30%~40%的碳水化合物,其中11%为唾液酸。蛋白电泳在γ球蛋白区带上,其提纯品每毫克蛋白质中含有70 400活性单位(每1个单位相当于初次的国际标定的1.48mg制品,或相当于5μmol氯化钴所致红细胞生成活性)。去除唾液酸的EPO在体外仍有促红细胞生长的作用,在体内则迅速丧失活性,易被肝所清除。

EPO在体内产生的部位主要在肾的肾小管周围细胞。当肾有组织破坏时,EPO的产生降低或甚至停止。正常人约有5%~10%的EPO是由肾外组织,主要是由肝细胞或肝内的库普弗(Kupffer)细胞产生。骨髓细胞附近的神经纤维可通过神经垂体激素或自主神经系统影响骨髓内的血管运动,改变血窦大小及血流速度,加速EPO的释放。

目前认为从肾提取的EPO有两种类型。一种在生物化学及生物活性均与血浆EPO相同;另一种是由肾皮质和髓质细胞的线粒体产生,缺乏EPO的活性,可能具有酶的特性及作用,称为肾红细胞因子(erythrogenin)。这种因子在释放入血后,可能使存在于血浆中的EPO前体或不具有EPO活性的EPO原(erythropoietinogen)转变为EPO。

EPO在人体内的半寿期约为1~2天。血浆中EPO的浓度因不同的生理和病理情况而有波动。通常在输注过量的红细胞或组织氧过高时,EPO的浓度明显降低。再生障碍性贫血或骨髓增生异常综合征患者血浆EPO的浓度往往高于正常值许多倍。而在其他类型贫血患者EPO的水平与血红蛋白水平往往呈负相关的关系。血红蛋白越低,血浆中EPO水平越高,同时尿中EPO的排出量也越多。正常人每天从尿中排出的EPO量约为1~4U,贫血患者尿中排出量明显超过此数。

二、EPO的作用

Jacobson等研究证明EPO主要作用于红系祖细胞阶段。其作用可能是通过对决定血红蛋白合成的遗传基因去阻遏因子的作用而实现的。随着EPO使用剂量的加大,其作用可能会进一步扩及红系生成的全过程,成为影响红系细胞中血红蛋白合成的诱导物质和调节物质,并能促进DNA和RNA的合成。骨髓细胞培养液中加入EPO后,可在15分钟内观察红细胞系列的RNA增多,并可加速原始红细胞和早幼红细胞的增殖。体内的观察显示,在应用EPO后可刺激骨髓红细胞的生成,约经4~5天后,即可见较多的网织红细胞向外周血释放。这种网织红细胞多数是胞体偏大、嗜碱物质致密,属未成熟的网织红细胞。同时外周血中也可出现大的红细胞。

总之,EPO对红细胞生成的作用可归结为:①刺激有丝分裂,促进红系祖细胞的增殖;②激活红系特异基因,诱导分化;③能显著减缓CFU-E DNA的降解速率,阻抑CFU-E的程序性死亡(凋亡),以及加速网织红细胞的释放和提高红细胞膜的抗氧化功能。

三、其他红细胞生成的调节物质

1. 其他细胞因子 如红系分化因子(EDF)能直接诱导血红蛋白表达及间接地促进红系祖细胞生长;红系分化去核因子(EDDF)诱导后期红细胞排核以及转录因子 GATA1 能特异地激活多种红系特异基因,诱导细胞沿红系分化,并抑制细胞凋亡。

2. 雄激素 睾酮对红系造血所起的作用主要是刺激 EPO 的产生。雄激素可促使肾脏主质细胞作用使 EPO 或红细胞因子的产生增多,并刺激正铁血红素的合成。雄激素可能还有增加 EPO 敏感细胞数目及驱使 G_0 期的 CFU-S 进入 DNA 合成期,增加红系祖细胞数量的作用。也可直接刺激骨髓促进红细胞的生成。

3. 雌激素 可能抑制红细胞的生成。小剂量雌激素可减低红系祖细胞对 EPO 的反应。在很大剂量时,可能有抑制 EPO 生成的作用。

4. 其他 如甲状腺素、肾上腺皮质激素和生长激素等均可改变组织对氧的要求而间接影响红系造血。此外,环腺苷酸(cAMP)亦可刺激 EPO 的生成,因其作用可被 EPO 抗体所阻断。在动物实验中,cAMP 可使骨髓细胞中的氨基 γ 酮戊酸合成酶的活性增加。近年来认为胸腺及 T 淋巴细胞对正常造血也有调节作用。T 淋巴细胞及其产物可促进 BFU-E 的形成与 EPO 共同调节红细胞生成。

除刺激红细胞生成各环节的体液调节因子外,已有许多事实证明,抗体中还存在着抑制红细胞生成的其他调控系统的影响。如再障患者及慢性尿毒症患者尿中的红细胞生成抑制因子,正常新鲜血清中的红细胞抑制素,多血症动物血中的红细胞生成素抑制因子以及纯红再障患者血浆中的抑制因子。

上述刺激与抑制因子互相拮抗,互相影响,共同构成对红细胞造血稳定而灵敏的反馈调节,在机体红细胞生成的调节中发挥重要作用。

第三节 红细胞的破坏

红细胞在体内的衰亡和破坏的机制仍未完全清楚。正常人体内的红细胞寿命平均为 120 天,主要是因衰老而消失。另有极少数红细胞可被其他因素导致红细胞的变形性下降或细胞表面性质改变而过早破坏。

成熟的红细胞在长期存活过程中逐渐衰老,表现在细胞膜的蛋白质脂质含量、红细胞酶活性、糖酵解能力下降、物质交换及能量转换均逐渐减少,对红细胞的重要生理功能有不良影响。老龄红细胞的唾液酸含量也减低,更可影响红细胞的寿命,再加膜表面电荷密度减少,表面积和容积的比值下降,细胞呈球形易被巨噬细胞识别吞噬。

红细胞在体内破坏的场所主要在单核-巨噬细胞系统。首要器官是脾和肝,其次为骨髓及其他部位。脾具有清除老龄红细胞和消除已受损伤红细胞的功能。脾内葡萄糖浓度低,氧分压及 pH 值低,血流缓慢。正常红细胞通过脾小动脉进入白髓的边缘区而进入红髓,通过狭窄的脾索而被挤压进入脾窦,再经过脾窦(含有单核-巨噬细胞)的内皮细胞孔隙,直接进入脾静脉。脾某些部位的血管内径特别细小,有的直径仅为 3μm,细胞需要变形才能顺利地通过,如果衰老的或有损伤的红细胞易受机械性滤过作用,被阻留于脾内,更加重葡萄糖的消耗,造成 pH 低、缺氧的非生理性环境,促进红细胞的脆性增加,易被吞噬细胞吞噬。

血液通过脾的容量仅占全身的 5%,而通过肝的高达 35%,由于肝对红细胞的微细胞改变的识别能力较差,不及脾敏感,因而肝仅对畸变较明显的红细胞才有清除作用。

一、红细胞老龄化的改变

红细胞在完全成熟后,其内核糖体已消失,细胞本身已不再能合成蛋白,因而随着红细胞的老化,红细胞体积、细胞密度、胞质及质膜成分均有改变,红细胞内所含的许多酶系统的生物活性也在逐渐降低,故随着红细胞年龄的增加,其生化和生理功能均有改变。

1. 糖酵解的改变 糖是红细胞组成的重要成分,在糖酵解中产生的 ATP 是红细胞供给能量的主要来源,已知在老龄红细胞内葡萄糖酵解途径中的 3 个具有关键性的限速酶-己糖激酶、磷酸果糖激酶和丙酮酸激酶的活性均有降低。其他如磷酸葡萄糖异构酶、醛缩酶、3-磷酸甘油醛脱氢酶和磷酸甘油酸激酶等活性均下降,结果使整个糖酵解速率迅速减低。

ATP 的生成于红细胞生存 60 天后即开始降低,ATP 的减少会影响红细胞的能量供应和生理功能。

2,3-二磷酸甘油酯(2,3-DPG)是红细胞内糖酵解旁路的代谢产物,在红细胞内是调节血红蛋白对氧亲和力的重要因素。2,3-DPG 浓度增高可使氧解离曲线右移,以增加氧从血红蛋白释放到组织。老龄红细胞内参与糖酵解的酶系统活性降低,2,3-DPG 的浓度亦会降低,使血红蛋白的氧解离曲线左移,氧释放量减少。

糖酵解至 6-磷酸葡萄糖途径时,有一条磷酸戊糖旁路参与反应。参与磷酸戊糖旁路的酶有葡萄糖6-磷酸脱氢酶(G-6-PD)和6-磷酸葡萄糖酸脱氢酶(6-G-PD)。以辅酶Ⅱ(NADP Ⅱ)作为反应的辅酶,使其还原为还原型辅酶(NADPH),后者具有多种生理功能,可以在红细胞内参与谷胱甘肽还原酶的辅酶,以维持细胞内还原型谷胱甘肽(GSH)的正常含量。GSH是红细胞对抗氧化性损伤的主要物质,对稳定血红蛋白、膜蛋白及其巯基等起着重要的作用。老龄红细胞己糖旁路糖酵解的衰竭可使红细胞内氧化产生的 H_2O_2 不能还原为 H_2O,血红蛋白氧化变性,形成变性珠蛋白小体,沉积于红细胞膜的胞质面,使胞膜局部变僵硬,红细胞的变形性下降,容易导致破坏。

2. 红细胞膜的改变　红细胞膜主要由膜脂质和蛋白质构成,不仅包裹整个细胞起到保护作用,而且也参与细胞内外物质的交流;维持红细胞膜的通透性、控制膜内外离子平衡和水合作用;维持细胞的正常新陈代谢;保持膜脂质双分子层的定向排列和防止膜脂肪酸的过氧化,以及维持红细胞正常双凹形态、细胞表面积和变形比等。老龄红细胞膜脂质含量降低,膜表面积减少,膜糖蛋白和其他膜蛋白质含量减少。同时由于ATP供给不足,"钠泵"失调,导致细胞内 K^+ 减低和 Na^+ 增多,细胞肿胀或球形,变形性降低。

3. 血红蛋白的改变　红细胞内由于各种氧化作用,经常会有少量的高铁血红蛋白(MHb)产生。细胞本身由于有一系列还原系统的存在,主要为还原型辅酶Ⅰ脱氢酶(NADH)和GSH,MHb仅占血红蛋白总量的2%以下。当老龄红细胞内糖代谢的酶活性改变时,NADH和GSH的含量均有一定程度的下降,MHb的浓度增高,沉积于红细胞膜即为Heinz小体。此外,亦有人认为老龄红细胞中的血红蛋白成分也有改变。正常人血红蛋白中以HbA($\alpha_2\beta_2$)占绝大多数,HbA_2($\alpha_2\delta_2$)仅占2%～3%。在老龄红细胞中,HbA_2 的比例明显增多。

由于上述各项改变,使老龄红细胞的体积缩小,细胞密度增高,红细胞的变形性降低,渗透脆性明显增高,易于破坏,是引起衰亡的重要因素。

二、老龄红细胞的衰亡

红细胞老化是一个受多种因素影响的复杂过程,目前正常红细胞在老龄化过程中衰亡的机制仍不十分了解,认为可能与下列途径有关。

1. 红细胞碎裂　在生理情况下,红细胞的局部破裂或缺损可以自己修补,以恢复红细胞的完整。老龄红细胞因其生化成分和物理性能的改变,影响了其修复功能。另外,老龄红细胞在循环的运转过程中,由于可变性降低,在通过直径较小的微血管时,容易遭受局部的挤压而破碎,这与老龄红细胞的能量减少,膜脂质、蛋白含量降低、Ca^{2+} 的积聚、红细胞的可变性下降有密切关系。

2. 渗透性溶解　生理情况下,由于"钠泵"的作用,可使进入细胞内水分子排出细胞外。老龄红细胞由于糖代谢的减少、ATP含量及其活性均降低、"钠泵"作用障碍,排水能力下降。红细胞肿胀,形态可由双凹盘形变成球形。如细胞肿胀的程度大于红细胞容积的1～2倍时,细胞膜就会出现损伤,易致细胞渗透性溶解而衰亡。

3. 噬红细胞作用(erythrophagocytosis)　噬红细胞作用是指整个红细胞被循环中的单核或中性粒细胞、组织巨噬细胞所吞噬。这种现象往往见于已受损伤的红细胞或抗体被覆的红细胞。老龄红细胞与此关系如何尚不十分了解。推测每天有一定数量的老龄红细胞可能是通过噬红细胞作用而衰亡。

4. 补体诱导的红细胞溶解　实验证明,补体可结合于细胞膜,特别是C3、C6、C7、C8和C9可以侵入红细胞膜脂类双分子层,造成细胞呈灶性改变,裂隙直径经常可超过32Å,使红细胞膜功能缺陷而发生渗透溶解,裂痕过大时,也可致细胞内Hb和细胞其他成分外溢。这两种结果均可引起红细胞破坏。老龄红细胞对抗体补体所致细胞溶解的敏感性可能是增高的,与红细胞的衰亡有一定关系。

5. 正常红细胞在糖代谢反应中,依靠磷酸戊糖旁路所供给的NADPH,使氧化型谷胱甘肽还原为还原型谷胱甘肽,使Hb免受过氧化而变性。老龄红细胞内一系列酶活性降低,NADPH的含量也相应减少,Hb易受氧化剂的氧化而变性。Hb变性形成变性珠蛋白小体(Heinz bodies)附着于红细胞膜内面,使局部变僵而易于从循环中被清除。

(李蓉生)

参考文献

1. Dessypris EN. Erythropoiesis//Lee GR, Bithcll TC, Forster J, et al. Wintrobe's Clinical Hematology. 9th ed. Philadelphia: Lea and Febiger, 1993: 134-142
2. Deiss A. Lee GR, Bithell TC, Forster J, et al. Destruction of erythrocytes//Wintrobe's Clinical Hematology. 9th ed. Philadelphia: Lea and Febrger, 1993: 195-222
3. Papayannopoulou T, Abkowitx J. Biology of Erythropoiesis, Erythrod Differentiation and Maturation//Hoffinan R. Benz, EJ, Shattil SJ. Hematology, Basic Principles and Practice. 2nd ed. New York: Churchill Livingstone, 1995: 252-262

4. Erslev AJ, Beutler E. Production and destruction of erythrocytes//Beutler E, Lichtman MA, Coller BS, et al. Williams Hematology. 5th ed. New York: McGrew-Hill Inc, 1995:25-440
5. Romanowski RR, Sytkowski AJ. The Molecular Structure of Human Erythropoietin. In Spivak JL (guested) Erythropoietin: Basic and Clinical Aspects, Hematol/Oncol Clin Nor Am, 1994:885-894
6. Weiss MJ, Orkin SH. GATA transcription factors: Key regulators of hematopoiesis. Exp Hematol, 1995, 23:99-100

第 14 章

红细胞疾病的分类

红细胞疾病是指主要以红细胞数量明显增减，和(或)红细胞质量异常为突出血液学表现的一类疾病。红细胞数量明显增减常由红细胞质量异常引起，红细胞质量异常也多伴有红细胞数量的改变。红细胞数量明显增减常表现相应的临床症状和体征，而有些质量异常的红细胞疾病并不明显改变红细胞数量，也可不导致严重临床表现。红细胞疾病可分为贫血、红细胞增多和红细胞功能异常三大类，临床上以数量改变红细胞疾病常见，其中以贫血更为多见。

红细胞起源于骨髓多能造血干细胞。红细胞的生成是一动态的、需要精细调节的复杂过程，在适当的造血微环境内红系造血前体细胞依其特定的内源性程序增殖、分化，并逐渐成熟至网织红细胞释入外周血，以补充生理性衰老死亡的红细胞。释入外周血的网织红细胞再经过大约 1 天时间转化为成熟红细胞，在循环中活存 100～120 天，然后被单核巨噬细胞系统吞噬清除。机体产生新生红细胞和清除衰老红细胞数量大体相等。维持机体红细胞数量和血红蛋白含量动态平衡最重要的调节因子是促红细胞生成素(EPO)。骨髓红细胞造血明显异常、红细胞清除过快，寿命缩短和失血，都可使这种动态平衡不能维持，明显影响红细胞数量。

一、贫　血

贫血是全身循环血液中红细胞总容量减少至正常值以下。全身循环血液中红细胞总容量测定操作技术复杂、重复性差，而血红蛋白浓度、红细胞计数及血细胞比容在绝大多数情况下都能正确反映循环血液红细胞容量的减少，故临床上凡是循环血液单位体积中血细胞比容，血红蛋白浓度和(或)红细胞计数低于正常值即称贫血。对于贫血的进一步分类有多种方法，如根据红细胞形态特征分为小细胞贫血、大细胞贫血和正细胞贫血；根据骨髓红系细胞增生程度分为增生性贫血和增生不良性贫血；根据贫血发生的急缓分为急性贫血和慢性贫血；根据贫血血红蛋白减少的程度分为轻度贫血、中度贫血、重度贫血和极重度贫血等。上述这些分类方法虽有助于提示贫血诊断和指导治疗，但不能反映贫血发生的病理生理机制。就疾病分类而言，病因和发病机制分类除有益于诊断和治疗外，也更能客观反映贫血的疾病本质。本章红细胞疾病贫血的分类就采用这一分类方法。

(一) 红细胞生成减少

红细胞的生成至少需要：①功能正常数量足够的造血细胞；②充足的造血原料；③适于造血的骨髓微环境；④恰当的造血调节因子分泌。造血原料缺乏所致贫血是世界范围内最常见的贫血，据估计，在美国 4% 的 20～49 岁年龄组妇女有缺铁性贫血。其他引起红细胞生成减少贫血的常见原因还有急性或慢性炎症、肾疾病贫血、再生障碍性贫血、恶性血液病、骨髓实体肿瘤细胞浸润等。

1. 再生障碍性贫血　是一骨髓造血衰竭综合征，由多种不同原因导致骨髓造血干祖细胞凋亡增加，或理化因素、生物因素等直接损伤造血干细胞，表现为骨髓有核细胞低增生，外周血全血细胞减少。按照再生障碍性贫血的病因不同又可进一步分为先天性/遗传性骨髓造血衰竭和获得性再生障碍性贫血。前者包括以细胞 DNA 损伤修复异常为特征的 Fanconi 贫血、以端粒维持缺陷为特征的先天角化不良、以骨髓造血衰竭和胰腺外分泌功能不全为特征的 Schwachman-Diamond 综合征等。后者包括有明确诱因可查的继发性再生障碍性贫血和无明确诱因的原发性再生障碍性贫血。目前认为大多数原发性再生障碍性贫血是由免疫机制导致的骨髓造血衰竭,不少学者将其归类为器官特异性自身免疫性疾病。对于继发性再生障碍性贫血,则认为大多数所谓明确诱因可能仅是异常免疫的始动因素,其发病机制与原发性再生障碍性贫血一致,接受免疫抑制治疗患者获得同样疗效反应支持这种观点。

2. 纯红细胞再生障碍性贫血(PRCA) 是指骨髓造血细胞减少主要累及红系细胞,外周血单纯表现贫血而白细胞和血小板不减少或仅轻度减少的一类造血衰竭,造血细胞的减少和异常主要发生在骨髓红系定向干祖细胞及以下阶段。与再生障碍性贫血一样,PRCA 也可根据病因分为先天性 PRCA,即 Diamond-Blackfan 贫血,和获得性 PRCA。Diamond-Blackfan 贫血呈常染色体显性遗传,患者有编码核糖体蛋白 RPS19 的 *DBA* 基因突变,或者有编码其他核糖体蛋白的基因突变,因此 DBA 被认为是核糖体合成障碍性疾病,核糖体蛋白合成减少,红系定向祖细胞增殖、分化、凋亡及对细胞因子反应缺陷。获得性 PRCA 包括原发性和继发性两类。原发性 PRCA 多由自身免疫机制所致,或可能是骨髓增生异常综合征的血液学表现,极少部分为特发性,病因机制不详;继发性 PRCA 可由多种疾病、药物、肿瘤,甚至妊娠等引起,也可见于 ABO 血型不合造血干细胞移植后,或应用基因重组 EPO 产生抗 EPO 抗体所致。严重肾功能不全可致肾产生 EPO 减少,发生肾性贫血,表现为 PRCA。以往认为胸腺瘤为 PRCA 最常见继发原因,现证明 T 细胞大颗粒淋巴细胞白血病继发 PRCA 更为常见,尤其在东方国家是 PRCA 最常见的继发因素。

3. 骨髓无效造血 先天性骨髓无效造血以先天性红细胞生成异常性贫血为代表,该病多为常染色体隐性遗传,极少数也可常染色体显性遗传,以犹太贝多因部落和欧洲相对多见,我国也有散发病例报告。该病血液学改变以骨髓红系细胞无效造血和幼红细胞光镜及电镜独特细胞形态学改变为特征,部分患者 Ham 试验阳性,但无锚联蛋白 CD55 和 CD59 缺乏。该病根据幼红细胞形态学特征及 Ham 试验等又分成不同临床亚型及变异型。获得性骨髓无效造血可见于多种红细胞造血原料缺乏、溶血性贫血和骨髓增生异常综合征等。其中骨髓增生异常综合征尤其中、低危患者,其外周血细胞减少主要与无效造血有关。

4. 造血原料缺乏 红细胞造血至少涉及细胞核 DNA 和细胞质内容物血红蛋白两方面物质的合成。

叶酸与维生素 B_{12}都是 DNA 合成过程中的重要辅酶,这两种维生素缺乏是巨幼细胞贫血发生的最主要原因,而造成巨幼细胞贫血的生化关键在于影响 DNA 合成。叶酸缺乏主要与不良饮食习惯、不合理烹调影响以及生长过快、妊娠过多过密等有关;维生素 B_{12}缺乏则常与慢性胃肠道疾病相关,可由恶性贫血或萎缩性胃炎内因子缺乏所致,或可胃全切/胃大部切除后引起维生素 B_{12}缺乏,也可能由慢性胃肠道感染或慢性肝病等所致。营养性巨幼细胞贫血可由叶酸或维生素 B_{12}缺乏单独导致,有时也可两种造血原料同时缺乏。另外,某些细胞毒药物直接干扰细胞 DNA 合成或叶酸代谢,也可导致巨幼细胞贫血。

缺铁或铁利用障碍主要影响血红蛋白的合成。缺铁性贫血是最常见的贫血。正常情况下人体铁来源于食物,食物中的铁主要在十二指肠和空肠上部吸收,从衰老红细胞中释放的铁约 80% 以上被重新利用。一般每天从食物中摄取 1mg 的铁,随上皮细胞脱落、胆汁和汗液丢失 1mg 铁,维持体内铁稳态。机体缺铁的常见原因包括生理性铁需要增加、铁摄入不足以及铁丢失过多。有时机体贮存铁并不减少,但存在铁转运机制异常,如先天性转铁蛋白缺乏症;或机体铁分布异常,如肺含铁血黄素沉着症;或单核巨噬系统细胞铁释放异常,如慢性病贫血;或铁利用障碍,如先天性和获得性铁粒幼细胞贫血、铅中毒等,也均可导致与缺铁性贫血相似的结果,影响血红蛋白的合成,多表现为典型的小细胞低色素贫血。

5. 红细胞造血调节异常 促红细胞生成素是调节红细胞造血最重要的因子,另外 IL-3、IL-6、GM-CSF、G-CSF 等也对红系造血具有调节作用。EPO 主要由肾脏肾小管周围细胞产生,作用于红系祖细胞阶段,促进红系祖细胞增殖,诱导分化,并加速网织红细胞向外周血释放。当严重慢性肾功能不全产生 EPO 明显减少,则骨髓红系造血减少,可表现为纯红细胞再生障碍性贫血;甲状腺功能减退、席汉综合征患者机体代谢缓慢,肾产生 EPO 减少,也可出现贫血;慢性病贫血患者由红细胞则对 EPO 刺激敏感性下降。

6. 骨髓病性贫血 各种急慢性白血病、淋巴瘤、骨髓瘤、骨髓转移瘤等,均可直接影响骨髓正常造血功能,红细胞的生成受到抑制发生贫血。骨髓纤维化症时,纤维组织的大量增生也能抑制红细胞的生成。除贫血外,骨髓病性贫血多同时伴有白细胞和血小板分类计数异常,骨髓异常细胞浸润,外周血可见幼红幼粒细胞。

(二)红细胞破坏过多

正常红细胞寿命为 100~120 天,衰老红细胞被单核巨噬细胞系统捕获、分解。正常骨髓具有 6~8

倍造血储备能力，因而红细胞寿命轻度缩短一般不会导致贫血发生。当红细胞寿命明显缩短，骨髓造血不足以代偿红细胞破坏过多时，贫血便不可避免。这种由红细胞破坏过多所致的贫血也称溶血性贫血。

溶血性贫血是一组种类繁多的异质性疾病，根据引起溶血的原因不同可分为红细胞内在缺陷所致溶血性贫血和红细胞外在因素导致溶血性贫血二大类。

1. 红细胞内在缺陷所致溶血性贫血　红细胞本身具有缺陷，可为红细胞膜异常、红细胞酶缺陷或血红蛋白异常。该类溶血绝大多数为先天性或遗传性，少数也可后天获得性。

（1）红细胞膜异常：红细胞膜骨架蛋白缺乏，如膜带 3、带 4 蛋白、血影蛋白缺乏；先天性和获得性红细胞膜生化构成异常改变，如先天性 β 脂蛋白缺乏症、严重肝脏疾病等所致红细胞膜脂蛋白、胆固醇、磷脂等构成异常等，都可能引起红细胞形态改变，使红细胞可塑性减低、细胞膜离子通透性改变，细胞膜僵硬或对氧化损伤抵抗力低下，从而易于被单核巨噬细胞系统捕获破坏。这类贫血包括遗传性球形红细胞增多症、遗传性椭圆形红细胞增多症、遗传性口形红细胞增多症、棘形红细胞增多症、家族性遗传性热不稳定性异形红细胞增多症等。阵发性睡眠性血红蛋白尿症（PNH）是一种获得性克隆性造血干细胞疾病，以 PIG-A 基因突变、细胞膜糖化肌醇磷脂（GPI）锚蛋白合成缺陷为特征，致红细胞膜锚联蛋白缺乏，其中补体调节蛋白 CD55 和 CD59 缺乏使红细胞对补体系统损伤敏感，也属红细胞膜内在缺陷溶血性贫血。

（2）红细胞酶缺陷：红细胞主要通过糖无氧酵解过程产生 ATP，以维持红细胞膜功能和为各种生物反应提供能量；通过磷酸己糖旁路糖代谢保持谷胱甘肽处于还原状态，保护细胞免受氧化损伤；参与核苷酸加工利用和降解代谢的酶类能够清除对红细胞有损害作用的核苷前体物质。这些代谢途径中酶缺陷可能导致溶血性贫血，常见者如葡萄糖-6-磷酸脱氢酶（G-6-PD）缺乏、丙酮酸激酶（PK）缺乏、嘧啶 5′核苷酸酶（P5′N）缺乏等。

（3）珠蛋白和血红素合成异常：红细胞行使携氧功能的物质基础是具有结构和功能正常的血红蛋白内容物。血红蛋白由珠蛋白和血红素组成，它们的合成障碍和结构异常可以通过不同形式降低红细胞的柔韧性或增加其脆性，导致溶血性贫血。

控制珠蛋白合成的基因异常，可产生分子结构变异的血红蛋白或珠蛋白链的合成减少。珠蛋白肽链分子结构有变异的血红蛋白也称异常血红蛋白，多数异常血红蛋白不产生不良后果，少部分的生理功能不正常，出现临床症状，称为血红蛋白病；地中海贫血则是指珠蛋白肽链分子结构正常，但某种肽链的合成量减少或缺乏导致的血红蛋白病，再根据合成受抑的珠蛋白链的不同进一步分类为 α-地中海贫血、β-地中海贫血等。

某些类型的卟啉病，如先天性卟啉病，也可表现明显的溶血性贫血。

2. 红细胞外部因素所致溶血性贫血　指外部因素作用于本身正常的红细胞，使其直接破坏，或发生某些改变而容易被破坏导致的溶血性贫血。这类贫血大多是获得性的，溶血可因免疫性因素，如自身免疫性溶血性贫血、新生儿溶血病、药物诱发免疫性溶血、血型不合输血反应，以及 ABO 血型不合造血干细胞移植后溶血等；和非免疫性因素，包括物理、化学、生物学因素以及单核巨噬细胞系统功能亢进等引起。

（三）失血性贫血

急性大量失血可发生于创伤、上消化道大出血、咯血、病理产科等，多由于非血液系统疾病的基础病所致，或由出凝血异常血液疾病所致，传统上不归类为红细胞疾病。大量失血后恢复期和长期慢性小量失血临床经常表现为缺铁性贫血。

二、红细胞增多

单位体积外周血中红细胞计数、血红蛋白含量与血细胞比容高于正常即为红细胞增多。红细胞增多可分为相对性增多和绝对性增多两大类，前者是指由血浆量减少血液浓缩，致单位体积红细胞量增多，而机体红细胞总量并不增多，此种情况多由非血液系统疾病和状况所致；红细胞增多的红细胞疾病一般是指导致红细胞量绝对增多的疾病，又可按照病因不同分为原发性红细胞增多和继发性红细胞增多两大类。红细胞增多可继发于多种不同原因和疾病，常与最终导致肾组织氧张力减低和内源性 EPO 分泌增多有关，可见于呼吸衰竭、严重睡眠呼吸暂停综合征、右向左分流先天性心脏病、肾动脉狭窄、高海拔地区长期居住、高氧亲和力血红蛋白病、肿瘤、肝肾疾病等；原发性红细胞增多以真性红细胞增多症最为常见，该病是一种起源于骨髓造血干细胞的克隆性疾病，绝大多数与 JAK2/V617F 基因突变相关，WHO 造血与淋巴组织肿瘤分类将其归类为慢性骨髓增殖性肿瘤。另外，原发性红细胞增多还包括呈常染色体显性遗传，由 EPO 受体基因突变，EPO 异常敏感所致的家族性红细胞增多症和氧传感控制基因（von Hippel-Lindau 基因）改变引起的先天性红细胞增多症（楚瓦什红细胞增多症）等。

三、红细胞功能异常

通常情况下不出现明显红细胞数量改变，但红细胞形态或生化异常明确存在，该种情况也属红细胞疾病范畴。常见于轻型红细胞膜病、血红蛋白病和某些红细胞酶病。多数亚型卟啉病不伴贫血，另外，造血原料缺乏早期也可红细胞形态改变而数量无明显增减。

（张凤奎）

参 考 文 献

1. Glader B. Anemia: General considerations//Greer JP, Foerster J, Lukens JN, et al. Wintrobe's Clinical Hematology. 11th ed. Philadelphia: Lippincott Williams & Wilkins, 2004:947-978
2. Marks PW, Glader B. Approach to anemia in the adult and child//Hoffman R, Benz Jr EJ, Shattil ST, et al. Hematology Basic Principles and Practice. 4th ed. New York: Elsevier Churchill Livingstone, 2005: 455-464
3. Beutler E. Production and destruction of erythrocytes//Beutler E, Lichtman MA, Coller BS, et al. Williams Hematology 6th ed. New York: McGRAW-Hill, 2000:444-459
4. Erslev AJ. Clinical manifestation and classification of erythrocyte disorders//Beutler E, Lichtman MA, Coller BS, et al. Williams Hematology. 6th ed. New York: McGRAW-Hill, 2000:460-466

第 15 章

贫血的临床表现

贫血的临床表现可分为导致贫血原发病本身表现和贫血相关症状、体征两部分。原发病表现因疾病本身不同而异,贫血仅是原发病全身表现的一部分。有时原发病症状、体征非常突出,以致贫血未能受到应有的重视;也有时贫血可为首发症状甚至突出症状,而原发病症状不明显,表现为不明原因贫血。随着对贫血病因的追查,常可揭示更为严重的基础病。

贫血的临床表现可分为三种不同形式:①快速发生的急性贫血,患者临床症状体征主要与低血压血流动力学改变相关,由血液容积减少所致;②在慢性和急性贫血,患者症状主要由组织器官缺氧所致;③在溶血性贫血,红细胞破坏释出及代谢产生的毒性产物也可导致某些特殊临床表现。

贫血表现的病理生理基础是血液携氧能力减低,其表现取决于各器官和组织的缺氧程度和对缺氧的代偿和适应能力。贫血时首先是机体代偿机制发挥作用,血管舒张,脉率增快,心脏输出量增加,呼吸加速,肾产生 EPO 增多,血浆容积增加以及血红蛋白氧亲和力下降等。由于这些代偿机制的存在,轻、中度贫血患者有时并不表现缺氧症状。

贫血的临床表现与以下五因素有关:血液携氧能力减低程度,全血容量改变,上述两种情况的发生速率,呼吸循环系统代偿能力,以及引起贫血的原发病。如贫血发生、进展迅猛,伴有血容量明显改变,特别是发生于年老体弱或有心肺疾病者,患者临床症状明显,甚至发生循环衰竭;相反,若贫血起病缓慢,由于红细胞内2,3二磷酸甘油酸(2,3-DPG)浓度增加,氧离曲线右移,血红蛋白与氧的亲和力降低,使单位血红蛋白在组织中释放氧增多以代偿贫血,因而部分患者即使贫血相当严重也可无明显症状。

贫血相关症状、体征表现为:

1. 软弱无力　疲乏困倦、活动耐力减退是最常见和最早出现的症状,许多贫血患者常由此而开始就医。

2. 皮肤黏膜　皮肤、黏膜、睑结膜、口唇及甲床颜色苍白是最常见的客观体征。在手部,掌面皮肤最先苍白,但手掌皮肤皱褶处一般在重度贫血时才表现苍白。慢性贫血患者皮肤常呈蜡黄色,严重的恶性贫血患者皮肤呈略带柠檬黄色的苍白。溶血性贫血患者除皮肤苍白外,常同时有皮肤巩膜黄染。白血病、骨髓纤维化、再生障碍性贫血等还可皮肤苍白伴出血点、淤斑等。严重肾性贫血患者皮肤苍白可伴有皮肤尿素霜。继发于遗传性出血性毛细血管扩张症的缺铁性贫血患者,口唇、鼻腔黏膜、眼睑、指甲下等处可见扩张的小毛细血管。

苍白的程度除受贫血严重程度影响外,还与患者皮肤色泽、表皮厚度、皮内毛细血管的舒缩状态以及皮下组织水分的多寡等有关。黄疸、发绀、皮肤色素沉着、血管舒张等可能掩盖苍白症状,以致漏诊。某些情况也可依据苍白误诊贫血。有人肤色看似苍白实无贫血,黏液水肿患者虽确实苍白但也可并无贫血。在交感神经作用于循环系统引起的晕厥患者,苍白并非因为贫血而是皮肤血管收缩所致。

贫血患者皮肤还可变薄、干燥无光,毛发干枯、过早灰白。指甲缺少光泽,变脆易折,在慢性缺铁性贫血,患者指甲不凸反凹,呈典型匙状甲。某些慢性贫血,尤其溶血性贫血患者可有下肢皮肤溃疡,常难以愈合。营养性贫血和恶性贫血患者常有口角皲裂、舌炎和口腔炎,舌乳头萎缩,形成牛肉舌、镜面舌。

3. 呼吸、循环系统　在许多轻度贫血患者,呼吸及循环系统症状仅在体力活动或激动时出现。若贫血发生潜隐，患者无明显心肺疾病，脏器功能代偿良好，则呼吸循环系统症状可晚至血红蛋白低于80g/L以下时才出现。不少缺铁性贫血、营养性贫血和其他慢性贫血，尤其发生于儿童，患者体力活动并不明显受限，血红蛋白可低至60g/L以下时才开始就医。随着贫血加重，即使轻微活动甚至休息时也可感到乏力、心悸及气短。呼吸频率及呼吸深度增加。心率及脉搏加快，脉压增大，呈水冲脉，心脏触诊心尖搏动明显。心律失常以窦性心动过速最常见，其他尚可有心房期前收缩和室性期前收缩。循环时间缩短，心输出量增加。血流加快、血流紊乱，在肺动脉瓣听诊区、心尖部和(或)心底部可出现柔和的收缩期吹风样杂音。心脏腔室扩张，心脏瓣膜环也随之相应扩张或相对狭窄，可在相应瓣膜听诊区出现Ⅲ级粗糙的收缩期心脏杂音或舒张期隆隆样杂音，与心瓣膜病杂音相似。心电图以低电压、ST段压低、T波低平或倒置最常见。头晕、眼花，尤其由蹲坐位快速站立时可出现短暂黑矇，极度虚弱。长期的严重贫血可引起贫血性心脏病、水肿、心绞痛、原有冠心病患者还可能出现心肌梗死。患者心脏扩大、间歇性跛行，劳累、感染等易诱发心力衰竭。严重慢性贫血患者由于血浆容量增加，可无心悸和体位性低血压，正是在这些患者若输血过快，可使全血容量进一步增加，诱发急性充血性心功能衰竭。

4. 神经系统症状　头晕、头痛、困倦、嗜睡、失眠、多梦、眼花、耳鸣、记忆力减退、注意力不集中、反应迟钝等为贫血常见症状。大脑严重缺氧可产生脑水肿和颅内压增高。贫血严重或发生急骤者可出现晕厥或意识障碍。原有脑血管病的患者，贫血常可使一过性脑缺血发作更为频繁和严重，甚至出现脑中风。贫血发生急骤，患者尚可表现烦躁不安，恐惧、濒死感。胃大部切除、萎缩性胃炎以及内因子缺乏恶性贫血等引起的维生素 B_{12} 缺乏，常伴有周围神经炎和脊髓退行性变，患者感手足麻木，常末端为著，若手戴套、足穿袜样。痛觉、触觉等感觉减退以至消失，腱反射异常。站立不稳，步态失调，闭目难立。

5. 消化系统　贫血患者常表现消化系统症状，这些症状有时是导致贫血的消化系统疾病本身表现，如消化性溃疡的返酸、腹痛，痔疮出血，肿瘤出现腹部肿块等；有些症状则无关贫血原因，为贫血所致。由于消化道黏膜缺氧，消化液分泌减少以及胃肠蠕动失调出现食欲缺乏、腹部胀满、恶心呕吐和便秘。舌炎和舌乳头萎缩常见于巨幼红细胞贫血，缺铁性贫血可出现咽下困难、异食癖。慢性溶血性贫血患者经常伴有胆结石和慢性胆囊炎。骨髓增殖性肿瘤、慢性淋巴细胞白血病、骨髓纤维化，以及某些溶血性贫血患者，贫血常伴有明显脾大造成的腹部压迫症状。血管内溶血患者经常伴有腹痛和贲门失迟缓症。伴有粒细胞缺乏的贫血患者可出现痛性溃疡性口腔黏膜坏死或坏死性咽峡炎。肝炎相关再生障碍性贫血，在已经发生明显全血细胞减少后，仍可表现有肝炎症状、体征。

6. 泌尿生殖系统　贫血严重者可出现夜尿增多、低比重尿和轻度蛋白尿。溶血性贫血常有尿色加深，大量血管内溶血患者可排出“酱油色尿”，患者尚可腰痛、尿道感觉不适，严重者出现少尿、无尿，急性肾衰竭。女性患者月经增多或继发性闭经均常见，妊娠女性严重贫血则死胎和流产率增高。男女均有性欲减退。

7. 其他　严重贫血患者基础代谢率可增高，常出现低热，如体温超过38.3℃应注意查找感染、肿瘤等其他原因；部分患者可出现下肢轻度水肿；急性失血性贫血可表现休克及DIC等；慢性贫血患者伤口愈合缓慢。贫血严重可致眼底苍白、眼底出血及视神经盘水肿。听力减退较为常见，还可耳鸣、幻听、耳道阻塞感等。较严重的溶血性贫血患者可有腰酸、发热等症状。严重的慢性溶血性贫血，特别是重型地中海贫血患者，常有头颅增大，额骨、顶骨、枕骨突出，呈所谓“地中海贫血面容”。先天性贫血和儿童严重贫血尚可影响其正常发育，体格矮小，性征发育迟缓。严重先天性溶血性贫血患者常肝脾肿大，铁过载，皮肤晦暗，色素沉着。

(张凤奎)

参考文献

1. Erslev AJ. Clinical manifestation and classification of erythrocyte disorders//Beutler E, Lichtman MA, Coller BS, et al. Williams Hematology 6th ed. New York: McGRAW-Hill, 2000: 460-466

2. Glader B. Anemia: General considerations//Greer JP, Foerster J, Lukens JN, et al. Wintrobe's Clinical Hematology. 11th ed. Philadelphia: Lippincott Willians &Wilkins, 2004: 947-978

3. Marks PW, Glader B. Approach to anemia in the adult and child//Hoffman R, Benz Jr EJ, Shattil ST, et al. Hematology Basic Principles and Practice. 4th ed. New York: Elsevier Churchill Livingstone, 2005: 455-464

第 16 章

贫血的诊断与鉴别诊断

贫血是指全身循环血液中红细胞总容量减少至正常值以下。全身循环血液中红细胞总容量测定操作技术复杂、重复性差，而血红蛋白(Hb)浓度、红细胞计数及血细胞比容在绝大多数情况下都能正确反映循环血液红细胞容量，故临床上凡是循环血液单位体积中血细胞比容，血红蛋白浓度和(或)红细胞计数低于正常值即称贫血。贫血本身极少独立地作为疾病诊断；绝大多数情况下，贫血只是特定的遗传性或获得性疾病的临床表现之一，而几乎人类各组织系统和器官疾病均可能表现有贫血。如此，贫血的诊断至少应包括两部分内容：①确定贫血的有无、程度及类型；②查明贫血的原因或原发病。

一、贫血的诊断

绝大多数情况下简单根据外周血细胞分析即可方便地诊断贫血，但有时对于是否存在贫血，诊断起来并非简单、明确。

首先是轻度贫血的诊断问题。许多严重疾病的早期或首发症状表现为贫血，且经常仅为轻度贫血，漏诊贫血将延误这些重要疾病的诊断，丧失最佳治疗时机；另一方面，若将非贫血正常者误诊"贫血"，则除了浪费医疗资源、进行一些不必要的诊断检查外，还势必造成心理压力和精神负担，影响工作和生活。要明确判断是否存在贫血，就应首先调查正常健康者血液参数指标，建立贫血诊断标准。不同年龄正常人血红蛋白浓度、红细胞计数、血细胞比容以及红细胞常数正常值范围也不相同(表 16-1)，通常将在海平面水平成年男性 140g/L 和成年女性 120g/L 血红蛋白水平作为正常值的下限，但大规模正常人研究表明这一下限值设定得偏高。WHO 规定所测定的代表人群应当除外营养缺乏症患者，排除方法可以采用在该人群中预先补充营养素，如铁和叶酸，补充一个阶段后再测定 Hb 浓度，或者应用实验室方法检出营养素缺乏者。按照这一规定，在 1976～1980 年间美国进行第二次全国健康与营养调查(NHANESII)时，为确定血液参数正常值，除充分考虑了年龄，性别，种族，以及地理环境和社会经济因素外，还将妊娠、遗传性血红蛋白病、地中海贫血和铁缺乏症者排除，对其余 11 547 名健康者进行血红蛋白检测，并计算其 95% 范围。结果显示婴儿出生时 Hb 下限为 140g/L，至 1 岁时减低至 110g/L，此时这种 Hb 下降称为婴幼儿生理性贫血；1～2 岁婴幼儿血红蛋白正常低限为 107g/L，此后随年龄增长，其 Hb 水平逐渐上升，并在 15～18 岁达成人标准；在 18～44 岁的正常成年人，Hb 正常低限分别为男性 132g/L 和女性 117g/L。儿童 Hb 值较成人者低可能与儿童血磷较高，产生较多 2,3 二磷酸甘油醛(2,3-DPG)，致使 Hb 与氧亲和力下降有关。男性较女性 Hb 值高则可能反映了雄性激素对红系造血的影响。不同人种间 Hb 正常值也不相同，美国黑种人 Hb 水平较白人者低 5～6g/L。目前国际上以 1972 年 WHO 制订的诊断标准为准，采用在海平面地区 Hb 在 6 个月到 6 岁儿童低于 110g/L，在 6～14 岁儿童低于 120g/L，成年男性 Hb 低于 130g/L，非妊娠成年女性 Hb 低于 120g/L，妊娠成年女性 Hb 低于 110g/L 诊断贫血。

我国缺乏规范的健康正常者血液参数值普查资料，因而缺少按 WHO 标准方法获得的 Hb 正常参考值，难以提出国内贫血诊断的合理标准。在海平面地区，多数以男性成人 Hb 低于 120g/L，非妊娠成年女性 Hb 低于 110g/L，孕妇 Hb 低于 100g/L 作为诊断贫血标准。

进入老年后女性 Hb 值变化不明显，70～88 岁女性 Hb 值仅下降 2g/L 左右。在男性，65 岁以后

表 16-1 不同年龄人群红细胞正常值

	血红蛋白（g/L）		血细胞比容（%）		红细胞计数（10^{12}/L）		MCV（fl）		MCH（pg）		MCHC（g/L）	
年龄	平均	-2SD	平均	-2SD	平均	-2SD	平均	-2SD	平均	-2SD	平均	-2SD
出生（脐带血）	165	135	51	42	4.7	3.9	108	98	34	31	330	300
1～3 天（毛细血管）	185	145	56	45	5.2	4.0	108	95	34	31	330	290
1 周	175	135	54	42	3.1	3.9	107	88	34	28	330	280
2 周	165	125	51	39	4.9	3.6	105	86	34	28	330	280
1 个月	140	100	43	31	4.2	3.0	104	85	34	28	330	290
2 个月	115	90	35	28	3.8	2.7	96	77	30	26	330	290
3～6 个月	115	95	35	29	3.8	3.1	91	74	30	25	330	300
0.5～2 年	120	110	36	33	4.5	3.7	78	70	27	23	330	300
2～6 岁	125	115	37	34	4.6	3.9	81	75	27	24	340	310
6～12 岁	135	115	40	35	4.6	4.0	86	77	29	25	340	310
12～18 岁												
女	140	120	41	36	4.6	4.1	90	78	30	25	34	31
男	145	130	43	37	4.9	4.5	88	78	30	25	34	31
18～49 岁												
女	140	120	41	36	4.6	4.0	90	80	30	26	34	31
男	155	130	47	41	5.2	4.5	90	80	30	26	34	31

摘自：Hoffman：Hematology：Basic principles and practice

Hb 值即呈下降趋势，至 70～88 岁时 Hb 值轻度下降达 10g/L 左右。目前尚不清楚老年男性 Hb 下降是正常生理现象，还是确实这一年龄组贫血患病率明显增加。采用 140g/L 和 120g/L 作为 Hb 正常值下限，发现 65 岁以上老年人中 25% 符合贫血标准，但经详细的临床检查在绝大多数这些“贫血”老年人并没发现有任何基础病因。因此，在老年男性 Hb 值轻度下降可能由年龄增高雄性激素分泌减少，以及造血细胞增殖减慢所致。但若将老年人轻度贫血均视为生理现象，则极有可能漏诊某些潜在重要疾病，或丧失早期诊断线索。对于该种情况，应谨慎全面考虑，除外可能引起贫血的疾病；或短期密切随访，关注有否新症状、新体征出现，并评价贫血进展情况以决定继续观察或详细检查。

再者是贫血的早期诊断问题。Hb 浓度、单位体积红细胞数量及血细胞比容测定不仅反映全身红细胞容积，还受全血容量的影响，取决于二者之比。因而，在某些情况下虽然全身红细胞容量确已减少，但采用上述这些参数并不能反映出贫血的存在。如急性失血患者，短时间内红细胞容量与血浆容量同时减少，而内源性血浆容量补偿相当缓慢，若失血 20%，约需要 20～60 小时才能恢复正常全血容量，因而 Hb 浓度在急性失血后的 2～3 天逐渐下降，而早期仍可在正常范围之内，并不表现贫血，更不能提示失血量的多少。糖尿病酮症酸中毒、腹膜透析、烧伤、腹泻脱水等状况下，血浆容量减少更为明显，血液浓缩，导致 Hb 浓度、单位体积红细胞数量及血细胞比容测定值升高，可能掩盖原有的贫血；相反，某些情况下虽实无红细胞容量减少，但若血浆容量扩张，Hb 浓度、单位体积红细胞数量及血细胞比容测定值却可能降低，此种情况称为稀释性假性贫血，可见于妊娠后 3 个月、肾衰竭、充血性心力衰竭、低蛋白血症等。

贫血的早期诊断除了依据血红蛋白、红细胞计数和血细胞比容测定外，尚需密切结合患者临床表现，后者有时更为重要。动态观察可疑患者 Hb 浓度变化，若呈进行性下降或短时间内（1 周左右）下降超过 10g/L，虽可能 Hb 浓度测定值仍未达诊断贫血标准，但仍强烈提示存在引起贫血的疾病或状况，将很快“符合”贫血。例如，以皮肤紫癜、血小板减少起病患者，短时间进行血细胞分析复查，白细胞计数正常或业已减低，而 Hb 浓度测定值虽可能仍均在正常范围内，但较前次检查结果确已减低，或短时间内多次检查 Hb 浓度呈进行性下降，此时不应仅想到血小板减少性紫癜，更应该注意急性再生障碍性贫血可能，须进行相应检查以明确诊断，尽早治疗；拘泥于 Hb 正常值，漠视患者临床实际情况，虽最终在血液学表现更为典型时也可正确诊断，但有可能丧失最佳治疗时机、减损治疗反应的质量。

绝大多数情况下，以血红蛋白、红细胞计数和血细胞比容测定诊断贫血三个参数间具有良好的一致性,也有时血红蛋白浓度下降和红细胞计数减少不成比例,大细胞贫血时红细胞计数减少血红蛋白可正常;相反,小细胞贫血时血红蛋白浓度下降而红细胞计数可正常。这种贫血诊断相关参数间的不一致发生在轻度贫血患者时可能干扰贫血诊断,须注意甄别。

血液标本的采集、测定方法标准化及质量控制等也可影响贫血的诊断。另外诊断贫血时除年龄、性别外,还应注意患者的居所海拔、体位变化和个体 Hb 日间差异等,可疑患者应行复查。

根据外周血 Hb 浓度测定,国内将贫血划分为不同的严重程度,即 Hb 低于正常参考值下限至>90g/L 为轻度贫血,Hb 61～90g/L 为中度贫血,Hb 31～60g/L 为重度贫血,Hb≤30g/L 为极重度贫血。

除了病理生理学分类(见红细胞疾病分类章节)外,还有多种贫血分类方法,如根据骨髓能否在适当 EPO 刺激下生成足够数量的红细胞,将贫血分类为增生性贫血和低增生性贫血。前者主要见于各种类型的溶血性贫血,后者则主要见于造血原料缺乏、急性和慢性炎症性贫血、肾病性贫血、血液系统恶性疾病、实体瘤骨髓浸润,以及各种先天性和获得性骨髓造血衰竭等。也可根据红细胞形态学特点或电子细胞计数获得的红细胞平均常数,即平均红细胞体积(MCV)、平均红细胞血红蛋白含量(MCH)和平均红细胞血红蛋白浓度(MCHC)将贫血分成大细胞性贫血、正常细胞性贫血、单纯小细胞性贫血和小细胞低色素性贫血(表 16-2)。这种分类方法尤其对临床较为常见的各种营养性贫血、地中海贫血、血红蛋白病和遗传性球形红细胞增多症等诊断不仅方便,而且实用。

表 16-2　根据红细胞平均常数贫血的分类

类　型	MCV(fl)	MCH(pg)	MCHC(g/L)
大细胞性贫血	>100	>34	320～360
正常细胞性贫血	80～100	27～34	320～360
单纯小细胞性贫血	<80	<27	320～360
小细胞低色素性贫血	<80	<27	<320

二、贫血的病因诊断

贫血明确后更为重要的是查明贫血的发病机制、揭示引起贫血的原因,即贫血的病因诊断。继发性贫血患者或多或少地表现原发病特征,通过详细、全面了解病史,仔细、系统的查体,选择合适的实验室辅助检查,结合血液学检查,常能得出贫血的病因诊断。原发于造血与血液系统疾病的贫血,尽管其病因诊断更多地依赖于血液学和骨髓细胞形态学检查,但病史、查体仍具重要价值,如偏食提示营养性贫血,黄疸提示溶血性贫血,感染、出血、骨痛提示恶性血液病等。有时贫血病因复杂、隐蔽,需进行某些特殊检查,或限于条件而进行治疗性试验。在未明确病因诊断前切忌乱投药,否则徒增诊断困难,并最终延误治疗。

(一) 病史

病史常可提供重要的诊断线索。凭借详细的病史询问结合体格检查和简单的外周血细胞分析,很多贫血的病因可被排除或有所指向,后续实验室检查目标可更为明确和直接。首先是年龄。年龄不同,引起贫血的基础疾病谱明显不同。例如,新生儿和幼儿贫血需注意先天性或遗传性贫血、营养性贫血;儿童、青少年恶性血液系统疾病更常见淋巴瘤和急性淋巴细胞白血病;中、青年男性较少发生营养性贫血,而育龄妇女缺铁性贫血尤为多见;多发性骨髓瘤、骨髓增生异常综合征常被称为老年病,极少见于儿童。了解这些不同年龄贫血基础疾病谱分布特征有助于简化贫血病因诊断。

就贫血病因诊断而言,病史询问应特别注意贫血发生的急缓、伴发症状的有无和类型、本次贫血在其他医院的诊断和治疗史、治疗反应如何,以及既往疾病史等。家族史、饮食营养状况、月经/生育史、生活和工作环境化学物质及放射性物质接触史及密切程度、长期和近期用药史等。

自幼发病或曾有严重的新生儿黄疸病史,常提示先天性或遗传性贫血,如 Fanconi 贫血、Diamond-Blackfan 贫血、地中海贫血和血红蛋白病、球形红细胞增多症、先天性红细胞生成异常性贫血、葡萄糖-6-磷酸脱氢酶(G-6-PD)缺乏症、丙酮酸激酶(PK)缺乏症等。儿童、青少年贫血应追问体质、智力发育史。除了营养性贫血外,某些患者遗传性贫血也可在这一年龄段才开始临床显现,如 Fanconi 贫血,患者除表现贫血外经常伴有发育迟缓和智力障碍。以往健康的成年人出现贫血多提示为获得性贫血,如获得性再生障碍性贫血、自身免疫性溶血性贫血等,少数轻型先天性贫血如轻型遗传性球形红细胞增多症等也可成年、甚至老年才出现贫血。

应特别注意详细询问贫血发生的快慢，是进行性加重或呈波动性。急性失血引起的贫血病史短暂、明确，出血部位、脏器多数情况下容易判断，如外伤出血、急性上消化道出血、异位妊娠盆腔出血等，局部症状突出，常伴有血流动力学异常改变，多需外科、妇科等相关科室诊治。缺铁性贫血、慢性系统性疾病贫血、骨髓增生异常综合征、某些非重型再生障碍性贫血等，其贫血多缓慢发生，常不能追溯至何时起始；急性溶血、重型/极重型再生障碍性贫血和大多数恶性血液疾病等，其贫血发生相对较快，起病至就诊间期短，患者常能明确肯定发病时间。溶血性贫血可有黄疸、尿色加深，急性血管内溶血可有酱油色尿，部分溶血性贫血患者还可有慢性胆囊炎、胆结石病史。恶性血液病、重症再生障碍性贫血等常为进行性贫血加重；缺铁性贫血、某些溶血性贫血多病程迁延，常由感染、应激等某些因素诱发加重，特别是某些溶血性贫血病程中可有明显的发作性加重与自发缓解交替的特点。

除了贫血本身可能出现的症状外，详细询问贫血的伴发症状对于提示诊断非常重要。贫血伴有发热提示感染、淋巴瘤或其他肿瘤以及风湿免疫性疾病等；贫血伴有四肢感觉异常、步态不稳，应注意是否维生素 B_{12}缺乏的巨幼细胞性贫血；缺铁性贫血可有吞咽时胸骨后疼痛或异嗜癖；若伴有皮肤黏膜出血，提示导致贫血的基础病可能涉及血小板或肝脏，见于多种血液病和严重肝病；贫血伴有黄疸、尿色加深提示溶血性贫血、肝炎相关再生障碍性贫血；贫血伴有骨痛提示恶性血液病、骨髓转移瘤；恶性血液病、骨髓造血衰竭、骨髓纤维化、脾功能亢进以及微血管病性溶血性贫血等，除贫血外，患者还可伴有明显的出血倾向和反复感染等。贫血患者还应询问有否头发早白、舌体烧灼感、经常口腔溃疡、口角糜烂以及指甲脆裂易折等，这常提示贫血是由营养不良、造血原料缺乏引起的。

在男性，尤其应询问胃肠道疾病和消化道失血病史。大便习惯改变，可能是结肠和直肠肿瘤贫血的重要线索；柏油便和黑便常不被患者注意，应特别注意询问；痔疮失血量不易准确估计，可能高估，低估也不少见。女性患者特别应注意询问月经和生育史，妊娠与生育或流产的次数、密度及哺乳时间等。对育龄妇女应重点询问有无月经过多，为准确估计月经量，甚至需询问每次月经所用卫生巾数量、有无凝血块等。通常，每次月经需使用12片以上卫生巾、月经第一天以后仍有血块排出，或行经超过7天，均应视为月经过多。

询问既往的诊疗记录和检验结果，尽可能详细了解曾用抗贫血药物治疗史，尤其是铁剂、叶酸和维生素 B_{12}、糖皮质激素给药剂量、给药途径、疗程和疗效反应等。

既往疾病史也需详细询问，如糖尿病、高血压及慢性肾脏疾病多可导致慢性肾衰竭，甚至在血肌酐水平仅轻度升高时即可出现促红细胞生成素生成减少；风湿免疫性疾病除可伴发慢性系统性疾病贫血外，也常伴发溶血性贫血；某些急性白血病、骨髓增生异常综合征的发生与前期的肿瘤放化疗可能有关；慢性肝炎肝硬化、门静脉高压可出现脾功能亢进；原有胃大部切除史者出现贫血，需注意维生素 B_{12}缺乏性巨幼细胞性贫血等。许多种疾病如慢性感染、化脓性炎症、寄生虫病、恶性肿瘤、慢性肾功能不全、慢性肝病、甲状腺功能减退症、结缔组织病等都是贫血常见的病因。

家族史有助于对遗传性贫血的诊断。遗传性球形红细胞增多症、地中海贫血、血红蛋白病、先天性红细胞生成异常性贫血、Fanconi 贫血等，家族成员中，包括父母和兄弟姐妹，可能有同类疾病患者。家族史询问应特别注意贫血、发作性黄疸、脾大和出血性疾病史，以及这些患病家族成员与患者的生物学关系。同一家族贫血患者聚集，除遗传性贫血外，还有可能是相同生活方式、饮食习惯和外部环境作用的结果。某些贫血性疾病在我国有一定的地域分布特征，尤其珠蛋白生成障碍性贫血、血红蛋白病和某些红细胞酶病在我国主要发生于南方诸省，北方患者少见，因此询问患者祖籍有助于某些贫血，尤其溶血性贫血的诊断。

饮食史对于贫血诊断非常重要，询问必须全面、具体，不仅询问摄入量，还应询问食物构成。特殊饮食习惯和食品烹饪习惯也可能提供诊断贫血有价值的线索。牛奶含铁非常少，如仅依靠牛奶提供营养而不合理添加辅食，幼儿发生缺铁性贫血风险明显增大。缺铁性贫血（IDA），以及叶酸及维生素 B_{12}缺乏所致的巨幼细胞性贫血等，都与营养缺乏有关，特别是婴幼儿及孕妇营养缺乏的可能性更大，故应详细了解有无营养缺乏或偏食以及特殊烹调习惯等。另外不合理的瘦身、减肥方式也可造成某些造血原料的缺乏，导致贫血。

某些药物、溶剂、化学品等除可能导致白细胞和血小板减少外，也可导致溶血性贫血和再生障碍性贫血，所以，对患者职业、生活与工作环境、特殊习俗、嗜好等，也需详细询问。在工作及生活环境中，人们可能接触到许多有害的化学物质，如铅、砷、苯及其衍生物、农药、杀虫剂、染料以及放射性物质等，这些均可引起贫血；某些药物可诱发不同性质的贫血，如再生障碍性贫血、巨幼细胞性贫血、铁粒幼细胞贫血、免疫性溶血性贫血等，而这些药物大多是平时常用的药物，如氯霉素、磺胺类药物、保泰松、非那西汀、奎宁、伯氨喹以及多种安眠药、镇静剂等，应注意患者发病前有无上述药物服用史；通常不被认为是“药物”和“有害”物质的化学品，如染发剂、除臭剂、脱毛（发）剂等亦有可能引起贫血，应注意询问有否使用、使用品种及使用频度；酗酒、吸食及注射成瘾性药品和化学品，以及疟疾和其他传染病疫区旅行史的询问也都可能有助于揭示贫血病因。

（二）体格检查

体格检查可进一步提供诊断贫血病因的线索，应系统地进行查体，特别注意有无皮肤、黏膜出血及黄疸，淋巴结、肝、脾肿大，骨骼压痛等。某些阳性体征可直接提供诊断和鉴别诊断线索，如贫血伴高血压、眼睑水肿提示可能为肾性贫血；匙状指常见于慢性缺铁性贫血；舌炎、舌乳头萎缩、口角糜烂多见于营养性巨幼细胞贫血；脊髓侧后束变性体征好发于恶性贫血；皮肤、巩膜黄染、脾大常见于溶血性贫血和某些类型恶性淋巴瘤；躯体畸形、身材矮小、智力障碍提示 Fanconi 贫血；皮肤色素沉着、指（趾）甲发育不良、口腔黏膜白斑提示先天性角化不良症；出血、骨骼压痛、肝脾淋巴结肿大常见于恶性血液病；巨脾常见于骨髓增殖性疾病；肝、脾、淋巴结肿大基本可排除再生障碍性贫血等。其他系统疾病伴发贫血尚或多或少地表现原发病特征，仔细查体常能发现相应体征。

经过详细的病史询问和体格检查多能获得贫血病因诊断的线索（表 16-3），可进一步选择适当的实验室检查以最终确诊。

表 16-3　病史、查体资料提供贫血诊断线索

病史、症状、体征	可能的贫血病因
已知既往血象正常	先天性/遗传性疾病可能性不大
自幼即有贫血	先天性/遗传性溶血性贫血，或先天性骨髓造血衰竭、先天性红细胞生成异常性贫血、铁粒幼细胞贫血
脾脏肿大、胆结石/黄疸	慢性溶血性贫血，肝脏疾病
发热，肝、脾、淋巴结肿大	淋巴瘤，白血病，风湿免疫病，感染
便秘、怕冷、黏液水肿	甲状腺功能减低
胸骨压痛	恶性血液病、骨髓转移瘤
脾脏肿大、胆结石/黄疸家族史	遗传性溶血性贫血，包括红细胞酶病、红细胞膜病、地中海贫血和血红蛋白病等
过度烹调、厌食、营养不良、酗酒	骨髓造血衰竭、巨幼细胞性贫血
手足麻木、感觉异常	维生素 B_{12} 缺乏
胃全切/大部切除，回肠切除，慢性胃肠道疾病	维生素 B_{12} 缺乏
慢性胃炎，胃、十二指肠溃疡，服用阿司匹林或其他非甾体类消炎药，反复鼻出血，痔疮出血、月经过多，黑便，妊娠过多过密，长期偏食，胃、十二指肠手术	缺铁性贫血
慢性风湿性、感染性、肿瘤性疾病	慢性病贫血，溶血性贫血
浮肿、尿量减少	肾性贫血
尿色加深	溶血性贫血
感染，皮肤黏膜出血、青紫，口腔溃疡	骨髓造血衰竭、急性白血病、骨髓增生异常综合征、骨髓病性贫血
苯、铅、离子照射等毒物职业或环境暴露史	骨髓造血衰竭、急性白血病、骨髓增生异常综合征、铅中毒
医疗和用药史	
青霉素、头孢类抗生素、磺胺类抗生素、奎宁、奎尼丁、普鲁卡因	药物诱发的溶血性贫血
蚕豆、萘球及氧化性物质接触	G-6-PD 缺乏
近期接受抗肿瘤放化疗	骨髓造血抑制，氧化损伤，液体潴留/稀释性假性贫血，巨幼细胞性贫血
以往接受抗肿瘤放化疗	骨髓造血抑制，治疗相关性急性白血病、骨髓增生异常综合征
氯霉素、金盐制剂、磺胺药、消炎药	骨髓造血衰竭
氨甲蝶呤、硫唑嘌呤、磺胺药、羟基脲	骨髓造血抑制，巨幼细胞性贫血

三、实验室检查

病史和查体对贫血病因诊断可提供有重要价值的线索，但多数情况下要确定贫血的病因还需依赖于实验室检查。

贫血的实验室检查包括血液学检查和非血液学检查两方面。外周血细胞计数、血红蛋白浓度、网织红细胞计数、红细胞指数、血涂片检查和骨髓检查是最基本的血液学检查。

血细胞电子计数仪进行外周血全血细胞分析可提供大量信息。

首先应注意贫血是否伴有血小板、白细胞数量及形态改变。单纯红细胞减少可见于失血性贫血、大多数溶血性贫血、造血原料缺乏所致贫血、纯红细胞再生障碍性贫血、铁粒幼细胞贫血、5q-综合征骨髓增生异常综合征、肾性贫血、慢性病贫血和某些继发性贫血等；贫血伴有白细胞或血小板减少可见于阵发性睡眠性血红蛋白尿症、血小板减少性紫癜继发缺铁性贫血、Evan 综合征、少数巨幼细胞性贫血、继发性贫血和某些恶性血液病等；全血细胞减少可见于再生障碍性贫血、骨髓增生异常综合征、阵发性睡眠性血红蛋白尿症、急性白血病、骨髓纤维化症、多发性骨髓瘤、某些侵袭性恶性淋巴瘤、少数巨幼细胞性贫血和某些继发性贫血等；贫血伴白细胞增多则可见于各种类型白血病、骨髓纤维化症、急性失血性贫血以及某些药物治疗中的贫血，如接受糖皮质激素治疗的自身免疫性溶血性贫血等；外周血涂片中出现不成熟细胞主要见于白血病、骨髓纤维化和骨髓增生异常综合征等，出现巨核细胞碎片或小巨核细胞见于骨髓纤维化症或骨髓增生异常综合征，出现中性粒细胞分叶过多见于巨幼细胞性贫血，颗粒淋巴细胞增多见于大颗粒淋巴细胞白血病等。

所有的贫血患者进行病因诊断均应提供网织红细胞计数资料，或经血细胞自动计数仪直接读出，或外周血涂片亚甲蓝染色计数获得。正常骨髓具有强大的红细胞造血代偿能力，最大造血代偿可达正常的 6～8 倍。网织红细胞计数是最方便，也是最常用的反映骨髓红系造血功能的参数。贫血时患者肾组织氧张力减低，释放 EPO 增多，若骨髓造血功能正常其红细胞造血应代偿性明显加速，网织红细胞增高。一般认为贫血患者网织红细胞计数绝对值至少$>100\times10^9$/L，方为有效代偿，否则提示造血原料缺乏或造血功能异常。

以百分率计算网织红细胞常不能正确反映骨髓红系统造血状态，还需加以校正。也可以网织红细胞%×红细胞计数值，求网织红细胞绝对值。由于外周血中的网织红细胞数量除取决于骨髓红系造血旺盛程度外，还与网织红细胞从骨髓向外周血释放的早晚和快慢有关，释放越早越快，血中的网织红细胞越多。因此将释放因素加以考虑，进行二次校正获得的外周血网织红细胞值更能真实反映骨髓红系造血状况。正常情况下网织红细胞在骨髓中生成后需再经 3 天进一步成熟后才释入血循环，在末梢血中再经 1 天，才成为完全成熟的红细胞。贫血时在促红细胞生成素催动下，骨髓中红系代偿性增生，网织红细胞生成及释放都增快，此时末梢血中网织红细胞不仅多，而且因为离开骨髓较早，所以更较年轻，在周围血中等待完全成熟所需要的时间也比正常网织红细胞长。换言之，以网织红细胞的形式在末梢血中存在的时间比正常情况要长。贫血越重，年轻红细胞从骨髓中释出越早，在周血中成熟所需要的时间越长。一般可以在外周血中成熟时间为 2 天，对溶血性贫血的网织红细胞进行二次校正。

通过外周血网织红细胞计数可大体估计骨髓红系造血情况，并可依此对贫血发生的病理机制进行判断，简便而实用。网织红细胞增多提示骨髓红细胞生成加速，见于失血性贫血、溶血性贫血和某些经治疗正在显效的贫血；网织红细胞正常或减少则表明骨髓红细胞造血功能低下、无效造血，如再生障碍性贫血、骨髓增生异常综合征、造血原料缺乏性贫血、肾性贫血、各种恶性血液病以及异常细胞骨髓浸润等。

红细胞指数测定可对贫血进行细胞形态学分类，并提示相应的疾病。小细胞贫血常见于缺铁性贫血、地中海贫血和血红蛋白病、慢性病贫血、铁粒幼细胞性贫血、铅中毒贫血等；大细胞贫血可见于叶酸、维生素 B_{12} 缺乏导致的巨幼细胞性贫血、恶性贫血和新生红细胞明显增多的溶血性贫血、骨髓增生异常综合征，以及干扰 DNA 合成的药物应用等；正细胞性贫血涵盖的贫血病因广泛，单以 MCV 对贫血病因诊断提示意义不大，需结合其他指标，如网织红细胞计数或骨髓细胞形态学检查评价。

血涂片检查极有价值，除红细胞大小、血红蛋白含量变化外，尚能提示其形态和结构异常。异形红细胞增多本身不具特异性诊断价值，但却能提供重要诊断线索。如多染性红细胞及嗜碱性点彩红细胞增多提示骨髓造血旺盛；红细胞中心浅染过度提示低色素性贫血；靶形红细胞增多应注意珠蛋白生成异常性贫血；球形、椭圆形、镰形红细胞增多提示相应的遗传性红细胞膜或血红蛋白异常；异形红细胞、红细胞碎片见于严重感染和微血管病性溶血性贫血；泪滴形红细胞增多见于骨髓纤维化；幼红、幼粒细胞增多提示溶血性贫血及骨髓病性贫血；红细胞缗钱样排列提示多发性骨髓瘤和巨球蛋白血症等。

获得上述基本的实验室检查资料后，多数贫血患者可主要根据是否伴有白细胞和血小板异常、网织红细胞是否适当增多、红细胞指数等大致分类，进行初始评价（图 16-1）。

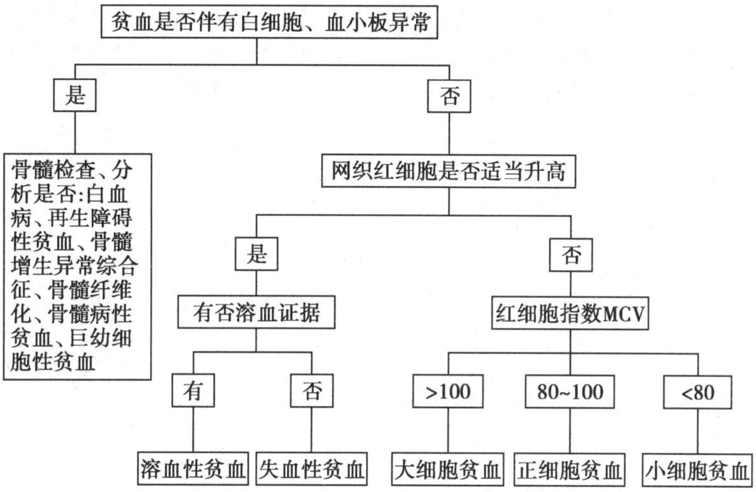

图 16-1　贫血病因诊断的初始评价

骨髓细胞学检查是进行贫血类型判定和病因诊断的重要手段。取材良好的标本可以反映骨髓造血活跃程度、各系细胞的比例和形态以及某些特殊细胞，对于恶性血液病伴发的贫血、骨髓增生异常综合征、巨幼细胞性贫血、骨髓转移瘤等常具重要提示或诊断价值。无异常细胞成分和特殊细胞形态学改变时，参考骨髓红系细胞造血活跃程度也有助于贫血的诊断。骨髓增生减低或重度减低可见于再生障碍性贫血、阵发性睡眠性血红蛋白尿症、低增生性骨髓增生异常综合征、骨髓纤维化症、骨髓转移瘤等，为更好分析细胞形态和评价造血衰竭程度，这些患者最好应加做胸骨骨髓穿刺涂片检查；骨髓增生活跃或明显活跃，红系细胞比例明显增高见于溶血性贫血、铁粒幼细胞贫血、缺铁性贫血、骨髓增生异常综合征、急性失血性贫血、脾功能亢进等；骨髓增生活跃或明显活跃，红系细胞比例明显减低可见于纯红细胞再生障碍性贫血、肾性贫血、急性造血停滞和少数骨髓增生异常综合征等。骨髓检查应包括铁染色，有时尚需骨髓组织活检（骨髓细胞形态学和组织病理学检查在贫血性疾病诊断和鉴别诊断的意义参见本书相关章节）。

未经治疗的贫血若同时伴有网织红细胞增多提示溶血性贫血或失血性贫血。失血性贫血一般病史较为明确，或查体有典型的相应体征，不难识别。诊断溶血性贫血最直接、最可靠的证据是确定红细胞寿命缩短。但由于放射性核素实验技术操作繁琐、观察时间长，临床并不适用。目前多以测定红细胞破坏过多和代偿性红细胞造血增加指标推定红细胞寿命缩短，诊断溶血。然而，除了少数反映血管内红细胞破坏增多指标外，这些检测指标对于溶血性贫血而言多不特异，且受影响因素也较多，应用时应密切结合患者临床特征谨慎解释，以免漏诊和误诊。

贫血和网织红细胞增高是提示溶血性贫血简便而重要的线索。慢性溶血性贫血患者除表现有红细胞破坏过多的临床与实验室证据外，骨髓代偿性红细胞生成加速的各种表现常也较为典型，诊断不难。而在急性溶血发生后的前 2 天内，代偿性红细胞造血增加的征象缺如或不明显。因而，如患者贫血发生急骤、血红蛋白快速下降，在除外失血性贫血和血液稀释后尽管网织红细胞不明显增高也应考虑溶血性贫血。如患者同时有血红蛋白尿和其他血管内溶血临床、实验室证据，诊断多也不难。

失血性贫血和造血原料缺乏所致贫血，补充造血原料后不久贫血尚未纠正，骨髓红系有效造血已明显增加，此时也可同时表现贫血和网织红细胞增多，详细询问病史、查体容易识别。另外，上述两种情况的贫血患者也多无黄疸，造血原料缺乏贫血治疗后网织红细胞增高伴有血红蛋白上升，而非贫血加重，可与溶血性贫血区分。营养性巨幼细胞贫血骨髓红系无效造血较为明显，红细胞原位溶血增多，患者出现轻度巩膜黄染，在经叶酸、维生素 B_{12} 治疗后短时间内可同时表现有贫血、黄疸和网织红细胞增多，应与溶血性贫血鉴别。

无效性红细胞生成导致的贫血也常伴有黄疸和骨髓红系明显增生，但外周血网织红细胞绝对值不增高，网织红细胞百分比正常或可增高，但增高不明显，与患者贫血程度和骨髓红系增生程度不成比例。尤其容易误诊为溶血性贫血的情况见于体腔或组织内出血。患者贫血发生快，随之出现网织红细胞增多，存在体内的血红蛋白分解产物再吸收致使血清未结合胆红素水平也升高，与典型溶血性贫血非常相似。与溶血性贫血鉴别依赖于仔细病史询问和全身查体，找出基础疾病和出血部位。另外，该类型的失血性贫血临床表现与急性溶血贫血相似，出血局部症状常表现更为突出，实验室检查则缺乏血管内溶血的特征表现。

另外，某些先天性胆红素代谢异常和其他血液系统疾病也需与溶血性贫血鉴别（表 16-4）。偶尔，某些伴发疾病或异常可使溶血性贫血表现不典型，尤其当这些因素影响到骨髓红系造血，网织红细胞可增高不明显或不增高，甚至减少或缺如，易漏诊溶血性贫血，须注意识别（表 16-5）。

表 16-4 易误诊为溶血性贫血的疾病及状况

同时具有贫血和网织红细胞增高
出血
造血原料缺乏性贫血治疗恢复期
骨髓造血衰竭恢复期
同时具有贫血和黄疸
无效性红细胞生成（原位溶血）
体腔或组织内出血
黄疸无贫血
胆红素结合缺陷
Crigler-Najjar 综合征
Gilbert 综合征
骨髓浸润
骨髓纤维化
骨髓转移瘤
肌红蛋白血症

表 16-5 常见网织红细胞不明显增多的溶血性贫血

1. 伴造血原料缺乏
2. 阵发性睡眠性血红蛋白尿
3. 基础病影响骨髓造血
4. 一过性再障危象
5. 自身免疫性溶血性贫血自身抗体作用于骨髓幼红细胞

确定溶血性贫血后尚需根据病史、查体、外周血细胞参数分析及血涂片形态观察，结合直接抗人球蛋白试验进行过筛分析，将患者分为五类，然后再根据不同类别中患者个体情况选择进行适当检测方法，得出结论，并最终明确诊断。一般而言，儿童或自幼即发生溶血性贫血，特别是有明确贫血家族史者，需首先怀疑先天性溶血性贫血，包括红细胞膜病、红细胞酶病和地中海贫血、血红蛋白病；成年人溶血性贫血，尤其已知以往血细胞分析无溶血迹象者，需考虑获得性溶血性贫血，仔细查体、检查 Coombs 试验和血细胞 CD55、CD59 表达等。

1. 有明显感染，化学毒物接触、服用某些药物、大面积烧伤等病史者，诊断基本上已经很明显。

2. 抗人球蛋白试验阳性　表示自体免疫溶血性贫血，可进一步做：①血清免疫学试验以明确抗体的性质（温抗体、冷抗体，免疫球蛋白类型、亚类和补体）；②查明原发病的性质，如系统性红斑狼疮、恶性淋巴瘤等。

3. 抗人球蛋白试验阴性而血片中出现球形细胞　考虑遗传性球形细胞增多症，进一步做红细胞在 37℃温育后的渗透脆性试验及酸化甘油溶血试验等。家族中如发现有同样疾病患者有助于诊断，但家族史阴性并不排除本病的诊断。

4. 红细胞形态有特殊改变者　如靶形细胞，提示海洋性贫血、血红蛋白 E 病、血红蛋白 C 病等，进一步做血红蛋白电泳、血红蛋白碱变性试验、血红蛋白 H 包涵物检查等。家族调查亦有助于诊断。椭圆形细胞，提示遗传性椭圆形细胞增多症。盔形或碎裂细胞，表示机械性溶血性贫血，进一步查明原发性疾病。镰形细胞，表示镰形细胞性贫血，可进一步做镰变试验、血红蛋白电泳等。

5. 红细胞形态无异常，抗人球蛋白试验阴性。这一类中还有多种溶血性贫血，常需进一步做一些特异性或筛选试验，例如：

流式细胞术检测外周血细胞 CD55 和 CD59 表达，或酸化血清溶血试验用于诊断或除外阵发性睡眠性血红蛋白尿症。

异丙醇试验及（或）热变性试验，阳性结果表示不稳定血红蛋白。

高铁血红蛋白还原试验或荧光点试验，阳性结果表示 G-6-PD 缺乏。

丙酮酸激酶活性测定、G-6-PD 酶活性测定、嘧啶 5′核苷酸酶测定，如活性降低至正常以下，可确诊为相应红细胞酶缺乏。

经过上述系统的检查仍不能确定是何种溶血性贫血或溶血原因，则患者很可能是某些少见的红细胞酶缺乏，但确诊需进行特殊分析，十分困难。

大细胞性贫血包括巨幼细胞性贫血和非巨幼细胞性贫血。巨幼细胞性贫血多可追问到胃肠道疾病、营养不良、偏食、接受干扰 DNA 合成药物治疗史，临床以叶酸或（和）维生素 B_{12} 缺乏性巨幼细胞贫血常见，尤其好发于老年牙齿脱落食物过度烹调、妊娠和婴幼儿需要增多，以及胃全切或大部切除患者。外周血涂片中可见大卵圆形红细胞、中性粒细胞核分叶过多。正常人中性粒细胞核分叶很少超过

5叶，而在巨幼细胞性贫血可达6～10叶，甚至更多。骨髓细胞学检查可见典型的巨幼样变形态学特征，血清叶酸和维生素B_{12}测定多能明确诊断。确定巨幼细胞性贫血后还需进一步明确叶酸或（和）维生素B_{12}缺乏的病因，行内因子测定、Schilling试验、大便检查及胃肠道内镜、造影等。

非巨幼细胞性贫血缺乏常见于巨幼细胞性贫血的外周大卵圆形红细胞增多和中性粒细胞核分叶过多，骨髓细胞形态学也无巨幼细胞性贫血特征性的核浆发育不平衡，多数患者MCV仅轻度增高，很少超过120fl。非巨幼细胞性贫血可见于发病机制完全不同的多种贫血，如溶血性贫血、失血性贫血、骨髓造血代偿相对较好的再生障碍性贫血、酒精中毒、肝脏病贫血、骨髓增生异常综合征、骨髓病性贫血、先天性红细胞生成异常性贫血、获得性铁粒幼细胞贫血、Diamond-Blackfan贫血、甲状腺功能减退贫血等。

诊断大细胞性贫血可参照图16-2步骤进行。

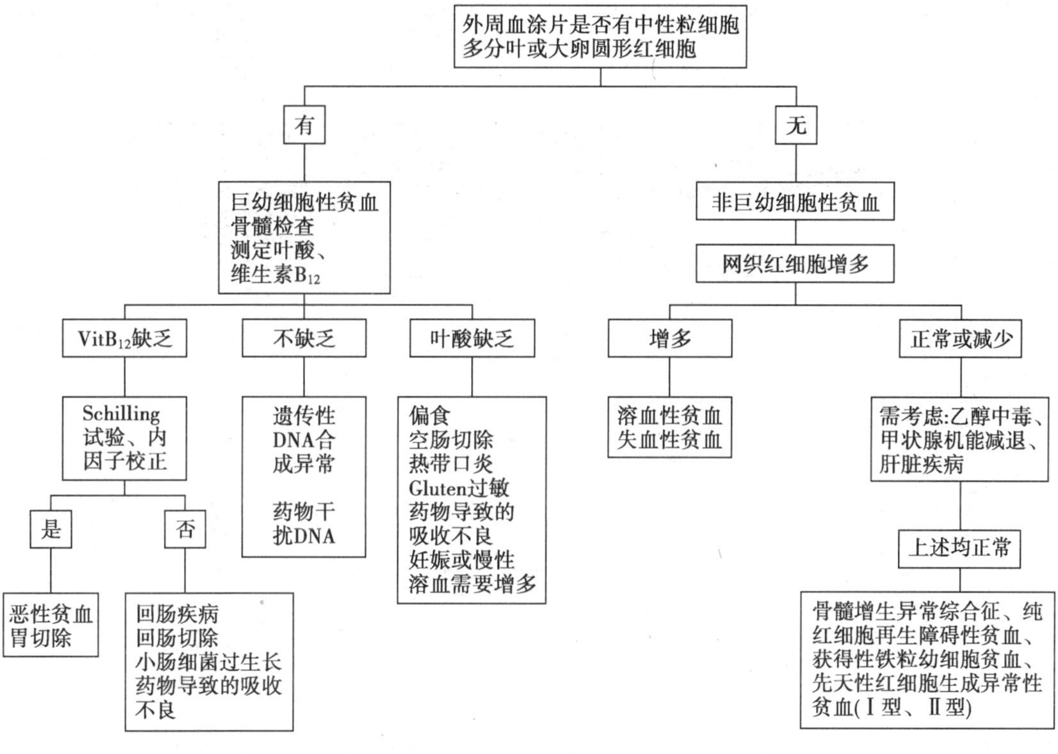

图16-2 大细胞性贫血病因诊断评价

小细胞低色素性贫血以IDA最为多见，除此以外尚可见于铁粒幼细胞贫血、地中海贫血、某些异常血红蛋白病、慢性病贫血和铅中毒贫血等。血清铁、血清铁蛋白、转铁蛋白饱和度及总铁结合力、血清转铁蛋白受体以及骨髓铁染色有助于这类贫血的诊断和鉴别诊断（图16-3）。特别需要注意的是，诊断缺铁性贫血必须追查到导致缺铁的病因，如铁摄入减少、胃肠道疾病或慢性失血等，男性及绝经后妇女缺铁性贫血尤应注意检查消化道。

正细胞性贫血伴有网织红细胞适当增多主要见于急性失血和溶血性贫血，按照前述诊断方法多能明确病因；正细胞性贫血若无网织红细胞适当反应，提示骨髓造血功能异常，多需仔细体格检查、详细血液生化检查和骨髓细胞学检查，进行必要的特殊检查，方能明确诊断（图16-4）。

非血液学检查的应用主要是为查明贫血的病因，一般包括尿、便、体液、血液生化、血清学检查、脏器功能、X线、内镜等。

用于贫血病因诊断的实验室检查非常繁多，采取何种检查项目应根据病史、查体、初步血液学检查等合理选择。通常病史能提示失血性贫血及某些继发性贫血。慢性失血性贫血，男性应注意消化系统检查，特别应除外消化道肿瘤；女性除消化系统以外，还应注意妇科疾病的检查。黄疸、血清未结合胆红素增高、网织红细胞增加强烈提示溶血性贫血，应相应进行溶血性贫血的病因诊断，如Ham试验、Coombs试验、红细胞渗透脆性试验等。小细胞低色素贫血提示铁缺乏、铁代谢异常或血红蛋白合成异

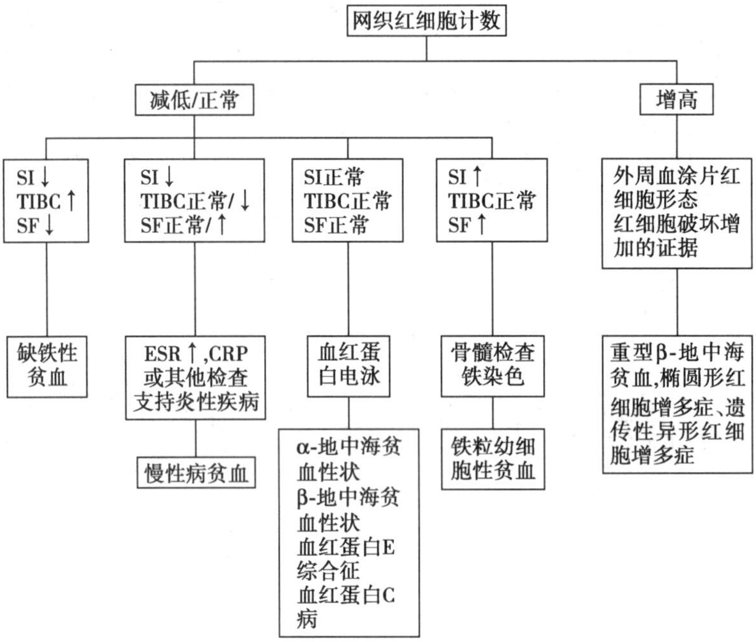

图 16-3 小细胞贫血病因诊断评价

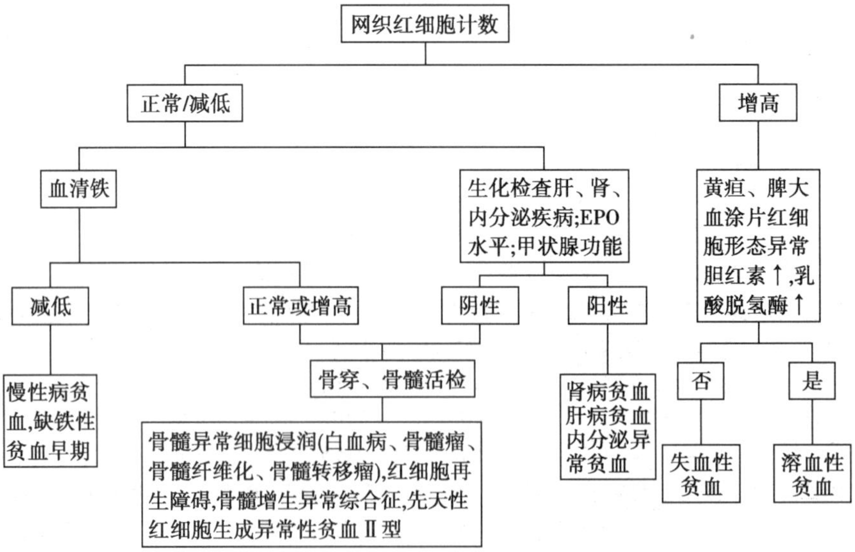

图 16-4 正细胞贫血病因诊断评价

常,可行血清铁、总铁结合力、铁蛋白及骨髓铁染色检查等。大细胞贫血则多为叶酸、维生素 B_{12} 缺乏,除饮食习惯外,还应注意消化系统疾病检查、血清叶酸、维生素 B_{12} 浓度及内因子抗体测定等。骨髓造血功能减退和正细胞性贫血涵盖疾病较多,一些诊断较易,如典型白血病,一些则颇费周折。

(张凤奎)

参 考 文 献

1. Glader B. Anemia: General considerations//Greer JP, Foerster J, Lukens JN, et al. Wintrobe's Clinical Hematology. 11th ed. Philadelphia: Lippincott Willians &Wilkins, 2004:947-978
2. Marks PW, Glader B. Approach to anemia in the adult and child//Hoffman R, Benz Jr EJ, Shattil ST, et al. Hematology Basic Principles and Practice. 4th ed. New York: Elsevier Churchill Livingstone, 2005: 455-464
3. Beutler E. Production and destruction of erythrocytes//Beutler E, Lichtman MA, Coller BS, et al. Williams Hematology. 6th ed. New York: McGRAW-Hill, 2000:444-459
4. Erslev AJ. Clinical manifestation and classification of erythrocyte disorders//Beutler E, Lichtman MA, Coller BS, et al. Williams Hematology. 6th ed. New York: McGRAW-Hill, 2000:460-466

第 17 章

缺铁及缺铁性贫血

缺铁性贫血是指由于体内贮存铁消耗殆尽、不能满足正常红细胞生成的需要时发生的贫血。在红细胞的产生受到限制之前，体内的铁贮存已耗尽，但还没有贫血，此时称为缺铁。缺铁性贫血的特点是骨髓及其他组织中缺乏可染铁，血清铁蛋白及转铁蛋白饱和度均降低，呈现小细胞低色素性贫血。

一、铁的代谢

铁是人体必需的微量元素，存在于所有细胞内。在体内除主要参与血红蛋白的合成和与氧的输送有关外，还参加体内的一些生物化学过程，包括线粒体的电子传递、儿茶酚胺代谢及 DNA 的合成。此外，约半数参加三羧酸循环的酶和辅酶均含有铁或需铁的存在。如铁缺乏，将会影响细胞及组织的氧化还原功能，造成人体多方面的功能紊乱。

（一）铁的分布

人体内铁的分布如表 17-1。

表 17-1　正常人体内铁的分布

铁存在的部位	铁含量（mg）	占全部铁（%）
血红素铁	2000	62.1
贮存铁（铁蛋白及含铁血黄素）	1000（男） 400（女）	31.0
肌红蛋白铁	130	4.0
易变池铁	80	2.5
组织铁	8	0.3
转运铁	4	0.1
	3222（男） 2622（女）	100

正常人体内铁的总量为 3～5g（男性约为 50mg/kg，女性约为 40mg/kg）。其中近 2/3 为血红素铁。血红蛋白内的铁占血红蛋白重量的 0.34%。肌红蛋白、各种酶和辅酶因子中含的铁和血浆中运输的铁是执行生理功能的铁：

1. 血红素铁　血红素铁约占全部铁的 62.1%。血红素的功能是参与血红蛋白的功能，在肺内与氧结合，将氧运送到体内各组织中。

2. 肌红蛋白铁　肌红蛋白铁约占全部铁的 4%。肌红蛋白的结构类似血红蛋白，见于所有的骨骼肌和心肌。肌红蛋白可作为氧贮存所，以保护细胞对缺氧的损伤。

3. 转运铁　转运中的铁是量最少（总量为 4mg）然而也是最活跃的部分。转铁蛋白（Tf）每天在 24 小时内至少转运约 8～10 次。转铁蛋白是由肝细胞及单核-巨噬细胞合成的 β_1 球蛋白，分子量约为 75 000～80 000kD，678 个氨基酸序列已被阐明，基因位于 3 号染色体上。每个转铁蛋白可结合 2 个铁原子（Fe^{3+}）。正常情况下，仅 1/3 转铁蛋白的铁结合点被占据。血浆中所有转铁蛋白结合点构成血浆总铁结合力（TIBC）。转铁蛋白的功能是将铁输送到全身各组织，将暂不用的铁送到贮存铁处。

4. 各种酶及辅酶因子中的铁　包括细胞色素 C、细胞色素 C 氧化酶、过氧化氢酶、过氧化物酶、色氨酸吡咯酶、脂氧化酶等血红素蛋白类以及铁黄素蛋白类，包括细胞色素 C 还原酶、NADH 脱氢酶、黄嘌呤氧化酶、琥珀酸脱氢酶和酰基辅酶 A 脱氢酶等。这部分铁虽然仅 6～8mg，含量极少，其功能大多是可逆的转运或接受电子，对每一个细胞的代谢至关重要，是维持生命所需的重要物质。

5. 易变池铁　易变池铁指铁离开血浆进入组织或细胞间，短暂结合于细胞膜或细胞间蛋白的铁容量。正常人易变池中铁的含量约为 80～90mg，约占全部铁的 2.5%。

6. 贮存铁　包括铁蛋白和含铁血黄素，其功能是贮存体内多余的铁。当身体需要时，铁蛋白内的铁仍可动用为功能铁。

铁蛋白为水溶性的氢氧化铁磷酸化合物与去铁蛋白结合而成。其内部可容纳 2000 个铁原子。当铁最大饱和时其重量约为 800kD。去铁蛋白（apo-ferritin）单体分重（H）型和轻（L）型两种。H 型单体摄取铁较 L 型为快，但保留较少。在肝及脾内的去铁蛋白主要是由 L 型单体组成。目前，人类铁蛋白的 H 型单体和 L 型单体的氨基酸序列均已被确定，其染色体位置分别在 11 号染色体及 19 号染色体上，铁蛋白的基因 DNA 位置亦已阐明。

含铁血黄素是变性式聚合的铁蛋白，亦为水溶性，含铁量占其重量的 25% ～30%。含铁血黄素主要存在于单核-巨噬细胞中。如果含铁血黄素大量堆积于体内其他的组织内，会损伤各系统组织的功能。含铁血黄素在显微镜下呈金黄色折光的颗粒或团块状，亦可用瑞氏或普鲁士蓝染色。

（二）铁的吸收

正常情况下，人体铁主要来源于食物。多数食物中都含有铁，以海带、木耳、香菇、肝、肉类、血制品及豆类中较丰富。成年人每天应从食物中摄取 1 ～2mg 铁（食物铁的含量应为 10 ～20mg）。铁的吸收部位主要在十二指肠和空肠上段的黏膜。当缺铁时，空肠远端也可以吸收。

铁经肠黏膜上皮的吸收是主动的细胞内运转。但当口服大量铁剂时，铁亦可被动地弥散进入肠黏膜。故在误服大量铁剂时，肠道对铁的吸收会失去控制而发生急性铁中毒。极少量的肌红蛋白铁或血红素铁可被直接吸收。大部分的血红蛋白须先经血红素加氧酶分解成铁及四吡咯后才被吸收。非血红素铁以二价的铁离子（Fe^{2+}）形式或与铁螯合物结合（防止铁变成不易溶解的沉淀）而被吸收。这种与铁螯合物结合的铁在进入碱性环境中会重新离解出来而被吸收。

食物进入肠道后，肠道黏膜细胞内的转铁蛋白分泌至肠腔内与食物中的铁结合。铁与转铁蛋白结合后，再与肠黏膜微绒毛上的受体结合而进入肠黏膜细胞。在黏膜细胞内，Fe^{2+} 被铜蓝蛋白及其他亚铁氧化酶氧化为 Fe^{3+} 后，与细胞内的转铁蛋白结合，越过细胞膜进入毛细血管网，剩余部分铁与细胞内的去铁蛋白结合形成铁蛋白，存留于细胞中。3 ～5 天后随肠黏膜细胞的更新脱落而排出体外（图 17-1）。

影响铁吸收的因素有：

1. 体内铁贮存量　当铁的贮存量多时，血浆铁的运转率降低，铁的吸收减少。当铁缺乏时则相反，铁的吸收量增加。当红细胞生成的速度加快时，铁吸收亦增加。体内铁贮存量对肠黏膜的调节机制尚不清楚。

2. 胃肠道的分泌　铁在酸性环境中易于保持游离状态，利于被吸收。胃酸有利于食物中铁的游离。胃肠道分泌的黏蛋白及胆汁对铁有稳定和促进吸收的作用。碱性的胰腺分泌液中的碳酸氢盐可与铁形成不易溶解的复合物，不利于铁的吸收。但胰腺分泌的蛋白酶可使铁与蛋白分离，易被吸收。

3. 食物的组成　肉类食物中的肌红蛋白、血红蛋白经蛋白酶消化后，游离出的血红素铁可以直接进入肠黏膜细胞。蛋白质类食物分解后的氨基酸、酰胺及胺类均可与铁形成易于溶解的亚铁（Fe^{2+}）螯合物，使铁易被吸收。而蔬菜及谷类食物中的铁多为高铁（Fe^{3+}），易与植物中的植酸、草酸、磷酸等结合形成不溶解的铁复合物，不易被吸收。故在食谱中应有一定量的肉类，以利于铁的吸收。

4. 药物的影响　还原剂如维生素 C、枸橼酸、乳酸、丙酸及琥珀酸等均可使 Fe^{3+} 还原成 Fe^{2+} 以利于吸收。氧化剂、磷酸盐、碳酸盐及某些金属制剂（如铜、镓、镁）均可延缓铁的吸收。

（三）铁的运转

进入血浆中的铁，与转铁蛋白结合后被带到骨髓及其他组织中去。血浆转铁蛋白是由肝细胞合成的 β_1 球蛋白，在血浆中的半衰期为 8 ～10.4 天。血中浓度为 2.5g/L。转铁蛋白在氨基酸及碳酸盐的

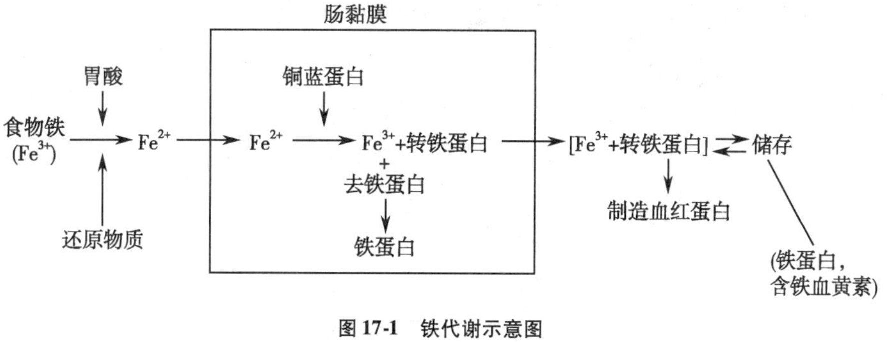

图 17-1　铁代谢示意图

协同作用下,当 pH>7 时才能与铁结合。每个转铁蛋白有两个结合铁的位点,可结合 1 个或 2 个铁离子(Fe^{3+})。带高铁的转铁蛋白在幼红细胞表面与转铁蛋白受体(TfR)结合,通过胞饮作用进入细胞内。在 pH 条件改变成酸性(pH = 5)时,再度还原成 Fe^{2+},与转铁蛋白分离。Fe^{2+} 在线粒体上与原卟啉、珠蛋白合成血红蛋白、多余的铁以铁蛋白形式存于细胞内,可用亚铁氰化钾染成蓝色,这类幼红细胞称为铁粒幼细胞。与铁分离后的转铁蛋白及转铁蛋白受体接着被排出细胞外(图 17-2)。转铁蛋白回到血浆后可再度行使转运铁的功能。转铁蛋白携带的是单铁或双铁,钙离子、细胞的磷酸化、细胞膜的胆固醇含量均可影响转铁蛋白与转铁蛋白受体的结合。

转铁蛋白受体(TfR)是一种细胞膜受体,在调节细胞铁的摄取中发挥着关键的作用。正常人 80% 以上的 TfR 存在于骨髓红系细胞上,红系各阶段细胞所表达的 TfR 数各不相同。原红细胞上可有 800 000 个 TfR,到网织红细胞逐渐减少到每个细胞上只有 100 000 个,成熟红细胞上则无 TfR。TfR 是由二硫键连接的双链跨膜糖蛋白,分子量约为 18kD。其基因位于第 3 号染色体的长臂。TfR 与转铁蛋白的亲和力,与转铁蛋白所结合的铁原子数量和 pH 值有关。当 pH 为 7.0 时,转铁蛋白结合两个铁原子时,TfR 对转铁蛋白的亲和力最大。

目前已知参与对 TfR 调节的因素有:

1. 细胞的分化状态 干细胞较少表达 TfR。BFU-E 和 CFU-E 所表达的 TfR 均较少,而 CFU-E 的 TfR 较 BFU-E 为多。在细胞内出现血红蛋白合成后,TfR 明显增多,到红细胞成熟后,就全部消失。

2. 细胞内的血红素含量 在细胞内游离血红素含量增高时,可抑制 TfR 的表达。反之,则 TfR 的表达增加。

3. 细胞内的铁代谢 细胞内的铁调节蛋白(包括:铁反应元件结合蛋白 IRP-1,IRP-2,铁调节因子,铁抑制蛋白和 p90)为 mRNA 结合蛋白,能调节细胞内 TFR、铁蛋白和其他重要铁代谢蛋白。这些蛋白均已被离析,纯化和鉴定,氨基酸序列及基因定位已被确定。

当细胞内铁过多时,胞质内的铁调节因子 IRF 与 TfR mRNA 3′译区的铁反应元件 IRE 亲和力下降,TfR mRNA 的降解增加,细胞内 TfR mRNA 减少,TfR 合成减少,使细胞摄取铁减少;当细胞处于铁缺乏时,IRF 与 IRE 结合增强,使 TfR mRNA 稳定,不被降解,TfR mRNA 数量增加,TfR 合成增多,细胞摄取铁增加(图 17-3)。

目前对 IRF 与 IRE 结合后如何稳定 TfR mRNA,避免被降解,以及细胞内铁如何调节 IRF 的机制尚不十分清楚。

当红细胞衰老后,从红细胞中释放出来的铁 80% 以上可被重新再利用。

(四)铁吸收及利用的调控

正常成年人每天约产生 2×10^{11} 个红细胞,需要的铁量>20mg。每天从肠道吸收的铁仅 1 ~ 2mg,远不能满足需要。产生红细胞所需要的铁主要来源于单核-巨噬细胞吞噬的衰老红细胞。多年来,对于铁在肠道吸收、储备及利用的调控机制不是太清楚。近年的研究认为,海帕西啶(hepcidin)——肝细胞产生的肽类激素,可能是机体铁储备及循环可利用铁的生理调控因子。实验证实 hepcidin 可通过调整

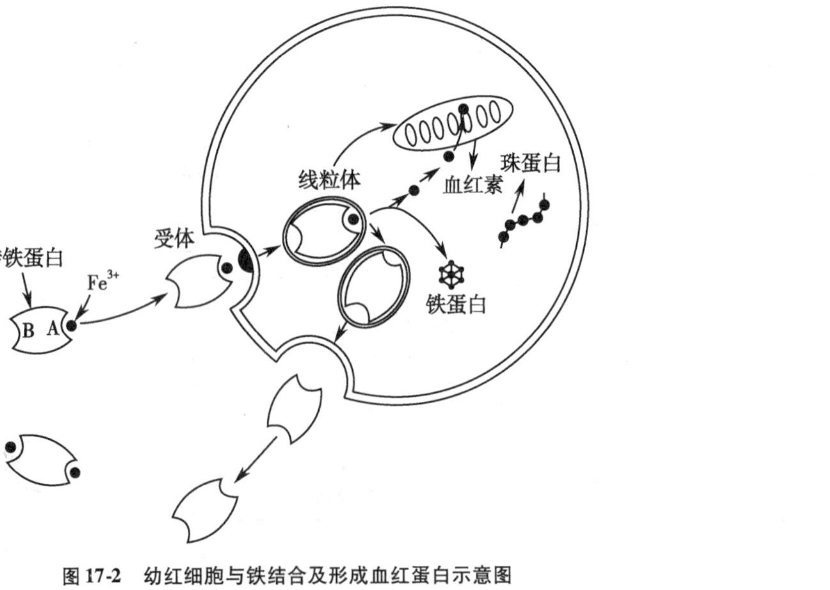

图 17-2 幼红细胞与铁结合及形成血红蛋白示意图

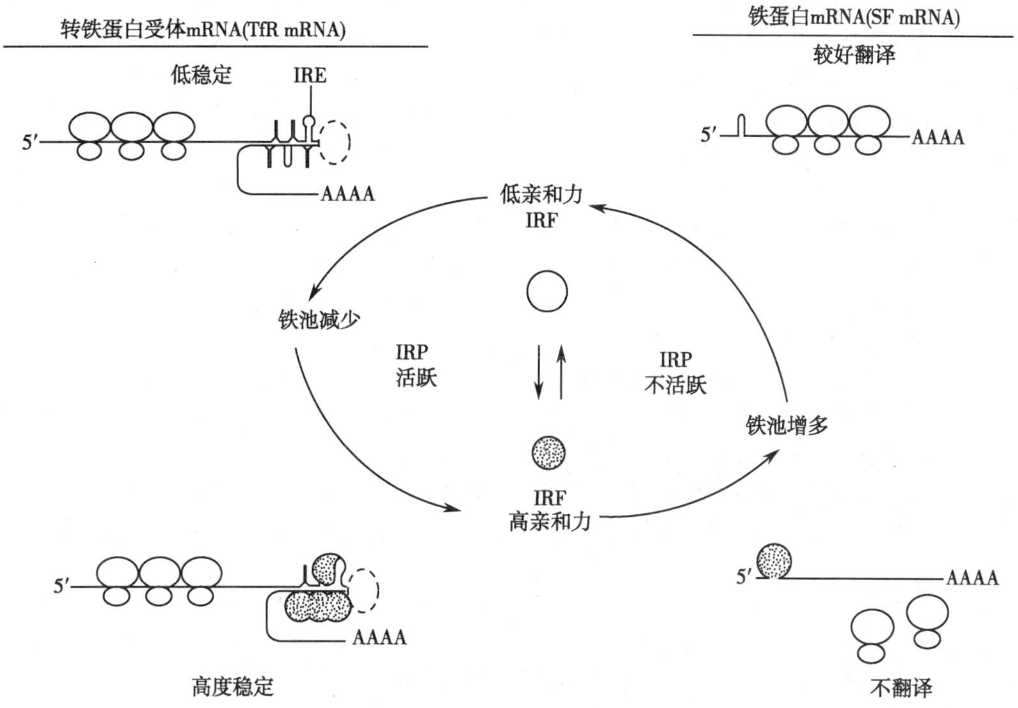

图 17-3　细胞内铁代谢的调节示意图

肠道铁的吸收以控制体内的铁量，并通过影响巨噬细胞内铁的供给以促进红细胞的生成。

（五）铁的贮存

铁以铁蛋白和含铁血黄素的形式贮存在骨髓、肝和脾的单核巨噬细胞中。在铁代谢平衡的情况下，每天进入和离开贮存池的铁量很少。铁蛋白的铁（Fe^{3+}）当机体需要时，先还原成 Fe^{2+}，与络合剂结合后，从铁蛋白中释放出来。当体内铁负荷过多时，则以含铁血黄素的形式存在。含铁血黄素内的铁是以缓慢而不规则的方式重新返回细胞内铁代谢循环。

铁蛋白的合成亦受 IRF（铁调节因子）的协调，当体内铁减少时，IRF 与铁蛋白 mRNA 上的 IRE（铁反应元素）结合，使铁蛋白 mRNA 停止运转，铁蛋白的合成减少（铁贮存减少），以扩大细胞内铁的利用。反之，当体内铁过多时，铁蛋白的合成增加（见图 17-3）。

（六）铁的排泄

铁每天主要随胃肠道上皮细胞、胆汁等排出，泌尿生殖道及皮肤、汗液、脱落细胞亦可丢失极少量的铁，总量约为 1mg。生育年龄妇女平均每天排出的铁约为 1.5～2mg。

二、缺铁的病因

人体内的铁是呈封闭式循环的。正常情况下，铁的吸收和排泄保持着动态的平衡，人体一般不会缺铁，只在需要增加、铁的摄入不足及慢性失血等情况下造成长期铁的负平衡才致缺铁。

造成缺铁的病因可分为铁摄入不足和丢失过多两大类（表 17-2）。

表 17-2　产生缺铁的原因

一、铁摄入减少
1. 膳食不足
2. 吸收减少
  （1）胃酸缺乏
  （2）胃部手术后
二、铁丢失增多
1. 胃肠道失血
  （1）肿瘤
  （2）胃、十二指肠溃疡
  （3）膈疝
  （4）胃炎（药物及毒素引起）
  （5）憩室炎
  （6）溃疡性结肠炎、局限性回肠炎
  （7）钩虫感染
  （8）痔
  （9）动静脉畸形
2. 月经过多
3. 多次献血
4. 多次妊娠
5. 慢性血管内溶血引起血红蛋白尿（PNH）
6. 遗传性毛细血管扩张症
7. 原发性肺含铁血黄素沉着症
8. 止血凝血障碍性疾病或服用抗凝剂

（一）铁摄入不足

最常见的原因是食物中铁的含量不足、偏食或吸收不良。食物中的血红素铁容易被吸收，且不受食物组成及胃酸的影响。非血红素铁则需要先变成 Fe^{2+} 才能被吸收。蔬菜、谷类、茶叶中的磷酸盐、植酸、丹宁酸等可影响铁的吸收。成年人每天铁的需要量约为 1～2mg。男性 1mg/d 即够，生育年龄的妇女及生长发育的青少年铁的需要增多，应为 1.5～2mg/d。如膳食中铁含量丰富而体内贮存铁量充足，一般极少会发生缺铁。

造成铁摄入不足的其他原因是药物或胃肠疾病影响了铁的吸收，某些金属如镓、镁的摄入，制酸剂中的碳酸钙和硫酸镁，溃疡病时服用的 H_2 受体抑制剂等，均可抑制铁的吸收。萎缩性胃炎、胃及十二指肠手术后胃酸减少影响铁的吸收等，均是造成铁摄入不足的原因。

（二）铁丢失过多

正常人每天从胃肠道、泌尿道及皮肤上皮细胞中丢失的铁约为 1mg。妇女在月经期、分娩和哺乳时有较多的铁丢失。临床上铁丢失过多在男性常是由于胃肠道出血，而女性则常是由于月经过多。

胃肠道出血常见原因是由于膈疝、食管静脉曲张、胃炎（药物及毒素引起）、溃疡病、溃疡性结肠炎、痔、动静脉畸形、息肉、憩室炎、肿瘤及钩虫感染。酗酒、服用阿司匹林及类固醇和非类固醇抗炎药者，以及少见的血管性紫癜、遗传性毛细血管扩张症及坏血病等，也常会有胃肠道的小量慢性失血。

其他系统的出血，见于泌尿系肿瘤、子宫肌瘤、反复发作的阵发性睡眠性血红蛋白尿症和咯血，止血凝血障碍性疾病或服用抗凝剂等。

此外，妊娠期平均失血 1300ml（约 680mg 铁）需每天补铁 2.5mg。在妊娠的后六个月，每天需要补铁 3～7mg/d。哺乳期铁的需要量增加 0.5～1mg/d。如补充不足均会导致铁的负平衡。如多次妊娠则铁的需要量更要增加。

献血员每次献血 400ml 约相当于丢失铁 200mg。约 8% 的男性献血员及 23% 女性献血员的血清铁蛋白降低。如在短期内多次献血，情况会加重。

三、发病机制

铁是人体必需的微量元素，存在于所有生存的细胞内。铁除参与血红蛋白合成外，还参加体内的一些生物化学过程，包括线粒体的电子传递、儿茶酚胺代谢及 DNA 的合成。已知多种酶需要铁，如过氧化物酶、细胞色素 C 还原酶、琥珀酸脱氢酶、核糖核酸还原酶及黄嘌呤氧化酶等蛋白酶及氧化还原酶中都有铁。如缺乏，将影响细胞的氧化还原功能，造成多方面的功能紊乱。

含铁酶的活性下降，影响细胞线粒体的氧化酵解循环。使更新代谢快的上皮细胞角化变性，消化系统黏膜萎缩，胃酸分泌减少。缺铁时，骨骼肌中的 α-磷酸甘油脱氢酶减少，易引起运动后乳酸堆积增多，使肌肉功能及体力下降。含铁的单胺氧化酶对一些神经传导剂（如多巴胺、去甲肾上腺素及 5-羟色胺等）的合成、分解起着重要的作用。缺铁时，单胺氧化酶的活性降低，可使神经的发育及智力受到影响。缺铁时过氧化氢酶和谷胱甘肽过氧化物酶活性降低，易致细胞膜氧化损伤，红细胞的变形性差，寿命缩短。此外，缺铁时血小板的黏附功能降低，抗凝血酶Ⅲ和纤维蛋白裂解物增加，严重时可影响止血功能。

发育中的红细胞需要铁、原卟啉和珠蛋白以合成血红蛋白。血红蛋白合成不足造成低色素性贫血。

关于缺铁与感染的关系，目前尚有不同的看法。缺铁时巨噬细胞功能和脾自然杀伤细胞活性明显有障碍；中性粒细胞的髓过氧化物酶和氧呼吸爆发功能降低；淋巴细胞转化和移动抑制因子的产生受阻，细胞免疫功能下降。但另有人强调铁亦是细菌生长所需，认为缺铁对机体有一定的保护作用。铁丰富时较铁缺乏时更易发生感染。

四、临床表现

缺铁性贫血的临床表现是由贫血、缺铁的特殊表现及造成缺铁的基础疾病所组成。

（一）症状

贫血的发生是隐伏的。症状进展缓慢，患者常能很好地适应，并能继续从事工作。贫血的常见症状是头晕、头痛、乏力、易倦、心悸、活动后气短、眼花、耳鸣等。

（二）特殊表现

缺铁的特殊表现有：口角炎、舌乳突萎缩、舌炎，严重的缺铁可有匙状指甲（反甲），食欲减退、恶心及便秘。欧洲的患者常有吞咽困难、口角炎和舌异常，称为 Plummer-Vinson 综合征或 Paterson-Kelly 综合征，这种综合征可能与环境及基因有关。吞咽困难是由于在下咽部和食管交界处有黏膜网形成，偶可围绕管腔形成袖口样的结构，束缚着食管的开口。常需要手术破除这些网或扩张狭窄，单靠铁剂的补充无济于事。

（三）非贫血症状

缺铁的非贫血症状表现：儿童生长发育迟缓或行为异常，表现为烦躁、易怒、上课注意力不集中及学习成绩下降。异食癖是缺铁的特殊表现，也可能是缺铁的原因，其发生的机制不清楚。患者常控制不住地仅进食一种“食物”，如冰块、黏土、淀粉等。铁剂治疗后可消失。

（四）体征

体征除皮肤黏膜苍白、毛发干枯、口唇角化、指甲扁平、失光泽、易碎裂，约 18% 的患者有反甲，约 10% 缺铁性贫血患者脾轻度肿大，其原因不清楚，患者脾内未发现特殊的病理改变，在缺铁纠正后可消退。少数严重贫血患者可见视网膜出血及渗出。

五、实验室检查

（一）血象

呈现典型的小细胞低色素性贫血（MCV<80fl、MCH<27pg、MCHC<30%）。红细胞指数改变的程度与贫血的时间和程度相关。红细胞宽度分布（RDW）在缺铁性贫血的诊断中意义很难定，正常为 13.4%±1.2%，缺铁性贫血为 16.3%（或>14.5%）特殊性仅为 50%～70%。血片中可见红细胞染色浅淡，中心淡染区扩大，大小不一。网织红细胞大多正常或轻度增多。白细胞计数正常或轻度减少，分类正常。血小板计数在有出血者常偏高，在婴儿及儿童中多偏低。

（二）骨髓象

骨髓检查不一定需要，除非是需要与其他疾病的贫血相鉴别时。骨髓涂片表现增生活跃，幼红细胞明显增生。早幼红及中幼红细胞比例增高，染色质颗粒致密，胞质少，血红蛋白形成差。粒系和巨核细胞系正常。铁粒幼细胞极少或消失。细胞外铁缺如。

（三）生化检查

1. 血清铁测定　血清铁降低［<8.95μmol/L（50μg/dl）］，总铁结合力增高［>64.44μmol/L（360μg/dl）］，故转铁蛋白饱和度降低。由于血清铁的测定波动大，影响因素较多，在判断结果时，应结合临床考虑。在妇女月经前 2～3 天、妊娠的后 3 个月，血清铁和总铁结合力均会降低，但不一定表示缺铁。

2. 血清铁蛋白测定　血清铁蛋白低于 14μg/L。但在伴有炎症、肿瘤及感染时可以增高，应结合临床或骨髓铁染色加以判断。缺铁性贫血患者骨髓红系细胞内及细胞外铁染色均减少或缺如。

3. 红细胞游离原卟啉（FEP）测定　FEP 增高表示血红素合成有障碍，用它反映缺铁的存在，是较为敏感的方法。但在非缺铁的情况如铅中毒及铁粒幼细胞贫血时，FEP 亦会增高。应结合临床及其他生化检查考虑。

4. 红细胞铁蛋白测定　用放射免疫法或酶联免疫法可以测定红细胞碱性铁蛋白，可反映体内铁贮存的状况，如<6.5ag/红细胞，表示铁缺乏。此结果与血清铁蛋白相平行，受炎症、肿瘤及肝病的影响较小是其优点。但操作较复杂，尚不能作为常规使用。

（四）其他检查

为明确贫血的病因或原发病，尚需进行：多次大便潜血、尿常规检查，必要时还应进一步查肝肾功能，胃肠 X 线检查、胃镜检查及相应的生化、免疫学检查等。

六、诊断及鉴别诊断

（一）诊断

仔细询问及分析病史，加上体格检查可以得到诊断缺铁性贫血的线索，确定诊断还须有实验室证实。临床上将缺铁及缺铁性贫血分为：缺铁、缺铁性红细胞生成及缺铁性贫血 3 个阶段。其诊断标准分别如下：

1. 缺铁或称潜在缺铁。此时仅有体内贮存铁的消耗。符合（1）再加上（2）或（3）中任何一条即可诊断。

（1）有明确的缺铁病因和临床表现。

（2）血清铁蛋白<14μg/L。

（3）骨髓铁染色显示铁粒幼细胞<10% 或消失，细胞外铁缺如。

2. 缺铁性红细胞生成　指红细胞摄入铁较正常时减少，但细胞内血红蛋白的减少尚不明显。符合缺铁的诊断标准，同时有以下任何一条者即可诊断。

（1）转铁蛋白饱和度<15%。

（2）红细胞游离原卟啉>0.9μmol/L。

3. 缺铁性贫血　红细胞内血红蛋白减少明显，呈现小细胞低色素性贫血。诊断依据是：

（1）符合缺铁及缺铁性红细胞生成的诊断。

（2）小细胞低色素性贫血。

（3）铁剂治疗有效。

（二）鉴别诊断

主要与其他小细胞低色素性贫血相鉴别。

1. 珠蛋白生成障碍性贫血(地中海贫血) 常有家族史,血片中可见多数靶形红细胞,血红蛋白电泳中可见胎儿血红蛋白(HbF)或血红蛋白 A_2(HbA_2)增加。患者的血清铁及转铁蛋白饱和度、骨髓可染铁均增多。

2. 慢性病贫血 血清铁虽然降低,但总铁结合力不会增加或有降低,故转铁蛋白饱和度正常或稍增加。血清铁蛋白常有增高。骨髓中铁粒幼细胞数量减少,巨噬细胞内铁粒及含铁血黄素颗粒明显增多。

3. 铁粒幼细胞贫血 临床上不多见。好发于老年人。主要是由于铁利用障碍。常为小细胞正色素性贫血。血清铁增高而总铁结合力正常,故转铁蛋白饱和度增高。骨髓中铁颗粒及铁粒幼细胞明显增多,可见到多数环状铁粒幼细胞。血清铁蛋白的水平也增高。

七、治 疗

(一) 病因治疗

应尽可能地去除导致缺铁的病因。单纯的铁剂补充只能使血象恢复。如对原发病忽视,不能使贫血得到彻底的治疗。

(二) 铁剂的补充

铁剂的补充治疗以口服为宜,每天元素铁150~200mg 即可。常用的是亚铁制剂(琥珀酸亚铁或富马酸亚铁)。于进餐时或餐后服用,以减少药物对胃肠道的刺激。铁剂忌与茶同服,否则易与茶叶中的鞣酸结合成不溶解的沉淀,不易被吸收。钙盐及镁盐亦可抑制铁的吸收,应避免同时服用。

患者服铁剂后,自觉症状可以很快地恢复。网织红细胞一般于服后 3~4 天上升,7 天左右达高峰。血红蛋白于 2 周后明显上升,1~2 个月后达正常水平。在血红蛋白恢复正常后,铁剂治疗仍需继续服用,待血清铁蛋白恢复到 50μg/L 再停药。如果无法用血清铁蛋白监测,则应在血红蛋白恢复正常后,继续服用铁剂 3 个月,以补充体内应有的贮存铁量。

如果患者对口服铁剂不能耐受,不能吸收或失血速度快须及时补充者,可改用胃肠外给药。常用的是右旋糖酐铁或山梨醇铁肌肉注射。治疗总剂量的计算方法是:所需补充铁 mg 数=(150-患者 Hb g/L)×3.4(按每 1000gHb 中含铁 3.4g)×体重(kg)×0.065(正常人每 kg 体重的血量约为 65ml)×1.5(包括补充贮存铁)。上述公式可简化为:所需补充铁的 mg=(150-患者 Hb g/L)×体重(kg)×0.33。首次给注射量应为 50mg,如无不良反应,第 2 次可增加到 100mg,以后每周注射 2~3 次,直到总剂量用完。约有 5%~13%的患者于注射铁剂后可发生局部肌肉疼痛、淋巴结炎、头痛、头晕、发热、荨麻疹及关节痛等,多为轻度及暂时的。偶尔(约 2.6%)可出现过敏性休克,会有生命危险,故给药时应有急救的设备(肾上腺素、氧气及复苏设备等)。

八、预 防

缺铁性贫血大多是可以预防的。主要是重视营养知识教育及妇幼保健工作,如改进婴儿的喂养,提倡母乳喂养和及时添加辅食,妊娠及哺乳期妇女适当补充铁剂等;在钩虫流行区应进行大规模的寄生虫防治工作;及时根治各种慢性消化道出血的疾病等。

九、预 后

缺铁性贫血的预后取决于原发病是否能治疗。治疗原发病、纠正饮食习惯及制止出血后,补充铁剂治疗可使血红蛋白较快地恢复正常。如治疗不满意,失败的原因常为:①诊断错误:贫血不是由缺铁所致;②合并慢性疾病(如感染、炎症、肿瘤或尿毒症等)干扰了铁剂的治疗;③造成缺铁的病因未消除,铁剂的治疗未能补偿丢失的铁量;④同时合并有叶酸或维生素 B_{12} 缺乏影响血红蛋白的恢复;⑤铁剂治疗中的不恰当(包括每天剂量不足,疗程不够,未注意食物或其他药物对铁吸收的影响等)。

(李蓉生)

参 考 文 献

1. 李蓉生. 缺铁性贫血//张之南,李蓉生. 红细胞疾病基础与临床. 北京:科学出版社,2000: 92-102
2. 林果为. 缺铁性贫血//张之南. 血液病诊断及疗效标准. 第 2 版. 北京:科学出版社,1998:10-16
3. Lee GR. Iron deficiency and iron-deficiency anemia//Lee GR,Foerster J,Lukens J,et al. Wintrobe's Clinical Hematology. 10th ed. Philadelphia: Lippincott Williams & Wilkins,1999: 979-1010
4. Brittenham GM. Disorders of Iron Metabolism: Iron Deficiency and overload//Hoffman R,Benz EJ,Shattil SJ. Hematology, Basic Principles and Practice. 3nd ed. New York: Churchill Livingstone, 1999: 397-445
5. Duffy TP, Microcytic and Hypochromic Anemias//Bentt JC,Plum F. Cecil Textbook of Medicine. 20th

ed. Philadelphia: WB Saunders Company, 1996: 839-841

6. Bridge KR, Seligman PA. Disorders of Iron Metabolism//Handin RI, Lux SE, Stoesel TP. Blood: Principles and Practice of Hematology. Philadelphia: JB Lippincott Company, 1995: 1433-1454
7. Beutle E, Lichtman AM, Coller BS, et al. Williams Hematology. 6th ed. New York: McGrew-Hill, Medical Publishing Company, 2001
8. Mbreit JN, Conrad ME, Moore EG, et al. Iron absorption and cellular transport: the mobilferrin/paraferritin paradigm, and Ponka P, Beaumont C, and Richardson DR, Function and regulation of transferring and ferritin. Seminars in Hemology, 1998, 35: 13-35

第 18 章

铁粒幼细胞贫血

铁粒幼细胞贫血(sideroblastic anemia,SA)是由不同病因引起的血红素合成障碍和铁利用不良所致一组异质性疾病,以骨髓中出现环形铁粒幼细胞为特征,伴有无效红细胞生成,血清铁和组织铁水平增加,其临床表现为小细胞低色素性贫血。

铁粒幼细胞贫血按不同的病因,可分为遗传性及获得性铁粒幼细胞贫血(表 18-1)。

表 18-1　铁粒幼细胞贫血的病因学分类

Ⅰ遗传性慢性
A. X 连锁伴性遗传
吡哆醇反应性
吡哆醇难治性
B. 常染色体显性及隐性遗传:吡哆醇难治性
C. 线粒体病伴发:Pearson 骨髓-胰腺综合征
Ⅱ获得性
A. 特发性铁粒幼细胞贫血(骨髓增生异常综合征)
B. 继发性铁粒幼细胞贫血
药物
异烟肼
吡嗪酰胺
环丝氨酸
氯霉素
乙醇
铅
三乙酰羟化四甲胺二氢氯化物
锌
D-青霉胺
黄体酮
肿瘤和炎症性疾病

(一) 遗传性铁粒幼细胞贫血

1. X 连锁伴性遗传。
2. 常染色体显性及隐性遗传。
3. 线粒体病伴发。

(二) 获得性铁粒幼细胞贫血

1. 特发性铁粒幼细胞贫血。
2. 继发性铁粒幼细胞贫血。

(1) 药物或毒物伴发;

(2) 其他疾病伴发。

第一节　遗传性铁粒幼细胞贫血

一、遗 传 方 式

(一) X 染色体连锁伴性遗传(XLSA)

本类型最为多见,患者多为男性,女性携带者由于正常等位基因抑制了病态基因的表达,红细胞异常较少见。XLSA 主要涉及两种基因突变:①δ-氨基γ酮戊酸合成酶 2(*ALAS2*)基因突变所致的遗传性铁粒幼细胞贫血约占 50% 以上,限速酶 ALAS 2 仅表达红系细胞线粒体内,受细胞内铁水平调节,而不受血红素的反馈抑制。红系特异性 *ALAS2* 基因定位于 Xp11.2 上,全长约 22kb,由 11 个外显子构成,外显子 5 ~ 11 编码 C 末端高度保守部分,编码蛋白活性区约 440 个氨基酸,该区域出现突变会影响其蛋白的生物学活性。近年已陆续报道了超过 25 种 XLSA 的 *ALAS2* 基因突变类型。②X-连锁伴性遗传的 XLAS 与涉及小脑共济失调的 ATP-结合亚家族 *ABCB7* 基因错义突变有关,该突变可导致铁硫簇生物合成的线粒体蛋白(包括 ABCB7 蛋白)功能缺陷。

(二) 常染色体遗传

常染色体遗传包括 3 种形式:①涉及 *GLRX5* 基因的 GLRX5 缺陷性 SA;②涉及 *SLC19A2* 基因的维生素 B_1 反应性、巨幼细胞性 SA,*SLC19A2* 基因编码

维生素 B_1 转运体，可导致胰岛素依赖型糖尿病、感觉神经性耳聋及巨幼细胞性 SA，此病对维生素 B_1 有部分治疗反应；③涉及假尿苷酸合酶 1（*PUS1*）基因分子缺陷的线粒体肌病性铁粒幼细胞贫血（MLASA），PUS1 缺陷可导致 tRNAs 改变，此缺陷普遍累及骨骼肌肉和血液系统。

（三）线粒体病伴发遗传

Pearson 骨髓-胰腺综合征为致死性疾病，因线粒体 DNA 缺失或重排所致的遗传性铁粒幼细胞贫血，多为散发或初发。贫血多为红细胞成熟障碍的正细胞或大细胞性贫血，带有空泡不成熟的幼红细胞和髓系细胞增多，以及大于 50% 的环状铁粒幼细胞，部分病例血小板及中性粒细胞减少；本病常伴有代谢性酸中毒、共济失调和胰腺外分泌障碍；较少幸存者进展为 Kearns-Sayre 综合征，表现为神经肌肉功能障碍、心脏传导系统异常、色素性视网膜病和铁粒幼细胞贫血，预后凶险。

遗传性铁粒幼细胞贫血的分类见表 18-2。

表 18-2 遗传性铁粒幼细胞贫血分类

类　型	简　称	突变基因	遗传方式
X-连锁铁粒幼细胞贫血	XLSA	*ALAS2*	X-连锁
X-连锁铁粒幼细胞贫血/共济失调	XLSA/AMLASA	*ABCB7*	X-连锁
GLRX5 缺乏	TRMA	*GLRX5*	常染色体隐性遗传
线粒体肌病和铁粒幼细胞贫血	MT DNA deletion	*PUS1*	常染色体隐性遗传
维生素 B_1 反应性巨幼细胞贫血		*SLC19A2*	常染色体隐性遗传
Pearson 骨髓-胰腺综合征			线粒体病相关

二、发病机制

（一）血红素合成

血红蛋白的合成需要铁进入线粒体合成血红素，而血红素的合成为一多步骤过程：首先甘氨酸及琥珀酸辅酶 A 聚集，在具有生物活性的辅酶 5-磷酸吡哆醛（PLP）参与下，经 ALA 合成酶（ALAS）催化合成 δ-氨基 γ-戊酮酸（ALA），ALA 转运至细胞质中合成血红素，然后血红素通过粪卟啉原Ⅲ转运回线粒体中，最后在亚铁原卟啉合成酶（FECH）催化下，铁插入原卟啉 IX（PPIX）环中。机体可根据细胞内铁浓度，通过调控 ALAS2、铁调节蛋白（IRP）、FTH1 和 FTL 的表达水平来调节铁吸收。ALAS2 基因突变可导致细胞内铁吸收异常与血红素合成障碍。

（二）铁硫簇合成

铁硫簇是多个代谢旁路激活的数个蛋白辅基，它对于线粒体功能尤为重要。铁硫簇生物合成和组装过程需要半胱氨酸脱氢酶（Nfs 1p）、伴侣蛋白（Isu1p/Isu2p）、Arh1p 及 Yah1p 等氧化还原酶。铁硫簇主要通过降解 IRP1、IRP2、转铁蛋白受体 1（TfR1）调节细胞内铁的水平。铁硫簇旁路某一蛋白失活可导致严重的线粒体内铁负荷过多，铁硫依赖酶活性缺失和氧化损伤，并最终进展为铁粒幼细胞贫血。铁硫簇基因 *Frataxin* 等突变可导致 Friederich 共济失调、神经变性、心肌病，部分患者出现色素缺乏性视网膜病。GLRX5 是铁硫簇生物合成途径的一部分，其缺失导致细胞不能合成足够铁硫簇，胞质内顺乌头酸酶减少，增加 IRP1 对 ALAS2 和铁蛋白活性效应，致铁粒幼细胞贫血铁负荷过重（图 18-1）。

（三）ABCB7 异常表达

ATP 结合盒转运子超家族成员 *ABCB7* 基因错义突变，ABCB7 蛋白铁转运至胞质内功能受损，线粒体铁负荷过载，致 X 连锁铁粒幼细胞贫血伴小脑共济失调。

三、病理生理

正常骨髓中 30% ~50% 的幼稚细胞经铁染色后，胞质中可见普鲁士蓝染色阳性的颗粒，这种细胞称为铁粒幼细胞，其胞质内颗粒为聚集的非结晶的三价铁磷酸盐和氢氧化铁，电镜观察发现此种颗粒既不在线粒体中，也不在胞质的其他细胞器中。当出现血红素合成障碍时，铁向细胞内转运并不减少，铁持续进入线粒体并蓄积其中。由于人类幼稚红细胞线粒体沿细胞核周围分布，铁染色后显微镜检查可见这种红细胞中普鲁士蓝染色阳性的铁小粒绕核呈环形分布，这种异常铁粒幼细胞称为环形铁粒幼细胞。电镜下可见粉尘状或斑块状含铁微粒在线粒体嵴间大量沉积，线粒体扭曲、肿胀，线粒体嵴难以辨认。

由于血红素合成障碍继发了血红蛋白合成障碍，红细胞呈低色素。体外实验中加入血红素后血红蛋白的合成得到纠正。细胞动力学研究表明本病出现贫血的主要因素为无效红细胞生成，表现为骨

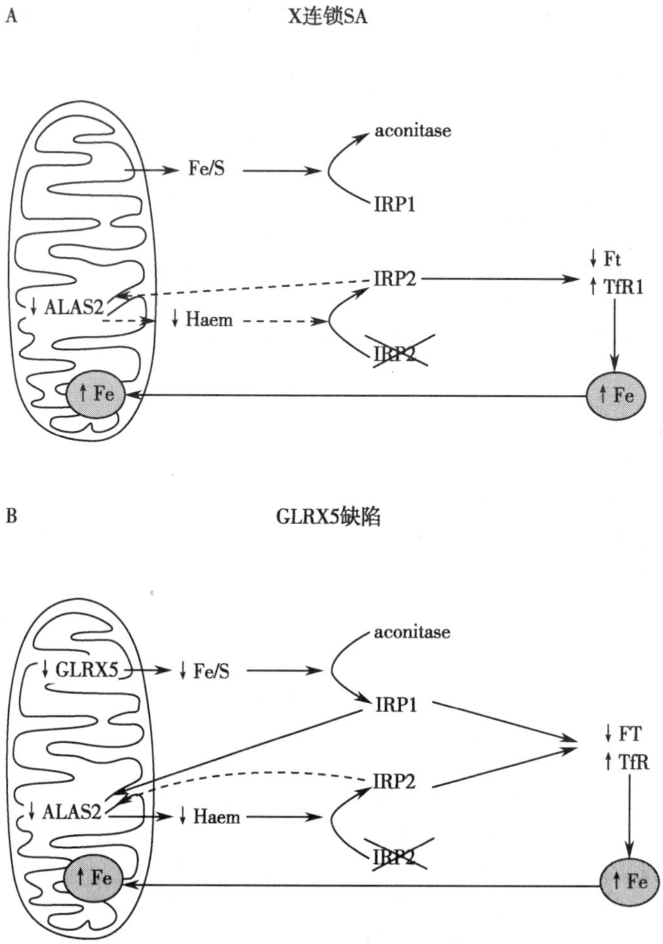

图 18-1 环形铁幼粒细胞贫血的发病机制

A. ALAS2 基因缺陷减少血红素，IRP2 增加铁饱和度，线粒体铁转运增加导致 ALAS2 进一步减少；B. 红细胞内 GLRX5 缺乏引起 IRP1 增加和ALAS2转录抑制，血红素合成减少对 IRP1 的降解减低，红细胞内 IRP1 和 IRP2 联合作用增加转铁蛋白受体 1（TfR1）的铁饱和度和线粒体铁转运。注：aconitase：顺乌头酸酶

髓红系增生旺盛、网织红细胞正常或稍高，红细胞铁利用障碍，平均红细胞寿命正常或轻度缩短，轻度高胆红素血症及尿胆原排泄增加。

四、临床表现

（一）乏力、苍白与小细胞低色素性贫血

XLSA 多为男性，常染色体遗传家族女性亦可发病，杂合子及女性基因携带者一般无贫血，但红细胞形态多为小细胞性。大多数患者发病年龄在10～20 岁，偶有 50 岁以上发病者。常见早期症状面色苍白、乏力、软弱，贫血多为中度。贫血轻微家族成员经家系调查后方可识别，不做家系调查可能漏诊。严重贫血可致幼儿及少儿生长发育迟缓。

（二）铁负荷过载

慢性输血患者的严重并发症。无输血史但伴血色素基因（HFEC282Y）突变患者可发生更为严重的铁负荷过载。约 1/3 的患者出现糖尿病、皮肤色素沉着、肝功能轻度异常，以及一些不常见的感染如耶尔森肠炎菌所致的小肠结肠炎和毛霉菌病等。

（三）共济失调相关的 X-连锁铁粒幼细胞贫血（XLSA/A；OMIM301310）

XLSA/A 可于婴儿或儿童时期出现神经系统症状，表现为运动与认知能力障碍，主要临床表现为小脑共济失调、轻度小细胞低色性贫血和骨髓铁粒幼细胞增多，共济失调可发生于出生后第一年，以后不再进展；深肌腱反射亢进，巴宾斯基征可阳性。

（四）骨髓-胰腺综合征

患者出生后不久即发病，伴胰腺外分泌功能不全，晚期发生肝肾衰竭。

五、实验室检查

贫血多为小细胞低色素性。网织红细胞正常或轻度增高，白细胞、血小板数多正常，红细胞渗透试验增强或降低。X-连锁遗传的铁粒幼细胞贫血的红细胞有二形性。常染色体隐性遗传铁粒幼细胞贫血的红细胞大小不均，严重者呈异形幼红细胞血症。线粒体病相关的铁粒幼细胞贫血多为大细胞贫血，外周血可见嗜碱性点彩红细胞、异形红细胞增多及有核红细胞。骨髓中红系细胞过度增生，可见双核原红细胞，可伴粒系、巨核系病态造血；铁染色显示铁粒幼细胞高达 80% ~90%，环形铁粒幼细胞大于15%。血清铁、转铁蛋白饱和度及铁蛋白均增高，肝活检显示铁质沉积与细小结节状肝硬化，提示储存铁增高。红细胞生存时间正常或稍缩短，未结合胆红素可增高。X-连锁铁粒幼细胞贫血红细胞原卟啉正常或减低，ABCA7 红细胞原卟啉增高。X-连锁 SA 患者常合并血色病等位基因 HFE（C282Y）突变。

六、诊断与鉴别诊断

根据本病特征：①小细胞低色素贫血；②红细胞明显大小不均；异形、靶形、椭圆形和点彩红细胞增多；③骨髓中红系细胞过度增生，铁染色显示含铁血黄素显著增多，铁粒幼细胞增至 80% ~90%，并可见到约 10% ~40% 的环形铁粒幼细胞；④伴有无效红细胞生成；⑤血清铁大多增高，铁饱和度常显著增加，肝活检显示铁质沉积；⑥骨髓-胰腺综合征患者应伴有胰腺外分泌功能不全；⑦发病年龄轻等，铁粒幼细胞贫血不难诊断；临床病史特点有助于进一步鉴别特发性与继发性铁粒幼细胞贫血。另外部分地中海贫血患者因珠蛋白合成显著减少，多余的血红素可反馈抑制 ALA 合成酶，可同时伴发铁粒幼细胞贫血，应注意鉴别。遗传性 AS 需行必要的基因检查以鉴别其类型（表 18-3）。

表 18-3　几种不同形式遗传性铁粒幼细胞贫血的鉴别

X-连锁铁粒幼细胞贫血	GLRX5 缺乏	X-连锁铁粒幼细胞贫血/共济失调
X-连锁	常染色体隐性遗传	X-连锁
ALAS2 突变	GLRX5 突变	ABCB7 突变
	ALAS2 转录抑制	ALAS2 正常
血红素合成缺陷（红系）	血红素合成缺陷（红系）	血红素合成缺陷（普遍存在）
不同程度的贫血	中等贫血	轻度贫血，共济失调
小细胞性	小细胞性	小细胞性
低红细胞 PLP	未测	高红细胞 PLP
线粒体铁过载	线粒体铁过载	线粒体铁过载
可变比例环形铁粒幼细胞	低比例环形铁粒幼细胞	可变比例环形铁粒幼细胞
肝脏铁过载	肝脏铁过载	无肝脏铁过载

七、治　　疗

1. 维生素 B_6　凡诊断为本病者均应试用大剂量吡哆醇（维生素 B_6），100 ~200mg/d；约有不到半数的病例能减轻症状，XLSA 可能对口服维生素 B_6 更为有效。没有足够的证据表明胃肠外给药或用 PLP-活性形式的辅酶比口服吡哆醇更有效。有效者网织红细胞增高，血红蛋白上升至正常或接近正常，或稳定在一个低于正常的水平，血清铁减少，FEP 增高至正常，色氨酸代谢也得以纠正。然而红细胞的形态异常、低色素和环形铁粒幼细胞没有完全消失。有效病例的疗效不是一成不变的。有效者必须给予维持治疗，停药后几个月内即可复发。复发后再用吡哆醇治疗有时仍有效，但往往疗效不如第一次，有的则变为无效。加用左旋色氨酸有时可使吡哆醇治疗再有效。个别患者症状缓解后维持治疗一段时间可以停药。

2. 去铁治疗　血红蛋白低于 70g/L 输血治疗依赖者，以及 10 次输血以上其血清铁蛋白大于 1000g/L 者应行去铁治疗，以避免糖尿病、肝硬化、性腺功能低下及心功能不全等并发症。维生素 B_6 治疗后的 XLAS 可进行放血治疗。宜选择去铁胺皮下持续缓慢泵入或静脉缓慢泵入，剂量为 20 ~40mg/kg，连续 12 ~16 小时泵入，每周 5 ~7 天。每周去铁治疗可增强维生素 B_6 的疗效。GLRX5 缺乏者行去铁治疗可提高其血红蛋白水平。

3. 脾切除术 本病脾切除后极易发生血栓并发症且常为致命性的。除了由继发的血小板增多导致栓塞外,还有其他致栓因素,控制血小板数和其他抗凝治疗常无效,因此不宜行脾切除术。

4. 骨髓移植 可根治本病,移植前应充分去铁治疗。

5. 目前对骨髓-胰腺综合征尚缺乏有效治疗手段。

八、预 后

对吡哆醇治疗有效患者能较好的生存多年,无效者多因骨髓衰减、严重贫血、心律失常、肝功能衰减或继发感染而死亡。骨髓-胰腺综合征缺乏有效治疗方法,预后较差。

第二节 获得性铁粒幼细胞贫血

一、原发性铁粒幼细胞贫血

分为骨髓增生异常综合征(MDS)性,即 RARS、RCMD-RS;及非 MDS 性质的,即 IASA。

(一) 病因及发病机制

RARS 是由于多能造血干细胞线粒体酶功能缺陷或线粒体 DNA 突变,早期红系祖细胞线粒体蛋白大量聚集,线粒体自发释放大量细胞色素 C,半胱天冬酶活化导致细胞死亡。RARS 患者红系铁代谢异常,胞质内铁含量增加,但放射性铁掺入的亚铁血红素合成以及进入血液作为新合成血红蛋白过程,即铁参与血红蛋白合成过程,受到抑制,线粒体内铁负荷过重致其功能受损,导致骨髓红系祖细胞未成熟即被破坏。现已明确 IASA 病理生理机制为多能造血干细胞中编码 δ-氨基乙酸丙酸合成酶的基因、线粒体内转移 RNA202 或 5-氨基乙酸丙酸合成酶(205C)发生错义突变等,导致线粒体内铁负荷过重及红系无效造血。

(二) 临床表现

50 岁以上发病多见,以小细胞低色素贫血为主要临床表现,并伴有铁负荷过重及轻度肝大。约 50% 以上 MDS 性质的特发性铁粒幼细胞贫血患者存在染色体核型异常:①8、11、20 号染色体异常;②Ph染色体异常;③3 号染色体异常伴血小板增高;④Y,X 染色体病变 Xq13 等。最近研究结果表明伴血小板增高的 RARS 患者(RARS-T)存在较高频率的 JAK2V617F 融合基因突变。

(三) 治疗

部分患者对维生素 B_6有效,可辅以叶酸促进维生素 B_6吸收。免疫抑制剂及沙利度胺对 RARS 效果较差,雷那度胺可使 25% 的 RARS 患者脱离红细胞输注依赖。EPO 水平低于 200mU/ml 者可应用 EPO 20 000 ~ 40 000U,每周 1 次。EPO 联合 G-CSF 对 RARS 及 RCMD-RS 的有效率分别为 71% 及 30%。严重贫血且用吡哆醇无效者定期输红细胞是必需的,尤其是少儿以保证其正常的生长发育。去铁治疗至关重要,用法同 XLAS。

(四) 预后

若未行有效的去铁治疗,多数患者进展合并血色病,并死于心功能不全、糖尿病等并发症。WHO MDS 分类中 RARS 亚型不存在全血细胞减少,5 年生存率大于 50%,转化为 AML 风险颇低;而 RCMD-RS 患者 5 年生存率仅为 37%,转化为 AML 的累计风险为 9%,有转化为进展期 MDS 风险者中位生存期 72 个月。

二、药物性铁粒幼细胞贫血

已知多种药物或毒物能抑制血红素的合成而导致本病。引起铁粒幼细胞贫血相关的药物/毒物,包括:异烟肼、吡嗪酰胺、环丝氨酸、氯霉素、乙醇、铅、三乙酰羟化四甲胺二氢氯化物、锌、D-青霉胺、黄体酮等,影响 ALAS2 酶活性,导致线粒体内铁沉积。

(一) 病因和发病机制

已知多种药物抑制 ALA 脱水酶(ALAS2)活性,导致线粒体内铁沉积,影响并阻断了血红素合成,从而导致环形铁粒幼细胞形成。异烟肼与吡哆醇反应生成腙,腙可以抑制吡哆醇激酶的辅酶形成;吡嗪酰胺的化学结构与异烟肼相似,也有抗吡哆醇作用。环丝氨酸体外能抑制多种需要吡哆醇的酶。氯霉素、硫唑嘌呤、氮芥及苯丙酸氮芥抑制骨髓细胞 RNA 形成继而抑制线粒体功能,包括某些细胞色素损害和细胞色素氧化酶合成缺陷。酒精可抑制吡哆醇转变为 PLP,较严重酒精中毒可导致本病。重金属铅可抑制 ALAS2 酶、血红素合成酶及粪卟啉原Ⅲ转化为原卟啉Ⅲ,而继发铁粒幼细胞贫血。

完全胃肠外营养患者而未补充铜可致铜缺乏及铜蓝蛋白缺乏,肠内铁吸收卟啉、甘氨酸和 ALA 的产生及血红素合成酶的活性并不减少,但将铁由单核-巨噬细胞和肝细胞转运至血浆的转铁蛋白功能障碍,原红细胞线粒体内出现铁代谢障碍,细胞色素氧化酶减少致三价铁还原为二价铁减少,发生铁粒幼细胞贫血。

长期摄入锌可诱导产生肠道蛋白金属硫蛋白,后者与铜结合能阻止铜的吸收并促进其排泄,可继发铜缺乏而致病。

(二) 临床表现

由药物引起的贫血可相当严重甚至需要输血。

但停药后或服用吡哆醇症状会迅速改善。慢性酒精中毒者停止饮酒后贫血亦逐渐减轻。铜缺乏的贫血较明显，血红蛋白可降至 30～40g/L，且进行性加重，补充铜后可逐渐恢复。

（三）治疗

由药物引起的贫血可相当严重，甚至需要输血。如果是药物或毒物所致者，最好的治疗就是立即停用致病物，同时服用大剂量吡哆醛直至临床症状完全消失。慢性酒精中毒者停止饮酒后贫血也能逐渐减轻。医源性的长期补锌可使体内锌超过正常 2～3 倍，造成明显的铁粒幼细胞贫血，应引起医生警惕，补充铜或停用锌后可逐渐恢复。

三、引起本病的其他疾病

1. 造血系统疾病　溶血性贫血、恶性贫血、真性红细胞增多症、骨髓纤维化、多发性骨髓瘤、红白血病等。

2. 恶性肿瘤　恶性淋巴瘤、前列腺癌等。

3. 炎症性疾病　类风湿关节炎、结节性多动脉炎及感染等。

4. 其他　如低体温、黏液性水肿、甲状腺功能亢进、尿毒症、红细胞生成性及迟发性卟啉病等。

上述疾病的严重程度取决于原发病，原发病治疗后铁粒幼细胞贫血可消失。

（白洁　郑以州）

参 考 文 献

1. Aivado M, Gattermann N, Rong A, et al. X-linked sideroblastic anemia associated with a novel ALAS2 mutation and unfortunate skewed X-chromosome inactivation patterns. Blood Cells Mol Dis, 2006, 37: 40-45
2. Cavadini P, Biasiotto G, Poli M, et al. RNA silencing of the mitochondrial ABCB7 transporter in Hela cells causes an iron-deficient phenotype with mitochondrial iron overload. Blood, 2007, 109: 3552-3559
3. Cazzola M, Invernizzi R, Bergamaschi G, et al. Mitochondrial ferritin expression in erythroid cells from patients with sideroblastic anemia. Blood, 2003, 101: 1996-2000
4. Fleming MD. The genetics of inherited sideroblastic anemias. Semin Hematol, 2002, 39: 270-281
5. Levi S, Muhlenhoff U. Iron sulphur protein biogenesis in eukaryotes: components and mechanisms. Ann Rev Cell Develop Biol, 2006, 22: 457-486
6. Taketani S, Kakimoto K, Ueta H, et al. Involvement of ABC7 in the biosynthesis of heme in erythroid cells: interaction of ABC7 with ferrochelatase. Blood, 2003, 101: 3274-3280
7. Clara Camaschella. Recent advances in the understanding of inherited sideroblastic anaemia. Br J Haematol, 2008, 143: 27-38
8. 王逸群，朱平. 遗传性铁粒幼细胞贫血研究进展及基因治疗的可能性. 中国实验血液学杂志, 2005, 13: 524-528
9. Mufti GJ, Bennent JM, Goasguen J, et al. Diagnosis and classification of myelodysplastic syndrome: International Working Group on Morphology of myelodysplastic syndrome (IWGM-MDS) consensus proposals for the definition and enumeration of myeloblasts and ring sideroblasts. Haematologica, 2008, 93: 1712-1717
10. Hellstrom LE, Cazzola M. The role of JAK2 mutations in RARS and other MDS. Hematology Am Soc Hematol Edu Program, 2008: 52-59

第 19 章

铁负荷过多

铁负荷过多(iron overload)是指由于铁的供给超过铁的需要,而引起体内总铁量过多,广泛沉积于人体一些器官和组织的实质细胞,常伴有纤维组织显著增生,导致多脏器功能损害。按发病原因的不同,铁负荷过多分为原发性(遗传性血色病)、继发性和局限性三类(表 19-1)。

表 19-1 铁负荷过多的临床分类

原发性
遗传性血色病
青少年血色病
婴幼儿血色病
非洲血色病
继发性
铁剂的慢性摄取
输血铁超载
镰状铁粒幼细胞难治性贫血
分流铁质沉着
重型地中海贫血
遗传性铁粒幼红细胞贫血
某些遗传性溶血性贫血
丙酮酸酶缺乏
葡萄糖-6-磷酸缺乏
先天性红细胞生成障碍性贫血
尿粪卟啉症
先天性无转铁蛋白血症
先天性无血浆铜蓝蛋白血症
局限性
特发性肺含铁血黄素沉着症
阵发性睡眠性血红蛋白尿症

第一节 遗传性血色病

遗传性血色病(hereditary hemochromatosis,HH)系常染色体隐性或显性遗传性疾病,由于 *HFE* 基因等突变,转铁蛋白-转铁蛋白受体机制紊乱,致多种细胞缺乏了从血浆中限制铁摄取的正常调控机制,导致肠道铁吸收过多,体内铁负荷增多。

(一) 分型

目前根据突变蛋白种类不同将遗传性血色病分为 5 种类型:最常见的 1 型是由于第 6 号染色体短臂上血色病蛋白(*HFE*)基因突变,包括 C282Y/C282Y 和 C282Y/H63D 两种突变。其余四型均是非 *HFE* 相关性,其中 2 型为 1 号染色体的 *hemojuvelin* 基因突变(2A)和 19 号染色体的 *hepcidin*(2B)基因突变;3 型为 7 号染色体的转铁蛋白受体 2 基因突变;4 型由 2 号染色体的铁蛋白基因突变所致;5 型由血浆铜蓝蛋白基因突变引发。

(二) 发病情况

遗传性血色病的发病情况呈地理差异性分布,发病率高低依次为法国、西欧、北欧,南非的班图族发病率亦较高。北美及西欧国家的发病率为 1.64/1000,纯合子为 0.5~11.6/1000 无症状人群,基因频率 23~107/1000 人,杂合子为 43~191/1000 人。男女之比为 2∶1~18∶1。本病人群中 HLA-A3 表达高达 70%;HLA-B7 表达 50%,表明本病发病情况呈现明显种族差异性。

(三) 病理机制

目前研究表明与铁代谢相关的蛋白有转铁蛋白、转铁蛋白受体(TFR)、铁蛋白、HFE、铁输出蛋白(ferrpoportin)、hepcidin 以及 hemojuvelin 等,其中 hepcidin 为铁蛋白代谢的中心调控因子。hepcidin 是影响巨噬细胞及肠上皮细胞铁输出蛋白表达的负性调控激素,人体内系统性铁平衡依赖于 hepcidin;同时 hepcidin 可通过调节肠道铁吸收以控制体内总铁含量,并通过影响巨噬细胞吞噬衰老红细胞后的铁供给以促进红细胞生成。hepcidin 表达限制了肠道的铁吸收以及巨噬细胞的铁代谢，导致机体铁储备的减少及降低红细胞生成的铁供给。铁转运机制见图 19-1。

多种 HH 中，目前以 6 号染色体短臂 *HFE* 基因突变研究最多，主要有 845A（核苷酸 845 位的 G→A，导致 282 位氨基酸由半胱氨酸转变为酪氨酸）、187G（核苷酸 187 位 C→G，导致 63 位氨基酸组氨酸变成天冬氨酸）、或 193T（核苷酸 193 位 A→T，导致 65 位氨基酸由丝氨酸变成半胱氨酸）等突变类型。HFE 相关血色病 hepcidin 表达异常的外显率及一致性低于其他类型的 HH。HFE 与 TFR1 相关，HFE 的异常可导致 hepcidin 转录下降，细胞缺乏从血浆中限制铁摄取的正常调控机制，导致铁吸收增加并积聚于脏器器官的实质细胞。

（四）病理改变

本病的特点是过多的铁在体内缓慢地逐渐积累，正常人体内非血红蛋白铁仅有约 1g，而患者常增至 20～40g。过多的铁主要储积于肝、胰腺、心肌和肾上腺等脏器的实质细胞中，皮肤、关节滑膜、肾、脾及其他器官其次。铁在肝、胰腺的实质细胞浓度超过正常约 50～100 倍，心肌约 10～15 倍，脾、肾、皮肤约 5 倍，致受累器官呈深棕色。肝可肿大达 2500g，常并发门静脉性肝硬化。含铁血黄素主要蓄积于门静脉周围的肝细胞内，于中央静脉附近较少；而肝硬化后，铁主要沉积于再生结节周围；纤维化始于小叶周围，进而纤维隔膜横贯小叶，并有特征性的明显铁沉积。脾可有广泛的纤维化，白髓消失及大量含铁血黄素沉积。心肌增厚、心脏增大。睾丸常萎缩，但生发上皮细胞内并无铁沉积。

（五）临床表现

本病为隐袭性疾病，铁的积累长达几十年。组织损害证据 50 年或更长时间才表现出来。由于多数血色病突变为隐性遗传，许多血色病等位基因纯合子患者仅有轻度的铁超载。50% 的杂合性 845A 突变患者出现铁负荷过多的症状和体征，另有 25% 杂合子无症状及铁超载的证据。845A 等位基因突变纯合子临床表现的外显率为 30%～50%，40 岁以下的纯合子外显率为 12%，40 岁以上的男性外显率为 52%，女性仅为 10%；845A/187G 外显率较低，187 纯合子外显率更低。合并镰状细胞贫血患者外显率 100%。

最常见的表现有皮肤色素沉着、肝硬化、性功能不全、心力衰竭、糖尿病及关节痛等。

1. 全身性皮肤色素沉着，由于黑色素与含铁血黄素沉积，皮肤外观呈古铜色或青褐色或蓝灰色，腋窝、腹股沟及会阴区尤为明显；同时部分患者可出现秃头、皮肤萎缩等表现。

2. 肝脾肿大，质硬伴有压痛，后期出现肝功能损害、黄疸及肝硬化，晚期可因食道静脉曲张发生胃肠道出血。血色病所致的肝硬化中 1/3 发展为肝细胞癌。

3. 性功能减退，约 50% 的患者因促性腺激素分

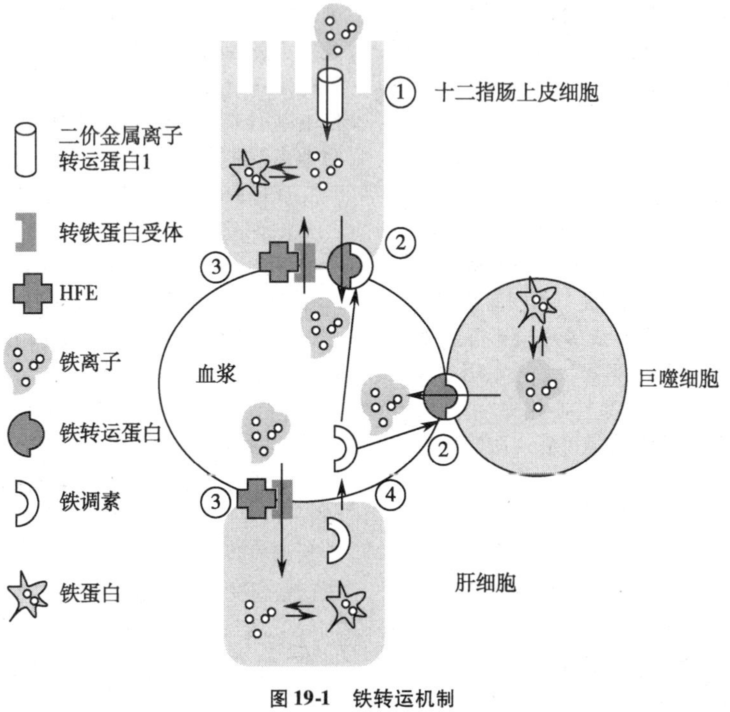

图 19-1　铁转运机制

泌不足而致性腺功能减退,10% 的男性患者睾丸萎缩、性欲减退、阳痿、无精子症。

4. 心功能不全和(或)心律失常见于约 15% 的患者,主要表现为心力衰竭和(或)室上性心律不齐,室性期前收缩及室性心动过速等心律不齐亦较常见;严重者可表现为呼吸困难、水肿或限制性心肌病或扩张型心肌病等难治性心功能不全。

5. 糖耐量降低,血糖升高,可伴周围神经炎。其他内分泌疾病如甲状腺功能减退亦较常见。

6. 掌指关节肿胀疼痛,主要表现在第二、三掌指关节,指间关节和大关节;同时伴有关节肿胀、触痛。

7. 虚弱、嗜睡、体重减低,1/3 患者有衰弱、疲劳和精神失常等症状。部分患者合并细菌性腹膜炎时可出现严重腹痛、腹胀、甚至休克。

(六) 实验室及辅助检查

1. 血象多正常,晚期合并严重肝硬化时可出现贫血、白细胞和(或)血小板减少。

2. 早期病例血清铁超过 180μg/dl,转铁蛋白饱和度超过 60%(男)或 50%(女),血清总铁结合力(TIBC)正常,肝硬化时 TIBC 可降低。血清铁蛋白>500μg/dl,常超过 1000μg/dl,经过治疗后血清铁蛋白下降较血清铁快。

3. 骨髓涂片或切片中含铁血黄素颗粒增多,尿沉渣中亦可见含铁血黄素颗粒。皮肤活检可见黑色素和含铁血黄素颗粒,多数患者表皮基底细胞及汗腺中可见有继发于铁沉积的灰色素。肝活体组织检查可观察到肝组织纤维化与肝硬化的程度,并可用化学方法测定肝铁浓度,此为诊断血色病的“金标准”,而用普鲁士蓝染色观察可染的含铁血黄素,应作为肝活检的常规方法。

4. 糖耐量试验多异常,血糖升高。转氨酶常增高。尿促卵泡素和睾酮均降低。

5. 关节 X 线摄片检查可发现软组织肿胀、关节间隙狭窄、关节面不整和骨密度减低;骨质疏松及骨皮质囊肿较常见。软骨钙化和关节周围韧带钙化为关节病的晚期表现。胸部 X 线摄片检查可发现肺血管纹理增加、胸膜渗出、心脏扩大。心电图或动态心电图检查可发现室上性及室性心律失常、低电压或 ST-T 改变。心脏超声波扫描可发现限制性或扩张性心肌病的表现。

(七) 诊断

当出现遗传性血色病典型症状时诊断应无困难,但临床上不应当等待迟至出现器官损伤的证据(如肝硬化、糖尿病或关节炎)才作出诊断,因为上述并发症常常难以逆转,及早做出本病诊断对于预防严重并发症,尤其是预防肝癌的发生至关重要。最简单实用的筛选方法是血清铁(SI)、铁蛋白、总铁结合力和转铁蛋白饱和度测定。SI 大于 180μg/dl,转铁蛋白饱和度大于 60%,排除其他原因即应考虑血色病纯合子的可能性。血清铁蛋白为评估体内铁储备最简单无创方法,而转铁蛋白饱和度则是确定脏器实质细胞有无铁沉积的最实用指标,后者有助于区别单核-吞噬细胞系统铁负荷过多与实质器官铁负荷过多(转铁蛋白饱和度升高提示实质脏器铁负荷过大)。对于疑似患者可进行去铁胺试验:肌注去铁胺 10mg/kg 后,正常人 24 小时尿铁排泄不超过 2mg,而患者大于 10mg。应注意肾功能减退及抗坏血酸缺乏时,可排泄铁减少。骨髓铁与肝铁含量并无良好相关性,故对骨髓铁的诊断价值应持谨慎态度。

肝活检是诊断本病更直接的方法,其活体标本可行苏木素-伊红染色和普鲁士蓝染色;另外,还可进行活体组织铁含量化学测定。肝活检显示肝组织铁沉积主要累及肝细胞,以及并发小结节性肝硬化;库普弗细胞中铁沉积主要见于嗜酒者;铁化学检测可将肝组织铁沉积程度如下划分:正常为 0 ~ +,铁少于 50μmol/g;酒精性肝病 0 ~ ++,铁少于 100μmol/g;血色病为+++ ~ ++++,常超过 100μmol/g。肝铁指数(hepatic iron index)= μmol 铁/g 肝干重量÷年龄(年),正常人肝铁指数 1.0 左右,血色病纯合子大于 2.0,杂合子及酒精性肝病小于 1.8。通过质谱法测量肝活检标本的铁干重是检测肝铁浓度(LIC)的“金标准”。磁共振成像检查可精确地评价血色病患者肝脏及心肌铁负荷定量,为目前诊断血色病无创检测的最可靠手段,铁负荷过重患者肝脏 T2* <6.3 毫秒;心脏 T2* <20 毫秒。遗传性血色病突变基因未完全明了,遗传学与分子生物学的检查目前尚不能用于早期诊断。

现行诊断要点为具备下述条件者即可确诊:

1. 两项或两项以上的临床表现,并伴有两项以上的下述铁代谢异常的实验室参数:①血清铁>32μmol/L;②血清铁饱和度>62%;③血清铁蛋白男>300μg/L,女>200μg/L;④去铁胺试验:肌注去铁胺 10mg/kg 后,24 小时尿排铁>2mg。

2. 脏器活组织检查有含铁血黄素沉积。

(八) 鉴别诊断

1. 遗传性血色病易被误诊为糖尿病、特发性心肌炎、风湿性关节炎、退行性关节炎、酒精性肝硬化、甲状腺功能低下等疾病。行 SI、血清铁蛋白及转铁蛋白饱和度等筛选检查可资鉴别。

2. 遗传性血色病还应注意与继发性铁负荷过重,如铁剂的慢性摄取、输血性铁超载等相鉴别。

（九）治疗

1. 治疗原则 ①尽快尽早减少体内铁负荷，使体内铁含量达到或接近正常水平，是减轻组织损害逆转的最佳措施；②继发性血色病应针对原发病进行治疗，尽可能减少输血量；③并发症治疗。

2. 静脉放血疗法或红细胞单采术 减轻体内铁负荷的最主要的有效措施是静脉放血疗法。一般每次可放血400～500ml，每周1～2次。每次放血约能去除200～300mg铁，每次排铁量因血中血红蛋白水平而异，每排出1g血红蛋白等于排铁3.4mg。一年中可放血100个单位（每单位200ml）。视患者一般状况及体内铁负荷程度个体化地执行。每次放血前后应监测血清铁、血清铁蛋白与转铁蛋白饱和度。一般随着放血次数增多，血清铁蛋白会随之下降，而转铁蛋白饱和度仍维持高水平。当Hb<100g/L，血清铁蛋白<12μg/L时应暂停静脉放血，以后可每3～4个月放血500ml维持治疗。放血后临床表现，包括心功能不全、肝功能不全、门静脉高压、皮肤色素沉着、内分泌功能等均可显著好转甚至消失，但糖尿病及性功能低下不易恢复。

近年已有用连续流式系统血细胞分离机，通过自动比重单采术将过多的红细胞很快去除，再将自身血浆或置换剂回输，以达到快速去铁。红细胞单采术具有效率更高，去铁速度更快的特点。

3. 铁螯合剂 铁螯合剂是一种药物性防止或去除铁积聚的治疗方法，现已有100多种铁螯合剂，其中临床上最常用的是去铁胺（desferoxamine，DFO），静脉、肌肉或皮下注射。口服吸收差，也可与静脉放血同用。

（1）皮下/静脉输注DFO：治疗血色病的标准途径是使用便携式输注泵缓慢皮下输注10% DFO溶液8～12小时，每周输注不少于5次，儿童患者起始剂量25～35mg/（kg·d），5岁时应用最大量40mg/（kg·d），停止生长时可增至50mg/（kg·d）。当铁沉积引起铁蛋白水平持续增高和（或）肝铁浓度>15mg/g肝重时，需治疗7天，高危患者需24小时持续治疗。对于伴有严重心肌病或局部皮肤出现药物副作用的患者，可以采用静脉输注方式，20～40mg/（kg·d），输注8～12小时，严重病例用量可达100mg/（kg·d），输注时间长于24小时，不能短于12小时。亦有学者应用下述治疗方案取得较好疗效，每月前10天静脉输注DFO 100mg/（kg·d），持续8小时，后20天皮下注射50mg/（kg·d）。

（2）持续静脉输注DFO：持续静脉输注适用于下列情况：①严重血色病性铁负荷过多：铁蛋白持续>2500μg/L，肝铁>15mg/g肝重；②严重心脏病变：明显心律不齐，心室功能下降；③顺应性差，不能定时使用输注方式；④计划怀孕的妇女；⑤计划骨髓移植的患者；⑥伴有急性丙型肝炎的患者。持续静脉输注能清除大量铁剂，据报道治疗后高危患者在13岁时生存率达到62%。推荐剂量50mg/（kg·d），持续治疗（如7天）。

（3）肌肉注射DFO：由于某种原因不能应用缓慢皮下或静脉输注DFO的患者，可应用肌肉注射方式，尽管疗效较差，但一般仍可达到预期效果。治疗平均起始剂量0.5～1.0g/d，每日一次或二次注射。

有人主张用铁螯合剂的同时给予维生素C，推荐使用剂量2～3mg/（kg·d），10岁以下儿童50mg/d，青少年100mg/d，成人200mg/d即可。因为维生素C能促使铁过多的患者的单核-巨噬细胞释放铁，还可减慢可溶性的铁蛋白转变为不可溶性的含铁血黄素过程，使血中的铁含量增高，提高了铁与螯合剂的结合率，从而促进铁的排出。但维生素C可使铁的毒性增高，特别是心脏毒性，在已有心功能不全者可出现致命的心律失常或充血性心力衰竭，上述患者不能应用维生素C。

去铁胺对继发于慢性贫血或有心力衰竭，不适用静脉放血者较好。用药后可使肝病、乏力、心功能异常及内分泌功能改善，但对关节病无影响，有时还可加重，对糖尿病伴有胰岛素依赖性者并无效果。对遗传性血色病效果较差，且价格昂贵。

（4）去铁酮：自20世纪80年代已有口服活性铁螯合剂，常用的为去铁酮（deferiprone），又称L1，每日50～75mg/kg，口服，分3～4次。此药吸收快，在服后5～6小时已排出。此药较稳定，价格较去铁胺便宜，可作为不能耐受DFO治疗患者的二线药物。

（5）铁螯合剂副作用以及用量调整：DFO常见的不良反应包括：局部皮肤反应、感染、严重过敏反应，大剂量时引起听力障碍、眼毒性作用、生长迟缓、骨骼改变、肾功能障碍和间质性肺炎。因此，在DFO治疗期间应监测血清铁蛋白和肝铁含量。一般而言，血清铁蛋白持续低于2500μg/L，心脏并发症的危险性减少，血清铁蛋白低于1000μg/L时，DFO毒性作用的危险性增加。因此，当血清铁蛋白在1000～2000μg/L时，需调整用量，肝铁持续低于7mg/g肝重时不会引起心脏或肝脏并发症，大于15mg/g肝重时则心源性死亡的危险性增加。最严重的副作用是粒细胞减少，主要发生在年轻人和未行脾切除的患者，不到1%的患者出现中性粒细胞绝对值（ANC）$<0.5\times10^9/L$，大约5%的患者ANC $(0.5\sim1.5)\times10^9/L$。当ANC$<1.5\times10^9/L$时，应停止用药。其他副作用包括关节病、一过性血清谷丙转氨酶升高和胃肠道不适症状。在某些患者，尤其

是糖尿病患者,治疗期间可出现锌缺乏。

4. 并发症的治疗

(1) 糖尿病:部分病例通过放血治疗可减轻症状。通过控制饮食、口服降糖药物及用胰岛素等综合降低血糖治疗,可取得部分或较好的疗效,但有时疗效较差。

(2) 心脏病变:有报告部分伴有左心功能不全和快速心律失常者,去铁后可得到改善。但充血性心力衰竭和心律失常,特别是室性心动过速将是致命的。治疗方法与标准治疗方法相同。

(3) 性腺功能低下:仅少数幸运者经彻底放血治疗后垂体-睾丸(或月经)功能恢复正常。多数由于垂体前叶纤维化,所导致的性功能低下为不可逆性,去铁治疗也难改善性功能低下。性功能不全用睾酮治疗可减轻症状,少数伴有贫血的男性患者用睾酮替代治疗后贫血改善。其他内分泌异常可视病情给予替代治疗。

(4) 关节病变:用静脉放血和非类固醇药物治疗后,1/3 患者的关节痛好转,无变化或恶化者各占 1/3。关节炎性改变仍持续存在。一些患者关节功能退化持续进展,需行全膝关节或全腰关节成形术以再造完整的功能。

(5) 其他治疗:患者还应严格禁酒及尽量避免使用有肝毒性的药物。各种病因导致铁过多的患者预防感染也是很重要的。细菌在铁过多的环境中侵袭性和致瘤力大大提高,加上铁过多时可导致机体免疫功能低下,故易发生细菌感染。特别是不能进食未彻底煮熟的海洋贝壳类,因常有一种海洋菌(Vulnificus 弧菌)附着,该菌在中度富含铁的环境中能迅速大量增殖导致致命性败血症。另外,少见的那尔仙(Yersinia)肠炎菌导致的腹膜炎和败血症亦有报道。

(十) 预后

原发性血色病预后取决于能否早期诊断与及时治疗,主要预后因素有:肝实质铁沉积量与速度、治疗手段选择、静脉放血早晚与次数等;纯合子的预后比杂合子差。早期诊断并得到适宜治疗患者长期(15~20 年)生存率可高达 70% 左右。本病主要死于继发性肿瘤(如肝癌)、肝硬化、心脏病及糖尿病。

第二节 继发性铁负荷过多

继发性铁负荷过多是除遗传性血色病外,继发于铁利用障碍或伴红细胞无效生成引起的贫血,或因反复输血导致体内铁负荷过多的一组疾病,其中最常见的原因是无效红细胞生成所致的铁吸收过多或一些难治性贫血,如骨髓增生异常综合征、β-地中海贫血、铁粒幼细胞贫血、先天性红细胞生成异常性贫血、丙酮酸激酶缺乏、镰状细胞贫血、再生障碍性贫血、肾性贫血等;某些民族用铁器的饮食习惯和药用铁剂可摄入过多铁;酒精性肝病和卟啉病也可伴发血色病。继发性血色病病程与预后取决于原发病。

一、铁负荷过多性贫血

由于红细胞或血红蛋白先天性生成异常或获得性改变,红细胞寿命缩短致无效红细胞生成,于体内大量破坏导致的贫血,血红蛋白中的铁以含铁血黄素形式再分布或沉积于组织中。此时贫血导致肠道吸收铁过多,再加上贫血严重多次输血,肝、胰、皮肤等组织含铁负荷过重。铁负荷过多性贫血(iron overload anemia)包括严重的地中海贫血(重型 β-地中海贫血)、先天性红细胞生成异常性贫血(CDA)、骨髓增生异常性贫血、铁粒幼细胞贫血、丙酮酸酶缺乏、葡萄糖-6-磷酸缺乏溶血性贫血等;较少见于遗传性球形红细胞增多症。

临床特点与血色病相似,但贫血症状明显,并发症为其死亡的常见原因。铁粒幼贫血常有铁超载,少数患者通过放血疗法可获部分疗效,尤其对维生素 B_6 敏感者,但大多数疗效不佳。长期透析的慢性肾功能衰减患者未接受规范促红细胞生成素常因反复输血而发生铁超载。

铁超载的贫血患者每天可经便携式泵注入去铁胺 1~2g 或 20~40mg/kg,每次滴注开始后可口服维生素 C 100~500mg,与去铁胺螯合以增加铁的排泄速度。无或轻度贫血患者经放血疗法可获满意疗效。

二、输血相关性铁负荷过多

主要见于再生障碍性贫血、纯红细胞性再生障碍性贫血、重型 β 地中海贫血、慢性肾功能不全等需反复输血的疾病。每次输血 500ml,约含血红蛋白 65g(100g 血红蛋白含铁 330mg),即约 215mg 铁被输入;若每年输注 12~50 单位血,输入的铁总量约为 2.5~11.0g;而正常人每日排铁量约 1mg,即使铁负荷过多者排铁量 3 倍于正常人,其每年排铁量仅约 1.1g。上述病例经过 3~5 年的输血,体内铁负荷大大超过 1.5g 的正常人铁储存最高值,形成铁负荷过多,导致肝、心、胰、皮肤等脏器的实质细胞功能损伤。

三、非洲营养性血色病
(亚撒哈拉区饮食铁负荷过多)

非洲撒哈拉地区黑种人,主要是班图人、津巴布韦等居民喜用铁桶酿造啤酒，此啤酒低 pH 致铁溶解度增高，其含铁量（80mg/L）较普通啤酒高 700 余倍。调查显示该地区 20% 的男性有血清铁蛋白及转铁蛋白饱和度增高。高负荷铁主要沉积于单核-巨噬细胞系统细胞、各种器官的实质细胞以及关节滑液衬里细胞，并致相应脏器器官的实质细胞功能损害。

第三节　铁负荷过多的其他疾病

一、迟发性皮肤卟啉病

迟发性皮肤卟啉病（porphyria cutanea tarda）亦称皮肤肝性卟啉病，是卟啉病的一种。其临床特点是慢性皮肤损害，同时有肝功能异常，以及与肝硬化所致的铁超负载有关的铁代谢异常。

本病并不少见，世界各地均有发生，国内尚无报道。本病可以是遗传性，也可有获得性；前者为常染色体显性遗传，在亲属中可有同类患者。其主要病理生理机制为尿卟啉原脱羧酶活性减低。电镜观察显示，迟发性皮肤型卟啉病和右旋糖酐铁诱导的实验性卟啉症鼠体内尿卟啉结晶体和铁蛋白共聚集于成体干细胞。现用全长的 cDNA 作为探针可检出限制性片段长度多态性，获得性病例伴有较高 *HFE* 突变率。Roberts 等（1997）对本病患者散发的病例 41 例用 PCR 扩增 DNA 基因组，发现其中 18 例有 *HFE* 基因突变，第 845 个核苷的 G→A（C282Y，C 代表胱肌氨酸，Y 代表酪氨酸）。伴有 HLA-A3，含祖先血色病的单倍型。意大利本病患者常有 H63D（H 代表组氨酸，D 代表天冬氨酸）。此外，本病患者较之一般人群有较高频率的丙型肝炎。

本病诊断与其他型卟啉病相似，但粪内有较大量粪卟啉，较高比例的异粪卟啉；尿内有大量的尿卟啉，尚有 7 羧基卟啉。治疗可采用静脉放血，每周或 2 周放血 500ml，对减少尿内卟啉的排泄和减低皮肤对日光的敏感有较好疗效。

二、新生儿血色病

是一种罕见的致命的新生儿疾病。以显著的肝脏铁沉淀为特征，有时伴巨大细胞性肝炎。本病病因未明，现已证明与遗传性血色病无关，亦未发现有 *HEF* 基因突变。本病呈常染色体隐性遗传。肝移植可能治愈本病。

三、青少年血色病

常在 20 岁之前出现显著的铁负荷过度并伴有严重的并发症，特别是心功能异常和内分泌功能异常。亦为常染色体隐性遗传疾病。由于青少年血色病并非 *HFE* 基因突变所致，完全不同于较常见的成人发作的遗传性血色病，故尚不清楚该病本质上是否为成年人常见的血色病的特殊类型。近年对本病患者分子生物学检测没有发现 *HFE* 基因突变，有报道与 1 号染色体长臂有关。

临床上青年男性性腺功能减退，尤其伴有心功能不全或心律失常时，内科医生应想到青少年血色病的可能性。

四、分流性铁沉积症

在治疗门静脉高压时，采用脾肾或门腔静脉分流术可增加铁吸收，一些病例可出现铁沉积，甚至可发生在术后 16 个月内，发生率有报道达 20% 之多，导致心肌病死亡。罕见的门静脉高压患者血色病快速发展与肝内分流有关。

第四节　铁转运障碍先天性铁负荷过多

其他原因铁负荷过多还有罕见的先天性无转铁蛋白血症、先天性无铜蓝蛋白血症及并发高铁蛋白血症的先天性白内障等。

一、先天性无转铁蛋白血症

无转铁蛋白血症导致铁转运到骨髓减少，继而血红蛋白合成减少，肠黏膜铁吸收显著增加并导致严重的铁负荷超载。

常见临床表现面色苍白和疲劳，大多数病例有收缩期心脏杂音，部分轻度肝大；易反复感染；部分病例早年死于顽固性先天性心力衰竭。肝、胰、甲状腺、心脏和肾显著纤维化。本病胃肠道铁吸收增加或正常，血浆铁清除率可能正常或中度增加，铁与血红蛋白结合减少。血浆铁浓度低，总铁结合力极低，无转铁蛋白。先天性无转铁蛋白血症血浆铁浓度低，总铁结合率极低及无转铁蛋白，可与其他原因引起的低血红蛋白性贫血相鉴别。转铁蛋白 IgG-转铁蛋白免疫复合物的功能障碍表现，有血色病的临床和实验室特征，血清铁浓度增高，骨髓无染色铁。

输注正常血浆或纯化的脱铁转铁蛋白，2～4 个月一次，10～14 天后网状红细胞增多，血红蛋白升高。如果每月治疗 1～2 次，数月内肝大消除，此时铁储存和血清铁蛋白仍升高，可同时去铁治疗去除系统多余铁，放血疗法优于去铁胺。

二、先天性无血浆铜蓝蛋白血症

铜蓝蛋白将 Fe^{2+} 转化成 Fe^{3+}。如铁以 2 价铁的形式穿过细胞膜，则不能与转铁蛋白结合，从而不能有效地运送到有核红细胞。本病为常染色体隐性遗传，已发现 3 号染色体上铜蓝蛋白基因突变。以 Fe^{2+} 形式吸收及进入血浆的铁存积于肝、胰腺、中枢神经系统以及视网膜等。铜蓝蛋白不能通过血脑屏障，然而星形胶质细胞和其他神经胶质正常情况下其细胞膜含有铜蓝蛋白，可氧化 Fe^{2+} 以防止其进入中枢神经系统细胞。无铜蓝蛋白血症时，神经胶质细胞不能合成铜蓝蛋白。

本病特征性临床表现为痴呆、构音障碍、糖尿病及视网膜变性。视网膜变性为外周性，光感受器细胞丢失，但只有小视野受损。其他表现包括晚期发作的糖尿病，肝、胰岛显著铁沉积，胰岛 β 细胞丢失，小细胞性贫血以及血浆无铜蓝蛋白。血清铜蓝蛋白浓度减低，但铜代谢正常，组织铜浓度无增加。血浆脂质过氧化作用增加，未发现肝细胞损伤或肝硬化。

先天性无铜蓝蛋白血症与 Wilson 病有类似之处，两者都以震颤、血清铜蓝蛋白浓度低为特征。Wilson 病有可检测水平的血清铜蓝蛋白，而无铜蓝蛋白血症时完全测不到；此外，Wilson 病有特异性凯-弗环（Kayser-Fleischer corneal ring），肝铜贮积、肝硬化；Wilson 病尿铜排泄增加，而无铜蓝蛋白血症时不增加；无铜蓝蛋白血症以缺铁性贫血、糖尿病、肝和基底神经节铁过量为特征，Wilson 病则无上述表现。门克（Menke disease）病亦是一种铜代谢障碍，以极低浓度血清铜蓝蛋白及肝铜为特征，门克病幼年即表现为智力发育迟缓、惊厥、毛发异常、骨质疏松，常在生后数年内死亡。

三、并发高铁蛋白血症的先天性白内障

并发高铁蛋白血症的先天性白内障呈常染色体显性遗传，无铁超载，血浆铁浓度及转铁蛋白饱和度均正常，但血清铁蛋白浓度常超过 2000μg/L，其高铁蛋白血症是由于去铁蛋白 mRNA 的铁元件（IRE）突变，引起去铁铁蛋白无序合成所致，铁蛋白仅含有 L 亚单位。晶状体无铁沉积，然晶状体内蛋白无序合成可导致有害的胶体渗透效果。其他细胞不受损害。

（白洁 郑以州）

参考文献

1. Norbert Gattermann. Guidelines on iron chelation therapy in patients with myelodysplastic syndromes and transfusional iron overload. Leukemia Research, 2007, 31S3: S10-S15
2. Christiane Vermylen. What is new in iron overload? Eur J Pediatr, 2008, 167: 377-381
3. Glickstein H, Ben EI R, Shvartsman M, et al. Intracellular labile iron pools as direct targets of iron chelators: a fluorescence study of chelator action in living cells. Blood, 2005, 106: 3242-3250
4. Guyader D, Thirouard AS, Erdmann L, et al. Liver iron is a surrogate marker of severe fibrosis in chronic hepatitis C. J Hepatol, 2007, 46: 587-595
5. Pennell DJ, Berdoukas V, Karagiorga M, et al. Randomized controlled trail of deferiprone or deferoxamine in beta-thalassemia major patients with asymptomatic myocardial siderosis. Blood, 2006, 107: 3738-3744
6. Murray KF, Lam D, Kowdley KV. Current and future therapy in haemochromatosis and Wilson's disease. Expert Opin Pharmacother, 2003, 4: 2239-2251
7. Nielsen P, Fischer R, Buggisch P, et al. Effective treatment of hereditary haemochromatosis with desferrioxamine in selected cases. Br J Haematol, 2003, 123: 952-953
8. Ajioka RS, Kushner JP. Clinical consequences of iron overload in hemochromatosis homozygotes. Blood, 2003, 101: 3351-3353
9. Brissot P, Troadec MB, Bardou-Jacquet E, et al. Current approach to hemochromatosis. Blood Rev, 2008, 22: 195-210
10. Ayonrinde OT, Milward EA, Chua ACG, et al. Clinical perspectives on hereditary hemochromatosis. Crit Rev Clin Lab Sci, 2008, 45: 451-484

第 20 章

慢性病贫血

慢性病贫血(anemia of chronic disease,ACD),也被称为"炎症性贫血"(anemia of inflammation,AI),发病率仅次于缺铁性贫血,其特点是血清铁浓度降低、转铁蛋白水平正常或降低,铁蛋白水平正常或升高。ACD 的机制是细胞因子对红细胞生成抑制所致。在这些细胞因子中,IL-6 起着重要作用。IL-6 可增加肝合成铁调节蛋白 hepcidin,阻止铁从巨噬细胞和肝细胞的释放,从而造成红细胞生成障碍。原发病的有效治疗是纠正 ACD 的最主要手段,在原发病无法缓解的情况下,促红细胞生成素(EPO)的治疗可部分纠正 ACD。

第一节　慢性病贫血的概念和发病率

慢性病贫血是指伴发于慢性感染、炎症及一些肿瘤的轻至中度的贫血,常常表现为正细胞、正色素贫血,但有时也可表现为轻度低色素、小细胞贫血,血清铁浓度降低、总铁结合力及转铁蛋白水平正常或降低、铁蛋白水平常常升高以及红细胞生成减少。由于其病理生理过程主要是炎症介导,目前更多的称之为炎症性贫血(anemia of inflammation,AI)。

早在 19 世纪初期,有学者发现结核病患者常常伴面色苍白,这是有关慢性感染与贫血关系的最早的报道,甚至早于血细胞数目的测定。后来红细胞数量的测定证实了炎症与贫血的相关性,首先提出了"感染性贫血"(anemia of infection)这一名称。随后发现除感染性疾病外,一些结缔组织病及恶性肿瘤也可合并类似的贫血,因此提出"简单慢性贫血"(simple chronic anemia)和"慢性病贫血"(anemia of chronic disease,ACD)的名称。ACD 被广泛采纳并沿用至今。

临床发现并非所有慢性疾病均合并贫血(如高血压),一些不合并慢性疾病的老年患者也可出现

表 20-1　ACD 常见病因及发生率

ACD 病因	具体疾病	发生率
感染	病毒:如 HIV/AIDS 等 细菌:如结核、脓肿、感染性心内膜炎、骨髓炎等 真菌 寄生虫:如疟疾等	18% ~95%
肿瘤	血液系统肿瘤:如多发性骨髓瘤,淋巴瘤等 一些实体肿瘤	30% ~77%
急性/慢性炎症	自身免疫病:如类风湿关节炎、系统性红斑狼疮、血管炎、结节病、炎性肠病等 实体瘤移植后慢性排异反应 慢性肾病/透析 重症,创伤/烧伤	8% ~71%
细胞因子调节异常	老年人贫血	3% ~4%

相类似的贫血，而一些急性疾病(尤其是重症)可在短时间内出现原发病无法解释的贫血。目前已了解的 ACD 发病机制是与炎性细胞因子相关，故有学者提出新的名称“炎症性贫血”。一方面解释了 ACD 的病理生理学特点，另一方面包括了上述的老年性贫血及重症患者的急性贫血。

因全球范围内感染和慢性炎性疾病的高发，以及发达国家恶性肿瘤的高发，使 ACD 的发病率列贫血的第 2 位，仅次于缺铁性贫血。ACD 是住院患者中最常见的贫血类型，临床上伴发 ACD 的常见病因见表 20-1。

第二节 慢性病贫血的发病机制

ACD 的发病机制目前并未完全清晰。在慢性疾病过程中，ACD 主要引起机体红细胞生成障碍，不能补偿机体对红细胞的需求。但这种障碍只是轻度的，所以导致的贫血也只是轻到中度。核心的问题是，什么因素导致红细胞生成障碍，铁又是如何被扣留在巨噬细胞和肝细胞中，不能被充分利用。

一、EPO 分泌相对不足及作用钝化

机体针对贫血、组织氧合功能降低的正常反应是代偿性 EPO 升高及造血增加，一般 EPO 升高(log)及贫血程度(线性)呈半 log 相关性。而 RA 合并 ACD 患者的血清 EPO 水平升高，但是低于 IDA 患者。血液系统肿瘤及实体瘤合并贫血的研究结果与之类似，提示 ACD 患者骨髓反应性代偿不足的一个可能原因就是 EPO 生成相对不足。支持这一假说的实验有：体外实验发现 IL-1、TNF-α 通过产生氧自由基而下调转录因子 GATA-1(EPO 启动子)，直接抑制 EPO 表达。小鼠注射脂多糖(LPS)或 IL-1_β后肾脏 EPO mRNA 产生减少、循环 EPO 水平降低，也证实了细胞因子对 EPO 生成的抑制。

但并非所有患者都有 EPO 不足，并且 EPO 减少并不是 AI 主要的机制。如果是，则小剂量的 EPO 治疗即可逆转贫血，然而这并不符合临床治疗的情况，提示体内可能存在红系前体细胞对 EPO 刺激反应不足。处于慢性炎症状态的肾病血清快速反应蛋白 CRP 高于 20mg/L，所需的 EPO 剂量较单纯肾病未处于炎症状态的患者升高了 80%；另一项研究表示 CRP>50mg/L 的患者尽管增加了 EPO 治疗剂量，但贫血仍较 CRP<50mg/L 的患者的 EPO 反应性更低，支持炎症导致了 EPO 的相对抵抗。其他临床研究也发现红系前体细胞对 EPO 的反应与潜在疾病的严重程度及循环细胞因子水平呈负相关，与前炎症因子抑制红系前体细胞增殖、下调 EPO 受体及受体后信号传导有关。

二、红细胞破坏/寿命缩短

一些研究发现慢性疾病患者的红细胞寿命缩短了 20% ~30%。有学者发现将 ACD 患者的红细胞输注到正常人体内，红细胞寿命是正常的，但正常红细胞输注到 ACD 患者体内则红细胞寿命缩短，提示是由于细胞外因素导致了红细胞破坏增多。ACD 中大量细胞因子进一步激活了巨噬细胞的吞噬功能以及脾的滤过功能，导致对轻微受损的红细胞破坏增加，这一发现与 ACD 外周血中以年轻的红细胞为主也相符合。还有一些其他的因素如细菌毒素、体温升高、宿主来源的抗体或补体介导了红细胞破坏。

三、铁代谢异常及铁限制性红细胞生成

(一) hepcidin 的作用

ACD 发病机制研究中，里程碑式的标志是铁代谢研究的进展。即 ACD 患者网状内皮系统(RES)细胞摄取铁增多并引起细胞内铁蓄积，导致循环铁转移入网状内皮系统，继而红系前体细胞可利用的铁减少，引起铁限制性造血。早在 1932 年即有学者描述感染及低铁血症的相关性，微生物感染时血清铁降低也是一种机体的自我防御机制。向小鼠体内注射白介素 1(IL-1)、肿瘤坏死因子-α(TNF-α)或一氧化氮(NO)可引起铁蛋白升高、低铁血症及贫血，提示炎症因子、低铁血症与贫血的相关性，但铁代谢调节参与 ACD 的机制一直不清楚。直至 2000 年，小分子肽段铁调节蛋白 hepcidin 的发现将炎症因子与铁代谢有机联系起来。hepcidin 是肝分泌的抗感染急性相蛋白及铁调节蛋白，小鼠模型中通过转基因或者其他方法诱使 hepcidin 持续过表达时可导致严重的缺铁性贫血，而缺乏 hepcidin 的小鼠在矿物油诱发的炎症状态时并未出现血清铁降低，提示 hepcidin 是 ACD 中铁代谢通路的中心环节。进一步研究发现 hepcidin 通过增加巨噬细胞及肝细胞表面二价金属转运蛋白(divalent metal transporter，DMT-1)以增加铁转运入细胞，同时减少巨噬细胞及肠上皮细胞表面的 ferroportin 致铁输出减少，从而引起血清铁下降。贫血、缺氧时 hepcidin 下调，在炎症免疫反应中 hepcidin 升高。

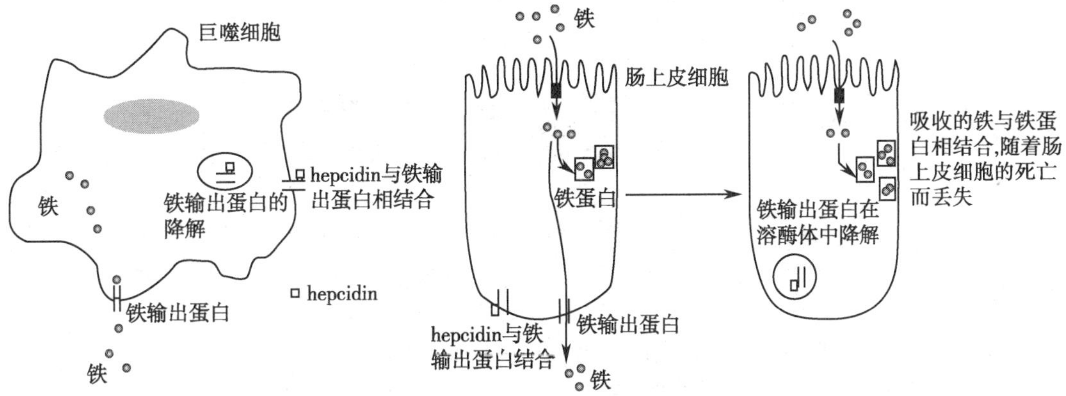

图 20-1　hepcidin 作用机制

肠上皮细胞基底面铁输出蛋白 ferroportin 与铁调蛋白 hepcidin 结合并内化,导致肠吸收铁降低,血清铁降低;巨噬细胞/肝细胞表面 ferroportin 减少,铁在网状内皮系统蓄积,血清铁降低

(二) IL-6、hepcidin 及低铁血症

ACD 中多种细胞因子可诱导 hepcidin 升高,近期研究发现 IL-6 是影响 hepcidin 最重要的因素。IL-6 基因敲除的小鼠中,在用矿物油处理的炎症过程中未出现 hepcidin 升高及低铁血症。体外培养的肝细胞中 IL-6 可有效诱导 hepcidin 产生,而 IL-1 或 TNF-α 并不参与这一反应。在健康受试者中输注 IL-6 后数小时内诱导 hepcidin 产生并导致低铁血症。IL-6-hepcidin 轴在炎症相关性低铁血症中起重要作用。

(三) 血清铁浓度依赖于巨噬细胞及肝细胞的铁释放

稳定状态下机体每日约 20～25mg 铁进入血浆/转铁蛋白池,几乎均来自巨噬细胞内的衰老红细胞铁再循环以及肝细胞的铁储备,仅 1～2mg 铁来源于饮食。与转铁蛋白结合的铁仅 2～4mg,但是所有铁代谢过程均需通过这个形式,因此转铁蛋白池的铁在数小时内就更替一次。缺乏 hepcidin 或 hepcidin 过表达的转基因小鼠中发现 hepcidin 是铁释放的抑制因子,可同时抑制肠道铁吸收。炎症状态下,IL-6 诱导 hepcidin 生成,随之 hepcidin 抑制铁释放导致血清铁降低,hepcidin 与细胞膜的 ferroportin 分子结合,并且诱导其内化及降解,后者是铁释放的唯一输出方式。hepcidin 浓度越高,ferroportin 浓度则越低,肠细胞、巨噬细胞及肝细胞中铁输出就越少。

(四) 肠道铁吸收减少

长时间的 ACD 患者中红细胞可呈小细胞低色素,部分原因是铁储备逐渐降低导致缺铁、铁限制性造血。肠道铁吸收在炎症状态下被抑制,可能是 IL-6 及 hepcidin 介导的。正常人体内储存铁有 400～1000mg,每日造血需要的铁仅 1～2mg 来源于饮食。真正的铁缺乏可能会最终在慢性疾病中出现,尤其在铁储备有限而 IL-6 水平非常高的儿童患者,例如全身型幼年类风湿关节炎。这部分患者 EPO 相应升高,但是对口服铁补充治疗无反应,而肠外补铁可纠正部分贫血。

四、红系前体细胞增殖受损

ACD 患者的红系前体细胞(爆式红系形成单位 BFU-E 及红系集落形成单位 CFU-E)增殖及分化受损,与细胞因子如干扰素-α(IFN-α)、-β、-γ、TNF-α 及 IL-1 有关。这些细胞因子影响 BFU-E 及 CFU-E 的生长,其中 IFN-γ 是最强的抑制因子,与血红蛋白浓度及网织红细胞数量的负相关性最强。潜在的机制可能涉及细胞因子介导的细胞凋亡,至少部分与神经酰胺的形成有关,后者下调祖细胞表面 EPO 受体(EPOR)的表达,降低 EPO 的产生及活性,并减少其他造血细胞因子(如干细胞生长因子 SCF)减少。另外细胞因子诱导巨噬细胞样细胞产生不稳定的自由基(如 NO)或过氧化物阴离子可对红系祖细胞产生直接毒性。

总之,ACD 的发病涉及多个方面,基础疾病可通过一系列细胞因子影响肝铁调节蛋白 hepcidin 的合成,阻止铁从巨噬细胞和肝细胞的释放,从而造成红细胞生成障碍;红系造血前体细胞的增殖受损;红细胞生成素(EPO)产生减少/反应钝化以及红细胞寿命缩短。各种因素相互影响,最终导致贫血。表 20-2 汇总了目前所知的影响 ACD 发病机制的因素。

表 20-2 ACD 发病机制及其影响因素

ACD 机制	核心步骤	机 制	细胞通路	系统表现
铁代谢异常	TNF-α	铁蛋白转录增加	增加 RES 内铁储备	血清铁降低、铁蛋白增高
	IL-1	TNF-α 介导红细胞寿命缩短	不明(可能通过自由基破坏红细胞途径)	吞噬红细胞
	IL-6	诱导铁蛋白转录及翻译	增加 RES 内铁储备	血清铁降低、铁蛋白增高
		刺激 hepcidin 产生	hepcidin 使铁吸收及铁从巨噬细胞外运减少	血清铁降低
	IFN-γ 或 LPS	刺激 DMT-1 合成;下调 ferroportin 表达	增加铁吸收并抑制铁在巨噬细胞循环(如来源于吞噬红细胞)	血清铁降低
	IL-10	诱导转铁蛋白受体表达;刺激铁蛋白翻译	促进转铁蛋白结合铁在巨噬细胞的吸收和储存	血清铁降低、铁蛋白增高
	红细胞吞噬	TNF-α 导致红细胞破坏的增加,从而红细胞半衰期缩短	再循环的铁限制于巨噬细胞中	血清铁降低、贫血
红系造血削弱	IFN-γ、IL-1 及 TNF-α	抑制 CFU-E、BFU-E 的增殖和分化	诱导凋亡、下调 EPOR 表达,降低 SCF	贫血合并网织细胞正常或降低
		铁滞留在 RES 中导致血清铁降低	铁限制性造血	贫血合并原卟啉增加
		诱导 NO 产生	红细胞氨基乙酰丙酸合酶降低	贫血合并乙酰丙酸升高
	α-抗胰蛋白酶	减少红系细胞铁吸收	BFU-E 及 CFU-E 增殖下降	贫血
	肿瘤细胞或微生物	骨髓浸润	造血干祖细胞被取代	贫血或全血细胞减少,或二者皆有
		产生可溶性介质	局部炎症及细胞因子、自由基产生	贫血或全血细胞减少,或二者皆有
		消耗维生素	抑制造血干祖细胞	叶酸或钴胺缺乏
	血清铁降低	细胞因子介导铁储留在 RES 中、铁吸收减少	血红素合成削弱,对 EPO 反应受损及 CFU-E 增殖减少	贫血
EPO 反应钝化	EPO 缺乏	IL-1 及 TNF-α 抑制 EPO 产生	EPO 转录减少,自由基介导的损伤 EPO 分泌细胞	血清 EPO 降低
	血清铁降低	因铁利用受限,导致干祖细胞对 EPO 反应降低	血红素产生障碍,红系增殖障碍	贫血、血清铁降低
	IFN-γ、IL-1 及 TNF-α	削弱红系干祖细胞对 EPO 的反应	减少 CFU-E 中 EPO 受体的表达;通过细胞因子及自由基破坏红系干祖细胞,可能干扰 EPO 信号传导	贫血

第三节　慢性病贫血的临床表现及实验室检查

ACD 患者伴随的轻至中度贫血症状常常被原发疾病的临床表现所覆盖。而且血红蛋白浓度在 7～11g/dl 可不出现相关症状。但处于严重呼吸功能不全、发热及衰弱的患者贫血导致的携氧能力下降常常加重前期症状。常规查体难以发现相关体征，因此诊断需依赖实验室检查。

一、实验室检查

（一）红细胞及网织红细胞

ACD 通常表现为轻至中度（血红蛋白浓度 70～110g/L）的正色素、正细胞性贫血，当疾病加重或者病程延长时可演变成小细胞低色素型贫血。网织红细胞绝对计数通常正常或者轻度升高。

（二）铁相关指标

血清铁及总铁结合力降低、铁蛋白升高是 ACD 特征性表现。血清铁半衰期为 90 分钟，变化迅速，可在感染开始或者严重炎症反应数小时后出现。总铁结合力常常反映出转铁蛋白水平，转铁蛋白水平半衰期 8～12 天，变化较血清铁缓慢，在 ACD 中可正常或轻度降低。

血清铁蛋白水平反映铁储备，在 ACD 中升高、在缺铁性贫血（IDA）中降低，对鉴别两种疾病很有帮助。但是铁蛋白是一种急性反应蛋白，在炎症刺激后升高，受疾病状态影响较大，且长时间 ACD 的患者可出现铁储备下降，合并缺铁性贫血。ACD 中如果铁蛋白浓度<60μg/L 被认为合并缺铁性贫血。

可溶性转铁蛋白受体是转铁蛋白膜受体片段的分解产物，当铁供给减少时升高（IDA），而在 ACD 中因为合并炎症因子的负调节作用则正常或减少。可溶性转铁蛋白受体与铁蛋白对数值（log 铁蛋白）的比值对鉴别 ACD、IDA 及二者合并较铁蛋白鉴别的价值更大，小于 1 提示 ACD、当大于 2 提示存在 IDA。

（三）骨髓铁染色

骨髓穿刺或者活检对诊断 ACD 很有帮助，但很少作为常规检查手段。总的来说，除相关原发病骨髓受累外，骨髓细胞形态学多正常。而铁染色的铁分布对鉴别 IDA 则有帮助。IDA 中铁粒幼细胞及巨噬细胞内均缺铁，而 ACD 中铁粒幼细胞数量减少，但巨噬细胞内铁粒增多。尽管铁染色可作为鉴别 ACD 及 IDA 的金标准，但临床上因铁蛋白测定的便利性，骨髓穿刺属有创检查，这使铁染色很少作为常规检查手段。

表 20-3 显示了鉴别 ACD、IDA 或二者同时存在时常用的实验室指标。

表 20-3　ACD、IDA 及二者同时存在时的实验室指标

指　　标	ACD	IDA	二者合并
血清铁	↓（常>50μg/L）	↓（<50μg/L）	↓
转铁蛋白浓度	↓或正常	↑	↓
转铁蛋白饱和度	↓（>16%）	↓（<15%）	↓
总铁结合力	↓	↑	正常或↓
铁蛋白	正常或↑	↓	↓或正常
可溶性转铁蛋白受体	正常	↑	正常或↑
可溶性转铁蛋白受体/log 铁蛋白	低（小于 1）	高（大于 2）	高（大于 2）
骨髓铁染色	巨噬细胞内铁↑	↓	正常或↓
细胞因子水平	升高	正常	升高

（四）EPO 测定

ACD 需根据贫血的严重程度来决定是否测量 EPO 浓度。血红蛋白水平在 100g/L 以下才需要监测 EPO 水平，因为在此之上 EPO 有一定的代偿范围。EPO 水平可作为 ACD 治疗疗效的参考标准，有学者通过测量肿瘤非化疗患者接受 EPO 治疗 2 周后的 EPO 及铁蛋白浓度，提出如分别高于 100U/L 及 400ng/ml 则提示对 EPO 治疗无反应，但这一结果对化疗的患者不适用。

（五）hepcidin 测定

自 2000 年分别从尿液及血透置换液中发现 hepcidin 以后，很多中心开始测量血液或尿液的 hepcidin 含量。尿 hepcidin 含量在 ACD 中明显高于正常人或 IDA 患者，可有效将二者鉴别。血清 hepcidin 浓度对二者鉴别意义不大，可能与 hepcidin 快速清除、血液浓度不稳定有关。肾功能不全的患者中血 hepcidin 前体(pro-hepcidin)浓度与 ACD 相关。尽管目前 hepcidin 测量尚未应用于常规诊断,但其有广泛的应用价值。

二、诊断与鉴别诊断

(一) 诊断

根据患者基础疾病、贫血及相关铁代谢指标检查,可诊断 ACD。国内制定的 ACD 诊断依据为:

1. 临床表现 ①轻至中度贫血;②常常伴随慢性感染、炎症或肿瘤。

2. 实验室检查 ①多为正细胞正色素性贫血,30%~50% 可为小细胞低色素性贫血,但 MCV 很少<72fl;②网织红细胞正常;③骨髓铁染色提示铁粒幼细胞减少,巨噬细胞内铁粒增多;④红细胞游离原卟啉增多;⑤血清铁及总铁结合力均降低,转铁蛋白饱和度正常或稍低,通常 16%~30%;⑥血清铁蛋白升高。

诊断 ACD 时需先排除这些慢性疾病合并的失血、溶血及药物导致的骨髓抑制等因素,与 IDA 的鉴别详见表 20-3。

(二) 其他鉴别诊断

1. 在感染、炎症及肿瘤患者中,药物可导致骨髓抑制,或者诱发的溶血性贫血。当骨髓被细胞毒药物抑制或者非特异性毒性反应时,血清铁升高、网织红细胞计数降低。溶血性贫血时网织红细胞、非结合胆红素及 LDH 升高,血清结合珠蛋白降低。

2. 慢性失血导致铁储备丢失、血清铁降低、铁蛋白降低但转铁蛋白升高。尽管 ACD 铁蛋白多升高,但合并慢性失血时铁蛋白可降低,需积极发现出血部位,例如是否静脉抽血过多(医源性)或月经失血等。多次检查粪便潜血以除外消化道出血。当发现出血部位时口服或者静脉补铁治疗有效,可证实为 ACD 合并 IDA。

3. 肾功能不全导致的 EPO 缺乏性贫血。尿毒症患者中血清铁水平正常或升高,但同时血肌酐也升高可明确诊断。肾衰竭导致的炎症状态可合并出现 ACD 对 EPO 治疗抵抗,炎症状态时 ESR 及 CRP 升高。

4. 内分泌异常包括甲状腺功能减低、甲状腺功能亢进、睾丸功能衰竭或者糖尿病,可导致慢性正细胞、正色素性贫血。不同于 ACD 或者 IDA,内分泌异常患者中血清铁可正常。

5. 骨髓中肿瘤细胞浸润导致的贫血。贫血可在恶性肿瘤,尤其在恶性淋巴瘤病情进展中出现,并可有血清铁正常或升高。骨髓受累时血涂片通常发现异常红细胞、泪滴状红细胞、幼红细胞以及不成熟髓系细胞,骨髓涂片可确定诊断。但骨髓受累时多伴随有 ACD。

6. 轻微的地中海贫血。是某些地区贫血常见的原因,可与 ACD 相混淆。地中海贫血时小红细胞数目增多且持续终身,且贫血严重程度常常超过 ACD。

7. 稀释性贫血。妊娠以及严重血浆蛋白增多(如高球蛋白血症、多发性骨髓瘤等)中可出现稀释性贫血。

第四节 慢性病贫血的治疗

一、治疗的合理性

ACD 需要治疗的条件有两个:第一,贫血对机体造成伤害,需要心脏代偿性提高心排出量以维持组织氧供;第二,贫血是一些疾病的不良预后指标。ACD 中,中度贫血是需要治疗的,尤其是 65 岁以上、合并单个或多个危险因素(如冠心病、肺病及慢性肾病)的患者。贫血纠正后输血减少、血红蛋白升高,患者的生活质量可相应提高。

在肿瘤、慢性肾病及充血性心衰患者中贫血是预后相对不佳的指标。一项 10 万名透析患者的回顾性分析中,血红蛋白低于 80g/L 组较 100~110g/L 组死亡 OR 值升高 1 倍;在先小于 30%、后逐渐发展超过 30% 组与开始即 HCT>30% 组的 OR 值相当。但是,不是贫血被完全纠正的患者预后最好,而是 HCT 33%~36% 组的透析患者死亡风险最低。这一证据随后被慢性肾病及肿瘤患者采纳,推荐 Hb 水平控制在 110~120g/L 为合适的范围。

二、治疗选择

ACD 首先需要治疗基础疾病,如类风湿关节炎患者采用抗 TNF-α 受体。同时需去除引起贫血的其他因素,例如消化道出血、营养性贫血、溶血性贫血以及药物不良反应等。如果原发病无法根治而贫血症状明显时需采取相应治疗手段(表 20-4)。

(一) 输血

输血是一种快速有效改善贫血且被广泛采用的方法,对严重贫血或危及生命的贫血,尤其是伴有出血的患者很有帮助。输血可改善心肌梗死合并贫血患者的存活率,但输血本身可增加 ICU 患者多器官衰竭的发生率及死亡率。输血是否可调节免疫系统导致临床不良反应尚不清楚,但肿瘤或慢性肾病合并 ACD 的患者并不推荐长期输血,因为容易合并的铁过载及肾移植前患者对 HLA 抗原致敏。

(二) 补铁治疗

口服铁剂吸收不良、铁利用率低,而直接补充

表 20-4 除治疗原发病外 ACD 的其他治疗选择

治疗类型	指征	典型表现	风险及不良反应	获益
输血	心肌缺血 对其他治疗无反应	Hb<100g/L 胸痛及 ECG 异常	感染 血容量过大 输血反应	迅速纠正贫血
补充铁	合并 IDA 对 EPO 治疗抵抗	怀疑或已存在 IDA	口服铁时胃肠道反应 胃肠道外给药时系统及局部反应 削弱抗感染能力	便宜、相对安全
EPO	乏力,活动耐力下降	Hb<100g/L 100～120g/L 时酌情 贫血症状	需要数周时间 纯红再障 可能导致肿瘤恶化 昂贵	耐受性好,相对安全

的铁仅一部分参与造血,更多的铁被单核-吞噬细胞系统储存。ACD 患者是否补铁治疗是有争议的,因为铁是微生物增殖必需的营养,微生物及肿瘤细胞所需铁被限制在 RES 中本身是机体的一种保护机制。在一项透析并接受铁剂治疗患者细菌感染风险的预测研究中,发现当转铁蛋白饱和度>20%以及铁蛋白>100ng/ml 时,感染细菌的风险明显升高,可能与铁抑制细胞免疫反应及下调 IFN-γ 相关。另外在长期免疫激活背景下的患者采用铁剂治疗,可激活高度毒性的羟自由基引起组织损伤及血管内皮功能异常,增加了急性冠脉事件的风险。

另一方面,铁剂治疗可带来益处,可抑制 TNF-α 形成,可减少类风湿关节炎和终末期肾衰竭患者的疾病活动度,炎性肠病合并贫血的患者在胃肠道外补铁治疗后可增加血红蛋白水平。ACD 合并绝对的铁缺乏应该采用补铁治疗,EPO 治疗后功能性铁缺乏时也应该考虑补铁治疗,因为这部分患者血红蛋白升高的获益大于感染的风险。但目前 ACD 中铁蛋白超过 100ng/ml 则不推荐铁剂治疗。在接受化疗的肿瘤患者及透析患者中,已证实胃肠外补铁可增加 EPO 治疗疗效。

(三) EPO

EPO 可下调 hepcidin 水平,促进造血,有效改善 ACD。同时 EPO 的其他生物学效应,如抗炎、增加 T 细胞免疫反应,对某些基础疾病有好处,联合 EPO 及铁治疗不仅纠正了贫血还可使疾病活动程度减轻。目前已在正在接受化疗的肿瘤患者、慢性肾病及 HIV 感染接受治疗的患者中证实,EPO 有纠正 ACD 的疗效。EPO 的反应率在骨髓增生异常综合征和多发性骨髓瘤、类风湿关节炎及慢性肾病分别为 25%、80%及 95%,治疗作用包括逆转了细胞因子的抗增殖疗效、刺激铁吸收及促进红系前体细胞中血红素的合成等。对治疗无反应的原因可能是前炎症细胞因子水平高或同时铁供给不足。

但是,在一些实体瘤包括乳腺癌、卵巢癌、前列腺癌、肝癌和肾癌细胞及髓细胞中发现了 EPOR,尤其是 90%乳腺癌细胞表达高水平的 EPOR。一部分体外实验发现,肿瘤细胞接受 EPO 刺激后可表现为增殖反应。另外,EPO-EPOR 可能诱导新生血管形成,因为裸鼠移植瘤中加入抑制 EPOR 信号传导的药物后新生血管被抑制、移植瘤细胞被破坏。在 EPO 治疗乳腺癌转移合并贫血患者的研究中,因治疗组死亡率有增加而被终止。随后,一项双盲、前瞻性研究对患颈部鳞癌接受局部放疗的患者,予以 EPO 治疗以维持 Hb>130g/L(女)及 140g/L(男),结果提示 EPO 治疗组肿瘤复发率高于安慰剂组,同时也发现肿瘤患者使用 EPO 后出现血栓的风险较前增高。

美国血液学协会推荐的肿瘤患者 EPO 治疗指南,提出 EPO 治疗的适应证为:①Hb<100g/L,使用目的是减少输血次数,100～120g/L 的患者应酌情考虑。②实体瘤/非髓系血液肿瘤需联合使用化疗,治疗目标为 Hb 纠正至 120g/L。FDA 批准的重组人 EPO 以及衍生物治疗是局限于接受化疗的、Hb 在 10g/dl 以下的(需要输血的)以及无法治愈的肿瘤患者中。

国外推荐的 EPO 剂量为:EPO 150U/kg 体重,每周三次或者 40 000U 每周一次,EPO 一般至少使用 4 周。4～8 周时如 Hb 升高不足 10g/L 可酌情将 EPO 加至 300U/kg 体重。同时应评估是否存在缺铁,可酌情考虑补铁治疗。如治疗 6～8 周 Hb 升高不足 10～20g/L,则可认为治疗无反应。认为治疗无效的患者应停用。如 Hb 水平升至 120g/L 后需减量 25%～40%并维持 EPO 使用,以保持 Hb 在 100～120g/L 水平。

目前 ACD 治疗中仍有许多问题尚未解决,如

EPO 合用铁剂的有效率及对预后影响如何？外源性铁剂如何更好地被红细胞利用？感染同时补充铁剂的疗效及风险如何？

随着 ACD 机制的研究越来越清晰，一些新的治疗策略将会成为可能，如铁螯合剂治疗以增加内源性 EPO 水平，hepcidin 的拮抗剂以阻断 RES 铁贮留，能在炎症状态下有效刺激造血的药物等。

（周道斌）

参 考 文 献

1. Guenter Weiss, Lawrence T Goodnough. Anemia of chronic disease. N Engl J Med, 2005, 352: 1011-1023
2. J Douglas Rizzo, Mark R Somerifield, Karen L Hagerty et al. Use of epoetin and darbepoetin in patients with cancer: 2007 American Society of Hematology/American Society of Clinical Oncology clinical practice guideline. Blood, 2008, 111:25-41
3. Nancy C Andrews. Forging a field: the golden age of iron biology. Blood, 2008, 112: 219-230
4. MA Lichtman, E Beutler, U Seligsohn, et al. Williams Hematology. 7th ed. New York: McGraw Hill, 2005
5. 孙雪峰，周道斌，赵永强. EPO 对铁调节蛋白 Hepcidin 表达影响的研究. 中国实验血液学杂志, 2006, 14:778-782
6. 孟婵，周道斌，赵永强，等. 重组人 EPO 对 rhIL-6 诱导 HepG2 细胞和人原代肝细胞 Hepcidin mRNA 表达的抑制作用. 中国实验血液学杂志, 2008, 16:1413-1417
7. 韩冰，石远凯，朱军，等，血液系统恶性肿瘤患者体内促红细胞生成素水平的研究. 中华血液学杂志, 2006, 27:543-545

第21章

原发性肺含铁血黄素沉着症

原发性肺含铁血黄素沉着症是一种主要发生于儿童的少见的铁代谢异常性疾病，其基本临床表现为反复发作的咯血、贫血和肺弥漫性病变，病因未明。治疗多采用免疫抑制和糖皮质激素。预后差异较大。死因多为大咯血、心功能衰竭和呼吸衰竭。

（一）定义

原发性肺含铁血黄素沉着症（idiopathic pulmonary hemosiderosis，IPH）是一种较少见的铁代谢异常疾病，特点为广泛弥漫的肺毛细血管出血，肺泡中有大量的含铁血黄素沉着，并伴有缺铁性贫血，最终导致肺间质纤维化。临床主要表现为反复发作的咯血、气促和贫血。

（二）病因与发病机制

本病由Anspach首先报道，病因目前尚不清楚，多数学者认为与免疫因素有关。可能是吸入或摄入某些物质所致的过敏反应，也可能是自身免疫性疾病，或由于肺泡上皮弹力纤维结构异常所致。一些病例并发或继发于自身免疫性疾病，包括系统性红斑狼疮、免疫性血小板减少性紫癜、韦格纳肉芽肿及类风湿关节炎。肾脏疾病，特别是肾小球肾炎时可并发本病，称为肺-肾综合征（Goodpasture综合征）；肾脏淀粉样变性合并肾病综合征的患者亦有患本病的报道。本病还有出现IgA型单克隆丙种球蛋白者。另外，某些患者血中可以检测出牛乳蛋白的抗体，早期饮食干预可以预防本病发生，因此推测IPH发病可能和牛乳过敏有关。另有些病例与腹腔疾病、谷蛋白（面筋）过敏性肠道疾病相关。这些均提示免疫功能紊乱可能是本病的病因，而糖皮质激素和免疫抑制剂治疗有效也支持上述观点。

最近研究发现，临床缓解期患者肺泡灌洗液中中性粒细胞数量明显增多，前急性期血液中性粒细胞减少，随即嗜酸性粒细胞增多。组织学研究也显示中性粒细胞参与肺泡出血过程。这些均提示粒细胞在该病发病机制中起重要作用。而肺泡及其邻近的上皮细胞发育结构的异常也可能是导致肺泡反复出血的原因。

大多数病例为散发型，少数发生在同胞兄弟姐妹和发生在母子之间。一组报告表明近一半的患者其双亲有血缘关系。提示该病有常染色体隐性遗传或X-连锁遗传可能。然而目前认为大多数可能与遗传无关。

还有人认为是过量接触杀虫剂及过氧化物酶所致。

（三）病理改变

IPH的肺组织标本肉眼观为棕色，质地较硬，重量增加，Virchow称之为“棕色硬肺”（brown lung induration）。肺部组织学改变与其他反复咯血的疾病一样，可见肺泡毛细血管上皮退化，细胞增生和脱落、肺泡毛细血管增生和扩张及血栓和栓塞，但无血管炎改变。晚期可出现肺间质纤维化，支气管动脉肌层肥厚及透明膜出现、肺泡弹性纤维和间质退行性变及肺动脉硬化。HE和普鲁士蓝染色显示肺泡腔内大量的含铁血黄素细胞，Masson染色显示肺泡壁弹性纤维变性，但肺泡及血管上皮基底膜完整。早期电镜检查表现也是非特异的，超微结构显示肺泡血管内皮层肿胀及空泡形成，基底膜增厚及断裂，在基底膜间出现纤维物质沉积，肺泡Ⅱ型细胞体积增大。这些细胞的溶酶体和线粒体中出现铁沉积、线粒体嵴变形。虽然骨髓铁缺乏，但肝脾有时发生含铁血黄素沉着。并发腹腔疾病者小肠组织活检显示部分或全部肠绒毛萎缩。

（四）发病情况

1864年IPH被首次报道，1931年Ceelan等总结了该病的临床特点，因此又称Ceelan病。迄今见于医学文献报道者仅数百例。我国首先报告于1960年，至1995年已经有245例报告，近几年来又有几十例报告。IPH是一种临床少见病，估计每年发病率为0.21/10万人。绝大多数病例为散发，非家庭式发病。IPH多见于儿童，一般在10岁之前发病，无性别差异。仅有1/5的病例年龄在16岁以上，主要见于30岁以下，男性多于女性(2∶1)。瑞典统计儿童年患病率为百万分之0.24。

（五）临床表现

临床特征性表现为反复发作的咯血、缺铁性贫血和双肺浸润影三联征。

主要症状为咳嗽、咯血、乏力、苍白及肝大。有时由于患者的年龄过小不会咳痰，将血痰吞咽而出现黑便，可能出现体重不增加或减轻。急性发作期可有气促、肺部细湿啰音等体征；缓解期仅表现为不同程度的贫血，这也是大多数患儿就诊的原因。诊断时，近乎全部患者有贫血和肺部症状，85%出现低氧血症，70%发热，65%咯血。临床缓解期和急性期症状交替反复出现。咯血是最突出的症状，量多少不一。少量者仅有痰中带血；多者可咳出鲜红色血痰，有时可发生大量咯血伴呼吸急促、发绀，可因窒息而死亡。中度出血者尚可伴有胸骨后或上腹部疼痛，胸部紧束感及中度发热。急性症状可持续数小时乃至数日。也有少数患者可始终无咯血。随病情发展可出现肺功能低下症状，如呼吸困难，杵状指等。晚期可因广泛的肺间质纤维化导致肺动脉高压，继而出现肺心病和心功能衰竭。另外，肝脾肿大也较为常见。少数患者可并发心肌病，并可致死。并发腹腔疾病者可出现大便次数增多。

由于反复自发的肺内出血，使肺内巨噬细胞含铁血黄素沉积，大部分铁从痰中丢失，故本病的贫血实质是慢性失血导致的缺铁性贫血。

（六）辅助检查

血液学检查与一般的慢性缺铁性贫血相同。血涂片中红细胞大小不均，异形性增多，低色素特征明显。约有10%～15%的病例出现中度的嗜酸性粒细胞增多。血清铁降低，总铁结合力增高，血清胆红素和尿胆原由于卟啉分解增加而增高。骨髓中可染铁消失。放射性核素检查显示红细胞寿命和铁动力学改变与其他原因所致的慢性失血相同。

痰涂片或肺泡灌洗液经铁染色后可见大量巨噬细胞中充满含铁血黄素颗粒，即使在没有咯血的患者中也有此发现，因而有重要的诊断价值。

肺功能测定显示肺活量和最大呼吸量减少、氧弥散障碍及肺顺应性下降，以限制性通气功能障碍为主，弥散功能严重减退。肺功能测定的结果，无论是正常或显示阻塞性或限制性肺疾病，均与本病临床表现的轻重程度相关。心导管检查显示有明显的肺动脉高压。

肺部X线表现与病程密切相关，疾病早期常可见由于肺泡出血导致的双肺小片状、易消散的渗出性病变阴影。急性发作期表现为两侧肺野弥漫性渗出，呈毛玻璃样影，严重者可出现肺实变。随着疾病进展，肺及肺门周围纤维增生，肺部可见粟粒样点状阴影及肺门淋巴结肿大。病变以肺门周围及中下肺野显著，而肺尖、肺底及外周较少。高分辨CT（HRCT）可显示病变为腺泡小结节影。这些影像改变是非特异的，在其他的肺部炎症性疾病如肺结核、支原体肺炎、卡氏肺孢子虫病、肺泡蛋白沉着症（PAP）、细支气管肺泡癌（BAC）等亦可见到。

肺组织活检可见到肺泡中出现有含铁血黄素颗粒的巨噬细胞及间质纤维组织的增多。有人曾对3例患者进行了血清牛乳蛋白抗体检测，其中一例查到该抗体，也有人报告并发腹腔疾病者血清中发现谷胶蛋白抗体。而抗核抗体（ANA）谱、抗中性粒细胞胞质抗体（ANcA）、抗肾小球基底膜（anti-GBM）抗体应阴性。

一些病例出现镜下血尿，其中多半可反复发作。因咽下血痰可出现大便潜血。

（七）诊断

根据患者反复发作的咯血、缺铁性贫血和双肺浸润影三联征，及自痰液、胃液或支气管肺泡灌洗液（BALF）中找到含铁血黄素细胞可证实诊断，组织病理学检查显示肺泡内铁血黄素沉积是确诊的依据。

凡缺铁性贫血伴咯血的病例均应考虑有本病的可能，特别提请儿科医师加强对本病的认识，以免漏诊或误诊。诊断主要依据：①临床表现；②缺铁性贫血的各种表现；③反复咯血，痰中有大量吞噬含铁血黄素颗粒的巨噬细胞，肺部X线检查可做参考；④有条件做肺组织活检，以获得病理证据。

（八）鉴别诊断

本病与肺出血肾炎综合征（肺-肾综合征、Goodpasture综合征）密切相关。该综合征的特点是：伴随着肾小球肾炎，出现反复发作的肺泡出血和缺铁性贫血，此病亦为一种罕见病。患者多为年轻人，男性约占75%，也有发生在78岁老妇的报告。最初的症状常为咯血和气促，罕有大量咯血：X线检查见双肺有云雾样片状浸润影像。此后咯血反复发作，并出现肾小球肾炎的表现；尿中出现蛋白、红细胞和管型。临床常表现为急进型肾小球肾炎、肾功能多呈进行性减退，早期即出现氮质血症，常在几周或几年内因尿毒症而死亡。

肺-肾综合征与肺含铁血黄素沉着症的肺部病

变基本相同。肾脏病理为增殖型肾小球肾炎的改变。免疫荧光显示在肾小球和肺泡基底膜中有免疫球蛋白和补体存在,从肺组织洗脱下来的免疫球蛋白与肾小球基底膜发生交叉反应。目前认为"Goodpasture 抗原"为肾小球基底膜糖蛋白,肺泡和胎盘基底膜上也发现有同样的抗原,这有助于解释肺-肾综合征的发病机制,提示自身抗体在发病学上有重要意义。而肺含铁血黄素沉着症一般无肾脏病变,少数有较轻的尿异常。个别病例虽无肾脏疾病的临床表现,但肾活检显示 IgG、IgA 和 C3 密集的堆积在肾小球基底膜及膜周围。有些病例与肺-肾综合征很难区别。肺-肾综合征本质上可能与肺含铁血黄素沉着症是同一性质的疾病,前者可视为较突出累及肾脏的肺含铁血黄素沉着症。

肺含铁血黄素沉着症还应与其他伴有含贫血和咯血的疾病相鉴别,特别是支气管扩张症和肺结核,后两种病骨髓中可染铁非但不消失,还往往增多。支气管扩张症的痰常是脓性的,而本病痰中则有含铁血黄素颗粒。痰的细胞学和细菌学检查及肺部 X 线检查有助于与这些疾病鉴别。

本病有些病例血清胆红素增高,尿胆原增高,网织红细胞增多,骨髓呈增生性贫血象,易误诊为溶血性贫血,特别是咯血症状轻微者;但本病患者游离血红蛋白增高,结合珠蛋白不降低,痰的细胞学检查及肺的组织病理检查均可与溶血性贫血相鉴别。另外在婴幼儿因不会吐痰将痰咽下,而临床误诊为消化道出血亦有报道。提高对本病的警惕,仔细观察病情和必要的实验室及 X 线检查鉴别不十分困难。

(九) 治疗

尚无特异的治疗方法。IPH 患者在急性发作期应卧床休息、吸氧,备好吸痰器以防止咯血窒息;在继发感染时可给予抗感染治疗;出血较多应予输血治疗,同时给予止血。贫血用铁剂治疗有效,也可应用促红细胞生成素。糖皮质激素可以增加细胞膜的稳定性和减少血管渗出,可迅速改善部分患者的出血症状。一般给予泼尼松每天 1.0～1.5mg/kg,症状改善后减量,总疗程 0.5～2 年,以控制肺出血的反复发作,保护呼吸功能。长期小剂量糖皮质激素治疗可预防肺泡出血及肺间质纤维化,并可能延长患者生存期。成人对激素的反应好于儿童。局部应用皮质激素吸入可很快缓解症状。免疫抑制剂如环磷酰胺、硫唑嘌呤、6-MP 等的应用可使大部分病例症状得以改善。也有羟氯喹单用或联合应用糖皮质激素或良效的报告。血浆置换治疗与免疫抑制剂及皮质激素联用可加速改善症状。晚期患者可进行肺移植,如果肺移植后 IPH 复发,可再次试用药物治疗。有些病例戒/免摄入牛奶、奶制品或谷蛋白后症状得以缓解。

(十) 预后

本病的病程变异很大,儿童 IPH 患者的预后较差,从出现症状到死亡的时间为数天到数年,平均 2.5 年。成人患者一般病程较长,症状不明显,预后相对较好。病程的起始症状以及贫血的程度并不影响患者的预后,少数病例可自行缓解,但能否永久性缓解或治愈尚不能肯定。一些证据表明患者虽可无明显症状,处于临床缓解期时,其肺内出血仍在继续。在一个 30 例报道的系列中,评价生存期为 3.9 年。治疗可改善症状,但对生存期似无影响。近来有人报告出现中性粒细胞胞质抗体者预后差,认为该抗体的检测有预后价值。本病可在妊娠晚期加重,终止妊娠后则减轻。主要死因是心力衰竭、肺大出血及呼吸衰竭。

(井丽萍　张凤奎)

参 考 文 献

1. Yao TC, Hung IJ, Wong KS, et al. Idiopathic pulmonary haemo—siderosis: an oriental experience. J Paediatr Child Health, 2003, 39:27-30
2. 牟向东,宿利,聂立功,等. 成人特发性肺含铁血黄素沉着症二例报道及文献回顾. 北京大学学报(医学版), 2008, 40:595-599
3. Harte S, McNicholas WT, Donnelly SC, et al. Honeycomb cysts in idiopathic pulmonary haemosiderosis: high-resolution CT appearances in two adults. Br J Radiol, 2008, 81:295-298
4. Chen CH, Yang HB, Chiang SR, et al. Idiopathic pulmonary hemosiderosis: favorable response to corticosteroids. J Chin Med Assoc, 2008, 71:421-424
5. Kabra SK, Bhargava S, Lodha R, et al. Idiopathic pulmonary hemosiderosis: clinical profile and follow up of 26 children. Indian Pediatr, 2007, 44:333-338
6. Xue-Qun Luo, Zhi-Yong Ke, Li-Bin Huang, et al. Maintenance Therapy With Dose-Adjusted 6-Mercaptopurine in Idiopathic Pulmonary Hemosiderosis. Pediatric Pulmonology, 2008, 43:1067-1071
7. Deniz O, Onguru O, Ors F, et al. Idiopathic pulmonary hemosiderosis in an adult patient responded well to corticosteroid therapy. Tuberk Toraks, 2007, 55: 77-82
8. Milman N, Pedersen FM. Idiopathic pulmonary haemosiderosis. Epidemiology, pathogenic aspects and diagnosis. Respir Med, 1998, 92:902-907
9. Maalej S, Drira I, Fennira H, et al. Idiopathic pulmonary hemosiderosis in adults. Rev Pneumol Clin,

2005,61:109-111

10. Inayama M, Hino H, Takezaki A, et al. A case of adult onset idiopathie pulmonary hemosiderosis markedly improved by steroid therapy. Nihon Kokyuki Gakkai Zasshi, 2007, 45:971-976
11. 臧晏,诸美瞻,冀淑惠,等. 特发性肺含铁血黄素沉着症 245 例报告. 北京医学,1995,17:228
12. 何少为. 特发性肺含铁血黄素沉着症 2 例并文献复习. 临床荟萃,2006,21:286-287
13. Chen KC, Hsiao CC, Huang SC, et al. Anemia as the sole presenting symptom of idiopathic pulmonary hemosiderosis: report of two cases. Chang Gung Med J, 2004, 27:824-829

第 22 章

先天性无转铁蛋白血症

先天性无转铁蛋白血症是一种极为罕见的常染色体隐性遗传性疾病，患儿临床主要表现为：①中度或重度小细胞低色素贫血，而体内铁负荷过多；②血清铁水平正常；③血清铁蛋白水平增高；④总铁结合力明显低下。使用人转铁蛋白或血浆治疗可明显改善临床症状。

（一）定义及病因

本病又称先天性转铁蛋白缺乏症（congenital atransferrinemia），由 Heilmeyer 等于 1961 年首先报道，是一种极为罕见的常染色体隐性遗传性疾病，患者血浆中缺少或缺乏血清转铁蛋白（sTRF），导致出现小细胞低色素性贫血和肝、脾、胰腺等脏器中大量铁蓄积。截至 2002 年全世界仅报道了 8 个独立家系及 9 例患者，国内尚未见类似报道。转铁蛋白基因定位 3q21-qter，基因全长 33.5kb，由 17 个外显子和 16 个内含子组成。该基因类似其他铁结合蛋白家族成员，源自同一祖先基因，由自身基因内的独立复制而成。有关人遗传性转铁蛋白缺乏症的分子致病机制研究刚起步，动物研究已发现 TRF 基因剪接位纯合型突变致动物迅速死亡。动物实验表明在 Hp 小鼠存在转铁蛋白 mRNA 剪切异常，而 Southern blot 分析未发现基因 DNA 异常，提示在转铁蛋白缺乏症，基因异常可能为小片段缺失或点突变。对遗传性转铁蛋白缺乏症患者及其双亲转铁蛋白基因外显子及其两侧 DNA 序列分析发现，患者 DNA 存在 10 个碱基对缺失，紧接着出现 9 个碱基的重复序列插入。在高度保守区域，其互补 DNA 的 nt1429 位点发生 G-C 转换，导致 Ala 477Pro。患者两个转铁蛋白基因均异常，而其双亲均各有一个基因异常。患者双亲为本病异常基因携带者，血清转铁蛋白水平较正常人为低，但不表现贫血及临床异常。因而，目前认为该病为基因点突变或小片段缺失/插入引起的常染色体隐性遗传疾病。

（二）发病机制

在哺乳动物，体内铁含量几乎完全依赖于通过肠道吸收来调节。铁是人体生理功能必不可少的重要元素，如输送氧、线粒体电子传递和 DNA 合成等。由于游离铁的不溶性及其产生自由基对机体的损害作用，因而人体内的铁元素能特异地与其配体蛋白 TRF 结合。转铁蛋白功能主要有：①转运功能：循环铁主要来自血红蛋白代谢或肠道吸收，sTRF 承担血循环中绝大多数的铁结合功能，不仅起保护作用，而且也有利于铁经 TRF 循环输送至相应组织，如网状内皮系统的铁蛋白血红蛋白及合成含铁复合物（血红蛋白、肌红蛋白和细胞色素）细胞；②缓冲保护功能：血浆铁离子水平提供机体去除细胞外环境铁的方式，由此中和铁代谢中生成的自由基级联反应的损害作用，同时去除细菌铁而发挥抑菌剂作用。

正常人 sTRF 浓度 200 ~ 300mg/dl，高于 20mg/dl 者可不出现临床症状及贫血，低于 10mg/dl 者则可能发生严重生长迟缓及贫血。提示最低转铁蛋白需要浓度为 10 ~ 20mg/dl。该病患者肠黏膜细胞内的黏膜 TRF（mTRF）不缺乏，故黏膜对铁的吸收功能是正常的。并且决定铁的吸收与 sTRF 浓度有关，浓度越低，铁吸收明显增加，近来有学者成功地克隆了血色素沉着症的基因（HFE），发现 Hfe 蛋白与 TRF 受体能相互作用，提示 TRF 可能控制铁的吸收。由于该病患者血浆中缺少转铁蛋白来将肠道吸收的铁转运至骨髓，骨髓的幼红细胞血红蛋白合成受到严重障碍，出现显著的小细胞低色素性贫血，而大量铁以铁蛋白和含铁血黄素的形成沉积在肝、脾、胰腺等脏器中，严重者表现为相应脏器的功能异常。

（三）临床表现

先天性无转铁蛋白血症的主要表现是自幼即有

慢性贫血症状，如面色苍白、疲乏无力等，且为严重的小细胞低色素性贫血，长期贫血导致多数病例出现心脏收缩期杂音。很多病例可伴有肝脾大，甚至可见严重的肝硬化和巨脾。患者肝、脾、胰腺、甲状腺、肾上腺、心脏等脏器有明显的铁沉积，一些脏器还可伴有纤维化，出现充血性心力衰竭、肾病综合征等合并症。由于长期贫血，反复输血临床还可出现血色病征象，所不同的是本病患者骨髓中可染铁缺乏。个别病例因体内铁过多给细菌的繁殖提供了良好的环境而反复发生感染，最常见于慢性尿路感染。本病患者的起病年龄多在学龄前或学龄期，患儿多有生长发育迟缓。患者的父母为杂合子，其血浆转铁蛋白浓度是正常的一半，但无贫血。患者为纯合子，其兄弟姐妹也可罹患。

(四) 实验室检查

贫血的程度相差很大。血红蛋白 32 ~ 91g/L，血清铁 1.8 ~ 6.8μmol/L，总铁结合力 4.1 ~ 14.0μmol/L。转铁蛋白浓度采用放射免疫扩散法测定，正常值为 25 ~ 40μmol/L(200 ~ 300mg/dl)，没有沉淀环或仅有很小直径的沉淀环是转铁蛋白数量不足的有力证据。患者的转铁蛋白浓度为 0 ~ 5μmol/L。铁代谢研究显示肠道对铁吸收正常或增高，铁利用率减少至 7% ~55%(正常人 70% ~100%)。输入正常人血浆或纯品转铁蛋白后，可在 10 ~ 14 天见到网织红细胞上升，随后血红蛋白也上升。

(五) 诊断和鉴别诊断

本病的诊断根据自幼出现慢性小细胞低色素性贫血，而总铁结合力极低，易与其他低色素性贫血相鉴别。根据病史、体征、实验室检查和家系调查也不难与继发性病例相鉴别。

转铁蛋白缺乏还可继发于某些疾病，如肾病综合征，由于大量尿蛋白而导致转铁蛋白大量丢失；有人报告血红蛋白病时并发无转铁蛋白血症伴永久性胎儿血红蛋白出现的复杂病例。慢性尿路感染亦可出现转铁蛋白水平下降。还有出现转铁蛋白-IgG-转铁蛋白复合物病例的报告，临床和实验室呈血色病特征，骨髓缺乏可染铁。

(六) 治疗

本病铁剂治疗无效，最有效的治疗为输入纯化的转铁蛋白或正常人血浆，患儿贫血症状渐消失并恢复生长发育。用纯化的转铁蛋白可减少由输血制品带来的肝炎等疾病的危险，应尽量避免输红细胞以防铁在骨髓外积聚过多，继发血色病的危险。

输入纯化的转铁蛋白或正常人血浆后患者体内转铁蛋白的升高持续不超过一周，但此期间一批幼红细胞摄取铁后逐渐成熟，可维持正常造血达 4 个月，故每 2 ~4 个月输一次即可。有些患者每 3 ~ 4 个月静脉注射 1 ~2g 高纯度转铁蛋白，共治疗 4 ~7 年疗效良好，未产生转铁蛋白抗体。未得到积极治疗的患者往往死于含铁血黄素沉着症和充血性心力衰竭。

(七) 预后

关于患者预后资料有限，长期预后尤为如此。未经治疗者多死于含铁血黄素沉着和充血性心力衰竭。接受转铁蛋白治疗者有存活 26 年的报告。早期诊断、早期足量人转铁蛋白治疗对防止脏器含铁血黄素沉着非常重要。

(八) 预防

做好遗传咨询，检出致病基因携带者，并就生育问题给予医学指导。

(井丽萍　张凤奎)

参 考 文 献

1. Beutler E, Gelbart T, Lee P, et al. Molecular characterization of a case of atransferrinemia. Blood, 2000, 96: 4071-4074
2. Knisely S, Gelbart T, Beutler E. Molecular characterization of a third case of human atransferrinemia. Blood, 2004, 104: 2607
3. Randy L, Hamill L, Woods JC, et al. Congenital atransferrinemia: A case report and review of the literature. Am J Clin Pathol, 1991, 96: 2155-2188
4. Shamsian BS, Rezaei N, Arzanian MT, et al. Severe hypochromic microcytic anemia in a patient with congenital atransferrinemia. Pediatric Hematology and Oncology, 2009, 26: 356-362

第 23 章

巨幼细胞贫血

巨幼细胞贫血是由于细胞 DNA 合成障碍引起骨髓和外周血细胞异常的贫血。其特点为细胞的核发育障碍，细胞分裂减慢，与胞质的发育不同步，即细胞的生长和分裂不平衡。细胞体积增大，呈现形态与功能均不正常的巨幼改变。这种改变可涉及红细胞、粒细胞及巨核细胞三系，且细胞未发育到成熟就在骨髓内破坏，为无效应生成。除造血细胞外，在更新较快的细胞，如胃肠道上皮细胞中也存在类似的改变，故在临床上常表现为全血细胞减少及伴胃肠道症状。巨幼细胞贫血主要是由于叶酸和（或）维生素 B_{12} 缺乏所致。维生素 B_{12} 缺乏时，除上述表现外，神经系统的细胞和髓质也常发生改变，可出现神经系统的症状。

一、叶酸和维生素 B_{12} 的代谢

（一）叶酸的代谢

叶酸亦称蝶酰谷氨酸（pteroylglutamic acid），由蝶啶、对氨基苯甲酸和谷氨酸组成（图 23-1）。属水溶性 B 族维生素。叶酸性质极不稳定，容易被光及热分解。叶酸结合的谷氨酸越多，越不容易溶解。正常人每天需要叶酸 200μg（孕妇和哺乳者为300～400μg）。体内叶酸的总量约为 5～20mg，仅可供人体 4 个月之用，故如补充不足，容易导致缺乏。

1. 来源　叶酸广泛存在于植物制品中。绿叶蔬菜中的含量尤为丰富，可达 1mg/100g 干重。水果中的柠檬、香蕉和瓜类及动物内脏、酵母和香菇中亦有大量叶酸存在。但叶酸可被过度烹煮而破坏。

2. 吸收和转运　人类自己不能合成叶酸，必须依靠食物中的叶酸，某些肠道细菌也能产生叶酸，但量极少。天然食物中的叶酸为多谷氨酸的（含 3 个以上的谷氨酸），溶解度较低。需先在小肠内被谷氨酰胺羧基肽酶分解为单谷氨酸盐后，才能在空肠近端被吸收。多数叶酸是以单谷氨酸形式的5-甲基四氢叶酸（5-MTHF）存在于血浆中与白蛋白松散地结合。叶酸在肠道吸收较为迅速，大部分叶酸可在 3 分钟内从血浆中被清除。叶酸容易与全身各处细胞上的叶酸受体结合。5-MTHF 进入细胞后，必须先由依赖钴胺的甲硫氨酸合成酶催化生成四氢叶酸（TFH），TFH 再转变为多谷氨酸盐，才能在肝细胞内贮存，并参与体内各种生化反应。（图 23-2）

叶酸结合蛋白（FBP）对于叶酸的吸收、转运和贮存具有重要的意义。目前已知叶酸结合蛋白分为可溶性叶酸结合蛋白（sFBP）及膜叶酸结合蛋白（mFBP）两大类，存在于血清、乳汁、脑脊液、尿液和唾液中的称为可溶性叶酸结合蛋白。对其来源及生

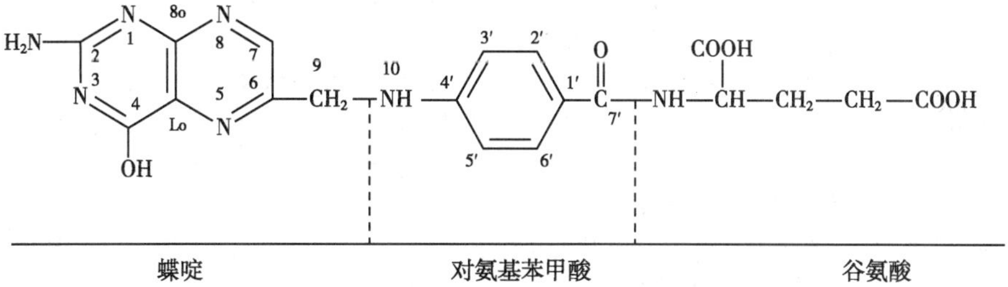

图 23-1　叶酸结构图

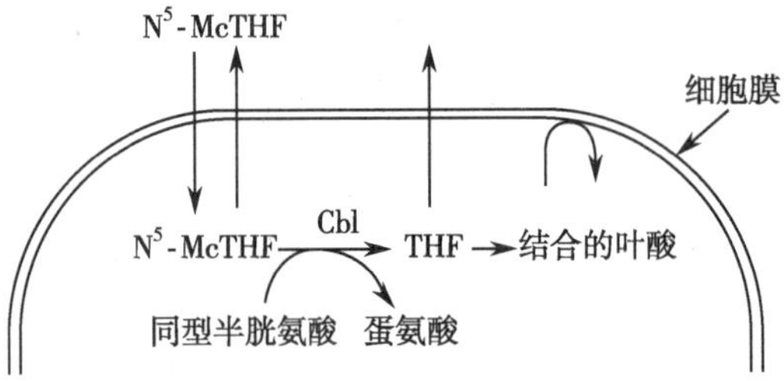

图 23-2 细胞内维生素 B_{12}和叶酸代谢的关系

理功能尚不够了解。多数学者认为这类叶酸结合蛋白的功能可能是:①转运叶酸至各靶细胞;②贮存叶酸;③与叶酸的清除有关。人乳中的可溶性叶酸结合蛋白的作用还有:①防止还原叶酸的氧化;②促进叶酸的吸收。

各类细胞膜上的叶酸结合蛋白称为膜性叶酸结合蛋白。对叶酸进入细胞及贮存起着重要的调节作用。膜叶酸结合蛋白又分为与叶酸有高度亲和力的叶酸受体(FR)和与还原叶酸有高度亲和力的还原叶酸载体(reduced folate carrier,RFC)。后者仅在肿瘤细胞、白血病细胞和胎盘细胞中可见,与叶酸的亲和力较小而对 5-MTHF 及甲氨蝶呤(MTX)有较高亲和力。目前对叶酸结合蛋白的基因组成及其调控机制仍不十分清楚。

3. 生化作用 叶酸通过一碳基团的转运参与体内氨基酸、嘧啶和嘌呤的代谢,在其中发挥辅酶的作用(表 23-1)。

表 23-1 叶酸参与的生化代谢反应

代谢反应	叶酸的有关变化
丝氨酸⇌甘氨酸	丝氨酸+FH_4⇌N^5,N^{10}-亚甲 FH_4+甘氨酸
胸苷酸合成	胸氧尿苷酸+N^5,N^{10}-亚甲 FH_4⟶FH_2+脱氧胸苷酸
组氨酸分解	亚胺甲基谷氨酸+FH_4⟶N^5-亚胺甲基 FH_4+谷氨酸
甲硫氨酸合成	同型(高)半胱氨酸+N^5-甲基 FH_4⟶FH_4+甲硫氨酸
嘌呤合成	甘氨酰胺核苷酸+N^5,N^{10}-亚甲 FH_4⟶FH_4+甲酰甘氨酰胺核苷酸
嘌呤合成	5-氨基-4-咪唑羧胺核苷酸+N^{10}-甲酰 FH_4⟶FH_4+5-甲酰胺-4-咪唑羧胺核苷酸

一碳基团包括甲酰基(—CHO)、甲基(—CH_3)、羟甲基(—CH_2OH)、亚甲基(—CH—)、次甲基(—CH =)和亚胺甲基(—CHNH)。基本上是在蝶啶的 N^5 或(及)N^{10}位上与叶酸结合及置换,形成叶酸的衍生物。各种叶酸衍生物之间也能互相转变(图 23-3)。在叶酸参加的各种生化反应中,最主要的是胸腺核苷的合成和组氨酸分解。

(1) 胸腺核苷的合成:脱氧尿核苷(dUMP),需要在叶酸(N^5,N^{10}-亚甲 THF)的参与下提供 1 个亚甲基和 2 个氢离子,使之转变为脱氧胸腺核苷(dTMP)(图 23-4)。如果叶酸缺乏,胸腺核苷的形成受阻,DNA 的合成会受到影响,细胞形成巨幼改变。

(2) 组氨酸分解:在组氨酸转变为谷氨酸的反应中需要 THF 参加,当叶酸缺乏时,其中间产物亚胺甲基谷氨酸(FIGLU)增多(图 23-5),尿中的排泄量亦增多,故临床上常用组氨酸负荷试验作为叶酸缺乏的诊断。

4. 排泄 叶酸及其代谢产物主要由肾脏排泄。排出量的多少与口服剂量有关。每天口服叶酸<0.2mg 时,尿中几乎不排泄。如>1mg/d 时,排泄量约为 6%,且多为还原型叶酸(N^{10} 甲酰 THF 及 MTHF)。若每天口服 15mg 以上,大部分叶酸以原来的形式随尿排出。胆汁及粪便中可有少量的叶酸排出。胆汁中的叶酸浓度为血中浓度的 2 ~ 10 倍,大部分可由空肠再吸收。

(二) 维生素 B_{12}的代谢

维生素 B_{12} 又名钴胺(cobalamin,Cbl),由咕啉环、钴原子和一个核苷酸组成,亦属水溶性 B 族维生素(图 23-6)。治疗用的维生素 B_{12} 为氰钴胺(CNCbl)和羟钴胺(OHCbl)。腺苷钴胺(AdoCbl)及甲基钴胺(MeCbl)作为辅酶参与人体内的各种生化反应。人类血浆中钴胺的主要形式是甲基钴胺。

1. 来源 钴胺仅由某些微生物(如丙酸菌、灰色链霉菌和金霉菌等)合成。人类获得钴胺是来自动物制品。肝、肾、肉类、蛋类、牛奶及海洋生物中含量丰富。成人每天的需要量为 2 ~ 5μg。在生长发育、高代谢状态及妊娠时钴胺的需要量增加。婴儿时期每天的需要量为 1 ~ 2μg。人体内约有钴胺 4 ~ 5mg,可供 3 ~ 5 年之用,故一般情况下不会有维生素 B_{12}缺乏,除非为素食者。

2. 吸收和转运 食物中的维生素 B_{12}在胃内通过盐酸和胃蛋白酶作用分离出来后,先与胃内来自唾液的 R 蛋白在酸性 pH 中结合。到十二指肠后,

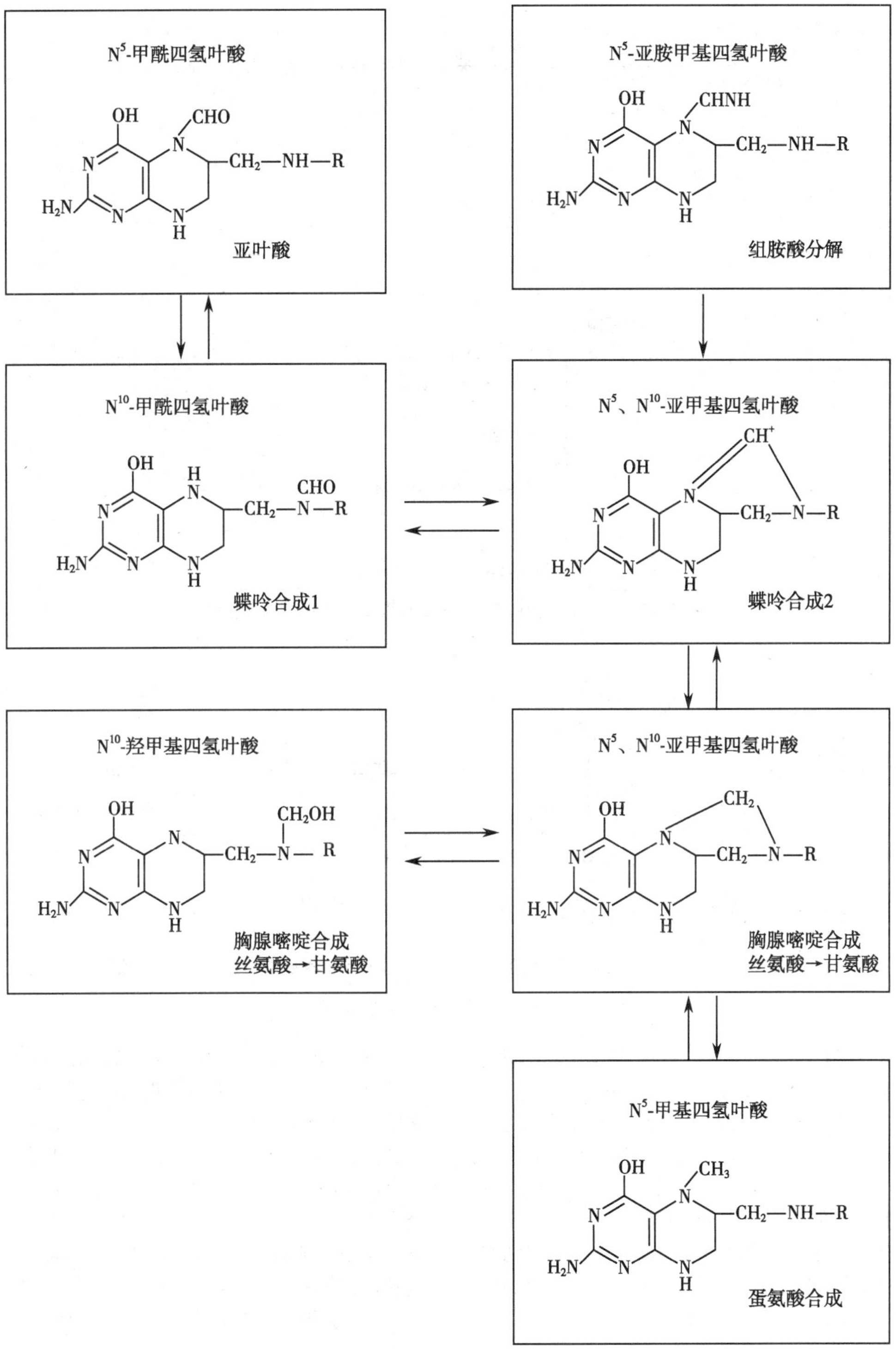

图 23-3　叶酸衍生物及相互间的转变

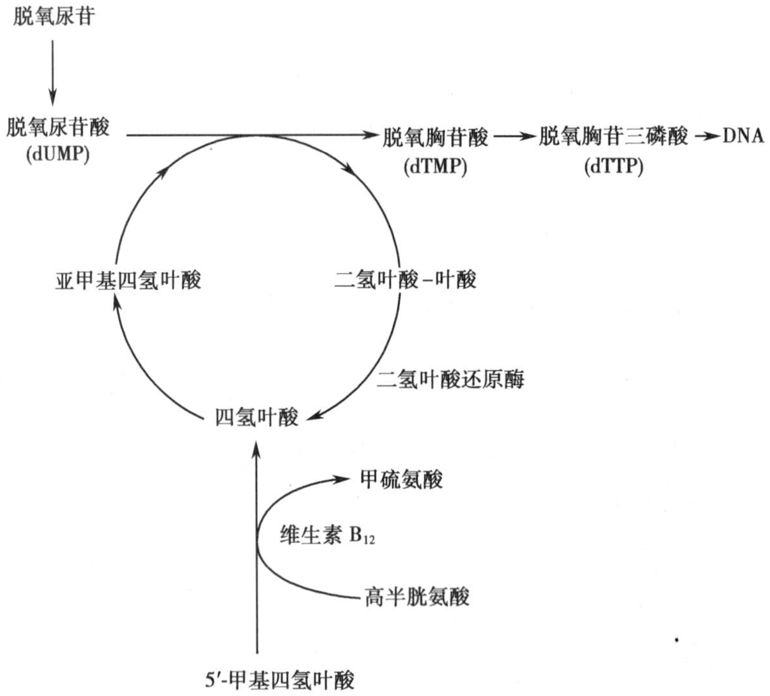

图 23-4 叶酸与维生素 B_{12} 的代谢作用及对 DNA 合成的影响

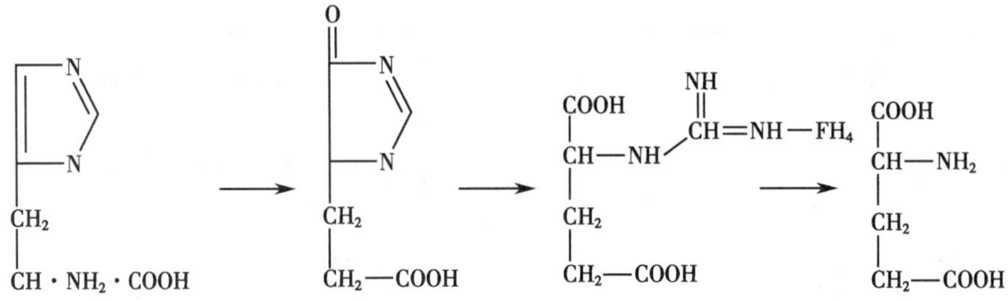

图 23-5 组氨酸的代谢反应图

在胰蛋白酶的参与下，与胃壁细胞分泌的内因子(intrinsic factor，IF)结合成维生素 B_{12}-内因子复合体。这种复合体对肠道消化酶有抵抗力，不易被肠道细菌利用，也不易被寄生虫所摄取。在钙离子、镁离子及适当的 pH(pH=5.0)条件下，维生素 B_{12}-内因子复合体在回肠末端与肠黏膜绒毛上的特殊受体相结合，通过胞饮作用维生素 B_{12} 进入肠上皮细胞。在线粒体和细胞器内与转钴蛋白(TCⅡ)结合，以后进入门静脉，被 TCⅡ运送到组织中，其中一半存于肝细胞内。

血液中存在三种钴胺结合蛋白：转钴蛋白Ⅰ(TCⅠ)、转钴蛋白Ⅱ(TCⅡ)及转钴蛋白Ⅲ(TCⅢ)。TCⅠ来源于中性粒细胞，属 α_1-球蛋白，在血浆中的含量约为 60μg/L，循环中的维生素 B_{12} 约 3/4 与 TCⅠ结合，TCⅠ可能是维生素 B_{12} 的贮存蛋白。TCⅡ来源于巨噬细胞，是最主要的转钴蛋白，属 β-球蛋白，电泳位于 α_2 与 β-球蛋白之间。TCⅡ血浆中含量少，仅 20μg/L，它能快速地清除钴胺并将之转运到全身各个细胞。在回肠末端，TCⅡ-钴胺结合体通过胞饮作用被细胞摄取，以后大部 TCⅡ被降解，钴胺则转化成 MeCbl 及 AdoCbl 的形式留在细胞内。TCⅢ属 β_2-球蛋白，亦来源于粒细胞，可能是 TCⅠ的异构体，其作用不明。

影响维生素 B_{12} 吸收和转运的因素是：

(1) 维生素 B_{12} 的肠胆循环：每天约有 5~10μg 的钴胺随胆汁排入肠腔，这些胆汁中的维生素 B_{12} 几

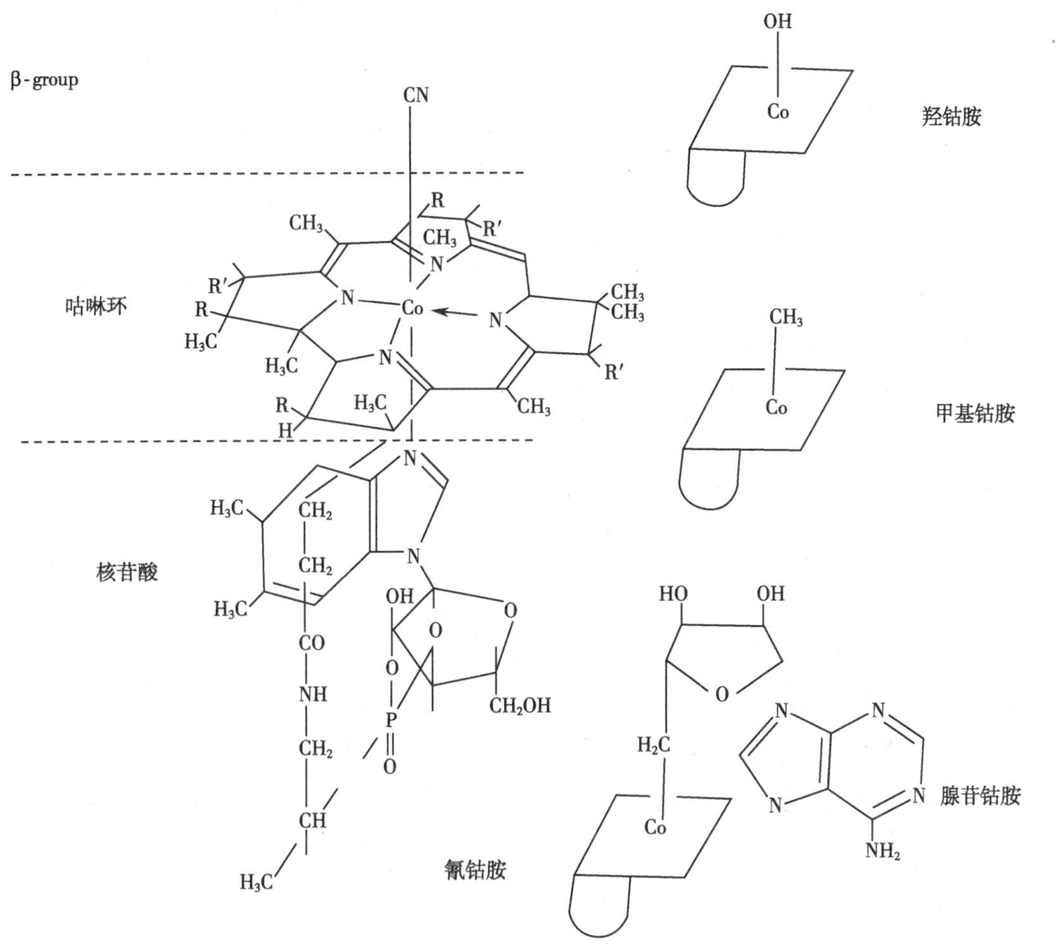

图 23-6　维生素 B_{12} 结构图

乎 90% 可被重新再吸收。故即使是严格的素食者也需 10 ~ 15 年后才会发展为维生素 B_{12} 缺乏。正常人每天仅需从膳食中吸收 0.5 ~ 1μg 的维生素 B_{12}，就能维持体内维生素 B_{12} 的平衡。

（2）胃酸及胃蛋白酶的影响：由于食物中的维生素 B_{12} 需要胃酸及胃蛋白酶的作用，才能释放出来被吸收。如胃酸及胃蛋白酶分泌减少，会影响维生素 B_{12} 的吸收。

（3）内因子的影响：内因子是一种耐碱不耐热的糖蛋白，由胃底黏膜壁细胞分泌。分子量约为 50 ~ 60kD。在与维生素 B_{12} 结合时，内因子二个单体结合形成二聚体。内因子与维生素 B_{12} 结合后不易被蛋白酶水解。当胃酸及胃蛋白酶分泌减少，而内因子尚可足够与重吸收胆汁中的维生素 B_{12} 结合时，体内仍可有少量维生素 B_{12} 被吸收。在全胃切除或恶性贫血患者内因子完全缺乏时，对维生素 B_{12} 的吸收影响较大，因为这类患者胆汁中维生素 B_{12} 亦不能再吸收。

（4）内因子抗体：目前已知有两种抗内因子抗体：①阻断抗体，也称Ⅰ型抗体，能阻碍内因子与维生素 B_{12} 结合，影响维生素 B_{12} 的吸收。②结合抗体，也称Ⅱ型抗体，能与内因子-维生素 B_{12} 复合体结合，影响维生素 B_{12} 在回肠末端的吸收。某些免疫性疾病（如甲状腺功能减退、萎缩性胃炎及糖尿病等）常同时有内因子抗体存在。

（5）胰腺外分泌中的胰蛋白酶可帮助维生素 B_{12} 吸收。如缺乏，无法将 R-蛋白钴胺复合物降解，也会影响的维生素 B_{12} 吸收。

3. 生化反应

（1）腺苷钴胺（AdoCbl）：参与多种分子间的氢离子转移。与人体关系密切的是促使甲基丙二酰辅酶 A 与琥珀酰辅酶 A（合成血红素的原料）的转换（图 23-7）。如果 AdoCbl 缺乏，此反应不能进行，大量丙酰辅酶 A 堆积，形成单链脂肪酸。这种非生理的脂肪酸可影响神经髓鞘磷脂的形成，造成神经的脱髓鞘改变，出现各种神经系统的症状。

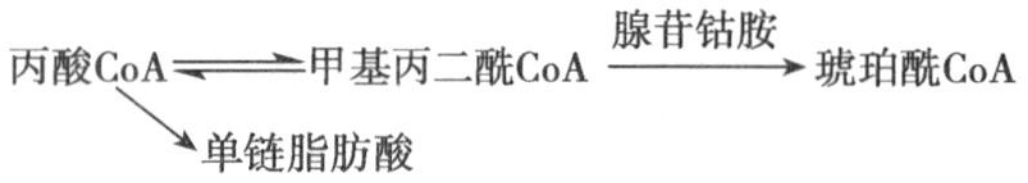

图 23-7 腺苷钴胺在琥珀酸辅酶 A 合成反应中的作用

(2) 甲基钴胺(MeCbl):参与甲基移换反应和四氢叶酸的再利用,MeCbl 可使 N^5-甲基四氢叶酸去掉甲基,转变成可以参加生化反应的四氢叶酸。如果 N^5-甲基四氢叶酸不能转变成四氢叶酸,N^5,N^{10}-亚甲基四氢叶酸也不能形成,会影响胸腺核苷(dTUP)的合成进而影响 DNA 的合成(参见图 23-4)。

(3) 氰钴胺:在组织中利用 ATP 的参与,得到5′-脱氧-5′腺苷酸而转变成腺苷钴胺。除参与体内的生化反应外,氰钴胺还可参与体内的氰化物的代谢,使某些含氰化合物的食物、烟草变成无毒的物质。

4. 排泄 维生素 B_{12} 每天从尿中排出约 0~0.25μg。肌肉注射的剂量与尿中排出量成正比。如肌注 50~100μg,可排出 10%~20%。若注射 1000μg,可排出 70% 或更多。此外在唾液、泪液及乳汁中排泄少量。经过胆汁排泄入肠的维生素 B_{12} 约 90% 可再被吸收。余下的随粪便排出体外。

二、病 因

巨幼细胞贫血的发病原因主要是由于叶酸和(或)维生素 B_{12} 缺乏,如表 23-2。

表 23-2 巨幼细胞贫血的病因

一、叶酸缺乏	2. 吸收利用障碍
1. 摄入减少	(1) 胃部手术(全胃切除)
(1) 膳食不足(蔬菜缺乏或过分烹煮)	(2) 内因子缺乏
(2) 酗酒	恶性贫血(存在内因子抗体)
2. 需要量增加	胃黏膜损伤(腐蚀性或萎缩性)
(1) 妊娠及哺乳	(3) 慢性胰腺疾病
(2) 婴幼儿生长及青少年发育期	(4) 寄生虫竞争
(3) 甲状腺功能亢进,溶血性疾病,恶性肿瘤及某些皮肤病(皮肤癌、牛皮癣)	小肠细菌过度生长(肠憩室或手术后的盲袢)
	鱼绦虫感染
3. 吸收利用障碍	(5) 回肠疾病
(1) 空肠手术	炎症(Crohn 症)
(2) 热带性口炎性腹泻、麦胶肠病及乳糜泻	手术切除
(3) 药物(抗癫痫药、磺胺药、甲氨蝶呤、乙胺嘧啶、三甲氧苄氨嘧啶等)	肿瘤,硬皮病,肠结核
	热带性口炎性腹泻、麦胶肠病及乳糜泻
(4) 先天性(缺乏 5,10-甲酰基四氢叶酸还原酶)	(6) 其他
	先天性(TCⅡ缺乏)
4. 丢失增多	三、药物抑制 DNA 合成
血液透析	1. 嘌呤合成 甲氨蝶呤,6-巯基嘌呤,6-鸟嘌呤,硫唑嘌呤
二、维生素 B_{12} 缺乏	2. 嘧啶合成 甲氨蝶呤,6-氮杂尿苷
1. 摄入减少	3. 胸腺嘧啶合成 甲氨蝶呤,5-氟尿嘧啶
(1) 膳食不足(食物中缺少动物蛋白)	4. DNA 合成 羟基脲,阿糖胞苷
(2) 胃酸缺乏(萎缩性胃炎及全胃切除后)	5. 其他 氧化亚氮

(一) 叶酸缺乏的病因

1. 摄入不足 叶酸每天的需要量为 200~400μg。人体内叶酸的贮存量仅够 4 个月之需。食物中缺少新鲜蔬菜、过度烹煮或腌制均可使叶酸丢失。乙醇可干扰叶酸的代谢,酗酒者常会有叶酸缺乏。小肠(特别是空肠段)炎症、肿瘤、手术切除及热带性口炎性腹泻,均可导致叶酸的吸收不足。

2. 需要增加 妊娠期妇女每天叶酸的需要量为 300~400μg。生长发育的儿童及青少年,以及慢性反复溶血、白血病、肿瘤、甲状腺功能亢进及长期慢性肾衰竭用血液透析治疗的患者,叶酸的需要都会增加,如补充不足就可发生叶酸缺乏。

3. 药物的影响 如甲氨蝶呤、氨苯蝶啶、乙胺嘧啶能抑制二氢叶酸还原酶的作用,影响四氢叶酸的生成。苯妥英钠、苯巴比妥对叶酸的影响机制不明,可能是增加叶酸的分解或抑制 DNA 合成。约 67% 口服柳氮磺胺吡啶的患者叶酸在肠内的吸收会被抑制。

4. 其他 先天性缺 5,10-甲酰基四氢叶酸还原酶患者,常在 10 岁左右才被诊断。

（二）维生素B_{12}缺乏的病因

1. 摄入减少　人体内维生素B_{12}的贮存量约为2～5mg。每天的需要量仅为0.5～1μg。正常时，每天有5～10μg的维生素B_{12}随胆汁进入肠腔，胃壁分泌的内因子可足够地帮助重吸收胆汁中的维生素B_{12}吸收。故素食者一般约需10～15年才会发展为维生素B_{12}缺乏。老年人和胃切除患者常可有胃酸缺乏和胃蛋白酶的分泌减少，不易将食物中与蛋白质结合的维生素B_{12}释放，常会有维生素B_{12}缺乏。由于有胆汁中的维生素B_{12}的再吸收（肠肝循环），这类患者也和素食者一样，需经过10～15年才出现维生素B_{12}缺乏的临床表现。故一般由于膳食中维生素B_{12}摄入不足而致巨幼细胞贫血者较为少见。

2. 内因子缺乏　主要见于萎缩性胃炎、全胃切除术后和恶性贫血患者。发生恶性贫血的机制目前还不清楚。患者常有特发的胃黏膜完全萎缩和内因子的抗体存在，故有人认为恶性贫血属免疫性疾病。这类患者由于缺乏内因子，食物中维生素B_{12}的吸收和胆汁中维生素B_{12}的重吸收均有障碍。

3. 严重的胰腺外分泌不足的患者容易导致维生素B_{12}的吸收不良，这是因为在空肠内维生素B_{12}-R蛋白复合体需经胰蛋白酶降解，维生素B_{12}才能释放出来，与内因子相结合。这类患者一般在3～5年后会出现维生素B_{12}缺乏的临床表现。由于慢性胰腺炎患者通常会及时补充胰蛋白酶，故在临床上合并维生素B_{12}缺乏的并不多见。

4. 小肠内存在异常高浓度的细菌和寄生虫也可影响维生素B_{12}的吸收，因为这些有机物可大量摄取和截留维生素B_{12}。小肠憩室或手术后的盲端袢中常会有细菌滋生，以及鱼绦虫感染与人竞争维生素B_{12}等，都会引起维生素B_{12}缺乏。

5. 其他如先天性转钴蛋白Ⅱ（TCⅡ）缺乏等疾病及接触氧化亚氮（N_2O，为一种麻醉剂），均可影响维生素B_{12}的血浆转运和细胞内的利用，亦可造成维生素B_{12}缺乏。

三、发病机制

巨幼细胞贫血的发病机制主要是细胞内DNA合成障碍。叶酸缺乏直接影响胸腺核苷（dTTP）的合成，使DNA合成障碍已如前述。发生巨幼细胞改变的机制是因为叶酸缺乏时，细胞内脱氧尿嘧啶核苷（dUMP）转为脱氧胸腺嘧啶核苷（dTMP）的生化反应受阻。参加正常DNA合成的dTTP被dUTP代替。机体为了修复这些异常的DNA企图合成新的DNA片段。由于体内缺乏叶酸，仍由dUTP代替dTTP进入新的DNA。当这些异常的新的DNA被识别后，机体再次进行修复（图23-8）。如此反复不已，造成DNA复制的起点多，新合成的小片段不能接成长的子链，存在多处单链，在重新螺旋化时，易受机械损伤及破坏。促使染色体断裂、细胞染色质出现疏松、断裂等改变。细胞核的发育停滞，而胞质在继续发育成熟。细胞呈现核浆发育不平衡、细胞体积较正常大的巨幼型改变，称为巨幼细胞。

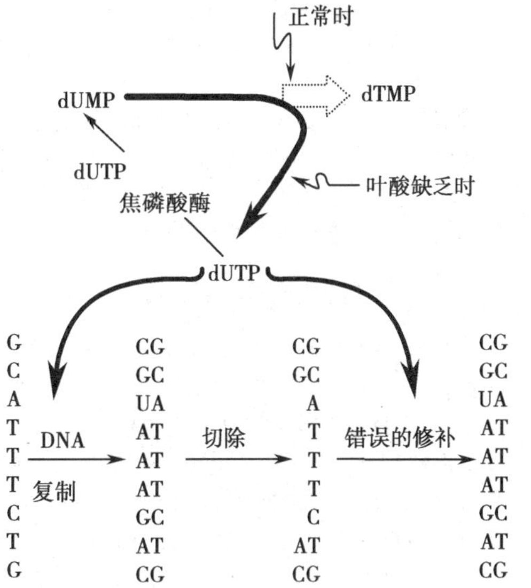

图23-8　叶酸缺乏时巨幼细胞生成的生化示意图

维生素B_{12}缺乏在发病机制中的作用，以及维生素B_{12}缺乏如何阻碍叶酸在细胞DNA合成的作用，对此的解释很多。比较成熟的是1964年V. Herbert等提出的“甲基四氢叶酸陷阱学说”。他们认为在维生素B_{12}缺乏时，同型（高）半胱氨酸转变为甲硫氨酸的过程受到阻碍，使甲基四氢叶酸不能形成四氢叶酸。亚甲基四氢叶酸的形成亦减少，间接地影响了DNA的合成（参见图23-2及图23-4），故维生素B_{12}缺乏是间接地阻碍了DNA的合成。

巨幼细胞贫血时，骨髓内虽有各阶段的巨幼红细胞增多，仍不能对贫血起到代偿作用。这是因为巨幼细胞贫血时，细胞的DNA合成减慢，细胞停留在有丝分裂前期的细胞增多，很多巨型的幼红细胞在骨髓内未到成熟阶段即遭到破坏。铁代谢动态的研究显示为红细胞的无效应生成。红细胞的寿命是缩短的（约为正常的1/2～1/3）。血浆铁运转率比正常人高3～5倍，而幼稚红细胞对铁的摄取率不高。血清铁及转铁蛋白饱和度增高，骨髓及肝内均有铁沉积。

近年的研究提示叶酸缺乏性巨幼细胞贫血时，骨髓红系造血祖细胞形成BFU-E、CFU-E及CFU-

MK 的数量较正常明显增多，而这些造血祖细胞分化发育至晚期成熟阶段的过程中大部分遭到了破坏，出现严重的无效造血现象。许多实验证实是叶酸缺乏时发生了细胞增殖受抑制和过度凋亡。叶酸缺乏巨型变细胞的染色质改变，使细胞增殖受抑，如果发生了广泛的 DNA 裂，则可能触发凋亡机制，导致细胞凋亡。与贫血的发生亦有一定的关系。

巨幼细胞贫血时粒细胞和血小板亦有减少，可能与骨髓内粒系及巨核系细胞亦有类似的 DNA 合成障碍和成熟障碍（无效应生成）有关。

叶酸及维生素 B_{12} 缺乏时，非造血组织的细胞 DNA 合成亦会受到影响。对更新代谢较快的各种上皮细胞（如胃肠黏膜、口腔和阴道的黏膜细胞）影响较明显，临床上会出现一些症状。

四、发病情况

在我国，巨幼细胞贫血以叶酸缺乏所致的为主，在山西、陕西、河南及山东等地较为多见。维生素 B_{12} 缺乏者较少见。恶性贫血在我国极为罕见。过去认为恶性贫血主要发生于北欧老年人群，现在发现恶性贫血可以发生在 20 多岁的青年人，也可发生于黑种人和西班牙人。在美国约有 1% 的人口患恶性贫血，70 岁以上的美国人约 10% 有维生素 B_{12} 缺乏。

五、临床表现

（一）贫血

起病隐伏，特别是维生素 B_{12} 缺乏者。常需数月。而叶酸由于体内贮存量少，发生较快。在某些接触氧化亚氮者、ICU 病房或血液透析的患者，以及妊娠妇女也有急性发作的。临床上表现为中度至重度贫血。除一般贫血的症状，如乏力、头晕、活动后气短、心悸外，严重贫血者可有轻度黄疸。可同时有白细胞和血小板减少，患者偶有感染及出血倾向。

（二）胃肠道症状

表现为反复发作的舌炎，舌面光滑、乳突及味觉消失，食欲缺乏。腹胀、腹泻及便秘偶见。

（三）神经系统症状

发生于维生素 B_{12} 缺乏特别是恶性贫血的患者。主要是由于脊髓后、侧索和周围神经受损所致。表现为乏力、手足对称性麻木、感觉障碍、下肢步态不稳、行走困难。小儿及老年人常表现脑神经受损的精神异常、无欲、抑郁、嗜睡或精神错乱。叶酸缺乏时表现多为精神症状，其机制还不清楚。部分巨幼细胞贫血患者的神经系统症状可发生于贫血之前。

上述三组症状在巨幼细胞贫血患者中可同时存在，也可单独发生。同时存在时其严重程度也可不一致。

几种巨幼细胞贫血特殊类型的临床表现：

1. 麦胶肠病及乳糜泻（非热带性口炎性腹泻或特发性脂肪下痢） 麦胶肠病在儿童患者中称为乳糜泻。常见于温带地区。特点为小肠黏膜的绒毛萎缩，上皮细胞由柱状变成骰状，黏膜层有淋巴细胞浸润。发病与进食某些谷类物质中的麦胶有关。患者同时对多种营养物质，如脂肪、蛋白质、碳水化合物、维生素以及矿物质的吸收均有障碍。

临床表现为乏力、间断腹泻、体重减轻、消化不良、腹胀、舌炎和贫血。大便呈现水样或糊状，量多、泡沫多、很臭、有多量脂肪。

血象及骨髓象为典型的巨幼细胞贫血。血清和红细胞叶酸水平降低。

治疗主要是对症及用叶酸治疗，可以取得较好的效果。贫血纠正后宜用小剂量叶酸维持治疗。饮食治疗，进不含麦胶的食物亦很重要。

2. 热带口炎性腹泻（热带营养性巨幼细胞贫血） 本病病因不清楚。多见于印度、东南亚、中美洲以及中东等热带地区的居民和旅游者。临床症状与麦胶肠病相似。血清叶酸及红细胞叶酸水平降低、巨幼细胞贫血。用叶酸治疗加广谱抗生素能使症状缓解及贫血纠正。缓解后应用小剂量叶酸维持治疗以防止复发。

3. 乳清酸尿症 乳清酸尿症是一种遗传性疾病。系嘧啶代谢异常，除有巨幼细胞贫血外，尚有精神发育迟缓。尿中有乳清酸结晶出现。患者的血清叶酸或维生素 B_{12} 的浓度并不低，用叶酸或维生素 B_{12} 治疗亦无效，用尿嘧啶治疗有效。

4. 恶性贫血 系因胃黏膜萎缩、胃液中缺乏内因子，因而不能吸收维生素 B_{12} 而发生的巨幼细胞贫血。发病机制不清楚。与种族和遗传有关。A 型患者多见。多见于北欧斯堪的那维亚人、英格兰人和爱尔兰人。南欧、亚洲及非洲人中均很少见。国内亦罕见，曾有少数报道。多数患者的血清、胃液和唾液中可检查出抗自己胃壁细胞的抗体、在血清中还可检查出两种（阻断及结合）抗体，故认为恶性贫血是一种自身免疫性疾病。恶性贫血的发生是遗传和自身免疫等因素间复杂的相互作用的结果。也有人认为这些抗胃壁细胞的抗体仅是不明原因引起胃黏膜破坏后对释放出的抗原的附带现象。

5. 幼年恶性贫血 幼年恶性贫血指婴儿先天性缺少内因子的纯合子状态，不能吸收维生素 B_{12} 而发生的恶性贫血。患儿胃黏膜的组织学发现和胃酸的分泌均正常。血清中也不存在抗壁细胞和抗内因子的抗体。其父母和兄弟姊妹中可发现内因子分泌的缺陷。本病需与儿童恶性贫血相鉴别。后者年龄在10岁以上,有胃黏膜萎缩、胃酸缺乏、血清中有抗体存在。

六、实验室检查

(一)血象

为大细胞正色素性贫血(MCV>100fl),血象往往呈现全贫。中性粒细胞及血小板均可减少,但比贫血的程度轻。血涂片中可见多数大卵圆形的红细胞和中性粒细胞分叶过多,可有5叶或6叶以上的分叶。偶可见到巨大血小板。网织红细胞计数正常或轻度增高。

(二)骨髓象

骨髓增生活跃,红系细胞增生明显增多,各系细胞均呈巨幼变型,以红系细胞最为显著。红系各阶段细胞均较正常大,胞质比胞核成熟(核质发育不平衡),核染色质呈分散的颗粒状浓缩。类似的形态改变亦可见于粒细胞及巨核细胞系,以晚幼和杆状核粒细胞更为明显。

(三)生化检查

1. 血清叶酸和维生素 B_{12} 水平测定　目前二者均可用放射免疫法测定。血清叶酸的正常范围约为2.5~20ng/ml,血清维生素 B_{12} 的正常范围为200~900pg/ml。由于部分正常人中可有血清维生素 B_{12} 低于200pg/ml;又因为这两类维生素的作用均在细胞内,而不是在血浆中;巨幼细胞贫血患者中亦有血清维生素 B_{12} 或叶酸在正常范围的。故此项测定仅可作为初筛试验。单纯的血清叶酸或维生素 B_{12} 测定不能确定叶酸或维生素 B_{12} 缺乏的诊断。

2. 红细胞叶酸测定　可用微生物法或放射免疫法测定。正常范围是140~250ng/ml。红细胞叶酸不受短期内叶酸摄入的影响,能较准确地反映体内叶酸的贮备量。小于100ng/ml时表示有叶酸缺乏。

3. 血清高半胱氨酸和甲基丙二酸水平测定　用以诊断及鉴别叶酸缺乏或维生素 B_{12} 缺乏。血清高半胱氨酸(正常值为5~16μmol/L)水平在叶酸缺乏及维生素 B_{12} 缺乏时均升高,可达50~70μmol/L。而血清甲基丙二酸水平升高(正常值为70~270nmol/L)仅见于维生素 B_{12} 缺乏时,可达3500nmol/L。

(四)其他

1. 脱氧尿嘧啶核苷抑制试验(deoxyuridine suppression test)　方法是取患者的骨髓细胞(或PHA激活的淋巴细胞)加入脱氧尿嘧啶核苷(du)孵育后,再加入 ^3H 标记的胸腺嘧啶核苷(^3HTdR)。一定时间后,测定掺入细胞核中DNA的 ^3H 量。当叶酸或/及维生素 B_{12} 缺乏时,du利用减少,^3H-TdR的掺入量较正常人(<10%)明显增多(>20%)。还可加入叶酸或维生素 B_{12} 以纠正 ^3H-TdR的掺入来判断患者是缺乏叶酸或维生素 B_{12}。此试验较为敏感,可在血清甲基丙二酸及高半胱氨酸水平升高之前的早期阶段出现异常。

2. 内因子抗体测定　在恶性贫血患者的血清中,内因子阻断抗体(Ⅰ型抗体)的检出率在50%以上,故内因子阻断抗体测定为恶性贫血的筛选方法之一。如阳性,应做维生素 B_{12} 吸收试验。

3. 维生素 B_{12} 吸收试验(Schilling test)　主要用来判断维生素 B_{12} 缺乏的病因。方法是:给患者肌肉注射维生素 B_{12} 1000μg,同时或1小时后口服 ^{57}Co 标记的维生素 B_{12} 0.5μCi。收集24小时尿,测定尿中 ^{57}Co 维生素 B_{12} 的含量。正常人应>8%,巨幼细胞贫血患者及维生素 B_{12} 吸收不良者<7%。恶性贫血患者<5%。如在5天后重复此项试验,同时口服内因子60mg,尿中 ^{57}Co 维生素 B_{12} 的排出量恢复正常,表示患者的维生素 B_{12} 缺乏是由于内因子缺乏,否则是其他原因所致。如果给患者服用抗生素7~10天后试验得到纠正,表示维生素 B_{12} 的吸收障碍是由于肠道细菌过量繁殖所致。此试验结果与尿量有关,准确收集24小时的尿量及事先了解试验者的肾功能是否正常非常重要。

4. 其他　血清未结合胆红素轻度增多,血清铁及转铁蛋白饱和度增高,恶性贫血患者胃液中游离胃酸消失,注射组织胺后亦不会出现。

七、诊断与鉴别诊断

根据病史及临床表现,血象呈大细胞性贫血(MCV>100fl),中性粒细胞分叶过多(5叶者占5%以上或有6叶者)就考虑有巨幼细胞贫血的可能,骨髓细胞出现典型的巨幼型改变就可肯定诊断。为进一步明确是叶酸缺乏还是维生素 B_{12} 缺乏,尚需进一步做下列各项检查:

1. 如怀疑是叶酸缺乏,应测定血清及红细胞叶酸水平,血清叶酸<3ng/ml,红细胞叶酸<100ng/ml可肯定诊断,否则可再进行血清高半胱氨酸水平测定。

2. 如怀疑是维生素 B_{12} 缺乏,应测定血清维生素 B_{12} 水平,如<100pg/ml表示有缺乏。进一步测定血清高半胱氨酸或甲基丙二酸以证实。为明确维生素 B_{12} 缺之的原因,有条件时可测定内因子阻断抗体及进行维生素 B_{12} 吸收试验。

3. 在无条件进行上述各项试验时,可用试验性治疗达到诊断的目的。方法是给患者服用生理剂量的叶酸(0.2mg/d)或肌肉注射维生素 B_{12}(1g/d)10天。如果叶酸或维生素 B_{12} 缺乏,用药后患者的临床症状、血象和骨髓象会有改善和恢复。生理剂的叶酸（或维生素 B_{12}）只对叶酸（或维生素 B_{12}）缺乏的患者有疗效，对维生素 B_{12}（或叶酸）缺乏者无效。用这种方法可以进行二者的鉴别诊断。

八、治　　疗

（一）治疗基础疾病

去除病因。

（二）营养知识教育

纠正偏食及不良的烹调习惯。

（三）补充叶酸或维生素 B_{12}

1. 叶酸缺乏　口服叶酸 5～10mg，每天 3 次。胃肠道不能吸收者可肌肉注射四氢叶酸钙 5～10mg，每天 1 次。直至血红蛋白恢复正常。一般不需维持治疗。

2. 维生素 B_{12} 缺乏　肌肉注射维生素 B_{12} 100μg 每天 1 次（或 200μg 隔日 1 次），直至血红蛋白恢复正常。恶性贫血或胃全部切除者需终生采用维持治疗，每月注射 100μg 1 次。维生素 B_{12} 缺乏伴有神经症状者对治疗的反应不一，有时需大剂量[500～1000μg/（次·周）]长时间（半年以上）的治疗。对于单纯维生素 B_{12} 缺乏的患者，不宜单用叶酸治疗，否则会加重维生素 B_{12} 的缺乏，特别是要警惕会有神经系统症状的发生和加重。

3. 严重的巨幼细胞贫血患者在补充治疗后，要警惕低血钾症的发生。因为在贫血恢复的过程中，大量血钾进行新生成的细胞内，会突然出现低血钾，对老年患者和有心血管疾病、食欲缺乏者应特别注意及时补充钾盐。

九、预　　后

巨幼细胞贫血的预后与原发疾病有关。一般患者在进行适当的治疗后可产生很快的反应。临床症状迅速改善，神经系统症状恢复较慢或不恢复。网织红细胞一般于治疗后 5 天升高，以后血细胞比积和血红蛋白逐渐增高，可在 1～2 个月内恢复正常。粒细胞和血小板计数及其他实验室异常一般在 7～10 天内恢复正常。如果血液学不能完全被纠正，应寻找是否同时存在缺铁或其他基础疾病。

（李蓉生）

参 考 文 献

1. Babior BM. Megaloblastic anemias//Beutler E, Lichtman AM, Coller BS, et al. Williams Hematology. 5th ed. New York: McGraw-Hill Inc. , 1995: 471-489
2. Lee GR. Megaloblastic and Non-megaloblastic Macrocytic Anemias//Lee GR, Bithell TC, Foerster J, et al. Wintrobe's Clinical Hematology. 9th ed. Philadephia: Lea & Febiger, 1993: 745-790
3. Alleu RH. Megaloblastic anemia//Bentt JC, Plum F. Cecil Textbook of Medicine. 20th ed. Philadephia: WB Saunders Company, 1996: 843-851
4. Cooper RA, Rosenblatt DS. Disorders of Cobalamin and folic acid metabolism//Handin RI, Lux SE, Stossel TP. Blood: Principle and Practice of Hematology. Philadelphia: TB Lippincott Company, 1995: 1399-1412
5. Parry J, Chanarun I, Deacon R, et al. Methylation of DNA in Megaloblastic anemia. J Clin Pathol, 1990, 43: 211
6. Koury MJ, Horne DW. Apoptosis mediates and thymidine prevents erythroblast destruction in folate deficiency anemia. Proc Natl Acad Sci USA. 1994, 91: 4067-4071
7. 李蓉生，叶酸缺乏的巨幼细胞贫血，维生素 B_{12} 缺乏的巨幼细胞贫血及恶性贫血//张之南．血液病的诊断及治疗标准．第 2 版．北京：科学出版社，1998: 20-30

第 24 章

溶血性贫血概论

（一）定义

溶血性贫血是指由于红细胞过早、过多地破坏而发生的贫血。正常情况下成熟红细胞的平均寿命为 120 天，自然消亡的红细胞和新生的红细胞数平衡，红细胞总量保持恒定。成人骨髓造血功能可按需要扩大，甚至可达正常造血的 5～8 倍，这样红细胞寿命可从 120 天降至 15～20 天仍无贫血。而小儿的骨髓造血本处于兴旺状态，进一步增加造血的潜力不如成人。当红细胞破坏的速度超过骨髓造血的代偿能力时，则出现贫血。在有些情况下虽有溶血但可不贫血，称溶血性疾病或代偿性贫血。红细胞消亡的方式：①在血循环中溶破，血红蛋白直接释入血浆，称血管内溶血，又称细胞外溶血；正常衰老红细胞有 10%～20% 以此方法破坏。②由于红细胞膜表面的变化，被肝和脾的巨噬细胞辨认捕捉，在巨噬细胞内破坏，称血管外溶血，又称细胞内溶血；正常衰老红细胞 80%～90% 以此方法破坏。多数溶血病是血管外溶血，但是脾切除患者的红细胞寿命也不会超过 120 天。在不同的溶血病中红细胞的破坏方式以某种方式为主，严重者兼而有之，但仍各有侧重。另外，所谓原位溶血是指红细胞在骨髓生成过程中，在骨髓内破坏，实为无效红细胞生成。正常情况下原位溶血不应超过红细胞生成的 10%，在某些造血异常的疾病中如珠蛋白生成障碍性贫血，原位溶血可增加，近年研究提示部分原因是由于早期红细胞过早凋亡。许多疾病如慢性贫血、肾性贫血、叶酸、维生素 B_{12}缺乏，甚至缺铁性贫血，都会有红细胞的破坏过多，但溶血性贫血则是指红细胞破坏过多、过快为导致贫血的主要因素。

（二）溶血病的分类

对溶血性疾病可按不同方式分类：按病因分为红细胞内在缺陷与红细胞外因素；或分为先天性和后天获得性；也可按红细胞破坏场所分血管内溶血与血管外溶血等。较为实用的分类法见表 24-1。

除阵发性睡眠性血红蛋白尿症（PNH）以外，所有红细胞内在缺陷都是先天性的，而绝大多数红细胞外溶血因素所致都是后天获得性的。有些情况是在红细胞内在缺陷的基础上又有外界因素诱发溶血。

（三）发病情况

据国内一些地区门诊或住院病例的统计，溶血性贫血约占同期贫血患者中的 10%～15%。据 1975 年日本调查，溶血性贫血的总发病率为 1.03～3.66/10 万人口，其中遗传性溶血病约占 55%。不同溶血病在不同地区和民族中的发生率不同，例如北欧人中遗传性球形红细胞增多症的发病率高达 20～30/10 万人口，而镰状细胞贫血、热异形红细胞增多症则主要见于黑种人。在国内的近年报告中，广州第一人民医院 20 年间（1967～1987）内科及儿科住院的 344 例溶血性贫血中，异常血红蛋白病占 48.3%、酶缺乏症占 25.9%、自身免疫溶血性贫血（AIHA）占 8.1%、PNH 占 7.6%、遗传性球形红细胞增多症（HS）占 1.2%。而哈尔滨医科大学第一附属医院报告 17 年间（1967～1984）内科住院的 110 例溶血性贫血患者中，PNH 占 58.2%、AIHA 占 34.6%、HS 占 2.7%。1992 年中国医科大学报告在 341 例溶血性贫血患者中，AIHA 占 46%、PNH 占 27.6%、HS 占 8.8%、异常血红蛋白病及地中海贫血占 1.8%、酶缺乏症占 0.6%。说明我国南方以遗传性溶血性疾病居多，如异常血红蛋白病、珠蛋白生成障碍性贫血、葡萄糖-6-磷酸脱氢酶（G-6-PD）缺乏等，而北方则以后天获得性溶血病常见，如 AIHA、PNH 等。

表 24-1 根据溶血机制的溶血性疾病分类

红细胞本身异常所致		
酶缺陷		
Embden-Meyerhof 途径中的酶缺陷		丙酮酸激酶缺乏症
		磷酸葡糖异构酶缺乏症
		磷酸果糖激酶缺乏症
		磷酸丙糖异构酶缺乏症
		己糖激酶缺乏症
		磷酸甘油酸激酶缺乏症
		醛缩酶缺乏症
		二磷酸甘油酸变位酶缺乏症
Hexose Monophosphate 旁路及谷胱甘肽代谢中的酶缺陷		
		葡萄糖-6-磷酸脱氢酶缺乏症
		谷氨酰胺-半胱氨酸合成酶缺乏症
		谷胱甘肽合成酶缺乏症
		谷胱甘肽还原酶缺乏症
核苷酸代谢中酶异常		嘧啶 5′-核苷酸酶缺乏症
		腺苷脱氨酶过多
		腺苷三磷酸酶缺乏症
		腺苷酸激酶缺乏症
血红蛋白缺陷	结构异常	异常血红蛋白病
	生成异常	珠蛋白生成障碍性贫血(地中海贫血)
膜异常		遗传性球形红细胞增多症
		遗传性椭圆形红细胞增多症
		遗传性口形红细胞增多症
		遗传性带刺红细胞增多症
		卵磷脂胆固醇酰基转移酶(LCAT)缺乏症
		高磷脂酰胆碱溶血性贫血
		Rh_{null}综合征
		McLeod 表型
		阵发性睡眠性血红蛋白尿症
红细胞外在因素所致		
抗体作用	免疫性溶血性贫血	自身免疫性
		温反应抗体——自身免疫性溶血性贫血(原发性、继发性)
		冷反应抗体——冷凝集素病(原发性、继发性)
		阵发性冷性血红蛋白尿
		异体免疫性
		血型不相容性输血
		免疫性新生儿溶血
机械性损伤		微血管性溶血性贫血
		人工瓣膜和其他心脏异常
		溶血尿毒症综合征
		血栓性血小板减少性紫癜
		弥散性血管内凝血
		免疫相关性(如移植排异和免疫复合物)
		癌症
		"Naked stent"综合征
生化、物理、化学因素损伤		疟疾、梭状芽孢杆菌感染及高温、砷、铜、蛇毒
扣押破坏		脾大
低磷血症		
肝病的畸形红细胞贫血		
新生儿维生素 E 缺乏症		

（四）溶血机制

无论溶血的病因是由于红细胞本身的异常或红细胞受外在因素的影响，红细胞溶破必以膜破为前提，即先有膜的异常变化，使膜脆弱易受损伤才能导致解体，或易被吞噬细胞辨认而清除。红细胞膜缺陷分原发性及继发性。原发性膜缺陷又分先天性与后天获得性，继发性膜缺陷的原发病不在膜，而是由于红细胞的酶或血红蛋白等的缺陷或是一些外在因素影响到膜的组成、结构和功能而致。因此，溶血的分子病理学机制是红细胞膜的改变。红细胞膜的病变导致红细胞破坏的机制可涉及多个方面：

1. 膜的完整性遭到破坏　如红细胞表面的抗原与相应的抗体发生反应，若能激活补体则补体的终末复合物可穿通红细胞膜。又如梭状芽孢杆菌产生的磷脂酶 C 能分解红细胞膜的磷脂。此外，有微血管病变时，红细胞在循环过程中遭受机械损伤，也可直接损伤膜的完整性而发生溶血。

2. 膜改变而被吞噬细胞辨认和清除　吞噬细胞有识别异常细胞的能力。吞噬细胞有 IgG/Fc 段受体及 C3b 受体，若膜表面附有 IgG 或 C3b 则可被吞噬细胞辨认，整个细胞或一部分膜被吞掉。此外，如 G-6-PD 缺乏时有 Heinz 小体附着在膜上、珠蛋白生成障碍性贫血有氧化的珠蛋白结合在膜上，膜结构和细胞形态异常均可被吞噬细胞认出而清除。

3. 红细胞膜的稳定性和细胞变形性减低　红细胞在微循环及通过脾窦小孔（直径比红细胞还小）时，需有较大的变形能力。红细胞在一定外力作用下改变形状的能力称为可变形性。若可变形性减低，则红细胞在穿过微血管和细小孔隙时易被挤伤和扣留。另外，红细胞在长时间长距离的不断运行过程中需要一个有韧性的膜，能耐受一定的机械损伤，保持膜的完整和稳定，否则红细胞在运行过程中就会破裂。红细胞变形性取决于膜的性能，如膜的微黏度和弹性、红细胞内容物如血红蛋白的性质和浓度、膜面积和细胞体积之比等。正常红细胞呈双凹盘形，其表面积比包裹细胞内容物的最小面积大 60% ~70%，因而有利于细胞变形。任何原因引起的球形或口形细胞，其表面积与细胞体积的比值减低，都会使变形性减低。镰状红细胞的血红蛋白不正常，且有水分不足，加上膜的继发性改变，变形性差。膜脂质的某些变化使膜的微黏度增加，流动性减低也可能影响膜的可变形性。另外，膜的弹性可使红细胞改变形状后又恢复原形，弹性减低也会影响膜的变形能力。变形能力差的红细胞可引起一些血液流变学的变化，同时变形性差的红细胞在循环中也容易遭受过多的机械损伤，若膜的稳定性差，则易破坏。变形性差的红细胞也容易在微循环特别是脾中滞留，进一步发生变化，并被吞噬细胞清除。膜的稳定性主要取决于红细胞膜的骨架蛋白特别是膜收缩蛋白的结构和功能，如遗传性椭圆形红细胞增多症患者的红细胞膜中的收缩蛋白二聚体不能形成正常的四聚体，则耐受机械创伤的能力差。α-地中海贫血的红细胞膜变形性差，但稳定性并不差；而β-地中海贫血的红细胞膜变形性及稳定性都差。遭受不同原因的氧化损伤后，红细胞膜的不饱和脂肪酸易遭氧化，膜蛋白及血红蛋白也易受氧化损伤，影响红细胞膜蛋白特别是骨架蛋白，而且氧化的血红蛋白或珠蛋白又可与膜蛋白交联，影响红细胞变形性，同时也易被吞噬细胞清除。过去认为 G-6-PD 缺乏者发生氧化溶血时，红细胞破坏主要在血管内，近年了解到有很大部分是被吞噬细胞破坏。

总之，不论什么原因引起的红细胞膜变化，严重者则红细胞在血循环中即破坏；膜变化较轻者或可继续运行，或被吞噬细胞清除；介乎二者之间的则依红细胞膜病变的发展和在循环过程中遇到的各种外界不利因素的影响，最终在血管中破坏，或被吞噬细胞清除。

（五）溶血的病理生理

1. 血浆内游离血红蛋白增多　正常衰老的红细胞 10% ~20% 在血管内溶破，游离的血红蛋白旋即被血浆结合珠蛋白（为一种 α 珠蛋白，正常值约 0.70 ~1.50g/L）结合，并迅速被肝细胞摄取。未结合血红蛋白的结合珠蛋白的半衰期约为 4 天，而已结合血红蛋白的结合珠蛋白数分钟内即被主要位于肝的单核-巨噬系统去除，在该系统中血红蛋白及结合珠蛋白均被降解。因此，正常人血浆中游离血红蛋白<40mg/L。当大量红细胞在血管内溶破，血中游离血红蛋白即增多，结合珠蛋白因消耗而减少或消失。若肝生成结合珠蛋白的能力达不到需要，游离血红蛋白仍持续增高。血浆中的血红蛋白很不稳定，亚铁血红素超过 1 小时即可被氧化为高铁血红素，高铁血红蛋白迅速分解为珠蛋白及高铁血红素。后者除与高铁血红素结合蛋白（一种 β 球蛋白）结合，形成高铁血红素结合蛋白-高铁血红素复合体外，并可与白蛋白结合形成高铁血红素白蛋白，这两种复合体均可使血浆呈棕色，一般不会在尿中出现，且均可用分光光度计分别测知。已结合的高铁血红素被肝细胞摄取后降解代谢；未被结合的血红蛋白及高铁血红蛋白分解为 α、β 二聚体，因分子量减半（约为 32 000D）可从肾小球滤过。正常情况下它们大部分又被近端肾曲管重吸收；若经肾小球滤过的量超过近端肾曲管的重吸收能力，则出现血红蛋白尿。血红蛋白尿的出现说明有快速的血管内溶血。被肾曲管重吸收的血红蛋白分解为珠蛋白、原卟啉

和铁。一部分铁进入血浆，一部分以铁蛋白和含铁血黄素形式沉积在肾曲管细胞中，再缓慢地吸收入血，或随肾曲管细胞脱落，由尿液排出。带有含铁血红素的尿沉渣用普鲁士蓝染色呈现阳性反应。

2. 血红蛋白代谢产物增多 血管内溶血时，上述被结合的血红蛋白及高铁血红素均被肝脏细胞摄取并降解代谢。血管外溶血时，红细胞在吞噬细胞内经溶酶体作用，释放出血红蛋白再进一步降解。因此，不论血管内或血管外溶血均可出现下述血红蛋白代谢产物增多的改变。

（1）血中未结合胆红素增高：未结合胆红素与白蛋白结合。血清中未结合胆红素量反映血红素降解量以及肝处理血红素使之变为结合胆红素的能力，故依溶血程度和肝处理能力可出现轻重不同的黄疸。

（2）经胆汁进入肠道的胆红素增多：因而粪胆原增加。尿液中的尿胆原也增加。慢性中、重度溶血常合并胆色素性结石。

（3）血红蛋白降解增多：因而一氧化碳生成率增多，使血中碳氧血红蛋白增多。每个血红素的4吡咯环打开时放出一个CO，所以内生CO的多少应反映体内红细胞破坏多少。但因无效造血（骨髓内不成熟红细胞的破坏，即髓内溶血）也产生CO，故不能准确反映成熟红细胞溶血的快速程度。

（4）在少数溶血患者中，一部分血红素不变成胆红素而降解为2吡咯物质，由尿排出，故使尿呈棕色。

3. 红细胞系统造血代偿性增生 由于循环红细胞减少，引起骨髓红系代偿性造血活跃，可达正常的8倍，表现为：

（1）骨髓红系增生旺盛，具有造血功能的红髓体积扩展，长骨的部分黄髓可变成红髓。

（2）骨髓的释放加快，未完全成熟的有核红细胞在外周血出现。网织红细胞增多。

（3）髓外造血：由于儿童平时骨髓腔都为红骨髓所充满，溶血时造血组织难以进一步扩展，因而发生髓外造血。

（4）骨骼变形：发生在婴幼儿期严重的慢性溶血性贫血，由于骨髓增生，可出现骨髓腔扩大，骨骼变形。

4. 血清乳酸脱氢酶升高 因红细胞中富含乳酸脱氢酶，故血管内溶血时血清乳酸脱氢酶会增高。

（六）溶血性疾病的诊断

溶血性疾病没有特异的临床表现，依溶血的快慢、病因、严重程度、持续时间及病情变化可有所不同。除心悸、无力、呼吸短促、体位性头昏、心绞痛加重等外，在急性溶血时可突然发病，背痛、胸闷、发热，甚至发生周围循环衰竭、少尿、无尿以至急性肾衰竭。慢性溶血时，常有不同程度的肝脾大和黄疸，病程中可因某种诱因而使病情加剧。先天性溶血病常从幼年即有贫血、间断的黄疸、脾大、溶血危象、胆石，少数可有小腿溃疡、骨改变；家族史常有贫血、黄疸、脾大、脾切除者；后天者常可查知病因，如感染、中毒、系统性红斑狼疮、慢性淋巴细胞白血病等。每种溶血病有各自的特点，详见各病相关章节。

溶血的实验室诊断，根据所反映的病理生理变化大致可分为以下两类：

1. 红细胞破坏过多的直接证明 如血浆游离血红蛋白增多、未结合胆红素增多、结合珠蛋白减低、血红蛋白尿以及红细胞寿命缩短等。对试验结果进行判断需要注意：

（1）血清未结合胆红素增高是血红素降解增加的一个指标，反映有溶血发生，结合胆红素则应正常。但血清胆红素一方面取决于红细胞破坏，另一方面取决于肝处理胆红素的能力，有时虽有明显溶血但胆红素正常。例如在一组72例遗传性球形红细胞增多症中，25%的患者胆红素<1mg/dl；另75%的患者胆红素在1～4.8mg/dl。另一组120例免疫性溶血患者有45%胆红素正常。在伴有肝病、胆道结石或胆小管胆色素栓塞时，则结合胆红素也可增高，甚至出现胆红素尿。

血清未结合胆红素水平不能准确反映血红素代谢率，精确的方法是测定内源性一氧化碳产率或胆红素转换率。然而，这些方法过于复杂，难以作为常规的实验室检查。

粪胆原排泄的定量检测比血清胆红素敏感，可是必须准确地收集粪便标本。溶血指数是粪胆原排泄量与循环血红蛋白的比值，溶血性疾病患者明显升高。但因为粪胆原的形成有赖于肠道细菌，应用广谱抗生素的患者可能会出现假阴性。

（2）结合珠蛋白在肝生成，红细胞破坏比正常多一倍时结合珠蛋白即可消失，它是反映溶血较敏感的指标。需注意往往在血浆游离血红蛋白尚未升高时结合珠蛋白已下降，常见于遗传性球形红细胞增多症、遗传性椭圆形红细胞增多症、丙酮酸激酶缺乏症等。在血管外溶血时，虽吞噬细胞所含血红蛋白可有少许逃出细胞外，使结合珠蛋白降低，长期溶血时，血浆游离血红蛋白也可稍升高，但其程度远不如血管内溶血，结合珠蛋白不一定耗竭，故一般很少产生血红蛋白尿。有肝脏疾病时结合珠蛋白生成可减少，而有炎症、肾病、恶性肿瘤、用类固醇药时结合珠蛋白则增加。所以在评价血清结合珠蛋白含量时需加注意。

（3）高铁血红素结合蛋白在中等和严重溶血

时被消耗，血清含量减低（但不如结合珠蛋白下降得明显）。血浆中血红蛋白氧化为高铁血红蛋白后，高铁血红素易脱出，与高铁血红素结合蛋白或白蛋白结合，使血浆呈咖啡棕色，在 620～630nm 可见吸收带，与高铁血红蛋白同位，但加 H_2O_2 后，后者消失，前者仍存在；加硫化铵后 620～630nm 吸收带消失，在 558nm 出现吸收带（Schumm 试验）。在严重的血管内溶血患者的血中可出现高铁血红素白蛋白。

（4）血浆游离血红蛋白与血管内溶血程度成比例地增高，但需注意排除红细胞在体外（取血或实验过程中）溶破所造成的假象。

（5）血红蛋白尿的出现提示有严重的血管内溶血，血红蛋白尿只发生在快速的血管内溶血，如 G-6-PD 缺乏症因氧化物加重、PNH、冷性血红蛋白尿、不相容血输入、温度或机械性损伤红细胞。有时需与肌红蛋白尿鉴别，因二者尿联苯胺试验均可呈阳性。鉴别二者最简单的方法是取抗凝血离心沉淀，血红蛋白尿患者的血浆呈棕红色，而肌红蛋白尿患者的血浆外观为正常。这是因为肌红蛋白（分子量小，为 17 000）不与蛋白结合在血中存留，可迅速从尿中排泄，因而血浆颜色无改变。尿色的变化取决于血红蛋白量、氧化状态、血红素分解的程度，故须查新鲜尿，镜下观察，以除外血尿及吃紫菜头、安替比林（退热药物）或由卟啉病等引起的尿色的改变。

（6）经肾小球滤过的血红蛋白部分被近端小管上皮细胞重吸收，转变为铁蛋白或含铁血黄素。随后，含铁的小管上皮细胞脱落进入尿中。因此，含铁血黄素尿和尿铁排泄增加是近期内有血红蛋白血症的可靠证据。血管内溶血急性发作后，可能要数天之后才能检测到尿铁排泄增加；而且这种异常在发作终止之后可以持续一段时间。慢性血管内溶血可以持续存在尿铁排泄增加，而血红蛋白尿仅间断出现。除了溶血性疾病，尿铁排泄增加也见于血色病和肾病综合征。尿含铁血黄素来自脱落的肾小管细胞，由 Rous 试验检出。在急性血管内溶血时，Rous 试验可阴性，数天后出现，并持续一段时间。在慢性溶血时，尿排铁持续增加，正常 <0.1mg/dl，24 小时 <10mg，血管内溶血时可达 3～11mg/dl，长期可致缺铁。

（7）用 ^{51}Cr 标记红细胞测定红细胞生存期，是判断红细胞寿命和检测溶血的直接方法。虽因麻烦、费时不能视为必不可少的溶血检查项目，但由于可在体表测定心、肝、脾区的放射性，可帮助判断红细胞的主要破坏场所，决定脾切除适应证，是一种有用的检查方法。由于 ^{51}Cr 可自标记的红细胞中有一些自然逸脱，故 ^{51}Cr 标记的红细胞生存期与真正的红细胞生存期不呈直线关系，^{51}Cr 标记的红细胞生存期按放射性减低的速度计算，比红细胞的真正生存期要短得多。故前者只是后者的代表而非真实数字。

（8）溶血时血清乳酸脱氢酶（LDH）可升高，但不像巨幼细胞贫血那么明显，溶血主要以 LDH-2 为主，巨幼细胞贫血以 LDH-1 为主。

2. 红细胞破坏过多的间接证明

（1）骨髓红细胞系统代偿性增生：骨髓象表现为红细胞系统明显增生活跃，粒红比例降低甚至倒置。骨髓检查只是半定量，反映一个局部。红系造血增快常见于慢性溶血或急性溶血后一段时间。欲知总体红系造血情况应看铁转换率、血中转体蛋白受体水平等。

（2）红细胞形态异常：外周血出现有核红细胞，成人溶血时计数 100 个有核红细胞时看到的有核红细胞数一般不超过 1 个，新生儿和幼儿会多些。红细胞形态学检查有红细胞生成代偿性增快的表现，如红细胞大小不等、红细胞多嗜性、有豪-焦小体等。某些形态学改变还可作为病因诊断的线索，如球形红细胞可见于 HS 及温抗体型 AIHA；靶形红细胞见于地中海贫血、肝脏疾病等；红细胞碎片提示红细胞受机械性损伤，包括人工心瓣膜所致溶血、微血管病性溶血性贫血或弥漫性血管内凝血等；镰状或新月形红细胞见于镰状细胞贫血；其他异形红细胞如口形红细胞、椭圆形红细胞、带刺红细胞等也可提供诊断参考。

（3）网织红细胞增多：反映骨髓红细胞造血功能，网织红细胞一般以％表示，正常人为 0.8%～2.0%，但因贫血时红细胞绝对值减少，故即使网织红细胞产量不变，其百分比计算值会增加，造成假象。为了反映红系造血功能，网织红细胞计数应加以校正。一种方法是以网织红细胞％乘以患者血细胞比容/正常血细胞比容，使之在同一血细胞比容状况下加以比较。或计算网织红细胞绝对值，即网织红细胞％乘以红细胞计数值，正常平均值为 70×10^9/L；若 $>100\times10^9$/L 为红系高度增生表现，支持可能有溶血。即使如此校正也还不够，因网织红细胞本身从骨髓中释放出来有一定的阶段性，过早则在血中以网织红细胞形式存在的时期长，先后积累就使数目增多，故也可用网织红细胞成熟时间加以校正。计算网织红细胞产生指数 RPI（reticulocyte production index）= 网织红细胞％/网织红细胞成熟时间×患者 Hct/正常人 Hct。网织红细胞成熟时间与红细胞生成素（EPO）刺激使之释放出骨髓有关，与 Hct 相关。当 Hct 为 0.45 时，网织红细胞成熟时间为0天;0.35为1.5天;0.25为2天;0.15为2.5天,所得RPI即比正常红细胞产生率增加的倍数(相当于正常的多少倍)。但因网织红细胞成熟时间是估计而来的,能否更准确反映实情仍是问题。

(4)红细胞老化的生化标志物:最有希望的是红细胞肌酸。年轻红细胞的肌酸水平比衰老红细胞高6~9倍,其升高可持续20天,而网织红细胞成熟时间仅为1~3天。因此,与网织红细胞相比,在缺铁性贫血治疗后观察红细胞肌酸升高出现晚,持续时间长。红细胞肌酸水平与网织红细胞相符,但并不呈线性关系。前者是反映红细胞老化更敏感的指标,在轻度溶血的患者网织红细胞计数尚正常时它即可出现增高。与网织红细胞计数相比,它的重复性好,受操作者的影响小。它可以更精确地反映溶血的程度。红细胞肌酸含量(正常5.2±1.9mg/dl RBC)增多反映红系代偿性增生,外周血年轻红细胞比例增多。然而,这尚待更多的研究来评价。

其他红细胞老化的标志物包括一些酶,诸如己糖激酶、谷草转氨酶和尿卟啉-1-合成酶。其中有限的研究提示后者特别有助于估计溶血程度。

(5)红细胞糖化血红蛋白减少:溶血性疾病患者通常有糖化血红蛋白下降。糖化血红蛋白与红细胞寿命呈曲线相关。它可能与近4~8周溶血的程度有关。如果可以除外糖尿病和失血性贫血,糖化血红蛋白测定是评价溶血的有用指标。

(6)^{99}锝及^{111}铟双标记做全身骨髓γ照相有助于了解造血部位及功能。

(7)铁动力学研究:血浆铁转运率(PITR)反映总体红细胞生成,与红系增生程度相符。红细胞铁转换率(EITR)反映有效的红细胞生成,与网织红细胞计数相符。在溶血性贫血时,PITR是正常的2~8倍,EITR增加2~4倍。无效性红细胞生成时铁动力学指数也增加。这些指数精确反映红细胞生成。然而,由于网织红细胞计数等检查更简单、快速、便宜、并且近乎于同样精确,所以对于大多数患者来说,这些测定是不必要的。

(七)溶血性疾病的鉴别诊断

溶血性疾病常被视为最难诊断的血液病之一,其实,若能按部就班进行并不困难。第1步先确定有无溶血,第2步确定属哪一种。常犯的错误是先走第2步,费时费钱,比较盲目。确定有无溶血首先要综合有关资料,如贫血、网织红细胞增多、黄疸、脾大为常见表现。

1. 下述情况下尤其应想到可能有溶血

(1)同时有红细胞产生和破坏过多的证据,如贫血、胆红素升高、网织红细胞升高。

(2)虽有红系增生仍贫血,而无失血。

(3)贫血发展之快非红系停止造血能解释者。

(4)有血红蛋白尿或血管内溶血证据。

2. 容易与溶血病相混的情况

(1)缺铁性贫血等营养性贫血有效治疗的初期:要随诊观察,加以鉴别。

(2)骨髓无效造血:网织红细胞不高,红细胞寿命不短。

(3)组织或体腔内出血:胆红素(间接)也可升高,出血停止后自然恢复。

(4)胆红素高,无贫血:在Gilbert综合征或其他胆红素代谢异常可见,网织红细胞不高,^{51}Cr红细胞寿命测定正常。

(5)骨髓转移癌。

(八)溶血病的病因诊断

确定溶血后,须结合临床有目的地选择项目以进一步查明病因。确定溶血性疾病的病因可从病史、体检、血涂片、Coombs试验等寻找线索。以往,对溶血性疾病的诊断思路具有一定的区域性。而目前随着人口流动性的变化,溶血性疾病区域性正逐渐被打乱,应引起足够的警惕。在我国北方一般思考次序是:①查找疾病诱发因素,先明确有无感染、接触生物、化学、物理因素;②做血细胞涂片,看红细胞形态有无异常;③Coombs试验及Ham试验(或CD55、CD59);④红细胞形态正常,Coombs试验及Ham试验(或CD55、CD59)(-),再看地区、年龄等先后进行血红蛋白电泳、红细胞渗透脆性试验、热变性(不稳定血红蛋白)试验、G-6-PD缺乏等试验;⑤若以上试验均(-),可能为少见酶缺乏或者少见类型血红蛋白病。

各种溶血性疾病的诊断条件,见各疾病章节。需注意以下事项:

1. 血管内与血管外溶血有时不易截然区分,二者常在不同程度上合并存在。如细胞外的某种溶血因素使部分红细胞在血管内溶破,另一部分虽遭受损伤但细胞膜尚完整,未在血管内破坏,但可被吞噬细胞辨认并吞噬。又如红细胞本身有缺陷,通常是被吞噬细胞吞噬,但若严重影响膜的结构,则在血循环中遭受强力挤压或有其他因素也可在血管内破坏。血管外溶血红细胞破坏过多,超过巨噬细胞系统处理能力,血红蛋白也释入血浆中。另外还有人观察到吞噬细胞有时可将已吞噬破坏的红细胞吐出,这种红细胞遂在血管中破碎。此外,吞噬细胞也可将未经降解代谢的血红蛋白“吐入”血液。

2. 溶血性黄疸虽应以血清未结合胆红素增高为主，但有时因肝细胞所承受的处理胆色素的负担过重，排泄不及时或由于贫血影响肝排泄功能，或由于胆红素过多淤滞微细胆管，血中结合胆红素也可有所增高。单独未结合胆红素增多不伴有贫血及网织红细胞增高者，尚需排除先天性缺乏葡萄糖醛酸转移酶的体质性黄疸（Gilbert 综合征）及胆红素葡萄醛酸化遭受抑制的某些药物性黄疸等。

3. 溶血性疾病包括的病种很多，临床表现及轻重程度差异较大，近年来由于对疾病有了进一步认识，也出现一些新检测技术，但仍需强调按步骤进行。首先应确定有无贫血，再决定贫血是否由于溶血，溶血的主要部位和机制，然后根据临床特点及地区多发病种，推测病因及病种，按先后顺序选择由简到繁的实验，逐一证实或排除。

4. 溶血性疾病确诊后需除外继发性问题，以免遗漏原发疾病，如慢性淋巴细胞白血病合并 AIHA；系统性红斑狼疮并发 Evans 综合征等。此外，需注意二种溶血性疾病共存问题，如在华南地区可同时有 G-6-PG 缺乏与地中海贫血。

5. 需了解每项实验的临床意义，假阳性与假阴性的原因，不典型和轻型病例的诊断特点等。不能因一项初筛试验结果阴性否定高度怀疑的疾病。如抗人球蛋白试验（AGT）是检测 AIHA 最常用的方法，但 AGT 前带现象可呈假阴性结果。结果能否阳性还受红细胞膜上抗体含量多少的影响。据统计 AIHA 患者中 AGT 阴性者占 6%，因此，AGT 阴性不能排除 AIHA。骨髓单个核细胞抗人球蛋白分型试验（BMMNC-Coombs）可弥补常规 Coombs 分型试验仅检测成熟红细胞的自身抗体的不足，对不易诊断的血细胞减少患者可以试用 BMMNC-Coombs 分型试验。而 AIDS 患者中 34% 呈阳性反应而没有免疫溶血疾病的其他证据。

6. 药物性溶血和感染或其他诱因所致溶血，需注意是否在某些遗传性溶血病（G-6-PG 缺乏）基础上发生，应分清诱因和原发病的关系。

（九）治疗原则

溶血性疾病的治疗也应依病因及病情个体化处理，大体包括以下几个方面：

1. 清除病因　能明确病因的溶血，需消除病因才能根治。如疟疾引起的红细胞破坏需待根治疟疾后才能纠正。

2. 去除诱因　由某种诱因诱发的溶血或使之加重者应尽快去除诱因。如冷抗体型 AIHA 患者应注意防寒保暖；G-6-PG 缺乏症患者应避免食用蚕豆和具有氧化性质的药物；原有溶血性疾病发生感染者应积极控制感染。

3. 对症治疗　大部分溶血性疾病患者虽能明确原因，但多数尚无有效方法根治病因，只能根据适应证采用下列方法以改善病情：

（1）肾上腺皮质激素：对免疫性溶血性疾病有效；对 PNH 频发型可减轻溶血发作；对其他型溶血性疾病常无效，应避免滥用。

（2）脾切除：近年来，因脾切除可导致继发性免疫缺陷病，有学者对脾切除持保守态度；但若能正确掌握适应证，采取预防性措施，使致死性感染发生率下降，脾切除对下述溶血病还是有效可行的：①经体表放射性测定探明红细胞主要在脾破坏者；②遗传性球形红细胞增多症；③需较大剂量肾上腺皮质激素维持或药物治疗无效的 AIHA；④有中及重度贫血的遗传性椭圆形红细胞增多症及遗传性口形红细胞增多症；⑤某些类型的地中海贫血。一般而言，红细胞破坏轻者主要在脾中被清除，若重度红细胞破坏则在所有具有巨噬细胞的器官破坏，所以轻度红细胞病变切脾效果较好，HS、HE 效果最好；某些酶缺乏（PK、己糖激酶、葡萄糖磷酸同分异构酶缺乏）切脾后可稍减轻溶血；中、重度不稳定 Hb 病切脾也可进步；切脾对免疫性溶血者中的温型抗体比冷型抗体效果好。但每一个患者切脾的效果很难准确预测，最好根据 ^{51}Cr 标记红细胞体表测定。

（3）雄性激素：能刺激骨髓红系造血，但有一定限度。

（4）免疫抑制剂：如环磷酰胺、硫唑嘌呤，只对少数免疫性溶血性贫血或个别 PNH 有效。近年来还有人试用抗淋巴细胞球蛋白、环孢素等。还有时在 AIHA 应用大剂量静脉丙种球蛋白输注。

（5）输血：可改善贫血症状，但在某些溶血情况下也具有一定的危险性，如在 AIHA 及 PNH 输血易发生溶血反应。若能控制溶血而患者能耐受及等待应尽量借自身造血功能纠正贫血，除非血红蛋白太低。虽然输血要小心，输入的红细胞也可溶破，增加排泄系统的负担，有时还促进血栓形成，但当急性溶血所致休克时，只能依靠输血。然而要仔细配血型（ABO，Rh），还要用受血人血清与供血人红细胞在 37℃ 孵化 1 小时，看有无溶血素。若输血后溶血加重只能考虑换血。

（6）血浆置换：可用于严重或顽固的 AIHA 等。

（7）适当补充叶酸及铁剂：溶血性疾病患者骨髓造血代偿性加速，对造血原料的需求量增加，需适当补充叶酸。溶血重者补充叶酸 15mg/d 即可。若长期有血红蛋白尿而缺铁者则应补充铁剂，但对 PNH 患者需慎用，因补铁可诱发急性溶血。

（8）中西医结合治疗。

（9）治疗溶血的并发症：溶血危象时要注意出现休克，保持水电解质平衡，防止肾衰、心衰等，应早期预防、早期发现和处理。

（许莹　张之南）

参考文献

1. 和虹，邵宗鸿，曹增，等. 骨髓单个核细胞抗人球蛋白分型试验. 中华血液学杂志，2000，21：550-551

2. Schnall S. Approach to the Adult and Child with anemia// Hoffman R. Hematology：Basic Principles and Practice. 3rd ed. 北京：科学出版社，200：367

第 25 章

遗传性球形红细胞增多症

遗传性球形红细胞增多症(HS)是一种外周血中可见到许多小球形红细胞的家族遗传性溶血性疾病。HS 是先天性红细胞膜异常疾病中最常见的一类。主要的病理基础是由于合成几种细胞膜蛋白包括锚蛋白、区带 3 蛋白、收缩蛋白 α 链和 β 链及 4.2 蛋白等先天性基因异常而导致相应膜蛋白合成和功能缺陷,引起红细胞表面积丧失,使红细胞呈小球形和变形性降低。脾是小球形红细胞破坏的主要场所。HS 的主要临床表现是慢性血管外溶血及其相应并发症如胆石症、下肢溃疡。HS 的发病年龄不一,可从婴儿期发病,少数也有年长者发病,与膜蛋白缺陷的严重性有关。诊断 HS 要结合家族史、病史、临床表现和实验室检查,进行综合分析。外周血中小球形红细胞数大于 10% 以上和红细胞渗透性试验阳性高度提示 HS,直接测定红细胞膜蛋白含量和在基因水平检测膜蛋白缺陷基因可明确诊断 HS。HS 的主要治疗方法是脾切除,大多数患者在脾切除后贫血获得改善,婴幼儿患者慎选脾切除。HS 预后一般良好,少数可死于再障危象或脾切除后并发症。

一、定　　义

遗传性球形红细胞增多症(hereditary spherocytosis,HS)是一种家族遗传性溶血性疾病,其临床特点为程度不一的溶血性贫血、间歇性黄疸、脾大和脾切除能显著改善症状。血液学特征为外周血中可见到许多小球形红细胞和红细胞渗透脆性显著提高。

HS 首先于一百多年前由比利时的两位医师 Vanlair 和 Masius 报道。随后的研究认为溶血是该病的基本特征,红细胞的破坏与脾有关。进一步的研究证实脾是红细胞破坏的主要场所,原因是红细胞膜存在异常。目前已经明确 HS 是一种红细胞膜蛋白基因异常的遗传性疾病。

二、流 行 病 学

HS 见于世界各地,男女皆可发病。北欧和美国的发病率较高,约为 1∶5000。国内各地均有报告,但无确切的发病率调查资料,估计比欧美发病率低,为国内遗传性膜缺陷病中最多见者。在北方,HS 居遗传性溶血性贫血首位。

在大多数患者家族中,HS 呈常染色体显性遗传。最近的研究显示,HS 患者可有第 8 号染色体短臂缺失。多数 HS 患者具有家族史,约 1/4 的 HS 患者则缺乏明显的家族史,可能与基因突变有关,在这些新发病患者的后代中,约 50% 将患 HS。常染色体隐性遗传的 HS 患者往往是合并新的突变才发病,临床表现一般较明显。

三、发 病 机 制

HS 的基本病理变化是红细胞膜蛋白基因的异常,其主要的分子病变涉及膜收缩蛋白(spectrin)、锚蛋白(ankyrin)、4.2 蛋白(protein 4.2)和区带 3 蛋白(band 3),见表 25-1 和表 25-2。

(一) 正常的红细胞膜蛋白

完整的红细胞膜是由双层脂质及多种膜蛋白和膜骨架蛋白组成。膜骨架的主要成分为膜收缩蛋白,它由 α 链(MW:281kD)和 β 链(MW:246kD)组成。α 链和 β 链先形成二聚体,两个二聚体相连成四聚体,其尾端通过 4.1 蛋白和膜动蛋白与另外的四聚体相连形成膜骨架蛋白的水平结构。膜骨架蛋白通过锚蛋白(少部分通过 4.1 蛋白)固定于双层脂质中的整合蛋白。锚蛋白(MW:206kD)一端结合于膜收缩蛋白 β 链尾部与 α 链相连接之处,另一端与区带 3 蛋白连接。4.2 蛋白(MW:77kD)通过与区带 3 蛋白(亦可能与锚蛋白)结合而加固上述蛋白的连接。4.1 蛋白(MW:66kD)通过 p55 蛋白和血型糖蛋白 C 将膜骨架蛋白连接于膜上。区带 3 蛋白(MW:102kD)是脂质双层中最主要的整合蛋白。红细胞膜骨架蛋白的水平连接为:膜收缩蛋白(四聚体)-4.1 蛋白-膜动蛋白-膜收缩蛋白(四聚体)。膜骨架蛋白的垂直连接有二:①膜收缩蛋白(四聚体的 β 链)-锚蛋白-区带 3 蛋白;②膜收缩蛋白-4.1 蛋白-p55 蛋白和血型蛋白 C(图 25-1)。

表 25-1 红细胞膜的主要蛋白质

蛋白质	区带(电泳)	分子量(kD)	基因	染色体定位	外因子数
α 收缩蛋白	1	240	SPTA1	1q22-q23	52
β 收缩蛋白	2	220	SPTB	14q23-24.1	32
锚蛋白	2.1	210	ANK1	8p11.2	42
区带 3 蛋白(阴离子通道)	3	90 ~ 100	AE1(SLC4A1)	17q21-q22r	20
4.1 蛋白	4.1	80	EPB41	1p36.2-p34	≥22
4.2 蛋白	4.2	72	EPB42	15q15-q21	13
血型糖蛋白 C	GPC	32	GYPC	2q14-q21	4

表 25-2 红细胞膜蛋白缺乏的可能病因

膜蛋白缺乏(SDS-PAGE)	原发性膜蛋白或基因缺陷
收缩蛋白和 4.2 蛋白部分缺乏	ANK1 单倍体丢失
锚蛋白和收缩蛋白部分缺乏	锚蛋白基因突变
收缩蛋白部分缺乏	多种分子缺陷
收缩蛋白显著缺乏	Sp 等位基因突变
区带 3 蛋白部分缺乏	区带 3 mRNA 不稳定
4.2 蛋白部分缺乏	区带 3 基因突变导致 4.2 蛋白结合位点丢失

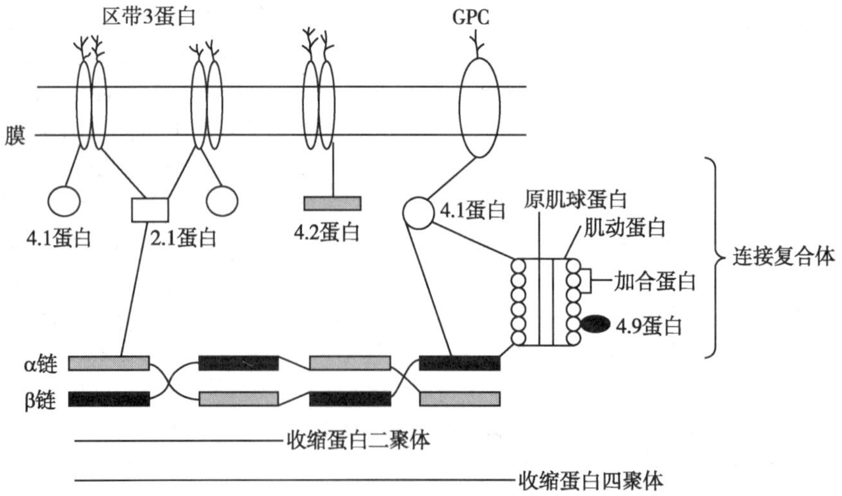

图 25-1 膜骨架蛋白结构示意图

（二）HS 的分子病变

1. HS 的分子病变　HS 主要涉及垂直连接的异常，其共同特点是膜骨架与脂质双层膜中的结合减弱，导致脂质双层膜稳定性减退，最终使脂质双层从膜上脱落，从而使细胞膜表面积减少。

（1）锚蛋白缺乏：30% ~60% 的 HS 患者有锚蛋白缺乏，在显性遗传和隐性遗传性 HS 中均可出现，其特点是有膜收缩蛋白缺乏，且缺乏程度两者大致相同。目前已经清楚，锚蛋白缺乏是原发的，主要由于基因突变导致锚蛋白合成障碍，而膜收缩蛋白的缺乏为继发性的，由于没有足够的锚蛋白将它连接于区带 3 蛋白，从而导致膜收缩蛋白的丢失。锚蛋白/膜收缩蛋白缺乏的程度与球形红细胞的形成率、红细胞渗透脆性的增高幅度、溶血的严重度及对脾切除的治疗反应呈正相关。在显性遗传性 HS 患者中，锚蛋白/膜收缩蛋白多为轻度缺乏（为正常的 70% ~90%），临床仅有轻、中度溶血；在隐性遗传性 HS 患者中，锚蛋白/膜收缩蛋白多数呈重度缺乏（为正常的 30% ~50%），临床常产生危及生命而需依赖于输血的重度溶血。

在显性遗传性 HS，移码突变、无义突变和 mRNA 剪接异常是导致锚蛋白缺乏最常见的原因。少数无义突变所致的 HS，正常等位基因的过度表达可部分代偿突变造成的锚蛋白缺乏，从而影响 HS 的临床表现的严重程度。在隐性遗传性 HS 患者中，常见的缺陷是启动子突变，在翻译起点上游第 108 个核苷酸由胸腺嘧啶变成胞嘧啶。在部分患者中，可发现在相应的另一个等位基因上也发生无义突变，使锚蛋白丧失结合区带 3 蛋白的能力。

（2）区带 3 蛋白缺乏：15% ~40% 的 HS 有区带 3 蛋白缺乏，它仅见于显性遗传，特点是区带 3 蛋白轻度缺乏（为正常的 60% ~90%），仅引起轻度的溶血。区带 3 蛋白缺乏所致 HS 最显著的特征是血片中可见到许多蘑菇或钳状红细胞。基因突变常为移码或无义突变。

（3）膜收缩蛋白缺乏：原发性膜收缩蛋白缺乏少见，发生率低于 5%。β 链缺乏多于 α 链缺乏，前者主要见于显性遗传，后者仅见于隐性遗传。β 链缺乏主要由于点突变（DNA 第 220 个核苷酸由 TGG→CGG，Arg→His），影响膜收缩蛋白的结合力。α 链缺乏一般不引起临床症状。

（4）区带 4.2 蛋白缺乏：4.2 蛋白缺乏所致 HS 相对较少见，日本比欧洲多。4.2 蛋白缺乏既可能是原发，也可能继发于区带 3 蛋白缺乏。继发性缺乏是由于区带 3 蛋白膜外区的结合功能异常而致 4.2 蛋白丢失。原发性缺陷仅见于隐性遗传，主要由于 DNA 发生点突变或移码突变。临床特征为具有中、重度溶血，血片中可见到巨形红细胞（光镜下），红细胞渗透脆性中度增高。

HS 的膜蛋白缺陷，各国报告有所不同：Saad 等（1994）报告用 SDS-PAG 电泳分析巴西 9 个无关家族 14 例 HS，39% 有单独膜收缩蛋白缺乏，13% 为锚蛋白与收缩蛋白联合缺乏，13% 为区带 3 蛋白缺乏，1 例只有锚蛋白缺乏而不伴收缩蛋白缺乏。Omtoft 等（1994）也用电泳法分析丹麦 17 例 HS：与 20 例正常人相比较，发现 HS 患者膜收缩蛋白 α 链、蛋白 4.2、膜动蛋白减少，区带 3 蛋白及 G-3-PD 增多，认为区带 3 蛋白增加及 4.2 蛋白减少可作为 HS 的诊断指标。Inoue 等用电泳法分析日本 32 个家族 47 例 HS，发现锚蛋白与膜收缩蛋白单独或联合缺陷者不到 20%，而 50% 的患者有区带 3 和（或）4.2 蛋白的缺乏。北京协和医院与北京儿童医院（1991）用上法分析 14 例 HS，发现 9 例有膜收缩蛋白缺乏，1 例有锚蛋白缺乏。Savvides 等（1993）报告美国 20 个家族 39 例显性 HS，用放射免疫法测定膜蛋白，发现 75% 有收缩蛋白缺乏，80% 有锚蛋白缺乏，1 例有明显锚蛋白缺乏，而收缩蛋白仅轻度缺乏。总体来说，显性 HS 差不多都是上述两种膜蛋白同时缺乏，两者缺乏程度相似。Pekrun 等（1993）用酶标法测定德国 45 例 HS 中，16 例属轻型，锚蛋白及收缩蛋白轻度减少，29 例病情中度严重，二种膜蛋白减至正常的 60%。各地分析结果不同，一方面可能有地区差别，另一方面电泳法受诸多因素影响，应该采用更精确的方法证实。

2. HS 红细胞球形化的机制　HS 红细胞的基本特征是随着循环时间的延长，细胞膜脂质逐渐丢失，细胞表面积减少，最后形成球形。正常红细胞膜的内表面 60% 由膜骨架衬托，骨架蛋白与膜脂质双层的内层间的微弱结合，具有稳定膜脂双层的作用。HS 红细胞由于膜骨架蛋白和膜脂质双层之间的垂直连接存在缺陷，导致双层脂质不稳定，使未被膜骨架支持的脂质以出芽形式形成囊泡而丢失，膜脂质的丢失使红细胞表面积减少，表面积和体积比例降低，细胞遂变成球形。膜蛋白间的垂直连接障碍既可能主要是由于膜收缩蛋白/锚蛋白的缺乏，也可能主要是由区带 3 蛋白的缺乏。由于膜收缩蛋白是膜骨架的主要蛋白，若膜收缩蛋白缺乏（原发或继发于锚蛋白缺乏），则膜骨架致密程度减小，缺乏骨架支持的脂质易于形成囊泡从膜上丢失。区带 3 蛋白在膜上形成四聚体或高聚体，且穿膜数次。若区带 3 蛋白缺乏，则膜中出现缺乏区带 3 蛋白的区域，膜骨架失去与膜的结合点，膜脂质也就失去骨架的支持，同样以囊泡形式丢失，其结果都是形成球形红细胞。

3. 溶血机制　脾是 HS 红细胞破坏的主要脏器。构成 HS 红细胞破坏的两个基本因素是:①红细胞内在缺陷使膜面积减少而成球形;②脾结构的完整。已经证明正常人红细胞在 HS 患者体内的生存期正常,而 HS 的红细胞只有在无脾者体内生存期才能维持正常,说明 HS 首先有红细胞内在缺陷,才易在脾破坏。脾脏对 HS 红细胞的作用有二:①扣留并吞噬清除球形细胞;②加速球形细胞的形成,机制不清,推测可能是由于红细胞被扣留于脾髓内,葡萄糖利用受限、ATP 减少、乳酸积聚、pH 下降,在此情况下更易变成球形。

四、临床表现

贫血、黄疸和脾大是 HS 患者最常见的临床表现,三者可同时存在,也可单一发生(表 25-3)。HS 在任何年龄均可发病,临床表现轻重不一,从无症状至危及生命的贫血。25% 的 HS 症状轻微,虽然有溶血,但由于骨髓红系代偿性增生,一般无贫血,无或轻度黄疸,无或轻度脾大,这类患者仅在进行家族调查或由于某种诱因加重红细胞破坏时才被发现。最常见的诱因为感染,持久的重体力活动也可加重溶血,原因为运动增加脾血流量。约 2/3 的 HS 具有轻或中度贫血、中度脾大和间歇性黄疸。极少数的 HS 患者可发生危及生命的溶血,需要定期输血,生长发育和骨骼发育也可受影响。

若贫血轻微,一般不引起症状,但如其他慢性溶血性疾病,在疾病的任何阶段均可发生各种造血危象如造血停止等(见并发症)。

黄疸在新生儿期是最常见的临床表现(发生率约为 50%),严重者需要换血。成人 HS 中约30% ~50% 可追溯出在出生后第一周内曾有黄疸病史。新生儿期以后,黄疸大多很轻,且呈间歇性发作,劳累、情绪波动、妊娠等可加重或诱发黄疸。

表 25-3　HS 患者的临床表现

临床特征	实验特点
贫血	网织红细胞增高
脾大	球形红细胞增多
间歇性黄疸	MCHC 增高
溶血性	红细胞渗透脆性增高(尤其在孵育后)
胆道阻塞性	Coombs 试验阴性
再障危象	红细胞膜收缩蛋白、膜收缩蛋白/锚蛋白、区带 3 蛋白或 4.2 蛋白含量降低
多为显性遗传	
少见的临床征象	
小腿溃疡	
脊髓功能失调	
心肌病	
脾切除疗效好	

脾一般中度肿大。75% ~92% 的 HS 患者在体检时可触及脾。脾大的程度与疾病的严重性不一定平行。肝一般无肿大。

根据 HS 患者不同的临床表现,可分为四型:典型(中型)HS、轻型 HS、无症状携带者和重型 HS(表 25-4)。

表 25-4　HS 的临床分类

分类	无症状携带者	轻型	中型(典型)	重型
Hb(g/L)	正常	110 ~150	80 ~120	60 ~80
网织红细胞(%)	正常	3 ~6	>6	>10
总胆红素	<17	17 ~34	>34	>51
单个红细胞含有的收缩蛋白数(%)	100	80 ~100	50 ~80	40 ~60
脾切除	不需要	在青少年期通常不需要	必需,择期进行	必需,尽量在 6 岁以后进行

五、实验室检查

1. 血象　血红蛋白和红细胞正常或轻度降低,白细胞和血小板正常。网织红细胞计数增高,最高可达 92%,最低为 2%,一般为 5% ~20%。当发生再障危象时,外周血三系均减少,网织红细胞计数降低。50% 以上的 HS 患者 MCHC 增高,原因为红细胞处于轻度脱水状态,切脾不能改变。MCV 可增高、正常或降低,MCH 的变化与 MCV 一致(表 25-5)。

表 25-5　HS 血常规参数的分析

参　　数	临床意义
MCHC ↑ 和 RDW ↑（HDW ↑）	HS 患者两者同时显著增高
皱缩红细胞数和 RDW ↑	两者均异常，高度提示 HS，并提示疾病较重
小球形细胞数	最好的提示 HS 的严重性
MCHC ↑ 和皱缩红细胞数	HS 的重要特征

2. 红细胞形态　HS 典型的细胞形态为红细胞体积小，失去正常的双凹呈球形，细胞中央浓密而缺乏苍白区，细胞直径变短（6.2～7.0μm）但厚度增加（2.2～3.4μm），球形细胞形态与大小比较均匀一致。球形细胞仅见于成熟红细胞，有核红细胞和网织红细胞形态正常。整个血片中红细胞形态大小不均。20%～25% 的 HS 缺乏典型的球形细胞。在重型 HS，除大量球形细胞外，血涂片还可见许多棘形红细胞。蘑菇形红细胞主要见于区带 3 蛋白缺乏的 HS。

随着对红细胞膜结构和功能的深入研究，外周血红细胞形态分析在诊断红细胞膜疾病中的作用愈来愈受到重视。红细胞形态异常分析有助于理解疾病的病理生理学和鉴别诊断（表 25-6）。

表 25-6　外周血片分析在诊断红细胞膜疾病中的意义

细胞形状	病理生理学	诊　　断
小球形红细胞	1. 收缩蛋白、锚蛋白或区带 3 蛋白、4.2 蛋白的先天基因缺陷 2. 吞噬细胞破坏抗体覆盖的红细胞 3. 在脾中 Heinz 小体相关膜及其邻近的膜脂质被丢失	1. HS 2. 自身免疫性溶血性贫血 3. Heinz 小体相关性溶血性贫血
椭圆形红细胞	1. 细胞膜骨架蛋白异常 2. 发病机制不明	1. 普通型 HE 2. 缺铁性贫血、巨幼细胞性贫血、骨髓纤维化、骨髓病性贫血、MDS、海洋性贫血
热变性变形红细胞	1. 细胞骨架蛋白异常 2. 机制不明	1. 溶血型 HE、HPP 2. 缺铁性贫血、巨幼细胞性贫血、骨髓纤维化、骨髓病性贫血、MDS、海洋性贫血
裂红细胞、碎片型红细胞	红细胞被机械性破坏	微血管病性溶血性贫血（见于 DIC）、血栓性血小板减少性紫癜、血管炎、心脏瓣膜置换术后
带刺红细胞	1. 胆固醇积聚于脂质双层中的外层中 2. 神经鞘磷脂沉积于脂质双层中的外层 3. 机制不详	1. 严重肝病所致溶血性贫血 2. β 脂蛋白缺乏症 3. 舞蹈病伴带刺红细胞增多综合征、营养失调症、甲减、Mcleod 表型
棘形红细胞	1. 脂质双层中外层表面积扩张大于内层 2. 机制不明	1. 营养不良、低镁血症和低磷脂血症、丙酮酸酶缺乏、人工伪象，如血片制片、染色及保存不当所致 2. 肾衰竭、马拉松长跑者溶血
口形红细胞	1. 脂质双层中内层表面积扩张大于外层 2. 机制不明	1. 遗传性口形红细胞增多症 2. 酒精中毒
靶形细胞	1. 细胞表面积绝对增多（胆固醇和磷脂均匀渗入细胞膜） 2. 细胞表面积相对增多（由于细胞体积减少）	1. 阻塞性黄疸、肝内胆固醇沉积的肝脏疾病 2. 海洋性贫血、某些血红蛋白病（血红蛋白 C、D、E）

3. 渗透脆性试验　渗透脆性试验是测定红细胞在不同浓度的低渗盐水溶液内的吸水膨胀能力，它主要受红细胞表面积和体积比率的影响。HS 的红细胞表面积/体积比率低，因此，渗透脆性增高。正常红细胞开始溶血的生理盐水浓度为 0.42%～0.72%，完全溶血为 0.28%～0.32%，HS 的红细胞开始溶血的浓度多为 0.52%～0.72%，少数为 0.87%。红细胞渗透脆性试验是比较敏感的方法，

但约20%～25%患者缺乏典型的球形红细胞，渗透脆性试验正常或轻度增加，然而孵育渗透脆性试验几乎都增高。另外，渗透脆性曲线形态正常但曲线左移或曲线出现拖尾现象。

细胞渗透脆性的增高程度与球形红细胞的数量成正比，与血红蛋白浓度无关。再障危象或合并缺铁时，脆性可相应降低。极少数典型HS，脆性试验正常，原因不清，可能与球形细胞显著脱水有关，因为处于脱水状态的红细胞渗透脆性降低。

红细胞自溶及自溶纠正（加糖或ATP）试验既往被认为是诊断HS的一个敏感方法。最近的研究已经证实它并不比孵育渗透脆性试验敏感，国外已趋于不用。其他的试验如酸化甘油溶解试验（测定红细胞在酸化甘油中溶解达50%时所需要的时间）及其改良pink试验、骨架胶凝（skeleton gelation）试验等目前临床均已少用。

4. 红细胞膜蛋白定性分析　采用SDS-PAGE分析膜蛋白，80%以上的HS可发现异常（膜蛋白缺失），结合免疫印迹法（Western blotting），检出率更高。

5. 红细胞膜蛋白定量测定　绝大多数HS有一种或多种膜蛋白缺乏，直接测定红细胞膜蛋白是一种最可靠的方法。SDS-PAGE常用于测定膜蛋白，但结果不够精确，尤其用于测定锚蛋白。目前多采用放射免疫法或ELISA法测定计算每个红细胞的不同膜蛋白含量。膜收缩蛋白分析也可采用胰蛋白酶水解法。

6. 分子生物学技术的应用　应用现代分子生物学技术可在分子水平检出膜蛋白的异常，例如，采用RFLP或串联重复数分析（VNTR）可确定HS和某个基因的相关性，用单链构象多态性分析（SSCP）、聚合酶链反应（PCR）结合核苷酸测序等可检出膜蛋白基因的突变点。

7. 其他　血清未结合胆红素增高，多数在（27.4±18.8）μmol/L。血清结合珠蛋白下降，乳酸脱氢酶增高。Coombs试验阴性。骨髓象红系细胞增生，有核红细胞高达25%～60%。血清叶酸水平一般降低。

六、诊断和鉴别诊断

HS不具有特有的临床表现或实验室检查所见（表25-7）。因此，诊断HS要结合病史、临床表现和实验室检查，进行综合分析。大多数HS根据其慢性溶血的症状和体征、血象中网织红细胞和MCHC增高、外周血中多量的小球形红细胞、红细胞渗透脆性尤其是孵育渗透脆性增高及阳性家族史，可作出明确诊断。少数HS需要详细的家族调查或切脾后有效才能确定诊断。极少数HS的诊断依靠对红细胞膜蛋白的分析或测定。青少年原因不明的脾大和胆石症，在感染尤其是微小病毒B19感染、传染性单个核细胞增多症及妊娠过程中出现不明原因的溶血性贫血时，应怀疑有HS存在，需要做进一步检查。

表25-7　诊断遗传性红细胞增多症的相关依据

参　数	临床特征
临床表现	脾大
血常规	Hb↓，MCV↓，MCHC↑，皱缩红细胞增多，RDW↑，网织红细胞计数增多
血片	红细胞形态异常，主要以球形红细胞增多为主
Coombs试验	阴性
溶血征象	总胆红素增高，以未结合胆红素增高为主，网织红细胞增多

虽然外周血出现小球形红细胞和红细胞渗透脆性增高是HS的两大特征，但也可见于其他疾病如温抗体型自身免疫性溶血贫血、新生儿ABO血型不相容性贫血、G-6-PD缺乏症、镰形细胞病、不稳定血红蛋白病S、Rh缺乏症、红细胞的各种生物、化学损伤等。因此，HS需与其他疾病相鉴别。一般而言，HS外周血仅有小球形红细胞，其他形态异常的细胞少见，且球形细胞形态大小比较均匀一致，而其他溶血性疾病外周血除见到少量球形细胞之外，常能见到其他形态异常的细胞，且球形细胞大小不一。HS与自身免疫溶血性贫血（尤其Coombs试验阴性者）的鉴别总是困难的，后者在临床更常见，反复的Coombs试验、MCHC测定和红细胞自溶试验及纠正试验有助于两者的鉴别，必要时可做红细胞膜蛋白的分析或测定。

七、并　发　症

1. 造血危象　大多数HS在其疾病过程中可发生各种造血危象，加重贫血。

（1）溶血危象：最常见，症状轻微，常无显著临床意义，病程呈自限性，一般继发于各种感染所致的单核-巨噬细胞系统功能一过性增强。

（2）再障危象：少见，症状重，可危及生命，常需要输血。临床特征为骨髓红系增生低下，网织红细胞计数降低。该危象一般由微小病毒B19感染所致。微小病毒B19可侵入红系祖细胞而抑制其增生分化。微小病毒B19感染的征象为流感样综合征和脸颊潮红综合征（表现为脸部、躯干和四肢出现红色斑丘疹）。微小病毒B19具有传染性，且对胎儿有危害。因此，发生再障危象者应隔离，尤其要避免接触孕妇。微小病毒B19感染后可获得持续免疫。

(3) 巨细胞贫血危象:当饮食中叶酸供给不足或机体对叶酸需求增加如反复溶血、妊娠等而没有及时补充时,可出现巨幼细胞贫血。

2. 胆囊结石　超过一半的HS患有胆红素性胆囊结石症,10~30岁发病率最高(55%~75%),30岁以后的发病率与普通人群相同,10岁以下的儿童发病率低于5%,最年轻的患者仅为3岁。

3. 其他　少见的并发症为下肢复发性溃疡、慢性红斑性皮炎和痛风,脾切除后可痊愈。下肢溃疡的形成可能与红细胞变形性降低、血流淤滞有关,而痛风的发生可能由于细胞转换加快。少数老年轻型HS可发生髓外造血性肿块,尤其喉部肿块多见,脾切除后肿块可发生脂肪变性(fatty metamorphosis),但很少消退。个别患者可合并脊髓脱髓鞘病、智力迟钝和家族性心肌病。HS合并神经系统疾病者主要见于锚蛋白缺乏者。

八、治疗和预后

1. 脾切除　HS主要的治疗方法是脾切除,它能减轻绝大多数HS的贫血,使网织红细胞接近正常(降至1%~3%)。对于多数重型HS,虽然不能完全缓解,但能显著改善症状。一般切脾后数日黄疸消退,血红蛋白增高;红细胞寿命延长,但不能完全恢复正常;外周血小球形红细胞形态和数量无变化,MCV可降低,MCHC仍然增高;白细胞和血小板增多。在考虑采用脾切除术时必须先回答以下问题:①什么样的HS患者适合脾切除?②选择脾切除的最佳时机(年龄);③选择脾切除术的最佳方式?④是否应同时进行胆囊切除术?⑤脾切除后血栓形成的风险评估。

HS患者脾切除后虽能取得显著疗效,但脾切除也可产生许多并发症,部分患者则死于脾切除后感染、肠系膜或门静脉闭塞。最重要的并发症是感染,尤其是婴幼儿患者。Singer等于1973年报道850例(其中786例为儿童,且多数在5岁以下手术)脾切除治疗HS,30例(3.52%)发生败血症,其中19例(3.5%)死亡,死亡率比普通人群高200倍。患者大多为1岁以内进行脾切除者,但较长的儿童和成人也非罕见。Schwartz和Green分别统计了成人脾切除后感染的发生率:暴发性败血症的年发生率为0.2%~0.5%,其中年死亡率为0.1%;其他细菌感染如肺炎、脑膜炎、腹膜炎、菌血症等的年发生率为4.5%,显著高于普通人群。感染一般多发生于手术后2年内。脾切除后的另一并发症是缺血性心脏病发生率显著增高(比普通人群高1.86倍),其原因不清,可能与手术后血小板增高有关。

由于对脾免疫功能和脾切除后并发症的深入了解,目前对既往所提倡的"大多数HS(包括轻型HS)应在适当时机考虑脾切除以预防日后可能发生的反复溶血、再障危象及其他并发症"的概念已提出异议,并主张应严格掌握脾切除的指征,尤其是对婴幼儿患者。国外所提倡的HS脾切除指征为:①Hb≤80g/L,网织红细胞≥10%的重型HS。②Hb如为80~110g/L,网织红细胞为8%~10%,具有以下一种情况者应考虑切脾:a. 贫血影响生活质量或体能活动;b. 贫血影响重要脏器的功能;c. 发生髓外造血性肿块。③年龄限制:主张10岁以后手术。对于重型HS,手术时机也尽可能延迟至5岁以上,尽量避免在2~3岁以下手术;对于反复发生再障危象或依赖输血维持而必须进行切脾者,应给予肺炎球菌疫苗和预防性抗生素治疗。

为了降低脾切除后并发症的发生率,国外正尝试改进手术方式。脾切除术的方式除传统的脾切除术外,还有经腹腔镜脾切除术和部分脾切除术。与传统脾切除术相比,经腹腔镜脾切除术具有所需住院时间短、创口小、创面不易感染、患者痛苦小等优点。但到目前为止,两种手术方式谁更佳,尚缺乏循证医学的资料。

鉴于脾的免疫功能和脾切除术后的严重感染,目前正在研究对于依赖于输血的极重型HS婴幼儿患者,尝试进行脾部分切除术。脾部分切除术后,大多数患儿临床症状缓解,溶血减轻,脾的免疫功能保存。部分脾切除术目前仅作为极重型HS婴幼儿患者的姑息治疗,相关的问题(包括疗效、并发症、免疫功能等)尚需进一步的临床实践研究。

没有并发胆囊结石的儿童患者,脾切除术时不应该同时进行胆囊切除术。胆囊有结石但无临床发作者,原则上不进行胆囊切除术。胆石症反复发作者应考虑同时进行胆囊切除术。脾切除术过程中发现的胆囊结石只需做胆囊引流术,不需要同时进行胆囊切除术。

脾切除后常有短暂的血小板数增高,大多数在术后3个月内恢复正常。对于成人患者,不需要强制长期服用预防血栓的药物,但在手术期间,应注意预防血栓形成。

脾切除失败的原因为:①存在副脾;②因手术中脾破裂而致脾组织植入腹腔形成再生脾脏;一般是切脾后取得疗效,数年(甚至10余年)后再出现溶血;③特殊的重型HS;④诊断错误或同时合并其他溶血性疾病如G-6-PD缺乏症。

对于所有脾切除患者,都应给予肺炎球菌三联疫苗,最好应在手术前数周给予,尤其是青少年患者。但是对于2岁以下的婴儿，疫苗预防感染的作用不肯定。一般推荐对于脾切除患者进行预防性抗生素治疗，重点预防肺炎球菌性败血症，可应用口服青霉素（7岁以下儿童，剂量为125mg，每日二次，口服；7岁以上儿童和成人，剂量为250mg，每日二次，口服），术后应持续使用2～5年。然而，鉴于抗生素的毒副作用、细菌耐药及经济问题等，故对预防性抗生素治疗仍有争议，应视具体情况而选定最佳方案。

2. 叶酸补充 对于中重度HS患者，应常规补充叶酸。根据WHO推荐的正常成人叶酸每日摄入量为200μg，儿童为3.3～3.6μg/(kg·d)，HS患者应补充的叶酸量为1mg/d，5mg/周，或100μg/(kg·d)。对于轻型HS，是否需要常规补充叶酸存在争议。一般认为若平时饮食中已含有大量叶酸，可不再另外补充，否则也应常规适量补充。

3. 输血 在溶血严重者或出现溶血危象时应给予输血。

4. 随访 对于明确诊断HS的儿童患者，均应定期随诊，一般建议每年随访一次，随访时应记录：一般状况、营养、生长发育、脾脏大小和运动耐受性。对于无症状者，3～5年应做B超检查一次。了解胆囊是否有结石和脾体积变化。对于中重度患者应了解血象的变化，判断切脾脏的最佳时机。

5. HS预后一般良好，极少数可死于再障危象或脾切除后并发症。

（王伟良 张之南）

参考文献

1. Cusick RA, Waldhausen JH. The learning curve associated with pediatric laparoscopic splenectomy. Am J Surg, 2001, 181: 393-397
2. Danise P, Amendola G, Nobili B, et al. Flowcytometric analysis of erythrocytes and reticulocytes in congenital dyserythropoietic anaemia type Ⅱ (CDA Ⅱ): value in differential diagnosis with hereditary spherocytosis. Clin Lab Haematol, 2001, 23: 7-13
3. Bracher NA, Lyons CA, Wessels G, et al. Band 3 Cape Town (E90K) causes severe hereditary spherocytosis in combination with band 3 Prague Ⅲ. Br J Haematol, 2001, 113: 689-693
4. Reinhardt D, Witt O, Miosge N, et al. Increase in Band 3 Density and Aggregation in Hereditary Spherocytosis. Blood Cells Mol Dis, 2001, 27: 399-406
5. Hansen K, Singer DB. Asplenic hyposplenic overwhelming sepsis: postsplenectomy sepsis revisited. Pediatr Dev Pathol, 2001, 4: 105-121
6. Esposito C, Schaarschmidt K, Settimi A, et al. P. Experience with laparoscopic splenectomy. J Pediatr Surg, 2001, 36: 309-311
7. Miraglia del Giudic E, Nobili B, Francese M, et al. Clinical and molecular evaluation of nondominant hereditary spherocytosis. Br J Haematol, 2001, 112: 42-47
8. Gallagher PG, Ferreira JD, Costa FF, et al. A recurrent frameshift mutation of the ankyrin gene associated with severe hereditary spherocytosis. Br J Haematol, 2000, 111: 1190-1193
9. Bader Meunier B, Gauthier F, Archambaud F, et al. Long term evaluation of the beneficial effect of subtotal splenectomy for management of hereditary spherocytosis. Blood, 2001, 97: 399-403
10. Bolton Maggs PH. The diagnosis and management of hereditary spherocytosis. Baillieres Best Pract Res Clin Haematol, 2000, 13: 327-342
11. Lin C, Cotton F, Boutique C, et al. Capillary gel electrophoresis: separation of major erythrocyte membrane proteins. J Chromatogr B Biomed Sci Appl, 2000, 742: 411-419
12. Bruce LT. Red cell membrane transport abnormalities. Curr Opin Hematol, 2008, 15: 184-190
13. An X and Mohandas N. Disorders of red cell membrane. Br J Haematol, 2008, 141: 367-375
14. Bennett V and Healy J. Organizing the fluid membrane bilayer: diseases linked to spectrin and ankyrin. Trends Mol Med, 2008, 14: 28-36
15. Delaunay J. The molecular basis of hereditary red cell membrane disorders. Blood Rev, 2007, 21: 1-20
16. Birkenmeier CS, Barker JE. Hereditary haemolytic anaemias: unexpected sequelae of mutations in the genes for erythroid membrane skeletal proteins. J Pathol, 2004, 204: 450-459
17. Bolton-Maggs PH, Stevens RF, Dodd NJ. Guidelines for the diagnosis and management of hereditary spherocytosis. Br J Haematol, 2004, 126: 455-474
18. Shah S, Vega R. Hereditary spherocytosis. Pediatr Rev, 2004, 25: 168-172

第 26 章

遗传性椭圆形红细胞增多症

遗传性椭圆形红细胞增多症(hereditary elliptocytosis,HE)是一组异质性家族遗传性溶血病,特点是外周血中有大量的椭圆形成熟红细胞。HE 首先由 Dresbach 于 1904 年报道。同年,Hunter 描述了 HE 的临床特征并确定它为一种遗传病。经过近一百年的研究,目前认为 HE 是一组由于红细胞膜蛋白分子异常而引起的遗传性溶血病。根据不同的临床表现和分子病变,可将 HE 分为 4 类:①普通型 HE;②遗传性热变性异形红细胞增多症(hereditary pyropoikilocytosis,HPP);③球形细胞性 HE;④口形细胞性 HE(又称东南亚或美拉尼西亚卵圆形红细胞增多症)。

(一) 流行病学

HE 在世界各地均有报道,欧美发病率较高,约为 0.04%;在非洲部分地区的发病率高达 0.67%。国内无流行病学调查资料,仅见散在报道。HE 大多为常染色体显性遗传,极少数为常染色体隐性遗传。两性均可发病,多数为杂合子,仅少数为纯合子。HE 与 HS 不同,遗传为完全外显率,自发性突变罕见。总体来说,仅 10% ~15% 有显著溶血表现。

(二) 发病机制

1. 分子病变　HE 的原发病变是膜骨架的异常,主要涉及膜骨架水平方向相连接的蛋白,即:膜收缩蛋白-膜动蛋白-4.1 蛋白-膜收缩蛋白。在正常细胞膜中,膜收缩蛋白 90% 以上以四聚体形式存在(α 链与 β 链构成二聚体,两个二聚体通过对接形成四聚体),二聚体不超过 5%。在 HE 患者的细胞膜中,膜收缩蛋白含量大多正常,但结构异常,不能相互连接,主要以二聚体形式存在(正常人只占 5% ~8%),不能形成四聚体,缺乏四聚体的膜骨架稳定性降低。膜中二聚体的含量直接与膜的不稳定性相关。根据引起膜收缩蛋白不能形成四聚体的原因,可将膜蛋白异常分为:①膜收缩蛋白(包括 α 链与 β 链)异常;②4.1 蛋白异常;③血型蛋白 C(或 D)异常。70% ~80% 的 HE 有上述一种或多种膜蛋白异常。

(1) 膜收缩蛋白:膜收缩蛋白异常是由于 α 链、β 链或两链同时存在缺陷所致。α 链异常最常见,目前已发现二十余种突变。α 链突变主要发生于 N 端 Ⅰ 区内的 106 个氨基酸中的 1 个,导致胰蛋白酶的水解位点发生改变,这个片段变小,影响二聚体之间的对接点,使不能形成四聚体,例如:$\alpha^{I/74}$突变导致 α 链 N 端部分氨基酸被水解形成分子量为 74kD 的不完整 α 链(正常 MW:80kD),$\alpha^{I/65}$突变形成分子量为 65kD 的 α 链,这些不完整的 α 链与 β 链可形成二聚体,但不能相互对接形成四聚体。此类异常是由于基因变异所致。最近发现 α 链的 Ⅱ 区也可发生异常。20% ~30% 的无症状性 HE 由此类突变所致。一般而言,α 链异常决定二聚体对接能力,即二聚体与四聚体的比例,而膜中二聚体的含量与临床严重程度呈正相关,从这点看,$\alpha^{I/74}$最重,$\alpha^{I/50}$或$\alpha^{I/40}$次之,$\alpha^{I/65}$再次。α 链异常是否出现临床症状还取决于膜骨架中膜收缩蛋白的总量以及异常膜收缩蛋白所占比例。在普通型 HE,膜收缩蛋白总量正常,二聚体含量低,异常膜收缩蛋白占膜收缩蛋白总量的 25% ~50%;在 HPP,膜收缩蛋白总量减少(可降低 30%),二聚体含量高,几乎所有膜收缩蛋白均异常。HPP 中膜收缩蛋白含量降低,可能是由于 α 链合成减少或 α 链在与 β 链结合之前被降解。

α 链异常的另一形式是α^{LELY}变异(α 链基因的低表达等位基因)。α^{LELY}突变所形成的 α 链分子量仅为 40kD,缺乏与 β 链结合的能力。其主要缺陷在于α链基因的第45个内含子发生异常，影响mRNA剪接，跳过部分第46个外显子，使这段不能表达，而这正好是与β链成双配对的关键段。这种α链是无效的，但一般无临床表现，因为正常α链的生成远超过β链，即使有一部分α链无效，也无影响，但若合并α链基因的其他突变，则可有其他明显的椭圆形红细胞病变。在某些人群中，α^{LELY}的携带者可高达36%～51%。

β链C端的异常也可影响四聚体的形成。β链的点突变在杂合子中很少有意义，但在纯合子中，可引起明显的异形细胞。另外，β链异常可影响与锚蛋白的结合。

（2）区带4.1蛋白异常：0～40%的HE由4.1蛋白缺乏所致，一小部分为4.1蛋白功能异常。4.1蛋白的正常功能是加强膜收缩蛋白与膜动蛋白的结合，因此，它的异常可影响膜骨架的稳定性。在杂合子，4.1蛋白约减少一半，临床表现为具有轻度溶血的普通型HE或球形细胞性HE；在纯合子，4.1蛋白可完全缺乏，临床表现为具有明显溶血的HPP。4.1蛋白缺乏的程度与细胞变形性降低和机械脆性增加有关。

（3）血型糖蛋白C异常：血型糖蛋白C和D（D为C的变异型）缺乏所致HE非常少见。临床一般为普通型HE，症状轻，渗透脆性轻度增加，实际上是轻度隐性型球形HE。外周血椭圆形细胞少见甚至缺乏。缺乏血型糖蛋白C的红细胞常同时有蛋白P55的缺乏，且4.1蛋白含量也减少。缺乏血型糖蛋白A或B的红细胞形态和功能则均正常。

（4）其他：口形细胞HE（东南亚卵圆形红细胞增多症）主要与区带3蛋白异常有关。已经发现，在编码区带3蛋白的DNA中缺少27个核苷酸，导致区带3蛋白的胞质和跨膜区连接处的第400～408个氨基酸丢失。

HE膜蛋白的变化各国报告有些不同，Miraglia等（1994）报告在意大利28个家族61例HE中，18例（29%）有4.1蛋白部分缺乏，31例（51%）有膜收缩蛋白二聚体增多，12例（20%）未见异常。4.1蛋白缺乏者病情较轻，而膜收缩蛋白二聚体增多者轻重不一，严重程度与二聚体量及膜收缩蛋白含量有关；而八幡义人等（1994）报告的在日本的16例HE中，13例为4.1蛋白部分缺乏。膜收缩蛋白β链的突变虽罕见，但全球报道的7例中有2例在日本。

2. 椭圆形红细胞形成的机制　HE形成椭圆形红细胞的机制不清。正常红细胞在老化过程中也能形成椭圆形细胞。HE的红细胞只有从骨髓释放入血循环后才能形成椭圆形，有核红细胞和网织红细胞形态正常。正常红细胞在通过毛细血管或受到切变力作用时，形态也可呈椭圆形，一旦通过毛细血管或外力消失，则又可恢复正常形态。实验证明当这种机械性作用持续时间太长，则变形的红细胞不能恢复正常形态，这提示红细胞受到外力作用时，膜骨架蛋白可能逐渐产生重新连接，使细胞形态发生改变，但可以复原。推测HE患者的红细胞膜骨架蛋白的水平连接存在缺陷，因此，细胞在经过微循环时在一定的切变力作用下，膜骨架蛋白发生重新连接，变成椭圆形的细胞，但外力去除后不能恢复正常。至于膜骨架稳定性减弱，业已证实：肯定与膜骨架蛋白异常有关，细胞易在外力作用下破碎。因此，病情越重，异形细胞和破碎细胞均愈多。

法国Lecomte等根据61个家族113例HE分析指出：溶血严重程度与膜收缩蛋白二聚体所占比例相关，超过40%～50%者常有严重溶血，需脾切除；而二聚体含量的多少，又取决于突变位点以及膜中变异膜收缩蛋白的含量。膜机械脆性增加与未形成四聚体的二聚体含量增多有关，而红细胞变形性则与变异膜收缩蛋白的量有关。至于与红细胞形态的关系，似乎α“I/65”突变型的椭圆形红细胞数量最多。

在各型HE中，大多数椭圆形红细胞在脾脏被破坏，少部分在肝脏和骨髓中破坏，这可解释脾切除可减轻溶血。

（三）临床表现

HE最主要的特点是外周血中椭圆形红细胞大于25%，但其临床症状及血液学改变在不同类型的HE中差异很大。由于临床表现与分子病变之间尚未找到足够的相关性，因此目前只能根据临床表现和实验室检查进行临床分型。国际上较通用的临床分型方法见表26-1。

普通型（或轻型）HE最常见，尤其在非洲人群，为显性遗传。杂合子携带者全无症状，无贫血，无脾大，检查可见网织红细胞稍增高，但很少大于3%。外周血片椭圆形红细胞增多，常超过40%。分子病变大多为膜收缩蛋白缺陷，其次为4.1蛋白缺陷，极少数为血型糖蛋白C缺乏。10%～15%的普通型HE杂合子可同时有膜收缩蛋白α“LELY”遗传，如此则有明显溶血，椭圆红细胞及破碎红细胞相应增多。纯合子的普通型HE则病情严重，表现如HPP。

遗传性热变性异形红细胞增多症（HPP）较少见，为隐性遗传，发病是由于为纯合子或杂合子复合了可产生普通型HE的膜收缩蛋白α链的基因缺陷，或由于α^{LELY}链同时有另一种较严重的链基因缺陷，致使膜收缩蛋白自身连接发生严重缺陷。有中、重度溶血性贫血，可见明显的破碎红细胞、畸形红细胞。红细胞对热敏感（45～46℃即破碎，正常红细

表 26-1　HE 的临床表现和实验室检查特点

临床表现	实验室检查特点
1. 普通型 HE	
无症状	血片：有椭圆形红细胞，无或有少量异型细胞
显性遗传	无贫血，无或有轻度溶血(网织红细胞 1% ~3%)
无脾大	渗透脆性正常
变异型：	分子病变为：①膜收缩蛋白 α 链缺陷；②4.1 蛋白缺陷
①部分新生儿可有中重度溶血性贫血，外周血中出现异型红细胞，1 ~2 岁后转变为典型的普通型 HE	
②部分患者可有轻度的慢性溶血性贫血	
2. HPP 及纯合子普通型 HE	
中、重度贫血	血片：有红细胞碎片，异形细胞，球形、椭圆形红细胞
脾大	网织红细胞增多
间歇性黄疸	MCV 降低
隐性遗传	渗透脆性增加
可发生再障危象	分子病变：膜收缩蛋白自我连接缺陷
脾切除疗效较好	红细胞对热敏感
3. 球形红细胞性 HE	
中重度贫血	血片：有较圆的椭圆形红细胞，有或无球形红细胞
脾大	网织红细胞增多
间歇性黄疸	渗透脆性增加
显性遗传	分子病变：部分为膜收缩蛋白 β 链缺陷
脾切除疗效极好	
4. 口形红细胞性 HE(东南亚卵圆形红细胞增多症)	
常无症状	血片：较圆的椭圆形红细胞，在中央有一横棒将中心透亮区分为两半
轻度贫血或溶血	
显性遗传	分子病变：区带 3 蛋白异常→膜僵硬，对疟原虫有抵抗性
见于东南亚	

胞要 49℃)，重症者膜收缩蛋白也减少。脾切除可减轻但不能完全纠正贫血。

球形椭圆形红细胞增多症是较少见的体细胞显性遗传病，具有 HS 和 HE 双重特征。主要见于欧洲。有轻、中度贫血，血片中可看到较圆的椭圆形红细胞和少许球形红细胞，渗透脆性增加。与发生溶血的其他类型 HE 不同的是有溶血但血片中一般没有畸形细胞及红细胞碎片，脾切除有效。有的患者是由于膜收缩蛋白 β 链的 C 末端短缺，其他患者的分子病变不详。

东南亚卵圆形红细胞增多症为体细胞显性遗传病。在美拉尼西亚、印尼、马来西亚、菲律宾等地土著人中发病率可高达 30%，而在其他地区少见。本病杂合子(纯合子不能生存)的血细胞形态学特点是有些红细胞有一棒状将中央浅染区横切为二。这种细胞的膜特别坚硬，这是由于变异的区带 3 蛋白(浆内段与膜内段交接处缺少 9 个氨基酸)在膜中聚集所致。疟原虫不能侵入这种坚硬的细胞。红细胞变形性差，但只有轻度溶血，一般无贫血。

(四) 实验室检查

1. 红细胞形态　外周血成熟红细胞形状呈椭圆形、卵圆形、棒状或腊肠形，细胞横径与纵径之比小于 0.78，且数量大于 25%。另外，在球形细胞性 HE，尚有小球形红细胞和小椭圆形细胞；在 HPP，可见到大量的畸形细胞；在口形细胞性 HE，有许多细胞膜僵硬的口形细胞，细胞中央有棒状分割。网织红细胞和有核红细胞形态正常。

2. 脆性试验　红细胞渗透脆性在普通型 HE 大多正常，在球形细胞性 HE、HPP 和重型 HE 的患者则增高，增高的程度与球形细胞和异形细胞的比例相关。红细胞自溶试验在 HPP 和球形细胞性 HE 增高，加入葡萄糖或 ATP 仅部分纠正。在机械切变力作用下，普通型 HE 和 HPP 的红细胞膜均易发生破裂(膜稳定性差，机械脆性增加)，而口形细胞性 HE 的红细胞则稳定。各类型 HE 的红细胞变形性均减低。

3. 热不稳定试验　正常红细胞在 49 ~50℃时

发生破裂和膜收缩蛋白变性，而 HPP 的红细胞在 45～46℃即出现上述现象。但热不稳定试验并不特异，膜收缩蛋白 α 链缺陷所致的其他 HE，有时也阳性，而少数典型 HPP 却阴性。

4. 红细胞膜蛋白分析 采用 SDS-PAGE 分析 HE 红细胞膜蛋白可发现以下异常：①4.1 蛋白缺乏或迁移异常；②膜收缩蛋白缺乏（主要见于 HPP）；③分子量异常的膜收缩蛋白 α 链或 β 链。SDS-PAGE 结合其他方法可对膜蛋白成分做定量分析。

5. 低离子强度非变性凝胶电泳分析膜收缩蛋白 采用该方法可发现红细胞膜骨架中二聚体和四聚体膜收缩蛋白的比例。正常人，90%～95% 的膜收缩蛋白为四聚体，而在 HE，二聚体含量增加。

6. 膜收缩蛋白的胰蛋白酶水解片段分析 HE 异常的膜收缩蛋白经胰蛋白酶水解后采用平面凝胶电泳分析，可发现大小和迁移速度异常的水解片段。

7. 分子生物学方法 采用分子生物学方法可直接检出膜蛋白基因突变。

（五）诊断和鉴别诊断

依据临床表现。红细胞形态和家族调查，绝大多数 HE 可得到明确诊断。HE 外周血椭圆形红细胞数量绝大多数均大于 25%，一般可达 60%～90%，棒状细胞可超过 10%。椭圆形红细胞也可见于部分正常人，但其数量很少超过 15%，一般少于 5%，且棒状细胞罕见。另外，椭圆形红细胞也可见于其他血液系统疾病，如：铁缺乏、骨髓纤维化、骨髓病性贫血、骨髓增生异常综合征、巨幼细胞贫血、地中海贫血、丙酮酸激酶缺乏症等，但上述疾病除椭圆形红细胞外，多有其他特殊的异形细胞和临床征象，不能依据椭圆形红细胞的数量鉴别 HE 与上述疾病，最可靠的依据是家族调查。

（六）治疗

原则上对无症状或轻度贫血不影响健康的 HE 患者，不需要治疗，明显溶血性贫血者需做脾切除。脾切除后，血红蛋白和网织红细胞均可恢复正常，但椭圆形细胞仍然存在，且异形细胞的数量和类型可增多。在 HPP，脾切后仅能部分减轻溶血。由于婴幼儿 HE 中一部分可自行缓解，脾切除术应在 3 岁以后，最好在 5 岁以后进行。

（王伟良 张之南）

参考文献

1. Wandersee NJ, Roesch AN, Hamblen NR, et al. Defective spectrin integrity and neonatal thrombosis in the first mouse model for severe hereditary elliptocytosis. Blood, 2001, 97: 543-550
2. King MJ, Behrens J, Rogers C, et al. Rapid flow cytometric test for the diagnosis of membrane cytoskeleton associated haemolytic anaemia. Br J Haematol, 2000, 111: 924-933
3. Van Deloosdrecht AA, Franck PF, Renardel delavalette VW, et al. Preretinal neovascularization in South East Asian ovalocytosis. Br J Haematol, 2000, 110: 1006
4. Muro AF, Marro ML, Gajovic S, et al. Mild spherocytic hereditary elliptocytosis and altered levels of alpha and gamma adducins in beta adducin deficient mice. Blood, 2000, 95: 3978-3985
5. Moriniere M, Ribeiro L, Dalla Venezia N, et al. Elliptocytosis in patients with C terminal domain mutations of protein 4.1 correlates with encoded messenger RNA levels rather than with alterations in primary protein structure. Blood, 2000, 9: 1834-1841

第 27 章

遗传性口形红细胞增多症、棘刺红细胞增多症及其他

第一节　口形红细胞增多症

口形红细胞(stomatocyte)是一种形态异常的红细胞,在干血片中,红细胞中心苍白区呈狭窄的裂缝,裂缝的中央较两端更为狭窄,缝的边缘清楚,类似微张的鱼口;在湿血片中,红细胞双凹面消失而呈单面凹,形似碗状。正常人外周血中也可见到少量口形细胞,一般为3% ~5%,若超过5%则可认为异常。异常口形红细胞增多可为原发性也可为继发性。原发性口形红细胞增多见于遗传性口形红细胞增多征、遗传性干瘪红细胞增多症和 Rh 缺乏综合征;继发性口形红细胞增多则见于急性酒精中毒、肿瘤、心血管疾病、肝胆疾病和某些药物治疗后(如长春花碱、氯丙嗪、秋水仙碱等)。

遗传性口形红细胞增多症(hereditary stomatocytosis,HST)是一种常染色体显性遗传性溶血病,临床可有中重度溶血,外周血口形细胞可达 10% ~30%,MCV 增高,MCHC 减低,渗透脆性增加,脾切除无效。在国外,HST 于 1961 年由 Lock 首先提出,国内于 1983 年首次报道。

(一)发病机制

口形红细胞的主要病变是细胞内钠含量显著增高,钾轻度降低。由于细胞对钠的通透性增加,使钠从细胞外持续渗入细胞内,虽然钠-钾 ATP 酶活性显著增加(比正常增高 6 ~10 倍),但仍不能代偿钠的内漏。大量钠内漏的结果是导致细胞水肿、肿胀,体积增大,而钠-钾泵功能代偿性增强则使 ATP 利用增加,葡萄糖消耗增加,乳酸积聚。糖代谢中的酶正常,ATP 酶正常。钠-钾泵主动转运钠钾的比例失调(正常为 3∶2,HST 可高达 26∶1)。

细胞膜这种离子通透性变化的分子病变不明。最近发现膜内 stomatin(区带 7 蛋白中的一种)含量减少,但其基因正常。离子通道的孔径和所带电荷正常,膜脂质含量正常或增高,脂质转化正常。膜蛋白电泳正常,但膜收缩蛋白的磷酸化异常。口形红细胞在体外经二甲基亚氨酸酯(dimethyl adipimidate)处理后,细胞膜的离子通透性可恢复正常,细胞内离子含量及水分被纠正,膜变形性改善,形态恢复,细胞寿命延长。

口形红细胞由于变形性差,常被扣留于脾窦。在脾窦的酸性环境中,由于葡萄糖缺乏,可利用的 ATP 减少,细胞对钠的通透性进一步增加,因此,红细胞在脾脏中的破坏是其他部位的 3 倍以上。

(二)临床表现和实验室检查

HST 溶血程度轻重不一,轻者仅有口形红细胞增多而无溶血征象,一般在家系调查中才被发现,重者可有危及生命的溶血,需要输血。同一家族成员的 HST 溶血轻重也不同。大多数 HST 可有间歇发作的贫血和黄疸,重症患者常有脾大。病程中,偶尔由于感染而发生再障危象。

贫血一般轻微,血红蛋白很少低于 80 ~100g/L,多数患者网织红细胞中度增高(10% ~20%)。MCV 增高,MCHC 降低、正常或增高。外周血中口形红细胞可达 10% ~50%,血清胆红素和结合珠蛋白水平可反映溶血的程度。渗透脆性增高,偶有正常。自溶试验增加,葡萄糖或 ATP 可部分纠正。红细胞寿命中度缩短,红细胞内水分增加。

(三)诊断和鉴别诊断

根据临床表现、外周血中口形红细胞增多(可达 10% ~50%)和家族调查,诊断一般无困难,但要区分遗传性口形红细胞增多症、Rh 缺乏综合征和继发性口形红细胞增多。继发性口形红细胞增多除外周血口形红细胞增多外,一般无溶血,具有相应疾病

的特点和缺乏家族史，鉴别并不困难。

Rh 缺乏综合征(Rh deficiency syndrome)是一种非常罕见的常染色体隐性遗传性溶血病，发病率为六百万分之一，主要的病变是基因缺失或基因表达障碍，Rh 血型抗原可完全缺乏，也可部分缺乏。临床主要表现为轻中度贫血，血红蛋白介于 80 ~ 130g/L，网织红细胞常介于 6% ~ 12%，MCV 和 MCHC 正常。外周血中可见到多量口形红细胞和少量球形红细胞。渗透脆性增加，自溶试验阳性，葡萄糖或 ATP 可纠正。红细胞寿命缩短。膜脂和膜蛋白均正常。脾切除能改善溶血。

(四) 治疗

轻者无需治疗或仅需对症治疗，重者可输血。脾切除效果不一，一般不如 HS 理想，有人主张先进行放射性核素检查，提示红细胞在脾中扣留明显者可考虑切脾。切脾后部分患者的血红蛋白可增高，另一些则无效。

第二节 刺状红细胞增多

刺状红细胞(acanthrocyte)是一种缺乏中心淡浅区的致密的浓缩红细胞，在它的表面有多个(大多数为 5 ~ 10 个)细长的刺状突起，每一个刺的长度、宽度和分布状况差异很大。刺状红细胞增多(acanthocytosis)主要见于以下两种疾病：严重的肝细胞疾病和先天性 β-脂蛋白缺乏症，偶尔也见于 McLeod 表型(McLeod phenotype)和舞蹈病伴刺状红细胞增多综合征(chorea-acanthocytosis syndrome)。刺状红细胞也称靴刺形红细胞(spur cell)。在诊断刺状红细胞时，一定要与棘形红细胞(echinocyte 或 burr cell)相鉴别。棘形红细胞的表面突起小而多、大小形态匀一、均匀分布在整个细胞膜上，主要见于低磷血症、低镁血症、尿毒症和长跑性溶血症，但要注意可能是染色及血片保存不当所致的伪像。角状细胞(horn cell 或 keratocytes)为红细胞表面有数个粗大的呈角样的大突起，常为红细胞遭受机械损害的结果，因此形态不均一。

(一) 继发于严重肝细胞疾病的棘刺红细胞增多症

继发于严重肝脏疾病的棘刺红细胞增多症并不常见，多继发于酒精性肝硬化及其他肝脏疾病的晚期。棘刺红细胞的出现，提示肝脏疾病严重，预后不良，大多数患者将于数周或数月内死亡。

1. 发病机制　正常红细胞膜内游离(即非酯化)胆固醇和磷脂的含量相等，红细胞膜内和血浆中游离胆固醇不断交换，处于动态平衡；而胆固醇酯则不能相互交换。在严重肝脏病的患者，血浆游离胆固醇和磷脂的比率增高，过多的游离胆固醇渗入红细胞膜中，使膜内游离胆固醇含量增高。棘刺红细胞形成的机制不清，推测可能是渗入红细胞膜内的大量游离胆固醇积聚于脂质双层，使膜表面扩张，形成不规则外形及靶形红细胞，选择性地更多聚集在外层，降低外层脂质的流动性，同时使红细胞的变形性减低。这类红细胞经过脾脏时被进一步修饰，去除一些膜，使形态趋于球形，并形成刺状突起，最终变成棘刺细胞。棘刺红细胞易被脾扣留而破坏。

2. 临床表现　大多数慢性肝脏疾病患者有轻、中度的贫血，其原因为：消化道出血、脾功能亢进、铁和叶酸缺乏、血液稀释、酒精对红系祖细胞的直接作用。外周血可见到少量靶形红细胞。而在少数患者，尤其是在肝脏疾病的终末期，贫血可迅速加重，外周血中出现许多棘刺红细胞(可达 10% ~60%)，常伴有肝功能迅速恶化，黄疸加深，出现肝性脑病，或消化道大出血，患者常在短期内死亡。

棘刺红细胞溶血性贫血是疾病恶化的凶相，同时也提示患者会有大出血倾向。继发于肝脏疾病的棘刺红细胞溶血性贫血要与以下疾病相鉴别：①Zieve综合征：与肝脏脂肪变及高甘油三酯血症相关的一过性溶血；②酒精中毒引起的一过性口形红细胞溶血；③棘形红细胞溶血：见于伴有严重低磷血症和低镁血症的营养不良性肝脏疾病患者；④与脾大相关的轻度球形红细胞溶血。

3. 治疗　理论上脾切除能显著改善棘刺红细胞溶血性贫血，但多数患者肝脏疾病严重，因此极少考虑手术。主要治疗原发病。

(二) 先天性 β-脂蛋白缺乏症

先天性 β-脂蛋白缺乏症(abetalipoproteinemia，ABL)是一种十分罕见的常染色体隐性遗传病，临床特征为低脂血症、棘刺红细胞增多症、脂肪吸收不良、色素性视网膜炎和运动失调性神经病变。

1. 发病机制　ABL 主要的病变是肝细胞合成载脂蛋白 B 障碍，导致血清中缺乏低密度脂蛋白(LDL)、极低密度脂蛋白(VLDL)和乳糜微粒(CM)，从而使 VLDL(转运内源性甘油三酯)和 CM(转运外源性甘油三酯)参与的代谢发生障碍。血浆胆固醇和磷脂降低，血清外观呈透明，血清卵磷脂胆固醇酰基转移酶(LCAT)活性降低(约为正常的 40%)。肠道脂肪吸收障碍，导致脂溶性维生素 A、K 和 E 缺乏。ABL 的部分临床表现是由于脂溶性维生素缺乏所致。引起视网膜和神经系统病变的机制有待进一步明确。

血脂异常与棘刺红细胞形成之间的关系不清。红细胞膜内脂质和磷脂的总含量正常，但磷脂的组分异常，神经鞘磷脂增多，磷脂酰胆碱和神经鞘磷脂的比例颠倒,而神经鞘磷脂主要位于脂质双层的外层。ABL 的棘刺红细胞有别于严重肝脏疾病中出现的带刺红细胞,与正常血清孵育,前者不能恢复正常,而后者可恢复正常;当正常红细胞与 ABL 患者的血清孵育,细胞形态无变化,而与肝脏疾病患者的血清孵育时,可形成棘刺红细胞;但在体外,ABL 的棘刺红细胞在无离子去污剂中形态可逆转。

随着红细胞的成熟,细胞形态的异常越来越明显。棘刺红细胞的离子渗透性和糖代谢正常,渗透脆性正常。自溶试验增高,葡萄糖、正常血清、LDL、HDL 或血脂乳剂可部分纠正。自溶试验增高与维生素 E 缺乏有关,加入维生素 E 可降低。

2. 临床表现和实验室检查　患者出生时外表正常,但新生儿期即可出现脂肪痢、腹部膨胀和生长发育障碍。色素性视网膜炎和进行性共济失调一般于 5 ~ 10 岁首次出现。神经病变呈进行性加重,致使患者于 20 ~ 40 岁死亡。某些患者在死亡之前尚可出现心律失常、心力衰竭。

儿童患者一般有严重贫血,但在成人,贫血轻微或无。儿童患者最明显的症状可能是营养不良。部分患者贫血是由叶酸缺乏所致。棘刺红细胞的寿命正常或轻度缩短。网织红细胞正常或轻度增加。

最主要的血液学改变是外周血中可见大量的棘刺红细胞(可达 50% ~ 70%)。这些细胞呈带有多个刺状突起的钝锯齿状球形,偶尔它也可有细长的触须。渗透脆性正常或轻度降低,但机械脆性增加。骨髓增生正常或红系轻度增生,细胞形态正常。凝血酶原时间延长,血小板功能正常。

3. 诊断　当临床出现严重营养不良、色素性视网膜炎或 Fridereich 样共济失调伴有外周血棘刺红细胞增多时应怀疑 ABL。最主要的筛选试验是血脂测定:胆固醇 < 1.3mmol/L(< 50mg/dl),磷脂 < 1.3mmol/L(<100mg/dl),甘油三酯<0.33mmol/L(< 30mg/dl)。血浆中发现缺乏 β-脂蛋白则可确诊。小肠黏膜活检可见典型的病理改变:肠黏膜细胞充满脂肪滴,尤其是近绒毛侧,细胞间无脂肪滴。

4. 治疗　目前尚无有效的治疗方法。限制长链脂肪酸的摄入可改善 1 岁以内患儿的营养不良。补充脂溶性维生素 E 和 A 可保护暗视力和预防低凝血酶原血症。在某些患者,长期使用大剂量维生素 E 可使视网膜病变或神经系统病变发展延缓或停滞。溶血一般无需治疗。

(三) McLeod 表型综合征

McLeod 表型(McLeod phenotype)综合征是由于红细胞缺乏 Kell 血型系统中的 Kx 抗原所引起的一种疾病,临床特点为:轻度的溶血性贫血、外周血中出现棘刺红细胞、多嗜性红细胞、红细胞大小不均。棘刺红细胞可达 25% ~ 85%,年幼的儿童贫血明显,年长儿童及成人的溶血一般处于代偿状态。

Kell 抗原由两种蛋白质组成:Kx 抗原(MW:37kD,为 Kell 抗原表达所必需的前驱分子)和 Kell 血型抗原(MW:93kD)。McLeod 表型不同于 Kell 抗原缺乏(K" * 0" *),前者的红细胞缺乏 Kx 抗原,Kell 抗原表达减少;后者的红细胞缺乏 Kell 抗原,但有 Kx 抗原存在,红细胞形态正常。正常的红细胞仅有微量的 Kx 抗原,而正常的中性粒细胞和单核细胞含有大量的 Kx 抗原。Kx 抗原的基因位于 X 染色体,而 Kell 抗原的基因位于常染色体。

(四) 舞蹈病伴棘刺红细胞增多综合征

该综合征的特点为遗传性棘刺红细胞增多伴有肌萎缩舞蹈病,是一种罕见的常染色体隐性遗传病。一般在成人发病,临床表现主要为神经系统症状,包括:麻痹性舞蹈病、进行性口面运动障碍伴有面肌抽搐、自咬舌、神经肌肉张力降低和萎缩。外周血可见数量不等的棘刺红细胞,一般无贫血,红细胞寿命轻度缩短。

(五) 家族性卵磷脂胆固醇酰基转移酶缺乏症

家族性卵磷脂胆固醇酰基转移酶(LCAT)缺乏症也是一种罕见的常染色体隐性遗传病。特点为轻度贫血、角膜混浊和肾脏疾病。贫血可能由于溶血和肾脏产生红细胞生成素减少所致。外周血中靶细胞多见。骨髓及脾脏病理检查可见到泡沫细胞和海蓝细胞。

(六) 高磷脂酰胆碱溶血性贫血

高磷脂酰胆碱溶血性贫血(high phosphatidylcholine hemolytic anemia)是一种常染色体显性遗传病。主要临床表现为慢性溶血性贫血,贫血一般为轻度,感染或劳累可加重溶血。外周血可见靶形红细胞和口形红细胞,MCHC 增高,渗透脆性降低,自溶试验增加,加葡萄糖可纠正。血脂正常,但红细胞膜磷脂酰胆碱(PC)和胆固醇增加,磷脂酰乙醇胺(PE)减少,原因是膜内一种催化 PC 转化成 PE 的酶缺陷。另外,红细胞膜对离子的通透性也异常,可能继发于膜脂的异常。异常的离子通透性导致 ATP 消耗增加,葡萄糖分解增加。红细胞膜的流动性正常。

第三节　遗传性干瘪红细胞增多症

遗传性干瘪红细胞增多症(hereditary xerocytosis,HX)是一种罕见的常染色体显性遗传性溶血病,其特点为红细胞呈脱水状态和渗透脆性降低,临床可有中重度贫血,MCHC 增高,MCV 也轻度增高,外周血中可见到口形红细胞(湿片中更明显)和靶形红细胞,血红蛋白可呈块状浓集于细胞周边区。脾切除可减轻溶血,但不能完全纠正。

(一) 发病机制

红细胞主要的病变在于细胞内钾大量外渗,虽然钠-钾 ATP 酶活性增加 2 ~ 6 倍,钠的存留仍不能代偿钾的丢失。细胞阳离子含量及水分减少,细胞脱水。引起细胞膜离子通透性改变的分子病变不明,脂质和膜蛋白正常,与阴离子通道结合的甘油醛-3-磷酸脱氢酶活性增加,但意义不清。随着细胞的老化,细胞内离子和水分丢失逐渐加重,细胞体积减少,血红蛋白浓缩。同时细胞黏度增加,变形性降低,使细胞易被吞噬细胞吞噬破坏。因此,脾、肝和骨髓是细胞破坏的主要场所。

(二) 临床表现和实验室检查

一般无或仅有轻度贫血,网织红细胞一般增高可达 16% ~25%。红细胞形态变异大,通常口形红细胞与靶形红细胞同时存在,另外可见球形红细胞、棘形红细胞和细胞内出现血红蛋白浓缩块。红细胞 MCHC 增高及渗透脆性降低是 HX 的特点。测定细胞内离子和水分含量及红细胞指数,有助于 HX 的诊断。

(三) 诊断

主要依靠家族调查、临床表现和实验室检查。偶尔 HST 和 HX 可同时存在。此外,干瘪红细胞也可见于镰刀细胞病、HS、血红蛋白 C 病、葡萄糖代谢酶缺乏等,应加以鉴别。

(四) 治疗

由于干瘪红细胞主要是由脾、肝和骨髓中的吞噬细胞吞噬后被破坏,故脾切除疗效不佳。

(王伟良 张之南)

参考文献

1. Stewart GW, Turner EJ. The hereditary stomatocytoses and allied disorders: congenital disorders of erythrocyte membrane permeability to Na and K. Baillieres Best Pract Res Clin Haematol, 1999, 12: 707-727

第 28 章

阵发性睡眠性血红蛋白尿症

阵发性睡眠性血红蛋白尿症是一种后天获得性造血干细胞基因突变引起的溶血病。异常血细胞缺乏一组通过糖肌醇磷脂连接在细胞表面的膜蛋白，导致细胞性能发生变化。临床上常有慢性贫血及血管内溶血发作，溶血重时则有血红蛋白尿。开始报告的病例是在夜间发生血红蛋白尿，故名为“阵发性夜间血红蛋白尿症”，但是后来发现血红蛋白尿的发作不一定在夜间，而常常是在睡眠之后，所以在我国改称“阵发性睡眠性血红蛋白尿症”。

PNH 一向被归为溶血病，但除贫血外常伴有中性粒细胞和（或）血小板的减少，而且 PNH 的分子病变累及各种血细胞，所以近年有些作者将 PNH 视为造血干细胞病。另外，患者有静脉血栓形成倾向，溶血性贫血、全血细胞减少、血栓形成及平滑肌功能障碍是本病的主要特点。

（一）历史回顾

自 19 世纪后半叶以来，阵发性睡眠性血红蛋白尿症（PNH）逐渐引起了欧洲的内科医生的注意，1882 年，德国医生 Paul Strübing 首先观察到 PNH 的红细胞在睡眠时血清呈酸性环境下对补体敏感。1939 年，哈佛医学院的 Thomas Hale Ham 首先报道了 PNH 的红细胞在酸性血清中出现补体介导的溶血的证据，并且使酸溶血实验（即 Ham test）成为诊断本病的特异性实验，直到 20 世纪 90 年代中期，才由流式细胞仪检测对该病的诊断进行了补充。

伦敦 Hammersmith 医院的 John V. Dacie 对 PNH 的临床和实验室研究也作出了重大的贡献，发现 PNH 与再生障碍性贫血有密切关系，并由此提出 PNH 是在骨髓增生低下的背景下发生体细胞突变的结果，而且突变的细胞可能具有不明原因的增殖优势。他的这些论点直到今天依然对 PNH 的研究有重要的影响。

20 世纪 80 年代，人们认识到细胞表面存在一种糖肌醇磷脂（GPI）构成的锚，可以将蛋白连接在细胞表面。1989 年，人们发现了锚连蛋白中的补体调节蛋白（CD55、CD59 等）在 PNH 的细胞表面缺失，从而对补体敏感。1993 年，日本学者 Kinoshita T 等第一次证实 PNH 细胞表面 GPI 锚的缺失是由于发生了 PIGA 基因突变。

至今，PNH 的分子异常已被很好的阐明，PNH 红细胞对补体敏感的认识导致了新的补体抑制剂 eculizumab 的治疗应用。而突变的 PNH 克隆为何获得增殖优势，至今依然没有很好的解释。

（二）流行病学

PNH 是一种获得性疾病，从无先天发病的报道（先天性 CD59 缺乏除外），也没有家族聚集倾向。在世界许多国家都有成组的病例报告，过去中国、日本、泰国、印度等亚洲国家报告的病例似比欧美国家多些，但近年美国、英国、意大利等国家也有较大宗的病例报告。1999 年 Rosse WF 和 Young NS 等粗估 PNH 发病率为 1/10 万人口，随着近年应用流式细胞技术诊断 PNH 方法的普及，有可能会使 PNH 更易发现。在我国牡丹江地区曾作长期调查，据 1994 年报告标化发病率为 0.27/10 万人口。在我国，过去的印象中本病在华北、东北地区可能比华东、华南多见。据哈尔滨医科大学分析：1967 ~ 1984 年确诊的 110 例溶血性贫血中有 PNH 64 例（58.1%）；中国医科大学 1980 ~ 1991 年所见 341 例溶血性贫血中，PNH 占 94 例（27.6%）。东北、华北一带显得较多见的原因之一是地中海贫血、G-6-PD 缺乏等遗传性溶血病远比华南等地少，而且在后天性溶血病中 PNH 又常居第一、二位。北京协和医院 44 年中共诊治 PNH 206 例，去除南方籍 5 例，平均每年北方患者 4.6 例。1992 年中山医科大学报告 30 年共诊断

PNH 63例,其中只一例为北方籍,平均每年诊断南方患者2.1例。然而,江苏血液病研究所16年中诊断122例,平均每年也有7.6例。近年来广东、湖北等地采用更多实验方法后,诊断PNH的患者也在增多。总之,本病在欧美相对少见,在亚洲较为常见,在我国,以北方居多。

各年龄组均有发病,患者年龄从2岁至80岁以上,但无论国内外均以青壮年患者居多,20~40岁约占77%。男女均可发病。欧美女性患者比男性稍多,男女之比为0.6~1.1∶1,而在亚洲则男性患者明显比女性多,印度男女患者之比为1.8∶1,泰国为2.7∶1。我国与其他亚洲国家相似,北京协和医院的206例中男女之比为2.7∶1。综合国内14个不同地区报告的651例中男女之比为2.4∶1。

(三) 病因

PNH患者病态血细胞与正常血细胞同时存在,其各系血细胞均有膜蛋白缺失,可以想象基因突变必然发生在很早期的造血干细胞。病态血细胞都来自同一克隆,证据是:①在G-6-PD同工酶呈杂合子的女性PNH患者中,不正常的红细胞都具有同一种同工酶,说明异常细胞都出自同一来源;②近年来用分子生物学方法分析女性患者X染色体灭活类型,也可发现异常细胞都属同一类型;③用流式细胞仪技术可以看到PNH患者的外周血和骨髓中,总是异常与正常细胞同时存在,而异常细胞都具有同样的不正常(如细胞表面缺乏CD59),而患者的正常血细胞则无此种异常,说明有两种细胞来源;④PNH患者的异常细胞可以查到磷脂酰肌醇糖苷-A(PIG-A)基因突变,而同一患者的正常细胞则无此突变,进一步说明两者来源不同;⑤少数从PNH转变为急性白血病的白血病细胞可具有PNH膜蛋白缺失的特征,说明白血病来自原有的PNH克隆。同一PNH患者的异常细胞缺失膜蛋白的程度可有不同,还有一些患者的PIG-A基因突变类型可不只一种,因此推测有的PNH可能有一个以上异常克隆。但是为何PNH患者发生基因突变,有何外来的致突变原(mutagen),尚不明了。此外,鉴于PNH患者常有一个以上的异常克隆,即有一种以上的PIG-A基因突变;2002年Horikawa K等报告:一个与PNH发病无关的次黄嘌呤鸟嘌呤转磷酸核糖基酶(hypoxanthine guanine phosphoribosyltransferase, HPRT)基因,在PNH患者中也易发生突变,换言之,PNH患者有PIG-A突变同时有HPRT突变者明显比没有PIG-A突变的正常人为多。因而提示:除外界的致突变原外,是否患者还有内在的基因不稳定性(gene instability)。

PNH患者的异常细胞数量上扩增,可成为占大多数的造血细胞,但又不能完全替代原有的正常造血细胞,说明PNH患者的异常克隆不具有自主的无限扩增的本质,但毕竟要有一定的扩增能力,才能使异常细胞增多到足以产生疾病表现。究竟突变的克隆如何获得增值优势,至今仍未阐明。

(四) 发病机制

PNH的发病机制涉及不止一个因素。

1. 基因突变引起异常细胞克隆的出现 PNH异常血细胞的共同特点是细胞膜表面缺乏一组膜蛋白,这种膜蛋白都通过糖肌醇磷脂(GPI)连接在膜上,统称糖肌醇磷脂锚连蛋白(GPI-AP)。所涉蛋白和GPI都在内质网形成,蛋白生成后旋即与GPI连接,然后转移到细胞膜外层。由于PNH细胞可以查到游离的这种蛋白和相应的mRNA,因此,可以推想PNH异常细胞缺少GPI连接蛋白不是由于不能生成蛋白而是因为不能生成GPI,所以这种蛋白就不能连接在膜上。GPI由脂质部分和核心结构组成,不同种类GPI的脂质部分差异很大,但核心结构均由1个肌醇磷脂、1个葡糖胺、3个甘露糖和1个乙醇胺按顺序相连构成,一头经肌醇磷脂上的2个脂肪酸(有的是3个)插入细胞膜脂质双层的外层,另一头由乙醇胺与蛋白相接。GPI生成的每一步都需一个关键酶。

1993年,日本学者率先报道了PNH的异常细胞缺少一种蛋白,这种蛋白的cDNA和基因核苷酸序列称*pig-a*基因,它是GPI生成第一步所需的一个关键的酶。用荧光原位杂交技术证明位于X染色体p22.1部位。目前的研究表明,在所有已检测的PNH患者血细胞中,都发现有*pig-a*基因突变而导致GPI锚连蛋白的部分或全部缺失,说明*pig-a*基因突变在PNH发病中有重要作用。

PNH的*pig-a*基因突变为异质性,迄今已报道一百余种基因突变,广泛分布于多个编码区及剪接点,没有突变丛集区或热点。而且,主要以小突变为主,大的突变罕见。有典型溶血症状的PNH与AA-PNH综合征相比,*pig-a*突变的基因图谱无明显不同。若同一患者有2种异常细胞(GPI连接蛋白全无或缺少),则可能源于2种突变产生的2种异常克隆。Luzzatto L于2000年分析了全球28篇报告的146例PNH患者的全部174个*pig-a*突变,其中135个(包括大段缺失、读框移位、无义突变)的后果将是*pig-a*基因产物完全失去活性,另一组中35个是错义突变、4个是小的框内缺失,其结果是*pig-a*基因产物部分功能缺失。前一组形成的细胞完全缺失GPI连接蛋白(相当于PNH Ⅲ型细胞),后一组形成的细胞部分缺失GPI连接蛋白(相当于PNH Ⅱ型细胞)。Norris等初步研究了*pig-a*基因突变位点的不同对 PIG-A 蛋白结构和功能的影响。作者分析了 18 例 *pig-a* 基因的错义突变，发现有 6 例位于编码子 128～129 和 151～156 上，这些编码子位于小鼠和酵母 *pig-a* 同源基因的高度保守的区域内，因此，猜想这些编码子可能编码 PIG-A 蛋白的关键部分。作者用点诱变的方法，获得具有这些编码子突变的 *pig-a* 的 cDNA，分别转入原核及真核表达系统，测其 PIG-A 蛋白的结构及功能。结果表明，编码组氨酸 128(H128)、丝氨酸 129(S129)和丝氨酸 155(S155)的编码子发生错义突变可导致 PIG-A 蛋白功能的部分丧失，而发生于编码侧链氨基酸残基的编码子的错义突变对 PIG-A 蛋白功能无影响。提示编码 H128、S129 和 S155 的编码子是影响 PIG-A 蛋白功能的关键部分。总而言之，PNH 患者的 *pig-a* 突变部位遍布第 2～6 外显子整个编码区的多个位置，以及一些内含子之中，没有突变热点。第 2 外显子较长，突变发生部位也较多。

将正常的 *pig-a* cDNA 转入 PNH 异常细胞可纠正后者不表达 GPI 连接蛋白的缺陷，PNH 可由于 *pig-a* 基因突变所致已能确定。涉及 GPI 生成全过程的基因至少有 12 个，涉及上述第一步的基因除 *pig-a* 外，尚有 *pig-c*、*pig-h* 等。除 *pig-a* 外，也检测到了其他基因的突变，但 PNH 的发生是由 *pig-a* 突变所致。

2. 异常细胞克隆的维持和扩增　*pig-a* 基因突变并不能解释异常克隆为何能扩增并占据优势。关于这方面的研究很多，曾一度为研究的热点，归纳为以下几点：

(1) PNH 异常克隆是在骨髓正常造血功能衰减的基础上才取得相对的生长优势。近年的体内外实验表明：PNH 的异常克隆本身并无相对于正常细胞(这里指的是正常对照，而非病人正常表型的细胞)的增殖优势。2004 年，美国 Bessler 等成功地建立了 PNH 的动物模型，发现具有 *pig-a* 基因突变的小鼠并无异常克隆的增殖优势，动物也未出现溶血、全贫及血栓形成的情况，说明单独的 *pig-a* 基因突变不是发病的唯一原因。值得注意的是，这些动物模型不具备常在患者中出现的潜在的骨髓衰竭及患者特有的造血微环境，提示除 *pig-a* 基因突变以外，可能还有其他因素才导致疾病的发生。

人们早就注意到 PNH 与 AA 的密切关系。早年研究发现 PNH 骨髓集落形成能力明显低于正常对照。近年来随着流式细胞技术的进步，对造血干细胞的研究进入了新的阶段。北京协和医院李强等(1997)、肖娟等(2000)、韩冰等(2000)分别在自己的工作中发现在 PNH 患者的骨髓的 $CD34^+$ 造血干/祖细胞比正常人少，而且其中 $CD59^-$ 细胞又比 $CD59^+$ 明显为多，提示 PNH 患者的正常造血干/祖细胞数量少，异常造血干/祖细胞在数量上占有相对优势。这些发现与近年的文献报道十分吻合。在再障、MDS 患者，有相当一部分可检测出 PNH 异常细胞，对其进一步检测，可测出 *pig-a* 基因突变，提示这些疾病的内在联系。近年的一种观点是 *pig-a* 基因突变在正常人和不少情况下都可发生，如 Araten DJ 等(1999)发现多数正常人血中有缺少 CD55 及 CD59 的红细胞和中性粒细胞，数量分别为 22/100 万和 8/100 万，并且也可查出 *pig-a* 基因突变，但不发展为病。只有当正常造血功能衰竭时，才有可能发展为疾病。甚至认为必然有再障才会发生 PNH，并且将注意力集中在自身免疫性再障上，提出正常造血细胞表面具有一些 GPI 锚连蛋白，可以成为能刺激细胞杀伤性细胞(如 T 淋巴细胞)的抗原或共刺激因子，从而被杀伤，而有 *pig-a* 基因突变的细胞由于缺失 GPI 锚连蛋白，因而可以逃避捕杀。

北京协和医院王毓洲等于 2000～2001 年的工作发现：PNH 患者外周血中 T8 细胞/T4 细胞比例增高，带有 HLA-DR 标志的活化的 CD8 淋巴细胞增多；γ 干扰素和 IL-2 对 $CD34^+$ $CD59^+$ 的正常造血干/祖细胞有抑制作用。有人发现 PNH 患者中 HLA-DR2 的频率明显增高。在合并有骨髓衰竭的患者中，HLA-DR 表达增高的患者免疫抑制治疗反应更好，说明免疫因素与 PNH 的发病、治疗反应有关。最近，日本学者在对 PNH EL4 细胞系的研究中，发现 GPI^+ 与 GPI^- 细胞相比，对无论同种异体还是自身反应的 $CD4^+$ T 细胞的反应都更加敏感，证实一些锚连蛋白在 T 细胞识别靶细胞的过程中起着重要作用。体内实验也表明，给 PNH 患者进行同基因骨髓移植，假如没经过适当预处理，病情仅略改善后，仍将复发，如果采用包含环磷酰胺等细胞毒性药物的预处理方案，则可获长期缓解。上述研究为治疗提供了一定思路。但 NIH 曾对 PNH 患者单给予大剂量环磷酰胺，无同基因骨髓输注的治疗，这种治疗方法曾对再障有效，而对 PNH 患者当细胞水平恢复后，GPI^+ 细胞比率无改变。同时还对 PNH-AA 患者进行传统的抗胸腺细胞球蛋白(ATG)或环孢素(CsA)或两者合用方案治疗，可改善贫血状况，但不能使 GPI^+ 细胞比率提高。免疫抑制治疗无效的解释可能是：有多个免疫因素参与抑制骨髓造血，其中一个与 GPI-AP 表达相关。而 ATG 或 CsA 所逆转的免疫抑制可能与 GPI-AP 表达无关。

(2) 异常细胞本身具有一定的增殖优势。给经过亚致死量照射的严重联合免疫缺损症小鼠输注 PNH 患者或正常人的骨髓，7 个月后，正常人骨髓消失，PNH 患者骨髓仍存在。北京协和医院韩冰等

2000年用流式细胞技术分选出PNH患者的$CD34^+CD59^+$细胞与患者本人的$CD34^+CD59^-$细胞及正常人的$CD34^+CD59^+$细胞比较,结果不论是单个细胞培养还是群体细胞培养,在液体培养基中均显示:PNH患者的$CD34^+CD59^-$细胞的分裂、集落形成和扩增总数等均比本身的$CD34^+CD59^+$细胞为多,而两者又都比正常人的$CD34^+$细胞为差。提示:PNH患者的早期造血细胞中表型异常者比表型正常者的增殖能力强,而两者都不如正常人的相应细胞,换言之,PNH的异常细胞对自身的正常细胞而言有一定的增殖优势,而患者的所谓正常细胞在增殖能力方面实际上不正常。2002年NIH的研究进一步证实了这一结论,并认为与异常细胞凋亡减少有关。1997年Brodsky RA等和Horikawa K等,分别报告PNH患者的异常血细胞有抵御凋亡的能力,从而用以解释异常细胞所占比例的增长。但是次年Ware RE等(1998)报告:有GPI锚连蛋白的中性粒细胞与缺乏GPI锚连蛋白的中性粒细胞凋亡率没有区别;将*pig-a*的cDNA导入PNH表型的B-淋巴细胞株,导入前与导入后细胞对Fas配体或X线诱导的凋亡没有差别,说明*pig-a*基因缺失与否不影响细胞凋亡。Bessler等2002年在PNH的动物模型中观察凋亡情况,发现PNH异常克隆与正常克隆相比,对凋亡剂的敏感性是相同的,说明单独的*pig-a*基因突变并不能引起异常克隆对凋亡的抵抗。

(3)其他:除免疫因素外,患者血清、不同的生长因子是否对疾病发展产生影响,也是近年的研究课题。据王毓洲2001年观察:患者的CD59阳性或阴性淋巴细胞及其培养上清液对$CD34^+$细胞的增殖无影响;据韩冰2000年观察PNH患者的骨髓成纤维细胞的集落形成能力正常,成纤维细胞的TNF-α、IL-6的mRNA表达也正常;2002年,韩冰等人在PNH的动物模型中观察集落刺激因子(G-CSF)的作用,并未发现其对异常克隆的显著扩增作用。虽然有人观察到,患者血清中EPO及G-CSF增高,IFN-γ正常,但是否与患者贫血,白细胞减少有关,还需进一步研究。

(4)人们早就发现,在一些健康人也能检测到*pig-a*基因突变。这些在正常人中发生的突变为何没有导致PNH的发生?2007年,Brodsky等研究发现,正常人的*pig-a*基因突变是发生在较晚期的造血祖细胞上的,而PNH患者的突变是发生在多能造血干细胞水平。PNH患者的*pig-a*突变来源于多能造血干细胞(HSC),*pig-a*突变的HSC的扩增和分化导致临床疾病表现。而在大多数正常人,*pig-a*突变来源于集落形成细胞(CFC),CFC可以分化,但无自我更新能力,因此,这些*pig-a*突变不导致疾病。

综合近年的研究,无论患者的异常克隆还是其自身的正常克隆,与正常人的正常克隆相比,均存在生长劣势,提示潜在的骨髓衰竭因素;异常克隆相对于自身正常表型克隆又有一定增殖优势,但这种增殖不像肿瘤细胞那样无限制,而且并不随着疾病的发展而不断扩大。

总之,*pig-a*基因突变和骨髓正常造血细胞增殖功能衰减是PNH发病的两个重要因素,但是如何形成异常造血细胞与正常造血细胞生成和增殖的不均衡状态,异常细胞如何在数量上取得优势的机制依然不清。目前,主要有3个假说:①PNH细胞由于缺乏表面的GPI锚连蛋白,因此逃避了免疫攻击。②*pig-a*突变使得细胞对凋亡抵抗。③PNH克隆发生了第二次突变而产生了内在的生存优势。这些假说并非互相排斥。

(五)病理生理

PNH是很早期造血干细胞的异常,所以累及多种血细胞。由于不同种类的血细胞原来具有的GPI连接蛋白不同,所以PNH患者的各种不同血细胞所缺少的膜蛋白有些是一样的,有些是不同的。GPI连接蛋白中有的功能明确,有些还不甚清楚,但各种血细胞缺少GPI连接蛋白后一定会对细胞功能产生影响。

红细胞的变化:红细胞表面有C3转化酶衰变加速因子(C3 convertase decaying accelerating factor,DAF,CD55)可与C3b或C4b结合,防止补体的继续激活和放大。有膜攻击复合物抑制因子(membrane attack complex inhibition factor,MACIF,或称反应性溶血膜抑制物membrane inhibitor of reactive lysis,MIRL,亦称保护素蛋白,CD59),可防止C9的聚合和膜攻击复合物C5b-9的构成。以上皆为GPI连接蛋白,都属补体调节蛋白。PNH异常细胞缺乏这些蛋白,因此对补体敏感,目前认为是溶血和溶血发作的主要原因。其中MACIF(CD59)的重要性可能比DAF(CD55)更大。因为对正常红细胞用抗体抑制CD55,或先天缺乏CD55者,并不改变红细胞对补体的敏感性,也不引起溶血;而用抗体抑制CD59,则增加细胞对补体的敏感性,先天缺乏CD59者则有严重的溶血。早在1972年,Rosse等首先提出根据红细胞对补体敏感性的不同,可分为PNH Ⅰ型红细胞(指对补体敏感度正常)、PNH Ⅱ型红细胞(对补体中毒敏感,只需正常细胞的1/3~1/4量血清即发生溶血反应)、PNH Ⅲ型红细胞(对补体高度敏感,只需正常细胞的1/5~1/25量血清即发生溶血反应),PNH Ⅰ、Ⅱ、Ⅲ型细胞在不同患者中所占的比例有很大的不同。Holguin等用流式细胞仪测定GPI连接蛋白CD55、CD59的表达,发现PNH Ⅲ型红细胞

CD55、CD59 完全缺失，而 PNH Ⅱ型红细胞部分缺失，PNH Ⅰ型红细胞有正常量 CD55、CD59 的表达。因此，红细胞对补体溶解敏感度的不同，可以用 CD55、CD59 表达数量的不同来解释。*pig-a* 基因分析表明：正常表达 CD55、CD59 的细胞无 *pig-a* 基因突变，而 CD55、CD59 部分缺失或完全缺失的细胞有不同的 *pig-a* 基因突变。另外，据笔者观察，PNH 异常红细胞的变形性减低，容易遭受氧化损伤，在溶血发生机制中的作用也值得注意。

PNH 患者的中性粒细胞也对补体敏感。此外，患者的异常中性粒细胞还缺乏其他 GPI 连接蛋白如碱性磷酸酶，但对细胞功能的影响尚不明确。中性粒细胞的Ⅲ型 Fc 受体（FcRⅢb，CD16）也是 GPI 连接蛋白，PNH 患者缺乏。中性粒细胞的 FcRⅢb 有清除血循环中免疫复合物的作用，如缺乏则血中免疫复合物会增多。但据研究通过 FcRⅢb 激活中性粒细胞的功能可由 FcRⅢ代替。单核细胞表面的 CD14 在 PNH 也缺乏，内毒素或脂多糖通过 CD14 激活单核细胞产生 TNF，PNH 细胞的这个功能受损。淋巴细胞的 5′核苷酸酶也是 GPI 连接蛋白，缺失后影响如何不详。在 PNH 中一部分 B 和 T 淋巴细胞亦可受累。总之，PNH 患者的免疫功能有可能不正常，容易遭受感染。但国外资料认为，PNH 患者没有明显的免疫功能缺陷，理由是许多有关免疫的 GPI 连接蛋白缺失后都有一些其他分子可以代替。至于 PNH 造血细胞表面缺少淋巴细胞功能相关抗原-3（lymphocyte function associated antigen-3，LFA-3），可使这些异常细胞免遭细胞毒性淋巴细胞破坏，从而得以生存。因为 LFA-3 可被视为 CD2 的受体或配体，把具有攻击性的淋巴细胞拉向靶细胞。

PNH 患者的异常血小板也缺乏 CD59，因此有更多的含 C9 聚合物的复合体附着在膜上，引起囊泡化，而这种囊泡又不能维持酸性磷脂在内层的状况，使较多的酸性磷脂暴露在外表面，增加了因子Ⅴa、Ⅹa 的作用面，遂有较多凝血酶原变为凝血酶，这是 PNH 患者容易发生栓塞的一个原因。另外，PNH 患者的单核细胞缺乏尿激酶型纤溶酶原激活剂受体（urokinase plasminogen activator receptor，uPAR，另一种 GPI 连接蛋白），使局部产生的纤溶酶不足，血凝块稳固，增加栓塞倾向。大多数患者没有Ⅴ因子 Leiden 型变异，没有 PS、PC 缺乏，没有人凝血酶原片段 F1+2 等致高凝状态的表现。由于 PNH 异常血小板易被补体激活，因而仍认为血小板异常是易栓的主要原因。

最近的临床研究支持血栓事件的发生与 PNH 克隆的大小直接相关的假说。Hall 等人证实 10 年内发生血栓的风险在 GPI-AP 阴性中性粒细胞比例 >50% 的患者是 44%，而 GPI-AP 阴性中性粒细胞比例<50% 的患者为 5.8%。Moyo 等人应用逻辑回归分析模型，计算出 GPI-AP-中性粒细胞所占比例与发生血栓风险的关系，按照该研究，具有>70% 的 GPI-AP-中性粒细胞发生血栓的风险比 GPI-AP-中性粒细胞只占 20% 者大 11.8 倍。也有人发现，患者血栓前物质增加。除了溶血本身，人们也注意到一些纤溶系统功能丧失，包括 PNH 表型白细胞的尿激酶型纤维蛋白酶原激活剂受体的缺失，和血浆可溶性尿激酶型纤维蛋白酶原激活剂受体的增加。在 PNH，血小板的刺激伴随着膜磷脂不对称性的缺失，导致丝氨酸磷脂外露和微泡的形成，已在体外试验中被证实。膜来源的微粒体可提供凝血前体酶复合物、凝血酶原酶及 Tenase 复合体（因子Ⅸa、Ⅷa、Ca 及磷脂）装配所必需的催化表面。在血流中，高水平的从溶解的红细胞、凋亡细胞或激活的血小板来源的前凝血质微粒体的出现，都有利于血栓的发生。

严重的血管内溶血可致乳酸脱氢酶（LDH）升高和血红蛋白尿，常可伴发血栓事件，以及吞咽困难、腹痛、勃起障碍和严重的乏力等。这些症状与血中游离血浆血红蛋白增多有关，游离血红蛋白是一氧化氮（NO）清除剂，而 NO 是细胞活动的递质或信使分子，NO 被清除可致血管及胃肠道的平滑肌舒张障碍，从而引起勃起障碍、食道痉挛。腹痛等有关症状。此外，NO 可防止血小板聚集和黏附。因此，PNH 的许多表现与血管内溶血、游离血红蛋白增多、伴有 NO 减少有关。

另外，PNH 患者常有一定程度的骨髓造血功能低下的表现。骨髓的正常造血功能衰竭或在先或在后或同时出现。两者可互为消长，如果 PNH 克隆扩展则表现为 PNH，若骨髓衰竭严重则表现为再障，如果 PNH 克隆消失则不再有 PNH，若此时骨髓衰竭也不存在则痊愈。

（六）病理解剖

长期溶血、经常性的血红蛋白尿、骨髓代偿性增生以及合并症的产生是导致病理改变的基础。①肾脏：近端肾曲管及肾小管袢上皮细胞内有大量含铁血黄素沉着；②骨髓：增生明显活跃，个别患者增生减低；③肝：可有含铁血黄素沉着，有的病例肝内胆管有胆色素性结石或胆囊结石；④脾：淋巴组织萎缩，单核巨噬细胞增生，有的患者有陈旧性栓塞，没有髓外造血；⑤血管：有的患者可能在某些部位有血栓形成。

（七）临床表现

1. 贫血　绝大多数患者有不同程度的贫血，常为中、重度。由于贫血大都是缓慢发生的，患者常有较好的适应能力，所以往往血红蛋白虽低但仍能活动，甚至工作。在北京协和医院统计的268例中仅贫血为首发表现者就占半数以上，若除外再障转为PNH者，那么贫血作为PNH首发症状者仍有110例，占41.4%。血管内溶血及造血功能低下是造成贫血的两个原因。在病程中大部分患者于贫血的同时，白细胞或血小板也减少。向全血细胞减少发展者共有62例，其中12例是由AA转为PNH者，余50例（占18.6%）从诊断PNH到出现全血细胞减少的中位时间为0.95年，1年累积发生率15.1%，2年19.8%，4年23.7%，比Socie报道的220例中有23例（占10%）要多，而且他们的2年累积发生率为8.2%，4年为14.2%。笔者的病例向全贫发展的速度比法国报道的快，在这方面东西方之间有差异。向全血细胞减少发展是中国人PNH死亡的主要原因。在北京协和医院268例中67例死亡，死亡原因主要为严重贫血、衰竭和感染，除去无关和不详者外，占PNH相关死亡的70.0%，出血和栓塞次之，占20%。而在20例严重贫血衰竭死亡者中有15例为全血细胞减少，2例为严重贫血+血小板低下，3例为严重贫血+粒细胞低下，其中3例合并栓塞。15例感染死亡者有12例为全血细胞减少，其中3例同时合并有栓塞，余3例中1例为合并栓塞同时有贫血+粒细胞缺乏，2例为贫血+粒细胞缺乏。北京协和医院50年回顾性分析PNH患者268例，促使向全血细胞减少发展的因素为：合并栓塞、反复出血、无Hb尿发作、居住乡村。

2. 血红蛋白尿　典型的血红蛋白尿呈酱油或浓茶色。一般持续2～3天，不加处理自行消退，重者1～2周，甚至持续更长时间。有些患者的血红蛋白尿频繁发作，也有些患者偶然发作或数月发作一次，另有一些患者虽然尿色不深，但尿潜血持续阳性。北京协和医院268例患者211例占78.7%患者在病程中出现Hb尿，并成为某一阶段病程的主要临床症状，除Hb尿作为首发症状（仅占15.9%）外，余在发病后半个月至17年才出现，中位发生时间为1.2年，其发作可由频发转为偶发，或由偶发转频发，无明显规律性，并且发作的轻重与预后无明显相关。另有57例占21.3%患者在很长的病程或观察期内始终无明确Hb尿发作，并以男性居多。能引起血红蛋白尿发作的因素有感冒或其他感染、输血、服用铁剂、劳累等。血红蛋白尿发作时可有发冷发热、腰痛、腹痛等症。至于为何有的患者在睡眠时血红蛋白尿加重，有人提出可能由于睡眠时经肠道吸收细菌脂多糖较多，激活补体所致；北京协和医院王毓洲2000年的观察表明：PNH患者睡眠时血pH无明显改变、补体3激活产物C3d只略有增加，基本上与正常人一样。

3. 血栓形成　尽管血栓栓塞不是PNH的常见临床表现（约5%），但它是导致死亡的主要原因，尤其是美国和欧洲的患者。据最近统计363例PNH合并血栓的患者，有339例可供分析。25%的血栓事件是致命性的；20.5%累及超过1个部位（2到5个部位）。肝静脉血栓、肺栓塞、肠系膜静脉血栓和脑卒中与血栓相关死亡有显著关系。肝静脉血栓导致的Budd-Chiari综合征是PNH最常见的血栓并发症，占40.7%，是死亡的主要原因。脑静脉和静脉窦血栓是第二位最常见的血栓。北京协和医院268例中有30例，占11%，中位发生时间为4.5年，2年累积发生率4.8%，8年为7.3%，而与Socie报告的相比，他们共有59例占27%，中位发生时间为2.1年，2年累积发生率为4.8%，4年为22.0%，8年近30%，15年为50%。英国Hillmen报告有39%患者合并栓塞，显示中国人栓塞发生率远远低于西方人，这是东西方患者之间的另一个差异。并且从栓塞类型来看，中国人发生栓塞主要以肢体浅静脉为主，单一部位多，其次为肢体深静脉和脑静脉，而内脏深静脉栓塞很少见；而在Socie、Hillmen等报告中栓塞主要在内脏深静脉、脑静脉和肢体深静脉，其中突出的是肝静脉栓塞所致布加综合征多见，而北京协和医院则无一例合并布加综合征。北京协和医院统计分析合并栓塞也是不利生存因素之一，其相关危险因素为：向全血细胞减少发展，反复腹痛，诊断时栓塞、反复出血、年龄≥50岁。在中国近10年里，PNH的栓塞发生率较以往报道略有增多，1989年656例中国多中心PNH临床分析，血栓形成仅为3%，而2001年为11%，是否与中国人生活水平提高，血管粥样硬化，血脂升高增多，及检查手段如超声、CT、磁共振等的普及有关，这一点还有待进一步探讨。泰国、日本的报告中血栓发生率都不超过10%。

4. 出血　约1/3的PNH患者有轻度出血表现，如皮肤、牙龈出血，女性患者也可月经过多，个别人有大量鼻出血、眼底出血、术后大出血、脑出血、消化道出血。

5. 黄疸与肝脾大　不到一半PNH患者有轻度黄疸。多数患者没有肝脾大，约1/4 PNH患者只有轻度肝大，不到15%有轻度脾大。

6. 平滑肌功能障碍　可引起吞咽困难、腹痛、胃胀、背痛、头痛、食管痉挛、勃起障碍等，与一氧化氮（NO）被清除有关。

常见的合并症：

1. 感染　PNH患者容易遭受各种感染，特别是呼吸道和泌尿道感染，感染又可诱发血红蛋白尿发作。在我国，严重的感染往往是PNH患者死亡的主要原因。

2. 贫血性心脏病 严重者可致心力衰竭。

3. 胆石症 PNH 作为长期溶血病合并胆石症者并不像想象的那么多。据国内报告不过 4%，可能由于无症状，实际病例会更多些。

4. 肾衰竭 PNH 患者肾内有含铁血黄素沉着，但临床上发生肾功能损伤者并不多见。小部分病例有轻度蛋白尿及(或)血中尿素氮增高。有人认为若长期仔细观察可发现本病患者的肾功能逐渐减低。感染或严重的溶血可引起急性肾衰竭，但经处理往往可以恢复。近年用磁共振影像分析发现，大多数 PNH 患者的肾皮质信号强度减弱，提示有含铁血黄素沉着，为长期血管内溶血的结果；但自身免疫溶血性贫血的患者则无。

5. 合并肿瘤 北京协和医院 268 例 PNH 患者中有 2 例合并淋巴瘤，1 例合并慢粒，1 例合并肝癌。Socie 的报告中有 9 例合并肿瘤，与他们总结的再障人群合并肿瘤的发生率相同。

6. 其他 长期血管内溶血，皮肤有含铁血黄素沉积，因而脸面及皮肤常带暗褐色。此外，因长期应用肾上腺皮质激素发生继发性糖尿病者也不少见。

转化：在 PNH 患者中约有 30% 与再生障碍性贫血(再障，AA)相互转化，绝大部分为再障过程中或痊愈后经过一段时间转为 PNH。近年报告不少再障患者经抗淋巴细胞(或胸腺细胞)球蛋白(ALG，ATG)治疗或其他免疫治疗好转后，有 10% ~31% 转为 PNH。最近用检测血细胞表面 GPI 连接蛋白的方法发现，约有 30% 再障患者的外周血或骨髓细胞中可查到具有 PNH 特征的细胞，提示再障患者本来就有转变为 PNH 的可能性，能否转化取决于残存的正常造血细胞的多少和 PNH 克隆能否取得生长或生存优势。很少一部分(约 5%)PNH 患者经过一段时间转为再障。另有些患者同时具有 PNH 和再障两者的特点。以上这些情况统称 PNH-再障综合征。在国内不同地区共 479 例 PNH 中有 79 例(16.5%)属此。总的说来，再障转为 PNH 的多，PNH 转为再障的少，兼有两者特点者不是很少。Hillmen、Socie 报道由再障转为 PNH 者分别占全部报告的 PNH 病例数的 29%、30%，而北京协和医院 268 例中有 53 例曾明确诊断过再障，占 19.8%，与国外报道有些差异，这 53 例从诊断再障到 Ham 试验阳性的中位发生时间为 4 年(0.5 ~20 年)，而 Socie 报道 65 例中位时间为 3.1 年(0.17 ~15 年)。根据文献报道，在未使用免疫抑制剂等治疗前，约有 5% AA 转为 PNH。而使用免疫抑制剂后，约 30% AA 转为 PNH，1995 年 Schrezenmeier 报道应用检测膜上 GPI 锚连蛋白，50% 再障具有 PNH 异常细胞群。北京协和医院 268 例患者有 50 例出现全血细胞减少，但只有 1 例 Ham 试验阴性，骨髓象转为增生低下，流式细胞仪分析未发现 PNH 异常细胞，提示已真正转变为 AA。多数病例虽然出现全贫，但仍具有 PNH 特征极少完全转为再障。另外，在北京协和医院 268 例 PNH 患者回顾性统计分析中有利于生存的因素之一为既往有再障，而病程中向全血细胞减少发展则是不利于生存因素之一。由于 PNH 与再障这种相互转化关系，那么 PNH 的发病机制是否也与再障的致病原因有关？目前认为再障是一种免疫性疾病，具有 T 细胞功能的紊乱，免疫抑制剂治疗有效。在 PNH 同样也发现具有一些 T 细胞功能的异常，并检测到 HLA-DR 的表达增高。目前倾向于认为 PNH 是在引起骨髓衰竭的因素存在时，又发生了造血细胞的基因突变而致。

另外，个别 PNH 患者可转为白血病，其中以急性髓细胞白血病为主。北京协和医院除失访者外，无一例发展为 MDS 和白血病(1 例随访结果为终于白血病，但无确切证明)，与 Socie 组比，他们的 MDS 发生率为 5%，白血病发生率为 1%，英国 Hillmen 的 80 例亦无一例发展为 MDS 或白血病，日本报告的 160 例中有 2.5%。

(八) 实验室检查

绝大多数患者有不同程度的贫血，合并白细胞或(和)血小板减少。只有很少数血红蛋白正常。网织红细胞常增高，但往往不像其他溶血病那样明显。骨髓大都增生活跃或明显活跃，红系增生旺盛，极个别患者有某种程度的病态造血。值得提出的是，虽然 PNH 的骨髓增生情况较好，但做骨髓细胞培养常可发现 CFU-E、CFU-GM 等的集落数比正常骨髓少，说明 PNH 骨髓造血干/祖细胞的数量和生长能力不足，与再障有某种程度的相似。反映血管内溶血的有关实验应阳性，有血红蛋白尿者尿潜血及尿中含铁血黄素也应阳性。基于 PNH 红细胞对补体敏感及缺少 GPI 锚连蛋白，还有以下一些有诊断意义的实验室检查：

1. 酸化血清溶血试验(Ham 试验) PNH 病态红细胞在 pH 6.4 的条件下易被替代途径激活的补体溶破，正常红细胞则否。本试验有较强的特异性，被国内外视为诊断 PNH 的主要依据。用光电比色法看溶血度，PNH 大都在 10% 以上，本病患者中约 79% 本试验阳性。

2. 糖水溶血试验(蔗糖溶血试验) 实验依据是 PNH 异常红细胞在等渗低离子强度的情况下易遭补体破坏。本试验敏感性高，PNH 患者约 88% 阳性。日本学者认为是诊断本病最好的初筛试验。糖水试验的缺点是易出现假阳性反应。

3. 蛇毒因子溶血试验 从眼镜蛇毒中可提出

一种物质（称蛇毒因子，CoF），它本身没有溶血作用，但可在血清成分的协同下通过替代途径激活补体，在这种体系中PNH异常红细胞溶破，正常红细胞则否。本试验也有较强的特异性，敏感性比Ham试验强，比糖水试验略差。PNH患者约81%阳性。

4. 补体溶血敏感试验　用抗I抗体（冷凝集素）或抗人红细胞抗体致敏红细胞，通过经典途径激活补体，观察能使红细胞溶破所需要的补体量，判断红细胞对补体的敏感程度。据此试验可将PNH红细胞分为Ⅰ、Ⅱ、Ⅲ 3型，临床溶血轻重取决于Ⅲ型细胞的多少。

5. PNH异常血细胞的检测和定量　PNH异常血细胞膜上缺乏GPI锚连蛋白，可以用有关抗体结合流式细胞仪技术检测出缺乏这些膜蛋白的异常细胞。在GPI锚连蛋白中，CD55、CD59存在于所有血细胞的膜上，且与临床表现关系密切，故常将这两种蛋白缺失作为PNH克隆的标志。以流式细胞仪检测GPI缺陷的血细胞，当$CD55^-$或$CD59^-$细胞占3%～5%时即可检出，较前述的方法敏感的多。在PNH患者的外周血中，$CD59^-$红细胞所占的比例较$CD55^-$细胞要高，CD59单抗比CD55单抗在诊断时更敏感。另外，异常中性粒细胞的数量受输血的影响也较少，对PNH患者来说，白细胞尤其是中性粒细胞GPI锚连蛋白的表达对疾病的诊断更有意义。此外，CD24、CD16或其他粒细胞表面的GPI锚连蛋白也可用来检测。

最近，Brodsky等报道了一种新的诊断方法。利用嗜水气单胞菌属的细菌产生的一种毒素（aerolysin），它能通过与GPI蛋白连接，在细胞膜上形成通道，从而溶破正常细胞将其杀死。而PNH细胞由于缺乏GPI蛋白，这种毒素无作用，PNH细胞仍保持完好。由于技术的改进，人们制成了Alexa-488标记的前aerolysin变异体（Flaer），它同野生型前aerolysin相似，可特异地结合于GPI锚连蛋白，但它不穿破细胞，因此不会导致细胞溶破。这对于共聚焦或流式细胞仪检测十分重要。该标记类似于荧光素，可在一定条件下被激发出荧光，可通过流式细胞仪进行检测。该方法具有较高的敏感性和特异性，尤其是对于中性粒细胞的检测，但不能用于红细胞的检测。现已知道，再生障碍性贫血（AA）、骨髓增生异常综合征（MDS）与PNH关系密切，在部分AA、MDS患者中可以检出PNH细胞群，但通常这些细胞群很小。Flaer则可以清楚的将很小的PNH细胞群区分出来，而有时通过CD55、CD59检测较难查出。因此，有些在CD55、CD59检测为正常但临床高度怀疑的病例，可结合Flaer检测，进一步提高诊断的敏感性和特异性。目前国外倾向于采用Flaer联合CD59来检测PNH克隆。

（九）诊断及鉴别诊断

本病虽称阵发性睡眠性血红蛋白尿症，但并非都有血红蛋白尿，即使有也不一定是发作性，更非必然在睡眠时出现。而且只有少数患者以血红蛋白尿为首发表现。北京协和医院268例患者中以血红蛋白尿作为首发症状者42例（15.9%），而仅以贫血为首发表现者占半数以上，若除外再障转为PNH者，那么以贫血作为PNH首发症状者仍有110例，占41.4%，以出血或伴有贫血作为首发症状者54例，占20.3%，其他首发症状还有黄疸2例，栓塞1例，乏力1例、发热1例。许多患者经过相当一段时间才出现血红蛋白尿，甚至从无肉眼可见的血红蛋白尿。北京协和医院统计的268例中从无肉眼血红蛋白尿发作者57例，占21.3%。再加上合并症和疾病的转化等，临床表现多种多样，致使PNH患者常常不能得到及时诊断，乃至长时间漏诊、误诊。在有血红蛋白尿或有长期慢性贫血的患者，特别是伴有白细胞和（或）血小板减少而骨髓又增生活跃者，都应在鉴别诊断中想到本病。确诊本病需要一些实验室诊断方法。我国制定的诊断条件如下：

1. 临床表现符合PNH。

2. 实验室检查　①Ham试验、糖水试验、蛇毒因子溶血试验、尿潜血（或含铁血黄素检查）等项中，符合以下条件之一者可成立诊断：a. 两项以上阳性；b. 一项阳性，但具下列条件：两次以上阳性，或只一次阳性然而结果可靠（操作正规、有阳性及阴性对照、即时重复仍阳性）；有肯定的血红蛋白尿发作或有血管内溶血的直接或间接证明；能除外其他溶血，特别是遗传性球形红细胞增多症、自身免疫溶血性贫血、G-6-PD缺乏、阵发性冷性血红蛋白尿症等。②流式细胞仪检查发现：外周血中CD59或CD55阴性中性粒细胞或红细胞>10%（5%～10%为可疑）。

临床表现符合，试验检查结果具备①项或②项者，均可诊断，①、②两项可以相互佐证。

PNH-再障综合征包括下列4种情况：①再障-PNH：指原有肯定的再障（而非未能诊断的PNH的早期表现）后转变为PNH，而再障的表现已不存在；②PNH-再障：指原有肯定的PNH（而非下述的第4类）后转变为再障，而PNH的表现（包括实验室检查）已不存在；③PNH伴有再障特征：指临床及实验室检查均说明病情仍以PNH为主但伴有一处或一处以上骨髓增生低下，巨核细胞减少，网织红细胞数不高等再障表现者；④再障伴有PNH特征：指临床及实验室检查均说明病情仍以再障为主，但出现PNH异常血细胞（检测补体敏感的有关试验阳性，或用其他方法可检出 PNH 异常细胞)。根据近年研究,实际可将 PNH 的分型简化为:①溶血性 PNH:以频繁的或持续的溶血为主要表现,缺失 GPI 连接蛋白的细胞产生多;②低增生性 PNH:以显著的全血细胞减少或骨髓增生低下为主要表现,正常的造血细胞增生不良。用流式细胞仪结合临床和骨髓检查即可作出分型。这种简单的分型方法对诊断和治疗都有一定指导意义。

需与本病鉴别的疾病:

1. 再障 PNH 容易与之混淆的原因是接近一半的病例也有全血细胞减少。两者的土要鉴别点是再障应该骨髓增生减低,而 PNH 是骨髓增生活跃(特别是红系)。若骨髓增生减低而又能查出类似 PNH 的异常红细胞,或是有 PNH 的临床及实验室所见但骨髓增生低下者,应怀疑是否有疾病的转化或是兼有两病(属再障-PNH 综合征)。由于两者关系密切,故对某些再障患者也要进行 PNH 克隆的检查。

2. 缺铁性贫血 PNH 因长期反复血红蛋白尿而失铁,可伴有缺铁现象,但与缺铁性贫血不同的是补铁后不能使贫血得到彻底地纠正。

3. 营养性巨幼细胞贫血 因溶血促使骨髓代偿性过度增生,叶酸相对不足,造成巨幼细胞贫血,但补充叶酸后并不能彻底纠正本病所致贫血。

4. 骨髓增生异常综合征(MDS) 个别 PNH 患者骨髓象可看到病态造血现象,甚至原始粒细胞轻度增高或在外周血中看到少量原始粒细胞。有些学者甚至将 PNH 也视为 MDS 的一种。但据观察,PNH 的病态造血或原始细胞增多现象系一过性,可以消失。极个别患者可完全变为 MDS。另一方面,一些 MDS 患者也可具有类似 PNH 的异常血细胞,但其基本特点和疾病的发展仍以 MDS 为主,很少发生典型的血红蛋白尿或 PNH 的表现。据观察 MDS 如果出现 PNH 克隆可能提示预后良好,故也应对某些 MDS 患者进行 PNH 克隆检测。

5. 自身免疫溶血性贫血 个别 PNH 患者直接抗人球蛋白试验可阳性,另一方面,个别自身免疫溶血性贫血患者的糖水溶血试验可阳性,但经过追查这些试验都可转为阴性,更重要的是这两种病各有自己的临床和实验检查特点,鉴别不困难。此外,在大多数情况下肾上腺皮质激素对自身免疫溶血性贫血的治疗效果远比 PNH 为好。

(十)治疗

1. 根治本病在于重建正常造血组织功能,消除异常造血干/祖细胞。

目前认为骨髓移植是唯一可以治愈该病的方法,但是,PNH 是一种良性的克隆性疾病,部分患者还有可能自愈,而骨髓移植带有一定风险,因此,对一位 PNH 患者是否进行骨髓移植,需考虑多方面因素才能作出决定。近年进行移植的患者多是合并骨髓增生低下和反复发生严重血管栓塞的患者。早期的报道多数未对患者进行适当预处理而植入同基因或异基因的骨髓,结果大部分无效或复发。最近已有多篇报道先进行预处理再作异基因骨髓移植而获成功的病例。并认为主要是通过以下几个方面的机制:①清除了 PNH 克隆;②提供了正常的造血干细胞;③提供强大的免疫抑制治疗(如 ATG、CsA 等)。在 PNH 患者中,最后一点更为重要,认为它解除了对正常细胞的抑制,使 PNH 克隆失去了增殖优势。常见预处理方案有 CTX/TBI、美法仑/CTX 等。由于骨髓移植存在一定的风险,所以从生存曲线看,做骨髓移植的患者的生存率在最早期低于单纯支持治疗者,但在 6 年后,移植的患者的远期生存机会较大。

骨髓移植虽然取得了一定的疗效,但毕竟风险大、供者来源困难。所以,仍需研究其他变通办法:①利用自身的造血干/祖细胞。近年来从外周血分离早期造血干细胞的技术和方法不断进步,自体造血干细胞的应用和净化技术的研究,促使我们设想 PNH 患者从自体外周血分离出造血干细胞,用适当方法去除异常造血干/祖细胞,扩增正常造血干/祖细胞,然后回输,希望成为治疗本病的一种低风险方法。北京协和医院肖娟等 2000 年的研究表明:自体的正常表型的 $CD34^+$细胞在适当条件下培养 7 天可扩增 22.5 倍,而且可以保持其多向分化潜能。但如前文所述,PNH 体内的正常造血干/祖细胞除数量少外,在生存、增殖和其他生物学特性方面是否真正正常,尚待进一步研究才能付诸实践。另外,有人发现用 G-CSF 动员到外周血中的 $CD34^+$ 细胞主要是 $CD59^-$者,而非 $CD59^+$者,推测可能是由于异常细胞缺乏 GPI 连接的某种黏附因子,因而更容易脱离基质而进入外周血。若果真如此,则又使实施本法增加了一个需要考虑的新问题。北京协和医院钟玉萍等(2006 年),孙婉玲等(2007 年)用体外扩增的患者正常表型的 $CD34^+$细胞重建小鼠的造血,获得了成功,为该法的实施带来了希望。②用小移植或非去髓性造血干细胞移植。为避免移植相关性死亡,Suenaga 等 2001 年报告一例 PNH,用克拉屈滨、白消安、兔 ATG 作预处理,然后给予 HLA 相合兄弟的外周血造血干细胞,以环孢素预防移植物抗宿主病。无明显毒性反应;移植 14 天后,供者细胞占 90% ~100% 并能保持此水平,观察 6 个月无复发。若能采用非去髓性造血干细胞移植则较理想,因为:①移植前预处理的危险性较小;②移植前后都应用治疗再障的免疫抑制剂,解决了免疫失调的致病因素;③对

PNH 来说,不需要完全彻底地消灭异常细胞,因为根据对临床完全缓解患者的观察,外周血中仍可有15%以下的异常细胞,但全无疾病表现。当然,采用非去髓性造血干细胞移植治疗本病尚需更多病例和更长时间的观察。

2. 减少溶血

(1) 糖皮质激素:在20世纪50年代,人们认识到补体激活的末端产物与PNH的关系时,就开始考虑应用补体抑制剂进行治疗。最初用的是糖皮质激素。一些证据表明,在大剂量时,糖皮质激素可减低补体的活化,因而被广泛用于治疗PNH。目前虽然糖皮质激素的作用原理尚缺乏足够的实验研究依据,但仍常被用以减轻溶血,特别是对持续的或频发血红蛋白尿的患者,短时间较大剂量的应用(如泼尼松每天40mg),可能使溶血减轻,然后较快地减少用量,再逐渐减至维持量,直到停用。长时间大剂量应用会引起严重的副作用。

(2) eculizumab 治疗:由于 PNH 的大部分症状来自于补体对 PNH 细胞的攻击,因此,人们期望可用补体抑制剂治疗。但是,补体系统是免疫系统的重要组成部分。补体早期成分(C5 以前的)的缺失可能导致化脓性感染风险的增加以及自身免疫现象:如系统性红斑狼疮和肾小球肾炎。补体途径末端成分的缺失并发症较少,只脑膜炎奈瑟球菌和淋球菌感染机会增加。因此,阻止补体活化级联反应的比较合理的位点是C5,这样,既保持了补体途径早期成分的完整,又防止了膜攻击复合物的合成和释放过敏毒素C5a。eculizumab 是人源化的单克隆抗体,与人C5补体蛋白特异性结合,阻止其裂解为C5a 和 C5b,从而不能形成膜攻击复合物。eculizumab 是 IgG kappa 免疫球蛋白,其 Fc 段是 IgG2 和 IgG4 的杂合体,与靶位点结合,直到从循环中被清除。血浆中达到35μg/ml 的浓度可以保持补体抑制的活性 2002 年 5 月,在英国,开始了 eculizumab 对 PNH 的临床研究。11 例有输血依赖性(入选之前12周有超过4次以上输血)的患者,接受为期3个月的治疗。患者很快改善了生活质量、血红蛋白尿停止、脱离了输血依赖。2006 年,进行了多中心、双盲、随机、有安慰剂对照的研究,87 例随机分为安慰剂组(n=44)或 eculizumab 组(n=43),用量为600mg/w,连续4周,随后为每周900mg,然后每2周900mg 共6个月。治疗组血红蛋白稳定,输血次数为0,生活质量提高,LDH下降。主要副作用:头痛、鼻咽炎、背痛和上呼吸道感染(治疗前接受脑膜炎疫苗)。同年,另一组开放适应证的、非安慰剂对照的治疗研究,eculizumab 剂量同前,应用52周,结果贫血减轻、输血减少、生活质量提高,进一步验证了其安全性和有效性。2007 年获得了美国 FDA 和欧洲药物协会的批准。

eculizumab 可以减少或减轻 PNH 的并发症:在应用 eculizumab 治疗的患者中,第1例患者疗效已保持了6年以上。在总共195例中,eculizumab 治疗前共有血栓事件124例次,平均7.37次/100患者/年,而治疗后仅1.07/100患者·年,因此 eculizumab 治疗显著地降低了血栓的发生率($P<0.0001$)。进一步的研究显示,即使在有抗凝治疗(肝素、华法林)情况下,PNH 血栓的发生率依然很高,而加上 eculizumab 后,血栓事件几乎不再发生。因此,在常规抗凝治疗不能防止进一步血栓形成时,eculizumab 可以很好地控制血栓的发生。从 eculizumab 研究的早期数据看,补体抑制可减轻血管内溶血导致肾小管铁负荷增多引起的肾功能破坏,因此还可以改善肾功能。此外,PNH 的许多症状,如反复的腹痛、吞咽困难、勃起困难和严重的乏力,可能都与血浆中游离血红蛋白消耗一氧化氮(NO)有关。eculizumab 可以抑制和减轻血管内溶血,从而改善 NO 消耗的相关症状。

应用补体抑制剂的一些注意事项:①eculizumab 必须保持在35μg/ml 以上才能保持对补体的阻断。若患者的药物谷浓度低于35μg/ml,血管内溶血可再次发生,常在下次 eculizumab 治疗前1~2天突然发作血红蛋白尿。稍微提高 eculizumab 的剂量到900mg/12 天或1200mg/2周可以避免发生。②血管外溶血:PNH 细胞表面也缺乏另一种补体调节分子——衰变加速因子(DAF 或 CD55),它可防止 C3 裂解和 C3b 产生。eculizumab 的阻断作用是在 C3 以后的水平,对 C3 无影响,但是因为 DAF 的缺乏,可导致 C3b 在细胞表面堆积。由于 PNH 红细胞上富有 C3b 和 C3d,因此更迅速地被单核-吞噬细胞系统清除,而引起血管外溶血。因此,尽管 eculizumab 可以解决血管内溶血,但一些患者的血红蛋白不能恢复到正常水平。大多数患者,有较好的代偿能力,但也有些患者的血管外溶血仍需要输血治疗。③大多数 PNH 患者接受 eculizumab 治疗后会不再需要输血,PNH 红细胞不被消灭,在血中的比例增加,有的可达90%,因此,一旦停止 eculizumab,大量 PNH 红细胞可能会溶破、血红蛋白突然下降、再次发生严重的血红蛋白尿。因此,应告知患者不应随便停止治疗。④应用 eculizumab 使补体活化在 C5 水平终止,副作用主要是荚膜菌的感染,尤其是奈瑟菌感染(脑膜炎球菌或淋球菌)。少部分患者,虽曾接受脑膜炎疫苗接种,还是发生了脑膜炎球菌的感染(都是败血症而非脑膜炎),发生率为0.5例/100接受治疗者。降低脑膜炎球菌感染的措施是接种疫苗。

应用 eculizumab 的指征:具有中度或重度 PNH 症状(如显著的乏力和生活质量很差),以及已经发生或正在发生 PNH 的合并症,如血栓或肾功能不全的患者。AA/PNH 可能反应不佳。该药价格昂贵;目前尚未在我国应用。

3. 基因治疗　许多学者试图将 *pig-a* 基因转入造血干细胞,以纠正患者的锚连蛋白缺陷。Nishimura J 等 2001 年报告,以反转录病毒为载体,可将含 *pig-a* 基因有效并稳定地转入来自 PNH 患者的缺失 *pig-a* 基因的多种细胞株和外周血及骨髓的单个核细胞,使其恢复 GPI 锚连蛋白的表达,另外也可转入外周血中的 $CD34^+$ 细胞。提示通过基因治疗使病态细胞恢复是有可能的。2004 年法国学者已成功地将 *pig-a* 基因转入从患者骨髓中分离出来的造血干/祖细胞。基因治疗的争论在于:现在认为 *pig-a* 突变的细胞能够逃避在骨髓中遭受攻击的危险,若基因治疗纠正了该突变,这些细胞是否又将受到致使骨髓衰竭因素的影响,目前这方面的研究正在进行。

4. 重组人 CD59 蛋白　2006 年,以英国 P Hillmen 为首的研究小组报告:用合成的重组人 CD59 蛋白(rhCD59P)黏附于细胞膜上,在体外试验中,成功修复了缺失 CD59 的 PNH 患者的红细胞,可减少溶血的发生;小鼠体内试验证明,rhCD59P 修复了小鼠的红细胞且避免了溶血发作,在患者中应用将有可能。

5. 其他减轻溶血发作和相关症状的尝试　平时应注意避免易引起溶血发作的诱因如感冒、某些药物等。针对严重、持续、频发的血红蛋白尿患者,可短期应用足量的肾上腺皮质激素如前述,发作停止后逐渐减量直至最小用量。大多患者无需维持量,若用维持治疗,应用最小量。为减轻病情或症状,有的单位还曾试用过:中药、人参提出物、杨梅树根皮提出物、亚硒酸钠(体外实验表明可抑制补体的旁路激活,另有抗氧化作用)等,但均无系统的临床研究和报告。

6. 贫血的治疗　针对骨髓增生不良可试用康力隆、丙酸睾酮、丹那唑等。有人认为:本病的发病机制是在免疫性骨髓衰竭的基础上发生造血干细胞基因突变,则可用联合化疗及免疫抑制剂治疗前者,据报告有些患者有效,但有的单位试用结果显示治疗相关死亡较多,是一种高风险的治疗,需慎用。若患者有缺铁的实验室证据可给小量铁剂(普通剂量的 1/5 ~ 1/10,用量大可诱发血红蛋白尿)。缺乏叶酸者应予补充。严重或发展较快的贫血可输红细胞或经生理盐水洗涤的红细胞,需注意输血可诱发血红蛋白尿的发作。

7. 血管栓塞的治疗　在诊断血栓形成的 3 ~ 4 天内,如没有出血症状或其他禁忌证,可进行溶栓治疗,同时或随后给予抗凝治疗。如果患者合并其他易栓症,需长期甚至终生抗凝治疗。抗凝治疗首先给予肝素或低分子量肝素,然后过渡到口服华法林。由于许多患者首次血栓栓塞即可导致生命危险,西方国家提倡一旦确诊 PNH 即常规给予预防性抗凝治疗,一般说来我国患者无需一律溶栓、抗凝,需个体化考虑治疗。应指出的是,PNH 患者除了具有高凝倾向,还具有出血倾向,许多患者在常规手术或抗凝治疗时出现较严重的出血,这在东方国家的患者中表现尤为突出。因此,对于我国的 PNH 患者,需慎用抗凝治疗。只有血栓栓塞诊断明确且无抗凝禁忌时才可开始抗凝治疗,不主张常规预防性抗凝治疗。

8. 其他并发症的处理　感染、急性肾衰竭等均应给予相应的处理。

(十一) 预后

本病属良性慢性病。多数患者长期有中、重度贫血,但其中半数仍可从事日常活动或参加适当工作,部分患者可自发缓解。患者临床缓解后,血中仍可查出有少量异常细胞持续存在。

PNH 本身很少致命,主要死于并发症,其死因国内主要为严重贫血衰竭和感染,而在欧美本病的首位死因是重要器官的静脉栓塞。在北京协和医院 268 例 PNH 患者多因素分析中发现有 6 个是不利生存的危险因素:病程中向全血细胞减少发展、合并栓塞、反复出血、反复腹痛、诊断时血小板减少和无血红蛋白尿发作。有利生存的因素为:从再障者、城市居民。

(十二) PNH 的妊娠问题

在欧美,PNH 患者怀孕时有很高的血栓并发症风险,同时也很容易出现再生障碍性贫血。母亲的死亡率在 20% 左右(在 1 个研究中,24 例患者中 5 例死亡,3 例死于血栓,2 例死于感染),而且超过 10% 的患者出现了血栓合并症。同时胎儿死亡率也增加。胎儿异常没有明显增加。PNH 合并妊娠发生血栓较难处理,通常用足量的低分子肝素抗凝。有时,超过前 3 个月的危险期,也可考虑华法林治疗。eculizumab 治疗也有益,但在妊娠期使用是否安全仍待研究。eculizumab 是 IgG2 和 IgG4 杂合的 Fc 段,可以去除抗体的任何效应物。IgG2 不透过胎盘,对胎儿影响很小。然而能否用于孕妇,还需更多考虑和研究。在我国,PNH 孕产妇发生血栓并发症者并不多。

(张之南　韩冰)

参 考 文 献

1. Young NS, Maciejewski JP. Genetic and environmental effects in paroxysmal nocturnal hemoglobinuria: this little PIG-A goes "Why? Why? Why?". J Clin Invest, 2000, 106: 637-641

2. Wang H, Chuhjo T, Yasue S, et al. Clinical significance of a minor population of paroxysmal nocturnal hemoglobinuria-type cells in bone marrow failure syndrome. Blood, 2002, 100: 3897-3902

3. Keller P, Payne JL, Tremml G, et al. FES-Cre targets phosphatidylinositol glycan class A (PIGA) inactivation to hematopoietic stem cells in the bone marrow. J Exp Med, 2001, 194: 581-589

4. Han B, Wu Y, Lu Z, et al. Proliferative capacity of single isolated CD34(+) hematopoietic stem/progenitor cells in PNH. Int J Hematol, 2001, 74: 42-52

5. 肖娟,武永吉,张之南,等,阵发性睡眠性血红蛋白尿症患者骨髓 CD(34)+CD(59)+细胞与 CD(34)+CD(59)-细胞生物学性能的研究. 中华血液学杂志, 2003, 24: 169-173

6. 韩冰,武永吉,吕照江,等. 阵发性睡眠性血红蛋白尿症患者骨髓造血干/祖细胞体外单个细胞培养. 中华血液学杂志, 2002, 23: 233-235

7. Murakami Y, Kosaka H, Maeda Y, et al. Inefficient response of T lymphocytes to glycosylphosphatidylinositol anchor-negative cells: implications for paroxysmal nocturnal hemoglobinuria. Blood, 2002, 100: 4116-4122

8. 王毓洲,武永吉,张之南,等. 阵发性睡眠性血红蛋白尿症患者外周血 T 淋巴细胞亚群及活化分子表达的研究. 中华血液学杂志, 2002, 23: 571-573

9. 韩冰,武永吉,张之南. PNH 患者的骨髓基质研究. 中华医学杂志, 2001, 81: 1430-1433

10. Araten DJ, Luzzatto L. Allogeneic bone marrow transplantation for paroxysmal nocturnal hemoglobinuria. J Hematology, 2000, 85: 1

11. Stiff P, Chen B, Franklin W, et al. Autologous transplantation of ex vivo expanded bone marrow cells grown from small aliquots after high-dose chemotherapy for breast cancer. Blood, 2000, 95: 2169-2174

12. Suenaga K, Kanda Y, Niiya H, et al. Successful application of nonmyeloablative transplantation for paroxysmal nocturnal hemoglobinuria. Exp Hematol, 2001; 29: 639-642

13. Cho SG, Lim J, Eom HS, et al. Conditioning with high-dose cyclophosphamide may not be sufficient to provide a long-termremission of PNH following syngeneic peripheral blood stem cell transplantation. Bone Marrow Transplant, 2001; 28: 987-988

14. Nishimura J, Phillips KL, Ware RE, et al. Efficient retrovirus-mediated PIG-A gene transfer and stable restoration of GPI-anchored protein expression in cells with the PNH phenotype. Blood, 2001; 97: 3004-3010

15. 钟玉萍,武永吉,沈悌,等. 裸鼠腹腔输注体外扩增的阵发性睡眠性血红蛋白尿症病人骨髓 CD34+CD59+细胞的研究. 中国实验血液学杂志, 2006, 14: 75-78

16. 孙婉铃,韩冰,汪玄,等. 阵发性睡眠性血红蛋白尿症 CD34+CD59+细胞长期造血的动物实验. 中华医学杂志, 2007, 87: 3012-3015

17. Brodsky RA. Narrative review: paroxysmal nocturnal hemoglobinuria: the physiology of complement-related hemolytic anemia. Ann Intern Med, 2008, 148: 587-595

18. Rother RP, Rollins SA, Mojcik CF, Brodsky RA, Bell L. Discovery and development of the complement inhibitor eculizumab for the treatment of paroxysmal nocturnal hemoglobinuria. Nat. Biotechnol, 2007, 25: 1256-1264

19. Parker C, Omine M, Richards S, et al. International PNH Interest Group. Diagnosis and management of paroxysmal nocturnal hemoglobinuria. Blood, 2005, 106: 3699-3709

20. Hillmen P, Hall C, Marsh JCW, et al. Effect of eculizumab on hemolysis and transfusion requirements in paroxysmal nocturnal hemoglobinuria. N Engl J Med, 2004, 350: 552-559

21. Hill A, Hillmen P, Richards SJ, et al Sustained response and long-term safety of eculizumab in paroxysmal nocturnal hemoglobinuria. Blood, 2005, 106: 2559-2565

22. Hillmen P, Young NS, Schubert J, et al. The Complement Inhibitor eculizumab in paroxysmal nocturnal hemoglobinuria. New England Journal of Medicine, 2006, 355: 1233-1243

23. Brodsky RA, Young NS, Antonioli E, et al. Multicenter phase 3 study of the complement inhibitor eculizumab for the treatment of patients with paroxysmal nocturnal hemoglobinuria. Blood, 2008, 111: 1840-1847

24. Schubert J, Hillmen P, Röth A, et al. Eculizumab, a terminal complement inhibitor, improves anaemia in patients with paroxysmal nocturnal haemoglobinuria. Br J Haematol, 2008, 142: 263-272
25. Hillmen P, Muus P, Dührsen U, et al. Effect of the complement inhibitor eculizumab on thromboembolism in patients with paroxysmal nocturnal hemoglobinuria. Blood, 2007, 110: 4123-4128
26. Rother RP, Bell L, Hillmen P, Gladwin MT. The clinical sequelae of intravascular hemolysis and extracellular plasma hemoglobin: a novel mechanism of human disease. JAMA, 2005, 293: 1653-1662
27. Hill A, Rother RP, Hillmen P. Improvement in the symptoms of smooth muscle dystonia during eculizumab therapy in paroxysmal nocturnal hemoglobinuria. Haematologica, 2005, 90: 40
28. Hill A, Ridley SH, Esser D, et al. Protection of erythrocytes from human complement-mediated lysis by membrane-targeted recombinant soluble CD59: a new approach to PNH therapy. Blood, 2006, 107: 2131-2137

第 29 章

葡萄糖-6-磷酸脱氢酶缺乏症

红细胞酶病是遗传性溶血性贫血三大病因之一(另两大病因为血红蛋白病和红细胞膜病),发生病变可以导致溶血性贫血的酶有20种以上,其中葡萄糖-6-磷酸脱氢酶(glucose-6-phosphate dehydrogenase, G-6-PD, EC 1.1.1.49)缺乏症是最早明确病因、发病率最高的红细胞酶病,根据20世纪80年代世界卫生组织(WHO)统计数据,G-6-PD缺乏症发病人数超过4亿人,已成为全球发病率居首位的单基因遗传病。

第一节 流行病学与遗传方式

一、流行病学

葡萄糖-6-磷酸脱氢酶缺乏症最初由食用蚕豆(fava bean)导致急性溶血临床现象而引发关注,20世纪初意大利南部地区先期报道,称该病为Favism,国内杜顺德教授于1952年首报病例,正式将Favism译为蚕豆病。1956年Carson首次明确报告蚕豆病的病因是由红细胞G-6-PD缺陷引起,定名为G-6-PD缺乏症。

G-6-PD缺乏症地理分布广泛,种族间发病率差异很大,发病率分布有南高北低的现象,从北非、地中海、中东到东南亚这些地处北纬10°~35°的热带和亚热带地区形成一条高发病地带,非洲发病率5%~25%,在非洲某些地区达35%,在土耳其东南部的犹太人中发病率可达58.2%,而中欧地区发病率低于0.5%。

据广东吴梓梁教授对我国24个省、市、自治区20余万人调查数据分析,我国G-6-PD缺乏症的平均发生率为7.03%,平均基因频率为4.0%。杜传书教授研究组对11个民族、15余万人的调查结果,总发病率0~17.4%。华南、西南地区为高发区,包括海南、广东、广西、云南、贵州、四川等省(自治区),特别是某些少数民族人群如傣族(17.4%)、基诺族(14.3%)和壮族(14.1%)。另有报道云南的爱伲族、白族等发病率高于20%。黄河流域及黄河以北地区发病率较低,如河南杞县为2.53%,宁夏在0.3%以下,山东某些地区为0%。

二、遗传方式

*G-6-PD*基因位于X染色体长臂2区8带(Xq28),与*G-6-PD*基因位点紧密相连的其他疾病基因有A型血友病、色盲、肾上腺脑白质营养不良、Emery-Dreyfuss肌营养不良、先天性角化不良等。

G-6-PD缺乏症遗传方式为X性联不完全显性遗传,具有不同的表现度。男性患者为半合子(hemizygote),由于只有一条X染色体,故酶活力缺乏表现明显,发生溶血的概率高。男性半合子与正常女性婚配,所生儿子全部正常;女儿全部携带该G-6-PD缺陷基因,为杂合子(heterozygote)。女性有两条X染色体,女性杂合子的另一X染色体等位基因正常,通常溶血代偿良好而无贫血,但是酶活力显著减低时也可表现临床症状。女性杂合子与正常男性婚配,有50%概率遗传给后代,获得缺陷基因的儿子为半合子,女儿则有50%可能为杂合子。由于G-6-PD缺陷发病率很高,所以临床也可见到女性纯合子(homozygote),多有严重的溶血表现。女性纯合子与正常男性婚配,儿子100%为携带该缺陷基因的半合子,女儿100%为携带该基因的杂合子。女性纯合子与男性半合子婚配,则儿子均为半合子,女儿均为纯合子。

三、遗传进化优势

流行病学数据显示,G-6-PD缺乏症高发带地理分布与疟原虫感染地区高度一致，国内外研究结论一致认为 G-6-PD 缺陷红细胞对疟原虫入侵有抵抗力，这是突变基因在进化过程的优势选择。例如有 *G-6-PD A⁻* 等位基因的男性和女性受恶性疟原虫感染的危险性分别下降 46% 和 58%。我国疟疾高发区云南地区高频率的 G-6-PD G1388 突变可能与疟原虫抗性遗传优势有关，携此基因的无症状 G-6-PD 缺乏者具有抵抗疟疾能力。

G-6-PD 缺陷红细胞抵抗疟原虫入侵的机制仍不清楚，已对缺陷红细胞膜的血型糖蛋白、离子交换蛋白、脂筏结构等进行了大量研究，形成多种机制推测。就红细胞本身代谢而言，缺乏 G-6-PD 的红细胞中微环境的改变不利于虫体生存，可能是其抗疟机制之一。

近期数篇文献报告，与普通人群相比，G-6-PD 缺乏症患者罹患心血管疾病风险下降，如急性心肌梗死、不稳定型心绞痛、脑血管病、视网膜静脉闭塞等发病率均显著低于普通人群。是否为遗传进化优势选择，仍有待于研究。

第二节　G-6-PD 缺乏症溶血机制

一、G-6-PD 催化原理与功能

葡萄糖-6-磷酸脱氢酶（G-6-PD）是磷酸戊糖通路中的第一个催化酶，也是限速酶，G-6-PD 在辅酶（氧化型辅酶Ⅱ，$NADP^+$）的参与下，催化底物葡萄糖-6-磷酸脱氢转化为 6-磷酸葡萄糖酸 δ-内酯，同时生成还原型辅酶Ⅱ（NADPH Ⅱ），催化反应向 5-磷酸核糖生成方向进行（图 29-1）。

G-6-PD 的主要功能（特别在红细胞中）是生成潜在抗氧化剂 NADPH，用以维持谷胱甘肽还原状态。细胞内氧化还原状态的平衡依赖于还原型谷胱甘肽（GSH）的含量，GSH 可与过氧化氢（H_2O_2）和氧游离基反应，从而保持红细胞中血红蛋白及其他含巯基蛋白如酶和膜蛋白的还原状态。GSH 经氧化反应后生成氧化型谷胱甘肽（GSSG），需要 NADPH 递氢而还原为 GSH。

二、G-6-PD 缺乏症溶血机制与溶血自限性

（一）引起 G-6-PD 缺乏症溶血的原因

红细胞 G-6-PD 遗传缺陷是产生一大类溶血疾病的遗传背景，在此基础上，某些氧化性的食物（如蚕豆）和药物（如奎宁）、感染（病毒和细菌）、机体应激状态（如感冒、新生儿出生）等因素均可作为溶血诱因而引发溶血。

食物诱因不限于蚕豆，已报道的其他可能引起 G-6-PD 缺乏症患者急性溶血的食物还有红酒、开胃水（tonic water，含奎宁汽水）、蓝莓或含有蓝莓的酸奶制品、苦瓜等。笔者诊断 1 例食用蚕豆无碍但食用菠萝诱发溶血的 G-6-PD 缺乏症。

溶血表现不限于急性溶血。多数患者平时无明显症状，在有上述诱因时发生急性血管内溶血。另有部分患者呈现慢性血管外溶血表现。

（二）G-6-PD 缺乏症溶血机制

G-6-PD 缺乏所致溶血机制尚未完全明了，不同诱因引起的溶血机制解释难以以一概全，但发生溶血的根本原因相同，即 G-6-PD 缺乏使还原型 NADPH 生成不足，红细胞不能维持还原状态而受氧化性损伤，导致细胞破裂溶血。

正常红细胞中 G-6-PD 只发挥其作用的 2%，所以多数患者平时可无临床表现，但是在氧化应激状态下，如服用氧化性药物时，正常红细胞磷酸戊糖通路代谢活性可提高 5 倍以上，产生足量 NADPH 以

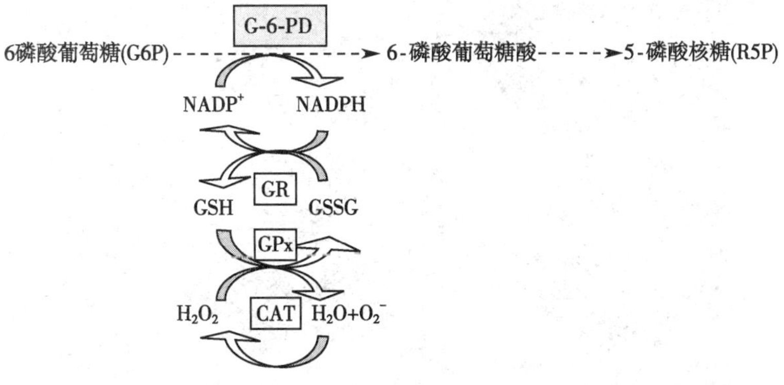

图 29-1　G-6-PD 催化反应与 GSH 氧化还原反应示意图
G-6-PD：葡萄糖-6-磷酸脱氢酶；GPx：谷胱甘肽过氧化物酶；CAT：过氧化氢酶；GSH：还原型谷胱甘肽；GSSG：氧化型谷胱甘肽

保护红细胞，而 G-6-PD 缺乏者由于酶活力低下不能快速生成足量 NADPH，进而影响 GSH 生成。患者红细胞内 GSH 被过氧化物迅速耗竭殆尽，过量的 H_2O_2 和氧游离基可将含巯基（—SH）的血红蛋白、酶蛋白、膜蛋白氧化交联为二硫键（—S—S—），膜蛋白高分子聚合物增多、膜磷脂也被氧化为过氧化磷脂、膜脂质过氧化损伤产物丙二醛（MDA）明显增高，结果致使酶蛋白失活、血红蛋白变性为氧化型谷胱甘肽交联血红蛋白（GSS-Hb）和高铁血红蛋白（MHb），并与变性的膜脂和膜蛋白形成不可逆变性珠蛋白小体（Heinz bodies），变形性明显下降，易被单核-巨噬细胞系统吞噬破坏，或被脾摘除 heinz 小体而形成缺失膜表面积的咬痕细胞（bite cells，图 29-2）。此外，膜氧化损伤不仅导致红细胞变形能力下降，而且诱发膜带 3 蛋白聚簇变化，形成衰老抗原，为自身抗体所识别，经由单核-巨噬细胞系统吞噬，加速病变红细胞衰老死亡。患者可表现为血管外慢性溶血过程，也可因为大量受氧化损伤的红细胞不能被脾等吞噬细胞及时处理，发生血管内急性溶血。

另有实验显示，G-6-PD 缺乏的红细胞的氧化损伤并不完全依赖于 GSH 的浓度，而是与 NADPH 的浓度直接相关。NADPH 与 GSH 过氧化物酶（GSH-Px）催化反应（GSSG→GSH）和过氧化氢酶（触酶，CAT）催化反应（$H_2O_2 \rightarrow H_2O$）均有密切关联，在清除过氧化物、保护红细胞的机制中，CAT 和 GSH-Px 也有重要作用（见图 29-1）。

新生儿红细胞内氧化还原代谢酶的活力偏低，已知的有 GSH-Px、CAT 和细胞色素 b5 还原酶（C5bR）等。婴儿的 C5bR 活力仅为正常成人的 50%～60%，早产儿活力更低。另一方面新生儿红细胞代谢率高，易产生过多的过氧化物质，故新生儿红细胞对过氧化损伤易感性增高，所以缺乏 G-6-PD 的新生儿对氧化应激更加敏感，易发生新生儿溶血。

蚕豆病的溶血机制较药物等诱因溶血更为复杂，蚕豆中的蚕豆嘧啶（vicine）、香豌豆嘧啶（divicine）、异尿咪（isouramil）和伴蚕豆嘧啶核苷（convicine）可能是致氧化性溶血的成分，但至今氧化损伤途径不明。蚕豆病现症者的红细胞中 GSH 明显下降，与溶血相关，但是用蚕豆抽提物模拟体内条件，未能降低红细胞 GSH。有蚕豆病史的患者并非每次食用蚕豆都会发病，是否与食用量及当时机体状态有关尚无充分实验数据支持。

感染诱发溶血的机制不甚明确，可能感染时白细胞在吞噬过程释放氧化性物质，引起红细胞氧化应激反应而导致 G-6-PD 缺陷红细胞急性溶血。感染时形成的免疫复合物可能通过红细胞膜表面 C3b 受体附着，加速 G-6-PD 缺陷红细胞的氧化损伤而被吞噬破坏。

（三）G-6-PD 缺乏症的溶血自限性

溶血自限性是 G-6-PD 缺乏症急性溶血的特点。G-6-PD 是典型的细胞年龄依赖性酶，酶活力随着红细胞衰老而逐渐下降。衰老红细胞与年轻红细胞相比，G-6-PD 活力下降 50% 以上。G-6-PD 缺陷的年轻红细胞不易受氧化损伤，但病态衰老红细胞对氧化物质很敏感，氧化损伤导致急性溶血发作时，衰老细胞可于数日内破坏殆尽，此后由于贫血使机体对红系代偿增生，产生大量年轻红细胞，溶血可自行减轻以至终止，这种现象称为溶血自限性。

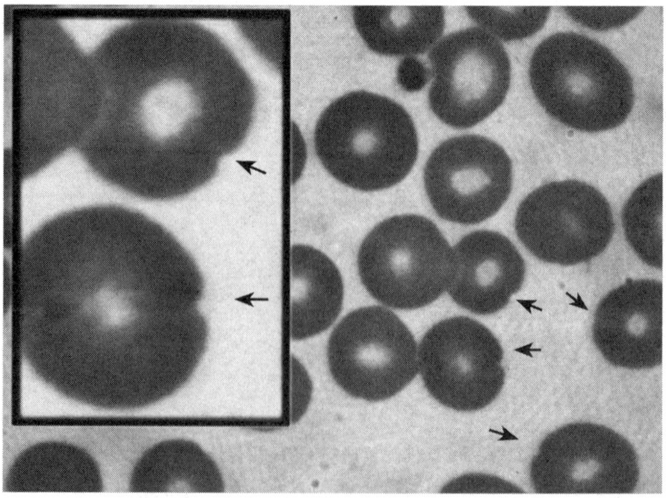

图 29-2 G-6-PD 缺乏症患者“咬痕”红细胞（bite cells）

第三节　G-6-PD 缺乏症基因型与临床表型

一、G-6-PD 缺乏症基因突变型

G-6-PD 基因位于 X 染色体(Xq28),核酸长度 2269,含有 13 个外显子,12 个内含子,编码区长度 1545,共 18.5kb 碱基对,编码产物 G-6-PD 单体由 515 个氨基酸组成,约 59kD,单体无催化活性,形成二聚体和四聚体形式后催化活性。在人红细胞,主要以二聚体存在。

1966 年至 1986 年报告 400 种以上的 G-6-PD 生化变异型,分型依据源自异常改变的 G-6-PD 理化性质、酶代谢动力学、电泳行为等分析指标。1986 年至今已鉴定出 *G-6-PD* 基因突变型在 150 种以上,一种基因突变可产生不同的生化变异型,如基因突变型 G-6-PD G1160A 有 6 种生化变异型(Iwate、Niigata、Yamaguchi、Beverly Hills、Genova、Worcester),这可能与该酶缺陷在不同人群中表现的多态性有关。*G-6-PD* 基因突变绝大多数发生在编码区即外显子,点突变为主,少数为小片段缺失、终止密码突变、内含子剪接异常等。*G-6-PD B* 是野生型等位基因,一般正常人为 B 型。

地区性大样本分析各基因型发病率的研究结果表明,*G-6-PD* 基因突变和频率差异很大,基因型有地域性突变热点。在非洲人群,G-6-PD A^+(电泳迁移率快于 G-6-PD B)是正常黑种人中显现率很高的非洲人种特异性多态等位基因,酶活性基本正常,无溶血;而 G-6-PD A^- G202A、A376G 可出现急性间歇性溶血。非洲裔美国人中 G-6-PD A^+(A376G)基因频率为 11%,G-6-PD A^-G202A 基因频率为 20%。在地中海地区,最常见变异型为 G-6-PD Mediterranean (C563T)。在墨西哥,10 余种变异型中 G-6-PD Santamaria(A376G/A542T)变异型占 82%。在西南太平洋地区,G-6-PD Union(C1360T)为常见变异型。在中国人群,突变型有 21 种以上,基因变异在各民族一致,但发病频率有不同。来自中国内地、中国香港、中国台湾及海外华人的研究数据一致表明,中国人最常见的变异型为 G-6-PD Canton(G1376T)、G-6-PD Kaiping(G 1388A)和 G-6-PD Gaohe(A95G)。

研究显示,*G-6-PD* 基因突变型绝大多数遗传自非洲、中东和东南亚祖先,均可以追踪到患病家系。G-6-PD 新生突变报道很少,仅见近期报告 1 例新生突变,即 G-6-PD Buenos Aires(C 1465T,Pro489Ser,13 号外显子),患儿母亲未见相同突变,提示在胚胎发生早期或在母体生殖细胞系发生新生突变。

二、G-6-PD 缺乏症临床表型

最初根据溶血场所和发病急缓将 G-6-PD 缺乏症分为急性溶血类型和慢性溶血类型,随着对 G-6-PD 生化变异型和基因突变型的研究,WHO 又将急性溶血型分为黑种人高发类型和地中海地区高发类型。1967 年 WHO 根据 G-6-PD 残余酶活力的高低,将 G-6-PD 缺乏症分为四型多态性变异型,1989 年再次细分为五型。临床为便于诊断,以溶血诱因和临床表现进行临床表型分型。多态性变异型和临床表型的重合与对应关系见表 29-1。

表 29-1　G-6-PD 缺乏症分型

	多态性变异型(WHO 分型)				
	Ⅰ	Ⅱ	Ⅲ	Ⅳ	Ⅴ
临床表型	新生儿溶血 CHA(CNSHA)	新生儿溶血 药物性溶血 感染性溶血 蚕豆病	新生儿溶血 药物性溶血 感染性溶血 蚕豆病少见	 药物性溶血 感染性溶血	
发病率	低	高	高	罕见	罕见
高发人群		地中海、亚洲	非洲裔		
残余酶活力	多数<10%	<10%	10%～60%	60%～150%	>150%
溶血症状	重度多见	重度	中度	轻微或无	无
溶血场所	血管外为主		血管内		无
溶血方式	慢性溶血		急性溶血		无
脾脏	肿大		一般无明显肿大		
酱油尿	一般无		有		

（一）G-6-PD缺乏症临床表型分型

根据溶血诱因和临床表现分为五种类型：慢性溶血性贫血（chronic haemolytic anaemia，CHA）、蚕豆病、新生儿溶血、药物性溶血和感染性溶血。其中CHA的临床表现同其他绝大多数红细胞酶病相似，以慢性血管外溶血为主，其余4型均表现为急性血管内溶血。

（二）G-6-PD缺乏症多态性变异型分型（WHO分型）

Ⅰ型：即CHA，表现为慢性溶血性贫血，G-6-PD活力多数低于正常值的10%，溶血严重程度从轻微溶血到依赖输血均见报道，以重度溶血者为多。Ⅰ型在G-6-PD缺乏症中较少见，散在发生。

Ⅱ型：表现急性溶血，酶活力小于正常值的10%，症状严重。典型代表是G-6-PD Mediterranean，多见于地中海人群如意大利、希腊、西班牙、阿拉伯及犹太（库尔德）后裔，亚洲包括我国等东南亚国家也是高发地区。此型可以引起新生儿溶血、药物性溶血、感染性溶血和蚕豆病。

Ⅲ型：表现急性溶血，酶活力为正常值的10%～60%，中等程度临床症状。典型代表是G-6-PD A^-，非洲地区高发。该类型可以发生新生儿溶血、药物性溶血和感染性溶血，但是很少因食用蚕豆而溶血。

Ⅳ型：临床症状轻微或无症状，酶活力为正常值的60%～150%，罕见。偶尔可受药物或感染诱导而发生溶血。

Ⅴ型：有基因突变，无临床症状，酶活力增高，在正常值的150%以上，罕见。

三、G-6-PD缺乏症基因突变型与临床表型的关联

2000年获得人G-6-PD酶蛋白晶体，对一些突变型进行三维结构分析，利于理解基因型与临床表型的关系、了解G-6-PD缺乏的致病机制。

从酶蛋白高级结构看，每个无催化活性的亚基单体都有底物G6P结合位点和辅酶$NADP^+$结合位点，单体聚合为二聚体和四聚体才具有酶的催化活性。若基因突变影响到酶蛋白底物结合位点、辅酶结合位点或二聚体结合界面的高级结构构象，即可使酶学性质改变而导致临床症状。一般而言，突变距离底物结合位点和辅酶结合位点越近，或突变点保守性越高，患者临床症状越严重。突变后替代氨基酸的电荷性质、极性、pK值等均为影响酶活力的因素。

在G-6-PD酶蛋白结构中，人与其他种属间30%的氨基酸序列同源，其中两个保守基序最具特点：氨基酸残基198～205（RIDHYLGK）为底物结合位点，42～48（GxxGDLx）为构成辅酶结合区域构象所必需的指纹残基。第72位精氨酸（G-6-PDArg72）与辅酶结合直接相关，是保守氨基酸，在23个生物种属保守性高度一致。G-6-PD Pro172保守片段EKPxG为顺式构象，是接近底物和辅酶的关键结构。G-6-PDArg459和Arg463维持$NADP^+$结合区构象、保持酶活性。G-6-PDArg459至碳末端的序列为酶功能所必需。

150余种*G-6-PD*基因突变造成酶活力缺乏原因大致可分为4种：①mRNA剪接缺陷，直接影响酶蛋白表达量；②酶蛋白折叠缺陷，高级结构构象改变；③不能形成二聚体，而单体无活性；④酶蛋白不稳定。

Ⅰ型变异型即慢性溶血性贫血（CHA）突变几乎都发生在第10和第11外显子，相应于氨基酸序列380～430位，即$NADP^+$结合位点或靠近二聚体界面，影响蛋白折叠，影响疏水性和离子键结合力，酶蛋白表现为热稳定性明显下降，提示$NADP^+$结合对酶稳定性的重要性。

急性间歇性溶血（Ⅱ、Ⅲ型）和较少发生溶血（Ⅴ型）的变异型则散在发生于G-6-PD基因全长序列中，这些突变可影响酶蛋白构象、底物的结合及酶分子的稳定性。如G-6-PD A^-型突变影响酶蛋白折叠，与野生型相比，在体外变性后复性时，重新折叠非常缓慢而且不完全，在体内酶的半衰期缩短。G-6-PD Canton（G1376T，Arg459Leu）突变点靠近结构性底物$NADP^+$结合位点，引起严重酶缺陷。

广州中山大学对国内15.5万人的流行病学调查数据显示，中国人群最常见的G-6-PD Candon（G1376T）中WHO分型Ⅱ型占70%、Ⅲ型占27%、Ⅳ型占3%，G-6-PD Kaiping（G1388A）中Ⅱ型占22%、Ⅲ型占76%、Ⅳ型占2%。

G-6-PD缺乏一般只影响红细胞功能，如G-6-PD A^-型红细胞残余酶活力仅有10%，白细胞酶活力却100%。但是有一些突变同时影响有核细胞，均为Ⅰ型CHA，红细胞残余酶活力小于1%时，白细胞酶活力可降至33%以下，例如在C514T（Pro172Ser）突变，可导致白细胞G-6-PD活力仅为正常值的3%，患者G-6-PD严重缺乏、易反复感染。一例患者C269Y突变的等位基因在面颊细胞中也存在，表明出现嵌合现象。这些突变型可能对G-6-PD缺陷与其他疾病和症状相关性研究有提示意义。

第四节 G-6-PD缺乏症临床表现

在红细胞G-6-PD遗传性缺乏的基础上，不同

诱因可以产生临床表现和溶血机制有差异的多种溶血类型和多态性变异型，临床为便于诊断治疗，根据溶血诱因分述这些病症。

（一）慢性溶血性贫血

即 WHO 分型中的Ⅰ型（表 29-1），较少见。慢性溶血性贫血（chronic haemolytic anaemia，CHA）属于先天性非球形红细胞溶血性贫血（congenital non-spherocytic hemolytic anemia，CNSHA），特点是血管外慢性溶血为主，有脾大、网织红细胞增高、胆红素和乳酸脱氢酶升高、可伴有胆结石。慢性溶血状态受到氧化应激可加重溶血，也可发生溶血危象。患者常依赖输血维持生命。许多患者有严重的新生儿溶血史，但在婴幼儿期一直疑诊，可能与急性溶血期红系代偿增生导致检测指标假阴性有关。

（二）新生儿黄疸

在 WHO 分型Ⅰ、Ⅱ、Ⅲ型均可发生。通常在出生 1～4 天发现黄疸，血清总胆红素常大于 200μmol/L，持续时间比血型不相合导致的黄疸期明显延长。G-6-PD 缺陷的早产儿比足月出生的新生儿黄疸更明显、溶血更加严重。如果患儿同时合并可导致 Gilbert 综合征的遗传缺陷，将发生严重的新生儿黄疸，可危及生命。

（三）蚕豆病

在 WHO 分型Ⅱ型中最常见，也是国内新生儿期以后最常见的类型。平时无明显症状，通常食用蚕豆后 24 小时、最晚 3 天后溶血发作，急性溶血期持续 7～10 天。尽管胆红素水平不一定会很高，但是贫血程度重于药物和感染诱因溶血。患者有明显的血管内急性溶血症状，表现为贫血、黄疸及典型的酱油色血红蛋白尿又称浓茶尿。重者可出现溶血危象，表现为急速贫血，血红蛋白常低至 30～50g/L，伴畏寒、发热、恶心、呕吐、口渴、腹痛、腰痛、背痛等症状。极重型患者病情发展迅速，可出现神志不清、抽搐甚至休克。由于血红蛋白管型尿或肾脏局部缺血造成肾脏损伤，也可以导致急性肾衰竭。如果对症处理不及时，会危及生命。蚕豆病性溶血导致的氧化损伤可促发循环系统清除机制，因此患者既有血管内溶血，又有血管外溶血，溶血期间脾可有肿大。在溶血恢复期，由于贫血应激使骨髓红系明显增生，网织红细胞计数明显升高，血红蛋白逐渐回升，约 30～50 天恢复至发病前水平。

临床病例表明，新鲜蚕豆比干燥蚕豆和冷冻蚕豆更易导致溶血。母亲食蚕豆后哺乳患儿，也可导致患儿溶血。有个案报道 G-6-PD 缺乏者食用蓝莓、苦瓜、菠萝、红酒等食物也可导致蚕豆病相同症状。

（四）药物性溶血

在 WHO 分型Ⅱ、Ⅲ型中常见。一般在服药 24～72 小时溶血发作，出现血红蛋白尿（酱油尿）是一明显特征，严重者可出现肾衰竭、酸中毒而危及生命。贫血症状加重直至第 7～8 天，停药后8～10 天 Hb 开始恢复。该类溶血 Heinz 小体生成试验阳性。影响药物性溶血严重程度的因素很多，先天性因素中包括细胞代谢状态、G-6-PD 酶缺陷类型、药物代谢动力学的遗传差异等，后天性因素中包括年龄、性别、药物的剂量、吸收、代谢和排泄，药物及代谢产物对酶活力的影响、感染存在对氧化应激的强化作用、服药时血红蛋白原有浓度以及红细胞年龄群的分布等。导致 G-6-PD 缺乏症溶血的常见药物见表 29-2，这些药物分子中多含有氧化性基团。如有感染可增加酶缺陷细胞对氧化性药物的敏感性。

（五）感染性溶血

在 WHO 分型Ⅱ、Ⅲ型中常见。感染可引起红细胞氧化应激反应，具体机制不明，可能与感染时白细胞吞噬功能加强、释放氧化性物质增多有关。常见感染包括肺炎、流感、伤寒、甲肝乙肝病毒、巨细胞病毒、沙门菌、大肠杆菌、β-溶血性链球菌、立克次体等感染。溶血、黄疸的严重程度与当时使用药物的种类、肝脏功能、年龄等多种因素有关。对重症溶血

表 29-2 G-6-PD 缺乏症禁用、慎用的药物和避免接触的化学试剂

致溶血作用	明确导致溶血		可能导致溶血		潜在溶血
	高危		低危 可在医生指导下正常剂量使用		偶发， 或体外实验有溶血作用
抗疟药	伯喹啉 帕马喹	喷他喹	氯喹 * 氯胍	奎宁 乙胺嘧啶	米帕林 *
抗血吸虫/驱肠虫药	睇波芬 硝拉咪唑	尼立达唑			
抗麻风病药	氨苯砜 葡胺苯砜	塞唑砜 *			

续表

致溶血作用		明确导致溶血		可能导致溶血		潜在溶血
		高危		低危 可在医生指导下正常剂量使用		偶发， 或体外实验有溶血作用
抗生素/抗肿瘤药	磺胺类	磺酰胺 乙酰磺胺 磺胺吡啶 磺胺甲噁唑		磺胺甲基嘧啶 磺胺二甲嘧啶** 磺胺乙胞嘧啶 柳氮磺吡啶**	磺胺咪 甲氧苄啶 长效磺胺 磺胺异噁唑*	磺胺嘧啶
	喹诺酮类	萘啶酸*		环丙沙星*	氟哌酸	
	硝基呋喃类	呋喃旦啶 呋喃唑酮				
	其他类	多柔比星*		链霉素	氯霉素*	头孢噻吩
抗结核药				5-氨基水杨酸	异烟肼	对氨水杨酸*
解热镇痛消炎类		对乙酰氨基酚** 乙酰苯胺 丙磺舒** 非那吡啶		阿司匹林* 安替比林 秋水仙碱 非那吡啶*	氨基比林 保泰松 噻洛芬酸	消炎痛 非那西汀* 甲芬那酸
抗变态反应药				氯苯那敏 赛庚啶 苯海拉明	异丙嗪 曲吡那敏*	
中枢神经系统药物				苯妥英钠 安坦	左旋多巴	
循环系统药物		亚硝酸酯类* 硝酸异山梨酯		奎尼丁 普鲁卡因胺	安他唑啉	
促凝血药		托洛氯铵		维生素K同型物		
其他药物		尿酸氧化酶* 拉布立酶	亚甲蓝 二巯丙醇	维生素C 格列本脲*	氟他胺	催产素 氢氯噻嗪
外用药与试剂		呋喃西林 甲硫脲 萘(樟脑) 三硝基甲苯*	苯肼 乙酰苯肼 甲苯胺蓝	对氨基苯甲酸 氯己定		
中药				牛黄 川莲 珍珠粉 复方番泻叶合剂		黄连，牡丹皮，地黄，柴胡，腊梅花，虎杖，金银花

注：* 对地中海、亚洲变异型高危；** 溶血高危、低危报道不一致

者立即输血可以快速改善临床进程。合并病毒性肝炎溶血患者的潜在并发症是致命的急性肾衰，这是由于血红蛋白尿形成的管型结晶使肾小管梗阻、缺血而导致急性肾小管坏死，有些患者需要透析治疗。感染性溶血急性肾衰竭在幼儿很少见。

第五节 G-6-PD 缺乏症诊断与鉴别诊断

G-6-PD 缺乏症以急性溶血表现多见，任何年龄均可发病，男性症状明显，临床诊断时应特别注意有无溶血诱因和相关病史及家族史、有无酱油尿。实验室确诊指标是直接测定红细胞 G-6-PD 酶活力。

一、临床诊断

（一）判断溶血症状

1. 急性溶血症状　最典型的症状是短期内出现贫血、疲倦、酱油尿。主要表现为血红蛋白和红细胞计数急剧下降，出现皮肤巩膜黄染，尿液呈酱油色或浓茶色，可伴有畏寒、发热、呕吐、腰腹疼痛等。严

重溶血者特别是并存肝肾疾病者可出现溶血危象或肾功衰竭。蚕豆病患者在急性溶血发作期间脾脏可能出现轻度增大。新生儿溶血者总胆红素高于150μmol/L。

2. 慢性溶血症状 仅见于CHA型(WHO Ⅰ型,CNSHA),有血管外慢性溶血表现,在无明显诱因存在时,持续存在不同程度的贫血、脾大、网织红细胞增高、未结合胆红素增高,可有胆结石等并发症。在有感染、用药等溶血诱因存在时,可以加重溶血症状。

3. 溶血表现性别差异 发生急性溶血的患者以男性多见,家系中男性患者症状明显严重。女性纯合子可表现为CHA,女性杂合子中约有10%的人可发生急性溶血。

4. 有溶血自限性 G-6-PD缺乏症所致急性溶血的特点是具有自限性,即当溶血达到一定程度,引起溶血的诱因虽未解除,溶血过程不再发展,恢复过程长短与患者酶缺乏程度有关。

(二)查找溶血诱因

存在下述可导致G-6-PD缺乏者发生急性血管内溶血的诱因,发病的潜伏期越短,症状越严重。

1. 蚕豆 近期(通常1~2天内,最长可在1周左右)食用蚕豆或蚕豆制品;母亲食用蚕豆后,患儿吸吮其母乳而发病;国外报告蚕豆开花期接触或吸入花粉也是潜在诱因。

2. 感染 近期患病毒或细菌性感染,如病毒性呼吸道炎、肺炎、传染性肝炎、传染性单个核细胞增多症、伤寒、败血症等。

3. 药物 近期使用药物后出现急性溶血症状。小儿接触含萘防虫剂(樟脑丸等)保存的衣物被褥后发生溶血。

4. 其他诱因 过强体能锻炼、过度疲劳、糖尿病性酮症酸中毒、心肌梗死、手术麻醉等因素也可促发患者急性溶血。

(三)询问相关病史、家族史、籍贯

患者或其血缘亲属有新生儿黄疸史、有急性溶血史或CHA。国内患者籍贯多见于华南、西南地区。

二、实验诊断

G-6-PD酶活力定量测定是特异性的确诊指标,非特异性指标可以辅助诊断,临床常用酶活力测定和荧光斑点试验。

(一)特异性诊断指标

1. G-6-PD酶活力定量测定 确诊依据,直接定量测定红细胞G-6-PD催化反应的产物NADPH含量。男性患者酶活力大多显著下降,残余酶活力低于10%以下的Ⅱ型变异型在我国居多。女性杂合子酶活力下降一般不明显,女性纯合子酶活力可明显低下。

G-6-PD是典型的年龄依赖性酶,细胞越年轻则酶活力越高,所以在溶血发作后期、近期输血等状态下检测酶活力,可能影响真实酶活性测值。解决方法:做G-6-PD/6PGD比值纠正、低渗溶血测值纠正,或3个月后复查酶活力。

2. G-6-PD酶活力定性分析

(1) 荧光斑点试验:G-6-PD严重缺乏者红细胞内NADPH生成量少,反应30分钟不出现荧光;G-6-PD中度缺乏者在10~30分钟出现荧光;而G-6-PD活性正常者10分钟内即出现荧光。高网织红细胞、溶血发作期、新生儿、女性等因素可导致假阴性。

(2) 硝基四氮唑蓝纸片法:浅黄色四氮唑蓝(NBT)在NADPH向吩嗪硫酸甲酯(M-PMS)递氢反应中还原为紫色甲月替(formazan),反应滤纸片在G-6-PD活性正常者、中度缺乏者和严重缺乏者分别呈现紫蓝色、淡紫蓝色和红色。

(3) 红细胞G-6-PD洗脱染色法:缺乏G-6-PD的红细胞中高铁血红蛋白不能立即被还原,遇氰化物后形成氰化高铁血红蛋白,易被过氧化氢洗脱,致使红细胞经染色后呈不着色的空影。正常人空影红细胞<10%,G-6-PD杂合子约50%,纯合子在75%以上。适用于女性杂合子的检出。

3. 酶变异型分析 1967年WHO推荐的酶变异型分析指标包括酶活力、对G6P和NADP的Km和Vmax、同类底物利用率、酶的热稳定性、电泳迁移率、最适pH等。

4. 基因突变型分析 使用限制性酶切、PCR、变性梯度胶电泳、直接测序等方法,可以鉴定G-6-PD基因突变类型和多态性,也可用于产前诊断。

(二)非特异性诊断指标

1. 高铁血红蛋白还原试验 以高铁血红蛋白还原率间接反映磷酸戊糖旁路代谢状态。G-6-PD显著缺陷者还原率<30%,中间型为31%~74%,在正常人>75%。

2. 变性珠蛋白(Heinz)小体生成实验 G-6-PD缺陷的红细胞抗氧化能力减弱,在氧化剂作用下,血红蛋白等含巯基物易变性生成Heinz小体。G-6-PD显著缺陷者阳性细胞>28%,正常人<28%。

3. GSH含量测定 G-6-PD缺乏患者通常测值为正常值的60%~78%,蚕豆病现症者在50%以下。

4. 其他 ①血象、胆红素、尿检(血红蛋白尿阳性、尿潜血阳性)等符合溶血指征。②红细胞形态学:急性溶血期外周血红细胞形态可有一些非特异性的改变,见红细胞大小不等、有核红细胞、嗜多染性红细胞和红细胞碎片,也可见少量口形、棘形红细胞。少数患者红细胞涂片可见少量"咬痕"细胞(图29-2)。

三、鉴别诊断

(一) CNSHA

除了 G-6-PD 缺乏症Ⅰ型 CHA 以外,其他绝对多数红细胞酶病也都属于 CNSHA,有相同的非球形红细胞性的慢性溶血临床症状,需直接酶活力测定予以鉴别。

(二) 合并症

有些 G-6-PD 缺陷症患者合并另一种可导致溶血或黄疸的红细胞遗传缺陷,症状严重,非急性溶血发作期可有高网织红细胞、高胆红素、脾大等慢性溶血表现,需做溶血系统分析并家系调查予以排查和确诊。已报告的合并疾病有遗传性球形红细胞增多症、地中海贫血、GPI 缺陷、PK 缺陷、先天性红细胞生成不良性贫血(CDA)和 Gilbert 综合征等。

(三) 急性溶血

发生急性血管内溶血的遗传因素还包括除 G-6-PD 以外的其他红细胞氧化还原代谢酶缺陷,需做特异性酶活力测定加以鉴别。

第六节 G-6-PD 缺乏症的治疗与预防

G-6-PD 缺乏症无特效对因疗法,治疗原则为去除诱因、对症治疗,平时以饮食和药物预防为主。

一、治疗方案及原则

(一) 去除诱因

停止服用诱发溶血的药物、食物,治疗原发感染,避免冷热刺激和过劳。

(二) 溶血期支持疗法

输血、输液,防治感染、预防并发症。

1. 输血 贫血严重者输血治疗、辅以补充叶酸,避免溶血危象。输血适应证为 Hb<70g/L 或 Hb 在 70~90g/L,有血红蛋白尿。注意确保输注血源无 G-6-PD 缺陷,否则会导致第二次溶血。G-6-PD 缺乏症有溶血自限性,故输血频率不宜过多。近期报道多种类型的遗传性溶血性贫血患儿输血导致高血压危象,所以需注意控制婴幼儿输血输液速度。

2. 输液 溶血危象期应多饮水,必要时输液以碱化尿液,及时治疗与预防严重并发症如心衰、休克、酸中毒、急性肾衰竭。

3. 抗生素 控制感染。

4. 激素 肾上腺糖皮质激素不能减轻溶血,但对并发症有一定疗效,使用原则为早期、大量、短程。

(三) 新生儿黄疸的治疗

黄疸过高者需予以治疗以防发生核黄疸而造成神经系统永久损伤。

1. 光照疗法(420~440nm 蓝光) 分解未结合胆红素,促进转化产物排出体外,直至黄疸明显减退(<140μmol/L)。光疗的副作用有腹泻、脱水及青铜症等,应注意补液。光疗期间应补充核黄素,因维生素 B_2 易受光氧化破坏,致使 GSH 还原酶活性降低,可加重溶血。

2. 换血疗法 起效快,适用于核黄疸早期、血清胆红素超过≥300μmol/L 者(国内标准多为>200μmol/L)。

3. 药物治疗 促胆红素转化、结合与排泄。常选用药物苯巴比妥、白蛋白、中药复方茵陈蒿汤和10%葡萄糖等制剂。

(四) 产前预防性用药

G-6-PD 缺乏的孕妇,于产前 2~4 周在医生指导下小剂量服用苯巴比妥,诱导肝内产生胆红素代谢相关酶,对减轻新生患儿出生后的高胆红素血症、预防核黄疸具有一定作用。

(五) 脾切除术

G-6-PD 缺乏症绝大多数为Ⅱ型、Ⅲ型多态性变异型,以血管内急性溶血为主要表现,脾无明显肿大,因此脾切除对大多数病例无效。脾切除对Ⅰ型(CHA)慢性溶血脾大者的改善作用报道不一,但至少可以减少输血量或无需输血,笔者单位观察Ⅱ型患者脾切除疗效显著。在下列情况时可考虑脾切除术:无肝肿大和髓外造血的巨脾、脾亢、依赖输血者。

(六) 抗氧化剂

据国外报道,维生素 E 和硒制剂对 CHA 慢性溶血者有改善作用,对其他类型 G-6-PD 缺乏症无明显作用。

二、G-6-PD 缺乏症溶血诱因预防

(一) 饮食预防

禁食蚕豆及其衍生制品,避免接触蚕豆花粉。同时注意防感冒、防感染、防疲劳。

(二) 药物预防

表 29-2 列出 G-6-PD 缺乏症患者禁用和慎用的药物、化学物。禁用药物为明确可以导致患者溶血的药物;慎用药物对某些 G-6-PD 变异型溶血风险高,必须在医生指导下正常剂量使用。

(李津婴)

附：G-6-PD缺乏症数据库相关网站：

http://www.bioinf.org.uk/g6pd/OR

http://www.rubic.rdg.ac.uk/g6pd/(G6PDdb)

http://rialto.com/favism(Favism website)

http://www.postgresql.org/(PostgreSQL)

http://www.rcsb.org/pdb(PDB protein database)

参考文献

1. Huang Y, Choi MY, Au SW, et al. Purification and detailed study of two clinically different human glucose 6-phosphate dehydrogenase variants, G6PD (Plymouth) and G6PD (Mahidol): Evidence for defective protein folding as the basis of disease. Mol Genet Metab, 2008, 93:44-53
2. Jiang W, Yu G, Liu P, et al. Structure and function of glucose-6-phosphate dehydrogenase-deficient variants in Chinese population. Hum Genet, 2006, 119:463-478
3. Farez-Vidal ME, Gandia-Pla S, Blanco S, et al. Multi-mutational analysis of fifteen common mutations of the glucose 6-phosphate dehydrogenase gene in the Mediterrranean population. Clin Chim Acta, 2008, 395:94-98
4. 杜传书. 我国葡萄糖-6-磷酸脱氢酶缺乏症研究40年的回顾和展望. 中华血液学杂志, 2000, 21:174-175
5. Meloni L, Manca MR, Loddo I, et al. Glucose-6-phosphate dehydrogenase deficiency protects against coronary heart disease. J Inherit Metab Dis, 2008, 31:412-417
6. 吴梓梁. 红细胞葡萄糖-6-磷酸脱氢酶缺乏症//邓家栋. 临床血液学. 上海：上海科学技术出版社, 2001:555-568
7. Mason PJ, Bautista JM, Gilsanz F. G6PD deficiency: the genotype-phenotye association. Blood Reviews, 2007, 21:267-283
8. Fiorelli CG. Glucose-6-pholsphate dehydrogenase deficiency. Lancet, 2008, 371:64-74
9. 李津婴, 万树栋. 溶血性疾病. 上海：复旦大学出版社, 2008
10. Assadi F. Vasoconstrictor-induced hypertension following multiple blood transfusions in children with congenital hemolytic anemia. Iran J Kidney Dis, 2008, 2:132-136

第 30 章

丙酮酸激酶缺乏症

丙酮酸激酶(pyruvate kinase, PK)缺乏症是导致先天性非球形红细胞溶血性贫血(congenital non-spherocytic hemolytic anemia, CNSHA)的典型代表,在糖酵解酶缺乏症中是发现最早、最常见、研究最深入的遗传性红细胞酶病。

一、流行病学与遗传方式

1961 年 Valentine WN 首次明确病因,报告红细胞 PK 缺乏导致的 CNSHA 病例,至今见刊病例有 300 余例,以北欧血统为多,日本其次。据国际血液学标准化委员会(International Committee for Standardization in Haematology, ICSH)统计,总的 PK 缺乏症发病率在遗传性红细胞酶病中位居第二,但是在日本,PK 缺乏症位居酶病第一位,多于葡萄糖-6-磷酸脱氢酶(G-6-PD)缺乏症。上海长海医院报告 356 例确诊病因的遗传性溶血性贫血中,PK 缺乏症 29 例,占红细胞酶病的 44%。

红细胞 PK 缺乏症为常染色体隐性遗传病,两个等位基因均有突变的纯合子有溶血性贫血临床症状。PK 杂合子无溶血表现,但是如果合并存在另外一种红细胞的遗传缺陷如血红蛋白病或红细胞膜病,则该患者为复合型双杂合子,可有明显溶血症状。文献报告的基因频率在不同人种和不同地区差别很大,与基因突变类型及显现率有关,北美、欧洲和亚洲部分地区的杂合等位基因频率在 1% ~3.6%,非洲裔的杂合等位基因频率为白种人的 2.4 倍。我国广东地区 PK 缺乏症基因频率为 2.2%,香港地区<0.1%。

二、丙酮酸激酶催化原理与酶缺乏溶血机制

(一) 丙酮酸激酶催化原理

成熟红细胞中无细胞核、细胞器,完全依赖于糖酵解提供能量。葡萄糖经糖酵解转化,有两个催化步骤可产生 ATP,有 3 个限速酶在糖酵解途径起关键性作用,丙酮酸激酶(PK)参与 ATP 生成的催化步骤之一,也是全程代谢的限速酶之一,所以丙酮酸激酶活性对于红细胞的能量供应至关重要。

在辅因子 K^+、Mg^{2+} 或 Mn^{2+} 存在时,PK 催化底物磷酸烯醇丙酮酸(PEP,高能丙酮酸酯)与二磷酸腺苷(ADP)之间反应,使高能磷酸键转移,生成能量物质三磷腺苷(ATP),同时生成丙酮酸。底物 PEP 和产物丙酮酸参与一系列能量代谢途径和生物合成途径,所以 PK 活性的精确调控不仅对糖酵解本身极为重要,也为整个细胞代谢不可或缺。K^+、Mg^{2+} 浓度影响 PK 结合 ADP 活性,ATP 增高后可反馈抑制 PK 活性,这种动力学性质伴随酶的松弛型(R,底物高亲和,有活性)和紧张型(T,底物低亲和,无活性)的互换而变化。松弛型受底物 PEP 和变构调节剂二磷酸果糖(FDP)调节,FDP 增加底物亲和力和酶催化活性。紧张型对 ATP 抑制敏感,在 PEP 生理浓度下降低底物亲和力和酶催化活性。利用 FDP 变构调节作用和 ATP 抑制作用可以鉴定 PK 缺陷变异性质。

(二) 丙酮酸激酶缺乏症溶血机制

从生化代谢层面解释溶血机制,主要可分为以下三种方式。从分子结构解释与表型相关的溶血机制见本章第三节。

1. 能量耗竭　由于丙酮酸激酶(PK)通过催化高能磷酸键转移而直接参与 ATP 生成,所以 PK 缺乏导致溶血的根本原因就是 ATP 耗竭,损伤红细胞的各种功能。

PK 缺乏症的网织红细胞主要利用线粒体氧化磷酸化来维持正常 ATP 水平,需高氧分压和酸性环境。由于网织红细胞比成熟红细胞有较大的黏着倾

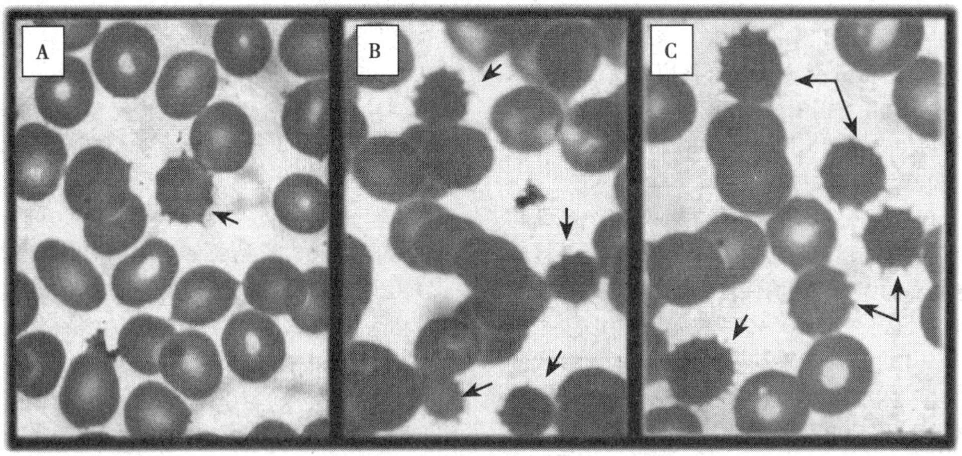

图 30-1　PK 缺乏症外周血涂片小棘球形红细胞
A. 切脾术前，偶见棘球形红细胞，红细胞中空区缩小；
B、C. 切脾术后，小棘球形红细胞明显增多

向，易在脾滞留，而脾氧分压低使网织红细胞氧化磷酸化减弱，导致 ATP 减少，加重细胞内 ATP 耗竭，使钠钾泵和钙泵功能障碍，细胞内失 K^+、脱水，胞膜僵硬，形成致密皱缩的小棘球形细胞（echinocyte），不能顺利通过脾窦，易被巨噬细胞吞噬、破坏，发生溶血。因而 PK 缺乏症的溶血特点是脾选择性地破坏网织红细胞，切脾后可见网织红细胞明显增高，小棘球形细胞增多予以佐证（图 30-1）。

2. 中间产物蓄积　PK 缺乏的红细胞内 ATP 生成减少，磷酸烯醇丙酮酸不能向丙酮酸转化，使糖酵解反应途径上游的中间产物蓄积，特别是 2,3-二磷酸甘油酸（2,3-DPG）可蓄积 3 倍以上，蓄积的 2,3-DPG 可阻抑下游糖酵解，同时通过抑制糖酵解起始限速酶己糖激酶（HK）反应进一步损伤糖酵解代谢。此外，蓄积的 2,3-DPG 还抑制磷酸戊糖旁路的代谢活性，使红细胞抗氧化能力降低，进而加重溶血。

但是另一方面，由于 2,3-DPG 增加使氧合血红蛋白的氧亲和力下降，向组织释氧较为容易，增加了患者对贫血缺氧的耐受性，所以 PK 缺乏症的另一溶血特点是贫血耐受，尽管患者贫血至一定程度，但患者自觉症状较轻。

3. 无效造红　另有实验表明，红细胞 PK 活性与红系前体细胞凋亡数量呈负相关性，PK 缺陷可使细胞代谢改变，影响红细胞的成熟，导致骨髓红系无效生成，这是加重贫血的因素，同时也可能与 PK 缺乏症易继发铁过载有关。

三、丙酮酸激酶分子结构与突变效应

（一）PK 同工酶与组织分布

丙酮酸激酶（PK）有四种同工酶，由两种不同的 PK 基因编码，位于染色体 1q21 的 *PKLR* 基因编码同工酶 R（红细胞型）和 L（肝型），位于染色体 15q22 的 *PKM* 基因编码同工酶 M（肌型），M 型又分为 M1 型和 M2 型，M2 型主要分布在快速增殖组织和细胞中，可逐渐被其他形式同工酶取代。四种同工酶进行不同组合构成四聚体后，才具有 PK 催化活性。

在红系细胞，早期有核红细胞中存在 M2 和 L 两种结构基因，主要表达同工酶 M2，随着细胞不断成熟，逐渐转向合成 L 型同工酶，幼红阶段和网织红细胞表达同工酶 R_1（四聚体 L'_4），成熟红细胞中为同工酶 R_2（四聚体 L'_2L_2）。红系成熟和 PK 同工酶转变机制，类似于从胚胎合成 HbF 到合成成人 HbA 的调节机制。在遗传性 PK 缺乏症和继发性 PK 活力下降时，患者成熟红细胞可复又出现 M2 型同工酶，可能是一种代偿现象。这一现象可以被利用于对病程的分析，另一方面它也会对患者酶活力测定诊断产生干扰。

（二）PK 基因序列与酶蛋白高级结构

1. PK 基因序列　编码红细胞型（R）和肝型（L）的 PK 基因 *PKLR* 有 12 个外显子，其中外显子 1 为 R 型特异，外显子 2 为 L 型特异，R 型和 L 型同工酶的编码取决于 *PKLR* 基因启动子上的组织特异性区域的差别。

2. PK 酶蛋白高级结构　近年通过基因工程手段获得人红细胞 PK 结晶三维结构，对酶蛋白结构与功能的关系有了更深入的了解。哺乳动物 PK 结构中有 68% 的同源区域和相似的构型，可将 PK 单体亚基分为 A、B、C、Nter 四个结构区域，四个亚基聚合为空间构象完全镜像对称的四聚体，始具酶催化

活性。

（1）A区：由第85～159、263～431位氨基酸组成，高度保守，由α螺旋与β折叠构成桶状结构；A区有底物磷酸烯醇丙酮酸（PEP）和辅因子Mg^{2+}、K^{+}的结合位点。Arg116、Thr371、Gly338、Asp339是结合底物和辅因子的关键基团。

（2）B区：由第160～262位氨基酸组成，结构较为松散，可以旋转变构，插入A区，A区与B区空间构象相靠的界面构成酶催化活性中心。

（3）C区：由第432～574位氨基酸组成，平行的β折叠片层扭曲成马鞍形，在亚基之间形成盐桥，稳定PK四聚体。C区475-479环和557-566环有二磷酸果糖（FDP）结合位点，起变构调节作用。

（4）Nter区：为1～84位氨基酸组成的N末端小螺旋区域，细菌PK中不存在。Nter区的功能仍不明了。

（三）PK基因突变型与临床表型的关联

1. PK基因突变型与临床表型　迄今已鉴定180种以上*PKLR*基因突变型，以错义突变为主（占69%），其他类型包括剪接突变（11%）、终止突变（5%）和小片段缺失、插入、移码突变（12%）。少见突变有大片段丢失，个别突变发生在红系特异启动子（-83G>C）。

从基因结构看，突变位点多在5，8，9，11外显子。从酶蛋白构象看，突变在氨基酸序列高度保守的A区疏水核心最多见，C区其次。除了氨基酸的保守性，突变后替代氨基酸残基的性质、对酶蛋白活性中心或对立体构象的影响作用都是导致临床表型差异的因素。

（1）突变影响酶活性中心与底物或辅因子结合：主要为错义突变，如核苷酸G994A突变（Gly332Ser）位于A区疏水核心，导致酶活力下降9倍，热稳定性降低，临床溶血症状严重，需要定期输血治疗。

（2）突变影响酶蛋白氢键缔合及构象折叠，降低酶的稳定结果性和（或）抑制酶的催化活性。错义突变为主，突变位点多见于各功能区域结合界面，特别是A区的A/C和A/A'界面、疏水区域中心。例如，A区407位突变（A 1220G，Glu407Gly）影响PK T型与R型别构转换。C区504位突变（核苷酸G1511T）影响与A区Asp281形成盐桥，造成酶蛋白极度不稳定，导致严重溶血。

（3）突变影响变构调节位点：错义突变为主，如C区Arg532突变（核苷酸C1594 T）被Try取代后形成空间位阻，影响变构调节位点结合变构剂二磷酸果糖（FDP），对FBP调节效应完全没有反应，热稳定性也下降，患者临床症状严重。在C区Arg486Try（C1456T）突变中，色氨酸取代精氨酸后仍可以形成氢键，保持了空间结构保守性和变构反应，纯合子一般表现为轻度贫血。

（4）突变影响酶蛋白结构完整性：与移码突变、剪接突变、无效突变等突变类型有关。例如移码突变644delG失去正常酶蛋白结构的80%，导致严重溶血性贫血。无效突变导致完全缺失功能活性酶蛋白，如在白种人常见的994A（Gly332Ser），表现为子宫内生长发育停滞、出生时严重贫血，依赖输血直至脾切除，少数病例宫内死亡或出生第一天死亡。

2. PK基因突变热点　从全球PK突变发生率来看，报告最多的有3种突变，分别为C1456T、C1468T和G1529A。PK基因突变具有种族和地区异质性，在180余种突变中，某些地区发生率高的突变为突变热点。如突变型G1529A最常见于美国人（占其突变型的42%）、北欧和中欧人（41%）。在南欧突变热点为C1456T，发生频率西班牙为32%、葡萄牙为35%、意大利为29%。突变型C1468T常见于亚裔；突变型G1511T在白种人和日本人均常见。以往报道印度次大陆常见突变型C884T和G943A，而印度本土报道常见突变为G1436A（19.4%）、C1456/T（16.7%）和A992G（16.7%）。国内已报告3种突变G809C（Arg270Pro）、G1330T（Ala 443 Ser）、C1339 A（Leu446Ile），与文献突变类型和突变热点均不同。

3. PK基因多态性　PK基因多态性位点与一些致病突变类型有连锁不平衡的关系，因此受到关注。鉴定PK多态性，还有助于了解突变型人群分布、种族变迁和分子进化。

PK基因有8个多态性位点（-342T/A，-248T del，IVS5（+51）C/T，$T_{10/19}$*，Microsatellite ATT，1705 A/C，1738 C/T，1992 C/T），三个在外显子12上，其余在启动子和内含子中。欧美人群中多见突变型G1529A伴有1705A/C多态性，日本人群中无1529突变，但有1151T突变、1261A突变伴1705A/C多态性，笔者测定中国人PK1705多态性，A、C、A/C几率分别为0.22、0.30、0.48，与国外报道基本一致，中国人突变型中G1330T伴1705A/C多态性。

四、丙酮酸激酶缺乏症临床表现

丙酮酸激酶（PK）缺乏症是常染色体隐性遗传病，所以有临床表现的患者均为PK纯合子，或者是来自双亲不同PK缺陷变异型的双重杂合子，也可以是PK缺陷合并另一种红细胞遗传缺陷（红细胞膜病或血红蛋白病或其他红细胞酶缺陷疾病等）的复合型双重杂合子。患者双亲一般无临床症状，患者血缘同胞可有同类症状。

（一）慢性溶血性贫血

PK 缺乏症主要表现为慢性溶血性贫血症状，贫血的严重程度差异很大，轻者溶血得以良好代偿而不表现贫血或仅轻微贫血，重度贫血者需输血、换血或脾切除才能维持生命。临床症状差异与 PK 突变类型有关，此外还有很多复杂的影响因素，如 PK 翻译后修饰或后天性修饰、其他红细胞酶类伴随的功能性多态现象以及各家系遗传背景、自身脾功能差异和红细胞无效生成等因素。

多数患者有明显的贫血、未结合胆红素升高、网织红细胞计数增高、脾大、常伴有副脾，部分患儿有肝大。贫血程度在成年人相对恒定，但是感染、妊娠、服氧化性药物等应激状态可加重贫血，细小病毒等感染也可诱发再障危象。

PK 缺乏症贫血的特点是脾肿大程度与贫血程度不一定平行，临床症状与血红蛋白水平不相平行，因为患者 PK 缺陷导致糖酵解中间代谢产物 2,3-DPG 蓄积，增加 HbO_2 氧离向组织释氧，所以患者对贫血缺氧的耐受性提高，自觉症状减轻。

溶血性贫血发病年龄见于任何年龄段，以婴幼儿、少儿多见。婴儿期后，随着年龄增长，贫血有逐步改善的趋势，也有成年后无贫血的病例。有些成年人以往健康，进入老年期、妊娠期或历经感染、过度疲劳等情况引发溶血症状。孕妇贫血严重者可出现先兆子痫、胎儿生长停滞甚至胎儿水肿和死亡。

（二）新生儿黄疸

先证者多有新生儿黄疸病史，极度重者可出现子宫内贫血、胎儿水肿，或者出生后因重度高胆红素血症需换血治疗。

（三）并发症

胆石症是最常见并发症，10 岁以后胆石症发生率很高。铁过载是慢性输血治疗继发的常见并发症。其他少见和罕见并发症包括细胞病毒感染引起的再障危象、核黄疸、腿部慢性溃疡、继发于胆道疾病的急性胰腺炎、脾脓肿、髓外造血组织构成的脊髓压迫和血栓性疾病。

五、丙酮酸激酶缺乏症的诊断与鉴别诊断

丙酮酸激酶（PK）活力测定是确诊的特异指标，临床对贫血症状的判别、家族史询问等可辅助诊断。

（一）临床诊断

1. 符合 CNSHA 诊断　具有血管外溶血指征，有慢性贫血、黄疸、脾大，幼儿可有肝大。通常 Hb 在 60～120g/L，网织红细胞计数在 2.5%～15%，非结合胆红素升高。排除红细胞膜病和血红蛋白病及继发性 PK 缺陷因素。贫血和脾大程度可能与患者自觉症状不相平行。

2. 近期有感冒、感染、过劳、妊娠等加重病情的因素。

3. 可有新生儿黄疸病史，父母一般无症状，血缘同胞可有相同症状。

4. 可伴有胆结石。病程较长者常可查出副脾。少数患者有髓外造血灶，常位于扁骨缘、胸腺等部位。有些长期贫血的成年患者可出现下肢溃疡或内踝侧下肢皮肤粗糙。

（二）实验室诊断

1. PK 缺乏症特异性诊断实验　PK 酶活力直接测定和荧光定性试验为临床常用诊断指标。

（1）PK 酶活力测定：为确诊定量指标。通常 PK 缺陷杂合子酶活力在正常值的 50%～75%；纯合子酶活力下降幅度差别很大，中度、轻度贫血者残余酶活力多为 30%～50%，重者酶活力小于 30% 甚至完全丧失。

PK 活力测定易受下述因素干扰，出现活力测值正常或偏高的结果。①高网织红细胞计数：因为细胞越年轻，酶活力越高；②近期输血：献血员正常红细胞 PK 掩盖患者酶缺陷；③测定样品污染白细胞：白细胞中 PK 活力比红细胞高 300 倍；④PKM2 影响：在幼稚红细胞才有的 M2 亚型同工酶在病变红细胞中复又出现；⑤特殊变异型表现：可能酶活力正常而酶稳定性等理化性质改变。

解决对策：①对高度 PK 疑诊而酶活力无明显下降者，可同时进行荧光初筛试验、低底物利用率测定、酶稳定性测定等酶学指标分析；②同期进行家系调查；③输血 3 个月后复查酶活力。

（2）PK 荧光斑点法初筛试验：为定性试验。正常值为 20 分钟内荧光消失；PK 缺陷中间值（杂合子）荧光在 25～60 分钟消失；PK 严重缺乏值（纯合子）则 60 分钟以上荧光仍不消失。该操作较为简便，可作大样本筛查试验。干扰酶活力测定的因素也可以干扰本项测定。

（3）低底物利用率[PK(L)]：PK(L) 的实验条件更接近细胞微环境，某些 PK 变异型在常量底物测值时无明显变化，但 PK(L) 显著下降，可作为 PK 缺陷的确诊指标之一。

（4）PK 热稳定性试验（TST）：在 53℃、60 分钟实验条件下，可检出 PK 活力无明显变化而 PK 热稳定性下降的 PK 变异型。

（5）其他 PK 生化变异型分析参数：①对底物 PEP、ADP 的米氏常数（Km）和最大反应速率（Vmax）；②同类底物（CDP、GDP、UDP）利用率；③变构剂 FDP 激活度；④ATP 抑制试验；⑤2,3-DPG 含量；⑥pH 反应曲线与最适 pH（OpH）；⑦电泳迁

移率。

(6) 突变基因分析：用分子生物学分析方法鉴定 PK 基因缺陷类型和多态性连锁关系，可以更直接确定 PK 缺陷，了解突变型与表型的关联，进行产前诊断研究。由于 PK 突变类型非常多而绝大多数突变的发生频率很低，所以分子生物学诊断尚不能普及为常规实验。

2. PK 缺乏症非特异性溶血筛查实验

(1) 红细胞形态学：多数无明显改变，贫血严重者出现红细胞大小不均、异形红细胞、嗜多染性红细胞。部分患者红细胞体积偏小，中空淡染区缩小，细胞深染、少量球形变化。约 15% 患者血涂片可见到典型的小棘球形红细胞，数量不等，可以是偶见，也可以超过 5%，切脾后棘形红细胞明显增多（图 30-1）。棘形红细胞虽非特异，但可作为 PK 缺乏症诊断提示。

(2) 血象：除了显示 Hb 下降，网织红细胞增高以外，部分患者 MCV 可轻度下降，MCH 可不同程度升高。如果患者缺乏叶酸，可掩盖这些变化。

(3) 红细胞渗透脆性：75% 的患者红细胞渗透脆性正常，但是有些重症患者可表现红细胞渗透脆性增高。

(4) 红细胞包涵体：部分患者红细胞包涵体试验呈阳性，但 Heinz 小体生成试验阴性。

(三) 鉴别诊断

1. 部分 PK 缺乏症外周血涂片有细胞体积偏小、深染变化，有些伴有红细胞渗透脆性升高，易误诊为遗传性球形红细胞增多症(HS)，应做家系分析予以鉴别。

2. 反复输血患者可出现 Coombs 试验阳性特别是 C3 补体阳性，应根据激素疗效和溶血特异性诊断指标对原发病与继发现象加以甄别。

3. 患者生长在胸骨扁骨缘等部位的髓外造血灶常被误诊为肿瘤、结核，受到手术切除创伤性误治。需做详细的影像学检查和相关疾病检查，结合溶血试验结果综合分析。

六、丙酮酸激酶缺乏症的治疗

丙酮酸激酶(PK)缺乏症无有效对因治疗方法，以支持疗法对症处理为主。

(一) 输血

由于 PK 缺陷患者 2,3-DPG 蓄积，可有效增加血红蛋白释氧量，慢性贫血过程对贫血缺氧产生一定耐受和适应性，因此是否输血不能以血红蛋白水平作判断，而应根据患者对贫血耐受等临床表现做治疗选择。国外学者主张如果血红蛋白稳定在60～80g/L，可以不输血。但是严重贫血特别是在 1 岁前需要输血治疗。在感染、妊娠等应激状态加重贫血时也需输血。

PK 缺乏症孕期一般可以耐受，贫血严重时需要在产前或产后输血。严重贫血孕妇可能出现胎儿发育滞缓，但是孕妇输血似乎不能减轻新生患儿贫血。

反复输血可发生同种免疫性溶血、血源性病原菌感染和铁过载，加重病情，所以要掌握输血指征。

(二) 药物治疗

1. ATP　PK 缺陷病理机制为能量代谢障碍，选用 ATP 口服制剂，对部分患者改善病症有一定作用。

2. 膜稳定剂　维生素 E、阿魏酸钠等。PK 缺乏症有 2,3-DPG 蓄积，影响糖酵解和戊糖通路代谢，间接影响细胞还原状态、细胞内环境和细胞膜的稳定性，膜稳定剂有辅助治疗作用。

3. 造血原料药物　叶酸、维生素 B_{12} 等。增加患者骨髓造红对溶血代偿能力，预防溶血危象。

4. 铁螯合剂　去铁胺、去铁酮等。反复输血者应同时应用铁螯合剂，以避免继发铁过载。国外文献报告即使不输血的 PK 缺乏患者也会发生铁过载，也需要铁螯合剂治疗。

5. 抗血栓药物　阿司匹林、双嘧达莫等。脾切除术后血小板明显升高，$\geq 800\times10^9/L$ 时应服用抗血栓药，防止血小板凝聚形成血栓。

(三) 脾切除术

脾切除手术对改善贫血的疗效报道不一，多数切脾者获得明显改善，重度溶血患者术后减少输血量或无需再输血。国外统计 PK 缺乏症切脾术后可以提高 Hb 10～30g/L。上海长海医院收治患者中切脾显效者 Hb 最多可提高 60g/L。部分脾栓塞最多将 Hb 提高 20g/L，不能明显改善溶血性贫血症状。

是否选择切脾术，应视脾大程度、质感、贫血轻重、输血频率来确定。手术适应证主要为不能耐受贫血的患者包括被迫终止妊娠的孕妇、依赖输血的患者和需要做胆囊摘除术的患者（以减少患者分别做两次手术的痛苦和费用）。原则上 3 岁前不宜手术，除非是依赖输血的重度患儿。患者术前术后均应预防肺炎球菌、流感杆菌和脑膜炎双球菌等细菌性感染。有学者强调术后败血症比反复输血铁过载更危险。

据报道切脾术后仍有可能发生胆结石、再障危象、溶血危象，孕妇切脾后仍可出现先兆子痫、胎儿生长迟滞等。在 PK 缺乏症患者，切脾术后血小板明显增高持续的时间要长于红细胞膜病（如 HS）切脾术后。如果使用抗肿瘤抗代谢药物（羟基脲、苯丁酸氮芥等）抑制血小板生成，极易造成骨髓抑制，三系造血全面下降,即使停药,贫血恢复时间也很漫长。

(四) 造血干细胞移植

经济条件允许、治疗条件符合时可以考虑选择。国外报告一例同胞间移植成功病例,国内笔者诊断1例PK缺乏患儿在上海儿童医学中心接受异基因造血干细胞移植,术后3个月复查PK酶活力恢复正常、血象恢复正常,近期疗效显著。

转PK cDNA做基因治疗目前仍限于动物实验。

(李津婴)

附:丙酮酸激酶缺乏症相关数据查询网站:

http://www.interscience.wiley.com/jpages/1059-7794/suppmat

http://www.pklrmutationdatabase.com

http://pymol.sourceforge.net/

http://expasy.org/spdbv/

http://www.hgvs.org/mutnomen

参考文献

1. 李津婴,黄正霞,许燕群,等.溶血性疾病中的双重杂合因素及溶血系统分析的临床意义(附506例贫血黄疸病因分析).临床血液学杂志,2005,18:204-206
2. van Wijk R, Huizinga EG, van Wesel AC, et al. Fifteen novel mutations in PKLR associated with pyruvate kinase (PK) deficiency: structural implications of amino acid substitutions in PK. Hum Mutat, 2009,30:446-453
3. CAO Yong-Bin, LI Jin-Ying, MIN Bi-He, et al. Study on molecular defects in Chinese patients with erythrocyte pyruvate kinase deficiency. Acad J Sec Mil Med Univ, 2002,23:963-966
4. Kedar P, Hamada T, Warang P, et al. Spectrum of novel mutations in the human PKLR gene in pyruvate kinase-deficient Indian patients with heterogeneous clinical phenotypes. Clin Genet, 2009, 75: 157-162
5. Zanella A, Bianchi P, Fermo E. Pyruvate kinase deficiency. Haematologica, 2007, 92:721-723
6. 李津婴.遗传性红细胞丙酮酸激酶缺陷症的分子基础及诊断治疗相关问题.中华血液学杂志,2004,25:638-640

第 31 章

其他遗传性红细胞酶病

遗传性红细胞酶病（hereditary red cell enzymopathies）是红细胞内的代谢酶发生遗传缺陷而导致的一类血液疾病，由于绝大多数酶病呈酶活力低下表现，临床症状以溶血性贫血多见，所以红细胞酶病通常指遗传性红细胞酶缺乏性溶血性贫血。实际上红细胞酶病的范畴应包括以下几个方面：①红细胞酶活力低下或异常增高均可以引起溶血，如腺苷脱氨酶酶活力过高导致溶血。②个别红细胞酶病变的临床症状并非溶血，如细胞色素 b5 还原酶缺陷的纯合子表现为发绀。③部分酶病的同工酶可以引发多系统症状，除了溶血症状，还可伴发神经、肌肉系统病症，智力障碍等，借此可作诊断提示。

遗传性红细胞酶病至少涉及 20 种红细胞酶的缺陷，前两章节已详述发病率位于第一位的葡萄糖-6-磷酸脱氢酶（G-6-PD）缺乏症和第二位的丙酮酸激酶（PK）缺乏症，本章节介绍其他类型的遗传性红细胞酶病。

第一节　遗传性红细胞酶病概述

一、导致遗传性红细胞酶病的酶代谢途径及致病机制

（一）红细胞酶病相关代谢途径

1. 无氧糖酵解　丙酮酸激酶（PK）、己糖激酶（HK）、葡萄糖磷酸异构酶（GPI）、磷酸果糖激酶（PFK）、醛缩酶（ALD）、磷酸丙糖异构酶（TPI）、磷酸甘油酸激酶（PGK）、2，3-二磷酸甘油酸变位酶（DPGM）。

2. 磷酸戊糖旁路　葡萄糖-6-磷酸脱氢酶（G-6-PD），6-磷酸葡萄糖酸脱氢酶（6PGD）。

3. 谷胱甘肽代谢　谷胱甘肽还原酶（GR）、谷胱甘肽过氧化物酶（GPx）、谷胱甘肽合成酶（GSS）、r-谷氨酰半胱氨酸合成酶（GCS）。

4. 核苷酸代谢　嘧啶 5′-核苷酸酶（P5′N）、腺苷酸激酶（AK）、腺苷脱氨酶（ADA）。

5. 其他　乙酰胆碱酯酶（ACE）、Na^+-K^+-ATP 酶（Na^+-K^+-ATPase）、细胞色素 b5 还原酶（Cb5R）、尿卟啉原Ⅲ同合酶（UⅢC）。

在上述酶中，全球发病率居第一、第二位的分别是 G-6-PD 和 PK，第三位为 P5′N。GPI 曾与 P5′N 并列第三，但近十余年 P5′N 病例报告明显增多。我国已有 G-6-PD、PK、P5′N、GPI、PFK、ALD、GR 和 Cb5R 缺陷的溶贫病例报告。各酶参与的催化途径见图 31-1。

（二）遗传性红细胞酶病溶血机制

成熟红细胞无细胞核和细胞器，不能合成新的蛋白质，而要维持红细胞 120 天寿命，需依赖于上述红细胞各代谢途径，尤其是其中 4 种重要中间代谢产物，即三磷腺苷（ATP）、还原型辅酶Ⅱ（NADPH）、还原型辅酶Ⅰ（NADH）和 2，3-二磷酸甘油酸（2，3-DPG），这些产物为红细胞生命活动所必需，以保证红细胞能量供应、离子泵功能、携氧功能、还原状态维持及膜变形运动等功能。重要中间代谢产物生成不足或失衡是导致遗传性红细胞酶病的常见原因。由于红细胞内各种酶参与代谢的途径不同、作用底物不同，酶病变引起溶血的机制也不尽相同，主要有以下三类溶血机制，可以单独出现，也可并存。

1. 细胞能量代谢障碍　糖酵解酶类异常均可影响红细胞内 ATP 合成；核苷酸代谢酶类病变可直接或间接干扰 ATP 能量池的平衡；磷酸戊糖通路障碍影响 ATP 前体核糖生成；糖酵解酶异常（PK 缺陷除外）还可影响储备能源 2，3-DPG 的相应功能。这些酶病变均可使细胞能量合成不足或耗竭，影响细

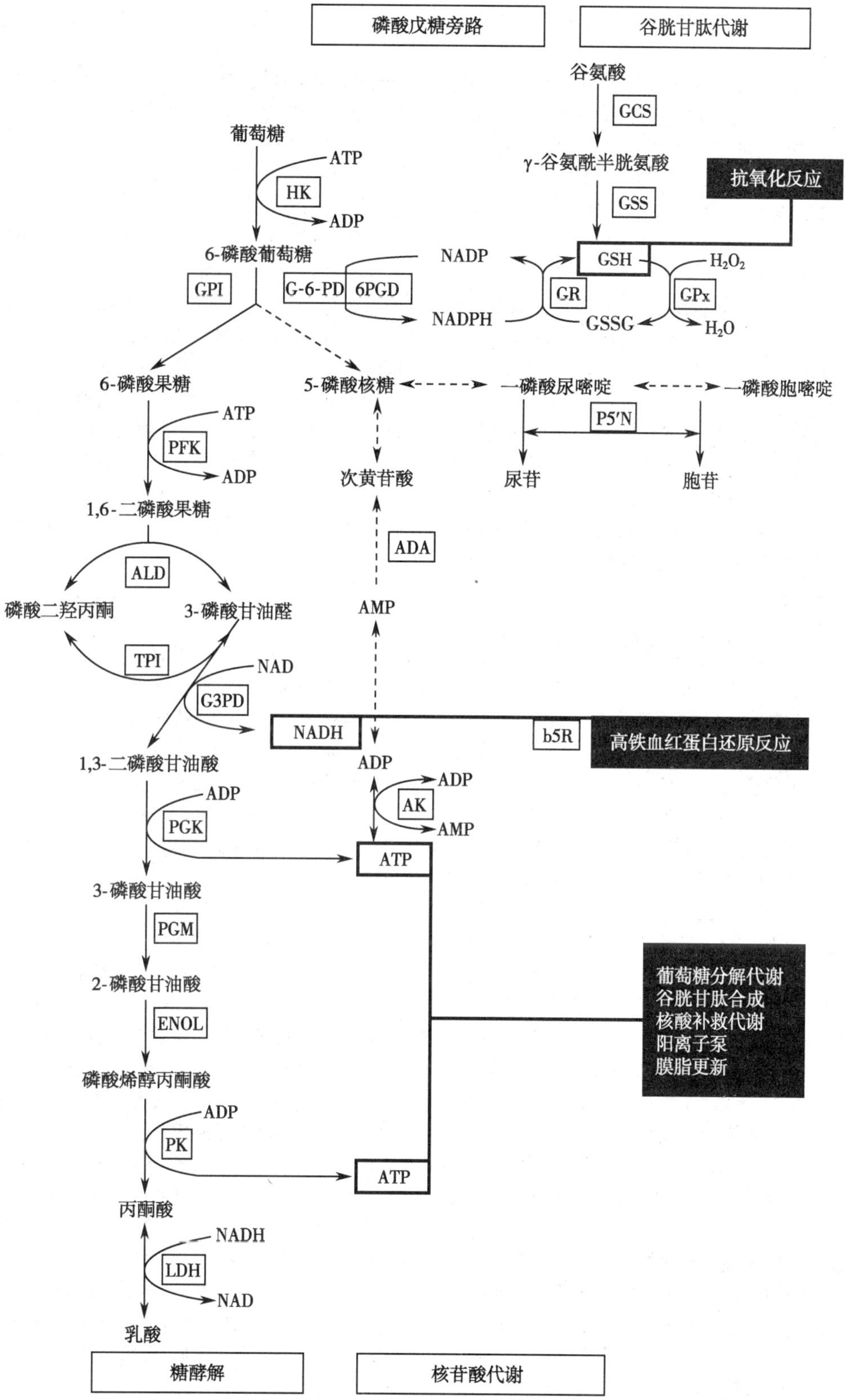

图 31-1　红细胞酶病相关代谢酶的催化途径及其重要产物的主要功能（各酶的中文全称见正文）

胞内 ATP 参与的代谢反应如阳离子转运，并损伤红细胞膜的结构与功能，受损红细胞易被单核-巨噬细胞系统吞噬破坏而溶血。

2. 细胞氧化还原状态失衡　戊糖旁路酶、谷胱甘肽代谢酶、高铁血红蛋白还原酶等酶变异时，不能维持高比例还原物质的含量（$NADPH/NADP^+$、GSH/GSSH、$NADH/NAD^+$），ATP 耗竭进一步使还原物质的合成障碍，结果红细胞受氧化损伤而溶血破坏。

3. 细胞代谢产物蓄积中毒　核苷酸代谢酶类异常时除干扰 ATP 合成以外，还因为核苷酸池平衡被破坏、核苷酸代谢产物蓄积，致使细胞中毒、损伤红细胞功能，使红细胞易被吞噬破坏、寿命缩短，产生溶血症状。

绝大多数酶的基因突变发生在酶蛋白的结构基因，导致酶蛋白结构与功能改变，表现为酶活力降低或酶蛋白稳定性下降。突变发生在调控基因的酶目前仅见于腺苷脱氨酶（ADA），其调控基因突变使结构正常的酶蛋白合成失控，结果酶活力过高而破坏核苷酸池平衡而导致红细胞溶破。

二、遗传性红细胞酶病临床表现

（一）先天性非球形红细胞溶血性贫血

先天性非球形红细胞溶血性贫血（congenital nonspherocytic hemolytic anemia，CNSHA）也称作遗传性非球形红细胞溶血性贫血（hereditary nonspherocytic hemolytic anemia，HNSHA），是绝大多数红细胞酶病的共有表现。患者有黄疸、脾大和慢性血管外溶血症状，间或急性发作。在形态学上，CNSHA 红细胞通常没有明显的形态改变。在血常规指标和溶血常规试验中也没有特征性的变化。

患者多有新生儿溶血史，也可在其他年龄段发病。感冒、感染、服氧化性的药物或食物以及妊娠等情况均可加重溶血，溶血严重者可出现溶血危象，感染也可诱发再障危象。酶病患者的黄疸、脾大和贫血的程度在不同患者、不同缺陷酶差异很大，可能由于酶的不同变异型特性所决定。

遗传性红细胞酶病大多数为常染色体隐性遗传，杂合子可无临床症状，先证者多为双亲血缘婚配的纯合子或是遗传来自双亲各自异常等位基因的双重杂合子。ADA、GR 等少数酶呈常染色体显性遗传，有明确家族史。G-6-PD、PGK 为性染色体连锁遗传，男性酶缺乏者为半合子，溶血性贫血症状明显。

（二）多系统症状

有核细胞可以维持合成代谢酶，因此，某一酶病变时，其他组织和血液有核细胞仍能维持正常功能，红细胞则出现病变，发生溶血。如果其他部位、其他系统的同工酶发生与红细胞酶相同的病变，可出现全身症状，即多系统症状；PFK、TPI、HK、GPI、PGK、DPGM、P5′N、GR、GSH-Px、GS、γ-GCS 等酶缺陷者可出现溶血伴智力低下、惊厥等神经系统症状和肌肉痉挛、肌痛等肌肉系统症状。肾脏、心脏、眼等部位的伴发病症也有个案报告。

新近研究提示，红细胞酶还具有一些非催化酶的功能，包括调节转录、刺激细胞运动、调控凋亡、调控原癌基因和肿瘤转移等，如 GPI 可作为自分泌运动因子（autocrine motility factor，AMF）参与细胞迁移，在黑色素瘤则是参与癌细胞转移。其他多种糖酵解酶有调节凋亡的作用。线粒体 HK 通过与前凋亡蛋白 BAD 反应而抑制凋亡，而磷酸甘油醛脱氢酶（GAPD）显示具有前凋亡功能。GAPD、HK、烯醇酶（ENOL）和乳酸脱氢酶（LDH）等糖酵解酶可通过多种机制影响基因排列从而调节转录。这些研究结果提示，红细胞酶的非酶功能可能与遗传性红细胞酶病多系统症状有关。

三、遗传性红细胞酶病的诊断

红细胞酶病多在临床症状、溶血指征和溶血常规试验上与其他溶血性疾病有诸多共性，而通常缺乏独特性表现，诊断步骤以排查为主，直接测定酶活力是红细胞酶病的确诊依据，家系调查数据是确诊的重要佐证。

（一）不明原因的 CNSHA

1. 病史　有新生儿黄疸史；有不明原因的 CNSHA；有不明原因的药物性溶血史；感冒、感染、妊娠等因素会加重贫血与黄疸。

2. 并发症和症状提示　常见生长发育迟缓、胆结石，溶血急性发作时可有腹痛等症状。溶血同时伴有智力低下、运动障碍等神经、肌肉系统症状，提示为引发多系统病症的酶病变；同时出现脊髓小脑变性及氨基酸尿，则提示有谷胱甘肽代谢酶类的改变；接触氧化性药物、试剂或进食蚕豆等而诱发急性溶血者应考虑戊糖旁路代谢酶或谷胱甘肽代谢酶等氧化还原通路代谢酶缺陷。家系中男性溶血症状明显严重的应考虑 X 性染色体连锁遗传缺陷的酶病。特别应询问家庭籍贯，首先排查高发于我国华南、华西地区的 G-6-PD 缺乏症。

（二）排除溶血性疾病的其他病因

排除红细胞膜病、血红蛋白病以及各种后天获得性和继发性溶血因素后，仍然病因未明者，提示红细胞酶病疑诊。

（三）酶活力专项测定

早年将不明原因的 CNSHA 分为两型，CNSHA

Ⅰ型的红细胞可以在体外实验中用葡萄糖纠正可减轻溶血，CNSHA Ⅱ型则不能被葡萄糖纠正。现已明确，Ⅰ型 CNSHA 是磷酸戊糖通路代谢酶缺陷，Ⅱ型是糖酵解为主的其他酶的病变所致。以葡萄糖纠正试验进行分类的方法不能确定具体是哪一种酶的病变导致溶血，只能大致区别病变酶参与的代谢通路。

国际血液学标准委员会（International Committee for Standardization in Haematology，ICSH）首推根据酶的专一底物设计的酶活力测定方法，直接定量测定酶活力是特异性强、最直接可靠的酶病诊断依据。酶缺陷杂合子的酶活力常为正常值的 50% ~75%，显性遗传酶病杂合子溶血症状较轻，隐性遗传酶病杂合子一般无临床症状。酶缺陷纯合子的酶活力常在正常值的 20% ~50%，低于 20% 的多见于重症患者。红细胞酶活力正常参考值见表 31-1。

表 31-1　红细胞酶活力正常参考值

红细胞酶	酶活力（EU/g Hb）	
	上海长海医院	ICSH
G-6-PD	13.70±1.93	12.10±2.00
G-6-PD#	9.21±1.99	8.34±1.95
Low S(%)*	61.90±7.40	67.10±6.53
6PGD	12.03±2.40	8.78±0.78
PK	15.83±1.43	15.00±1.99
Low S(%)	23.63±3.80	14.90±3.71
Low S+FDP(%)	42.51±5.10	43.50±2.46
ALD	2.71±0.69	3.19±0.86
PFK	9.91±0.68	9.05±1.89
LDH	257.77±33.23	200.00±26.50
HK	1.06±0.52	1.27±0.18
GPI	53.33±12.47	60.80±11.00
ENOL	9.47±1.31	5.39±0.83
AK	257.77±33.23	258.00±29.30
ADA	1.05±0.17	1.11±0.23
GR(+FAD)	7.93±1.25	10.40±1.50
GSH-Px	28.41±4.59	31.35±2.97
ACE	34.12±4.12	36.93±3.83
CAT	$16.80\times10^4\pm2.99\times10^4$	$15.31\times10^4\pm2.39\times10^4$
b5R☆	19.11±1.23	19.21±3.85
NADPH-diaphorase	2.14±0.18	2.26±0.16
P5′N⊗ (UMP)	7.53±0.89	6.60±2.00
(dCMP)	5.89±0.71	-
(R)▽	2.93±0.29	3.11±0.41
Na^+-K^+-ATPase⊗	3.53±0.50	-

6PGD 校正后的 G 6 PD 活力
* 低底物利用率
☆30℃测值，其余各酶为 37℃测值
⊗ 酶活力单位：每小时 μmol/g Hb
▽ P5′N 初筛试验
P5′N 和 Na^+-K^+-ATPase 为终点法测定，其他酶为速率法测定

ICSH 推荐的其他的红细胞酶病检测指标：荧光发光法定性试验、紫外分光光度法筛查试验、低底物利用率（L%）、同类底物利用率、米氏常数（Km）和最大反应速度（Vmax）、抑制剂或激活剂敏感性、热

稳定性(TST)、pH曲线与最适pH(Opt pH)、电泳迁移率等。

四、遗传性红细胞酶病的治疗原则

目前缺乏红细胞酶病的有效对因治疗方法，主要处理措施为去除诱因、对症治疗和输血。贫血严重者应辅以补充叶酸，避免溶血危象。及时治疗与预防严重并发症如心衰、肾衰竭、酸中毒、严重感染等，新生儿溶血期注意防治核黄疸。

切脾与否应慎重考虑。脾切除对红细胞酶病效果不一，总体疗效不如对红细胞膜病。下列情况时可考虑脾切除术：巨脾、依赖输血者。

造血干细胞移植用于PK缺乏症、C5bR缺乏症已有成功病例，预示基因疗法可能是根治遗传性红细胞酶病的有效疗法。

第二节 糖酵解代谢酶缺乏症

糖酵解途径中的酶遗传缺陷均可影响红细胞能量代谢，尤其三个限速酶己糖激酶、磷酸果糖激酶和丙酮酸激酶对糖酵解至关重要。除磷酸甘油酸激酶为X染色体性联遗传外，糖酵解酶均为常染色体隐性遗传。除了PK、GPI、PFK以外，其他酶缺乏症少见或罕见。

一、己糖激酶

己糖激酶(hexokinase,HK)缺乏症表现为中重度溶血，有半数病例伴有其他先天缺陷如多发性畸形、隐性糖尿病、Fanconi症等。成熟红细胞中HK活性仅为网织红细胞中的2%，酶缺陷易被网织红细胞数量增多所掩盖。使用低渗处理法或采用HK与其他细胞年龄依赖性酶(PK和G-6-PD)活力比值，有助于诊断。

二、葡萄糖磷酸异构酶

20世纪80年代统计葡萄糖磷酸异构酶(glucose phosphate isomerase,GPI)缺陷在红细胞酶病溶血性贫血中发病率与P5′N并列第三，为常染色体隐性遗传，是多系统疾病，表型多样化，溶血程度差异大，部分患者除慢性溶血性贫血外，还伴有智力障碍等中枢神经系统病症，也是胎儿水肿的少见原因之一。有些患者切脾无效。

三、磷酸果糖激酶

磷酸果糖激酶(phosphofructokinase,PFK)缺乏症为常染色体隐性遗传，是多系统疾病，临床上根据患者受累系统将PFK缺乏症分为四型：①酶活力下降但无临床症状；②单纯肌病症状；③单纯溶血症状；④伴肌病的溶血性贫血(即Tarui病，Ⅶ型糖原累积病)。

典型的Tarui病症状不能耐受肌肉运动、有溶血性贫血及高尿酸症。有肌病的患者多自幼发病，可表现肌痛、肌红蛋白尿、运动后肌肉痉挛，个别病例出现胰岛素分泌下降和胰岛素抵抗。无肌病的PFK缺乏溶血患者的发病年龄不一，可有新生儿溶血，也可以成年期发病。PFK缺陷病例至少已报道40个家系，国内报道一家系4例PFK缺乏症，先症者为纯合子，单纯溶血性贫血，酶动力学性质显示为PFK-M亚基不稳定变异型。

四、醛缩酶(ALD)

醛缩酶(aldolase,ALD)缺乏症为常染色体隐性遗传，累及多系统，除溶血性贫血症状外，还可伴神经肌肉系统症状，表现有智力障碍、畸形、糖原累积症、横纹肌溶解症、多关节弯曲症、先天性脑垂体异位等。神经症状和肌肉症状可以同时出现，也可只伴发一种系统异常。脾切除只能改善溶血症状，其他系统病变仍随年龄增长而发展。

五、磷酸丙糖异构酶

磷酸丙糖异构酶(triose phosphate isomerase,TPI)缺乏症是常染色体隐性遗传的多系统疾病，临床特点为重度溶血，伴神经、肌肉系统症状，易早亡。神经系统损伤、退变多在少年、成年期发生，有锥体外系症状，辨距困难，类似亨廷顿舞蹈症(Huntington's disease)。运动功能亢进逐渐加重，颈肩部位非随意的不对称运动可使单侧颈肩部肌肉肥厚，引起脊柱侧突。患者易反复感染，常在儿童期死于心力衰竭。

六、3-磷酸甘油醛脱氢酶

3-磷酸甘油醛脱氢酶(glyceraldehyde-3-phosphate dehydrogenase,GAPD)缺乏所致溶血性贫血很罕见，迄今仅见2例报道。GAPD在红细胞中是一种膜绑酶，可结合于红细胞膜上，在红细胞膜蛋白电泳分带中，位于第6区带(band 6 protein)。GAPD缺乏时，不仅红细胞酶活力显示低下，红细胞电泳图谱也可显示band 6缺乏。

七、磷酸甘油酸激酶

磷酸甘油酸激酶(phosphoglyceric kinase,PGK,EC 2.7.2.3)是糖酵解途径中唯一一种由X染色体编码的酶，基因定位于Xq13.1。PGK缺乏症可导致多系统异常，临床表现主要有两种形式，溶血和肌病

（横纹肌溶解症，发作时有肌红蛋白尿），可以单独存在，也可以同时并存。另有神经系统异常，可与上述两种形式并存，表现为不同程度的智力障碍、抽搐、失语、运动困难、行为异常、偏瘫性偏头痛、癫痫发作，有脑电图异常。男性患者症状明显严重，常在成年期以前死亡。脾切除有改善贫血的作用。

八、2,3-二磷酸甘油酸变位酶

2,3-二磷酸甘油酸变位酶（diphosphoglycerate mutase，DPGM，或 bisphosphoglycerate mutase，BPGM，EC 5.4.2.4）缺乏者临床表现差异很大，有些需输血维持生命。另有1例报道酶活力完全缺如但是没有溶血症状，而表现红细胞氧亲和力增加、红细胞数量代偿性升高。

九、其他糖酵解酶

糖酵解中的乳酸脱氢酶（lactate dehydrogenase，LDH，EC 1.1.1.27）和烯醇化酶（enolase，ENOL，EC 4.2.1.11）缺陷导致溶血有个案报道，非常罕见。

第三节 磷酸戊糖旁路代谢酶缺乏症

6-磷酸葡萄糖酸脱氢酶（phosphogluconate dehydrogenase，6PGD，EC 1.1.1.43）是继葡萄糖-6-磷酸脱氢酶（G-6-PD）催化步骤之后的磷酸戊糖旁路酶，6PGD催化的脱氢反应同样以氧化型辅酶Ⅱ（NADP）为受氢体，在生成五碳糖的同时生成还原型辅酶Ⅱ（NADPH）。6PGD缺乏导致的溶血性贫血罕见，溶血机制同G-6-PD。

第四节 谷胱甘肽代谢酶缺乏症

谷胱甘肽（GSH）的代谢中与遗传性溶血性贫血有关的缺陷酶主要有4种，即谷胱甘肽还原酶（GR）、谷胱甘肽过氧化物酶（GPx）、γ-谷氨酰半胱氨酸合成酶（GCS）和谷胱甘肽合成酶（GSS）。GR和GPx参与GSH氧化还原反应，GCS和GSS参与GSH的合成反应。这些酶缺乏的共性是符合CNSHA诊断，GSH水平低下，Heinz小体生成试验可以呈阳性，氧化性药物可诱发溶血。确诊指标必须是各个酶的活力测定或（和）基因突变位点鉴定。

一、谷胱甘肽还原酶

谷胱甘肽还原酶（glutathione reductase，GR）缺陷分为遗传性与继发性两种。遗传性GR缺陷为常染色体显性遗传，临床症状为慢性溶血，可伴有全血细胞减少、智能发育不全、肌强直、白内障等。继发性缺陷又称核黄素缺乏型，GR含量可降至正常值的38%～60%，在氧化性药物等诱因作用下发生溶血，口服核黄素后GR可以恢复正常。

二、谷胱甘肽过氧化物酶

谷胱甘肽过氧化物酶（glutathione peroxidase，GPx）为常染色体隐性遗传，但有报告酶缺陷杂合子出生时可发生严重的新生儿溶血。有些患者成年后无明显临床症状，但药物（如抗癫痫药卡马西平）可诱发血管内急性溶血，患者可有嗜碱性点彩增多，Heinz小体试验阳性。

三、γ-谷氨酰半胱氨酸合成酶

γ-谷氨酰半胱氨酸合成酶（γ-glutamyl-cysteine synthetase，GCS）缺乏症为常染色体隐性遗传，表现为轻至中度溶血性贫血，成年时出现进行性脊髓小脑变性症状，男性还有肌无力、腱反射消失、语言断续等症状。

四、谷胱甘肽合成酶

谷胱甘肽合成酶（glutathion synthase，GSS）缺乏症为常染色体隐性遗传，临床有两种表现：①仅有溶血性贫血：临床表现差异很大，轻者溶血代偿良好，贫血轻度，虽然网织红细胞明显升高，但肝脾肿大不明显，患者Heinz小体生成增多，药物和蚕豆可诱发急性溶血。②溶血并存多系统症状：由于GSS缺乏而使上游中间产物5-羟脯氨酸（又名焦谷氨酸）蓄积，大量5-羟脯氨酸出现于血和脑脊液中，导致5-羟脯氨酸尿、严重代谢性酸中毒、中枢神经系统功能障碍、易受细菌感染，约25%患者在儿童期死亡。治疗上维生素C和维生素E有助于提高患者体内抗氧化物水平，同时纠正酸中毒。

第五节 核苷酸代谢酶病变

与溶血性贫血有关的病变酶有三种，其中两种有鲜明特点，嘧啶5′-核苷酸酶缺陷以大量嗜碱性点彩为红细胞形态学特征，而腺苷脱氨酶为唯一的酶活力异常增高而非缺乏导致溶血的酶病。核苷酸代谢酶病变导致的溶血机制主要为核苷酸代谢池平衡紊乱，引起细胞中毒或缺乏能量而溶血。

一、嘧啶5′-核苷酸酶

嘧啶5′-核苷酸酶（pyrimidine-5′-nucleotidase，P5′N）又称胞质5′-核苷酸酶Ⅲ（cytosolic 5′-nucleotidase Ⅲ,cNⅢ)或称尿苷一磷酸水解酶-Ⅰ(uridine monophosphate hydrolase type-1,UMPH-1),1974年首报红细胞P5′N缺乏症,发病率在红细胞酶病中占第三位,国内报告2例。P5′N有两种形式同工酶,P5′NⅠ和P5′NⅡ,P5′NⅠ主要在红细胞中高表达,P5′NⅡ则在机体广泛分布。目前只观察到P5′NⅠ缺乏可导致溶血性贫血。P5′NⅠ基因(NT5C3,UMPH-1)定位于7号染色体(7p15-p14),基因突变可导致酶催化活性损伤或热稳定性下降,其中以酶的热稳定性下降占多数,酶的其他理化性质也会发生明显改变,国内报告P5′N-Shanghai型是唯一电泳快迁移变化的变异型。

(一)溶血机制

P5′NⅠ的独特作用是在红细胞成熟过程中清除RNA的降解产物,从而维持细胞内核糖体、RNA及游离核苷酸代谢平衡。红细胞P5′NⅠ缺陷可使一磷酸嘧啶核苷脱磷酸反应减弱,导致网织红细胞脱网障碍,细胞内大量嘧啶核苷酸蓄积使细胞中毒,进而影响红细胞功能,最终引起以外周血大量嗜碱性点彩红细胞为特征的溶血性贫血。

(二)临床表现

P5′N缺乏症即指P5′NⅠ缺陷,为常染色体隐性遗传疾病,杂合子无临床症状,纯合子多表现轻至中度的溶血性贫血,约15%的患者表现重度贫血。可有新生儿黄疸史。在感染、怀孕等情况可加重贫血,溶血急性发作时可有腹痛。P5′N缺陷主要为血管外(单核-巨噬细胞系统)溶血,但有1例报告有明显血管内溶血、尿路丢失铁、肾脏铁沉积。并发症中近半数病例有胆结石,铁过载也常见。少数病例有智力障碍和生长发育迟缓。

(三)诊断与鉴别诊断

1. 临床诊断　符合CNSHA,可有新生儿黄疸史。极少数患者可无贫血但有高网织红细胞、高胆红素血症。患者网织红细胞多明显升高(中位数为8%),脾切除术后更高(中位数15%),网织红细胞计数与血红蛋白水平无相关性,可能是P5′N缺陷主要影响年轻红细胞,而脾选择性扣留酶缺陷网织红细胞之故。

并发症可见胆石症、机体铁过载、下肢溃疡等。低龄就诊患者中可见智力低下、发育障碍,包括学习语言与独立行走迟滞。注意询问是否存在近亲婚配,因为文献病例中并存智力发育问题的患儿多为近亲婚生。

2. 实验室诊断　P5′N活力降低和嗜碱性点彩红细胞增多是诊断依据。

患者外周血涂片中嗜碱性点彩明显增多,2%~12%(正常值<0.3%)。少数患者血涂片可见球形、棘刺形红细胞。个别患者红细胞渗透脆性增高。

P5′N活力测定:①定性初筛试验:以嘌呤核苷酸与嘧啶核苷酸的光谱吸收值之比(R260nm/280nm)间接反映P5′N活力,正常值在2.29以上。②酶活力定量试验:患者P5′N残余酶活力多在50%以下(1%~64%)。③其他检测方法:纸层析法、毛细管电泳法、放射性同位素法、高压液相法等检测核苷酸的种类和含量;酶代谢动力学指标测定;基因突变分析。

3. 鉴别诊断　红细胞嗜碱性点彩增高也可见于β型珠蛋白生成障碍性贫血、某些血红蛋白变异型、铁粒幼细胞贫血、肝豆状核变性及铅、铜等重金属中毒,这些患者的P5′N活力可继发缺陷。可用针对血红蛋白病的系列试验、骨髓细胞形态学和其他溶血指标予以鉴别区分。铅中毒多为特殊行业的成年患者,齿龈有沉淀线,血液和尿液的铅浓度超标,可用以鉴别。

(四)治疗

同其他红细胞酶病,支持疗法为主。脾切除国外报告疗效不一,国内病例明显改善临床症状。

二、腺苷脱氨酶

腺苷脱氨酶(adenosine deaminase,ADA,EC 3.5.4.4)是红细胞酶病中唯一的由于酶活力异常增高而引起溶血性贫血的酶,称为ADA过剩症(ADA overproduction)。ADA催化不可逆的脱氨反应,使腺苷转化为肌苷(次黄嘌呤核苷)、脱氧腺苷转化为脱氧肌苷。ADA基因定位于20号染色体,在ADA过剩症,ADA基因序列未见异常,启动子、mRNA长度和序列、酶蛋白的代谢动力学性质也未见异常,但是患者网织红细胞ADA mRNA含量明显高于正常人,患者ADA基因上游1.1kb的Alu元件3′均有“12TAAA”重复序列,提示ADA过剩症发病机制可能为表达调控异常,即与正常ADA转录元件作用的反式调节因子可能发生突变,导致正常结构的ADA基因转录增加,或者是转录后加工过程发生改变导致RNA转录本稳定性增高,使得ADA酶蛋白合成过剩。ADA活性异常增高,过多地消耗底物腺苷,结果由腺苷合成的腺嘌呤核苷酸减少,干扰核苷酸池平衡,使ATP生成减少,导致红细胞供能障碍而溶血。此外,新近研究提示,ADA随红细胞溶破大量释放入血浆与溶血相关的肺动脉高压症发病机制有关。

ADA过剩症是常染色体显性遗传疾病,导致溶血性贫血临床症状,红细胞ADA酶活力比正常对照高40倍以上,最高可达110倍,但是白细胞、成纤维细胞中ADA活力正常。目前已报告20多个ADA

过剩症家系。

三、腺苷酸激酶(AK)

腺苷酸激酶(adenylate kinase,AK)又名 ATP-AMP 磷酸转移酶(ATP-AMP phosphotransferase),有 6 种以上同工酶,其中 AK1 缺乏可致溶血性贫血。

AK 缺乏症比较罕见,为常染色体隐性遗传,患者有 CNSHA 症状,绝大多数为中度至重度溶血,部分患者有新生儿黄疸。有些患者血涂片可见有少量椭圆形、球形、口形和裂红细胞,均不超过 6%。

AK 缺乏症是多系统疾病,除了溶血性贫血,半数病例并发智力障碍、运动障碍等。AK 活性不能作为预后指标,因与贫血程度不平行。如一对黑种人亲姐妹,酶活力同样低下,但是只有一人发病,另一人无临床症状,提示临床症状差异可能还有其他遗传背景等影响因素。

第六节　其他代谢途径的红细胞酶病

一、细胞色素 b5 还原酶

细胞色素 b5 还原酶(cytochrome *b*5 reductase, b5R)旧称高铁血红蛋白还原酶(NADH-methemoglobin reductase, MR),或黄递酶(NADH-diaphorase),红细胞中 67% 以上的高铁血红蛋白由 NADH 依赖的 b5R 催化还原。与其他遗传性红细胞酶病不同,b5R 遗传缺乏纯合子临床症状不是溶血性贫血,而是高铁血红蛋白血症(methemoglobinemia),表现发绀。

(一) 临床表现

b5R 缺乏症为常染色体隐性遗传,患者中近亲婚配家系占一定比例。根据基因突变型和临床表型主要分为两型。

I型 b5R 缺乏症仅红细胞酶活力下降,纯合子表现发绀,平时无其他症状,运动和劳累后可出现气急。有些患者出现代偿性红细胞增多症,一般不影响寿命,女性孕期正常。杂合子平时无发绀,但可受到氧化性药物诱发而产生急性高铁血红蛋白血症,出现发绀。国内病例显示 b5R 缺陷杂合子合并另一种红细胞隐性遗传缺陷可以导致溶血或持续发绀。

Ⅱ型 b5R 缺乏症者所有细胞 b5R 活力均下降,不仅有发绀表现,还有神经系统损伤,表现为发育延迟,包括智力障碍、小头畸形、角弓反张、手足徐动症样运动、斜视、癫痫发作及痉挛性四肢轻瘫。患者预期寿命明显缩短,可在婴幼儿期死亡。

另有两例患者被定义为Ⅲ型 b5R 缺乏症,不仅红细胞缺乏酶活性,白细胞和血小板中酶活力也低下,但是没有神经系统症状。

(二) 诊断与鉴别诊断

首先排除心肺疾病和血红蛋白病,再进行 b5R 活力测定等项检测。

1. 临床诊断　发绀为各型 b5R 缺乏症纯合子首诊表现,绝对多数自幼表现发绀,个别在青春期时出现。患者平时活动正常,在运动加剧时可出现疲劳、气喘,氧化性药物、毒物可加重症状。家系中 b5R 缺乏症杂合子平时无发绀,氧化性药物等氧化应激状态可诱使 MetHb 升高而致发绀。Ⅱ型 b5R 缺乏症除发绀外,还伴有神经系统病变,常见发育延迟、智力障碍、手足徐动症样运动、肌张力增高,少数患者有小头畸形、斜视、癫痫,个别报道有假两性体。低龄患儿可因病情加重而死亡。

2. 实验诊断　主要诊断指标:①红细胞 b5R 活力测定:纯合子酶活力明显下降,杂合子酶活力约为正常值的 50%。②血浆高铁血红蛋白(MetHb)浓度:正常值为小于 15g/L。发绀患者 MetHb 明显增高。

其他诊断指标:①新鲜血液呈现深褐色。②轻度继发性红细胞增多、血红蛋白增高。③血红蛋白样本中 MetHb 在 631nm(λmax)有特征吸收峰。④其他血细胞和体细胞 b5R 活力测定,用于诊断Ⅱ型 b5R 缺乏症。⑤b5R 基因突变鉴定。

3. 鉴别诊断　排查其他导致发绀的疾病,如心肺疾病、遗传性血红蛋白 M 病、硫化血红蛋白血症等。婴儿的 b5R 活力仅为正常成人的 1/2,接触氧化性药物、毒物可致高铁血红蛋白血症而出现发绀,可做家系调查排除遗传因素。家系调查有助于检出合并其他类型红细胞遗传缺陷的 b5R 杂合子。

(三) 治疗

b5R 缺乏症如果不影响生命活动一般无需治疗,发绀严重、气急甚至危及生命者应予药物治疗。①立即停用诱发、加重高铁血红蛋白血症的药物。②急救治疗:亚甲蓝 1 ~ 2mg/kg 静脉滴注或推注,或大剂量维生素 C 注射治疗以尽快降低 MetHb 含量。③维持治疗:口服维生素 C、维生素 B_2 可暂时减低 MetHb 含量、改善发绀,对Ⅱ型 b5R 缺乏症神经系统病症无效。

二、乙酰胆碱酯酶

乙酰胆碱酯酶(acetylcholinesterase,AchE)广泛存在于神经系统和肌肉组织,催化神经介质乙酰胆碱的水解反应。AchE 在红细胞中为膜绑酶,功能尚不明确,但有报告与溶血有关,ICSH 推荐检测红细胞酶病中包括 AchE。

随着红细胞成熟过程发展,AchE 会逐渐减少,在阵发性睡眠性血红蛋白尿症(PNH)红细胞 AchE 明显减少或缺失。文献报告一例 10 岁男童溶血发病初期酸溶血阴性,红细胞 AchE 活力正常,甲强龙冲击疗法治疗无效,一年后复查酸溶血试验阳性,红细胞 AchE 活力下降,表明 AchE 参与 PNH 溶血等病理过程。

三、尿卟啉原Ⅲ合酶

尿卟啉原Ⅲ合酶(uroporphyrinogen Ⅲ synthase,UROS,EC 4.2.1.75)又名尿卟啉原Ⅲ同合酶(uroporphyrinogen Ⅲ cosynthase,UⅢC),红细胞 UROS 遗传缺陷可以引起先天性红细胞生成性卟啉症(congenital erythropoietic porphyria,CEP),属于卟啉病。卟啉病是一组卟啉或其前体在体内蓄积而导致的疾病,有 12 种类型之多,主要临床表现有皮肤光敏损伤、神经精神病变和急腹痛三大症候群。卟啉病中的 CEP 明确可伴发溶血性贫血。

(一) 发病机制

尿卟啉原Ⅲ合酶(UROS)催化羟甲基胆色烷转化生成尿卟啉原Ⅲ,而尿卟啉原Ⅲ是细胞内所有四吡咯化合物包括血红素、叶绿素和胆色素类的前体物质。UROS 缺乏使尿卟啉原Ⅲ合成受阻,具有光敏性质的上游卟啉代谢产物蓄积,受光能激发后产生氧游离基而损伤组织,特别是皮肤光敏损伤。血红素合成受阻、红系无效生成增多,过量卟啉使红细胞渗透脆性增加而破裂,导致慢性溶血性贫血。

(二) 临床表现

先天性红细胞生成性卟啉症(CEP)为常染色体隐性遗传的罕见病,又名 Gunther 病,多在婴幼儿期发病,主要表现为皮肤损害和溶血性贫血。暴露皮肤出现皮损,口腔黏膜出现红斑,尿液呈现粉红色,眼部病变包括结膜炎、角膜瘢痕等,成年人可出现严重骨质溶解、肢端变形。溶血性贫血多为轻至中度,有脾肿大,偶有肝大。患者常因累及多系统而使寿命缩短。

(三) 诊断与鉴别诊断

1. 首诊症状为光敏性皮肤损伤、粉色尿和红牙。

2. 红细胞超高含量的尿卟啉Ⅰ和粪卟啉Ⅰ可与其他类型的卟啉病区别,红系细胞在紫外线灯下呈现红荧光。

3. 粉色尿中大量尿卟啉Ⅰ和粪卟啉Ⅰ,以尿卟啉Ⅰ为主。粪中仅含大量粪卟啉Ⅰ。

4. 纯合子 UROS 活力为正常对照的 0~40%,携带者酶活力约为 50%。

5. 有溶血性贫血指征,此项可与其他类型卟啉病区别。

(四) 治疗与预防

尚无有效药物治疗方法。①避免日晒、穿保护性衣服、涂抹氧化锌类软膏护肤。②皮肤破损后注意防治感染,以减少瘢痕和变形。③重度贫血需输血治疗,以纠正贫血、减少卟啉中间产物生成。脾切除能改善溶血性贫血症状。④骨髓移植已有成功病例报告,可以纠正临床症状。

(李津婴)

参考文献

1. 李津婴,万树栋. 正常人 19 种红细胞酶活力测定. 中华血液学杂志,1990,11:573-575
2. van Wijk R, van Solinge WW. The energy-less red blood cell is lost: erythrocyte enzyme abnormalities of glycolysis. Blood,2005,106:4034-4042
3. Spiegel R, Gomez EA, Akman HO, et al. Myopathic form of phosphoglycerate kinase (PGK) deficiency: a new case and pathogenic considerations. Neuromuscul Disord,2009,19:207-211
4. 李津婴,万树栋. 遗传性红细胞磷酸果糖激酶缺乏症——一家系四例报告. 中华血液学杂志,1994,15:406-408
5. Jin-Ying Li, Shu-Dong Wan, Ze-Min Ma, et al. A new mutant erythrocyte pyrimidine 5′-nucleotidase characterized by fast electrophoretic mobility in a Chinese boy with chronic hemolytic anemia. Clin Chim Acta,1991,200:43-48
6. Zanella A, Bianchi P, Fermo E, et al. Hereditary pyrimidine 5′-nucleotidase deficiency: from genetics to clinical manifestations. Br J Haematol, 2006, 133: 113-123
7. Tofovic SP, Jackson EK, Rafikova O. Adenosine deaminase-adenosine pathway in hemolysis-associated pulmonary hypertension. Med Hypotheses,2009,72: 713-719
8. 李津婴,万树栋. 溶血性疾病. 上海:复旦大学出版社,2008
9. 李津婴,许燕群,黄正霞,等. 细胞色素 b5 还原酶杂合其他类型红细胞遗传缺陷致溶血性疾病二例。中华医学杂志,2009,8:234

第 32 章

珠蛋白生成障碍性贫血

一、概　　述

珠蛋白生成障碍性贫血原名“地中海贫血”、“海洋性贫血”，因早年发现的病例多属地中海沿岸民族的缘故。但事实上，本病广泛分布于世界许多地区，东南亚即高发地区之一。我国广东、广西、四川较多见，长江以南各省、区有散发病例，北方则少见。

（一）定义

由于遗传的珠蛋白基因缺陷，致使血红蛋白中的一种或一种以上珠蛋白链合成缺如或不足所导致的贫血或病理状态称为珠蛋白生成障碍性贫血。缘于其基因缺陷的复杂多样性，缺乏的珠蛋白链在类型、数量及临床症状也就表现不一，因此，珠蛋白生成障碍性贫血实际上包含着一组疾病。

（二）分类

根据所缺乏的珠蛋白种类及缺乏程度予以命名和分类。α 珠蛋白链缺乏者称为 α 珠蛋白生成障碍性贫血，其中 α 珠蛋白链完全不能合成者称 α^0珠蛋白生成障碍性贫血，尚能合成少量者称为 α^+珠蛋白生成障碍性贫血。β 珠蛋白链缺乏者称 β 珠蛋白生成障碍性贫血，完全不能合成者称 β^0珠蛋白生成障碍性贫血，尚能合成少量者称为 β^+珠蛋白生成障碍性贫血。若 β 和 δ 两种珠蛋白链均缺乏者，则依照上述原则称为$(\beta\delta)^0$，或$(\beta\delta)^+$珠蛋白生成障碍性贫血。以此类推。

二、α 珠蛋白生成障碍性贫血

α 珠蛋白生成障碍性贫血（α 地中海贫血）是 α 珠蛋白链合成不足的结果。该病主要见于东南亚和地中海地区，美国黑种人，印度次大陆亦相当常见，在我国则以广东、广西、四川等地多见。

（一）病因

正常人自父母双方各继承 2 个 α 珠蛋白基因（αα/αα），合成足够的 α 珠蛋白链。若自父母继承一个或一个以上有缺陷的 α 珠蛋白基因，可致 α 珠蛋白链合成受到部分或完全抑制，引起 α 地中海贫血。其临床表现的严重程度取决于异常 α 珠蛋白基因的数目。在某些情况下，α 地中海贫血亦可为获得性。

（二）发病机制

引起 α 地中海贫血的基因异常多数是基因缺失，α 珠蛋白基因缺失数目多少与 α 珠蛋白链缺乏程度及临床表现严重性平行。但少数患者并无 α 珠蛋白基因缺失，而是由于 α 珠蛋白基因发生点突变或数个碱基缺失，影响了 RNA 加工、mRNA 翻译或导致合成的 α 珠蛋白链不稳定，最终引起 α 珠蛋白链缺乏。α 珠蛋白链的两个 α 基因的 mRNA 完全缺失可导致 α 珠蛋白链合成完全受抑制，称为 α^0 基因或 α_1 基因；若只有一个 α 基因的 mRNA 部分缺失则引起 α 珠蛋白链部分受抑制，其合成减少，称为 α^+基因或 α_2 基因。当正常人与 α 地中海贫血基因携带者结合，或是夫妇双方都是 α 地中海贫血基因携带者，就会产生四种表现型：

1. α^+基因与正常 α 基因携带者结合，α/β 链合成比值基本正常，产生静止型 α 地中海贫血（α_2 杂合子）；

2. α^0基因与正常 α 基因携带者结合，α/β 链合成比值减少到 0.7，产生 α 地中海贫血特征（α_1 杂合子）；

3. α^0基因与 α^+基因携带者结合，因 4 个 α 基因中只有一个 α 基因位点保存，缺乏了三个基因位点，α/β 链合成比值减少到 0.3～0.6，产生 HbH 病（α_1 与 α_2 双重杂合子）；

4. α^0基因的纯合子，在一对染色体中四个α基因位点全部缺失，完全不能合成α链，此种结合形成γ_4，即Hb Bart胎儿水肿综合征。

此外，α^0基因与某些异常血红蛋白的α基因（如Hb constant spring、HbQ的α基因）结合，也会产生与HbH病类似的临床表现和血象，但除了HbA减少外，可发现异常Hb的存在，如Hb constant spring、HbQ等。

Hb Bart'胎儿水肿综合征由于在胎儿期α链合成缺乏，导致未结合的γ链聚合成γ_4，即Hb Bart。Hb Bart氧亲和力高，在组织中释放出的氧极少，常致胎儿窒息死亡。如胎儿期未造成死胎流产，由于胎儿长期缺氧，严重影响到胎儿的发育造成胎儿水肿，即使拖到早产，亦常以胎儿水肿综合征在围产期死亡。

HbH病由于α链合成不足，在出生后几个月γ链合成转为β链，部分未结合的β链聚合成β_4（HbH）。HbH的氧亲和力较HbA高10倍，但由于HbH病患者中的HbH含量一般在30%以下，机体有足够的HbA可以承担组织供氧，因此患儿能正常发育成长，长期存活。HbH是一种不稳定Hb，易在红细胞内形成包涵体，导致红细胞膜氧化损伤，造成红细胞破坏及骨髓无效造血。但由于含HbH的红细胞生存时间较重型β地中海贫血患者的红细胞长，临床症状没有重型β地中海贫血严重。

（三）临床表现

α地中海贫血在临床上一般分为四种类型：静止型携带者、α地中海贫血特征、HbH病和Hb Bart胎儿水肿综合征。静止型携带者及α地中海贫血特征者无任何症状及特征。HbH患者出生时与正常婴儿一样，未满1岁前多无贫血症状，以后随着年龄增长逐渐出现典型的HbH病特征，主要表现为轻至中度的慢性贫血。约2/3以上患者有肝脾大，间歇发作轻度黄疸，但无地中海贫血外貌、骨骼系统变化轻微，生长发育正常，可长期存活。合并感染、妊娠或服磺胺类药、氧化剂类药时贫血可因溶血而明显加重。Hb Bart胎儿水肿综合征往往在妊娠30～40周成为死胎，流产或早产后胎儿绝大部分在数小时内死亡，流产及早产胎儿小，皮肤苍白、全身水肿、胸水、腹水、心包积液。可有黄疸及皮肤出血点，肝脾大明显，心脏明显肥大，胎盘大而脆，易碎裂，脐带亦常有水肿。

（四）实验室检查

1. 血象 静止型携带者血象正常，红细胞内无包涵体，α地中海贫血特征者Hb正常或轻度下降。MCV、MCH轻度下降，少数红细胞内有包涵体。HbH病患者Hb大多在70～100g/L，但贫血严重时可在30g/L以下。Hb Bart胎儿水肿综合征Hb在30～100g/L。MCV及MCH、MCHC显著降低，红细胞渗透脆性降低。血涂片可见红细胞大小不均、异形及靶形红细胞，可见有核红细胞，网状红细胞显著增多。HbH病患者血涂片经煌焦油兰染色后可见红细胞中含有灰蓝色、均匀、圆形的颗粒状HbH包涵体。

2. 骨髓象 骨髓中红系细胞增生显著，HbH病患者有核红细胞亦可见HbH包涵体。Hb Bart胎儿水肿综合征者常有髓外造血灶，含铁血黄素沉着明显，铁粒幼细胞增加。

3. Hb电泳 HbH病患者脐带血中Hb Bart占5%～20%，成年人HbH占5%～40%，Hb A_2及HbF多正常。Hb Bart'胎儿水肿综合征者Hb电泳几乎全部为Hb Bart，可有微量HbH，无HbA、HbA_2及HbF。HbH-CS患者Hb电泳除HbH之外尚可有少量HbCS约2%～3%。

（五）诊断

根据临床表现、血象及Hb分析、红细胞包涵体检查，可以诊断HbH病和Hb Bart胎儿水肿综合征。但诊断静止型携带者及α地中海贫血特征困难，需通过DNA限制性内切酶图谱、PCR技术、寡核苷酸探针、斑点杂交、DNA测序等基因诊断技术确诊，HbH病及Hb Bart胎儿水肿综合征有条件也应进行上述基因诊断技术检查以明确基因型。

（六）治疗

静止型携带者及α地中海贫血特征无需治疗，HbH病患者有急性溶血症状、贫血严重时可以输血。贫血不严重的无需治疗，贫血严重、经常发生感染或溶血加重者可考虑做脾切除术或脾动脉栓塞治疗，疗效良好。Hb Bart胎儿水肿综合征多于出生前死亡，目前无治疗办法，重点在于预防。

（七）预防

对家族史中母亲有死胎史或发生过水肿婴儿史者，再次怀孕后应做产前检查，包括取胎儿绒毛、羊水及胎儿脐带血进行基因诊断，检出Hb Bart胎儿水肿综合征胎儿应当即终止妊娠。此外，还应加强社区筛查及优生遗传咨询。

三、β珠蛋白生成障碍性贫血

β珠蛋白生成障碍性贫血（β地中海贫血）是由于β珠蛋白基因突变导致β珠蛋白链合成不足而引起的溶血性贫血。本病广泛流行于地中海流域、中东、非洲及中国南部等，在我国广东、广西、四川、香港、台湾北部、云南、贵州、海南、福建、湖南、湖北也是高发区。β地中海贫血是危害最为严重的血红蛋白病，也是世界上最常见的遗传性疾病之一。大约占世界人口的3%，约1.5亿人群携带β地中海贫血基因。

（一）病因

正常人自父母双方各继承一个正常 β 珠蛋白基因，合成正常量的 β 珠蛋白链。若自父母继承了异常 β 珠蛋白基因，则可导致本病。由于 β 珠蛋白基因突变部位和类型不同，对 β 珠蛋白合成抑制的程度也不同，常将 β 地中海贫血分为两种类型，β 珠蛋白完全不能合成者称为 β^0 地中海贫血；β 珠蛋白尚能合成但合成量不足者称为 β^+ 地中海贫血。

（二）发病机制

人类 β 珠蛋白基因位于 11 号染色体上，已知将近有 150 种基因突变可导致 β 地中海贫血。由于 β 珠蛋白基因发生突变，导致 β 珠蛋白基因的转录、前体 mRNA 的加工、mRNA 的翻译及 β 珠蛋白链的完整性发生障碍，导致 β 珠蛋白链的合成不足或完全不能合成，引起 α 珠蛋白链与非 α 珠蛋白链的合成比例不平衡，影响正常的血红蛋白（HbA）的合成。此外，由于 α 珠蛋白链的相对过剩，剩余的 α 珠蛋白链在红细胞内形成包涵体，导致红细胞膜的氧化损伤，造成红细胞破坏及骨髓的无效造血，临床上引起贫血、黄疸、脾大、骨髓腔扩大引起的地中海贫血外貌等症状及体征，这是 β 地中海贫血主要病理基础。

β 地中海贫血的 HbA（$\alpha_2\beta_2$）减少而 HbF（$\alpha_2\gamma_2$）、HbA_2（$\alpha_2\delta_2$）增多。HbF 和 HbA_2 增多的归因于：①对红母细胞前体的选择，有利于产生更多的 HbF 和 HbA_2；②红母细胞的扩增有利于 γ-链和 δ-链的产生。

（三）临床表现

临床上按其贫血严重程度分为轻型 β 地中海贫血、中间型 β 地中海贫血和重型 β 地中海贫血。轻型 β 地中海贫血为杂合子 β 地中海贫血，多数患者没有任何症状，也无贫血；少数有轻度贫血，面色较差，常感疲乏无力，但生长发育正常，骨骼无畸形。贫血可因感染、妊娠等情况加重，也可并发缺铁性贫血，脾可轻度肿大。重型 β 地中海贫血又称 Cooley 贫血，为纯合子 β 地中海贫血，β 珠蛋白链合成完全被抑制（β^0 地中海贫血），初生时与正常婴儿无异，但出生后 3～6 个月，随着 γ 珠蛋白基因表达逐渐关闭，由于 β 珠蛋白基因缺陷，患者开始出现临床症状，且呈进行性加重，须定期输血维持生命。早期症状如食欲不佳、喂养困难、腹泻、激惹、发育缓慢、体重不增，面色逐渐苍白，肝脾特别是脾进行性肿大，腹部逐渐膨大。三四岁起体征越来越明显，贫血进行性加重，巩膜黄染、生长发育迟缓、身体矮小、肌肉无力，骨骼变形，头颅增大，额部、顶部、枕部隆起，颧骨隆起，鼻梁塌陷，上颌及牙齿前突，形成典型的“地中海贫血外貌”。巨脾可因脾功能亢进而引起粒细胞和血小板减少，时常有感染、发热、鼻出血等。长期多次输血常引起继发性血色病，免疫力低下、反复感染、心肌损害，常使多数患儿夭折。如能活到 10 多岁则常伴性幼稚征，出现第二性征不发育、肾上腺功能不全等症状。中间型 β 地中海贫血是指不依赖输血，临床表现介于重型与轻型 β 地中海贫血之间的 β 地中海贫血患者。从遗传因素分析，至少包括：①轻型的纯合子 β 地中海贫血（β^+ 地中海贫血）；②贫血和脾大比较明显的杂合子 β 地中海贫血；③纯合子 β 地中海贫血复合 α 地中海贫血；④纯合子 β 地中海贫血复合 γ 珠蛋白基因启动子突变；⑤β 地中海贫血复合异常血红蛋白，如 HbC、HbE、HbS 等；⑥β 地中海贫血复合 δβ 地中海贫血；⑦β 地中海贫血复合 Hb Lepore。

（四）实验室检查

1. 血象 轻型 β 地中海贫血 Hb 一般在 80g/L 以上，重型 β 地中海贫血 Hb 在一般 50g/L 以下，需定期输血维持生命，MCV、MCH、MCHC 明显降低。网织红细胞比率常增高，血涂片检查见靶形红细胞增多、红细胞大小不均、异形、嗜碱性点彩明显，红细胞呈典型小细胞、低色素性。白细胞数多正常，血小板数常增高，脾功能亢进时白细胞、血小板数减少。

2. 骨髓象 呈溶血性贫血骨髓象，红细胞增生显著，铁染色阳性，铁粒幼细胞增多。

3. 血红蛋白分析 轻型 β 地中海贫血 HbA_2 显著增高，范围 3.5%～7%，平均 5%。HbF 可以正常，部分病例可以轻度增高，一般不超过 5%。重型 β 地中海贫血 HbF 增高明显，可达 60% 以上，有些患者 HbF 为 10%～30%。HbA_2 多正常，变化较大，范围在 1.4%～4.1%。

4. 铁代谢检查 轻型 β 地中海贫血患者的血清铁、铁饱和度、血清铁蛋白浓度多数正常，合并缺铁时上述指标可降低。中间型及重型 β 地中海贫血患者的血清铁、铁饱和度、血清铁蛋白浓度常增高，重型 β 地中海贫血上述指标增高更为显著，其中血清铁蛋白浓度常 $>2000\mu g/L$。

5. X 线检查 重型 β 地中海贫血患者骨髓长期和显著增生，使骨髓腔增宽、骨皮质变薄，颅骨板障增宽。颅骨 X 射线片上常能看到骨皮质间的髓梁有垂直条纹，呈典型短发状变化，如“头发直立”“太阳光线”状。短骨由于骨小梁变薄而形成花边或嵌花样间隔，以指骨及掌骨出现较早，长骨骨皮质变薄髓腔增宽，以股骨远端较明显。偶在胸腔内或脊柱旁可以见到大小不等的髓外造血灶。

（五）诊断

纯合子 β 地中海贫血的临床和血液学表现很典型，诊断并不困难。对于进行性严重贫血的患儿，有脾大，外周血片显示红细胞大小不均、有靶形红细胞，红细胞渗透脆性降低，HbF 含量显著增高，大多可以确诊。家族史和籍贯对诊断有重要意义，必要时做颅骨 X 线检查及血红蛋白分析，疑似病例需做基因诊断。轻型及无症状 β 地中海贫血的诊断依据：①低色素性贫血。②外周血涂片可见靶形红细胞。③红细胞渗透脆性减低。④HbF 正常或轻度增多，HbA_2轻度增多，血红蛋白电泳无其他异常血红蛋白。⑤家族调查对诊断很有价值，患者的父母中至少一人有杂合子 β 地中海贫血证据，也可两人都有。杂合子 β 地中海贫血需与缺铁性贫血、巨幼细胞贫血相鉴别，纯合子 β 地中海贫血需与新生儿黄疸、再生障碍性贫血等相鉴别。

（六）治疗

轻型 β 地中海贫血无需治疗，中间型及重型 β 地中海贫血采用以下措施治疗：

1. 输血　目的是维持患儿的正常血红蛋白水平，以防慢性血氧不足，减轻代偿性骨髓增生，减少肠道对铁的吸收。重型 β 地中海贫血目前主张采用高输血法维持患者 Hb 在 100～120g/L。一般每 3～4 周输血 1 次，由于患者每周 Hb 下降约 10g/L，4 周则下降 40g/L，而提升 Hb 10g/L，每千克体重需 3ml 洗涤红细胞或浓缩红细胞（相当于 5ml 的全血），因此每千克体重需输 12ml 红细胞（相当于 20ml 全血）来使 Hb 上升 40g/L。如果患儿体重 20kg，则需 240ml 红细胞（相当于 400ml 全血）来使 Hb 上升 40g/L。在输血过程中应用洗涤红细胞或用过滤器去除白细胞后的浓缩红细胞，可减少输血后的过敏反应及肝炎、艾滋病、巨细胞病毒等传染性疾病的发生。中间型 β 地中海贫血大多数平时能维持 Hb 在 75g/L 以上，无需依赖长期规则输血。只有在临床症状表现如重型 β 地中海贫血时，才需长期规则输血，若感染后，暂时的 Hb 下降，输血后可回升，对孕妊期间的中间型 β 地中海贫血患者，需规则输血。

2. 铁螯合剂治疗　长期反复输血及骨髓红系细胞造血过盛、肠道吸收铁增加，使体内铁负荷过重，过多的铁沉积于心肌、肝、胰、脑等全身器官，引起血色病。临床上常有面色铁青、心力衰竭、肝硬化、生长发育障碍、糖尿病等。其中心力衰竭是引起患者死亡的主要原因，故应用铁螯合剂进行去铁治疗对 β 地中海贫血十分重要，但过早使用铁螯合剂可影响小儿骨骼生长，故常须对体内铁负荷进行评估，最普遍使用的评估方法是测定血清铁蛋白浓度。但由于血清铁蛋白易受溶血、炎症、肝病等因素的影响，故数值不够准确；且铁主要沉积在一些高水平表达转铁蛋白受体的组织器官，如肝、心脏及内分泌器官，血清铁蛋白仅反映了 1% 的贮存铁水平。活检获得肝铁质浓度被认为是评价体内铁负荷最准确而敏感的指标，但肝穿刺是侵入性检查，具有一定的危险性，在一般的医疗单位，尤其幼年患儿难于进行。目前磁共振检查（$T2^*$）及超导量子干涉装置（SQUID）已被用于检测组织贮存铁。地中海贫血国际联合会公布的 2004 年地中海贫血的临床治疗指南中表明，接受输血 10～20 单位红细胞或血清铁蛋白浓度在 1000μg/L 以上时应开始应用去铁治疗。目前可选择的铁螯合剂有：去铁胺（deferoxamine，DFO），去铁酮（deferiprone，L1），及地拉罗司（deferasirox，Exjade）。DFO 为六配基铁螯合剂，是目前使用最广泛而且效果最好的铁螯合剂，也是唯一被批准在美国和加拿大使用的铁螯合剂，已被广泛地使用了 20 多年，需要静脉或皮下缓慢注射，每天剂量 20～50mg/kg 维持 8～12 小时，每周 5～6 天。L1 为二配基口服铁螯合剂，有效剂量为 75mg/(kg·d)。与 DFO 相比，其优点有：①口服螯合剂；②可进入细胞，清除细胞内沉积的铁离子；③去除心脏铁沉积效果优于 DFO。Exjade 是一种新型的口服三配基铁螯合剂，每天剂量 20～30mg/kg。研究结果显示，当 Exjade 服用剂量≥30mg/(kg·d)时，可获得显著的去铁效果；剂量<20mg/(kg·d)时，Exjade 去铁效果不理想；当剂量≥20～<30mg(kg·d)时，Exjade 可保持铁负荷的平衡。因 Exjade 具有良好的耐受性和动员组织铁的功效，可促进铁排泄，每日一次的服用方法易于被大多数患者接受，其治疗依从性好。铁螯合剂使用方法上可选择单药治疗或两种铁螯合剂联合或交替用药，用法可见表 32-1。

表 32-1　铁螯合剂使用方法

铁螯合剂	治疗方案	具体用法	周一	周二	周三	周四	周五	周六	周日
DFO	单药治疗	①单用 DFO	√	√	√	√	√	√	√
L1		②单用 L1	√	√	√	√	√	√	√
DFO	联合治疗	每周前三天使用 L1，后两天 DFO、L1 联合用药	√		√		√	√	√
L1								√	√
DFO	交替治疗	每周前五天使用 L1，后两天使用 DFO	√	√	√	√	√		
L1								√	√

3. 脾切除及脾动脉栓塞　对巨脾或(及)脾功能亢进者可行脾切除术或脾动脉栓塞术,以减轻溶血。切脾指征:①脾大 6cm 以上或脾功能亢进;②每年输血量超过 200~250ml/kg 红细胞者;③5 岁以上(5 岁以前小儿机体免疫功能发育未完善,术后常并发严重感染)。脾切后患者输血量减少,红细胞寿命延长、贫血症状改善,目前认为 HbH 病、中间型 β-地贫、β-地贫复合 HbE 病患者脾切效果好,脾切后因免疫功能减低容易合并感染,同时血小板明显增高,易导致血栓栓塞,肝含铁血红素沉积加重并明显增大,其他器官亦受累。脾切后因立即给予抗生素预防感染 1~2 个月。血小板>800×10^9/L 者应给予阿司匹林、双嘧达莫等抗凝治疗。

4. 抗氧化剂　如维生素 E 50mg/d,维生素 C 100~200mg/d;阿魏酸钠(当归的成分之一),剂量为 150~300mg/d 等能稳定红细胞膜,减轻溶血。

5. γ 珠蛋白基因活化剂　如羟基脲(hydroxycarbamide)剂量为 25~50mg/(kg·d),5-氮胞苷(azacytidine,5-Aza)、白消安(busulfan)、丁酸钠类等药物,能活化 γ 珠蛋白基因的表达,增加 γ 珠蛋白链的合成,增加 HbF 的合成,改善贫血症状。该类药物对中间型 β 地中海贫血效果较好,但对重型 β 地中海贫血效果较差。

6. 造血干细胞移植　异基因骨髓移植、外周血干细胞移植及脐带血移植是目前根治重型 β 地中海贫血的唯一方法。对有 HLA 相合同胞供体的重型 β 地中海贫血患者来说应作为首选治疗。骨髓移植效果与患者年龄、身体状况、预处理方案、供者来源、HLA 相合程度及对并发症的处理等因素密切相关。根据地贫患者是否肝大,肝纤维化,是否规则应用铁螯合剂三种危险因素,将患者分为三级:一级为无上述 3 种危险因素;二级有 1~2 种危险因素;三级有 3 种危险因素。最近 20 年来,由于预防措施的改进、移植相关并发症的有效控制、新的预处理方案的应用,HLA 相合的同胞移植获得了相当的成功。目前上述三级患者获得 HLA 配型相合供者的骨髓移植后,无病生存率分别为 87%、85% 和 80%。对于没有 HLA 相合同胞供体的重型 β 地中海贫血患者而言,可选择无关供者造血干细胞移植根治疾病。

(七) 预防

重型 β 地中海贫血目前总体预后较差,多数于学龄前因继发感染、全身及心力衰竭而死亡,总体上临床控制的效果仍不理想。因此,预防控制显得尤为重要。预防控制的主要措施包括通过社区筛查、遗传咨询和产前诊断手段控制重型 β 地中海贫血患儿的出生。对于有重型地贫患儿出生史、夫妻均为地贫携带者的高危孕妇应严格进行产前诊断。产前诊断包括取胎儿绒毛、羊水及胎儿脐带血作基因分析。其中以早期绒毛为首选,取胎儿绒毛以孕8~12 周为最佳时间;若错过采集绒毛的时机,可于孕16~24 周采集羊水,并经培养去除母血细胞后提取胎儿 DNA 进行基因分析;经胎儿脐静脉穿刺取血样提取胎儿 DNA 也可以用于产前诊断,一般在孕20~26 周进行。但上述均为侵入性产前诊断途径,存在一定的风险性,近年来逐渐发展了一种非损伤性、非侵入性产前诊断方法,即从孕妇外周血中提取胎儿 DNA 用于基因分析。国内龙兴江等首次利用孕妇外周血浆中的游离胎儿 DNA 以及母源性游离 DNA 在 PCR 反应中扩增效率的不同,对巴氏水肿胎儿进行无创性产前诊断,方法安全、可靠。在优化实验条件的前提下,该方法有望用于 α^0 基因携带者和巴氏水肿胎儿的无创性产前基因诊断。产前诊断是预防与监控的结果,具有很强的社会意义和实用价值,特别是在地贫高发区是控制重型地贫患儿出生,预防地贫的关键。

四、δ 珠蛋白生成障碍性贫血

δ 珠蛋白生成障碍性贫血(δ 地中海贫血)是 δ 珠蛋白链合成缺乏的一类遗传性疾病。若为纯合子,则无 δ 链合成,血红蛋白电泳显示 $HbA_2(\alpha_2\delta_2)$ 完全缺失;若为杂合子,则显示 HbA_2 减少。至今共发现 19 种 δ 地中海贫血类型,大部分为点突变,仅有一种为基因缺失。由于 HbA_2 是血红蛋白的次要成分,仅占血红蛋白的 2.2%~3.5%,故无论是 HbA_2 缺如或减少,均不产生明显影响。本病无临床表现,不需任何治疗,故无临床意义。

五、δβ 珠蛋白生成障碍性贫血

该类地中海贫血以 δ 珠蛋白和 β 珠蛋白表达受抑为特征,包括多种亚型,择其主要者叙述如下:

(一) $(\delta\beta)^0$ 珠蛋白生成障碍性贫血

患者的 δ 基因和 β 基因缺失并为纯合子时,完全无 δ 链、β 链生成,HbA 和 HbA_2 缺如,只有 HbF 生成,分布于所有红细胞中。临床表现类似于中间型 β 地中海贫血,有轻度到中度贫血,肝脾轻到中度肿大,溶血发作时可有黄疸。一般不威胁患者生命,多可生存至成年。诊断及处理原则与 β 地中海贫血相似。

$(\delta\beta)^+$ 珠蛋白生成障碍性贫血虽有 δ 基因和 β 基因缺失但为杂合子,仍有部分 δ 链和 β 链生成,故 HbA_2 正常或轻度减少,HbF 约占血红蛋白的 5%~20%,余为 HbA。其临床表现与杂合子 β 地中海贫血相似,处理原则也相同。

（二）血红蛋白 Lepore 综合征

Hb Lepore 是由于 DNA 顺序缺失导致 δ 珠蛋白基因和 β 珠蛋白基因融合的产物。据推测是在减数分裂过程中 δ 珠蛋白基因和 β 珠蛋白基因发生非同源配对并发生不等交换而产生了新的 δβ 融合基因，此融合基因编码出部分 δ 链和部分 β 链组成的异常非 α 链，导致本病。由于 δ 基因和 β 基因发生非同源性不对称交换点不同，产生的异常非 α 链的氨基酸组成亦有不同，因此 Hb Lepore 不止一种。

临床表现取决于患者是纯合子还是杂合子。杂合子临床表现与杂合子 β 地中海贫血相似，可有轻度低色素性贫血、脾轻度肿大。血红蛋白电泳显示 Hb Lepore 约占 8%，HbF 轻度增加（3% ~14%），HbA_2正常或减少（1.2% ~2.6%），余为 HbA。纯合子的临床表现与纯合子 β 地中海贫血相似，有严重贫血、黄疸、特殊面容、肝脾肿大、骨骼改变等。血红蛋白电泳中约 20% 为 Hb Lepore，80% 为 HbF，而 HbA 和 HbA_2缺如。本病的处理原则与相似的地中海贫血相同。

六、εβγδ 珠蛋白生成障碍性贫血

ε、β、γ 和 δ 基因相互邻近，同位于第 11 号染色体短臂上，由于包括这 4 个基因在内的大片段（可长达 55000 对碱基）基因缺失而导致本病。本病少见，目前仅发现有杂合子。临床表现在患者出生时有新生儿溶血，在成人时，临床表现与杂合子 β 地中海贫血相似，处理原则亦相同。

七、遗传性胎儿血红蛋白持存综合征

本病简称 HbF 持存或 HPFH（hereditary persistence of fetal hemoglobin）。特点是高浓度的 HbF 持续存在至成年，并均匀分布于各红细胞中。按分子病理可将本病分为两类：一类是包括 δ 和 β 基因在内的大片段基因缺失，但 γ 基因未受影响，简称缺失型 HPFH，多见于黑种人，也可见于印度和东南亚；另一类是 $^A\gamma$ 基因或 $^G\gamma$ 基因与 β 基因在减数分裂时发生不对称交换，产生融合基因（$^A\gamma\beta^+$ 或 $^G\gamma\beta^+$），同时由于 γ 基因转录调控区发生点突变，使 γ 基因的转录增加，γ 链合成因而增加，此型又简称非缺失型 HPFH，除黑种人外，也可见于希腊人及英国人。缺失型 HPFH 纯合子患者的血红蛋白 100% 为 HbF，而无 HbA、HbA_2，此因无 δ 链、β 链合成的缘故。其 HbF 中的 γ 链可以为 $^A\gamma$，也可以为 $^G\gamma$，或两者并存，这取决于基因缺失长度、位置对 $^A\gamma$ 和 $^G\gamma$ 基因表达的影响而定。患者的红细胞可呈低色素、大小不均，但无明显临床表现，不需特殊治疗。缺失型 HPFH 杂合子患者的血红蛋白中 20% ~30% 为 HbF，HbA_2 轻度减少为 1.0% ~2.1%，余为 HbA。患者无临床表现，不需治疗。非缺失型 HPFH 杂合子患者血红蛋白的 10% ~20% 为 HbF，HbA_2 正常或轻度减少，余为 HbA。纯合子患者的血红蛋白的 20% 为 HbF。无论是纯合子抑或杂合子，患者的血象均正常，无临床表现，不需治疗。

（赖永榕　武永吉）

参 考 文 献

1. 张俊武，龙桂芳. 血红蛋白与血红蛋白病. 桂林：广西科技出版社，2003
2. AFilosa，M Elalfy，C Li，Y Lai，et al. Deferasirox in paediatric patients with thalassemia major：1-year results from a large paediatric cohort enrolled in the prospective，multicentre epic study. EHA，Berlin，Germany，2009，6：4-7
3. Stanley L. Schrier，Emanuele Angelucci. New strategies in the treatment of the thalassemias. Annu Rev Med，2005，56：157-171
4. Thalassaemia International Federation. Guidelines for the Clinical Management of Thalassaemia. 2nd. Revised Edition. 2008
5. Gaziev J，Lucarelli G. Stem cell transplantation for thalassaemia. Reprod Biomed Online，2005，10：111-115
6. 龙兴江，龙桂芳，林伟雄. 利用孕妇外周血浆中游离胎儿小片段 DNA 进行巴氏水肿胎儿无创性产前基因诊断. 中华血液学杂志，2009：175-178

第33章

异常血红蛋白

近年对血红蛋白的生物合成,遗传控制,结构与功能关系、珠蛋白基因缺陷与缺失等已有了深刻了解,血红蛋白病(异常Hb病、地中海贫血)导致常见的遗传病。到2001年2月底,全世界已报道的异常Hb已达827种。我国进行了近100万人群的异常Hb普查,发现84种以上Hb变异体(我国内地及台湾),约为世界报道总数的1/10。其中有约35种以上为世界首次发现。虽然多数变异体无临床症状,但当突变发生在关键部位时,影响Hb分子的稳定性、氧亲和力等功能,因而出现不稳定性血红蛋白病,血红蛋白M病,伴有红细胞增多的异常Hb病等,尤其是HbE,已证实云南是HbE发生率最高的省,而又以德宏自治州为最多。与此同时,华南五省(广西、广东、四川、福建、贵州)-地中海突变类型及频率,发现不同地区差别较大。尽管近年科学家们在积极进行基因疗法的研究,企图根治这类疾病,但临床应用仍有距离。值得欣慰的是,随着分子生物学的飞速发展,有了各种机遇诊断方法,如RFLP、PCR等,可用于产前诊断,且具有较高准确率,已经正在一些高发地区进行遗传咨询、产前诊断,这对于优生、优育,防止有害基因扩散,提高人口素质,达到预防目的,无疑是有战略意义的措施。相信科学不断地发展,必将为血红蛋白病治疗与防治带来新的希望。

第一节　血 红 蛋 白

每个红细胞内含有约28 000万个血红蛋白分子,每个分子由4个亚单位构成,每一个单位由一条珠蛋白肽链和一个血红素辅基组成,即血红蛋白分子是由二对珠蛋白链构成的球形四聚体。其中一对是类α链(α链和ξ链),由141个氨基酸组成;另一对是类β链(ε、β、γ和δ链),由146个氨基酸组成。由这6种不同的珠蛋白链组合成人类的6种不同的血红蛋白,即Hb Gower Ⅰ($\zeta_2\varepsilon_2$)、Hb Gower Ⅱ($\alpha_2\varepsilon_2$)、Hb Portland($\zeta_2\gamma_2$)、HbF$\alpha_2\gamma_2$)、HbA($\alpha_2\beta_2$)和HbA$_2$($\alpha_2\delta_2$)。上述各种血蛋白在发育的不同阶段先后交替出现。在胚胎发育早期,合成胚胎血红蛋白Hb Gower Ⅰ、Hb Gower Ⅱ、Hb Portland。胎儿期(从8周至出生为止)主要是HbF。成人有3种血红蛋白:HbA,占95%以上;HbA$_2$,占2%~3.5%;HbF,少于1.5%。

血红蛋白是个双向呼吸载体,同时它是一种变构蛋白质,其变构效应虽甚细微,但它引起的功能上的变化则甚显著。随着对血红蛋白的三维空间结构深入研究,对血红蛋白结构与功能关系的了解也达到了新的水平,由此揭示了血红蛋白呼吸功能的特征,从而对人血红蛋白个别残基或肽链突变后影响氧结合功能导致的分子病有了较深的理解与解释。

第二节　血红蛋白的变异

血红蛋白病是由于血红蛋白在质和量上的异常而发生的一类遗传性贫血病。它可分为两大类:一类是异常血红蛋白病,是由于血红蛋白发生了结构上的异常而导致的贫血症;另一类是地中海贫血,是由于某类珠蛋白合成受抑所引起的溶血性贫血,但并不涉及血红蛋白结构的异常。世界卫生组织估计,全球约有1.5亿人携带血红蛋白病基因,并已将血红蛋白病列为严重危害人类健康的6种常见病之一。异常血红蛋白病在我国以云南、贵州、广西、新疆等地发病率较高，地中海贫血多发于华南及西南地区。根据近10年来我国28个省市、自治区近100万人口的普查资料，异常血红蛋白病的发病率为0.33%，α海洋性贫血的发病率为2.64%，β海洋性贫血的发病率为0.66%。

一、异常类型的分布

珠蛋白基因一级结构的变化导致异常血红蛋白，这种变异可发生在α、β、γ和δ珠蛋白链，至今已鉴别900多种血红蛋白变异体，但是这种结构上的变异并不都导致血红蛋白功能的重要变化，严重影响血红蛋白功能并导致严重贫血症状者占很小比例。血红蛋白变异90%以上表现为单个氨基酸替代，其余少见异常包括双氨基酸替代、缺失、插入、肽链延伸及肽链融合。

（一）异常血红蛋白的流行病学及地理分布

在不同地区和种族，异常血红蛋白病分布差异很大。HbS、HbC、HbD Punjab、HbE，每一种在世界范围内影响的人数达数百万。

HbS流行最为普遍，主要分布于非洲近赤道地区，东部的发生率最高，有些部落成员中40%～50%受HbS影响。该地区其他部分HbS发生率一般为10%～20%，但各个部落间又明显不同。在土耳其南部，沙特阿拉伯，以色列阿拉伯人及印度南部，HbS发生率高达25%，地中海北部沿岸也发现有HbS，尤其西西里、塞浦路斯和希腊，有些村落居民的发病率达32%之多。美洲的白种人中也散发镰状细胞性贫血。镰状细胞基因在南、北美洲黑种人中的影响范围反映他们可能来源于非洲。在美国黑种人中镰状细胞贫血发病率约8%，但不同地区变化很大。北部地区可能是因为种族混杂程度较高，发生率要低些。不过，一些独立的人群，如南卡罗莱纳州的Gullahs，HbS的发生率接近20%。在中南美洲及西印度地区，该基因的发生率与北美相似。

与HbS相比，HbC发现于西非的更狭小和更集中的地理区域中。加纳北部的发生率最高，达到28%，在南、东、西部发生率明显下降。尼日利亚境内的尼日尔河如一道屏障挡住了该基因向东扩散。在美国约有3%的黑种人居民携带HbC基因。

HbD Punjab在印度Punjab省的Sikhs发生率最高为2%，Gujerat和伊朗为1%。美国黑种人也发现有HbD Punjab，在北卡罗来纳州为0.4%。高加索人和美洲印第安人中也有一些散发病例。

HbE主要流行于东南亚，在泰国东部（Suria省）影响的人口超过50%，在泰国其他地区、柬埔寨、老挝及缅甸约20%～45%，越南仅有较低的流行。该基因从内陆开始，向南扩散到印度尼西亚，向西至印度，东北到中国的发生率低，但在中国云南德宏自治州较高。目前由于许多东南亚人在美国定居，使HbE发生率有所增高。据估计，所有携带HbE基因的人口达到3000万。

各种异常血红蛋白病与地中海贫血、G-6-PD缺乏症一样有着高发病率，提示纯合子状态的有害作用被杂合子的选择优势平衡了。虽然纯合子不利于生存，但杂合子更“适合”正常机体，变异基因在人群中频率呈增加趋势。对该现象的研究集中于疟疾。

“疟疾假说”在有关HbS研究中建立得最好。恶性镰状细胞疟疾（pernicious falciparum malaria）与HbS的地理分布明显的一致，而且许多部落镰状细胞性状（sicks trait）的频率与疟疾的地方性密切相关。带镰状性细胞患者，具有一种对血液寄生物较低速率的感染，甚至当他们被故意地接种以寄生物，带有HbS性状儿童脑疟疾的死亡率较无HbS的患者低。虽然并未建立抗疟疾机制，但最可能的假说是寄生虫感染细胞诱发了镰变，接着镰变细胞和寄生虫被巨噬细胞破坏。镰变现象自身确实能杀死并溶解细胞内的寄生虫。

其他种类异常血红蛋白少见，多是个例或单个家庭的报道。偶尔，在一孤立的居民区中，一种异常血红蛋白可以达到大的流行，如HbJ Tongariki被发现于太平洋中的一个岛上，约10%的居民罹患。在一个对8000位欧洲人（丹麦人5000，英国人3000）的调查中发现血红蛋白电泳异常者11例。约12%的非洲裔美国人携带着异常血红蛋白。HbS单独或伴随其他血红蛋白的发生率为8.5%，HbC为2.5%。HbG Philadelphia是第三常见的异常血红蛋白，在Alabama州249 000名黑种人普查中，发现117个家系罹患，且至少有19个其他血红蛋白的变异物。

（二）我国血红蛋白病的普查

在我国血红蛋白病普查中，组织动员了28省、市、自治区的各基层医务科技人员参加，据不完全统计，我国共发现的异常Hb结构变异类型如表33-1所示。我国目前为止至少发现有约84种Hb突变体，其中有35种（我国内地报道26种，内地以外中国人报道9种）以上突变体系世界上首次发现（表33-2，表33-3）。

表 33-1　我国异常 Hb 结构突变的类型

残基	转换作用	Hb 的命名	主要异常特性	发现地区
A 链的变异物				
1(NA2)	Leu→Arg	Chongqing(重庆)	氧亲和力↑ 不稳定性	四川
11(A9)	Lys→Gln	J-Wenchang-Wuming (文昌-武鸣)		河南、福建 广东、广西
15(A13)	Gly→Arg	Ottawa		北京、贵州
15(A13)	Gly→Asp	J-Oxford		广西
16(A14)	Lys→Glu	I		江苏、湖南、广东、广西、贵州
16(A14)/B26(B8)	Lys→Glu/ Glu→Lys	I/E		广西
16(A14)	Lys→Asn	Beijing(北京)		北京、河南
16(A14)	Lys→Met	Harbin(哈尔滨)	氧亲和力↑ 轻度不稳定性	黑龙江、浙江、 四川
18(A16)	Gly→Arg	Handsworth		广西
19(AB1)	Ala→Glu	Tashikuergan-Zizhong (塔什克尔干-资中)		新疆、四川
23(B4)	Glu→Lys	Chaed		北京、湖北
26(B7)	Ala→Glu	Shenyang(沈阳)	不稳定性	辽宁、甘肃
27(B8)	Glu→Lys	Shuangfeng(双峰)	不稳定性	辽宁、湖南
27(B8)	Glu→Ala	G-xuchang(许昌)	轻度不稳定性	河南
30(B11)	Glu→Gln	G-Chinses		内蒙古、黑龙江、陕西、湖北、江西、广东、广西、福建、四川、贵州
34(B15)	Leu→Arg	Queens	氧亲和力↑	黑龙江、新疆、河南、安徽、江苏、上海、湖北、广东
34(B15)/α74(EZF3)	Leu→Arg/ Asp→Gly	G-Dunhuang(敦煌)		甘肃
42(C7)	Tyr→Asp	J-Huaxi(花溪)	轻度不稳定性	贵州
48(CE6)	Leu→Arg	Montgomery		黑龙江、浙江
50(CE8)	His→Asp	J-Sardegna		河北、山西
51(CE9)	Gly→Arg	Russ		广东
54(E3)	Gln→Glu	Mexico		四川
56(E5)	Lys→Thr	Thailand		
64(E13)	Asp→Gly	Guangzhou-Hangzhou (广州-杭州)	氧亲和力↑	浙江、广东
64(E13)	Asp→Asn	Waimanalo		广西
68(E17)	Asn→Asp	Ube-2		广东
68(E17)	Asn→Lys	Stanleyville-I		广西
74(EF3)	Asp→Ala	Lille		湖南
74(EF3)	Asp→His	Q-Thailand		北京、江西、广东、广西、贵州
74(EF3)	Asp→Gly	Chapel Hill		甘肃
75(EF4)	Asp→Ala	Duan(都安)		湖北、福建、广西、贵州
77(EF6)	Pro→Arg	Guizhou(贵州)		贵州
78(EF7)	Asn→Lys	Stanleyville-Ⅱ		江苏、河南、广东、广西

续表

残基	转换作用	Hb 的命名	主要异常特性	发现地区
87(F8)	His→Tyr	M-Iwate	Ferri-Hb; 氧亲和力↓	河北、山东、上海
90(FG2)	Lys→Asn	J-Broussais		北京
116(GH4)	Glu→Lys	O-Indonesia		新疆、广西
141(HC3)	Arg→Gly	J-Camaquey		广东
β-链的变异物				
6(A3)	Glu→Val	S	镰化	新疆、上海、河北、北京
7(A4)	Glu→Gly	G-San-Jose	轻度不稳定性	河北、北京、黑龙江、江西
7(A4)	Glu→Lys	Siriraj		河南、江苏、江西、广东
8(A5)	Lys→Gln	J-Lube(六合)		江苏
10(A7)	Ala→Asp	Ankara		云南
19(B1)	Asn→Lys	D-ouled Rabah		广西
22(B4)	Glu→Gly	G-Taipei		北京、天津、河北、山东、辽宁、内蒙古、河南、山西、陕西、甘肃、新疆、江苏、安徽、江西、浙江、湖北、广东、广西、四川、贵州、福建
22(B4)	Glu→Ala	G-Coushatta		北京、天津、河北、山东、辽宁、内蒙古、河南、山西、陕西、甘肃、青海、新疆、黑龙江、上海、浙江、湖北、江西、四川、广东、广西、福建
22(B4)	Glu→Gln	D-Iran		云南、山西
24(B6)	Gly→Asp	Moscva	不稳定性 氧亲和力↓	广东
26(B8)	Glu→Lys	E	轻度不稳定性 氧亲和力↓	北京、天津、河北、山西、河南、内蒙古、甘肃、西藏、新疆、四川、云南、贵州、湖南、湖北、安徽、福建、广东、广西、江西、江苏、上海
29(B11)	Gly→Asp	Lufkin	不稳定性	河南
37(C3)	Trp→Arg	Rothschild	氧亲和力↓	广西
51(D2)	Pro→Arg	Willamette	不稳定性 氧亲和力↑	广西
56(D7)	Gly→Asp	J-Bangkok		北京、山西、陕西、上海、新疆、湖南、湖北、安徽、广东、广西、福建、贵州、江西、四川
56(D7)	Gly→Arg	Hamadan		山西
59(E3)	Lys→Asn	J-Lome	自身氧化作用↑	北京、内蒙古、甘肃、广西
64(E8)	Gly→Asp	J-Calabria	不稳定性 氧亲和力↑	广西
78(EF2)	Leu→Arg	Quin-Hai(琼海)	氧亲和力↑	广东
80(EF4)	Asn→Lys	G-Szuhu(四湖)	氧亲和力↑	四川、广西
92(F8)	His→Tyr	M-Hyde Park	Ferri-Hb	山东

续表

残基	转换作用	Hb 的命名	主要异常特性	发现地区
113(G15)	Val→Glu	New York	不稳定性； 氧亲和力↓	广东、广西、江西、湖南、湖北、浙江、安徽、福建、四川、贵州、河南、新疆
114(G15)	Leu→Met	Zeng-Cheng(曾陈)		
120(GH3)	Lys→Ile	Jianghua(江华)		湖南
120(GH3)	Lys→Asn	Riyadh		广东
121(GH4)	Glu→Gln	D-punjab	氧亲和力↓	新疆、内蒙古、青海、甘肃、辽宁、黑龙江、河北、河南、北京、湖南、安徽、四川、贵州
121(GH4)	Glu→Val	D-Beograd		
127(H5)	Gln→Glu	J-Hacettepe	轻度不稳定性	辽宁
128(H6)	Ala→Asp	J-Guantanamo	不稳定性	甘肃
131(H9)	Gln→Pro	Shanghai(上海)	不稳定性	上海
139(H17)	Asn→Asp	Jinan(济南)		山东
144(HC1)	Lys→Asn	Andrew-minneapolis	氧亲和力↑	广西
γ-链的变异物				
Gγ-链的变异物				
22(B4)	Asp→Gly	F-Urumpi(乌鲁木齐)		新疆
66(E10)	Lys→Arg	F-Shanghai(F-上海)		上海
119(GH2)	Gly→Arg	F-Xin-Jin(F-新津)	轻度不稳定性	轻度不稳定性
Aγ-链的变异物				
73(E17)	Asp→His	F-Xin-su(新苏)		江苏
134(H12)	Val→Met	F-Jiangsu(F-江苏)		江苏
Aγ-T 链的变异物				
25(B7)	Gly→Arg	F-Xinjiang(F-新疆)	不稳定性	新疆
由丢失残基而缩短肽链的血红蛋白				
B6(A3)或 B7(A4)	Glu→0	Leiden	不稳定性； 氧亲和力↑	江西
带延长肽链的血红蛋白				
α141(HC3) (附加 31 个碱基)		Constant spring		内蒙古、广西

表 33-2　中国内地发现的新异常血红蛋白

名称	残基	取代作用	主要异常特性	发现地区
Hb Chongqing(重庆)	α2(NA2)	Leu→Arg	氧亲和力↑ 不稳定性	Sichuan(四川)
Hb Wenchang(文昌)-Wuming(武鸣)	α11(A9)	Lys→Cln		Guangdong(广东) Guangxi(广西) Fujian(福建) Henan(河南)
Hb Beijing(北京)	α(A14)	Lys→Asn		Beijing(北京) Henan(河南)

续表

名称	残基	取代作用	主要异常特性	发现地区
Hb Harbin(哈尔滨)	α(A14)	Lys→Met	氧亲和力↑ 不稳定性	Heilongjiang(黑龙江) Sichuan(四川) Zhejiang(浙江)
HbI/E	α(A14)/ β26(B8)	Lys→Glu/ Glu→Lys		Guangxi(广西)
Hb Tashikuergan(塔什克尔干)-Zizhong(资中)	α19(AB1)	Ala→Glu		Xinjiang(新疆) Sichuan(四川)
Hb Shenyang(沈阳)	α26(B7)	Ala→Glu	不稳定性	Liaoning(辽宁) Xinjiang(新疆)
HbG Xuchang(许昌)	α27(B8)	Glu→Ala	轻度不稳定性	Henan(河南)
Hb Shuangfeng(双峰)	α27(B8)	Glu→Lys	不生	Beijing(北京)
Hb G-Dunhuang(敦煌) (Queen/Chapel Hill)	α34(B15)/ α74(EF3)	Leu→Arg/ Asp→Gly		Gansu(甘肃)
HbJ Huaxi(花溪)	α42(C7)	Tyr→Asp	氧亲和力↑	Guizhou(贵州)
Hb Guangzhou(广州) Hang zhou(杭州)	α64(E13)	Asp→Gly		Guangdong(广东) Zhejiang(浙江)
Hb Duan(都安)	α75(EF4)	Asp→Ala		Gangxi(广西) Guizhou(贵州)
Hb Guizhou(贵州)	α77(EF6)	Pro→Arg		Guizhou(贵州)
Hb J-Luhe(六合)	β8(A5)	Lys→Gln		Jiangsu(江苏)
Hb Quinhai(琼海)	β78(EF2)	Leu→Arg	氧亲和力↑	Guangdong(广东)
Hb Zeng-Cheng(曾陈)	β114(G16)	Leu→Met		
Hb Jianghua(江华)	β120(GH3)	Lys→Ile		Hunan(湖南)
Hb Shanghai(上海)	β131(H9)	Gln→Pro	不稳定性	Shanghai(上海)
Hb Jinan(济南)	β139(H17)	Asn→Asp		Shandong(山东)
Hb urumqi(乌鲁木齐)	Gγ22(B4)	Asp→Gly		Xinjiang(新疆)
Hb Shanghai(上海)	Gγ66(E10)	Lys→Arg		Shanghai(上海)
Hb F-Xin-Jin(新津)	Gγ119(GH2)	Gly→Arg	轻度不稳定性	
Hb F-Xin-Su(新苏)	Aγ73(E17)	Asp→His		
Hb F-Jiangsu(江苏)	Aγ134(H12)	Val→Met		Jiangsu(江苏)
Hb F-Xinjiang(新疆)	AγT25(B7)	Gly→Arg	不稳定性	Xinjiang(新疆)

表 33-3 我国内地以外的中国人首次报告的异常血红蛋白

名称	残基	取代作用	主要异常的性质
Hb G Taichung(台中)	α74(EF3)	Asp→His	
Hb Quong Sze	α125(H8)	Leu→Pro	不稳定性
Hb G Taipei(台北)	β22(B4)	Glu→Gly	
Hb G Taiwan-Ami(台湾-阿米)	β25(B7)	Gly→Arg	
Hb J Kaohsiung(高雄)	β59(E3)	Lys→Thr	
Hb G His-Tsou(新竹)	β79(EF3)	Asp→Gly	氧亲和力↑
Hb G Szuhu(四湖)	β80(EF4)	Asn→Lys	氧亲和力↑
Hb Ta-Li(大理)	β83(EF7)	Gly→Cys	轻度不稳定性;聚合作用
Hb J Taichung(台中)	β129(H7)	Ala→Asp	

二、血红蛋白的功能变化

根据 Perutz 血红蛋白四级结构模型,氨基酸变异发生在不同的部位,对其功能的影响是不相同的。一般来说,如果氨基酸的替代或改变发生在分子的内部,则对血红蛋白的功能影响比较严重,临床症状也就明显;如果氨基酸变异发生在血红蛋白分子外部,则对血红蛋白功能的影响较小,通常没有明显的临床症状,但是这些并不是绝对的。

在目前所发现的异常血红蛋白中,属于血红蛋白分子外部氨基酸发生替代的最为常见,绝大多数不影响分子的稳定性和功能,无临床表现。但有些分子外部氨基酸替代的异常血红蛋白变现出不稳定性,可有临床症状。例如 HbS(β6 Glu-Val),由于表面亲水的谷氨酸被疏水的缬氨酸所替代,导致血红蛋白溶解度下降而使红细胞镰形变。发生在同一部位的氨基酸替代 HbC(β6 Glu-Lys)也导致蛋白溶解度下降而易在细胞内结晶。此外,分子外部氨基酸替代的异常血红蛋白在纯合子时,出现轻度贫血症状。

血红蛋白内部氨基酸是非极性氨基酸,它们在分子中构成血红素与珠蛋白肽链的接触肽链螺旋段间的接触或者血红蛋白单体间的接触,因此,这些氨基酸的替代会导致血红蛋白构象变化和功能的异常。由于分子内部氨基酸替代导致的临床上重要的异常血红蛋白包括:不稳定血红蛋白、氧亲和力异常的血红蛋白、血红蛋白 M、地中海贫血样血红蛋白等类型。

三、遗传机制及分子病理学

(一) 珠蛋白基因的组成与结构

珠蛋白基因呈簇状分布,α-及 α-类基因定位于第 16 号染色体的短臂,而 β-及 β-类基因定位于第 11 号染色体的短臂。α-类基因簇总长超过 40kb,而 β-类基因簇长度约 60kb。

α 类:16p13,基因簇(24Kb):5′—ζ—Ψζ—Ψα1—α2—α1—3′

β 类:11p15,基因簇(60Kb):5′—ε—^{G}γ—^{A}γ—Ψβ—δ—β—3′

α-珠蛋白基因簇共包含七个连锁的 α 类基因或假基因。这七个基因的核苷酸顺序均已测定,并且除 θ 基因外,它们的功能状况也都已清楚。在 α 基因簇,有两个 α-珠蛋白结构基因 $α_1$ 及 $α_2$ 位于复合物的右面,即 3′端。这两个 α 基因均含三个外显子,被两个内含子顺序隔开。两个 α 基因在第二内含子区顺序有些区别。在 α-表达基因的 5′端或上游是一假的 α-基因(Ψα),其 DNA 顺序密切地相似于 α-基因,但有一个使之失去功能的突变。在其上游是两个胚胎期的 α 样基因(ζ-基因、Ψζ-基因),它们中的一个(Ψζ)无表达作用。

β-基因复合物从 5′到 3′端由 6 个基因组成:一个胚胎期基因(ε),两个胎儿基因(^{G}γ 及^{A}γ),一个假 β-基因(Ψβ),δ-基因及 β-基因。这两个 γ-基因产生多肽链,但两基因有差别,即在 136 位是甘氨酸的是^{G}γ,而系丙氨酸者则为^{A}γ。由于 δ-及 β-基因之间有广泛的同源性,因而认为 δ-及 β-基因来自单个基因的复制。δ-基因的调节区域接着突变,致使其功能无意义。上述 α-及 β-珠蛋白基因簇在染色体上按顺序排列基因,在胚胎期、胎儿期和出生后发育过程中,它们被表达。这些基因中每一个及基因内部 DNA 的核苷酸序列都已进行过检测。

所有功能珠蛋白基因的结构普遍相同,由三个外显子(为珠蛋白链密码顺序)及两个内含子或间插序列(intervening sequence)(此序列并不翻译成蛋白质)组成。图 33-1 显示了珠蛋白基因的结构。其中,5′及 3′非翻译区 DNA 序列对基因表达是很重要的。“启动子区”由紧接转录开始的起点处约 100 个碱基对组成。在此区内,有三个结合催化 mRNA 合成的 RNA 聚合酶的短序列。有两个序列:TATA 盒及 CAT 盒,对基因转录的起始特别重要。该序列发生突变作用则会使其与酶的结合力降低,从而限制 mRNA 的转录。第三个外显子下游,含有序列:AATAAA,它是基因转录的终止信号。现在认为该区域能触发酶的作用,可以在适当的位点切断并释放 mRNA,进行进一步的加工。

mRNA 转录子包含完整的基因组 DNA 序列拷贝,即外显子与内含子,编码 146 个氨基酸。在该 mRNA 前体被运送到胞质之前,要经过 5′端带帽,剪切去除由内含子转录的序列及 3′端多聚腺苷酸化,这是个加工过程。最后一步对于完成产物由核到胞质的运送以及 mRNA 在胞质中的稳定性是非常重要的。剪切过程中外显子末端的下游(供体位点)与下一个外显子末端的上游(受体位点)相接近使前体 mRNA 形成环状结构。然后酶解切除内含子序列,且封住外显子的供体与受体位点。几乎所有真核基因,每个内含子的 5′端均有 GT 序列,3′端为 AG 序列。前者称为给位裂解信号(供体位点),后者称为受位裂解信号(受体位点)。已发现 5′端和 3′端切接位点所在的短序列(一般为 9 核苷酸)具有高度保守性,称为通用序列(consensus sequence)或“共有位点(consensus site)”,它们的通式分为 5′……AG/gtagt……3′和 5′……(　)$_n$ n ag/G……3(n >11,大写字母表示外显子部分,小写字母表示内含子部分)。突变作用引起剪接结合部位及共有区域的异常剪接,因此产生异常 mRNA。

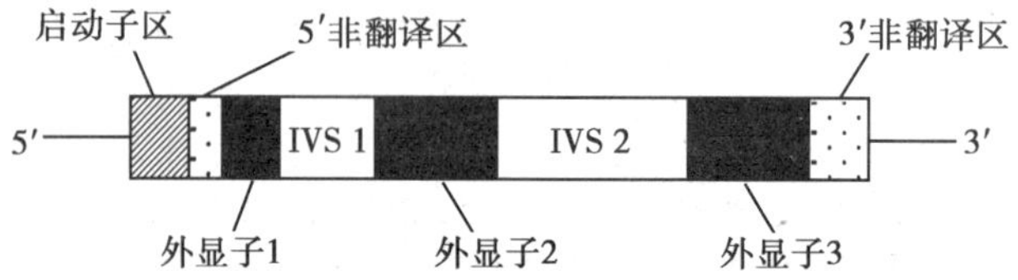

图 33-1 珠蛋白基因的结构

每个人珠蛋白基因含有 3 个编码部分(外显子),其被 2 个内含子分开。在 β-珠蛋白基因中外显子 1 编码第 1 ~ 30 个氨基酸,外显子 2 编码第 31 ~ 104 个氨基酸,外显子 3 编码第 105 ~ 146 个氨基酸。阴影部分为 5′及 3′转录、非翻译区。启动子区约含 100bp,其中有些是转录起始所必需的

(二) 异常血红蛋白的遗传基础

1. 点突变(point mutations) 目前发现的异常 Hb 中绝大多数属于肽链上单个氨基酸替代,其相应密码子发生单个碱基替代。如 HbS 的 β-链第 6 位谷氨酸被缬氨酸替代。($β_6$ 谷→缬,相应密码子替代为 GAA→GUA)。

通常,还未观察到需一个以上碱基发生改变的替代。例如:没有发生 Asp→Lys 的替代,这是因为天门冬氨酸密码(GAC,GAU)要变成赖氨酸的密码(AAA,AAG),必须改变二个碱基。

已注意到有关一个碱基变化的规则,仅有一个可能的例外:Hb Milwaukee 中为 β67Val→Glu, Hb Bristol 中为 67Val→Asp。没有一个缬氨酸的密码(GUU,GUC,GUA 及 GUG),通过一个碱基的变化能够变为谷氨酸密码(GAA,GAG)及天门冬氨酸密码(GAU,GAC)。序列分析已证明 β67 上 Val 的密码是 GUG,因此 Hb Bristol 或是表现出两个碱基的变化,或是 β67 的密码子具有正常的变异物。

已计算出珠蛋白基因单一碱基突变速率是每代 $1/10^4$ 个。全部 β-链变异物再突变速率是每代 7.4×10^{-9}/β-基因核苷酸。

已肯定有两种类型的点突变,一种是转换(transition),是嘧啶与嘧啶的取代或嘌呤与嘌呤的取代;另一个是颠换(transversion),是嘧啶与嘌呤之间的取代。通过颠换产生的氨基酸变化比转换的在蛋白质结构中有更多样的变化。如果突变是随机的,则可观察到颠换比转换多两倍。但是由转换引起人 Hb 变异物的数目约等于由颠换引起的变异,如果仅列出影响分子表面的取代则可发现预期的 2∶1 比率,但颠换对分子核心变化产生的影响很少。嘌呤转换比嘧啶转换更普遍,且所有点取代在 DNA 中最普遍的是腺嘌呤→鸟嘌呤(RNA 中是鸟嘌呤→腺嘌呤)。对于那些遗传缺陷的非随机性性质的原因,尚未完全清楚。

有些带延长珠蛋白链的血红蛋白也由点突变产生。当翻译过程达到终止密码子时,多肽链合成终止。在 α-链中,UAA 密码子位于 142 位置,也就是正常 C-末端氨基酸之后的密码。已经检测出五种血红蛋白有 31 个氨基酸附加于 α-链 C-末端,在这些 Hb 中通过 142 位终止密码中单碱基的突变而形成一个氨基酸(UAA→CAA, Glu, Hb constant Spring; UAA→AAA, Lys Hb Icaria; UAA→GAA, Glu Hb seal Rock; UAA→UCA, Ser Hb Koya Dora 及 UAA→UAC, Tyr Hb Pakse')。

β-链延长显示不同机制, Hb South Florida, Hb Marseille 及 Hb Doha。后两者是以点取代作用位于 β-链第一位为特点;而前者则以点取代作用位于 β-链第二位为特点。上述每例中取代作用防止了当翻译时起始子 methionine(甲硫氨酸)的移出,从而 N-末端延长了一个残基。

至少有一种 Hb 带有由点突变而来的缩短链,即 Hb Mckees Rocks 的 β-链中丢失了最后的两个氨基酸。认为这种异常性是 β-145 酪氨酸之密码子(UAU)突变产生"终止"密码 UAA 或 UAG 的结果。只有该突变发生于近 β-终末端,才可产生一活性蛋白。链终止子突变于较远的上游,则导致无力功能珠蛋白基因的合成,引起地中海贫血表型。

2. 核苷酸的缺失与插入(nucleotide deletions and insertions) 一个或两个核苷酸碱基的缺失或插入,致使后面的碱基排列依次位移,导致重新编码。此结果系一种移码突变(frameshift mutations),大部分移码突变引发地中海贫血表型,因为它们合成的珠蛋白链是无功能的。在珠蛋白基因编码部分的末端产生移码突变,则允许合成活性的珠蛋白链,但引发结构异常的血红蛋白。例如:Hb Wayne,即在密码子 139 缺失了一个核苷酸,改变了终止信号,允许翻译出额外 5 个氨基酸。类似的,Hb Cranston 及 HbTak 具有延长链,系因插入了两个碱基的结果(Hb Cranston 是在 145 位密码子插入 AG,HbTak 是在 147 位密码子插入 AC)。Hb Grady 是因一种内在

移码突变作用引起的唯一的血红蛋白变异物，因为

118………………119

在 α-链前面添加了三个氨基酸（苏—谷—苯丙—苏—脯），仍产生活性蛋白。在 Hb Birmingham（140、141、142、143、144、145）及 Hb Galicia 中，

Ala………………Gln………………Tyr

96、97、98、99 核苷酸缺失是在 β-链上有四个及两个氨基酸的缺失。

Leu…Gln……Asp

3. 交换（crossovers） 同源染色体之间交换也可生成异常血红蛋白。正常的交换发生于染色体对的相同位置上，称为同源或均等交换。典型例子：HbS（β6 Val）及 Hb Korle Bu（β73 Asn）分别在不同的染色体上，通过交换可形成 HbC Harlen 基因（β6 Glu→Val；β37 Asp→Asn），即在同一染色体上携带两个氨基酸取代。某些其他带有两个异常氨基酸 Hb 可能也是由这种方式产生的，如 HbC Ziguinchor、Hb Arliington、Park 及 HbS Travis。

不等同源性交换（染色体突变）能够使结构基因产生广泛的变化，诸如基因的部分缺失、基因附加及基因融合。带有单一或多个丢失的血红蛋白可能就是以这种方式产生的，因为其至少要缺失三个核苷酸。如在 Hb Lyon 中，不等交换导致 17 及 18 位 Lysval→0 氨基酸的缺失。可以推断，在染色体确定区域中，核苷酸碱基之间有充分的同源性，当交换时允许轻微的错排。例如，假如两个染色体上的 DNA 片段以一种能够产生 Hb Lyon 缺失的方式发生错排，则在交换区域的 18 个核苷酸碱基中有 12 个可被识别，而随机情况下，仅有 25% 可识别。类似的，由交换产生的 Hb Gun Hill Leu-His-Cys-Asp-Lys→0 中已经鉴定出 9 个碱基相对应。Hb Gun Hill 及 Hb Leiden（Glu→0）通过自发性突变作用超过一次的事实，有助于支持如下观点：存在近识别区域且不等交换是可能的。

不等交换也可以导致肽链上氨基酸的增加，如 Hb Grady 的例子，该变异物 α116-118 位氨基酸：Glu-Phe-Thr 是重复的，产生延长了 3 个氨基酸的 α 链。

更大程度的错排允许不同基因间交换而产生了融合基因。如 Hb Lepore 及 Hb 反-Lepore，前者由 δ-β-链联结而成，其 N 端像 δ-链，C-末端像 β-链，称为 δβ 链；后者与之相反，其 N-端像 β-链，C-端像 δ-链，称为 βδ 链。与此类似的 Hb Kenya 是因 β 与 γ 基因之间的交换而引起的。

（三）遗传模式

异常 β-链变异物的全部基因是等位基因，即占有同一基因座的基因。而且该基因产生 β-地中海贫血及遗传性持续性血红蛋白 F（hereditary persistence of hemoglobin F）是带有那些产生 β-链结构变异物的等位基因。与此类似，能产生 α-链结构异常及 α-地中海贫血的基因，可能是等位基因。但正如从不同染色体定位所预想的那样，α 链及 β 链异常性既非等位基因，也非连锁基因。

异常血红蛋白病是以一种常染色体共显性方式遗传的。如果血红蛋白的性质，就像不稳定血红蛋白病那样的杂合子状态所产生的症状，则“疾病”的遗传模式将是一种常染色体显性性状。另一方面，如果像镰状细胞贫血那样的纯合子状态所产生的症状，则为隐性遗传型，且所谓“性状”为杂合子状态。无论是否有症状，均可经血红蛋白分析方法去检测杂合子状态。杂合子与纯合子个体之间不同的交配所预知的遗传型如表 33-4 所示。

表 33-4 以一定交配方式预知遗传模式

双亲 A	双亲 B	预期子女中各类基因型所占比例		
		正常（%）	杂合子（%）	纯合子（%）
杂合子	正常人	50	50	0
杂合子	杂合子	25	50	25
纯合子	正常人	0	100	0
纯合子	杂合子	0	50	50
纯合子	纯合子	0	0	100

携带两种不同异常血红蛋白基因的患者，称为双重杂合子（doubly heterozygous）。其遗传型可能取其之一，这取决于两个基因是等位基因还是非等位基因；也就是说它们影响了同一肽链还是不同的肽链（表 33-5）。例如，具有双重杂合子 Hb S 及 C 的男性，两者均系 β 链缺失，且系等位基因，则能遗传该基因之一，仅一基因给子女。因而，所有子女将是 HbS 或 HbC 杂合子，均为异常，且无双重杂合子。非等位基因的遗传是很不相同的，已在几个家系中观察到其为一个基因影响 α-链而另一个基因影响 β-链，在这些家系中，双重杂合子患者的子女，可能是正常人，也可能遗传有单个或两个异常基因。

表 33-5 双重杂合子个体中等位基因的遗传模式

患者	配偶	预期子女中各类基因型所占比例		
		正常	杂合子	双重杂合子
两个基因罹患者相同链者(等位基因),例如:HbS 及 C	正常	0	100%(50% S,50% C)	0
两个基因罹患于不同链者(非等位基因),例如:HbS、Hopkins Ⅱ	正常	25%	50%(25% S,25% Hopkins Ⅱ)	25%

由于密切连锁,δ链异常性可与位于同一染色体(顺式,cis)上的β链异常性共同遗传,但如果在相对的染色体(反式,trans)上,它们将不能共同遗传下去。

(四)与不同遗传结合作用相关的血红蛋白型

1. β-链变异物(beta chian variants) 已叙述过的纯合子状态 Hbs S、C、D Punjab、E 及 O Arab 及一些变异物,未并发任何临床的与血液学的异常性。这种变异物的 Hb 中包含主要的血红蛋白部分 HbA 是缺如的,HbA_2 及 F 的比例稍高。

β-链变异物的杂合子状态中,HbA 预显性,异常血红蛋白成分少于总量的 1/2。平均 38% 的 Hb 是异常的(范围 35% ~ 50%)。Hb 定量方法的多样性,在一定程度上决定了 Hb 变异物相对量的变化性时,有少数变异物,诸如 Hbs Lepore、Vicksburg 及 North Shore,其合成速率较 HbA 慢,且产生一种地中海贫血表型。其他变异物因其不稳定而优先地被降解了,更普遍的是因铁或叶酸缺乏或因α-地中海贫血使血红蛋白变异物相对量降低。因 β^A-链对α-链较β-链有更强的亲和性,当限制α-链的有效性时,便合成了相对多的 HbA。因此,在镰状细胞样性状时,观察到 HbS 相对量呈三峰分布,相当于存在 4、3 或 2 个珠蛋白基因。最后,与静电相互作用相关的组装亚单位的速率的变化性可能亦与血红蛋白变异物相对比例的不同有关。

2. α-链变异物(alpha chain variants) 因α-基因的再复制使得带α-链异常性患者预想的血红蛋白模式复杂化。理论上经同样突变作用,可罹患于 1、2、3 或 4 个基因,相当于异常 Hb 约占的比例各为 25%、50%、75% 及 100%,而且屡与α-地中海贫血相互间作用,使解释更为复杂。

已报道过的 HbJ Tongari ki、HbG Philadelphia 及 HbQ 系β-链变异物,类似于"纯合子"状态,这些 Hb 变异物包含主要的 Hb 部分,而 HbA 是缺如的。这种α-基因突变作用发生在仅带有单个α-珠蛋白基因的染色体上,这个事实阐明了其血红蛋白模式。实际上,罹患个体全是α-地中海贫血与α-链结构变异所形成的"双重杂合子",其临床表型类似于 HbH 病。

在许多α-链变异例中,患者仅于 4 个α-基因中的一个发生变异,结果异常 Hb 的比例平均仅占 23%。由于 α_1 及 α_2-珠蛋白基因表达的差别,致使α-链突变物的相对浓度呈现很大变异,突变作用影响 α_2-基因比 α_1-基因表达水平高 2 ~ 3 倍。

因 HbF 及 A_2 中含α-链变异例中,患者仅于 4 个α-链产生突变时,这些少的 Hb 部分也受影响。因而,可以从婴儿血中检测出多达 6 种 Hb:HbA、HbA_2、HbF 及三个含有突变α-链的异常血红蛋白。

3. 双重杂合子(double heterozygotes) 双重杂合子个体的血红蛋白模式依赖于两个异常基因是否为等位的。如果是等位基因,如 Hbs S、C 病,则不合成 HbA。在血循环中发现两种异常 Hb(HbS、HbC),其含量相等,另外注意到 HbF 有些可能为代偿性增高。在非等位的双重杂合子中,血循环中将有 4 种成人血红蛋白变异物,诸如能合成 α^A、α^X、β^A 及 β^Y-链(X、Y 是指突变链),而且能形成如下 4 种血红蛋白:$\alpha_2^A\beta_2^A$(HbA)、$\alpha_2^X\beta_2^A$(HbX)、$\alpha_2^A\beta_2^Y$(HbY)及 $\alpha_2^X\beta_2^Y$(Hbxy),目前已报道了很多例这种 Hb 模式。

四、病理生理学

Perutz 及其同事构建了血红蛋白分子的三维结构模型。使人们可以观察到氨基酸取代作用对分子功能的影响。Perutz 的模式表明,通过范德华型非极性相互作用,无水的分子核心是稳定的。带极性侧链的氨基酸由内部完全地被赶出来,且仅发现于分子表面,与水相互作用,表现出该分子是可溶性的。共价结合血红素(heme)于 P8 的组氨酸,而且在血红素裂隙中与非极性氨基酸也形成约 60 个接触面,因而有助于四级结构的稳定。在该非极性环境中使血红素铁有可能与氧结合,而又无显著高铁血红蛋白(methemoglobin)形成。由此模型,也评估了每个 Hb 分子中四条肽链之间的接触;鉴定出两类接触:较大的称为 $\alpha_1\beta_1$ 接触,是由 34 个氨基酸中非极性相互作用形成;较小的称为 $\alpha_1\beta_2$ 接触,只涉及 19 个氨基酸。氧合作用时,αβ 接触有显著的变化,约有 0.7nm(7Å)的移动或产生所谓血红素-血红素或亚单位间相互作用。

珠蛋白链的C-末端对氧结合也是重要的。当氧被加到分子上时,改变了铁旋转的状态,接着分子变化导致在F及H螺旋之间从其口袋第二位酪氨酸残基被逐出。Perutz讨论了与氧结合相关的这些及其他立体化学变化。

在此总的背景基础上,使人了解到在某一分子位置上的取代作用的影响,可以按功能对异常血红蛋白进行分类(表33-6)。

表33-6 异常血红蛋白的功能分类

功能的异常性	取代的位置	临床异常性	举 例
无	表面	无	Hb G Philadelphia
带溶解度降低的聚集作用	表面	溶血性贫血(纯合子)	Hb S
不稳定性	内部的非极性残基	溶血性贫血(纯合子)	Hb Koln
增高氧亲和力	$\alpha_1\beta_2$接触或βC-末端	红细胞增多症	Hb Chesapeake
降低氧亲和力	接近Heme及接触$\alpha_1\beta_2$	发绀	Hb Kansas
高铁血红蛋白血症	近端(F8)或远端(E7)组氨酸	发绀	Hb M
α-地中海贫血表型	可变	溶血性贫血(双重杂合子)	Hb Constant spring
β-地中海贫血表型	可变	溶血性贫血(双重杂合子)	Hb Lepore

发生在分子表面的替代突变作用,一般来说是无害的,因它们不会影响到四级结构,血红素功能或亚单位之间的相互作用。实际上,多数功能正常的变异血红蛋白替代突变都是发生在分子表面,多数是由于替代突变改变了分子的净电荷而在人群筛选中经Hb电泳检测发现的。某些分子表面的替代突变作用导致多聚合化或聚集作用。某些突变作用似乎在分子表面创建了一个位点,它能和相邻分子上的代偿位置相互作用。这些分子相互间作用的实质尚不知晓,但有的学者提出过一些假想。聚集了的血红蛋白如HbS,趋向于细胞内结晶或多聚化,同时伴有细胞形状的变形,细胞的可变形性降低,溶血并损伤微血管循环。

有些血红蛋白变异物显示出结构的不稳定性,这些血红蛋白具有在细胞内沉淀、形成包涵体并引起细胞生存期缩短倾向。很多不稳定性血红蛋白是中性的(电荷未变化)氨基酸取代作用的结果,其影响内部非极性残基,这些取代中许多会影响接触血红素的残基接触。因而减低了血红素-珠蛋白结合,水可以接近血红素口袋,且血红素可能从分子中脱离。无血红素的正常珠蛋白及部分无血红素的血红蛋白($\alpha_2^{heme}\beta_2^0$)自身是不稳定的。有些不稳定性血红蛋白,其整个分子的构象有明显的变化,特别是带有丢失的血红蛋白(如HbGun Hill),以及那些脯氨酸插进螺旋段的血红蛋白,使螺旋发生断裂和弯曲(如Hb Bibba,α136[H19]Leu→Pro)。由于分子空间大小会影响结构稳定性所依赖的范德华力,因此被取代氨基酸改变的空间大小具有广泛的作用。一个带电荷的氨基酸插进非极性核心,似乎对稳定性起着破坏作用,除非该电荷被分子内部形成的盐键稳定,如Hb Wien;或者电荷被容纳于分子表面,如Hb Sogn、Riverdale-Bronx、Shepherds Bush及Ann Arbor。

许多血红蛋白显示氧亲和力增高,它足以引发红细胞增多症(erythrocytosis)。产生这种异常性的大多数取代发生于$\alpha_1\beta_2$接触点,在此它们损害了亚单位(血红素-血红素)相互间的作用,某些则靠近β链的C末端,在此它们干扰碱性波尔效应(alkaline Bohr effect)、2,3-二磷酸甘油酸的结合或盐桥的形成作用。这些作用能够在低氧亲和力(T)状态下稳定血红蛋白。

已叙述过氧亲和力降低的变异物,其中有一些具不稳定性。例如Hb Kansas,其严重性足以使其发生发绀。许多其他的变异物,仅是在实验室中检测出异常性。在Hb Kansas中(β102[G4]Asn→Thr)替代突变作用发生于一能形成$\alpha_1\beta_2$接触部分并能接触到血红素基的残基上。该β102Asn残基在正常时与α94 Asp于血红蛋白氧合时形成氢键,该键能够稳定高亲和力(R)型血红蛋白。其他带有相同位置的取代的血红蛋白,如Hb Beth Israel(β102[G4]Asn→Ser),也具有Hb Kansas的许多特征。

由酪氨酸去取代近处(F8:α87,β92)或远处(E:α58,β63)的组氨酸残基,引起了高铁血红蛋白的形成。这些取代能在血红素铁与酪氨酸的酚基氧之间形成一离子键,从而使铁固定于无功能的高铁状态。HbM Milwaukee(β67[E11]Val→Glu),因其谷氨酸残基中有羧基,能形成类似的离子键,但该血红素基不能结合氧,患者出现高铁血红蛋白血症及发绀。

有些不稳定性血红蛋白也有形成高铁血红蛋白的倾向,但是尚缺乏临床、电泳及其他HbM的分光光谱特性,这些Hb包括St. Louis,Freiburg及

I-Toulouse。

有几种不同的机制限制了异常结构珠蛋白链的合成，从而产生了地中海贫血表型。杂交珠蛋白链的合成，约是正常 β-及 δ-链（如 Hb-Lepore）或 β-及 γ-链之间的中间物（如 Hb Kenya）。经链终末端突变所产生的 mRNA 比正常 mRNA 缺少稳定性，加之打破了 α-及-β 间珠蛋白合成平衡，因此有些含延长的 α-链的血红蛋白（Hb constant spring，Hb Icaria，Hb Seal Rock 及 Hb Koya Dora）具有 α-地中海贫血表型特性。突变作用激活了隐形的剪切位点，经与正常剪切点的竞争，限制了正常 mRNA 的合成。此突变作用解释了 β-地中海贫血表型并发 HbE 及 Hb Knossos。最后，地中海贫血表型可能是由珠蛋白链变异物的不稳定性引起，例如 Hb Indianapolis 的 β-链、Hb Quong Sze、Hb Suan-Dok 及 Hb Petah Tikva 的 α-链。

五、实验室诊断方法

（一）电泳（eletrophoresis）

血红蛋白电泳是检测和鉴定异常血红蛋白最主要、最常用的实验室方法。由于该方法是按照电荷的多少来分离蛋白质，故其不能鉴别那些未引起电荷变化的氨基酸取代，特别是一些不稳定血红蛋白及氧亲和力增高的血红蛋白。

目前最简单最普遍的常规方法是应用醋酸纤维素膜，其可用于许多类型的电脉装置上。利用此方法可在 30～120 分钟完成血红蛋白电泳，将条带洗脱下来、分光光度计计数或扫描条带还可以进行定量。

用于筛选目的常规电泳条件为：碱性 pH（8.6～9.1）下，Tris-EDTA-硼酸（TEB）缓冲液或用不连续缓冲系统（阴极为 TEB，阳极为巴比妥缓冲液）。在上述条件下，通过与 HbS 标准物的泳动度比较异常 Hb 可分为五大组：Hbs J、A、F、S 和 C（表 33-7）。如果更细致且加额外的标准物，则还可观察到异常 Hb 泳动度的进一步差异，但通常还不够确切，需要进一步分析才可识别阳性结果。

缓冲系统中加入 6mol/L 尿素及 β-巯基乙醇可使 α-链、β-链解离，而在电泳中分开。等电聚焦电泳（isoelectric focusing electrophoresis，IEF）有许多优点，其血红蛋白带可以精确定位，只用此一步便可得到上述四种电脉结合使用所获得的全部信息。而且可用此法进行大系列样品的筛查，其分辨率较高。但等电聚焦电泳目前还未广泛应用，这是因为某些试剂价格昂贵。

表 33-7 碱性 pH 下某些 Hb 在醋酸纤维素膜下的电泳泳动度

级别	泳 动 度	主要 Hbs
C	慢于 S；HbC 做标准	C，E，A_2，O Arab
S	慢；HbS 做标准	S，D，G，Lepore
A	HbA 做标准	A，M，某些不稳定 Hbs 氧亲和力增高的 Hbs
J	比 A 快，HbJ 做标准	J，K，N Baltimore
H	比 J 快	H，I，Bart's

HbM 可通过用氰化铁将所有 Hb 转化为高铁血红蛋白，然后进行 pH 的淀粉胶电泳而与 HbA 分开。

（二）层析（chromatography）

用于分离 Hb 的层析柱主要是各种离子交换树脂，包括：DEAE-纤维素、DEAE-Sephadex、CM-纤维素、CM-Sephadex、Amberlite IRC-50 树脂。

高压液相层析（HPLC）的优点是快速，且仅需低于 1mg 的 Hb。另外，它可以分离其他技术检测不到的变异物，可有效地分开 HbA 与 HbF、HbH 与 HbI、HbC 与 HbO 及 HbE。

层析法亦可用于 HbC 存在下对 HbA_2 进行定量。

（三）放免分析（radio immunoassay）

免疫技术用于识别 Hb 变异物要比电泳、层析法更特异，但其需要应用抗体。已制备出 40 多种常用的变异物单特异性抗体。该方法的灵敏度可达到测定培养的红细胞祖细胞中血红蛋白的合成。

（四）基于物理或化学性质改变的试验

1. HbS 试验　HbS 可通过其镰状特征进行检测，亦可测定 Hb 的溶解性。HbSD 病可用溶解度差异试验来与镰状细胞贫血区别。测定 HbS 的溶解性实验中不稳定性血红蛋白可能产生假阳性。

2. HbF 试验　在低水平下，HbF 可通过碱变性试验定性。HbA 在室温下暴露于标准 KOH 溶液（pH=12.7）1 分钟则变性，而 HbF 在此条件下则不变性。变性的 Hb 可经硫酸铵沉淀下来，溶液中的 Hb 则可通过分光光度计测定计数。本试验可检测大于 0.5% 的 HbF，且准确度较高。Hb Bart 及 Hb Rainier 亦可抗碱变性。

当 HbF 量大于 15% 时，可用醋酸纤维素膜上的碱性电泳进行定量。

HbF 的细胞分布可利用差式染色技术进行测

定。用柠檬酸-磷酸缓冲液（pH=3.2）冲洗固定的血液片，则HbA被洗脱下来，而HbF留在细胞中。如经上述处理后，用苏木精和伊红对片子染色，则含大量HbF的细胞被染成很深的颜色，而含少量或不含HbF的细胞不被染色。大多数血红蛋白病及地中海贫血中，发现有循环的HbF存在于单一细胞系中，因此经上述过程处理后，能够看到明显的两部分，深颜色部分的大小即为HbF所占比例的大小。

3. 不稳定血红蛋白试验　热变性试验是一个有用的筛选试验，因为经常规电泳检测不到不稳定血红蛋白。将患者及正常对照的清晰的溶血产物与等量0.1mol/L磷酸盐缓冲液，pH 7.4温育50℃，1～2小时，在不同时间间隔检测制备物中的沉淀，某些不稳定变异物可能需要较高的温度（高达65℃）。正常Hb保持溶液状态的时间更长些。沉淀是可通过分析保温前后上清液中Hb的量来确定。在保温过程中每隔5分钟取样进行测定则可更精确地计算出沉淀率。

另一个检测不稳定Hb的方法是异丙醇沉淀试验。取0.2ml新鲜制备的溶血产物，加2ml含17%异丙醇的0.1mol/L Tris-Cl缓冲液，pH 7.4，37℃温育。含7种不稳定Hb（Christchurch、Sydney、Koln、Wien、Niteroi、Shepherds Bush及Southampton）的溶血产物5分钟时可观察到明显的混浊，20分钟可形成絮状沉淀。正常人200份溶血产物则40分钟仍未发现沉淀。含有HbH的溶血产物在10分钟时有少许混浊。沉淀物可用于进一步化学分析。

含有不稳定Hb的红细胞经体外活体染色（甲基紫或水晶紫）可证明包涵体的存在。这些称为Heinz小体的东西并非不稳定Hb病所特异，它们亦出现在G-6-PD缺陷及相关疾病中。一般而言，此试验的特异性及灵敏度均低于热变性及异丙醇变性试验。

（五）杂交试验（hybridization）

杂交可用于测定含有取代氨基酸的异常Hb的多肽链。α-、β-链在低pH下解离后与同样的解离的犬Hb重新组合。淀粉胶电泳分析上述产物，有4种Hb-人犬及2种杂交型。异常链可通过杂交型Hb电泳带位置的改变来识别。

（六）肽分析（peptide analysis）

首先将异常Hb分子破裂为小些的肽，通过此步用胰蛋白酶酶解。这些小肽有的仍不溶，除非在胰蛋白酶酶解前先进行硫-氨基乙基化作用，这样可使胰蛋白酶除可作用于赖氨酸残基、精氨酸残基外，还可作用于胱氨酸残基。

胰蛋白酶降解肽片逐个分离。可将混合物上样于滤纸上进行一相高压电泳及另一相层析，则每个肽位于滤纸上一个特定的位置，茚三酮染色，此称为“印迹”或肽谱。通过位置的改变可发现含有异常氨基酸的肽片。

现在大多数实验室进行结构分析是用自动层析柱分离肽片，异常肽片是通过其变化了的洗脱体积发现的。

单个肽片可从“印迹”洗下或柱子上收集，进行化学分析以测定氨基酸序列，一般用Edman降解法或自动测序仪。

肽分析及氨基酸序列技术只适用于具较好装备的实验室。一般只用于需要精确识别或检测一个新的变异物时。

（七）珠蛋白合成速率测定（measurement of globin synthesis）

珠蛋白合成速率的测定对于地中海贫血的定型很有用。含有网织红细胞的血液与一种放射性核素标记的氨基酸温育，一般用^{14}C-亮氨酸或^{3}H-亮氨酸，此时将标记放射性核素氨基酸在外生物合成珠蛋白，然后洗细胞，溶血，酸-丙酮提取珠蛋白。解离α-链及β-链，CM-纤维素层析（8M尿素）纯化，测定其生物合成速率特异活性。一般数值用β链活性与α链活性的比值来表示。正常Hb中β与α比值接近1。β地中海贫血的患者比值降低，α地中海贫血的患者比值升高。镰状细胞贫血、HbCC及HbSC患者此比值正常。因此试验可用于检测带有异常Hb的地中位海贫血。1984年中国医学科学院血液学研究所徐崇建立了此法，测定正常不同胎龄胎儿合成比值。并分析了β与α地中海贫血患者样品，结果三者有明显差别，同时比较了CAM电泳法与CMC层析法，证明CAM电泳法较简单，准确易推广，对地中海贫血或异常HbE-复合地中海贫血诊断及产前诊断均有意义。

（八）PCR技术

目前用PCR结合等位基因特异性寡核苷酸探针（ASO）杂交和其他方法，可对地中海贫血，或异常Hb复合地中海贫血患者诊断及产前诊断，常用下列几种方法：

1. PCR结合ASO探针斑点杂交技术。
2. PCR结合限制性的内切酶图谱分析。
3. 等位基因的PCR（allele specific PCR，As PCR），亦称3′碱基特异PCR。

第三节　我国异常血红蛋白的研究

在工业化与发展中国家，已经对异常血红蛋白进行了研究。但1983年联合国（WHO）备忘录中，并未包括中国研究出来的有关结果。早在1960年，中国内地就开始了大量的异常 Hb 普查工作；我国台湾地区及海外也报道了中国人异常 Hb 的结构分析。1980 年两个协作组研究了异常 Hb 的发生率，其中一个由中国医学科学院血液学研究所组织，另一个由血红蛋白病国家研究机构组织。现将有关在中国的异常 Hb 的流行病学的、临床的、遗传及结构的研究资料综述于下。

一、流行病学的研究

在 28 省、市、自治区进行了大量异常血红蛋白的普查，在此普查对象中包括了学生、工人、农民、干部及献血员。

收集血液于 ACD 或 0. 1% EDTA-Na_2 中，使形成 5% 溶血液，用 Tris 缓冲液、pH8. 5 (Tris 10. 2g, EDTA0. 6% 及硼酸 3. 2g 于 1000ml 水中) 用来洗醋酸纤维薄膜，用硼酸/硼酸盐缓冲液 (硼酸 6. 78g 及硼酸钠 5. 56g %) 电泳。用联苯胺染电泳膜。

到 1986 年为止，普查了 770 221 人 (相当于中国 70/100 000 居民)。在这次普查中发现 2575 例异常血红蛋白。调整发生率是 0. 222%。按此推算，我国内地约有 229 万异常 Hb 携带者。西藏及台湾已经报道了发现异常 Hb，足以证明异常 Hb 广泛地分布于中国 (表 33-8)。异常 Hb 的发生率最高的是云南，在我国西南地区，最低的是山东省东部。

表 33-8 28 省、市、自治区异常血红蛋白的发生率

普查地区	检测例数	阳性例数	发生率(%)
Yunnan(云南)	8534	517	1. 48
Xinjiang(新疆)	154 781	634	0. 41
Guangxi(广西)	70 344	280	0. 40
Fujian(福建)	13 205	48	0. 36
Guangdong(广东)	163 221	474	0. 29
Jiangxi(江西)	32 359	89	0. 28
Anhui(安徽)	19 124	43	0. 25
Gansu(甘肃)	9687	21	0. 22
Sichuan(四川)	26 598	55	0. 21
Beijing(北京)	13 994	29	0. 21
Guizhou(贵州)	222 373	45	0. 20
Shanxi(山西)	11 549	23	0. 20
Hunan(湖南)	10 026	19	0. 19
Zhejiang(浙江)	39 618	70	0. 18
Hebei(河北)	6230	10	0. 16
Inner Mongolia(内蒙古)	27 557	43	0. 16
Ningxia(宁夏)	4522	7	0. 16
Hubei(湖北)	22 955	35	0. 15
Tianjin(天津)	2016	3	0. 15
Qinghai(青海)	2765	4	0. 15
Liaoning(辽宁)	14 571	20	0. 14
Heilong, jiang(黑龙江)	26 791	35	0. 13
Shanghai(上海)	10 233	13	0. 13
Shanxi(陕西)	7070	8	0. 11
Jiling(吉林)	10 902	12	0. 11
Henan(河南)	25 558	28	0. 11
Jiangsu(江苏)	8693	8	0. 09
Shandong(山东)	4947	2	0. 04

不同民族的异常血红蛋白发生率：共调查了35个民族，计552 071人，其中32个民族出现异常血红蛋白。表明异常血红蛋白在各民族中分布是广泛的。高于8.21% 6个民族中有5个民族在云南；北方发生率较高的民族如塔克吉、柯尔克孜等则居于新疆。18个民族的发生率较汉族(0.27%)高，他们全部居住在中国的西南地区。表明异常Hb较高发生率的民族多位于云南、新疆及其他少数民族聚居的地区(表33-9)。

表33-9 35个民族异常血红蛋白的发生率

民族	调查例数	阳性例数	发生率(%)	民族	调查例数	阳性例数	发生率(%)
阿昌	212	91	42.93	苗	5102	12	0.24
景颇	40	5	12.50	回	17 996	33	0.18
傣	1447	167	11.54	哈尼	1098	2	0.18
保安	508	5	9.84	土家	642	1	0.13
德昂	192	16	8.33	羌	759	1	0.13
傈僳	195	16	8.21	侗	4382	5	0.11
彝	865	17	1.1777	畲	3004	3	0.10
塔吉克	1807	22	1.22	朝鲜	14 034	14	0.10
柯尔克孜	3649	42	1.15	蒙古	13 766	13	0.09
壮	17 254	153	0.89	黎	7624	4	0.05
京	3114	27	0.87	藏	2260	1	0.04
哈萨克	15 847	95	0.60	锡伯	4337	1	0.02
维吾尔	51 444	288	0.56	水	5863	1	0.02
东乡	204	1	0.49	土	135	0	…
白	1044	5	0.48	裕固	105	0	…
毛难	2009	8	0.40	撒拉	40	0	…
布依	2298	8	0.35	其他	530	0	…
瑶	2303	7	0.30	合计	552 071	2040	
汉	365 962	976	0.27				

二、异常血红蛋白结构分析的研究

一般采用以下方法进行：

1. 通过指纹法 得到异常多肽，经氨基酸自动分析仪测出氨基酸组分。再用DABITC/PITC双耦联技术进行氨基酸顺序分析。

2. 高压液相(HPLC)法 分离出异常肽段，然后分析氨基酸组分并测其序列。

3. 电喷涂质谱分析(electrospray mass spectrometry analysis)法 正常α-及β-链的质量各为15124.3 D及15867.3 D，适合于单一个氨基酸取代者。本法有局限性，即异常成分量太少不能消除噪声对突变物信号的干扰。另外多点突变，插入或丢失突变，则因异常性复杂，解释上有些困难。

4. 分子生物学技术 常用PCR等技术方法前已叙述。

根据上述方法，总共分析了662个家系首证者的异常血红蛋白的结构，在中国内地发现26种新的Hb变异物。如表33-2所示，其中α链14种，β-链6种，γ-链6种。

有9种变异物系由中国内地以外的中国人曾报道的新变异物(表33-3)，其中2个是α-链，7个β-链。最近它们中的2个也被中国内地报道。

在中国总共发现84种异常Hb，其中α-链37种，β-链37种，γ-链6种，缺失链1种，延长链1种，多点突变2种。国内变异物α/β链的比值37/37=1∶1。全世界报道827种，其中α/β链比值282/484=0.6497，显然国际的比值低于国内的。

三、临床及遗传学的研究

(一) 临床表现

发现的84种血红蛋白变异物多数是没有症状的。发现HbE δ-β-地中海贫血、Hb E-β-地中海贫血及一些不稳定性血红蛋白有贫血症状。从表33-1及表33-3中看出，不稳定性血红蛋白包括Hb

Chongqing(重庆)、Hb Harbin(哈尔滨)、Hb Quong Sze、Hb Shenyang(沈阳)、Hb Shuangfeng(双峰)、Hb G-Xuchang(许昌)、Hb J-Huaxi(花溪)、Hb G San-Jose、Hb Moscva、Hb E、Hb Lufkin、Hb Willamette、Hb J Calabria、Hb Ta Li、Hb Newyork、Hb Shanghai(上海)、Hb J Guantanamo、Hb Leiden、Hb F Xin-Jin(新津)、Hb F Xinjiang(新疆)(20种)。

在中国Hb E-β-地中海贫血是常见的变异,而且罹患溶血性贫血。云南省普查过程中,检测到HbE 198例,他们中有HbE-β地贫9例。HbG Taichung-α地中海贫血具有溶血性贫血。HbM Iwate及Hb M Hyde Park变异者,其具有先天性高铁血红蛋白的发绀症状。

氧亲和力升高的变异体是:Hb Chongqing(重庆)、Hb Harbin(哈尔滨)、Hb Queens、Hb Guangzhou-Hangzhou(广州-杭州)、Hb Willamette、Hb J-Calabria、Hb Quin-Hai(琼海)、Hb G-Szulu(四海)、Hb His-Tsou(新竹)、Hb Andrew-Minneapolis、Hb Leiden共有11种。

氧亲和力下降的变异体有:Hb M Iwate、Hb Moscv、HbE、Hb Rothschild、Hb New York、Hb D Punjab共6种。

(二)异常血红蛋白遗传学的研究

在206名首证者的1150家系成员中,诊断为异常Hb携带者553名,每个家系平均的例数是3.7。携带异常Hb的男性占46.8%,女性占49.4%,性别比值是1∶1。指出他们是一种常染色体共显性方式遗传的。带有HbE-β地中海贫血首证者的亲属检测Hb E及β-地贫,其频率为77.8%,他们也是共显性遗传。

第四节 我国人胎儿血红蛋白F的γ珠蛋白链多态性及其γ-珠蛋白基因重排

1968年Schroeder等发现人类胎血红蛋白F(HbF)中的γ-珠蛋白链(γ-链)存在两种类型,一种γ链第136位为甘氨酸(Gly),另一种为丙氨酸(Ala),分别称为$^{G}\gamma$和$^{A}\gamma$链,它们是$^{G}\gamma$和$^{A}\gamma$两个不等位基因的表达产物。大量新生儿脐带血分析结果表明$^{G}\gamma$和$^{A}\gamma$链平均比值分别为70%和30%(即$^{G}\gamma/^{A}\gamma$比值为7∶3)。出生6个月后这个比值转化为4∶6。现已查明这两种γ链存在于所有人群中,并发现有些新生儿$^{G}\gamma/^{A}\gamma$比值明显高于或低于7∶3,基因图谱分析发现这些新生儿常有γ珠蛋白基因异常,发生γ-基因重排。γ-珠蛋白多态性不应包括γ-链变异体。Hb Sardinia是最先发现的一种γ-链变异体,它的结构特点是γ链的136位为丙氨酸(Ala),75位为苏氨酸(Thr)。简称为$^{A}\gamma^{T}$链,实际上是$^{A}\gamma^{I}$链的变异体。采聚丙烯酰胺凝胶电泳(PAGE)方法一般不能将$^{A}\gamma^{T}$和$^{A}\gamma^{I}$分开。1984年Shelton彩反相高压兴相(RP-HPLC)方法成功地将$^{A}\gamma^{T}$和$^{A}\gamma^{I}$链分开。Huisman等改进和应用了上述方法,分析了大量不同人种和民族的脐带血标本,发现Hb Sardinia是一种很常见的$^{A}\gamma$链变异体,它和$^{G}\gamma/^{A}\gamma$比值的异常一样,几乎存在于所有人群中,并且在不同人种、民族或人群中的发生频率有差别。由于不同人群或民族新生儿血红蛋白F中γ珠蛋白链多态性及分子基础的研究,在分子遗传学、人类学以及基因调控机制研究中具有重要价值,因此近十年来方面工作,颇受国内外学者的重视,进展很快;在我国,中国医学科学院基础医学研究所、上海市遗传研究所、新疆医学院、江西医学院、赣南医学院、海南大学医学院等学校和研究单位,开展了汉族和其他少数民族胎儿血红蛋白多态性研究,填补了我国在此领域的空白。

1. 珠蛋白链变异体 根据国际血红蛋白情报中心记载,到2001年2月止。被鉴定确证的γ-链变异体已增至72种。在我国人群中发现6种新的γ-链变异体,其中3种为$^{G}\gamma$链,2种为$^{A}\gamma$链,1种$^{A}\gamma^{T}$链,见表33-10。令人兴趣是的Hb F-Jiansu γ134-135位氨基酸为Met-Met,这是血红蛋白肽链中独一无二的。此外,Hb F-Xin-Jin是不稳定性Hb,Hb F-Xinjiang为轻度不稳定Hb。

表33-10 我国人群中发现的新型γ链变异体

名称	结 构	民族组别	数目
Hb F-Shanghai	Gγ66(E10) Lys→Arg	Han	1
Hb F-Urumqi	Gγ22(B4) Asp→Gly	Uygur	1
HbF-Xinjin	Gγ119(GH2) Gly→Arg	Han	1
Hb F-Xinjiang	AγT25(B7) Gly→Arg	Han	2
Hb F-Xin-Su	Aγ73(E17) Asp→His	Han	1
Hb F-Jiangsu	Aγ134(H12) Val→Met	Han	1

2. 不同人群(或民族)中$^A\gamma^T$链发生率(f) 正如世界其他人群一样,在我国新生儿中最常见的γ链变异体是HbF-Sardinia($^A\gamma^T$链,γ^{136Ala},γ^{75Thr})。除汉族外,还检测了西藏藏族、贵州苗族、广西壮族、侗族、辽宁满族、新疆维吾尔、回族和哈萨克等民族的新生儿Hb中$^A\gamma^T$链的发生频率(f),与世界其他不同人群的比例结果见表33-11。结果表明我国新生儿血液中$^A\gamma^T$的发生频率较低,且有人群或民族差异。虽然广西壮族和辽宁满族的检测例数少,不能肯定$f^A\gamma^T$为0,但至少可以说明它们的$f^A\gamma^T$是相当低的。值得注意的是西藏藏族和新疆哈萨克族的$f^A\gamma^T$较高,分别为0.1488和0.196。

表33-11 不同人群中$^A\gamma^T$基因频率的比较

Country	AγT				
	N	-/-	-/+	+/+	F
Italy(Sardinia)	1153	760	350	43	0.189
Yugoslavia	256	157	80	19	0.230
Bulgaria	124	80	40	4	0.194
India	208	145	54	9	0.173
Japan	1236	876	333	27	0.157
Australia	81	72	8	1	0.062
Ghana(Blacks)	88	84	4	0	0.023
USA(Caucasians-Georgia)	78	47	27	4	0.224
USA(Black-Georgia)	820	637	169	14	0.120
China(Shanghai,Han)	1127	963	157	7	0.076
China(Beijing,Han)	55	44	11	0	0.100
China(Tibet,Tibetan)	121	85	36	0	0.1488
China(Guangxi,Zhuang)	59	59	0	0	0
China(Liaonig,Man)	27	27	0	0	0
China(Guizhou,Miao)	108	94	14	0	0.0648
China(Xingjiang,Hiu)	102	80	21	1	0.112
China(Xingjang,Uygur)	99	76	22	1	0.121
China(Xingjiang,Hazak)	69	44	25	0	0.196

3. 不同民族新生儿脐血中$^G\gamma$值(%) 新生儿脐带血中$^G\gamma$%($^G\gamma/^G\gamma+^{AG}\gamma$)的分布一般可分为三个区段(表33-12)。$^G\gamma$%<50%者为低$^G\gamma$区段,$^G\gamma$%处于50%~79%者为中间区段,$^G\gamma$%>80%者为高$^G\gamma$区段。看来居住于不同地区的汉族$^G\gamma$%分布相当广,其主要原因可能是区段划分、方法学和样品数量等的不同,因而尚不能对目前检测出的差异下结论。因我国有56个民族,如尽可能测定更多民族新生儿脐带血$^G\gamma/^A\gamma$比值,研究其异常发生率则更有意义。值得注意的是藏族中未发现有高$^G\gamma$值者,是否与其长期居住于低氧、低气压、寒冷、高辐射的高原特殊自然环境有关,有待进一步研究。

表33-12 我国不同民族新生儿HbF中$^G\gamma$值的分布

民族组别	总数	Gγ%			
		<50%	50~79	>80	方法
Shanghai,Han	1127	2.3	94.3	3.4	HPLC
Beijing,Han	493	2.6	95.0	2.4	PAGE,HPLC
Hainan	178	1.1	96.8	2.2	PAGE
Jiangxi,Han	503	1.0	97.8	1.2	PAGE
Xinjiang,Uygur	507	1.3	97.0	1.7	PAGE
Gangxi,Zhuang	449	2.5	95.0	2.5	PAGE,HPLC

续表

民族组别	总数	Gγ%			
		<50%	50~79	>80	方法
Tibet, Tibetan	531	1.32	98.68	0	PAGE, HPLC
Guizhou, Miao	108	0	99.07	0.93	PAGE, HPLC
Guangxi, Dong	120	0	99.77	0.83	PAGE
Liaoning, Man	331	1.81	96.98	1.21	PAGE, HPLC
Xinjing, Hiu	102	2.94	93.14	3.92	PAGE
Xinjing, Uygur	99	0	95.96	4.04	PAGE
Xinjing, Hazak	69	1.45	91.11	7.44	PAGE

4. γ珠蛋白基因重排 普查中发现的$^{G}\gamma/^{A}\gamma$比值异常者，提取其白细胞中DNA，进行基因图谱分析，迄今为止，我国人群中已发现的异常基因型有4种（表33-13）：-$^{GA}\gamma$-，-$^{A}\gamma$-$^{A}\gamma$-，-$^{G}\gamma$-$^{G}\gamma$-，-$^{G}\gamma$-$^{GA}\gamma$-$^{A}\gamma$-，它们皆有杂合子。上海医学遗传研究所发现一例"-$^{GA}\gamma$-"纯合子。最近，基础医学研究所生化研究室研究辽宁满族新生儿脐血时，发现10例$^{G}\gamma/^{A}\gamma$比值异常者，其中6例低$^{G}\gamma$值，4例高$^{G}\gamma$值。其中8例异常者（高$^{G}\gamma$值4例，低$^{G}\gamma$值4例）的基因图谱鉴定结果表明，4例高$^{G}\gamma$值者中，2例基因型为-$^{G}\gamma$-$^{G}\gamma$-，另2例为-$^{G}\gamma$-$^{GA}\gamma$-$^{A}\gamma$-；而4例低$^{G}\gamma$值者中，2例为-$^{A}\gamma$-$^{A}\gamma$-，另2例为-$^{GA}\gamma$-。这是目前我国对某一人群或民族异常γ-珠蛋白基因型分析中最为丰富的一次，其中，-$^{A}\gamma$-$^{A}\gamma$-是相当罕见的基因型，在我国人群中尚未见报道，"-$^{GA}\gamma$-"是缺失性基因，又称γ-地中海贫血，此杂合基因是由于$^{G}\gamma$和$^{A}\gamma$基因发生不平等交换过程中，在γ基因区缺失了包括有1个γ基因的5.0kb片段而形成的，这种基因在该实验室发现多例，是我国人群中较为常见的低$^{G}\gamma$值者的基因型。

表33-13 我国新生儿中已发现的异常γ-珠蛋白基因的重排

G_γ%	排列	G_γ%	排列
低G_γ(<50)	-GA_γ-/-GA_γ-	高G_γ(>50)	-G_γ-G_γ-/-G_γ-A_γ-
	-GA_γ-/-G_γ-A_γ-		-G_γ-AG_γ-A_γ-/-G_γ-A_γ-
	-A_γ-A_γ-/-G_γ-A_γ-		

到目前为止，在我国人群中尚未发现四重及五重基因型。

（赖永榕 武永吉）

参考文献

1. 王荷碧，刘艳彤，陈佩珍，等. 地中海贫血及几种异常Hb一级结构分析及穆斯堡尔谱的研究. 中华血液学杂志，1994，15：421-423
2. 王荷碧，郭娟. 血红蛋白//陈文杰. 血液分子细胞生物学. 北京：中国医药科技出版社，1993：283-310
3. 王荷碧，蔡英林，陈文杰，等. 我国27种类型异常血红蛋白. 一级结构分析研究. 中华血液学杂志，1986，7：322-326
4. 乌鲁木齐军区血红蛋白研究协作组. 新疆的血红蛋白. 中华血液学杂志，1987，8：323-327
5. 中国医学科学院血液学研究所，18省（市）血红蛋白协作组. 中国异常血红蛋白流行病的综合分析. 中华医学杂志，1986，66：462-464
6. 刘德培，梁植权. 珠蛋白基因表达调控//敖市洲. 基因分子生物学进展. 上海：上海科学技术出版社，1992，72-79
7. 全国血红蛋白协作组. 20省、市、自治区60万人血红蛋白病调查. 中华医学杂志，1983，63：382-385
8. 陈松森. 我国人胎儿血红蛋白F的γ珠蛋白链多态性及其γ-珠蛋白基因重排//王琳芳. 医学分子生物学进展论文集（一）. 北京：北京医科大学、中国协和医科大学联合出版社，1994：127-130
9. 武广华，李慎廉，译. 遗传性疾病流行病学和客观需要//遗传病的控制. 北京：人民卫生出版社，1998：12-23
10. 胡赓熙. 人类DNA序列变异及其分析方法//陈竺，强伯勤，方福德. 基因组科学与人类疾病. 北京：科学出版社，2001：40-53
11. 罗会元，主译. Vogel Matulsky，编. 人类血红蛋

白、Hb 突变//人类遗传学问题与方法. 北京:人民卫生出版社,1999:299-313

12. 曾溢滔. 血红蛋白病与地中海贫血//遗传病的基因诊断与基因治疗. 上海:上海科技出版社,1999:54-76

13. Efremov GD. Forty-four years(1955-1999) devoted to Hemoglobin research: Tttus H. J Huisman (1923-1999). Hemoglobin,2001,25(2):125-168

14. Hardison RC,Chui David HK,Riemer C,et al. Data bases of human hemoglobin variants and other resources at the goblin gene server. Hemoglobin, 2001,25(2):183-193

15. International Hemoglobin Information Center (IHIC). variant list. Hemoglobin, 1997, 21 (6): 505-606

16. International Hemoglobin Information Center (IHIC). New Hemoglobin variants published in Hemoglobin and in other journals. Hemoglobin, 1999,23(3):303-315

17. Lukens JN. The abnormal hemoglobin: general principles//Lee GR, Forster J, Luken JN, et al. Wintrobe's Clinical Hematology. 10th ed. Philadelphia:Lippincott Williams & Wilkins a wolters Kluwer Company,1999: 1329-1343

18. Nakanishi T,Miyaki A,Kishikawa M,et al. Hb Salami [B139(H17) Asn→Thr]: a new hemoglobin variant not detected by isoelectrofocusing and propan-2-ol test, was detected by electrospray ionization mass spectrometry. J Mass Spectrum, 1998, 33: 565-569

19. Steinberg MH, Benz Jr EJ. Pathobiology of human erythrocyte and its hemoglobin//Hoffman R, Benz Jr EJ,Shattil ST,et al. Hematology Basic Principles and Practice. 3rd ed. Harcourt: Churchill Livingstone,2000:356-367

20. Wajeman H, Pre' hu C, Bardakdjian-Michau J, et al. Abnormal Hemoglobins: Laboratory methods. Hemoglobin,2001,25(2):169-181

21. Yang Xueyong, Chen Wenjie, Zhou Yuling. Abnormal Hemoglobin in China, Proc. CAMs and PUMC, 1988,3:40-46

第 34 章

镰状细胞综合征及其他血红蛋白病

第一节　镰状细胞综合征

镰状细胞综合征是一类遗传性疾病，由于异常血红蛋白 S(HbS)所致的血液病，因红细胞呈镰刀状而得名。临床上有 3 种主要形式：①纯合子状态，即镰状细胞贫血(sickle cell anemia，SCA)，又称镰状细胞病(sickle cell disease，SCD)，是一种常染色体显性遗传血红蛋白病；②杂合子状态，即镰状细胞性状；③HbS 与其他异常血红蛋白的双杂合子状态，包括 S-β 珠蛋白生成障碍性贫血、血红蛋白 C 病、血红蛋白 D 病等。

一、镰状细胞贫血

本病系常染色体显性遗传性疾病，是 1949 年世界上最早发现的第一个分子病，由此开创了疾病分子生物学。主要见于非洲黑种人，最初见于非洲恶性疟疾流行区的黑种人中。HbS 杂合子对恶性疟疾具有保护性，单核吞噬系统将镰状细胞连同疟原虫一起清除，疟疾不治自愈，使 HbS 杂合子患者得以生存。杂合子状态者占非洲黑种人的 20%，美国黑种人群的 8%，此外也见于中东、希腊、土籍印第安人及与上述民族长期通婚的人群。杂合子之间通婚，其 1/4 子女为纯合子，导致镰状细胞贫血。

(一) 发病机制

正常成人血红蛋白是由两条 α 链和两条 β 链相互结合成的四聚体，α 链和 β 链分别由 141 和 146 个氨基酸顺序连接构成。镰状细胞贫血患者因 β 链第 6 位上的谷氨酸被缬氨酸替代形成 HbS，HbS 在脱氧状态下相互聚集，形成多聚体。这种多聚体由于其 HbS 的 β 链与邻近的 β 链通过疏水键连接而非常稳定，水溶性较氧合 HbS 低 5 倍以上。纤维状多聚体排列方向与细胞膜平行，并与细胞膜紧密接触，故当有足够的多聚体形成时，红细胞即由正常的双凹形盘状变为镰刀形(或称新月形)，此过程称为“镰变”。红细胞镰变的初期是可逆的，给予氧可逆转镰变过程。但当镰变已严重损害红细胞膜后，镰变就变为不可逆，即使将这种细胞置于有氧条件下，红细胞仍保持镰状。镰变红细胞僵硬，变形性差，在微循环中易遭破坏而发生溶血。未被破坏者因含有包涵体容易在脾脏内破坏，导致血管外溶血。镰变红细胞也使血流黏滞性增加，血流缓慢，加之变形性差，易堵塞毛细血管引起局部缺氧和炎症反应导致相应部位产生疼痛危象，多发生于肌肉、骨骼、四肢关节、胸腹部，尤以关节和胸腹部为常见血流滞缓、血管堵塞又加重缺氧、酸中毒，从而诱导更多红细胞发生镰变。如此恶性循环加重溶血、血管堵塞，引起组织器官损伤以致坏死，导致多发性肺、肾、肝、脑栓塞等严重合并症。

镰状红细胞对血管内皮的黏附性较正常红细胞高 2～10 倍。镰状细胞对内皮细胞黏附性的显著增高在血栓形成过程中起重要作用。诸多因素与红细胞镰变有关。红细胞内 HbS 浓度和脱氧程度是主要因素已如上述。此外，红细胞内 2,3-二磷酸甘油酸含量、酸中毒、HbF 含量、红细胞脱水程度等因素也可影响镰变过程。2,3-二磷酸甘油酸能降低血红蛋白的氧亲和力，pH 降低时血红蛋白易脱氧，故 2,3-二磷酸甘油酸含量的增加和酸中毒时镰变加重。HbF 不含 β 链，可抑制 HbS 的多聚体化，故不含 HbF 的红细胞容易镰变，而增加 HbF 含量可抑制镰变。红细胞内血红蛋白浓度增高将增加 HbS 与邻近 β 链接触而促进多聚体形成，故红细胞脱水使血红蛋白浓度增高可加重镰变。

（二）临床表现

患者出生后半年内血红蛋白主要是HbF，故表现无异常。半年后，HbF逐渐由HbS代替，症状和体征逐渐出现。一方面表现为慢性溶血性贫血，平时有比较恒定的轻度贫血，伴有巩膜轻度黄染，肝轻、中度肿大，婴幼儿可见脾大，随年龄增长脾因纤维化而缩小。当寒冷、感染、脱水时贫血症状加重、黄染也加深。另一方面由于毛细血管微血栓而引起疼痛危象。婴幼儿指（趾），手（足）背肿痛多见，儿童和成人四肢肌痛，大关节疼痛和腰背痛多见，另外尚有剧烈腹痛，头痛，甚至昏迷和肢体瘫痪等。由于早年发病，患者多有生长和发育不良，一般状况较差，易发生感染，尤其是肺炎球菌性感染，此与劳累、脾功能受损有关。长期患病者出现慢性器官损害，患者瘦弱，易疲劳，易感染各种疾病，伴营养不良。心、肺功能常受损，可发生充血性心力衰竭。肾脏受累可表现为等渗尿、血尿、多尿，部分患者发展为肾病综合征、肾衰竭。骨髓造血组织过度代偿性增加使骨皮质变薄、骨质疏松，导致脊柱变形呈双凹形或鱼嘴形，股骨头无菌性坏死，而另一方面，骨骼梗死又可导致骨小梁增加和骨质硬化。眼部症状由视网膜梗死、眼底出血、视网膜脱离等病变引起。神经系统表现有脑血栓形成、蛛网膜下隙出血。男性患者可有性功能不全。下肢皮肤慢性溃疡是常见的体征。

（三）并发症

本病在病情稳定时，患者可耐受贫血及其他临床症状；但当病情突然加重时，称“镰状细胞危象”，则有严重临床表现，甚至导致死亡。感染、代谢性酸中毒、低氧条件可能诱发危象，但有时难以发现明显诱因。根据临床表现特征的不同，可将镰状细胞危象分为5型：梗死型（疼痛型）、再生障碍型、巨幼细胞型、脾滞留型、溶血型。

1. 梗死型危象　系最常见的一种危象，镰变的僵硬红细胞阻塞小血管；组织缺氧，重者导致组织坏死。血管梗死可发生于任何部位，但梗死引起疼痛的部位最常见于四肢骨骼，尤以膝部及膝部以下多见，其次是胸背部及腹部。疼痛常为发作性疼痛，可伴有发热，轻者1～2天自行缓解，重者持续时间较长。发作频度不一；可为数天1次，也可为数年1次。脾梗死是引起腹痛的常见原因，多次脾梗死形成大量瘢痕组织可使脾变小，称自身脾切除。部分患者腹痛与慢性溶血引起的胆石症有关，此时血清胆红素会升高。此型危象发作时贫血常常并不加重。

2. 再生障碍型危象　贫血突然加重，网织红细胞显著减少甚或消失，骨髓增生低下。感染尤其是微小病毒（parvovirus）感染是常见诱发因素。

3. 巨幼细胞型危象　妊娠患者易发生此型危象，叶酸缺乏是主要原因。严重贫血伴有巨幼细胞贫血特征是本型的主要临床表现。

4. 脾滞留型危象　此型危象多见于儿童患者，也可见于脾显著增大的成年患者。主要临床表现是血红蛋白的浓度陡然下降。在幼年患儿可成为致死原因。

5. 溶血型危象　此型危象不常见。当本病患者合并其他疾病（如G-6-PD缺乏）时，易发生溶血危象。临床表现为贫血加重、黄疸、网织红细胞数增多。常发生溶血者易有胆石症。

（四）实验室检查

1. 外周血　血红蛋白为50～100g/L，危象时进一步降低。网织红细胞计数常在10%以上。红细胞大小不均，多染性、嗜碱性点彩细胞增多，可见有核红细胞、靶形红细胞、异形红细胞、Howell-Jolly小体。镰状红细胞并不多见，若发现则有助于诊断。通常采用“镰变试验”检查有无镰状细胞。红细胞渗透脆性显著降低。白细胞和血小板计数一般正常。

2. 骨髓象　示红系显著增生，但在再生障碍危象时增生低下，在巨幼细胞危象时有巨幼细胞变。

3. 血清胆红素　轻至中度增高，溶血危象时显著增高。本病的溶血虽以血管外溶血为主，但也存在着血管内溶血。

4. 血浆结合珠蛋白　降低，血浆游离血红蛋白可能增高。

5. 红细胞半衰期测定　显示红细胞生存时间明显缩短至5～15天[正常为(28±5)天]。

6. 血红蛋白电泳　显示HbS占80%以上，HbF增多至2%～15%，HbA_2正常，而HbA缺如。

其他辅助检查：根据病情、临床表现、症状、体征选择做心电图、X线、CT、MRI、B超、生化等检查。

（五）诊断

镰状细胞贫血的诊断标准：①临床表现为黄疸、贫血、肝脾大、骨关节及胸腹疼痛等；②红细胞镰变试验阳性；③遗传史；④种族地区发病；⑤血红蛋白电泳显示主要成分为HbS。故在流行区或高发人群中有下列情况之一时，应想到本病的可能：①儿童生长迟缓伴贫血；②贫血伴有家族史；③小儿反复出现手足肿痛，抗风湿治疗效果欠佳；④不明原因的肺部感染与肝脾大。诊断方法包括镰化试验和Hb电泳、珠蛋白指纹分析及氨基酸分析等。

（六）治疗

目前尚缺乏有效治疗办法，对症治疗可以减轻症状与痛苦，帮助患者度过危象时期非常重要。

1. 预防和治疗感染可以减少引发危象的发生。

2. 输血治疗:患者大都已经适应慢性贫血,若非必需,不宜经常输血。当发生再生障碍型危象时,应予输红细胞。发生巨幼细胞危象时,应予叶酸(10～15mg/d)治疗。一旦发生梗死危象、溶血危象或其他严重临床情况(如严重感染、重度下肢溃疡、患者需行全身麻醉和手术)时,可进行换血疗法,输入洗涤红细胞并补充右旋糖酐40(低分子右旋糖酐)或5%葡萄糖水,目的是使含HbS的红细胞减少至25%～50%以下,维持血液循环畅通。

3. 给予氧气吸入有一定帮助。及早给予止痛剂减轻患者痛苦。

4. 脾切除对本病无明显疗效。

5. 应用羟基脲、红细胞生成素并配合补铁,可显著提高HbF水平,减少栓塞危象和输血量。

6. 骨髓移植在少数病例取得成效,然而神经系统后遗症似有增加。

7. 基因替代治疗通过载入正常的基因型,产生正常基因型,以替代异常基因型的表达,达到治愈本病的目的。

8. 干细胞技术治疗已经在小鼠的SCD模型中得以实现。现在已经成功地将小鼠皮肤成纤维细胞转化的诱导多能干细胞,而后者可以在小鼠SCD模型中分化为红细胞。预计这种治疗方法在今后的5～7年能够得以发展,成为新的治疗手段。

(七)预后及预防

预后:镰状细胞贫血是一种严重疾病,若无良好的医疗条件,患者多于幼年死亡。如活到成年常死于肺部并发症、肾衰竭、败血症或脑血管意外。妊娠使心力衰竭、梗死、贫血加重,并易发生流产和死胎。感染、心力衰竭、梗死危象引起的休克、中枢神经系统并发症可成为死因。

预防:本病预后不佳且缺乏有效疗法,故应注重预防,提倡优生,进行婚前和产前检查。目前采用聚合酶链反应(PCR)和寡核苷酸探针(ASO)方法,或采用PCR和限制性内切酶片段长度多态性(RFLP)方法,在妊娠早期即可作产前诊断,防止纯合子患儿的出生。

二、镰状细胞性状

镰状细胞性状是指HbS和HbA的杂合子状态。患者从父母继承了一个正常β基因和一个异常β基因($\beta^{6谷\to缬}$),故其红细胞内部的β珠蛋白部分正常,与α链组成HbA,而部分β珠蛋白链异常($\beta^{6谷\to缬}$),与α链组成HbS。通常α链组成HbS占20%～45%。患者平时无贫血及相关临床表现,这是因为其红细胞内HbS浓度较低,在生理性氧张力下,红细胞不发生镰变的缘故。但在持续缺氧状态下,如全身麻醉、严重肺部感染、非密封舱高空飞行、高山旅行、合并发绀性先天性心脏病等,其红细胞可发生镰变而引起梗死,脾和肾最常受累,表现为左上腹痛、等渗尿及无痛性血尿等。

本病诊断并无困难,根据病史和临床链表现,镰变试验阳性和血红蛋白电泳发现HbS占20%～45%,即可确立诊断。本病治疗主要是对症处理,应避免处于低氧环境和发生缺氧。

某些双重杂合子状态可同时伴有HbS及另一种异常血红蛋白,如HbSC、HbSE、HbSD等,临床表现可与本病相似,统称为镰变综合征。

三、血红蛋白S-β珠蛋白生成障碍性贫血

血红蛋白S-β珠蛋白生成障碍性贫血亦称为镰状细胞珠蛋白生产障碍性贫血,是一种双重杂合子状态。患者从父母的一方遗传到HbS基因,从另一方遗传到珠蛋白生成障碍性基因。临床上较多见的是HbS-β珠蛋白生成障碍性贫血,由于这两种血红蛋白的遗传缺陷都在β基因,对正常血红蛋白(HbA)合成的影响很大,临床表现亦较重。HbS-α珠蛋白生成障碍性贫血少见,多无临床症状。

HbS-β珠蛋白生成障碍性贫血的临床表现取决于患者杂合子的特性。HbS-β^0珠蛋白生成障碍性贫血者,正常β链合成完全抑制,红细胞内无HbA,而HbS浓度很高,HbF大多为5%～10%,出现的贫血较重,临床症状与链状细胞贫血相似,患者大多在幼年时期死亡;HbS-β^+珠蛋白生成障碍性贫血者,尚有部分正常β链合成,患者贫血症状较轻,大多数可生存到成年。

患者外周血低色素性贫血明显,根据家系调查及红细胞镰变实验和血红蛋白电泳可以明确诊断。

四、血红蛋白C病

血红蛋白C病是由于β-珠蛋白基因发生突变,使β-珠蛋白链第6位上的谷氨酸被赖氨酸取代的异常血红蛋白,为常染色体显性遗传。HbC的氧亲和力较低,氧化后易在红细胞内形成结晶体,含结晶体的红细胞僵硬,变形性降低、不易通过微循环时丢失部分细胞膜而使红细胞变成小球形红细胞,小球形红细胞变形能力低,易被单核吞噬细胞系统(肝脾等)吞噬破坏,产生溶血性贫血。此病多见于西非,欧美各国也有散发病例。

本病可分为三种类型:

1. 血红蛋白C病 患者自父母双方各继承一个异常基因($\beta^{6谷\to赖}$),系纯合子状态。患者表现为

轻度至中度溶血性贫血，伴有脾肿大，一过性的腹痛。血涂片中可以见到大量的靶形红细胞，红细胞渗透脆性显著减低。骨髓红系增生显著，网织红细胞约 10%。血红蛋白电泳显示几乎均为 HbC。

2. 血红蛋白 C 性状　患者自父母双方各继承一个异常 β 基因（$\beta^{6谷\to赖}$）和一个正常 β 基因，为杂合子状态。患者血涂片中可见到靶形红细胞增多外，无贫血，无溶血，亦无症状。血红蛋白电泳显示 28% ~44% 为 HbC，其余为 HbA。

3. 镰状细胞血红蛋白 C 病　患者自父母一方继承一个 HbC β 基因（$\beta^{6谷\to赖}$），从另一方继承一个镰状细胞 β 基因（$\beta^{6谷\to缬}$），为既有 HbC 又有 HbS 的双杂合子状态。不少患者无症状，部分患者在儿童期或青春期开始出现中度贫血，但生长发育一般不受影响。半数患者出现脾大，亦可发生急性栓塞。血涂片显示靶形红细胞增多，很少能看见镰状细胞，镰变实验阳性。血红蛋白电泳显示 HbC 和 HbS。

本病仅需一般治疗和对症治疗，预防和治疗感染尤为重要。

五、血红蛋白 D 病

血红蛋白 D（HbD）不是一种单一的异常血红蛋白，其特点是在碱性 pH 电泳时位置与 HbS 相同，而在 pH 6.2 琼脂胶电泳时与 HbS 分离。无溶解度异常，镰变试验阴性。现已发现有几种 β 或 α 链氨基酸顺序不同的 HbD，最多见的是 HbD-Punjab（$\alpha_2\beta_{2121}$谷→谷胺）。纯合子 HbD-Punjab 无症状，或仅轻度贫血，无脾大，血片中有较多靶形红细胞。杂合子多无症状。主要见于印度、巴基斯坦和伊朗。我国内蒙古、新疆、青海、河北及河南等省区有少数病例散发。纯合子 HbD 可达 95% 左右，杂合子 HbD 约 35% ~50%。在 pH 6.25 琼脂电泳中，HbD 与 HbA 泳速相同，可与 HbS 相区别。

六、血红蛋白 E 病

血红蛋白 E 病亦是由于 β-珠蛋白基因发生突变，使 β-珠蛋白链第 6 位上的谷氨酸被赖氨酸取代的异常血红蛋白。但因谷氨酸和赖氨酸理化性质相似，对血红蛋白分子的稳定性和功能影响不大。本症属常染色体不完全显性遗传，多见于东南亚，为我国各族人民中最常见的异常血红蛋白，遍布南北 16 个省、区、以广东及云南省多见。

1. 血红蛋白 E 病　是 HbE 纯合子。常伴有轻度溶血性贫血，呈小细胞、低色素性。靶形红细胞可达 25% ~75%。感染时贫血加重。血红蛋白电泳，HbE 高达 90% 以上。在碱性 pH 电泳时，HbE 与 A2 泳速相同，但 HbE 浓度高，HbA2 即使在病理情况下，亦罕有高于 10% 者，HbF 正常或略增高，HbA 则缺如。

2. 血红蛋白 E 性状　是 HbA 与 HbE 基因杂合子。患者无贫血也无临床症状，血片中靶形红细胞 <5%，HbE 约 30% ~40%，其余为 HbA。患者父母中至少一人为 HbE 特征。HbE 对氧化剂不稳定，异丙醇试验多呈阳性，热变性试验也轻度阳性。部分患者变性珠蛋白小体生成率略增高。

3. HbE-珠蛋白生成障碍性贫血　是 HbE 珠蛋白生成障碍性贫血的杂合子。HbE 与 β 珠蛋白生成障碍性贫血基因的双重杂合子的症状与重型 β 珠蛋白生成障碍性贫血相似。前者血红蛋白电泳，HbE 约 60% ~80%，HbF 15% ~40%。治疗方法与重型珠蛋白生成障碍性贫血相似。切脾后症状可有好转，但数年后贫血又渐加重。另外服用羟基脲可以使一部分患者的血红蛋白维持在一定的水平，羟基脲可以从 7mg/（kg · d）开始，逐渐到最大量 20mg/（kg · d），而不会有明显的毒副作用，HbF 含量越高的患者，羟基脲的治疗效果越好。羟基脲还可以使那些长期依赖输血的患者不再输血，从而降低体内铁的负荷。

HbE 与 α 珠蛋白生成障碍性贫血基因的双重杂合子，由于遗传缺陷分布于 α、β 两个基因，一般均无症状。HbE-α-thal 2 基因型患者的 HbE 约 15% ~20%。HbE-α-thal 1 基因型患者的 HbE 浓度 23% ~32%。这些患者多在普查时被发现。

第二节　不稳定性血红蛋白病

（一）概述

不稳定血红蛋白病是由于 α 或 β 珠蛋白链氨基酸组成改变致使血红蛋白分子结构不稳定，发生变性和沉淀，形成红细胞内变性珠蛋白小体（Heinz 小体），称不稳定血红蛋白。不稳定血红蛋白可引起溶血性贫血。目前已发现 100 余种不稳定血红蛋白，80% 以上系 β 链异常，余为 α 链异常。

（二）病因和发病机制

α 珠蛋白基因或 β 珠蛋白基因突变导致相应珠蛋白链氨基酸成分改变。部分患者的突变基因继承自父母，表现为常染色体显性遗传；另有部分患者无阳性家族史，其基因突变可能是自发的体细胞性基因突变。至今所发现的病例均为杂合子，尚未发现纯合子患者，偶见双杂合子患者，这可能与本病少见有关，也可能与纯合子难以生存有关。

珠蛋白链的氨基酸组成和排列顺序对维持血红蛋白的结构和功能起着决定性作用。珠蛋白链氨基酸的替代、插入或缺失可改变血红蛋白的结构和功能。已知下述改变可导致不稳定血红蛋白的产生：①与血红素结合的氨基酸被替代，使血红素易脱失，如 Hb Hammersmith；②非极性氨基酸被极性氨基酸替代，改变了血红蛋白构形，如 Hb Bristol；③氨基酸替代发生在 α_1 链与 β_1 链接触处，使珠蛋白链间连接不稳，如 Hb Philly；④氨基酸替代发生在 α 螺旋第 3 位，使螺旋易折断，如 Hb Duaree；⑤氨基酸替代发生在 β 和 ε 螺旋接触处，影响了血红素与珠蛋白链的结合，如 Hb Sayannah；⑥氨基酸的缺失或插入发生在 α 螺旋关链位置，使血红素易自珠蛋白链上解离，如 Hb Neteroi。上述各种改变可使血红蛋白变为不稳定而发生沉淀，在红细胞内形成变性珠蛋白小体，附着于红细胞膜上，使膜的变形性降低，变为僵硬，最终在微循环中，尤其在脾内破坏。

（三）临床表现

不稳定血红蛋白有百余种，不同的不稳定血红蛋白所引起的临床表现有很大差异。多数不稳定血红蛋白患者由于骨髓红系代偿性增生而不出现贫血，或仅有轻度的溶血性贫血，但当发生感染或服用氧化剂类药物时，不稳定血红蛋白沉淀加剧，溶血性贫血加重，患者往往因此就医而明确诊断。γ 链异常患者在出生时可有溶血性贫血，而后 γ 链逐渐被正常 β 链取代，6 个月后溶血性贫血逐渐消失。β 链异常患者在出生时正常，而后 γ 链逐渐被异常 β 链取代，0.5～1 岁后出现慢性溶血性贫血。少数不稳定血红蛋白（如 Hb Duaree）的氧亲和力高于正常，向组织释放氧减少，故引起血红蛋白浓度升高达正常血红蛋白浓度上限或稍高于正常。除贫血外，患者还可有黄疸、脾大。若不稳定血红蛋白被氧化形成高铁血红蛋白，则出现发绀。

（四）实验室检查

1. 外周血　血红蛋白正常或降低。红细胞呈低色素性、大小不均，可见多染性、嗜碱性点彩红细胞。网织红细胞增多可不与贫血平行，特别当不稳定血红蛋白氧亲和力增高时，可无贫血而网织红细胞计数增多。

2. 热变性试验、异丙醇试验及乙酰苯肼试验　热变性试验易有假阳性，需做正常对照。异丙醇不仅使不稳定血红蛋白沉淀，也可使 HbF 沉淀，应注意鉴别。用 0.1% 乙酰苯肼并在 37℃ 温育 2～4 小时，可诱发变性珠蛋白小体形成。在切脾后患者的周围血红蛋白中易见到变性珠蛋白小体。

3. 血红蛋白电泳　在鉴定不稳定血红蛋白上作用有限，因为大多数不稳定血红蛋白的泳动速度与正常血红蛋白无异。

4. 氧解离曲线检查　可发现不稳定血红蛋白的氧亲和力是否异常。

其他辅助检查：根据病情、临床表现、症状、体征选择做心电图、B 超、X 线、生化等检查。

（五）诊断

对原因不明的先天性非球形溶血性贫血患者均应考虑到本病的可能性。诊断的主要依据是证明不稳定血红蛋白的存在。若发现血红蛋白的氧亲和力异常，对诊断也很有价值。部分患者有阳性家族史。热变性试验及异丙醇试验是诊断本病简便、敏感并具有一定特异性的试验。血红蛋白电泳对不稳定血红蛋白检出率不高，仅 Hb Khn，Hb Sydney，Hb Zürich 等少数不稳定血红蛋白可与 HbA 分开而被检出。本病应与 G-6-PD 缺陷及其他血红蛋白病鉴别。确定不稳定血红蛋白病诊断后，若要了解不稳定血红蛋白的异常存在，需作有关珠蛋白链的氨基酸组成分析。

（六）治疗

目前也无特殊治疗。应避免发生感染或服用氧化剂类药物，（如磺胺类、伯氨喹、呋喃唑酮、亚甲蓝（美蓝）等，以免诱发溶血性贫血加重。如有叶酸缺乏，应予补充。脾切除对部分溶血性贫血明显且伴有脾大患者有一定疗效，但对氧亲和力增高的不稳定血红蛋白患者应避免切脾手术，因切脾可能导致病情加重。并发胆石症者常见，必要时可做胆囊切除。妊娠时贫血可能会加重。

（七）预后

平时溶血较轻者预后较好。平时贫血及溶血严重者，可因并发感染引起急性溶血危象而死亡。氧亲和力增高的不稳定血红蛋白患者切脾后发生血红蛋白增多症和血栓形成，也可导致死亡。

第三节　氧亲和力增高血红蛋白病

（一）概述

氧亲和力增高血红蛋白，由于血红蛋白氨基酸组成改变，使血红蛋白对氧的亲和力增高，向组织释放氧减少，组织缺氧引起代偿性红细胞增多症。本病系遗传病，故又称“家族性红细胞增多症”，但并非所有家族性红细胞增多症都由异常血红蛋白引起。

（二）病因和发病机制

本病系常染色体显性遗传病。珠蛋白基因突变引起珠蛋白链氨基酸组成改变。少数患者无家族史，可能是患者本人自发的体细胞性基因突变引起。临床上所见患者均为杂合子状态。目前已发现 40 余种氧亲和力增高的异常血红蛋白。

导致本病的珠蛋白基因突变大致分为 4 种：

①α 或β 链 C 端突变,降低了血红蛋白脱氧结构的稳定性。②α_1 与 β_2 链接触处突变,阻碍了血红蛋白自氧合状态转变为脱氧状态。③β 链与 2,3-二磷酸甘油酸结合处突变,削弱了两者之间的结合,导致对氧的亲和力增高。④突变引起与血红素结合有关氨基酸改变,导致血红素腔空间结构改变,有利于氧合结构。上述各种突变引起的珠蛋白链氨基酸组成改变,使血红蛋白的氧亲和力增高,向组织释放氧减少,组织缺氧刺激红细胞生成素增加,造成红细胞增多。

(三) 临床表现

可能纯合子不能生存,临床所见的都是杂合子,主要表现为红细胞增多,眼结合膜、口唇、颜面及四肢末端充血,可有头胀、头晕、头痛、失眠、易激动、四肢麻木等症状,但多数患者的症状不明显。脾一般不肿大。妊娠时可能发生流产或死胎。

(四) 实验室检查

1. 外周血　血红蛋白浓度可正常或不同程度升高,甚至可达 238g/L,血细胞比容 0.42 ~ 0.70。白细胞和血小板计数正常。

2. 血红蛋白电泳　可显示出部分氧亲和力增高异常血红蛋白的泳动速度与 HbA 不同,而出现一异常区带。另有部分异常血红蛋白需用 pH 6.2 缓冲液或等电聚焦电泳方能与 HbA 区分。还有一些异常血红蛋白不能用电泳方法鉴别,而需测定氧亲和力(P50 值)方能肯定,此类异常血红蛋白的氧亲和力较正常高 4 ~6 倍。

3. 其他辅助检查　根据临床表现、症状、体征选择心电图、B 超、X 线、生化等检查。

(五) 诊断

有红细胞增多症及家族史者,应考虑本病。血红蛋白电泳发现异常血红蛋白区带和(或)血红蛋白氧亲和力显著增高可肯定诊断。珠蛋白链氨基酸组成分析或珠蛋白基因分析可明确本病的分子病理。

(六) 治疗

患者大多不需要治疗,有轻微症状者对症处理。仅当红细胞显著增多(如血细胞比容>0.60)而有可能发生血栓形成或其他并发症时,方考虑静脉放血治疗。

(七) 预后

预后较好,一般不影响寿命,但没有氧亲和力的妇女妊娠期间,易发生流产或死胎。

第四节　血红蛋白 M 病

(一) 概述

血红蛋白 M 病是由于珠蛋白链氨基酸组成改变导致的高铁血红蛋白,血红蛋白 M 病的产生不是因为红细胞酶的还原系统发生障碍,而是珠蛋白链上的一些位置与血红素中铁原子结合的氨基酸发生突变,使血红素固定在高铁状态,血红蛋白 M 病患者的血呈深棕色,患者无先天性心脏病,但自幼发绀,此种发绀与自身劳累无关。

(二) 发病机制

本病因珠蛋白基因突变引起,系常染色体显性遗传病,故又名为“家族性发绀症”。临床上所见均为杂合子状态。

本病高铁血红蛋白的产生是由于发生珠蛋白 α、β 或 γ 链氨基酸替代,使血红素的铁易于氧化为高铁(Fe^{3+})状态。至今已发现 7 种高铁血红蛋白变异型,其中 6 种是血红素囊部位的组氨酸由酪氨酸替代。酪氨酸的酚基与血红素铁共价结合,使铁处于稳定的氧化高铁状态。Hb M Milwaukee 是 β 链第 67 位的缬氨酸被谷氨酸替代。

(三) 临床表现

主要表现为发绀,其他临床表现不明显。累及 α 链者自出生时即有发绀,累及 β 链者在出生后 3 ~6 个月才出现发绀,而累及 γ 链者仅生后 1 周呈现短暂发绀。患者除发绀外,一般无其他临床症状,生活如常人。某些 β 链变异型可有轻度溶血。服用氧化剂类药物(如磺胺类)可使症状加重。

(四) 实验室检查

1. 外周血　血红蛋白可有轻度至中度减低,网织红细胞升高,血清未结合胆红素增高。

2. 血红蛋白电泳　适当条件下血红蛋白电泳,如中性 pH 琼脂凝胶电泳可识别 HbM。

3. 血红蛋白光谱分析　本病高铁血红蛋白有特殊的光谱吸收特征,可资鉴别。

4. 热不稳定反应　可呈阳性。

(五) 诊断

凡自幼即出现发绀的患者,均应考虑本病的可能。注意与其他原因引起的高铁血红蛋白发绀症相鉴别,如遗传性高铁血红蛋白症、中毒性高铁血红蛋白症等。进行血红蛋白光谱分析检查可明确诊断。

(六) 治疗和预后

目前尚缺乏有效地治疗手段。病程良性不影响患者的寿命。

(赖永榕　武永吉)

参 考 文 献

1. 邓家栋. 临床血液学. 上海:上海科学技术出版社,2001:578-627
2. 刘焕珑,潘旭东. 镰状细胞贫血及其血液动力学改变. 中国卒中杂志,2008,3:128-130
3. 江涛. 羟基脲可有效治疗镰状细胞贫血症. 国外

医学情报,2006,4:46
4. Morris CR. Mechanisms of vasculopathy in sickle cell disease and thalassemia. Hematology Am Soc Hematol Educ Program,2008:177-185
5. Niscola P, Sorrentino F, Scaramucci L, et al. Pain syndromes in sickle cell disease: an update. Pain Med,2009,10:470-480
6. Tsaras G, Owusu-Ansah A, Boateng FO, et al. Complications associated with sickle cell trait: a brief narrative review. Am J Med,2009,122:507-512
7. Zimmerman SA, Schultz WH, Burgett S, et al. Hydroxyurea therapy lowers transcranial Doppler flow velocities in children with sickle cell anemia. Blood,2007,110:1043-1047
8. Steinberg MH. Sickle cell anemia, the first molecular disease: overview of molecular etiology, pathophysiology, and therapeutic approaches. Scientific World Journal,2008,8:1295-1324
9. Oringanje C, Nemecek E, Oniyangi O. Hematopoietic stem cell transplantation for children with sickle cell disease. Cochrane Database Syst Rev, 2009, 21: CD007001
10. Nabel EG, Shurin SB. A recommitment to sickle cell disease research. Blood,2008,111:4852-4853
11. Segal JB, Strouse JJ, Beach MC, et al. Hydroxyurea for the treatment of sickle cell disease. Evid Rep Technol Assess (Full Rep),2008,165:1-95
12. Pinto FO, Roberts I. Cord blood stem cell transplantation fo rhaemoglobinopathies. Br J Haematol, 2008,141:309-324
13. Karnpean R, Fucharoen G, Fucharoen S, et al. Accurate prenatal diagnosis of Hb Bart's hydrops fetalis in daily practice with a double-check PCR system. Acta Haematol,2009,121:227-233
14. Cuccia L, Saieva L, Borsellino Z, et al. Hb Hinwil [beta38(C4) Thr-->Asn, ACC>AAC] associated with beta0-thalassemia in a Sicilian child. Hemoglobin,2008,32:582-587
15. Kossover CL, Eckman JR, Young AN, et al. Compound heterozygosity for hemoglobin C and hemoglobin Korle-Bu. Lab Hematol,2008,14:30-34
16. Moradkhani K, Mazurier E, Giordano PC, et al. An alpha0-thalassemia-like mutation: Hb Suan-Dok [alpha109(G16)Leu-->Arg] carried Hemoglobin, 2008,32:419-424
17. Henderson S, Pitman M, McCarthy J, et al. Molecular prenatal diagnosis of Hb H hydrops fetalis caused by haemoglobin Adana and the implications to antenatal screening for alpha-thalassaemia. Prenat Diagn,2008,28:859-861
18. Winichagoon P, Svasti S, Winichagoon P, et al. Expression of betaE and gamma-globin genes in infants heterozygous for hemoglobin E and double heterozygous for hemoglobin E and alpha-thalassemia. Haematologica,2007,92:702-703
19. Repapinou Z, Karababa P, Boussiou M, et al. An improved method for the diagnostic approach of alpha+-thalassaemia. Int J Lab Hematol, 2007, 29: 45-51
20. So CC, Chan AY, Tsang ST, et al. A novel beta-delta globin gene fusion, anti-Lepore Hong Kong, leads to overexpression of delta globin chain and a mild thalassaemia intermedia phenotype when coinherited with beta(0)-thalassaemia. Br J Haematol,2007,136:158-162

第 35 章

免疫性溶血性贫血

免疫性溶血性贫血系指由于机体产生针对红细胞的自身抗体，或某些特殊情况下同种抗体作用于红细胞，致红细胞寿命缩短、破坏加速而引起的一组溶血性贫血。其中以自身免疫性溶血性贫血最为重要和常见，另外还包括药物诱发的免疫性溶血性贫血、新生儿同种免疫性溶血性贫血、血型不合输血溶血反应和器官移植及造血干细胞移植相关溶血。本章主要介绍自身免疫性溶血性贫血和药物诱发的免疫性溶血性贫血，其他类型免疫性溶血性贫血参见相关章节。

第一节　自身免疫性溶血性贫血概述

一、定　　义

自身免疫性溶血性贫血（autoimmune hemolytic anemia，AIHA）系体内B淋巴细胞免疫调节紊乱，产生自身抗体和（或）补体，并结合于红细胞膜上，致红细胞破坏加速而引起的一组溶血性贫血。AIHA的自身抗体根据其作用于红细胞所需温度可分为温抗体型和冷抗体型两大类。冷抗体型又包括冷凝集素综合征（CAS）及阵发性冷性血红蛋白尿症（PCH）。当机体即产生抗自身红细胞抗体，又产生抗自身血小板抗体（甚至白细胞抗体），进而同时出现贫血和血小板减少（或全细胞减少）时，称之为Evans综合征。

二、AIHA的自身抗体及病因学分类

（一）抗体分类

AIHA的自身抗体根据其作用于红细胞所需温度可分为温抗体和冷抗体两大类：①温抗体：与红细胞最适反应温度为35～40℃的自身抗体称为温抗体，一般在37℃时自身抗红细胞抗体与红细胞作用最活跃；可分为在体外需加抗人球蛋白抗体才能致红细胞凝集的不完全性温抗体，及无需加抗人球蛋白抗体即能引起溶血的温性自身溶血素，以及两亚型的混合；温抗体主要为IgG，其次为非凝集素性IgM，IgA罕见；IgG又可细分为IgG1、IgG2、IgG3和IgG4亚型；据统计，单纯不完全温性自身抗体约占所有自身抗体的68.9%；上述自身抗体的产生机制未明。②冷抗体：在20℃下（特别是4℃）作用最活跃。单纯冷性自身凝集素及溶血素占所有自身抗体的13.5%。在冷抗体中，凝集素性IgM较多见于CAS，可直接在血循环中发生凝集反应，所以是完全抗体。PCH由一种特殊冷抗体（7s IgG）介导，在20℃时吸附在红细胞上，当温度升高后即与细胞分离，称为冷热抗体，即D-L（Donath-Landsteiner）抗体。③温冷双抗体型，即在同一患者身上既有温型自身红细胞抗体（多为IgG），又有冷型自身红细胞抗体（多为IgM）。近年有报道“宽温幅的冷凝集素综合征”，即自身红细胞抗体为IgM型冷凝集素，但在体外除了能在4℃最大量地凝集自身红细胞外，尚能在30℃以上继续凝集。各类AIHA分类见表35-1。

（二）病因学分类

无论温抗体型或冷抗体型AIHA，按其病因均可分为原因不明（特发性）和继发性两大类。临床上温抗体型AIHA患者中，不足半数（约45%）患者病因不明（特发性），超过半数（约55%）患者继发于下述疾病：造血系统肿瘤（如淋巴系统增殖性疾病、白血病、多发性骨髓瘤、原因不明巨球蛋白血症和组织细胞增生症等）、结缔组织病（如系统性红斑狼疮、类风湿关节炎和硬皮病等）、感染性疾

病(如各类病毒感染,包括传染性单个核细胞增多症、病毒性肝炎及病毒性疱疹等)及免疫缺陷性疾病(如溃疡性结肠炎、重症肌无力、自身免疫性甲状腺炎、低丙种球蛋白血症、异常球蛋白血症、恶性贫血、免疫相关性纯红细胞再生障碍和自身免疫性肝病等)。

表 35-1 自身免疫性溶血性贫血的分类

1. 依自身免疫过程的血清学特点分类:
   A. 温自身抗体型:
      自身抗体最大活性在体温 37℃时
   B. 冷自身抗体型:
      自身抗体活性出现在温度低于 37℃时
   C. 温冷自身抗体混合型
2. 依是否存在重要的相关疾病分类:
   A. 原发性(或特发性)AIHA
   B. 继发性 AIHA:
      (1) 伴淋巴系统增殖性疾病
      (2) 伴风湿类疾病,特别是系统性红斑狼疮
      (3) 伴某些感染性疾病
      (4) 伴某些非淋巴类肿瘤,如卵巢癌
      (5) 伴某些慢性感染性疾病,如溃疡性结肠炎
      (6) 伴有服用某些药物,如 α 甲基多巴

临床上 CAS 多继发于支原体肺炎、传染性单个核细胞增多症、MCV 感染及流行性腮腺炎等。早年文献报道绝大多数 PCH 继发于梅毒感染,近年报道显示相当部分本病患者继发于水痘、传染性单个核细胞增多症、支原体肺炎及麻疹等。近年报告尚有甲状腺功能亢进、骨髓增生异常综合征、血卟啉病、肺癌、急性肝坏死、阵发性睡眠性血红蛋白尿症及戈谢病等伴发 AIHA。

当然,随着对疾病认识的加深和检测手段更新,能找出病因的 AIHA 会愈来愈多,而原发性 AIHA 会愈来愈少。AIHA 的病因学分类见表 35-1。

三、发病机制

AIHA 发病机制主要包括抗自身红细胞抗体产生及溶血的发生。

(一) 抗体产生

抗红细胞自身抗体的产生机制尚未完全阐明,可能有以下诸方面因素参与。

1. 抗原变异　某些病毒感染可激活多克隆 B 细胞,或某些药物及化学毒物等作用于造血细胞或成熟红细胞并与之相结合,或射线作用于红系造血细胞致基因突变,最后引起红细胞(有时是全血细胞)膜抗原成分的变异,进而刺激机体的免疫系统产生识别此类变异抗原的自身抗体,即所谓抗自身红细胞(或其他血细胞)抗体。

2. 抗体产生异常　淋巴系统感染或肿瘤、胸腺疾病以及免疫缺陷等因素可使机体失去免疫监视功能,无法识别自身细胞,有利于机体产生抗自身血细胞抗原的抗体。

3. 交叉免疫　某些病原微生物具有与人体血细胞相似的抗原成分,当其侵入人体后会刺激机体产生交叉抗体,这些抗体在抗病原微生物的同时也会抗人体血细胞,即相当于人体产生了抗自身血细胞的抗体。

4. T 细胞平衡学说　临床发现 AIHA 患者有抑制性 T 细胞减少和功能障碍,也有 T 细胞中特定亚群活化,使相应 B 细胞反应过剩而发生 AIHA。

近年来研究证实,继发于嘌呤核苷类化疗药物(如氟达拉滨)、输入过多血液制品、次要血型不合异体造血干细胞移植和实体器官移植后的 AIHA 发生率越来越高,已引起研究人员的重视。有研究报道应用氟达拉滨治疗的 LPD 其 AIHA 的发生率较高,且程度亦较重,部分患者死于 AIHA 相关并发症;其原因可能在于氟达拉滨通过造成调节性 T 细胞的紊乱而导致 AIHA 发生。另有研究显示异体红细胞输注产生异体抗体的同时或紧随其后,可能产生自体抗体,从而产生 AIHA 的病理生理基础,故国外有部分学者建议应将红细胞输注从 AIHA 的支持治疗中剔除,取之以铁剂和促红细胞生成素等。

(二) 溶血机制

至于 AIHA 时红细胞的破坏形式可归纳为血管内和血管外溶血两种,分别阐述如下:

1. 血管外溶血　主要见于温抗体型 AIHA。红细胞膜上因吸附 IgG 或 C3 而被致敏,在亚型分析中主要发现 IgG1 及 IgG3,而 IgG2 及 IgG4 较少见。巨噬细胞膜上有 1×10^6 IgG 的 Fc 受体(FcR),共分三种类型;FcRⅠ、FcRⅡ和 FcRⅢ。FcRⅠ几乎均为血浆内单体 IgG 所占领,而 FcRⅡ和 FcRⅢ则主要与致敏红细胞膜上 IgG 相结合,初期阶段似以 FcRⅢ最为重要。FcRⅡ与双体 IgG 结合,仅 FcRⅢ对 IgG3 及 IgG1 有作用(IgG3>IgG1),而对 IgG2 及 IgG4 无反应。体外观察发现 IgG1 FcR 主要作用为吞噬,而 IgG3 FcR 则为细胞毒溶解,最后均在脾脏内破坏。临床观察显示具有 IgG3 的患者均有溶血征象,而约 35%单独 IgG1 者可无溶血反应。可见 IgG3 对红细胞破坏较其他亚型更为严重,而 IgG4 几无反应。IgG3 或 IgG1 型自身抗体与红细胞结合后,使抗体 Fc 端构型发生变化,并同时激活少量补体使红细胞膜上黏附一定量 C_{3b}/C_{4b},构型发生变化的 Fc 端及 C_{3b}/C_{4b}分别与单核-巨噬细胞上 Fc 受体及 C_{3b}/C_{4b}受体结合,最后导致红细胞被单核-巨噬细胞吞噬、

溶解和破坏。巨噬细胞吞噬红细胞过程包括“识别”、“附着”与“摄入”三个阶段；其中“识别”由巨噬细胞表面的IgG-FcR及C3b-FcR共同介导，但“附着”主要依赖C3b-FcR，而“摄入”则主要依赖IgG-FcR。C3b的“附着”加上IgG的“摄入”，促进并明显增强了巨噬细胞效应而致严重溶血，破坏场所主要在脾脏。单核-巨噬细胞也有IgA-FcR，所以被IgA致敏的红细胞主要也在脾脏内破坏，单核-巨噬细胞无温型IgM不完全抗体相应受体。IgM有激活补体作用，但温性IgM不能激活全补体，仅能达到C3阶段，与巨噬细胞C_{3b}受体相结合，最后于肝脏内破坏。单独补体致敏的红细胞，除补体被运离红细胞的免疫复合物激活而结合在红细胞膜上导致血管内溶血外，也可使致敏红细胞在肝脏内破坏，因为肝脏体积大，血流丰富，巨噬细胞数量较脾脏相对为多。但单独C3型血管外溶血一般较轻，因为仅有“附着”而无“摄入”，可能不易被吞噬。

溶血严重程度除与上述自身抗体类型有关外，还与下述因素有关：①红细胞膜上吸附抗体数量：对于同一类型自身抗体来说，吸附在红细胞膜上的抗体愈多，红细胞愈易被单核-巨噬细胞吞噬，发生溶血的程度愈重。②红细胞膜是否同时被抗体和C3“致敏”：由于单核-巨噬细胞膜上既有Fc受体，又有C_{3b}/C_{4b}受体，故当红细胞同时被抗体和C3“致敏”时，被吞噬和破坏的几率就大，发生溶血的程度就重。如果破坏的红细胞数量超过骨髓产生的红细胞量时，机体就发生贫血；当单核-巨噬细胞释放出较多破坏红细胞的代谢产物——间接胆红素时，就会引起胆红素代谢紊乱，发生高胆红素血症（黄疸、血清间接胆红素增高、尿胆原/尿胆素增高和胆结石/胆囊炎，严重时甚至可发生“核黄疸”等）；当此型溶血反复、长期发生时，单核-巨噬细胞系统就会反应性增殖，出现肝、脾肿大。

2. 血管内溶血　某些自身红细胞抗体（主要为冷型抗体）在血管内与红细胞结合，引起红细胞凝聚并同时结合、激活补体；补体直接破坏红细胞，进而引起血管内溶血。冷型抗体（IgM或IgG）与红细胞膜上抗原结合后，抗体结构发生变异，使原来被掩盖的，位于Fc段上CH2区域的补体结合点暴露，与CIq相结合（CI由CIq、CIr及CIs组成）。当CIq被结合后，结构发生变异，露出酶活性部分，作用于CIs，最终致CI分子被激活（aCI）；随后C3激活，裂解为C_{3b}。通过一系列激活和裂解作用使C_{5b}与C6-9结合形成复合体，插入并破坏红细胞双层脂膜，发生离子渗漏，特别是钾离子丧失而钠离子进入细胞，红细胞肿胀，继而发生血管内溶血。CAS患者体内IgM冷凝集素在末梢循环低于30℃时能结合到红细胞膜上，激活补体形成复合体，导致溶血。PCH患者体内存在一种特殊7s IgG冷抗体，当温度降至30℃以下，7s IgG即结合于红细胞膜上并激活补体。复温至37℃，抗体脱落，但补体激活的顺序已完成，即发生溶血。

当溶血超过骨髓的代偿能力时，机体就会发生贫血。血管内溶血同时导致高游离血红蛋白血症：血浆游离血红蛋白（FHb）升高、结合珠蛋白（HP）降低、高铁血红素白蛋白升高、高铁血红素结合蛋白降低、高铁血红素结合珠蛋白高铁血红素结合物增高。增多的FHb超过HP的结合能力时就会发生血红蛋白尿、含铁血黄素尿，出现尿潜血试验阳性和尿Rous试验阳性。反复发生血红蛋白尿还会引起机体缺铁、缺锌，并进一步加重贫血。被HP结合的FHb主要在单核-巨噬细胞内代谢分解，故也可能引起黄疸和肝脾肿大。在血管内被抗体凝集的红细胞还会影响末梢循环，出现皮肤雷诺样现象等。

四、自身抗体血型抗原特异性

（一）温抗体的血型抗原特异性

温抗体所针对的血型抗原主要是红细胞Rh抗原系统，多数针对该系统的全部抗原，部分针对Rh系统的单个抗原如抗e/抗o等；偶可发现抗Rh系统以外的抗原：如抗A抗原，抗Kell抗原等。有些温抗体可假装同种抗体，其免疫学证据为：①患者直接Coombs试验（+），经洗脱自身抗体后测定抗原性为抗E，然后分析患者红细胞的E抗原却为（-），说明患者自身抗红细胞抗体出现了抗同种E抗原的特性；②患者间接Coombs试验（+），抗体定性为抗e，且患者红细胞有e抗原，但该抗体却被无e抗原的同种红细胞吸附，此说明自身红细胞抗体出现了同种抗体的特性。因此，临床上对查出同种抗体且有溶血迹象的患者，应进一步检查其是真同种抗体，还是自身抗体“假装”同种抗体。

（二）冷抗体的血型抗原特异性

冷凝集素/冷溶血素针对的血型抗原主要为I/i抗原或IH抗原，其次是Pr抗原，针对Vo、GA和Sa抗原者较少见。D-L抗体针对的血型抗原主要为p抗原，针对P、IH及i抗原者较少见。

五、临床特点

（一）温抗体型AIHA临床特点

本病临床表现多样化，起病可急可缓，病情可重可轻，临床上以慢性型为多见。慢性起病者常见贫血、黄疸及肝脾肿大。急性发病多见于小儿，特别是伴有感染者，重度贫血，可有寒战、高热、腰背痛、呕吐和腹泻；部分患者可出现休克及神经系统紊乱症状，如头痛、烦躁以至昏迷。此外，继发性者可能有原发病表现：如淋巴细胞系统增殖性疾病可以有淋巴结肿大等浸润表现，胶原系统疾病可能有关节、皮肤、肾脏和神经系统等病变表现。

（二）冷抗体型 AIHA 临床特点

1. CAS　CAS 具有三大临床表现：①发绀症，即在寒冷环境中，大多数患者表现有耳廓、鼻尖、手指及足趾的发绀，一经加温即见消失；②溶血综合征，急性型 CAS 可有发热、寒战、血红蛋白尿及急性肾功能不全等，慢性型 CAS 可有贫血、黄疸、肝脾轻度肿大等；③继发性 CAS 可有原发病表现。

2. PCH　PCH 患者于受寒冷后急性发作，表现为寒战、高热（可高达40℃）、全身乏力、腰背及下肢疼痛，随之出现血红蛋白尿，上述表现可持续数小时至数天。反复发作者可出现面色苍白、轻度黄疸及脾肿大。继发性 PCH 患者应有原发病表现。

六、实验室检查

临床上 AIHA 的诊断应分为两个步骤：溶血的识别与诊断，以及确定溶血的类型及其病因。

1. 一般检查　识别与诊断明显的溶血一般不太困难，下列表现提示溶血的存在。

（1）红细胞破坏过多的表现：①血清间接胆红素水平增高，临床出现黄疸；②血浆游离血红蛋白增高（或出现高铁血红白蛋白），结合珠蛋白显著减少或消失；③尿液中尿胆原的排泄量增多，若为血管内溶血，尿液中可出现高铁血红蛋白或含铁血黄素。

（2）红细胞代偿性增生加速的表现：①外周血网织红细胞增多，部分患者可出现有核红细胞；②外周血及骨髓中多染性红细胞增多；③骨髓内红细胞系统显著增生。

2. 溶血特异性检查　下述特异性检查用于确定被检查者是否有自身红细胞抗体、抗体类型、抗体滴度水平及其可能的病因。

（1）直接 Coombs 试验：Coombs 试验即抗人球蛋白试验，主要用于检测温型自身红细胞抗体，该试验又分直接与间接两种。直接 Coombs 试验用于检测结合在红细胞膜上的不完全型温抗体。其原理是利用抗人球蛋白抗体结合致敏红细胞膜上的不完全型温抗体，进而引起致敏红细胞凝集；通过改变抗人球蛋白抗体种类[抗 IgG（IgG1、IgG2、IgG3 和 IgG4）、抗 C3、抗 IgA 和抗 IgM]可鉴别温抗体的种类和亚型。值得注意的是，约 2% ~ 11.5% 的温抗体型 AIHA 直接 Coombs 试验呈阴性。当出现下述情况时，直接 Coombs 试验可呈假阴性：①红细胞膜上结合的 IgG 抗体分子太少。欲使直接 Coombs 试验呈阳性，有学者认为每个红细胞上需要 500 个 IgG 分子，亦有文献报道需 100 ~ 500 或 150 ~ 500 个分子，但体内巨噬细胞清除致敏红细胞所需抗体浓度却远低于此。当 IgG 分子数低于检测阈值时，直接 Coombs 试验即呈阴性。②Coombs 试剂效价不高，或所含抗血清成分不全。如自身抗体是 IgA 时，一般抗球蛋白试剂含抗 IgA 较少，以致呈假阴性。③技术因素，如抗血清稀释不当产生前带现象；红细胞洗涤不够；或操作中受蛋白质污染。④某些自身抗体的亲和性较低，以致红细胞洗涤后脱落。采用各种单特异抗血清是减少直接 Coombs 假阴性的有效措施之一。

下述情况下直接 Coombs 试验可出现假阳性：①由于感染等非 AIHA 者红细胞被 C3 致敏；②某些疾病（如肾炎和 PNH 等）致体内 C3 水平升高；③红细胞 C3 受体结合循环免疫复合物；④某些抗生素（如头孢菌素类）致红细胞非特异性地吸附血浆球蛋白。

（2）间接 Coombs 试验：用于检测血清中的游离温抗体。其原理是先将患者血清与红细胞在 37℃下孵育，使血清中的抗体结合到红细胞上，然后加入抗人球蛋白，使结合了温抗体的红细胞通过与抗人球蛋白结合而凝集。

（3）冷凝集素试验：冷凝集素试验分定性与定量两种。定性法根据红细胞凝集程度按±、+ ~ ++++ 表示结果；定量法报告阳性反应的最高稀释度。在 37℃保温条件下制备受验血清，系列稀释。与洗涤后正常人“O”型红细胞在 4℃放置 2 小时，观察有无凝集。若凝集再于 37℃放置 30 分钟，凝集应散开（但有例外），证实为冷凝集素。必要时在不同温度（室温、20℃和 32℃）观察凝集效价。正常人血清存在低效价的抗红细胞 I 抗原的 IgM 冷凝集素，4℃时效价≤1∶32，温度 20℃时即失去活性。异常冷凝集素不但效价高，且与红细胞结合的温度范围广（高热幅度），CAS 效价常在 1∶1000 以上，可高达 1∶100 000；反应温度上限可达 28 ~ 30℃，个别甚至可高达 37℃。冷凝集素对红细胞的破坏不仅与效价有关，更主要取决于反应的温度。

除了在冷凝集素型的 AIHA 患者可测及冷凝集素外，某些病毒感染和浆细胞病患者也可出现冷凝集素试验阳性。

（4）冷热溶血试验：又称 Donath-Landsteiner 冷溶血试验，是测定（冷热）双相溶血素的试验。PCH 患者在血清中有双相溶血素（D-L 抗体和冷溶血素），为 IgG，在 0 ~ 4℃时溶血素与红细胞膜上的 P 抗原结合，并吸附补体，但不溶血。当温度升至 37℃时，抗体诱发的补体激活已完成而致溶血。pH 7.5比 pH 6.5 的介质溶血力更强。如在冷相中除去补体,温相中再加入补体,则不能引起溶血,故冷相需要补体。本试验程序为系列稀释患者血清,加豚鼠血清(补体),分别与同型或O型正常人红细胞及患者红细胞在4℃"冷却"30分钟后,再放置37℃ 2小时。如有溶血为阳性。同时作各种对照。正常人为阴性,阳性见于PCH。D-L抗体为一种特殊的冷抗体,其效价一般不很高。

(5) 酶处理红细胞凝集试验:有时血清中的游离抗体(可以是温抗体也可以是冷抗体)含量不高,用一般间接Coombs试验和冷抗体试验(凝集素试验和D-L试验)不能测及。此时,就需行酶处理红细胞凝集试验。该试验的基本程序是先用蛋白水解酶(胰蛋白酶、木瓜蛋白酶和菠萝蛋白酶)水解红细胞表面唾液酸,以减低红细胞Q电位及缩短红细胞间距离,然后再行间接Coombs试验或冷抗体试验。本法可使Coombs试验敏感性提高2倍。

(6) 自身红细胞抗体血型抗原特异性鉴定:为了增加AIHA患者输血时的安全性,有必要了解自身红细胞抗体的血型抗原特异性。当抗体为温抗体时,可采用加热等方法使抗体与红细胞脱离(冷抗体除外),然后用不同已知血型抗原的红细胞与游离抗体结合(热孵育或冷却),再采用直接Coombs试验确定温抗体是否与红细胞结合,或直接观察冷抗体是否"冷凝热解"或"冷凝热溶",最后根据与抗体发生反应的红细胞血型抗原确定抗体的血型抗原特异性。当AIHA患者必须输血时,应选用红细胞上缺乏相应特异抗原的供血员。

(7) 病因学检查:当AIHA确诊后,应进一步寻找其可能的原发基础疾病。如出现下列免疫学指标异常如丙种球蛋白量升高,C3水平下降,出现抗链O、类风湿因子、抗核抗体和抗DNA抗体等指标的阳性,则提示其可能继发于结缔组织病。其他如骨髓及消化系统等检查可进一步识别可能存在的有关原发病。

第二节 温抗体型自身免疫性溶血性贫血

一、定 义

由温抗体(最适反应温度约37℃)介导的自身免疫性溶血性贫血为温抗体型AIHA,以慢性、血管外溶血为主要表现,发生溶血的主要部位是脾脏,极少数情况下可有血管内溶血。温抗体型AIHA的人群年发病率为0.6/10万~1.3/10万,可发生于任何年龄,但多见于中老年患者,女性多于男性。

二、临床表现

本病临床表现多样,起病可急可缓,病情可重可轻,但以慢性型多见。慢性起病者常有贫血、黄疸及肝脾肿大。急性发病者多见于小儿,特别是伴有感染者。表现为重度贫血,可有寒战、高热、腰背痛、呕吐和腹泻。部分患者可出现休克及神经系统症状,如头痛、烦躁甚至昏迷。继发性者可同时有原发病的临床表现。还需指出的是,静脉血栓形成是AIHA常见的并发症,尤其以肺栓塞预后凶险,目前有学者建议对发生血栓形成的高危患者可预防性应用抗凝治疗。

当患者有出血趋势时,应注意Evans综合征的可能。Evans综合征约占同期全部AIHA患者的10%~20%;女性多于男性;成人多于儿童;温抗体型多见,个别为Coombs试验阴性的Jka Evans综合征。儿童患者多与病毒感染有关,呈急性过程,一般在感染(可有发热)之后或感染中出现溶血、贫血及出血;出血多见于浅表部位,个别有深部(包括颅内)出血;处理得当,预后一般较成人好。成人患者多继发于或并发自身免疫性疾病,临床呈慢性过程,但颅内出血多见,病死率高。

三、诊 断

本病诊断要点如下:①近4个月内无输血或特殊药物服用史;②有血管外溶血的证据;③直接Coombs试验阳性,自身抗体为IgG和(或)C3,冷凝集素效价在正常范围;④肾上腺皮质激素或脾切除术有效;⑤如抗球蛋白试验阴性,但临床表现较符合,肾上腺皮质激素或切脾术有效,除外其他溶血性贫血(特别是遗传性球形细胞增多症),可诊断为抗球蛋白试验阴性的AIHA,临床上该部分病例较少见。

实验室检查首先要明确血管外溶血性贫血的诊断:不同程度的贫血伴网织红细胞比例增高;血清胆红素增高,以间接胆红素为主;骨髓涂片分类以幼红细胞增生明显。确诊AIHA需做直接Coombs实验用于检测结合在红细胞膜上的不完全型温抗体。抗IgG和抗补体C3型最常见,红细胞破坏最甚,贫血最重。单独抗IgG型次之,溶血中等。单独抗C3型较少见,溶血最轻。抗IgA和抗IgM型均罕见。但是,直接Coombs实验在以下情况下可以假阴性:红细胞膜上结合的温抗体分子数较小,温抗体与红细胞亲和力低,红细胞洗涤过程中脱落入血浆内。因此,直接Coombs实验阴性并不能排除AIHA的诊断,只要临床表现符合,肾上腺皮质激素治疗有效,需考虑Coombs阴性的AIHA。

此外，AIHA 的诊断不能满足于疾病本身，需要进一步检查自身免疫性抗体及淋巴瘤的排除检查。部分患者抗核抗体阳性或抗双链 DNA 抗体阳性，对这些病例更应动态随访注意系统性红斑狼疮的可能。

温抗体型 AIHA 由于抗体附着在红细胞表面，可使红细胞呈球形，故应注意与遗传性球形红细胞增多症(HS)相鉴别；HS 可有阳性家族史，但无温型自身红细胞抗体，Coombs 试验阴性而蔗糖高渗冷溶试验阳性。

四、治　疗

1. 治疗原则　①病因治疗；②免疫抑制剂单用或联合疗法；③脾切除；④对症及支持治疗；⑤单克隆抗体治疗。

2. 病因治疗　基于临床上超过半数温抗体型 AIHA 患者为继发性，故应注重寻找病因，治疗原发病最为关键，如继发于淋巴系统增殖性疾病者应行化疗、放疗或造血干细胞移植等；继发于结缔组织病者应予免疫抑制治疗。只有当原发病得到及时且适宜治疗后，AIHA 方可能缓解。

3. 肾上腺皮质激素　尽管副作用多且复发率高，肾上腺皮质激素目前仍是绝大多数温抗体型 AIHA 的首选药物。起始剂量要足够，按泼尼松计算，每日总量约为 1～1.5mg/kg 体重。多数患者于一周后出现疗效，待红细胞计数恢复正常后可逐渐减量，减量速度取决于患者对药物的反应，一般在 4～6 周内减至初始剂量的一半，以后逐渐减至最适维持剂量治疗至少 3～6 个月，最后停药。据文献报道，仅 13%～16% 患者停用肾上腺皮质激素后可获持久缓解，另约 40%～50% 患者疗效依赖于小剂量泼尼松(每日 5～20mg)，其余患者依赖于较大剂量泼尼松甚或皮质激素治疗无效。在皮质激素治疗期间，应密切注意防治其副作用，如感染的机会增加，药物诱发的消化性溃疡、高血压、糖尿病和骨质疏松等。若皮质激素治疗 3 周无效，或其疗效维持依赖于较大剂量皮质激素，应考虑更换其他治疗方法。

肾上腺皮质激素可能的疗效机制包括：①作用于淋巴细胞及浆细胞，抑制抗体的生成；②改变抗体对红细胞膜上抗原的亲和力；③减少巨噬细胞 IgG 及 C3 受体与致敏红细胞相结合。

4. 脾切除　基于脾脏既是抗体的生成器官，又是致敏红细胞的主要破坏场所，理论上脾切除术适用于本病的治疗。但脾切除术仍存在一定危险性，如 Evans 综合征患者脾切除术后病死率高达 23.28%，儿童患者术后有并发严重感染的风险，故应严格掌握其适应证。传统观点认为肾上腺皮质激素治疗无效，或需要较大剂量才能维持疗效，或存在应用肾上腺皮质激素禁忌证者应考虑行脾切除术。脾切除术有效率一般为 50%～60%，37% 继发性 AIHA 患者可获得较满意的近期疗效，但远期疗效差。近年来有学者指出间接 Coombs 试验阴性者，或抗体为 IgG 型者，或 ^{51}Cr 标记红细胞选择性在脾脏内破坏者切脾效果可能较好。

5. 免疫抑制剂的应用　肾上腺皮质激素治疗无效或需大剂量维持者，以及有切脾禁忌证或脾切除无效者，可选用免疫抑制剂治疗。较常用的免疫抑制剂有硫唑嘌呤 2～2.5mg/(kg·d)，或环磷酰胺 1.5～2mg/(kg·d)，起效后逐渐减至维持剂量 6 个月以上。治疗期间应密切注意其骨髓抑制毒性并及时减量或停药。硫唑嘌呤或环磷酰胺与皮质激素合用可能提高疗效。治疗 3 个月后仍无疗效者应更换其他疗法。严重 AIHA 患者亦可联合应用皮质激素与达那唑(0.2g，口服，3 次/日)，二者间有一定协同作用，贫血纠正后皮质激素可逐渐减量直至停药，单用达那唑维持，疗程一般不少于 1 年。此外，对于皮质激素和达那唑联合治疗无效者，亦可试用环孢素(CsA)4～6mg/(kg·d)，或大剂量丙种球蛋白输注 0.4g/(kg·d)×5d，以及霉酚酸酯，起始 500mg/d，之后 1000mg/d。

6. 单克隆抗体治疗　目前越来越多的研究证实 CD20 单克隆抗体是肾上腺皮质激素和脾切除无效的难治性 AIHA 有效治疗选择。经 CD20“毒化”的 B 淋巴细胞易被体内单核巨噬细胞吞噬破坏，抑制其自身抗体的产生。意大利学者报告 11 例难治性 AIHA，全部对肾上腺皮质激素无效，部分患者接受了达那唑、大剂量静脉丙种球蛋白或脾切除，亦均无效，给予 CD20 单克隆抗体 375mg/(M^2·周)，连续 4 周，治疗过程安全。所有病例均呈现血红蛋白上升，血红蛋白中位数上升 3.3g/dl；中位随访 604 天，全部病例存活，其中 8 例获完全缓解，3 例获部分缓解。尽管 CD20 单克隆抗体治疗难治性 AIHA 病例获得成功，其在初治 AIHA 的作用还有待评价，若未来的随机、对照临床试验证明其适用于初治者，则大部分患者可望避免接触毒副作用较大的免疫抑制剂，从而进一步优化 AIHA 治疗选择。最近还有研究显示 CD52 单克隆抗体对部分难治性 AIHA 患者有效。

7. 输血　AIHA 患者应尽可能避免输血(包括成分血)，因温型自身红细胞抗体具有同种抗体特性，易导致严重输血反应，甚至加重溶血。AIHA 输血指征如下：①暴发型 AIHA；②溶血危象；③可能危及生命的极重度贫血。输血时应遵循以下原则：

①必须经过严格的交叉配血；②避开具有患者自身抗体的血型抗原；③输血前予以足量抗过敏药物；④输血速度宜慢，并密切观察有无输血反应。

五、病程及预后

少数急性感染后的温抗体型 AIHA 病程呈一过性。多数原发性温抗体型 AIHA 病程迁延，绝大多数患者经积极治疗，必要时辅以脾切除后血象可恢复正常，但需维持治疗数月至数年。近年来由于治疗方法改进，病死率已降至 46% ~64%。特别是近年来 CD20 单克隆抗体的应用进一步提高了本病的疗效。继发性者预后取决于原发病，继发于结缔组织病或恶性肿瘤者预后不良。

【附】　AIHA 危象和 Evans 综合征

一、AIHA 危象

AIHA 在感染和叶酸相对缺乏时发生急性溶血，即所谓危象，少数 AIHA 患者以危象为首发表现而就诊。AIHA 危象分为两种类型：

（1）溶血危象，其特点为：①贫血突然加重，黄疸加深；②血管外溶血尿色呈浓茶样，血管内溶血则有血红蛋白尿，尿色呈葡萄酒色或酱油色；③网织红细胞比例及其绝对值明显增高；④脾脏肿大；⑤外周血白细胞和血小板数一般正常；⑥骨髓呈增生性贫血象。

（2）再生障碍危象，其特点有：①贫血突然加重，甚可出血，黄疸减轻甚或消失；②网织红细胞比例及其绝对值减低，甚可缺如；③全血细胞减少，如为纯红再障危象则白细胞和血小板数正常；④骨髓象呈增生减低，类似再生障碍性贫血，如为纯红再障危象，则仅红系减少或缺乏，粒系和巨核系正常。

二、Evans 综合征

Evans 综合征为同时或相继发生 AIHA 和免疫性血小板减少性紫癜（ITP）的综合征。国内 Evans 综合征发生率约占 AIHA 的 17.8% ~23%，女性多于男性（3.3∶1），以血小板减少起病继之发生 AIHA 者居多。80% Evans 综合征原因不明，其余多继发于系统性红斑狼疮、类风湿关节炎、皮肌炎、桥本甲状腺炎和甲状腺功能亢进等自身免疫性疾病，肿瘤、感染、药物及妊娠等亦可诱发 Evans 综合征。

第三节　冷抗体型自身免疫性溶血性贫血

一、定　　义

最适反应温度在 30℃ 以下的自身红细胞抗体为冷抗体。由冷抗体介导的溶血性贫血为冷抗体型 AIHA。冷抗体型 AIHA 包括冷凝集素介导的冷凝集素综合征（CAS）及 D-L 抗体介导的阵发性冷性血红蛋白尿症（PCH），本节重点介绍 CAS。

二、病因与发病机制

与温抗体型 AIHA 病因略有不同，约 90% 的 CAS 均可找到继发性因素，另有约 10% 患者原因不明，属于原发性 CAS。最常见基础疾病是淋巴浆细胞增殖性疾病，如淋巴浆细胞淋巴瘤/巨球蛋白血症、意义未明单克隆球蛋白血症（MGUS）等。少数病例因结缔组织病、病毒（EB 病毒、水痘病毒、腮腺炎病毒、麻疹病毒或巨细胞病毒）或支原体感染引起。部分老年人可有生理性、一过性冷凝集素阳性。

PCH 患者主要以血管内溶血为主。在诱发因素作用下，CAS 患者急性发作时发生血管内溶血要较温抗体型 AIHA 常见。但多数情况下 CAS 以慢性血管外溶血为主，与温抗体型 AIHA 的血管外溶血区别在于肝脏取代脾脏成为血管外溶血的主要场所。这与 CAS 患者独特的病理性质冷抗体介导的溶血机制有关。

近年研究证实，原发性 CAS 中约 95% 的患者伴有高效价、宽热副的单克隆性质冷抗体，其中约 90% 是 κ 轻链限制性（κ/λ>3.5）的 IgM，IgG 或 IgA 罕见，单克隆 IgMκ 靶抗原主要是红细胞膜 I/i 抗原。单克隆 IgMκ 的病理来源细胞可能是骨髓克隆性 $CD20^+Cy\kappa^+$ B 淋巴细胞，并伴有 IgH V4-34 片段重排。长期追踪研究表明，$CD20^+Cy\kappa^+$ B 淋巴细胞群呈良性增殖，与淋巴浆细胞恶性疾病发生无必然联系。

单克隆 IgMκ 介导的溶血发生是慢性持续性，IgMκ 在外周循环低温环境下与红细胞结合并通过经典途径激活补体，使 C3b 募集在红细胞膜表面。进入中心循环后环境温度上升到某一程度（即是该冷抗体热副），IgMκ 从红细胞膜表面脱落而 C3b 仍结合于红细胞。大部分结合 C3b 的红细胞在肝脏内的巨噬细胞系统被吞噬破坏，发生血管外溶血。小部分结合较多 C3b 的红细胞可在中心循环继续形成 C5b-6789 膜攻击复合物并发生血管内溶血。这部分补体致敏的红细胞在体外酸性环境下易溶血，故 Hams 试验可呈弱阳性，但红细胞膜 GPI 锚链蛋白表达正常，可与 PNH 相鉴别。未被肝脏巨噬细胞系统完全吞噬的红细胞在 C3 转化酶作用下 C3b 被分解为具有保护作用的 C3d，补体不能继续再激活。少数结合 C3d 的红细胞进入外周循环，故直接 Coombs 试验 C3d 可以阳性。

三、临床表现

CAS 具有三方面的临床表现：①发绀症，即在寒冷环境中，大多数患者表现有耳廓、鼻尖、手指及足趾发绀，全身或局部升温即见消失；②溶血综合征，急性型 CAS 可有发热、寒战、血红蛋白尿及急性肾功能不全等，慢性型 CAS 可有贫血、黄疸以及肝脾轻度肿大等；③继发性 CAS 可同时有原发病的表现。

PCH 患者于受寒冷后急性发作，表现为寒战、高热（高达 40℃）、全身乏力、腰背及下肢疼痛，随之出现血红蛋白尿，上述表现可持续数小时至数天。反复发作者可出现面色苍白、轻度黄疸及脾肿大。继发性 PCH 患者有原发病表现。

CAS 病程迁延，可反复发作，但预后较温抗体型 AIHA 为好，仅少数重症患者死于贫血或输血反应。部分 PCH 患者疾病呈自限过程，急性发作 2～3 个月后，D-L 抗体可消失，少数患者迁延不愈。需注意的是，儿童 PCH 于急性发作期可突然死亡，预后凶险。

四、诊　　断

CAS 诊断要点如下：①寒冷环境下出现外露凸起部位和肢体末梢发绀，升温后消失；②冷凝集素试验阳性；③直接 Coombs 试验阳性，主要为 C3 型，而 IgG 阴性。PCH 诊断要点包括：①受寒后出现急性发作的血红蛋白尿；②冷热溶血试验（D-L 试验）阳性；③Coombs 试验阳性，为 C3 型或 IgG 型。

当冷抗体型 AIHA 确诊后，即使就诊时免疫球蛋白水平正常，也应通过免疫固定电泳寻找单克隆冷抗体的证据，对于完善诊断及鉴别诊断具有重要临床意义，并进一步寻找其可能的原发基础疾病。有条件者可通过流式细胞仪寻找骨髓克隆性 $CD20^+$ $Cy\kappa^+$B 淋巴细胞群及 PCR 反应识别 IgH V4～34 片段重排。

阵发性睡眠性血红蛋白尿症（PNH）与冷抗体型 AIHA（特别是 CAS）极易混淆，因 CAS 患者有补体致敏的红细胞，故亦可出现酸溶血试验和糖水溶血试验弱阳性，类似 PNH。但 PNH 患者无冷抗体，而 CAS 患者无 PNH 细胞（PNH 细胞缺乏 CD55 和 CD59 等 GPI 锚接蛋白）。

五、治　　疗

CAS 与 PCH 的治疗方法基本类同。基于不同于温抗体型 AIHA 的临床及病理特征，CAS 的治疗策略亦与温抗体型 AIHA 大相径庭。糖皮质激素、脾切除术仍然是温抗体型 AIHA 首选的一线和二线治疗方案。而这两种治疗措施均已不被推荐用于 CAS。

1. 治疗原则　①病因治疗；②保暖；③急性发作期应加强支持治疗。

2. 病因治疗　对继发性 CAS 及 PCH 患者应积极治疗原发病。

3. 保暖　多数 CAS 患者仅表现为慢性溶血过程，保暖为其最主要的治疗手段。急性 CAS 及 PCH 患者病程短，可自愈，不一定需要药物治疗，应以保暖及支持治疗为主。

4. 输血　CAS 及 PCH 患者应尽量避免输血，因输血会带入体内新鲜补体进而加重溶血，急性发作期患者因重度贫血危及生命时可输注洗涤红细胞，并应注意以下事项：①输在不同温度（包括 4℃）下经过严格交叉配血的洗涤红细胞；②输注时，红细胞最好预温至 37℃，并同时注意患者保暖；③输血速度宜慢。

5. 免疫抑制剂　有报道苯丁酸氮芥治疗慢性 CAS 获得较好疗效，剂量为 2～4mg/d，疗程不短于 3 个月，上述治疗可减轻症状，降低冷抗体效价及提升血红蛋白水平。亦可试用环磷酰胺，每日 250mg，连用 4 天，2～3 周后重复 1 次。免疫抑制剂治疗 PCH 患者无效，不应滥用。

6. 血浆置换及单采　急性重型 CAS 及 PCH 患者于积极保暖及支持治疗下，可联合血浆置换和单采疗法，因冷抗体在正常体温下游离在血浆内，故血浆置换和单采能在短时间内清除部分冷抗体，但同时应配合给予免疫抑制治疗减少冷抗体的产生。

7. CD20 单克隆抗体　近年来 CD20 单克隆抗体对于 CAS 的疗效已获肯定，并推荐为首选的免疫抑制治疗药物。Berentsen 等报告 27 例 CAS 接受 CD20 单克隆抗体治疗，其中 14 例第一疗程即起效，6 例于第二疗程后起效，中位起效时间 1.5 个月，总有效率达 54%，其血红蛋白中位数上升幅度为 40g/L；该研究还显示，CD20 单克隆抗体联合口服环磷酰胺较其单药治疗更具优势。综合文献报道，CD20 单克隆抗体治疗 CAS 可获得 45%～55% 的疗效，联合氟达拉滨可获得 76% 的有效率。其他新药如 eculizumab、bortezomib 等治疗 CAS 均是个例报道，其临床有效性及实用性尚待进一步大系列研究评价。

8. 肾上腺皮质激素和脾切除术治疗 CAS 及 PCH 均无效。

第四节　药物诱发的免疫性溶血性贫血

一、定　　义

本病是指某些药物通过免疫机制对红细胞产生免疫性损伤所致的溶血性贫血。按免疫机制分为半抗原型、免疫复合物型、自身抗体型和非免疫蛋白吸附型。从广义上讲,药物作用于遗传性酶缺陷的红细胞或异常血红蛋白所致的溶血反应,亦属药物诱发的免疫性溶血性贫血范畴,但此二者不在本节讨论范围之内。另外,约有小于5%接受头孢菌素的病人呈现抗人球蛋白直接试验阳性,常在用药后1~2天发生,血浆蛋白包括免疫球蛋白、补体、白蛋白和纤维蛋白原等在红细胞膜上非特异性吸附,但尚无溶血发生,不属严格意义上的免疫性溶血性贫血。

二、病　　因

多种药物可诱发免疫性溶血性贫血(表35-2)。

表35-2　可诱发免疫性溶血性贫血药物的发病机制分类

半抗原型	托美汀
青霉素	氨苯甲异喹
头孢菌素	α左旋多巴
四环素	替尼泊甙
阿达林	拉氧头孢
甲苯磺丁脲	格拉非宁
西阿尼醇	双氯芬酸
免疫复合物型	非免疫蛋白吸附型
奎尼丁	头孢菌素
睇波芬	顺铂
奎宁	未明机制的免疫损伤
氯磺丙脲	非那西汀
异烟肼	杀虫剂
安他唑啉(安他喹啉)	氯丙嗪
硫喷妥钠	美法仑
托美汀	异烟肼
头孢菌素	对氨基水杨酸
丙磺舒	对乙酰氨基酚
诺米芬辛	噻嗪化物
己烯雌酚	链霉素
两性霉素B	布洛芬
多虑平	氨苯喋啶
二氯本胺苯乙酸	红霉素
自身抗体型	5-氯尿嘧啶
α甲基多巴	萘啶酸
头孢菌素	苏灵大
西阿尼醇	奥美拉唑

三、发病机制

(一)半抗原型

本型由能与红细胞膜蛋白或血清蛋白牢固结合的药物所致,其代表药物是青霉素。药物作为半抗原与红细胞膜或血清蛋白形成全抗原,所产生的抗体(通常为IgG型)与吸附在红细胞上的药物发生反应,进而损伤破坏有药物结合的红细胞,而对正常红细胞无作用。本病通常见于接受超大剂量青霉素(约1000万~3500万U/d)或伴肾功能不全的患者。发生溶血的患者过去均有服药史,也可能在长期用药过程中发生。溶血常呈亚急性、轻度,停药几天或几周后即缓解。典型青霉素诱发的溶血性贫血发生于治疗后7~10天,停药2周内溶血发作消失,且通常不存在青霉素过敏的其他症状,抗体包裹(调整素化)的红细胞主要于脾内破坏。血清学检查示抗人球蛋白直接、间接试验均呈阳性,通常为IgG型。

除青霉素外,头孢菌素类由于可与青霉素抗原产生交叉反应,因此可诱发相同病变;此外尚有四环素、甲苯磺丁脲、非那西汀和磺胺类药物等也可作为半抗原与膜蛋白质结合。

从红细胞洗脱的抗体,或存在于血清中的抗体仅与药物(如青霉素)包裹的红细胞反应,这种特异性是药物依赖性抗体与真正的自身抗体间的主要区别。

(二)免疫复合物型

红细胞损伤的机制尚未完全明了。其致病机制涉及药物/药物代谢产物、靶细胞上药物的膜结合位点和抗体三者间相互作用。药物首次与机体接触时与血清蛋白结合形成抗原,刺激机体产生抗体,当重复应用该药后,导致药物-抗体(免疫)复合物吸附在红细胞膜上并随后激活补体,破坏红细胞,产生血管内溶血,伴有血红蛋白血症、血红蛋白尿、补体C_{3b}包裹的红细胞于脾及肝内破坏,称为免疫复合物型溶血性贫血。值得指出的是,可诱发本型溶血的药物与靶细胞呈弱结合状态,抗体附着在由药物和红细胞抗原松散结合组成的新抗原上,直至抗体结合到红细胞膜上才得以稳定。此外,某些抗体呈血型抗体特异性,如Rh、Kell、Kidd或I/i,并且即使服用相应药物后,也不与缺乏异种抗原的红细胞反应。属于此种类型的药物多达十余种,但发病率均不高。主要有异烟肼、利福平、奎宁、睇波芬、奎尼丁、非那西汀、对氨基水杨酸、柳氮磺吡啶及胰岛素等。患者常有急性发作的血管内溶血,伴有寒战、呕吐及腰痛,部分患者可发生急性肾衰竭、休克及弥散性血管内凝血（DIC）。引起溶血所需药物剂量很小，但必须有既往用药史。

血清学检查示直接抗人球蛋白试验 C3 阳性，但抗体阴性，若加入药物或服药后患者血清抗体也可阳性。血清抗体与药物共同作用于体外酶处理后的正常红细胞可致溶血发生，抗体为 IgM 和 IgG 型，常需补体参与。

（三）自身抗体型

许多药物可诱发机体产生针对自身红细胞的自身抗体，代表药物是 α 甲基多巴，Worlledge 于 1966 年首先报道。药物诱导机体产生一过性自身抗体的机制尚未完全阐明，有研究表明少数接受 α 甲基多巴治疗患者血清出现自发性自身抗体，此类抗体能与 34kD Rh 相关多肽产生反应，故推测其作用机制可能是药物改变了红细胞膜 Rh 抗原的蛋白，形成能与 Rh 蛋白起交叉反应的抗体。即使在无药物参与时，血清抗体或红细胞洗脱液可与自体或同种红细胞结合，其最适反应温度亦为 37℃。临床发现经甲基多巴治疗后，发生无症状的抗人球蛋白试验阳性者高达 8% ~36%。阳性反应一般在用药后 3 ~6 个月时出现，少数在半年后，也有报告在用药 3 年后才发生阳性反应者。停止用药后抗人球蛋白试验转为阴性大约需要半年 ~1 年。但临床观察发现甲基多巴服用后发生溶血性贫血者仅不足 1%，贫血多为轻至中度，IgG 包裹的红细胞为脾内吞噬细胞所破坏。贫血程度与服用剂量无关，直接抗人球蛋白试验显示 IgG 阳性，C3 罕见。

此外，引起此类溶血性贫血的药物还有左旋多巴、甲芬那酸、普鲁卡因胺和氯丙嗪等。

（四）非免疫蛋白吸附型

约有不足 5% 接受头孢菌素治疗的患者因血浆蛋白，包括免疫球蛋白、补体、白蛋白、纤维蛋白原或其他血浆蛋白等，对红细胞膜的非特异性吸附，呈现抗人球蛋白直接试验阳性，常在用药后 1 ~2 天发生，但未见溶血性贫血的病例报告。严格地说，此型不属于药物引起的免疫型溶血性贫血。

其临床意义在于如果忽略了患者的服药史，可能使血型交叉配血程序复杂化。

四、临床表现

患者于发病前均有相关药物服用史，因此对所有溶血性贫血的患者和（或）直接抗人球蛋白试验阳性的患者，均应仔细询问近期药物服用史。本病临床表现高度不一致，其贫血的严重程度与不同类型药物的致病机制相关，如半抗原型（青霉素型）和自身抗体型（α 甲基多巴型）通常表现为轻-中度贫血，贫血症状通常在数天至数周内隐匿发生；而免疫复合物型（奎宁型）则起病急骤，表现为突然发作严重血管内溶血，伴有血红蛋白尿和（或）急性肾衰竭，此型患者既往均有同种药物服用史，其溶血可于单剂药物应用后即刻发作。上述三种类型的临床表现见表 35-3。

表 35-3 药物诱发的免疫性溶血性贫血临床表现

	免疫复合物型（奎宁型）	半抗原型（青霉素型）	自身抗体型（甲基多巴型）
病因	奎尼丁、奎宁、异烟肼、利福平和对氨基水杨酸等	青霉素、氨苄青霉素、甲氧西林和头孢噻啶等	甲基多巴和左旋多巴
发病机制	药物-抗体复合物吸附在红细胞膜上并激活补体，破坏红细胞膜	半抗原性药物与红细胞膜或血清蛋白形成全抗原，所产生抗体与吸附与红细胞上的药物发生反应，导致红细胞破坏	未明确
临床特点			
起病	急性	亚急性	慢性
临床症状	急性发作血红蛋白尿，易致急性肾衰和 DIC	突然发生的贫血，伴间接胆红素增高	起病隐匿，主要为贫血
溶血部位	血管内	血管外	血管外
直接 Coombs 试验	+，主要为 C3 型	+，抗 IgG 强阳性	+，主要为 IgG 型
病程	数天	数天 ~ 数周	1 个月 ~2 年
预后	良好	良好	良好

五、诊断与鉴别诊断

（一）诊断要点

1. 发病前有肯定服药史，停药后溶血迅速消失，贫血缓解。

2. 有自身免疫性溶血性贫血的证据。

3. 直接 Coombs 试验阳性。

4. 间接 Coombs 试验阳性或相关药物孵育后阳性。

（二）鉴别诊断

药物诱发的自身免疫性溶血性贫血需要与自身免疫性溶血性贫血（冷抗体型及温抗体型）、先天性溶血性贫血（如遗传性球形红细胞增多症）和由于红细胞代谢性疾病（如 G-6-PD 缺乏症）发生的药物参与的溶血性贫血相鉴别。本病的半抗原型与自身免疫性溶血性贫血的主要区别：在于前者血清抗体仅与药物包裹的红细胞发生反应，这一特征加上药物接触史对二者间鉴别诊断具有决定性意义。免疫复合物型者抗补体血清的直接 Coombs 试验呈阳性，此与冷抗体型自身免疫性溶血性贫血类似，但前者结合冷凝集素试验和 D-L 试验阴性，加之间接 Coombs 试验仅与相关药物孵育后呈阳性，停服药物后直接 Coombs 试验转为阴性，则不难对二者间诊断作出明确鉴别。α 甲基多巴诱发的自身免疫性溶血性贫血者直接 Coombs 试验阳性（IgG 型），通常表现为 Rh 抗原特异性，对经修饰的红细胞间接 Coombs 试验亦呈阳性，目前尚无特异血清学检测手段来区别其与温抗体型自身免疫性溶血性贫血，但停用相关药物后贫血恢复和抗体消失支持前者的诊断。

六、治　　疗

1. 立即停药　首先应立即停用一切可疑药物，尤其是严重溶血者，同时监测血细胞比容、网织红细胞计数和 Coombs 试验效价。但有些药物应用后可出现 Coombs 试验阳性而无溶血表现，不必停药观察。

2. 肾上腺皮质激素　对自身抗体型者，若溶血性贫血持续时间达数周甚或数月者，应停药并加用肾上腺皮质激素。皮质激素对免疫复合物型无效。青霉素引起的贫血较轻，一般无需使用肾上腺皮质激素。

3. 并发症治疗　对严重免疫复合物型者，应注意积极处理肾衰竭或弥散性血管内凝血等并发症。

4. 输血　严重半抗原型若贫血严重危及生命时，于药物排除后可输注红细胞，应严格执行输血程序，并密切观察输血反应。应注意免疫复合型输血可能加重溶血。

七、预　　后

药物诱发的免疫性溶血性贫血一般病情较轻，停用药物后预后良好，少见溶血严重危及生命者。

（施均　郑以州）

参 考 文 献

1. Petz LD. Treatment of autoimmune hemolytic anemias. Curr Opin Hematol, 2001, 8:411-416
2. Dacie SJ. The immune haemolytic anaemias: a century of exciting progress in understanding. Br J Haematol, 2001, 114:770-785
3. Tanyer G, SiklarZ, Dallar Y, et al. Multiple dose IVIG treatment in neonatal immune hemolytic jaundice. J Trop Pediatr, 2001, 47:50-53
4. Berentsen S, Beiske K, Tjonnfjord G. Primary chronic cold agglutinin disease: an update on pathogenesis, clinical features and therapy. Hematology, 2007, 12: 361-370
5. Berentsen S, Ulvestad E, Gjertsen BT, et al. Rituximab for primary chronic cold agglutinin disease: a prospective study of 37 courses of therapy in 27 patients. Blood, 2004, 103:2925-2928
6. Berentsen S, Ulvestad E, Langholm R, et al. Primary chronic cold agglutinin disease: A population based clinical study of 86 patients. Haematologica, 2006, 91: 460-466
7. Schollkopf C, Kjeldsen L, Bjerrum OW, et al. Rituximab in chronic cold agglutinin disease: a prospective study of 20 patients. Leuk Lymphoma, 2006, 47: 253-260
8. Pullarkat V, Ngo M, Iqbal S, et al. Detection of lupus anticoagulant identifies patients with autoimmune haemolytic anaemia at increased risk for venous thromboembolism. Br J Haematol, 2002, 118: 1166-1169
9. D'Arena G, Califano C, Annunziata M, et al. Rituximab for warm-type idiopathic autoimmune hemolytic anemia: a retrospective study of 11 adult patients. Eur J Haematol, 2007, 79:53-58
10. Bernadette Garvey. Rituximab in the treatment of autoimmune haematological disorders. Br J Haematol, 2008, 141:149-169
11. Valent P, Lechner K. Diagnosis and treatment of autoimmune haemolytic anaemias in adults: a clinical review. Wien Klin Wochenschr, 2008, 120: 136-151

12. Calhoun BW, Junsanto T, Donoghue MT, et al. Ceftizoxime-induced hemolysis secondary to combined drug adsorption and immune-complex mechanisms. Transfusion, 2001, 41:893-897
13. McNicholl FP. Clinical syndromes associated with cold agglutinins. Transfus Sci, 2000, 22:125-133
14. Zeiler T, Muller JT, Hasse C, et al. Flow cytometric determination of RBC survival in autoimmune hemolytic anemia. Transfusion, 2001, 41:493-498
15. Roy-Burman A, Glader BE. Resolution of severe Donath-Landsteiner autoimmune hemolytic anemia temporally associated with institution of plasmapheresis. Crit Care Med, 2002, 30:931-934
16. Nobili V, Vento S, Comparcola D, et al. Autoimmune hemolytic anemia and autoimmune hepatitis associated with parvovirus B19 infection. Pediatr Infect Dis J, 2004, 23:184-185
17. Alpay F. High-dose intravenous immunoglobulin therapy in neonatal immune haemolytic jaundice. Acta Paediatr, 2000, 89:371-372
18. Trivedi DH, Bussel JB. Immunohematologic disorders. J Allergy Clin Immunol, 2003, 111: S669-S676
19. Ianyer G., Siklar Z, Dallar Y, et al. Multiple dose IVIG treatment in neonatal immune hemolytic jaundice. J Trop Pediatr, 2001, 47:50-53
20. Lechner K, Jager U. How I treat autoimmune hemolytic anemias in adults. Blood, 2010, 116: 1831-1838
21. Berentsen S, Randen U, Vagan AM, et al. High response rate and durable remissions following fludarabine and rituximab combination therapy for chronic cold agglutinin disease. Blood, 2010, 116: 3180-3184
22. 施均,李星鑫,邵英起,等. 冷凝集素病伴单克隆IgMκ血症一例. 中华血液学杂志,2011,32:287

第 36 章

新生儿溶血病

新生儿溶血病(hemolytic disease of newborn, HDN)是指孕期母亲对自身缺乏的胎儿/新生儿红细胞抗原产生的抗体(IgG),经胎盘传入到胎儿/新生儿体内所产生的溶血性贫血。人类红细胞血型系统共有26个,临床上以ABO和Rh血型不合引起的溶血最为多见,而后者的溶血程度较重。MNSs血型系统中,抗-M、抗-N、抗-S、抗-s及抗-U都可能引起HDN,其发生率仅次于ABO及Rh系统的HDN;Diego血型系统中,抗-Dia及抗-Dib引起的HDN国内外亦有报道;Kidd血型系统中有关Jk、JK及JK3引起HDN的报道近年亦多见。另外,抗-Can、抗-Lw、抗-Fan和抗-Wa均可引起本病。上海市统计18年中确诊新生儿溶血病835例,其中ABO血型不合占85.3%,Rh血型不合占14.6%。本章重点介绍常见的新生儿溶血病。

第一节 Rh血型不合溶血病

Rh血型抗原来自第1对染色体上3对高度连锁的等位基因编码的6个抗原,即CcDdEe。Rh血型系统中,以D抗原性最强,其次为E抗原。具有D抗原(DD和Dd)即为Rh阳性,无D抗原(dd)则为Rh阴性。Rh血型不合溶血病主要见于母亲为Rh阴性而胎儿为Rh阳性,并具有D或E抗原。母亲孕期胎儿红细胞进入母体先被巨噬细胞所吞噬,在巨噬细胞调理和抗原提呈作用下,经过相当长时间(2~6个月)才能释放出足够量的Rh抗原,并刺激相应的淋巴细胞产生抗Rh抗体。母体首次产生的抗D抗原IgM含量低,且存在时间短,亦不能通过胎盘,并不对胎儿构成威胁。但当致敏孕妇再次怀孕具有Rh血型阳性胎儿后,一旦胎儿红细胞进入母亲,即迅速产生大量IgG型抗Rh抗体,通过胎盘致胎儿或新生儿发生溶血性贫血。Rh阴性在白种人占15%,黑人占5%,我国汉族中仅占0.2%~0.5%,我国某些少数民族却占5%以上。北京儿童医院从1974~1994年20年间共收治Rh溶血病71例,占新生儿溶血病的4.6%,其中母亲为Rh阳性的溶血病占1/4。

一、病因和发病机制

胎盘作为屏障可阻止胎血进入母体血循环,但仍可发生少量的渗透(经胎盘失血)。一旦胎儿红细胞抗原与母亲不合,使母亲产生相应的同种血型抗体(均为IgG型),经胎盘输入胎儿体内后作用于胎儿(或新生儿)红细胞,从而导致溶血。

应用酸溶解技术可测出在妊娠3个月时,约有1/15孕妇血循环中出现胎儿红细胞。胎儿红细胞渗透至母体内的比例及胎盘失血量随着妊娠的进展而增加,至分娩时达75%的胎儿红细胞可渗透到母体内;因子宫肌肉收缩逐渐增强,胎盘失血量于分娩时达到其峰值。在正常妊娠期间,胎盘失血量一般不超过0.1ml,但于分娩时,可能有大约0.2ml的胎血进入母体血循环,从而增加母体同种免疫机会。侵入性产科操作(如人工流产和剖宫产等)、宫外孕、妊娠高血压综合征、前置胎盘及胎盘早剥等可显著增加胎盘失血量,并进而增加母体对胎儿红细胞致敏可能性。此外,某些产科检查,如羊膜穿刺术及绒毛取材术亦可致胎盘失血量增加。临床研究报道1200例孕妇于32~38周行羊膜穿刺术,其中2.3%胎儿胎盘失血量超过0.1ml,1.8%胎盘失血量超过1ml。11例行绒毛取材术孕妇血循环中均可检测到胎儿红细胞抗原。大量胎盘失血(失血量>25ml)见于0.1%孕妇,其原因未明,可能与母体受创伤有关。值得指出的是,有输血史的孕妇体内可产生抗

Rh 血型系统中次要抗原，如 c、C、E 或 Kell 抗原的同种抗体，上述抗体可能为部分新生儿溶血病病因。

Rh 溶血病除有骨髓代偿增生外，还有发生于肝脾的髓外造血，致肝脾肿大和外周血出现大量有核红细胞。严重者可出现门静脉和脐静脉高压及肝功能损害，继而引起血浆白蛋白降低、腹水及全身性水肿。尽管胎儿时期溶血明显，但由于间接胆红素可通过胎盘进入母体，故不易引起明显的高胆红素血症，刚出生时的新生儿黄疸一般不很明显，由于溶血持续发展，新生儿转运间接胆红素的白蛋白水平有限，肝内葡萄糖醛酸转移酶活性低下，产生葡萄糖醛酸胆红素减少，加之 YZ2 种转运蛋白缺乏，使胆红素从肝细胞转运至胆管系统发生障碍，故新生儿血浆间接胆红素可于出生几小时后迅速增高，如果新生儿的血浆间接胆红素浓度过高，持续过久，它可通过血脑屏障进入中枢神经系统的基底核、视丘下核、大脑半球的灰质和白质等处而发生脑病（核黄疸），导致死亡或严重后遗症。

二、临床表现

Rh 溶血病多于第二胎发病，其临床表现取决于胎儿红细胞破坏速度和红细胞生成的代偿程度。轻症者仅表现为轻度贫血伴轻到中度黄疸。重症者贫血、黄疸、肝脾肿大明显且进行性加重，易发生高胆红素血症所致的脑损伤（核黄疸），重症者可表现为胎儿水肿综合征致宫内死胎或产后死亡。

1. 黄疸　在日光或白色荧光灯下最易发现黄疸。1g 降解的血红蛋白产生 35mg 胆红素，重度溶血的患儿因无力处理过多的胆红素而出现重症黄疸。重症黄疸多于生后 24 小时出现，48 小时黄疸加重，随之出现肝脾肿大、贫血或伴有出血。

2. 胆红素脑病　新生儿发生高非结合胆红素血症时，游离胆红素通过血脑屏障，沉积于基底神经核、丘脑、丘脑下核、顶核、脑室核、尾状核、小脑、延脑、大脑皮质及脊髓等部位，抑制脑组织对氧的利用，导致脑损伤，称胆红素脑病，以往也称为核黄疸。血清胆红素如升至 342μmol/L（200mg/L）则发生核黄疸，即非结合胆红素对中枢神经系统毒性所致脑病的先兆，由血红素降解而来的非结合胆红素是一种极性化合物，不溶于水，此种极性分子可进入脑部。胆红素对脑的损害由其在脑内的沉积引起，取决于以下三种机制：①在“生理性高胆红素血症”时，胆红素也可连续通过血脑屏障，但多数情况下不引起永久性神经损害；②在病理条件下，血浆游离胆红素明显增加，使进入中枢神经系统的胆红素明显增加，胆红素与神经细胞结合并沉积于先前提及的脑组织部位；③某些致病因素如感染、酸中毒、缺氧和失水等可进一步损伤血脑屏障，增加胆红素向脑内渗透，此时更易发生核黄疸。早期表现为肌肉松弛、吮吸反射消失和嗜睡，继而肌肉痉挛、抽搐或角弓反张。严重者多于发病数日因呼吸衰竭而死亡。重症患儿 2～3 个月后发生大脑瘫痪、手足抽动、耳聋及智能低下等持久性后遗症。

3. 溶血与贫血　溶血为进行性，一般不甚明显。随黄疸消退，贫血可能逐渐明显。轻症者出生时无或仅有轻度贫血，而出生后贫血可渐加重。中度贫血约在出生 5～8 天后才较明显。重度贫血者常伴肝脾肿大。由于体内抗体存在时间较久而发生持续缓慢溶血，在出生后 3～6 周可发生“晚期贫血”，血红蛋白可降至 50～60g/L。妊娠 34 周以上，出生后 48 小时内 Hb<160g/L，49 小时～7 天 Hb<145g/L，一周后 Hb<100g/L 者为新生儿贫血。

4. 胎儿水肿综合征　重度贫血者可并发充血性心力衰竭、水肿、腹水和胸腔积液，构成胎儿水肿综合征，大多数于出生后数小时内死亡或死于宫内。部分胎儿水肿综合征患儿并无贫血表现，但存在严重低蛋白血症，原因未明。

5. 其他　少数病例可出现严重血小板减少症和低血糖，前者可能为红系前体细胞的增殖影响了粒系与巨核系细胞的成熟过程；后者与血中胰岛素含量增高有关，此二症状为预后不良的表现。产妇的并发症包括羊水过多和先兆子痫；死胎后可继发 DIC。

三、实验室检查

1. 血象　可出现不同程度贫血、网织红细胞增高及血小板数降低，血涂片可见红细胞大小不均，多嗜性红细胞、有核红细胞及球形红细胞增多（ABO 溶血时更常见）。溶血时可有不同程度白细胞增高，可见核左移。

2. 骨髓象　新生儿溶血病的骨髓象主要表现为红细胞系统过度增生，粒系统比例相对减少。骨髓穿刺检查仅在高度怀疑溶血以外的其他疾病时进行。

3. 血清胆红素水平增高　脐血血清胆红素>40mg/L 提示溶血严重，50～150mg/L 时核黄疸发生率约 3.3%，151～300mg/L 时发生率为 18%，>300mg/L 时发生率约 50%，羊水因有胆红素而呈黄绿色。

4. 血型鉴定　Rh 溶血病血型鉴定：母亲为 Rh（-），子女为 Rh（+），父亲为 Rh（+）[或母亲有 Rh（+）输血史]。同样的 Rh 血型不合，母子 ABO 血型相同比不相同者容易发病。推测因母子 ABO 血型相同时，进入母体的胎儿红细胞（含 Rh D 或 E 抗原）不被迅速破坏，使Rh不合的胎儿红细胞对母体的刺激时间延长，母体更容易产生抗Rh抗体。

5. 免疫学检查　Rh溶血病抗体是来自母亲血清中抗Rh的IgG抗体，产后诊断主要检查：①若新生儿间接Coombs试验阳性及直接Coombs试验阳性，表示其红细胞上及血清中有不完全抗体，大多为Rh血型不合所致，结合临床即可确诊；②用Rh阳性（及阴性对照）红细胞，通过直接Coombs试验和木瓜酶试验检查母体血清有无不完全抗Rh抗体。如果夫妇、母子ABO血型相合而Rh血型不合，可用新生儿或其父红细胞检查母体血清有无不完全抗体。

6. 超声检查　目前预测胎儿贫血最好的无创伤检查方法是应用多普勒超声评价胎儿大脑中动脉（MCA）收缩速率的峰值。研究显示，胎儿贫血时由于血液黏稠度降低，大脑中动脉收缩速率会增加，根据大脑中动脉增加的收缩速率能较准确地预测胎儿贫血状况。有文献报道，当选择MCA峰值为正常值的1.5倍作为阈值时，检测出胎儿贫血但无水肿的平均敏感度为100%，假阳性率为12%。结合临床对诊断有辅助意义。

7. Rh溶血病产前诊断　Rh溶血病的产前诊断包括下列各点：①妊娠史和输血史：注意既往妊娠有无流产和新生儿黄疸等。初次妊娠症状较轻；妊娠次数越多，病情越重。即使既往仅有一次输血史，初次妊娠即可发生严重Rh溶血病。②孕妇及其丈夫Rh血型鉴定：如孕妇为Rh（-），应于16～20周后以Rh（+）对照红细胞及其丈夫红细胞检查孕妇血清中有无IgG型抗体及其效价，并每隔数周检测一次。③根据需要可作羊水胆红素测定。

四、诊断与鉴别诊断

根据病史、临床表现、血型鉴定及免疫学检查可确诊。新生儿黄疸尚需与下列几种情况相鉴别：①先天性非免疫性溶血性疾病，如遗传性球形红细胞增多症、先天性红细胞酶缺陷所致的溶血性贫血和珠蛋白异常导致的溶血性贫血等；②其他非血型不合的免疫性溶血，如微小病毒B19感染导致的新生儿免疫性溶血；③新生儿水肿尚需与胎儿先天性心脏畸形、先天性遗传或代谢异常、胎儿宫内梅毒或弓形体感染等继发的胎儿水肿相鉴别。

五、治　疗

治疗原则以预防为主。一旦发生新生儿溶血病，其治疗主要针对高胆红素血症，防止胆红素脑病的发生。

1. 产前预防措施

（1）预防措施：对Rh阴性的流产孕妇，特别是妊娠期已超过12周者，或在分娩Rh阳性婴儿后72小时，立即肌注抗RhD IgG 300μg，使产妇脱敏，以免因再度妊娠而发生Rh血型不合溶血病。

Avent等报道采取孕妇血浆进行非侵袭性的产前诊断（noninvasive prenatal diagnosis，NIPD），可使RhD阴性的孕妇免受抗RhD球蛋白的预防性治疗，可大大减少孕妇感染血制品输注传播病毒的风险。

（2）产前治疗：既往有死胎及胎儿水肿史；孕妇血清抗Rh抗体效价>1∶64；羊水胆血素超过7.99μmol/L；450nm光密度读数位于第Ⅱ区上方或接近第Ⅲ区带，说明胎儿已有溶血现象，应考虑为孕母作血浆置换术，以减少抗体。有条件应于妊娠第35～38周提早分娩，以防死产。若孕周>22周，胎儿肺脏尚未发育成熟；或严重贫血，Hb<80g/L，HCT<25%，及胎儿发生水肿者可试输注O型Rh阴性新鲜浓缩红细胞至胎儿腹腔内，每次50～100ml，每2周重复一次，直至妊娠终止，红细胞可通过腹腔间皮细胞间隙进入淋巴管转至血循环。

（3）产时处理：临产前做好交换输血准备，以自然分娩为宜，尽可能防止窒息。

2. 产后治疗　主要目的在于防治高胆红素血症。

（1）换血疗法：换血疗法仍为治疗严重高胆红素血症和改善神经毒性的主要方法。换血疗法可置换出新生儿体内的高浓度胆红素、致敏的红细胞及来自母体的抗体。Rh溶血病用ABO同型的Rh阴性血液，ABO溶血病用O型或患儿同型血液；且尽量使用肝素抗凝的新鲜血。所有血制品必须与婴儿红细胞及母亲血浆作交叉配型。换血量约为被换血新生儿血量的2倍，约150～180ml/kg体重，换血后继之光疗。在换血前或换血期间可给予白蛋白，结合间接胆红素，减少游离胆红素，剂量为1g/kg体重。遵守规范操作程序，则换血疗法较为安全，但应警惕以下严重并发症：①循环系统：心律失常、心脏骤停、血容量减低或增多、贫血和栓子形成等；②出凝血功能障碍：血小板水平降低或肝素过多；③代谢紊乱：血钙降低、低血糖和酸中毒等；④细菌性及病毒性感染并发症等。

胎儿水肿综合征常出现致命性贫血和充血性心力衰竭，此时不宜行换血疗法，应小量输注浓缩红细胞，控制心衰，纠正酸中毒，改善通气等。

（2）光疗：取波长420～470nm的蓝光光源，以160～320w的光度光照裸体新生儿，可使体内的间接胆红素转化为水溶性胆红素排出体外，持续1～3天，或间歇光照，直至胆红素降至205μmol/L以下。光疗时应注意保护新生儿眼睛，且照射周身。光疗指征为：①患儿总胆红素在205～255μmol/L以上者;②生后36小时内出现黄疸并进行性加重者;③胎儿产前已证实为Rh溶血病,产后一旦出现黄疸应即行光疗;④换血疗法前后应行光疗,以避免或减少换血疗法后血清胆红素水平“反弹”。光疗期间应每6小时测定一次胆红素水平,以判断其疗效;此外,光疗并不能纠正贫血,可同时输注适量红细胞。光疗的常见并发症为腹泻、发热和皮疹;一旦出现青铜综合征则应停止光疗。

(3)药物治疗:苯巴比妥5~8mg/(kg·d),或尼可刹米100mg/(kg·d);或二者合用以诱导肝细胞葡萄糖醛酸转换酶的活性,加速胆红素的排泄,其疗效不及光疗。

静脉注射大剂量免疫球蛋白(IVIG),可以通过封闭单核-吞噬细胞系统的Fc受体来减轻溶血,从而降低新生儿的胆红素水平和减少换血疗法的次数。

促红细胞生成素(EPO)可以减少新生儿溶血患儿的输血。

六、病程和预后

重症Rh溶血病主要死因为高胆红素血病所致的中枢神经系统毒性,现在由于治疗水平的显著提高,病死率已降至不足1%。

第二节 新生儿ABO血型不合溶血病

新生儿ABO血型不合溶血病是新生儿溶血病的主要类型,约占整个新生儿溶血病的80%。40%~50% ABO溶血病见于第一胎,病情相对较轻或无症状而不易被察觉。重症者可在24小时内出现黄疸,3~5天达高峰;但胎儿水肿、肝脾肿大及流产者均少见。ABO溶血病最多见于母亲为O型、胎儿为A型或B型。第1胎即可发病,通常发病较轻。但随着分娩次数增加,发病率会相应增高,病情相对严重,其原因为O型母亲可自发性地产生抗A或抗B的IgG抗体。据统计,孕妇与胎儿发生ABO血型不合的概率为20%~25%,而其中发生溶血病的概率仅为10%左右。

ABO血型不合的双亲,其子代Rh溶血病的发生率低,原因为主要血型抗原不配合,使胎儿血在母体内很快被抗A或抗B凝集素所破坏,从而降低Rh抗原的致敏作用,减少Rh溶血病的发生机会。

一、临床表现

ABO血型不合新生儿溶血病的临床表现与Rh血型不合新生儿溶血病相似,可发生贫血和黄疸,但程度较轻,无需特殊处理均可恢复,仅个别重症溶血患儿表现为中、重度贫血、黄疸、肝脾肿大明显且进行性加重,甚至发生高胆红素血症所致的脑损伤(核黄疸)。

二、诊断与鉴别诊断

ABO血型不合溶血病的诊断:

1. 既往史 母亲既往有不明原因流产史、死产史或严重新生儿黄疸史。

2. 临床表现 新生儿有不同程度贫血、黄疸和肝脾肿大,甚至发生胆红素脑病。

3. ABO溶血病血型鉴定 了解父亲、母亲及子女ABO血型。绝大多数母亲为O型,子女为A型或B型(也可AB型)。母亲O型时,如父亲为A型,则子女为O或A型;如父亲为B型,子女为O或B型;如父亲为AB型,子女为A或B型。

4. 血清胆红素水平增高 脐血血清胆红素>40mg/L提示溶血严重,50~150mg/L时核黄疸发生率约3.3%,151~300mg/L时发生率为18%,>300mg/L时发生率约50%,羊水因有胆红素而呈黄绿色。

5. 免疫学检查 ABO溶血病抗体检测。检查患儿IgG型抗A(B)抗体可用血清学“三项试验”检查:①抗体释放试验:患儿的致敏感红细胞经加温使抗体释放到释放液中,能被菠萝蛋白酶处理的红细胞通过Coombs试验检测出。②改良间接Coombs试验:ABO溶血病间接Coombs试验往往阴性,原因不明。该法改良后常呈阳性,提示婴儿可能受累及。③游离抗体测定:患儿血清加同型(A或B)或O型红细胞悬液,37℃致敏,若凝集,说明存在抗体;若不凝集,用生理盐水洗涤红细胞后加抗人球蛋白血清,离心、观察。测定母体IgG型抗A(B)时需除去IgM型抗A(B)抗体的影响。根据IgM型抗A(B)比IgG型抗A(B)更易被血型物质中和及单抗IgG Coombs血清能提高IgG型抗A(B)滴度而不提高IgM型抗A(B)滴度的特点,先用一定量血型物质(为分泌型A或B型人唾液)中和IgM型抗A(B)抗体后再作Coombs试验,可较准确地测出IgG型抗A(B)抗体的滴度。

6. 少见类型新生儿溶血病 Rh和ABO溶血病约占新生儿溶血病的95%,尚有少数由次要血型抗体引起的溶血病,如抗Kell、抗Duffy和抗Kidd抗体等。因同种致敏的缘故,患儿红细胞呈直接抗人球蛋白反应阳性。以母体血清与一系列已知抗原的红细胞作用是检测抗体特异性的简便且实用的方法。

生理性黄疸开始出现于生后第三天,但程度轻,无贫血和肝脾肿大。ABO溶血病应注意与G-6-PD

缺乏所致新生儿溶血病相鉴别；还须与重型遗传性球形红细胞增多症相鉴别。胎儿水肿综合征也可发生于纯合子 α 海洋性贫血、充血性心力衰竭、低蛋白血症或全身感染，应注意鉴别。

三、治疗与预后

ABO 溶血病大多不需特殊治疗。如果黄疸和贫血较严重，可行换血治疗和光疗（见 Rh 溶血病的治疗）。ABO 溶血病一般病情较轻，病程为一过性，预后良好。

（赵新民　郑以州　竺晓凡）

参考文献

1. Ramasethu J, Luban NLC. Alloimmune hemolytic disease of newborn. In Beutler E, Lichtman MA, Coller BS, et al. Williams Hematology. 6th. New York: The McGraw-Hill Companies, 2001
2. Dukler D, Oepkes D, Seaward G, et al. Non-invasive tests to predict fetal anemia. A study comparing Doppler and ultrasound parameters. Am J Obstet Gynecol, 2003, 188: 1310-1314
3. Mari G, Deter RL, Carpenter RL et al. Non-invasive diagnosis by Doppler ultrasonography of fetal anemia due to maternal red-cell alloimmunization. N Engl J Med, 2000, 342: 9-14
4. Avent ND. RHD genotyping from maternal plasma: guidelines and technical challenges. Methods Mol Biol. 2008; 444: 185-201
5. Tanyer G, Siklar Z, Dallar Y, et al. Multiple dose IVIG treatment in neonatal immune hemolytic anemia. J Trop Pediatr, 2001, 471: 50
6. Greer JP, Foerster J, Lukens JN, et al. Wintrobe's Clinical Hematology Eleventh ed. Philadelphia: Lippincott Williams & Wilkins, 2004: 1183-1199
7. Lichtman MA, Kipps TJ, Kaushansky K. Williams Hematology. seventh ed. New York: McGRAW-Hill, 2006: 993-1007

第 37 章

化学、物理因素及生物毒素所致溶血性贫血

化学物质、物理因素及生物毒素在达到一定程度或剂量足够大时可导致溶血。若发生在已有红细胞内在缺陷的基础上则溶血更加明显。此类溶血性贫血多属红细胞外溶血，系后天获得性非免疫性溶血性贫血。铅可通过间接抑制血红素合成、加速血红素分解和引起膜脂质过氧化导致溶血。铅中毒主要采用驱铅疗法；铜可与红细胞膜的巯基结合使红细胞内谷胱甘肽（GSH）减少，还抑制 G-6-PD 活性使红细胞内抗氧化物质减少，由此产生的氧自由基可损伤血红蛋白及红细胞膜。口服铜盐中毒时可用硫代硫酸钠洗胃和口服胃黏膜保护物，或用依地酸二钠钙（金属络合剂）解毒。肝豆状核变性合并溶血可用青霉胺促进铜排泄；砷化氢因与血红蛋白结合而引起溶血。砷化氢氧化时产生的过氧化氢也损伤红细胞膜。砷化氢中毒的治疗包括换血、碱化尿液及给予肾上腺糖皮质激素；元素铝主要是通过干扰血红蛋白合成、降低红细胞渗透脆性等导致溶血；芳香族硝基或氨基化合物中毒时珠蛋白变性沉淀为 Heinz 小体。含此小体的红细胞易被单核-巨噬细胞系统吞噬而致溶血。应及早进行换血，并可试用肾上腺皮质激素；常引起溶血的物理因素包括高温、放射线和血液低渗等。高温可直接损伤红细胞。烧伤时红细胞膜乙醇胺磷脂（PE）含量的降低及自由基的产生与溶血有关。有些蛇毒、蜂毒、蜘蛛毒和某些毒蕈含溶血毒素，偶可导致严重血管内溶血。

第一节　某些化学物质所致溶血性贫血

工业生产中比较广泛使用的有毒的化学物质达数万种，中毒的临床表现可为多系统病变，随毒物的毒性特点而不同。这里只介绍几种除影响人体多系统损害外，并使血液中的红细胞寿命缩短的化学物质中毒，其他血液学的变化不包括在内。

一、铅中毒引起的溶血性贫血

（一）概述

铅为重金属，是工业生产中的重要原材料，接触和使用的人数众多，当摄入量过大时可引起中毒。铅中毒多数由于职业引起，少数为意外事故。铅及其化合物主要以粉尘或烟气形态经呼吸道吸入，也可随进食经消化道进入体内。工业生产中所见的铅中毒多为慢性中毒。急性中毒可因大量服用含铅的中成药（如黄丹、密陀僧等，其内含氧化铅），或婴幼儿啃吮含铅的涂漆玩具，在我国南方有因用铅壶热酒所致。慢性铅中毒可表现腹痛、神经衰弱综合征及轻度贫血等，严重者可有肝、肾功能损害，中毒性脑病及严重贫血。急性中毒可表现为腹绞痛、黄疸、进行性贫血、抽搐、呼吸衰竭及昏迷等。

（二）溶血的发病机制

铅是一些巯基酶的抑制剂，最早研究的是铅对卟啉代谢有关的酶的抑制作用。也曾用 ^{51}Cr 标记红细胞证明铅中毒时红细胞寿命确比正常缩短。由于铅的作用是多方面的，近年的研究有学者提出，铅不仅对血红素合成途径中酶的活性有不同程度的抑制作用；也通过诱导血红素氧化酶加速血红素分解。此外，发现红细胞膜上 Na^{+}/K^{+}-ATP 酶活性下降。此酶受到抑制，钠泵不能维持正常功能，因而改变红细胞的形状及脆性，使红细胞易于破坏。近年来由于膜毒理学的发展，研究铅对红细胞膜的影响增多。有人认为铅抑制血红素合成，使氨基 γ 酮戊酸（ALA）堆积；ALA 可产生自由基，引起膜脂质过氧化。Riharov 等用铅与红细胞作用一定时间后，可见丙二醛明显升高（丙二醛为脂质过氧化的产物）。

实验证实,红细胞脂质过氧化出现在溶血之前,因此认为脂质过氧化是红细胞溶血的直接原因。有人认为铅抑制红细胞膜 Na^+/K^+ ATP 酶和 $Ca^{2+}/Mg2^+$ ATP 酶活性,使红细胞 K^+ 外漏,水分丢失,细胞缩小;同时细胞内 Ca^{2+} 升高,使 Ca^{2+} 依赖 K^+ 通道开放,促进 K^+ 的外漏。红细胞内过多的 Ca^{2+} 与骨架蛋白结合使膜变硬,变形性降低,在一定外力下红细胞容易破裂。有人研究铅对红细胞膜成分的影响,发现铅作业工人的红细胞带 3、带 4 蛋白减少,使红细胞内离子和水分丢失,从而影响红细胞寿命。Terayama 等研究认为,铅中毒时红细胞寿命缩短与红细胞膜唾液酸减少有关。总之,铅中毒所引起的贫血机制是多因素的,其中以血红素合成抑制和红细胞寿命缩短为主要原因。

(三) 实验室检查

慢性铅中毒贫血的程度多为轻至中度,在儿童中较重。贫血多属正色素或低色素性,但患者血清铁并不减低,非因缺铁,而是铁不能被骨髓正常利用。红细胞脆性可减低,网织红细胞轻度增加;红细胞寿命比正常缩短约 20%;骨髓增生活跃,可有环状铁粒幼细胞;血片中可见嗜碱点彩红细胞。此外,在卟啉代谢及血红素合成过程中出现一系列中间产物,有些产物可部分残留在红细胞中,有些经尿、粪排泄。由于卟啉代谢的变化与血铅浓度有一定相关,铅中毒时红细胞内游离原卟啉增高,尿中排泄及粪卟啉也增多;血中脱水酶活性下降。再者铅对珠蛋白合成亦有抑制作用,主要是干扰珠蛋白和肽链合成,使其合成不同步,在检测中表现 HbF 的比例增高。以上检查可作为综合判断铅中毒溶血的指标。有关溶血的类型,虽国外有些作者提出可为血管内溶血,但无证实的指标提供。一般血胆红素并无明显升高,可能由于慢性中毒病情发展慢,红细胞寿命缩短是在脾脏破坏。

(四) 治疗

主要是针对铅中毒治疗,多采用驱铅疗法。用螯合剂驱铅可迅速改善症状可选用 EDTA、Ca-Na-EDTA、DMS 和二乙烯三胺五乙酸三钠钙。轻及中度贫血一般不需特殊治疗。

二、铜中毒引起的溶血性贫血

(一) 概述

铜为重金属,工业上与铜本身接触并不出现急性或慢性中毒。但铜的化合物如硫酸铜、乙酸铜和氯化铜等其毒性比铜本身大,可引起中毒,临床上所见到的急性铜中毒并伴有溶血者常见于以下几种情况:

1. 硫酸铜治疗失误而引起的中毒　如以硫酸铜作为催吐剂用于抢救服毒患者(一般催吐剂量为 500mg),若剂量大于 1～2g 即引起铜中毒。又如皮肤受黄磷灼伤,治疗上常以 5% 硫酸铜清创,若用它较长时间或较大面积湿敷创面,可由皮肤吸收而发生中毒。

2. 摄入过量的硫酸铜(误服或企图自杀)或乙酸铜(用含有铜绿的铜器存放食物)而造成的中毒。

3. 意外　早年曾有报道血液透析时由于透析液碱性太强,以至于溶解透析机器上的铜而引起中毒。

4. 肝豆状核变性(Wilson 病)　是人类疾病中无机铜引起溶血的代表性疾病。患者可发生血管内溶血。因先天性酶缺陷,肝内铜代谢异常,过量的铜沉积于组织还可引起肝、肾和脑等组织的损害。个别患者在疾病早期(儿童或青少年期)疾病尚未被诊断时,可因大量无机铜进入血液而发生急性溶血性贫血,成为疾病的首发症状。

(二) 溶血的发病机制

铜是生命必需的微量元素之一,缺乏及过量均对机体有害。正常人自肠道吸收的铜在血清中与白蛋白疏松结合并进入肝脏,大部分铜再转与 α_2 球蛋白巩固地结合形成铜蓝蛋白(称为间接反应铜),一部分铜由胆管排泄,小量铜由尿中排出,仅有一小部分继续留在血循环中(称为直接反应铜)。当摄入体内的铜超过肝脏的处理能力,铜(直接反应铜)就释放入血。已知红细胞内主要还原作用是在磷酸戊糖旁路过程中完成的。戊糖代谢途径提供还原型谷胱甘肽(GSH)和还原型辅酶Ⅱ(NADPH),二者有保护红细胞内巯基和血红蛋白免受氧化损伤的作用。有人认为铜能与红细胞膜的巯基结合使红细胞内 GSH 减少。又认为铜严重抑制 6-磷酸葡萄糖脱氢酶(G-6-PD)活性,G-6-PD 是戊糖代谢途径的关键酶。由于红细胞内存在的抗氧化物质减少,氧自由基可对血红蛋白及红细胞膜造成损伤,使红细胞的可变形性降低、膜渗透性增加,因而使红细胞寿命缩短。

(三) 实验室检查

有关血管内溶血,可有血清结合珠蛋白降低、高铁血红素增高、血浆游离血红蛋白增多、血红蛋白尿、含铁血黄素尿、血胆红素增高、血网织红细胞增多以及血红蛋白下降等表现。口服铜盐急性中毒时,血清铜、铜蓝蛋白及尿铜高于正常,而肝豆状核变性患者的血清铜蓝蛋白是降低的。血清铜氧化酶降低,直接反映铜及尿铜增高(正常参考值:血清铜 0.015～0.034mmol/L;铜蓝蛋白 280～560mg/L;尿铜 0.24～0.48μmol/24h)。

(四) 治疗

口服铜盐中毒时可用硫代硫酸钠洗胃,并给予牛奶和鸡蛋清口服保护胃黏膜;可用依地酸二钠钙(金属络合剂)解毒;对症治疗如输液、维持水电解质平衡和保护肝肾功能等。肝豆状核变性合并溶血,其发作通常是短暂的,并且有自限性,但个别患者溶血表现严重,并反复发作。治疗可用青霉胺以促进铜排泄及终止溶血发作。

三、砷化氢(AsH_3)引起的溶血性贫血

(一) 概述

砷化氢又名胂,为无色气体,是极强的溶血毒物。含砷金属与硫酸或盐酸接触即产生砷化氢,工业生产中当含砷金属矿渣遇到潮湿空气或水时即可产生砷化氢(在工业上无直接用途,属于一种废气)。

急性严重中毒的临床表现分为4期:

1. 前驱期 在吸入毒物3~7小时内因血管内大量溶血引起腰痛、腹痛、寒战和呕吐,随即有棕褐色尿(血红蛋白尿),此期一般仅数小时。

2. 血红蛋白血症期 大量溶血引起的贫血及黄疸,在12~24小时内可损失原有红细胞的50%。1~2天后有明显黄疸,肝、脾大,且有压痛。

3. 急性肾衰竭期 溶血后形成的砷氧化物、血红蛋白管型以及破碎的红细胞等堵塞肾小管,引起少尿甚至无尿。此外,溶血后的贫血造成肾缺血、缺氧,进一步加重肾损害。

4. 恢复期 轻度中毒临床可无急性肾衰期。此外,砷化氢本身对肝、肾和心有直接损害作用,国外文献报道死亡率约22.5%。若吸入少量砷化氢,但持续较长时期,也可发生贫血、黄疸及多发性神经炎和皮肤病变。

(二) 溶血的发病机制

由呼吸道吸收进入人体,进入血液的砷化氢95%~99%以非挥发性形式与红细胞中的血红蛋白结合而引起溶血。目前无论在体内或体外,已观察到巯基有保护红细胞免受砷化氢溶血的作用。也可能当砷化氢氧化时产生的过氧化氢与红细胞膜的巯基结合而损伤红细胞膜。溶血后形成砷-Hb复合物及砷的氧化物,随血流分布全身,若肾功能未受损害,最后由肾排出。

(三) 实验室检查

血管内溶血表现见前述。外周血片中可见红细胞碎片,并有明显的大小不一和畸形的红细胞。红细胞内变性珠蛋白小体(Heinz小体)增多,但渗透脆性正常。尿砷浓度增高。

(四) 治疗

迅速将患者移离中毒环境并吸氧。早期可考虑换血以抢救砷化氢溶血反应,去除砷化氢复合物、砷化物以及红细胞碎片,并同时补充必要的血红蛋白量。碱化尿液以减轻肾小管内血红蛋白的沉积。早期及短程大剂量使用肾上腺糖皮质激素以抑制溶血反应。出现少尿时,早期使用快速利尿剂,以防止急性肾衰竭。已发生急性肾衰者要尽早用血液透析,以及对症治疗和防止继发性感染。此外,急性砷化氢中毒所致溶血有自限性,在急性期不宜使用巯基络合剂;恢复期是否需要应视病情而定。

四、锑化氢中毒引起的溶血性贫血

吸入高浓度的锑化氢(又名悌)可引起溶血,与上述砷化氢的发病机制和临床表现相似,可参考之。

五、元素铝对造血功能的影响

1978年认识到铝中毒可致贫血。有关贫血机制有推测主要是血红蛋白合成障碍,有认为是干扰铁代谢;有提出由于骨软化减少了红髓造血,但有认为铝中毒能降低红细胞渗透脆性导致血管内溶血而加剧贫血。由于铝引起贫血的机制尚未完全阐明,以何种因素占主导尚需进一步观察。

六、芳香族硝基或氨基化合物引起中毒Heinz小体的溶血性贫血

(一) 概述及发病机制

有些化学物质已被证实在正常红细胞内可引起Heinz小体,如苯醌、苯肼、硝基苯、二硝基苯和三硝基苯等芳香族的氨基或硝基类化合物。Heinz小体是受损红细胞内的一种包涵体,可在活体染色光镜下发现。有认为由上述化学物质引起中毒后,除作用于血红蛋白的铁原子和GSH外,还可直接作用于珠蛋白分子中的巯基,使珠蛋白变性沉淀为Heinz小体。含有此小体的红细胞其膜变性并有皱纹,正常的双层膜结构消失,使红细胞的变形性减退,易被单核-巨噬细胞系统阻留而吞噬。有认为Heinz小体紧靠在膜上,可与红细胞膜上的巯基发生作用,巯基的消耗可使钾离子丧失,钠离子及水进入细胞内,红细胞成为球形易被单核-巨噬细胞系统吞噬。Hughes(1954)在3例急性苯胺中毒患者血中找到Heinz小体高达38%,多在与毒物接触后第3~4天,当高铁血红蛋白已基本被还原后,此小体数量才达最高峰。大量出现此小体时,常为溶血的先兆。工业上中毒可经呼吸道及消化道,但大多数是经皮肤吸收而中毒。溶血常在中毒后3~5天内发生,临床上可出现由于贫血引起的症状和体征。1993年国内报道应用三硝基甲苯包装纸铺炕及做尿布引起3例婴儿中毒性溶血,在24~48小时发病,出现黄疸及贫血。1995年国内李中等从实验观察提出,三

硝基甲苯及其代谢产物在离体条件下均可导致人红细胞溶血增加，显示出一定的剂量效应关系。

（二）治疗

一般为对症及支持疗法。当检出Heinz小体的比例大于50%，应及早进行换血，以预防短期内发生严重溶血。有认为肾上腺皮质激素治疗无效；但上述报道的3例婴儿，皮肤经清水清洗，静脉滴注肾上腺皮质激素，3～5天黄疸开始消退，7天后黄疸消失，2周后血红蛋白恢复正常。

七、药物引起的溶血性贫血

（一）概述

药物引起的溶血性贫血（DHA）较少见，据WHO药物不良反应国际监督调查研究中心估计，DHA占主要药源性血液系统不良反应的10%。但急性溶血病情较重，常有生命危险。按照发病机制，药物性溶血性贫血可以归纳为三类：

1. 药物氧化性溶血　多为急性溶血。见于遗传性红细胞酶缺乏和某些血红蛋白分子病。患者红细胞对特定药物或其代谢产物的氧化性应激极为敏感，易致功能损伤，红细胞寿命缩短。常见的有：

（1）葡萄糖-6-磷酸脱氢酶（G-6-PD）缺乏症：代表药物如抗疟疾药，如伯胺喹啉；磺胺类，如磺胺甲噁唑；解热镇痛药，如乙酰苯胺；其他，如呋喃妥因等。

（2）其他遗传性酶缺乏疾病引起的氧化性溶血：如GSH缺乏、GSH-Px缺乏和GSH-syn缺乏等。引起的药物与G-6-PD缺乏类似。

（3）不稳定血红蛋白病：氧化剂类药物可诱发。

（4）其他具有氧化作用的药物：此类药物有十多种，以磺胺类、呋喃类、水杨酸类和芳香族化合物多见。

2. 药物免疫性溶血　药物引起的免疫性溶血性贫血系指某些药物通过免疫机制对红细胞产生免疫性损伤，按照免疫原理可以分为四类即半抗原型、免疫复合物型、自身抗体型和非免疫型蛋白吸附型。代表药物分别为青霉素、利福平、甲基多巴和头孢菌素类。

3. 非免疫性溶血反应　为剂量相关性。达到一定剂量后，可引起大多数人的溶血。如：长期应用非那西汀引起的“止痛剂滥用综合征”（analgesic-abuse syndrome），查无免疫学及氧化性溶血的证据。

此外，两性霉素B具有亲脂性，可与红细胞膜脂质结合，使之对钠离子的通透性增加，偶有引起溶血者。能引起溶血的药物还有环孢素、丝裂霉素C、可卡因、噻氯匹定、他克莫司以及生物制品IgG、干扰素α等。

本病一旦确认，处理通常较容易，且可通过停药或免用同类药而防止。

（二）DHA的临床表现及实验室检查

不论哪种DHA，均应有与溶血相关的用药史或发病相关的家族史或既往史。临床表现与其他溶血病相同，依病程缓急临床可分为两型。实验室检查可有红细胞破坏增加的证据和红细胞代偿性增生的证据。抗人球蛋白试验在诊断药物相关性免疫性溶血性贫血中有一定价值。对半抗原型可测血清中的药物抗体，如青霉素抗体或结合在红细胞上后抗人球蛋白试验呈阳性；自身免疫型则无论加与不加药物抗人球蛋白试验均可阳性。这些特点结合冷凝集素和D-L试验阴性不难与特发性温抗体型和冷抗体型AIHA鉴别。

（三）治疗

首先立即停用一切可疑药物，特别是对严重溶血者，这是抢救生命的关键，同时监测血细胞比容、网织红细胞和抗人球蛋白试验效价。但不少药物可使抗人球蛋白试验阳性而无溶血者，不必停药观察。肾上腺皮质激素仅对自身抗体型有效。青霉素引起的轻度贫血，一般无需使用肾上腺皮质激素。大剂量青霉素引起抗人球蛋白试验阳性而无溶血者，如必须使用青霉素，可适当减量并加用其他抗生素联合治疗。自身抗体型者抗人球蛋白试验阳性而无溶血者可不停药，若出现溶血性贫血，且持续时间几周或甚至几个月以上，应停药同时应用肾上腺皮质激素对加速病情恢复可能有效。对一些药物引起的血管内溶血。除贫血外，尚应积极处理肾衰竭或弥散性血管内凝血等并发症。贫血严重危及生命时，应输红细胞，但应严密执行血型鉴定、交叉配血及输血后的监测。

药物诱发的免疫性溶血性贫血一般病情较轻，停用药物后预后良好，少见溶血严重危及生命者。

第二节　某些物理因素所致溶血性贫血

一、高　温

（一）病因及发病机制

高温引起溶血性贫血以烧伤为最多见。面积15%以上的Ⅱ、Ⅲ度烧伤即可引起溶血性贫血。曾有因血液透析恒温装置故障造成透析液过热而致溶血的报告。

热为一种物理因子，可直接导致血循环中红细胞损伤。早在一百多年前，体外实验将红细胞加热至47℃以上，红细胞不仅出现形态上的改变（出现芽状小突起、球形细胞和破碎细胞）及渗透脆性增加，而且将此种红细胞注入实验动物体内发现红细胞寿命缩短，很快被脾移除。

大面积的Ⅱ度或Ⅲ度烧伤后24～48小时内可发生急性血管内溶血，溶血程度与烧伤面积有关。严重烧伤后贫血，因素是多方面的，与红细胞膜组分、结构和功能改变密切相关。温度超过49℃时，红细胞膜收缩蛋白会变性，使膜弹性及变形性减低，因而红细胞易于破坏。但在某些遗传性溶血性贫血患者，温度达46℃时即可发生上述变化。烧伤患者血浆脂质的变化也可能与溶血有关。据文献报道，烧伤休克期血清中游离脂肪酸增加，红细胞膜乙醇胺磷脂（PE）含量明显降低。PE在膜脂与膜骨架的连接中有重要作用，PE含量降低是引起红细胞易于破坏的因素之一。严重烧伤后大量产生自由基，红细胞虽自身具有抗活性氧保护体系，但当抗氧化能力不足以对抗自由基时，可造成膜脂质过氧化，使红细胞膜变硬而易于溶破。另外，在高温下，红细胞膜的钙泵（Ca^{2+}、Mg^{2+}和ATP酶）功能不良，使细胞内钙浓度增高，过多的Ca^{2+}与骨架蛋白结合，使膜变硬或变脆而易被破坏。烧伤后红细胞的损伤是可逆的。至于急性溶血后较长期的贫血，有人认为可能属于肿瘤坏死因子介导的慢性病性贫血。

（二）实验室检查

烧伤后的溶血量及贫血程度与烧伤面积平行，严重者多达30%的循环红细胞被破坏。外周血中可见到球形细胞、棘细胞和破裂的红细胞及其碎片。红细胞渗透脆性和机械脆性升高。急性溶血过后，贫血可持续数周。

（三）治疗

烧伤后早期的处理措施包括扩容，纠正水、盐、酸碱失衡，与急性血管内溶血的处理原则一致。溶血性贫血较严重者可给予输血。

二、放射线

放射线引起溶血的机制不明。红细胞在体外可耐受20Gy的放射剂量。体内照射的小鼠红细胞在生理盐水中可自发聚集并在酸化血清中溶血。有报道骨髓移植预处理放射治疗后发生放射性肾炎，并发生溶血性贫血。

三、血液低渗

若有500～600ml水进入血液循环，即可由于低渗作用而发生血管内溶血。此种情况见于用大量蒸馏水冲洗手术（如经尿道前列腺切除）创面或伤口、误以蒸馏水做静脉滴注及淡水中的溺水者。

第三节 生物毒素引起的溶血性贫血

一、蛇毒

蛇毒通常分为神经毒及血循环毒。血循环毒的作用包括影响心脏、血管和血液（主要是凝血障碍、出血和溶血）。蝮蛇、蝰蛇、金环蛇和眼镜蛇等蛇毒中含有卵磷脂酶和其他直接引起溶血的因子，可直接破坏红细胞膜的脂质双层结构。有些卵磷脂酶可将红细胞膜上的卵磷脂转变为溶血卵磷脂，损伤红细胞膜而发生溶血。

毒蛇咬伤后发生溶血性贫血的发病率并不高，迄今国内外只有十几例报告，远比引起神经症状或弥散性血管内凝血者少，可能是由于蛇毒进入血液循环的量很少，较少与红细胞直接接触。

二、蜂毒

某些蜂蜇亦可引起溶血。蜂毒的成分比较复杂，多肽溶血毒是10多种成分中的一种，有溶血作用。蜂蜇引起的溶血性贫血较罕见，文献中有2例报告，1例为1名3岁儿童被蜜蜂叮蜇后，死于血管内溶血和急性肾衰竭。另外1例被大黄蜂叮蜇后发生弥散性血管内凝血。

三、蜘蛛毒素

毒蜘蛛主要有两种，即见于中、南美及美国南部的黑寡妇毒蜘蛛及棕色隐士蜘蛛。有些蜘蛛所产毒素有溶血作用。黑寡妇毒蜘蛛叮咬皮肤后，可产生弥漫性肌肉痛及肌肉强直，虽可发生溶血，但并不常见。棕色隐士蜘蛛叮咬后24～48小时可发生溶血及弥散性血管内凝血，后者可加重红细胞破坏。有研究发现被蜘蛛咬伤后红细胞表面包被有补体，提示有补体系统的激活，Coombs试验可以阳性。因此，人们推测溶血可能与免疫反应有关。

被咬伤处组织肿痛，棕色隐士蜘蛛叮咬部位可形成火山口样病变。有时可出现坏死，愈合缓慢。部分患者可发生典型的急性血管内溶血，出现血红蛋白尿。发病早晚不一，早则可在被咬伤后几个小时，晚则发生于5天后。多数患者的溶血常在一周内逐渐自行消失。严重病例可发生弥散性血管内凝血及急性肾衰竭，甚至死亡。

外周血中可见球形红细胞、点彩红细胞及大小不等、形态不规则的红细胞。白细胞数可升高。血小板可因弥散性血管内凝血而减少。红细胞渗透脆性可升高。少数患者 Coombs 试验阳性。

治疗以支持疗法为主。较大剂量的糖皮质激素(泼尼松 100mg/d)可能有效。氨苯砜可防止皮肤病变的坏死。

四、其他毒素

某些毒蕈含有溶血毒素,如鹿花菌毒蕈。误食鹿花菌毒蕈中毒者一般于 6～12 小时后先出现胃肠道症状,随即出现黄疸、发冷、发热、血红蛋白尿和肝脾肿大,继之出现痉挛、昏迷和呼吸衰竭,重者可死亡。过去认为鹿花菌毒蕈的溶血毒素主要为马鞍酸。但此酸易溶于水,不耐热(加热至 60℃ 破坏)。现认为溶血是鹿花菌毒蕈水解产物甲基肼所致。治疗上采用输新鲜血液及防治休克等。

某些植物如蓖麻豆也含有能引起溶血的毒素,进入血液循环后可导致溶血。

(韩冰　肖娟　王毓洲)

参考文献

1. Fonte R, Agosti A, Scafa F, Candura SM. Anaemia and abdominal pain due to occupational lead poisoning. Haematologica. 2007;92:e13-14
2. Kaiser R, Henderson AK, Daley WR, et al. Blood lead levels of primary school children in dhaka, bangladesh. Environ Health Perspect, 2001, 109:563
3. Roberts JR, Reigart JR, Ebeling M, et al. Time required for blood lead levels to decline in nonchelated children. J Toxicol Clin Toxicol, 2001, 39:153
4. Wolf C, Binder R, Barth A, et al. Chronic anemia and abdominal pain as a sequela of lead poisoning. Dtsch Med Wochenschr, 2001, 126:556
5. 林辉,郑淑华,陈一农. 药源性溶血性贫血文献报道 123 例综合分析. 中国临床药学杂志, 2003, 12:38
6. 常瑛. 药源性血液病. 药物不良反应杂志, 2004, 5:323

第 38 章

感染所致溶血性贫血

人体内血循环中成熟红细胞总数保持恒定，若因微生物及寄生虫入侵使红细胞寿命较正常时缩短即为溶血。若溶血的数量超过骨髓代偿的能力则出现贫血，此种感染所致的溶血性贫血，在溶血性疾病的分类中属于红细胞外溶血因素所致。某些病原体感染除可引起溶血性贫血外，有时尚可引起其他类型的贫血，如再生障碍性贫血、纯红细胞再生障碍性贫血和慢性病性贫血等。本章主要论及是因病原体感染而导致的溶血性贫血，其红细胞破坏的方式可分血管内溶血或血管外被吞噬，在某些情况下，血管内与血管外溶血常在不同程度上合并存在。引起溶血的机制有多种，或由于病原体本身直接作用，或由病原体所分泌的毒素及其产物间接作用于红细胞而产生溶血，或病原体诱发自身免疫性溶血，而更多情况下溶血的机制未明。此外，需警惕患者有无原发遗传性溶血性疾病，要分清继发与原发病的关系，感染本身可引起溶血，也可使原有的溶血性疾病发生急性溶血危象。

第一节　原虫感染所致溶血性贫血

一、疟　　疾

疟疾分布非常广泛，见于热带、亚热带及部分温带地区，在所有热带病中，疟疾发病数最多。

（一）病因

引起人类疟疾的疟原虫有四种：恶性疟原虫、三日疟原虫、间日疟原虫和卵形疟原虫，以间日疟原虫及恶性疟原虫为多见。

（二）发病机制

疟原虫的裂殖子在红细胞内无性增殖，形成裂殖体，后者裂解释放裂殖子，引起红细胞破裂。这是造成溶血性贫血的主要原因。间日疟及卵形疟原虫主要侵犯人类的网织红细胞，三日疟原虫仅侵犯成熟红细胞，而恶性疟原虫可侵犯各期的红细胞。侵犯类型提示不同种类的疟原虫可能利用红细胞膜上不同的受体，其结果间日疟、三日疟及卵形疟原虫每次寄生的红细胞比例很少超过红细胞总量的 2%，而恶性疟原虫可感染 50% 的红细胞，因此溶血更为严重。过去有认为疟原虫直接侵犯红细胞，改变红细胞的钠泵，使红细胞成为球形，因而易被脾和其他单核-巨噬细胞吞噬破坏。但显然单一因素有时不能解释临床上所遇到的明显的贫血。

1995 年国际上有关疟疾的讨论会提出疟疾贫血可能是多因素所致：

1. 已知疟原虫裂殖体期释放出的物质可刺激单核-巨噬细胞释放肿瘤坏死因子（TNFα）。TNFα 是一种重要的炎性介质，在体外能抑制正常人及慢性病贫血患者的红系祖细胞的集落形成。由于 TNFα 的介导使红细胞生成不良。

2. 正常的红细胞内有一系列氧化还原酶以保护红细胞免受氧化损伤。疟原虫寄居在红细胞内产生过多氧自由基，耗竭红细胞内氧化还原酶而使红细胞膜脂质过氧化造成红细胞膜僵硬，并使血红蛋白变性而易溶破。由于红细胞膜的变化使膜的通透性及脆性增加，可变形性降低，在血循环至脾脏时被吞噬细胞捕捉清除。

3. 由于吞噬功能增强而伴有脾功能亢进，即使未被疟原虫寄生的红细胞的破坏率亦增加。有时甚至在疟原虫完全被清除后，溶血尚可持续 4～5 周。有人认为是由于出现抗红细胞基质的抗体，抗原-抗体复合物附着在正常红细胞上，与血浆中补体结合，使红细胞易被吞噬，但目前尚无有利的证据。

此外，某些遗传性红细胞病，如镰状细胞性贫血、地中海贫血、G-6-PD 缺乏等对疟疾易感性差。现已知疟原虫如能寄居在红细胞内，必须借助红细胞内的氧化还原酶以清除其本身侵入红细胞后所产生的氧化物才能生存。而 G-6-PD 缺乏者由于红细胞抗氧化功能减弱，使疟原虫难以存活。

20 世纪 90 年代，科学家发现α型地中海贫血症能够保护儿童不会患上由疟疾引起的更严重贫血。这种遗传病在全世界许多疟疾流行的地区常见，特别是非洲和东南亚。患有特定类型该病的儿童（纯合型的α型地中海贫血症）在患疟疾后出现急性疟疾性贫血的可能性要低 60%。这些儿童似乎拥有"纯合优势"——由于他们最初拥有更多的红细胞，在疟疾发作的时候，尽管失去了大量的红细胞，他们的血红蛋白储量仍然保持在一个安全的水平上。

（三）临床表现

疟疾患者除了寒战和高热等症状外，可有贫血。不同种类的疟原虫感染引起的贫血程度轻重不一，这与疟原虫类型、患者的免疫状态和营养状况及有无其他并发症等因素有关。恶性疟患者的贫血最常见，也往往最严重。第一次患恶性疟后，有 20% 的患者发生中、重度贫血。在热带地区，重度贫血最多见于 1～5 岁儿童，而青年或中年患者往往仅有轻、中度贫血。这种年龄差别反映了不同年龄组的免疫状态。

各种疟原虫寄生于红细胞内虽已使红细胞膜发生明显改变，但尚未失去完整性，故仅少数红细胞在血管内溶破，大多数红细胞在血管外（脾）被清除。因此，黄疸往往不明显或较轻。少数恶性疟患者可突然发生急性血管内溶血，即黑尿热，表现为黄疸、腰痛、寒战，尿呈黑褐色或棕褐色，少尿，甚至出现急性尿毒症。此种情况多见于恶性疟疾患者服用奎宁或间日疟患者服用伯氨喹后，发病机制尚未明确，可能与患者红细胞内葡萄糖-6-磷酸脱氢酶（G-6-PD）不足，或与自身免疫有关。疟疾反复发作者肝脾逐渐肿大。

（四）实验室检查

不同程度的贫血，白细胞数减少或正常，有 2/3 的恶性疟患者血小板减少，可能与红细胞破坏释放 ADP 从而激活血小板聚集或弥散性血管内凝血有关。急性血管内溶血时胆红素可明显升高，还可有高铁血红蛋白血症。

（五）诊断

疟疾的诊断是根据典型的临床表现，以及血涂片染色后在光镜下找到疟原虫。厚血膜涂片可提高检出率。必要时需抽取骨髓查找疟原虫。根据疟原虫的形态特点还可确定其种类。疟疾确诊后若同时或以后发现血红蛋白浓度及红细胞数低于正常值，且可排除其他原因所致，则可诊断为疟疾性贫血（malarial anemia）。

（六）治疗

主要是治疗疟疾。对有葡萄糖-6-磷酸脱氢酶缺乏的间日疟患者，需慎用伯氨喹。对于轻度贫血，多不需治疗，在原发病控制后贫血可逐渐减轻或消失。在严重贫血或发生急性血管内溶血时，有时需要输血。黑尿热发生急性肾衰竭时需行血液透析疗法。

二、黑 热 病

黑热病即内脏利什曼病，是由雌性白蛉传播的杜氏利什曼原虫引起。杜氏利什曼原虫在网状内皮细胞生长繁殖，导致肝、脾、淋巴结肿大，以及贫血、白细胞和血小板减少。贫血为正细胞正色素性。红细胞生存期缩短，可能由于脾功能亢进及自身免疫机制，红细胞的吞噬和溶解大都发生在脾。锑剂对本病有很好的疗效。在取得疗效后，血液学异常可恢复。由于这种病人营养状况往往较差，需注意改善营养及注意是否合并营养性贫血。

三、弓 形 虫 病

先天性弓形虫病可以发生溶血性贫血，伴有明显的有核红细胞增多症。也有报道成人弓形虫病伴有溶血性贫血者。

四、巴 贝 虫 病

巴贝虫病的病原体为巴贝虫（梨浆虫），是由蜱在哺乳动物间传播。人的巴贝虫病首例报道于 1957 年，在美国 Nantucket 岛附近发生较多。此虫在成熟红细胞内寄生，不断破坏红细胞，可致严重的溶血性贫血、血小板减少、弥散性血管内凝血和肾衰竭。在无脾的患者常可产生严重的致命性溶血性贫血。

五、非洲锥虫病（又名睡眠病）

非洲锥虫病的病原体为布式锥虫，传播媒介为采蝇。此病主要见于湿热的非洲丛林、大草原与河谷地带。常伴有溶血性贫血。贫血为正细胞正色素性，网织红细胞大多明显增多。血中巨球蛋白增多是其突出表现。红细胞自身凝集，血沉明显加速，直接抗人球蛋白试验可能阳性。溶血的机制与免疫机制及寄生虫的毒性作用有关。

第二节 细菌感染所致溶血性贫血

一、产气荚膜梭状芽胞杆菌败血症

(一) 病因

产气荚膜梭状芽胞杆菌又称魏氏梭状芽胞杆菌,为革兰阳性杆菌。此菌在自然界中以芽胞形式存在,在机体内可形成荚膜为厌氧菌。根据外毒素性质和致病性的不同,此菌可分为6型。对人类致病的主要是A型及F型。此菌可存在于土壤及人和动物的肠道中,是创伤感染气性坏疽的主要病原菌。细菌性感染中以产气荚膜梭状芽胞杆菌败血症发生的暴发性溶血性贫血最为严重。过去最多报道的多发生于脓毒性流产、难产后的子宫感染、胆道手术及伴有创伤性感染等,近年来由于医疗的进步,该菌引起致命性的溶血性贫血已较为罕见。

(二) 发病机制

产气荚膜梭状芽胞杆菌能产生外毒素及一些酶类,其中磷酸酯酶C(α磷酸酯酶)能分解红细胞膜的磷脂酰胆碱的甘油磷酸键,直接破坏红细胞膜,从而发生溶血。1993年国外文献曾报道1例产气荚膜梭状芽胞杆菌败血症患者伴有急性大量血管内溶血,入院4小时后死亡。在入院期间,连续监测血清磷酸脂酶的活性呈5倍的增加,进一步说明该酶是引起溶血的最可能原因。

(三) 临床表现

此菌引起的败血症多发生脓毒性流产,也见于难产后子宫感染。发生于急性胆道感染、溃疡穿孔、阑尾脓肿、褥疮和肢体坏疽,外伤的也有报道。产气荚膜梭状杆菌败血症的溶血表现差异较大,可为轻度或中度溶血,也可严重溶血而致命。轻者主要表现为血管外溶血。此时,红细胞膜虽受损伤,但尚未失完整性,由脾吞噬细胞清除。重者可突发急性血管内溶血,出现明显腰痛、腹痛、寒战、高热、黄疸,以及排深褐色血红蛋白尿,可迅速导致肝、肾衰竭。血涂片中小球形红细胞显著增多,白细胞增加,白细胞分类呈核左移,常伴有血小板减少。国外曾报道1例仅存活5小时的严重溶血,其外周血中已见不到红细胞,由血浆游离血红蛋白来提供氧的输送。

(四) 诊断

对有创伤性感染患者要提高警惕,临床上有脓毒血症表现,且发现有急性血管内溶血表现(有时在交叉配血时可发现标本溶血而想到此可能性),立即作创伤分泌物革兰染色,若有阳性杆菌及血培养有此菌生长,诊断可以确定。

(五) 治疗

主要针对原发病治疗,由于败血症病情进展迅速,不能等待细菌学检查结果。对疑似患者在做血培养后及时应用足量抗生素(如大剂量青霉素等),清创,预防或纠正休克、高压氧治疗等。对急性血管内溶血,输血可改善患者的贫血症状,输液以补充足够的液体。过去主张给碳酸氢钠使尿液保持碱性,防止血红蛋白管型沉积引起急性肾衰竭。目前有人认为,血管内溶血时用大量碱性药物并不能阻止急性肾衰竭,反而可出现医源性代谢性碱中毒,加重了急性溶血时的酸碱平衡紊乱。故在急性溶血时,应及时判断酸碱失衡的类型而给予相应的处理。

二、巴尔通体病(Bartonellosis)

此病流行于南美洲安第斯山脉的河谷地区,见于秘鲁、厄瓜多尔及哥伦比亚。1870年在秘鲁的奥罗亚附近,在修筑铁路的工人中,曾流行一种发热和贫血的疾病,当时病因不明,称之为奥罗亚热。1885年一位名叫丹尼尔卡里翁的医学生,从一名患有秘鲁疣的皮肤疣结节中,取其血做自我接种,结果产生了致命的溶血性贫血,并伴随有奥罗亚热。由于是卡里翁发现了病原体,并为此贡献了生命,故本病又称为卡里翁病(Carrion disease)。人类巴尔通体病由白蛉叮咬传播病原菌,引起急性或慢性感染。此病局限于上述地区,虽泰国和苏丹有过类似报道,但未经证实。

(一) 病因

病原体为杆状巴尔通体,曾被认为是一种寄生虫,现已确定为革兰阴性有鞭毛的多形性杆菌,属巴尔通体属。附着在红细胞表面的病原体可呈棒状或球形,长1~3μm,宽0.2~0.5μm或直径为0.3~1.0μm。病原体可单个、成双或以链头尾相连接成V形或Y形。

(二) 发病机制

现已证明此菌乃附着于红细胞表面,而不是寄生于红细胞内。Ricketts研究30例患者,认为红细胞脆性正常,吸附了病原体的红细胞很快被肝、脾的吞噬细胞所清除而发生血管外溶血。也有人认为病原体黏附在红细胞表面,使红细胞脆性增加而造成血管内溶血。文献报道,病原体对红细胞的作用部分依赖于巴尔通体的鞭毛,若注射含抗鞭毛抗体的血清,则可以减少其对红细胞的破坏。

(三) 临床表现

人类经杆状巴尔通体感染后,该病原体在血管内皮细胞内繁殖,约经2~3周潜伏期再进入血流,并侵入单核-巨噬细胞系统。临床表现上分为两期:奥罗亚热期(急性期)及秘鲁疣期(慢性期)。急性溶血性贫血发生在奥罗亚热期，在发病几天内出现，表现为寒战、发热、关节和肌肉疼痛、黄疸、淋巴结肿痛、肝脾肿大、衰竭，继之迅猛发生溶血性贫血，血红蛋白可短期内降至30～50g/L。此期病情危重，可致死。若能渡过急性期，体温下降，红细胞逐渐恢复正常。经恢复期后进入皮损期即秘鲁疣期，此期多不再有发热及溶血，主要表现为皮肤的疣状病变，称秘鲁疣，持续1～12个月左右。

（四）诊断

在急性期根据流行地区、临床表现、血涂片或血培养中找到巴尔通体可以明确诊断。贫血多为大细胞低色素性，血涂片可见大量球形细胞和有核红细胞，网织红细胞增高。骨髓呈增生性骨髓象。慢性期需作皮损的病理组织学检查或培养。

据文献报道，巴尔通体病也见于有免疫缺陷的艾滋病患者，对此类患者应特别注意鉴别诊断，应了解患者是否到过流行区域，是否有持续性发热及存在溶血证据。

（五）治疗

未经治疗者死亡率可高达50%，但在奥罗亚热期，患者使用青霉素、链霉素、氯霉素及四环素等抗生素后疗效良好，用药24～48小时多能退热。严重贫血可输红细胞。

三、其他细菌感染

其他革兰阳性、阴性细菌感染伴溶血性贫血的文献报道已有不少，如金黄色葡萄球菌、链球菌、脑膜炎球菌、肺炎球菌、嗜血流感杆菌、大肠杆菌、布氏杆菌、伤寒杆菌、结核杆菌和霍乱弧菌等均可引起溶血性贫血。

虽然细菌感染引起溶血的机制尚不清楚，但部分病例可能是由于病原体本身的直接作用和（或）其产物作用于红细胞所致。例如，有些细菌的多糖吸附于红细胞表面，宿主抗体凝集了被抗原包裹的红细胞，或在补体介导下溶血。大多数病例发生在肠道感染之后，对其溶血的机制曾有多种解释。近年来，有人认为病原体的毒素损伤肾脏血管内皮细胞，使前列环素产生减少，血小板易凝集，导致血栓性微血管病，红细胞流经时因摩擦、撕裂而破坏。此外，目前认为婴幼儿及儿童的溶血尿毒症综合征的病因，大多与某些肠道细菌及某些病毒的感染有关，尤其与产生vero细胞毒素的大肠埃希杆菌、产生志贺肠毒素的痢疾志贺菌有关。

细菌感染引起溶血时贫血常较严重，外周血涂片可见小球形红细胞及破碎红细胞增多，网织红细胞增高，弥散性血管内凝血的实验室指标可以阳性，肾功能检查往往异常。

除了控制感染外，人们曾试用了一些针对其溶血机制的治疗方法，如血浆输注或血浆置换，给予志贺毒素抑制物和维生素E，抗血栓治疗等。

第三节 病毒感染所致溶血性贫血

一、病毒性肝炎

病毒性肝炎溶血的发生率在国内回顾性分析中为0.05%～2.5%。1955年Wassesman首先发现病毒性肝炎并发溶血性贫血的病例。1970年Kattamis报告125例小儿病毒性肝炎有33.6%发生溶血，而有G-6-PD缺乏者发生率更高（14/16例）。国内近年报道，病毒性肝炎并发溶血性贫血的发生率也有增高趋向。有报告肝炎的溶血发生率为24.9%及25.3%；而有G-6-PD缺乏者溶血发生率为29.3%及46%。其中以急性黄疸型、急性或亚急性重症肝炎、慢性活动性肝炎较易诱发溶血（尤以儿童、G-6-PD缺乏者及HBsAg阳性者为甚）。

（一）病因

肝炎病毒，目前已知至少有5种：甲型、乙型、丙型、丁型及戊型肝炎病毒。这5型肝炎病毒均可引起重症肝炎。

（二）发病机制

无论任何一种病毒致使红细胞破坏，共同的机制都是：使红细胞膜发生了变化，从而使红细胞解体或被吞噬清除。其机制可能有多种：肝功能损害严重时氧化性代谢产物积聚，活性氧对红细胞可引起氧化损伤；体内有许多天然存在的抗氧化物质如还原型谷胱甘肽等，由于氧化物生成增加或氧化物清除剂减少，则可使红细胞脂质过氧化而发生溶血。慢性活动性肝炎往往有免疫功能紊乱，可产生多种自身抗体，这些抗体吸附于红细胞表面，或游离于血循环中，也是导致溶血的因素之一。有人认为乙肝病毒亦可直接作用于红细胞膜，使膜的稳定性遭到破坏，导致红细胞溶解。

（三）临床表现

溶血多为轻或中度，重度溶血仅占少数。可为血管内溶血或血管外溶血。由于肝炎本身可有黄疸、肝脾肿大，因此合并溶血时需借助实验室检查：除发现贫血、网织红细胞计数增高、血浆游离血红蛋白增加和结合珠蛋白降低以外，可有红细胞肌酸增高、骨髓象粒系与红系比例倒置、尿胆原阳性以及肝细胞性黄疸和溶血性黄疸并存的特点。

（四）治疗

除按照病毒性肝炎治疗原则外，有关溶血可采用肾上腺皮质激素治疗。

二、其他病毒感染

据国外文献报道,麻疹病毒、巨细胞病毒、单纯疱疹病毒、流感病毒、EB病毒、柯萨奇病毒和人免疫缺陷病毒(HIV)等病毒的感染可合并有自身免疫性溶血性贫血。我国小儿巨细胞病毒(CMV)感染学术会议中提到该感染除有多系统、多脏器受累外,并可见溶血性贫血和血小板减少等血液系统改变。

病毒感染导致溶血的机制包括:红细胞表面吸附免疫复合物和补体、交叉反应抗原(与别的抗原诱导的抗体发生反应的抗原);真正的自身免疫失常,丧失对微生物感染的免疫耐受(耐受为选择性地丢失对生命早期接触的抗原反应性)。HIV感染可引起Coombs试验(+)的自身免疫性溶血性贫血和血栓性血小板减少性紫癜(TTP)样综合征,以及微血管病性溶血。

有人研究了96例因急性感染合并溶血性贫血的儿童(68例为病毒感染,28例由细菌感染),其中72%的病例符合急性获得性溶血性贫血,是由于红细胞膜外源性改变。应用新的免疫荧光方法体外试验发现,80%的儿童其红细胞表面上非特异性吸附着外来的物质,此物质是由感染的微生物所释放;24%另结合着补体(由抗球蛋白试验测出)。因此,在感染合并溶血的过程中红细胞表面吸附微生物抗原是红细胞遭到破坏的原因之一,巨噬细胞为移除此改变的红细胞而加以吞噬,或是由一种依赖补体的破坏。

由于大多病毒感染所致的溶血性贫血持续时间较短,治疗主要是针对原发感染,而不一定需要免疫抑制药物和输血等治疗。有作者建议用大剂量免疫球蛋白输注,以较快地清除微生物抗原。

(韩冰 肖娟 王毓洲 刘尔坤)

参考文献

1. Tolentino K, Friedman JF. An update on anemia in less developed countries. Am J Trop Med Hyg. 2007;77:44
2. Karpman D, Papadopoulou D, Nilsson K, et al. Platelet activation by Shiga toxin and circulatory factors as a pathogenetic mechanism in the hemolytic uremic syndrome. Blood, 2001, 97:3100
3. Kuo PH, Yang PC, Kuo SS, Luh KT. Severe immune hemolytic anemia in disseminated tuberculosis with response to antituberculosis therapy. Chest, 2001, 119:1961
4. Numazaki K, Chiba S, Ueno H. Bartonella hensela in inflammatory bowel disease. Lancet, 2001, 357:1974

第39章

机械性因素所致溶血性贫血

红细胞本身正常，而红细胞生存的外界环境异常，导致红细胞破坏增加，统称为外源性溶血性贫血。这些外环境的改变可为急性或慢性过程，绝大多数为后天获得性异常。外源性溶血性贫血大多数为免疫性，非免疫性溶血性贫血仅为少数。临床上见到的外源性溶血性贫血可发生于红细胞生命周期的各个阶段及不同环节。如：心脏及血管病变对红细胞的挤压剪切作用；红细胞在微循环中的撕裂；寄生虫对红细胞的破坏；巨噬细胞和增生脾脏的吞噬作用加强，增加对红细胞的吞噬作用；脾增大；化学、物理因素、生物毒素及氧化损伤也可导致红细胞的直接破坏。一般而言，只有一些过度强烈的损伤方引起血管内溶血。大多数情况下，环境因素作用于红细胞膜，导致红细胞形态改变和变形能力下降，最终被吞噬细胞吞噬而发生血管外溶血。

红细胞受到机械剪切力及在粗糙环境中摩擦割裂，细胞可被切去一部分。被部分切除的红细胞仍能重新封闭生存一段时间。若红细胞被分割为多个碎片则裂解，称为红细胞破碎综合征。

第一节　微血管病性溶血性贫血

一、概　　述

微血管病性溶血性贫血是微小血管病变引起红细胞破碎而发生的溶血性贫血综合征。其特点是外周血中出现形状各异的破碎红细胞和球形细胞。这种贫血可发生于多种伴有微小血管病变的疾病。

（一）病因

可伴有微血管病性溶血性贫血的疾病如下：

溶血尿毒症综合征（HUS），血栓性血小板减少性紫癜（TTP），弥散性血管内凝血（DIC），恶性肿瘤转移性腺癌（如胃癌、乳腺癌、肺癌和胰腺癌等），血管炎（系统性红斑狼疮、结节性多小动脉炎、硬皮病和 Wegener 肉芽肿），肝肾移植后移植物排异反应，急性肾小球肾炎，系统性淀粉样变，妊娠及高血压相关先兆子痫和子痫，产后溶血尿毒症综合征，恶性高血压，先天性异常肝血管内皮细胞瘤（Kasabach Merritt 综合征）和巨大血管瘤等。

（二）发病机制

微小血管损伤是发生本症的关键机制。受损微小血管因纤维蛋白沉积、血栓形成或其他因素而使管径狭窄，红细胞流经时在血循环的压力作用下强行通过或阻挂在纤维蛋白丝上而被压碎和割裂，遂发生血管内溶血。有的受损红细胞为脾和肝等组织器官内被单核-巨噬细胞吞噬，发生血管外溶血。这一发病机制是上述多种疾病发生微血管病性溶血性贫血的共同点。这些疾病在损伤微血管、导致纤维蛋白沉积和血栓形成的具体过程上有所不同。

激活凝血系统在本症的发生上往往有重要作用。实验表明，给动物注射内毒素或凝血酶可以引起微血管病性溶血，如果事先给动物肝素，则可避免，而抑制纤维蛋白溶解的药物可加重之。血管完全为致密的血栓阻塞时，因红细胞不能通过，也不会发生溶血。疏松的纤维蛋白网有一定的缝隙，红细胞依靠血循环压力和变形性能进入纤维蛋白网，并被阻挂在纤细的纤维蛋白丝上，如果血循环压力较大，压迫红细胞通过纤维蛋白丝时则可被割裂。因此，压力也是造成红细胞破坏的一个条件。

还有一些疾病，有弥散的或局部的微血管病，但看不到类似弥散性血管内凝血的凝血异常，可见于海绵状血管瘤、肾移植排斥反应、恶性高血压、子痫、某些血管炎（如立克次体感染、结节性动脉周围炎和 Wegener 肉芽肿）和某些广泛转移癌。溶血程度可轻可重。

（三）临床表现和实验室检查

溶血多急性发生，出现较严重的血红蛋白尿和贫血。除此之外，还有原发病的表现。

外周血涂片中找到畸形的破碎红细胞是本病的典型所见，这些破碎的红细胞形如盔形、棘形和三角形。还可以见到较小的红细胞和球形细胞。溶血严重者外周血中可出现有核红细胞。网织红细胞增多。白细胞计数常有轻、中度升高，但形态正常。可有血小板减少和凝血指标的异常。

骨髓象示红细胞系增生活跃，巨核细胞系也可增多。血清中游离血红蛋白增多，结合珠蛋白降低。尿潜血阳性或有肉眼可见的血红蛋白尿。慢性者可有含铁血黄素尿。

（四）诊断及鉴别诊断

依据上述表现和化验检查结果，诊断本症并不难。但关键在于原发病的诊断及各种可伴有本症的疾病之间的鉴别，这也是正确、及时治疗本症的前提。

（五）治疗

发作时，可按照急性溶血处理。是否输血可参考弥散性血管内凝血的处理原则，应严格掌握输血指征，并输新鲜血。本症治疗的关键在于原发病的处理。

二、溶血尿毒症综合征

溶血尿毒症综合征（HUS）是一种病因不明的、以微血管病变为基础的综合征。临床特点为微血管病性溶血性贫血、血小板减少和急性肾衰竭。自1955年Gasser首次报道本病以来，国外已有数千例的报道，且有大系列研究，国内也有一些报道。TTP/HUS实为一个综合征，历史上曾认为TTP与HUS是两种不同的疾病。近年来发现，尽管两者表现不完全相同，如HUS的病变主要局限于肾脏，多见于儿童与婴儿，常有特定病因，尿毒症表现更为突出，血片中破碎红细胞较少，少有发热与神经精神症状，预后较好，不少患者不经血浆交换治疗也可治愈；但其病理基础几与TTP无异，同属血栓性微血管病，临床表现上有一定的重叠，其成年患者在治疗上与TTP也颇为相似，临床上多数已不主张作严格的区别，将二者统称为TTP/HUS。如果患者病初即表现典型，仍可分别诊断为TTP或HUS。关于TTP，后面章节有详述。

（一）病因和发病机制

下列因素与本病的关系较明确。其他原因尚不清楚。

1. 内毒素　目前认为内毒素是大多数溶血尿毒症综合征患者发病的主要原因。其中大肠杆菌O157：H7株产生的vero细胞毒素（verotoxins，VT）及志贺痢疾杆菌产生的shiga毒素在本病发病过程中尤为重要。这两种内毒素在结构及功能上极为相似，均由A和B亚单位组成。B亚单位有助于A亚单位与内皮细胞等细胞膜上的受体结合，进入细胞。毒性在A亚单位，它可灭活核糖体的60S亚基，从而抑制蛋白合成、损伤内皮细胞。内皮细胞损伤后，暴露出胶原，激活凝血系统和血小板，使血小板发生黏附、聚集，导致血管内凝血。内毒素还可通过同样的机制直接损伤红细胞和血小板。另外，还可激活一种血浆因子，后者与血小板膜上的糖蛋白b和a相互作用，引起血小板聚集。血小板的消耗是溶血尿毒症综合征患者血小板减少的主要原因。

内皮细胞的损伤使前列环素（PGI_2）合成减少，而血栓素（TXA_2）的血浆水平升高。PGI_2扩张血管、抑制血小板聚集，而TXA_2的作用恰好与此相反。因此，PGI_2/TXA_2比值的降低有利于微小血栓的形成。除了内皮细胞的损伤外，遗传性或获得性PGI_2代谢异常也会造成其水平的降低，譬如内皮细胞合成PGI_2所必需的一种血浆因子的缺乏或抑制因子的出现及PGI_2降解的增多。

还有研究表明腹泻相关HUS血浆前降钙素水平升高，同时伴有血浆脂多糖、粘连蛋白和丙氨酸氨基转移酶水平升高，但前降钙素水平升高是如何引起HUS的机制尚不清楚。

2. 免疫因素　肺炎链球菌的神经酰胺酶可使红细胞、血小板和内皮细胞等的TF隐蔽抗原（Thomsen-Friedenreich cryptantigen）暴露出来，如果血浆中有抗TF的IgM抗体，即可引起溶血、血小板减少、内皮细胞损伤和血栓形成。立克次体或病毒感染及预防接种所引起的溶血尿毒症综合征也可能是由免疫机制介导。

3. 器官移植因素　骨髓和肾等移植后，均可发生HUS。骨髓或肾移植后HUS的发生率可分别高达6%和3.4%。移植相关血栓性微血管病患者水解vWF多聚体的金属蛋白酶活性是正常的，但可能与移植后放疗、大剂量化疗、急性移植物抗宿主病、感染以及CsA等多种因素密切相关，内皮细胞损伤是其发病的中心环节。器官移植后发生HUS者，移植物坏死率高、失败率高以及预后较差。有研究表明，长春新碱治疗移植相关性血栓性微血管病有效。

4. 遗传因素　本病可呈常染色体隐性或显性遗传，因此认为本病的发生与遗传因素有关。其中补体C3和因子H遗传异常引人注目，有作者报道因子H的点突变（CyG）可能与HUS有关。因子H可以阻止补体旁路的激活，补体旁路上的$C_{3b}Bb$（即

C3 转化酶)中的 Bb 可被因子 H 置换出来,暴露出 C_{3b},这样 C_{3b} 就很容易被其灭活因子——因子 I 所灭活。所以因子 H 的缺乏可造成免疫性损伤、内皮细胞脱落和内皮下胶原暴露,引起凝血反应。血浆因子 H 缺乏主要由基因点突变、基因缺失和移码等原因造成,有常染色体显性及隐性两种遗传方式。这类患者微血管的血栓并非单纯的血小板血栓,还有纤维蛋白多聚体。血栓中没有异常巨大的 von Wille-brand 因子多聚体。

5. 其他 妊娠期间也有本病发生的病例,与先兆子痫类似,分娩后本病可缓解,提示二者的发病机制有共同点,即微血管异常。

(二) 病理

肾脏是本病的主要病变部位,严重者病变广泛,可累及心、脑等重要脏器的血管。肾脏外观肿胀、苍白,表面呈点状出血。依据普通光学显微镜下病变主要部位所在,分为肾小球为主型和小动脉为主型。前者主要见于婴儿的经典型和流行地区的患者,预后好。而后者则多发生在 15 岁左右,预后差。有些患者可同时有两种病变类型。

严重受累的肾小球有充血、梗死,毛细血管内可见透明血栓。病变较轻者,毛细血管壁增厚,有嗜酸性、糖原染色呈弱阳性的透明物质沉积在内皮细胞与基底膜之间,系膜细胞增生也较明显。电子显微镜下,内皮细胞损伤主要见于肾小球毛细血管和肾小动脉。颗粒状或纤维状电子致密物存在于内皮细胞及其与基底膜间的空隙。肾小球毛细血管内有大量血小板。毛细血管、内皮下和系膜有纤维素沉积。

受累的入球小动脉和叶间动脉壁发生纤维素样坏死,可以见到内皮细胞的剥离,血栓内的纤维蛋白间的腔隙较肾小球毛细血管内形成的腔隙大。有小的动脉瘤形成,尤其在入球小动脉。肾皮质坏死可呈灶性,或累及全部。

(三) 临床表现

症状往往突然出现,且较严重。主要表现为腹痛、呕吐,尿呈暗红色或酱油色。继之出现少尿,甚至无尿。查体可发现面色苍白、轻度黄疸、皮肤黏膜瘀点或瘀斑。肝常有轻度肿大,但脾大者较少见。肾脏可被触及,并有压痛。半数患者有血压升高,这一点有助于同其他原因如腹泻、脱水或肾静脉血栓形成等所导致的急性肾衰竭相鉴别。患者可发生心力衰竭、嗜睡和惊厥等表现,但神经系统症状较血栓性血小板减少性紫癜少见。

溶血尿毒症综合征有以下四种类型:

1. 经典型最多见。主要发生于 2 岁以下的婴儿,2 岁以后的发病率明显下降。与大肠杆菌内毒素有关。可在夏季暴发流行。散发的病例多在 15 岁左右。本病发生以前 7 ~ 10 天多有前驱症状,如呕吐、血便,有的为不明原因的发热。典型病例常有多脏器受累,出现中枢神经系统并发症、心力衰竭和肺水肿等。有人将这一型合并于感染后型。

2. 感染后型发病与志贺痢疾杆菌、肺炎链球菌和伤寒沙门菌等的感染有关。也包括立克次体或病毒感染,以及与白喉、百日咳、破伤风、脊髓灰质炎、麻疹和天花等的预防接种相关的溶血尿毒症综合征。

3. 遗传型有家庭聚集倾向。兄弟姐妹相继发生本病相隔时间在一年之内的,与环境有关,预后较好;而相隔一年以上的,发病与 PGI_2 代谢和补体功能异常有关,预后差。

4. 成人散发型见于正常妊娠、使用口服避孕药或细胞毒性药物者,以及自身免疫性疾病、肾脏病、免疫缺陷病和接受骨髓移植的患者。

(四) 实验室检查

本病具有微血管病性溶血性贫血的一些实验室检查特点,此外,贫血可以很严重。90% 以上的患者血小板减少,但减少程度不严重。血小板可有聚集功能障碍。胆红素水平常升高,但极少超过 2 ~ 3mg/dl。可有蛋白尿。尿中可出现红细胞、白细胞和管型等。血浆尿素氮和肌酐水平升高。

部分患者凝血酶原时间、部分凝血活酶时间延长,出现纤维蛋白降解产物,但通常血浆凝血因子Ⅴ、Ⅷ及纤维蛋白原水平正常或升高。抗凝血酶Ⅲ水平降低。可有典型的弥散性血管内凝血的实验室所见。

血清 C3、C4 可一过性降低,C3 和 b 因子降解产物水平也可升高,提示可能有补体系统旁路激活。

(五) 治疗

及时、正确地处理急性肾衰竭是本病治疗的关键。密切观察生命体征,监测水、电解质和酸碱平衡,并及时纠正可能出现的紊乱。有严重贫血时,可分次、少量给予浓缩的新鲜血,谨防液体量超负荷。有透析指征者,予以透析。成人的急性肾衰竭常较儿童的严重,尤其是与妊娠或口服避孕药有关者。对这部分患者宜行透析。

新鲜冰冻血浆或血浆置换对于成人患者可能有效,但对儿童患者的疗效不肯定。在 Shiga 相关性 HUS 病例中通常不使用血浆置换。血浆置换可能对循环蛋白缺乏的病例有效,例如 H 因子突变;血浆治疗对膜锚定蛋白突变的病例无效,例如细胞膜协同蛋白 CD46 突变;相反,这种病例可能可以通过肾移植来治疗。在骨髓移植相关性 HUS 病例中应用血浆置换治疗通常治疗效果不满意。

肝素仅对部分患者有效,但哪些患者宜用肝素尚不明确。纤溶剂的应用有争议。血小板功能抑制剂如乙酰水杨酸类和双嘧达莫的疗效也有待证实。肾上腺皮质激素治疗大多无效,甚至有害。

（六）预后

下列因素提示预后较差:成年期发病、有家族倾向、反复发作、急性期病情严重、无尿期长以及肾小球病变范围广且严重。

三、妊娠相关的微血管病溶血性贫血

（一）先兆子痫及子痫

先兆子痫主要表现为孕期高血压、蛋白尿和水肿。子痫除了这几个特点之外,还有癫痫发作。两者均可出现肾、肝及心脏的病变。血液系统的表现为微血管病性溶血性贫血、血小板减少和凝血指标异常。

HELLP 综合征是先兆子痫的一个亚型,特点是微血管病性溶血性贫血、转氨酶升高和血小板减少。患者有慢性血管内凝血的实验室依据。血小板聚集功能增强,生存期缩短。因子Ⅷ消耗增加,血浆抗凝血酶Ⅲ明显下降,纤溶活性明显降低。胎盘前列环素和血栓素失衡。纤维蛋白沉积于肝和肾。但纤维蛋白原水平可正常。常危及母儿生命。HELLP 综合征发病率约占所有妊娠的 0.12% ~0.16%,在重度子痫前期中,HELLP 综合征发病率约占 4% ~16%,我国报道的发病率明显低于国外,仅占重度子痫前期的 2.7%。

1. 病因及发病机制　HELLP 综合征的病因和发病机制尚不清楚,其主要病理改变与妊娠期高血压疾病相同。多数学者认为,本症是由于血小板被激活和微血管内皮细胞受损害所致:血管内皮细胞受损,胶原组织暴露,血小板与之接触、黏附并被激活。前列环素(PGI_2)合成减少,血小板激活释放血栓素 A_2(TXA_2),TXA_2/PGI_2 比值上升,使血管进一步痉挛和血小板聚集消耗,血小板减少。由于血液黏度增加,血流缓慢,红细胞通过狭窄的微血管时破碎变形发生溶血;妊娠期高血压疾病脂质代谢异常,红细胞膜成分改变,也增加了溶血的易感性。肝脏血管痉挛,血管内皮损伤和纤维素沉积使肝窦内血流受阻,肝细胞肿胀灶性坏死,细胞内酶释放至血循环导致肝酶升高。也有研究认为,HELLP 综合征的发生与自身免疫机制有关,可能与内皮素(ET-1)、一氧化氮(NO)、瘦素(leptin)、凝血因子Ⅴ基因突变及肼曲嗪诱发肝损害有关,也可能与过量的固有脂肪酸氧化失调、人类内源型反转录病毒基因(syncytin)表达下降、抗磷脂抗体(α-PL)的效价升高有关系。

2. 临床表现　有报道 HELLP 综合征多发生在妊娠的中后期,在产前发病者占 69%,产后发病者占 31%,患者平均年龄为 25 岁,经产妇 HELLP 综合征发生率高于初产妇。其临床症状不典型,表现多样化,主要临床表现为:不适感(90%),右上腹部疼痛(65%),恶心、呕吐(36%),头痛(31%),视觉异常(10%),出血(9%)及黄疸(5%)等。HELLP 综合征患者的体格检查可以没有任何阳性体征,但 90% 的孕妇有右上腹或上腹部肌紧张、轻压痛,部分患者还可能有显著的体重增加和水肿。HELLP 综合征的发生和妊娠期高血压疾病严重程度无一致性关系,85% 的病例存在高血压,66% 血压升高严重,但仍有 15% HELLP 综合征患者无血压升高,所以临床上常因孕妇血压升高不明显而忽略本病。HELLP 综合征严重的并发症是由于凝血因子、血流动力学和肝肾功能的严重紊乱所致。Sibai 报道,HELLP 综合征的并发症中发生 DIC(21%)、胎盘早剥(16%)、急性肾衰竭(8%)、腹水(8%)、肺水肿(6%)、肝被膜下血肿(1%)和胸腔积液(1%),常常是高母婴病死率的主要原因;因胎盘供血供氧不足,胎盘功能减退,可导致胎儿生长受限、死胎、死产和早产,围生儿死亡率明显增高。

3. 诊断　本病表现多为非特异性症状,诊断的关键是对有右上腹或上腹部疼痛、恶心和呕吐的妊娠期高血压疾病患者保持高度警惕,通过实验室检查确诊。包括:①血管内溶血:血红蛋白 60 ~90g/L,外周血涂片可见红细胞变形、破碎或见三角形、头盔形红细胞,血清总胆红素 ≥20.5μmol/L,以间接胆红素为主;②肝酶升高:天门冬氨酸转氨酶(AST) ≥70u/L,乳酸脱氢酶(LDH) ≥600u/L;③血小板减少:PLT<100×10^9/L。LDH 升高出现最早,是诊断早期溶血的敏感指标;AST 和 ALT 升高多出现在血小板下降之前,与血小板减少的程度有关;血小板计数和 LDH 水平与该病的严重程度关系密切;溶血在最后才表现出来,血细胞比容可能正常或降低,在血细胞比容正常时,结合珠蛋白的降低能提示溶血的发生;各种指标的变化常持续到产后第 2 天开始恢复。D-二聚体是亚临床凝血功能障碍的敏感指标,如妊娠期高血压疾病患者 D-二聚体阳性,发生 HELLP 综合征的可能性较大,同时纤维蛋白原<3g/L,应考虑 DIC。

4. 治疗　对 HELLP 综合征患者要积极解痉、降压治疗,并纠正凝血功能障碍和弥散性血管内凝血(DIC)。对不足 35 妊娠周、母儿情况稳定者,可给予大剂量糖皮质激素静注 24 ~48 小时后分娩;对母体情况恶化,或有胎儿宫内窘迫,或已超过 35 妊娠周、激素治疗不能满足局麻要求者,应立即分娩。HELLP 综合征分娩指征是已超过妊娠 35 周或是出现危及母儿生命者。HELLP 综合征不是立即剖宫产的指征,多数患者可经阴道分娩。剖宫产术前要纠正血小板减少,术后预防手术部位出血和血肿形成,对肝包膜下血肿破裂者可行外科手术,产后仍应解痉、降压、糖皮质激素治疗,必要时给予血浆置换疗法。

(二) 妊娠相关的血栓性血小板减少性紫癜

本病的孕妇死亡率达 44%,造成胎儿死亡的机会可高达 80%。止血指标的异常包括血小板减少及功能障碍、生存期缩短。有微血管病性溶血的实验室发现。血浆置换疗法可使孕妇死亡率明显降低。血浆置换疗效优于血浆输注,可能是因前者所给予的血浆量较多的缘故。

(三) 产后溶血尿毒症综合征

患者在正常分娩后,经过一无症状阶段,突发急性肾衰竭和微血管病性溶血性贫血。常伴有高血压。实验室检查可见外周血中有破碎红细胞、血小板减少及氮质血症。纤维蛋白(原)降解产物主要来自纤维蛋白原。其他凝血指标如凝血酶时间、凝血酶原时间、部分凝血活酶时间和抗凝血酶Ⅲ活性等多正常。治疗可参考"血栓性血小板减少性紫癜"。

四、肿瘤播散的微血管性溶血性贫血

发生广泛转移的恶性肿瘤患者,约 0 ~ 25% 可产生微血管病性溶血性贫血,其中以胃癌最多见,可达半数以上。其次为乳腺癌、肺癌和胰腺癌等,偶见于没有转移的甲状腺瘤和盆腔良性肿瘤。这些肿瘤多可分泌黏液。

病理检查发现受累的血管可很广泛,但以肺血管最明显。受累的血管内皮细胞增生,管腔内常可见微小瘤栓,很少见到纤维蛋白血栓。

患者出现神经系统的临床表现时常提示颅内出血。外周血中网织红细胞增多不仅是溶血所致,也与肿瘤骨髓内转移有关。约 6% 的病人骨髓内可找到瘤细胞。本病可无弥散性血管内凝血的实验室依据。

本病没有特殊治疗,预后很差。抗肿瘤化疗有一定效果。肝素治疗效果较差,甚至成为患者的死因。而肿瘤相关性弥散性血管内凝血多见于胰腺癌和前列腺癌,肝素疗效一般较好。

五、化疗相关的微血管病性溶血性贫血

有很少一部分接受化疗的患者,出现类似于溶血尿毒症综合征或血栓性血小板减少性紫癜的表现。这些患者绝大多数使用丝裂霉素 C 与其他化疗药如阿霉素和氟尿嘧啶等组成的化疗方案,极少数使用了含有顺铂或博来霉素的化疗方案。常于化疗结束后 4 ~ 8 周发生。患者多已达临床缓解,或为手术治疗以及近期化疗疗效反应较好者,而处于进展期的却很少见。

病理检查找不到微小瘤栓,这一点不同于肿瘤播散相关的微血管病性溶血性贫血。推测下列因素可能与本病的发生有关:①循环免疫复合物激活血管内凝血。患者体内循环免疫复合物和 IgG 型抗血小板抗体检出率较高。循环免疫复合物由 IgG、补体和一种糖蛋白组成。体外实验表明它可以引起正常血小板聚集,其中的抗体可与腺癌细胞发生反应。②化疗药物对血管内皮细胞的直接损伤,以及由此引起的前列环素的合成减少。③丝裂霉素 C 可通过提高大肠杆菌内毒素产量而致病。

治疗可参考溶血尿毒症综合征。因患者血压往往升高,对于输液更应慎重。环磷酰胺及长春新碱对某些患者有效。

第二节　创伤性心源性溶血性贫血

自 1951 年 Hufnagel 首次引入人工瓣膜治疗心脏瓣膜病以来,人工心脏瓣膜经历了笼球瓣、笼蝶瓣、侧倾蝶瓣和双叶瓣的发展,改善了人工瓣膜的衰竭和损坏。但各类人工瓣膜手术后,均可引起溶血,这种心脏或大血管疾病的矫正手术治疗后所造成的创面、血流动力学异常或安置的异物摩擦、冲击红细胞,使之产生机械性损伤,从而发生溶血性贫血,属于创伤性心源性溶血性贫血。

一、病　　因

未经手术的多种心脏或大血管疾病如 Valsalva 窦破裂、主动脉狭窄、创伤性动静脉瘘、梅毒性心脏病、细菌性心内膜炎及肥厚性心肌病等,均可引起创伤性心源性溶血,但常因骨髓代偿功能良好,不发生贫血,或贫血很轻,不引起注意。各种瓣膜置换术和心腔内修补术都有可能引发本病,但最多见的是涉及主动脉瓣的手术(尤其是主动脉瓣狭窄),其次是二尖瓣膜病(如关闭不全)。自开展心脏或大血管疾病外科手术治疗后,本病较前多见,贫血程度也更严重。

本病的发病率各家报道不一,差别较大,确切发病率较难估计。这与病例选择、监测方法敏感性及手术情况等均有关。国内曾有报告 1179 例在体外循环下进行心脏直视手术,4 例术后发生溶血,均因

畸形矫正不全引起。以往应用笼球瓣和笼蝶瓣修复术，有报道发生明显溶血率可达25%，目前用的侧倾蝶瓣和双叶瓣具有良好的血流动力学特性，发生率已显著下降。

二、发病机制

下述几种机制与本病的发生有关：

1. 湍流产生的剪切力直接损伤红细胞，是本病最主要的发病机制。当红细胞受到3000dyn/cm^{2}以上的剪切力作用时，即可破碎。而湍流所产生的剪切力往往超过此值。影响湍流产生的一个主要因素是取决于压力梯度的血流速度。左心室与主动脉在左心室收缩时产生的压力梯度最大，故血流在此处最容易出现湍流。所以涉及主动脉瓣的病变或手术最容易发生本病。肥厚性心肌病患者也可以发生本病。心脏功能状态则影响创伤性心源性溶血性贫血的严重程度。二尖瓣关闭不全的患者，左心室收缩时，与左心房之间也产生较大的压力梯度而发生同样的情况。任何原因如瓣膜关闭不全、人工瓣撕裂或与周围组织间有缝隙等所引起的血液反流均可产生湍流。

2. 人工瓣膜对红细胞的损伤主要从两个方面损伤红细胞而发生溶血。一是人工瓣膜表面光滑程度。表面粗糙者容易摩擦损伤红细胞，如Tefron或含有橡皮的Dacron布制作的人工瓣膜表面常较粗糙，发生溶血的机会就较大；而金属制作的瓣膜表面较光滑，发生溶血相对较少。另外，表面粗糙的瓣膜上，易有纤维蛋白沉积而发生类似于微血管病性溶血的现象。二是人工瓣膜的制作材料，不仅表面粗糙程度不同，还有其他因素影响溶血的发生，例如，是生物瓣还是机械瓣以及是否容易被内皮细胞覆盖等。

3. 其他免疫机制参与的溶血是本病发生的一个次要因素。个别病人Coombs试验阳性，其原因可能是机械损伤后暴露出来的细胞抗原，诱导产生了自身抗体。另外，有病变的或修补后的瓣膜及更换的人工瓣在关闭时可直接损伤红细胞。

三、临床表现

溶血多呈慢性、持续性。破坏的红细胞量多少不一，与病变部位、程度，置换瓣膜类型、质量、状态，以及手术范围、心排出量等有关。溶血量小，骨髓造血功能可以代偿而不发生贫血，除原有心脏病或手术带来的症状体征之外，没有其他临床表现。如果溶血量大，超过了骨髓造血功能的代偿，则出现程度不一的贫血。未经手术治疗的病人往往溶血量小，无或仅有轻度贫血。术后的患者因造成溶血的因素较多，易出现贫血，且程度较重，甚至需要多次输血。发生细菌性心内膜炎或其他慢性炎症也可影响骨髓造血，使贫血加重。患者很少发生肉眼可见的血红蛋白尿。长期慢性溶血时，铁以血红蛋白和含铁血黄素形式从尿中排出，可继发缺铁性贫血。

有时也可发生急性溶血，多因瓣膜撕裂、脱漏或心排出量短时间内急剧增加所致。此时可有急性溶血的表现，出现黄疸、肉眼可见的血红蛋白尿等症。在患者已存在心力衰竭时，急性血管内溶血可危及生命。

四、实验室检查

贫血程度不一。除非伴有缺铁，贫血一般为正细胞正色素性。常有轻度的网织红细胞增多。外周血中出现许多破碎红细胞是本病的一个突出特点，形态像盔形和三角形等。破碎细胞的多少可反映溶血程度，溶血程度轻的可不出现这种细胞。外周血中可以见到球形红细胞。白细胞数正常或轻度增高。血小板数可减少。尿中含铁血黄素和血红蛋白均可呈阳性。若发生急性溶血则有相应的特点。

骨髓红细胞系增生明显活跃。若有缺铁，可有相应特点。

五、诊断及鉴别诊断

根据患者的心脏病史、手术史及体征，结合溶血性贫血的临床和实验室检查，诊断并不难。但要注意除外缺铁和细菌性心内膜炎等加重贫血的情况。心脏病伴有轻度溶血性贫血的患者，在鉴别诊断时，要考虑到本病的可能，以免漏诊。

六、治疗

手术治疗前的患者，贫血程度往往较轻，如果贫血对于心脏功能没有明显不利影响，可不予处理。活动可加重溶血，故应适当限制。对其他可加重贫血的因素，也应及时纠正。有些患者在缺铁被纠正后，贫血可有所改善。应用红细胞生成素治疗有一定促进造血的作用。严重急性溶血时可适量输血。手术后若有明显贫血、人工瓣撕裂、周围有渗漏或放置不妥等情况，宜尽快重新手术治疗。

第三节 行军性血红蛋白尿症

行军性血红蛋白尿症是由于手掌、脚掌或身体其他部位与坚硬物体反复剧烈撞击，造成红细胞机械性损伤，从而导致一过性血管内溶血和血红蛋白尿的一种病症。因 1881 年 Fleischer 所报道的第一例患者是长途行军后发病的士兵而得名。本症与多种体力活动有关,故也称之为运动性血红蛋白尿症,但不是一切运动都会引起,在临床上并不多见。自报道第一例患者以来,国外迄今不过百余例,国内报告 83 例。但因不易发现轻症或亚临床的病例,所以发病率可能被低估。

一、病　　因

本病多见于士兵和运动员,病例报道中绝大多数为男性青年,个别为年轻女性。常发生于直立姿势的多种活动,如长途行军、正步训练、长距离跑步、竞走、在硬地面上打球、空手道比赛、连续击打沙袋或手鼓以及京剧武生演员连续小翻等,甚至有人报告一老年性痴呆症患者因头部反复撞击墙壁后发生血红蛋白尿。游泳和自行车运动员发生本症者极罕见。

二、发 病 机 制

从上面所举的多种情况可以看出,身体某部位反复用力撞击坚硬表面可以引发行军性血红蛋白尿症。确切发病机制尚不完全明了,一方面当红细胞流经脚掌和手掌等部位的表浅血管时,受到机械性损伤。另一方面脚掌和手掌等部位的表浅微血管在受到反复用力击打时可能受到损伤,微血管变窄、粗糙,使流经的红细胞受到过多的推挤和撕裂,从而引起溶血。本症的发生主要与运动的地面或击打物体表面的坚硬程度、运动方式或姿势有关。在硬路面跑步后发生血红蛋白尿的患者,改在草地上或穿弹性较好的运动鞋进行同样的活动,可不发生本症。运动量相同的不同运动,对身体的撞击不同,红细胞所受的机械损伤程度也不同,每个人的步态及落地的轻重都有差别,有的使脚掌受到的撞击力较大,这部分人就容易发生溶血。但这些患者也可能存在某种易患因素,如红细胞膜存在缺陷,或血清结合珠蛋白水平低而使游离血红蛋白结合能力不足等。有人发现本病患者谷胱甘肽还原酶及谷胱甘肽过氧化物酶暂时性缺乏,使红细胞脂质过氧化,但很难说明与本病的关系。

三、临 床 表 现

运动后出现血红蛋白尿常常是患者的唯一表现。一般在运动后 30 分钟至 5 个小时之间发生,持续 6～12 个小时后尿色即可恢复正常。发生血红蛋白尿时,可伴有腰部酸胀不适或轻微疼痛、尿道烧灼感等症状。本症溶血为一过性,持续时间短,尽管可以反复运动反复发作达数周或数月,但多能在停止运动后自行消失。

四、实验室检查

由于每次破坏的红细胞不及血液循环中的 1%,骨髓代偿良好者一般不引起贫血。如果有贫血,应首先除外其他原因,如缺铁、消化道出血或者由于对运动的适应性反应而引起的血浆容量的明显增加。在普通光学显微镜下,外周血红细胞形态正常,见不到破碎的红细胞。在电子显微镜下,可能看到红细胞异常。红细胞渗透脆性试验正常。反复发生溶血者,外周血中可有轻度的网织红细胞增多。尿中可出现含铁血黄素颗粒。

可有血管内溶血的实验室依据,如游离血红蛋白升高、结合珠蛋白降低、总胆红素轻度升高、血清乳酸脱氢酶(lactate dehydrogenase, LDH)水平升高(尤其是 LDH1)和尿潜血阳性等。

五、诊断及鉴别诊断

依据临床表现和实验室检查的特点,容易诊断本症。

行军性血红蛋白尿症与阵发性寒冷性血红蛋白尿症的鉴别较容易。因阵发性睡眠性血红蛋白尿症可因运动而加剧,应注意与本症的鉴别。

运动后也可发生肌红蛋白尿,患者常有强力的肌痛及压痛。但肌红蛋白分子量小,易从肾脏排出。发作时血浆结合珠蛋白浓度不降低。小心抽取血浆,肌红蛋白尿时血浆外观正常,而血红蛋白尿的血浆为红棕色。此外,由于两者的分子量不同,各自的电泳速度也不同,且肌红蛋白能溶于 80% 的硫酸铵饱和溶液,而血红蛋白则不能。可依据这些不同的理化特性来鉴别。

六、治　　疗

本症血红蛋白尿在停止活动后可很快自行消失,且一般无贫血,故无需特殊处理。应以预防为主,在以后的运动中穿着有弹性的厚度合适的运动鞋、选择适当的场地、纠正不良的运动姿势和调整运动量,以减少或避免复发。

(韩冰　王毓洲　齐军元　刘尔坤)

参 考 文 献

1. 张之南,李蓉生. 红细胞疾病基础与临床. 北京. 科学出版社,2000,239

2. Banatvala N, Griffin PM, Greene KD, et al. The United States National Prospective Hemolytic Uremic Syndrome Study: microbiologic, serologic, clinical, and epidemiologic findings. J Infect Dis, 2001, 183:

1063

3. Brumis S, Scholz P, Materna B, et al. Lead exposure during hot cutting of stripped steel. Appl Occup Environ Hyg, 2001, 16:502
4. Chand DH, Brady RC, Bissler JJ. Hemolytic uremic syndrome in an adolescent with Fusobacterium necrophorum bacteremia. Am J Kidney Dis, 2001, 37:E22
5. Chang JC, Aly ES. Acute respiratory distress syndrome as a major clinical manifestation of thrombotic thrombocytopenic purpura. Am J Med Sci, 2001, 321: 124
6. Descamps V, Bouscarat F. Bartonellosis Ann Dermatol Venereol, 2001, 128: 669
7. Eriksson KJ, Boyd SG. Acute neurology and neurophysiology of haemolytic uraemic syndrome. Tasker RC. Arch Dis Child, 2001, 84:434
8. Fontana S, Gerritsen HE, Kremer Hovinga J, et al. Microangiopathic haemolytic anaemia in metastasizing malignant tumours is not associated with a severe deficiency of the von Willebrand factor cleaving protease. Br J Haematol, 2001, 113:100
9. Hirawat S, Lichtman SM, Allen SL. Recombinant human erythropoietin use in hemolytic anemia due to prosthetic heart valves: a promising treatment. Am J Hematol, 2001, 66:224
10. Kaplan BS, Trachtman H. Improve survival with plasma exchange thrombotic thrombopenic purpura hemolytic uremic syndrome. Am J Med, 2001, 110: 156
11. Landau D, Shalev H, Levy Finer G, et al. Familial hemolytic uremic syndrome associated with complement factor H deficiency. J Pediatr, 2001, 138: 303
12. Laube G, Sarkissian A, Hailemariam S, et al. Simultaneous occurrence of the haemolytic uraemic syndrome and acute post infectious glomerulonephritis. Eur J Pediatr, 2001, 160:173
13. Lockhart AC. Microangiopathic haemolytic anaemia in metastatic malignancy. Hosp Med, 2001, 62:244
14. Mulder AH, Gerlag PG, Verhoef LH, et al. Hemolytic uremic syndrome after capnocytophaga canimorsus (DF-2) septicemia. Clin Nephrol, 2001, 55:167
15. Polukhin E, Balla A, Chary K, Mezhir J. Microangiopathic hemolytic anemia as the first manifestation of lung adenocarcinoma. South Med J, 2001, 94:550
16. Romney M. Escherichia coli infections and hemolytic uremic syndrome. CMAJ 2001, 164:1406
17. Todd WT. Prospects for the prevention of haemolytic uraemic syndrome. Lancet, 2001, 357:1636
18. Tarr PI, Gordon CA, Chandler WL. Shiga-toxin-producing Escherichia coli and haemolytic uremic syndrome. Lancet, 2005, 365:1073
19. Landi B, Tranquilli AL. HELLP syndrome and placental inflammatory pathology. Minerva Ginecol. 2008, 60:389
20. Zipfel PF, Skerka C, Caprioli J, et al. Complement factor H and hemolytic uremic syndrome. Int Immunopharmacol, 2001, 1:461
21. Zurita Saavedra AJ, Navarro Garcia M, et al. UFT induced haemolytic anaemia. Cancer Chemother Pharmacol, 2001, 47:280

第 40 章

再生障碍性贫血

再生障碍性贫血(再障)是指由化学、物理、生物因素或不明原因引起的骨髓造血功能衰竭,以骨髓造血细胞增生减低和外周血全血细胞减少为特征,骨髓无异常细胞浸润和网状纤维增多,临床以贫血、出血和感染为主要表现。

1888 年 Ehrlich 首先报告 1 例 21 岁女性患者有严重贫血、白细胞减少、发热、齿龈溃疡和月经过多,死后尸检发现大部分骨髓为脂肪髓。1904 年 Chauffand 提出再障的名称。1934 年 Thompson 明确本病以全血细胞减少为特征。1959 年 Wintrobe 进一步提出再障只限于骨髓极度增生不良所致的全血细胞减少。1964 年中国医学科学院血液学研究所提出急、慢性再障的分型依据。1976 年 Camitta 制定了重型再障的诊断标准。1997 年 Young 等提出再障免疫发病机制,目前多数学者将再障视为器官特异性自身免疫病。自 20 世纪 60 年代开展造血干细胞移植和 70 年代开始免疫抑制治疗,再障患者预后也明显改善,加之近年血制品支持治疗的进步和新型抗生素的应用,多数患者得以救治并长期生存。

一、病　　因

再障可由遗传异常所致,为先天性再障,如 Fanconi 贫血。但绝大多数患者是获得性的,可能引起再障的原因多种多样,包括物理的、化学的和生物因素等。超过半数的再障患者无明显病因可查,为特发性再障。放射治疗和细胞毒药物化疗能导致可预见性的骨髓造血功能低下,除此之外,再障还可继发于其他化学药物应用、病毒感染和某些疾病。上述这些病因与再障发生大多缺乏直接的因果关系,且明显地受到医师对此重视程度、病史询问以及患者的叙述详细与否等因素影响,故可靠性也较差。除少数正在暴露于明确病因者外,其他继发性再障与特发性再障治疗方法和预后并无明显不同。根据再障病因分类见表 40-1。

表 40-1　再生障碍性贫血病因分类

获得性再障	
继发性再障	
	药物和化学物质
	放射线
	病毒(EB 病毒、肝炎病毒、微小病毒和艾滋病病毒)
	细菌(结核杆菌等)
	免疫性疾病
	阵发性睡眠性血红蛋白尿症
	妊娠
	混杂因素
特发性再障	
约占全部病例的 65%	
遗传性再障	
Fanconi 贫血	
先天性角化不良	
Schwachman-Diamond 综合征	

20 世纪初,人们认为化学毒物及药物是引起再障的主要原因。文献报告引起再障的药物常见者有抗惊厥药、抗生素、抗糖尿病药物、利尿药、磺胺类药物、抗代谢药、抗肿瘤药和抗甲状腺药物等。但是,自 80 年代开始,IAAAS 和 NHLBI 分别在欧洲、以色列和泰国进行了大型流行病学调查,其结果与传统观点有较大差异。流行病学调查再障病因结果表明,仅约 25% 的患者发病可能涉及药物因素。国际再障与粒细胞缺乏研究组研究表明金盐制剂(相对风险=29)、抗甲状腺药物(相对风险=11)和非甾体类消炎药(如,吲哚美辛相对风险=8.2)的应用与再障的发生相关性最为密切,而苯、杀虫剂和石油化工产品与再障发生只轻度相关。在西方国家的再障患

者中仅约5%有苯接触史，而泰国该比例仅约1%，且其相对危险系数处于临界值。农业杀虫剂如有机磷、DDT、氨基甲酸酯与再障发病明显相关，但其所致疾病在再障患者中仅占很小比例，并且没有剂量相关毒性的支持证据。过去认为，氯霉素位于药物所致再障黑名单中的首位，而新近调查显示，氯霉素与再障发病无明显相关性，考虑前期报道夸大了该药的接触史和致病重要性。而磺胺类药物、甲苯达唑及噻嗪类利尿剂与再障发病相关，约占其总发病的5%。常见可能引起再障的药物见表40-2。

表40-2 引起再生障碍性贫血的有关药物

种类	高危	中危	低危
解热止痛药			非那西汀 阿司匹林，水杨酰胺
抗心律失常药			奎尼丁 妥卡胺
抗关节炎药		金盐	秋水仙碱
抗惊厥药		酰胺咪嗪 乙内酰脲	乙琥胺 苯乙酰脲 扑痫酮 三甲噁唑烷二酮
抗组胺药			氯苯那敏 吡拉明，吡苯乍明
抗高血压药			巯甲丙脯酸，甲基多巴
抗炎药		青霉胺 保泰松 羟基保泰松	非类固醇药 二氯苯二磺酰胺，布洛芬 吲哚美辛，萘普生 苏林达克
抗菌药			
抗细菌药		氯霉素	4,4′二氨二苯砜，二甲氧苯青霉素，链霉素 β-内酰胺类抗生素
抗真菌药			两性霉素 氟胞嘧啶
抗原生物药		阿的平	氯喹 乙胺嘧啶
抗肿瘤药			
烷化剂	白消安 环磷酰胺 马法兰 氮芥		
抗代谢药	氟尿嘧啶 巯基嘌呤 甲氨蝶呤 阿糖胞苷		
细胞毒抗生素	柔红霉素 阿霉素 米托蒽醌		
抗血小板药			噻氯匹定
抗甲状腺药			卡比马唑，甲巯咪唑 甲基硫氧嘧啶 高氯酸钾 丙基硫氧嘧啶 硫氰酸钠

续表

种类	高危	中危	低危
镇静药及其衍生物			氯氮䓬,氯丙嗪(和其他吩噻嗪) 锂,甲丙氨酯 甲普里隆
磺胺药及其衍生物			
抗菌药			多种磺胺药
利尿药		乙酰唑胺	氯噻嗪,呋塞米
降血糖药			氯磺丙脲,甲苯磺丁脲
其他			别嘌呤醇,干扰素 己酮可可碱

注:高危 大剂量即可引起骨髓再生障碍的药物

中危 已报道30例以上的药物

低危 较少与再障发病有关的药物

药物暴露参与再障发生可分为两种不同类型:①由于药物的细胞毒药理作用所致,与药物使用剂量有关,只要达到一定剂量在所有个体均可导致骨髓造血功能减低,是可预见的,且常是可逆性的;②不可预见的特质性的,和药物使用剂量关系不大,仅在个别患者发生造血功能障碍,多系药物的过敏反应,其导致的造血衰竭一般均呈持续性,极少自发缓解。

放射线诱发的骨髓衰竭是非随机的,具有剂量依赖性,并与组织特异的敏感性有关。造血组织对放射线较敏感,小剂量照射出现骨髓抑制常可恢复,大剂量照射可导致持续性、致死性骨髓抑制。全身照射超过7~10Gy骨髓造血细胞可被完全摧毁,出现持续性骨髓衰竭;大剂量局部照射也可引起骨髓微环境严重损伤,剂量超过40Gy,照射局部骨髓微环境破坏,不再能支持造血。致死或亚致死剂量(4.5~10Gy)的全身照射可发生致死性的急性再障,而极少引起慢性再障。在日本原子弹爆炸幸存者中仅几例发展为迟发的再障。长期接触小剂量外部照射,如放射科医师或体内留置镭或钍的患者可发生慢性再障。有报道,在短期接触放射线后数月到数年可发生再障。放射线主要作用于细胞内的大分子,影响DNA的合成,其生物效应是抑制或延缓细胞增殖。无论全身照射或局部照射均可损伤造血干细胞及微环境而导致骨髓衰竭。

病毒感染引起中性粒细胞减少和血小板减少相对多见,腮腺炎病毒、流感病毒和带状疱疹病毒感染等偶尔也可导致骨髓低增生和全血细胞减少。有认为病毒感染可以直接溶解骨髓造血细胞,或通过引起免疫反应损伤造血细胞。病毒性肝炎与再障的发生的关系较为明确。继发于急性肝炎的再障大约占5%左右,称为肝炎相关性再障(HAAA)或肝炎后再障。文献报告少数甲型、乙型、丙型和戊型病毒性肝炎可继发再障,但肝炎相关性再障更多是由血清学阴性肝炎所致。通常患者以急性肝炎首发,黄疸、转氨酶明显增高,大约1~2个月后随着肝炎逐渐恢复,患者开始出现进行性血细胞减少、骨髓造血衰竭,且多进展为重型或极重型再障。肝炎相关性再障经免疫抑制治疗可恢复自身骨髓造血,提示病毒感染诱导的免疫反应在该型再障的发生中起重要作用。微小病毒B19感染能溶解红系造血前体细胞,在溶血性贫血患者主要导致一过性再障危象(TAC),在免疫缺陷患者则由于不能产生有效抗体反应清除病毒,微小病毒B19感染和骨髓红系造血减低呈持续性。EB病毒感染极少引起再障,患者血细胞减少常能自发恢复;巨细胞病毒(CMV)感染发生在新生儿或免疫缺陷患者常引起中性粒细胞减少或血小板减少,在造血干细胞移植患者也可导致再障,可能与CMV感染骨髓造血基质细胞,影响后者对造血细胞的支持有关。人类免疫缺陷病毒(HIV)感染也可抑制骨髓造血导致再障。另外,疫苗接种也有引起再障报告。

此外,在泰国还发现了一些新的发病相关因素,如饮用未煮沸的水、接触某些动物(如鹅和鸭子)及动物粪便。这些因素使再障发病危险增高,支持感染性致病因素的存在。

文献报告妇女妊娠期发生再障,当人工终止妊娠或分娩后再障可缓解,再次妊娠再障复发。原有再障病史的患者,怀孕后其再障常可加重,更多的妊娠再障并不能随着妊娠终止而自发缓解,病情仍可进展。目前关于妊娠与再障发生的因果关系并不清楚,治疗可选择早期终止妊娠、支持治疗、免疫抑制治疗或分娩后行造血干细胞移植治疗。

再障可继发于其他免疫性疾病，包括胸腺瘤、系统性红斑狼疮和类风湿关节炎等，体外研究发现患者血清中存在抑制造血干细胞的抗体或淋巴细胞。

阵发性睡眠性血红蛋白尿症（PNH）是由位于X染色体的 *PIG-A* 基因突变，糖基磷脂酰肌醇（glycosylphosphatidylinositol，GPI）锚蛋白合成缺陷，导致细胞膜表面锚联蛋白缺失，临床表现为血管内溶血、静脉栓塞形成和骨髓造血衰竭三联症。PNH 患者血管内溶血主要与衰变加速因子（decay accelerating factor，DAF，CD55）和膜反应溶解抑制蛋白（membrane inhibitor of reactive lysis，MIRL，CD59）缺乏有关，但锚联蛋白缺失与发生骨髓造血衰竭的关系并不清楚。PNH 与再障的关系非常密切，二者经常先后或同时发生。法国的一项研究表明，诊断 PNH 的患者约 30% 有前期再障病史，其余患者 4 年发生全血细胞减少的风险也高达 14%。有研究报告采用流式细胞术在初发再障患者 30% ~50% 可检测到微小 PNH 克隆，再障患者经免疫抑制治疗后可发展为 PNH，多数患者虽无临床可见的血管内溶血，但 PNH 克隆持续存在，或者也可呈典型的 PNH，此时再障特征已不明显。骨髓造血衰竭基础上出现 PNH 克隆，被认为可能与 *PIG-A* 基因突变细胞具有内源性增殖或生存优势，或者是由外部因素选择 *PIG-A* 基因突变细胞所致，多数证据倾向于支持后者。

同一家族出现 2 例或 2 例以上再障患者的情况非常少见。所有儿童和年轻患者发生再障均应仔细区分是先天性再障还是获得性再障。先天性骨髓造血衰竭发病的分子机制主要涉及 DNA 损伤修复障碍、端粒维持缺陷及核糖体生物合成缺陷等。患者以先天性畸形、骨髓造血衰竭及肿瘤易感为主要特点，但经常患者可缺乏明显的躯体畸形，甚至直至成人才出现全血细胞减少，极易与获得性再障混淆。某些遗传因素赋予患者再障易感性，如组织相容性抗原 HLA-DR 类型与再障明显相关，有研究证明 HLA-DR 类型可预测再障患者免疫抑制治疗反应，HLA-DR 类型再障常伴有 PNH 克隆，对环孢素免疫抑制治疗敏感，容易出现复发和环孢素依赖。与免疫反应相关的细胞因子，如白细胞介素、干扰素、肿瘤坏死因子和穿孔素等基因单核苷酸多态性也与再障的发生有关。药物代谢基因多态性也与再障发生相关，如 *GSTT1* 基因编码的 GSTT1 是一种生物转化酶，GSTT1 缺乏使机体对某些致 DNA 损伤药物的代谢能力降低，药物聚积使得他们在相同浓度的毒物暴露下更容易罹患再障。

二、发病机制

再障发病机制极为复杂，目前认为与以下几方面有关。

（一）造血干细胞数量减少和内在缺陷

大量实验研究表明再障骨髓中造血干细胞数量明显减少，细胞集落形成能力显著降低。同基因骨髓造血干细胞移植仅补充正常造血干细胞，而不加任何其他预处理能使部分患者很快恢复正常造血功能，支持再障骨髓造血干细胞减少或有内在缺陷。再障患者骨髓造血干/祖细胞体外培养显示 CFU-GM、BFU-E、CFU-E、CFU-GEMM 产率均明显减低，应用纯化的 $CD34^+$ 细胞进行培养其集落形成也仍是减低的，甚至加用高水平细胞集落生长因子其集落产率也不能明显增高。长期培养启动细胞（LTC-Ics）可能代表真正的骨髓造血干细胞，研究表明在再障患者其数量明显减少，常低于正常的 10% 以下。若将骨髓造血细胞减少因素考虑在内，则再障患者骨髓造血干细胞数量减低更为明显，估计可能仅为正常人的 1% 左右。再障患者骨髓造血细胞进行性端粒缩短也提示造血干细胞数量有限，功能性衰竭。另外，经治疗恢复自身造血的再障，骨髓 $CD34^+$ 细胞数量仍明显低下。

除数量减少外，再障骨髓造血干/祖细胞本身还可能有缺陷。如，再障患者细胞 DNA 修复能力明显降低，用抗淋巴细胞球蛋白（ALG）治疗后仍不能纠正；部分经免疫抑制剂治疗有效的病例，在长期随访过程中演变为克隆性疾病，如阵发性睡眠性血红蛋白尿症、骨髓增生异常综合征和急性非淋巴细胞白血病；部分再障骨髓呈克隆性造血，虽然这可能仅反映造血干细胞池的耗竭，并不意味着克隆性增殖；有部分临床和实验室检查典型的再障患者，骨髓造血细胞染色体检查可有克隆性细胞遗传学异常等。中国医学科学院血液病医院也曾经应用彗星实验方法证明：未经治疗的初诊再障患者骨髓造血细胞遗传不稳定性明显增高，支持再障骨髓造血干细胞可能有内在缺陷。

（二）造血微环境支持功能缺陷

造血微环境包括基质细胞及其分泌的细胞因子，起支持造血细胞增殖及促进各种细胞生长发育的作用。通常，再障骨髓基质细胞功能正常，体外培养可支持正常 $CD34^+$ 细胞造血。目前尚无充分证据表明再障患者骨髓基质缺陷，但发现再障骨髓成纤维细胞集落形成单位（CFU-F）和基质细胞产生的集落刺激活性（CSA）降低。中国医学科学院血液学研究所观察到再障骨髓基质细胞萎缩、脂肪化和 CFU-F 减少，急性再障较慢性再障损伤更严重。多数体外试验表明,再障骨髓基质细胞生成造血生长因子(HGF)并无异常,再障患者血及尿中红细胞生成素(Epo)、粒-巨噬细胞系集落刺激因子(GM-CSF)、粒细胞系集落刺激因子(G-CSF)及巨噬细胞系集落刺激因子(M-CSF)水平增高;但再障患者IL-1生成减少。有研究证实再障患者造血干/祖细胞,尤其是BFU-E对Epo、Epo+IL-3及Epo+SCF反应性明显低于正常对照,甚至缺乏反应性。Wodnar-Filipowicz等检测了32例重型再障患者血清可溶性干细胞因子(SCF)水平,发现重型再障患者血清SCF水平低于正常对照者,但二者差异无显著性,血清SCF水平高者预后更好。如果再障是由于HGF缺乏所致,那么理论上HGF就可以治愈再障。事实上,大量临床治疗结果表明,HGF(包括SCF)只能一过性升高患者外周血细胞水平,并不能改变疾病的自然病程,部分患者对HGF治疗根本无效。异基因造血干细胞移植治疗再障,仅植入正常造血干细胞而骨髓基质细胞仍为患者起源,可有效重建造血,支持再障骨髓基质细胞可能并无明显异常。

(三)异常免疫反应损伤造血干细胞

再障患者经免疫抑制治疗后其自身造血功能可能得到改善,此为异常免疫反应损伤造血干细胞最直接的证据。异基因骨髓移植(bone marrow transplantation,BMT)治疗重型再障需用免疫抑制剂作预处理才能植活。大量体外实验证明,再障患者T淋巴细胞(主要是$CD8^+$T细胞亚群)与造血功能衰竭密切相关,在急性再障T淋巴细胞常被激活,可抑制自身及异体祖细胞集落形成。Zoumbos等证明,再障患者T_4/T_8比例倒置,T_8细胞活性增加,这种细胞在体外有抑制造血和释放抑制因子的作用。Gascon测定15例再障Tac^+细胞,其中11例增高,Tac抗原表达增高提示患者淋巴细胞亚群处于"预激活状态"。Mentzel等分析9例再障患者,发现γδ-T细胞亚群表达δTCS1表型明显增加。Blustone等认为γδ-T细胞尤其是δTCS1-T细胞增高可能对造血起抑制作用。再障患者血清干扰素(IFN-γ)、肿瘤坏死因子(TNF-α)及白细胞介素2(IL-2)等造血负调控因子水平多增高。患者骨髓细胞中IFN-γ基因表达增强,个别再障患者体内可检测到抑制自身造血祖细胞生长的抗体,干细胞抑制因子(SCI)RNA转录水平显著增高。Plantanias等发现,对免疫治疗有效的再障患者,体内IFN-γ明显减少,体外以抗体中和内源性IFN-γ或IFN-α后可使患者骨髓CFU-GM产率成倍恢复。登革热病毒感染后释放IFN-γ,引起淋巴毒反应,使干细胞受损而出现再障。Shinjinakai等用PCR检测23例再障单个核细胞中细胞抑制因子的基因表达,发现IFN-γ mRNA在再障患者中有明显表达,且与输血无关。转化生长因子(TGF-β)是生理性造血负调节的核心因子,对造血前体细胞起可逆性的抑制作用,其特点是选择性地抑制依赖IL-3、GM-CSF、IL-6和IL-9等造血因子的造血前体细胞的增殖和分化。近年来认识到许多白细胞介素参与造血过程,有的起CSF辅助因子的作用,有的则本身有集落刺激因子活性。Nakao等检测17例再障,发现10例IL-1显著减少,其中9例为重型再障。部分再障患者IL-2显著增加,部分患者IL-3(SCF)明显减少。自然杀伤细胞(NK)可以抑制较成熟的造血祖细胞集落生长,人体NK细胞还具有产生IL-2、IFN-γ、IL-1及CSF等多种淋巴因子的能力。Yashhiro等检测12例再障患者外周血,其NK细胞活性减低。

上述的免疫异常多在已呈典型表现的再障患者研究获得,包括T淋巴细胞活化、细胞因子释放和特异性靶细胞损害等,属晚期免疫事件,是自身免疫性疾病的共同特点,并非再障所特有。在骨髓造血干祖细胞广泛损伤之前机体如何发生免疫异常,也就是再障早期免疫事件及其特征并不清楚。

近年研究为再障免疫发病机制提供了更多的证据。Maciejewski等应用TCR-Vβ-CDR3高分辨率分析法研究TCRβ链可变区CDR3多态性发现,再障患者,尤其带有HLA-DR2或HLA-A2分子者,其Vβ-CDR3类型偏颇的比率和程度明显高于健康人和多次输血者;在单细胞水平进行TCR-Vβ序列分析,证实大部分再障患者较正常对照组,表达高度限制性的TCR库;对$CD4^+$、$CD8^+$T细胞亚群分别进行分析,发现$CD4^+$T细胞Vβ链倾向于多克隆性表达,而$CD8^+$T细胞Vβ-CDR3表现出明显的偏颇性;免疫抑制治疗有效的患者,其CDR3偏颇程度较治疗前减低;在环孢素治疗依赖性的再障患者中,检测到明显偏颇的CDR3类型,这些均提示再障患者存在细胞毒T淋巴细胞反应,并且与骨髓造血衰竭的发生有关。T-bet是一种转录因子,可直接结合于IFN-γ启动子的近端,激活IFN-γ基因转录。较于正常对照,再障患者T细胞中T-bet水平增高,IFN-γ表达上调。对再障患者骨髓$CD34^+$造血干细胞基因表达谱分析显示,凋亡/细胞死亡相关基因、负性增殖调控基因和防御/免疫应答基因表达较正常对照组明显增加。利用IFN-γ诱导正常$CD34^+$造血细胞,发现其基因表达谱与再障患者$CD34^+$细胞基因表达谱相似。另外,再障患者常伴有调节性T淋巴细胞数量减少和功能异常,这些结果进一步支持免疫损伤在再障发病过程中的重要作用。

通过人类胎肝或白血病细胞系cDNA文库表达蛋白与再障患者血清进行反应,利用抗原特异性的自身抗体作为代替标记物筛查出数个再障T细胞作用的潜在靶抗原，提示移动素结合蛋白(kinectin)、PMS-1、DRS-1和膜突蛋白(moesin)均可能是再障异常免疫反应相关的自身抗原。但是，这四种抗原在再障患者中的表达率仅分别为10%～39%，更为重要的是这些抗原不仅表达于造血干/祖细胞，同时也表达于其他的组织细胞，目前不能解释为何仅在骨髓中诱导异常的免疫反应损伤造血干/祖细胞，而无其他组织器官受损表现。经亚致死量照射的小鼠输注母系淋巴细胞后可以制造再障模型，考虑始动因素诱导特异性T细胞免疫应答，活化的CTL在骨髓局部分泌高浓度的细胞因子如IFN-γ和TNF-α，损伤造血干/祖细胞，从而导致再障发生，即无辜旁观者造血干细胞损伤机制。提示再障自身抗原可能并不完全限于造血干细胞所特有的抗原决定簇。

三、流行病学

国际再障与粒细胞缺乏研究组报告1980～1984年间欧洲和以色列再障发病情况，调查结果显示在这些国家和地区再障的年发病率为$2/10^6$；1988年以后，以色列、瑞典和欧洲7个地区再障的发病率为$2.2/10^6$～$2.4/10^6$。西班牙报告1980～2003年间巴塞罗那地区再障发病情况，研究期间共诊断再障235例，结果总的年发病率为$2.34/10^6$，其中20.8%患者有药物暴露史，8.9%有毒物接触史。LATIN协作组2009年报告包括巴西、阿根廷和墨西哥共8个拉丁美洲地区再障发生的病例对照研究，结果表明这些地区再障发病率较低，仅$1.6/10^6$，接触苯以及应用氯霉素和阿奇霉素者，发生再障风险明显增高。研究发现，亚洲国家再障发病率明显高于西方国家。参照国际再障与粒细胞缺乏研究组方法在泰国进行的流行病学调查结果，曼谷中心区和Khonkaen省的东北地区再障年发病率分别为$3.9/10^6$和$5.6/10^6$。另外，马来西亚沙巴地区再障年发病率报告为$5/10^6$。我国21个省、市、自治区再障发病率调查为$7.4/10^6$，急性再障发病率为$1.4/10^6$，慢性再障为$6.0/10^6$。因此，一般认为再障发病率在亚洲大约是欧洲和美洲国家的2～3倍。中国医学科学院血液学研究所分析33 553例血液病初诊病例，其中再障4227例，占各类血液病的12.6%，说明再障是一种并不少见的血液病。

以往认为再障主要见于年轻人，但研究发现再障有两个发病年龄高峰，即15～25岁年龄组和60岁以上老年组，而中年人发病率相对为低。美国资料报告再障的发生无性别差异和种族差异。

四、临床表现

再障临床表现主要为贫血、出血和感染。临床表现的轻重取决于血红蛋白、白细胞和血小板减少的程度，也与骨髓衰竭和外周血细胞减少发生的急缓程度有关。

出血是再障最常见的症状，患者也常由此而就医。皮肤紫癜、鼻出血和齿龈出血最为常见，有时患者还可有口腔血疱。育龄女性可表现月经过多、经期延长和阴道不规律出血。再障较少以消化道、泌尿道和其他内脏出血为早期表现，严重出血常发生于伴有感染、糖皮质激素治疗、有创操作和其他临床表现已经相当明显的患者。

再障贫血症状与其他疾病贫血症状相似，不具特征性。患者可乏力、头晕、心悸、气短和耳鸣等。贫血常进行性加重，不同患者贫血进展速度可明显不同，患者就诊时多呈中、重度贫血。较长病史的非重型再障，有时贫血已达重度，甚至极重度，但患者仍可生活自理，并无相应临床症状。

以感染为首发症状的再障较为少见。但多数患者在疾病过程中发生感染，主要取决于中性粒细胞减少的程度和速度。感染常见部位为口腔、呼吸系统、皮肤软组织和会阴肛门周围。感染致病微生物以细菌最常见，其中革兰阴性细菌占大多数，包括大肠埃希菌、肺炎克雷伯菌、绿脓杆菌和鲍曼不动杆菌等。近年随着各种留置导管的广泛应用，革兰阳性细菌和念珠菌感染有增多趋势。粒细胞缺乏患者发生丝状真菌感染，特别是侵袭性曲霉菌感染并不少见，治疗较为棘手，是近年再障患者致死的重要原因之一。

另外，不少再障患者缺乏明显临床症状，由常规查体检出，或者就诊其他疾病时检查血常规发现。

再障患者体格检查主要为贫血和出血相应体征。患者通常没有肝、脾和淋巴结肿大，无胸骨压痛，除肝炎相关再障外也不应出现黄疸。若全血细胞减少患者表现上述这些体征，常提示为其他疾病而非再障。

我国学者根据再障骨髓造血衰竭严重程度和临床病程进展情况，将再障分型为急性再障和慢性再障，两种类型再障临床表现分别为：

1. 急性再障　急性再障的特点为起病急、进展迅速和病程短，发病初期贫血常不明显，但随着病程进展，贫血进行性加重，多有明显乏力、头晕和心悸等症状，虽经大量输血贫血也难以改善。出血和感染常为起病时的主要症状，几乎每例均有出血，出血部位广泛，除皮肤和黏膜(口腔、鼻腔、齿龈和球结膜)等体表出血外，常有深部脏器出血，如便血、尿血、阴道出血、眼底出血及颅内出血，后者常危及患者生命。半数以上病例起病时即有感染，以口咽部感染、肺炎、皮肤疖肿、肠道感染和尿路感染较常见。

严重者可发生败血症。感染往往加重出血,常导致患者死亡。

2. 慢性再障 慢性再障的特点为起病缓、病程进展较慢和病程较长。贫血为首起和主要表现,输血可改善乏力、头晕和心悸等贫血症状。出血一般较轻,多为皮肤和黏膜等体表出血,深部出血甚少见。病程中可有感染和发热,以呼吸道感染多见,相对较轻,容易控制;如感染重并持续高热,往往加重骨髓衰竭,从非重型进展为重型或极重型再障。

五、实验室诊断

1. 血象 呈全血细胞减少,少数病例早期可仅有 1 系或 2 系细胞减少,贫血较重,以重度贫血(Hb30 ~ 60g/L)为主,可为正细胞正色素性贫血;不少患者 MCV 在正常上限,或呈大细胞性贫血,但 MCV 大多<110fl。网织红细胞绝对值减少,急性再障网织红细胞比例小于 1%。中性粒细胞、嗜酸性粒细胞、单核细胞和淋巴细胞绝对值减少,其中中性粒细胞减少尤明显,急性再障均低于 $0.5\times10^9/L$。淋巴细胞相对增多,比例增加;中性粒细胞比例减低。血小板不仅数量少,而且形态较小,可致出血时延长,血管脆性增加,血块回缩不良。急性再障血小板常低于 $10\times10^9/L$。外周血细胞涂片可见白细胞和血小板减少,红细胞形态无明显异常,有时可见中性粒细胞胞质中毒颗粒。

2. 骨髓象 骨髓细胞形态学分析是再生障碍性贫血最重要的检查之一,仔细进行骨髓细胞形态学分析,可对大多数由血液系统疾病导致的全血细胞减少患者作出明确诊断或提供重要线索。再障患者骨髓可呈油状或稀水样,抽吸顺利。若骨髓干抽提示可能不是再障,需注意骨髓纤维化和其他恶性血液病及骨髓转移瘤等。

再障骨髓涂片肉眼观察可见油滴增多。镜检骨髓小粒空虚,造血细胞减少,多呈非造血细胞支架,非造血细胞常超过 50%。

再障多部位骨髓增生减低,三系造血细胞明显减少,非造血细胞包括淋巴细胞、浆细胞、肥大细胞和网状细胞增多,巨核细胞明显减少或缺如。急性再障骨髓有核细胞减少多更为明显,甚至胸骨骨髓增生也重度减低,残存细胞多为淋巴细胞和其他非造血细胞。慢性再障与急性再障骨髓改变相似,多数病例骨髓增生减低,三系造血细胞减少,其中幼稚红细胞及巨核细胞减少更明显,非造血细胞增加,比例大于 50%。慢性再障骨髓可有散在增生灶,如穿刺遇增生灶,骨髓可增生活跃,呈红系代偿性增生,但成熟停滞在较晚阶段,因晚幼红脱核障碍而出现较多炭核晚幼红。尽管增生活跃甚至明显活跃,慢性再障骨髓巨核细胞数量仍是减少的。

再障骨髓幼红细胞可表现形态异常,主要为轻度的巨幼样改变、核质发育不平衡和退行性改变等。再障红系发育异常形态学改变不似在骨髓增生异常综合征那样明显,并且未经治疗的再障骨髓极少有粒系和巨核细胞形态异常。有时再障骨髓可见噬血细胞现象。

3. 骨髓活检 所有再障患者均应进行骨髓活组织检查以评价骨髓造血面积,活检标本至少应 1cm 长,取材不理想者须再次重取。再障骨髓组织呈黄白色,增生减低,主要为脂肪细胞、淋巴细胞和其他非造血细胞。上述细胞比例大于 50%,并可见骨髓间质水肿和出血。

正常骨髓造血随年龄增大而逐渐减少,正常儿童和年轻人髂骨活检标本 80%(60% ~100%)为造血骨髓,而老年人仅 30%。因此,评价骨髓造血面积时必须考虑年龄因素的影响,在儿童和老年人尤其如此。一般将 30% 作为正常成人骨髓造血面积下限。

4. 骨髓超微结构 慢性再障红系显示明显病态造血,幼稚红细胞膜呈菊花样改变,胞质有较多空泡,核膜间腔扩张,异形红细胞明显增多,占 90% 左右,上述改变在急性再障少见。

5. 造血祖细胞培养 粒、单核系祖细胞(CFU-GM)、红系祖细胞(BFU-E 和 CFU-E)及巨核系祖细胞(CFU-Meg)均减少。急性再障成纤维祖细胞(CFU-F)亦减少,慢性再障半数正常,半数减少。

6. 造血生长因子(HGF) 急性再障无明显增高。慢性再障血清粒细胞或粒、巨噬细胞集落刺激因子(G/GM-CSF)增加,患者尿及血浆红细胞生成素水平显著增高,可达正常的 500 ~ 1000 倍。

7. 红细胞内游离原卟啉(FEP) 急性再障因骨髓严重受损,红细胞内游离原卟啉(FEP)利用较少,可轻度增高。慢性再障可能由于血红素生化合成障碍致 FEP 明显增加。

8. 抗碱血红蛋白(HbF) 急性再障时抗碱血红蛋白(HbF)正常或轻度减低,慢性再障者明显增高。用酸洗脱法可识别血液中 HbF(+)红细胞,可能由单克隆细胞生成。

9. 中性粒细胞碱性磷酸酶(N-ALP) 再障中性粒细胞生成存在质的异常,致骨髓及外周血中性粒细胞碱性磷酸酶(N-ALP)显著增高,病情改善后 N-ALP 可恢复正常。

10. 红细胞膜变异 红细胞膜蛋白组分电泳分析显示再障带Ⅲ减少,带Ⅶ明显增多。前者与红细胞免疫功能有关,后者与膜的完整性有关。

11. 铁代谢 血清铁结合蛋白饱和度增加,血浆^{59}Fe清除时间延长，骨髓对^{59}Fe摄入减少，红系转铁蛋白摄入量低于正常。铁掺入循环红细胞量也减少，患者因常需输血（每400ml红细胞含铁200～250mg）故铁摄入量增加，而排铁无相应增加，24小时尿铁仅1mg，致血清铁、骨髓细胞内外铁和肝脾等脏器储存铁均增加。

12. 红细胞生存期及其破坏部位 用^{51}Cr标记红细胞，检测慢性再障红细胞外表半生存时间，缩短者占61%，脾定位指数增高者占48%，脾死亡指数增高者占26%。对选择脾切除和估计疗效有重要意义。

13. 核素骨髓扫描 用^{52}Fe和^{59}Fe标记骨髓造血组织，或用^{99m}Tc、^{113}In和^{198}Au标记骨髓间质，可全面估计造血组织分布和骨髓受损程度。急性再障正常造血部位明显减少，慢性再障正常造血部位减少，常可见局部代偿造血。

14. 免疫功能 急性再障SK-SD及OT试验反应均显著减低，慢性再障轻度减低。急性再障T细胞绝对值明显减低，早期及成熟B细胞数明显减低，淋巴细胞对ConA刺激转化率减低，对PHA转化反应偏低，^{3}H-TdR掺入明显减低。说明急性再障T及B细胞都严重受累，提示全能造血干细胞受损。慢性再障T细胞数正常，早期及成熟B细胞数减低，淋巴细胞对ConA及PHA刺激转化反应率增高，^{3}H-TdR掺入轻度减低。

六、诊断及分型

临床上，全血细胞减少的患者应考虑再障的可能，典型病例一般诊断不难；但不典型病例，如早期病例，临床表现和实验室检查特征尚不明显，或再障合并或叠合其他临床病症，则诊断也可有一定困难。

与其他疾病一样，再障诊断也需要详细询问病史、全面仔细的体格检查以及必要的辅助检查。病史中强调对于职业史，化学和放射性物质接触史的询问，发病前6个月内应用的药物应详细记录。凡临床表现为进行性贫血、出血和易感染倾向，如全血细胞减少，查体无肝、脾和淋巴结肿大，均应考虑再生障碍性贫血的可能。儿童和年轻患者的发育迟滞、畸形、皮肤色素沉着、黏膜白斑和指甲营养不良等，须怀疑先天性再生障碍性贫血，包括Fanconi贫血和先天角化不良等。

血液学检查对于本病诊断的意义毋庸置疑。外周血应进行全细胞计数，包括网织红细胞计数。骨髓检查应包括骨髓液涂片和骨髓活检，是诊断本病最重要的依据。临床怀疑再生障碍性贫血而骨髓检查不典型者，应多部位多次穿刺和活检。

另外，尚需检查肝功能、病毒学检查、血清叶酸和维生素B_{12}以及自身抗体检查等。流式细胞术检测阵发性睡眠性血红蛋白尿症（PNH）小克隆，以及外周血和骨髓细胞遗传学检测，有助于进一步肯定诊断再生障碍性贫血，排除其他临床、实验室表现相似的疾病。儿童和35岁以下年轻患者应常规进行二环氧丁烷诱导的染色体脆性试验（DEB试验）以除外Fanconi贫血。

英国血液学标准委员会提出诊断再障应进行以下检查：

1. 全血细胞及网织红细胞计数；
2. 外周血涂片检查；
3. 儿童需检测HbF%；
4. 骨髓穿刺涂片、骨髓活检和骨髓造血细胞染色体检查；
5. 年龄小于50岁患者进行外周血细胞染色体断裂分析，以除外Fanconi贫血；
6. 流式细胞术检测GPI锚联蛋白；
7. GPI锚联蛋白或Ham试验异常者行尿含铁血黄素试验；
8. 血清叶酸和维生素B_{12}浓度测定；
9. 肝功能；
10. 病毒检测，包括甲型肝炎病毒、乙型肝炎病毒、丙型肝炎病毒、EB病毒、HIV和CMV等；
11. 抗核抗体和抗dsDNA；
12. 胸部X线检查；
13. 腹部超生和超声心动检查；
14. 若患者临床特征符合或对免疫抑制治疗无反应，需进行外周血基因突变分析以除外先天性角化不良症。

再障发生于某些特殊生理和病理情况下，或并发其他疾病，表现也可不典型。如妊娠期再障、肝炎相关再障、席汉综合征并发再障以及结核病并发再障等，除贫血、出血和感染外，还表现并发症相关症状、体征和实验室特征，仔细检查不难辨识。

粒细胞减少与再生障碍性贫血国际研究组（1987年）提出诊断再生障碍性贫血须符合以下3点中至少2点：

1. 血红蛋白$<100g/L$；
2. 血小板$<50\times10^9/L$；
3. 中性粒细胞$<1.5\times10^9/L$。

诊断再生障碍性贫血后应进一步确定其临床型别。目前国际上普遍沿用Camitta分型标准，并于1988年增加极重型再生障碍性贫血诊断标准。

重型再生障碍性贫血（SAA）：

1. 骨髓细胞增生程度<正常的25%；如<正常的50%，则造血细胞应<30%；
2. 符合以下3项中至少2项：

(1) 中性粒细胞<0.5×10^9/L;

(2) 血小板<20×10^9/L;

(3) 网织红细胞<20×10^9/L。

极重型再生障碍性贫血(VSAA):①符合SAA标准;②中性粒细胞<0.2×10^9/L。

非重型再生障碍性贫血(NSAA):不符合VSAA,也不符合SAA的再生障碍性贫血。

1964年中国医学科学院血液学研究所提出的再障诊断依据,经国内20多年临床实践,并经过两次修订,于1987年确定为我国现行再障诊断标准,具体内容如下:

1. 全血细胞减少,网织红细胞绝对值减少;

2. 一般无脾肿大;

3. 骨髓检查至少一个部位增生减低或重度减低;

4. 能除外其他引起全血细胞减少的疾病,如阵发性睡眠性血红蛋白尿症、骨髓增生异常综合征、急性造血功能停滞、骨髓纤维化、急性白血病和恶性组织细胞病等;

5. 一般抗贫血药物治疗无效。

国内除强调血象和骨髓检查外,还将临床表现纳入再生障碍性贫血分型标准,将其分型为急性再生障碍性贫血和慢性再生障碍性贫血。急性再生障碍性贫血发病急,贫血进行性加重,常伴严重感染和内脏出血;慢性再生障碍性贫血发病缓慢,贫血、出血和感染均较轻。

1. 急性再障(AAA),亦称重型再障Ⅰ型(SAAⅠ)

(1) 临床表现:发病急,贫血呈进行性加剧,常伴严重感染和内脏出血。

(2) 血象:除血红蛋白下降较快外,须具备以下3项中之2项:①网织红细胞<1%,(经血细胞比容纠正)绝对值<0.015×10^{12}/L;②白细胞明显减少,中性粒细胞<0.5×10^9/L;③血小板<20×10^9/L。

(3) 骨髓象:①多部位增生减低,3系造血细胞明显减少,非造血细胞增多,如增生活跃须有淋巴细胞增多;②骨髓小粒非造血细胞及脂肪细胞增多。

2. 慢性再障(CAA)

(1) 临床表现:发病慢,贫血、感染和出血较轻。

(2) 血象:血红蛋白下降速度较慢,网织红细胞、白细胞、中性粒细胞及血小板值常较急性再障为高。

(3) 骨髓象:①3系或2系减少,至少一个部位增生减低,如增生活跃,红系中常有炭核晚幼红比例增多,巨核细胞明显减少;②骨髓小粒脂肪细胞及非造血细胞增多。

(4) 病程中如病情变化,临床表现、血象及骨髓象与急性再障相同,称重型再障Ⅱ型(SAAⅡ)。

国内分型与Camitta分型有较高的一致性,后者强调的是造血衰竭的严重程度,前者除造血衰竭严重程度外,还强调了这种衰竭发展的快慢。从全面认识疾病的角度看,国内分型有其独特优势。

七、鉴别诊断

主要应与以下疾病鉴别。

1. 阵发性睡眠性血红蛋白尿症(PNH) AA与阵发性睡眠性血红蛋白尿症不发作型鉴别较困难。但该病出血和感染均较少、较轻,网织红细胞绝对值大于正常,骨髓多增生活跃,幼红细胞增生较明显,含铁血黄素尿试验(Ruos)可阳性,酸化血清溶血试验(Ham)和蛇毒试验(CoF)多阳性,红细胞微量补体敏感试验可检出PNH红细胞,N-ALP减少,血浆及红细胞胆碱酯酶明显减少。流式细胞术GPI锚联蛋白检测能快速、准确地将二者区分开来。

2. 骨髓增生异常综合征(MDS) AA与MDS中的难治性贫血(RA)鉴别较困难。但该病以病态造血为特征,外周血常显示红细胞大小不均,易见巨大红细胞及有核红细胞和单核细胞增多,可见幼稚粒细胞和畸形血小板。骨髓增生多活跃,有2系或3系病态造血,巨幼样及多核红细胞较常见,中幼粒增多,核质发育不平衡,可见核异常或分叶过多。巨核细胞不少,淋巴样小巨核多见,组化显示有核红细胞糖原(PAS)阳性,环状铁粒幼细胞增多,小巨核酶标阳性。进一步可依据骨髓活检,白血病祖细胞培养(CFU-L)、染色体和癌基因等检查可加以鉴别。

3. 急性造血功能停滞 常由感染和药物引起,儿童与营养不良有关。起病多伴高热,贫血重,进展快,多误诊为急性再障。急性造血功能停滞的下列特点有助于鉴别:①贫血重,网织红细胞可为0,伴粒细胞减少,但血小板减少多不明显,出血较轻;②骨髓增生多活跃,2系或3系减少,但以红系减少为著,片尾可见巨大原始红细胞;③病情有自限性,不需特殊治疗,2~6周可恢复;④血清铜显著增高,红细胞铜减低。

4. 骨髓纤维化(MF) 慢性病例常有脾肿大,外周血可见幼稚粒细胞和有核红细胞,骨髓穿刺多次干抽,骨髓活检显示胶原纤维和(或)网状纤维明显增生。

5. 急性白血病(AL) 特别是低增生性急性白血病可呈慢性过程,肝、脾和淋巴结肿大,外周血全血细胞减少,骨髓增生减低,易与再障混淆。应仔细观察血象及多部位骨髓象,可发现原始粒、单或原始淋巴细胞明显增多。骨髓活检也有助于明确诊断。

6. 恶性淋巴瘤 常伴有非感染性高热，进行性衰竭，肝、脾和淋巴结肿大，黄疸和出血较重，也可外周血全血细胞明显减少，骨髓细胞增生减低，常有噬血细胞现象。仔细查体、多部位骨髓检查和淋巴细胞免疫表型检测，以及免疫球蛋白重链基因重排/T细胞受体基因重排检测，常有助于淋巴瘤诊断。

7. 其他需除外的疾病 毛细胞白血病、儿童急性淋巴细胞白血病前期、长时间饥饿和厌食症、结核病、骨髓转移癌和脾功能亢进等。

八、治 疗

再障的治疗大体可分为支持治疗和疾病针对性目标治疗两部分。支持治疗的目的是预防和治疗血细胞减少相关的并发症；目标治疗（definitive therapy）则是补充和替代极度数量减少和受损的造血干细胞，如异基因造血干细胞移植（allogeneic hemotoic stem cell transplantation，allo-SCT）或者免疫抑制治疗（immunosuppressive therapy，IST），以免损害进一步加重，并使残存的正常或受损干细胞恢复造血。

（一）支持治疗

非重型再障外周血细胞减少较轻，患者对贫血的耐受也相对较好，因而对支持治疗的要求也常不迫切。重型再障由于持续的严重中性粒细胞和单核细胞减少，再生障碍性贫血患者细菌和真菌感染风险极高。入院后应行保护性隔离，预防应用抗生素和抗真菌药，常规口腔护理和低菌饮食。如有空气层流设备则最好使用。一旦出现发热，需立即住院，并在细菌学结果出来之前就开始治疗。抗生素选择应遵从中性粒细胞减少伴发热的治疗指南，以及当地医院微生物敏感性和耐药情况。静脉抗生素和抗真菌药无效的严重全身性感染，可考虑短期应用皮下注射粒细胞集落刺激因子（G-CSF）。输注红细胞和血小板的支持治疗，对于再生障碍性贫血患者维持安全的血细胞数非常重要。当血小板<10×10^9/L（或发热时血小板<20×10^9/L）时，予预防性输注血小板。若现时或以后拟行骨髓移植，应尽量避免家庭成员直接献血。在患者巨细胞病毒（CMV）检测结果出来之前，应仅输注CMV阴性血制品。只要患者和供者CMV均为阴性，就应一直用CMV阴性血制品。目前尚无安全有效的造血生长因子支持再生障碍性贫血患者的红细胞和血小板，不推荐常规使用重组人红细胞生成素、白介素-6和重组人血小板生成素（rHu-TPO）。

单纯的支持治疗并不能改善骨髓造血，再障更重要的治疗为目标治疗。

（二）目标治疗

再障目标治疗手段主要是异基因造血干细胞移植和免疫抑制治疗。二者的选择除考虑近期疗效、早期病死率以及要求的支持治疗外，更应着眼于存活率、远期疗效和生存质量。患者年龄越小、造血衰竭程度越重、中性粒细胞绝对值越低，则相对于强烈免疫抑制治疗而言，HLA相合同胞供者造血干细胞移植治疗获益也越大。随着患者年龄增加，移植治疗相关死亡也增加，40岁以上患者存活率仅约50%，低于强烈免疫抑制治疗。因此，年龄<30岁、无特殊禁忌证、有HLA相合同胞供者的重型再生障碍性贫血患者，应首选造血干细胞移植治疗；无HLA相合同胞供者或年龄>40岁者，则首选强烈免疫抑制治疗，同时启动HLA相合无关供者筛选；年龄30～40岁者，一线治疗采用造血干细胞移植或强烈免疫抑制治疗患者获益大致相同，结合HLA相合供者有无、病情、经济状况及患者意愿酌情选择。

1. 造血干细胞移植治疗重型再生障碍性贫血 重建造血快、完全治疗反应率高、复发少以及患者生存质量高。西班牙再生障碍性贫血研究组1978～1997年11个医院160例重型再障HLA相合同胞供者骨髓移植，124例造血重建，追踪观察7.6年，62.5%存活；美国1988～1999年4个骨髓移植中心，共94例重症再生障碍性贫血接受HLA相合同胞供者骨髓移植治疗，96%骨髓植活成功，估计的6年存活率高达88%，存活的83例患者生存质量普遍较高，Karnofsky指数中位数为100%，积分90%以下的患者仅7例。德国和韩国重症再生障碍性贫血经骨髓移植治疗估计的6年和10年存活率也接近90%。影响再障骨髓移植疗效的主要原因为移植排斥和急、慢性移植物抗宿主病（GVHD）。

除HLA相合同胞供者外，其他HLA相合供者造血干细胞移植均应视为重型再障补救治疗，要求精确HLA配型，至少应经1个疗程强化免疫抑制治疗失败后实施。近年随着预处理方案的改良和精确配型的实施，HLA相合无关供者造血干细胞移植治疗再障的有效率明显提高达60%以上。因而，40岁以下重型再障患者一次免疫抑制治疗无效，再次治疗倾向于首先选择HLA相合无关供者造血干细胞移植。

2. 免疫抑制治疗重型再生障碍性贫血 缺乏HLA相合同胞供者，或患者年龄偏大，移植风险增加，或难以承受庞大的治疗经费支出等，使得部分患者不能接受骨髓移植治疗，IST是这类患者可供选择的一线治疗方案。在我国，事实上绝大多数患者接受IST治疗。ATG+CsA被认为是现今重型再障免疫抑制治疗的标准方案，对一些新方案和新疗法也多以此为比照进行评价。ATG用量根据不同厂商和免疫动物来源略有不同，一般来源于马和猪的

ATG 用量 12～20mg/(kg·d)，来源于兔者，3～5mg/(kg·d)，连用 5 天。

1991 年德国再生障碍性贫血研究组报道 84 例(SAA 60 例，NSAA24 例)再生障碍性贫血分组治疗结果，ATG+CsA 治疗组 43 例患者，3 个月和 6 个月治疗反应率分别为 65% 和 70%，41 个月实际存活率 64%。Rosenfeld 等对 ATG+CsA 治疗重型再障进行前瞻性非随机研究，51 例未曾接受过 ATG 或 CsA 治疗者，3 个月和 1 年反应率分别为 67% 和 78%，1 年和 2 年实际存活率分别为 86% 和 72%，进一步验证了德国结论。最近，Rosenfeld 等和 Frickhofen 等分别报告 NIH 和德国 ATG+CsA 治疗再障的长期随访结果，前者 122 例重型再障患者 7 年存活率 55%，后者 43 例(含 NSAA)11.3 年实际存活率 58%。在 ATG+CsA 基础上再加用霉酚酸酯(MMF)增强免疫抑制强度并未能提高治疗反应率和存活率，也未能阻止疾病复发。

IST 不受年龄限制，老年人仍可适用，在治疗反应率、复发率和克隆性血液学异常发生等方面与年龄<50 岁患者差异无显著性意义。

IST 治疗有效的再障，多数在 1 个月以后才表现出血液学反应，如将治疗反应限定在 1 年内，则 96% 发生在前 6 个月，绝大多数发生在前 4 个月，超过 4 个月才出现治疗反应者为数不多。因此，IST 后 4 个月未达部分反应可视为治疗失败，应进行 HLA 相合无关供者造血干细胞移植(<16 岁)或二次 IST。50% 左右患者二次 IST 可获得治疗反应。

IST 短期疗效与骨髓移植相当，患者中位治疗反应时间长，支持治疗要求同样较高，近 30% 患者临床反应不完全，只是脱离输血和血小板，62% 治疗反应者需长期 CsA 维持治疗，长存活率受晚期复发和克隆性血液学异常影响，无平台期。IST 不受年龄和 HLA 相合供者限制，更适用于多数患者，为无条件骨髓移植者的治疗首选。环磷酰胺、其他免疫抑制剂(霉酚酸酯和雷帕霉素等)、HLA 相合同胞供者以外的其他移植等，尚缺少大系列报道，可临床试用。

3. 非重型再生障碍性贫血　可自发缓解、较长时间病情稳定或进展为重型再生障碍性贫血。对该型再生障碍性贫血国内多采用雄性激素或(和)环孢素早期治疗干预。临床常用雄性激素包括睾酮类的丙酸睾酮，50～100mg/d，肌肉注射；十一烷酸睾酮，120～240mg/d 口服；和蛋白质同化激素司坦唑，6～12mg/d，分次口服。环孢素，3～7mg/(kg·d)，分 2 次口服，或根据血药浓度调节环孢素用量，使其维持谷值血药浓度 150～250ng/ml。疗程至少 4～6 个月。国外则一般仅予密切观察，只有疾病进展患者需要血制品输注支持，或进展为重型再生障碍性贫血时才开始予以免疫抑制治疗或造血干细胞移植。目前尚缺乏随机临床试验证明上述哪种方法处理更为合理。Howard 等回顾性分析 St. Jude 儿童医院 1978～2002 年诊断的 24 例儿童非重型再生障碍性贫血患者自然病史，结果 67% 患者进展为重症再生障碍性贫血，中位疾病进展时间 9.5 个月，21% 疾病稳定，12% 完全缓解。鉴于 2/3 患者疾病进展，似乎提示对于非重型再生障碍性贫血早期治疗干预具有合理性。

非重型再生障碍性贫血的理想治疗方案也未能确定。雄性激素因其男性化作用及肝毒性，一般较少用于女性患者。ATG/ALG 联合 CsA 治疗非重型再生障碍性贫血疗效优于单用 CsA，而与单用 ATG/ALG 相当。故此，如果非重症再生障碍性贫血需要免疫抑制治疗，则应采用 ATG/ALG。鉴于早期治疗干预患者获益情况不详，而 ATG/ALG 具有较大治疗风险，并且费用昂贵，较之重型再生障碍性贫血目前非重型再生障碍性贫血治疗策略和治疗方法更需设计良好的临床试验予以确定。

英国血液学标准委员会推荐的重型和非重型再障治疗方法见图 40-1 和图 40-2。

4. 中医中药治疗　在我国，慢性再障还常采用中医中药治疗，尽管所采用的方剂和成药品种繁多，但多尚需经过严格临床试验以证实其疗效。中国医学科学院血液学研究所于 60 年代初提出再障属肾虚，并以补肾中药为主进行治疗，获得满意效果。在治疗过程中观察到：凉润滋阴药能缓解症状，温热补阳药可改善造血功能，从而总结出“补肾为主，补气为辅”；“补阳为主，滋阴为辅”；“先减症，后生血”和“凉、温、热”等一系列治疗规律，这些规律适用于多数病例。再障初期常有出血和感染症状，需用清热、凉血和止血药。俟上述症状好转后应改用苁蓉和巴戟等温肾药。治疗后期可加附子和肉桂等药，以加速造血功能恢复。筛选出的有效药味有：人参、黄芪、当归、熟地、首乌、苁蓉、巴戟、补骨脂、菟丝子、仙茅、鹿茸、附子和肉桂等。补肾中药的疗程应在半年以上。本疗法的优点为疗效持久，无明显副作用。中国中医研究院西苑医院采用大菟丝子饮单用或与康力龙合用共治疗慢性再障 189 例，有效率高达 83.4%。上海中医学院曙光医院观察到黄芪+白术；苁蓉+菟丝子；仙灵脾+丹参均可明显提高 CFU-E 及 BFU-E 的产率。天津中医学院附属医院发现人参、巴戟、补骨脂和鹿茸可增加 CFU-GM 的产率。以上结果不仅证明补肾中药对慢性再障有较好的疗效，并对其作用机制作了初步阐述。

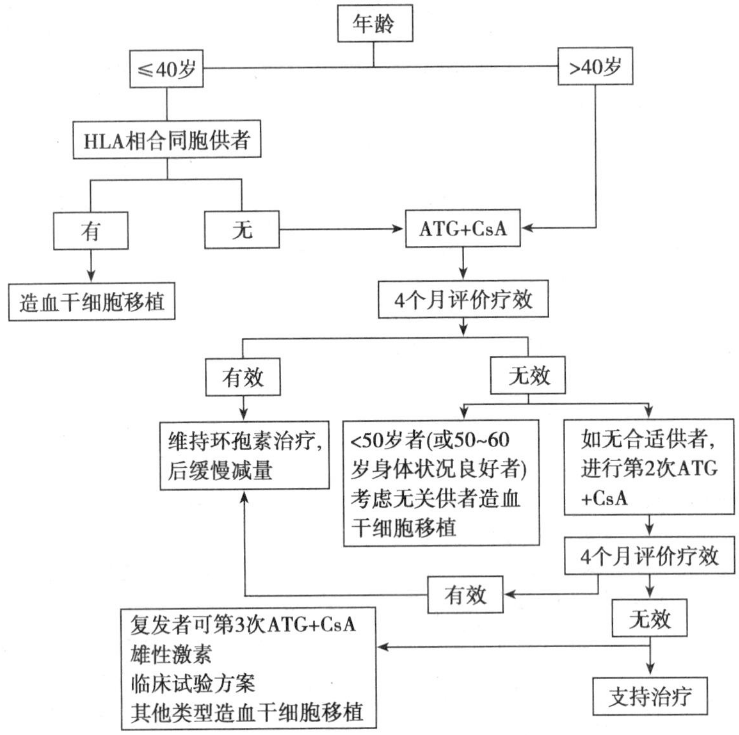

图 40-1 获得性重型再障的治疗

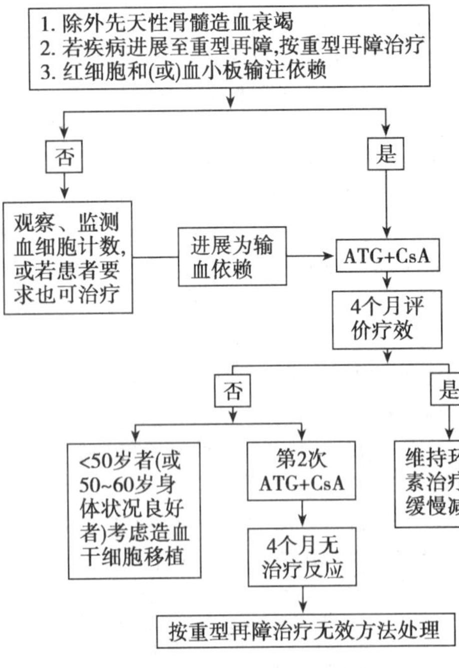

图 40-2 获得性非重型再障的治疗

（三）免疫抑制治疗疗效标准

国际再障专家委员会于 2000 年制订了重型和非重型再障疗效标准（表 40-3）。疗效评价应依据 2 次或 2 次以上至少间隔 4 周的外周血细胞计数检查，并且最好在患者停用细胞因子治疗时进行。

表 40-3 再障免疫抑制治疗疗效标准

重型再障疗效标准
- 完全治疗反应（CR）：
  - 血红蛋白达相应年龄正常值
  - 中性粒细胞计数>1.5×10^9/L
  - 血小板计数>150×10^9/L
- 部分治疗反应（PR）：
  - 脱离血制品输注
  - 不再符合重型再障标准
- 无治疗反应（NR）：
  - 仍符合重型再障标准

非重型再障疗效标准
- 完全治疗反应（CR）：
  - 标准与重型者相同
- 部分治疗反应（PR）：
  - 脱离输血依赖（若先期依赖），或至少一系血细胞计数正常或增加 1 倍以上，或血红蛋白增加至少 30g/L（若先期<60g/L），或中性粒细胞计数增加至少 0.5×10^9/L（若先期<0.5×10^9/L），或血小板计数增加至少 20×10^9/L（若先期<20×10^9/L）
- 无治疗反应（NR）：
  - 未达部分治疗反应标准，或疾病更为严重

我国现行再障疗效标准如下：

1. 基本治愈　贫血和出血症状消失，血红蛋白达到男120g/L、女100g/L以上，白细胞达到4×10^9/L以上，血小板达到80×10^9/L以上，随访1年以上无复发。

2. 缓解　贫血和出血症状消失，血红蛋白达到男120g/L、女100g/L，白细胞达到3.5×10^9/L左右，血小板也有一定程度恢复，随访3个月病情稳定或继续进步者。

3. 明显进步　贫血和出血症状明显好转，不输血，血红蛋白较治疗前1个月内常见值增长30g/L以上，并维持3个月不降。

4. 无效　经充分治疗后症状和血象不能达到明显进步者。

九、预　后

再障的预后与病情和治疗方法密切相关。通常非重型再障病程进展缓慢，多数预后良好。重型再障若不经积极治疗，多数患者发生感染或出血并发症，很快死亡，即使积极治疗，极重型再障早期死亡仍可高达15%左右。采用HLA相合同胞供者造血干细胞移植治疗，重型再障5年生存率可达80%以上，存活5年以上的患者其预期寿命与同年龄同性别正常人相同。无关供者造血干细胞移植疗效也可达60%左右。免疫抑制治疗有效率70%～80%，患者5年生存率约80%，部分患者为部分治疗反应，生存质量不理想。治疗有效的患者10%左右复发，10%左右发生晚期克隆性血液学异常。

（储榆林　张凤奎）

参考文献

1. Bacigalupo A, Broccia G, Corda G, et al. Antilymphocyte globulin, cyclosporin, and granulocyte colony-stimulating factor in patients with acquired severe aplastic anemia (SAA): a pilot study of the EBMT SAA Working Party. Blood. 1995;85:1348-1353
2. Bacigalupo A, Socie G, Lanino E, et al. Fludarabine, cyclophosphamide, antithymocyte globulin, with or without low dose total body irradiation for alternative donor transplants in acquired severe aplastic anemia: a retrospective study from the EBMT-SAA working party. Haematologica. 2010;95:976-982
3. Brodsky RA, Chen AR, Dorr D, et al. High-dose cyclophosphamide for severe aplastic anemia: long-term follow-up. Blood. 2010;115:2136-2141
4. Deeg HJ, Amylon ID, Harris RE, et al. Marrow transplants from unrelated donors for patients with aplastic anemia: minimum effective dose of total body irradiation. Biol Blood Marrow Transplant. 2001;7:208-215
5. Deeg HJ, Socié G, Schoch G, et al. Malignancies after marrow transplantation for aplastic anemia and fanconi anemia: a joint Seattle and Paris analysis of results in 700 patients. Blood. 1996;87:386-392
6. Di Bona E, Rodeghiero F, Bruno B, et al. Rabbit antithymocyte globulin (r-ATG) plus cyclosporine and granulocyte colony stimulating factor is an effective treatment for aplastic anaemia patients unresponsive to a first course of intensive immunosuppressive therapy. Gruppo Italiano Trapianto di Midollo Osseo (GITMO). Br J Haematol. 1999;107:330-334
7. Führer M, Rampf U, Baumann I, et al. Immunosuppressive therapy for aplastic anemia in children: a more severe disease predicts better survival. Blood. 2005;106:2102-2104
8. Gluckman E, Rokicka-Milewska R, Hann I, et al. Results and follow-up of a phase Ⅲ randomized study of recombinant human-granulocyte stimulating factor as support for immunosuppressive therapy in patients with severe aplastic anaemia. Br J Haematol. 2002;119:1075-1082
9. Hirano N, Butler MO, VonBergwelt-Baildon MS, et al. Autoantibodies frequently detected in patients with aplastic anemia. Blood. 2003;102:4567-4575
10. Kahl C, Leisenring W, Deeg HJ, et al. Cyclophosphamide and antithymocyte globulin as a conditioning regimen for allogeneic marrow transplantation in patients with aplastic anemia: a long-term follow-up. Br J Haematol. 2005;130:747-751
11. Kojima S, Hibi S, Kosaka Y, et al. Immunosuppressive therapy using antithymocyte globulin, cyclosporine, and danazol with or without human granulocyte colony-stimulating factor in children with acquired aplastic anemia. Blood. 2000;96:2049-2054
12. Kojima S, Matsuyama T, Kato S, et al. Outcome of 154 patients with severe aplastic anemia who received transplants from unrelated donors: the Japan Marrow Donor Program. Blood. 2002;100:799-803
13. Locatelli F, Bruno B, Zecca M, et al. Cyclosporin A and short-term methotrexate versus cyclosporin A as graft versus host disease prophylaxis in patients with severe aplastic anemia given allogeneic bone

marrow transplantation from an HLA-identical sibling: results of a GITMO/EBMT randomized trial. Blood. 2000;96:1690-1697

14. Maury S, Balère-Appert ML, Chir Z, et al. Unrelated stem cell transplantation for severe acquired aplastic anemia: improved outcome in the era of high-resolution HLA matching between donor and recipient. Haematologica. 2007;92:589-596
15. Schrezenmeier H, Passweg JR, Marsh JC, et al. Worse outcome and more chronic GVHD with peripheral blood progenitor cells than bone marrow in HLA-matched sibling donor transplants for young patients with severe acquired aplastic anemia. Blood. 2007;110:1397-1400
16. Sugimori C, Chuhjo T, Feng X, et al. Minor population of CD55-CD59- blood cells predicts response to immunosuppressive therapy and prognosis in patients with aplastic anemia. Blood. 2006;107:1308-1314
17. Teramura M, Kimura A, Iwase S, et al. Treatment of severe aplastic anemia with antithymocyte globulin and cyclosporin A with or without G-CSF in adults: a multicenter randomized study in Japan. Blood. 2007;110:1756-1761
18. Tisdale JF, Dunn DE, Geller N, et al. High-dose cyclophosphamide in severe aplastic anaemia: a randomised trial. Lancet. 2000;356:1554-1559
19. Yagasaki H, Takahashi Y, Hama A, et al. Comparison of matched-sibling donor BMT and unrelated donor BMT in children and adolescent with acquired severe aplastic anemia. Bone Marrow Transplant. 2010 Feb 1. [Epub ahead of print]
20. Yoshida N, Yagasaki H, Takahashi Y, et al. Clinical impact of HLA DR15, a minor population of paroxysmal nocturnal haemoglobinuria-type cells, and an aplastic anaemia-associated autoantibody in children with acquired aplastic anemia. Br J Haematol. 2008;142:427-435
21. Young NS, Calado RT, Scheinberg P. Current concepts in the pathophysiology and treatment of aplastic anemia. Blood. 2006,105:2509-2519
22. Young NS, Bacigalupo A, Marsh JC. Aplastic anemia: pathopysiology and treatment. Biol Blood Marrow Transplant. 2010;16:S119-125

第 41 章

纯红细胞再生障碍性贫血

本病是指因骨髓中红系显著减少或缺如所致的一种贫血。发病原因是由于胸腺瘤、病毒、感染、淋巴系统增殖性疾病及药物等所诱发；有些病例原因不明，多与免疫有关。贫血是唯一的症状和体征。治疗包括红细胞输注支持、免疫抑制治疗和原发病治疗等。

一、定义和发病情况

纯红细胞再生障碍性贫血（纯红再障，PRCA）是一以正细胞正色素贫血、网织红细胞减低和骨髓幼红细胞显著减少或缺如为特征的综合征。1922年 Kaznelson 首先对此病进行描述，此后陆续以各种不同名称见诸文献并逐渐受到关注，包括纯正再生障碍性贫血（pure aplastic anemia）、慢性低增生性贫血（chronic hypoplastic anemia）、再生障碍危象（aplastic crisis）、幼红细胞减少症（erythroblastopenia）、红细胞生成缺陷症（erythrogenesis imperfecta）、Blackfan-Diamond 综合征、纯红细胞发育不全（pure red cell agenesis）及原发性红细胞贫血（primary red cell anemia）等。现今 PRCA 用于本病成人患者，而 Diamond-Blackfan 贫血（DBA）和儿童一过性幼红细胞减少症（transient erythroblastopenia of childhood，TEC）主要用于先天性和获得性婴儿和儿童本病患者。

Diamond-Blackfan 贫血即先天性纯红细胞再生障碍性贫血，由核糖体蛋白结构基因突变导致核糖体生物合成异常，为红细胞内源性生成缺陷所致，呈常染色体显性或隐性遗传，绝大多数发生于 1 岁以内，表现为大细胞贫血、骨髓红系细胞明显减少、发育畸形和肿瘤易感性增高等，该病将在本书其他章节详细介绍。本章介绍获得性纯红再障。

PRCA 临床相对少见，但确切发病率不详。本病可见于各不同种族和不同年龄人群，男女发病大体相同。

二、病因和分类

PRCA 为一获得性贫血，可无明显病因或诱因可查，为原发性 PRCA；或继发于各种不同疾病，如实体肿瘤、大颗粒淋巴细胞白血病（LGLL）和其他淋巴增殖性疾病、胸腺瘤、药物应用、自身免疫性疾病、异基因造血干细胞移植和微小病毒 B19 感染等（表 41-1）。根据病因不同，PRCA 临床可呈急性自限性或慢性持续性。原发性 PRCA 可见于各不同年龄患者，儿童患者 TEC 多呈急性，能自发恢复；成人患者以慢性持续性贫血最为多见，极少自发缓解，仅少数呈急性自限性疾病过程。

表 41-1 PRCA 病因和分类

一、先天性 PRCA（Diamond-Blackfan 贫血）
二、获得性 PRCA
1. 原发性
自身免疫性
特发性
白血病前期
2. 继发性，继发于
胸腺瘤
恶性血液病
慢性淋巴细胞白血病
B 细胞型
T 细胞型
大颗粒淋巴细胞白血病
霍奇金淋巴瘤
非霍奇金淋巴瘤
多发性骨髓瘤
巨球蛋白血症
慢性髓系白血病
骨髓纤维化

续表

特发性血小板增多症
急性淋巴细胞白血病
3. 实体肿瘤
4. 病毒或细菌感染
微小病毒 B19 感染
HIV
T 细胞白血病-淋巴瘤病毒
传染性单个核细胞增多症
病毒性肝炎
腮腺炎
巨细胞病毒感染
不典型肺炎
脑膜炎球菌
链球菌
利什曼菌
5. 慢性溶血性贫血
6. 结缔组织病
7. 药物和化学品
8. 妊娠
9. 严重肾功能衰竭
10. 严重营养不良
11. 其他原因
ABO 血型不合异基因造血干细胞移植
重组 EPO 治疗产生抗 EPO 抗体

三、发病机制

PRCA 骨髓红系祖细胞数量正常或接近正常，但红系前体细胞明显减少或缺如。红系祖细胞不能正常成熟分化产生成熟红细胞的机制包括：红系细胞内源性缺陷（如 DBA）、体液或细胞免疫因素抑制红系细胞、外源因素损伤幼红细胞，以及促红细胞生成素减少或功能异常（图 41-1）。

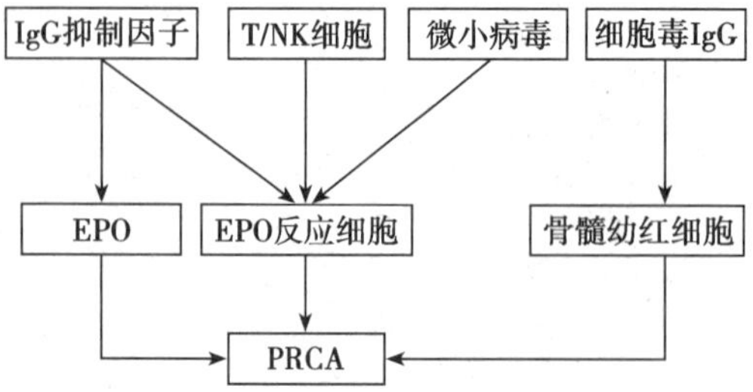

图 41-1 纯红再障红系造血抑制机制

获得性 PRCA 大多由免疫发病机制所致。进行体外红系细胞造血分析，加入 PRCA 患者血浆，骨髓幼红细胞对 EPO 反应差，红细胞血红素合成明显低下；而加入正常人血浆，PRCA 患者骨髓幼红细胞对 EPO 呈正常反应，提示患者血浆中存在抑制红系细胞造血的物质。这种物质被证明是 IgG 组分，可作用于红系细胞从 BFU-E 至晚幼红细胞的各个阶段，协同补体以细胞毒方式或以非补体依赖方式直接抑制红系细胞造血，或抑制 EPO。当 PRCA 经治疗缓解后，该组分也随之消失。

不少原发性 PRCA 患者难以确定这种机制，分类为特发性 PRCA。这些所谓特发性 PRCA 经免疫抑制治疗多可获得良好疗效，表明其发病也多为免疫机制所致。

少数骨髓增生异常综合征也可以获得性 PRCA 作为其初始表现，而骨髓增生异常综合征相关的其他血液学表现不甚明显；通常这些患者按照原发性 PRCA 进行免疫抑制治疗无效，可进展为急性白血病，分类为白血病前期或骨髓增生异常综合征。

大约 4% 左右的胸腺瘤可继发 PRCA，而 PRCA 患者中约 9% 为胸腺瘤继发 PRCA。PRCA 可与胸腺瘤同时发生，也可先表现 PRCA 尔后出现胸腺瘤，或可先有胸腺瘤后出现 PRCA，甚至胸腺瘤切除后才发生 PRCA。胸腺瘤在 PRCA 发病中的作用尚未完全清楚，有证据表明在胸腺瘤继发 PRCA 患者体内检测到寡克隆 T 淋巴细胞增殖，多数患者免疫抑制治疗有效。因而，认为胸腺瘤相关 PRCA 是通过自身免疫机制导致的，PRCA 的发生可能与其不能抑制活动性自身反应性 T 淋巴细胞克隆有关。

T/NK 细胞也可介导 PRCA 的发生。大颗粒淋巴细胞增多可为 T 细胞大颗粒淋巴细胞白血病或慢性 NK 细胞增多症，是最常继发 PRCA 基础疾病。大颗粒淋巴细胞通过以下机制溶解幼红细胞：①T 细胞受体（TCR）识别红系祖细胞表达的未知配基；②抗红系祖细胞抗体与颗粒淋巴细胞 CD16 结合；③幼红细胞 HLA-Ⅰ类抗原表达逐渐减少，不能与大颗粒淋巴细胞杀伤抑制受体结合阻止其溶细胞作用，为“抑制缺失”。

PRCA 可继发于各种不同的自身免疫性疾病，现认为主要与体液免疫机制相关。在自身免疫性溶血性贫血，自身抗体也可直接抑制红系祖细胞或红系前体细胞导致 PRCA。自身免疫性疾病继发 PRCA 患者血浆可抑制体外自身骨髓细胞红系集落形成。应用基因重组人 EPO 治疗的患者产生抗重组 EPO 抗体也可作用于内源性 EPO，从而抑制红系祖细胞生长。抗体依赖的 PRCA 尚可发生于异基因造血干细胞移植患者，而以 ABO 血型主要不合的移植最为多见。患者体内原有的同型血凝素与植入的不相合红系祖细胞血型抗原结合，抑制红系细胞生长产生 PRCA。不相合同型血凝素也可由移植患者体内长期存活的浆细胞产生。

微小病毒 B19 是一单链 DNA 病毒，通过细胞表面P血型抗原进入幼红细胞,并在细胞内进行复制,直接损伤红系祖细胞或抑制 CFU-E 生长发育,选择性抑制红系造血。在免疫功能正常者,微小病毒 B19 引起的红系造血抑制通常持续 15 天左右,一旦机体产生抗体,这种抑制作用即被清除。由于红细胞寿命较长,正常人感染微小病毒 B19 引起短暂骨髓红系造血停滞,并不表现明显的贫血症状;在溶血性贫血患者则可导致一过性再障危象(transient aplastic crisis,TAC),孕妇感染引起死胎,免疫缺陷患者感染不能产生针对微小病毒 B19 的特异性抗体以清除病毒,表现为慢性持续性 PRCA。

另外,文献报告肝炎病毒和 EB 病毒等多种病毒和细菌感染,也可通过细胞毒 T 淋巴细胞介导引起 PRCA。

文献报告多达 50 余种药物可导致 PRCA,不同药物诱发的 PRCA 其发病机制也不尽相同,可为药物直接抑制或通过机体产生 IgG 以体液免疫形式抑制红系造血。实体瘤、感染、妊娠、严重营养不良和肾功能不全等也可继发 PRCA。

四、临床表现

贫血常是本病患者唯一的症状和体征。贫血呈缓慢进行性加重,诊断时患者多已达中重度贫血。儿童一过性幼红细胞减少症多由发热就诊或其他不适时检查血常规发现和诊断。原发性 PRCA 除贫血症状体征外,查体一般无明显其他阳性体征。患者出现肝、脾、淋巴结肿大,常提示为继发性 PRCA。继发性 PRCA 则可表现相应基础病症状和体征。依赖输血的慢性难治性 PRCA 可表现输血相关继发血色病或肝炎等。目前尚无有效手段鉴别慢性持续性 PRCA 和急性自限性 PRCA。急性 PRCA 呈短暂疾病过程,虽各年龄均可发生,但更常见于儿童患者,成年人极少。另外,急性 PRCA 主要由病毒感染所致,也可见于某些药物和化学品接触,故仔细询问病史常能获得重要诊断线索。

五、诊断

PRCA 诊断主要依据血液学检查。凡单纯贫血、网织红细胞减少和病史不支持营养性贫血者均应疑及 PRCA,需进一步骨髓细胞学检查以诊断或排除。

PRCA 外周血呈正细胞正色素性贫血,网织红细胞绝对值减少;白细胞分类计数正常,偶可出现轻度白细胞减少、淋巴细胞增多或嗜酸性粒细胞增多。血小板计数正常,也可轻度减少或反应性增高。PRCA 特征性骨髓表现为幼红细胞明显减少,甚至完全缺如,但粒系细胞和巨核细胞不减少,偶有嗜酸性粒细胞增多,各系细胞形态无明显异常。在活动性微小病毒 B19 感染患者骨髓中有时可发现体积大、胞质有空泡的原始红细胞。

患者血清铁和血清铁饱和度增加,铁动力学研究血浆^{59}Fe 的清除时间显著延长,铁利用率降低,与骨髓中红细胞系统减少的发现是一致的。红细胞生存时间正常。多数患者血清蛋白电泳正常,但有些患者 γ-球蛋白增高或降低。

诊断明确后尚需评价 PRCA 可能的原因,包括:仔细病史询问,尤其近期用药史和感染病史;肝肾功能;自身抗体检测,包括抗核抗体和抗 EPO 抗体等;骨髓造血细胞遗传学分析;T 细胞受体(TCR)基因重排;外周血流式细胞术检测 CD2、CD3、CD4、CD5、CD8、CD16、CD56 和 CD57;病毒学检测,包括微小病毒 B19 DNA;CT 或 MRI 检查除外胸腺瘤或其他淋巴瘤。

六、鉴别诊断

PRCA 不难诊断,但由于各类型患者治疗和转归不尽相同,仍需仔细鉴别。

在成人,原发性 PRCA 主要应与以 PRCA 为初始表现的 MDS 相鉴别。表现为 PRCA 的 MDS 有以下表现,可用于与原发性者进行鉴别。网织红细胞通常>1%,平均红细胞体积轻度增大,仔细分析外周血涂片可能发现单核细胞增多、Pelger-Huet 畸形;骨髓幼红细胞减少,但很少<5%,且通常表现巨幼样变特征,可有粒系和巨核细胞形态改变,粒系细胞核左移,原始细胞增多,单圆核巨核细胞或小巨核细胞增多;骨髓造血细胞染色体核型可异常。对于免疫抑制治疗无反应的原发性 PRCA,应特别注意复查以除外 MDS。

儿童 PRCA 需鉴别为先天性抑或获得性,即 DBA 与 TEC 鉴别(表 41-2)。

表 41-2 先天性 PRCA 与儿童获得性 PRCA 鉴别

	DBA	TEC
年龄	<1 岁	>1 岁
遗传方式	散发、常染色体显性、常染色体隐性	非遗传
DBA1(RPS19 分析)	可阳性	阴性
先天畸形	可有	无
CMV	增大	正常
HbF	升高	正常
红细胞 ADA	升高	正常

CMV:平均红细胞体积;HbF:胎儿血红蛋白;ADA:腺苷脱氨酶

七、治 疗

1. 支持治疗 为了减轻贫血症状，多数患者在获得治疗反应前需输注红细胞。治疗无效患者多持续红细胞输注依赖，易继发血色病需去铁治疗。

2. 免疫抑制治疗 免疫抑制治疗适用于原发性PRCA、胸腺瘤继发PRCA、抗EPO抗体所致PRCA，以及其他继发性PRCA经针对原发病治疗4周骨髓红系造血无恢复迹象者。常用药物包括肾上腺糖皮质激素、环孢素和环磷酰胺等。泼尼松一般以1mg/(kg·d)剂量起始口服，直至贫血缓解，文献报告缓解率30%～62%。大约40%患者应用泼尼松4周内即可表现治疗反应，网织红细胞明显上升；若用药12周仍无缓解迹象则需改换方案，不应继续应用。血红蛋白达正常水平后可缓慢减量泼尼松，最终以小剂量维持或完全停药。环孢素诱导缓解治疗可采用口服3～5mg/(kg·d)剂量起始，缓解率可达65%～87%。环磷酰胺治疗PRCA缓解率20%左右，但患者缓解时间明显长于泼尼松治疗。环孢素和环磷酰胺分别与泼尼松联合治疗PRCA反应率与单药应用相近，但患者疗效持续时间更长，复发减少，各单药应用剂量也可减少，因而药物不良反应减轻。

难治性患者也可采用抗胸腺细胞球蛋白、抗CD20单克隆抗体（利妥昔单抗，rituximab）和抗CD52单克隆抗体，部分患者仍可有效，但长期疗效不详。

3. 雄性激素治疗及脾脏切除治疗在某些患者也可获得一定疗效。

4. 静脉注射大剂量丙种球蛋白含有中和抗体，用于免疫缺陷患者微小病毒B19感染引起的慢性持续性PRCA，可获得良好疗效。

（张凤奎）

参 考 文 献

1. Abkowitz JL, Powell JS, Nakamura JM, et al. Pure red cell aplasia: response to therapy with anti-thymocyte globulin. American Journal of Hematology. 1986;23:363-371
2. Bassan R, lntrona M, Rambaldi A, et al. Large granular lymphocyte/natural killer cell proliferative disease: clinical and laboratory heterogeneity. Scandinavian Journal of Haematology. 1986;37:91-96
3. Casadevall N, Nataf J, Viron B, et al. Pure red-cell aplasia and antierythropoietin antibodies in patients treated with recombinant erythropoietin. The New England Journal of Medicine. 2002;346:469-475
4. Charles RJ, Sabo KM, Kidd PG, et al. The pathophysiology of pure red cell aplasia: implications for therapy. Blood. 1996;87:4831-4838
5. Dessypris EN, Lipton JM. Red cell aplasia. In: Greer JP, Foerster J, Lukens JN, Rogers GM, Paraskevas MD, Glader B, editors. Wintrobe' s Clinical Hematology. 11th edn. Philadelphia: Lippincott Williams & Wilkins;2004. pp. 1421-1427
6. Firkin FC, Maher D. Cytotoxic immunosuppressive drug treatment strategy in pure red cell aplasia. European Journal of Haematology. 1988;41:212-217
7. Fisch P, Handgretinger R, Schaefer HE. Pure red cell aplasia. British Journal of Haematology. 2000; 111:1010-1122
8. Go RS, Lust JA, Phyliky RL. Aplastic anemia and pure red cell aplasia associated with large granular lymphocyte leukemia. Seminars in Hematology. 2003;40:196-200
9. Herbert KE, Prince HM, Westerman DA. Pure red-cell aplasia due to parvovirus B19 infection in a patient treated with alemtuzumab. Blood. 2003; 101: 1654
10. Hirokawa M, Sawada K, Fujishima N, et al. Long-Term response and outcome following immunosuppressive therapy in thymoma-associated pure red cell aplasia: a nationwide cohort study in Japan for the PRCA collaborative study group. Haematologica. 2008;93:27-33
11. Lacy MQ, Kurtin PJ, Tefferi A. Pure red cell aplasia: association with large granular lymphocyte leukemia and the prognostic value of cytogenetic abnormalities. Blood. 1996;87:3000-3006
12. Lamy T, Loughran TP. , Jr Clinical features of large granular lymphocyte leukemia. Seminars in Hematology. 2003;40:185-195
13. Rossert J, Casadevall N, Eckardt KU. Anti-erythropoietin antibodies and pure red cell aplasia. Journal of the American Society of Nephrology. 2004; 15: 398-406
14. Sawada K, Hirokawa M, Fujishima N, et al. Long-term outcome of patients with acquired primary idiopathic pure red cell aplasia receiving cyclosporine A. A nationwide cohort study in Japan for the PRCA Collaborative Study Group. Haematologica. 2007;92:1021-1028
15. Thompson CA, Steensma DP. Pure red cell aplasia associated with thymoma: clinical insights from a 50-year single-institution experience. British Journal of Haematology. 2006;135:405-407

第 42 章

急性造血功能停滞

急性造血功能停滞也称为再障危象(aplastic crisis),是由于多种原因导致的一过性严重骨髓造血衰竭,血中红细胞及网织红细胞减少或三系血细胞均减少,本病可于短期内自然恢复。

1942 年 Lunger 发现,遗传性球形红细胞增多症患儿的贫血危象,常由于红细胞生成减少而非由于溶血增多。1948 年 Owren 把这种病命名为再生障碍危象,并且描述了它的自然过程:一般先有轻度感染,以后骨髓红系再生障碍,短期内恢复,并有反跳的过度增生。次年 Gasser 描述一种相似的疾病,发生于非溶血的患者,此后国内外文献报告了很多病例。国内多称为急性造血功能停滞。国外对成人称为一过性再障危象(transient aplastic crisis,TAC),儿童多见于红系的一过性造血衰竭,称为幼儿一过性幼红细胞减少症(transient erythroblastopenia of childhood,TEC)。

现已认知,急性造血功能停滞可见于多种慢性遗传性溶血性疾病,如遗传性球形红细胞增多症(HS)、镰状细胞贫血和丙酮酸激酶缺乏症等,也可见于其他溶血性贫血,如自身免疫溶血性贫血、阵发性睡眠性血红蛋白尿症;还可见于非溶血性贫血,如缺铁性贫血和淋巴瘤等;偶可发生于血液病以外的疾病。

一、病因及发病机制

患者发生再障危象前常先有短暂的轻度上呼吸道感染或胃肠炎,此病也有时发生于非典型肺炎、腮腺炎和传染性单个核细胞增多症的患者。现已证实微小病毒 B19、传染性肝炎病毒和 EB 病毒感染是致病的原因。

微小病毒 B19(HPV B19)以红细胞表面的 P 血型抗原红细胞糖苷酯(Gb4)作为受体,HPV B19 的复制需在处于分裂过程中的宿主细胞中进行,因而骨髓中红系前体细胞成为 HPV B19 的靶细胞,导致骨髓红系造血的抑制。在另两系即粒系祖细胞和巨核系祖细胞,因 HPV B19 常不能在其细胞内复制,故对这两系细胞的抑制作用较轻。体外已在 CFU-E 的细胞中发现病毒,后者直接损伤 CFU-E,并抑制其生长。另外病毒感染介导异常免疫反应,破坏造血细胞与造血微环境,细胞周期停滞在 G_2 期,并诱导细胞凋亡,以致骨髓增生减低。

此外,有些药物也能引起造血功能停滞,比如抗病毒药物中更昔洛韦即具有抑制骨髓造血作用,另有一些药物如氯霉素、苯妥英钠、磺胺类药物和秋水仙碱等,提示这些毒物抑制了 DNA 的合成,而引起再生障碍危象。

二、临床表现

如果患者有慢性溶血性贫血基础疾病,突然发生苍白和无力明显加重,即应考虑造血功能停滞。有些患者先有上呼吸道感染或消化道炎症的症状,感染症状一般较轻。偶有患者因血小板减少而发生出血表现。如非血液病患者发生造血功能停滞,其症状主要由原发病所决定。

本病临床起病急骤,表现高热、乏力、出血及进行性贫血,但无溶血表现,如同急性再生障碍性贫血急性期表现。由于粒细胞缺乏及血小板减少可能合并严重的感染及出血,导致患者死亡,应视为临床急重症。近年见心、肝、肾或骨髓等移植后发生该病的个案报道。异常免疫反应可能抑制骨髓造血,由于移植患者应用免疫抑制剂,存在免疫功能缺陷,在此基础上接受输血,极可能受到血制品中免疫活性细胞的攻击,导致骨髓造血功能受损,全血细胞明显减少,可因合并严重感染致死亡。

体征表现为中重度贫血,除发现皮肤苍白外,无显著的阳性发现。在慢性溶血性贫血合并本症时,也可能看到黄疸减轻,肝脾可肿大。

TEC 多发生在 1 ~ 4 岁,多有病毒感染史,半数以上为 HPV B19 感染。患者多为中重度贫血，部分病儿有粒细胞减低，HbF 不增高，多自然恢复。

三、实验室检查

（一）血象

贫血比原有疾病严重，Hb 可低至 15 ~ 20g/L，红细胞形态的变化由原发病所决定。网织红细胞减低或缺如，有时有轻度或重度的粒细胞减少和血小板减少。淋巴细胞占绝对多数，中性粒细胞胞质内有中毒颗粒。除去诱因后，血象可逐渐恢复，先是网织红细胞和粒细胞上升，甚至一过性超过正常水平，而 Hb 则恢复较慢。曾做脾切除的镰状细胞贫血合并造血功能停滞的患者，在恢复期血中可出现大量幼红细胞。

（二）骨髓象

骨髓象有两种表现：①骨髓造血功能低下，红细胞系统受抑制，有核红细胞甚少。骨髓中非造血细胞如浆细胞、组织细胞和淋巴细胞增多（相对性），且均为成熟细胞。②骨髓增生减低或活跃，但红系停滞于幼稚细胞阶段，在涂片周边部位出现巨大原始红细胞是其突出特点，胞体呈圆形或椭圆形，直径 22 ~ 47μm，胞核圆形或多核分裂型，胞质丰富，着深蓝色，无颗粒，核仁 1 ~ 2 个，核染色质呈疏网状。粒系以成熟型为主，中幼以上各阶段少见，严重感染时，胞质中可出现空泡及中毒颗粒；巨核细胞数量减少，成熟巨核细胞增多，多为无血小板生产，有退行性变化。也有认为是骨髓不同阶段的表现，早期所有造血细胞受抑，而在恢复早期即可见巨大原红细胞。

诱因去除，随着造血逐渐恢复，骨髓中将顺序出现典型的原始红细胞、早幼红细胞、中幼红细胞及晚幼红细胞等，2 ~ 4 周后各阶段有核红细胞恢复正常的比例关系。骨髓出现反跳的过度增生。血象也随骨髓的变化于相应时间出现网织红细胞及其他血细胞的上升。

（三）其他指标

造血功能停滞时患者血清铁和血清铁饱和度增高，血清红细胞生成素增高；当造血功能恢复时三者突然下降。有慢性溶血患者血胆红素较前降低，微小病毒 B19 病毒抗体检测和病毒 DNA 检测有助于诊断。血清铜显著增高，红细胞铜减低。

急性造血功能停滞的临床诊断常是回顾性的，发病时与急性再生障碍性贫血急性期表现相似。首先要积极寻找病因，特别是与急性再生障碍性贫血相鉴别，及早正确诊断。

四、治疗和预后

治疗的关键在于协助患者渡过急性期。注意环境保护，防止再感染。去除病因，积极处理慢性溶血性贫血原发病，避免应用抑制骨髓药物。同时积极控制感染、控制出血、纠正贫血及促进造血等，适用广谱抗生素，输红细胞纠正贫血和输血小板控制出血，辅以造血刺激因子促进造血及支持治疗。大剂量丙种球蛋白（HD-IVIG）可提供中和抗体及免疫保护，能减轻病情，缩短病程，对部分病例有效。注意维持水、电解质和酸碱平衡。防治心力衰竭。

本病呈自限性过程，经有效治疗，一般经 2 ~ 4 周后可能恢复正常造血，预后良好，偶有个别患者病情迁延。

（井丽萍　张凤奎）

参考文献

1. Cauff BE, Quinn CT. Transient parvovirus-associated hypoplasia of multiple peripheral blood cell lines in children with chronic hemolytic anemia. Pediatr Blood Cancer, 2008, 50: 861-864
2. Heegaard ED, Brown KE. Human parvovirus B19. Clin Microbiol Rev 2002; 15: 485-505
3. Young NS, Brown KE. Parvovirus B19. N Engl J Med, 2004; 350: 586-597
4. Kondo Y, Kakami M, Kawaguchi H, et al. Transient pancytopenia associated with parvovirus infection in a healthy child. Pediatr Int, 2002; 44: 695-697
5. Osaki M, Matsubara K, Iwasaki T, et al. Severe aplastic anemia associated with human parvovirus B19 infection in a patient without underlying disease. Ann Hematol 1999; 78: 83-86
6. Labotka RJ, Maurer HS, Honig GR. Transient erythroblastopenia of childhood: review of 17 cases, including a pair of identical twins. Am J Dis Child. 1981; 135: 937-940
7. Skeppner G, Forestier E, Henter J-I, et al. Transient red cell aplasia in siblings: a common environmental or a common hereditary factor? Acta Paediatr, 1998; 87: 43-47
8. Gustavsson P, Klar J, Matsson H, et al. Familial transient erythroblastopenia of childhood is associated with the chromosome 19q13.2 region but not caused by mutations in coding sequences of the ribosomal protein S19 (RPS19) gene. Br J Haem. 2002; 119: 261-264

第 43 章

先天性骨髓造血衰竭

先天性骨髓造血衰竭是一组少见的遗传性异质性疾病，多以先天性躯体畸形、骨髓造血衰竭及易患肿瘤为主要特点。患者多于出生或幼年时发病，进行性出现一系或多系血细胞减少，可表现为单纯贫血、粒细胞缺乏、血小板减少或再生障碍性贫血，部分在起病或疾病进展中转变为骨髓增生异常综合征（MDS）或急性髓系白血病（AML）。然而，这些疾病并不仅限于儿童，部分患者于成年发病，且三分之一患者无躯体畸形，临床上易与获得性骨髓造血衰竭（获得性再障）及 MDS/AML 相混淆。正确诊断这些先天性骨髓造血衰竭，对于制订合理的治疗策略至关重要。因此，儿科及血液科临床医师应该熟知这类疾病。近年对部分先天性骨髓造血衰竭发病的分子遗传基础有了更多认识，为临床诊断及治疗奠定了基础，疗效也有了明显提高。本章介绍几种常见先天性骨髓造血衰竭性疾病：Fanconi 贫血、先天性角化不良、Shwachman-Diamond 综合征、Diamond-Blackfan 贫血、重度先天性中性粒细胞缺乏症（SCN）、先天性无巨核细胞血小板减少症（CAMT）。

第一节　Fanconi 贫血

一、定义和发病情况

自 1927 年瑞士首先报道了兄弟 3 人患有再生障碍性贫血（AA）伴有多发畸形，至目前文献报道及国际 Fanconi 登记处共报告大约 1000 多例患者，是先天性造血衰竭中最常见的一种，发病率约为 $1/10^6$，大部分属常染色体隐性遗传，少数（FANCB 亚型）为 X 染色体性联遗传。本病发生在各种族人群，在欧洲血统的南非白人及意大利南部发生更多。

二、病因和发病机制

Traute 在对 Fanconi 贫血（Fanconi anemia，FA）患者常规染色体分析中首先发现存在染色体自发断裂，之后 Masao 等发现 FA 患者的细胞对 DNA 交联剂如二环氧丁烷（DEB）和丝裂霉素（MMC）高度敏感，经 DEB 和 MMC 处理的细胞染色体断裂明显增加，而 DEB 试验成为广泛应用的诊断手段，FA 则被归为染色体不稳定综合征。细胞融合试验和互补群分析为 FA 的研究找到了突破口，将正常人的淋巴细胞与 FA 淋巴细胞进行细胞融合能够减少染色体断裂，进而将不同亚群的 FA 之间进行细胞融合，不同亚型 FA 之间能够纠正染色体断裂，称为互补分析，当时由此将 FA 分为 FA-A、FA-B、FA-C 和 FA-D 亚群。1992 年克隆出了第一个 FA 基因——*FANC*，之后逐步发现了 13 个 FA 基因（*FA-A*、*FA-B*、*FA-C*、*FA-D1*、*FA-D2*、*FA-E*、*FA-F*、*FA-G*、*FA-I*、*FA-J*、*FA-L*、*FA-M* 和 *FA-N*），它们分别对应 13 个不同的互补群（FANCA、FANCB、FANCC、FANCD1、FANCD2、FANCE、FANCF、FANCG、FANCI、FANCJ、FANCL、FANCM 和 FANCN）。A 型占 65%。FA 细胞对交联剂的高度敏感，细胞在 S 期俘获，出现 DNA4 倍体的细胞，猜想 FA 蛋白的功能在于感应 DNA 损伤并启动修复，而 FA 患者对 DNA 交联损伤存在修复障碍。

近些年的研究逐步阐明了这些 FA 蛋白的功能及它们之间的相互作用，证实它们在 DNA 损伤修复和维持基因组稳定起重要作用，任何基因的突变都将导致 FA 表现，被称为 FA/BRCA 通路。目前 FA/BRCA 通路的功能，以及各个蛋白的相互或独立作用尚未完全弄清。13 个 FA 基因编码的蛋白可以分为三个亚群：①组成核心复合物的蛋白;②FANCD2 和 FANCI 蛋白,组成 ID 复合物;③三个下游效应蛋白 D1/BRCA2m、J/BRIP1/BACH1 和 FANCN/PALB2。FA 通路的核心事件是 FANCD2 赖氨酸 561 和 FANCI 的赖氨酸 523 的单范素化,其单范素化需要上游完整的核心复合物。核心复合物由 8 个 FA 蛋白组成,即 FANCA、FANCB、FANCC、FANCE、FANCF、FANCG、FANCL 和 FANCM,这 8 个基因任何双突变都将导致 FANCD2 和单范素失败,不能将 FANCD2 变成 FANCD2-L。因此,在 FANCA、FANCB、FANCC、FANCE、FANCF、FANCG、FANCL 和 FANCM 亚型的患者检测不到 FANCD2-L。核心复合物中 FANCA、FANCB 和 FANCE 包含核定位信号,支持其在核内装配形成。FANCL 是范素连接酶 E3 的亚单位,是 FANCD2 的单范素化所必需的。FANCL 包含与其他 FA 复合物相互作用的三个 WD40 的基序,其突变将减弱 FANCD2 的单范素化。FANCM 表现为支架蛋白使核心复合物定位于染色质。FANCM 具有 7 个解旋酶特异基序和核酸内切酶结构。核心复合物如何促进 FANCD2 的范素化的确切机制尚不完全清楚。

DNA 交联剂处理的细胞在 S 期,FANCD2 和 FANCI 变成单范素化,这种修饰使二者移位至核内 DNA 损伤处,与下游 DNA 修复蛋白(BRCA1、RAD51、MER11、ATM、BLM 和 NBS)相互作用,修复损伤的 DNA。FA 下游蛋白 FANCD1/BRCA2 是家族乳腺癌-卵巢癌易感基因,FANCD1/BRCA2 双突变导致 FA 的 D1 亚型,单突变则导致乳腺癌和卵巢癌易感。FANCD1 蛋白的主要作用是招募 Rad51 到 DNA 损伤区,Rad51 是 DNA 重组酶,在 DNA 同源重组修复中起重要作用。*FANCJ* 基因鉴定为 BRIP1(BRCA1 相互作用的 DEAH 解旋酶蛋白 1)和 BACH1(brca1 相关羧基末端解旋酶 1),FANCJ/BRIP1/BACH1 是 DNA 依赖 ATP 酶和 5'~3'DNA 解旋酶。FANCN/PALB2 是与 FAND1/BRCA2 相互作用的蛋白,目前认识的有两个在羧基末端 WD40 重复样基序,在 DNA 双链断裂修复和重组中起重要作用。FA 通路的缺陷,将导致细胞 DNA 损伤修复障碍,细胞周期(G_2/M 期)阻滞,细胞凋亡增加,基因突变增加。FA 患者由于骨髓干、祖细胞凋亡增加,干细胞逐渐耗竭,发生 AA,这是目前认为的 FA 发生骨髓衰竭的主要机制。

另外,也有研究认为氧化应激是 FA 发病的主要机制。FA 细胞在低氧浓度下染色体断裂减轻,一些 DNA 交联剂能产生活性氧,FA 细胞对交联剂敏感认为可能是因为对抗活性氧的能力减弱。活性氧证实与骨髓衰竭、肿瘤内分泌病、皮肤色素沉着和躯体异常有关,而一些 FA 蛋白的功能与氧化还原相关联。FA 另外的发病机制还有细胞端粒缩短加速、细胞因子生成及表达调控异常。FA 蛋白的作用是复杂的,并未完全明白,各 FA 蛋白又可能独立于 FA 通路在其他信号通路中起作用。因此,未来进一步阐明 FA 通路及其各蛋白作用将深化对 FA 的认识。

三、临床表现

FA 临床表现复杂多样,即使同一个家庭中患者表现也不一样。患者多于 10 岁前发病,75% 的患者在 3~14 岁时诊断,4% 的患者在 1 岁以前诊断,10% 的患者在 16 岁以后诊断,男女比例 1.24:1。主要临床表现有先天性躯体畸形、骨髓造血衰竭和肿瘤易感性。常见的先天畸形有生长迟缓、小头畸形、小眼畸形、皮肤色素沉着(咖啡牛奶斑)、拇指缺如、多指、第一掌骨发育不全、尺骨畸形和脊柱侧凸等。内脏畸形如马蹄肾、生殖器畸形、十二指肠闭锁、心脏和神经系统异常。10% 的患者有智力发育迟缓。约三分之一患者无明显躯体畸形。骨髓造血衰竭是 FA 患者最常见的致病和致死原因,多数患者出生时检查血常规正常,在 5~10 岁(中位数为 7 岁)时出现进行性骨髓造血衰竭,多进展为重度全血细胞减少,表现为重型再生障碍性贫血(SAA)。40 岁时发生造血衰竭的实际危险为 90%。患者易患血液和非血液系统肿瘤,血液系统肿瘤主要为 MDS/AML,部分患者以 MDS/AML 起病,中位发生 AML 的时间为 14 岁。常见的染色体异常有 7、3 和 1 号染色体。FA 患者发生的实体瘤有头颈部鳞状细胞癌、妇科鳞状细胞癌、食道癌、肝脏肿瘤、颅脑肿瘤、皮肤肿瘤及肾脏肿瘤等,中位发生实体肿瘤时间为 26 岁。国际 FA 登记处分析 1982~2001 年间的 754 例患者,601 例(80%)发生骨髓造血衰竭,173 例(23%)发生肿瘤(60% 血液肿瘤,40% 非血液肿瘤)。50 岁时累计骨髓造血衰竭、血液系统恶性肿瘤和非血液恶性肿瘤发生率分别为 90%、40% 和 35%。实验室检查有大细胞贫血,MCV 大于 100fl,HbF 增高,i 抗原表达增加,骨髓衰竭和脂肪化等。

四、诊　断

FA 患者临床表现多种多样,单靠临床特征诊断相对困难,对无躯体畸形的患者尤其如此。所有年轻患者尤其儿童患者,首先要仔细询问病史和家族史,近亲结婚史,家族中有无乳腺癌和卵巢癌患者,并仔细查体,尤其是皮肤色素沉着或脱失,小头小眼畸形。可行的实验室检查有:

(一)染色体断裂试验

以 DEB 和 MMC 处理的 FA 患者外周血淋巴

细胞染色体断裂明显增多，是目前诊断FA的金标准。染色体断裂试验可用于羊膜细胞、绒毛膜细胞和胎儿血细胞，可用于产前诊断。但MMC/DEB试验在体细胞嵌合患者常为阴性。约有10%～25%FA患者出现体细胞嵌合，是由于回复突变引起病理性的*FA*基因突变成为野生型的基因，外周血中部分细胞功能恢复正常，可能导致MMC/DEB试验阴性。如果MMC/DEB试验阴性，而临床表现高度怀疑FA，需做皮肤成纤维细胞的MMC/DEB试验。

（二）流式细胞仪检测细胞周期

FA患者的淋巴细胞在G_2/M期阻滞，G_2期明显延长，将淋巴细胞用DEB培养后利用流式细胞仪分析其G_2/M期蓄积，可用于FA的诊断。本方法的优点在于费时少，不必需专门的遗传学专家检测，但是可能在合并有MDS或急性白血病（AL）时结果不可靠。

（三）彗星试验

单细胞凝胶电泳是一种快速、敏感、简便的细DNA损伤检测技术，已用于FA患者及携带者的检测。用彗星试验发现FA杂合子淋巴细胞比对照组在X线下有更高的DNA损伤，认为可能杂合子也存在基因组稳定的缺陷，但是并没有研究证实FA基因携带者的肿瘤发生率明显升高。

（四）免疫印迹法检测FANCD2-L

因为核心复合物中的任何一种蛋白缺失，都将检测不到FANCD2-L，因此，通过免疫印迹或免疫荧光筛查FANCD2-L，能够快速检查核心复合物中的蛋白缺失。但是该方法对于FA通路下游蛋白缺失者不适用。

（五）互补群分析

一旦确诊为FA，则需进行细胞融合分析，确定互补群。亚型的分析对临床方案的决策很重要，如FA-A亚型患者倾向于晚期发生骨髓衰竭，而FA-C和FA-G亚型患者临床过程表现更严重，可能需要较早期进行造血干细胞移植（SCT）。FA-D1亚型患者的家族成员可能携带*BRCA2*基因突变，从而易患乳腺及卵巢肿瘤。确定互补群后，最好进行基因突变分析，确定突变位点。

FA应与其他先天性造血衰竭综合征相鉴别，如Shwachman-Diamond综合征、先天性角化不良（DC）和先天性无巨核细胞血小板减少症等。Shwachman-Diamond综合征也是一种先天造血衰竭性疾病，但是它更明显的表现是外分泌缺陷，消化吸收不良；DC则有三联征：皮肤色素沉着、指（趾）甲角化不良和黏膜白斑。有些FA以血小板少发病，还要与先天性无巨核细胞血小板减少症鉴别，主要的区别是后者DEB试验为阴性。*SBDS*、*MPL*和*DKC1*等基因检测也有助于鉴别。

五、治　疗

骨髓造血衰竭是FA患者致死的主要原因，仅少数人可能死于非血液并发症如实体瘤或先天性器官异常。在还有残存造血的早期，75%患者对雄激素有反应，但是起效慢（2～12个月），反应不完全。治疗推荐的药物羟甲烯龙2～5mg/(kg·d)，与泼尼松2mg/(kg·d)联合使用能够降低肝脏毒性。副作用为雄性化特征、身材矮小和紫癜，并且可能导致肝腺瘤和肝细胞癌。有些报道雄激素的使用会影响造血干细胞移植。EPO、G-CSF、GM-CSF和IL-3等造血细胞生长因子对部分患者可有一过性疗效。G-CSF有助于粒细胞缺乏患者抗感染治疗。

造血干细胞移植（SCT）是目前唯一能彻底治愈FA的疗法。家族中如果有HLA相合非FA同胞供者，SCT为首选治疗方法。但是FA遗传特征决定了寻找同胞供者的机会很低，因而多数需要行无关供者SCT。由于FA细胞对环磷酰胺（CY）及放射线敏感，早期经典的预处理包含大剂量CY和全身照射（TBI），毒性大，移植物抗宿主病（GVHD）导致的脏器损伤也较非FA患者强，因而移植相关死亡率（TRM）高，2年生存率仅20%～40%。近年，减少CY剂量及TBI照射剂量，或采用胸腹联合照射（TAI），甚至取消放疗取得较好结果。1998年圣路易斯小组报道50例FA患者，采用CY 20～40mg/kg，TAI/TBI 400～450cGY作为预处理方案，54个月及100个月生存率为74%和58%，慢性GVHD和移植前输注红细胞大于20单位是生存负相关因素。西雅图取消放疗，单用CY 60～80mg/kg做预处理的结果与含放疗研究的结果相同。但是这些方法不能减少移植后继发肿瘤尤其是鳞状细胞癌的发生。

自1997年开始，以氟达拉滨为基础的预处理方案开始应用，并得到广泛认可，成为FA患者SCT的标准预处理方案。实验证实，氟达拉滨处理的淋巴细胞染色体断裂不增加，因此预处理毒性减低。Tan等报告2000～2003年间11例FA患者（10例AA，1例MDS）进行了HLA相合的同胞SCT，预处理方案为氟达拉滨+CY+抗胸腺细胞球蛋白（ATG），所有患者成功植入，GVHD很轻，TRM为9%，中位随访2.9年，2年总生存率和无病生存率分别为100%和82%。在无关供者的SCT方面，Wagner等总结行无关供者SCT的98例FA患者，以氟达拉滨为基础的预处理方案与非氟达拉滨方案相比较，100天的TRM分别为24%和65%，3年生存率为52%和

13%,年龄大于10岁、移植前输注红细胞大于20单位和巨细胞病毒(CMV)血清学阳性为预后不良因素,显示氟达拉滨预处理的优越性。最近报道的以氟达拉滨为基础的预处理方案联合去除T细胞的无关供者SCT,在治疗高危FA患者也取得令人鼓舞的结果。18例年龄5.5~24岁的FA患者,8例AA,4例MDS,6例AML,预处理方案为:CY 40mg/kg,TBI 450cGy,氟达拉滨150mg/kg,去除外周血或骨髓中T淋巴细胞,结果100%植入,1例发生GVHD,中位随访4.2年,13/18存活,12例无病生存。5年总生存率和无病生存率分别为72.2%和66.6%。以氟达拉滨为基础的预处理方案大大提高了SCT疗效,这也是近年来FA治疗方面的重要进展。当患者血红蛋白<80g/L,血小板<30×10^9/L,中性粒细胞绝对值<0.5×10^9/L,或出现贫血、感染和出血症状时可考虑做移植。如果持续存在克隆异常,如1、3、7号染色体或MDS/AML也应该行SCT。慢性输血引起铁过载,影响移植效果,因此移植时机应选择在输血依赖前,最好是红细胞输注不多的时候。对于初始即表现为MDS/AML的患者,如果可能,最好直接行SCT,以避免化疗带来的毒性。对于移植后的患者,检测实体瘤尤为重要,移植后8~9年为继发肿瘤的高峰时期,移植后20年发生实体瘤的风险为42%。

FA基因治疗仍处于研究中。FA是一种造血干细胞的疾病,造血干细胞可自我复制及传递基因,而高频率的体细胞嵌合提示FA纠正的细胞有生长优势,这为本病基因治疗提供理论依据。造血干细胞数量有限,FA病人发生骨髓衰竭时能否收集到足够造血干细胞是进行基因治疗的首要问题。迄今,极少数人接受了基因治疗,无一获得长期造血,主要问题是靶细胞的转染率过低。

第二节 先天性角化不良

一、定义和发病情况

先天性角化不良(DC)是一种少见的先天性黏膜和造血衰竭性疾病,常伴有其他躯体畸形。文献报告500多例患者,发病率约为1/10^6,男性多于女性。遗传方式有X连锁的遗传、常染色体显性和隐性遗传。

二、病因和发病机制

目前发现与DC发病相关基因有六个:*TERC*、*TERT*、*DCK1*、*NHP2*、*NOP10*和*TINF2*,大约50%患者存在这些突变。1986年发现第一个DC基因*DKC1*,基因定位于Xq28,编码角化不良素,它是一种核仁蛋白,结合核仁小分子RNA参与核糖体的生物合成,同时它也是端粒酶复合物的组分之一。研究证实*DKC1*突变能引起端粒酶RNA水平减低及端粒长度明显缩短。进一步发现,编码端粒酶RNA组分的*TERC*基因突变导致常染色体显性遗传的DC,而研究显示DC患者的淋巴细胞凋亡增加和增殖减少都是由于端粒的缩短导致,因此DC被认为是端粒维持缺陷的疾病。*TERT*是编码端粒酶复合物的反转录酶组分基因,在AA及DC患者发现其杂合性突变。*NOP10*和*NHP2*是目前发现的DC呈常染色体隐性遗传基因,二者均是H/ACA核糖核蛋白复合物的组分,此复合物由RNA分子和4个蛋白角化不良素、GAR1、NOP10和NHP2组成,与核糖体的生物合成、前mRNA的剪切和端粒的维持有关。近年来发现端粒结合蛋白中的shelterin也参与了DC的发病,shelterin复合体由TRF1、TRF2、POT1、TINF2、TINT1和Rap1六个蛋白组成,主要分布在染色体末端,起保护端粒和调节端粒长度的作用。TINF2突变见于DC、HH和AA患者。

DC患者骨髓干/祖细胞培养显示CFU-GEMM、BFU-E、CFU-E和CFU-GM减少或缺如,骨髓长期培养也显示仅有极少的克隆形成细胞以及造血重度缺陷。骨髓衰竭的主要原因是进行性骨髓干/祖细胞的耗竭。

三、临床表现

临床表现复杂多样,以黏膜表现、骨髓衰竭和肿瘤易感为主要特征,可累及多个脏器、系统。遗传方式有X染色体性联遗传、常染色体显性或隐性遗传。常染色体显性遗传的患者临床表现相对较轻,常染色体隐性遗传的患者躯体畸形较多且易发生骨髓衰竭和肿瘤。患者常表现典型的三联征:趾(指)甲角化不良、皮肤色素沉着和口腔黏膜白斑。其他的躯体畸形如牙齿、胃肠道和泌尿生殖器畸形也可见。发病年龄多在10岁以下,皮肤黏膜异常出现较早,骨髓造血衰竭多发生在20岁左右,到30岁时80%~90%患者出现骨髓异常,少数骨髓异常出现在黏膜表现之前,临床易误诊为获得性AA,约10%患者进展为MDS/AL。诊断的中位年龄15岁。DC的实体瘤主要是头颈部鳞状细胞癌、皮肤和肛门直肠癌,中位发生肿瘤的年龄为28岁,50岁时累计肿瘤发生率为40%~50%。本病主要死亡原因是骨髓衰竭/免疫缺陷(60%~70%)、肺部并发症(10%~15%)和恶性肿瘤(5%~10%)。Hoyeraal Hreidarsson综合征(HHS)为DC的严重类型,表现为生长迟缓、小头畸形、小脑发育不全、免疫缺陷和骨髓衰竭,常早期死亡。

四、诊　　断

有典型三联征的患者，诊断比较容易。表现为骨髓衰竭而无明显躯体异常的患者诊断比较困难。通过流式细胞仪和荧光原位杂交的方法检测外周血白细胞各个亚群的端粒长度是目前最好的诊断方法，白细胞各亚群（总淋巴细胞、$CD45RA^{+}/CD20^{-}$ naive T细胞和$CD20^{+}$B细胞）端粒长度联合检测分析，诊断DC的敏感性和特异性均很高，可据此与其他骨髓造血衰竭相鉴别。

五、治　　疗

免疫抑制治疗对于DC患者通常无效，早期50%～70%患者对雄激素治疗有反应，对G-CSF和EPO有一过性治疗反应。有报道雄激素联合G-CSF可能导致脾破裂，不建议联合使用。对于骨髓衰竭的主要治疗手段仍然是异基因SCT，家族中有非DC的HLA相合供者，SCT是首选治疗方法。由于部分DC患者有肺纤维化等肺部疾病，移植后致命的肺部并发症发生率高，因此疗效不如FA。移植预处理方案也要避免损伤肺的药，如放疗和白消安。近年来非清髓的SCT在一些患者取得较好疗效。30例DC患者接受造血干细胞移植，9例接受了非清髓的预处理，余21例进行了传统的移植。非清髓的9例患者中有2例死亡，而21例传统预处理患者中15例死亡。无关供者的造血干细胞移植报道较少，3例接受清髓移植的患者均死亡。其他治疗方法如纠正端粒缩短的方法，将*TERC*和*DCK1*基因转入患者骨髓造血细胞是否可行值得进一步研究。

第三节　Shwachman-Diamond综合征

一、定义和发病情况

Shwachman-Diamond综合征（SDS）是一种少见的常染色体隐性遗传疾病，其特征是胰腺外分泌功能不全、先天性躯体畸形及骨髓造血衰竭，进展为MDS/AML的风险高。

二、病因和发病机制

SDS相关的突变基因为*SBDS*，位于染色体7q11，90%以上的患者存在本基因突变。SBDS蛋白在核糖体的生物合成及纺锤体的稳定方面起重要作用。研究显示SBDS蛋白在60s核糖体亚单位成熟过程中起重要作用，因此SDS是一个核糖体合成缺陷的疾病。SDS患者骨髓$CD34^{+}$细胞数量明显减少，骨髓体外培养显示CFU-GM和BFU-E减少，骨髓基质细胞不能够支持正常造血，提示本病存在造血干细胞及基质细胞缺陷。另外的发现包括骨髓细胞表达Fas增加、白细胞端粒缩短加速和p53蛋白过度表达等，在发病机制和向白细胞转化中起一定作用。

三、临床表现

SDS是少见的常染色体隐性遗传疾病，其特征是胰腺外分泌功能不全、躯体畸形及骨髓造血衰竭，进展为MDS/AML的风险高。胰腺功能不全表现为多种消化酶分泌减少，血清胰蛋白酶原、脂肪酶和淀粉酶减少。患者多在婴儿期发病，突出症状为消化道吸收不良及脂肪泻，营养不良，随着年龄增长逐渐减轻。约半数患者有骨干骺端软骨发育不良和肋骨胸骨发育异常，还可见身材矮小、腹部膨隆，鱼鳞样皮疹、毛发稀少、肝大、牙齿发育不良以及皮肤色素沉着等躯体畸形。血液学异常以中性粒细胞减少最常见，发生于88%～100%患者，三分之一为慢性、三分之二为间断性的中性粒细胞减少。中性粒细胞的减少及功能缺陷导致反复的细菌和真菌等感染。66%以上患者出现正细胞正色素贫血，60%以上患者出现血小板减少。约20%（10%～65%）表现为全血细胞减少，即AA。患者发生MDS和血液恶性肿瘤的风险高，尤其是进展为AML。发生年龄1～43岁，男性多于女性，AML的类型有AML-M0、AML-M1、AML-M4、AML-M5和AML-M6。Donadieu等报道55例SDS患者（中位年龄0.5岁），中位随访8年，7例发展为MDS或AML，预计20岁和30岁时发生MDS/AML的危险性为19%和20%。G-CSF治疗中性粒细胞减少时可能增加向白血病转化的机会。骨髓细胞遗传学异常主要累及7号染色体，常见为-7、der7、i7q和del20q。至今未发现非血液系统肿瘤。SDS的这种肿瘤发生倾向机制未明。

四、诊　　断

本病的诊断主要依靠胰腺外分泌功能不全和骨髓衰竭等临床表现，血清胰蛋白酶原和异淀粉酶有助于确定胰腺外分泌功能缺陷。一些患者3岁以后胰蛋白酶水平可能恢复至正常。*SBDS*基因突变分析可以确定诊断。需要与胆囊纤维化、Pearson综合征和Johanson-blizzard综合征等其他合并胰腺功能不全的疾病相鉴别。Pearson综合征是一种线粒体病，由于线粒体DNA的缺失（或重排）引起先天性的多系统疾病，患者出生不久即出现贫血，同时有胰腺外分泌功能不全，需要与SDS鉴别。通过骨髓形态可以鉴别，Pearson综合征患者骨髓中可见大量环形铁粒幼细胞，红系及髓系前体细胞中可见空泡。本病与先天性骨髓衰竭性疾病 Fanconi 贫血不同的是除了造血衰竭外，有胰腺外分泌功能不全导致的代谢吸收表现，且 DEB 试验阴性。

五、治　　疗

对于胰腺功能不全可以口服胰酶、低脂饮食和服用脂溶性维生素。雄激素对少数贫血或血小板少患者偶有反应。对于中性粒细胞缺乏反复感染者应用 G-CSF 可以提高中性粒细胞计数。年龄大的患者主要死因为骨髓衰竭，及进展为 MDS/AML，因此所有患者应监测血常规和骨髓穿刺，评价骨髓增生情况及有无染色体异常。唯一的治疗方法是 SCT，由于移植排斥及放化疗会导致脏器严重损伤和白血病复发等，SCT 疗效差，移植相关死亡率高。欧洲血和骨髓移植登记处治疗的 26 例 SDS 患者（AA16 例，MDS/AML9 例，其他 1 例），其中 HLA 相合同胞供者 6 例，不相合的亲缘供者 1 例，无关供者 19 例，移植预处理方案比较散乱，多数包含白消安或 TBI。19% 发生 GVHD，中位随访 1.1 年，生存率 65%。死亡的主要原因是感染和脏器毒性。用减低剂量的预处理方案进行移植，Bhatla 等报道 7 例患者预处理方案包含抗 CD52 单克隆抗体（Canpath-1H）、美法仑和氟达拉滨的移植，其中 HLA 相合同胞供者 4 例，无关周血干细胞 2 例，无关骨髓 1 例。中位随访 548 天，所有患者存活。移植指征包括重度骨髓衰竭、MDS、AML、细胞遗传学异常如-7，-5、5q-或复杂核型异常者。最佳的移植时机仍存在争议，主要在于如何预测患者发生 MDS/AML 未获共识。今后任务是进一步探索 *SBDS* 基因的功能，阐明骨髓衰竭和白血病的发生机制，并找到最合理的移植时机及预处理方案，以提高临床疗效。

第四节　Diamond-Blackfan 贫血

一、定义和发病情况

Diamond-Blackfan 贫血是一组少见的遗传性疾病，又称先天性纯红细胞再生障碍性贫血。1936 年 Josephs 首次报道，1938 年由 Diamond 和 Blackfan 详细报道描述。DBA 发生率约为 $1/10^6 \sim 5/10^6$，呈常染色体显性遗传。男女患病比例基本相当，在多个种族人群中均有发病，包括非洲黑人、阿拉伯人、东印度人和日本人。

二、病因和发病机制

早期的研究认为患者的红系祖细胞培养 BFU-E 和 CFU-E 减少，但在年轻患者 BFU-E 和 CFU-E 数量无明显异常，骨髓基质体外也能维持正常造血，而红系成熟分化存在缺陷。多数 DBA 患者的红系祖细胞体外对 EPO 不敏感，部分患者经体外加入可的松后敏感性能够得到纠正。认为本病是红系定向祖细胞存在增殖、分化、凋亡及对细胞因子无反应的内在缺陷。另一方面，观察到广泛的躯体畸形及不少累及中性粒细胞、血小板，甚至表现为 AA 的患者，提示 DBA 的缺陷可能不仅在于红系而是一个多系统的疾病。第一个 DBA 基因 *DBA1*（RPS19）于 1999 年鉴定，约 25% DBA 患者有此基因突变。*DBA1* 定位于 19q13.2，编码核糖体蛋白 RPS19。除了 RPS19 外，其他已经发现的 5 个基因突变为编码核糖体蛋白的 RPS17、RPS24、RPL5、RPL11 和 RPL35A。这些基因在 50% DBA 患者中出现突变，它们编码的核糖体蛋白参与核糖体 40s 亚单位和 60s 亚单位的合成，即与核糖体的合成密切相关，因此 DBA 被认为是个核糖体合成障碍性疾病。而可能的发病机制是核糖体蛋白合成异常，激活 p53 及下游事件，导致细胞周期停获和细胞凋亡。然而，为什么核糖体功能缺陷表现为选择性红系生成不良，推测原因可能是红系前体细胞增殖分化时有较高的核糖体合成需求，因而对核糖体合成减少更加敏感。其肿瘤易感的机制可能为凋亡亢进的情况下髓系产生选择压力，产生了对抗凋亡的突变克隆，终致白血病。其他的机制可能有原癌基因 *c-myc* 的激活。

三、临 床 表 现

与其他先天性骨髓衰竭性疾病相似，本病也表现为先天畸形、骨髓衰竭和肿瘤倾向。40% 患者存在先天躯体畸形，有颅面畸形、生长发育迟缓、桡骨异常、心脏及肾脏生理缺陷等。血液系统表现主要累及红系，贫血是主要表现，约 35% 患儿出生时即有贫血表现，90% 以上患儿在 1 岁以内确诊，中位发病和诊断的时间为 8 周和 12 周。婴幼儿时多数仅仅贫血，随着年龄增长，部分出现中性粒细胞减少或血小板减少，甚至 AA。尤其在激素治疗无效患者易出现中性粒细胞减少和血小板减少，骨髓增生低下。90% 以上患儿骨髓增生程度正常，早期红系细胞明显减少或缺如，粒红比例达 10∶1，粒细胞系和巨核细胞系正常。DBA 患者肿瘤发生率相对较低，仅 1.9% DBA 患者发生血液肿瘤或实体瘤。最常见的实体瘤是骨肉瘤。DBA 患儿的红细胞表现胎儿造血特征，HbF 持续升高，6 个月后仍保持在 5% ~ 10%。同样地，在正常人 1 岁后即消失的红细胞表面 i 抗原在年龄较大的 DBA 患者仍存在。DBA 患者嘌呤核苷代谢异常，在多数患者表现为红细胞腺苷脱氨酶活性升高。

四、诊　　断

1976年的诊断标准如下：①出生1岁内即出现大细胞性（或正细胞性）正色素性贫血；②网织红细胞数减少；③骨髓增生活跃，伴选择性红系前体细胞明显减少；④白细胞数正常或稍降低；⑤血小板数正常或稍增高。近来胎儿血红蛋白（HbF）和红细胞中腺苷脱氨酶活性的明显升高，也是支持DBA的重要证据。

应注意与一过性红系造血不良（TEC）相鉴别，后者是一个微小病毒B19感染引起的获得性的短期的红细胞生成不良，多数有感染病史，是一过性自身免疫介导的疾病，具有自限性，多发生在1岁以后，无阳性家族史及畸形，于发病后4～8周恢复，预后良好。临床诊断后，需要进行突变基因分析进一步确诊。

五、治　　疗

一线治疗是皮质类固醇激素，50%～75%患者有效，推荐剂量是泼尼松2mg/（kg·d），一旦达到最好疗效就应缓慢减量，直到找到最小维持剂量。通常激素0.5mg/（kg·d）为最小维持剂量。患者在治疗反应上有很大异质性，北美DBA登记处的420例患者，79%初始对激素有效，17%对激素无效，4%从未用过激素。31%分析时需要输血。40岁以上实际生存率在持续缓解者为100%，在激素维持者为87%，在输血依赖者为57%。对于激素无效或需要过高的维持剂量的患者，浓缩红细胞输注治疗为主要手段。但是要注意长期红细胞输注引起的铁过载，应适当采取去铁治疗。也有人报道人重组IL-3对部分患者有效。25%患者可出现自发缓解。由于皮质激素能够治疗本病，干细胞移植仍存在争议。国际骨髓移植登记处最近的移植结果，36例红细胞输注依赖的患者行异基因干细胞移植，21例为有血缘的HLA相合同胞供者，15例为无关供者。2例行非清髓的移植均生存良好。大部分无关供者移植进行了TBI的预处理，而在血缘关系的HLA相合供者，Bu-Cy为主要的预处理方案。21例相合的同胞供者移植中16例不依赖红细胞输注存活。15例无关供者（2例不相合骨髓，4例无关脐带血，8例无关骨髓，1例无关外周血移植）移植中，4例存活。5年生存率在同胞相合供者与无关供者移植分别是72.7%±10.7%和19.1%±11.9%，小于10岁的同胞相合供者生存率甚至高至90%。目前尚无报道移植后继发肿瘤的报道。其他潜在的或研究中的治疗方法有基因治疗、补充亮氨酸、p53抑制剂及来那度胺等。

第五节　重度先天性中性粒细胞缺乏症

重度先天性中性粒细胞缺乏症（SCN）是一种少见的先天性骨髓造血衰竭综合征，特征是骨髓粒系细胞成熟障碍，阻滞在早幼粒/中幼粒阶段，外周血中性粒细胞缺乏。婴儿时期发病，表现为重度中性粒细胞缺乏和反复细菌感染。中性粒细胞绝对值0～0.5×10^9/L。本病被认为是白前病变，20岁后白血病累计发生率为25%以上。目前发现的发病基因有2个，一个是常染色体显性遗传的*ELA2*，编码中性粒细胞弹性蛋白酶，另一个是常染色体隐性遗传的*HAX1*。在转变为MDS/AML的患者，80%有获得性G-CSF受体基因*CSFR3*突变。一线治疗为G-CSF，90%患者有效。对G-CSF治疗无效或转变为MDS/AML的患者，造血干细胞移植是主要治疗方法。

第六节　先天性无巨核细胞血小板减少症

先天性无巨核细胞血小板减少症（CAMT）呈常染色体隐形遗传，出生时表现为重度血小板减少，通常无先天性躯体畸形。骨髓巨核细胞减少或缺如。血清TPO水平升高。50%儿童5岁前进展为全血细胞减少，也有进展为AML/MDS。所有CAMT患者有TPO受体*c-Mpl*基因突变。

近十几年对先天性骨髓造血衰竭综合征分子基础研究的不断深入，使人们更多地认识了这类疾病，临床诊断及治疗疗效有了显著提高，不少儿童患者能够生存至成年。将来需要继续探索的问题仍很多，如部分疾病尚未发现的基因突变和分子生物学通路、骨髓造血衰竭发生的精确机制、SCT理想的预处理方案以及基于分子病理基础上的新的治疗手段等。

（张莉　张凤奎）

参 考 文 献

1. Dokal I, Vulliamy T. Inherited aplastic anaemias/bone marrow failure syndromes. Blood Rev. 2008; 22:141-153
2. Kutler DI, Singh B, Satagopan J, et al. A 20-year perspective on the International Fanconi Anemia Registry (IFAR). Blood. 2003;101:1249-1256
3. Wang W. Emergence of a DNA-damage response

network consisting of Fanconi anaemia and BRCA proteins. Nat Rev Genet. 2007;8:735-748

4. Pagano G, Degan P, d' Ischia M, et al. Oxidative stress as a multiple effector in Fanconi anaemia clinical phenotype. Eur J Haematol. 2005; 75: 93-100
5. Green AM, Kupfer GM. Fanconi anemia. Hematol Oncol Clin North Am. 2009;23:193-214
6. Gregory JJ Jr, Wagner JE, Verlander PC, et al. Somatic mosaicism in Fanconi anemia: evidence of genotypic reversion in lymphohematopoietic stem cells. Proc Natl Acad Sci U S A. 2001; 98: 2532-2537
7. Djuzenova CS, Rothfuss A, Oppitz U, et al. Response to X-irradiation of Fanconi anemia homozygous and heterozygous cells assessed by the single-cell gel electrophoresis (comet) assay. Lab Invest. 2001; 81:185-192
8. Pavlatos AM, Fultz O, Monberg MJ, et al. Review of oxymetholone: a 17alpha-alkylated anabolic-androgenic steroid. Clin Ther. 2001;23:789-801
9. Guardiola P, Pasquini R, Dokal I, et al. Outcome of 69 allogeneic stem cell transplantations for Fanconi anemia using HLA-matched unrelated donors: a study on behalf of the European Group for Blood and Marrow Transplantation. Blood. 2000;95:422-429
10. Flowers ME, Zanis J, Pasquini R, et al. Marrow transplantation for Fanconi anaemia: conditioning with reduced doses of cyclophosphamide without radiation. Br J Haematol. 1996;92:699-706
11. Tan PL, Wagner JE, Auerbach AD, et al. Successful engraftment without radiation after fludarabine-based regimen in Fanconi anemia patients undergoing genotypically identical donor hematopoietic cell transplantation. Pediatr Blood Cancer. 2006; 46: 630-636
12. Wagner JE, Eapen M, MacMillan ML, et al. Unrelated donor bone marrow transplantation for the treatment of Fanconi anemia. Blood. 2007; 109: 2256-2262
13. Chaudhury S, Auerbach AD, Kernan NA, et al. Fludarabine-based cytoreductive regimen and T-cell-depleted grafts from alternative donors for the treatment of high-risk patients with Fanconi anaemia. Br J Haematol. 2008;140:644-655
14. Alter BP, Giri N, Savage SA, et al. Cancer in dyskeratosis congenita. Blood. 2009;113:6549-6557
15. Hreidarsson S, Kristjansson K, Johannesson G, et al. A syndrome of progressive pancytopenia with microcephaly, cerebellar hypoplasia and growth failure. Acta Paediatr Scand. 1988;77:773-775
16. Vulliamy T, Marrone A, Goldman F, et al. The RNA component of telomerase is mutated in autosomal dominant dyskeratosis congenita. Nature. 2001; 413:432-435
17. Montanaro L, Tazzari PL, Derenzini M. Enhanced telomere shortening in transformed lymphoblasts from patients with X linked dyskeratosis. J Clin Pathol. 2003;56:583-586
18. Walne AJ, Vulliamy T, Marrone A, et al. Genetic heterogeneity in autosomal recessive dyskeratosis congenita with one subtype due to mutations in the telomerase-associated protein NOP10. Hum Mol Genet. 2007;16:1619-1629
19. Alter BP, Baerlocher GM, Savage SA, et al. Very short telomere length by flow fluorescence in situ hybridization identifies patients with dyskeratosis congenita. Blood. 2007;110:1439-1447
20. Al-Rahawan MM, Giri N, Alter BP. Intensive immunosuppression therapy for aplastic anemia associated with dyskeratosis congenita. Int J Hematol. 2006;83:275-276
21. Güngör T, Corbacioglu S, Storb R, et al. Nonmyeloablative allogeneic hematopoietic stem cell transplantation for treatment of Dyskeratosis congenita. Pediatr Transplant. Bone Marrow Transplant. 2003; 31:407-410
22. Dror Y, Freedman MH. Shwachman-diamond syndrome. Br J Haematol. 2002;118:701-713
23. Grinspan ZM, Pikora CA. Infections in patients with Shwachman-Diamond syndrome. Pediatr Infect Dis J. 2005;24:179-181
24. Shammas C, Menne TF, Hilcenko C et al. Structural and mutational analysis of the SBDS protein family. Insight into the leukemia-associated Shwachman-Diamond Sydrome. J Biol Chem 2005; 13: 19221-19229
25. Menne TF, Goyenechea B, Sánchez-Puig N, et al. The Shwachman-Bodian-Diamond syndrome protein mediates translational activation of ribosomes in yeast. Nat Genet. 2007;39:486-495
26. Cesaro S, Oneto R, Messina C, et al. Haematopoietic stem cell transplantation for Shwachman-Diamond disease: a study from the European Group

for blood and marrow transplantation. Br J Haematol. 2005;131:231-236

27. Bhatla D, Davies SM, Shenoy S, et al. Reduced-intensity conditioning is effective and safe for transplantation of patients with Shwachman-Diamond syndrome. Bone Marrow Transplant. 2008;42:159-165

28. Lipton JM, Atsidaftos E, Zyskind I, et al. Improving clinical care and elucidating the pathophysiology of Diamond Blackfan anemia: an update from the Diamond Blackfan Anemia Registry. Pediatr Blood Cancer. 2006;46:558-564

29. Cmejla R, Cmejlova J, Handrkova H, et al. Ribosomal protein S17 gene (RPS17) is mutated in Diamond-Blackfan anemia. Hum Mutat. 2007; 28: 1178-1182

30. Gazda HT, Grabowska A, Merida-Long LB, et al. Ribosomal protein S24 gene is mutated in Diamond-Blackfan anemia. Am J Hum Genet. 2006; 79:1110-1118

31. Gazda HT, Sheen MR, Vlachos A, et al. Ribosomal protein L5 and L11 mutations are associated with cleft palate and abnormal thumbs in Diamond-Blackfan anemia patients. Am J Hum Genet. 2008; 83:769-780

32. Roy V, Pérez WS, Eapen M, et al. Bone marrow transplantation for diamond-blackfan anemia. Biol Blood Marrow Transplant. 2005;11:600-608

33. Zeidler C, Germeshausen M, Klein C, et al. Clinical implications of ELA2-, HAX1-, and G-CSF-receptor (CSF3R) mutations in severe congenital neutropenia. Br J Haematol. 2009;144:459-467

第 44 章

先天性红细胞生成异常性贫血

一、概　　述

先天性红细胞生成异常性贫血(congenital dyserythropoietic anemia,CDA)是一种很少见的以红细胞系无效造血为特征的遗传性疾病。其临床特点为慢性、难治性轻或重度贫血,伴持续或间断性黄疸,骨髓表现为红细胞系无效造血、多核、核碎裂和其他形态异常。根据幼红细胞形态和血清学检查将其分为3个主要亚型(Ⅰ、Ⅱ和Ⅲ型)和几个少见组,三个主要亚型的致病基因均已在染色体中定位。

本病1951年最早以"家族性幼红细胞多核症(familial erythroid multinuclearity)"见诸文献,1966年Crookston等首次使用"先天性红细胞生成异常性贫血(CDA)",1968年Heimpel等主要根据幼红细胞形态和血清学(Ham test)特征将其分为Ⅰ、Ⅱ和Ⅲ型,此后,本病的命名和分型一直沿用至今。自1968年,CDAⅡ型变异型逐渐被发现,随后,不同于以上类型的CDA陆续在三个或更多家族中发现,并被命名为CDAⅣ、Ⅴ、Ⅵ和Ⅶ组。

二、病　　因

CDA是一种常染色体遗传性疾病,其中CDAⅠ型为常染色体隐性遗传性疾病,致病基因定位于15q15.1~15.3,命名为*CDAN1*基因,编码蛋白称为codanin-1。研究表明贝多因部落患者多数为*CDAN1*基因错义突变(3238C>T)纯合子型,但在临床及血液学表现典型患者也可*CDAN1*基因检测正常,提示CDAⅠ型遗传学具有异质性。

CDAⅡ型(HEMPAS)是一种常染色体隐性遗传性疾病,致病基因定位于染色体20q11.2的5-cM区。CDAⅢ型是一种少见的类型,多为常染色体显性遗传,少数散发病例为自然显性遗传或常染色体隐性遗传,在对瑞典家族的研究中发现其致病基因*CDAN3*位于15q22的4.5-cM区间。

三、临床表现

CDAⅠ型作为先天性贫血,患者多在新生儿或幼儿阶段即有明显的临床表现。对以色列贝多因部落本病患者回顾性分析,Shalev等报告多数患者出生后1个月内即有贫血和黄疸,部分患者表现肺动脉高压。64%患者新生儿期出现症状,这些患儿均贫血,80%需输血支持治疗,65%肝脾肿大,53%明显黄疸,27%出生体重小于相应的孕龄,15%持续肺动脉高压,13%血清直接胆红素增高,13%一过性血小板减少。由于本病少见,且CDAⅠ型患者血细胞形态学改变不如其他两型明显,而临床又缺乏特异性表现,极易误诊,Heimpel等报告约2/3患者延至成人方被确诊。国内学者报告5例成人患者,确定诊断时年龄最大者达39岁,可追溯的有症状病史长达30年。

CDAⅡ型,此型相对常见,临床主要表现为正细胞性贫血、黄疸和肝脾肿大。贫血程度由轻至重度,部分患者无贫血,10%患者在婴幼儿和儿童期依赖输血,但大多数在长大后可脱离输血。65%的患者存在脾大,胆结石是常见并发症,部分未曾输血患者也会表现为严重的铁过载,其血清铁蛋白可进展性增加,其进展速度存在个体差异,50岁以上患者有40%铁蛋白>1000μg/L,约20%患者可出现继发肝硬化。

CDAⅢ型,为三个亚型中最少见类型,肝脾肿大和血清铁蛋白增高在家族性患者中报道不一,瑞典等部分家族性患者中未见,而黄斑变性导致的视觉障碍在6个瑞典家族患者中可见。在散发的病例的临床表现中部分可见肝脾肿大,个别病例可见血红蛋白尿、铁过载、肝硬化、智力障碍和房间隔缺损等。

四、实验室检查

1. 外周血　不同程度的血红蛋白减少,网织红细胞计数正常或稍高,白细胞及血小板正常。红细胞形态异常是本病特点,其中 CDA Ⅱ 型为正细胞性,CDA Ⅰ 型多为大细胞性,异形、点彩和卡波环均很明显,而 CDA Ⅲ 型成熟红细胞明显大小不均,可见巨大红细胞。

2. 骨髓象　光学显微镜下骨髓穿刺涂片造血细胞增生多明显活跃或极度活跃,红系细胞比例增高,粒红细胞比例倒置。红细胞形态异常以中、晚幼红细胞最为明显,细胞质可有嗜碱性点彩和 Howell-Jolly 小体,核染色质明显疏松,核碎裂、各种怪异核畸形和核间桥,部分呈巨幼样变及巨大红细胞,而粒系及巨核细胞形态均正常。有核红细胞核间桥对 CDA Ⅰ 型诊断较为特异,但检出率低,文献报告仅 0.6% ~2.8%(平均 1.6%)的幼红细胞中存在核间桥。虽然核间桥是 CDA Ⅰ 型特征性改变,但许多其他先天性溶血和骨髓增生异常综合征也可表现类似光镜下改变。CDA Ⅱ 型骨髓中双核幼红细胞明显增多,常超过 10%,而 CDA Ⅲ 型以骨髓中出现巨大多核幼红细胞为突出形态改变。

3. 电镜超微结构　海绵状,或称瑞士奶酪样(Swiss-cheese appearance)红细胞核异染色质改变是 CDA Ⅰ 型具有特征性的超微结构异常,可见于约 60% 的中、晚幼红细胞。核异染色质电子密度异常增高,核孔增大,核膜明显内陷,并可伴有胞质和细胞器向核内凸入。透射电镜检查 CDA Ⅱ 型幼红细胞可见典型的双层膜结构。

4. 细胞遗传学检查　染色体核型均未见异常报道。

5. 血清学检查　酸化溶血试验(Ham's test)阳性是 CDA Ⅱ 型特征性改变,已证明这是因为 CDA Ⅱ 型红细胞膜表面存在 HEMPAS 抗原,抗原-抗体反应激活经典补体途径所致。进一步的研究还表明,HEMPAS 抗原是由 N-乙酰葡萄糖胺转移酶 Ⅱ 遗传异常所致。此外,部分 CDA-Ⅱ 型患者存在红细胞珠蛋白 α 与非 α 肽链比值增高。而 CDA Ⅰ 型、Ⅲ 型和 Ⅳ 型(又称 CDA Ⅱ 型变异型)酸溶血试验均阴性。此外,有报道部分 CDA Ⅰ 型患者血红蛋白 A2 水平增高,部分患者珠蛋白链合成不平衡,部分 CDA Ⅲ 型患者存在红细胞表面"i"抗原增加和珠蛋白合成异常。

6. 不同类型的患者根据病情选择 B 超、心电图和 X 线等检查可发现肝脾肿大、充血性心力衰竭及骨骼发育异常等。

五、诊断及分型

CDA 诊断参照 2004 年 Heimpel 提出的诊断标准,即必须符合所有以下四条:①先天性或遗传性贫血/黄疸证据;②骨髓无效性红细胞生成;③骨髓幼红细胞典型形态改变;④除外已知的符合以上①、②条件的其他先天性贫血,如地中海贫血综合征、某些类型血红蛋白病和遗传性铁粒幼细胞性贫血等。

特征性的幼红细胞形态学改变是诊断 CDA 最重要的证据,也是分型诊断主要依据。满足上述 CDA 诊断标准同时 Ham 试验阳性者诊断 Ⅱ 型 CDA;Ⅲ 型 CDA 依据典型的形态学改变;而骨髓幼红细胞形态学和血清学检查(Ham 试验)不符合 Ⅱ、Ⅲ 型 CDA 者,如光学显微镜和(或)电镜超微结构检查骨髓有核红细胞具有巨幼样变、核染质疏松呈海绵样、多核幼红细胞增多、核间桥或胞内核间桥,以及核孔增大和瑞士奶酪样核等,则诊断 Ⅰ 型 CDA。骨髓幼红细胞形态学符合 Ⅱ 型而血清学检查(Ham 试验)阴性者,诊断为 CDA Ⅳ 型,又称 CDA Ⅱ 型变异型。此外,不同于以上类型的 CDA 陆续在三个或更多家族中发现,并被命名为 CDA Ⅳ、Ⅴ、Ⅵ 和 Ⅶ 组等。

临床上 CDA Ⅱ 型相对最为常见,迄今文献报告超过 300 例,而 Ⅲ 型最少见,仅发现三个家族和十余个散发病例。CDA Ⅰ 型主要见于欧洲国家和以色列的贝多因部落,其他中东国家、印度、日本和中国均有报告,目前文献报告的病例总数已超过 150 例。

六、鉴 别 诊 断

诊断 CDA 应除外其他先天性溶血、铁粒幼细胞贫血、营养性巨幼细胞贫血和骨髓增生异常综合征,根据病史、血液学检查和治疗反应等多不难鉴别。

1. 地中海贫血　两者都有家族性,都有单纯贫血、黄疸及珠蛋白肽链的异常。但地中海贫血患者可有"地贫面容"、红细胞寿命明显缩短以及切脾治疗效果佳等特点;而 CDA 可有核间桥、瑞士奶酪样核、巨大/多核红细胞,以及 HEMPAS 抗原和 i 抗原的改变等,借此可区分两种疾病。此外基因检查将更有助于鉴别。

2. 不发作型阵发性睡眠性血红蛋白症(PNH)　两者都可出现酸溶血试验阳性,但 PNH 是由于 *PIG-A* 基因异常导致血细胞膜上磷脂酰肌醇(GPI)锚蛋白缺陷进而影响补体调节;而 CDA 却是由于 HEMPAS 抗原。故可通过测定红细胞膜上的补体调节蛋白(CD55 和 CD59)进行鉴别。另外,PNH 患者往往表现为全血细胞减少和骨髓增生不良,借此也可与 CDA Ⅱ 型相区别。

3. 巨幼细胞贫血 主要靠病史（包括营养史和家族史），叶酸或（和）维生素 B_{12}的治疗反应。

4. 骨髓增生异常综合征 主要依据后者往往累及全髓（全血细胞），且有形态、病理和染色体的异常。

七、治 疗

目前缺乏有效治疗手段，应用维生素和叶酸等治疗无效，多采用输血及去铁等对症支持治疗。并发症主要为输血引起的血色病或切脾后继发感染。

多数病人不依赖输血也可维持健康水平，重症病人需反复输血，或做脾切除以减少输血次数，但需注意切脾后发生严重感染。合并胆结石的需做胆囊切除。对于少数依赖输血而致铁过载病人，目前多采取去铁治疗，可采用去铁胺皮下注射。

体外研究发现，EB 病毒转化的 CDA Ⅰ 型患者的 B 淋巴细胞产生干扰素 α 水平明显少于正常细胞，提示 CDA Ⅰ 型患者产生或释放干扰素 α 障碍是此病潜在的发病机制，部分患者应用干扰素 α 治疗取得了疗效。

重度贫血患者可考虑异基因骨髓移植。

（王慧君 张凤奎）

参考文献

1. Heimpel H. Congenital dyserythropoietic anemias: epidemiology, clinical significance, and progress in understanding their pathogenesis. Ann Hematol, 2004, 83: 613-621
2. Wickramasinghe SN, Wood WG. Advances in the understanding of the congenital dyserythropoietic anaemias. Haematol, 2005, 131: 431-446
3. 王慧君，张莉，周康等. 先天性红细胞生成异常性贫血Ⅰ型临床及血液学特征. 中华血液学杂志，2009, 30: 377-380
4. Shalev H, Tamary H, Shaft D, et al. Neonatal manifestations of congenital dyserythropoietic anemia type Ⅰ. J Pediatr, 1997, 131: 95-97
5. Shalev H, Kapelushnik J, Moser A, et al. A comprehensive study of the neonatal manifestations of congenital dyserythropoietic anemia type Ⅰ. J Pediatr Hematol Oncol, 2004, 26: 746-748
6. Heimpel H, Schwarz K, Ebnöther M, et al. Congenital dyserythropoietic anemia type Ⅰ (CDA Ⅰ): molecular genetics, clinical appearance, and prognosis based on long-term observation. Blood, 2006, 107: 334-340
7. Lavabre-Bertrand T, Ramos J, Delfour C, et al. Long-term alpha interferon treatment is effective on anaemia and significantlyreduces iron overload in congenital dyserythropoiesis type Ⅰ. Eur Haematol, 2004, 73: 380-383
8. Ahmed MR, Chehal A, Zahed L, et al. Linkage and mutational analysis of the CDAN1 gene reveals genetic heterogeneity in congenital dyserythropoietic anemia type Ⅰ. Blood, 2006, 107: 4968-4969

第 45 章

高铁血红蛋白血症及硫化血红蛋白血症

高铁血红蛋白血症及硫化血红蛋白血症均分为中毒性及遗传性两种，中毒性（获得性）高铁血红蛋白血症（TM）由药物及氧化剂所致；遗传性（隐性先天性）高铁血红蛋白血症（RCM）由于红细胞缺乏细胞色素 b5 还原酶所致，其基因位于 22 号染色体；少数患者因血红蛋白先天异常，即血红蛋白 M 所致，一般呈常染色体显性遗传。凡能生成高铁血红蛋白的药物及化学剂也能生成硫化血红蛋白。遗传性硫化血红蛋白血症的发病规律未明。两种疾病的临床表现皆为发绀，遗传性高铁血红蛋白血症及遗传性硫化血红蛋白血症症状多不严重。下述实验室检查有助于确诊本病及其类型：①TM 患者高铁血红蛋白定量测定常高达 5% ~60%；②RCM 患者抗凝静脉血体外接触空气后，呈巧克力样棕褐色；③基因分析对于变异型 RCM 的鉴定，以及全身型 RCM 的产前诊断和杂合子 RCM 的检出均有重要价值。TM 有时症状严重，须紧急注射亚甲蓝。

第一节　高铁血红蛋白血症

（一）定义

正常情况下血红蛋白（Hb）含二价铁，在肺与氧结合，至组织中释放氧，氧合过程中一小部分血红蛋白的铁被氧化成三价铁，即高铁血红蛋白（methemoglobin，MetHb），呈棕褐色色素。高铁血红蛋白无携氧功能，但仍可被还原为血红蛋白。正常人血液中高铁血红蛋白的含量相当于血红蛋白总量的 0.4% ~1.7%。高铁血红蛋白血症是指血液中高铁血红蛋白水平超过血红蛋白总量 1% 时的临床状态。按病因分为获得性和遗传性两大类。中毒性（获得性）高铁血红蛋白血症（toxic methemoglobinemia，TM）最常见，多为摄入某些氧化（还原）性药物或毒物时的一过性表现。遗传性高铁血红蛋白血症（hereditary methemoglobinemia，HM）绝大部分为 NADH-黄递酶（NADH-diaphorase）还原系统，亦即 NADH-细胞色素 b5 还原酶（NADH-Cytochrome b5 reductase，NCb5R）的遗传性缺陷所致，呈常染色体隐性遗传，故又称隐性先天性高铁血红蛋白血症（recessive congenital methemoglobinemia，RCM）。

（二）发病机制

红细胞的还原系统有三：①烟酰胺腺嘌呤二核苷酸（NADH）MetHb 还原酶，为 NADH-细胞色素 b5 还原酶，该酶能利用糖醛酸途径及糖酵解过程中生成的 NADH，经辅基黄素腺嘌呤二核苷酸（FAD）将电子传递给细胞色素 b5，还原型 b5 直接作用于 MetHb，使之还原成 Hb。②还原型烟酰胺腺嘌呤二核苷酸磷酸（NADPH）还原酶，该酶利用磷酸戊糖通路所产生的 NADP 将 MetHb 还原为 Hb。但是由于缺乏天然的电子传递体，需某些人工染料如亚甲蓝才能激活此系统。③其他非酶还原物，如维生素 C 和谷胱甘肽等。MetHb 是血红蛋白的一种可逆性氧化产物。TM 是由于各种药物或毒性物质在循环中直接、快速氧化血红蛋白或通过分子氧促进血红蛋白的氧化而发生的高铁血红蛋白血症；HM 是由于 NADH-细胞色素 b5 还原酶缺陷导致的高铁血红蛋白异常增高；少数患者因珠蛋白先天异常，即血红蛋白 M（hemoglobin M，HbM）增加所致，一般呈常染色体显性遗传。

一、中毒性高铁血红蛋白血症

（一）病因

血红蛋白传递氧依赖血红素中的铁处于还原状态（二价铁），当铁氧化为高铁状态（三价铁），血红蛋白即成为高铁血红蛋白而不能结合氧。在生理状态下，高铁血红蛋白占血液中血红蛋白总量1%以下。当高铁血红蛋白含量>10%时，出现发绀；超过>25%时出现临床症状；超过80%时可导致死亡。人体内血红蛋白分子中二价铁与三价铁处于动态平衡，某些氧化（还原）性药物或毒物（表45-1）可加速二价铁氧化速率，并进而引发高铁血红蛋白血症。

表45-1 可致高铁血红蛋白血症的药物与毒物

盐酸非那吡啶
磺胺甲噁唑
氨苯砜
苯胺
百草拓
硝酸盐类
硝酸甘油
局部麻醉剂（苯佐卡因和丙胺卡因）
硝酸异戊酯
异丁基亚硝酸
亚硝酸钠
对氨甲酸乙酯
亚甲蓝
氯法齐明

（二）临床表现

TM患者有服用某些氧化（还原）性药物或毒物接触史，发病可急可缓。某些慢性服用的药物致MetHb增加的患者体内，MetHb的生成与还原维持平衡状态，此时仅表现为无症状发绀；急性中毒者有轻重不一的心悸、头痛和乏力等缺氧表现；有可能集体发病；临床表现与MetHb浓度相关，当MetHb水平超过60%～70%时，患者表现虚脱和出汗，并可引发致死性缺氧及昏迷，需紧急抢救。

（三）诊断及鉴别诊断

自幼发生的无症状性发绀或接触氧化性药物（或毒物）后发生的发绀应考虑本病。引起发绀的异常因素有四种：①还原血红蛋白，由于心肺功能异常，血液中还原性血红蛋白增至50g/L以上时表现为发绀；②高铁血红蛋白；③硫化血红蛋白；④血红蛋白M。取少许抗凝血于小三角瓶中振荡，如很快变为鲜红，表明血液中含有较多还原性血红蛋白；如未能变红，则可确定血液中含有其他异常血红蛋白。肉眼观察高铁血红蛋白呈巧克力样棕褐色，硫化血红蛋白呈蓝褐色，血红蛋白M则因生成高铁血红蛋白而呈巧克力棕褐色。以蒸馏水稀释血液10～20倍，加入硫化胺或1%氰化钾数滴，如由褐棕色变为鲜红色为高铁血红蛋白；如颜色未变鲜红则为硫化血红蛋白。分光镜下高铁血红蛋白吸收光带波长618～630nm，硫化血红蛋白波长在607～620nm。加入硫化胺或氰化钾后MetHb吸收光带消失，而硫化血红蛋白吸收光带不变。TM患者高铁血红蛋白定量测定常高达5%～60%，该实验室检查有助于确诊本病。

（四）治疗

对于危及生命的急性TM患者需要紧急处理，除立即停止服用氧化剂类药物或脱离接触有关毒物外，应加强红细胞输注等支持疗法；同时立即予以亚甲蓝，1～2mg/kg体重，静脉推注，时间不短于5分钟，必要时可重复给药一次，亚甲蓝可加速还原型辅酶将MetHb还原为Hb。应警惕TM伴葡萄糖-6-磷酸脱氢酶（G-6-PD）缺乏症者输注亚甲蓝后可诱发急性溶血发作。症状不严重时可口服维生素C 100mg，一日3次。

（五）预后

中毒轻者预后较好，中毒较重者若抢救及时可恢复，但中毒十分严重且抢救不及时则危及生命。

二、遗传性高铁血红蛋白血症（隐性先天性高铁血红蛋白血症，RCM）

（一）病理机制

人体内有多种代谢途径可将高铁血红蛋白还原为正常血红蛋白，最重要者为NADH依赖的高铁血红蛋白还原酶（NCb5R）系统，在此酶作用下，糖酵解产生的NADH先将电子转移给细胞色素b5，使其成为还原型。还原型细胞色素b5再直接与高铁血红蛋白作用，将Fe^{3+}还原为Fe^{2+}。RCM即为NCb5R遗传性缺陷所致。NCb5R在体内有两种存在形式：胞质可溶型和膜结合型。前者主要存在于红细胞，是红细胞高铁血红蛋白还原系统的主要成员，其活性占红细胞高铁血红蛋白总还原能力的2/3以上。膜结合型NCb5R广泛分布于组织细胞，参与多种生物化学过程，如脂肪酸代谢、胆固醇合成和药物生物转化。两种形式的NCb5R由同一个染色体单基因编码，胞质可溶型含275个氨基酸残基；膜结合型除含胞质可溶型的275个氨基酸残基外，氨基端还有一个由25个氨基酸残基组成的膜结合区。

NCb5R缺陷导致的RCM可分成二型：Ⅰ型又称单纯型，以发绀为主要临床表现，NCb5R活性降低仅限于红细胞，患者能应付较轻的体力劳动，寿命一般不受影响；Ⅱ型又称全身型，包括红细胞在内的全身细胞都存在NCb5R活性降低，临床上除发绀外，还伴有神经精神症状，患者一般在成年前夭折。目前研究表明，新生儿刚出生时红细胞NCb5R活性低于成人水平，一年内达到成人水平，但新生儿白细胞NCb5R活性与成人水平相近。这是新生儿更易发生TM的主要原因。我国学者应用改良的ELISA法观察到新生儿红细胞NCb5R含量明显低于成人水平，且含量低于成人水平的程度与 NCb5R 活性低于成人水平的程度相近。此证明 NCb5R 低含量是新生儿红细胞 NCb5R 活性低下的直接原因。

NCb5R 编码基因已被克隆，编码 NCb5R 的基因位于 22 号染色体，全长 31kb，含 9 个外显子和 8 个内含子。到目前为止，国内外共发现数十种 NCb5R 基因突变，均位于染色体结构基因上，未见基因调控区突变；大多数突变发生在外显子上，少数在内含子上；突变类型以点突变为主，少数为缺失性突变。值得指出的是，我国学者在这一研究领域取得重大成就，如在福建省 2 个 RCM 家系中发现 *NCb5R* 基因的第 57 位密码子存在 CGG→CAG 点突变（^{57}Arg→Gln）。^{57}Arg→Gln 突变在中国患者中的发现，使其成为目前为止发现的唯一一种存在于不同国别和不同民族（中国和日本）RCM 患者的突变类型。另外，还发现 2 种 NCb5R 基因新突变类型：*NCb5R* 基因第 72 位及 203 位密码子分别存在 CTC→CCC 点突变（^{72}Leu→Pro）及 TGC→TAC 点突变（^{203}Cys→Tyr），并推测它们对维持 NCb5R 的空间结构有重要作用：^{72}Leu→Pro 突变破坏 NCb5R 的部分氢链结构，^{203}Cys→Tyr 突变使 NCb5R 仅有的 4 个 Cys 残基减为 3 个。以上 3 个突变序列均已在 3 个主要的国际基因数据库 Genbank、EMBL 和 DDBJ 收录。

NADH-黄递酶（硫锌酰胺脱氢酶）突变缺陷的遗传方式为常染色体隐性遗传。

（二）分类

Ⅰ型：单纯红细胞缺陷型，患者出生后即有发绀，血中 MetHb 含量占 Hb 的 8%～50%；可无任何自觉症状，能胜任一般体力劳动。红细胞中 NCb5R 酶活性减低。

Ⅱ型：又称全身型，缺陷存在于成纤维细胞和淋巴细胞-非红系细胞，伴有进行性脑病和精神发育迟缓，中枢神经系统脂肪酸链延长缺陷致髓鞘形成障碍、智力障碍及发育异常。

Ⅲ型：非红系细胞 NADH-黄递酶缺陷，患者无神经系统症状。NADH-黄递酶缺陷杂合子一般无高铁血红蛋白血症，但与某些药物接触后发生高铁血红蛋白血症，出现严重发绀。

（三）临床表现

临床上单纯红细胞型 RCM 于出生后即有发绀，由于 MetHb 为褐色，其发绀比一般缺氧性还原型 Hb 更为明显，皮肤呈青灰色或棕灰色，以口唇、黏膜和甲床处明显；一般无其他症状。因 MetHb 本身不携氧，并增加了 Hb 与氧的亲和性使氧离曲线左移，加重了组织缺氧，少数病例 MetHb 占 Hb 总量的 40% 或更高时感到心悸、气短甚至呼吸困难；无心肺疾病及杵状指；部分患者外周血红细胞及网织红细胞增多，骨髓红系增生；红细胞盐水脆性正常；红细胞寿命正常。全身型 RCM 除上述发绀症状外，尚有智力发育障碍及生长迟缓，多于生后 3 个月出现神经系统症状，本型患者预后不良，多数夭折。

（四）诊断

初步诊断参见中毒性高铁血红蛋白血症。下述实验室检查有助于确诊本病：①RCM 患者抗凝静脉血体外接触空气后，呈巧克力样棕褐色；②NCb5R 活性测定：我国学者将 NCb5R 计算公式由［（ΔA575/min）×17］/A540 修正为［（ΔA575/min）×16.2］/A540，RCM 患者 NCb5R 活性降低，常低于正常人的 20%；③亚甲蓝能激活 NCb5R 活性，经注射亚甲蓝（或大剂量维生素 C）后，RCM 患者发绀可暂时消退；④基因分析对于变异型 RCM 的鉴定，以及全身型 RCM 的产前诊断和杂合子 RCM 的检出均有重要价值。

（五）治疗

目前尚无根治 RCM 手段。平素 RCM 患者应避免服用氧化剂类药物。无症状者不需治疗。维生素 C 为一种还原酶，能直接将高铁血红蛋白还原为血红蛋白，为改善发绀，可应用亚甲蓝（剂量同上）或维生素 C（100～200mg，每日 3 次）；如有紧急情况可口服或静脉注射亚甲蓝。尽管静脉输注亚甲蓝治疗本病可取得良好疗效且作用迅速，但不宜长期应用，待病情平稳后可换用维生素 C；维生素 C 起效缓慢，可长期服用，但少数患者长期服用可能诱发泌尿系结石形成；对于不能耐受维生素 C 或有泌尿系结石者可试用核黄素，60～120mg/d。

RCM 的基因治疗也是一个令人感兴趣的课题。一方面，人 *NCb5R* 基因是基因治疗的理想目标：*NCb5R* 基因是典型的单拷贝基因，且目前发现 *NCb5R* 基因突变均位于编码区，不涉及调控区；细胞对 *NCb5R* 表达量的要求不严格。但应用基因治疗手段修复 *NCb5R* 基因缺陷面临另一个棘手的问题：NCb5R 在体内分布广泛，矫正部分细胞的 *NCb5R* 基因缺陷难以奏效。

预防 RCM 发生的首要环节在于防止有 *NCb5R* 基因缺陷的胎儿降生。

三、血红蛋白 M 病

（一）分类

因珠蛋白基因突变引起珠蛋白肽链氨基酸组成改变导致的高铁血红蛋白，称血红蛋白 M（HbM）。本病的珠蛋白肽链氨基酸变异多发生在与血红素有关的位置上。自 1955 年开始将 HbM 后面再追加地名以资区别，目前已发现 5 种 HbM（表 45-2）。

表 45-2 HbM 种类

类型	氨基酸取代位点
HbM_{Boston}	α58(E7) His→Tyr
$HbM_{Saskatoon}$	β63(E7) His→Tyr
HbM_{Iwate}	α87(F8) His→Tyr
$HbM_{Hyde\ Park}$	β92(F8) His→Tyr
$HbM_{Milwaukee}$	β67(E11)Val→Glu

(二) 病理机制

HbM 病在世界各地均有散在病例报道。我国已发现两种：HbM_{Iwate} 及 $HbM_{Hyde\ Park}$。高铁血红蛋白分子的4个亚单位中如有2个亚单位异常而不能携带氧即形成 HbM。血红蛋白4个亚单位的血红素袋中各有一个血红素。血红素袋位于 E 及 F 段 α 螺旋之间。铁原子与血红素平面中的4个吡咯环的氮原子联结，并与 F8 上的近端组氨酸(α87，β92)联结。在血红素的另一侧，铁原子对着 E7 的远端组氨酸(α58 或 β63)。当 Hb 脱氧时，血红素铁处于亚铁(Fe^{2+})状态；与氧结合时，氧分子进入血红素袋的 Fe^{2+} 与远端组氨酸之间，并与 Fe^{2+} 分受铁原子的电子：$Fe^{2+}+O_2 \rightarrow Fe^{3+}+O_2^-$。此时铁原子滑进卟啉环的平面内，引起血红蛋白三级和四级结构的改变，使血红蛋白由脱氧的 T 型(紧张型，脱氧构象)变为氧合的 R 型(松弛型，氧合构象)，有利于其他氧分子与血红素的结合(即血红素-血红素相互作用)。

上述5种 HbM 中，有4种的氨基酸替代是珠蛋白螺旋段 E7(α58 或 β63)的远端或 F8(α87 或 β92)的近端组氨酸均被酪氨酸替代。结果酪氨酸酚侧链上的氧原子与血红素的铁原子形成铁-酚盐复合物，改变了血红素袋结构，将铁固定于 Fe^{3+} 状态，并阻碍了红细胞内还原系统将高铁转变为 Fe^{2+} 的作用，使血红蛋白失去携氧功能。至于 $HbM_{Milwaukee}$，其 β 链 67 位替代的谷氨酸亦面向血红素基，谷氨酸的羧基阴离子与铁原子结合，使之固定于 Fe^{3+} 状态。由于 α 链与铁原子的结合很牢固，α 链有变异的 HbM 不发生溶血性贫血。β 链有变异的 $HbM_{Saskatoon}$ 及 $HbM_{Hyde\ Park}$，其 β 链与铁原子的结合不牢固，血红素与珠蛋白可脱离而变成轻度不稳定血红蛋白，故临床表现有轻微溶血性贫血。

(三) 临床表现

α 链异常的 HbM 患者出生时即有发绀，无杵状指和劳累后气促、发绀加重表现，无贫血或其他症状，预期寿命一般正常。β 链异常的 $HbM_{Saskatoon}$ 及 $HbM_{Hyde\ Park}$ 患者出生时无发绀，出生后约6个月当 γ 链的合成被 β 链大部分替代时开始出现发绀。可有轻度溶血性贫血，并伴有轻度黄疸和脾大。服用氧化剂类药物(如磺胺类)可明显加重溶血。$HbM_{Milwaukee}$ 患者只有发绀，无贫血症状。

(四) 诊断与鉴别诊断

HbM 在分光光度计上的吸收光谱既不同于氧合 HbA，亦不同于其他高铁血红蛋白，通过分光镜检查可确定 HbM 并以资鉴别；用 pH 7.1 缓冲液作电泳，可将 HbM 与 HbA 分开，HbM 病患者均为杂合子，其 HbM 水平为 20%～35%。

本病应注意与青紫型先天性心脏病相鉴别。青紫型先天性心脏病患常伴有活动后心慌、气急及青紫加重等问题；体格检查可发现有杵状指、响亮且粗糙的心前区杂音及其他心脏病体征。动脉血氧饱和度降低，其静脉血于空气中振荡后即转为鲜红色。心脏彩色超声、影像学检查可确诊先天性心脏病类型。

(五) 治疗

本病患者预后良好，患者寿命不受影响，一般不需要特殊治疗。

第二节 硫化血红蛋白血症

体外硫化氢作用于血红蛋白时可生成硫化血红蛋白。含硫食料饲养狗时也可产生硫化血红蛋白。硫化血红蛋白因血红蛋白多一个硫原子而呈蓝褐色。但硫或硫化物对硫化血红蛋白形成的作用机制尚未明了。此色素不存在于正常红细胞中。凡是能产生高铁血红蛋白的药物亦可产生硫化血红蛋白，包括：①含氮类化合物，如硝酸钾、亚硝酸钠或硝酸甘油等；②芳香族氨基化合物，如磺胺、苯胺衍生物或非那西汀等。有些患者由于便秘或腹泻而发病。硫化血红蛋白一旦生成，不能再恢复为血红蛋白。含有硫化血红蛋白的红细胞寿命、红细胞大小，厚度及血红蛋白含量均正常。

遗传性硫化血红蛋白血症的主要症状为发绀，一般无呼吸功能障碍。

(一) 诊断

参见中毒性高铁血红蛋白血症。

(二) 治疗及预后

硫化血红蛋白可降低血红蛋白与氧的亲和性，使动脉氧饱和度减低，但其临床症状多不严重。某些患者接触致病药物后可反复发作，但大多无需特殊治疗。由于硫化血红蛋白一旦生成即存在于红细胞内，直至红细胞死亡，目前还无药物治疗此病。

(白洁 郑以州)

参考文献

1. Gibson Q. Introduction: congenital methemoglobin-

emia revisited. Blood,2002;100: 3445-3446

2. Robinson P. Benzocaine-induced methemoglobinemia. Nursing,2003,33:88
3. Zenk KE. Use of methylene blue to treat methemoglobinemia in infancy. Neonatal Net,2001,20:62-68
4. Greer FR, Shannon M. Infant methemoglobinemia: the role of dietary nitrate in food and water. Pediatrics. 2005;116: 784-786
5. Annabi EH, Barker SJ. Severe methemoglobinemia detected by pulse oximetry. Anesth Analg, 2009; 108: 898-899
6. Guay J. Methemoglobinemia related to local anesthetics: a summary of 242 episodes. Anesth Analg. 2009;108: 837-845
7. Ash-Bernal R, Wise R, Wrigh SM. Acquired methemoglobinemia: a retrospective series of 138 cases at 2 teaching hospitals. Medicine (Baltimore), 2004; 83: 265-273
8. Rehman HU. Methemoglobinemia. West J Med, 2001;175:193-196
9. Gopalachar AS, Bowie VL, Bharadwaj P. Phenazoprideine-dinduced sulfhemoglobinemia, Ann Pharmacother. 2005;39:1128-1130

第 46 章

血卟啉病

卟啉病是一组由于血红素合成途径中特殊酶缺乏导致卟啉类化合物和(或)其前体产生过多为特征的疾病。绝大多数属遗传性疾病。血红素是由卟啉和铁螯合形成,为体内具有重要功能的多种蛋白的辅基。这类蛋白总称为血红素蛋白,包括血红蛋白,肌红蛋白,细胞色素 P450、b、c、a1、a3 等,以及过氧化氢酶和色氨酸吡咯酶等。血红素蛋白参与体内重要生命活动环节的生物反应,因而机体内所有组织甚至每个具有代谢活动的细胞内都会有血红素蛋白的组成部分——卟啉分子。骨髓和肝脏是卟啉的主要合成器官。

卟啉是血红素生物合成的中间代谢产物。其基本原料是甘氨酸和琥珀酸辅酶 A。在一系列特殊酶催化下经过卟啉前体和卟啉合成阶段,最后与铁螯合生成血红素(图 46-1)。自 1874 年首次报告卟啉病起,至今已发现 7 种类型卟啉病,其临床表现、卟啉或卟啉前体类型、主要生成组织、排泄途径和遗传类型彼此不同。

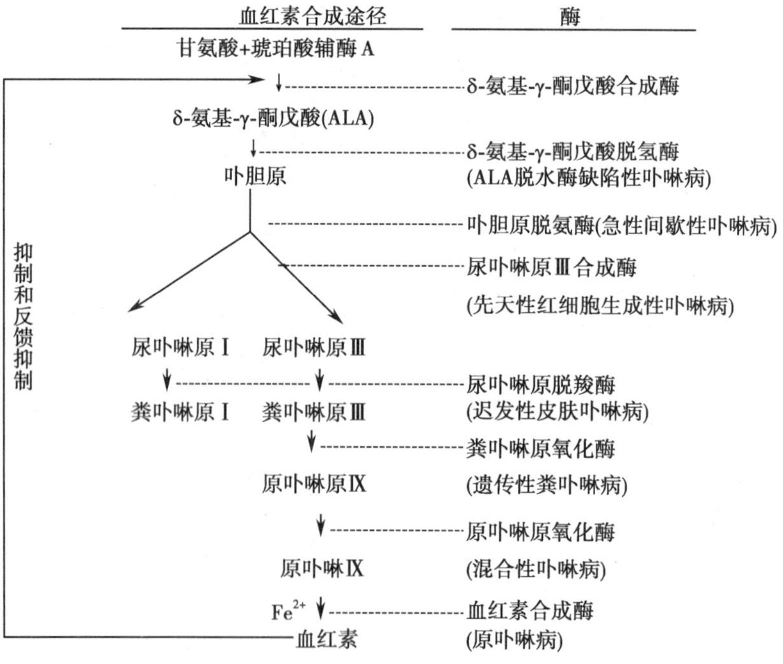

图 46-1 血红素合成途径

卟啉病的分类方法通常有两种:一种以主要累及的组织分类,分红细胞生成性卟啉病和肝性卟啉病两大类。实际在遗传性卟啉病中,致病基因可存在于各类细胞内,如红细胞、肝细胞、皮肤成纤维细胞和淋巴细胞等。上述细胞均可表现出异常活性，测定这些细胞内的有关酶活性，可作为本病重要诊断依据。另一种以临床表现分类，可分为皮肤光敏型、神经症状型及混合型卟啉病。

第一节　皮肤光敏型卟啉病

卟啉的光敏性是由于卟啉可吸收400nm波长的光，在有氧条件下，卟啉被光激活并可把激活能传递给氧分子，形成激发态氧。后者可引起：①膜脂质的过氧化和初级溶酶体的损伤。②膜蛋白直接氧化和交联，结果导致组织损伤。此外，组织损伤可激活补体。在卟啉病，过量的卟啉沉积在皮肤上皮和血管内，成为皮肤光敏损伤的主要原因。同时，卟啉对骨髓和牙齿有特殊亲和力，使牙齿呈棕黄色。本病为一种极为罕见病，自1874年报道至今，临床仅有200余例。

一、先天性红细胞生成性卟啉病

（一）发病机制

尿卟啉原Ⅲ合成酶基因位于染色体10q25.3-q26.3。患者的基因缺陷类型包括点突变、插入和缺失。基因点突变类型多，国外报告在39个患者中发现22种不同点突变，发生率高的部位为：Cys73→Avg，达38.5%。纯合子等位基因突变者临床症状重，常出生后即发病，依赖输血。而杂合子或单一等位基因点突变者临床症状轻。基因突变导致尿卟啉原Ⅲ合成酶活性减低。使尿卟啉Ⅲ生成减少，而尿卟啉Ⅰ生成过多，进而转为尿粪卟啉在红细胞和血浆中蓄积而发病。但尿卟啉Ⅲ合成酶活性降低一般不影响血红素合成，原因为其酶活性较氨基-γ酮戊酸（ALA）酶活性大1000倍以上，ALA为合成限制酶，仅少量尿卟啉Ⅲ合成酶即可满足血红素合成的需要。此外，个别先天性红细胞生成性卟啉病（congenital erythropoietic porphyria，CEP）患者有尿卟啉原脱羧酶活性的缺陷，这提示至少部分患者可能是一种综合征而不是单一遗传性缺陷。

目前提出本病可能是一种综合征，需有两种缺陷才能临床发病：一为先天性酶缺陷，绝大多数为尿卟啉原Ⅲ合成酶缺乏；二为先天性或获得性病态造血。但这种观点极少与临床相符，因为两种缺陷在同一患者身上同时存在的几率很低。极个别成人发生先天性红细胞生成性卟啉病的最好解释是患者原有临床上先天性尿卟啉原Ⅲ合成酶缺陷，以后发生了病态造血疾病。大量的卟啉从幼红细胞中释放出来，沉积至多个器官组织，在光线照射下发生光辐射反应，形成原子氧，对组织产生损伤。

（二）临床表现

1. “红颜色尿”　可以从淡红至深红色，最早在新生儿出现，其尿布被尿液染成红色。

2. 光过敏　受光晒部位的皮肤出现红肿、水疱或大疱，常反复发作并合并感染形成皮肤溃疡、坏死及瘢痕，造成颜面部毁容，手指残缺。

3. 溶血性贫血　常伴有肝脾肿大和胆结石，骨髓代偿性扩张可导致病理性骨折。

4. 其他　多毛症常为本病皮肤受损的一种常见的特征，面部常有粗黑的体毛，瘢痕处毛发脱落。卟啉在牙本质内沉积，呈现黄褐色或棕色牙，在紫外线灯照射下呈鲜红色。其他还有畏光、角膜炎、结膜炎、虹膜炎、睑外翻、皮肤脆性增加和色素沉积。

（三）实验室检查

1. 血象　呈不同程度正细胞正色素性贫血，但贫血很少需临床输血。外周血可见异形红细胞增多和红细胞大小不等，并多见嗜酸性及嗜碱性点彩红细胞和有核红细胞。网织红细胞增多。

2. 骨髓象　红系增生，有时可见类似病态造血表现。在紫外线灯照射下，骨髓有核红细胞和外周血红细胞因卟啉浓度增高呈现鲜红色荧光。

3. 代谢异常　尿液中尿卟啉Ⅰ排出量显著增加，尿卟啉Ⅲ和粪卟啉Ⅰ排出量也增加，尿液中卟啉总排出量可达100 000μg/24h（正常<300μg/24h）。而ALA和卟胆原排出量正常。尿在紫外线灯下呈红色荧光。粪中粪卟啉Ⅰ排泄增加，红细胞及血浆中尿卟啉Ⅰ浓度显著增加。

4. 其他　红细胞渗透脆性增加，红细胞寿命缩短伴无效造血，血浆铁动力学检查显示铁转换速度加快。

（四）诊断

根据本病典型临床及实验室检查特点诊断即可成立。“红色尿”和“红色牙齿”、光照部位的毁形性皮肤损伤、伴多毛及色素沉着是本病典型的临床特征。实验室检查可见：红细胞、血浆及尿中尿卟啉Ⅰ浓度显著增高，不同程度的正细胞正色素性贫血。本病需与原卟啉病、新生儿疱疹及日光性皮炎等鉴别。

（五）预防和治疗

1. 预防措施　患者应避免暴露于日光下（因普通布料不能阻止波长为400nm左右的光照射），可穿戴特殊材料如含氧化锌或氧化钛材料缝制的衣服、手套和宽边帽。预防性应用一些含醌（如指甲花素）和二羟丙酮类的化妆品，把皮肤涂成棕褐色可能有效。

2. 治疗措施

（1）服用β-胡萝卜素：可能有减轻光敏反应的

作用。

（2）脾切除：可短期内使溶血性贫血改善，并可减轻部分患者的卟啉尿及皮肤光敏反应。

（3）输压积红细胞：可暂时减轻溶血，抑制红细胞系造血，可减少卟啉的蓄积。有人曾用持续过量的输血成功治疗一例本病患者，为避免长期过度输血而导致铁蓄积形成血色病，可同时并用驱铁治疗，但至今仍无一个实用的长期治疗方案。

（4）活性炭：60g，每日3次，长期服用。活性炭可结合从胆汁中排出的卟啉，起到促进血及皮肤卟啉从胆汁和粪便中排出的作用。

（5）骨髓和脐带血造血干细胞移植：可能为卟啉病治疗开创一个新路。

（6）基因治疗：把正常基因导入患者，临床处于试验阶段。

二、迟发性皮肤卟啉病（症状性卟啉病）

迟发性皮肤卟啉病（porphyria cutanea tarda，PCT）由尿卟啉原脱羧酶活性缺乏引起，是所有卟啉病中最常见的遗传和获得性因素联合作用的疾病。临床以光敏性皮炎，面部多毛，皮肤瘢痕、粗糙、增厚和色素改变为特征，临床可分家族性、散发性和获得性三型，均多在中年发病。

（一）发病机制

1. 遗传因素　尿卟啉原脱羧酶缺乏。其基因位于染色体1q34，肝脏组织中尿卟啉原脱羧酶缺乏见于所有PCT患者，但遗传因素所致仅见于家族性及少数散发性患者。为常染色体显性遗传。研究表明，部分患者为剪接点突变使得mRNA失去6个外显子，结果使得酶活性下降。亦有人报告部分患者在基因编码区有突变。尿卟啉原脱羧酶是催化尿卟啉原至粪卟啉原的连续脱羧反应的酶。该酶缺乏造成尿卟啉原在肝脏蓄积和从尿中排出增多。家族性患者红细胞中酶活性只有正常人一半，但许多携带基因缺陷的家族成员临床既无肝内尿卟啉原的蓄积也无尿中排出增多，说明本病发生尚有其他条件。许多散发性卟啉病患者其尿卟啉原脱羧酶缺乏仅限于肝脏，红细胞内无缺乏，在这些患者中，尿卟啉原脱羧酶催化活性低于正常，但用免疫化学方法测定其酶正常，结合其缺乏家族史，无基因缺陷依据，提示部分人为获得性的酶活性降低，而非遗传性疾病。

2. 铁负荷过多　肝脏铁沉着可见于80%以上PCT患者，铁质沉着为中度，用放血减轻铁沉着，或试用驱铁治疗可使患者获得临床和生化上的缓解。停止放血或用铁剂可使缓解患者复发，说明铁与本病关系密切。进一步研究证明，铁可抑制尿卟啉原脱羧酶活力，同时通过促进ALA及卟胆原合成来促进尿卟啉原产生，致使尿卟啉原Ⅲ蓄积。有报道PCT与HLA连锁的遗传性血色病有关，最近，一个新的组织相容性复合物（MHC）Ⅰ类基因*HFE*被发现，且两个错义的变异845G6A（C282Y）和187C6G（H63D）出现于伴有血色病的患者中，而且C282Y突变在PCT患者中发生率高，提示*HFE*基因参与了PCT的发病机制。

3. 散发型患者体内存在抑制酶活性因子　有以下几种：①肝内存在的抑制酶活性因子；②雌激素；③酒精提高ALA活性，促进铁吸收。本病尿卟啉原脱羧酶缺陷仅限于肝脏，红细胞内酶正常。且肝脏中具有免疫反应活性的酶合成正常，但催化生物活性减低。大部分患者无家族遗传史，提示肝脏内酶有可能被抑制因子部分抑制。铁负荷增多可刺激抑制因子分泌而使患者症状发作。近年，随女性应用雌激素增多，本病散发型患者女性比例上升，说明雌激素亦可能抑制尿卟啉原脱羧酶，但不除外遗传因素，因发生者在服药患者中仅占极小比例。

4. 杀虫药六氯化苯中毒引起本病流行。六氯化苯为尿卟啉原脱羧酶抑制剂，其他如吸入的芳香烃类化合物，除莠剂等，均可引起人卟啉病。动物试验证明，上述化合物可抑制酶活力，铁负荷可加重上述化合物对酶的抑制。

5. 肝脏良性和恶性肿瘤患者在无肝硬化情况下可合并卟啉病，有些患者的荧光反应仅见于肿瘤部位，机制不明。

6. 丙型肝炎　最近发现丙型肝炎与散发性卟啉病有密切相关，在部分地区，80%的散发型患者合并慢性丙型肝炎，丙肝病毒抑制卟啉原脱羧酶活性机制不清，有待进一步研究。近来，PCT与HIV有关的报道逐渐增多，而且提示PCT与AIDS有肯定的联系。

7. 肾衰竭　慢性肾衰竭血液透析病人可合并散发性卟啉病，原因有三，一为输血过多导致铁负荷增加，二为血透与腹透不能有效清除以与蛋白结合的形式存在于血浆中的尿卟啉，三为尿毒症的一些有害代谢产物可抑制尿卟啉脱羧酶活性导致尿卟啉原蓄积而发病。

（二）发病率和临床表现

在美国为4/10万，在南非班图族多见，其他国家许多病人伴有酒精中毒性肝病。临床表现主要为皮肤症状，如皮肤光照部位脆性增加，出现1～2mm大小红色丘疹，色素沉着，皮肤增厚、变粗糙，类似硬皮病表现。其他有多毛、尿呈红色或棕色等。

（三）实验室检查

尿中尿卟啉明显增高，主要为尿卟啉7-羧基卟啉及少量5，6羧基卟啉和粪卟啉，24小时可排出

3000μg(正常<50μg)。紫外线照射尿可发出红色荧光。部分患者尿中ALA轻至中度增加,但卟胆原正常,粪中尿卟啉不增加。粪便中的异粪卟啉是诊断PCT的重要标准,因尿卟啉原脱羧酶缺乏卟啉原Ⅲ堆积并经过粪卟啉原氧化酶的代谢产生脱氢异粪卟啉原。血清铁和转铁蛋白常增高。部分患者肝功异常,可有轻度黄疸及转氨酶增高。新鲜肝活检标本在紫外线灯照射下可发出粉红色荧光,病灶部位可见肝坏死和纤维化,细胞内可见针状透明区,在电镜下针状透明区为溶酶体。红细胞和肝脏的尿卟啉原脱羧酶活性测定在家族性患者中均减低至正常的50%,而在散发和获得性患者红细胞中正常,只有肝脏中酶活性减低。

(四)诊断

根据皮肤延迟性光敏、皮肤损伤、红色尿,以及实验室检查尿中尿卟啉排出量大量增加可作出诊断。诊断应注意有无诱发卟啉病的原因,如饮酒、服用雌激素史和化学毒物接触史。60岁以上发病者应注意有无肝脏肿瘤。与其他类型卟啉病鉴别可根据皮肤损伤有无及程度、尿中卟啉类型,以及尿卟啉/粪卟啉比例(本病一般>7.5),一般均可确诊。

(五)治疗

1. 戒酒,避免服用雌激素和铁剂,不接触和使用有可能诱发此病的化合物。

2. 放血 如无禁忌证,每2周放血500ml,一般放血量达3L左右本病可获得缓解,缓解期可达30个月。部分患者需合并其他治疗。

3. 氯喹0.5~1g/d,投药几天后肝中大量卟啉可从尿中排出,其原理为尿卟啉和氯喹形成水溶性复合物,便于排出。但氯喹有乏力、畏食、发热和肝损害等副作用,限制了大剂量氯喹应用。小剂量0.125g,每周2次,用药1年可使大部分患者缓解,但小剂量治疗亦不能完全避免氯喹副作用,仅限于临床不适合放血者应用。

4. 红细胞生成素可促进血红蛋白合成,减少铁储存,现作为新的治疗方法进行研究。

三、原卟啉病

原卟啉病(protoporphyria)为一种遗传性疾病,以光敏及红细胞、血浆和粪便中原卟啉增加为特征。

(一)发病机制

本病为常染色体显性遗传,位于染色体18q21.3的亚铁螯合酶基因缺陷,使催化原卟啉Ⅸ与亚铁离子合成血红素所需的亚铁螯合酶缺乏,导致原卟啉Ⅸ在体内蓄积过多。游离原卟啉可从红细胞和肝脏进入血液,在皮肤毛细血管内皮细胞内沉积,引起皮肤光敏反应。但原卟啉Ⅸ水溶性差,脂溶性强,对皮肤、骨和牙齿等组织亲和力差,因而皮肤损害较轻,骨及牙齿无原卟啉沉积。亚铁螯合酶缺陷是由于酶编码区基因突变引起,携带同样基因缺陷的家族成员中临床和卟啉代谢表现差异很大,虽然大多数基因缺陷患者有卟啉代谢异常,但无临床症状,而且父子遗传者罕见。因而推测决定此病临床表现的等位基因不止一个。此外,本病代谢异常男性较女性多见,原因不明。

原卟啉主要经胆道从粪便中排出,本病所致肝损害为原卟啉在肝组织中沉积所致,肝脏可从血浆中清除大量的原卟啉,肝脏分泌大量原卟啉时可使毛细胆管阻塞造成胆汁淤积。原卟啉从毛细胆管上皮细胞排泄速度受限制,可使原卟啉在肝细胞内蓄积,胆汁淤积干扰细胞内氧化磷酸化反应,导致细胞死亡,肝组织纤维化。

(二)发病率和临床表现

原卟啉病较先天性红细胞生成性卟啉病常见,至今世界已报告数百例。本病常在幼儿及青春早期发病。皮肤常在光晒几分钟至几小时后,受光部位出现不适、烧灼、瘙痒和刺痛感。继而出现红斑和水肿,症状严重程度与光照时间及强度和个体差异有关。有人仅表现为不适感而无皮肤改变。不同于其他卟啉病皮肤光敏表现,很少出现大疱、瘢痕和多毛。反复发作可导致皮肤增厚、粗糙。本病患者牙齿无荧光。相当多患者伴有胆道、肝脏和血液异常,约10%患者发生胆石症,广泛的原卟啉沉积所致肝细胞损伤导致肝硬化,许多患者伴有轻度低色素性贫血,而红细胞寿命和铁代谢无明显异常。

(三)实验室检查

红细胞内游离原卟啉(FEP)显著增高,多在5.4~81.0μmol/L(正常<0.9μmol/L),而缺铁性贫血所致FEP很少超过5.4μmol/L。在无临床症状的基因缺陷携带者,FEP在0~3.6μmol/L。在伴有严重原卟啉肝脏疾病患者,FEP一般超过24μmol/L。外周血在荧光显微镜下可见红细胞发出红色荧光,约占5%~25%,血中原卟啉阳性,尿色正常,不含卟啉,粪中原卟啉明显增加。

(四)诊断

皮肤光照出现灼烧感,轻或无皮肤损伤。伴有红细胞内原卟啉增加,即可诊断本病。注意与多形性光敏性皮疹鉴别。该病为一原因不明疾病,发病率比原卟啉病明显增高。缺铁性贫血虽然红细胞FEP上升,但无皮肤光敏症状。诊断中可用红细胞荧光试验初筛,缺铁性贫血红细胞荧光持续时间短,仅几秒钟,而先天性红细胞生成性卟啉病,荧光时间长,一般大于30秒,可长达2小时。

（五）治疗

治疗原则为避免日照和减少原卟啉对肝脏毒性，服用β-胡萝卜素每日120～180mg可增强对日光的耐受性。用特殊钛、锌防护服，外用二羟基丙酮和指甲花素防护剂。输血可抑制红细胞生成及红细胞内原卟啉产生，有人试用铁剂治疗1例患者，可减低红细胞内FEP，改善肝功能。考来烯胺每日口服12g，可阻断原卟啉肝循环，增加排泄，减少严重肝病发生，胆盐可促进原卟啉从肝脏分泌，减少其在肝脏内蓄积。

第二节 神经症状型卟啉病

一、急性间歇性卟啉病

急性间歇性卟啉病（acute intermittent porphyria）是由于δ-氨基酮戊酸和卟胆原产生过多在体内蓄积所致，患者伴有发作性精神、腹部及神经系统症状。

（一）发病机制

本病为常染色体显性遗传，位于11号染色体11q24上卟胆原脱氨酶等位基因发生突变，患者肝细胞、淋巴、皮肤、上皮、羊膜及红细胞内卟胆原脱氨酶活性仅为正常人50%。致使卟胆原转为尿卟啉原途径受阻，同时由于ALA合成活性增强，表现卟胆原和ALA在体内蓄积。研究报告这种基因突变至少有4种类型，因而酶活性表现不一。有些酶的免疫活性及催化生物活性减低，有些免疫活性正常，催化活性减低。此外，因有的患者红细胞内酶活性正常，而其他组织内减低，证明很可能控制酶表达的不止一个等位基因，控制红细胞为一个基因，控制其他组织内酶表达的为另一个基因。

本病患者代谢异常与神经系统症状间的关系目前还不十分明了。研究发现，卟胆原和ALA对神经系统有毒性作用。以ALA作用为主。包括：①抑制神经肌肉接头传导介质释放，体外培养可引起神经和脑细胞坏死；②抑制性神经传导介质γ-氨基丁酸受体的强兴奋剂；③遗传性酪氨酸血症患者和严重缺乏ALA脱水酶患者的ALA均过量蓄积，其发生的神经系统症状与本病相似；④神经系统内血红素合成缺陷，体外细胞培养试验表明抑制血红素合成可使细胞严重退化，投予血红素后可抑制本病的神经系统症状。近90%杂合子基因携带者缺乏症状，但某些因素可促进其发病。

（二）发生率和临床表现

1. 本病估计发病率在1.5/10万～10/10万。在斯堪的纳维亚、英国和爱尔兰较常见。基因缺陷在男女分布相等，但60%～70%有明显临床症状者为女性。多在30～40岁发病，但亦可早到青春期或晚到老年期发病。

2. 大多数本病患者无临床症状。少数患者多为急性起病，症状可持续数月，发作次数少者一生一次，多者一年2～3次，发作后可持续多年无症状。急性发作者多数腹痛起病，伴有自主神经功能紊乱。严重者可伴有周围神经病变和中枢神经症状，如惊厥和昏迷等。重者可致死亡。

（三）实验室检查

血象在间歇期正常，急性发作时可有白细胞轻度增高。尿在发作期颜色深棕色，亦可正常，但如将尿液酸化或置于日光下，尿中无色的卟胆原会转变为尿卟啉或氧化成胆红素使尿液变为红或棕红色。患者尿中有大量的卟啉前体排出，卟胆原多于ALA，卟胆原排出量在20～200mg/d（正常<4mg/d）。其排出量与临床症状粗略相关。快速检测尿卟胆原常用的方法为二甲氨基苯甲醛定性试验（Watson Schwartz试验）。如阳性，表明其24小时尿中卟胆原排出量在6～8mg以上。在本病缓解期，卟胆原和ALA明显下降，但一般不能降至正常水平。粪中卟啉含量正常或轻度增加。此外，常见本病患者合并低钠血症及尿素氮轻度上升，与呕吐脱水有关，亦可能与抗利尿激素分泌失衡有关。脑电图在发作期不正常，呈弥漫性非特异性慢波表现。

（四）诊断

根据发作时典型腹痛、精神及神经系统症状，尿中可出现大量卟胆原和ALA，诊断不难确立。

（五）治疗

1. 控制腹痛　可用吗啡，应避免使用有害药物，特别是巴比妥及磺胺类药物。吩噻嗪类药物可用作症状治疗。氯丙嗪25mg，1日4次，可有效控制疼痛及精神症状。

2. 每日葡萄糖300～500g静脉或口服，可使ALA合成酶受抑制，使患者尿中ALA和卟胆原排出减少，部分患者可减轻发作症状。

3. 血红素治疗　如患者24小时内症状无改善，可用正铁血红素治疗。应用剂量4mg/（kg·d），共4～5天均匀输注。如大剂量快速输注可致急性肾衰竭。

4. 癫痫发作的治疗　是急性发作少见并发症，可由低钠、低镁或卟啉本身对神经胶质细胞作用引起。溴剂和硫酸镁可能有效，新的药物加巴喷丁和氨己烯酸不经肝脏代谢也是很好的选择，纠正电解质紊乱可控制癫痫发作。

5. 避免使用有可能诱发急性发作的药物如巴

比妥等,是最有效的预防措施。

二、严重ALA脱水酶缺乏症

严重ALA脱水酶缺乏症(severe deficiency of ALA dehydradase)为常染色体隐性遗传,ALA脱水酶基因定位在染色体9q34,患者大多不发生卟啉病的生化异常和临床表现,仅为红细胞内ALA脱水酶较正常低50%左右。文献报道2例年轻男性患者发生典型急性间歇性卟啉病的症状,测定其红细胞内具有催化活性的ALA脱水酶仅为正常人的1%～2%。2例尿中ALA和粪卟啉Ⅲ明显升高,治疗与急性间歇性卟啉病相同。

第三节 皮肤及神经症状型卟啉病

一、混合型卟啉病

混合型卟啉病(variegted porphyria)为一种常染色体显性遗传性卟啉病,临床上既有腹部和神经系统症状,又有慢性光敏皮肤症状。少数人仅有皮肤光敏症状,常误诊为迟发性皮肤光敏性卟啉病。

(一)发病机制

本病主要由于遗传性原卟啉原氧化酶缺陷所致,酶基因定位在染色体1q23,患者基因有多种类型点突变,致使患者酶活性仅为正常50%,导致原卟啉原在体内蓄积,同时原卟啉原为粪卟啉原氧化酶竞争性抑制剂,继而形成粪卟啉原在体内蓄积。部分患者发现合并有血红素合成酶缺陷或尿卟啉原脱羧酶缺陷。说明可能有2个不同突变基因导致本病的遗传缺陷。此外,由于血红素合成受阻,其对ALA合成酶反馈抑制减低。以上综合原因造成卟啉前体及卟啉均增高,产生相应的神经和皮肤光敏症状。

(二)发病率和临床表现

本病在南非及荷兰后裔中发病率较高,达3‰,在芬兰发病率为1.3/10万,其他国家少见。发病症状与迟发性皮肤卟啉病相似但较轻,少见症状类似于间歇性卟啉病,但本病急性发作少见,大多由药物诱发。

(三)实验室检查

最特征的检查为粪中排出大量原卟啉和粪卟啉,以原卟啉为主。在急性发作期,除粪中表现外,尿中可排出大量的卟胆原和ALA,发作后转为正常。患者以皮肤症状为主,尿中粪卟啉明显增高,尿卟啉亦增高。

(四)诊断和鉴别诊断

对急性发作患者合并有皮肤光敏症状,结合实验室检查容易确定诊断。单纯有神经系统症状者,须与外科急腹症、癔症和多发性神经炎鉴别。同时本病患者粪中排出大量原卟啉和粪卟啉,尿中粪卟啉亦明显增高。可与急性间歇性卟啉病鉴别。如仅有皮肤症状,可根据患者有无肝病及肝功能异常,尿中粪卟啉高于尿卟啉等以资鉴别。

(五)治疗

参见皮肤及神经症状型卟啉病的有关治疗。

二、遗传性粪卟啉病

遗传性粪卟啉病(hereditary coproporphyria)为少见的常染色体显性遗传性疾病。主要特点为粪中排出大量粪卟啉Ⅲ。本病外显率低,大多数为无症状基因携带者。

(一)发病机制

本病为粪卟啉原氧化酶缺陷,多数患者酶活性降低至50%左右,临床无症状,纯合子酶活性往往在2%以下。由于酶活性降低使粪卟啉原不能氧化为粪卟啉,因此血红素生成减少,对ALA合成酶反馈抑制降低,使粪卟啉原及ALA、卟胆原产生增加而在体内蓄积,临床上表现为皮肤症状和急性神经症状。

(二)临床表现

在以下几方面类似急性间歇性卟啉病和混合型卟啉病:①为常染色体显性遗传;②粪卟啉原Ⅲ在肝脏蓄积,经胆汁排泄,胆汁淤积可形成黄疸;③在青春晚期发病;④急性发作常由药物诱发;⑤急性发作者多为女性,急性发作时,ALA、卟胆原和粪卟啉在尿中排出明显增加。与混合型卟啉病不同的是,本病仅在急性发作时产生皮肤光敏症状,多为暴露部位的大小疱疹,皮损愈合后常有瘢痕伴色素沉着或减退及多毛。急性发作时较急性间歇性卟啉病轻。

(三)实验室检查

粪中粪卟啉原Ⅲ明显增加,尿中粪卟啉原Ⅲ亦增加,急性发作时尿中ALA和卟胆原亦增加,肝活检新鲜标本紫外线灯照射后可出现红色荧光,红细胞暴露含量正常。

(四)诊断和鉴别

粪卟啉原Ⅲ氧化酶活性测定可检出有临床症状及无临床症状的基因缺陷携带者,但临床上不能广泛应用。最常用的检查方法为粪卟啉原Ⅲ测定,本病患者粪、尿中粪卟啉原Ⅲ明显增加。本病与混合型卟啉病鉴别要点为临床上本病很少合并光敏反应,后者粪中以原卟啉为主。与急性间歇性卟啉病鉴别,本病发作症状轻,尿中ALA排出量超过卟胆原。

(五)治疗

本病预防和治疗与急性间歇性卟啉病相同,血红素和葡萄糖应用有效，应注意氯丙嗪可诱导本病发作。皮肤光敏症状预防和治疗与前述的皮肤光敏性卟啉病相同。

（张薇 陈书长）

参考文献

1. James SW and Michael RM Heme Biosynthesis and Its Disorders: Porphyrias and Sideroblastic Anemia In: Hoffman R, Beng EJ, Schatti SJ. Hematology, Basic Principles and Practice, 4nd ed. Churchill Livingstone Inc NewYork, 2005
2. Bottomley SS, Lee GR, Porphyia N lee GR, Foesster J, Lukers, et al. Wintrobe's Clinical Hematology, 11th ed. Lippincott Williams & Wilkns, Philadelphia, 2003

第 47 章

继发性和特发性红细胞增多症

红细胞增多症按照病因可以分为原发性红细胞增多症(包括先天性红细胞增多症例如 EPO 受体突变和获得性红细胞增多症如真性红细胞增多症)、继发性红细胞增多症和特发性红细胞增多症。下面将重点介绍继发性和特发性红细胞增多症。

第一节　继发性红细胞增多症

继发性红细胞增多症是由继发于其他疾病,引起红细胞生成素(简称促红素)分泌增加而致的红细胞增多。红细胞增多症的研究可以简单概括为对细胞克隆性的评估。按此观点,进行基因检测而非传统的研究方法具有重要的意义。克隆性红细胞增多是真性红细胞增多症的特征,几乎总伴随着 JAK2 突变(JAK2V617F 或外显子 12)。其他类型为非克隆性红细胞增多,经常也叫继发性红细胞增多症或特发性红细胞增多症。血清红细胞生成素(EPO)水平在继发性红细胞增多症中常正常或升高,而在真性红细胞增多症中常低于正常。因此,对于获得性红细胞增多症患者,在诊断时应完善血 JAK2 突变检测和血清 EPO 检测,以区分真性红细胞增多和继发性红细胞增多症。相反的,出生即开始的红细胞增多症很可能是先天性红细胞增多症,应检测有关的基因突变。

继发性红细胞增多是非克隆性原因引起的红细胞增多,又由于红细胞增多的发病机制的不同而进一步细分,见表 47-1。

(一) 病理生理

红细胞增多可由于多种后天获得的 EPO 介导的途径所致。可分为中心型或局部肾脏缺氧型,过量的 EPO 也可源于外源性注射或病理过程。

表 47-1　红细胞增多症的分类

先天性红细胞增多症
EPO 受体突变
高氧亲和力血红蛋白
双磷酸甘油酸变位酶缺陷
VHL 基因突变(Chuvash 红细胞增多症)
PHD2 突变
HIF-2α 突变
获得性红细胞增多症
EPO 介导的
低氧所致
中心低氧
慢性肺病
右向左心肺血管短路
一氧化碳中毒
吸烟者的红细胞增多
低通气综合征,包括睡眠缺氧
高海拔地区
肾脏局部缺氧
肾动脉硬化
终末期肾病
肾积水
肾囊肿(多囊肾)
肾移植后红细胞增多
病理性 EPO 产生
肿瘤性
小脑成血管细胞瘤
脑膜瘤
甲状旁腺肿瘤/腺瘤
肝细胞癌
肾细胞肿瘤
嗜铬细胞瘤
子宫平滑肌瘤
外源性 EPO
药物相关的
注射 EPO
雄激素

1. 中心缺氧驱动 任何可以导致缺氧的都可以刺激 EPO 的产生,而最终导致红细胞增多。可以由高海拔、慢性肺部疾病、吸烟、夜间低氧和一氧化碳中毒等造成。

先天性发绀性心脏病可以导致维持组织氧供的失败,因而代偿性红细胞增多。心脏的缺陷分为 2 类:第一类中央肺动脉发育不良或缺失,因此肺血流通过主动脉或其分支的侧支动脉以及巨大的右向左短路流动(肺动脉闭锁伴室间隔缺损和主-肺动脉侧支动脉形成)。第二类肺血管疾病是肺内的动脉和毛细血管由于高的压力和强的血流短路而发生阻塞性改变,原因往往是简单的或复杂的先天性心脏疾病,有时也可由于姑息性外科短路手术(艾森门格综合征)。低氧迫使 EPO 产生而导致代偿性红细胞增多。

2. 肾脏局部低氧驱动 EPO 由肾脏分泌。肾脏局部的问题可以导致低氧从而 EPO 增加,最终红细胞增多。可以导致这种情况的包括:肾动脉硬化和终末期肾病。肾脏疾病引起的红细胞增多也可以见于多囊肾,囊可以分泌 EPO。肾移植术后 8 ~24 个月,10% ~15% 出现红细胞增多,被称为肾移植后红细胞增多症(PTE)。PTE 的原因是多因素的,包括 EPO 产生增加、异常的红系前体细胞对 EPO 敏感、红系统对血管紧张素Ⅱ或改变的血管紧张素Ⅱ产物的异常敏感,以及胰岛素样生长因子Ⅰ和它的结合蛋白浓度增加等。

3. 病理性 EPO 产生 EPO 的产生可见于一系列恶性肿瘤和非恶性肿瘤。肿瘤伴有红细胞增多的患者 EPO 水平增加。肿瘤组织 EPO 的 mRNA 的高表达和肿瘤切除后 EPO 水平下降,证实肿瘤和红细胞增多的关系。已经证实的这类肿瘤包括:小脑成血管细胞瘤、脑膜瘤、甲状旁腺肿瘤/腺瘤、肝细胞癌、肾细胞癌(可能与 VHL 突变有关)、嗜铬细胞瘤和子宫平滑肌瘤。

4. 外源性 EPO 注射 有时候红细胞增多可以使人表现更好,如在持久的运动时。因此,有时运动员会自己注射 EPO 来提高成绩而导致红细胞增多。红细胞增多也可见于使用雄激素药物。

(二) 症状和体征

1. 红细胞增多的表现 常见的症状有头晕、头胀、头疼、乏力、心悸、失眠、眼花、怕热和出汗等;有时有心绞痛,面部、手指、唇及耳廓呈暗红色到发绀,黏膜及眼结膜充血与血管扩张。

2. 原发病的症状和体征。

(三) 诊断

遇到红细胞增多的患者首先必须记录详尽的病史和进行仔细地体检,以寻找可能的致病原因,比如打鼾的病史可能提示夜间低氧的情况。

实验室检查包括血红蛋白或血细胞比容高于正常,但白细胞及血小板计数一般正常;动脉血氧饱和度在心肺疾病等可引起降低,而在肿瘤病人则正常。其他包括 *JAK2* 基因突变、EPO 水平、骨髓活检及内源性红细胞集落测定等(图 47-1)。

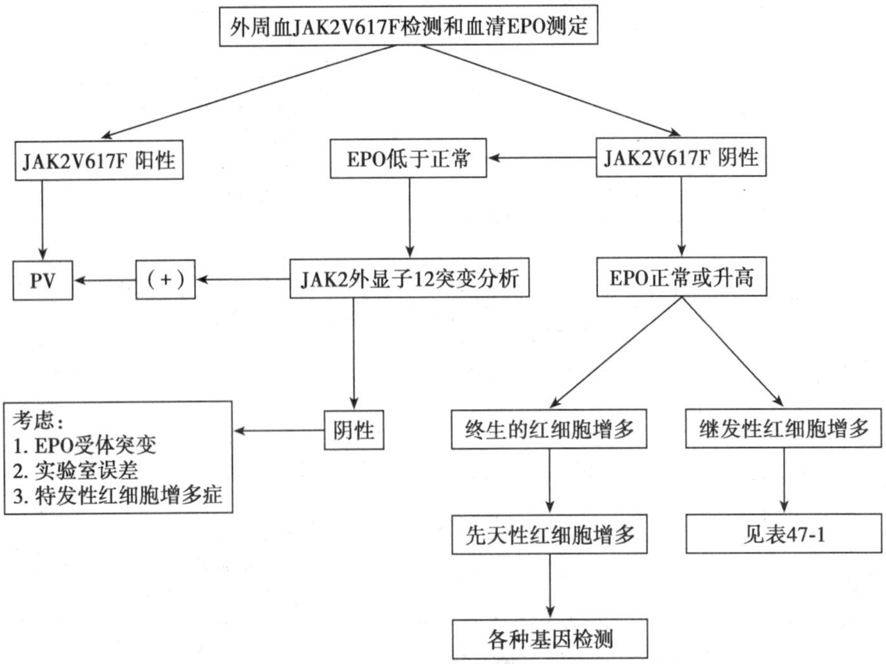

图 47-1 红细胞增多的诊断流程

（四）治疗方案

1. 原则上是治疗原发病，根据原发病治愈后，继发性红细胞增多症应随之消失。

2. 去除能够引起或加重红细胞增多的因素。

3. 必要时可加用阿司匹林预防血栓。

（五）预后

本病预后取决于原发病。

第二节　特发性红细胞增多症

除了真性红细胞增多症和有明确病因的继发性红细胞增多症以外，仍有一部分红细胞增多症的患者在接受了全面检查后并未发现任何致病因素，目前将这部分患者的红细胞增多症称为特发性红细胞增多症。临床研究发现约 1/3 的特发性红细胞增多症患者 EPO 水平降低，剩下的 2/3 其 EPO 水平正常或升高。在这些患者中，只有少数可以查到致病机制，大多数患者的发病机制目前仍无法解释。

（一）特发性红细胞增多症的诊断

确诊为红细胞增多症后可按如下步骤明确致病原因：

1. 询问详细全面的病史，是否有继发性因素：如慢性肺部疾病等；以及复查全血细胞计数。

2. 根据临床表现及明确致病因素，患者进行进一步的检查：如真性红细胞增多症可以通过检查 *JAK2* 突变确诊。

3. 对那些没有明确病因或不是真性红细胞增多症的患者，检查血 EPO 水平。EPO 水平降低的患者可能有 EPO 信号传导通路上的异常，可进一步针对信号传导通路进行相关检查。那些 Hb 显著升高但 EPO 水平却依然正常或 EPO 升高的患者，则可能有氧感应信号通路的异常。

4. 当除外原发性及继发性真性红细胞增多症后，才可诊断特发性红细胞增多症。

（二）特发性红细胞增多症的治疗

目前有关特发性红细胞增多症的靶向性治疗研究很少，通过放血降低血 Hct 及血液黏稠度可能对这类患者有益，但尚无相关临床研究证据支持。

（韩冰）

参考文献

1. McMullin MF, Reilly JT, Campbell P, et al. Amendment to the guideline for the diagnosis and investigation of polycythaemia/erythrocytosis. Br J Haematol. 2007;138:821-822

2. Scott LM, Tong W, Levine RL, et al. JAK2 exon 12 mutations in polycythemia vera and idiopathic erythrocytosis. N Engl J Med. 2007;356:459-468

3. Sergueeva AI, Miasnikova GY, Okhotin DJ, et al. Elevated homocysteine, glutathione and cysteinylglycine concentrations in patients homozygous for the Chuvash polycythaemia VHL mutation. Haematologica. 2008;93:279-282

4. West SD, McBeath HA, Stradling JR. Obstructive sleep apnoea in adults. BMJ. 2009;338:946-948

5. McMullin MF. The classification and diagnosis of erythrocytosis. Int J Lab Hem. 2008;30:447-459

第三篇

白细胞系统

第 48 章

中性粒细胞结构、生化与功能

本章介绍中性粒细胞的形态结构，颗粒内容物中参与杀菌、消化的重要组分。重点介绍中性粒细胞黏附作用、趋化作用、吞噬作用、非氧杀菌、依氧杀菌及氧化损伤的分子基础。其中趋化信息传递和NADPH氧化酶的激活机制反映了近年吞噬生化中核心问题的研究进展，也是当今国内外研究吞噬生化和自由基医学的热点问题。

第一节　中性粒细胞的细胞结构

一、一般形态

中性粒细胞是由造血干细胞的粒细胞系发育而来，在骨髓内成熟后即进入血循环，并可逸出血管壁进入组织或炎症部位。渗出液及体液中也有中性粒细胞，中性粒细胞占血液中白细胞总数的50%～70%，细胞质内有两类既不嗜酸也不嗜碱的颗粒。成熟中性粒细胞的直径为12～15μm，呈椭圆形或圆形，用Wright染色时呈深紫色，核-质比(N/C)较小，细胞核浓缩并凹陷形成多个核叶，核叶一般2～5个，核叶之间有染色质细丝相连。染色质凝缩成块状，分散在核内，大多与核膜紧接。细胞质中有各种细胞器：游离的核糖体、粗面内质网、线粒体和高尔基体，但均已退化。核仁小，即使用电镜也不易观察。糖原颗粒丰富，不规则地分布在细胞质中，是吞噬作用时糖酵解的能源。中性粒细胞的颗粒主要有两种，依其发育的先后分为原发颗粒或叫嗜天青蓝颗粒，继发颗粒或称特异颗粒。由于在骨髓细胞阶段不再生成原发颗粒而只生成继发颗粒，到成熟细胞时继发颗粒在数量上比原发颗粒多，约为原发颗粒的2～3倍。中性粒细胞的几何中心是中心体(centrosome)。中心体由两个四周伴有辐射状排列微管的中性粒(centriole)和高尔基体构成。核叶在中心体周围呈环状排列。中心体是细胞最刚性的部分，细胞骨架密度最高。中性粒细胞的模式图如图48-1所示。

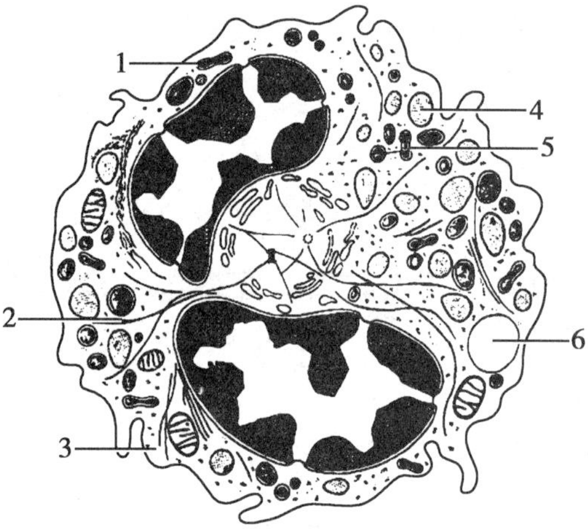

图48-1　中性粒细胞模式图

1、5：嗜中性颗粒；2：微管；3：糖原颗粒；4：嗜天青蓝颗粒，断开的核叶在中心体周围；6：收缩的液胞

已发现中性粒细胞还存在一种三级颗粒(tertiary granule)。三级颗粒发现于中幼粒后期、晚幼粒和中性粒细胞阶段。一些学者认为三级颗粒只不过是原发颗粒或继发颗粒形态上的变种，或认为是少量单核细胞污染标本的结果。但也有证据证明，用低浓度FMLP、佛波酯和A23187刺激中性粒细胞时，有一种独立于原发颗粒和继发颗粒的细胞器分泌出来，并可迅速释放胶原酶，因此三级颗粒是存在的，并称作白明胶酶颗粒，对各种颗粒内容物也有了进一步研究。年老的中性粒细胞功能活力丧失，不易为中性红染色，在全血中为数不

多而且存活时间短。中性粒细胞曾被看作是一均质的细胞群，不再合成蛋白质，而且细胞的大小，颗粒的数量相对确定。但以后的研究证明该细胞群并不是均质性的，在功能活力、吞噬杀菌、Fc 受体表达、氧化活性、密度及其他特性都不是相同的，判别细胞群的均质性还须考虑成熟的差异和环境的影响。

二、细 胞 核

成熟中性粒细胞核高度浓缩。染色质内陷成块状，成为分叶核（multilobed nucleus），各核叶之间由 15～30nm 宽的染色质细丝相连，有时因核叶重叠不易观察到连丝。核叶一般有 2～5 个。Arneth 认为核叶的数量反映了中性粒细胞的成熟程度或细胞年龄；有 3 个或 4 个核叶的细胞比只有 2 个核叶的细胞更成熟。这种观点在核染色质一次性收缩中是正确的，但核叶的形成往往需要一个过程，有可能在只形成较少核叶时细胞就进入血液循环，核叶的形成有可能继续进行。核仁很小，即使用电镜也不易辨认。在各分散的染色质块间有细丝组成的不定形物质，内含有 100～30nm 的颗粒，颗粒内又含有 RNA 和弱酸性的非组蛋白或残存的核仁。

三、糖 原

成熟中性粒细胞的特征之一是富含糖原颗粒。用偶氮胭脂红（azocarmin）和 PAS 染色均呈阳性，电镜下糖原呈颗粒状，大多是直径为 2nm 左右的颗粒。这种颗粒与肝脏或其他组织中观察到的大型 α-糖原颗粒不同，称为 β-糖原颗粒。事实上 α-糖原颗粒是 β-颗粒的聚集体。糖原出现在中幼粒细胞阶段，随着细胞成熟而逐渐增多，由于中性粒细胞线粒体退化，因而糖原是其能源，能量由糖原经糖酵解提供。

四、微 管

微管和微丝是中性粒细胞胞质中的重要结构，微管是一种外径为（24±2）nm、内径为（18±2）nm 的中空管状结构。微管由管蛋白（tublin）构成，管蛋白是一种分子量为 1900 的糖蛋白，沉降系数 $S_{W \cdot 20}$ 为 5.85。管蛋白是由 α 亚基和 β 亚基形成的异二聚体，占微管总蛋白的 80%～95%。管蛋白与微管相关蛋白（microtuble associating protein）聚合成原纤维（protofibril），然后由 13 条原纤维以右手螺旋方式围绕成中空的微管。平均每个管蛋白可结合二个 GTP 分子，这在管蛋白的聚合中有重要作用。秋水仙素可与管蛋白结合引起微管结构的解体。ConA 可促使微管聚集，此过程可为谷胱甘肽氧化剂阻抑。微管形成的细胞骨架除了维持细胞形体外，还控制细胞器的运动，不仅如此，微管还参与中性粒细胞的游走、吞噬体的形成和黏附作用。微管和微丝协同作用还控制吞噬体和液泡在胞内的移动。

五、微 丝

微丝（microfilament）是直径为 4.0～6.0nm 的细丝，是球形肌动蛋白（actin）的双股螺旋的聚集体，存在于中性粒细胞的胞质中。微丝参与中性粒细胞受激引起的各种运动性反应和黏附作用，以及胞质在伪足中的流动及物理状态的变化。在突起的伪足中有微丝形成的密集网络，因而产生由微丝控制的膜蛋白侧向运动和伪足的伸缩。细胞松弛素可以分解微丝，微丝还具有 ATPase 活性，可以促进 ATP 水解，为肌动蛋白收缩时提供能量。肌动蛋白与肌球蛋白（myosin）形成微丝收缩蛋白。微丝和微管是组成细胞骨架的主要成分，参与细胞的移动和细胞内的运动。除了肌动蛋白和肌球蛋白以外，胞质中还有多种参与细胞运动的蛋白分子，它们是肌动蛋白结合蛋白（actin-binding protein）、肌动蛋白抑制蛋白（profillin）、锥形蛋白（acumentin）和胶溶蛋白（gelsolin）等。这些功能蛋白参加骨架蛋白网络密集或松散的调节，从而影响胞质流动态和凝胶态以及调控伪足的伸展和收缩。

六、质 膜

（一）脂质

中性粒细胞质膜是典型的流动镶嵌模式结构，厚度约 7.5～10.0nm 磷脂分子以亲水性头部外向、疏水性尾部对接方式排列形成脂双层，膜蛋白以各种方式镶嵌其间，例如 Na^+-K^+ ATPase 贯穿脂质层、碱性磷酸酶位于脂双层外侧，酸性磷酸酶位于脂双层内侧。膜脂主要由磷脂（35%）、甘油三酯（30%）、糖脂（16%）和胆固醇（10%）组成。磷脂包括磷脂酰胆碱（PC，12%）、磷脂酰乙醇胺（PE，12%）、鞘磷脂（SM，6.5%）、磷脂酰丝氨酸（PS，1.5%）和磷脂酰肌醇（PI，1.5%），此外还有少量的磷脂酰甘油和溶血磷脂。胆固醇/磷脂克分子比约为 1∶4，不含中性脂肪酸，与其他血细胞相比 PE 较高。由于膜脂中饱和脂肪酸较高，因而刚性较好，而对水溶性物质的透性较差。

（二）膜蛋白

中性粒细胞质膜含有丰富的膜蛋白，这与中性粒细胞行为功能复杂相适应。如各种受体蛋白、离子通道蛋白、各种膜功能酶以及与呼吸暴发作用密切相关的 NADPH 氧化酶亚基等。5′-核苷酸酶、碱性磷酸酶和 Na^{+}-K^{+}ATPase 均是中性粒细胞质膜的标志酶，常用以判别质膜纯化的程度。中性粒细胞膜相关蛋白根据其作用功能可以分为整合蛋白、外周蛋白和糖脂蛋白。膜蛋白可以以相同的或不同的亚基以各种方式形成受体通道和酶。膜蛋白是研究中性粒细胞多种功能的核心部分。

七、中性粒细胞颗粒

中性粒细胞能合成杀灭微生物的多肽和蛋白水解酶。这些酶协助杀死和消化微生物，但若释放不当就会损伤宿主，对颗粒蛋白的认知应从中性粒细胞对来自外周环境信息的感受性能相联系。另外颗粒是高度不均一性的，这有利于中性粒细胞能梯度地、定性地释放颗粒蛋白，最大限度地避免对宿主造成损伤。

根据标志酶或位于颗粒的基质和颗粒及分泌泡质膜上的其他蛋白质的特征，已发现中性粒细胞含有四种颗粒亚系，它们分别是嗜天青蓝颗粒（也称初级颗粒）、特异颗粒（也称次级颗粒）、白明胶酶颗粒和分泌型囊泡，简称分泌泡，其相应内容物列于表 48-1 中。

表 48-1 中性粒细胞亚系的组分

颗粒	嗜天青蓝颗粒	特异颗粒	白明胶酶颗粒	分泌泡
标志酶	髓过氧化物酶	乳铁蛋白	白明胶酶	碱性磷酸酶
膜	CD63 CD68 Granulophysin	CD15 CD66 CD67 CD11b/CD18 Gp91phox/p22phox	CD11b/CD18	CD10 CD13 CD45 CD35（CR1）
氧化酶受体		细胞色素 b Rap1A	细胞色素 b Rap1A	细胞色素 b Rap1A
其他受体		FMLP R C_{3bi} R 层粘连蛋白 R 玻连蛋白 R	FMLP R C_{3bi} R	FMLP R C_{3bi} R（CR3 R） CR4 R C1q R FcγⅢ R 纤维蛋白原激活物 R
信号传递	血小板反应蛋白 R Gi2 蛋白亚基			
其他	NB 抗原 19kD 和 155kD 蛋白	二酰基甘油脱乙酰酶	蜕变加速因子	
基质				
杀菌物	髓过氧化物酶 氧化氮合酶（NOS） 溶菌酶 BPI 蛋白 防御素 Serprocidins 弹性蛋白酶 组织蛋白酶 G 蛋白酶 3 Azurocidin（CAP37）	乳铁蛋白 溶菌酶	溶菌酶	

续表

颗粒	嗜天青蓝颗粒	特异颗粒	白明胶酶颗粒	分泌泡
水解酶	酸性β-甘油磷酸酶 α-Mannosidase β-葡糖醛酸酶 β-甘油磷酸酶 N-乙酰-β-氨基 葡萄糖苷酶 唾液酸酶	白明胶酶	白明胶酶 乙酰转移酶	
其他	酸性黏多糖 肝素结合蛋白	β-2 微球蛋白 纤溶酶原激活物 维生素 B_{12} 结合蛋白	β-2 微球蛋白	血浆蛋白

血液和骨髓涂片染色表明中性粒细胞在早幼粒细胞阶段就发现有髓过氧化物酶阳性的嗜天青蓝颗粒，并出现在以后分化的各个阶段。嗜天青蓝颗粒的基质中含有杀菌性蛋白和酸性水解酶，它们分别参与氧化和非氧化型杀菌。嗜天青蓝颗粒的膜上含有受体和信号传递蛋白。乳铁蛋白位于特异颗粒中，是该颗粒易于分辨的标志，特异颗粒的基质含有不同于嗜天青蓝颗粒的水解酶和维生素 B_{12} 结合蛋白。特异颗粒膜含有趋化性、调理性和黏附性蛋白的受体及吞噬细胞 NADPH 氧化酶重要组分之一的细胞色素 b。由于中幼粒细胞和中性粒细胞各个不同的分化期均呈现碱性磷酸酶染色阳性之故，曾经认为碱性磷酸酶是特异颗粒的第二种标志，但现已纠正了这种观点，实际上碱性磷酸酶存在于分泌囊泡中，是以散在的方式蕴涵在中幼粒细胞、晚幼粒细胞、杆状细胞和中性粒细胞的质膜和胞质中。分泌泡也是细胞色素 b 和血清调理素受体的来源。纤溶酶原激活物受体也位于中性粒细胞囊泡膜上。分泌泡实则是一高度分泌性的胞内间隔区域。在胞外低 Ca^{2+} 刺激下诱导其与质膜融合，使质膜上仅有少量受体、对炎症介质和胞外基质低微反应的中性粒细胞转变为对这些有高度敏感反应的活化细胞，分泌泡为此提供了结构基础。

除了分泌泡、嗜天青蓝颗粒和特异颗粒外，最近已通过亚细胞级分技术与双标记免疫电镜联合技术鉴别了另一种亚颗粒体，这种颗粒富含白明胶酶，但不含乳铁蛋白，而且对过氧化物酶呈阴性，这种颗粒称白明胶酶颗粒，白明胶酶颗粒在促分泌剂反应时比特异或嗜天青蓝颗粒更易分泌它的内容物。根据微点阵技术和灵敏蛋白质组学对中性粒细胞颗粒的大量研究发现，曾认为是中性粒细胞特有的种种颗粒蛋白在其他类型的细胞中，首先是内皮细胞中同样也存在，因而已确认中性粒细胞和内皮细胞共同担负抗杀微生物的功能；二者的主要区别在于内皮细胞只有在感染和炎症出现时才担负“兵工厂”的任务，而中性粒细胞则可主动激活相关转录因子产生抗菌物质和蛋白水解酶储存在颗粒中以备急需时供应，也即在内皮细胞抗菌工作前中性粒细胞已开动“兵工厂”工作了。

第二节 中性粒细胞质膜功能蛋白的生化性质

中性粒细胞质膜含有丰富的受体分子，这与其复杂的行为、功能的多样及调节的精细相适应。随着对中性粒细胞研究的深入可能不断有新的受体分子被发现，现根据已报道的几种分别进行阐述。

一、趋化性受体

中性粒细胞可依靠特异性受体的升调节或在组成上通过特异性受体在细胞表面表达而感受趋化信息。第一个被证明的中性粒细胞趋化性受体是趋化三肽（FMLP）受体。FMLP 系人工合成的多肽，与细菌产生的天然趋化性因子相类似。根据测定趋化物受体的时间依赖性饱和结合动力学常数、高亲和性解离常数（high-affinity dissciation coustant，Kd），发现几乎所有的特异性受体有相似性。业已证明，每个完整的中性粒细胞上约有 50 000 个 FMLP 受体，其 Kd 为 20nM，1980 年已对 FMLP 受体进行了分子克隆。血小板反应蛋白是一种胞外基质蛋白，具有趋化活性且能通过特异性受体与 G_i2 蛋白结合。G_i2是与 FMLP 受体相连接的 G 蛋白的 α 亚基的一个亚族群。血小板反应蛋白受体和 G_i2 蛋白亚基储存在嗜天青蓝颗粒中，而 FMLP 受体则储存在特异颗粒和分泌泡中。

中性粒细胞还具有从补体裂解而来的第 5 组分 C_{5a} 的特异性受体。用放射标记的 C_{5a} 证明每个中性粒细胞上有 50 000～100 000 个受体，其 Kd 为 2nM，C_{5a} 受体已被克隆。用来自分化的 HL60 细胞 C_{5a} 的 mRNA 注入卵母细胞，可导致全部跨膜流动应答和百日咳毒素可抑制的 Ca^{2+} 流出，表明 C_{5a} 受体与 G 蛋白的耦联密切相关。

组织衍生的趋化物中对中性粒细胞具有强趋化活性的称做趋化因子(chemokin)，趋化因子是一种 70～80 个氨基酸组成的低分子量蛋白，有四个半胱氨酸并形成两个二硫键：一个在较短的 α-末端区，另一个在较长的羧基末端区。就趋化因子对中性粒细胞的特异性而言，差异甚大，这取决于趋化因子结构序列的头两个半胱氨酸的位置，这两个半胱氨酸若被另一个氨基酸隔开的称 CXC 趋化因子，它们的基因簇集于第四染色体上；相反，CC 趋化因子的两个半胱氨酸是邻位方式，对中性粒细胞无激活作用，但对单核细胞、嗜碱性粒细胞、嗜酸性粒细胞及 T 淋巴细胞有激活作用。多种细胞均可产生 CXC 趋化因子，包括内皮细胞、血小板、中性粒细胞、T 淋巴细胞和单核细胞。属 CXC 趋化因子的有 IL-8[也称中性粒细胞激活肽-1(NAP-1)]、中性粒细胞激活肽-2(NAP-2)和 α-型生长相关蛋白(GRO-α)。目前发现的趋化因子已超过 50 种，所有的趋化因子均需通过七次跨膜受体才能起作用。七次跨膜受体是与异三聚体 GTP 结合蛋白耦联的受体。迄今，已发现有六种 CXC 受体和十种 CC 受体，列于表 48-2 中。

中性粒细胞表达有高数量的两种 IL-8 受体，一是对 IL-8 呈高度特异性的(称做 IL-8 RⅠ)，另一是对所有的 CXC 趋化因子均呈高亲和性(称作 IL-8R2)。每个中性粒细胞上约有 20 000 个 IL-8 的特异性受体，Kd 为 0.8nM；GRO-α 和 NAP-2-特异性受体的数量为每个中性粒细胞上约有 60 000～90 000 个，其中 30%～45% 系高亲和性，Kd 平均为 0.3nM，NAP-2 的 Kd 为 0.7nM，两个低亲和性的 GRO-α 和 NAP-2 受体 Kd 为 30nM。对 IL-8 的两种受体的 cDNA 克隆研究表明，其跨膜的锚结构与所有其他中性粒细胞趋化性受体(如七次跨膜疏水区)极相似。七次跨膜功能域受体家族参与视觉、嗅觉、激素作用、细胞增殖和神经传导的信息传递。在中性粒细胞中，该受体形成 7 个疏水性的跨膜螺旋(20～25

表 48-2 中性粒细胞趋化性受体的性质：七次跨膜受体家族

受体	配 体
CXCR1	IL-8，GCP-2
CXCR2	IL-8，GROα，β，γ，NAP-2，ENA78，GCP2
CXCR3	ITAC，Mig，IP10
CXCR4	SDF-1
CXCR5	BCA-1
CXCR6	CXCL16
CCR1	RANTES，MIP-1α，MCP-2/3/4，CKβ8，LEC，HCC-1/2
CCR2	MCP-1，MCP-2，MCP-3，MCP-4
CCR3	嗜酸性粒细胞趋化因子-1/2/3，RANTES，MCP-2/3/4，MEC
CCR4	TARC，MDC
CCR5	RANTES，MIP-1α，MIP-1β，MCP-2
CCR6	LARC
CCR7	ELC，SLC
CCR8	I309
CCR9	TECK
CCR10	CTACK，MEC
XCR1	淋巴细胞趋化肽
CX3CR1	趋化因子 CX3

个氨基酸)，而且 7 个跨膜结构被三个暴露在胞质和质膜外表面的亲水性环所分开，而二硫键桥使第一和第二胞外环达到稳固。跨膜区上有若干个氨基酸，它们形成了配体结合口袋，这些氨基酸对所有的受体起一种引桥的作用，在结构上保证它们与 G_i2 蛋白发生作用，胞外氨基酸结构和跨膜区的差异决定了对配体的特异性。所有的 CXC 趋化因子对受体识别和信息传递需一种 Glu4-Leu5-Arg6(ELR)氨基末端序列。近年已提出一种"双位模型(twosite model)"以解释受体激活和对 CXC 或 CC 趋化因子的选择性，即开始时由趋化因子的主体部分与受体接触，然后由氨基末端区激活受体。但 C_{5a} 受体激活部位则位于 C-末端区，而 N-末端区则参与受体结合。

中性粒细胞具有 CXC 受体的第二集群，促使内皮细胞、巨噬细胞和中性粒细胞自身分泌磷脂氧化物和氧合作用产物，以及促使细菌产生细菌毒和氧化物。PAF 是一种 1-O-烷基-2-乙基-Sn-甘油-3-磷酸胆碱，当凝血酶、徐缓激肽(bradykinin)、组胺、ATP

和血管紧张素Ⅱ刺激内皮细胞相应受体时其在内皮细胞中生成。用放射性标记的 PAF 结合于中性粒细胞，显示每个中性粒细胞上有 1000 个高亲和性受体和 270 000 个低亲和性受体，它们的 Kd 值分别是 0.2nM 和 500nM。PAF 受体是一种 CXC 受体，具有七次跨膜结构，属于 G 蛋白耦联受体家族。该受体可被 PAF 上的短 Sn-2 残基激活。在这几种趋化物中，PAF 是唯一的中性粒细胞中富含脂质的胞质内含物，它促使中性粒细胞释放白三烯 B_4（LTB_4）（见中性粒细胞的始动部分）。LTB_4是脂氧合酶催化花生四烯酸 C-5 键氧化后生成的，并可进一步转化生成白三烯 A_4，此不稳定的环氧中间产物经水解可转生成 LTB_4。用放射性标记的 LTB_4结合试验证明，每个中性粒细胞上有 4 500 高亲和性受体和 270 000低亲和性受体，相应 Kd 分别为 0.4nM 和 75nM。中性粒细胞的 LTB_4受体也与 G_i2 蛋白耦联，并通过 GTP 和一种分子量为 53～61kD 的蛋白一起调节该受体，使之在高亲和性和低亲和性之间互相转化。

二、调理素受体

调理素受体包括免疫球蛋白（IgG，IgA）受体和补体 C3 受体。这类受体与 IgG（或 IgA）和 C3 补体分子中的 Fc 结构域相结合，从而使中性粒细胞识别经它们调理了的病原体颗粒或免疫复合体。免疫球蛋白受体也称 Fc 受体，近年又分为若干亚型：属 IgG 的有 FcγRⅡ（CD32），FcγRⅢ（FcγRⅠ是巨噬细胞的受体组分）。属 IgA 的有 FcαR，补体 C3 受体有 CR1（CD35）和 CR3（CD11b/CD18，Mac-1），CR1 是分子量为 205 000～250 000 的膜糖蛋白分子。CR1 对 C_{3b}有高亲和性，CR3 对 C_{3bi}有高亲和性，FMLP 等激活中性粒细胞的因子能迅速增加补体受体的表达。JOHN 等（1985）证明中性粒细胞中存在补体受体库。调理素受体具有介导吞噬作用的能力，补体受体 CR1 主要促使对病原体等的黏附作用，增进对由 CR3 介导的 C_{3b}/C_{3bi} 调理的颗粒的吞噬。Fc 受体也增进细胞对病原体颗粒的吞噬和消化。进一步研究证明，FcγR 亚型中的 FcγRⅢ型是 FcγR 中的主体，富集于中性粒细胞的质膜表面，约占 FcγR 的 80%，在与 IgG 调理颗粒的结合中占首位。在炎症反应中，FcγRⅢ与补体、FMLP 的受体和甘露醇相关联，此外，FcγRⅢ具有磷酸肌醇锚的作用，可能在信息传递至微丝，引起吞噬体形成中有重要意义。佛波酯能引起 FcαR 表达增加，GM-CSF 和 G-CSF 能减少 FcαR 数量（每个中性粒细胞约 104 个 FcαR 分子），但可增加 FcαR 的亲和性，因而可增进其吞噬作用。Fc 受体的结构已基本清楚。Petty（1993）等认为 CR 可能是其他膜受体的组成素材。

（一）FcγR 的性质和功能

近年研究表明，FcγR 参与对免疫复合体的清除、抗体包被的病原体的吞噬、促进抗原活性、分泌活性氧中间体、抗体依存性细胞的细胞毒作用（ADCC）和抗体包被的肿瘤细胞的细胞毒作用，可能还在动脉粥样硬化中起作用。

这类受体分子似只在人髓系细胞（单核细胞、巨噬细胞、嗜酸性粒细胞和中性粒细胞）上表达，具有介导肿瘤细胞 ADCC 的性能，而且在肿瘤的抗体治疗中起重要作用。FcγR 在免疫系统的抗病原体防御中更为重要。人白细胞 FcγR 的表达已用单克隆抗体（mAbs）测定。已有三类不同的人 FcγR 被鉴别，即 FcγRⅠ、FcγRⅡ和 FcγRⅢ。所有这三种 FcγR 均属染色体 1，它们是结构上互有关联、功能上完全不同的免疫球蛋白超家族成员。FcγR 在骨髓细胞上的表达见表 48-3。

表 48-3　FcγR 在骨髓细胞上的表达（每 1000 个细胞上的受体数）

细胞型	FcγRⅠ	FcγRⅡ	FcγRⅢ
单核细胞	15～40	30～60	1～5
单核细胞+IFN-γ	100～300	30～60	1～5
中性粒细胞	<2	30～60	100～200
中性粒细胞+IFN-γ	5～20	30～60	100～200
巨噬细胞	50～100	30～80	40～100
巨噬细胞+IFN-γ	100～300	40～80	40～100

体内用G-CSF刺激中性粒细胞后FcγRⅠ的表达可增至5000～10 000倍。已发现FcγR有若干异型体存在，这表明FcγR呈多型性（polymorphism）。现在认为FcγR的多型性，可能反映了细胞对抗体包被的“靶子”的多种识别和对免疫复合体吞噬、杀死等功能的完整性。至少有两种FcγR的异型体存在，用cDNA探针已鉴别了三种FcγRⅡ相关分子，它们具有完全相同的胞外结构域和不同的胞内微区。在表型上，无论是单核细胞的还是中性粒细胞上的FcγRⅡ均有LR（low-responder）型和HR（high-responder）型二种异型体。LR型细胞在与IgG2抗体亲和性方面比HR型的高得多。因此，具LR型的吞噬细胞对IgG2调理的“靶子”的消化比HR型的吞噬细胞快得多。由于IgG2是一些特定抗原（细菌和多糖等）的主要抗体，可能HR型细胞对免疫复合体的结合能力和吞噬能力不如LR型细胞。LR型的中性粒细胞吞噬IgG2调理的细菌的能力始终强于HR型。

FcγRⅢB也具有NA1和NA2两种异型体，NA2型的中性粒细胞比NA1型中性粒细胞有更强的吞噬能力，尤其是对IgG调理的“靶子”。另一种FcγR的异型体是FcγRⅢA，它表达在单核细胞和LGL/NK细胞上。对FcγRⅠ的异型体目前尚不清楚。FcγR的分布及其有关异型体列于表48-4。

表48-4 人FcγR的一般特性及IgG异型性

FcIgG受体（CD）	FcγRⅠ（CD64）	FcγRⅡ（CD32）	FcγRⅢ（CD16）	
			ⅢA	ⅢB
分布	单核细胞 巨噬细胞 经IFN-γ和G-CSF诱导的中性粒细胞	单核细胞 巨噬细胞 中性粒细胞 嗜酸性粒细胞 B淋巴细胞 嗜碱性粒细胞 朗格汉斯细胞 内皮细胞 血小板	巨噬细胞 LGL/NK细胞 T细胞亚群和单核细胞（TGF-β诱导）	中性粒细胞 IFN-γ诱导的嗜酸性粒细胞
亲和性	高，10^8～10^9/M	低，<10^7/M	介质≈3×10^{-7}/M	低，<10^7/M
人FcIgG受体的特异性*	3>1>4>>>2	3>1=2>>>4	1=3>>>2，4	
鼠FcIgG受体的特异性*	2a=3>>>1，2b	1>2b>>>>2a，3	3>2a>2b>>>1	
多型性		HR/LR	高/低表达	NA1/NA2
单抗	32，22，197，44，10，1	IV.3，2E1，KB61，AT10，KUFc79，CIKM5，41h16	3G8，B73.1，VEP13，GRM1，CLB Gran 1，CLB Gran11，BW209/2ID3，MG38，leu11a/b/c	

*1、2a、2b、3、4分别指FcIgG的不同亚型（IgG1、IgG2a、IgG2b、IgG3和IgG4）

不同FcγR异型体的吞噬细胞在功能上明显不同，HR异型体的中性粒细胞和单核细胞对IgG2调理的细菌的结合能力，即使在补体存在时也不如LR异型体的细胞。临床发现具有HR异型细胞的儿童反复感染细菌，表明FcγR的多型性可能对保持对细菌感染的敏感性有重要性。

应用各类FcγR单抗与细胞表面FcγR交联，随即测定相应细胞的吞噬功能，ADCC、ROI和细胞因子的释放是研究吞噬细胞FcγR功能的常用方法。用FcγRⅠ单抗的研究表明，其抗原决定部位的结合点不在其与配体的结合点上，但同样可激活ADCC、吞噬作用、酶的释放及超氧化物生成。用单抗的F（ab′）片段与FcγRⅠ交联，发现在交联的受体数与产生的超氧化物量之间存在数量关系，表明配体位点外的受体交联也是FcγR功能所必需的重要环节。人单核细胞的FcγRⅠ、FcγRⅡ和FcγRⅢ均能介导杂交瘤细胞的杀灭作用，而细胞表面的其他分子则不能。表明FcγR

可能是介导 ADCC 杀灭这些细胞的唯一分子。IFN-γ 不仅能促进 FcγRⅠ的表达又能通过 FcγRⅠ增强单核细胞的 ADCC。中性粒细胞没有通过 FcγRⅠ、FcγRⅡ或 FcγRⅢ溶解杂交瘤细胞的功能，但当用 IFN-γ 与之共培育时，FcγRⅠ和 FcγRⅡ就具有触发细胞毒功能的的扳机功能，而 FcγRⅢ则不能，说明 FcγRⅠ引发的中性粒细胞杀菌作用与 IFN-γ 的受体诱导作用相关联，但 IFN-γ 不能增进 FcγRⅡ的表达但可引起内在细胞毒机构的明显变化。中性粒细胞的 FcγRⅢ不能介导对杂交瘤细胞的细胞毒作用，即使与 IFN-γ 共培育也不能。

近年对 FcγR 功能研究得最多和最深入的是 FcγRⅡ，特别是在对多种激酶的激活作用方面更有新的进展。FcγRⅡ的交联反应能够引起人中性粒细胞、自然杀伤细胞、V937 细胞、B 细胞、嗜酸性粒细胞和巨噬细胞 Ca^{2+} 的流动和磷酸肌醇的翻转，表明在 FcγRⅡ激活过程中激活了 PKC。FcγRⅡ交联引起的胞内 Ca^{2+} 的流动，磷脂酶 C-r1 的酪氨酸磷酸化可能起主要作用。已有报告指出，与 FcγRⅡ相关联的酪氨酸激酶 Fgr 和酪氨酸激酶 P72SYK 参与经 FcγR 的信息传递。FcγRⅡ有一跨膜区和胞质尾部，FcγRⅢ则通过 PI-多糖锚合于细胞表面。无论哪种受体均不含有蛋白激酶催化微区，因此它们必须通过耦联方式间接传递信息。FcγRⅡ的交联效应所引起的 PKC 的激活和酪氨酸激酶磷酸化即是此例，这些反应可为木黄酮（genistein）强烈抑制。虽然酪氨酸激酶的活化是激活信号瀑布系统的主要环节，但近年研究表明，另一些激酶如苏氨酸和丝氨酸激酶的活化也是非常重要的。研究表明，当用趋化因子激活中性粒细胞时会引起多种激酶的活化：FMLP 刺激中性粒细胞时，发现除酪氨酸磷酸化作用外，PKC、丝裂原依存性蛋白激酶（mitogen-activated protein kinase，MAPK）、钙离子/钙调蛋白依存性蛋白激酶Ⅱ（CAMPKⅡ）、S6-激酶Ⅱ和组蛋白 H4 蛋白激酶（PKH4）也被激活。进一步又发现一些重要的中性粒细胞激酶可被 FMLP 与 FcγRⅡ交联所激活，其中一些激酶可能与 PKH4 相似，也是以组蛋白 H4 为底物，这些结果鼓舞了学者们通过 FcγRⅡ的交联（包括用木黄酮等抑制剂）进一步探索 FcγRⅡ诱导产生的细胞内代谢进程。

（二）补体受体Ⅲ（CR3）的功能

CR3（CD11b/CD18，Mac-1）是白细胞整合蛋白，参与多种细胞功能，CR3 还可能与其他质膜受体一起互通信息以实现多种细胞功能，因而 CR3 的生化特性和其功能研究十分重要。

CR3 属细胞黏附分子整合蛋白超家族的 β 亚属，主要参与有关白细胞黏附功能的活动，包括细胞黏附、细胞溶解、吞噬作用和趋化作用等。经 SDS-PAGE 分析 CR3 是由 155 和 94kD 二个亚基组成的异二聚体，每个亚基均跨越膜双脂层。CR3 与细胞骨架作用并促进胞质信息释放。CR3 是一种多能性的膜识别装置，起到扳机的作用。此外，也是补体片段 C_{3bi} 的受体。可识别酵母多糖、β-葡聚糖、大肠菌、脂多糖、利什曼原虫和纤维蛋白原，CR3 的糖链已通过 ConA 和大肠菌凝集素识别。

若干证据表明，CR3 与 FcγR 受体相互作用，较早的研究显示，抗 CR3 单克隆抗体 Fab 片段可抑制 IgG 依存性吞噬作用，进一步又证明患有白细胞黏附性缺陷（LAD）的病人与对照相比，其中性粒细胞 IgG 依存性吞噬作用和胞溶作用大为削弱。玫瑰花结等试验表明 CR3 可能与 FcγR 作用，果然，稍后的结果表明 CR3 和 FcγRⅡ（CDW32）在产生 LTB_4 中耦联。当中性粒细胞与包被的免疫复合体发生黏附时，接近免疫表面的是 CR3 而不是 FcγR，而且也触发了细胞骨架，这为证明 CR3 参与抗体依存性功能活动提供了依据。CR3 可与 FcγRⅢ（CD16）产生共成冠（cocapping）反应，为 CR3 与 FcγR 相互作用提供了更可靠的依据。而且还发现一种作用于 CR3 的凝集素样位点的特殊糖类，可以抑制共成冠反应。同时，这种糖类还可降低免疫复合体依存性跨膜信息传递和超氧化物产生。这说明在共成冠反应中证明的受体与受体间的相互作用参与了信息的跨膜传递和超氧化物的生成。对转化的成纤维细胞研究的结果又证明无论是 CR3 还是 FcγRⅢB，均不能单独触发抗体依存性吞噬作用，而只有共同表达这些受体的细胞才具有抗体依存性吞噬作用。

糖基磷脂酰肌醇（GPI）结合蛋白是一种膜转换器，CR3 也可能有这种功能。CR3 的膜转换器功能可包括膜外和膜内两部分，可归纳为蛋白依存性和糖类依存性两种。蛋白依存性转换器功能已如前述，其糖类依存性识别机制包括由其凝集素样位点的介导作用和通过糖链与其他凝集素作用两种方式。已有证据证明 CR3 能与膜平面上的其他膜蛋白分子通讯，如 CR3-FcγRⅢ或 CR3-FcγRⅡ之间的相互作用，它们协同升调节或降调节参与受体之间的内运作（interplay）。除了与 FcγRs 外，CR3 还能与尿激酶型血纤维蛋白溶酶原活化因子受体（UPaR）和另一些糖基化的 GPI 结合蛋白相互作用。还证明 FcγRⅢB 与 FMLP 受体有通讯关系。CR3

具有膜转器的功能对解释受体间的相互作用和受体缺陷病等有重要意义。

中性粒细胞的趋化作用、吞噬作用和黏附作用等功能需要细胞骨架参与，已证实整合蛋白分子与细胞骨架相关联；CR3与细胞骨架间有通讯关系，整合蛋白传送机械信息（mechanical signal）至细胞骨架。当CR3与C_{3bi}结合时，CR3与细胞骨架的肌动蛋白微丝的接近度明显增加。以前曾揭示免疫复合体可增加CR3与微丝的接触，而FcγR则不能，这表明若干受体分子可能影响化学信息的跨膜传递和经由CR3传递的机械传动（mechanotransduction）。细胞骨架可能像在受体-受体相互作用中那样也在其他跨膜蛋白间起某种作用，尽管CR3-CR3相互作用的详细内容还不清楚，但CR3在膜上的群集也许反映了其细胞骨架的结构状态。另一些特殊跨膜蛋白如FMLP受体也可能在驱动与CR3的作用中牵制细胞骨架。受体与受体的相互作用不是单一性的，它们彼此间有不同的亲和性，而这种亲和性又受胞内信息或配体状态的调节或受膜平面缩减的限制。由CR3和其各种配体形成的多种复合体产生了各种各样的信息，如上述三种跨膜蛋白中的每一种都产生一种胞内信息，则就有七种不同的胞内复合反应。此外，CR3可能向另一些膜受体如FcγRⅢB和UPaR提供了一个机械传动装置，从而可以影响吞噬细胞的吞噬和迁移。整合蛋白受体-受体间的相互作用还可见于T细胞。

（三）黏附性蛋白

CD11/CD18复合体是白细胞表面极重要的功能蛋白，对白细胞的多种重要功能皆有影响。该复合体的构成都是由一个分子量较大的α亚基（CD11）与一个分子量较小的β亚基（CD18）通过非共价键连接形成的二聚体糖蛋白。整合蛋白家族黏附分子均由α、β亚基组成异二聚体。α、β亚基都由细胞外区、跨膜区和细胞质区组成，α亚基上有Mg^{2+}/Ca^{2+}结合区。β亚基上富含胱氨酸重复区，β亚基因组成不同，又可分为$β_1$、$β_2$和$β_3$三个亚族，中性粒细胞的CD11属$β_2$亚族，分子量较大的CD11（α亚基）可分为CD11a、CD11b和CD11c。可分别与分子量较小的CD18（β亚基）形成各自的复合体：CD11a/CD18、CD11b/CD18和CD11c/CD18，分别又称为淋巴细胞功能相关抗原-1（LFA-1）、巨噬细胞抗原-1（Mac-1）和GP150,95。含有150、95kD二种肽的CD11c/CD18二聚体也称Ⅳ型补体受体CR4。CD11b/CD18是前述之CR3。三种受体统称为CR3糖蛋白家族或CD11/CD18糖蛋白。这些黏附分子在白细胞的免疫和炎症反应中起关键作用，白细胞整合蛋白家族是整合蛋白超家族的一部分。已发现有30余种成员的整合蛋白家族分布在白细胞、内皮细胞和血小板表面。在进化发育系统方面，家族成员之间在结构与功能上相互关联。黏附性蛋白主要介导细胞-细胞及细胞-胞外基质的相互作用。CR3表达不足或缺乏直接影响中性粒细胞的吞噬作用和趋化作用。

LFA-1除了某些组织的巨噬细胞外在所有免疫细胞上均有表达。

Mac-1在粒细胞、单核细胞、巨噬细胞和某些未成熟的CD^{5+}Ve B细胞上均有表达。

GP150,45表达大体同Mac-1，并在某些细胞如T细胞和活化淋巴细胞上也有表达，并且也是毛细胞白血病（hairy cell leukemia）的标志。

白细胞整合蛋白的表达和结合活性受多种因素调控：①表达与造血促红细胞生成素（haemopoietin）成熟度相关联。②与细胞激活的状态相关联。③活化细胞可增强这些受体的结合活性和功能活性，从而导致受体分子本身数量上的变化。

Mac-1的主要配体是C_{3bi}，近年又发现若干种。Mac-1至少有两个不同的结合位点：其一可识别含有RGD（精-甘-天冬）序列的多肽，其二则识别脂多糖（LPS）和有关糖类，这是介导粒细胞和内皮细胞黏附的位点。LFA-1的配体主要是免疫球蛋白超家族的黏附性受体成员之一的细胞内黏附分子-1（ICAM-1），后者是T和B细胞的抗原特异性受体。

（四）G蛋白的结构与功能

鸟嘌呤核苷酸结合蛋白（guanine nucleotide binding protein）简称G蛋白，广泛存在于原核和真核细胞生物中，是一类能与鸟嘌呤核苷酸（GTP）可逆结合的异三聚体膜蛋白。它参与细胞内一系列的信息传递，如跨膜信使物质的信号传递、蛋白质生物合成和细胞骨架的形成等。在结构上，它是一个庞大的家族，异三聚体G蛋白由α、β和γ三个亚基组成，它主要参与跨膜信号的传递，其传递途径一般包括受体、G蛋白和效应器三个环节。中性粒细胞介导的跨膜信号主要通过异三聚体G蛋白与磷脂酶耦联进行，从而引起细胞广泛的生理、生化反应。G蛋白是一种GTP酶，通过结合并利用GTP在刺激耦联中传递信息。百日咳毒素（pertussis toxin）可有效抑制G蛋白活性，故称这种对百日咳毒素敏感的G蛋白为GE或GO。G蛋白上存在GTP/GDP的结合位点。已有证据表明G蛋白的α亚基C端α螺旋结构是受体接触的位点。百日咳毒素催化G蛋白α亚基靠近C端处的CYS ADP-核糖基化。这样就阻止了G蛋白与受体分子的相互作用。G蛋白对腺苷酸环化酶的活性有调控作用，调控作用通过两种不同的 G 蛋白 Gs(stimulatory G protein)和 Gi(inhibitory G protein)进行；不同的信号传递到不同的受体上，再分别通过 Gi 和 Gs 控制腺苷酸环化酶的活性，双重调节 cAMP 的量，发挥第二信使作用。已知 Gsα 亚基中激活腺苷酸环化酶的位点在 235 ~ 365 残基之间。定点突变的结果表明，靠近保守序列 Asn-Lys-X-Asp 的一个环状结构参与了与腺苷酸环化酶的相互作用。近年研究还表明，各种 G 蛋白的一级结构中不存在任何经典的转膜螺旋序列。一般认为 G 蛋白与质膜的内表面结合，而 β、γ 亚基作为抛锚结构，固位 G 蛋白，当 α 亚基被激活时，就从 G 蛋白上解离下来。

ras 蛋白是 G 蛋白的一种，广泛存在于从酵母到人类的真核细胞中，具有高度的同源性。从酵母中已鉴定出二种 ras 相关性低分子量 G 蛋白(LMW-GBPs)，它们是 Sec4p 和 Ypt4p。后来又发现另一种属 rab 家族的 LMW-GBPS，而且与哺乳动物 Sec4p 和 Ypt1p 同源。1990 年自中性粒细胞质膜分离并克隆了若干种 LMW-GBPS，它们是 rapl、rac1 和 rac2，并知它们与 rasp2121 高度同源，更重要的是知道了 rapl 与产生超氧化物的 NADPH 氧化酶的主要组分细胞色素 b558 耦联。

三、中性粒细胞 P2 受体

组织损伤及血小板脱颗粒作用环境中均能发现高浓度的嘌呤(AMP、ADP 和 ATP)和嘧啶(UDP 和 UTP)，二者均可诱导多血症(plethora)生理反应，包括神经传递、心血管平衡、肺功能、平滑肌收缩及免疫活性。

核苷酸受体家族和信号传递

核苷和核苷酸通过与特定细胞表面受体作用，对调节细胞信号传递和转录有重要影响。已知胞外核苷酸受体属 P2 受体，而且分为 2 个亚族：P2Y 和 P2X 亚族。已鉴定 P2Y 中的 8 个成员分别是 $P2Y_1$、$P2Y_2$、$P2Y_4$、$P2Y_6$、$P2Y_{11}$、$P2Y_{12}$、$P2Y_{13}$ 和 $P2Y_{14}$。该受体含有 7 次跨膜微区，并且还与异三聚体 G 蛋白活化相关联。而 P2X 受体是一个含 7 种不同的同工型亚基家族($P2X_{1-7}$)，它们大多是同种三聚体配体——门控、阳离子选择性通道，并含有两个跨膜微区。两类 P2 受体配体的特异性和细胞信号传递往往是各亚族之间有较多的重叠现象。

就胞外核苷酸对 ROS 生成的调节作用而言，有许多证据表明核苷酸在调节炎症、介质生成、介导细胞杀伤及凋亡等方面有重要作用。核苷酸的免疫功能也为多种结果证实：它们能以增强 NO 及其他自由基的方式增强细菌的 LPS 功效，激活巨噬细胞和单核细胞。而细菌 LPS 的增强还可促使细胞释放多种细胞因子，如 IL-1 和 TNF-α 等。核苷酸介质的增加虽然对激活免疫系统和杀菌功效有重要作用，但也可能引起组织和器官的有害作用，如败血症等。

概要地说，各个 P2Y 受体亚族无论是腺核苷酸还是尿核苷酸都是它们的配体，特异性因不同受体而异，如 $P2Y_1$、$P2Y_{12}$ 和 $P2Y_{13}$ 偏重于与 ADP 结合，而 $P2Y_2$ 和 $P2Y_{11}$ 则能被 ATP 激活。此外，$P2Y_2$ 和 $P2Y_4$ 还能被 UTP 激活，而 $P2Y_6$ 却倾向于与 UDP 结合，$P2Y_4$ 则为 UDP-葡萄糖激活。在细胞信号传递方面是 $P2Y_1$、$P2Y_2$、$P2Y_4$、$P2Y_6$、$P2Y_{11}$、$P2Y_{13}$ 和 $P2Y_{14}$ 都能促使磷脂酰肌醇水解，导致肌醇 3 磷酸(IP_3)增加，进而使胞质游离 Ca^{2+} 跃升及二酰基甘油(DG)产生，二者均能激活各种 PKC，进而某些 P2Y 受体参与调节 cAMP 的生成，如 $P2Y_1$ 和 $P2Y_{12}$ 可减弱 cAMP 水平，$P2Y_{12\text{-}14}$ 则与 Gi 蛋白样活性相关联。相反，$P2Y_{11}$ 激活则通过异三聚体 G 蛋白复合体的活化并与 cAMP 依赖性途径的水平增高相关联，而 $P2Y_{13}$ 则对 cAMP 水平的影响有双重性。更有意义的是，已证明 $P2Y_1$、$P2Y_2$ 和 $P2Y_{12}$ 的配体也能激活低分子量 G 蛋白 Rac、PAK-1 和 p38MAPK。Ca^{2+} 流动、PAK-1、p38MAPK 和多种 PKC 激活在 NADPH 氧化酶调节中的重要性已为大众知晓。故 P2Y 激动剂参与 ROS 的调节也是顺理成章的。

就通过 P2Y 受体的细胞信号传递而言，已有证据表明 P2Y 受体是一种 ATP-门控离子通道性质的受体，它能使胞质内游离钙离子大量流动(Ca^{2+}、Na^+ 流入，K^+ 流出)，已确知 $P2Y_7$ 受体引起的信号传递可促使某些基团形成蛋白复合体、细胞骨架重组、巨噬细胞膜起泡(blebbing)和通过调节 Rho 及 p38MAPK 活化使另一些细胞激活。此外，一些作者还证实结合到 $P2Y_7$ 的配体也能刺激 IκBα 降解和转录因子 NF-κB 的激活。所以，P2Y 受体、P2X 介导细胞内钙离子骤升和刺激 p38MAPK，可能对胞外核苷酸诱导的 NADPH 氧化酶的装配和激活有贡献，而 $P2Y_7$ 刺激 NF-κB 激活的能力似是此受体系统对增强 LPS 诱导 iNOS 表达和 NO 生成是一种重要因素。

第三节　中性粒细胞功能

中性粒细胞也称中性多形核白细胞(PMN)，是机体最重要的防御细胞，是机体抵抗病原体入侵的第一道防线。其主要功能是吞噬和杀伤细菌，包括黏附作用、趋化作用、吞噬作用和杀菌作用 4 个方面。中性粒细胞的防御功能由其受体感受趋化物质开始，然后依次出现形态改变、黏附性增加、肌动蛋白装配、定向移动、吞噬体形成及氰化物不敏感性氧消耗增加（呼吸暴发作用）及 O_2^- 等超氧化合物生成等一系列有序性变化，包括一系列相互连贯的、复杂的代谢过程，并具有精巧完善的调节和控制机构。

本节将介绍这些有序过程及有关调节机制。

一、趋化因子及中性粒细胞的黏附作用

（一）趋化因子

细菌或组织坏死会产生大量的代谢物，有些物质具有引诱中性粒细胞的性质，有些则经与血浆中蛋白质作用形成复合物（也称调理作用）后也具有引诱中性粒细胞的性质，这些物质扩散形成浓度梯度可以诱导中性粒细胞运动直至感染源。这些能刺激中性粒细胞引诱其游走的物质称为趋化因子（chemotactic factor）或称化学吸引剂（chemoattractant），也有泛称为激动剂（agonist）。近年已把广义细胞因子中对各种白细胞亚类如中性粒细胞、单核细胞和淋巴细胞中具有趋化和预活化作用的低分子量（8～10kD）蛋白专称作趋化因子（chemokine），并根据其4个保守的半胱氨酸残基中前两个的位置不同而分成α趋化因子（CXC）和β趋化因子（CC）两个亚族。英文缩写中“C”代表半胱氨酸，“X”代表任一其他氨基酸。相对上述提到的趋化因子，显然这里是一种狭义的趋化因子，而且在英文名称上二者也不相同。但近年对后者的功能作用已开展广泛深入的研究。

广义的趋化因子或称趋化物已有许多，至今仍有新的发现，属蛋白类的主要有补体系统产物，如 C_{5a} 和 C_{3bi} 等，由凝血酶和纤维蛋白溶酶原激活剂激活产生的激肽释放酶（kallikrein）、血凝与纤溶系统的纤维蛋白B肽（fibrinopeptide B）、纤维蛋白降解产物和纤溶酶原激活物等。属多肽类的有细菌释放或人工合成的趋化三肽（FMLP）及其类似物，属脂代谢产物的有血小板脂氧合酶途径的产物12-羟二十碳四烯酸（12-HETE）、LTB_4 和血小板活化因子（PAF）等。近年更发现有多种细胞因子对中性粒细胞有强刺激作用，而且发现在中性粒细胞表面有相应受体，如G-CSF、GM-CSF、IL-1、IL-8和TNF等受体。中性粒细胞表面上具有上述各趋化因子的受体，这进一步证明了中性粒细胞功能的多样性和重要性。

趋化物之间有一定的内在联系，一种因子可以激活或引发另一种因子，如补体 C_{5a} 和细菌产物（特别是内毒素）能激活 Hageman 因子。活化的 Hageman 因子又可激活激肽释放酶原为激肽释放酶。激肽释放酶是一种较强的趋化因子并能增加中性粒细胞的黏附性。循环血流中的中性粒细胞是静息细胞，在生理功能上是“钝化”的，而且表面具有极少的低亲和性受体。中性粒细胞自血管逸出、游走到感染源要经过活化和复杂的黏附作用。近年已对中性粒细胞与内皮细胞黏附作用的分子基础有了较深入的了解；中性粒细胞从流速很快的循环血中穿过血管内皮细胞层必须有一个相对静止的条件与内皮细胞接触，始有可能穿过内皮细胞层进入组织，而中性粒细胞和内皮细胞上黏附分子的激活和相互识别，以及进而发生的黏附作用正好满足了这种需要。前已介绍中性粒细胞-内皮细胞的黏附作用分别由中性粒细胞表面黏附分子和内皮细胞表面黏附分子共同作出贡献。中性粒细胞黏附性增加的分子基础是整合蛋白 β_2 亚族的 CD11/CD18 在趋化因子作用下表达增加并被激活。内皮细胞上的黏附分子主要是免疫球蛋白超家族的 ICAM-1 和 VCAM-1 及 E-选择素，它们被细胞因子或细菌产物内毒素等激活，通过配体-受体反应相互识别发生相互黏附作用的结果。先使较快速度运动的中性粒细胞减速逐渐沿血管内皮细胞表面滚动，然后更牢固地黏附在内皮细胞层。中性粒细胞黏附在内皮细胞表层是中性粒细胞通过变形从内皮间隙中“挤”出去的先决条件，因为随循环血流快速运动的中性粒细胞能穿透内皮细胞层是不可能的。对中性粒细胞-内皮细胞黏附作用本质及意义的认识，是近年白细胞功能分子基础研究的重要发展，事实上白细胞黏附分子的缺陷是白细胞功能异常疾病的重要方面。可能还存在一种不依赖于 CD11/CD18 的中性粒细胞透过内皮细胞的机制。下述将对中性粒细胞与血管内皮细胞相互黏附并逸出的详细机制做一介绍。

（二）中性粒细胞与血管内皮细胞的黏附作用

黏附作用是中性粒细胞的重要功能之一，其与血管内皮细胞的黏附作用是炎症前期的重要内容，黏附作用能使中性粒细胞接受信息并作出相应的反应以调节细胞行为。中性粒细胞的黏附作用包括细胞-细胞、细胞-胞外基质（extracellar matrix，ECM）的黏附作用，此处着重介绍中性粒细胞与内皮细胞相互黏附的分子机制。

虽然对中性粒细胞-内皮细胞黏附作用的许多细节仍不清楚，但近年的研究结果已可以肯定至少有三种黏附分子家族的成员参与了中性粒细胞-内皮细胞的黏附作用，它们是免疫球蛋白族、选择素族和整合蛋白族。免疫球蛋白族的主要成员有：细胞间黏附分子-1和2（intercellular adhesion molecule-1&2，ICAM-1，ICAM-2）和血管细胞黏附分子

(vascular cell adhesion molecule, VCAM)。ICAM-1 和 ICAM-2 分布在中性粒细胞、单核细胞、内皮细胞和淋巴细胞。ICAM-2 在内皮细胞上也有表达,相应受体为 LFA-1、Mac-1 和 P150,95。VCAM-1 在单核和淋巴细胞上有表达,相应受体是 VLA-4。

选择素族的成员主要有选择素-E(E-selecting)也称内皮细胞黏附分子-1(endothelial leukocyte adhesion molecule,ELAM-1),选择素-P 也称颗粒膜蛋白-140(granular membran protein-140,GMP-140),以及选择素-L,由于选择素-L 分布在所有白细胞上,也称白细胞黏附分子-L(leukocyte adhesion molecule 1,LAM-1)。选择素-E 只在内毒素细胞因子激活的血管内皮细胞上表达,相应受体是 CD15,后又进一步确定选择素-E 的受体是粒细胞及单核细胞上的唾液岩藻乳糖胺寡糖(sialyl fucosyl lactosamine oligosaccharide)。选择素-P 分布在血小板的 α 颗粒和内皮细胞的 Weibel-Palade 体内。经凝血酶、组胺或白三烯 C_4 等刺激后,选择素-P 可被动员与质膜融合而在细胞表面表达,参与内皮细胞、血小板与中性粒细胞和单核细胞间的黏附作用,促使炎症与血栓形成。

参与中性粒细胞黏附反应的整合蛋白家族成员主要是 β 亚族中的 β_2 亚族,由于该亚族中的三个主要成员(LFA-1、Mac-1 和 GP150,95)前已介绍,此处不再重复。

有关中性粒细胞如何通过黏附分子与内皮细胞发生黏附作用,详细机制有待研究,但 Karloss Rosales 和 Kuby Juliano(1995)在总结前人基础上提出了"白细胞黏附性复合体的信息传递模式"来解释中性粒细胞等白细胞与内皮细胞相互黏附的分子机制。

未活化的中性粒细胞和单核细胞有一低水平的黏附到培养的内皮细胞层的能力。这种黏附作用仅部分受到整合蛋白主要是 LFA-1 的调节,在单核细胞中是 CP150,95,Mac 1 则极少参与。炎症期间,中性粒细胞与内皮细胞的黏附作用分三个步骤进行。

第一阶段:中性粒细胞并未受到炎性因子刺激而激活,中性粒细胞与血管内皮细胞的相互作用主要通过选择素-P 调控(图 48-2)。选择素-P 迅速增加识别中性粒细胞上的相应配体 CD15 上的糖类配基(唾液酸化的路易士抗原,SLe^x),而中性粒细胞上的选择素-L 也可识别血管内皮细胞上的 Le^x。由于这类受体-配体结合不需中性粒细胞激活,只需 Ca^{2+} 存在,因而易于发生。结果是循环血中的中性粒细胞减速,逐渐向血管壁靠近并沿着内皮细胞表面滚动。

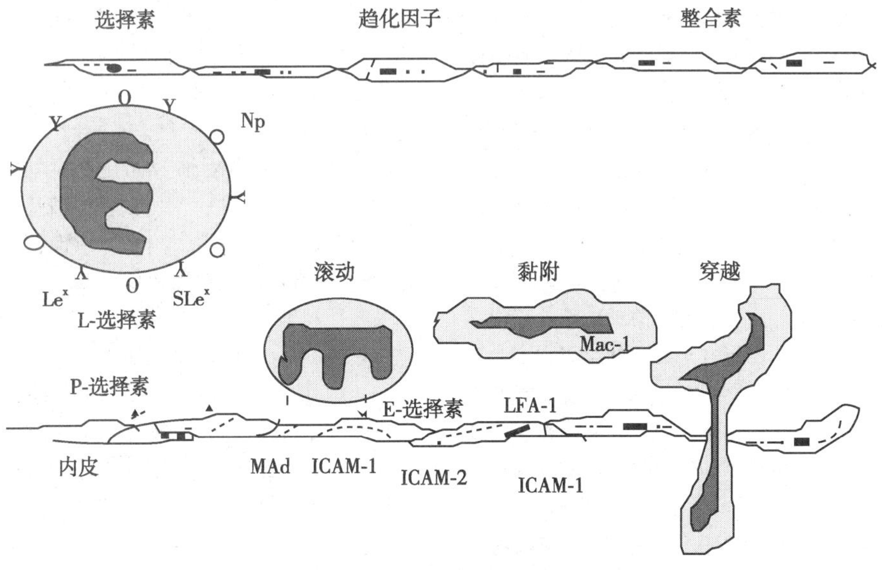

图 48-2　中性粒细胞黏附到炎症部位血管内皮细胞时的分子整合作用

第二阶段:由于炎性因子 LPS、TNF 或 FMLP 等对中性粒细胞和内皮细胞均产生激活作用,促进两种细胞表面黏附分子受体(或配体)的表达和活化,如中性粒细胞表面的 LFA-1、Mac-1,内皮细胞上的 ICAM-1 和选择素-E。另一方面内皮细胞激活后又可产生细胞因子,直接作用于中性粒细胞,增强黏附性,如在凝血酶刺激下,内皮细胞产生 PAF,结果使中性粒细胞终止滚动,黏附在内皮细胞上。这时选择素-L 自中性粒细胞脱落。

第三阶段:当内皮细胞暴露在免疫调节剂如 γ-

干扰素、TNF 或 LPS 后(4～24 小时),中性粒细胞黏附性的驱动主要是通过内皮细胞活化产生的 ICAM-E 和选择素-E 进行。ICAM-1 与中性粒细胞表面整合蛋白 LFA-1 和 Mac-1 结合。黏附在血管内皮细胞上的中性粒细胞通过整合蛋白分子调整自身细胞骨架,通过变形从内皮细胞间隙中"挤"出去。ICAM-1 和选择素-E 在中性粒细胞穿越内皮细胞层过程中起重要作用。然后,脱离血管的中性粒细胞在趋化因子作用下,顺浓度梯度通过趋化运动到达感染源。单核细胞与淋巴细胞的迁移情况与中性粒细胞的迁移过程基本相同。

中性粒细胞-内皮细胞的黏附作用有几个特点:

1. 中性粒细胞在上述三个阶段中功能状态的变化表明整合蛋白起到沟通 ECM 和细胞内骨架的作用,整合蛋白通过调整细胞骨架传递信息并且把细胞调节的生化应答返转出去,在细胞内传递信息中表现为第二信使功能。

2. 中性粒细胞激活时产生的黏附作用主要是 Mac-1(CD11b/CD18)参与,其次是 LFA-1(CD11a/CD18)。在内皮细胞激活条件下,中性粒细胞的黏附作用 LFA-1 是主要参与者。Mac-1 仅作部分贡献。但三种 β_2 亚族的成员协同参与黏附作用。

3. 中性粒细胞-内皮细胞黏附作用受到 Ca^{2+}、血流剪切力和内皮细胞激活方式的调节。

(1) Ca^{2+} 的影响:Ca^{2+} 浓度的变化与许多受体的信息传递相关联,这是众所周知的。已有一些实验结果表明黏附作用有 Ca^{2+} 参与。在炎症初期,选择素-P 在 Ca^{2+} 存在下可直接与未激活的中性粒细胞结合。中性粒细胞的 Mac-1 和血小板整合蛋白 α11b/β3 均可促进胞内 Ca^{2+} 上升。此外,淋巴细胞上的 LFA-1 与抗 α 链抗体反应可引起磷酸肌醇的水解和 Ca^{2+} 的升高。在纤连蛋白或玻璃粘连蛋白层培养的内皮细胞中 Ca^{2+} 也升高。这些结果表明整合蛋白具有诱发这重要第二信使的能力,也表明 Ca^{2+} 与整合蛋白分子参与的黏附作用相关联。在一些细胞型中整合蛋白配体还可导致酪氨酸磷酸化。

(2) 血流剪切力的影响:近年对黏附性受体驱动吞噬细胞-内皮细胞黏附作用的研究中发现,这种黏附作用还依赖于细胞的剪切力。在低剪切力(0.5dyn/cm^2)下依赖白细胞整合蛋白 CD18 的黏附作用占主导地位,例如在炎症部位。在生理允许的高剪切力(2～3dyn/cm^2),主要由不依赖于 CD18 的黏附性分子参与,例如中性粒细胞与活化的内皮细胞作用。表明激活中性粒细胞是在低流速下进行,而与内皮细胞结合并获得强黏附作用是在高剪切力下实现的,最好的证据是黏附性受体 LFA-1 缺乏的病人,其中性粒细胞在低剪切力下不能与内皮细胞发生黏附,但当置于高剪切力下则能和正常中性粒细胞一样与内皮细胞发生黏附。

(3) 内皮细胞被激活方式的影响:凝血酶和 LTC_4 在 30 分钟内可直接快速引起内皮细胞合成黏附中性粒细胞的蛋白质,而对白细胞整合蛋白的依赖程度仅只 20%。同样,组氨酸和佛波酯可激活内皮细胞产生 GMP140,介导中性粒细胞的黏附性而不须通过白细胞整合蛋白。但 IL-1、TNF 和 LPS 诱发的内皮细胞表面黏附蛋白合成,所引起的中性粒细胞黏附性的增长则在 4 小时以后出现,而且对白细胞整合蛋白的依赖程度很大,达 70%。

(三) 胞内信息传递与刺激的耦联反应

胞内信息传递及刺激的耦联反应是研究中性粒细胞功能的核心部分,也是众多学者近年注重的热点。中性粒细胞的防御功能自表面受体感受趋化物质开始,趋化物质与受体结合起一种"扳机"(trigger)作用。触发细胞内一系列相互连贯的变化。首先是引起膜电位的改变,在 4～10 秒内先出现一快速的去极化,随即出现一持续的超极化。质膜的去极化可刺激钙通道开放使 Ca^{2+} 内流,这可能是去极化引起电压依赖性钙通道开放之故。与此同时,与受体耦联的异三聚体 G 蛋白被激活也促使钙通道开放使 Ca^{2+} 内流。此外,钙通道复合体中存在 Ca^{2+} 和 cAMP 依赖性磷酸化位点,通过复合体磷酸化作用的加强或去磷酸化作用的抑制,均可增加其对电压变化的敏感性,使通道更易对电压变化作出反应,有利于 Ca^{2+} 更多、更快地流入胞内,使胞内钙离子浓度增高,胞内 Ca^{2+} 增高对中性粒细胞防御功能的几个关键进程是必需的。

中性粒细胞胞内信息传递与百日咳毒素敏感性异三聚体 G 蛋白和多种膜酶等效应器分子的耦联密切相关,G 蛋白的耦联作用使外部信息经过 G 蛋白得以分流,使细胞各个效应机构有节奏、有条理地协同作用。因此,异三聚体 G 蛋白与其他蛋白分子的耦联作用在胞外信息导入胞内传递中起枢纽作用。

迄今,G 蛋白的耦联作用,除了与 Ca^{2+} 通道外,已确定的分别还有磷脂酶 C(PLC)、磷脂酶 A_2(PLA_2)、腺苷酸环化酶(AC)和微管蛋白(G 蛋白的 α 亚基上有 β 微管蛋白 N 端的结合位点)。耦联作用导入的信息与中性粒细胞的主要功能:移动、趋化、吞噬及呼吸暴发密切相关。现分别介绍:

1. G 蛋白-PLC 耦联传递途径 趋化物质与受

体结合形成受体-配体复合体引起与之耦联的 G 蛋白活化，促使与异三聚体（αβγ）G 蛋白中的 βγ 亚基自 G 蛋白上脱落下来，与 PLC_2 结合。激活了 PLC_2，随即特异性地分解 4,5-二磷酸磷脂酰肌醇（PIP_2）为 1,4,5-肌醇三磷酸（IP_3）和二乙酰甘油（DAG）。IP_3 和 DAG 是非常重要的胞内第二信使，IP_3 与内质网上受体结合促使内质网 Ca^{2+} 库释放 Ca^{2+}，使 Ca^{2+} 浓度迅速增高，Ca^{2+} 浓度增高对 Ca^{2+} 依存性蛋白激酶（PKC）的激活是必需的。PKC 与质膜紧密结合可调节与分化、增殖功能有关的胞质蛋白磷酸化（如肌动蛋白轻链与另一些在溶酶体脱颗粒作用中起作用的收缩蛋白）功能。而蛋白磷酸化作用又是 NADPH 氧化酶激活产生呼吸暴发，生成超氧化合物的必要条件之一。

DAG 的产生除了 PLC_2 分解 PIP_2 直接产生外，尚有一条直接的途径产生：磷脂酰胆碱（PC）在磷脂酶 D（PLD）作用下分解产生磷脂酸（PA）。PA 在磷酸水解酶作用下转变为 DAG。DAG 的主要功能是激活细胞内的 Ca^{2+} 和磷脂酰丝氨酸依存性的蛋白激酶（PKC），近年又知还可激活蛋白激酶 A、肌球蛋白轻链激酶和 Ca^{2+}/钙调蛋白激酶 11 等，从而调节细胞功能。可见由 G 蛋白介导的经与 PLC 耦联的信息传递途径主要是促使 PKC 激活，使功能蛋白分子磷酸化进而产生各种细胞应答反应。佛波酯（PMA）可直接激活 PKC 使中性粒细胞产生呼吸暴发，已证实 PKC 是 PMA 的受体。

IP_3 和 DAG 都是细胞功能的重要调节分子，具有第二信使功能，平行地激活各自的途径、互相协调调节细胞反应，并都具有生成快、效应高以及一旦刺激撤除消退很快等第二信使的典型特点，IP_3 主要负责应答的触发，DAG 则主要在维持应答方面起作用。

由于 IP_3 和 DAG 均通过磷脂酰胆碱（PC）-特异性磷脂酶（PLC）（简称 PC-PLC 系统）产生，基于它的重要性，近年 PC-PLC 系统被一些学者看作胞内信息传递中的“黄金通道”，已发现 IL-1、TNF、CSF-1、IL-3、IFN（α，γ）、EGF 和 EPO 等 10 多种细胞因子，在近 30 种不同类型的细胞中均需通过 PC-PLC 系统传递信息。

现已确认，蛋白质磷酸化是真核细胞中信息传递最普遍的机制之一。在整个细胞功能活动中起调节作用。蛋白质的磷酸化/脱磷酸化作用可能是调节的中心环节。在上述趋化因子（例如 FMLP）受体-G 蛋白介导的信息传递途径中有关蛋白激酶的研究近年又有新的进展，即除了上述 Ca^{2+} 依存性 PKC 外，还存在非 Ca^{2+} 依存性 PKC 途径。从蛋白激酶催化磷酸化作用的位点角度看，除了丝/苏氨酸蛋白激酶（PKC 属此例）外还存在酪氨酸蛋白激酶。业已证实，在中性粒细胞中至少有 4 种丝/苏氨酸激酶存在，其中一种已经鉴定是分子量为 41kD，属于丝裂原活化蛋白激酶（MAPK）家族。所以，现在比较统一的看法是中性粒细胞胞内信息传递途径比原来想象的要复杂得多。激活途径可能是多层次的，可能有多种平行的途径同时激活：Ca^{2+}-PKC 依存性途径、Ca^{2+}-PKC 非依存性途径，以及随即出现的既包括酪氨酸激酶又包括丝/苏氨酸激酶的复杂反应，可能是信息瀑布系统中的重要环节和替补系统。但 MAPK 与中性粒细胞激活特别是与呼吸暴发的相关性尚在探索中。

2. G 蛋白-PLA_2 耦联　G 蛋白激活通过其 α 亚基的脱落激活与之耦联的 PLC，而对 PLA_2 的激活可能是通过其 β 和 γ 亚基起作用，从而导致 PLA_2 分解 PC 产生花生四烯酸（AA）和溶血卵磷脂，也可从 DG 转化而来。花生四烯酸也是很重要的信息分子，其通过 5'-脂氧合酶途径生成 5-氢过氧化二十碳四烯酸（5-HPETE），再经脱水作用生成 5-羟二十碳四烯酸（HETE）和一组称作共轭白三烯（leukotriene，LT）的代谢物，包括 LTB_4、LTC_4、LTD_4 和 LTE_4，其中 LTB_4 是花生四烯酸产生的强趋化因子。LTB_4 的产生一方面作为强趋化因子增强中性粒细胞的趋化应答，有正反馈的作用。另一方面 LTB_4 在 Ca^{2+} 存在时促进 PKC 激活，花生四烯酸又可通过环氧合酶途径产生前列腺素 E（PGE_2）。PGE 有降低中性粒细胞-内皮细胞黏附作用的性质，可避免过多中性粒细胞逸出血管。

溶血卵磷脂可进一步形成血小板活化因子（PAF）。PAF 也是强趋化因子，和 LTB_4 一样可加强中性粒细胞的趋化反应。

3. G 蛋白-腺苷酸环化酶（AC）耦联　与 AC 耦联的 G 蛋白可能是另一类 G 蛋白，分别是 Gs（stimulatory G proteins）和 Gi（tnhibitory G proteins）。两种 G 蛋白协同控制腺苷酸环化酶的活性，双重调节 cAMP 的量，发挥其第二信使的作用。近年有报道指出，AC 也是钙调蛋白的日标酶，钙调蛋白与 Ca^{2+} 结合引起构象变化，并与 AC 结合促使 AC 活化，从而提高 cAMP 水平，进而影响 cAMP 为第二信使的蛋白激酶 A（PKA）。CAMP 的增高可促使肌动蛋白的聚集。

4. G 蛋白-钙通道耦联　G 蛋白与钙通道的耦联可引起钙通道开放使 Ca^{2+} 内流，目前缺乏较详细的材料。

在趋化因子受体介导的信息传递途径中至少有4种G蛋白参与中性粒细胞的激活。

据此可知，由于受体-G蛋白耦联介导的信息传递具有多层次、综合性的特点，在研究中性粒细胞功能时需明白要鉴别某一单一功能的信息机制是非常困难的。

二、中性粒细胞趋化运动的分子基础及其调节

（一）趋化运动及其调节

当中性粒细胞自血管内皮细胞层“挤”出、进入组织后即暴露在趋化物质的浓度梯度中，随即开始顺浓度梯度向感染源移动——趋化运动。趋化运动由中性粒细胞表面受体感受趋化物质始动。趋化因子与中性粒细胞受体结合起到“扳机”作用，引起中性粒细胞从质膜到细胞骨架、胞质乃至更深层的广泛变化。这些变化是通过配体-受体-G蛋白耦联介导的信息传递在多层次、多方面协同作用下实现的。首先引起受体不均匀分布和细胞骨架重新分配，使胞质形成流体态和凝胶态微区的不均匀分布，在趋化因子梯度场中形成“头”和“尾”的形态改变；受体集中、易感受趋化因子的是“头”部，相对“头”部的一端为“尾”部。头部受体更集中并突出的部位即是“伪足”。在趋化物梯度场中，中性粒细胞形态上的这种改变一般称作“极化作用”。中性粒细胞极化后即通过伸缩的伪足循趋化物梯度方向以曲线方式爬行至感染源，准备捕捉细菌或病原体。趋化运动期间的中性粒细胞其次级颗粒和三级颗粒排放受体到细胞表面，但此时呼吸暴发作用还没有激发或仅极低水平，中性粒细胞这时处在一种“准”激活状态。

中性粒细胞的趋化运动受到精细调节。趋化物质与中性粒细胞表面受体结合非常迅速，以FLMP为例，在30秒内饱和浓度的FLMP即可结合相应受体的50%，而且中性粒细胞能辨别出小至0.1%的梯度来。中性粒细胞的爬移速度可大至30μm/min，因而是体内移动最快的细胞，一般的移动速度在10～30μm/min之间浮动。其变换周期约为50～55秒，随着膜受体不断结合趋化物质，中性粒细胞的趋化运动增强，不断向感染源逼近，这时出现膜受体结合的趋化物质越多，趋化运动就增强的状态，一般称作趋化运动的“升”调节（up regulation）。在一定浓度范围内，升调节期间的趋化运动与趋化物质的浓度成正相关，但当细胞置于高浓度的趋化物中时，随着趋化物质对受体分子结合的增加趋化运动反而减弱，趋化运动与趋化物质浓度呈负相关或称“降”调节（down regulation）。趋化运动中的升、降调节可能是中性粒细胞对趋化物敏感性实行控制的一种方式，也是中性粒细胞趋化能力范围的一种客观反映。显然，升调节是中性粒细胞完成趋化运动的保证，降调节的出现不利于趋化运动完成，但可能是在不利环境下（趋化物质浓度过高已占满表面全部的受体分子）中性粒细胞实行自我保护的一种方式。

在中性粒细胞质膜上存在丰富的中性内肽酶（neutral endopeptidase 24.11，NEP），现已知道NEP为白细胞共同抗原（CALLA）或CD10。NEP能有效降解FMLP、P物质和IL-1等多种类型趋化物质，可能参与趋化运动调节。由于NEP与趋化因子受体共同分布于膜上，而且能有效分解许多强趋化物质，因而可以使降调节时被趋化物质占满的受体重新显现，又可接受趋化分子使降调节变为升调节，保持对趋化物质的敏感性，保证了中性粒细胞到达感染源同时又可避免动员更多的中性粒细胞至组织。此外，中性粒细胞的黏附作用可为前列腺素 E_2 和 I_2（内皮细胞释放）所抑制，能阻止过多的中性粒细胞自血管进入组织。

（二）中性粒细胞运动的分子基础

中性粒细胞运动包括趋化运动（变形、形成伪足及游走）和吞噬作用，无论何种运动形式均通过受体介导的细胞骨架机构的致密与松散状态的变化而实现。近年研究证明，由球形肌动蛋白组成的双股螺旋聚集体的微管和微丝形成的丝状蛋白网络是细胞运动的结构基础。球形单体的肌动蛋白结合蛋白（actin-binding protein）和肌球蛋白（与肌动蛋白结合形成收缩蛋白丝）均参与丝状蛋白网络的状态变化。另有调节丝状蛋白网络变化的多种蛋白分子：肌动蛋白抑制蛋白（profilin）、锥形蛋白（acumentin）和胶溶蛋白（gelsolin）。这些蛋白分子在细胞运动中的功能如下：球形单体肌动蛋白通过其组装入丝状蛋白网络可以增加网络的密集度。在长度和宽度上均可使网络扩展，使胞质呈现凝胶态，有一定钢性，反之若单体肌动蛋白从网络上拆卸下来则胞质就呈流体态。

肌动蛋白结合蛋白担负携带单体肌动蛋白组装入丝状网络骨架的作用，这一过程称肌动蛋白聚集（化）。现已知肌动蛋白聚集化的信息活动发生在质膜和细胞骨架间的内表面，而多种钙依存性蛋白或膜相关蛋白参与肌动蛋白聚集化的调节，如肌动蛋白抑制蛋白、锥形蛋白和胶溶蛋白等。肌动蛋白

抑制蛋白主要阻止单体肌动蛋白并入丝状网络，限制网络在横向上的进一步扩展。锥形蛋白可结合到微丝末端，阻止单体肌动蛋白在纵向上聚集，从而限制了微丝网络在纵向上扩展。胶溶蛋白是一种钙离子敏感性蛋白（对 10～7mol/L 以上的游离钙即有反应），可以分割肌动蛋白网络，可使密集的丝状网络成为分散的状态。可见，单体肌动蛋白和肌动蛋白结合蛋白均促使丝状网络骨架密集扩展，后三种蛋白则使网络骨架松散，从而调节胞质的凝胶态和流体态的互变。肌动蛋白聚集化及去聚集化与胞内 Ca^{2+} 水平和钙调蛋白密切相关。近年已确知百日咳敏感性 G 蛋白对中性粒细胞肌动蛋白的聚集有直接调控作用。中性粒细胞运动时细胞骨架上的肌动蛋白聚集化及去聚集化调节的动态过程如图 48-3 所示：当细胞受体感受趋化因子（或感触到调理的细菌等病原体）时引起质膜上的一系列反应（下文介绍）。其中之一是引起膜去极化从而引起钙通道开放，使 Ca^{2+} 内流，胞内 Ca^{2+} 水平迅速提高，这时对钙离子敏感的胶溶蛋白活化，把丝状网络切割分散；同时锥形蛋白和肌动蛋白抑制蛋白结合到微丝的末端，分别在各个方向上限制肌动蛋白聚集；这时在丝状网络上的肌动蛋白从网络上脱落下来，即肌动蛋白去聚集化，使整个网络处于松散的状态。这时胞质处于流体态。此后胞内 Ca^{2+} 浓度升高，随即又与钙调蛋白结合。钙调蛋白有 4 个 Ca^{2+} 结合区域，各可结合一个 Ca^{2+}，钙调蛋白与 Ca^{2+} 结合导致钙泵（Ca^{2+}-ATPase）活化，使胞内 Ca^{2+} 泵出。当胞内 Ca^{2+} 处于低水平时，胶溶蛋白等三种促解聚蛋白从网络上脱落，同时单体肌动蛋白在肌动蛋白结合蛋白的驱动下，在网络的各个方向上组装，使正交的丝状网络骨架在各个方向伸展，胞质即进入凝胶态。此过程的发展使中性粒细胞产生伪足的伸展运动。伪足的收缩则主要是肌动蛋白与肌球蛋白结合形成的收缩蛋白承担，其能量由糖酵解产生的 ATP 提供。

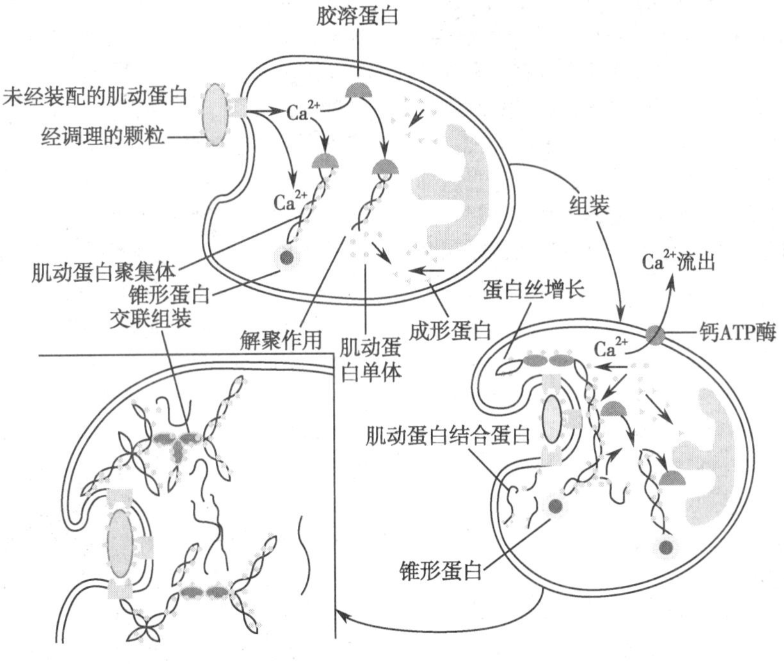

图 48-3　肌动蛋白的组装与 Ca^{2+} 的作用

细胞骨架丝状网络也称细胞皮层。细胞皮层内的肌球蛋白丝可横穿到 Ca^{2+} 浓度不同的微区，肌球蛋白丝可把肌动蛋白丝从高 Ca^{2+} 或肌动蛋白网较疏的微区拉向低 Ca^{2+} 或肌动蛋白网络较密的微区。因此，当细胞出现不同 Ca^{2+} 水平的微区时，通过肌动蛋白聚集的正负调节配以收缩蛋白的组装，即可实现中性粒细胞伪足的伸展和收缩，产生中性粒细胞的游动。

当中性粒细胞游动到感染源遇到可捕捉的细菌颗粒时，该微区的钙泵即被激活，并把 Ca^{2+} 泵出细胞外，局部 Ca^{2+} 浓度降低，将导致肌动蛋白丝装配入该区，使伪足伸展包围细菌。此外，伪足突起将引起更多的膜受体与细菌表面的调理素分子结合，进一步促使 Ca^{2+} 泵出，加强伪足伸展。此外，伪足顶端的高表面/体积比可能也导致顶端 Ca^{2+} 的降低，也使肌动蛋白从底部拉向顶端，使伪足不断伸展。在多种机制协同下，中性粒细胞通过伪足伸展、包围和膜移动形成吞噬体。

已证实G蛋白对中性粒细胞肌动蛋白聚集有直接调节作用。微管蛋白异二聚体能与一些特异性G蛋白(Gs，Gi)的α亚基结合形成复合物，表明G蛋白α亚基上有微管蛋白结合位点，该位点与β微管蛋白的M端相结合。此外尚有黏着斑蛋白(vinculin)、α-辅肌动蛋白和依钙蛋白(calpactin)等蛋白分子参与肌动蛋白聚集化的调节，但仍有许多细节应进一步探索。

三、中性粒细胞的吞噬作用及消化作用

(一) 中性粒细胞的吞噬作用

中性粒细胞到达感染源后即可通过各种受体识别经补体或抗体调理的细菌颗粒。C_{3b}、C_{3bi}和免疫球蛋白是非常重要的调理素，它们在细胞表面的相应受体分别是CR1、CR3和FcRⅠ、FcRⅡ、FcRⅢ。调理的细菌与受体接触并被中性粒细胞表面的黏附分子粘住、开始了吞噬作用；首先由伪足沿着与细菌结合的部位从四周伸展包抄，最后收口直至脱离质膜形成吞噬体。前已介绍中性粒细胞吞噬细菌，形成吞噬体的过程是一个由Ca^{2+}及多种特殊功能蛋白调控的肌动蛋白、骨架网络结构变更的复杂过程，而且中性粒细胞功能行为的某一过程又为下一进程创造了条件，这种情况在吞噬作用与消化杀菌作用的衔接过程中更为明显。例如，当中性粒细胞的伪足在捕捉细菌进而形成吞噬体时一部分质膜内陷，使质膜上的NADPH氧化酶亚基之一的细胞色素b558与胞质内另一个氧化酶亚基胞质因子得以接触，并装配成活化的NADPH氧化酶，开始了氧依存性杀菌进程。同时，吞噬体形成，脱离质膜进入胞质后与中性粒细胞溶酶体颗粒接触并融合，引发了脱颗粒作用，开始非氧杀菌进程。

(二) 杀菌消化作用

吞噬体形成后几乎同时开始非氧杀菌和依氧杀菌进程，并且互相配合，协同完成杀菌及消化过程。

1. 脱颗粒作用与非氧杀菌 随着吞噬作用的引发，中性粒细胞的脱颗粒作用也启动，中性粒细胞的颗粒移位并与质膜内陷形成的吞噬体融合，形成吞噬溶酶体或称消化泡。颗粒中的各种抗菌蛋白水解酶随即释放出来，此过程称脱颗粒作用。脱颗粒作用的发生标志着非氧杀菌作用的启动，也为依氧杀菌作准备。特异颗粒较初级颗粒更快地释放它们的内容物，但过量的内容物可能会通过不完整的吞噬泡而分泌到细胞外。初级的嗜天青蓝颗粒与溶酶体非常相似，因为它们含有几乎在中性粒细胞中能找到的各种酸性水解酶，而且吞噬体内的酸性环境为这些酶提供了适宜的pH环境，酸性条件也是进一步脱颗粒作用的基本条件；阴离子通道的闭锁，可削弱Na^{+}和H^{+}的流出，从而可以削弱中性粒细胞的脱颗粒作用，但颗粒的碱性化却可促进中性粒细胞的分泌作用。虽然杀菌作用和消化作用发生在消化泡内，但中性粒细胞的功能犹如一把双刃剑，因为颗粒内容物分泌到胞外后，会造成组织损伤。脱颗粒作用也可发生在中性粒细胞与组织的黏附表面，并随之与免疫复合体、聚集的免疫球蛋白、补体组分或某些细胞因子相结合。这种状况下，颗粒内容物的释放是通过与内吞作用相反的过程(逆内吞作用方式)或无效的吞噬作用进行；颗粒与质膜融合，它们的内容物直接排放到中性粒细胞外。

细胞骨架蛋白对脱颗粒作用有重要作用，这些蛋白促进颗粒向吞噬体或质膜转移，无论是微管还是微丝，均参与了此过程。中性粒细胞激活后三秒钟，颗粒就结合到聚集的微管上，抑制微管的聚集作用，从而阻止中性粒细胞的脱颗粒作用。肌动蛋白聚集犹如在质膜和颗粒之间筑起一道屏障，对颗粒分泌起抑制作用。中性粒细胞受到微粒或可溶性刺激物激活时，杀真菌剂代谢物如细胞松弛素B等，可强烈促进颗粒分泌，这是因为其破坏了胞质中肌动蛋白微丝，使颗粒膜和质膜易于融合。有关膜融合的精确机制目前尚不得知，但已知中性粒细胞中有若干个对Ca^{2+}敏感的磷脂酶参与此过程，导致颗粒-吞噬体或者颗粒-质膜接点处的脂质组分改变，磷脂酶A_2(PLA_2)能促进组成上与质膜相似的颗粒与脂质体的融合，因为该酶降低了Ca^{2+}浓度。PLA_2存在于静息的中性粒细胞颗粒膜上，而且PLA_2以分泌型的形式转位到吞噬体上。特异颗粒和分泌泡在低Ca^{2+}浓度下，比初级颗粒更容易与人工脂质体[500μmol/L的磷脂酸/磷脂酰乙醇胺(1:3)]融合。当Ca^{2+}浓度高至12mM时，后者的融合即终止。胆固醇加入到脂质体或颗粒制品中时，能增强融合，游离Ca^{2+}对中性粒细胞初级颗粒、特异颗粒、三级颗粒的胞吐作用和分泌泡的形变是必需的条件。分泌泡对低浓度Ca^{2+}敏感，相反，初级颗粒则需较高的Ca^{2+}浓度。中性粒细胞颗粒对Ca^{2+}浓度的这种巨大差异，在中性粒细胞渗出到皮肤窗口时，也能观察到。根据对中性粒细胞分泌液的分析，证明分泌泡的全部、38%的白明胶酶颗粒、特异颗粒中22%的乳铁蛋白可被动员，但仅7%的MPO可从初级颗粒中被动员。对有渗透性的中性粒细胞的研究表明，1μM(在生理范围内)的Ca^{2+}即可导致特异颗粒的标志物CD67升调节，而对初级颗粒的标志物CD63升调节则需要GTP-γS和1μM的Ca^{2+}同时存在。中性粒

细胞的初级颗粒含有两种 GTP 结合蛋白(25 和 26kD),而特异颗粒和质膜则有一套三种分子量在 20～23kD 范围内的 GTP 结合蛋白、浓度为 0.3～1.0mM 的 Mg-ATP 和其他三核苷酸。对有渗透性的中性粒细胞也有激活脱颗粒作用,这就支持了有一个共有的三核苷酸受体调节中性粒细胞脱颗粒作用的观点。有两种腺苷酸受体位于中性粒细胞上,而且已证实腺苷可抑制脱颗粒作用和呼吸暴发作用。

刺激中性粒细胞可激活磷脂酶 D,促使磷脂酰胆碱转换成磷脂酸。膜组分上的这种改变使一种融合性的磷脂取代了非融合性的磷脂,进而促使脱颗粒作用的发生。膜联蛋白在促进中性粒细胞与含有磷脂酸和磷脂酰乙醇胺的脂质体融合时,对磷脂酶浓度的依赖不如 Ca^{2+}。膜联蛋白Ⅰ和Ⅱ两种蛋白对促进磷脂囊泡与中性粒细胞膜的胞质面的融合作用有重要意义。经胰蛋白酶处理的中性粒细胞或者中性粒细胞膜制品,就不能再与富含融合性脂质的脂质体融合,这充分证明了包括膜联蛋白Ⅰ在内的胞质蛋白在中性粒细胞脱颗粒作用中起重要作用。另一些融合蛋白的同系物,如 25kD 的突触小体相关蛋白(SNAP-25),是神经末梢部位胞吐作用的主要驱动者。另一些位于中性粒细胞质膜上对突触小泡的停泊和融合起作用的蛋白是分泌泡相关膜蛋白-2(VAMP-2)、突触融合蛋白-4 和 SCAMP,SCAMP 蛋白在中性粒细胞的白明胶酶颗粒、特异颗粒、嗜天青蓝颗粒及分泌泡中也有发现。

促分泌剂是一种可溶性分子,它既可激活中性粒细胞也能促使颗粒内容物释放到胞外。理想的促分泌剂应是既能促使初级颗粒和次级颗粒释放内容物,又能引起 Ca^{2+} 和 cAMP 浓度的瞬间上升。不完整的促分泌剂虽然能引起 Ca^{2+} 的增高和释放特异颗粒作用,但没有改变 cAMP 的水平。包括 C_{5a}、fMLP、PAF、LTB_4 和 Ca^{2+} 载体 A23187 等大多数趋化物都是完整的促分泌剂,而不完整的促分泌剂包括有 PMA 和细胞表面激活剂、ConA 等。一些非趋化性的活性物质如白介素、细胞因子和髓系生长因子,其作用既像完全促分泌剂又像非完全促分泌剂。炎性介质 TNF-α、IL-1 和 IL-3 对用细胞松弛素-B 处理的中性粒细胞均能使初级颗粒和次级颗粒释放。然而,IL-4 和趋化性 IL-8 只对特异颗粒的释放作用有影响。GM-CSF 可引起中性粒细胞释放特异颗粒,而且其在对用细胞松弛素-B 处理的中性粒细胞作用时,很像一种完全的促分泌剂,单独 GM-CSF(7.5μg/kg)作用于正常人时,可引起除初级颗粒以外的所有颗粒表达 β-2 整联蛋白 CD11b。GM-CSF 还能诱导趋化性 IL-8 的释放,而对 IL-3 和 TNF-α 则不能。单独 G-CSF(300μg)也能升调节 CD11b 及 FcγRⅢ,而且导致胞质乳铁蛋白和弹性蛋白酶的增高。每天持续给予 G-CSF 可提高中性粒细胞的绝对计数量,而且明显提高了 TNF-α 水平,但对 IL-8 或 GM-CSF 胞质水平则无影响。虽然较微刺激中性粒细胞时,特异颗粒中的乳铁蛋白有 50%,初级颗粒中 MPO 有 90% 的放出,但仍可能使三级颗粒白明胶酶全部耗竭,表明在这类中性粒细胞的低水平激活作用中,三级颗粒白明胶酶的显著性释放与中性粒细胞的始动是相关联的。

吞噬体形成后即与胞质中的溶酶体颗粒(初级或次级颗粒)发生融合,形成吞噬-溶酶体或称消化泡。颗粒中的各种抗菌蛋白水解酶随即释放出来,此过程称脱颗粒作用,开始了非氧杀菌消化进程。在消化功能上,溶酶体颗粒中的抗菌蛋白分子可分为杀菌性的和消化性的两种,如次级颗粒中的乳铁蛋白可螯合铁离子,夺取细菌生长必需的基本元素;同时乳铁蛋白与铁离子形成的复合物又是 O_2^- 与 H_2O_2 通过 Haber-weiss 反应生成重要毒性氧物质羟基自由基 OH^- 的催化剂。在初级颗粒中有一种阳离子蛋白能与带负电荷的真菌结合而抑制细菌生长,BPI 则通过增加细菌质膜的通透性达到杀死细菌,就杀菌这点而言,非氧杀菌与依氧杀菌相比是次要的,只是依氧杀菌的一种补充。但杀菌后的消化作用则须依靠溶酶体中许多蛋白水解酶来完成;溶菌酶主要消化细胞内的糖肽,也水解某些腐生菌的细胞壁黏多糖。酸性水解酶是主要的消化降解酶,初级颗粒中的中性蛋白酶(组织蛋白酶 G 和弹性蛋白酶)更是大分子蛋白强有力的降解酶,在这些酶的协同作用下被杀死的细菌(或机体自身的死亡细胞)彻底被消化,消化泡剩余的膜则可被再利用,用以补充质膜,废弃物则通过泡吐作用排出胞外。

非氧杀菌的调控:

随着分子生物学学科的发展和分析技术水平的提高,下列颗粒内容物已在基因水平上被克隆,而且对其 5′上游或旁侧序列也已判定。它们有 MPO、弹性蛋白酶、组织蛋白酶 G、蛋白酶 3、溶菌酶、防御素、乳铁蛋白、$gp91^{phox}$、$p22^{phox}$、CD11b、CD18、维生素 B_{12} 结合蛋白、hCAP-18/FALL-39、NGAL、白明胶酶及碱性磷酸酶。虽然已经知晓众多转录因子在启动域中可确定的结合位点,但实际上能确定相应启动域的只有极少数,如 MPO、组织蛋白酶 G、溶菌酶、弹性蛋白酶、CD11b、CD18、$gp91^{phox}$ 和白明胶酶的转录因子。一些转录因子可能参与一些颗粒内容物表达的调控,如在乳铁蛋白,CD11b 的基因上有 GATA-1 转录因子的结合位点,转录因子 GATA-1 存在于造血祖细胞的早期,促使细胞分化。在人 GM-CSF,小鼠 MPO 和弹性蛋白酶基因上有 AML(PEBP2/CBP)转录因子的结合位点。在蛋白酶3和嗜天素(azurocidin)基因上有转录因子C-MYB的结合位点。PU1转录因子对造血系统有特异性,而且在B淋巴细胞、粒细胞和单核细胞中有高表达。在粒细胞各个分化时期都有PU1表达。许多基因都含有PU1的结合位点。在粒细胞分化期间,PU1转录因子对某些颗粒内容物的转录开始较早,如弹性蛋白酶、GM-CSF受体和G-CSF受体,而对某些颗粒蛋白则转录较晚,如CD11b、CD18和FcγRI等。另外在弹性蛋白酶、*G-CSF*和*G-CSF*受体基因上有C/EBP2转录因子的位点,而且证实C/EBP2经与其他转录因子如C-MYB(弹性蛋白酶)或PU1,很可能还有新的转录因子,被陆续发现参与颗粒内容物蛋白表达的调控。细胞骨架蛋白对脱颗粒作用有重要调节作用。细胞骨架促进颗粒向吞噬体或质膜转移,无论是微管或微丝,均参与此过程。中性粒细胞激活后三秒钟,颗粒就结合到聚集的微管上,抑制微管的聚集作用从而阻止中性粒细胞的脱颗粒作用。肌动蛋白聚集就如在质膜和颗粒间筑起一道屏障,对颗粒分泌起抑制作用。细胞松弛素B等可强烈促进颗粒分泌。腺苷也可抑制脱颗粒作用和呼吸暴发作用。

2. 依氧杀菌机制　依氧性杀菌作用主要通过NADPH氧化酶的激活、利用O_2大量生成超氧阴离子(O_2^-),然后再形成一系列有强氧化作用的衍生物如H_2O_2、OCl^-、OH^-及氯胺等实现,这些物质统称活性氧物质(ROS),ROS破坏细菌的蛋白质分子、核酸及酶等重要生物分子而杀死细菌。依氧性杀菌过程由多个环节组成,包括磷酸己糖通路激活和NADPH氧化酶激活,氰化物不敏感性氧消耗激增和ROS大量生成,如图48-4所示。

NADPH氧化酶是整个依氧杀菌机制的心脏,NADPH氧化酶是至少由八种分别位于中性粒细胞各个部分的蛋白组成的多组分酶系统(表48-5),统称吞噬细胞氧化酶(phagocyte oxidase,phox)。当调理性吞噬作用或促分泌作用激活中性粒细胞期间,这些蛋白的某些组分移位到皮层细胞骨架和吞噬体膜或质膜上。静息中性粒细胞中,p47phox与p67phox相结合,p67phox又与p40phox形成复合体,NADPH氧化酶的激活是由于PKC介导的p47phox蛋白磷酸化,随之p47phox磷蛋白与p67phox-p40phox复合体相结合,并移位到质膜与黄素细胞色素b558,一个由22kD的α亚基(p22phox)和91kD的糖蛋白(gp91phox)组成的异二聚体一起组成的NDAPH氧化酶。三种胞质组分的结合发生在中性粒细胞的皮质细胞骨架上,而且在该处p47phox被完全磷酸化。大约八成的细胞色素b558位于特异颗粒、白明胶酶颗粒和分泌泡中,并在中性

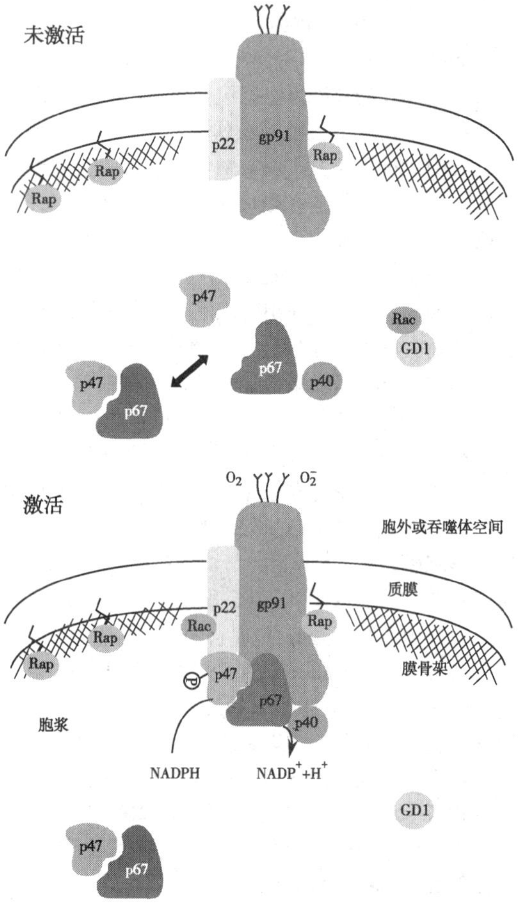

图48-4　NADPH氧化酶的激活示意图

粒细胞激活时移位到皮质细胞骨架和质膜。p47phox的磷酸是使与细胞骨架和膜相关的NADPH氧化酶组分从胞质转位至质膜并进行装配的基本要素。

低分子量GTP结合蛋白Rap1A是与黄素细胞色素b558紧密结合的蛋白,对NADPH氧化酶功能的完整性是必需的,Rap1A在质膜和特异颗粒膜上均有发现;而且在调理性吞噬杀菌时,与细胞色素b558一起移位到皮质细胞骨架或吞噬体膜,当Rap1A被磷酸化时,就脱离细胞色素b558。Rap1A的活化与呼吸暴发作用无关,而且慢性肉芽肿患者的中性粒细胞的Rap1A仍可正常活化。

在中性粒细胞激活时,一种胞质GTP结合蛋白Rac2也与p47phox和p67phox-p40phox复合体一起被移位到细胞骨架,正常情况下,Rac1和Rac2在与GDP解离抑制因子Rho-GDI结合成复合体时,均处于不活化状态。Rap1A或Rac2对NADPH氧化酶活性均有调节作用,主要机制是它通过与相应底物GTP而非GDP的结合与解离而进行调节。中性粒

表 48-5　NADPH 吞噬氧化酶(phox)组分的性质

	Gpa1phox	p22phox	p47phox	p67phox	p40phox	Rap1A	Rac2
kD	91	22	47	67	40	26	22
氨基酸	570	195	390	526	339	184	192
胞内定位	质膜 囊泡特异颗粒	质膜 囊泡特异颗粒	胞质(静态) 细胞骨架(激活)	胞质(静态) 细胞骨架(激活)	胞质(静态) 细胞骨架(激活)	质膜 囊泡特异颗粒	胞质(静态) 细胞骨架(激活)
mRNA(kb)	4.7	0.8	1.4	2.4	1.2	1.6	1.45
基因位点	Xp21.1	16q24	7q11.23	1q25	22q13.1		
外显子/跨度(Kb)	13/30	6/8.5	11/18	16/37	10/18		

细胞激活时，生物活性脂质例如花生四烯酸、磷脂酸和磷脂酰肌醇即被生成，这些活性脂质可以解除 Rap1A 与细胞色素 b558 的结合，和 Rac2 与 GDI 的结合而使 Rac2 被激活；Rac2 的激活是 p47phox 和 p67phox-p40phox 复合体移位所必需的。活化的 Rac2 的作用犹如一种“穿梭蛋白”的作用，携带 phox 蛋白到皮层细胞骨架，然后 Rac2 再变成与 GDP 结合的非活化状态，返回到胞质。中性粒细胞活化时，p47phox 的丝氨酸残基(Ser)被高度磷酸化，然而，研究发现只有 p47phox C 末端的第 379 位的 Ser 被磷酸化，表明该 Ser 对 NADPH 氧化酶的活性或 p47phox 与细胞骨架的结合起关键作用。在非细胞系统中，Rac 蛋白对 p47phox 和 p67phox 的全部活性也是必不可少的。细胞色素 b558 是杀菌型超氧化物生成系统 NADPH 氧化酶复合体的终端组分，无论是其 α 还是 β 亚基均含有血红素基团，这种结构充分适应了电子从胞质 NADPH 到黄素蛋白再到细胞色素 b558 传递的需要，进而跨膜传递至吞噬体表面或细胞外表面，在该处 O_2 被还原成 O_2^-，在 O_2 成为 O_2^- 的过程中，电势变化从 -330mV 分别变为 -256mV 至 NADPH，-245mV 至黄素蛋白，-160mV 至细胞色素 b。与线粒体内的细胞色素相比，这些中间电势相对较低，p67phox 促动电子从 NADPH 向黄素蛋白流动，p47phox 对电子从细胞色素 b558 中的黄素蛋白传递到血红素、加工成超氧化物是必不可少的，NADPH 氧化酶由细胞色素 b558 和胞质因子两个亚基组成。细胞色素 b558 位于质膜上，又由分子量 91kD 和 22kD 的两个蛋白组成。胞质因子位于胞质或溶酶体膜上，由 47kD(p47phox) 和 67kD(p67phox) 组成。在未发生吞噬作用时，细胞色素 b558 和胞质因子因分布于不同区域而自然分离，当吞噬作用发生时，质膜的细胞色素 b558 和胞质因子蛋白因质膜内陷和溶酶体向质膜移动而相互接触，并自然组装成 NADPH 氧化酶复合体并因磷酸化作用而活化，氧化酶激活的梗概示意于图 48-4 中。

趋化因子刺激如何引起氧化酶组装或激活一直是依氧杀菌的核心问题。通过多年研究已经肯定蛋白激酶 C(PKC) 的激活是 NADPH 氧化酶激活的必要前提，这是基于如下重要实验事实：①用 PKC 激活剂佛波酯(PMA)激发中性粒细胞呼吸暴发产生超氧阴离子期间，发现其与胞质亚基 p47phox 和 p67phox 转移到质膜相关联，而且还发现 p47phox 在细胞骨架上重新分布；②测得 p47phox 和 p67phox 与酪氨酸激酶 Src 家族 SH3 或 A 微区同源结构域上有与骨架蛋白作用的位点；③用 PKC 抑制剂星形孢菌素(staulosporine)可以抑制 p47phox 磷酸化作用并可破坏 PMA 引起的超氧阴离子(O_2^-)产生。近年对 NADPH 氧化酶激活与蛋白激酶的相关性研究有了较快的进展，逐年又有新的蛋白激酶被发现参与趋化因子激活中性粒细胞的呼吸暴发，特别是发现酪氨酸激酶乃是整个刺激瀑布系统中最重要的调控系统。此后又发现丝/苏氨酸激酶也是很重要的与氧化酶磷酸化有关的激酶，至今已报告有酪氨酸激酶(TPK)、蛋白激酶 C(PKC)、丝裂原活化蛋白激酶(MAPK)、Ca^{2+}/钙调素依存性蛋白激酶Ⅱ(CAMPKⅡ)、S6-激酶Ⅱ和组蛋白 H4 蛋白激酶(PKH4)等多种蛋白激酶参与激活中性粒细胞的呼吸暴发作用。由于 NADPH 氧化酶的激活及调控非常复杂，而且还涉及胞内-核内信息传递及氧化应激产物的基因表达，因此对其本质的揭晓将是艰巨和令人激动的。

氧依存性杀菌在吞噬作用后数秒钟内即开始，此时中性粒细胞的氧耗率可提高 100 倍。磷酸己糖通路活性可增强 10～20 倍。NADPH 氧化酶的功能是利用磷酸己糖通路中的电子使氧分子(O_2)转变为超氧阴离子(O_2^-)。中性粒细胞大量耗氧生成 O_2^- 的生理行为称呼吸暴发作用(respiratory burst)。

$$NADPH+2O_2 \xrightarrow{\text{NADPH 氧化酶}} NADP^+ +H^+ +2O_2^-$$

产生的 O_2^- 本身仅呈微弱的杀伤性,但其衍生成的强氧化物具有极强的杀伤性。O_2^- 在超氧化物歧化酶(SOD)作用下通过下式可生成 H_2O_2。

$$O_2^- + O_2^- + 2H^+ \xrightarrow{SOD} H_2O_2 + O_2$$

H_2O_2是很重要的氧代谢物,一方面其可以直接作用于细菌,还可以在髓过氧化物酶(MPO)作用下产生杀菌力更强的 OCl^-。反应式如下:

$$H_2O_2 + Cl^- \xrightarrow{MPO} H_2O + OCl^-$$

OCl^-是极强的杀菌性氧化物,可与多种生物组分如血红蛋白、卟啉、硫醇蛋氨酸、还原型吡啶核苷酸、胺和氨基酸发生反应。而且其与胺反应可生成氯胺,也是极强的杀菌剂。

从上可知,自 H_2O_2 经 MPO 催化可以生成多种强杀菌作用的物质,故这个系统在中性粒细胞氧化杀菌中举足轻重,是中性粒细胞氧化杀菌的主力,常把此称作 H_2O_2-MPO 系统或简称 MPO 系统。Weiss 等证明呼吸暴发时可测定的 O_2 的 40% 是通过 MPO 系统产生杀菌性氧代谢物的。

虽然 H_2O_2 在 Fe^{2+}存在下还可与 O_2^- 经过 Weiss 反应生成 OH^-也有较强的杀伤性。但 OH^-和 ROO^- 等活性氧物质的生成是在某些特定条件下才出现的,而且维持时间较短,还不能与 MPO 系统的作用并论。由于 H_2O_2-MPO 系统中有 H_2O_2、OCl^-和氯胺等强杀菌物质产生,因而可以抵抗多种细菌、真菌和病毒等的侵害。

中性粒细胞内还存在一种防止 H_2O_2过量生成、避免危害细胞自身的防护机构,即过氧化氢酶及谷胱甘肽循环系统,前者可直接分解 H_2O_2,后者可将 H_2O_2转变为无毒的 H_2O。尽管如此,中性粒细胞杀菌作用时产生的 ROS 还有分泌到细胞外的可能,加之 MPO 系统中的 OCl^-很易对抑制溶酶体释放的中性蛋白酶的 α-抗胰蛋白酶造成损伤,失去对这些酶的抑制能力而造成周围组织损伤。因此,中性粒细胞的杀菌防御功能具有二重性,中性粒细胞氧化损伤是炎症及心、血管病变的重要原因。

激活的氧化酶复合体只需通过其亚基在平面上的简单分离又可回复到静息状态。

近已证明,NADPH 氧化酶并不是唯一在质膜或吞噬体内组装并激活的,在特异颗粒中也可激活并产生氧化剂,并能保留在胞内。

第四节 胞内信号传递与刺激的耦联反应

氧化杀菌的核心环节是 NADPH 氧化酶的激活。NADPH 氧化酶活化水平的高低直接控制着 ROS 产生水平。NADPH 氧化酶的活化水平包括两个概念:①NADPH 氧化酶各亚基的表达量是否达到应有水平;②各亚基组装成完整 NADPH 氧化酶的效率,或称 NADPH 氧化酶的组装水平,特别是胞质亚基向质膜移位是否通畅。因此,任何对上述两点有正负影响的信息对 NADPH 氧化酶催化生成 ROS 都有调控作用。但实际上对来自 NADPH 氧化酶上游信息传递途径的调控作用还并不完全清楚。尽管如此,近年来已在调控 NADPH 氧化酶活化的相关信号传递途径的研究方面取得了很大进展。现已知来自细胞渗出的因子、组织因子、细菌因子和白细胞衍生物,以及大多数能激活中性粒细胞的趋化物都能和中性粒细胞的相应受体结合,启动相关信息途径而激活 NADPH 氧化酶。这些研究中较集中、较重要的是揭示了大多数趋化物(如 FMLP 等)都是与中性粒细胞的 7 次跨膜受体相结合,触发了包括蛋白激酶 C(PKC)、酪氨酸激酶(TPK)、促分裂原活化的蛋白激酶(MAPK)和 PI_3K 这些与 NADPH 氧化酶的激活密切相关的上游信号传导系统。此外,近年还发现低分子量 G 蛋白的某些成员也参与对 NADPH 氧化酶的调节。现分述如下。

一、经典的 PLC-PKC 信息传递途径对 NADPH 氧化酶的激活

趋化物与中性粒细胞的 7 次跨膜受体结合后,导致与该受体下方邻近的由 α、β 和 γ 三个亚基组成的异三聚体 G 蛋白(相对于低分子量 G 蛋白俗称大 G 蛋白)构型发生改变,激活了异三聚体中的 α 亚基并具有 GTP 酶活性;然后 α 亚基和 β、γ 亚基分开,由于结构上紧密的缘故,β、γ 亚基经常结合在一起,分开的 α、β、γ 均可独立启动相应的信号传递途径;βγ 亚基即可激活磷脂酶 C(PLC),PLC 可分解 4,5-磷脂酰肌醇二磷酸(PIP_2)为 1,4,5-三肌醇磷酸(IP_3)和二酰甘油(DG),IP_3 和 DG 都是第二信使;DG 可直接激活 PKC,IP_3 可促使内质网钙库释放 Ca^{2+},Ca^{2+}再激活 PKC。PKC 属丝氨酸激酶,现已知是 NADPH 氧化酶上游最主要的信号传递途径,PKC 可使 p47phox、p67phox 直接磷酸化而使 p47phox、p67phox 活化,另一方面由中性粒细胞激活后,来自上游的信息也促使 Rac 蛋白由钝化状态变为活化状态,然后 Rac 作为分子伴侣把 p47phox、p67phoxp40phox 携送到质膜与细胞色素 b558 结合，完成 NADPH 氧化酶装配（激活）。

在 PLC 激活的同时，还发现 PLD 和 PLA 也同时激活。PLD 可促使磷脂酰胆碱（PC）产生磷脂酸（PA）。PA 进一步衍生成 DG 再激活 PKC。PLA 可促使 PC 产生花生四烯酸（AA）。花生四烯酸可进一步衍生成类花生酸系列物。类花生酸系列物包括白细胞三烯、前列腺素和凝血噁烷等。其中白细胞三烯是强趋化物，可能对中性粒细胞的趋化反应有正反馈作用，而前列腺素则可降调解中性粒细胞对内皮细胞的黏附作用，减少中性粒细胞透过内皮细胞进入组织，对中性粒细胞的趋化反应有负反馈调节作用。现已知 PLD 的激活与 Rho 和 Ras 有关。而 PLA 的激活则与 MAPK 有关。进一步研究还发现 PKC 被 Ca^{2+} 和 DG 激活后可移位到质膜，可被进一步激活。这可能表明 p47phox 等蛋白不仅在胞质中被 PKC 磷酸化而活化，而且移位到质膜后继续被活化，以保证完成 NADPH 氧化酶的激活。

二、TPK 信息传递途径对 NADPH 氧化酶的激活

除了证明 NADPH 氧化酶的活化是受 PKC 调控外，发现若用 TPK 抑制剂抑制 TPK 的活性后，中性粒细胞 NADPH 氧化酶的活性会部分受到抑制。相反，若增强 TPK 的活性，提高酪氨酸磷酸化的水平则可提高 NADPH 氧化酶的活性。这表明 TPK 对 NADPH 氧化酶有调控作用。现已知 TPK 对 NADPH 氧化酶的激活作用是通过如下途径进行：趋化物与 7 次跨膜受体结合后，由异三聚体 G 蛋白的 α 亚基激活与 Src 相关的非受体型酪氨酸激酶的 Lyn，然后 Lyn 与接头分子 SHC 结合，SHC 是庞大的接头分子家族的成员，具有大量的可以结合含 SH2 和 SH3 蛋白的基序。它一方面可以和 TPK（如 Lyn）上的 SH2 和 SH3 结合，另一方面可以和生长因子受体结合蛋白 2（GRB2）上的 SH2 和 SH3 结合。而 GRB2 通常与一种鸟苷酸交换因子 SOS 蛋白相连接，SOS 可以激活低分子量 G 蛋白家族的重要成员 Ras，使之从钝化状态变为活化状态。活化的 Ras 再激活 Raf 蛋白，经过对 MAPK 的三级激活使 MAPK 激活，进而激活 PLA，并进一步激活 PKC。PKC 的激活可直接激活 NADPH 氧化酶。

三、PI_3K 信息传递途径对 NADPH 氧化酶的激活

此外还发现，PI_3K 也参与 NADPH 氧化酶激活的调控，其途径是 Ras、Lyn/SHC 可以激活 PI_3K，PI_3K 活化后可使 IP_3 磷酸化变成 PIP_3，然后 PIP_3 激活 Rac 蛋白。活化的 Rac 蛋白以分子伴侣的角色携带 p47phox、p67phox-p40phox 至质膜与细胞色素 b558 结合，使 NADPH 氧化酶激活。可见由趋化物配体与 7 次跨膜受体结合始动的 PLC-PKC 途径、TPK-Ras-MAPK 途径和 PI_3K 途径均能正调节 NADPH 氧化酶的活性，使 ROS 水平增高有利于机体抵抗入侵的病原菌。机体对 NADPH 氧化酶的活化也存在一些负调控因素，如与细胞色素 b558 结合的 RAP 蛋白对 NADPH 氧化酶的激活有重要的负调控作用，因为 RAP 蛋白可使 PKA 磷酸化。磷酸化的 RAP 可能阻止胞质组分 p47phox、p67phox 和 Rac 与细胞色素 b558 组装成完整的 NADPH 氧化酶，从而限制了 ROS 的过量生成。此外，法祥光等用中国医学科学院血液学研究所研制的单克隆抗体 $HIM_{70/82}$ 对佛波酯（PMA）激活的中性粒细胞产生的 ROS 实现了降调节，大约可使产生的 ROS 下调 30%；在此基础上又进一步探索了单抗 $HIM_{70/82}$ 对中性粒细胞 ROS 降调节的机制。发现该单抗能降调节 PKC、TPK 和 PI_3K 信号传递途径的活性，而且还降调节 p47phox、p67phox 和 Rac-2 的表达量，从而使 NADPH 氧化酶的活化水平降低，使 ROS 水平下降，这对调控中性粒细胞产生的 ROS，进而调控 ROS 造成的组织损伤及炎症有重要意义。

第五节　中性粒细胞的始动

中性粒细胞一般以三种状态存在：静息、激活和始动（priming）。处于始动阶段的中性粒细胞即指其特异性受体为配体"扳动"时，处在一种呼吸暴发增强和产生分泌应答的态势。能够引起中性粒细胞始动的激动剂主要有三种：

1. 炎性介质　具有趋化性并能结合到七次跨膜受体的特性。

2. 血清免疫球蛋白和补体调理素　它们与单体跨膜受体相结合，这种受体需交联才能发挥出全部活性。

3. 炎性细胞因子和生长因子　它们与单体形式的特异性跨膜受体结合（如 TNF-α、LPS、GM-CSF、G-CSF、P 物质和 IL-1）。

这些分子在剂量水平不会引起中性粒细胞胞质游离 Ca^{2+} 的增高，但可引起胞内蛋白质的酪氨酸残基磷酸化。这些分子激活三种受体中的任何一种，即可使中性粒细胞处于始动状态，引起呼吸暴发和分泌反应，但在高浓度的相应配体的刺激下，只有趋化性和调理性受体才能扳动呼吸暴发。一种激动剂使中性粒细胞进入始动状态，然后第二种激动剂可使之增强呼吸暴发反应。中性粒细胞的始动状态，

既能通过同型受体中的高亲和性受体，也能通过低亲和性受体进行，中性粒细胞进入始动状态，可以快至几秒，或可慢至30分钟才出现，这取决于刺激物的性质，甚至最迟可达到几小时才进入始动状态的例子也有。中性粒细胞进入始动状态，经由丝/苏激酶系统如PKC、磷脂酶A2起作用的Ca^{2+}信息系统，或钙调蛋白依存性激酶，和经由酪氨酸激酶如Fgr、Lyn、Yyn和Syk起作用的钙依存性酪氨酸激酶信息系统之间串联作用的结果，胞内最终的结果是参与呼吸暴发和脱颗粒作用反应的这些蛋白分子完全磷酸化。

（法祥光　杨琳）

参考文献

1. El-Benna J, Dang PM, Gougerot-Pocidalo MA. Priming of the neutrophil NADPH oxidase activation: role of p47phox phosphorylation and NOX2 mobilization to the plasma membrane. Semin Immunopathol, 2008; 30: 279-289
2. Cowburn AS, Condliffe AM, Farahi N, et al. Advances in Neutrophil Biology: Clinical Implications. Chest, 2008; 134: 606-612
3. Schultz H, Weiss JP. The bactericidal/permeability-increasing protein (BPI) in infection and inflammatory disease. Clinica Chimica Acta, 2007; 384: 12-23
4. Borregaard N, Sϕrensen OE, Theilgaard-Mönch K. Neutrophil granules: a library of innate immunity proteins. Trends Immunol, 2007, 28: 340-345

第 49 章

中性粒细胞代谢

本章介绍中性粒细胞核酸、糖和脂的经典代谢模式，并介绍重要活性脂质磷脂酰肌醇系列物、白三烯系列和重要信息物质 Ca^{2+} 的调节作用；而且还介绍活性氧物质（ROS）如氯胺除了氧化杀菌外，还可能有信息分子的功能新概念。

一、中性粒细胞的大分子代谢

（一）DNA 与 RNA

早期的中性粒细胞祖细胞中 DNA 聚合酶很丰富，但随着细胞的成熟，该酶逐渐消退以至在成熟的细胞中几乎测不到活性，因此中幼粒细胞（骨髓细胞）是仍然能进行 DNA 合成的最晚的中性粒细胞祖细胞。

中性粒细胞具有哺乳动物 RNA 代谢的全部特性，其合成 RNA 也是以 DNA 为模板。由于中性粒细胞不是一均质的群体而是各亚群的混合体，故若用 ^{14}C 尿嘧啶掺入 RNA 测定其合成情况是极为困难的。现在一般采用 Northern 印迹法进行，已知中性粒细胞在静止或应激（如干扰素刺激）状态均有合成特异性 mRNA 的能力，吞噬作用期间 RNA 的合成与转换都加快。尽管在成熟的中性粒细胞中 RNA 合成的意义相对于脂质介质而言是有限的，但近年对其意义的认识似有了提高。

（二）蛋白质

哺乳动物的白细胞极少用于研究蛋白质的合成，其原因主要是由于吞噬细胞中有大量蛋白水解酶，且已合成的蛋白质种类太多、太复杂，这都给研究带来极大的技术难度，因而中性粒细胞蛋白质合成的研究比较薄弱。一般认为，中性粒细胞的许多功能蛋白是在其成熟过程中逐步合成好后储存起来备用的，到细胞成熟时蛋白质合成能力几乎丧失，而且这些功能蛋白用一次少一次不能得到补充。虽然中性粒细胞在受激时其表面 FMLP 受体、C_{3b} 及 C_{3bi} 受体表达增加，但已有报告指出，这是由于开启了胞内存放这些受体的库存之故，而非有新的受体合成。也可能中性粒细胞合成蛋白质的能力很有限，因而对已有的蛋白质的利用是重复使用。例如，自吞噬作用到胞吐作用中间需要经过多次的膜融合和膜分裂，这些膜和受体均能重复使用。但已有报告指出成熟的粒细胞和粒系组细胞中标记的氨基酸能掺入到蛋白分子中，还发现中性粒细胞能合成纤粘连蛋白（fibronectin）。

近年，对溶酶体中酶蛋白分子的合成和加工等研究有了新的进展，溶酶体中虽然包含丰富的酶，但其本身不能合成蛋白质，实质上是一个大酶库，所有的酶等蛋白质均是合成后输入的。这些酶在早期细胞中在内质网上合成后可能被挑选出来，通过一系列加工（主要在高尔基体上）被送入溶酶体中存放。现在认为蛋白合成后与分检相关的基序不在酶蛋白本身肽链的特殊结构域中，而是在翻译后加工接合到肽链上的糖类分子上。

（三）核苷酸的生物合成

中性粒细胞等白细胞具有从头合成嘧啶核苷酸的能力，正常白细胞中存在参与嘧啶合成的酶系，如天门冬氨酸转氨甲酰酶、二氢乳清酸脱氢酶和乳清酸脱羧酶等。但白细胞似乎不能从头开始合成嘌呤核苷酸，除了可以从头合成嘧啶核苷酸外，还有人认为可以由“替补”途径，通过催化 ATP 与核苷或脱氧核苷（胞苷、尿苷、脱氧胞苷、脱氧尿苷和胸苷）的激酶生成核苷酸或脱氧核苷酸，但催化核苷酸转变为脱氧核苷酸的酶类并未在正常粒细胞中找到。

（四）核酸的降解

中性粒细胞等白细胞的溶酶体中存在核糖核酸酶和脱氧核糖核酸酶。表明这些细胞器参与破坏外源性或内源性的核酸。成熟粒细胞中的核糖核酸酶的活性比母细胞时期的高10倍,此外对核苷酸酶、若干酸性磷酸酶的同工酶和核苷脱氨酶参与核酸的降解代谢已有报道,但成熟粒细胞中含有低水平的5'-核苷酸酶和腺苷脱氨酶。

白细胞碱性磷酸酶(LAP)是研究得最多的粒细胞酶类之一。其为一含锌的磷酸单酯酶,在pH 10附近可对多种磷酸酯催化水解。LAP仅限于中性粒细胞系列,在后期粒细胞中首次出现,以后随着细胞成熟,酶活性迅速增高,直至进入多形核粒细胞阶段。正常白细胞中糖皮质激素能明显增进此酶活性,可能是糖皮质激素诱导该酶之故,这也许解释了为何在感染期间LAP的活性增高。虽然LAP的功能仍待最后确定,但测定该酶活性在临床上仍有应用价值,如在CML病人中其白细胞LAP活性明显降低,而在真性红细胞增多症中LAP活性却明显增高,而且该酶的活性还与自发性血小板减少性紫癜、传染性单个核细胞增多症、再生障碍性贫血及类肉瘤病等相关联。

二、糖 代 谢

(一) 糖酵解

糖酵解是中性粒细胞的主要供能系统并使葡萄糖转变为乳酸,完整的中性粒细胞及其匀浆与^{14}C标记的葡萄糖共保温后,可发现约80%的放射活性出现在乳酸中。在吞噬作用未引起糖酵解变化前ATP水平却已降至0.8nmol/10^6细胞(正常为1.9nmol/10^6细胞)。中性粒细胞己糖激酶是其糖酵解速率的限制酶,半乳糖、甘露糖及果糖在中性粒细胞中也能进行代谢。利用外源性单糖或内源性糖原进行酵解为吞噬作用提供能量是中性粒细胞糖酵解的特点。

中性粒细胞利用氧会受到各种生理病理因素的影响。除了吞噬作用以外,甲状腺素、CO_2分压、葡萄糖浓度、血浆、热原质、补体组分、趋化性多肽和免疫复合体等均会影响中性粒细胞的氧利用。抗坏血酸和二硝基苯酚可增加O_2消耗,而另一些化合物如皂角苷、硫尿嘧啶、氯霉素、氰化物、氟乙酸、丙乙酸盐和对-羟基汞苯甲酸盐等,则可抑制中性粒细胞的呼吸作用。

(二) 糖代谢的其他途径

成熟的粒细胞中只有少量的线粒体,中性粒细胞中线粒体呼吸作用耗用的葡萄糖仅占细胞全耗用葡萄糖的5%。虽然线粒体极少,三羧酸循环的水平很低,但下列参与三羧酸循环的酶仍能在中性粒细胞等白细胞中发现,如异柠檬酸、乌头酸、延胡索酸和苹果酸脱氢酶。此外,谷氨酸-草酰乙酰氨基转移酶和谷氨酸-丙酮酸氨基转移酶也有发现。糖原异生作用所需要的四种酶则尚未发现。中性粒细胞也能通过磷酸己糖途径进行葡萄糖代谢。静息细胞中经由此途径代谢的葡萄糖仅占细胞总耗量的2%~3%,在吞噬作用发生后数秒钟内,磷酸己糖途径活性即可提高10~20倍,以保证呼吸暴发产生O_2^-时充足的电子供应,对中性粒细胞的氧化性杀菌有特殊重要性。

中性粒细胞含有大量肝糖原,绝大部分肝糖原来自葡萄糖,只极少部分在丙糖磷酸水平上有底物合成。当细胞丧失葡萄糖时肝糖原的降解转化就加快,尤其在吞噬期间更明显,但补充外源性葡萄糖时还可再合成肝糖原。若葡萄糖饥饿的细胞进行吞噬时,则糖原磷酸化酶活性上升,而磷酸化酶激酶和糖原合成酶水平仍不改变。

三、环核苷酸代谢

中性粒细胞中的环腺苷酸(cAMP)是重要的第二信使分子,也参与对糖原磷酸化酶的激活作用。cAMP可由ATP经腺苷酸环化酶催化生成,磷酸二酯酶可将其降解。正常粒细胞中均具有这两种酶。肾上腺素、前列腺素E和腺苷酸环化酶均可使白细胞中cAMP水平升高。中性粒细胞受FMLP等甲酰肽和免疫复合体刺激时胞内cAMP水平瞬间上升(2~5分钟),但此环核苷酸酶对中性粒细胞的功能影响有限。粒细胞中有一种蛋白激酶(PKA)是一种cAMP依存性蛋白激酶,有赖于cAMP将其激活。

中性粒细胞质膜的G蛋白是一类与鸟嘌呤核苷酸可逆结合的膜蛋白,它参与细胞腺苷酸环化酶的激活和抑制的双重调节,从而细胞可以根据当时的特定状态调节cAMP的水平。

对中性粒细胞的cGMP的研究较少,已知肌醇磷脂途径激活可促使胞内cGMP活度增高。cGMP可抑制Ca^{2+}内流。

四、脂 代 谢

(一) 中性脂代谢

^{14}C-乙酸盐掺入法是研究中性粒细胞脂代谢的常用方法,用此法研究表明约三分之二的放射活性出现在中性脂质中,而剩余的出现在磷脂中,胆固醇中没有放射性掺入,这表明中性粒细胞的中性脂和磷脂的代谢较活跃。脂肪酸掺入中性脂和脂肪酸掺入磷脂的代谢在中性粒细胞中也常运作,可导致二酰基甘油磷酸胆碱和二酰基甘油磷酸乙醇胺的生成。吞噬作用期间,中性粒细胞可通过外源性溶血卵磷脂(主要自血浆中)的乙酰化作用促使磷脂酰胆碱(PC)的合成,使磷脂量净增三倍,从上文知PC

是重要信使分子花生四烯酸的原料。血小板活化因子也是脂代谢的产物，是通过乙酰基取代 1-烷基-2-酰基甘油磷酸胆碱中的 2-酰基产生。

乙酰辅酶 A 羧化酶是长链脂肪酸合成的第一个必需酶，在成熟的白细胞中则没有，但白细胞仍具有加长脂肪酸链的能力。粒细胞中有明显的脂分解活动，其中之一是三酰基甘油酰水解酶对脂蛋白和乳糜粒底物的降解作用，此酶已被纯化。另有多种磷脂酶如 PLC 和 PLA_2 等在中性粒细胞被激活时依靠它们产生重要的信息传递介质。

（二）肌醇三磷酸（IP_3）和二酰基甘油（DAG）的代谢

中性粒细胞配体-受体-G 蛋白耦联刺激促使磷酸二酯酶 C（PLC）激活，催化 4，5-二磷酸磷脂酰肌醇（PIP_2）分解，生成 1，4，5-肌醇三磷酸（IP_3）和二酰基甘油（DAG），是中性粒细胞应激反应的早期主要反应之一，也是中性粒细胞脂代谢的核心内容之一。

肌醇磷脂物质包括磷脂酰肌醇（PI）、一磷酸磷脂酰肌醇（PIP）、4，5-二磷酸磷脂酰肌醇（PIP_2）是 PLC 的特异性底物，三者可互相转换，但以 PI 形式居多。PIP_2 由 PLC 催化生成 IP_3 和 DAG 后，IP_3 和 DAG 一方面作为第二信使进入相应的传递途径增高 Ca^{2+} 浓度，激活 PKC 和 PKA 使效应蛋白分子磷酸化，引起细胞的多种反应。另一方面完成使命的两种信息分子又可经相应的代谢途径再循环重复使用。IP_3 经 IP_3-5-磷酸单脂酶作用降解为 1，4-肌醇二磷酸（IP_2），在磷酸单脂酶的进一步作用下降解生成肌醇-磷酸进而降解成肌醇。肌醇也可由葡萄糖 6 磷酸衍生而来的肌醇-磷酸降解生成，还可由 PLC 降解 PI 产生 DAG 时产生的肌醇-磷酸降解产生。如此，三个来源的肌醇再与 DAG 循环中产生的胞嘧啶二磷酸-DG 复合物作用生成 PI，再经转换又可产生 PIP_3。

磷脂酰肌醇 4，5 二磷酸（phosphatidylinositol（4，5）-bisphosphate，PIP_2）虽仅占膜磷脂的 1% 左右，但非常重要。它可被 PLC 水解为两个第二信使分子肌醇三磷酸（IP_3）和二酰基甘油（DAG）参与信号传递。质膜 PIP_2 参与了膜转运、膜与细胞骨架之间的相互作用及其与膜磷脂相关的信号调节。

中性粒细胞 PIP_2 水平的调节是 PIP_2 参与多种重要功能的关键。对 PIP_2 的正、负调控主要由有关信号途径控制其合成和分解的实现。已知血管紧张素Ⅱ及 PAF 可引起质膜 PIP_2 分解，而其他一些通路则可增加 PIP_2 的合成。PIP_2 主要由下列几条途径合成：①磷脂酰肌醇 4 磷酸（PI_4P）经 PI_4P_5 激酶（PI_4P_5K）磷酸化合成；②PI_5P 经 PIP_4K 在 4′位点磷酸化生成；③由 PLD 从 PC 产生磷脂酸（PA），然后 PA 再激活 PI_4P_5K，进而生成 PIP_2；④PI_4P_5K 的 α 型可被低分子量 G 蛋白 ARF6 和 Rac1 激活，再进一步生成 PIP_2。

PIP_2 与 PIP_3 之间存在一种“信息交谈”。PIP_3 是磷脂酰肌醇 3 激酶（PI_3K）的催化产物。PIP_3 能活化 ARF6，从而激活 PI_4P_5K 促进 PIP_2 生成，但同时也与抑制 PI_3K 的途径相连而使 PI_3K 钝化，同样 PIP_2 的水解产物 DAG 激活 PKC 也能抑制 PI_3K，从而减少 PIP_3 的生成。

DAG 则在 DG 激酶作用下由 ATP 获得磷酸基形成磷脂酸，再与 CTP 结合形成 CDP-DG，然后与 IP_3 循环中产生的肌醇作用形成 PI。DG 还可降解转变成重要的脂质介质花生四烯酸进入花生四烯酸代谢途径。可见 DG 的重要性还在于把 IP_3 代谢和花生四烯酸代谢沟通起来。

（三）花生四烯酸的代谢

脂质介质在生物反应中有广泛的、重要的调节作用，它们的前体物即是花生四烯酸。花生四烯酸由磷脂经过 PLA_2 产生，并随中性粒细胞受调理的酵母多糖、钙离子载体或趋化因子刺激而活化。脂质介质是花生四烯酸经环氧合酶催化或脂氧合酶催化生成的脂类氧化物。中性粒细胞中这些脂类氧化物的产生主要通过脂氧合酶途径。

前列腺素内过氧化物合成酶（prostaglandin endoperoxide synthase）催化花生四烯酸转变为前列腺素 G_2（PGG_2），PGG_2 经前列腺素氢过氧化物酶催化生成 PGH_2。PGH_2 分别经内过氧化物异均酶 E、D 和 F 催化生成 PGE_2、PGD_2 和 PGF_2，PGH_2 还可经凝血嗯烷合成酶作用生成凝血嗯烷 A_2。中性粒细胞花生四烯酸代谢途径见于图 49-1 中。

PGG_2 是主要的炎症过程介导者，能扩张微血管并增加通透性造成水肿或皮肤红斑。凝血嗯烷 A_2 是不稳定的血管收缩剂，其很易水解为凝血嗯烷 B_2，后者是血管抑制剂，而非趋化因子。

中性粒细胞中最重要的脂氧合酶是 5-脂氧合酶，该酶催化花生四烯酸氧化为 5-氢过氧化二十碳四烯酸（5-HPETE），再经脱氢酶作用生成 LTA_4，是白三烯的一种不稳定的前体物。白三烯是一组在炎症过程中有重要影响的脂质介质。LTA_4 可能加入谷胱甘肽而形成 LTC_4，其肽键可能被水解成 LTD_4。LTD_4 含有一个 Cys-Gly 二肽，进一步形成 LTE_4，只含有胱氨酸。总之，LTC_4、LTD_4 和 LTE_4 组成了所谓的过敏性慢反应物质（SRS）。

与此同时，LTA_4 可通过水解产生 LTB_4，一种激活中性粒细胞的强趋化因子，LTB_4 的生成受生长因子 GM-CSF 的进一步调节，LTB_4 为中性粒细胞的细胞色素 P450 所控制。细胞色素 P450 在 LTB_4 分子

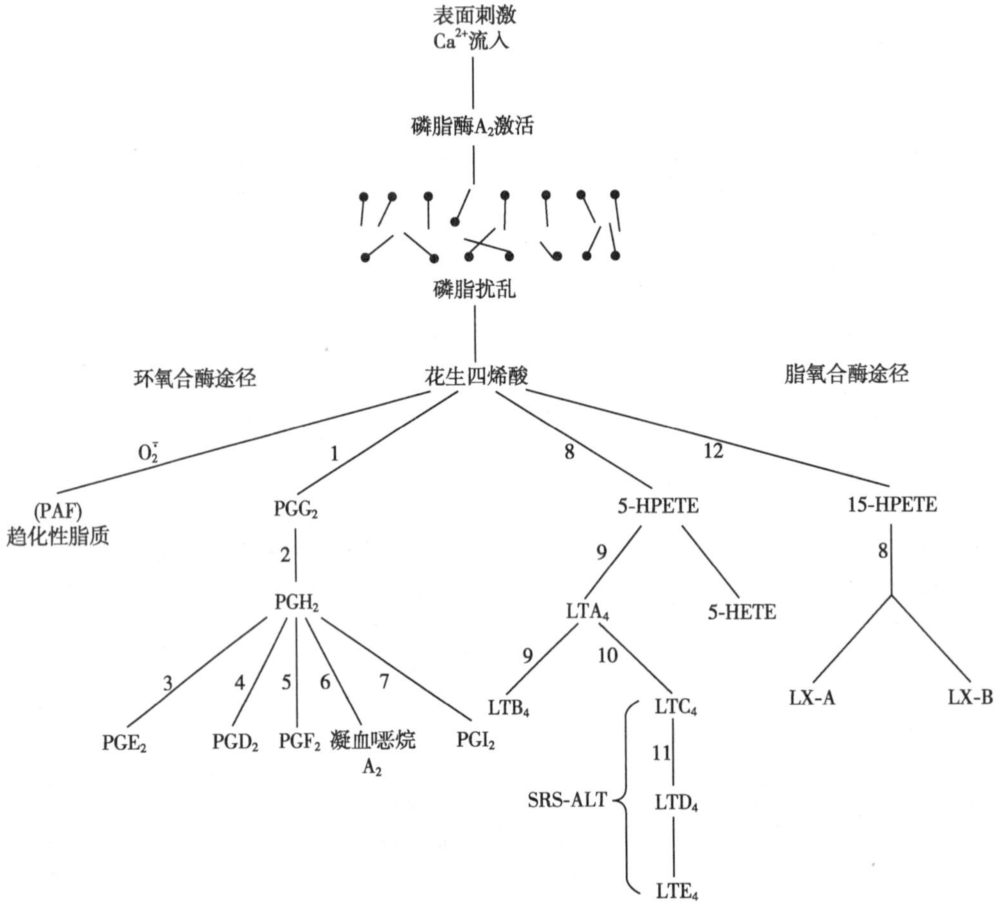

图 49-1 中性粒细胞花生四烯酸代谢示意图

1. 前列腺素内过氧化物合成酶 2. 前列腺素氢过氧化物酶 3. 内过氧化物异构酶 E 4. 内过氧化物异构酶 D 5. 内过氧化物还原酶 F 6. 凝血噁烷合成酶 7. Prostacyclin 合成酶 8. 5′-脂氧合酶 9. 脱氢酶 10. 谷胱甘肽 5 转换酶 11. 谷氨酰转肽酶 12. 15′-脂氧合酶 PGG_2:前列腺素 G_2 PGH_2:前列腺素 H_2 PGE_2:前列腺素 E_2 PGD_2:前列腺素 D_2 PGF_2:前列腺素 F_2 PGI_2:前列腺素 I_2 LTA_4:白三烯 A_4 LTB_4:白三烯 B_4 LTC_4:白三烯 C_4 LTD_4:白三烯 D_4 LTE_4:白三烯 E_4 LX-A:脂氧素-A LX-B:脂氧素-B PAF:血小板活化因子 5-HPETE:5-氢过氧化二十碳四烯酸 5-HETE :5-羟二十碳四烯酸 SRS-ALT:过敏慢反应白三烯

末位(omega. ω)连续处消化其氧化产生 20-OH-LTB_4 和 LTB_4-20-甲醛,并最终生成 LTE_4-20-羧酸。

负责生成白三烯的酶也能氧化 C20-Δ3(r-亚麻)和 C20-Δ5 脂肪酸生成 LTA_3 和 A_5 白三烯系列。由于它们不如白三烯 A_4 系列作用强,故 A_3 和 A_5 系列能作为抗炎剂,部分可拮抗 A_4 系列的影响。

5-HPETE 的氢过氧化物集团有时在转变为 LTA_4 前可还原为羟基,反应产生 5 羟二十碳四烯酸(5-HETE)及少量 12-HETE。二者均具有趋化性和刺激中性粒细胞释放溶酶体的性能。

中性粒细胞也含有 15-脂氧合酶,其催化花生四烯酸生成 15-HPETE,15-HPETE 的氧化物经水解生成环氧化物后被 5-脂氧合酶催化生成脂氧素(lipoxin),其为 C-20 脂肪酸家族的成员,含有四个共轭双键和三个羟基,也是重要的炎性介质,能刺激白细胞形成 O_2^- 和释放溶酶体,调节自然杀伤细胞的活性和激活 PKC 等。

五、Ca^{2+} 代谢

Ca^{2+} 代谢是近年生命科学研究中最活跃的领域之一。中性粒细胞的许多功能依赖于胞质内 Ca^{2+} 浓度的变化,已确定 Ca^{2+} 是极重要的第二信使,生理条件下中性粒细胞胞内 Ca^{2+} 的浓度为 10^{-7} mol/L,在激活时(如 FMLP 刺激)可增高至 10^{-6} mol/L。胞质

Ca^{2+}浓度的升高一方面来源于胞外 Ca^{2+} 内流，一方面是由于胞内钙库的开放。许多激活中性粒细胞的因素如趋化因子、LTB_4、PAF、某些生长因子、免疫复合体及去极化电流等都会导致胞内 Ca^{2+} 升高。Ca^{2+} 升高有两种机制，一是刺激受体的同时产生去极化电流促使电压敏感性钙通道开放，使 Ca^{2+} 内流。另一方面，通过 PIP_2 代谢途径产生 IP_3，IP_3 与内质网钙库上的受体结合，促使储存的 Ca^{2+} 释放。胞内 Ca^{2+} 浓度的增高受多种因素调节，当电压依赖性钙通道活动时，可受到胞外信号和胞内信号的调节，例如质膜的去极化可刺激钙通道开放。通道复合体蛋白中存在有 Ca^{2+} 和 cAMP 依赖的磷酸化作用位点。通过磷酸化作用位点的加强或去磷酸化作用的抑制，都可增加通道对膜电位变化的敏感性，有利于 Ca^{2+} 流入。钙通道中的 C 型通道对激素很敏感。任何与 cAMP 酶激活相耦联的激素均可促使其开放，如 cAMP 通过激活 cAMP 依存性蛋白激酶（PKA），使通道本身或与之有关的蛋白磷酸化使钙通道开放延长。cGMP 则可抑制钙离子内流，可能与激活依赖于 cGMP 的分解 cAMP 的磷酸二酯酶有关。cAMP 的减少引起 L 通道的去磷酸化，从而关闭钙通道。还有资料表明百日咳敏感性 G 蛋白参与了 Ca^{2+} 内流的抑制作用，这可能与 G 蛋白激活后影响 cAMP 水平或通过 PKC 进行负调控有关。

虽然 Ca^{2+} 内流可以迅速介导中性粒细胞对刺激的广泛应激效应，但任何因素导致明显的、持续的胞内 Ca^{2+} 浓度增高都会导致细胞正常代谢紊乱甚至死亡，因而中性粒细胞内也有相应的机制防止 Ca^{2+} 浓度增加过高或持续过长。就目前资料而言，可能有两种机制来防止因上述因素引起的 Ca^{2+} 增高。首先是钙调蛋白的调节作用，细胞内任何游离 Ca^{2+} 的增高都会迅速与钙调蛋白结合，从而导致其构象发生变化、与目标酶结合并使之活化，尤其是 cAMP 酶和磷酸二酯酶。已知 cAMP 酶可增加 cAMP 水平，促使 PKA 对钙通道的磷酸化作用，可增加 Ca^{2+} 内流；而磷酸二酯酶则可促进钙通道等 PKA 底物的去磷酸化作用，阻抑 Ca^{2+} 内流。因而钙调蛋白对 Ca^{2+} 浓度的调节有正负双向性；当胞内 Ca^{2+} 浓度过高时，可能促使对磷酸二酯酶的激活，增强去磷酸化作用，抑制 Ca^{2+} 增高。同时钙调蛋白活化可导致钙泵激活，排出 Ca^{2+} 使胞内 Ca^{2+} 浓度恢复正常。另一种机制可能是与 PKC 的调节功能有关。PKC 在 Ca^{2+} 浓度增高后可被激活，但 PKC 对 Ca^{2+} 的调节也有正负双向作用：当胞内 Ca^{2+} 浓度并未达到中性粒细胞吞噬反应的需要时，PKC 通过促进对钙通道的磷酸化作用使之开放，Ca^{2+} 继续内流。当胞内 Ca^{2+} 过高时，PKC 可通过对钙泵的磷酸化作用使 Ca^{2+} 泵出，使 Ca^{2+} 浓度降低。究竟钙调蛋白和 PKC 又如何随细胞生理需要实现 Ca^{2+} 的正调节与负调节目前尚不清楚。

胞质游离钙：Ca^{2+} 在控制中性粒细胞多种功能方面起重要作用。吞噬作用期间，Ca^{2+} 浓度增高的波动在胞内各微区扩展，通过控制肌动蛋白网络状态的变化介导吞噬体-溶酶体融合。此外，拟吞噬体中 Ca^{2+} 增加与中性粒细胞超氧化物的生成密切相关。钙流动能力的降低会直接影响趋化性、超氧阴离子生成和蛋白水解酶的活性。

虽然曾研究过随年龄的增高（老化）中性粒细胞的数量是正常的，但证明中性粒细胞的许多功能随年龄的增高呈下降趋势，如超氧化物的生成、吞噬能力、细胞毒性和蛋白水解酶的释放等。此外，还发现中性粒细胞的黏附性和 FcγR 介导的功能性应答等也随年龄增高而有下降趋势。

比较了不同年龄组（21～36 岁、38～56 岁和 62～83 岁）的中性粒细胞在 ROS 生成、杀菌活性能力和趋化性能方面的差异，发现中性粒细胞对大肠杆菌和金黄色葡萄球菌的吞噬能力有明显的年龄相关性：随着年龄的增高，受试者每个中性粒细胞对细菌的吞噬数量呈下降趋势，与此有关的却是胞内 Ca^{2+} 浓度随年龄老化而增高。此外，还发现随着受试者年龄的增高，经金黄色葡萄球菌刺激的中性粒细胞产生的 ROS 却降低，与此不同的是，用大肠杆菌刺激后中性粒细胞产生的 ROS 在不同年龄组间却无差异，在杀菌性能方面随着年龄增高也呈现下降趋势，在趋化性方面也呈下降趋势。

六、活性氧物质

活性氧物质（reactive oxygen species，ROS）参与各种生理和病理反应，如炎症信号传递、老化，神经变性性疾病和致癌发生。近年尤其对 ROS 能作为信息分子参与多种生理活动更加重视。ROS 也参与凋亡的信号传递。机体内 ROS 的重要来源之一是活化的中性粒细胞和巨噬细胞，因为它们的质膜和吞噬体膜上均含有多组分复合酶 NADPH 氧化酶。细胞未活化时，NADPH 氧化酶处于休眠状态，刺激物包括甲酰基多肽、佛波酯和花生四烯酸皆可激活 NADPH 氧化酶产生超氧阴离子（O_2^-），并进一步衍生成 H_2O_2、次氯酸和氯胺。

ROS包括H_2O_2、O_2^-和$OH^·$等。过量的ROS可引起细胞氧化损伤。但近年已证明，微量的ROS在某些生理过程中可发挥调控作用，尤其在信号传导方面。因而，ROS被认为是一种新的第二信使。业已证明，细胞内ROS量的增加可促进MAPK上的酪氨酸磷酸化，而外加过氧化氢酶抑制ROS增加时，发现MAPK的酪氨酸磷酸化可被抑制。ROS参与信号调节的功能在别的细胞中也可被观察到。如在成纤维细胞中观察到转录因子STAT的激酶JAK2和TYK2的激活也依赖于H_2O_2。此外，ROS还参与凋亡的调节，在用没食子酸诱发的HL-60 RG细胞凋亡过程中，发现抗氧化剂NAC和过氧化氢酶均可抑制凋亡，还有证据证明ROS还参加调节转录因子活化和基因表达。

虽然中性粒细胞在宿主防御中是最重要的吞噬细胞，但产生的ROS及蛋白水解酶，特别是嗜天青蓝颗粒中的中性蛋白酶是引起周围组织和其他血细胞损伤的重要因素，成为多种慢性炎症的重要病因。

中性粒细胞激活后释放的ROS可以对多种生物组分如血红蛋白、卟啉、硫醇蛋氨酸、还原型吡啶核苷酸、胺及氨基酸发生反应，乃至对DNA的破坏。至今对ROS损伤作用研究得最多的是H_2O_2的氧化损伤。

（一）ROS对生物大分子的氧化损伤

ROS几乎可以损伤绝大多数生物活性物质，ROS对蛋白质的损伤主要是肽键的连接处断裂。ROS氧化半胱氨酸的-SH形成二硫键使蛋白质发生交联。ROS可改变氨基酸的电性，使碱性氨基酸减少，酸性氨基酸增加，从而影响整体蛋白质的性质，ROS还可以改变蛋白质的高级结构，使血清蛋白、IgG、黄嘌呤氧化酶、SOD、磷酸葡糖变位酶和谷氨酰胺合成酶等重要功能蛋白丧失功能，从而引起免疫功能缺陷、衰老、恶性肿瘤、动脉粥样硬化、糖尿病、某些自身免疫性缺陷病、放射病、肺气肿和白内障等众多相关疾病。

ROS对DNA也有损伤作用：可使4个碱基直接损伤，使DNA断裂，对DNA的损伤主要是ROS中的$OH^·$。此外，ROS引起脂质过氧化损伤的产物还可造成DNA损伤，包括对复制、转录和翻译的影响。

ROS对脂质的破坏作用是因为ROS能直接氧化脂质使脂质过氧化。脂质过氧化作用是指发生在不饱和脂肪酸共价键上的一系列自由基反应。由于质膜和亚细胞器是不饱和脂肪酸较多的部位，因而也是被ROS损伤的重要原因。ROS可造成微粒体上的核糖体解聚、脱落，从而使蛋白质合成受阻。溶酶体膜受损后大量水解酶被漏出造成细胞自溶。脂质过氧化的最终产物为丙二醛（MDA），会使膜结构严重受损。衰老的细胞器进行性毁坏的积累和大分子信息误差产生了不正常大分子的结果，故脂质过氧化是细胞衰老的重要原因。

（二）ROS对血细胞和内皮细胞的损伤作用

1. 对红细胞的损伤作用　H_2O_2使红细胞膜脂过氧化，使膜结构的完整性被破坏、脆性增加、丧失变形能力，经常在通过脾窦时破裂而导致溶血。ROS可使血红蛋白氧化为高铁血红蛋白，使红细胞丧失携氧能力。ROS还可使红细胞易与IgG结合而被吞噬细胞吞噬。

2. 对血小板的损伤作用　ROS中的H_2O_2和OCl^-可使血小板活性发生改变并使之释放5-羟色胺和腺嘌呤核苷酸，从而影响止血过程。在血栓形成处中性粒细胞与血小板的相互作用可能会诱发血管活性胺和影响组织反应的组分释放。

3. ROS对血管内皮细胞的损伤作用　ROS对内皮细胞的损伤可造成重要后果。表现为ROS的强氧化损伤可导致血管内皮细胞质膜严重损伤，导致质膜许多重要功能酶受损伤，包括离子通道和对水分子的调控，这样血管内的水分子可透过损伤的内皮细胞进入组织导致水肿。内皮细胞损伤的部位经常是其他血细胞包括血小板易于附着的部位，成为激活血小板的一个刺激因素，易于在该处形成血栓。中性粒细胞产生的ROS还可氧化低密度脂蛋白，成为动脉粥样硬化的一个重要原因。

综上所述，活化的中性粒细胞既是机体防御的关键细胞，又是炎症和组织损伤的主因，所以如何调节中性粒细胞的活化水平和其进入组织的数量，使之既能保持杀菌的防御功能，又使产生的ROS造成的氧化损伤减小至最低程度是当今需解决的重要课题。

（三）ROS的信息分子功能

由于ROS的强氧化作用是吞噬细胞杀死入侵微生物的主要武器，所以ROS也称作氧毒性物质。多年来人们对ROS的认识只局限在它破坏性、毒杀性的一面，这种局限直到20世纪90年代才被突破。随着生命科学各有关学科研究的深入和发展，发现了ROS参与多种生命活动的调节，也就是ROS具有重要的信息分子功能。因而，对ROS信息功能的认识在概念上经历了从破坏性强大的毒性物质到对细胞有广泛调节功能的信息分子的巨大跨越。

ROS信息分子作用的研究始于20世纪90年代初。1997年后取得明显进展。ROS参与多种细胞功能调节，如能促进软骨细胞降解以及H_2O_2能通过Ca^{2+}、ERK信息途径促进软骨细胞凋亡。已证明ROS在凋亡过程中起枢纽作用。ROS还参与血管平滑肌细胞生长和迁移、调节细胞功能，经对包括培养细胞在内的数十种细胞的研究，有学者已对 ROS 的调节功能归纳为五个主要方面：细胞因子、生长因子及激素作用，离子转运，促进转录，神经调节和促凋亡功能。尤以细胞因子、生长因子及激素作用更普遍。现今对 ROS 的研究似乎以 H_2O_2 的研究为先导正方兴未艾。已发现无论是内源性的或是外源性的 H_2O_2 均广泛参与细胞生长、转化、凋亡、转录和衰老等信息途径的调节，包括促进蛋白质磷酸化和去磷酸化，相关蛋白激酶有酪氨酸蛋白激酶、丝/苏蛋白激酶以及转录因子 NF-κB 等。

对 ROS 调节机制的研究也取得一定进展。1999 年以前已知酪氨酸蛋白磷酸酶的活化部位上有对 ROS 敏感的半胱氨酸残基，外加 H_2O_2 可使蛋白磷酸酶在瞬间可逆性钝化。根据 Thannickal (2000 年) 综述材料归纳，现今对 ROS 参与信息传递的机制主要有两方面：①ROS 改变了细胞内环境的氧化还原状态 (redox state)。ROS 通过改变胞内氧化-还原状态从而改变此环境条件下蛋白质功能实现调节。已发现 GSH 和硫氧还蛋白 (thioredoxin, TRX) 等是胞内氧化还原态的缓冲分子，使 GSH 变为 GSSG，降低了 GSH 水平，GSH 水平降低对细胞增殖会有影响，如可降低内皮细胞增殖，但却可促进纤维细胞的增殖。TRX 是一种氧化还原态敏感的抗氧化蛋白。在正常状态下，TRX 可与"靶子"如凋亡信息调节激酶 1 (ASK1) 形成复合体，使 ASK1 钝化。当胞内 ROS 增高时，TRX 即与 ASK1 解离，ASK1 恢复活性。故 TRX 也是一种氧化还原反应传感器。②另一种 ROS 信息传递机制是 ROS 对蛋白质的修饰作用。ROS 通过对信息传递途径中的信息传递分子的半胱氨酸残基作用，从信息传递的角度看绝大部分相关蛋白质的活性中心都有氧敏感半胱氨酸残基。ROS 可与之反应，使这些信息传递分子 (如酪氨酸蛋白磷酸酶或其他酶) 可逆性地被钝化或抑制。产生的次磺酸离子即可与胞内谷胱甘肽反应，通过形成的二硫键构成复合物，这是酶活性钝化或抑制，由二硫键连接的复合物可被谷氧还蛋白 (GRX) 或硫氧还蛋白 (TRX) 等还原成原来的分子，可回复酶活性。

在信息蛋白分子中含有丝、苏或酪氨酸残基作磷酸化受体的激酶的识别物有时也可被 ROS 氧化修饰。在去磷酸化和磷酸化两种情况下参与信息传递的酶 (蛋白磷酸酶或蛋白激酶)，通过特异氨基酸的 ROS 氧化修饰及 TRX、GRX 的去氧化修饰作用，开启去磷酸化途径或关闭磷酸化途径，调控信息途径。总之，发现具有信息分子功能、参与几乎大多数细胞生命活动的调节，对生命科学和医学领域的研究和发展具有非常重要的意义。

氯胺是一个具有信号调节能力的氧化剂分子。单体氯胺 (NH_2Cl) 可抑制 PKC 活化和抑制 PKC 介导的细胞应答，如中性粒细胞的呼吸暴发和 IL-2 受体在 Jurkat 细胞中的表达。虽然氯胺不是一个很强的氧化剂，但因为有下列特性使它在生物学上有重要意义。

血液浓度的中性粒细胞悬液经短期培养后很易产生 100M 浓度的氯胺，其中 NH_2Cl 是质膜通透剂 (permeable)，而且它们易与巯基和硫醚发生反应，此外氯胺还具有生物学效应，如作为 DNA 修复的抑制剂，抑制炎性介质的生成及抑制 PKC 介导的信号传导。因此，有理由相信氯胺是一种在炎症中有信号传递功能的分子。

(法祥光　杨琳)

参考文献

1. 王海涛，杨祥良，徐辉碧. 活性氧的信号分子作用. 生命的化学，2001；21：39-41
2. 白晓春，白洁，罗深秋. 磷脂酰肌醇二磷酸. 生命的化学，2001；21：121-123
3. Lima TM, Gorjao R, Hatanaka E, et al. Mechanisms by which fatty acids regulate leucocyte function. Clin Sci (Lond), 2007; 113: 65-77
4. Bre′ chard S, Tschirhart EJ. Regulation of superoxide production in neutrophils: role of calcium influx. Journal of leukocyte Biology, 2008; 84: 1-15
5. Alma N, Guerra ML, Gavala HS, et al. Nucleotide receptor signalling and the generation of reactive oxygen species. Purinergic Signalling, 2007; 3: 39-51
6. Schonfeld P, Wojtczak L. Fatty acids as modulators of the cellular production of reactive oxygen species. Free Radic Biol Med, 2008; 45: 231-241
7. Eltzschig HK, MacManus CF, Colgan P. Neutrophils as Sources of ExtracellularNucleotides: Functional Consequences at the Vascular Interface. Trends Cardiovasc Med, 2008; 18: 103-107

第 50 章

中性粒细胞的生成、分布及死亡

本章介绍了近年关于中性粒细胞发育、成熟及受多种细胞因子调节的新进展，介绍了中性粒细胞动力学的研究概况，重点介绍了中性粒细胞凋亡的机制及调控研究。

第一节　中性粒细胞的生成及其调节

中性粒细胞在骨髓中从祖细胞(progenitor)和原始细胞(precursor)起始，经过增殖和发育阶段而成熟。中性粒细胞自原始细胞发育的程序是：原始粒细胞→早幼粒细胞→中性中幼粒细胞→中性晚幼粒细胞→中性杆状(带状)核粒细胞→多形核粒细胞。通常"粒细胞"一词适用于中性粒细胞，但严格说来应包括嗜酸和嗜碱等粒细胞系列。虽然在宗族关系上中性、嗜酸性和嗜碱性粒细胞的发育很可能远在祖细胞时期就已各有所属，但嗜酸性和嗜碱性粒细胞从其祖细胞发育的程式与中性粒细胞则很相似。正常人中性粒细胞生成的速率(每天每公斤体重细胞数)为$(0.85\sim1.6)\times10^9/(kg\cdot d)$，成熟的中性粒细胞在释放到循环血中之前储存在骨髓中。在血液中大约循环6个小时，然后进入组织，在其失去表面黏附性或死亡之前数天发挥其吞噬功能。

中性粒细胞造血系统是一高产率的体系，产率最终被调节在稳定状态，而且在受炎性刺激时还具有应激增加生成的巨大潜力。

虽然最初的细胞宗系特征表现为系列(lineage)特异性血细胞生成素(hemopoietin)相关受体的表达，但决定干细胞自我更新或分化的因素则是某一偶然的或随机的变化。一些证据表明，干细胞组分是"造血诱导微环境"的代名词，确实存在一些窄范围的、调节多能干细胞分化为各宗系的化学信息。虽然对造血干细胞调节的细节所知甚少，但对造血激素与粒系祖细胞及其成熟子细胞的相互作用已有相当的了解。

参与粒细胞生成的体液性调节因子已通过体外培养系统予以确定，通常以能刺激自骨髓祖细胞形成集落的能力来判别。这种促血细胞生成素即谓之集落刺激因子(CSFs)，中性粒细胞的生成至少与人3种CSFs有关，已经在分子水平上较深入地进行了研究。GM-CSF是一分子量为22kD的糖蛋白，能刺激中性粒细胞、单核细胞和嗜酸性粒细胞的生成。G-CSF是一分子量为20kD的糖蛋白，仅刺激中性粒细胞的生成。白介素3(IL-3)或称多能性-CSF，其分子量也为20kD，是一种造血早期起作用的造血生长因子，对多能干细胞起作用。G-CSF和GM-CSF均能直接对中性粒细胞起作用而增强该细胞的功能。这些促血细胞生成素在调节中性粒细胞的生成和功能活动等方面都是极其重要的。此外，IL-3则对成熟的中性粒细胞没有影响，因其缺乏IL-3的受体，但在成熟的嗜酸性粒细胞和单核细胞上则有IL-3受体。IL-3可能仅从激活的T淋巴细胞产生，因而可能在细胞免疫中有重要生理作用。GM-CSF也可产生于激活的淋巴细胞。但像G-CSF那样它可由细胞因子、IL-1、肿瘤坏死因子(TNF)和细胞产物(如内毒素)等刺激单核吞噬细胞、内皮细胞或间质细胞生成。

应用天然的人G-CSF和GM-CSF已有大量报道。应用G-CSF可诱导单纯中性粒细胞增多，而GM-CSF则可引起中性粒细胞、嗜酸性粒细胞和单核细胞增加。无论是G-CSF还是GM-CSF都很难在正常人血浆中测得，而且它们调节中性粒细胞生成的作用究竟是以"天"还是以较长的时间间隔来衡量也不能确定。CSFs刺激中性粒细胞生成和功能方面的研究是炎症反应的重要方面。宿主防御期间（细菌入侵）巨噬细胞和 T 淋巴细胞也被激活，它们释放 CSFs、细胞因子和淋巴因子，以引起内皮细胞和间质细胞产生 CSFs，而且还刺激骨髓细胞生成中性粒细胞；当微生物病原体被吞噬消化后，由于消除了诱导 CSF 基因表达的刺激，中性粒细胞的生成就恢复到基础水平。

许多生物系统，包括负反馈机制是如何在中性粒细胞生成的终末期起抑制作用的。研究者们在很长时间内寻找中性粒细胞生成的抑制剂或称造血负调控因子，试图获得解答，但至今收效甚微。已报告了组织特异性抑制剂，或更多称作抑素（chalone）和一种由成熟中性粒细胞产生的粒细胞抑素的作用，另一些抑制剂如乳铁蛋白和酸性异铁蛋白的作用则尚未肯定。

第二节　中性粒细胞动力学

自 1892 年梅契尼柯夫开始对中性粒细胞等白细胞的防御功能研究以来，已对各种白细胞的特征及其在机体中的特定作用有了一定的认识。但对中性粒细胞的增殖、成熟、储存并通过血循环释放到组织和感染部位，即所谓动力学特性的详细机制仍不很清楚。本节将重点讨论成人中性粒细胞动力学，并对胎儿和新生儿的中性粒细胞动力学作相应讨论。

一、研究中性粒细胞动力学的主要技术方法

1. 观察粒细胞的耗竭或破坏，测定储存细胞库的大小和代偿性粒细胞生成的速率。

2. 放射性同位素标记技术研究粒细胞的分布、生成速率和存活时间。

3. 观察骨髓粒细胞的有丝分裂象，以估判增殖活性和细胞循环周期。

4. 诱导炎性损伤以研究细胞进入组织的方式和速率。

这些方法中，当以放射性同位素标记技术为首推，常用于粒细胞的生成、分布和死亡的研究。最常用的放射性标记材料是 ^{3}H-胸腺嘧啶、^{32}P-二异丙基氟磷酸（DF^{32}P）和放射性铬（^{51}Cr）。^{3}H-胸腺嘧啶可选择性地协同进入分化细胞的 DNA 中，具有高标记和稳定的特点，用于放射自显影非常理想。DF^{32}P 只能结合到粒细胞和单核细胞，而不能用以标记其他类型的白细胞。但 DF^{32}P 可用于体外、体内标记，^{51}Cr 则可用于全部白细胞的标记。虽然 γ 射线表面监测已经取得很大进展，但用于研究白细胞还有缺点，如：不加区别地对所有血细胞均作标记，而且很易从细胞上洗掉。鉴于所有的粒细胞标记法均有一定局限性，所以要获得可靠的细胞动力学资料需用多种方法作比较才行。例如，^{3}H-胸腺嘧啶标记骨髓细胞与测定标记细胞的有丝分裂协同应用，可提供细胞循环时间和在粒细胞各循环阶段参与分裂的数量等可靠信息。

二、成人中性粒细胞动力学

描述中性粒细胞通过某相应发育阶段的数量变化，是分析中性粒细胞生成和动力学的简便方法。正常成人男性的中性粒细胞生成仅在骨髓中。为方便起见，把中性粒细胞的生命时相分为骨髓、血循环和组织中 3 个时期进行叙述。

（一）骨髓阶段的中性粒细胞

骨髓中的中性粒细胞可分为丝状分裂（或增殖）和成熟储存两个区群（compartment）。原始粒细胞、中性早幼粒细胞和中性中幼粒细胞具有复制能力，并组成有丝分裂区群。但更早的祖细胞几乎找不到，也无法在形态上判定，对其动力学研究很少。

中性晚幼粒细胞和成熟的中性粒细胞则没有复制能力，并组成成熟的储存区群。细胞在增殖区群中由原始粒细胞分裂为中性中幼粒细胞的数量变化，经估算在 4～5 倍之间。用 DF^{32}P 获得的数据表明，在中性中幼粒细胞阶段至少有 3 次分裂，但每次细胞分裂的数量不能确定，中性粒细胞数量的增加主要在中幼粒细胞时期。一个原始粒细胞在体外培养时也可能发生 1 次分裂，到早幼粒细胞又分裂 1 次，到中幼粒细胞可能再分裂 2～3 次，最后转化为一簇成熟的粒细胞。从理论上讲，一个粒系组细胞发育成成熟的粒细胞至少经过 6 次细胞分裂，细胞数量应为 $\geqslant 2^{6}$ 即 64 个。因而中幼粒细胞库比早幼粒细胞库至少大 4 倍。由于测定人骨髓内中性粒细胞动力学很困难，还没有一个较精确的有丝分裂区群动力学模式可以应用，表 50-1 只是表示骨髓中中性粒细胞区群、转变时间和增殖动力学的估算结果。

已经对有丝分裂前后细胞库的大小作了精确的测定，每公斤体重细胞数分别为 $(2.11 \pm 0.36) \times 10^{9}$/kg 和 $(5.59 \pm 0.9) \times 10^{9}$/kg。根据这些研究的结果，即可计算出正常骨髓中中性粒细胞的生成为 0.85×10^{9}/(kg · d)。骨髓的成熟储存区群含有非复制的中性粒细胞，^{3}H-胸腺嘧啶放射自显影的结果支持了在该区群内从中性晚幼粒细胞到成熟的中性粒细胞是一有次序进程的观点。从这些研究中获得的资料也表明，存留在储存区群中的细胞在进入血液时是依照“先进入的先出去”的模式进行的。从比较各不同标记法获得的数据，已估算出从中幼粒细胞阶

表 50-1 骨髓中性粒细胞动力学

	有丝分裂	DNA 合成期	转变时间范围（小时）	细胞数（$\times10^9$/kg）
有丝分裂区群				
原始粒细胞	0.025	0.85	23	0.14
早幼粒细胞	0.015	0.065	26～78	0.51
中幼粒细胞	0.011	0.33	17～126	1.95
成熟区群				
晚幼粒细胞			8～108	2.7
杆状期细胞			12～96	3.6
多形核粒细胞			0～120	2.5

段到血液中的转化时间为5～7天，而以前用$DF^{32}P$研究的结果为8～14天。然而从中幼粒细胞到进入血液的转换时间若在感染期则可短至48小时。

还不能确切知道为什么中性粒细胞在有丝分裂区群的生成正好等于中性粒细胞的转换率(turnover)。在狗的骨髓中已发现某些未成熟中性粒细胞死亡的现象，但在人中尚未证实有此种现象。在某些病理状态下会出现无效中性粒细胞生成，这种情况类似于无效红细胞生成那样。但目前还没有合适的方法用以测定无效中性粒细胞的生成。

随着成熟的完成，中性粒细胞被储存在骨髓中，而且称此为“成熟中性粒细胞储存”。在任何时候，该储存库中含有比正常循环血中多得多的细胞，而且在某种不利条件下成熟期可能缩短，分裂期可能被跨越，细胞在成熟前可能提前释放到血液中。

（二）血液中的中性粒细胞

中性粒细胞离开骨髓储存区群，随即进入血液，而且不再重新回到骨髓。血液中性粒细胞总库（TB中性粒细胞）由所有血管内的中性粒细胞组成。其中一部分并不参加循环，而是黏附在血管的内皮细胞上。所以在血液中存在两个中性粒细胞库（池）：一为循环粒细胞库（circulating granulocyte pool，CGP），一为边库（marginal granuulocyte pool，MGP）。这种分布可以用$DF^{32}P$标记细胞证实：当把$DF^{32}P$标记的细胞注入正常样本时，可发现几近一半的标记细胞分布在循环中性粒细胞库中，剩余的一半则进入中性粒细胞边库中。锻炼、注射肾上腺素或压力均易使中性粒细胞自边库移入循环库中，并且最后进入组织中。一旦进入组织，它们就不再如常地回返到血液，细胞的流动就呈单向性特征。

用$DF^{32}P$研究中性粒细胞自循环血中消失的半消失时间($T_{1/2}$)为6.7小时，而且是以指数方式进行的。这一结果得到输注Pelger-Huët细胞后有1/2是在6～8小时内消失的事实的支持，但用^{51}Cr标记的中性粒细胞所得到的消失时间均长一些。

细胞以指数方式自血液中消失，表明它们离开血液是随机性的。一定量的衰老细胞可能以非随机方式移开，并可能为巨噬细胞系统所清除。

若假设中性粒细胞自血液中消失是随机的，则根据对血液中性粒细胞TB中性粒细胞的了解和半消失时间，即可计算出中性粒细胞转换率(neutrophil turnover rate，NTR)。即NTR为$0.693\times TBNP/T_{1/2}$。在稳定状态下，中性粒细胞的转换率可能就是有效中性粒细胞的生成率。有关血液中中性粒细胞动力学测定列于表50-2中。

表 50-2 血液中性粒细胞的动力学定义和计算

循环中性粒细胞库(CNP)＝血液中性粒细胞浓度×血液体积
血液中性粒细胞总库(TBNP)＝循环系统中的所有中性粒细胞
中性粒细胞边库(MNP)＝TBNP－CNP
血液清除半消失时间$T_{1/2}$＝从循环中消失一半标记中性粒细胞的时间
中性粒细胞转换率(NTR)＝$0.693\times TBNP/T_{1/2}$

在正常条件下，中性粒细胞的生成率很高，尤其是在炎症反应期间，甚至增加好几倍。

糖皮质激素可扩增血液中性粒细胞TBNP。服用单剂量可的松或其同类物质泼尼松(prednisone)后4小时，中性粒细胞可增至4.0×10^9/ml。血液中性粒细胞库的这种增加，是由于骨髓中性粒细胞进入血液增加和循环血中中性粒细胞外流减少之故。循环中性粒细胞的$T_{1/2}$在用糖皮质激素后可延长到6～10小时，这意味着循环血库中的细胞群增加和边库中的细胞数减少。也有报告指出，地塞米松具有与之相反的作用,它可使循环的中性粒细胞外迁增加,并在炎症部位集积。若逐天间隔服用单剂量泼尼松,则在 24 小时后其和未服用泼尼松的那天一样,其中性粒细胞的动力学特性和计算也是正常的。

(三) 组织中的中性粒细胞

在损坏的组织或感染部位,中性粒细胞黏附到血管内皮细胞上,并在数秒钟内游移到组织,此过程是其趋化性引起的。但黏附作用和趋化作用是两个独立的过程,分别由自身相应的配体-受体介导。白细胞黏附到内皮细胞主要有 3 个黏附分子介导:Mac-1、LAF-1 和 P150/45。它们发现于白细胞和原始细胞。黏附作用发生后,可观察到中性粒细胞伸出伪足,很可能是溶解了内皮细胞之间胶合物质或胶原纤维而穿过内皮细胞层进入组织。尽管如此,有关成熟中性粒细胞离开循环的运动报道却不多,对中性粒细胞迁移至炎症部位已有广泛的研究,但对粒细胞在正常组织中的死亡则所知甚少。正常情况下,中性粒细胞分布到肺、口腔、胃肠道、肝和脾等处,它们可能消失在黏膜表面。在唾液中发现有同位素标记的中性粒细胞,而其他类型的细胞几乎不可能在唾液中出现,因而其丧失进入唾液的能力可能反映了无临床症候的感染。中性粒细胞进入口腔的速率与齿龈炎的程度有关,但健康人中某些白细胞会穿过口腔黏膜,这是白细胞自然渗出,无病理意义。正常人尿中应没有白细胞,进入胃肠道的中性粒细胞则不足为数。

三、胎儿和新生儿的中性粒细胞动力学

胎儿生活在无菌环境中,不需抗菌防御,这一点与成人不同。但若其中性粒细胞在确保供应、储存、释放到组织和吞噬杀菌等一整套机构存在缺陷时,则胎儿降生后的生存就会受到威胁。妊娠中期的胎儿,其中性粒细胞系统的成熟还不够完善,即使在满月的新生儿中其中性粒细胞系统的成熟无论在质和量方面仍是不够完善的,因此应充分预见到新生儿,特别是早产儿是处在可能被多种细菌感染的危险之中。现已知感染是新生儿和早产儿诸危险因素中的主因,而且发生感染时抗生素效果不佳。在动力学方面,由于婴儿中性粒细胞系的发育、成熟不完善,可以想象,其中性粒细胞库的大小和动力学特性是有别于成年人的,明显的一点是婴儿和新生儿有很快的生长速率。在妊娠中期,胎儿在 2 个月内体重就可成倍增加,即使在分娩后 4 个月体重也可成倍增加。如此快速的生长要求中性粒细胞同步快速产生,一方面满足身体增长之需要,一方面也满足不断发展的抗菌之需要。人类胎儿和新生儿中性粒细胞的研究受到技术条件的限制,例如还未能用 $DF^{32}P$ 和 ^3H-TdR 来研究其血流动力学。因为要考虑到放射性损伤和需用较多的血液,所以只能通过发育中的幼体动物进行相似的研究。

(一) 粒细胞-巨噬细胞祖细胞(CFU-GM)

已证明在流产的妊娠 5～6 周的胎儿中已经有 CFU-GM 存在。Barak 发现,虽然早期胎儿的 CFU-GM 在体外可产生中性粒细胞集落,但有 CFU-GM 的 5～6 周龄的胎儿虽然有 CFU-GM,但其肝、骨髓或血液中并没有发现成熟的中性粒细胞。另一些研究也显示在妊娠 15～16 周前的胎儿中也没有发现成熟的中性粒细胞,至少在 CFU-GM 第 1 次出现后的 10 周是这样的。因此某些作者推测,CFU-GM 可能在妊娠早期只出现巨噬细胞分化,而在后期才出现中性粒细胞系列分化。

血液中 CFU-GM 的浓度,胎儿和新生儿要比成年人的高,新生儿中约为 2000CFU-GM/ml,在早产婴儿的静脉血中甚至更高。而在成人则为 20～300CFU-GM/ml。尚未对新生儿的 CFU-GM 总库进行测定;但测得胎鼠的 CFU-GM 总库是很小的,约为 $(0.5\pm0.1)\times10^3$ CFU-GM/g 体重;但在 4 周龄时可达到成年鼠水平,约为 $(0.5\pm0.2)\times10^3$ CFU-GM/g 体重。

用胸腺嘧啶自灭速率估算人妊娠期 CFU-GM 的增殖率,发现前 6 个月 CFU-GM 增殖很快。早产儿为 75%,足月新生儿为 45%,而成人则为 0～7%。这种情况在大鼠、小鼠的新生仔鼠和胎仔中也出现,即使在无感染时其 CFU-GM 增殖速率也很高,而且在分娩时可达到最大。和成年鼠不同的是,无论在亚致死性还是致死性细菌感染期间,其 CFU-GM 数量还是增殖,但速率均未有进一步增大。这表明该系统已经全部运行,而且可能与中性粒细胞的增殖不能超过一固定域值有关,从而限制了中性粒细胞的补充,影响了新生儿对细菌的抗感染的能力。

(二) 中性粒细胞储存库

和成人一样,胎儿的成熟中性粒细胞储存在骨髓中,也可部分地储存在肝和脾中。应用像放射性铁标记及用肝脾骨髓活检等测定中性粒细胞储存库大小的技术均不适用于新生儿,但是动物的胎仔和新生儿的肝脾及长骨骨髓可以取材用来定量其中性粒细胞。对大鼠的研究表明,早产幼鼠的中性粒细胞储库[$(1.0\sim1.3)\times10^6$ 细胞/g 体重]比正常分娩的[$(1.3\sim2.5)\times10^6$ 细胞/g 体重]和成熟动物[$(4.5\sim7.5)\times10^6$ 细胞/g 体重]的小些。

用Ⅱ型和Ⅲ型 β 属链球菌、金黄色葡萄球菌和

大肠杆菌使新生仔狗和仔鼠患实验性败血症，并连续测定该期间中性粒细胞储库的大小，结果表明在动物死亡前不仅患中性粒细胞减少症而且还耗尽了储库，此结果与通过提取患致死性败血症而导致中性粒细胞减少症，并耗尽库存的新生儿骨髓标本分析的结果是一致的。

（三）储库中的中性粒细胞向血液释放

在1小时内，以低至10^4/g体重的Ⅲ型β属链球菌接种于成年动物，即能测定中性粒细胞自储库中向血液加快释放的速率。但新生仔动物若用同样剂量或剂量大至10^6个微生物/g体重接种时，可以观察到其中性粒细胞自储库中释放要延迟4小时。出现这种延缓可能是一种不利的生理性反应，因为中性粒细胞延迟到达感染部位正是给予细菌繁殖的机会。一些研究指出：预先用特异性抗体处理微生物，然后再接种于动物，可以完全纠正这种延迟。

IgM和IgG型抗体能够结合于细菌等微生物，可加速中性粒细胞自储库中释放，而相同浓度的对照抗体则不能引起中性粒细胞的加速释放。

（四）中性粒细胞迁移到组织和损伤部位

许多研究已经证明，新生儿的中性粒细胞趋化性是有缺陷的。最早的这类研究中，有人已用Rebuck皮肤窗技术证实，是数量上占优势的嗜酸性粒细胞而非中性粒细胞被吸引在新生儿真皮的擦伤部位。用相同的技术，进一步证实新生儿中性粒细胞停留在擦伤部位的时间要比在正常人中的时间长。

Miller用Boyden腔法发现新生儿中性粒细胞对金黄色葡萄球菌、大肠杆菌及白蛋白-抗白蛋白复合体的趋化反应性比正常人者弱得多。还发现脐带血中性粒细胞的趋化性只有成人的80%。应用体外定量中性粒细胞移动的各种技术，Klein及其同事们发现新生儿中性粒细胞趋化性仅只是成人中性粒细胞的20%～27%，而早产儿的中性粒细胞的趋化性甚至更低弱，同时这种状态在出生后要持续相当一段时间。

Krause等在与健康新生儿作比较时发现，病态新生儿的中性粒细胞的趋化性更为低弱。同样，Laurenti等报告了患有细菌感染的早产（preterm）胎儿的中性粒细胞趋化性也是低下的，但重复感染会使其回复到正常新生儿值（约为成人值的20%）。已对新生仔和成年动物中性粒细胞的迁移进行了研究，包括外科植入无菌聚乙烯多孔小盘等技术已经应用于测定中性粒细胞的迁移情况，而且已经按体重标准化。多孔盘自体内取出后，移入的中性粒细胞可进行化学定量。在取出多孔盘时，也取新生动物的长骨（或肝或脾），然后测定总体中性粒细胞储库的大小。

用伪操作动物作对比，发现新生动物（大鼠）中仅9%的中性粒细胞自储库释放进入多孔盘中，相反，成年动物自储库中释放的中性粒细胞约有60%迁移到多孔盘中。表明成年大鼠中有更充足的中性粒细胞迁移出来。此外，Schuit和Homisch还测定了大鼠腹腔接种中性粒细胞积聚的情况，结果也发现新生仔鼠的积聚比成年大鼠为少。

新生仔鼠中性粒细胞趋化性缺陷的机制目前所知甚少，利用测定吸引中性粒细胞进入玻璃管所需的压力，Miller获知新生仔鼠中性粒细胞比成年动物细胞更具刚性和有较差的变形性，因而妨碍了其进入组织。另一影响其中性粒细胞趋化性的可能原因是新生儿中性粒细胞在经C_{5a}激活后发生不可逆性聚集，而成人细胞在发生聚集后不久即可解聚。新生儿中性细胞的不可逆聚集同样可见于FMLP激活的情况。如果这种不可逆聚集发生在新生机体内，则中性粒细胞独自游迁的能力就受到影响。此外，细胞表面黏附分子再分布的缺陷和尾足（uropod）形成减少，以及与迁移有关因子的缺乏等因素，均可影响中性粒细胞的迁移。补体衍生的多肽物质是另一类趋化因子，中性粒细胞对其反应是通过受体进行。用脐带血的中性粒细胞验证其对内毒素活化的血浆的反应性，发现同样是削弱的。进一步的研究指出，新生机体的中性粒细胞质膜是有缺陷的，表现在对ConA受体冠状反应（copping）、PHA（植物凝集素）凝集反应、C_{5a}诱发的趋化反应及FMLP诱导的膜电位变化的削弱。但发现成人和新生儿中性粒细胞对FMLP激活后引起的Ca^{2+}的摄入却没有差异。应指出，减少静息新生儿中性粒细胞Ca^{2+}的摄入是值得注意的。新生体中性粒细胞的缺陷还表现在其胞质方面：当中性粒细胞处在趋化物梯度中时，其定向能力削弱，微管的数量和装配能力也明显减弱。

第三节 白细胞变化的生理因素

血液中白细胞浓度随机体生长、发育而变化，年龄4～8岁范围的孩童，血中细胞的计数接近成人，常规血涂片检查极少见有中性晚幼粒细胞和中性中幼粒细胞，但若对全白细胞涂片十分细致地检测，可能找到有极少这类细胞（3.6/3000粒系细胞）。还可以发现有非典型的单核型和巨核细胞区群的有核细胞。白细胞浓度上的差异是否反映了性别或发育上的不同尚有争论。最新资料表明，女性试验者具有较高的中性粒细胞。还有报告指出白细胞浓度与种族差异有关：非洲黑种人的中性粒细胞和单核细胞较低，而嗜酸性粒细胞较高。但这些差异不足以证明吃西方食物的黑种人与非洲黑种人之间有区别。

虽然白细胞浓度在成人中维持在一定值范围内。但在不同的时、日间隔之间是有波动的，是否每小时间隔有浓度变化节律还未证实，但昼、夜间确有轻微的涨落则是事实。在纯粹只考虑体力和精神完全松弛的条件下，中性粒细胞在血液中的浓度常维持在(5.0～7.0)×10^9/L 基线水平，午后一般的活动大多能引起白细胞稍稍增高。

还没有气候或季节对白细胞计数有否有影响的权威性结论。某些作者曾声称气象变化会引起白细胞计数波动，酷热和强阳光照射是波动的因素。有报告称，长期居住南极洲会引起白细胞减少症，人为造成的热条件会引起淋巴细胞增多，阳光和紫外线照射会引起淋巴细胞增多。缺氧和贫血可引起中性粒细胞增多，在达到高值以后的头几天，某些白细胞增多者还伴有淋巴细胞和嗜酸性粒细胞减少，但不久即发展为轻度淋巴细胞和嗜酸性细胞增多。剧烈运动可使白细胞规律性增多，已记载有一运动员在 11 秒内速跑 91.4m 后白细胞计数高至 22.0×10^9/L，在 1 分钟内跑完 400m 者为 35.0×10^9/L。白细胞的这种增加部分是由于中性粒细胞的增多，但淋巴细胞也许占主要部分。大约在运动停止后 1 小时内这种增长可回退至正常。就中性粒细胞而言，与细胞自 MGP 移向 CGP 的移位性白细胞增长有关，因为这种白细胞增长出现于切脾者中，脾并不是主要的细胞边库。已记录到在 2.5～3 小时内跑完 41.8km 的马拉松运动员的白细胞计数超过 20.0×10^9/L，其中主要是中性粒细胞。当他们跑完后白细胞增长的回落较慢，需好几个小时，这可能反映了血液中性粒细胞的重新分布。运动性白细胞增长的程度主要与运动的剧烈程度有关，其次是运动的持续时间。无论何种情况，痉挛的发作总是与白细胞计数的增长相关联，这与剧烈运动后的情况很相似。电引起的痉挛可引起嗜酸性粒细胞、淋巴细胞减少和中性粒细胞增多，这可能与分泌肾上腺激素有关。注射肾上腺素引起的白细胞增加要经过两个阶期：第 1 阶期是在注射后 17 分钟，中性粒细胞、淋巴细胞和嗜酸性粒细胞增高至最大值，然后经几个小时恢复至正常，这种模式几乎肯定是一种典型的移位(shift)性白细胞增长。第 2 阶期是 4 小时后，虽然淋巴细胞和嗜酸性粒细胞仍然等于或低于注射前水平，但中性粒细胞可再增性。此阶期可能反映了肾上腺皮质激素效应，而且这种增长是由中性粒细胞纯增多促成。静脉内注射后白细胞增长的高峰出现在 5～10 分钟期间，并且持续时间不超过 20 分钟，这表明增长是由纯中性粒细胞增多所致，若皮下注射，则白细胞的增长更反复不定。阵发性心动过速发作时，白细胞计数可达为(13.0～22.0)×10^9/L。疼痛、恶心、呕吐及焦虑可引起非感染性白细胞增多，但杆状细胞和晚幼粒细胞的数量没有增加，说明中性粒细胞增多是由于边库和循环库间细胞的重新分布。

乙醚麻醉也可使白细胞增高，愤怒时的情绪激动和反射作用以及斗殴均可引起白细胞增加。

妇女排卵期有嗜酸性粒细胞减少，而其他白细胞数却稍有增高，而且 17-羟皮醇(17-hydroxycorticosteroids)水平增高。孕期白细胞略有增高，而在临盆前中性粒细胞则增多，分娩阵痛时伴有中性粒细胞增加，有时竟达 34.0×10^9/L。这种状态约持续到分娩后的第 1 天，直到产后 4～5 天才恢复至正常，这些改变往往伴有循环血中嗜酸性粒细胞数的减少。上述多种多样的白细胞生理性变化足以说明肾上腺皮质激素所产生的种种现象。服用可的松或氢化可的松可导致血中 17-羟皮醇水平升高，在 1 小时内可达到其最大值，而且伴有中性粒细胞增多。这种增多是在继嗜酸性粒细胞、淋巴细胞减少后发生的，在 4～8 小时达到最大值，而且与使用这些激素量的耐受力密切相关。这种变化可能是中性粒细胞自血中流出的减少及自骨髓中释放的增加之故，而且这些变化还与使用类固醇激素以及其对嗜酸性粒细胞和淋巴细胞的影响有关。

第四节　中性粒细胞的凋亡

细胞周转的重要性已为白细胞生物学者所熟知，绝大多数造血系统的细胞寿命都很短促，从外周血的中性粒细胞不到 1 天的寿命，到单核细胞、淋巴细胞有几周或几个月的生存期，但与神经细胞相比，血细胞的寿命是极其短暂的。已熟知造血作用并非总是以极高速率产生新细胞的，而且细胞的生成必须与其凋亡相适应以达到机体平衡自调节。从这点考虑，细胞的凋亡与细胞的生成和分化是同样重要的，是细胞生命的基本特征之一。现已进一步认识到细胞增殖和凋亡两过程间的协调对维持机体稳定和防止肿瘤发生具有重要意义。

一、程序性细胞死亡和细胞凋亡概念

程序性细胞死亡(programmed cell death，PCD)首先由 Lockshin 和 Williams(1964)在描述昆虫生活

时提出。虽然以后的一些著作中常把PCD、生理性死亡和细胞凋亡看作含义相同，它们都不同于细胞坏死，即不伴有炎症和细胞崩溃及内含物释放，都是由基因指导的细胞自我消亡。但如果把彼此等同起来，又未免简单化了，因为每个术语有其特殊的含义，具有明确的生物学功能，在应用时还需与具体情况相结合。PCD是对发育时期中功能关系的程序化过程下的定义，往往与基因程序相关联，程序性过程不可能是随机过程。PCD在时间和空间上均能精确测定，而且是一种细胞内在的独立进程。在机体需要时，细胞内部有“自杀”能力，其发生受基因控制，并受一定的迄今未明的因素触发。例如，大部分淋巴细胞在成熟前即死亡，但未有特殊性，也不预示整个群体死亡。与细胞凋亡相比，虽然PCD也有核固缩和胞质缩合等细胞凋亡呈现的现象，但已发现二者有不同的特征；如PCD有溶酶体的增加而无DNA梯状图谱，在蛋白质合成方面除总的合成下降外，还需有新蛋白合成。近年研究PCD时的转录作用，提出更令人信服的结果，即原来活跃的基因停止转录，而另一些基因的转录则增加，包括c-mys、c-fos及hsp70等。

细胞凋亡最早由Kerr(1971)提出，他借用希腊古典派作家Hippocratic文集中“apoptosis”一词，意为花瓣凋落或秋天树叶凋落。

细胞凋亡是对一种细胞死亡所呈现的形态和生化特征的描述，细胞通常只通过有限的方式自然死亡，最终都要进入细胞凋亡这一共同途径，但凋亡并不一定包括程序化方式。

在一些高度特化的细胞中，要想从形态上辨别其是否凋亡是非常困难的，即使已有一些生化证据证明某细胞是经凋亡死亡的，例如皮肤的角质细胞等。尽管有这些困难，但经过多年的研究，对细胞凋亡的形态学特征和生化特征已有了归纳，以区别于细胞坏死，这无疑推动了细胞凋亡研究的深入。

二、细胞凋亡的形态和生化特征

细胞凋亡是细胞的基本特征之一。经多年研究，已将其在形态上和生化上的共性作了大致归纳。

(一) 细胞膜

形成有柄突起(起泡)，凋亡细胞很易被周围细胞迅速吞噬，表明细胞膜有了一定变化易被巨噬细胞等识别。已报道有一种属于细胞黏附素家族的一个异原体玻连蛋白的受体与此有关。但膜仍保持完整性，无细胞内含物泄漏。对早期凋亡细胞的研究表明，质膜脂双层的磷脂在内、外层之间发生易位，起泡可能与此有关。

(二) 细胞质

凝缩形成空泡，核酸内切酶被激活，溶酶体变化不大。

(三) 细胞核

染色质聚集、分块和萎缩，这是细胞凋亡的主要标志，同时染色质发生有控降解。现知这过程分2步进行；首先由核酸内切酶把DNA切割为300～50 000bp范围的片段。DNA被分割到这种程度已超出能修复的范围。究竟哪些酶类参加尚未鉴别。某些细胞但不是所有细胞中，细胞凋亡时，DNA双链在核小体联结子部位断裂，因而其凝胶电泳呈现梯形图谱。第2步，产生的片段和核小体，其最终分割可能是由多种不同酶作用的结果。初步证明DNA毁坏使转录终止，导致细胞死亡。

(四) 代谢方面

细胞凋亡的另一个特征是有新的蛋白质合成。合成的新蛋白可能在促进细胞凋亡或延缓细胞凋亡两方面起作用。所以新蛋白的合成一方面证明细胞凋亡是一种主动性过程，也表明它只是在某些情况下为启动凋亡所需，而不是完成细胞凋亡全过程的必要条件。目前的研究结果发现，许多类型细胞在发生凋亡时很早就有胞质内Ca^{2+}浓度持续增高现象，Ca^{2+}增高可激活钙依存性酶，进而使DNA断裂和胞质蛋白交联，并破坏细胞骨架。

虽然对细胞凋亡的形态和生化特征作了初步归纳，但还有许多疑点尚未解决：①细胞凋亡虽然是一系列正常变化“错位”的结果，但仍不知道是否存在一种信号触发细胞进入凋亡途径，以及该途径是否在任何水平上均能导致细胞凋亡。事实上，迄今尚不知道是否存在凋亡信息途径。②一些所观察到的凋亡细胞的许多特征性变化，很大程度上还难以判定是凋亡发生的原因还是凋亡引起的结果。例如一个受损伤的细胞有可能死亡，也可能进行修复而存活，这要取决于哪种倾向占优势。③许多研究细胞凋亡的实验大多是在体外培养条件下进行的，与体内明显不同的是发生凋亡的细胞不能被及时清除，更重要的是需了解发生凋亡时并非所有细胞都一样。因为某些细胞可能处在繁殖期，而另一些则处在G_0期，因而没有理由认为静息细胞引起凋亡的变化恰好就是增殖所需的变化，而且那种认为在某一细胞株中获得的实验结果就是所有细胞的真实结果显然是错误的。

三、细胞凋亡的基因调节

细胞凋亡变化在不同类型细胞中的相似性和对各不同类型触发反应的相似性表明，细胞凋亡是一有序进程，也即存在一个控制程序性细胞死亡的细胞死亡程序。虽然触动细胞程序性死亡的基因还未确定，但已有一些可喜的结果。初步证明 *ced-3* 和 *ced-4* 是导致细胞程序性死亡的基本基因。Yuan 等(1993)发现华美新杆线虫(C. elegans，希文一注)发育中的 131 个细胞因这两种基因发生点突变而正常存活。*ced-4* 的产物是一种钙-结合蛋白，*ced-3* 的产物是一种半胱氨酸蛋白酶。*ced-3* 编码的这种产物在哺乳动物中的同源物是 IL-1β 转化酶(ICE)。Squier(1994 年)等报告了钙依存性半胱氨酸蛋白酶钙依蛋白在哺乳动物细胞凋亡中的重要性。目前对 *ced-4* 和 *ced-3* 类似物的研究正引起巨大兴趣。另一些基因，如从未成熟胸腺细胞中分离的 *RP-2* 和 *RP-8*，由于在细胞凋亡进程中表达增加也被认为与凋亡相关联。此外，从前列腺细胞中分离的 TRPM-2、SGP-2 和成簇蛋白(clusterin)、组织谷胱甘肽转移酶基因，发现与某些特殊类型的细胞死亡有关。但这些基因的表达究竟是因还是果仍有待鉴别。

令人感兴趣的是，已发现某些基因对细胞凋亡有抑制作用。如定位于染色体 180，21 的原癌基因 *bcl-2*，现被称作细胞凋亡抑制基因，对细胞凋亡有直接调节作用。所有造血细胞和淋巴细胞都含有 bcl-2 蛋白。用电离辐射诱导细胞凋亡的研究结果，提示 bcl-2 可能通过抑制氧自由基对脂的氧化而发挥其抑制细胞凋亡功能。虽然其在生物学方面的重要性仍有待确定，但它的发现无疑给肿瘤研究带来突破。大量表达 bcl-2 蛋白的细胞能抵抗若干化疗剂，说明这是一个很好的多药耐药模型。令人深思的是 *bcl-2* 与 *ced-9* 同源。*ced-9* 是华美新杆线虫的基因，也有拮抗细胞凋亡的性质。在感染的细胞中也发现有些病毒中存在拮抗细胞凋亡的基因。这使人得到启发：如果一个体细胞为病毒所侵染，则该细胞迅速自杀性死亡以抑制感染扩散，而病毒则以通过抑制细胞凋亡的基因来阻止细胞的自杀以使自身繁殖。从这点出发，我们可以认定所有顽固持续感染的细胞是机体的真正不利因素。

细胞凋亡功能的抑制将导致肿瘤的发生及免疫功能的异常，而细胞凋亡功能的亢进与组织损伤和器官功能衰竭的发病密切相关。

bcl-2 是细胞凋亡过程中的一类调节基因，此基因家族包括两类功能相反的基因，一类是抑制细胞凋亡的基因 *bcl-2*、*bcl-x2*、*bcl-w* 和 *bfl-1* 等，另一类是促进细胞凋亡的基因 *bax*、*bak*、*bcl-x3* 和 *bad* 等。

许多 bcl-2 相关蛋白和 Bax 主要位于线粒体膜内侧，bcl-2 还分布于核膜和内质网。Bax 是一个可溶性蛋白分子，主要位于胞质中，但当凋亡发生时，它从胞质移位到线粒体并与线粒体膜结合。研究显示 bcl-2 相关蛋白必须定位于线粒体才能发挥其调节凋亡的作用。bcl-2 将蛋白激酶 Raf-1 定位于线粒体，bcl-x2 将线虫的死亡调节基因 *Ced-4* 及其同源蛋白定位于细胞胞质的生物膜上，从而阻止其进入细胞核诱导凋亡的发生。bcl-x2 可通过 Ced-4 与某些半胱氨酸-门冬氨酸特异蛋白酶(caspases)作用，将其结合于线粒体膜上，使之脱离存在于胞膜和胞质中的作用位点。caspases 是诱导凋亡的关键酶。

bcl-2 家族中抑制和促进细胞凋亡两类蛋白的比例，决定了细胞在受到凋亡信号刺激时是否发生凋亡。研究表明，在细胞凋亡的调节中，bcl-2 家族成员间通过相互的纯或杂二聚体作用形成动态平衡。

人成熟的中性粒细胞的自发性凋亡一般在几小时至数天内发生，这是这些细胞在循环中具有高度更新能力的象征。循环中性粒细胞的生活期与其他白细胞相比短促得多，但其生活期则通过加快或推迟而缩短或延长。凋亡出现时，中性粒细胞的质膜仍然是完整的，因而可以防止这些细胞的促炎性和有组织毒性内容物的释放。但凋亡毕竟也导致中性粒细胞反应性的降低，而使巨噬细胞对其特异性识别而清除，中性粒细胞凋亡的发生或防止是近年研究炎症控制的核心事件。

多种炎性细胞因子均可通过调节细胞凋亡而影响中性粒细胞的存活期。GM-CSF 抑制中性粒细胞是众所周知的事实。其他如 TNF-α 能促进凋亡，中性粒细胞募集到达炎症部位，并通过 CD11b/CD18 分子的黏附作用，也能促使迁移细胞的凋亡，这种对迁移中性粒细胞的安全清除也许有利于减退该处的炎症反应。

虽然中性粒细胞是体内平衡及炎症进程控制的核心环节，但控制中性粒细胞凋亡的分子机制远未清楚。曾有报告指出，激活的 Src 激酶家族成员 Lyn 可能参与 GM-CSF 介导的中性粒细胞凋亡的推迟作用。因为在中性粒细胞中发现缺乏凋亡相关基因 *bcl-2* 家族，因而研究者宣称这种在多种细胞中对凋亡起关键控制作用的基因可能不参与中性粒细胞凋亡的调节。但是在转 *bcl-2* 基因的小鼠中发现因抑制凋亡而使中性粒细胞存活期延长，这证明了 bcl-2 蛋白的靶物质是存在于中性粒细胞上的。

哺乳动物凋亡相关蛋白 bcl-2 家族由抑制凋亡的(bcl-2、bcl-X1、Mcl-1 和 A1 等)成员和促进凋亡的成员(Bax、Bak、Bad、bcl-x5 和 Bik 等)组成，而且促凋亡和抗凋亡间的平衡情况决定各种体系细胞的生活期长短。bcl-2 拮抗细胞凋亡的方式和该家族的其他成员一样是通过形成同源二聚体(homodimer)或是异源二聚体实现的。升调节抗凋亡 bcl-2 或其深度同源物 bcl-X1 即可拮抗凋亡。而降调节 bcl-2 或使其与 Bax-α 形成二聚体拮抗即可促进凋亡。bcl-2 家族调节凋亡例如通过控制 caspases 的活性,经由从线粒体释放细胞色素 C 调节凋亡。虽然对人中性粒细胞凋亡过程中的 caspases-3(CPP32)活性已经确认,但还未有关于控制该蛋白酶的分子的有关信息。Pamela Weinmann(1999)等用 RT-PCR 技术发现循环中性粒细胞中表达有凋亡相关基因 *bcl-2* 家族成员 *bcl-x1*、*bax-α* 和 *bak*,但不表达 *bcl-2*,但在髓细胞株 HL-60 中却发现有 *bcl-2* mRNA,用细胞因子可以影响这些基因的相应产物:在用 TNF-α 促进凋亡时发现抗凋亡蛋白 bcl-X1 的表达降低,而在用 GM-CSF 防止凋亡出现时,发现死亡始动蛋白 Bax-A 的表达被降调节,而且发现细胞因子可影响 Bax-α/bcl-X1 表达的比例并调节下游的 caspases-3 的活性。并通过正反馈(positive feed-forward)机制降调节 bcl-X1 而启动凋亡。

四、中性粒细胞的凋亡、功能变化及清除

1989 年 Savill 等首次报告了人髓性细胞的凋亡或生理性死亡。此前人们对正常组织中和解除炎症的部位中的中性粒细胞消失所知甚少。在正常条件下,每天大量产生的中性粒细胞与组织中消失和死亡的数量相平衡,老化的中性粒细胞典型的死亡方式是凋亡,它在凋亡之后,随即为巨噬细胞清除掉。在脓肿或急性炎症部位,中性粒细胞的死亡方式是坏死崩溃,产生脓液和组织坏死。对体外周血的老化中性粒细胞的观察表明,其具有典型的凋亡性形态学特征:细胞萎缩、细胞质空化、核浓缩断裂,但胞质细胞器和颗粒膜完好,而原有功能如丧失趋化性、对刺激反应的变形性、吞噬功能、脱颗粒作用及呼吸暴发作用等均明显下降。清除组织中和炎症部位无用的细胞,又不使中性粒细胞有害的内含物泄漏的工作主要由巨噬细胞承担。把人外周血中性粒细胞置于组织培养介质中培养,观察到随着时间的推移细胞凋亡性状越明显,而且巨噬细胞对该细胞的识别、吞噬消化的程度与该细胞凋亡的严重程度相关联。巨噬细胞是专司吞噬的细胞,此外,邻近的内皮细胞甚至肿瘤细胞也参与清除工作。

识别已有凋亡性质的老化细胞可能包括多种蛋白质参与和一些机械作用。如果由于某种原因造成清除的缺陷可能会导致疾病,例如可导致核降解物在免疫系统中过多积累而引起自身免疫性反应。因而清除废细胞的工作是一种高效的、有重要意义的保护性功能。

巨噬细胞吞噬、消化凋亡细胞并不需要激活自身,这点已通过测定当时的巨噬细胞中只有少量 N-乙酰-2-D-氨基葡萄糖苷酶,而且没有释放前期炎性物凝血噁烷 A_2 而得到证实。已有几种假设以说明吞噬细胞识别凋亡细胞的机制。发现用一种尚未鉴定的吞噬细胞凝血素作用于凋亡细胞表面糖链分子可以促进细胞识别。在培养的新生仔鼠肝细胞中发现,凋亡细胞表面糖链末端的唾液酸有丢失。Savill(1993)等更提出吞噬细胞对凋亡细胞识别是由于其对荷电分子和 pH 变化敏感,正是这点导致发现了巨噬细胞依靠黏附性糖蛋白 TSP 在 αvβ3 异二聚体玻璃连接蛋白受体与 CD36 之间架设分子桥,而实现对凋亡细胞的识别。进一步分析表明,TSP 可能结合在凋亡细胞表面,而且位于巨噬细胞表面的 TSP、CD36 和 αvβ3 的作用对识别作用是必需的。

另一些证据表明,巨噬细胞对凋亡细胞的识别可能与凋亡细胞质膜失去正常的不对称性有关。不对称性的丧失可能增加了磷脂酰丝氨酸的暴露,导致巨噬细胞上的磷脂酰丝氨酸特异性受体对其识别。此外,较一致的认识肯定了微环境信息因素在识别中的重要性。

对中性粒细胞体外研究的结果已证明,许多因子对中性粒细胞的凋亡的影响差异性甚大,有的有抑制作用,有的有诱导作用,有的则没有影响。Colotta(1995)等证明,中性粒细胞与炎性细胞因子 IL-1β、TNF、IL-6、γ-干扰素、G-CSF 和 GM-CSF、LPS 或钝化的链球菌等共温育后可以延长生存期,并指出保温 48 小时后的细胞通过形态学和 DNA 片段检测发现,具凋亡特征的细胞数减少。但典型的趋化因子 FMLP、C_{5a} 和 IL-8 则对中性粒细胞存活没有影响。另一些研究在 G-CSF、GM-CSF 和 LPS 实验中取得了相似的结果。但另一些研究结果却持异议。如 Haslett(1992)等报告了经 C_{5a} 和 FMLP 处理的细胞其凋亡率明显降低。更有人指出,IL-6 的作用,不同研究者的结果可以大相径庭。研究工作的不一致,说明对用不同方法测定的结果进行比较是困难的,这也可能与供血者和培养介质的质量差异有关。尽管如此,有一点是清楚的,即中性粒细胞的凋亡过程能被多种细胞因子所调节。

炎症是一个受到精细调节的过程,它包括入侵病原体或损坏组织细胞的排除和宿主组织的修复和重建。随着胞外基质的短暂重建,在对组织损伤的反应过程中有几个变化是平行出现的:产生趋化因子(chemokines)、细胞因子和生长因子。

这就引发修复进程和最终使炎症反应消除。从循环中募集炎性细胞(主要是中性粒细胞)。巨噬细胞从炎症部位清除凋亡细胞和细胞的脱整合作用或坏死间平衡的微扰即可决定炎症可否最终被消除。中性粒细胞通过坏死的死亡导致毒性颗粒内容物的释放,使正常细胞遭受损伤,因而加重炎症进

程。反之，中性粒细胞的凋亡性死亡可避免这种组织损伤。凋亡作用与中性粒细胞的功能性分离有关，这可限制对细胞外环境中促炎信息的反应。此外，质膜表面的变化使巨噬细胞对其易于识别并清除。巨噬细胞对凋亡细胞吞噬性的清除是与 Fc 受体介导的吞噬作用不同的机制。其并不引起巨噬细胞释放促炎介质（如凝血噁烷 B_2），而进一步限制了对组织损伤的潜在威胁。

一些因子可影响凋亡中性粒细胞的组织泊定，炎性介质和生长因子通过抑制髓性细胞亚群中的凋亡比例而可延长这些细胞的生存期。在炎症部位的凋亡比例的变化能调节中性粒细胞的数量，这有利于巨噬细胞对其识别，因而减少中性粒细胞对组织造成损伤。在治疗策略上注重在对调节机制的把握，以利于限制炎症期的不利影响。然而若对凋亡细胞的吞噬性清除过度，则凋亡性细胞就“二次坏死”，而引起组织损坏，并因此而导致出现慢性炎症。巨噬细胞识别、吞噬作用和自炎性部位清除凋亡细胞的调节机制是其基础，也是注重的中心和炎症消除的核心问题。

McCutcheon 指出巨噬细胞胞外基质环境可提供一种信号，简捷地、迅速地改变巨噬细胞对凋亡细胞的清除能力和炎症的消除过程。

中性粒细胞到达炎症部位后，其程序性凋亡可被宿主和细菌两种因素延迟，中性粒细胞这种延长生命的方式对保持其杀死病原体的功能有重要意义。中性粒细胞遇到病原体时，首先从血管中逸出而汇集至炎症部位。因其陷于各种细胞因子和因整合蛋白介导的信号传递而处于一种始动状态。始动状态是一种调节炎症最基本的控制点，此时有两个主要影响：①蓄积足够的能力与病原体作用并将其杀灭；②指令推迟凋亡以延长其功能生命。这两点对病原体的防御是明显有益的。

到达炎症部位的中性粒细胞迅速清除病原体，此后即进入凋亡。炎症期间中性粒细胞凋亡有助于炎症的消除，促使巨噬细胞清除，同时可以保护宿主组织免受中性粒细胞介导的损伤，引导的免疫反应如果过度，会损伤宿主防御，因此以凋亡方式适当地调控中性粒细胞的生命周期对宿主而言有良好的结果。然而，病原体的进化会以各种方式逃避免疫反应和清除，这些机制是复杂而多样的。病原体往往选择不被中性粒细胞清除而坚持下去，然而在操控上，中性粒细胞凋亡是提高识别免疫逃避的关键模式，改变中性粒细胞死亡的周期和模式获得更多的发病机制知识，将能够衔接被干扰的进程和宿主的失衡。

（法祥光）

参 考 文 献

1. Laskay T, Zandbergen G, Solbach W. Neutrophil granulocytes as host cells and transport vehicles for intracellular pathogens: Apoptosis as infection-promoting factor. Immunobiology, 2008; 213: 183-191
2. Anwar S, Whyte MK. Neutrophil apoptosis in infectious disease. Experimental Lung Research, 2007; 33: 519-528
3. Hart SP, Dransfield I, Rossi AG. Phagocytosis of apoptotic cells. Methods, 2008; 44: 280-285
4. Zandbergen G, Solbach W, Laskay T. Apoptosis driven infection. Autoimmunity, 2007; 40: 349-352

第 51 章

中性粒细胞增多症与中性粒细胞减少症

中性粒细胞增多症(neutrophilia)是指年龄大于1个月的儿童和各年龄组成人外周血中性杆状核和分叶核粒细胞计数大于$7.5\times10^9/L$和小于1个月的婴儿大于$26\times10^9/L$,中性粒细胞增多症常为继发性。中性粒细胞减少症(neutropenia)是外周血中性粒细胞绝对值计数(白细胞总数×中性粒细胞百分比)小于10岁的儿童低于$1.5\times10^9/L$,10~14岁儿童低于$1.8\times10^9/L$,成人低于$2.0\times10^9/L$。当粒细胞严重减少,低于$0.5\times10^9/L$时,称为粒细胞缺乏症(agranulocytosis)。

第一节　中性粒细胞增多症

一、定　　义

中性粒细胞增多症(neutrophilia)是指年龄大于1个月的儿童和各年龄组成人外周血中性杆状核和分叶核粒细胞计数大于$7.5\times10^9/L$和小于1个月的婴儿大于$26\times10^9/L$。中性粒细胞增多症是根据白细胞总数×中性粒细胞百分比计数出的绝对值升高,而并非是根据白细胞分类计数时中性粒细胞百分比增高。

二、病　　因

引起中性粒细胞增多症的主要原因见表51-1。

(一)炎症和紧张

急性中性粒细胞增多症的常见原因是运动、情绪刺激或任何其他能引起内源性肾上腺素和皮质醇水平升高的因素。此外,还可见于分娩期孕妇、全身麻醉或硬膜外麻醉、各种外科手术,以及诸如蛛网膜下腔出血或其他内出血等突发情况。

许多急性细菌感染常导致中性粒细胞增多。大部分革兰阳性菌感染的患者,如肺炎球菌肺炎、葡萄球菌性脓肿或链球菌性咽峡炎常有中性粒细胞增多。革兰阴性菌感染,特别是那些引起菌血症或败血症休克的感染,也可引起中性粒细胞增多或显著增多。那些隐袭性起病和引起脾大的细菌感染,如伤寒和布鲁菌病则常无中性粒细胞增多。病毒、真菌和寄生虫感染引起中性粒细胞增多远比细菌感染少见。

烧伤、电击、心肌梗死、肺梗死、溶血危象和全身性血管炎等,由于受损亦常引起中性粒细胞增多。

引起中性粒细胞增多的慢性非感染因素很多,其中最常见的原因是吸烟,平均每天吸烟2包以上的人其中性粒细胞计数为正常人平均值的2倍。慢性炎症,如皮炎、类风湿性关节炎、溃疡性结肠炎和痛风等常可引起中性粒细胞持续增高,情绪紧张和躁狂亦可引起慢性中性粒细胞增高。

(二)肿瘤和心脏病

许多非血液系统恶性肿瘤,如肺和胃肠道肿瘤,特别是在其有肝和肺转移时,常伴有中性粒细胞增多。脑瘤、黑色素瘤、前列腺癌、霍奇金淋巴瘤和淋巴细胞恶性肿瘤出现中性粒细胞增高不常见。

最近研究发现中性粒细胞增多是许多疾病发生率和严重程度的一个标志,如中性粒细胞增多的患者中冠心病的发生率增高且病情往往很严重,中性粒细胞增多的癌症患者死亡率高,蛛网膜下腔出血和其他严重炎症患者伴中性粒细胞增多者预后差。

(三)血液病

除骨髓增殖性肿瘤外,几种少见的血液病亦可伴有中性粒细胞增多,如Down综合征、特发性中性粒细胞增多症和呈常染色体显性遗传的遗传性中性粒细胞增多症等。

表 51-1 中性粒细胞增多症的主要原因

急 性	慢 性
1. 感染	1. 炎症或组织坏死
细菌、真菌、立克次体、螺旋体和某些病毒感染	慢性炎症反应,如风湿性关节炎、痛风、血管炎、肌炎、结肠炎、胰腺炎、皮炎、甲状腺炎、梗死、药敏反应、牙周炎和 Sweet 综合征
2. 炎症或组织坏死	2. 感染
烧伤、电击、创伤、梗死、痛风、抗原抗体复合物、补体激活和血管炎	引起急性中性粒细胞增多症感染的持续存在
3. 药物和激素	3. 肿瘤
肾上腺素、本胆烷醇酮、皮质类固醇和集落刺激因子	胃肠道、支气管、乳腺、肾、肝、胰腺、泌尿道和鳞状细胞癌、淋巴瘤、脑瘤、黑色素瘤、多发性骨髓瘤以及骨髓转移瘤
4. 物理因素	4. 药物、激素和毒素
冷、热、运动、抽搐、疼痛、分娩、手术和麻醉	持续接触许多能产生急性中性粒细胞增多症的物质,如氯化锂
5. 情绪刺激	5. 代谢和内分泌疾病
恐惧、激怒和紧张	子痫、甲亢、尿毒症、ACTH 或皮质类固醇分泌过多以及糖尿病酸中毒
6. 中毒和毒素	6. 血液病
铅、汞、蛇毒、黑蜘蛛、昆虫毒素和内毒素	粒细胞缺乏症或巨幼细胞性贫血治疗恢复期、慢性溶血、脾切除术后、骨髓增殖性肿瘤、慢性特发性白细胞增多症
7. 急性失血	7. 遗传性和先天性疾病
	Down 综合征

(四) 药物

如肾上腺素、儿茶酚胺、糖皮质激素和锂盐等。此外,雷尼替丁和奎尼丁治疗引起中性粒细胞增多亦有报道。

三、发病机制

原始、早幼及中幼粒细胞构成骨髓中的粒细胞增殖池(mitotic pool of granulocyte precursor cell, MiP),正常情况下这些细胞不进入外周血循环,晚幼粒细胞一般在外周血中不出现,外周血中以分叶核细胞为主,杆状核少见;分叶核粒细胞一部分进入外周血中,其余部分与晚幼粒及杆状核粒细胞存在骨髓中,成为骨髓中的粒细胞储存池(granulocyte storage pool,SP),需要时释放入外周血中,成人每分钟约有 10^7 ~ 10^8 个粒细胞从 SP 释放入血循环。成熟中性分叶核粒细胞进入血循环后,可以呈游走状态,也可附着在小静脉及毛细血管壁上,随血液循环而游走的中性粒细胞,称之为粒细胞循环池(circulating granulocyte pool,CP),而附着在血管壁上的粒细胞称之为粒细胞边缘池(marginated pool,MaP),两者可以互相转换,形成动态平衡,MaP 和 CP 粒细胞的总和构成外周血中的粒细胞总池(total blood granulocyte pool,TBGP)。中性粒细胞在外周血中的半衰期约为 6 ~ 7 小时,进入组织中的粒细胞构成粒细胞血管外池(extravascular pool,EP),这些粒细胞不再重返血液循环,约在 4 ~ 5 天内在单核巨噬细胞系统中破坏或进入人体分泌的体液中(唾液、胃肠液和泪液等)排出体外。

(一) 急性中性粒细胞增多症

1. 假性中性粒细胞增多 剧烈运动、急性物理刺激和情绪紧张在几分钟内就可以引起外周血中中性粒细胞增高,其主要原因是中性粒细胞从 MaP 迅速进入 CP 所致,此时 TBGP 仍正常,因此称之为假性中性粒细胞增多(pseudoneutrophilia)。此时外周血中除中性粒细胞增多外，还有淋巴细胞和单核细胞升高，这样有别于感染、持续紧张或给糖皮质激素后引起的中性粒细胞增多，后者仅只有中性粒细胞增多，而淋巴细胞和单核细胞数往往是减低的。

2. 骨髓生成粒细胞及释放入血流的速度增加 在炎症或感染，内源性集落刺激因子（CSF），如G-CSF、GM-CSF、M-CSF和IL-6等升高，刺激中性粒细胞生成增多，MiP和SP扩增，同时也加速粒细胞从SP释放入外周血中，早期粒细胞从CP进入MaP也增多，此时尽管TBGP增多，但外周血中性粒细胞数不增多，称为隐蔽性中性粒细胞增多（masked neutrophilia）。随后CP与MaP转换达到平衡，中性粒细胞从骨髓SP进入外周血的量远大于从外周血进入EP的量，从而表现为明显的中性粒细胞增多。当血液接触其他物质表面如血液透析膜，使补体系统激活，亦因SP中性粒细胞释放入血液的速度增加而引起中性粒细胞增多。

当给药理剂量的皮质醇等药物后，通过粒细胞从骨髓SP释放入血液增多和粒细胞从血液中进入EP减少而导致中性粒细胞增多。

（二）慢性中性粒细胞增多症

慢性中性粒细胞增多的详细机制尚不完全清

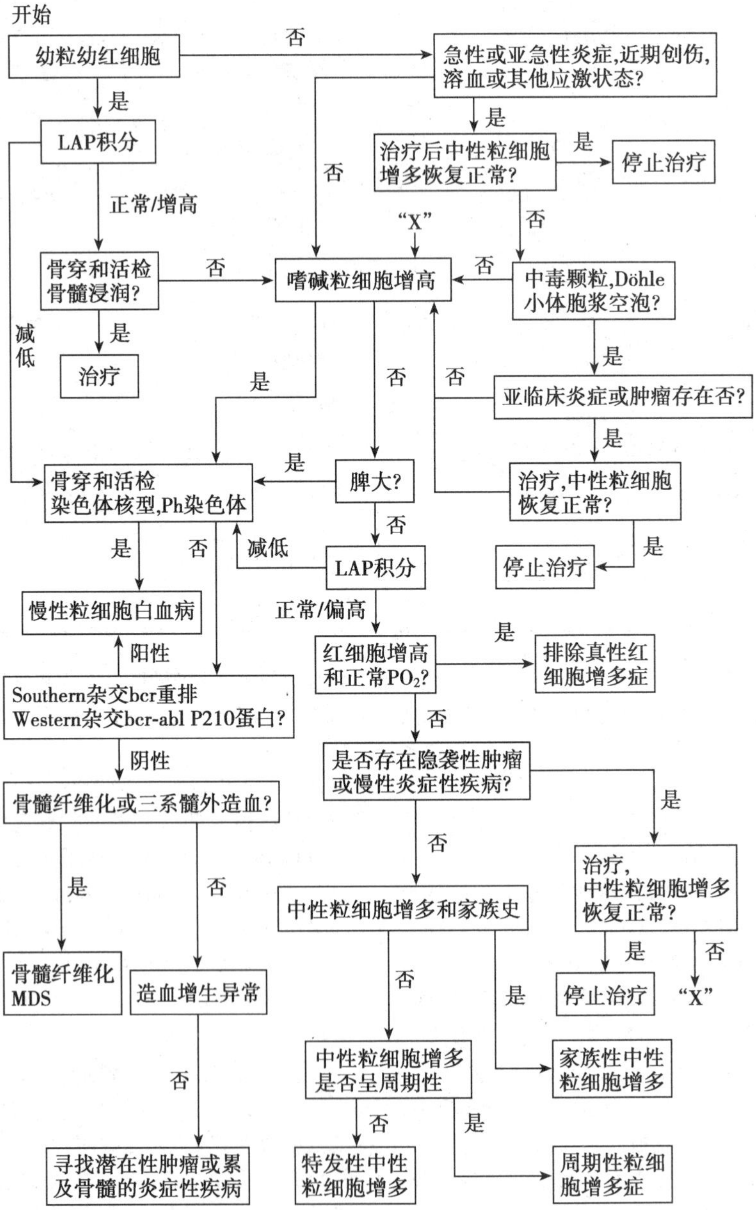

图 51-1 中性粒细胞增多症诊断步骤示意图

楚，但一般认为主要：①通过骨髓生成粒细胞及释放入血流的速度增加；②中性粒细胞利用减少。由第二种机制产生的中性粒细胞增多较少见。其中较典型的是中性粒细胞膜 CD11/18 缺乏患者，这些患者的中性粒细胞不能正常地黏附于毛细血管内皮，而骨髓中细胞生成和释放正常，当这些患者发生感染时，其中性粒细胞不能进入炎症部位，中性粒细胞在外周血中堆积，从而出现严重的中性粒细胞增多。在感染恢复期患者，中性粒细胞"组织破坏"减少，亦通过此机制而形成持续的中性粒细胞增多。

四、临床表现

中性粒细胞增多症无特异性临床表现。中性粒细胞增多可以暂时性阻塞毛细血管，可暂时性减少局部血流量而引起局部缺血，如引起心肌的再灌流损伤和梗死等。

五、诊　断

中性粒细胞增多症诊断步骤见图 51-1。

中性粒细胞形态有助于早期诊断，中毒颗粒、Döhle 小体和胞质空泡的存在，常提示存在明显或亚临床炎症、中毒、创伤或肿瘤。当同时伴有发热或其他炎症而原因不明时应考虑到少见的感染，如结核或骨髓炎。当外周血中同时出现嗜酸性粒细胞和嗜碱性粒细胞增多时，基本可排除急性创伤和感染所致的可能，此时应考虑内分泌疾病和肿瘤；若还同时伴有外周血早幼粒细胞、晚幼粒细胞增多和不能解释的脾大时，应考虑骨髓增殖性肿瘤。在炎症或接受糖皮质激素治疗患者，其外周血中性粒细胞碱性磷酸酶（ALP）升高，而慢性粒细胞白血病时其值减低，因此 ALP 水平的检测亦有助于诊断。

六、治　疗

主要是对引起中性粒细胞增多症的原发性疾病的治疗。

第二节　中性粒细胞减少症

一、定　义

中性粒细胞减少症（neutropenia）是外周血中性粒细胞绝对值计数（白细胞总数×中性粒细胞百分比）小于 10 岁的儿童低于 $1.5\times10^9/L$，10～14 岁儿童低于 $1.8\times10^9/L$，成人低于 $2.0\times10^9/L$。当粒细胞严重减少，低于 $0.5\times10^9/L$ 时，称粒细胞缺乏症（agranulocytosis）。

二、病　因

引起中性粒细胞减少的病因很多，根据各种原因作用部位的不同，可归纳为如下三个方面：

（一）作用于骨髓

1. 骨髓损伤　①药物：包括细胞毒和非细胞毒药物；②放射线；③化学物质：如苯、DDT、二硝基苯酚、砷酸、铋和一氧化氮等；④某些先天性和遗传性中性粒细胞减少：如 Kostmann 综合征、伴先天性白细胞缺乏的网状发育不全以及伴粒细胞生成异常的中性粒细胞减少等；⑤免疫性疾病：如系统性红斑狼疮和类风湿性关节炎等；⑥感染：细菌性感染，如伤寒、副伤寒、布鲁菌病和粟粒性结核；病毒感染，如肝炎和艾滋病等；⑦血液病：如骨髓转移瘤、骨髓纤维化、淋巴瘤、白细胞减少的白血病、再生障碍性贫血、多发性骨髓瘤和恶性组织细胞增生症等。

2. 成熟障碍　①获得性：如叶酸缺乏、维生素 B_{12} 缺乏、恶性贫血和严重的缺铁性贫血等；②恶性和其他克隆性疾病：如骨髓增生异常综合征和阵发性睡眠性血红蛋白尿症等。

（二）作用于外周血

1. 中性粒细胞外循环池转换至边缘池（即假性中性粒细胞减少）　①遗传性良性假性中性粒细胞减少症；②获得性：如严重的细菌感染、恶性营养不良病和疟疾等。

2. 血管内扣留　如由补体介导的白细胞凝集素所致的肺内扣留，以及脾功能亢进所致的脾内扣留等。

（三）作用于血管外

1. 利用增多　如严重的细菌、真菌、病毒或立克次体感染以及过敏性疾病等。

2. 破坏增多　如脾功能亢进等。

三、发病机制

中性粒细胞减少症的发病机制不外乎：①粒细胞生成减少或无效生成；②粒细胞破坏丧失过多，粒细胞寿命缩短；③粒细胞分布异常；④综合前三种机制。

四、类型和临床表现

（一）先天性中性粒细胞减少症（Kostmann 综合征及其相关性疾病）

先天性中性粒细胞减少症（congenital neutropenia syndromes）的特征是显著的中性粒细胞减少，一般<$0.5\times10^9/L$，出生后 1～3 周就可出现严重的化脓性感染，常在出生后 6 个月内死亡，中位生存时间为 3 岁。白细胞计数正常，单核细胞数增多，

血小板数正常，血红蛋白正常或有中度减低。骨髓可增生活跃或减低，髓系成熟停滞于早幼粒至晚幼粒细胞阶段，成熟粒细胞显著减少，单核细胞和嗜酸性粒细胞生成一般仍正常。体外骨髓细胞 CFU-GM 集落数正常或显著减少，且有成熟障碍，但加用超生理水平的重组人粒细胞集落刺激因子（rHuG-CSF），这些 CFU-GM 常可形成成熟中性粒细胞。染色体核型分析无异常。遗传方式仍不清楚，可以呈常染色体显性、常染色体隐性和性连锁遗传，但现一般认为是常染色体隐性遗传。最近研究表明其发病可能与 G-CSF 结合后的信号传导功能异常有关，因为在其中一些患者证实 G-CSF 受体基因的胞质编码区有突变，而这些突变导致生长和分化信号从 G-CSF 受体到粒系细胞传导功能的丧失或减低。

（二）伴免疫缺陷的中性粒细胞减少症

1. 网状发育不全 1959 年 de Vaa 和 Seynhaeve 报道两个新生儿同胞兄弟，骨髓红系和巨核系发育正常，但无任何阶段的粒细胞，死后尸体解剖发现有胸腺发育不全，无淋巴结、扁桃体和小肠黏膜下淋巴组织集结，脾中无淋巴细胞、浆细胞和滤泡，作者称之为“伴先天性白细胞缺乏的网状发育不全综合征（reticular dysgenesis with congenital aleukocytosis）”。现已知这种疾病是造血干细胞内在缺陷所致，已有骨髓移植治愈该病的报道。

2. 中性粒细胞减少伴免疫球蛋白异常 中性粒细胞减少伴丙种球蛋白缺乏，同时伴或不伴有 IgM（和 IgD）增高，已有呈 X 连锁隐性遗传的家族性发病或散发病例的报道。骨髓粒细胞成熟停滞于中幼中性粒细胞阶段，绝大部分粒细胞是早幼粒细胞和中幼粒细胞。其淋巴结和胸腺正常。由于患者同时伴有中性粒细胞数量和免疫球蛋白合成异常，因而常高发感染，静脉免疫球蛋白输注治疗较为有效。

3. 转钴胺Ⅱ缺乏 某些转钴胺Ⅱ缺乏的患者中可有免疫缺陷伴中性粒细胞减少，中性粒细胞减少是由于巨幼细胞性造血所致，给维生素 B_{12} 以后可以纠正。

（三）伴粒系生成异常的中性粒细胞减少症

一部分先天性中性粒细胞减少患者有无效粒细胞生成，同时有骨髓中性粒细胞生成减少及胞质空泡、粒细胞的自身吞噬等异常，有些患者还可见多核粒细胞。外周血中性粒细胞数轻度或严重减少，但常无形态学异常。主要临床表现是反复感染。

（四）伴先天性畸形的中性粒细胞减少

1. 软骨-毛发发育不全（cartilage-hair hypoplasia）为常染色体隐性遗传性疾病。该综合征的特征为短肢矮小症、很细微的毛发、中性粒细胞减少、淋巴细胞减少和容易感染。中性粒细胞数为（0.1～2.0）×10^9/L，由于伴细胞免疫缺陷，因此有些患者易有病毒特别是带状疱疹病毒感染。

2. Shwachman-Diamond 综合征 是一种干骺端软骨发育不良、矮小症、胰腺外分泌缺陷和中性粒细胞减少为特征的常染色体隐性遗传性疾病，其他相关症状还有贫血、血小板减少、发育和精神滞缓、腹泻、体重下降、鱼鳞癣、中耳炎、肺炎和中性粒细胞缺陷，此外，这类患者还高危发生骨髓衰竭和白血病转化。中性粒细胞减少常为中至重度，平均 ANC 为（0.2～0.8）×10^9/L，死亡率为 15%～25%，主要死亡原因是感染、出血、骨髓衰竭或恶性病。

3. Chediak-Higashi 综合征（见第 52 章）。

（五）慢性特发性中性粒细胞减少症

可见于儿童和成人，包括家族性（严重）中性粒细胞减少症（为常染色体显性遗传）、家族性良性中性粒细胞减少症（常染色体显性遗传）、婴幼儿慢性良性中性粒细胞减少症（无家族史）、成人慢性特发性中性粒细胞减少症等。骨髓增生正常或有选择性中性粒细胞增生低下，大部分患者有幼稚细胞与成熟细胞比值增高，即有无效粒细胞生成，CFU-GM 培养集落正常或中度减低。红细胞、网织红细胞、淋巴细胞和血小板计数正常，单核细胞和免疫球蛋白水平正常或增高，常无染色体异常。感染较轻或不发生感染。本病为自限性，多数患者一年内自行缓解，少数可持续多年。

（六）骨髓内破坏过多性粒细胞减少症

见于儿童，是一种严重的粒细胞减少症（<0.5×10^9/L），同位素检查发现本病发病机制是粒细胞在骨髓内早期死亡，释放障碍，但对致热原的释放反应正常。骨髓中粒细胞增生，但有退行性变和核分叶过多现象，外周血中性粒细胞有空泡和核染色质深等形态学异常。

（七）懒惰白细胞综合征（lazy leukocyte syndrome）

是一种粒细胞功能障碍性疾病。患者的中性粒细胞对自身及外源性化学趋化因子无效应，对炎症刺激的效应极差，其运动速度仅为正常粒细胞的 1/9～1/6，添加环磷酸腺苷后其趋化性不能改善，因此，认为本病是粒细胞缺乏趋化性所致，可能是细胞膜缺陷引起。骨髓中粒细胞系统的形态和数量均正常，外周血白细胞总数正常但中性粒细胞减少，严重时可低至 0.2×10^9/L，主要临床表现有复发性口腔炎、齿龈炎、肾炎和中耳炎等。

（八）免疫性中性粒细胞减少症

1. 同种免疫新生儿中性粒细胞减少症 是由于胎儿携带从父亲遗传来的中性粒细胞特异性抗原的中性粒细胞进入母体内，由于其父母的不相容，因而致使其母体内产生抗中性粒细胞的 IgG 抗体，自母体通过胎盘再进入胎儿体内，从而引起胎儿或新生儿白细胞发生凝集，形成暂时性中性粒细胞减少症。其发生率为 1/2000。

骨髓增生活跃，伴有“成熟停滞”，主要是中幼、晚幼或杆状核粒细胞，中性粒细胞中度至重度减少，可降至 $1.0\times10^9/L$ 以下，30% 患儿有单核细胞增多（可高达 $12.5\times10^9/L$），偶尔嗜酸性粒细胞轻度升高。由于外周血中母亲 IgG 的半衰期为 7 周，因此儿童的中性粒细胞减少常常在 2 个月后恢复正常。有的无症状，有的可死于细菌感染或败血症。

2. 自身免疫性中性粒细胞减少症　由于中性粒细胞自身抗体使中性粒细胞生成和中性粒细胞破坏加速所致。由于其血象和骨髓象与慢性特发性中性粒细胞减少症极为相似，有时两者难以区分，因此，中性粒细胞抗体的检测成了两者鉴别的主要依据。

3. 自身免疫性疾病相关性中性粒细胞减少症

（1）系统性红斑狼疮：约 60% 的系统性红斑狼疮患者白细胞总数为 $(2\sim5)\times10^9/L$，白细胞总数减少的患者中约 50% 患者白细胞分类计数正常，其余患者中性粒细胞百分率减低至 10% ～40%。中性粒细胞膜上的 IgG 总数增高，中性粒细胞内免疫复合物增高。骨髓增生程度和细胞分化成熟常常正常。由于中性粒细胞减少所致的感染发生率较低。

（2）Sjögren 综合征：约 30% 的患者有中度白细胞减少，白细胞计数为 $(2\sim5)\times10^9/L$，分类计数正常。因严重的中性粒细胞减少所致的反复感染少见。

（3）类风湿关节炎：中性粒细胞减少的发生率 <3%。

（4）Felty 综合征：1924 年报道 5 例类风湿性关节炎、脾大和白细胞减少的患者，此后研究发现约 1% 的类风湿性关节炎患者发展为该综合征。中性粒细胞减少中至重度，偶尔患者外周血中中性粒细胞完全缺如。脾脏大小与中性粒细胞计数之间无明显关系，外周血及细胞内免疫复合物及中性粒细胞膜上 IgG 增高，骨髓增生程度正常或增高，偶可出现增生减低，粒系幼稚细胞比例正常，成熟中性粒细胞少见。细菌感染发生率低。

（5）其他伴有自身免疫紊乱的疾病，如霍奇金淋巴瘤、免疫性肝炎、胸腺瘤和低丙种球蛋白血症等。

（九）原发性脾性中性粒细胞减少症（primary splenic neutropenia）

其特点是骨髓粒系高度增生、中性粒细胞减少 $[(1.0\sim2.0)\times10^9/L]$ 和脾大。

（十）感染性中性粒细胞减少症

急性和慢性细菌、病毒、原虫、立克次体感染可导致中性粒细胞减少症。其发生机制有：①感染对骨髓的直接损害，引起造血组织不同程度被抑制；②免疫作用；③继发性脾大引起脾功能亢进；④继发性肝肾功能损害不能对外来及内生的可能抑制骨髓的物质解毒或排泄；⑤粒细胞在外周循环分布或消耗增多等。

（十一）周期性中性粒细胞减少症（cyclic neutropenia）

周期性中性粒细胞减少症是一种以周期性发作性严重中性粒细胞减少为特征的良性血液病。其病因尚不清楚，约 1/3 的患者有家族史，呈常染色体显性遗传。成人常与大颗粒淋巴细胞克隆性增殖有关。其可能的发生机制有：①造血干细胞缺陷，因而对正常造血调控因子无反应；②调控干细胞增殖的体液或细胞控制机制缺陷；③干细胞增殖抑制因子周期性堆积。可发生于任何年龄，但多见于儿童，病程较长，呈一定的规律性发作，每 12 ～35 天（平均 21 天）发作一次。发作期临床表现为发冷、发热、咽痛，部分患者有关节痛，脾及淋巴结肿大，持续 3 ～6 天。发作期间血象示白细胞总数中度减少，一般为 $(2\sim4)\times10^9/L$，骨髓示粒细胞系统发育障碍，中幼粒细胞阶段以下之粒细胞缺少。间隙期一般情况良好，血象和骨髓象可恢复至正常。

（十二）药物诱导的中性粒细胞减少症

根据其临床特点和发病机制大致可分为三类：

1. 药物中毒性粒细胞减少症　多见于足量或长期应用各类抗癌药物、抗甲状腺药和氯霉素等，药物或其代谢产物直接损伤骨髓微环境或髓系祖细胞。

2. 药物过敏性粒细胞减少症　由于个体对药物感受性不同所致，常在出现粒细胞减少的同时，还伴有皮疹、风疹、哮喘和水肿等过敏现象，引起过敏性粒细胞减少的药物有抗甲状腺药、抗癫痫药、抗结核药、抗高血压药、抗糖尿病药、利尿药和某些抗生素等。

3. 药物免疫性粒细胞减少症　第一类是以氨基比林为代表的免疫介导的药物诱导的中性粒细胞减少，该类药物被认为是一种半抗原，当进入人体后，首先与人体白细胞蛋白结合形成全抗原，进而使机体对这种抗原产生能引起粒细胞凝集的抗体 IgG 或 IgM，对粒细胞的破坏常需该药的持续存在，这些患者只有在药物存在的情况下方可在体外检测到抗中性粒细胞抗体；另一类是以奎宁为代表的免疫介导的药物诱导的中性粒细胞减少，一旦免疫复合物形成后，其对粒细胞的破坏就不再需要该药物的持续存在，因而即使药物不再存在仍常可检测到抗体。

药物引起的粒细胞减少多发生在用药后5周，最长可达7周，但也可在数小时内发病。骨髓在病的极期红系和巨核系正常，粒系减少，浆细胞等非造血细胞多见。血象特点是白细胞减少，粒细胞减少或缺乏，单核细胞、淋巴细胞和嗜酸性粒细胞增多，红细胞及血小板一般无明显改变。临床表现主要是乏力和易疲劳，严重者可出现寒战、咽痛、肺炎、发热和骨痛等。

五、诊　　断

中性粒细胞减少的诊断步骤见图51-2。

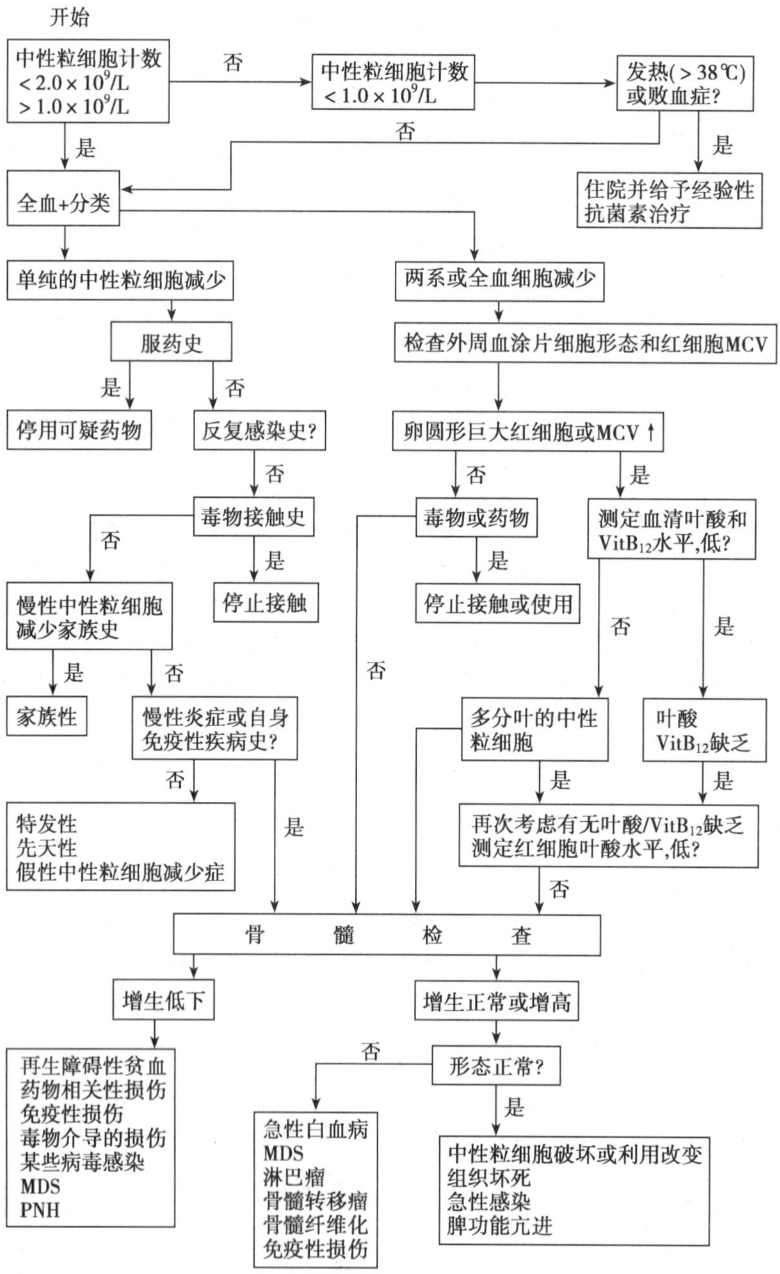

图51-2　中性粒细胞减少症诊断步骤示意图

一个中性粒细胞减少的患者首先应回答的问题是疾病的严重程度及该患者是否有发热和败血症等，若严重中性粒细胞减少伴败血症者则应立即给予静脉经验性抗生素治疗并进行细菌学检查。然后是进行病因学诊断：

1. 病史　重点了解下列方面：①接触理化等因

素史：是否接触某些化学物质、放射性物质及服药史；②过去史：有无多次粒细胞减少的发作，其规律性，以便考虑有无周期性粒细胞减少症；③发病年龄及家族史，以除外遗传方面的中性粒细胞减少症。

2. 某些临床特点有助于病因诊断　如若粒细胞减少原因是由于严重感染所致，粒细胞降至 $(0.5\sim1.0)\times10^9/L$ 以下，则临床上有高热和畏寒等症；如由于某些慢性病毒性肝炎所致，患者有乏力、肋痛、食欲缺乏和恶心等表现；头痛、头晕、精神萎靡和记忆力减退多为慢性苯中毒所致。

3. 除外可以引起中性粒细胞减少的全身性疾病　如疑为结缔组织病或由于免疫机制异常所引起的中性粒细胞减少，则应检测狼疮细胞、抗核抗体和白细胞凝集试验等。

4. 骨髓象检查　可了解粒细胞的增殖及成熟情况，有时还可明确有无肿瘤细胞转移。

5. 骨髓粒细胞储存池测定　测定骨髓粒细胞储存池的常用方法是注射从沙门菌中提取的纯脂多糖或伤寒疫苗，根据白细胞上升情况来判断骨髓之储备功能。

6. 边缘池粒细胞测定　皮下注射肾上腺素 0.3mg 后 20 分钟，如白细胞较原水平升高 100%，则提示边缘池粒细胞数较正常增多，如无脾肿大，则白细胞减少的原因可能是因为边缘池粒细胞异常增多所致。

7. 粒细胞动力学及寿命测定　可用 $DF^{32}P$ 标记的粒细胞进行测定，是了解中性粒细胞转换的最可靠的指标。

六、治　疗

中性粒细胞减少症的治疗主要是病因治疗，如停用可疑药物，停止接触可疑毒物，针对导致中性粒细胞减少的各种原发性疾病的治疗等。

中性粒细胞减少的主要表现是感染，但感染发生的危险度与中性粒细胞减少程度相关：中性粒细胞数 $(1.0\sim1.8)\times10^9/L$ 的患者感染发生的可能性小，$(0.5\sim1.0)\times10^9/L$ 者居中，少于 $0.5\times10^9/L$ 的患者可能性最大。此外，感染发生的频率和严重程度与中性粒细胞减少的原因及病程有关，一般来说，由于中性粒细胞生成减少疾病，如继发于细胞毒药物、骨髓放疗或早期造血祖细胞内在缺陷等所引起的中性粒细胞减少症患者，比其他原因所致的患者其感染发生的几率更大；中性粒细胞减少的同时伴有单核细胞减少、淋巴细胞减少以及低丙种球蛋白血症的患者，比仅只有单纯性中性粒细胞减少症患者感染更为严重。因此，中性粒细胞减少症的治疗应因人而异，因病因而异。

（一）升中性粒细胞数的治疗

1. 促白细胞生成药　目前在临床上应用的很多，如维生素 B_6、维生素 B_4、利血生、肌苷、脱氧核苷酸、雄激素和碳酸锂等，但均缺乏肯定和持久的疗效。因此，初治患者可选用 1～2 种，每 4～6 周更换一组，直到有效，若连续数个月仍不见效者，不必再继续使用。

2. 免疫抑制剂治疗　如糖皮质激素、硫唑嘌呤、环磷酰胺和大剂量丙种球蛋白输注等，对部分患者，如抗中性粒细胞抗体阳性或由细胞毒 T 细胞介导的骨髓衰竭患者等有效。

3. 集落刺激因子治疗　主要有 rhG-CSF 和 rhGM-CSF。用 rhG-CSF 治疗严重的慢性粒细胞减少症（中性粒细胞绝对值计数 $<0.5\times10^9/L$）的Ⅲ期随机对照临床实验报道：120 例特发性粒细胞减少症、周期性粒细胞减少症和先天性粒细胞减少症患者，用 rhG-CSF $3.45\sim11.50\mu g/(kg\cdot d)$，皮下注射，连续 4 个月后，其中 108 例患者其中性粒细胞绝对值 $\geq1.5\times10^9/L$。其他原因所致的中性粒细胞减少症，如 Felty 综合征、药物性粒细胞缺乏症、骨髓内破坏不定期中性粒细胞减少症、Kostmann 综合征和 Shwachmann 综合征等也有治疗成功的小宗病例报道。治疗不仅通过促进骨髓内粒细胞生成和释放而使中性粒细胞数升高，而且可以激活成熟中性粒细胞，从而使其吞噬功能增强而有利于感染的控制。

（二）骨髓移植

除导致中性粒细胞减少的某些血液病，如再生障碍性贫血、骨髓增生异常综合征、阵发性睡眠性血红蛋白尿和淋巴瘤等成功地用骨髓移植治疗外，先天性中性粒细胞减少症也有治疗成功的报道。由于异基因骨髓移植的治疗相关死亡率高，因此，应权衡利弊，绝对掌握好选择该治疗的适应证。

（三）粒细胞缺乏症的治疗

1. 一般处理　粒细胞缺乏患者出现发热时，应以内科急诊患者对待，立即收入院治疗，有条件时应予逆向隔离，将患者置于层流病房或相对无菌的病区内。病区的空调不宜与其他病区相通以避免交叉感染。病房最好阳光充足，空气清新。病房每日紫外线照射 30 分钟，或空气清洁气雾剂以达到空气消毒。墙壁地板每日用 1∶200 氯己定或用来苏液擦洗，用 TD 消毒液擦床头柜及湿性扫床。患者一般常规每日 3 次用 1∶2000 氯己定溶液漱口，每日 2 次用高锰酸钾溶液坐浴，头发和指甲要剪短，食物需连同器皿一起加热蒸透或用微波炉加热消毒后食用，水果食用前必须用氯己定溶液浸泡并去皮。医护人员须具备一定的临床经验并具有严格的无菌观念，进行静脉穿刺时，除须按常规消毒外，为了保证局部有充分的消毒时间，宜用浸过乙醇的无菌纱布覆盖局部皮肤5分钟再行穿刺。

2. 感染的治疗 在进行皮肤、咽喉、血、尿和大便等部位的病菌培养检查后，立即给予经验性广谱抗生素治疗。经验性治疗选用抗生素的原则是抗生素必须是杀菌剂、抗菌谱广、能减少耐药菌的发生以及毒副反应小具有安全性。经验性治疗常用方案：其一为单药治疗方案，可选用马斯平、头孢他啶或碳青霉烯类抗生素如泰能或美平；其二为双药联用方案，可采用氨基糖苷类+抗假单孢菌青霉素（如特治星）或马斯平、头孢他啶、碳青霉烯类抗生素；其三，如患者高度提示G^+菌感染，则选用万古霉素+马斯平或头孢他啶或碳青霉烯类抗生素±氨基糖苷类。若病原菌明确患者，应根据药敏试验改用针对性窄谱抗生素。若未发现病原菌，但经治疗后病情得以控制者在病情治愈后仍应继续给予口服抗生素7～14天。若未发现病原菌，且经前述处理3～5天后病情无好转，对病情较轻者可停用经验性抗生素治疗，再次进行病原菌培养，若病情较重者应在原有治疗基础上加用抗真菌药，如两性霉素B、卡泊芬静或伏力康唑等。

3. 集落刺激因子治疗 主要有rhG-CSF［2～5μg/（kg·d），皮下注射］和rhGM-CSF［3～10μg/（kg·d），皮下注射］。治疗不仅通过促进骨髓内粒细胞生成和释放而使中性粒细胞数升高，而且可以激活成熟中性粒细胞，从而使其吞噬功能增强而有利于感染的控制。中性粒细胞绝对值计数>1.0×10^9/L停药。

4. 粒细胞输注 下列三种情况同时存在时应用，一般不用做预防性输注：①粒细胞缺乏症（<0.5×10^9/L）；②伴有严重感染；③高级抗生素治疗48小时无效。

粒细胞输注的注意事项有：①ABO血型相同，输前作交叉配血试验；②最好在制备后6小时内输注，最多不超过24小时；③输注前须经15～30Gy照射，以预防移植物抗宿主病（GVHD）；④每次输注量应为>10^{10}/m^2，每天一次，一般连用4～6天；⑤输注速度不宜过快（一般控制在10×10^9/h），在输注过程中应密切观察，如出现呼吸困难、肺水肿和休克等严重不良反应，应立即停止输注；⑥输注效果不看白细胞增加数，而看感染控制情况。

粒细胞输注的主要不良反应有：①肺浸润和呼吸衰竭是最严重的不良反应；②最常见的反应是发热；③由于同种抗体产生，可导致粒细胞和血小板无效输注；④如果粒细胞悬液未经照射灭活有免疫活性的T淋巴细胞，则可引起GVHD；⑤输后导致巨细胞病毒（CMV）感染等其他输血反应。

5. 其他治疗 静脉丙种球蛋白可改善患者体液免疫缺陷状态，推荐剂量为5～10g，每周一次。糖皮质激素的应用尚有争议，可试用泼尼松，30～60mg/d，如用药后无效即停药，以避免加重感染。

（肖志坚 郝玉书）

参考文献

1. Andre's Eand Maloisel F. Idiosyncratic drug-induced agranulocytosis or acute neutropenia. Cur Opin Hematol,2008,15:15-21
2. Bux J. Human neutrophil alloantigens. Vox Sanguinis,2008,94:277-285
3. Fukuno K,Tsurumi H,Kanemura N,et al. Chronic neutrophilia preceding overt aggressive light chain multiple myeloma. Leuk Lymphoma, 2006, 47:762-764
4. Kaplan J,De Domenico I and McVey Ward D. Chediak-Higashi syndrome. Curr Opin Hematol,2008,15:22-29
5. Mohan SR and Maciejewski JP. Diagnosis and therapy of neutropenia in large granular lymphocyte leukemia. Cur Opin Hematol,2009,16:27-34
6. Papadaki HA,Palmblad J,Eliopoulos GD. Non-immune chronic idiopathic neutropenia of adult: an overview. Eur J Haematol,2001,67:35-44
7. Palmblad J and Papadaki HA. Chronic idiopathic neutropenias and severe congenital neutropenia. Curr Opin Hematol,2008,15:8-14
8. van de Wetering MD,Weggelaar N,Offringa M,et al. Granulocyte transfusions in neutropaenic children: A systematic review of the literature. Eur J Cancer,2007,43:2082-2092
9. Welte K, Zeidler C, Dale DC. Severe Congenital Neutropenia. Semin Hematol,2006,43:189-195

第 52 章

中性粒细胞质的异常

中性粒细胞的主要功能是吞噬和杀伤细菌，其中包括一系列相互连贯的、复杂的代谢过程，并具有精巧完善的调节和控制机制，其中任一环节缺陷都会导致中性粒细胞功能异常，即中性粒细胞质的异常。

一、获得性中性粒细胞功能异常

获得性中性粒细胞功能异常的常见原因有：

1. 全身性疾病　如糖尿病、肾衰竭晚期、肝硬化和细菌感染等，主要影响中性粒细胞的趋化作用。

2. 原发性血液病　如慢性粒细胞白血病、骨髓纤维化、骨髓增生异常综合征和阵发性睡眠性血红蛋白尿症等，可以导致中性粒细胞的多种功能异常。

3. 药物　如糖皮质激素、肾上腺素、阿司匹林和酒精等，主要影响中性粒细胞的黏附功能。

由以上因素导致的获得性中性粒细胞功能异常者，由于常常仍保留了中性粒细胞的部分功能，因此，由此而产生明显的临床症状和体征并不常见。

4. 由于免疫球蛋白和补体协同作用产生调理素，从而包裹微生物和刺激趋化因子的生成；因该两者缺乏，也可继发性影响中性粒细胞功能（表 52-1）。

二、原发性中性粒细胞质的异常

（一）无形态改变特征的中性粒细胞质的异常（表 52-2）

1. 脱颗粒异常　如先天性特异性颗粒缺乏等。

2. 中性粒细胞黏附功能缺陷　如先天性白细胞黏附缺乏症和中性粒细胞肌动蛋白聚合作用异常等。

3. 杀菌作用缺陷　如慢性肉芽肿病、髓过氧化物酶缺乏症、高免疫球蛋白 E 综合征、G-6-PD 缺乏症、谷胱甘肽还原酶和谷胱甘肽合成酶缺乏症等。

4. 趋化功能缺陷　如膜糖蛋白（150）缺乏症等。

（二）伴有形态改变特征的中性粒细胞质的异常

1. Pelger-Hüet 异常　为非性连锁显性遗传，其发生率各家报道不一，1/1000 至 1/400 或 1/6000。其形态特点是粒细胞分叶过多，这种异常现象主要表现是从中性中幼粒细胞开始粒细胞核分裂能力减退，细胞大小与正常者相同，细胞核呈环状、哑铃状、核桃状和眼镜状，染色质呈条纹状，互相聚集，呈界线较清楚之小堆状，中间有空白间隙，核质比例较少，核多位于细胞一侧，如为多叶，多为双叶，中间有一细丝状染色质相连。纯合子患者所有中性粒细胞核均为圆形或卵圆形，嗜酸性粒细胞、嗜碱性粒细胞和巨核细胞亦表现为核染色质凝集和核呈圆形。杂合子患者 69% ~93% 的中性粒细胞为双叶核，10% 的中性粒细胞为三叶核，四叶核中性粒细胞罕见或没有。此种异常中性粒细胞吞噬功能不变，对感染抵抗力仍正常。

该异常中性粒细胞还可以见于黏液性水肿、急性肠炎、粒细胞缺乏症、多发性骨髓瘤、疟疾、继发于骨髓转移瘤的类白血病反应、药物过敏和慢性淋巴细胞白血病等情况，称之为假 Pelger-Hüet 异常。

2. Alder-Reilly 异常　为常染色体隐性遗传。其形态特点是中性粒细胞中含有比正常嗜天青和嗜碱性颗粒体积要大的颗粒（Alder-Reilly 小体），这些颗粒瑞氏染色时呈紫黑色，有时与中毒颗粒难以区分，常见于骨髓中，外周血细胞中不常见。有时外周血淋巴细胞和单核细胞中也可出现。该颗粒形成原因是由于催化黏多糖降解的酶缺乏，造成黏多糖降解不完全，部分降解的黏多糖在溶酶体内堆积而成。此种异常的白细胞其功能基本正常。

表 52-1 与中性粒细胞功能异常相关联的体液异常

异常	病因	对中性粒细胞功能的影响	临床特点
抗体缺乏综合征	早期婴儿 遗传性 获得性特异性 继发于淋巴系统恶性疾病	包裹病原体的血清趋化活性和调理活性缺乏	反复化脓性感染
补体病			
C1r、C2 和 C4 缺乏症	遗传性缺乏	血清趋化和调理活性细微改变	可能增加感染的易感性
C3 缺乏症 C3b 激活因子缺乏症	遗传性缺乏 遗传性高分解代谢	血清趋化和调理活性显著缺乏	反复化脓性感染
备解素因子 B 缺乏症	一些新生儿	血清趋化和调理活性缺乏	易发感染的一个原因(?)
C5 缺乏症	遗传性缺乏	血清趋化活性缺乏	反复化脓性感染
C5a 激活	细菌性脓毒血症 系统性红斑狼疮	中性粒细胞黏附增高	中性粒细胞减少和栓塞性白细胞凝聚物
多种因子耗竭	系统性红斑狼疮	调理活性缺乏	反复感染
激活抑制因子	肝硬化,符合免疫缺陷病,严重感染,镰状细胞贫血,烧伤,霍奇金淋巴瘤,肉瘤,肾病,其他炎症状态		
其他体液系统疾病			
血浆酶原激活剂前体缺乏症	遗传性缺乏	血清趋化活性缺乏	无

表 52-2 无形态改变特征的中性粒细胞质的异常

疾病	病因	对中性粒细胞功能的影响	临床特点
先天性特异性颗粒缺乏症	转录因子无表达(?)	影响趋化反应和杀菌作用	反复皮肤脓肿
先天性白细胞黏附功能缺乏症	细胞膜表面黏附糖蛋白 CD11/CD18 缺乏	与补体 C3bi 及内皮 ICAM-1 和 ICAM-2 结合力减低	反复非化脓性细菌感染;中性粒细胞减少
慢性肉芽肿病	91kD 或者蛋白 mRNA 表达减低	中性粒细胞 O_2代谢激活受损	反复过氧化氢酶阳性微生物化脓性感染
髓过氧化物酶缺乏	转录后前体蛋白加氧缺陷;错义突变;mRNA 表达受损等	没有髓过氧化物酶增强 H_2O_2 依赖性抗菌活性	无
高免疫球蛋白 E 综合征	免疫复合物可能影响中性粒细胞趋化;高表达抗葡萄球菌 IgE	中性粒细胞趋化反应受损;金黄色葡萄球菌的 IgG 调理过程受损	反复皮肤和肺部感染

续表

疾病	病因	对中性粒细胞功能的影响	临床特点
G-6-PD 缺乏症	G-6-PD 完全缺乏	不能杀灭过氧化氢酶阳性微生物	反复过氧化氢酶阳性微生物化脓性感染
谷胱甘肽还原酶和谷胱甘肽合成酶缺乏症	过氧化氢解毒缺陷	过氧化氢大量产生	反复化脓性感染
膜糖蛋白缺乏症	膜糖蛋白遗传性缺乏	趋化功能受损	反复感染，特别是假单胞菌感染

3. May-Hegglin 异常　为染色体显性遗传疾病。粒细胞（中性粒细胞、嗜酸性粒细胞、嗜碱性粒细胞和单核细胞）中含有大的（2～5μm）嗜碱性和嗜派洛宁颗粒，同时伴有不同程度的血小板减少和含颗粒很少的巨大血小板。这些异常颗粒主要由 RNA 组成。常规染色下这种颗粒形似 Döhle 小体，但电镜证实与 Döhle 小体不同，它们含有细丝结构，有很细的聚集，有时在其中有结晶出现。大部分患者无临床症状，偶可出现异常出血。

4. Jordan 异常（家族性白细胞空泡症）　其特征是粒细胞、单核细胞，偶尔淋巴细胞和浆细胞中含有空泡。所有中性粒细胞和约 70% 的单核细胞中含有 3～10 个大约2～5μm 的空泡，而嗜酸性粒细胞、嗜碱性粒细胞和淋巴细胞中较前者空泡含量少且小。组织化学和荧光显微镜分析发现空泡中含有类脂化物。这种空泡必须与严重感染、中毒性肝炎和糖尿病酮症酸中毒患者脂肪染色空泡相鉴别。

5. 遗传性巨大中性粒细胞增多症　为常染色体显性遗传。巨大中性粒细胞大小约为正常中性粒细胞体积的 2 倍，含有 6～10 分叶的核，这种细胞约占外周血中性粒细胞的 1.6%。

6. 遗传性中性粒细胞分叶过多症　为常染色体显性遗传。杂合子患者含有 5 叶核的中性粒细胞 >10%，纯合子可高于 14%，而正常人均在 10% 以下。本症应与其他原因如叶酸、维生素 B_{12} 缺乏所致的中性粒细胞分叶过多相鉴别。

7. 白细胞中其他颗粒　先天性胆道闭锁的婴儿中，外周血 Romanowsky 染色发现 3%～13% 的中性粒细胞和 1%～5% 的单核细胞中含有非结晶性、圆形或卵圆形呈绿或灰绿色的小体，骨髓各阶段髓系细胞中也含有相同的颗粒。

8. Chediak-Higashi 异常　为常染色体隐性遗传，男：女为0.87：1。中性粒细胞有数个至数十个不等的圆形、卵圆形或规则的过氧化物酶阳性的颗粒，颗粒大小约 1～3μm，呈深暗略带紫色，少数颗粒深紫蓝色，周围有透明带，形似夹膜菌样，这种颗粒可能是高尔基-内质网-溶酶体的膨胀部分所形成。这种异常颗粒还可见于单核细胞和淋巴细胞等造血细胞外，还可见于周围神经的细胞，中枢神经系统的神经原、肾小管细胞、血管内皮细胞、成纤维细胞、黑色素细胞，以及毛发、垂体腺、胃肠道器官等。

其临床表现主要是由三种含溶酶体细胞功能异常所致：①黑色素细胞功能异常导致"部分白化病（partial albinism）"、虹膜、皮肤和毛发的色素不完全丢失，此症在一出生就可出现；②血小板聚集功能和 ADP、5 羟色胺储存池缺陷，出血时间延长因而出现轻度出血性疾病；③尽管中性粒细胞的吞噬功能正常，吞噬后过氧化氢的释放也正常，但对一些细菌的杀伤作用延长，此外，中性粒细胞的趋化反应也有缺陷。因此，从婴儿期开始就可出现反复的呼吸道与皮肤黏膜感染，病原菌以葡萄球菌和其他革兰阳性菌为常见，也可有革兰阴性杆菌、病毒及真菌的感染。

约 85% 的患者可出现"加速期"，其特征是肝、脾和骨髓中淋巴细胞增殖，表现为肝脾肿大，淋巴结病，神经系统疾病。在疾病早期血象一般正常，但此时可出现贫血，中性粒细胞减少，从而出现出血，更易感染。大部分患者于婴儿期或儿童早期即因反复感染而死亡，但亦有一部分患者可成活至成年。

三、诊　断

由于中性粒细胞功能异常导致的反复感染，无特异性诊断意义，因此，中性粒细胞质的异常的诊断主要依赖于实验室诊断，目前已建立的检测中性粒细胞的试验很多，但各有其优缺点，现列于表 52-3，以供参考。

四、治　疗

有些患者因无明显的临床表现而无需治疗。获得性粒细胞功能异常者，主要是进行原发病的治疗，而原发性中性粒细胞异常者也主要是对症处理，尚无特异性治疗。

表 52-3 中性粒细胞功能试验

试验	试验基本原理	诊断意义
中性粒细胞形态	瑞氏染色	Chediak-Higashi 综合征
	过氧化物酶染色	髓过氧化物酶缺乏症
	用乳铁蛋白抗体进行免疫过氧化物酶染色	特异性颗粒异常
Rebuck 皮肤窗	中性粒细胞迁移至皮肤开窗处黏附至玻璃片上	中性粒细胞运动严重受损
累及中性粒细胞功能的血清因子水平测定	血清蛋白的功能或化学试验	补体和抗体缺乏症； 高 IgE 综合征
凝集试验和黏附试验	中性粒细胞在激活或黏附于表面时相互黏附	补体激活检测； 白细胞黏附缺陷
Boyden 趋化分析	中性粒细胞通过滤膜游走到趋化源	中性粒细胞运动的中至重度受损；趋化因子缺乏；抗血清因子可细胞运动的抑制因子
吞噬分析		
形态学分析	计数吞噬颗粒	严重的吞噬异常
定量分析	分析标记颗粒的摄入初始率	轻微的吞噬异常
脱颗粒分析		
细胞外	葡糖苷酸酶释放至培养基	颗粒融合异常
细胞内	葡糖苷酸酶释放至吞噬体	
氧化酶分析		
氧消耗	初级氧化酶活性分析	慢性肉芽肿病的膜刺激不能激活
四氮唑蓝还原试验	吞噬细胞的吞噬体中超氧离子的分光光度计分析	慢性肉芽肿病的膜刺激不能激活
碘化作用		
放射性碘掺入并与中性粒细胞的吞噬体的蛋白共价结合	存在 H_2O_2 时髓过氧化物酶的活性分析	慢性肉芽肿病的膜刺激不能激活； 髓过氧化物酶缺乏
杀菌活性分析	中性粒细胞杀菌总活性分析	许多疾病的异常

（肖志坚 郝玉书）

参考文献

1. Ancliff PJ. Congenital neutropenia. Blood Rev, 2003,17:209-216
2. Aprikyan AA, Dale DC. Mutations in the neutrophil elastase gene in cyclic and congenital neutropenia. Curr Opin Immunol, 2001,13:535-538
3. Briones MA, Josephson CD, Hillyer CD. Granulocyte transfusion: revisited. Curr Hematol Rep, 2003, 2: 522-527
4. Chin AC, Parkos CA. Pathobiology of neutrophil transepithelial migration: implications in mediating epithelial injury. Annu Rev Pathol, 2007, 2:111-143
5. Cowburn AS, Condliffe AM, Farahi N, et al. Advances in neutrophil biology: clinical implications. Chest, 2008, 134:606-612
6. Dinauer MC. Disorders of neutrophil function: an overview. Methods Mol Biol, 2007, 412:489-504
7. Elloumi HZ, Holland SM. Diagnostic assays for chronic granulomatous disease and other neutrophil disorders. Methods Mol Biol, 2007, 412:505-523
8. Furze RC, Rankin SM. Neutrophil mobilization and clearance in the bone marrow. Immunology, 2008, 125:281-288

9. Goebel WS, Dinauer MC. Gene therapy for chronic granulomatous disease. Acta Haematol, 2003, 110: 86-92

10. Goebel WS, Dinauer MC. Evidence-based guidelines for the management of neutropenia following outpatient hematopoietic stem cell transplantation. Clin J Oncol Nurs, 2004, 8: 601-613

11. Grez M, Becker S, Saulnier S, et al. Gene therapy of chronic granulomatous disease. Bone Marrow Transplant, 2000, 25(Suppl 2): S99-104

12. Johnston RB Jr. Clinical aspects of chronic granulomatous disease. Curr Opin Hematol, 2001, 8: 17-22

13. Kamani NR, Infante AJ. Chronic granulomatous disease and other disorders of neutrophil function. Clin Rev Allergy Immunol, 2000, 19: 141-156

14. Kyono W, Coates TD. A practical approach to neutrophil disorders. Pediatr Clin North Am, 2002, 49: 929-971

15. Lakshman R, Finn A. Neutrophil disorders and their management. J Clin Pathol, 2001, 54: 7-19

16. Malech HL, Hickstein DD. Genetics, biology and clinical management of myeloid cell primary immune deficiencies: chronic granulomatous disease and leukocyte adhesion deficiency. Curr Opin Hematol, 2007, 14: 29-36

17. Newburger PE. Disorders of neutrophil number and function. Hematology Am Soc Hematol Educ Program, 2006: 104-110

18. Peters C. Granulocyte transfusions in neutropenic patients: beneficial effects proven? Vox Sang, 2009, 96: 275-283

19. Speeckaert MM, Verhelst C, Koch A, et al. Pelger-Huët anomaly: a critical review of the literature. Acta Haematol, 2009, 121: 202-206

20. Spickett GP. Immune deficiency disorders involving neutrophils. J Clin Pathol, 2008, 61: 1001-1005

21. Ward AC, Dale DC. Genetic and molecular diagnosis of severe congenital neutropenia. Curr Opin Hematol, 2009, 16: 9-13

第 53 章

嗜酸性粒细胞的结构、生化与功能

嗜酸性粒细胞是一种能动的含有特殊胞质颗粒的白细胞。1879 年(Ehrlich)首先描绘了嗜酸性粒细胞作为重要的抗寄生虫细胞受到重视。嗜酸性粒细胞通过释放超氧化物和颗粒蛋白破坏寄生虫的角质上皮;但近期发现诸如气喘、皮炎和鼻炎等免疫高度敏感综合征的患者中,嗜酸性粒细胞可能对机体有损伤作用,因而使原来认为嗜酸性粒细胞是有益"免疫哨兵"的单纯观点变得复杂起来。至今人们对为什么气喘在全世界广泛发展的势头仍不能很好解释,但也确认嗜酸性粒细胞集结到呼吸道会加重气喘,并成为慢性哮喘病的特征。故研究嗜酸性粒细胞如何从血液游移到呼吸道的机制是近年研究嗜酸性粒细胞的重要方面,尤其是与此有关的整合蛋白家族近年研究较多,但与中性粒细胞相关研究相比,嗜酸性粒细胞在骨髓和血液中只占很小比例,给研究工作带来一定困难。虽然近年已积累不少有价值的资料,但有关嗜酸性粒细胞的研究仍显得单薄。

第一节 嗜酸性粒细胞的形态和结构

一、形态和结构

嗜酸性粒细胞出现在骨髓时就能与早期中幼粒阶段的中性粒细胞相区别。嗜酸中幼粒细胞的颗粒比中性中幼粒细胞的大。此外,嗜酸早幼粒细胞有少量大颗粒,用 Romanowsky 深染法可鉴别。但尚未对其生化性质进行分析,这可能是由于在有丝分裂时它被耗损缺失的缘故。成熟的嗜酸性粒细胞在染色涂片上为一直径 12～17μm 的细胞。由于嗜酸性粒细胞大的颗粒很易为亮红染色,易在血或组织涂片中识别。大多数嗜酸性粒细胞的核是两个叶,但也有可能进一步分裂。它缺乏叶酸和维生素 B_{12}。电镜下其染色质比成熟中性粒细胞丰富,核仁明晰可见。

二、嗜酸性粒细胞的颗粒

颗粒系统是嗜酸性粒细胞细胞学的主要特征。成熟嗜酸性粒细胞的颗粒呈卵圆形,是 0.15～1.5μm 长,0.3～1.0μm 宽的膜结合细胞器,电镜下人的嗜酸性粒细胞颗粒为不透光的核,成凝晶质状,颗粒为密集的基质所包围。凝晶核的相对电子密度在某种程度上取决于所用固定和包埋的程序。在高分辨率下,凝晶核质呈立方体的晶格结构,其间距在人类为 40A°,在啮齿动物为 30A°。经用免疫电子显微镜对分离出的凝晶颗粒进行分析,发现其几乎大部分(50% 以上)由称作主碱性蛋白(major basic protein,MBP)的碱性蛋白构成。其对酸性染料有特殊亲和性,称特异性颗粒。MBP 在嗜酸性粒细胞功能中起重要作用。由于嗜酸早幼粒细胞缺乏中心晶体,MBP 的临界浓度可能需在晶体成熟后才达到。尚未对颗粒内容物作系列和功能上的分类。

除了特异颗粒外,成熟的嗜酸性粒细胞还具有一些小颗粒,它们带有芳香硫酸酯酶和酸性磷酸酶。这些微小的结构可能在吞噬作用或脱颗粒作用欠缺时能够分泌芳香硫酸酯酶。嗜酸性粒细胞中的芳香硫酸酯酶的浓度比其他白细胞高 8 倍,尚未发现有碱性磷酸酶存在。

另一种被忽视的细胞器是特异性微粒体(specific microgranule),已在 20 多种哺乳动物中发现。这是一种能起促进分泌功能的细胞器,把它称作"颗粒"往往导致误解。因为这种细胞器是由光滑内质网形成的有类似球形的外廓,有时可能成杯形、环形或者双连体形。

嗜酸性粒细胞胞质中有很多小泡、光滑内质网和糖原。在成熟细胞中仍保留有不多的粗面内质网和一些串状核糖体，表明其有持续合成蛋白质的能力。成熟的、循环中的嗜酸性粒细胞的高尔基体呈环带状结构，其大小常常是不明显的。

三、质　膜

嗜酸性粒细胞的质膜在形态上与其他白细胞无大区别，但其免疫球蛋白和补体受体类型及对各种刺激的反应却不同于其他白细胞。仅有个别正常的嗜酸性粒细胞有 IgGFc 受体。该受体在嗜酸性粒细胞增多时明显增加。少数嗜酸性粒细胞还有 IgM 受体。对嗜酸性粒细胞功能作用较大的是 IgE 受体，其在调节杀死寄生虫的过程中起主要作用。嗜酸性粒细胞上的 IgE 可用流式细胞仪验证。个别嗜酸性粒细胞上有大量的 IgE，甚至比血浆中的含量还高。当嗜酸性粒细胞暴露在缬-甘-丝-谷和丙-甘-丝-谷四肽或组氨中时，其 C_{3b} 和 C_4 受体表达随之增强。这些多肽不会引起中性粒细胞和单核细胞的 C_{3b} 受体表达，这可能说明了在某些条件下嗜酸性粒细胞的不同趋化性。已对确定嗜酸性粒细胞质膜抗原决定部位进行了探索，包括应用单克隆抗血清，但尚未取得理想的结果。由于嗜酸性粒细胞质膜上溶血磷脂酶特别丰富，这可能使这种酶比从其他白细胞质膜上更易结晶出来。

嗜酸性粒细胞质膜上具有各种受体，如：IgG、C_{3b}、C_{3d}、C_4、IgE、IgM、H_1 和 H_2 受体等。溶血磷脂酶或气喘晶（Charcot-Leyden crystal，CLC）蛋白也存在于质膜上，虽然它在嗜碱性粒细胞中也少量含有，但仍被看作是嗜酸性粒细胞的标志。通过抗嗜酸性粒细胞血清鉴别，在质膜上还有抗原性物质，但尚未完全清楚。

在颗粒基质中还发现有另一些阳离子蛋白、过氧化物酶和水解性溶酶体酶。嗜酸性粒细胞还含有酸性磷酸酶、芳香硫酸酯酶和其他溶酶体酶。嗜酸性粒细胞颗粒的过氧化物酶在对底物的特异性和对各种抑制剂的敏感性方面，不同于中性粒细胞的过氧化物酶。例如中性粒细胞的过氧化物酶可被氰化物抑制，然而嗜酸性粒细胞则否。这一点在病理或组织培养条件下有助于在形态上区别嗜酸性粒细胞祖细胞。

近年还发现嗜酸性粒细胞质膜上也表达有 P2 受体，对其家族和功能也有深入研究。和中性粒细胞一样，P2 受体有两个亚族——P2Y 和 P2X。

P2Y 受体是一种 7 次跨膜 G 蛋白耦联受体，它们的激活促使 IP_3 产生，并使胞内钙库释放 Ca^{2+}。P2Y 受体广泛分布，单核细胞、巨噬细胞、DC、神经细胞、横纹肌、平滑肌细胞以及上皮细胞和内皮细胞均有表达。P2Y 有 8 种亚型业已克隆，它们是 $P2Y_1$、$P2Y_2$、$P2Y_4$、$P2Y_6$、$P2Y_{11}$、$P2Y_{12}$、$P2Y_{13}$ 以及 $P2Y_{14}$。$P2Y_1$ mRNA 表达甚广，在血小板、神经细胞、心脏及骨骼肌和消化道皆有表达，$P2Y_1$ 刺激往往与血小板聚集和氧化氮的释放相关联。$P2Y_2$ 受体表达于骨骼肌、心脏、肺、脾和肾细胞，其功能与上皮细胞离子输送相关联。$P2Y_4$ 受体位于肠、肺和胎盘。$P2Y_6$ 在人体组织都有发现，包括脾、胸腺、胎盘、肠道、肺和脑组织。$P2Y_{11}$ 亚型也在角膜上皮、内皮和胰腺管道细胞、HL-60 细胞、DC 和淋巴细胞发现，而且它的激活与胞内 cAMP 的浓度增加相关联。$P2Y_{12}$ 受体表达在血小板、$CD34^+$ 干细胞、肥大细胞和血管平滑肌细胞。$P2Y_{13}$ 表达在骨髓、脾、肝、脑、呼吸道上皮细胞、红细胞、单核细胞、DC 和 T 细胞。$P2Y_{14}$ 是近年在造血细胞、单核细胞衍生的 DC 和人呼吸道上皮细胞中发现的。

对 P2Y 转染的细胞作进一步药理研究发现，$P2Y_{11}$ 的首选配体是 ATP，而 $P2Y_1$、$P2Y_{12}$ 和 $P2Y_{13}$ 的首选配体是 ADP。相反 $P2Y_2$、$P2Y_4$ 和 $P2Y_6$ 各亚型的首选配体是尿核苷酸。$P2Y_2$ 对 ATP 和 UTP 的刺激活化具有相似性。还发现 UDP 是 $P2Y_4$ 和 $P2Y_6$ 的强效配体。此外，已有资料表明 $P2Y_{14}$ 对 UDP 葡糖基和相关糖基核苷酸敏感，而不是 ATP、ADP 或 UDP。

P2X 受体是一种同种三聚体配体——门控阳离子选择性通道，为胞外 ATP 和选择性地被单价或二价阳离子激活，其氨基末端和羧基末端微区位于胞质中，其 7 个不同的单体已经克隆并命名为 $P2X_1$ ~ $P2X_7$。P2X 亚基可聚合形成同种的或在某些情况下形成异种的多聚体。这些通道起初在哺乳动物感觉神经中发现，以后相继在各种细胞中发现，如平滑肌、成纤维细胞、淋巴细胞、巨噬细胞和 DC 中。就对激动剂的反应而言，某些 P2X 受体（$P2X_1$ 和 $P2X_3$）很快就钝化，而另一些（$P2X_2$、$P2X_4$ 和 $P2X_7$）则不易钝化。与 P2Y 受体不同的是，所有 P2X 亚型都可被 ATP 激活。

$P2X_1$ 受体表达于平滑肌细胞、巨噬细胞、血小板、淋巴细胞、DC、上皮细胞、心室肌细胞和神经细胞。

$P2X_2$ 具有不同的剪接变体，其主要表达在胰组织。2-甲硫基-ATP 是优于 ATP 的 $P2X_2$ 的激动剂，而 ATP 衍生的 αβ-次甲基 ATP（αβ-meATP）和 βγ-meATP 则对该受体钝化。而且 pH 增加会降低 $P2X_2$ 对 ATP 的应答性。

$P2X_3$ 受体主要表达于神经细胞，而且其激活与痛觉信号传递相关联，该亚型的 mRNA 也表达于角化细胞和 CD34$^+$ 造血祖细胞中，该受体可为 αβ-meATP 强效激活。

$P2X_4$广泛分布于人体各组织，在神经细胞、造血细胞祖细胞、巨噬细胞、单核细胞衍生的 DC、成纤维细胞和角化细胞中。

$P2X_5$和 $P2X_6$的 mRNA 已经在神经细胞、角化细胞和甲状腺细胞中发现。

$P2X_7$受体是一种 595 氨基酸的蛋白质片段，装配在质膜上形成一种尚未知晓的多聚复合体，它表达于免疫和非免疫型细胞，巨噬细胞、小神经质细胞和 DC 中有高表达。$P2X_7$亚基有一长的羧基末端微区，使该受体能适应这种从阳离子选择性质膜通道到大量质膜小孔的转换，以高剂量或脉冲式的 ATP 刺激该受体可促使通透性的这种变换，只要维持 ATP 刺激，小孔可保持开放。一旦 ATP 撤除，质膜再度关闭。

第二节 嗜酸性粒细胞的生物化学性质

一、颗粒内容物及其生化性质

嗜酸性粒细胞颗粒中 MBP 的分子量为 10kD，主要由精氨酸组成，在生理 pH 条件下很易溶解。MBP 的主要功能是能与血吸虫等其他寄生虫的质膜相结合并破坏之，从而杀死寄生虫。其机制是嗜酸性粒细胞通过其 Fc 受体或补体受体与寄生虫发生黏附作用，然后嗜酸性粒细胞被激活，通过脱颗粒作用释放 MBP 至寄生虫表面。MBP 对寄生虫的毒杀性可以为抗 MBP 抗体所抑制，由于肝素可与 MBP 结合，因而也能抑制此种毒杀作用。MBP 对肿瘤细胞及其他各种哺乳动物细胞也有毒性作用，而且对机体呼吸道上皮细胞有破坏性，可引起支气管哮喘患者呼吸道上皮的损伤而脱落。嗜酸性粒细胞增多症患者的血清中 MBP 水平相应增高，而且水平提高的程度与嗜酸性粒细胞增高的程度相关联。用免疫荧光技术研究异位性皮炎（atopic dermatitis）和慢性荨麻症患者的皮肤中发现有 MBP 沉积，而且这些患者的血液和组织中嗜酸性粒细胞并不增多，这是一个与上述情况很不同的例外。MBP 还可沉积在患高嗜酸性粒细胞增多症（hypereosinophilia）患者的细胞中。在孕妇血清中的 MBP 水平虽超过常量 10 倍以上，但其血液中嗜酸性粒细胞并不增多，MBP 在分娩时可达到峰值，在分娩后不久即可恢复正常，其恢复半时间（$T_{1/2}$）约 13.7 天。现已知 MBP 是由胎盘产生的。

MBP 能引起嗜碱性粒细胞释放组胺，它是通过一种 Ca^{2+}、温度和能量依存性机制进行的，这可能是一种非细胞毒作用，而其他一些嗜酸性粒细胞的颗粒蛋白如嗜酸性粒细胞过氧化物酶（eosinophil peroxidase，ePO）、嗜酸性粒细胞衍生神经毒素（eosinophil-derived neurotoxin，EDN）和嗜酸性粒细胞阳离子蛋白（eosinophil cationic protein，ECP）等，并不激活嗜碱性粒细胞释放组胺。

已经鉴定 ECP、EDN、EPX、ePO 和胶原酶也属于嗜酸性粒细胞颗粒基质蛋白。

1. ECP　是一种分子量为 21kD 的碱性蛋白，其中精氨酸的含量很高，约为 11%，而且每克分子蛋白中含有 2.5mol 的金属锌。在氨基酸含量上和免疫学性质上 ECP 均不同于 MBP。已发现有若干种不同类型的 ECP 存在。对氨基酸序列的分析表明，在其氨基末端的序列是特有的，并发现其与 EDN 和核酸酶有明显的同源性。ECP 不是一种杀菌性的或酯解性蛋白，也不引起平滑肌收缩，它是一种对血吸虫有强毒杀作用的蛋白，比 MBP 的毒杀作用强 8～10 倍，能引起寄生虫的解体。尽管 ECP 的作用如此明显，但 MBP 凭借其在颗粒中含量丰富的优势在嗜酸性粒细胞毒杀蠕虫方面仍占头等地位。ECP 等与肝素结合并起中和作用，说明其有缩短血浆凝固时间和阻止淋巴细胞分散的能力。

2. EDN　是嗜酸性粒细胞颗粒基质中的另一类蛋白，可能是高嗜酸性粒细胞综合征（hypereosinophilic syndrome）和脑脊液嗜酸性粒细胞增多症患者中发现的一种神经性物质。ECP 与 EDN 的核糖核酸酶的氨基酸序列有明显的同源性。对 EDN 的功能的了解仅知当其被注射于大脑皮层后能毒害神经。

3. EPX　是一种对肺血吸虫有毒性作用的蛋白质，易被鉴定为 EDN。

4. ePO　大多数种族的嗜酸性粒细胞基质中均含有 ePO，但猫科中的许多成员没有 ePO。人 ePO 的分子量在 71～77kD 范围内。与中性粒细胞的过氧化物酶明显不同，它与 H_2O_2 和卤素（特别是碘化物）一起杀死某些细菌和寄生虫，但体内这些效用是如何产生的却不清楚。ePO 结合于微生物可促使它们为单核吞噬细胞杀死。这些反应可能也促使肥大细胞释放组胺，而且 ePO、卤素和 H_2O_2 协同可使白三烯钝化，从而调节炎症反应。

在其他粒细胞中已鉴定的酶大部分在嗜酸性粒细胞中也具有，但嗜酸性粒细胞还有与特殊功能相关的活性物质。

胶原酶是自嗜酸性粒细胞中提取的一种金属蛋白质，对 Ca^{2+} 有依存性，其对肺组织的两种主要组分Ⅰ型和Ⅱ型胶原有降解作用。多种细胞共有的各种酶类在嗜酸性粒细胞中也具有，如乙酰胆碱酯酶、ATP 酶、过氧化氢酶、组织蛋白酶及组胺酶等，但没有弹性蛋白酶等中性蛋白酶。此外，次级颗粒（也称小颗粒）相对来说比较小，仅存在于人类成熟后期的嗜酸性粒细胞中。次级颗粒的酸性磷酸酶和芳香硫酸酯酶呈深染性，在性质上它可能是溶酶体或是分泌进程中的某一部分。

人嗜酸性粒细胞能生成并释放白三烯、PAF 和氨基葡聚糖，特别是硫酸软骨素。

二、黏 附 作 用

嗜酸性粒细胞和其他白细胞一样，其迁移到组织中的关键性变化是其与血管内皮细胞发生黏附。已证实嗜酸性粒细胞与内皮细胞相互黏附包括三种不同机制的黏附作用，用嗜酸性粒细胞与培养的人脐带内皮细胞（HEC）发生黏附的实验结果表明：①未激活的嗜酸性粒细胞有一部分可以黏附到静息的 HEC 上。这种黏附的嗜酸性粒细胞大约占 15% ~17%，这部分黏附称基础性黏附。②趋化因子 PAF 或 PMA 激活的嗜酸性粒细胞与静息 HEC 发生黏附，主要由白细胞黏附分子复合体 CD11/CD18、CD49d/CD29 等参与，绝大部分嗜酸性粒细胞参与此种黏附作用。黏附作用发生需 Ca^{2+} 和 Mg^{2+} 或 Mg^{2+} 单独存在，但 Ca^{2+} 单独存在时无此作用。由于黏附作用主要由嗜酸性粒细胞运作，故称此为嗜酸性粒细胞依存性黏附。③内皮细胞被 LPS、TNF 或 IL-1 激活与未激活的嗜酸性粒细胞发生黏附作用，主要由内皮细胞上的黏附分子 VCAM-1（也称 INCAM-110）作为配体与嗜酸性粒细胞表面相应受体 VLA-4（CD49d/CD29）相互作用介导产生，称作内皮细胞依存性黏附作用。

嗜酸性粒细胞依存性黏附作用的机制类似于中性粒细胞对内皮细胞的黏附机制，整合蛋白是嗜酸性粒细胞在血管内皮细胞上滚动、黏附和穿越内皮迁徙的主要协调者，这是近年嗜酸性粒细胞功能及炎症研究中的新突破。已知嗜酸性粒细胞表达有 7 个异二聚体整合蛋白黏附分子：α4β1（CD49d/29）、α6β1（CD49f/29）、αMβ2（CD11b/18）、αLβ2（CD11a/18）、αXβ2（CD11c/18）、αDβ2（CD11d/18）和 α4β7（CD49d/β7）、嗜酸性粒细胞表达的整合蛋白有独特的异二聚体结构，其主要功能是调节嗜酸性粒细胞滚动、黏附、迁移、呼吸暴发、脱颗粒作用及生存能力，这些功能在协调气喘患者的嗜酸性粒细胞与呼吸道细胞表达的配体作用方面非常重要。α4β1 和 αMβ2 可能是最重要的承担这种功能的整合蛋白，它们调节嗜酸性粒细胞的黏附性和运动，血液中未激活的嗜酸性粒细胞沿着呼吸道微细血管的表达有 VCAM-1 的内皮细胞滚动就受到 α4β1 的调节。α4β1 能与 VCAM-1 组件 1 和组件 4 结合，αMβ2 的结构活性较小，只能与 VCAM-1 的组件 4 相结合、业已证明嗜酸性粒细胞沿着内皮细胞滚动黏附是 α4β1 和 αMβ2 共同协调实现的，同时还促使内皮细胞释放苯巴比妥配体如 VCAM-1。

循环血中嗜酸性粒细胞表达的 α4β1 被过敏原反应激活后对 7d-VCAM-1 的组件 1 或 6d-VCAM-1 的识别能力大为增强。αMβ1 和 αMβ2 在嗜酸性粒细胞与内皮细胞黏附后，会竞争性地与 7d-VCAM-1 的组件 4 结合，使黏附强化。当 αMβ2 为 IL-5 或趋化因子进一步激活后，在识别组件 1 和组件 4 中起关键作用。αMβ2 介导的与 VCAM-1 相结合的黏附作用在 IL-5 充足时，αMβ2 在数秒内可脱离 VCAM-1，而 α4β1 也可通过伪足小体中的蛋白溶解作用脱离 VCAM-1，为嗜酸性粒细胞黏附在内皮细胞上后穿越内皮细胞，继而迁向血管外作准备。实质上嗜酸性粒细胞从黏附到内皮细胞到穿越内皮细胞、并迁移到呼吸道组织是以一种传球（hand-off）方式进行的，从这点出发，αMβ2 似乎取代了 α4β1 成为促动嗜酸性粒细胞黏附、迁移最重要的整合蛋白。IL-5 或趋化因子 eotaxin（嗜酸性粒细胞活化趋化因子）家族成员对触发传球方式有非常重要的作用，而且通过传球方式实现整合蛋白 α4β1 向 α4β2 的传递。IL-5 甚至可以抑制 15/7 抗 β1（一种构型敏感型抗体）与过敏患者嗜酸性粒细胞的结合。而且还促使 L-选择素的脱落以及内皮细胞释放 L-选择素。6d-VCAM-1 具有一个为整合蛋白可识别的组件，而 7d-VCAM-1 具有两个可识别的组件。在调节嗜酸性粒细胞集结过程中它们是以拼接方式提高效能，但调节方式可能不同，这可能与组件 4 或整合蛋白在内皮细胞表达的结合点的不同距离有关。αMβ2 的激活和肺血管的血细胞渗出会促进伪足小体中的金属蛋白酶开启脱颗粒作用，而且也促进血液呼吸道的嗜酸性粒细胞在瞬间完善黏附性结构。

其他几种整合蛋白——αDβ2、α4β1、α6β1、αLβ2 及 αXβ2 则对 α4β1 和 αMβ2 调节嗜酸性粒细胞集结有加强作用。αDβ2 和 αXβ2 能加强 αMβ2 对 VCAM-1 和其他受体的识别，呼吸道内腔中嗜酸性粒细胞的存活性可能与其结合可溶性 α4β7 及黏附性配体（如纤连蛋白）有关，当嗜酸性粒细胞瞬间透过血管基底膜迁移时，α6β1 与层粘连蛋白发生反应。α1β2 则与 ICAMs 结合。总之，αDβ2、α4β7、α6β1、αLβ2 及 αXβ2 的功能尚待进一步探索。

Dobrina 的研究还指出嗜酸性粒细胞的黏附作用在若干方面有别于中性粒细胞的黏附作用：①嗜酸性粒细胞的基础黏附水平比中性的基础黏附水平

高,而且对温度37℃有明显的依赖性,还需 Ca^{2+} 和 Mg^{2+} 存在;②嗜酸性粒细胞与细胞因子激活的内皮细胞发生黏附作用,主要是通过内皮细胞上的配体分子 VCAM-1 和嗜酸性粒细胞上的整合蛋白的受体分子 VLA-4 相互结合进行。这与淋巴细胞或单核细胞对内皮细胞的黏附作用相似。而内皮细胞上可结合于中性粒细胞和单核细胞的白细胞黏附分子-1(ELAM-1),则不参与对 LPS、TNF 或 IL-1 激活后的内皮细胞的黏附作用。

嗜酸性粒细胞一旦从骨髓中释放,会在血液中循环达12小时,最后在特异性组织:大部分在大肠和肺中归巢。

嗜酸性粒细胞自外周血进入组织的细节,已是近年研究的活跃领域。多种肺炎性介质如 IL-1、IL-3、IL-4、IL-5、IL-9、IL-13,以及 GM-CSF、RANTES、MCP-3、MCP-4、CC 趋化因子配体Ⅱ(CCL11,也称 eotaxin-1)、CCL24(eotaxin-2)和 CCL26(eotaxin-3),已被证明与嗜酸性粒细胞的聚集有关。IL-3、IL-5 和 GM-CSF 能促进嗜酸性粒细胞的生成、成熟及释放到血液中,并且能增强其效应器的功能,然而这些因子对促使嗜酸性粒细胞通过趋化活性进入组织的功能却很弱。此外,IL-4 和 IL-13 是辅助性 T 细胞的Ⅱ型细胞因子,两者能通过增加表达上皮细胞黏附分子 VCAM-1 和 P-选择素糖蛋白受体及升调节支气管上皮细胞、成纤维细胞的 eotaxin,而调节嗜酸性粒细胞的移行。IL-1、IL-12 和 TNF-α 通过促进内皮细胞上包括 VCAM-1 在内的黏附分子的升调节,也能调节嗜酸性粒细胞的移行。与此相反,IL-6 和 IL-11 似乎能通过 VCAM-1 的表达及生成Ⅱ型细胞因子,而减少嗜酸性粒细胞的增多。

CCL11、CCL24 和 CCL26 是募集嗜酸性粒细胞的重要因子,这三种趋化因子也能通过升调节 VLA-4(very late antigen 4,最后抗原4)的表达,增强对内皮细胞的黏附。随着 VLA-4 与 VCAM-1 的相互作用,就促使嗜酸性粒细胞向组织迁移。

除了细胞因子和趋化因子外,白三烯中的 LTB_4、前列腺素中的 PGD_2、补体中的 C_{5a} 和 PF 均是嗜酸性粒细胞的强趋化因子。

三、嗜酸性粒细胞的激活与胞内信息传递

嗜酸性粒细胞一旦进入组织就为多种多样的介质所激活。血细胞生成素如 IL-3、IL-5 及 GM-CSF 可增强其对各种激动剂的反应性,这些激动剂包括脂质介体、补体因子和趋化因子,结果加强了抗凋亡效能,促进了嗜酸性粒细胞在组织中的存活能力,从支气管肺泡灌洗液(BAL)或过敏原攻击后得到的嗜酸性粒细胞呈现出已接触抗原状的表型,这支持了其与始动的相关性。激活程序中所需的第二信号则是另外的介体,如 PAF、PGD_2、溶血磷脂酸、CC 趋化因子和补体因子 C3a 及 C_{5a}。已接触抗原状的或活化的嗜酸性粒细胞常呈现静息态细胞的低密度,据此称作"低致密性"嗜酸性粒细胞。嗜酸性粒细胞也能为 IgG 和 IgA 交联所激活,这与它的对宿主黏液分泌表面的防御功能相符。此外,从外周血嗜酸性粒细胞增多症供体得到的嗜酸性粒细胞再用抗 IgE 或 IgE 带帽的寄生虫也能激活。

导致嗜酸性粒细胞呼吸暴发的信息传递途径与中性粒细胞的基本相似。这是因为佛波酯 PMA、趋化三肽 FMLP 和经调理的颗粒(如酵母多糖)均能引起这两种细胞的呼吸暴发反应,FMLP 诱发的呼吸暴发作用均可由 PAF 增强。虽然在对酵母多糖的反应中一些学者的研究结果表明,在信息传递的初始阶段稍有不同外,PKC 是嗜酸性粒细胞信息传递途径中的重要酶家族。该酶以多种同工酶形式存在,而且以嗜酸性粒细胞分布的组织及该酶在组织内的部位不同而呈多异性。磷脂可激活 PKC,某些 PKC 同工酶的激活还需 Ca^{2+} 存在,而且这些活化因子对 PKC 的亲和性可因第二信使 DAG 的存在而增强。用 PMA 激活嗜酸性粒细胞可引起其多种功能改变,如脱颗粒作用、黏附性增加和呼吸暴发等,故 PKC 参与这些重要功能的调节。但嗜酸性粒细胞的 PKC 及其同工酶尚未鉴定清楚。

虽然嗜酸性粒细胞的信息传递途径与中性粒细胞相似,但一些初步研究结果表明,同条件下嗜酸性粒细胞 PKC 的激活水平虽然与中粒细胞的相近,但前者对磷脂酰丝氨酸的依赖性要大得多,而且嗜酸性粒细胞的 PKC 活性还与其细胞密度有关。进一步研究又发现密度较低的嗜酸性粒细胞较密度较高的细胞有较高的 PKC 活性,并指出嗜酸性粒细胞 PKC 的活性主要来自其 β 型同工酶。

四、脱颗粒作用和呼吸暴发作用

嗜酸性粒细胞是过敏疾病和哮喘病的主要效应器细胞。近年其介导炎症的作用受到关注。循环中嗜酸性粒细胞的水平和急慢性炎症部位嗜酸性粒细胞的积聚常与寄生虫感染和急慢性炎症的严重程度相关联。嗜酸性粒细胞可通过多种机制在杀寄生虫时也对组织造成损伤,从而引起炎症。这种作用主要是通过与嗜酸性粒细胞过氧化物酶-过氧化氢-卤素系统产生的强毒性氧物质和通过脱颗粒作用释放颗粒内含物(主要是 MBP)来实现。这种情况和中性粒细胞激活后引起的脱颗粒作用释放蛋白水解酶和通过 MPO 系统产生强毒性氧物质引起组织损伤

很类似。虽然两种细胞的过氧化物酶在性能上有一定的差别，如呼吸暴发作用也是通过激活膜结合NADPH氧化酶产生；较高浓度的FMLP均能诱使这两种细胞产生脱颗粒作用和呼吸暴发作用，而且两种细胞经PAF预处理后均可促使FMLP产生的呼吸暴发作用明显增长，这种现象称“始动(priming)”。用经调理的颗粒诱发的嗜酸性粒细胞呼吸暴发作用由两个部分组成：始动期表现为对PKC抑制剂敏感，可为PKC抑制剂抑制，并伴有DAG积聚。PAF往往被用作始动期的启动因子，然后经调理颗粒的刺激可明显提高呼吸暴发水平。尽管如此，嗜酸性粒细胞通过脱颗粒作用和呼吸暴发作用释放的颗粒内含物及活性氧物质引起的组织损伤与中性粒细胞相比仍属次要。

第三节　嗜酸性粒细胞的功能

一、P2受体介导的嗜酸性粒细胞反应

用ATP、ADP和GTP刺激人脐血嗜酸性粒细胞和外周血嗜酸性粒细胞研究胞外核苷酸刺激及其对药理学的反应性，结果表明脐血嗜酸性粒细胞会移向核苷酸，一些学者认为自律神经和激活的血小板释放ATP时，此核苷酸可能会调节嗜酸性粒细胞的功能，稍后用凝血酶激活血小板而分泌的ATP能促使嗜酸性粒细胞内的Ca^{2+}浓度上升，促使嗜酸性粒细胞向血小板趋化。

刺激嗜酸性粒细胞P2受体可诱发多种细胞应答，包括钙离子转运、CD11b表达、肌动蛋白聚集、趋化反应、产生活性氧物质、分泌IL-8和ECP等。

IgE交联剂、补体蛋白C_{5a}和重组的人eotaxin均能诱导嗜酸性粒细胞Ca^{2+}的变化。治疗表明ATP等核苷酸可以刺激P2X和P2Y嘌呤受体亚型而促使Ca^{2+}升高，而且ATP还可以诱使胞内钙库释放Ca^{2+}。用百日咳毒素(Gi蛋白抑制剂)与嗜酸性粒细胞共温育时，ADP和UTP诱发的钙离子反应可完全消失，而且对ATP促发的Ca^{2+}增高也降低约60%，这些结果充分表明人嗜酸性粒细胞表达了功能受体P2Y。

Ca^{2+}浓度增高是肌动蛋白重组或聚集的前导，也是细胞运动的序幕。嗜酸性粒细胞中核苷酸可引起肌动蛋白分子瞬间聚集，而且对Ca^{2+}浓度呈依赖关系。刺激后约30秒F肌动蛋白含量达最大值，2.5分钟内回复到可控水平。

嗜酸性粒细胞的激活引起其表面黏附分子CD11b和L-选择素表达的变化，导致嗜酸性粒细胞自外周血迁移到炎症部位，储存的CD11b分子很快从胞质囊泡中到达细胞膜上又重新分布。

核苷酸以浓度剂量依存性方式快速诱导CD11b升调节，达到半峰值约30秒，达到峰值约4分钟。P2Y和P2X受体的激动剂对CD11b也有相似的升调节作用。根据胞外ATP可引起人嗜酸性粒细胞CD11b表达和内皮细胞能够释放核苷酸的事实，证明了ATP或其他核苷酸是内皮细胞介导的多种反应的参与者。多种细胞因子具有吸引嗜酸性粒细胞到组织炎症部位的特性，如IL-8等。已知支气管哮喘或特异反应性皮炎患者IL-8的分泌是升高的，与健康人相比，哮喘病人的BALl中IL-8明显增加。用核苷酸刺激嗜酸性粒细胞可诱导释放ECP和IL-8，两种蛋白的释放反映了对不同核苷酸的需求。

二、杀伤细菌、寄生虫功能及抗过敏反应

已证明嗜酸性粒细胞在体内具有抗寄生虫感染的功能。它能将细菌、真菌或无活性的颗粒摄入吞噬泡进行消化。其颗粒通过膜融合与吞噬泡结合，随之其内含物释放入吞噬泡中。当遇到太大的目标物不能吞噬、产生“无效吞噬”时，嗜酸性粒细胞的颗粒内含物就分泌到它们的表面进行破坏。许多蠕虫的幼体即通过这种方式被杀死。它对一般寄生虫细胞的杀死是通过抗体和补体介导的，其对血吸虫的杀伤则是通过释放颗粒蛋白质起作用。嗜酸性粒细胞可粘住寄生虫，并把其毒性的颗粒内含物直接注入寄生虫。事实上嗜酸性粒细胞在防御中的主要功能是杀灭某些寄生虫。嗜酸性粒细胞增多症患者的嗜酸性粒细胞在体外显示有较强的杀死血吸虫的能力。

嗜酸性粒细胞有两种主要功能：一是作为抵抗寄生虫幼体感染的主要防御机构，二是调节超敏反应。研究抗嗜酸性粒细胞血清使嗜酸性粒细胞耗竭的动物和嗜酸性粒细胞数被控制的动物受寄生虫(血吸虫幼虫和成年蠕虫)感染的状况，发现前者的寄生虫数量远比后者多得多。体外研究表明，在补体存在时，嗜酸性粒细胞有独特的通过释放颗粒内含物来破坏和杀死血吸虫、旋毛幼虫和其他寄生虫的能力。

中性粒细胞和单核细胞也能杀死幼体寄生虫，但它们主要是通过氧化机制。倘若有补体或抗体存在时，嗜酸性粒细胞则可通过释放颗粒内含物于寄生虫表面，以这种特有的方式杀死寄生虫。

现认为嗜酸性粒细胞-IgE-肥大细胞轴心代表了宿主抵抗组织中吞噬细胞不能吞噬的、大的寄生虫的特异免疫系统。虽然中性粒细胞和巨噬细胞系

统也包括在内，但嗜酸性粒细胞似乎更专职于防御寄生虫。

嗜酸性粒细胞集落刺激因子也能激活该细胞，其中之一的嗜酸性粒细胞激活因子（EAF）是由黏性单核细胞（但不是T淋巴细胞）衍生的一种因子，现已被部分纯化，其虽然由嗜酸性粒细胞释放并破坏正常或肿瘤细胞，但嗜酸性粒细胞在肿瘤细胞溶解中的作用尚未肯定。嗜酸性粒细胞在消除某些过敏反应方面也有功能作用，它还能中和组胺并产生一种称作"嗜酸性粒细胞衍生抑制物（EDI）"的物质。据此，可以抑制肥大细胞的脱颗粒作用。该物质的性能可能与 PGE_1 和 PGE_2 相类似。前列腺素可提高肥大细胞 cAMP 的水平，并抑制该细胞的脱颗粒作用。在嗜酸性粒细胞中含量很高的芳香硫酸酯酶的作用尚未定论。虽然慢反应物质（SRS-A）的组分现已知主要是 LTC_4、CTD_4 和 LET_4，嗜酸性粒细胞可以对其抑制，但却很可能通过产生次氯酸，而不是通过芳香硫酸酯酶的水解作用来介导。

三、对超敏反应的调节

嗜酸性粒细胞参与对外源性蛋白的反应。用若干种类型的抗体-抗原复合体或蛋白聚集物注射于动物，发现嗜酸性粒细胞可能吸引特殊分子构型的物质。已证明敏化的淋巴细胞与一定的抗原作用可以产生多种可溶性物质，如迁移抑制因子（migration inhibition factor）、细胞毒素和趋化因子，说明嗜酸性粒细胞的动员可能是通过间接方式进行。免疫复合体与补体系统反应可生成三聚物 $C_{5,6,7}$ 和一些对嗜酸性粒细胞及中性粒细胞均有趋化作用的物质。一些能与补体结合的免疫复合体如 IgG 或 IgM（可能不包括 IgA 或 IgE）似能产生趋化因子。实际上，IgG1 主要调节嗜酸性粒细胞参与的过敏反应，而 IgG2 则主要调节中性粒细胞参与的阿图斯反应（以水肿、出血和坏死为特征的炎症反应）。这表明在趋化作用和吞噬调理的颗粒中有多种细胞受体在起作用。

在其他各种介质中有很多是有蛋白溶解作用的酶，甚至一些惰性物质如石棉，当被注入小鼠腹腔后也能诱导嗜酸性粒细胞汇集。研究者正是用此法激活凝聚机制，产生血纤维蛋白。已证明血纤维蛋白或催化血纤维蛋白产生的蛋白溶解性酶均是嗜酸性粒细胞的趋化因子，而且在其颗粒中含有血纤维蛋白溶酶原。还证明嗜酸性粒细胞和组织肥大细胞受致敏性抗原刺激后可以释放组胺，而嗜酸性粒细胞功能之一也是破坏组胺。嗜酸性粒细胞的提取物能降低因注射组胺、5-羟色胺或舒缓激肽引起的水肿。可见，嗜酸性粒细胞的主要功能是限制或调节某些生化调节剂的作用。

嗜酸性粒细胞还常被动员到非寄生虫感染部位，而且它含有组胺酶和丰富的芳香硫酸酯酶（主要钝化趋化性肽和过敏反应慢反应物质），还含有磷脂酶 B 和 D（主要钝化 PAF）及溶血磷脂酶，这表明嗜酸性粒细胞还具有调节和阻抑与急性过敏反应有关的功能。但一些例子提示，嗜酸性粒细胞动员至超敏反应部位可能是一种误导的对与寄生虫样抗原相混淆的抗原反应。

CLC 在嗜酸性粒细胞或嗜碱性粒细胞的浓缩液中形成，这些晶体是一种蛋白样物质，现已证明它衍生于质膜溶血磷脂酶。

嗜酸性粒细胞颗粒中的酶与中性粒细胞颗粒中的酶相似，只是嗜酸性粒细胞有高浓度的芳香硫酸酯酶和某些略微不同的过氧化物酶，而且没有溶菌酶或吞噬细胞素（phagocytin）。根据嗜酸性粒细胞缺乏抗菌性物质可知它的杀菌作用并不是其主要功能，但当比较人嗜酸性粒细胞和中性粒细胞的吞噬作用时发现，这两种类型细胞的吞噬过程基本上是相同的。嗜酸性粒细胞能消化细菌、聚乙烯颗粒或真菌。在大多数情况下，嗜酸性粒细胞参与吞噬的程度均不如中性粒细胞，与吞噬作用相关的脱颗粒作用的产生和代谢的变化则与中性粒细胞相似，但最明显的特点是嗜酸性粒细胞颗粒中发现有 NADPH 氧化酶。尽管如此，其氧化杀菌能力方面仍逊于中性粒细胞，这些差异可能与其不能利用过氧化物酶-H_2O_2-Cl^- 机构进行氨基酸脱羧基有关。

四、嗜酸性粒细胞在炎症中的作用

除了毒杀寄生虫和参与超敏反应的调节外，近年对嗜酸性粒细胞在炎症中的作用也受到关注。甲状腺炎、肺结核、真菌感染、葡萄球菌感染、霍奇金淋巴瘤和某些肿瘤进程，均可引起循环中的嗜酸性粒细胞水平增高和在急慢性炎症部位的积聚。嗜酸性粒细胞同样可被 FMLP 等趋化因子、PAF 等细胞因子及 PMA 激活，释放颗粒内含物如主碱性蛋白和活性氧物质，引起组织损伤，促进炎症进程。近年对支气管哮喘中嗜酸性粒细胞的作用有一定研究。在支气管黏膜处分布有较多的嗜酸性粒细胞。而且，此处的嗜酸性粒细胞经 FMLP 激活后，在超氧化物生成、对胶原和内皮细胞的黏附性、CD11b/CD18 表达水平及胞内 Ca^{2+} 浓度水平，均比外周血中的嗜酸性粒细胞高。PAF 刺激嗜酸性粒细胞可以促使其不仅从特异颗粒中释放 EPO，还释放 ECP、β-尿苷酸酶和碱性磷酸酶，还从小颗粒中释放芳香硫酸酯酶 B 及酸性磷酸酶。PAF 的这种作用需胞内 Ca^{2+} 存在，而且可被相应拮抗剂 WEB2086 抑制。PAF 的这种性能对嗜酸性粒细胞参与支气管哮喘病理进程有重要作用。嗜酸性粒细胞可能通过上述机制对内皮细胞造成损伤，并诱发支气管超敏反应。起初，肺组织受免疫性刺激后可从白细胞和巨噬细胞中释放 PAF。PAF 再吸引血液和组织中的嗜酸性粒细胞，并促进其趋化性和黏附性，使之积聚于肺组织中，引起嗜酸性粒细胞脱颗粒作用，释放毒性嗜酸性粒细胞蛋白，损伤性刺激支气管黏膜，造成支气管哮喘。因此，PAF 可能在促进支气管哮喘病理进程中具有重要作用。嗜酸性粒细胞还可通过对肥大细胞、DC、神经细胞和自身作用参与炎症进程。

（法祥光）

参 考 文 献

1. DiScipio RG, Schraufstatter IU. The role of the complement anaphylatoxins in the recruitment of eosinophils. International Immunopharmacology, 2007; 7: 1909-1923
2. Ferrari D, la Sala A, Panther E, et al. Activation of human eosinophils via P2 receptors: novel findings and future perspectives. Journal of Leukocyte Biology, 2006; 79: 7-15
3. Barthel SR, Johansson MW, McNamee DM, et al. Roles of integrin activation in eosinophil function and the eosinophilic inflammation of asthma. Journal of Leukocyte Biology, 2008; 83: 1-12
4. Plager DA, Adolphson CR, Gleich GJ. A novel human homolog of eosinophil major basic protein. Immunological Reviews, 2001, 179: 192-202

第 54 章

嗜酸性粒细胞的生成、分布及调节

本章介绍了嗜酸性粒细胞发育、成熟和分布及细胞因子的调节功能，重点介绍了存活因子、死亡因子、bcl-2 家族及胱天蛋白酶在嗜酸性粒细胞凋亡中的调节作用。

第一节　嗜酸性粒细胞的生成及调节

一、嗜酸性粒细胞在骨髓中的生成、周转及其在血液中的动力学

正常人的嗜酸性粒细胞和中性粒细胞只在骨髓中生成。骨髓早幼和中幼嗜酸性粒细胞是具有有丝分裂能力的细胞（有丝分裂指数，2%），晚幼嗜酸性粒细胞和较成熟的类型通常被看作是有丝分裂后的成熟期细胞。成熟嗜酸性粒细胞自骨髓中移出的途径与中性粒细胞的相同，而且当机体急需时它可及时动员募集。

正常情况下只有 1% 的嗜酸性粒细胞参与循环。由于在胸导管淋巴和淋巴结中有嗜酸性粒细胞，从而可知其循环路线不同于中性粒细胞。嗜酸性粒细胞的分化和成熟程序则与中性粒细胞相似，成熟的嗜酸性粒细胞在骨髓中储存若干天后再释放。对正常人和嗜酸性粒细胞增多症患者的研究表明，其在骨髓中的平均转换时间约为 9 天，而有丝分裂后转换时间则为 2.5 天。狗的嗜酸性粒细胞半循环时间约为 30 分钟，而它的中性粒细胞半循环时间为 4～6 小时。曾报告嗜酸性粒细胞的存活时间要比中性粒细胞者长得多。但尚未见有对正常人的嗜酸性粒细胞 $T_{1/2}$ 作测定的材料。嗜酸性粒细胞首先出现于皮肤、肺和消化道，它可能直接或通过淋巴隙道参与呼吸道或消化道的分泌作用。在绝大多数情况下，嗜酸性粒细胞不再回到血液中，但已发现两例嗜酸性粒细胞增多症患者的嗜酸性粒细胞可以再循环。

啮齿动物静脉注射 ^{3}H-胸腺嘧啶后，最初只有早幼和中幼嗜酸性粒细胞被标记，但标记指数较中性粒细胞系列稍高，骨髓中未分裂的嗜酸性粒细胞的标记在 4 小时内出现。大鼠的中幼嗜酸性粒细胞平均周转时间（turnover time）约为 40 小时～3 天，骨髓总运行时间（transit time）为 5.5 天。从标记前期细胞的 DNA 到血液中出现标记细胞的最短运行时间称作浮现时间（emergence time），其在种与种之间有差异性，如小鼠的嗜酸性粒细胞为 36 小时，大鼠为 24～67 小时，而在豚鼠中则为 60 小时。与中性粒细胞相比，嗜酸性粒细胞的浮现时间较短，为 20～24 小时。啮齿动物中，从标记骨髓中的中幼粒细胞到血液中出现放射性高峰的平均转变时间为 3～4 天。已有人对嗜酸性粒细胞循环动力学作过精确测定，并对骨髓中的嗜酸性粒细胞也做了测定。豚鼠的情况是，血中每有 1 个嗜酸性粒细胞，骨髓中的嗜酸性粒细胞数估计要在 300～400 之间。若用区群的相对大小来划分，则早期型为 50，晚幼嗜酸性粒细胞为 50，杆状和分叶核粒细胞为 300，而循环的嗜酸性粒细胞则为 1。在另一些研究中指出，大鼠仅 10% 的嗜酸性粒细胞是成熟型；另一报道指出，约 2/3 的骨髓嗜酸性粒细胞是未分裂的。

正常人中嗜酸性粒细胞的成熟和浮现时间也要比中性粒细胞短，约为 13 小时，但其 DNA 的合成时间则几乎与中性粒细胞的相同。但对嗜酸性粒细胞增多症患者的嗜酸性粒细胞动力学研究结果表明，其动力学特性与中性粒细胞的相似，其浮现时间为 3～4 天，平均转换时间为 9 天。

对动物血液中嗜酸性粒细胞的周转时间估算为

24～35 小时。持续输注^{3}H-胸腺嘧啶于大鼠，发现标记的嗜酸性粒细胞以 $T_{1/2}$时间为 8～12 小时的速度大量地离开血液进入组织中。单向标记后可观察到它们又以 $T_{1/2}$为 6.7 小时的速度并以指数方式消失。人和啮齿动物血液中的嗜酸性粒细胞消失时间已有报道。对嗜酸性粒细胞增多症患者的嗜酸性粒细胞用放射性镉研究发现，其动力学有几种不同类型。其中 1 例患者的 $T_{1/2}$时间约为 5 小时，其他 3 例的标记细胞则在前 3 小时内即已消失，接着又重新进入并缓慢地消失（$T_{1/2}$=44 小时）。

对嗜酸性粒细胞死亡的了解并不比对中性粒细胞的了解多多少。人的嗜酸性粒细胞还可在唾液和结肠中发现，它在啮齿动物的消化道中含量很多，而且在此存活超不过 6 天。

二、肾上腺类固醇和促肾上腺皮质激素（ACTH）及感染的影响

肾上腺类固醇（adrenal steroid）和 ACTH 可引起人嗜酸性粒细胞缺乏症，并阻抑外源性蛋白诱发动物嗜酸性粒细胞增多，但其机制仍不清楚。用嗜酸性粒细胞溶解来解释并不令人信服，因为实验证明肾上腺类固醇在体外并不溶解嗜酸性粒细胞。给动物以类固醇，其组织中的嗜酸性粒细胞也不溶解。类固醇引起的嗜酸性粒细胞缺乏在给药后 2～3 小时内即可出现。如果对血液中嗜酸性粒细胞存活时间（5～24 小时）估算是正确的话，那么用骨髓嗜酸性粒细胞释放终止来解释其机制似也无说服力。

用同位素研究的结果提示，单注射肾上腺类固醇可引起单核-吞噬细胞系统嗜酸性粒细胞可逆性汇集，但这种情况不太可能出现在血管系统中。持续服用该类固醇会影响骨髓释放中性粒细胞，故尚未能对这种急性汇集有较满意的解释。因为在缓慢输注组胺或给予组胺释放药后，血液中嗜酸性粒细胞浓度随之上升，而且由于组胺是嗜酸性粒细胞的趋化因子，在正常情况下它可刺激嗜酸性粒细胞释放或生成。经常服用类固醇对该系统的影响可能是由于抑制了组胺的释放，或影响了嗜碱性粒细胞和肥大细胞的溶酶体膜，干扰了组胺的生物合成环（biogenesis）或是其他尚不知晓的机制。但已确知经常服用类固醇可降低骨髓中的嗜酸性粒细胞总数和有丝分裂速率，从而引起嗜酸性粒细胞生成减少。

嗜酸性粒细胞缺乏症的发展与急性感染相关的介绍始于 1893 年，以后相继报道该缺乏症有规律地与各种炎症损伤相关联，包括细菌性与病毒性感染、红斑狼疮和慢性病程的急性发热（如肺结核）。即使较轻微的感染如球霉菌病和肺白细胞性肺炎（pneumocytis），也有可能引起嗜酸性粒细胞缺乏症，但不多见。

多年来一直认为急性感染引起嗜酸性粒细胞缺乏症是由于肾上腺刺激的结果，但根据对动物和人的各种研究结果已否定了这种看法。这是因为血浆中糖皮质激素（由肾上腺分泌的类固醇）的水平与嗜酸性粒细胞减少症并无相关性，而且切除肾上腺的动物在炎症时仍可有嗜酸性粒细胞缺乏。

由于细菌感染和某些特定的炎症能引起中性粒细胞增多和通常的嗜酸性粒细胞减少，而抗原-抗体反应、多细胞动物寄生虫感染和某些外源性蛋白也可引起嗜酸性粒细胞减少，故一般认为这两种细胞系列是分别受独立的调控机构控制的。这种观点受到如下几方面的支持：①存在一种嗜酸性粒细胞释放因子；②在移植到小鼠腹腔的微孔弥散盒中发现了能刺激嗜酸性粒细胞生成的因子（包括散在性的）；③在体外，敏化的淋巴细胞可衍生出一种能刺激嗜酸性粒细胞集落生成的分子；④有一种低分子量多肽物能刺激嗜酸性粒细胞生成。Basten 和 Beeson 用螺状旋毛虫（trichinella spiralis）感染 T 细胞衰竭的大鼠，发现它不能发展成嗜酸性粒细胞增多，从而清楚地证明 T 细胞在控制嗜酸性粒细胞生成中起中心作用。他们还发现，当把寄生虫感染的大鼠淋巴细胞置于弥散盒中，并移植到动物后即能诱发动物嗜酸性粒细胞增多。因此认为，敏化的淋巴细胞能释放出散在性的、能诱发嗜酸性粒细胞反应的因子。

为了确定和鉴别这种因子，研究的注意力又转向体外。已发现丝裂原刺激鼠淋巴细胞后能释放出一种能引起骨髓培养物中嗜酸性粒细胞生成的因子。已知这种因子是一种低分子量（约 1400）的物质。不久，又在寄生虫感染的小鼠血清或大鼠 T 细胞混合培养中发现了一种较大的（分子量约 46kD）因子，它能引起大鼠骨髓液体培养物中嗜酸性粒细胞分化；而且这是一种不同于 IL-2、IL-3 或已知的集落刺激因子的物质，称其为鼠嗜酸性粒细胞分化因子（murine eosinophil differentiation factor，MEDP）或 IL-5。粒-巨噬细胞集落刺激因子（GM-CSF）和 IL-2 诱导的嗜酸性粒细胞分化，由于其没有特异性，因而在诱导嗜酸性粒细胞生成时也诱使其他类型的细胞大量生成。另一种较大的因子（80～85kD）已自嗜酸性粒细胞增多症患者的血浆中获得，它能促使悬浮培养的人血细胞 14%～42% 变为嗜酸性粒细胞。该因子不刺激半固体介质上的集落生成。与中性粒细胞的情况相比，显然需多个因子诱导干细胞生长，并促使嗜酸性粒细胞的分化和活化。影响嗜酸性粒细胞生成的各种因子列于表 54-1 中。

表 54-1 影响嗜酸性粒细胞生成或功能的细胞因子

细胞因子	作　用
IL-1	在早期嗜酸性粒细胞祖细胞阶段协同 IL-3 及 IL-5 促进细胞增殖
IL-3	刺激早期嗜酸性粒细胞祖细胞增殖和成熟，提高血液中嗜酸性粒细胞的存活率，增加嗜酸性粒细胞白三烯生成，提高嗜酸性粒细胞对抗体敏感性肠道寄生虫的细胞毒作用
IL-5	刺激后期嗜酸性粒细胞祖细胞的增殖和成熟及嗜酸性粒细胞的趋化性
GM-CSF	刺激后期嗜酸性粒细胞的增殖和成熟，维持嗜酸性粒细胞活力，通过嗜酸性粒细胞诱生抗体依存性细胞毒，促进嗜酸性粒细胞白三烯生成，增进抗体敏感性血吸虫幼体的细胞毒作用
G-CSF	增进 IL-5 在早期嗜酸性粒细胞祖细胞阶段的促细胞增殖和成熟

多种因子能诱导嗜酸性粒细胞的趋化运动并进入组织，包括一种作为过敏性嗜酸性粒细胞趋化因子（eosinophil chemotactic factor of anaphylaxis，ECF-A）的四肽化合物 Ala-Gly-Ser-Gly 和 Val-Gly-Ser-Glu、组胺中分子多肽集团如 C_{5a}（17kD）、嗜酸性粒细胞刺激的促动剂、纤维蛋白和花生四烯酸的代谢产物（其中最著名的是 HETE）等，但当这些因子遇到嗜酸性粒细胞和中性粒细胞时是否对嗜酸性粒细胞的刺激有优先，目前还未定论。

与中性粒细胞相比，嗜酸性粒细胞的黏附作用似是通过配体-受体相互作用介导的。人嗜酸性粒细胞表达有 CR1 和 CR3 补体受体，而且还存在其他受体。

第二节 嗜酸性粒细胞的分布及影响因素

成熟的嗜酸性粒细胞主要分布在血管外区域，如皮肤、消化道和支气管黏膜等组织，即使在生理条件下也是如此，且以支气管黏膜处最多。嗜酸性粒细胞的功能往往随其分布部位、细胞自身密度和刺激因子类别不同而呈现“多异性”。Sedgwick（1992）发现用 percoll 密度梯度离心法分离支气管肺泡处的嗜酸性粒细胞获得 3 种不同密度的细胞亚群，经 FMLP 刺激后有超氧化物生成，对胶原和内皮细胞层的黏附性均比外周血中嗜酸性粒细胞的高，且有较高的 CD11b/CD18 复合体表达和较高的胞内 Ca^{2+} 浓度，表明嗜酸性粒细胞的功能与分布有内在联系。

正常人血液中嗜酸性粒细胞的绝对数不超过 0.4×10^9/L，平均值为 0.12×10^9/L，约占白细胞总数的 5%，但文献报道略有出入。血液中的嗜酸性粒细胞经过 6～12 小时的循环然后渗出血管进入组织中，此后的生命周期无以知晓。有一种促嗜酸性粒细胞生成素样物质可以调节嗜酸性粒细胞维持在正常水平，这种情况与促红细胞生成素调节红细胞水平的作用很相似。

一天内的嗜酸性粒细胞计数会有变化，夜晚的计数一般偏高，午间则偏低，但也有报告指出变化无固定模式。情绪紧张往往导致嗜酸性粒细胞计数下降，而运动可使其短暂增高，女性中月经周期对其计数也有影响。

第三节 嗜酸性粒细胞的代谢

嗜酸性粒细胞的能源主要是葡萄糖，抑制糖酵解即可破坏该细胞的功能反应，用 C_{5a} 或合成的 FMLP 等强趋化物质刺激该细胞可诱导葡萄糖的跨膜输送。静息的嗜酸性粒细胞其氧代谢水平高于静息的中性粒细胞。嗜酸性粒细胞激活时其呼吸暴发作用产生的过氧化氢、超氧化物、化学发光和蛋白质的碘化作用水平远比其他白细胞高。嗜酸性粒细胞中呼吸暴发的功能尚未完全确定。尽管参与磷酸己糖途径所有酶的有效性一样，但嗜酸性粒细胞的杀菌力逊于中性粒细胞。过氧化氢能直接参与毒杀旋毛虫幼虫。大部分代谢的研究是在嗜酸性粒细胞增多症患者中开展的，这些细胞很可能是激活的，且其表面电荷、葡萄糖输送及溶酶体和磷酸己糖途径的活性很可能不同于其静息状态的细胞。

第四节 嗜酸性粒细胞的凋亡

血液中的嗜酸性粒细胞一般在生活 6～12 小时后就渗出血管，并迁移到组织，然后以一种尚不明了的机制可生存数天，以后的命运不得而知。近年用体外培养的嗜酸性粒细胞对其归宿做了研究。已证实许多因子如内皮细胞衍生的某些介质、IL-3、IL-5、GM-CSF 和包被的纤粘蛋白等，均可延长培养的嗜酸性粒细胞的存活时间，而且在合适的条件下嗜酸性粒细胞自身也可产生 IL-3、IL-5 和 GM-CSF 以维持自身生存。Mstern(1992)等用体外实验证实,外周血嗜酸性粒细胞在培养 72 ~ 96 小时后约有 57% 的细胞呈现凋亡,这些细胞具有典型的凋亡细胞的形态学特征:其核酸内切酶被激活、DNA 裂解具有典型的“梯状”电泳图形、其凋亡速率在 IL-5 存在时低于同条件下的中性粒细胞,而且发现老化的或进入凋亡期的细胞很易为巨噬细胞识别、吞噬和消化。在这些过程中具有两个特点:①凋亡的嗜酸性粒细胞仍保持完整形态,没有颗粒内容物的泄漏,即以完整的形体被巨噬细胞吞噬和消化,这样可以避免造成组织损伤,引起炎症反应;②虽然已证实 IL-5 可延长嗜酸性粒细胞的存活(对中性粒细胞无此作用),但仍不能阻止其凋亡,不能防止其被巨噬细胞吞噬和消化。Beauais(1995)等发现,嗜酸性粒细胞凋亡时细胞体积大大缩减(约减小 60%),称之为皱缩(shrinkage),并认为体积皱缩可能是胞内 K^+ 经通道外流,引起维持渗透压的水分丢失之故。皱缩的细胞因颗粒内容物被包裹得更严密,可能有助于巨噬细胞的吞噬和消化。

根据这些研究结果表明,进入组织中的嗜酸性粒细胞可能在 IL-5 等因子维持下继续存活数天,然后可能以类似中性粒细胞凋亡的方式死亡,最终为巨噬细胞吞噬消化掉。这是目前认可的嗜酸性粒细胞进入组织后归宿的一种机制。此中,作为嗜酸性粒细胞分化和激活的 IL-5 在此过程中具有特殊意义。

白细胞凋亡的始动作用,其机制尚不清楚,但目前的一些结果显示,可能与细胞表面受体有关,特别是其抗体。已发现 TCR/CD3 或 APO-1 抗体可直接诱发 T 细胞凋亡,但许多细节尚未揭晓。

最近,Hans-Uwe Simon 对嗜酸性粒细胞的凋亡作了归纳并与中性粒细胞的凋亡作了比较,对这两种细胞凋亡的认识更进一步。

嗜酸性粒细胞和中性粒细胞亚群参与多种慢性炎症反应,粒细胞具有吞噬病原体和分泌毒性介质的性能,对于它们的效应细胞,这两种功能均起核心作用。通常粒细胞以数量持衡的方式从骨髓中产生,占白细胞 60% 的中性粒细胞产生于骨髓,而嗜酸性粒细胞不到 3%。每天有 10^3 亿个粒细胞产生,并进入血液,这种成熟的粒细胞是一种终止分化且寿命短促的细胞,在无炎症情况下,1 ~ 2 天后死亡。因此,量级甚高的粒细胞的产生,需要有效的生理性细胞死亡方式相平衡。就嗜酸性粒细胞和中性粒细胞的生理性死亡而言即是凋亡,死亡粒细胞的不充分去除,将会导致它们内容物的释放,并造成组织损伤,正常情况下这是不希望发生的事情,这两种粒细胞的调节方式有相同之处也有差异。

一、炎症部位过量存活因子的产生对粒细胞凋亡的延迟

用具有抗凋亡性能的细胞因子刺激粒细胞能延长粒细胞的短促寿命,已证实 IL-3、IL-5 和 GM-CSF 在体外可推迟嗜酸性粒细胞的凋亡,IL-5 能推迟鼻息肉中嗜酸性粒细胞的凋亡。嗜酸性粒细胞凋亡推迟似对特应性皮炎、支气管哮喘和某些原发性嗜酸性粒细胞增多症中嗜酸性粒细胞的积聚有贡献。

基于 IL-5 是嗜酸性粒细胞分化、激活和存活的关键性因素,因此,试图用破坏该因子的方法来治疗过敏性疾病。糖皮质激素、环孢素或抗 CD4 单克隆抗体几乎能通过降低 IL-5 诱生的 T 细胞来治疗大多数嗜酸性粒细胞增多症。用 IL-10 做相似处理,可阻抑活化 T 细胞 IL-5 的基因表达。又发现 IFN-α 则可减少若干哮喘和丘-施综合征(脉管炎)IL-5 诱生的 T 细胞;在炎症反应时,中性粒细胞运行相似的机制,体外实验表明中性粒细胞凋亡可被特定细胞因子推迟,而体内实验表明延长中性粒细胞的存活期要涉及与中性粒细胞相关联的多种炎症反应。抑制中性粒细胞凋亡至少是由于某些因子的过量表达,例如 GM-CSF 和 G-CSF 等。因此,似乎是细胞因子微环境的特性和数量决定了多少和哪种效应器细胞积聚到炎性组织中。炎症的消退至少部分原因是由于若干因子基因表达被降调节或粒细胞凋亡的结果。

二、死亡因子对粒细胞凋亡的调节

凋亡可通过粒细胞表面的称作“死亡受体(death receptor)”的 TNF 和 NGF 受体超家族被特异性配体或应激刺激反应所诱导,例如体外系统表明,无论是嗜酸性粒细胞还是中性粒细胞均表达有功能性 Fas 受体(CD95 和 APO-1)。自分泌型和旁分泌型 Fas 配体/Fas 受体间的相互作用,也被确定是激活诱导 T 细胞死亡的关键,是降调节免疫应答的重要机制。根据这种模式,有人认为是相同的机制启动粒细胞的凋亡和这些细胞短寿命的控制环节。虽然嗜酸性粒细胞和中性粒细胞都表达有 Fas 受体和 Fas 配体,但最近用拮抗 Fas 受体的单克隆抗体及破坏可溶性 Fas 受体分子的实验结果,并不支持上述粒细胞凋亡是自分泌或旁分泌 Fas 配体/受体相互作用的结果,而且若增加纯化粒细胞的浓度以提高分子间相互作用的几率可导致凋亡延迟而不是增加

凋亡。从 Fas 受体或 Fas 配体缺陷的小鼠中观察到其凋亡是正常的。因此,有关 Fas 配体/受体相互作用的假设仍是一个争论的问题,但这些资料并不排除 TNF/NGF 受体超家族的其他成员参与自分泌或旁分泌启动粒细胞死亡的可能性。

嗜酸性粒细胞或中性粒细胞表面 Fas 配体后一步的功能是什么?炎症反应中会出现细胞因子产生的特异性 T 细胞抗原扩增,如上所述,激活的 T 细胞数不只会启动自身死亡的分子如 Fas 受体和 Fas 配体,然而由 Fas 配体/受体分子相互作用的 T 细胞死亡可以被细胞因子如 IL-2、IL-4 和 IL-15 等防止。因此,只要炎症存在,这些活化的 T 细胞就不会凋亡,而且其他的抗炎机制必须存在,直到炎症消退。Diagle(2000)等观察到单核细胞和巨噬细胞 Fas 受体激活可导致这些细胞产生大量的 IL-10。带有 Fas 配体的细胞如粒细胞通过刺激单核/巨噬细胞产生的 IL-10 降低炎性趋化因子水平,从而促使炎症消除,当炎症部位的细胞因子水平降低至一定阈值时,T 细胞凋亡可能就出现,使炎症反应进一步降低或在炎症消退过程中恢复体内平衡。

三、bcl-2 家族成员对粒细胞凋亡的调节

已有若干报告揭示 bcl-2 家族的某些成员与调节粒细胞凋亡有关。已在嗜酸性粒细胞和中性粒细胞中发现有促凋亡的 Bax 分子高水平表达。凋亡机制的激活与胞质 Bax 转位到线粒体外膜有关,在该处形成微孔,使促凋亡因子细胞色素 C 得以释放,虽然 Bax 的高表达对凋亡的贡献是确定无疑的,但并非是与粒细胞短寿命相关的唯一因素。因为在存活细胞因子还不足以激活的状态下,仍能探测到诱导 Bax 转位到线粒体的近似机制,进而发现降低 Bax 的表达与细胞因子介导的阻止中性粒细胞凋亡相关联,然而 $Bax^{-/-}$ 小鼠却有正常的中性粒细胞数,提示可能存在另一种重要机制来延迟炎症期间的凋亡作用。与中性粒细胞不同的是嗜酸性粒细胞中细胞因子介导的抗凋亡作用似不引起 Bax 水平的降低。

除了促凋亡 Bax 分子外,粒细胞还表达有 bcl-2 家族中的其他抗凋亡成员。中性粒细胞表达有 Mcl-1、A1 和 Bcl-X_L,尤其是 A1,因为从 $A1^{-/-}$ 小鼠中分离的中性粒细胞具有速率加快的自发性凋亡,虽然某些报告的结果不尽相同,但 bcl-2 的延迟凋亡作用在嗜酸性粒细胞和中性粒细胞中是较为一致的。相反,IL-5 和 GM-CSF 可升调节这些细胞的 bcl-X_L 水平。由于 bcl-X_L 拮抗 Bax 的激活作用,因而提高 bcl-X_L/Bax 的比例,可以延迟过敏性和其他嗜酸性粒细胞性疾病中嗜酸性粒细胞的凋亡。这些结果提示嗜酸性粒细胞与中性粒细胞的存活因子阻止凋亡的机制至少有部分是不同的。

四、胱天蛋白酶(caspases)在调节粒细胞凋亡中的作用

虽然有效的调节刺激是形形色色的,但细胞最终的变化是相似的,而且众多的信号传递事件似集中在一共同机制上,即总是与胱天蛋白酶(半胱氨酸-门冬氨酸特异蛋白酶)的激活相关联,胱天蛋白酶是一种含有半胱氨酸的蛋白酶,能沿着门冬氨酸降解靶蛋白。迄今已知胱天蛋白酶是包括 14 个成员的家族的一部分,它们以钝化的酶原形式存在于细胞中,须被降解才能产生游离的催化亚基,并形成活化的异四聚体。根据功能,胱天蛋白酶能分为两个亚群:始动亚群(initiator caspases)和执行亚群(executioner caspases)。胱天蛋白酶酶原以自激活作用、反式激活作用或被其他蛋白酶作用而激活,胱天蛋白酶形成一个扩增的瀑布系统,在该系统中执行胱天蛋白酶可被始动胱天蛋白酶激活,许多凋亡应答均由激活起始胱天蛋白酶 8 或 9 始动,执行胱天蛋白酶需特异的酶原激活机制,例如,胱天蛋白酶随着募集和在多组分凋亡信号传递复合体上聚簇而激活。这种聚簇是由于细胞表面 TNF/NGF 受体家族绑结的结果,可能是因循一种诱导接近的模式,酶原可自行加工。胱天蛋白酶 9 的激活是在 ATP 存在下随着细胞色素 C 从线粒体释放,其被募集到 APO-1 而实现。这些胱天蛋白酶中的任一种被激活都能导致执行胱天蛋白酶激活,如胱天蛋白酶 3 激活,最终导致细胞凋亡。

进一步研究表明胱天蛋白酶 3 在中性粒细胞的自发性凋亡或是由 Fas 受体介导的凋亡中均起关键作用。此外,对中性粒细胞胱天蛋白酶 8 的激活作用也受到关注,当用特异性胱天蛋白酶抑制剂(Z-IETD-fmK)抑制该蛋白酶时,会导致细胞凋亡的抑制;钝化胱天蛋白酶 9 同样可导致破坏中性粒细胞的凋亡,鉴于嗜酸性粒细胞的凋亡也受胱天蛋白酶 9 的调节,故表明胱天蛋白酶 3 和 8 在这些细胞自发性凋亡和 Fas 受体介导的凋亡中均起作用,例如胱天蛋白酶 3 和 8 的抑制剂在嗜酸性粒细胞中仅显微弱抑制凋亡性能,虽然两类胱天蛋白酶均存在,但它们在嗜酸性粒细胞中的蛋白溶解作用却受到限制。这可能是由于它们的前体物加工不充分之故,如胱天蛋白酶 3 加工的片段的主体部分与所期望的活化胱天蛋白酶的大小(17kD)不一致,而是 20kD,而且是由 17kD 与 3kD 的前体物连在一起。

上述胱天蛋白酶 9 的抑制剂可破坏嗜酸性粒细

胞的凋亡,广泛性胱天蛋白酶抑制剂同样能破坏嗜酸性粒细胞的凋亡。这些资料表明胱天蛋白酶也是嗜酸性粒细胞死亡机制中的关键因素,可是至少这些细胞中的效应器胱天蛋白酶与中性粒细胞和其他型别细胞相比是不同的。如涉及的胱天蛋白酶 9 和两种细胞型别中凋亡受 bcl-2 家族调节的事实,均表明线粒体在嗜酸性粒细胞和中性粒细胞的凋亡途径中起重要作用。这多么令人惊讶,因为粒细胞是被描写为线粒体功能很有限的细胞,却在粒细胞凋亡中担当重要角色,但在这些终末分化的细胞中触发线粒体释放细胞色素 C 的事实仍需进一步确定。

凋亡是粒细胞的生理性死亡,越来越多的证据表明体内粒细胞数量受到的调节并不仅仅只是由骨髓产生,也受到凋亡的影响。炎症部位粒细胞的凋亡,若因邻近细胞或因这些细胞的自分泌作用而产生存活因子则凋亡会延迟。粒细胞凋亡的调节,也许还通过 TNF/NGF 受体超家族的死亡受体进行。虽然嗜酸性粒细胞和中性粒细胞证明是自发性凋亡,但一些存活因子则可抑制凋亡,而死亡因子则可加速凋亡,两种细胞调节凋亡的机制是有差异的,这种差异也许能解释了糖皮质激素对两种粒细胞凋亡调节有差异的原因,这些结果也许打开了特定诱导炎症疾病中嗜酸和中性粒细胞凋亡而向治疗接近的可能性,以药物诱导凋亡代表了一种有效的非炎症性的、从炎症部位去除粒细胞的途径。

虽然对粒细胞的凋亡有了进一步的认识,但尚需更多深入研究,需更多的积累。

（法祥光）

参考文献

1. Lamkanfi M, Kanneganti TD, Franchi L, et al. Caspase-1 inflammasomes in infection and inflammation. Journal of Leukocyte Biology, 2007; 82: 220-225
2. Broide D, Sriramarao P. Eosinophil trafficking to sites of allergic inflammation. Immunological Reviews, 2001; 179: 163-172
3. Foster PS, Mould AW, Mackenzie MYJ, et al. Elemental signals regulating eosinophil accumulation in the lung. Immunological Reviews, 2001; 179: 173-181
4. Simon HU. Regulation of eosinophil andneutrophil apoptosis-similarities and differences. Immunological Reviews, 2001; 179: 156-162

第 55 章

嗜酸性粒细胞增多症与慢性嗜酸性粒细胞白血病

继 Paul Ehrlich 于 1879 年首次确认了嗜酸性粒细胞以来，其后的 100 年间，对由血液和（或）组织嗜酸性粒细胞增多为特征的相关性疾病进行了广泛的分类。特别是近 25 年，人们对嗜酸性粒细胞在机体免疫防御机制和组织损伤等方面的作用，有了更进一步的认识。

嗜酸性粒细胞起源于造血干细胞分化过程中的粒系定向干细胞，后者可以向嗜碱性粒细胞-嗜酸性粒细胞系分化，属于不再分裂的末期细胞。其发育、分化、成熟，甚至生存均受 T 细胞衍生的细胞因子调控，这些因子包括白细胞介素-3（IL-3）、粒-单集落刺激因子（GM-CSF）和 IL-5（可以统称为嗜酸性粒细胞生长、生存因子，由位于染色体 5q31-q33 的基因编码）。Th1 和 Th2 细胞均参与嗜酸性粒细胞的发育，Th2 细胞产生的 IL-5 是嗜酸性粒细胞增殖的关键因子。正常情况下嗜酸性粒细胞主要留居于组织中，如呼吸道、消化道和泌尿生殖道的上皮细胞与深层组织之间的界面上，寿命可长达数周。一般成人骨髓中嗜酸性粒细胞约占 3% ~5%，且 40% 为成熟的嗜酸性粒细胞。骨髓中嗜酸性粒细胞总数明显高于外周血，比例为（5 ~7）∶1。嗜酸性粒细胞从骨髓迁移到外周血约需 3.5 天，外周血中嗜酸性粒细胞的半寿期为 18 小时。正常成人外周血嗜酸性粒细胞比例<5%、绝对值<0.5×10^9/L。外周血嗜酸性粒细胞计数有较大的生理变化：夜间（3 时）最高，中午最低（9 ~11 时），可相差 50%。临床上一般以上午 8 时为最佳采血时间，作为基础水平。另外，情绪紧张时嗜酸性粒细胞可减低，而运动后可暂时性的增高。

嗜酸性粒细胞含有四种不同的具有分泌功能的细胞器：晶体颗粒、初级颗粒、小颗粒和分泌囊泡。晶体颗粒最大（直径 0.5 ~0.8mm），储存绝大多数颗粒蛋白，多数颗粒蛋白由 4 种基本蛋白组成，即主碱性蛋白（major basic protein，MBP）、嗜酸性粒细胞过氧化物酶（eosinophil peroxidase，ePOX）、嗜酸性粒细胞阳离子蛋白（eosinophil cationic protein，ECP）和嗜酸性粒细胞衍生神经毒素（eosinophil-derived neurotoxin，EDN）。①主碱性蛋白：可以破坏寄生虫的细胞膜，对肿瘤细胞有毒性作用。但也发现它可引起呼吸道上皮损伤和支气管哮喘患者的上皮脱落。MBP 也可沉积于嗜酸性粒细胞增多症患者的心肌内，导致心肌损害。另外，还具有抗细菌和拮抗血小板的作用。在嗜酸性粒细胞增多症患者 MBP 浓度增高。②嗜酸性粒细胞阳离子蛋白：具有核糖核酸酶活性，可杀伤寄生虫；中和肝素，缩短凝血时间；抑制淋巴细胞分裂。③嗜酸性粒细胞衍生神经毒素：可引起神经系统损害。④嗜酸性粒细胞过氧化物酶：与中性粒细胞过氧化物酶不同，可以和 H_2O_2 和卤化物形成 ePO-H_2O_2-卤化物系统，对肿瘤细胞、寄生虫和细菌产主杀伤作用；介导 DNA 和 RNA 的氧化损伤和突变。初级颗粒出现于嗜酸性粒细胞发育过程的早幼粒细胞阶段，富含 Charcot-Leyden 晶体蛋白（CLC）。

另外，嗜酸性粒细胞还可分泌多种细胞因子（表 55-1）以及其他一些介质（如各种酶：胶原酶和 ATP 酶等）。

嗜酸性粒细胞根据其密度可分为两类：①正常密度嗜酸性粒细胞，正常的嗜酸性粒细胞为正常密度细胞；②低密度嗜酸性粒细胞，在嗜酸性粒细胞增多时，以低密度嗜酸性粒细胞增多为主。低密度嗜酸性粒细胞有大量的 IgG、Fc 和补体受体，更易于结合到寄生虫表面。低密度嗜酸性粒细胞是一种活化的细胞，氧消耗量很大，但释放的 5-脂氧合酶和 15-脂氧合酶量正常，对抗体结合的靶细胞毒性增加。

表 55-1　嗜酸性粒细胞产生的细胞因子

白细胞介素(IL)	干扰素(IFN)和其他
IL-1 α	干扰素γ
IL-2 至 IL-17	肿瘤坏死因子α
白血病抑制因子	粒-巨噬细胞集落刺激因子
趋化因子	生长因子
表皮细胞源性中性粒细胞激活肽(ENA-78/CXCL5)	肝素结合表皮生长因子样结合蛋白(HB-EGF-LBP)
嗜酸性粒细胞活化趋化因子(CCL11)	神经生长因子
生长相关癌基因(CXCL1)	血小板源性生长因子
IL-8、干扰素γ诱导蛋白(CXCL10)	干细胞因子
巨噬细胞炎症蛋白 1 α	转化生长因子α
单核细胞趋化蛋白 1(MCP-1)	转化生长因子β1
MCP-3、MCP-4	

有研究发现,低密度嗜酸性粒细胞体外半寿期为 3.5 天。而正常密度的嗜酸性粒细胞仅有不到 10%。另外,IL-3 不但可使人类嗜酸性粒细胞生存期延长,功能提高,且可提高低密度嗜酸性粒细胞的比例;IL-5 可促使正常密度嗜酸性粒细胞向低密度细胞的转变;IL-2 用于治疗肿瘤患者时可导致外周血活化嗜酸性粒细胞(主要是低密度细胞)的增加。

第一节　嗜酸性粒细胞增多症

嗜酸性粒细胞由髓系祖细胞在 IL-3、IL-5 及粒-单集落刺激因子(GM-CSF)等促嗜酸细胞生成素作用下,逐渐发育分化成熟。在正常生理情况下,外周血白细胞分类中嗜酸性粒细胞百分比<5%、绝对值<0.5×10^9/L。若嗜酸性粒细胞绝对值>0.5×10^9/L,称为嗜酸性粒细胞增多。嗜酸性粒细胞增多症根据嗜酸性粒细胞增多的程度分为:轻度,嗜酸性粒细胞$(0.5\sim1.5)\times10^9$/L;中度,嗜酸性粒细胞$(1.5\sim5)\times10^9$/L;重度,嗜酸性粒细胞>5×10^9/L。除少见的家族性嗜酸性粒细胞增多(常染色体显性遗传性疾病)为原发性外,其余绝大多数为获得性嗜酸性粒细胞增多。

一、嗜酸性粒细胞增多症发病机制

目前认为嗜酸性粒细胞产生、释放的调控依赖于 T 细胞产生的细胞因子。CD4 亚群 TH1 产生 IL-2 和γ干扰素(γIFN),TH2 产生 IL-4 和 IL-5,二者均可产生 GM-CSF 和 IL-3。已证明细胞因子通过三种途径作用于嗜酸性粒细胞系:①加速骨髓嗜酸性粒细胞造血祖细胞增殖和分化;②活化增多的嗜酸性粒细胞的功能;③动员嗜酸性粒细胞向局部迁移。GM-CSF 和 IL-3 均可刺激嗜酸性粒细胞的集落形成和分化,作用在嗜酸性粒细胞的较早阶段,可同时促进多系细胞的生长。IL-5 可以选择性地刺激髓系造血向嗜酸性粒细胞系进行,而且作用是非常特异的,是调节嗜酸性粒细胞产生的最重要的细胞因子。IL-2 可通过刺激 T 细胞增加 IL-5 的产生,从而参与嗜酸性粒细胞的调控。在很多嗜酸性粒细胞增多相关性疾病中发现 IL-5 过度表达。IL-5 转基因鼠中观察到嗜酸性粒细胞增多。说明 IL-5 在嗜酸性粒细胞增多症中起着重要的作用。研究也发现,血清可溶性 IL-2 受体(sIL-2R)浓度与嗜酸性粒细胞增多密切相关。有多种细胞因子如过敏性嗜酸性粒细胞趋化因子(eosinophil chemotactic factor of anaphylaxis,ECF-A)、血管内皮黏附分子(VCAM/VLA-4)、组胺、C_{5a}、纤维蛋白片段、花生四烯酸代谢产物、嗜酸性粒细胞刺激启动因子(eosinophil stimulation promoter)和血小板活化因子(PAF)等,可诱导嗜酸性粒细胞的趋化性和组织定位,促使嗜酸性粒细胞提前释放,并向炎症部位迁移。

嗜酸性粒细胞增多既有生理学意义,又有病理损伤作用:①作为一种主要的保护机制,对寄生虫(尤其是幼虫)有杀伤作用,这种作用是在嗜酸性粒细胞黏附、脱颗粒和释放 MBP 到寄生虫表面后产生的,可以被 MBP 抗体和肝素抑制;②在超敏反应中起调控作用,使某些炎症局限化,防止其扩散;同时还有抗炎症介质作用,缓解组胺、5-羟色胺和缓激肽等引起的症状;③持续的嗜酸性粒细胞增多可导致组织损伤,主要由蜕变细胞释放的物质或嗜酸性粒细胞的内在异常引起。

嗜酸性粒细胞的组织聚集与以下几个过程有

关:①骨髓释放——受以下因子的调节,如嗜酸性粒细胞活化趋化因子(促释放)、整合素黏附受体α4β1(CD49a,受抑后嗜酸性粒细胞释放加速)、αM β2(CD16/CD18)和 Mac(受抑后阻止释放);②黏附——嗜酸性粒细胞的聚集涉及多种受体和配体(如整合素、选择素及其配体等);③趋化——主要与多种趋化素(如 PAF 和 C_{5a} 等)有关;④生存期延长——主要与嗜酸性粒细胞生长因子(如 IL-5、GM-CSF 和 IL-3)的浓度增高有关。

二、嗜酸性粒细胞增多症的分类

根据引起嗜酸性粒细胞增多的原因不同,将其分为三类:继发性、克隆性及特发性嗜酸性粒细胞增多。

1. 继发性　包括感染,主要为寄生虫感染(如弓形体病和蠕虫感染等)、结核杆菌和衣原体感染等;某些药物(如抗惊厥药、抗生素、磺胺类及抗风湿类药物等);过敏反应(如哮喘、过敏性鼻炎和荨麻疹等);呼吸道疾病(如过敏性肺炎、过敏性支气管肺曲霉病和肺嗜酸细胞增多症等);胃肠道疾病(如嗜酸细胞性胃肠炎、过敏性胃肠炎和肠道炎症性疾病);结缔组织病(类风湿关节炎、硬皮病和结节性多动脉炎等);肿瘤性疾病(淋巴瘤、实体瘤及转移癌等);内分泌疾病(Addison 病和垂体功能不全);移植物抗宿主病及免疫缺陷病;细胞因子治疗反应(白细胞介素-2、LAK 细胞和粒-单核细胞集落刺激因子等)等。

2. 克隆性　克隆性嗜酸性粒细胞增多是指恶性克隆性疾病或骨髓增殖性肿瘤合并嗜酸性粒细胞增多。这组疾病嗜酸性粒细胞增多是由于恶性克隆细胞释放 IL-5 和其他细胞因子刺激嗜酸性粒细胞生长,或嗜酸性粒细胞是恶性克隆的一部分。

确定克隆性嗜酸性粒细胞增多症的主要指标为:①骨髓细胞遗传学异常;②FISH 定位嗜酸性粒细胞遗传学异常;③嗜酸性粒细胞培养克隆性细胞遗传学异常;④杂合性嗜酸性粒细胞 G-6-PD 同工酶;⑤Ⅲ级骨髓纤维化;⑥骨髓或外周血三系病态造血;⑦原始细胞异位分布(ALIP);⑧*K-ras* 癌基因活性突变;⑨嗜酸性粒细胞异常分子转录本;⑩T 细胞克隆性增殖或 T 细胞受体基因重排。

次要指标为:①维生素 B_{12} 结合力升高;②肝、脾肿大;③白细胞介素和免疫球蛋白正常水平;④中性粒细胞碱性磷酸酶降低;⑤嗜酸性粒细胞形态学明显异常;⑥贫血或血小板减少;⑦糖皮质激素治疗反应差。

这类疾病主要有(详见有关章节):

(1) 急性白血病(包括髓系和淋系)。

(2) 慢性髓系疾病:

分子学确定的疾病:
- BCR/ABL$^+$-慢性粒细胞白血病(CML)
- PDGFRα 重排阳性的嗜酸性粒细胞疾病(髓系和淋系肿瘤)
- PDGFRβ 重排阳性的嗜酸性粒细胞疾病(髓系肿瘤)
- 伴 FGFR1 重排的嗜酸性粒细胞疾病(8p11 骨髓增殖综合征)
- 伴 KIT 突变的系统性肥大细胞增多症

临床病理学分类的疾病:
- 骨髓增生异常综合征(MDS)
- 骨髓增殖性肿瘤(MPN)
  - 典型骨髓增殖性肿瘤
    - 真性红细胞增多症
    - 特发性血小板增多症
    - 原发性骨髓纤维化
  - 不典型骨髓增殖性肿瘤
    - 慢性嗜酸性粒细胞白血病(不另做分类,或非特指型)
    - 系统性肥大细胞增多症
    - 慢性中性粒细胞白血病
    - 无法分类的骨髓增殖性肿瘤
- MDS/MPN

3. 特发性　主要指高嗜酸性粒细胞综合征。如果患者有嗜酸性粒细胞增多但不能证明其克隆性、可以除外反应性,则其诊断可能为特发性嗜酸性粒细胞增多(无器官受损证据)或特发性高嗜酸性粒细胞综合征(有器官受损证据)。

第二节　特发性高嗜酸性粒细胞综合征及其相关疾病

一、特发性高嗜酸性粒细胞综合征

特发性高嗜酸性粒细胞综合征(idiopathic hypereosinophilic syndrome,IHES)又称为高嗜酸性粒细胞综合征(HES,下文有关本疾病的缩写多采用 HES),是一组少见的以骨髓嗜酸性粒细胞生成过多,导致外周血嗜酸性粒细胞持续增高的同时伴有组织器官功能损害的疾病。由 Hardy 和 Anderson 于 1968 年首先提出,是一种病因不明,外周血中嗜酸性粒细胞增多,多种脏器受累,预后较差的综合征。

1975 年,Chusid 等人提出了高嗜酸性粒细胞综合征的诊断标准:①嗜酸性粒细胞 $>1.5\times10^9/L$,持续 6 个月以上;②排除引起嗜酸性粒细胞增多的其他原因;③有组织器官受累的症状和体征。

2001 年,WHO 造血和淋巴组织肿瘤分类中将慢性嗜酸性粒细胞白血病(CEL)/HES 划分入慢性骨髓增殖性疾病（MPD）。其诊断标准为：首先应满足外周血嗜酸性粒细胞持续≥1.5×10^9/L（>6 月），骨髓中嗜酸性粒细胞比例增高；同时，骨髓或外周血原始粒细胞小于 20%；有器官受损的证据。另外，应①排除继发于以下因素的反应性嗜酸性粒细胞增多：过敏、寄生虫病、感染性疾病、肺病（过敏性肺炎，Loeffler 综合征等）和胶原性血管病；②排除恶性疾病继发的或反应性嗜酸性粒细胞增多：T 细胞淋巴瘤（包括 mycosis fungoides，Sezary 综合征）、霍奇金淋巴瘤、急性淋巴细胞白血病和肥大细胞增多症；③排除其他可累及嗜酸性粒细胞的恶性疾病：CML（Ph 染色体或 *BCR/ABL* 融合基因阳性），急性髓细胞白血病（AML）——包括伴有 inv（16）、t（16；16）（p13；q22）异常的 AML，其他 CMPDs，MDS；④排除伴异常表型和异常细胞因子产生的 T 细胞亚群。⑤以下情况可以诊断 HES：无可以证明能引起嗜酸性粒细胞增多的疾病，无异常 T 细胞亚群，无克隆性髓系疾病的证据。

若上述鉴别条件①～④均满足，同时具备以下任何一条即可以诊断 CEL：①髓细胞具有克隆性染色体异常或其他方法可以证明其克隆性；②外周血出现原始细胞（>2%）；③骨髓原始细胞比例增高（5%<原始细胞<19%）。

近年来，对伴有嗜酸性粒细胞增多的 MPD 认识的主要进展是已证实这些疾病有受体酪氨酸激酶，主要包括血小板衍生生长因子受体 α，β（PDGFR-α，β）和纤维生长因子受体 1（FGFR1）受累；酪氨酸激酶抑制剂对 PDGFR-α，β受累的 MPD 有显著疗效。因此，2008 年 WHO 淋巴和造血组织肿瘤分型标准中对这类疾病做了较大的修订，MPD 更名为“骨髓增殖性肿瘤（MPN）”。嗜酸性粒细胞增多相关的疾病分为两大类：即①慢性嗜酸性粒细胞白血病（CEL，不另做分类或非特指，NOS）；②伴嗜酸性粒细胞增多和 PDGFRα、PDGFRβ 或 FGFR1 异常的髓系和淋系肿瘤。如果患者有嗜酸性粒细胞增多但不能证明其克隆性，同时又有器官损害的证据则诊断为特发性高嗜酸性粒细胞综合征。

HES 患者的嗜酸性粒细胞胞质内颗粒较少，并含有正常细胞内见不到的体积较大的类晶体结构，胞质时小颗粒的比例较大。HES 患者的嗜酸性粒细胞主要为低密度细胞（约占 61%），同正常嗜酸性粒细胞比较，它们白三烯 C_4 的产生增加，抗体依赖的寄生虫毒性增强，而且发现外周血低密度嗜酸性粒细胞的比例与嗜酸性粒细胞增多的程度直接相关。同时发现在 HES 患者低密度和正常密度嗜酸性粒细胞白三烯 C_4 的产生均增加；也证明在 HES 患者血中 IL-5 含量增加，这可能是 HES 发病的原因之一。另外，在 HES 患者外周血单个核细胞中可检测出 IL-2R mRNA 的表达。HES 的嗜酸性粒细胞既有形态功能均正常的，亦有异常的。形态特点：核分叶过多，颗粒体积较正常细胞的各特异性颗粒数量减少，胞质可见空泡。HES 的嗜酸性粒细胞有细胞毒作用，可杀伤抗体和补体结合的寄生虫以及有核细胞。研究发现，尽管 HES 嗜酸性粒细胞中 ECP 和 MBP 含量较正常嗜酸性粒细胞少，但 ECP 释放量可增加 83%，EPOX 释放可增加 15%，这可能与脱颗粒的刺激因素不同有关。脱颗粒的增加可能是由于某些细胞因了，尤其是 IL-5 所诱发。也发现在 HES 患者，中性粒细胞的释放功能不受影响。嗜酸性粒细胞胞质颗粒内的毒性产物导致组织损伤，如心内膜纤维化和神经系统功能障碍等。

（一）临床表现

多发生在中年以上的男性（男性占 90% 以上），儿童和青少年罕见，可呈急性或慢性，亦可良性或恶性。临床表现最常见的为发热、乏力、疲劳和体重减轻等。但由于病变累及的组织器官不同，受损程度不同，临床症状也多种多样。受累的脏器常有血液系统、心血管系统、皮肤、神经、呼吸系统、胃肠道和肝脾等。所波及的各系统中以心血管系统病变最突出，约 80% 的患者心脏受累，其中半数病例有充血性心力衰竭，1/3 患者有器质性杂音和心电图的非特异性改变，如 ST-T 改变和传导阻滞等。超声心动图示左心室游离壁及室间隔增厚，进行性充血性心力衰竭常是 HES 的主要死亡原因之一。约 50% 患者有肺脏受累，病人可出现干咳、憋气和呼吸困难。可有胸膜渗出，X 线片可有肺部浸润阴影，主要为肺间质浸润，少数患者可发生肺梗死。神经系统受累约占 50%，主要为弥漫性中枢神经功能障碍，如昏迷、精神错乱、妄想和共济失调等。脑电图可有异常。也可表现为顽固性周围神经病，主要是感觉异常和迟钝。肾损害者主要表现为蛋白尿、血尿、脓尿和管型尿，严重者可出现氮质血症。肾脏活检可发现多发性肾栓塞，肾间质嗜酸性粒细胞和淋巴细胞浸润，肾小球系膜增生，基底膜增厚。肝脏受累可有肝脏肿大（约有 85% 的患者），肝功能异常，肝组织活检示嗜酸性粒细胞浸润。胃肠道受累者，在发作期有腹泻和吸收障碍，小肠活检可发现固有层嗜酸性粒细胞浸润。关节受累，X 线检查一般无骨质破坏及关节强直和畸形，关节腔可有嗜酸性粒细胞浸润。皮肤受累可出现血管神经性水肿（25% 可出现四肢末端水肿），皮肤和肌肉活检显示血管周围和间质嗜酸性粒细胞浸润。

小儿 HES 罕见，年龄一般为 5～13 岁，女性多见，相当比例的患者与潜在的白血病有关。Olson 曾综述12例小儿HES,其中6例与白血病有关。少数IHES可转变为T细胞淋巴瘤或其他T淋巴细胞增殖性疾病。机制可能是免疫抑制导致的生理学突变。Kim等曾报道一例小儿HES,诊断时没有发现潜在的淋巴瘤,8年后死亡,尸解发现弥漫性T细胞淋巴瘤,累及淋巴结、肝、肺和肾等。

(二) 实验室检查

HES患者外周血白细胞计数多在$(10\sim30)\times10^9/L$,经常低于$25\times10^9/L$,部分可高达$50\times10^9/L$;大于$90\times10^9/L$者很少见,往往预后差。嗜酸性粒细胞分类计数一般为30%~70%。骨髓象示嗜酸性粒细胞增生伴核左移,嗜酸性粒细胞占25%~75%。常出现血清IgE、循环免疫复合物和血清丙种球蛋白增高。

(三) 诊断标准

详见前面所述2001WHO的诊断标准。简要地说:首先应满足外周血嗜酸性粒细胞持续$\geqslant1.5\times10^9/L$(>6个月),骨髓中嗜酸性粒细胞比例增高;同时,骨髓或外周血原始粒细胞小于20%;有器官受损的证据。另外,没有发现可以证明能引起嗜酸性粒细胞增多的疾病,无异常T细胞亚群,无克隆性髓系疾病的证据。

血清免疫球蛋白升高;肿瘤坏死因子、IL-5和(或)IFN-α、β、γ水平增高;血清IgE增高;糖皮质激素治疗有效等可作为辅助诊断标准。

(四) 治疗

HES应以重要器官受累和功能障碍作为主要治疗指征。

1. 嗜酸性粒细胞计数$>100\times10^9/L$者,应考虑白细胞单采术。

2. 糖皮质激素 泼尼松1mg/(kg·d),口服,病情缓解后剂量逐渐减少,在2~3个月内减至半量,并进一步缓慢减少到能控制疾病的最小剂量。发病急者可予相当剂量的地塞米松静脉滴注,病情好转后,改为口服药,原量维持2周,然后在2~3个月内减至半量,再逐渐减量维持1年左右。若减量过程中病情反复,至少应恢复至减量前用药。一般认为以下患者对泼尼松治疗反应较好:①皮肤表现血管神经性水肿;②血清IgE增高;③口服泼尼松后嗜酸性粒细胞下降明显,持续时间长。

3. 细胞毒药物 为二线治疗药物。对于白细胞增多明显、外周血中出现原始粒细胞、脏器浸润明显、病情进展快的重症患者及激素治疗疗效差者,可加用羟基脲治疗,1~2g/d,治疗7~14天后白细胞开始下降,至白细胞降至$<10\times10^9/L$,然后,用小剂量维持(每日或隔日0.5g)。由于羟基脲抑制DNA合成,对造血细胞均有抑制作用,可导致血红蛋白和血小板减少,因此在羟基脲治疗期间定期查血象,根据血红蛋白、血小板和白细胞计数调整羟基脲剂量。嗜酸性粒细胞计数$\geqslant(50\sim75)\times10^9/L$,亦可加用长春新碱:1~2mg/次,每周一次。长春新碱可快速降白细胞,用药1~3天白细胞数即可下降,一般多用于白细胞过高的患者。长春新碱治疗的主要副作用是末梢神经炎和骨髓抑制。其他还可用的细胞毒药物还有6-巯基嘌呤(6-MP)、环磷酰胺、甲氨蝶呤(MTX)、6-硫代鸟嘌呤(6-TG)和苯丁酸氮芥等。

4. 干扰素(IFN)和环孢素(CsA) 对糖皮质激素及羟基脲反应差或常规剂量不能耐受的患者,可以试用。有人报道,IFN-α 2b$(1.0\sim6.25)\times10^6$U/d,皮下注射,连续应用,6例患者中5例治疗有效,嗜酸性粒细胞降至$<1\times10^9/L$,并停止激素和羟基脲的维持治疗。环孢素常用剂量为4mg/(kg·d),可以同小剂量激素联合使用。

5. 脾脏切除 HES患者约43%有脾脏肿大,巨脾可出现脾功能亢进和脾梗死,导致贫血和血小板减少。出现严重脾功能亢进和脾梗死时,可考虑脾切除治疗。

6. 造血干细胞移植(HSCT) 在药物不能控制病情进展的患者,如有合适的供体且患者一般状况允许,可以考虑HSCT。

7. 并发症的处理 HES常合并心脏病变,50%的患者有二尖瓣或三尖瓣膜受损,可行瓣膜修补或瓣膜置换术。心脏外科治疗可改善心脏受累者的心功能,可延长其生存期。如有其他脏器受损临床表现,应进行相应的处理。

在上述治疗的同时还应注意对症治疗,保护受累的脏器。

(五) 预后

HES预后各家报道不一,生存期几个月至20年不等。合并心血管病变者预后较差。常见的死亡原因是充血性心力衰竭和心肌内膜病变并发症,如细菌性心内膜炎、进行性瓣膜关闭不全和血栓栓塞等。

二、肺嗜酸性粒细胞浸润症 (pulmonary infiltration with eosinophilia, PIE)

这是一组并不少见的疾病。其发病机制多与异常的免疫反应有关,但病因尚不确切。临床特点是咳嗽、胸闷和气急。血嗜酸性粒细胞增多。X线检查肺部有斑片云雾状的散在或游走性浸润灶及肺组织活检示嗜酸性粒细胞增多为其诊断要点。临床可分为以下不同类型:

1. 单纯性肺嗜酸性粒细胞浸润症(吕弗琉综合

征，Loeffler's syndrome）　目前认为可能是寄生虫感染（如蛔虫、钩虫、丝虫和阿米巴原虫）和某些药物（如对氨基水杨酸和阿司匹林等）引起的肺泡一过性变态反应。部分由花粉、真菌或自身免疫引起，也有一些患者未能查出病因。患者可无症状或症状轻微：低热、乏力、食欲下降、盗汗、干咳和胸痛等。一般无需治疗，常于 1 个月内自愈。少数患者症状重：高热、哮喘和呼吸困难，可予肾上腺皮质激素治疗。

2. 迁延性肺嗜酸性粒细胞浸润症（慢性嗜酸细胞性肺炎）　病因及症状和吕弗琉综合征类似，但一般较重，易复发，有周期性波动，病程亦较长。肺部 X 线表现为不规则片状阴影，常呈双侧分布，可为游走性或同一部位反复发生，最后导致局部纤维化或蜂窝状变化。肺部病灶病理检查可见密集的嗜酸性粒细胞浸润，伴多核巨细胞或嗜酸性肉芽肿形成。巨噬细胞内可见夏科-莱登晶体。显微镜下痰液内也含大量嗜酸性粒细胞。在明确诊断后，一般用泼尼松治疗，30～40mg/d，症状好转即减量维持，为防止复发，疗程需长达一年。

3. 哮喘性嗜酸性粒细胞增多症　40～60 岁起病，女性多见，以反复咳嗽和哮喘为特征，多发生于对曲菌或念珠菌、花粉及烟雾等过敏者。患者咳嗽较剧，痰内含大量嗜酸性粒细胞和（或）真菌菌丝。阻塞性通气障碍明显，且可逆性较差。少数患者有胸腔渗液、心包积液、多发性关节炎、荨麻疹、肝及肺门淋巴结肿大。胸部 X 线检查肺上部常有阴影，以双侧多见。可有支气管阻塞或扩张的表现。如以曲菌制备的抗原做皮试可见即刻型和迟缓型阳性反应。明确诊断后应长期服用肾上腺皮质激素控制症状，防止复发。

4. 热带嗜酸性粒细胞增多症　本病多分布于热带与亚热带，发病与丝虫感染和过敏密切相关。肺部病理除嗜酸性粒细胞和组织细胞浸润外，还有小支气管坏死和嗜酸性脓肿形成，甚至在病灶中心可见为丝蚴及其残骸。X 线示两肺弥漫性肺纹理增深，散在细小结节。本病病程较长，可达数月～数年，预后良好，抗丝虫治疗可以治愈。治疗用枸橼酸乙胺嗪（海群生），症状重者可加用泼尼松。

5. 肺变应性血管炎与肉芽肿　是最严重的 PIE。病变还常累及其他系统的脏器。对肾上腺皮质激素疗效欠佳，预后较差。

三、胃肠道疾病

嗜酸性粒细胞性胃肠炎 60% 患者为男性，病因不明，可能属自身免疫性疾病，发病前常有进食某种食物的历史。炎症主要累及消化道（以胃和小肠最多见）黏膜、肌层及浆膜层，可见广泛的嗜酸性粒细胞浸润。根据浸润范围可分为局限型或弥漫型。临床表现为低热、消化不良、反复发作性腹痛和腹泻，甚至不完全性肠梗阻或腹水。严重者可有缺铁性贫血、低蛋白血症以及由此而致的水肿。X 线片显示结节状胃肠道黏膜皱襞粗大，也有炎症广泛而 X 线表现正常。组织学特点：①由成纤维细胞与胶原纤维所构成的黏膜下基质水肿；②基质有大量嗜酸性粒细胞和淋巴细胞浸润；③黏膜下血管、淋巴管、肌层、浆膜和肠系膜淋巴结均可受累，伴有黏膜溃疡与有蒂/无蒂的肉芽肿。外周血淋巴细胞增多，嗜酸性粒细胞分类计数可达 65%～85%。本病为良性经过，病程可长达 10 余年，但易反复发作，有的病例可发展为淋巴瘤。

此外，溃疡性结肠炎、失蛋白性肠病（protein-losing enteropathy）和局限性肠炎也可伴嗜酸性粒细胞增多。

四、结缔组织疾病

嗜酸细胞筋膜炎可发生在任何年龄，男女均可发病。以上肢、前臂、大腿、下肢及手的僵直、疼痛和肿胀为特征，双脚发生的机会要少。病人也可出现不适、发热、无力和体重减轻。大多数患者嗜酸性粒细胞绝对值计数大于 1.0×10^9/L。诊断一般需要做活检，发现筋膜和滑膜的炎症、水肿、变厚及纤维化。嗜酸细胞筋膜炎也可伴有再生障碍性贫血、细胞减少、恶性贫血和白血病。

Churg-Strauss 脉管炎、类风湿关节炎、皮肌炎和干燥综合征等均可出现嗜酸性粒细胞增多。

五、木村病

木村病（Kimura's disease）是一种病因不明的少见炎症性疾病。本病由我国金显宅在 1937 年首先报道，1948 年日本学者木村哲二以"伴有淋巴组织增生的特殊肉芽肿（unusual granulation combined with hyperplastic changes of lymphatic tissue）"对本病进行了系统描述，之后多数作者遂称此病为木村病，迄今文献报道约 200 例。

（一）流行病学

木村病多见于亚洲中青年男子，20～50 岁患者占 70%，中位发病年龄 32 岁，男女发病比例为（3.5～6）∶1。西方文献报道的病例中亦有美洲及拉丁美洲、欧洲和非洲等地区患者，但多数为亚裔。

（二）病因与发病机制

目前病因仍不明确。因为有外周血和病变组织中嗜酸性粒细胞、肥大细胞数量增多以及血清 IgE、TNF-α、IL-4、IL-5 和 IL-13 水平增高，且部分患者同时伴有哮喘和湿疹等过敏性疾病，有学者认为寄生虫感染或自身免疫性疾病的可能性大，属于 $CD4^+T$ 辅助细胞调控异常引起 IgE 介导的Ⅰ型过敏反应性疾病。Chim 等证明在木村病中有克隆性 T 细胞群的存在。

（三）临床表现

木村病为一局部的慢性肉芽肿性病变，病程可长达数十年。临床表现常见于头、颈部（约占 70%）缓慢增大的皮下结节，淋巴结（可见于 66% 的患者）、腮腺和颌下腺肿大，约 1/3 ~ 1/2 的患者可有肾小球性肾炎表现。肿块特点为无痛性，位置较深，单发或多发，与周围组织粘连，界限不清。

（四）实验室检查

1. 外周血嗜酸性粒细胞计数、比例增加和血清 IgE 水平增高，嗜酸性粒细胞比例多为 10% ~ 20%，有时白细胞总数也增高。

2. 骨髓象显示有核细胞增生活跃，嗜酸性粒细胞比例增加，但无原始和早幼细胞增多。

3. 有研究发现血清中 TNF-α、IL-4、IL-5 和 IL-13 水平升高。

4. 病理组织学检查 基本的病理特点为：①炎性细胞的增生和浸润，包括各病变组织中广泛的淋巴滤泡样结构形成和充斥于滤泡间的大量嗜酸性粒细胞、淋巴细胞和肥大细胞；②不同程度的纤维化；③血管增生反应。

受累的唾液腺也呈滤泡性淋巴组织增生，腺管周围嗜酸性粒细胞浸润，但不累及腺泡。

病变淋巴结的结构一般无破坏，淋巴滤泡增生，套区清晰完整，生发中心扩大。滤泡间弥布大量小淋巴细胞、嗜酸性粒细胞和浆细胞，易见免疫母细胞、组织细胞和肥大细胞，中性粒细胞少见。生发中心细胞间 IgE 沉积形成间质样均一的嗜酸性物质。嗜酸性粒细胞在淋巴结内灶性聚集形成嗜酸性微脓肿（eosinophilic microabscess）。生发中心血管形成，增生的毛细血管伸入生发中心。纤维胶原组织围绕在血管周围（主要是高内皮小静脉）形成同心环状，造成内皮细胞受压萎缩。

伴有肾脏病变时，肾穿刺活检的病理类型可以是微小病变型、系膜毛细血管增生型肾小球肾炎、节段性硬化型肾小球肾炎、膜性肾病、IgA 或 IgM 肾病。

（五）诊断与鉴别诊断

目前尚无统一的诊断标准，有相应的临床表现、外周血嗜酸性粒细胞计数和比例增高、血清 IgE 水平升高时应考虑到木村病，确诊主要依靠病理组织学检查。

临床上木村病应与表现为头颈部肿块的其他疾病相鉴别，包括淋巴瘤、肿瘤淋巴结转移、嗜酸性肉芽肿、Mikulicz's 病、唾液腺肿瘤伴有局部淋巴结转移等。根据木村病的慢性病程，特征性的嗜酸性粒细胞及 IgE 升高，结合活检病理所见，鉴别并不困难。

1969 年 Wells 和 Whimster 提出的"血管淋巴性增生伴有嗜酸性粒细胞增多（angiolymphoid hyperplasia with eosinophilia，ALHE）"，与木村病一样均有好发于头颈部、中青年多见、有血管病变且易于复发等相似处，鉴别要点是 ALHE 常无嗜酸性粒细胞增高和 IgE 增高，组织学特征为毛细血管和小血管增生，内皮细胞肿胀呈组织细胞样突入管腔，有时见增生的内皮细胞形成不成熟的管腔或实性条索或巢。

（六）治疗

木村病的治疗以手术切除病变组织为主，但常复发。病变组织对放疗较敏感，不适宜手术者可以选用，或者用于术前术后以缩小肿块利于进行手术及减少复发。推荐的总剂量为 26 ~ 30Gy，有效率达 90%。当合并有哮喘和肾脏病变时可局部或全身性应用肾上腺皮质激素，但停用激素后也常致复发。接受手术或放疗后患者应用环孢霉素可以维持嗜酸性粒细胞、IL-4、IL-5 和 IL-13 水平在正常范围，较好地减少复发。此外尚有应用全反式维 A 酸、己酮可可碱、甲磺司特和激光等进行试验性治疗的报道。

（七）病程与预后

木村病进展缓慢，呈良性病程，一般无恶变倾向。Chen H 等报道 18 例治疗后患者随访结果：13 例无病生存（其中 3 例有复发），平均随访 10.9 年；4 例带病生存（其中 2 例有复发），平均随访 8.8 年；1 例带病者随访至 12.7 年时死于突发性心脏病。

第三节 慢性嗜酸性粒细胞白血病（不另做分类，WHO2008 分类）

2001 年 WHO 造血和淋巴组织肿瘤分类将慢性嗜酸性粒细胞白血病（CEL）/高嗜酸性粒细胞综合征（HES）归入慢性骨髓增殖性疾病（MPD）。近年来，随着对伴嗜酸性粒细胞增多 MPD 分子机制的认识，2008 年 WHO 淋巴和造血组织肿瘤分型对这类疾病做了较大的修订，MPD 更名为"骨髓增殖性肿瘤（MPN）"。嗜酸性粒细胞增多相关的疾病分为两大类：即①慢性嗜酸性粒细胞白血病（CEL，不另做分类或非特指——NOS）；②伴嗜酸性粒细胞增多和 PDGFRα、PDGFRβ 或 FGFR1 异常的髓系和淋系肿瘤。未再将高嗜酸性粒细胞综合征列入 MPN 分类。

因此,2008 年 WHO 分类中所指的慢性嗜酸性粒细胞白血病不包括高嗜酸性粒细胞综合征和伴有 PDGFRα、PDGFRβ 或 FGFR1 异常的髓系和淋系肿瘤。

一、流行病学

由于区别 CEL 和 HES 很困难,它们的真实发病率尚不清楚。HES 男性多于女性,男:女约为9:1;可见于各个年龄段,但发病高峰为 40 岁左右。CEL 主要见于男性。

二、临床表现

CEL 是一个多系统的疾病,外周血和骨髓均可受累。由于嗜酸性粒细胞的组织浸润、释放细胞因子和体液因子导致多脏器的损伤(如心脏、肺、中枢神经系统、皮肤和胃肠道最常受累,肝脾受累的患者占 30% ~50%)。

部分患者起病时可以没有症状,有些患者可以全身症状起病(如发热、疲乏、血管性水肿、肌肉酸痛、皮疹和恶心等),最严重的临床问题是心肌纤维化导致的一系列表现。

三、实验室检查

CEL(NOS)患者外周血最典型的特征是嗜酸性粒细胞的增多,以成熟嗜酸性粒细胞增多为主,可见少量中晚阶段嗜酸性粒细胞。嗜酸性粒细胞可有一系列形态学异常,如胞质颗粒减少、胞质可见没有颗粒分布的区域,胞质空泡;核过分叶或分叶过少;细胞体积增大。常伴有中性粒细胞增多,部分病例可以出现单核细胞增多;一般很少出现嗜碱性粒细胞的增多。外周血可以出现原始细胞,但比例一般低于 20%。

骨髓:由于嗜酸性粒细胞的增殖,骨髓增生一般较活跃。绝大多数患者嗜酸性粒细胞成熟正常,原始粒细胞可以增多(原始粒细胞增多有助于 CEL 的诊断,但一般比例不超过 5% ~19%)。红系和巨核系造血基本是正常的。部分患者可以出现骨髓纤维化。

细胞化学染色有助于确定嗜酸性粒细胞,但不是诊断所必需的。

目前还没有发现 CEL 患者有特异的免疫表型异常。

WHO2008 分类中由于将 PDGFRα、PDGFRβ 和 FGFR1 异常的疾病单独归类,CEL(NOS)患者缺乏单独的或特异的细胞遗传学及分子遗传学异常。然而,髓系肿瘤中常见的重现性细胞遗传学异常如+8 或 i(17q)有助于 CEL 的诊断。偶有患者可以有 *JAK2* 基因突变。女性患者可以采用 PGK 或 HUMARA 的 X 连锁多态性来证明克隆性。

四、诊断与鉴别诊断

2008WHO 分类制定的“CEL(NOS)”的诊断标准为:

1. 嗜酸性粒细胞增多(嗜酸性粒细胞绝对值持续≥1.5×10^9/L);
2. 无 Ph 染色体或 BCR-ABL 融合基因或其他 MPN(PV,ET,PMF)或 MDS/MPN(CMML 或aCML);
3. 无 t(5;12)(q31-35;p13)或其他 PDGFRβ 重排;
4. 无FIP1L1-PDGFRα 融合基因或其他PDGFRα 重排;
5. 无 FGFR1 重排;
6. 外周血和骨髓原始细胞比例<20%,无 inv(16)(p13q22)或 t(16;16)(p13;q22)或其他诊断 AML 的特征;
7. 有克隆性细胞遗传学/分子遗传学异常,或外周血原始粒细胞>2%,或骨髓原始粒细胞>5% 而且<20%。

如果患者有嗜酸性粒细胞增多但不满足上述标准,则其诊断可能为反应性嗜酸性粒细胞增多、特发性嗜酸性粒细胞增多(无器官受损证据)或特发性高嗜酸性粒细胞综合征(有器官受损证据)。

五、治疗和预后

CEL 的治疗和 HES 相似,应以重要器官受累和功能障碍作为主要治疗指征,治疗方法和 HES 没有截然的不同,可以参考 HES 的治疗。

(秘营昌　薛艳萍　张莉)

参考文献

1. 吴庆军,张煊,唐福林. Charg-Strauss 综合征 6 例(附文献复习). 中国实用内科杂志,2001;21:145-146
2. 张悦,于明华,徐世才,等. 慢性嗜酸性粒细胞白血病/高嗜酸性粒细胞综合征临床和实验室特征研究. 中华血液学杂志,2008;29:3-8
3. Jaffe ES, Harris NL, Stein H, et al. WHO classification of tumours of haematopoietic and lymphoid tissues. IARCPress,Lyon,2001
4. Chim CS, Fung A, Shek TWH, et al. Analysis of Clonality in Kimura's Disease. Am J Surg Pathol, 2002,26:1083
5. Shetty AK, Beaty MW, McGuirt WF Jr, et al. Kimura's Disease: A Diagnostic Challenge. Pediat-

rics,2002,110:e39

6. Boulanger E,Gachot B,Verkarre V,et al. All-trans-retinoic acid in the treatment of Kimura's disease. Am J Hematol,2002,71:66
7. Cools J, Deangelo DJ, Gotlib J, et al: A tyrosine kinase created by fusion of the PDGFRA and FIP1L1 genes as a therapeutic target of imatinib in idiopathic hypereosinophilic syndrome. N Engl J Med,2003;348:1201-121
8. Chen H,Thompson LD,Aguilera NS,et al. Kimura disease:a clinicopathologic study of 21 cases. Am J Surg Pathol,2004,28:505
9. Klion AD,BOchner BS,Gleich GJ,et al. Approaches to the treatment of hypereosinophilic syndromes: A workshop summary report. J Allergy Clin Immunol, 2006,117:1292-302
10. Tefferi A,Patnaik MM,Pardanani A. Eosinophilia: secondary, clonal and idiopathic. Br J Hematol, 2006,133:468-492
11. Baccarani,M. ,Cilloni,D. ,Rondoni,M. ,et al. The efficacy of imatinib mesylate in patients with FIP1L1-PDGFRa positive hypereosinophilic syndrome. Results of a multicenter prospective study. Haematologica,2007;92:1173-1179
12. Swerdlow SH, Campo E, Harris NL, et al. WHO classification of tumours of haematopoietic and lymphoid tissues. IARCPress,Lyon,2008
13. Tefferi A and Vardiman JW. Classification and diagnosis of myeloproliferative neoplasms: The 2008 World Health Organization criteria and point-of-care diagnostic algorithms. Leukemia, 2008, 22: 14-22
14. Valent P. Pathogenesis, classification, and therapy of eosinophilia and eosinophil disorders. Blood Rev,2009,23:157-165
15. Wadleigh M,Tefferi A. Classification and diagnosis of myeloproliferative neoplasms according to the 2008 World Health Organization criteria. Int J Hematol,2010,91:174-179

第 56 章

嗜碱性粒细胞与肥大细胞的结构、生化与功能

本章介绍了嗜碱性粒细胞和肥大细胞的形态结构，重点介绍了近年对这两种细胞研究的新进展，包括嗜碱性粒细胞在过敏性慢反应中的作用，肥大细胞的生物学功能，肥大细胞对细菌免疫反应的调节，以及嗜碱性粒细胞的多异性及与肥大细胞的关系等。

第一节 嗜碱性粒细胞和肥大细胞的形态学特征

用常规组织固定和加工的实验方法很难适应嗜碱性粒细胞和肥大细胞的研究之需，较理想的图像可以通过 1μm 厚薄的切片和附装的超微结构显示装置而获得。超微结构观察显示，人嗜碱性粒细胞有圆形或卵圆形的胞质颗粒，颗粒被膜和致密微粒的亚结构所包围，致密度较疏的基质充满其间。在某些颗粒中的膜呈轮阶状，还含有夏科-莱登晶体（别名气喘晶体）。较小的、形态大小较均一的另一些颗粒则紧靠核膜。成熟的人嗜碱性粒细胞也含有糖原颗粒、线粒体、游离核糖体和膜结合颗粒，其他细胞器则难以观察到。

组织切片中的肥大细胞呈圆形或长圆形。与嗜碱性粒细胞有不规则表面突起物外观不同的是，它被一些分布均匀的薄层物质所覆盖，外观较平整均匀。肥大细胞另一不同于嗜碱性粒细胞的特点是胞质内有丰富的纤丝，而缺乏糖原颗粒。人肥大细胞胞质中还含有多种脂小体，虽然有时在嗜碱性粒细胞中也能观察到脂小体，但脂小体相对来说仍是肥大细胞的一个特点。电镜观察下嗜碱性粒细胞和肥大细胞形态上的特征列于表 56-1。

表 56-1 成熟嗜碱性粒细胞和肥大细胞的形态学特征

特征	嗜碱性粒细胞	肥大细胞
大小	5～7μm	6～12μm
外形	不规则，有粗短突起	数量多，分布相对均匀，有细长突起
核	分裂状	完整，电镜下有时呈卵圆形
核染色质凝缩	明显	中等度
胞质颗粒	很少，但比肥大细胞大且含有偶带膜轮阶的电子密度微粒	数量多而小，一般比嗜碱性粒细胞的颗粒更繁杂，含有涡卷状结构，有时联结微粒
胞质糖原聚集	存在	缺乏
胞质脂小体	罕见	多种多样
过敏性脱颗粒作用期的颗粒间相互融合	罕见（有时颗粒膜与质膜融合）	很普遍

第二节 嗜碱性粒细胞的激活、黏附、迁移及存活

嗜碱性粒细胞是外周血白细胞种群中最小的群体,其细胞表面有高亲和性 IgE 受体(FcεRI)。通过特异性抗原或抗 IgE 抗体与 IgE 分子交联,又或通过抗 FcεRI 抗体与 FcεRI 连接,促使该细胞释放储存的介质如血管活性胺。嗜碱性粒细胞的激活除了包括 IL-4 和 IL-13 等细胞因子释放外,还及时合成脂质介质如 LTC_4。嗜碱性粒细胞通过这些介质和细胞因子的释放,积极参与 IgE 介导的过敏性炎症进程。

多种证据表明,嗜碱性粒细胞在迟发型过敏反应的病理进程中,是重要的效应器细胞,在迟发型过敏反应者的鼻腔和皮肤可发现嗜碱性粒细胞局部集结,而且有报告指出,这些患者的鼻分泌物和支气管的灌洗液中还发现有形态上与嗜碱性粒细胞一样的嗜碱性粒细胞群。此外,对鼻分泌物的化学介质分析证明,嗜碱性粒细胞可能是引起迟发型过敏性反应介质的源头。

近来,有学者指出嗜碱性粒细胞是小鼠 IgE 介导的迟发型过敏性反应的关键细胞。

虽然,有关嗜碱性粒细胞在抗原引起的过敏性炎症和慢性过敏性疾病(如气喘患者)局部聚集的完整的机制仍不清楚。但已确认和嗜碱性粒细胞的激活有关。因为这些细胞通常分散在循环血中。嗜碱性粒细胞是一种能动的细胞,它们具有对周围环境高度敏感的潜能;在对嗜碱性粒细胞系统的生物学功能的研究中,发现嗜碱性粒细胞含有的细胞因子和趋化因子在该细胞的功能作用中是强效的调节因素,这些生物学上的强效调节因子调控着嗜碱性粒细胞功能的多样性。

一、活　化

IL-3 是人成熟嗜碱性粒细胞最重要的激活剂,虽然 IL-3 对少部分遗传性过敏症患者能诱导其嗜碱性粒细胞释放组胺,但 IL-3 几乎能使全部正常或遗传性过敏症者的嗜碱性粒细胞产生脱颗粒作用。用 IL-3 预处理 15 分钟,抗 IgE、FMLP、Ca^{2+} 载体 A23187 和佛波酯都能使嗜碱性粒细胞增强组胺释放。分泌的 IgA、补体 C3a 或者 PAF 均不足以产生信号传递使嗜碱性粒细胞产生脱颗粒作用,但 IL-3 能增强嗜碱性粒细胞对这些物质的易感性,使之能产生脱颗粒作用。

GM-CSF 和 IL-5 也能增强嗜碱性粒细胞释放组胺的能力,根据测定半数效应量(ED50)知 IL-3 的效率是最突出的,即促进抗 IgE 和 FMLP 对嗜碱性粒细胞的脱颗粒作用能力的最低剂量均为 0.3pM,而 IL-5 和 GM-CSF 这种能力的剂量要比 IL-3 高 30 倍。嗜碱性粒细胞对细胞因子的敏感性的差异性可能反映了各种受体的水平。

胰岛素样生长因子(IGF-Ⅰ)也能增强抗 IgE、Ca^{2+} A23187 和佛波酯促使嗜碱性粒细胞释放组胺的能力。干细胞因子(SCF)也有较低的使某些促分泌的因子启动脱颗粒作用的能力,有意义的是 IGF-1 和 SCF 协同作用时可增强嗜碱性粒细胞激活的标志物 CD69 的表达,除了 IL-4、TNF-α 或 TGF-β 以外,干扰素和神经生长因子也能增强嗜碱性粒细胞的脱颗粒作用。

IL-3 对嗜碱性粒细胞的活化影响是最重要的,即使 10% ~20% 的嗜碱性粒细胞丧失抗 IgE 引起其释放组胺的能力(这部分细胞可称作非释放型细胞),但这部分细胞经过与 IL-3 较长时间的培育,即可使之具有抗 IgE 或特异性抗原反应的能力,成为具有释放组胺能力的细胞。进一步分析细胞信号传递途径发现,不能对 IgE 交联刺激反应的嗜碱性粒细胞缺乏的是酪氨酸激酶 SyK,但经 IL-3 共培育 3 天后这种缺陷即可纠正。

IL-3 还能促进诸如 LTC_4 新合成。pM 级 IL-3 与嗜碱性粒细胞短时间共温育后抗 IgE 或 FMLP 即可促使 LTC_4 分泌增强。嗜碱性粒细胞是 Th2 型细胞因子包括 IL-4 和 IL-13 的重要来源。虽然短时(30 分钟)与 IL-3 共温育,嗜碱性粒细胞不能释放 IL-4,但经 18 小时长时间的共温育后,却可促使 IL-4 明显的分泌。

除了促使白细胞的趋化外,趋化因子还能直接激活嗜碱性粒细胞,其中 MCP-1/CCL2 是最具促分泌性的。MCP-1 可诱导约 20% 的组胺自新分离的嗜碱性粒细胞释放出来,似乎是 IL-3 功效的扩增。IL-8 和 CXCL8 仅能诱使嗜碱性粒细胞微弱的脱颗粒作用,但 IL-3 预处理同样可以增效它诱导的脱颗粒作用。此外,SDF-1/CXCL12、MIP-1α/CCL3 或 MIP-1β/CCL4 不能促使新分离的嗜碱性粒细胞产生脱颗粒作用。

二、黏附作用

IL-3 参与嗜碱性粒细胞对血管内皮细胞的黏附作用。嗜碱性粒细胞对血管内皮细胞的黏附作用也是通过增强表达 $β_2$ 整合蛋白(CD11b/CD18)进行。已发现不仅 IL-3,多种造血生长因子如 IL-5 和 GM-CSF 也能升调节嗜碱性粒细胞的 CD11b 表达,这些细胞因子的受体在信号传递时,都通过这一共同的 β 亚基,但这三种细胞因子增强 CD11b 表达的力度

是不同的，IL-3 最强，只需 6pM 量级就可达到 ED50，而 IL-5 和 GM-CSF 则要低很多，约 10 倍量才能使 CD11b 达到有实际意义的表达量。最新的研究证明，在生理剪切力流动的血流中，嗜碱性粒细胞上的 P-选择素和 β-整合蛋白（CD49d/CD49c）参与经 IL-3 处理的内皮细胞上的滚动和黏附。

三、迁　　移

GM-CSF、IL-3 和 IL-5 能明显影响嗜碱性粒细胞的迁移，能使对嗜碱性粒细胞的迁移徒增 10 倍，GM-CSF 对迁徙的作用稍大于 IL-3 和 IL-5，已证明这些细胞因子主要是对嗜碱性粒细胞起化学增活作用，而非趋化影响。已知嗜碱性粒细胞表达的趋化性受体有 CCR1、CCR2、CCR3、CCR5、CXCR1、CXCR2 和 CXCR4 等。在已试验的 16 个趋化因子中，嗜酸性粒细胞趋化因子（eotaxin/CCL11）对嗜碱性粒细胞迁移的诱导力增强，低微量级（1ng/ml）的 CRA-1 的 Ab 与 FcεRI 的交联刺激，即可增强嗜碱性粒细胞对嗜酸性粒细胞趋化因子的趋化性。嗜碱性粒细胞经与 SDF-1 共育 24 小时后，也能诱导出明显的迁移反应，表明在保温期间其 CXCR4 的表达增加。SDF-1 并不能使新分离的嗜碱性粒细胞产生钙内流，但它与细胞经 24 小时温育后即可使钙离子明显内流，这表明像嗜酸性粒细胞中的情况那样，嗜碱性粒细胞上 CXCR4 的表达也是受某些细胞因子的调节。IL-3 对此表达有明显的抑制作用，而 GM-CSF、IL-5 和 IL-4 则有轻微的抑制作用，但 IFN-γ、TGF-β 和 TNF-α 对嗜碱性粒细胞 CXCR4 的表达几乎无影响。IL-3 对嗜碱性粒细胞 CXCR4 表达的影响最大，10^{-15}M级的 IL-3 足以使这种表达受到抑制。

四、跨内皮细胞迁移（transendothelial migration，TEM）

实验证明多种趋化因子：CCR3 配体、eotaxin/CCL11 和 RANTES/CCL5 都能促使 IL-1β 激活的嗜碱性粒细胞 TEM，eotaxin 特异性地只能与 CCR3 结合，而 RANTES/CCL5 则既可与 CCR1 结合又能与 CCR3 结合，但其对 CCR1 的结合更具亲和性。用抗 CCR3 mAb 可完全抑制 eotaxin 引起的 TEM。虽然 RANTES 诱导的 TEM 可为抗 CCR3 mAb 明显抑制，但用抗 CCR1 mAb 处理外露部分并无影响，表明 CCR3 是这两种趋化因子介导嗜碱性粒细胞 TEM 的主导因素。有意思的是，RANTES 对这两种受体亲和性的逆转性表明 RANTES 的受体亲和性与对 TEM 的诱导性并无相关性。此外，还有一种趋化因子受体能诱导嗜碱性粒细胞的 TEM：SDF-1，一种 CXCR4 的特异性配体。虽然新分离的嗜碱性粒细胞并不能为 SDF-1 诱导 TEM，但若与该细胞共温育 24 小时则 SDF-1 可明显促使其 TEM。这些都表明 CCR3 和 CXCR4 参与嗜碱性粒细胞的 TEM。还发现 β_2 整联蛋白是嗜碱性粒细胞实现 TEM 的关键性黏附分子，而 β_1 整联蛋白轻微参与，而且抗-CD29 mAb 对嗜碱性粒细胞的 TEM 也有轻微的抑制作用。

五、跨基底膜迁移（trans-basement membrane migration，TBMM）

实验证明，IL-3 能引起嗜碱性粒细胞的跨基底膜迁移，即使不用化学吸引剂诱导；IL-8 和 CCR3 也能促进嗜碱性粒细胞的跨基底膜迁移。其他趋化因子包括 MCP-1 和 eotaxin 对该细胞的跨基底膜迁移的影响无统计学意义。此外，CCR1、CCR3 和 CXCR1 参与 RANTES 诱导的跨基底膜迁移。

六、存活情况

缺失细胞因子，嗜碱性粒细胞会很快死亡，在体外存活 3 天。IL-3 能维持纯化的嗜碱性粒细胞培养期的存活率。IL-3 除了明显使嗜碱性粒细胞存活性增加外，还能使一半的细胞存活 14 天。已证明，IL-5 和 GM-CSF 与 IL-3 一样，对嗜碱性粒细胞存活有重要意义。极低微的剂量（ED50，20fM）足以使嗜碱性粒细胞存活性增强。IFN-γ 也能增强该细胞的存活性，但 IL-4 或者 TNF-γ 则不能。此外，用 IL-3 同样剂量的 SCF 也能延长嗜碱性粒细胞的存活期。

糖皮质激素和地塞米松是公认的引起嗜碱性粒细胞凋亡的药物，嗜碱性粒细胞与 IL-3（3fM）和地塞米松（100nM）共温育后，嗜碱性粒细胞的存活期明显缩短，但当 IL-3 剂量提高到 3～300pM 后，则地塞米松不再引起嗜碱性粒细胞的凋亡。在用糖皮质激素的实验中也显现同样的结果。

七、新细胞因子 IL-33 对嗜碱性粒细胞黏附和激活的影响

IL-33 是最近发现的细胞因子 IL-1 家族成员。该细胞因子与 ST2 受体（也称作 DER4，Fit-1 或 T1）相结合，其与 IL-1 受体高度同源。ST2 受体表达于肥大细胞和 Th2 细胞。但不表达于 Th1 细胞。IL-33 通过 ST2 受体发挥其重要的生物学功能。它能引起主要由 Th2 介导的过敏性炎症，证据表明 IL-33 无论在体内还是体外都具有明显的生物学效应。例如，IL-33 能增强极化的 Th2 细胞相关细胞因子，能增进人脐血的肥大细胞存活期，并促使其与纤连蛋白黏附，进而促使 IL-8 和 IL-13 生成。IL-33 是当前公认的重要的增强 Th2 平衡的免疫调节细胞因子。但迄今，仍不知道 IL-33 对过敏性效应器细胞有何

作用。

最近还对 IL-33 对人嗜碱性粒细胞的影响进行了探索,发现嗜碱性粒细胞表达有 ST2 的转录物和蛋白,是 IL-33 的受体。IL-33 还影响嗜碱性粒细胞某些配置的功能;升调节 CD11b 的表达,增强 eotaxin 诱导的趋化作用,诱导 Th2 细胞因子 IL-4 分泌并增强由 IgE 介导的组胺释放。重要的是,IL-33 能明显增强嗜碱性粒细胞的黏附性,而且,这种作用强于 IL-3 这一公认的嗜碱性粒细胞的重要活化因子。平衡试验证明,ST2 介导 IL-33 对嗜碱性粒细胞产生效应。此外,还证明 IL-33 对嗜酸性粒细胞也有激活作用。但 IL-33 对嗜酸性粒细胞的影响在许多细节上是不同于其对嗜碱性粒细胞的作用,IL-33 对嗜酸性粒细胞的迁移和脱颗粒作用无有增强作用。但可抑制嗜酸性粒细胞的凋亡。而 IL-33 对嗜碱性粒细胞的凋亡则无有影响。IL-33 对嗜碱性粒细胞和嗜酸性粒细胞在影响方面的这些差别,可能反映了这两种效应器细胞在过敏性炎症的调控机制方面是不同的。

这些发现表明 IL-33 不仅对淋巴细胞和肥大细胞,而且对诸如嗜酸性粒细胞和嗜碱性粒细胞等效应器细胞也是重要的、独特的调节因子。

八、结　论

嗜碱性粒细胞虽然是白细胞中最小的亚群,但其是组织和血液中非常重要的、分泌多种生物活性介质的细胞。嗜碱性粒细胞在这些地方会接触到过敏原或它们的影响因子(细胞因子或趋化因子)。

人血中,嗜碱性粒细胞浓度是受到精确调控的,外周血中,嗜碱性粒细胞的总量不会超过白细胞总量的 2%。在骨髓中,经过成熟期后,其进入血流,经过很短促(小时~天)地在血液中停留,随着诱惑分子的加强,嗜碱性粒细胞被捕获到组织中。虽然嗜碱性粒细胞和肥大细胞两者在染色反应、组胺含量和表面 FcεRI 的表达方面极为相似,但这两种细胞的来源却完全不同。肥大细胞仅在分化的原始细胞期停留在骨髓中,随后肥大细胞祖细胞进入血液,然后再迁移到组织中,并在此增殖和成熟。现今我们确信,嗜酸性粒细胞与嗜碱性粒细胞关系很密切,在调节分化成熟的机制方面,两者十分相似。前叙提到的对嗜碱性粒细胞十分重要的细胞因子和趋化因子对嗜酸性粒细胞也很重要,例如 CCR3 配体和 eotaxin 对两种细胞都是很重要的化学激动剂。然而,研究中也发现对嗜碱性粒细胞有重要作用的细胞因子和趋化因子,还不能确定对嗜酸性粒细胞是否有影响。

众所周知,有三种造血生长因子 IL-3、IL-5 和 GM-CSF,IL-3 激活嗜碱性粒细胞多种功能是最强效的,而 IL-5 只是嗜酸性粒细胞高效的激活剂,它们之间的差异迄今只是从表达的受体水平来判别。

第三节　嗜碱性粒细胞在过敏性慢反应中的作用

尽管哺乳动物的嗜碱性粒细胞和肥大细胞在生化和功能上具有惊人的相似性,但它们并不是相同的细胞。虽然 19 世纪后叶,Paul Ehrlin(1879)对此进行过专门的研究,但总的来说,迄今对嗜碱性粒细胞所知甚少。细胞遗传学和体外研究已证明,嗜碱性粒细胞与其他粒细胞和单核细胞均来自一共同前驱细胞(precursor)。嗜碱性粒细胞的生命周期很短,而且,即使其进入组织中仍始终保持粒细胞的特征。对^{3}H-胸腺嘧啶标记的嗜碱性粒细胞的研究结果表明,其嗜碱中幼粒细胞与中性中幼粒细胞的特点很相似。体内服用^{3}H-胸腺嘧啶后约 2 天首次在血液中出现,在第 7 天达到最大数。人嗜碱性粒细胞在血液中的含量是所有粒细胞中最少的,约占白细胞总数的 0.5% 或占有核髓细胞的 0.3%。

嗜碱性粒细胞通常称作嗜碱性粒细胞。是外周血细胞中唯一含有胞质颗粒的较小群体。其胞质颗粒可被嗜碱性染料染色。虽然对成熟的嗜碱性粒细胞一直有研究,但对其成熟前的状况和它与其他细胞谱系的关系并不很清楚。现在认为,嗜碱性粒细胞及肥大细胞、单核细胞、嗜酸性粒细胞和中性粒细胞都是从 $CD34^+$ 祖细胞演变而来。$CD34^+$ 祖细胞存在于脐血、外周血和骨髓中,尤其是嗜碱性粒细胞是由嗜碱性粒细胞或嗜酸粒祖细胞发育而来,这两种祖细胞均表达有 $CD34^+$、$IL\text{-}3R\alpha^+$ 和 $IL\text{-}5^+$。

虽然肥大细胞祖细胞已通过 $CD34^+/CD38^+$ 或 $CD34^+/c\text{-}kit^+/CD13^+$ 鉴别为一个旁系,但最近一种新的单抗(97A6)对成熟的肥大细胞和嗜碱性粒细胞及它们的祖细胞均呈特异性。而单抗 97A6 不与任何其他造血细胞或非造血细胞反应。因此,通过 97A6 所识别的抗原表位,也许可以把肥大细胞或嗜碱性粒细胞系的前体细胞与其他谱系的前体细胞区别开。肥大细胞或嗜碱性粒细胞来自共同前体细胞是可能的。因为用以鉴别肥大细胞的特征性指标,如存在有类胰蛋白酶、食糜酶、c-kit 和羧肽酶 A 等,也能在哮喘、过敏或药物过敏患者的嗜碱性粒细胞中发现,因此,目前认为肥大细胞和嗜碱性粒细胞来自不同谱系的概念应得到修正。

与肥大细胞在组织中分化和成熟不同的是,只在循环系统中发现成熟的嗜碱性粒细胞,循环中的嗜碱性粒细胞占整个循环白细胞的量不足 1%。迟发过敏性反应(late phase response,LPRs)期间,嗜碱性粒细胞、嗜酸性粒细胞和 Th2 淋巴细胞被募集到炎症部位。由于迄今对嗜碱性粒细胞未能有特异的免疫组化鉴定方法,因而有关 LPRs 期间对其的判定主要靠间接的方法。例如测定肥大细胞或嗜碱性粒细胞的特异性介质如组胺、前列腺素 D_2(仅肥大细胞)或白三烯 C_4(LTC_4仅嗜碱性粒细胞)的模式来判别。现已确定在过敏性应激后嗜碱性粒细胞能快速地集中到皮肤、肺或鼻部。

近期,在对趋化因子及其相应受体的研究中,有关导致炎性细胞在 LPRs 集结过程的探索已取得突破性进展。已鉴别出治疗哮喘和其他过敏性疾病的、新的重要靶物质。这些研究充实了认为有某种分子参与了嗜碱性粒细胞黏附到内皮细胞的研究,这些过程是嗜碱性粒细胞渗出的关键。一些研究已确定了 eotaxin(CCL11)和 eotaxin 受体(CCR3)是嗜酸性粒细胞选择性募集到肺的关键分子,无论是在动物模型还是哮喘患者,在患有过敏性呼吸道感染期间均得到证实。从破坏 eotaxin 基因的敏化小鼠募集的嗜酸性粒细胞比野生型的少 70%。根据过敏性炎症中 eotaxin 表达的增加量可以计算出嗜碱性粒细胞的流量。因为体外研究表明,在嗜碱性粒细胞表面表达有 CCR3 并对 eotaxin 呈强反应。此外,人嗜碱性粒细胞还对诸如 CC 趋化因子 eotaxin2(CCL24)、KANTES、MCP-3(CCLT)、MCP-1 和 MIP-1α 等其他趋化因子反应,这些趋化因子同样在抗原诱导的、从组织中募集嗜碱性粒细胞的过程中起作用。而且嗜碱性粒细胞还可能对 eotaxin3(CCL26)反应。不断发现各种 CCR3 配体的数量。虽然还不能完全确定,但通过嗜酸性粒细胞和嗜碱性粒细胞表面的 CCR3 受体和 CC 趋化受体来计算进入组织的细胞流量是相近的,如 LPRs 期间进入鼻和肺的流量。

若需进一步探究嗜碱性粒细胞进入组织的流量和随之而来的激活状况,也可通过造血细胞因子 IL-3、IL-5 和 GM-CSF 作用达到。在有关特异反应性研究中,证明了过敏引起的皮肤 LPRs 中这些 Th2 淋巴细胞所衍生的细胞因子其表达有明显增加,而且这些细胞因子还促进嗜碱性粒细胞迁移。此外,IL-3、IL-5 和 GM-CSF 还可增强 IgE 依赖性刺激或 PAF、C_{5a}及 C_{3a}激活后的释放作用。还发现神经营养性细胞因子也有与 NGF 相似的作用。近年又发现在过敏性鼻炎和哮喘病中 NGF 的水平是增高的。IL-3、IL-5、GM-CSF 和 NGF 有类似于 IgE 介导嗜碱性粒细胞释放组胺和 LTC_4的作用,它们结合于相同亚族的受体,但其中只有 IL-3 的作用较为肯定。体外实验表明除了 IL-3 产物以外,对相同受体 IL-3 自身仅引起低微的释放作用。然而嗜碱性粒细胞与 IL-3 一起经短期预温育或培养,能明显增强组胺和 LTC_4的释放水平,致使大量免疫性和非免疫性的刺激物释放如抗 IgE、C_{5a}和 C_{3a},嗜酸性粒细胞主要产物碱性蛋白及 PAF 等,而且已证明在用 C_{5a}刺激前嗜碱性粒细胞中 IL-3 介导的 LTC_4的合成可持续数小时。嗜碱性粒细胞这种较长时间能维持激活状态的特点明显优于前述之例。此外还发现,同条件下介导嗜碱性粒细胞产生的 IL-4 和 IL-13 也是增高的。这样势必加剧 LPRs,因为所产生的这些细胞因子会升调节血管细胞黏附分子(VCAM-1),从而增进炎性细胞的流量。

嗜碱性粒细胞持续产生 LTC_4和细胞因子的特性在维持慢性过敏性炎症疾病中如哮喘病尤其重要。由于 IL-3 能与 C_{5a}协同作用,而引起嗜碱性粒细胞介质释放,而且这种释放作用并不依赖于 IgE 受体的交联作用,这表明了嗜碱性粒细胞在由细菌感染或 IgG 免疫复合体引起的非过敏性炎症中也有作用。C_{5a}除了与 IL-3 协同作用外,其本身即是一个非常有效的促组胺释放介质,一旦 C_{5a}与相应受体(CD88)结合即可明显释放组胺。相反,大多数人肥大细胞亚群并不表达 CD88,除了皮肤肥大细胞外,它们对 C_{5a}不反应,而且与嗜碱性粒细胞不同的是成熟的人肥大细胞包括皮肤的也不表达 IL-3 和 GM-CSF 的受体。这清楚表明与肥大细胞相比,嗜碱性粒细胞是一种对免疫调节性细胞因子和促炎因子的效应更敏感的细胞。它们是一种在 LPRs 和另一些非过敏性炎症条件下在数量上占优势的细胞。不足的是,在过敏性疾病中,这些形形色色的嗜碱性粒细胞激活剂相互间的作用及描述这种协同作用产生临床效果的术语还有待积累。Gils 等(1995)阐述了 IL-3 调节嗜碱性粒细胞生长和激活嗜碱性粒细胞引起临床过敏性炎症的重要性,用 IL-3 处理恒河猴能观察到嗜碱性粒细胞的数量随着 IL-3 受体的升调节明显同步增高,而 IL-3R$^+$的单核细胞或肥大细胞的数量并无变化;而且他们还证明,IL-3 处理还可引起动物包括荨麻疹、呕吐、腹泻、水肿、关节炎及刺激造血等高过敏性反应。

根据上述例证可知,IL-3 和相关造血生长因子以及 NGF,在加剧 LPRs 中除了先前叙述的 CC 趋化因子是例外外它们均起关键作用。对细胞因子的大量研究为证实嗜碱性粒细胞在调节过敏性炎症中起重要作用提供了许多间接证据。Kasaian 等(1996)揭示从特异反应性患者未分离的外周血白细胞中提取的过敏原所诱生的 IL-4,主要由嗜碱性粒细胞产生;这个发现证实了 Devouassoux 等对 IL-13 来源的推测,他们发现过敏原外对周血细胞刺激后嗜碱性粒细胞是两种细胞因子的主要来源。IL-4在募集炎性细胞到组织中起核心作用。因为它在体外可介导黏附分子VCAM-1在内皮细胞上表达,而且在体内还募集嗜酸性粒细胞,例如当将它注射到啮齿动物时,肺细胞表达有IL-4的转基因小鼠在受控条件下发现其呼吸道中有嗜酸性粒细胞渗出。Hickey(1999)等已用活体显微实验证明VLA-4或VCAM-1的作用是必不可少的。而且足能引起IL-4介导小鼠嗜酸性粒细胞的募集。另一方面,实验还表明IL-4尤其是当其与TNF-α协同作用时,会介导人皮肤成纤维细胞eotaxin的释放,此外,IL-4对eotaxin3而非eotaxin在内皮细胞中的表达有升调节作用。IL-4对eotaxin的这种诱导作用代表了嗜酸性皮肤疾病(如特应性皮炎)中运行的正反馈回路。随着诱导eotaxin介导募集更多的嗜酸性粒细胞、嗜碱性粒细胞和Th2淋巴细胞,更多的IL-4也随之释放。有意思的是,eotaxin能加强嗜碱性粒细胞的抗原依赖性IL-4的产生,而不必通过其自身直接影响嗜碱性粒细胞,因而在过敏性炎症中形成了一个增幅回路。因此,根据IL-4的前过敏性特征使鉴别它的细胞来源成为可能,而这点恰恰是成功治疗哮喘和其他过敏性疾病的先决条件。

现有的证据已表明IL-3是一种多效性的细胞因子,作为过敏性哮喘病的关键介质,在激活的嗜碱性粒细胞中也能大量产生。轻度过敏性哮喘的受试者在局部受过敏原攻击时可分泌IL-13,和应用IL-13R-FC融合蛋白(一种IL-13的拮抗剂),相关研究表明该细胞因子对能否确定鼠模型中某种哮喘性表型是必须的。可溶性重组的IL-13在出现呼吸道高强反应和产生嗜酸性粒细胞向肺募集时,可作为有效的治疗药物,这种情况犹如支气管肺泡灌注治疗中所显现的那样。体外实验证实IL-13可诱导嗜酸性粒细胞的募集并延长它的存活期、升调节VCAM-1在血管内皮细胞上的表达,并且也是有效的呼吸道内皮细胞表达的eotaxin诱导剂。IL-3在哮喘发病机制中的重要性,也能通过肺细胞表达有IL-3的转基因小鼠予以证实,而且这种小鼠缺乏特异的敏化性,已特化成一种与哮喘病表型非常相似的表型,包括嗜酸性粒细胞的渗透、eotaxin的升调节、杯状细胞高度分泌黏液和呼吸道对乙酰甲胆碱呈超强反应性。

嗜碱性粒细胞不仅在速发型超敏反应中起作用,而且还参与细胞介导的超敏反应。由于常规的组织切片程序还不能胜任对嗜碱性粒细胞参与超敏反应的鉴别,因而需采用特殊的固定、包埋和染色技术以鉴别其在上述炎症过程中的作用。

豚鼠和兔不需结核菌素作佐剂即可由T淋巴细胞介导产生全身性的迟发型皮肤超敏反应,这种反应也称作皮肤嗜碱超敏反应(cutaneous basophil hypersensitivity,CBH)。与经典不同的是结核菌素迟发型超敏反应和皮肤嗜碱超敏反应具有明显的嗜碱性粒细胞浸润现象和带有多种抗原,而且仅只在免疫反应后的早期产生。已通过对生物学方面的若干主要免疫原性的反应、组织学性质相似的那些反应予以鉴别,其中包括接触性过敏原、病毒、寄生虫、肿瘤及血管移植。虽然血液中嗜碱性粒细胞对上述反应无足轻重,但在这些反应中嗜碱性粒细胞约占浸润细胞的60%以上。与豚鼠等皮肤嗜碱性粒细胞超敏反应相比,人浸润的嗜碱性粒细胞数量并不多,在过敏性接触性皮炎和皮肤移植排斥反应中约占浸润细胞的5%~15%。参与结核菌素反应和其他经典的迟发型超敏反应的嗜碱性粒细胞的数量就更少了。

在诱导和表达皮肤嗜碱超敏反应中致敏淋巴细胞起关键作用。用T-细胞丝裂原对未致敏的动物进行皮肤试验,也能产生类似于皮肤嗜碱性超敏反应的反应。一些对嗜碱性粒细胞有趋化性的淋巴细胞产物,可能吸引嗜碱性粒细胞到达皮试部位;而另一些淋巴细胞产物促使嗜碱性粒细胞产生脱颗粒作用。

在经典的皮肤嗜碱性亲同种细胞反应中能探测到特异性亲同种细胞抗体的不到5%,而且即使是很少的片段也可致过敏性脱颗粒作用。然而,在细胞介导的反应中嗜碱性粒细胞在3天内可能逐渐消失掉颗粒基质,这种零星的脱颗粒作用不同于过敏性脱颗粒作用,而且还参与了与细胞吸液作用有关的、普通型液泡中的颗粒介质向细胞表面的输送。

皮肤嗜碱性超敏反应可被看作一种慢反应,这是因为除了嗜碱性粒细胞组分以外,还可能是与皮肤过敏反应和阿图斯反应性质上部分相似之故。与皮肤嗜碱性超敏反应相反,这类反应还含有多种嗜碱性粒细胞耐受的特异性亲同种细胞抗体。动物中的这些慢反应可能与IgE介导的嗜碱性粒细胞慢反应类似。后者在皮肤嗜碱性超敏反应即刻发生后的特应性患者中占相当一部分。嗜碱性粒细胞富具反应性的特点,在用抗原攻击特异性抗体被动转移的动物时也可呈现。

总之,已确定嗜碱性粒细胞在变态反应中也起关键作用,而且这种作用是直接的,包括开关IgE同系物,以不同于T细胞的方式进行。体外实验已经揭示嗜碱性粒细胞株KU812、从外周血中分离的嗜碱性粒细胞、肥大细胞株HMC-1和人肺的肥大细胞可以提供IgE产生诸如IL-4、IL-13和CD40L的重要信息。从人脐带血单核细胞产生的嗜碱性粒细胞经过与适当的细胞因子一起培养后，CD40L 的表达能达到一种可测定浓度的水平，当 B 细胞被过敏原刺激时，还可诱导 IgG4 和 IgE 合成，诱导的 IgE 合成作用完全可被 IL-4、IL-13 与单克隆抗体或 CD40L 加可溶性 CD40 中和掉。根据 LPRs 过程中嗜碱性粒细胞能渗透和激活，有理由相信嗜碱性粒细胞是 IL-4 和 IL-13 的主要来源，而且在表面还表达 CCR3 和 CD40L。很可能以一种目前尚未明确的机制在哮喘和其他过敏化症下的病因中起重要作用。有关嗜碱性粒细胞、嗜酸性粒细胞、肥大细胞和 T 细胞对这些过程的影响和贡献以及它们间的相互作用目前所知甚少，尚待进一步探索。

第四节　肥大细胞的生物学功能

肥大细胞是 Paul Enrlich 于 1800 年首先发现。现已确定肥大细胞存在于小血管和后毛细小静脉邻近的组织中，并在 IgE 介导的过敏反应早期起关键作用。

正常情况下，肥大细胞分布在结缔组织，尤其在内皮细胞下方和血管的周围，在某些种类的哺乳动物中还出现在浆膜腔中。虽然成熟的肥大细胞是骨髓的正常组分（即使数量很少），但正常情况下在血液中却没有肥大细胞。和嗜碱性粒细胞不同的是，肥大细胞是一种长寿命的细胞，其在各种炎症期间及修复过程中能在组织中增殖。虽然人类肥大细胞的个体发生仍未清楚，但已知小鼠肥大细胞是从造血前驱细胞衍生而来。小鼠 T 细胞衍生的 IL-3（多能性 CSF）和 IL-4 及一种尚未鉴定的微环境因子参与肥大细胞增殖和成熟的调控。但用人脐带血或骨髓细胞与 T 淋巴细胞可溶性组分或重组的白介素一起培养时，仅见嗜碱性粒细胞和嗜酸性粒细胞生长，而未见肥大细胞生长。曾经认为嗜碱性粒细胞进入组织即为肥大细胞，现在已知二者不是同一细胞，它们的主要差别列于表 56-1 中。表中资料如肥大细胞的个体发生等资料大部分来自对人和豚鼠的研究，极少部分来自对小鼠的研究。

肥大细胞是炎症反应尤其是 Th2 和 IgE 介导的急性过敏反应的关键效应细胞。这些反应的生物学行为代表了由 FcεRⅠ聚集使肥大细胞激活，进而产生和分泌多种介质导致的网络效应。这些效应直接导致支气管狭窄，平滑肌收缩导致的血管紧张性改变、血管通透性增加和杯状细胞分泌黏液以及胃肠道蠕动等。

然而，大量的研究证明肥大细胞也积极地参与其他炎症和生理反应的调节，其根据是肥大细胞能根据不同的特定环境衍生出多种介质。而且肥大细胞释放的这些介质可为众多不同的生物学特性、不同机制的反应系统所识别。进一步发现，在各种天然的病理性免疫反应和众多疾病相关进程中，肥大细胞数量上的变化或产生脱颗粒作用的现象均能在相应组织中观察到。

这些进程包括迟缓性过敏反应、寄生虫或细菌感染、纤维化、自身免疫性病变、肿瘤、类风湿滑膜炎和肠炎等。

肥大细胞在各种免疫反应中有重要作用的另一些根据是肥大细胞介质有免疫调节或免疫调变性能。体外实验表明组胺有免疫抑制作用，如通过 H_2 受体可介导组胺抑制 T 细胞。5-羟色胺可抑制凝集素刺激淋巴细胞的增殖，这可能是由于降调节了 IL-2 受体在响应细胞表面的表达所致，而花生四烯酸氧化物的产生则是减弱免疫反应。PGE_2 产生于大鼠激活的肥大细胞，体外实验表明其可降低 IL-2 的产生。肝素则通过干扰丝裂原或抗原，引起的胚细胞样转变和通过抑制 T 细胞迁移到抗原攻击的部位而抑制免疫反应，它的抑制效应很可能是抑制了 TNF-α 产生之故。相反，肥大细胞产生的 LTB_4、PAF 和一些细胞因子及趋化因子因它们的强趋化效应而增强免疫反应。这些都表明肥大细胞产生和分泌的众多细胞因子和趋化因子，对促炎症作用和其他免疫调控作用均有多种重要影响。除了经典的 IgE 介导的过敏反应外，还发现肥大细胞对另一些炎症反应也有影响。例如体外试验表明，肥大细胞或它的产物能通过与免疫系统相应白细胞直接作用或引接外源性 T 细胞抗原发挥免疫调节作用。肥大细胞的这些功效导致 T 细胞增殖和细胞因子释放，以及 T 细胞向 Th2 表型极化和通过 B 细胞诱导 IgE 产生。与天然免疫性相关联的是，肥大细胞在体内介导募集白细胞的过程中还参与急性炎症，并在防御细菌感染中起一定作用。

近年已发现肥大细胞还具有调节宿主对革兰阴性菌天然免疫反应的能力。这种调节是通过肥大细胞吞噬细菌、加工和介导细菌 T 细胞抗原、释放生理量级的促炎介质而实现的。

近来对肥大细胞的研究又有新的进展，本节给予简要介绍。

一、START6 在肥大细胞产生 IL-4 中的作用

IL-4 在调节抗体生成和炎症进程中具有重要作用，IL-4 主要产生于 $CD4^+$ T 细胞，但在分化期间这些细胞中 IL-4 表型的发展，曾认为需经过 START6 信号传递途径，但起始的 IL-4 来自何处并

不清楚，因为肥大细胞激活时可即时或随机地释放IL-4。业已证明肥大细胞IL-4的产生并不需要START6的信号传递，START6可能起一种把先天免疫反应与T细胞激活相互连贯起来的作用。肥大细胞还表达有START6的同系物，其作用似为IL-4转录的抑制物。START6信号传递途径可能作为反馈调节机制的一部分，使在感染期间保护周围组织免受IL-4介导的炎症反应的损害。

二、干细胞因子和IL-4对人小肠肥大细胞的调节

肥大细胞在急性过敏反应病理生理中有重要作用，但在其他慢性炎症疾病中也有意义，当受到IgE依赖或不依赖性配体刺激时，它们通过释放组胺蛋白酶、白三烯、前列腺素和细胞因子参与炎症，近年已知肥大细胞是多种细胞因子的重要来源，这就使对肥大细胞功能的认识从炎症效应细胞扩展到具有多种生理功能的细胞，例如免疫调节、组织重建和机体防御等。如小鼠腹膜炎时其肥大细胞衍生的TNF-α就具有保护作用。肥大细胞从骨髓衍生的祖细胞发育而来，通过血循环进入组织，肥大细胞发育、存活以及在组织中成熟需依赖于干细胞因子（SCF），SCF为肥大细胞等特定的生长因子；相反，已知鼠类肥大细胞是为多种细胞因子所调节，包括SCF、IL-3、IL-4、IL-6、IL-9、IL-10和神经生长因子（NGF），虽然还不能够把SCF与其他因子如白介素或NGF调节肥大细胞的功能区别开来，但SCF对调节肥大细胞功能的确切意义还没完全确定。

近年A. Lorentz（1999）等发现IL-4是另一个调节人肥大细胞功能的重要因子。SCF是肥大细胞存活和诱导着壁肥大细胞增殖极其重要的因子，但是IL-4本身对肥大细胞的存活和增殖并无影响，令人感兴趣的是其与SCF的协同作用；IL-4可强烈促进肥大细胞的增殖，有SCF存在时，肥大细胞主要产生促炎细胞因子，包括TNF-α、IL-1β、IL-6、IL-8、IL-16和IL-18。在培养介质中增加IL-4则可诱导Th2型细胞因子（IL-3、IL-5和IL-13）的表达，并降调节促炎细胞因子IL-6；进一步又发现SCF自身可促使类胰蛋白酶/肉糜酶双阳性肥大细胞亚型MC_{TC}占优势，而增加IL-4则促使肉糜酶阴性MC_{TC}亚群占优势，故SCF可能主要调节不迁移的肥大细胞存活，而IL-4可能促进留居的肥大细胞增殖及表达Th2型细胞因子。

这些效应可能是肥大细胞所释放的形形色色的可溶性因子，以及肥大细胞与其他免疫细胞直接接触的结果。

人类及某些哺乳动物不同组织或同一器官乃至同一部位的肥大细胞，无论在形态上、生物化学性质上，还是在功能上都呈现出通常被称作“肥大细胞多异性（heterogeneity）”的现象。肥大细胞的表型多样性，可能是机体在健康或疾病情况下不同功能的需要，或在药物控制时所呈现的不同敏感性的反应，一些学者认为肥大细胞多异性的原因可能是下列因素造成：

1. 影响肥大细胞分化或成熟的因素（这些因素可能在信息传递途径网络中）；
2. 调节肥大细胞功能性因素；
3. 影响非肥大细胞衍生的物质在某处的浓度的因素。这些物质虽非肥大细胞衍生，但可为肥大细胞摄取并储存于颗粒中。

有关这些分析均已由实验证实。现今的观点认为：肥大细胞是一种免疫系统中多功能的效应细胞，在它们的颗粒中含有大量的生物活性介质，肥大细胞还表达有大量的有重要功能的细胞表面抗原，包括干细胞因子受体（SCFR = kit = CD117）高亲和性IgE R（FcεRⅠ）和C_{5a} R（CD88），这些受体的相应配体均可触发脱颗粒作用、迁移或产生细胞因子，另一些膜内侧表面分子则能介导黏附性或细胞的聚集。新有资料表明大量的重要分子表达在人肥大细胞上，这些分子以及细胞成熟的环境（器官中）、疾病的类型或其他因素的不同而使其表达呈现多样性，如肥大细胞表达有多种活化相关抗原（CD25、CD63、CD69和CD88）、细胞识别分子（CD2、CD11、CD18、CD50和CD54）或细胞因子受体，但迄今对这些表面抗原表达的机制和调节所知甚少，这些均是肥大细胞多异性的重要原因。

三、突触结合蛋白（synaptotagmin，Syt）调节肥大细胞功能

肥大细胞也是急性和慢性炎症反应的中央效应器，肥大细胞含有多种电子密集的胞质分泌型颗粒（secretory granule，SG）。遇到特异性抗原时，对IgE敏感的肥大细胞可通过脱颗粒作用释放SG，分泌组胺、5-羟色胺、特异性中性蛋白酶、粘蛋白、硫酸软骨素、细胞因子和趋化因子；脱颗粒作用发生在胞吐作用过程中，包括分泌颗粒膜与质膜的融合，突触结合蛋白是参与Ca^{2+}依存性胞吐作用控制基因家族的产物。肥大细胞是一种特异性分泌细胞，在调节胞吐作用过程其释放炎性和过敏反应介质，肥大细胞表达有Syt同系物和SNAREs（soluble NSF attachment protein receptors），两者形成核心复合体，介导胞吐囊泡的泊定和融合。大鼠嗜碱性白血病细胞（RBL-2H3）是肿瘤样黏膜肥大细胞，表达有Syt同系物

Syt Ⅱ、Syt Ⅲ和 Syt Ⅴ。在 RBL 细胞中，Syt Ⅰ是一种神经 Ca^{2+} 传感器，Syt 的表达可导致其相应靶细胞分泌颗粒，并增强和加速 Ca^{2+} 依赖性的胞吐作用。Syt Ⅱ则泊定在无胺溶酶体间区（amine-free lysosomal compartment），它也调节胞吐作用，溶酶体的胞吐作用受 Syt Ⅱ的负调节；Syt Ⅱ的过度表达可抑制 Ca^{2+} 触发的溶酶体胞吐作用，而如抑制 Syt Ⅱ的表达，可明显地促进溶酶体的释放，表明 Syt 同系物是肥大细胞功能的关键调节物。

第五节 嗜碱性粒细胞与肥大细胞间的相互关系

成熟的嗜碱性粒细胞和肥大细胞在形态、演化史、组织分布、介质生成和对药物的反应上均不相同（表 56-2）。

表 56-2 哺乳动物嗜碱性粒细胞与肥大细胞生活史的比较

特 征	嗜碱性粒细胞	肥大细胞
前驱细胞源	骨髓	骨髓
成熟处所	骨髓	结缔组织，浆膜腔
组织中成熟细胞的来源	来自血液（在免疫及炎症反应期间）	不来自血液
通常是否存在于结缔组织中	否	是
生命周期	以天计（如其他粒细胞）	1 周 ~ 数月
过氧化物酶	有	无
酸性磷酸酶	无	有
PAS 反应	强阳性（+ + +）	弱阳性（+）
蛋白酶	无	有
糖原聚集	有	无
细胞阶段	终期细胞	有丝分裂潜伏期
存在处所	血液中	组织中

尽管如此，两种细胞在攻击行为方面有许多相似处。从鼠类细胞获得的两种细胞在这方面的相似性表明，组织中的肥大细胞由骨髓的祖细胞衍生而来。某些研究已认为，嗜碱性粒细胞可能代表了肥大细胞循环形式的祖细胞。虽然这种假设没有被完全否定，但现在更有说服力的证据表明，成熟的嗜碱性粒细胞代表了分化终极的粒细胞，而且也不是循环形式的肥大细胞的祖细胞。此外，除形态上的证据以外，后一种情况已得到下列观察的支持：

1. 还没有任何一个种群能提供成熟的循环形式的嗜碱性粒细胞能通过有丝分裂或分化演化为肥大细胞的有说服力的证据。

2. 一些罕见的患先天性或后天性嗜碱性粒细胞计数或形态异常的病例表明，受此影响的往往是嗜酸性粒细胞而非肥大细胞。

3. 对人类组织中肥大细胞的形态学研究发现，该细胞有有丝分裂活性，表明肥大细胞系统的复制程式有别于循环形式的嗜碱性粒细胞在类似阶段下的演化形式。

嗜碱性粒细胞和肥大细胞的胞质颗粒含有蛋白多糖，这是一种由硫酸氨基葡萄糖胺通过共价键与蛋白质相结合的物质。在适当条件下，用碱性染料染色时这些物质呈异染性。人和鼠类的肥大细胞含有多种多样的肝素和硫酸软骨素蛋白多糖的混合物。在未成熟的某些小鼠的肥大细胞中只有极少的肝素，而在成熟的肥大细胞中则含有很丰富的蛋白多糖。虽然正常人嗜碱性粒细胞的硫酸氨基葡萄糖胺还没有鉴定，但对髓性白血病患者外周血中的白细胞（含有 10% ~75% 的嗜碱性粒细胞）的研究表明，有蛋白多糖合成作用。在 3 例这类患者中，硫酸氨基葡萄糖胺与这些分子组成硫酸软骨素（主要是硫酸软骨素 A），而在另 2 例患者中，该细胞则合成硫酸软骨素（50% ~84%）与肝素（8% ~43%）的混合物。豚鼠嗜碱性粒细胞主要合成硫酸软骨素（85% 以上）。嗜碱性粒细胞和肥大细胞蛋白多糖的生物学功能尚未确定。

嗜碱性粒细胞和肥大细胞都能合成并储存组胺。嗜碱性细胞代表了绝大部分（如果不是全部的话）正常血液中的组胺库。对小鼠的研究表明，肥大细胞的组氨则代表了储存在组织中的全部组胺，但胃组织和中央神经系统例外。

除了蛋白多糖和组胺以外，嗜碱性粒细胞和肥大细胞还生成多种其他生物活性物质，这些物质能影响炎症进程。这些物质或被加工并和颗粒相联结（如组胺、蛋白酶和蛋白多糖），或在细胞受激时生成白三烯中的过敏反应慢反应物质、花生四烯酸的代谢产物和血小板活化因子等。除了中性蛋白酶外，在嗜碱性粒细胞和肥大细胞中还有多种其他酶类。

许多预加工的与颗粒联结的这些介质一般称作前体物，在嗜碱性粒细胞和肥大细胞中含量很高，它们在细胞被激活时，绝大部分转变为活性形式的介质。在某些场合下，这些物质更大量的生成则由其他白细胞例如巨噬细胞和中性粒细胞承担。

嗜碱性粒细胞和肥大细胞具有亲同种细胞免疫球蛋白（homocytotropic immunoglobulin）Fc 或亲和性很高的特异性膜受体。人类的亲同种细胞免疫球蛋白主要是 IgE。当 IgE 抗体通过特异性的二价或多价抗原形式与嗜碱性粒细胞或肥大细胞表面 IgE 形成桥连时，过敏性脱颗粒作用的后几步反应既需要 Ca^{2+}存在又需在生理温度下进行。在形态上，过敏性脱颗粒作用还包括质膜与胞质中各种颗粒的界膜融合（在嗜碱性粒细胞中）和与颗粒团的膜融合（在肥大细胞中），然后导致颗粒内含物例如组胺或其他介质的前体物非胞溶性释放。

可是，嗜碱性粒细胞和肥大细胞释放的大量介质，也是引起临床免疫超敏性反应疾病的基础。这些疾病包括气管哮喘、荨麻疹、过敏性鼻炎，以及对药物、虫螫及其他抗原的过敏反应。另一些刺激物如补体片段（过敏反应）、中性粒细胞溶酶体蛋白、各种碱性多肽和多肽激素、蜂巢、放射对照液（radio-contrast solution）、冷刺激、钙离子载体及某些麻醉和松弛肌肉的药物，也可以引起嗜碱性粒细胞和肥大细胞迅速释放上述各种介质，而不必依赖 IgE。这些刺激物引发的临床过敏反应与上述免疫超敏性反应非常相似。

嗜碱性粒细胞和肥大细胞在宿主抵抗寄生虫侵入中起关键作用，这一点两者是相似的，但究竟是嗜碱性粒细胞还是肥大细胞起主要作用，还需取决于寄生虫的种别、宿主的种别和被侵部位等因素，如豚鼠在皮肤受到美洲花蜂幼虫侵袭时，主要由嗜碱性粒细胞通过免疫反应进行抵抗，而小鼠受血吸虫侵袭皮肤时则主要靠肥大细胞抵御。在这两种模式中，嗜碱性粒细胞和肥大细胞两种效应细胞在虫染部位均发生过敏性脱颗粒作用，其原因可能是幼虫的相关抗原与结合于嗜碱性粒细胞或肥大细胞表面的特异性抗体相互作用之故。这些发现支持了嗜碱性粒细胞和肥大细胞在宿主防御寄生虫或其他因素侵染过程中，在功能上是相似的或是互补的概念。

除了对寄生虫的免疫反应外，诱导嗜碱性粒细胞浸润或肥大细胞增殖的诸多因素，均可在免疫学和病理生理广泛变化的过程中产生。因此，可以判定，嗜碱性粒细胞和肥大细胞在上述种种生物学反应中可能起关键性作用。从另一方面来说，嗜碱性粒细胞和肥大细胞在它们所参与的大多数生物反应中的确切功能仍是模糊不清的。实际上，突变型小鼠缺乏肥大细胞，而在其正常同类中，在各种各样的反应中经常是肥大细胞起主要作用。当把正常 $WBB6F1^{+/+}$小鼠骨髓中衍生培养的肥大细胞转移到先天性肥大细胞缺乏的 $WBB6F1^{W/W}$小鼠皮肤中，经过一定长的时间后就出现了有意义的结果：转移的肥大细胞获得了正常真皮中肥大细胞的表型，在曾是缺乏肥大细胞的部位能够产生生物学反应。该研究已表明，肥大细胞在一些 IgE 依存性皮肤反应中起关键作用，以及在免疫学上能够积极地扩增某些非特异性急性炎症反应。现已确知人类中没有肥大细胞缺乏患者，但很难解释在临床上所发现的罕见的嗜碱性粒细胞缺乏症的发病机制。在临床上发现患粒细胞缺乏症者常伴有顽固性疥疮，这表明人的嗜碱性粒细胞主要承担抵抗外来寄生物的侵染。但应指出的是，该患者同时还患嗜酸性粒细胞、IgA 缺乏症和其他多种临床疾病。另一例嗜碱性粒细胞缺乏症者有细菌和病毒感染复发史，然而该患者也患有嗜酸性粒细胞和丙种球蛋白缺乏、体外 T 细胞功能抑制和胸腺瘤等疾病。这两名患者的嗜碱性粒细胞缺乏与感染的高发生率之间有何关系仍不清楚。

第六节 肥大细胞与嗜碱性粒细胞研究新进展

肥大细胞和嗜碱性粒细胞与 FcεRI 交联反应过程中需脾酪氨酸激酶（Syk）激活，已筛选出称作 C-13 的 Syk 抑制剂并确定 C-13 的结合需 Syk 精氨酸 68，谷氨酸 121 和谷氨酸 155。C-13 是一种破坏 Syk 激活肥大细胞和嗜碱性粒细胞与 FcεRI 交联的抑制剂，其机制是 C-13 阻抑了 Syk 依存性 Braton 酪氨酸激酶（Btk）的磷酸化作用和下游信号传递。小鼠口服 C-13 可防止不活动处皮肤和全身过敏反应。

姜黄素是一种拮抗过敏的物质，用姜黄素处理大鼠肥大细胞株 RBL-2H3 发现可抑制 FcεRI 介导的脱颗粒作用、TNF、IL-4 的生成，和抑制 MAPK 的激活。虽然姜黄素像 C-13 那样抑制 Syk 的酶活性但却不会破坏 Syk 的 FcεRI 介导的磷酸化作用。但还不能确定姜黄素与 Syk 结合的微区是否就是 C-13 与 Syk 结合的微区，但 C-13 和姜黄素的研究无疑为治疗过敏性疾病带来光明前景。

涎免凝集素-8 是结合在胞外聚糖结构域的受体，表达在人嗜酸性粒细胞、嗜碱性粒细胞和肥大细胞上，体外实验证明，其可抑制人肥大细胞的胞吐作用并使肥大细胞产生前列腺素 D_2，但不引起肥大细胞释放 IL-8。涎免凝集素-8 还可抑制 IgE 对分离的人支气管的刺激反应。通过 RBL-2H3 还证明免疫性受体酪氨酸抑制基序是涎免凝集素-8 抑制功能的关键性部位，故抗体或最小的涎免凝集素-8 的分子配体能发展为用以防止肥大细胞产生的介质和生理负影响的治疗剂。

腺苷是神经元和血管细胞在缺氧和炎症时释放的一种核苷，是肥大细胞的激活剂。促使肥大细胞衍生的介质引起支气管狭窄。小鼠吸入腺苷-5′N-乙酰羧胺可引发呼吸道对乙酰甲胆碱反应亢进（AHR）。已证明肥大细胞的 A3 腺苷受体直接导致 AHR，因此腺苷途径可能是肥大细胞致使 AHR 重要的 IgE 依存性机制。

近年还发现，肥大细胞与活化的 T 细胞接触反应时可产生制瘤素 M（oncostatin M），会促使呼吸道和某些组织的改型。

肥大细胞和嗜碱性粒细胞的分泌颗粒中，贮存有已生成的组胺和 5-羟色胺，已发现这两种细胞颗粒贮存组胺和 5-羟色胺的能力与丝甘蛋白聚糖类物质有关，缺失丝甘蛋白多糖的肥大细胞的颗粒贮存的组胺和 5-羟色胺比野生型品系的少得多，而且还发现，有些 5-羟色胺却可以在细胞活化时新合成而释放，而组胺无此情况。故肥大细胞在活化时只释放新合成的 5-羟色胺，表明这种重要的血管作用物的释放是独立于经典的脱颗粒作用的。

（法祥光）

参考文献

1. Yamaguchi M, Koketsu R, Suzukawa M, et al. Human Basophils and Cytokines Chemokines. Allergology International, 2009, 58: 1-10
2. Boyce JA, Broide D, Matsumoto CK, et al. Advances in mechanisms of asthma, allergy, and immunology in 2008. J Allergy Clin Immunol, 2009, 123: 569-574
3. MacGlashan JrD, Lavens-Phillips. Characteristics of the free Cytosolic calcium timelag following IgE-mediated stimulation of human basophils: significance for the nonreleasing basophil phenotype. J. Leukoc. Biol, 2001, 69: 224-232
4. Macias MP, Welch KC, Denzler KL, et al. Identification of a new murine eosinophil major basic protein (mMBP) gene: cloing and characterization of mMBP-2. J. Leukoc. Biol, 2000, 67: 567-576
5. Mekori YA, Metcalfe DD. Mast cells in innate immunity. Immunological Reviews, 2000, 173: 131-140
6. Olsson N, Piek E, Dijke PT, et al. Human mast cell migration in response to members of the transforming growth factor-β family. J. Leukoc. Biol, 2000, 67: 350-356
7. Umland SP, Wan Y, Shortall J, et al. Receptor reserve analysis of the human CCR3 receptor in eosinophils and CCR3-transfected cells. J. Leukoc. Biol, 2000, 67: 441-447
8. Yasui K, Agematsu K, Shinozaki K, et al. Effects of theophylline on human eosinophil functions: comparative study with neutrophil functions. J. Leukoc. Biol, 2000, 68: 194-200

第 57 章 嗜碱性粒细胞增多及肥大细胞增生症

嗜碱性粒细胞及肥大细胞均来源于骨髓中多能干细胞(CFU-Mix),正常情况下外周血中可有嗜碱性粒细胞,而肥大细胞仅限于组织中。上述两种细胞类型于多嗜性染色中均表现为粗大的嗜碱性颗粒,但二者在超微结构、化学组成及功能上均截然不同。

第一节 嗜碱性粒细胞增多

外周血嗜碱性粒细胞的正常水平常难以准确界定,近年来流式细胞术结合单克隆抗体的应用有助于更准确地测定外周血嗜碱性粒细胞水平。正常成年人外周血嗜碱性粒细胞的比例为 0 ~ 2%(平均 0.3% ~ 0.6%),或绝对值(0.010 ~ 0.080)$\times 10^9$/L。有研究表明,外周血嗜碱性粒细胞水平随年龄、性别及季节而变化。外周血嗜碱性粒细胞绝对值超过 0.15$\times 10^9$/L 称为嗜碱性粒细胞增多症,临床上本病较为少见。根据 Lichtman 分类,临床上引起嗜碱性粒细胞增多症的病因主要包括过敏性疾病及骨髓增殖性疾病(表 57-1)。

一、过敏性疾病

嗜碱性粒细胞参与速发性(Ⅰ型)变态反应,相当一部分过敏性疾病患者外周血嗜碱性粒细胞比例与绝对值以及细胞内组胺含量增高,在过敏发作及“过敏原季节”时尤为明显。过敏性炎症局部组织如过敏性鼻炎鼻腔拭子及鼻腔黏膜、过敏性皮炎皮肤损伤区及过敏性哮喘的痰液中嗜碱性粒细胞数量亦常增多。过敏性反应局部组织嗜碱性粒细胞聚集的数量与临床症状的严重程度密切相关。细胞动力学研究结果表明过敏反应发作时,嗜碱性粒细胞渗入到局部炎症组织并重新分布。此外,嗜碱性粒细胞功能亦发生改变,除了与特异性致敏原相互作用外,对组胺释放刺激反应亦发生显著变化。有研究表明,过敏性疾病患者外周血嗜碱性粒细胞祖细胞(CFU-Baso)显著增多,此可能为其外周血嗜碱性粒细胞增多的原因。

表 57-1 嗜碱性粒细胞增多症病因

过敏性疾病
过敏性鼻炎
过敏性哮喘
特异反应性皮炎
红皮病和荨麻疹
药物、食物及吸入剂高度敏感
自身免疫性疾病
青少年类风湿性关节炎
溃疡性结肠炎
内分泌疾病
糖尿病
应用雌激素
甲状腺功能低下
感染性疾病
水痘
天花
流行性感冒
结核病
铁缺乏症
电离辐射
肿瘤性疾病
急性髓系白血病
嗜碱性粒细胞白血病
骨髓增生异常综合征
骨髓增殖性肿瘤(慢性粒细胞白血病、原发性血小板增多症、真性红细胞增多症和原发性骨髓纤维化)
恶性实体瘤

过敏性疾病为一种 IgE 抗体反应，其嗜碱性粒细胞释放活性受其基因控制，相关基因可能通过调控与 IgE 及 IgE 受体结合位点有关的调控因子（包括 IL-4）生成而起作用。嗜碱性粒细胞释放活性的调控与环腺苷酸（cAMP）系统及花生四烯酸代谢缺陷有关。

对于过敏性疾病伴发嗜碱性粒细胞增多，治疗主要针对原发病。现脱敏治疗已日益受到重视，而顺势疗法临床疗效尚不完全确定。

二、炎症/免疫反应

嗜碱性粒细胞数量增多通常与 IgE“介导”的炎症/免疫反应有关，常伴有血清 IgE 水平增高以及嗜碱性粒细胞和肥大细胞表面的 FcεRI 表达增强，但上述变化与嗜碱性粒细胞数量并无直接相关性；此外，嗜碱性粒细胞常被募集到 IgE 相关免疫反应部位。尽管诸多炎症可引起嗜碱性粒细胞减少，而溃疡性结肠炎和青少年类风湿性关节炎患者嗜碱性粒细胞水平常增多。暴露于电离辐射时，嗜碱性粒细胞数量亦可能升高。

三、肿瘤性疾病

（一）慢性骨髓增殖性肿瘤（MPN）

MPN 常伴有骨髓和（或）外周血嗜碱性粒细胞及其祖细胞数量增多，嗜碱性粒细胞计数轻度增多可能是 MPN 的早期表现。MPN 中以慢性粒细胞白血病（CML）嗜碱性粒细胞增多最为显著，甚至高达 20% ~90%；嗜碱性粒细胞增多往往是 CML 加速期转化及预后不良的征象，但 CML 较少发展为急性嗜碱性粒细胞白血病。MPN 嗜碱性粒细胞通常为恶性克隆，CML 患者中含 Ph 染色体的嗜碱性粒细胞可能有 22 号染色体断裂点簇（bcr）基因重排。尽管 CML 患者嗜碱性粒细胞显著增多，但较少引起明显的组胺相关症状，血浆组胺水平亦多在正常范围内；嗜碱性粒细胞内过敏性炎症介质含量多正常甚或降低，其功能亦大多正常；少数 CML 患者其嗜碱性粒细胞释放组胺可导致相关的面红、瘙痒和低血压，个别患者因胃酸和胃蛋白酶的高度分泌可诱发严重胃和十二指肠消化性溃疡。Ph 染色体阳性急性嗜碱性粒细胞白血病可呈类 CML 的临床表现。真性红细胞增多症（PV）嗜碱性粒细胞增多时，血浆组胺水平增高，荨麻疹及瘙痒等症状较为常见。

（二）急性嗜碱性粒细胞白血病（ABL）

ABL 甚为少见，其临床表现和病理特征与其他急性髓系白血病（AML）相似，但偶可因嗜碱性粒细胞脱颗粒或死亡致大量炎症介质释放（尤其是组胺）而出现相应的症状；相当一部分 ABL 患者有 Phl 染色体，本病确诊有赖于超微结构检查。基于 ABL 的罕见性，临床上应注意其与某些表现类似的少见疾病相鉴别，如 MPN 急性变、伴 t(6,9)(p23;q34) AML 及肥大细胞白血病等。ABL 的诱导缓解治疗与其他类型的 AML 相似，但由于大量嗜碱性粒细胞溶解后释放大量组胺，可引起休克等严重并发症。

（三）引起嗜碱性粒细胞增多的其他疾病

某些核型异常的 AML 如 t(6,9)、Inv(16)、t(15,17)伴 t(9,14)或 t(3,6)等 AML 常有嗜碱性粒细胞增多；此外，少数急性淋巴细胞白血病和恶性淋巴瘤患者骨髓或外周血中嗜碱性粒细胞亦可增多，嗜碱性粒细胞来源于其恶性克隆。目前研究表明 9q24、16p13 及 16q22 区带基因可能调控嗜碱性粒细胞的增殖与成熟。临床上嗜碱性粒细胞白血病与髓系白血病伴嗜碱性粒细胞明显增多常难以鉴别。近年研究表明约 11% 骨髓增生异常综合征（MDS）患者可有嗜碱性粒细胞增多，是向 AML 转化及预后不良的独立危险因素。伴嗜碱性粒细胞增多的白血病见表 57-1。

第二节　肥大细胞增生症

一、定　义

肥大细胞增生症是由于肥大细胞的克隆性、肿瘤性增殖，积聚在一个或多个器官系统内，其特征为异常肥大细胞呈多灶性紧密集簇或黏附性聚集/浸润。本病异质性明显，从可以自发消退的皮肤病变到伴有多脏器衰竭和短暂生存期的高度侵袭性肿瘤。肥大细胞增生症亚型的鉴别主要依据病损的分布与临床表现。皮肤肥大细胞增生症（cutaneous mastocytosis，CM）肥大细胞浸润局限于皮肤，而系统性肥大细胞增生症（systemic mastocytosis，SM）则至少侵犯一个皮肤外器官，伴或不伴有皮肤损害。肥大细胞增生症应与某些肥大细胞增生或肥大细胞激活状态严格区分，后两者无肿瘤性增殖特有的形态学和（或）分子生物学异常。

二、流 行 病 学

肥大细胞增生症可以发生在任何年龄。皮肤肥大细胞增生症（CM）最常见于儿童，甚至早发于出生时。约 50% 的患儿在 6 月龄之内发生典型的皮肤损害；成人 CM 较儿童少见；CM 男性稍多见。系统性肥大细胞增生症（SM）常见于 20 岁以上人群，男女之比为 1∶(1 ~3)。

三、分 类

2008 年 WHO 肥大细胞增生症分类见表 57-2。

表 57-2 WHO 肥大细胞增生症分类

皮肤肥大细胞增生症(CM)
惰性系统性肥大细胞增生症(ISM)
系统性肥大细胞增生症合并克隆性造血系统非肥大细胞系疾病(SM-AHNMD)
侵袭性系统性肥大细胞增生症(ASM)
肥大细胞白血病(MCL)
肥大细胞肉瘤(MCS)
皮肤外肥大细胞肿瘤

四、生 理 学

应用常规检测手段于正常人外周血中不能发现肥大细胞。肥大细胞产生于骨髓中,通过血行进入组织中并在此成熟。肥大细胞来源于骨髓 $CD34^+$造血干/祖细胞,近年来研究证实干细胞因子(SCF)是调控肥大细胞生长增殖、分化、迁移黏附及其功能活化最重要的细胞因子。肥大细胞表面受体 c-kit 结合 SCF 后通过二聚体自身磷酸化反应,激活下游的 Src 激酶、Shc 激酶和 PI_3激酶,借助 MAPK 激酶级联效应激活与肥大细胞生长相关的转录因子,从而发挥其生物学效应。肥大细胞另一重要受体 FcεRI 结合 IgE 后其主要生物学效应为脱颗粒反应和释放多种细胞因子,介导Ⅰ型变态反应。已有研究结果证实 *c-kit* 基因点突变在肥大细胞增多病理生理机制中发挥重要作用。1995 年,Nagata 等发现 *c-kit* 基因密码子 816 位点点突变导致门冬氨酸被缬氨酸替代(D816V),后多项研究证实 70% ~90% 的系统型肥大细胞增生症和 10% ~30% 的皮肤型肥大细胞增多症患者存在 D816V 突变。进一步研究发现 *c-kit* 基因多个其他突变 D816Y、D816F 和 D816H,但发生率均不足 5%;其他罕见(<1%)*c-kit* 基因突变包括 R815K、I817V、D820G、E839K、V533D、V560D、V559A、F522C、del419、K509I 和 A533D 等,其中后三种突变与家族性肥大细胞增多症有关。*c-kit* 基因突变导致肥大细胞主要病理变化包括:①赋予肥大细胞过度生长增殖及抗凋亡能力;②增强肥大细胞向多种脏器组织迁移与黏附能力;③增强肥大细胞脱颗粒反应。

五、临 床 表 现

CM 包括数种不同的临床-组织病理学类型,所有类型 CM 的病损均可于碰击后形成荨麻疹("Darier's 征"),且多数有表皮内黑色素聚集,术语"色素性荨麻疹"从肉眼上描述了上述两个临床特点。发疱(大疱性肥大细胞增生症)并非一独立亚型,而是荨麻疹加重的表现,发疱常见于 3 岁以下的婴幼儿,亦可见于任何类型的儿童 CM。

就诊时 SM 症状可分为以下 4 类:①体质性症状,如乏力、体重减轻、发热和出汗;②皮肤表现,包括瘙痒、荨麻疹和皮肤划痕症等;③介质相关性全身症状,较常见表现有腹痛、胃肠道不适、颜面潮红、晕厥、头痛、低血压、心动过速和呼吸道症状;④肌肉骨骼主诉,可伴有肌痛、骨痛、骨质减少/骨质疏松、骨折和关节痛。上述症状在不同病例轻重不一,从轻微表现直至危及生命的介质相关性症状。此外,SM 症状因受损器官(肥大细胞浸润所致)不同而各异,特别是高度侵袭性或白血病性患者。

SM 就诊时体征可包括脾脏肿大(常轻微),但淋巴结肿大和肝脏肿大发生率亦颇低。最常见肥大细胞增生症的类型——惰性系统性肥大细胞增生症(ISM),病例常无器官肿大,而侵袭性(aggressive systemic mastocytosis, ASM)和白血病性(mast cell leukemia, MCL)肥大细胞增生症则常表现有脏器肿大伴器官功能损害,严重的全身症状可发生于 ISM(indolent systemic mastocytosis)患者合成和释放大量生物化学介质后,包括组胺、二十烷类、蛋白酶和肝素等,如消化性溃疡或腹泻等胃肠道症状主要为生物活性介质释放所致,而较少源于过多的异常肥大细胞浸润胃肠道。

SM 血液学异常包括贫血、白细胞增多、外周血嗜酸性粒细胞增多(常见表现)、中性粒细胞减少及血小板减少;骨髓衰竭仅见于 ASM 或 MCL 患者;外周血出现大量肥大细胞的情况罕见,如有则提示 MCL。多达 30% 的 SM 病例于诊断前、诊断时或诊断后合并有克隆性造血组织非肥大细胞系疾病(systemic mastocytosis with associated clonal haematological non-mast cell lineage diseases, SM-AHNMD)。原则上,AHNMD 可以是任何明确的髓系或淋系恶性疾病,但以髓系肿瘤为多,尤以慢性粒单核细胞白血病(CMML)最常见。SM-AHNMD 患者的临床症状及病程取决于合并的造血组织疾病和 SM。

可应用血清类胰蛋白酶水平评估和监控肥大细胞增生症患者,血清总类胰蛋白酶持续性>20ng/ml 提示 SM,可作为一"次要"诊断标准,除非合并克隆性髓系非肥大细胞疾病,此时该指标不可靠。多数 CM 患者血清类胰蛋白酶水平正常或轻度升高,且已发现与患者的类胰蛋白酶单倍型(haplotype)无关。

六、形态与病理特征

肥大细胞增生症的诊断，依赖于取材良好的骨髓活检标本中证实存在多灶性集簇或黏附性聚集/浸润的肥大细胞。肥大细胞浸润的组织学模式因组织标本的不同而各异。弥漫性间质浸润模式定义为疏松散在的肥大细胞，无紧密聚集簇，值得注意的是，该模式亦见于反应性肥大细胞增多和粒肥大细胞白血病（myelomastocytic leukemia）。粒肥大细胞白血病这一术语特指晚期髓系肿瘤，其伴有幼稚、不典型的肥大细胞增多，但不符合 SM 诊断标准。弥漫性浸润模式的病例需行附加检测，证实异常免疫表型和（或）*kit* 基因活化性点突变，否则不能确诊为肥大细胞增生症。相反，多灶性紧密聚集的肥大细胞浸润或弥漫紧密的肥大细胞浸润模式，于首次检查时即高度符合肥大细胞增生症的诊断，尽管如此，上述病例亦强烈推荐行附加免疫组化及分子生物学检查。

HE 染色的组织切片中，正常/反应性肥大细胞通常疏松散布于切片各处，核圆至卵圆，染色质凝聚成块，核质比低，无核仁或核仁不显，胞质丰富，常充满小的、模糊而可见的颗粒。仅在极罕见的情况下，浓密的肥大细胞簇可见于反应性肥大细胞增多或接受干细胞因子（SCF）治疗的患者。在 Romanowsky 染色的涂片中，肥大细胞易于识别，中等大小，圆形或卵圆形，胞质丰富，充满密集的异染性颗粒和圆形或卵圆形胞核。在正常或反应性情况下，肥大细胞易与较小的异染性嗜碱性粒细胞区别，后者胞核分叶，胞质颗粒较大而数量少。酶细胞化学染色，肥大细胞萘酚-ASD-氯醋酸酯酶（CAE）染色强阳性，但髓过氧化物酶阴性。肥大细胞增生症病例的肥大细胞细胞学形态多样，但几乎均有异常的细胞学特点，包括胞体呈显著的梭形及胞质颗粒少。

在肥大细胞增生症高度恶性的病损中，细胞形态学的不典型性十分突出，出现异染性原始细胞则是 MCL 的常见特点。见到较多的双核或多叶核肥大细胞（"幼肥大细胞"）常表明为侵袭性肥大细胞增殖（尽管"幼肥大细胞"较少情况下亦可见于其他亚型）。可以见到肥大细胞核分裂象，但即便是在侵袭性或白血病性 SM 中亦不常见。常规染色方法 Giemsa 或甲苯胺蓝染色可以检查肥大细胞异染性颗粒，并据此计算肥大细胞数，CAE 染色亦有帮助。然而，确认组织切片中不成熟或不典型肥大细胞最特异的方法为免疫组化类胰蛋白酶/糜蛋白酶及 CD117 染色。肿瘤性肥大细胞则用 CD2 与 CD25 染色。

第三节　系统性肥大细胞增生症及其变异型

一、系统性肥大细胞增生症（SM）

诊断标准见表 57-3。

表 57-3　系统性肥大细胞增生症（SM）诊断标准

确诊 SM 需符合主要标准和一个次要标准，或符合至少三个次要标准
主要标准
骨髓和（或）其他皮肤外器官的切片中见到多灶性、密集的肥大细胞浸润（呈集簇状存在的肥大细胞≥15 个）
次要标准
1. 骨髓或其他皮肤外器官活检切片中，浸润的肥大细胞中>25% 为梭形或形态不典型，或骨髓穿刺涂片所有肥大细胞中>25% 为不成熟或不典型
2. 骨髓、血液或另一皮肤外器官查到 *kit* 基因密码子 816 的活化性点突变
3. 骨髓、血液或其他皮肤外器官中肥大细胞除表达正常肥大细胞标志外，还表达 CD2 和（或）CD25
4. 血清总类胰蛋白酶持续>20ng/ml（除非合并克隆性髓系疾病，这时此参数不可靠）

二、SM 变异型

诊断标准见表 57-4。

三、侵袭性系统性肥大细胞增生症（ASM）

本病少见，但临床表现严重且多变，常呈间断性发作并有进行性加重的趋势。本病临床症状主要与肥大细胞释放组胺增多有关，常见症状包括：面色潮红、荨麻疹、瘙痒、头痛、腹部绞痛、恶心、呕吐、周围神经病和神经性心理障碍等，严重时可出现低血压甚或休克。皮肤损害表现不一，包括高色素性斑疹及丘疹、浸润性结节、Darier's 征（+）；部分患者可无损害，但常伴 Darier's 征（+）或一过性丘疹样皮疹。肥大细胞浸润性症状有淋巴结肿大（30%）、肝大（50%）、脾大（50%）、骨痛（65%）、骨折及严重胃肠道功能紊乱（严重腹泻、腹痛及胃出血等）。血象检查可正常，严重病例可有贫血、白细胞减少及血小板减少，约 1/4 患者嗜碱性粒细胞增多，若外周血中出现肥大细胞则提示已发展为白血病。血浆及尿组胺

表 57-4 SM 变异型及其诊断标准

1. 惰性系统性肥大细胞增生症(ISM)
 符合 SM 的诊断标准。无“C”项所见(见下),无合并非肥大细胞系克隆性造血组织恶性肿瘤/疾病(AHNMD)的证据。本型中肥大细胞的负荷低且几乎总有皮肤病损
(1) 骨髓肥大细胞增生症:同上面 ISM 所述,而伴有骨髓侵犯,但无皮肤病损
(2) 冒烟性系统性肥大细胞增生症:同上面 ISM 所述,但伴有 2 个或多个“B”项所见,而无“C”项所见
2. 系统性肥大细胞增生症合并克隆性造血组织非肥大细胞系疾病(SM-AHNMD)
 符合 SM 及合并的克隆性造血组织非肥大细胞系疾病(AHNMD 包括 MDS、MPN、AML、淋巴瘤或符合 WHO 分类中其他独特类型的造血组织肿瘤)的标准
3. 侵袭性系统性肥大细胞增生症(ASM)
 符合 SM 的标准。有 1 项或多项“C”项所见。无肥大细胞白血病(MCL)的证据。通常无皮肤病损
 淋巴结肿大性肥大细胞增生症伴嗜酸性粒细胞增多:进行性淋巴结肿大伴外周血嗜酸性粒细胞增多,常伴有广泛性骨侵犯和肝脾肿大,但一般无皮肤病损。应排除有 PDGFRA 重排的病例
4. 肥大细胞白血病(MCL)
 符合 SM 的标准。骨髓活检示不典型、不成熟的肥大细胞弥漫性浸润,常为紧压性。骨髓穿刺液涂片示肥大细胞≥20%。典型的 MCL 外周血白细胞中肥大细胞≥10%。罕见类型:非白血性肥大细胞白血病——同上所述,但白细胞中的肥大细胞<10%,且常无皮肤病损
5. 肥大细胞肉瘤(MCS)
 单灶性肥大细胞肿瘤。无 SM 的证据。呈破坏性生长模式。细胞形态高度不典型
6. 皮肤外肥大细胞瘤
 单灶性肥大细胞肿瘤。无 SM 的证据。无皮肤病损。无破坏性生长模式。细胞形态低度异形

“B”项所见
1. 骨髓活检示肥大细胞浸润>30%(灶性,紧密聚集)和(或)血清总类胰蛋白酶>20ng/ml
2. 非肥大细胞系出现发育异常或骨髓增殖征象,但诊断造血组织肿瘤(AHNMD)的条件不足,血细胞计数正常或仅轻度异常
3. 肝脏肿大,无肝功能损害和(或)可触及的脾肿大,而无脾功能亢进和(或)触诊或影像学检查淋巴结肿大

“C”项所见
1. 骨髓功能障碍,表现为一系或多系细胞减少(ANC<1.0×10^9/L,HGB<100g/L 或 BPC<100×10^9/L),但无明显的非肥大细胞系造血组织肿瘤
2. 可触及的肝脏肿大伴肝功能损害,腹水和(或)门静脉高压
3. 骨侵犯伴有大的溶骨性病损和(或)病理性骨折
4. 可触及的脾脏肿大伴有脾功能亢进
5. 胃肠道肥大细胞浸润致吸收不良,体重减轻

水平增高与病情活动性密切相关,目前最常用于判断肥大细胞增殖与活化的方法为测定 24 小时尿组胺的排泌量,由于尿组胺排泌量增高程度不如其代谢产物(主要为 1-甲基-4 咪唑乙酸),故本方法敏感性较低;检测 1-甲基-4 咪唑乙酸则有助于提高其敏感性。胃肠道钡餐检查可见胃及小肠黏膜呈结节样增厚,胃及十二指肠溃疡亦不少见;骨骼拍片可有单发性或弥漫性骨质疏松,成骨性及溶骨性损害。骨髓病理活检对确定本病极为重要,可见骨小梁旁区及血管周边区或弥漫性肥大细胞增多,并可有显著骨髓纤维化。损伤处皮肤活检证实有肥大细胞积聚;肝脏活检示门静脉区肥大细胞浸润;淋巴结活检示结构完整,但亦有明显肥大细胞浸润;肝脏及淋巴结活检还可示有纤维化。临床上典型病例不难诊断,而非典型病例诊断较为困难,生化检查无特异性,组织病理检查为诊断本病的“金标准”。本病需与特发性过敏症、类癌综合征及其他各种面色潮红综合征相鉴别。

本病治疗应高度个体化。目前多主张应用下列药物进行分级治疗:H1-R 拮抗剂(氯苯那敏等)用于治疗面色潮红、荨麻疹、头痛和胃肠道症状等;H2-R 拮抗剂(如西咪替丁等)能减少胃酸分泌,用于治疗胃炎及十二指肠溃疡、消化性溃疡;色苷酸二钠具有保护肥大细胞膜作用,从而减少生物活性物质释放,可减轻腹泻及腹痛等;酮替芬为肥大细胞活化抑制剂,对面色潮红明显者尤为适宜,阿司匹林及其他非类固醇类吲哚美辛可阻断肥大细胞合成前列腺素 D_2(PGD_2),适用于严重面色潮红及血管虚脱

症患者;部分患者应用皮质激素治疗可能有益,文献报道可减轻皮肤及胃肠道的症状。IFN-α 对于部分 ASM 和冒烟型 SM 患者有一定疗效。克拉屈滨或 2-CDA 可用于 IFN-α 耐药或无效的 ASM 进展期患者。低血压或休克时可紧急注射异肾上腺素。此外,避免肥大细胞刺激因素(如酒精、高温、焦虑及精神紧张等)对绝大多数患者极为重要。以 c-kit 为靶点的靶向治疗是近几年研究的热点。依马替尼是针对 c-abl、PDGFR 和 c-kit 三种酪氨酸激酶的抑制剂,治疗慢性粒细胞白血病和胃肠道间质瘤疗效良好。但由于肥大细胞增多症大多存在耐依马替尼的 D816V 突变,因此,依马替尼只能用于 D816V 突变阴性患者。目前其他的酪氨酸激酶抑制剂 PKC412、达沙替尼和 semaxinib(SU5416)用于肥大细胞增多症的治疗正处于Ⅱ期临床研究阶段。多种分子靶向抑制剂如 NF-κB 抑制剂 IMD-0354,Hsp90 抑制剂 17-AAG 正处于实验研究阶段。人源化单克隆抗体如抗 CD44、抗 CD52、抗 CD33 和抗 CD25 抗体目前处于临床研究初期。本病病程及预后与疾病的严重程度及所累及的器官系统有关,一部分患者可发生恶性变(肥大细胞白血病、AML 及恶性淋巴瘤等),生存期一般少于 2 年。

四、肥大细胞白血病(MCL)

本病极为罕见,国内有个别病例报告。患者可有发热、畏寒、体重减轻、疲劳感、严重腹部绞痛、腹泻、面色潮红、瘙痒及骨痛,十二指肠溃疡常见,肝脾淋巴结肿大极为常见;一般均有贫血及血小板减少,白细胞水平高低不定,(10 ~ 150) $\times 10^9$/L;外周血及骨髓中肥大细胞比例显著增多,骨髓液涂片中肥大细胞占有核细胞≥20%,典型病例肥大细胞占循环血中有核细胞≥10%;若肥大细胞占循环血中有核细胞<10%,即诊断为"非白血性"肥大细胞白血病变异型。MCL 为罕见且高度侵袭性的 SM 亚型,其骨髓所见为肥大细胞弥漫性密集浸润,脂肪细胞和正常造血细胞显著减少。肥大细胞呈现显著的不典型性,胞质颗粒少,核型不规则呈单核细胞样或双叶核(幼肥大细胞),甚至可见异染性原始细胞,部分病例可见明显核仁;电镜显示肥大细胞颗粒具有特征性的漩涡样超微结构。联合化疗适用于本病,常用药物有阿糖胞苷、柔红霉素、阿霉素和长春新碱等,但化疗效果不够满意。

(白洁 薛艳萍 郑以州)

参 考 文 献

1. Horny HP, Akin C, Metcalfe DD, et al. Mastocytosis. In: Swerdlow SH, Campo E, Harris NL, et al. World Health Organization Classification of Tumors of Haematopoietic and Lymphoid Tissue. IARC Press: Lyon, France, 2008: 54-63
2. Matsushima T, Handa H, Yokohama A, et al. Prevalence and clinical characteristics of myelodysplastic syndrome with bone marrow eosinophilia or basophilia. Blood, 2003, 101: 3386-3390
3. Shibata K, Watanabe M, Yano H, et al. Importance of basophilia in haematopoietic disorders. Haematologia, 1998, 29: 241-253
4. Chi Y, Lindgren V, Quigley S, et al. Acute myelogenous leukemia with t(6,9)(p23;q34) and marrow basophilia: an overview. Arch Pathol Lab Med. 2008, 132: 1835-1837
5. Befus AD, Denburg JA. Basophilic leukocytes: mast cells and basophils in Wintrobe's Clinical Hematology. Eds by Greer JP, Foerster J, Lukens JN, et al. 11th edition. Lippincott Willians & Wilkins, InC, 2004: 335
6. Kawakami T, Galli SJ. Regulation of mast-cell and basophil function and survival by IgE. Nat Rev Immunol, 2002, 2: 773-786
7. Katz HR. Inhibitory receptors and allergy. Curr Opin Immunol, 2002, 14: 698-704
8. Sayama K, Diehn M, Matsuda K, et al. Transcriptional response of human mast cells stimulated via the FcεRI and identification of mast cells as a source of IL-11. BMC Immunol, 2002, 3: 1-5
9. Metcalfe DD. Mast cell and mastocytosis. Blood, 2008, 112: 946-955
10. Johnson MR, Verstovsek S, Jorgensen JL, et al. Utility of the World Health Organization classification criteria for the diagnosis of systemic mastocytosis in bone marrow. Mod Pathol, 2009, 22: 50-57
11. Orfao A, Garcia-Montero AC, Sanchez L, et al. Recent advances in the understanding of mastocytosis: the role of Kit mutations. Br J Haematol, 2007, 138: 12-30
12. Valent P, Akin C, Escribano L, et al. Standards and standardization in mastocytosis: consensus statements on diagnostics, treatment recommendations and response criteria. Eur J Clin Invest, 2007, 37: 435-453
13. Vega-Ruiz A, Cortes JE, Sever M, et al. Phase Ⅱ study of imatinib mesylate as therapy for patients with systemic mastocytosis. Leuk Res, 2009, 33: 1481-1484

第 58 章

粒细胞功能异常性疾病

正常的成熟中性粒细胞依靠其黏附、趋化、调理摄取和脱颗粒等功能，使得入侵的病原体被中性粒细胞吞噬杀灭，起到宿主防御功能。任何一种上述功能的先天和获得性缺陷均可导致机体防御功能——病原体吞噬功能缺陷，机体出现反复发生的、难以治疗的细菌和真菌感染。

一、疾病分类

（一）黏附功能异常疾病

血流中的白细胞可以向血管外的炎症部位移动，为了从血流进入炎症部位，白细胞必须与血管内皮黏附，在邻近的内皮细胞间移动，然后穿出基底膜。粒细胞黏附功能异常的疾病主要有：

1. 获得性黏附功能异常　中性粒细胞接触一些药物后可以表现出黏附功能的下降，最常见的药物是肾上腺素和肾上腺皮质激素，此时可能是内皮细胞释放 cAMP 损伤了中性粒细胞的黏附功能，边缘池的中性粒细胞快速释放到循环池，导致外周血中性粒细胞总数增加。而在革兰阴性细菌败血症、严重热创伤、胰腺炎、外伤和血液透析等情况下，中性粒细胞的黏附性提高。

2. 先天性黏附功能异常疾病　如细胞黏附功能缺陷Ⅰ/Ⅱ型。

（二）趋化功能异常疾病

趋化指的是中性粒细胞沿浓度梯度向感染和炎症部位的定向移动。可引起趋化功能异常的机制有多种：①趋化因子产生异常；②趋化因子受抑制；③中性粒细胞自身的黏附性和定位能力缺陷等。常见疾病有：

1. 趋化因子产生异常　家族性补体缺乏，补体途径异常：如系统性红斑狼疮、糖尿病、慢性血液透析和肾小球肾炎等。

2. 趋化抑制因子增多

（1）趋化灭活因子增多：霍奇金淋巴瘤、全身硬化病、肝病及肿瘤。

（2）趋化抑制因子增多：Wiskott Aldrich 综合征、血浆内生成 C_{5a}（血液透析、SLE 和 Felty 综合征）以及细菌性脓毒血症。中性粒细胞对趋化因子反应存在抑制物：高 IgE 综合征、局限性青少年时期牙周组织炎、免疫复合物病（类风湿性关节炎）、实体瘤、骨髓移植和药物（乙醇和抗胸腺球蛋白）。

3. 中性粒细胞自身的黏附性和定位能力缺陷等　中性粒细胞肌动蛋白功能紊乱，局限性青少年时期牙周组织炎、Chediak-Higashi 综合征、Shwachman-Diamond综合征和烧伤病人等。

（三）调理和吞噬功能异常疾病

调理和吞噬功能代表着中性粒细胞对微生物、外源性颗粒和损伤的细胞进行消化处理的过程。调理和吞噬功能异常可分为体液性失调和细胞性失调。

1. 体液性调理作用失调　血浆来源的调理素不足或缺乏，导致调理作用不完全，微生物不能被宿主中性粒细胞系统有效清除。包括原发性 B 细胞缺乏导致免疫球蛋白产生减少或缺如，患者常表现为抗体缺乏综合征调理作用；补体缺乏：如先天性 C3 缺乏等。

2. 细胞性调理作用失调　以调理素受体缺陷或与微生物摄取有关的肌动蛋白细胞骨架系统异常为特征，包括调理和摄取功能两方面。如 LADI、FcγRIa 缺乏和 FcγRⅢb 缺乏等。

（四）脱颗粒功能异常疾病

微生物被吞噬后，中性粒细胞可以利用多种细胞毒性复合体，包括细胞内颗粒中的和释放入吞噬性空泡中的微生物多肽，来杀死微生物。常见的脱颗粒功能异常疾病有 Chediak Higashi 综合征和特异性颗粒缺乏等。

（五）过氧化物杀菌力异常疾病

许多病原体的清除需要氧来源的杀微生物化合物，这些化合物的产生来自于炎症刺激反应过程中吞噬细胞呼吸暴发途径，主要包括：NADPH 氧化酶、G-6-PD、MPO、谷胱甘肽还原酶和谷胱甘肽合成酶。常见的疾病有慢性肉芽肿病及其变异型。

二、黏附功能异常疾病

（一）白细胞黏附缺陷（leukocyte adhesion deficiency，LAD Ⅰ型）

一种罕见的常染色体隐性遗传疾病，迄今有 60 例报道。

1. 分子缺陷　包括 β2 整合素家族中的三个成分，即 αLβ2（CD11a/CD18）、αmβ2（CD11b/CD18）和 αxβε（CD11a/CD18）发生基因缺陷。β 基因发生一种或多种突变可导致 β 亚单位（CD18）缺乏、减少或结构异常，正常 β 亚单位缺乏时，β2 整合素亚家族中的三型 α 链（CD11a、CD11b 和 CD11c）不能聚合成正常的 αβ 异二聚体。

2. 发病机制　白细胞上的三种 β2 整合素（CD11a/CD18、CD11b/CD18 和 CD11c/CD18）缺陷将导致白细胞功能发生多种缺陷：黏附、趋化、CD3bi 介导的吞噬、脱颗粒和细胞呼吸窘迫。

3. 临床表现　白细胞持续增多[中性粒细胞在 $(100\sim120)\times10^9/L$]，但不伴有脓液形成；依分子缺陷的严重程度不同，可区分疾病严重性；典型表现为反复发生的严重细菌和真菌感染；感染部位在皮肤、黏膜、胃肠道和严重口腔牙龈炎和牙周炎。

如发生罕见的严重感染或复发感染、牙周病伴有外周血中性粒细胞计数增高的婴幼儿均应怀疑本病的可能。流式细胞仪对细胞表面 β2 整合素亚单位（CD11）或 CD18 亚单位的检测有助于诊断。

4. 实验室检查　中性粒细胞升高，免疫正常。应用流式细胞仪，以 CD11b 单克隆抗体刺激中性粒细胞表面 CD11b 表达。

LAD 携带者可用上述方法测试，受刺激的中性粒细胞 CD11b 水平约为正常的 50% 有诊断价值。

5. 治疗　治疗依赖于疾病的临床严重性，积极控制感染选用大剂量敏感的抗生素。对重型者可考虑骨髓移植。正在尝试引用基因治疗方法治疗本病。

6. 预后　重者多在 2 岁前死于感染。轻者可长期存活，但容易感染。

（二）LAD 相关的肌动蛋白多聚体形成缺陷

此症极少见。由于存在肌动蛋白多聚体形成异常。整合素 α2 链和 β 链的胞质域与细胞骨架蛋白（如 talin vinculin 和 αactinin）有关。可能是 LAD 诸多基因突变中某种特定突变导致肌动蛋白功能缺陷。

（三）Sialyl lewis X 缺乏（LAD Ⅱ 型）

LAD Ⅱ 是一种与 LAD 相关的，由选择素介导的黏附功能缺陷，目前仅有 2 例报道。本症可能是常染色体隐性遗传。临床表现中性粒细胞减少、反复细菌感染和牙周炎。其中性粒细胞 CD18 表达正常，分子缺陷尚不明。

三、趋化功能异常疾病

（一）懒惰白细胞综合征

懒惰白细胞综合征（lazy leukocyte syndrome），又称中性粒细胞“麻痹”（neutrophil paralysis），目前认为其病因是基因的缺陷。

1. 病因　中性粒细胞趋化功能障碍，因而影响了它由骨髓中移行到外周血中，致粒细胞减少。中性粒细胞中的肌动蛋白单片不能聚合形成纤丝，以致发生两种缺陷：①不能形成伪足；②不能调节颗粒与膜的融合。患者的中性粒细胞在形态上与氧的代谢上均正常，但不会移动至发炎部位，吞噬功能亦很差，但在吞噬时能自颗粒释放过多的酶至细胞外及吞噬体中。患者的单核细胞功能正常。

此外，有人认为本症患者的粒细胞移动功能异常，可能是有粒细胞膜的微丝蛋白（microfilamentous protein）结构或功能异常而导致细胞膜僵硬，不易由骨髓释放至血循环中，或由循环至组织中。

继发性中性粒细胞麻痹见于类风湿关节炎、系统性红斑狼疮、尿毒症、严重感染、骨髓瘤、肝硬化、移植物抗宿主反应、免疫复合物和严重湿疹等疾病。粒细胞的麻痹可能与血中免疫球蛋白、免疫复合物和细菌内毒素吸附于粒细胞膜有关。糖尿病酮症酸中毒或血糖过高可能是由于血渗透压过高之故。需要进行鉴别诊断。

2. 临床表现　自出生后反复发生革兰阳性或阴性细菌的感染，如中耳炎、口腔炎、齿龈炎和低热，感染波及皮肤与胃肠道，但不会化脓。

3. 实验室检查　外周血中性粒细胞减少，但骨髓正常。皮肤窗实验无中性粒细胞聚集、黏附及吞噬功能受累。应用皮质醇和肾上腺素以及注射细菌热原皆不能促使粒细胞增高，说明储存的粒细胞释放障碍，粒细胞移动功能异常。

4. 治疗　无特殊治疗，原则是积极发现和选用强有力的抗生素治疗。骨髓移植后能产生功能正常的中性粒细胞，为治疗的有效途径。

（二）高免疫球蛋白 IgE 综合征（hyper-IgE

Syndrome)

本病为相对罕见疾病,以血清 IgE 显著升高、皮肤和下呼吸道反复发生严重葡萄球菌感染、肺膨出、慢性瘙痒症、骨骼和牙齿发育异常为特征。中性粒细胞表现为不同程度的严重趋化性异常。最初报道于 1966 年,患者关节过伸、感染部位为冷脓肿,称为 Job 综合征,后明确仅小部分高免疫球蛋白 IgE 综合征为关节过伸或红发,Job 综合征是高免疫球蛋白 IgE 综合征的一个变异亚型。本病男女均可见,无种族差异,遗传类型尚不清楚。

其分子缺陷未知,推测存在 T 细胞缺陷,部分有 γ 干扰素生成减少,它影响 IgE 生成、调节和其他免疫功能。

1. 发病机制　下述因素可引起:抗葡萄球菌 IgE 水平增高,抗葡萄球菌 IgG 水平降低,中性粒细胞趋化功能改变,病人抗病能力降低。

2. 临床表现　皮肤发生反复化脓性感染,主要有葡萄球菌肺炎、肺大泡和肺脓肿等,还有慢性湿疹样皮炎。面部粗糙,生长落后,骨质疏松,也可有鼻窦炎和角膜结膜炎等。

3. 实验室检查　中性粒细胞增多,嗜酸性粒细胞减少;血清 IgE>2500IU/ml。

4. 诊断　凡有上述临床表现,反复发生感染者均应考虑此病。应检测 IgE,一般均大于 2500IU/ml,高达 150 000IU/ml。但非特异性,在过敏性皮炎时 IgE 也高。此外,还应与 Wiskott-Aldrich 综合征、Digeorge综合征和高丙球蛋白血症鉴别。

5. 治疗　高 IgE 综合征治疗主要是支持疗法。针对不同菌种选用大剂量高效杀菌药。平日可考虑给预防性抗生素(如复方磺胺甲噁唑和双氯西林等),皮炎可外用类固醇软膏。肺大泡可手术切除。对以上治疗无效者可血浆置换。

也有人用重组 γ 干扰素,它可抑制 IgE 合成。

6. 预后　如治疗及时,预后较好。有些可发生淋巴样恶性肿瘤。

四、调理和吞噬功能异常疾病

C5 功能不全综合征

本症又称家族性 C5 功能缺陷,是 Miller 于 1968 年首先报道的。主要见于婴儿,特征是血清中 C5 含量虽然正常,但功能缺陷。

1. 病因　属常染色体异常,为显性或隐性遗传尚未定论,有家族性发病趋势。

补体在参与宿主对病原微生物的免疫反应中,主要是通过免疫调理、增强吞噬细胞(包括中性粒细胞)的趋化性和免疫黏附作用,发挥和溶解抗原的效应。当补体的原发性免疫功能不全时,表现对各种感染的易感性增高,并容易继发各种自身免疫性疾病。本症由于 C5 功能不全,血清中趋化素生成障碍,但具体发病机制尚不明。

2. 临床表现　从婴儿期即出现皮脂渗出性皮炎,且可由任何部位开始,很快波及全身;严重时可有剥脱性渗出性皮炎,同时伴有慢性腹泻、消瘦和生活能力低下。由于患者抗感染能力差,很容易出现反复的细菌性感染(以革兰阴性菌为主),如中耳炎、肺炎、肠炎、脓毒血症和化脓性脑膜炎等。

3. 实验室检查　血清总补体(CH50)及 C5 含量、泳动度及抗原均在正常范围,但发现对酵母颗粒的调理化及吞噬功能有缺陷(因为酵母颗粒的调理化需 C5 活力),表明 C5 活力下降,而加入纯化的 C5 以后即可纠正,患儿的中性粒细胞趋化功能则恢复正常。患儿的血清不能像正常人一样有增强吞噬细胞对淀粉颗粒和葡萄球菌的吞噬作用。患儿的其他中性粒细胞功能正常,但部分病例可伴有 T 细胞功能异常和高球蛋白血症。

4. 治疗　以预防和控制感染为主,可根据病原菌和药物敏感实验,选用最合适的抗生素。可输新鲜血或血浆,但需每 2 周 1 次,每次 10～20ml/kg。由于部分患者的 T 细胞功能存在缺陷,这类病儿输入新鲜或冰冻血浆时可发生严重移植物抗宿主反应,所以在输血浆时应先测患儿的细胞免疫功能是否正常。

五、脱颗粒功能异常疾病

契-东综合征(Chediak-Higashi syndrome,CHS)

CHS 是 Chediak 和 Higashi 分别于 1952 年和 1954 年发现的,故名 Chediak-Higashi 综合征。目前约有 200 例。本病是一种罕见的、由于颗粒形态发生缺陷所致的常染色体隐性遗传性、多器官疾病。以部分眼部皮肤白化病、反复细菌感染、粒细胞巨大溶酶体、轻微出血倾向、与视交叉有关的外周和颅内神经病变为特征。

1. 发病机制　本病为常染色体隐性遗传,家族有近亲婚配史,为一种原因不明的全身性疾病。因其白细胞胞质内有粗大颗粒,又称先天性白细胞颗粒异常综合征。

电子显微镜超微结构和组织化学研究显示,其白细胞内有大块异常颗粒,主要是一种巨大溶酶体,含有多种水解酶。这些异常颗粒主要结合在溶酶体酶上,亦可结合在其他细胞上。它们使吞噬细胞趋化性减弱,杀菌功能缺陷,故患者容易感染。异常颗粒除见于中性粒细胞与其他一些白细胞外,还可见于眼、皮肤、脑下垂体、周围神经及胃、肠等组织细胞中。以致发生色素稀释,从而有畏光、眼球震颤、皮肤及毛发颜色变化。

中性粒细胞吞噬功能正常，吞噬后释放过氧化氢也正常，但对某些细菌杀死作用延迟。由于溶菌酶的释放与进入，使吞噬小体功能不全或无效。现认为契-东综合征患者细胞内cAMP含量增加，而cGMP含量下降致中性粒细胞功能缺陷。

分子生物学证实，由于编码溶酶体运输调节蛋白的CHS基因突变导致多组织中溶酶体颗粒形态形成缺陷。属白细胞识别和吞噬功能异常性疾病。

2. 临床表现

(1) 局部白化病：自幼眼睑、四肢皮肤白化，畏光，眼球震颤。皮肤呈石板样颜色，有时出现小而软的结节。

(2) 反复感染：自幼易发生皮肤和呼吸道化脓性感染，也有病毒及真菌感染而导致死亡。

(3) 中枢神经系统症状：轻瘫、感觉丧失、小脑性手足不灵、发作性行为异常及智力迟钝。

(4) 一旦出现高热、肝、脾和淋巴结肿大，全血细胞减少，严重胃肠道出血，溶血性贫血及低丙种球蛋白血症等情况，应考虑为加速期，是疾病恶化症状，预后不良。

3. 实验室检查　进行性贫血、中性粒细胞和血小板减少，因为中性粒细胞易破坏，血清溶菌酶活性增高。中性粒细胞(包括早及中幼嗜酸、嗜碱性粒细胞)的胞质中含有过氧化物酶阳性颗粒和嗜天青Döhle小体样颗粒，大小不一，直径2～5μm。淋巴及单核细胞中也有此颗粒。骨髓细胞中有空泡，偶见被吞噬异物，有的胞核较固缩。细胞免疫、免疫球蛋白和补体均正常。

中性粒细胞功能缺陷：游走性和趋化性功能不全，杀菌力低下，吞噬功能正常。

中性粒细胞环核苷酸测定：cAMP含量显著升高(7～8倍于正常人)，cGMP含量降低。

血清溶菌酶含量升高。

4. 治疗　主要应积极控制感染，早期发现及治疗是关键，预防性用药有害而无益。有人曾用长春新碱和泼尼松治疗有效。但尚无成熟经验。脾功能亢进时可考虑脾切除术，但要严格掌握手术指征，4岁以下小儿若行脾切除术，术后应给长效青霉素，每月一次，以预防肺炎双球菌脑膜炎。维生素C和环核苷酸可改进患者粒细胞功能。必要时输中性粒细胞或鲜血。可考虑施行异基因骨髓移植。

5. 预后　本病预后不良，多死于儿童期各种感染，少数活到青壮年。本病易合并淋巴系统恶性肿瘤。

六、过氧化物杀菌力异常疾病

(一) 慢性肉芽肿病(chronic granulomatous disease, CGD)

CGD是一种遗传性吞噬细胞功能异常性疾病，其中中性粒细胞、单核细胞、巨噬细胞和嗜酸细胞中无过氧化物产生或明显减少。发生率1/250 000，是最常见的遗传性吞噬细胞功能异常性疾病。具有性联隐性和常染色体隐性两种遗传方式：多为性联隐性遗传。男性发病，女性为基因携带者。少数为常染色体隐性遗传。发病多在2岁以内，少数可晚至10岁以后。

1. 发病机制　正常粒细胞对细菌吞噬，脱颗粒产生过氧化氢，并在吞噬细菌后释放新生态氧，使碘、氯化合物氧化为游离的碘和氯，形成完整的过氧化氢-过氧化物酶-碘离子杀菌系统。本病由于缺乏葡萄糖氧化酶，不能产生过氧化氢，以至于对不能产生过氧化氢的细菌如金黄色葡萄球菌、白色念珠菌、克雷伯杆菌、E组大肠杆菌、黏质沙雷菌等产生杀菌功能，但对能产生过氧化氢的链球菌和肺炎球菌仍有杀灭作用。总之，是有粒细胞内过氧化物杀菌力缺乏而造成的疾病。

2. 分子遗传学　性联隐性遗传的慢性肉芽肿病的各亚型均是由于编码细胞色素b的qp91 phox亚单位基因突变引起，该基因被命名为*CYBB*基因(MIM306400)，含有13个外显子，位于X染色体xp21.1，约占30kb。根据多中心国际数据库对261例性联CGD患儿的分析结果，该基因突变存在明显的异质性，多有家族特异性。基因缺失、错义突变和无意义突变发生率接近，分别占全部突变的20%，剪切为点突变(16%)和插入(10%)，则占剩余突变的大部分。目前还发现存在两种调节突变，*CYBB*基因突变的分布无明显的突变热点，似乎有一定的随机性。总之，大多数性联CGD是由于*CYBB*编码区和剪接区突变引起，而不是由基因调控区发生缺失引起，大多数突变影响mRNA和(或)该蛋白的稳定性。*qp91phox*基因突变的多样性与性联CGD的临床异质性相平行。利用四唑氮蓝试验(NBT)和流式细胞仪对O_2产量进行分析，发现5%病人中性粒细胞呼吸暴发活性正常；95%粒细胞缺乏呼吸暴发活性，细胞色素b的总量约为正常的5%，推测可能只有少量细胞克隆有细胞色素b水平正常，呼吸暴发活性完全。调控区突变将不利于细胞色素b的表达。

3. 临床表现　反复发生全身各部位的化脓性感染，多有葡萄球菌、大肠杆菌、沙门菌属、白色念珠菌和放线菌等感染，导致化脓性淋巴结炎、鼻炎、鼻窦炎以及心包、肺、肝、神经系统等化脓性炎症。可有皮肤肉芽肿，湿疹性皮炎，肝、脾肿大。在各受累器官中，可见到含有色素脂类的组织细胞形成的肉芽肿。

4. 实验室检查 白细胞数常增高。氧化酶异常和粒细胞功能异常,可用下列实验证实:

(1) 中性粒细胞的杀菌缺陷:白细胞与金黄色葡萄球菌的孵育实验。正常白细胞培养1小时后细胞内细菌仅剩10%,而患者则有80%细菌未被消灭。

(2) 吞噬后氧化代谢的异常即四唑氮蓝的定性与定量实验:正常中性粒细胞吞噬此染料后能使之还原形成黑色沉淀物,而患者的中性粒细胞无此功能。可疑携带者也可用化学方法提取四唑氮蓝进行光电比色做定量检查。复杂的方法可用氧电极或华伯仪器(Warbury apparatus)测定中性粒细胞吞噬后的耗氧量。正常人耗氧明显,患儿不明显。测定患者中性粒细胞中细胞色素b的含量可作CGD分型的依据。有时还需测定中性粒细胞膜和胞质颗粒游离细胞氧化酶活性,一旦疑为胞质颗粒缺陷可用已知的p47 phox或p67 phox缺陷的胞质颗粒,对游离细胞系统进行免疫印迹分析或补偿研究来确定哪种组分有缺陷。

(3) 髓细胞cDNA或基因组DNA进行分子遗传学分析可协助诊断及分型,并可确定突变部位。可从胎儿绒毛膜或羊水细胞提取DNA做产前诊断。如缺乏上述手段可用NBT实验和取胎盘血分析。

5. 诊断和鉴别诊断 婴幼儿反复发生皮肤和脏器化脓性感染,伴肝脾肿大者。应做四唑氮蓝实验筛查白细胞功能。应与下述疾病鉴别:

(1) G-6-PD缺乏症患者白细胞G-6-PD活性也降低,一般为正常的80%左右。这种病人容易发生溶血性贫血及反复感染。由于酶的缺乏,白细胞中测不到单磷酸己糖旁路的代谢活动。它不能为亚甲蓝纠正,以此和CGD区别。

(2) 白细胞谷胱甘肽过氧化酶缺乏症病情较CGD轻,家族中无杂合子患者。

(3) 家族脂色素组织细胞增生症起病晚。仅女性发病。其粒细胞缺陷与CGD相似。

6. 治疗 重点在预防和治疗感染。一旦发生感染,应即用广谱抗生素,以双氯西林、头孢三代和利福平更有效。近来发现磺胺异噁唑能促进患儿吞噬细胞的杀菌能力,白细胞介素α也可增强中性粒细胞杀菌力。此外,输注白细胞及骨髓移植对此病有益。粒系集落刺激因子(G-CSF)可减少感染或缩短病程,终归不能长久应用。不宜使用肾上腺皮质激素,它可加重粒细胞功能缺陷。

(二) 葡萄糖-6-磷酸脱氢酶缺乏症(G-6-PD deficiency in leukocytes,G-6-PD)

白细胞葡萄糖-6-磷酸脱氢酶缺陷(G-6-PD deficiency in leukocytes)是1972年由Cooper等报道,其特征为患者中性粒细胞中葡萄糖-6-磷酸脱氢酶(G-6-PD)活性显著降低,自幼反复出现各种细菌感染。

1. 病因 根据1971年Bachner等的研究,认为G-6-PD是细胞内单磷酸己糖分解代谢过程中所必需的,它能催化单磷酸己糖脱氢产生NADPH,后者在NADPH氧化酶的作用下产生H_2O_2,从而在细胞内发挥杀菌作用。本症患者的中性粒细胞中G-6-PD酶的活性低于正常人的25%(有人证实先天性白细胞G-6-PD缺乏症的中性粒细胞中此酶的含量往往也低,但大多数红细胞G-6-PD缺乏症的患者,中性粒细胞G-6-PD水平相当于正常人的25%~50%)。其细胞中H_2O_2含量也低于正常人的25%,即便中性粒细胞的吞噬功能正常,但也起不到杀菌作用,因而在吞噬病原体后不增加耗氧量和己糖单磷酸旁路活性,故不产生过氧化氢。

此症为性联不完全隐性遗传,有女性病例。

2. 临床表现 发病年龄多在5岁以下,主要对H_2O_2阳性菌属易感性增高,易发生葡萄球菌、大肠杆菌、黏质沙雷菌以及很多真菌感染。此时酶的活力约在正常5%以下。粒细胞显现杀菌缺陷。除有慢性肉芽肿症状外,尚合并轻度非球形细胞溶血。

3. 实验室检查

(1) NBT还原实验正常或降低,多数病例杀菌力低。

(2) 试管内中性粒细胞培养基中加入亚甲蓝刺激HMP,CGD的中性粒细胞HMP活性增加,本例则无反应。

(3) 中性粒细胞G-6-PD活性在正常5%以下。

4. 治疗 主要采用支持、对症治疗,以及积极控制感染。尽早明确病原菌,选择敏感的抗生素。以杀菌药为主,且大剂量。待病情控制后继续用药2~3周,巩固疗效,防止复发。严重感染可试用白细胞输注或骨髓移植。

(三) 髓过氧化物酶缺乏症(myeloperoxidase deficiency)

髓过氧化物酶缺乏症是一种遗传性吞噬细胞内髓过氧化物酶缺陷的免疫缺陷病,该病罕见。髓过氧化物酶(myeloperoxidase,MPO)是吞噬细胞杀菌系统中另一酶系统,本病该酶活性甚低,使中性粒细胞完全缺乏MPO、H_2O_2卤化物系统的杀菌活力,对化脓性细菌和真菌易感性增加。基因位于17q22-q23。

1. 临床表现 常染色体隐性遗传,有家族史。自幼反复发生细菌或真菌感染。AML中M2、M3型和MDS均可激发MPO缺乏。

2. 实验室检查

（1）中性粒细胞过氧化酶染色显示 MPO 活性降低或缺乏。

（2）NBT 还原实验和氧耗量及葡萄糖的 HMP 代谢正常，H_2O_2产量不减少。

3. 诊断与鉴别诊断　常有家族遗传史。自幼反复发生各种感染。MPO 活性降低或缺乏，应考虑此病。须与慢性肉芽肿病鉴别。

4. 治疗　无症状者不需治疗。有感染者选用敏感的抗生素。有人用转移因子减少病毒感染的机会，也有人用维生素 C 20mg/(kg·d)口服。

（吴润晖　张永红）

参考文献

1. 黄绍良. 小儿血液病临床手册. 第2版. 北京：人民卫生出版社，2000，470
2. Beutler E, Lichtman MA, Coller BS, et al. Williams Hematology (Sixth edition). America: McGraw-Hill Companies, 2001
3. Hoffman R, Benz EJ, Shattil SJ, et al. Hematology-Basic Principles and Practice. 3rd ed. Science Press, Harcourt Asia, Churchill Livingstone, 2000

第 59 章

传染性单个核细胞增多症

传染性单个核细胞增多症(infectious mononucleosis,IM)简称传单,是急性散在的感染性疾病。青少年常见,其症状有不规则发烧、乏力、咽炎、淋巴结肿大和脾大。血中淋巴细胞增高,伴有异型淋巴细胞。此病由 EB 病毒感染引起,血中出现抗异种红细胞的抗体。

一、病 因 学

1920 年病理学家 Sprunt 和 Evans 首次描述了 IM 的临床特征,1932 年 Paul 和 Bunnell 在 IM 患者的血清中发现了一种可使绵羊红细胞发生凝集的嗜异性抗体,1964 年 Epstein、Achong 和 Barr 从非洲 Burkitt 淋巴瘤患者培养的原始淋巴细胞中发现 DNA 病毒,后发现该病毒也可存在于其他疾病,故称为 EB 病毒(Epstein-Barr virus,EBV)。EBV 属疱疹病毒群,电镜下形态结构与此群其他病毒相同,但抗原性各异。1968 年,一个偶然的机会发现 EBV 是导致 IM 的病因所在,一位用 EBV 做实验的技术员,出现了典型的 IM,并且血清中有很高滴度的 EBV 特异性抗体,而此前其血清抗体阴性。此后研究进一步证实 IM 是由 EBV 引起:

1. IM 仅发生于无 EBV 抗体的个体,相反,如有此抗体,终生免疫。

2. 发病已 18 个月的 IM 患者的咽喉部洗液中分离出 EBV,在体外有促进淋巴细胞转化作用,并能使人脐带血中淋巴细胞发生原淋巴细胞样转化。

3. 疾病的临床表现和 EBV 抗体的多样化 EBV 抗体包括病毒壳体抗原(VCA)抗体、早期抗原(EA)抗体和核抗原(EBNA)抗体,按照抗原对免疫系统的反应时间,第一周的抗体由 IgM 组成(如 IgM 抗 VCA),以后由 IgG 组成(IgG 抗 VCA、抗 EBNA 和抗 EA)。

4. 含有 EBNA 的 B 淋巴细胞可表现在 IM 患者的外周血中,另外还伴随有 EBV 特殊的杀伤 T 细胞,此 2 类细胞在急性期后可消失。

5. 建立长期原淋巴细胞样培养时,需要在培养液中有 EBV,现有或过去有 IM 的患者容易建立此培养液,而从无此病史的个人则不能建立或建立困难。

EBV 的结构为具有双链 DNA 的遗传特性的病毒颗粒,不成熟的病毒颗粒直径为 75 ~ 80nm,存在于受感染的细胞胞质和细胞核中,成熟的病毒颗粒大,直径 150 ~ 200nm,仅存在于细胞胞质中。感染的病毒颗粒包括 3 部分:核心、壳体和外壳。核心部分含有浓缩的病毒 DNA,壳体包在核心的周围,壳体是 162 个亚单位对称的 20 面体形成中空的管状蛋白衣壳粒。最终,上述壳体和核心被包裹在防护的外壳中。外壳起源于宿主细胞的核膜或外膜,此外壳含有一些病毒抗原。完整的病毒颗粒开始装配前,这些抗原被大量制造和嵌入宿主细胞膜。开始感染时,病毒外壳融合于敏感的宿主细胞,其核心 DNA 及壳体进入细胞。迄今已发现二株可感染人类的 EBV:A 型(或称 EBV-1)和 B 型(或称 EBV-2)。EBV 基因组为一长度大约 172kb 的双链 DNA,包括一系列功能片段,最多可编码 80 种蛋白。

EBV 的宿主细胞谱很窄,包括鼻咽部和子宫颈内皮细胞,以及休止期 B 淋巴细胞,仅这些细胞带有与病毒粒子外壳的糖蛋白(GP350/220)相互作用的特殊受体,此受体也是 C_{3d} 补体成分的受体,称为 CD21。内皮细胞感染后导致 EBV 的溶解性复制,大量的病毒颗粒从内皮细胞释放出来,这些病毒颗粒然后感染位于咽喉部淋巴组织、淋巴结、脾和骨髓中的大量 B 淋巴细胞,相对于内皮细胞,感染的 B 淋巴细胞常常不会导致显著的病毒复制和释放。感染初期 EBV 可激活 B 细胞而使其增殖，并刺激产生多种抗体，包括典型的嗜异性抗体，有时还可产生抗红细胞、抗中性粒细胞和抗血小板抗体，EBV 基因组在 B 细胞中形成质粒，随着每次细胞分裂而复制，并传至子细胞中。

二、流 行 病 学

本病在欧美、澳大利亚、日本及其他地区均有过流行，国内于 1954 年 10 月在上海地区发现一次流行，以后有不少本病病例分析的报道。根据血清学调查，EBV 感染非常普遍，英国研究者指出，30% ～ 40% 5 岁儿童已受感染。在日本，80% 3 岁儿童 EBV 抗体阳性。在卫生状况落后的热带国家，全部 10 岁以前儿童发生 EBV 免疫而未发展成具有典型临床表现的 IM。在一些发达国家，典型的 IM 发生在青年人，最高发生率是 17 ～ 25 岁，30 岁以后少见，40 岁以后罕见，但也有报道。男女发病比为 3∶2，也有报道无差别。EBV 的传染途径主要是通过接吻等方式由唾液传播，偶有由输血和骨髓移植传播的报道。

三、临 床 表 现

（一）症状

本病的潜伏期不定，大多经 9 天（5 ～ 15 天）发病，最长 33 ～ 49 天。症状可突然开始，大部分早期主诉疲乏不适（占 90% ～ 100%）伴发烧（占 40% ～ 60%），但寒战、发冷少见。食欲缺乏早期常见（占 50% ～ 80%），常与咽喉炎和咽下困难（占 80% ～ 85%）合并发生。咽喉炎可持续至疾病的第 2 ～ 3 周。恶心常见，可以是最早的症状之一（占 50% ～ 70%），但呕吐罕见。少数患者有软便，但无急性腹泻。30% ～ 50% 患者可有轻度咳嗽。少数患者有颈部和上背部肌肉痛和含糊的腹部痛。部分患者有头痛等神经系统症状及肺炎和血尿等。少数患者伴有肾脏损害表现。

（二）体征

淋巴结肿大是本病体征的主要表现之一，故又称“腺热病”。全身浅表淋巴结均可累及，颈部淋巴结肿大最常见，并在第 1 周就出现，第 3 周渐缩小。腋下及腹股沟淋巴结也可肿大。淋巴结一般均较小，分散无粘连，无压痛，不化脓。肠系膜淋巴结肿大时可引起相应症状如腹痛等。脾常肿大。在第 2 周，大约 50% ～ 75% 患者可触及脾，一般在肋下 2 ～ 3cm，可伴有脾区疼痛或触痛。少数可达髂骨，但有的患者不能触及。肝大占 15% ～ 62%，大多在肋下 2cm 以内，肝大患者大多伴有一种以上肝功能异常。部分患者有黄疸。

10% ～ 20% 患者在病程第 4 ～ 10 天出现形态不一的皮疹，如丘疹、斑丘疹或类似麻疹及猩红热皮疹。约 1/4 患者于第 2 周在软硬腭交界处可有针尖样的瘀点，称为腭疹，48 小时内转为褐色，4 ～ 5 天后消失，此体征对 IM 有很大诊断价值。

四、实验室检查

（一）血液

大约 60% ～ 70% 患者的白细胞总数达（10.0 ～ 20.0）$\times 10^9$/L，在第 2 ～ 3 周白细胞数达最高，维持数周。15% 患者的白细胞数可超过 20.0$\times 10^9$/L，少数患者可减少。病程早期中性分叶核粒细胞增多，以后淋巴细胞占 60% ～ 95%，并伴有异形淋巴细胞。异型淋巴细胞于疾病第 4 ～ 5 天开始出现，第 7 ～ 10 天达高峰，大多超过 20%。在小儿中，年龄越小，异型淋巴细胞阳性率越高。Downey 把这种异型淋巴细胞分为 3 型：第Ⅰ型（空泡型）：最为多见，胞体大小中等，核呈圆形、卵圆形、肾形或不规则分叶形，染色质呈斑点样排列，胞质呈深嗜碱性并含有空泡，无或有少量嗜天青颗粒，这类细胞现认为是成熟 T 细胞；第Ⅱ型（不规则型）：胞体较大，外形不规则，核圆形或不规则，染色质不致密，胞质嗜碱性较轻，无空泡；第Ⅲ型（幼稚型）：胞体较大，核圆形或卵圆形，染色质呈网状排列，可有 1 ～ 2 个核仁，胞质蓝色。

因只有 B 淋巴细胞被 EBV 感染，在疾病的急性期，EBV 感染的 B 细胞增生，并分泌多克隆性免疫球蛋白（IgM、IgG 和 IgA），然而在第 2 周这些 B 细胞减少了。EBV 感染的 B 细胞还可活化 T 淋巴细胞，大部分异形淋巴细胞是多克隆性 T 细胞，后者大部分为 CD8 亚型细胞（细胞毒性/抑制性 T 细胞），快速增殖的活化 T 细胞，转向外周血液中及广泛浸润，引起淋巴结肿大和肝脾肿大、扁桃体和增殖腺的变化。抑制性 T 细胞可能限制疾病的进展。血液中红细胞和血小板一般都正常。

（二）骨髓

淋巴细胞可增多或正常，红细胞系、髓细胞系及巨核细胞均增生。

（三）血清实验

1. 嗜异性抗体　IM 患者血清中含有抗绵羊红细胞的抗体。大部分学者认为嗜异性抗体试验的阳性反应是诊断成人 IM 绝对必要的条件。此抗体还与牛和马的红细胞作用。绵羊和马的红细胞被本抗体凝集但不溶化，而牛红细胞可被本抗体溶化但不凝集。抗绵羊红细胞的凝集效价，大部分正常人为 1∶28 ～ 1∶56，伴有一些感染时可达 1∶112，注射马免疫血清的效价可达 1∶256。如患者的临床症状、体征和血象怀疑为 IM，嗜异性抗体的效价可达 1∶256

或更高，则可确诊。IM患者的嗜异性反应常在第2周出现，最高效价在第2～3周，可持续4～8周，恢复期继续下降，不久即消失。如临床表现似IM，但其嗜异性抗体效价低于1∶256，则必须作嗜异性抗体的鉴别吸收试验（表59-1）进行核对。IM的嗜异性抗体可被牛红细胞吸附而不被豚鼠肾吸附。正常人及其他疾病之吸附试验相反，血清病则均可被牛红细胞及豚鼠肾所吸收。近年来采用玻片凝集法，用马红细胞代替绵羊红细胞，出结果较试管法快，也较灵敏。

表59-1 嗜异性抗体的鉴别吸收试验

嗜异性抗体种类（血清来源）	吸收前	吸收后	
		豚鼠肾	牛红细胞
IM	++	+	-
正常血清	+	-	+
血清病	++	-	-

2. EBV特异性抗体 较复杂，但具特异性。抗VCA抗体最早发生，首先为IgM抗体，第2周达最高，然后很快下降，代之抗VCA IgG抗体，此抗体可维持一生。80%～85%患者也有对弥漫性（D）早期抗原成分的抗体即IgG抗EA（D），高峰在第2～3周。以上2种抗体对急性IM有精确的诊断价值。抗EBNA IgG抗体在一些患者要在数周后出现，并可维持一生。抗膜抗原（MA）抗体为病毒的中和抗体，也可维持一生。

3. 其他抗体 一般为自身抗体，包括冷反应性抗I抗体、抗核抗体、类风湿因子和抗肌动蛋白抗体等。

总的来说，一个初诊IM患者其血清学检查具有如下特征：①嗜异性抗体常>1∶256；②高滴度IgM和IgG型抗VCR抗体；③高滴度抗EA和④抗EBNA-1抗体阴性。恢复期患者血清中则IgM抗VCA抗体消失且出现抗EBVA-1抗体。

（四）其他检查

许多患者有轻至中度肝功能异常。部分患者有蛋白尿，有时尿内有红细胞和白细胞。脑脊液压力、细胞数和蛋白可轻度增加，糖含量正常。少数患者脑脊液中含有嗜异性抗体。

五、诊断与鉴别诊断

由于本病的临床表现变化多端，所以必须提高对本病的警惕，以防漏诊或误诊。

诊断主要根据临床表现、特殊血象、嗜异性凝集试验及EBV抗体测定。用分子生物学技术，如原位杂交、Southern印迹分析和PCR等来确定组织和体液是否有EBV存在有助于诊断和鉴别诊断。但IM的表现有时多变，10%青年及成人患者嗜异性凝集试验阴性。幼儿患者症状较轻，幼儿的发热性疾病多，有时绝对淋巴细胞数增加，且有3%～10%的异形淋巴细胞。<5岁的儿童嗜异性凝集试验常阴性。因此，当幼儿有发热性疾病伴有较多异形淋巴细胞时，即应怀疑本病。

15%的IM患者的白细胞可超过$20.0\times10^9/L$，还需要与下列疾病鉴别：

1. 传染性淋巴细胞增多症（infectious lymphocytosis） 是一种良性、自愈性急性传染病，其病因尚不明确，一般认为是柯萨奇A群病毒感染所致。本病大都发生于学龄前儿童，最易流行于托儿所和幼儿园，但也有少数散发于成人。本病的潜伏期为12～21天，发病后一般症状轻微，如全身无力、疲乏、低烧、食欲减退、鼻塞、流涕、咳嗽、咽痛和轻度腹泻等。体格检查有咽部充血，一般无全身淋巴结肿大和脾肿大，少数患者可有丘疹和疱疹样皮疹。

血象：红细胞、血红蛋白及血小板一般正常。本病的重要特征是白细胞总数、淋巴细胞百分数及绝对值明显增高，白细胞数在$(15.0\sim147.0)\times10^9/L$，淋巴细胞占60%～97%，增多的淋巴细胞大都为成熟的正常小淋巴细胞，在少数情况下可见少数大型成熟淋巴细胞或比正常小淋巴细胞更小，染色更深的过熟的淋巴细胞。白细胞增高往往持续3～5周，偶有达7周。

大多数患者的骨髓内粒、红及巨核细胞系正常，成熟小淋巴细胞增生。血清学检查：嗜异性凝集反应一般为阴性，但有些病可出现较低凝集价（1∶80～1∶128），但可被豚鼠组织吸收，不足以诊断传染性单个核细胞增多症。本病似可产生免疫力，凡患过此病者未见有发生第2次感染。

2. 嗜异性凝集试验阴性的单核细胞增多症 多由EBV引起，也可由巨细胞病毒引起，少数由弓形体、β-溶血性链球菌、腺病毒、甲型肝炎病毒、单纯疱疹病毒、风疹和腮腺炎病毒以及由苯妥英钠、异烟肼和PAS等药物引起。巨细胞病毒引起的单核细胞增多症在临床上无法与IM鉴别，需靠巨细胞病毒抗体测定确诊。

鉴别诊断尚应考虑白喉、百日咳、急性白血病、淋巴瘤和疟疾等。

六、并 发 症

本病大多属自限性，很少留有后遗症，并发症较少见，但有时可发生严重的并发症，甚至引起死亡。最普通的严重并发症之一是脾破裂，其发生率为0.2%。症状明显的脾破裂，脾切除很重要。血液学并发症中常见的是溶血性贫血和血小板减少，前者发生率为3%，溶血常为轻度的。血小板减少性紫癜的并发症很少见，一般仅见于儿童，发生于发病后第一周，可持续10天，少数可一个月。在起病的前几周常可出现轻度粒细胞减少，但严重粒细胞减少症则罕见。严重骨髓抑制的并发症少见。神经系并发症可发生在1%～2%患者。心脏的并发症很少，肝衰竭、肾衰竭及胰腺炎极少见。

七、治　　疗

IM至今无特殊治疗。有报道用甲硝唑(600～1200mg/d，共5～7天)治疗咽喉炎有效。抗生素治疗无价值，仅用于继发性细菌感染。有明显发烧、淋巴结肿大及溶血和免疫性血小板减少等并发症，可考虑服用或静滴肾上腺皮质激素。抗病毒药物阿昔洛韦[30mg/(kg·d)×7d]对病毒性咽喉炎、发烧和扁桃体水肿有一定效果，但不能消除B淋巴细胞内及咽喉部上皮细胞内的EBV。发病3周内，避免腹部损伤引起脾破裂，2～3个月内避免体育活动，6个月内避免强力的体育运动。

八、预后与病程

本病的预后大多良好，病程一般2～4周。部分患者低热、淋巴结肿大和乏力，病后软弱可持续数周或数月。极个别者的病程迁延可达数年之久。本病的实际死亡并发症少于0.3%，死因有脾破裂、脑膜炎和心肌炎等。有先天性免疫缺陷者感染本病后，病情迅速恶化而死亡。虽然EBV可见于淋巴瘤患者，但本病不会转化为淋巴瘤。

（肖志坚）

参 考 文 献

1. Auwaerter PG. Infectious mouonucleosis in middle age. JAMA, 1999, 281:454-459
2. Buchwald DS, Rea TD, Katon WJ, et al. Acute infectious mononucleosis: characteristics of patients who report failure to recover. Am J Med, 2000, 109:531-537
3. Candy B, Chalder T, Cleare AJ, et al. Recovery from infectious mononucleosis: a case for more than symptomatic therapy? A systematic review. Br J Gen Pract, 2002, 52:844-851
4. Chan CW, Chiang AK, Chan KH, et al. Epstein-Barr virus-associated infectious mononucleosis in Chinese children. Pediatr Infect Dis J, 2003, 22:974-978
5. Gulley ML. Molecular diagnosis of Epstein-Barr virus-related diseases. J MolDiagn, 2001, 3:1-10
6. Jenson HB. Acute complications of Epstein-Barr virus infectious mononucleosis. Currn Opin Pediatr, 2000, 12:263-268
7. Hjalgrim H, Smedby KE, Rostgaard K, et al. Infectious mononucleosis, childhood social environment, and risk of Hodgkin lymphoma. Cancer Res. 2007; 67:2382-2388
8. Kawa K. Epstein-Barr virus-associated diseases in humans. Int J Hematol, 2000, 71:108-117
9. Katz BZ, Shiraishi Y, Mears CJ, et al. Chronic fatigue syndrome after infectious mononucleosis in adolescents. Pediatrics, 2009, 124:189-193
10. Taga K, Taga H, Tosato G. Diagnosis of atypical cases of infectious mononucleosis. Clin Infect Dis, 2001, 33:83-88
11. White PD, Thomas JM, Kangro HO, et al. Predictions and associations of fatigue syndromes and mood disorders that occur after infectious mononucleosis. Lancet, 2001, 358:1946-1954

第 60 章

淋巴细胞增多症和淋巴细胞减少症

正常人淋巴细胞总数为$(1.0\sim4.8)\times10^9/L$,约20%为B淋巴细胞,70%为T淋巴细胞。淋巴细胞增多症(lymphocytosis)可分为多克隆增多和单克隆增多,单克隆淋巴细胞增多症一般由扩增的淋巴细胞细胞群内在原因,如基因异常改变导致的数量变化,常见于淋巴细胞增殖性疾病;而多克隆淋巴细胞增多症常是由外界因素,如感染和(或)炎症,刺激淋巴细胞继发所致的数量变化。淋巴细胞减少症(lymphocytopenia)一般是指外周血T淋巴细胞减少,常见原因是病毒感染。

第一节　淋巴细胞增多症

当外周血中淋巴细胞绝对值计数$>4.0\times10^9/L$(亦有采用$>5.0\times10^9/L$)时称为淋巴细胞增多症。多色荧光流式免疫表型分析可区分良性抑或恶性淋巴细胞增殖性疾病,免疫球蛋白或T细胞受体基因重排分析可提供单克隆B细胞或T细胞增殖的证据。

淋巴细胞增多症根据病原可分为原发性淋巴细胞增多症和反应性淋巴细胞增多症(表60-1)。有

表 60-1　淋巴细胞增多症的病因

原发性淋巴细胞增多症	水痘病毒
淋巴细胞恶性疾病	百日咳杆菌
急性淋巴细胞白血病	NK 细胞淋巴细胞增多症
慢性淋巴细胞白血病及其相关性疾病	应激性淋巴细胞增多症(急性)
幼淋巴细胞白血病	急性心衰
毛细胞白血病	心肌梗死
成人T细胞白血病	葡萄球菌毒性休克综合征
淋巴瘤白血病期	药物诱导
大颗粒淋巴细胞白血病	大手术
持续性多克隆B细胞淋巴细胞增多症	镰状细胞危象
反应性淋巴细胞增多症	外伤
单个核细胞增多综合征	过敏反应
EB 病毒	昆虫叮咬
巨细胞病毒	药物
人类免疫缺陷病毒	持久性淋巴细胞增多症(亚急性或慢性)
单纯疱疹病毒Ⅱ型	肿瘤
风疹病毒	吸烟
兔弓形体	脾功能减低
腺病毒	慢性感染
肝炎病毒	利什曼病
登革热病毒	麻风
人疱疹病毒6型(HHV-6)	类园线虫病
人疱疹病毒8型(HHV-8)	胸腺瘤

关淋巴细胞恶性疾病及传染性单个核细胞增多症请参阅有关章节。

一、持久性多克隆 B 淋巴细胞增多

持久性多克隆 B 淋巴细胞增多(persistent polyclonal B-cell lymphocytosis,PPBL)临床罕见,主要表现为无症状性外周血中持久性多克隆 B 淋巴细胞增多,血涂片中有双核/双叶核淋巴细胞,伴有血清多克隆 IgM 增高。外周血淋巴细胞免疫表型为 B 细胞标志阳性,$CD5^-$、$CD23^-$、$CD10^-$、$CD103^-$ 和 $CD11c^-$,髓系标志也均为阴性。

诊断本病的要点有:①无症状性外周血中成熟淋巴细胞增多>4×10^9/L;主要是 B 细胞增多,而且是多克隆性;②外周血片中可以见到双核/双叶核淋巴细胞,无原、幼淋巴细胞;③骨髓中除成熟淋巴细胞增多外,无原、幼淋巴细胞;④血常规检查除白细胞数可轻度增多外,无贫血和血小板减少;⑤血清多克隆性 IgM 增高;⑥外周血淋巴细胞免疫表型为 B 细胞标志阳性,$CD5^-$、$CD23^-$、$CD10^-$、$CD103^-$ 和 $CD11c^-$,髓系标志也均为阴性;⑦主要发生于大量吸烟的妇女,无明显全身症状;⑧无可以查知能够引起淋巴细胞增多的原因;⑨上述血液学异常时间(>6 个月)保持稳定,不发生进一步变化。

PPBL 一般无需治疗,但应给患者详细讲明病情,解除心理负担,争取患者积极配合随访检测。有吸烟嗜好者,可劝其戒烟。

二、慢性大颗粒淋巴细胞增多症

大颗粒淋巴细胞(large granular lymphocyte,LGL)占正常外周血单个核细胞的 10%～15%,由两个系列的细胞组成:$CD3^+$ LGL 和 $CD3^-$ NK LGL。慢性大颗粒淋巴细胞增多症呈慢性临床经过,表现为外周血大颗粒淋巴细胞持续增多,无脏器浸润和克隆性增殖的证据。

本病目前尚无统一的诊断标准,多数认为需满足以下两点:①外周血大颗粒淋巴细胞和(或)表达 NK 细胞相关抗原的成熟淋巴细胞绝对值和(或)比例增多,绝对值>2.0×10^9/L 和(或)比例>25%;②临床慢性经过,无白血病细胞脏器浸润表现;③大颗粒淋巴细胞持续增多>6 个月,并除外反应性增多;④无大颗粒淋巴细胞单克隆性增殖证据。

慢性 T 细胞大颗粒淋巴细胞增多症与 T 细胞大颗粒淋巴细胞白血病临床表现一致,实验室特征也非常相像,二者的鉴别主要依据大颗粒淋巴细胞克隆性检测,前者呈多克隆或寡克隆增殖,后者则为单克隆增殖。慢性 NK 细胞大颗粒淋巴细胞增多症与侵袭性 NK 细胞白血病鉴别主要依据临床表现,后者发病年龄相对较轻,侵袭性临床过程,可伴有明显的全身症状和脏器浸润,病情凶险,部分患者大颗粒淋巴细胞可有非随机性染色体异常,EB 病毒阳性。患者对治疗反应差,生存期短,多数周或数月内死亡。

如果患者出现以下几种情况时则应考虑开始治疗:①中性粒细胞减少并发感染;②并发纯红细胞再生障碍性贫血;③合并血管炎综合征;④全身症状明显。选用治疗方案有:①环磷酰胺片,25～100mg/d(根据外周血白细胞计数调整剂量),po,qd;②泼尼松片,1mg/(kg·d),po,qd;③甲氨蝶呤片,10mg/m^2,po,qw。

三、反应性淋巴细胞增多症

(一) 百日咳

百日咳杆菌感染患者外周血形态学正常的淋巴细胞计数可显著增高,淋巴细胞计数平均为 30×10^9/L(范围为 8×10^9/L～70×10^9/L)。淋巴细胞增多的原因是百日咳杆菌释放百日咳毒素,该毒素可抑制淋巴细胞从血液进入淋巴组织。

(二) 应激性淋巴细胞增多症

外伤、手术、急性心衰、心肌梗死、感染性休克和镰状细胞危象等可伴有淋巴细胞计数增高,常常>5×10^9/L,数小时内可恢复正常。淋巴细胞增多是由淋巴细胞重分配所致。

第二节　淋巴细胞减少症

一、定　　义

正常成人外周血 T 细胞约 2/3 为 $CD4^+$(辅助性)T 细胞。大多淋巴细胞减少症患者 T 细胞绝对数减少,特别是 $CD4^+$细胞数减少。成人外周血 T 淋巴细胞平均绝对值为 1.9(1.0～2.3)$\times10^9$/L,$CD4^+$ T 细胞平均值为 1.1(0.7～1.4)$\times10^9$/L,$CD8^+$ T 细胞平均值为 0.65(0.38～0.97)$\times10^9$/L。成人淋巴细胞总数<1.0×10^9/L(也有人认为<1.5×10^9/L),儿童(2 岁以下)<3.0×10^9/L 时称为淋巴细胞减少症,当淋巴细胞总数<0.5×10^9/L(或<0.7×10^9/L)时为严重淋巴细胞增多症。

二、病因与发病机制

遗传性淋巴细胞减少症可伴有遗传性免疫缺陷病(表 60-2),其由于干细胞质量与数量的异常导致淋巴系无效造血。其他病因如 Wiskott-Aldrich 综合征,可由于 T 细胞加速破坏而引起。腺苷脱氨酶缺陷和嘌呤核苷酸磷酸化酶缺陷患者以上述同样机制发病。

表 60-2 淋巴细胞减少症的病因

- 遗传性原因
  - 先天性免疫缺陷病
    - 严重联合免疫缺陷性疾病
    - 常见的各种各样的免疫缺陷
    - 共济失调-毛细血管扩张症
    - Wiskott-Aldrich 综合征
    - 免疫缺陷伴胸腺瘤
    - 软骨-毛发发育不良
    - 嘌呤核苷磷酸化酶缺乏
  - 遗传多态性导致的淋巴细胞减少症
- 获得性原因
  - 再生障碍性贫血
  - 传染病
    - 病毒
      - AIDS
      - SARS
      - 肝炎
      - 流感
      - 单纯疱疹病毒
      - 人疱疹病毒 6 型(HHV-6)
      - 人疱疹病毒 8 型(HHV-8)
      - 麻疹病毒
    - 细菌
      - 结核
      - 伤寒
      - 肺炎
      - 立克次体病
      - 脓毒血症
  - 医源性
    - 免疫抑制剂
      - ATG
      - 阿仑单抗(CAMPATH 1-H)
      - 糖皮质激素
    - 超电压 A 放疗
    - 大剂量去斑素
    - 细胞毒化疗
    - 放射治疗
    - 肾或造血干细胞移植
    - 透析治疗
  - 全身疾病伴有自体免疫性疾病
    - SLE
    - 重症肌无力
    - 霍奇金淋巴瘤
    - 丢失蛋白肠病
    - 肾衰
    - 类肉瘤
    - 热损伤
    - 原发性骨髓纤维化
    - 严重的急性胰腺炎
    - 硅沉着病
  - 营养和饮食
    - 酗酒
    - 锌缺乏
- 特发性
  - 特发性 $CD4^+$ T 淋巴细胞减少症

获得性淋巴细胞减少症是一种伴随非继发于遗传性疾病的外周血淋巴细胞消减的综合征。AIDS 是最常见的伴淋巴细胞减少的传染性疾病，这由于感染 HIV 的 $CD4^+$T 细胞被破坏所引起的。其他病毒或细菌性疾病亦可伴随淋巴细胞减少。在某些急性病毒血症情况下，淋巴细胞可能由于病毒活化作用而加速破坏，也可能陷于脾或淋巴结内或移行至呼吸道。

医源性淋巴细胞减少症可由于细胞毒化疗、放疗和注射淋巴细胞球蛋白而引起。牛皮癣患者长期使用去斑素及超声辐射均可损害 T 细胞。糖皮质激素通过诱导细胞损坏而造成淋巴细胞减少。

自身免疫性有关的全身性疾病(如 SLE、类风湿性关节炎和重症肌无力)可发生淋巴细胞减少症。丢失蛋白肠病可伴随淋巴细胞减少。

三、临床表现与诊断

淋巴细胞减少症在一般情况下不引起症状，通常都是在诊断其他疾病的过程中被发现的，特别在那些反复发生病毒性、真菌性或原虫感染病例。淋巴细胞计数可确定淋巴细胞减少。通过多参数流式细胞仪可测定淋巴细胞亚群，该测定应用抗原型表达来进行细胞分类与定性。

淋巴细胞减少患者反复感染，常对一般情况下良性传染源发生不寻常反应或伴发少见的病原体感染。发生卡氏肺囊虫、巨细胞病毒、风疹或水痘性肺炎则提示有淋巴细胞减少的可能性。本病患者有较高的癌肿或自体免疫性疾病的发生率。患者的扁桃体或淋巴结消失或缩小，表明细胞免疫缺陷。皮肤异常如脱发、湿疹、脓皮病或毛细血管扩张，血液病变表现出苍白、紫癜、黄疸或口腔溃疡，以及全身淋巴结肿大和脾肿大。

由于 80% 原发性免疫缺陷的患者亦有抗体不足，抗体功能试验和免疫球蛋白水平测定是适当的。有反复感染病史的患者，即使初步筛选试验结果正常，仍应进行有关免疫缺陷的检查。中性粒细胞计数极其低下，可能指明严重型先天性中性粒细胞减少症、周期性中性粒细胞减少症、重型慢性中性粒细胞减少症、骨髓衰竭以及骨髓被肿瘤或其他造血细胞所取代等疾病。

四、治　　疗

淋巴细胞减少症的治疗主要是原发病的治疗。

应激、服用类固醇、化疗或放疗相关的淋巴细胞减少,在去除药物或病因后常可改善。有效地治疗淋巴细胞减少的基础疾病(如炎症、感染和癌肿)常可使白细胞数增高。原发性免疫缺陷的防治参见有关章节。

HIV感染患者理想的治疗需要识别和处理那些表现出严重免疫缺陷的患者的活动性感染,一期和二期预防以阻止发生新的或复发的条件性感染,以及处理原发的HIV感染以延缓免疫功能衰退。药物治疗的设计要以最大的临床疗效、阻止毒性发生或使之减到最小和保持舒适与功能为目的。

(肖志坚)

参考文献

1. Carney D. Peripheral blood lymphocytosis-what is the threshold for further investigation? Leuk Lymphoma,2008,49:1659-1661
2. Khoruts A, Fraser JM. A causal link between lymphopenia and autoimmunity. Immunol Lett, 2005, 98:23-31
3. Luo L, Li T. Idiopathic CD4 lymphocytopenia and opportunistic infection—an update. FEMS Immunol Med Microbiol,2008,54:283-289
4. Marti G, Abbasi F, Raveche E, et al. Overview of monoclonal B-cell lymphocytosis. Br J Haematol, 2007,139:701-708
5. Marti GE, Rawstron AC, Ghia P, et al. Diagnostic criteria for monoclonal B-cell lymphocytosis. Br J Haematol,2005,130:325-332
6. Mustjoki S, Ekblom M, Arstila TP, et al. Clonal expansion of T/NK-cells during tyrosine kinase inhibitor dasatinib therapy. Leukemia, 2009, 23: 1398-1405
7. Mulligan CS, Thomas ME, Mulligan SP, et al. Lymphocytes, B lymphocytes, and clonal CLL cells: observations on the impact of the new diagnostic criteria in the 2008 Guidelines for Chronic Lymphocytic Leukemia(CLL). Blood,2009,113:6496-6497
8. O' Malley DP. T-cell large granular leukemia and related proliferations. Am J Clin Pathol, 2007, 127: 850-859
9. Pitashny M, Shoenfeld Y. B cell depletion in autoimmune rheumatic diseases. Autoimmun Rev,2005,4: 436-441
10. Rezvani K, Barrett AJ. Characterizing and optimizing immune responses to leukaemia antigens after allogeneic stem cell transplantation. Best Pract Res Clin Haematol,2008,21:437-453
11. Rossi D, Sozzi E, Puma A, et al. The prognosis of clinical monoclonal B cell lymphocytosis differs from prognosis of Rai 0 chronic lymphocytic leukaemia and is recapitulated by biological risk factors. Br J Haematol,2009,146:64-75
12. Shanafelt T, Hanson CA. Monoclonal B-cell lymphocytosis: definitions and natural history. Leuk Lymphoma,2009,50:493-497
13. Walker UA, Warnatz K. Idiopathic CD4 lymphocytopenia. Curr Opin Rheumatol,2006,18:389-395
14. Zonios DI, Falloon J, Bennett JE, et al. Idiopathic CD4+ lymphocytopenia: natural history and prognostic factors. Blood,2008,112:287-294

第 61 章

单核细胞增多症

单核细胞来源于骨髓造血干细胞和髓系祖细胞（CFU-GEMM），后者在粒单核-巨噬细胞集落刺激因子影响下分别形成粒细胞与单核-巨噬细胞祖细胞（CFU-GM），在 M-CSF（CSF-1）作用下，单核-巨噬细胞祖细胞进一步增殖分化为原始单核细胞、幼稚单核细胞及成熟单核细胞，成熟单核细胞释放入血液。从原始单核细胞发育为成熟的进入血液循环的单核细胞大约需要 5 天。单核细胞在血液循环中的时间很短，半寿期约 17.5 小时，然后通过血管壁到达血管外组织，在组织中分化成熟为巨噬细胞。巨噬细胞可存活数周至数月。巨噬细胞根据其所定居的组织而为特异性巨噬细胞。如肝脏的库普弗（Kupffer）细胞、肺脏的间质巨噬细胞和肺泡巨噬细胞、脾巨噬细胞、肠巨噬细胞、骨骼的破骨细胞、皮肤的朗格汉斯（Langerhans）细胞、脑的小胶质（microglial）细胞、浆膜腔的巨噬细胞（腹膜、胸膜和心包膜）、肾小球膜细胞以及乳汁巨噬细胞等。

单核-巨噬细胞能分泌或释放多种生物活性物质，如白细胞介素 1（IL-1）、IL-6、IL-8、IL-12、IL-18、肿瘤坏死因子-α（TNF-α）、转化生长因子-β（TGF-β）、M-CSF、GM-CSF、INF-α/β、单核细胞趋化和激活因子（MCP-1/MCAF）、炎性蛋白和血浆蛋白质（凝血因子）等。单核细胞表面有免疫球蛋白 IgG、IgA 和 IgE，免疫球蛋白 Fc 受体，补体 C1 和 C3，补体受体以及 HLA 等多种抗原表达。单核细胞还分泌溶菌酶、中性蛋白酶和酸性水解酶等。

单核-巨噬细胞除有分泌功能外，还有吞噬和杀伤作用。单核-巨噬细胞可吞噬杀灭多种病原微生物和处理衰老损伤的细胞以及突变细胞等，是机体非特异性免疫的重要防线。特别是结合有抗体 IgG 和补体 C3b 的抗原物质更易被吞噬。巨噬细胞杀伤肿瘤效应，除分泌一些效应分子（TNF-α、IL-1 和 IL-6 等）及产生活性氧和一氧化氮来杀伤瘤细胞外，并通过内吞噬清除瘤细胞。单核巨噬细胞的吞噬活动需要有 3 种受体参与：①识别 IgG-Fc 片段的 Fc 受体，不依赖巨噬细胞的激活，即可执行功能；②识别补体因子 C3b 和 C4b 的补体吞噬受体，只有被激活的巨噬细胞才具有该受体；而且，补体受体通过膜内陷而摄入抗原，Fc 受体则通过膜变皱包裹抗原而内吞；③参与对其他一些未被抗体或补体调理化的抗原的吞噬。

单核-巨噬细胞还具有参与免疫调节功能。单核-巨噬细胞为淋巴细胞呈递抗原。免疫应答中，抗原多经巨噬细胞摄取和处理，将有效的抗原降解成分与巨噬细胞膜上的主要组织相容性复合体（MHC）产物——Ⅱ类抗原（HLA-DR）形成细胞表面 MHC-抗原复合物，以便向有相应复合物受体的 T 细胞递呈，刺激 T 细胞反应。

另外，单核-巨噬细胞还具有组织修复功能。在感染或组织损伤时，巨噬细胞移动至受损的区域，将损伤部位的死亡细胞和组织碎片吞噬，激活的巨噬细胞分泌中性蛋白酶，以裂解受损伤的结缔组织和纤维蛋白网，为重建受损伤的组织扫清道路；然后，单核巨噬细胞分泌一些细胞因子，促进新的胶原合成、纤维组织增生和刺激血管生成，从而使受损组织修复。

在出生后 2 周内的新生儿，单核细胞平均绝对值为 $1.0\times10^9/L$，以后逐渐下降。正常成人单核细胞数约占白细胞总数的 1% ~9%，平均绝对值 $0.4\times10^9/L$，男性较女性略高。成人单核细胞绝对值超过 $0.8\times10^9/L$ 为单核细胞增多。伴单核细胞增多的疾病很多，见表 61-1。

表 61-1　单核细胞增多的有关疾病

造血系统疾病	炎症及免疫性疾病
造血组织克隆性疾病	类风湿性关节炎
骨髓增生异常综合征	系统性红斑狼疮
急性粒单核细胞白血病	肌炎
急性单核细胞白血病	颞动脉炎
慢性粒单核细胞白血病	多发性结节性动脉炎
慢性粒细胞白血病	感染性疾病
真性红细胞增多症	亚急性细菌性心内膜炎
淋巴细胞肿瘤	巨细胞病毒感染
慢性淋巴细胞白血病	结核
恶性淋巴瘤	梅毒
多发性骨髓瘤	疟疾
组织细胞增多症	弓形虫感染
溶血性贫血	结节病
特发性血小板减少性紫癜	非造血系统恶性疾病
慢性中性粒细胞减少症	其他
脾切除后	四氯乙烷中毒
胃肠道疾病	Langerhans 组织细胞增多症
溃疡性结肠炎	使用糖皮质激素
酒精性肝病	妊娠和分娩
局限性结肠炎	药物反应
口炎性腹泻	严重抑郁症

一、造血系统疾病

单核细胞增多症中，约 50% 的病例为造血系统疾病。

（一）肿瘤或克隆性单核细胞增多

1. 急性髓细胞白血病 M4 和 M5 型　骨髓及外周血中原始、幼稚单核细胞明显增多。

2. 幼年性慢性粒细胞白血病（juvenile chronic myelogenous leukemia，JCML）　常发生在 5 岁以下儿童，临床特点为贫血、发热、感染和出血明显；肝脾、淋巴结肿大；皮疹；白细胞数不超过 $100\times10^9/L$，分类中除有中性幼稚粒细胞外，单核细胞常增多；血小板减少；胎儿血红蛋白（HbF）增高。此病预后差。详见第 84 章。

3. 慢性粒单核细胞白血病（CMML）　为 MPD 或 CML 的一个亚型。临床特点为脾明显肿大；外周血白细胞计数增高，并出现少量各阶段不成熟粒细胞，成熟单核细胞绝对值 $>1.0\times10^9/L$；骨髓有核细胞显著增生，粒系显著增生，单核细胞增多，嗜碱性粒细胞不增多；N-ALP 积分正常或增高；Ph 染色体阴性；bcr/abl 融合基因阴性。详见第 84 章。

4. 骨髓增生异常综合征（MDS）　有一部分 MDS 患者，骨髓和外周血除有二系或三系病态造血外，还出现单核细胞增多。有些作者建议将其命名为单核细胞增多的难治性贫血（refractory anemia with monocytosis，RAM）。其特点是外周血白细胞数正常或减少，贫血明显，血小板显著减少，血片中幼稚粒细胞少见，单核细胞增多。

5. 恶性淋巴细胞疾病　多发性骨髓瘤、25% 的霍奇金淋巴瘤以及非霍奇金淋巴瘤等也可出现单核细胞增多。

（二）非克隆性单核细胞增多

中性粒细胞减少症和急性粒细胞缺乏患者，在疾病之后期外周血中粒细胞出现之前后有单核细胞出现，并呈一过性增高，随之粒细胞逐渐恢复，这种一过性单核细胞增多被称为“单核细胞阵雨”（monocytic shower）。很多作者证实了这一观点。一些作者观察到在急性白血病骨髓抑制性治疗后的造血恢复期，也可出现一过性单核细胞增多，“单核细胞阵雨”之后，血小板逐渐升至正常，这提示急性白血病可能获得缓解。慢性中性粒细胞减少症如家族性中性粒细胞减少症、周期性中性粒细胞减少症及婴儿先天性中性粒细胞减少症时均可出现单核细胞增多。在原发性及继发性自身免疫性中性粒细胞减少症患者，除中性粒细胞减少外亦同时伴有单核细胞增多。

其他一些造血系统疾病如真性红细胞增多症、特发性血小板减少性紫癜以及脾切除术后等疾病亦出现单核细胞增多。

（三）Langerhans 组织细胞增多症

Langerhans 组织细胞增多症包括以往的组织细

胞增多症X(嗜酸细胞肉芽肿、莱特勒-西韦病、汉-许-克综合征)、自愈性组织细胞增多症、嗜酸细胞性黄瘤肉芽肿、单纯性皮肤组织细胞增多症、朗格汉斯细胞肉芽肿病及非脂质性网织内皮组织增殖。详见第111章。

二、感染性疾病

(一) 细菌感染

1. 亚急性感染性心内膜炎(subacute infective endocarditis) 多发生于原已有病的心脏,近年来发现原先无病心脏病变者日益增多。在抗生素应用于临床之前,本病主要由细菌感染所致,称亚急性细菌性心内膜炎。其中80%为非溶血性链球菌,主要为草绿色链球菌感染。近年来致病菌种已明显改变,几乎所有已知的致病菌微生物(需氧菌和厌氧菌)都可引起本病。本病的临床表现为患者有不规则的发热,进行性贫血,心脏杂音,皮肤黏膜出现瘀点。瘀点是感染毒素作用于毛细血管使其脆性增加破裂出血或由于栓塞引起。常有脾轻至中度肿大。在草绿色链球菌所致的心内膜炎时,外周血单核细胞增多,可高达白细胞总数的1/3。在25%的亚急性心内膜炎患者,血中可出现组织细胞、巨噬细胞或变形单核细胞。

2. 结核病(tuberculosis) 结核病是由结核分枝杆菌引起的慢性感染性疾病,可扩散全身,并在组织内长期潜伏,常在人体抵抗力低落时发病。常见的结核病有肺结核、肠结核、浆膜结核(结核性腹膜炎、结核性胸膜炎和结核性脑膜炎等)、肝结核、骨结核、肾结核及皮肤结核等。人体感染结核菌时,机体具有控制结核病发展的免疫作用,此作用由单核-巨噬细胞系统的单核细胞、巨噬细胞及淋巴细胞承担。当感染结核菌时,经巨噬细胞加工处理的结核菌特异性抗原递呈给$CD4^+$淋巴细胞表面γδT淋巴细胞受体,后者被致敏,致敏的淋巴细胞产生和释放多种细胞因子,引起单核细胞募集、驻留局部、激活和分裂增殖,使巨噬细胞吞噬、消化、分泌和处理抗原能力明显增强,从而控制感染。在活动性结核病中除出现相应的临床症状外,外周血单核细胞增多亦为此病的主要临床表现。正常情况下,单核细胞与淋巴细胞之比值约为0.3或小于0.3。在活动性结核病时,单核细胞明显增高,而淋巴细胞减少,比值可达0.8~1.0,但在病情控制后,单核细胞可下降,淋巴细胞恢复正常。在活动性结核时淋巴细胞减少而不是增加。

3. 伤寒(typhoid fever) 伤寒是由伤寒杆菌引起的急性肠道传染病。典型的临床表现为持续高热、腹痛、便秘或腹泻、肝脾肿大,部分患者有玫瑰疹,相对缓脉,白细胞减少,大多为$(3.0\sim4.0)\times10^9/L$左右。中性粒细胞减少,嗜酸性粒细胞消失,单核细胞相对增多。

(二) 病毒感染

巨细胞病毒(CMV)感染的特征性病变是受染细胞体积增大,其胞核和胞质内出现包涵体。此种病变细胞可见于全身各组织脏器,引起相应症状,可能借淋巴细胞或单核细胞散播全身。先天性感染多见于胎儿期感染。重者出生后即有黄疸、肝脾肿大、紫癜、血尿和脑炎等症状。实验室检查出现血小板减少,淋巴细胞增多,单核细胞增多,肝功能损害。后天获得性感染,血清抗体可能阳性,肝脏肿大伴肝功能异常。单核细胞增多,与传染性单核细胞增多症相仿,但本病嗜异凝集试验多为阴性。免疫缺陷者CMV感染,可出现严重肺炎和肝炎等。一般来说,年长儿童及成人单核细胞增多而嗜异凝集试验阴性者;发生间质性肺炎或原因不明的肝炎者;器官移植后接受免疫抑制治疗,发生传染性单个核细胞增多症表现而血清嗜异凝集试验阴性者等情况,均应考虑本病。

(三) 寄生虫感染

1. 疟疾(malaria) 是疟原虫引起的传染病。寄生人体的疟原虫共有4种,即间日疟原虫、三日疟原虫、恶性疟原虫和卵形疟原虫。其生活史基本相同。本病的主要临床表现为间歇性寒战、高热、出汗、脾脏肿大和贫血等。初次发作时白细胞数与中性粒细胞数偶可显著增高,但经多次发作后大多转为正常或降低,大单核细胞百分比则增多。间歇期白细胞与中性粒细胞又可回升。

2. 弓形虫感染(toxoplasmosis) 是由弓形虫引起的一种人畜共患的传染病。分先天性和后天性两种。先天性是由孕妇受染,通过胎盘将病原体传给胎儿。后天获得者与吞食未熟的肉类和饮用污染卵囊的水等有关。临床分为局限性和全身性。局限性感染以淋巴结炎最为多见,约占90%,可伴发热、头痛、咽痛和乏力等。一部分患者可出现单核细胞增多。全身性感染多见于免疫功能低下者,常有显著全身症状如高热、斑丘疹、肌痛、关节痛、头痛、呕吐、谵妄,并发生脑炎、心肌炎、肺炎、肝炎和胃肠炎等。先天性弓形虫病则为视网膜和脉络膜炎、脑积水以及脑内钙化为典型特征,婴儿先天性弓形体病可出现中性粒细胞减少,部分患者可嗜酸细胞增高及单核细胞增多。

此外在立克次体病、布氏菌病、利什曼病、先天性梅毒和播散性念珠菌病等感染性疾病时,亦可出现单核细胞增多。

三、炎症及免疫性疾病

在一些结缔组织病如类风湿性关节炎、系统性红斑狼疮、颞动脉炎、肌炎和结节性多动脉炎等疾病，比较常见的血象改变是白细胞减少，中性粒细胞减少或淋巴细胞减少，但是有10%左右的患者有轻微的单核细胞增多。

四、胃肠道疾病

比较常见的胃肠道疾病如酒精性肝病、溃疡性结肠炎、局限性结肠炎和口炎性腹泻等亦可出现单核细胞增多。

五、其　　他

在四氯乙烷中毒、使用糖皮质激素、妊娠、分娩以及严重抑郁症等亦可出现单核细胞增多。

（薛艳萍）

参 考 文 献

1. Urs L, Qualman SJ, Kahwash SB. Juvenile myelomonocytic leukemia: report of seven cases and review of literature. Pediatr Dev Pathol, 2009, 12: 136-142
2. Birrer A, Jusufi F, Bernimoulin M, et al. Hematopoietic progenitor cell colony growth differentiates chronic myelomonocytic leukemia from reactive monocytosis. Eur J Haematol, 2008, 81: 267-272
3. Ngo NT, Lampert IA, Naresh KN. Bone marrow trephine morphology and immunohistochemical findings in chronic myelomonocytic leukaemia. Br J Haematol, 2008, 141: 771-781
4. Elliott MA, Verstovsek S, Dingli D, et al. Monocytosis is an adverse prognostic factor for survival in younger patients with primary myelofibrosis. Leuk Res, 2007, 31: 1503-1509
5. Cunha BA, Hamid N, Krol V, et al. Fever of unknown origin due to preleukemia/ myelodysplastic syndrome: the diagnostic importance of monocytosis with elevated serum ferritin levels. Heart Lung, 2006, 35: 277-282
6. Xu Y, McKenna RW, Karandikar NJ, et al. Flow cytometric analysis of monocytes as a tool for distinguishing chronic myelomonocytic leukemia from reactive monocytosis. Am J Clin Pathol, 2005, 124: 799-806

第 62 章

原发性免疫缺陷病

原发性免疫缺陷病(primary immunodeficiency diseases,PIDs)是由免疫系统的一种或多种组分缺陷引起的一组具有多样性的临床综合征,主要涉及B细胞、T细胞、自然杀伤细胞(NK)、吞噬细胞、补体成分和(或)影响免疫机制成分,如主要组织相容复合体(MHC)的缺陷。新的分类则增加了固有免疫缺陷和自身炎症紊乱的内容。患者对感染的敏感性增高,易发生各种感染,严重时危及生命。一旦免疫系统的监视作用受损,由病毒感染导致的肿瘤、自身免疫病和自身炎症的发生率将明显升高。PIDs的人群患病率1/1 000 000。自Bruton报道首例X连锁无丙种球蛋白血症(XLA)至今,已发现的免疫缺陷病达150种之多,新病种还在增加,认识也在深入。显然,这已成为临床医师,尤其是儿科和内科医师关注的重要疾病谱。本章将介绍常见的免疫缺陷病的一般特点、常见的原发性免疫缺陷病和非特异性免疫应答的重要疾病。

第一节　原发性免疫缺陷病的一般特征

一、概　　述

免疫缺陷病包括原发性(PIDs)和继发性(SIDs)。前者多具有遗传基础或先天性免疫系统发育不全,后者在各种疾病(如肿瘤、感染、代谢和营养不良)的基础上发生,或由药物引起。无论哪种类型的免疫缺陷,其临床后果都是引起反复或持续的感染,特别是在正常人群中极为少见的机会性感染。反过来,感染的病原体又可影响特异性和非特异性免疫功能。典型的例子是人类免疫缺陷病毒(HIV)引起的获得性免疫缺陷综合征(AIDS)。

用免疫遗传学的方法可以确定PIDs的致病基因和遗传方式。在过去的10年中,免疫遗传学的研究展示了一组庞大的免疫系统的遗传障碍,应用分子探针,约75%的PIDs得到精确的诊断。

二、临 床 表 现

(一)感染

反复和持续的感染是任何一种免疫缺陷病最主要的特点。感染的病原体因受损的免疫应答类型不同而异。由于吞噬作用依赖于抗体和补体调理作用,因此,体液免疫缺陷患者表现出对细菌,特别是化脓菌的易感。尽管抗体也有中和病毒的作用,但抵抗细胞内感染病原体侵袭则依赖于细胞免疫。因此,细胞免疫缺陷患者对分枝杆菌、病毒和原虫等易感。反复的奈瑟菌感染是补体蛋白及调控因子缺陷的共同特征。机会性感染是严重的免疫缺陷病的主要特征(表62-1),尤以T细胞免疫缺陷病和(或)T、B细胞联合免疫缺陷病多见。

(二)临床表现和病理学极富多样性

通常免疫系统中任何组分的缺损都可引起免疫缺陷病,但临床和病理学表现具有很强的异质性。一方面,某些不同组分的缺损可产生相同的症状,典型的例子是补体成分的缺失导致几乎所有宿主对奈瑟菌易感;另一方面,同一种免疫缺陷病在不同的患者中的表现又不尽相同。

(三)恶性肿瘤

免疫缺陷病患者易患某些特定类型的癌症,特别是那些肿瘤相关病毒引起的。最常见于T细胞免疫缺陷病患者,这与T细胞在免疫监视中的重要作用有关。

(四)自身免疫病和自身炎症

在PIDs患者中,自身免疫疾病的发病率高达

表 62-1　原发性免疫缺陷病常见易感染病原体

生物体	抗体缺陷	细胞缺陷	联合免疫缺陷	吞噬细胞缺陷	补体缺陷
病毒	肠道病毒	疱疹病毒	各种病毒	否	否
细菌,(无芽胞)杆菌	肺炎链球菌属,嗜血流感杆菌,金黄色葡萄球菌,铜绿假单胞菌,空肠弯曲杆菌属,奈瑟菌属,脑(脊)膜炎菌,人支原体,脲原体属	伤寒沙门菌,伤寒杆菌,伤寒沙门菌丛	在抗体缺乏时,也可以有李斯特菌属、伤寒杆菌、沙门菌和肠道菌的感染	金黄色葡萄球菌,肠道菌丛,铜绿假单胞菌,绿脓杆菌,伤寒沙门菌,伤寒杆菌	在抗体缺乏时,尤以奈瑟菌属和脑(脊)膜炎菌常见
分枝杆菌	否	各种,包括卡介苗和结核菌	各种,包括卡介苗和结核菌	各种,包括卡介苗和结核菌	否
真菌	否	白色念珠菌,组织胞浆菌,荚膜曲霉菌,球孢子菌属	白色念珠菌,隐球菌属,新型细球菌,卡氏肺囊虫	烟曲霉菌,白色念珠菌,卡氏肺囊虫	否
原虫	兰伯贾第虫,肠兰伯鞭毛虫		弓形体属		否

14%,明显高于正常人群(0.001% ~0.01%)。以SLE、类风湿性关节炎和恶性贫血常见。

(五)遗传倾向

大多数 PID 有遗传倾向,约 30% 为常染色体隐性遗传,20% 是 X 连锁隐性遗传。

第二节　可疑免疫缺陷病患者的评估与实验检查

事实上,对年龄小于 2 岁的儿童而言,每年上呼吸道感染 3~5 次的情况有半数是可能的。有 3 点临床特征可以将客观上与主观上的反复感染相区别:①单发的浅部感染;②生长发育正常;③在感染期间,其生理方面无明显异常。当然,有时还要将那些明确感染后的暂时性"免疫缺失"状态加以区分。因为,没有哪种疾病可以不加区分地作为免疫缺陷病的预兆。这就要求临床医生,特别是儿科医生,在详细掌握病史资料、全面的体格检查及选择性的实验检查(表 62-2 ~ 表 62-4)之后,对免疫缺陷存在的可能性予以客观的评估。

表 62-2　可疑免疫缺陷病患者的评估

评估目标	临床特征
解剖生理缺陷	感染常反复发生在同一部位。先天缺陷者,感染常始于婴儿期;后天获得者,感染前常有一段正常期
基础疾病	反复感染产生于基础疾病(自然疾病和医源性疾病)导致的宿主免疫功能的改变
原发免疫缺陷	具有明显的年龄特征;家族同胞患病者;预防接种异常史;针对病原治疗只能控制不能根除;普通的病原即可引起严重的表现和反复感染,常导致不可预料的并发症;可同时出现多种感染;常伴生长发育落后

当病史和体格检查不能提示感染的解剖因素或存在基础疾病时,可根据患者的临床特征,选择筛查试验和特殊试验(表 62-3 和表 62-4)。

表 62-3　免疫缺陷病的过筛试验

试　验	目　的
全血细胞计数及分类	白细胞减少症、白细胞增多症、贫血、中性粒细胞减少症、淋巴细胞减少、Howell-Jolly 小体、红细胞形态异常、白细胞形态异常和血小板减少症的评价
血清白蛋白	排除白蛋白水平过低或丢失导致的低免疫球蛋白血症和细胞免疫缺陷
总淋巴细胞	测定外周血 CD3 标记可评估总淋巴细胞
T 细胞和 B 细胞计数	通过测定 CD4 和 CD8 阳性细胞评估 T 细胞亚群;测定 SmIg 表达的 CD19 和 CD20 阳性细胞评估 B 细胞
迟发皮肤过敏试验(DCH)	初步评价 T 细胞介导的免疫反应
Shick 试验	在全程 DPT 疫苗接种后,评估特种 IgG 抗体的应答功能
血清 Ig	可发现高丙种球蛋白血症、低丙种球蛋白血症和无丙种球蛋白血症
血清 IgG 亚类	评价特殊类型缺陷:天然抗体(嗜异凝集试验和 ASO)
特异 Ig 含量	对破伤风类毒素和白喉类毒素的接种反应,同族血凝素的定量
排除基础疾病	根据对应的基础疾病进行
胸部 X 线或 CT 检查	出生 6 个月前胸腺影像和慢性肺部疾病。应与营养不良和应激时的胸腺萎缩区别
总补体活性	终末补体成分缺陷(降低或缺乏)

表 62-4 免疫缺陷病的特殊试验

疾病	选做的检查
全血细胞减少	骨髓检查(组织化学检查)、细胞因子、集落刺激因子水平和转钴胺酶Ⅱ
抗体缺陷	体外抗体量(免疫球蛋白同型和亚类)、B 细胞表型分析、细胞因子水平、体外特异抗体含量和半衰期。腺苷脱氨酶活性(ADA)、嘌呤核苷磷酸化酶(PNP)活性和体外对有丝分裂原和特殊抗原的增殖反应,基因突变分析
T 细胞缺陷	T 细胞表型分析、细胞因子(IL-2、4、6 和 10)及其受体测定、生长因子水平、皮肤活检和肠组织活检
吞噬细胞功能异常	CD14 阳性细胞计数,杀菌活性测定(MPO,G-6-PD,NADPH 氧化酶)、呼吸暴发活性(四唑氮蓝还原试验),化学发光试验,趋化性测定,CD11a. b. c/CD18 单克隆抗体染色(证实黏附分子缺乏),基因突变分析
补体缺陷	CH50,各种补体成分定量,血清调理素活性,补体体内存活时间

第三节 原发性免疫缺陷病的分类

应用分子探针可以从分子遗传学的角度进行诊断,这不仅加深了对相关病理生理学的深层认识,还为 PIDs 的蛋白质工程和可能的基因治疗提供了可靠的免疫学和遗传学基础。根据目前国际免疫协会联合会(International Union of Immunological Societies,IUIS,2007)和 WHO 的分类,可以将 PIDs 分为抗体缺陷为主的体液免疫缺陷、T 细胞和 B 细胞联合免疫缺陷、固有免疫缺陷、吞噬细胞缺陷相关的原发性免疫缺陷、补体缺陷、自身炎症异常和其他已定义的免疫缺陷综合征等。分类见表 62-5 ~ 表 62-12。

表 62-5 T 细胞和 B 细胞联合免疫缺陷

疾病	循环 T 细胞	循环 B 细胞	血清 Ig	相关特征	遗传方式	基因缺失/可能机制
1. T^-B^+SCID						
γc 缺乏	明显减少	正常或增加	减少	NK 细胞明显减少	XL	IL-2、-4、-7、-9、-15 和-21 细胞因子受体 γ 链缺乏
JAK3 缺乏	明显减少	正常或增加	减少	NK 细胞明显减少	AR	JAK3 信号激酶缺乏
IL-7Rα 缺乏	明显减少	正常或增加	减少	正常 NK 细胞	AR	IL-7 受体 α 链缺乏
CD45 缺乏	明显减少	正常	减少	正常 γ/δT 细胞	AR	CD45 缺乏
CD3δ/CD3ε/CD3ζ 缺乏	明显减少	正常	减少	正常 NK 细胞	AR	T 细胞抗原受体 CD3δ/CD3ε/CD3ζ 链缺乏
2. T^-B^-SCID						
RAG1/2 缺陷	明显减少	明显减少	减少	VDJ 重组	AR	RAG1 或 2 完全缺乏
DCLRE1C (Artemis) 缺乏	明显减少	明显减少	减少	VDJ 重组,射线敏感	AR	Artemis DNA 重组酶修复蛋白缺乏
腺苷脱氨酶缺乏(ADA)	出生缺乏(无效突变)或进行性加重	出生缺乏(无效突变)或进行性加重	进行性减少	肋骨软骨交界喇叭样扩展	AR	淋巴毒性代谢产物(dATP,S-腺苷高半胱氨酸)
网状组织发育不全	明显减少	减少或正常	减少	粒细胞减少、血小板减少,耳聋	AR	T、B 细胞和髓系细胞(干细胞)成熟缺陷
3. Omenn 综合征	表现为有限性异质性	正常或减少	IgE 升高,其他减少	红皮病,嗜酸细胞增多症,腺病和肝脾肿大	AR	主要存在于 *RAG1/2* 基因的留有残余活性的错义突变,但也可发生在 Artemis、IL-7Rα 和 RMRP 酶
4. DNA 连接酶Ⅳ	减少	减少	减少	小头畸形,消瘦面容和射线敏感	AR	DNA 连接酶Ⅳ缺乏,NHEJ 损坏

续表

疾病	循环 T 细胞	循环 B 细胞	血清 Ig	相关特征	遗传方式	基因缺失/可能机制
5. Cernunnos/XLF 缺乏	减少	减少	减少			
6. CD40 配体缺陷	正常	IgM^+ 和 IgD^+ B 细胞存在，其他 B 细胞缺乏	IgM 升高或正常，其他同型 Ig 减少	中性粒细胞减少症，血小板减少症，溶血性贫血（肝胆疾病和机会性感染）	XL	CD40 配体（CD40L）缺陷，B 细胞和树突细胞信号传导障碍
7. CD40 缺陷	正常	IgM^+ 和 IgD^+ B 细胞存在，其他 B 细胞缺乏	IgM 升高或正常，其他同型 Ig 减少	中性粒细胞减少症，消化道和肝病，机会感染	AR	CD40 缺陷，B 细胞和树突细胞信号传导障碍
8. PNP 缺乏	进行性减少	正常	正常或减少	自身免疫性溶血性贫血，神经系统病症	AR	缺乏 PNP，毒性代谢产物（'dGTP）导致 T 细胞和神经损害
9. CD3γ 缺陷	正常（TCR 表达减少）	正常	正常		AR	CD3γ 链缺乏
10. CD8 缺陷	CD8 缺乏，CD4 正常	正常	正常		AR	CD8α 链缺乏
11. ZAP-70 缺陷	CD8 缺乏，CD4 正常	正常	正常		AR	ZAP-70 信号传导激酶缺乏
12. Ca^{2+}通道缺陷	计数正常，TCR 介导的活化缺陷	正常计数	正常	自身免疫，无汗性外胚层发育不良，非进展性肌病	AR	一种 Ca^{2+} 通道成分（Orai-1）缺乏
13. MHC Ⅰ类分子缺陷	CD8 减少，CD4 正常	正常	正常	血管炎	AR	TAP1、TAP2 或 TAPBP（tapasin）基因异常
14. MHC Ⅱ类分子缺陷	正常，CD4 减少	正常	正常或减少		AR	MHC Ⅱ 分子蛋白转录因子（C2TA、RFX5、RFXAP 和 RFXANK）基因突变
15. 翼样螺旋型（叉头螺旋结构）缺陷（winged helix nude 缺乏）	明显减少	正常	减少	脱发，胸腺上皮细胞异常（类似裸鼠）	AR	*FOXN1* 编码的转录因子缺陷
16. CD25 缺陷	正常至适度地减少	正常	正常	淋巴组织增生（淋巴结病、肝脾肿大），自身免疫（类似 IPEX 综合征），T 细胞增生障碍	AR	IL-2Rα 链缺陷
17. STAT5b 缺陷	适度减低	正常	正常	同质异形的生长激素不敏感性侏儒，湿疹和淋巴细胞性间质性肺炎	AR	STAT5B 基因缺陷，γδT 细胞、调节性 T 细胞和 NK 细胞发育和功能障碍，T 细胞增生障碍

注：XL：X 连锁遗传；AR：常染色体隐性遗传；SCID：严重联合免疫缺陷病；dATP：脱氧三磷酸腺苷；dGTP：脱氧三磷酸鸟苷；NK：自然杀伤细胞；JAK3：Janus 相关激酶；RAG：重组活化基因；DCLRE1C（Artemis）：DNA 铰链修复 1C 蛋白，SNM1 样蛋白；ADA：腺苷脱氨酶；RMRP：线粒体 RNA 处理内切酶的 RNA；PNP：嘌呤核苷酸磷酸化酶；NHEJ：非同源末端连接分子 1；Cernunnos：NHEJ1 和 SLC23A3（溶质携带家族 23［即核基转运因子］成员 3）的同义词；TCR：T 细胞受体；XLF：XRCC4-like factor；ZAP-70：T 细胞 ξ 链相关蛋白-70；Orai-1：钙释放-活化钙离子通道蛋白 1；TAP：抗原处理相关转运体蛋白；TAPBP：TAP 结合蛋白（Tapasin）；C2TA：MHC Ⅱ 转录活化因子；RFX5：调节因子 X5；RFXAP：调节因子 X 相关蛋白；RFXANK：调节因子 X 相关连接蛋白；FOXN1：叉头盒 N1 转录因子（winged-helix nude，Whn 基因）；IPEX：自身免疫反应、免疫失调、多发性内分泌腺病、肠病及 X 连锁相关连接蛋白；STAT5B：信号传导及转录活化因子 5B

表 62-6 抗体缺陷为主的免疫缺陷

疾病	血清免疫球蛋白	相关特征	遗传方式	基因缺失或可能的机制
1. 所有同种型血清免疫球蛋白严重减少或B细胞缺如				
Btk 缺乏	所有同种型减少	严重的细菌感染，前B细胞数正常	XL	*BTK* 突变
重链 μ 缺乏	所有同种型减少	严重的细菌感染，前B细胞数正常	AR	重链 μ 缺失
λ5 缺乏	所有同种型减少	严重的细菌感染，前B细胞数正常	AR	λ5 突变
Igα 缺乏	所有同种型减少	严重的细菌感染，前B细胞数正常	AR	Igα 突变
Igβ 缺乏	所有同种型减少	严重的细菌感染，前B细胞数正常	AR	Igβ 突变
BLNK 缺乏	所有同种型减少	严重的细菌感染，前B细胞数正常	AR	*BLNK* 突变
免疫缺陷伴胸腺瘤	所有同种型减少	感染，前B细胞数减少	非限制	不明
脊髓发育不良	所有同种型减少	感染，前B细胞数减少	不固定	可能有单体7、三体8或先天性角化不良
2. 血清 IgG 和 IgA 严重减少，B细胞数或正常或减少或极低				
普通变异性免疫缺陷病（CVID）	IgG 和 IgA 减少，IgM 不确定	反复的细菌感染，临床表型多样：自身免疫、淋巴组织增生和（或）肉芽肿病	约10%有家族遗传病史（AD/AR）	TACI，BAFFR，Msh5 呈多态性改变
ICOS 缺陷	IgG 和 IgA 减少，IgM 正常	—	AR	*ICOS* 突变
CD19 缺陷	低 IgG、IgA 和 IgM	—	AR	*CD19* 突变
XLP1	所有同种型均低	部分患者抗体缺陷仍可有暴发性 EB 病毒感染或淋巴瘤	XL	*SH2D1A* 突变
3. 严重的 IgG 和 IgA 减少，IgM 升高，B细胞数正常				
CD40L 缺陷	IgG 和 IgA 减低，IgM 正常或升高，B细胞数正常或升高	机会感染、粒细胞减少和自身免疫病	XL	*CD40L*（*TNFSF5* 或 *CD154*）突变
CD40 缺陷	低 IgG 和 IgA，IgM 正常或升高	机会感染和粒细胞减少	AR	*CD40*（*TNFRSF5*）突变
AID 缺陷	IgG 和 IgA 减低，IgM 升高	淋巴结肿大，生发中心增生	AR	*AICDA* 突变
UNG 缺陷	IgG 和 IgA 减低，IgM 升高	淋巴结肿大，生发中心增生	AR	*UNG* 突变
4. 同型或轻链缺陷，B细胞数正常				
Ig 重链缺失	一种或多种 IgG 和（或）IgA 亚类减少，IgE 可能缺少	可能无症状	AR	14q32
κ 链缺陷	所有免疫球蛋白含有 λ 链	无症状	AR	*κC* 基因突变
同种型 IgG 亚类缺乏	IgG 的一个以上亚类缺乏	通常是无症状的，或反复病毒/细菌感染	不确定	未知

续表

疾病	血清免疫球蛋白	相关特征	遗传方式	基因缺失或可能的机制
IgA 缺乏伴 IgG 亚类缺乏	IgA 减少，IgG 一个以上亚类缺乏	多数存在反复细菌感染	不确定	未知
选择性 IgA 缺乏	IgA 减少或缺乏	通常无症状，对糖类抗原的抗体应答缺陷而反复细菌感染，可有变态反应或自身免疫 一些可进展至 CVID，在同一家族中可存在 CVID 的患者	不确定	未知
5. 特异性抗体缺乏伴正常浓度 IgG 和正常数量的 B 细胞	正常	不能对特异性抗原产生抗体应答	不确定	未知
6. 婴儿暂时性低丙种球蛋白血症	IgG 和 IgA 减低	反复但不严重的细菌感染	不确定	未知

注：XL：X 连锁遗传；AR：常染色体隐性遗传；AD：常染色体显性遗传；Btk：Bruton 酪氨酸激酶；BCR：B 细胞受体；BLNK：B 细胞连接蛋白；CVID：常见变异性免疫缺陷病；TACI：跨膜激活剂及钙调亲环素配体相互作用分子；BAFF：B 淋巴细胞活化因子；Msh5：突变基因符号 5，参与减数分裂基因重组；ICOS：可诱导共刺激分子；XLP1：X 连锁淋巴组织增生综合征 1；SH2D1A：丝氨酸同源 2 区 D1A，SLAM（信息传递淋巴细胞活化因子）相关蛋白（SAP），后者是 T 和 NK 细胞表达的 SH2 结构域小分子蛋白；CD40L：CD40 配体（TNF 超家族 5 或 CD154）；CD40：TNF 受体超家族 5（TNFRSF5）；AICDA：活化诱导胞嘧啶核苷脱氨酶；UNG：尿嘧啶-DNA 转葡糖基酶。aCVID 因免疫学机制不同可出现多种临床表现，不同 TACI、BAFFR 和 Msh5 基因序列改变可能代表着不同的临床表型；b 纯合 C140R、S144X 和 A181E TACI 突变已被确认为致病性突变；Dcd40L 缺陷（X 连锁高 IgM 综合征）和 CD40 缺陷也被列入表 62-5

表 62-7　其他已经定义的（基因表型）免疫缺陷综合征

疾病	循环 T 细胞	循环 B 细胞	血清 Ig	相关特征	遗传方式	基因缺失/可能机制
1. Wiskott-Aldrich 综合征（WAS）	进行性减少	正常	IgM 减少，尤其对多糖抗原应答减少，IgA 和 IgE 增加	血小板体积和数量均减少；湿疹、淋巴瘤、自身免疫病、IgA 肾病、细菌和病毒感染。X 连锁 WAS 患者的血小板减少程度较轻，X 连锁中性粒细胞减少症可能是 *WASP* 结合域在 GTPase 错义突变的临床表型	XL	WASP 突变、细胞支架缺失影响造血干细胞诱导
2. DNA 修复缺陷（除表 62-5 之外的）						
共济失调-毛细血管扩张（ataxia-telangiectasia）	进行性减少	正常	IgA、IgE 和 IgG 亚类减少，IgM 单体增加，可有抗体减少	共济失调、毛细血管扩张、甲胎蛋白增加、淋巴网状内皮细胞和其他恶性肿瘤、放射线敏感，染色体不稳定	AR	*ATM* 突变，细胞周期关卡和双链 DNA 断裂修复异常
共济失调-毛细血管扩张样病 ataxia-telangiectasia-like disease（ATLD）	进行性减少	正常	IgA、IgE 和 IgG 亚类减少，IgM 单体增加，可有抗体减少	中度共济失调和严重的射线敏感	AR	*MRE11* 亚效等位基因突变，细胞周期关卡和双链 DNA 断裂修复异常
奈梅亨市染色体断裂综合征（Nijmegen breakage syndrome）	进行性减少	正常	IgA、IgE 和 IgG 亚类减少，IgM 单体增加，可有抗体减少	头小畸形、鸟样面容、淋巴瘤、放射线敏感和不稳定性染色体	AR	*NBS1*（*Nibrin*）亚效等位基因突变，细胞周期关卡和双链 DNA 断裂修复异常

续表

疾病	循环T细胞	循环B细胞	血清Ig	相关特征	遗传方式	基因缺失/可能机制
布卢姆综合征(Bloom syndrome)	正常	正常	减少	染色体不稳定、骨髓衰竭、白血病、淋巴瘤、身材矮小、鸟样面容、日光敏感和毛细血管扩张	AR	*BLM*(RecQ-样解链酶)突变
3. 胸腺缺失						
迪乔治异常(DiGeorge anomaly)	减少或正常,经常逐渐正常	正常	正常或减少	甲状旁腺功能减退、先天性心脏病、特殊面容,22q11 的杂合子缺失(有些是 10q 缺失)	*De novo* 缺陷或AD	邻近基因的缺失影响胸腺发育(90%),转录因子 *TBX1* 突变
4. 骨免疫发育不良(immuno-osseous dysplasias)						
软骨-毛发发育不全(cartilage hair hypoplasia)	减少或正常*	正常	正常或减少。抗体可以减少	短肢-侏儒-干骺端骨发育障碍、毛发稀疏、贫血、中性粒细胞减少症、罹患淋巴瘤和其他癌肿、精子异常,肠神经元发育异常	AR	*RMRP*(RNase MRP RNA)突变
Schimke 综合征	减少	正常	正常	身材矮小、脊柱骨骺发育不良、宫内发育迟缓和肾病变	AD 或 *De novo* 缺陷	*SMARCAL1* 突变
5. 高 IgE 综合征(hyper-IgE syndromes, HIES)						
乔布综合征(Job syndrome, autosomal dominant HIES)	正常	正常	IgE 升高	反复皮肤疖肿和肺炎(金黄色葡萄球菌)、湿疹、指甲念珠菌病、特殊面容(皮肤增厚和阔鼻尖)、乳牙脱落延迟或破坏、关节过度伸展	AD 或 *De novo* 缺陷	*STAT3* 突变
常染色体阴性 HIES 伴分枝杆菌和病毒感染(autosomal recessive HIES with mycobacterial and viral infections)	正常	正常	IgE 升高	对细胞内感染(分枝杆菌和沙门菌)、真菌和病毒易感。有湿疹,无骨骼和结缔组织异常	AR	*TYK2* 突变
常染色体阴性 HIES 伴病毒感染和中枢神经系统血管炎/出血(autosomal recessive HIES with viral infections and CNS vasculitis/hemorrhage)	正常	正常	IgE 升高	对细菌、病毒和真菌易感,湿疹、血管炎和中枢神经系统出血。无骨骼和结缔组织异常	AR	未知
6. 慢性皮肤黏膜念珠菌病(chronic mucocutaneous candidiasis)	正常	正常	正常	慢性皮肤黏膜念珠菌病,对真菌抗原的迟发型过敏反应受损、自身免疫。外胚层发育不良	AD 和 AR,散发性	未知

续表

疾病	循环 T 细胞	循环 B 细胞	血清 Ig	相关特征	遗传方式	基因缺失/可能机制
7. 肝静脉闭塞性疾病(hepatic venoocculusive disease with immunodeficiency, VODI)	正常(记忆性T细胞减少)	正常(记忆性B细胞减少)	IgG、IgA 和 IgM 减少	肝静脉闭塞性疾病、杰氏肺囊虫肺炎、血小板减少和肝脾肿大	AR	*SP110* 突变
8. Hoyeraal-Hreidarsson 综合征	进行性减少	进行性减少	不确定	宫内发育迟缓、小头畸形、消化道异常、全血细胞减少和 NK 细胞数量及功能减低	XL	Dyskerin 突变

注:XL:X 连锁遗传;AR:常染色体隐性遗传;AD:常染色体显性遗传;WAS:Wiskott-Aldrich 综合征;WASP:WAS 蛋白;XLP:X 连锁血小板减少症;AT:共济失调毛细血管扩张症;NBS1:Nijmegen 断裂综合征 1(Nibrin)基因;MRE11:剑术分裂重组 11;BLM:DNA 螺旋酶 Q1 样物;Bloom 综合征:侏儒、面部毛细血管扩张综合征;TBX1:T-box 蛋白 1;RMRP:线粒体 RNA 加工内切酸酶 RNA;SMARCAL1:SWI/SNF 相关,基质相关肌动蛋白依赖性核染质调节因子亚家族 α-样 1;STAT3:信号传导及转录活化因子 3;TYK2:酪氨酸激酶 2;SP110:核小体蛋白(干扰素诱导蛋白 41/75);Dyskerin:角化不良素。软骨毛发发育不良的患者也可出现严重联合免疫缺陷或 Omenn 综合征的临床表现

表 62-8　免疫失调性疾病

疾病	循环 T 细胞	循环 B 细胞	血清 Ig	相关特征	遗传方式	基因缺失/可能机制
1. 色素沉着不足伴免疫缺陷						
Chediak-Higashi 综合征	正常	正常	正常	局部白化病,巨大溶酶体,CTL 和 NK 细胞活性减低,高水平的急相反应,加速性脑病	AR	*LYST* 缺陷,溶酶体运输系统受损
Griscelli 综合征-2	正常	正常	正常	局部白化病,CTL 和 NK 细胞活性减低,高水平的急相反应,部分患者呈现加速性脑病	AR	分泌性小囊泡中编码 GTP 酶的 *RAB 27A* 缺乏
Hermansky-Pudlak 综合征-2	正常	正常	正常	局部白化病,中性粒细胞减少,CTL 和 NK 细胞活性减低,出血	AR	用于 AP-3β 亚单位复合体编码 *AP3B1* 基因突变
2. 家族性嗜血细胞性淋巴组织细胞增生症(familial hemophagocytic lymphohistiocytosis syndromes)						
a) 穿孔素(perforin)缺乏	正常	正常	正常	严重的炎症反应、发热、NK 细胞和 CTL 细胞活性减低	AR	*PRF1* 缺陷,主要的细胞溶解蛋白穿孔素缺乏
b) Munc 13-D 缺陷	正常	正常	正常	严重的炎症反应、发热、NK 细胞和 CTL 细胞活性减低	AR	*MUNC13D* 缺陷,涉及最佳顶囊融合
c) 突触融合蛋白(syntaxin 11)缺乏	正常	正常	正常	严重的炎症反应、发热、NK 细胞和 CTL 细胞活性减低	AR	*STX11* 缺陷,影响顶囊运输和融合
3. 性连锁淋巴组织增生综合征(X-linked lymphoproliferative syndrome)						

续表

疾病	循环T细胞	循环B细胞	血清Ig	相关特征	遗传方式	基因缺失/可能机制
XLP1	正常	正常或减少	正常或低球蛋白血症	由EBV感染导致的临床和免疫学异常：肝炎再生障碍性贫血和淋巴瘤	XL	*SH2D1A* 缺陷，影响编码调节细胞内信号传导的衔接子蛋白
XLP2	正常	正常或减少	正常或低球蛋白血症	由EBV感染导致的临床和免疫学异常：脾肿大，肝炎，嗜血细胞综合征和淋巴瘤	XL	*XIAP* 缺陷，影响编码凋亡抑制因子
4. 伴随自身免疫综合征						
(1)自身免疫淋巴细胞增生综合征（autoimmune lymphoproliferative syndrome, ALPS）						
1) CD95(Fas)缺陷(ALPS-1a)	双阴性T细胞（$CD4^-$ $CD8^-$）增多	正常	正常或增加	脾肿大，腺样病，自身免疫血细胞减少，缺陷性淋巴细胞凋亡，淋巴瘤风险	AD(罕见严重的AR病例)	细胞表面凋亡受体 *TNFRSF6* 缺陷，可有种系突变和体细胞突变，类似ALPS1a的表型
2) CD95L(Fas ligand)缺陷(ALPS-1b)	双阴性T细胞（$CD4^-$ $CD8^-$）增多	正常	正常	脾肿大，腺样病，自身免疫血细胞减少，缺陷性淋巴细胞凋亡，狼疮	AD, AR	CD95凋亡受体的配体 *TNFSF6* 缺陷
3) caspase 10缺陷(ALPS-2a)	$CD4^-$ $CD8^-$ T细胞增多	正常	正常	腺样病，脾肿大，自身免疫病，缺陷性淋巴细胞凋亡	AD	*CASP10* 缺陷，影响细胞内细胞凋亡通路
4) caspase 8缺陷(ALPS-2b)	$CD4^-$ $CD8^-$ T细胞轻度增多	正常	正常或减低	腺样病，脾肿大，反复细菌和病毒感染，缺陷性淋巴细胞凋亡和激活	AD	*CASP8* 缺陷，影响细胞内凋亡和活化通路
5) 激活N-Ras缺陷(NRas ALPS)	$CD4^-$ $CD8^-$ T细胞增多	CD5B细胞增加	正常	腺样病，脾肿大，白血病，淋巴瘤，伴随IL-2减少的缺陷性淋巴细胞凋亡	AD	*NRAS* 缺陷，影响编码GTP结合蛋白(具有多种信号传导功能)，激活突变损伤线粒体凋亡
(2)自身免疫性多内分泌腺病伴念珠菌病和外胚层发育不良(autoimmune polyendocrinopathy with candidiasis and ectodermal dystrophy, APECED)	$CD4^+$细胞增加	正常	正常	自身免疫病，特别是甲状旁腺、肾上腺和其他内分泌器官，念珠菌病、牙釉质发育不良和其他异常	AR	*AIRE* 缺陷，影响编码转录调节因子需要的胸腺自身耐受性的建立
(3)免疫调节异常多内分泌腺病肠病(immune dysregulation polyendocrinopathy enteropathy, X-linked, IPEX)	$CD4^+CD25^+$ $FOXP3^+$ 调节性T细胞缺失	正常	IgA和IgE升高	自身免疫性腹泻、早期糖尿病、甲状腺炎、溶血性贫血、血小板减少症和湿疹	XL	编码T细胞转录因子的 *FOXP3* 缺陷

注：XL：X连锁遗传；AR：常染色体隐性遗传；AD：常染色体显性遗传；CTL：细胞毒性T细胞；LYST：溶酶体转运调节因子；RAB27A：RAS癌基因家族成员；AP3B1：过继-相关蛋白复合物3的beta-1亚单位；PRF1穿孔素1；STX11：突触融合蛋白11(syntaxin11)；SH2D1A：丝氨酸同源2区D1A，SLAM(信息传递淋巴细胞活化分子)相关蛋白，SAP；双阴性T细胞：$CD4^-CD8^-$T细胞；XIAP：X连锁凋亡抑制因子3，baculo病毒IAP重复成分(IAP=CD47)，是一类新的与B细胞凋亡和Ig同种型转换有关的受体/配体网络；Fas：肿瘤坏死因子受体超家族第6成员(TNFRSF6，即Fas)；FasL：肿瘤坏死因子超家族第6成员(TNFSF6，即CD95配体或Fas配体)；CASP：凋亡相关半胱氨酸肽酶(caspase)；APECED：自身免疫性多内分泌病伴念珠菌病和外胚层发育不良；AIRE：自身免疫调控因子；Tr：$CD4^+CD25^+FOXP3^+$调节性T细胞；FOXP3：叉头盒P3

表 62-9 先天性吞噬细胞数量/功能缺陷性疾病

疾病	受累细胞	受累功能	相关特征	遗传方式	基因缺陷/可能机制
严重的先天性中性白细胞减少症(1-3)	N	骨髓分化 骨髓分化 骨髓分化	亚群骨髓发育不良 B/T 淋巴细胞减少 G-CSF 阻抗性中性粒细胞减少	AD AD AD	*ELA2*:弹性蛋白酶错转 *GFI1*:弹性蛋白酶抑制 G-CSFR
克斯特曼病(Kostmann disease)	N	骨髓分化		AR	HAX1:控制细胞凋亡
周期性粒细胞减少症	N	?	其他白细胞和血小板漂移性变化	AD	*ELA2*:弹性蛋白酶错转
性连锁中性粒细胞减少/脊髓发育不良	N+M	?	单核细胞减少症	XL	*WASP*:影响肌动蛋白-细胞骨架调节(自身抑制缺失)
P14 缺陷	N+L Mel	胞内体生物续生(endosome biogenesis)	中性粒细胞减少 低丙种球蛋白血症,CD8 减少,局部白化病,生长不足	AR	*MAPBPIP*:胞内体衔接蛋白 14
白细胞黏附分子缺陷(LAD-1)	N+M L+NK	黏附、趋化和胞吞作用 T/NK 细胞毒性	脐带脱落延迟、皮肤溃疡、牙周炎和白细胞增多症	AR	*ITGB2*:黏附蛋白
白细胞黏附分子缺陷(LAD-2)	N+M N+M	滚动 趋化	LAD-1 的特征,Hh 血型和精神发育迟滞	AR	FUCT1:GDP-岩藻糖转运蛋白
白细胞黏附分子缺陷(LAD-3)	L+NK	黏附	LAD-1 的特征和出血倾向	AR	Cal DAG-GEF1:缺陷性 Rap1-介导的 b1-3 结合素类活化
Rac2 缺陷	N	黏附、趋化和 O_2^- 产物	伤口愈合困难和白细胞增多症	AD	*RAC2*:肌动蛋白-细胞骨架调节
β-肌动蛋白缺陷	N+M	能动性	精神发育迟缓,身材矮小	AD	*ACTB*:细胞质机动蛋白
局限型青少年牙周炎	N	甲酰基肽诱导的趋化	只有牙周炎	AR	*FPR1*:趋化因子受体
Papillon-Lefèvre 综合征	N+M	趋化	牙周炎,掌跖角化病	AR	*CTSC*:丝氨酸蛋白酶类的组织蛋白酶 C 活化
特异性颗粒缺乏	N	趋化	中性粒细胞二裂片核	AR	*C/EBPE*:骨髓的转录因子
舒-戴综合征(Shwachman-Diamond Syndrome)	N	趋化	全血细胞减少,外分泌性胰腺功能不全,软骨发育不全	AR	*SBDS*
性连锁慢性肉芽肿病(X-linked chronic granulomatous disease,CGD)	N+M	杀伤(产生 O_2^- 不足)	McLeod 表型	XL	*CYBB*:电子传递蛋白(gp91phox)
常染色体遗传 CGD	N+M	杀伤(产生 O_2^- 不足)		AR	*CYBA*:电子传递蛋白(p22 phox) *NCF1*:衔接蛋白(p47 phox) *NCF2*:活化蛋白(p67 phox)
中性粒细胞 G-6-PD	N+M	杀伤(产生 O_2^- 不足)	溶血性贫血	XL	*G-6-PD*:NADPH 产生异常
IL-12 和 IL-23 受体 1 链缺陷	L+NK	IFN-γ 分泌	对沙门菌和分枝杆菌易感	AR	*IL-12Rβ1*:IL-12 和 IL-23 受体 β1 链
IL-12p40 缺陷	M	IFN-γ 分泌	对沙门菌和分枝杆菌易感	AR	*IL-12p40*, IL12/IL23 亚单位:IL12/IL23 产物

续表

疾病	受累细胞	受累功能	相关特征	遗传方式	基因缺陷/可能机制
IFN-γ 受体 1 缺陷	M+L	IFN-γ 结合和信号传递	对沙门菌和分枝杆菌易感	AR,AD	*IFN-γR1*:IFN-γR 结合链
IFN-γ 受体 2 缺陷	M+L	IFN-γ 信号传递	对沙门菌和分枝杆菌易感	AR	*IFN-γR2*:IFN-γR 信号链
STAT1 缺陷(含 2 型)	M+L	IFN-α/β/γ 信号传递 IFN-γ 信号传递	对沙门菌、分枝杆菌和病毒易感	AD AD	*STAT1* *STAT1*

注:XL:X 连锁遗传;AR:常染色体隐性遗传;AD:常染色体显性遗传;ELA2:中性粒细胞弹力酶 2;GFI1:锌指蛋白,参与转录调控和淋巴瘤形成;G-CSF:粒细胞集落刺激因子;G-CSFR:粒细胞集落刺激因子受体;WASP:WAS 蛋白;HAX1:HCLS1 关联蛋白 X1;ITGB2:白细胞整合素 β2;FUCT1:岩藻糖酶调节剂,溶质携带分子家族 35;Cal DAG-GEF1:钙-二硫基甘油调节鸟嘌呤核苷酸交换因子 1;RAC2:ras 相关 C3 肉毒杆菌毒素底物 2;ACTB:beta 肌动蛋白基因;FPR1:甲基肽受体 1;C/EBPE:CCAAT/增强子结合蛋白 e;SBDS:Shwachman-Bodian-Diamond 综合征;CYBB:细胞色素 b-245,alpha 多肽;CYBA:细胞色素 b-245,beta 多肽;NCF:中性粒细胞胞质因子;STAT1:信号传导及转录活化因子 1

表 62-10 固有免疫缺陷(defects in innate immunity)

疾病	受累细胞	功能缺陷	相关特征	遗传方式	基因缺陷/可能机制
无汗性外胚层发育不良伴免疫缺陷	淋巴细胞和单核细胞	NF-κB 信号通路	无汗性外胚层发育不良+特异性抗体缺乏(对多糖类抗原应答缺失),各种感染(分枝杆菌和化脓菌)	XL	NF-κB 活化调节质的 *NEMO*(*IKBKG*)基因突变
EDA-ID	淋巴细胞和单核细胞	NF-κB 信号通路	无汗性外胚层发育不良+T 细胞缺陷+各种感染	AD	IKBA 功能获得性突变,NF-κB 活化受损
IRAK4 缺陷	淋巴细胞和单核细胞	Toll 和 IL-1 受体 IRAK 信号通路	细菌感染(化脓菌)	AR	一种 TLR 信号通路成分 *IRAK4* 突变
WHIM(疣、低丙种球蛋白血症、感染和先天性骨髓粒细胞缺乏症)综合征	粒细胞和淋巴细胞	CXCR4 趋化因子受体对其配体 CXCL12(SDF-1)应答增强	低丙种球蛋白血症、B 细胞数减少、严重中性粒细胞计数减少、疣/人乳头状瘤病毒感染	AD	CXCL12 受体 *CXCR4* 功能获得性突变
疣状表皮发育不良	角蛋白细胞和白细胞	?	人乳头状瘤病毒(B1 组)感染	AR	*EVER1* 和 *EVER2* 突变
单纯疱疹脑炎	中枢神经系统固有细胞、上皮细胞和白细胞	UNC-93B 依赖的 IFN-α、IFN-β 和 IFN-λ 诱导	单纯疱疹病毒 1 脑炎和脑膜炎	AR	*UNC-93B1* 突变
单纯疱疹脑炎	中枢神经系统固有细胞、上皮细胞、树突细胞和细胞毒性淋巴细胞	TLR3 依赖的 IFN-α、IFN-β 和 IFN-λ 诱导	单纯疱疹病毒 1 脑炎和脑膜炎	AD	*TLR3*

注:XL:X 连锁遗传;AR:常染色体隐性遗传;AD:常染色体显性遗传;NF-κB:核转录因子-κB;NEMO 或 IKBKG:B 细胞 κ 轻链 4 基因增强因子抑制剂,激酶;IKBA:B 细胞 κ 轻链 4 基因增强因子抑制剂 α;TIR:Toll/IL-1 受体;IRAK4:IL-1 受体相关激酶 4,是 Toll 样受体信号通路中的信号传导蛋白;CXCR4:CXC 趋化因子受体 4;WHIM:疣-低丙种球蛋白血症-感染-骨髓粒细胞无效增生综合征;CXCL12:基质细胞衍化因子 1,SDF-1;EVER1/2:疣状表皮发育不良基因 1/2,现分别命名为 TMC6 和 TMC8,为跨膜通道样蛋白基因;UNC-93B:unc93 homolog B1,内质网膜蛋白成分,参与 Toll 样受体 3、7、9 和 13 的信息传递;TLR3:Toll 样受体 3

表 62-11 自身炎症异常

疾病	受累细胞	功能缺陷	相关特征	遗传方式	基因缺陷
家族型地中海热	成熟粒细胞,细胞因子激活的单核细胞	pyrin 蛋白生成减少可使在亚临床浆膜损伤后,由 IL-1 处理并产生炎症时,缺少与调节炎症和程序性细胞凋亡相关的带有天冬氨酸特异性半胱氨酸蛋白酶募集域而产生疾病症状,同时,巨噬细胞凋亡减少	回归热,浆膜炎,对秋水仙碱敏感的炎症,罹患血管炎和炎性肠病	AR	*MEFV* 突变
TRAPS	PMNs,单核细胞	55-kD 的 TNF 受体突变导致细胞内受体保留或备选的可溶性细胞因子受体与 TNF 结合减少	回归热,浆膜炎,皮疹,眼或关节炎症	AD	*TNFRSF1A* 突变
高 IgD 综合征	PMNs,单核细胞	甲羟戊酸激酶缺乏影响胆固醇的合成,发病机制不清	周期性发热和伴 IgD 升高的白细胞增多症	AR	*MVK* 突变
穆克勒-韦尔斯(Muckle-Wells)综合征*	PMNs,单核细胞	缺乏属于一组与调节炎症和程序性细胞死亡有关的相互作用的蛋白质(cryopyrin),涉及白细胞凋亡、NF-κB 型号传导和 IL-1 的处理作用	荨麻疹,感觉神经的听力缺失,淀粉样变性,对 IL-1 受体拮抗剂敏感(anakinra)	AD	*CIAS1* 突变(即 PYPAF1 或 NALP3)
家族性寒冷自身炎症综合征*	PMNs,单核细胞	穆克勒-韦尔斯(Muckle-Wells)综合征	寒冷之后的非瘙痒性荨麻诊,关节炎,恶寒,发热和白细胞增多症,对 IL-1 受体拮抗剂敏感(anakinra)	AD	*CIAS1* 突变
新生儿期起病多系统炎症性疾病(NOMID)或慢性婴儿神经皮肤关节综合征(CINCA)*	PMNs,单核细胞	穆克勒-韦尔斯(Muckle-Wells)综合征	新生儿起病皮疹、慢性脑膜炎和与发热相关的关节病,对 IL-1 受体拮抗剂敏感(anakinra)	AD	*CIAS1* 突变
无菌性化脓性关节炎、坏疽性脓皮病和痤疮综合征	造血组织,活化的 T 细胞存在的正向调节	异常肌动蛋白的重组导致在炎症应答期间生理信号的欠缺	毁坏性关节炎、炎性皮疹和肌炎	AD	脯氨酸/丝氨酸/苏氨酸磷酸酶相互作用蛋白 1(CD2BP1)突变
Blau 综合征	单核细胞	发生在 CARD15 核苷酸结合位点的突变,或许是脂多糖类和 NF-κB 信号传导的关联断裂	葡萄膜炎,肉芽肿性滑膜炎,僵直小指,皮疹和脑神经病,30% 发展成 Crohn 病	AD	*NOD2*(CARD15)突变

注:XL:X 连锁遗传;AR:常染色体隐性遗传;AD:常染色体显性遗传;caspase:凋亡相关半胱氨酸肽酶;TNFRSF1A:肿瘤坏死因子受体超家族成员 1A;MVK:甲羟戊酸激酶;TNFR:肿瘤坏死因子受体;CIAS:冷自身炎症反应综合征;NOMID:新生儿起病的多系统炎症性疾病;CINCA:慢性婴儿神经皮肤关节综合征;CD2BP1:脯氨酸-丝氨酸磷酸酶相互作用蛋白 1,PSRPIP1;NOD2:具有 caspase 招募域的蛋白 15,CARD15;Majeed 综合征:慢性复发性多灶性骨髓炎伴先天性红细胞生成障碍性贫血;LPIB2:lipin2。* 全部 3 个综合征伴有相同的 CIAS1 突变,疾病表型决定于其他基因的修饰和环境因素影响

表 62-12 补体缺陷

疾病	功能缺陷	相关特征	遗传方式	基因缺陷
C1q 缺陷	C 溶血活性缺乏,膜攻击复合物(MAC)缺乏。* 免疫复合物分解不足。凋亡细胞清除不足	SLE 样综合征,类风湿病,感染	AR	C1q 基因
C1r 缺陷	C 溶血活性缺乏,膜攻击复合物(MAC)缺乏。免疫复合物分解不足	SLE 样综合征,类风湿病,感染	AR	C1r 基因
C1s 缺陷	C 溶血活性缺乏	SLE 样综合征,复杂的自身免疫病	AR	C1s 基因
C4 缺陷	C 溶血活性缺乏,膜攻击复合物(MAC)缺乏。免疫复合物分解不足。缺乏体液免疫反应	SLE 样综合征,类风湿病,感染	AR	C4A 和 C4B 基因
C2 缺陷	C 溶血活性缺乏,膜攻击复合物(MAC)缺乏。免疫复合物分解不足	SLE 样综合征,血管炎,多肌炎,化脓性感染	AR	C2 基因
C3 缺陷	C 溶血活性缺乏,膜攻击复合物(MAC)缺乏,杀菌活性缺乏。缺乏体液免疫反应	反复化脓性感染	AR	C3 基因
C5 缺陷	C 溶血活性缺乏,膜攻击复合物(MAC)缺乏,杀菌活性缺乏	奈瑟球菌属的感染	AR	C5 基因
C6 缺陷	C 溶血活性缺乏,膜攻击复合物(MAC)缺乏,杀菌活性缺乏	奈瑟球菌属的感染	AR	C6 基因
C7 缺陷	C 溶血活性缺乏,膜攻击复合物(MAC)缺乏,杀菌活性缺乏	奈瑟球菌属的感染,SLE,血管炎	AR	C7 基因
C8a 缺陷	C 溶血活性缺乏,膜攻击复合物(MAC)缺乏,杀菌活性缺乏	奈瑟球菌属的感染	AR	Cα 基因
C8b 缺陷	C 溶血活性缺乏,膜攻击复合物(MAC)缺乏,杀菌活性缺乏	奈瑟球菌属的感染	AR	Cβ 基因
C9 缺陷	C 溶血活性减弱,膜攻击复合物(MAC)缺乏,杀菌活性缺乏	奈瑟球菌属的感染	AR	C9 基因
C1 抑制因子缺陷	伴随 C4/C2 消耗的补体途径自发活化。伴随源自高分子激肽原的缓激肽生成的接触系统活化	遗传性血管性水肿	AD	C1 抑制因子基因
I 因子缺乏	伴随 C3 消耗的补体旁路途径自然活化	反复化脓性感染,肾小球肾炎,溶血尿毒综合征	AR	I 因子基因
H 因子缺乏	伴随 C3 消耗的补体旁路途径自然活化	溶血尿毒综合征,膜增生性肾小球肾炎	AR	H 因子基因
D 因子缺乏	旁路途径下的溶血活性缺乏	奈瑟球菌属的感染	AR	D 因子基因
备解素缺乏	旁路途径下的溶血活性缺乏	奈瑟球菌属的感染	XL	备解素基因
甘露糖结合蛋白(MBP)缺乏	甘露糖识别缺陷	低外显率、几乎无症状的化脓菌感染	AR	MBP 基因
甘露糖结合蛋白相关丝氨酸蛋白酶(MASP2)缺乏	凝集素途径下的溶血活性缺乏	SLE 综合征,化脓菌感染	AR	MASP2 基因
补体受体 3 缺乏	见白细胞黏附缺乏 1		AR	ITGB2 基因
膜辅因子蛋白(membrane cofactor protein,CD46)缺乏	补体旁路抑制因子,C3b 结合减少	肾小球肾炎,非典型溶血尿毒综合征	AD	MCP 基因
膜攻击复合物抑制因子(MAC inhibitor,D59)缺乏	红细胞对补体介导溶解高度易感	溶血性贫血,血栓形成	AR	CD59 基因
发作性睡眠性血红蛋白尿(PNH)	补体介导的溶血	反复溶血	获得性 X-连锁突变	PIGA 基因突变引起细胞膜蛋白缺失,导致细胞性能改变,易发生溶血

注:AD:常染色体显性遗传;AR:常染色体隐性遗传;ITGB2:β-2 整联蛋白;MAC:膜攻击复合物;MASP:甘露糖结合蛋白相关的丝氨酸蛋白酶;MBP:甘露糖结合蛋白;MCP:膜辅因子蛋白;PIGA:磷脂酰肌醇多聚糖 A;SLE:系统性红斑狼疮

第四节 常见原发性免疫缺陷的特征

PIDs 包括特异性免疫缺陷和非特异免疫缺陷，本节在介绍重要的常见的免疫缺陷病的同时，摘要叙述几种新近确定的罕见的免疫缺陷病。

一、特异性免疫缺陷 (specific immunodeficiency)

绝大多数 PID 由特异性免疫组分缺陷所引起。这种特异性缺陷影响到 T 细胞和 B 细胞的发育、活化和相互间协同作用。从疾病的分类中可以看到，有些免疫缺陷的临床表型以体液免疫缺陷为特征，但实质是免疫细胞或分子间相互关系缺陷的结果。

(一) T 细胞和 B 细胞联合免疫缺陷 (combined T and B cell immunodeficiencies)(见表 62-5)

严重联合免疫缺陷病(severe combined immunodeficiency, SCID) 分为两组，T^-B^-SCID 和T^-B^+SCID。其中，X 连锁 T^-B^+SCID 占多数，主要是 γc 链的突变；T^-B^-SCID 则源自细胞间激酶 *JAK3*(与 γc 结合) 的突变。在常染色体隐性遗传的 SCID 中，腺苷脱胺酶缺乏症约占 50%。部分 SCID 的遗传学和分子基础已被阐明。一些 SCID 患者，在新生儿期，由于母体淋巴细胞植入，可出现类似于移植物抗宿主病(GVHD)的症状(Omenn 综合征)。在输血或血制品时，因接种了同种异体淋巴细胞，可发生致死性的 GVHD。部分 SCID 通过骨髓移植获得治愈。

1. RAG-1/-2 缺陷 本病系常染色体隐性遗传(11p12-13)，因淋巴系统特异性重组激活基因(recombination activating gene, *RAG*)突变(*RAG-1* 或 *RAG-2*)，导致 T^-B^-SCID 或 Omenn 综合征。RAG-1 和 RAG-2 参与 *Ig* 和 *TCR* 基因 V-D-J 的重排，是 DNA 重组形成 *Ig* 和 *TCR* 基因之前的剪切双链 DNA 所必需的，在 T、B 细胞抗原受体的形成中起着极为重要的作用。

T^-B^-SCID 患儿的临床表现与其他类型 SCID 相似，外周血除 NK 细胞升高外，T 细胞和(或)B 细胞计数很低，不能产生免疫球蛋白。Omenn 综合征患儿胸腺完全缺乏 T 细胞，淋巴器官萎缩，表现有红皮病、鳞屑样皮炎和脱发，嗜酸细胞增多，肝脾和淋巴结肿大，淋巴结无淋巴细胞，代之以巨噬细胞；血清 IgE 增高，外周血淋巴细胞显著增加，酷似移植物抗宿主病(GVHD)。由外周血 T 淋巴细胞能找到表达激活标记物的 CD25 和 MHCⅡ类分子。诊断应排除因母体 T 细胞输注或接受血液制品导致的 GVHD。

2. 腺苷脱胺酶缺乏症(adenosine deaminase, ADA) 10% ~20% 的 SCID 由 ADA 缺乏所致，占常染色体隐性遗传 SCID 的 50%，其发病率为每 20 万新生儿中有 1 例。*ADA* 基因定位于 20q13.2-13.11。多数 *ADA* 基因突变为 CpG 二核苷酸 C→T 点突变，整个基因或部分基因缺失仅见于少数病例。在嘌呤代谢的补救途径中，ADA 不可逆地催化腺苷和 2'-脱氧腺苷分别成为肌苷和 2'-脱氧肌苷。

ADA 缺乏使脱氧三磷酸腺苷(dATP)积累，后者抑制核糖核苷还原酶，进而抑制细胞 DNA 的合成。发育初期，向 T、B 淋巴细胞转化的骨髓干细胞不能降解 dATP(相对缺乏 5'核苷酶)，导致 T 细胞和 B 细胞数量减少和功能减低，产生联合免疫缺陷病。患儿出生不久出现“三感染”(口腔白色念珠菌、顽固性腹泻和肺炎)，均有淋巴细胞和免疫球蛋白减少。约 10% 的患儿初期免疫球蛋白水平正常，但仍会逐渐减少。部分性 ADA 缺陷或嵌合体者无任何临床表现。可通过测定红细胞或淋巴细胞的 ADA 活性做出临床诊断。基因分析有助于家系调查。

3. X 连锁 SCID(X-SCID) 本型约占 SCID 的半数。突变基因位点在 Xq13.1-13.3。因编码的 IL2 受体 γ(γc)链基因突变，导致 IL2、4、7、9 和 15 受体共用 γ 链异常，不能刺激未成熟的胸腺细胞生长，导致 T 细胞分化障碍。患儿胸腺发育不良，外周淋巴结极小，且无淋巴细胞。尽管 B 细胞数量正常，由于不能获得 T 细胞的辅助，患者同样有体液免疫缺陷。当免疫球蛋白亚类发生紊乱时，则出现免疫球蛋白增高的 Nazelof 综合征。

4. 网状组织发育不全(reticular dysgenesis) 本病为常染色体隐性遗传，临床罕见。淋巴系和髓系前体细胞成熟障碍。患儿不仅有严重的淋巴细胞减少，粒细胞和血小板也严重减少。患儿出生不久(3 天 ~3 个月)即夭折。

5. 嘌呤核苷磷酸化酶缺乏(PNP) 本病为常染色体隐性遗传，PNP 的基因位于 14q13.1。发病率远较 ADA 少。不同患者 T 细胞免疫缺陷程度不同，且病程缓慢，临床症状可延迟到数年之后才出现，对各种感染的易感性增高，输血后可引起弥散性致死性水痘和 GVHD。

PNP 与 ADA 一样，是嘌呤代谢的降解酶。PNP 缺乏时，鸟苷转化为鸟嘌呤、肌苷转化为次黄嘌呤的通路受阻，使鸟苷、脱氧鸟苷和 dGTP 堆积，后者抑制核苷酸还原酶，阻断 DNA 的复制，进而影响淋巴细胞的生长发育。由于 dGTP 对 T 细胞的毒性程度大于 B 细胞，因此，PNP 与 ADA 的免疫学异常存在程度的差别。

6. MHCⅡ类缺乏(MHC classⅡ deficiency) 本病为常染色体隐性遗传,因抗原递呈细胞(APC)表达MHCⅡ类分子障碍所致。由于MHCⅡ类分子或Ⅰ类分子缺乏时,T细胞表面似裸细胞,因而称之为裸淋巴细胞综合征(bare lymphocyte syndrome)。现已明确,*RFX5*(异二聚体RFX5,1q21)和*CⅡTA*(Ⅱ类分子转录激活基因,16p13.1-2)基因的突变与本病密切相关。由于胸腺内和外周血APC均不能表达MHCⅡ类分子,从而影响$CD4^+$T细胞的阳性选择,使循环中接受APC抗原递呈的$CD4^+$T细胞减少,导致抗体合成和血清免疫球蛋白减少,细胞介导的免疫反应(CMI)缺失。除非骨髓移植,患儿常于1岁内死亡。

HLA-DRα和β链残缺表达是MHCⅡ类分子缺乏的一种少见表型,患者循环$CD4^+$T细胞数量正常,临床预后较好。

7. MHCⅠ类缺乏/TAP2肽转运缺陷(MHC classⅠ deficiency/TAP 2 peptide transporter deficiency) 本病为常染色体隐性遗传(6p21.3)。由*TAP2*基因突变导致内源性抗原肽不能有效地转移到内质网与MHCⅠ类分子凹槽结合(荷肽),导致MHCⅠ类分子表达减少。胸腺内$CD8^+$T细胞的阳性选择受到影响,循环$CD8^+$T细胞数量减少和功能减退。MHCⅠ类分子缺乏(裸淋巴细胞综合征Ⅰ型)的免疫缺陷程度和发生率均低于MHCⅡ类分子缺乏。患者表现为反复的、非病毒性呼吸道细菌感染(鼻窦炎)。这种对病毒易感性的减少的原因不明,可能是患者的NK细胞作用的结果。少数患者无症状。诊断此病的条件是:无法确定典型淋巴细胞Ⅰ类分子位点(如HLA-A、B和C),而Ⅱ类分子表达正常(HLA-DR、DP和DQ)。

8. CD3缺乏 因编码CD3γ和ε链的基因突变,使TCR-CD3不能共同接受抗原信息,导致辅助T细胞和CTL功能缺陷。*CD3γ*基因的点突变导致17位核苷酸的缺失;*CD3ε*基因的点突变导致TCR-CD3复合物表达减少。因T细胞膜上CD3表达多变,即使在同一家族中,CD3缺乏表型也呈易变性。患者CD3γ和ε缺乏或异常,T细胞表面TCR-CD3表达明显减低。如果伴随IgG2缺陷,将影响多糖抗原特异性抗体的合成,而蛋白质抗原的抗体反应完全正常。$CD8^+$T细胞(CTL)数显著减少,伴随功能障碍。

9. ZAP-70缺乏(CD8缺乏,T细胞激活缺陷,T cell activation deficiencies) 本病为常染色体隐性遗传性(2q12),系TCRξ相关蛋白激酶缺陷致细胞内信息传导障碍的免疫缺陷病。Roifman等首先描述(1989),临床罕见。ZAP-70是一种涉及TCR信号的酪氨酸激酶,其缺陷导致$CD4^+CD8^+$双阳性前T细胞不能分化为成熟的$CD8^+$单阳性T细胞,而仅有成熟的$CD4^+$T细胞。T细胞增殖反应低下,在抗CD3刺激作用下,T细胞不能诱导胞质酪氨酸磷酸化酶产生,钙离子流出减少。NK细胞数量和功能正常。多数患儿B细胞数量正常,但血清丙种球蛋白减少。目前已知至少有8例来自5个家族的SCID患儿为ZAP-70激酶缺乏症。幼儿期表现为反复感染和生长障碍,常见自身免疫性疾病。骨髓移植可获治愈。

10. T细胞信号传导途径中断(*JAK3*激酶突变) 系常染色体隐性遗传性(19p13.1)。由*JAK3*激酶(Janus kinase 3)突变所致,约占SCID的10%。与γc突变引起的X-SCID很相似,属于$T^-B^+NK^-$型。正常时,含JAK3激酶的IL-2受体γ链,在T细胞内激活信号传导通道中起重要连接单元的作用,即γc-Jak-Stat磷酸化后将信息转位至细胞核,激活She-Grb-Sos-Ras通路,诱导c-fos和c-jun转录因子基因表达。基因的突变仅使T细胞分化障碍,B细胞是正常的。T^-B^+SCID免疫缺陷的另一少见类型由IL-7受体α链突变引发,此时,T细胞发育障碍,而NK细胞存在。本病最佳的治疗方案是HLA配型相同的同胞间骨髓移植。

11. 干扰素γ受体1/2(IFN-γR1/2)和白细胞介素12受体β1(IL12-Rβ1)突变 本病为常染色体隐性遗传,由IFN-γ R1、IFN-γ R2、IL12-R β1和IL12缺乏引起。

(1)遗传基础:*IFN-γ R1*和*IFN-γ R2*基因(*IFNGR1*和*IFNGR2*)突变(6q23-24),伴随IL12亚单位*P40*基因缺失。*IFNGR1*基因的转录产物为IFN-γR1或α链,基因突变方式为核苷酸突变、缺失、插入和拼接突变。*IFNGR2*基因突变导致IFN-γR2分子表达障碍,使细胞内信息传递阻止在STATS磷酸化水平。IL12亚单位*P40*基因缺失和IL-12缺乏导致IL-12活性下降,IFN-γ介导的巨噬细胞和T细胞功能障碍。

(2)免疫学特征:常规免疫功能检查并无异常。外源性IFN-γ诱导外周血单个核细胞产生IFN-α能力下降,T细胞对非结核分枝杆菌(NTM)的增殖反应正常,而产生IFN-γ不足。临床特征:由于IFN-γ是抗NTM感染和避免卡介苗(BCG)接种后感染的关键因子,因此,上述缺陷将导致患儿发生严重的分枝杆菌感染和BCG接种后播散性感染(图62-1)。

(3)诊断:确诊有赖于*IFNGR1*基因缺失或IFN-γ R1分子功能缺陷的证实。自然感染NTM的临床表现与一般炎症性疾病难于鉴别,非特异性炎

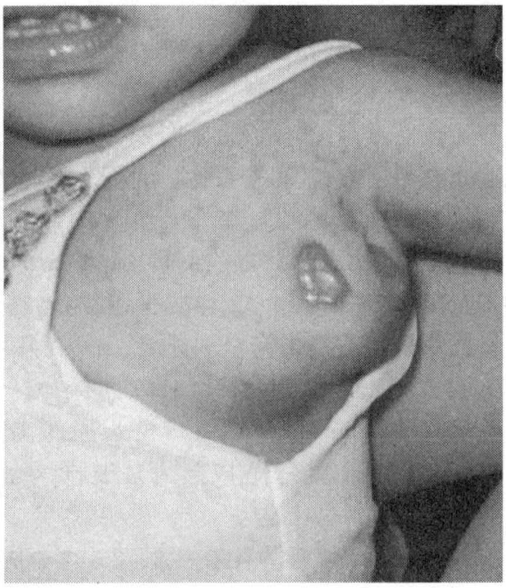

图 62-1　原发性免疫缺陷病合并卡介苗感染
（上海复旦大学儿科医院王晓川提供）

症性肉芽肿样的组织病理学改变和结核菌素皮肤试验结果的不统一，使临床诊断极为困难。

（4）治疗与预后：最好的治疗是分枝杆菌感染前或控制感染后的干细胞移植。自然感染 NTM 或接种 BCG 后扩散感染的患儿多数死于发病后数月至生后第二个 10 年内。

（二）抗体缺陷为主的免疫缺陷（predominantly antibody deficiencies）（见表 62-6）

原发性体液免疫缺陷，即抗体应答缺陷。缺陷由 B 细胞功能不足，或 T 细胞不能为 B 细胞提供适当的信号引起。本组疾病突出的临床表现是反复发生的化脓性感染。同时，对某些病毒易感，可发生中枢神经系统感染和严重的乙型肝炎。

本组疾病主要是先天性 B 细胞功能不足（发育障碍和功能异常）导致抗体生成缺陷（原发性 B 细胞免疫缺陷病），典型的例子是 X 连锁无丙种球蛋白血症。缺陷可以出现在 B 细胞的不同发育阶段，也可发生在成熟 B 细胞对抗原刺激应答的各阶段。后者产生的原因是 T 细胞不能为 B 细胞提供适当的信号，或者 $CD8^+$T 细胞功能异常，抑制 B 细胞产生抗体。此时，B 细胞本身多正常。常见的例子是高 IgM 综合征、普通变异性免疫缺陷病和婴儿暂时性低丙种球蛋白血症。

B 细胞功能缺陷的突出和严重并发症是反复化脓性感染。同时，因缺少抗体的中和作用，抗体依赖细胞介导的细胞毒性作用（ADDC）不足，宿主对某些肠道病毒和乙型肝炎病毒的易感，甚至，接种脊髓灰质炎减毒活疫苗可引发疾病。

1. X 连锁无丙种球蛋白血症（X-linked agammaglobulinemia，XLA，Bruton 病）　XLA，由 Bruton 首次报道，是临床上首次确定的体液免疫缺陷病，也是最常见的原发性体液免疫缺陷病之一。

（1）主要免疫学特征：①发病男性的血液或淋巴组织中只有少数 B 细胞，甚至无 B 细胞，扁桃体缺如，淋巴结无生发中心和浆细胞；②出生 5～6 个月后，母源性抗体下降，开始出现反复化脓性感染；③血清中各类免疫球蛋白缺乏，或只能测得微量的抗体；④细胞免疫正常；⑤免疫球蛋白治疗有很好的反应。

（2）免疫病理及临床特征：多数 *XLA* 基因位于 X 染色体长臂（q21.3-22）。其编码产物酪氨酸激酶，称为 Bruton 酪氨酸激酶（*BTK*）基因，主要表达于 B 细胞，树突细胞也有表达。该基因由 N 端类似血小板-白细胞 C 激酶底物区，一个 SH1、一个 SH2 区和一个 C 端 SH1（酪氨酸激酶）区组成。*BTK* 基因突变方式可以是错义突变、点突变、无义突变和移码缺失（deletion frameshift）。*BTK* 基因缺陷导致 B 细胞发育过程中传递膜抗原受体传入信号障碍，使骨髓中 B 细胞的发育停滞在前 B 细胞阶段前。目前尚未发现影响树突细胞突变和分化的证据。因伴性遗传的 X 染色体灭活的随机性，有半数 B 细胞因 X 染色体携带正常的 *BTK* 基因而发育成熟，使女性成为致病基因的携带者。

即使在同一个家族，临床表现也有很大差异。出生 6 个月后，当母源性抗体达最低水平时，也是患儿逐渐暴露病原体增加的时期，将会出现反复的化脓菌感染，还可出现疫苗相关性多肌炎，单侧膝、踝关节炎和吸收不良性腹泻（与贾第鞭毛虫或轮状病毒感染相关）。尽管 T 细胞免疫正常，患儿仍对部分肠道病毒和肝炎病毒易感，甚至对脊髓灰质炎活疫苗接种产生病理性反应，发生致死性肠道病毒感染。一种特殊的综合征值得注意，即无丙种球蛋白血症-慢性肠道病毒脑膜脑炎（chronic enteroviral meningoencephalitis of agammaglobulinemia，CEMA），病人有缓慢发展的神经系统症状，共济失调，认知障碍和感觉异常。作为本病的特殊亚型，X 连锁低丙种球蛋白血症伴生长素缺乏的基因缺陷位点与 XLA 一样，是一种连续的遗传性变异。患儿生长激素缺乏，身材矮小。约 20% 的 XLA 患者伴有自身免疫病，原因不明。

（3）实验室检查与诊断：血清免疫球蛋白 <250mg/dl，其中 IgG<200mg/dl，IgA、IgD 和 IgM 难测出。骨髓中可见前 B 细胞。外周血淋巴细胞缺少 SmIg 阳性或其他 B 细胞表面分子，如 CD10、CD19、CD20 和循环 B 细胞的 EBV 受体表达等。缺乏同种血凝素和接种白喉、破伤风、百日咳（DPT）三联疫苗后的抗体应答，锡克反应仍呈阳性。对噬菌

体 ΦX174 的清除和抗体水平都显著低下或缺如。胸腺结构正常,T 细胞功能正常。在家系有限的情况下,限制性内切酶片段长度多态性(RFLP)分析,有助于 XLA 携带者的诊断。外周血循环 B 细胞的测定可以与婴儿暂时性低丙种球蛋白血症、早期发生的 CVID 和严重的先天性 HIV 感染鉴别。

(4) 治疗与预后:应用静脉注射免疫球蛋白(IVIG)进行替补治疗。维持血清 IgG 水平在 4g/L 以上为佳,至少在 2~4g/L。1994 年 WHO 专家组建议的剂量为每次 300~400mg/kg,每月 1 次,或者,150~250mg/kg,每 2 周 1 次。除非发生了脊髓灰白质炎、早期不可逆性肺损伤、持续性 ECHO 病毒感染或淋巴组织恶性肿瘤,早期开始丙种球蛋白替代疗法患者的预后较好。

2. 选择性免疫球蛋白同种型缺乏病　抗体产生缺陷只限于一种或少数几种同种型免疫球蛋白的疾病。此类病人对病原体易感性与正常人无显著差别。其原因可以是相应的重链结构基因缺失,或由 T 细胞缺陷导致。在两个家庭中发现具有 κ 链缺乏症的患者,其免疫球蛋白只有 λ 链。

已知的疾病有:选择性 IgA 缺乏、选择性 IgG 亚类缺乏和选择性 IgM 缺陷病。选择性 IgM 缺陷病是一组病因不同的综合征,临床罕见,发病机制不清。

(1) 选择性 IgA 缺乏(SIgAD):选择性 IgA 缺乏症是一种因 B 细胞终末分化障碍引起的疾病,是白种人中最常见的原发性免疫缺陷病,白种人每 700 人中有 1 例,北美和欧洲发生率分别为0.05%~2.8%和 1∶400,在我国,发病率为 1∶4100,多为散发,有家族史者,多为常染色体显性或隐性遗传。

1) 主要免疫学特征:①血清 IgA 缺乏,分泌型 IgA 极低;②细胞介导的免疫正常;③免疫复合物病倾向,反复上呼吸道感染,伴消化道疾病和自身免疫病;④其他免疫球蛋白正常或增高;⑤20% 患者同时存在 IgG 亚类缺陷。

2) 免疫病理及临床特征:尽管确切病因不清,但具有正常 α 链基因和表达 SmIgA/IgM 或 IgA/IgD 的 B 细胞数增加提示,B 细胞发育停滞,不能分化成为分泌 IgA 的浆细胞。分化受阻是 B 细胞的内在缺陷,还是 T 细胞辅助功能异常(促 IgA 分泌的转移生长因子-β)和 IL-5 产生不足,抑或是 B 细胞对这些细胞因子的反应低下尚不清楚。群体研究显示,本病与 HLA-A1B8BfFC4QOC4BDR3 超单元型关联。

本病的临床表现多变。从"健康"IgA 缺乏到反复上呼吸道感染,常因程度轻而被忽视。反复肺含铁血黄素沉着症(IPH)也与之相关。另外,由于患者 IgA 缺乏,黏膜免疫功能低下,多种抗原通过消化道和呼吸道黏膜侵入,易发生过敏性疾病;还与自身免疫病相关,如 SLE、类风湿性关节炎、皮肌炎、恶性贫血、干燥综合征和慢性活动性肝炎。本病还有以下现象:①暂时性 IgA 缺乏见于儿童期成熟延迟,可在 5 岁后恢复正常;②多数患者即使 IgA 完全缺乏,其感染机会不增加;③20% 有症状的 IgA 缺乏者,伴 IgG2 和 IgG4 缺乏。

3) 实验室检查与诊断:血清 IgA<50mg/dl,分泌型 IgA 极低,IgA1 和 IgA2 均减少;其他免疫球蛋白正常或增加。在 IgA 完全缺乏者,SmIgA 阳性的前体细胞数量正常,而 IgA1 和 IgA2 仍缺如。这些不成熟表型 B 细胞,即使在有丝分裂原的刺激下(EBV 或 pokeweed)也不能成熟为浆细胞。40% 病人可有自身抗体。

如果血清 IgA 缺乏发生在生后第一年,诊断应慎重。因为,完全型共济失调-毛细血管扩张综合征患者的血清 IgA 缺乏,可早于典型症状 4~5 年发生。还应与慢性皮肤黏膜念珠菌病、细胞免疫缺陷伴不正常免疫球蛋白合成(Nezelof 综合征)和选择性 IgG2 缺乏相鉴别。获得性 IgA 缺乏,可见于药物或病毒感染后。

4) 治疗与预后:治疗应用由 IgA 缺乏的无症状患者血中分离的 IVIG 制剂。

(2) 选择性 IgG 亚类缺乏病:正常情况下,IgG 亚类的转换是不同步的,IgG1 和 IgG3 的形成较 IgG2 和 IgG4 要快。一旦重链基因缺失或转型异常,将导致一种或多种 IgG 亚类缺乏。本病病因不清,可能与 IgG 重链稳定区基因突变、缺失、重组重排障碍或重链基因转录及转录后调节异常有关。血清 IgG 浓度正常范围较大,但 IgG 各亚类所占的比例是恒定的:IgG1,60%~65%;IgG2,20%~25%;IgG3,5%~10%;IgG4,3%~6%。WHO 的诊断标准是:血清总 IgG 正常,一种或多种 IgG 亚类水平异常,低于平均年龄水平的 2 个标准差。

IgG1 缺乏易患化脓菌感染;IgG2 缺乏常伴 IgG4 和 IgA 缺乏,儿童多见,患者对多糖抗原反应差,易致反复上呼吸道感染、奈瑟菌属脑膜炎或全身性肺炎链球菌病。值得注意的是,IgG2 缺乏时,可出现免疫球蛋白水平正常或增高的自身免疫病。IgG3 是最主要的中和病毒的抗体,可单独缺乏或伴 IgG1 缺乏,成人多见,以反复呼吸道感染为主;正常人群中 IgG4 值变异很大,即或缺乏,也无症状,因而难以确定选择性 IgG4 缺乏的存在。由于 IgG1 占总 IgG 中的 60% 以上,所以,当 IgG1 缺乏时,血清总 IgG 也减少,常被误诊为普通变异性免疫缺陷病。

诊断 IgG 亚类缺陷时应注意:①IgG 亚类的同种异型变异;②对儿童而言,某些肺炎球菌多糖抗原(6A、9N、14 和 23F 型)只是一种弱抗原,难以产生抗体反应；③对多糖蛋白联合疫苗接种失败的儿童需要检测血清 IgG2。

针对 IgG 亚类患者的感染，一般抗生素治疗即可，不需补充 Ig。合并鼻窦炎和哮喘者应以预防发生化脓性鼻窦炎和肺炎为目的，可用 IVIG。

3. 普通变异性免疫缺陷病[common variable immunodeficiency，CVID，T 细胞辅助刺激因子（*ICOS*），肿瘤坏死因子超家族 13B（*TNFRSF13B*，也称为 *TACI*），肿瘤坏死因子超家族 13C（TNFRSF13C，也称为 *BAFFR*）和 *CD19*]（表 62-13）　作为两性发生率相等异质病，CVID 必备的共同特征为抗体产生异常。明显的临床表现常在学龄后期出现。发病率为 1∶10 000～1∶50 000。有家族倾向，遗传方式不明。诊断需要排除任何已知的体液免疫缺陷病因。

表 62-13　CVID 基因缺陷、遗传方式和相关的实验表型

基因缺陷	遗传方式	B 细胞亚类分析（FCM 技术）	细胞表面蛋白表达
TNFRSF13C（<1% 的病例）	AR	类别转换和非类别转换记忆 B 细胞减少，过渡期 B 细胞增多	B 细胞表面 BAFF-R 表达缺乏
TNFRSF13B（10%～20% 的病例）	AD	IgA 减少或缺乏，自身免疫病，淋巴组织增殖病，脾肿大，类别转换记忆 B 细胞减少	95% 的 B 细胞表面表达 TACI 正常，<5% 的缺乏
ICOS（～2% 的病例）	AR	类别转换记忆 B 细胞减少，结节性淋巴样组织增生，自身免疫，肿瘤易感性	活化的 T 细胞表面缺乏 ICOS 表达
CD19（<1% 的病例）	AR	类别转换记忆 B 细胞减少，B 细胞 CD21 低表达，外周血 $CD20^+$ 成熟 B 细胞数正常	$CD20^+$B 细胞表面的 CD19 蛋白表达减少或缺乏

BAFFR = B-cell-activating-factor-family receptor

（1）主要免疫学特征：①反复的化脓菌感染可发生在任何年龄的人群，明显的临床表现开始于儿童后期；②明显的自身免疫病、淋巴增殖病和消化系统恶性肿瘤倾向；③血清 IgG 减低，总 Ig 水平低于 300mg/dl。

（2）CVID 的基因缺陷（表 62-13）：近年，对 CVID 的基因缺陷研究发现，存在 4 种基因的缺陷，即可诱导 T 细胞辅助刺激因子（inducible T-cell costimulator，*ICOS*）、肿瘤坏死因子受体超家族 13B（*TNFRSF13B*，也称为 *TACI*）和 13C（*TNFRSF13C*，*BAFFR*）和 CD19 表达缺失或低表达。

（3）免疫病理和临床表现：依据基因表型的差异，临床免疫病理呈现多样性。

ICSO 表达于活化的 T 细胞，缺陷时，几乎没有外周 B 细胞，类别转换记忆性 B 细胞缺如，血清呈现低 γ 球蛋白血症及相关的感染情况。由于缺少 *ICSO* 表达的 T 细胞几乎不能产生 IL-10，生发中心的形成缺陷导致记忆性 B 损伤。*ICOS* 上调 CD4 和 CD8 效应器、记忆 T 细胞和活化的 NK 细胞，并增强后者的功能。其配体表达于淋巴样和非淋巴样组织（脾 T 细胞带、淋巴结和 Pcycr 系统）。AR 是此型的遗传方式。

TACI/TNFRSF13B 缺陷时，淋巴组织增殖是患者的主要临床表型，表现为脾大、扁桃体肥大和 IgA 缺乏，有 15% 的患者伴随自身免疫性甲状腺炎。

TACI/TNFRSF13C 和 BAFF-R 配体表达于巨噬细胞、单核细胞和树突细胞。当其缺陷时，将影响 NF-κB 的激活、免疫球蛋白类别转换的调节和 T 细胞依赖性抗原的抗体应答。

CD19 表达缺陷的患者，其血中 B 细胞（$CD20^+$）数量正常，而 CD19 极低表达或缺如，$CD27^+$记忆 B 细胞和 $CD5^+$B 细胞减少。缺少对绝大多数抗原的应答性抗体。

CVID 与选择性 IgA 缺乏明确相关。几乎所有 CVID 患者均有 IgA 缺乏，一级亲属中常发现有 IgA 缺乏患者。

儿童期的患者的临床经过与 XLA 不同，而且其感染的情况也与青春期或成年患者略有不同。多数 CVID 患者最初只是反复的慢性上呼吸道感染，但反复的下气道感染则应仔细地分析，当发现支气管扩张症时则犹显晚矣（图 62-2）。易感病原体与 XLA 相似，但易感程度低。慢性细菌性结膜炎见于部分患者。合并蓝氏贾第鞭毛虫病明显高于 XLA。

不少于 50% 的患者可出现消化系统的症状，如 Crohn 病、肠肉芽肿病、肠寄生性细菌或病毒感染、口炎性腹泻和肠淋巴管扩张症等，而严重的吸收不良导致蛋白丢失性水肿可早于 CVID 的诊断。可有扁桃体、颈部淋巴结和肝脾肿大等非典型淋巴增殖的临床表型。25% 的患者易患自身免疫性疾病，甚至出现在诊断 CVID 之前，如类风湿性关节炎样病症、系统性红斑狼疮、血小板减少性紫癜和溶血性贫血（5%～8%）、皮肌炎、甲状腺功能低下、Graves 病、炎性肠病和恶性贫血等自身免疫病，少见的还有白癜风和脉管炎（图 62-3）。

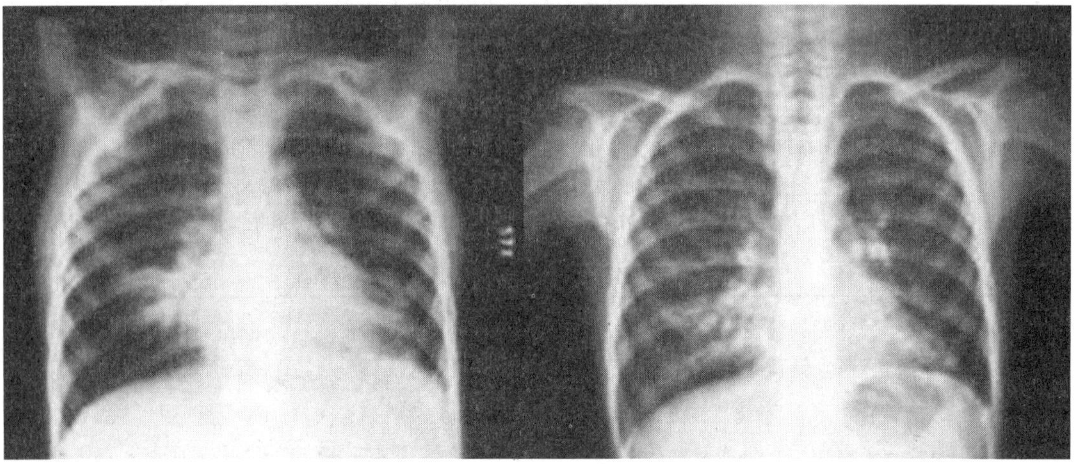

图 62-2 7 岁 CVID 患儿，确诊前反复下呼吸道感染 4 年。支气管扩张症-CXR-1 和 2：感染治疗前后胸部 X 线片比较

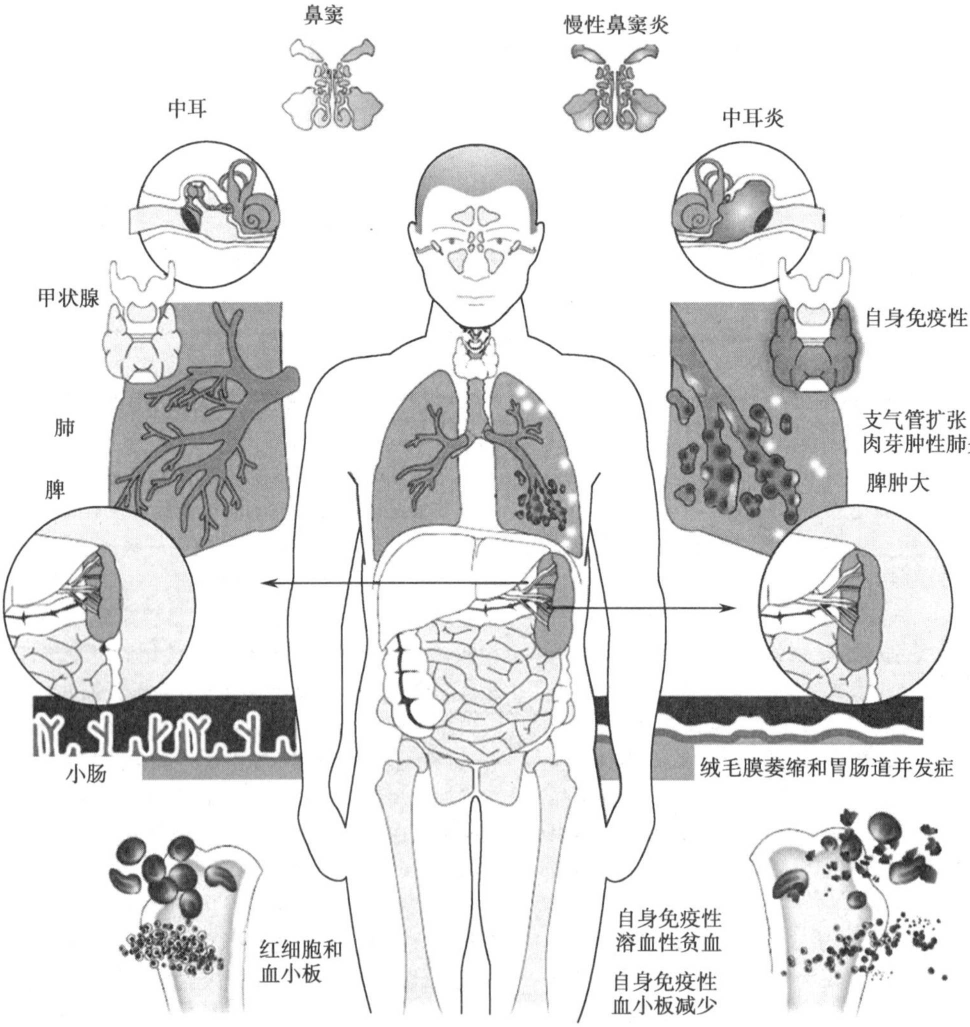

图 62-3 CVID 的临床关系

约10% ~22%的患者可合并肉芽肿病，并累及多系统。获得诊断的年龄平均在18~34岁。在儿科，大约有三分之一的患儿出现相关的问题。与其他自身免疫性疾病相类似，肉芽肿病也可以出现在CVID获得诊断之前。

CVID患者易患恶性肿瘤。主要是非霍奇金淋巴瘤和消化道肿瘤。

（4）实验室检查与诊断：外周血B细胞数量正常或轻微减少，有时可见缺少T或B细胞表面标志的裸细胞增多。血清IgG<250mg/dl，血清总Ig<300mg/dl。血清IgA减低，IgM通常但并非总是减少。第三种凝集素缺如或降低（<1∶10）。特异性疫苗注射后不能产生相应的抗体，锡克试验仍可阳性。因此，减毒活疫苗不能用于CVID的免疫接种。确切的细胞介导免疫异常尚未得到确认，但多数CVID患者的T细胞对抗原应答降低，CD4/CD8比率下降，$CD4^+$ $CD45RA^+$（未接触抗原的）T细胞减少。NK细胞活性正常或减低。淋巴组织中缺少浆细胞。部分患者的淋巴结增生，但B细胞生发区的浆细胞缺如与XLA极为相似。

依据诊断步骤的提示（表62-14），当临床表型和试验检查提示CVID时（第1和2阶段），应对记忆性B细胞和其他外周B细胞亚群的情况进行分析，特别是类别转换记忆性B细胞（$CD27^+$ IgM^- IgD^-）低于50% ~75%时，支持诊断。

诊断可以根据上述情况做出，但由于CVID的发病年龄、疾病环节和临床疾病背景的多样性变异，诊断时应除外任何可能影响体液免疫缺陷的病因（表62-15），包括伴有低丙种球蛋白血症的HIV感染者。当CVID患者以自身免疫病为主要临床表现时，则CVID的诊断和治疗已显延迟。

（5）治疗与预后：CVID患者的治疗与XLA完全相同。治疗的主要目的是减少反复感染的发生率和病死率。以静脉注射免疫球蛋白为替代治疗的选择。通常，每个月一次，300~400mg/kg，使血清IgG水平维持在5.0~7.0g/L。合并严重的IgA缺乏时，应考虑选择IgA缺乏的免疫球蛋白制品。对感染的治疗应予以充分的考虑。自身免疫或自身炎症性疾病的治疗则应依照相对应的指南。一般情况下，患者可生存70年以上。女性患者可正常妊娠，生产正常婴儿。主要的并发症是慢性肺病，恶性肿瘤的发生率与是否用IVIG替代治疗无关。

表62-14 CVID诊断步骤

步骤1

- 完整的各种血细胞计数
- 血清免疫球蛋白——IgG、IgA和IgM
- 尿蛋白分析（排除肾病所致的免疫球蛋白降低）

步骤2

- IgG亚类计数（IgG1~4；对于IgA缺乏或既往反复上呼吸道感染的患者）
- 抗体功能检查
  - ■ 蛋白：白喉类毒素、破伤风类毒素、副流感B和类血清凝集素
  - ■ 多糖抗原：肺炎链球菌
- T细胞、B细胞和NK细胞的流式细胞计数
- 在分裂素和抗原刺激下的淋巴细胞转化率

步骤3

- 流式细胞计数B细胞亚类（用于确定是否存在类别转换记忆B细胞的降低和其他B细胞亚类改变伴随某种临床表现）
- 类别转换记忆B细胞（$CD27^+IgD^-IgM^-$）
- 非类别转换记忆B细胞（$CD27^+IgD^+IgM^+$）
- IgM记忆B细胞（$CD27^+IgM^+IgD^{dull}$）
- 转化B细胞（$CD38^{+++}IgM^{++}$）
- 浆细胞（$CD38^{+++}M^-$）
- 成熟B细胞（$CD19^+CD21^+$）
- CD21细胞（$CD19^+CD21^{lo}$）

可选的检查

- 流式细胞计数B细胞表面表达的BAFF-R、TACI和CD19蛋白和活化T细胞表达的ICOS
- 基因序列分析*TNFRSF13B*和*ICOS*变异
- *TNFRS13C*和*CD19*变异分析现在只在个别研究中心进行

表 62-15 需要与 CVID 鉴别的疾病

疾病	实验室特点	临床表现	进一步检查
选择性 IgA 缺乏症	IgA 降低/缺如，IgG 和 IgM 正常	通常无症状	有症状时需要
选择性 IgG 亚类缺乏症	IgG 亚类（G1、G2、G3 和 G4）的一种或几种降低；除 IgG1 降低外正常的 IgG 总量	通常无症状	有症状时需要
X-连锁无丙种球蛋白血症	丙种球蛋白严重减低伴随 B 细胞极少/缺如	反复感染	流式细胞计数 BTK 蛋白表达；如果蛋白缺如则进行基因序列检查
X-连锁淋巴增殖综合征	低丙种球蛋白血症，EB 病毒感染通常是始动因素	对 EB 病毒异常反应，淋巴增殖病	流式细胞计数 SH2D1A 蛋白表达；SH2D1A 基因缺如可确诊
常染色体隐性遗传无丙种球蛋白血症	丙种球蛋白严重减低伴随外周 B 细胞减低/缺如	反复和严重的感染，早在婴儿期和儿童期即有表现	基因序列证实 6 种基因（Igμ 重链、IgVκA2、CD79A、CD79B、λ5 代轻链和 BLNK）
高 IgM 综合征	正常或高 IgM 伴随低 IgG 和 IgA，极少或缺如的级联记忆 B 细胞	反复的窦-肺感染条件致病菌，NEMO 缺乏的患者出现少汗的外胚叶发育不良和反复分枝杆菌的易感	流式细胞计数活化 T 细胞表面的 CD40L 和 B 细胞表面的 CD40，CD40L 受体结合功能，基因序列证实的价值是 5 个基因的聚集（CD40L、NEMO、CD40、AID 和 UNG）

4. 婴儿暂时性低丙种球蛋白血症（transient hypogammaglobulinemia of infancy，THI） THI 并不是严格意义上的免疫缺陷病，而是发育迟缓逐渐产生正常的过程，婴儿期过后可恢复正常。当来自母体的免疫球蛋白（IgG）以半衰期 25～30 天的速率逐渐衰减时（3 个月时最低），婴儿自身 Ig 合成逐渐开始。最先产生的是 IgM（30 周时开始），1 岁时达成人水平；5～6 岁时，IgG 达成人水平，最后是 IgA。早产儿在生后 3～12 个月内，血清 IgG 可以低至危险水平，而自身合成 Ig 可延迟到生后 36 个月。本症婴儿也按上述规律发育，但迟于正常婴儿。主要临床征象是反复发生中耳炎和呼吸道感染，严重的全身感染少见，特殊免疫抗体（包括免疫接种）产生不受影响。本病不需 IVIG 治疗。

5. Ig 重链缺失（Ig heavy chain deletion） 由于先天性重链基因缺失（14q32）导致血清 IgG1 或 IgG2、4 缺乏，或伴 IgE 和 IgA 缺乏。纯合子患者的血清免疫球蛋白同种型和亚类缺乏，少数患者有反复化脓菌感染；杂合子患者的血清免疫球蛋白亚类轻度缺乏。新近发现，基因的缺失或点突变对重链 μ 表面限制表达的作用不仅影响 IgM 产生，还使 B 细胞分化障碍，导致低丙种球蛋白血症。然而，以此作为新型的免疫缺陷病来解释那些类似 XLA 的女性患者尚待证明。

6. κ 链缺乏（κ chain deficiency） 只有少数病例报告。导致免疫缺陷病的原因只是单纯的 κ 链缺乏（只有轻链 λ 的免疫球蛋白）。κ 链基因点突变发生在 2p11。患者的抗体形成具多变性，除携带 κ 链的 B 细胞外，其他循环 B 细胞数量正常。

7. 免疫缺陷伴胸腺瘤（immunodeficiency with thymoma，Good's syndrome） 主要免疫学特征是反复感染伴随先于胸腺瘤发生的获得性低丙种球蛋白血症。以反复的上呼吸道感染、慢性腹泻、皮炎、败血症、胃炎和尿道感染为主要的临床表现。伴胸腺瘤的患者常合并肌无力（重症肌无力）、再生障碍性贫血（也可见纯红细胞发育障碍性贫血）、血小板减少、粒细胞减少、自身抗体形成、糖尿病、淀粉样变性、慢性肝炎和非胸腺癌肿。早期，低丙种球蛋白血症呈间歇性发生，多在常规胸部放射检查中偶然发现胸腺肿瘤。75% 的胸腺瘤细胞为纺锤形，部分呈恶性。血清免疫球蛋白严重缺乏，抗体应答低下，部分患者外周血淋巴细胞对 PHA 反应缺如、迟发皮肤过敏试验无反应。可出现抑制性 T 细胞活性增强。切除胸腺瘤并不能纠正免疫缺陷，但纯红细胞发育异常和重症肌无力则会得到改善。IVIG 可用于反复感染和腹泻的治疗。

8. 5'-核苷酸酶缺乏（5'-nucleotidase deficiency） 研究发现，在获得性或 XLA、Wiskott-Aldrich 综

合征、AIDS 和 SIgAD 的部分患者中，其 5'-核苷酸酶活性减低。后者，作为外周血淋巴细胞，特别是 B 细胞的分化标志，活性的减低反映了患者 B 细胞数量的减少和突变的某种异常。

9. 转钴胺Ⅱ缺乏（transcobalamin Ⅱ deficiency） 转钴胺Ⅱ，一种维生素 B_{12} 结合蛋白，是维生素 B_{12} 进入细胞所必需的。一旦缺乏转钴胺Ⅱ，病人将出现低丙种球蛋白血症、巨幼细胞性贫血、淋巴细胞减少、粒细胞减少、血小板减少和严重的肠吸收障碍。

（三）原发性 T 和 NK 细胞免疫缺陷病（primary T and NK cell immunodeficiency diseases）

原发性 T 细胞免疫缺陷的原因广泛，从缺乏淋巴细胞和 MHC 缺陷，直到酶缺陷。由于 T 细胞在所有获得性免疫应答中占主导地位，因此，孤立的 T 细胞免疫缺陷几乎不存在。显见的例子，在抗体形成过程中 T 细胞和 B 细胞间的相互作用不可或缺，B 细胞缺陷的患者仍具有抵抗大多数病原体感染的能力，而 T 细胞缺陷的患者却对广泛的传染因子易感。

此类疾病分为：严重联合免疫缺陷、可测得 T 细胞的 T 细胞免疫缺陷、其他发育缺陷的 T 细胞免疫缺陷和其他相关疾病。然而，近年发现几种疾病是由于 T 细胞的缺陷所致，而体液免疫无明显异常。这些疾病包括：原发性 $CD4^+$ T 细胞缺乏、原发性 $CD8^+$T 细胞缺乏、IL-2 缺陷、多种细胞因子缺陷、钙流出缺陷伴肌病（calcium flux deficiency with myopathy）和信号传导缺陷。这些疾病的病因尚不清楚。

细胞免疫缺陷患者对各种胞内病原体的易感性增高。感染或严重、或难以控制、有时是致命的。这组疾病的临床共有特征是：①均有 B 细胞功能受限；②儿童期反复感染、自身免疫、超敏和肿瘤（Omenn 综合征在生后早期）；③疱疹病毒感染最多见；④自身免疫性贫血、血小板减少和中性粒细胞减少，可出现肝炎、脑或肾脏的血管炎；⑤超敏征象（湿疹、哮喘和荨麻疹）；⑥可并发淋巴瘤；⑦平均生存 5～10 年。因此，当宿主发生反复感染，伴超敏征象和自身免疫性疾病时，应考虑原发性 T 细胞免疫缺陷病的诊断。

1. 原发性 CD4 T 细胞缺乏（primary/idiopathic CD4 T-cell deficiency） 本病是一种严重的不能解释的人免疫缺陷病毒阴性的免疫抑制（severe unexplained immunodeficiency virus-negative immunosuppression）。发病年龄 17～70 岁，男女均等。美国 CDC 的诊断标准是：$CD4^+$ T 淋巴细胞缺少（计数 $<0.3\times10^9$/L，或多次检查比率<20%）；无 HIV 感染血清学证据；无明确的免疫抑制治疗，但 T 细胞减少。WHO 则增加一项：存在一种提示细胞免疫缺陷的疾病，如隐球菌性脑膜炎和口腔念珠菌病。患者血清免疫球蛋白水平正常或轻微减少。导致此病的机制和遗传学规律尚不清楚。

2. IL-2 缺乏（IL-2 deficiency） 已在一些 SCID 患儿和外周血淋巴细胞计数、T 细胞表型和分布正常的儿童发现有丝分裂原引发的 T 细胞增殖反应低下，加入外源性 IL-2 后能重建。研究提示，可能是 T 细胞激活后的 *IL-2* 基因转录障碍所致。但确切的分子缺陷未能证实。

3. 多种细胞因子缺乏（multiple cytokine defect） 有些 SCID 儿童，其血清缺乏 T 细胞活化促发核因子（NF-AT），这些复合细胞因子是：IL-2、IL-4、IL-5 和 IFNγ。

4. 信号传导缺陷（signal transduction defect） 少数 SCID 或 CID 儿童的 T 细胞，用 PMA 或四氟铝（AlF_4）刺激后，不能产生二酰甘油酯和钙流出。目前，该缺陷的遗传学和精确的缺陷特征不清。

5. 钙流出缺陷（calcium flux defect） 已发现 3 例免疫缺陷患者的 T 细胞激活与来自细胞外环境的钙流出异常相关。在 PMA 或 AlF_4 的刺激下能纠正，这种离子流出缺陷的表型仅限于 T 细胞。缺陷的分子基础还有待于研究。

6. NK 细胞缺陷（natural killer cell deficiency） 已有关于家族成员中存在特异性 NK 细胞原发缺陷的报道。该报道称从常染色体隐性遗传缺陷的全基因组中确认出常染色体 8p11.23-q11.21 上的单个 12-Mb 基因座控制区域与免疫缺陷关联（最大优势对数计分 4.51）。该区域与人类的 NK 细胞分化相关。其缺陷导致宿主易对疱疹病毒感染应答异常，尤其是 EB 病毒免疫，常导致 EB 病毒感染诱发的淋巴增殖异常。另外，在一些已知的免疫缺陷中可以见到 NK 细胞缺乏，文献报告的有 Chédiak-Higashi 综合征、X 连锁淋巴增生综合征（XLP）、白细胞黏附缺陷（CD11/CD18 缺陷）和 SCID。尚无特异性治疗。

7. 代谢异常伴 T 细胞缺陷（metabolic abnormalities associated with T cell deficiency） 已知代谢异常伴 T 细胞免疫缺陷的有：①生物素依赖性羧化酶缺乏（biotin dependent carboxylase deficiencies），婴儿期发病（慢性皮肤黏膜念珠菌病，共济失调，脱发，间歇性乳酸酸中毒和尿液中 β 羟基丙酸盐、柠檬酸甲脂排泄增加）。主要的免疫缺陷是 T 细胞减少和反复严重的脓毒症。应与营养不良性生物素缺乏导致的继发性免疫缺陷鉴别，后者生物素治疗有效。②乳清酸尿症（orotic aciduria），由于嘧啶合成缺乏导致嘧啶碱类“饥饿”，引起进行性淋巴细胞减少伴部分 T 细胞功能不全和大细胞性贫血。③甲硫氨酸合成酶缺陷(methionine synthase deficiency),患儿有大细胞性贫血、智力障碍和进行性 T 细胞增殖缺陷导致的致死性病毒感染。

(四) 其他已定义的免疫缺陷综合征(other well-defined immunodeficiency syndromes)(见表 62-7)

1. DiGeorge 综合征(DGS) 即 DiGeorge 畸形(DiGeorge anomaly),是一种先天性发育异常伴免疫缺陷性疾病。遗传方式为常染色体显性或 De novo 缺陷。因胚胎期第 3、4 对咽囊发育障碍,使来源于它的器官,如胸腺、鳃弓、甲状旁腺和主动脉弓发育缺陷。患儿面部缺陷,小颌、耳朵低置后旋和人中短;智能障碍、吸吮反应和构音障碍也常见。根据免疫损伤程度,临床分完全型(胸腺缺陷)和部分型(胸腺部分损害)。

(1) 主要免疫学特征:包括先天性胸腺和甲状旁腺发育不良或发育不全、低钙血症,20% 的患儿可有不同程度的 T 细胞缺乏、免疫球蛋白水平和抗体功能正常,特殊面容和先天性心脏病。

(2) 免疫病理及临床特征:确切的致病或候选突变基因尚未明确。高危突变或转位的基因片段在 D22S75(N25)和 GM00980 之间,经常发生突变的区域在 D22S427 和 D22S36 之间。应用 FISH 技术可以确定 90% 以上的 DiGeorge 综合征患者为 22q11 的杂合子缺失(DiGeorge critical region, DGCR)。其他染色体位点异常还有:单倍体 10q13、18q21 和 17p13,双倍体及同源染色体 18q。在不同患者,这些畸形的免疫缺陷程度和临床表现差别很大:①胸腺缺损严重者,源自骨髓的原 T 细胞不能发育为成熟的 T 细胞,二级淋巴器官/组织中 T 细胞区内细胞稀少,严重者可见 B 细胞区发育不良;外周血 T 细胞严重缺乏,对有丝分裂原和同种异型淋巴细胞不发生应答,细胞免疫严重受损;外周血 B 细胞数可正常,但存在体液免疫缺陷。虽能应付常见的细菌感染,但接种卡介苗或感染麻疹时可致死亡。②具有部分胸腺的患儿,仅有轻度的呼吸道感染和生长发育迟缓,其 T 细胞免疫缺陷可随年龄的增长(1~5 岁)而逐渐改善,甚至恢复正常,体液免疫功能可同时恢复。③由于 T 细胞对 B 细胞产生抗体作用的调控失调,患者可以出现高丙种球蛋白血症、自身抗体和高滴度针对自然抗原的抗体。

婴儿早期症状与免疫缺陷不相关。甲状旁腺功能低下导致的低钙血症和手足搐搦几乎见于全部病人,最早可在生后 24 小时内发生;而先天性心血管异常的症状可在生后头 2 周出现,是新生儿期夭折的主要原因。

(3) 实验室检查与诊断:T 细胞功能有不同程度的变化。在新生儿期,淋巴细胞减少(<1500/ml)或正常或升高;婴儿早期,皮试试验价值有限。$CD4^+$T 细胞数量明显下降,多数患者可以有适度的特异性抗体应答。NK 细胞活性正常。连续性观察 T 细胞和 B 细胞免疫发现,随年龄的增加,免疫功能既可改善也可衰退。胸腺影像检查对<6 个月的婴儿有诊断意义。

(4) 治疗与预后:主要依靠胸腺移植和胸腺替补治疗,即同种异体骨髓移植,重建细胞免疫功能。临床上,无免疫缺陷的 DiGeorge 新生儿比免疫缺陷为主的 DiGeorge 患儿更危险,因为,这些患儿常死于严重的心力衰竭和代谢异常。应控制严重的低钙血症,及时进行心血管异常的外科手术治疗,不需等待免疫缺陷的纠正。必须输血时,应照射其所需供血。

2. 骨免疫发育不良(Immuno-osseous dysplasia)

(1) 短臂侏儒伴免疫缺陷和软骨毛发发育不良症(short-limb dwarfism with immunodeficiency and cartilage-hair hypoplasia):本病为常染色体隐性遗传,基因定位于第 9 号染色体,突变基因为 *RMRP*(RNase MRP RNA)。多见于芬兰。主要临床特征是:干骺端软骨发育不良,短臂、短小身材和毛发发育不良。循环 T 细胞正常或减少,循环 B 细胞正常,血清免疫球蛋白水平正常。对水痘-带状疱疹病毒感染非常敏感。接触水痘感染者可用水痘-带状疱疹免疫球蛋白和阿昔洛韦治疗。

(2) Schimke 综合征(Schimke syndrome):本病为常染色体隐性遗传,表现为身材矮小、脊柱骨骺发育异常、宫内生长迟缓和肾病变。突变基因为 *SMARCAL1*。免疫学特征与软骨毛发发育不良相似。

3. 高 IgE 综合征(hyper-IgE syndromes, HIES) 高 IgE 综合征是一组以湿疹、反复皮肤和肺感染、高血清 IgE 水平和嗜酸细胞增多,伴随结缔组织和骨骼异常的原发性免疫缺陷疾病。遗传方式和临床表型有三个类型:常染色体显性遗传(或 *de novo* 突变)的 Job 综合征(Job syndrome, autosomal dominant HIES)、常染色体隐性遗传伴随分枝杆菌和病毒感染的 HIES(autosomal recessive HIES with mycobacterial and viral infections)和常染色体隐性遗传伴随病毒感染和中枢神经系统血管炎或出血的 HIES(autosomal recessive HIES with viral infections and CNS vasculitis/hemorrhage)。

在 2007 年,已确认 Job 综合征系信号传导蛋白转录激活子 3(STAT3)突变所致(图 62-4)。该突变导致 STAT3 依赖性信号通路因子(包括 IL-6 和 IL-10)表达异常。其结果一方面,STAT3 缺陷的细胞具有伴随高水平 TNFα 和 IFNγ 的各种促炎作用;另一方面,却导致 IL-17 的不足或难以形成 Th17 细胞。

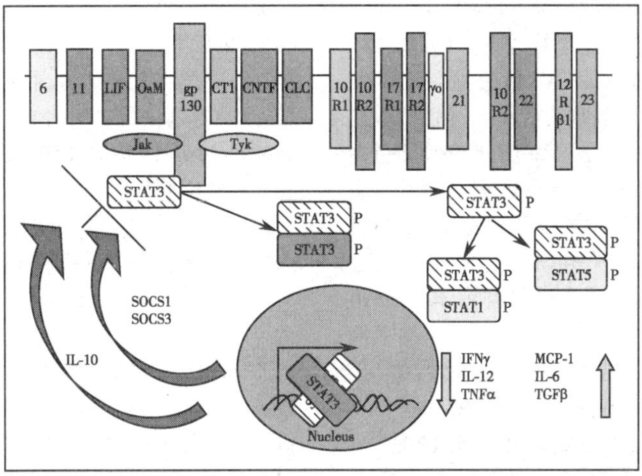

图 62-4 STAT3 突变免疫病理示意图

正常活性 STAT3 具有上调和下调细胞因子的反馈机制。通过调控 SOCS 的表达来下调 STAT3 的活性。MCP-1:单核细胞化学吸引蛋白质;SOCS:细胞因子信号肽抑制基因;STAT3:信号转导蛋白转录激活子 3;TGFβ:转化生长因子 β

淋巴细胞表型显示记忆 T 细胞($CD45Ro^+$)减少。部分患者成年后,尽管临床症状未缓解,IgE 水平有可能逐渐恢复,但仍可见嗜酸细胞增多,且与 IgE 水平无关。其临床特征见表 62-16。

表 62-16 高 IgE 综合征的临床特征

免疫学的(%)	非免疫学的(%)
新生儿期皮疹(81)	特殊面容(83)
疖(87)	胎盘滞留(72)
反复肺炎(87)	轻微创伤性骨折(71)
湿疹(100)	脊柱侧凸>10 度(63)
皮肤黏膜念珠菌病(83)	过度伸展(68)
高血清 IgE>2000IU/ml(97)	局部脑高信号(70)
嗜酸细胞增多(93)	Chiari 1 畸形(18)
淋巴瘤罹患增加	颅缝早闭,微动脉瘤和退行性关节病(不详)

伴随分枝杆菌和病毒感染的 HIES 其突变基因是 *TYK2*。主要对细胞内细菌(分枝杆菌和沙门菌)和真菌及病毒的易感性增加。有湿疹表现,但没有骨骼或结缔组织的异常。伴随病毒感染和中枢神经系统血管炎或出血的 HIES 的突变基因不明。临床表现也没有骨骼或结缔组织的异常。

此类疾病无特效治疗。对感染的认识和合理使用抗生素至关重要。

4. DNA 修复缺陷(DNA repair defects) 这是一组免疫遗传缺陷临床表型相似的疾病群。包括共济失调-毛细血管扩张症(ataxia-telangiectasia,AT)、类共济失调-毛细血管扩张病(ataxia-telangiectasia-like disease,ATLD)、奈梅亨染色体断裂综合征(Nijmegen breakage syndrome,NBS)、DNA 连接酶Ⅳ缺乏(DNA ligase Ⅳ deficiency)、DNA 连接酶Ⅰ缺乏(DNA ligase Ⅰ deficiency)和布卢姆综合征(Bloom syndrome)。以下主要介绍本组中共济失调-毛细血管扩张症和 Nijmegen Breakage 综合征(NBS),其他疾病的遗传与免疫特征可参照分类表(表 62-5 和表 62-7)。

(1)共济失调毛细血管扩张症(ataxia-telangiectasia,AT):作为 DNA 修复缺陷常见疾病之一。常染色体隐性遗传的多系统损伤综合征。最明显的临床表现是耳和眼睑及巩膜的毛细血管扩张、进行性小脑性共济失调和易变的免疫缺陷。神经系统症状常是儿童期的主要表现。95% 的患者血清 α 甲胎蛋白水平升高。虽然并不存在恒定的免疫缺陷模式,但 70% 的患者最终发生免疫缺陷。外周血 B 细胞正常。最常见的体液免疫缺陷是 IgA 和 IgG2 的缺乏,或同时存在其他免疫球蛋白的减少。患者对多糖和蛋白质抗原的抗体应答减低。循环 T 细胞数量减少,功能轻度减低与胸腺发育不良有关。自身免疫现象多见。患者(及双亲)易患淋巴瘤(主要是 T 淋巴细胞性白血病)和上皮癌肿。在恶性淋巴细胞瘤患者,常染色体易位,出现较高频度的簇集性断裂点,主要在 14q11、7p13-15 和 7q32-35。这些断裂点与 TCRγ、TCRβ、TCRαδ 和 Ig 重链位置相对应。

致病基础是细胞周期关卡蛋白激酶缺陷。*ATM*

基因(11q22-q23)的未翻译区(untranslated regions,UTRs)超过150个突变位点,累及ATM、开放阅读框架(ORF)和磷脂酰肌醇-激酶(PI_3激酶),导致80%的ATM蛋白断裂失活。多数突变是特异性的。定位在22q22-23的基因产物是一种DNA依赖的蛋白激酶,其涉及有丝分裂信号的转导、染色体减数重组和细胞周期控制。在表达T细胞受体基因和免疫球蛋白基因复合体的第7和第14号染色体可见断裂、倒位和易位。在标记成纤维细胞的染色体上,偶可见到类似情况。患者的各类细胞周期调控途径障碍,导致细胞对电离辐射超敏和DNA修复异常(上调p53表达障碍)是AT的另一个明显特征。

与AT缺陷相似、免疫缺陷更明显的是Nijmegen Breakage综合征(NBS),经耐照射的DNA合成补充研究提示,NBS在遗传上与AT有区别。AT Fresno综合征则具有AT和NBS的特征。

(2) Nijmegen Breakage综合征(NBS):此综合征系常染色体遗传性疾病。临床基本特征是头小畸形、生长矮小、精神发育迟滞和咖啡牛奶色素斑。免疫缺陷伴随损坏的DNA修复障碍和对粒子照射的超敏性。多数患者有反复呼吸道感染和频发的尿道感染,生后第二个十年以前的恶性肿瘤罹患率高达40%。典型的低γ球蛋白血症包括IgA、IgG2、IgG4和IgE。本病缺少典型的共济失调毛细血管扩张症的症状(小脑性共济失调、眼皮肤的毛细血管扩张和升高的甲胎蛋白)。

5. 免疫缺陷伴血小板减少、湿疹(immunodeficiency with thrombocytopenia & eczema, Wiskott-Aldrich syndrome,WAS) 本病主要发生在婴儿和儿童早期。系X连锁复杂的免疫缺陷综合征,1937年由Wiskott首先报道,1954年Aldrich报道了第2例。1994年Derry等研究发现该病相关的缺陷基因定位在X染色体短臂着丝点周围的OATL1和GATA区(Xp11.22-p11.23),称为*WASP*基因,表达WAS蛋白(WASP)。野生型基因由12个外显子组成,编码501个氨基酸组成的53kD的WASP,主要表达于造血细胞系,以淋巴细胞系和巨核细胞系为主。研究显示,至少有167种跨越该基因所有12个外显子的独立突变体,包括:错义突变、无义突变、移码突变和拼接位点突变等(表62-17)。

表62-17 227例WAS/XLT基因突变类型分布及其与WASP表达的关系

基因突变类型	分布比例(%)	WASP阳性比例	WASP阴性比例
错义突变	80(35.3)	51(73.9)	10(11)
拼接位点突变	44(19.4)	8(11.6)	23(25.3)
缺失/插入	40(17.6)/18(7.9)	5(7.2)	32(35.1)
无义突变	35(15.4)	1(1.5)	22(24.2)
复杂突变	10(4.4)	4(5.8)	4(4.4)

美国Seattle小组设计的WAS积分系统(scoring system)评估临床表

(1) 主要免疫学特征:由于*WASP*位于细胞骨架结构内,其准确的功能还不清楚,似乎是在信号传导和细胞骨架里的肌动蛋白运动中起到一种桥梁作用。另外WASP在T细胞和NK细胞活化中发挥作用。因此,是*WASP*基因突变干扰了正确的造血细胞系内细胞的信号传导和生长,导致血小板和免疫功能异常。机体对蛋白抗原(如白喉和破伤风毒素)反应所产生的抗体滴度的维持能力下降;患者淋巴细胞分类中$CD3^+$、$CD4^+$和$CD8^+$的比例轻、中度减低;淋巴细胞在体外可能显示出对丝裂原的反应减低。

(2) 免疫病理及临床特征:主要是反复湿疹、血小板减少和针对多糖类抗原IgM产生不足,血型凝集素缺乏,而IgA和IgE水平升高。但WAS临床表型呈现异质性。尽管所有WAS患者都有血小板减少,但患者T、B细胞缺陷水平、临床表现、并发自身免疫疾病和淋巴系统恶性肿瘤的情况迥异。*WASP*基因的突变可以引起三种表型:典型的WAS、X-连锁的血小板减少(X-linked thrombocytopenia,XLT)以及X连锁的中性粒细胞减少。典型的WAS即前面所述的血小板减少湿疹伴免疫缺陷综合征;*WASP*基因突变也可以引起一种较轻的WAS变异类型,即XLT,患者仅表现为血小板减少;近期的研究还显示Cdc42结合位点的突变可以导致X连锁的中性粒细胞减少,而没有血小板减少和其他典型WAS的表现。

典型患儿,由血小板减少引起的出血倾向发生较早,表现为紫癜和便血,可因颅内出血及消化道出血而死亡,湿疹多发生于生后2~3个月。最初,患者血清免疫球蛋白正常,1岁前后IgM产生进行性减少,对多糖抗原产生IgM抗体能力降低,易感染有夹膜的化脓菌。由于免疫功能异常,可发生反复感染,如脓皮病、中耳炎、支气管肺炎、腹泻病及脓毒症等;T细胞功能缺陷不仅导致严重的病毒感染和机会感染，还可见到严重的血管炎和肾小球肾炎等自身免疫病；而并发恶性肿瘤的几率高达10%。

(3) 实验室检查与诊断：主要特征是血小板和淋巴细胞体积减小。扫描电镜下可见细胞结构异常的裸秃(bald)淋巴细胞。T细胞、B细胞、Mф、中性粒细胞和血小板表面表达的唾液酸糖蛋白(CD34和gp115)减少且不稳定。T细胞对抗CD3的增殖反应明显减低或缺如。T细胞进行性减少，以$CD4^+$ T细胞减少为著。细胞毒性T淋巴细胞(CTL)功能缺陷。针对多糖类抗原IgM产生不足，血型凝集素缺乏，而IgA和IgE水平升高。

(4) 治疗与预后：典型WAS常预后不良。1935年前出生的患者，平均生存时间为8个月，随着对症和支持治疗水平的提高；1964年后出生的患者平均生存时间提高到6岁，最近的报道更是显示为11岁，部分病人达到20岁以上。但30岁后发生恶性肿瘤，尤其是淋巴瘤的机会增加。

尽管造血干细胞移植是目前唯一能够根治WAS的有效治疗手段，但积极的内科对症与免疫支持治疗非常重要。因为WAS临床表型存在异质性，并不是所有的患者都需要或能够接受造血干细胞移植的。对临床表现轻又有一定*WASP*表达的患儿，可采取支持和对症治疗为主的方案；而缺乏*WASP*表达且临床表现严重、估计预后不良的患儿则应尽早选择造血干细胞移植。积分评估可参考WAS临床表现和积分(表62-18)。

表62-18 WAS临床表现和积分

临床表现	积分
1. 单独血小板减少和血小板体积偏小，血小板减少是间歇性的	0.5~1
2. 单独血小板减少和血小板体积偏小	1
3. 血小板减少伴血小板体积小；有局部湿疹，对标准治疗有反应；时有上呼吸道感染	2
4. 血小板减少伴血小板体积小；湿疹持续但对治疗有反应；或频繁感染需要间断的抗生素治疗	2.5
5. 血小板减少伴血小板体积小；同时有持续但对治疗有反应的湿疹和需要间断抗生素治疗的频繁感染	3
6. 血小板减少伴血小板体积小；湿疹持续治疗困难，需要持续激素软膏甚至口服抗生素控制湿疹表面感染；和(或)有严重的威胁生命的感染，包括：脓肿、肺炎(包括PCP)、脑膜炎、败血症和复发性单纯疱疹	4
WAS/XLT伴有自身免疫性疾病或肿瘤 (许多病人逐渐发展到5分都是典型的WAS，少数初始诊断是XLT)	5

美国Seattle小组联合意大利Brescia研究组的临床表型(积分)

二、非特异性免疫缺陷 (non-specific immunodeficiency)

非特异性免疫缺陷是指固有免疫系统中的组织屏障、细胞(吞噬细胞、杀伤细胞和树突状细胞等)或免疫分子(特殊受体蛋白、补体、细胞因子和酶类物质等)的缺陷。缺陷的结果将对特异性和非特异性免疫系统产生直接或间接的影响，表现为反复发作的感染和免疫损伤。本节将对有关细胞和免疫分子的缺陷作简要介绍。有些临床综合征或疾病请参考其他章节。

(一) 免疫失调性疾病(diseases of immune dysregulation)

突破传统的原发性免疫缺陷病对感染易感性的限定认识，晚近，认识到发生在免疫调节异常的疾病谱中，除异质性很强的CVID以外，还有一些因免疫调节异常而出现颇具自身免疫色彩的免疫缺陷综合征。现已将此归类为免疫调节异常性疾病(见表62-8)。深入研究，将有助于对自身免疫病认识的提高。本组疾病至少包括：①伴色素沉着不足的免疫缺陷(immuno-deficiency with hypopigmentation)，包括三个临床综合征，契-东综合征(Chediak-Higashi syndrome)、格里塞利综合征(Griscelli syndrome, type 2)和海-普综合征(Hermansky-Pudlak syndrome, type 2)；②家族性嗜血细胞性淋巴组织细胞增生综合征(familial hemophagocytic lymphohistiocytosis, FHL syndromes)(参考相关章节)，包括穿孔素缺乏(perforin deficiency)、*Munc 13-D*缺乏(*Munc 13-D* deficiency)和突触融合蛋白11缺乏(syntaxin 11 deficiency)；③性连锁淋巴细胞增生综合征(X-linked lymphoproliferative syndrome, XLP)，包括XLP1和XLP2两个亚型；④伴随自身免疫的综合征(syndromes with autoimmunity)，包括自身免疫淋巴细胞增生综合征(autoimmune lymphoproliferative syndrome, ALPS)共5个亚型；念珠菌病、外胚层发育不良和自身免疫多内分泌病(autoimmune polyendocrinopathy with candidiasis and ectodermal dystrophydeficiency, APECED)；性连锁免疫调节异常多内分泌病和肠病变(immune dysregulation, polyendocrinopathy, enteropathy, X-linked IPEX)。相关的免疫学和临床病例特征见分类表

62-8。以下重点介绍自身免疫性淋巴增生综合征和性连锁淋巴细胞增生综合征。

1. 自身免疫性淋巴增生综合征(autoimmune lymphoproliferative syndrome, ALPS) 1995 年美国 NIH 将免疫缺陷相关性淋巴细胞增生病(immnodeficiency associated with lymphoproliferative disorder)的两个综合征,即淋巴细胞增生综合征伴自身免疫(lymphoproliferative syndrome with autoimmunity)和 Canale-Smith 综合征,命名为自身免疫性淋巴增生综合征。该综合征无性别和种族差异。

(1) 主要免疫学特征:儿童早期即可出现循环和淋巴样组织中的双阴性 T 细胞(double-negative, DN T-cell),$CD3^-CD4^-CD8^-TCR$-αβ 的数量和比率均明显增多。$CD3^+T$ 细胞数量增多超过 $CD4^+T$ 细胞和 $CD8^+$ 细胞的总和。T 细胞表型为 $CD45RA^+$、$CD45RO^-$ 和 $CD57^+$,并表达 DR 或 HLA Ⅱ 抗原。Th2 类细胞因子活性增高,Th1 类细胞因子活性下降。DHT 和抗多糖抗原的抗体反应减弱,血清单克隆性 IgG1 类抗体升高。缺陷的基础是:CD95(Fas)(ALPS-1a)、CD95L(Fas 配体)(ALPS-1b)、FLICE 或蛋白酶系统 caspase 8(ALPS-2a),10(ALPS-2b)的缺陷,部分原因不明。这些缺陷导致细胞凋亡途径发生障碍,大量受抗原刺激而激活的淋巴细胞不能进入正常的凋亡程序。*CD95/Fas* 基因(APT1)定位在 10q23。该基因的转录产物为 CD95/Fas/APO-1 蛋白,系 TNFR 家族。基因突变形式可以是缺失、无义突变、错义突变、插入、移码和拼接。常见的突变位点是外显子 9 上的细胞死亡决定区 290-bp 缺失。分析 *APT1* 基因 DNA 序列可诊断和发现家族成员疾病携带者。

(2) 免疫病理及临床特征:儿童早期发病,表现为慢性、弥漫性非恶性淋巴结病和脾肿大,有时颈部淋巴结呈对称性块状肿大。高丙种球蛋白血症,伴随多种自身免疫病,包括:抗体介导的自身免疫性血细胞减少症,免疫复合物介导的肾小球肾炎、Guillain-Barré 综合征和非特异性皮肤血管炎。成人可发生恶性肿瘤,包括:霍奇金和非霍奇金淋巴瘤、肝细胞癌、甲状腺和乳腺多发性腺癌。

(3) 治疗与预后:出现自身免疫病时,可联合应用 IVIG、糖皮质激素、细胞毒性药物或生物制剂。对临床表现严重的 Fas 完全缺陷者,可在抗胸腺细胞球蛋白治疗后接续化疗。去 T 细胞的同种异体半合子骨髓移植已获成功。

2. 性连锁淋巴细胞增生综合征(X-linked lymphoproliferative syndrome, XLP) XLP 是一种 T、B 细胞均发生免疫缺陷的联合免疫缺陷病。发病机制极为复杂。主要表现为对 Epstein-Barr 病毒(EBV)极度易感、严重的进行性传染性单个核细胞增多症、进展性淋巴组织增生、免疫缺陷、再生障碍性贫血和淋巴瘤。75% 患儿 10 岁内死亡,40 岁之内的病死率几乎是 100%。1969 年首次报道本病,因 Duncun 家族中多个男性儿童死于本病,曾被命名为 Duncun 病和 X-连锁隐性进行性联合变异免疫缺陷病(X-linked recessive progressive combined variable immune deficiency)。发病率为 $1/10^6 \sim 3/10^6$。

(1) 遗传学基础:XLP 为 X 连锁隐性遗传性疾病。突变基因 *XLP*(*LYP*)定位于 Xq25。标记范围在 DXS982、DXS739、DXS1206、DXS267、DXS6811、DXS75、DXS737 和 DXS100,其中包括 SH2。*XLP*(*LYP*)SH2 区与 T 细胞和 B 细胞表面信号淋巴细胞-激活分子(signaling lymphocyte-activation molecule, SLAM)基因所编码的蛋白质(SLAM 相关蛋白)的表达相关。

(2) 临床表现:事实上,XLP 患者在 EBV 感染前即存在免疫功能缺陷,EBV 感染只是基因缺失者的临床诱发因素。当处于永生态的淋巴细胞增殖失控,即出现多系统和器官的淋巴细胞浸润,同时出现严重的免疫缺陷综合征(full-blown immunodeficiency syndrome)。临床主要类型:①暴发性传染性单个核细胞增多症,常伴随嗜血细胞性淋巴细胞增生组织细胞增生症(EBV-HLH)。免疫学特征为 $CD8^+T$ 细胞、EBV 感染 B 细胞和巨噬细胞大量增生,在多脏器内浸润,前炎性细胞因子大量产生,导致暴发性肝炎和骨髓衰竭,类似自身免疫性疾病伴发的巨噬细胞活化综合征(macrophage activation syndrome, MAS),多在短期内死亡。②低丙种球蛋白血症,重者类似 XLA。广泛的淋巴组织坏死、缺失和钙化现象。③恶性淋巴瘤:几乎均是结外部位的肿瘤。最常侵犯肠道的回盲区。以 Burkitt 型为最常见的病理类型。④血管、肺部淋巴瘤样肉芽肿和再生障碍性贫血为少见情况。

(3) 实验检查:在感染 EBV 前,常规实验难以发现异常,对可疑人群依靠限制性长片段多态性分析筛查 *XLP*(*LYP*)基因缺陷可获得诊断。

EBV 感染的实验诊断:动态观察 EBV 裂解抗原和抗体滴度的变化,有助于转归的判断。应用 PCR 技术检测 EBV 基因组或组织化学检测淋巴组织中存在的 EBNA 可提高诊断的阳性率。

EBV 感染后的诊断:早期,外周血象和骨髓髓系变化同急性传染性单个核细胞增多症;中期,外周血全血细胞减少,髓系广泛淋巴样细胞浸润,以 T 细胞和浆细胞为主,可见严重的组织细胞吞噬血细胞现象和细胞坏死;晚期,骨髓大量坏死。

免疫学检查:初期,逐渐出现淋巴细胞增殖反应低下，$CD8^+$细胞增多，CD4/CD8 比率减低，Th2 细胞功能亢进，Th1 相对低下；抗体反应减低和低丙种球蛋白血症。NK 细胞功能在感染时增高，感染后降低。持续性 CD23 高表达和 EBV-DNA 持续高拷贝指数提示持续活动性感染状态，且预后不良。

(4) 诊断和鉴别诊断：患儿感染 EBV 后出现 XLP 的主要表现，直系亲属中出现 2 个以上相同症状的男性患儿时可以确诊。如缺少家系资料，应用基因分析证实男性患儿存在 *XLP*(*LYP*)基因位点突变的标记，或 EBV 感染前后血清检测出现以下任何一项时可以诊断 XLP：①EBV 感染后抗 EBNA 抗体产生不当；②噬菌体 ΦX174 刺激后不能发生 IgM→IgG 转换；③EBV 感染前，患者存在不能解释的高 IgA 或 IgM 血症。

本病应与以下疾病鉴别：严重的慢性活动性 EBV 感染（S-CAEBV），急性或慢性 EBV 感染后 EBV-HLH，非 X 连锁重症 EBV 感染综合征（non-X-linked syndrome with susceptibility to severe EBV infections），XLA，CVID，X-HIM，Fas 缺陷（见：自身免疫性淋巴细胞增生综合征）。

(5) 治疗：早期，同种异体造血干细胞移植是有效的治疗措施。定向 B 细胞治疗（B cell directed therapy）已突破了理论上的局限性，对缓解病情和改善生存质量可能有益。

（二）先天性吞噬细胞缺陷性疾病（congenital defects of phagocyte number，function，or both）

吞噬细胞包括大单核细胞（巨噬细胞、树突细胞、各种组织细胞）和中性粒细胞。这些细胞的功能在第二篇相关章节已有表述。本节仅就这些细胞功能和数量的缺陷引发的免疫缺陷病（见表 62-9）做一表述。

吞噬细胞功能缺陷可分为内源性和外源性。前者，包括慢性肉芽肿病、多种酶缺乏、糖原贮积病（1b）、Chédiak-Higshi 综合征和特异性颗粒缺乏、高 IgE/Job 综合征、白细胞黏附缺陷、Shwachman 综合征、促吞噬肽（tuftsin）缺乏和伴随牙周炎的综合征（局灶性幼年牙周炎、快速进展性牙周炎、急性坏死性溃疡性牙龈炎和 Papillon-Lefèvre 综合征）。后者，包括继发于抗体和补体成分缺乏产生的调理素异常、药物作用导致的粒细胞系统和吞噬功能抑制、抗中性粒细胞自身抗体导致的循环中性粒细胞减少，以及补体缺乏或成分异常导致的中性粒细胞趋化作用异常。吞噬细胞功能缺陷的共同临床特征是：程度范围差异很大的反复性皮肤感染，有些感染是轻微的，有些则是迅即发展的或致死性全身性的。多数情况下对细菌易感，但也可发生十分严重的难以控制的真菌感染。

（三）固有免疫缺陷（defects in innate immunity）

目前本组疾病包括 NF-kB 调节途径中的 NF-kB 基础调节因子（NF-kB essential modulator，NEMO）和其抑制因子（inhibitor of kB，IkB）缺陷所致的 EDA-ID、IL-1 受体相关激酶 4 缺陷（IL-1 receptor-associated kinase 4 deficiency，IRAK-4deficiency）、疣-低 γ 球蛋白血症-感染-先天性骨髓粒细胞缺乏综合征（warts，hypogammaglobulinemia，infections，and myelokathexis syndrome，WHIM syndrome）、*EVER1/EVER2* 突变导致的疣状表皮发育不良和 *UNC93B1/TLR3* 两个基因突变，临床表型为单纯疱疹脑炎（HSE）等疾病。相关情况参见表 62-10。

（四）自身炎症紊乱（autoinflammatory disorders）

近年发现某些炎症反应信号途径传导/调控因子基因突变可扰乱天然免疫，导致炎症反应，临床共有的特点是发作期中性粒细胞增多、血沉增快和 C 反应蛋白增高等急性炎症反应，但却与已知的感染、自身免疫性疾病和过敏性疾病不同，其区别在于并未检测到特殊抗原、高滴度自身抗体或特异性 T 细胞异常活化。晚近，学者将本组疾病统称为自身炎症综合征。本组综合征有一定地域种族分布，以中东及欧美多见，东亚地区日本也有报道，国内北京儿童医院近年亦发现其中之一的 Blau 综合征，表明自身炎症综合征在我国并非不存在。自身炎症综合征临床与基因表型特点请参阅分类表 62-11。

（五）补体缺陷（complement deficiencies）

在人类，几乎所有的补体蛋白都可发生遗传缺陷（表 62-12）。根据不同补体蛋白在补体系统中的作用可将原发性补体缺陷分为：①补体成分缺乏，其中 C1q、C1s 或 C1r+C1s，C2 和 C4 缺乏，以免疫复合物的清除、炎症、吞噬作用和溶菌功能的受损为主要特征；终末成分 C5b-9 的缺乏、旁路途径中的 D 因子和备解素的缺乏，则对淋球菌和脑膜炎球菌的易感性极度增高；C3、H 因子或 I 因子缺乏造成对化脓菌感染易感性增高。经典途径早期成分缺乏者中，由于 C3 激活障碍，使可溶性免疫复合物不能有效地清除，沉积在组织中，引起中性粒细胞激活，造成炎症和局部组织损伤，SLE 样综合征发病率增高。②调控成分缺乏，其中，C1INHmRNA 转录抑制或无功能，使 C1 激活导致无控制的 C1s、C4 和 C2 活化，释放血管活性肽和激肽-缓激肽增加，导致著名的遗传性血管神经性水肿（HAE）；I 因子缺乏导致 C3 裂解为 C3b 增加，C3 水平极度减低，B 因子同时被消耗，易产生严重的化脓菌感染；H 因子缺陷使旁路途径的 C3 转换酶和 C3bBb 分解减少，产生与 I 因子缺乏相似的结果，对脑膜炎双球菌 B/M 易感性增加，半数病人易患肾小球肾炎(MPGN 型);备解素缺陷使血清经典途径补体滴度正常,25%的患者无症状;浆膜的补体控制蛋白缺陷使腹膜和滑膜缺乏能抑制 C5a 和 IL-8 的丝氨酸蛋白酶,临床表现为阵发性发热、关节炎、胸膜炎和腹膜炎。③细胞膜调节蛋白缺陷,其中,红细胞表面 C3b 受体(CR1)缺陷使红细胞清除循环免疫复合物的作用降低。SLE 患者及其部分无症状的家族成员红细胞表面 CR1 减少,提示这一现象与 SLE 发病相关;三种红细胞膜补体控制蛋白之一的衰减加速因子(DAF)、两种膜抑制物 MIRL 和 C8bp 的联合缺乏可导致阵发性睡眠性血红蛋白尿(PNH),致病基因为 X 染色体上的 *PIG-A* 突变;补体蛋白细胞膜受体缺陷:白细胞膜可表达多种补体成分的受体,当 C3R 的表达完全缺陷时,可产生白细胞黏附缺陷-1;C3R 的 Ic3b 结合表位缺陷者可患 SLE,但无反复感染。

(胡坚)

参考文献

1. Fischer A. Human primary immunodeficiency diseases: A perspective. Nat Immunol, 2004, 5: 23-30
2. Woroniecka M, Ballow M. Office evaluation of children with recurrent infection. Pediatr Clin North Am, 2000, 47: 1211-1224
3. Notarangelo L, Casanova JL, Conley MS, et al. Primary immunodeficiency diseases: An update. J Allergy Clin Immunol, 2006, 117: 883-869
4. Casanova JL, Fieschi C, Zhang SY, et al. Revisiting human primary immunodeficiencies. J Intern Med 2008, 264: 115-127
5. O' Gorman MRG. Recent developments related to the laboratory diagnosis of primary immunodeficiency diseases. Curr Opin Pediatr, 2008, 20: 688-697
6. Lindegren ML, Kobrynski L, Rasmussen SA. Applying public health strategies to primary immunodeficiency diseases: A potential approach to genetic disorders. MMWR Recomm Rep, 2004, 53: 1-29
7. Illoh OC. Current applications of flow cytometry in the diagnosis of primary immunodeficiency diseases. Arch Pathol Lab Med, 2004, 128: 23-31
8. Geha RS, Notarangelo LD, Jean-Laurent Casanova JL. et al. Primary immunodeficiency diseases: An update from the International Union of Immunological Societies Primary Immunodeficiency Diseases Classification Committee. J Allergy Clin Immunol, 2007, 120: 776-794
9. Lim MS, Elenitoba-Johnson KSJ. The Molecular Pathology of Primary Immunodeficiencies. JMD, 2004, 6: 59-83
10. Fischer A, Le Deist F, Hacein-Bey-Abina S, et al. Severe combined immunodeficiency. A model disease for molecular immunology and therapy. Immunol Rev, 2005, 203: 98-109
11. Aiuti A, Slaavin S, Aker M, et al. Correction of ADA-SCID by stem cell gene therapy comined with nonmyeloablative conditioning. Science, 2002, 296: 2410-2413
12. Arkwright PD, Abinum M, Cant AJ. Autoimmunity in human primary immunodeficiency diseases. Blood, 2002, 99: 2649-2702
13. Ballow M. Primary immunodeficiency disorders: Antibody deficiency. J Allergy Clin Immunol, 2002, 109: 581-591
14. Herriot R, Sewell WAC. Antibody deficiency. J Clin Pathol, 2008, 61: 994-1000
15. Ming JE, Stiehm ER. Genetic syndromic immunodeficiencies with antibody defects. Immunol Allergy Clin N Am, 2008, 28: 715-736
16. Imai K, Catalan N, Plebani A. et al. Hyper-IgM syndrome type 4 with a B lymphocyte-intrinsic selective deficiency in Ig class-switch recombination. J Clin Invest. 2003, 112: 136-142
17. van Zelin MC, Reisli I, vander Burg M, et al. An antibody-deficiency syndrome due to mutations in the CD19 gene. N Engl J Med, 2006, 354: 1901-1912
18. Machado P, Santos A, Faria E, et al. Arthritis and X-linked agammaglobulinemia. Acta Reumatol Port, 2008, 33: 464-472
19. Chapel H, Cunningham-Rundles C. Update in understanding Common Variable Immunodeficiency Disorders (CVIDs) and the management of patients with these conditions. Br J Haematol, 2009, 145: 709-727
20. Park MA, Li JT, Hagan JB, et al. Common variable immunodeficiency: a new look at an old disease. Lancet, 2008, 372: 489-502
21. Yong PFK, Tarzi M, Chua I, et al. Common Variable Immunodeficiency: An Update on Etiology and Management. Immunol Allergy Clin N Am, 2008, 28: 367-386
22. Eidenschenk C, Dunne J, Jouanguy E, et al. A Novel Primary Immunodeficiency with Specific Natural-Killer Cell Deficiency Maps to the Centromeric

Region of Chromosome 8. Am J Hum. Genet,2006;78:721-727

23. Binder V, Albert MH, Kabus M, et al. The genotype of the original Wiskott phenotype. N Engl J Med, 2006,355:1790-1793
24. Tsuboi S. Requirement for a complex of Wiskott-Aldrich Syndrome protein (WASP) with WASP interacting protein in podosome formation in macrophages. J Immunol. 2007,178:2987-2995
25. Fleisher TA, Oliveira JB. Autoimmune Lymphoproliferative Syndrome. IMAJ,2005,7:758-761
26. Holzelova E, Vonarbourg C, Stolzenberg MC, et al. Autoimmune Lymphoproliferative Syndrome with Somatic Fas Mutations. N Engl J Med,2004,351:1409-1418
27. Bleesing JJH. Sorting out the causes of ALPS. J Pediatr,2005,147:571-574
28. Campagnoli MF, Garbarini L, Quarello P, et al. The broad spectrum of autoimmune lymphoproliferative disease: molecular bases, clinical features and long-term follow-up in 31 patients. Haematol,2006,91:538-541
29. Rao VK, Price S, Perkins K, et al. Use of Rituximab for Refractory Cytopenias Associated with Autoimmune Lymphoproliferative Syndrome (ALPS). Pediatr Blood Cancer,2009,52:847-852
30. Paulson ML, Freeman AF, Holland SM. Hyper IgE syndrome: an update on clinical aspects and the role of signal transducer and activator of transcription 3. Curr Opin Aller Clin Immun,2008,8:527-533
31. Torgerson TR. Immune Dysregulation in Primary Immunodeficiency Disorders. Immunol Allergy Clin N Am,2008,28:315-327
32. Milone MC, Tsai DE, Hodinka RL, et al. Treatment of primary Epstein-Barr virus infection in patients with X-linked lymphoproliferative disease using B-cell-directed therapy, Blood,2005;105:994-996
33. Gallin JI, Zarember K. Lessons about the pathogenesis and management of aspergillosis from studies in chronic granulomatous disease. Trans Am Clin Climatol Associ,2007,118:175-185
34. Rosenzweig SD, Holland SM. Phagocyte immunodeficiencies and their infections. J Allergy Clin Immunol,2004,113:620-626
35. van den Berg JM, van Koppen E, Åhlin A, et al. Chronic Granulomatous Disease: The European Experien. PLoS ONE 2009,4:e5234
36. Borregaard N, Boxer LA. Disorders of neutrophil function. In Beutler E, Lichtman MA, Coller B, et al. Williams Hematology, 7th ed. New York, McGraw-Hill. 2006,921-957
37. Gattorno M, Federici S, Pelagatti MA, et al. Diagnosis and Management of Autoinflammatory Diseases in Childhood. J Clin Immunol,2008,28:S73-S83
38. vanDuist MM, Albrecht M, Podswiadek M, et al. A new CARD15 mutation in Blau syndrome. Euro J Hum Geneti,2005,13:742-747
39. Flodström-Tullberg M, Bryceson YT, Shi FD, et al. Natural killer cells in human autoimmunity. Curr Opin Immunol,2009,21:634-640

第 63 章

艾滋病

艾滋病(AIDS)是1981年发现的由人类免疫缺陷病毒(HIV)引起的以机会性感染和机会性肿瘤为特征的一种传染病,又称为获得性免疫缺陷综合征。

一、病 原 学

HIV 属于反转录病毒科慢病毒属中的人类慢病毒组,为直径约 100~120nm 球形颗粒,由核心和包膜两部分组成。核心包括两条单股 RNA 链、核心结构蛋白和病毒复制所必需的酶类,含有反转录酶(RT,P51/P66)、整合酶(INT,P32)和蛋白酶(PI,P10)。核心外面为病毒衣壳蛋白(P24,P17)。病毒的最外层为包膜,其中嵌有外膜糖蛋白(gp120)和跨膜糖蛋白(gp41)。

HIV 含有 3 个结构基因(*gag*、*pol* 和 *env*)、2 个调节基因(tat 反式激活因子和 rev 毒粒蛋白表达调节子)和 4 个辅助基因(nef 负调控因子、vpr 病毒 r 蛋白、vpu 病毒 u 蛋白和 vif 毒粒感染性因子)。

HIV 是一种变异性很强的病毒,各基因的变异程度不同,*env* 基因变异率最高。HIV 发生变异的主要原因包括反转录酶无校正功能导致的随机变异、宿主的免疫选择压力以及药物选择压力,其中不规范的抗病毒治疗是导致耐药性的重要原因。

根据 HIV 基因差异,将其分为 HIV-1 型和 HIV-2 型,两型间氨基酸序列的同源性为 40%~60%。目前全球流行的主要是 HIV-1。HIV-1 可进一步分为不同的亚型,包括 M 亚型组(主要亚型组)、O 亚型组和 N 亚型组,其中 M 组有 A、B、C、D、E、F、G、H、I、J 和 K 11 个亚型。此外,近年来发现多个流行重组型。HIV-2 的生物学特性与 HIV-1 相似,但其传染性较低,引起的艾滋病临床进展较慢,症状较轻。HIV-2 型至少有 A、B、C、D、E、F 和 G 7 个亚型。

我国以 HIV-1 为主要流行株,已发现的有 A、B(欧美 B)、B'(泰国 B)、C、D、E、F 和 G 8 个亚型,还有不同流行重组型。1999 年起在部分地区发现并证实我国有少数 HIV-2 型感染者。及时发现并鉴定 HIV 各种亚型对于追踪流行趋势、及时做出诊断、开发新的诊断试剂和新药研制、疫苗开发均具有重要意义。

病毒的繁殖过程包括:

1. 与靶细胞结合、穿膜进入细胞内　HIV 的靶细胞主要是 $CD4^+$的细胞,包括 $CD4^+$T 淋巴细胞(又称 T4 淋巴细胞)、巨噬细胞、树突状细胞和星状细胞,其中最主要的靶细胞是 $CD4^+$T 淋巴细胞。HIV 对 $CD4^+$细胞的特殊亲嗜性是由其包膜糖蛋白 gp120 与 CD4 分子决定的,即 CD4 分子是 gp120 的特异性亲和受体。此外,HIV 不同的亚株对不同类型靶细胞的趋向性不同,分别称为嗜巨噬细胞毒株和嗜 T 淋巴细胞毒株。近年来的最新研究发现,HIV 进入靶细胞除需要 CD4 分子这一主要受体外,尚需另一辅助受体。现已发现了 10 余个 HIV 的辅助受体,其中最主要的有 CCR-5 和 CXCR-4 这两种。CCR-5 是嗜巨噬细胞毒株主要辅助受体,它帮助 HIV 进入巨噬细胞。CXCR-4 则是嗜 T 淋巴细胞毒株的辅助受体。

2. 产生新病毒　HIV 病毒的 RNA 进入靶细胞后,在病毒反转录酶作用下转录成 DNA,并进入细胞核,在病毒整合酶作用下整合到靶细胞 DNA 上,成为细胞 DNA 的一部分,随着细胞的分化增殖而转录成病毒 RNA 和 mRNA,翻译出各种病毒结构蛋白和酶,最后在胞质中装配成新的病毒,以芽生的方式将新产生的病毒排出细胞外,同时造成感染细胞的死亡。新产生的病毒又可感染新的靶细胞。

根据研究推测,此过程仅需 2.6 天,而一个未经抗病毒治疗的 HIV 感染者每天产生约 10 亿病毒。

HIV在外界环境中的生存能力较弱，对物理因素和化学因素的抵抗力较低。因此，对乙型肝炎病毒有效的消毒和灭活方法均适用于HIV。除此之外，75%乙醇也可灭活HIV，但紫外线或γ射线不能灭活HIV。

二、HIV/AIDS的免疫损伤与分子机制

HIV的免疫损伤主要表现在：①$CD4^+T$淋巴细胞数量进行性减少；②$CD4^+T$淋巴细胞功能受损；③免疫系统的异常激活。现分述如下：

（一）$CD4^+T$淋巴细胞数量进行性减少

在正常人，$CD4^+T$细胞占淋巴细胞总数的42%（38%～46%），数量约为0.8×10^9/L[（0.7～1.1）$\times10^9$/L]。对于一名健康成年人，体内$CD4^+T$细胞总数大约为2×10^{11}个，其中98%存在于淋巴组织内，仅2%存在于外周血，两部分间通过机体循环系统保持交换并维持细胞数量的动态平衡。根据细胞功能、细胞表面抗原分子表达及是否接受过抗原刺激，$CD4^+T$细胞又可分为两个亚群：未接触过特异抗原刺激的纯真$CD4^+$ T细胞（naive $CD4^+$ T，表达CD45RA及CD62L分子）和记忆$CD4^+T$细胞（表达CD45RO分子）。在健康青壮年人，两个亚群约各占$CD4^+T$细胞的50%。纯真$CD4^+T$细胞经特异抗原刺激可变为记忆$CD4^+T$细胞，前者的生命周期为3年，而后者平均为6个月。因生理原因（如细胞的自然衰老）人体每天失去的$CD4^+T$细胞数量约0.8×10^9个，但同时通过胸腺记忆$CD4^+T$细胞自身的增殖产生同样数量的$CD4^+T$细胞，维持着$CD4^+T$细胞数量的动态平衡。

HIV感染后机体$CD4^+T$细胞数量进行性减少，这种改变有一定规律性（图63-1）：第一期，以$CD4^+$ T细胞数量短期内一过性迅速减少为特点，见于急性感染期，大多数感染者未经特殊治疗，$CD4^+T$细胞数可自行恢复至正常水平或接近正常水平。此期持续时间一般不超过1年。需要注意的是，有约2%的感染者，此期内$CD4^+T$细胞数减少较明显，且进行性减少，在1～2年进展至艾滋病期。第二期以$CD4^+T$细胞数量持续缓慢减少为特点，见于临床的无症状期，$CD4^+$T淋巴细胞数多在（0.8～0.35）$\times10^9$/L之间。此期持续时间变化较大（数月至十数年不等），但大多数人持续约8年左右，每年减少约0.05×10^9/L $CD4^+T$淋巴细胞。第三期对应于艾滋病前期，$CD4^+T$细胞数较快速的减少，持续约2年左右，多数感染者$CD4^+$ T细胞数在（0.35～0.2）$\times10^9$/L之间。第四期，对应于临床的艾滋病期：$CD4^+$ T细胞数再次快速减少，如缺乏有效的抗病毒治疗，$CD4^+T$细胞数在数月或1～2年内减少至0。

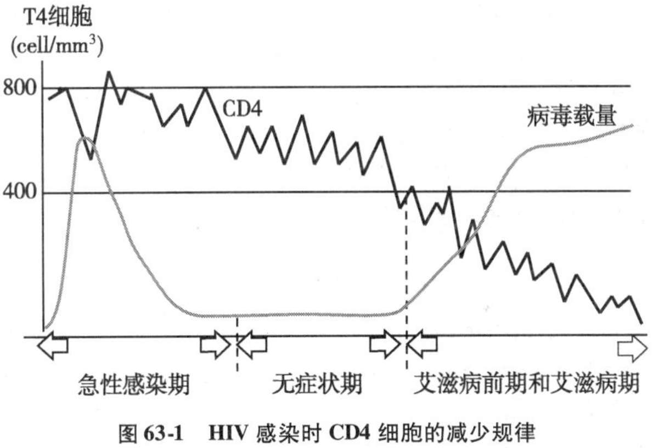

图63-1 HIV感染时CD4细胞的减少规律

根据无症状期时间的长短可将HIV感染者分为三类：一类患者被称为快速进展者（rapid progressors），他们在感染后2～3年内出现$CD4^+T$细胞数量的急剧下降并快速进展到艾滋病期，约占2%。对于这类患者，即使在急性感染期过后，其病毒载量仍保持较高的水平。另两类患者分别被称之为普通进展者（typical progressors）和长期不进展者（long-term nonprogressors，LTNP）。前者在感染后的8～10年里，$CD4^+T$细胞数量将逐渐下降并伴随着病毒载量的升高，占HIV感染者的大多数。而后者则可长期（至少8～12年以上）维持病毒载量在较低水平，并保持$CD4^+$ T细胞数量在正常水平，LTNP约占HIV感染者中的8%～10%。研究人员认为对这类人群自身免疫系统如何有效控制病毒复制和延缓疾病进展的研究，将对HIV疫苗研制和HIV感染的控制有强烈的提示意义。

$CD4^+T$细胞数量减少的机制至今尚未完全明确。多数学者认为HIV感染过程中$CD4^+T$细胞数量的减少是多种因素综合作用的结果，至少与以下几个因素有关：

1. $CD4^+T$细胞破坏增加 有人认为HIV直接(病毒引起靶细胞病变)或间接(通过CTL,细胞凋亡)杀死$CD4^+T$细胞是导致其减少的主要原因。因为未经治疗的HIV感染者每天体内产生约1×10^9个HIV拷贝,可能导致了同等数量的$CD4^+T$细胞死亡,从而使$CD4^+T$淋巴细胞数量减少。此外,体外研究已证实HIV可引起$CD4^+$细胞株死亡。近年来一个新的重要发现是HIV感染者肠道$CD4^+T$细胞显著减少,被认为是其免疫损伤的主要机制之一。

2. $CD4^+T$细胞产生减少 有人认为HIV侵犯了胸腺细胞,使纯真$CD4^+T$细胞的产生减少,导致了$CD4^+T$细胞数量下降。支持该假说的依据是:HIV确能感染胸腺细胞;HIV感染进程中,纯真$CD4^+T$细胞的减少先于记忆$CD4^+T$细胞;HIV母婴垂直感染的患儿疾病进展较成年人快;HIV感染者或艾滋病病人,其胸腺的大小与$CD4^+T$细胞数(尤其是纯真$CD4^+T$细胞数)有密切相关性。

3. 淋巴组织扣留外周血的$CD4^+T$淋巴细胞 近年来有人提出了另一种新的假说:HIV感染过程中$CD4^+T$细胞的减少,主要是外周血的$CD4^+T$细胞滞留于淋巴组织,即淋巴组织扣留了外周血的$CD4^+T$淋巴细胞所致。由于正常人体内98%的$CD4^+T$淋巴细胞存在于淋巴组织内,仅2%存在于外周血,这种比例发生微小变化,都能导致外周血$CD4^+T$细胞数较大的改变。

4. $CD4^+T$细胞凋亡增加 细胞凋亡(apoptosis)或者称为程序化细胞死亡(programmed cell death,PCD)是一种基因控制的细胞自我破坏过程,以细胞皱缩、膜缺失、染色体凝集和核内DNA断裂为特征,它是机体清除衰老和自身免疫反应细胞的一种机制。HIV可以通过多种机制促使未感染细胞凋亡,破坏免疫系统。

综上所述,HIV感染过程中$CD4^+T$淋巴细胞数量的减少的机制仍不确定,可能由于破坏增加、产生减少和外周血的$CD4^+T$淋巴细胞滞留于淋巴组织等综合因素所致。但比较明确的是,血浆HIV病毒载量与$CD4^+T$淋巴细胞数量的减少有非常重要的关系,即血浆HIV载量越高,$CD4^+T$细胞数量的减少越快。

(二)$CD4^+T$淋巴细胞功能受损

HIV感染的另外一个主要免疫病理改变是$CD4^+T$细胞免疫功能的缺失,包括白细胞介素-2(IL-2)产生的减少和丧失对特异性抗原(如结核菌抗原和巨细胞病毒抗原等)的反应活化能力,这也是HIV感染者易产生各种感染的主要原因。这种$CD4^+T$细胞辅助功能的不足在HIV感染早期即可出现。研究表明,即使$CD4^+T$细胞数量在正常或接近正常范围时,其细胞免疫功能已开始失去。其变化规律是:先失去对HIV抗原的反应能力(如对HIV p24抗原),大部分感染者在原发感染期后已丧失了$CD4^+T$细胞对HIV抗原的特异活化反应能力;大部分无症状HIV感染者,$CD4^+T$淋巴细胞数尚在$500/mm^3$左右时,也失去对其他特异性记忆抗原的反应能力(如结核菌素、巨细胞病毒抗原和破伤风毒素),IL-2的产生也较正常人减少;进入艾滋病期的患者,$CD4^+T$细胞丧失了对所有刺激原的活化反应能力,包括对非特异性刺激(如植物血凝素、CD3/CD28单克隆抗体、刀豆素)的反应能力。

关于$CD4^+T$细胞功能受损的机制,由于$CD4^+T$细胞免疫功能的损害在其数量还处于正常或接近正常范围时已开始发生,故不能单用$CD4^+T$细胞绝对数量的减少来解释。可能与多种因素有关:1型T辅助细胞(Th1)和2型T辅助细胞(Th2)失衡;CD28表达下调;免疫耐受;抗原呈递细胞(APC)功能受损等。目前,$CD4^+T$细胞的功能研究已越来越受到重视,尤其是HIV感染者和艾滋病病人经抗病毒治疗后的免疫功能评估,已成为艾滋病防治研究中的热点之一。

$CD4^+T$细胞按细胞因子产生模式和生物功能可分为两种不同的亚群,Th1细胞分泌白细胞介素-2(IL-2)和干扰素-γ(IFN-γ),Th2细胞分泌IL-4、IL-5、IL-6和IL-10。Th1细胞能有效地刺激介导细胞免疫,Th2细胞则刺激体液免疫。正常情况下,辅助性T淋巴细胞的Th1和Th2细胞亚群处于平衡状态。Clerici M和Shearer GM于1993年提出了Th1-Th2转换失衡假说,该假说认为Th1-Th2失衡是造成HIV感染后免疫功能障碍的重要因素。

T细胞活化需要双信号刺激,其一是T细胞受体(T cell receptor,TCR)与抗原肽:MHC分子结合所传递的抗原识别信号;此外,还需要T细胞的辅助刺激分子与其受体结合提供第二信号。而CD28分子是目前已知的T细胞最重要的第二信号受体,缺乏CD28的$CD4^+T$细胞即使结合了抗原肽,MHC分子也不能被活化,呈"无能"(anergy)状态。多项研究表明,HIV/AIDS患者$CD4^+T$细胞上CD28的表达明显下调,而且CD28表达比例与$CD4^+T$细胞计数呈显著正相关,与血浆病毒载量呈显著负相关,即$CD4^+T$细胞数量越低,血浆病毒载量越高,CD28表达下调越严重。

总之,HIV感染过程中,不仅有$CD4^+T$细胞数量的变化,也有细胞免疫功能的损害。所以,单用$CD4^+T$淋巴细胞绝对数量并不能全面衡量一个HIV感染病人的免疫功能。现在,研究$CD4^+T$淋巴细胞的功能已越来越受到重视,尤其是HIV感染者经抗病毒治疗后的免疫功能评估。

（三）异常的免疫激活

HIV感染人体后，病毒抗原的持续刺激使机体免疫系统处于异常增高的激活状态，$CD4^+T$、$CD8^+T$细胞表达CD69、CD38和HLA-DR等分子水平异常升高，且与血浆病毒载量有良好相关性。其原因可能是：一方面，细胞激活与病毒复制水平的升高可能是互相促进的，病毒复制速率加快，产生的病毒抗原也越多，可为T淋巴细胞激活提供更多的刺激信号；同时，T淋巴细胞的异常激活又为病毒复制提供更多的宿主细胞，促进病毒的复制。另一方面，激活的$CD8^+T$细胞可以破坏被HIV感染的$CD4^+T$细胞，引起$CD4^+T$细胞计数的减少。近年来对HIV引起的激活水平增高进行了多项研究，使得人们对其在艾滋病发病机制中的作用有了新的认识。异常激活的产生原因可能有两种机制：其一是体内持续的大量抗原刺激；其二是机体加速产生T细胞以补偿$CD4^+$ T细胞丢失导致的。

三、HIV的传播特征

（一）传染源

血液、精液和阴道分泌液能检测到较多的HIV病毒颗粒和被感染的细胞，因此，上述体液是最重要的传染源。此外，气管支气管分泌物、浆膜腔液、脑脊液和母乳也可分离到完整的HIV病毒，具有传染性。而且，传染的危险性与血浆病毒载量有正相关性，与$CD4^+T$淋巴细胞计数呈负相关性。唾液、汗液、泪液、尿液和粪便都不含有或只有低水平的感染性HIV病毒，似乎不像是重要的传染来源。

（二）传播途径

1. HIV的性传播　是目前世界上HIV传播的首要原因，包括同性恋、双性恋和异性恋。欧美以同性恋和双性恋为主，而非洲国家以异性恋为主。其中，同性恋较异性恋传播HIV的危险性更大，可能与直肠黏膜较阴道黏膜在性交中更易损伤之故。感染的危险性与性暴露次数有关，一次性暴露被感染的可能性是0.01%～1%。合并出现性病，阴道外生殖器溃疡能大大增加感染的危险性。此外，异性性活动中，女性感染者传染给男性的机会要低于男性感染者传给女性。虽然发生率很低，口交也有传染HIV的可能。

2. 血液传播

（1）静脉吸毒：静脉吸毒者交叉使用未经消毒的同一个针头或针筒。

（2）输血及血制品：血友病人长期输血及其他病人输用血制品。日本和法国都曾发生过因输血而造成的HIV小流行。但目前因已了解HIV可被高温灭活（>60℃）及对供血者加强了HIV检测，已使输血引起HIV感染的机会大大减少。

（3）医务人员工作中的意外暴露：据估计，针头误刺引起的HIV感染危险性是1/300～1/400，因意外接触病人破损皮肤黏膜而引起的HIV感染危险性是1/1000或更低。此危险性也与感染的血量和病人的病毒载量有关。

（4）此外，消毒不严格的针灸、手术和内镜检查作为潜在的传染途径，也应引起注意。

3. 垂直传播　又称母婴传播，即孕妇HIV阳性，则新生儿有可能也感染到HIV，其几率为11%～60%。垂直传播的传播时间包括：①胎盘传播：HIV随血循环通过胎盘进入胎儿体内，确切的时间不太清楚，可能是孕期最后几个月，传播率为50%；②分娩传播：据报道可能有一半左右的新生儿因接触宫颈和阴道分泌物而被传染；③母乳喂养传播：约10%～20%的新生儿HIV由母乳喂养传染。

HIV阳性孕妇低CD4淋巴细胞数和高血浆病毒载量都能增加传染给新生儿HIV的危险性。

四、临 床 表 现

（一）急性感染期

60%的HIV感染者出现该期表现。一般在感染后2周左右出现，平均持续时间2周，可自行缓解。有研究证明，急性感染期的症状越重，则病情进展越快。急性感染期的主要表现：发热、头痛、乏力、皮疹、淋巴结肿大和末梢神经炎，其中，发热是最常见的临床症状。此外，部分病人会出现传染性单个核细胞增多症的表现。实验室检查发现肝功异常，血象改变（贫血，血小板减少）。

由于上述表现均不具特异性，如感冒病毒、肝炎病毒、EB病毒、CMV病毒感染和梅毒，均可出现类似表现，加之在急性感染的早期HIV抗体也不能被测及（机体尚未来得及产生HIV抗体，又称为“抗体窗口期”），因此，该期的诊断十分困难。建议对于近期内有可疑HIV接触史者，如出现上述临床表现，应进行HIV抗体检查并定期复查。有条件的话，应同时进行下列检查：①HIV P24抗原测定；②HIV病毒测定；③T淋巴细胞亚群测定。以期得到早期确诊。

（二）无症状期

HIV已感染人体，但无症状，HIV抗体阳性。对于绝大多数的HIV感染者，无症状期持续约8～10年。HIV病毒测定证实，此类病人体内有持续存在的病毒复制，是重要的传染源。T淋巴细胞亚群检查显示，CD4/CD8细胞比例倒置，$CD4^+$ T淋巴细胞持续缓慢的减少，但一般仍大于$350/mm^3$。

（三）艾滋病相关综合征期（持续性淋巴结肿大期）

艾滋病前期、潜伏期后，开始出现与艾滋病有关的症状和体征，直至发展成典型的艾滋病的一段时间。这个时期，有很多命名，包括“艾滋病相关综合征”、“淋巴结病相关综合征”、“持续性泛发性淋巴结病”和“艾滋病前综合征”等。这时，病人已具备了艾滋病的最基本特点，即细胞免疫缺陷，只是症状较轻而已。

主要的临床表现有：①淋巴结肿大，此期最主要的临床表现之一。主要是浅表淋巴结肿大。发生的部位多见于头颈部、腋窝、腹股沟、颈后、耳前、耳后、股淋巴结和颌下淋巴结等。一般至少有两处以上的部位，有的多达十几处，直径大于1cm，肿大的淋巴结一般无压痛，肿大的淋巴结对一般治疗无反应，常持续肿大超过半年以上。约30%的病人临床上只有浅表淋巴结肿大，而无其他全身症状。②全身症状：病人常有病毒性疾病的全身不适，肌肉疼痛等症状。约50%的病人有疲倦无力及周期性低热，常持续数月。夜间盗汗，1个月内多于5次。约1/3的病人体重减轻10%以上，这种体重减轻不能单纯用发热解释，补充足够的热量也不能控制这种体重减轻。有的病人头痛、抑郁或焦虑，有的出现感觉神经末梢病变，可能与病毒侵犯神经系统有关，有的可出现反应性精神紊乱。3/4的病人可出现脾肿大。③各种感染：此期除了上述的浅表淋巴结肿大和全身症状外，患者经常出现各种特殊性或复发性的非致命性感染。反复感染会加速病情的发展，使疾病进入典型的艾滋病期。约有半数病人有比较严重的脚癣，通常是单侧的，对局部治疗缺乏有效的反应，病人的腋窝和腹股沟部位常发生葡萄球菌感染大疱性脓疱疮，病人的肛周、生殖器、负重部位和口腔黏膜常发生尖锐湿疣和寻常疣病毒感染。口唇单纯疱疹和胸部带状疱疹的发生率也较正常人群明显增加。口腔白色念珠菌也相当常见，主要表现为口腔黏膜糜烂、充血和有乳酪状覆盖物。其他常见的感染有非链球菌性咽炎、急性和慢性鼻窦炎以及肠道寄生虫感染。许多病人排便次数增多，变稀，带有黏液。多数人$CD4^{+}$T淋巴细胞数在200～350/mm^3，如不给予有效的抗病毒治疗，一般在一年内发展为典型的艾滋病。

（四）艾滋病期

HIV感染的晚期，$CD4^{+}$T淋巴细胞数多低于200/mm^3，临床表现为出现各种严重的机会性感染和肿瘤。如不给予有效的抗病毒治疗，100%的病人在2年内死亡。由于艾滋病病人的免疫功能严重受损，对正常人不致病的各种微生物（病毒，细菌，真菌，寄生虫）均可引起严重的感染，累及人体各个系统，现分述如下：

1. 皮肤和黏膜　是最容易受累的部位，AIDS期可高达90%，主要有白色念珠菌感染、单纯疱疹病毒感染和真菌感染；累及食道时，出现进食时胸骨后疼痛和吞咽困难。卡波西肉瘤也常侵犯皮肤黏膜，出现紫红色“葡萄样”结节，组织活检可明确诊断。

2. 肺和支气管　肺支气管受累80%，常见的病原有肺孢子菌、普通细菌、结核、分枝杆菌、CMV、念珠菌、隐球菌肺和卡波西肉瘤。

（1）肺孢子菌肺炎（PCP）：PCP是最常见的机会性感染，至少50%的艾滋病病人会出现PCP，也是艾滋病最主要的死亡原因之一。由肺孢子菌引起，常见于$CD4^{+}$T淋巴细胞数低于200/mm^3的病人。起病隐匿或亚急性，干咳，气短和活动后加重，可有发热和发绀，严重者可发生呼吸窘迫；肺部阳性体征少，或可闻及少量散在的干湿啰音，体征与疾病症状的严重程度往往不成比例；胸部X线检查可见双肺从肺门开始的弥漫性网状结节样间质浸润，有时呈磨玻璃状阴影；血气分析显示低氧血症，严重病例动脉血氧分压（PaO_2）明显降低，常在60mmHg以下；血乳酸脱氢酶常升高；确诊依靠病原学检查，如痰液或支气管肺泡灌洗液或肺组织活检等发现肺孢子菌的包囊或滋养体，但痰中未找到肺孢子菌不能排除本病。

（2）鸟分枝杆菌肺炎：在艾滋病患者应用SMZ-TMP预防肺孢子菌和弓形虫病后，分枝杆菌感染已成为最常见的机会性感染。其中，鸟分枝杆菌感染占分枝杆菌感染的90%，多为全身播散性感染或肺部感染，多见于$CD4^{+}$T淋巴细胞数低于100/mm^3的晚期病人。其临床表现有发热、消瘦、咳嗽和咳痰，但均不具特异性，须借助病原学检查（如血细菌培养）来确诊。

（3）卡波西肉瘤：卡波西肉瘤是艾滋病病人最常见的恶性肿瘤。艾滋病相关的卡波西肉瘤与其他类型不同：同性恋或双性恋的男性多见，也可见于静脉吸毒者；病变为多中心，侵袭力更强，不仅累及皮肤，而且累及内脏（约75%的病例累及内脏），依次为肺、淋巴结、胃肠道、肝和泌尿生殖系统，少数累及肾上腺、心和脾。皮肤卡波西肉瘤呈红色或紫红色，早期为平坦的斑点，进而发展为隆起的斑块，最终形成结节，并可发生糜烂和溃疡。肿瘤由梭形细胞构成，能够形成血管裂隙，其内可见红细胞，肿瘤细胞具有内皮细胞和平滑肌细胞的特点。人疱疹病毒8型与卡波西肉瘤的发生有关。

3. 中枢神经系统　艾滋病期脑受累占50%～

70%，主要临床表现有头痛、意识障碍、痴呆、瘫痪、共济失调和视力改变，常见的病因除 HIV 引起的亚急性脑炎外，还有弓形体脑病、脑淋巴瘤、隐球菌脑膜炎、CMV 和进行性多灶性脑白质病。其中，以弓形体脑病最为常见。

弓形体脑病是由刚地弓形体所致的一种机会性感染，常见于 $CD4^+$T 淋巴细胞数低于 $200/mm^3$ 的病人，在艾滋病病人中发病率可达 30%。主要的临床表现有发热、头痛、意识障碍、轻偏瘫、偏盲、共济失调和视野改变，部分病人出现精神症状。由于健康人群中有 70% 的人既往有弓形体隐性感染，因此，血清学检查弓形体抗体阳性对诊断无太大帮助，但阴性时可排除弓形体脑病。脑脊液改变也无特异性。但头颅 CT 或磁共振扫描有较特殊的改变，脑实质上可见单个或多个环状低密度病灶。确诊有赖于脑活检。鉴别诊断主要是与脑淋巴瘤，如二者不能区分时，可先按弓形体脑病给予一周的诊断性治疗。

4. 消化系统　约 75% 的艾滋病病人出现消化系统病变，波及整个消化道。主要的病原学包括白色念珠菌、CMV、分枝杆菌、隐孢子虫、球孢子虫、组织胞浆菌、卡波西肉瘤和淋巴瘤，引起各种各样的消化道症状。诊断依靠病原学检查和内镜活检。

5. 血液系统　主要表现为血单系或多系细胞减少，以及非霍奇金淋巴瘤。

6. 其他系统　如 CMV 视网膜炎，表现为进行性视力下降、视野缺失和飞蚊症，常伴有中度发热，临床常见的表现为快速视力下降，见于 $CD4^+$T 淋巴细胞数低于 $50/mm^3$ 的病人，常有 CMV 病毒血症或抗原血症（P65）阳性。确诊有赖于检眼镜检查。检眼镜检查可见絮状渗出，伴血管周围片状出血，呈火焰状改变。对不典型病例，视网膜血管造影有助诊断。

上述艾滋病常见机会性感染的临床特点、发生频率、与 $CD4^+$T 淋巴细胞数的相关数据都为国外研究结果，而艾滋病患者出现机会性感染的疾病谱因国家、人种，甚至地区不同而相异。笔者通过对在北京协和医院首诊发现的 106 例中国 AIDS 患者进行分析：有 57 例有确诊的机会性感染，其中 PCP 27 例；口腔念珠菌感染 16 例；结核感染（包括肺、淋巴结和胸膜腔）15 例；真菌性食管炎 7 例；CMV 视网膜炎 7 例，CMV 全身感染 2 例；隐球菌脑膜炎 4 例；肺部真菌感染 1 例。机会性感染中发病率最高为 PCP，这与西方国家的报道相似；结核感染排在第二位。但我们的 106 例艾滋病患者中，无一例合并弓形虫脑炎，与国外报道完全不同，推测其可能原因在正常人群中弓形虫的隐性感染有关，如欧洲正常人中弓形虫 IgG 阳性率为 70%，而我国仅为 6.9%。CMV 感染在本研究所占比例为 9.1%，与国外报道相似。而在西方国家很常见的卡波西肉瘤在本研究中仅有 1 例。国际上的研究已证明，AIDS 患者合并的各种机会性感染大都发生在 $CD4^+$ T 淋巴细胞计数 $<200/mm^3$，甚至 $<100/mm^3$。在本研究中，所有机会性感染均发生在 $CD4^+$T 细胞数 $<200/mm^3$ 时，而合并 CMV 视网膜炎的患者 $CD4^+$ T 细胞数大都 $<100/mm^3$，这些结果与国外相关报道一致。我们的 AIDS 患者首诊时 $CD4^+$ T 细胞数中位数仅为 $36/mm^3$，显著低于国外报道。国际上将首次确诊 HIV 感染后 6 个月内发展至 AIDS 期者称为“晚期发现者”，近年国外“艾滋病晚期发现者”约占新发现者总数的 30%，然而我们的 HIV/AIDS 患者首诊发现时便已达 AIDS 期的患者高达 74%。从这一点看，目前国内对艾滋病患者的早期诊断水平较低。除患者自身就诊意识的影响之外，临床医师对本病缺乏认识也是重要因素。

目前最重要的也是最困难的是如何早期发现和诊断 HIV 感染者和艾滋病病人，这是艾滋病防治的关键之所在，建议对出现以下表现的病人应进行艾滋病抗体检查：

- 性乱者和性病患者，静脉吸毒者，1996 年以前应用过血制品；
- 原因未明的长期发热；
- 原因不明的消瘦；
- 原因不明的腹泻；
- 原因不明的淋巴结肿大；
- 原因不明的视力下降或失明；
- 原因不明的皮疹；
- 无明显原因出现各种神经系统病变；
- 无明显原因出现各种机会性感染。

五、辅助检查

HIV/AIDS 的实验室检测包括 HIV 抗体、病毒载量、$CD4^+$ T 淋巴细胞和 P24 抗原检测等。HIV1/2 抗体检测是 HIV 感染诊断的金标准，病毒载量测定和 $CD4^+$ T 淋巴细胞计数是判断疾病进展和治疗时机、评价疗效和预后的两项重要指标。

小于 18 月龄的婴幼儿体内有来自母体的抗 HIV 抗体，因此首选应用 HIV DNA PCR 法检测，2 次检测阳性可早期诊断 HIV 感染。如果不具备条件，也可用 HIV RNA PCR 法来代替，2 次检测阳性也可诊断 HIV 感染。18 月龄以后再经抗体检测确认。

（一）HIV 抗体检测

包括筛查试验（含初筛和复测）和确认试验。

HIV 抗体筛查检测方法包括酶联免疫吸附试验

(ELISA)和快速检测(快速试纸条和明胶颗粒凝集试验)等。ELISA 是常用的抗体筛查方法,但随着自愿咨询检测工作的开展,也可采用快速检测。HIV 抗体确认试验常用的方法是免疫印迹法(Western bloting)。

筛查试验呈阴性反应可出具 HIV-1(或 HIV-2)抗体阴性报告。筛查试验呈阳性反应,不能出具阳性报告,只可出具"HIV 抗体待复查"报告。经确认试验 HIV-1(或 HIV-2)抗体阳性者,出具 HIV-1(或 HIV-2)抗体阳性确认报告,并按规定做好咨询、保密和报告工作。

(二) 病毒载量测定

病毒载量一般用每毫升血浆中 HIV RNA 的拷贝数(c/ml)来表示。

病毒载量测定常用方法有反转录聚合酶链反应(RT-PCR)系统、核酸序列依赖性扩增(NASBA)技术和分支 DNA 信号放大系统(bDNA)。不同病毒载量试验方法的比较见表 63-1。

表 63-1 不同病毒载量试验方法的比较

比较项目	RT-PCR	bDNA	NASBA
动态范围	标准(1.5 版):400~750 000c/ml 超敏(1.5 版):50~75 000c/ml	bDNA 3.0 版:50~500 000c/ml	NucliSens HIV-1 QT: 176 ~ 3 500 000c/ml取决于标本量
扩增的亚型	1.0 版:只有 B 亚型 1.5 版:B-G	A-H	A-G
样品量	Amplicor -0.2ml 超敏 -0.5ml	1ml	10~2000μl
抗凝剂	EDTA	EDTA	EDTA 或肝素
标本	血浆	血浆、外周血单个核细胞、精液和组织等	全血、血浆、外周血单个核细胞、精液和组织等
检测样本要求	6 小时之内分离血浆,运输前在 -20℃或-70℃冷冻	4 小时之内分离血浆,运输前在 -20℃或-70℃冷冻	4 小时之内分离血清或血浆,运输前在-20℃或-70℃冷冻

病毒载量测定的临床意义包括预测疾病进程、提供开始抗病毒治疗依据、评估治疗效果以及指导治疗方案调整,也可作为 HIV 感染早期诊断的参考指标。

(三) $CD4^+$ T 细胞检测

$CD4^+$ T 细胞是 HIV 感染最主要的靶细胞,HIV 感染人体后,出现 $CD4^+$ T 细胞进行性减少,$CD4^+$/$CD8^+$比值倒置现象,细胞免疫功能受损。如果进行高效联合抗反转录病毒治疗,$CD4^+$T 细胞在病程的不同阶段可有不同程度的增加。

目前常用的 $CD4^+$T 细胞亚群检测方法为流式细胞术,可以直接获得 $CD4^+$T 细胞数绝对值,或通过白细胞分类计数后换算为 $CD4^+$T 细胞绝对数。如无条件用流式细胞仪测定 $CD4^+$T 细胞,可用淋巴细胞绝对数作为参考。

$CD4^+$T 细胞计数的临床意义是:了解机体的免疫状态和病程进展,确定疾病分期和治疗时机,判断治疗效果和 HIV 感染者的临床并发症。根据我们的实验结果,国人 $CD4^+$和 $CD8^+$ T 细胞数正常值分别为$(0.85\pm0.29)\times10^9$/L 和$(0.58\pm0.18)\times10^9$/L,分别占血淋巴细胞的 38%±8% 和 26%±7%。HIV 感染后,$CD4^+$ T 细胞数进行性减少,其减少的规律和临床意义详见前述。$CD8^+$ T 细胞数在 HIV 感染的早期增多,艾滋病期也减少。测定 $CD4^+$和 $CD8^+$T 细胞亚群,即纯真细胞和记忆 $CD4^+$T 细胞亚群、激活亚群、功能亚群($CD28^+$)和凋亡亚群,能进一步判断病情和预后。

$CD4^+$T 细胞计数的检测间隔时间需根据病人的具体情况由临床医生决定。一般建议对于 $CD4^+$ T 细胞数>350/mm^{3}的 HIV 无症状感染者每年检测 1 次;对于 $CD4^+$T 细胞数 200~350/mm^{3}之间且尚未开始 ART 的 HIV/AIDS 病人每半年检测 1 次;对于已接受 ART 的病人在治疗的第 1 年内每 3 个月检测 1 次,治疗 1 年以上且病情稳定的病人可改为每半年检测 1 次。

六、HIV/AIDS 的诊断和 AIDS 的分期

HIV 感染的确诊需病原学检查,ELISA 法血清抗体两次阳性和确认试验 WB 阳性才能确定诊断。根据美国 CDC 1993 年的分类诊断标准(表 63-2),按临床表现可分为 A、B 和 C 三类,结合 $CD4^+$ T 淋巴细胞计数,又可进一步分为 A1、A2、A3、B1、B2、B3、C1、C2 和 C3 九个等级,A3、B3 和所有的 C 期病人为艾滋病病人。

A 期:无症状 HIV 感染;淋巴结肿大;急性感染期。

B 期:除 A 期和 C 期以外的 HIV 感染者。

表63-2　美国CDC1993年HIV/AIDS分期

$CD4^+$ T淋巴细胞计数(cells/μl)	A 无症状HIV感染 长期淋巴结肿大 原发感染	B 除A和C组以外的 HIV感染者	C 艾滋病期
>500	A1	B1	C1
200～499	A2	B2	C2
<200	A3	B3	C3

C期：

— 气管、支气管或肺白色念珠菌病；

— 食道白色念珠菌病；

— 宫颈浸润性肿瘤；

— 肺外或播散性球孢子虫病

— 肺外新隐球菌病；

— 上消化道隐孢子虫病持续1个月以上；

— CMV感染(除肝、脾和淋巴结外)；

— CMV视网膜炎；

— HIV脑病；

— 单纯疱疹病毒所致慢性溃疡1个月，或气管、肺、食道感染；

— 肺外或播散性组织胞浆虫病；

— 肠道慢性双隐孢子虫病持续1个月以上；

— 卡波西肉瘤；

— 非洲淋巴瘤；

— 免疫原性淋巴瘤；

— 原发性脑淋巴瘤；

— 鸟分枝杆菌或Kansasii分枝杆菌肺外或播散性感染；

— 肺或肺外结核杆菌感染；

— 确诊或未确诊的肺外或播散性分枝杆菌感染；

— 卡氏肺囊虫肺炎；

— 反复性细菌性肺病；

— 进行性多灶性脑白质病；

— 反复性非伤寒性沙门菌败血症；

— 脑弓形虫病；

— HIV引起的恶病质。

根据我国的具体情况，卫生部于2005年公布了我国的《艾滋病诊疗指南》，将艾滋病分为急性期、无症状期和艾滋病期。

(一) 急性期

诊断标准：病人近期内有流行病学史和临床表现，实验室检查HIV抗体由阴性转为阳性；或仅实验室检查HIV抗体由阴性转为阳性。

(二) 无症状期

诊断标准：有流行病学史，HIV抗体阳性；或仅HIV抗体阳性。

(三) 艾滋病期

诊断标准：有流行病学史，HIV抗体阳性，加上下述各项中的任何一项；或HIV抗体阳性，$CD4^+$ T淋巴细胞数<200/mm^3。

(1) 原因不明的38℃以上持续不规则发热，>1个月；

(2) 慢性腹泻次数多于3次/日，>1个月；

(3) 6个月之内体重下降10%以上；

(4) 反复发作的口腔白念珠菌感染；

(5) 反复发作的单纯疱疹病毒感染或带状疱疹病毒感染；

(6) 肺孢子菌肺炎；

(7) 反复发生的细菌性肺炎；

(8) 活动性结核或非结核分枝杆菌病；

(9) 深部真菌感染；

(10) 中枢神经系统占位性病变；

(11) 中青年人出现痴呆；

(12) 活动性巨细胞病毒感染；

(13) 弓形虫病；

(14) 青霉菌感染；

(15) 反复发生的败血症；

(16) 卡波西肉瘤；

(17) 淋巴瘤。

七、治　疗

目前仍缺乏根治艾滋病的药物，多采用综合治疗：抗病毒治疗、预防和治疗机会性感染、增加机体免疫功能、支持疗法以及心理方面的关怀，其中以抗病毒治疗最为关键。1996年问世的高效联合抗反转录病毒治疗(HAART，俗称“鸡尾酒”疗法)是目前治疗艾滋病最有效的方法。最新研究表明，HIV/AIDS病人在有效的抗病毒治疗下，其平均寿命能延长数十年，艾滋病已成为一种像高血压和糖尿病这些不能根治但可以长期控制的慢性疾病。但抗病毒药物不能彻底清除患者体内的艾滋病病毒，患者需终身用药，由此而带来的药物不良反应、依从性、病毒耐药性和经济负担等问题，成了HAART面临的主要问题和抗病毒治疗失败的主要原因。

（一）抗病毒治疗

HAART无法将HIV清除体外，抗病毒治疗的目标是最大限度地抑制病毒复制，保存和恢复免疫功能，降低病死率和HIV相关性疾病的发病率，提高患者的生活质量，减少艾滋病的传播。

1. 开始抗反转录病毒治疗的指征和时机 何时开始HAART取决于多种因素，包括患者的临床症状、$CD4^+$ T淋巴细胞计数、病毒载量及个人意愿等，同时还要权衡药物毒性与HIV感染进展为AIDS的危险、患者经济负担与耐药发生的危险等。表63-3为成人及青少年艾滋病抗病毒治疗标准，表63-4为对于婴儿和儿童开始抗病毒治疗时机。

表63-3 成人及青少年HIV/AIDS患者抗病毒治疗标准

临床及实验室指标	推荐意见
有症状	建议治疗
无症状	
$CD4^+$ T淋巴细胞计数<350/μl	建议治疗
$CD4^+$ T淋巴细胞计数≥350/μl	是否需要治疗据患者个体情况而定，存在以下情况时考虑治疗：高病毒载量（>10 000c/ml）、$CD4^+$ T淋巴细胞计数下降较快（每年降低>100/μl）、心血管疾病高风险、合并HBV/HCV感染和HIV相关肾脏疾病

表63-4 婴儿/儿童HIV/AIDS患者抗病毒治疗标准

免疫学指标	根据年龄制定婴儿/开始抗病毒治疗时机			
	<12个月	12～35个月	36～59个月	>5岁
$CD4^+$ T淋巴细胞百分比	任何水平	<20%	<15%	<15%
$CD4^+$ T淋巴细胞计数	任何水平	<750/μl	<350/μl	≤350/μl

如果无法检测$CD4^+$ T淋巴细胞数并且出现临床症状的时候，淋巴细胞总数≤1200/μl时可以开始HAART。

在开始进行抗反转录病毒治疗前，如果病人存在严重的机会性感染，应控制感染后，再开始治疗。

考虑到婴幼儿病情进展要比大龄的儿童和成人快，对于<12个月龄的婴幼儿，可不考虑病毒学、免疫学指标及是否伴有临床症状的改变，建议治疗（已经采取母婴阻断措施的婴儿除外）。

2. 国内现有抗反转录病毒（antiretrovirus，ARV）药物介绍 目前国际上有六类药物，共30多种（包括复合制剂），分为核苷类反转录酶抑制剂（NRTIs）、非核苷类反转录酶抑制剂（NNRTIs）、蛋白酶抑制剂（PIs）、整合酶抑制剂（raltegravir，于2007年8月上市）、融合抑制剂（FIs）及CCR5抑制剂（maraviroc，于2007年10月上市）。目前国内的ARV药物只有NNRTIs、NRTIs和PIs三类，共12种。见表63-5。

表63-5 常用的抗反转录病毒药物

药物名称	缩写	类别	用法与用量	主要毒副作用	ARV药物间相互作用和注意事项	备注
Zidovudine 齐多夫定	AZT	核苷类	成人：300mg/次，2次/日 新生儿/婴幼儿：2mg/kg，4次/日 儿童：160mg/m^2体表面积，3次/日	1）骨髓抑制、严重的贫血或中性粒细胞减少症 2）胃肠道不适：恶心、呕吐、腹泻等 3）CPK和ALT升高；乳酸酸中毒和（或）肝脂肪变性	不能与d4T合用	已有国产药
Lamividine 拉米夫定	3TC	核苷类	成人：150mg/次，2次/日或300mg/次，1次/日 新生儿：2mg/kg，2次/日 儿童：4mg/kg，2次/日	少，且较轻微。偶有头痛、恶心和腹泻等不适		已有国产药

续表

药物名称	缩写	类别	用法与用量	主要毒副作用	ARV药物间相互作用和注意事项	备注
Didanosine 地达诺新 (片或散)	ddI	核苷类	片剂 成人:体重≥60kg 200mg/次,2次/日;体重<60kg 125mg/次,2次/日 散剂 成人:体重≥60kg 250mg/次,2次/日,体重<60kg 167mg/次,2次/日 新生儿/婴幼儿:50mg/m^2体表面积,每天2次;儿童:120mg/m^2体表面积,每天2次 空腹服用	1)胰腺炎 2)外周神经炎 3)消化道不适,如恶心、呕吐和腹泻等 4)乳酸酸中毒和(或)肝脂肪变性	与IDV、RTV合用应间隔2小时; 与d4T合用会使二者的毒副作用叠加	已有国产和进口药
Stavudine 司他夫定	d4T	核苷类	成人:30mg/次,2次/日 儿童:1mg/kg,2次/日(体重>30kg按30kg计算)	1)外周神经炎 2)胰腺炎 3)乳酸酸中毒和(或)肝脂肪变性	不能与AZT合用; 与ddI合用会使二者的毒副作用叠加	已有国产和进口药
Abacavir 阿波卡韦	ABC	核苷类	成人:300mg/次,2次/日 新生儿/婴幼儿:不建议用本药 儿童:8mg/kg,2次/日,最大剂量300mg,2次/日	1)高敏反应,一旦出现高敏反应应终身停用本药 2)恶心、呕吐和腹泻等;		已注册
替诺福韦 (tenofovir)	TDF	核苷类	成人:300mg,2次/日			已有进口药
Combivir (AZT+3TC) 双汰芝		核苷类	成人:1片/次,2次/日	见AZT与3TC	见AZT与3TC	已有进口药
Trizivir (AZT+3TC+ABC)三协唯		核苷类	成人:1片/次,2次/日	见AZT、3TC和ABC	见AZT、3TC和ABC	已注册
Nevirapine 奈韦拉平	NVP	非核苷类	成人:200mg/次,2次/日 新生儿/婴幼儿:5mg/kg,2次/日 儿童:<8岁,4mg/kg,2次/日;>8岁,7mg/kg,2次/日 注意:奈韦拉平有导入期,即在开始治疗的最初14天,需先从治疗量的一半开始(每日一次),如果无严重的副作用才可以增加到足量(每日两次)	1)皮疹,出现严重的或可致命性的皮疹后应终身停用本药 2)肝损害。出现重症肝炎或肝功能不全时,应终身停用本药	引起PI类药物血浓度下降;与IDV合用时,IDV剂量调整至1000mg 3次/日	已有国产药
Efavirenz 依非韦伦	EFV	非核苷类	成人:600mg/次,1次/日 儿童:体重15~25kg:200~300mg,1次/日;25~40kg:300~400mg,1次/日;>40kg:600mg 1次/日 睡前服用	1)中枢神经系统毒性,如头晕、头痛、失眠和非正常思维等 2)皮疹 3)肝损害 4)高脂血症和高甘油三酯血症	与IDV合用时,IDV剂量调整到1000mg 3次/日 不建议与SQV合用	已有进口药

续表

药物名称	缩写	类别	用法与用量	主要毒副作用	ARV 药物间相互作用和注意事项	备注
Indinavir 吲哚那韦	IDV	蛋白酶抑制剂	成人:800mg/次,3 次/日 儿童:500mg/m^2体表面积,3 次/日空腹服用	1) 肾结石 2) 对血友病病人有可能加重出血倾向 3) 腹泻、恶心和呕吐等 4) 甲外翻、甲沟炎、脱发和溶血性贫血等 5) 高胆红素血症 6) 高脂血症、糖耐量异常和脂肪重新分布等 PI 类药物共性毒副作用	与 NVP、EFV 合用时,剂量增至 1000mg 3 次/日; 服药期间,每日均匀饮用 1.5~2L 水	已有国产和进口药
Ritonavir 利托那韦	RTV	蛋白酶抑制剂	成人:在服药初至少用 2 周的时间将服用量逐渐增加至 600mg/次,2 次/日。通常为:第 1、2 天,口服 300mg/次,2 次/日;第 3~5 天,口服 400mg/次,2 次/日;第 6~13 天,口服 500mg/次,2 次/日	1) 恶心、呕吐、腹泻和头痛等 2) 外周神经感觉异常 3) 转氨酶和 γGT 的升高 4) 血脂异常 5) 糖耐量降低,但极少出现糖尿病 6) 应用时间较长时可出现脂肪的重新分布	由于 RTV 可引起较重的胃肠道不适,大多数患者无法耐受本药。故多作为其他 PI 类药物的激动剂,仅在极少的情况下单独使用	已注册
Lopinavir/Ritonavir (Kaletra) 克立芝	LPV/RTV	蛋白酶抑制剂	成人:2 片/次,2 次/日(Kaletra 每片含量:LPV 133.3mg,RTV 33.3mg) 儿童:7~15kg,LPV 12mg/kg 和 RTV 3mg/kg,每天 2 次;LPV 15~40kg 10mg/kg 和 RTV 2.5mg/kg,每天 2 次	主要为:腹泻、恶心和血脂异常;也可出现头痛和转氨酶升高	与 ddI 合用时,ddI 应在本药服用前 1 小时或服用后 2 小时再口服	已注册

注:服用方法中 2 次/日=每 12 小时服药 1 次,3 次/日=每 8 小时服药 1 次

3. 成人及青少年几种推荐用药方案 HAART 推荐方案为 2 种 NRTIs+1 种 NNRTIs 或 2 种 NRTIs+1 种加强 PIs(含利托那韦),特殊情况下 3 种 NRTIs 联合应用可作为一种备选方案。然而,鉴于我国可获得的抗病毒药物种类有限,对于未接受过抗病毒治疗(服用奈韦拉平预防母婴传播的妇女除外)患者的推荐标准一线治疗方案为:AZT(或 d4T)+3TC+EFV(或 NVP)。替代方案有:①AZT(或 d4T)+3TC+IDV;②ddI+d4T+EFV(或 NVP);③AZT+ddI+EFV(或 NVP)。

4. 儿童的 ARV 儿童治疗首选 3 种抗病毒药物联合治疗方案。许多成人使用的 ARV 药物在根据儿童体重和体表面积改变药物配方后也可以用于儿童。

推荐儿童使用的一线药物包括 2 种 NRTIs 加 1 种 NNRTIs(NVP 或者 EFV):2 种 NRTIs+EFV(用于 3 岁以上或能够吞服胶囊的儿童)、2 种 NRTIs+NVP(用于 3 岁以下或是不能吞服胶囊的儿童)。替代方案为 2 种 NRTIs 加 1 种 PI:PI 首选 LPV/RTV;由于 IDV 需要大量饮水,并需要 8 小时服用一次,故推荐为次选。

(二)机会性感染的治疗

艾滋病的死亡原因主要是机会性感染,因此治疗机会性感染就显得十分重要。常见的机会性感染治疗如下:

1. 肺孢子菌肺炎

(1)复方新诺明(SMZ+TMP):是治疗本病的首选药物,使用方法是冲击期 TMP 15mg/(kg·d)+SMZ 75mg/(kg·d),分 3~4 次口服或静脉注射,疗程 3 周,症状缓解后改为维持治疗:TMP 160mg/d+SMZ 800mg/d(该剂量也可预防弓形体感染),如不能耐受,可减为 TMP 80mg/d+SMZ 400mg/d,长期维持。复方新诺明主要的毒副作用有发热、皮疹、肝功损害和白细胞减少。对磺胺药过敏者禁用。

(2)喷他脒:治疗效果不如复方新诺明,但耐受性优于前者,适用于对复方新诺明无效或不能耐

受者。用法是冲击期4mg/(kg·d),溶于5%的葡萄糖中缓慢静滴(4小时以上,否则会发生低血压),疗程3周。维持治疗可用喷他脒雾化吸入,每月一次。主要的毒副作用除低血压外,还有胰腺炎、肾肝功损害和白细胞减少。

(3)克林霉素与伯氨喹啉合用:克林霉素600mg 4次/日+伯氨喹啉15~30mg/d,疗程3周,仅作为二线方案使用。

(4)糖皮质激素的使用:糖皮质激素仅适用于氧分压低于75 mmHg的PCP患者,使用方法是泼尼松80mg/d×5天,40mg/d×5天,20mg/d×11天。

2. 弓形体病

(1)首选治疗:乙胺嘧啶+磺胺嘧啶,有效率可达80%~90%。使用方法是冲击期乙胺嘧啶50~75mg(严重者首剂加倍),1次/日,磺胺嘧啶4~6g/d,分4次口服,疗程至少3周,症状缓解后两药均改为半量长期维持。主要的毒副作用有血液系统的毒性、发热、皮疹和血尿。为减少对血液系统的毒性,应同时加用叶酸25mg/d。对磺胺药过敏者禁用。

(2)次选治疗:乙胺嘧啶+克林霉素。使用方法是冲击期乙胺嘧啶50~75mg,1次/日;克林霉素,600mg,4次/日口服或静滴。疗程至少3周,症状缓解后两药也改为半量长期维持。主要的毒副作用有胃肠道反应和皮疹。

3. 巨细胞病毒感染(CMV) 更昔洛韦(ganciglovir)是治疗CMV感染的首选药物,冲击期治疗是10mg/(kg·d),分二次静滴,平均疗程3周。主要副作用是骨髓抑制,故治疗期间应监测血象。磷甲酸(foscarnet)用于不能耐受更昔洛韦副作用或更昔洛韦治疗无效的CMV感染,用法是180mg/(kg·d),分二次静滴,平均疗程3周,主要毒副作用是肾脏损害,故需溶于1000ml的生理盐水缓慢静滴。由于CMV感染复发率较高,故应长期维持用药,一般建议在冲击治疗后将更昔洛韦或磷甲酸减半量终生维持。

4. 鸟分枝杆菌感染 治疗鸟分枝杆菌感染的一线药物有甲基红霉素、阿奇霉素和利福布汀,二线药物有乙胺丁醇、丁氨卡那、氯法齐明和环丙沙星,选择以上药物中的二或三种联合使用,疗程同结核杆菌感染的治疗。需要注意的是,对结核杆菌有效的一线药物如利福平和异烟肼对鸟分枝杆菌均无治疗效果。

八、预 防

由于缺乏根除HIV感染的药物和预防性疫苗,HIV/AIDS的预防在防止艾滋病传播中就显得尤其重要。目前HIV/AIDS的预防主要是采取以切断传染途径为主的综合性预防措施:关键是洁身自爱,提倡安全的性生活,远离毒品,加强血制品管理,切断母婴传播。

(李太生 王爱霞)

参 考 文 献

1. 李太生. 艾滋病诊疗指南. 中华传染病杂志,2006:24:133-144
2. Levy JA. HIV and the Pathogenesis of AIDS, Second edition. Washington, DC: American Society for Microbiology; 1998
3. 国务院防治艾滋病工作委员会办公室,联合国艾滋病中国专题组. 中国艾滋病防治联合评估报告,2007年
4. 中华人民共和国卫生部. 中华人民共和国卫生行业标准:艾滋病和艾滋病病毒感染诊断标准,2008年
5. Bartlett JG, Gallant JE, Medical Management of HIV Infection. Johns Hopkins University, 2004
6. Barre-Sinoussi F, Chermann JC, Rey MT, et al. Isolation of a T-lymphotropic retrovirus from a patient at risk for acquired immune deficiency syndrome (AIDS). Science, 1983, 220: 868-871
7. Graf M, Shao Y, et al. Cloning and characterization of a virtually full-length HIV type 1 genome from a subtype B'-Thai strain representing the most prevalent B-clade isolate in China. AIDS Res Hum Retroviruses, 1998, 14: 285-288
8. 中国疾病预防控制中心:全国艾滋病检测技术规范,2004年8月,P9
9. Dragic T, Litwin V, Allaway GP, et al. HIV-1 entry into CD4+ cells is mediated by the chemokine receptor CC-CKR-5. Nature, 1996, 381: 667-673
10. Chaisson RE, Keruly JC, Moore RD. Race, sex, drug use, and progression of human immunodeficiency virus disease. N Engl J Med, 1995, 333: 751-756
11. Ho DD, Neumann AU, Perelson AS, et al. Rapid turnover of plasma virions and CD4 lymphocytes in HIV-1 infection. Nature, 1995, 373: 123-126
12. Autran B, Carcelain G, Li TS, et al. Positive effects of combined antiretroviral therapy on CD4+ T cell homeostasis and function in advanced HIV disease. Science, 1997, 277: 112-116
13. Harry L. Loachim Pathology of AIDS. Philadelphia, J. B. Lippincott Company, 1989
14. K. G. Castro, J. W. Ward, L. Slutsker, et al. 1992.

1993 revised classification system for HIV infection and expanded surveillance case definition for AIDS among adolescents and adults. Morbid Hortal Weekly Rep 41:1-19

15. World Health Organization. Clinical aspects of HIV/AIDS. Regional Office for South-East Asia New Delhi,2002

16. 戴懿,李太生,王爱霞,等. 143 例首诊发现的中国艾滋病患者临床特征分析. 中国医学科学院学报,2006,28:651-654

17. Daar E Little S,Pitt J,et al. Diagnosis of primary HIV-1 infection. Ann Intern Med,2001,134:25-29

18. Ingham JM, Farooqi M. Assessment of Physical Symptoms. A clinical Guide to Supportive and Palliative Care for HIV/AIDS. U. S. Department of Health and Human Services. 2003

19. 国家技术监督局. 中华人民共和国国家标准,HIV/AIDS 诊断标准及处理原则(试行),2001

20. US Public Health Service,Infectious Diseases Society ofAmerica, Prevention of Opportunistic Infections Working Group. 2001 USPHS/IDSA guidelines for the prevention of opportunistic infections in persons infected with human immunodeficiency virus. Infect Dis Obstet Gynecol,2002;10:3-64

21. Kaplan JE,Benson C,Holmes KK. ,et al. Guidelines for prevention and treatment of opportunistic infections in HIV-infected adults and adolescents: recommendations from CDC,the National Institutes of Health,and the HIV Medicine Association of the Infectious Diseases Society of America. 2009,MMWR,58:1-198

22. Hammer SM,Eron JJ Jr,Reiss P,et al. Antiretroviral treatment of adult HIV infection:2008 recommendations of the International AIDS Society-USA panel. JAMA,2008,300:555-570

23. de Vries-Sluijs TE,Hansen BE,van Doornum GJ, et al. A prospective open study of the efficacy of high-dose recombinant hepatitis B rechallenge vaccination in HIV-infected patients. J Infect Dis, 2008,197:292-294

24. Yeni PG,Hammer SM,Hirsch MS et al. Treatment for adult HIV infection:2004 recommendations of the International AIDS Society-USA Panel,JAMA, 2004,292:251-265

25. Mofenson LM;Centers for Disease Control and Prevention,U. S. Public Health Service Task Force. U. S. Public Health Service Task Force recommendations for use of antiretroviral drugs in pregnant HIV-1-infected women for maternal health and interventions to reduce perinatal HIV-1 transmission in the United States. MMWR Recomm Rep,2002, 51:1-38

26. Panlilio AL,Cardo DM,Grohskopf LA,et al. Updated U. S. Public Health Service guidelines for the management of occupational exposures to HIV and recommendations for postexposure prophylaxis. MMWR Recomm Rep,2005,54:1-17

27. Lakshmi SJ,Rao GR,Ramalakshmi S,et al. Pruritic papular eruptions of HIV:A clinicopathologic and therapeutic study. Indian Journal of Dermatology Venereology & Leprology,2008,74:501-U51

28. Resneck JS,Van Beek M,Furmanski L,et al. Etiology of Pruritic Papular Eruption With HIV Infection in Uganda. JAMA,2004,292:2614-2621

第 64 章

脾功能亢进

脾功能亢进(hypersplenism,简称脾亢)是一组临床病理综合征,以脾肿大、单项或多项血细胞减少为主要特征,骨髓一系或多系造血细胞相应增生,脾切除术后血象常基本恢复。根据病因明确与否,脾亢又分为原发性和继发性两类,临床所见的脾亢大多属继发性。

1866 年已有人叙述有关脾亢的临床表现,1880 年 Banti 进行较为详细的临床描述。1910 年 Sutheeland 和 Burshard 首次施行脾切除术治疗 1 例遗传性球形红细胞增多症,获得较好的疗效。1955 年 Dameshek 系统地阐述了脾亢的基本概念:脾亢通常伴脾肿大,引起血细胞减少伴骨髓代偿性增生,大多数病例行脾切除术可纠正之。

(一) 病因和发病机制

原发性脾亢原因未明,较为少见,又名原发性脾性全血细胞减少症。

继发性脾亢按病因分下列几类:

1. 遗传性疾病　常见者为遗传性球形红细胞增多症、遗传性椭圆形红细胞增多症、地中海贫血和镰状细胞贫血等。

2. 免疫性疾病　主要有类风湿性关节炎(多见于 Felty 综合征)、系统性红斑狼疮、自身免疫性溶血性贫血、特发性血小板减少性紫癜和免疫性中性粒细胞减少症等。

3. 感染性疾病　急性感染包括传染性单个核细胞增多症、病毒性肝炎和粟粒性肺结核等。慢性感染包括疟疾、结核病、血吸虫病、黑热病和布氏杆菌病等。

4. 充血性脾肿大　包括各种原因引起的门脉高压症,如肝硬化、肝癌、门脉血栓形成、脾静脉梗阻、Budd-Chari 综合征和充血性心力衰竭等。

5. 恶性肿瘤脾脏浸润　各种急、慢性白血病、恶性淋巴瘤和恶性组织细胞病,肿瘤脾转移如肺癌、乳腺癌和结肠癌等。

6. 髓外造血　原发性骨髓纤维化和真性红细胞增多症晚期。

7. 脂质代谢疾病　戈谢病、尼曼-匹克病和糖原累积症。

8. 原发于脾的肿瘤和囊肿。

9. 药物性　长期应用红细胞生成素(EPO)和粒细胞集落刺激因子(G-CSF)引起的脾肿大。

上述各种原因引起的脾肿大,其中相当部分的患者可合并脾亢,即也成为脾亢的原因。

脾亢导致血细胞减少的发病机制:

1. 过分阻留作用　正常人脾内无储存红细胞的功能,仅有约 1/3 的血小板及少量白细胞(主要为淋巴细胞)被阻留于脾。当脾显著增大时,阻留作用明显加强,50% ~90% 的血小板、30% 的红细胞以及更多的淋巴细胞被阻留于脾,致外周血细胞减少。

2. 过分过筛及吞噬作用　生理情况下脾执行一种滤器样任务,血流经脾的红髓时,需通过非内皮化的密布巨噬细胞的筛网,然后再通过静脉窦内皮间的狭窄裂缝再回到循环中。当脾明显肿大时,血流经过红髓时更为缓慢,尤其是红细胞受缺氧、酸度增高和葡萄糖缺乏等影响,使之损伤,易被附近的巨噬细胞识别而吞噬。另一方面,原有缺陷的红细胞,如包裹抗体或补体、先天性膜异常、血红蛋白异常和含疟原虫滋养体的红细胞,往往难以通过基膜小孔,在局部阻滞,最后被窦壁的巨噬细胞识别清除;部分勉强通过基膜小孔的红细胞,其膜易遭损伤成为球形红细胞,变形性更差,在以后通过脾时被巨噬细胞清除。根据同样的机制,包裹抗体或补体的血小板,或畸形血小板通过肿大的脾时,也被吞噬。粒细胞由于其变形性好于红细胞,故在脾内破坏较少。此外,脾单核-巨噬细胞系统的功能也同步加强,导致增殖旺盛,使脾肿大更为明显,形成恶性循环。

3. 异常免疫作用 正常时脾参与抗原加工处理及抗体形成,脾肿大时单核-巨噬系统过度合成各种自身抗体,如抗红细胞及抗血小板抗体。脾切除后血中游离抗体及血细胞膜上结合的抗体常明显减少,也支持肿大的脾是产生异常抗体的脏器。

4. 血流动力学异常 明显肿大的脾使门静脉系统血流量增加,久而久之形成门静脉高压,尤其是巨脾者。而门静脉高压又助长脾进一步增大,同样形成恶性循环。此外,通过放射性核素标记白蛋白或纤维蛋白原测定脾亢患者的脾血浆池,发现其增加幅度远高于血浆容量的增加,故外周血减少至少部分为稀释所致。

临床上脾肿大及血细胞减少可能是上述发病机制各个环节共同作用的结果。此外,每种继发性脾亢发生脾肿大的始动机制均由原发病所决定,可参阅各有关章节,不再在此赘述。

(二)病理

脾亢的脾脏病理改变随原发病不同而异,但仍均具有脾髓索增宽及巨噬细胞增生的共同特点。

(三)临床表现

几乎所有患者查体时都发现有不同程度肿大的脾,但也确有少数患者脾未能扪及,需进一步经各种影像诊断方法检查才能确定。轻至中度的脾肿大通常无症状,明显肿大至脐水平,或超过脐水平者,常有腹部不适的症状。巨脾发生梗死或脾周围炎时,可产生左上腹和(或)左下胸剧痛,且随呼吸加重,局部有压痛和摩擦感,可闻及摩擦音。

轻度血细胞减少时,临床症状常不明显,中至重度血细胞减少则可产生相应的临床表现:如贫血有关的症状、各种出血倾向及并发感染的症状和体征。

(四)实验室检查

1. 血象 各种血细胞程度不一的减少,除溶血引发的脾亢外,通常主要表现为血小板和(或)白细胞减少,至晚期才有红细胞减少,此时常显示全血细胞减少的血象。血细胞减少和脾肿大程度间可不成比例,有时和原发病的病情有关联。当红细胞在脾内遭明显破坏时,作为代偿,外周血网织红细胞可升高,但由于网织红细胞较成熟红细胞更易被脾阻留,故通常仅轻度升高。

2. 骨髓象 骨髓造血细胞增生活跃或明显活跃,外周血中减少的血细胞系,在骨髓中增生程度常更为显著。部分患者可同时呈现成熟障碍,主要累及粒和巨核细胞系,例如分叶核细胞减少、巨核细胞形成血小板者减少,可能和成熟的粒细胞及血小板释放过多有关。

3. 影像学检查

(1)放射性核素检测:将^{99m}Tc 标记的胶粒注入体内,然后在脾体表扫描可确定脾的大小。以^{51}Cr 标记患者红细胞后注入体内,测定红细胞的生存时间(半寿期)低于正常,体表测定显示脾区放射性为肝区的 2~3 倍(正常为 1:1)。由此,证实脾亢患者的脾具有阻滞及破坏红细胞的作用。

(2)其他影像学检查:B 型超声、计算机断层扫描(CT)和磁共振显像(MRI)检查均可明确脾的大小。同时还可提供脾结构的信息,有助于脾囊肿、肿瘤和梗死等的识别。此外,根据测得的门静脉宽度,做出门静脉高压的诊断。

(五)诊断

1991 年国内制定的诊断标准:

1. 脾肿大 绝大多数患者根据体检即可确定,少数体检未扪及或仅于肋下刚扪及的轻度脾肿大者,还需经 B 型超声和 CT 等确定。

2. 外周血细胞减少 可一系减少,或多系同时减少。

3. 骨髓造血细胞增生 呈增生活跃或明显活跃,部分患者出现轻度成熟障碍。

4. 脾切除后外周血象接近或恢复正常。

5. ^{51}Cr 标记的红细胞或血小板注入体内后行体表放射性测定,脾区体表放射性为肝区的 2~3 倍。

诊断时以前 4 项为主要条件。

国外诊断标准和国内标准基本相同,同样强调前 4 项。由于脾亢绝大多数为继发性,因此诊断后应继续明确原发病。只有原发病得到有效的控制,脾亢治疗才能获满意的效果。

(六)鉴别诊断

主要涉及脾大的鉴别诊断及血细胞减少的鉴别诊断。前者主要是各种继发性脾亢间的鉴别,后者鉴别包括再生障碍性贫血、非白血病性白血病、骨髓增生异常综合征、多发性骨髓瘤、巨幼细胞贫血和慢性肾衰竭。前 5 种疾病的骨髓均有特征性改变,不难鉴别。慢性肾衰检测血尿素氮及肌酐即可做出诊断。

(七)治疗

继发性脾亢首先应治疗原发病。原发病控制后,部分患者脾亢也可改善,如大多数感染性疾病、免疫性疾病、浸润性疾病中的白血病和淋巴瘤。但在针对原发病的各种治疗后脾亢仍未获改善者,切脾还可能获得一定的效果,尤其是免疫性疾病中的免疫性血小板减少性紫癜和自身免疫性溶血性贫血。其他继发性脾亢,其原发病目前尚缺乏有效的治疗手段,切脾仍为主要的治疗措施。其中相当一部分患者于脾切除术后，血细胞在短期内可戏剧性地接近或完全恢复正常。但脾髓外造血是切脾的相对禁忌证，因为术后部分患者会造成肝脏进行性增大，因此要严格掌握手术适应证。

脾切除也常带来以下问题：

1. 手术并发症　由于巨脾粘连较严重，术中易损伤邻近器官，尤其是损伤胰腺并发胰瘘，术后并发膈下脓肿、门静脉残端血栓及粘连性肠梗阻。巨脾的手术死亡率最高可达 25%。

2. 术后反复感染　由于去除对机体具有保护作用的过滤器官，大大减少了单核-巨噬细胞系统的数量及 IgG 产生下降，患者易反复发生血源性感染，尤其是带荚膜的细菌感染。年轻人的免疫耐受性尚未发展至足够抗争外来细菌侵袭的程度，更易发生感染。因此，儿童期切脾必须非常慎重，如病情许可，最好等待至青年期执行。

3. 术后血栓性并发症　术后血小板常快速回升，继而可达数十万，甚至超过 $1000\times10^9/L$，极易并发血栓形成，远期还可促进动脉粥样硬化。故术前血小板数正常，或仅轻度减少者不宜切脾。

4. 遗留副脾　部分患者存有副脾，如手术时未加注意，术后血细胞恢复正常后可再度减少。尤其是免疫性疾病，副脾同样可产生自身抗体。

正因为脾切除存在明显的潜在风险，故应仔细权衡利弊后慎重做出决定。

近年来在选择的病人中可经腹腔镜行脾切除术，虽手术时间有所延长，但在缩短术后恢复时间，减少胰腺损伤、膈下脓肿及术后腹膜粘连，以及对营养和代谢的不利影响，均有明显的优势。

目前，针对脾切除术后最常见的感染病原菌，已有相应的纯化多糖疫苗，如肺炎链球菌、脑膜炎奈瑟球菌和嗜血性流感杆菌疫苗。有人主张在脾切除术前 3 周即注射，儿童在术后 2～5 年再次复用。有建议肺炎链球菌疫苗每 10 年需接种一次。成人对嗜血性流感杆菌已普遍具免疫力，故可免用。

（张薇　单渊东　张之南）

参 考 文 献

1. 张之南. 血液病诊断及疗效标准. 第 3 版. 北京：科学出版社，2007，266
2. Shurin SB. The Spleen and its disorders//Hoffman R, Benz EJ, Shattil SJ, et al. Hematology Basic Principles and Practice. 4rd ed. Churchill Livingstone, 2005：901

第 65 章

溶酶体贮积症

溶酶体贮积症(lysosomal storage diseases,LSDs)是一组遗传性代谢病,包括约 50 种疾病。虽然每种 LSDs 均较少见,但作为一组疾病其新生儿发生率为 1/7000 ~ 1/8000。大部分是由于溶酶体中酸性水解酶的缺陷所致,还有一部分是由于溶酶体酶定位、激活蛋白、膜蛋白、胆固醇及其他脂质的转运缺陷所致,造成不能降解的底物在溶酶体内贮积,细胞功能受到严重影响导致的疾病。

第一节 概 述

一、溶酶体与溶酶体贮积症

(一) 溶酶体的构造与功能

溶酶体是细胞内的一种超微结构,为单层脂蛋白包被的囊泡,内部液体呈酸性,含有 60 多种酸性水解酶,可降解各种生物大分子,如核酸、蛋白质、脂质、黏多糖及糖原等。组成细胞的各种生物大分子都不断被分解和再合成。通过内吞作用摄入的生物大分子也需要分解成不同的组分后,才能被利用。这些大分子的分解都在溶酶体中进行。血细胞中除红细胞外,其他细胞均有溶酶体。

(二) 溶酶体贮积症

溶酶体中的每一种酶皆有各自的编码基因。每一种酶的缺陷直接导致某一特定的生物大分子不能正常降解。缺陷的直接原因是编码基因的突变。

酶缺陷的后果是酶活性及稳定性减低,或不能形成酶的保护蛋白或激活蛋白,或不能形成酶的识别标志,以致酶不能到达溶酶体,造成酶的作用底物,即各相应的生物大分子不能降解、或不能将小的分子运出溶酶体而在溶酶体中贮积。其共同结果都是溶酶体随之肿胀,细胞变得臃肿,细胞功能受到严重影响,最终导致疾病。这组疾病中已有多种疾病的致病基因得到定位并克隆,基因变异多种多样,常与不同的临床表型相关。

具有以下临床特点者需除外 LSDs:①面容粗陋,骨骼异常,肝脾大;②智力、运动能力和发育迟缓,或进行性智力运动倒退,伴共济失调、惊厥及无力等神经肌肉系统症状及行为异常;③非免疫性水肿胎儿;④不能解释的肢体疼痛及骨痛。

治疗方面,包括造血干细胞移植、酶替代治疗,以及可用小分子制剂以抑制有关底物的合成或增加残留酶活性的底物治疗方法。造血干细胞移植治疗有一定疗效,但由于价格昂贵、风险较大,而且对中枢神经系统症状改善不明显,不能普及。酶替代治疗仅有治疗戈谢病的依米格西酶进入我国。预防 LSDs 尤为关键,可对高危人群通过酶活性测定做出生诊断及产前诊断,或通过遗传咨询及产前诊断可防止患儿出生,以达到优生目的。

二、溶酶体贮积症的特点

1. 大部分为常染色体隐性遗传病　即父母双方皆为表型正常的杂合子,所生子女出现疾病的风险为四分之一。

2. 多种组织或器官受累　主要临床表现为智力低下、骨骼及神经系统发育障碍。严重影响患者的生命力。

3. 临床病情呈进行性加重,如黏多糖贮积症、GM1 及 GM2 神经节苷脂贮积症、异染性脑白质营养不良等疾病,都表现为神经系统损害进行性加重。

4. 贮积物为单层溶酶体膜所包裹,贮积物成分多样化。

5. 临床表现与贮积的物质及其对机体的损害有关。

6. 酶活性测定及基因诊断是最后确诊本病的可行依据。

可通过酶活性测定及基因分析检出杂合子，并可做产前诊断。

表 65-1 列出了各种 LSDs 酶缺陷的症状、体征及诊断和治疗方法。

表 65-1 各种 LSDs 酶缺陷的症状、体征及诊断和治疗方法

疾病（或酶缺陷机制）	临床表现	诊断特征	特效疗法
葡萄糖胺聚糖降解缺陷			
黏多糖症Ⅰ型：Huler 和 Scheie 病（α-L-左旋艾杜糖酶）	丑陋面容、脑积水、脂肪软骨营养不良和气道梗阻；Hurler 精神发育迟缓	尿葡萄糖胺聚糖筛查；测定酶活性（白细胞和成纤维细胞）；分子生物学	酶替代治疗；Hurler 造血干细胞移植研究中：鞘内酶替代治疗
黏多糖症Ⅱ型：Huler 综合征（艾杜糖醛酸-2-硫酸酯酶）	X 连锁；精神发育迟缓、脑积水、脂肪软骨营养不良和气道梗阻	尿葡萄糖胺聚糖筛查；测定酶活性（白细胞和成纤维细胞）；分子生物学	酶替代治疗；研究中：鞘内酶替代治疗
黏多糖症Ⅲ型：Sanfilippo 综合征（根据不同酶分为 A-D 型）	精神发育迟缓、行为异常和惊厥	尿葡萄糖胺聚糖筛查；测定酶活性（白细胞和成纤维细胞）；分子生物学	
黏多糖症Ⅳ型：Morquio 综合征（根据不同的酶分为 A 和 B 型）	认知正常；丑陋面容和脂肪软骨营养不良	尿葡萄糖胺聚糖筛查；测定酶活性（白细胞和成纤维细胞）；分子生物学	
黏多糖症Ⅵ型：Maroteaux-Lamy 综合征（芳基硫酸酯酶 B）	认知正常；丑陋面容、脂肪软骨营养不良和肝脾大	尿葡萄糖胺聚糖筛查；测定酶活性（白细胞和成纤维细胞）；分子生物学	酶替代治疗；严重者造血干细胞移植
黏多糖症Ⅶ型：Sly 综合征（β 葡萄糖苷酸酶）	精神发育迟缓、丑陋面容、脂肪软骨营养不良、肝脾大和胎儿水肿	尿葡萄糖胺聚糖筛查；测定酶活性（白细胞和成纤维细胞）；分子生物学	
黏多糖症Ⅸ型：Natowicz3 综合征（透明质酸酶）	骨骼异常和关节周围软组织包块	分子生物学	
糖蛋白（低聚糖；支链碳水化合物）降解缺陷			
α-甘露糖苷过多症（α-甘露糖苷酶）	精神发育迟缓、丑陋面容、小脑性共济失调、精神病、脂肪软骨营养不良、角膜病变和肝脾大	淋巴细胞空泡、羊水筛查和测定酶活性（白细胞和成纤维细胞）；分子生物学	造血干细胞移植
β-甘露糖苷过多症（β-甘露糖苷酶）	精神发育迟缓、丑陋面容、抽搐和神经病变	羊水筛查和测定酶活性（白细胞和成纤维细胞）；分子生物学	
岩藻糖苷（贮积）病（α-岩藻糖苷酶）	精神发育迟缓、丑陋面容、抽搐、心脏扩大和肌阵挛	羊水筛查和测定酶活性（白细胞和成纤维细胞）；分子生物学	造血干细胞移植（经验有限）
唾液酸沉积症；黏多糖症Ⅰ型（α-N-乙酰神经氨水解酶）	Ⅰ型：视觉异常、肌阵挛、僵直状态和神经病变 Ⅱ型：丑陋面容和樱桃红斑	羊水筛查和测定酶活性（白细胞和成纤维细胞）；分子生物学	
天冬氨酰葡糖胺尿症（天冬氨酰氨基葡糖苷酶）	精神发育迟缓、丑陋面容和脂肪软骨营养不良	淋巴细胞空泡、羊水筛查和测定酶活性（白细胞和成纤维细胞）；分子生物学	造血干细胞移植（经验有限）
Schindler 病（α-N-乙酰基半乳糖苷酶）	精神发育迟缓、抽搐、肌阵挛和血管角质瘤	淋巴细胞空泡、羊水筛查和测定酶活性（白细胞和成纤维细胞）；分子生物学	
糖脂降解缺陷（主要为存在于神经组织的神经鞘脂类）			
球样细胞脑白质营养不良或称 Krbbe 病（半乳糖脑苷脂酶）	精神发育迟缓、脑白质营养不良、抽搐和神经病变	测定酶活性（白细胞和成纤维细胞）；分子生物学	造血干细胞移植研究中；酶替代治疗和小分子治疗

续表

疾病(或酶缺陷机制)	临床表现	诊断特征	特效疗法
异染性脑白质营养不良(酰基硫酸酯酶A)	精神发育迟缓、脑白质营养不良、抽搐和神经病变	尿硫苷脂和脂质超微结构;测定酶活性(白细胞和成纤维细胞);分子生物学	造血干细胞移植研究中;酶替代治疗
GM1神经节苷脂贮积症(β-半乳糖苷酶)	精神发育迟缓、丑陋面容、樱桃红斑、多发骨发育不全、肝脾大和胎儿水肿	羊水筛查和测定酶活性(白细胞和成纤维细胞);分子生物学	造血干细胞移植(经验有限)
GM2神经节苷质病;Sandhoff病(β-氨基已糖酶A和B型;α亚单位)	精神发育迟缓、抽搐、肌阵挛和樱桃红斑	羊水筛查和测定酶活性(白细胞和成纤维细胞);分子生物学	研究中:小分子治疗
戈谢病Ⅰ、Ⅱ、Ⅲ型β-葡糖脑苷脂酶)	Ⅰ型:肝脾大、贫血、血小板减少和骨痛 Ⅱ型:精神发育迟缓、抽搐、肌阵挛、肝脾大和胎儿水肿	(骨髓)巨噬细胞脂质超微结构;测定酶活性(白细胞和成纤维细胞);分子生物学	酶替代治疗;造血干细胞移植治疗Ⅰ型;小分子治疗
法布里病(α-半乳糖苷酶)	X连锁、痛危象、肢端感觉异常、少汗、血管角质瘤、角膜、肾以及心血管病变、女性患病	测定酶活性(白细胞和成纤维细胞);分子生物学	酶替代治疗
法韦尔病(神经酰胺酶)	精神发育迟缓、神经病变、丑陋面容和皮肤结节	(淋巴结)细胞超微结构;酶活性(成纤维细胞);分子生物学	造血干细胞移植(经验有限)
尼曼-匹克病A和B型(神经磷脂酶)	A型(神经型):精神发育迟缓、肌阵挛、樱桃红斑、肺病和肝脾大 B型:肝脾大和肺病	淋巴细胞空泡、(骨髓)超微结构和酶活性(白细胞和成纤维细胞);分子生物学	B型:造血干细胞移植(经验有限);酶替代治疗研究中
糖原降解缺陷			
蓬佩病;糖原贮积病-Ⅱ型(α-葡糖苷酶)	婴儿:肌张力过低、肌病、肥厚性心肌病和发育停滞	肌酸激酶、羊水筛查和测定酶活性(成纤维细胞);分子生物学	酶替代治疗
多肽降解缺陷			
致密性成骨不全症(组织蛋白酶K;半胱氨酸蛋白酶)	骨骼畸形和骨折	影像诊断和分子生物学	
胆固醇和脂类转运缺陷			
蜡样脂褐质沉积症CLN1(十六酰蛋白硫酯酶1)CLN2(三肽基肽酶1)CLN3(膜蛋白)	精神性运动迟滞、肌阵挛和失明	(皮肤、神经和白细胞)沉积物超微结构;酶测定;分子生物学	CLN1和CLN2可应用造血干细胞移植(经验有限)
尼曼-匹克病C型(细胞内胆固醇酯化和转运异常)	精神性运动发育迟滞、肝病、核上性麻痹、张力障碍和惊厥发作	淋巴细胞空泡、骨髓超微结构和体外胆固醇酯化;分子生物学	研究中:小分子治疗
沃尔曼病(酸性脂酶)	精神运动障碍	血清胆固醇;酶测定	
多发溶酶体酶缺乏			
多发性硫酸脂酶缺乏症(硫酸酯酶修饰因子1)	异染性脑白质营养不良以及MPS各型特征	尿葡萄糖胺聚糖筛查;(多种硫酸脂酶)测定;分子生物学	
半乳糖唾液酸沉积症(防护蛋白/组织蛋白酶A)	早期精神发育迟缓、丑陋面容、惊厥、樱桃红斑、角膜病变、脂肪软骨营养不良和胎儿水肿	淋巴细胞空泡、羊水筛查和测定酶活性(成纤维细胞);血清溶酶体酶增加;分子生物学	
黏多糖症Ⅱ型(Ⅰ细胞病)和Ⅲ型(N-乙酰葡糖胺1-磷酸转移酶)	与黏多糖症Ⅰ型相似	淋巴细胞空泡、羊水筛查和测定酶活性(成纤维细胞);血清溶酶体酶增加;分子生物学	

续表

疾病(或酶缺陷机制)	临床表现	诊断特征	特效疗法
溶酶体转运异常			
胱氨酸病(溶酶体膜转运异常)	佝偻病、肾小管疾病和角膜结晶	角膜、晶体病变、晶体超微结构(骨髓、结膜和肾)和白细胞胱氨酸;分子生物学	肾移植
氰钴铵缺乏(溶酶体释放维生素 B_{12} 异常)	精神发育迟缓、发育停滞、抽搐、皮疹和口腔炎	血清/尿甲基丙二酸;高半胱氨酸血症	维生素 B_{12}
黏多糖症Ⅳ型(黏脂素和受体受激阳离子通道)	精神发育迟缓;抽搐、角膜及视网膜病	血浆胃泌素;超微结构;分子生物学	
唾液酸贮积病(涎素和溶酶体阴离子运载体)	精神发育迟缓、发育停滞、抽搐、口腔炎和皮疹	尿唾液酸测定;分子生物学	
涎尿(UDP-N-乙酰葡萄糖胺-2-表异构酶)	精神发育迟缓、丑陋面容、小脑性共济失调和肝脾大	尿唾液酸测定;分子生物学	
Chediak-Higashi 综合征(溶酶体转运调节因子)	精神性运动发育迟滞	(白细胞和骨髓)颗粒超微结构	造血干细胞移植
Danon 病(溶酶体相关膜蛋白-2)	X 连锁、精神发育迟缓、心肌病、肌肉萎缩和视网膜病变	肌酸激酶;(肌肉)空泡;分子生物学	心脏移植
未知机制(推测为溶酶体病)			
Marinesco-Sjögren 综合征(内质网糖蛋白增强蛋白合成)	精神发育迟缓、头小、发育停滞、小脑性共济失调、抽搐、白内障、性腺发育不全和促性腺激素分泌不足	(白细胞)超微结构;分子生物学	
Hermansky-Pudlak 综合征(许多基因参与)	白化病、易出血、肺纤维化和肉芽肿性结肠炎	血小板密度减低;分子生物学	
Geleophysic 发育不良(原因不明)	精神发育迟缓、抽搐、肝大、骨骼和心脏瓣膜病变		
激活蛋白缺陷			
GM2 神经节苷质病 AB 变异型(β-己糖胺酶活化因子)	同 GM2 神经节苷质病:张力低下和樱桃红斑		

第二节　神经鞘脂贮积症

一、概　　论

1. 由于降解鞘脂所需的溶酶体酸性水解酶缺陷或缺少了神经鞘脂激活蛋白,造成了不同的鞘脂如糖鞘脂(glycosphingolipids)、神经节苷脂(gangliosides)或鞘磷脂(sphingomyelin)在溶酶体中贮积,引起中枢神经系统及其他组织病变,称为神经鞘脂贮积症(sphingolipidoses)。除 Fabry 病为 X 连锁隐性遗传外,其他皆属常染色体隐性遗传。

2. 髓鞘与鞘脂髓鞘为脑白质与周围神经的外鞘,由髓磷脂与蛋白质组成。髓磷脂含鞘脂、胆固醇与磷酸甘油酯。鞘脂(sphingolipids)可分为:

(1) 神经酰胺(ceramide):是鞘脂的基本组成单位。是由鞘氨醇(sphingosine)与长链脂肪酸连接组成。主要存在于神经组织与肝脏。

(2) 鞘磷脂:是神经酰胺与磷酸胆碱连接组成(图 65-1)。为髓鞘与各种生物膜的组分。

(3) 糖鞘脂(glycosphingolipids)

1) 脑苷脂(cerebroside):①葡糖脑苷脂(glucocerebroside):一岁后脑细胞中缺如,为各种细胞生物膜的组分;②半乳糖脑苷脂(galactocerebroside):主要存在于脑与肾脏细胞中;③硫酸脑苷脂(cerebroside sulfate):主要存在于髓鞘,但其他组织中也有。

2) 神经节苷脂(gangliosides):为带唾液酸的糖鞘脂。主要存在于神经节细胞膜。

人脑内髓鞘的形成自出生后一直持续到 20 岁左右。但生后一年半内形成最为迅速,一旦生成,其周转极慢。因此,鞘脂贮积症多于婴儿期发病(图 65-2)。

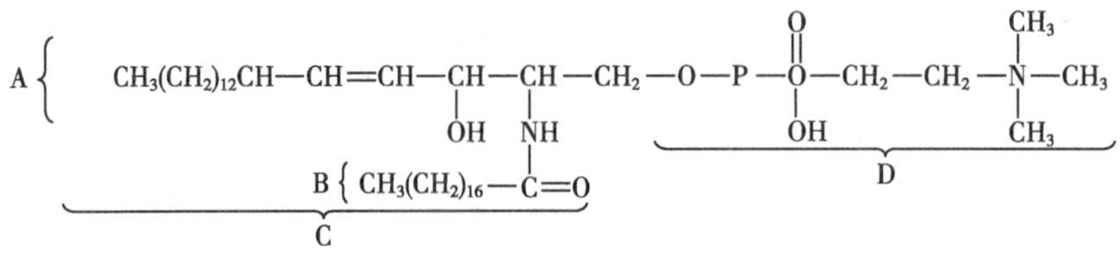

图 65-1 鞘磷脂的结构

A. 鞘氨醇；B. 脂肪酸；C. 神经酰胺；D. 磷酸胆碱

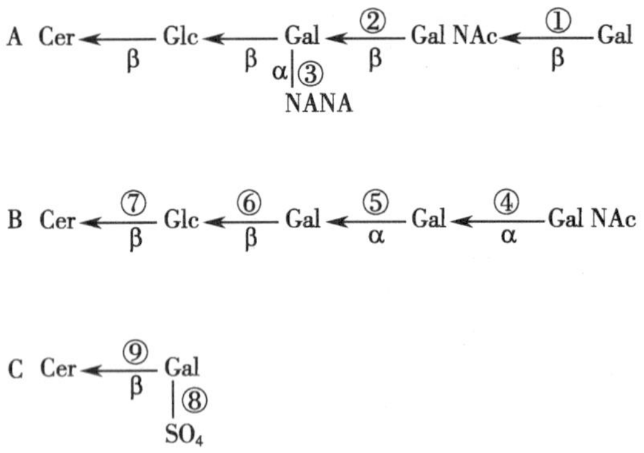

图 65-2 鞘脂降解途径举例

A. GM1 神经节苷脂；B. 无唾液酸的神经节苷脂；C. 硫酸脑苷脂；①GM1 β-半乳糖苷酶（GM1 神经节苷脂贮积症）；②β-氨基己糖苷酶 A+B（GM2 神经节苷脂贮积症）；③GM3-α-唾液酸苷酶（唾液酸苷贮积症）；④α-N-乙酰氨基半乳糖苷酶（Schindler 病）；⑤α-半乳糖苷酶（Fabry 病）；⑥β-半乳糖脑苷酶；⑦β-葡糖苷酶（戈谢病）；⑧芳基硫酸酯酶 A（异染性脑白质营养不良）；⑨β-半乳糖脑苷脂酶（Krabbe 病）；Cer：神经酰胺；Gal：半乳糖；Gal NAc：N-乙酰氨基半乳糖；Glc：葡萄糖；NANA：唾液酸

二、戈 谢 病

（一）概述

戈谢病（Gaucher 病）是溶酶体糖脂贮积症中较常见的一种，为常染色体隐性遗传。法国皮肤科医生 Gaucher P 于 1882 年首先报道。是因溶酶体内的酸性 β-葡糖苷酶（又称葡糖脑苷脂酶，glucocerebrosidase，简称 GC）的缺陷，使葡糖脑苷脂贮积在各器官的单核巨噬细胞系统中形成戈谢细胞。常表现为多系统的脂质沉积，累及骨髓、肝脾、骨骼及神经系统。

戈谢病在世界各地均有发病，不同群体中发病率有很大差别。据估计，全球戈谢病发病率在 1/4 万～1/5 万左右。某些群体中发病率很高，多见于欧裔人群，特别是北欧犹太人（Ashkenazi Jew），据统计其出生活婴中发病率高达 1/800。据估计，西欧戈谢病群体发病率在 1/10 万左右。特定人群中发病率很高，如德裔犹太人群（Ashkenazi Jew），发病率在 1/400～1/2500。澳大利亚欧裔白种人发病率 1999 年报告约为 1/4 万。在亚洲、南美洲以及印度次大陆等地区尚无确切流行病学资料。据估计我国的发病率在 1/20 万～1/50 万。

1991 年成立了国际戈谢病协作组（the International Collaborative Gaucher Group，ICGG），对戈谢病（主要为 Ⅰ 型）进行系统管理和研究。目前已有超过 5000 名病情相对严重的戈谢病患者以及 700 名医生登记参加。通过 ICGG 研究，目前已经可以确信下列结论：①大约 55%～60% Ⅰ 型戈谢病患者于 20 岁前已经确诊，尽管 Ⅰ 型又被称为成人型，但大部分患者在儿童期已经出现临床症状；实际上超过 40% 的病人在 10 岁前已被确诊；②儿童期出现肝脾增大和贫血等症状的患儿比成人期出现症状者病情严重；③约 80%～90% 患者出现骨骼改变，如骨痛、骨质疏松、长骨远端烧瓶样膨大以及溶骨样骨破坏，最普遍的影像学改变是骨髓浸润、骨质疏松和长骨远端烧瓶样膨大。最严重的影像学改变包括骨梗死和缺血性坏死，在确诊时的发生率分别为 24% 和 16%。34% 的患者会出现骨痛。另外，约 35% Ⅰ 型患儿存在显著的生长发育迟缓。

（二）发病机制

戈谢病最显著的特征为葡萄糖脑苷脂在单核巨噬细胞系统中大量堆积。葡萄糖脑苷脂的水解酶葡萄糖脑苷脂酶在人类糖（神经）鞘脂代谢中具有重要作用，主要催化神经酰胺糖苷（葡萄糖脑苷脂）成为神经酰胺。生理情况下，来源于衰老死亡组织细胞的葡萄糖脑苷酯被单核-巨噬细胞吞噬后，在溶酶体内经葡萄糖脑苷脂酶作用水解生成葡萄糖和神经酰基鞘氨醇，病理情况下由于葡糖脑苷脂酶缺乏，致使葡萄糖脑苷脂不能分解而在单核巨噬细胞系统中大量堆积，积累于肝、脾、淋巴结、骨髓和肺等富含巨噬细胞的脏器中，形成戈谢细胞。戈谢细胞在单核-巨噬细胞系统中不断累积，继发肝脾肿大、骨破坏、肺受累以及血细胞减少等症状。此外，还有许多巨噬细胞活化因子，如壳丙糖酶（chitotriosidase）、血管紧张素转换酶、组织蛋白酶 S 以及 CCL18 等，参与了本病的发生。

戈谢病诊断的金标准是酸性 β-葡萄糖脑苷脂酶活性检测。该酶通过人体有核细胞即可提取，临床常应用人外周血白细胞或经过培养的皮肤成纤维细胞提取。

GC 的编码基因位于染色体 1q21，基因长 7kb，有 11 个外显子。目前 DNA 检测技术已经令戈谢病诊断更加准确，不但可以诊断患者，还可以诊断基因携带者。目前已有超过 300 种基因位点变异被确认，由于存在 20% ~30% 的假阴性或假阳性率，DNA 诊断通常用于家庭内确诊而不适用于门诊筛查。已知最常见的突变位点是 N370S、L444P、84GG 以及 IVS2。目前已经发现一些基因型与表现型存在相关性：例如①N370S 等位基因多与Ⅰ型患者相关；②L444P 等位基因多与神经型相关，即 L444P 纯合子多表现为Ⅲ型，而 L444P 与其他基因结合时通常表现为Ⅱ型。其他如贫血和肝脾大等症状亦与基因型相关，虽然还在进一步研究中，相信不久就会通过基因检测预知病人的临床类型。中国人戈谢病最常见的基因型为 L444P。

（三）临床表现

1. Ⅰ型慢性无神经病变型　最常见。儿童与成人均可发病，以学龄前儿童发病较多，起病缓慢，病程长。无神经系统受累症状。GC 的活性相当于正常人的 12% ~45%。

轻型：无症状脾大，可于任何年龄发病。

重型：儿童期发病，起病缓慢，常以肝脾大和贫血就诊。脾大为最早、最突出的临床表现，常为中至重度，或伴有不同程度脾功能亢进，全血细胞减少。肝大，肝功能不正常，可发展为肝硬化和肝功能衰竭。骨髓受累，影响骨的生长。虽然肺部受累不常见，但肺部的贮积将导致肺功能不正常和肺心病，常合并杵状指。骨髓及其他单核巨噬细胞系统可见戈谢细胞。胞体很大，呈卵圆形，胞核偏位，胞质呈网状的条纹结构。X 线骨骼像显示普遍性骨质疏松，并可见局限性骨质破坏，股骨远端膨大呈烧瓶样，常合并股骨颈及脊柱压缩性骨折，有时出现疼痛性骨危象。当骨受累时，血清酸性磷酸酶升高。成人患者在皮肤暴露部位可见黄棕色斑块，有时眼球结膜上可见对称性楔形黄褐色脂肪斑。无中枢神经系统症状。有的患儿可活至成人。

2. Ⅱ型急性神经病变型　于出生后至 18 个月间发病，较少见。发病越早病情进展越快，除肝脾肿大及贫血外，主要为快速进展的神经系统症状。病初常出现消化不良症状，以后则导致生长发育迟缓。肝脾大，反复呼吸道感染；继之出现神经系统症状。最早的神经系统症状为眼球运动障碍，双侧固定性斜视，当看移动物体时代偿性快速摇头。其他表现还有表情淡漠、语言障碍、牙关紧闭、颈强直和角弓反张，伴有痉挛、咽下困难、喉喘鸣、腱反射亢进及惊厥等，最终延髓性麻痹。肺内大量戈谢细胞浸润，X 线可见肺内浸润性病变。病情重时多有咳嗽、呼吸困难和青紫。骨骼改变不明显。往往死于 2 岁前。患者的 GC 活性极低，或难测出。

3. Ⅲ型亚急性神经病变型　病情介于Ⅰ型与Ⅱ型之间。有脏器肿大，神经系统症状表现与Ⅱ型相似，但发病晚，病情较轻，平均发病年龄为 1 岁（发病年龄范围为 1 个月 ~14 岁）。最早的症状为斜视，于 10 岁前出现，其他有共济失调、癫痫样发作、行为改变、椎体外束和小脑征，以及生长发育迟缓。脑电图广泛异常，轻度智力障碍，许多患者可活至成人，寿命在 20 ~40 岁。患者的 GC 活性相当于正常人的 13% ~20%。

有新生儿型戈谢病的报告。典型病例表现为火棉胶样或鱼鳞病样皮肤，肝脾大，有的可有水肿胎儿。病情重，很快致死。

（四）实验室检查

1. 血象　白细胞减少常见。患者有不同程度的贫血，属正细胞正色素性，贫血常较轻。血小板减少较为常见，是出血的最常见的原因。以上改变与脾肿大和脾功能亢进有关。有的病例有凝血因子减少，以Ⅸ因子减少更常见。

2. 组织病理学检查　戈谢病的标志是在多种组织中出现有特征形态的充满脂质的戈谢细胞。这种细胞来自单核巨噬细胞系统。戈谢细胞直径约 20 ~100μm，含有一个或数个偏心胞核。胞质量多，无空泡，内充满交织成网状的细条纹状纤维状或管状结构，有如皱纹纸样。电镜检查可见胞质中有特异性的管状脑苷脂包涵体。糖原及组织化学染色及酸性磷酸酶染色呈强阳性，苏丹黑染色阳性或弱阳性。

3. 生化检查　测白细胞或经培养的皮肤成纤维细胞中的 GC 活性。患者 GC 活性常为正常人的 20% 以下。检测 GC 活性是一种可靠的诊断方法，可用以确诊和产前诊断。但酶活性测定不能用于检出杂合子，因为杂合子的 GC 活性常与正常低限重叠。若要在患者的亲属中检出杂合子可用基因分析技术。

4. 基因诊断　确定突变型。

（五）诊断

根据肝、脾肿大或有中枢神经系统症状、骨髓检查见有典型戈谢细胞、血清酸性磷酸酶增高可做出初步诊断。进一步确诊应做白细胞或皮肤成纤维细胞 GC 活性测定。有时在骨髓中看到一种与戈谢细胞很相似的假戈谢细胞，它可出现在慢性粒细胞白血病、地中海贫血、多发性骨髓瘤、霍奇金淋巴瘤、浆细胞样淋巴瘤及慢性髓性白血病。它与戈谢细胞的不同点是胞质中无典型的管样结构。鉴别诊断时可做 GC 活性测定。

脑电图检查可早发现神经系统浸润,在神经系统症状出现前即有广泛异常波型。Ⅲ型患者在未出现神经系统症状前很难与Ⅰ型鉴别。通过脑电图检查可预测患者将来是否有可能出现神经系统症状。

产前诊断:患者的母亲再次妊娠时可取绒毛或羊水细胞经酶活性测定做产前诊断,若患者的基因型已确定,也可做产前基因诊断。

(六) 治疗

1. 对症治疗 以往对戈谢病仅给予对症治疗,包括支持、营养、输血或输红细胞,对Ⅱ型患者还需给予止痛和解痉等。脾切除适用于巨脾伴脾功能亢进患者,年龄在 4 ~ 5 岁以上。为了预防脾破裂、改善出血和感染症状,对Ⅰ型和部分Ⅲ型戈谢病患者建议脾切除。随着酶替代治疗(ERT)的推广,目前已很少应用脾切除缓解症状。

2. 酶替代治疗 1989 年国外开始使用胎盘提取的阿糖脑苷酶(alglucerase)治疗戈谢病,1991 年又推出了基因重组的酶制剂伊米苷酶(imiglucerase)应用于临床。目前国际上已有超过 5000 例患者应用 ERT,部分患者用药超过 10 年。大量文献报告证明 ERT 安全有效。

北京儿童医院自 1993 年 5 月开始先后为 2 例戈谢病儿童应用西利酶(ceredase)替代治疗,疗效肯定。1999 年开始又通过世界健康基金会的捐助,应用伊米苷酶对确诊的患者进行治疗,截至 2008 年底已治疗 100 余例戈谢病患儿,其中 97 例规律随访治疗。北京儿童医院研究提示,经伊米苷酶治疗 1 年后,脾未切除患者血红蛋白和血小板水平均显著增加;脾切除患者血红蛋白水平也显著增加,而血小板水平因脾切除后高于正常值,变化不明显。患者肝、脾体积均显著缩小,肝体积在治疗 1 年后回缩近 25%,2 年后回缩近 40%;脾体积在治疗 1 年后回缩近 40%,2 年后回缩近 60%。患儿体格发育速度加快,达到同期儿童每年体格发育相应水平,骨痛缓解,从而改善了生存质量。以上结果与国外大宗病例报告研究一致。ERT 不良反应较少,约 15% 患者产生 IgG 抗体(大部分出现在前 6 个月,1 年以后很少出现),3% ~ 4% 患者产生 IgE 抗体和过敏反应。经过持续 ERT,大约 24 ~ 36 个月后一般 IgG 抗体会逐渐转阴。

3. 其他治疗 葡萄糖脑苷脂合成抑制剂 N-丁基-脱氧野尻霉素(N-butyl-deoxynojirimycin)已通过美国 FDA 以及欧洲 EMEA 认证,应用于成人轻症戈谢患者,但是尚未批准应用于儿童;为口服制剂,应用相对方便,不良反应为腹泻、感觉异常以及轻微震颤和轻微呕吐等消化道症状,一般通过调整饮食可以控制。另外,脱氧野尻霉素的衍生物即神经酰胺的类似物已经完成Ⅰ期临床试验,初步结果令人满意。国外近年开展对戈谢病基因治疗的基础与临床研究,取得可喜成果,不过因基因插入可能诱发突变以及恶性变,基因治疗临床应用于戈谢病患者尚需时日。目前国际上有通过造血干细胞移植治疗本病的报道,但病例很少,尚缺乏循证医学的基础。ERT 仍是目前戈谢病患儿改善症状的唯一有效措施。

三、尼曼-匹克病

(一) 概述

尼曼-匹克病(Niemann-Pick disease,NPD)是一组疾病。患者除表现有肝脾大外,骨髓、脑及脏器中可见到充满脂质的泡沫样细胞,常称为尼曼-匹克细胞。NPD 可分为 A、B 及 C 三型。近年来已弄清,其 A 型及 B 型为酸性鞘磷脂酶(sphingomyelinase,ASM)缺乏所致,C 型则为细胞内低密度脂蛋白胆固醇的转运缺陷。因此,NPD 包含两种病因完全不同的疾病。

(二) 尼曼-匹克病 A 型及 B 型

1. 发病机制 A 型及 B 型是由于 *ASM* 基因突变造成 ASM 活性减低,以致鞘磷脂不能降解成为神经酰胺及磷酸胆碱,而在单核巨噬细胞系统中贮积。

2. 临床表现

A 型:或称婴儿型。出生时表现正常,新生儿黄疸持续时间较长。多数在生后前几个月,疾病在不知不觉中加重。少数至 4 ~ 6 个月才出现。表现为喂养困难,反复呕吐及便秘、营养不良、皮肤干燥呈蜡黄色、腹部膨隆、肝脾大和淋巴结大。早期神经系统表现为肌张力低及肌无力,6 个月以后出现进行性智力减退、运动能力下降和视力减退。晚期出现痉挛性瘫痪和腱反射消失。对环境反应完全丧失,很少表现为惊厥。半数患儿 1 ~ 2 岁时眼底检查黄斑区可见樱桃红斑。大部分患儿在 1 岁以前有轻度呼吸困难,X 线胸片显示类似粟粒样肺结核的斑点影像。心脏正常。骨髓检查可见"尼曼-匹克"泡沫样细胞。中度小细胞贫血,对铁剂治疗有效。晚期有血小板减少。虽然骨髓中广泛地受尼曼-匹克巨噬细胞浸润,但骨质受累程度与戈谢病相比相对较轻,没有形成"烧瓶样"改变。骨质疏松常见。骨龄及血清钙、磷均正常。有些患者面部及上肢皮肤可见黄色瘤。死于 2 ~ 3 岁。ASM 活性低于正常值的 5%。

B 型:最常见。病情较 A 型轻。ASM 活性为正常值的 5% ~ 10%。大部分患者在婴儿期或儿童期在常规体检时发现肝脾大，儿童期肝脾大较明显。此型患者也有轻度肺浸润。X 线胸片有弥散的网状的细结节阴影。随着身高增长，大部分患者腹部膨隆变得不明显。在轻症患者，脾大直到成年后才被发现。肺部浸润随年龄增长而加重，重症患者在 15～20 岁时肺受累已很明显，呼吸困难，动脉血氧分压低。可发生致死性支气管肺炎及肺心病。重症患者也有肝受累导致肝硬化、门静脉高压及腹水，最后死亡。有继发脾功能亢进者可行部分或全脾切除术。B 型患者一般无神经系症状，智力正常，在成人型 B 型患者眼底可见樱桃红斑。但也有报告 B 型患者有智力低下，有的报告有小脑共济失调。似乎这些病例的临床表型介于 A 型与 B 型之间。因此，临床上应强调做 *ASM* 基因型分析，它可对疾病的轻重程度及预后做出推测。

3. 实验室检查

（1）血象：血红蛋白正常或偏低。红细胞多为正细胞正色素性。白细胞减少、正常或增高不定。淋巴细胞与单核细胞胞质中可见空泡。血小板正常或轻度减少。

（2）组织病理学检查：骨髓中可见到泡沫样细胞，或称尼曼-匹克细胞。是 NPD 的组织学标志。这种细胞可在单核-巨噬系统的组织及器官中见到。泡沫样细胞对诊断 NPD 不具有特异性。诊断 NPD 不能仅仅根据组织学发现，还应通过酶学或基因分析来验证。

NPD 泡沫样细胞为 25～75μm，常有一个胞核，胞质中充满脂滴呈泡沫状。用苏丹黑 B 及油红 O 染色阳性。大部分 NPD 细胞显示胆固醇的 Schultz 反应阳性，此反应在戈谢细胞为阴性。NPD 细胞 PAS 反应弱阳性，而戈谢细胞为阳性。当胞质呈蓝色时则称“海蓝组织细胞”。

电镜下 NPD 泡沫样细胞的超微结构显示在胞质中含有许多颗粒状脂质包涵体，约 0.5～5μm。包涵体呈板层状。年长患者的包涵体显著，年轻患者或轻症患者则无定形。戈谢细胞的包涵体用酸性磷酸酶染色呈强阳性，而 NPD 细胞包涵体则呈弱阳性。此包涵体表面常伴有蜡样质颗粒。

NPD 细胞起源于堆满脂质的骨髓原始细胞。因此，在 NPD 患者中在任何组织中都可见到一些泡沫样细胞。病程晚期时，在单核-巨噬细胞系统、淋巴结及脾常常充满了这种细胞。在实质细胞中则很少见有泡沫样细胞。

（3）生化检查：测白细胞及成纤维细胞中 ASM 活性可提供准确的诊断。在慢性型的残留酶活性比急性型高。ASM 活性在 A 型患者<5% 正常值，B 型患者<10% 正常值。

（4）基因诊断：通过基因型分析有助于确定临床表型和常见的突变型，对指出患者预后有很大帮助。

4. 诊断与鉴别诊断　外周血中淋巴细胞与单核细胞胞质中可见空泡，骨髓涂片找到充满脂质的泡沫细胞是本病诊断的重要依据。A 及 B 型确诊可根据白细胞及成纤维细胞中 ASM 活性减低。可取绒毛或经培养的羊水细胞测 ASM 进行产前诊断。

鉴别诊断：应与其他骨髓中可见到泡沫样细胞的疾病相鉴别。有慢性粒细胞白血病、特发性血小板减少性紫癜、珠蛋白生成障碍性贫血、先天性红细胞增殖异常性贫血，以及其他溶酶体贮积症，如 GM1 神经节苷脂贮积症、Wolman 病和半乳糖唾液酸贮积症等，分别叙述如下：

（1）GM1 神经节苷脂贮积症婴儿型（Landing 病）：为常染色体隐性遗传病。由于酸性 β-半乳糖苷酶缺陷所致。GM1 神经节苷脂、KS 及其他含有 β-半乳糖基的糖蛋白及寡糖在体内组织（如脑、内脏和骨骼等）贮积。出生后不久有表现。严重的进行性中枢神经系统倒退。全身肌张力低、手足水肿、喂养困难、体重不增、吸吮反射及其他反射差。对外界感觉反应差。头抬不起来。面容粗陋、舌大和牙龈增生。角膜透明，半数患者眼底可见樱桃红斑。反复呼吸道感染。肝脾大，胸腰椎脊柱后突。X 线骨骼像显示中至重度多发性骨发育不全。在骨髓及脏器中可见泡沫样组织细胞。白细胞或成纤维细胞中 β-半乳糖苷酶活性降低。常因呼吸道感染或脑干功能不全于 2 岁以内死亡。

（2）Wolman 病：由于酸性脂酶缺乏所致的常染色体隐性遗传病。患儿于生后数周表现呕吐、腹泻、脂肪痢、腹胀、肝脾大及肾上腺钙化。肝功能不正常。血浆胆固醇及甘油三酯水平正常；有几例有极低密度脂蛋白升高。6 个月时严重生长发育障碍导致。在肝、脾、肾上腺、肠、淋巴结、骨髓及全身间质组织中有胆固醇及甘油三酯贮积。骨髓象检查可见泡沫样细胞及海蓝组织细胞。在肝可见门静脉纤维化。

（3）半乳糖唾液酸贮积症（galactosialidosis）：为一种罕见的溶酶体贮积症。此病因溶酶体保护蛋白的缺陷，继发 β-半乳糖苷酶及唾液酸酶均缺乏，有典型的溶酶体贮积症临床表现，如面容粗陋、眼底樱桃红斑、脊柱改变、骨髓中泡沫样细胞及淋巴细胞中有空泡。白细胞或皮肤成纤维细胞中 β-半乳糖苷酶及唾液酸酶活性均减低。

临床可分为 3 型：

1）婴儿早期型：有水肿胎儿的报告。常造成胎儿丢失。发病自出生至3个月。新生儿水肿，腹水，脏器肿大，骨发育不全，肾受累(蛋白尿)，面容粗陋，腹股沟疝，毛细血管扩张，眼底可见樱桃红斑，角膜混浊。死于心、肾衰竭。

2) 婴儿晚期型：出生后1个月发病，面容粗陋，肝脾大，多发性骨发育不全，主要影响脊柱，生长迟缓，眼角膜混浊，眼底有樱桃红斑，心脏受累，一般无神经系统症状。

3) 少年/成人型：已报告的病例主要为日本人。有肌阵挛，共济失调，皮肤有血管角质瘤。智力低下，无脏器肿大。

5. 治疗及预后 A型及B型均无特效治疗。B型的对症治疗包括对脾功能亢进及肺部受累的监测。A型患者常死于3岁以前。B型生存的患者一般情况正常。可发生的并发症有肝硬化及脾功能亢进。

(三) 尼曼-匹克病C型

1. 发病机制 C型为细胞转运外源胆固醇的缺陷及溶酶体中贮积了未酯化的胆固醇。患者肝、脾组织中的贮积物除了未酯化的胆固醇外，还有鞘磷脂、磷脂及糖脂；而脑组织中的贮积物只有糖脂。白细胞中ASM活性正常，仅在经培养的细胞中，可有部分鞘磷脂酶缺乏，说明为继发于溶酶体中胆固醇的贮积。许多组织中可见到泡沫样细胞及海蓝组织细胞。这些细胞并不是C型的特异细胞，在一些无脏器肿大的病例中可没有。在皮肤及结膜活检可见到特异的包涵体。

已知有两个致病基因：*NPC1*及*NPC2*。有95%的患者是由于*NPC1*基因突变所致，此基因已定位于18q11，并已定位克隆分离。迄今已报道的*NPC1*基因突变已超过50种。其余的5% NPC患者为目前尚未弄清的*NPC2*基因突变。C型与D型为同一基因*NPC1*突变所致。C型遍及世界各地，而D型为加拿大Nova Scotia变异型，为奠基者效应造成的单一突变。因此，D型已归入到C型。

2. 临床表现 临床表现多样化。典型的表现为在儿童期有不同程度的肝脾大、垂直性核上性眼肌麻痹及缓慢进展的中枢神经系统退化(进行性共济失调、张力障碍及痴呆)。垂直性核上性眼肌麻痹为神经系统脑干受累的标志，是有特征的体征。患儿在上幼儿园及小学时表现行为异常，常被认为笨，逐渐痴呆。构音障碍，语言困难，流口水。张力障碍首先表现在走路或跑步时手足的姿势异常，易跌跤，逐渐变为全身性，常伴有惊厥。青春期可发生精神障碍。

其他变异型：致死性新生儿肝病，肝功衰竭；婴儿早期进行性神经系统损害，伴有或无肝受累；成人精神病或进行性痴呆。

3. 实验室检查

(1) 组织病理学检查：骨髓检查中可见到泡沫样细胞及海蓝组织细胞(瑞氏染色或亚甲蓝伊红染色的组织切片上，胞质空泡着深蓝色或蓝绿色的细胞)。用苏丹黑染色呈强阳性。这两种细胞在脾、扁桃体、淋巴结、肝及肺中显著。肝细胞中可见微小空泡。

(2) 生化检查：白细胞中鞘磷脂酶活性正常。在经培养的皮肤成纤维细胞中鞘磷脂酶活性部分减低。

4. 诊断和鉴别诊断 骨髓中看到泡沫样细胞及海蓝组织细胞对尼曼-匹克病C型的诊断并非特异。在活检组织中未找到这种细胞也不能排除尼曼-匹克病C型。

由于本病的病原基因已研究得比较清楚，已有将基因分析技术用于诊断及产前诊断的报告。

有关骨髓中泡沫样细胞的鉴别诊断已在尼曼-匹克病A型和B型中叙述。骨髓中海蓝组织细胞应注意鉴别的病有：原发性海蓝组织细胞增生症，特发性血小板减少性紫癜，镰状细胞贫血、珠蛋白生成障碍性贫血、真性红细胞增多症、多发性骨髓瘤、高脂蛋白血症和肝硬化时继发性海蓝组织细胞增生症。

5. 治疗 目前尚无特效根治性治疗方法。主要是支持及对症治疗：注意营养，可采用低脂肪饮食。临床症状可对症处理，加强护理。

(段彦龙 张永红)

参考文献

1. Bryce A. Heese, Current Strategies in the Management of Lysosomal Storage Diseases. Semin Pediatr Neurol, 2008, 15: 119-126
2. 施惠平. 溶酶体贮积症. 实用儿科临床杂志, 2007, 22: 561-563
3. 吴希如，包新华. 溶酶体贮积症的诊断与治疗进展. 北京大学学报(医学版), 2005, 37: 440-444
4. Gregory A Grabowski. Phenotype, diagnosis, and treatment of Gaucher's disease. Lancet, 2008, 372: 1263-1271
5. 段彦龙，张永红，臧晏. 酶替代治疗戈谢病72例. 中华儿科杂志, 2006, 44: 653-656
6. 施惠平，张为民，臧晏. 中国10例戈谢病基因型与临床表型的相关性. 中华儿科杂志, 2001, 39: 131-133
7. Devost NC, Choy FYM. Mutation analysis of Gaucher

disease using dot blood samples on FTA filter paper. Am J Med Genet, 2000, 94: 417-420

8. Tsukamoto H. SSCP analysis by RT-PCR for the prenatal diagnosis of Niemann-Pick disease type C. Prenat Diagn, 2001, 21: 55-57

9. Vellodi A. Management of neuronopathic Gaucher disease: A European consensus. J Inherit Metab Dis, 2001, 24: 319-327

第 66 章

类白血病反应

类白血病反应(leukemoid reaction)是指患者在某些情况下出现外周血白细胞显著增高($>50\times10^9/L$)和(或)存在有异常未成熟白细胞,与某些白血病相类似,但随后病程或尸检证实没有白血病。类白血病反应是正常骨髓对某些刺激信号作出的一种反应。类白血病反应并不与幼粒幼红细胞增多症同义,后者是指外周血中有幼稚粒细胞和有核红细胞,而不考虑白细胞总数。幼粒幼红细胞增多症反映了严重的骨髓功能异常,较少见;而类白血病反应较常见。

一、病因与发病机制

很多疾病可出现类白血病反应:

1. 感染

(1) 细菌性感染:细菌性败血症、结核、肺炎、脑膜炎、亚急性细菌性心内膜炎、白喉、腹膜炎、胰腺炎、肾盂肾炎和子宫附件炎等;

(2) 病毒性疾病:乙型肝炎、水痘、传染性单个核细胞增多症、传染性淋巴细胞增多症和百日咳等;

(3) 原虫病:阿米巴病等;

(4) 真菌病:真菌败血症等。

2. 肿瘤　主要见于骨髓转移瘤,原发肿瘤最常见的有乳腺癌、前列腺癌、肺癌、胃肠道癌及神经母细胞瘤、畸胎瘤等。

3. 免疫性疾病　免疫性血管炎、皮肌炎、多发性肌炎和系统性红斑狼疮等。

4. 血液病　霍奇金淋巴瘤、非霍奇金淋巴瘤、急性溶血、严重出血、中性粒细胞减少恢复期和Down 综合征等。

5. 中毒　子痫、重度烧伤和汞中毒等。

6. 其他　甲状腺功能亢进症和药物(如泼尼松)等。

类白血病反应的发病机制尚不清楚。在感染时可能刺激某些造血生长因子的产生从而加速细胞的生成和释放。骨髓转移瘤发生类白血病反应的可能机制有:①骨髓静脉窦窦壁等微结构受瘤细胞破坏,骨髓-血液屏障破坏,从而骨髓细胞释放异常;②某些肿瘤细胞异常表达某些造血生长因子,从而使血中造血因子水平提高,促进了骨髓中血细胞的生成和释放。

二、发 病 情 况

类白血病反应的流行病学调查报告很少。原岛三郎等分析了国立东京第一医院连续三年类白血病反应的发生率,分别占住院患者的 0.28%、0.39%和 0.90%,占门诊病人的 0.04%、0.05%和 0.12%。

三、临 床 表 现

可见于各年龄组,但儿童较为多见,男女发生率无区别。临床表现主要是原发病的症状和体征。发热较常见,可有肝、脾、淋巴结肿大及皮肤瘀斑等出血症状。在一项 76 例系列中脾大发生率为 20.0%,在另一项 50 例系列中脾大发生率为 22.0%,但一般仅只有轻度肿大。

四、实验室检查

(一) 血象

两个较大系列报道血红蛋白平均值分别为 116g/L 和 124g/L,白细胞平均值分别 $22.7\times10^9/L$ 和 $28.0\times10^9/L$,血小板计数平均值分别为 $274\times10^9/L$ 和 $275\times10^9/L$。类白血病反应患者血红蛋白和血小板计数一般正常,白细胞计数一般在$(50\sim100)\times10^9/L$。在结核病引起的类白血病反应患者有白细胞高达 $220\times10^9/L$ 的报道。白细胞分类可见少量幼稚细胞,但以较近成熟阶段细胞为主,原粒细胞很少>15%,无 Auer 小体。有 75% 的细胞为中幼粒细胞和晚幼粒细胞以及嗜碱性粒细胞高达 15% 的报道。类白血病反应常伴有原始红细胞血症(erythroblastemia),中性粒细胞常有中毒颗粒,有时还有 Döhle 小体。

(二) 骨髓

造血细胞增生活跃,粒系可有核左移,但原始粒细胞极少超过 20%,一般无 Auer 小体,但也偶见于结核病类白血病反应。红系和巨核系一般正常。癌骨髓转移类白血病反应还可见数量不等的癌细胞。

(三) 骨髓组织病理特点

窦状血管正常或轻度增多,常有假戈谢细胞,肥大细胞易见,含铁颗粒巨噬细胞可显著增多,脂肪细胞分布异常,大部分分布在骨小梁旁。

(四) 其他

外周血中性粒细胞碱性磷酸酶正常或升高,四氮唑蓝染色在感染性类白血病反应时显著增高。

五、诊断与鉴别诊断

类白血病反应患者一般有明显的病因,因而结合临床及血象、骨髓象、骨髓组织切片病理活检和碱性磷酸酶等实验室检查,大部分患者不难确诊。

根据血象特点可将类白血病反应分为如下几种类型:

1. 粒细胞类白血病反应　白细胞计数>50×10^9/L 以上和(或)外周血出现原粒细胞和幼稚粒细胞,中性粒细胞胞质中可见中毒颗粒和空泡,其碱性磷酸酶积分增高。

(1) 单纯白细胞(主要是中性粒细胞)增高:可见于霍奇金淋巴瘤、非转移性胃癌伴感染、晚期乳腺癌出血并感染、肺癌、肾上腺癌伴转移、腹膜后纤维肉瘤、酒精性脂肪肝、急性肾小球肾炎、皮肤疱疹和急性类风湿性关节炎等。这类患者根据 B 超、CT 和活组织病理检查一般不难确诊。

(2) 血象似慢性粒细胞白血病:白细胞计数增高,伴有不同程度的核左移,分类计数可见晚幼粒细胞、早幼粒细胞和少量原粒细胞。可见于各种肿瘤,且大部分伴骨髓转移,其中大部分白细胞计数正常或仅中度升高(<17.0×10^9/L)并有贫血。此外,还可见于感染,如结核、链球菌肺炎、脑膜炎双球菌和嗜血杆菌脑膜炎、沙门菌和肛周脓毒血症、肺炎球菌心内膜炎、白喉、感染性流产、淋巴瘤、类风湿性关节炎、重金属(汞)或药物中毒等。这类患者与慢性粒细胞白血病的鉴别见表 66-1。

表 66-1　中性粒细胞类白血病反应与早期慢性粒细胞白血病的鉴别诊断要点

	中性粒细胞类白血病反应	慢性粒细胞白血病
临床		
发热	常见	不常见
脾大	少见	常见
中性粒细胞增高自然病程	原发病去除则恢复正常	进行性慢性增高
外周血		
白细胞计数	一般在 50×10^9/L 左右	中度/显著增高
嗜酸和嗜碱性粒细胞	少见	常见
白细胞碱性磷酸酶	正常/升高	正常/低
四氮唑蓝	感染时显著阳性	感染时呈阳性反应
有核红细胞	无,少量/不常见	常见
血小板	正常	增高
骨髓		
增生程度	活跃/明显活跃	明显活跃/极度活跃
嗜酸和嗜碱性粒细胞	一般不增多	增多
未成熟粒细胞	不增多	增多
巨核细胞	不增多	增多
骨髓活检		
骨小梁	正常	不规则
窦状血管	增多	正常
毛细血管	正常/轻度增多	轻度/中度增多
肥大细胞	轻度/中度增多	0
含铁吞噬细胞	正常/轻度~中度增多	正常/0
维生素 B_{12} 浓度	正常	升高
Ph 染色体	无	有
bcr 基因重排	无	有
bcr-abl 融合基因	无	有
免疫表型分析	CD13(+++) CD15(+++) CD34(-) HLADR(-)	CD13(+++) CD15(+++) CD34(-) HLADR(+)
血清 G-CSF 浓度	高	低
有其他疾病	有	无

(3) 血象似急性粒细胞白血病:见于播散性结核病(特别是无反应性结核病),由于可出现 Auer 小体,因而使两者极难鉴别,有些甚至需尸体解剖方可作出鉴别诊断。但结核病类白血病反应临床上一般有原因不明的持续高热,胸骨无叩痛,白细胞碱性

磷酸酶正常/升高，骨髓象以早幼粒细胞或中幼粒细胞增生为主，成熟粒细胞有中毒颗粒与空泡，有时可见到浆细胞"岛"，反复检查骨髓象原始幼稚细胞比例不一致，未用化疗，其比例自行降低，此外播散性结核病常见到 Pelger-Hüet 样异常细胞，而白血病一般在晚期才能见到这种异常，上述诸点可能有助于其与急性白血病鉴别。对于某些一时难以分辨的患者，可先予抗结核治疗，继续密切观察，必要时反复骨髓穿刺、活检或细胞遗传学检查。

2. 淋巴细胞类白血病反应　白细胞计数轻度或明显增多，分类成熟淋巴细胞占 40% 以上，并可有幼稚淋巴细胞出现。

（1）血象似慢性淋巴细胞白血病：主要见于婴幼儿百日咳患者。根据其无淋巴结和脾脏肿大，不难与慢性淋巴细胞白血病作出鉴别诊断。传染性淋巴细胞增多症亦可导致淋巴细胞计数增高，根据本病常发生在年轻患者，表现为发热，在同一家庭中同时有几位患者等特点不难作出诊断。慢性淋巴细胞白血病样血象还可见于皮肤疱疹、表皮剥脱性皮炎、水痘、胃癌、乳腺癌、粟粒性结核病和转移性黑色素瘤等。其中某些患者可与慢性淋巴细胞白细胞同时存在，在鉴别诊断时应引起注意。

（2）血象似急性淋巴细胞白血病：最常见的是传染性单个核细胞增多症，其次可见于传染性肝炎、移植后淋巴细胞增殖性疾病、药物过敏、流行性腮腺炎、先天性梅毒和结核病等。

3. 单核细胞类白血病反应　白细胞计数在 $30\times10^9/L$ 以上，单核细胞>30%。主要见于结核病。

4. 嗜酸性粒细胞类白血病反应　外周血中嗜酸性粒细胞明显增多，无幼稚细胞，骨髓象原粒细胞不多，也无 Ph 染色体及嗜酸性粒细胞形态异常等。可见于阿米巴病和黑色素瘤等。这类患者有时与慢性嗜酸性粒细胞白血病很难区别，肝、脾活检可能有助于两者的鉴别。

5. 白血病型类白血病反应　外周血中有幼红幼粒细胞，骨髓象中除粒细胞系统增生外，尚有红细胞系增生。主要见于癌伴骨髓转移和急性溶血等。

6. 白细胞不增多型类白血病反应　白细胞计数不高，但外周血中出现幼稚细胞。

六、治　　疗

主要是进行原发病因的治疗，原发病去除后血象随之恢复。

七、预　　后

主要取决于原发病的严重程度。一系列 76 例中死亡率为 29.7%。

（肖志坚　郝玉书）

参 考 文 献

1. Au WY, Ma SK, Kwong YL. Disseminated hepatosplenic mycobacterial infection masking myeloproliferative diseases as leukemoid reaction: a diagnostic pitfall. Leuk Lymphoma, 2001, 42: 805-808
2. Granger JM, Kontoyiannis DP. Etiology and outcome of extreme leukocytosis in 758 nonhematologic cancer patients: a retrospective, single-institution study. Cancer. 2009, 115: 3919-3923
3. Kasuga I, Makino S, Kiyokawa H, et al. Tumor-related leukocytosis is linked with poor prognosis in patients with lung carcinoma. Cancer, 2001, 92: 2399-2405
4. Kutluk T, Emir S, Karnak I, et al. Mesenteric inflammatory pseudotumor: unusual presentation with leukemoid reaction and massive calcified mass. J Pediatr Hematol Oncol, 2002: 158-159
5. Nimieri HS, Makoni SN, Madziwa FH, Nemiary DS. Leukemoid reaction response to chemotherapy and radiotherapy in a patient with cervical carcinoma. Ann Hematol 2003, 82: 316-317
6. Ramos FJ, Zamora F, Perez-Sicilia M, et al. Chronic granulocytic leukemia versus neutrophilic leukemoid reaction. Am J Med, 1990, 88: 83-84
7. Schmid C, Frisch B, Beham A, et al. Comparison of bone marrow histology in early chronic granulocytic leukemia and in leukemoid reaction. Eur J Haematol, 1990, 44: 154-158
8. Sakka V, Tsiodras S, Giamarellos-Bourboulis EJ, et al. An update on the etiology and diagnostic evaluation of a leukemoid reaction. Eur J Intern Med, 2006, 17: 394-398

第 67 章

噬血细胞综合征

噬血细胞综合征（hemophagocytic syndrome，HPS）常称为噬血细胞性淋巴组织细胞增生症（hemophagocytic lymphohistocytosis，HLH），又称噬血细胞性网状细胞增生症（hemophagocytic reticulosis）。是一种多器官、多系统受累，并进行性加重伴免疫功能紊乱的巨噬细胞增生性疾病，代表一组病原不同的疾病，其主要特征是发热、肝脾肿大和全血细胞减少。

本综合征分为两大类，一类为原发性或遗传性，另一类为继发性，后者可由感染及肿瘤所致。原发性HLH多为隐性遗传病，但患者的发病和病情加剧也常由各种感染诱发，其中家族性HLH于1952年由Farquhar等人首先报道，因此又称为Farquhar病；继发性HLH分为感染相关性HLH（infection-associated hemophagocytic syndrome，IAHS），此型多与病毒感染有关，由病毒引起者称病毒相关性HLH（virus-associated hemophagocytic syndrome，VAHS），于1979年首先由Risdall等报告；由肿瘤引起者称肿瘤相关性HLH（malignancy-associated hemophagocytic syndrome，MAHS）。详细分类见表67-1。

表 67-1 噬血细胞综合征的分类

分　类	疾　病
原发 HLH	
家族性 HLH（FHL）	
免疫缺陷综合征相关 HLH	Chédiak Higashi 综合征（CHS） Griscelli 综合征（GS） X 性联淋巴增生综合征（XLP）
继发 HLH	
病毒感染相关 HLH	疱疹病毒（EBV、CMV、HHV-6、HHV-8、VZV 和 HSV）、人类免疫缺陷病毒（HIV）、细小病毒、腺病毒和肝炎病毒
其他感染相关 HLH	细菌、真菌感染、结核感染和立克次体等
恶性肿瘤相关 HLH	主要为 T 细胞淋巴瘤
与自身免疫病相关的巨噬细胞活化综合征（MAS）	系统性青少年型类风湿性关节炎（SOJRA） 其他（系统性红斑狼疮，附着点炎相关关节炎

（一）流行病学

家族性HLH通常在儿童人群中发生，男女发病大致相等。瑞典的一项回顾性研究中，儿童原发性HLH（FHL）的年发病率约为0.12/10万。在日本和亚洲国家发病率较高。本病来势凶险，东方患者的死亡率约为45%。继发性HLH则在各个年龄段均可发生，但具体发病情况缺乏相应的研究。

（二）发病机制

1. 遗传性 HLH　NK和细胞毒杀伤（CTL）细胞通过其释放的富含穿孔素和颗粒酶等的细胞毒颗粒杀伤靶细胞，在与靶细胞接触过程中，将会形成一个免疫突触，细胞毒颗粒被转运到该突触锚定并与细胞膜融合后最终释放。CTL和NK细胞这种细胞毒杀伤靶细胞的能力，是清除抗原刺激增生的淋巴细胞和保持免疫应答自限性的重要机制，一旦该机制出现障碍，就会导致NK和CTL细胞的细胞毒功能缺陷，从而使机体的免疫应答失控而导致HLH发生，目前已知的遗传性HLH的发病几乎均与这个过程缺陷有关。

（1）根据FHL的基因异常不同，将FHL分为4类，见表67-2。

FHL-1由Mina Ohadi等于1999年首次提出，位于9q21.3-22的两个与细胞周期负调控相关的基因*CKS2*和*GAS1*突变，可能使Th1细胞分泌的炎症因

表 67-2 不同原发性 HLH 的基因异常

分型	染色体定位	相关基因	基因功能
FHL-1	9q21.3-22	未知	未知
FHL-2	10q21-22	*PRF-1*	诱导凋亡
FHL-3	17q25	*Unc13D*	启动囊泡
FHL-4	6q24	*STX11*	囊泡转运,t-SNARE
GS-2	15q21	*Rab27a*	囊泡转运,小 GTP 酶
CHS-1	1q42.1-42.2	*LYST*	囊泡转运
XLP	Xq25	*SH2D1A*	信号传导和淋巴细胞活化

子下调障碍,导致巨噬细胞持续活化,但该机制未得到证实。

FHL-2 与穿孔素基因突变有关,这种突变导致细胞毒细胞表面穿孔素表达下调甚至缺失,并可损伤非 Fas 依赖的细胞毒杀伤作用。穿孔素在 NK 和 CTL 细胞颗粒酶介导的细胞毒作用中起关键作用,穿孔素基因突变导致穿孔素功能不全使 NK 和 CTL 细胞细胞毒功能受损,从而在某些病毒或细菌感染时炎性细胞活化程度不受控制,最终导致细胞因子风暴,激发 HLH。北美的 FHL 约 50% 为该基因突变所致,而在其他地方,该型约占 FHL 的 20% ~ 30%,在非洲裔患者中更是常见的突变类型。

FHL-3 与 *Unc13D* 基因有关,该基因 2003 年由 Feldmann 发现,其基因产物 Munc13-4 对细胞毒性颗粒的出胞非常重要,这个过程要求快速转运包含穿孔素的溶细胞颗粒至靶细胞黏附点,然后颗粒锚定并与细胞膜融合。*Unc13D* 突变损伤了启动囊泡及接下来的溶细胞性酶的释放,导致了 HLH 发生。该基因突变约占 FHL 患者的 30% 左右。

FHL-4 与 *STX11* 基因有关,该基因 2005 年被报道。其编码产物为突触融合蛋白 Syntaxin11,为 t-SNAREs中的一员,可能与转运囊泡由细胞内区域至细胞表面相关,但其确切作用机制尚未完全阐明。

(2) 免疫缺陷综合征相关 HLH 的发病机制:目前研究较多的为 Griscelli 综合征(GS)、Chédiak-Higashi 综合征(CHS)和 X 性联淋巴增生综合征(XLP)三类,均发现有相关的基因突变,见表 67-2。

GS-2 与 *Rab27a* 基因。GS 是一种常染色体隐性遗传疾病,2 型(GS-2)患者可发生 HLH。其基因异常位于 Rab27a,编码产物是一种小 GTP(鸟苷三磷酸)酶,该酶与活化 T 细胞中细胞毒性囊泡出胞过程有关,突变所致的 Rab27a 功能不足使极化了的溶解性颗粒不能与免疫突触处细胞质膜成功对接,从而导致溶解性颗粒内容物释放功能受损,影响 CTL 与 NK 细胞活性。

CHS 也是常染色体隐性遗传疾病,*CHS1* 基因即溶酶体运输调控因子 LYST,该基因突变后可导致不正常的溶酶体形成,高尔基体外侧网络或从早期内涵体到晚期内涵体的转运受损。CHS 患者的 CTL 细胞中极化于免疫突触的巨型细胞毒性颗粒的分泌功能受损,但具体在哪一步上影响了出胞作用尚不清楚。

XLP 是 X-性联遗传性免疫缺陷,但感染 EBV 后可发生过度反应,大多数发生 HLH。研究发现,XLP 患者的 NK 细胞和 CTL 细胞杀伤能力严重受损,无力杀伤被 EBV 感染后的 B 细胞,从而导致这些被感染的 B 细胞的过度反应,最终发生 HLH。

2. 获得性 HLH 的发病机制 获得性 HLH 的具体发生机制尚不清楚,推测可能是体内某种因素启动了免疫系统活化机制所导致的一种反应性疾病。常见病因有病毒、细菌、寄生虫和真菌等感染,肿瘤、药物和自身免疫疾病也是原因之一。发病主要是巨噬细胞被活化的 T 淋巴细胞刺激后功能失控,分泌过量的细胞因子,导致所谓"细胞因子风暴",使 T 淋巴细胞和巨噬细胞本身都处于失控的活化状态,这种恶性循环所致的异常免疫活动对正常组织和细胞进行攻击,临床就出现 HLH 的系列表现。

各种因素导致细胞免疫调节系统失控,可能首先是通过打破 Th1 细胞和 Th2 细胞比例的平衡实现的。其中 Th1 细胞过度活化,分泌大量干扰素(IFN)-γ、白细胞介素(IL)-6 和粒单核细胞集落刺激因子(GM-CSF)等细胞因子,然后活化 CTL 和巨噬细胞,最终导致了 HLH 的发生。NK 细胞活性受损也是免疫反应失控的重要原因,而且与预后有关,NK 细胞数量明显降低及 CTL 细胞数量明显升高者均预后不良。此外,EBV 感染可引起 LMP1 介导的 SAP 表达抑制并上调 TH1 细胞因子,也是 HLH 发生的可能机制之一。肿瘤相关 HLH 中,多数病因是 T 细胞恶性淋巴瘤,可能与肿瘤性 T 细胞因子的异常分泌有关,这些细胞因子刺激巨噬细胞的增生及吞噬活动,最终形成细胞因子分泌的恶性循环而发生 HLH。高细胞因子血症是全血细胞减少和器官衰竭的中间机制。多数研究认为,$CD4^+$T 细胞分泌的巨噬细胞增生因子(PIF)为 HLH 的始动因素,IFN-γ 和肿瘤坏死因子-α(TNF-α)可引起骨髓造血抑制,IFN-γ、TNFα 和 IL-1 是导致发热的主要因素,同时也引起肝功能异常、高脂血症及凝血障碍。可溶性 IL-2 受体(sIL-2R)过度增高,与 IL-2 结合可作为抑制正常免疫反应的"阻断因子"导致继发性免疫缺陷状态。

目前认为 HLH 患者血细胞减少有多种因素参

与:①增多的噬血细胞破坏血细胞;②血清中存在造血干祖细胞增殖的抑制性物质,骨髓内粒系和红系前体细胞和巨核细胞进行性减少,归因于抑制性单核因子和淋巴因子的产生,例如 IFN-γ、TNF 和 IL-1 以及造血生长抑制因子。

（三）病理

骨髓涂片中出现体积较大的噬血组织细胞,至少占有核细胞的 3% 或占组织细胞大于等于 5%。吞噬物为形态完整的白细胞、有核红细胞、成熟红细胞及血小板,亦可为不完整的细胞及细胞碎片等,碱性磷酸酶染色阳性率及积分正常或增高。吞噬性组织细胞增多累及骨髓、淋巴结窦状隙和髓索、脾红髓、肝血窦和门脉区,偶可浸润其他器官,如肺、心、肾上腺、中枢神经系统、肾、子宫和胃。

HLH 在组织学和细胞学上均无特异性表现,因此必须结合临床症状及实验室检查才能作出诊断。有时噬血细胞性组织细胞不存在骨髓中,而大量集中于脾脏和淋巴结内。因此,为了明确诊断,多次重复骨髓穿刺、骨髓活检及必要时行脾和淋巴结活检很有必要。研究表明,即使没有获得骨髓或器官中噬血细胞增多的证据,也不能排除 HLH 可能。

（四）临床表现

1. 家族性噬血细胞综合征　发病年龄一般较早,70% 发生于 1 岁以内,甚至可在出生前发病,出生时即有临床表现。多数在婴幼儿期发病,但也有迟至 8 岁发病者。成年发病亦不能排除家族性 HLH。在同一家族中的患者发病年龄相似。临床表现多样,早期多为发热、肝和脾肿大,可有皮疹、淋巴结肿大和神经症状。发热一般为持续性,亦可自行退热;肝脾肿大明显,且呈进行性;皮疹无特征性,常为一过性,往往在高热出现;约有一半病人有淋巴结肿大,可有巨大淋巴结。中枢神经系统症状一般在病程晚期出现,但也可发生在早期,表现为兴奋性增高、前囟饱胀、颈强直、肌张力增强或降低以及抽搐等。亦可有第Ⅵ或第Ⅶ对脑神经麻痹、共济失调、偏瘫或全瘫、失明、意识障碍和颅内压增高等。肺部症状多为肺部淋巴细胞及巨噬细胞浸润所致,但难与感染鉴别。患者常见的致死原因是出血、感染、多脏器功能衰竭和 DIC 等。

2. 继发性噬血细胞综合征

（1）感染相关性噬血细胞综合征(IAHS):严重感染引起的强烈免疫反应,淋巴组织细胞增生伴吞噬血细胞现象,本病常发生于免疫缺陷者,由病毒感染所致者称病毒相关性 HLH(VAH);但其他微生物感染,如细菌、真菌、立克次体和原虫等感染也可引起 HLH。其临床表现除有 HLH 的共同表现(如前所述)外,还有感染的证据。骨髓检查有淋巴组织细胞增生,并有吞噬红细胞、血小板和有核细胞现象。

（2）肿瘤相关性噬血细胞综合征:本病分为两大类:一类是急性淋巴细胞白血病(急淋)相关 HLH,急淋在治疗前或治疗中可能出现合并有感染或没有感染伴发的 HLH。除急淋外,纵隔的精原细胞瘤(mediastinal germ cell tumor)也常发生继发性 HLH。第二类是淋巴瘤相关的 HLH(lymphoma-associated hemophagocytic syndrome,LAHS),淋巴瘤可为亚临床型,即仅有 HLH 表现而缺乏淋巴瘤的证据,故往往误诊为感染相关性 HLH,特别容易误诊为 EB 病毒相关性淋巴瘤。

（3）巨噬细胞活化综合征(MAS):是儿童慢性风湿疾病的致命性并发症,多见于系统性青少年型类风湿性关节炎(SOJRA)。临床表现为在慢性风湿性疾病的基础上,患者病情急剧变化,出现稽留热、肝脾淋巴结大、全血细胞减少、肝功能异常,以及中枢神经系统病变等 HLH 典型表现,尤为突出的表现是弥散性血管内凝血(DIC)。MAS 的概念于 1993 年由 Stephan 等首次提出,其主要病理表现为活化增多的巨噬细胞和组织细胞出现明显的噬血现象,多数学者认为系继发性 HLH 的一种。近期研究发现,MAS 的发病也是 T 淋巴细胞和巨噬细胞增生活化失控,以及 NK 细胞穿孔素基因突变,所致细胞毒能力下降的结果。

（五）实验室检查

1. 血象　多为全血细胞减少,以血小板减少为明显,白细胞减少的程度较轻;血小板数量的变化可作为本病活动性的一个指征。病情缓解时,首先可见到血小板上升;而在病情恶化时,亦首先见到血小板下降。

2. 骨髓　骨髓在疾病早期为中度增生性骨髓象,噬血现象不明显,常表现为反应性组织细胞增生,无恶性细胞浸润,若考虑此病,应连续多次检查骨髓,以便发现吞噬现象。该病的极期除组织细胞增多外,有多少不等的吞噬性组织细胞,主要吞噬红细胞,也可吞噬血小板及有核细胞。晚期骨髓增生度降低,很难与细胞毒性药物所致的骨髓抑制鉴别。有的病例可见大颗粒状淋巴细胞,胞体延长如马尾或松粒状,这可能是 HLH 一种特殊类型的淋巴细胞。恶性肿瘤患者骨髓中可以见到相应的肿瘤细胞,骨髓组织活检通过免疫组化等方法可能有助于明确诊断。

3. 生化指标　可在疾病早期出现甘油三酯增多,脂蛋白电泳常见极低密度脂蛋白胆固醇及低密度脂蛋白胆固醇升高,高密度脂蛋白胆固醇降低。当病情缓解时,脂蛋白胆固醇可恢复正常。转氨酶及胆红素可增高，其改变的程度与肝受累的程度一致。乳酸脱氢酶升高也很常见，如果显著升高，需要注意淋巴系统恶性肿瘤的可能。血清铁蛋白显著增高，目前已经列为诊断的重要指标。此外可有低钠血症和低白蛋白血症等。

4. 凝血指标　疾病活动时常有凝血异常，血纤维蛋白原可显著降低，可以出现纤维蛋白原裂解产物（FDP）和D二聚体增高，此时需要注意合并DIC的可能。部分凝血活酶时间延长，肝功能受损时凝血酶原时间可延长。

5. 脑脊液　细胞中度增多，一般为(5～50)×10^6/L，主要为淋巴细胞，可能有单核细胞，偶可见噬血细胞。脑脊液蛋白增高，糖降低。部分患者虽然有中枢神经系统临床表现，但脑脊液可能正常。

6. 免疫学检查　HLH活动期常见下列因子增多，IL-1受体拮抗因子、可溶性sIL-2R（sCD25）、IFN-γ和TNF等。一些研究发现，细胞因子水平与HLH严重程度有关，可能是判断预后的有用指标。此外，HLH患者常有NK及T细胞活性降低。

7. 影像检查　部分病人胸部X线片可见间质性肺浸润，肝脏和脾脏肿大可以通过B超或者CT明确。晚期病人头颅CT或MRI检查可发现异常，其如非特异性脑室周围白质异常、脱髓鞘、出血、萎缩或水肿等，有时可发现脑部钙化。

（六）诊断

由于缺乏特异性实验室诊断方法，因此诊断HLH比较困难，为了减少误诊和漏诊，国际噬血细胞综合征2004年诊疗指南提出的诊断标准值得推荐。

符合下列两条之一即可诊断HLH：

1. 分子生物学的诊断符合HLH（如*PRF*突变和*SAP*突变等）。

2. 临床及实验室标准（符合下列8条中的5条标准）：

（1）发热；

（2）脾大；

（3）血细胞减少≥2系：

1）血红蛋白<90g/L

2）粒细胞<1×10^9/L

3）PLT<100×10^9/L

（4）空腹甘油三酯≥3mmol/L和（或）纤维蛋白原≤1.5g/L；

（5）骨髓、脑脊液和淋巴结噬血细胞增多，没有恶性肿瘤的证据；

（6）铁蛋白≥500μg/L；

（7）sCD25（sIL-2R）≥2400U/ml；

（8）NK细胞活性减低或缺如。

一般在临床和实验室的8条诊断标准中，符合5条以上可以诊断HLH。需要强调的是，由于疾病的阶段性，初期患者往往不能表现出所有的特征，从而导致早期诊断困难，例如一些患者早期脾不大，骨髓中噬血细胞较少而不易检出。因此，动态地观察病情，多次多部位进行活组织检查有利于诊断的确立。

此外，其他一些临床表现也支持HLH的诊断，包括：

1. 脑脊液单个核细胞数增高和（或）蛋白增高；

2. 肝组织活检符合慢性肝炎；

3. 中枢神经系统症状、皮疹、淋巴结肿大和水肿；

4. 转氨酶及胆红素增高，血清白蛋白减少，低钠血症；

5. 极低密度脂蛋白增高，高密度脂蛋白降低；

6. 乳酸脱氢酶>1000U/L。

（七）鉴别诊断

首先需要区别原发性HLH与继发性HLH，特别是与病毒相关性HLH的鉴别，因为病毒感染不但与病毒相关性HLH有关，在家族性HLH患者，也常合并有病毒感染，而且家族性HLH也常由病毒感染而诱发。家族性HLH为常染色体隐性遗传病，有时缺乏阳性家族史，更增加了诊断难度。一般认为，在2岁前发病者多提示为家族性HLH，而8岁后发病者，多考虑为继发性HLH。在2～8岁之间发病者，则要根据临床表现来判断，如果还难肯定，则应按家族性HLH处理。上述所列的诊断标准并不能区分原发性和继发性HLH。

恶性组织细胞病（恶组）也是需要鉴别的疾病，二者在骨髓片上很难鉴别，但HLH要比恶组常见得多。而且近年来倾向于多数所谓“恶组”即T细胞淋巴瘤，这类淋巴瘤可能出现继发性HLH。如临床上呈暴发经过、严重肝功能损害、骨髓中组织细胞恶性程度高，特别是肝、脾或其他器官发现异常组织细胞浸润，应首先考虑为恶性淋巴瘤继发HLH的可能。

HLH是一种综合征，符合条件都可以诊断为HLH，但由于其基础病因复杂，不同病因的治疗和预后存在较大差异，因此鉴别HLH的病因，是HLH鉴别诊断的最重要的工作。包括遗传性和继发性HLH的鉴别、继发性HLH中各种感染源、肿瘤性疾病和自身免疫病等的鉴别，均是临床极为困惑的问题，但同时也是指导治疗和判断疗效极为重要的。因此，需要临床医生综合利用现有的各种检查手段，例如EBV、CMV、组织学检查和细菌培养等方法进行细致的分析。另外，需要指出的是，在临床面对

HLH 患者时，可能出现各种病因相互纠缠的复杂情况，例如恶性淋巴瘤相关 HLH 在病程中可能同时发生 CMV 感染，因此需要临床医生对患者情况进行综合细致和动态的分析，随时修正诊断，最终方能找到根本的病因。

(八) 治疗

1. 家族性噬血细胞综合征　既往由于 HLH 少见，缺乏循证医学的治疗经验，且疾病进展迅速，如果不治疗，FHL 的中位生存期仅为 2 个月。为此，国际组织细胞学会自 1994 年起开始实施 HLH94 方案，该方案为原发性和家族性 HLH 设计，也可用于 18 岁以下任何严重 HLH 患者。总的原则是，FHL 患者在确诊后立刻进行为期 8 周的以肾上腺皮质激素、鬼臼毒素(VP16)和环孢素为主的联合免疫化学治疗，部分患者鞘内注射甲氨蝶呤；病情得以控制后，如果证实为 FHL，或者病情不能完全控制甚至进展，则尽早进行异基因造血干细胞移植。如果疾病得到控制，而且不考虑 FHL，可停药观察，一旦病情复发，则再次治疗并尽早进行干细胞移植。从 1994 年 7 月至 1998 年 6 月，21 个国家共有 113 例小于 15 岁的患者纳入该治疗研究，结果使儿童患者治愈率达到 50% 左右。由于 HLH94 方案的成功，国际组织细胞学会提出了 HLH04 方案(图 67-1)，该方案加强了前 8 周治疗(表 67-3)，将 VP16 的使用提前到开始治疗时，目前该方案的疗效还在进一步研究中。

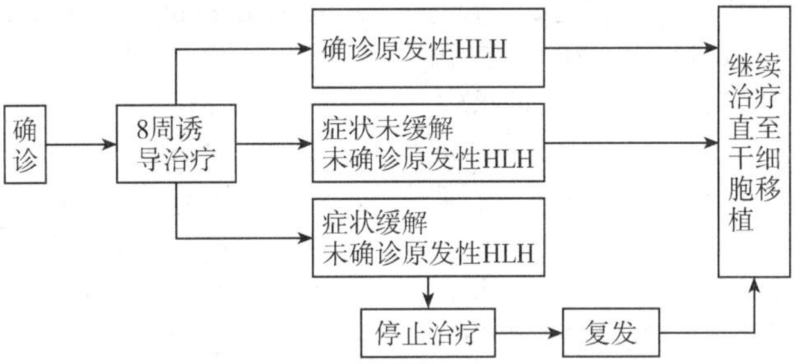

图 67-1　HLH04 方案的治疗流程

表 67-3　HLH04 方案(前 8 周诱导治疗)

时间	第 1 周	第 2 周	第 3 周	第 4 周	第 5 周	第 6 周	第 7 周	第 8 周
DEX	$10mg/m^2$，Qd		$5mg/m^2$，Qd		$2.5mg/m^2$，Qd		$1.25mg/m^2$，Qd	减量至停用
VP16	$150mg/m^2$，2 次/周		$150mg/m^2$，1 次/周					
CsA	6mg/(kg·d)，目标血药浓度 200μg/L							
MTX			1/周	1/周	1/周	1/周		

注：①DEX：地塞米松，第 9 周后开始维持治疗，$10mg/m^2$，Qd，连用 3 天，每 2 周重复一次；②VP16 为静脉滴注，第 9 周后改为 $150mg/m^2$，每两周一次维持治疗。开始治疗时，如果 ANC<0.5×10^9/L 或者骨髓增生低下，可以取消头两次 VP16 治疗；③MTX 为鞘内注射，根据年龄不同，剂量适当调整，介于 6～12mg/次，同时需要注射泼尼松龙 4～10mg/次。推荐鞘内注射仅在中枢神经系统症状或者不正常的脑脊液检查没有好转时进行，而且一般不宜超过 4 次

HLH 由于大剂量免疫抑制剂和皮质激素的使用，加之患者自身免疫功能缺陷，因此需要注意避免各种感染。支持治疗包括复方新诺明预防、抗真菌药物和抗病毒药物等，可以酌情给予大剂量静脉丙种球蛋白以及胃黏膜保护剂治疗。

尽管上述化疗可使病情缓解，有的可缓解 9 年，但仍不能根治家族性 HLH。Fisher 等首先报告用骨髓移植治愈 FHL 患者；在 2000 年日本学者 Imashukn 报告 5 例由 EBV 所致的 HLH 应用造血干细胞移植成功。因此，诱导期 8 周治疗完成后，如果证实为 FHL，应争取做异基因造血干细胞移植。如果为非家族性 HLH，8 周治疗后如果病情未得到缓解，也可考虑造血干细胞移植，如果病情缓解，可以酌情停止治疗，并严密观察病情变化，一旦出现复发迹象，可再次治疗并积极安排造血干细胞移植。

2. 继发性噬血细胞综合征　继发性 HLH 的治疗问题复杂，一方面需要针对病因进行治疗，部分早期和轻症患者可能获得缓解，例如各种感染和自身免疫病患者继发的 HLH。但是，因为 HLH 的恶性循环已经启动，疾病可能脱离原发病因而继续进展，因此，对于重症 HLH，如果原发病治疗后病情缓解不明显者，应该同时应用上述 HLH04 方案进行治疗。如果原发病治疗困难，例如 EBV 相关 HLH 和某些化疗不敏感的恶性肿瘤相关 HLH，也可试用

HLH04 方案治疗。除此之外，大剂量静脉丙种球蛋白用于 VAHS 有一定疗效，也有试用抗胸腺细胞球蛋白获得成功的报道，针对高细胞因子血症的治疗，例如抗 TNF 抗体和 IL-1 受体拮抗剂，也有应用的报道。恶性淋巴瘤继发 HLH，针对原发病的各种联合化疗方案有效。常规治疗失败的患者，可以考虑异基因造血干细胞移植治疗。MAS 的治疗主要是应用大剂量皮质激素，也可参考 HLH04 方案进行治疗，但是可能会出现严重骨髓抑制。

（九）预后

Kaito 等报道 HLH 患者与死亡相关的危险因素为年龄>30 岁、DIC、铁蛋白（>500ng/ml）和 β2 微球蛋白（>3.0μg/ml）增高、贫血（Hb<100g/L）伴血小板减少（<100×10^9/L）和黄疸。此外，淋巴结不肿大与预后不良显著相关（P=0.022），具有 HLH 危险因素的患者应该积极化疗和支持治疗。Imashuku 等认为高细胞因子血症，如 IFN-γ 增高与 HLH 的严重度相关。Ishii 等强调血清 TNF 浓度>50pg/ml 生存期最短。Ohga 指出血清 IFN-γ 值为反映 HLH 病情发展的最敏锐的指标。Fujiwara 等检测 32 例 HLH 患者，其 IFN-γ、IL-6 和 sIL-2R 水平均增高，其中 IL-6>300ng/L、IFN-γ>30U/ml 或 sIL-2R>10 000U/ml 可能是 HLH 预后不良的指标。

继发性 HLH 预后主要取决于潜在疾病的严重性及细胞因子风暴的强度，但总体预后不良，约有半数病例死亡。呈暴发性经过者病情急剧恶化，4 周内死亡。生存者 1～2 周血细胞数恢复，肝功能恢复需较长时间（3～4 周）。Kaito 等报道 HLH 患者 34 例中 14 例生存，20 例（58.5%）死亡，20 例死亡者中 13 例（65%）为原因不明的 HLH 患者。Wong 等报道 40 例东方人群反应性 HLH，其中 18 例（45%）死于 HLH 或潜在疾病的并发症。血液恶性疾病患者中，合并 HLH 和不合并 HLH 组平均生存期分别为 7 个月和 48 个月，差异呈显著性。淋巴瘤相关的 HLH 患者预后绝对不良，主要死亡原因为出血、感染、多脏器功能衰竭和 DIC。

（段明辉　周道斌）

参 考 文 献

1. Farquhar JW, Claireaux AE. Familial haemophagocytic reticulosis. Arch Dis Child, 1952, 27: 519-525
2. Risdall RJ, McKenna RW, Nesbit ME, et al. Virus-associated hemophagocytic syndrome: a benign histiocytic proliferation distinct from malignant histiocytosis. Cancer, 1979, 44: 993-1002
3. Kaito K, Kobayashi M, Katayama T, et al. Prognostic factors of hemophagocytic syndrome in adults: analysis of 34 cases. Eur J Haematol, 1997, 59: 247-53
4. Ishii E, Ohga S, Aoki T, et al. Prognosis of children with virus-associated hemophagocytic syndrome and malignant histiocytosis: correlation with levels of serum interleukin-1 and tumor necrosis factor. Acta Haematol, 1991, 85: 93-99
5. Ohga S, Matsuzaki A, Nishizaki M, et al. Inflammatory cytokines in virus-associated hemophagocytic syndrome. Interferon-gamma as a sensitive indicator of disease activity. Am J Pediatr Hematol Oncol, 1993, 15: 291-298
6. Fujiwara F, Hibi S, Imashuku S. Hypercytokinemia in hemophagocytic syndrome. Am J Pediatr Hematol Oncol, 1993, 15: 92-98
7. Wong KF, Chan JK. Reactive hemophagocytic syndrome-a clinicopathologic study of 40 patients in an Oriental population. Am J Med, 1992, 93: 177-180

第四篇

血液系统肿瘤性疾病

第 68 章

白血病总论

白血病是起源于造血干、祖细胞的造血系统恶性肿瘤。具有增殖和生存优势的白血病细胞在体内无控性增生和积聚,逐渐取代了正常造血,并侵袭其他器官和系统,使患者出现贫血、出血、感染和浸润征象,最终导致死亡。本章将回顾性地概述对白血病的认识过程、诊断分型和治疗的进展。

一、白血病的发现

1827 年,Velpeau 医生首先报道了一例"奇怪"的病例。患者是一名酗酒和纵欲过度的 63 岁花匠,表现为发热、乏力、腹胀和尿路结石,入院不久即死亡;尸检排除了梅毒感染,但发现肝脾明显肿大,血液黏稠、状似"白粥"。后来 Barth 和 Craigie 也相继报道了类似病例,他们分别把患者血样送给法国病理学家 Donné 和他的学生英国病理学家 Bennett 进行显微镜下检查。两位学者观察到患者血样中有一半多的细胞为"黏液样小球",与"脓"不同。同期的德国病理学家 Virchow 将患者血样与正常人比较,发现患者血样中的有色颗粒(红细胞)明显减少,而无色颗粒(白细胞)显著增多,且不存在其他外源性化学物质和有形成分,血液形态改变与化脓无关。1847 年 Virchow 首先用希腊文"白血"(leukemia)一词来描述这一病理变化,认为本病是"起源于脾和淋巴腺的一种自主性疾病,是血中无色颗粒增加的直接原因",应为一种独立的特殊病种。Virchow 还对比了患者的无色细胞与脾和淋巴腺内残存的正常细胞形态,把白血病分为脾型和淋巴型两种类型。同期也认识到白血病依病程可分为急性和慢性两类。1868 年,Neumann 在观察一例脾型白血病时,首次把白血病与骨髓改变联系在一起,推测这类白血病是"骨髓内产生的"。这一观点后来得到证实,从此明确了白血病是一类起源于造血器官的恶性疾病。1879 年 Mosler 开始把骨髓穿刺作为患者临死前白血病诊断的一种方法。1887 年,德国的 Ehrlich 发明了对空气干燥的血涂片用苯胺染色的方法,可清晰分辨细胞质和细胞核,能从形态上鉴别正常和异常的白细胞。1889 年 Ebstein 开始引入"急性白血病"一词来描述这一迅速致死的疾病。1900 年 Naegeli 描述了原始粒细胞,并把白血病分为粒细胞和淋巴细胞两种类型。1967 年,世界卫生组织在《国际疾病统计分类手册》上,将白血病分为急性淋巴细胞白血病(ALL)、慢性淋巴细胞白血病(CLL)、急性粒细胞白血病、急性单核细胞白血病和慢性粒细胞白血病等几种主要类型。

二、白血病的发生

白血病的年发病率在男性为 4.8/100 000 ~ 7.1/100 000,女性为 3.2/100 000 ~ 4.6/100 000。不同类型白血病的发病率、病死率和地区、族群分布有着明显差异。白血病是如何发生的?长期以来人们一直在探究这一问题。在早期认识到白血病不是炎症以后,那些认为白血病致病是由于缺乏某些物质的观点也被证明是不正确的。人们逐渐认识到白血病致病与感染、辐射、化学制剂、生活方式和遗传等有关。这些致病因素改变了细胞的遗传特性,影响了细胞的正常生物学行为,使之恶变,形成白血病。

(一) 白血病致病因素

1. 感染　20 世纪初,Ellerman 和 Bang 将患白血病小鸡的无细胞滤液注射到健康小鸡体内,发现能复制出白血病;认为健康小鸡形成的白血病与细胞转染无关,而是病毒感染所致。1951 年 Gross 在哺乳动物新生鼠中也重复出同样的实验结果,开辟了白血病病毒病因学研究的新纪元。以后发现,多种反转录病毒如鸟白血病病毒(ALV)、鼠白血病病毒(MLV)、猫白血病病毒(FeLV)、长臂猿白血病病毒(GaLV)和网状内皮组织增殖病毒(REV)等,可致白血病。在我国,中国医学科学院血液学研究所在1963年建立了病毒诱发的白血病小鼠津638;1966年又将该鼠脾脏无细胞滤液注射到近交系小鼠615体内,成功建立起L615小鼠白血病株。上海第一医学院也建立了由病毒诱发的小鼠白血病株L6565和L783。在赤道非洲的Burkitt淋巴瘤/白血病流行区,证实EV病毒感染与白血病致病有关。1980年以后发现人类嗜T细胞病毒Ⅰ型(HTLV-Ⅰ)是成人T细胞淋巴瘤/白血病的致病因素。Kinlen、Greaves和Alexander等认为,儿童Common型急性淋巴细胞白血病致病与婴幼儿免疫系统发育时发生不明的亚临床感染有关。

2. 辐射　离子射线致白血病的作用最为人们所熟知,研究也最为深入。1945年广岛和长崎遭原子弹轰炸后,ALL、急性髓系白血病(AML)和慢性髓性白血病(CML)的发病率显著增加,受辐射剂量越大的地区发病率越高;但CLL的发病率并未增加。核电厂和核军工人员白血病发病率也高于普通人群。在因恶性肿瘤和某些良性疾病(如血清阴性强直性脊柱炎等)需要放射治疗的患者中,继发白血病的几率明显高于普通人群。以往从事放射诊断和治疗的医疗人员白血病发病率相对较高,但随着防护措施的改善,发病率已与普通人群基本一致。最近的研究表明,电磁辐射可能增加CLL的发病率,但低剂量电磁辐射与其他类型白血病发病无关。

3. 化学制剂与生活方式　一些化疗药物如烷化剂和拓扑异构酶抑制剂可致白血病。氯霉素和保泰松等也可诱发白血病。我国报道乙双吗啉可致AML。苯致白血病亦早为人们所熟悉。吸烟与白血病致病关系不大,但一项研究表明吸烟可增加t(8;21)AML的发生。某些食物具有拓扑异构酶Ⅱ抑制作用,妊娠期食用可能增加婴儿AML发病率。妊娠期饮酒也可能增加婴幼儿出生后AML发病率。

4. 遗传因素　白血病虽不是遗传病,但单卵双生子中一方在6岁以内发生白血病,则另一方发生白血病的可能性达25%;白血病患者的一级亲属中白血病发病率是普通人群的3倍。一些先天性或遗传性疾病如Down综合征和Fanconi贫血等的患者及家属易患AML;Down综合征患者急性白血病发病率是正常人群的10倍,AML-M7发病率是正常人群的500倍。一些家族性白血病发病则与遗传不稳定性有关。

(二) 白血病致病机制

现认为,细胞和分子遗传学异常是白血病的致病基础。烷化剂和离子射线可以损伤DNA。拓扑异构酶Ⅱ抑制剂可稳定TopoⅡ与DNA的结合,通过DNA酶Ⅰ(DNaseⅠ)使DNA断裂。苯、氯霉素和保泰松等可损伤骨髓,诱导白血病发生。一些先天性或遗传性疾病具有遗传不稳定性,易出现遗传学异常。临床上患者的白血病细胞经染色体核型检查可发现染色体的数量和(或)结构异常,分子遗传学检测见癌基因突变激活或表达增高、抑癌基因突变失活或形成融合基因等。与实体瘤不同的是,白血病常有染色体易位和融合基因形成,所涉及的基因包括转录因子基因、造血发育必需基因、造血分化基因、同源功能基因及凋亡相关基因等,以转录因子基因易位最为多见。细胞和动物实验都表明,单一的遗传学异常通常不足以致病,多种遗传学的累积变异才能形成显性白血病。

早先的染色体标记和X染色体伴性的G-6-PD同工酶分析就已经证明,白血病是起源于体内单一细胞的恶变。恶性发生于造血干/祖细胞阶段,形成具有自我更新能力和增殖以及生存优势的白血病干细胞。正是由于白血病干细胞不断自我更新和增殖,而又存在凋亡和分化缺陷,最终形成白血病克隆。

三、白血病的分类

真正的白血病分型是始于1887年德国人Ehrlich发明细胞染色方法之后。基于对白血病细胞形态和疾病进程的观察,不断发现新的白血病类型。1900年以后在Naegeli描述了原始粒细胞的基础上明确了急性粒细胞白血病的诊断。1913年Reschad和Schilling两位学者报道了单核细胞白血病。1917年Di Guglielmo区分出红白血病。1938年又报道了粒-单细胞白血病。1957年Hillested发现急性早幼粒细胞白血病。1959年中国医学科学院血液学研究所通过细胞形态首次确认了一种新的白血病类型——亚急性粒细胞白血病;患者的病程介于急性和慢性白血病之间,骨髓中幼粒细胞比例明显增多,且以异常中性中幼粒细胞为主;后来按FAB分型的基本原则更名为AML-M2b型,继而又发现这类患者多有t(8;21),并阐明这类白血病致病与AML1-ETO募集组蛋白脱乙酰基转移酶(HDAC),进而通过染色体重塑机制影响造血特异基因的表达有关。1967年WHO将白血病分为急性淋巴细胞白血病、慢性淋巴细胞白血病、急性粒细胞白血病、急性单核细胞白血病和慢性粒细胞白血病等几类。后来英国和法国的几位学者又各自提出了不同的分型方法。这使白血病分型显得较为混乱。1976年,法-英-美3国7位学者共同研究了大量的白血病患者骨髓和外周血涂片,结合细胞化学染色,在广泛征求意见的基础上,提出了白血病的FAB诊断分型标准,后经多次修订补充,成为国际通用的白血病诊断分型语言。

FAB分型标准将白血病分为急性淋巴细胞白血病、急性髓系白血病、慢性淋巴细胞白血病和慢性粒细胞白血病四类。其中急性淋巴细胞白血病又分为L1、L2和L3三种亚型;急性髓系白血病分为M0~M7型;慢性淋巴细胞白血病分为慢性B和T细胞白血病,共14种亚型,包括B幼淋巴细胞白血病、毛细胞白血病和成人T细胞白血病/淋巴瘤等临床罕见类型。

随着研究的深入,发现白血病具有异常的细胞膜和细胞质分子免疫标记,许多白血病类型还有特征性的染色体和分子遗传异常。将细胞免疫表型和细胞遗传学特征与细胞形态诊断结合起来,无疑会使白血病的诊断分型更加客观、科学、精确,更具可重复性。为此,1985~1986年FAB协作组专家会同免疫学家和遗传学家,共同制订了白血病新的形态学-免疫学-细胞遗传学(MIC)分型标准;后来又结合了分子遗传特征,形成了MICM诊断分型标准。经过多年的临床实践,认识到一种恶性疾病实体的定义不能仅依靠细胞形态、免疫表型和遗传特征,而应综合现在已知的所有疾病要素。1997年WHO召集了130余位世界著名的临床血液学家和病理学家,借鉴淋巴瘤的REAL分型原则,综合病因、继往病史、细胞形态、免疫表型、遗传学特征及临床、治疗和预后特点,于2001年提出了包括白血病在内的造血和淋巴组织肿瘤新的诊断分型标准;经过多年实践,结合新的研究进展,2008年WHO对该标准又作了补充修订。总的来说,WHO诊断分型标准按细胞类型将造血和淋巴组织肿瘤分为三大类:髓系、淋系和组织细胞/树突细胞肿瘤。

髓系肿瘤包括:①骨髓增殖性肿瘤(如CML);②伴嗜酸性粒细胞增多和*PDGFRA*、*PDGFRB*或*FGFR1*异常的髓系和淋巴肿瘤;③骨髓增生异常/骨髓增殖性肿瘤(如CMML);④骨髓增生异常综合征;⑤急性髓系白血病及相关前体肿瘤;⑥系列模糊的急性白血病。淋系肿瘤包括:①前体淋巴肿瘤(如ALL);②成熟B细胞肿瘤(如CLL、Burkitt白血病);③成熟T和NK细胞肿瘤(如成人T细胞白血病);④霍奇金淋巴瘤;⑤免疫缺陷相关的淋巴增殖性疾病。每一种类疾病又分若干亚型。WHO的诊断分型标准是开放性的,随着更多的临床和实验资料积累,相信将来有进一步的补充、完善。

四、白血病的治疗

白血病真正意义上的治疗始于1865年,当时Lissauer用含三氧化二砷的Fowler液治疗1例CML,令人惊异地取得了短暂的"完全缓解"。很快砷剂就成了白血病的治疗用药,开始了白血病的化疗时代。为减低砷剂毒性,人们开始合成有机砷复合物,却意外发现了抗感染治疗的有效方法。1902和1903年,Pusey和Senn用伦琴射线(X射线)治疗白血病取得成功。伦琴射线很快取代砷剂,成为白血病治疗的有效方法。然而急性白血病用伦琴射线和砷剂治疗都无效。1927年,1名美国商人在欧洲旅行时患了急性髓系白血病。Gloor医生对他联合伦琴射线、砷剂和新钍治疗,同时输注了两次同胞供者的全血。第一次全血输注后,患者血中的白血病细胞就奇迹般地消失了。此后患者无白血病生存长达52年,直到102岁去世。Gloor医生于1932年报道了他的结果,但当时人们指责他可能把良性病当成了白血病。直到20世纪40年代,人们仍认为除个别情况外,白血病治疗是毫无办法,不可治愈。这一观点在发现烷化剂、抗生素和抗代谢药物以后才开始得到纠正。第一次世界大战时芥子气作为毒气用于军事目的。Krumbhaar发现芥子气除引起严重肺损伤外,还可致血细胞减少和骨髓抑制。后来动物实验发现氮芥可使鼠移植的淋巴瘤缩小,很快氮芥和三羟甲基氨基甲烷就用于临床淋巴瘤和白血病的治疗。1946年Goodman等报道氮芥治疗白血病取得疗效,12例慢性白血病和7例急性白血病患者中分别有6例和3例有效,但疗效都不持久。以后又不断合成新的烷化剂如白消安、苯丁酸氮芥和环磷酰胺等,至今仍是某些白血病类型治疗和干细胞移植的重要药物。在抗寄生虫、结核病和普通细菌感染中不断发现和合成有效的抗生素。德国化学家和病理学家Domagk领导的团队发明了磺胺。1940年,Woods和Fildes两位学者推测磺胺的抗菌机制是干扰细菌正常代谢。抗代谢药物的研究很快就扩展到抗肿瘤领域。一些学者发现叶酸是正常造血所需的维生素,且可加速白血病组织生长。1946年Farber等首先用叶酸拮抗剂蝶罗呤和氨基蝶呤治疗儿童急性白血病取得明显疗效,许多患儿恢复了正常造血,但作用并不持久。说明细胞代谢拮抗剂是治疗白血病的一种有效方法。同期抗嘌呤、嘧啶和DNA合成代谢的研究也不断有新发现。1952年Hitchings和Elion等将6-MP、6-TG和别嘌醇用于临床,60年代开始应用阿糖胞苷,近代又合成了氟达拉滨和2-氯脱氧腺苷等广谱抗白血病代谢药物。人们也发现一些激素、酶类和细胞毒剂治疗白血病有效。如 1942 年发现糖皮质激素可引起淋巴细胞死亡,不久即应用急性和慢性白血病的治疗;50 ~ 60 年代起门冬酰胺酶、长春碱及蒽环类抗生素相继应用,并发现不同作用机制药物联合化疗和大剂量化疗可明显提高抗白血病疗效。70 年代 Thomas 等在动物实验的基础上应用骨髓移植治疗白血病取得成功,极大地改善了白血病患者的预后。同期应用生物工程技术合成了 G(M)-CSF 和干扰素等,开始了白血病生物反应调节剂治疗。近代根据白血病细胞的免疫表型特点,应用 CD33、CD20 和 CD52 等单克隆抗体治疗白血病获满意疗效;基于白血病致病机制开发出了许多新药,如酪氨酸激酶抑制剂 STI571 等,使白血病治疗进入了生物靶向治疗时代。

我国在白血病治疗领域也有重要发现。中国医学科学院血液学研究所 1958 年从中药中提取了 CML 治疗的有效药物青黛,后来又分离出其有效成分靛玉红,并人工合成了其衍生物甲异靛。应用从三尖杉属植物中提取的三尖杉酯碱和高三尖杉酯碱治疗急、慢性髓系白血病取得成功,发现三尖杉酯碱联合阿糖胞苷与国际通用的 DA 方案治疗 AML 具有同等疗效。上海第二医科大学瑞金医院首创用全反式维 A 酸治疗急性早幼粒细胞白血病获得显著疗效,改变了以往单纯采用化疗“全杀”的白血病治疗观念,找到了 AML 治疗的一种新模式,即诱导分化治疗。大连和哈尔滨等地应用砷剂治疗急性早幼粒细胞白血病也取得了明显疗效。上海第二医科大学瑞金医院与哈尔滨医科大学协作,阐明了砷剂诱导早幼粒细胞白血病细胞分化和促进其凋亡的作用机制。

五、展　望

160 多年来,白血病的诊断和治疗取得了长足进展,也为其他系统恶性肿瘤的临床和实验研究提供了重要借鉴,但至今仍有许多问题认识不清。多数患者的病因不明,一些白血病类型因发病率低等原因缺乏相应的流行病学资料;白血病复杂的致病机制以及白血病干细胞的生物学特征有待阐明;白血病的诊断分型还需继续补充和完善;一些影响预后的因素还需进一步明确;尽管某些类型白血病基于致病机制应用生物靶向治疗取得了成功,但多数患者仍只能接受非特异的化疗;一些新的治疗药物和治疗方法还需按循证医学的原则经多中心临床试验加以确定。我们相信,随着科技水平的提高,白血病临床和实验研究必将有重大进展,更多的白血病患者将能从中获益。

（王建祥）

参 考 文 献

1. 三尖杉研究协作组. 三尖杉酯类生物碱治疗急性白血病的初步临床评价. 中华医学杂志,1975,55:712-715
2. 中国医学科学院分院附属医院血液内科等. 当归芦荟丸治疗慢性粒细胞白血病的临床研究. 中华内科杂志,1976,1:86-89
3. 靛玉红临床治疗协作组. 靛玉红治疗 314 例慢性粒细胞白血病的临床研究. 中华血液学杂志,1980,1:132-135
4. 孙关林,黄荫珥,陈淑蓉,等. 急性早幼粒细胞白血病的诱导分化疗法——44 例疗效分析. 中华血液学杂志,1989,10:119-121
5. 张鹏,王树叶,胡龙虎,等. 三氧化二砷治疗急性早幼粒细胞细胞白血病七年总结——附 242 例分析. 中华血液学杂志,2000,21:67-70
6. Yang CL, Yan WW, Qi SL, et al. Subacute myelogenous leukemia: a special type of myelogenous leukemia. Chinese Med J, 1982, 95:459-465
7. Wang J, Hoshino T, Redner RL, et al. ETO, fusion partner in t(8;21) acute myeloid leukemia, represses transcription by interaction with the human N-CoR/mSin3/HDAC1 complex. Proc Natl Acad Sci USA, 1998, 95:10860-10865
8. Henderson ES, Andrew Lister T, Greaves MF. Leukemia. 7th ed. Beijing: Elsevier Science (Health Science Asia) and People's Medical Publishing House, 2002
9. Beutler E, Lichtman MA, Coller BS, et al. Williams Hematology. 6th ed. New York: McGraw-Hill Education, 2004
10. Hoffman R, Benz Jr EJ, Shattil SJ, et al. Hematology: Basic Principles and Practice, 4th ed. Philadelphia: Elsevier Churchill Livingstone Press, 2005
11. Swerdlow SH, Campo E, Harris NL, et al. WHO Classification of Tumours of Haematopoietic and Lymphoid Tissues. 4th ed. Lyon: IARC Press, 2008

第 69 章

白血病流行病学

白血病流行病学是以人群为背景,研究白血病的发生、分布规律及发病相关危险因素,为白血病的防治提供依据的科学。国际上有关白血病发病率和死亡率等的数据不断更新,而国内这方面的工作相对滞后。近年来有关白血病长期生存患者的生活质量关注越来越多。

一、发 病 率

白血病发病率是白血病流行病学的一项主要研究内容。白血病总的发病趋势是男性多于女性,而且具有种族和地区差异,北美、澳大利亚和新西兰的白人发病率最高,其次是北欧、西欧、非裔美国人和洛杉矶的西班牙裔。处于中间水平的是南欧和犹太人,发病率最低的是日本大阪、中国上海和印度孟买。

20 世纪 70 年代以后,人们逐渐重视对白血病亚型的研究。国际范围的登记资料看,四种主要的白血病类型占 75% ~ 95%,其他类型(NOS)占 5% ~ 25%。美国 1973 ~ 1996 年间 SEER(surveillance, epidemiology, and end result)的资料:淋巴细胞白血病占全部白血病的 47%(急性占 17.3%,慢性占 28.5%,其他占 1.2%);髓系白血病占 41.4%(急性占 25.3%,慢性占 13.2%,髓系不另做分类型占 2.9%);其他或无特殊分类型占 11.7%。急性淋巴细胞白血病(ALL)是 15 岁以下人群白血病的主要类型(占全部白血病的 77.1%),慢性淋巴细胞白血病(CLL)是 65 岁及以上人群最常见的白血病(占该年龄段全部白血病的 40.2%)。ALL 的年龄分布呈“U”字形,2 ~ 3 岁为一个发病高峰,后逐渐下降,中年以后发病率又逐渐上升,到老年达第二个高峰(较儿童期的高峰低)。1982 年,国际癌症研究中心(IARC)根据十余个国家的登记,公布了各白血病亚型的年发病率:ALL:0.6/10 万~1.9/10 万,CLL:0.1/10 万~3.1/10 万,急性髓系白血病(AML):0.7/10 万~3.1/10 万,慢性粒细胞白血病(CML):0.7/10 万 ~ 2.3/10 万。

1986 ~1988 年间我国 24 个省、市和自治区的 46 个调查点白血病发病情况调查结果显示:白血病的年发病率为 2.76/10 万,总体发病率的 95% 可信限为 2.63/10 万~2.89/10 万;其中 AML 发病率为 1.62/10 万,ALL 为 0.69/10 万,CML 为 0.36/10 万,CLL 为 0.05/10 万,特殊类型白血病为 0.03/10 万。在所有白血病中,AML 发病率最高,ALL 次之,CML 第三。其各自构成比分别为 58.7%、25.0% 和 12.9%;CLL 及特殊类型白血病较少,占 3.4%。在 AML 各亚型之中,M2a、M3 和 M5 发病率较高,其 AML 之中的构成比分别为 25.2%、18.7% 和 23.2%。M1 和 M2b 次之,分别为 10.8% 和 10.5%。

(一) 地区分布

AML 在丹麦、北美白人、大洋洲和非洲裔美国人发病率最高,日本、犹太人、南欧和洛杉矶的西班牙裔发病率居中,中国和印度最低;在大多数种族中均表现为男性多于女性。AML 在西方国家占所有成人白血病的 25%,是最常见的白血病类型。ALL 患者的地区和种族发病情况和白血病总的发病情况相似,北欧、西欧、北美和大洋洲发病率较高;亚洲和黑人发病率相对较低。CLL 发病率的种族和地区差异更为显著,北美白人发病率最高,其次是美国黑人和大洋洲、北欧、南欧的白种人,西班牙裔和亚洲人群发病率最低。

我国 1986 ~ 1988 年的调查结果表明:油田和污染区白血病发生率较高,村镇较低;全国白血病呈散发趋势,南、北方无明显差别。

(二) 时间分布

国际范围内,自 20 世纪 60 年代,儿童、青少年、年轻成人和中年人白血病总的发病率无明显变化，60 年代到 70 年代间老年白血病发生率上升。而以美国为例，1973 ~ 1978 和 1985 ~ 1990 年间，白人白血病的发病率没有明显变化；非洲裔美国人的发病率在 1973 ~ 1978 和 1979 ~ 1984 年间有所上升，以后逐渐下降。

1973 ~ 1978 至 1991 ~ 1996 年期间 AML 总体发病率相对稳定，而老年 AML 发病率显著下降（估计每年下降 3%），与之相对应的是老年人中骨髓增生异常综合征的发病率每年增加 6%（可能与对 MDS 和 AML 的鉴别诊断有关）。1975 ~ 2003 年间美国 AML 的年发病率约为 3.4/10 万（年龄调整后）。

1973 ~ 1978 年和 1985 ~ 1990 年间美国 ALL 的发病率为上升趋势，此后逐渐下降。国内王健民等对 2002 ~ 2006 年上海市急性淋巴细胞白血病（ALL）进行了初步调查，上海市 ALL 平均年发病率（0.81 ±0.11）/10 万，男女发病率之比为 1.15∶1；其中 17 岁以下未成年人发病率为 2.31/10 万，18 ~34 岁为 0.54/10 万，35 ~ 59 岁为 0.46/10 万，≥60 岁为 0.94/10 万。年总发病率较 1986 ~1988 年全国的 0.69/10 万有所提高，而其中以 17 岁以下的未成年人上升最明显。

（三）年龄分布

白血病是 15 岁以下儿童最常见的恶性肿瘤，美国的总发病率为 4.3/10 万。在该年龄段，ALL 的比例为 AML 的 5 倍左右，占所有白血病的 75% ~ 80%，在绝大多数国家发病高峰在 1 ~ 4 岁；而该年龄段的 AML 仅占 15% ~ 20%。各种类型白血病男性儿童均占优势（比例高 20%）。

多数流行病报告认为，近 20 ~ 30 年来年轻人群中白血病和淋巴瘤发生率呈上升趋势。如 Cotterill 等统计 1968 ~ 1995 年间北英格兰地区 0 ~ 14 岁和 15 ~ 24 岁的人群中血液肿瘤的年发生率，分别以 0.36/10 万和 0.5/10 万的速度增加。而 1973 ~ 1999 年荷兰南部 0 ~ 24 岁人群的年发生率以 3% 的速度递增。Feltbower 等比较了 1990 ~ 2002 年间北英格兰地区 0 ~ 14 岁和 15 ~ 24 岁两个年龄段白血病和淋巴瘤的发生率。0 ~ 14 岁儿童白血病发生率为 4.51/10 万，其中 ALL 发生率为 3.64/10 万，AML 为 0.68/10 万，其他白血病发生率为 0.18/10 万；15 ~ 24 岁青少年白血病发生率为 2.11/10 万，其中 ALL 发生率为 0.96/10 万，AML 为 0.9/10 万，其他白血病发生率为 0.25/10 万。白血病患者中男/女 =40.8/32.2（1.27∶1）。淋巴瘤的发生率两个年龄段分别为 1.4/10 万和 4.2/10 万。

AML 主要是一个中老年疾病，发生率随年龄增长而增加。西方国家儿童 AML 占全部白血病的 15% ~25%，婴幼儿最高，此后逐渐下降，10 岁以后又逐渐上升，40 岁到 70 ~ 80 岁发病率快速上升，以后缓慢上升。英国资料显示 42.8% 的患者>65 岁；美国 2000 ~ 2003 年的资料显示<65 岁的人群 AML 发病率仅为 1.8/10 万人，而≥65 岁的人群发病率则达 17/10 万。由于 MDS 最终结局往往是转变为 AML，也决定了老年 AML 发病率高和预后差；老年 AML 常常具有 MDS 和烷化剂等继发性 AML 的特点（年轻患者此类病例占 10% ~15% 左右），如细胞遗传学和多系病态造血等。而具有年轻 AML 基因型特点的病例在一生中的发病率呈稳定状态，老年 AML 患者仅有 5% 左右的比例属于这类情况（真正的原发性 AML），发病率和年轻患者相似。表 69-1 显示了瑞典 1973 ~ 2005 年诊断的 AML 患者统计学资料。

表 69-1　瑞典 1973 ~ 2005 年诊断的 AML 患者统计学资料

	1973 ~ 1980	1981 ~ 1988	1989 ~ 1996	1997 ~ 2005	合计
总例数	1781	2251	2417	3280	9729
男/女	52/48	50/50	50/50	51/49	51/49
年龄（岁）					
0 ~ 18	101	96	95	144	436
18 ~ 40	202	189	203	204	798
41 ~ 60	384	434	446	597	1861
61 ~ 70	429	548	525	648	2150
71 ~ 80	463	692	744	1002	2891
80+	212	292	404	685	1593
诊断时中位年龄	65	68	69	71	69

我国 20 世纪 80 年代的调查资料显示，AML 和 CML 发病率均随年龄增长而上升，老年期形成发病高峰；而 ALL 的发病高峰为0 ~9 岁，之后于 30 岁前随年龄增长，发病率下降。CLL 男性多于女性，是一

种老年疾病，30 岁以下的患者罕见；30 岁以后 CLL 的发病率呈指数上升，老年发病率最高。

（四）性别和种族

SEER 的资料显示约 1.5% 的白人男性、1.1% 的白人女性，0.8% 的非洲裔美国人男性、0.7% 的非洲裔美国人女性在一生中会发生某一类型的白血病。美国 1970 年的资料显示，男性中非西班牙裔白血病发病率最高（14.1/10 万），其次是非洲裔美国人（10.7/10 万）、西班牙裔白人（10.3/10 万）、亚太地区人（8.5/10 万）和美国印第安人（3.6/10 万）；女性发病率整体低于男性，非西班牙裔白血病发病率最高（8.3/10 万），其次是非洲裔美国人（6.9/10 万）、西班牙裔白人（6.9/10 万）、亚太地区人（5.8/10 万）和美国印第安人（3.1/10 万）。

AML 的发病率和性别、种族有关。仍以 SEER 资料为例，1～4 岁男、女儿童 AML 发病率均为 0.8/10 万人。出生后前几年中白人儿童 AML 的发病率较黑人儿童高 3 倍，而 3 岁以后则是黑人儿童发病率高于白人儿童。绝大多数国家成人 AML 呈男性多于女性。2000～2003 年间，美国 AML（年龄调整后）的发病率为 3.7/10 万，其中男性为 4.6/10 万（高于其他所有国家），女性为 3.0/10 万。2000 年美国黑人 AML 较白人发病率高，而 2000～2003 年白人多于（3.8/10 万）黑人（3.2/10 万）。白人婴幼儿 AML 的发生率高于非洲裔美国人，而儿童患者非洲裔美国人高于白人。此后，一直到中年后期，男性和女性、各种族 AML 的发病率相似。

美国白人 ALL 的发病率（包括男性和女性）高于非洲裔美国人。

在各类型白血病中，CML 在世界范围内的变化相对较小，整体趋势是男性多于女性。不管是男性还是女性都以洛杉矶的非洲裔美国人发病率最高，其次是澳大利亚白人及其他地区非洲裔美国人。CML 发病率在各年龄组的非洲裔美国人均高于白人（20 岁以下的患者除外）。CML 在 5 岁以下的儿童罕见，5～65 岁非洲裔美国人男性的发病率高于白人男性，75 岁以后白人男性发病率最高；5 岁以上的女性患者，非洲裔美国人发病率高于白人。

白人男孩慢性粒单核细胞白血病的发病率是女孩的 4 倍；5 岁以后，男孩的发病率仅略高于女孩。CLL 的发病率男性高于女性（性别比接近甚至超过 2:1，在各类型白血病中是最高的），白人高于非洲裔美国人。

二、死 亡 率

白血病是一种高死亡率，对人类健康构成巨大威胁，对家庭和社会均带来沉重负担的重大疾病。世界范围内（年龄调整后，包括所有类型白血病在内）死亡率最高的是西欧、大洋洲和北美；男性的年死亡率为 4.8/10 万～7.4/10 万，女性为 3.2/10 万～4.6/10 万。亚洲和拉丁美洲死亡率较低（男性为 3.7/10 万～4.5/10 万，女性为 2.8/10 万～3.5/10 万）。

自 1950 年以后，美国白人白血病的死亡率略有下降，非白人（非洲裔美国人、亚太地区和美国土著人）则稍有增加。自 20 世纪 60 年代早期开始，白人和非白人儿童和青少年（0～19 岁）患者的死亡率显著下降，而年轻成人（20～44 岁）下降则相对缓慢；1950～1996 年间中年人的死亡率无明显变化。我国 1973～1975 年白血病死亡率：男性 2.8/10 万，女性 2.2/10 万；1981～1982 年天津市白血病死亡率为 3.55/10 万。

以 AML 为例：AML 若不治疗常常是一个致死性疾病，支持治疗仅能维持较短的生存（中位数：11～20 周），最终死于骨髓衰竭所致的各种并发症（如感染和出血等）。自 20 世纪 90 年代开始，无论是在美国还是欧洲，AML 的死亡率均呈下降趋势。AML 的死亡率与年龄、性别和种族也有一定关系，随年龄的增长死亡率增高（到 80 岁以上死亡率达高峰，17.6/10 万）。2000～2003 年间，美国 AML 的死亡率（年龄调整后）为 2.7/10 万；男性患者的死亡率略高于女性，年龄调整后的死亡率男性为 3.5/10 万，女性为 2.2/10 万（美国 2000～2003 年）。2000 年美国白人 AML 死亡率为 2.7/10 万，黑人为 2.2/10 万（年龄调整后）。

三、生 存 情 况

SEER 统计资料显示，1974～1976 至 1989～1995 年各类型白血病的生存情况均有所改善。根据确诊时年龄分析 1989～1995 年间的生存资料，ALL 患者的差别最显著：0～14 岁的儿童 5 年相对生存率 81.1%，65 岁以上人群仅为 5.8%；英国的资料也符合这一规律。美国有关白血病患者（包括各类型）生存率的全面报道主要涵盖 1973～1990 年。1974～1976 年与 1983～1989 年间白血病患者的总生存率仅略有提高，白人高于黑人，无明显性别差异。详细分析 1974～1983 和 1984～1993 年的资料，各个种族的患者生存率提高的均是 45 岁以下的患者（由 20 世纪 80 年代的 9% 提高到了 90 年代的 35%），≥45 岁的黑人患者生存率几乎没有提高，65 岁以上的黑人患者生存率反而呈下降趋势（表 69-2）。

表 69-2　美国不同年代白血病患者生存情况

年代、年龄、种族/性别分组(%)	白血病类型				
	CLL(%)	ALL(%)	CML(%)	AML(%)	总体(%)
1974～1976,所有年龄段、种族和性别	68.2	38.4	22.5	5.7	34.4
1989～1995,所有年龄段、种族和性别	70.5	58.8	31.9	14.5	43.1
白人男性	72.5	57.7	31.2	13.2	45.5
白人女性	71.8	60.9	32.6	15.2	43.0
非洲裔美国男性	43.6	48.5	21.4	10.9	29.7
非洲裔美国女性	53.7	54.6	47.6	15.6	37.5
0～14 岁	N/C	81.1	N/C	42.6	74.0
15～64 岁	78.8	63.4	40.9	25.1	51.2
65 岁以上	65.9	5.8	21.7	2.8	33.9

注:N/C—未分析

儿童白血病生存率的提高始于 20 世纪 60 年代,1973～1974 和 1989～1995 年 SEER 的资料显示儿童 ALL 的 5 年生存率从 53.2% 提高至 81.1%、儿童 AML 的生存率从 13.7% 提高至 42.6%。儿童 ALL 的疗效按诊断时年龄进一步分组分析,1～4 岁患儿的 5 年生存率为 85%,5～9 岁为 80%,婴幼儿最低(37%);女性疗效优于男性,白人疗效最好,印第安人最差(和不良预后因素以及治疗依从性差等有关)。儿童 AML 中,5～9 岁预后最好,女性疗效优于男性,白人和非洲裔美国儿童疗效相似。

四种主要的白血病类型中,成人 AML 的预后最差;1989～1995 年间各年龄段的 AML 5 年相对生存率 14.5%。到了 1996～2002 年,AML 的总生存率为 21.7%;年轻女性患者生存率最高。和所有白血病患者的整体生存趋势相反,黑人 AML 患者的 5 年生存率略高于白人(21.5% vs 19.8%)。老年 AML 的治疗成了最大的挑战,意大利近期的报道资料,采用支持治疗或积极化疗治疗的 60 岁以上老年 AML 患者的中位生存时间分别为 5 个月和 7 个月。70 岁以上的患者不管采用什么治疗措施,中位生存时间仅为 4 个月。以下因素又对年龄因素产生负面影响:①是否到正规治疗中心和(或)进入临床试验;②对诱导治疗的耐受性(主要是早期死亡或化疗后即刻死亡);③取得缓解的可能性(老年 AML 的完全缓解率仅有 30% ～50%)。2009 年瑞典学者 Derolf 等总结了瑞典自 1973～2005 年诊断的 9729 例 AML,分析了生存情况。9729 例患者中男性 4954 例,女性 4775 例,中位年龄 69 岁;219 例患者有前期确诊的 MDS 病史。各年龄段和不同年代患者的 1 年和 5 年相对生存率(relative survival ratios,RSRs)见表 69-3 和表 69-4;男性患者在诊断后的最初 5 年中死亡率较女性高 5%。

表 69-3　不同年龄段、不同年代瑞典 AML 患者的 1 年 RSRs

年龄(岁)	1973～1980(95% CI)	1981～1988(95% CI)	1989～1996(95% CI)	1997～2005(95% CI)
0～18	0.40(0.30～0.49)	0.62(0.51～0.70)	0.73(0.63～0.81)	0.81(0.73～0.86)
19～40	0.37(0.31～0.44)	0.61(0.54～0.68)	0.71(0.64～0.77)	0.74(0.67～0.80)
41～60	0.31(0.27～0.36)	0.44(0.40～0.49)	0.61(0.57～0.66)	0.61(0.56～0.64)
61～70	0.19(0.16～0.23)	0.32(0.28～0.36)	0.46(0.41～0.5)	0.48(0.44～0.52)
71～80	0.12(0.09～0.15)	0.15(0.13～0.18)	0.26(0.23～0.29)	0.28(0.25～0.30)
81+	0.09(0.05～0.13)	0.05(0.03～0.09)	0.13(0.10～0.17)	0.16(0.13～0.19)

表 69-4　不同年龄段、不同年代瑞典 AML 患者的 5 年 RSRs

年龄(岁)	1973～1980(95% CI)	1981～1988(95% CI)	1989～1996(95% CI)	1997～2005(95% CI)
0～18	0.17(0.10～0.25)	0.31(0.22～0.41)	0.53(0.42～0.62)	0.65(0.56～0.73)
19～40	0.09(0.06～0.14)	0.21(0.15～0.27)	0.38(0.32～0.45)	0.58(0.51～0.65)
41～60	0.06(0.04～0.09)	0.12(0.09～0.16)	0.24(0.21～0.29)	0.36(0.32～0.41)
61～70	0.04(0.02～0.06)	0.07(0.05～0.09)	0.14(0.11～0.17)	0.15(0.12～0.18)
71～80	0.03(0.01～0.05)	0.25(0.01～0.04)	0.06(0.04～0.08)	0.05(0.04～0.07)
81+	0.03(0.009～0.09)	0.00(0.00～0.00)	0.01(0.004～0.04)	0.01(0.001～0.04)

CML 预后明显改善,1974～1976 至 1989～1995 年的病例调查 5 年生存率显著提高(22.5%～31.5%);非洲裔美国男性生存率最低(21.4%),同期白人男性为 31%,女性为 33%。相信随着酪氨酸激酶抑制剂的应用,CML 的生存状况会得到进一步的提高。1974～1976 和 1989～1995 年间,CLL 患者的 5 年生存率也有一定改善。美国白人 CLL 患者的 5 年生存率高于或与非洲裔美国人相似,诊断时 65 岁以下的人群 5 年生存率高于老年患者。

急性白血病患者的远期生存情况也受到越来越多的关注。美国圣路易儿童医院调查分析了生存超过 10 年(中位数为 15 年)的 AML 患儿的生存情况。生长异常最为常见(发生于 51% 的患者),治疗相关并发症、内分泌异常、白内障、心脏异常、智力障碍和继发肿瘤等发生率达 14%～51%。

四、危险因素

严格地讲,白血病的病因研究实际是危险因素的研究。白血病发生相关的危险因素可归纳为生物、物理和化学三大类。

(一) 生物因素

主要指遗传、免疫和感染因素。

1. 遗传　多方面的证据表明遗传因素在白血病发生中起重要作用。同卵双生子中一人患儿童白血病后,另外一人罹患白血病的几率相当高。有报告认为,双胞胎白血病患者遗传学信息相似,而其他肿瘤却缺少这一特点;但也有资料认为,双胞胎同时发生白血病与共同的胎盘血循环有关,而不是遗传性的基因突变。

白血病还有家族聚集倾向。家族性白血病的基本特点是患病家族成员的白血病细胞类型多数一致,尤其是 CLL 病例(在所有的家族性癌症中,家族性 CLL 最常见)。只有一小部分家族性白血病的细胞类型不一致。更应注意的是,白血病患者的亲属发生其他淋巴血液肿瘤的风险明显增加。家族性白血病的可能机制包括可遗传的细胞遗传学异常、基因突变或原发性免疫改变,共同的单体型,和(或)同样的环境因素。

胚系突变和遗传综合征与白血病发生:约 5% 的 ALL 和 AML 患者与遗传综合征有关,常涉及与 DNA 修复或基因组稳定性其他方面有关的基因。Down 综合征(21-三体)儿童发生急性白血病的危险明显增高,常见类型是急性巨核细胞白血病(M7)。另一与白血病发生密切相关的遗传综合征是共济失调微血管扩张性综合征,细胞类型主要是 ALL 和非霍奇金淋巴瘤。另外,Fanconi 贫血和 Bloom 综合征等也是具有白血病高发危险的先天性疾病。

2. 感染　白血病发生与病原微生物的关系一直是人们关注的重点之一。研究证明,反转录病毒与白血病的发生有关,如 EB 病毒感染与 Burkitt 淋巴瘤(BL)。1979 年 Klein 提出一个地方性 BL 发生的多步骤假说:早期为大量的 EBV 感染,导致 B 淋巴细胞的永生化和一定的免疫耐受,使 EBV 感染的 B 细胞可以增殖;严重的疟疾感染又刺激 B 细胞池的扩增,抑制了与控制 EBV 有关的 T 细胞;最后导致与 *MYC* 基因调控异常有关的染色体易位和恶性克隆的发生。

HTLV-Ⅰ与白血病的关系研究就更多。20 世纪 70 年代,日本学者报道成人 T 细胞白血病(ATL)在日本西南部流行。日本长崎是流行区之一,调查 18 485个人中 HTLV-Ⅰ血清学阳性者占 16.2%。20 世纪 80 年代,在西印第安及加勒比海地区又发现了该病的第 2 个流行区,并从患者淋巴细胞及 ATL 细胞系中分离出 ATL 病毒(ATLV/HTLV-Ⅰ)。我国亦在福建沿海发现 ATLV 小流行区。目前估计世界范围内 HTLV-Ⅰ感染的人群约 1 千万～2 千万人,绝大多数为病毒携带而无症状,部分发生成人 T 细胞白血病/淋巴瘤(ATLL)。经年龄调整后,30 岁以上人群中 ATLL 的发病率为男性 10.5/10 万,女性为 6.0/10 万。

分子学研究发现,自不同种族的巴西人分离的 HTLV-Ⅰ与其他血清学阳性的南美国家人群相似,而与非洲和日本不同。

3. 免疫　免疫缺陷或免疫抑制可增加患白血病的风险。Spector 报道 12 例低丙种球蛋白血症患者中 7 例发展为白血病。某些自身免疫性疾病(如类风湿性关节炎和系统性红斑狼疮等)患白血病的危险度为 3～7。

(二) 物理因素

与白血病发生相关的物理因素主要是放射线。1945 年日本长崎和广岛原子弹爆炸导致白血病发生率明显增加;根据对原子弹爆炸幸存者的研究,全身急性放射剂量 1Gy 的人群,一生中发生白血病的几率为 85/10 万。放射剂量在 0.2Gy 以下者,白血病发生的危险增加不明显。20 世纪前半世纪,医用放射工作者发生白血病的风险较高,如英国 1897～1921 年间放射科医生白血病发生率是 1921 年以后的 6 倍;美国 1920～1929 年间的放射工作者患白血病的风险高出常人 8.8 倍,1930～1939 年间高 3.4 倍,1940 年以后白血病发生率增高不明显;我国 1950～1980 年间医用 X 线诊断工作者白血病发生率是非 X 线医务工作者的 3.5 倍。

也有资料分析原子能工作者、核电站周围居民及其后代罹患肿瘤/白血病的风险。美国、英国和加拿大一项 95 673 名原子能工作者（至少工作 6 个月）白血病死亡率的调查结果显示，相对危险系数（RR）为 1.2（不包括 CLL）。124 743 暴露于离子辐射环境的英国工人调查，则显示白血病（不包括 CLL）发生的相对危险增加不明显，和接受低剂量辐射的日本原子弹爆炸幸存者比较，其 90% 的可信区间为 0 ~4 倍。英国调查 39 557 男性和 8 883 女性核电站工人的孩子，患儿童白血病的风险并未增加。加拿大安大略核电站附近居民的儿童患儿童白血病的危险也没有明显增加；也无证据证明从事放射工作的男性公民的后代患白血病的风险增加。美国或英国从事夜光表工作的工人或铀矿工人患白血病的几率并未增加。

接触放射线的另一常见途径是放射线治疗（恶性肿瘤或某些良性问题），可发生继发性急性白血病和 CML。成人非霍奇金淋巴瘤、乳腺癌（放疗剂量从<5Gy 到 9Gy 以上）和泌尿生殖系统肿瘤，儿童 Ewing 肉瘤和 Wilms 瘤等放疗后白血病的发生率增加 2 ~3 倍。采用放射线治疗的某些良性疾病继发白血病的危险也明显增加。如 1935 ~ 1954 年间有约 14 000 例强直性脊柱炎患者采用放射线治疗（平均骨髓剂量 4.38Gy），其中因继发白血病（除外 CLL）死亡的风险明显增加，以放疗后半年 ~5 年为高峰。美国和苏格兰等报道的因各种良性疾病行放射治疗而发生白血病的风险增加 1.2 ~3.0 倍。

诊断性放射线接触：母亲怀孕期间接触诊断性 X 线后，儿童患白血病的风险稍有增加（1.4 ~ 1.5 倍），但这一观点长期以来一直有争论。成年人反复接受诊断性 X 线检查是否增加白血病的发生也有争论，有的报道认为发生髓系白血病的危险增加，另外一些学者则认为没有直接关系或接触 X 线的前几年内略有增加。

非电离辐射的问题。1979 年 Wertheimer 的报道开始将儿童白血病和其他儿童肿瘤与居住区非电离辐射暴露联系起来（如高压电线周围的低频磁场，50 ~60Hz）。早期小样本报道认为，高压线周围附近居民的儿童患白血病的风险增加 2 ~ 3 倍。但近期大样本研究没有证明这一点，实验研究也没有证明低频磁场暴露癌症发生率增加的情况。Meta 分析证明，中等（OR = 1.22）和高度（OR = 1.15）低频磁场暴露总的白血病患病风险仅略有增加，AML 的相对危险系数为 1.4（95% CI：1.2 ~ 1.7），CLL 为 1.6（95% CI：1.1 ~2.2）。

（三）化学因素

化学因素涉及日常生活中的方方面面，包括既往药物应用史、生活习惯、职业和环境因素等。美国卫生部环境卫生研究院公布的第 11 版《致癌物》报告中，新增加 17 种致癌物质，使致癌物种类总数增加到 246 种，其中许多因素是白血病的高危致癌物质。2005 年美国国立环境卫生与健康科学研究所通过对不同职业和生活爱好等与成人急性白血病的研究，发表了成人急性白血病的高危因素。认为部分职业（汽车产业、美容业和染料生产业等的从业人员）发生白血病的发生率增高，而兴趣和爱好与白血病的发生可能无关。研究较多的化学因素如苯和某些药物（烷化剂、乙双吗啉、氯霉素和保泰松等）与白血病的发生密切相关。

苯与白血病的关系早已引起人们的关注。Aksoy 调查了土耳其制鞋工人 1967 ~ 1983 年白血病年发病率（13/10 万），明显高于一般人群（6/10 万）。Viglian 报道意大利苯作业工人白血病发病率比一般人群高 20 倍。与苯有关的白血病以 AML 多见。

我国 1986 ~ 1988 年天津地区流行病学调查的资料显示，用过乙双吗啉者发生白血病的危险度为对照组的 30.26 倍；细胞遗传学发现乙双吗啉主要与 15 和 17 号染色体的不稳定性有关，而临床工作中则发现银屑病患者（尤其是使用乙双吗啉治疗的患者）发生的白血病以急性早幼粒细胞白血病所占比例最高。

烷化剂等细胞毒药物与白血病的关系比较肯定。2001 年和 2008 年 WHO 有关造血和淋巴组织恶性肿瘤分类均将治疗相关性 AML 列为单独的类型，并定义为治疗相关性 AML 和 MDS。根据既往病史，又分为烷化剂/放射治疗相关性和拓扑异构酶Ⅱ（TopoⅡ）抑制剂相关性两类。①烷化剂 / 放射治疗相关性 AML/MDS 常在接受这些致突变剂 5 ~6 年（10 ~192 个月）内发病；②TopoⅡ抑制剂相关性 AML 常在使用鬼臼毒素（VP_{16} 和 VM_{26}）、阿霉素和表柔比星者发生，从接受这些治疗到白血病发病的潜伏期为 2 ~3 年（6 个月 ~5 年）。

随着肿瘤治疗水平的提高，肿瘤患者的生存期明显延长，放化疗继发的恶性血液系统疾病（尤其是白血病）明显增多。另外，我国随着社会工业化进程的加快和人民生活水平的提高，日常生活中接触致癌物质的种类和几率明显增加（如住房装修和汽车内饰等），而相应的防范意识和手段却远远落后于发达国家，有可能导致白血病发生危险的增加。

另一方面，随着人类对疾病重视程度和就诊率的提高，国际和国内肿瘤/白血病调查登记网络的逐渐健全，白血病发病率和死亡率的调查会更加准确，更易掌握动态变化趋势。而随着群体流行病学和临床流行病学逐步向分子流行病学（尤其是基因组学）发展，结合蛋白质组学等先进的研究方法，白血病的病因及病理机制研究必将有更大突破。

（秘营昌）

参考文献

1. 王继先，李本孝，张景源. 我国医用诊断X线工作者白血病危险度分析. 中华血液学杂志，1989，10：622-624
2. 邵宗鸿，杨崇礼，李孝义，等. 天津地区白血病流行病学调查. 中华血液学杂志，1989，10：625-627
3. 杨崇礼，邵宗鸿，张晓波，等. 关于白血病流行病学的一些问题. 中华血液学杂志，1989，10：654-655
4. Lynge E, Andersen A, Nilsson R, et al. Risk of cancer and exposure to gasoline vapors. Am J Epidemiol, 1997, 145: 449-458
5. Sandler DP, Ross JA. Epidemiology of acute leukemia in children and adults. Semin Oncol, 1997, 24: 3-16
6. Estey E, de Lima M, Strom S, et al. Long-term follow-up of patients with newly diagnosed acute myeloid leukemia treated at the University of Texas M. D. Anderson Cancer Center. Cancer, 1997, 80 (11 Suppl): 2176-2180
7. Leung W, Hudson MM, Strickland DK, et al. Late effects of treatment in survivors of childhood acute myeloid leukemia. J Clin Oncol, 2000, 18: 3273-3279
8. Redaelli A, Lee JM, Stephens JM, et al. Epidemiology and clinical burden of acute myeloid leukemia. Expert Rev Anticancer Ther, 2003, 3: 695-710
9. Forman D, Stockton D, Moller H, et al. Cancer prevalence in the UK: results from the EUROPREVAL study. Ann Oncol, 2003, 14: 648-654
10. Xie Y, Davies SM, Xiang Y, et al. Trends in leukemia incidence and survival in the United States (1973-1998). Cancer, 2003, 97: 2229-2235
11. Ranuscher GH, Shore D, Sandler DP. Hair dye use and risk of adult acute leukemia. Am J Epidemiol, 2004, 160: 19-25
12. Terry PD, Shore DL, Rauscher GH, et al. Occupation, hobbies, and acute leukemia in adults. Leuk Res, 2005, 29: 1117-1130
13. Deschler B, Lubbert M. Acute myeloid leukemia: Epidemiology and Etiology. Cancer, 2006, 107: 2099-2107
14. Appelbaum FR, Gundacker H, Head DR, et al. Age and acute myeloid leukemia. Blood, 2006, 107: 3481-3485
15. RiesLAG HD, Krapcho M, MariottoA, et al. SEER Cancer Statistics Review, 1975-2003. Bethesda, MD: National Cancer Institute. Based on November 2005 SEER data submission, posted to the SEER website, 2006
16. Mulrooney DA, Dover DC, Li S, et al. Twenty Years of Follow-up Among Survivors of Childhood and Young Adult Acute Myeloid Leukemia (A Report From the Childhood Cancer Survivor Study). Cancer, 2008, 112: 2071-2079
17. Derolf AR, Kristinsson SY, Andersson TM-L, et al. Improved patients survival for acute myeloid leukemia: a population-based study of 9729 patients diagnosed in Sweden between 1973 and 2005. Blood, 2009, 113: 3666-3672

第 70 章

白血病的病因学

白血病有明确的诱发因素。大量流行病学调查和生物学试验已经证明,离子射线、某些化学物质、病毒感染和遗传因素等都与白血病的致病有关。不同病因通过不同机制引起正常造血干/祖细胞发生遗传学累积变异,最终改变了细胞生物学行为。白血病病因学的研究不仅能为白血病的预防提供重要依据,也对阐明白血病致病机制有着重要的作用。本章着重介绍白血病的病因学研究,尤其是环境因素对白血病致病的影响(表 70-1)。

表 70-1 与白血病致病相关的环境因素

有机溶剂(苯)	化疗药物
吸烟	烷化剂
离子射线	Topo Ⅱ抑制剂
原子弹爆炸	其他药物
核工厂	氯霉素
医疗射线	保泰松
非离子射线(?)	

一、放射因素

自 1895 年德国物理学家伦琴发现 X 射线以来,人们逐渐认识到射线可致肿瘤。1902 年报道了一位放射学家的手发生癌变。1911 年首次报道一位放射学工作者发生了白血病。1934 年著名的核物理学家居里夫人即死于白血病。现已发现核电厂和从事核军工人员的白血病发病率要高于普通人群。离子射线的致白血病作用在原子弹爆炸中表现得相当明显。1945 年日本广岛和长崎遭受原子弹轰炸,数年后日本内科医生 Takuso Yamawaki 即观察到就诊患者中白血病病例明显增多;1952 年 Foller 等也报道爆炸后存活人群的白血病患病率显著增加。患者发病潜伏期最少为 2 ~3 年,发病高峰为 6 ~8 年,20 年以后患病率才逐渐下降。除慢性淋巴细胞白血病(CLL)以外,其他各种白血病类型均有增加,其中急性髓系白血病(AML)的发病率增加了 30 倍以上,以 10 岁以下和 50 岁以上人群发病率最高,发病潜伏期为 5 ~21 年;急性淋巴细胞白血病(ALL)患病的相对危险值亦达 9.1,儿童人群更高。辐射剂量越大,白血病患病率越高。骨髓增生异常综合征(MDS)主要见于遭受低剂量辐射的存活人群,潜伏期更长,*AML1* 基因突变率高。

因医疗需要接触射线也可增加致白血病的风险。1929 ~1942 年国外的一项早期调查就发现,放射科医生患白血病的机会是非放射科医生的 10 倍。放射科医生的白血病发病率在 1960 年以后的调查中显著降低,与正常对照组已无显著差异,这与放射科医生加强自我防护和减少射线接触有密切关系。然而最近的一项回顾性调查发现,与非放射科医护人员相比,放射工作者的白血病患病率仍然偏高。因病接受放射治疗的患者白血病患病率也明显增高。强直性脊柱炎患者接受单次盆腔 X 线照射治疗后白血病患病率几乎是正常人群的 10 倍,发病高峰为治疗后 3 ~5 年。19 世纪 30 ~40 年代月经增多的妇女盆腔照射是常用的治疗方法,她们的白血病致病风险增加 2 倍。头癣和消化性溃疡患者经照射治疗后白血病致病率也略有增加。以前真性红细胞增多病和特发性血小板增多症常用 ^{32}P 口服治疗,这些患者 AML 的发生率可达 4.6%,平均发病时间为给药后 8.5 年。鼻咽癌和淋巴瘤局部放射治疗,以及甲状腺功能亢进或甲状腺癌口服 ^{131}I 治疗后,白血病发病率也明显增加。一般认为放射治疗致白血病的风险不及化疗,放疗可使乳腺癌患者患白血病的风险增加 2 倍,化疗则增加 10 倍,而放疗加化疗则为 17 倍。诊断性照射一般没有致白血病的危险,但多数报道认为孕期妇女接触射线后，出生儿童的急性白血病患病率可增加1～4倍。

环境中氡、宇宙射线和电磁波等非离子辐射也可能增加患白血病的风险，但结果还不太肯定。因工作需要而接触大量氡气的井下作业人员，白血病患病率并未明显增加，而长期飞行的机组人员AML患病率则稍有增高。电源线与家用电器周围的电磁辐射与白血病的关系最受民众关注，但目前仍无确切的资料证明电磁辐射可增加致白血病的风险。

动物实验表明离子射线可致白血病。C57BL/6品系小鼠经170cGy每周一次共4次全身照射后，95%发生了白血病。RF小鼠经单次200～400cGy全身照射后，白血病患病率增加到30%～40%，较正常对照组提高了10倍。中国医学科学院放射医学研究所用^{60}Co分次全身照射615品系小鼠，总剂量为580cGy，结果白血病发病率为62%，是正常对照的10倍。给狗每天照射X线5～10cGy，2.5～5年后，17条实验狗有4条发生了白血病。53只小猎犬经全身^{60}Co小剂量(5～17cGy)分次照射后，20只发生了白血病。现已将低剂量、多次和全身照射作为诱发实验动物白血病的方法，并以此为模型进行白血病的病因学研究。

现已肯定离子射线可增加白血病发病率。受照人群的白血病患病率一般随骨髓造血细胞遭受的照射剂量增加而增加。剂量越大潜伏期越短，尤其与骨髓的受照剂量有关，范围是3～4Gy；如果剂量增加，则多数死于骨髓造血衰竭，以致白血病发生率并不增高。发病率还取决于受照个体的性别与年龄，20岁以下和35～49岁之间发病率高，男性多于女性。

离子射线主要通过引起染色体或基因突变、基因表达改变和激活潜伏的致癌病毒等方式来诱发肿瘤。致肿瘤的过程要经过启动、促进和演变三个阶段。离子射线可造成实体细胞的DNA单链或双链断裂，在修复过程中发生染色体畸变或遗传物质的异常交换。根据肿瘤发生多步骤的观点，离子射线更多的是在启动阶段起作用。启动阶段可以是一次大剂量照射引起受照细胞特殊基因位点突变，或引起受照细胞的基因组不稳定而后导致突变；也可以是受照细胞基因表达的改变，如照射引起DNA损伤修复系统错误，从而导致大量细胞突变。照射还可增加自由基的产生，而自由基有促癌作用。离子射线也可诱发原本存在于细胞内的*RAS*和*C-Myc*等原癌基因激活突变，在放射诱发白血病中起重要作用。

二、化学因素

化学致癌物历来受到人们重视。人们在日常生产和生活中经常接触的某些化学物质具有一定的致白血病作用，即白血病致病与某些职业和日常生活习惯有一定关系。某些医疗药品，特别是用于肿瘤治疗的药品，具有明确的致白血病作用，以烷化剂和拓扑异构酶Ⅱ抑制剂研究得最为清楚。

（一）环境中某些化学物质的致白血病作用

1. 苯　在日常生产和生活中人们与苯及其衍生物有着广泛的接触。苯是挥发性的有机溶剂，脂溶性强，易通过皮肤和肺进入人体内，并积蓄在脂肪和脑组织内。早在1897年人们就已发现工业生产中长期接触苯可导致骨髓造血衰竭（再障），但直到1928年才认识到苯还可致白血病。土耳其伊斯坦布尔大学医学院的Aksoy教授发现，在1955～1960年鞋厂工人将石油制胶水改换成含苯胶水后，出现了大量的慢性苯中毒患者，其中相当一部分被诊断为再障和白血病；这些人群的白血病发病率为13/10万，明显高于一般人群；脱离苯接触后白血病发病率也下降。意大利的Vigliani在Aksoy的工作基础上，结合自己的长期研究，以令人信服的证据证明苯是白血病的重要致病因素。美国职业安全与卫生管理局（OSHA）曾调查了1000名在1940～1949年接触过苯制剂的Ohio州橡胶厂工人，结果发现这些工人的急性白血病患病率显著增加，接触苯5年或以上的白血病死亡率的相对危险值高达21.0。中国预防医学科学院劳动卫生与职业病研究所尹松年教授领导调查了相关行业约100 000工人的苯接触与疾病状况，证实苯可显著增加再障、MDS、AML和恶性淋巴瘤的患病率，为苯致白血病提供了最有力的证据。

动物实验证明苯对造血系统具有明显毒性。实验动物吸入10ppm以下的苯2周无任何异常，吸入25ppm出现淋巴细胞减少，吸入25ppm以上和400ppm，则骨髓细胞数和CFU-S出现可逆性减少，吸入300ppm 80天或低于3000ppm 8天，可使19%雄性动物和11%雌性动物发生粒细胞白血病。

苯致白血病的机制还不太清楚。最近研究认为苯致白血病可能涉及5个步骤：①苯经细胞色素P450代谢形成代谢毒性产物；②苯代谢产物作用于骨髓靶细胞；③靶细胞的遗传物质断裂和重组，形成突变细胞；④突变细胞发生选择性增殖；⑤表现为显性白血病。具体机制仍有待进一步阐明。

2. 吸烟与白血病　吸烟与白血病的关系较少。Meta分析认为吸烟人群AML的相对危险性为1.3～1.5。烟草中含有潜在的致白血病化学物质，如苯、乌拉坦、亚硝胺以及放射性物质等。国际癌症研究署和美国癌症协会、退伍军人管理局和基督复临安息日会等机构的研究证实，吸烟者的髓系白血病发病率相对增高。吸烟20年AML的患病风险增加 3 倍。每天吸 40 支以上纸烟的 AML 患者出现包括-7/7q-和-5/5q-在内的不良染色体核型的机会要比其他患者明显增多。

3. 染发剂与白血病　美欧和东亚地区有超过三分之一的妇女使用染发剂。染发剂中含有能致膀胱癌的芳香胺。过去一些研究认为染发剂可使包括白血病在内的癌症发病率增加，但 WHO 国际癌症研究机构（IARC）1993 年和 2008 年的两次调查都未证实染发剂可增加肿瘤的发病率；最近 IARC 又分析了 1993 年以来相关的 25 篇文献，仍未证实染发剂与肿瘤的相互关系。

4. 饮酒与白血病　1992 年 Brown 等对白血病等血液系恶性肿瘤进行了配对调查，发现饮酒者患白血病的相对危险性略有增加，但无统计学差异，表明酒精对白血病致病无显著意义。但也有研究认为妊娠期饮酒可致胎儿出生后患 AML 的风险增加。

5. 其他　流行病学调查发现，从事家禽养殖和接触橡胶、涂料、防腐剂、杀虫剂、环氧乙烷和汽油的工人，AML 患病风险也有一定程度增加。

（二）某些药物的致白血病作用

1. 细胞毒剂　恶性血液系肿瘤和实体肿瘤需要细胞毒剂治疗，某些良性结缔组织疾病如类风湿性关节炎、银屑病和韦格纳肉芽肿病等也需细胞毒剂治疗。细胞毒剂治疗后，继发 AML 和 MDS 的患者明显增多，临床称之为继发性或治疗相关性（t-）AML 和 MDS。霍奇金淋巴瘤接受 6 个疗程 MOPP/ABVD 方案联合化疗后，约 1.5% ~4% 的患者在6 ~8 年发生 t-AML/MDS；老年患者及接受更强烈化疗的霍奇金淋巴瘤复发患者，8 ~ 10 年后继发 AML/MDS 的更高达 6% ~15%。非霍奇金淋巴瘤经 COP 或 CHOP 等方案治疗后，5 ~ 15 年累计 t-AML/MDS 的发生率可达 1.3% ~17%。多发性骨髓瘤和华氏巨球蛋白血症常接受烷化剂和皮质激素治疗，其5 ~15 年的 t-AML/MDS 累计发生率为 2.5% ~20%。儿童 ALL 采用含鬼臼毒素和 L-门冬酰胺酶的方案治疗后，4 ~6 年的 t-AML 发生率为 3.5% ~5.5%，患者多为粒-单核细胞或单核细胞白血病，常有 11q23/*MLL* 基因易位。卵巢癌治疗后继发白血病几乎都有美法仑等烷化剂应用有关，其 5 ~ 10 年 t-AML/MDS 的累计发生率为 7.5% ~11%。临床报道的乳腺癌继发 AML/MDS 的发生率差别较大，可能主要与化疗方案的演变有关。结肠癌和银屑病经 ICRF-159 治疗后可继发白血病；国内自 1985 起亦相继报道银屑病经乙亚胺和乙双吗淋治疗后可继发 AML，特别是 APL。

最近 40 年对细胞毒剂致白血病作用的研究较为深入，主要涉及烷化剂和拓扑异构酶Ⅱ抑制剂。环磷酰胺、苯丁酸氮芥和白消安等烷化剂引起的 AML 与患者年龄和药物累积剂量有关，潜伏期一般为 4 ~8 年，常先发生 MDS，有-7/5q-和-5/5q-等核型改变，疗效差。致白血病效应主要与药物的累积剂量有关。不同烷化剂致白血病的作用也不一致，如氮芥和美法仑的致白血病作用就要强于环磷酰胺。烷化剂可致基因点突变，使 *RAS* 等原癌基因突变激活，也可致染色体缺失和 5 号、7 号染色体不平衡易位。约 22% ~38% 的烷化剂治疗相关 MDS 或 AML 存在 *AML1* 基因突变。肿瘤抑癌基因 *NF1* 或 *p53* 突变，细胞色素 P450、谷胱甘肽 S-转移酶及 NAD(P)H 等药物代谢相关酶的遗传学变异，以及 XRCC1 和 hMSH2 等 DNA 损伤修复相关酶的遗传学变异，都可增加烷化剂致白血病的风险。用基因表达谱分析伴-5 或 5q-的 t-AML 的 $CD34^+$ 细胞，发现部分患者的白血病干细胞高表达 *CCNA2*、*CCNE2* 和 *CDC2* 等细胞周期相关基因，细胞周期检测点基因 *BUB1*，或生长相关基因 *MYC*，以及 *ICSBP* 基因缺失；其余患者则有涉及造血的转录因子基因 *TAL1* 和 *GATA1* 表达下调，及细胞信号传导中与生存相关的基因如 *FLT3* 和 *BCL2* 等表达增高。

阿霉素、比红霉素、依托泊苷和表鬼臼毒噻吩糖苷等 TopoⅡ抑制剂引起 AML 的潜伏期一般仅 1 ~3 年；剂量越大，应用时间越长，致白血病的风险也越大。患者主要为单核细胞型和粒-单核细胞白血病，也可为 M3 或 M4Eo，常无明显的 MDS 前期阶段。主要遗传学改变为 11q23/*MLL* 基因易位，易位伴侣基因多达 80 余种；也可为 *AML1* 基因易位或 inv(16)、t(15;17)等，预后相对较好。TopoⅡ抑制剂能稳定 TopoⅡ与 DNA 的结合，使 DNA 发生断裂和重组；除引起 11q23/*MLL* 基因或 21q22/*AML1* 基因平衡易位、形成融合基因外，也可致编码 DNA 损伤修复的关键酶基因发生缺失突变。对 DNA 断裂和重组的位点进行序列分析发现，TopoⅡ的切割位点与 DNA 酶Ⅰ(DnaseⅠ)高敏位点相一致。TopoⅡ主要识别 DNA 结构，而非特异的 DNA 序列。DNaseⅠ可能使染色质结构开放，便于 TopoⅡ对 DNA 进行切割。

2. 其他药物　黄酮类、儿茶酚、咖啡因、喹诺酮类和农业用杀真菌剂双硫胺甲酰以及治疗生殖器疣的鬼臼树脂具有 TopoⅡ抑制活性，妊娠期接触这些物质可致伴 *MLL* 基因易位的婴儿白血病患病率增加。氯霉素、保泰松及其衍生物磺吡酮等可致骨髓抑制、再生障碍性贫血、粒细胞缺乏症或 AML。氯喹、甲氧沙林和抗精神病药麦角酰二乙胺也有致 AML 的报道。

三、病毒因素

1908 年 Ellerman 和 Bang 用无细胞滤液成功地诱发了鸡白血病，这是最早发现病毒可致白血病的实验证据。后来的研究证实病毒可诱导鼠、猫和牛等哺乳动物发生白血病和淋巴瘤。动物白血病病毒病因学的研究有力地推动了人类白血病病毒病因学的研究。1980 年和 1981 年美国和日本的两个实验室分别从皮肤 T 细胞淋巴瘤和成人 T 细胞白血病的体外细胞培养中分离出 C 型 RNA 反转录病毒 HTLV-Ⅰ，成为第一个被发现的致人白血病的反转录病毒。

1977 年日本学者高月清在日本京都提出一种新的病种，即成人 T 细胞白血病/淋巴瘤（ATL）。患者为成年人，以皮肤浸润性红斑、淋巴结肿大和肝脾大为主要表现，外周血 $CD4^+$ 异常成熟 T 淋巴细胞显著增多，常伴溶骨性损害和高钙血症，而血小板减少和贫血较为少见。ATL 流行于日本西南地区、加勒比、非洲和中南美洲、美拉尼西亚和巴布亚新几内亚等地，与 HTLV-Ⅰ 病毒感染的流行区域一致。HTLV-Ⅰ病毒主要通过性和哺乳传播，由丈夫传给妻子，妻子经哺乳传给子女。1994 年日本流行病学调查发现 HTLV-Ⅰ感染者 120 万，每年新增 ATL 病例 700 例；HTLV-Ⅰ感染者大多无症状，约 1/80 随后可发展为 ATL，潜伏期最长可达 20 年。ATL 与 HTLV-Ⅰ的流行区域一致，患者的血清中 HTLV-Ⅰ病毒抗体阳性，ATL 细胞的基因组可分离出 HTLV-Ⅰ原病毒 DNA 序列，人类 T 细胞体外转染 HTLV-Ⅰ病毒后又可获得永久性生存的特性，这些都证明 HTLV-Ⅰ感染与 ATL 致病密切相关。HTLV-Ⅰ能特异感染人 $CD4^+$辅助 T 淋巴细胞，受感染的细胞表达 IL-2 受体并失去对外源性 IL-2 的依赖，从而获得永久生长的特性。除携有 *gag*、*pol* 和 *env* 等反转录病毒的结构基因外，HTLV-Ⅰ病毒还携有编码非结构蛋白的 *Tax* 基因。Tax 蛋白不能直接与 DNA 结合，但对多种基因转录具有反式调节作用，例如能促进转录因子 E2F-1 表达，抑制 *p53* 等肿瘤抑癌基因表达，并激活 NF-κB 途径等，在病毒转化 T 淋巴细胞中起着关键作用。

EB 病毒（EBV）与流行性 Burkitt 淋巴瘤/白血病（BL）、鼻咽癌、免疫缺陷患者弥漫性大 B 细胞淋巴瘤（DLBCL）、霍奇金淋巴瘤和少数 T 细胞淋巴瘤等致病有关。BL 为成熟 B 细胞淋巴瘤/白血病，具有特征性的 *C-Myc* 基因易位。易位 *C-Myc* 基因因受免疫球蛋白重链（*IgH*）或轻链（*Igκ/λ*）基因的强启动子调控而表达显著增高，是 BL 致病的关键。BL 分为流行性、散发性和 AIDS 相关等三种类型。EBV 最先发现于培养的 BL 细胞。几乎所有流行性 BL 的肿瘤细胞都有 EBV 感染，散发性和 AIDS 相关的 BL 也分别有 15% ~25% 和 30% ~40% 存在 EBV 感染，提示 EBV 感染可能参与了 BL 的致病过程。EBV 感染可刺激免疫球蛋白基因重排的 B 细胞池扩增，使携有 *C-Myc* 基因重排的异常 B 细胞克隆增殖。免疫缺陷继发的 DLBCL 也多有 EBV 感染，50% 以上霍奇金淋巴瘤的恶性 R-S 细胞可找到 EBV 感染的证据，提示这些肿瘤的发生与 EBV 感染有一定关联。

其他与淋巴肿瘤致病相关的病毒还包括 HTLV-Ⅱ、HHV-6、HHV-8 和丙型肝炎病毒（HCV）等。1982 年 Kalyanaraman 等首先在一例罕见的毛细胞白血病 T 细胞变异型患者中分离出 HTLV-Ⅱ。后来发现仅少数淋巴肿瘤和 HTLV-Ⅰ阴性的热带痉挛性轻截瘫症（tropical spastic paraparesis，TSP）患者感染了 HTLV-Ⅱ，而 HTLV-Ⅱ感染更多见于静脉吸毒者。Salahuddin 等最初在 6 例不同的淋巴增殖性疾病患者的 B 细胞中分离出 HHV-6，继而确定该病毒还是幼儿急疹（roseola infantum）和免疫低下者肺炎的病原体。HTLV-Ⅱ和 HHV-6 感染与淋巴增殖性疾病致病的关系还未阐明。HHV-8 又称为卡波西肉瘤病毒（KSHV），见于 AIDS 相关的 B 细胞淋巴瘤和多中心性巨大淋巴结增生症（multicentric Castleman disease，MCD）。HHV-8 可与 EB 病毒协同转化 B 淋巴细胞。HCV 感染常见于Ⅱ型冷球蛋白血症患者，易继发 B 细胞肿瘤。HCV 感染可能与淋巴浆细胞淋巴瘤、边缘区淋巴瘤等隐袭性 B 细胞淋巴瘤和弥漫性大 B 细胞淋巴瘤 DLBCL 的致病有关。幽门螺杆菌属于革兰阴性杆菌。幽门螺杆菌感染与消化系溃疡、胃癌和黏膜相关淋巴组织淋巴瘤的致病有关。

四、遗传因素

遗传因素对白血病致病有重要的影响。文献中有时会报道一个家庭或同一家族相继发生多例白血病病例。例如 Gunz 等报道一家 3 代 293 人先后有 13 人患白血病，而染色体核型未见异常。Pendergrass 等报道一个家庭中 12 位兄弟姐妹有 4 例患白血病。日本至 1975 年已有 73 个家庭白血病报告，其中同胞患病的有 29 个家庭（39.7%），亲子患病的有 15 个家庭（20.5%）。Frederick 等报告一家 8 个男孩患白血病或 MDS，8 个患病男孩为同父异母。我国冯宝章等也报道了一个家系连续 3 代 22 名成员中有 7 例发生 AML。总的来说白血病患者的一级亲属患 AL 的风险是普通人群的 3 倍。目前对家庭白血病的发生尚无确切解释，可能与遗传素质有关,也可能与共同生活环境下接触相同的致白血病因素有关。

确定某类疾病遗传可能性的经典方法是研究双生子的疾病状态和评价人类白血病抗原(HLA)与疾病的相关性。文献中常有双生子患白血病的报道。1928 年最初报道了一对双生子同患慢性淋巴细胞白血病。MacMahon 等调查了 467 例小儿白血病,发现 77 例为双生子,其中 67 例仅其中一方患白血病,双方都患病的有 5 对,均为单卵双生。Keith 等分析了文献报道的 87 例双生子白血病,发现双生子白血病多于 7 岁以内患病,双生子 2 岁以内相继发病的多为单卵双生,提示白血病患病与子宫内事件有关。单卵双生子如一方 6 岁以内患病,则另一方有 25% 的可能也发生白血病。单卵双生子胎儿在子宫内发育时,白血病细胞可经胎盘脐带血由双生子的一方转移到另一方体内。HLA 分型与白血病患病风险的相关性研究常有较多相互矛盾的结论,但有研究认为 HLA-C 基因座的等位基因与急性白血病患病之间存在着非随机的遗传学关联。需进一步采用分子遗传学的方法,对特定人群进行 HLA 分型相关的前瞻性研究,才能明确 HLA 分型是否与白血病患病风险相关。

一些家族性遗传病与白血病致病关系密切(表 70-2)。研究这些遗传病与白血病致病的关系对揭示白血病的致病分子机制有着重要的意义。唐氏综合征(Down syndrome)患者出生后可继发"短暂性骨髓增殖症"(transient myeloproliferative disorder,TMD),AL 的致病风险是正常儿童的 20 倍,其中 AML-M7 的发病率是正常人群的 500 倍。继发 TMD 或 AML-M7 的唐氏综合征患者出生时即有 16 号染色体上的 *GATA1* 基因突变。

表 70-2 白血病致病相关的遗传性疾病

先天性缺陷	骨髓衰竭综合征
唐氏综合征(Down Syn)	范可尼贫血(FA)
布卢姆综合征(Bloom Syn)	先天性角化不良(DC)
单体 7 综合征	舒-戴综合征(SDS)
克兰费尔特综合征(Klinefelter Syn)	先天性无巨核细胞血小板减少症(CAMT)
特纳综合征(Turner Syn)	戴-布贫血(DBA)
先天性畸形综合征(Congenital Dysmorphic Syn)	科斯特曼粒细胞缺乏症(Kostmann agranulocytosis)
多发性神经纤维瘤(NF1)	家族性血小板病/急性髓系白血病(FPD/AML)

布卢姆综合征(Bloom syndrome)是常染色体隐性遗传病,患者染色体脆性增加,易见四射体形成和姊妹染色体互换。其染色体 15q26.1 上的 *blm* 解旋酶基因出现突变,导致 DNA 损伤修复缺陷。

共济失调性毛细血管扩张症(ataxia telangiectasia,*ATM* 基因突变)和着色性干皮病(xeroderma pigmentosum,*XP* 基因突变)亦为 DNA 损伤修复缺陷性疾病。毛细血管扩张性红斑、光敏感、生长迟缓、免疫缺陷、智力发育迟缓及易并发包括白血病在内的多种肿瘤等是这类疾病患者共有的独特表现。婴儿单体 7 综合征是儿童 MDS 的独特病种,与 JMML 有重叠,可由 AA 进展为 AML。

范可尼贫血(Fanconi anemia,FA)是多种 *FA* 基因缺陷所致的常染色体隐性遗传病,患者常有骨骼畸形、矮小症、小头、心脏和生殖泌尿道畸形、皮肤咖啡色素斑和智力发育迟缓等,易继发骨髓造血衰竭,继发 AML 的风险是普通人群的 15 000 倍,至 40 岁时有 52% 可继发 MDS 和 AML。*FA* 基因编码的蛋白正常参与细胞周期调节和 DNA 的损伤修复。*FA* 基因缺陷使细胞对丝裂霉素 C 或双环氧丁烷等高度敏感,染色体的脆性增加,表现出遗传不稳定性。在无 FA 表现的 AML 也发现有几种 *FA* 基因的体细胞突变,进一步说明 *FA* 基因异常与 AML 致病密切相关。

先天性角化不良(dyskeratosis congenita,DC)主要表现为皮肤色素沉着、指/趾甲营养不良和黏膜白斑等,易继发骨髓造血衰竭、MDS 和 AML。DC 是原发性 X 连锁的 DNA 损伤修复缺陷性疾病,与 *DKC1* 基因突变有关。*DKC1* 基因编码的蛋白 dyskerin 是核仁 RNA 颗粒的催化亚基和端粒酶复合物的组成成分,该基因突变使患者过早衰老,易继发 AML。

舒-戴综合征(Shwachman-Diamond syndrome,SDS)为常染色体隐性遗传病,患者染色体 7q11 上的 *SBDS* 基因异常,主要表现为胰腺功能不全、骨骼发育异常、中性粒细胞减少和继发 MDS/AML 的风险增加等;一半以上 SDS 在随访中可发生 MDS/AML,中位发病时间约为 8 年。

戴-布贫血(Diamond-Blackfan anemia,DBA)表现为先天性贫血、骨骼和泌尿生殖器畸形,患者患 MDS/AML 和其他系统肿瘤的风险增加。约 25% 的 DBA 存在 19q13.2 上的 *RPS19* 基因突变,约 2% 的患者则有另一种编码核糖体蛋白亚基的 *RPS24* 基因突变,说明 DBA 属于核糖体蛋白基因缺陷性疾病。另有 25% ~30% 的 DBA 存在 8 号染色体上的基因改变,说明 DBA 致病还有其他的遗传学缺陷参与。

多发性神经纤维瘤Ⅰ型(NF1)和努南综合征

(Noonan syndrome)是两种不同分子突变激活RAS信号传导路径的遗传性疾病，患者易继发包括幼年型粒单细胞白血病(JMML)、MDS和AML在内的髓系白血病。NF1致病与编码鸟苷三磷酸酶的神经纤维瘤蛋白基因*neurofibromin*突变有关，而鸟苷三磷酸酶能使活性的鸟苷三磷酸-RAS转化为无活性的鸟苷二磷酸-RAS；*neurofibromin*突变失活可使活性的鸟苷三磷酸-RAS堆积，致使RAS信号传导持续激活，刺激细胞增殖，增加白血病致病的风险。烷化剂可促进NF1小鼠模型继发白血病，提示*neurofibromin*基因突变是引起白血病的必要而非充分因素。约三分之一的努南综合征有编码PTPN11磷酸酶的基因缺失；*PTPN11*基因胚系突变可致努南综合征和JMML，该基因的体细胞突变则与三分之一的JMML和少数MDS和AML致病有关；PTPN11磷酸酶活性减低将使下游的RAS信号传导路径激活，增加白血病致病风险。

1969年报道的李-弗劳明综合征(Li-Fraumeni syndrome)是常染色体显性遗传的肿瘤家族综合征，患者存在肿瘤抑癌基因*p53*缺失突变，病程中发生肉瘤、乳腺癌和白血病等恶性肿瘤的风险增高。

家族性血小板病/急性髓系白血病(FPD/AML)为常染色体显性遗传病，特征性表现为血小板减少和血小板功能障碍，约30% ~35%的患者病程中易继发MDS/AML。FPD/AML的染色体21q22上的转录因子基因*AML1*存在胚系突变。一个*AML1*等位基因突变失活可使AML1蛋白水平下降，此时如有其他继发突变则易导致白血病发生。另一种家族性白血病则与染色体16q22上的另一种转录因子基因*CBFβ*突变有关。

先天性无巨核细胞血小板减少症(congenital amegakaryocytic thrombocytopenia, CAMT)由*c-mpl*基因的遗传性突变引起，可进展为MDS/AML。先天性中性粒细胞减少症(Kostmann syndrome)为遗传性粒细胞减少，可随着年龄增长而高风险发生MDS/AML。患者经G-CSF治疗8年后约10% ~15%继发AML。

先天性中性粒细胞减少症致病可能与中性粒细胞弹性蛋白酶基因(neutrophil elastase, *ELA2*)突变有关；亦曾发现在进展为AML前患者出现了G-CSF受体基因突变，提示G-CSF受体的自主激活也与继发AML有关。

(秘营昌)

参考文献

1. Hoffman R, Benz Jr EJ, Shattil SJ, et al. Hematology: Basic Principles and Practice, 4th ed. Philadelphia: Elsevier Churchill Livingstone Press, 2005
2. Estey EH, Faderl SH, Kantarjian HM. Hematologic malignancies: acute leukemias. New York: Springer Press, 2008
3. Henderson ES, Andrew Lister T, Greaves MF. Leukemia, 7th ed. Beijing: PMPH, Health Science Asia, Elsevier Science, 2002
4. Yin SN, Li GL, Tain FD, et al. A retrospective cohort study of leukemia and other cancers in benzene workers. Environ Health Perspect. 1989; 82: 207-213
5. Meek ME, Klaunig JE. Proposed mode of action of benzene induced leukemia: interpreting available data and identifying critical data gaps for risk assessment. Interact, 2010, 184: 279-285
6. IARC. Working Group on the evaluation of carcinogenic risks to humans: occupational exposures of hairdressers and barbers and personal use of hair colourants; some hair dyes, cosmetic colourants, industrial dyestuffs and aromatic amines. October 1992, France: Lyon, 6-13. *IARC Monogr Eval Carcinog Risks Hum*, 1993; 57: 7-398
7. Baan R, Straif K, Grosse Y *et al*. Carcinogenicity of some aromatic amines, organic dyes, and related exposures. Lancet Oncol, 2008; 9: 322-323
8. Rollison DE, Helzlsouer KJ, Pinney SM. Personal hair dye use and cancer: a systematic literature review and evaluation of exposure assessment in studies published since 1992. *J Toxicol Environ Health B Crit Rev*, 2006; 9: 413-439
9. Karpas A. Human retroviruses in leukaemia and AIDS: reflections on their discovery, biology and epidemiology. Biol. Rev, 2004; 79: 911-933
10. Gallo RC, Wong-Staal F. Retroviruses as etiologic agents of some animal and human leukemias and lymphomas and as tools for elucidating the molecular mechanism of leukemogenesis. Blood, 1982; 60: 545-557
11. Weiss RA. Retroviruses and human disease. J Clin Pathol, 1987; 40: 1064-1069

第 71 章

白血病的发病机制

研究白血病的病因是为预防白血病提供依据，而研究白血病的发生发展过程及其转归，即白血病的发病机制，不仅可为白血病的早期发现及早期阻断其发生发展过程提供依据，而且为寻求白血病新的治疗对策，并最终使白血病根治成为可能。近年来，对白血病发病机制的研究有了长足的进展，取得了一些共识：白血病干细胞（leukemic stem cells，LSCs）是白血病的起始和维持细胞，白血病的发生是多个基因突变，多种机制参与的；不同病因引起的白血病其发病机制不尽相同。下面仅就这方面的研究进展作一概述。

第一节　白血病干细胞

白血病细胞到底是来源什么细胞？正常造血是有级层的，包括一小部分具有自我更新能力的造血干细胞（hematopoietic stem cells，HSCs）和数量众多但没有自我更新能力的祖细胞。近年的研究发现，白血病细胞也是有层次的，只有一小群白血病干细胞具有自我更新能力，可以重建白血病，这也是人类第一次发现在肿瘤中只有一小群细胞具有重建肿瘤的能力。随后，在神经肿瘤和乳腺肿瘤等实体肿瘤也都证实了肿瘤干细胞的存在，但并非在所有的肿瘤都证实了肿瘤干细胞的存在，因此在所有的肿瘤都存在肿瘤干细胞的观点还没有被所有的学者接受，还需要进行更多的研究。无论如何，绝大多数血液学领域的专家还是认为白血病干细胞是白血病的起始细胞，只有它才能够重建白血病。由于多数白血病干细胞处于静止期，并不分裂，它也是白血病耐药的重要机制之一。只有清除白血病干细胞才能治愈白血病，因此如何靶向清除白血病干细胞是目前的研究热点，如何对这群细胞的数量进行监测和评价疗效也是应该着力研究的。

现有的证据显示具有自我更新能力的白血病干细胞存在于 $CD34^+$ $CD38^-$的细胞群。最有力的证据来自于小鼠移植实验，应用 NOD-SCID 小鼠研究发现 SL-IC 细胞（SCID leukemia-initiating cells）只存在于患者 $CD34^+$ $CD38^-$ 白血病细胞群，而 $CD34^+$ $CD38^+$细胞群中没有。除 APL 以外各种 AML 亚型的 SL-IC 细胞均表达 CD34，而且小鼠连续移植实验证实 SL-IC 具有自我更新能力，可以维持白血病克隆。

LSC 的免疫表型为 $CD34^+$ $CD38^-$，这与正常造血干细胞相同，为了对 LSC 进行研究和靶向治疗，都需要找到 LSC 与正常造血干细胞之间表面标志的区别，近年各国学者在这方面进行了一系列研究，也取得了一些进展。近年研究发现正常造血干细胞表达 CD90 和 c-kit，而 LSC 不表达；LSC 表达 CD96 和 IL3R，而 HSC 不表达。但不同的白血病可能具有不同的白血病干细胞，因此其免疫标志可能也是不同的。比如，虽然 LSC 表达 CD96，仅仅 65% 的 AML 患者的 LSC 表达 CD96。此外 LSC 和 HSC 对细胞信号传导通路的反应也不同。Bmi-1 和 PTEN 是 HSC 自我更新所必需的。LSC 的发生并不需要 Bmi-1，但 LSC 持续的自我更新和增殖却离不开 Bmi-1。而 PTEN 的缺失能促进 LSC 的发生。

HSC 生命周期长，可以有足够的时间获得多次打击转化为 LSC，许多白血病癌基因可以转化 HSC，LSC 的免疫表型与正常 HSC 相似，都为 $CD34^+$ $CD38^-$，这些都支持 HSC 可以作为 LSC 的起源细胞（图 71-1）。此外，来自临床的一些资料也支持 HSC 作为 LSC 的起源细胞。如一些 AML1-ETO 白血病缓解患者骨髓中的 HSC 表达 AML1-ETO，这些表达 AML1-ETO 的 HSC 并不是白血病细胞，在体外可以分化为正常的髓系和红系细胞。这提示 AML1-ETO 白血病是起源于 HSC，这些表达 AML1-ETO 的 HSC 进一步获得突变转化为 LSC。还有 CML 患者的髓系、红系和 B 淋巴细胞，有时甚至 T 淋巴细胞都表达 BCR-ABL，而且有研究发现 CML 患者的内皮细胞和间充质干细胞也表达 BCR-ABL，这提示 CML 的起源是 HSC，甚至可能是更早期的血液血管干细胞（hemagioblast cells）。

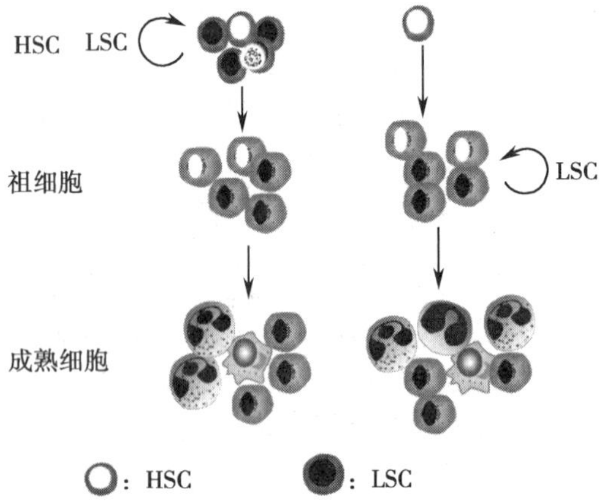

图 71-1 白血病干细胞的起源

最近的一些研究发现，在没有自我更新能力的定向造血祖细胞中，表达一些白血病癌基因可以使这些细胞获得自我更新能力。例如将 *MLL-ENL* 融合基因转导入纯化的共同髓系祖细胞或粒-单核细胞祖细胞，可以使这些没有自我更新能力的细胞获得自我更新能力成为白血病干细胞，可以在体外连续培养，在小鼠连续移植重建白血病。这些带有 *MLL-ENL* 的白血病无论是起源于干细胞、共同髓系祖细胞或粒-单核细胞祖细胞，它们的免疫表型是相同的。这些研究提示一些白血病癌基因如 *MLL-ENL* 可以使祖细胞获得自我更新能力，具有一些造血干细胞的特性。具有这种能力的基因还有 *MOZ-TIF2* 和 *MLL-AF9*，当然并不是所有的白血病癌基因都具有这种特性，如 *BCR-ABL* 就只能转化造血干细胞，不能转化造血祖细胞。对 *MLL-AF9* 转化的粒-单核细胞祖细胞的研究发现，它的基因表达谱与造血干细胞和祖细胞都不同，总体上更接近于祖细胞。因此，这些基因并没有将祖细胞去分化为干细胞，而只是祖细胞获得一些造血干细胞的特性，使它们能够自我更新和快速增殖。当然前述的基因转入细胞后都是在病毒基因启动子调控下高表达的，最近研究将 *MLL-AF9* 分别置于内源调控序列和病毒启动子调控下转入粒-单核细胞祖细胞，发现病毒启动子调控高表达的 *MLL-AF9* 可以转化祖细胞，而内源调控序列调控的 *MLL-AF9* 在祖细胞中表达水平低，不能转化祖细胞。因此，这种转化细胞的能力与基因的表达量是有关系的。还有这些研究都是在小鼠证实了白血病干细胞可以起源于没有自我更新能力的祖细胞（图 71-1），还没有在临床证实白血病患者的 LSC 是起源于祖细胞。因此，临床上白血病患者的白血病干细胞是否可以起源于祖细胞还有待进一步的研究。

针对 LSC 和 HSC 的区别可以进行靶向治疗。白血病干细胞独特的表面标志及信号传导通路可以作为 LSC 的治疗靶点，目前研究发现可以靶向治疗 LSC 的药物可以大致分为三类，一是针对生存信号传导通路的靶向药物，这些靶向药物包括蛋白酶体抑制剂和去甲氧柔红霉素的联合方案、小白菊内酯和 TDZD-8；二是针对自我更新信号传导通路的靶向药物，如使用西罗莫司可以杀伤 PTEN 缺失的实验白血病细胞，同时恢复 PTEN 缺失 HSC 的自我更新能力，还有阻断 hedgehog 信号通路可以抑制骨髓瘤细胞的克隆扩增，促进分化；三是针对 LSC 特异表面标志物的靶向药物，如针对 CD123 的抗体 DT388-IL3，CD44 的单克隆抗体。未来还会有更多的新药问世，这些新药还有可能会通过不同于以上的机制杀伤 LSC。

第二节 细胞分子遗传学异常与白血病的发生

血液系统恶性肿瘤的发生至少需要两个遗传学打击才能发生病变。就急性白血病而言，其生物学行为除了细胞增殖能力增强和凋亡障碍之外，与其他实体肿瘤不同的特征是细胞分化发育障碍。对于急性髓系白血病（AML）而言，现已明确一类遗传学打击产生 *TEL-AML1*、*MLL* 异常、*PML-RARα* 和 *AML1-ETO* 等，导致造血细胞分化发育障碍。另一类遗传学打击产生 *Bcr-Abl*、*FLT3* 内部串联重复（*FLT3* internal tandem duplication，*FLT3*-ITD）、*Ras* 突变和 *Kit* 突变等，导致细胞增殖能力增强（图 71-2）。这一发病模型有三个方面的证据支持：首先，带有 *BCR-ABL* 的慢性粒细胞白血病（CML）在进展为 AML 时，常常会获得 t（3;21）、*AML1-EVI1*、t（8;21）、*AML1-ETO* 或 t（7;11）、*NUP98-HOXA9* 等阻滞分化的异常，带有 *TEL-PDGFBR* 的慢性粒单细胞白血病（CMML）进展为 AML 时，有时也会获得 t（8;21）、*AML1-ETO*；其次，一类遗传学异常的突变很少出现在同一患者，如 *FLT3* 突变和 *Ras* 突变很少发生在同一患者；最后，实验研究也支持这一模型，两类突变可以协同导致白血病的发生，如 *BCR-ABL* 和 *NUP98-HOXA9*，*TEL-*

PDGFβR 和 *AML1-ETO*, *FLT3-ITD* 和 *AML1-ETO*, *FLT3-ITD* 和 *PML-RARα*。对于急性淋巴细胞白血病,除了有 *MLL-AF4* 和 *TEL-AML1* 等分化阻滞打击,也有 *Bcr-Abl* 和 *Myc* 等导致细胞增殖的打击。此外,抗凋亡遗传学打击 *bcl-2* 的异常在淋巴细胞肿瘤的发病中也起到了非常重要的作用。白血病的非随机性染色体异常形成的突变基因在白血病发生中起着重要的作用。认识理解这些突变基因如何改变了造血细胞的增殖、分化与凋亡,就可以明确白血病的发生机制,并可以针对这些致病分子设计研究新的抗白血病药物。下面介绍在恶性血液病中常见的基因异常。

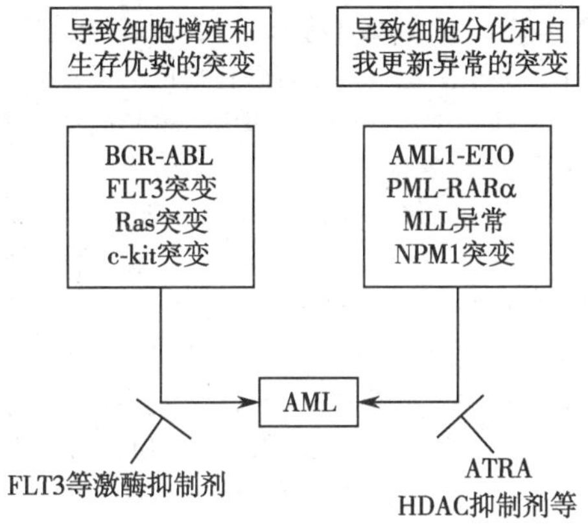

图 71-2 急性髓系白血病的双打击模型

一、核心结合因子(core binding factor,CBF)的异常

CBF 也称为多瘤增强子结合蛋白 2(polyoma enhancer binding protein 2,PEBP2)。CBF 是一个异二聚体转录因子家族。构成异二聚体的一方是 CBFβ(PEBP2β),另一方是三种 CBFα 亚单位之一。这三种亚单位是 CBFα1、CBFα2 和 CBFα3,其中 CBFα2,也称之为 AML1 或 PEBP2αB。在白血病染色体异常中,CBFα2(AML1)和 CBFβ 受到累及,累及 CBF 的融合基因在功能上多通过表现为 CBF 的负显性作用导致白血病的发生。

(一) t(8;21)(q22;q22)与 *AML1-ETO*

CBF 中的 AML1 通过 runt 结构域结合 DNA,AML1 具有激活及抑制靶基因的转录的作用。现已在多种基因的启动子中发现了 AML1 识别结合序列,包括 IL-3、T-细胞受体 α、GM-CSF、M-CSF 受体和髓过氧化酶等,这些基因的转录会受到 AML1 的调节。AML1 激活转录的作用在于其能与核共激活复合物结合,募集组蛋白乙酰基转移酶,使靶基因组蛋白赖氨酸乙酰化,激活靶基因转录。AML1 在组织中广泛表达,在造血细胞中表达较高。基因功能研究表明 AML1 能促进造血干/祖细胞的分化成熟。

在急性髓系白血病中,t(8;21)(q22;q22)是一种常见的非随机染色体异常,这种异常主要见于 AML-M2。t(8;21)(q22;q22)累及 21 号染色体的 *AML1* 和 8 号染色体的 *ETO*(eight twenty one)基因形成 *AML1-ETO* 融合基因。AML1-ETO 中保留了 AML1 的 Runt 结构域,仍能与 DNA 结合,并能与 CBFβ 形成异二聚体,而 ETO 蛋白在 AML1-ETO 中几乎保持完整(图 71-3)。由于 ETO 部分可以通过核辅助抑制复合物募集组蛋白脱乙酰化酶(histone deacetylase,HDAC),AML1-ETO 结合 AML1 的靶基因序列后,许多被 AML1 激活的基因被 AML1-ETO 所抑制,并呈负显性作用(图 71-4)。此外,AML1/ETO 还可以干扰 C/EBPα、PU.1、E 蛋白、GATA1 和 Sp1 的功能。miR-223 可以促进造血细胞的分化,最近的研究发现 AML1-ETO 可以抑制 miR-223 的表达。AML1-ETO 可能通过上述多种途径阻断造血细胞的分化,这是 t(8;21)导致白血病发生中的一个重要机制。此外,AML1-ETO 还可以促进造血干细胞的自我更新促进白血病的发生。但是单独的 AML1-ETO 并不能导致白血病的发生,这可能是由于 AML1-ETO 也具有抑制细胞增殖和诱导细胞凋

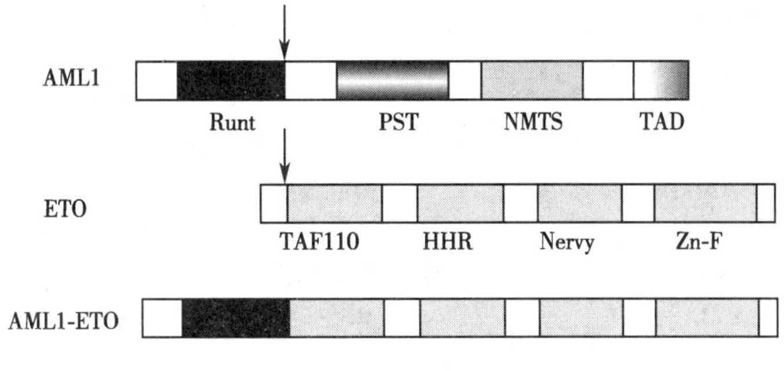

图 71-3 AML1、ETO 和 AML1-ETO 融合蛋白的结构。箭头为断裂、融合的位点

亡的作用,AML1-ETO在导致白血病发生时必须需要其他突变协同,克服AML1-ETO抑制增殖和诱导凋亡的作用才能导致白血病的发生。

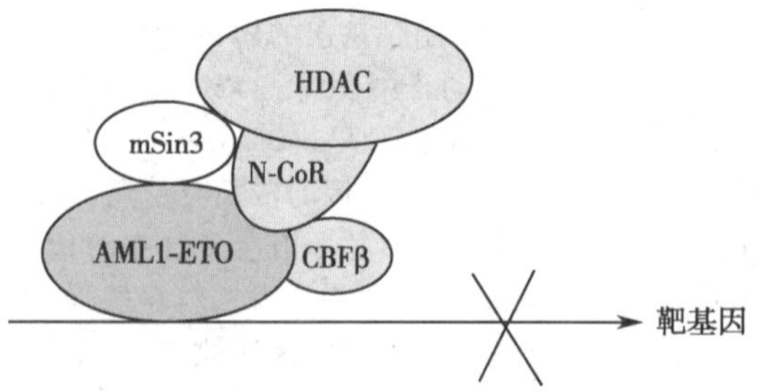

图71-4 AML1-ETO抑制野生型AML1调节的靶基因的转录

(二) t(12;21)(p11-12;q22)与*TEL-AML1*

TEL(translocation,ets,leukemia)基因定位于12号染色体,是类似于Ets家族的转录因子,也称之为*ETV6*(ETS variant gene 6),在组织内广泛表达。氨基端含螺旋-袢-螺旋(helix-loop-helix)区,介导TEL二聚体形成。羧基端是DNA结合结构域,与Ets-1同源,称为ETS结构域。TEL参与造血细胞归巢和定居于骨髓,而不影响造血细胞的分化。而*HOX*基因可能处于CBF调控网络的下游。t(12;21)染色体易位占儿童B系急性淋巴细胞白血病(ALL)的25%,易位形成*TEL-AML1*融合基因,在其中,TEL失去ETS结构域,AML1近乎保持完整。TEL-AML1可以抑制AML1对*TCRβ*和*IL-3*启动子的转录激活,抑制活性区位于TEL的HLH区和AML1的216~290aa,这与TEL能够通过核共抑制复合物募集HDAC有关。携带t(12;21)的B细胞ALL病例中,绝大多数同时伴有TEL的缺失。表明TEL-AML1抑制CBF调节基因的转录及TEL功能的丧失在t(12;21)白血病发病中起重要作用。

(三) *AML1-MDS1/EVI1*与t(3;21)(q26;q22)

t(3;21)(q26;q22)是一种不常见的染色体易位,多见于治疗相关的骨髓增生异常综合征(myelodysplastic syndromes,MDS)和AML,以及慢性粒细胞白血病(chronic myeloid leukemia,CML)的急变期。t(3;21)易位后形成*AML1-EAP*、*AML1-MDS1*、*AML1-EVI1*和*AML1-MDS1/EVI1*融合基因转录本。

*AML1-EAP*融合基因中EAP读码框架易位,导致该融合基因mRNA编码AML1的1~241aa,这种短AML1对全长野生型AML1发挥负性作用。

AML1-MDS1及AML1-MDS1/EVI1可以抑制AML1对靶基因的转录激活作用。AML1-MDS1/EVI1和AML1-EVI1的某些作用与EVI1相似,均可与Smad3作用,从而抑制TGF-β的信号传递,解除TGF-β对细胞生长的抑制作用。AML1-MDS1/EVI1一方面可以抑制AML1活性,另一方面兼备EVI1的作用,这在白血病发病中起着重要作用。

(四) inv(16)(p13;q22)或t(16;16)(p13;q22)与*CBFβ-SMMHC*

AML-M4Eo最常见的染色体异常是inv(16)(p13;q22),在AML的染色体异常中占12%,少部分为t(16;16)(p13;q22)。Inv(16)与t(16;16)两种异常均形成*CBFβ-SMMHC*融合基因。*CBFβ*基因定位于16q22,是CBF的亚单位,与CBFα构成异二聚体。CBFβ在细胞核及胞质内表达量相当,呈弥散样分布。CBFα可以将CBFβ自胞质带至胞核。CBFβ本身不具备DNA结合能力,但与CBFα形成异二聚体后,增强CBFα对DNA的结合力,增强CBFα的转录激活作用。平滑肌肌凝蛋白重链(smooth muscle myosin heavy chain,SMMHC),也称之为MYH11(myosin heavy chain 11),是一种很大的分子。SMMHC中的α螺旋可以介导其形成二聚体和多聚体。

*CBFβ-SMMHC*形成融合蛋白后会定位于细胞胞质。由于CBFβ-SMMHC仍能与CBFα形成异二聚体,由此,CBFβ-SMMHC可以将CBFα滞留于细胞胞质内。由于上述性质,CBF β-SMMHC可以干扰AML1激活转录作用以及AML1与CBFβ的协同激活作用。CBF β-SMMHC以负显性作用抑制CBF β的作用,抑制造血细胞分化。另外,CBF β-SMMHC可以减低*p53*的表达,抑制细胞凋亡。除此之外,CBF β-SMMHC可以抑制细胞由G1期进入S期,减低细胞增殖,提示有其他突变或"第二次打击"事件绕过CBF β-SMMHC的生长抑制作用,导致AML1-M4Eo的发生。

二、*MLL*基因异常

*MLL*基因(myeloid/lymphoid leukemia或mixed lineage leukemia)也称为*ALL1*(acute lymphocytic leukemia 1)或*HRX*(homolog of trithorax),具有三个区域与果蝇三胸蛋白同源。累及*MLL*基因的白血病既可见于ALL,也可见于AML。见于AML的MLL异常,除MLL-PTD主要见于M1和M2外,其他的MLL融合基因大多见于M4和M5。

MLL蛋白包括氨基端的AT吊钩、SNL1和SNL2基序以及CxxC结构域,这些结构域通常保留在融合蛋白中。其中AT吊钩可以特异结合AT富集的DNA小沟。MLL羧基端包括PHD、转录激活和SET结构域,通常被伙伴蛋白取代(图71-5)。其中的SET结构域具有组蛋白甲基化活性,可以使组蛋白 H3K4 甲基化,从而激活包括 *Hox* 基因家族等靶基因的转录。MLL 对 *Hox* 基因家族中的许多基因都有调控作用,其中,Hoxa9 和 Hoxa10 在造血调节中发挥作用。MLL 调节有造血调节作用的 *Hox* 基因,也是 MLL 融合蛋白导致白血病的重要机制。基因敲除实验提示 MLL 作用于造血干细胞向定向祖细胞发育和扩增的早期造血阶段。

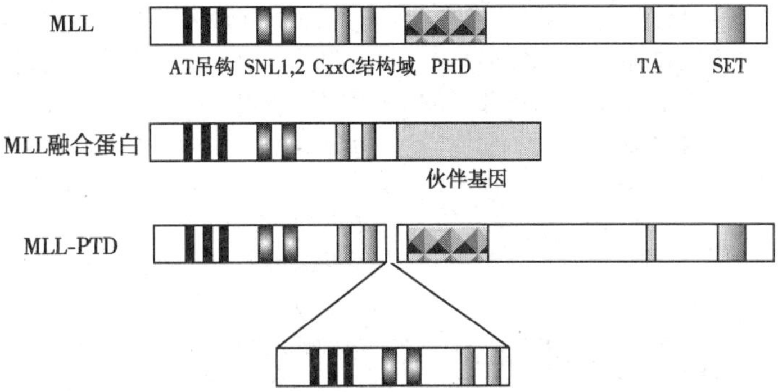

图 71-5　常见的 *MLL* 融合基因的断裂、融合位点和 *MLL* 内部串联重复突变结构

累及 *MLL* 基因的染色体易位中,已发现 80 余种基因与 *MLL* 形成融合基因。最常见的 5 种 *MLL* 融合基因是 t(4;11)(q21;q23);*MLL-AF4*、t(9;11)(p22;q23);*MLL-AF9*、t(11;19)(q23;p13.3);*MLL-ENL*、t(10;11)(p12;q23);*MLL-AF10* 和 t(6;11)(q27;q23);*MLL-AF6*;这 5 种融合基因大约占所有 *MLL* 基因易位的 80%。*MLL* 的伙伴基因可以大致分为 5 类,但只有一部分可以分类。第一类是 AF4、AF9 和 AF10 等核蛋白;第二类是带有螺旋-螺旋寡聚化结构域的胞质蛋白,这些寡聚化结构域对于转化很重要;第三类是 septin 蛋白家族的蛋白;第四类是组蛋白乙酰化酶 p300 和 CBP,在形成融合蛋白时保留了乙酰化酶活性;第五类是 MLL 的部分串联重复(MLL-PTD)(图 71-5)。所有的 *MLL* 伙伴基因保持原有的读码框架,提示伙伴基因对于相应融合蛋白的转化活性是必需的。所有 MLL 融合蛋白的共同特点是都保留了 AT 吊钩和锌指 CxxC 基序,这两个结构域对于融合蛋白的转化能力是必需的。除 MLL-PTD 外,所有的融合蛋白都缺失了甲基化组蛋白 H3K4 的 SET 结构域,但绝大多数融合蛋白还是能够上调 *Hox* 等 MLL 靶基因的表达。*Hox* 等基因表达的上调对于 MLL 融合蛋白转化细胞是非常重要的。动物实验表明 MLL 融合蛋白不仅能够将造血干细胞转化为白血病干细胞,还可以将造血祖细胞共同髓系祖细胞(CMP)和粒单系祖细胞(GMP)重编程为白血病干细胞,导致白血病的发生。

MLL 融合蛋白异常上调 *Hox* 基因表达的机制可以分以下几种:①MLL-PTD 是唯一一个保留了 SET 结构域的异常 MLL 蛋白,研究表明 MLL-PTD 不仅能够使 H3K4 甲基化,还能够异常募集 p300 和 CBP 使组蛋白 H3 和 H4 乙酰化,从而上调靶基因的表达。具有组蛋白乙酰化酶活性的 MLL-CBP 和 MLL-p300 可能也具有相似的分子机制。②通过伙伴蛋白的寡聚化结构域使融合蛋白寡聚化,从而上调靶基因的表达导致白血病的发生。这类融合蛋白包括伙伴蛋白是胞质蛋白的 MLL-GAS7 和 MLL-AF1P,伙伴蛋白是核蛋白的 MLL-AF9 和 MLL-ENL。但动物实验表明 MLL-AF9 和 MLL-ENL 发生白血病的潜伏期要比 MLL-GAS7 和 MLL-AF1P 短,提示这些核蛋白除了具有寡聚化作用外,还具有其他活性。③伙伴蛋白具有转录调控结构域,通过这些结构域募集转录激活和转录延长复合物上调靶基因的表达,这类伙伴蛋白包括 ELL、AF4、AF9 和 ENL 等。④伙伴蛋白可以直接或间接募集甲基化酶 DOT1L 使组蛋白 H3K79 甲基化,从而上调靶基因的表达。这类伙伴蛋白包括 ELL、AF4、AF9、ENL 和 AF10 等。最近发现 MLL-EEN 可以募集甲基化酶 PRMT1 甲基化组蛋白,这提示组蛋白修饰是 MLL 融合蛋白转化细胞的重要机制。

苏氨酸天门冬氨酸酶 1(threonine aspartase,taspase1)是一种内肽酶,能切割 MLL,切割后的 MLL 片段对调节 *Hox* 基因的表达具有不同的作用。MLL 融合蛋白中缺失了 taspase1 切割位点,提示 MLL 融合蛋白可以模仿未切割的 MLL,在造血细胞中不能适当调节造血细胞中 *Hox* 基因的表达,在白血病发生中发挥作用。这可以部分地解释 MLL 的伙伴蛋白缺少相似性,而且提示 *Hox* 基因的异常是融合蛋白转化细胞的重要机制。

三、维 A 酸受体的异常

急性早幼粒细胞白血病（acute promyelocytic leukemia, APL）最为常见的染色体易位为 t(15;17)(q22;q12)，其他几种少见的染色体易位有 t(11;17)(q23;q12)、t(5;17)(q35;q12)、t(11;17)(q13;q12)、der(17)、t(4;17)(q12;q12)和 *PRKAR1A-RARα*。这 7 种染色体异常所累及的基因以及形成的融合基因均已被克隆，均累及位于 17 号染色体的维 A 酸受体 α（retinoic acid receptor α, *RARα*）基因（图 71-6）。

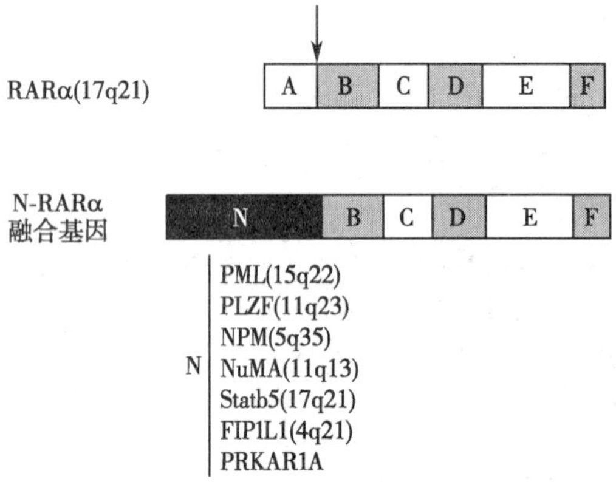

图 71-6 RARα 的功能结构域及其 7 种易位类型的融合基因结构

（一）t(15;17)(q23;q12)与 *PML-RARα*

野生型 RARα 是一个具有转录因子作用的核受体，它与视黄醛受体（retinoid X receptor, RXR）形成异二聚体后，可以与许多基因启动子中的维 A 酸反应元件（retinoic acid response elements, RAREs）结合。在 RARα 不与配体结合时，其配体结合区与核辅助抑制复合物结合，从而募集 HDAC，HDAC 使组蛋白的赖氨酸脱去乙酰基，抑制靶基因的转录。当 RARα 结合配体后构象发生改变，就与核辅助抑制复合物解离，转而与核辅助激活复合物结合，募集组蛋白乙酰基转移酶，使靶基因组蛋白赖氨酸乙酰化，激活靶基因转录。可以看出 RARα 对靶基因转录的调节是双重性的，不结合配体时，抑制转录，结合配体后，激活转录。RARα 的靶基因中许多都与髓系分化密切相关，包括粒细胞集落刺激因子（*G-CSF*）、G-CSF 受体（*G-CSFR*）、*CD11b* 和 *Hox* 基因等。

PML 与 RARα 形成融合蛋白后，PML-RARα 与 RARα 竞争结合 RXR 形成异二聚体，与正常的 RXR/RARα 竞争结合 RAREs，并且处于优势地位。在无维 A 酸刺激下，PML-RARα 抑制转录的程度大于 RARα。生理水平的全反式维 A 酸（all-trans retinoic acid, ATRA）可以使 RXR/RARα 与核辅助抑制复合物解离，而 PML-RARα 仍能与之结合，导致 RARα 靶基因启动子组蛋白的异常去乙酰化。最近有研究发现 PML-RARα 还可以募集甲基化酶（Dnmt1 和 Dnmt3a）导致 RARα 靶基因 DNA 的异常甲基化。因此 PML-RARα 通过组蛋白修饰和 DNA 甲基化表观遗传学机制抑制 RARα 靶基因的转录，阻断髓系分化的某些关键基因的表达。在药理剂量水平 ATRA 刺激下，PML-RARα 可与核辅助抑制复合物解离，而与核辅助激活复合物结合，诱导髓细胞分化基因的表达和急性早幼粒细胞白血病（APL）细胞的分化。ATRA 与 DNA 甲基化抑制剂联合具有协同作用诱导 APL 细胞分化。

另外，正常情况下，PML 分布在细胞核内的核小体结构中，正常的 PML 具有抑制细胞生长、转化和促进凋亡的作用。在 APL 细胞中，PML-RARα 与 PML 形成异二聚体，正常的核小体遭到破坏，这样，PML 抑制细胞生长和促进凋亡的功能便会丧失。APL 细胞经维 A 酸治疗后 PML 又重新定位于核小体中，PML 抑制生长和促进凋亡的功能可能得到恢复。

APL 白血病细胞绝大多数为早幼粒细胞，目前认为 APL 白血病起始细胞也是早幼粒细胞。CD11b 在晚期髓系细胞和单核细胞中表达，使用 CD11b 启动子建立的 *PML-RARα* 转基因小鼠，髓系细胞发育发生轻度改变，不能引发 APL。组织蛋白酶 G（cathepsin G, *CG*）和 *MRP8* 是在早幼粒细胞表达的基因，如使用上述两种基因的启动子建立 PML-RARα 转基因小鼠，则可产生 APL 样表型。在 *CG* 位座上敲入 *PML-RARα*，此种小鼠经历了长时间潜伏期后发生 APL。这些结果提示早幼粒细胞为 PML-RARα "种子"的发育提供了关键的"土壤"。*CG-PML-RARα* 基因敲入小鼠中，PML-RARα 融合蛋白表达量非常低。另外，在 APL 的小鼠模型及患者的白血病细胞中很难检测到 PML-RARα 全长蛋白，只能检测到 PML-RARα 截短型蛋白。这些结果提示 PML-RARα 对早期髓系细胞具有毒性。PML-RARα 蛋白低水平表达可以减低毒性，使转化的髓系前体细胞池得以保存。在 U937 细胞中表达 PML-RARα，发现 PML-RARα 蛋白快速切割成小的片段，切割活性主要来自于中性粒细胞弹性蛋白酶（neutrophil elastase, NE）。*CG-PML-RARα* 敲入小鼠 350 天时全部小鼠发生 APL。$NE^{-/-}$CG-PML-RARα 小鼠可以抵抗白血病发生，出生后 350 天仅有 45% 小鼠发生 APL。NE 产生的阶段主要在早幼粒细胞，此阶段之前几乎无 NE 产生。以上结果初步阐明 PML-RARα 是白血病发生于早幼粒细胞阶段的原因。

（二）其他 RARα 异常

t(11;17)(q23;q12)累及早幼粒细胞白血病锌指基因(promyelocytic leukemia zinc finger，*PLZF*)形成 *PLZF-RARα* 融合基因，在 APL 中十分少见。PLZF-RARα 可以结合于 RARE，还可与 RARα 竞争结合 RARE、RXR 及辅助激活因子。PLZF-RARα 中除 RARα 部分可以对 RARα 靶基因的表达有调节作用外，PLZF 部分也可通过核辅助抑制复合物募集 HDAC，即使药理剂量水平的 ATRA 也不能使之与复合物解离。因此，PLZF-RARα 可以抑制 RARα 靶基因的表达，并且药理剂量的 ATRA 不能解除这种抑制。由此可以解释 ATRA 治疗 t(11;17) APL 无效的原因。

PLZF-RARα 转基因小鼠发生慢性髓系白血病，而非急性白血病，提示 RARα-PLZF 也起重要作用。RARα-PLZF 可以结合 PLZF 的 DNA 结合位点，激活转录。*RARα-PLZF* 的转基因小鼠不发生白血病，只产生髓系造血异常。而同时转染 *PLZF-RARα* 和 *RARα-PLZF* 的转基因小鼠发生 APL，证实 t(11;17) APL 的发病需要 PLZF-RARα 和 RARα-PLZF 两者的共同参与。可能是前者以负显性作用抑制 RARα 靶基因转录，阻断髓细胞分化。而后者以负显性作用抑制 PLZF 的功能，激活细胞周期素 A 的表达，使细胞生长能力增强。两种作用共同导致 APL 表型的产生。

t(5;17)(q35;q12)累及 *NPM*(nucleophosmin)基因形成 *NPM-RARα* 融合基因，NPM-RARα 可以结合 RARE，与 ATRA 结合后激活靶基因的转录，因此，t(5;17) APL 病例对 ATRA 敏感，白血病细胞可被诱导分化。t(11;17)(q13;q12)累及核基质有丝分裂器蛋白(nuclear matrix mitotic apparatus protein，*NuMA*)基因形成 *NuMA-RARα* 融合基因，NuMA-RARα 可能与野生型 NuMA 竞争 caspase，而干扰了细胞凋亡过程。也可能像其他 RARα 融合蛋白一样，负显性作用抑制 RARα 靶基因转录。ATRA 可以诱导 t(11;17)(q13;q21) APL 细胞分化，推测药理剂量水平的 ATRA 可以使 NuMA-RARα 变成转录激活作用。Arnould 等在一例 AML-M1 的患者发现了 *STAT5b-RARα* 融合基因。STAT5b-RARα 可以结合于 RARE 上，抑制 RARα/RXRα 对转录的激活作用。药理剂量水平 ATRA 可以调控 STAT5b-RARα 的转录调节作用。

四、NPM1 突变

NPM1(nucleophosmin 1)基因位于人类染色体 5q35，包含 12 个外显子。NPM1 是一个高度保守的磷酸化蛋白，在各种组织中广泛表达。虽然 NPM1 可以在胞核和胞质之间穿梭，但绝大部分 NPM1 分布在胞核。NPM1 主要有以下几个生理功能：①作为伴侣蛋白和输出信号在核糖体的合成中发挥重要作用；②通过调控中心体的复制维持基因组的稳定性；③NPM1 可以通过与 p53 和 p19ARF 相互作用调控细胞的增殖和凋亡。基因敲除实验发现 NPM1 在造血、尤其是红系造血中发挥了作用。而 NPM1 半倍体不足则会导致基因组的不稳定，产生类似 MDS 的血液系统异常。

2005 年发现在大约 1/3 的 AML 患者存在 *NPM1* 的 12 外显子突变。这一突变使 NPM1 结合核仁所需的色氨酸缺失，同时产生了出核信号基序，这导致正常应定位于胞核的 NPM1 异常的定位于胞质。突变的 NPM1 还可以将野生型的 NPM1 定位到胞质，这看起来有些类似半倍体不足的情况。但实际并非如此，由于突变的 NPM1 仍然可以维持基因组的稳定性，NPM1 突变主要见于核型正常的 AML。NPM1 突变也主要是见于原发 AML，很少见于 MDS 患者。突变的 NPM1 抑制抑癌基因 *p19ARF* 可能是其导致白血病发生的机制之一。此外，NPM1 还可以被募集到维 A 酸的靶基因，作为辅助抑制因子使组蛋白去乙酰化抑制基因转录。NPM1 异常定位在胞质后，这些转录抑制作用被解除，这也是突变 NPM1 致白血病的机制之一，因此使用药物恢复这些异常的转录可能是靶向治疗这些疾病的策略之一。

五、*E2A* 基因重排

t(1;19)(q23;p13)发生在 5%～6% 的儿童 ALL 和更小比例的成人前 B-ALL 中。t(1;19)易位使位于 19p13 的 *E2A* 和 1q23 上的 *PBX1* 相融合。完整的 E2A 作为转录因子包括转录激活结构域和 bHLH 结构域，E2A 有促进转录激活的作用。PBX1 与果蝇的 exd 蛋白同源，与同源异型盒蛋白形成异源二聚体在体节发育中起作用。在融合蛋白中 E2A 保留了转录激活结构域，失去了 bHLH 的 DNA 结合结构域，代之以 PBX1 的同源异型盒 DNA 结合结构域，成为一个嵌合型转录因子。E2A-PBX1 能够转化 NIH-3T3 细胞，而且能使转基因小鼠发生白血病。PBX1 的同源异型盒结构域对 E2A-PBX1 的转化能力是必需的。推测其致细胞转化的可能机制是 E2A-PBX1 与其他的 HOX 蛋白相作用，激活了转化淋巴细胞所需的关键基因。

t(17;19)是一种少见的同样涉及 *E2A* 的染色体易位，与早期前 B-ALL 有关，具有易发生弥散性血管内凝血(DIC)的临床特点。t(17;19)使 E2A 与肝白血病因子(HLF)形成融合蛋白，HLF 是 PAR 亚家族的 bZIP 转录因子，其功能尚不清楚，研究显示 HLF 与蠕虫发育阶段调控神经细胞死亡的 CES-2 蛋白相似。与 E2A-PBX 相似，E2A-HLF 也是由 E2A 的转录激活结构域和 HLF 的 DNA 结合及蛋白相互作用结构域组成。E2A-HLF 能转化 NIH-3T3 细胞，在转基因小鼠也能导致淋巴系统肿瘤。E2A-HLF 融合蛋白是 HLF 功能的显性负性抑制物，E2A-HLF 可能通过激活正常情况下被 CES-2 样蛋白抑制的基因，抑制细胞凋亡，产生白血病表型。

六、*C-Myc* 在白血病和淋巴瘤中的过度表达

C-Myc 基因定位于 8q24，是调控细胞增殖、分化和凋亡的转录因子。C-Myc 在细胞由静止期进入增殖的细胞周期时发挥作用，除促进增殖外，C-Myc 还有阻碍分化的作用。C-Myc 可与 MAX 形成异源二聚体，另外 MAX 也可形成同源二聚体，或与 MAD 和 MXI1 形成异源二聚体。由于在整个细胞周期 MAX 的表达量恒定，C-Myc/MAX 二聚体的比例是由 C-Myc、MAD 和 MXI1 的相对量决定的。当 MAD 和 MXI1 相对表达多时，对靶基因的转录起负调控作用，抑制细胞增殖。当 C-Myc 表达多时，如同恶性血液病时 C-Myc 的组成性表达时，C-Myc/MAX 二聚体占主导，对靶基因的转录起正调控作用，促进细胞增殖。C-Myc/MAX 可能也是通过募集具有组蛋白乙酰化酶活性的蛋白而上调基因转录，而 MAX/MXI1 则通过募集 HDAC 抑制基因转录。

C-Myc 异常可见于所有的 Burkitt 淋巴瘤和 FAB 的 L3 型 ALL。其中 80% 的 Burkitt 淋巴瘤为 t(8;14)(q24;q32) 导致 *C-Myc* 与免疫球蛋白重链基因调节区域并置，其余的为 t(2;8)(p11;q24) 导致与免疫球蛋白 κ 链基因调节区域并置，而 t(8;22)(q24;q11) 导致与免疫球蛋白 λ 链基因调节区域并置。

染色体易位导致 C-Myc 过表达至少有两个机制。除 *C-Myc* 与免疫球蛋白基因调节区域并置使其表达上调外，*C-Myc* 基因自身 5' 端抑制其表达的调节区域，在一部分 t(8;14) 易位中该区域缺失了，而在所有的 t(2;8)、t(8;22) 和另一部分 t(8;14) 易位中，*C-Myc* 基因虽然带有该区域，但易位的 *C-Myc* 基因的该区域都有突变，阻碍了能抑制 *C-Myc* 转录的转录因子与之结合。在肿瘤中，除发现 *C-Myc* 的转录调控异常外，还可以发现 *C-Myc* 的点突变在肿瘤发生中起作用，突变后 C-Myc 的转录激活活性不被 RB 相关蛋白 p107 所抑制。

C-Myc 的致转化能力得到了实验证实。体外强制表达 C-Myc 可使静止期细胞进入细胞周期。用 EB 病毒转染 B 淋巴细胞使其表达 C-Myc 可使 B 淋巴细胞永生，提示 *C-Myc* 是 EB 病毒阳性淋巴瘤导致肿瘤的可能靶基因。*C-Myc* 的转基因小鼠经过一个潜伏期很多都发生 B 细胞肿瘤。由于肿瘤的存在需要 C-Myc 的持续表达，抑制 C-Myc 的表达可使肿瘤失去肿瘤表型，因此 C-Myc 也是一个潜在的肿瘤治疗靶点。

七、T 细胞急性淋巴细胞白血病的转录因子突变

T 细胞肿瘤的染色体断裂点常会累及染色体 14q11 的 *TCRα* 位点或 7q35 的 *TCRβ* 位点，通过染色体易位使 TCR 基因的增强子与其他转录因子并置，导致这些转录因子过表达而使细胞转化。

t(11;14)(p14:q11) 和 t(11;14)(p15:q11) 分别引起 *RBTN1* 和 *RBTN2* 基因与 *TCRα* 易位，导致 RBTN1 和 RBTN2 异常表达。RBTN1 和 RBTN2 高度同源，并且具有称为 LIM 结构域的蛋白质相互作用基序。RBTN1 和 RBTN2 能与 TAL1、TAL2 和 LYL1 相互作用，通过这些蛋白复合物促进转录的激活，在造血发育中起重要作用。在转基因小鼠过表达 RBTN1 或 RBTN2 能导致 T 细胞肿瘤。

t(1;14)(p32:q11) 引起 TAL1（也称 SCL）异常表达，*TAL* 基因编码一种碱性螺旋-袢-螺旋（bHLH）转录因子，是各系造血细胞发生所必需的转录因子。它能与其他的 bHLH 蛋白 E47/E12[196] 形成转录复合物。如前文所述，TAL1 也能与 RBTN1 和 RBTN2 相互作用，提示这些不同染色体易位在致细胞转化机制中的联系。虽然累及 TAL1 的 t(1;14) 易位只发生于 3% 的 T-ALL，但 TAL1 重排和异常表达可在 65% 的 T-ALL 检测到。提示 TAL1 过度表达在许多 T-ALL 的发病机制中起关键作用。

t(10;14)(q24:q11) 引起 *HOX11* 基因易位到 *TCRδ* 位点，在 T-ALL 和 T 淋巴瘤中都有发生。HOX11 是一种有转录活性的蛋白，具有 DNA 结合活性的同源异型盒结构域，这种蛋白正常情况下不在 T 细胞表达。在 T-ALL 还存在 t(7;19)(q35:p13) 易位导致 *LYL1* 基因与 *TCRβ* 位点并置，使 *LYL1* 基因过度表达。其中 HOX11、TAL1 和 LYL1 在 T-ALL 中的异常表达是互斥的。

八、*ABL* 基因异常

t(9;22)(q34;q11) 染色体易位称为 Ph 染色体。现已明确 CML、1% ~2% AML、5% 的儿童 ALL 以及 15% ~30% 成人 ALL 伴有 t(9;22)。Ph 染色体为 9 号染色体长臂上的 *ABL* 基因与 22 号染色体上的 *BCR*(breakpoint cluster region) 基因发生融合。这是在人类白血病染色体易位中发现的第一个融合

基因。

（一）*BCR* 基因

BCR 基因由23外显子构成，在各种组织中广泛表达。从氨基到羧基端可以划分为几个结构域：①二聚体区（dimerisation domain，DD）介导了BCR之间二聚体的形成；②SH2结合区，可以结合ABL的SH2区；③丝氨酸/苏氨酸激酶激活区；④Rho鸟苷酸交换因子（Rho guanine-nucleotide exchange factors，Rho-GEF）同源区，该区加速Ras-GTP的转换，使Ras的活性提高；⑤Ras相关蛋白p21和p21rac的GTP酶激活蛋白（GTPase activating protein，GAP）同源区，可使Ras结合的GTP加速水解成GDP，而使Ras失活。

（二）*ABL* 基因

ABL 基因由12个外显子组成，在脾、胸腺和睾丸高表达。由于转录后不同剪切，产生两种mRNA，长度分别为6kb与7kb，编码蛋白均为145kD。B型蛋白氨基末端的甘氨酸可以被肉豆蔻酰化，引导蛋白定位于细胞膜上。而a型蛋白则无肉豆蔻酰化信号，主要定位于细胞核内。基因功能的研究提示ABL是细胞生长负性调节因子。

从氨基端到羧基端可以划分以下几个结构域：①SH3区，参与蛋白间的相互作用，ABL失去SH3后，则可激活转化细胞的能力；②SH2区，可以结合蛋白中磷酸化的酪氨酸残基；③SH1区，也称之为酪氨酸激酶区，可以使酪氨酸残基磷酸化；④ABL结合位点；⑤核定位信号（NLS）；⑥DNA结合区；⑦肌动蛋白结合区。

（三）*BCR-ABL* 融合基因

在形成融合基因时，*ABL* 断裂点主要位于第1或第2内含子上，而 *BCR* 的断裂点有三个区域。①主要断裂点聚集区（major breakpoint cluster region，M-bcr），在绝大部分CML及50%以上成人ALL的t(9;22) *BCR* 断裂于此区，早期认为 *BCR* 断裂于第2、3内含子上，产生的融合基因转录本有两种，分别为b2a2和b3a2，以b3a2多见。随着 *BCR* 基因结构清楚之后，发现上述断裂点实际位于第13、14内含子上，b2a2与b3a2分别包含了 *BCR* 第1-13与1-14外显子。目前仍然用b2a2和b3a2描述上述两种BCR-ABL融合基因，两者均编码210kD蛋白（$p210^{BCR\text{-}ABL}$）；②次要断裂点聚集区（minor breakpoint cluster region，m-bcr），位于 *BCR* 的第1内含子，见于50%的Ph^+的成人ALL，80% Ph^+的儿童ALL。这样 *BCR* 的第一外显子与 *ABL* 融合（e1a2），翻译产生190kD蛋白（$p190^{BCR\text{-}ABL}$）；③微小断点聚集区（μ-bcr），位于 *BCR* 第19内含子。*BCR* 的1-19外显子与 *ABL* 融合（e19a2，前称为c3a2），编码230kD蛋白（$p230^{BCR\text{-}ABL}$）。

P190、p210和p230蛋白中，ABL蛋白结构几乎保持完整。BCR-ABL定位于细胞质内，依靠BCR的双聚体区，形成二聚体，这样使得BCR-ABL酪氨酸激酶活性明显提高，并且可以相互使酪氨酸磷酸化。BCR-ABL致白血病的机制是BCR-ABL可使细胞恶性转化和增殖；可以诱导造血细胞脱离对造血生长因子的依赖性，抑制造血细胞凋亡；抑制髓系祖细胞对骨髓基质细胞的黏附。BCR-ABL本身有多个功能结构域，与多种下游信号传递途径有关联，而导致上述现象的发生。

1. 诱导细胞转化和增殖　BCR-ABL蛋白对于Ph^+细胞的增殖是必需的，通过激活下述信号传递途径而介导了细胞增殖活性。

（1）Ras途径：Ras在传递受体酪氨酸激酶的丝裂信号上起着重要作用。BCR-ABL通过形成同二聚体，交互使对方酪氨酸磷酸化。磷酸化的BCR与接头蛋白的SH2结合，这些接头蛋白的SH3区与SOS交换因子的脯氨酸富集区结合，从而使Ras-GDP转换为Ras-GTP，触发一系列激酶蛋白的链式激活。激活的Ras可以分别引起ERK（extracellular signal regulated kinase）和JNK（Jun-terminal kinase）的活化，最终导致fos和Jun表达升高。

（2）Myc途径：ABL的SH2区可引起Myc和细胞周期蛋白素D1表达升高。BCR-ABL失去SH2区后，丧失转化为成纤维细胞的能力，在同一细胞内表达Myc则可以恢复这种突变BCR-ABL的转化效应。

（3）磷脂酰肌醇3'激酶（phosphatidylinositol 3 kinase，PI_3K）途径：PI_3K由p85的调节亚单位与p110催化亚单位组成。p85含有SH2和SH3区，可以与BCR-ABL结合，使p110磷酸化而激活。

（4）C-CBL途径：C-CBL可与BCR-ABL结合，也可与其他多种蛋白结合，包括Grb2、NCK、14-3-3蛋白、Src激酶和PI_3K的p85亚单位。CRKL属于CRK接头蛋白家族，可以结合不同的信号传递分子，包括C-CBL、p130CAS、BCR-ABL、SOS和PI_3K。通过这些蛋白之间的相互作用形成多聚体复合物，BCR-ABL、C-CBL和PI_3K在多聚体复合物的转化中可能起重要作用，这种复合物下游激活的靶目标包括丝氨酸/苏氨酸激酶类的蛋白激酶B（PKB，protein kinase B）或AKT。

（5）NF-κB途径：NF-κB是一种转录调节因子，参与调节免疫性反应、细胞增殖与分化基因的表达。近来发现BCR-ABL可以活化NF-κB依赖性基因表达。活化的NF-κB也可阻断caspase 8的激活来抑制TNF-α等刺激引起的凋亡。因此，BCR-ABL可以同时刺激增殖和阻断凋亡。

2. BCR-ABL 诱导产生生长因子非依赖性增殖与抑制凋亡 造血细胞能够在无外源性生长因子刺激下增殖是白血病发生的一个重要步骤。BCR-ABL 可以解除髓系祖细胞系对外源性因子的依赖。BCR-ABL 诱导产生 IL-3 和 GM-CSF 自分泌环路可能是 BCR-ABL 表达细胞产生自律性生长的原因。已发现 CML 原始细胞分泌产生 IL-3 与 GM-CSF，并可刺激 CML 细胞的增殖。

凋亡抑制是 CML 髓细胞扩增的原因之一。BCR-ABL 可以通过上调 BCL-2 的表达使细胞对凋亡刺激不敏感。另外 BCR-ABL 还可以使凋亡促进因子 Bad 被持续磷酸化，定位于胞质中，不能转至线粒体而逃逸凋亡。BCR-ABL 也可保护死亡受体 Fas 介导的细胞杀伤作用。BCR-ABL 还可以通过激活 STAT 发挥抗凋亡作用。

3. CML 细胞的黏附异常 造血细胞黏附于骨髓基质在造血调控起着十分重要的作用。CML 未成熟的髓系细胞释放入外周血，提示 CML 细胞可能有黏附缺陷与归巢障碍。已发现 CML 细胞表面的黏附分子表达降低，结合纤维连接蛋白和基质细胞的能力降低。BCR-ABL 还可以使斑状黏附蛋白磷酸化，这些斑状黏附分子的改变可能引起了 CML 细胞的黏附缺陷。

九、FLT3 异常

FLT3 基因位于染色体 13q12，属于Ⅲ型受体酪氨酸激酶亚家族成员，与其配体（FL）在造血干/祖细胞的增殖和分化中起重要的调节作用。近年研究发现，*FLT3* 基因的突变与急性白血病的发生密切相关。目前，认为 FLT3 的激活突变是 AML 中最常见的分子异常。现在所知的 *FLT3* 突变主要包括两种：内部串联重复突变和点突变，*FLT3* 突变可见于 1/3 核型正常的 AML 患者（图 71-7）。

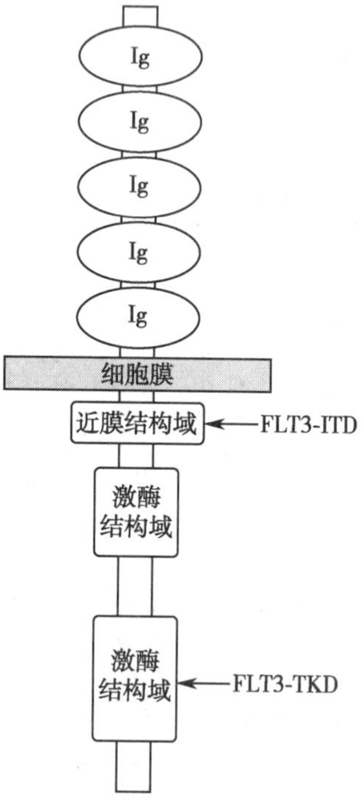

图 71-7 *FLT3* 基因结构域及 FLT3-ITD、FLT3-TKD 突变结构域

（一）内部串联重复

内部串联重复（internal tandem duplication，ITD）是近年来在急性白血病患者中发现的 *FLT3* 基因最常见的一种突变类型，可见于 25% ~35% 成人 AML 和 12% 的儿童 AML。目前认为 ITD 位于第 14 ~ 15 外显子，而非最初认为的第 11 ~12 外显子。

FLT3 与其配体 FL 结合后，激活 PI_3K（phosphatidylinositol 3 kinase）和 Ras 途径，导致细胞增殖加快和细胞凋亡受抑。ITD 突变导致 FLT3 受体的组成性激活，FLT3-ITD 除了可以激活 PI_3K/Akt 和 RAS/MAPK 外，组成性激活的 STAT5 与 FLT3-ITD 相关，而野生型 FLT3 则不能使 STAT5 组成性激活。突变型 FLT3 和野生型 FLT3 的抗凋亡途径也不同，野生型 FLT3 通过保持 Bad 的磷酸化状态抗凋亡，而 FLT3-ITD 除保持 Bad 的磷酸化状态，还使 Bcl-XL 低表达抗凋亡。FLT3-ITD 不仅存在抗凋亡和促增殖信号传导通路，而且还可以通过抑制 C/EBPα 和 PU. 1 导致细胞分化阻滞。FLT3 还可以使 β-catenin 磷酸化，有助于细胞转化，增加活性氧的产生导致基因组 DNA 的不稳定。

在动物水平，伴有 FLT3-ITD 突变的原代 AML 原始细胞比缺乏突变的细胞更容易植入 NOD-SCID 小鼠体内。然而，伴有突变的原代细胞在体外却显示增殖能力下降。给 NOD-SCID 小鼠注射有 FLT3-ITD 结构的 MV4-11 细胞，小鼠出现白血病浸润并在注射后数周内死亡。FLT3-ITD 能产生慢性骨髓增殖表型，当表达在原始造血干细胞时即产生慢性骨髓增殖性疾病。因此，组成性激活的酪氨酸激酶对于骨髓增殖表型是必要的和充分条件，但它们本身却不能引起以造血干/祖细胞分化受损为特征的急性白血病。一系列的证据显示在急性白血病的发生过程中尚需其他“打击”共同参与，最近就有研究发现 FLT3-ITD 可以协同 AML1-ETO 或 CBFβ-SMMHC 导致白血病的发生。

（二）FLT3 酪氨酸激酶结构域（FLT3-TKD）点突变

在一些无 FLT3-ITD 的 AML 患者中，也发现了非配体依赖的 FLT3 的组成性激活，FLT3-TKD 可见于 5% ~10% 的 AML，这些突变主要为 D835 和

I836，较少见的突变有 Y842C，K663Q 和 V592A。现已发现点突变也能使 FLT3 组成性激活，与 FLT3-ITD 不同，FLT3-TKD 不能激活 STAT5，也不能抑制 C/EBPα 和 PU. 1。FLT3-TKD 只能产生寡克隆性的淋巴增殖性疾病。和 FLT3-ITD 突变不同的是，FLT3-TKD 的临床相关性还有一些争议。

十、间变性淋巴瘤激酶

t(2;5)(p23;q35)见于间变性大细胞型淋巴瘤，间变性大细胞型淋巴瘤起源于活化的 T 细胞，表达 IL-2 受体，通常表达 CD30(Ki-1)。t(2;5)易位导致非核糖体核仁磷酸蛋白(*NPM*)基因与间变性淋巴瘤激酶(*ALK*，属于受体酪氨酸激酶)基因形成融合基因，编码融合蛋白。NPM-ALK 融合蛋白的 NPM 部分提供二聚化结构域，导致 ALK 激酶组成性激活。正常情况下，ALK 不在 T 细胞表达，在形成融合蛋白后，由于 ALK 易位至 NPM 启动子下游而异位表达。将 *NPM-ALK* 融合基因通过反转录病毒转染入小鼠的骨髓可以引起淋巴瘤，证实了融合蛋白在淋巴瘤发病机制中的作用。尽管反转录病毒没有系列特异性，但小鼠只发生 T 细胞淋巴瘤，说明系列特异性取决于融合蛋白本身。因为 ALK 一般不在淋巴细胞中表达，ALK 抗体可以用来检测 ALK 重排。大约 20% 表达 ALK 的间变性淋巴瘤并没有 t(2;5)和 NPM-ALK，后来分析证实这些淋巴瘤有着各种各样的 *ALK* 易位，其伙伴基因并非 *NPM*。

十一、BCL-2 蛋白

bcl-2 家族蛋白是哺乳动物细胞重要的凋亡调节因子，其中除 bcl-2 外，还有 Bax 和 Bcl-X 等。bcl-2 家族成员既有抗凋亡的，又有促进凋亡的。bcl-2 通过与 Bax 结合成二聚体复合物发挥作用，二者的比例决定对细胞发生何种作用。当 Bax 表达多时，Bax 形成同源二聚体，加速细胞凋亡；相反，当 bcl-2 表达多时，这和带有 bcl-2 重排的淋巴瘤相似，主要是 bcl-2 与 Bax 的异源二聚体，这阻止细胞凋亡。bcl-2 的抗凋亡作用主要是通过在自由基产生部位激活抗氧化途径和调控内质网相关的钙流动。

bcl-2 是一个线粒体膜联蛋白，在发育的各个阶段广泛表达，但在成人却只表达于未成熟细胞和干细胞，以及像静止 B 淋巴细胞这样的长生存细胞。正常情况下，被抗原和生长因子激活的 B 细胞表达 bcl-2，随着 B 细胞的分化其表达下调。在恶性血液病发病中，bcl-2 并不促进细胞增殖，而是通过过度表达引起细胞的凋亡障碍发挥作用。

t(14;18)(q32;q21)染色体易位使 18q21 的 *bcl-2* 基因与 14q32 的免疫球蛋白重链基因并置，导致 bcl-2 的过表达。80% ~90% 的滤泡淋巴瘤患者有该染色体易位，30% 的弥漫性大细胞瘤也有这种易位。近一半健康人淋巴组织中的淋巴细胞可以发现 *bcl-2* 和免疫球蛋白基因的重排，这提示在正常淋巴细胞的发育过程中常常会发生 t(14;18)染色体易位，而有这种染色体易位的淋巴细胞不一定会发展为淋巴瘤。除染色体易位外，许多淋巴细胞肿瘤还可以通过基因扩增或表观遗传学机制上调表达，如 CLL 细胞 *bcl-2* 基因的表达上调主要是由于启动子区的低甲基化，miR15 和 miR16 的缺失或失活。

bcl-2 在恶性转化中的作用通过细胞培养得到证实。在细胞因子依赖的造血细胞系，bcl-2 的过表达可以延长生长因子去除后的细胞生存，并使细胞停留在 G_0期。体内试验也支持 bcl-2 在淋巴瘤形成过程中的作用。与其他癌基因相似，单独 bcl-2 的过表达也不能导致肿瘤的发生，bcl-2 也需要其他的二次打击信号才能导致肿瘤。过表达 bcl-2 的转基因小鼠并不出现滤泡淋巴瘤时的单克隆增生，只是出现多克隆的淋巴细胞增生，这些淋巴细胞没有增殖优势，而只是生存延长。研究显示异常表达的 MYC 可能会有助于过表达 bcl-2 的淋巴细胞转化为单克隆淋巴瘤。

bcl-2 高表达与肿瘤化疗反应不良有相关性。由于 bcl-2 高表达导致肿瘤耐药，凋亡途径也成为肿瘤治疗的靶点之一。临床前研究发现通过下调 bcl-2 在癌症细胞中表达或抑制其作用可以治疗肿瘤，许多 bcl-2 为靶点的药物都处于临床前或临床试验阶段。

十二、JAK2 突变

JAK2 蛋白包含 7 个同源结构域(JH1-7)，其中 JH1 是激酶活性结构域，而 JH2 是假激酶结构域，可以抑制 JAK2 的激酶活性。*JAK2* 基因敲除的小鼠由于没有红系造血而死于胚胎期，而且 JAK2 缺失的造血前体细胞对 EPO 没有反应。

2005 年，几个研究组独立的发现在 PV、ET 和 PMF 患者存在 JAK2 激酶 JH2 结构域的突变，617 位的缬氨酸被苯丙氨酸取代(JAK2V617F)(图 71-8)。后来的研究发现 JAK2V617F 还偶尔可以见于 CMML、MDS 和 AML，不会见于淋巴肿瘤和实体瘤。研究发现虽然多数患者是 JAK2V617F 的杂合子，但有一部分患者，其中几乎全部是 PV 患者可以有 JAK2V617F 纯合子状态。JAK2V617F 导致 JH2 结构域的激酶抑制活性消失，从而 JAK2 激酶处于组成性激活状态。JAK2V617F 使造血细胞对细胞因子超敏和产生不依赖细胞因子的生长。JAK2V617F

可以激活下游3条信号通路：STAT、MAPK和PI_3K-AKT。这3条信号通路在MPD发病中的作用目前还不清楚，但一些证据显示STAT在MPD的发病中具有重要作用。另外，SOCS3可以异常的增加JAK2V617F蛋白的稳定性，可能也是其发病机制之一，这也可以成为靶向治疗这种疾病的靶点之一。小鼠的动物实验发现JAK2V617F并不会导致血小板增多，因此推测单独的JAK2V617F只会导致PV的发病，需要其他的遗传学异常协同，JAK2V617F才会导致ET和PMF的发病（图71-9）。

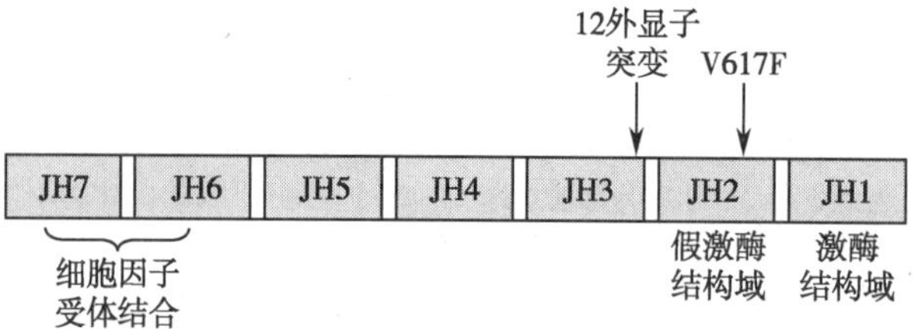

图71-8 *JAK2*的基因结构及其基因突变结构域

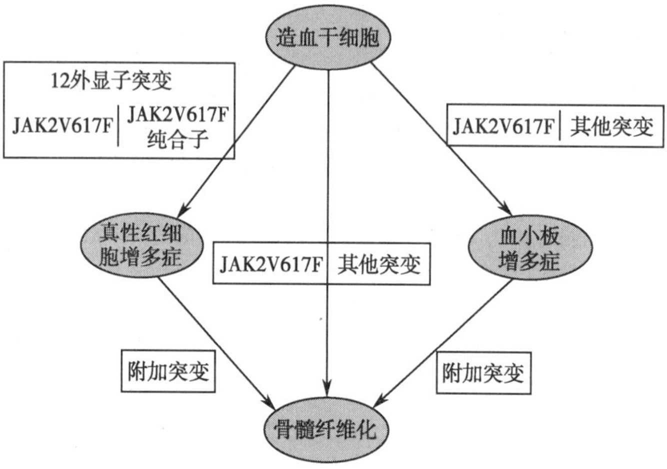

图71-9 *JAK2*基因突变与MPN的关系

最近，研究发现在部分JAK2V617F阴性的患者，可以存在JAK2第12外显子的突变，从而导致PV的发病。此外，JAK2扩增可以见于霍奇金淋巴瘤和纵隔弥漫大B细胞淋巴瘤。

第三节 表观遗传学异常与白血病的发生

不改变DNA核苷酸序列，而对基因表达水平进行调控的机制被称为表观遗传学，主要包括四种：①DNA甲基化；②组蛋白共价修饰；③核小体重塑；④microRNA。在肿瘤的发病过程中，除了核苷酸序列改变的遗传学突变是其重要的发病机制外，能够改变基因表达水平的表观遗传学也具有同样重要的作用。与遗传学改变不同，表观遗传学对基因表达水平的影响是渐进式，而不是一步到位、很突然的。除了核小体重塑在血液肿瘤发病中作用的研究很少外，其他几种表观遗传学机制都在血液肿瘤的发病中发挥了一定的作用。

目前，已经发现一些基因的甲基化参与了血液肿瘤的发病，如*E-cadherin*、*calcitonin*和*p15INK4b*。65%的MDS患者可以发现*calcitonin*和*p15INK4b*启动子区的过度甲基化。MDS病程中如果出现*p15INK4b*甲基化往往提示疾病进展，是高风险转化为AML和预后不良的标志。*p15INK4b*启动子区的甲基化也见于AML（88%）和ALL（71%），*p15INK4b*甲基化的APL患者提示预后不良。在ALL患者也发现存在*p57KIP2*和*p21WAF1*的甲基化，而且*p21WAF1*的甲基化提示预后不良。

组蛋白的共价修饰包括乙酰化、甲基化和磷酸化。目前，研究较多的是组蛋白的乙酰化修饰异常在血液肿瘤发病中的作用。前面提到的CBF、RARα和MLL形成融合基因后，都通过靶基因启动子组蛋白的异常去乙酰化导致白血病的发生。此外，组蛋

白乙酰化酶 *CBP* 基因还与多个基因形成融合基因，包括 *MOZ-CBP*、*MLL-CBP* 和 *MORF-CBP*。而近几年研究发现 *MLL* 基因在形成融合蛋白后，还会导致靶基因组蛋白的异常甲基化参与白血病的发病。

MicroRNA 是近年认识的一种短片段 RNA，它可以与靶基因的 mRNA 结合，抑制靶基因的翻译，microRNA 参与细胞许多重要功能的调控。研究发现 microRNA 的表达异常与癌基因和抑癌基因一样，是肿瘤的发病机制之一。microRNA 在造血细胞分化和造血系统肿瘤中作用的研究还刚刚起步，这方面的研究还有待以后进一步深入。目前研究发现，MIRN181A 在 B 淋巴细胞中高表达，MIRN223 和 MIRN142 在髓系细胞中高表达，MIRN223 在髓系的分化中具有重要作用。最近还发现一些 microRNA 表达在造血干祖细胞，还有一些 microRNA 在巨核细胞的分化中发挥作用。

目前，microRNA 在血液系统肿瘤中作用的研究主要是有关 CLL。研究发现 microRNA 表达谱与 ZAP-70 的表达、核型和免疫球蛋白重链突变状态有关。MIRN15A 和 MIRN16-1 定位于染色体 13q34，它们能够抑制 bcl-2 的翻译，具有诱导细胞凋亡的作用，尤其是 MIRN16-1 还具有抑制细胞增殖的作用，这说明这两个 microRNA 具有抑癌基因的作用。而 65% 的 CLL 患者有 13q34 缺失，研究发现 75% 具有 13q34 缺失的 CLL 患者 MIRN15A 和 MIRN16-1 表达下调。癌基因 *TCL1* 与 CLL 的侵袭性有关。研究发现 MIRN29 和 MIRN181B 可以调控 TCL1 的表达，在 CLL 患者，MIRN29 和 MIRN181B 与 TCL1 的表达呈负相关。

还有研究发现 ATRA 在诱导 APL 细胞分化过程中，也伴有 microRNA 表达水平的变化。白血病患者的一些染色体易位也涉及 microRNA。如一例 B 细胞白血病患者的 t(8;17)使 MIRN142 与 *Myc* 基因发生了易位；另一例 ALL 患者则发现 MIRN125B 易位到免疫球蛋白重链基因座位。

第四节　反转录病毒与成人 T 淋巴细胞白血病的发生

与其他反转录病毒一样，HTLV-Ⅰ前病毒基因组也包含 *gag*、*pol* 和 *env* 及两个长末端重复序列（LTR）。除此之外，3′-LTR 和 env 之间的 pX 区是 HTLV-Ⅰ的独特结构，该区编码调节蛋白 p40tax、p27rex、p21、p12 和 p13，其中 p40tax 对于成人 T 淋巴细胞白血病（ATLL）的发生具有重要作用。tax 除可以通过 LTR 上调病毒基因的表达，还可以激活 NF-κB 信号途径，由此可以激活 IL-2Rα、IL-2、IL-6、IL-15、GM-CSF 和 bcl-XL 等与凋亡和细胞周期相关基因的表达。tax 对 CREB、SRF 和 AP-1 的信号传导途径也有影响。tax 还具有转录抑制功能，可以抑制 lck、p18 和 DNA 聚合酶 β 的转录，tax 通过抑制 p53 与 CBP 结合可以抑制 p53 的功能。此外，tax 还可以抑制转化生长因子-β（TGF-β）的生长抑制作用。最近发现 p12 蛋白可以与 IL-2 受体的 β 链相结合，激活 JAK/STAT5 信号，从而刺激 T 细胞增殖，参与 ATLL 的发病。

HTLV-Ⅰ阳性者的 ATLL 累积发生率约为 0.5%～7%，一般需要经过 20～30 年的潜伏期，甚至有长达 60 年的潜伏期，可见单纯 HTLV-Ⅰ感染不足以导致 ATLL，尚需其他因素的参与。tax 虽然可以促进 $CD4^+$ 淋巴细胞的增殖，但它也是细胞毒 T 细胞识别和杀伤 HTLV-Ⅰ感染细胞的重要靶抗原，因此 tax 对 HTLV-Ⅰ感染细胞的生存既有有利的一面，也有不利的一面。ATLL 细胞常通过多种机制缺失 tax 蛋白的表达。因此，推测在 HTLV-Ⅰ携带状态，tax 对于 HTLV-Ⅰ感染细胞的增殖具有重要作用。随着其他遗传学和表观遗传学改变的积累，导致 NF-κB 和 AP-1 的组成性激活获得"tax 表型"，HTLV-Ⅰ感染细胞的增殖不再依赖于 tax 蛋白，并通过灭活 *tax* 基因的表达而逃逸免疫系统的监测。对 ATLL 患者的研究发现，在 30% 的患者可以发现 p53 的突变，还可发现 p16INK4A 的缺失，这两种遗传学改变都与疾病的进展有关。*p16INK4A* 基因的甲基化和遗传学改变一样，在疾病的进展过程中也具有重要作用。这些基因的改变对于从 HTLV-Ⅰ携带状态转变为 ATLL 可能都具有一定的作用。

第五节　人类基因多态性与白血病的发生

基础和临床的研究都显示血液系统恶性疾病是多次打击导致多个基因突变而产生的克隆性疾病，前述提到的基因突变是血液系统恶性肿瘤发生的直接因素，这些基因突变必然是人体内外因素相互作用的结果。病毒感染和化学毒物等外在因素必然要通过人体的内在因素发挥作用，内在因素的差异会导致不同个体对同样的致白血病外在因素不同的敏感性，因此人体的这些内在因素也是白血病发生的重要发病机制。影响白血病发生的内在因素大体上可分为两大类，一类是参与化学毒物代谢的各种酶类，如细胞色素 P450 和谷胱甘肽 S 转移酶等；另一类是致癌毒物存在时参与细胞对这些毒物及毒物的损伤进行反应的各种蛋白，如 p53、DNA 修复的蛋白和 MDR1 等。内在因素的差异是由这些基因的多态性造成的。

一、参与毒物代谢的酶类在白血病发病中的作用

参与毒物代谢的酶类大体可以分为两类，一类是对毒物进行氧化反应的细胞色素 P450，另一类是对毒物进行共价修饰的各种酶类。下面对这两类酶的基因多态性在白血病发病中的作用分别进行阐述。

细胞色素 P450 有多种同工酶，研究最多的是 CYP1A1 和 CYP2D6 的多态性与白血病发病的关系。虽然 Krajinovic M 等认为 CYP1A1 *2A 是儿童 ALL 的高危因素，但包括 Steve Selvin 等人进行的配对研究和国内的几个研究都没有发现 CYP1A1 的基因多态性与白血病的发病有关。Aydin-Sayitoglu M 等的研究认为 CYP2D6 *3 对白血病的发病具有保护作用，而国内外的更多研究则认为 CYP2D6 的基因多态性与白血病发病没有关系。对 CYP3A5 和 CYP2E1 的基因多态性与白血病发病关系也进行了一些研究，目前也没有确切的结论。综上所述，细胞色素 P450 的基因多态性与白血病发病关系的研究目前还没有一致的结论，这需要进行更大系列的研究，同时还需要考虑种族、性别、年龄和疾病类型等多种因素。

对化学毒物进行共价修饰的酶有多种，其中与白血病发病相关性研究较多的有 GSTT1、GSTM1 和 NQO1。Aydin-Sayitoglu M 等的研究认为 GSTT1 无效型与白血病的发生无关，GSTM1 无效型是 AML 发生的高危因素，而 Bolufer P 等人的研究则认为 GSTT1 无效型是 AML 的高危因素。GSTT1 和 GSTM1 基因多态性与儿童白血病发病关系也有许多研究，但目前也没有一致的结论。Chen CL 等的研究认为 GSTT1 和 GSTM1 对白血病发病的影响与种族有关，单独的 GSTT1 和 GSTM1 无效型与儿童 ALL 的发病没有关系，而同时具有 GSTT1 和 GSTM1 无效型是黑人儿童 ALL 的高危因素，但对白人儿童 ALL 的发病没有影响。Davies SM 等人的研究是目前最大系列的有关 GSTT1 和 GSTM1 多态性与白血病发病关系的研究，他们对 710 例儿童 ALL 的研究没有发现 GSTT1 和 GSTM1 无效型与儿童 ALL 的发病和疗效有关系。GSTT1 和 GSTM1 基因多态性与治疗相关白血病以及 CML 发病关系的研究目前也没有一致的结论。国内虽然对上海地区的白血病研究发现 GSTT1 和 GSTM1 无效型是白血病的高危因素，但国内也有研究认为 GSTT1 无效型与白血病的发病没有关系，而 GSTM1 无效型与 AML 的发病有关。肖志坚等人的研究发现 GSTM1 无效型在 AML 患者比例明显高于正常对照组，GSTM1 无效型患 AML 的相对危险度为 1.482。而 GSTT1 基因型 AML 患者与正常对照组相比无统计学差异。与 AML 不同，肖志坚等人的研究发现 MDS 患者 GSTT1 和 GSTM1 无效型比例明显高于正常对照组。而 Ye Z 等对 30 篇 GSTT1 和 GSTM1 无效型与白血病发生关系的文章进行了 meta 分析，发现 GSTT1 和 GSTM1 无效型发生白血病的合并比值比分别为 1.19 和 1.22，发生 ALL 的合并比值比分别为 1.30 和 1.24，因此认为 GSTT1 和 GSTM1 无效型很可能是白血病发生的高危因素，但这也需要更大系列的研究证实。

$NQO1_{C609T}$ 与白血病发病关系的研究更多的集中于治疗相关白血病和儿童 ALL。Richard A. Larson 和 Naoe T 的两项研究都认为 $NQO1_{C609T}$ 与治疗相关髓系肿瘤的发生有关，但 Smith MT 等的研究则认为 $NQO1_{C609T}$ 与治疗相关的 MLL 白血病发病没有关系，而只与 MLL 儿童 ALL 的发病有关。$NQO1_{C609T}$ 与儿童 ALL 的关系也没有一致的结论。虽然 M Lanciotti 等的研究认为 $NQO1_{C609T}$ 与儿童 MLL 阳性 ALL 的发病没有关系，但更多的研究还是认为 $NQO1_{C609T}$ 与伴重现遗传学异常白血病的发病有关。Wiemels JL 等的研究认为 $NQO1_{C609T}$ 与 MLL 阳性儿童 ALL 的发病有关；Bolufer P 等的研究发现 NQO1 *2 是 APL 的高危因素；国内肖志坚等的研究发现 $NQO1_{C609T}$ 与 AML1-ETO 阳性白血病和 APL 高度相关。

二、参与细胞对毒物及毒物的损伤进行反应的基因在白血病发病中的作用

参与细胞对毒物及毒物的损伤进行反应的基因种类很多，与白血病发病之间关系的研究对许多基因都有涉及，但并不像对毒物代谢酶类的研究集中，因此这方面也没有确切的结论，这里对一些研究较多以及比较重要的蛋白做一个阐述。

MDR1 C3435T 对其功能有明显的影响，对这一 *MDR1* 基因多态性与白血病进行了研究。Jamroziak K 等研究发现 TT 基因型是儿童 ALL 发病的高危因素，而 MDR1 C3435T 的基因多态性与成人 AML 的发病则没有关系。肿瘤坏死因子 α 参与多种炎症反应，它的启动子区域存在多态性，对这些多态性与白血病发病的关系进行了研究。Liana Fidani 等人没有发现 TNFα 的 C850T 多态性与儿童 ALL 的发病相关，Tsukasaki K 等的研究发现提高 TNFα 表达的多态性可以增加 HTLV-1 携带者发生成人 T 淋巴细胞白血病的风险，国内对 A308G 的多态性研究也

发现与儿童ALL发病无关。G-CSF受体参与了细胞对多种细胞外信号的反应，Wölfler A等对G-CSF受体Glu785Lys多态性的研究认为这一多态性与高危组MDS的发病相关，但U Platzbecker等人没有重复出这一结论。COG协作组对基因多态性与儿童白血病发病的关系也进行了研究。XPD是参与DNA损伤修复的蛋白，他们没有发现XPD Lys751Gln与儿童AML发病有关。穿孔素在免疫杀伤病毒感染细胞时发挥作用，COG协作组研究发现穿孔素C272T的多态性与BCR-ABL阳性ALL的发病有关。虽然p53是肿瘤研究领域最受人关注的基因之一，但p53基因多态性与白血病发病的关系几乎没有进行过任何研究。

综上所述，我们可以看出由于对毒物代谢酶类基因多态性与白血病发病的研究更多，也更集中，参与细胞对毒物及毒物的损伤进行反应基因的多态性与白血病发病关系的研究还很零散，根据目前的研究结果，还没有确切的证据证明基因多态性与白血病的发病相关。但是，由于对毒物的代谢和反应需要多种基因的参与，基因多态性与白血病发病的相关性一定是由这些基因多态性的总和决定的。基因多态性与白血病发病的相关性，未来可能需要进行更大系列的研究才能得出结论，未来使用更加先进的技术，研究多种基因多态性总和与白血病发病的关系也许才能得出更加确切的结论。

（魏辉　王建祥）

参考文献

1. Amin HM, Lai R. Pathobiology of ALK+ anaplastic large-cell lymphoma. Blood, 2007, 110: 2259-2267
2. Bhalla KN. Epigenetic and chromatin modifiers as targeted therapy of hematologic malignancies. J Clin Oncol, 2005, 23: 3971-3993
3. Bolufer P, Collado M, Barragán E, et al. The potential effect of gender in combination with common genetic polymorphisms of drug-metabolizing enzymes on the risk of developing acute leukemia. Haematologica, 2007, 92: 308-314
4. Bonnet D, Dick JE. Human acute myeloid leukemia is organized as a hierarchy that originates from a primitive hematopoietic cell. Nat Med, 1997, 3: 730-737
5. Calin GA, Ferracin M, Cimmino A, et al. A MicroRNA signature associated with prognosis and progression in chronic lymphocytic leukemia. N Engl J Med, 2005, 353: 1793-1801
6. Cozzio A, Passegué E, Ayton PM, Similar MLL-associated leukemias arising from self-renewing stem cells and short-lived myeloid progenitors. Genes Dev, 2003, 17: 3029-3035
7. Di Croce L, Raker VA, Corsaro M, et al. Methyltransferase recruitment and DNA hypermethylation of target promoters by an oncogenic transcription factor. Science, 2002, 295: 1079-1082
8. Falini B, Nicoletti I, Martelli MF, Mecucci C. Acute myeloid leukemia carrying cytoplasmic/mutated nucleophosmin (NPMc+ AML): biologic and clinical features. Blood, 2007, 109: 874-885
9. Fazi F, Racanicchi S, Zardo G, et al. Epigenetic silencing of the myelopoiesis regulator microRNA-223 by the AML1/ETO oncoprotein. Cancer Cell, 2007, 12: 457-466
10. Gilliland DG. Proteolytic processing in development and leukemogenesis. Cell, 2003, 115: 248-250
11. Heisterkamp N, Stam K, Groffen J, et al. Structural organization of the bcr gene and its role in the Ph' translocation. Nature, 1985, 315: 758-761
12. Huntly BJ, Shigematsu H, Deguchi K, et al. MOZ-TIF2, but not BCR-ABL, confers properties of leukemic stem cells to committed murine hematopoietic progenitors. Cancer Cell, 2004, 6: 587-596
13. Kelly LM, Kutok JL, Williams IR, et al. PML/RARalpha and FLT3-ITD induce an APL-like disease in a mouse model. Proc Natl Acad Sci USA, 2002, 99: 8283-8288
14. Krivtsov AV, Armstrong SA. MLL translocations, histone modifications and leukaemia stem-cell development. Nat Rev Cancer, 2007, 7: 823-833
15. Lapidot T, Sirard C, Vormoor J, et al. A cell initiating human acute myeloid leukaemia after transplantation into SCID mice. Nature, 1994, 367: 645-648
16. Lane AA, Ley TJ. Neutrophil elastase cleaves PML-RARalpha and is important for the development of acute promyelocytic leukemia in mice. Cell, 2003, 115: 305-318
17. Levine RL, Pardanani A, Tefferi A, Gilliland DG. Role of JAK2 in the pathogenesis and therapy of myeloproliferative disorders. Nat Rev Cancer, 2007, 7: 673-683
18. Licht JD. AML1 and the AML1-ETO fusion protein in the pathogenesis of t(8;21) AML. Oncogene, 2001, 20: 5660-5679
19. Melo JV. The diversity of BCR-ABL fusion proteins

and their relationship to leukemia phenotype. Blood,1996,88:2375-2384

20. Meyer C,Schneider B,Jakob S,et al. The MLL recombine of acute leukemias. Leukemia,2006,20:777-784

21. Nicot C. Current views in HTLV-I-associated adult T-cell leukemia/lymphoma. Am J Hematol,2005,78:232-239

22. Okada Y, Feng Q, Lin Y, et al. hDOT1L links histone methylation to leukemogenesis. Cell,2005,121:167-178

23. Passegué E, Jamieson CH, Ailles LE, Weissman IL. Normal and leukemic hematopoiesis: are leukemias a stem cell disorder or a reacquisition of stem cell characteristics? Proc Natl Acad Sci USA,2003,100 Suppl 1:11842-11849

24. Reed JC. Bcl-2-family proteins and hematologic malignancies: history and future prospects. Blood,2008,111:3322-3330

25. Schessl C,Rawat VP,Cusan M,et al. The AML1-ETO fusion gene and the FLT3 length mutation collaborate in inducing acute leukemia in mice. J Clin Invest,2005,115:2159-2168

26. Schlenk RF,Döhner K,Krauter J,et al. Mutations and treatment outcome in cytogenetically normal acute myeloid leukemia. N Engl J Med,2008,358:1909-1918

27. Small D. FLT3 mutations: biology and treatment. Hematology Am Soc Hematol Educ Program,2006,178-184

28. Stirewalt DL, Radich JP. The role of FLT3 in haematopoietic malignancies. Nat Rev Cancer,2003,3:650-665

29. Wang J,Hoshino T,Redner RL,et al. ETO,fusion partner in t(8; 21) acute myeloid leukemia, represses transcription by interaction with the human N-CoR/mSin3/HDAC1 complex. Proc Natl Acad Sci U S A,1998,95:10860-10865

30. Wang ZY,Chen Z. Acute promyelocytic leukemia: from highly fatal to highly curable. Blood,2008,111:2505-2515

31. Wei H,Liu X,Xiong X,et al. AML1-ETO interacts with Sp1 and antagonizes Sp1 transactivity through RUNT domain. FEBS Lett,2008,582:2167-2172

32. Ye Z,Song H. Glutathione s-transferase polymorphisms(GSTM1,GSTP1 and GSTT1) and the risk of acute leukaemia: a systematic review and meta-analysis. Eur J Cancer,2005,41:980-989

33. Yilmaz OH,Valdez R,Theisen BK,et al. Pten dependence distinguishes haematopoietic stem cells from leukaemia-initiating cells. Nature,2006,441:475-482

第 72 章

急性白血病的诊断分型体系

急性白血病(acute leukemia,AL)起病急,进展快,一般自然病程仅数周或数月。不同病种的 AL 在病因、临床特点、致病机制、细胞形态、免疫表型、遗传学特征及治疗方法和预后等方面存在较大差异。及时、准确的诊断分型是 AL 合理、有效治疗的基础。经过几十年的努力,AL 诊断和分型已日趋完善。从最初的形态诊断逐渐过渡到结合形态、细胞免疫表型和遗传特征的 MIC(M)诊断分型体系。2001 年世界卫生组织(WHO)又借鉴淋巴瘤 REAL 的分型原则,综合现已认知的各种疾病要素来精确定义疾病,制订了包括急性白血病在内的造血与淋巴组织恶性肿瘤新的诊断分型标准。这一开放性的诊断分型系统更为科学、客观地反映了疾病的本质,现已为广大血液学工作者所接受。经过数年的实践,在新的临床和实验研究证据基础上,2008 年 WHO 对此又作了重新修订。

一、临床特点在诊断分型中的作用

AL 的临床表现可基本概括为两点:一是白血病骨髓浸润和正常造血受抑所致的贫血、出血和感染;二是白血病髓外浸润引起的组织器官结构和功能的异常。不同病种的 AL 临床表现各有特点,对诊断和分型有重要的提示作用。原发性急性髓系白血病(AML)的脾大一般不超过肋下 5cm,脾明显肿大常提示继发于慢性粒细胞白血病(CML)等骨髓增殖性肿瘤。急性淋巴细胞白血病(ALL)易有骨痛和关节痛,淋巴结、脾和中枢神经系统浸润较多见;T 细胞型 ALL 易发生胸腺肿大。AML 则极少侵犯淋巴结和胸腺。AML-M3 初诊时白细胞数多不增高,但临床出血重,早期死亡率较高。急性单核细胞白血病常有牙龈增生、皮疹、肝脾肿大和 CNSL 等髓外浸润表现。髓细胞肉瘤在 AML 伴 t(8;21)和 AML 伴 inv(16)/t(16;16)的患者更多见。

二、细胞形态、免疫表型和遗传学特征与诊断分型

AL 的诊断和分型主要依赖白血病的细胞形态、免疫表型和遗传学特征。依细胞形态和免疫表型可确定白血病细胞的系列归属和分化阶段,某些特殊类型的 AL 诊断可根据细胞遗传学异常确定。

(一) AL 的细胞形态

形态诊断应依赖于治疗前的骨髓和外周血涂片。按 May-Grünwald-Giemsa 或 Wright-Giemsa 常规染色。外周血和骨髓涂片分别计数分类 200 个和 500 个有核细胞。白血病细胞形态有时在外周血涂片中更为典型。一般骨髓增生活跃以上,分类可见大量白血病细胞,而残余的正常造血成分较少。大量白血病细胞积聚、伴骨髓纤维化或骨髓坏死等,有时可致常规骨穿取材不满意,这时需进行骨髓活检和骨髓免疫病理检查明确诊断。AL 原始细胞是分化较早的髓系或淋系原始、幼稚细胞,包括原始粒细胞、异常早幼粒细胞、原始和幼稚单核细胞、原始巨核细胞和原始、幼稚淋巴细胞。除罕见的纯红系白血病外,原始细胞不包括原始红细胞,也不包括发育异常的成熟小巨核细胞。原始细胞常胞体大小不一,核大浆少,核类圆形或不规则,染色质细致、疏松,或可见到核仁,胞质内无或仅有少许嗜天青颗粒(AML-M3 除外)。骨髓涂片的大体观察有助于区分 ALL 和 AML。ALL 一般无油无粒,低倍镜下可见白血病细胞成小簇状聚集分布;AML 的骨髓小粒或油粒较多,白血病细胞内可见到 Auer 小体。

(二) 细胞化学染色

形态诊断 AL 常带有一定的主观性,可重复性

较差。细胞化学染色可增加诊断分型的客观性和正确率。细胞化学染色一般包括过氧化物酶(POX)、苏丹黑(SBB)、特异性酯酶(CE)、非特异性酯酶(AE)、碱性磷酸酶(ALP)和酸性磷酸酶(ACP)等。AE又包括中性酯酶(NAE)、酸性酯酶(ANAE)和丁酸酯酶(NBE),通常以α-醋酸萘酯为底物。AML原始细胞的POX、SBB、CE或AE染色阳性,单核细胞白血病的AE染色可被氟化钠抑制。POX和髓过氧化物酶(MPO)是鉴别AML和ALL的重要指标。原始细胞如POX或MPO阳性率≥3%可确定为AML。AML中POX或MPO阳性率依次为M3>M2>M4>M5>M1。少数分化很差的髓系原始细胞POX或MPO染色可为阴性。SBB的意义与POX和MPO类似。CE是中性粒细胞标志酶,在M1、M2a和淋巴细胞一般阴性,但M3强阳性。通常将CE与POX/MPO和SBB联用鉴别AML和ALL。NAE主要分布在单核、淋巴和巨核细胞,粒细胞和有核红细胞为弱阳性或阴性。单核细胞NAE染色为弥散性阳性,且可被NaF抑制;淋巴细胞NAE为单个点状阳性颗粒,常位于细胞核旁;粒系AML细胞NAE也强阳性,在M3反应强度和积分高于M4和M5,但粒细胞NAE阳性反应不被NaF抑制。ANAE正常主要见于T细胞、单核细胞和巨核细胞,而在B细胞、粒细胞和有核红细胞含量较少,主要用于ALL与AML鉴别和从ALL中区分出T-ALL。NBE是单核细胞标志酶,在单核细胞反应最强,淋巴细胞和巨核细胞仅为弱阳性或阴性,粒细胞为阴性;主要用于将M4、M5与M3区分开来。ALP在晚幼粒和成熟粒细胞含量最高,而原始粒细胞和其他血细胞为阴性。类白血病反应时ALP显著增高,而急性粒细胞白血病和CML减低。ACP在AML中反应强度要高于ALL,以M4较强。在AML中ACP阳性物质为弥散状分布,而ALL为局灶分布。过碘酸-希夫(PAS)染色可显示细胞内糖原,原始淋巴细胞多为粗颗粒或珠状阳性,原始粒细胞和单核细胞多为细颗粒弥散状阳性;红白血病时有核红细胞多呈阳性反应,有助于红白血病的诊断。

(三)细胞免疫表型

少数AL经细胞形态和细胞化学染色,仍不能确定白血病细胞系列归属和分化阶段,需进行免疫表型分析。不同发育和分化阶段的造血和淋巴组织细胞会在细胞膜、细胞质或核上表达出相应的蛋白(图72-1~图72-4),这些蛋白可作为它们的身份“标识”。虽然迄今仍未发现白血病和淋巴瘤的特异性抗原,但根据急性白血病形成的分化阻滞学说(因遗传学异常,造血和淋巴组织细胞不能发育为成熟的正常血细胞,而是分化阻滞于发育的某一早期阶段),可利用正常血细胞的单抗来进行免疫分型,确定白血病细胞的系列归属和分化阶段。需要注意的是,白血病细胞毕竟是异常的细胞,其抗原表达与处于同一分化阶段的正常造血和淋巴细胞还是有一定的差异,即存在不同分化阶段抗原的非同步表达、跨系列表达和抗原表达强度变异等,借此可将白血病细胞与正常造血和淋巴组织细胞区分开来,并作为缓解后监测患者微小残留病(MRD)的依据。抗原检测的方法有免疫化学染色和流式细胞术等,比细胞化学染色更敏感、特异。流式细胞术能快速、多参数、客观地对细胞膜、质和核上的抗原表达进行定性和定量分析,通常采用流式细胞术检测原始细胞的抗原表达。

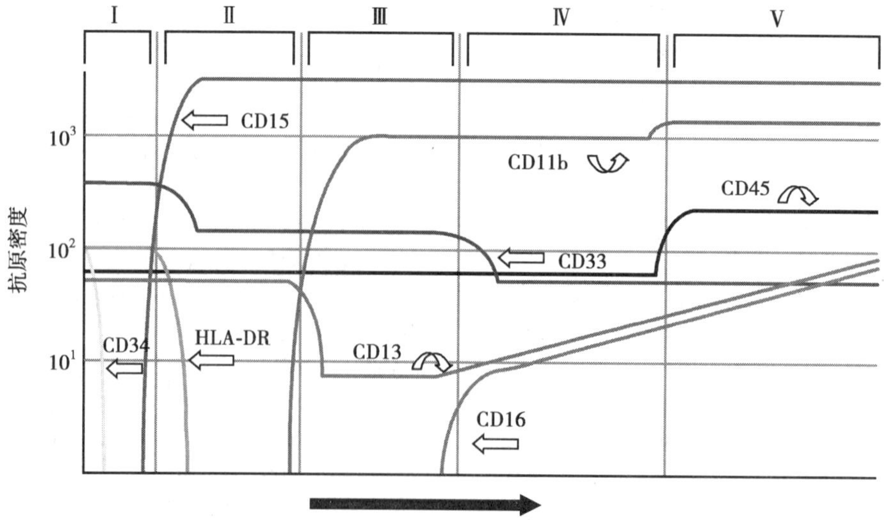

图72-1 粒细胞成熟过程中抗原的表达

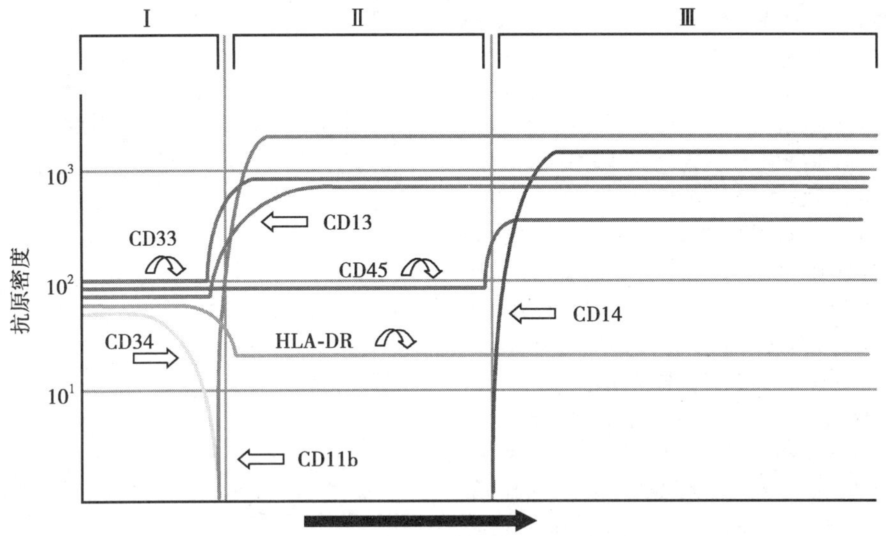

图 72-2 单核细胞成熟过程中抗原的表达

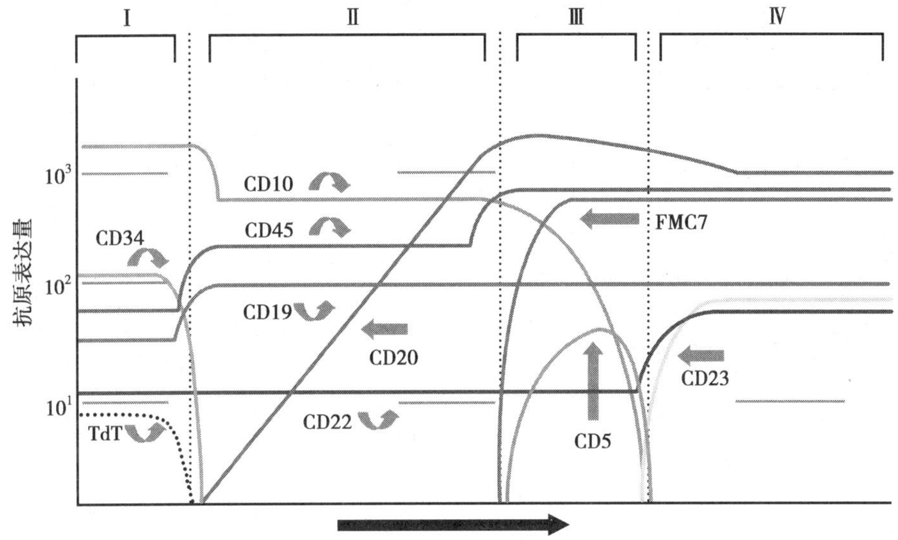

图 72-3 B 细胞成熟过程中抗原的表达

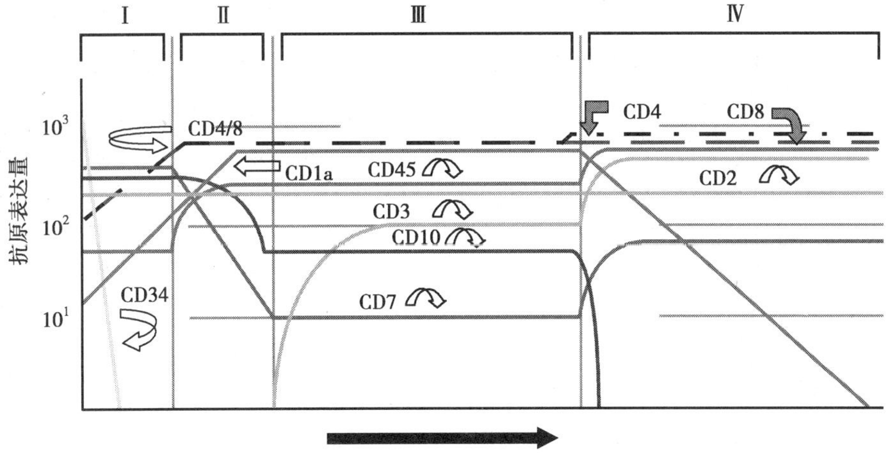

图 72-4 T 细胞成熟过程中抗原的表达

与急性白血病诊断分型有关的常用抗原标记有:①髓系抗原,如MPO、CD117、CD33、CD13、CD11b、CD14、CD15、CD16、CD64、CD65、血型糖蛋白A和CD41、CD42b和CD61等;②B系抗原,如CyCD79a、CD10、CD19、CD20、CD21、(Cy)CD22、CD23、CD24、Cyμ、SmIg和FMC7等;③T系抗原,如CD1a、CD2、(Cy)CD3、CD4、CD5、CD7、CD8、TCRα/β和TCRγ/δ等。CD34、HLA-DR和TdT为早期阶段表达抗原,CD45为白细胞抗原。MPO(髓系)、血型糖蛋白A(红系)、CD41/CD42b/CD61(巨核系)、CyCD22(B系)和(Cy)CD3(T系)等为系列特异性抗原。

AML表达髓系抗原和早期阶段抗原,也可跨系列表达淋系相关抗原。不同FAB分型的AML抗原表达各有特点(表72-1)。某些特殊类型的AML诊断须依赖免疫表型;如M0在形态上不能辨认,POX和SBB染色阴性,只能通过免疫表型确认:需至少表达一种髓系特异抗原(cMPO、CD13/CyCD13和CD33/CyCD33等);M7的诊断则需有CD41、CD42b和CD61抗原的表达或经免疫电镜证实PPO阳性才能确定。

表72-1 AML各亚型的抗原表达

FAB分型	免疫表型
M0	$CD34^+$, $HLA\text{-}DR^+$, MPO^+, $CD33^+$, $CD13^+$, $CD7^{-/+}$, $TdT^{-/+}$;需至少表达1个髓系抗原,MPO较CD13和CD33更敏感
M1	大致与M0同,可部分表达CD15
M2	$CD34^+$, $HLA\text{-}DR^+$, MPO^+, $CD33^+$, $CD13^+$, $CD15^+$,可伴CD19表达
M3	$CD34^{-/+}$, $HLA\text{-}DR^-$, MPO和CD33强阳性,CD13表达程度不一,$CD15^{-/+}$,可共表达CD2和CD9
M4、M5	$CD34^{-/+}$, $HLA\text{-}DR^+$, $MPO^{-/+}$, $CD33^+$, $CD13^+$, $CD15^+$,可表达CD14、CD4、CD11b、CD11c、CD64、CD36及溶菌酶等单核细胞分化抗原
M6	原始粒细胞$CD34^{-/+}$, $HLA\text{-}DR^{-/+}$, MPO、CD13、CD33和CD117等可阳性;原始红细胞一般不表达髓系抗原(包括MPO)和CD34、HLA-DR,但血型糖蛋白A和血红蛋白A抗原阳性
M7	$CD34^{-/+}$, $HLA\text{-}DR^{-/+}$, MPO^-, $CD33^{+/-}$, $CD13^{+/-}$, $CD41^+$, $CD61^+$,原始细胞免疫电镜PPO阳性

ALL按细胞系列归属可分为B-ALL和T-ALL,根据不同的分化阶段可再分为若干亚型(表72-2和表72-3)。

表72-2 B-ALL的免疫表型分类

分类	免疫表型
ro-B ALL	TdT+, CD19/CD22/CD79a+, CD10-, Cyμ-, SmIg-
Common-B ALL	TdT+, CD19/CD22/CD79a+, CD10+, Cyμ-, SmIg-
Pre-B ALL	TdT+, CD19/CD22/CD79a+, CD10+/-, Cyμ+, SmIg-
Burkitt ALL	TdT-, CD19/CD22/CD79a+, CD10+/-, Cyμ+, SmIg+

表72-3 T-ALL的免疫表型分类(EGIL,1995)

分类	免疫表型
Pro-T ALL	TdT+, CD34+/-, CyCD3+, CD2/CD5/CD7+/-, CD4-, CD8-, CD1a-
Pre-T ALL	TdT+, CD34+/-, CyCD3+, CD2/CD5/CD7+, CD4-, CD8-, CD1a+
Cortical-T ALL	TdT+, CD34-, CyCD3+, CD2/CD5/CD7+, CD4+, CD8+, CD1a+
Medullary-T ALL	TdT+/-, CD34-, (Cy)CD3+, CD2/CD5/CD7+, CD4+ or CD8+, CD1a-

少数AL经细胞形态、细胞化学染色和免疫表型检查仍难以明确细胞系列归属,称为"系列模糊的AL"(acute leukemias of ambiguous lineage),包括急性未分化型白血病(acute undifferentiated leukemia, AUL)、急性双系列型(acute bilineage leukemia)和急性双表型白血病(acute biphenotypic leukemia)。AUL原始细胞的POX和NBE染色阴性,不表达髓系和淋系抗原,形态、细胞化学染色和免疫表型无法确定细胞系列归属,治疗与AML相同。急性双系列型和急性双表型白血病原始细胞兼有髓、淋两系的形态和(或)免疫表型特点,或同时具有B系和T系免疫标记,以前在诊断上按EGIL(1998)的积分系统(表72-4),只有当其他系列抗原表达累积分值≥2.5分时才能确诊。

(四)细胞遗传学特征

急性白血病60%以上存在染色体数量和(或)结构异常,更多的患者具有临床可检测的分子遗传学异常。遗传学异常主要表现为癌基因突变激活、抑癌基因缺失或突变失活等。与实体瘤不同,白血病常有染色体易位,形成融合基因。易位基因包括转录因子基因、造血发育必需基因、造血分化基因、

表 72-4　急性白血病诊断的 EGIL 积分系统(1998)

分值	髓系抗原	B 系抗原	T 系抗原
2	MPO	CyCD22 Cyμ CyCD79a	CyCD3 Anti-TCR α/β Anti-TCR γ/δ
1	CD117 CD13 CD33 CD65	CD19 CD20 CD10	CD2 CD5 CD8 CD10
0.5	CD14 CD15 CD64	TdT CD24	TdT CD7 CD1a

同源功能基因及凋亡相关基因等,以转录因子基因易位最多见。细胞遗传学异常是白血病的致病基础,与预后密切相关。具有相同遗传学异常的白血病致病机制、细胞形态、免疫表型和预后等基本相似,往往可构成一类独立疾病实体,在诊断和分型上具有特别的意义(表 72-5 ~ 表 72-7)。AL 有许多特征性的遗传学异常,例如 t(8;21)、t(15;17)、inv(16)/t(16;16)和 11q23 易位/*MLL* 基因重排等是 AML 最常见的重现性遗传学异常,可据此进行诊断和分型。B 系 ALL 中成人以 t(9;22)多见,儿童患者则以 t(12;21)为主,分属不同的疾病实体;8q24/*Myc* 基因易位见于几乎所有的 Burkitt ALL,是确诊该病的重要指标;而 T 系 ALL 最常涉及的易位基因则是 14q11.2 上的 *TCRα/δ*、7q35 上的 *TCRβ* 和 7p14-15 上的 *TCRγ*。

表 72-5　AML 细胞遗传学异常与 FAB 分型

细胞遗传特征	FAB 分型
t(8;21)(q22;q22);*AML1-ETO*	M2
t(3;21)(q26;q22);*AML1-EAP/MDS1/EVI1*	AML,MDS
t(16;21)(q24;q22);*AML1-MTG16*	AML,MDS
inv(16)(p13;q22)或 t(16;16)(p13;q22);*CBFβ-MYH11*	M4Eo
t(15;17)(q22;q21);*PML-RARα* t(11;17)(q23;q21);*PLZF-RARα* t(5;17)(q35;q21);*NPM-RARα* t(11;17)(q13;q21);*NuMA-RARα* dup(17q);*Statb5-RARα*	M3
t(9;11)(p22;q23);*AF9-MLL* t(11;19)(q23;p13.1);*MLL-ENL* t(6;11)(q27;q23);*AF6-MLL* t(10;11)(p13;q23);*AF10-MLL*	M4,M5
t(4;11)(q21;q23);*MLL-AF4*	AML
MLL-PTD	AML
FLT3-ITD/TKD	M3,M4,M5
C/EBPa 突变	M2
t(6;9)(p23;q34);*DEK-CAN*	M2,M4,M1
t(16;21)(p11;q22);*TLS/FUS-ERG*	AML
t(3;5)(q25.1;q35);*NPM-MLF1*	M6
inv(3)(q21;q26)或 t(3;3)(q21;q26);*RPN1-EVI1*	AML(M7 多见)
t(8;16)(p11;p13);*MOZ-CBP*	M4,M5
t(10;11)(p13;q14);*CALM-AF10*	M0,M1
t(2;11)(q31;p15);*NUP98-HOXD13*	AML
t(7;11)(p15;p15);*NUP98-HOXD9*	M2,M4
inv(11)(p15q22);*NUP98-DDX103*	MDS,AML
t(1;22)(p13;q13);*RBM15-MKL1*	M7
t(9;22)(q22;q22);*BCR-ABL*	M1,M2

表 72-6 B 系 ALL 的遗传学异常

免疫表型	细胞遗传特征
Pro-B	11q23/*MLL* 基因重排;eg;t(4;11)(q21;q23);*CMLL-AF4*
	t(17;19)(q22;p13);*E2A-HLF*
Common-B	t(12;21)(p13;q22);*TEL-AML1*
	t(9;22)(q22;q22);*BCR-ABL*
	超二倍体核型
	亚二倍体核型
	t(5;14)(q31;q32);*IL3-IgH*
Pre-B	t(1;19)(q23;p13.3);*E2A-PBX1*
Burkitt	t(8;14)(q24;q32);*IgH-Myc*
	t(8;22)(q24;q11);*Igλ-Myc*
	t(2;8)(p12;q24);*Igκ-Myc*

表 72-7 T 系 ALL 的遗传学异常

类　型	涉及基因	构成比(%)	
		儿童	成人
与 *TCR* 重排有关的易位*	伴侣基因		
t(7;10)(q34;q24)和 t(10;14)(q24;q11)	*TLX1*(*HOX11*)	7	31
t(5;14)(q35;q32)	*TLX3*(*HOX11L2*)	20	13
inv(7)(p15q34),t(7;7)	*HOXA cluster*		
t(1;14)(p32;q11)和 t(1;7)(p32;q34)	*TAL1*		5
t(7;9)(q34;q32)	*TAL2*		<1
t(7;19)(q34;p13)	*LYL1*		<1
t(14;21)(q11.2;q22)	*BHLHB1*		<1
t(11;14)(p15;q11)	*LMO1*	2	
t(11;14)(p13;q11)和 t(7;11)(q35;p13)	*LMO2*		3
t(1;7)(p34;q34)	*LCK*		<1
t(7;9)(q34;q34.3)	*NOTCH1*		<1
t(7;12)(q34;p13)和 t(12;14)(p13;q11)	*CCND2*		<1
能形成融合基因的易位	融合基因		
del(1p32)	*SIL-TAL1*	9～30	随年龄增长下降
t(10;11)(p13;q14)	*CALM-A10*		10
t(11;19)(q23;p13)	*MLL-ENL*		8
t(6;11)(q27;q23)	*MLL-AF6*		
t(10;11)(p13;q23)	*MLL-AF10*		
t(X;11)(q13;q23)	*MLL-AFX1*		
t(4;11)(q21;q23)	*MLL-AF4*		
t(9;9)(q34;q34)	*NUP214-ABL1*		<6
t(9;14)(q34;q32)	*EML1-ABL1*		<1
t(9;12)(q34;p13)	*TEL-ABL1*		<1
t(9;12)(p24;p13)	*TEL-JAK2*		<1
t(9;22)(q34;q11)	*BCR-ABL1*		<1
t(4;11)(q21;p15)	*NUP98-RAP1GDS1*		<1

* 重排后的伴侣基因转录受 TCR 启动子/增强子调控,使伴侣基因表达异常,但不编码融合蛋白。

三、急性白血病的分类体系

（一）FAB分型

1976 年法-美-英协作组（French-American-British Cooperative Group）首先提出了 AL 的诊断分类标准，沿用至今。FAB 标准将原始细胞≥30% 作为 AL 的诊断门槛。按细胞形态和细胞化学染色分为 ALL 和 AML，前者可再分为 L1、L2 和 L3 型，后者再分为 M1 ~ M6 型，后来又增加了 M0 和 M7 两个亚型。为了与 MDS 相区分，1986 年新修订的 FAB 标准要求分别计数原始细胞占骨髓全部有核细胞（ANC）的百分数和占骨髓除外有核红细胞的有核细胞百分数（NEC）。当有核红细胞≥50%（ANC）时，如 NEC 中原始细胞≥30%，即使 ANC 中原始细胞<30%，也可诊断为 AML（即 M6）。NEC 计数是指不包括浆细胞、淋巴细胞、组织细胞、巨噬细胞及有核红细胞的骨髓有核细胞计数。1978 年我国结合自己的经验，提出了中国的形态学诊断和分型标准，并在 1986 年作了修订。以下为 AML 和 ALL 的 FAB 诊断及分型。

1. AML 的 FAB 各亚型的形态特点

（1）M0（急性髓系白血病微分化型）：骨髓原始细胞胞质透亮或中度嗜碱性，无嗜天青颗粒及 Auer 小体，核仁明显；原始细胞 POX 和 SBB 染色阳性率<3%；免疫表型 CD33/CD13 髓系标志可阳性，淋系抗原阴性，但可有 CD7 和 TdT 表达；免疫电镜 MPO 阳性。

（2）M1（急性粒细胞白血病未分化型）：骨髓原始粒细胞（Ⅰ+Ⅱ型）≥90%（NEC），原始细胞 POX 和 SBB 染色阳性率≥3%；早幼粒以下各阶段粒细胞或单核细胞<10%。

（3）M2（急性粒细胞白血病部分分化型）：骨髓原始粒细胞（Ⅰ+Ⅱ型）占 30% ~ <90%（NEC），早幼粒以下至中性分叶核粒细胞>10%，单核细胞<20%；如有的早期粒细胞形态特点不像原始粒细胞Ⅰ和Ⅱ型，也不像正常或多颗粒的早幼粒细胞，核染色质很细，核仁 1 ~ 2 个，胞质丰富，嗜碱性，有不等量的颗粒，有时颗粒聚集，这类细胞>10% 时，也属此型。

（4）M3（急性早幼粒细胞白血病）：骨髓中以异常的多颗粒早幼粒细胞为主，>30%（NEC），多数>50%，且细胞形态较为一致，原始粒细胞和中幼粒以下各阶段细胞均较少；其胞核大小不一，胞质内有大量嗜苯胺蓝颗粒。分为两个亚型：M3a 为粗颗粒型，胞质内的嗜苯胺蓝颗粒粗大，密集甚至融合；M3v 为细颗粒型，胞质内嗜苯胺蓝颗粒细小而密集。

（5）M4（急性粒-单核细胞白血病）有以下多种情况：

1）骨髓原始细胞>30%（NEC），原粒加早幼、中性中幼及其他中性粒细胞占 30% ~ <80%，原、幼及成熟单核细胞>20%；

2）骨髓同上，外周血中原、幼及成熟单核细胞≥5×10^9/L；

3）骨髓同上，外周血中原、幼及成熟单核细胞<5×10^9/L，但血清溶菌酶及细胞化学染色支持单核系细胞数量显著者；

4）骨髓象类似 M2，但骨髓原、幼及成熟单核细胞>20%，或外周血中原、幼及成熟单核细胞≥5×10^9/L，或血清溶菌酶超过正常[（11.5±4）mg/L]3 倍，或尿溶菌酶超过正常（2.5mg/L）3 倍。

M4Eo（急性粒单细胞白血病伴嗜酸性粒细胞增多）：除具有上述 M4 各型特点外，骨髓嗜酸性粒细胞>5%（NEC），其形态除有典型嗜酸性颗粒外，还有大而不成熟的嗜碱颗粒，核常不分叶，CE 及 PAS 染色明显阳性。

（6）M5（急性单核细胞白血病）分为两个亚型：

1）M5a（未分化型）：骨髓原始单核细胞≥80%（NEC）；

2）M5b（部分分化型）：骨髓原始单核细胞<80%（NEC），其余为幼稚及成熟单核细胞等。

（7）M6（急性红白血病）：骨髓原始粒细胞和（或）原始单核细胞≥30%（NEC），有核红细胞≥50%（ANC）。

（8）M7（急性巨核细胞白血病）：骨髓原始巨核细胞≥30%，如原始细胞形态不能确认，应做免疫电镜 PPO 染色检查或 CD41 和 CD61 单抗检查；如因骨髓纤维化而骨髓干抽，需行骨髓活检及免疫化学染色证实有原始巨核细胞增多。

2. ALL 的 FAB 各亚型的形态特点　按细胞形态可分为 L1 ~ L3 三种亚型（表 72-8）。但除 L3 以外，这种诊断分型不能说明白血病的系列归属和分化阶段，且与预后无关，故已遭淘汰。

FAB 标准统一了 AL 在诊断和分型上的混乱，使各家的白血病资料具有可比性，极大地促进了 AL 的诊断和治疗，至今仍是 AL 诊断分型的工作基础。但形态诊断有一定主观性，可重复性仅 60% ~ 70%。将原始细胞≥30%（NEC）定义为 AL 太过武断。根据胞质中嗜天青颗粒多少将原始粒细胞分为原粒Ⅰ型和Ⅱ型在实际工作中不易掌握，易有歧义。AML 伴 t(8;21) 和 M3 的患者原始粒细胞比例常低于 30%。除 M3 临床出血重和早期死亡率高，M7 伴有骨髓纤维化，M4 和 M5 常有牙龈增生和脾浸润外，多数形态学分型与临床特点无关，也不能反映预后。除 t(8;21)主要见于 AML-M2,t(15;17)见于 AML-M3,inv(16)或 t(16;16)主要见于 M4Eo 外,多数形态学分型与细胞遗传学改变无关。除 L3 外,ALL 的诊断分型不能区分 T 或 B 细胞来源,不能反映临床和实验室特点。必然要用新的诊断和分型体系来替代 FAB 标准。

表 72-8 ALL 的形态诊断

形态	L1	L2	L3
细胞大小	小细胞为主	大细胞为主	大细胞为主,大小较一致
核染色质	较粗,结构较一致	细而分散或粗而浓集,结构较不一致	呈细点状均匀一致
核型	规则,偶有凹陷折叠	不规则,常有凹陷折叠	较规则
核仁	小而不清,少或无	清楚,1 个或多个	明显,1 个或多个
胞质	量少	量不定,常较多	量较多,泡沫状
	轻中度嗜碱	嗜碱性不定	深蓝色
	空泡不定	空泡不定	空泡常明显,蜂窝状

(二) MIC(M)分型

实际工作中越来越认识到白血病形态、免疫表型和遗传特征间的密切关系。为使 AL 诊断分型更客观以及更具可重复性,FAB 协作组与免疫学家和遗传学家共同组成了 MIC 协作组(morphologic immunologic cytogenetic cooperative study group),于 1985 年和 1986 年分别提出了 ALL 和 AML 的形态-免疫-细胞遗传学(MIC)分型,后来又将分子遗传特征纳入,形成了 MICM 分型(表 72-9 ~ 表 72-11)。

表 72-9 AML 的 MICM 分型

遗传特征	FAB 形态	MIC 建议名称
t(8;21)(q22;q22);*AML1-ETO*	M2	M2/t(8;21)
t(15;17)(q22;q21);*PML-RARα*	M3	M3/t(15;17)
t/del(11q23);*MLL*	M5a(M5b,M4)	M5a/t(11q)
inv/del(16q22);*CBFβ-MYH11*	M4Eo	M4Eo/inv(16)
t(9;22)(q34;q11);*BCR-ABL*	M1(M2)	M1/t(9;22)
t(6;9)(p23;q34);*DEK-CAN*	M1 或 M4 伴嗜碱性粒细胞增多	M2/t(6;9)
inv(3)(q21;q26);*RPN1-EVI1*	M1(M2/M4/M7)伴血小板增多	M1/inv(3)
t(8;16)(p11;p13);*MOZ-CBP*	M5b 伴吞噬细胞增多	M5b/t(8;16)
t/del(12p11-13);*TEL/CDKN1b*	M2 伴嗜碱性粒细胞增多	M2Baso/t(12p)
+4	M4(M2)	M4/+4

表 72-10 T 系 ALL 的 MICM 分型

免疫分型	遗传特征	FAB 形态
Pro-T ALL	t/del(9p)	L1,L2
T-ALL	t(11;14);*TCRδ-LMO1/2*	L1,L2
	t(1;14);*TCRδ-TAL1*	
	t(7;11);*TCRβ-LMO2*	
	t(7;19)(q34;p13);*TCRβ-LYL1*	
	t(10;14);*TCRδ-HOX11*	
	t(8;14);*TCRα-Myc*	
	t(7;10);*TCRβ-HOX11*	
	t(1;7);*TCRβ-LCK*	
	6q-	

表 72-11　B 系 ALL 的 MICM 分型

免疫分型	遗传特征	FAB 形态
Pro-B ALL	t(4;11);*MLL-AF4*	L1,L2
	t(11;19);*MLL-ENL*	
	t(9;22);*BCR-ABL*	
	t(17;19);*E2A-HLF*	
Common-B ALL	t(5;14);*IL3-IgH*	L1,L2
	t(12;21);*TEL-AML1*	
	t(9;22);*BCR-ABL*	
	6q-	
	亚二倍体	
	t/del(12p)	
Pre-B ALL	t(1;19);*E2A-PBX1*	L1,L2
	t(9;22);*BCR-ABL*	
Burkitt ALL	t(8;14)(q24;q32);*IgH-Myc*	L3
	t(8;22)(q24;q11);*Igλ-Myc*	
	t(2;8)(p12;q24);*Igκ-Myc*	
	6q-	

MICM 标准强调了遗传特征和免疫表型对 AL 诊断和分型的重要意义，但未能包含所有病种，亦不能完全反映病情与临床转归，仍需进一步补充和完善。

（三）WHO 诊断分型

AL 的高度异质性客观上就要求诊断和分型时应该综合考虑病因、致病机制、临床表现、细胞形态、免疫表型、遗传特征和治疗、预后等各种疾病要素。1995～1997 年，WHO 召集世界各地著名的临床血液学家和病理学家，按照淋巴瘤 REAL 的分型原则，共同制订了包括 AL 在内的造血和淋巴组织肿瘤的诊断分型标准，并于 2001 年正式发表。WHO 诊断分型标准突出了细胞分子遗传学异常在疾病诊断和分型中的作用，结合病史、形态、细胞化学和免疫表型等来界定病种。WHO2001 标准将 AL 分为 AML、系列模糊的 AL 和前体 B 和 T 细胞肿瘤，将 Burkitt 白血病/淋巴瘤划归为成熟 B 细胞肿瘤。由于 MDS-RAEBt 的临床特点和治疗同 AML，WHO 标准将其归入 AML；AML 诊断需满足骨髓或外周血原始细胞≥20%。认为 ALL 与淋巴母细胞淋巴瘤是同一疾病的两种不同临床表现，应并入淋巴母细胞淋巴瘤，但仍可保留白血病名称；ALL 诊断需满足骨髓原始、幼稚淋巴细胞≥25%，否则诊断为淋巴瘤；摈弃 L1、L2 和 L3 的形态诊断，改称为前体 T 淋巴细胞白血病/淋巴母细胞淋巴瘤（Pre T-ALL/LBL）、前体 B 淋巴细胞白血病/淋巴母细胞淋巴瘤（Pre B-ALL/LBL）和 Burkitt 白血病/淋巴瘤，分型中应注明如 t(9;22)(q34;q11)；*BCR-ABL*、t(12;21)(p12;q22)；*TEL-AML1*、11q23 异常/MLL 易位、t(1;19)(q23;p13)；*E2A-PBX1* 及 8q24/Myc 易位等特征性的细胞遗传学异常。“系列模糊的 AL”的诊断需根据细胞免疫表型，双表型和双系列型 AL 的诊断仍沿用 EGIL(1998)的诊断积分系统（见表 72-4）。

WHO2001 标准将 AML 进一步分为①AML 伴重现性染色体异常；②AML 伴多系增生异常；③治疗相关的 AML 和 MDS；④AML 非特指型四大类。每一分类又包含多种独立的亚型（表 72-12）。

2008 年修订的 WHO 标准（简称 WHO2008）则将急性白血病分为“AML 及相关前体髓系肿瘤”、“前体淋巴肿瘤”和“系列模糊的 AL”三类，以下又包含了多种独立的临床亚型，较 WHO2001 标准有了明显变化：

1. AML 及相关前体髓系肿瘤（表 72-13）

（1）在“AML 伴重现性遗传学异常”组中，认为还应将伴 t(6;9)；*DEK-CAN*、inv(3)/t(3;3)；*RPN1-EVI1* 和 t(1;22)；*RBM15-MKL1* 的 AML 作为独立的病种单独列出。11q23(*MLL*)易位的伴侣基因有 80 余种，除 AML 伴 t(9;11)；*AF9-MLL* 为中等预后外，其余 11q23(*MLL*)异常的 AML 预后较差，应称为“11q23(*MLL*)变异易位的 AL”。*FLT3*、*NPM1* 和 *CEBPA* 基因突变在 AML 中常见，有明显的预后意义；因不同突变可同时存在于同一患者，且突变患者的细胞形态、免疫表型和临床特点多变，因此将具有 *NPM1* 和 *CEBPA* 基因突变的 AML 作为“暂定病种”归入。

表 72-12 2001 年 WHO 提出的 AML 诊断分型

AML 伴重现性染色体异常	1. t(8;21)(q22;q22);(*AML1-ETO*)/AML
	2. inv(16)(p13;q22)或 t(16;16)(p13;q22);(*CBFβ-MYH11*)/AML
	3. t(15;17)(q22;q21);(*PML-RARα*)/AML 及其变异型
	4. 11q23(*MLL*)异常的 AML
AML 伴多系增生异常	1. 继发于 MDS 或 MDS/MPD
	2. 无前趋 MDS 史
治疗相关的 AML 和 MDS	1. 烷化剂相关
	2. 拓扑异构酶Ⅱ抑制剂相关
	3. 其他相关
AML 非特指型	1. AML 微分化型
	2. AML 不成熟型
	3. AML 成熟型
	4. 急性粒-单核细胞白血病
	5. 急性原始单核细胞白血病和急性单核细胞白血病
	6. 急性红白血病
	7. 急性原始巨核细胞白血病
	8. 急性嗜碱性粒细胞白血病
	9. 急性全髓增殖症伴骨髓纤维化
	10. 髓细胞肉瘤

表 72-13 2008 修订的 WHO AML 及相关前体髓系肿瘤的分类

(一) AML 伴重现性染色体异常	1. AML 伴 t(8;21)(q22;q22);*AML1-ETO*
	2. AML 伴 inv(16)(p13;q22)或 t(16;16)(p13;q22);*CBFβ-MYH11*
	3. AML 伴 t(15;17)(q22;q21);*PML-RARα* 及其变异型
	4. AML 伴 t(9;11)(p22;q23);*AF9-MLL* 及 *MLL* 变异易位的 AML
	5. AML 伴 t(6;9)(p23;q34);*DEK-CAN*
	6. AML 伴 inv(3)(q21;q26.2)或 t(16;16)(q21;q26.2);*RPN1-EVI1*
	7. AML(原始巨核细胞)伴 t(1;12)(p13;q13);*RBM15-MKL1*
	8. AML 伴 *NPM1* 突变(暂定病种)
	9. AML 伴 *CEBPA* 突变(暂定病种)
(二) AML 伴 MDS 相关改变	
(三) 治疗相关的髓系肿瘤	
(四) AML 非特指型	1. AML 微分化型
	2. AML 不成熟型
	3. AML 成熟型
	4. 急性粒-单核细胞白血病
	5. 急性原始单核细胞白血病和急性单核细胞白血病
	6. 急性红白血病
	7. 急性原始巨核细胞白血病
	8. 急性嗜碱性粒细胞白血病
	9. 急性全髓增殖症伴骨髓纤维化
(五) 髓细胞肉瘤	
(六) 唐氏综合征相关的髓系增殖症	1. 短暂的异常髓系增生
	2. 唐氏综合征关联的髓系白血病
(七) 母细胞性浆细胞样树突细胞肿瘤	

(2)“AML 伴多系增生异常”最初用来描述有不良染色体核型和 ABCB1、MDR1 多药耐药蛋白过表达等独特生物学特点的、有 MDS 样特征的 AML,诊断上强调 2 系或以上≥50% 的造血细胞具有增生异常的形态特点。但多变量分析认为“多系增生异常”无独立的预后意义,本组疾病应更名为“AML 伴 MDS 相关改变”(AML with myelodysplasia-related changes),包括有 MDS 病史的、有 MDS 特异相关细胞遗传学改变的,以及有多系增生异常形态特点的 AML。

(3)因大多数患者都同时接受过烷化剂和拓扑异构酶Ⅱ抑制剂治疗,临床上“治疗相关的 AML 和 MDS”不再区分“烷化剂相关”或“拓扑异构酶Ⅱ抑制剂相关”,而称为“治疗相关的髓系肿瘤”(therapy-related myeloid neoplasms)。这类患者 90% 以上具有与上述两类亚型相同的遗传学特点,仅 inv(16)/t(16;16)和 t(15;17)的患者预后较好,其余预后要比具有相同遗传学改变的原发性 AML 更差。

(4)保留“AML 非特指型”及各亚型,将“髓细胞肉瘤”作为单一病种列出。

(5)将“唐氏综合征相关的髓系增殖症”(myeloid proliferations related to Down syndrome)作为独立病种归入 AML 相关前体髓系肿瘤。

“母细胞性浆细胞样树突细胞肿瘤”(blastic plasmacytoid dendritic cell neoplasms)过去称为母细胞性 NK 细胞白血病/淋巴瘤、无颗粒 $CD4^+$ NK 细胞白血病或 $CD4^+CD56^+$ 血液皮肤肿瘤,现被认为是起源于髓系的造血系统肿瘤,故归入前体髓系肿瘤。

2. 系列模糊的 AL 包括无系列特异抗原的急性未分化型白血病(AUL)和表达 1 种以上系列抗原的混合表型急性白血病(mixed phenotype acute leukemias,MPAL)。以 MPAL 取代“急性双系列型白血病”和“急性双表型白血病”称谓,进一步明示所涉及的造血系列。伴 t(9;22)或 t(v;11q23)的,应作为独立病种单列,否则归类为 MAPL 非特指型。符合 MPAL 表型特点但有 t(8;21)、t(15;17)、inv(16)或 *FGFR1* 基因突变的,不归入 MPAL。MPAL 也不包括 MDS 和 CML 等转化的病例及治疗相关的 AL。免疫表型需经细胞化学染色、免疫组织化学染色、免疫电镜和流式细胞术等多种方式确定。细胞系列特异性由以下抗原决定:①髓系抗原:MPO 或 NSE、CD11c、CD14、CD64 和溶菌酶等单核细胞分化抗原;②T 系抗原:CyCD3 或 CD3;③B 系抗原:CD19 及 CD79a、CyCD22 和 CD10。

MPAL 分为:

(1)伴 t(9;22)(q34;q11.2);*BCR-ABL* 的 MPAL;

(2)伴 t(v;11q23);*MLL* 重排的 MPAL;

(3)B/髓系 MPAL,非特指型;

(4)T/髓系 MPAL,非特指型;

(5)MPAL 非特指型的罕见类型;

(6)其他系列模糊的白血病。

3. 前体淋巴肿瘤 包括 B 淋巴母细胞白血病/淋巴瘤(B-ALL/LBL)和 T 淋巴母细胞白血病/淋巴瘤(T-ALL/LBL)两大类。有 t(9;22)等重现性细胞遗传学异常的 B-ALL/LBL,应作为独立病种单独列出,否则称为 B-ALL/LBL 非特指型:

(1)B 淋巴母细胞白血病/淋巴瘤,非特指型;

(2)伴重现性遗传学异常的 B 淋巴母细胞白血病/淋巴瘤:

1)B 淋巴母细胞白血病/淋巴瘤伴 t(9;22)(q34;q11.2);*BCR-ABL*;

2)B 淋巴母细胞白血病/淋巴瘤伴 t(v;11q23);*MLL* 重排;

3)B 淋巴母细胞白血病/淋巴瘤伴 t(12;21)(13;q22);*TEL-AML1*;

4)B 淋巴母细胞白血病/淋巴瘤伴超二倍体核型;

5)B 淋巴母细胞白血病/淋巴瘤伴亚二倍体核型;

6)B 淋巴母细胞白血病/淋巴瘤伴 t(5;14)(q31;q32);*IL3-IgH*;

7)B 淋巴母细胞白血病/淋巴瘤伴 t(1;19)(q23;p13.3);*E2A-PBX1*。

(3)T 淋巴母细胞白血病/淋巴瘤。

(林冬 王建祥)

参考文献

1. 卞寿庚. 急性白血病. 见:张之南、沈悌. 血液病诊断及疗效标准. 第 3 版. 北京:科学出版社,2007:103-105
2. 卞寿庚. 急性髓系白血病. 见:张之南、沈悌. 血液病诊断及疗效标准. 第 3 版. 北京:科学出版社,2007:106-115
3. 秘营昌,卞寿庚. 急性淋巴白血病. 见:张之南、沈悌. 血液病诊断及疗效标准. 第 3 版. 北京:科学出版社,2007:116-121
4. 钱林生,万岁桂. 急性白血病的诊断与分型. 见:张之南、杨天楹、郝玉书. 血液病学. 北京:人民卫生出版社,2003:859-883
5. Bennett JM, Catovsky D, Daniel MT, et al. Proposals for the classification of the acute leukemia French-American-British (FAB) Cooperative Group. Br J Hematol, 1976, 33:451-458

6. Bennett JM, Catovsky D, Daniel MT, et al. Proposed revised criteria for the classification of acute myeloid leukemia. Annals of Internal Medicine, 1985, 103: 626-629
7. Bene MC, Castoldi G, Knapp W, et al. Proposals for the immunological classification of acute leukemias. European Group for the Immunological Characterization of Leukemias (EGIL). Leukemia, 1995, 9: 1783-1786
8. EGIL (European Group for the Immunological Classification of Leukaemias). The value of c-kit in the diagnosis of biphenotypic acute leukemia, Leukemia, 1998, 12: 2038
9. Graux C, Cools J, Michaux L, et al. Cytogenetics and modecular genetics of T-cell acute lymphoblastic leukemia: from thymocyte to lymphoblast. Leukemia, 2006, 20: 1496-1510
10. Neame PB, Soamboonsrup P, Browman GP, et al. classifying acute leukemia by immunophenotyping: a combined FAB-immunologic classification of AML. Blood, 1986, 68: 1355-1362
11. First MIC Cooperative Study Group. Morphologic, immunological and cytogenic (MIC) working classification of acute lymphoblastic leukemia. Report of the workshop held in Leuven, Belgium, April 22-23, 1985. Cancer Genetics Cytogenetics, 1986, 23: 189-197
12. Second MIC Cooperative Study Group. Morphologic, immunological and cytogenic (MIC) working classification of acute myeloid leukemias. Br J Haematol, 1988, 68: 487-494
13. Jaffe NL, Harris NL, Stein H, et al. World Health Organization Classification of Tumours. Pathology and genetics of Tumours of Hematopoietic and lymphoid Tissues. Lyon; IARC Press, 2001
14. Swerdlow SH, Campo E, Harris NL, et al. WHO Classification of Tumours of Haematopoietic and Lymphoid Tissues 4th ed. Lyon: IARC Press, 2008
15. Hoffman R, Benz Jr EJ, Shattil SJ, et al. Hematology: Basic Principles and Practice, 4th ed. Philadelphia: Elsevier Churchill Livingstone Press, 2005
16. Estey EH, Faderl SH, Kantarjian HM. Hematologic malignancies: acute leukemias. New York: Springer Press, 2008

第 73 章

WHO(2008)关于急性白血病的诊断和分型

2008 年新修订的 WHO《造血与淋巴组织肿瘤分类》关于急性白血病的诊断分型已有了较大的变化。急性白血病分为急性髓系白血病及相关髓系前体细胞肿瘤、系列模糊的急性白血病和前体淋巴肿瘤三大类,以下又包含了众多病种及少数“暂定类型”。诊断主要依赖细胞形态、免疫表型和遗传学特征,也结合了现已明确的各种疾病要素。

第一节　急性髓系白血病及相关髓系前体细胞肿瘤

一、AML 伴重现性遗传学异常(AML with recurrent genetic abnormalities)

约占 AML 的 30% ~40%,多为原发。以 t(8;21)、t(15;17)、inv(16)或 t(16;16)和 t(9;11)最多见。t(8;21)、t(15;17)和 inv(16)或 t(16;16)有独特的形态和免疫表型,原始细胞低于 20% 时亦可诊断;而 t(9;11)、t(6;9)、t(1;22)和 inv(3)或 t(3;3)的患者诊断时原始细胞需≥20%。携有上述重现性遗传学异常的“治疗相关 AML/MDS”不应归入本组疾病。

(一) AML 伴 t(8;21)(q22;q22);*RUNX1-RUNX1T1*

约占 AML 的 5%,占 FAB-M2 的 10%,年轻患者居多,可以髓系肉瘤为首发表现,骨髓原始细胞可低于 20%。一般疗效较好,CR 率高,巩固阶段使用大剂量阿糖胞苷可延长无病生存期。

原始细胞体积较大,胞质丰富、嗜碱性,常有较多的嗜天青颗粒,核周透亮或有核凹陷,有的含假 Chediak-Higashi 颗粒。Auer 小体常见,单根长棒状,两端尖细,可见于成熟中性粒细胞。也可见到一些小原始细胞,主要在外周血。骨髓早幼、中幼和成熟中性粒细胞可有不同程度的病态造血,如核分叶异常(假 Pelger-Huët 核)和胞质着色异常(中性粒细胞均匀粉红色胞质)等;其他系列细胞病态造血少见。不成熟嗜酸性粒细胞常增多,但形态和细胞化学染色特点不像 inv(16)/t(16;16) AML 的异常嗜酸性粒细胞。嗜碱性粒细胞和肥大细胞也可增多,而单核细胞常减少或缺如。幼红细胞和巨核细胞形态正常。少数骨髓原始细胞<20%。

部分原始细胞高表达 CD34、HLA-DR、MPO 和 CD13,而 CD33 表达相对较弱。部分原始细胞表达 CD15 和 CD65 等粒系分化抗原。有时可见 CD34 和 CD15 共表达。常跨系表达 CD19、PAX5 或 CyCD79a 等淋系标记,TdT 也可弱阳性。CD56 阳性提示预后不佳。

白血病细胞具有 t(8;21)。易位使染色体 8q22 上的 *RUNX1* 与 21q22 的 *RUNX1T1*(又称 *ETO*)发生交互重排,形成 *RUNX1-RUNX1T1* 融合基因。70% 以上患者伴-Y、9q-或 9q22-等附加染色体异常。儿童患者常伴 *KRAS* 或 *NRAS* 突变。*KIT* 突变见于 20% ~25% 的患者,预后差。

(二) AML 伴 inv(16)或 t(16;16)(p13.1;q22);*CBFB-MYH11*

约占 AML 的 5% ~8%,主要见于年轻人。髓系肉瘤可为首发表现,或为复发时的唯一表现。巩固阶段使用大剂量阿糖胞苷可延长 CR 期。老年人生存期较短,有 *kit* 基因突变者复发率高,生存期较短。继发+22 者疗效可能较好。

形态上呈急性粒-单核细胞白血病的特点,骨髓有数量不等的各阶段嗜酸性粒细胞(有时低于 5%),无成熟障碍。最显著的特点是不成熟的嗜酸性粒细胞颗粒异常，主要见于早幼和中幼粒阶段，而以后各成熟阶段的嗜酸性粒细胞多无异常。嗜酸性颗粒通常较正常幼稚嗜酸性粒细胞内的嗜酸性颗粒大，呈紫红色，在部分细胞内密集分布以致影响细胞形态观察。成熟嗜酸性粒细胞偶见核低分叶。萘酚-ASD-氯乙酸酯酶染色弱阳性，而正常嗜酸性粒细胞及 AML 伴 t(8;21)(q22;q22)的嗜酸性粒细胞则为阴性。原始细胞可见 Auer 小体，MPO 阳性率>3%。原始、幼稚单核细胞 NSE 染色常阳性，但部分病例弱阳性或为阴性。骨髓以单核细胞和嗜酸性粒细胞为主，而中性粒细胞较少，成熟中性粒细胞数量减少。外周血形态类似 AMML，嗜酸性粒细胞常不增多，但偶有嗜酸性粒细胞异常和增多的报道。inv(16)AML 大多有异常的嗜酸性粒细胞，也有的患者很少或难以发现。偶尔患者嗜酸性粒细胞并不增多，或仅表现为粒系分化而无单核细胞成分，或仅有单核系分化。部分患者骨髓原始细胞仅 20% 左右。骨髓活检增生明显或极度活跃，偶可正常。

多数病例原始细胞的免疫表型复杂，可分为几个亚群，即高表达 CD34 和 CD117 的原始细胞，具有粒系(CD13、CD33、CD15、CD65 和 MPO 阳性)和单核系(CD14、CD4、CD11b、CD11c、CD64、CD36 和溶菌酶阳性)分化特征的白血病细胞群。常不同步表达分化抗原。CD2 可阳性，但无诊断特异性。

白血病细胞具有 inv(16)(p13.1;q22)或 t(16;16)(p13.1;q22)，以前者多见。均使 16q22 的 *CBFβ* 基因与 16p13.1 的平滑肌肌球蛋白重链(*MYH11*)基因融合。少数患者常规核型分析难以发现，需用 FISH 和 RT-PCR 等分子遗传学检测方法检测 *CBFβ-MYH11* 融合基因。近 40% 的患者有继发性附加染色体异常，以+22、+8(各占 10% ~15%)、del(7q)或+21(约 5%)最多见。+22 罕见于其他具有重现性遗传学异常的 AML，对 inv(16)AML 的诊断相当特异。偶见 CML 加速或急变期可出现 inv(16)。*KIT* 突变发生率约为 30%，易复发，生存期较短。

（三）急性早幼粒细胞白血病(APL)伴 t(15;17)(q22;q12)；*PML-RARA*

约占 AML 的 5% ~8%，中年患者多见，常合并 DIC。形态上可分“粗颗粒”(即经典型)和“细颗粒”型 APL。细颗粒型 APL 的白细胞数常很高，倍增迅速，与经典型不同。绝大多数 APL 对分化诱导剂全反式维 A 酸(ATRA)极其敏感，联合蒽环类药物疗效更佳。难治和复发患者对三氧化二砷反应良好。伴 CD56 表达者预后相对较差，而 FIT3-ITD 突变的预后意义尚不明确。

粗颗粒型 APL 的异常早幼粒细胞的核大小和形状不规则，变化多样，常为肾形或双叶形。胞质颗粒密集、粗大，呈红或紫红色，使胞质与核分界不清；有的胞质内充满粉尘状颗粒。大多数病例可见到有柴束状 Auer 小体的典型细胞，称“faggot 细胞”。也可见到仅含有 1 个 Auer 小体的 APL 细胞。粗颗粒型 APL 的 Auer 小体通常比其他 AML 类型的要大，超微结构呈六角形管状排列，而其他 AML 类型则呈层状排列。MPO 染色为强阳性。近 25% 的患者 NSE 染色弱阳性。偶尔外周血中可见明显的白血病性早幼粒细胞。细颗粒型 APL 形态独特，胞质内少颗粒或无颗粒，核多呈双叶形，胞质内嗜天青颗粒微小，光镜下常不易见到，易与急性单核细胞白血病相混淆。但多数患者至少有部分细胞在光镜下可见胞质内粗大颗粒和(或)柴束状 Auer 小体。细颗粒型 APL 的 MPO 亦呈强阳性，而急性单核细胞性白血病仅弱阳性或阴性。经 ATRA 治疗复发的 APL 可见到深嗜碱性胞质的异常早幼粒细胞。骨髓活检常增生极度活跃，异常早幼粒细胞胞质丰富、颗粒多，制片良好时可见 Auer 小体，核扭曲。

APL 的典型表型特征是不表达或低表达 CD34、HLA-DR 及 CD11a、CD11b 和 CD18，均匀一致地强表达 CD33，而 CD13 的表达较不均一。有些病例 CD117 弱阳性。CD15 和 CD65 常阴性或弱阳性，而 CD64 常阳性。细颗粒型或 *PML-RARA* 为 bcr3 的病例常可见到部分细胞表达 CD2 和 CD34。约 20% 的 APL 表达 CD56，提示预后不良。抗 PML 单抗免疫组织化学染色显示 PML 蛋白在 APL 细胞核内弥散分布，而在正常早幼粒或其他类型 AML 则以较大的核小体形式呈散点状分布。

具有特异的 t(15;17)。17q12 上的 *RARA* 与 15q22 上的 *PML* 基因融合，形成 *PML-RARA* 融合基因。绝大多数 APL 常规染色体核型分析可发现 t(15;17)，极少数患者因隐匿性易位或变异易位无 t(15;17)，但分子检测可发现 *PML-RARA* 融合基因。两者在形态上无明显差异。约 40% 的患者有附加染色体异常，以+8(占 10% ~15%)最多见。*FLT3* 突变(ITD 和 TKD)见于 34% ~45% 的 APL，以 *FLT3*-ITD 最多见，患者的白细胞数高，常为细颗粒型 APL，*PML* 的易位断裂点为 bcr3 型。

有些形似 APL 的病例存在 *RARA* 基因的变异易位，其伴侣基因为 11q23 的 *ZBTB16*(亦称 *PLZF*)基因、11q13 的核基质相关基因(*NUMA1*)、5q35 的核磷素基因(*NPM1*)或 17q11.2 的 *STAT5B* 基因。变异易位最初报道于形似 APL 的 AML。但 t(11;17)(q23;q12)的大多数白血病细胞核型较为规则，胞质颗粒多，通常无 Auer 小体，Pelger 样中性粒细胞增多，MPO 强阳性。t(5;17)(q35;q12)者以粗颗粒型早幼粒细胞为主，也有少数细颗粒型早幼粒细胞，无 Auer 小体,ATRA 治疗有效。而 t(11;17)(q23;q12);*ZBTB16-RARA* 和 *STAT5B-RARA* 的患者 ATRA 治疗无效。上述病例应诊断为“AML 伴 *RARA* 基因变异易位”。

(四) AML 伴 t(9;11)(p22;q23);*MLLT3-MLL*

占儿童 AML 的 9% ~12%,成人 AML 的 2%。就诊时可有 DIC,可有髓系(单核细胞)肉瘤及牙龈和皮肤等组织浸润。预后好于其他 11q23/*MLL* 变异易位类型,属于中等预后。原始细胞<20% 时需严密观察,适时诊断。

多为急性单核细胞白血病或急性粒-单核细胞白血病形态,也偶见 AML 成熟型或不成熟型。典型者以原始和幼稚单核细胞为主。原始单核细胞体积大,胞质丰富、嗜碱性较强,有伪足,胞质内可见散在的细小嗜天青颗粒和空泡,核圆形,染色质纤细,有 1 个或多个大的核仁。幼稚单核细胞核型较不规则,胞质弱嗜碱性,颗粒更明显,偶有大的嗜天青颗粒和空泡。原始和幼稚单核细胞 NSE 染色呈强阳性,MPO 阴性或弱阳性。

儿童病例的原始细胞高表达 CD33、CD65、CD4 和 HLA-DR,而 CD13、CD14 和 CD34 的表达较弱。大多数 11q23/*MLL* 异常的 AML 表达一种硫酸软骨素 NG2 类似物,能与 Mab7.1 结合。大多数成人病例表达 CD14、CD4、CD11b、CD11c、D64、CD36 和溶菌酶等单核细胞分化抗原,而不同程度地表达 CD34、CD117 等不成熟抗原和 CD56。

染色体易位涉及 11q23 的 *MLL* 基因,与果蝇三胸节基因同源。儿童和成人 AL 中涉及 *MLL* 的易位多达 80 余种,其中 50 余种的伴侣基因已得到克隆。t(9;11)(p22;q23)是 AML 最常见的 *MLL* 基因易位,构成独立的病种。+8 是其最常见的继发遗传学异常,但不影响患者生存。*MLL* 与 *MLLT2*(*AF4*)交互易位最多见于 ALL,而与 *MLLT3*(*AF9*)的交互易位则主要见于 AML。AML 中与 *MLL* 易位的伴侣基因还有 *MLLT1*(*ENL*)、*MLLT10*(*AF10*)、*MLLT4*(*AF6*)和 *ELL*;除 t(11;19)(q23;p13.1);*MLL-ELL* 仅见于 AML 外,其他易位亦见于 ALL。近三分之一的患者常规核型分析不能发现 *MLL* 易位,需应用 FISH 或 PCR 等分子技术检测。伴 *MLL* 融合基因的 AML 在形态和免疫表型上通常为急性粒-单核细胞白血病或急性单核细胞白血病。过去这类患者都归类为“AML 伴 11q23 异常”,现认为诊断时应注明特异的遗传学改变,且仅包括那些涉及 *MLL* 基因易位的患者。例如伴 *MLL-ENL* 者应诊断为“AML 伴 t(11;19)(q23;p13.3);*MLL-ENL*”。既有确切化疗或 MDS 病史、又有 *MLL* 基因易位[如 t(2;11)(p21;q23)或 t(11;16)(q23;p13.3)等]的,应诊断为“治疗相关性 AML”或“AML 伴 MDS 相关改变”。

(五) AML 伴 t(6;9)(p23;q34);*DEK-NUP214*

占 AML 的 0.7% ~1.8%。儿童和成人中位发病年龄分别为 13 和 35 岁。常以贫血和血小板少就诊,或表现为全血细胞减少。成人患者白细胞数一般较低,约为 12×10^9/L。预后差。WBC 数高的生存期短,骨髓原始细胞比例高的无病生存期短。异基因干细胞移植或能提高总的生存率。原始细胞<20% 时需严密观察,适时诊断。

形态上可表现为除 APL 和急性原始巨核细胞白血病以外的其他多种 AML 类型,以 AML 成熟型或急性粒-单核细胞白血病最多见。三分之一的病例可见 Auer 小体。MPO 阳性,NSE 阳性或阴性。约 44% ~62% 的患者骨髓和外周血嗜碱性粒细胞增多(>2%),这在其他 AML 较少见。大多有粒系和红系病态造血,部分可见环形铁粒幼细胞,而巨核系病态造血较少见。

原始细胞 MPO、CD13、CD33、CD38 和 HLA-DR 阳性,大多表达 CD117、CD34 和 CD15,部分患者表达单核细胞分化抗原 CD64。TdT 阳性见于 50% 的患者,但罕有其他淋系标记。

t(6;9)使 6p23 的 *DEK* 与 9q34 的 *NUP214*(*CAN*)基因重排,形成 *DEK-NUP214* 融合基因。大多数患者 t(6;9)是唯一的核型异常,但也可有复杂核型。*FLT3*-ITD 突变相当多见,儿童和成人患者分别占 69% 和 78%,而 *FLT3*-TKD 少见。

(六) AML 伴 inv(3)或 t(3;3)(q21;q26.2);*RNP1-EVI1*

占 AML 的 1% ~2%。多为成人,无性别差异。既可原发,也可继发于 MDS。患者贫血,血小板数正常或升高,仅 7% ~22% 血小板明显减少。少数肝脾肿大,淋巴结肿大不常见。骨髓中不典型的巨核细胞常增多,呈单叶或双叶核,并有多系病态造血。病情侵袭,生存期短,预后差。原始细胞<20% 时需严密观察,适时诊断。

患者外周血中性粒细胞核分叶少,有假 Pelger-Huët 畸形,有或无原始细胞;红细胞可见轻度异常,无泪滴样红细胞;可见巨大的少颗粒血小板和裸核巨核细胞。骨髓形态可表现为除 APL 以外其他的 AML 类型,以 AML 成熟型、急性粒-单核细胞白血病和急性原始巨核细胞白血病最多见。少数患者骨髓中原始细胞比例<20%,甚至呈 CMML 的特点。多系病态造血在骨髓非原始细胞成分中较常见,以不典型巨核细胞最为多见。巨核细胞数可正常或增加,单叶或双叶核的小巨核细胞较多见,也可有其他病态造血的巨核细胞。红系和粒系病态造血也较常

见。骨髓嗜酸、嗜碱性粒细胞及肥大细胞可增多。活检提示增生程度不一，可见低分叶的小巨核细胞增多，纤维化可多可少。

原始细胞通常CD13、CD33、CD34、CD38和HLA-DR阳性，部分可有CD7异常表达，也可表达CD41和CD61等巨核细胞标记。

髓系肿瘤可见多种涉及3q的异常，以inv(3)(q21q26.2)或t(3;3)(q21;q26.2)最为多见。重排涉及3q26.2上的*EVI1/MDS1-EVI1*原癌基因和3q21上的*RNP1*基因。3q26.2其他的遗传学异常，如t(3;21)(q26.2;q22);*EVI1-RUNX1*常见于"治疗相关的AML"，不应归入本组。inv(3)或t(3;3)的附加染色体异常较常见，最常见的是-7，约占一半；其次是5q-和复杂核型。这些改变可在3q26.2异常之前发生。inv(3)(q21q26.2)或t(3;3)(q21;q26.2)的患者常过表达EVI1和GATA2，但不具有遗传学特异性。CML获得inv(3)(q21q26.2)或t(3;3)(q21;q26.2)提示病情已进入加速或急变期；同时具有t(9;22)(q34;q11.2)和inv(3)或t(3;3)(q21;q26.2)的患者应诊断为CML进展期，而不应诊断为AML伴inv(3)(q21q26.2)或t(3;3)(q21;q26.2)。

（七）急性原始巨核细胞白血病伴t(1;22)(p13;q13);*RBM15-MKL1*

占AML<1%，原发性患者仅见于婴幼儿(≤3岁)，大多于出生后6个月以内发病，中位发病年龄为出生后4个月。以Down综合征婴儿致病最多见，尤其是女婴。几乎都有脏器肿大，特别是肝脾大。可有贫血和血小板减少，白细胞数轻度升高。早期报道预后很差，近来认为强烈化疗可延长患者无病生存(DFS)。

外周血和骨髓形态类似于AML非特指型中的急性原始巨核细胞白血病。原始巨核细胞大小不一，夹杂着更多形态上类似于原始淋巴细胞的高核质比的未分化原始细胞。原始巨核细胞胞体中等或较大，核圆、稍不规则或有凹陷，染色质细网状，有1~3个核仁；胞质嗜碱性，常无颗粒，可有空泡或伪足。小巨核细胞常见，一般无粒系和红系病态造血。骨髓活检常为增生活跃或以上，常有网状和胶原纤维增生。原始巨核细胞的MPO和SBB染色阴性。部分患者骨髓原始细胞<20%，可能与骨髓纤维化导致取材困难有关。

原始巨核细胞表达1种或多种血小板型糖蛋白，如CD41和(或)CD61。较少表达更成熟的血小板相关抗原CD42。CD13和CD33等可阳性。CD34、CD45和HLA-DR通常阴性，而CD36阳性，有一定特征性。原始细胞MPO阴性。不表达TdT和淋巴细胞抗原。CyCD41和CyCD61检测较CD41和CD61更敏感、特异，在流式细胞术检测时不易受血小板或血小板黏附在原始细胞表面的影响。

t(1;22)(p13;q13)形成*RBM15-MKL1*融合基因。绝大多数患者以t(1;22)为唯一的细胞遗传学异常。

（八）AML伴基因突变(AML with gene mutations)

AML常见的突变基因为*FLT3*和*NPM1*，较少见的有*CEBPA*、*KIT*、*MLL*、*WT1*、*NRAS*和*KRAS*。*FLT3*、*NPM1*和*CEBPA*突变可单独或同时存在，在染色体核型正常的患者有明显的预后意义。伴重现性遗传学异常的AML如有上述突变，诊断时应按重现性遗传学异常确定，而不归入"AML伴基因突变"。

*FLT3*位于13q12上，编码具有酪氨酸激酶活性的膜受体，调节造血干细胞的增殖与分化。约20%~40%的AML存在*FLT3*突变，主要为AML伴t(6;9)(p23;q34)、APL和核型正常的AML。突变主要有两种类型，一种是近膜结构域的内部串联重制(internal tandem duplications, *FLT3*-ITD)，占75%~80%；另一种是第二酪氨酸激酶结构区域(tyrosine kinase domain, *FLT3*-TKD)的密码子835或836突变，占20%~35%。*FLT3*-ITD的患者预后不良，而*FLT3*-TKD的预后意义尚不明确。因绝大多数核型正常的AML的预后与*FLT3*-ITD紧密相关，故检测此类突变很有意义。

*Kit*基因定位于4q11-12，编码一个145kD的跨膜糖蛋白，为Ⅲ型酪氨酸激酶家族成员。有*KIT*突变的伴t(8;21)(q22;q22)、inv(16)(p13.1q22)和t(16;16)(p13.1;q22)的AML预后较差。突变最常发生于第8和第17外显子。核型正常的AML有*WT1*基因突变也提示预后不良，但预后意义低于更少见的*MLL*、*NRAS*和*KRAS*突变。核型正常的成人AML以及单纯+11的患者5%~10%有*MLL*部分串联复制(*MLL*-PTD)，具有*MLL*-PTD的核型正常AML预后不良，CR1期进行自体干细胞移植可提高疗效。

三分之一成人AML存在*NPM1*突变，*CEBPA*突变亦见于6%~15%的AML。*NPM1*突变常涉及1个等位基因，常是第12外显子，偶见第9或第11外显子突变；迄今已发现40余种突变形式，以第956~959位的TCTG四核苷酸重复最多见，占成人AML *NPM1*突变的70%~80%。*NPM1*突变使编码的NPM蛋白C末端的288和290位色氨酸被取代，产生核输出信号(nuclear export signal, NES)区，使NPM异常定位于胞质，不能进入核内执行正常功能。*CEBPA*突变仅见于AML，通常两个等位基因都发生突变。*CEBPA* 正常编码一种转录因子,参与髓系祖细胞的增殖和分化调节。突变可发生于整个基因序列,但一般可分为两类:N 末端的读码框架外的插入和缺失突变以及 C 末端的读码框架内插入和缺失突变。*NPM1* 和 *CEBPA* 突变常见于核型正常的 AML,如不同时伴 *FLT3*-ITD,则预后良好。基于这两个突变的发生率、预后意义及与 AML 形态和临床特征的相关性,WHO 分型特别将它们列为伴有重现性遗传学异常 AML 的两个暂定病种。需要进一步积累资料以明确突变是否与病种分类有关,而不仅仅与预后相关。少数 AML 具有 *NPM1* 和 *CEBPA* 两种突变,不能归入任何一个暂定病种。伴 *NPM1* 或 *CEBPA* 突变的 AML 约 5% ~15% 存在核型异常,其预后意义仍不清楚。

1. AML 伴 *NPM1* 突变　为 AML 最常见的重现性遗传学异常之一。发病率随年龄增高而增多,分别占儿童和成人 AML 的 2% ~8% 和27% ~35%。更见于 45% ~64% 的成人正常核型 AML,女性更多见。多无 MDS 或 MPN 病史,就诊时常有贫血和血小板少,而白细胞数较其他类型 AML 高。易有牙龈、淋巴结和皮肤等髓外浸润。诱导治疗疗效较好,无 *FLT3*-ITD 突变的正常核型患者预后良好。伴 *FLT3*-ITD 突变者预后较差,但仍比有 *FLT3*-ITD 突变而无 *NPM1* 突变的 AML 预后更好。伴 *NPM1* 突变的核型正常的年轻 AML 如无 *FLT3*-ITD 突变,预后与 AML 伴 t(8;21)(q22;q22)或 inv(16)(p13.1q22)相当,不需在 CR1 期行异基因造血干细胞移植。有 *NPM1* 突变而 *FLT3*-ITD 阴性的染色体核型异常或伴多系病态造血的 AML 是否预后良好尚不肯定。

形态多为急性单核细胞或急性粒-单核细胞白血病。约 80% ~90% 的急性单核细胞白血病存在 *NPM1* 突变。亦可表现为 AML 成熟型或不成熟型、急性红白血病。部分有多系病态造血。骨髓活检示骨髓显著增生,骨髓原始细胞比例常较其他正常核型的 AML 要高。

原始细胞表达 CD13、CD33 和 MPO 等髓系抗原,亦常表达 CD14、CD11b 和 CD68 等单核细胞分化抗原。CD34 阴性是其最显著的特点。

多为正常核型,仅 5% ~15% 的患者有+8 和 del(9q)等异常。*NPM1* 突变与前述的重现性遗传学改变、*MLL*-PTD 以及 *CEBPA* 突变常相互排斥。约 40% 的 AML 伴 *NPM1* 突变患者具有 *FLT3*-ITD 突变,一般认为 *NPM1* 突变在先,这类病人在疾病进展中更具遗传稳定性。患者的 *HOX* 基因表达增高,有别于包括 *MLL* 基因重排在内的其他 AML。

2. AML 伴 *CEBPA* 突变　见于 6% ~15% 的原发性 AML,15% ~18% 的核型正常的 AML。与不伴 *CEBPA* 突变的 AML 相比,没有明显的年龄和性别差异。但突变患者的血红蛋白和外周血原始细胞数较高,而血小板数和乳酸脱氢酶较低。偶可合并淋巴结肿大和髓系肉瘤。核型正常者预后良好,类似于 AML 伴 t(8;21)(q22;q22)或 inv(16)(p13.1q22)。此类患者 *FLT3*-ITD 突变的预后意义仍不太清楚,少数研究认为对预后无不良影响。其他核型异常对预后的影响仍有待研究。

形态上大多为 AML 成熟型或不成熟型,也可类似急性单核细胞白血病或急性粒-单核细胞白血病。原始细胞 MOP 或 SSB 阳性率≥3%,大多数患者 NSE 染色阴性。

原始细胞表达 CD13、CD33、CD65、CD11b 或 CD15 等髓系相关抗原。通常大多数原始细胞表达 HLA-DR 和 CD34。CD14 和 CD64 等单核细胞标记常为阴性。CD7 阳性见于 50% ~73% 的患者,一般不表达 CD56 和其他淋系抗原。

约 70% 的患者核型正常。22% ~33% 的患者同时有 *FLT3*-ITD 突变。

二、AML 伴 MDS 相关改变（AML with myelodysplasia-related changes）

占 AML 的 24% ~35%。老年人居多,儿童罕见。常伴严重的全血细胞减少,无化疗和放疗史,可有前期 MDS 或 MDS/MPN 病史,或有 MDS 相关的细胞遗传学异常但无前述 AML 特异的重现性遗传学异常,或有多系病态造血。部分病例骨髓原始细胞比例仅20% ~29%,外周血象相对稳定,病情进展慢,临床过程更类似 MDS,主要见于 MDS 转化者或儿童患者。诊断上应与 MDS-RAEB、急性红白血病、急性原始巨核细胞白血病或其他 AML 非特指型相区分。患者 CR 率较低,预后较差。有或无前期 MDS 病史对患者的预后没有显著影响。一般认为 AML 伴多系病态造血的患者预后较差,但在包含细胞遗传学的多变量分析时发现,形态异常并非独立的预后因素,遗传学改变更具意义。多系病态造血可能提示存在不良遗传学异常,但如果没有不良核型,则形态异常的意义颇为有限。*NPM1* 突变的 AML 伴多系病态造血患者通常无不良遗传学异常,亦无前期 MDS 病史,*NPM1* 突变是否是这类患者预后良好的指标还不清楚。有 *NPM1* 或 *CEBPA* 突变,却无 MDS 病史及 MDS 相关遗传学异常的 AML 伴多系病态造血的患者,是否应列为独立病种尚有待进一步研究。

“AML 伴 MDS 相关改变”诊断时应注明是否有

MDS病史、MDS相关遗传学改变、多系病态造血或*NPM1*、*CEBPA*及*FLT3*突变。原始细胞比例为20%～29%的，诊断时亦应注明。强调诊断要尽可能反映患者的预后。

患者骨髓或外周血原始细胞达20%以上。绝大多数有多系病态造血的特点，即骨髓中至少2系有50%以上的造血细胞存在病态造血。粒系病态造血表现为中性粒细胞胞质颗粒减少、核分叶减少（假Pelger-Huët畸形）或异常分叶，有时血涂片更为明显。红系病态造血包括巨幼样变、核碎裂、核不规则、核断裂或多核，环状铁粒幼红细胞、胞质空泡和PAS染色阳性也是红系病态造血的特点。巨核系病态造血则表现为小巨核细胞和核不分叶或多核的正常大小或大巨核细胞，病理切片常较骨髓涂片更易识别。

免疫表型一定程度上反映了患者遗传学改变的异质性。伴5和7号染色体异常者CD34、TdT和CD7的表达率较高。有前期MDS病史的，常常仅部分原始细胞的CD34阳性，可低表达CD38和HLA-DR抗原。CD13和CD33常阳性，也可见CD56和CD7异常表达。髓系抗原的表达可不同于正常发育的髓系细胞，流式细胞仪分析时SSC参数可有异常。MDR-1多为阳性。

遗传学改变类似MDS，常有染色体获得或缺失，以复杂核型、-7/7q-和-5/5q-等最多见（表73-1）。具有表中遗传学异常的患者，除特别说明的情形外，如外周血或骨髓原始细胞≥20%，即可诊断为AML伴多系病态造血。+8和del(20q)也常见于MDS，-Y多见于老年人，这些染色体异常对诊断本病并不特异。平衡易位少见，常涉及5q32-33易位。t(3;5)(q25;q34)多见于年轻患者，有多系病态造血的形态特点。AML伴inv(3)(q21q26.2)、t(3;3)(q21;q26.2)或t(6;9)(p23;q34)者虽有多系病态造血，仍应归为“AML伴重现性遗传学异常”。伴t(11;16)(q23;p11.3)或t(2;11)(p21;q23)的患者，如能确定遗传学异常与既往化疗无关，则应归入本病，而不能诊断为“AML伴11q23变异易位”。

表73-1 AML伴多系病态造血较为特异的细胞遗传学改变

复杂核型*	结构异常	平衡易位
	-7/del(7q)	t(11;16)(q23;p13.3)#
	-5/del(5q)	t(3;21)(q26.2;q22.1)#
	i(17q)/t(17p)	t(1;3)(p36.3;q22.1)
	-13/del(13q)	t(2;11)(p21;q23)#
	del(11q)	t(5;12)(q33;p12)
	del(12p)/t(12p)	t(5;7)(q33;q11.2)
	del(9q)	t(5;17)(q33;p13)
	idic(X)(q13)	t(5;10)(q33;q21)
		t(3;5)(q25;q34)

注：*复杂核型是指>3种无关染色体异常，不包括“AML伴重现性遗传学异常”组中的染色体异常

#此类异常最多见于“治疗相关的AML/MDS”。有此类异常的患者若要诊断为“AML伴MDS相关改变”，应首先排除“治疗相关”

本病亦可携有*NPM1*和（或）*FLT3*突变。*NPM1*突变者核型多正常，原始细胞CD34阴性，无MDS病史。与基因突变相比，MDS相关的遗传学改变对诊断更有意义。由于*NPM1*、*CEBPA*和*FLT3*突变可能提供患者重要的预后信息，诊断时应予注明。

三、治疗相关的髓系肿瘤（therapy-related myeloid neoplasms）

包括治疗相关的AML（t-AML）、MDS（t-MDS）和MDS/MPN（t-MDS/MPN），占所有AML、MDS和MDS/MPN的10%～20%。患者致病与既往细胞毒剂和放射线治疗有关。由细胞毒剂引起者发病与既往病种以及细胞毒剂的使用方法有关。任何年龄均可致病。烷化剂或放疗相关的髓系肿瘤发生率随年龄增大而增加，而拓扑异构酶Ⅱ（TopoⅡ）抑制剂治疗引起的髓系肿瘤各年龄段的发病率基本相似。患者总体上预后较差，5年总生存（OS）低于10%。主要影响预后的因素是核型异常和既往的疾病。伴5和7号染色体异常或复杂核型的t-AML/MDS预后极差，中位生存期低于1年。与原发性AML不同，患者的原始细胞比例和临床亚型与预后无关。伴t(15;17)(q22;q12)、inv(16)(p13.1q22)或t(16;16)(p13.1;q22)的患者预后较好；其他平衡易位预后虽然相对良好，但中位生存时间仍短于原发性AML。

治疗相关的髓系肿瘤致病与放、化疗的致突变作用有关。基因多态性可影响药物代谢和DNA的损伤修复机制，于此引起的遗传易感性与部分患者的致病有关。多数患者的致病机制不明。

继发于血液系肿瘤和非血液系实体肿瘤治疗的髓系肿瘤病例数基本相当，约5%～20%的患者既往所患疾病为非肿瘤性疾病。接受大剂量化疗和自体干细胞移植的患者继发髓系肿瘤的病例数也基本相当。以烷化剂和（或）离子射线治疗后5～10年致病者最多见，多表现为t-MDS，有1种或多种血细胞减少等骨髓造血衰竭表现，少数为t-MDS/MPN或t-AML，常有不平衡性遗传物质丢失，主要涉及5和7号染色体。TopoⅡ抑制剂治疗引起的t-AML/MDS和t-MDS/MPN约占20%～30%，常有1～5年的潜

伏期，多无 MDS 病史，起病即表现为 AML，常伴有平衡易位。大多数治疗相关的髓系肿瘤患者都接受过烷化剂、放疗和 Topo Ⅱ抑制剂的治疗，临床上难以区分为“烷化剂治疗相关”或“TopoⅡ抑制剂治疗”。

大多数 t-AML/MDS 具有多系病态造血的形态特点。患者常有烷化剂治疗或放疗史，可见 5 号和 7 号染色体异常或复杂核型。病态造血也可见于平衡易位的患者。外周血有 1 种或多种血细胞减少，以贫血最多见；大多可见巨大红细胞和异形红细胞；中性粒细胞核分叶异常、少分叶，胞质颗粒少；嗜碱性粒细胞常增多。骨髓增生不一，约 15% 的患者伴不同程度的纤维化；大多有粒系和红系病态造血；约 60% 的患者可见环形铁粒幼细胞，部分甚至超过有核红细胞的 15%；巨核细胞数量不等，大多有巨核系病态造血，可见大小不等的单核、低分叶核或多核分散的巨核细胞。原始细胞多少不一，近一半的 t-MDS 骨髓原始细胞<5%。约 5% 的病例具有 MDS/MPN 特征，如 CMML 等。这些患者按形态和原始细胞数人为划分为 t-MDS 或 t-AML 并无明显临床意义。

近 20% ~30% 的治疗相关髓系肿瘤起病即表现为 AML，无 MDS 前期病史。这类患者通常接受过 TopoⅡ抑制剂的治疗，大多有重现性染色体平衡易位(常涉及 11q23/*MLL* 或 21q22/*RUNX1* 基因)，形态类似具有相同遗传学改变的原发性 AML。部分患者也可表现为 MDS，或有病态造血。许多患者形态诊断为急性单核细胞白血病或急性粒-单核细胞白血病，也有的为 APL 等粒细胞性 AL，甚至 ALL，常伴 t(4;11)(q21;q23)，亦归入本组病种。

原始细胞免疫表型特点常反映出本病形态诊断上的异质性。通常 CD34 和粒系分化抗原 CD13 和 CD33 阳性，也常表达 CD56 和(或)CD7。髓系抗原的表达可不同于正常发育的髓系细胞，流式细胞术分析时 SSC 参数可有异常。

超过 90% 的治疗相关髓系肿瘤有核型异常。遗传学异常与潜伏期、髓系肿瘤的类型以及既往的用药种类有关。近 70% 的患者存在不平衡染色体异常，主要为 5 和 7 号染色体的部分或全部丢失，复杂核型者还常伴有 13q-、20q-、11q-、3p-、-17、-18、-21 和+8 等 1 种或多种附加染色体异常；这些改变常与长潜伏期、MDS 病史、t-AML 伴病态造血和烷化剂、放射线治疗等因素有关。其余 20% ~30% 的患者则具有涉及 11q23 或 21q22 的平衡易位，如 t(9;11)、t(11;19)或 t(8;21)、t(3;21)等，也可有 t(15;17)或 inv(16)等其他平衡易位；平衡易位常与短潜伏期、无 MDS 病史和 TopoⅡ抑制剂治疗等因素相关联。

四、AML 非特指型 (AML not otherwise specified)

部分 AML 不符合上述“AML 伴重现性遗传学异常”、“AML 伴 MDS 相关改变”和“治疗相关的 AML”的诊断，WHO 将其归类为“AML 非特指”型。主要按细胞形态、细胞化学染色和免疫表型来确定白血病细胞的系列归属与分化阶段，分 8 个亚型。诊断上需满足骨髓或外周血原始细胞≥20%。急性红白血病的原始细胞应≥20%(NEC)，而急性纯红细胞白血病的诊断则应以异常原始有核红细胞的比例为基础，较为特殊。

(一) AML 微分化型(AML with minimal differentiation)

相当于 FAB 分类的 AML-M0。占 AML <5%。见于各年龄段，以婴儿和老年人居多。形态和细胞化学染色不能确定原始细胞的系列归属，但免疫表型和超微结构证实为髓系肿瘤。诊断上需与 ALL、急性巨核细胞白血病、混合表型急性白血病和大细胞性淋巴瘤白血病期鉴别。

原始细胞中等大小，核圆，可略有凹陷，染色质疏松，核仁 1 ~2 个。胞质嗜碱，无颗粒。有时原始细胞体积较小、染色质凝聚、核仁不清和胞质少，类似于淋巴母细胞。MPO、SBB 和 CE 染色阳性率<3%，NSE 阴性或弱阳性。有时骨髓形态类似 AML 成熟型，但原始细胞的 MPO 和 SBB 阴性，且无 Auer 小体。骨髓活检示显著增生，充满低分化的原始细胞。电镜下原始细胞内的细小颗粒、内质网、Golgi 区和(或)核膜上 MPO 和 CAE 染色可阳性。

原始细胞大多表达 CD34、CD38 和 HLA-DR 等早期造血相关抗原，而 CD11b、CD14、CD15、CD64 和 CD65 等粒系和单核系分化抗原阴性。常表达 CD13 和 CD117 等髓系标记，约 60% 的病例 CD33 可阳性。淋巴细胞(B 和 T)胞质内特异标志 CyCD22、CyCD79a 和 CyCD3 阴性。细胞化学染色法检测 MPO 阴性，但流式细胞仪、免疫组织化学法染色或免疫电镜检查部分原始细胞 MPO 仍为阳性。分别有 50% 和 40% 的患者 TdT 和 CD7 阳性。

无特异的染色体异常。既往报道最多的是复杂核型，以及-5/5q-、-7/7q-、+8 和 del(11q)等不平衡染色体异常，但现多归类为“AML 伴 MDS 相关改变”。*RUNX1*(*AML1*)和 *FLT3* 基因突变率分别为 27% 和 16% ~22%。

(二) AML 不成熟型(AML without maturation)

相当于 FAB 分类的 AML-M1。约占 AML 的 5% ~10%，主要为成人，中位发病年龄 46 岁。骨髓原始细胞≥90%(NEC)。诊断上需与 ALL 和 AML

成熟型鉴别。

部分患者原始细胞可见嗜天青颗粒和(或)Auer小体,其余患者的原始细胞形态类似淋巴母细胞,但细胞化学染色MPO和SBB阳性率≥3%。骨髓活检增生程度可不一致。

部分原始细胞MPO阳性,表达至少一种粒系相关抗原(CD13、CD33和CD117)。约70%的患者CD34和HLA-DR阳性。通常不表达CD15和CD65等成熟粒细胞标志,以及CD14和CD64等单核细胞标志。部分病例CD11b可阳性。不表达B和T细胞特异性标志cCD22、cCD79a和cCD3。约30%的病例CD7可阳性,约10%~20%的病例还可CD2、CD4、CD19或CD56阳性。

无特异的染色体异常。无IgH和TCR基因重排。

(三)AML成熟型(AML with maturation)

相当于FAB分类的AML-M2a。约占AML的10%。年龄低于25岁和大于60岁的患者分别占20%和40%。骨髓和外周血中原始细胞≥20%,骨髓中各成熟阶段的中性粒细胞≥10%,而单核系细胞<20%。诊断上需与MDS-RAEB、AML不成熟型和急性粒-单核细胞白血病相鉴别。

原始细胞内嗜天青颗粒可有可无,Auer小体常见。骨髓早幼、中幼和成熟阶段中性粒细胞≥10%,常有不同程度病态造血。幼稚嗜酸性粒细胞常增多,但形态和细胞化学染色特点不像AML伴inv(16)或t(16;16)中的异常嗜酸性粒细胞。有时可见嗜碱性粒细胞和肥大细胞增多。

原始细胞通常至少表达一种粒系相关抗原(CD13、CD33、CD65、CD11b和CD15)。部分原始细胞常表达HLA-DR、CD34和(或)CD117。单核细胞标志CD14和CD64等常为阴性。20%~30%的病例CD7阳性,而CD56、CD2、CD19和CD4的表达较少见。

无特异的细胞遗传学异常。

(四)急性粒-单核细胞白血病(acute myelomonocytic leukemia)

相当于FAB分类的AML-M4。约占AML的5%~10%。老年人居多,中位发病年龄50岁。男女之比为1.4∶1。骨髓和外周血原始细胞(包括幼稚单核细胞)≥20%,骨髓中各成熟阶段的中性粒细胞和单核系细胞分别≥20%,外周血单核细胞可增多(常≥5×10^9/L)。诊断上应与AML成熟型、急性单核细胞白血病和慢性粒-单核细胞白血病相鉴别。应按细胞化学染色和单核系细胞比例与其他AML类型区别开来。

原始单核细胞体积大,胞质丰富、嗜碱性,可有空泡或伪足,胞质内有散在的细小嗜天青颗粒;核圆,染色质纤细、疏松,可有1个或多个大而明显的核仁。幼稚单核细胞核型较不规则,可扭曲折叠,胞质弱嗜碱性,胞质内颗粒较明显,偶有大的嗜天青颗粒和空泡。骨髓中的单核和幼稚单核细胞不一定能明显区分开来。一般外周血单核细胞增多,形态较骨髓更成熟、更明显。原始细胞MPO阳性率≥3%。原始、幼稚和成熟单核细胞的NSE染色一般阳性,也有患者染色较弱,或为阴性。形态为单核细胞而NSE阴性的,不除外本病。NSE与CEA或MPO双染色时可见双阳性细胞。

流式细胞术检查可能显示数群原始细胞,不同程度地表达CD13、CD33、CD65和CD15等髓系抗原。其中一群原始细胞常表达CD14、CD4、CD11b、CD11c、CD64、CD36、CD68、CD163和溶菌酶等单核分化抗原。CD64强阳性与CD15共表达是单核分化的特征性标志。其他原始细胞群的CD34和(或)CD117常为阳性。大多数患者HLA-DR阳性,约30%的患者CD7阳性,但极少表达其他淋系标志。

多数患者可有+8等髓系相关的非特异性细胞染色体异常。

(五)急性原始单核细胞和急性单核细胞白血病(acute monoblastic and monocytic leukemia)

分别相当于FAB分类的AML-M5a和M5b,各占AML的5%以下。M5a年轻人多见,可有髓外浸润;M5b成人多见,中位发病年龄49岁,男女发病之比为1.8∶1。易出血,常有皮肤、牙龈和中枢神经系统等髓外浸润或单核细胞肉瘤。骨髓≥80%的白血病细胞为原始、幼稚和成熟单核细胞,而粒细胞成分<20%。急性原始单核细胞白血病的大多数单核细胞为原始单核细胞(≥80%),而急性单核细胞白血病的大多数单核细胞为幼稚单核细胞。急性原始单核细胞白血病需主要与AML不成熟型、AML微分化型和急性原始巨核细胞白血病相鉴别。个别病例形态类似幼稚淋巴细胞白血病,需结合细胞化学染色和免疫表型确认。髓外(单核细胞)肉瘤应与淋巴瘤或软组织肉瘤区分开来。急性单核细胞白血病应主要与慢性粒单细胞白血病(CMML)、急性粒-单核细胞白血病和细颗粒型APL相鉴别。与CMML鉴别的关键是正确地分辨出幼稚单核细胞。单核细胞MPO和CAE染色为弱阳性或阴性,而APL则为强阳性。

原始和幼稚单核细胞形态如前所述。急性原始单核细胞白血病的Auer小体罕见,有Auer小体的多为原始粒细胞。可有噬血现象,提示可能存在t(8;16)(p11.2;p13.3)。原始和幼稚单核细胞NSE染色多为强阳性,但10%~20%的急性单核细胞白血病 NSE 为阴性或弱阳性。免疫表型分析可进一步明确单核细胞分化的特性。原始单核细胞 MPO 染色阴性，而幼稚单核细胞可为散在阳性。骨髓和髓外浸润部位的病理检查也有助于诊断。

白血病细胞不同程度地表达 CD13、CD33(常为强阳性)、CD15 和 CD65 等髓系标记。一般至少表达两种单核细胞分化抗原(CD14、CD4、CD11b、CD11c、CD64、CD68、CD36 和溶菌酶)。仅 30% 的患者 CD34 阳性，而 CD117 的表达更多见。几乎所有患者均表达 HLA-DR。急性单核细胞白血病 MPO 可为阳性。约 20% ~40% 的患者异常表达 CD7 和 CD56。石蜡包埋的骨髓及髓外肉瘤免疫病理检查 MPO 和 CAE 一般阴性，也可弱阳性；溶酶体多为阳性，但较不特异；巨噬细胞特异的 CD68 和 CD163 也常阳性，是单核分化更特异的标志。

无特异的细胞遗传学异常。t(8;16)(p11.2;p13.3)可见于急性单核细胞白血病和急性粒-单核细胞白血病，多有白血病细胞嗜血(红细胞)现象和凝血异常。

(六) 急性红白血病(acute erythroid leukemia)

相当于 FAB 分类中的 AML-M6。红系细胞增生为主是本型的突出特点。分为红白血病(erythroleukaemia)和纯红细胞白血病(pure erythroid leukemia)两型。前者占 AML<5%，骨髓中红系≥50%，且原始细胞(原始粒细胞和原始、幼稚单核细胞)≥20%(NEC)；纯红细胞白血病罕见，患者骨髓中红系未分化细胞或原始红细胞恶性增殖，比例≥80%，而原始细胞不增多。患者贫血明显，外周血可见有核红细胞，临床进展快。红白血病可继发于 MDS 或 MPN，应与 MDS-RAEB、AML 伴 MDS 相关改变、伴幼红细胞增多的 AML 成熟型和反应性幼红增生症相鉴别。纯红细胞白血病则应与巨幼细胞性贫血鉴别，通过免疫表型分析可与 ALL/淋巴瘤和急性原始巨核细胞白血病相区分；个别患者免疫表型同时显示红系和巨核系特征，提示红系和巨核细胞系均受累。

红白血病的骨髓中可见各阶段的有核红细胞，早期阶段有核红细胞明显多于正常。可见巨幼样变、双核或多核有核红细胞，早期阶段常见胞质空泡。原始细胞中等大小，胞质内常有少许颗粒，偶见 Auer 小体。粒系和巨核细胞病态造血常见。铁染色可见环形铁粒幼细胞。有核红细胞 PAS 染色可阳性，原始细胞 MPO、CAE 和 SBB 染色可阳性。骨髓病理切片中巨核细胞病态造血可较显著。纯红系白血病骨髓中的原始红细胞体积偏大，核圆，染色质细腻，有 1 个或多个核仁，胞质嗜碱性强，有空泡。有时原始细胞体积小，与淋巴母细胞类似。MPO 和 SBB 染色阴性，而 α-奈酚醋酸脂酶、酸性磷酸酶和 PAS 染色阳性。

红白血病中的有核红细胞一般不表达髓系相关抗原，MPO 亦为阴性；偏成熟阶段的有核红细胞可表达血红蛋白 A 和血型糖蛋白；可异常低表达 CD71；原始细胞免疫表型则与 AML 微分化型或 AML 无成熟型类似。纯红细胞白血病分化较好的原始(红)细胞表达血红蛋白 A 和血型糖蛋白，而 MPO 和其他髓系标记阴性，CD34 和 HLA-DR 通常阴性，但 CD117 可阳性；分化差的血型糖蛋白亦为阴性或仅弱阳性，但代表红系祖细胞阶段的碳酸酐酶 1、Gerbich 血型的 Gero 抗原或 CD36(亦可见于单核细胞和巨核细胞)可阳性。CD41 和 CD61 巨核细胞相关抗原一般阴性，少数患者也可部分阳性。骨髓免疫病理检测血型糖蛋白的表达亦有助于诊断。

无特异的细胞遗传学异常。常见伴有-5/del(5q)、-7/del(7q)和+8 等多种染色体结构异常的复杂核型，此时应仔细观察是否有至少两系≥50% 的细胞有病态造血，以与“AML 伴 MDS 相关改变”相区别。

(七) 急性原始巨核细胞白血病(acute megakaryoblastic leukemia)

相当于 FAB 分类的 AML-M7，占 AML<5%。表现为血细胞减少，血小板多减少，也可增高。中性粒细胞、有核红细胞、血小板和巨核细胞可有发育异常。肝脾大少见。已发现青年男性致病可与纵隔生殖细胞肿瘤相关。患者原始细胞≥20%，其中≥50% 为巨核系细胞。诊断上应与 AML 微分化型、AML 伴 MDS 相关改变、急性全骨髓增殖症伴骨髓纤维化、ALL、纯红细胞白血病，以及 CML 急性变或 MPN 原始巨核细胞危象等相鉴别。后两种情况常有慢性病史，脾肿大持续存在。一些骨髓转移瘤如儿童肺泡横纹肌肉瘤等可类似于急性原始巨核细胞白血病。总的来说，急性原始巨核细胞白血病以原始巨核细胞增殖为主，而急性全髓增殖症则以粒、红和巨核三系增殖为特点。急性原始巨核细胞白血病、急性全髓增殖症伴骨髓纤维化与 AML 伴 MDS 相关改变的区别并不总能区分清楚。诊断上也需排除 AML 伴 t(1;22)(p13;q13)、AML 伴 inv(3)(q21q26.2)或 t(3;3)(q21;q26.2)，以及唐氏综合征相关的髓系肿瘤等。

原始巨核细胞中等以上大小，核圆、稍不规则或有凹陷，染色质细网状，核仁 1 ~3 个，胞质嗜碱，常无颗粒，可有空泡或伪足形成。部分患者以小的原始细胞为主，核质比大，类似淋巴母细胞；也可夹杂较大的原始细胞。偶尔原始细胞呈小堆分布。外周血涂片可见小巨核细胞、原始巨核细胞碎片、巨大血小板或低分叶核中性粒细胞。小巨核细胞体积较小，可有1～2个核，染色质凝聚，胞质成熟，不属于原始细胞。骨髓纤维化而导致骨髓干抽的患者，可用骨髓病理切片或骨髓印片来估计原始细胞的比例。骨髓中的巨核细胞可以都是低分化的原始细胞，也可以既有低分化的原始细胞，又夹杂病态造血的不同成熟阶段的巨核细胞。原始巨核细胞MPO、CAE和SBB均阴性，PAS和ACP可阳性，NSE可局灶阳性。

原始巨核细胞特异性表达血小板糖蛋白CD41（$GP_{Ⅱb/Ⅲa}$）和（或）CD61（$GP_{Ⅲa}$）。CD42（$GP_{Ⅰb}$）是较为成熟的血小板相关抗原，在原始巨核细胞较少表达。CD13和CD33等髓系相关抗原可阳性，而CD34、CD45和HLA-DR常阴性，特别是儿童患者；CD36阳性，具有特征性。原始细胞MPO和其他粒系分化抗原阴性。可异常表达CD7，但TdT及其他淋系标志阴性。流式细胞术检测时原始细胞表面可能黏附血小板或血小板碎片而易形成CD41和CD61假阳性。与膜表面抗原相比，胞质内CD41和CD61的表达更为敏感、特异。骨髓纤维化时，免疫组织化学染色（IHC）对诊断特别重要。巨核细胞及部分患者的骨髓病理IHC检查可见原始巨核细胞vWF、CD61和CD42b、LAT（linker of activation of T-cells）阳性。CD61和CD42b的系列特异性最强，但IHC的固定和脱钙等过程可能会影响结果。电镜可见血小板过氧化物酶（PPO）染色阳性。

无特异的细胞遗传学异常。具有类似MDS的复杂核型、inv（3）（q21q26.2）和t（3;3）（q21;q26.2）的AML均可有原始巨核细胞或巨核细胞分化，但这些患者应归类为各自的AML分型。年轻成年男性患者可同时合并纵隔生殖细胞瘤，有的两类肿瘤细胞都存在i(12p)，提示有着共同的起源。

（八）急性嗜碱性粒细胞白血病（acute basophilic leukemia）

占AML<1%。易有皮肤浸润、脏器肿大、溶骨性病变和高组胺血症等表现。外周血可有或无原始细胞。一般预后较差。临床特点和遗传学特征有助于本病与MPN急变期、伴嗜碱性粒细胞增多的其他AML类型如伴t(6;9)(p23;q34)相鉴别，免疫表型可使之与伴粗大颗粒的ALL等鉴别，MPO染色和电镜检查有助于与其他白血病（如肥大细胞白血病等）相鉴别。

原始细胞中等大小，核质比高，核圆、卵圆或双叶形，染色质细网状，有1～3个核仁；胞质中度嗜碱，有粗大嗜碱性颗粒，数量不一，可有空泡。成熟嗜碱性粒细胞少见。幼红细胞可见病态造血。电镜可显示胞质内颗粒含有幼稚嗜碱性粒细胞特征的结构。颗粒内含有电子致密物，中位被分隔成"θ"形，或含有呈板层或卷轴状排列的晶体物质，后者在肥大细胞内更为典型。同一幼稚细胞内同时可见嗜碱性和肥大细胞颗粒。最具特征的细胞化学染色是甲苯胺蓝异染阳性。ACP呈弥漫阳性，PAS块状阳性。而MPO、SBB和NSE染色阴性。骨髓活检示原始细胞弥漫增生。

原始细胞表达CD13和CD33等髓系抗原，CD123、CD203c和CD11b也常阳性，但不表达其他单核细胞抗原。CD34可阳性；与正常嗜碱性粒细胞不同的是，原始细胞的HLA-DR可为阳性，而CD117为阴性。CD117、肥大细胞类胰蛋白酶和CD25的表达支持肥大细胞白血病的诊断，而急性嗜碱性粒细胞白血病上述抗原为阴性。原始细胞通常表达CD9，有些病例CD22和TdT也可阳性，但其他淋系标志常为阴性。

无相关遗传学异常。

（九）急性全髓增殖症伴骨髓纤维化（acute panmyelosis with myelofibrosis，APMF）

临床罕见，主要为成人发病。以严重乏力和虚弱起病，常有发热和骨痛。多有全血细胞减少，无或仅轻度脾大。临床进展迅速。以骨髓原始细胞增多和全髓增殖伴纤维化为特征。

通常有严重的全血细胞减少。外周血红细胞异形性小，变异的大红细胞少见，有时偶见有核红细胞，但无泪滴样红细胞。有时偶见包括原始粒细胞在内的幼稚粒细胞。髓系细胞常有病态造血，可见异形血小板。骨髓常干抽，活检示骨髓细胞显著增生，在弥漫分布的纤维基质间，粒、红和巨核系细胞不同程度增殖；含原始细胞的不成熟造血细胞灶性增生，巨核细胞增生异常，以小巨核细胞为主，胞质嗜酸性，核分叶少或不分叶，染色质疏松，经PAS染色和免疫组化染色后较易区分。原始细胞一般占20%～25%。骨髓纤维化程度不一，大多数患者由硬网蛋白纤维形成的粗纤维显著增多，而由胶原纤维形成的细纤维较不常见。

原始细胞不同程度地表达髓系相关抗原，表型差异较大。常表达CD34和一种或几种髓系抗原（CD13、CD33和CD117等）。MPO通常阴性。部分患者的不成熟细胞亦可表达红系抗原。对骨髓病理切片进行MPO、溶菌酶、CD61、CD42b、anti-VWF、血型糖蛋白A和血红蛋白等免疫组织化学染色，可识别不同的髓系细胞，以明确全髓增殖的特性以及各系列细胞的相对增生程度。全髓增殖的特点有利于与以单一系列增殖为主的其他AML（如急性巨核细胞白细胞）相区别。

细胞遗传学常有异常，但无特异性。发现包

含-5/del(5q)和-7/del(7q)等复杂核型时，常提示"AML 伴 MDS 相关改变"的诊断。

本病应与其他伴骨髓纤维化的 AML 相鉴别。全髓增殖支持本病的诊断，而以单一造血系列增殖为主则支持其他类型的 AML。与 AML 伴 MDS 相关改变和急性原始巨核细胞白血病的鉴别有时较为困难，不能获得遗传学结果时尤其如此。急性原始巨核细胞白血病原始细胞≥20%，其中 50% 以上为原始巨核细胞；而 APMF 的原始细胞更具异质性，分化程度低，常表达 CD34，且大多无巨核系抗原表达。APMF 起病突然，常伴发热和骨痛，骨髓中的巨核细胞和原始细胞数量更多，可与 MDS-RAEB 合并骨髓纤维化相鉴别。APMF 在病情进展、脾大程度、骨髓原始细胞数理和巨核细胞形态等方面与原发性骨髓纤维化(PMF)不同，可资鉴别。后者病情进展慢，脾大显著，骨髓原始细胞数量少，大部分巨核细胞的核扭曲、染色质密集，而 APMF 多数的巨核细胞染色质松散，核不分叶或少分叶。与转移瘤和 ALL 的鉴别主要依靠细胞免疫表型。

五、髓系肉瘤(myeloid sarcoma)

为髓系原始细胞在骨髓以外部位形成的瘤性肿物。男女发病之比为 1.2∶1。中位发病年龄 56 岁。既可原发(临床意义等同于 AML)，也可继发于 MDS、MPN 或 MDS/MPN。髓系肉瘤可先于或与 AML 同时发生，也可以在复发时出现，甚至为复发的唯一表现。髓系肉瘤可见于全身各处，以皮肤、淋巴结、胃肠道、骨、其他软组织和睾丸最多见。多部位同时发生者不及 10%。形态、细胞化学染色和免疫表型有助于与淋巴母细胞淋巴瘤、Burkitt 淋巴瘤、弥漫大 B 细胞淋巴瘤以及儿童母细胞性浆细胞样树突细胞瘤等小圆形细胞肿瘤相鉴别。临床特点与疗效似不受患者性别、年龄、肉瘤部位、是否原发、病理特点、免疫表型和遗传特征等的影响。异基因或自体干细胞移植可延长患者生存乃至治愈疾病。

髓系肉瘤主要由原始粒细胞组成，早幼粒细胞以下中性粒细胞成分可有可无，所在部位组织结构被部分或全部破坏。有相当数量病例的髓系肉瘤则是由粒-单核细胞或完全由原始单核细胞组成。髓系肉瘤由三系恶性细胞、有核红细胞或原始巨核细胞为主要成分者罕见，偶见于骨髓增生性肿瘤(MPN)急性变。原始粒细胞 MPO 和 CAE 染色阳性，而原始和幼稚单核细胞 NSE 染色阳性。

石蜡切片上 CD68/KP1 阳性率最高，其他阳性标志依次为 MPO、CD117、CD99、CD68/PG-M1、溶菌酶、CD34、TdT、CD56、CD61/LAT/vWF、CD30、血型糖蛋白 A 和 CD4。伴 inv(16)者偶可见灶性分布的 $CD123^+$浆细胞样树突细胞。可有角蛋白、B 或 T 细胞等抗原的异常表达，但符合混合表型 AL 诊断标准的不能归类为本型。用流式细胞术分析病理标本的细胞悬液，可见粒细胞肉瘤表达 CD13、CD33、CD117 和 MPO，而单核细胞肉瘤的 CD14、CD163 和 CD11c 阳性。

FISH 及常规核型分析发现，55% 的髓系肉瘤存在染色体异常，包括-7、+8、MLL 重排、inv(16)、+4、-16/16q-、5q-、20q-和+11。约 16% 有 *NPM1* 突变。t(8;21)(q22;q22)多见于儿童患者，成人较少。

六、Down 综合征相关的骨髓增殖症(myeloid proliferations related to Down syndrome)

Down 综合征(DS)人群患白血病的风险是正常人群的 10～100 倍，直到成年亦可患病。ALL 与 AML 患病在 4 岁以下的儿童 DS 基本相当，无 DS 者则以患 ALL 为主(4∶1)。5 岁以下 DS 儿童患 AML 的风险增高约 150 倍，其中 4 岁以下患 AML 者 70% 为急性原始巨核细胞白血病，而同龄非 DS 儿童 AML 仅 3%～6% 为急性原始巨核细胞白血病。DS 儿童所患急性原始巨核细胞白血病在形态、免疫表型、分子遗传和临床上有一定特点，与包括 *GATA1* 突变在内的其他类型急性原始巨核细胞白血病不同，可构成独立的临床病种。此外，约 10% 的 DS 新生儿可发生短暂异常髓系造血或短暂髓系增殖症，但可在数周至 3 个月内自发缓解，其中又有 20%～30% 于 1～3 年后发生急性巨核细胞白血病。短暂异常髓系造血很少发生在表现型正常的 21 三体嵌合型新生儿。

(一) 短暂髓系造血异常(transient abnormal myelopoiesis, TAM)

是 DS 新生儿期发生的一种独特的疾病状态，临床和形态与 AML 极其相似。原始细胞具有巨核系细胞的形态和免疫表型特征。患儿主要以血小板减少就诊，贫血和白细胞减少少见。WBC 或可明显升高，外周血原始细胞比例可高过骨髓。可有肝脾肿大。罕见的并发症还包括心肺功能衰竭、高黏血症、脾梗死和进行性肝纤维化等。大多数患儿在出生后头三个月内自行缓解，部分因严重并发症死亡。约 20%～30% 的患儿在 1～3 年后继发 AML。TAM 的化疗尚不确定。

形态与免疫类型类似于其他 DS AML。原始细胞的胞质嗜碱性，有突起，内有粗大的嗜碱性颗粒，提示为原始巨核细胞。部分患者外周血嗜碱性粒细胞可增多。骨髓红系和巨核细胞常有病态造血。多数患儿原始细胞 CD34、CD117、CD56、CD13、CD33、

CD7、CD4^{dim}、CD41、CD42、CD36、CD61、CD71 及 TPO-R、IL-3R 阳性，而 CD14、CD15、血型糖蛋白 A 和 MPO 阴性。约 30% 的患儿原始细胞 HLA-DR 可阳性。

除 21 三体外，还可见 *GATA1* 基因突变。有研究认为为 DS AML 与 DS TAM 的基因表达谱不同，有待证实。

（二）Down 综合征相关的髓系白血病（myeloid leukemia associated with Down syndrome）

5 岁以下 DS 儿童白血病发生率是同年龄非 DS 儿童的 50 倍。DS AML 多为急性原始巨核细胞白血病，占非新生儿 DS 所患 AL 的 50%。DS 所患 MDS 与 DS AML 无明显的生物学及预后差异，应作为同一病种诊断。绝大多数儿童 DS AML 年龄小于 5 岁。5 岁以下 DS 约 1% ~2% 进展为 AML。约 20% 的儿童 MDS/AML 为 DS 患儿。约 20% ~30% 的 DS TAM 在 1 ~3 年以后继发 AML。年龄较小的伴 *GATA1* 突变的 DS AML 对化疗敏感，与患 AML 的非 DS 儿童相比疗效极佳，需采用 DS 特异的治疗方法。年龄较大的伴 *GATA1* 突变的 DS AML 的预后则要比患 AML 的非 DS 儿童差。

白血病前期表现为儿童难治性血细胞减少（RCC），可持续数月，原始细胞无明显增多；红细胞巨幼样变。病态造血较原发性难治性血细胞减少可更为明显。AML 时外周血常可见原始细胞和有核红细胞，成熟红细胞异形性明显，有时可见泪滴样红细胞；血小板数常减少，可见巨大血小板。骨髓中原始细胞核圆形或略不规则，有中等数量的嗜碱性胞质，可有胞质突起；部分原始细胞胞质中有粗的嗜碱性颗粒，颗粒 MPO 阴性。常见红系巨幼样变、发育异常，可见 2 核、3 核有核红细胞及核碎片。有时也可见粒细胞病态造血。骨髓可有显著的硬网蛋白纤维增生。骨髓原始细胞比例低的患儿红系比例可增高，但随着病情进展而降低。成熟阶段的中性粒细胞常减少。原始细胞密集浸润的患儿骨髓可见病态造血的巨核细胞。急性原始巨核细胞的其他患儿骨髓巨核细胞可显著增多，易见发育异常的小巨核细胞成簇分布，幼稚巨核细胞也可增多。

急性巨核细胞白血病 DS 患儿的白血病原始细胞免疫表型与 DS TAM 的原始细胞类似，大多表达 CD117、CD13、CD33、CD7、CD4、CD42、TPO-R、IL-3R、CD36、CD41、CD61 和 CD71，而 MPO、CD15、CD14 和血型糖蛋白 A 为阴性。与 TAM 不同，50% 的患儿原始细胞 CD34 阴性，30% 的患儿原始细胞不表达 CD56 和 CD41。DS 其他 AML 类型的原始细胞免疫表型与普通 AML 并无二致。

除 21 三体型外，还可见 *GATA1* 基因突变，是 DS 相关髓系肿瘤的致病基础。年龄大于 5 岁的儿童 DS AML 可无 *GATA1* 突变，应属于“普通”的 AML。+8 见于 13% ~44% 的 DS AML，而-7 罕见。

七、母细胞性浆细胞样树突细胞肿瘤（blastic plasmacytoid dendritic cell neoplasm，BPDC）

又称母细胞性 NK 细胞淋巴瘤/白血病、无颗粒型 CD4$^+$ NK 细胞白血病、无颗粒型 CD4$^+$CD56$^+$ 血液皮肤肿瘤。是源于浆细胞样树突细胞前体细胞的侵袭性造血系统肿瘤，易侵犯皮肤（100%）、骨髓与外周血（60% ~90%）和淋巴结（40% ~50%）。临床罕见，发病无人种和种族差异，男女之比为 3.3∶1。多为老年患者，诊断时平均或中位年龄为 61 ~67 岁，儿童亦可患病。初诊表现为无症状的皮肤孤立性或多发性结节、斑块或紫肿包块，约 20% 有区域性淋巴结肿大；骨髓和外周血受累随病情进展逐渐加重，以致出现血细胞减少，尤其是血小板减少，提示骨髓造血衰竭。化疗有效后病情亦常复发，累及皮肤、软组织或中枢神经系统。大多数患者最终进展为白血病。BPDC 约 10% ~20% 可继发粒-单核细胞白血病或 AML，前期也可有 MDS 病史。需与 BPDC 鉴别的是伴淋巴结或结外组织器官（如脾等）浆细胞样树突细胞浸润的髓系肿瘤（尤其是慢性粒-单核细胞白血病），浆细胞样树突细胞为成熟的形态，CD56 抗原阴性，与 BPDC 不同。本病临床侵袭，患者中位生存期仅 12 ~14 个月。大多数患者（80% ~90%）对多药联合化疗有效，但易耐药和复发。个别在 CR1 期行异基因造血干细胞移植可获长期生存。

常见形态单一的瘤细胞弥漫性浸润。瘤细胞中等大小，核不规则，染色质细腻，有 1 个或多个小核仁。胞质少，灰蓝色，无颗粒。可见有丝分裂象细胞，无血管浸润和凝固性坏死改变。瘤细胞主要浸润真皮层，也可侵及少量表皮层，甚至皮下脂肪组织。可见淋巴结的滤泡间区和髓质区弥漫浸润。骨髓病理示浸润程度不一，残留造血组织（尤其是巨核细胞）可见病态造血。外周血和骨髓涂片上的瘤细胞靠近细胞膜可有小的空泡及伪足。瘤细胞的 POX 和 NSE 染色阴性。

瘤细胞表达 CD4、CD43、CD45RA 和 CD56，以及浆细胞样树突细胞相关抗原 CD123（IL-3Rα）、CD303/BDCA-2、TCL1、CLA（皮肤淋巴细胞相关抗原）和 IFN-α 依赖分子 MxA。CD56 阴性罕见；如此时伴有 CD4、CD123 和 TCL1 表达则不能除外 BPDC。表型不完全符合 BPDC 的，可诊断为“系列模糊的 AL”。50% 的患者 CD68 呈胞质内小点状阳性。CD7 和 CD33 的表达相对常见，部分患者表达

CD2、CD36 和 CD38，但 CD3、CD5、CD13、CD16、CD19、CD20、CD79a、LAT(linker for activation of T cells)、溶酶体和 MPO 通常阴性。颗粒酶 B 在正常的浆细胞样树突细胞为阳性，BPDC 瘤细胞应用流式细胞术和 mRNA 分析发现颗粒酶 B 亦可阳性，但组织病理切片检查多为阴性；穿孔素和 TIA1 与此相似。约三分之一的患者有 TdT 的表达，阳性率为 10% ~80%。而 CD34 和 CD117 为阴性。EBV 抗原和 EBV 编码的小核 RNA(EBER)也为阴性。除 CD56 和 TdT 外，BPDC 瘤细胞的表型与淋巴结和扁桃体中的反应性浆细胞样树突状细胞非常相似。其他血液肿瘤如 AML、鼻型结外 NK/T 细胞淋巴瘤和成熟 T 细胞淋巴瘤等可有皮肤浸润，瘤细胞亦可表达 CD56，故在诊断 BPDC 时须做多种免疫组织化学检查以明确诊断。

TCR 和 *BCR* 基因通常处胚系状态，少数可有 *TCRγ* 基因重排。三分之二的患者可有核型异常，复杂核型多见，但无特异性染色体异常。6 种主要的重现性染色体异常涉及 5q21 或 5q34(72%)、12p13(64%)、13q13-21(64%)、6q23-qter(50%)、15q(43%)和 9 号染色体丢失(28%)。基因表达谱和比较基因组杂交分析可以发现 4q34、9p13-11、9q12-34 和 13q12-31 的重现性缺失。

第二节　系列模糊的急性白血病

部分 AL 的原始细胞缺乏向单一造血系列分化的特征，称为系列模糊的急性白血病(acute leukemias of ambiguous lineage)。包括缺乏系列特异性抗原表达的急性未分化型白血病(acute undifferentiated leukaemia，AUL)，表达两类或两类以上造血系列抗原的混合表型急性白血病(mixed phenotype acute leukaemias，MPAL)。MPAL 的原始细胞可以是一群(原始细胞同时表达多种不同造血系列的抗原)，也可以是多群(原始细胞分属于不同的造血系列)，或兼而有之。既往 MPAL 的名称和定义较混乱。急性双系列型白血病(acute bilineage leukemia)是指含有多群分属于不同造血系列的原始细胞的患者。急性双表型白血病(acute biphenotypic leukemia)是指单一原始细胞群表达两类或两类以上造血系列抗原的患者。现统称为 MPAL。尚需进一步说明混合类型，如 B/髓系(B/My)或 T/My 混合等。具有 t(8;21)、t(15;17)和 inv(16)等特异遗传学异常的 AML，即使有 MPAL 的免疫表型特点，亦不能诊断为 MPAL。伴 *FGFR1* 基因突变的白血病也不诊断为 T/My-MAPL。CML 急变期、MDS 相关的 AML 和治疗相关的 AML，无论其表型如何，都不归类为 MPAL，但可在诊断时注明"混合表型"。

系列模糊的 AL 诊断主要依靠免疫表型(表 73-2)。流式细胞术是主要的检测方法，对诊断共表达淋系和髓系抗原的 MPAL 尤其重要。有 1 种以上不同表型白血病细胞群的患者，可经组织切片免疫组织化学染色，或经骨髓涂片 MPO 染色结合流式细胞术检测(确定 B 系或 T 系细胞)来确定诊断。

表 73-2　确定一类原始细胞混合表达造血系列抗原所需的标记

髓系	MPO 阳性(流式细胞术、免疫组化和细胞化学染色)； 或单核细胞分化标志(NSE、CD11c、CD14、CD64 和溶菌酶)至少 2 种阳性
T 系	CyCD3 阳性；或
	sCD3 阳性(MPAL 中罕见阳性)
B 系	CD19 强阳性，伴 CD79a、CyCD22 和 CD10 至少 1 种强阳性：或
	CD19 弱阳性，伴 CD79a、CyCD22 和 CD10 至少 2 种强阳性

MPAL 的髓系表达特征可于以下方式确定：①有2 群或 2 群以上白血病细胞，其中一群符合 AML 的免疫表型特点；②如仅为 1 群原始细胞，则该群细胞既符合 B-ALL 或 T-ALL 的诊断标准，同时又表达 MPO；髓系抗原 CD13、CD33 和 CD117 对诊断 MPAL 并不特异；③仅有的 1 群原始细胞既符合 B-ALL 或 T-ALL 的诊断标准，又有明确的单核细胞分化证据(NSE 弥漫阳性，或表达 CD11c、CD14、CD36、CD64 或溶菌酶等至少 2 种阳性)。

MPAL 的 T 系表达特征是指所有白血病细胞或其亚群强表达 CyCD3。sCD3 的表达较罕见，若为阳性，也是 T 细胞特异标记。CyCD3 最好用流式细胞术检测，荧光素宜用荧光强度较强的 PE 或 APC，荧光强度应与样本中残存的正常 T 细胞的强度相当。也可用免疫组织化学的方法检测骨髓病理切片中 CD3 的表达。但免疫组化所用的抗体是多克隆的 T 细胞抗体，可与 TCRζ 链结合，而 NK 细胞的胞质也可表达 TCRζ，因此并不特异。

B 细胞无单一的特异分化标记。如仅有 1 群原始细胞，则 B 系分化特征应用以下条件确定：①CD19强表达，伴 CD10、CD79a 或 CyCD22 之一强表达；或②CD19 强表达，伴 CD10、CD79a 或 CyCD22 至少两种弱表达。极少数情况下即使 CD19 阴性亦可确定为 B 系特征，但此时一定要谨慎，因为 CD10 和 CD79a 均相对缺乏特异性。

MPAL 的免疫表型可在病程中或复发时发生改变，甚至失去混合表型的特点。以前称为"系列转换"的病例可能就属于这种表现。

系列模糊的 AL 临床少见，不超过 AL 的 4%。原诊断为 AUL 的许多病例后来经证实属于罕见系列的白血病，而许多双表型急性白血病则是系列抗原交叉表达的 ALL 或 AML。真正的"系列模糊的 AL"发生率应该还要更低。此类白血病在儿童和成人均可发病，某些 MPAL 类型在儿童较为多见，但仍以成人为主要发病群体。

系列模糊的 AL 可见多种遗传学异常，尤其是 MPAL。较常见的有 t(9;22)(q34;q11)；*BCR-ABL1* 和 11q23/*MLL* 基因重排，患者表现独特，可构成独立的病种。

（一）急性未分化细胞白血病（acute undifferentiated leukemia，AUL）

临床罕见，原始细胞无髓系分化的形态特点，MPO 和酯酶染色阴性，不表达任何淋系或髓系特异性标志，预后一般较差。白血病细胞一般表达 1 种某类造血系列膜抗原，缺乏 CyCD3 和 MPO 等 T 系和髓系特异性标记，亦无 CD19 强表达或 CyCD22 和 CyCD79a 等 B 系特异性标记，同时也缺乏巨核细胞和浆细胞样树突细胞等系列特异性标记。原始细胞常表达 HLA-DR、CD34 和(或)CD38，TdT 亦可阳性。未发现有特异的遗传学异常。免疫表型分析时应包含多种抗原，以排除髓系、浆细胞样树突细胞或 NK 细胞等前体细胞肿瘤，以及嗜碱性粒细胞和非血液细胞肿瘤。

（二）MPAL 伴 t(9;22)(q34;q11.2)；*BCR-ABL1*

t(9;22)或 *BCR-ABL1* 是 MPAL 中最常见的重现性遗传学异常。此类病种临床罕见，仅占 AL < 1%。不包括表型符合 MPAL 的 CML 急性变病例。儿童和成人均可患病，但以成人居多。临床特征与其他 AL 类似，尤其是 Ph^+ ALL，就诊时白细胞计数可较高。形态上许多患者的原始细胞可分为两群，1 群为髓系原始细胞，1 群为淋巴母细胞。形态上一般没有明显的髓系成熟的特点，应与伴淋系抗原表达的 AML 成熟型区别开来，后者可源于 CML 急性变。绝大多数患者的免疫表型为 B/My 混合型，也可见 T/My 混合型，而三系混合型罕有报道。具有 t(9;22)或 *BCR-ABL1* 融合基因，也可有额外细胞遗传学异常，常见复杂核型。预后较其他 MPAL 类型差，但是否比 Ph^+ ALL 更差还不明确。伊马替尼等酪氨酸激酶抑制剂治疗可能有效，但还不确定。

（三）MPAL 伴 t(v;11q23)；*MLL* 重排

临床罕见，儿童病例多于成人，尤以婴幼儿多见。临床特征类似其他 AL，就诊时白细胞数常增高。形态上大多数患者的原始细胞可分为两群，1 群类似原始单核细胞，1 群类似淋巴母细胞。少数患者则类似于 AUL。原始细胞均为原始单核细胞形态的，更可能是 AML 伴 *MLL* 易位。大多数患者经免疫表型分析可发现 1 群 $CD19^+CD10^-$ 的 Pro-B 型淋巴母细胞，通常表达 CD15，而 CD22 和 CD79a 常为弱阳性。此外，患者的原始细胞也符合髓系表型特征，通常为单核系原始细胞，且常为独立的一群。淋巴母细胞 MPO 阳性者罕见。*MLL* 易位也见于 T-ALL。理论上也可存在伴 *MLL* 重排的 T/My-MPAL，但迄今未见报道。*MLL* 基因最常与 4q21 的 AF4 发生易位，也可见 t(9;11)和 t(11;19)。染色体核型为 del(11q23)者不应归为本型。多数患者无附加遗传学异常。预后差。伴 *MLL* 易位 B/My-MPAL 治疗上常不同于伴 *MLL* 重排的 ALL，是否能改善预后尚不清楚。

（四）B/My-MPAL，非特指型（MPAL，B/Myeloid，NOS）

表型符合 B/My-MPAL，但无前述遗传学异常。占 AL<1%。儿童和成人均可发病，以成人居多。临床无特殊。形态类似 ALL，或有 2 群原始细胞，一群类似淋巴母细胞，另一群类似髓系原始细胞。MPO 阳性的原始粒细胞或原始单核细胞通常也表达 CD13、CD33 或 CD117 等髓系相关抗原。较为成熟的 B 细胞抗原如 CD20 的表达则较为罕见，主要见于单一 B 细胞群的患者。大多有克隆性细胞遗传学异常，如 del(6p)、del(5q)、12p11.2 或 7 号染色体结构异常、近四倍体核型等染色体数量异常以及复杂核型等，但不具有特异性。预后差，可能与不良染色体核型有关。

（五）T/My-MPAL，非特指型（MPAL，T/Myeloid，NOS）

表型符合 T/My-MPAL，但无前述遗传学异常。占 AL<1%。儿童和成人均可发病，但与 B/My-MPAL 非特指型相比，儿童病例相对多见。无独特的临床表现。大多数形态类似 ALL，也可见一群原始细胞类似淋巴母细胞、另一群类似髓系原始细胞。MPO 阳性的原始粒细胞或原始单核细胞通常也表达 CD13、CD33 或 CD117 等髓系相关抗原。除 CyCD3 外，T 系原始细胞也表达 CD2、CD5 和 CD7 等 T 系标记。单一 T 细胞群的患者，膜表面 CD3 也可阳性。大多有克隆性细胞遗传学异常，但不具有特异性。预后较差，治疗方法不确定，可髓、淋兼顾。

（六）MPAL 非特指型-罕见类型（MPAL，NOS-rare types）

极少数患者的白血病细胞既有 T 系又有 B 系分化特征，且符合上述 MPAL 的诊断标准。T/B-

MPAL 实际病例数可能要少于以往的文献报道。EGIL 诊断双表型白血病的标准要求至少两系各自积分>2 分。表达 CD79a 定为 2 分可能过高,部分 T-ALL 也可表达 CD79a。这样就使诊断为 B/T-MPAL 的病例数相对较高。因此表达 CD79a 和 CD10 不应被当作 T-ALL 的 B 系分化标记。个别患者有 3 系(B/T/My)分化特征。因病例数少,上述患者的临床特点、遗传学特征和预后还不明确。迄今未发现兼具淋巴细胞(B 或 T)与巨核细胞或红系白血病表型特征的 AL。这表明在正常造血细胞分化过程中,巨核细胞和红系较早地从共同的干祖细胞中分化出来,而 B、T 和粒-单核细胞系仍有共同的干祖细胞。不排除现有表型分析未能识别的 MPAL。

(七)其他系列模糊的白血病(other ambiguous lineage leukemias)

有时白血病细胞既不是 ALL 也不是 AML,既不是 AUL 也不能归类为 MPAL。比如白血病细胞表达 CD5 和 CD7,但特异性 T 细胞抗原 CyCD3 阴性;或表达髓系相关抗原 CD13 和 CD33,但 MPO 阴性。这种情况应当诊断为"不能分类的急性白血病"(acute unclassifiable leukemias)。随着更多新抗体的应用,这类患者将来可能可以明确分类。

NK 细胞淋巴母细胞白血病/淋巴瘤(natural killer cell lymphoblastic leukemia/lymphoma):这类病例极难定义,相关文献也较混乱。许多原来因 $CD56^+$ 而诊断为 NK 细胞白血病的患者,现认为属于浆细胞样树突细胞白血病;而原本认为是前体 NK 细胞起源的髓系/NK 细胞急性白血病现在看来仍属 AML,与 AML 微分化型难以区分。NK 祖细胞早期发育阶段无特异的免疫标记,或跨系表达 T 系相关抗原如 CD7、CD2,甚至 CD5 和 CyCD3 等,因此 T-ALL 与 NK 细胞肿瘤的鉴别较为困难。急性白血病极少表达 CD16 等相对成熟和特异的 NK 标记。CD94 或 CD161 表达于 NK 祖细胞,可能更特异,但临床检测不太常用。应用包括杀伤细胞免疫球蛋白受体(KIRs)在内的更多更特异的 NK 标记可能有助于确定疾病的诊断,目前仍应按"暂定病种"归类。患者表达 CD56 和 CD7、CD2 甚至 CyCD3 等 T 系相关抗原,而缺乏 B 系和髓系标记,且 *TCR* 和 *IgH* 基因处于胚系状态的,在除外母细胞性浆细胞样树突细胞白血病后,可考虑前体 NK 淋巴母细胞白血病/淋巴瘤的诊断。

第三节 前体淋巴肿瘤

前体淋巴细胞肿瘤包括 B/T 淋巴母细胞白血病/淋巴瘤(B/T-ALL/LBL)。以淋巴组织和器官受累为主。骨髓淋巴母细胞比例低于 25% 的,称为 LBL,否则诊为 ALL;个别既有明显肿块,又有明显的骨髓侵犯,却难以确定发生的先后次序的,则笼统诊断为 B/T-ALL/LBL。对骨髓淋巴母细胞比例应达到多少才能诊断为 ALL 还没有一致的意见,一般认为这个比例应达 20%。许多治疗方案是以骨髓淋巴母细胞比例≥25% 作为确定白血病的界限。ALL 多见于儿童,其中 75% 的患儿在 6 岁以下,约 80% ~85% 属于 B-ALL。LBL 以 T 细胞性的居多,约占 90%,其余为 B-LBL。

一、B-ALL/LBL,非特指型

B-ALL/LBL 不包括 Burkitt 白血病/淋巴瘤,后者已归入成熟 B 细胞肿瘤中的"Burkitt 淋巴瘤"。B-ALL 主要表现为贫血、中性粒细胞和(或)血小板减少,白细胞数可降低、正常或显著升高;髓外浸润多见,易有肝、脾和淋巴结肿大,骨痛和关节痛可较明显,易侵犯中枢神经系统和睾丸。B-LBL 常无症状,大多表现为局限性病灶,头颈部包块特别多见,尤其是儿童患者;可有骨髓和外周血侵犯,骨髓淋巴母细胞比例低于 25%,最常侵犯的髓外部位包括皮肤、软组织、骨和淋巴结,纵隔受累少见。儿童 B-ALL 的 CR 率>95%,治愈率约为 80%;而成人 CR 率为 60% ~85%,治愈率<50%。强烈化疗可能提高成人 ALL 的疗效,至少年轻患者应用儿童 ALL 治疗方案可改善预后。不良预后因素包括婴幼儿、年龄>10 岁的患儿、高 WBC 计数、取得疗效的时间长或有微小残留病等。初诊时伴 CNS 白血病的患者预后较差,需要特殊治疗。B-LBL 的预后相对良好,儿童预后要好于成人。

B-ALL/LBL 的淋巴母细胞可大可小。小原始细胞胞质量少,核染色质浓缩,核仁不清;大原始细胞有中等量的浅蓝或灰蓝色胞质,偶见空泡,核染色质弥散,可有多个明显的核仁。核圆、不规则或扭曲。10% 的患者部分淋巴母细胞胞质内含有粗大嗜天青颗粒。部分患者的淋巴母细胞胞质有伪足,称"手镜细胞"。淋巴母细胞形态上需与正常的 B 祖细胞(hematogones,原血细胞)区分开来。后者核质比高,染色质更均一,核仁不明显。LBL 瘤细胞多弥漫性浸润淋巴结或其他组织,或只累及淋巴结副皮质区。分裂象易见,可有"星空"现象。

淋巴母细胞的 MPO 染色阴性。SBB 可将胞质内的颗粒染成淡灰色,但强度不及原始粒细胞。PAS 染色可为阳性,通常呈粗颗粒状。NSE 染色在胞质中呈多点状分布,或位于 Golgi 区,氟化钠抑制程度不一。

淋巴母细胞表达 CD19、CyCD79a 和 CyCD22 等

B细胞标志，但无一具有系列特异性；多个B细胞标记阳性或强阳性则支持为B细胞来源。大多数患者的淋巴母细胞CD10、CD22、CD24、PAX5和TdT阳性，而CD20和CD34表达程度不一，CD45可为阴性。也可共表达CD13和CD33等髓系相关抗原，不能除外B-ALL的诊断。CD79a和PAX5是最常用来确定B细胞分化的标志，但CD79a表达亦可见于部分T-ALL，特异性不高；一般认为PAX5是组织病理切片进行免疫组织化学染色时最敏感、最特异的B系标志，但AML伴t(8;21)或其他AML类型的PAX5也可阳性。抗MPO抗体免疫组织化学染色为阴性，而AML和B/My-MPAL则为阳性。

B淋巴母细胞分化程度与临床和遗传学异常相关。pro-B-ALL表达CD19、CyCD79a、CyCD22和TdT，common-B-ALL表达CD10，而pre-B-ALL则Cyμ阳性。B-ALL/LBL通常不表达sIg。如sIg阳性，只要其他表型、形态和遗传特征符合，亦不能除外B-ALL/LBL。

免疫表型分析也是区分正常B祖细胞与B-ALL/LBL治疗后微小残留病变的重要手段。在流式细胞仪免疫表型分析图上，前者CD10等B细胞成熟标志表达呈由弱到强的连续分布，不同抗原之间表达是协调的。但在瘤细胞，这些标志(如CD10、CD45、CD38、CD58和TdT等)的表达强度比较一致，或过强或过弱，在图上聚集成团，且不同抗原间表达不协调，呈紊乱之象。

几乎所有B-ALL/LBL都有*IgH*基因DJ克隆性重排，70%的患者*TCR*基因亦可发生重排。大多数患者可有遗传学异常，有些特异的细胞遗传学异常具有独特的表型和预后特点，可构成独立的病种。其他附加染色体异常包括del(6q)、del(9p)和del(12p)等，与预后无关。伴t(17;19)；*E2A-HLF*的ALL极少见，而21号染色体上*AML1*基因扩增的病例则占ALL的5%，两者的预后均较差。

二、B-ALL/LBL伴重现性遗传学异常

(一) B-ALL/LBL伴t(9;22)(q34;q11.2)；*BCR-ABL1*

占成人ALL的25%，仅占儿童ALL的2%～4%。临床、形态和细胞化学染色特点与其他B-ALL相同。淋巴母细胞典型的免疫表型特征为$CD10^+CD19^+TdT^+$；常常共表达CD13和CD33等髓系抗原，但CD117一般阴性；CD25的表达与t(9;22)B-ALL高度相关，至少成人患者有此特点。偶尔可呈T细胞表型。具有特征性的t(9;22)；*BCR-ABL1*。亦可伴有其他遗传学异常。绝大多数儿童患者的BCR-ABL1融合蛋白为p190，而成人患者一半为p210，另一半为p190。预后最差。伊马替尼和大剂量联合化疗可提高无事件生存(EFS)。

(二) B-ALL/LBL伴t(v;11q23)；*MLL*重排

是1岁以内ALL中最常见的类型，随年龄增长而逐渐减少。就诊时白细胞计数常很高(>100×10^9/L)，中枢神经系统易受累。形态和细胞化学染色特点与其他类型ALL同。t(4;11)；*MLL-AF4*患者的典型免疫表型为pro-B型，即$CD19^+CD10^-CD24^-$，CD15也常为阳性。与*MLL*交互重排的伴侣基因有很多，以4q21上的*AF4*基因最多见，其次为19p13的*ENL*和9p22的*AF9*基因。*MLL-ENL*也易见于T-ALL，*MLL-AF9*则更多见于AML。*MLL*重排的AL常有FLT3过表达。有些遗传学异常并非本型特异，如*FLT3*常过度表达。11q23缺失不应归类为本病种。t(4;11)；*MLL-AF4*的患者预后差，婴儿、特别是<6个月的患儿预后尤其差。

(三) B-ALL/LBL伴t(12;21)(p13;q22)；*TEL-AML1*(*ETV6-RUNX1*)

占儿童B-ALL的25%，随年龄增长而逐渐减少，成人罕见，未见于婴幼儿患者。临床及形态、细胞化学染色特点同其他类型ALL。淋巴母细胞CD19和CD10阳性，CD34也常阳性。CD9、CD20和CD66c阴性。可表达髓系抗原，尤其是CD13。t(12;21)形成*TEL-AML1*融合基因，编码的融合蛋白以显性负调控的方式抑制转录因子RUNX1的功能。预后好，治愈率>90%。即使合并其他不良预后因素(如>10岁和高白细胞等)，预后也相对较好。

(四) B-ALL/LBL伴超二倍体

儿童常见，占B-ALL的25%，随年龄的增长而减少，成人罕见；未见于婴幼儿患者。临床表现及形态、细胞化学特征同其他类型ALL。淋巴母细胞CD19和CD10阳性，CD34多数病例阳性，CD45常为阴性。原始细胞染色体数>50而<66，一般无易位和结构异常。最常见的非随机染色体数量增加包括21、X、14和4号染色体，其次为1、2和3号染色体。预后好，治愈率>90%，尤其是同时有三体4、三体10和三体17的患儿。

(五) B-ALL/LBL伴亚二倍体

淋巴母细胞染色体数<46条、45条或44条。占ALL的1%～5%。儿童和成人均有，但近单倍体(23～29条染色体)几乎都是儿童。临床表现及形态、细胞化学特征同其他类型ALL。淋巴母细胞CD19和CD10阳性，没有其他明确的表型特征。染色体数量从45条到近单倍体核型均有。可伴残留染色体结构异常，但在近单倍体核型的患者较少见。近单倍体及低亚二倍体在常规核型分析时容易漏看，可结合FISH检查确定。预后差。染色体数为

45 和 44 者预后相对较好,近单倍体者最差。

(六) B-ALL/LBL 伴 t(5;14)(q31;q22);*IGH-IL3*

占 ALL 不到 1%,儿童和成人均有。临床特征类似于其他类型 ALL,或有无症状的嗜酸性粒细胞反应性增多,外周血可无原始细胞。淋巴母细胞 CD10 和 CD19 阳性。易位使 IL3 过度表达,导致外周血嗜酸性粒细胞反应性增高。有典型免疫表型和遗传学特征的患者,即使骨髓原始细胞比例较低也可诊断。预后同其他 ALL。

(七) B-ALL/LBL 伴 t(1;19)(q23;q13.3);E2A-PBX*1*(*TCF3-PBX1*)

占儿童 ALL 的 6%,成人少见。本病的发生与 E2A-PBX1 融合蛋白抑制了正常转录因子 E2A 和 PBX1 的功能有关。临床表现及形态、细胞化学特征同其他类型 ALL。为 pre-B-ALL 免疫表型,即 $CD19^+CD10^+Cy\mu^+$;Cyμ 阴性、CD9 强阳性而 CD34 阴性的患者也应高度怀疑本病。少数 B-ALL(常为超二倍体核型)也可检出 t(1;19),但易位未涉及 *E2A* 和 *PBX1* 基因,不属本病。涉及 *E2A* 基因变异易位的 t(17;19);*E2A-HLF* 亦不属于本病。早期认为预后差,应用现代强烈化疗可提高疗效。

三、T-ALL/LBL,非特指型

T-ALL 占儿童 ALL 的 15%(低龄男性多见),占成人 ALL 的 25%。T-LBL 占所有 LBL 的 85% ~90%,也主要见于低龄男性。T-ALL 的白细胞数常较高,常有纵隔包块或其他组织包块,肝、脾和淋巴结肿大常见。T-LBL 也常累及纵隔,形成前纵隔肿物,且增生较快,可阻碍呼吸。其他病变部位包括皮肤、淋巴结、扁桃体、肝、脾、睾丸和中枢神经系统等。

T-ALL/LBL 的淋巴母细胞形态与 B-ALL/LBL 相同。T-ALL 的 BM 病理切片上的分裂象较 B-ALL 多见。T-LBL 的淋巴结病理所见也与 B-LBL 类似。少数 T-LBL 的病理切片可见瘤细胞周围有明显的嗜酸性粒细胞浸润,提示为“伴有嗜酸性粒细胞增多和 *FGFR1* 基因异常的淋巴肿瘤”。T 淋巴母细胞酸性磷酸酶染色阳性。

T-ALL/LBL 淋巴母细胞的 TdT 常为阳性,也常表达 CD1a、CD2、CD3、CD4、CD5、CD7 和 CD8;以 CD7 和 CyCD3 的阳性率最高,但上述抗原中仅 CD3 是 T 细胞的特异性抗原。CD4 和 CD8 常同时表达,CD10 也可以阳性。TdT、CD1a、CD34 和 CD99 是前体细胞阶段的重要标志。10% 的患者 CD79a 阳性,19% ~32% 的病例表达 CD13 和 CD33。CD117 偶见阳性,与 *FLT3* 突变有关。NK 前体细胞可表达不成熟 T 细胞标志如 CD2 和 CD7,甚至 CyCD3 和 CD5,有时很难与 T-ALL 相鉴别。NK 细胞抗原 CD56 在 T-ALL 也可阳性。根据 T 细胞在胸腺内的发育阶段,可将 T-ALL/LBL 分为四种类型(表 73-3),有研究认为与患者生存期有关。T-ALL 似乎比 T-LBL 更不成熟,但两者之间没有截然的界限。

表 73-3　按 T 细胞分化发育阶段划分的 T-ALL/LBL 分类

免疫学分型	CyCD3	CD7	CD2	CD1a	CD34	CD3
Pro-T	阳性	阳性	阴性	阴性	阳/阴性	
Pre-T	阳性	阳性	阳性	阴性	阳/阴性	
皮质 T	阳性	阳性	阳性	阳性	阴性	
髓质 T	阳性	阳性	阳性	阴性	阴性	阳性

几乎所有 T-ALL/LBL 均有 *TCR* 基因克隆性重排,同时有 *IgH* 基因重排的仅有 20%。核型异常见于 50% ~70% 的 T-ALL/LBL。重现性染色体易位最常涉及 14q11.2 的 *TCRα* 和 *TCRδ*、7q35 的 *TCRβ*、7p14-15 的 *TCRγ* 基因,而伴侣基因有很多;大多使伴侣基因置于 *TCR* 基因强启动子序列的下游,致使伴侣基因过度表达。常见的易位伴侣基因包括转录因子基因 *HOX11*(*TLX1*)(10q24)、*HOX11L2*(*TLX3*)(10q24)、*MYC*(8q24.1)、*TAL1*(1p32)、*RBTN1*(*LMO1*)(11p15)、*RBTN2*(*LMO2*)(11p13)、*LYL1*(19p13),以及胞质酪氨酸激酶 *LCK*(1p34.3-35)基因。T-ALL 其他重要的易位类型还包括 t(10;11)(p13;q14);*CALM-AF10* 和累及 *MLL* 基因的易位,分别占 10% 和 8%。*MLL* 常与 19p13 的 *ENL* 发生易位。某些遗传学改变常规核型分析常难以发现,需进行分子遗传学检测。例如 20% ~30% 的 T-ALL 有 *TAL1*(*SCL*)基因易位,但 t(1;14)(p32;q11)的检出率仅 3%。其他遗传学异常包括:del(9p)(见于 30% 的 T-ALL)和 *NOTCH1* 基因突变(占 50%)。

T-ALL 儿童病例疗效差于 B-ALL。但强烈化疗可使无高危预后因素的 T-ALL 取得与 B-ALL 同等的疗效。T-ALL 的诱导失败、早期复发和孤立性 CNS 复发要较 B-ALL 多见。与 B-ALL 不同,初诊时的白细胞数与 T-ALL 的预后无关。化疗后微小残留病持续存在强烈预示预后不良。成人 T-ALL 的预后则要好于 B-ALL,可能与不良遗传学改变较少有关。而 T-LBL 的预后则取决于年龄、疾病分期和 LDH 水平。

（林冬 齐军元 王建祥）

参 考 文 献

1. Vardiman JW, Brunning RD, Arber DA, *et al*. Introduction and overview of the classification of the myeloid neoplasms. In: WHO Classification of Hematopoietic and Lymphoid Tissue Tumor. 4th ed. Lyon: International Agency for Research on Cancer, 2008, 18-30
2. Arber DA, Brunning RD, Le Beau MM, *et al*. Acute myeloid leukaemia and related precursor neoplasms. In: WHO Classification of Hematopoietic and Lymphoid Tissue Tumor. 4th ed. Lyon: International Agency for Research on Cancer, 2008, 110-147
3. Borowitz MJ, Béné MC, Harris NL, *et al*. Acute leukaemias of ambiguous lineage. In: WHO Classification of Hematopoietic and Lymphoid Tissue Tumor. 4th ed. Lyon: International Agency for Research on Cancer, 2008, 150-155
4. Jaffe ES, Harris NL, Stein H, *et al*. Introduction and overview of the classification of the lymphoid neoplasms. In: WHO Classification of Hematopoietic and Lymphoid Tissue Tumor. 4th ed. Lyon: International Agency for Research on Cancer, 2008, 155-158
5. Borowitz MJ, Chan JKC. Lymphoblastic leukaemia/lymphoma. In: WHO Classification of Hematopoietic and Lymphoid Tissue Tumor. 4th ed. Lyon: International Agency for Research on Cancer, 2008, 168-178

第 74 章

急性白血病的临床表现

急性白血病的临床表现主要与白血病细胞无控性增殖引起骨髓正常造血受抑制和髓外组织器官浸润有关。某些独特的临床表现对急性白血病的诊断和分型有重要提示作用。

一、起　　病

急性白血病一般起病急骤，但老年病人、低增生性急性白血病以及红白血病的患者起病可以相对较缓。急性起病的患者往往以感染、出血或骨痛等为首要表现，而起病慢时则以贫血为主，进行性加重。起病前多有疲乏、不适和食欲缺乏等类似“感冒”症状，或皮肤破损后难愈、感染或出血不止等。病前数周可有关节肿痛（大关节常见），少数骨痛剧烈，与髓腔内压力增高或白血病骨膜浸润有关；也可以抽搐、视物不清、牙龈肿胀或胸痛等为首发表现。Sweet 综合征又称急性中性粒细胞皮肤血管炎，是急性白血病并发的皮肤副癌综合征，主要见于急性髓系白血病（AML）；患者的上、下肢末端皮肤出现红色软性斑块或结节，病理检查可见中、上真皮层以成熟中性粒细胞为主的密集炎性细胞浸润，不具有特异性，可能与白血病细胞释放生长因子和抗原刺激有关；皮肤改变可先于白血病数月出现，与白细胞多少无关，皮质激素治疗有效。

二、发热和感染

急性白血病起病时多有感染，化疗后的骨髓抑制期感染也很常见。感染部位多样，以口腔、牙龈、鼻咽、肺、消化道、肛门及泌尿道等开放部位为主，可迅速发展为菌血症或败血症。白细胞减少、中性粒细胞功能异常、皮肤黏膜屏障功能减低、长期使用广谱抗生素导致菌群失调、自身免疫功能低下和应用免疫抑制剂增加机会感染等是引起感染的主要原因。以细菌感染最为多见，初期多为革兰阳性球菌，治疗期间则以革兰阴性杆菌（包括假单孢菌、大肠杆菌和奇异变形杆菌等）为主；真菌感染以白色念珠菌、曲霉菌和毛霉菌多见；还可见单纯或带状疱疹病毒、巨细胞病毒和 EB 病毒等感染。病情、感染部位和用药情况对判断病源微生物有一定提示作用。

三、出　　血

出血是急性白血病常见的临床表现，主要为皮肤和黏膜出血，如皮肤出血点、瘀斑、鼻出血、牙龈渗血及口腔血疱等；也可见消化道、呼吸道、泌尿道、眼底甚至中枢神经系统出血，严重时威胁生命。AML-M3 和 M5 型患者初诊时出血相对较重。血小板减少和功能异常、凝血异常（原发性纤维蛋白溶解、弥散性血管内凝血和肝功受损致凝血因子合成减少）和血管壁白血病细胞浸润等是引起出血的主要原因。

四、贫　　血

少数急性白血病患者早期可无贫血，但随着疾病进展，必然发生红细胞和血红蛋白进行性减少。化疗期间也可有短暂贫血。表现为苍白、头晕、疲乏、耳鸣、心悸、胸闷、消化不良和多尿等表现，严重时可见双下肢水肿。贫血主要原因是由于白血病细胞浸润和化疗致骨髓红细胞造血抑制，失血、溶血、造血原料缺乏和 EPO 生成减少等也可加重贫血。

五、肝、脾、淋巴结及胸腺肿大

肝、脾肿大见于 70% 以上的急性淋巴细胞白血病（ALL）和 50% 以上的 AML，AML 尤以 M4 和 M5 更为明显。原发性 AL 的肝脾肿大一般为轻、中度，脾肿大显著（超过肋下 5cm）的患者需考虑继发于慢性粒细胞白血病(CML)。ALL 常有淋巴结和胸腺肿大,胸腺肿大见于 7% ~10% 的儿童和 15% 的成人患者,并可引起上腔静脉阻塞综合征;而 AML 的淋巴结肿大罕见,一般不发生胸腺白血病细胞浸润。

六、皮 肤 损 害

约 10% 的 AML 可出现皮肤局限性或弥漫性紫色突起硬结或斑块,以 M4 和 M5 较为多见,病理检查可见白血病细胞浸润;而 ALL 仅 1% 有皮肤浸润。也可见瘀斑、荨麻疹、瘙痒和多形性红斑等非特异性皮肤损害,还可有皮肤疖、痈、丹毒、蜂窝织炎或疱疹等皮肤感染性表现。

七、中枢神经系统及神经根浸润

ALL 的中枢神经系统浸润明显多于 AML,儿童多于成人。约 1/3 的儿童 ALL 初诊时有中枢神经系统白血病(CNSL),以 Burkitt 淋巴瘤/白血病和 T 系 ALL 多见。而仅5% ~7% 的 AML 在常规脑脊液检查时发现有 CNSL,且以 M4 和 M5 多见。高白血病症和乳酸脱氢酶增高者易患 CNSL。病程中如未经 CNSL 预防,约 70% 以上的 ALL 和 30% ~50% 的 AML 可出现 CNSL;轻者无症状,或仅轻微头痛,重者可出现头痛加剧、喷射性呕吐、视物模糊和精神改变,甚至发生脑疝、出现呼吸和心血管中枢抑制等。检眼镜检查可见视盘水肿和视盘苍白;腰穿检查可发现脑脊液压力增高,白细胞数和蛋白质增加,糖和氯化物可减低,还可能发现白血病细胞。

外周血原始细胞超过 50×10^9/L 时易发生颅内白血病细胞淤滞,表现为弥漫性头痛和疲乏,可迅速发展为精神错乱或昏迷。主要是因为 WBC 增高增加血黏度,使颅内小血管出现白血病细胞淤滞和栓塞;白血病细胞也浸润动脉血管,可引起颅内出血。白血病细胞淤滞在白髓和软脑膜较明显。降低白细胞数和血黏度并不能有效改善症状。

WBC>50×10^9/L 也易发生神经根鞘的白血病细胞浸润,可致脑神经根麻痹,以第 5、7 对脑神经损害较多见。主要见于 ALL,而 AML 罕见。患者可突然面肌无力,迅速面瘫。视神经浸润表现为视盘水肿、眼痛和视物模糊,或突然单眼盲。视网膜浸润降低视力。脑神经浸润可发生于无明显 CNSL 表现者,脑脊液可找不到白血病细胞,但 MRI 或 CT 可见神经鞘增厚,提示白血病细胞浸润;及时局部放疗以及降低 WBC 可避免脑神经功能永久性丧失。

八、呼 吸 系 统

呼吸系统改变的主要原因是肺感染。约 5% 的患者初诊时因 WBC 增高可出现肺内白血病细胞淤滞。此时肺内微血管栓塞、麻痹和体液渗漏,患者咳嗽、突然气短和进行性呼吸窘迫,可有发热,双肺广泛水泡音,胸部 X 线片可见弥漫性肺间质渗漏和胸腔积液,严重时出现呼吸功能衰竭。肺白血病细胞淤滞在单核细胞白血病和 M3v 较为多见。肺白血病细胞淤滞的表现也可类似于肺细菌或真菌感染。也可见弥漫性或局限性(肺段或叶)肺出血,表现为突然气短,可有咯血,胸部 X 线片可明确出血的部位。

九、骨和关节疼痛

急性白血病体检常可发现胸骨压痛。骨和关节疼痛在 ALL 多于 AML,尤以儿童 ALL 多见,甚至成为初诊时的主要表现。骨和关节疼痛与白血病细胞大量增殖致骨髓腔内压力增高和白血病侵蚀骨实质、骨膜和关节腔有关。

十、消 化 道

急性白血病常因感染、白血病细胞侵蚀和化疗等损伤胃肠道,出现口咽部黏膜溃烂、吞咽困难、恶心、呕吐、腹痛、腹泻或出血等。食管念珠菌病可致胸骨下疼痛、“烧心”感和吞咽困难。长期应用广谱抗生素和化疗引起的黏膜损伤增加了胃肠道真菌的感染机会。少数患者食道和小肠内可形成绿色瘤或粒细胞肉瘤,引起梗阻。国外报道约 10% 的患者强化治疗期间出现阑尾炎和急性坏死性结肠炎,表现为突发性腹痛、发热、腹胀、腹肌紧张和肠鸣音减低,腹透常见不完全性小肠梗阻或可疑的右下腹包块以及积气,CT 有助于诊断;并发阑尾炎的患者多数预后较差;治疗包括肠道休息、应用针对肠道厌氧菌、真菌的广谱抗生素及静脉营养等,少数需手术治疗,术式常采用部分结肠切除术。肛周感染较常见,最初表现为排便时痛,肛周发硬、有触痛,但无明显红肿,可发展为肛周脓肿。肛周感染应早发现、早处理。粒细胞缺乏期患者一般应避免做肛门指诊或直肠镜检;便秘者应注意及时通便,防止黏膜撕裂而继发感染。

十一、口腔、眼部及耳鼻咽喉

白血病细胞浸润可致牙龈增生和肿胀,多见于分化较好的单核细胞白血病。口腔溃疡与感染、浸润和化疗损伤黏膜有关。舌或软、硬腭等处是口腔念珠菌感染好发部位。鼻窦炎和中耳炎偶见。视盘和视神经浸润可致突然失明,也有脉络丛和视网膜等其他眼组织浸润的报道。绿色瘤可见于眼的任何部位。检眼镜检查发现视盘水肿和视盘苍白时应考虑白血病眼部浸润,高度提示脑膜白血病。

十二、乳 腺

少数患者在疾病初期或白血病复发时出现乳腺局限性或弥漫性增生，应与乳腺癌或乳腺炎相鉴别。

十三、髓细胞肉瘤

髓细胞肉瘤包括粒细胞肉瘤和单核细胞肉瘤两种，是原始细胞髓外浸润的表现。可为单个皮下包块，以颅骨、眼眶或硬脊膜等部位多见，也可见于乳腺、肝、肾或肌肉等处，易与原发性肿瘤或转移瘤混淆。粒细胞肉瘤内原始细胞含较多的髓过氧化物酶颗粒，使瘤体切片在空气中易被氧化而呈绿色，又称绿色瘤。粒细胞肉瘤易见于t(8;21)/AML、inv(16)/AML和白细胞显著增多的患者。t(8;21)/AML年龄越小粒细胞肉瘤越易见到。

十四、心 血 管

心功能改变通常是肺功能障碍、代谢和电解质紊乱的结果。白血病细胞浸润心脏和大血管较为罕见。原始单核细胞可浸润心传导系统、心包、心肌和动脉血管壁，动脉血管壁浸润可继发动脉瘤。化疗毒性是心功能改变的主要原因，蒽环类药物可致急、慢性心脏毒性，且与其他药物有协同作用。应在开始化疗前评估心脏功能及左、右室射血分数。

十五、泌尿生殖器

因白血病细胞浸润可致肾肿大、蛋白尿、血尿和少尿等。也可因高尿酸血症导致尿酸性肾病、肾结石、甚至急性肾衰竭。极少数情况下白血病细胞浸润前列腺可导致尿路梗阻。可并发泌尿系统感染。应用大剂量环磷酰胺治疗时因环磷酰胺代谢产物丙烯醛损伤膀胱黏膜，可致出血性膀胱炎。单、双侧睾丸浸润多见于ALL，尤其是儿童和T系ALL，且经常是复发的最早表现。极少数患者阴茎异常勃起，与海绵体白血病细胞浸润和栓塞有关。女性亦可有子宫和卵巢浸润。

十六、电解质与代谢紊乱

急性白血病的代谢和电解质紊乱较为常见。大量白血病细胞破坏可致高尿酸血症，大量尿酸盐结晶可损害肾小管和输尿管，引起急性肾衰竭，应及时给予水化、碱化和别嘌呤醇治疗。发生肾衰竭也与白血病细胞浸润肾皮质、髓质和肾间质有关。一般AML的肾功能损害较ALL少见。

白血病细胞迅速杀灭可致高钾血症，但临床以低钾血症更为多见，且主要见于M4和M5。单核细胞白血病细胞的溶菌酶浓度较高，大量溶菌酶释放可损伤近端肾小管，使肾钾丢失；白血病细胞合成的肾素样因子及抗生素、化疗药物、腹泻、呕吐和低镁血症等也与低钾血症形成有关。高钙血症可由骨质浸润、破骨细胞活化和继发性溶骨引起，也可能与白血病细胞释放甲状旁腺素或甲状旁腺素样物质有关。低钙血症时同出现手足抽搐和致命的心律失常，可能与白血病细胞释放加快骨形成的因子或肾损害后血、尿中磷酸盐增多有关。

肿瘤溶解综合征表现为快速进展的高尿酸血症、高钾血症、高磷酸盐血症和低钙血症，引起急性肾损害、致死性心律失常和手足抽搐、肌痉挛等。肿瘤溶解综合征见于原始细胞极高或迅速增高的患者，需在化疗前及时纠正代谢和电解质紊乱，早期给予别嘌呤醇和水化治疗，必要时可予血液透析。

急性白血病可发生乳酸酸中毒，机制不明，可能与白血病细胞无氧糖原酵解有关。乳酸酸中毒主要见于极高原始细胞数和髓外浸润、白血病细胞淤滞的患者。外周血有大量原始细胞时可出现假性低血糖和动脉血氧饱和度降低，可能与白血病细胞代谢消耗氧和血糖有关。

（林冬）

参 考 文 献

1. 钱林生，万岁桂. 急性白血病的临床表现. 见：张之南、杨天楹、郝玉书. 血液病学. 第1版. 北京：人民卫生出版社，2003，884-891
2. Hoffman R, Benz Jr EJ, Shattil SJ, et al. Hematology: Basic Principles and Practice, 4th ed. Philadelphia: Elsevier Churchill Livingstone Press, 2005
3. Estey EH, Faderl SH, Kantarjian HM. Hematologic malignancies: acute leukemias. New York: Springer Press, 2008
4. Greer JP, Foerster J, Rodgers GM, et al. Wintrobe's Clinical Hematology. 12th ed. Philadelphia: LWW Press, 2008
5. Lichtman MA, Beutler E, Kipps TJ, et al. Williams Hematology. 7th ed. New York: McGraw-Hill Professional Press, 2005

第 75 章

抗白血病药物

近五年来，白血病的治疗获得了重大进展。血液系统恶性疾病分子生物学、表观遗传学及细胞生物学靶点的不断发现催生治疗观念的改变，从而出现了基于发病机制的靶向治疗。新靶向治疗药物的应用，使得以急性早幼粒白血病及慢性髓系白血病为代表的部分疾病的疗效发生了显著提高。对白血病细胞生物学特点，特别是增殖动力学特点的研究，针对疾病特征性治疗方案的制定，使得原本高危的疾病如 Burkitt 淋巴瘤/白血病及 T 细胞急性淋巴细胞白血病等的疗效大大改观。

一、细胞动力学简介

细胞动力学研究细胞在增殖周期中动态变化的规律。正常细胞与白血病细胞的增殖特性不同，这为化疗提供了理论基础。

（一）细胞周期

细胞从一次分裂到下一次分裂的各个时相构成细胞周期。在细胞周期中，细胞内发生了一系列有序而复杂的变化，完成遗传物质的复制并平均分配，最终产生两个子代细胞。细胞周期分为有丝分裂期（M 期）和分裂间期，后者又分为 G_1、S 及 G_2 期。细胞周期受多种周期素调节以保证细胞的正常生长分化。

1. G_1 期　细胞有丝分裂结束至 DNA 复制前的时期为 G_1 期。G_1 期早期特称为 G_0 期，期间细胞不发生增殖，G_1 晚期合成 DNA 复制所需前体物质、能量及酶等。

2. S 期　即 DNA 合成期，此期 DNA 进行复制，与此同时合成组蛋白，进行中心粒复制，DNA 含量由二倍体变为四倍体。

3. G_2 期　DNA 复制完成至有丝分裂开始前的时期为 G_2 期。在 G_2 期内，中心粒复制完成形成中心体，同时合成有丝分裂所需微管微丝及 RNA。

4. M 期　即有丝分裂期，此期细胞染色体形成并分裂，最终形成两个子代细胞。

（二）细胞生长分数（growth fraction）和倍增时间与化疗的关系

细胞分裂后，只有部分细胞进入下一细胞周期，其余部分则处于休眠状态，即所谓 G_0 期细胞。一般而言，处于细胞增殖周期内细胞对于化疗药物敏感，而 G_0 期细胞多对化疗药物不敏感。细胞生长分数即指处于细胞周期内细胞占整个细胞群的比例。细胞倍增时间顾名思义即细胞数量增加一倍所需时间，这往往与生长分数呈负相关。细胞倍增时间受细胞增殖周期时间和凋亡率等多种因素影响，一般而言，生长分数大和倍增时间短的肿瘤对化疗药物比较敏感，反之，生长分数小和倍增时间长的肿瘤对化疗药物较不敏感。

（三）白血病细胞的周期及增殖特点

细胞完成一个细胞周期所需时间为细胞周期时间。研究发现，绝大多数急性白血病及慢性髓系白血病细胞的周期时间较正常造血细胞为长。化疗正是基于此特点，根据不同类型细胞增殖周期时间不同设定不同化疗间歇，确保正常造血细胞恢复造血而白血病细胞尚未恢复生长，从而经过多次化疗白血病细胞不断被杀灭。

细胞增殖多呈指数级生长，但体内肿瘤细胞生长并非依恒定常数进行生长。受血供、营养及细胞凋亡状态等多种因素影响，肿瘤细胞的生长速率随肿瘤细胞数量增多而减慢，更多细胞进入 G_0 期，导致细胞生长分数减小，因此肿瘤负荷大、晚期肿瘤对化疗多不敏感。同时多数化疗药物呈一级动力学模式杀灭细胞，即按比例而非绝对数量杀伤肿瘤细胞，因此化疗应选在肿瘤早期进行，以争取最佳疗效。

二、抗肿瘤药物的分类

根据对肿瘤细胞作用时相的不同，抗肿瘤药物可分为如下几类：

1. 细胞周期非特异性药物　此类药物对处于细胞周期内、外细胞以及周期内各时相肿瘤细胞均有杀灭作用，代表药物包括皮质激素及抗肿瘤抗生素类（博来霉素除外）。

2. 细胞周期特异性时相非特异性药物　药物对处于细胞周期内细胞更为有效且能杀灭所有时相细胞。代表药物包括烷化剂、顺铂及5-氟尿嘧啶。

3. 细胞周期特异性时相特异性药物　此类药物仅对处于周期内特定时相细胞有杀灭作用。如多数抗代谢药物（Ara-C 等）作用于 DNA 合成期（S 期）细胞，抗微管药物（长春新碱等）作用于 G_2M 期细胞。

三、常用抗白血病药物

（一）烷化剂

烷化剂是一组性质活跃的化学物质，可与包括 DNA、RNA 及蛋白质等分子共价结合发生烃基反应，而影响这些生物大分子的功能，其中与 DNA 的反应是其发挥细胞杀伤作用的主要机制。烷化剂可在血浆或组织中形成活化的羰基，易与鸟嘌呤及腺嘌呤上的富电子位点结合，而 N^7 及 O^6 位是烷化剂作用的主要位点。许多烷化剂，包括美法仑、苯丁酸氮芥、氮芥、环磷酰胺及异环磷酰胺等具有双氯乙胺基，可与 DNA 双链形成交联，从而使 DNA 分子发生断裂最终导致细胞死亡。部分烷化剂如丙卡巴肼和达卡巴嗪等与 DNA 单链发生烷化。

1. 氮芥（nitrogen mustard，mechlorethamine）　氮芥主要抑制 DNA 合成，同时对 RNA 及蛋白质合成也有抑制作用。其作用机制是通过与 DNA 鸟嘌呤 N^7 结合，形成 DNA 单链间或链内交联而破坏 DNA 正常结构从而影响 DNA 复制，最终导致细胞凋亡。该药是 MOPP 方案的组分之一，用法为 $6mg/m^2$，第 1、8 天静注，治疗霍奇金淋巴瘤及部分非霍奇金淋巴瘤，但近来逐渐为其他烷化剂类药物取代。氮芥软膏或酊剂外用治疗蕈样霉菌病等皮肤淋巴瘤。

氮芥的主要副作用包括恶心、呕吐、脱发和严重骨髓抑制，药物外渗可致组织坏死，应即可用硫代硫酸钠或1%普鲁卡因注射液局部注射并冰袋局部冷敷 6～12 小时以减轻局部反应。该药为染色体诱变剂，有致继发性白血病及第二肿瘤危险。另外本药可致性腺功能障碍，表现为无精、不育及闭经等。由于氮芥在溶液中可发生水解，故配制后应即刻使用。

2. 环磷酰胺（cyclophosphamide，cytoxan）　本药为氮芥的环磷酰氨酯，体外无活性，需经肝脏微粒体酶氧化为磷酰胺氮芥才可发挥作用。本药广泛用于急性白血病、淋巴瘤和骨髓瘤的治疗，也是骨髓移植常用预处理方案的主要药物。常用剂量为每天 50～100mg，口服；CHOP 中为 $750mg/m^2$，静滴，第 1 天；骨髓移植预处理时为每天 60mg/kg，静滴，共 4 天。

骨髓抑制为本药的主要副作用，以白细胞减少为著，血小板减少较轻。出血性膀胱炎为较严重并发症，但少见，主要见于大剂量治疗时，因其代谢产物丙烯醛所致，可通过碱化水化尿液并加用美司钠（mesna）来预防。环磷酰胺的副作用还有恶心、呕吐、脱发和肝功损害，少见副作用包括肺纤维化、皮肤及指甲色素沉着、抗利尿激素样作用、充血性心衰及心肌损伤等，晚期并发症包括膀胱纤维化、膀胱癌、继发性白血病及不育等。

3. 异环磷酰胺（ifosfamide）　为合成的环磷酰胺类似物，也需经肝脏代谢为活性物质才能发挥抗肿瘤作用。因其活化速度较慢，故应用剂量较环磷酰胺为大，常用 1～$1.5g/m^2$，静滴。

该药骨髓抑制较轻，而出血性膀胱炎较常见，故应用时需加用美司钠，同时碱化水化尿液以预防。可出现肾小管性酸中毒。部分患者用后可出现神经精神症状，如嗜睡、意识模糊、抑郁和幻觉，少数可有定向障碍、眩晕及脑神经功能紊乱等。心脏损害较少。

4. 苯丁酸氮芥（chlorambucil，leukeran）　主要用于慢性淋巴细胞白血病、Waldenström 巨球蛋白血症、霍奇金淋巴瘤及其他低危淋巴瘤的治疗，每日剂量为 0.1～0.3mg/kg，口服，4～8 周为一疗程。

多数患者对本药耐受较好，恶心和呕吐较轻微。骨髓抑制为剂量限制性毒性，因而长期服药患者应定期复查血常规。轻度脱发及皮疹较为常见。闭经、无精症（特别是累积剂量 400mg 以上者）及继发性白血病为其潜在副作用。肺纤维化少见。

5. 美法仑（melphalan）　又称马法兰和苯丙氨酸氮芥，主要用于多发性骨髓瘤（MM）治疗，常与糖皮质激素等联用组成 MP 或 M2 方案。大剂量治疗多用于 MM 骨髓移植预处理。常用剂量为每天 0.15mg/kg，口服，连服 7 天，预处理时为每天 $200mg/m^2$，静滴 2 天。该药生物利用度个体差异较大，口服吸收差也是治疗无反应的常见原因。

骨髓抑制为剂量限制性毒性，主要表现为白细胞及血小板减少，多发生于用药后 2～3 周。恶心、呕吐及脱发少见且较为轻微。长期用药患者可发生闭经、无精症、肺纤维化、皮炎、第二肿瘤及继发性白血病。继发性血液系统恶性疾病的发生与本药的累积剂量相关，累积剂量小于600mg时，血液系统恶性疾病发生率为2%以下，而累积达600mg以上者，血液恶性疾病发生率可高达15%以上。骨髓移植预处理时大剂量美法仑所致胃肠道毒性为剂量限制性，也可发生抗利尿激素异常分泌、肺炎和肝静脉闭塞病等。

6. 白消安(busulfan，myleran) 又称马利兰，是一种烷基磺酸盐类烷化剂，与氮芥无相同化学结构。本药通过形成DNA链间及链内交联而发挥治疗作用。白消安曾为慢性粒细胞白血病治疗用药，后逐渐为其他药物取代，目前主要用于骨髓移植预处理治疗，剂量为每次1mg/kg口服，q6h，共4天，静脉用药剂量与口服相同。

该药主要副作用为骨髓抑制，小剂量时主要累及粒系，大剂量治疗时三系均可发生抑制。与其他烷化剂不同的是，应用白消安后，血象最低点发生较晚，约为用药后11～30天出现，而血液学恢复时间大约为54天。艾迪生样综合征较为常见，表现为皮肤色素沉着及乏力，但不伴肾上腺功能低下。药物蓄积毒性可表现为肺泡及间质性肺炎并存。大剂量治疗时，约19%患者出现肝静脉闭塞病，静脉应用白消安可减少其发生率。

7. 卡莫司汀(carmustine，BCNU) 又称卡氮芥、双氯乙基亚硝脲和亚硝脲氮芥，为亚硝脲类烷化剂，主要用于霍奇金淋巴瘤(BCVPP方案)及多发性骨髓瘤(VBAP方案)，大剂量治疗复发性淋巴瘤(EBP方案)。剂量为60mg/m^2，静滴。

骨髓抑制是剂量限制性毒性，且随疗程增加有加重趋势。白细胞及血小板减少于用药后3～6周达最低。恶心和呕吐可较严重。肝功能异常通常较轻，且为可逆性改变。蓄积性肺炎/间质性肺炎可进展为肺纤维化，这是少见但严重的并发症，剂量大于1100mg/m^{2}者发生肺纤维化危险增加。另一严重并发症为进展性肾功能损害。继发性白血病可于用药后5～10年出现。

8. 罗莫司丁(lomustine，CCNU) 与BCNU相似，为霍奇金淋巴瘤及非霍奇金淋巴瘤的二线治疗药物，也可用于治疗儿童神经胶质瘤。剂量为120mg/m^2，口服，每疗程1天。

该药副作用与BCNU相似。值得注意的是，因本药为口服制剂，且可致较严重恶心呕吐反应，应加强止吐治疗。若服药后发生呕吐，应看呕吐物中有无完整胶囊以决定是否补服。

9. 链左星(streptozocin) 又称链脲菌素，为一种从*Streptomyces acromogenes*提取的天然亚硝脲，与其他亚硝脲类不同的是，本药是通过导致DNA甲基化致使DNA发生错配修复而杀灭细胞，主要用于霍奇金淋巴瘤的起始治疗。

该药的限制性毒性是恶心呕吐，需要强烈止吐支持治疗。肾毒性常见，为剂量限制性毒性，可表现为蛋白尿、糖尿、低磷血症和肾小管酸中毒，偶可致不可逆性氮质血症。该药的骨髓抑制作用轻微，但可加重其他细胞毒性药物的骨髓抑制作用。

10. 丙卡巴肼(procarbazine) 本药与单氨氧化酶(MAO)抑制剂的化学结构相似，其作用机制不明。丙卡巴肼本身无毒性，需经代谢后方具有细胞毒性作用。可能的机制是其代谢物抑制甲硫氨酸向tRNA上的转甲基作用或直接破坏DNA结构。本药可自身氧化产生过氧化氢，可攻击与DNA密切结合的蛋白残基上的巯基基团。该药常与其他细胞毒性药物联用治疗霍奇金淋巴瘤(MOPP方案及其改良方案)。剂量为100mg/m^2，口服，第1～7天。

11. 达卡巴嗪(dacarbazine，DTIC) 本药经肝微粒体酶代谢激活后发挥烷化剂作用，用于治疗霍奇金淋巴瘤(ABVD方案)，也用于治疗黑色素瘤。剂量为150mg/m^2，静滴，第1～5天。

骨髓抑制为剂量限制性毒性，主要表现为白细胞减少。可出现流感样症状，表现为发热、周身不适及肌痛。用药前两天阳光照射后可出现面红、面部感觉异常及轻度头痛。输注过快可致注射部位疼痛，减慢输注后常可缓解。继发性白血病多发生于用药后3～10年。

12. 替莫唑胺(temozolomide) 本药无活性，在生理pH环境中可快速转化为活性成分MTIC，这一过程不是酶催化作用。MTIC可发挥DNA烷化作用，本药对急性髓系白血病及急性淋巴细胞白血病均有作用。剂量为每天200mg/m^{2}口服，共5～7天。

常见副作用为骨髓抑制，表现为粒细胞、淋巴细胞、血小板减少及贫血。肝酶增高及高胆红素血症较常见。

（二）抗代谢药

此类药物属于细胞周期特异性药物，主要作用于S期。本类药物与某些核酸代谢物(如叶酸和核苷等)具有类似化学结构，多为小分子量成分，通过与相应代谢物竞争抑制关键酶活性，或取代代谢物直接掺入DNA合成等，干扰核酸的合成代谢。治疗白血病的常用抗代谢药可分为以下几类：①嘌呤或嘧啶核苷从头合成途径抑制剂(如羟基脲)；②叶酸类似物(如甲氨蝶呤)；③嘧啶核苷类似物(如阿糖胞苷、5-氮杂胞苷和吉西他滨等)；和④嘌呤核苷类似物(如6-巯基嘌呤、6-硫鸟嘌呤、氟达拉滨和喷司他丁等)。

1. 甲氨蝶呤(methotrexate，MTX) 主要通过竞争抑制二氢叶酸还原酶，使二氢叶酸不能被还原为四氢叶酸，后者为一碳单位的主要转运载体，四氢叶酸的减少将干扰嘌呤及嘧啶核苷从头合成途径，阻止脱氧尿嘧啶核苷酸向脱氧胸腺嘧啶核苷酸转化，致使 DNA 合成障碍。MTX 及二氢叶酸在体内形成的多聚谷氨酸可抑制腺苷合成酶和甲酰转移酶等其他嘌呤和嘧啶合成所必需的酶。MTX 主要作用于 S 期。本药的生物利用度为剂量依赖性，30mg/m^{2}左右时平均生物利用度约为 60%，≥80mg/m^{2}时生物利用度减少。本药多数以原形经肾脏排泄，肾功能不全时药物排泄延迟。药物在酸性尿液中溶解度很低，易沉积于肾小管导致肾功损伤。主要用于急性淋巴细胞白血病及急性早幼粒细胞白血病的维持治疗、淋巴瘤的治疗及中枢神经系统白血病的预防及治疗。维持治疗时常与其他药物联合应用，常规剂量为 15mg/m^{2}每周一次。成人患者鞘内注射防治中枢神经系统白血病常用剂量为 10mg/次，每 2～3 周一次（治疗用）或 4～6 周一次（预防用）。大剂量静脉 MTX 常用剂量为 1000～3000mg/m^2，其中 1/3 药物于 1 小时内输入，其余药物 23 小时内输入，并于输注 1 小时后鞘注 MTX 及地塞米松，应用时须充分碱化及水化尿液，并应用亚叶酸钙解救，有条件者可监测 MTX 的血药浓度以决定解救时间及疗程。

近年来，遗传药理学（pharmacogenetics）的进展使得对甲氨蝶呤的药代动力学的了解更为深入，二氢叶酸还原酶（dihydrofolate reductase，DHFR）和胸苷酸合成酶（thymidylate synthetase，TYMS）基因扩增或表达增加可导致 MTX 耐药，甲酰四氢叶酸脱氢酶（methylene-tetrahydrofolate dehydrogenase，MTHFD1）1958G>A 多态性患者疾病复发风险增加，甲酰四氢叶酸还原酶（methylene-tetrahydrofolate reductase，MTHFR）C677T 基因多态性导致 MTHFR 活性降低，有研究发现此类患者复发风险及 MTX 毒性增加，但亦有相反研究报道，有待进一步研究证实。

该药可致巨幼细胞性贫血，并有骨髓抑制作用。口腔及消化道黏膜溃疡是 MTX 常见副作用，多为剂量依赖性，需密切监测血药浓度，必要时提前或加大亚叶酸钙解救以避免严重溃疡发生。既往肾功能不全者 MTX 代谢延迟，病毒性肝炎患者 MTX 的肝脏毒性增加，因此用药前应监测患者肝肾情况以保证用药安全。既往接受颅脑放疗患者应用 MTX 有引起坏死性脑白质病的报道，鞘注 MTX 相关严重神经损害包括化学性脑膜炎、运动麻痹伴脑神经损伤、癫痫发作、昏迷及慢性脱髓鞘综合征等，既往脊髓照射患者上述症状可能加重。其他副作用包括皮疹、色素沉着、畸胎、闭经、性功能减退和特质性肺损伤等，后者的表现包括发热、咳嗽、呼吸困难、低氧血症和肺间质浸润等。

2. 6-巯基嘌呤（6-mercaptopurine，6-MP） 是一种与腺嘌呤及次黄嘌呤结构相近的嘌呤核苷类似物，通过与次黄嘌呤及鸟嘌呤竞争次黄嘌呤鸟嘌呤磷酸核糖基转移酶（HGPRTase），阻止单磷酸次黄嘌呤核苷（IMP）向单磷酸黄嘌呤核苷及单磷酸腺嘌呤（AMP）转化，从而抑制谷氨酰-5-磷酸核糖焦磷酸氨基转移酶活性，影响嘌呤核苷代谢。6-MP 也可掺入 RNA 及 DNA 中，从而干扰其合成。DNA 掺入可能为其细胞毒性的主要作用机制。本药主要用于急性白血病（包括急性淋巴细胞白血病及急性早幼粒细胞白血病）的维持治疗，常与 MTX 联合应用，常规剂量为 50mg/m^{2}每天。既往亦用于 CML 加速期治疗，目前逐渐为酪氨酸激酶抑制剂所替代。难治性免疫性血小板减少症（ITP）及自身免疫性溶血性贫血也应用本药治疗。

本药的灭活主要通过两种途径：巯基化合物的甲基化作用（主要由硫代嘌呤甲基转移酶催化）及氧化作用（主要由肝脏黄嘌呤氧化酶催化）。硫代嘌呤甲基转移酶（thiopurine methyltransferase，TPMT）催化巯基嘌呤及其他硫代嘌呤的 s-甲基化，直接影响此类药物的活性。编码 TPMT 的基因多态性可致 TPMT 活性的增强或减弱。TPMT 活性增强者 6-MP 加速灭活可致治疗失败，活性减弱者因活性药物较多而出现严重骨髓抑制，因此药物的剂量应根据患者 TMPT 的不同表现型而作调整，以保证治疗效果并减少治疗相关毒性。别嘌呤醇可抑制黄嘌呤氧化酶活性从而干扰 6-MP 口服用药时的代谢导致灭活延迟，因此如必须与别嘌呤醇合用，口服 6-MP 的剂量需减量以降低药物毒性。

6-MP 的副作用包括骨髓抑制，为剂量限制性毒性。其他反应包括胃肠道反应、肝功能损伤（肝酶升高及黄疸等）、黏膜炎、发热、皮疹及高尿酸血症等。

3. 硫鸟嘌呤（thioguanine，6-TG） 为鸟嘌呤类似物，干扰嘌呤核苷的从头生物合成途径，作用机制类似于 6-MP。国外用于 AML 的联合化疗，但与 DA 联用与标准 DA 方案相比无明显优势。可替代 6-MP 用于急性白血病的维持治疗，剂量与 6-MP 相似。

毒副作用与 6-MP 相似。

4. 羟基脲（hydroxyurea） 为核糖核苷酸还原酶抑制剂，通过结合到酶的催化亚基而抑制酶活性，阻止核糖核苷二磷酸向脱氧核糖核苷二磷酸转化，从而抑制 DNA 合成。羟基脲可增强核苷类似物的细胞毒性，并抑制双微染色体合成。本药主要用于 CML 及其他骨髓增殖性肿瘤（MPN）如原发性血小板增多症（ET）和真性红细胞增多症（PV）等的治疗，也可用于高白细胞急性白血病的预治疗。镰状细胞性贫血患者可应用羟基脲以减少疼痛发作。治疗 MPN 时初始剂量为 20～30mg/m^{2}每天，其后根据血象调整治疗用量。

核糖核苷酸还原酶基因扩增或过度表达，导致细胞内核糖核苷酸还原酶水平升高，或药物结合位点发生突变导致酶与羟基脲结合的亲和力下降可导致细胞对本药产生耐药。

羟基脲应用 2～5 天即可引起外周血白细胞计数下降，剂量较大时也可出现骨髓抑制，但多数在药物减量或停用后短时间内自行恢复。羟基脲可引起粒、红细胞巨幼变，常为自限性，与叶酸和维生素 B_{12} 缺乏无关。胃肠道症状较轻，多能耐受，一般无需处理。时可发现药物热、皮疹、指甲萎缩和皮肤色素沉着，少见副作用包括肺纤维化、肝脏损害及下肢脉管炎溃疡甚至坏疽，后者在既往或近期使用干扰素患者中更易出现。本药的致癌性尚未完全证实，但年轻患者应避免长期应用本药。

5. 阿糖胞苷（cytarabine，cytosine arabinoside，Ara-C） 是胞嘧啶核苷的类似物，进入细胞内后，经脱氧胞苷激酶等多种酶的作用下转化为具有细胞毒活性成分阿糖胞苷三磷酸（ara-CTP），由胞嘧啶脱氨酶催化为阿糖尿苷（ara-U）而灭活。Ara-CTP 是 DNA 聚合酶 α、β 及 γ 的抑制剂，也可掺入 DNA 复制链中，抑制 DNA 链的起始和延长，并导致 DNA 链提前终止。尽管一般认为 Ara-C 是典型的 S 期特异性药物，但本药可抑制 DNA 修复聚合酶（β 及 γ），干扰脂质生物合成酶，因而对非增殖周期细胞也有杀灭作用。本药是急性白血病，特别是 AML 化疗的基本药物，常与其他药物联合应用，也可用于中枢神经白血病的预防和治疗。常经静脉输注用药，小剂量用药时常为皮下注射给药。常用剂量为标准方案时为 100～150mg/m^{2}静滴，每 12 小时一次，共 7 天；大剂量为 1～3g/m^{2}静滴，12 小时一次，共 3～6 天；小剂量为 10mg/m^2 皮下注射，12 小时一次，共 14 天。预防或治疗中枢神经白血病时为 30mg/m^{2}鞘内注射，每周 1～3 次。

Ara-C 活化所需激酶（脱氧胞嘧啶激酶 dCK）不足和（或）cN-Ⅱ（胞质 5′核苷酶之一）活性增加可致 Ara-C 耐药，胞嘧啶脱氨酶水平增高及核苷转运位点减少可致本药耐药。

本药对更新较快细胞杀伤较强，因此其毒副作用主要为骨髓抑制及胃肠黏膜损伤。恶心、呕吐及腹泻是常见症状，部分患者用药 6～12 小时可出现"阿糖胞苷综合征"，表现为发热、肌痛、周身不适、斑丘疹和结膜炎，偶有胸痛，应用糖皮质激素多可缓解。大剂量应用时可出现不同于常规剂量时的毒性反应，表现为脱发、化学性结膜炎（可用糖皮质激素滴眼液预防）、剥脱性皮炎、呼吸窘迫综合征及中枢神经损伤，后者表现为人格障碍、嗜睡、昏迷、眼球震颤和共济失调等。

6. 5-氮杂胞苷（5-Azacytidine） 为胞苷的类似物，本药细胞内经激酶转化为活化形式 5-氮杂胞嘧啶三磷酸（5-aza-CTP）掺入 RNA，也可掺入 DNA，干扰 RNA 加工从而干扰蛋白质合成，抑制 DNA 甲基化，从而发挥细胞毒作用。主要用于难治性白血病及 MDS 的治疗，治疗 MDS 剂量为每天 75mg/m^2×7 天，每四周一疗程；AML 的常用剂量为 150～200mg/m^2×5 天，静滴。

5-氮杂胞苷的主要毒性为骨髓抑制，胃肠道反应在静脉推注用药时较重，且一般止吐药物治疗效果不佳，换用持续静滴会反应程度减轻。少见副作用包括腹泻、肝功能损伤（常发生在既往有肝病史者）、发热、肌痛、无力、皮疹及低血压等。

7. 吉西他滨（gemcitabine，2′difluorocytidine monohydrochloride） 为 2′-脱氧胞苷类似物，进入细胞内后由脱氧胞苷激酶活化为 dFdCDP 及 dFdCTP，前者抑制核糖核苷酸还原酶，减少 dNTP 含量而干扰 DNA 合成及修复，后者与 dNTP 竞争掺入 DNA。本药的细胞毒性作用与诱导细胞凋亡有关。与 Ara-C 相同，吉西他滨由胞苷脱氨酶催化灭活，但 dFdCTP 可抑制胞苷脱氨酶从而使活性成分作用时间延长。用于耐药胰腺癌及非小细胞肺癌治疗，也用于 ALL 及 CLL 治疗。

该药的主要毒性为骨髓抑制，为剂量限制性，其他毒性包括恶心、呕吐、肝酶升高、轻度血尿蛋白尿、发热、皮疹、呼吸困难、水肿及流感样症状。少见毒性包括脱发、感觉异常及支气管痉挛等。

8. 嘌呤核苷类似物 是一类结构及作用机制类似的药物，临床应用的主要是腺嘌呤核苷类似物，包括氟达拉滨（fludarabine）、二氯脱氧腺苷（克拉屈滨，2′-chlorodeoxyadenosine；cladribine；CdA）、脱氧助间型霉素（喷司他丁，2′-deoxy-coformycin，pentostatin；DCF）及近年来合成的新型嘌呤核苷类似物如氯法拉滨（clofarabine）、奈拉滨（nelarabine）及 immucilin H 等药物。此类药物结构上的改变致使对腺苷脱氨酶（adenosine deaminase，ADA）的抵抗并抑制 ADA 活性，dATP 因降解减少而蓄积导致 dNTP 比例失衡，抑制核苷酸还原酶（ribonucleotide reductase，RR），同时激活核酸内切酶致使 DNA 链断裂，导致 DNA 合成抑制，细胞凋亡增加。另外抑制 DNA 聚合酶、掺入 DNA 及抑制 DNA 修复等是抑制 DNA 合成的主要机制。此类药物不仅对增殖细胞有效，对静止期细胞也有杀伤作用。

（1）氟达拉滨(fludarabine)：该药是9′-β-D-阿糖呋喃腺嘌呤(ara-A)的氟化核苷类似物，具有耐ADA脱氨化作用。该药进入细胞内转化为活性物氟腺苷三磷酸，可抑制DNA聚合酶、核糖核苷酸还原酶及DNA引发酶(DNA primase)从而抑制DNA链的合成；掺入RNA及DNA，导致DNA链断裂诱发细胞凋亡；干扰DNA修复；另外由于抑制核糖核苷酸还原酶而使内源性dNDP减少及激活脱氧胞苷激酶致使Ara-C激活，从而增强Ara-C活性。氟达拉滨用于慢性淋巴细胞白血病、惰性非霍奇金淋巴瘤、原发性巨球蛋白血症及蕈样霉菌病的治疗，因其免疫抑制作用较强，也用于非清髓性异基因骨髓移植预处理及治疗结缔组织病。氟达拉滨常与Ara-C等其他药物联合用于难治复发急性白血病的治疗。治疗CLL的常用剂量为25mg/m^2×5天，每4周一疗程；非清髓预处理及治疗难治复发急性白血病时为30mg/m^2×5天，前者常与环磷酰胺或美法仑联用，后者多与中、大剂量Ara-C及G-CSF联合组成FLAG方案。

小剂量治疗时副反应较轻微，大剂量治疗(>40mg/m^2×5天)时可出现不可逆性神经损伤，包括皮质盲、坏死性脑白质病及死亡。骨髓抑制为剂量限制性，但免疫抑制，特别是T细胞免疫抑制较为常见，故部分患者发生机会致病菌感染，应注意预防。其他毒性可有发热、寒战、恶心和呕吐，少见乏力、全身不适和脱发等。应用FLAG方案以及包含氟达拉滨预处理方案的患者，需对所输注血制品进行照射或过滤处理以减少输注相关移植物抗宿主病的发生。

（2）克拉屈滨(2-CdA；cladribine)：即2-氯脱氧腺苷(2′-chlorodeoxy-adenosine)，在细胞内由脱氧胞苷激酶(dCK)磷酸化为2-CdATP而发挥细胞毒性作用。由于淋巴细胞内的dCK活性较高而5′-核苷酸酶(5′-NT)活性较低，可能为该药高选择性杀伤淋巴细胞的原因。另外，该药可直接导致线粒体损伤致使细胞死亡。克拉屈滨用于慢性淋巴细胞白血病、毛细胞白血病、非霍奇金淋巴瘤及Waldenström巨球蛋白血症的治疗，常用剂量为每天0.12mg/kg持续静滴或静滴2小时，共7天。治疗毛细胞白血病时，可使90%的患者达完全缓解。该药与Ara-C及其他药物联合应用治疗难治复发AML取得了一定疗效，50%～60%患者可达CR。

克拉屈滨的主要毒性为骨髓抑制、发热及机会性致病菌感染风险增加，血液学以外毒性少见。

（3）喷司他丁(pentostatin)：即脱氧助间型霉素(2′-deoxy-coformycin，DCF)，为ADA的不可逆抑制剂，该药进入细胞内即与ADA结合而抑制其活性，致使dATP蓄积而抑制DNA合成，并诱导DNA发生断裂、抑制DNA修复和RNA转录，导致细胞死亡。该药最初用于毛细胞白血病的治疗，剂量为每天2～4mg/m^2，静注，两周一次，CR率可达90%，亦用于T细胞淋巴瘤、CLL、幼淋巴细胞白血病和Waldenström巨球蛋白血症的治疗。

该药的副作用包括骨髓抑制、恶心、呕吐、免疫抑制、急性肾衰竭、角膜结膜炎及肝酶升高。大剂量时可有中枢神经毒性，表现为嗜睡、癫痫发作及昏迷。

（4）氯法拉滨(clofarabine)：与克拉屈滨结构相似，通过抑制核糖核苷酸还原酶抑制DNA合成，掺入DNA及抑制DNA聚合酶而抑制DNA修复并阻止DNA链延长，从而杀伤细胞。该药主要用于急性淋巴细胞白血病的治疗，儿童推荐剂量为52mg/m^2×5天，静滴2小时以上，成人推荐剂量为40mg/m^2×5天，静滴2小时以上。该药目前治疗AML尚在临床试验阶段，二期临床试验的结果显示单药治疗的总有效率为46%～55%，CR率约为40%。氯法拉滨与阿糖胞苷联合治疗(氯法拉滨40mg/m^2，静滴，第2～6天；Ara-C 1g/m^2静滴，第1～5天)AML的二期临床试验示总体反应率60%，完全缓解率52%。

该药的主要副作用为骨髓抑制，小部分患者出现毛细血管渗漏综合征，表现为呼吸窘迫、低血压、胸腔积液及心包腔积液。肝酶升高多为一过性，多于2周内恢复正常。

（5）奈拉滨(nelarabine，9′-β-D-arabinofuranosylguanine，ara-G)：是脱氧鸟苷类似物的前体药物，细胞内由脱氧鸟苷激酶及脱氧胞苷激酶活化为ara-GTP，掺入DNA而抑制DNA合成导致细胞死亡。该药对T-急性淋巴细胞白血病/T淋巴母细胞淋巴瘤和T细胞淋巴瘤有效，常用剂量为成人每天1500mg/m^2，静滴2小时以上，第1、3和5天，21天一疗程；儿童每天650mg/m^2，静滴1小时以上，共输注5天，21天为一疗程。

该药的副作用有骨髓抑制、恶心、呕吐及神经毒性，可表现为无力、嗜睡、惊厥、麻木乃至麻痹，如与其他神经毒性药物合用可致中枢神经脱髓鞘病。因该药细胞内转化需ADA催化，因此不建议与喷司他丁合用。

（三）抗微管药物

该类药物为植物碱类，包括长春花生物碱类(如长春新碱、长春碱及长春瑞滨)、紫杉烷类(如紫杉醇及多西他赛)及人工合成类(雌莫司汀)。本类药物属于细胞周期特异性药物，作用于M期，通过与微管蛋白结合抑制有丝分裂，从而致使细胞周期停滞于有丝分裂期。

1. 长春新碱(vincristine，VCR)　通过与微管蛋

白结合,抑制微管聚集,阻止纺锤体形成,使细胞停滞于分裂中期。主要用于治疗急性淋巴细胞白血病、淋巴瘤和多发性骨髓瘤等疾病,每次 1.4mg/m^2,每次用量不超过 2mg,静脉注射,每周一次。

多药耐药蛋白 PGP 或 MRP 高表达可致本药细胞内浓度降低,α 或 β 微管蛋白结构改变降低药物与其结合能力可造成本药耐药。

该药最常见的副作用为神经毒性,为剂量依赖性,外周神经最常受累,表现为感觉缺失、深反射减低及感觉异常,指(趾)麻木。少数患者可出现严重疼痛感觉迟钝、共济失调、足下垂及脑神经损害,后者表现为嘶哑、面瘫和复视等;自主神经受损可表现为便秘、腹部绞痛及肠梗阻。脱发常见,而骨髓抑制较轻。罕见副作用包括抗利尿激素分泌不足及缺血性心脏病。该药漏出血管外可致组织损伤。

2. 长春碱(vinblastine) 其作用机制、适应证和耐药机制与长春新碱相同,每次剂量为 6mg/m^2,静脉注射每周一次。

本药的副作用主要为骨髓抑制,白细胞下降为主。用药 4~7 天 WBC 降至最低点,10~14 天恢复。神经毒性较 VCR 为少见。

3. 长春瑞滨(vinorelbine) 为半合成长春碱衍生物,作用机制、适应证和耐药机制同 VCR,剂量为 20mg/m^2 静注,每周一次。

该药副作用与长春碱类似。骨髓抑制为剂量限制性而非累积性毒性,最低点发生于用药后 7~10 天。神经毒性少见,可为轻至中度外周神经损害和便秘等。

4. 紫杉醇(paclitaxel)及多西他赛(docetaxel) 是来源自红豆杉属植物紫杉的一种二萜烯生物碱酯类复合物,与寡聚及多聚微管的 β 微管蛋白亚基 N 末端结合,从而稳定微管,并缩短微管蛋白形成微管的迟滞时间导致微管蛋白多聚体-微管比例失衡,最终导致有丝分裂阻滞并诱发细胞凋亡。多西他赛较紫杉醇与微管蛋白的亲和力高 1.9 倍。用于非霍奇金淋巴瘤的治疗,紫杉醇剂量为 200mg/m^2,静脉滴注 3 小时以上。

MRP 过度表达及微管结合亚基结构改变均可导致本药耐药。

此类药物常见副作用为超敏反应,表现为呼吸窘迫、支气管痉挛、荨麻疹及低血压。延长输注时间(3 小时以上)及输注前药物预防(地塞米松 20mg 用药前 12 及 6 小时口服,苯海拉明 50mg,雷尼替丁 150mg 治疗前 30 分钟静注)可减少反应。中性粒细胞减少多见,可予 G-CSF 治疗。可出现双侧对称性肢体远端感觉神经障碍,大剂量治疗时可致运动神经及自主神经损伤,表现为肌痛等,心动过缓及心脏阻滞可见,部分患者出现水钠潴留,表现为外周血水肿、第三腔隙水肿及体重增加,停药后多可缓解。

(四)拓扑异构酶抑制剂

拓扑异构酶(topoisomerase)的体内功能是通过切割 DNA 链释放 DNA 复制及转录过程中产生的张力,去除复制叉前端产生的正超螺旋和转录时 RNA 聚合酶下游所产生的负超螺旋,再将切割形成的断端连接成完整 DNA 链,保证反应顺利进行。拓扑异构酶分为两型,拓扑异构酶Ⅰ多存在于核仁,酶的数量及活性无细胞周期时相差异,催化不依赖 ATP,结合至 DNA 双链而切割 DNA 单链以释放张力,酶与 DNA3′-断端形成易解离复合物;拓扑异构酶Ⅱ分为 α 和 β 两个亚型,Ⅱα 亚型多存在于核基质及支架,酶活性为时相依赖性,G_2/M 期活性最强;Ⅱβ 亚型多存在于核仁,活性为时相非依赖性。两亚型均依赖 ATP 供能,结合于 DNA 双链且切割双链释放张力,酶与 DNA5′-断端形成易解离复合物。

拓扑异构酶抑制剂与相应异构酶易解离复合物结合并使之形成稳定复合物,阻止复制叉顺利通过而至 DNA 链断裂,干扰 DNA 复制及转录。拓扑异构酶Ⅰ抑制剂稳定易解离复合物抑制 DNA 再连接,因其发挥细胞作用需持续性 DNA 合成,所以其为 S 期特异药物。一般而言,靶细胞内拓扑异构酶数量越多,抑制剂的细胞毒性作用越强。CLL 细胞核内虽有丰富的拓扑异构酶Ⅰ,但因拓扑异构酶Ⅰ抑制剂为 S 期特异性药物,而 CLL 细胞极少处于 S 期。拓扑异构酶Ⅱ抑制剂依作用机制不同分为三类:第一类为拓扑异构酶Ⅱ毒素,以表鬼臼毒素为代表,通过稳定易解离复合物而发挥细胞毒作用;第二类为催化抑制剂,以阿克拉霉素为代表,通过抑制拓扑异构酶Ⅱ的催化活性起作用;第三类对拓扑异构酶Ⅰ和Ⅱ均有抑制作用,以苗托利辛为代表。

此类药物耐药的机制包括 PGP、MRP 及 LRP 过表达;编码拓扑异构酶基因的点突变及基因缺失致使酶的催化及切割活性改变;酶的表达下调,致使药物靶点减少,可由增殖依赖性或细胞周期依赖性拓扑异构酶Ⅱ减少、特异性拓扑异构酶Ⅱ衰减及内源性拓扑异构酶Ⅱ缺乏所致;酶的细胞内分布改变,如拓扑异构酶Ⅱ的核定位信号导致细胞无法与 DNA 结合而致细胞耐药。

常见的拓扑异构酶抑制剂包括以下几种:①拓扑异构酶Ⅰ抑制剂,如托泊替康和伊立替康;②拓扑异构酶Ⅱ抑制剂,如表鬼臼毒素类(VP16 和 VM26 等)、蒽环类(柔红霉素、阿霉素和伊达比星等)、蒽醌类(米托蒽醌)、吖啶类(安吖啶)及催化性抑制剂(阿克拉霉素)等。

1. 托泊替康(topotecan) 是喜树碱的半合成衍生物,稳定DNA与拓扑异构酶Ⅰ复合物。复制叉与拓扑替康、拓扑异构酶Ⅰ及DNA三聚体碰撞导致DNA双链断裂导致细胞死亡。临床用于骨髓增生异常综合征、慢性粒单细胞白血病、难治性急性髓系白血病及多发性骨髓瘤的治疗,常用剂量为单药1.5mg/m²×5天,静脉滴注。与Ara-C等联合应用时剂量为1.25mg/m²×5天,持续静滴6小时。

骨髓抑制是常见副作用,大剂量持续输注时可出现黏膜炎。少见的副作用包括恶心、呕吐、腹泻、乏力、发热、脱发、皮疹及肝酶升高等。

2. 伊立替康(irinotecan,CPT-11) 为前体药物,体内经羧酸酯酶转化酶催化裂解为SN-38,发挥抑制拓扑异构酶Ⅰ作用。药物的作用机制、适应证和耐药机制同托泊替康。常用剂量为每天25mg/m²,静注,连用2天。

该药的主要副作用为腹泻,可发生于输注几小时内或输注同时出现,常伴腹部绞痛、呕吐、面红和出汗,这是由于本药具有胆碱能效应,阿托品可治疗。严重的迟发性腹泻可用洛哌丁胺治疗。粒细胞减少是剂量限制性毒性。其他副作用包括脱发、黏膜炎、乏力和肝功能损伤等。

3. 依托泊苷(etoposide,VP16) 是表鬼臼毒素的半合成衍生物,与易解离复合物结合从而抑制拓扑异构酶Ⅱ,导致DNA双链断裂。主要用于治疗急性白血病、非霍奇金淋巴瘤及霍奇金淋巴瘤,也可与其他药物组成骨髓移植预处理治疗。该药生物利用度为50%左右,有口服及静脉两种剂型。静脉用药的常规剂量为100~120mg/m²×3天;口服为50mg/m²每天,连用21天,或每日200mg/m²,连用3~5天。

细胞通过MDR过表达、降低拓扑异构酶Ⅱ活性及酶结合位点突变等方式致该药耐药。

VP16的毒副作用包括骨髓抑制、低血压和过敏样反应,大剂量时出现黏膜炎和腹泻等,晚期并发症为治疗相关急性髓系白血病。

4. 替尼泊苷(teniposide,VM-26) 作用机制及副作用同VP16,但本药仅有静脉制剂,VM-26联合治疗目前为儿童ALL的一线药物,对难治性成人ALL及急性单核细胞白血病有一定疗效。

5. 柔红霉素(daunorubicin,DNR) 为蒽环类抗生素,为拓扑异构酶Ⅱ的抑制剂,低浓度时稳定易解离复合物,高浓度时抑制易解离复合物形成,同时该药通过DNA嵌入及产生活性氧自由基而发挥细胞毒性作用。是急性白血病治疗的主要药物,常用剂量为每日40~60mg/m²,静注,连用3天。

柔红霉素常见的毒副作用有骨髓抑制、恶心、呕吐、黏膜炎及脱发。面红、结膜炎及流泪罕见。该药外渗可致组织损伤,应密切观察。部分患者应用柔红霉素时输注部位附近可有线状红斑,为局部变态反应,应与外渗相鉴别。心脏毒性为剂量限制性毒性,可为急性也可为慢性损伤,与柔红霉素产生自由基氧化损伤有关。急性心脏损伤表现为ST-T升高和心动过速,出现心包炎者可有一过性射血分数减低。慢性心脏损伤可表现为难治性充血性心衰,与药物累积剂量有关。一般认为,阿霉素累积剂量达450~500mg/m²、柔红霉素为900~1000mg/m²、去甲氧柔红霉素为300mg/m²及表柔比星达900mg/m²时,临床出现心脏损伤的风险为1%~10%,心脏放疗及应用环磷酰胺可增加心脏损伤风险。儿童患者建议蒽环类药物总剂量不超过300mg/m²。右雷佐生(dexrazoxane)可抑制铁-蒽环药物复合物的心脏毒性作用,建议阿霉素剂量大于350mg/m²时即开始应用以保护心肌。

6. 阿霉素(adriamycin,Adr) 即多柔比星(doxorubicin),为血液恶性疾病常用药物,其作用机制和毒副作用类似柔红霉素,常用于霍奇金淋巴瘤、非霍奇金淋巴瘤及多发性骨髓瘤的治疗。应用剂量依方案不同,可为40~50mg/m²,静注,每周一次,或每天9~10mg/m²连用4天。

7. 4′-去甲氧柔红霉素(4′-demethoxydaunorubicin)即伊达比星(idarubicin),为柔红霉素衍生物,作用机制及耐药与柔红霉素类似,同等骨髓抑制剂量下的副作用少于柔红霉素。用于急性白血病,特别是老年白血病及MDS治疗,常用剂量为每日12~15mg/m²,静注3天。

8. 米托蒽醌(mitoxantrone) 是合成蒽醌类药物,抑制拓扑异构酶Ⅱ活性。该药较少产生氧自由基因而心脏毒性较少。用于急性白血病治疗,米托蒽醌常用剂量为每天6~12mg/m²,连用3天。

米托蒽醌的毒副作用有骨髓抑制、恶心、呕吐、脱发和尿色变蓝,心脏毒性较少。

9. 安吖啶(amsacrine,Amsa) 为人工合成氨基吖啶衍生物,通过抑制拓扑异构酶Ⅱ及DNA嵌入发挥细胞毒作用。用于治疗急性白血病,常用剂量为每日75~90mg/m²,静滴,连用5天。

安吖啶的骨髓抑制较重,恶心、呕吐、黏膜炎、脱发和腹痛腹泻较常见,亦可见静脉炎及肝脏损伤。心脏毒性表现为射血分数降低、心律失常及ECG改变,低钾血症时心脏毒性可增强。因本药遇氯化钠形成沉淀,故需用葡萄糖溶液配制,输后亦应用葡萄糖溶液冲洗管道以免发生静脉炎。因含有*N*,*N*-二甲基乙酰胺(*N*,*N*-dimethylacetamide)溶媒,安吖啶未稀释前不可使用塑料注射器抽取。

10. 阿柔比星(aclarubicin) 又称阿克拉霉素，属于蒽环类抗肿瘤药物，为强的DNA嵌合剂，通过嵌入DNA链阻止拓扑异构酶Ⅱ与DNA结合，生理浓度下可阻止拓扑异构酶Ⅰ与DNA结合，高浓度时刺激形成共价DNA拓扑异构酶Ⅰ复合物。阿柔比星用于AML及高危MDS的治疗，常用剂量为每天5～7mg/m^2，静滴，连用8天或每天14～25mg/m^{2}静滴连用4天。本药心脏毒性较少。

（五）糖皮质激素(glucocorticoids)

此类药物是肾上腺皮质激素的合成物，通过与胞质内受体结合后进入细胞核，形成同源二聚体并结合于DNA上的基因调节序列，影响相应基因的转录。也可抑制转录因子AP-1与DNA共有序列的结合。糖皮质激素抑制细胞摄取糖、氨基酸和核苷，抑制大分子物质合成，导致细胞生长增殖停滞，继之染色质凝集、DNA断裂，最终致使细胞裂解。主要用于淋巴起源的恶性疾病，如急性淋巴细胞白血病、慢性淋巴细胞白血病、淋巴瘤和多发性骨髓瘤等。常用药物为泼尼松，每日1mg/kg，口服，用药时限依病情及方案而定。有研究认为地塞米松较泼尼松能更好控制ALL患者中枢神经系统白血病的发生。

糖皮质激素可致消化性溃疡、高血压、高血糖、低钾血症、水钠潴留、骨质疏松、食欲增加和精神失常等，长期应用可致库欣综合征，继发性真菌感染。

（六）其他药物

1. 高三尖杉酯碱(homoharringtonine) 是从粗榧属植物三尖杉提取的生物碱，可引起多聚核糖体分解及新生肽链的释放，抑制蛋白质的起始合成及延长。该药的细胞杀伤作用为细胞周期特异性，可杀伤G_1及G_2期，特别是G_1期细胞。用于治疗急性髓系白血病、MDS和CML等，常用剂量为每日1～5mg/m^2，静脉滴注，数天至数周，具体疗程依病情而定。该药与Ara-C及蒽环类等联合治疗AML时常用剂量为每日2～2.5mg/m^2，连用7天，CML时连用14天。

多药耐药机制，特别是PGP过表达是HHT耐药的主要机制，另外GSTα和GSTπ基因扩增也可导致该药耐药。

HHT的毒副作用包括骨髓抑制、恶心、呕吐、腹泻、心动过速、胸痛和药物热等。

2. 左旋门冬酰胺酶(L-asparaginase，L-Asp)是细菌来源的门冬酰胺酶，能水解血清中的门冬酰胺致使部分自身不能合成门冬酰胺的肿瘤细胞(如源自淋巴系统的肿瘤)蛋白质合成受抑，细胞阻滞于S期。该药可静脉滴注、肌注或皮下注射给药，制备方法不同的L-Asp的半衰期不同，因而不同L-Asp的剂量及用药方法亦不同。如源自天然大肠杆菌的L-Asp半衰期为1.2天，源自欧文菌属(*Erwinia*)的L-Asp的半衰期为0.65天，而聚乙二醇门冬酰胺酶(培门冬酶，pegaspargase)的半衰期则可达5.7天，故三种制剂常用剂量分别为5000～6000IU/m^2，静滴，隔日一次共两周；每日一次共10天；及2000IU/m^2(每次不超过3750IU)，皮下注射，每周两次。

肿瘤细胞诱导产生门冬氨酸合成酶可致L-Asp耐药。

L-Asp常见毒副作用包括异种蛋白过敏反应及蛋白合成受抑所致反应，前者表现为荨麻疹、支气管痉挛、喉头水肿和低血压等，皮试阴性者亦可出现，多发生于多次用药后；后者包括低蛋白血症、出凝血异常(纤维蛋白原、凝血酶原和ATⅢ等凝血因子减少)、胰岛素减少致血糖增高、低脂蛋白血症和大脑功能异常等，可出现急性胰腺炎甚至急性出血性胰腺炎，因而应监测淀粉酶；肝肾功能损伤可见。

3. 三氧化二砷(arsenic trioxide，As_2O_3) 作用机制未完全明了，对APL细胞可诱导分化及凋亡，降解PML-RARα融合蛋白，另外有抑制血管新生作用。主要用于APL的治疗，也有报道用于MDS及难治复发MM治疗。常用剂量为每天0.15mg/m^2，静滴，至完全缓解。儿童每天6mg/m^{2}静滴，连用4周。常见的副作用包括食欲下降、恶心、呕吐、腹泻、皮疹、皮肤色素沉着、口腔溃疡、肝功损害、手足麻木、颜面四肢水肿、心脏损害(包括QT间期延长、T波低平和房室传导阻滞等)及神经毒性等。

4. 全反式维A酸(all-trans-retinoic acid，ATRA)是人工合成的维生素A类化合物，通过与细胞核内的维A酸受体结合，解除融合蛋白与抑制性辅因子结合，诱导融合蛋白所调控靶基因转录表达，促进细胞分化成熟。本药用于急性早幼粒细胞白血病的诱导缓解、巩固及维持治疗，常与蒽环类药物联用，常用剂量为每天25～45mg/m^2，口服，至血液学缓解，60天未达缓解则可认定为维A酸治疗无效。ATRA可诱导细胞色素P450及N-乙酰转移酶表达，加速ATRA代谢，导致ATRA耐药。因而ATRA单药治疗APL易致疾病复发，缓解后ATRA需间断应用并联合其他化疗药物。

ATRA的常见副作用包括皮肤干燥、唇炎、骨痛、假性脑瘤和肝功能异常，约15%患者，特别是治疗前外周血WBC>5×10^9/L者可出现分化综合征(原称为维A酸综合征)，表现为发热、呼吸困难、肺浸润、体重增加、胸水、心包积液、心衰及低血压。即刻应用地塞米松10mg静滴，每12小时一次，至少治疗3天，ATRA治疗20天以上出现分化综合征者，可考虑停用ATRA。

5. 甲异靛(meisoindigo) 为中药青黛提取物靛

玉红的人工合成衍生物，用于 CML 的治疗，可诱导 CML 原代细胞凋亡并抑制血管新生，作用机制尚未完全明了。治疗剂量为每天 100～150mg，分 2～3 次口服，维持剂量为 50～125mg/天，分 2～3 次口服。

甲异靛常见的毒副作用包括骨、关节及肌肉疼痛，多可耐受，个别需停药；轻度恶心和呕吐。颜面、下肢水肿及色素沉着少见，部分见肝酶升高。

6. 顺铂（cisplatin）　为无机重金属成分，可结合于 DNA 上，形成链间及链内交叉连接抑制 DNA 合成，诱导细胞凋亡。主要用于淋巴瘤治疗，常与 Ara-C 和地塞米松合用，可静脉或腹膜腔给药，50～100mg/m^2。

顺铂的主要毒副作用包括耳毒性及肾毒性。前者表现为耳鸣、听力下降甚或耳聋，前庭神经损害较为少见。肾毒性主要为肾小管损伤，为剂量限制性，有剂量累积效应，同时或先后应用其他肾毒性药物（如氨基糖苷类等）可加重肾损害。表现为血清肌酐升高，血清钾及镁减低。恶心和呕吐较重，也可出现迟发性反应，需应用止吐药物治疗。骨髓抑制较轻。外周神经毒性多发生于累积剂量 500mg/m^2 以上患者，可表现为感觉异常、手套-袜套样肢体远端感觉缺失和肌无力等，过敏反应少见。

7. 卡铂（carboplatin）　为第二代铂制剂复合物，其作用机制同顺铂。用于急性白血病及淋巴瘤、卵巢癌、小细胞肺癌、睾丸癌、头颈及泌尿生殖肿瘤的治疗，国外推荐根据内生肌酐清除率计算卡铂剂量，即每次剂量（mg）= 目标 AUC（卡铂曲线下面积）×（25+内生肌酐清除率），单药应用时目标 AUC 一般为 7，联合用药时为 4.5 左右，最大剂量一般不大于 800mg。

卡铂的剂量限制性毒性为骨髓抑制，血小板减少更为显著，恶心和呕吐较顺铂为轻，大剂量应用时可有肝肾功能损害。

8. 博来霉素（bleomycin）　是一种源自链霉菌属产生的糖肽混合物的总称，通过博来霉素-铁复合物活化氧原子，导致 DNA 单链或双链断裂，也可通过抑制 DNA 连接酶影响 DNA 修复发挥细胞毒作用。为周期非特异性药物，对 M 期 G_2 期细胞敏感。可皮下、肌注、静脉注射、动脉注射和胸膜腔注射等。主要用于霍奇金淋巴瘤及非霍奇金淋巴瘤治疗，静脉及肌注时用量为 10u/m^2。

本药耐药机制不明。可能与表达博来霉素水解酶及 DNA 修复能力改变有关。

博来霉素最大毒性为间质性肺炎，可发展为肺纤维化，为剂量限制性毒性，总剂量大于 400u 时常见。年龄大于 70 岁及既往肺部放疗者易出现肺部毒性。皮肤黏膜毒性包括皮肤色素沉着、手足脱屑、指甲改变及脱发。本药骨髓抑制轻微。部分患者出现发热，糖皮质激素可预防。1%～8% 患者可出现过敏反应，用药前应作皮内过敏试验。

9. 甲磺酸伊马替尼（imatinib mesylate，Gleevec）即格列卫，为 2-苯氨嘧啶衍生物，为 abl 酪氨酸激酶抑制剂，通过与 ATP 竞争酪氨酸激酶结合位点而抑制激酶对其底物的激活，同时对 KIT、PDGF 和 SCF 等激酶也有抑制作用。临床用于 Ph/bcr-abl 阳性 CML 及 ALL；伴 PDGFR 突变的 CEL、MDS/MPN 及皮肤纤维肉瘤；伴 *c-Kit* 突变的侵袭性肥大细胞增多症（aggressive systemic mastocytosis，ASM）及胃肠间质瘤（GIST）的治疗。常用剂量依病种不同而异，成人 CML 慢性期、ASM 及 MDS/MPN 为每天 400mg（最低为每天 300mg）；加速、急变期及 Ph 染色体阳性 ALL 为每天 600～800mg；CEL 患者起始剂量每日 100mg，效果不显著且无明显毒副作用者可渐升至 400mg。近年的研究结果显示，坚持应用该药治疗 CML 慢性期患者的 CR 率 95%，主要细胞遗传学反应率 89%，完全细胞遗传学反应率 82%，7 年总生存 86%，无事件生存率 81%，无疾病进展生存率 89%，大大改善了 CML 药物治疗的疗效。格列卫治疗 Ph 染色体阳性 ALL 的效果远不如 CML，多需联合其他化疗药物，且远期效果不佳。

该药治疗 CML 若 3 个月不能达血液学缓解、6 个月未达细胞遗传学反应、12 个月未达主要细胞遗传学反应、18 个月仍可检测到 Ph 染色体及任一时点出现的疾病复发及进展，可判定为格列卫治疗失败。治疗失败的原因主要为耐药，包括原发及继发性耐药，机制包括 PGP 等过表达致使胞质药物浓度过低、abl 等激酶编码基因扩增、激酶结构域（包括 P 环、T315、M351 及 A 环）突变、激酶结构域外的突变、酪氨酸激酶途径以外或其下游通路突变或克隆演变等。部分耐药可通过增加格列卫剂量逆转，多数需换药。

本药的常见副作用为恶心、呕吐、腹泻、肌痛、关节痛、水肿、体重增加、乏力、皮疹及骨髓抑制，少数需减量或停药。有发生充血性心功能衰竭及左心功能不全的报道，应密切监测心功能；同时应用对乙酰氨基酚有发生急性重型肝炎的报道，因此格列卫不可与含对乙酰氨基酚药物同时使用。

10. 沙利度胺（thalidomide）　又称反应停，早年作为镇静药治疗妊娠呕吐，因其致畸作用一度停止应用，近年发现其具有抗肿瘤作用。沙利度胺的作用机制未完全明了，目前认为其具有抑制血管新生、调节免疫及抑制细胞因子作用。临床常用于多发性骨髓瘤、骨髓增生异常综合征、特发性骨髓纤维化及实体瘤等。常用剂量为100～400mg，口服，每晚一次。治疗MM时常用地塞米松等药物联用。

沙利度胺常见的毒副作用包括困倦、头晕、便秘和外周感觉神经病变，可有皮疹、水肿和体位性低血压，与其他化疗药特别是地塞米松联用时易发生静脉血栓，可用小分子量肝素预防。本药有致畸性，妊娠妇女禁用。

11. 利妥昔单抗（rituximab） 又称美罗华，为一种人鼠嵌合型抗CD20单克隆抗体，是第一个获得美国FDA批准用于临床治疗的单抗，通过抗体依赖的细胞毒作用及激活补体诱导细胞凋亡发挥细胞毒作用。主要用于低度恶性B细胞非霍奇金淋巴瘤、套细胞淋巴瘤和复发侵袭性B细胞淋巴瘤等，也应用于B淋巴细胞相关自身免疫性疾病如ITP等的治疗。治疗淋巴瘤时常与化疗药物（氟达拉滨和CHOP等）联合应用，常用剂量为375mg/m^2，静滴，每周一次，4周为一疗程。该药常见的副作用多较轻，包括周身不适、发热、寒战、皮疹和腹泻等，偶可发生严重输注反应，表现为支气管痉挛、呼吸窘迫、低血压及休克等。

12. 吉妥珠单抗（gemtuzumab ozogamicin，mylotarg） 也称吉姆单抗，为一种人源化小鼠抗CD33单克隆抗体与加利车霉素（calicheamicin）共价结合物，可特异性结合于CD33阳性细胞，抗体复合物在靶细胞内经切割释放出加利车霉素，与DNA小沟结合导致DNA链断裂，诱发凋亡。CD33表达于>90% AML细胞，正常造血干细胞不表达，为较理想的靶抗原。该药临床用于难治复发AML治疗，包括老年患者，总缓解率近30%，也可用于AML清除微小残留病的治疗。本药对APL疗效较为满意，可改善高危及复发APL的疗效，常用剂量为6～9mg/m^2，静滴，每两周一次。MDR蛋白高表达或肿瘤细胞CD33表达上调可致本药耐药。

该药的副作用较轻，可有发热、寒战、恶心和呕吐，骨髓抑制常见，部分患者出现过敏反应及输液反应，表现为呼吸困难、低血压和肺水肿。肝功损伤可见，可出现肝静脉闭塞病（VOD）。

（七）新药

1. 硼替佐米（bortezomib） 商品名为万珂（velcade），为近年发现的蛋白酶体抑制剂，为丝氨酸蛋白酶的强抑制剂，可减少细胞内多种蛋白质包括核因子-κB（NF-κB）的抑制蛋白IκB的降解，使NF-κB失活，起始细胞凋亡。同时可抑制IL-6合成以及抑制血管新生；促进bcl-2的磷酸化和蛋白水解，阻止p21和p27的蛋白水解。主要用于MM及套细胞淋巴瘤的治疗。常用剂量为1.3mg/m^2，静注，每周1～2次，2～6周。治疗MM缓解率30%左右，与其他化疗药联合可提高疗效。

该药副作用可有乏力、周身不适、食欲减退、恶心、呕吐、腹泻、便秘、外周神经病变及血液学毒性，以血小板降低为主，可有粒细胞缺乏及贫血。

2. 达沙替尼（dasatinib，BMS-354825） 为新一代酪氨酸激酶抑制剂，可结合于激活及未激活abl激酶，同时对c-KIT、PDGFR、EPHA2激酶及SCR家族激酶均有抑制作用，用于治疗伊马替尼耐药或不能耐受的CML、Ph染色体阳性ALL及CML急性淋巴细胞白血病变的治疗。常用剂量为70mg，口服，每日两次。副作用包括严重骨髓抑制、全身水肿、胸腹水、心包积液、皮疹及QT间期延长。

3. 尼罗替尼（nilotinib，AMN107） 新一代酪氨酸激酶抑制剂，对abl激酶的抑制效能为伊马替尼的30倍，可结合于非激活激酶，选择性也更强，可抑制KIT和PDGFRβ激酶，对src家族激酶无抑制活性。尼罗替尼不是ABCB1药物外排泵的底物，用于伊马替尼耐药CML及Ph染色体阳性ALL治疗，骨髓抑制常见，肝功能损伤及电解质紊乱可见，多较轻，体液潴留等副作用少见。

4. 地西他滨（decitabine） 为阿扎胞苷的代谢物，作用机制因剂量不同而异：小剂量时抑制DNA甲基转移酶改变DNA甲基化状态，大剂量时掺入DNA链，地西他滨不能掺入RNA。临床用于MDS、AML及CLL的治疗，剂量为每天20mg/m^2，静滴5天。

5. tipifarnib 为法尼基蛋白转移酶抑制剂，可抑制RAS信号途径，诱导细胞色素C释放及caspase激活而导致细胞凋亡增加，同时有抑制细胞增殖及细胞周期阻滞作用。该药用于复发难治及老年AML及MDS治疗，常用剂量为600mg，口服，每天两次。Ⅱ期临床试验示老年AML患者总反应率23%，CR 14%。中位OS 5.3个月，获CR者中位OS 18.3个月；难治复发AML者CR率4%，中位生存期87天，获CR及CRp者中位生存期369天。Ⅲ期临床试验示不能或不愿接受强烈化疗AML患者的CR率8%，中位生存期107天。MDS的治疗剂量为200～600mg，口服，每天两次。OR 11%～32%，CR 7%～15%，中位CR期11.7个月。

该药的主要毒副作用包括骨髓抑制、皮疹、恶心、便秘、腹泻、骨痛、视觉改变、胆红素升高和肌酐升高，乏力及意识模糊罕见。

6. vorinostat（zolinza） 为氧肟酸盐类组蛋白脱乙酰化酶（HDAC）抑制剂，为首个批准用于临床的HDAC抑制剂，对Ⅰ类（HDAC1、2和3）及Ⅱ类HDAC酶（HDAC6）均有抑制作用，可抑制组蛋白及转录因子上赖氨酸残基上乙酰基的移除，致使染色质开放及基因表达增加，表达产物促进细胞分化、细胞周期阻滞和诱导凋亡。本药用于难治性皮肤 T 细胞淋巴瘤治疗，MM 及白血病的治疗临床试验正在进行中。常用剂量为 300 ~ 400mg，口服。副作用包括乏力、恶心、呕吐、腹泻、肌肉痉挛、食欲下降和血小板减少，严重者可出现肺栓塞及贫血。

（周春林　王建祥）

参 考 文 献

1. 国产安吖啶治疗急性白血病协作组. 国产安吖啶治疗急性白血病Ⅲ期临床试验. 中华血液学杂志，1997，18：61-64
2. 张鹏，王树叶，胡龙虎，等. 三氧化二砷治疗急性早幼粒白血病七年总结. 中华血液学杂志，2000，21：67-70
3. 全国全反式维甲酸治疗白血病协作组. 全反式维甲酸治疗 544 例急性早幼粒细胞白血病的临床研究. 中华血液学杂志，1992，13：135-137
4. Gerson SL, Bhalla KN, Grant S, et al. Pharmacology and molecular mechanisms of antineoplastic agents for hematologic malignancies//Hematology: Basic Principles and Practice. 5th ed. Philadelphia: Churchil Livingstone Elsevier, 2009: 839-898
5. Chabner BA, Wilson W, Supko J, et al. Parmaacology and toxicity of anti-neoplastic drugs//Willams hematology. 7th ed. The McGraw-Hill Companies, 2007
6. Joel SP, Rohatiner A. Pharmacology of Antileukemic Drugs//Henderson: Leukemia. 7th ed. Philadelphia: Elsevier Science, 2002
7. Hande KR. Principles and Pharmacology of Chemotherapy//Wintrobe's Clinical Hematology. 12th ed. Philadelphia: Lippincott Williams & Wilkins, 2009: 1695-1720
8. Schmiegelow K. Advances in individual prediction of methotrexate toxicity: a review. Brit J Haematol, 2009, 146: 489-503
9. Cheok MH, Evans WE. Acute lymphoblastic leukaemia: a model for the pharmacogenomics of cancer therapy. Nat Rev Cancer, 2006, 6: 117-129
10. Manero GG. Demethylating agents in myeloid malignancies. Curr Opin Hematol, 2008, 20: 705-710
11. Robak T, Korycka A, Kasznicki M, et al. Purine nucleoside analogues for the treatment of hematological malignancies: pharmacology and clinical applications. Curr Cancer Drug Tar, 2005, 5: 421-444
12. Braun T, Fenaux P. Farnesyltransferase inhibitors and their potential role in therapy for myelodysplastic syndromes and acute myeloid leukaemia. Brit J Haematol, 2008, 141: 576-586
13. Cardama AQ, Kantarjian H, Cortes J. Imatinib and beyond-exploring the full potential of targeted therapy for CML. Nat Rev Clin Oncol, 2009, 6: 535-543
14. Apperley JF. Management of resistance to imatinib in chronic myeloid leukaemia. Lancet Oncol 2007; 8: 1116-1128
15. Narta UK, Kanwar SS, Azmi W. Pharmacological and clinical evaluation of l-asparaginase in the treatment of leukemia. Crit Rev Oncol Hemat, 2007, 61: 208-221
16. Kantarjian HM, Talpaz M, Santini V, et al. Homoharringtonine history, current research, and future directions. Cancer, 2001, 92: 1591-1605
17. Xiao ZJ, Hao YS, Liu BC, et al. Indirubin and meisoindigo in the treatment of chronic myelogenous leukemia in China. Leukemia lymphoma, 2002, 43: 1763-1768
18. Larson ML, Venugopal P. Clofarabine: a new treatment option for patients with acute myeloid leukemia. Expert Opin. Pharmacother, 2009, 10: 1353-1357
19. Hoelzer D, Gökbuget N, Ottmann O, et al. Clinical management of adult ALL. Hematology, 2002, 162-168
20. Larsena AK, Escargueilb AE, Skladanowski A. Catalytic topoisomerase Ⅱ inhibitors in cancer therapy. Pharmacol Ther, 2003, 99: 167-181

第 76 章

免疫反应调节剂

白细胞介素(简称白介素)是免疫调控的主要机制之一。已知的白细胞介素有数十种。本章首先讨论了白细胞介素的基本性质和作用机制,重点介绍研究较多的白细胞介素与疾病的关系。除白细胞介素外,TGF-β 和 TNF-α 也是必不可少的免疫调节剂,并与肿瘤密切相关。固有免疫在激发免疫反应中的重要作用是近年来的重大科学进展,目前对固有免疫细菌产物对获得性免疫的调控作用有了新的认识。本章对 TGF-β、TNF-α 以及细菌产物的免疫调节作用作了简要介绍。

第一节 白细胞介素

在对免疫应答的研究过程中,在丝裂原刺激的细胞培养上清中发现了许多具有生物活性的分子,研究者各以自己测得的活性进行命名,十几年报道了近百种因子。后来借助分子生物学技术进行比较研究发现,以往许多以生物活性命名的因子实际上是具有多效性的同一物质。为了避免命名的混乱,1979 年第二届国际淋巴因子专题会议将免疫应答过程中白细胞间相互作用的细胞因子统一命名为白细胞介素(interleukin,IL),在名称后加阿拉伯数字编号以示区别,例如 IL-1、IL-2……,新确定的因子依次命名。只有克隆化的基因、明确产物的性质和活性才能得到国际会议的认可。现在得到承认的成员已达 27 个。

白细胞介素是非常重要的细胞因子家族,它们在免疫细胞的成熟、活化、增殖和免疫调节等一系列过程中均发挥重要作用。此外,它们还参与机体的多种生理及病理反应。本节将按如下类别将 27 种白介素进行分组介绍:单核巨噬细胞来源的白介素;介导细胞毒免疫、体液免疫、细胞免疫或过敏免疫的白介素;具有免疫抑制作用的白介素。

一、抗原提呈细胞产生的白介素

来源于单核巨噬细胞和其他抗原提呈细胞(APC)的白介素,可有效促进细胞浸润和对周围组织的炎症损伤。APC 在摄取抗原,加工并提呈给 T 辅助淋巴细胞过程中可能会引起这类白介素产生。在天然免疫系统中,单核细胞借其表面的模式识别受体识别病原体组分也会产生这类白介素。单核细胞的这些受体,如 LPS 受体,赋予免疫系统区分病原体和非病原体蛋白的能力。由单核细胞产生的白介素主要有:IL-1、IL-6、IL-8、IL-12、IL-15、IL-18、IL-23 和 IL-27。

(一) IL-1

IL-1 家族有四个成员:IL-1α、IL-1β、IL-1 受体拮抗剂 IL-1ra 和 IL-18。IL-1α 和 IL-1β 具有相似的生物学活性,IL-1α、IL-1β 和 IL-1ra 与两个 IL-1 受体(IL-1R)的亲和力相同。IL-1 通过Ⅰ型受体发挥作用。Ⅰ型受体与Ⅱ型受体不同,Ⅱ型受体表达于 B 细胞、中性粒细胞和骨髓细胞,且胞内区很短。这些无活性的Ⅱ型受体对 IL-1 的捕获和阻断会起抗炎作用,因此有时被称为诱捕受体。IL-1ra 可结合Ⅰ型受体(前炎症)IL-1R 但不转导生物学活性,因此起因子拮抗剂作用。IL-1 主要由单核巨噬细胞表达,也表达于内皮细胞、角化细胞、滑液细胞、成骨细胞、中性粒细胞及很多其他细胞。很多诱导剂可刺激 IL-1 的产生,如内毒素、其他细胞因子、微生物和抗原。IL-1α、IL-1β 和 IL-18 均先生成无活性的前体,IL-1 和 IL-18 的有效分泌均需经过 IL-1 转化酶(ICE)或称 caspase-1 的水解。

IL-1 最重要的生物学功能是通过刺激 IL-2 和 IL-2 受体产生而激活 T 淋巴细胞。在无 IL-1 情况下免疫反应减低，出现免疫耐受。IL-1促进B细胞增殖和抗体产生。免疫反应过程中IL-1的产生会引发一系列变化引起病理反应。IL-1与中枢神经系统作用会引起发烧、疲倦、嗜睡和食欲减退。IL-1与肝细胞相互作用抑制某些管家蛋白(如白蛋白)的产生，并刺激急性期肽的合成(如淀粉样肽、C-反应肽和补体)。IL-1通过上调ICAM-1、VCAM-1和E-选择素，刺激白细胞对内皮细胞的黏附。IL-1与脓毒性休克血压过低，以及多种炎症和自身免疫疾病的发生、发展有关，这些疾病包括：关节——类风湿性关节炎(RA)和骨软骨炎(OA)；肺——慢性阻塞性肺炎(COPD)和哮喘；肠道——炎症性肠道病，包括Crohn病(CD)和溃疡性结肠炎(UC)；心血管系统——动脉硬化症；以及中枢神经系统疾病如多发性硬化症(MS)。

炎症过程产生IL-1ra，很多细胞因子如IL-4、IL-6和IL-13可上调其表达。在炎症的自然过程中IL-1ra的产生可能有助于减轻IL-1的副反应。IL-1ra已被批准用于治疗RA以及其他炎症疾病的Ⅱ/Ⅲ期临床试验。IL-1ra显示出明显的抗炎和关节保护作用。除IL-1ra外，其他IL-1或其受体拮抗剂如抗IL-1β抗体和可溶性IL-1受体Ⅱ也正用于炎症疾病的临床试验。

(二) IL-6

单核巨噬细胞是IL-6的最重要来源；但是T、B淋巴细胞，成纤维细胞，内皮细胞，角化细胞，肝细胞以及骨髓细胞也产生IL-6。在IL-6的作用下，B淋巴细胞分化为成熟浆细胞并产生免疫球蛋白。IL-6还介导T细胞激活、生长和分化。IL-6的某些生物学活性与IL-1相似，如引起发热和产生急性期蛋白。IL-6是肝细胞合成急性期蛋白的最重要诱导剂。但IL-6还具有抗炎效果。IL-1和TNF可相互上调彼此表达并诱导IL-6，IL-6反过来抑制IL-1和TNF的合成，而且刺激IL-1ra产生。IL-6与多发性骨髓瘤(MM)关系极为密切。鼠骨髓瘤细胞系5TGM1表达的α(4)β(1)整合素与鼠基质细胞系ST2表达血管细胞黏附分子(VCAM-1)相互作用，可使两类细胞在体外培养时直接接触。基质细胞旁分泌的细胞因子IL-6、IL-1、TNF或甲状旁腺激素相关肽，可增加骨髓瘤细胞系的溶骨活性。此外，MM患者骨髓瘤细胞和浆细胞表达并分泌VEGF，通过与骨髓基质细胞上的受体FLK-1/KDR的相互作用使IL-6分泌增加，而且具有时间和剂量依赖性。IL-6反过来又刺激骨髓瘤细胞表达并分泌VEGF。在MM中VEGF与新生血管的形成密切相关，而骨髓新生血管形成与疾病进展相关。同时基质细胞所分泌的IL-6也可刺激骨髓瘤细胞生长，并抑制浆细胞的凋亡。这样就构成了由VEGF和IL-6引发的骨髓瘤细胞与骨髓基质细胞之间的旁分泌环路。IL-6的异常高表达还与多种慢性炎症以及自身免疫病有关，如2型糖尿病、类风湿性关节炎、Castleman病、青少年特发性关节炎以及Crohn病。2型糖尿病，尤其是伴X代谢综合征者与IL-6及急性期反应物有关；IL-6的增高使肝细胞处于应激状态而大量分泌急性期蛋白，使纤维蛋白原和C反应蛋白等增加，纤维蛋白原的增加使血黏度增加，易于发生血栓；而急性期反应激活亦加重了糖尿病的发展。IL-6还通过与胰岛素的相互作用影响2型糖尿病的发生。IL-6在正常情况下是使胰岛行使功能的促进因子，在病理状态下是损伤因子。在糖尿病早期，IL-6增加促进胰岛素分泌导致高胰岛素血症，当IL-6增加到一定程度，则胰岛素的分泌抑制，且对β细胞产生损害，进一步加重了糖尿病的发生。另外，由于IL-6与瘦素(leptin)竞争结合位点，使leptin无法发挥抑制胰岛素分泌的作用，造成高胰岛素血症和胰岛素抵抗综合征，最终导致糖尿病。

由于IL-6及其受体的异常表达与临床诸多疾病的发生和发展密切相关，因此，研制IL-6及其受体拮抗剂有重要的临床意义。人IL-6及其受体拮抗剂的研究主要集中在两个方面：单克隆抗体和突变体。针对人IL-6和人IL-6R的活性区域构建的单克隆抗体，对于临床治疗多发性骨髓瘤显示出了很好的短期疗效；根据与生长激素(GH)及其受体复合物GH(GHbp)2的结构对比，推测IL-6和IL-6Rα的活性位点，结合定点突变技术，设计IL-6突变体、IL-6R突变体和IL-6突变体——IL-6Rα融合蛋白，它们对天然IL-6的生物活性显示出明显的拮抗作用。

(三) IL-12、-23、-27和-18

IL-12主要来源于单核巨噬细胞，B细胞、树突状细胞、朗格汉斯细胞、多形核中性粒细胞和肥大细胞也产生IL-12。IL-12是异二聚体蛋白，其p40亚基与IL-6的可溶性受体同源，p35与IL-6同源。p40的同源二聚体和单体可结合IL-12R但不转导激活信号，因此起IL-12拮抗剂作用。IL-12诱导NK细胞增殖，增强其细胞毒作用和细胞因子产生。IL-12是连接早期非特异免疫和继发的抗原特异性免疫反应的桥梁。IL-12本身并非Ⅰ型辅助性T细胞(Th1)细胞因子，但却可诱导初始Th(Th0)细胞分化为Th1细胞，并产生Ⅰ型细胞因子如IL-2、IFN-γ和淋巴毒素(LT)等，促进细胞免疫，由此衍生出强大的抗肿瘤和免疫调节、造血调控等的功能。重组IL-12(rIL-12)在动物试验和Ⅰ期临床试验中有良好的抗瘤作用，但Ⅱ期临床试验的病人中出现大量消化道出血、哮喘和肝功损害等副作用，甚至死亡。调查认为，rIL-12 使得循环中 IFN-γ 升高，直接导致了毒副反应。使用 IL-12 的基因疫苗可以调和这对矛盾，它通过诱发局部高水平的 IFN-γ，激发原位免疫杀伤肿瘤。尽管，循环中 IL-12 和 IFN-γ 水平较低，副作用大大降低，但仍具有系统的抗瘤作用。

IL-12 抗肿瘤的机制包括：①独立或协同 IL-2 激活 LAK 和 CTL 细胞；②直接激活 NK 细胞，并增加 NK 细胞内的颗粒酶和穿孔素的合成和释放，激活 NK 细胞的 CD28 依赖和不依赖的杀伤途径；③诱导 IL-2、IFN-γ 和 TNF 等细胞因子的产生；④提高 T 和 NK 细胞的 IL-2 受体 α（IL-2R-α）和 TNF 受体水平；⑤上调肿瘤细胞表面共刺激分子 B7 的表达；⑥诱导 IFN-γ、IP-10（IFN-inducible protein 10）和 Meg 蛋白等生成，抑制肿瘤血管生成；⑦上调钙黏着素（E-cadherin）和血管细胞黏附分子-1（VCAM-1）水平，防止肿瘤转移；⑧促使巨噬细胞内的一氧化氮（NO）增加，增强其杀伤能力。

IL-23 是新发现的异二聚体细胞因子，与 IL-12 共用 p40 亚基，其另一个亚基 p19 与 IL-12 p35 同源。IL-23 受体与 IL-12 也有一个共用亚基。IL-23 由单核细胞和激活的树突状细胞表达。与 IL-12 和 IL-18 相似，IL-23 也是 IFN-γ的强诱导剂，因此参与 Th1 淋巴细胞的分化。与 IL-12 不同，IL-23 主要促进记忆 $CD4^+$ T 细胞增殖。因此，IL-23 通过促进 Th1 记忆细胞的增殖和细胞因子的产生来支持细胞免疫，这也许可以解释为什么缺少 p40 亚单位不能清除 Francisella 等病原菌引起的细胞内感染。IL-12 和 IL-23 对骨髓 APC 的效应既有共同点又有差异。两种细胞因子均可作用于骨髓的 APC，包括 DC 和巨噬细胞。IL-23 可结合 mDC 以剂量依赖的方式促进 IFN-γ 的产生，但低于 IL-12 的水平，而 IL-12 和 IL-23 均能上调 DC 中 IL-12 的产生并达到同等的水平。

IL-12 一直被认为是脑自身免疫反应的主要细胞因子，但是最新研究发现起关键作用的是 IL-23 而不是 IL-12。误解 IL-12 的生物学作用是因为，通常以检测 IL-12 p40 证明 IL-12 的产生，并用 p40 中和抗体验证 IL-12 的生物学作用。由于 p19 也可与 p40 结合形成 IL-23，单纯检测或中和 p40 混淆了两种细胞因子的作用。因此，近年对 IL-23 和 IL-12 表达和功能的对比研究格外引人重视。

IL-23 与自身免疫病的关系较为密切。IL-23 在实验性脑脊髓炎（EAE）中起关键作用，而相反 IL-12 介导保护作用避免自身免疫炎症的发生。IL-23 $p19^{-/-}$ 小鼠不发生 EAE。由于 EAE 是多发性硬化的实验模型，用药物阻断 IL-23 可能为这类病人提供了新的治疗策略。

IL-23 有致前炎症状态作用，可能通过诱导朗格汉斯细胞（Langerhans cells，LC）数量的增加引起皮肤免疫反应，这也许是皮肤自身免疫反应中一个重要机制。Kopp 等人构建了 IL-12 p40 转基因（transgenic，TG）小鼠，通过 TG p40 和内源性 p19 共分泌使基底层角化细胞组成性表达 IL-23（p19/p40）。发现 p40 TG 小鼠成熟表型的 LC 数量增多。他们给对照组反复注射 rIL-23，引起与 p40 TG 小鼠相似的炎症性皮肤病变。随后他们应用一个异源皮肤移植模型研究 IL-23 是否调节体内皮肤免疫反应。结果显示异源受体排斥 K14（keratin14）/p40 供体有加速趋势。

同样，IL-23 在关节自身免疫炎症中，也是一个必需的促进因子，而 IL-12 可能是自身免疫炎症的保护因子。靶向缺失 IL-23（$p19^{-/-}$）小鼠，不出现临床症状，并能完全对抗关节和骨组织病理进展，这种对抗作用与产生 IL-17 的 $CD4^+$ T 细胞缺乏相关。而在缺少 IL-12 情况下，产生 IL-17 的 $CD4^+$ T 细胞增殖，自身抗体产生增加，前炎性细胞因子 TNF、IL-1β、IL-6 和 IL-17 表达增高或延长，可能使疾病更严重。IL-23 和 IL-17 的相互作用可能是一个关键的免疫途径，并可能通过 IL-12 诱导的 IFN-γ 途径潜在调节。

IL-23 具有抗肿瘤和抗转移活性，与 IL-12 的抗肿瘤机制不同。转染 IL-23 的肿瘤细胞上清 IFN-γ 水平较低，而 IL-12 上清强烈刺激 IFN-γ 分泌。由于 IL-12 刺激产生的 IFN-γ 能引起严重的副作用，影响了其在临床抗肿瘤方面的应用，因此 IL-23 可能存在着更广阔的应用前景。

IL-27 也是一个异二聚体，包括与 IL-12 的 p40 亚基同源的 EBi3（EB 病毒诱导基因-3）和与 IL-12 的 p35 亚基同源的 p28 两个亚基，它们在抗原呈递细胞（APC）上有较高水平的表达。IL-27 的受体是细胞因子Ⅰ类受体中的一个新成员 WSX-l/TCCR。已知 IL-27 主要有 3 种生理功能：①当外源病菌侵入人体后，IL-12 刺激原初 $CD4^+$T 细胞产生 IFN-γ。IL-27 能协同 IL-12 来调节原初 T 细胞产生 INF-γ。同时，IL-27 也能增强 NK 细胞中 IFN-γ 的表达，以产生更强的 T 细胞免疫反应。②起初发现用脂多糖刺激抗原呈递细胞能提高 IL-27 的表达上升。现在证实 IL-27 是活化抗原呈递细胞的早期产物。它能特异性作用于原初 $CD4^+$T 细胞，促进原初 T 细胞的增殖，而对记忆性 T 细胞不起作用。这种增殖反应依赖于 TCR/CD3 的活化，并能被 CD28 和 IL-12 所增强。③IL-27 的生物学作用提示它可能是一个有效的免疫佐剂。最新研究证实，IL-27 在小鼠结肠癌肿瘤模型中显示出强大的抗肿瘤活性，不仅诱导特异性抗肿瘤反应，而且产生长期免疫记忆。

尽管从结构上 IL-18 属 IL-1 家族，但从功能上却与 IL-12 家族关系更为密切。IL-18 最初发现于肝脏，肺组织、胰腺、肾脏和骨骼肌也产生 IL-18，但淋巴细胞或 NK 细胞不产生 IL-18。与 IL-1 相似，IL-18 的分泌和激活也需要特异性转化酶（ICE）的作用。与大多数其他细胞因子不同，IL-18 是组成性表达的，有活性的 IL-18 的释放受 ICE 的调节。与 IL-1 相比，IL-18 的作用更接近 IL-12。IL-18 受体为异二聚体。IL-12 可上调 IL-18R 表达，因此 IL-12 和 IL-18 协同促进 IFN-γ释放。可溶性 IL-18 受体没有信号区，因此可作为因子拮抗剂而具抗炎作用。IL-18 对多种细胞尤其是免疫细胞具有多向性作用，如诱导免疫细胞产生 IFN-γ、增强 NK 细胞和 CTL 细胞活性、促进 IL-2 介导的 T 细胞增殖、增强 Th1 单克隆和富集的多克隆 T 细胞产生 Th1 类细胞因子、促进 Fas 配体（FasL）在 T 细胞表面的表达以及增强 Fas 介导的细胞毒作用。IL-18 的许多作用与 IL-12 相似，在某方面作用甚至更强，因此被认为是一种潜力极大的增强机体抗肿瘤免疫能力的细胞因子。IL-18 的抗肿瘤作用机制主要为通过促进 IL-10 分泌，增加肿瘤细胞对 NK 细胞的敏感性；促进 NK 细胞增殖，活化 NK 和 CTL 细胞。

除了抗肿瘤作用外，IL-18 还与真菌性疾病、自身免疫性、变态反应性疾病及急性重型肝炎有关。IL-18 可诱发免疫细胞产生 IFN-γ，IFN-γ 和 IL-18 共同作用可刺激巨噬细胞产生诱导型一氧化氮合成酶（inducible nitric oxide synthase，INOS），作用于 L 精氨酸生成 NO，增强巨噬细胞 NO 依赖的抗真菌能力。Yoshimoto 等报道，IL-18 和 IL-12 联合应用能诱导 CD40 单克隆抗体激活的 B 淋巴细胞产生 IFN-γ。IFN-γ 可阻止 Th2 细胞合成 IL-4，从而对 IL-4 依赖性的 IgE 的生成产生抑制作用，这为变态反应性疾病的治疗提供了一种新途径。

（四）IL-15

IL-15 的生物学活性与 IL-2 相似，IL-15 受体除与 IL-2 共用其β和 γ 链外还有独特的 α 链，这一区别决定了 IL-15 与 IL-2 功能的不同点。单核巨噬细胞、上皮细胞、成纤维细胞和胎盘产生 IL-15；而 IL-2 最主要的来源——激活的 T 细胞不产生 IL-15。与 IL-2 相似，IL-15 是 T 细胞生长因子，并能趋化 T 淋巴细胞和分化的 NK 细胞，刺激 B 细胞生长和分化。单核巨噬细胞借 IL-15 调控 T 细胞和 NK 细胞的增殖和功能，其调控方式与 T 细胞来源的 IL-2 相似。

IL-15 与 IL-2 虽然在一级结构上同源性很低，但经过结构建模，发现 IL-15 与 IL-2 在三级结构上很相似，都属于 4-螺旋的造血因子家族，这是其结合相同受体亚基并具有相同的生物活性的分子基础。IL-15 是迄今为止发现的唯一一个与 IL-2 共用 β 亚基的因子，又因为它与 IL-2 有许多相同的功能，因而 IL-15 的功能研究受到很大的重视。在 HIV 感染病人血液中 IL-2 参与两种方式的细胞增殖：一种是由丝裂原导致的 T 细胞自发增殖，一种是由抗原诱导的 T 细胞增殖。自发 T 细胞增殖会诱发整合于 T 细胞中的 HIV 的表达，这对于白细胞水平已降低的 AIDS 病人来说很不利。而 IL-15 仅参与抗原诱导的 T 细胞增殖，故在这点上可能会优于 IL-2。

IL-15 的体外研究表明，它可以针对已知肿瘤靶细胞诱导正常人外周血 CTL 和 LAK 活性，也可以诱导黑色素瘤病人的外周血 LAK 活性，从而非 MHC 限制地杀伤瘤细胞。IL-15 分布广泛，对多种细胞有作用，进一步的工作可能集中于 IL-15 胞内信号传递途径及其可能具有的生物学活性。由于 IL-15 可能诱导外周血 LAK 活性，提高 CTL 活性，故对肿瘤的治疗和抗感染可望发挥一定作用。

在某些炎症疾病中发现有 IL-15 的异常表达，如类风湿性关节炎、银屑病和肺炎症疾病。近年研究发现，在银屑病和糖尿病模型中 IL-15 可作为一个有效的治疗靶点。

二、细胞毒免疫

抗病毒和抗肿瘤免疫反应主要由 $CD8^+$ 细胞毒淋巴细胞和 NK 细胞介导。激活细胞毒免疫的白介素包括 IL-2、IL-11、IL-4、IL-5、IL-6、IL-7、IL-10、IL-12 和 IL-15。这里仅介绍 IL-11，其他白介素另行分组介绍。

最初发现 IL-11 可刺激造血前体细胞，参与骨髓淋巴系发育并与其他细胞因子协同促进红细胞、血小板和肥大细胞产生。IL-11 刺激产生急性期蛋白，是结缔组织细胞如成纤维细胞的重要刺激因子。重症哮喘患者有 IL-11 表达表明 IL-11 参与哮喘发病。

近年的一些研究资料表明，IL-11 对肠黏膜损伤具有明显的防治作用，初步显示 IL-11 在肠黏膜损伤防治的临床方面具有潜在的应用价值。肠黏膜由于其快速增殖和不断自我更新的特点，化疗药物、射线和烧伤等因素极易引起肠黏膜损伤，破坏肠黏膜的正常屏障功能，导致肠源性感染机会增加。IL-11 可显著提高接受放化疗联合处理小鼠的存活率，这一作用与 IL-11 促进肠上皮细胞增殖，加快肠黏膜损伤修复进程，降低肠源性感染有关。IL-11 可显著促进烧伤小鼠肠黏膜损伤的恢复进程，降低细菌转位发生率，从而提高烧伤小鼠的存活率。IL-11 对正常的肠上皮细胞增殖起抑制作用，而对受损伤的肠上皮细胞增殖起促进作用，这种相反作用的确切机制尚待进一步研究。

三、体液免疫

至少有两种白介素参与骨髓中B淋巴细胞的成熟，即IL-7和IL-11。骨髓基质细胞和胸腺产生的IL-7，通过与淋巴系祖细胞相互作用对B和T淋巴细胞的发育至关重要。IL-7刺激细胞毒T细胞和NK细胞的增殖和分化，并刺激单核巨噬细胞的抗肿瘤活性。

B细胞出骨髓后，其同型转换、成熟B细胞激活成为能分泌免疫球蛋白的B细胞，以及最终分化成为浆细胞等过程，均受IL-7调控。能触发同型转换的白介素包括IL-4和IL-13，这两种白介素诱导的IgE同型抗体和TGF-β进一步触发IgA和IL-10，刺激IgG4的产生。其他影响B细胞成熟的白介素包括IL-1、IL-2、IL-5、IL-6、IL-12、IL-15和IL-21。

四、细胞免疫

（一）IL-2

在IL-1和IL-6提供辅助信号以及共刺激分子B7（CD80或CD86）与CD28相互作用下，抗原对T细胞的刺激可同时诱导产生IL-2和高亲和力IL-2R。分泌的IL-2与这些IL-2R阳性T细胞的结合，可诱导T细胞的克隆性增殖。T细胞增殖需要IL-2和IL-2R的同时表达，可保证免疫反应中只有抗原特异性T细胞被激活。除了作为T细胞生长因子，IL-2还参与激活NK、B、细胞毒T细胞和巨噬细胞。

由于IL-2能诱导和增强细胞毒活性，目前应用IL-2治疗某些疾病，特别是对肿瘤治疗的研究得到了广泛开展，单独使用IL-2或与LAK细胞等联合使用治疗肿瘤取得了一定的疗效；还可望用于病毒感染、免疫缺陷病及自身免疫病的治疗。

但IL-2的副作用也日益引起人们的注意：最常见和最严重的是毛细血管渗漏综合征，使患者不得不终止治疗。IL-2的副作用常与IL-2的剂量及用药时间相关，停止用药后症状多迅速减轻或消失。IL-2引起副作用的机制是多方面的，但主要是间接性的，即IL-2诱导产生的某些因子或杀伤性细胞起着重要作用；现已知LAK细胞可通过溶解血管内组织而导致多种副作用。

（二）IL-21

IL-21是新发现的白介素，主要由激活的T细胞产生，与IL-2和IL-15均有同源性。IL-21受体表达于激活的B、T和NK细胞。IL-21与IL-2和IL-15有很多相似的生物学活性，包括激活NK细胞和促进B、T细胞增殖。IL-21对NK细胞的作用具有双效性。IL-21刺激人外周血NK细胞后可增强其杀伤细胞活力，单独或与IL-15及Flt3L协同均可刺激$CD34^+$ HPC发育成表达CD16分子的成熟NK细胞，促进骨髓中NK细胞的增殖、分化及细胞杀伤活性，并激活已活化NK细胞的细胞毒活性。另一方面，IL-21可抑制IL-15介导的幼年鼠NK细胞的迁移，但不能刺激小鼠外周血NK细胞产生细胞毒活性。IL-21对外周B细胞的作用随刺激物不同而改变。在与抗IgM和脂多糖结合IL-4共刺激时，IL-21可抑制B细胞增殖；而与活化的抗CD40抗体共孵育后，IL-21可显著增强B细胞的有丝分裂，从而显示IL-21是通过T/B细胞交互作用后增强B细胞功能的。IL-21可通过与抗CD3单抗共刺激及IL-21自分泌作用诱导T细胞增殖，在无抗CD3单抗刺激时，IL-2、IL-7和IL-15能与IL-21协同刺激外周T细胞增殖。IL-21除可增强初始免疫应答，在Th1细胞应答中发挥重要作用外，还可调节记忆T细胞的功能。实验证明，IL-21刺激可以诱导HEPG2细胞产生多种肝急性期反应物，包括SAA、α-1抗凝乳蛋白酶和触珠蛋白等。表明IL-21参与了机体炎症反应。推测在炎症反应中，激活的T细胞大量分泌IL-21，它作用于肝细胞上某种特异性受体，通过STAT3相关的一系列信号途径启动了肝急性期反应。

（三）IL-16和IL-17

由T辅助淋巴细胞产生并介导细胞免疫的白介素还有IL-16和IL-17。IL-16可趋化$CD4^+$淋巴细胞、嗜酸性粒细胞和单核细胞。TNF-α、TGF-β、IL-4、IL-9、IL-13和组氨可上调其产生。近年来，研究认为，哮喘的病因主要为气道内大量$CD4^+$细胞浸润导致的气道炎症。IL-16不但直接引起$CD4^+$细胞在气道内聚集，还可作为生长因子刺激$CD4^+$细胞从G0到G1期分化，促进它的增殖，诱导$CD4^+$细胞IL-2R和MHCⅡ表达；从而驱动$CD4^+$细胞对IL-2的应答，使其活化；释放多种细胞因子如IL-4和IL-5等在哮喘炎症反应发生、发展过程中发挥重要作用。使用抗IL-16抗体治疗哮喘小鼠，成功地抑制了气道高反应的发生，同时发现抗IL-16单抗能明显抑制局部$CD4^+$ T细胞和巨噬细胞等细胞的浸润聚集，从而为哮喘治疗提供了一个新的靶目标。

IL-17主要由激活的记忆T细胞（$CD4^+$ $CD45RO^+$）和嗜酸性粒细胞产生。IL-17激活巨噬细胞、成纤维细胞和基质细胞使其表达ICAM-1，分泌细胞因子IL-6、IL-8、IL-11、G-CSF、前列腺素E2和一氧化氮。哮喘患者IL-17表达升高。IL-17可激活成纤维细胞表明其在气道重塑中起作用。

五、过敏免疫

T细胞激活的一种可能的结果是发生过敏免疫。哮喘的很多独特的特点受白介素调节，如IgE的调控、嗜酸性粒细胞增多和肥大细胞增殖。

（一）IgE的调控

1. IL-4　针对过敏原产生的过量IgE引起过敏症。IgE主要由IL-4和IL-13调节。除了T辅助淋巴细胞外，IL-4还来源于嗜酸性粒细胞、嗜碱性粒细胞和肥大细胞。在嗜酸性粒细胞和肥大细胞，IL-4以颗粒相关肽的形式存在，在过敏炎症反应中可快速释放。IL-4刺激B细胞表达的MHCⅡ类分子、B7、CD40、表面IgM和低亲和性IgE受体（CD23），因此促进B细胞的抗原提呈能力。IL-4诱导免疫球蛋白从IgM到IgE的同型转换。其他B细胞激活因子如IL-2、IL-5、IL-6和IL-9与IL-4协同促进IgE的分泌增加。哮喘病人血清、支气管小泡灌洗液、肺组织，以及过敏性鼻炎患者鼻息肉组织和鼻黏膜中均发现IL-4。

除对B细胞起作用外，IL-4还影响T淋巴细胞的生长、分化和存活，并参与过敏性炎症反应。后文将介绍IL-4使原初T辅助细胞向Th2分化。并通过抑制T淋巴细胞凋亡维持过敏免疫反应。由于Th2细胞产生IL-4，皮质类固醇药物对这类细胞效果不佳。

IL-4的其他作用还包括促进巨噬细胞MHC分子和低亲和力IgE受体的表达。尽管对单核细胞具前炎症作用，IL-4下调抗体依赖细胞细胞毒（ADCC），抑制Fc受体表达，抑制向巨噬细胞的分化，下调一氧化氮、IL-1、IL-6和TNF-α的产生。IL-4在过敏性炎症中的另一重要作用是诱导内皮细胞表达VCAM-1，从而促进内皮细胞与T细胞、嗜酸性粒细胞、嗜碱性粒细胞和单核细胞的黏附，此为过敏反应的特征。肥大细胞表达IL-4而非IL-13受体，刺激IgE受体的表达。IL-4在过敏性炎症中的另一重要作用是诱导肥大细胞表达白三烯C_4（LTC_4）合成酶，进而产生半胱氨酸白三烯。IL-4刺激黏液素的产生，并与哮喘患者气道产生过量黏液有关。功能性IL-4受体是由IL-4Rα1与IL-13Rα1组成的异二聚体。IL-13和IL-4共用IL-4Rα1可以解释为什么这两种细胞因子有很多相似的生物学活性。

2. IL-13　IL-13与IL-4同源，其对单核巨噬细胞、内皮细胞、上皮细胞和B细胞的作用与IL-4相似。IL-13诱导IgE的同型转换和VCAM-1的表达。有功能的IL-13受体是由IL-4Rα和一个独特的IL-13Rα1的异二聚体。IL-13Rα有两条链，其中IL-13Rα1是其中的活性链，而IL-13Rα2缺乏与Janus激酶结合的模体，可能是一个抑制性受体。IL-13Rα1的表达谱比IL-4R局限，包括内皮细胞、B细胞、单核巨噬细胞和嗜碱性粒细胞，但T细胞和肥大细胞不表达。IL-13和IL-4受体表达的区别，可以解释为什么IL-4可以诱导Th2淋巴细胞分化和肥大细胞激活，而IL-13不能。但是，IL-13因子表达较IL-4更为广泛，包括Th1样淋巴细胞以及过敏炎症组织。IL-13过表达小鼠出现嗜酸性粒细胞性炎症、黏液过度分泌、气道纤维化和非特异性气道过度反应（AHR）。

3. IL-9　是肥大细胞生长因子，通过刺激肥大细胞产生蛋白酶和IgE高亲和力受体α链参与肥大细胞介导的过敏反应。IL-9促进抗原特异性T细胞的生长和存活。IL-9来源于嗜酸性粒细胞和Th2样淋巴细胞。Th2细胞选择性产生IL-9，表明IL-9在过敏反应中起作用。IL-9在过敏性炎症中的作用还包括诱导CCL11（eotaxin）、IL-5受体和趋化因子受体4的表达。其与IL-4协同促进IgE产生，与IL-5协同促进嗜酸性粒细胞的产生。

4. IL-25　是最近发现的细胞因子，通过刺激IL-4和IL-13的产生促进IgE的分泌。与IL-4、IL-5和IL-9相似，IL-25也来源于Th2淋巴细胞。IL-25刺激非淋巴类辅助细胞分泌IL-4、IL-5和IL-13。小鼠腹腔注射IL-25促进IL-4和IL-13的产生并与IgE产生增加有关。IL-25通过刺激IL-5引起血液嗜酸性粒细胞增多，给予IL-25的小鼠出现嗜酸性粒细胞性炎症。

鼻内给予表达IL-25的腺病毒或IL-25蛋白，可引起肺IL-4、IL-5、IL-13和嗜酸性粒细胞活化趋化因子的产生，并在支气管肺泡灌洗和肺组织出现显著的嗜酸性粒细胞增多。小鼠鼻内给予IL-25还会出现上皮细胞增生，黏液分泌增多和气道高反应性。在曲霉菌和钩虫感染的肺和肠道可检测到IL-25基因表达。IL-25诱导的嗜酸性粒细胞增多需要IL-5和IL-13，但不需要IL-4或T细胞。给予IL-25后，表达IL-5的细胞为CD45R/B220（+），Thy-1（+/-），但为NK1.1（-）、Ly-6G（GR-1）（-）、CD4（-）、CD3（-）和c-kit（-）。上述结果表明体内存在一个以前未鉴定的细胞亚群，可通过对IL-25发生反应而启动Th2样反应。IL-25通过诱导产生IL-4、IL-5、IL-13和嗜酸细胞活化趋化因子参与过敏性疾病的发生、发展。

（二）嗜酸性粒细胞增多

过敏性疾病的另一特点是循环中激活的嗜酸性粒细胞数增多。

1. IL-5　是最重要的嗜酸性粒细胞因子，IL-5转基因小鼠出现嗜酸性粒细胞增多。除了刺激嗜酸性粒细胞产生，IL-5 可趋化并激活嗜酸性粒细胞，增强细胞毒作用。IL-5 促进嗜酸性粒细胞增多的另一机制，是其可增强嗜酸性粒细胞对趋化因子和 αdβ2 整合素的反应性，从而促进它们与表达 VCAM-1 的内皮细胞的黏附。IL-5 可通过阻断凋亡延长嗜酸性粒细胞生存。人类给予 IL-5 会引起黏膜嗜酸性粒细胞增多和支气管过度反应。IL-5 的其他功能包括促进细胞毒 T 淋巴细胞成熟和嗜碱性粒细胞分化。除 T 辅助淋巴细胞外，肥大细胞和嗜酸性粒细胞本身也产生 IL-5。IL-5 受体是由 IL-5Rα 和 β 链组成的异二聚体。

2. IL-3　除 IL-5 外，IL-3 可通过延长嗜酸性粒细胞存活和激活嗜酸性粒细胞，使参与过敏性炎症中的嗜酸性粒细胞增多。IL-3 是很多造血前体细胞的重要生长因子，包括树突状细胞、红细胞、粒细胞（特别是嗜碱性粒细胞）、巨噬细胞、肥大细胞和淋巴类细胞。IL-3 主要来源于 T 淋巴细胞，但在过敏性炎症中嗜酸性粒细胞和肥大细胞也产生 IL-3。

（三）肥大细胞增殖与活化

过敏疾病中肥大细胞数增多并伴有 IgE 水平升高和嗜酸性粒细胞增多，这个过程是 T 细胞依赖的。白细胞介素中 IL-3、IL-5、IL-6、IL-9、IL-10 和 IL-11 可促进肥大细胞增殖。

六、抗炎性白介素

很多白介素可刺激细胞毒、细胞免疫、体液免疫和过敏性炎症，另一些白介素主要起抗炎作用，这类因子除前文提到的 IL-1ra 外，还主要包括 IL-10 家族成员。

IL-10 由 Th1、Th2 淋巴细胞，细胞毒 T 细胞，B 细胞，肥大细胞和单核巨噬细胞产生。IL-10 抑制 Th1 淋巴细胞产生 IFN-γ 和 IL-2；还抑制 Th2 细胞产生 IL-4 和 IL-5；单核巨噬细胞产生 IL-1β、IL-6、IL-8、IL-12 和 TNF-α；NK 细胞产生 IFN-γ 和 TNF-α。此外，IL-10 抑制单核细胞 MHC Ⅱ类分子、CD23、ICAM-1 和 B7 的表达。抑制 B7 表达使抗原提呈细胞无法提供 T 辅助细胞激活所需的辅助信号。IL-10 抑制辅助功能的结果是抑制 Th1 和 Th2 细胞因子的产生。正常人呼吸道抗原提呈细胞组成性表达 IL-10，在诱导和维持对过敏原以及无害悬浮微粒的免疫耐受中起关键作用。与之相反，过敏气道 IL-10 表达降低有助于炎性环境的形成，与哮喘和过敏性鼻炎相关。IL-10 抑制嗜酸性粒细胞存活和 IL-4 诱导的 IgE 的产生，进一步表明 IL-10 在人类过敏性疾病中起调节作用。与这些抑制作用不同，IL-10 对 B 淋巴细胞起激活因子作用，刺激 B 细胞增殖和 Ig 分泌。IL-10 促进 IgG4 同型转换，是细胞毒 T 细胞的生长因子。因此，IL-10 抑制与细胞免疫和过敏性炎症有关的细胞因子，而刺激体液和细胞毒免疫反应。炎症刺激物诱导 TNF-α 的产生，TNF-α 和其他细胞因子刺激 IL-10 分泌，而 IL-10 反过来抑制 TNF-α 的合成，显示机体的自稳机制。

IL-10 具有很强的抗炎症作用，由于它可以抑制 IL-2、IL-1β、IFN-γ 和 TNF-α 等的合成及其活性，又对抗炎症物质如 IL-1Ra 具有正向调节作用，因此目前普遍认为 IL-10 在许多病理情况下可能是一种有效的抗炎症物质。目前，IL-10 和 IL-4 综合疗法已应用于临床，证实对类风湿性关节炎患者有效。此外，IL-10 还可抑制 T 细胞亚群细胞因子，因此 IL-10 可延长同种移植物的存活时间，治疗由各种 T 细胞介导的自身免疫性疾病，如 1 型糖尿病和多发性硬化症。

IL-19 是 IL-10 家族成员，其诱导表达机制与 IL-10 类似：LPS 和 GM-CSF 均可诱导单核细胞表达 IL-19，IL-13 和 IL-4 的协同作用可加强 LPS 对 IL-19 的诱导。IL-19 的诱导表达时相相对较晚，提示 IL-19 可能发挥某种免疫反馈抑制作用。此外，在激活的 T 细胞也未发现 IL-19 表达。这些特点均表明 IL-19 不仅高级结构与 IL-10 相似，它们可能还具有类似的功能。

另一个 IL-10 家族成员 IL-20 主要由皮肤角化细胞表达。IL-20 受体有两个亚基，它们均是细胞因子Ⅱ型受体家族的孤儿受体，在人类皮肤和睾丸中高表达。关于 IL-20 最重要的发现是它与银屑病（俗称牛皮癣）有关。研究发现，IL-20 转基因小鼠表皮增厚，且角化过度多见结痂，电镜分析显示多种表皮细胞异常增生；在多例人类银屑病病变组织中均发现有 IL-20 受体高表达，而在正常皮肤角化细胞中表达量较低。

IL-22 来源于 T 淋巴细胞和肥大细胞，IL-9 和 LPS 可诱导其表达。功能 IL-22 受体复合物由两条链组成，一条为 IL-22 独有链 IL-22R1，另一条为与 IL-10 共有链 IL-10R2。IL-22 具有多种生物学活性，大鼠嗜铬细胞瘤细胞系（PC12）通常作为神经元细胞模型，对 IL-22 刺激产生应答，表明它在神经病理学过程中起作用。IL-22 能促进 Th1 应答并能抑制 Th2 细胞产生 IL-4，因此它可能用来治疗哮喘，但不能抑制 IL-10 对单核细胞的作用。IL-22 作为肝细胞刺激因子能强烈诱导 SAA、α-1 抗糜蛋白酶和肝球蛋白的产生，表明它在炎症过程中起作用。

IL-10 家族的第四个成员 IL-24 以 IL-4 诱导方式表达于小鼠 Th2 淋巴细胞。与 IL-19、IL-20 和 IL-22 相似，IL-24 不能抑制单核细胞细胞因子的产生，这一家族中仅 IL-10 有此功能。IL-24 基因是一重要的抑癌基因，如功能丧失将导致黑色素瘤生长而具侵袭性。IL-24 能特异性抑制肿瘤细胞生长、诱导凋亡和阻滞细胞周期，而不影响正常细胞，而且这种凋亡的介导没有 p53 的参与。IL-24 在肿瘤细胞中的过量表达，能下调血管内皮生长因子（VEGF）和 β-转化生长因子（TGF-β）的表达水平。此外，腺病毒-IL-24 能杀伤多种培养的肿瘤细胞，如黑色素瘤、多形性胶质细胞瘤、骨肉瘤、乳腺癌、宫颈癌、结肠癌、肺癌、鼻咽癌及前列腺癌细胞。IL-24 除直接的抑癌作用外，还具有刺激免疫应答功能。经 IL-24 刺激的外周血单个核细胞 IL-6、INF-α 和 IFN-γ 有高水平的表达，同时 IL-1β、IL-12 和 GM-CSF 也有一定水平的表达。上述 IL-24 对 Th1 型细胞因子诱导分泌可被同一家族的 IL-10 所抑制，由此提示 IL-10 家族的 IL-10 和 IL-24 具有相互拮抗的功能。IL-24 和 IL-10 的相互作用及它们对细胞因子分泌的诱导与抑制效应构成了一个非常复杂的网络。IL-24 有望开发成为一种十分理想的抗癌基因药物。

最新发现的 IL-10 家族成员是 IL-26。从一种疱疹病毒（herpesvirus saimiri，HVS）转化的 T 细胞中克隆得到。后来发现 IL-26 除了在 HVS 转化的 T 细胞表达外，其他 T 细胞系也有低水平的表达，可是在 B 细胞、黑色素瘤细胞和成纤维细胞等血细胞来源的细胞系中都不表达 IL-26。IL-26 基因定位于人染色体的 12q15，与 IL-10 家族的另一成员 IL-22 和 IFN-γ 邻近。推测 IL-26 为同源二聚体，这一点与 IL-10 相同。IL-26 是作为分泌蛋白产生的，但是它的受体还没有找到，具体的生物学功能也不清楚。但从已有的数据来看，它的功能可能不是原先推测的参与 HVS 对 T 细胞的恶性转化过程。它可能参与 T 细胞对 HVS 的免疫反应。

第二节　转化生长因子 β

转化生长因子 β（TGF-β）家族是一组调节细胞生长和分化的蛋白质家族，其家族成员至少包括 25 个，除 TGF-β 外，还包括活化素、抑制素、缪勒管抑制物（MIS）和骨形成蛋白（BMP）等。TGF-β 是根据这种细胞因子能使正常的成纤维细胞的表型发生转化而命名，即在表皮生长因子的作用下，TGF-β 可以使成纤维细胞的生长特性发生变化，即丧失贴壁生长能力并获得在琼脂中的生长能力。

TGF-β 在体内外具有广泛的生物学功能，包括调控细胞生长、调节细胞表型和抑制肿瘤生长等作用。TGF-β 受体广泛表达于机体组织细胞，由于体内大部分的正常细胞均表达 TGF-β 家族成员的膜结合受体，TGF-β 与其受体具有高度特异的亲和力，因此，TGF-β 对许多细胞都发挥调节作用。生长抑制是 TGF-β 特有的性质，TGF-β 对大多数细胞的增殖具有抑制作用，尤其是上皮细胞、内皮细胞、淋巴样细胞或造血细胞。

TGF-β 对多数淋巴细胞具有免疫抑制作用。TGF-β 既能激活单核细胞和巨噬细胞的功能，如增强单核细胞的趋化作用，促进单核细胞表达 INF-α、PDGF-BB、FGF、IL-1 和 TGF 等因子，也能拮抗 IL-2、IL-1、IL-3、TNF 和 IFN 对淋巴细胞的作用。在造血系统中 TGF-β 能抑制高增殖力和低成熟度的造血细胞群体的生长，调节粒细胞-巨噬细胞集落刺激因子（GM-CSF）对粒细胞和巨噬细胞前体细胞的作用。TGF-β 能阻止 T 细胞和 B 细胞的增殖，抑制巨噬细胞的成熟与活性，还可抑制自然杀伤细胞和淋巴因子激活的杀伤细胞 LAK 活性，阻止细胞因子的产生。另外，TGF-β 抑制 IL-1-β 和 IL-2 受体的表达；阻止巨噬细胞产生过氧化物和 NO；抑制中性粒细胞和 T 细胞黏附于内皮细胞，从而限制炎性细胞补充到损伤位。基因敲除 TGF-β 的小鼠在发育阶段没有明显的影响，但 3 周后小鼠会出现严重的炎性症状，以单核细胞大量渗入主要器官为特征，继而导致死亡。这说明 TGF-β 在自身免疫、自体移植反应和炎症紊乱方面有着重要意义。

尽管 TGF-β 具有抗炎活性并抑制早期肿瘤生长，亦可促进肿瘤进展。TGF-β 对淋巴细胞的抑制作用使机体降低对肿瘤的监控能力。另外，肿瘤细胞分泌的过量 TGF-β 促进上皮间充质转换、组织侵袭和转移。TGF-β 的上述促侵袭作用在小鼠皮肤癌模型中得到证实。TGF-β 还能促进血管内皮细胞增生，有利于肿瘤组织血管形成。TGF-β 的这些作用主要是通过调节细胞周期因子、转录因子和黏附因子等环节而实现的。此外，TGF-β 诱导的微环境变化，以及对肿瘤特异性 $CD8^+$ T 细胞的抑制可造成免疫功能障碍，使得肿瘤细胞逃避机体的免疫排斥，促进肿瘤发展。

TGF-β 不仅是高能多效免疫抑制及抗炎因子，也是 Treg 增殖和功能的核心调节因子。TGF-β 信号主要通过激活 SMAD 转录因子，但同时也导致 MAPK 的激活。人类结肠癌患者经常出现由于 TGF-β 受体 2（TβRⅡ）缺失突变导致的 TGF-β 信号缺陷，而 TGF-β 强烈抑制结肠上皮细胞的生长。这类突变出现于腺瘤至肿瘤转变期或更晚，表明 TGF-β 对肿瘤的抑制主要作用于结肠癌的晚期。除了对结肠上皮细胞直接的抑制活性以及对 T 细胞的抗炎作用外，TGF-β 与 Treg 介导的抑制活性有关。SMAD3 是结肠 TGF-β 抗炎和免疫抑制活性的关键介导剂。因此，TGF-β1 和 SMAD3 同时缺陷小鼠在某种特定肠细菌（H. hepaticus）存在时发生结肠癌。

有趣的是，TGF-β 信号在结肠癌晚期可阻止 Th1 细胞释放 IL-6，从而控制肿瘤生长。相反，IL-6 激活的 STAT3 信号通过抑制性 SMAD7 信号对抗 TGF-β 介导的抑制细胞效应。

第三节 肿瘤坏死因子-α

1975 年，Carswell 发现被细菌感染后的小鼠血清中有一种蛋白类物质可致肿瘤出血，并能抑制和杀伤体外培养的肿瘤细胞，被命名为肿瘤坏死因子(tumour necrosis factor，TNF)，又叫恶病质因子(cachectin)。TNF-α 是由激活的单核-巨噬细胞产生的一种具有多种生物活性的多肽细胞因子，与机体免疫反应、急性期反应及炎症反应关系密切，它可通过激活细胞因子网络系统而诱发全身炎性反应，导致血流动力学改变、心肌抑制、微血管损伤及急性肺间质损伤等。

TNF-α 具有广泛的生物学活性，是主要的炎症介质，对组织破坏和修复均有作用。除对肿瘤细胞具有直接的抑制增殖和细胞坏死作用外，对其他细胞(包括心肌细胞)的生长分化也有影响，同时还有抗病毒及细菌，激活 T 细胞，促进 IL-1、IL-2 和 IL-6 的产生及分泌，诱发炎症反应，促进 IL-2R、EGFR 及主要组织相容性抗原Ⅱ类抗原(MHCⅡAg)的表达等功能，在宿主防御反应中起重要作用。

TNF-α 具有双重生物学效应，在浓度较低(10^{-10}mol/L)时，TNF-α 主要作为白细胞和内皮细胞的自分泌及旁分泌的调节物，参与抵抗细菌、病毒和寄生虫的感染，促进组织修复及调节炎症反应，引起肿瘤细胞凋亡等；在高浓度($\geqslant 10^{-8}$mol/L)时，过量的 TNF-α 在体内的大量产生和释放则会破坏机体的免疫平衡，与其他炎症因子一起产生多种病理损伤。TNF-α 对众多的组织器官产生生物学效应，提示它可能是细胞因子网络中一个重要的多功能成员，是机体维持内部自稳和抵御各种致病因子必不可少的免疫调节因子。

肿瘤细胞或肿瘤微环境产生的 TNF-α，通过诱导 NF-κB 依赖的抗凋亡分子的表达促进肿瘤细胞存活。在石棉诱导的人类恶性间皮瘤，巨噬细胞吞噬石棉，然后释放 TNF-α，TNF-α 促进细胞存活并减少石棉诱导的细胞毒，增加对恶性转化易感的受到石棉损伤的间皮细胞数。TNF-α 还通过刺激产生遗传损伤分子而参与肿瘤的起始，即导致 DNA 损伤和突变的分子，如 NO 和活性氧。与促进 TNF-α 生成有关的遗传多态性会增加罹患多发性骨髓瘤、膀胱癌、肝癌、胃癌和乳腺癌的危险，并与各种血液系统肿瘤的预后不良有关。TNF-α 的其他作用还包括促进肿瘤发展，如促进肿瘤血管新生和转移。恶性疾病时，局部大剂量 TNF-α 破坏肿瘤血管，但慢性持续性产生的 TNF-α 可作为肿瘤内源性促进剂，促进肿瘤生长和扩散所必需的组织重建和基质形成。TNF-α 还通过强烈抑制很多 T 细胞反应和激活的巨噬细胞的细胞毒作用而损坏免疫监视。

第四节 细菌产物

固有免疫是防御病原微生物侵袭的第一道防线，固有免疫是免疫应答的始动环节，长期以来固有免疫一直被视为是非特异性的，是在精确复杂的适应性免疫产生之前的铺垫。近年来研究证实，固有免疫不仅具有精确的特异性识别与应答，而且是机体适应性免疫启动的先决条件。

病原体在漫长进化过程中一直保留着部分结构成分称作病原相关分子模式(pathogen associated molecular pattern，PAMP)，PAMP 为一组或几组病原体共有，代表的是一种分子模式而非某一特定结构，对其生存绝对必要而且宿主机体没有的成分。PAMP 是病原体生存的最为根本的结构，因而极为保守，不能发生大的变异。固有免疫系统在进化过程中形成了一系列模式识别受体(pattern recognition receptor，PRR)，通过识别 PAMP 来发现病原体的存在。

黏膜上皮层屏障功能损伤往往是感染的开始，微生物从破损处进入，增加了病原体和非致病微生物与局部炎性细胞(巨噬细胞、树突状细胞和肥大细胞)的接触机会。巨噬细胞通过 PRRs 识别外源性病原相关分子模式 PAMPs 和内源性配体。巨噬细胞的 PRRs 被占据后立即启动信号传导途径，导致趋化因子和细胞因子释放，募集和激活淋巴细胞。人类和动物机体存在多种 PRRs，其中 Toll 样受体(Toll-like receptor，TLR)是 PRR 中最重要的一类。目前 TLR 共有 13 名成员，即 TLR1 ~ 13，其中人体中有 TLR1 ~ 10，小鼠中不表达 TLR10，但拥有人没有的 TLR11 ~ 13，它可以精确识别病原体相关 PAMP。TLR1、TLR2、TLR4、TLR5 和 TLR6 分布于细胞表面，主要针对细菌起作用；TLR3、TLR7、TLR8 和 TIR9 则分布于细胞器结构如核内体(endosome)中，主要针对病毒起作用。不同病原微生物感染所引起的细胞免疫和体液免疫主要是由 Th1 细胞和 Th2 细胞通过分泌不同的细胞因子所诱导的。Th1 分泌 IFN-γ 主要激发细胞免疫，而 Th2 细胞分泌 IL-4、IL-5、IL-10 和 IL-13 主要推动体液免疫；幼稚的 Th1 细胞需要 IL-12 促进分化，Th2 细胞需要 IL-4 诱导分化，IL-12 和 IL-4 恰恰是在感染的早期在 TLR 介导下产生的。由此可见固有免疫的激活是诱发适应性免疫的先决条件。

细菌产物作为肿瘤疫苗的免疫佐剂已经使用多年。细菌DNA中未甲基化的二核苷酸CpG具有很强的免疫刺激活性。这些细菌产物可与DC和NK细胞表达的一种PRR——Toll样受体(TLR)家族成员结合,激活或诱导固有免疫细胞成熟。而在人类和脊椎动物基因组中,却很少出现CpG-二核苷酸,且即便出现,其中的胞嘧啶核苷(C)通常是被甲基化的。因此,在基因组中存在未被甲基化的CpG基序,成为微生物基因所特有的PAMP。微生物种类繁多,特有的PAMP也是多种多样的,如细菌脂多糖(LPS)和细菌鞭毛蛋白等都属于PAMP,但CpG应是其中最为重要的PAMP,因为CpG可存在于任何病原生物的基因组中。CpG通过和PRR相互作用很快激发机体的天然免疫应答,包括促进多种促炎性细胞因子分泌和促进细胞分化,如主要组织相容性抗原(MHC)和免疫协同刺激分子(CD80和CD86)的表达。现已确定TLR9是CpC ODN的作用受体。TLR9主要分布于抗原提呈细胞,在鼠类TLR9细胞分布较广,但在人类外周血细胞中则主要存在于pDC和B淋巴细胞中,因此诸如CpC可以激活人外周血NK活性等,都视为由上述细胞分泌的IFN等细胞因子的继发性作用。大量研究表明,CpG主要激发机体Th1细胞因子分泌和CTL免疫活性。CpG和铝凝胶佐剂合用,可以起到协同作用,使原先以Th2为主的免疫反应向Th1为主的方向转化,使Th1/Th2免疫趋于平衡。CpG可以有效地激活机体固有免疫,继而加强以Th1为特征的获得性免疫,这些特征使其在抗传染病、过敏性疾病和肿瘤免疫治疗中具有广阔的应用前景。

抗菌肽是近年来生物医药领域的热点研究命题之一,在人及其他哺乳动物中,抗菌肽主要有两大家系,即防御素和抗菌肽(cathelicidin)家族。抗菌肽除直接抗感染外,另一重要功能是免疫调节作用;此外还可以与抗生素和溶菌酶协同作用。其中尤其值得注意的是其对于髓源性细胞的化学趋化作用,这使得抗菌肽成为联系固有免疫和适应性免疫的桥梁之一,而这种作用正是通过TLR介导产生的。最近研究发现固有免疫抗菌肽小鼠β-防御素2(MBD2)不仅能够趋化不成熟树突状细胞(iDC),还可作为TLR4的内源性配体通过TLR4激活DC成熟,产生一系列前炎性细胞因子和趋化因子,上调共刺激分子。用MBD2转染小鼠淋巴细胞、白血病细胞制备的肿瘤疫苗具有强大的抗白血病作用。尽管具体信号通路尚不明确,但毫无疑问,这种调节效应的发现可以为增强机体自身免疫能力提供新的思路。

(马小彤)

参考文献

1. Becker C, Fantini MC, Neurath MF. TGF-β as a T cell regulator in colitis and colon cancer. Cytokine Growth Factor Rev, 2006, 17:97-106
2. Borish L, Aarons A, Rumbyrt J, et al. Interleukin-10 regulation in normal and asthmatic subjects. J Allergy Clin Immunol, 1996, 97:1288-1296
3. Brunda MJ. Interleukin-12. Leukoc Biol, 1994, 55:280-288
4. Cozen W, Gill PS, Ingles SA, et al. IL-6 levels and genotype are associated with risk of young adult Hodgkin lymphoma. Blood, 2004, 103:3216-3221
5. Darnell JE Jr, Kerr IM, Stark GR. Jak-STAT pathways and transcriptional activation in response to IFNs and other extracellular signaling proteins. Science, 1994, 264:1415-1421
6. Del Prete G, De Carli M, Almerigogna F, et al. Human IL-10 is produced by both type 1 helper (Th1) and type 2 helper (Th2) T cell clones and inhibits their antigen-specific proliferation and cytokine production. J Immunol, 1993, 150:353-360
7. Derynck R, Zhang YE. Smad-dependent and Smad-independent pathways in TGF-β family signaling. Nature, 2003, 425:577-584
8. Derynck R, Akhurst RJ, Balmain, A. TGF-β signaling in tumor suppression and cancer progression. Nat Genet, 2001, 29:117-129
9. Dinarello CA, Wolff SM. The role of interleukin-1 in disease. N Engl J Med, 1993, 328:106-113
10. Dinarello CA. Interleukin-18, a proinflammatory cytokine. Eur Cytokine Netw, 2000, 11:483-486
11. Ding L, Linsley PS, Huang LY, et al. IL-10 inhibits macrophage costimulatory activity by selectively inhibiting the up-regulation of B7 expression. J Immunol, 1993, 151:1224-1234
12. Donaldson DD. The murine IL-13 receptor alpha 2: molecular cloning, characterization, and comparison with murine IL-13 receptor alpha 1. J Immunol, 1998, 161:2317-2324
13. Feng J, Yang Z, Li Y, et al. The rational designed antagonist derived from the complex structure of interleukin-6 and its receptor affectively blocking interleukin-6 might be a promising treatment in multiple myeloma. Biochimie, 2006, 88:1265-1273
14. Fort MM, Cheung J, Yen D, et al. IL-25 induces IL-4, IL-5, and IL-13 and Th2-associated pathologies

in vivo. Immunity,2001,15:985-995

15. Gallagher G,Dickensheets H,Eskdale J,et al. Cloning,expression and initial characterization of interleukin-19(IL-19),a novel homologue of human interleukin-10 (IL-10). Gene Immunol, 2000, 1:442-450

16. Hsieh FH,Lam BK,Penrose JF,et al. T helper cell type 2 cytokines coordinately regulate immunoglobulin E-dependent cysteinyl leukotriene production by human cord blood-derived mast cells:profound induction of leukotriene C(4) synthase expression by interleukin 4. J Exp Med,2001,193:123-133

17. Izuhara K,Shirakawa T. Signal transduction via the interleukin-4 receptor and its correlation with atopy. Int J Mol Med,1999,3:3-10

18. Li MO,Flavell RA. TGF-β:A master of all T cell trades. Cell,2008,134:392-404

19. Losman JA,Chen XP,Hilton D,et al. SOCS-1 is a potent inhibitor of IL-4 signal transduction. J Immunol,1999,162:3770-3774

20. Lukacs NW,Strieter RM,Lincoln PM,et al. Stem cell factor(c-kit ligand) influences eosinophil recruitment and histamine levels in allergic airway inflammation. J Immunol,1996,156:3945-3951

21. Ma XT,Xu B,An LL,et al. Vaccine with beta defensin 2-transduced leukemic cells activates innate and adaptive immunity to elicit potent antileukemia responses. Cancer Res,2006,66:1169-1176

22. Ma XT,Zhang XJ,Zhang B,et al. Expression and regulation of interleukin-23 subunits in human peripheral blood mononuclear cells and hematopoietic cell lines in response to various inducers. Cell Biol Int,2004,28:689-697

23. Manetti R,Parronchi P,Giudizi MG,et al. Natural killer cell stimulatory factor(interleukin 12 [IL-12]) induces T helper type 1(Th1)-specific immune responses and inhibits the development of IL-4-producing Th cells. J Exp Med,1993,177:1199-1204

24. Minshall E,Chakir J,Laviolette M,et al. IL-11 expression is increased in severe asthma:association with epithelial cells and eosinophils. J Allergy Clin Immunol,2000,105:232-238

25. Mocellin S,Rossi CR,Pilati P,et al. Tumor necrosis factor,cancer and anticancer therapy. Cytokine Growth Factor Rev,2005,16:35-53

26. Novick D,Schwartsburd B,Pinkus R,et al. A novel IL-18BP ELISA shows elevated serum IL-18BP in sepsis and extensive decrease of free IL-18. Cytokine,2001,14:334-342

27. Oppmann B,Lesley R,Blom B,et al. Novel p19 protein engages IL-12p40 to form a cytokine,IL-23,with biological activities similar as well as distinct from IL-12. Immunity,2000,13:715-725

28. Parrish-Novak J,Dillon SR,Nelson A,et al. Interleukin 21 and its receptor are involved in NK cell expansion and regulation of lymphocyte function. Nature,2000,408:57-63

29. Platts-Mills T,Vaughan J,Squillace S,et al. Sensitisation,asthma,and a modified Th2 response in children exposed to cat allergen:a population-based cross-sectional study. Lancet,2001,357:752-756

30. Randolph DA,Carruthers CJ,Szabo SJ,et al. Modulation of airway inflammation by passive transfer of allergen-specific Th1 and Th2 cells in a mouse model of asthma. J Immunol,1999,162:2375-2383

31. Rooney M. Polymorphisms in the interferon-gamma/interleukin-26 gene region contribute to sex bias in susceptibility to rheumatoid arthritis. Arthritis Rheum,2003,48(10):2773-2778

32. Sakaguchi S. Regulatory T cells:key controllers of immunologic self-tolerance. Cell,2000,101:455-458

33. Sims JE,Gayle MA,Slack JL,et al. Interleukin 1 signaling occurs exclusively via the type I receptor. Proc Natl Acad Sci USA,1993,90:6155-6159

34. Takeda K,Tanaka T,Shi W,et al. Essential role for Stat6 in IL-4 signaling. Nature,1996,380:627-630

35. Vella A,Teague TK,Ihle J,et al. Interleukin 4(IL-4) or IL-7 prevents the death of resting T cells:Stat-6 is probably not required for the effect of IL-4. J Exp Med,1997,186:325-330

36. von Bubnoff D,Geiger E,Bieber T. Antigen-presenting cells in allergy. J Allergy Clin Immunol,2001,108:329-339

37. Zhu Z,Homer RJ,Wang Z,et al. Pulmonary expression of interleukin-13 causes inflammation,mucus hypersecretion,subepithelial fibrosis,physiologic abnormalities,and eotaxin production. J Clin Invest,1999,103:779-788

38. Zurawski G,de Vries JE. Interleukin 13,an interleukin 4-like cytokine that acts on monocytes and B cells,but not on T cells. Immunol Today,1994,15:19-26

第 77 章

白血病细胞的耐药性

肿瘤细胞对化疗药物产生耐药是化疗失效的主要原因,另一方面肿瘤新药的出现也常常伴随着耐药的出现,如紫杉醇和伊马替尼(imatinib),这就使问题更加严重。因此,了解耐药机制和寻找有效克服耐药途径是肿瘤化疗的紧迫任务。本章主要介绍耐药机制,除机体对药物吸收、分布、代谢和排泄影响药物动力学因素外,重点介绍具有外排泵作用的ABC系统,特别是P-糖蛋白(P-glycoprotein)的表达和临床意义,第二方面则是介绍以P-糖蛋白为靶点的抑制剂从第一代发展到第三代的研究成果,第三方面则是介绍白血病干细胞耐药性。

第一节 肿瘤细胞耐药基因表达的意义

肿瘤细胞对多种化疗药物产生交叉耐药性,称多药耐药(multidrug resistance,MDR),是造成肿瘤化疗失败的主要原因。有关资料统计,肿瘤年死亡率中,属内在性多药耐药(intrinsic MDR)的肿瘤,包括消化器官的胃癌、肠癌和肝癌等,呼吸系统的肺癌,泌尿系统的肾癌以及大脑和中枢神经系统肿瘤,约占61%;属获得性多药耐药(acquired MDR)的肿瘤,包括皮肤癌、乳腺癌、生殖器癌、内分泌肿瘤、白血病和淋巴瘤,约占33%。这就是说,90%以上肿瘤患者死因直接或间接地与耐药有关,因此逆转MDR成为肿瘤治疗亟待解决的问题。

从1945年第一例白血病化疗开始,在临床就发现了肿瘤耐药的现象,只是由于当时的科技水平的限制未能进行耐药机制的研究。随着细胞生物学和分子生物学相关技术的发展,对肿瘤耐药机制的研究就成为可能,并已取得突破性进展。

化疗是肿瘤治疗的有效方法之一,而肿瘤细胞对于抗肿瘤药物的敏感性有很大差别,这就造成疗效上的差别,有些肿瘤细胞对某些抗肿瘤药物具内在耐药性(intrinsic resistance),如上面提到的消化器官的胃癌、肠癌和肝癌等,呼吸系统的肺癌,泌尿系统的肾癌以及大脑和中枢神经系统肿瘤,对所用药物一开始就没有反应,亦是这些肿瘤成为难治性肿瘤的主要原因;亦有的肿瘤细胞对于原来敏感的药物,治疗一段时间后才产生耐药性,称之为获得性耐药性(acquired resistance)如上面提到的皮肤癌、乳腺癌、生殖器癌、内分泌肿瘤、白血病和淋巴瘤等。肿瘤细胞的耐药性导致肿瘤疗效的降低,是肿瘤药物治疗中的一大难点。

关于天然耐药性产生的原因尚未完全阐明,它可能与多种动力学因素有关,如肿瘤细胞的生长比率(growth fraction)较低,肿瘤细胞处于G_0期药物难以进入细胞,及(或)药物进入细胞后难以活化为活性药物等。在肿瘤细胞增殖过程中,一部分细胞会发生突变导致其形态和生化特性方面发生改变,对药物敏感变为耐药。在所有活细胞中存在自发基因突变,其突变率为10^{-7}~10^{-5},这些突变能传到下代。内在耐药细胞在肿瘤细胞群体中出现的频率约为10^{-7}~10^{-5}。这意味着现代诊断技术所能检测到的10^9癌细胞中,就有10^2~10^4耐药细胞的存在。在放疗或化疗时也能诱发突变,因此,耐药细胞出现的频率会更高。而当肿瘤与化疗药物接触时,肿瘤中敏感细胞为药物所杀灭,肿瘤体积缩小,产生临床疗效,但随之而来的是耐药性瘤细胞大量增殖,形成以耐药肿瘤细胞群为主;同时在长期与抗肿瘤药物接触后,可使肿瘤细胞的膜转运功能、对药物的解毒机制以及药物靶点的数量等发生改变,最终导致获得性耐药性的形成。

除肿瘤细胞本身特性外,实体肿瘤所处部位及其大小对化疗疗效是很重要的。这主要是由于药物经血到达肿瘤组织的浓度是受肿瘤组织供血状况而定，肿瘤大小也影响药物到达肿瘤组织的深度。因此，需要区分是药物浓度不足导致化疗失效，还是肿瘤产生耐药。

因此，临床表现化疗失败不等于肿瘤耐药出现，必须辨别与耐药有无关系，如出血、感染和器官功能衰竭等都可引起化疗失败。Estey 等总结 569 例初诊急性髓细胞白血病（AML）患者，16%的患者在诱导缓解治疗开始 4 周内死亡，23%存活期长于 4 周但却得不到缓解，这些患者才被认为是“化疗耐药”（chemotherapy resistant）。Hiddemann 等提出鉴别耐药 AML 的 4 条标准是：

1. 一线诱导治疗不缓解者；
2. 第一次完全缓解（CR1）6 个月内早期复发者；
3. CR1 6 个月后复发，原方案治疗无效者；
4. 2 次或多次复发者。

只有正确分析化疗失败原因，才能采取有针对性的防治对策。

宿主方面原因：包括年龄、临床征象和药代动力学等。如急性白血病的化疗疗效常与患者的年龄和征象有关，不缓解者出现耐药性频率也高。急性淋巴细胞白血病（ALL）患者年龄在 2～9 岁治疗后易获得长期完全缓解，超过 50～60 岁者，完全缓解率低。患者征象包括肝、脾和淋巴结肿大较明显，体温较高，免疫功能不全，骨髓正常干细胞缺乏，甚至明显肥胖者，其完全缓解率均较低。

药代动力学是在量上对药物在机体内的吸收、分布、转化和排泄的规律，特别是血液中的浓度随时间而变化规律的研究。抗癌药的治疗指数很窄，产生急性毒性反应的剂量往往和治疗效果的剂量很接近。严重的毒性反应，如粒细胞缺乏和血小板减少可能危及生命；而剂量不足也易招致耐药性的出现，最终危及患者生命。对化疗敏感的血液肿瘤，避免化疗剂量过低是很重要的。换言之，欲通过降低药量和（或）延长治疗时间来减轻药物的毒性或患者的不适，可能给患者带来巨大损害：或降低治愈率，或出现耐药性而终致不治而亡。现行化疗剂量都是以体重或体表面积来计算给药量，没有考虑个体差异，即没有考虑药代动力学变异。已研究过的抗癌药基本上都表现出药代动力学参数的高度变异性，即使在肝、肾功能正常的患者中也是如此。例如甲氨蝶呤（MTX）、鬼臼乙叉苷（VP-16）、鬼臼噻吩苷（VM26）和阿霉素（ADM）等的清除率在患儿中相差 2～10 倍，在成人中观察的变异也相似。柔红霉素（DNR）在成人 AML 患者中，同样表现出药代参数高度变异性：t1/2β 相差几十倍，清除率（Cl）相差 4 倍，代表血药浓度的参数药时曲线下面积 AUC 也有 3～4 倍差别。全反式维 A 酸（ATRA）用于急性早幼粒细胞白血病（APL），缓解后若不用联合化疗而单用 ATRA 维持，患者几乎无一例外要复发，并对 ATRA 耐药；初诊时患者口服 ATRA 45mg/(m^2·d)后 1～2 小时，平均 AUC 为（499±200）μg/(ml·h)，而复发耐药患者口服 ATRA 加倍 90mg/(m^2·d)，平均 AUC 均为（222±112）μg/(ml·h)。由于这些药代参数差异，药物在全身的作用强度也会产生类似范围的变动。

我们研究证明，安吖啶（amsacrine，AMSA）的临床疗效和毒性与全身清除率有关。大剂量 MTX 时，稳态清除率（CLs）较高和稳态血药浓度（Css）较低与儿童 ALL 早期复发的危险度较高有关。因此可以认为高 CLs 和低 Css 亦与耐药相关。

此外，有些抗癌药并不是以原型，而是在体内以代谢型起细胞毒作用。如环磷酰胺（CTX）和阿糖胞苷（Ara-C），称为代谢活化型。激活药物有关酶活性的变化，可使药物失活的酶活性改变，或使药物的作用受影响。如 Ara-C 在肝中脱氨酶作用下，变成 Ara-U 而失去活性。若患者脱氨酶活性增加，则 Ara-C 失活增加，从而出现耐药性。

对白血病来讲，治疗前白血病细胞组群（the pretherapy leukemic cell masses，LCM）对化疗效果是很重要的因素。LCM＝骨髓白血病细胞×活检骨髓增生程度。

患者治疗前的 LCM 高对高剂量 Ara-C 单药的疗效差，易出现耐药性。相反，治疗前骨髓中 LCM 低而且白血病细胞也低对低剂量的 Ara-C 易取得疗效，而不易出现耐药性。同时细胞周期的长短也有影响。如 ANLL 患者白血病细胞的细胞周期太短或太长都容易对 Ara-C 产生耐药性。这是由于对于细胞周期太长的患者，常规 Ara-C 6～10 天疗程还不够长以保证每个周期的白血病细胞都能接触到药物。对于细胞周期太短的患者，白血病细胞的增殖快于它们被杀灭的速度。

根据肿瘤细胞的耐药特点，耐药可分为原药耐药（primary drug resistance，PDR）和多药耐药（multidrug resistance，MDR）两大类：前者只对诱导药物产生耐药性，而对其他药物不产生交叉耐药性，如抗代谢药甲氨蝶呤（MTX）和氟尿嘧啶（5-Fu）等；后者则是指肿瘤细胞一旦对某种化疗药物产生耐药性，同时对其他结构上无关，作用机制亦各异的药物也产生交叉耐药性，这是一种独特的广谱耐药现象，许多天然来源的抗肿瘤药物如生物碱类抗癌药物（秋水仙碱、长春碱、三尖杉酯碱和紫杉醇等）、蒽环类抗癌抗生素(阿霉素和柔红霉素)、鬼臼毒素类(Vp-16 和 VM-26)及合成药(米托蒽醌和胺苯吖啶)都极易发生 MDR。肿瘤 MDR 是导致肿瘤化疗失败的最主要原因,也是化疗急需解决的问题。

有关 MDR 形成机制,近年来已成为国内外学者研究的热点之一,目前认为肿瘤耐药机制主要包括:

1. 药理耐药(pharmacological resistance)　是指由机体对药物的影响所导致的耐药,如药物进入机体后代谢增强或活化障碍、肿瘤血供不足、药物组织穿透力差以及药物避难所的形成等,导致肿瘤细胞外药物有效浓度降低。

2. 生化耐药(biochemical resistance)　是指肿瘤细胞的遗传性及生化特性发生复杂的变化,致使细胞通过不同途径对药物产生耐药性,主要有:①细胞膜/核膜蛋白——即药物输出泵,如 Pgp、MRP 和 BCRP,能够使细胞内药物外排增加或囊泡隔离,导致细胞内药物浓度降低或药物分布改变;②细胞质/核内蛋白——药物靶酶活性改变,如 DNA 拓扑异构酶Ⅱ是蒽环类和鬼臼毒素类药物的靶酶,它的含量及活性降低也能导致耐药;GST 活性代谢及结合能力增强,催化 GSH 与药物及其代谢产物结合;细胞内 PKC 活性改变加速 Pgp 磷酸化;O^6-甲基鸟嘌呤-DNA 甲基转移酶活性增强,导致 DNA 修复功能增强等。但不管是以什么耐药机制起作用,它是以肿瘤细胞内药物浓度降低为其特征。

3. 凋亡耐药(apoptosis resistance)　大部分抗肿瘤药物引起细胞死亡是通过细胞凋亡,而促凋亡基因的缺失或抗凋亡基因的过度表达都将相应地导致肿瘤细胞对化疗药物产生耐药性。

4. 微环境耐药(microenvironment resistance)　肿瘤细胞的存活和生长有赖于器官微环境,而器官微环境可以通过调节不同耐药基因表达来影响肿瘤细胞对化疗药物的敏感性。

一、细胞膜 ABC 系统(ATP binding cassetter)——“外排泵”(efflux pump)

目前研究已知与 MDR 有关的 ABC 膜蛋白转运有多种(表 77-1),其中最为重要和常见的是 ABCB1、ABCC1 和 ABCG2,它们相关结构见图 77-1,它们的生物学特点如下。

表 77-1　ABC 家族与耐药相关转运蛋白

基因	蛋白/别名	被泵出的化疗药物	其他药物或底物
ABCA2	ATP-结合盒转运蛋白 2	雌氮芥	无
ABCB1	P-糖蛋白或多药耐药蛋白(Pgp 或 MDR1)	秋水仙碱,多柔比星,地高辛,依托泊苷,长春碱,紫杉醇	沙喹那韦
ABCC	多药耐药相关蛋白 1(MRP1)	多柔比星,柔红霉素,喜树碱,长春新碱,依托泊苷,秋水仙碱,甲氨蝶呤	罗丹明
ABCC2	多药耐药相关蛋白 2(MRP2)	长春碱,顺铂,多柔比星,甲氨蝶呤	磺吡酮
ABCC3	多药耐药相关蛋白 3	甲氨蝶呤,依托泊苷	无
ABCC4	多药耐药相关蛋白 4	甲氨蝶呤,硫鸟嘌呤及其代谢物巯嘌呤	阿德福韦,环单磷酸鸟苷,环单磷酸腺苷
ABCC5	多药耐药相关蛋白 5	硫鸟嘌呤及其代谢物	阿德福韦,环单磷酸鸟苷,环单磷酸腺苷
ABCC6	多药耐药相关蛋白 6	依托泊苷	无
ABCC11	多药耐药相关蛋白 8	氟尿嘧啶	阿德福韦,环单磷酸鸟苷,环单磷酸腺苷
ABCG2	米托蒽醌耐药蛋白(MXR)或乳腺癌耐药蛋白(BCRP)	米托蒽醌,拓扑替康,多柔比星,柔红霉素,伊立替康,伊马替尼,甲氨蝶呤	脱镁叶绿甲酯酸 A,Hoechst 33342,罗丹明

(一) P-糖蛋白(ABCB1,Pgp)与 MDR

1968 年 Kessel 等最早通过逐渐增加药物浓度筛选出耐长春碱的小鼠 P388 白血病细胞系,该细胞同时与放线菌素 D、长春新碱及柔红霉素均有交叉耐药。随后 Biedler 和 Riehm 在中华仓鼠卵巢耐药细胞中也发现了类似现象,并且首先提出了“多药耐药”的概念,从此揭开了 MDR 研究的序幕。

1976 年 Juliano 与 V. Ling 等在耐秋水仙碱的中

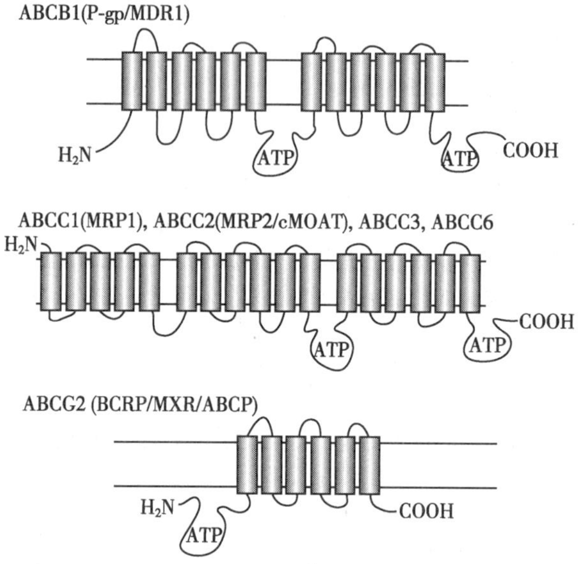

图 77-1 部分 ABC 转运蛋白结构模式图

华仓鼠卵巢细胞中，发现 MDR 的产生是由于细胞内药物积聚发生障碍，此后的进一步研究证实细胞内药物积聚降低的同时，有一分子量约为 170kD 细胞膜蛋白过度表达，称之为 P-糖蛋白（P-glycoprotein，Pgp），而亲代细胞无细胞内药物积聚减少，亦无 Pgp 过度表达，虽然后来的研究证明 Pgp 并非是简单的减弱细胞膜的通透性，但 Pgp 的发现却奠定了肿瘤多药耐药性的生物学基础。

Pgp 是一种浆膜大分子，由 1280 个氨基酸残基组成，其分子量约 140kD，其翻译后修饰加上去的糖链约 30kD，两者分子量为 170kD，在不同的 MDR 细胞中，Pgp 的 N 段与 C 段形成几乎对称的两部分结构，氨基酸序列也高度同源，共有 12 个疏水区在膜内排成 6 对，使 Pgp 镶嵌于膜内，在膜外侧的部分连接糖基，而膜内侧亲水区有两个核苷酸结合位点，表明 Pgp 是 ATP 结合盒蛋白超家族成员。

一系列的研究表明，肿瘤细胞耐药程度、胞内药物聚集程度与 Pgp 表达密切相关，用钙离子拮抗剂维拉帕米封闭 Pgp 可显著地抑制药物的外排作用，增加药物在胞内的聚集，同时可以极大地逆转细胞的耐药性，提高细胞对药物的敏感性，表明 Pgp 是一种能量依赖性药物排出泵，既可以与一些抗肿瘤药物及其他药物结合，又有 ATP 结合位点，Pgp 一旦与抗肿瘤药物结合，通过 ATP 提供能量，将药物从细胞内泵出细胞外，药物在细胞内浓度就不断下降；药物的细胞毒作用因而减弱或完全丧失，出现耐药现象。

在明确了多药耐药与 Pgp 的关系以后，人们的兴趣转向了 *MDR* 基因的研究，1983 年 Grund 等对 MDR 细胞的细胞遗传学研究发现，高度表达 Pgp 的 MDR 细胞中常有双微体（double minute chromosome，DM）和同源染色区（homogeneous staining region，HSRs），这个染色体异常是基因扩增的遗传学特征，提示 MDR 可能和基因扩增有关，促进了耐药基因分子水平的研究。1984 年 Roninson 等首先用凝胶内 DNA 复性技术，在两个不同来源的仓鼠 MDR 细胞中发现一 150kb 的 DNA 扩增序列，进而从扩增序列中克隆出 1. 1kb 的 DNA 片段，此片段的扩增水平和细胞耐药程度有关。此后（1986 年）用仓鼠 MDR 细胞系扩增序列作探针，从人 MDR 细胞中克隆出与之同源的基因组 DNA 序列，称之为 *mdr1* 基因。几乎与此同时，Ling 等从仓鼠 MDR 细胞系的 cDNA 文库中分离出 600bp 编码 Pgp 的 cDNA 序列，用此 cDNA 作探针进行分子杂交证明，Pgp 基因属于 *MDR* 基因家族。

迄今为止已经证明：人类 *MDR* 基因家族包括 *mdr1* 和 *mdr2*，其中 *mdr1* 位于第 7 号染色体 q21. 1，为有功能耐药基因，*mdr1* 由 28 个外显子组成，含有一个开读码框架（第 179 ~ 3840bP 之间），起始密码为 ATG，转录产物为 4. 5kb 的 mRNA，在 MDR 细胞中高度表达；而 *mdr2* 其染色体位置与 *mdr1* 相邻，为无功能耐药基因，但它常与 *mdr1* 基因一起扩增，与 *mdr1* 具有高度同源性，其表达水平和细胞的耐药性无关。不同种属的 *mdr* 基因序列具有高度同源性，反映了 MDR 在进化过程中高度的保守性，提示该基因可能具有重要的生理功能。

用克隆的 *mdr1* 基因 cDNA 转染研究为明确 *mdr* 基因与 MDR 的关系提供了可靠的证据。1986 年

Shen 等将从人 MDR 细胞提取的 DNA 转染药物敏感的小鼠细胞可使其转变成 MDR 细胞，而如果接受来自药物敏感细胞的 DNA 则小鼠细胞仍为药物敏感型，这些研究虽然提示 *mdr* 基因的转染与 MDR 表型有关，但是不能确定哪一类 *mdr* 基因赋予细胞 MDR 表型。Gros（1986）等用小鼠 *mdr1* cDNA 转染药物敏感细胞，可获得 MDR 转染细胞系，表明是 *mdr1* 基因本身而不是相关基因起着 MDR 作用，同样 Ueda 等的研究也证实了这一点。

MDR 细胞株无论在肿瘤耐药相关基因和表达蛋白的研究还是在寻找逆转新途径方面都有重要意义。我们用阿霉素（ADM）诱导 K562 细胞，建立了一株多药耐药细胞株 K562/A02。它表现出下列特性：

1. K562/A02 的耐药谱　分别测定 K562/A02 和 K562 对不同药物的 IC_{50}，以耐药细胞的 IC_{50} 与敏感细胞 IC_{50} 之比为耐药倍数，发现 K562/A02 细胞系的耐药谱：对 ADM 的耐药倍数为 160 倍，对与 ADM 的结构及药理特性相似（DNR）或不同的 MDR 药物（如 VCR、HHT、VP16 和 AMSA 等）都有程度不同的较强的耐药性，而对非 MDR 药物（如 DDP、5-Fu、MTX 和 Ara-C）则不耐药或轻度耐药（表 77-2），表现为典型的多药耐药表型。

表 77-2　K562 和 K562/A02 对不同种抗肿瘤药物的反应

抗肿瘤药物	IC_{50}（μg/ml）		
	K562	K562/A02	耐药倍数*
VCR	0.015	7.5	500
ADM	0.005	0.80	160
HHT	0.003	0.39	130
AMSA	0.013	0.092	71
DNR	0.015	0.71	47
VP16	0.092	0.67	7
Ara-C	0.002	0.01	5
DDP	1.16	1.30	0.80
MTX	0.005	0.003	0.6
5-Fu	2.09	1.16	0.55

$$*耐药倍数=\frac{IC_{50}(K562/A02)}{IC_{50}(K562)}$$

2. K562/A02 细胞内药物浓度变化　K562/A02 在用药物孵育 60 分钟后，细胞内柔红霉素（DNR）浓度仅为 K562 的 1/3。3μM 的 Cy-A 和 10μM 的 Ver 均能显著增加耐药细胞 K562/A02 对 DNR 的积累，Cy-A 较 Ver 作用更强。它们分别增加 200% 和 138% 左右，但对 K562 细胞无作用（图 77-2）。这表明肿瘤细胞耐药是以细胞内药物浓度降低为主要特征。另一方面，用 Pgp 逆转剂能明显地逆转 Pgp 外排作用（图 77-3），也表明 Pgp 在 MDR 中起重要作用。

3. 膜糖蛋白 P-170 检测　用银染法检测发现 K562/A02 膜在 170kD 附近有一条带，表明 Pgp 表达阳性。而 K562 为阴性（图 77-4）。这说明耐药肿瘤细胞内药物浓度的降低是由于 Pgp 的存在而引起的。

4. 耐药基因的表达　用点杂交检测 K562/A02 和 K562 细胞 *mdr1* 基因，发现 K562/A02 的 *mdr1* 基因拷贝数不增加（图 77-5）。

K562/A02 RT-PCR 扩增后电泳产生 114bp 作为内标的 β2 微球蛋白基因扩增产物和 157bp 的 *mdr1* 基因扩增产物，与 *mdr1* cDNA 扩增产物相同，而 *mdr2* cDNA 为阴性，而 K562 细胞只产生 114bp 的 β2 微球蛋白扩增产物。这表明它没有基因扩增而是 *mdr1* 基因转录增加（图 77-6）。

5. *mdr1* 基因转染　为了进一步确证 *mdr1*/Pgp 在肿瘤多药耐药中的作用，我们用含有人全长 *mdr1* cDNA 的反转录病毒载体 pHaMDR1/A 转移到包装细胞 PA317 采用磷酸钙沉淀法，PA317-HaMDR1/A1 产生的病毒颗粒感染 NIH3T3 和 K562 细胞采用上清感染法和共培养法，获得了产反转录病毒的包装细胞 PA317-HaMDR1/A1，用其转染 NIH3T3 和 K562 细胞的转染率分别为 30.4% 和 28.3%，产病毒包装细胞 PA317-HaMDR1/A1 和被转染 NIH3T3 和 K562 细胞的基因组 DNA 中均已整合有外源性的 *mdr1* cDNA。

经 PA317-HaMDR1/A1 共培养的 K562 细胞，用 3.5ng/ml 秋水仙碱筛选后挑取耐药细胞集落进行

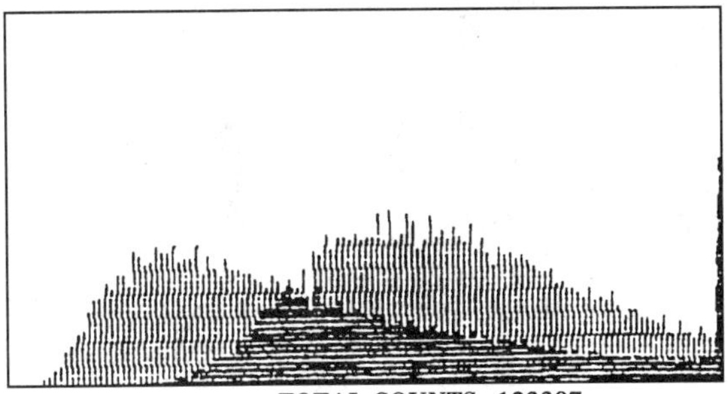

图 77-2　K562 和 K562/A02 分别孵育 90 分钟后，细胞内柔红霉素（DNR）浓度的变化
左峰为 K562/A02　右峰为 K562

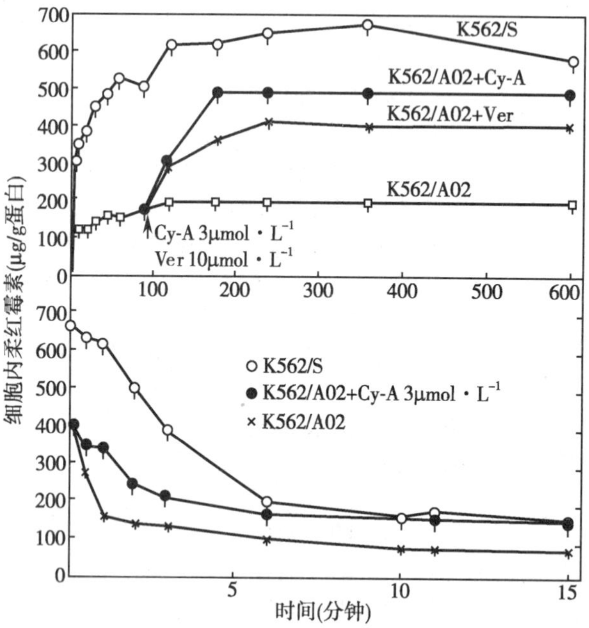

图 77-3 K562 及 K562/A02 细胞内 DNR 浓度

培养基中含 DNR 2μM,90 分钟时加 Cy-A 或 Ver,上图为药物累积曲线,下图为药物外排曲线

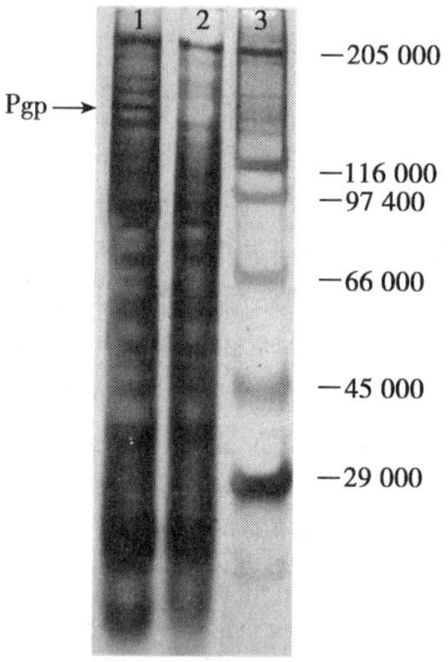

图 77-4 K562 及 K562/A02 细胞膜蛋白电泳图(银染法)

泳道 1 K562/A02 泳道 2 K562 泳道 3 分子量标准

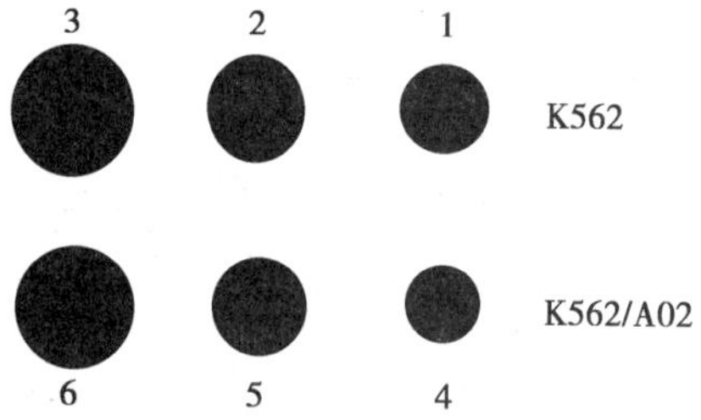

图 77-5 *mdr1* 基因组 DNA 的点杂交分析图

扩增,命名为 K562/MDR1,其转染率为 28.3%。

用免疫组织化学法检测 P-糖蛋白(Pgp)表达,结果表明被转染 NIH3T3 和 K562/MDR1 Pgp 染色较未转染的亲代细胞增强。

如表 77-3 所示,K562/MDR1 细胞对阿霉素、柔红霉素、米托蒽醌、足叶乙苷、高三尖酯碱和长春新碱交叉耐药,其耐药倍数为 7.8、8.1、7.0、2.24、4.86 和 2.27 倍,各药物组中,K562/MDR1 与 K562 的 IC_{50} 比较均有显著性差异($P<0.05$),表示 K562/MDR1 对多药耐药谱的药物具有耐药性,而对非多

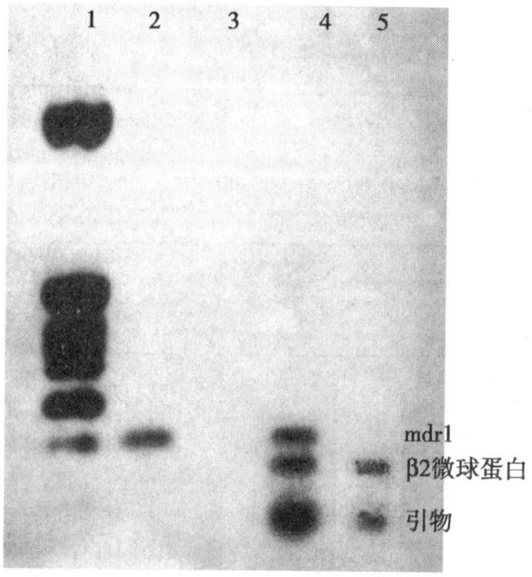

图 77-6 RT-PCR 法检测 K562 及 K562/A02 细胞中 *mdr1* 基因表达

1. Marker;2. mdr1 cDNA;3. mdr2 cDNA;4. K562 及 K562/A02;5. K562

表 77-3　K562/MDR1 细胞耐药谱

药　物	IC_{50}(μg/ml)		
	K562	K562/MDR1	耐药倍数
阿霉素	2.88±0.61	0.37±0.12	7.8
柔红霉素	2.42±0.35	0.30±0.16	8.1
米托蒽醌	0.98±0.40	0.14±0.02	7.0
足叶乙苷	40.20±10.93	17.90±2.20	2.24
高三尖酯碱	21.70±1.35	4.46±1.51	4.86
长春新碱	131.48±8.40	57.81±2.01	2.27
阿糖胞苷	21.41±0.43	22.64±0.67	0.95

药耐药谱的药物阿糖胞苷无耐药性。

上述 *mdr1* 基因转染实验证明，*mdr1* 扩增和由它编码的 Pgp 表达增加是肿瘤细胞产生多药耐药的原因。

此外用狭缝杂交法检测 *Top Ⅱ* 基因表达，发现 *Top Ⅱ* 基因表达明显低于 K562 细胞。谷胱甘肽-S-转移酶活性检测结果显示 K562/A02 和 K562 细胞 GST 含量分别为 0.372 和 0.175nM/(min · 10^7 细胞)，两者差异显著。在敏感及耐药的人肿瘤细胞中的端粒酶活性测定表明，耐药细胞 K562/A02 的端粒酶活性是增加的，并且除抗凋亡基因 *bcl-2* 表达增加外，PKC 活性也明显增加。

从以上结果可以得出结论，耐药表型是多基因的，它随诱导的药物、肿瘤种类、分化程度以及宿主微环境的不同，而表现一种或几种耐药基因同时表达。但目前能在临床证实跟一些肿瘤耐药相关的只有 *mdr1*/Pgp。

Pgp 主要分布在有分泌功能的肠上皮细胞、肾近曲小管细胞和肝胆管细胞膜，提示其通过外排泵参与机体内外源性毒物的清除。此外，发现在脑、睾丸和胎盘血管上皮细胞也有 Pgp 表达，可能与各种保护屏障有关，在肾上腺的 Pgp 可能参与内源性代谢物的转运。

近年来人们对 *mdr1*/Pgp 表达的临床意义也进行了深入研究，结果表明其在许多人体肿瘤组织均有不同程度的表达，根据肿瘤组织 *mdr1* 表达水平将肿瘤分为四类：①经常为高表达的未治肿瘤，如结肠癌、肾癌、肝癌和肾上腺癌等，这些肿瘤一半以上可以检测到 *mdr1* 的表达，一般对化疗不敏感；②偶尔为高表达的未治肿瘤，如急性淋巴细胞白血病、非霍奇金淋巴瘤和神经母细胞瘤，它们一般对化疗是敏感的；③很少有 *mdr1* 表达，即使有其水平也是很低的未治肿瘤，如乳腺癌和慢性粒细胞白血病，绝大多数对药物是很敏感，但非小细胞肺癌是耐药的；④经化疗后 *mdr1* 明显增高的复发肿瘤，如非霍奇金淋巴瘤、神经母细胞瘤和乳腺癌等，提示肿瘤化疗过程中获得性耐药和 *mdr1* 表达水平提高有关。

我们对 200 例白血病患者检测结果显示，Pgp^- 的患者 90% 对化疗敏感，完全缓解率达 90%，而 Pgp^+ 的复发患者则 90% 发生耐药，因此 Pgp^+/Pgp^- 可作为预测白血病化疗效果的指标。对 110 例肺癌患者检测结果显示，Pgp^- 的患者的生存率显著高于 Pgp^+ 的患者。对 31 例乳腺癌患者检测结果显示，Pgp^- 的患者的无病生存期或总生存期都显著地比 Pgp^+ 的患者长。因此，*mdr1*/Pgp 过度表达是有临床意义的(表 77-4，表 77-5)。

表 77-4　MDR1 的表达与化疗疗效之间的关系

肿瘤类型	MDR1 表达	
	阳性	阴性
急性粒细胞白血病 1	27% 完全缓解	73% 完全缓解
急性白血病	33% 缓解	74% 缓解
急性粒细胞白血病 2	60% 完全缓解	92% 完全缓解
急性粒细胞白血病 3	44% 完全缓解	100% 完全缓解
急性粒细胞白血病 4	80% 耐药	64% 完全缓解
淋巴瘤	55% 完全缓解	47% 完全缓解
多发性骨髓瘤	25% 有效	75% 有效
乳腺癌	7% 完全缓解	23% 完全缓解
小细胞肺癌	75% 有效	86% 有效
Ewing 肉瘤	17% 有效	67% 有效
软组织肉瘤	55% 有效	80% 有效
神经母细胞瘤	46% 完全缓解	84% 完全缓解

表 77-5　化疗前后临床标本中 MDR1 基因的表达

肿瘤类型	病人状况	MDR1 表达
急性粒细胞白血病 1	初治	65%
	复治	80%
急性粒细胞白血病 2	初治	18%
	复发/难治	33%
急性非淋巴母细胞白血病	初治	27%
	复发/难治	64%
急性白血病	初治	26%
	复发	35%
	缓解	30%
急性粒细胞白血病 3	初治	57%
	复发	100%
慢性淋巴细胞白血病	治疗前	14%
	治疗后	26%
多发性骨髓瘤 1	治疗前	29%
	治疗后	50%
多发性骨髓瘤 2	治疗前	6%
	治疗后	43%

续表

肿瘤类型	病人状况	MDR1 表达
乳腺癌 1	治疗前	14%
	治疗后	43%
乳腺癌 2	治疗前	9%
	治疗后	64%
乳腺癌 3	治疗前	11%
	治疗后	30%
卵巢癌	治疗前	15%
	治疗后	47%
肉瘤	治疗前	40%
	治疗后	20%
膀胱癌	治疗前	75%
	治疗后	80%
中枢神经系统肿瘤	治疗前	18%
	治疗后	57%
骨肉瘤	初级	23%
	转移灶	50%
软组织肉瘤	初级	18%
	复发	35%
子宫颈癌	治疗前	35%
	治疗后	88%

（二）多药耐药相关蛋白（ABCC1，MRP1）与 MDR

随着研究的不断深入，人们发现许多肿瘤的 MDR 并不总是伴随着 *mdr1* 基因表型的存在。1988 年 McGrath 等用阿霉素（ADM）诱导白血病细胞 HL60，建立了一个多药耐药细胞系 HL60/ADM，发现该细胞系无 Pgp 表达，但对 ADM 的耐受性比敏感细胞高出 80 倍，且对长春新碱（VCR）和放线菌素 D（ACD）具有交叉耐药，表现为细胞内药物浓度下降，维拉帕米可使细胞内药物积蓄增加，最先提出了在 MDR 细胞中尚存在非 Pgp 介导的耐药机制。

1992 年 Cole 等在用阿霉素诱导的多药耐药细胞系中发现，具有 MDR 表型的 H69/AR 和 Hela/ADM 细胞，既没有 *mdr1* 基因扩增及表达增加，也没有 Pgp 过度表达；从 H69/AR 的 RNA 构建 cDNA 文库，用差异杂交和 Northern 印迹法检测到 2.8kb 的 cDNA，能与 H69/AR 细胞中 7.8 ~ 8.2kb 大小的 mRNA 杂交，这种 mRNA 在耐药细胞 H69/AR 比非耐药细胞 H69 高 100 ~ 200 倍；通过 Southern 印迹检测发现 DNA 水平也有扩增，且在没有 Pgp 表达的耐药细胞 Hela/ADM 中，这种 mRNA 表达也高出 12 ~ 15 倍，表明在这两种耐药细胞中存在另一种耐药基因，此基因被称为多药耐药相关蛋白基因（multidrug resistance-associated protein gene，*MRP*），该基因编码的蛋白为多药耐药相关蛋白（MRP）。1993 年 Zaman 等在另一个非 Pgp 介导的小细胞肺癌耐药细胞系 GLC_4/ADM 中，用 RNA 酶保护法也发现 *mrp* mRNA 水平比亲代敏感细胞 GLC_4 高 25 倍，同时还有基因拷贝数的增加，从而证明 MRP 是与原有的 Pgp 所不同的新型耐药机制。

多药耐药相关蛋白也是一种糖蛋白，从其 cDNA 序列分析发现 MRP 由 1531 个氨基酸残基组成，蛋白质部分分子量为 170kD，加上糖基部分分子量约为 190kD。MRP 和 Pgp 在一级结构上有 15% 的同源性，也有 2 个 ATP 结合位点，同属 ATP 结合盒膜转运蛋白超家族成员之一，也具有能量依赖的药物外输出泵功能。近年的研究证明其编码基因 *mrp* 定位于第 16 号染色体 p13.1，在其附近（16p11.2）还有一个与 MDR 有关的基因，即编码 PKC-β 的基因，PKC-β 可以通过磷酸化水平来调节 Pgp（也许还有 MRP）的转运活性；近年来还发现，另外一种与 MDR 有关的耐药蛋白-肺耐药相关蛋白（*LRP*）基因亦位于 16 号染色体上。

同样基因转染实验为 MRP 导致耐药提供了证据：1994 年 Kruh 等将 HL60/ADM 细胞中获得的 *mrp* cDNA 转染 NIH/3T3 细胞，结果使该细胞也获得了 MDR 表型，对阿霉素耐受程度比敏感细胞提高了 27 倍。此后不久，Grant 等用 *mrp* cDNA 转染 Hela 细胞，被转染的细胞表现出对 ADM、VCR 和 VP-16 的多药耐药性，进一步证实了 *mrp* 基因具有赋予 MDR 表型的能力。

虽然有了这些肯定的证据，但 MRP 的过度表达引起 MDR 的确切机制仍然不明确。Cole 等报道在 MRP 转染细胞抑制 ATP 的合成，可使细胞内的药物浓度明显升高，说明其 MDR 机制是依赖 ATP 的。然而在 H69/AR 细胞系与敏感细胞 H69 相比，并无药物浓度积聚下降。同时也有研究发现阿霉素和长春新碱的光亲和类似物（photoaffinity analogue）不与细胞膜的 MRP 结合，两者的转运与 MRP 无关，表明 MRP 并非是一种简单的药物输出泵。1993 年 Jedlistscbky 等发现在有 MRP 过度表达的 HL60/ADM 细胞膜囊泡中，对内源性谷胱甘肽耦合物白三烯 C_4 的转运比敏感细胞提高了 25 倍，与另一底物 S-(2,4-二硝基苯酚）谷胱甘肽的结果相似，说明 MRP 是一种能紧密结合谷胱甘肽 S-耦合物的膜蛋白，并证实这种结合是依赖 ATP 的。因此，已有众多研究表明 MRP 既是一种能量泵，同时也是一种谷胱甘肽耦合泵（GS-X），能够清除包括化疗药物在内与谷胱甘肽结合的亲脂性复合物以及阴离子残基，从而减弱其细胞毒作用产生耐药性。此外，MRP 的另一耐药机制可能是参与细胞质内囊泡的运输，引起药物亚细胞分布的改变，使药物在其靶点的有效浓度降低。

一系列研究表明 MRP 广泛分布于人体正常组织，其分布特点为：①MRP 在上皮、内分泌及肌肉组织中表达水平较高；②MRP 在粒细胞和 T 淋巴细胞中含量尤高；③MRP 在上皮和内分泌组织主要分布于管腔面的顶端胞质内；④MRP 几乎完全分布于胞质内膜系统。因此，MRP 除具 GS-X 的转运泵外，也能将进入细胞内的化疗药物或在细胞内产生的有害物质排出胞外，起到保护作用。

同样根据 MRP 表达情况，也可将肿瘤分成三类：①MRP 经常为高表达的肿瘤，如慢性淋巴细胞白血病；②MRP 偶尔为高表达的肿瘤，如食道鳞癌、非小细胞肺癌和急性髓性白血病；③MRP 表达显著低的肿瘤，如其他血液系统肿瘤、软组织肉瘤、黑色素瘤、前列腺癌、乳腺癌、肾癌、膀胱癌、睾丸癌、卵巢癌和大肠癌。由于 MRP 发现较晚，目前有关 MRP 与 MDR 的研究大多局限于体外肿瘤细胞系，有报道显示 MRP 在非小细胞肺癌的 MDR 中占有重要地位，其在临床肿瘤耐药性的意义有待于进一步研究。

（三）乳腺癌耐药蛋白（ABCG2，BCRP）与 MDR

近年来人们一直在探索非 Pgp 介导的耐药机制，1998 年，来自美国三个不同的实验小组相继报道了乳腺癌耐药细胞系存在一种新的肿瘤耐药相关蛋白，称之为乳腺癌耐药蛋白（breast cancer resistance protein，BCRP），也有人称之为米托蒽醌耐药蛋白（mitoxantrone resistance protein，MXRP）或 ABCP（ATP-binding cassette protein）。1990 年 Chen 等用 Pgp 抑制剂维拉帕米（VRP）筛选乳腺癌 MCF-7 对阿霉素的耐药，建立耐药细胞系 MCF-7/ADMVp，表现出明显地与其他蒽环类和米托蒽醌交叉耐药，但对长春碱、紫杉醇和顺铂敏感。同时研究还发现 MCF-7/ADMVP 细胞并无 Pgp 和 MRP 过度表达，但与亲代细胞相比，细胞内蒽环类柔红霉素和荧光染料罗丹明蓄积明显减少；同时耐药细胞 MCF-7/ADMVP 亦未显示药物在细胞内分布的变化。进一步研究发现柔红霉素细胞内蓄积减少并不能被经典 Pgp 抑制剂环孢素所逆转，但 ATP 缺乏则能完全阻断柔红霉素和罗丹明的外排增加，提示在 MCF-7/ADMVP 耐药细胞中存在一种新的 ATP 依赖的药物排出泵。

1998 年 Doyle 等用 RNA 指纹分析（RNA fingerprinting）研究比较肿瘤耐药细胞 MCF-7/ADMVP 和亲代细胞 MCF-7 的 mRNA 表达的差异，结果发现在 MCF-7/ADMVP 中有一 2.4kb mRNA 过度表达，其翻译一个 633 氨基酸残基的跨膜蛋白，即乳腺癌耐药蛋白。随后用全长 BCRP 的 cDNA 转染 MCF-7 细胞，结果同样导致对米托蒽醌、阿霉素和柔红霉素耐药，降低细胞内柔红霉素蓄积和滞留，在转染的克隆细胞中引起 ATP 依赖的罗丹明外排增加，进一步证实了 BCRP 能够在乳腺癌细胞中导致多药耐药。

从 MCF-7/ADMVP 耐药细胞 mRNA 构建的 cDNA 文库序列分析发现，它含有一个开放读框（ORF），编码一个 633 氨基酸的蛋白，至少与 50 个 ATP 结合盒膜转运蛋白具有同源性，尤其是与果蝇 w 基因同源的人 PIR：GO2068 蛋白，它含有 638 个氨基酸，同源性高达 29.3%，主要负责细胞内视黄素前体鸟嘌呤和色氨酸的转运。BCRP 结构的最主要特点是只有一个 ATP 结合结构域和一个疏水性的跨膜结构域，这与典型的 ABC 转运蛋白明显不同，后者往往由两个同源部分组成，每个部分含有一个 ATP 结合结构域和一个跨膜的疏水区域，因此称 BCRP 为"半转运蛋白"（half transporter），推测其可能与本身或其他转运分子形成二聚体或多聚体而发挥功能。

BCRP 高表达的正常组织包括胎盘、脑、前列腺、小肠、睾丸、卵巢、结肠和肝脏等。1999 年 Ross 和 Hazlehurs 等利用 Northern 和 Southern 印迹方法研究不同来源的肿瘤 MDR 细胞系，进行 *BCRP* 基因表达水平测定，结果发现：在乳腺癌 MCF-7/Mitox、胃癌 EPG85-257RNDV、结肠癌 S_1M_1-3.2、纤维肉瘤 EPF86-079RNDV 和多发性骨髓瘤 8226/MR20 等耐药细胞中均有 BCRP 过度表达，同时发现 BCRP 高表达与 Pgp 和（或）MRP 表达无关。非常有趣的是，所有这些耐药细胞系绝大多数都是由米托蒽醌诱导的，最近也有人用抗肿瘤新药拓扑特肯（topotecan，TPT）诱导卵巢癌细胞 IGROV1 获得 BCRP 表型的耐药细胞，因此对拓扑特肯的耐药也引起人们的重视。

BCRP 是继 Pgp、MRP 和 LRP 之后 MDR 研究中又一热门的耐药相关蛋白，已经引起人们的普遍关注，不过 BCRP 的认识才刚刚开始，还有许多重要问题没有解决：BCRP 的基因定位与调控；BCRP 的正常生理功能；BCRP 在正常及肿瘤组织的表达；BCRP 引起肿瘤耐药的机制；BCRP 表达的临床意义及其逆转。因此，BCRP 的研究值得注意与开展。

（四）肺耐药相关蛋白与 MDR

继 1992 年发现 MRP 之后不久，1993 年 Scheper 等发现了一种新的肿瘤耐药相关蛋白，他们用阿霉素筛选人非小细胞肺癌细胞株 SW_{1573} 得到 MDR 细胞 SW_{15732}/R120，对阿霉素、Vp-16、VCR 和短杆菌肽交叉耐药，但该细胞无 Pgp 表达，随后用其免疫 Babl/c 小鼠成功地制备出单克隆抗体 LRP-56，它能与 SW_{15732}/R120 发生强阳性反应，而与亲代细胞

SW_{15732}不发生反应。进一步研究将LRP-56与另外4种Pgp阴性的MDR细胞：小细胞肺癌GLC4/ADM、乳腺癌MCF/Mitox、纤维肉瘤HT1810/DR4和多发性骨髓瘤8226/MR40作用，发现该单抗能与这些细胞中一种分子量为110kD蛋白质发生特异性免疫反应，因该蛋白最初在非小细胞肺癌中发现，故称之为肺耐药相关蛋白（lung resistant-related protein, LRP）。

1995年Scheffer等从纤维肉瘤HT1810/DR4耐药细胞的cDNA文库中分离出*lrp*基因cDNA，经cDNA测序分析显示*lrp*基因的开放阅读框由2688bp组成，推测其编码的蛋白质LRP分子量为100kD，由896个氨基酸组成。同年Slovak等用2.8kb的全长cDNA探针，将*lrp*基因定位于16号染色体短臂上16p13.1～16p11.2区，进一步用原位杂交双荧光染色显示其精确定位于16p11.2，距*mrp*基因约27nM，但两者极少同时扩增。从*lrp*基因推测其氨基酸组成分析，LRP与膜转运蛋白Pgp和MRP无相似性，LRP基因与黏菌和褐鼠中编码穹隆体主蛋白（major vault protein, MVP）的基因高度同源，并由此推断LRP就是人的MVP。

MVP是穹隆体的主要成分，而穹隆体是一种近年来才发现的一种新的细胞器，它是一种多亚基的核糖核蛋白颗粒，由分子量不同的4种蛋白质和多个拷贝的一段长140bp的RNA组成，其中MVP含量为最高，其分子量为104kD。穹隆体广泛存在于从黏菌直至人的多个物种中，含量丰富且高度保守，说明其在细胞生理过程中起重要作用：大部分位于胞质中的囊泡上，似与囊泡/溶酶体系统物质转运有关；少部分（5%）位于核孔复合物处，可能是核孔复合物的中心塞子或物质转运载体，在调控细胞核和细胞质物质的双向转运中起作用。

人们在研究中有趣的发现LRP能够介导对顺铂、卡铂和烷化剂等一些Pgp和MRP不能介导的药物的耐受，这些药物的一个共同特点是均以DNA为靶点，提示LRP可能通过核靶点屏蔽机制引起MDR。目前认为LRP可能通过两种机制引起MDR，一是它可使以胞核为靶点的药物不能通过核孔进入胞核，即使进入也在发生药效前被泵出核外；二是它可使胞质中药物进入囊泡呈房室性分布，并通过胞吐作用排出细胞外。上述推测已被一些观察所证实，在LRP表达的MDR细胞中，药物核质分布比率明显低于亲代敏感细胞，且有胞吐作用发生，并在胞吐囊泡中分离到化疗药物。但是Scheffer等用全长的LRP cDNA转染卵巢癌细胞获得LRP表达的细胞，对VCR、ADM和Vp-16的敏感性并没有明显变化，这可能是由于仅LRP一种基因转染不足以引起MDR，因为穹隆体含有多种组分，LRP引起MDR还需要其他组分的协助，也即LRP是以穹隆体完整的结构和功能为基础引起MDR的。

LRP在正常组织中分布具组织特异性，在那些经常接触外界毒物的组织中表达水平较高，尤其是在那些具有分泌或排泄功能的复层上皮或移行上皮中，如支气管上皮、肠道上皮及肾小管上皮等。与Pgp不同的是LRP在胆小管上皮没有分布，其分布特点提示LRP与Pgp一样亦具有保护功能。

LRP也广泛存在于多种肿瘤组织中，其在不同肿瘤中的表达水平客观地反映了不同肿瘤对化疗的敏感性，LRP在鼻咽癌、神经母细胞瘤和急性粒细胞白血病中为低度表达，在卵巢癌为中度表达，在大肠癌和肾癌中为高度表达，可见其表达水平与肿瘤细胞化疗耐药有关。最近有人研究LRP与体外化疗药物耐受的关系，发现在61种未经药物筛选的肿瘤细胞系中，LRP在体外预测MDR比Pgp和MRP都好，而且LRP还可延伸至非MDR相关药物铂类化合物的耐药。此外，也有资料表明LRP在初治急性髓性白血病和卵巢癌是一个影响化疗敏感性和预后的独立因子。

二、细胞质/核内蛋白——“靶酶”

（一）拓扑异构酶（Topo）Ⅱ与MDR

近年来研究发现，一些对鬼臼毒素及其人工半合成衍生物Vp-16、VM-26、丝裂蒽酮、19羟基玫瑰树碱及安吖啶（AMSA）产生耐药性的细胞株，呈现一些非典型的多药耐药性现象，主要表现为：①对多种天然来源的抗肿瘤药物呈现耐药性，但对长春碱类生物碱则不产生交叉耐药性；②维拉帕米等膜活性物质并不能纠正其耐药性，因而维拉帕米等钙拮抗剂不能逆转这种类型的多药耐药性；③抗肿瘤药物在胞内的积聚及滞留没有变化，其胞内浓度未见下降；④*mdrl*基因及Pgp的表达未见增加；⑤拓扑异构酶TopoⅡ酶的量及活性均有下降。因为与拓扑异构酶TopoⅡ有关的MDR同典型的由Pgp介导的MDR有诸多不同点，把这类MDR称为非典型性MDR（atypical MDR, at-MDR）。

拓扑异构酶是存在于真核细胞中的一种核酶，它可引起DNA的二维及三维结构改变，在DNA复制、转录、染色体分离及DNA重组中起重要作用。DNA拓扑异构酶有两种同工酶：TopoⅠ使DNA单链断裂并瞬间连接，无需ATP提供能量；TopoⅡ可使双链断裂并瞬间连接，需ATP提供能量。二者在维持核酸的正常结构及功能中起重要作用。许多抗肿瘤药物能与Topo结合后，形成永久性易裂性药物-酶-DNA复合物，从而阻止Topo的DNA断裂-再连接反应，导致DNA链断裂，进而影响蛋白质形成，促使肿瘤细胞死亡，或诱导基因的变化引起细胞凋亡，这亦是上述抗肿瘤药物的主要抗肿瘤作用机制。在目前常用的抗肿瘤药物中，喜树碱及其新的衍生物拓扑特肯和CPT-11是TopoⅠ抑制剂，鬼臼毒素类衍生物VP-16和VM-26是TopoⅡ抑制剂，胺苯吖啶和典型的蒽环类抗癌药（ADM和DNR）则为DNA嵌入剂，而长春碱类不作用于DNA。

目前有关拓扑异构酶与肿瘤MDR的研究主要集中在TopoⅡ，而其改变导致MDR的主要机制为：①细胞内TopoⅡ含量下降：人小细胞肺癌耐药细胞GLC4/ADM中未见Pgp过度表达，维拉帕米亦不能逆转其对阿霉素的耐药性，该细胞对VP-16、VM-26、mAMSA及米托蒽醌有交叉耐药，从该细胞系中提取TopoⅡ发现，DNA双链断裂活性较敏感细胞下降2～3倍，但TopoⅡ活性则未见明显改变；②TopoⅡ基因点突变：某些TopoⅡ抑制剂如胺苯吖啶和VP-16本身为致突变剂，药物引起编码TopoⅡ的DNA发生点突变，导致TopoⅡ相应氨基酸序列改变，酶活性下降，从而改变了酶对抗癌药物的敏感性；③TopoⅡ的磷酸化：研究发现TopoⅡ的磷酸化堆砌活性具有重要调节作用，可直接影响对抗癌药物的敏感性，Ritke等（1994）发现耐VP-16的K562耐药细胞TopoⅡ磷酸化水平比亲代敏感细胞低2.6倍，VP-16诱导的DNA损伤减少，TopoⅡ共价结合复合物解离加速，提示该细胞耐药性与TopoⅡ磷酸化水平下降有关；④Topo亚型的转换：最近研究发现TopoⅡ有两种亚型TopoⅡα和TopoⅡβ，二者具有不同的生物学特性、结构、功能和调节机制及对化疗药物的敏感性，如耐mAMSA的P388细胞耐药性与TopoⅡα减少有关，而耐米托蒽酮的HL60细胞则主要与TopoⅡβ表达下降有关。

关于TopoⅡ含量和活性的改变在临床耐药性方面的意义，目前尚不清楚，仅在一部分患者中观察到酶水平与药物敏感性有明确的关系。此外，近年来TopoⅠ与MDR的关系也越来越引起人们的重视。

（二）细胞内解毒系统与MDR

细胞内解毒系统包括谷胱甘肽（glutathione，GSH）及相关酶，即谷胱甘肽-硫转移酶（glutathione-S-transferase，GST）和谷胱甘肽过氧化物酶（glutathione peroxidase，GSH-pX）及超氧化物歧化酶（superoxide dismutase，SOD）。

GSH是细胞内主要的非蛋白质巯基化合物，有还原型和氧化型两种，其主要功能是保护氧化剂对巯基的破坏，保护细胞膜中含巯基蛋白质和巯基酶不被氧化。抗肿瘤药物多属亲电子化合物，在GST等相关酶催化下与GSH结合形成GS-X复合物，然后被转运到胞外。GST属Ⅱ相药物代谢酶，是一种多功能酶，根据其等电位不同可分为GSTα、μ和π三种亚型，GST不仅可催化亲电子化合物与GSH结合，而且GST自身可与亲脂性细胞毒药物结合，增加其水溶性，促进其排泄，从而可保护细胞免受细胞毒药物的伤害，同时抗肿瘤作用亦因之下降。

人们在研究肿瘤MDR时发现细胞内GSH和（或）GST表达往往增加，提示GSH/GST与肿瘤MDR有一定关系，进一步研究发现：①GST可代谢美法仑、卡莫司汀及丝裂蒽酮等抗肿瘤药物；对苯丁酸氮芥呈耐药性的CHO细胞，对卡莫司汀呈耐药性的大鼠胶质瘤细胞以及对顺铂呈耐药性的细胞株，均呈现GST高表达；②采用免疫组化研究显示，结肠癌和非小细胞肺癌组织中GSTπ表达较小细胞肺癌为高，提示GSTπ可能是耐药性标志之一；③用谷酰胺半胱氨酸合成酶抑制剂丁硫氨酸亚砜胺（BSO）使细胞内GSH水平下降，肿瘤细胞的敏感性也随之恢复；④GST抑制剂如依他尼酸（ethacrynic acid）和PGI抑制剂，也可明显增加一部分MDR细胞对化疗药物敏感性；⑤*GST*基因或*GST* cDNA转移到敏感细胞后，对特异性药物的耐药性可能提高。

虽然体外药物选择性耐药细胞系证实与GSH/GST，特别是与GSTπ增加有关。但由于GSH/GST解毒系统广泛存在于人体各种器官中，故治疗前GSH/GST增加尚不能完全肯定为原发性耐药，但作为MDR家族的一员可能参与MDR的形成。有研究显示*mdr1*和GSTπ共表达与耐药之间存在明显相关性，提示*mdr1*为其主要耐药机制，GST解毒机制可能作为辅助因素参与MDR；而GSTπ与*mdr1*表达不一致者，可能与肿瘤类型不同有关，因此GST可能为某些肿瘤的标志物。最近研究表明MRP是一种GS-X泵，除能转运GSH耦联复合物，亦能调控某些天然来源的抗肿瘤药物，如长春碱类、鬼臼毒素类和蒽环类抗癌药物，这可能是GSH/GST导致MDR的另一耐药机制。目前有关GSH/GST临床表达与耐药、疗效及预后关系的研究尚不多见。

此外，MDR的产生可能与谷胱甘肽过氧化物酶活性升高也有关，GSH也可在GSH-PX的催化下，促使H_2O_2及氧自由基还原为H_2O，清除自由基和超氧化物，而有些抗肿瘤药物能提供氧自由基、H_2O_2及OH·活性氧直接损伤DNA而产生细胞毒作用。

（三）蛋白激酶C与MDR

蛋白激酶C（protein kinase C，PKC）是一种磷脂依赖性丝氨酸/苏氨酸蛋白激酶家族，明确已发现至少有12个同工酶亚型，广泛分布于不同组织及其不同的细胞区域。其结构主要含有两个功能单位，即与磷脂、二酯酰甘油(DAG)及佛波酯(TPA)结合的疏水性调节单位,和与 ATP 及底物结合的催化单位。

PKC 活化在机体对外界刺激产生的信号传导通路中起着十分重要的作用,它把许多胞外信号,如生长因子、激素、细胞脂多糖及神经递质等,在细胞膜上经受体介导的第二信使传递入核,从而使细胞对外界产生一系列反应,调节着细胞的基因表达、代谢、增殖、分化和凋亡,是细胞信号通路的中心分子。

近年来的研究表明肿瘤 MDR 的形成也与 PKC 活化有关,其证据主要有:①在耐药细胞中的 PKC 活性远远高于敏感细胞;②肿瘤细胞暴露于 PKC 激动剂 TPA,可激活 Pgp 的磷酸化,导致细胞对药物的耐受;③许多 MDR 逆转剂如吩噻嗪、三氟拉嗪和他莫昔芬等,能够降低 PKC 活性,恢复对化疗药物的敏感性。

PKC 有多种亚型,哪一个 PKC 亚型与 MDR 有关?有人比较了敏感细胞系和 MDR 细胞系中 PKC 的亚型分布,发现 PKC-γ 仅存在于 HL60/ADM 耐药细胞系中,与敏感细胞相比,MDR 细胞中 PKC-β 含量略低,PKC-α 含量则无某些差别,提示 PKC-γ 可能与 MDR 有关。但在 P388/ADM 耐药细胞系中,PKC-α 和 PKC-β 活性均较相应的敏感细胞为高。将编码 PKC-α 及 PKC-β 亚型的 cDNA 转染敏感细胞后,亦可获得 MDR 细胞,亦直接证明了 PKC-α 和 PKC-β 在 MDR 产生中的启动作用,可见 PKC 各亚型在产生 MDR 中的作用尚存在着异议,有待进一步研究。

关于 PKC 在 MDR 发生、发展中的作用机制目前尚未完全阐明,但普遍认为 PKC 是通过诱导 *mdr1* 基因过度表达和加速 Pgp 的磷酸化而导致 MDR 的发生与发展的。极有兴趣的是,PKC 活性增高并不能增加非 MDR 药物 Ara-C 的细胞毒作用,相反用 PKC 激动剂使 PKC 活性提高 4 ~5 倍后,耐药细胞对顺铂的敏感性提高 9 倍,进一步说明非 MDR 药物的耐药性与 *mdr1* 基因及 Pgp 无关。

(四) 可溶性耐药相关钙结合蛋白 Sorcin 与 MDR

可溶性耐药相关钙结合蛋白 Sorcin 是 20 世纪 80 年代从中国仓鼠耐药细胞发现的胞质蛋白。人与仓鼠 *sorcin* 基因的同源物与编码 P-糖蛋白基因(*MDR1*,*MDR3*)相似,位于 7 号染色体。在一株人卵巢癌细胞株中发现 class 4、5 和 6 的基因与 MDR1 和 MDR3 一起扩增,表明人的 MDR 辖区(domain)

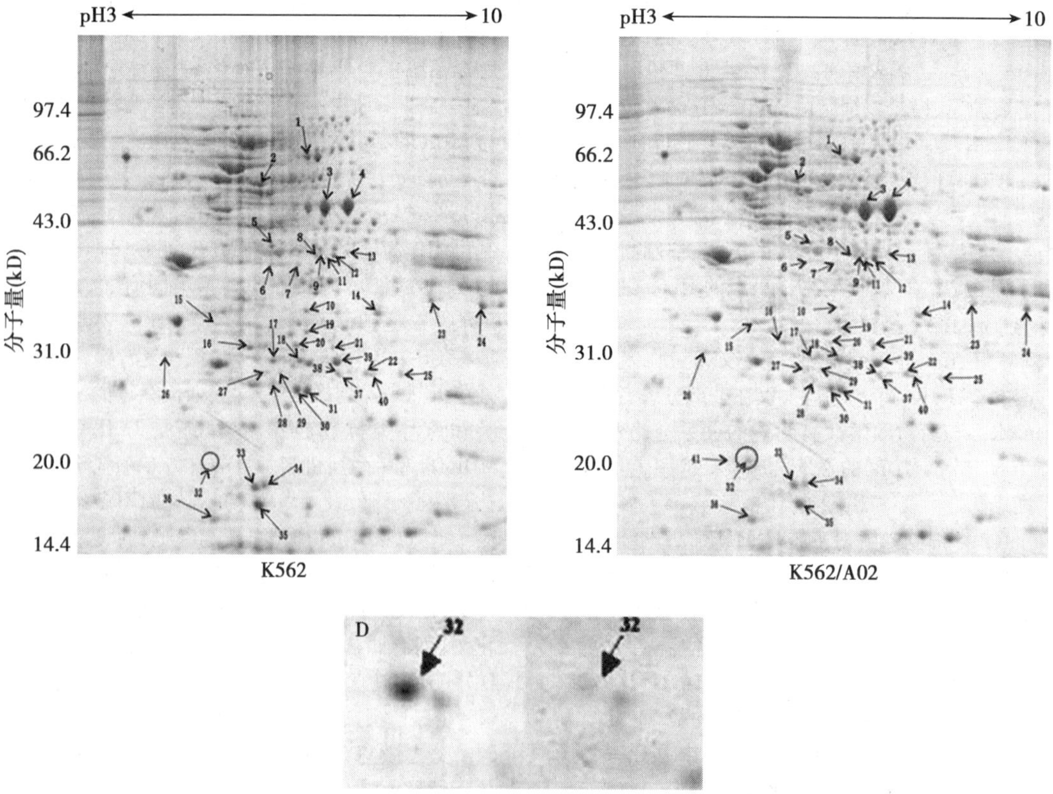

图 77-7 双向凝胶电泳法分析多药耐药细胞株 K562/A02 和其亲代细胞株 K562 中基因表达差异,32 号为 *Sorcin* 基因表达蛋白

的全部结构与仓鼠和小鼠由扩增而引起 MDR 辖区的结构是相似的。它不仅包括编码 P-糖蛋白的基因，而且编码至少 5 个其他不相关的基因，其中之一，由 *class 4* 基因编码的钙结合蛋白 sorcin 是一种小的胞质蛋白，它在许多 MDR 细胞中过度表达。它有与钙蛋白酶调节性轻链相似的序列，包括在钙调蛋白中钙结合类型的环。由于用 *sorcin* 基因转染细胞没有获得耐药性，加之 *sorcin* 在耐药细胞株的表达会随选择时间延长而消失，故又称"过客基因"(passenger gene)。所以 sorcin 与耐药关系就没有得到进一步的研究。

我们用 c-DNA 微阵列芯片检测 1176 个人类基因，比较敏感 K562 细胞和它的耐药细胞 K562/A02 的基因表达发现，在 K562/A02 细胞过度表达的基因中，最强的就是 *sorcin*，并且它的蛋白组学研究中得以进一步证实(图 77-7)。这表明它与 *mdr1* 在 K562/A02 细胞共同表达，表达强而稳定，并非"过客基因"。这就促使我们进一步研究它与 *mdr1* 在白血病 MDR 中的意义。我们在临床用 RT-PCR 方法检测 95 例急性白血病患者和 27 例非白血病患者和健康人的 *sorcin* 基因表达水平。研究结果发现，白血病患者 *sorcin* 基因表达高于正常对照组，差异有高度统计学意义；急性髓性白血病(AML)复发难治组高于初诊组和完全缓解组；临床耐药组 *sorcin* 基因阳性表达显著高于非临床耐药组，差异有显著统计学意义；*sorcin* 与 *mdr1* 表达高度相关，它们在耐药患者的共表达达 92%。因此，sorcin 既可作为检测 AML 临床耐药和判断预后的独立指标又可作为与 mdr1 共表达指标(表 77-6 和表 77-7)。这是我们首次发现 sorcin 的临床意义，进一步的研究正在进行。

表 77-6 白血病 *sorcin* 基因表达与临床耐药的关系

组别		例数	Sorcin+(n)	表达率(%)	CR(n)	CR 率(%)
AML	临床耐药	25	19	76.0	2	8.0
	非临床耐药	40	4	10.0	38	95.0
ALL	临床耐药	13	10	76.9	2	15.4
	非临床耐药	17	2	11.7	13	76.5

注释：CR 表示完全缓解

表 77-7 *sorcin* 基因与 *mdr1/Pgp* 基因共表达的临床意义

	Sorcin+/mdr1+	Sorcin+/mdr1-	Sorcin-/mdr1+	Sorcin-/mdr1-
未缓解组*	13(92.9%)	5(55.6%)	4(57.2%)	3(8.6%)
完全缓解组*	1(7.1%)	4(44.4%)	3(42.8%)	32(91.4%)
复发时间(月)	9±4.2	17±3.0[a]	16±4.7[b]	30±10.4[b]

注释：a：Sorcin+/mdr1-组与 Sorcin+/mdr1+比较，$P<0.005$
b：标注组与 Sorcin+/mdr1+比较，$P<0.001$，* 单位为例数
c：()中数字为 NR%

三、细胞凋亡与耐药

传统的肿瘤治疗观念是化疗药物直接作用于核酸、微管蛋白和其他靶点杀伤肿瘤细胞。随着凋亡研究的逐步深入，这种观点不断被补充和修正，人们认识到化疗药物除通过同各自的靶点直接作用外，也可以通过诱导细胞凋亡而杀伤肿瘤细胞，因此对肿瘤细胞凋亡的抑制，可导致对多种化疗药物产生耐药性。

细胞凋亡是细胞在各种死亡信号刺激后发生的一系列瀑布式激活的主动死亡过程，而细胞凋亡的启动和传导需要多种基因及其产物的参与，在 20 世纪 80 年代发现了 3 个细胞凋亡调节基因：*p53*、*bcl-2* 和 *c-myc*。近年来研究显示：半胱氨酸蛋白水解酶(caspases)在细胞凋亡的发生中起重要作用。线粒体是介导细胞死亡的中心环节，肿瘤坏死因子受体超家族活化是细胞内级联反应的导火索，细胞内存在 caspases 依赖和非 caspases 依赖的两条信号传导通路，绝大多数凋亡刺激如 FasL、肿瘤坏死因子(TNF)、紫外照射和化疗药物都是依赖 caspases 介导细胞凋亡；而颗粒酶 B 和 BAX，则同时存在两种凋亡途径。

肿瘤细胞对凋亡的耐受是 MDR 的一个新机制，不同肿瘤细胞对化疗的敏感性差异，主要是因各种肿瘤细胞对凋亡的阈值不同，肿瘤细胞对化疗耐药的实质是药物不能活化其凋亡途径：①*p53* 基因：*p53* 是肿瘤中最易发生突变的抑癌基因，野生型 p53 蛋白是细胞内的"分子警察"，其主要功能是细胞 G_1

阻滞和诱导细胞凋亡，当细胞受到某种药物如Vp-16、顺铂和MMC等药物或放疗作用后，造成细胞DNA的损伤，受损细胞启动共济失调毛细血管扩张突变基因(gene mutated in ataxia-telangiectasia, *ATM*)使p53表达增加，引起细胞G_1阻滞以完成修复或进入凋亡以清除肿瘤细胞，这是化疗诱导细胞凋亡的最常见机制。因此*p53*的突变导致其功能丧失引起肿瘤耐药。尽管许多研究表明*p53*突变与肿瘤耐药有关，但也有报道在某些肿瘤细胞系中，*p53*突变能增加对顺铂的敏感性，这可能是由于顺铂是强耦联剂，*p53*突变增加了DNA损伤的不可修复性而使其敏感性增加。②*bcl-2*基因：bcl-2蛋白家族是细胞凋亡的重要调节因子，在人类已发现16个成员，可分为促凋亡和抗凋亡两大类，bcl-2具有抗凋亡功能，过度表达可抑制正常细胞及肿瘤细胞凋亡，是一种新的耐药因素。体外研究表明bcl-2过度表达导致对多种化疗药物耐受，最近临床研究显示bcl-2表达与白血病、淋巴瘤和前列腺癌的耐药及预后相关，然而在大肠癌、乳腺癌和非小细胞肺癌却有相反报道，这是否与未研究bcl-2磷酸化状况及其他bcl-2相关蛋白等有关，有待于进一步证实。③Fas/FasL和耐药：Fas是TNF超家族成员之一，Fas与FasL的结合可引起细胞凋亡途径的激活杀死肿瘤细胞。某些化疗药物如阿霉素作用于肿瘤细胞导致FasL表达增加，是损伤肿瘤细胞的作用机制之一，但并非所有肿瘤均有Fas高表达；缺乏Fas受体表达的肿瘤细胞则阻断Fas/FasL系统的传导，导致对凋亡的耐受。④caspases和耐药：最近研究发现在有Pgp表达的白血病耐药细胞系，对各种caspases依赖的凋亡刺激(FasL、TNF、化疗和放疗)产生耐受，而对颗粒酶B等非caspases依赖的凋亡刺激敏感，同时Pgp逆转剂能够恢复对caspases依赖凋亡的耐受，表明Pgp除经典的药物排出泵功能外，尚具有对caspases依赖的凋亡途径保护的作用。总之，大部分抗肿瘤药物引起细胞死亡是通过细胞凋亡，而促凋亡基因的缺失或抗凋亡基因的过度表达都将导致肿瘤细胞对化疗药物产生耐药性。

四、器官微环境与耐药

恶性肿瘤的转移灶和治疗后残留灶的复发是肿瘤患者的主要死因，也是肿瘤治疗所面临的主要困难和挑战。造成这种困难的原因主要有两方面：①恶性肿瘤具有生物异质性，是由具有不同生物特性的细胞亚群组成的生物异质体；②不同的宿主因素及体内条件的存在。以往的研究及肿瘤治疗手段更多的聚焦于前者，而往往容易忽略了宿主因素，特别是肿瘤细胞所处的特殊微环境的作用。而实际上正是特殊的宿主微环境提供了肿瘤细胞生存和增殖的土壤，特别是肿瘤细胞外基质(ECM)细胞(主要包括巨噬细胞、内皮细胞和成纤维细胞)及其分泌的多种因子的作用日益受到重视。肿瘤细胞其所处的宿主微环境之间相互作用，形成内稳态，通过多种途径影响着肿瘤细胞的生物学特性，宿主微环境对肿瘤细胞的耐药表型及血管新生的影响是其中最为重要的途径。通过研究它们之间的相互作用机制，可能为攻克恶性肿瘤，特别是耐药的难治性肿瘤提供新的诊断治疗手段。

(一) 宿主微环境与肿瘤细胞多药耐药的关系

在所有正常人类组织中均可检测到Pgp及*mdr1*基因的mRNA，但是不同器官中的Pgp及*mdr1*基因mRNA的水平相差很大，在肾脏、肝、消化道和肺等器官Pgp及*mdr1*基因mRNA的水平较高，而在睾丸、卵巢、子宫和皮肤等器官处于较低水平。即使在同一器官的不同细胞，Pgp及*mdr1*基因mRNA的水平也有很大差异，而且Pgp在细胞膜的分布并不均一。例如在肝脏，肝细胞的Pgp及*mdr1*基因mRNA的水平远低于胆管上皮细胞。Pgp在肝细胞的分布则集中于胆小管一侧。这些差异表明在不同的器官组织中存在着特定机制调控*mdr1*基因的表达。

正常情况下即有Pgp高表达的器官、组织所发生的恶性肿瘤，常常在接触化疗前即对多种化疗药产生耐药(即内在性的多药耐药)。在这类肿瘤中Pgp及*mdr1*基因mRNA的水平不仅与肿瘤耐药的程度密切相关，而且与肿瘤的侵袭和转移等生物学特性相关。而恶性肿瘤在这些器官形成的转移灶也易产生与Pgp相关的多药耐药现象。值得引起重视的是，这种耐药的恶性肿瘤无论是原发灶还是转移灶一旦离开特定的器官微环境后，肿瘤细胞Pgp的表达水平及其对化疗药物的敏感性均会发生变化。提示特定的器官微环境通过与肿瘤细胞间的相互作用调节*mdr1*基因的表达，进而影响肿瘤细胞对化疗药物的反应。

以敏感细胞KB-3-1为对照研究了*mdr1*基因在胃癌和结肠癌的表达为例。大多数的结肠癌和半数胃癌细胞*mdr1*基因mRNA的水平高于敏感细胞KB-3-1，而且Pgp的表达水平与肿瘤细胞的分化程度相关(分化程度越高则*mdr1*基因mRNA的水平越高)。肿瘤周围的正常组织细胞中*mdr1*基因mRNA的水平也较高(与肿瘤细胞之间并没有明显差异)。但是当这种结肠癌或胃癌细胞作为异种移植物移植于裸鼠体内后，*mdr1*基因mRNA的水平明显低于敏感细胞KB-3-1，且与细胞的分化程度不再相关。而肿瘤的基质细胞，例如鼠成纤维细胞*mdr1*

基因的 mRNA 的水平极低。由此可见 *mdr1* 基因的表达是暂时的，一旦离开了特定的器官微环境，*mdr1* 基因的表达会随之下降，进而使肿瘤细胞对化疗药物的敏感性发生改变。

利用乳清酸诱发的小鼠肝癌模型进行研究，可发现 Pgp 的表达水平与肝癌的恶性进展过程相关，由此可将肝癌的进展过程分为四个时期：显微性损伤、增生的肝结节、肝细胞癌和肺转移。Pgp 在增生的肝结节及肝细胞癌的表达水平明显高于显微性损伤期。在肺转移灶，Pgp 的表达水平也较高，这可能存在着两方面的原因：①Pgp 的表达水平与肝癌细胞的转移特性密切相关；②肺部的微环境诱导转移灶肝癌细胞 *mdr1* 基因的表达。有的研究也发现在许多侵袭性肿瘤的边缘 Pgp 的高表达，提示 Pgp 与肿瘤的侵袭转移的生物学特性相关。

用鼠 CT-26 结肠癌细胞，分别建立了肺及皮下转移灶，可以观察到皮下转移灶对阿霉素敏感，而阿霉素对肺转移灶的作用极小。CT-26 结肠癌细胞对阿霉素的敏感性与 *mdr1* 基因 mRNA 的水平直接相关。与原代或来源于皮下转移灶的 CT-26 相比，来源于肺部转移灶的 CT-26 细胞对 ADR 耐药，且有较高水平的 *mdr1* 基因的表达。这种耐药性可被维拉帕米所逆转。将来源于肺部转移灶的 CT-26 细胞植入裸鼠皮下后，原来耐药的 CT-26 对阿霉素的敏感性明显提高，*mdr1* 基因 mRNA 及 Pgp 的水平也同时下降。而来源于皮下的 CT-26 细胞经静脉接种在肺实质形成转移灶后，原来敏感的 CT-26 细胞对阿霉素耐药，*mdr1* 基因 mRNA 及 Pgp 的水平也同时上升。这就排除了 *mdr1* 基因表达水平不同的细胞亚群对实验的影响，进一步证明了肺部特定的器官微环境是提高 CT-26 结肠癌细胞 *mdr1* 基因表达水平的原因。一旦离开这一微环境（体外培养 7 天后），CT-26 细胞 *mdr1* 基因的表达水平及对阿霉素的敏感性基本与原代敏感细胞相同。利用鼠 UV-2237 纤维瘤、人 KM-12 结肠癌细胞及鼠 B-16 黑色素瘤细胞进行的一系列实验均得到了类似的实验结果，即皮下转移灶的肿瘤细胞对阿霉素的敏感性高，而肺或肝转移灶的肿瘤细胞对阿霉素的敏感性低。而且肿瘤细胞的耐药程度直接与 *mdr1* 基因及其 Pgp 的水平相关。Pgp 的表达是暂时的，离开特定的器官微环境后，耐药肿瘤细胞 *mdr1* 基因 mRNA 和 Pgp 的水平及对阿霉素的敏感性与原代敏感细胞相同。这些实验证明特定的器官微环境可以诱导肿瘤细胞产生与 Pgp 相关的多药耐药现象。

在体外实验中，通过与某些化疗药物的接触可改变肿瘤细胞 *mdr1* 基因的表达，使肿瘤细胞产生与 Pgp 相关的多药耐药现象。而以上临床及实验结果证明，特定器官微环境可以影响恶性肿瘤细胞（原发灶或转移灶）的耐药表型。提示在体内，调节正常组织 *mdr1* 基因表达的器官特异性因子，可能为肿瘤细胞（原发灶或转移灶）*mdr1* 基因表达水平的决定因素。

白血病细胞对药物的敏感性同样受到微环境的影响，中国医学科学院血液学研究所在残留白血病耐药再生长的实验研究中发现，在骨髓基质细胞黏附层形成前 50ng/ml 的柔红霉素即可将培养的白血病细胞全部杀死；而当骨髓基质细胞黏附层形成后，加入 50～100ng/ml 的柔红霉素均不能杀死全部白血病细胞。药物摄取实验结果显示黏附层中的白血病细胞比悬浮的白血病细胞摄取的柔红霉素少。说明一部分白血病细胞在基质层中获得了耐药能力。正常骨髓中造血干细胞的生存和增殖分化严格受控于以基质细胞为核心的造血微环境的调节。白血病细胞虽然是失控的恶性细胞群，但体外培养实验证明它们的增殖依然需要细胞因子的刺激，骨髓基质细胞可通过细胞间直接接触和分泌因子为白血病细胞提供生长刺激信号。骨髓基质细胞可能通过相似的机制调节白血病细胞对化疗药物的敏感性。

（二）宿主微环境与获得性的多药耐药

在体外实验中，某些肿瘤细胞与化疗药物接触一段时间后，不仅对该药耐药，对其他结构及作用机制不同的化疗药物也产生耐受（获得性的多药耐药）。临床肿瘤患者及荷瘤实验动物在接受化疗后会产生相似的多药耐药现象。值得引起重视的是，放疗和热疗等肿瘤治疗手段同样会造成多药耐药现象的产生。实验发现经热疗后，某些耐热的肿瘤细胞同时对秋水仙碱、嘌呤霉素和阿霉素等药物耐受，且有 *mdr1* 基因的扩增和 Pgp 的过表达。这提示在复杂的体内环境中可能存在某种通用机制以使肿瘤细胞有效对抗这些来自体外的不利因素。目前认为肿瘤细胞所处的特殊的宿主微环境所诱导的压力反应，是产生这种现象的重要机制之一，同时也是肿瘤残留灶发生耐药的原因之一。

由于肿瘤细胞的生长速度高于形成新生血管的内皮细胞的生长速度，且肿瘤的新生血管有被重新破坏的可能，所以大多数的实体瘤，特别是肿瘤内部存在着供血不足的现象，易于形成一个相对乏氧的区域。这一区域距离周围血管的距离大于氧及其他营养物的有效扩散距离，因而形成了低氧和低 pH 值的特殊微环境。处于这一区域中的肿瘤细胞往往在经过系统的联合治疗后仍能存活，其对抗常规治疗措施的原因主要有三方面：①由于距离血管较远，化疗药物很难到达这一区域；②这一特殊微环境中的大部分肿瘤细胞处于非增殖的休眠状态，而常规的肿瘤治疗措施一般只作用于分裂增殖较快的细胞；③这种低氧、低 pH 和低葡萄糖的微环境，可通过一定的信号传导途径诱导某些基因的扩增与表达，从而改变肿瘤细胞及基质细胞的生物学特性（包括对各种治疗措施的耐受）。

通过研究发现，与化疗药物的类似，缺氧的器官微环境也是染色体脆点的诱导剂，可以触发某些基因的扩增，相应的在细胞内观察到与基因扩增有关的双微区染色体（DMs）或同源染色区（HSRs）。在这些扩增基因中是否包括 *mdr1* 尚无定论，但有实验表明 *mdr1* 基因为压力基因，该基因的扩增及高表达是肿瘤细胞面临一定生存压力时所启动的生物级联反应之一，一些肿瘤细胞在特定的宿主微环境中可能通过 *mdr1* 基因的扩增与高表达作为其生存的策略。同时在这种特殊微环境中，肿瘤及其周围的基质细胞，特别是成纤维细胞也有 *mdr1* 基因的高表达。

低氧、低 pH 和低葡萄糖的宿主微环境还可触发肿瘤细胞的葡萄糖调节反应，即诱导定位于细胞内质网的压力蛋白 GRP 78 和 GRP 94 的表达，二者均为分子伴侣，在内质网的蛋白折叠中起到非常重要的作用。

1987 年第一次报道了葡萄糖的压力反应和肿瘤耐药之间的关系。实验显示诱导 GRP 表达的宿主微环境可导致中国仓鼠（CHO）卵巢癌细胞对阿霉素的耐药，一旦脱离这种特殊的宿主微环境后，肿瘤细胞的耐药现象消失，同时伴随着 GRP 表达的下降。从而得出低氧、低养分的特殊宿主微环境可以通过葡萄糖压力反应（即诱导 GRP 的表达）导致肿瘤细胞耐药的结论。近年来的研究进一步的印证了这种结论。处于低氧、低 pH 和低葡萄糖的宿主微环境中的 A431 细胞 GRP 78 的表达量比原代细胞提高了四倍。高表达的 GRP 78 提高了非糖基化的表皮生长因子受体（EGFR）的稳定性（无活性），从而使非糖基化的表皮生长因子受体（EGFR）在内质网滞留，不能被正常的运输到细胞膜，导致了表皮生长因子（EGF）信号传递系统的降调节，依赖于该通路的细胞周期素 D 的表达量随之下降，最终使细胞周期停滞于 G_1 期，这也是肿瘤细胞的一种特殊的防御机制。有实验表明处于这种特殊的宿主微环境中的肿瘤细胞对鬼臼毒素、阿霉素和 TopoⅡ抑制剂耐药，可能与这种微环境中 TopoⅡα 的表达下降有关。脱离这个特殊微环境后，TopoⅡα 的表达水平将得以恢复，对 TopoⅡ抑制剂的敏感性也随之上升。TopoⅡ的表达量及活性对细胞周期极为敏感，该酶的表达下降是否与压力环境下大多数肿瘤细胞的细胞周期停滞于 G_1 期有关尚不十分清楚。

（三）肿瘤的血管新生与宿主微环境的关系

20 世纪 70 年代，Folkman 根据实验观察提出：实体瘤的生存与进展依赖于血管新生。以后的众多研究进一步验证了这一假说。直径小于 1mm 的肿瘤可以通过扩散途径获得氧及各种养分。而超过这一直径的肿瘤的进展（生长、侵袭和转移）必须依赖于血管新生。而且 Angelo 等还发现，与实体瘤类似，骨髓的血管新生同样是 B 细胞淋巴组织增殖性疾病（包括多发性骨髓瘤和非霍奇金淋巴瘤）恶性进展（增生、侵袭和转移）的标志。肿瘤的血管新生是调节这一过程的众多正负因子共同作用的结果。主要的调节因子包括 bFGF、VEGF/VPF、IL-8、PD-ECGF、PDGF 和 HFG 等。宿主微环境正是通过一定机制调节这些因子的表达来影响肿瘤的血管新生，从而改变其侵袭和转移的生物学特性。

有实验表明，特定的器官微环境可影响 VEGF/VPF 的表达。将人类胃癌细胞分别移植于裸鼠的胃（正位器官）及上皮（异位器官）后可以观察到：胃部肿瘤的新生血管量及 VEGF 的表达量均明显高于皮下肿瘤，而且有较快的生长速度。另外，人类胃癌细胞只有移植于裸鼠胃部才会发生转移。将人类成胶质细胞瘤分别移植于裸鼠的脑（正位器官）和皮下（异位器官）后得到了相似的实验结果。在肿瘤的坏死区，VEGF 的表达量增加，同时体外实验中，暴露于缺氧的环境可以增加细胞 VEGF 的表达量，一旦氧的供应正常，细胞 VEGF 的表达量恢复到原代细胞的水平。由此可见缺氧的微环境可以诱导 VEGF 的表达。过去认为，在肿瘤的血管新生的过程中，VEGF 主要是由肿瘤细胞分泌的，而 Fukumura 等利用标记蛋白-GFP（绿色荧光蛋白）进行的实验表明，在肿瘤血管新生的过程中，VEGF 主要由基质细胞（特别是成纤维细胞）分泌，而并非肿瘤细胞。这就又一次证明了基质细胞对于肿瘤进展的重要性。与 VEGF 类似，bFGF 及 IL-8 等血管新生调节因子的水平也与特定的宿主微环境密切相关。

（四）诊断及治疗意义

人们认识到特殊的宿主微环境对肿瘤细胞耐药及血管新生的调节作用，具有十分重要的诊断及治疗意义。宿主微环境通过诱导与耐药和血管新生有关基因的表达，使肿瘤细胞具有了侵袭转移的特性。因此，这些相关基因的蛋白即可作为肿瘤恶性进展的诊断标志。目前已有放射性同位素标记的相关蛋白抗体应用于临床显像。

同样，人们认识到宿主微环境对于肿瘤进展的重要意义，也为肿瘤的治疗（特别是对于转移灶和残留灶的治疗）提供了新的靶点。一方面，针对宿主微环境的治疗可以去除肿瘤细胞赖以生存的土壤，而且容易克服由于肿瘤的生物异质性所造成的治疗困难。另一方面，针对宿主微环境所诱导表达的特殊蛋白的治疗，由于作用于生物级联反应的终末环节，对正常组织的影响小，同时对于肿瘤转移灶和残留灶的针对性强。例如，寻找能够上调 *mdr1* 基因表达（或其他耐药机制）的器官特异性因子，可能是攻克某些难治性肿瘤对特定化疗药耐药的一种有效途径。同样抑制肿瘤血管新生，中断肿瘤的营养供给，也可达到治疗耐药的难治性肿瘤的目的，该治疗最大的优点即在于对敏感和耐药肿瘤细胞同样有效。

恶性肿瘤特别是转移灶残留灶的多药耐药（MDR）是导致化疗失败的主要原因，也是化疗急需解决的问题。MDR 的形成机制复杂，迄今为止并无一种机制可用来解释所有肿瘤细胞的多药耐药现象，而且体外实验的结果与体内实验之间也存在着很大差异，这就给肿瘤细胞 MDR 的逆转带来了困难。但是，如果将耐药的肿瘤细胞与其所处的特殊宿主微环境作为一个相互作用的整体加以研究，这些问题就会迎刃而解，而且针对宿主微环境的研究还将为攻克耐药的难治性肿瘤（包括转移灶和残留灶）提供诊断治疗的新途径。总之，宿主微环境通过特异性因子的作用影响着肿瘤细胞的生物学特性，也为难治性肿瘤的诊断治疗提供了新的途径。

第二节　克服肿瘤耐药的新策略

过去二十年里，国内外诸多实验室通过对药物诱导的耐药细胞株或动物模型的耐药表型研究，对 MDR 有了深入了解，发现了多种克服肿瘤临床耐药、提高化疗疗效的逆转剂（表 77-8）。大量实验研究证明，体外具有逆转多药耐药作用的药物很多，除维拉帕米等钙拮抗剂外，还有钙调蛋白抑制剂、激素类药物、环孢素类、抗生素类及抗疟药等，其中有些已试用于临床，但由于严重的毒副作用限制了其临床应用。近年来通过对原有 MDR 逆转剂进行结构改造，提高逆转活性，降低不良反应，同时寻找新的结构类别的化合物，从而获得多种新的 MDR 逆转剂，极大地丰富了该领域的研究内容。其中一些如 SDZPSC833 和 S9788 等，以其逆转的高效性、广谱性和相对低毒性，基本代表了第二代和第三代 MDR 逆转剂（表 77-9）。

表 77-8　体外有效的代表 MDR 第一代逆转剂

钙通道阻滞剂	
维拉帕米（6.6～10.0μmol/L）	硝苯地平（3.0μmol/L）
尼卡地平（3.0μmol/L）	尼莫地平（35μmol/L）
心血管药物	
双嘧达莫（10μmol/L）	奎尼丁（10μmol/L）
激素类	
他莫昔芬（3.0μmol/L）	黄体酮（2.0μmol/L）
甲地孕酮（5.0μmol/L）	
抗生素	
红霉素（650μmol/L）	氧呱羟苯唑头孢菌素（1mmol/L）
环孢素类	
环孢素（1mg/L）	
钙调蛋白拮抗剂	
三氟拉嗪（3.3～4μmol/L）	氟奋乃静（3.0μmol/L）
抗疟药	
阿的平（5.0μmol/L）	奎宁（4～6mg/L）
其他	
维 A 酸类	三环抗抑郁剂

注：（）内数据为体外有效浓度

一、钙拮抗剂

钙拮抗剂维拉帕米（VRP）是最早用于逆转 MDR 的药物，但由于严重的心血管系统毒性而限制了其临床应用。研究表明，钙拮抗剂的钙拮抗活性与其 MDR 逆转作用无关，而与心血管系统毒性有关，因此研制其低钙活性衍生物可能会克服这一缺点。为了寻找毒性小的 MDR 逆转剂，对 VRP 进行了 10 个部位的结构改造，在众多的衍生物中，右旋维拉帕米（D-VRP）及去甲维拉帕米（nor-VRP）的钙通道阻滞作用很小（D-VRP 之钙通道阻滞作用仅为 VRP 的 1/10），同时又具较低的细胞毒性和较强的 MDR 逆转能力，最有希望用于临床，据初步临床实验，D-VRP 取得了一定疗效。二氢吡啶类化合物，其（+）构型比（-）构型异构体具有更低的钙通道亲和力和抑制能力，在此基础上合成并筛选出的化合物如 S16317 和 S16324 等，在体内外实验中表现出强效逆转作用和较高的生物利用度，而钙拮抗活性则远低于硝苯地平等。有研究报道，尼古地平的钙通道阻滞作用仅为其右旋体的 1/45，但同样可与

Pgp 竞争，阻止药物的外排，逆转 MDR；另两种二氢吡啶类化合物 NIK250 和 PAK-104P，在体外不仅能逆转 *mdr1* 过度表达的细胞的耐药性，同时还可逆转由多药耐药性相关蛋白（MRP）介导的耐药，而 VRP 只能中度逆转 MRP 介导的 MDR。这表明基于钙拮抗剂空间异构体具有不同的钙拮抗活性，而钙拮抗活性很低的异构体仍具有强效 MDR 逆转活性，可能会研制出有应用价值的 MDR 逆转剂。

表 77-9 已经用于临床试验的多药耐药逆转剂

第一代	第二代	第三代
Amiodarone（胺碘酮）	Cinchonine（辛可宁）	GF120918（elacridar，依拉克达）
Bepridil（苄普地尔）	Dexniguldipine（右尼古地平）	LY335979（zosuquidar）
Cyclosporin（环孢素）	Dexverapamil（右维拉帕米）	R101933（Laniquidar）
Dipyridamole（双嘧达莫）	MS-209	S9788
Nifedipine（硝苯地平）	PSC833（valspodar，伐司朴达）	XR-9576（tariquidar）
Progesterone（黄体酮）	Toremifene（托瑞米芬）	
Quinidine（奎尼丁）	VX-710（biricodar，比立考达）	
Quinine（奎宁）		
Tamoxifen（他莫昔芬）		
Trifluoperazine（三氟拉嗪）		
Verapamil（维拉帕米）		

二、环孢素及其衍生物

环孢素（cyclosporine A，CsA）是一强效细胞免疫抑制剂，它亦可与 P-170 结合，在体内外均可抑制药物从胞内外排，提高胞内药物浓度，从而对抗 MDR。CsA 的非免疫抑制作用的衍生物 PSC833、SDZ280-446 及 SDZ14-103 等对于 Pgp 介导的多药耐药亦有很好的逆转效果，低浓度的 PSC833（8.2mmol/L）可使 CHO-A3 细胞对秋水仙碱的 IC_{50} 值从 500μg/L 降到 200μg/L 以下，在高浓度（18.2mmol/L）时则低于 100μg/L。在药物蓄积试验中，PSC833 可使细胞内阿霉素浓度提高 4 倍，若要达到同样效果，CsA 的药物浓度为 PSC833 的 20 倍，且 PSC833 没有肾毒性及血流动力学等方面的毒性反应，一次给药后抑制 Pgp 外排作用持续时间明显长于维拉帕米，合用依托泊苷及阿霉素可提高二者生物利用度 2～3 倍。体内可达有效逆转浓度，荷瘤小鼠体内表现出明显逆转作用。Ⅰ期临床试验仅出现口周麻木、一过性感觉异常及运动失调等较轻的不良反应，预示其潜在的临床应用价值。目前已进入Ⅲ期临床试用，在多发性骨髓瘤患者身上已初步看到临床 MDR 逆转效果。另一 CsA 半合成衍生物 SDZ280-446 也对 Pgp 介导的耐药性具有比 CsA、VRP 和奎尼丁等更强的逆转作用。FK-506 是一新型的非 CsA 型的细胞免疫抑制剂，在体内外表现出很强的 MDR 逆转作用，它可抑制 ^{3}H-azidopine 及 ^{3}H-长春新碱与 Pgp 的结合，阻止 MDR 细胞内抗肿瘤药物的外排，有待临床试用。

三、激素类及抗激素类药物

他莫昔芬（tamoxifen，TAM）为抗雌激素类药物，它不仅可竞争性与雌激素受体结合，且可抑制 PKC、CaM 及磷酸二酯酶的活力，诱导 TGF-β 而抗肿瘤。此外，它还有抗氧化、抗病毒及抗真菌作用。TAM 及其 N-去甲基他莫昔芬于 4～6μmol/L 浓度下，可提高抗肿瘤药物在 MDR 细胞中浓度，使它们的细胞毒作用提高 3～4 倍，其 MDR 逆转作用与抗雌激素作用无关。TAM 与 Pgp 结合抑制药物外排，以及它可降低 MDR 细胞膜流动性可能与其 MDR 逆转作用有关。TAM 已试用于临床且获得一定疗效。国内在原化疗方案加用 TAM 治疗 39 例以肺癌为主耐药肿瘤，使 33.3% 患者重新获得缓解，并用 TAM 和（或）VEP 使 59 例肺癌耐药患者明显延长了 1～3 年生存率，81 例肺癌中>46% 患者重新获得缓解。国外有一组 18 例呈耐药性的恶性肿瘤患者，采用 VP-16 与 TAM 并用的方案，其中 1 例获部分缓解，另有 36 例呈耐药性的肿瘤患者，采用上述方案，其中有 6 例达部分缓解，TAM 的常用剂量为 480mg/d，连用 6 天。由于 TAM 毒副作用小，剂量增加到 550mg/d 仍未见毒副作用。近年来有报道，采用 TAM 与 VRP 合用，于化疗前连用 3 天，化疗开始后继续应用 4 天，所用方案为 ADM+VCR+VP-16，治疗对象为小细胞肺癌。58 例中有 14 例达完全缓解，20 例为部分缓解，疗效远较应用单一逆转剂为高。

也提示我们多药耐药性逆转剂的并用，可能是解决 MDR 的途径之一。抗黄体酮化合物 RU486 是黄体酮的衍生物，它具有强于黄体酮 2 倍的逆转作用。它于低浓度（1μmol/L）时可抑制 Pgp 的药物外排，增加药物在胞内的浓度。

四、谷胱甘肽耗竭剂

多药耐药蛋白减少药物在细胞内的聚集，主要是通过转运药物与谷胱甘肽的结合物，而非转运游离型药物，因此清除细胞内的谷胱甘肽（氧化型）可能会抑制 MDR。丁硫氨酸亚砜胺（BSO）是特异性 γ-谷氨酰胺-半胱氨酸合成酶抑制剂，该酶是合成 GSH 的关键酶。BSO 可明显降低 MDR 细胞内 GSH 含量，与左旋苯丙氨酸氮芥（L-PAM）合用，可使抗 L-PAM 的 L1210 细胞恢复其敏感性；在耐 L-PAM 的 OVCAR-3 细胞，BSO 可使 L-PAM 的细胞毒作用提高 2～4 倍。维生素 K_3 亦具有 MDR 细胞内 GSH 含量的耗竭作用，1mmol/L 维生素 K_3 与阿霉素合用可明显提高后者的细胞毒作用。以维生素 K_3 预处理 P388 及 P388/ADR 细胞，ADR 对 DNA 及 RNA 的生物合成抑制作用明显增强，细胞内 GSH 含量亦明显下降。维生素 K_3 还可使 ADR 在 P388/ADM 细胞内的浓度提高 35%～50%，提示维生素 K_3 的 MDR 逆转作用与其耗竭胞内药物浓度有关。谷胱甘肽是细胞活动的一个重要的内源性物质，清除谷胱甘肽可能会引起细胞内环境的紊乱，因此谷胱甘肽清除剂作为逆转 MDR 的药物其发展受到限制。

五、蛋白激酶 C 抑制剂

研究表明，Pgp 的磷酸化对于维持其药物外排泵功能起重要作用。在很多 MDR 肿瘤细胞系中，PKC 活性水平增高，而 PKC 抑制剂可使 Pgp 磷酸化水平降低，细胞内药物浓度升高，增加细胞对药物的敏感性，从而逆转耐药。^{3}H-azidopine 及 ^{3}H 长春新碱结合抑制实验表明，星状孢子素（staurosporine）可通过与化疗药物竞争 Pgp 的结合位点而增加细胞内药物聚集。尽管它在体外可逆转耐药，但由于其严重的毒副作用而限制了它在临床的应用，新合成的星状孢子素的衍生物在耐药逆转方面显示了巨大的潜力。NA-382 就是其中之一，它在选择性抑制 PKC 活性方面比抑制 PKA 高 10 倍，体内外实验都已证实，NA-382 可逆转多种 MDR 细胞系的耐药性，但对敏感细胞无作用。星状孢子素的另一个衍生物，CGP41251，抑制 PKC 活性的功能只有星状孢子素的 1/8，但其最大耐受剂量比星状孢子素高 250 倍，它可有效地逆转 MDR，可使 3 种 MDR 细胞系对阿霉素和长春新碱的敏感性明显提高。CGP41251 可能是直接与 Pgp 竞争 ATP 或竞争 Pgp 上的药物结合位点，从而阻断 Pgp 的药泵功能，达到逆转 MDR 的作用。KT-5720 是另一具有 MDR 逆转作用的 PKC 抑制剂，在非毒性浓度下可有效地提高 MDR 细胞株对化疗药物的敏感性，其还具有抗增殖及抗肿瘤侵袭的能力，这可能增强其在未来肿瘤治疗中的效能。PKC 抑制剂 GF109203X，不仅可逆转 Pgp 介导的 MDR，而且可逆转 MRP 介导的多药耐药，在 1μmol/L 浓度时，GF109203X 即可逆转 HL60/ADM 细胞对长春新碱的耐药性，并呈剂量依赖方式减少长春新碱的耐药性。

我们从吩噻嗪类衍生物中发现了一个新的 PKC 抑制剂，即 PTZ11，在体外显著抑制鼠脑 PKC 活性并呈剂量依赖性，其 IC_{50}（113 ±9.64）μmol/L；当 PTZ11 作用于耐药细胞系 K562/A02 时，在 10μmol/L 浓度作用 30min，即可引起 PKC 活性下降。更有意义的是，PTZ11 在低于其 IC_{50} 浓度（10μmol/L）时，可使 K562/A02 细胞对阿霉素的耐药性产生逆转作用，逆转倍数为 75.78，而阳性对照维拉帕米逆转耐药的倍数仅为 40.87，提示 PTZ11 可低毒、高效地逆转肿瘤细胞耐药，可望成为一种潜在的耐药逆转剂并应用于临床。为进一步探讨 PTZ11 与 PKC 相互作用的机制，我们研究了在 PKC 激活剂 PMA 存在时 PTZ11 对 PKC 活性的影响，发现其抑制 PKC 活性的能力下降，而且与 PTZ11 的浓度呈正相关，提示 PTZ11 可能通过与 PMA 竞争 PKC 的结合位点而起作用。

文献报道表明，PKC 的 Cys2 功能区是激活剂的结合区域，可与 PMA 有效地结合。为阐明 PTZ11 抑制 PKC 活性的分子机制，我们从蛋白数据库（Brookhaven Protein Data Bank，PDB）中调出 PKC Cys2 功能区的原子坐标，应用 Alchemy-2000 计算机软件，显示 PKC Cys2 功能区的三维构象，进一步利用 SYBYL6.04 软件包的 DOCK 程序模拟出 PTZ6、PTZ11 与 PKC Cys2 功能区相互结合的分子图像，发现了 PTZ6 及 PTZ11 与 PKC Cys2 相互作用的模式，而且 PTZ11 与 PMA 的结合位点可能部分重叠，PMA 通过氢键与 PKC 结合，但 PTZ11 通过疏水力及静电作用与 PKC 结合，这就从三维分子构象水平上阐明了 PTZ11 抑制 PKC 活性的机制，即 PTZ11 可能是通过与 PMA 竞争 PKC 分子上的结合位点而抑制 PKC 活性的。由于 PTZ6 与 PTZ11 结构上的差异，使得二者在与 PKC 相互作用时产生不同强度的疏水作用，从而抑制 PKC 活性的程度有很大差别。本研究应用计算机辅助分子图像分析方法阐明了酶与抑制剂相互作用的构效关系，为设计有效的 PKC 抑制剂或多药耐药逆转剂提供了新的途径。

六、新的逆转剂

1. 新的喹啉化合物 MS-209 亦具有 MDR 逆转作用，且毒副作用小，在体外实验中于 3μmol/L 低浓度时，能够明显逆转长春新碱和阿霉素引起的 MDR 现象；且 MS-209 的逆转效果与 *mdr1* 基因表达呈正相关，*mdr1* 基因表达越高，其逆转效果越好。在接种 P388 肿瘤细胞的小鼠体内实验结果发现，MS-209 能够增强长春新碱和阿霉素的化疗效果。MS-209 已在日本进入Ⅱ期临床研究。

2. S-9788 是一个三唑哌啶氨基的衍生物，它抑制 *MDR1* 基因表达的作用比维拉帕米明显。体内和体外实验结果发现 S-9788 能够增强阿霉素的化疗作用，S-9788（0.5～10μmol/L）增加阿霉素在 KB-AL 肿瘤细胞中的聚集具有剂量依赖性，此作用至少是维拉帕米的 2 倍。其逆转机制主要为直接抑制 Pgp 外排作用，但尚可能与改变细胞内 GSH 水平或引起细胞核改变等有关。该药与 CsA 等相似，可降低 MDR 细胞内化疗药物的 IC_{50}。其逆转程度明显依赖于合用化疗药物时给药时间的先后顺序。S-9788 的Ⅰ期临床研究结果表明，它具有明显的 MDR 逆转作用，但是同时发现它具有心血管毒性，这可能与其钙离子结合作用有关。为了克服 S-9788 的心血管毒性，Dhainaut 等设计了嘌呤类的 S-9788 类似物，其中主要是用嘌呤环取代 S-9788 结构中的三唑环的衍生物。

3. VX-710 是 2-甲基哌啶氨基酮类衍生物。在 0.5～1.0μmol/L，VX-710 能恢复阿霉素在 MDR 细胞中的聚集；在 1.0～2.5μmol/L，VX-710 能够完全逆转许多肿瘤细胞对阿霉素、依托泊苷、秋水仙碱、长春碱和长春新碱的耐药性。在 12.5μmol/L 浓度以下，VX-710 没有细胞毒作用。与 P-170 的结合实验表明，VX-710（IC_{50} 0.2μmol/L）对 Pgp 的结合作用比 MS-209（IC_{50} > 8μmol/L）、环孢素（IC_{50} 1.5μmol/L）和维拉帕米（IC_{50}>10μmol/L）的都强。

4. 抗心律失常药普罗帕酮（propafenone） 具有 MDR 逆转作用，对普罗帕酮的一系列衍生物研究，并根据构象限制原理环化普罗帕酮的侧链而设计了其苯并呋喃类的类似物，其中有些类似物具有较强的 Pgp 抑制作用。

5. Hapalosin 是从百岁叶科软管藻属植物蓝藻菌中分离到的一种内酯/环肽类物质，能够抑制 P-170。研究发现，Hapalosin 的非 N-甲基类似物、顺式-4-羟脯胺酸类似物和三内酰胺衍生物都具有较强的逆转 MDR 的作用。以 Hapalosin 的构象而研究设计的 D-葡糖型 Hapalosin 模拟物也具有 P-170 抑制作用。

6. 新逆转剂 PND 我们多年来一直致力于逆转肿瘤 MDR 的研究，已发现多种具有不同程度逆转活性的药物，如塞庚定、奎宁、三哌喹、干扰素、补骨脂素、苦参碱和粉防己碱等，但逆转活性均不及已被用于临床逆转 MDR 的 CsA 和 VRP。最近我们又成功筛选出一种新的 MDR 逆转剂 PND，它是由我国自己研制合成的并已应用于临床治疗的非肿瘤药物，我们首先发现它具有广泛的体外抑瘤活性和明显的逆转 MDR 作用（表 77-10），K562/A02、MCF-7/ADM 和 KB/VCR200 细胞都是具有 MDR 表型的多药耐药细胞系，HL60/ADM 和 A549DDP 细胞是具有 MRP 表型的 MDR 细胞系，这提示即使临床患者因化疗已产生耐药性，仍可用 PND 来杀灭肿瘤细胞。PND 在 4.40、3.30、2.20 和 1.10μM 下，逆转 K562/A02 和 MCF-7/ADR 倍数达 240.5、79.75、17.72、2.26 倍和 29.68、4.30、2.70、2.84 倍，而 VPL10μM 时，逆转倍数仅为 49.05 倍和 8.84 倍；可见 LND 与现有阳性逆转剂 VPL 相比，逆转 MDR 作用更为显著（$P<0.05$）。在相同剂量下，PND 几乎不影响 ADM 对敏感细胞的毒性作用，说明 PND 对多药耐药细胞具有特异性的逆转 MDR 作用。相似结果在裸鼠体内抑制人 K562 和 K562/A02 移植瘤试验中得到证实。我们在每一只裸鼠左右两边同时接种敏感的 K562 和耐药的 K562/A02 细胞（图 77-8）。从图可以看出 ADM 对敏感的 K562 移植瘤有明显的抑制作用，但对耐药的 K562/A02 却没有作用；PND 对 K562/A02 的逆转效果明显地高于 VPL。用荧光分光光度法检测细胞内 ADM 浓度发现，PND 能增加 ADM 在 K562/A02 和 MCF-7/ADM 内的蓄积，2.20μM 时，使 K562/A02 细胞内 ADM 浓度增加 13.24 倍；进一步研究发现，PND 增强耐药细胞对 Rh123 的摄取，抑制其外排。Rh123 是 Pgp 泵功能指示剂，从我们的结果证实，PND 可能是作用于 Pgp 糖蛋白，使细胞内药物外排减少，从而发挥逆转 MDR 的作用；同时研究表明 PND 与 ADM 联合使用，能增强肿瘤细胞的凋亡，2.20μM 剂量下，使 K562/A02 细胞凋亡百分率增加 16.60%（图 77-9）。由此可见，增加耐药细胞凋亡也是 PND 逆转 MDR 的机制之一。因此，我们认为 PND 逆转 MDR 的作用机制，一方面可能与抑制 Pgp 表达或同化疗药物竞争 Pgp 的结合而抑制 Pgp 药物外排泵的功能有关；另一方面可能与增加肿瘤细胞凋亡有关。作为新一代 MDR 逆转剂，PND 具有独特的优越性：①最高血药浓度高于体外最大逆转剂量，保证了 PND 作为 MDR 逆转剂在临床上的可行性；②该药不良反应轻微，有利于 PND 临床的安全使用；③PND 逆转 MDR 作用强于

维拉帕米,显示了 PND 的高效性。因此,为 PND 可能会在临床肿瘤患者的化疗中发挥高效、安全的逆转 MDR 作用,是一种很有开发前途的 MDR 逆转剂。

表 77-10　PND 对多药耐药细胞的逆转效应

细胞系		VPL 10μM	PND μM			
			4.40	3.30	2.20	1.10
K562	3.07±0.34	1.82±0.08	1.86±0.09	2.56±0.04	2.41±0.39	2.69±0.11
		(1.52±0.06)	(1.47±0.07)	(1.16±0.02)	(1.16±0.20)	(1.02±0.04)
K562/A02	231.25±59.83	5.10±1.99	0.96	3.24±1.29	14.94±6.05	89.54±7.08
		(49.05±19.12)	(240.50)	(79.75±31.48)	(17.72±7.79)	(2.60±0.22)
MCF-7	1.61±1.01	1.23±0.03	0.86±0.46	1.21±0.07	1.36±0.35	1.47±2.58
		(1.31±0.03)	(2.16±1.14)	(1.38±0.08)	(1.23±0.34)	(1.12±0.21)
MCF-7/R	77.27±2.53	8.92±1.80	2.61±0.15	22.61±13.21	35.58±21.45	27.87±6.11
		(8.84±1.78)	(29.68±1.65)	(4.30±2.38)	(2.70±1.40)	(2.84±0.62)

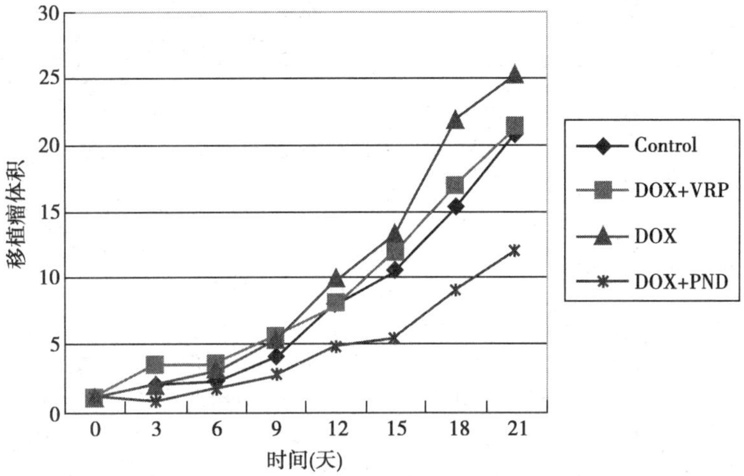

图 77-8　PND 逆转 K562/A02 耐药的裸鼠试验

七、第三代逆转剂

作为第一代的逆转剂维拉帕米和环孢素虽然有一定效力,但它们是 Pgp 的底物,是 Pgp 较弱的抑制剂(最大逆转 MDR 效应一半所需的浓度 ED_{50} 分别是 10 和 2μM),而且显示出剂量限制的副反应严重地限制了它们的临床应用。第二代的逆转剂 VX-710、PSC833 和 XR9051 比第一代的逆转剂强 3 ~ 100 倍,在有效抑制 Pgp 所需的剂量并不产生明显的毒性。这类逆转剂常见的剂量限制毒性是共济失调和高胆红素血症,终止治疗毒性是可逆的。但该类逆转剂与大多数的 Pgp 抑制剂一样明显地改变同时应用的抗癌药的血浆药物动力学(PK),通过降低清除和(或)代谢提高血药浓度。例如,有报道 PSC833 和 VX-710 与紫杉醇等抗癌药产生明显的药物动力学相互作用,使到达靶点血药浓度明显地降低。虽然测定个别患者的代谢和 PK 相互作用实行个体化治疗技术上是办得到的,但实际上却不容易做到。

第三代 Pgp 抑制剂(见表 77-9)显示 ED_{50} 在 nM 级,与阿霉素没有明显的 PK 相互作用(GF-120918),或对阿霉素、鬼臼毒素和紫杉醇血浆浓度没有明显的影响(LY120918 和 OC144-093)。

1. GF-120918　是一个吖啶酰胺类衍生物,体外及体内实验都显示具有逆转 MDR 的作用。体外实验表明 GF-120918 在 0.05 ~ 0.1μmol/L 的浓度能够完全逆转肿瘤细胞对阿霉素和长春新碱的耐药性。给小鼠静注 GF-120918 后,药物迅速分布于各组织中,组织中的药物浓度是血液中浓度的 10 倍。GF-120918 口服给药吸收较好。

2. OC144-093　是双芳基咪唑类化合物,它对多种人肿瘤细胞株的 ED_{50} 接近 nM,而完全逆转的浓度在 0.25 ~ 1.0μM。对紫杉醇血浆浓度没有明显的影响,体内试验也有逆转耐药效果,现正进行 I 期

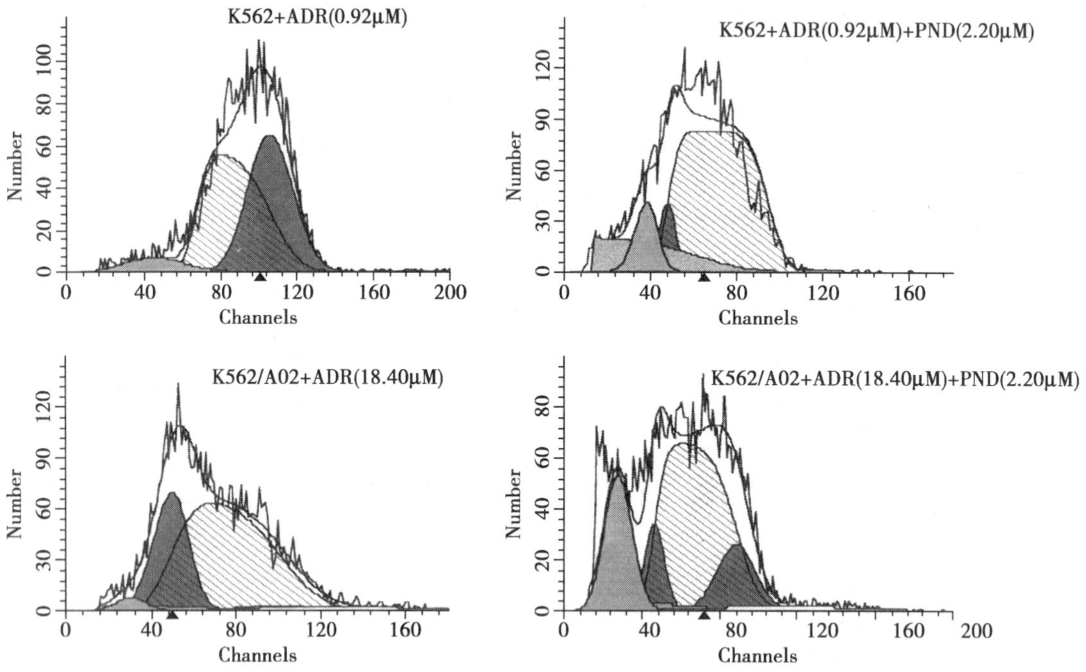

图 77-9 PND 对 ADM 诱导 K562 和 K562/A02 细胞凋亡的影响

临床试验。

八、单克隆抗体的生物疗法

肿瘤细胞耐药基本上是发生在细胞内。若药物攻击点或靶点不在细胞内，而在细胞表面或甚至不在肿瘤细胞本身，就可避开上述细胞内的 MDR 机制。从实验和初步临床资料来看，单克隆抗体是比较有希望的。这包括抗肿瘤细胞表面抗原的抗 CD20 的单克隆抗体 IDEC-C2B8(rituxan)、抗 HER2/neu 的单克隆抗体、针对 Pgp 的单克隆抗体和抑制肿瘤血管新生的 VEGF 受体 KDR 的单克隆抗体。

单克隆抗体曾被誉为可用于治疗各种疾病的"魔弹"，现在已经成为现实。早期的单抗来自小鼠，它在体内的抗原性使其失去治疗价值。现在随着基因工程抗体技术的开发，大多数单抗已经人源化，即用人肽序列取代了绝大部分小鼠单抗区段，使之与人免疫系统更加相容。目前全世界正在开发的单抗治疗剂约有 80 多种，其中有 20 多种已进入临床试验，大多数单抗治疗剂是针对癌细胞的。抗体以其针对指定抗原的高度特异性而逐渐成为肿瘤治疗的独特方法。临床研究结果确实是激动人心。现有的数据证实了单抗结合化疗、放疗、骨髓移植，甚至外科等较单用一种疗法的效果更佳，均有增强和协同作用。尤其是在一些复发性或难治性的耐药肿瘤患者中取得了较好的疗效。

1997 年 11 月，Genentech 公司和 IDEC PHarmaceutical 公司获美国 FDA 批准在市场上销售 Rituxan™，这是一种抗 CD20 抗体，用于治疗 CD20 阳性的 B 细胞非霍奇金淋巴瘤(NHL)。据美国的一项研究，166 例化疗无效(耐药)患者有 80 例的肿瘤缩小 50%，或在随后的四周输注后，在 10～12 个月之间出现中值预期反应。B 细胞单克隆抗体 Rituxan 能与成熟的正常 B 细胞和 B 细胞肿瘤表面上的 CD20 抗原相结合，促使机体自然防御复原，以攻击和杀伤正常的和恶性的 B 细胞。骨髓中的干细胞缺乏 CD20 抗原，因此不会受此疗法的影响。在临床研究中，B-细胞数量在治疗结束后几个月内恢复到正常水平。Rituxan 是 10 年来第一个用于治疗非霍奇金淋巴瘤的治疗用单抗，也是在美国第一个获准用于治疗癌症的单克隆抗体。比常规化疗具有更小的副作用，疗程更短，只需 22 天(而化疗则需 4～6 个月)。在后面进行的两项独立的研究中，200 例复发性低度恶性淋巴瘤患者经本品治疗后的反应率分别为 46% 和 50%，但反应持久性较长(37 例患者参加的研究的反应期平均为 10.2 个月，161 例患者参加的研究的反应期超过 11.8 个月)。而对第 2、3 次复发的低度恶性淋巴瘤患者进行挽救治疗时，传统药物环磷酰胺、阿霉素、长春新碱和泼尼松等一般只产生 6 个月左右的缓解作用。每隔 1 周短程输注本品 4 次，输注期间可有轻微的流感样症状和低血压发生，但致骨髓毒性很小。对于骨髓已受损害的复发性患者的再次治疗，本品因致骨髓毒性较小有利于联合治疗。在一项本品与环磷酰胺等传统药物联合治疗的研究中,复发性低度恶性淋巴瘤患者的反应率为 100%,平均缓解期超过 20 个月,缓解作用与 bcl-2 或 t(14;18)的血液和骨髓遗传异常的消除有关,多数复发性低级淋巴瘤患者有这种遗传畸变的特点,而治疗期间这种畸变消失。这种分子水平上的缓解暗示了治疗后缓解期的延长。这表明用抗体治疗耐药肿瘤是有效的。

但美罗华(抗 CD20 单抗)治疗血液肿瘤过程中同样出现耐药性,用含有 γ 放射核素的抗 CD20 单抗 Zevaline(lbritmom-d)和含有 ^{131}I 抗 CD20、抗 BI 单抗 Bexxar(Tositomomab)对耐美罗华的肿瘤患者仍然有效,这提示了克服肿瘤对单抗耐药的一条途径。另一条新途径是针对耐药肿瘤高表达 Pgp 为靶点的双功能抗体。

第三节 白血病干细胞的靶向治疗

过去二十多年,FDA 批准的抗肿瘤药物(包括靶向药物)已有 30 多个。虽然这些药物都能取得一定临床效果,但大多数癌症患者生存期增加是有限的。最近证实肿瘤中含有由极少数能自我更新、迅速增殖和分化能力的肿瘤干细胞,它维持肿瘤的生长、复发和耐药。现行的抗肿瘤药,包括靶向药物针对的是肿瘤的大部病灶,它能降低肿块(即分化癌细胞)的大小,虽可产生明显的临床效果,但如果没有同时靶向肿瘤干细胞的话,也不可能取得长期缓解。反过来,只选择性攻击肿瘤干细胞也不可能立即消除分化的癌细胞,如果单独按照以肿瘤病灶的大小改变的传统标准来判定疗效的话,靶向干细胞的新药就会过早地被淘汰。合理的治疗策略应该是杀灭增殖、分化的癌细胞和肿瘤干细胞相结合的靶向治疗。

白血病是严重威胁人类生命和健康的恶性疾病,白血病的治疗已经由单纯的传统细胞毒药物发展到干细胞移植、靶点药物的应用等多种方式和手段的综合治疗,使白血病缓解率大大提高。尽管如此,难治、残留和复发仍然是白血病治疗的巨大障碍和亟待解决的难题。

随着研究的深入,证实肿瘤干细胞是肿瘤复发的根源。"肿瘤干细胞"(tumor stem cell,TSC)的概念自提出经历了五十多年的漫长历程。随着实验动物学的发展,1994 年,Lapidot 等在肿瘤干细胞研究沉寂了近二十年之后,首次报道人急性髓细胞白血病(acute myeloid leukemia,AML)细胞中确实含有白血病干细胞(leukemia stem cell,LSC),认为 AML 中只有 0.1% ~1 %的细胞有生成白血病的能力。随后,Bonnet 等首次在 NOD/SCID 小鼠体内证实,接种 10^6 个 LSCs 即可在动物体内形成人 AML,这一结果具有里程碑意义。它不但在血液肿瘤而且在某些实体瘤也得到证实。这些肿瘤包括骨髓增生异常综合征(MDS)、乳腺癌、脑瘤、肺癌以及最近发现的黑色素瘤。

一、肿瘤化疗评价标准与生存期

血液肿瘤的治疗现行疗效标准的临床缓解并不能预测生存期的延长。例如,滤泡性淋巴瘤(follicular lymphoma)化疗后取得 CR 的患者生存期并不比不治疗只"观察和等待"(watch and wait)的患者更长;在多发性骨髓瘤(multiple myeloma,MM),肿瘤负荷和治疗反应速度都不对生存期有影响;同样,前列腺癌、胰腺癌、乳腺癌和肺癌患者,虽然取得了明显的临床效果但生存期并不明显延长,即使治疗反应与统计学上生存期改善是相关的,生存期增加也甚少,常为几周到几个月。伊马替尼(imatinib)作为肿瘤靶向药物的里程碑性药物,在治疗初治慢性髓性白血病中取得了明显效果,然而迄今未能证明伊马替尼能延长患者的生存期,而且现有数据提示伊马替尼不能根除 CML,伊马替尼达到最佳疗效的患者停药后也会很快复发,继续用药疾病仍在进展,提示还有其他因素在起作用。

伊马替尼的作用靶点是 BCR-ABL。BCR-ABL 基因扩增和基因突变可使 CML 对伊马替尼产生耐药。此外,CML 干细胞与正常造血干细胞(HSC)一样,大部分处于静止状态,同时高表达 MDR1(ABCB1)和 BCRP(ABCG2),这两个因素限制了细胞对伊马替尼的吸收。更重要的是 BCR-ABL 对 CML 干细胞和分化的祖细胞(CML 的大部分组成)的影响不尽相同。BCR-ABL 为 CML 祖细胞生存所必需,而 CML 干细胞的 BCR-ABL 可能静默,这提示伊马替尼靶向的不是干细胞。

伊马替尼治疗的 CML 能获得迅速缓解,这可能与它对分化 CML 祖细胞组成的细胞群具有显著活性有关。但这种早期反应可能并不持久,这可以用 CML 干细胞对伊马替尼耐药来解释。相反,用干扰素(IFN)治疗的疗效却是慢而持久,这与其主要导向极为稀少的 CML 干细胞有关。因此,选择性攻击肿瘤干细胞将不会立即清除分化的肿瘤细胞。

多发性骨髓瘤细胞中也有极少数骨髓瘤干细胞,这些细胞具有自我更新、分化和维持疾病的能力。新的抗骨髓瘤药物硼替佐米(bortezomib,蛋白酶体抑制剂)和 lenalidomide(第二代沙利度胺)体内对浆细胞具有良好活性,但体外试验对骨髓瘤干细胞却无明显作用。这就解释了为什么这些药物有明显疗效却不能治愈疾病。相反,美罗华(抗 CD20 单抗)体外对骨髓瘤干细胞有良好活性,但对不表达 CD20 的成熟浆细胞基本无效。或许更长疗程的美罗华治疗能显示出类似传统治疗的疗效,即通过抑制产生新的骨髓瘤细胞而使终极分化的骨髓瘤细胞自然凋亡而达到疗效。

传统反应标准测量实体瘤病灶大小或白血病细胞数不可能反映稀少的肿瘤干细胞群的变化。针对分化的肿瘤细胞的治疗可能产生疗效但不能治愈疾病,除非使维持疾病的肿瘤干细胞得到根除。传统的疗效标准不但可能过高估计药物对少量干细胞的作用,也可能过低估计了它的疗效,如 IFN 治疗 CML 和美罗华治疗骨髓瘤。

二、白血病干细胞靶向治疗

明确了 LSC 是肿瘤发生、疾病难治和复发的根源,人们认识到只有杀灭 LSC 才有可能根治白血病。随着人们对 LSC 生物特性研究的不断加深,以及对 HSC 和 LSC 差异的逐步了解,针对 LSC 的表面标记或细胞内信号分子进行生物治疗和小分子抑制剂的靶向性治疗也随之兴起。

迄今研究发现 LSC 的生物学特性有:大部分 LSC 与 HSC 一样处于 G0 期,对周期特异性抗白血病药物如 Ara-C 的敏感性低;高表达 ABC 转运蛋白 MDR1 和 BCRP1 导致药物外排;LSC 表达 $CD34^+CD38^-$,与 HSC 不同,LSC 还表达 CD123,而且细胞内的死亡相关蛋白激酶(death-associated protein kinase,DAPK)、干扰素调节因子 1(interferon regulatory factor 1,IRF1)和核转录因子 NF-κB 的表达也上调。这些特性使根除肿瘤干细胞成为可能。

1. 靶向 LSC 核转录因子 NF-κB　与 HSC 不同,LSC 内的核转录因子 NF-κB 处于活化状态,是很好的靶标。蛋白酶体抑制剂 MG-132(图 77-10)首先在实验室被用于靶向 LSC 的治疗,它通过抑制核转录因子 NF-κB 的激活和活化 p53 调节基因,可选择性地杀灭 LSC,而对 HSC 几乎没有影响。研究者同时发现,处于静止期的 LSC 中 NF-κB 仍然保持活化状态。因此,NF-κB 可以作为杀灭 LSC 的靶。

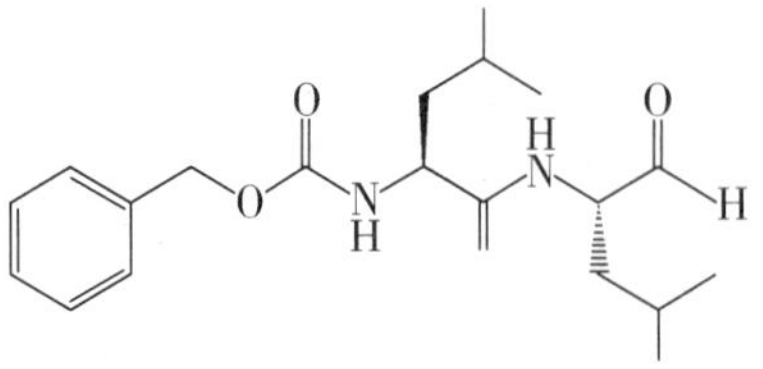

图 77-10　蛋白酶体抑制剂 MG-132 结构图

MG132 联合表柔比星(epirubicin,ADM)处理细胞,可上调 p53、BAX、GADD45 及 $p21^{WAF/CIP}$ 基因的表达,并通过抑制 NF-κB 活性而下调抗凋亡蛋白 bcl-XL 的 RNA 水平,大大减少 LSC 诱发 NOD/SCID 小鼠肿瘤的发病率。

硼替佐米(bortezomib)是第一个 FDA 批准用于多发性骨髓瘤治疗的蛋白酶体抑制剂。它作用在蛋白酶体 NF-κB 信号途径的蛋白酶体上,而非作用在 NF-κB,体外实验证明它不能特异针对骨髓瘤干细胞。

小白菊内酯(parthenolide,PLT)(图 77-11)是来源于菊科植物的倍半萜烯内酯,一直用于治疗偏头痛和风湿性关节炎,近年来,PLT 被证实为 NF-κB 的强抑制剂,通过与 NF-κB 抑制因子激酶(IκB kinase,IKK)的直接结合,抑制 NF-κB p50 和 NF-κB p65 两个主要亚基。50μM 剂量下,PLT 对 HSC 的抑制仅 20% 左右,而对 $CD34^+/CD38^-$ 的 AML 细胞产生 100% 的抑制作用;经 PLT 处理的 AML 细胞接种到 NOD/SCID 小鼠后发病率显著降低。进一步研究开发 PLT 的水溶性衍生物 DMAPT 已进入 Ⅰ 期临床试验。

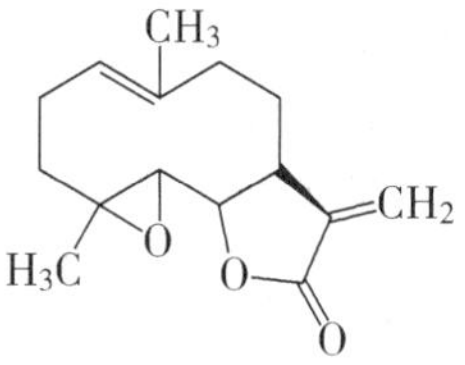

图 77-11　小白菊内酯结构图

另有研究表明,AML 中 *flt3* 基因突变导致 Flt3 持续活化,后者通过激活 Ras 使 NF-kB 活化,提示应用 Flt3 抑制剂来靶向 NF-kB 是治疗 AML 的有效方法。可见,靶向 NF-κB 是一种有效的靶向 LSC 治疗方向。

2. 靶向干细胞信号传递 Hedgehog　Hedgehog 分子(SHH、IHH 和 DHH)在胚胎干细胞发育和许多组织分化中是重要信号蛋白。Hedgehog(HH)结合于细胞表面受体 Patched(PTCH)和通过 Smoothened(SMO)和 GLI 蛋白的信号途径。这条途径在痣样基底细胞瘤综合征(nevoid basal-cell carcinoma syndrome)患者中发现 PTCH 突变因而在肿瘤形成中起明确作用。其他的 HH 成员也被发现是肿瘤的抑制基因或癌基因。最近,发现 HH-PTCH 途径的组分在大部分的肿瘤发生分裂或过度表达,这包括散发的成神经管细胞瘤(sporadic medulloblastoma)、乳腺癌、前列腺癌、胃癌、直肠癌和胰腺癌。

大部分散发性成神经管细胞瘤或者是种系

PTCH突变或者是通过甲基化使PTCH沉默。采用SMO抑制剂环帕敏(cyclopamine)治疗成神经管细胞瘤能使增殖降低和分化相关基因表达改变。SHH高表达的小细胞肺癌细胞株,既可以用SHH抗体也可以用环帕敏抑制其生长。相似地,在食道癌、胃癌、前列腺癌和胆道癌,以及相应的肿瘤细胞株中,也发现HH的高表达和HH-PTCH途径的活化。环帕敏可抑制小鼠的胰腺癌和前列腺癌。

环帕敏是从百合科植物加州藜芦(veratrum californicum)提取的甾体生物碱(图77-12)。经证实环帕敏的致畸和抗癌活性是由于特异地抑制脊椎动物细胞对分泌的生长因子家族Hedgehog(HH)反应引起的。它通过直接结合到细胞内蛋白Smoothened(SMO)特异地抑制HH途径的活化。而正常的信号传递,蛋白HH结合于受体Patched(PTCH),因此减轻PTCH调节对G蛋白耦联受体远亲SMO的抑制。然后SMO的活化驱动一系列细胞内事件在胶质母细胞瘤(GLI)依赖转录活化达到高峰(图77-13)。

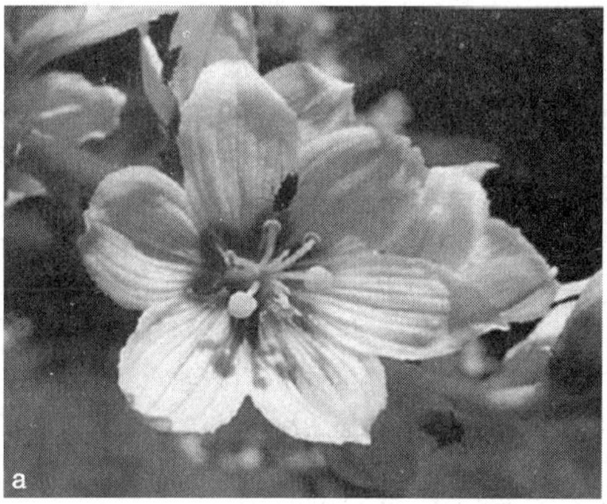

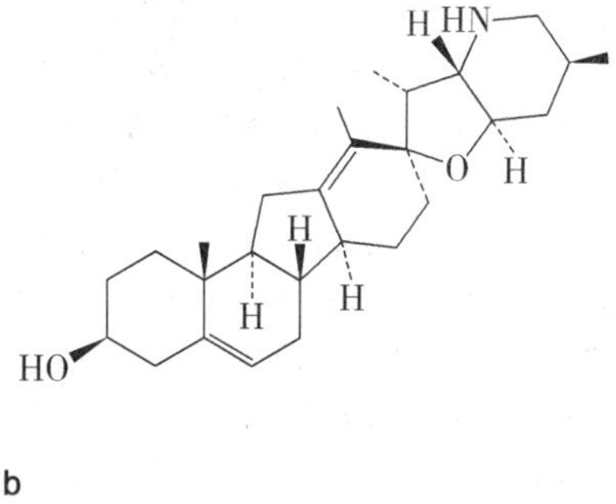

图77-12 百合科植物加州藜芦(veratrum californicum)(a)**和环帕敏**(cyclopamine)(b)

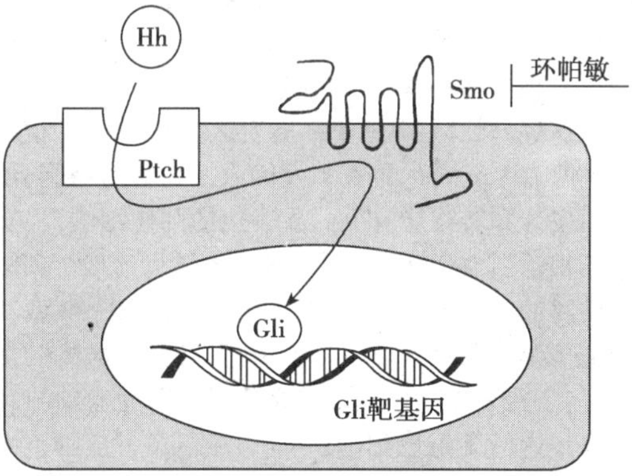

图77-13 细胞内蛋白Smoothened(Smo)**特异地抑制生长因子家族Hedgehog**(Hh)**途径的活化途径**

HH过度表达可能导致组织干细胞不受调节的生长,结果异常的干细胞驱动过度增殖引起前期恶化的病灶。不受调节干细胞可能是驱动干细胞形成肿瘤干细胞遗传事件的靶标。肿瘤干细胞的继续演化可能引起转移或进一步耐药性肿瘤干细胞的出现。

3. 靶向CD123的治疗 吉妥珠单抗(gemtuzumab),是抗CD33单抗和刺孢霉素(卡里奇霉素,calicheamycin)耦联物,FDA已批准用于急性白血病(AML)的治疗。CD33是AML分化抗原,但新近发现它在HSC和LSC都有表达。吉妥珠单抗应用后患者会出现持续性血细胞减少,可能与该药物抑制HSC有关。因此,靶向干细胞应有选择性。

CD123是人白细胞介素3(IL-3)的细胞表面受体,只表达于LSC表面,而HSC几乎不表达,因此,特异性地作用于CD123,就可以在杀灭LSC的同时保护HSC不受影响。DT388-IL3是一种由免疫毒素和CD123的配体IL-3构建的融合蛋白,研究表明,DT388-IL3对原始的AML和CML具有选择性杀灭作用,对HSC无影响,是开发LSC靶向性药物一条有希望的途径。

4. 靶向ABC家族蛋白的治疗 ABCB1/Pgp和ABCG2/BCRP不仅对HSC和LSC的生存有保护作用,抵御血清饥饿和毒素等刺激对干细胞的伤害,而且是导致LSC耐药的主要因素之一,这些耐药相关蛋白在LSC中高表达,因此也是潜在的治疗靶分子,现有的靶向ABCG2等转运蛋白的MDR逆转剂就可能成为LSC的靶向抑制剂。值得关注的是,研究人员在进行结构分析后,找到了ABCG2在肿瘤细胞与正常细胞中的结构差异,肿瘤细胞中仅仅ABCG2蛋白的482位氨基酸残基发生点突变(R482G或R482T),就导致肿瘤细胞对米托蒽醌和阿霉素等化疗药物的外排增加。因此,有理由相信制备针对突变 ABCG2 的抗体进行免疫治疗和特异性靶向杀灭 LSC 是一条值得探索的途径。

MDR 的逆转剂虽然已发展到第三代，进入到临床试验有 7～8 个，但目前已进入Ⅲ期临床试验的只有 Zosuquidar，它与柔红霉素和 Ara-C 联合作为 AML 的一线治疗，最后结果尚待发表。

基于 ABC 系统外排泵靶标的靶向干细胞的设计应当考虑特异性，Matsui 等设计抗 Pgp 和抗 CD3 双功能抗体，在体外和动物体内对耐药肿瘤细胞有特异的靶向抑制作用，提示对 LSC 潜在的靶向治疗作用。

5. 治疗耐药肿瘤的微型双功能抗体（diabody） 近年来，研究较多的是抗 T 细胞受体及抗肿瘤细胞膜抗原的双功能抗体，这种双抗可以诱导 T 细胞（主要是 CTL）对肿瘤靶细胞的溶解或杀灭作用。

特异性双抗能识别并连接肿瘤靶细胞和 CTL，并能通过特异性触发 CTL 细胞表面的分子结构使 CTL 活化，活化的 CTL 释放细胞溶解颗粒，对肿瘤靶细胞产生溶解作用。这种特异性双抗能抑制 T 细胞的自然属性，将 CTL 转变为对靶细胞具有特异性杀伤作用的效应细胞。但是效应细胞必须与靶细胞通过双抗的桥接作用相连接后，才能引起靶细胞的溶解。目前资料表明，CTL 介导的靶细胞溶解是通过活化的 CTL 的排粒作用才得以实现。效应细胞在效应细胞-靶细胞界面，T 细胞受体复合物（TCR）密集区域释放细胞毒性物质，对靶细胞产生杀伤作用。

实验研究发现，着靶后的 CTL 能抑制裸鼠皮下肿瘤的生长。某些人 T 细胞亚片段不能介导效应细胞（CTL）对靶细胞的溶解，但能抑制裸鼠体内肿瘤的生长，而且通过 ^{51}Cr 释放试验未发现周围肿瘤细胞被溶解，说明肿瘤生长的抑制与肿瘤细胞溶解没有直接关系。

由双抗连接效应细胞表面 TCR 分子结构后，可以诱导 T 细胞分泌一种物质进入细胞介质，从而抑制肿瘤细胞的生长。进一步研究证明，这种物质是干扰素-γ（IFN-γ）及肿瘤坏死因子-α（TNF-α），它们均具有抑制细胞生长的能力。

在体内，着靶后的 T 细胞分泌的淋巴因子，能吸引并活化一系列其他种类的杀伤细胞，如 NK 细胞、巨噬细胞及中性粒细胞，它们均可作用于瘤细胞。而且，淋巴因子可以促进肿瘤细胞表面抗原决定簇的表达，例如 MHC 分子的表达，因此提高肿瘤细胞被自然发生的 CTL 所辨认，有利于对肿瘤细胞的杀伤。

双抗作为肿瘤靶向治疗有如下优越性：①在较低浓度下能有效地促进瘤细胞的溶解或杀伤；②能对抗竞争性人免疫性球蛋白 IgG 的抑制；③相对低水平的肿瘤相关抗原（TAA）表达足以诱发双抗对肿瘤细胞的溶解或杀伤；失去 TAA 表达的瘤细胞或不表达 TAA 的瘤细胞亦可为双抗所抑制或杀伤；④双抗所诱导释放的 IFN-γ 可以相互诱生并活化其他抗肿瘤的效应细胞，如 CTL、NK 细胞和巨噬细胞等，并可产生一系列继发作用；⑤抗 T 细胞受体双抗可作为丝裂原，诱导静止状态的 T 细胞增殖；双抗与 CTL 结合后可增强 IL-2 诱导的 T 细胞增殖、淋巴因子释放及 T 细胞毒性；⑥可用于耐药性肿瘤的治疗。

目前已应用于临床试验治疗的恶性肿瘤有乳腺癌、卵巢癌、小细胞肺癌、胰岛细胞癌和白血病等，可使患者病情减轻，生命延长。Kontermann RE 构建了抗补体 C1q 和抗溶菌酶的 diabody。体外试验证明，可富集 C1q，导致溶菌酶包被的绵羊红细胞溶解。Holliger P 等用抗免疫球蛋白的 diabody 聚集血浆中的免疫球蛋白，产生全抗体的效应因子功能，弥补了重组抗体缺乏恒定区的不足。这种 diabody 体外可聚集补体，引起单核吞噬细胞的呼吸暴发和溶解，并与 $CD8^+$ 的 T 淋巴细胞产生协同作用，导致大肠肉瘤细胞的裂解。Genetech 公司研制的抗 $P^{185HER2}$/抗 CD3 的双功能抗体最近被美国 FDA 批准进入临床试验用于乳腺癌的治疗。总之，初步的研究证明，利用双功能抗体再导向效应细胞治疗肿瘤是目前很有前景的一种免疫疗法。

抗 Pgp 和抗 CD3 微型双功能抗体：白血病复发是白血病难于根治的主要原因，也是目前治疗的难题之一，而很大部分复发白血病都有 Pgp 高表达，除一些实体瘤的原发灶就有 Pgp 高表达外（内在性耐药），其他一些肿瘤（如乳腺癌、卵巢癌、淋巴瘤和头颈肿瘤等）转移灶常有 Pgp 高表达。因此，早期检测和消除有 Pgp 表达的微小残留白血病耐药细胞，以及原发灶和转移灶有 Pgp 高表达的肿瘤细胞，将有助于根治白血病和转移实体瘤。消除肿瘤残留和微小转移的新策略之一就是应用抗 Pgp/CD3 微型双功能抗体。采用抗 Pgp/CD3 微型双功能抗体的优点是：①特异交叉连接 Pgp 表达的耐药肿瘤细胞和 CD3 表达的 T 淋巴细胞，并同时激活 T 淋巴细胞而杀伤肿瘤细胞；②它是利用机体自身免疫机制抑制肿瘤，从而避免了使用外源非特异细胞毒物质；③国外临床试验已经证明双功能抗体之安全性，并观察到初步疗效。我们现已克隆到相应的抗 Pgp 单链抗体 ScFv 的基因和抗 CD3 的 ScFv 基因，并测序和计算机模拟三维构象，已成功构建抗 Pgp/抗 CD3 微型双功能抗体，并在体外和体内试验证明其有效性的基础上（图 77-14、图 77-15 和表 77-11），进一步与人的 4-1BBL 的胞外区结构域联合给药可治愈裸鼠耐药移植瘤 K562/A02，显示抗 Pgp/抗 CD3 微型双功能抗体的潜力，有望在将来的临床试验发挥它的潜力。

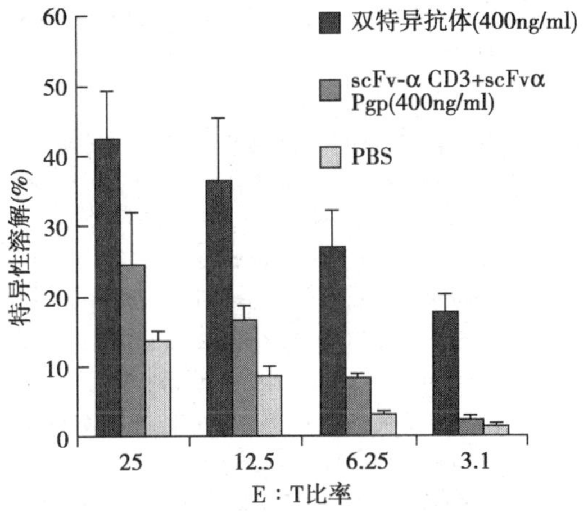

图 77-14 抗 PGP/抗 CD3 双特异抗体体外介导细胞毒性 T 细胞对靶细胞(K562/A02)的特异性杀伤作用

小结:耐药特性和 G_0 期蓄积导致了 LSC 逃避化疗药物的治疗,成为白血病难治和微小残留病灶复发的根源,针对 NF-κB 和 CD123 等特异分子的靶向 LSC 的治疗为我们开拓了白血病治疗的新思路,随着 LSC 特性及特异分子的阐明,将会为靶向 LSC 的治疗提供特异的靶点,最终有助于白血病的彻底治愈。

表 77-11 对裸鼠耐药移植瘤和敏感移植瘤进行治疗时,各治疗组的平均生存时间

	K562/A02 移植瘤(天)	K562 移植瘤(天)
PBS 组	37. 00±2. 14	33. 60±2. 27
CTL* 组	39. 80±3. 06	34. 00±1. 84
Diabody 组	38. 00±2. 88	32. 20±2. 73
CTL+Diabody 组	61. 00±2. 49	35. 80±2. 48
ADM 组	28. 40±1. 57	45. 00±1. 76

虽然 LSC 研究取得明显的进展,但仍然有不少问题有待解答:

什么是 LSC 的真正(生物学的)的标记?

什么基因/信号途径使 LSC 具有自我更新的能力? HSC 和 LSC 自我更新机制之间的差别?

是什么使 LSC 对传统化疗产生耐药以及如何特异性逆转耐药?

微环境对 LSC 的影响?

这些都是未来有待解决的重要问题。

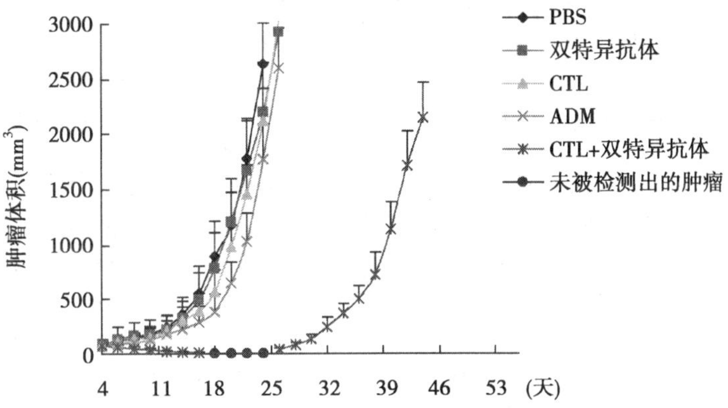

图 77-15 对裸鼠敏感移植瘤的治疗

(杨纯正)

参 考 文 献

1. 王树彬,杨纯正. 细胞凋亡信号传导研究进展. 临床肿瘤杂志,2000,5(1):62
2. 王树彬. 肿瘤耐药及逆转耐药的新策略. 中国肿瘤,2000,9(6):269
3. 刘淑仪. 115 例肺癌及肺转移癌 ^{99m}Tc-甲氧基乙丁基异氰功能检测 MDR1/P-gp 临床意义. 中国肿瘤临床,1999,26(10):728
4. 许元富. 双特异性抗体及其在肿瘤临床上的应用. 科学通报,2000,45(17):1808
5. 许晨. 以血管内皮细胞生长因子及其受体为靶点的抗肿瘤药物研究进展. 中国新药杂志,2000,9(9):596
6. 杨纯正. A new anti-tumor agent:PHII-7. AACR 90th Meeting,1999;40:122
7. 彭晖,杨纯正. 吩噻嗪类化合物抑制肿瘤细胞多药耐药及蛋白激酶 C 活性的三维构效关系研究. 药学学报,1999,34(2):112
8. 薛艳萍. 联合化疗加环孢菌素治疗多药耐药阳性的难治性急性非淋巴细胞白血病 10 例. 新医学,2000,31(2):86

9. Fukumura D, Xavier R, Sugiura T, et al. Tumor induction of VEGF promoter activity in stromal cells. Cell, 1998, 94:715-725
10. Gottesman MM, Pastan I. Biochemistry of multidrug resistance mediated by the multidrug transportor. Annu Rev Biocheo, 1993, 62:35-427
11. Hannun YA. Apoptosis and the dilemma of cancer chemotherapy. Blood, 1997, 89:1845-1853
12. Newman MJ, et al. Discovery and Characterization of OC144-093, a Novel Inhibitor of P-Glycoprotein mediated Multidrug Resistance. Can Res, 2000, 60: 2964
13. Pileri SA, Zinzani PA, Went P, et al. 2004 Characterization of clonogenic multiple myeloma cells. Ann. Oncol 2004, 15:12-18
14. Marx J. A Boost for Tumor Starvation. Science, 2003, 301:452
15. Huff CA, Mutsui WH, Smith BD, et al. Strategies to eliminate cancer stem cell: Clinical implications. Eur J Cancer, 2006, 42:1293-1297
16. Cortes J, O' Brien S, Kantarijian H, et al. Discontinunation of imatinib therapy after achieving a molecular response. Blood, 2004, 104:2204-2205
17. Mauro MJ, Druker BJ, Kuyl J, et al. Increasing levels of detectable leukemia in imatinib treated CML patients with previously undetectable or very low levels of BCR-ABL. Proc ASCO, 2003, 22:569
18. Angstreich GR, Matsui W, Huff CA, et al. Effects of imatinib and interferon on primitive chronic myeloid leukemia progenitors. Brit J Haematol, 2005, 130:373-381
19. Jiang G, Yang F, Li M, et al. Imatinib provides only limited selectivity for CML cells and treatment might be complicated by silent BCR-ABL genes. Cancer Biol Ther, 2003, 2:103-108
20. Matsui WH, Huff CA, Wang Q, et al. Multiple myeloma stem cells and plasma cells display distinct drug sensitivities. Blood, 2004, 104:679a
21. Treon SP, Pilarski LM, Belch AR, et al. CD20-directed serotherapy in patients with multiple myeloma: biologic considerations and therapeutic applications. J Immunother, 2002, 25:72-81
22. Guzman ML, Neering SJ, Upchurch D, et al. Nuclear factor-κB is constitutively activated in primitive human acute myelogenous leukemia cells. Blood, 2001, 98:2301-2307
23. Guzman M. L, Rossi R. M, Karnischky L, et al. The sesquiterpene lactone parthenolide induces apoptosis of human acute myelogenous leukemia stem and progenitor cells. Blood, 2005, 105:4163-4169
24. Mizuki M, Fenski R, Halfter H, et al. Flt3 mutations from patients with acute myeloid leukemia induce transformation of 32D cells mediated by the Ras and STAT5 pathways. Blood, 2000, 96(3):3907-3914
25. Taussig DC, Pearce DJ, Simpson C, et al. Hematopoietic stem cells express multiple myeloid markers: implications for the origin and targeted therapy of acute myeloid leukemia. Blood, 2005, 106 (13): 4086-4092
26. Feuring-Buske M, Frankel A. E., Alexander R. L., et al. A Diphtheria Toxin-Interleukin 3 Fusion Protein Is Cytotoxic to Primitive Acute Myeloid Leukemia Progenitors But Spares Normal Progenitors. Cancer Research, 2002, 62:1730-1736
27. Dean M., TitoFojo T., Bates T. Tumor Stem Cells and Drug Resistance. Nature Reviews, 2005, 5: 275-284
28. Sarkadi B., Ozvegy-Laczka C., Nemet K., et al. ABCG2-a transporter for all seasons. FEBS Letters, 2004, 567:116-120
29. Sandler A, Gordan M, De Alwis DP, et al. A Phase I trial of a potent P-glycoprotein inhibitor, zosuquidar trihydrochloride (LY335979), administered intravenously in combination with doxorubicin in patients with advanced malignancy. Clin Cancer Res, 2004, 10(10):3265-3272
30. Y Gao, D Xiong, M Yang, et al. Efficient inhibition of multidrug-resistant human tumors with a recombinant bispecific anti-P-glycoprotein x anti-CD3 diabody. Leukemia, 2004, 18, 513-520
31. TSchatton, G F Murphy, N Y Frank, et al. Idnetification of cells initiating human melanomas. Nature, 2008, 451, 345-352
32. ML Guzman, et al. An orally bioavailable parthenolide analog selectively eradicates acute myelogenous leukemia stem and progenitor cells. Blood, 2007, 110:4427-4435

第 78 章

微量残留白血病

在可以预见的十几年,甚至几十年,白血病疗效的提高可能主要依赖于两个方面的进展,一个是靶向药物的临床应用,另一个就是根据微量残留病(MRD)动态评价患者的预后进行个体化治疗。目前,MRD 的监测已经成为 APL 和 CML 治疗方案的一部分。对于 ALL,国内外都有正在进行的大系列多中心临床试验,研究应用 MRD 监测进一步提高疗效,也许三五年以后,MRD 监测也会成为 ALL 治疗方案的一部分。对于其他疾病如 AML、CLL 和 NHL 等,MRD 监测在治疗中的作用和意义也在研究中。近年,白血病干细胞成为白血病研究领域的一个研究热点;未来,MRD 监测的概念和方法也许要和白血病干细胞相结合,实现更加准确的疗效判定。

目前,急性白血病联合化疗的完全缓解率已达到 60% ~70%,治疗后无病生存率已达 25% ~40%。但白血病复发仍是当前白血病治疗的主要障碍。白血病复发的根源主要是来自体内残留的白血病细胞。最早将微量残留白血病(minimal residual leukemia,MRL)作为一个独立的概念提出来,并进行了深入实验研究的是荷兰学者 Hagenbeek,他与 Lowenberg 于 1983 年、1986 年和 1990 年主持召开过 3 次急性白血病微量残留病的国际讨论会。当今,急性白血病微量残留病的检测和治疗研究已成为国内外的一个热点。这一课题的提出和研究,标志着白血病的研究已进入一个新的阶段,即白血病的治疗,不仅是如何提高完全缓解率和延长患者的生存时间,还包括如何控制 MRL,最终治愈白血病。

所谓急性白血病微量残留病,是指白血病诱导化疗完全缓解后(包括骨髓移植治疗后)体内仍残留 10^9 以下的白血病细胞,称为"微小残留病"(MRD)。微量残留白血病和明显白血病(overt leukemia)之间没有固定的界线,这主要取决于检测方法的敏感性。随着检测方法和技术的改进,检测到最低白血病细胞数值也不断降低。根据经典的细胞形态学检测方法,对人骨髓内白血病细胞检测的最低限为 1% ~5%。如以白血病患者治疗时体内白血病细胞为 10^{12},经化疗诱导完全缓解,白血病细胞降至 10^{10},则用一般形态学方法就难以检出白血病细胞。但这时体内的残留白血病细胞可能是 10^{10},也可能是 0。这样就对白血病的进一步治疗带来很大的盲目性,对预后的预测也无科学依据。目前,由于聚合酶链反应(polymerase chain reaction,PCR)技术的应用,残留白血病细胞检测的灵敏度达到 10^{-6} ~ 10^{-5},即每 10^5 ~ 10^6 正常细胞中含 1 个瘤细胞也能检测出来,这时如未检测到残留病,可称之为"分子完全缓解"(molecular complete remission)。即使如此,体内仍有可能存在 10^6 ~ 10^7 的白血病细胞需要查明。

近年对微量残留白血病的检测技术进行了很多研究,检测水平有了很大的提高。提高微量残留白血病细胞检测技术水平的重要意义在于:①指导白血病化疗,根据体内白血病细胞的负荷可决定是继续治疗还是停止治疗;②在新的水平上选择最适宜的联合化疗药物;③更早地发现药物的耐药性;④更早地预测白血病复发;⑤评价自身骨髓移植的净化效果;⑥MRD 检测也可以用于确定进行 SCT 的最佳时间。因此,目前临床研究的主要动向是如何进一步提高残留白血病细胞检测水平,建立国际通行的标准化操作规程。在此基础上对白血病治疗后的 MRD 进行动态的监测,实现以 MRD 为复发危险度判断指标,对白血病缓解后施行动态的分层治疗。

一、MRD 监测方法

MRD 的检测方法有多种,包括细胞培养、FISH、

Southern 杂交、免疫表型和 PCR 方法。其中的许多方法由于敏感性、特异性和可操作性等原因在临床实际应用价值不大，如细胞培养和 Southern 杂交。可以在临床应用的 MRD 检测方法应有以下特征：①敏感度至少要达到 10^{-3}，最好能达到 $10^{-6} \sim 10^{-4}$，当然需要什么样的敏感度也要根据临床的具体需要；②为了避免假阳性的出现，应该能够把肿瘤细胞和正常细胞区分开来；③随访过程中如果诊断时的标志丢失或改变可以导致假阳性的出现，因此要求这些标志相对比较稳定；④不同实验室之间的可重复性，这是学术交流和多中心研究的需要，因此需要有标准化操作规范和好的质量控制；⑤为了适应临床的需要，应该可以迅速得到结果；⑥可以进行定量。综合这些因素，目前能够适应血液系统恶性疾病临床应用的 MRD 检测方法主要是多参数流式细胞仪检测免疫表型、PCR 检测融合基因或抗原受体基因重排。下面分别对各种 MRD 检测方法的特点给予介绍。

（一）细胞培养方法

利用特殊培养体系，有利白血病细胞而不利造血细胞生长，以检测白血病集落。然而，由于培养体系成分不稳定，培养方法难以标准化，此外，还有正常细胞假阳性的干扰，因而需要借助其他方法来判定白血病细胞。这种方法由于敏感性和特异性都不高，临床应用价值有限，目前已很少应用。

（二）细胞遗传学方法

1. 常规细胞遗传学技术　采用常规细胞遗传学方法，在白血病诊断时确定出染色体异常，然后借此检测残留病；其主要优点是鉴别白血病细胞确切。由于其敏感度太低，临床上很少应用这种方法检测 MRD。

2. 荧光原位杂交（fluorescence in situ hybridization，FISH）　该方法是用荧光素标记染色体特异性探针和特异性基因的 DNA 探针，通过与间期细胞核 DNA 或中期染色体 DNA 原位杂交识别染色体数目和结构的异常。其主要优点是能与形态学和免疫化学结合起来，并能用于间期细胞。目前，由于荧光显微镜装配有双道和三道滤片，故可同时检测 2～3 个探针。探针类型：包括染色体中心体特异性探针，可用于单体型、三体型或其他非整倍体染色体的识别；全染色体图形探针，可绘制染色体图形；根据染色体易位断点设计的特异性探针可识别标记染色体，用于残留白血病的检测。该方法的优点是形象直观、定位准确，且能量化。但由于其敏感度只能达到 $10^{-3} \sim 10^{-2}$，在临床的应用受到很大的限制。

（三）多参数流式细胞仪（multiparameter flow cytometry，MFC）

多参数流式细胞仪检测 MRD 依赖于肿瘤细胞异常的免疫表型，这包括交叉系列抗原表达、抗原表达不同步、抗原表达水平的升高或降低。多参数流式细胞仪可以定量，其敏感度最高可以达到 10^{-5}，但在实际应用过程中一般只能达到 10^{-4}。可以用于 Ph 染色体阳性的高危白血病的 MRD 监测，对化疗敏感的白血病，由于敏感度较低，有一定的局限。而且白血病细胞在治疗过程中会有免疫表型变化，每个患者往往需要两个异常免疫表型才能实施有效的 MRD 监测。

（四）聚合酶链反应（polymerase chain reaction，PCR）**方法**

PCR 方法扩增的肿瘤特异核苷酸序列包括染色体易位的断裂点结合区、患者特异的抗原受体基因重排序列和异常表达的基因。染色体易位的断裂点结合区可以作为肿瘤特异的 PCR 扩增靶序列，虽然基因组 DNA 可以作为模板，但这要求断裂点变化的区域小于 2kb，但绝大多数染色体易位断裂点变化的区域都大于 2kb，因此更好的选择是用 cDNA 作模板。单次 PCR 的敏感度在 $10^{-3} \sim 10^{-2}$，巢式 PCR 可以将敏感度提高到 $10^{-6} \sim 10^{-4}$，这完全可以满足诊断的需要。每个淋巴系统肿瘤细胞克隆都具有特异的抗原受体基因重排序列，可以作为肿瘤细胞的标志检测 MRD。异常表达的基因也可以作为肿瘤细胞的标志检测 MRD，这种情况的代表是在血液肿瘤高表达的 WT1 基因。过去 PCR 方法只能定性或半定量，近年出现的实时定量 PCR 技术改变了这一状况，可以对 MRD 进行定量。针对融合基因的实时定量 PCR 方法，其敏感度高，可以达到 $10^{-6} \sim 10^{-4}$。在治疗过程中，白血病细胞会持续表达融合基因，不会因为克隆演变而丢失。由于每个患者的融合基因相似，操作过程中有时会有交叉污染。针对 TCR、IgH 重排的实时定量 PCR，需要合成患者特异的引物，敏感性可以达到 $10^{-5} \sim 10^{-4}$。由于每个患者的重排位点是特异的，不会有交叉污染。只是在诊断时确定重排位点较为费时。由于白血病在治疗过程中克隆演变，最好考虑同时检测两个重排位点。

另外，这几种方法检测出的 MRD 结果并不能简单地进行比较，目前的研究认为，多参数流式细胞表型和针对 TCR、IgH 重排的实时定量 PCR 有一定的可比性，而二者与针对融合基因的实时定量 PCR 没有可比性。

这几种方法目前都没有国际通行的标准化操作规程，由于方法没有标准化，MRD 检测的结果在各个实验室间还不能进行比较。只有根据标准化操作规程进行的临床实验才能确定根据 MRD 进行治疗是否能够提高疗效，只有这样的临床实验结果才能推广使用，因此MRD检测方法的标准化是目前急需解决的一个问题。除了检测方法的标准化，对检测结果的解释也需要通过临床实验确定一个国际通用的指南。国外在这些方面已经取得了一些进展，如ESG-MRD-ALL（European Study Group on MRD detection in ALL）是一个对ALL的MRD检测进行标准化的组织，目前，他们已经在其组织内部建立了RQ-PCR方法的标准化操作方法和质量控制，也初步完成了对TCR、IgH重排RQ-PCR结果解释指南的建立。

二、MRD监测的临床研究

（一）急性淋巴细胞白血病（acute lymphoblastic leukemia，ALL）

1. 儿童ALL　在儿童ALL治疗过程中MRD的监测可以了解患者对治疗的反应和复发的危险，一些大系列的前瞻性临床试验结果显示治疗开始的前几周MRD水平具有预后意义。圣Jude儿童医院用流式细胞仪研究了110例儿童ALL的MRD水平，他们发现90%的儿童ALL都有特殊的免疫表型标志用于MRD监测，发现诱导治疗第19天MRD小于0.01%的ALL 3年累积复发率为（1.9±1.9）%，而MRD大于0.01%为（28.4±6.4）%。其他的临床试验也证实了治疗开始的前几周MRD水平的独立预后意义。虽然这些研究都证实了流式细胞仪进行MRD监测的可行性和预后意义，由于目前没有一个标准化的操作流程，因此各个中心的研究结果是很难比较的。

经过几年的努力，欧洲的BIOMED研究组织已经建立了一套用PCR检测基因重排监测MRD的标准化操作流程。Cave等人用半定量PCR的方法检测了178例儿童ALL缓解早期的MRD水平，他们发现形态学缓解后仍能检测到高水平（大于10^{-2}）MRD的高度预示复发，而低水平MRD和MRD阴性的预后良好，并且预后相似。其他的一些研究者也发现要达到长期的无病生存并不一定要完全清除MRD，这些残留白血病克隆的性质还不清楚，但这也提示白血病发生是一个多步骤的过程。这些研究也提示单个时间点的MRD水平并不能提供足够的预后意义，而一系列MRD水平的变化能够提供更多的预后意义。van Dongen等人用半定量PCR方法检测了240例儿童ALL一系列时间点的MRD水平，发现据此可以将患者分为3个组，43%的患者为低危组，3年复发率为2%；43%为中危组，3年复发率为23%；15%为高危组，3年复发率为75%。I-BFM、Dana Farber和COG的临床试验也证实了这种动态定量MRD检测方法的临床意义。但是，具体哪个时间点的MRD具有临床指导意义与治疗方案有关。

由于采集外周血痛苦更小，更容易被患者接受，许多研究者也对比研究了外周血检测的MRD是否与骨髓相似，是否具有相似的临床意义。目前的研究显示，用流式细胞仪和PCR方法检测的MRD，对于T-ALL外周血和骨髓的结果是具有可比性的。而前体B-ALL的研究结果并不一致，因此，根据目前的研究结果，骨髓的MRD检测仍然是前体B-ALL的金标准。

2. 成人ALL　对于成人ALL的MRD监测的研究虽然没有儿童ALL那么多，但是治疗过程中的MRD监测也显示了明显的临床意义。但是成人ALL治疗后MRD的阳性率更高。通过PCR方法检测克隆特异的基因重排发现，诱导治疗后高MRD水平（与内参基因相比大于10^{-3}）提示高复发率（89%），CALGB用定量PCR方法也得出了相似的结果。可是低水平的MRD（与内参基因相比小于10^{-3}）也有较高的复发危险（46%）。在另一个前瞻性研究中用定性PCR方法对比了长期无病生存的前体B-ALL和复发患者的动态MRD水平。长期生存患者的MRD阳性率由诱导缓解后的36%，降到治疗10～24个月的7%；而复发患者两个时间点的阳性率分别为64%和56%。这一研究认为所有时间点的MRD都具有提示复发的临床意义，但4～9个月MRD的临床意义最大。而且MRD在多因素分析中具有独立的预后意义。同样，用流式细胞仪的方法在缓解后任一时间点检测到高水平的MRD（大于10^{-3}）也高度提示复发（复发率94%）。

研究显示治疗过程中一系列时间点的动态MRD水平可以增强它的复发预测价值。GMALL的多中心临床研究发现治疗第一年动态MRD的预测价值要明显高于任何单一时间点。他们用定量PCR方法检测了196例标危成人ALL治疗第一年的MRD动态变化，他们发现根据治疗开始前16周3个时间点的MRD水平的动态变化可以将这些患者分为3组，MRD快速下降（诱导治疗的第11天或第24天的MRD小于10^{-4}）患者的3年复发率为0%；MRD缓慢下降（治疗16周的MRD大于10^{-4}）患者的3年复发率达94%；其余的患者为中危组，复发率为47%。因此治疗过程中MRD的定量检测可以将标危组成人ALL进一步按复发危险度进行分层，实现分层治疗。

3. 具有特异融合基因ALL的MRD监测　一些学者用PCR方法扩增白血病特异的融合基因（如*MLL-AF4*，*BCR-ABL*）检测MRD，研究了高危ALL进行MRD监测的意义。t（4；11）染色体易位产生了

MLL-AF4 融合基因，所有成人和儿童 ALL 中的 3% ~6% 可以发现这种异常，尤其多见于婴儿 ALL。这些患者的预后不良。一个前瞻性临床研究用定性 PCR 方法检测了 25 例 *MLL-AF4* 阳性 ALL 的 MRD 变化，治疗后 3 ~6 个月 MRD 阴性患者的生存期得到了延长。一些研究发现 *MLL-AF4* 阳性 ALL 移植后，MRD 仍为阳性或由阴性转为阳性患者都将复发。

20 世纪 90 年代晚期，学者发现 Ph^+的 ALL 移植后用 RT-PCR 方法检测 *BCR-ABL* 融合基因可以预测患者的复发。许多研究都发现用定性 PCR 方法检测移植后 Ph^+ ALL 的 MRD，持续阴性的患者复发率很低，而阳性患者则有很高的复发危险。Radish 等人的研究结果显示 MRD 阳性患者的复发危险明显高于阴性患者（$RR=5.7, P=0.025$）。而且，MRD 阳性复发的危险与 BCR-ABL 产物的类型有关，移植后 p190 BCR-ABL 阳性患者复发的危险要高于 p210 BCR-ABL 阳性患者。从 PCR 阳性到复发的中位时间为 94 天。

Ph^+ ALL 患者移植后的无复发生存时间与移植前 MRD 的水平也有关，基于这些结果，移植前应尽可能降低这种高危患者的 MRD 水平。目前，许多研究都将 ABL 激酶的抑制剂伊马替尼用于 Ph^+ ALL 的一线治疗，定量 PCR 的结果显示，应用伊马替尼后大多数（82%）患者移植前 MRD 都转为了阴性，中位随访 25 个月，这些患者的无病生存得到提高。

4. 移植患者的 MRD 监测　移植前后 MRD 监测的预后意义不仅限于 Ph^+ ALL 患者，用 PCR 方法检测 TCR/IgH 基因重排监测 MRD 发现，所有 ALL 患者移植前后的 MRD 都具有明显的预后意义。两个大系列的研究用半定量 PCR 方法研究了儿童 ALL 移植前 MRD 的预后意义，两个系列移植前 MRD 阴性患者的无病生存率都是 78%，中等 MRD 水平患者的无病生存率分别为 48% 和 36%，高 MRD 水平（但在临床缓解状态）患者的无病生存率分别为 23% 和 0%。表中绝大多数研究都显示移植前高 MRD 水平提示移植后高的复发率，只有一个成人 ALL 的临床研究认为，移植前的 MRD 水平没有预后意义，但这个研究结果还是提示移植后 MRD 阳性高度预示复发。几个对 MRD 进行动态监测的临床试验发现，移植后 MRD 阳性患者往往在移植后几个月内复发。综合这些研究我们可以看出，移植前 MRD 的阳性提示移植后复发，因此，移植前应尽可能使患者的 MRD 转阴。

5. 以 MRD 为基础的分层治疗　研究已经证实 MRD 是白血病重要的独立预后因素，因此，许多学者已经开始尝试研究以 MRD 为基础的分层治疗。这主要包括两个治疗策略：对高 MRD 患者进行强化的缓解后治疗；对低 MRD 或 MRD 阴性的患者，降低治疗强度或缩短治疗时间。北美儿童肿瘤研究组已经用 4 色流式监测诱导治疗后 14 天和 29 天的 MRD 水平指导治疗，根据这两个指标定义的高危组患者将接受强化的缓解后治疗。Dana Farber 的 ALL 研究组也已经根据 MRD 进行缓解后的分层治疗，他们用定量 PCR 方法监测 MRD，诱导治疗后高 MRD 水平的患者将额外接受柔红霉素和（或）阿糖胞苷的强化治疗，这个研究并没有对低 MRD 患者减低治疗强度。欧洲的 BFM-AEIOP 用定量 PCR 检测 MRD，对高 MRD 患者在 CR1 进行异基因移植，而对低 MRD 患者则减低缓解后治疗强度。对于成人 ALL，GMALL 正对标危成人 ALL 进行一项前瞻性研究，对 MRD 低危（缓解后所有时间点的 MRD 水平小于 10^{-4}）的患者在治疗一年后停止治疗，也不进行维持治疗；对 MRD 高危（缓解后任何时间点的 MRD 水平大于 10^{-4}）的患者进行强化治疗，主要是异基因移植。

（二）急性髓系白血病（acute myeloid leukemia，AML）

1. 免疫学方法监测 AML 的 MRD　部分 AML 交叉表达 TdT，在没有流式细胞仪以前是根据这一特点进行 MRD 检测，流式细胞仪出现后，这种方法就不再使用了。AML 细胞往往有抗原的异常表达或抗原表达强度的变化，根据这个特点可以使用多参数流式细胞仪对绝大多数 AML 患者进行 MRD 监测。CALGB 的研究显示，与 ALL 不同，AML 细胞在复发时出现免疫表型转换的频率更高，因此用多参数流式细胞仪检测 AML 的 MRD，尤其是预测复发时要注意 AML 免疫表型转换。目前建议诊断时至少需要记录两个异常免疫表型用于以后的 MRD 检测。

Wolfgang Kern 等人的研究提示 AML 诱导治疗后和巩固治疗后的 MRD 水平与无复发生存和总生存都相关。但 Adriano Venditti 等人的研究认为 AML 诱导治疗后的 MRD 水平与预后没有关系，而巩固治疗后的 MRD 水平与无复发生存和总生存都相关，巩固治疗后 MRD 大于 3.5×10^{-4} 患者的复发危险（77%）明显高于 MRD 小于 3.5×10^{-4} 的患者（17%）。San Miguel 等人根据诱导治疗后的 MRD 水平分为 4 组：小于 10^{-4}；在 10^{-4} 和 10^{-3} 之间；在 10^{-3} 和 10^{-2} 之间；大于 10^{-2}。它们的 3 年累积复发率分别为 0%、14%、50% 和 84%，并且 MRD 的水平是 AML 的独立预后因素。从目前的研究结果来看，巩固治疗后的 MRD 水平与预后明显相关，多因素分析表明它是独立的预后因素，诱导治疗后 MRD

水平与预后的关系已经得到了多数研究结果的支持，但还需要进一步研究的确认。

缓解后治疗对高水平 MRD 患者预后影响的研究还较少，还没有一致的结论。Edward Laane 等人的研究发现巩固治疗后高 MRD 水平 AML 分别进行异基因 SCT、自体 SCT 和化疗的 5 年无复发生存率分别为 80%、53% 和 0%（$P=0.003$），从中可以看出 SCT 可以改变高 MRD 水平 AML 的预后。但 Adriano Venditti 等人的研究发现自体 SCT 并没有改变高 MRD 水平 AML 的预后。

初步的研究结果显示 AML 移植后流式细胞仪检测的 MRD 水平与复发是相关的。而且，AML 的自体移植患者采集物中检测到白血病特异的免疫表型往往预示移植后复发。相应，自体外周血干细胞采集物中 MRD 水平大于或等于 10^{-3} 也预示移植后复发，中位复发时间为 6 个月。

对 AML 用多参数流式细胞仪检测 MRD 也可以使用外周血。Luca Maurillo 等人研究发现外周血检测的 MRD 结果与骨髓具有相关性，巩固治疗后外周血 MRD 大于 1.5×10^{-4} 患者的复发危险（82%）明显高于 MRD 小于 1.5×10^{-4} 的患者（10%）。

目前用多参数流式检测 MRD 研究使用的 MRD 分界值差异较大，范围大致在 $10^{-4}\sim10^{-3}$。这一方面与每个研究的入组患者有关，但更主要是由于目前流式细胞仪检测 MRD 没有一个国际通用的操作规范，导致各个实验室之间的检测结果没有可比性，这是一个急需解决的问题。

2. RT-PCR 监测 APL 的 *PML-RARα* 融合基因　AML 的 MRD 研究中，RT-PCR 方法监测 APL 的 *PML-RARα* 融合基因的研究最多，许多回顾性和前瞻性研究都证实了 RT-PCR 方法监测 *PML-RARα* 在指导治疗 APL 中的重要意义。对 APL 的 MRD 检测应使用低敏感度（10^{-4}）的 PCR，更高敏感度的 PCR 会出现假阳性。

APL 诱导治疗缓解结束后，大约一半患者 PCR 检测 MRD 呈阳性，包括 MRC、GIMEMA 和 PETHEMA 等的临床试验都表明这时 PCR 阳性对预后没有影响。因此如果不是临床研究的需要，诱导治疗缓解后没有必要进行 MRD 的检测。虽然巩固治疗后 PCR 方法 *PML-RARα* 转阴不能排除以后复发，但巩固治疗后 *PML-RARα* 阳性强烈提示以后的血液学复发，因此巩固治疗完成后必须进行 PCR 方法的 MRD 检测，阴性者可以进行维持治疗，阳性者需要进一步的强化治疗。目前使用 ATRA 联合化疗 APL，在治疗结束时，几乎所有的患者都可以 PCR 转阴，但仍然有 20%～30% 的患者会复发。因此，为了监测 APL 的复发风险，在治疗结束后的 2～3 年需要进行连续 MRD 的监测，以便早期发现复发。再次检测到 MRD 往往预示血液学复发，中位复发时间为 2～3 个月。根据这些研究，提出了 APL 分子生物学复发的定义：治疗后 RT-PCR 阴性的 APL，随访过程连续两次骨髓标本 MRD 阳性。Lo Coco 等人的研究显示，在分子生物学复发时就开始治疗患者的 2 年无事件生存率要高于血液学复发时开始治疗的患者（分别为 92% 和 44%）。对于第二次缓解的 APL 患者，其中一个治疗选择就是干细胞移植，用 PCR 阳性的自体移植物进行移植，以后往往会复发。因此，对第二次缓解期 MRD 阳性的 APL，应考虑包括无关供者异基因 SCT 在内的强烈治疗，对 MRD 阴性的患者则可以进行自体 SCT。

由于骨髓比外周血更容易检测到 *PML-RARα* 转录本，因此 APL 的 MRD 检测骨髓是优于外周血的。在 NCCN 的治疗指南中巩固治疗后检测 MRD 时应使用骨髓，但允许维持治疗随访时用外周血进行 MRD 检测，但如果出现阳性，应再取骨髓确认结果。

3. RT-PCR 监测 *AML1-ETO* 融合基因　PCR 方法检测 t(8;21) AML 的 MRD 的临床意义比 APL 小，一些研究发现化疗甚至异基因 SCT 后长期生存的患者中仍然能够检测到 *AML1-ETO* 转录本，因此治愈 t(8;21) AML 并不一定要使 MRD 转阴。目前还不能确定这些 *AML1-ETO* 转录本是否等同于白血病克隆的存在，但基础研究的结果提示，这些长期缓解患者体内的 *AML1-ETO* 阳性细胞具有多向分化潜能，可能是白血病发生多步骤过程中早期的克隆，并不具备发生白血病的能力。研究结果显示治疗过程中，半定量或定量 PCR 检测的 *AML1-ETO* 转录本逐步下降到非常低的水平或转阴，往往预示持续的临床缓解。相反，治疗过程中 MRD 水平明显增高往往预示以后的血液学复发。而且外周血中 *AML1-ETO* 的转录本虽然比骨髓的低 10 倍，但它的临床意义与骨髓相同。

绝大多数 t(8;21) AML 的自体外周血采集物中都有表达 AML1-ETO 的细胞，但这并不提示自体外周血干细胞移植后一定会复发。

4. RT-PCR 监测 *CBFβ-MYH11* 融合基因　有几个小系列的研究用 RT-PCR 的方法分析了 AML-M4Eo 治疗后 MRD 的动态变化，在达到血液学缓解后几个月 MRD 仍可以为阳性。虽然长期生存患者的 *CBFβ-MYH11* 融合基因转录本通常为阴性，但也有研究发现在长期生存的患者可以检测到 *CBFβ-MYH11* 转录本。移植前 *CBFβ-MYH11* 转录本通常为阳性，这与移植后的疗效没有关系，但是，移植后 *CBFβ-MYH11* 转录本迅速转阴往往提示预后良好。

几个研究都认为治疗后高复发危险和低复发危险患者的 MRD 水平有明显的差异，如果持续存在高水平的 MRD 往往预示以后的血液学复发，但不同的研究者给的分界值是不一样的，这可能还是由于目前没有一个国际通用的操作规范，导致各个实验室之间的检测结果没有可比性。

5. 其他 AML 的 MRD 监测　78%～80%的成人 AML 高表达 WT1，因此可以将它作为 MRD 检测的标志。初期使用定性 PCR 的研究结果并不一致，但随着定量 PCR 的应用，WT1 可以作为 MRD 的标志得到了多数临床研究的证实。Weisser M 等人的研究认为治疗开始 60 天内用 WT1 作标志检测的 MRD 没有预后意义，但 60～180 天时有预后意义，缓解患者 WT1 表达升高后复发的中位时间为 38 天（8～180 天）。但 Hélène Lapillonne 等和 Daniela Cilloni 等的研究都认为诱导治疗后 WT1 作标志检测的 MRD 有预后意义，而且可以将 AML 按复发危险度分为两组指导后续治疗。WT1 也可以用作自体或异基因 SCT 后 MRD 的标志，预测复发。

t(9;11)AML 的 *MLL-AF9* 融合基因也可以用于检测 MRD，有研究发现 t(9;11)AML 治疗后 MRD 快速转阴的患者往往处于长期缓解状态，MRD 持续存在则预示以后的复发。NPM1 的 12 外显子突变是近年发现的 AML 异常，国外报道有约 50% 的 AML 有此突变，但国内小系列的研究显示我国 AML 的 NPM1 突变发生率较低，28 例初治 AML-NK 中仅 4 例阳性。近年有研究者开始用这一突变作为检测 MRD 的分子标志，小系列的研究显示用 NPM1 检测的 MRD 结果可以判断预后，提前预测复发，但这还需要进一步的研究证实。

综上所述，无论是 PCR 还是流式细胞仪检测的 MRD，在 AML 都具有明显的临床意义。而且，这些方法能够发现血液学复发危险高的患者，从而可以提早进行强化治疗，提高疗效。化疗敏感的 AML [如 t(15;17)、t(8;21)或 inv(16)]往往在第一次缓解期不推荐移植，一系列时间点的动态 MRD 监测可以从中发现耐药的患者，从而可以进行包括移植在内的更加强烈的缓解后治疗。

（三）慢性粒细胞白血病（chronic myeloid leukemia，CML）

CML 治疗的疗效可以表现在血液学、细胞遗传学和分子遗传学三个水平，因此其 MRD 的检测可以从细胞遗传学和分子遗传学两个水平进行，针对这种情况，国内外的学者根据相应的 MRD 水平制定了相应的疗效标准。

1. 酪氨酸激酶抑制剂治疗后的 MRD 监测　伊马替尼治疗 CML 18 个月有 76% 的患者可以达到 CCR，42 个月时 85% 达到 CCR，因此经伊马替尼治疗 CML 的疗效监测需要敏感度高的 PCR 方法。在伊马替尼的 3 期临床 IRIS 试验中，伊马替尼治疗 12 个月时，57% 的患者达到了 MCR，他们在以后 12 个月的无进展生存率达 100%；而达到 CCR 没有达到 MCR 患者在以后 12 个月的无进展生存率为 95%，两组之间差异显著（$P<0.001$），在治疗 42 个月时两者的无进展生存率分别为 98% 和 90%。因此 IRIS 试验证实了 CML 的无进展生存率与 *BCR-ABL* 转录本的水平密切相关，同时 IRIS 试验也初步建立了一个检测 CML 的 *BCR-ABL* 转录本的定量 PCR 操作规范。IRIS 试验将 30 个治疗前患者外周血 *BCR-ABL/BCR* 的平均水平作为标准基线水平，所有患者治疗后的 MRD 都是与这个标准基线对比，BCR-ABL 转录本比这个标准基线下降不小于 3 个 log 就定义为 MCR。在 IRIS 试验中，BCR-ABL 转录本下降到基线 4.5 个 log 是可检测的极限。IRIS 的检测方法有 2 个优点：一是许多 CML 患者治疗前没有 *BCR-ABL* 转录本基线水平，这个方法可以对这些患者进行检测；二是各个实验室如果所定义 MCR 的 *BCR-ABL* 转录本水平相当，他们的结果就具有可比性。但是由于目前还没有国际公认的标准品，定量 PCR 检测 *BCR-ABL* 转录本的方法实际上还没有一个国际通用的操作规范。

对于使用伊马替尼治疗的患者，应定期进行血常规、细胞遗传学和定量 RT-PCR 的检查。如果治疗 3 个月没有达到 CHR，或者 6～12 个月没有达到细胞遗传学缓解，或者以前已经获得血液学或细胞遗传学缓解再次复发，那么 CML 慢性期患者伊马替尼的剂量可以从每天 400mg 增加到每天 600mg，进展期患者伊马替尼的剂量可以从每天 600mg 增加到每天 800mg。目前伊马替尼是酪氨酸激酶抑制剂中使用最广泛、经验最多的，其他酪氨酸激酶抑制剂如达沙替尼、尼罗替尼治疗 CML 的 MRD 监测可以参照伊马替尼。

2. 干细胞移植治疗后的 MRD 监测　初期报告有些混乱，随着 PCR 技术规范化，各实验室结果趋向于一致：大部分患者于 SCT 后 6～9 个月 RT-PCR 检测为阳性，以后逐年转为阴性。因此，CML 患者于 SCT 后早期 RT-PCR 检出阳性没有什么预后意义。CML 移植后达到分子遗传学缓解的中位时间为 540 天，而细胞遗传学缓解的中位时间为 92 天。SCT 后一年内 RT-PCR 转阴的患者多数治愈，而 SCT 一年后 RT-PCR 仍为阳性的患者复发率明显增高，但并不是所有 RT-PCR 阳性的患者都会复发。目前，用定量 PCR 的方法动态监测 MRD 的变化可以发现高复发危险的患者，这些患者往往是血液学或细胞遗传学复发前几个月常常出现 MRD 水平的增高，复发前 MRD 的快速增高预示疾病可能进入加速或急变期。处于缓解状态患者 MRD 的水平一般持续下降或持续处于低水平，一些患者异基因移植 10 年后 *BCR-ABL* 基因转录本仍可处于低水平阳性。处于分子水平复发的患者可以进行供者淋巴细胞输注免疫治疗，一些患者可以再次 PCR 转阴，这时治疗的疗效要好于血液学或细胞遗传学复发。近期的研究发现分子生物学复发治疗的疗效要好于细胞遗传学复发，治疗后两组达到完全嵌合的比例分别为 93.3% 和 44.4%（$P<0.015$），MCR 的比例分别为 83.3% 和 57.9%。

3. IFN-α 治疗后的 MRD 监测　对于选择 IFN-α 治疗的患者，大约 20% ~30% 的患者可达到完全或部分细胞遗传学缓解，还有 10% 的患者可以达到次要细胞遗传学缓解，绝大多数完全细胞遗传学缓解的患者都可以检测到 *BCR-ABL* 基因转录本。细胞遗传学方法评价的 MRD 水平与 IFN-α 的疗效是相关的，完全细胞遗传学缓解患者从 IFN-α 治疗中获益最大，但与羟基脲相比低水平的细胞遗传学缓解患者也可以从 IFN-α 治疗中获益。Kurzrock 等人认为 IFN-α 治疗后长期完全缓解的患者有可能 PCR 转阴，但其他学者还是认为可以检测到低水平的 MRD。

综上所述，许多情况下定性 PCR 并不足以预测 CML 的病程，目前应用的定量 PCR 能够满足这一需要。定量 PCR 可以发现治疗后瘤负荷很低（分子水平复发），但有较高的血液学复发的危险，对这些患者提早治疗可以提高疗效。最后，研究已证实 CML 骨髓和外周血 MRD 的监测结果具有可比性，因此可以使用外周血对 CML 进行 MRD 监测。

（四）慢性淋巴细胞白血病（chronic lymphocytic leukemia，CLL）

1. 检测 CLL 的 MRD 的临床意义　以往 CLL 的 CR 是沿用 NCI 的标准，即骨髓中淋巴细胞小于 30%。这时用更加敏感的 PCR 或 MFC 可以检测到 MRD。随着近年氟达拉滨和免疫治疗的开展，研究者开始关注获得 MRD 阴性的 CLL 是否可以进一步提高疗效。Rawstron 等对获得 CR 的 CLL 进一步进行自体 SCT 或免疫治疗，治疗后 MRD 阳性患者的无事件生存和总生存比 MRD 阴性患者都明显差。Bosch 等对 FCM 方案治疗后 CR 的 CLL 检测了 MRD，发现 MRD 阴性组 OS 明显好于 MRD 阳性组，但两组的无事件生存差异不显著（MRD 阴性：21 个月；MRD 阳性：17 个月）。Wierda 等对 FCM 方案治疗后 CR 的 CLL 进行了研究，发现 MRD 阴性和 MRD 阳性组的无进展生存时间分别为 44 个月和 27 个月。Moreton 等对阿伦单抗（alemtuzumab）治疗后 CR 的 CLL 研究发现，MRD 阴性组和 MRD 阳性组的无治疗生存和总生存都有显著的差异。目前这些资料都是来自非随机临床试验，目前英国正在进行的随机临床试验结果出来后，将可以非常明确地回答 MRD 转阴能否改善 CLL 的预后。不过从现有资料看，达到 MRD 转阴的缓解可以明显改善 CLL 的总生存，以 MRD 为基础对 CLL 疗效的评价要比 NCI 单纯形态学的缓解更有意义。

对 CLL 进行 MRD 监测时应记住，到目前为止 CLL 还是一个不可治愈的疾病，CLL 达到 MRD 阴性不等于治愈，因此目前的观点还是认为只能对部分 CLL 进行以 MRD 转阴为目标的治疗。对哪些患者应进行这种治疗现在还没有一致的看法，多数研究者认为身体条件好、疾病进展、有症状的患者，尤其是那些有不良预后因素的患者，应更多地考虑这种治疗。

许多研究都认为 MRD 阳性是 CLL 的不良预后因素，在 CML 和 APL 都主张在分子复发时即开始治疗能取得更好的疗效，但目前还没有证据支持在分子复发时治疗比在临床复发时治疗可以取得更好的疗效，因此除临床试验外不主张 CLL 在分子复发时就开始治疗。

2. 检测 CLL 的 MRD 的方法　CLL 的 MRD 的检测方法有两种，一个是 MFC，另一个是用 PCR 方法扩增免疫球蛋白重链基因重排，两种方法各有特点。PCR 方法根据引物不同分为两种。一种是使用共用引物扩增，敏感度可以达到 10^{-4} ~ 10^{-3}，优点是快速，缺点是由于存在免疫球蛋白重链可变区的突变，共用引物不能检测所有 CLL 患者的 MRD。另一种方法是使用患者特异的引物，即等位基因特异性寡核苷酸（allele-specific oligonucleotide，ASO），这种方法的敏感度最高，可以达到 10^{-6}。但这种方法需要对每个患者合成引物，费时，成本高，这大大限制了它的应用。最初 MFC 对 MRD 的检测是使用双色（CD19/CD5）检测，其敏感度只能达到 10^{-3} ~ 10^{-2}，这限制了它的应用。随着多色流式细胞仪的应用，现在用四色流式可以将敏感度提高到 10^{-5}，可以很好地满足临床应用。并且国际上已经将这种方法进行了标准化，有商品化的试剂销售。综合各个方面，MFC 要优于 PCR 方法，也可能就是这些原因，目前英国关于 CLL 的 MRD 的随机临床试验就是使用四色流式细胞仪检测的。

（五）非霍奇金淋巴瘤（non-Hodgkin lymphoma，NHL）

1. 带有 t(14;18) 的滤泡淋巴瘤（follicular lymphoma，FL）

（1）FL 化疗治疗后的 MRD 监测：恶性度分级高的 FL 骨髓和外周血中常常有淋巴瘤细胞，对这部分患者的 MRD 检测尤为重要。大多数临床研究都针对 t(14;18)产生的 *bcl2-IgH* 融合基因进行 PCR 扩增检测 MRD。对于骨髓和外周血同时受累的 FL 患者，骨髓 MRD 的意义要大于外周血。经过一年的化疗，一半以上 FL 的 MRD 可以转阴，这常常预示更长的无复发生存。但是对于 t(14;18)阳性的晚期（Ⅲ/Ⅳ期）FL，MRD 转阴与无复发生存没有关系。利妥昔单抗（美罗华）与化疗联合治疗 FL 可以使一部分 PCR 转阴的患者处于持续的临床缓解状态。

（2）FL 自体移植治疗后的 MRD 监测：PCR 方法扩增 *bcl2-IgH* 融合基因检测 MRD，自体骨髓移植后如果持续处于分子水平缓解的患者不会复发，相反，大多数持续阳性的患者会复发。自体外周血干细胞移植后，再次出现 PCR 阳性预示着复发。但也有研究发现，大多数患者自体骨髓移植后 MRD 仍阳性，而且 PCR 方法检测的 MRD 与无复发生存之间不相关。

（3）检测 FL 的 MRD 技术上存在的问题：局部 FL 经放疗后长期临床缓解的患者外周血中也可以检测到 t(14;18)阳性的细胞，而且在正常人也可以检测到 t(14;18)阳性的细胞，因此，敏感的 PCR 方法扩增 *bcl2-IgH* 基因检测 MRD 结果的临床意义还需要进一步研究。同时，由于目前没有一个国际公认的操作规范，不同实验室 PCR 扩增 *bcl2-IgH* 基因的结果也有差异。由于污染或正常人 t(14;18)阳性的细胞，PCR 方法会有假阳性，这可以通过设计针对患者 *bcl2-IgH* 融合区域的碱基序列设计引物，这种引物对每个患者是特异的，可以避免假阳性。

2. 以 *IgH* 基因重排为基础的 MRD 监测　由于只有 20% ~30% 的 NHL 有融合基因，PCR 扩增融合基因监测 MRD 的方法只能适用于这一小部分患者。而 70% ~90% 的 NHL 都可以检测到 *IgH* 基因重排，因此用 PCR 方法扩增 *IgH* 可以对绝大多数 NHL 进行 MRD 监测。

套细胞淋巴瘤（mantle cell lymphoma，MCL）具有 *IgH* 基因重排和 *bcl1-IgH* 融合基因，通过 PCR 方法进行 MRD 监测发现，MCL 在治疗过程中 MRD 持续阳性，骨髓或外周血的 MRD 水平在 10^{-3} ~ 10^{-2}，提示 MCL 对传统化疗耐药。

PCR 方法扩增 *IgH* 重排可以评价 NHL 自体骨髓采集物体外净化的效果，体外净化对弥漫大 B 细胞淋巴瘤（DLBCL）效果不佳，但对 50% 的 FL 有效。自体 SCT 移植后骨髓持续 MRD 阳性 FL 的临床复发危险高于 MRD 阴性的 FL，但是，*IgH* 重排持续存在的患者也可能长期完全缓解。对于晚期的 FL 或 MCL 用患者特异的 PCR 检测 MRD，大剂量化疗后一些 FL 可以采集到 MRD 阴性的自体骨髓采集物，这些患者移植后中位随访 24 个月没有复发，这一研究提示用 MRD 阴性的自体骨髓或外周血采集物进行 SCT 是治疗 FL 的有效策略。但是无法采集到 MRD 阴性 MCL 患者的骨髓或外周血干细胞。MCL 患者回输 MRD 阳性的移植物都会复发，因此对晚期 MCL，异基因 SCT 是唯一有效的治疗方法，移植后 MRD 转阴的患者可能获得长期的血液学缓解。

（魏辉）

参考文献

1. Bader P, Hancock J, Kreyenberg H, et al. Minimal residual disease（MRD）status prior to allogeneic stem cell transplantation is a powerful predictor for post-transplant outcome in children with ALL. Leukemia, 2002, 16: 1668-1672
2. Baer MR, Stewart CC, Dodge RK, et al. High frequency of immunophenotype changes in acute myeloid leukemia at relapse: implications for residual disease detection（Cancer and Leukemia Group B Study 8361）. Blood, 2001, 97: 3574-3580
3. Borowitz MJ, Devidas M, Hunger SP, et al. Clinical significance of minimal residual disease in childhood acute lymphoblastic leukemia and its relationship to other prognostic factors: a Children's Oncology Group study. Blood, 2008, 111: 5477-5485
4. Boyle P, Levin B. World Cancer Report. Lyon: IARC Press, 2008
5. Brisco J, Hughes E, Neoh SH, et al. Relationship between minimal residual disease and outcome in adult acute lymphoblastic leukemia. Blood, 1996, 87: 5251-5256
6. Brüggemann M, Raff T, Flohr T, et al. Clinical significance of minimal residual disease quantification in adult patients with standard-risk acute lymphoblastic leukemia. Blood, 2006, 107: 1116-1123
7. Campana D. Status of minimal residual disease testing in childhood haematological malignancies. Br J Haematol, 2008, 143: 481-489
8. Cavé H, van der Werff ten Bosch J, Suciu S, et al. Clinical significance of minimal residual disease in childhood acute lymphoblastic leukemia. European Organization for Research and Treatment of Cancer-Childhood Leukemia Cooperative Group. N Engl J

Med,1998,339:591-598
9. Cazzaniga G,Gaipa G,Rossi V,et al. Monitoring of minimal residual disease in leukemia, advantages and pitfalls. Ann Med,2006,38:512-521
10. Cimino G,Elia L,Rapanotti MC,et al. A prospective study of residual-disease monitoring of the ALL1/AF4 transcript in patients with t(4;11) acute lymphoblastic leukemia. Blood,2000,95:96-101
11. Ciudad J,San Miguel JF,López-Berges MC,et al. Prognostic value of immunophenotypic detection of minimal residual disease in acute lymphoblastic leukemia. J Clin Oncol,1998,16:3774-3781
12. Coustan-Smith E,Sancho J,Hancock ML,et al. Use of peripheral blood instead of bone marrow to monitor residual disease in children with acute lymphoblastic leukemia. Blood,2002,100:2399-2402
13. Cross NC,Hughes TP,Feng L,et al. Minimal residual disease after allogeneic bone marrow transplantation for chronic myeloid leukaemia in first chronic phase:correlations with acute graft-versus-host disease and relapse. Br J Haematol,1993,84:67-74
14. Flohr T,Schrauder A,Cazzaniga G,et al. Minimal residual disease-directed risk stratification using real-time quantitative PCR analysis of immunoglobulin and T-cell receptor gene rearrangements in the international multicenter trial AIEOP-BFM ALL 2000 for childhood acute lymphoblastic leukemia. Leukemia,2008,22:771-782
15. Gribben JG,Neuberg D,Barber M,et al. Detection of residual lymphoma cells by polymerase chain reaction in peripheral blood is significantly less predictive for relapse than detection in bone marrow. Blood,1994,83:3800-3807
16. Henderson ES,Andrew Lister T,Greaves MF. Leukemia. 北京:人民卫生出版社,Health Science Asia, Elsevier Science,2002
17. Hochhaus A,Weisser A,La Rosée P. Detection and quantification of residual disease in chronic myelogenous leukemia. Leukemia,2000,14:998-1005
18. Hou J,Goldwasser MA,Li A,et al. Quantitative analysis of minimal residual disease predicts relapse in children with B-lineage acute lymphoblastic leukemia in DFCI ALL Consortium Protocol 95-01. Blood,2007,110:1607-1611
19. Hughes TP,Kaeda J,Branford S,et al. Frequency of major molecular responses to imatinib or interferon alfa plus cytarabine in newly diagnosed chronic myeloid leukemia. N Engl J Med,2003,349:1423-1432
20. Kern W,Voskova D,Schoch C,et al. Determination of relapse risk based on assessment of minimal residual disease during complete remission by multiparameter flow cytometry in unselected patients with acute myeloid leukemia. Blood,2004,104:3078-3085
21. Knechtli CJ,Goulden NJ,Hancock JP,et al. Minimal residual disease status before allogeneic bone marrow transplantation is an important determinant of successful outcome for children and adolescents with acute lymphoblastic leukemia. Blood,1998,92:4072-4079
22. Lapillonne H,Renneville A,Auvrignon A,et al. High WT1 expression after induction therapy predicts high risk of relapse and death in pediatric acute myeloid leukemia. J Clin Oncol,2006,24:1507-1515
23. Lee S,Kim YJ,Min CK,et al. The effect of first-line imatinib interim therapy on the outcome of allogeneic stem cell transplantation in adults with newly diagnosed Philadelphia chromosome-positive acute lymphoblastic leukemia. Blood,2005,105:3449-3457
24. Leroy H,de Botton S,Grardel-Duflos N,et al. Prognostic value of real-time quantitative PCR (RQ-PCR) in AML with t(8;21). Leukemia,2005,19:367-372
25. Lo Coco F,Diverio D,Avvisati G,et al. Therapy of molecular relapse in acute promyelocytic leukemia. Blood,1999,94:2225-2229
26. Maurillo L,Buccisano F,Spagnoli A,et al. Monitoring of minimal residual disease in adult acute myeloid leukemia using peripheral blood as an alternative source to bone marrow. Haematologica,2007,92:605-611
27. Miyamoto T,Nagafuji K,Akashi K,et al. Persistence of multipotent progenitors expressing AML1/ETO transcripts in long-term remission patients with t(8;21) acute myelogenous leukemia. Blood,1996,87:4789-4796
28. Mortuza FY,Papaioannou M,Moreira IM,et al. Minimal residual disease tests provide an independent predictor of clinical outcome in adult acute lymphoblastic leukemia. J Clin Oncol,2002,20:

1094-1104

29. Nabhan C, Coutré S, Hillmen P. Minimal residual disease in chronic lymphocytic leukaemia: is it ready for primetime? Br J Haematol, 2007, 136: 379-392
30. NCCN. Clinical Practice Guidelines in Oncology. Acute Myeloid Leukemia, V1. 2009
31. Radich J, Gehly G, Lee A, et al. Detection of bcr-abl transcripts in Philadelphia chromosome-positive acute lymphoblastic leukemia after marrow transplantation. Blood, 1997, 89: 2602-2609
32. San Miguel JF, Vidriales MB, López-Berges C, et al. Early immunophenotypical evaluation of minimal residual disease in acute myeloid leukemia identifies different patient risk groups and may contribute to postinduction treatment stratification. Blood, 2001, 98: 1746-1751
33. Sawyers CL. Chronic myeloid leukemia. N Engl J Med, 1999, 340: 1330-1340
34. Sayala HA, Rawstron AC, Hillmen P. Minimal residual disease assessment in chronic lymphocytic leukaemia. Best Pract Res Clin Haematol, 2007, 20: 499-512
35. Szczepański T. Why and how to quantify minimal residual disease in acute lymphoblastic leukemia? Leukemia, 2007, 21: 622-626
36. Tallman MS, Nabhan C, Feusner JH, et al. Acute promyelocytic leukemia: evolving therapeutic strategies. Blood, 2002, 99: 759-767
37. van der Velden VH, Cazzaniga G, Schrauder A, et al. Analysis of minimal residual disease by Ig/TCR gene rearrangements: guidelines for interpretation of real-time quantitative PCR data. Leukemia, 2007, 21: 604-611
38. van Dongen JJ, Seriu T, Panzer-Grümayer ER, et al. Prognostic value of minimal residual disease in acute lymphoblastic leukaemia in childhood. Lancet, 1998, 352: 1731-1738
39. Venditti A, Buccisano F, Del Poeta G, et al. Level of minimal residual disease after consolidation therapy predicts outcome in acute myeloid leukemia. Blood, 2000, 96: 3948-3952

第 79 章

急性髓系白血病的治疗

白血病疗效的改善起自20世纪60年代末。随着肿瘤治疗新药的不断发现,支持治疗的加强(包括高效抗生素、成分输血和造血生长因子的应用)以及对白血病生物学特性的认识提高,人们逐步探索出一套以联合用药、大剂量、早期强化为主要策略的治疗方法。目前儿童和60岁以下成人AML的CR率均为60%~85%,5年DFS儿童可达50%,成人约30%~40%。

白血病患者骨髓中存在着正常的多克隆造血和白血病性单克隆造血两类细胞群,急性白血病治疗目的是杀灭白血病克隆恢复持久的正常多克隆造血。AML的治疗应分阶段进行:第一阶段是诱导治疗,目的是杀灭白血病细胞,达到骨髓常规检查(骨髓涂片分类或活检)恢复正常(完全缓解,CR);第二阶段是缓解后治疗(包括巩固、强化、维持治疗和髓外白血病防治以及造血干细胞移植等),目的是清除残余的、常规检查方法不能发现的白血病细胞,以减少复发、争取长期生存。缓解后治疗可以人为地分成几个阶段:第一阶段为巩固治疗,通常是重复使用原诱导方案1~2个疗程,亦可有所改变;第二阶段为强化治疗,不仅用药剂量比诱导化疗更大,而且经常要在原诱导方案基础上增添或换用不同的药物,治疗一至数个疗程;缓解后治疗的最后阶段是维持治疗,即应用剂量较小、不引起明显骨髓抑制的化疗,通常持续时间较长,但其价值尚有较大争议。随着中、大剂量阿糖胞苷的应用(一般早期应用),目前AML的缓解后治疗已不再是这个规律。AML的缓解后治疗还包括干细胞移植的应用(包括自体干细胞移植和异基因干细胞移植)。

急性白血病患者开始治疗前应进行基本的评估,评估的内容有两个:①确定疾病本身的特点,如既往毒性物质接触史、骨髓增生异常情况、细胞遗传学或分子学异常;②患者本身的情况,如并发症等影响患者对化疗耐受的因素。评估的最终目的是决定个体化的治疗方案。

一、诱导治疗

诱导治疗是控制病情的第一步,受许多因素的影响,如年龄、影响身体状况的合并症、前期骨髓增生异常病史等。到目前为止,蒽环类药物(主要是柔红霉素,DNR)+阿糖胞苷(Ara-C),即DA3+7方案仍是国际最通用的AML诱导缓解治疗方案。一般用法为DNR 45~60mg/(m^2·d)×3天,Ara-C 100~200mg/(m^2·d)×7天,CR率60%~85%。在应用DA3+7方案的临床实践中也澄清了以下各点:①DA方案中加用硫鸟嘌呤(6-硫代鸟嘌呤,6-TG)(DAT方案)或长春新碱(VCR)、泼尼松(Pred)等并不增加疗效;②在DA3+7疗程中,DNR在前3天或后3天使用疗效相同;③由于Ara-C的半衰期短,连续静脉滴注的疗效比每12小时1次间歇静脉推注好;④老年(≥60岁)患者由于脏器功能较差、合并症多,适当减少DNR用量至30~45mg/(m^2·d)为宜;⑤在标准剂量范围内[100~500mg/(m^2·d)]增加Ara-C剂量并不明显提高CR率。

继DA标准诱导方案之后,陆续提出了一些新治疗方案:

1. 较早期曾使用多柔比星[Adr,30~40mg/(m^2·d)×3d]取代DA方案中的DNR,临床实践证明DNR的口腔黏膜、胃肠道毒性、心脏毒性比Adr轻,实际疗效还是DNR比Adr稍好。

2. 蒽醌类衍生物米托蒽醌[MTZ,12mg/(m^2·d)×3d]联合Ara-C,再加或不加依托泊苷(etoposide,VP-16)(MA±VP-16方案)曾经较广泛用于AML诱导化疗,被认为缓解率高,心脏毒性比DNR

和 Adr 轻，但现今认为 MA 方案的疗效和 DA 方案相似，该方案目前更适用于老年 AML。

3. 去甲氧柔红霉素（IDA）是一种合成的蒽环类药物，理论上讲细胞摄取 IDA 更快、诱导 DNA 单链断裂的作用更强、血浆半衰期更长、体外杀伤表达多药耐药表型的白血病细胞的作用更强、脂溶性高可透过血脑屏障，而且心脏毒性低。Wiernik 等多中心研究结果证明，对≤50 岁患者 IDA［12mg/（m^2·d）×3d］联合 Ara-C（IA 方案）比 DA 方案总 CR 率和 1 疗程 CR 率都更高，对白细胞增高（>50×10^9/L）的患者疗效较好，因耐药导致治疗失败的病例较少，但骨髓抑制期延长，暂时性肝损害较多见。2007 年美国血液学年会上 Pautas 等又报道了法国 ALFA9801 方案 IDA 联合 Ara-C（标准剂量）与 DNR 联合 Ara-C（标准剂量）治疗 AML 的疗效对比。试验分为三组：①DA3＋7［DNR 80mg/（m^2·d）］109 例（Arm 1）；②IA3+7［IDA 12mg/（m^2·d）］129 例（Arm 2）；③IA4+7［IDA 12mg/（m^2·d）］122 例（Arm 3）。结果表明 IDA 较 DNR 的缓解率更高（尤其是 1 疗程缓解率 57%～62%∶45%），生存率更高（3 年无病生存率分别为 19%、30%、26%）。也有些作者比较了 DA、MA、IA 方案治疗初治 AML 的结果，在老年患者未发现其优越性。因此，三个方案哪个最好尚无定论，但近年有作者推荐以 IA 方案作为 AML 诱导治疗的首选方案。2009 年版 NCCN 指南中也提出 IA 方案可作为 AML 诱导治疗的首选方案。

4. 大、中剂量（HD、ID）Ara-C（0.5～3g/m^2，q12h×6～12 次）联合蒽环类诱导治疗初治 AML 的问题。诱导治疗中采用大剂量 Ara-C 最早由 ALSG（Australian Leukemia Study Group）于 1998 年报道，方案为 ALSG-DAE 方案［DNR 50mg/（m^2·d），d1～3；Ara-C 3g/m^2，q12h，d1、3、5、7；VP-16 75mg/（m^2·d），7d］。两种方案（DAE，大剂量与标准剂量 Ara-C 比较）的 CR 率无差别，但前者的中位缓解期优于后者（45 个月∶12 个月）。2006 年 Kern 和 Estey 比较分析了 ALSG、SWOG、AMLCG 三家采用大剂量或标准剂量 Ara-C 诱导治疗 AML 的结果。结果表明 HD-Ara-C 可以改善 60 岁以下原发 AML 的无病生存（DFS）和总生存（OS），但完全缓解率无差异。近几年的 NCCN 诊疗指南中均保留了 HD-Ara-C+蒽环类作为 60 岁以下 AML 患者一线诱导治疗方案的建议。国内一些单位（如中国医学科学院血液学研究所）也开展了这方面的研究。

5. 体外研究证明 VP-16 与 Ara-C 有协同作用，不少作者采用 DA+VP-16［75mg/（m^2·d）×7d］诱导治疗 AML。多数结果表明 DA+VP-16 并不比传统的 DA 方案提高 CR 率，且黏膜炎发生率高；然而与 DA 方案比较，可能延长缓解、改善生存。MRC AML10 临床试验对比了 DA+VP-16 和传统的 DAT（DA+6-TG）方案的疗效，55 岁以下患者的 CR 率无差异。

6. 安吖啶（AMSA）为合成的氨基吖啶衍生物，联合 Ara-C 或再加 6-TG 也用于诱导初治、难治和复发 AML。AMSA 的用法、用量为 70～90mg/（m^2·d）×5d，或 100mg/（m^2·d）×3d。Arlin 等对初治 AML 患者采用 AMSA+Ara-C（AA 方案）治疗结果表明 AMSA 可替代 DNR。

7. 氟达拉滨（fludarabine）在 Ara-C 前 4 个小时应用可以提高细胞内阿糖胞苷三磷酸（Ara-CTP）的浓度，从而提高 Ara-C 的疗效。氟达拉滨与 Ara-C 的联合方案在 AML 的诱导缓解治疗中也取得了可喜疗效，尤其是在继发性 AML（继发于 MDS 的 AML）中的疗效出人意料，但中枢神经系统毒性较大。2008 年 MD Anderson 肿瘤中心（MDACC）报道了以氟达拉滨和中剂量 Ara-C 为基础的 FA、FLAG 方案与 IDA 和中剂量 Ara-C 为基础的 IA、IAG 方案在初治核心结合因子（CBF）-AML 诱导、巩固治疗中的情况。总的 CR 率达 93%，远期疗效在随访中。但到目前为止，该方案仍主要用于继发性 AML 和难治、复发 AML（具体用法详见复发难治 AML 的治疗）。

8. 三尖杉植物碱如三尖杉酯碱（harringtonine，HT）和高三尖杉酯碱（homoharringtonine，HHT）是我国 AML 诱导缓解治疗中常用化疗药。江苏省白血病协作组报道以 HOAP 方案（HT、VCR、Ara-C 和 Pred）治疗 278 例 AML，CR 率 60.1%。中国医学科学院血液学研究所采用 HA 方案（HHT+Ara-C），并与 DA 国际通用方案进行随机平行和（或）交叉对比治疗研究。用法为 HHT 2.5～3mg/（m^2·d）×7d，Ara-C 100mg/m^2，q12h×7d；DNR 40mg/（m^2·d）×3d。治疗 144 例患者，总 CR 率 73.6%（HA 方案为 76.0%，DA 方案为 70.2%，两者相比无显著差别）。两方案均可使 75% 的 CR 患者在用药 1～2 疗程内达到缓解。证明三尖杉植物碱可作为一线药替代蒽环类。此外本组患者中单用 HA 或 DA 方案治疗未获缓解，再互换方案（HA 治疗不缓解者换用 DA，反之亦然）重新诱导的 28 例中，14 例（50%）又获 CR。在此基础上中国医学科学院血液学研究所又设计组成 HAD 三药联合方案（HHT+Ara-C+DNR）治疗成人原发初治 AML，总 CR 率 85%，1 疗程 CR 率达 80%，疗效比 HA 方案进一步提高。随机比较 HA 分别联合 DNR（HAD）、MTZ（HAM）、AMSA（HAA）和 VP-16（HAE）四组三药方案对原发初治 AML 诱导治疗的疗效，结果 HAD、HAM、HAA 均可使 85% 以上的患者获得 CR，唯有 HAE 方案 CR 率仅为

45%，疗效明显较差，而且骨髓抑制重。

诱导治疗中还应注意的是早期治疗反应的预测、评估：中国医学科学院血液学研究所的经验是应重视AML诱导治疗期间不同时点的骨髓检查。具体做法是，对诱导缓解治疗期间的AML患者，在开始化疗后的第5～7天、结束化疗后10天左右（一般此时已达最大限度骨髓抑制）及下一疗程开始前分别常规进行骨髓检查。其意义在于可根据第1次骨髓情况调整化疗的用药剂量和用药天数，达到骨髓抑制性化疗的目的；根据第2和第3次骨髓判断首次化疗疗效并据此作出随后的治疗决策。生物学耐药的患者第1次骨髓原始细胞比例明显下降，但第2次骨髓原始细胞比例又明显回升，这些患者可采用用原方案双诱导治疗；如第2次骨髓示骨髓未被抑制或尽管达骨髓抑制但原始细胞比例仍然很高，表明该患者对所用方案原发耐药，应提前考虑下一疗程更改治疗方案。德国Kern等报道的资料也显示根据首次诱导治疗中骨髓幼稚细胞清除速度可以预测疗效，把难治性白血病的判断时机提前。NCCN指南（2009）中也提出对采用标准剂量诱导的患者在诱导治疗后的第7～10天行骨髓穿刺检查，若仍存在较多的幼稚细胞、骨髓增生不低下，要考虑标准剂量方案（Ara-C和蒽环类药物）的挽救治疗；有明显残留白血病细胞或预测缓解可能较小的患者，可考虑大剂量Ara-C（联合或不联合蒽环类药物）的挽救治疗。若骨髓增生减低（细胞面积<10%～20%，幼稚细胞<5%～10%），等骨髓恢复后再考虑下一步治疗。初始采用大剂量Ara-C诱导治疗的患者，若化疗后第7～10天仍存在明显的残留白血病细胞，视为诱导治疗失败，再加用大剂量Ara-C也很难取得缓解，应考虑异基因干细胞移植或临床试验。

9. 双诱导化疗方案　是将诱导化疗分为两个阶段，第一阶段诱导化疗结束后经短暂间隔，无论血象、骨髓是否恢复而继续实施第二阶段化疗。经典的方案为1999年德国AML协作组报道的TAD9-HAM方案。研究分为强烈双诱导方案与标准剂量双诱导方案。第一阶段诱导方案两个组相同，为DAT方案［Ara-C 100mg/(m^2·d)，d1～2，q12h，d3～8；DNR 60mg/(m^2·d)，d3～5；6-TG 100mg/(m^2·d)，q12h，d3～9］。间隔11天后于第21天接受第2阶段化疗，强烈诱导组采用HAM方案［Ara-C 3g/m^2，q12h，d1～3；米托蒽醌 10mg/(m^2·d)，d3～5］。标准组重复第一阶段方案。强烈组与标准组的CR率分别为71%和65%，无显著差异。5年无复发生存（RFS）率分别为35%和29%。但在高乳酸脱氢酶、伴不良染色体核型（7号染色体缺失、11q23异常、3种以上异常的复合染色体核型）等预后不良的患者中，强烈组与标准组的CR率分别为65%和49%（$P=0.004$），5年无事件生存（EFS）率为17%和12%，5年总生存（OS）率25%和18%。

二、缓解后治疗

AML患者达CR后应予缓解后治疗，若不进行缓解后治疗，患者多在6～9个月内复发。这是因为达CR后骨髓中仍存在相当数量形态学不能检测出的白血病细胞。缓解后治疗的目的是清除体内残留白血病，以减少复发，延长生存，甚至达到治愈。本阶段的治疗关键应该是开始要早（诱导缓解后立即开始），剂量强度应比诱导化疗更大（常用HD、ID-Ara-C为主的各种联合方案），或者还要加用诱导化疗期未用过的其他药物。

缓解后的治疗选择可以归纳为以下几种：①巩固化疗与诱导缓解治疗方案可以相同，也可不同；②常规剂量联合化疗巩固后予维持治疗（骨髓抑制相对较轻），延长治疗周期；③含HD-Ara-C的方案；④大剂量治疗，并予自体造血干细胞支持；⑤异基因造血干细胞移植。

（一）化疗

早期的研究中多数患者接受了较诱导缓解治疗强度弱的巩固治疗，此后多继续维持治疗（但一般均达轻微的骨髓抑制），约10%～15%的CR患者达到治愈。后来，多数年轻患者接受了较集中的短期强化治疗，总的生存情况明显改善，20%～25%的CR患者取得长生存。现在大多数年轻患者接受了含HD-Ara-C的联合方案巩固强化。ECOG协作组比较自20世纪70年代以来不同时期对成人AML采取不同的缓解后治疗所达到的远期疗效，包括缓解后给予停药观察；长期小剂量维持化疗；常规剂量联合化疗巩固加长期小剂量维持化疗；含HD-Ara-C联合方案巩固强化后停药，不再加用维持治疗。以上四组患者的4年DFS率依次为0%、15%、20%和30%。证明强烈的缓解后治疗可以改善生存。

缓解后巩固强化的剂量和治疗周期如何掌握更有利于改善AML的疗效是十分重要、也是一个逐渐明了的问题。多数作者认为缓解后经足够强烈地巩固、强化治疗4～6疗程（全部治疗一般不超过缓解后6个月）之后，再给或不给维持治疗，两者的缓解生存率并无差别。前面提到的ECOG协作组资料，缓解后用AMSA+HD-Ara-C巩固1疗程和用标准剂量Ara-C+6-TG维持治疗2年，4年无复发生存（RFS）率分别为27%±10%和16%±8%，也证明维持治疗无延长缓解的作用。中国医学科学院血液学研究所总结了20世纪90年代以后成人AML的治疗经验，结果也证实缓解后标准剂量化疗≥6疗程可以明显改善中位 DFS 和 5 年生存率。Ohno 等却认为缓解后以标准剂量方案维持治疗 12 疗程比仅治疗 4 疗程的 DFS 明显要好，但强调维持治疗剂量应达到骨髓抑制。尽管 AML 缓解后维持治疗是否必要有争议，但充分的缓解后治疗可以改善无病生存率这一观点是一致的。

中、大剂量 Ara-C 可以提高细胞内 Ara-CTP 水平，达到更强的杀灭白血病细胞的目的，目前常用的是 Ara-C 1～3g/m^2，静脉输注 3 小时，q12h×6～8 次。已有多家报道采用 HD 或 ID-Ara-C 单药应用或联合用药作为年轻 AML 的缓解后治疗，4 年 DFS 率 30%～40%。常用于联合治疗的药物有蒽环类、AMSA、VP-16 等。美国癌症与白血病协作组 B（CALGB）在 60 岁以下的 AML 患者中进行了随机对照研究。均采用标准的 DA3+7 方案诱导缓解，随后随机分为三组进行 4 个疗程的缓解后治疗：A 组 HD-Ara-C 3g/m^2，q12h（输注 3 小时）×6 次；B 组 ID-Ara-C 400mg/（m^2·d）×5d（连续输注）；C 组标准剂量 Ara-C 100mg/（m^2·d）×5d（连续输注），与蒽环类药物联合。中位随访 4.3 年，4 年 DFS 率分别为 44%、29%、24%，HD-Ara-C 治疗的相关死亡率为 5%。美国东部肿瘤协作组（ECOG）的试验设计有所不同，将 CR1 的 AML 患者随机分为两组：A 组予 AMSA+HD-Ara-C 3g/m^2，q12h（输注 1 小时）×12 次；B 组给予 2 年的维持治疗。60 岁以下的患者 4 年 DFS 率分别为 28% 和 15%，HD-Ara-C 治疗的相关死亡率为 12%。但也有不同的观点，如英国医学研究委员会（MRC）AML10 临床试验采用 Ara-C 剂量 ≤1g/m^2 的巩固治疗方案取得了 DFS 率和总生存（OS）率分别为 43%、40% 的疗效。美国西南肿瘤协作组（SWOG）在诱导缓解和缓解后治疗中均采用大剂量和标准剂量 Ara-C 与 DNR 联合治疗初治 AML，比较两个方案的疗效发现：含 HD-Ara-C 的诱导方案毒性大，而 CR 率和生存期无改善。采用标准剂量方案诱导缓解的患者再随机给予标准剂量 Ara-C 或 HD-Ara-C 巩固，疗效无差异。

HD、ID-Ara-C 的血液学和非血液学毒性均增加，老年 AML 患者由于脏器功能较差，使用 HD-Ara-C 的死亡率明显增高，缓解率和生存期并不比标准剂量 Ara-C 优越。因此，HD-Ara-C 仅适用于治疗年龄<60 岁的患者，老年患者即使应用 HD-Ara-C 也应相对降低剂量。迄今为止 HD-Ara-C 的最佳用药剂量、天数、疗程数（MRC AML12 的资料认为缓解后巩固 3 疗程和 4 疗程的结果无差异）等仍不清楚。更加高效低毒的缓解后治疗方法方案还有待探索。

（二）造血干细胞移植（HSCT）的应用

尽管 70%～80% 的 AML 患者化疗后可以达 CR，但相当比例的患者依靠化疗是无法治愈的，这就要涉及干细胞移植的问题。干细胞移植主要分为自体干细胞移植、异基因干细胞移植。

1. 预处理方案　根据对骨髓清除作用的强弱，预处理方案分为清髓性和非清髓性两类。

清髓性预处理方案按是否含全身照射（TBI）分为含 TBI 的预处理方案和不含 TBI 的预处理方案：①含 TBI 的预处理方案：TBI 的总量一般为 10～12Gy，多选择分次照射，照射剂量率一般在 10cGy/min 以下。由于单用 TBI 还不足以消灭体内的瘤细胞，TBI 必需和化疗药物合用。最常用的是环磷酰胺（Cy）60mg/（kg·d）×2d，此外还可用 VP-16（60mg/kg）、美法仑（140mg/m^2）、白消安（Bu，12～16mg/kg）或 Ara-C（24～36g/m^2），高危复发患者在 Cy+TBI 的基础上还可适当加其他化疗药物。②不含 TBI 的预处理方案：此类方案不需放疗等特殊设备，还可避免 TBI 的严重毒副作用（如白内障、性腺受损、继发性肿瘤及儿童生长发育迟缓等）。据 Wallerstein 提供的材料，干细胞移植时几种常用的化疗药物最大剂量如下：Cy 7g/m^2（分 2～4 天用药）、卡莫司汀（BCNU）1350mg/m^2、VP-16 3500mg/m^2（一般分 3 天用）、美法仑 180mg/m^2、噻替哌 1575mg/m^2、Bu 16mg/kg（分 4 天用药）、米托蒽醌 60～75mg/m^2、卡铂 2000mg/m^2、顺铂 200mg/m^2。在各种预处理方案中 Bu-Cy 研究最多。

非清髓性的预处理方案其最佳组成尚在探索中。多数学者采用氟达拉滨 25～30mg/（m^2·d）×4～6d，在此基础上加 Cy[60mg/（kg·d）×2d]±免抗人胸腺细胞免疫球蛋白[ATG 10～30mg/（kg·d）×3～4d]。也有学者采用 Bu[4mg/（kg·d）×2d]或美法仑（70～90mg/m^2）或 Ara-C[1g/（m^2·d）×4d]与去甲氧柔红霉素[12mg/（m^2·d）×3d]取代上述方案中的 Cy。另外还有低剂量 TBI（2Gy）+环孢素等。

2. 干细胞移植在 AML 中的应用　表 79-1 和表 79-2 分别列出了自体干细胞移植和异基因干细胞治疗成人 AML 的结果。

外周血干细胞移植（PBSCT）较骨髓干细胞移植（BMSCT）造血恢复快。美国西雅图血液系统恶性疾病（包括 20% 的 AML）干细胞移植的资料表明 PBSCT 和 BMSCT 2 年 DFS 率分别为 65%：45%（P=0.03），OS 为 66%：54%（P=0.06）；治疗相关死亡率为 21%：30%（P=0.24）。急慢性移植物抗宿主病（GVHD）的发生率无显著差异。

非清髓性干细胞移植的原理主要基于移植物抗肿瘤作用，在 AML 治疗中尤其适用于不适合经典异基因干细胞移植的患者（老年、身体状况差、疾病晚期等）。欧洲骨髓移植登记处（EBMT）报道 69 例

表 79-1　自体移植治疗成人 AML 前瞻性研究的疗效(随访≥4 年)

临床试验	复发率(%)		DFS(%)		OS(%)	
	自体移植	化疗	自体移植	化疗	自体移植	化疗
EORTC/GIMEMA AML8	40	57	48	30	56	46
GOELAM	NA *	NA	44	40	50	55
MRC AML10	37	58	53	40	57	45
	P=0.0007		P=0.04			

* 未分析

表 79-2　异基因移植治疗成人 AML 的研究结果(随访≥4 年)

临床试验	DFS(%)		OS(%)	
	有供体	无供体	有供体	无供体
EORTC/GIMEMA AML8	46	33	48	40
GOELAM	44	38	53	53
MRC AML10	50	42	55	50
EORTC/GIMEMA AML10	51.4	41.2	58	49.4

AML 或 MDS 患者(移植时半数以上患者为复发/难治)的非清髓性干细胞移植的结果:全组患者的 1 年治疗相关死亡率、复发率、OS 率分别为 47%、30%、41%,CR 期(包括 CR1 及多次复发再 CR 的患者)进行移植的患者分别为 17%、21%、67%。Peggs 等报道 24 例患者中位随访 18 个月的结果:无进展生存(PFS)率 44%、OS 率 53%,其中 CR1 患者 DFS 率和 OS 率分别为 57%和 62%。

最近的研究认为单靠化疗成人 AML 即可取得 5 年 OS 率 50%、DFS 率 40%的疗效,这已和异基因干细胞移植相接近,二者间的差异在逐渐缩小。对于预后良好的 AML 在 CR1 期已不主张进行造血干细胞移植。

三、急性早幼粒细胞白血病的治疗

急性早幼粒细胞白血病(acute promyelocytic leukemia, APL)又称 AML-M3 型(FAB 分型),是 AML 中较特殊的一个类型,具有特殊的临床表现、细胞形态学、免疫表型和遗传学特点。

90%以上的 APL 患者有特异性染色体易位 t(15;17)(q22;q21),95%以上的患者可检测到 *PML-RARα* 融合基因。由于本病患者易合并弥散性血管内凝血(DIC)和纤维蛋白溶解,既往绝大多数患者在达 CR 前死于出血。20 世纪 80 年代引入维 A 酸(全反式维甲酸,all-trans retinoic acid, ATRA)治疗,APL 的治疗结局发生了根本性改变。目前,基于 ATRA 的诱导缓解治疗,约 90%的初治 APL 可达 CR;缓解后继续予含有 ATRA 的缓解后化疗,约 70%的患者可以治愈。APL 患者的预后与诊断时的白细胞计数(WBC)密切相关,PETHEMA LPA94 临床试验中根据 WBC 和血小板计数将 APL 分为不同的危险组(NCCN 已采纳这一标准):低危组 WBC<10×10^9/L, PLT >40×10^9/L;中危组:WBC<10×10^9/L, PLT<40×10^9/L;高危组:WBC >10×10^9/L。5 年复发率低危组 4%,中危组 7%,高危组达 28%。

(一)APL 的诱导缓解治疗

由于 APL 患者早期出血死亡率较高,临床一旦形态学、免疫表型和出凝血筛选怀疑该类型时即应开始 ATRA 和蒽环类药物治疗,而不应等分子学证实后再予治疗。若遗传学排除 APL,则应停用 ATRA,开始按一般的 AML 进行诱导治疗。

ATRA 是 APL 诱导缓解治疗的首选药物。ATRA 单用或与细胞毒药物联合应用可以使 90%以上的 APL 患者达 CR。诱导缓解时 ATRA 的常规剂量为 25～45mg/(m^2·d)[也有采用小剂量 ATRA 15mg/(m^2·d)的报道],连续口服。有效者平均用药 35～45 天(范围 1～3 个月)达 CR。ATRA 治疗的主要问题在于用药 1～2 周后患者都有外周血白细胞数升高(一般可达治疗前白细胞数的 5～20 倍,甚至百倍以上),以及发生与此相关的分化综合征(发生率 6%～31%,主要表现为发热,呼吸困难,肺间质浸润,心包、胸膜渗出,水潴留,肾损害,心功能衰竭等)。本综合征原因不明,多发于治疗前体内白血病细胞高负荷或治疗中白细胞数迅速增高的患者,中位发生时间为 ATRA 治疗的 7～11 天,发生分化综合征时的白细胞计数多在 30×10^9/L 以上。ATRA 诱导缓解治疗期间同时应用细胞毒药物如蒽环类、Ara-C 或羟基脲,或采用白细胞单采术(目前多不主张在 APL 患者过早采用白细胞单采术)以降低白细胞,可有效地防止此综合征的发生。一旦发生分化综合征,及时、足量地应用糖皮质激素(如地塞米松 10mg,静脉输注,12 小时 1 次,连续 3 天)切实有效。与 ATRA 相关的其他不良反应还有颅内高压综合征、高组织胺血症等。随着 ATRA 治疗，病理性早幼粒细胞向下分化成熟，白细胞数恢复正常，外周血和骨髓象逐渐缓解。ATRA 的常见不良反应有口唇、皮肤黏膜干燥，脱屑，阴囊皮炎，鼻塞，头痛，恶心呕吐，腹泻，骨关节痛，肝功能异常等。

APL 治疗过程中出血导致早期死亡仍是治疗失败的首要因素。尽管 ATRA 可以迅速改善临床出血症状、降低凝血因子消耗，但在用药 10 天内仍无法完全防止早期致命的出血。因此治疗中给予及时、有效的支持治疗，如输注血小板、冷沉淀物、新鲜血浆，纠正凝血异常应是取得成功缓解的关键。诱导死亡的高危因素包括 WBC >10×10^9/L，年龄>60 岁，肌酐≥124μmol/L(1.4mg/dl)，男性患者。

多数学者主张 ATRA 治疗期间同时应用的细胞毒药物应首选蒽环类。目前，在 APL 的 ATRA 诱导治疗过程中加用蒽环类药物可以减少复发、改善生存、降低分化综合征的发生已成为共识，但诱导治疗中是否需要加用阿糖胞苷应按危险度分组考虑。法国 APL2000 临床试验中将 340 例 60 岁以下、WBC < 10×10^9/L 的患者随机分为两组：诱导治疗分别为：①ATRA+柔红霉素(DNR)；②ATRA+DNR 和 Ara-C。达 CR 后依然分为加 Ara-C 和不加 Ara-C 两组(分组和诱导治疗相同)。加和不加 Ara-C 组的 CR 率分别为 99% 和 94%，2 年生存率分别为 93% 和 79%。WBC >10×10^9/L 或 60 岁以上的患者均加用 Ara-C，明显提高了疗效——CR 率为 95%，60 岁以下患者的 2 年 DFS 率为 89%，60 岁以上患者的 2 年 DFS 率也达 79%。PETHEMA 临床试验中，在 WBC >10×10^9/L 患者的诱导治疗中加用 Ara-C，CR 率(95%：84%)和 3 年生存率(92%：81%)均有改善。在这些研究的基础上，NCCN 建议低、中危 APL 诱导治疗联合应用 ATRA 和蒽环类药物，高危组患者同时加用 Ara-C 可以提高疗效。ATRA 的诱导分化作用可以维持较长时间，在开始诱导治疗后过早地评价骨髓可能不反映实际情况，骨髓评价一般在第4～6 周、血细胞计数恢复后进行。

三氧化二砷(ATO)是 APL 治疗中另一重要药物，于 20 世纪 90 年代末正式应用于临床。由于其潜在的毒副作用，一直作为二线用药，用于难治、复发 APL 的治疗。目前已开始用于新诊断 APL 的诱导缓解治疗，常用剂量为 0.16mg/kg，单周期可用至 2 个月。三氧化二砷既可单药应用，也可以与 ATRA 联合。单一用药的完全缓解率 85.6%～91%；联合用药的完全缓解率 88.6%～93.3%。目前还提出了从诱导治疗中去除蒽环类药物(和 Ara-C)的 APL 治疗方案，即在不能耐受蒽环类药物治疗的中、低危组患者可以采用 ATRA 加三氧化二砷诱导。该方案更适合 60 岁以上的老年患者；高危组患者可以加抗 CD33 单克隆抗体(GO 抗体)以提高疗效。为规范三氧化二砷的用药，2008 年美国血液学年会(ASH)提出了三氧化二砷作为 APL 初始治疗的指征：①诱导治疗和巩固治疗中任何原因不能接受或耐受化疗+ATRA 的患者(如心功能衰竭、治疗相关性 APL、老年患者/身体状态差、拒绝化疗等)；②低危或可能是低危的患者，诱导治疗和巩固治疗均可以用；③传统 ATRA+蒽环类为基础的诱导治疗达完全缓解后的巩固治疗，尤其是高危患者；④不依赖于白血病细胞生物学的治疗(如附加细胞遗传学异常、FLT3、CD56、PML 异构体等)。

(二) 诱导缓解后治疗

单用 ATRA 诱导和维持治疗患者的主要问题是早期复发，中位 CR 期仅 5 个月。不少学者发现，在始终单用 ATRA 治疗的缓解患者中，PML-RARα 融合基因表达大都持续阳性，且其表达与白血病复发高度相关。但若加用化疗(至少 2～3 疗程)，则可使 PML-RARα 表达转阴，患者的缓解生存期也显著延长。因此尽管使用 ATRA 治疗已经获得高 CR 率，化疗对 APL 的长期缓解乃至治愈依然是必不可少的。

APL 的缓解后治疗包括单用化疗，联合使用化疗加 ATRA，以及造血干细胞移植三种方法；此外，还涉及 ATRA、蒽环类药物和 Ara-C、三氧化二砷等的用药问题。ATRA 治疗缓解后，通常连续给予 3 疗程化疗即可使>90% 的患者 PML-RARα 转阴，对持续阳性者应考虑异基因骨髓移植。PETHEMA LPA99 临床试验在三个疗程的蒽环类药物巩固治疗中加用 ATRA，与不加 ATRA 的 LPA94 试验比较，低危组复发率(3%：6%)和 3 年 DFS 率(93%：97%)无差别；中危组复发率为 2.5%：14%，3 年 DFS 率为 97%：82%；加用 ATRA 后高危组患者的生存情况也有所改善，复发率降至 21%、3 年 DFS 率为 77%。法国 APL2000 临床试验中，将患者随机分为蒽环类药物加或不加 Ara-C(均不加 ATRA)两组，低、中危组患者的 2 年 DFS 率分别为 93% 和 77%；60 岁以下的高危组患者，加 Ara-C 后 2 年 DFS 率达 89%。美国的一组临床试验中，在 Ara-C/蒽环类药物巩固治疗前先给予 2 疗程的三氧化二砷治疗，可以明显提高高危组患者的无复发生存率。因此，NCCN 建议：①ATRA 为基础的方案诱导缓解后至少应给予 2 疗程的蒽环类药物为基础的化疗；中危组患者的巩固治疗中应加用 ATRA，高危组患者的巩固治疗中建议包括≥$1g/m^2$ 的 Ara-C 或三氧化二砷。②不能耐受蒽环类药物、采用 ATRA 加三氧化二砷诱导缓解的患者，予 6 个周期的 ATRA 加三氧化二砷巩固治疗。

多数研究报告认为 APL 缓解后予维持治疗可以降低复发率。维持治疗方案如 ATRA 或 ATRA+6-MP、MTX 每 3 个月用药 15 天。2004 年欧洲 APL 协作组提出的维持治疗方案为每 3 个月用 ATRA 15 天、6-MP+MTX 持续应用至 2 年。以法国 APL93 临床试验:单纯采用 ATRA 维持治疗的患者 2 年复发率为 21%,采用 6-MP+MTX 维持治疗的患者为 13%,ATRA+6-MP+MTX 维持治疗者为 8%,不做维持者为 35%。因此,NCCN 建议巩固治疗结束后对 PCR 检测融合基因阴性的患者进行 1～2 年的 ATRA ±6 巯基嘌呤、甲氨蝶呤治疗。但也有临床试验结果表明,中低危组患者巩固治疗结束时分子学阴性的病例给予维持治疗意义不大。

用 ATRA 联合化疗的治疗策略,70% 以上的 APL 患者可达治愈,因此多数学者不主张在 CR1 阶段对 APL 患者行造血干细胞移植(包括自体和异基因干细胞移植),但如果 CR1 患者持续 *PML-RARα* 融合基因阳性或 CR2 患者可选择造血干细胞移植。

(三) APL 患者中枢神经系统白血病的预防

APL 患者中枢神经系统白血病(CNSL)复发并不常见,3 年内的累积发生率 1% 左右,主要与高 WBC、bcr3 PML-RARα 异构体、年龄<45 岁等有关。高 WBC 患者中枢神经系统白血病复发的危险可达 5%。因此,WBC $<10\times10^9/L$ 的患者不是太积极主张 CNSL 的预防,而 WBC $>10\times10^9/L$ 的患者应积极预防。

(四) 复发 APL 的治疗

如复发前停用 ATRA 超过 6～12 个月的患者,再用 ATRA 仍有望获得二次 CR,但一般缓解期短。巩固治疗结束后分子学持续阳性的患者或分子学复发的患者,NCCN 建议应用三氧化二砷治疗。三氧化二砷单药治疗血液学复发的患者,CR 率可达 80%～90%,分子学缓解率达 70%～80%,长生存率仍可达 60%～70%。由于 ATRA 和三氧化二砷之间有协同作用,巩固治疗中未应用 ATRA 的患者可以考虑二者的联合。

三氧化二砷诱导达二次缓解的患者其缓解后治疗的意见不统一,包括:①重复数疗程的三氧化二砷治疗;②与标准化疗联合;③造血干细胞移植等。采用三氧化二砷作为二线治疗并取得分子学缓解的患者只要无大剂量化疗的禁忌证应考虑自体干细胞移植,7 年总生存率可达 75%;而接受异基因干细胞移植的患者总生存率仅为 52%。有造血干细胞移植禁忌证的二次 CR 患者,建议继续 6 疗程的三氧化二砷治疗。

由于异基因干细胞移植的高治疗相关死亡率,NCCN 不再积极建议持续达不到分子学 CR 的患者进行异基因干细胞移植。

(五) APL 的动态监测

APL 整个治疗过程中应定期采集骨髓或外周血标本进行以 *PML-RARα* 融合基因为标志的微量残留病监测,2 年之内每 3 个月一次,第 3 年每 6 个月一次。若融合基因由阴性转为阳性,应在 4 周内复查,仍为阳性的患者考虑分子学复发,应进行积极的干预(如三氧化二砷治疗);若第二次检查为阴性,应在此后的 2 年内每 2～3 个月监测一次。对融合基因阴性,无其他原因出现血细胞减少的患者,应复查骨髓、染色体核型,以除外继发的骨髓增生异常综合征和 AML。

(六) APL 的其他治疗

已证明新的维甲类药物(Am80)、脂质体 ATRA 治疗初治、复发 APL 有效。由于 APL 患者高表达 CD33 抗原,抗 CD33 单克隆抗体(如结合毒素的 gemtuzumab ozogamicin,GO;人源化的 HuM195)已广泛用于临床 APL 治疗,并取得了可喜的结果。目前较成熟的是 GO,常用剂量为 6～9mg/m^2,间隔 2 周一次。治疗分子学复发的患者,2 个剂量的再缓解率达 91%、3 个剂量的再缓解率达 100%。NCCN 建议三氧化二砷治疗缓解后 6 个月内复发的患者给予 GO 治疗;ATRA+三氧化二砷作为初始挽救治疗,GO 可作为二线挽救治疗。由于 GO 可以增加肝静脉闭塞病的发生,有自体或异基因造血干细胞移植意向的患者,尽量避免应用。

其他如 9-顺式维甲酸、组蛋白脱乙酰基酶抑制剂(苯丁酸钠)、针对 FLT3 基因的分子靶药物(SU5416、SU5614、PKC4512 等)也已进入临床试验。

2008 年 ASH 提出的 APL 治疗策略:

(1) 诱导治疗:①就诊时怀疑 APL 即应开始应用 ATRA;②积极的血制品支持治疗;③ATRA+蒽环类药物为基础的化疗,不能接受蒽环类药物者采用 ATRA 联合三氧化二砷,高危组患者应同时预防中枢神经系统白血病。

(2) 巩固治疗:①蒽环类药物为基础的化疗2～3 疗程,取得分子学缓解;②高危组患者采用中剂量阿糖胞苷或三氧化二砷。

(3) 维持治疗:ATRA+/-低剂量化疗 1～2 年。

(4) 分子学监测:采用 RT-PCR 方法监测外周血的 *PML-RARα* 融合基因,每 3～6 个月一次;高危组患者可以更频繁。

(5) 复发患者的治疗:三氧化二砷再诱导达完全缓解后行自体造血干细胞移植(融合基因阳性者行异基因干细胞移植),同时预防中枢神经系统白血病。

2009 年发表的欧洲 APL 治疗的专家共识意见的基本骨架和 NCCN 建议、ASH 的策略相似。

四、复发难治性急性髓系白血病的治疗

按目前治疗水平，成人急性髓系白血病（AML）完全缓解（CR）率可达 50% ～80%（少数报道可达 85%以上），长生存率 20% ～40%。也就是说仍有 20%以上的 AML 患者很难达到 CR；另外，大多数 CR 患者仍要复发，这就是所说的复发难治急性白血病。

难治性急性白血病（refractory leukemia）是一个笼统的概念，目前最常提到的是难治性 AML。其标准可概括为：①绝对耐药（absolute resistance）：诱导缓解治疗第 1 疗程的第 28 天骨髓中幼稚细胞比例仍超过诊断时的 50%；②低增生性耐药（hypoplastic-blastic resistance）：化疗后骨髓抑制，但恢复后骨髓中幼稚细胞比例超过诊断时的 50%；③诱导缓解治疗两疗程不缓解；④髓外白血病持续存在；⑤CR1 期 <6 个月；⑥CR1 期 6 ～12 个月后复发，原诱导方案治疗无效；⑦≥2 次复发，再诱导治疗无效；⑧造血干细胞移植后复发，再诱导治疗无效。

复发难治性 AML 的治疗是一个棘手的问题，目前尚无统一的高效治疗方案。NCCN 指南（2009）的建议：复发患者的治疗策略应根据年龄决定。60 岁以下、早期复发的患者应考虑Ⅰ、Ⅱ期临床试验。如果复发时患者肿瘤负荷较低、有同胞或无关供体，可以首先考虑异基因干细胞移植。若年龄 60 岁以下、缓解≥6 个月复发，可以用原诱导治疗方案再诱导或试用新药；二次缓解后考虑异基因干细胞移植；自体干细胞移植仅适用于非 APL、无其他移植可能的二次缓解病例（不适用于染色体核型预后不良的患者）。≥60 岁、完全缓解≥6 个月复发的患者若希望继续治疗可以考虑：①临床试验（强烈推荐）；②GO 单克隆抗体；③重复初始的诱导缓解治疗。不希望继续治疗的患者以支持治疗为主。

（一）有效的非交叉耐药化疗方案的应用

主要包括两类治疗方案：

1. 以阿糖胞苷为基础的联合化疗方案　绝大多数挽救治疗方案属于这一类，即不同剂量的阿糖胞苷与其他药物联合。这类方案可取得 25% ～70%的 CR 率（多数报道在 40% ～50%左右），无病生存期很少超过 6 个月。表 79-3 举例说明了复发难治性 AML 的疗效结果。

表 79-3　复发难治性 AML 的疗效

作者	年代	化疗方案	疾病状态	病例数	治疗结果（CR）	中位生存
Takaku	1985	HD-Ara-C	难治	30	40%	22W
Carella	1993	IDA Ara-C+VP-16	难治	36	43%	16W
Liso	1996	米托蒽醌 HD 或 ID-Ara-C ±VP-16	难治	78	47.4%	8.1M
Kern	2000	米托蒽醌 HD 或 ID-Ara-C	难治、复发	254	50%	5.1M
Pastore	2003	FLAG-IDA	难治、复发	46	52.1%	13M

注：HD，大剂量；ID，中剂量；W，周；M，月

常与阿糖胞苷联合应用的药物主要有蒽环类（如 4-去甲氧柔红霉素，IDA）、蒽醌类药物（米托蒽醌，MTZ）、丫啶类（AMSA）等。

MTZ 抗白血病作用与其他蒽环类药物无交叉耐药性；与阿糖胞苷无相同的副作用，理论上二者有协同的抗白血病作用。目前 MTZ+ HD-Ara-C（HAM）±鬼臼类药物方案已成为治疗难治性白血病较理想的方案。

IDA 是柔红霉素（DNR）的衍生物，亲脂性强，其细胞毒作用强于 DNR 或多柔比星（ADM），与其他蒽环类无交叉耐药。IDA［常用量为 8 ～12mg/(m^2·d)×3d］+Ara-C（标准量或大剂量）已成为复发难治性急性白血病的有效治疗方案，CR 率达 24% ～70%，但缓解期仍较短（一般为 6 个月内）。

安吖啶（AMSA）是一种吖啶类抗肿瘤药，与蒽环类无交叉耐药性，AMSA+Ara-C（AA）方案治疗复发难治性白血病也取得了可喜结果。Larson 等采用 AMSA（100mg/(m^2·d)，d7、8、9）+HD-Ara-C 治疗复发难治性 AML，CR 率达 50%以上。

顺铂（或卡铂）是铂类制剂，与 VP-16、Ara-C 有协同作用，Amadori 等报道以卡铂为基础的方案治疗复发难治 AML 200 余例，CR 率达 22% ～64%，但毒性较大，限制了其应用。

与阿糖胞苷联合应用的药物中尤其值得提到的

是氟达拉滨(fludarabine)。氟达拉滨是一种腺苷类药物,经磷酸化成为有活性的三磷酸形式 F-Ara-ATP。其抗白血病活性在于它成为 DNA 合成中的底物并能抑制 DNA 多聚酶和核糖还原酶,对静止期细胞作用尤其强。在Ⅰ、Ⅱ期临床试验中单药用于复发难治 AML,由于剂量-毒性限制,疗效并不理想。与 Ara-C 联合用药有协同作用,使小剂量、安全用药成为可能。Gandhi 等在体内外的研究均证明 Ara-C 前加用氟达拉滨可提高细胞内 Ara-CTP 的浓度,增强 Ara-C 的细胞毒作用和临床疗效。Estey 等证明该联合在复发难治和初治 AML 中均有良好疗效。FLAG 方案是在氟达拉滨+Ara-C 的基础上加用粒细胞集落刺激因子(G-CSF)组成的,是目前治疗复发难治 AML 的高效、耐受性较好的方案。基本用法为:氟达拉滨 25 ~ 30mg/(m^2·d)(d1 ~5),Ara-C 2g/(m^2·d)(d1 ~5),G-CSF 5μg/(kg·d)(d-1 或 d0 天至中性粒细胞恢复)。该方案 CR 率达 50% ~75%,CR 期可达 9.9 个月,生存期长达 13 个月。FLAG-IDA 方案是 FLAG 方案的衍变方案,Keating 等对比了 FA、FLAG、FLAG-IDA 三种方案的疗效,CR 率分别为 40%、55%、52%,加用 IDA 后并未明显提高疗效、也没有增加毒副作用。Pastore 等采用 FLAG-IDA 治疗复发难治 AML,CR 率也达 52.1%。波兰学者 Holowiecki 等最近报道了 DAF 方案治疗复发难治 AML 的结果,DNR 60mg/(m^2·d)(d1 ~3),氟达拉滨 25mg/(m^2·d)(d1 ~5),Ara-C 200mg/(m^2·d)(d1 ~7)。巩固治疗分为两组:①有移植可能的患者接受两疗程的 HAM(中剂量 Ara-C+米托蒽醌)、大剂量 Ara-C 巩固治疗后尽快行造血干细胞移植(异基因或自体);②无移植可能的患者接受两年的维持治疗——DNR+Ara-C 和 6-TG+Ara-C 交替。共治疗 34 例患者,CR 率 47%,2 年无白血病生存率 19%。表 79-4 比较了氟达拉滨、克拉屈滨为基础的方案的疗效。

表 79-4 不同方案治疗复发难治 AML 的疗效比较

方案	病例数(n)	CR(%)	ED(%)	LFS(%)	OS(%)
FLAG	54	63			
FLANG	51	59	10		
FLAI	45	82		50(2 年)	44(2 年)
CLAG	58	50	17	18(3 年)	18(3 年)
CLAG-M	43	49	5	68(1 年)	
DAF	34	47	9	19(2 年)	22(2.5 年)

FLAG:氟达拉滨,HD-Ara-C,G-CSF;FLANG:氟达拉滨,HD-Ara-C,G-CSF,米托蒽醌;FLAI:氟达拉滨,HD-Ara-C,IDA;CLAG:克拉屈滨,HD-Ara-C,G-CSF;CLAG-M:克拉屈滨,HD-Ara-C,G-CSF,米托蒽醌;DAF:DNR,Ara-C,氟达拉滨。CR,完全缓解;ED,早期死亡;LFS,无白血病生存;OS,总生存

克罗拉滨(clofarabine,CaFDA)是第二代核酸类似物。MDACC 对 32 例复发难治急性白血病患者予 CaFDA 联合 Ara-C 治疗,其中 25 例 AML、2 例 ALL、4 例高危 MDS、1 例 CML-BP。试验分为两个阶段,CaFDA 都是 1 小时内滴完,一个疗程 5 天(d2 ~6),4 小时后静滴 Ara-C,2 小时内滴完,剂量为 1g/m^2,连续应用 5 天(d1 ~5),根据病人的反应情况,每 3 ~6 周重复一个疗程。第一阶段是为了确定 CaFDA 在与 Ara-C 联合应用时的最大耐受剂量(MTD)和剂量限制性毒性(DLT),CaFDA 的起始剂量为 15mg/(m^2·d),逐渐加量为 22.5mg/(m^2·d)、30mg/(m^2·d)、40mg/(m^2·d),没有发现 DLT。第二阶段 CaFDA 的剂量为 40mg/(m^2·d)。第 1 天用 Ara-C 是为了比较 Ara-C 在单独应用、与 CaFDA 合用时 Ara-CTP 在白血病细胞内的药代动力学变化。7 例(22%)获得 CR,5 例(16%)取得 CRp,总体反应率为 38%。29 例 AML/MDS 患者中 7 例(24%)获得 CR,5 例取得 CRp,总体反应率为 41%,CR 率明显高于传统化疗,但是低于 CaFDA 单独用药的临床试验,这可能与第一阶段 CaFDA 剂量偏低及病例选择有关。CaFDA 联合 Ara-C 化疗耐受较好,尤其适合老年 AML 患者。

大多数复发难治 AML 治疗方案中均涉及阿糖胞苷的用药剂量。阿糖胞苷为周期特异性的抗代谢药,在细胞内由磷酸激酶活化,形成三磷酸阿糖胞苷(Ara-CTP)掺入 DNA 链而发挥作用。药代动力学研究证明中剂量阿糖胞苷(0.5 ~1.0g/m^2)短时输注(3 小时),其激活酶——脱氧胞苷激酶(deoxycytidine)即可达饱和浓度。最近研究证明除上述作用机制外,阿糖胞苷的细胞毒作用尚有其他机制:①干扰膜脂质代谢或改变细胞内信号传递;②干扰细胞凋亡。这些作用可能是剂量依赖性的,可以通过增加剂量来达到目的。Kern 等比较了大剂量和中剂量阿糖胞苷在复发难治 AML 中的疗效。采用序贯

性的 S-HAM 方案：①Ara-C 3.0g/m²，q12h，d1、2、8、9；MTZ 10mg/(m²·d)，d3、4、10、11；②Ara-C 1.0g/m²，q12h，d1、2、8、9；MTZ 10mg/(m²·d)，d3、4、10、11。共治疗 186 例复发难治患者(难治病例 85 例)。HD-Ara-C 和 ID-Ara-C 比较，前者可以降低 NR 病例的比例(12%∶31%)，但早期死亡率增加(32%∶17%)；两组 CR 率接近(52%∶45%)，无病生存(DFS，5.3 个月∶3.3 个月)和总生存期(4.2 个月∶5.3 个月)无差异。但对难治病例，HD-Ara-C 治疗组的 CR 率明显高于 ID-Ara-C 治疗组(46%∶26%)。说明 HD-Ara-C 较 ID-Ara-C 有更强的抗白血病作用。HD-Ara-C 为基础的方案已成为复发难治 AML 的关键性挽救治疗方案；但应注意 HD-Ara-C 治疗时应加强支持治疗，以减少治疗相关死亡率。老年 AML 是一个特殊的群体，对化疗耐受性相对较差，在用 HD-Ara-C 治疗时应注意相应减少剂量，一般以 0.5～1.0g/m² 为宜。

为减少难治病例的发生、改善难治病例尤其是绝对耐药病例的疗效，Liso 等认为在一线治疗方案疗效不好时应立即选用二线方案，而不应反复治疗无效后再用。作者研究了 218 例一线治疗(DA3+7)方案 1 疗程无效的病例，挽救治疗方案包括：①DNR+SD-Ara-C(标准剂量阿糖胞苷)±VP-16；②AMSA+ID-Ara-C 或 HD-Ara-C；③IDA+VP-16+SD-Ara-C 或 ID-Ara-C；④MTZ+SD-Ara-C ±VP-16，MTZ+ID-Ara-C(±VP-16)或 HD-Ara-C；⑤其他治疗组合或直接行干细胞移植。可判断疗效的 185 例，CR 者 73 例(39.5%)；总的中位生存期 8.1 个月，其中 CR 者为 16.2 个月，NR 者为 6.1 个月。在所有二线方案中 MTZ+SD-Ara-C ±VP-16，MTZ+ID-Ara-C(±VP-16)或 HD-Ara-C 效果最好，CR 率达 47.4%(共 78 例)。认为在一线治疗无效的患者早期应用二线方案或在一线诱导治疗中采用较强的方案，如三药联合及应用新药可减少原发难治病例的发生。中国医学科学院血液学研究所采用以 HA(H，HHT，高三尖杉酯碱)为基础的三药方案(HA+柔红霉素、HA+安吖啶、HA+米托蒽醌等)治疗初治 AML，CR 率达 80% 以上，高于同期两药联合方案(HA、DA)也证明了这一观点。

拓扑替康(topotecan，Tpo)为拓扑异构酶Ⅰ抑制剂，可特异性与 DNA 单链断端上的拓扑异构酶Ⅰ结合，阻止拓扑异构酶Ⅰ对单链断端的修复，致 DNA 双链结构破坏，导致细胞死亡，因而具有抗肿瘤活性。近几年在急性白血病(包括复发难治 AML)的应用逐渐增多。Lee 等采用 IDA+Ara-C+Tpo(IDA 10mg/m²，d1～3；Ara-C 1g/m²，q12h，d1～5；Tpo 1.25mg/m²，d1～5)治疗 40 例复发难治 AML，CR 率达 59%，中位缓解期和生存期分别为 6 个月和 12 个月。Cortes 等采用抗 CD33 单抗+Tpo+Ara-C 治疗 17 例复发难治 AML 仅 2 例达 CR(CR 率 12%)，中位生存期为 8.2 周。

2. 非阿糖胞苷为基础的治疗方案　为寻求难治性白血病的其他治疗途径，有些研究单位探索了不含阿糖胞苷的治疗方案的效果，这些报告多为 20 世纪 80 年代或 90 年代初的结果。主要有 MTZ+VP-16 及 2-CDA、HHT(高三尖杉酯碱)、卡铂等的单一用药，CR 率一般为 20%～50%，中位缓解期 4～9 个月。最近 Kolb 等报道采用 Tpo、长春瑞滨、噻替派及地塞米松联合的方案(TVTD)治疗 9 例复发难治 AML，5 例达完全缓解。由于这些方案的研究对象差异较大，无法进行系统的比较研究。但进一步改进这些方案仍不失为难治性白血病挽救治疗的一条出路。

(二) 造血生长因子和化疗药物的序贯应用

体外研究证明造血生长因子(如 GM-CSF、G-CSF)可以诱导 AML 细胞的增殖，增加 S 期细胞的比例，从而增强细胞对周期特异性药物的敏感性。造血生长因子和化疗药物序贯应用的最初目的亦在于刺激白血病克隆，促使耐药的静止期细胞进入细胞周期，使之对化疗更敏感、增强化疗药物的抗白血病作用，这一点在难治性白血病的意义更为重要。

目前常与生长因子联用的复发难治性白血病的治疗方案包括 HD-Ara-C、HD-Ara-C+AMSA、HD-Ara-C+DNR 等，CR 率可达 50%～80%，但缓解期依然很短。标准剂量化疗加用 GM-CSF 并不提高疗效。最近 Thomas 等系统研究了化疗±生长因子治疗复发难治 AML(难治病例 120 例，复发病例 72 例)的疗效。化疗方案采用 EMA91 方案，整个方案分为两阶段：MTZ 12mg/(m²·d)，d1～3；Ara-C 500mg/(m²·d)，d1～3、d8～10；VP-16 200mg/(m²·d)，d8～10；d4～8 予 GM-CSF 5μg/(kg·d)。1 疗程 CR 率 GM-CSF 组为 65%，对照组为 59%；难治病例 CR 率治疗组为 51%，对照组为 46%。GM-CSF 组的 DFS 和总生存(OS)分别为 251 天和 303 天，对照组为 240 天和 254 天；随访 18 个月的疾病无进展率 GM-CSF 组为 33%，对照组为 19%($P=0.008$)。治疗相关毒性、相关死亡率及粒细胞缺乏时间两组无显著差异。研究中发现加用 GM-CSF 后 S 期细胞比例增加，但与预后无关，说明生长因子的应用不仅改变了细胞周期，更重要的是促进细胞的药物摄入和代谢。由于加用 GM-CSF 后并未增加化疗的血液学毒性，认为二者联合应用只增加白血病细胞对化疗药物的敏感性，而不增加正常髓系祖细胞对抗肿瘤药物(包括周期特异和周期非特异性药物)的敏感性。

FLAG 方案的成功应用是造血生长因子有效治疗难治性 AML 的又一例证。FLAG 方案中加入 G-CSF 后一方面可以增加 S 期细胞比例、降低细胞对 Ara-C 诱导损伤的修复能力，增强 Ara-C 的磷酸化、提高 Ara-CTP 的生成量，增加细胞毒作用；另一方面可以缩短粒细胞缺乏时间，减少毒副作用。

与造血生长因子联合应用的另一方案是 CAG 方案，即小剂量 Ara-C（如 $10mg/m^2$，q12h，d1～14）、阿柔比星（10mg/d，d1～8）、G-CSF［$200\mu g/(m^2 \cdot d)$，d0 至中性粒细胞恢复］；也可用高三尖杉酯碱［IHHT，如 $1.5mg/(m^2 \cdot d)$，d1～14］代替阿柔比星即组成 CHG 方案。

生长因子的原始功能是调节造血细胞的生存期，其中抑制凋亡是重要的一方面。因此，它是否会导致白血病的发生或导致细胞的恶性转化仍是一个值得关注的问题，这就需要强调生长因子的用药时机。目前在白血病中生长因子的用药主要有三个时机：①化疗前 1～2 天开始用；②化疗期间；③化疗后骨髓抑制期。化疗前用药由于大量的白血病细胞增殖，掩盖了 GM-CSF 增加药物敏感性的作用，反而导致 CR 率下降。化疗抑制期用药有两个目的，一是为了促进粒细胞的恢复；二是可能诱导残留白血病细胞分化或促使免疫系统杀伤白血病细胞，但更多的人认为生长因子（尤其是 GM-CSF）有刺激残留白血病生长的嫌疑（尤其是在治疗初期）。因此，较为合适的用药时机应是化疗期间（如 Thomas 等的方案），尤其是对难治性白血病而言。

（三）耐药逆转剂的应用

研究多药耐药（MDR）的目的在于寻找克服 MDR 的有效方法，提高化疗效果。由于 MDR 为一独立的耐药机制，人们试图通过抑制 P-gp 的表达或其功能（如应用寡核苷酸、蛋白激酶 C 抑制剂——星形孢菌素以下调 MDR1 基因表达）来逆转耐药。目前研究较多的是通过逆转剂抑制 P-gp 与细胞毒药物的相互作用，调节 P-gp 表达从而达到克服耐药的目的。这类药物有：①膜转运调节剂（MIMs）：是能够直接或间接作用于膜转运通道并影响其功能的化学物质的总称。包括钙离子通道拮抗剂（CEBs，如维拉帕米等）和钙调节蛋白抑制剂（CaM，包括血管舒张剂普尼拉明、抗抑郁药三氟拉嗪等）；②免疫抑制剂：环孢素（CsA）及其类似物 PSC833；③亲溶酶体剂：氯喹；④长春碱类；⑤激素及其相关药物：如黄体酮和他莫希芬（应用较多）。

体外研究证明逆转剂可提高 P-gp 阳性 AML 细胞内的 DNR 浓度，而对药物敏感的细胞或 P-gp 阴性细胞无此作用；不同的逆转剂作用机制有所不同，联合应用具有协同作用（如维拉帕米和 CsA）。

CsA 和 CsD（环孢霉素 D）类似物 PSC833 是目前临床较为理想的 AML 耐药逆转药物，这类药物的特点是：①可以足量应用以达到有效的血清浓度；②可以与细胞毒药物联合应用，而不产生无法耐受的毒性；③可抑制某些组织细胞如 $P\text{-}gp^+$ 的 $CD34^+$ 造血细胞的 P-gp 表达；④通过调节毛细胆管、肾小管的 P-gp 表达，阻断胆管和肾脏的药物清除，改变细胞毒药物的药代动力学；⑤联合化疗加耐药逆转剂临床试验也确实发现有效浓度的 CsA 可使 VP-16、DNR、多柔比星等的有效血浆浓度维持时间延长 2 倍。因此，化疗和耐药逆转剂联合用药时化疗药物应减量 25%～50%。肺相关蛋白（LRP）阳性病例逆转效果较差，认为 LRP 不受 P-gp 拮抗剂的影响，是一个预后较差的生物学特征。

CsA 用法一般为：2.5mg/kg，q12h，连用 3 天；2mg/kg，q12h，用 2 天，化疗前一天开始使用共用 5 天。中国医学科学院血液学研究所的结果：CsA 逆转治疗 P170、MDR1 及 CsA 增敏试验均阳性的 9 例 AML 患者，CR 4 例（44.4%）；治疗后 P170 转阴 4 例，MDR1 转阴 2 例。

CsA 由于有肾毒性和免疫抑制作用，正逐渐被 PSC833 所替代。PSC833 用法为：$10mg/(kg \cdot d)$，分两次用药（用量应达到足以抑制 P-gp 功能的血浆浓度）。List 等（1996）报道 PSC833 逆转 AML 耐药的结果：43 例高危 AML（其中复发难治病例 27 例），逆转后有效率 52%，其中 $P\text{-}gp^-/LRP^-$ 组 66%，$P\text{-}gp^+/LRP^-$ 组 66%，$P\text{-}gp^-/LRP^+$ 组 43%，$P\text{-}gp^+/LRP^+$ 组 30%；认为 PSC833 可逆转 $P\text{-}gp^+$ 的 MDR，而对 LRP^+ 的 MDR 无影响。加用 PSC833 并未增加毒性。但汇总 MRC、HOVON、CALGB、ECOG 等多家的资料，CsA 和 PSC833 并未能够提高 AML 的疗效。

近几年又有一些新型的耐药逆转剂进入临床试验，如四氢异喹林乙基苯胺类药物 WK-X-34、XR9577，较环孢素有更强的抑制 P-gp 和乳腺癌相关蛋白（BCRP）的作用，特异性和耐受性均较好。

（四）其他克服耐药的途径

体外研究证明 MDR1 高表达、对 DA 方案耐药的 AML 细胞于体外培养时在增加 DNR 浓度和延长 DNR 作用时间两种条件下对 DNR 依然敏感。脂质体包裹的 DNR（L-DNR）不仅在体内可达到有效的 DNR 浓度，而且可以明显延长有效浓度的作用时间，从而杀死 MDR1 过度表达的白血病细胞。L-DNR 所产生的血液学和非血液学毒性均较游离的 DNR 小。

L-DNR 已进入Ⅲ期临床试验，剂量为 75～$150mg/(m^2 \cdot d)$［一般为 $125mg/(m^2 \cdot d)$］×3d，可与 Ara-C 联用，初步疗效至少可以与 DNR 相比（表 79-5）。

表 79-5 L-DNR 联合方案治疗 AML

病例数和疾病状态	方案(每疗程总剂量)	CR 率	评 论
复发难治 AML 31 例	Ara-C $4g/m^2$ L-DNR $240mg/m^2$ 或 $300mg/m^2$	51%	
复发 19 例 初治 12 例	Ara-C $10g/m^2$ L-DNR $120mg/m^2$ 或 $180mg/m^2$	67%	未发现心脏毒性,CR1 较长的患者 CR2 率达 86%
复发,脑膜浸润 73 例	Ara-C $10g/m^2$ L-DNR $300mg/m^2$	44%	L-DNR 对有不良细胞遗传学特征的患者疗效差

(五)造血干细胞移植

对难治性白血病前面所说的绝大多数标准或大剂量化疗方法是无法延长 DFS 的,难治性 AML 唯一有长生存机会的挽救治疗方法是骨髓根除性预处理后的干细胞移植(主要是异基因干细胞移植,Allo-SCT)。Allo-SCT 的抗白血病作用来源于大剂量预处理方案和免疫介导的移植物抗白血病作用(GVL)。难治性 AML Allo-BMT 的 5 年生存率可达 18%±5%,复发 AML 可达 27%±6%。IBMTR 和 Forman 等报道原发难治 AML 病例采用 Allo-BMT 后 3 年无病生存率 12%~33%。但也应注意到 Allo-SCT 治疗复发难治性 AML 由于脏器毒性和移植物抗宿主病(GVHD)引起的治疗相关死亡率增加。

自体干细胞移植(ABMT)是难治性白血病的另一出路,有报道成人复发难治 AML 患者 ABMT 后长期存活率达 21%~52%;儿童 AML ABMT 的资料较少,复发难治病例 LFS 率可达 36%~41.5%,为无组织相容性同胞/无关供体的患者提供了一线希望。ABMT 最大的问题是复发,大多数复发发生于移植后第 1 年内,复发后的治疗选择很重要,EBMT 曾分析 2752 例 ABMT 复发后患者的治疗:94 例行 Allo-SCT,74 例行二次 ABMT,2584 例接受化疗。结果表明 2 年生存率 Allo-SCT 为 32%、ABMT 为 42%、化疗为 11%,认为尽管 Allo-SCT 疗效较好,但对于首次移植采用 TBI 的患者二次行 ABMT 是最佳选择。微量残留白血病导致复发是其主要原因,许多研究报告考虑骨髓根除性预处理的同时,体外给予细胞毒药物或单克隆抗体净化、移植同时应用细胞因子可明显改善疗效。自体移植的常见并发症是持续的骨髓抑制和高感染率,造血生长因子的应用很大程度上缓解了这一问题。白血病患者外周血受白血病细胞污染的机会和程度均较骨髓轻,外周血干细胞移植的并发症又较骨髓移植少。因此,自体外周血干细胞移植应用越来越广泛,但用以治疗难治性急性白血病的经验还很少。

随干细胞移植的发展,新的移植技术不断应用:单倍体 Allo-SCT,非骨髓清除性预处理后的 Allo-SCT 正逐渐开展,必将为难治性急性白血病提供更多更好的治疗选择。

(六)免疫调节治疗

由于化疗和干细胞移植的有限疗效和较多的毒副作用,促使人们寻找其他新的治疗途径,前提之一是对白血病靶克隆有更高的特异性。

白血病患者多有免疫缺陷、多有特异性抗原表达,为抗体治疗或细胞治疗提供了依据。免疫调节剂的单独应用或与挽救化疗序贯应用可进一步提高难治性白血病的疗效,可以减少病人痛苦、改善生活质量。目前常用的免疫治疗包括:白细胞介素 2(IL-2)、单克隆抗体、供体淋巴细胞输注等。

1. IL-2 由活化的 T 细胞分泌,在免疫应答和淋巴因子激活杀伤细胞(LAK)的产生过程中起关键作用,可以促进 NK 细胞的增殖和增强其细胞毒作用。白血病细胞常表达 IL-2 受体,但 IL-2 对白血病细胞的作用是抑制增殖而不是诱导增殖。IL-2 常用于 CR 患者或难治性白血病患者(尤其是髓细胞白血病患者),但骨髓幼稚细胞比例较高的患者用 IL-2 治疗效果较差。Foa 等用 IL-2 治疗 12 例难治性 AML,7 例骨髓幼稚细胞比例占 20%~70% 的患者无 1 例有效,5 例幼稚细胞占 8%~15% 的患者 3 例达 CR。Meloni 等用 IL-2 治疗 14 例骨髓幼稚细胞比例为 7%~24% 的 AML,8 例达 CR(其中 5 例中位 CR 时间达 32 个月)。这些结果为骨髓幼稚细胞比例<30% 的难治病例提供了新的出路。IL-2 的用法一般为:8 万~18 万 IU/(m^2·d)静脉连续输注或皮下注射,每周用 5 天,一般连续用 4 个疗程。

2. 单克隆抗体 单克隆抗体可直接与造血细胞抗原反应,达到治疗急性白血病的目的,不仅可避免全身毒性,而且与其他治疗无交叉耐药。AML 是抗体治疗较理想的靶体(抗体易到达靶细胞,AML 细胞对放疗和药物相对敏感),目前研究较多的是针对 CD33 和 CD45 抗原的抗体。

(1) CD33 抗原:90% 以上的 AML 患者的白血病细胞表达 CD33 抗原,CD33 抗原与抗 CD33 抗体结合后发生中和作用。抗 CD33 抗体可携带放射性核素或新药到白血病细胞，目前临床上较常应用的 CD33 抗体有未标记的抗 CD33 抗体——人源性抗 CD33 抗体（HuM195）、放射标记的抗 CD33 抗体——HuM195 抗体标记放射性核素，常用的放射性核素有^{131}I、钇-90（^{90}Y）、铋-213（^{213}Bi）；GO 单抗（又称 Mylotarg）。

GO 单抗是目前 AML 治疗中应用最多的单抗，单一用药治疗首次复发的 AML 完全缓解率达 25%，与化疗药物联合应用治疗复发难治 AML 可望进一步提高疗效。GO 在复发难治 AML 的临床试验包括与白细胞介素 11、IDA+Ara-C、氟达拉滨+Ara-C、拓扑替康+Ara-C 等方案的联合应用。Alvarado 等应用 GO 单抗与 IDA、Ara-C 联合，治疗 14 例复发难治 AML，CR（6 例）率为 42%，CR 患者的中位无复发生存为 27 周。Tsimberidou 等采用 GO 单抗与氟达拉滨、Ara-C、CsA 联合治疗 32 例复发难治 AML，CR 率 34%，中位生存期 5.3 个月。Chevallier 等采用 GO 单抗与米托蒽醌+中剂量 Ara-C 联合治疗 17 例难治、复发 AML，76% 的患者有治疗反应，中位总生存达 11 个月。美国 FDA 已推荐 GO 用于老年复发 AML、不考虑标准化疗患者的治疗，GO 单药治疗原始细胞表达 CD33 的老年复发 AML 有效率（骨髓和外周血原始细胞清除、脱离输血）可达 26%。用药剂量和在 APL 中的应用相似。

（2）CD45 抗原：是造血细胞广泛表达的一种抗原，AML 表达率达 90% 以上，ALL 表达率更高。^{131}I-抗 CD45 抗体对骨髓、脾脏、淋巴结作用明显强于正常器官。Ⅰ期临床试验证明^{131}I-BC8（一种抗 CD45 抗体）0.5mg/kg 具有较好的生物学分布，与大剂量环磷酰胺、TBI+Allo-BMT 联合应用可明显改善复发难治 AML、ALL 和 MDS 的治疗效果。

鉴于有效病例治疗前骨髓白血病细胞多<30%，因此认为单克隆抗体可能对白血病细胞低负荷患者较有效，尤其适用于 AML 巩固治疗后清除体内微量残留白血病（MRD）。

（七）诱导分化治疗

常用的有诱导分化剂（如维 A 酸）和小剂量化疗（小剂量阿糖胞苷±小剂量阿柔比星、小剂量 HHT 等），属于姑息治疗范畴，完全缓解和长生存的机会较少。一旦取得疗效即应考虑干细胞移植或采用强烈化疗。

（八）新药的探讨

如酪氨酸激酶抑制剂格列卫（针对 CD117）、替莫唑胺（temozolomide）、细胞保护剂——阿米福汀（amisfostine）、曲沙他滨（troxacitabine）等在复发难治性 AML 中的疗效正在探索中。

复发难治性 AML 患者的预后不尽一致，最近有学者（Breems 等）提出复发 AML 的预后积分公式：0.016×（年龄，岁）-0.068×（无复发生存，月）-0.50×［t(8;21)，否为 0，是为 1］-1.24×［t(16;16) 或 inv(16)，否为 0，是为 1］+0.43×（曾行 SCT，否为 0，是为 1）。积分为 1～6 分为预后良好组，积分为 7～9 分为预后中等组，积分为 10～14 分为预后不良组。预后良好组 1 年总生存率 70%、5 年为 46%，中等组分别为 49%、18%，不良组分别为 16%、4%。主张根据不同的预后确定不同的治疗策略：挽救治疗或试验性治疗。

五、其他正在探索的新方法

目前提高 AML 疗效的策略探索包括传统的细胞毒药物途径、新的治疗靶标或免疫调节治疗：①强化治疗方案如儿童 AML 常用的地塞米松、Ara-C、6-TG、VP-16 和 DNR（DCTER）方案；②老药改构，如脂质体 DNR；③作用机制不同的药物应用，如拓扑异构酶Ⅰ抑制剂拓扑替康、核苷类似物（克罗拉滨，曲沙他滨，地西他滨）、多药耐药逆转剂（CsA、PSC833）等；④直接针对白血病细胞特异的机制或抗原，如以膜表面抗原为靶（单克隆抗体）、以信号传导为靶（如 FLT3、法尼基化、甲基化、血管新生等）的治疗。

六、预 后 因 素

影响 AML 疗效的因素有很多，一般可分为两类：①与化疗耐受性有关（主要与治疗相关死亡率有关），如年龄、器官功能和体力状况等；②主要与白血病细胞的化疗敏感性相关，如细胞和分子遗传特征、治疗反应、继往血液病史及放化疗接触史等。年龄和治疗前的染色体核型是目前公认的影响 AML 预后的重要因素；癌基因与 AML 预后的相关性研究是该领域的另一重点，且往往与染色体核型有关。

（一）细胞遗传学预后分组

目前越来越多的研究报告认为 AML 的治疗应根据危险度分组（尤其是根据细胞遗传学/分子生物学进行危险度分组）治疗。根据细胞遗传学分组后，AML 的 CR 率为 40%～90%，治愈率从 10% 以下到 70% 不等（表 79-6）。

染色体核型一般分为预后良好核型（favorable）、预后中等核型（intermediate）和预后不良核型（adverse）三组。各研究组关于分组的意见不尽一致，美国医学研究委员会（MRC）与美国西南肿瘤研究组（SWOG）分别于 1998 年和 2000 年在总结各自 AML 治疗经验的基础上提出了 AML 细胞遗传学预后分组意见（表 79-7）。

表 79-6 染色体核型在 AML 预后中的意义

核　　型	AML 中所占比例(%)	CR(%)	EFS(%)
预后良好			
t(8;21)	5~10	90	50~70
inv(16)	5~10	80~90	50~70
t(15;17)	5~10	80~90	70
预后中等			
正常核型,-Y	40~50	70~80	20~40
预后不良			
-5/-7	20~30	40	5~10
+8	10	60	10~20
11q23,20q-,其他	10	60	10

表 79-7 MRC 和 SWOG 的 AML 细胞遗传学预后分组

	SWOG 标准	MRC 标准
预后良好	t(15;17)(可伴其他任何异常)	t(15;17)(可伴其他任何异常)
	inv(16)/t(16;16)/del(16q)(可伴其他任何异常)	inv(16)/t(16;16)/del(16q)(可伴其他任何异常)
	t(8;21)[不伴 del(9q)或复杂核型]	t(8;21)(可伴其他任何异常)
预后中等	+8,-Y,+6,del(12p)	del(9q),del(7q)不伴其他异常
	正常核型	正常核型;+8,-Y,+6,del(12p) 11q23/MLL 基因异常 复杂核型异常(≥3 种,但≤5 种) 其他预后意义不清楚的异常
预后不良	-5/del(5q),-7/del(7q)	-5/del(5q),-7
	inv(3q);del(9q),11q 异常,20q,21q,17p 异常	3q 异常
	t(6;9),t(9;22)	复杂核型(异常核型≥5 种)
	t(8;21)伴 del(9q)或复杂核型	
	复杂核型(异常核型≥3 种)	
未知	所有其他少于 3 种的克隆性染色体异常	

进行染色体核型分组的最终目的是制定整体治疗策略——分组治疗。预后良好核型组(非 APL)选择大剂量 Ara-C 治疗最有价值(至少应用三个疗程)。应注意到预后良好核型组患者还有异质性,治疗策略仍应区别对待。如伴 t(8;21)和 inv(16)的白血病属于核结合因子(CBF)白血病,其中 20%~30%的患者伴有 c-Kit 突变,伴有 c-Kit 突变的病例预后较差。NCCN 建议针对 CBF 白血病有两种治疗选择:①无 c-Kit 突变的患者可以选择 3~4 疗程的 HD-Ara-C 或自体造血干细胞移植;②有 c-Kit 突变的患者选择临床试验。

针对预后中等核型组患者的缓解后治疗,NCCN 对以移植为基础的治疗策略达成更多共识:同胞相合的造血干细胞移植或 1~2 个疗程的 HD-Ara-C 后行自体造血干细胞移植,可以降低复发危险、提高 DFS。EORTC/GIMEMA 临床试验中,正常核型的患者行异基因造血干细胞移植后 4 年 DFS 率为 48.5%,而自体造血干细胞移植的患者为 45%。含中剂量 Ara-C 的方案同样有效,在 60 岁以下患者的 5 年 DFS 率达 41%。正常核型的 AML 也存在多种情况,如正常染色体核型、单纯 NPM1 突变的患者预后较好,首选治疗应是 HD-Ara-C,而移植应作为复发后的治疗选择;正常核型、FLT3-ITD 突变患者预后较差,和预后不良核型组相似,应选择临床试验或早期行异基因造血干细胞移植。

NCCN 强烈建议具有不良预后因素的 AML 患者行同胞相合或无关供体的造血干细胞移植或临床试验作为巩固治疗。这些患者包括预后不良染色体核型或分子异常患者、治疗相关性 AML、有骨髓增生异常综合征（MDS）病史者、初诊时高 WBC、非正常染色体核型伴 FLT3 异常、诱导治疗 2 疗程以上达 CR 等。EORTC/GIMEMA 临床试验中行同胞相合异基因干细胞的该组患者 DFS 率达 43%，和国际骨髓移植登记处的无关供体疗效相似。自体干细胞移植的疗效和化疗相似，DFS 率仅为 18%。

（二）分子遗传学异常

40% ~50% 的 AML 患者为正常核型，这组患者的 DFS、OS 为一般为中等。随着癌基因研究的进展，发现正常染色体核型的 AML 患者预后差异很大，将这部分病例进一步分组、制定不同的治疗策略，可以明显优化 AML 的治疗。

正常核型 AML 中研究较多的癌基因有 FLT3 突变、MLL-PTD、NPM 突变、C/EBPα 突变、WT1 突变等。这些癌基因在 AML 中的发生率和预后意义见图 79-1 和表 79-8。可以将染色体核型和分子学异常结合，对 AML 重新进行危险度分组（图 79-2）。

FLT3 突变是 AML 最常见的遗传学异常。突变主要有两种类型：内部串联重复（internal tandem duplication，ITD）、单一氨基酸突变（TKD）。FLT3 基因的 ITD 突变发生于约 20% 的成人 AML，儿童白血病发生率较低（5% ~16.5%）。突变主要是在外显子 14 和 15 间的并置跨膜区存在 ITD；典型的突变包括框内插入序列，与 FLT3 蛋白的第 575 ~613 氨基酸区一致。长度从 3bp 至 400bp 以上不等。单一氨基酸突变（TKD）——约 7% 的患者在第 2 激酶区的活化环第 835 位天门冬氨酸残基（D835）存在突变，主要是变为酪氨酸或缬氨酸，偶尔也可变为其他氨基酸；导致受体活化，但其预后意义不详。其他位置的点突变包括第 836 位或第 841 位。

表 79-8　染色体核型正常 AML 遗传学改变的预后意义

分子改变	染色体定位	预后意义
FLT3-ITD	13q12	OS：缩短；DFS：缩短
ERG 过表达	21q22.3	OS：缩短
BAALC 过表达	8q22.3	OS：缩短；DFS：缩短；EFS：缩短
NPM1 突变	5q35	CR 率：提高；OS：延长
CEBPA 突变	19q13.1	OS：延长；DFS：延长
MLL-PTD	11q23	OS：缩短；EFS：缩短

注：OS，总生存；DFS，无病生存；EFS，无事件生存

核磷素（nucleophosmin，NPM）是一种主要的核仁蛋白（Ag-核仁组织区蛋白，Ag-NOR），同时又可穿梭于细胞核、细胞质，甚至细胞膜。与细胞核蛋白的聚集、组装等过程有关，其表达也与细胞的增殖状态有关。NPM 研究的热点主要是其突变状态、定位与 AML 的预后关系研究。NPM 突变主要是发生于正常染色体核型病例的事件，且 NPM 突变（NPM^+）病例常伴有 FLT3 突变。NPM^+组 CR 率高、OS 和无事件生存期（EFS）较长；$NPM^+/FLT3\text{-}LM^-$（LM，length mutations）病例预后较好（OS 和 EFS 均较好），而 $FLT3\text{-}LM^+$患者伴 NPM 突变与否预后相似；Thiede

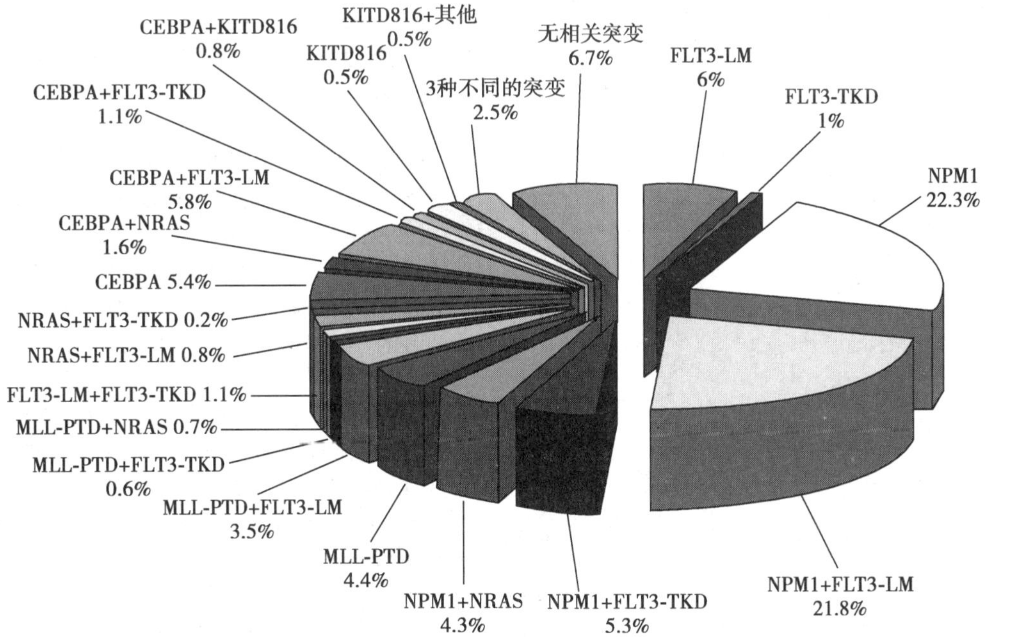

图 79-1　正常染色体核型的 AML 患者不同分子标记的发生率

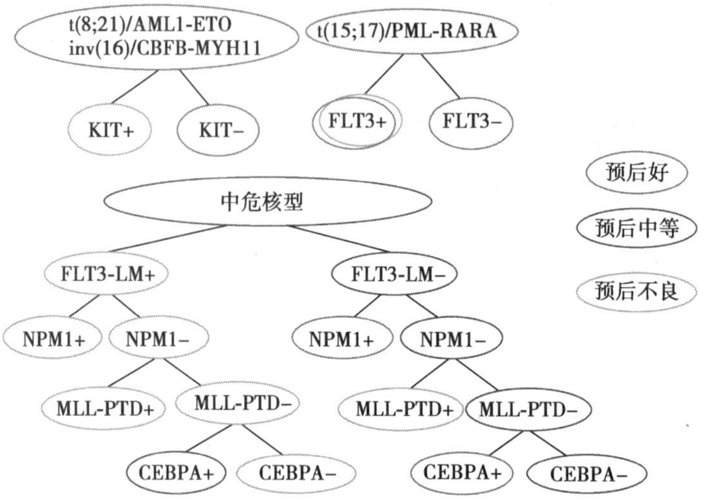

图 79-2 根据染色体核型和分子学异常的 AML 预后分组

等根据 NPM 和 FLT3-ITD 状态将染色体核型正常患者分为 4 组：$NPM^+/FLT3\text{-}ITD^-$、$NPM^+/FLT3\text{-}ITD^+$、$NPM^-/FLT3\text{-}ITD^+$、$NPM^-/FLT3\text{-}ITD^-$。四组中单纯 NPM^+ 患者 OS、DFS 明显优于其他组病例。

正是在大量临床、实验室研究的基础上，NCCN（2009）将细胞遗传学和分子学异常结合，对 AML 重新进行了危险度分组（表 79-9），并建议根据危险度进行分组治疗。

表 79-9 AML（非 APL 患者）的危险度分组

危险组	细胞遗传学	分子学异常
预后良好组	inv（16），t（8;21），t(16;16)	细胞遗传学正常伴孤立的 NPM1 突变
中等预后组	正常核型，单纯+8，单纯 t(9;11) 其他非良好和不良的异常	t(8;21)、inv(16)患者伴 c-Kit 突变
预后不良组	复杂核型（≥3 种异常） -5，-7，5q-，7q- 除 t(9;11)外的 11q23 异常 T(3;3)，t(6;9)，t(9;22)	细胞遗传学正常伴 TLT3-ITD 突变

（秘营昌 卞寿庚）

参考文献

1. Wiernik PH, Banks PLC, Case DC, et al. Cytarabine plus idarubicin or daunorubicin as induction and consolidation therapy for previously untreated adult patients with acute myeloid leukemia. Blood, 1992, 79:313-319
2. Rowe JM, Anderson JW, Cassileth PA, et al. Post-remission therapy in adults with acute myelogenous leukemia: The Eastern Cooperative Oncology Group (ECOG) experience. Leukemia, 1992, 6:75
3. Vogler WR, Weineer RS, Moore JO, et al. Long-term follow-up of a randomized post-induction therapy trial in acute myelogenous leukemia (A Southeastern Cancer Study Group Trial). Leukemia, 1995, 9: 1456-1460
4. 张之南，杨天楹，郝玉书. 血液病学. 北京：人民卫生出版社，2003:994-1006
5. 卞寿庚，郝玉书，王志澄，等. 成人急性非淋巴细胞白血病化疗的研究. 中华血液学杂志，1993，14:59-62
6. 薛艳萍，卞寿庚，孟庆祥，等. HAD 方案治疗成人急性非淋巴细胞白血病临床观察. 中华血液学杂志，1995，16:59-62
7. 秘营昌，薛艳萍，俞文娟，等. HA 为基础的三药联合方案诱导治疗成人急性髓系白血病的疗效及与染色体核型的关系. 中华血液学杂志，2005，26(12):705-710
8. 秘营昌，卞寿庚，薛艳萍，等. 诱导化疗期定时骨髓象检查在急性髓系白血病预后判断中的价值. 中华血液学杂志，1997，18:305-307
9. Kern W, Haferlach T, Schoch C, et al. Early blast clearance by remission induction therapy is a major independent prognostic factor for both achievement of complete remission and long-term outcome in acute myeloid leukemia: data from the German

AMLCooperative Group (AMLCG) 1992 Trial. Blood, 2003, 101:64-70
10. 秘营昌, 卞寿庚, 薛艳萍, 等. 急性髓系白血病完全缓解后治疗周期的初步探讨. 中华血液学杂志, 2001, 22:520-523
11. Mi Y, Xue Y, Yu W, et al. Therapeutic Experience of Adults Acute Myeloid Leukemia in Single Institution of China and Its Relationship with Chromosome karyotype. Leukemia & Lymphoma, 2008, 49(3):524-530
12. Bishop JF. The treatment of adult acute myeloid leukemia. Semin Oncol, 1997, 22:57-69
13. Ravandi F, Alan K, Burnett AK, et al. Progress in the Treatment of Acute Myeloid Leukemia. Cancer, 2007, 110:1900-1910
14. Kolitz JE. Current therapeutic strategies for acute myeloid leukaemia. Br J Haematol, 2006, 134, 555-572
15. Borthakur G, Kantarjian H, Wang X, et al. Treatment of Core-Binding-Factor in Acute Myelogenous Leukemia With Fludarabine, Cytarabine, and Granulocyte Colony-stimulating Factor Results in Improved Event-free Survival. Cancer, 2008, 113:3181-3185
16. Büchner T, Berdel W, Schoch C, et al. Double induction containing either two courses or one course of high-dose cytarabine plus mitoxantrone and postremission therapy by either autologous stem-cell transplantation or by prolonged maintenance for acute myeloid leukemia. J Clin Oncol, 2006, 24:2480-2489
17. Büchner T, Hiddemann W, Berdel WE, et al. 6-Thioguanine, Cytarabine, and Daunorubicin (TAD) and High-Dose Cytarabine and Mitoxantrone (HAM) for Induction, TAD for Consolidation, and Either Prolonged Maintenance by Reduced Monthly TAD or TAD-HAM-TAD and One Course of Intensive Consolidation by Sequential HAM in Adult Patients at All Ages With De Novo Acute Myeloid Leukemia (AML): A Randomized Trial of the German AML Cooperative Group. J Clin Oncol, 2003, 21:4496-4504
18. Castaigne S, Chevret S, Archimbaud E, et al. Randomized comparison of double induction and timed-sequential induction to a "3 + 7" induction in adults with AML: long-term analysis of the Acute Leukemia French Association (ALFA) 9000 study. Blood, 2004, 104:2467-2474
19. Kern W, Estey EH. High-Dose Cytosine Arabinoside in the Treatment of Acute Myeloid Leukemia: Review of Three Randomized Trials. Cancer, 2006, 107:116-124
20. Cheson BD, Bennett JM, Kopecky KJ, et al. Revised Recommendations of the International Working Group for Diagnosis, Standardization of Response Criteria, Treatment Outcomes, and Reporting Standards for Therapeutic Trials in Acute Myeloid Leukemia. J Clin Oncol, 2003, 21:4642-4649
21. Mayer RJ, Davis RB, Schiffer CA, et al. Intensive post-remission chemotherapy in adults with acute myeloid leukemia. N Engl J Med, 1994, 3331:896-903
22. Kantarjian HM. New developments in the treatment of acute myeloid leukemia: Focus on topotecan. Semin Hematol, 1999, 36(Suppl 8):16-24
23. Thomas X, Raffoux E, de Botton S, et al. Effect of priming with granulocyte-macrophage colony-stimulating factor in younger adults with newly diagnosed acute myeloid leukemia: a trial by the Acute Leukemia French Association (ALFA) Group. Leukemia, 2007, 21:453-461
24. Fassas A, Anagnostopoulos A. The use of liposomal daunorubicin (DaunoXome) in acute myeloid leukemia. Leukemia & Lymphoma, 2005, 46:795- 802
25. Beutler E, Lichtman MA, Coller BS, et al. Williams Haematology. 6th ed. New York: McGraw-Hill, 2001:1047-1068
26. Estey E, Dohner H. Acute myeloid leukaemia. Lancet, 2006, 368:1894-1907
27. Buchner T, Krug U, Berdel WE, et al. Maintenance for Acute Myeloid Leukemia Revisited. Cur Treat Options Oncol, 2007, 8:296-304
28. Tallman MS, Andersen JW, Schiffer CA, et al. All-transretinoic acid in acute promyelocytic leukemia. N Engl J Med, 1997, 337:1021-1028
29. Fenaux P, Chastang C, Chevret S, et al. A randomized comparison of all transretinoic acid (ATRA) followed by chemotherapy and ATRA plus chemotherapy and the role of maintenance therapy in newly diagnosed acute promyelocytic leukemia. The European APL Group. Blood, 1999, 94:1192-1200
30. Ohno B, Asou N, Ohnishi K. Treatment of acute promyelocytic leukemia: strategy toward further increase of cure rate. Leukemia, 2003, 17:1454-1463

31. Mistry AR, Pedersen EW, Solomon E, et al. The molecular pathogenesis of acute promyelocytic leukaemia: implications for the clinical management of the disease. Blood Rev, 2003, 17:71-97

32. Ades L, Sanz MA, Chevret S, et al. Treatment of newly diagnosed acute promyelocytic leukemia (APL): a comparison of French-Belgian-Swiss and PETHEMA results. Blood, 2008, 111:1078-1084

33. Estey E, Garcia-Manero G, Ferrajoli A, et al. Use of all-transretinoic acid plus arsenic trioxide as an alternative to chemotherapy in untreated acute promyelocytic leukemia. Blood, 2006, 107:3469-3473

34. Thomas X, Pigneux A, Raffoux E. Superiority of an arsenic trioxide-based regime over a historic control combining alltrans retinoic acid plus intensive chemotherapy in the treatment of relapsed acute promyelocytic leukemia. Haematologica, 2005, 91: 996-997

35. Shen ZX, Shi ZZ, Fang J, et al. All-trans retinoic acid/As_2O_3 combination yields a high quality remission and survival in newly diagnosed acute promyelocytic leukemia. Proc Natl Acad Sci U S A, 2004, 101:5328-5335

36. Tallman MS, Altmanl JK. Curative Strategies in Acute Promyelocytic Leukemia. Hematology (American Society of Hematology), 2008:391-399

37. Sanz MA, Grimwade D, Tallman MS, et al. Management of acute promyelocytic leukemia: recommendations from an expert panel on behalf of the European Leukemia Net. Blood, 2009, 113:1875-1891

38. Hiddemann W, Martin WH, Sauerand CM, et al. Definition of refractoriness against conventional chemotherapy in acute myeloid leukemia: A proposal based on the results of retreatment by thioguanine, cytosine arabinoside, and daunorubicin (TAD9) in 150 patients with relapse after standardized first line therapy. Leukemia, 1990, 4: 184-188

39. Borthakur G, Kantarjian H, Wang X, et al. Treatment of core-binding-factor in acute myelogenous leukemia with fludarabine, cytarabine, and granulocyte colony-stimulating factor results in improved event-free survival. Cancer, 2008, 113:3181-3185

40. Vossebeld PJ, Sonneveld P. Reversal of multidrug resistance in hematological malignancies. Blood Rev, 1999, 13:67-78

41. Martino R, Bellido M, Brunet S, et al. Intensive salvage chemotherapy for primary refractory or first relapsed adult acute lymphoblastic leukemia: results of a prospective trial. Haematologica, 1999, 84: 505-510

42. Kern W, Schoch C, Haferlach T, et al. Multivariate analysis of prognostic factors in patients with refractory and relapsed acute myeloid leukemia undergoing sequential high-dose cytosine arabinoside and mitoxantrone (S-HAM) salvage therapy: relevance of cytogenetic abnormalities. Leukemia, 2000, 14: 226-231

43. Jackson G, Taylor P, Smith GM, et al. A multicenter, open, non-comparative phase Ⅱ study of a combination of fludarabine phosphate, cytarabine and granulocute colony-stimulating factor in relapsed and refractory acute myeloid leukemia and de novo refractory anemia with excess of blasts in transformation. Br J Haematol, 2001, 112, 127-137

44. Breems D, Van Putten W, Huijgens P, et al. Prognostic index for adult patients with acute myeloid leukemia in first relapse. J Clin Oncol, 2005, 23 (9):1969-1978

45. Giles F, O'Brien S, Cortes J, et al. Outcome of patients with acute myelogenous leukemia after second salvage therapy. Cancer, 2005, 104 (3): 547-554

46. Rannani P, Shpiberg O, Gillis S, et al. Salvage therapy of refractory and relapsed acute leukemia with high dose mitoxantrone and high dose cytarabine. Leuk Res, 1999, 23(8):695-790

47. Larson R, Day RS, Azarnia N, et al. The selective use of AMSA following high-dose cytarabine in patients with acute myeloid leukemia in relapse: a Leukemia Intergroup Study. Br J Haemotol, 1992, 82(2):337-346

48. Tavernier E, Le QH, Elhamri M, et al. Salvage therapy in refractory acute myeloid leukemia: prediction of outcome based on analysis of prognostic factors. Leuk res, 2003, 27(3):205-214

49. Lee ST, Jang JH, Suh HC, et al. Idarubicin, cytarabine, and topotecan in patients with refractory or relapsed acute myelogenous leukemia and high-risk myelodysplastic syndrome. Am J Hematol, 2001, 68 (4):237-245

50. Huhmann M, Watzke HH, Geissler K, et al. FLAG (fludarabine, cytosine arabinoside, G-CSF) for refractory and relapsed acute myeloid leukemia. Ann

Hematol,1996,73(6):265-271

51. Russo D,Piccaluga PP,Michieli M,et al. Liposomal daunorubicin(daunoxome) for treatment of poor-risk acute leukemia. Ann Hematol,2002,81:462-466
52. Clavio M,Venturino C,Pierri I,et al. Combination of liposomal daunorubicin (daunoxome), fludarabine,and cytarabine(FLAD) in patients with poor-risk acute leukemia. Ann Hematol,2004,83:696-703
53. Litzow MR. Progress and strategies for patients with relapsed and refractory acute myeloid leukemia. Curr Opin Hematol,2007,14(2):130-137
54. Chevallier P, Delaunay J, Turlure P, et al. Long-term disease-free survival after gemtuzumab, intermediate-dose cytarabine, and mitoxantrone in patients with CD33(+) primary resistant or relapsed acute myeloid leukemia. J Clin Oncol, 2008, 26 (32):5192-5197
55. Faderl S,Gandhi V,Verstovsek S,et al. Clofarabine Plus Cytarabine(ARA-C) Combination Is Active in Newly Diagnosed Patients (PTS) ≥ Age 50 with Acute Myeloid Leukemia(AML) and Myelodysplastic Syndrome(MDS). Blood,2004,104(11):250a
56. Faderl S,Verstovsek S,Cortes J,et al. Clofarabine and cytarabine combination as induction therapy for acute myeloid leukemia(AML) in patients 50 years of age or older. Blood,2006,108(1):45-51
57. Burnett AK,Russell N,Kell JW,et al. A Phase 2 evaluation of single agent clofarabine as first line treatment for older patients with AML who are not considered fit for intensive chemotherapy. Blood, 2004,104(11):248
58. Wang L,Lin D,Zhang X,et al. Analysis of FLT3 internal tandem duplication and D835 mutations in Chinese acute leukemia patients. Leukemia Res, 2005,29(12):1393-1398
59. Grimwade D,Walker H,Oliver F,et al. The importance of diagnostic cytogenetics on outcome in AML: analysis of 1612 patients entered into the MRC AML 10 trial. Blood,1998,92:2322-2333
60. Slovak ML,Kopecky KJ,Cassileth PA,et al. Karyotypic analysis predicts outcome of preremission and postremission therapy in adult acute myeloid leukemia:a Southwest Oncology Group/Eastern Cooperative Oncology Group study. Blood,2000,96:4075-4083
61. Wheatley K, Burnett AK, Goldstone AH, et al. A simple, robust, validated and highly predictive index for the determination of risk-directed therapy in acute myeloid leukemia derived from the MRC AML 10 trial. Br J Hematol,1999,107:69-79
62. Grimwade D,Walker H,Harrison G,et al. The predictive value of hierarchical cytogenetic classification in older adults with acute myeloid leukemia (AML):analysis of 1065 patients entered into the United Kingdom Medical Research Council AML 11 trial. Blood,2001,98:1312-1320
63. Kottaridis PD,Gale RE,Frew ME,et al. The presence of FLT3 internal tandem duplication in patients with acute myeloid leukemia(AML) adds important prognostic information to cytogenetic risk group and response to the first cycle of chemotherapy:analysis of 854 patients from the United Kingdom Medical Research CouncilAML10 and 12 trials. Blood,2001,98:1752-1759
64. Schlenk RF,Dohner K,Krauter J,et al. Mutations and Treatment Outcome in Cytogenetically Normal Acute Myeloid Leukemia. N Engl J Med, 2008, 358:1909-1918
65. Radmacher MD,Marcucci G,Ruppert AS,et al. Independent confirmation of a prognostic gene-expression signature in adult acute myeloid leukemia with a normal karyotype: a Cancer and Leukemia Group B study. Blood,2006,108:1677-1683

第 80 章

成人急性淋巴细胞白血病的治疗

成人急性淋巴细胞白血病(ALL)治疗上借鉴了儿童 ALL 的成功经验,几十年来疗效已有了明显提高,CR 率已达 70% ~90%,约 30% ~40% 的患者有望治愈,其中成熟 B-ALL 治愈率可达 80% 以上,Ph 染色体/BCR-ABL 融合基因阳性 ALL 的长期无病生存率也达到 40% ~50%。疗效的提高得益于支持治疗的加强、化疗方案的改进、干细胞移植的推广和新药的应用等,也与按临床亚型和疾病危险分层来合理选择治疗的策略密切相关。成人 ALL 不良预后因素多,对皮质激素和门冬酰胺酶等主要抗白血病药物耐受性差,接受大剂量 MTX 等强烈化疗时并发症多,与儿童患者相比总体疗效仍然很差。

成人 ALL 的治疗是一个整体,包括支持治疗和抗白血病治疗。支持治疗是抗白血病治疗取得疗效的重要保证。抗白血病治疗主要是指多药联合化疗,一般分诱导治疗、巩固强化治疗和维持治疗三个阶段,总疗程约需 2 ~3 年;在诱导、巩固强化治疗期间也十分重视"庇护所"白血病的防治。诱导治疗目的在于迅速清除机体内 99% 以上的白血病细胞负荷,重建正常造血,恢复受损的组织器官功能。诱导治疗达到"完全缓解"后,体内仍有 10^9 以下的残留白血病细胞,是白血病复发的根源。缓解后治疗包括巩固强化、维持治疗和 CNSL 防治等,目的就是要消灭体内这些残存的白血病细胞,阻止耐药和复发,延长生存,争取治愈。

一、支持治疗

支持治疗包括并发症处理、血制品输注、感染防治和造血生长因子应用等。患者入院后应尽快诊断,及时进行临床评估。对少数进展迅速的 B 细胞型 ALL 和纵隔包块、胸腔积液明显的患者,需立即进行降白细胞的治疗,一般在正式诱导治疗之前先给予泼尼松和(或)环磷酰胺。诱导治疗期间应充分补液、碱化尿液,防止尿酸沉积而损伤肾脏功能。别嘌醇为黄嘌呤氧化酶抑制剂,阻止尿酸的生成。拉布立酶(rasburicase)为重组尿酸氧化酶,能促进尿酸氧化成更易排泄的尿囊素。拉布立酶降尿酸作用比别嘌醇快,且更安全,可用于肿瘤溶解综合征的治疗。贫血的患者应间断输红细胞悬液,维持 Hb 在 80g/L 以上。血小板 $\leqslant 10\times10^9/L$,血小板 $\leqslant 20\times10^9/L$ 但有出血倾向或伴有发热的患者应及时输注血小板。血小板输注无效可输 HLA 配型相合的血小板。

感染是急性白血病常见并发症,也是白血病治疗失败效果的重要原因。粒细胞缺乏是感染的主要危险因素,$CD4^+$ 淋巴细胞缺乏、抗体缺陷和异基因造血干细胞移植后免疫抑制剂应用等也与感染密切相关。化疗或白血病浸润等常可导致皮肤黏膜屏障功能破坏,大大增加了感染的机会。ALL 应用大剂量甲氨蝶呤、糖皮质激素长期应用、全身放射治疗、急性 GVHD 和患者营养不良、个人卫生状况差等是黏膜损伤、感染的危险因素。常见的致病菌为大肠埃希菌、肺炎克雷伯杆菌等革兰阴性菌,近年来金葡菌、链球菌等革兰阳性菌和机会性深部真菌感染也明显增多。一些预防措施能明显降低感染的发生。医护人员接触患者前应洗手,保持病房清洁,注意患者个人卫生,清洁饮食,勤漱口,保持大便通畅,便后坐浴,粒细胞缺乏时戴口罩有助于减少呼吸道感染,口服氟康唑能有效预防口咽部及消化道念珠菌感染。感染发生时应及时选用高效、广谱的抗生素经验性治疗,并根据可疑感染部位微生物培养结果和药敏试验及时调整用药。

ALL 治疗期间应用 G-CSF 或 GM-CSF 等造血生长因子能缩短粒细胞缺乏时间,减少感染发生与严重程度，降低死亡率。没有证据表明这些造血生长因子能刺激白血病细胞生长，促进临床复发。在接受4周诱导方案治疗的患者，造血生长因子与诱导治疗同用能明显降低感染的发生，而诱导治疗末期才开始应用则疗效有限。

二、常规化疗

联合化疗是ALL治疗的主要方法。基于儿童ALL的治疗经验，成人ALL除成熟B-ALL需采用短期强化治疗外，其他患者治疗一般分为三个阶段，即诱导治疗、巩固强化治疗和维持治疗；在积极全身治疗的同时还应重视CNSL等髓外白血病的防治。

（一）诱导治疗

成人ALL诱导治疗后约78%～93%能取得完全缓解（CR），中位缓解时间可达18个月。标准诱导治疗一般包括长春新碱、糖皮质激素和一种蒽环类药，通常加入门冬酰胺酶（ASP）、环磷酰胺，有时也与阿糖胞苷、巯嘌呤等组成更强烈的多药联合方案。不同诱导治疗方案的疗效并无显著差别。某些临床亚型强化诱导治疗可能取得更好的疗效，例如T-ALL诱导治疗中加入CTX和Ara-C，成熟B-ALL采用含大剂量MTX、分次给予的CTX和CD20单抗的方案诱导治疗等。泼尼松是最常用的糖皮质激素。地塞米松体外抗白血病活性要强于泼尼松，药物作用时间更长，在脑脊液中能达到更高的药物浓度。有学者认为，地塞米松取代泼尼松可降低成人ALL的CNS复发，提高总的生存。然而大剂量糖皮质激素长时间应用不良反应多，感染发生率和死亡率增加，可能抵消地塞米松的优势。增加泼尼松用量也能达到类似地塞米松的疗效。柔红霉素是最常用的蒽环类药物，诱导治疗时一般用量为30～45mg/m^2，每周一次。有研究认为，柔红霉素增量（45～80mg/m^2）连续2～3天应用可提高疗效。例如意大利GIMEMA诱导治疗时应用大剂量柔红霉素[30mg/(m^2·d)×3，第1、3、5周，总量270mg/m^2]，结果CR率达93%，6年EFS率为55%。但随后较大样本的多中心研究报道CR率和EFS率分别仅为80%和33%，疗效并未提高，且骨髓抑制重，并发症多。目前认为增加蒽环类药物用量并不能提高成人ALL的总体疗效，也不肯定某些特殊类型成人ALL或特定年龄组的患者能否从中受益。儿童ALL诱导或缓解后治疗加用ASP虽不增加CR率，但可提高CR质量，改善长期生存。ASP对成人ALL有无类似作用还不太肯定。临床上有三种不同来源的ASP，即大肠杆菌属ASP、欧文菌属ASP和聚乙二醇化的ASP，生物半衰期分别为1.2天、0.65天和5.7天；要获得稳定的血药浓度，需分别隔天、每天和间隔1～2周应用。大肠杆菌属ASP抗白血病作用强于欧文菌属ASP，但后者毒性较弱，可通过增加剂量来达到同等疗效。与大肠杆菌属ASP相比，聚乙二醇化ASP能提高儿童ALL的早期疗效，但并不能获得长期的生存优势。成人ALL应用ASP较儿童患者更易引起胰腺炎，与糖皮质激素合用可加重凝血异常，增加肝毒性，严重时需减量或推迟治疗。环磷酰胺一般在诱导治疗早期使用。意大利GIMEMA的报道认为，三药诱导治疗方案中加不加CTX并不影响CR率。但几个非随机临床试验发现，CTX可提高CR率，对改善成人T细胞型ALL的预后尤其明显。一些研究中心在诱导治疗中加用含大剂量阿糖胞苷（HD-Ara-C，1～3g/m^2，q12h，3～6天）的方案进行强化诱导治疗，结果CR率为79%，并不优于常规诱导治疗。尚不明确这一治疗方式能否提高成人ALL的总体疗效或改善某些特殊临床亚型的LFS。诱导治疗晚期应用含HD-Ara-C的方案骨髓抑制较重，治疗相关死亡率较高，CR率低于诱导治疗早期应用HD-Ara-C的患者。含HD-Ara-C的方案诱导治疗的患者在后续的治疗中易出现粒细胞缺乏，粒细胞缺乏持续时间也延长，甚至可能被迫推迟后续化疗，进而影响整体疗效。

目前已很难再通过调整诱导治疗方案来进一步提高CR率。诱导治疗应着重于提高CR质量，以获得分子缓解（微小残留病水平≤0.01%）为追求目标。现在成人ALL标危组约60%的患者可达分子CR，约50%的Ph/BCR-ABL阳性ALL经伊马替尼联合化疗诱导治疗也可达到分子CR。

约5%～15%的成人ALL经诱导治疗不能取得CR，这些患者预后极差，需进入临床试验或进行干细胞移植。成人ALL的诱导治疗相关死亡率为5%～10%，且随着年龄增长而增加，60岁以上可达20%。感染是主要死因，真菌感染较为常见。需积极加强抗感染、支持治疗。

（二）巩固、强化治疗

成人ALL巩固、强化治疗没有公认、一致的“标准”程序，不同诊疗中心的治疗方案和疗程数差别较大，难以比较优劣。巩固强化治疗一般采用原诱导方案、多种药物组成的新方案或大剂量化疗。干细胞移植亦属强化治疗。强化治疗方案通常包含替尼泊苷（VM-26）、VP-16、AMSA、MTZ、IDA和HDAC或大剂量MTX（HD-MTX）等。临床随机比较研究并未真正明确强化治疗有益于提高成人ALL整体疗效。意大利GIMEMA的一项研究就认为，与传统的巩固治疗相比，强化治疗并未提高LFS；西班牙PETHEMA也认为，晚期强化不改善患者的长期生存。而英国MRC和美国MDACC认为，早期和晚期强化治疗可明显降低复发，增加 LFS。基于儿童 ALL 的治疗经验，目前已将强化治疗列为成人 ALL 缓解后的标准治疗。HD-Ara-C 较普遍地应用于成人 ALL 的强化治疗，但最佳剂量和最佳疗程数仍不明确。HD-Ara-C 可与 MTX 等其他药物联用。成人 pro-B ALL 用含 HD-Ara-C 的方案巩固强化治疗后治愈率可达 50%。与儿童相比，成人患者对 HD-MTX 的耐受性较差，易有黏膜炎、肝损害等，严重时可能需推迟后续化疗。应用 HD-MTX 时需积极预防黏膜炎，密切观察病情，监测 MTX 血药浓度，及时四氢叶酸钙解救。四氢叶酸钙过早解救或用量过大都可降低 HD-MTX 的疗效。成人 ALL 标危组的 HD-MTX 用量通常限制在 1.5～$2g/m^2$，而在 T-ALL 和高危组前体 B-ALL，增大 MTX 用量（如 $5g/m^2$）可能会取得更好的疗效。MTX 持续 4 小时输注的毒性要比持续 24 小时输注的低，但疗效也减低。ASP 毒性较多见于诱导治疗阶段，而巩固强化治疗时较少见。依照儿童 ALL 的治疗经验，诱导或巩固强化治疗使用 ASP 都可能提高总体疗效。成人 ALL 强化治疗也有应用大剂量蒽环类或鬼臼毒素类的，但疗效有待进一步确定。

不同临床亚型和危险分层的患者应用不同的巩固强化治疗可能提高疗效。德国 GMALL 05/93 方案对成人 ALL 在诱导治疗中应用含 HD-Ara-C 和 MTZ 的强化治疗，巩固强化阶段对前体 B-ALL 标危组给予 HD-MTX，前体 B-ALL 高危组给予 HD-MTX 和 HD-Ara-C，T-ALL 则给予 CTX 和 Ara-C。结果前体 B-ALL 标危组的中位缓解持续时间达 57 个月，5 年 OS 率为 55%；前体 B-ALL 高危组中除 Pro-B ALL 持续缓解率达 41% 以外，其余临床亚型的持续缓解率仅 19%，疗效并未提高；而 T-ALL 的疗效则与临床亚型明显相关，胸腺 T-ALL、成熟 T-ALL 和早期 T-ALL 的持续 CR 率分别为 63%、28% 和 25%。

HLA 配型相合的同胞或无关供者异基因干细胞移植和自体干细胞移植是高危 ALL 缓解后治疗的主要方法。移植前数疗程的巩固强化治疗可降低微小残留病水平，提高 CR 质量，进而提高移植疗效。

成人 ALL 治疗中一个值得关注的问题就是化疗的间隔时间。经数轮化疗以后，部分患者粒细胞缺乏时间延长，甚至需推迟后续化疗，这增加了复发的机会。因此成人 ALL 治疗不能一味追求要达到强烈骨髓抑制，化疗方案安排上应注意强弱结合。

（三）维持治疗

ALL 经诱导和巩固强化治疗后，还需进行约 2～2.5 年的维持治疗。已有多项临床研究证明，取消维持治疗会降低 ALL 的长期疗效。维持治疗主要药物是 MTX（$20mg/m^2$，每周一次，静脉注射为佳）和巯嘌呤（6-MP，75～$100mg/m^2$，口服，每日一次）。维持治疗应有足够的治疗强度，以达到 WBC ≤3.0×10^9/L、中性粒细胞为（0.5～1.5）$\times10^9$/L 为佳。还不清楚维持治疗期间间断强化治疗能否提高疗效。意大利 GIMEMA（0183）多中心研究发现，诱导和巩固强化治疗结束后进行间断强化治疗，10 年 OS 率并不优于常规维持治疗的患者，提示经充分的早期强化治疗后，维持阶段的间断强化治疗并不提高疗效。成人患者间断强化治疗的并发症较多，依从性也较差。可考虑给予较弱的 VP 等方案间断强化治疗。维持治疗应根据临床亚型和 MRD 水平来确定。成熟 B-ALL 不需维持治疗，Ph/BCR-ABL 阳性的 ALL 维持治疗可用酪氨酸激酶抑制剂。T-ALL 持续缓解达 2.5 年后就很少复发，而前体 B-ALL 即使缓解 5 年仍有复发可能，维持治疗对后者的意义更大。

（四）中枢神经系统白血病预防

CNSL 防治是 ALL 整体治疗的重要组成部分。成人 ALL 初诊时 CNSL 发生率约为 6%，多见于 T-ALL（8%）和成熟 B-ALL（13%）。未经 CNSL 预防的成人 ALL，中枢神经系统复发率高达 30%。国外诊断 CNSL 需满足脑脊液 WBC≥5/μl 且发现原、幼淋巴细胞；脑脊液 WBC 低于 5/μl 但发现原、幼淋巴细胞的也可诊断。神经根浸润的患者脑脊液检查可正常。CNSL 预防包括 MTX、Ara-C、地塞米松联合鞘内注射，大剂量全身化疗（HD-Ara-C、HD-MTX 和 ASP）和颅脑-脊髓照射等。采用颅脑-脊髓预防照射存有较多的争议。照射后易引起神经毒性，主要表现为癫痫、痴呆、智力障碍、内分泌紊乱和继发肿瘤等。在临床工作中观察到，照射后一些患者的骨髓造血恢复较慢，有可能影响到下一阶段的治疗。即使对高危患者，鞘注联合全身大剂量化疗也能有效地预防 CNSL，CNS 复发可降到 7%。成人 ALL 鞘注预防的次数取决于发生 CNSL 的风险大小。T-ALL、成熟 B-ALL、高白细胞数、血清 LDH 增高、髓外浸润明显或白血病细胞增殖旺盛的患者发生 CNSL 的风险高，需接受 16 次鞘注预防；而中等风险和低风险患者可分别只接受 8 次和 4 次鞘注预防。CNSL 预防不仅能降低 CNS 复发，也是提高总体疗效的重要举措。应该注意到，CNSL 发生风险也与操作者的腰穿水平有关——腰穿有可能不慎将外周血中的白血病细胞带入脑脊液中。因此腰穿应由有经验的操作者施行，并尽量在外周血白血病细胞数明显控制或消失以后执行。血小板低者在腰穿前应输血小板以防出血。

三、造血干细胞移植

造血干细胞移植(SCT)是成人ALL极为重要的强化治疗手段,是高危病人治愈的主要方法,也是复发难治患者挽救性治疗的重要选择。根据干细胞的来源可分为异体移植(Allo-SCT,亲缘和非亲缘)和自体移植(ASCT),按预处理方案的强度可分为清髓性和非清髓性移植。Allo-SCT可诱导移植物抗白血病(GVL)作用而降低复发,但移植并发症多,移植相关死亡(TRM)率高。ASCT的并发症少,TRM率低,但复发率也高。国外多项临床随机比较研究认为,成人ALL自体移植的疗效并不优于常规化疗。成人高危ALL采用Allo-SCT能取得比常规化疗更好的疗效,但对标危组能否从中获益还不太清楚。Allo-SCT的疗效主要取决于患者的年龄和白血病缓解状态。20岁以下患者的长期LFS率可达62%,而大于20岁者仅48%。CR1期移植的疗效最佳,而二次或二次以上缓解(≥CR2)的患者和复发难治患者的移植疗效明显减低。一般认为,≥CR2的成人ALL仍应推荐Allo-SCT,如无合适的同胞或非亲缘供者,可考虑试验性非清髓性移植、脐血干细胞移植或半倍体移植(表80-1)。

表 80-1 成人 ALL 干细胞移植的疗效

移植类型		移植时机	病例数	TRM(%)	RR(%)	LFS(%)
异体	亲缘	CR1	1100	27	24	50
		≥CR2	1019	29	48	34
		难治、复发	216	47	75	18
	非亲缘	CR1	318	47	10	39
		≥CR2	231	8	75	27
		难治、复发	47	64	31	5
自体		CR1	1369	5	51	42
		≥CR2	258	18	70	24
非清髓		所有疾病状态	232	28	49	31

注:TRM,移植相关死亡;RR,复发率;LFS,无白血病生存

引自Hoffman等,Hematology:Basic Principles and Practice,5th ed

成人ALL异体干细胞移植虽然已有了相当的经验,但移植的最佳时机、最佳预处理方案和最佳程序等仍不明确。德国GMALL认为高危患者应于诊断后3~4个月内进行移植,未取得分子缓解的标危患者和复发后再次取得CR的成人ALL也推荐移植。首选HLA配型相合或仅1个位点不相合的同胞供者移植,也可选择HLA配型相合或仅1个位点不相合的非亲缘供者移植;如无以上合适的供者,还可考虑脐血移植、半倍体移植或非清髓性移植。预处理方案多种多样,但一般都含TBI。国际骨髓移植登记处(IBMTR)一项报告认为VP-16联合TBI的预处理方案有一定优势。移植前去除T细胞是否有益尚无定论,应按各临床中心的自身经验来决定。

四、难治、复发患者的治疗

难治、复发的成人ALL疗效很差,采用与标准诱导方案类似的方案再诱导治疗CR率一般不超50%,HD-MTX、HD-Ara-C或MTZ等单药诱导的再缓解率≤30%,而AMSA、鬼臼毒素等则仅为10%~15%,长生存者罕见。MRC/ECOG分析609例复发成人ALL的疗效,发现5年总生存率仅7%;年龄小(≤20岁)、CR1期长(≥2年)者预后相对较好;复发后接受SCT的部分患者可获长期生存,而复发前的治疗对复发后治疗的疗效并无影响。法国报道LALA-94方案治疗后首次复发的421例成人ALL,再缓解率为44%,中位DFS仅5.2个月,5年DFS率12%;复发后接受移植、CR1期≥1年和复发时PLT>100×10^9/L的患者预后相对良好,初诊时的危险分层和复发前的治疗不影响复发后治疗的疗效。两项研究都认为成人ALL复发后现行的挽救治疗疗效很差,CR1期短和年龄偏大的患者尤其如此。Allo-SCT挽救治疗的疗效优于联合化疗,但CR2患者中仅30%~40%能有条件移植,我国能进行移植的病人更少。为提高疗效,应积极鼓励病人进行新药临床试验。克罗拉滨(clofarabine)是第二代嘌呤核苷酸类似药,Ⅱ期临床研究发现治疗难治、复发儿童ALL的有效率为31%,CR率可达20%,现已被美国FDA批准用于成人ALL复发患者的试验性治疗。奈拉滨(nelarabine)为脱氧鸟苷类似药,单药治疗T-ALL复发患者的有效率高达50%以上。其他新药如脂质体长春新碱、聚乙二醇化ASP、伊马替尼和CD20单抗(美罗华)等,有望进一步提高难治、复发

患者的疗效。

五、青少年 ALL 的治疗

16～21 岁的青少年 ALL 是一组特殊患病人群。欧美一些临床研究机构回顾性比较了用儿童和成人 ALL 治疗方案治疗这类患者的疗效，结果发现儿童方案的疗效要明显优于成人方案，两组长期生存率分别为 60%～65% 和 30%～40%。与成人方案比较，儿童方案更多地使用了糖皮质激素、ASP 和长春新碱等非骨髓抑制性药物，CNSL 的防治更早、更强，维持治疗时间也更长。此外，执行儿童方案的患者依从性较好、化疗间歇期短，亦与儿童方案取得较好的疗效有关。美国 CALGB-ECOG/SWOG 为此开展了前瞻性Ⅱ期临床研究，将儿童方案用于 30 岁以下成人 ALL 的治疗，有些中心甚至推广到 50 岁以下的患者；经短期随访认为，儿童方案用于青少年甚至 50 岁以下成人 ALL 治疗是可行的，长期的疗效尚待进一步观察。

六、老年 ALL 的治疗

老年 ALL 的 CR 率低于 50%，中位 CR 持续时间仅 3～12 个月，总生存率不到 10%。老年患者常合并多种器官、系统疾病，骨髓和髓外组织器官的代偿能力差，对化疗耐受性差，并发症多，治疗毒性较大、治疗相关死亡率高，常需强化支持治疗，且常被迫降低化疗强度，甚至推迟化疗；另外老年 ALL 的 t(9;22) 等不良预后因素多，白血病细胞化疗敏感性差，耐药发生率高。故老年患者应积极推荐进入临床试验；一般情况好、健康评分值低（PS 评分 0～2 分）的可给予标准剂量化疗，55～65 岁的 CR 患者条件允许时也可考虑 ASCT 或非清髓性移植；否则应推荐减低剂量的化疗，或者仅给予积极的支持治疗。

七、特殊类型 ALL 的治疗

（一）成熟 B-ALL

成熟 B-ALL（Burkitt 白血病/淋巴瘤）占成人 ALL 的 5%～9%。白血病细胞几乎都处于增殖周期，细胞倍增时间短（仅 24～48 小时），侵袭性强，结外（CNS 和 BM）浸润多见，发病时肿瘤负荷大，易发生肿瘤溶解综合征。白血病细胞表达 CD19、CD20、CD22 和 CD79a 等全 B 细胞抗原，CD10 和 bcl-6 阳性；有特征性的 c-myc、Ig（IgH/Igκ/Igγ）基因重排。常规化疗的 CR 率不超过 67%，长期 DFS 率低于 33%。而采用短期强化治疗和积极的 CNSL 预防后 CR 率可达 80% 以上，2 年 DFS 率为 60%～80%。比较有代表性的方案是 MDACC 的 HyperCVAD/MA（HyperCVAD：CTX 300mg/m^2，q12h，d1～3；VCR 2mg，d4、11；Adr 50mg/m^2，d4；Dex 40mg/d，d1～4，d11～14；每疗程 21d，第 1、3、5、7 疗程。MA：HD-MTX 1.0g/m^2，d1；HD-Ara-C 3g/m^2，q12h，d2、3；每疗程 21d，第 2、4、6、8 疗程；同时给予 MTX、Ara-C 和 Dex 预防鞘注 16 次），还有 GMALL 的 ALL-L3 治疗方案（预治疗：CTX 200mg/m^2，d1～5；Pred 60mg/m^2，d1～5。A 方案：VCR 2mg，d1；MTX 1.5g/m^2，d1；IFO 800mg/m^2，d1～5；VM-26 100mg/m^2，d4、5；Ara-C 150mg/m^2，q12h，d4、5；Dex 10mg/m^2，d1～5；鞘注 d1、5；第 1、3、5 疗程。B 方案：VCR 2mg，d1；MTX 1.5g/m^2，d1；CTX 200mg/m^2，d1～5；Adr 25mg/m^2，d4、5；Dex 10mg/m^2，d1～5；鞘注 d1；第 2、4、6 疗程。A、B 方案间歇约 2 周）。大多数患者在 4～6 周内达到 CR，PR 或 NR 的患者者预后很差。短期强化治疗主要毒性反应为骨髓抑制、黏膜炎和神经毒性等，少数患者不能完成全程化疗，或化疗间隔较长，使复发率增加，疗效降低。化疗方案中 CTX、MTX 和 Ara-C 的最佳剂量、高分次给予的 CTX 最佳间隔时间仍不清楚。几乎所有成熟 B-ALL 都表达 CD20。CD20 单抗与短期强化治疗联用可进一步提高疗效。例如 Thomas 等报道 23 例成熟 B-ALL 采用利妥昔单抗联合 HyperCVAD/MA 方案治疗 CR 率为 91%，2 年生存率为 89%，而单纯化疗的患者生存率仅 58%，有显著差异；这一差异在 60 岁以上的患者更为明显，加或不加利妥昔单抗治疗的 2 年 OS 率分别为 89% 和 19%。

现有资料表明，SCT 的疗效并不优于大剂量短期强烈化疗。CNSL 预防时取消颅脑照射并不影响疗效。在临床中也观察到，接受颅脑照射预防的患者常因骨髓抑制毒性而延迟化疗，从而增加了复发的机会。绝大多数成熟 B-ALL 复发发生于 1 年以内，持续 2 年 CR 者可认为"治愈"，故这类患者不需维持治疗。目前还不清楚难治、复发患者的最佳挽救治疗方案，SCT 可能提高疗效。有报道 ASCT 与 Allo-SCT 的复发率基本一致，且前者 OS 要优于后者，提示 Allo-SCT 后的 GVL 作用有限。

（二）Ph/BCR-ABL 阳性 ALL

Ph/BCR-ABL 阳性 ALL 占成人 ALL 的 20%～30%，在 50 岁以上患者中甚至达 50% 以上。易位形成的 *BCR-ABL* 融合基因编码具有自主酪氨酸激酶活性的 P190 或 P210 蛋白，对白血病发病起着至关重要的作用。患者常规化疗的疗效很差，CR 率虽可达 50%～80%，但大多于 1 年内复发，长期 DFS 率不足 10%。Allo-SCT 被认为是唯一可能治愈本病的手段。MRC/ECOG（E2993）的资料显示，CR1 期接受 Allo-SCT 和仅进行常规化疗/ASCT 的患者 5 年复发率分别为 32% 和 81%，5 年 EFS 率分别为 36% 和 17%，5 年 OS 率分别为 42% 和 19%。法国(LALA-94 方案)和日本名古屋 BMT 组也有类似的结论。然而仅少数 CR1 期患者能有条件进行 Allo-SCT。接受 HLA 配型相合非亲缘供者移植的患者并发症较多，移植相关死亡率较高。非清髓性移植、脐血移植和半相合移植的疗效也有待进一步评价。伊马替尼是 ABL 酪氨酸激酶抑制剂，治疗 t(9;22)/BCR-ABL 阳性的 CML 慢性期患者取得了满意疗效。伊马替尼(400～600mg/d)单药治疗难治、复发 Ph/BCR-ABL 阳性 ALL 的 CR 率为 29%，少数病人疗效可持续 4 周以上，中位疾病进展时间为 2.2 个月，中位生存时间可达 4.9 个月。患者很快出现耐药、复发。伊马替尼与 VCR、CTX、DNR、Ara-C 和 VP-16 联合在体外抗白血病试验中有协同作用，而与 MTX 相互拮抗。日本成人 ALL 研究组(JALSG)将伊马替尼 600mg/d 与 VP 方案联用治疗初治 Ph/BCR-ABL 阳性 ALL，取得 CR 后接受 4 疗程的 HD-MTX+HD-Ara-C 和伊马替尼(600mg/d，28 天为 1 疗程)轮替治疗，有 HLA 配型相合的亲缘或非亲缘供者的患者接受移植，其余采用伊马替尼+VP 方案(每月 1 次)维持治疗 2 年。结果 CR 率达 96%，达 CR 中位时间为 28 天，其中 26% 的 CR 患者在诱导治疗第 28 天即取得“分子缓解”；治疗 1 年时 71% 的患者获得分子 CR，预计 2 年 EFS 率和 OS 率分别为 49% 和 58%。Thomas 等用伊马替尼联合 Hyper-CVAD/MA 方案治疗 Ph/BCR-ABL 阳性 ALL，结果 CR 率为 96%，达 CR 的中位时间为 21 天；联合治疗方案和单纯化疗的 2 年 DFS 率分别为 87% 和 28%。现认为，伊马替尼与化疗同用疗效要优于序贯治疗。伊马替尼不增加化疗毒性，与 VP 方案甚至单与甲泼尼龙联用治疗老年患者即可明显改善疗效，延长生存。Allo-SCT 前应用伊马替尼可降低 MRD 水平、提高移植疗效，Allo-SCT 后继续应用可降低复发。伊马替尼耐药的患者，可改用新的酪氨酸激酶抑制剂如尼罗替尼(nilotinib)、达沙替尼(dasatinib)等治疗。

(三) T-ALL

T-ALL 占成人 ALL 的 15%～20%，主要见于青年男性，初诊时多有 WBC 数增高($\geq 3.0\times10^9$/L)、纵隔肿大和 CNS 浸润等，易有 CNS 复发。继往 T-ALL 的疗效很差，中位 CR 持续时间不超过 10 个月，长期生存率低于 10%。采用含 CTX、Ara-C 和 HD-MTX 的方案治疗，成人 T-ALL 的 CR 率已达 80% 以上，LFS 率为 40%～50%。因患者白血病负荷较大，诱导治疗时需注意防治肿瘤溶解综合征。T-ALL 的中枢神经系统浸润和复发多见，应十分重视 CNSL 的防治。纵隔肿大的患者可接受纵隔照射治疗，但部分患者经照射后骨髓造血恢复较慢，可能影响到全身化疗；目前也还不能肯定纵隔照射能提高这类患者的疗效。*NUP214-ABL1* 基因扩增见于 5.6% 的前体 T-ALL($CD3^+$、$CD2^+$和 $CD7^+$)，化疗疗效较差，采用伊马替尼等酪氨酸激酶抑制剂治疗有望提高疗效。也可试用奈拉滨和 CD52 单抗治疗。

八、预后因素分析与治疗选择

成人 ALL 的预后主要与年龄、初诊时 WBC 数、疾病亚型、细胞遗传学特征、诱导治疗达 CR 时间和 MRD 水平等因素有关(表 80-2)。这些临床和实验数据可用于指导 ALL 的治疗。年龄是决定预后的最重要的指标。低于 30 岁和大于 50 岁的患者总生存率分别为 34%～57% 和 15%～17%。随着年龄增长，SCT 的疗效也逐渐降低。初诊时高 WBC 数[$(30.0\sim50.0)\times10^9$/L]的前体 B-ALL 治疗并发症多，复发率高，治疗上应注意根据 MRD 水平调整用药、采用试验性治疗和 SCT。但高 WBC 数对 T-ALL 的预后影响较小。细胞免疫表型是 ALL 的独立预后因素，不同临床亚型的治疗方法和生物靶向治疗不同。胸腺(皮质)T-ALL 约占成人 T-ALL 的 50%，应用现代治疗 CR 率可达 85%～90%，5 年 OS 率高于 50%；而早期 T-ALL 和成熟 T-ALL 的预后较差，CR 率仅为 70%，长期 LFS 率为 30%。细胞遗传学异常可能是不同亚型 T-ALL 具有不同预后的分子基础，HOX11 基因过度表达主要见于预后较好的胸腺 T-ALL，而 HOX11L2、SIL-TAL1、ERG 和 BAALC 等的高表达则多见于成熟 T-ALL 和早期 T-ALL，预后差。Notch1 激活突变见于 50% 的 T-ALL，预后意义还不明确，其活性可被 γ-分泌酶(γ-secretase)抑制剂所抑制。NUP214-ABL1 表达增高的不成熟 T-ALL 可试用伊马替尼等酪氨酸激酶抑制剂治疗。成人 common-B 和 Pre-B ALL 的 CR 率可达 80% 以上，但仅 1/3 能获得长生存，少数甚至 CR 持续 5～6 年后仍有复发；高白细胞数($>30.0\times10^9$/L)、取得 CR 时间超过 3～4 周和 Ph/BCR-ABL 阳性是这类患者的不良预后因素，长生存者不足 25%；伊马替尼生物靶向治疗已明显改善了 Ph/BCR-ABL 阳性 ALL 的预后；而无上述不良预后因素的标危患者长生存可达 50% 以上。Pro-B 或具有 t(4;11)的成人 ALL 预后差，但包括 HD-Ara-C 和 HD-MTX 以及 SCT 在内的强烈治疗有望改善患者的预后，CR1 期接受 Allo-SCT 的长期生存率甚至可达 60%。成熟 B-ALL 经短期强化治疗、积极 CNSL 预防和 CD20 单抗治疗后疗效也有了显著提高。

表 80-2 成人 ALL 的预后因素与疗效

预后因素		病例数	CR 率	病例数	LFS 率
年龄	<30	669	88%	510	42% ~60%
	30 ~59	610	79%	412	33%
	≥60	215	58%	141	15%
临床亚型	T-ALL	976	88%	850	40% ~60%
	前体 B-ALL	2366	82%	2036	40% ~60%
	Pro-B ALL	987	75%	107	37% ~60%
遗传学特征	单纯化疗	633	72%	633	21%
(Ph/BCR-ABL 阳性)	伊马替尼+化疗		90%		50%
初诊时白血病数	$<30\times10^9/L$	698	81%	746	40%
	$>30\times10^9/L$	387	75%	409	28%
达 CR 时间	<4 周			1433	44%
	>4 周			253	36%

引自 Hoffman 等，Hematology：Basic Principles and Practice，5th ed

治疗反应是成人 ALL 除了年龄以外的最重要的预后因素。泼尼松治疗反应差、CR 延迟(>3 ~4 周)或未获 CR 和 MRD 水平高的患者预后差。MRD 的检测方法主要有 PCR(融合基因和 TCR、Ig 重排)和流式细胞术。联合 TdT 和 CyCD3 单抗可检测 T-ALL 缓解后的 MRD 水平。正常 B-祖细胞[$CD34^+$和(或)$D10^+$]对皮质激素和其他化疗药物极为敏感，诱导治疗 2 周时在骨髓标本中用流式细胞术即不能检出。前体(Pro-、Common-和 Pre-)B-ALL 经治疗 2 周后，如流式细胞术仍能检出不成熟的 B 细胞，即可认为存在微小残留病变。治疗期间应动态检测 MRD，按 MRD 水平确定危险分层和实施治疗。诱导治疗早期快速取得分子 CR 的患者复发率仅8% ~10%，而巩固治疗阶段 MRD≥0.01% 的复发率高达 66% ~88%，应推荐干细胞移植。此外，多药耐药蛋白(MDR1/P170)的表达也与不良预后有关。

按预后因素一般可将成人 ALL 分为：

1. 低危组　包括年龄小于 30 岁，初诊时 $WBC<30.0\times10^9/L$、达 CR 时间<4 周、非 Pro-B 表型或无 t(4;11)的前体 B-ALL，胸腺 T-ALL 和达到分子 CR 的 ALL。这类病人宜采用多药诱导治疗，达 CR 后进行多轮巩固强化治疗，一般不推荐 CR1 期行 SCT；维持治疗给予 MM 方案共 2 ~2.5 年。诱导和巩固强化治疗期间给予 CNSL 预防。

2. 高危组　包括年龄大于 50 ~60 岁，初诊时 $WBC>30.0\times10^9/L$、达 CR 时间>4 周、Pro-B 表型或具有 t(4;11)的前体 B-ALL，早期-ALL 和成熟 T-ALL，以及诱导后未达分子 CR 的 ALL。这类病人也采用多药诱导治疗，达 CR 后巩固强化治疗 1 疗程，年轻患者如有 HLA 配型相合的亲缘或非亲缘供者应首选 Allo-SCT，也给予 ASCT 或强烈巩固强化治疗，或进入临床实验。诱导和巩固强化治疗期间给予 CNSL 预防。

3. 极高危组　是指具有 Ph 染色体/BCR-ABL 融合基因阳性的 ALL。治疗推荐伊马替尼+联合化疗，具体见前文。

成熟 B-ALL 的预后已大为改观，不再被视为不良预后的临床亚型，治疗选择见前文。

九、新的治疗

成人 ALL 疗效的提高有赖于对白血病致病机制的深入研究与新药开发。多种新药已进入临床试验，包括老药新剂型、核苷酸类似药、单克隆抗体以及酪氨酸激酶抑制剂等分子靶向治疗药物。

1. 老药新剂型　大肠杆菌来源的 ASP 与聚乙二醇共价结合形成 PEG-ASP，不仅降低了免疫源性，也使生物半衰期延长了 5 倍。最初是作为大肠杆菌属 ASP 发生超敏反应时的替代治疗，后被美国 FDA 批准用于初治 ALL 的治疗。与普通 ASP 相比，PEG-ASP $2500U/m^2$，1 ~2 周能更快地清除骨髓原始淋巴细胞。脂质体化 Ara-C(Depocyte)鞘注后能缓慢释放入脑脊液，作用可持续 14 天以上；Ⅰ期临床研究以 25 ~50mg 每两周 1 次鞘注治疗 10 例难治性 CNSL，结果 4 例 CR，3 例 PR；与全身大剂量化疗合用可增加神经毒性。脂质体化蒽环类药物和聚乙二醇化多柔比星可减低治疗毒性，增加疗效。脂质体柔红霉素已进入难治、复发 ALL 的Ⅰ期临床研究。annamycin 是一种能克服多药耐药的脂质体化蒽环类药物，心脏毒性较多柔比星小，但可致严重粒细胞缺乏，已用于难治 ALL 的试验性治疗。长春新碱脂质体化后血药半衰期由 10 分钟延长到 8 小时，组织浓度也明显升高，以 $2mg/m^2$，3 周持续 1 小时输注时便秘和神经损伤等毒性轻微；以 $2mg/m^2$，2 周试验性治疗 16 例难治、复发 ALL，发现 2 例有效；目前正与地塞米松联合用于难治、复发 ALL 的试验性治疗。

2. 抗叶酸代谢药　抗叶酸代谢药 MTX 在 ALL 治疗中占有很重要的地位。一些新的抗叶酸代谢药物，如二氢叶酸还原酶（DHFR）、胸苷酸合成酶和嘌呤合成酶等的抑制剂亦已进入临床试验。三甲曲沙（trimetrexate）为脂溶性非多聚谷氨酰化的 DHFR 抑制剂，Ⅱ期临床研究发现 20 例伴皮肤浸润的 T 细胞淋巴瘤复发患者经三甲曲沙 $200mg/m^2$，2 周治疗有效率为 45%。pralatrexate 是对还原叶酸载体（RFC）和多聚谷氨酰胺合成酶（FPGS）具有高亲和性的 DHFR 抑制剂，Ⅰ/Ⅱ期临床研究发现可诱导 T 细胞淋巴瘤获得持续 CR，与吉西他滨序贯应用的疗效要明显优于 MTX+Ara-C。talotrexin 是非多聚谷氨酰化的氨基蝶呤类似药，对 RFC 和 DHFR 具有高亲和性，可克服 MTX 耐药，目前正用于成人难治、复发 ALL 的试验性治疗。雷替曲塞（raltitrexed）可选择性抑制胸苷酸合成酶，阻断三磷酸胸苷合成，已用于胃癌的试验性治疗。咯美曲索（lometrexol）和培美曲塞（pemetrexed）是嘌呤生物合成抑制剂，后者已开始试验性应用于难治、复发白血病的治疗。

3. 新的核苷酸类似药　克罗拉滨（clofarabine）在细胞内转变为有活性的三磷酸形式，抑制 DNA 多聚酶和核苷酸还原酶而抑制 DNA 合成与修复，也可直接作用于线粒体诱导细胞凋亡；Ⅰ期和Ⅱ期临床试验发现不同遗传学异常的 T 和 B-前体 ALL 均可取得部分疗效；克罗拉滨可增强 Ara-C 活性，与 VP-16 和 CTX 也有协同作用，目前正在观察联合用药的疗效。克罗拉滨成人每疗程最大耐受剂量为 $40mg/(m^2 \cdot d) \times 5$，可逆性肝转移酶升高为其剂量限制毒性；也可引起呕吐、骨髓抑制、发热、皮疹和手-足综合征等。

嘌呤核苷磷酸化酶（PNP）的遗传性缺失会引起 T 细胞严重缺乏，因为 PNP 缺陷会使脱氧鸟苷的三磷酸衍生物在细胞内积聚，抑制核苷酸还原酶的活性，从而抑制 DNA 合成、引起细胞死亡；PNP 成为 T 细胞恶性肿瘤治疗的一个合理靶点。奈拉滨（nelarabine）是可溶性 Ara-G 制剂，在细胞内经腺苷脱氨酶的作用迅速转化为 Ara-G 而竞争性抑制 PNP。Ⅰ期和Ⅱ期临床试验采用每疗程奈拉滨 400～$1200mg/(m^2 \cdot d) \times 5$，持续 1 小时输注；结果 79 例不伴 CNSL 的 T-ALL 有 27 例（35%）取得 CR，首次复发、二次复发和 CNS 复发的 T-ALL 再缓解率也分别达到 49%、25% 和 21%；剂量限制毒性为神经毒性，主要表现为嗜睡、震颤、肌无力、共济失调和癫痫等，未见骨髓抑制毒性。美国 FDA 已批准将奈拉滨用于 T 细胞淋巴瘤/白血病的三线治疗。forodesine 是 PNP 的一种新的抑制剂，口服生物利用度高，对 T 细胞有选择性毒性作用，已用于 T-ALL 的临床试验性治疗。

4. 单克隆抗体　CD20 表达于正常 B 细胞、成熟 B-ALL，也见于 40%～50% 的前体 B-ALL。利妥昔单抗（美罗华）是这一跨膜非糖基化磷酸蛋白的单克隆抗体。利妥昔单抗联合短期强烈化疗治疗成熟 B-ALL 已获满意疗效。成人前体 B-ALL 表达 CD20 为预后不良因素。一项研究发现，利妥昔单抗 [$375mg/(m^2 \cdot 周)$] 联合 HyperCVAD/MA 治疗 CD20 阳性和 CD20 阴性的成人前体 B-ALL，2 年 DFS 率分别为 73% 和 40%，具有显著差异。CD20 单抗与放射性核素钇-90 和碘-131 结合可能进一步提高疗效。

依帕珠单抗（epratuzumab）为 CD22 的人源化单抗，在侵袭性 B-NHL 中已显示较好的安全性和抗肿瘤活性。COG 率先用依帕珠单抗单药或与 VDLP 联合治疗 $CD22^+$ 的儿童复发 B-ALL，证明安全、有效。依帕珠单抗联合利妥昔单抗的疗效要优于单一用药。螯合放射性核素钇-90 的依帕珠单抗高分次治疗侵袭性和隐袭性淋巴瘤的 CR 率达 25%。

CD19 是最常见的 B 细胞标记。继往 CD19 单抗治疗恶性 B 细胞疾病的疗效不太满意，目前正研究新的治疗方法，如能诱导 CTL 作用的 CD19 特异性单抗和双功能抗体等。

阿伦单抗（alemtuzumab）是人源化的 CD52 单抗。CD52 表达于绝大多数的恶性 B 细胞和几乎所有的 T 原始细胞，而不表达于 $CD34^+$ 造血干细胞。阿伦单抗能持久地清除外周血、骨髓和脾脏中的淋巴细胞，但对淋巴结和髓外的淋巴性疾病作用较弱，且易引起中性粒细胞减少，增加机会性感染。阿伦单抗 30mg 每周三次治疗一例早期复发的成人前体 B-ALL 取得 CR，而全血细胞减少亦持续 1 年以上。干细胞移植复发的 2 例成人和 1 例儿童前体 B-ALL 应用阿伦单抗后 2 例骨髓和外周血中原始细胞明显减少，1 例肿大的脾脏明显缩小。15 例难治、复发的成人 AL（AML 9 例，ALL 6 例）经阿伦单抗治疗后仅 2 例 AML 取得 CR。CALGB 现正在进行Ⅱ期临床研究，以评估阿伦单抗在清除成人 ALL 微小残留病中的疗效。

GO 单抗（Mylotarg）为共价结合刺孢霉素的

CD33单抗，已被批准用于$CD33^+$的复发AML治疗。约15%~20%的ALL亦表达CD33，可能成为合适的治疗靶点。已报道共5例儿童$CD33^+$ ALL经GO单抗治疗，4例取得CR。

5. 基于致病机制的分子靶向治疗 酪氨酸激酶抑制剂伊马替尼能选择性抑制ABL、KIT和PDGFR激酶的活性，显著改善了Ph/BCR-ABL阳性ALL的疗效。部分携*NUP214-ABL1*融合基因和具有*ABL1*基因附加染色体扩增的T-ALL对伊马替尼也很敏感。伊马替尼单药治疗易出现耐药，ABL激酶结构域突变是发生耐药的主要原因。绝大多数伊马替尼耐药的患者应用二代酪氨酸激酶抑制剂尼罗替尼（nilotinib）或达沙替尼（dasatinib）（尚可抑制SRC激酶的活性）仍然有效，对ABL激酶T315I突变的患者应用aurora激酶抑制剂MK-0457可有效克服耐药。

FLT3突变（ITD和TKD）主要见于AML，也见于MLL基因重排的AL、KIT（CD117）阳性的T-ALL和超二倍体ALL。来他替尼（lestaurtinib）、米哚妥林（midostarin）、坦度替尼（tandutinib）和苹果酸舒尼替尼（sunitinib malate）是小分子FLT3抑制剂，治疗耐受性好，但易发生耐药，目前正与化疗联用以提高疗效。IMC-EB10是人源化的FLT3单抗，临床前研究发现可延长人急性淋巴细胞白血病NOD-SCID小鼠模型的生存期。

Ras是BCR-ABL的信号传导中介。Ras需要经法尼基化后才能正确定位到细胞内膜上，以行使正常的功能。tipifarnib、lonafarnib、BMS-214662和L778123是法尼基转移酶抑制剂，可有效阻止Ras的正确定位，实验和临床研究显示与酪氨酸激酶抑制剂具有协同作用。

P73、P15和P57是细胞周期调节蛋白，编码这些蛋白的基因高度甲基化将导致这些蛋白表达显著减少，在ALL致病中起重要作用；*MLL*基因重排的ALL也常有肿瘤抑癌基因*FHIT*因高度甲基化而表达关闭。5-氮杂胞苷（azacytidine）和地西他滨（decitabine）为DNA甲基转移酶抑制剂，可有效阻止这一过程；与组蛋白脱乙酰基转移酶（HDACs）抑制剂联用可能有协同效应。

替莫唑胺（temozolomide）是新型烷化剂，作用机制复杂，既可使DNA甲基化，也可致DNA损伤、断裂，细胞凋亡。Ⅰ期临床试验中，1/16例成人AML和1/2例成人ALL取得CR；替莫唑胺小剂量持续应用的疗效可能更佳。

HDACs能使组蛋白上的赖氨酸残基脱乙酰基化而带正电，从而与带负电的DNA双链紧密结合，干扰了下游基因的表达，在白血病发病中起重要作用。丁酸盐、缩酚酸肽（depsipeptide）、丙戊酸（valproic acid）、vorinostat（Zolinza®）和人工合成的MD-27-275是HDACs的特异性抑制剂，可恢复被干扰基因的表达。已发现缩酚酸肽对T细胞淋巴瘤、CLL和AML治疗有效。体外试验中vorinostat与伊马替尼联用能有效地促进BCR-ABL阳性细胞凋亡。AN-9属于丁酸盐，已发现该药在治疗柔红霉素耐药的T-ALL和伴MLL基因重排的婴儿ALL中与柔红霉素有协同作用。

人雷帕霉素靶蛋白（mammalian target of rapamycin，mTOR）是丝-苏氨酸蛋白激酶，调节蛋白翻译、细胞增殖和细胞周期进程。mTOR介导的细胞信号转导与恶性淋巴细胞的生存和化疗耐药有关。西罗莫司（雷帕霉素）和temsirolimus、依维莫司（everolimus）及AP-23573等第二代mTOR抑制剂体外可诱导ALL细胞凋亡，阻断细胞周期，增加肿瘤细胞对细胞周期特异性药物的敏感性，且能抑制转基因鼠的前体B细胞肿瘤。mTOR抑制剂安全性好，有望进入临床试验。

造血系统中NOTCH信号传导与T细胞分化密切相关。细胞内的NOTCH1信号持续激活可引起T细胞白血病。而NOTCH1突变激活见于50%以上的T-ALL。γ-分泌酶在NOTCH1受体形成中起重要作用。γ-分泌酶抑制剂可有效抑制过度激活的NOTCH1途径，目前正在进行Ⅰ期和Ⅱ期临床试验，相信不久后会有相关结论。

硼替佐米（万珂）是蛋白酶体抑制剂，能抑制NF-κB介导的细胞内信号传导，诱导凋亡相关蛋白bcl-2和BCLX磷酸化降解，抑制MAPK信号传导通路，使白血病细胞对化疗诱导的凋亡更为敏感。已经证明硼替佐米与地塞米松、阿糖胞苷、柔红霉素、ASP和VCR等有协同作用。目前正与去甲氧柔红霉素联用，试验性治疗成人AML和MDS。

十、问题与展望

成人ALL的整体疗效欠佳，要进一步提高疗效需依赖对ALL不同临床亚型生物学特征和致病机制的深入研究，以及生物靶向治疗的进展。当前我国与发达国家在ALL的基础和临床试验研究上差距很大，国内各地区的诊疗水平也有较大差异。要全面提高我国ALL的诊疗水平，需通力合作，扩大交流，努力推广成人ALL的诊断和预后分层系统，根据临床亚型和预后分层合理选择治疗策略，同时进一步提高支持治疗水平，加强基础研究，积极开展新药临床试验。经过不懈的努力，相信我国成人ALL的诊断治疗水平会有一个较大的提高。

（王建祥）

参考文献

1. Mandelli F, Annino L, Rotoli B. The GIMEMA ALL 0183 trial: analysis of 10-year follow-up. GIMEMA Cooperative Group, Italy. Br J Haematol, 1996, 92: 665-672
2. Ribera JM, Ortega JJ, Oriol A, et al. Members of the PETHEMA Cooperative Group. Late intensification chemotherapy has not improved the results of intensive chemotherapy in adult acute lymphoblastic leukemia. Results of a prospective multicenter trial (PETHEMA ALL-89). Haematologica, 1998, 83: 222-230
3. Durrant IJ, Prentice HG, Richards SM. Intensification of treatment for adults with acute lymphoblastic leukaemia: results of U. K. Medical Research Council randomized trial UKALL XA. Medical Research Council Working Party on Leukaemia in Adults. Br J Haematol, 1997, 99: 84-92
4. Kantarjian HM, O' Brien S, Smith TL, et al. Results of treatment with hyper-CVAD, a dose-intensive regimen, in adult acute lymphocytic leukemia. J Clin Oncol, 2000, 18: 547-561
5. Fielding AK, Richards SM, Chopra R, et al. Outcome of 609 adults after relapse of acute lymphoblastic leukemia (ALL); an MRC UKALL12/ECOG 2993 study. Blood, 2007, 109: 944-950
6. Tavernier E, Boiron JM, Huquet F, et al. Outcome of treatment after first relapse in adults with acute lymphoblastic leukemia initially treated by the LALA-94 trial. Leukemia, 2007, 21: 1907-1914
7. Thomas X, Olteanu N, Charrin C, et al. Acute lymphoblastic leukemia in the elderly: The Edouard Herriot Hospital experience. Am J Hematol, 2001, 67: 73-83
8. Pui CH, Jeha S. New therapeutic strategies for the treatment of acute lymphoblastic leukaemia. Nat Rev Drug Discov, 2007, 6: 149-165
9. Gökbuget N, Hoelzer D. Treatment of adult acute lymphoblastic leukemia. Semin Hematol, 2009, 46: 64-75
10. Jabbour EJ, Faderl S, Kantarjian HM. Adult acute lymphoblastic leukemia. Mayo Clin Proc, 2005, 80: 1517-1527
11. Pui CH, Robison LL, Look AT. Acute lymphoblastic leukaemia. Lancet, 2008, 371: 1030-1043
12. Vitale A, Guarini A, Ariola C, et al. Adult T-cell acute lymphoblastic leukemia: biologic profile at presentation and correlation with response to induction treatment in patients enrolled in the GIMEMA LAL 0496 protocol. Blood, 2006, 107: 473-479
13. Hoelzer D, Gökbuget N. Recent approaches in acute lymphoblastic leukemia in adults. Crit Rev Oncol Hematol, 2000, 36: 49-58
14. Yanada M, Matsuo K, Suzuki T, et al. Allogeneic hematopoietic stem cell transplantation as part of postremission therapy improves survival for adult patients with high-risk acute lymphoblastic leukemia: a metaanalysis. Cancer, 2006, 106: 2657-2663
15. Thomas DA, Faderl S, O' Brien S, et al. Chemoimmunotherapy with Hyper-CVAD plus Rituximab for the Treatment of Adult Burkitt and Burkitt-Type Lymphoma or Acute Lymphoblastic Leukemia. Cancer, 2006, 106: 1569-1580
16. GöKbuget N, Hoelzer D. The role of high-dose cytarabine in induction therapy for adult ALL. Leukemia Research, 2002, 26: 473-476
17. Ohno R. Treatment of adult patients with Philadelphia chromosome-positive acute lymphoblastic leukemia. Curr Oncol Rep, 10: 379-387
18. Fielding A. The treatment of adults with acute lymphoblastic leukemia. Hematology Am Soc Hematol Educ Program, 2008: 381-389
19. Gökbuget N, Hoelzer D. Novel antibody-based therapy for acute lymphoblastic leukaemia. Best Pract Res Clin Haematol, 2006, 19: 701-713
20. Larson S, Stock W. Progress in the treatment of adults with acute lymphoblastic leukemia. Curr Opin Hematol, 2008, 15: 400-407
21. Estey EH, Faderl SH, Kantarjian H. Hematologic Malignancies: Acute Leukemias. New York: Springer Berlin Heidelerg, 2008
22. Hoelzer D, Gökbuget N. Acute lymphocytic leukemia in adults//Hoffman R, Benz E, Shattil S, et al. Hematology: Basic Principles and Practice. 5th ed. Philadelphia: Churchill Livingstone Elsevier, 2008: 710-734
23. Hunault M, Harousseau JL, Delain M, et al. Better outcome of adult acute lymphoblastic leukemia after early genoidentical allogeneic bone marrow transplantation (BMT) than after late high-dose therapy and autologous BMT: a GOELAMS trial. Blood, 2004, 104: 3028-3037
24. Lazarus HM, Richards SM, Chopra R, et al. Central

nervous system involvement in adult acute lymphoblastic leukemia at diagnosis: results from the international ALL trial MRC UKALL XII/ECOG Central E2993. Blood, 2006, 108: 465-472

25. Spinelli O, Peruta B, Tosi M, et al. Clearance of minimal residual disease after allogeneic stem cell transplantation and the prediction of the clinical outcome of adult patients with high-risk acute lymphoblastic leukemia. Haematologica, 2007, 92: 612-618
26. Brüggemann M, Raff T, Flohr T, et al. Clinical significance of minimal residual disease quantification in adult patients with standard-risk acute lymphoblastic leukemia. Blood, 2006, 107: 1116-1123
27. Wetzler M, Sanford BL, Kurtzberg J, et al. Effective asparagine depletion with pegylated asparaginase results in improved outcomes in adult acute lymphoblastic leukemia: Cancer and Leukemia Group B Study 9511. Blood, 2007, 109: 4164-4167
28. Ciceri F, Labopin M, Aversa F, et al. A survey of fully haploidentical hematopoietic stem cell transplantation in adults with high-risk acute leukemia: a risk factor analysis of outcomes for patients in remission at transplantation. Blood, 2008, 112: 3574-3581
29. Kantarjian H, Thomas D, O'Brien S, et al. Long-Term Follow-Up Results of Hyperfractionated Cyclophosphamide, Vincristine, Doxorubicin, and Dexamethasone (Hyper-CVAD), a Dose-Intensive Regimen, in Adult Acute Lymphocytic Leukemia. Cancer, 2004, 101: 2788-2801
30. Karbasian-Esfahani M, Wiernik PH, Novik Y, et al. Idarubicin and standard-dose cytosine arabinoside in adults with recurrent and refractory acute lymphocytic leukemia. Cancer, 2004, 101: 1414-1419
31. de Labarthe A, Rousselot P, Huquet-Rigal F, et al. Imatinib combined with induction or consolidation chemotherapy in patients with de novo Philadelphia chromosome-positive acute lymphoblastic leukemia: results of the GRAAPH-2003 study. Blood, 2007, 109: 1408-1413
32. Ottmann OG, Wassmann B, Pfeifer H, et al. Imatinib compared with chemotherapy as front-line treatment of elderly patients with Philadelphia chromosome-positive acute lymphoblastic leukemia (Ph^+ ALL). Cancer, 2007, 109: 2068-2076
33. Vignetti M, Fazi P, Cimino G, et al. Imatinib plus steroids induces complete remissions and prolonged survival in elderly Philadelphia chromosome-positive patients with acute lymphoblastic leukemia without additional chemotherapy: results of the Gruppo Italiano Malattie Ematologiche dell' Adulto (GIMEMA) LAL0201-B protocol. Blood, 2007, 109: 3676-3678
34. Pullarkat V, Slovak ML, Kopecky KJ, et al. Impact of cytogenetics on the outcome of adult acute lymphoblastic leukemia: results of Southwest Oncology Group 9400 study. Blood, 2008, 111: 2563-2572
35. Asnafi V, Buzyn A, Thomas X, et al. Impact of TCR status and genotype on outcome in adult T-cell acute lymphoblastic leukemia: a LALA-94 study. Blood, 2005, 105: 3072-3078
36. Rowe JM, Buck G, Burnett AK, et al. Induction therapy for adults with acute lymphoblastic leukemia: results of more than 1500 patients from the international ALL trial: MRC UKALL Ⅻ/ECOG E2993. Blood, 2005, 106: 3760-3767
37. Moorman AV, Harrison CJ, Buck GA, et al. Karyotype is an independent prognostic factor in adult acute lymphoblastic leukemia (ALL): analysis of cytogenetic data from patients treated on the Medical Research Council (MRC) UKALL Ⅻ/Eastern Cooperative Oncology Group (ECOG) 2993 trial. Blood, 2007, 109: 3189-3197
38. Raff T, Gökbuget N, Lüschen S, et al. Molecular relapse in adult standard-risk ALL patients detected by prospective MRD monitoring during and after maintenance treatment: data from the GMALL 06/99 and 07/03 trials. Blood, 2007, 109: 910-915
39. Lee S, Kim YJ, Chung NG, et al. The Extent of Minimal Residual Disease Reduction After the First 4-Week Imatinib Therapy Determines Outcome of Allogeneic Stem Cell Transplantation in Adults With Philadelphia Chromosome-Positive Acute Lymphoblastic Leukemia. Cancer, 2009, 115: 561-570
40. DeAngelo DJ, Yu D, Johnson JL, et al. Nelarabine induces complete remissions in adults with relapsed or refractory T-lineage acute lymphoblastic leukemia or lymphoblastic lymphoma: Cancer and Leukemia Group B study 19801. Blood, 2007, 109: 5136-5142
41. Stock W, La M, Sanford B, et al. What determines the outcomes for adolescents and young adults with

acute lymphoblastic leukemia treated on cooperative group protocols? A comparison of Children's Cancer Group and Cancer and Leukemia Group B studies. Blood,2008,112:1646-1654

42. Willemze R,Labar B. Post-remission Treatment for Adult Patients With Acute Lymphoblastic Leukemia in First Remission:Is There a Role for Autologous Stem Cell Transplantation? Semin Hematol, 2007,44:267-273

43. Plasschaert SL,Kamps WA,Vellenga E,et al. Prognosis in childhood and adult acute lymphoblastic leukaemia:a question of maturation? Cancer Treat Rev,2004,30:37-51

44. Carpenter PA, Snyder DS, Flowers MED, et al. Prophylactic administration of imatinib after hematopoietic cell transplantation for high-risk Philadelphia chromosome-positive leukemia. Blood, 2007, 109:2791-2793

45. Goldstone AH,Richards SM,Lazarus HM,et al. In adults with standard-risk acute lymphoblastic leukemia, the greatest benefit is achieved from a matched sibling allogeneic transplantation in first complete remission,and an autologous transplantation is less effective than conventional consolidation/maintenance chemotherapy in all patients: final results of the International ALL Trial (MRC UKALL Ⅻ/ECOG E2993). Blood, 2008, 111: 1827-1833

46. Faderl S,Jeha S,Kantarjian HM. The biology and therapy of adult acute lymphoblastic leukemia. Cancer,2003,98:1337-1354

47. Piccaluga PP,Paolini S,Martinelli G. Tyrosine kinase inhibitors for the treatment of Philadelphia chromosome-positive adult acute lympholbastic leukemia. Cancer,2007,110:1178-1186

48. Pui CH,Evans WE. Treatment of acute lymphoblastic leukemia. N Engl J Med,2006,354:166-178

49. Apostolidou E,Swords R,Alvarado Y,et al. Treatment of acute lymphoblastic leukaemia:a new era. Drugs,2007,67(15):2153-2171

50. Bachanova V,Weisdorf D. Unrelated donor allogeneic transplantation for adult acute lymphoblastic leukemia:a review. BMT,2008,41:455-464

第 81 章

儿童白血病

白血病(leukemia)是儿童时期最常见的恶性疾病,约占15岁以下儿童恶性肿瘤的25%～30%,20岁以下青少年恶性肿瘤的25%。它是一组形态学、细胞遗传学等差异较大的恶性疾病。按白血病细胞的起源主要分为急性髓系白血病(AML)、慢性髓系白血病(CML)和急性淋巴细胞白血病(ALL);儿童期另外备受关注的还有婴儿期白血病和伴有Down综合征的儿童急性白血病,因各自具有独特的生物学和临床特征,成为儿童白血病中的独立类型。而幼年型粒单细胞白血病(juvenile myelomonocytic leukemia,JMML)是发病机制完全不同于CML的兼有骨髓增生异常综合征(MDS)及骨髓增殖性疾病(MPD)特征的一种儿童恶性血液病(见第84章)。ALL约占75%～80%,AML约占15%～20%,CML等其他类型白血病的发病率相对较低。

儿童白血病的治疗随着细胞遗传学、分子生物学及免疫学等相关学科的发展取得了令人鼓舞的成绩。以细胞遗传学及分子生物学为基础的危险分组治疗使儿童白血病的疗效得到显著提高,发达国家儿童ALL的长期无事件生存率达80%以上,儿童AML的疗效达到了50%～70%;分子靶向治疗的应用可使以往预后极差的Ph染色体阳性儿童ALL的3年无事件生存率由20%～30%提高到80%以上。

本章节将对上述疾病进行重点叙述。儿童CML与成人CML具有相同的临床特征与预后,在此章节不赘述。

第一节 概　　述

一、发 病 率

美国等发达国家儿童白血病的发病率为(3.5～4.9)/10万儿童,每年新发病例数约3250人。Parkin等研究的国际儿童肿瘤流行病学资料显示,全球儿童ALL发病率最高的地区是拉丁美洲的哥斯达黎加(5.94/10万人口),澳大利亚次之,美国儿童ALL的发病率占第三位。亚洲地区儿童ALL的发病率低于欧美地区,日本的大阪ALL发病率在亚洲地区占首位,以色列的犹太裔儿童和我国上海发病率相似,印度的孟买发病率则更低。近年来某些国家或地区的流行病学调查发现儿童白血病发病率有不同程度上升,如英格兰北部15岁以下儿童白血病1968～1995年每10年增加3.6%,中国台湾地区1981～1990年儿童白血病发病率增加20%,美国的调查结果发现儿童白血病的发病率略有增加。

我国1986～1988年的流行病学资料显示白血病的年发病率为2.71(0.38～5.82)/10万,标化率(SIR)为2.62/10万,95%可信度为(2.85～2.84)/10万。其中15岁以下儿童白血病约占恶性肿瘤的半数以上,占恶性肿瘤的首位。同期资料显示大部分地区的发病率与全国发病率相似。

天津市对1981～2000年15岁以下儿童白血病发病情况的调查显示总发病率为3.9/10万,其中男性儿童为4.32/10万,女性儿童3.45/10万。1981年以来儿童白血病的发病趋势变化不明显。我国18岁以下儿童人口约3.6亿,推测我国每年新增儿童病例约10 000例以上。

二、病　　因

儿童白血病的病因尚不明了,可能的发病因素包括以下几方面。

1. 遗传因素　急性白血病并非遗传性疾病。但是,现已证明某些遗传性综合征如21-三体综合征(Down syndrome)及Fanconi贫血与白血病的易感性密切相关。英国及美国的研究表明2.3%～2.6%的儿童急性白血病与遗传因素有关。

对所有类型白血病患者的同胞、双亲及后代的调查未发现有肿瘤高发的现象。虽有同胞相继发生白血病的报告，但发生率极低。同卵双胞胎发生白血病的概率比异卵双生者大。祖父、双亲、同胞当中有遗传性缺陷者与多种类型ALL的发病有关，其中包括肌肉骨骼疾病、胃肠疾病、变态反应性疾病、遗传性心脏病及肺部疾病等。

由于近年已有足够多的长生存病例，有学者对长生存患者的后代进行了白血病相关危险性的调查，结果未发现该人群发生白血病的危险性增加。同时对健康生存的儿童白血病患儿进行了染色体稳定性的检查，无论在对照组还是博来霉素诱导畸变组均未发现染色体不稳定性的增加。与健康人群对照研究发现长生存ALL患儿的后代中先天性畸形者并无增加。

遗传与环境因素在儿童ALL的发生中具有相互作用。组织相容性白细胞抗原(HLA)被认为是白血病易感的遗传性危险因素之一。其相关性表现为在男性中最普通的等位基因HLA-DR53、HLA-DRB1*04表达增强。并且在ALL患者中发现HLA-DRB1*04的纯合基因、编码HLA-DR53特异性明显增强。HLA-DRB1*04的纯合基因与ALL的相关性在男性患者表现尤为突出。HLA-DR53与H-2Ek之间的交叉反应通过一些致癌病毒广泛地模仿HLA-DR53免疫优势抗原决定簇，而且在邻近HLA-DRB4基因上额外数量的DNA证明HLA-DRB1*04可能是儿童ALL的遗传因素之一。在60例儿童ALL和78例新生儿DQA1和DQB1的等位基因对照研究中发现男性患者DQA1*0101/*0104和DQB1*0501比正常对照发生率高。这个结果提示在ALL患者中有男性相关的易感HLA系。

有人研究了谷胱甘肽S转移酶和细胞色素P450基因在儿童肿瘤中的作用。这两种酶均参与致癌物代谢并构成成人多种癌症的高危因素，并通过NAT1和NAT2编码的N-乙酰转移酶参与香烟、环境及食物中的芳香胺的生物转化。这些快速和缓慢的乙酰化作用等位基因在多种成人实体肿瘤中起修饰作用。低叶酸盐摄取或作为亚甲基四氢叶酸还原酶(methylenetetrahydrofolate reductase，MTHFR)多态性结果的叶酸盐代谢的改变均与神经管缺陷及一些癌症有关。MTHFR多态性的改变导致胸腺嘧啶核苷池增加和高质量DNA合成，为白血病的发生提供保护，尤其与发生染色体易位的白血病密切相关。

Wiemels等报告了MTHFR多态性与*MLL*基因重排的婴儿白血病及TEL-AML1阳性或超二倍体儿童白血病的相关性。这些研究结果为儿童白血病不同分子生物学亚型可能有不同的病因提供了证据，同时也提示叶酸盐在儿童白血病发生中所起的作用。Krajinovic等发现GSTM1裸基因型和CYP1A1基因型可有意义地预测ALL的发病危险。当NAT2缓慢乙酰化时，通常被认为与其他高危基因型如GSTM1裸基因型、CYP1A*2A基因型共同作用，增加发生白血病的危险。Davies等研究发现GSTM1裸基因型是对儿童AML(特别是FAB分型中的M3和M4)有预测意义的基因型。这些研究结果提示了基因与环境因素的相互作用在儿童白血病发病中的可能作用。

2. 儿童急性淋巴细胞白血病的胎内起源　早期文献报道，对确诊时年龄2个月和14岁的同卵双胞胎通过分子生物学方法研究证明，来自宫内同一胎儿、同一细胞扩增或突变后的同卵双生的同胞ALL的发生是一致的。由于这种疾病在双胞胎没有临床的和生物学上的差异，有人猜测某些独生子的白血病可能起源于胎内。并且进一步推测附加因素或出生后环境因素导致在出生后的任何时间发生白血病。为验证这一假设，研究者用新生儿血印记检测现有的克隆或与患者相关的特殊白血病相关融合基因序列(*TEL-AML1*)，发现t(12;21)与*TEL*的非易位等位基因的缺失之间的相关性在B系ALL最常见。这些研究提示儿童急性淋巴细胞白血病的胎内起源。

3. 感染因素　Smith等研究发现孕妇宫内胎儿感染可增加5岁以下儿童患ALL的危险。感染导致ALL危险性增加的机制可能是感染导致基因组的不稳定性增加。资料证明甲型肝炎病毒感染与儿童ALL高发病率有关。改善公共卫生状况可降低母亲孕期感染及新生儿感染，对降低ALL的危险性将起到不可忽视的作用。

母乳喂养可降低婴儿感染性疾病的发生。喂养方式与儿童急性白血病的相关性报道不一，目前的观点倾向于母乳喂养可降低儿童白血病发生的危险。

与感染相关的其他因素包括免疫接种、动物接触史、药物应用史(如氯霉素)、季节变化等，它们与儿童白血病的确切相关性尚无定论。

4. 环境因素　迄今为止，虽有大量有关环境因素与白血病发病相关性的研究，但确定的相关因素只有电离辐射。20世纪50年代有报道认为在孕妇子宫接受X线照射会增加儿童患白血病的危险，但现在对此观点尚存争议。目前也有研究认为双亲在怀孕前低水平的射线接触会增加婴儿白血病的危险。对日本广岛、长崎原子弹爆炸地区生存者的研究发现，原子弹爆炸 5～15 年后白血病的发病率增加，白血病的发生危险性与接受的放射剂量有关。而对三里岛和切尔诺贝利核事故的随访研究尚未发现与儿童白血病发病的相关性。

多中心的研究表明母亲孕前、孕中及父亲职业接触杀虫剂、除莠剂、杀真菌剂等与儿童白血病的发病有关。

母亲孕前、孕中及产后接触苯会增加 ALL 的发生危险；孕前 1 年、孕中及分娩后接触氯化物溶剂可增加儿童急性白血病的危险；最近的研究还表明家用有机溶剂与儿童急性白血病的发生有关。

职业接触苯与成人急性白血病的发生密切相关。尽管儿童 ALL 不可能由职业接触所致，但环境中的苯浓度日益增加可能是儿童急性白血病的病因之一。有研究报道居住于交通要道或加油站附近(100m 以内)的儿童，发生白血病的危险性增加，此结果基于生态学研究，确切的相关性有待进一步研究证实。我国对 1000 余名白血病患儿研究结果显示，有 46% 的家庭在患儿确诊前 6 个月内进行过室内装修。苯导致儿童白血病的可能机制与儿童的个体易感性强、儿童毒物代谢酶如细胞色素 P4502E1、髓过氧化物酶(MPO)、谷胱甘肽硫转移酶(GSTs)等的基因多态性以及儿童体内存在固有的基因缺陷等有关。

电磁场与白血病发病的相关性早在 20 世纪 70 年代已有报告。而此后的大系列研究未证实低强度电磁场与儿童白血病及其他儿童肿瘤发病有关的假设。近年，来自美国、加拿大及英国的研究结果认为暴露于高强度磁场(>0.4μT)下可能增加急性白血病的患病危险，而低强度磁场对机体的影响甚微。

5. 生活方式 饮食习惯与维生素的补充与成人的某些癌症发病有关。在儿童的研究集中于母亲孕期饮食、补充维生素与白血病发病相关性方面，结果无阳性发现。

婴儿白血病近 80% 伴有发生于 11q23 染色体上的遗传学异常，形成 *MLL* 融合基因。11q23 也常见于应用拓扑异构酶Ⅱ抑制剂所致的继发性白血病(AML)。因此 Ross 等学者推测婴儿白血病可能与暴露于自然状态下的拓扑异构酶抑制剂(包括咖啡因、变种的水果和蔬菜)有关，并进行了多中心的研究，结果未发现拓扑异构酶Ⅱ抑制剂类食物与各种类型 ALL 发病的相关性。但拓扑异构酶Ⅱ抑制剂类食物补充量增加与 AML 的发病具有明显的相关性。最近的体内研究证明，食物中天然存在的生物类黄酮与食品添加成分一样可引起在 *MLL* 基因断裂点区域的位点特异的 DNA 切割。这些结果提示母亲摄入生物类黄酮可诱发 *MLL* 基因断裂并可能在子宫内导致染色体易位，从而导致婴儿白血病的发生。吸烟、饮酒、服用某种特定的中药和导致 DNA 损伤的药物，接触杀虫剂可增加与 *MLL* 基因改变相关的急性白血病的发病危险。

6. 既往病史 2117 例 ALL 和 650 例 AML 的调查中发现，Down 综合征、先天性心脏病、胃肠道畸形在 ALL 患儿中多见；Down 综合征、智力发育迟缓、先天性心脏病在 AML 中多见。

三、发病年龄及病种分布

Gurney 的调查资料显示发达国家儿童 ALL 的发病高峰年龄在 1～4 岁，峰值年龄在 2～3 岁，约占 15 岁以下儿童 ALL 的 80%。在美国儿童 ALL 的发病高峰年龄为 2～5 岁，此年龄阶段发病率为 5.3/10 万，随着年龄的增长发病率逐渐下降。我国 20 世纪 80 年代流行病学资料显示 ALL 的高发年龄组为 0～9 岁，高峰年龄与发达国家相似为 2～5 岁，此后发病率下降。AML 的发病率 0～20 岁发病处于平台期，此后随年龄增长发病率增加。

中国医学科学院血液学研究所对 1996～2003 年住院的年龄 0～17 岁的 497 例儿童少年急性白血病进行总结，男性 300 例，女性 197 例，其中 14 岁以下男性 254 例，女性 158 例。男∶女为1.52∶1。ALL 313 例(63.0%)，男性 197 例，女性 116 例，男∶女为 1.70∶1；ANLL 168 例(33.8%)，男性 90 例，女性 78 例，男∶女为1.15∶1。其中以 AML-M3 型最多见，其后依次为 AML-M2，AML-M4、AML-M5，其他亚型发病率极低。上述数据仅为区域性就诊病例，不能代表全国儿童白血病的流行病学概况，但与天津市 1981～2000 年对天津市常住人口中儿童白血病发病情况相近似。

早期(1966～1975 年)的报道显示白血病的死亡率与年龄有关，1～4 岁年龄组死亡率较高。近 20 年中全人群死亡发病比呈明显下降趋势，天津市儿童白血病死亡发病比约为 0.5，低于全人群。

第二节 急性淋巴细胞白血病

急性淋巴细胞白血病(acute lymphoblastic leukemia，ALL)，是指前体 B、T 或成熟 B 淋巴细胞发生克隆性异常增殖所致的恶性疾病。白血病细胞起源于骨髓，确诊时骨髓中的正常造血成分通常被白血病细胞所代替，并经血行播散，累及骨髓外组织和器官(如肝脏、脾脏、淋巴结等)，引起相应的临床表现。ALL 约占儿童急性白血病(acute leukemia，AL)的 75%～80%，是最常见的儿童恶性肿瘤。

一、分　　型

（一）FAB 分型

1976 年 FAB 协作组根据细胞大小、核质比例、核仁数目、胞质特点将 ALL 分为 L1、L2 和 L3 三型。绝大多数儿童 ALL 为 L1 型，Burkitt 淋巴瘤累及骨髓或成熟 B 细胞 ALL 为 L3 型，而 L2 型从骨髓细胞形态上鉴别较为困难。目前认为单一的细胞形态学分型与预后无关。ALL 的细胞化学染色表现为过氧化物酶（POX）、苏丹黑（SB）阴性；而 80% 以上的 ALL 过碘酸希夫反应（PAS）为阳性，酶型为小珠状或团块状。

（二）免疫学分型

ALL 的免疫学分型对预后判断十分重要，但非独立因素。随着细胞分化，按细胞表面抗原（HLA-DR、CD19、CD10、Cyu 及 SmIg）出现的顺序公认的分类是将 B-ALL 分为四型（见第 72 章），T-ALL 分为三型（见第 72、73 章）。

成熟 B 细胞 ALL 约占儿童 ALL 的 1% ~2%，其特征为细胞表面出现膜表面球蛋白，常为单克隆 IgM 的 λ 和（或）κ 轻链成分，同时表达 B 细胞的其他抗原，形态学上为 L3 型，细胞遗传学常与以下三种非随机的染色体易位有关，t（8；14）（q24；q32）、t（2；8）（p12；q24）和 t（8；22）（q24；q11），染色体断裂点累及 8 号染色体上的 myc 癌基因和 14 号染色体上的免疫球蛋白重链、2 号染色体上的 κ 轻链和（或）22 号染色体上的 λ 轻链基因。

除成熟 B 细胞 ALL 外，前体 B 细胞 ALL 中 80% ~90% 为普通 B-ALL（也称为 CALLA），细胞除同时表达 B 细胞抗原外，以出现 CD10 抗原为特征。90% 以上的前体 B 细胞 ALL 具有免疫球蛋白重链（*IgH*）的基因重排，此外也可以出现 T 细胞受体（*TCR*）基因重排。而在 T-ALL 也可出现 *IgH* 的基因重排。

T-ALL 约占儿童 ALL 的 10% ~15%。以高白细胞、纵隔肿块、年龄较大的男童多见，确诊时常合并中枢神经系统白血病（CNSL）。常于治疗早期复发，预后较 B-ALL 差。

在极少部分 ALL 病例，其白血病细胞同时表达淋巴系和髓系抗原。此类 ALL 通常被称为混合系白血病或双表型白血病。约占 ALL 的 20% 以上。目前认为 *MLL* 基因易位是此类 ALL 的独立特征。

（三）MIC 分型

1985 年在比利时举行的第一届国际 MIC（形态学、免疫学和细胞遗传学）组织分型会议，制定了 ALL 的 MIC 分型标准（见第 72 章）。由于形态学分类对预后的价值越来越小，MIC 分型的意义有待重新认识。

（四）WHO 分型

儿童 ALL 的细胞遗传学异常分为染色体数目（倍体数目）和结构（染色体易位）的异常。这些非随机的染色体异常与预后密切相关，并且与导致嵌合和失调转录调节蛋白的独特基因表达标记相关。2000 年 WHO 肿瘤工作组将 ALL 归入淋巴系肿瘤，分为前体 B 淋巴细胞、前体 T 淋巴细胞及成熟 B 淋巴细胞白血病三型，各型的染色体异常及累及基因见第 73 章。

二、临 床 表 现

ALL 发病可急可缓。有时是在血液常规检查时发现，或因感染等原因就诊时被发现。临床表现无特异性，常见的临床表现有：发热，热型不定，约占半数以上；贫血引起的面色苍白、活动后气促、疲乏无力；近半数患儿有皮肤及黏膜的出血，表现为皮肤出血点和（或）瘀斑、牙龈出血、鼻出血等；约 25% 的患儿以骨或关节的疼痛起病，甚至出现跛行步态。在高白细胞的患儿（多见于 T-ALL）可有无痛性皮下结节，伴有或不伴有皮下出血。就诊时约 30% ~50% 的患儿查体发现有明显的肝脏或脾脏肿大，淋巴结可有轻度肿大。约 5% 的患儿在诊断时有中枢神经系统（CNS）受累的表现，如头痛、恶心、呕吐、嗜睡、癫痫发作，体检可有颈项强直、视神经乳头水肿等。约 10% 的患儿有纵隔浸润，常为 T-ALL。睾丸白血病较少见，表现为单侧或双侧的睾丸无痛性肿大。肾浸润少见，诊断时肾肿大可能与高尿酸血症、肾脏出血等有关。

（一）实验室检查

1. 血象　贫血程度不一，发病急者贫血较轻，贫血多为正细胞正色素性。多数患儿血小板降低，但约 25% 的患儿血小板正常。白细胞数可有不同程度的减低或增高，但约 1/3 的病例白细胞计数在正常范围。白细胞计数正常或降低的患者，血涂片白细胞分类可见成熟淋巴细胞比例增高，原始及幼稚淋巴细胞的比例多在 20% 以上，部分病例外周血无原始及幼稚细胞；外周血白细胞计数大于 $10\times10^9/L$ 者，分类中原始及幼稚淋巴细胞比例常大于 30%。

临床上可见嗜酸性粒细胞增多。嗜酸性粒细胞增多可在诊断前或诊断后。完全缓解后恢复正常。B-ALL 伴嗜酸性粒细胞增多常与 t（5；14）（q31；q32）异常有关。

2. 骨髓象　骨髓检查是诊断和判定疗效的最主要手段。骨髓增生程度多为活跃、明显活跃甚至极度活跃，部分病例骨髓增生减低。骨髓增生减低者多伴有骨髓纤维化或由于白血病细胞过度增生导致骨髓“干抽”，应进行骨髓活检或行胸骨穿刺检查以明确诊断。骨髓有核细胞分类原始和幼稚淋巴细胞≥25%即可诊断本病。粒系、红系及巨核系细胞增生受抑。

少数情况下，白血病细胞可能在骨髓内增生不均一。如临床症状符合ALL，而骨髓象不支持，需多部位骨髓穿刺进行证实。

非霍奇金淋巴瘤累及骨髓，原始和幼稚淋巴细胞>25%时，应诊断为ALL，并按ALL进行分型和治疗。

3. 组织化学染色 ALL的过氧化物酶（POX）染色和苏丹黑（SB）染色阴性；糖原（PAS）染色（±）~（+++）；酸性磷酸酶（-）~（±），T-ALL时酸性磷酸酶呈阳性反应，酶型为块状或颗粒状；非特异性酯酶阴性。

4. X线检查 胸部X线检查约5%~15%的患儿有纵隔增宽，为胸腺浸润或纵隔淋巴结肿大，多见于T-ALL。长骨摄片约50%的病例可见广泛骨质疏松，干骺端近侧可见密度减低的横线或横带，称为“白血病线”。

5. 其他检查 生化检查可见乳酸脱氢酶（LDH）不同程度的增高；肝功能检查AST可有轻度或中度增高。凝血异常不多见。

（二）ALL的预后因素

ALL的预后因素与确诊时年龄、白细胞（WBC）数量、细胞遗传学改变以及免疫学分型等密切相关（表81-1）。

根据预后因素将ALL分为低危组、中危组和高危组三组（表81-2），以达到个体化治疗的目的。患儿年龄、白细胞数及细胞遗传学异常被认为是最关键的预后相关因素。在临床治疗中根据个体对药物的治疗反应的差别，调整治疗方案、进一步探讨个体化治疗的新策略，对改善高危、复发ALL的预后十分重要。

表81-1 儿童ALL预后相关因素分组

		预后良好	预后不良
确诊时相关因素	年龄	2~10岁	≤12个月
	白细胞数	$<50\times10^9/L$	$\geq50\times10^9/L$
	染色体核型	超二倍体	Ph染色体（+）
		正常核型	t(9;22)(q34;q11)
		t(12;21)(p12;q22)	t(4;11)(q21;q23)
	免疫学分型	除外Ph染色体（+）的B细胞型	T细胞型
	髓外浸润	无CNSL和睾丸浸润	有CNSL和（或）睾丸浸润
治疗相关因素	达CR所需时间	≤2周	≥4周
	泼尼松治疗反应（治疗1周后外周血原始+幼稚淋巴细胞绝对值）	$\leq1\times10^9/L$	$>1\times10^9/L$
	MRD	治疗第5周和第12周阴性	治疗后12周阳性

表81-2 St. Jude危险分组标准

危险分组	低危	中危	高危
分组标准	pre-B表型 年龄1~9岁和WBC$<50\times10^9/L$ *ETV6-CBFA2*（*TEL/AML1*）融合基因 超二倍体核型>50个染色体（DNA指数>1.16） 无CNS白血病（CNS3，无睾丸浸润） 无t(9;22)、t(1;19)、*MLL*重排 无亚二倍体核型 泼尼松试验治疗反应佳	T细胞免疫表型 所有pre-B ALL无低危或高危ALL特征	t(9;22)或*BCR-ABL*融合基因阳性 t(4;11)或*MLL/AF4*融合基因或其他*MLL*基因重排阳性 泼尼松试验治疗反应不良 中危诱导治疗第15天骨髓呈M3状态 诱导治疗第33天骨髓呈M2/M3状态

三、诊断与鉴别诊断

1. 诊断　典型的临床表现,外周血常规检查异常、骨髓中原始+幼稚淋巴细胞≥25%时,ALL的诊断并不困难。

2. 鉴别诊断　当血象仅表现为单一血细胞减少或全血细胞减少等情况时应与原发性血小板减少性紫癜(ITP)、再生障碍性贫血(AA)以及其他病毒感染相关的感染性疾病相鉴别。部分病例以骨关节疼痛为首发表现,应与幼年型类风湿关节炎、其他肿瘤等疾病相鉴别。

(1) 神经母细胞瘤及其他转移瘤:ALL与神经母细胞瘤(NB)具有相似的临床表现,如骨骼疼痛、发热及全血细胞减少。儿童NB常有肝脏、淋巴结、骨骼浸润,骨髓浸润亦较常见。偶尔在外周血涂片可见与原始或幼稚淋巴细胞极为相似的神经母细胞瘤细胞。NB的患儿有突眼,常为单侧,尿VMA增高,且常可找到原发病灶。

(2) 传染性单个核细胞增多症:常有白细胞增高,肝、脾及淋巴结肿大,但血常规检查白细胞分类中无幼稚淋巴细胞,可有异型淋巴细胞。嗜异凝集试验阳性,与ALL容易鉴别。

(3) 原发性血小板减少性紫癜(ITP):ITP是小儿时期的常见出血性疾病,临床上常见于上呼吸道感染后出现皮肤出血点或瘀斑。外周血检查为单纯血小板减少,白细胞分类多正常。部分儿童ALL临床表现与其相近,血象可表现为单一血小板减少。因此血细胞减少的患儿必须进行骨髓穿刺检查,以免误诊。

(4) 再生障碍性贫血(AA):儿童AA可表现为全血细胞减少或两系减少(血小板减少和贫血或血小板减少和白细胞减少),临床可有发热、贫血及出血,易与ALL混淆。临床上有1%~2%的ALL在典型ALL前有几天或几周的一过性全血细胞减少,骨髓增生低下,呈典型的AA改变,常被称为ALL前AA综合征,免疫分型多为前体B细胞型,也可发生于T细胞ALL。在疾病进程中密切随访,通过骨髓穿刺及骨髓活检等检查可进行鉴别。

(5) 幼年型类风湿关节炎与结缔组织病:约25%的患儿以骨或关节疼痛起病,同时伴有不同程度的发热,白细胞增高,与幼年型类风湿关节炎及系统性红斑狼疮(SLE)表现相似。通过白细胞分类、骨髓穿刺检查及血清的免疫学检查可做出鉴别。

四、治　　疗

儿童ALL的疗效近50年来稳步提高,5年无事件生存率近80%,这归功于联合化疗的应用,支持治疗的改善、CNS庇护所的预防性治疗及根据危险因素进行的分组治疗。目前对ALL治疗策略主要为诱导缓解治疗、巩固强化治疗、维持治疗和庇护所治疗。造血干细胞移植在高危及复发儿童ALL的治疗应严格掌握适应证,对改善总体疗效是一种良好的选择,2009年Smith等的研究结果提示供者来源对移植患儿总体生存的影响没有差别。Ph染色体阳性儿童ALL单纯联合化疗长期无病生存率低于30%,伊马替尼(STI571)问世以来,Champagne等2004年首次报道了COG协作组儿童及青少年Ph染色体阳性ALL对该药的安全性、耐受性结果,认为260~340mg/(m^2·d)的剂量范围可以达到有效的血药浓度并且具有很好的耐受性。2009年Schultz等报道了COG协作组的结果,连续应用伊马替尼儿童及青少年Ph染色体阳性ALL的3年无病生存率达到88%,但何时停药、是否可以替代造血干细胞移植治疗等问题尚待解答。儿童ALL总疗程目前观点不一,多主张男性患儿低危组2.5~3年,高危组3~3.5年;女性患儿低危组2~2.5年,高危组2.5~3年。

(一) 诱导缓解治疗

诱导缓解治疗的目的在于迅速杀灭可检测到的白血病细胞和减少白血病细胞在体内的残留。血液学缓解的标准为骨髓内原始及幼稚淋巴细胞<5%,外周血无原始及幼稚淋巴细胞,中性粒细胞绝对值1.5×10^9/L以上,Hb>90g/L,血小板100×10^9/L以上;完全缓解(CR)的标准除上述指标外需要临床症状完全恢复正常。部分缓解(PR)的标准为骨髓原始及幼稚淋巴细胞大于5%但小于25%,血象或临床表现两项中有一项未达到CR标准。诱导缓解治疗需4~6周。

20世纪60年代儿童ALL应用VP方案CR率近90%,加用蒽环类药物可提高CR率及无复发生存率。在VDP方案基础上增加其他药物(如左旋门冬酰氨酶),CR率不会有显著提高,但无病生存率会得到改善。约5%的患儿经4周诱导治疗不能获得CR,称为诱导治疗失败,常提示预后不良。国内有关儿童ALL的治疗方案多源于德国BFM或美国St. Jude儿童研究医院的治疗方案,诱导治疗方案无差别,但由于临床经验、经济状况等原因,巩固、强化治疗方案的强度略有差别。化疗间歇期以中性粒细胞绝对值(ANC)恢复情况决定,ANC≥1×10^9/L继续下一疗程化疗。常用的化疗方案如下:

1. 泼尼松试验治疗　泼尼松是治疗ALL的重要组成药物之一,对泼尼松药物的反应如何是判断ALL预后的重要条件之一。在规范的四药联合诱导治疗前单用泼尼松+鞘注(单药甲氨蝶呤鞘内注射)

治疗后1周根据外周血白血病细胞绝对值判断治疗反应的方法称为泼尼松试验。具体用法如下：泼尼松60mg/(m^2·d)，分3次口服。特殊情况不能口服静脉点滴甲泼尼龙(泼尼松剂量的80%)。泼尼松从足量的25%用起，根据情况逐渐加至60mg/(m^2·d)，对肿瘤负荷高的患儿可减低起始用量[从0.2～0.5mg/(kg·d)开始]，以避免肿瘤溶解综合征的发生。7天内累计剂量>210mg/m^2时评判治疗反应。若服药第8天外周血白血病细胞绝对值<1×10^9/L，判断为泼尼松反应好。若服药第8天外周血白血病细胞绝对值>1×10^9/L，判断为泼尼松反应不良。如果泼尼松服用过程中白细胞计数升高，则判断为泼尼松反应不良，定为高危。

2. 低危组诱导治疗常用方案

(1) VDP方案(4周)：长春新碱(VCR)1.6～2mg/(m^2·次)，每次最大剂量2mg，d8、15、22、29。柔红霉素(DNR)30mg/(m^2·d)，d8、15(根据治疗反应决定是否加用)。醋酸泼尼松(Pred)40～60mg/(m^2·d)或1mg/(kg·d)，d1～28，第29天始减量至第35天停药。

(2) VDLP方案(4周)：左旋门冬酰胺酶(L-Asp)6000U/(m^2·d)，隔日一次，皮试阴性后，静脉滴注，共用6～8次。余同VDP方案。

(3) VDCP方案(4周)：环磷酰胺(CTX)600～800mg/(m^2·d)，d1，静脉滴注。余同VDP方案。

3. 中、高危组诱导治疗方案　高危组的治疗常在标危组治疗方案的基础上增加2剂(第22、29天)蒽环类药物。对高白细胞(WBC≥100×10^9/L)者，有条件的应进行白细胞单采，同时口服泼尼松治疗1周。DNR给药一般应在WBC<50×10^9/L后，以避免发生肿瘤细胞溶解综合征。同时应给予别嘌醇预防高尿酸血症的发生。治疗方案见标危组VDLP(4周)。

于开始治疗第(15±2)天复查骨髓，若骨髓抑制，原始+幼稚淋巴细胞<5%(M1状态)，提示预后良好，继续上述治疗。若原始+幼稚淋巴细胞在5%～25%之间(M2状态)，或原始+幼稚淋巴细胞>25%(M3状态)均提示预后不良，需调整危险组别，在巩固等后期治疗时应用相应治疗方案。

在诱导治疗期间，由于糖皮质激素及L-Asp均可诱发凝血功能的异常，尤其是应用L-Asp期间应监测凝血功能。同时应注意肿瘤细胞溶解综合征、感染等的预防，加强支持治疗以保证诱导治疗的成功。

(二) 早期强化及巩固强化治疗

早期强化及巩固强化治疗是指在诱导缓解后进行的强烈化疗，目的在于进一步减少体内肿瘤负荷，清除残留的白血病细胞。常用的早期强化及巩固强化治疗方案如下。

1. 低危组

(1) CAM方案巩固治疗：如血象恢复中，符合以下条件开始化疗：白细胞≥2.0×10^9/L；粒细胞≥0.5×10^9/L；血小板≥50×10^9/L。开始CAM方案(巩固治疗)：CTX 1000mg/(m^2·d)，d1，静脉滴注。阿糖胞苷(Ara-C)75mg/(m^2·d)，d1～4，d8～11，静脉滴注。6-巯基嘌呤(6-MP)65mg/(m^2·d)，d1～14，每晚口服。CAM：疗程2周。于第3、10天鞘内注射(IT)MTX。开始给予Ara-C后最好不要中断，如果Ara-C延迟使用或中断，则也应同时停用6-MP，减用的6-MP剂量应在后面补足。

(2) HD-MTX+M方案：肝功能ALT/AST≤10倍正常上限值；胆红素≤3倍正常上限值；血象呈上升趋势：白细胞≥1.5×10^9/L，粒细胞≥0.5×10^9/L，血小板≥50×10^9/L时开始化疗。6-MP 25mg/(m^2·d)，每晚口服，d1～56；MTX 2g/(m^2·d)，24小时静脉滴注(1/10量于30分钟内给入，9/10量持续静脉滴注23.5小时)，d8、22、36、50，共4次。IT MTX于HD-MTX后2小时进行，d8、22、36、50，共4次。应用此方案应注意水化、碱化，保证尿pH 7.0～8.0；每12小时统计记出入量，如入量>出量400ml/(m^2·12h)，给予呋塞米0.5mg/kg(最大20mg)，静推。亚叶酸钙(CF)解救原则：15mg/(m^2·次)，静脉滴注×3次；第42小时按15mg/(m^2·次)解救，第48小时及以后按MTX血药浓度解救(具体标准见图81-1)，每6小时1次，最少解救3次。

2. 中危组

(1) CAM方案巩固治疗：如血象恢复中，符合以下条件开始化疗：白细胞≥2.0×10^9/L；粒细胞≥0.5×10^9/L；血小板≥50×10^9/L。开始CAM方案(巩固治疗)：CTX 1000mg/(m^2·d)，d1，静脉滴注。阿糖胞苷(Ara-C)75mg/(m^2·d)，d1～4，d8～11，静脉滴注。6-巯基嘌呤(6-MP)65mg/(m^2·d)，d1～14，每晚口服。CAM：疗程2周。于第3、10天鞘内注射(IT)MTX。开始给予Ara-C后最好不要中断，如果Ara-C延迟使用或中断，则也应同时停用6-MP，减用的6-MP剂量应在后面补足。休息1～2周，满足上述血象条件时重复CAM方案。

(2) HD-MTX+M方案：肝功能ALT/AST≤10倍正常上限值；胆红素≤3倍正常上限值；血象呈上升趋势：白细胞≥1.5×10^9/L，粒细胞≥0.5×10^9/L，血小板≥50×10^9/L时开始化疗。6-MP 25mg/(m^2·d)，每晚口服，d1～56；MTX 5g/(m^2·d)，24小时静脉滴注(1/10量于30分钟内给入，9/10量持续静脉滴注23.5小时)，d8、22、36、50，共4次。IT

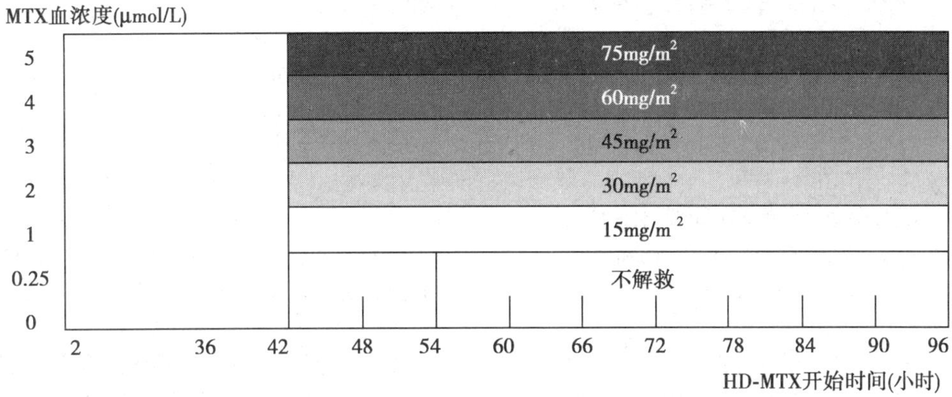

图 81-1 HD-MTX 治疗时四氢叶酸钙解救表

MTX 于 HD-MTX 后 2 小时进行，d8、22、36、50，共 4 次。应用此方案应注意水化、碱化，保证尿 pH 7.0～8.0；记出 12 小时入量，如入量>出量 400ml/(m^2·12h)，给予呋塞米 0.5mg/kg(最大 20mg)，静推。CF 解救原则：15mg/(m^2·次)，静脉滴注×3 次；第 42 小时按 15mg/(m^2·次)解救，第 48 小时及以后按 MTX 血药浓度解救(方法同上)，每 6 小时 1 次，最少解救 3 次。

3. 高危组

(1) CAM 方案巩固治疗：如血象恢复中，符合以下条件开始化疗：白细胞≥2.0×10^9/L；粒细胞≥0.5×10^9/L；血小板≥50×10^9/L。开始 CAM 方案(巩固治疗)：CTX 1000mg/(m^2·d)，d1，静脉滴注。阿糖胞苷(Ara-C)75mg/(m^2·d)，d1～4，d8～11，静脉滴注。6-巯基嘌呤(6-MP)65mg/(m^2·d)，d1～14，每晚口服。CAM：疗程 2 周。于第 3、10 天鞘内注射(IT)MTX。开始给予 Ara-C 后最好不要中断，如果 Ara-C 延迟使用或中断，则也应同时停用 6-MP，减用的 6-MP 剂量应在后面补足。休息 1～2 周，满足上述血象条件时重复 CAM 方案。

(2) HR(HR-1、HR-2、HR-3)方案：共 2 个循环。

HR-1：ALT/AST≤10 倍正常值上限；胆红素≤3 倍正常值上限；血象恢复中，粒细胞和血小板计数呈上升趋势，粒细胞≥1×10^9/L、血小板≥100×10^9/L，符合以上条件行骨穿并开始化疗。地塞米松(Dex) 20mg/(m^2·d)，口服或静脉滴注，d1～5；VCR 1.5mg/m^2(最大 2mg/次)，静脉滴注，d1、6；HD-MTX 5g/m^2，静脉滴注 24 小时，d1，1/10 量于 30 分钟内给入，9/10 量持续静脉滴注 23.5 小时。水化、碱化，保证尿 pH 7.0～8.0；记出入量，如 24 小时入量>出量 400ml/m^2，给予呋塞米 0.5mg/kg(最大 20mg)，静推。CF 解救原则：第 42 小时统一按 15mg/m^2 解救，第 48 小时以后按 MTX 血药浓度解救(方法同上)。CTX 200mg/(m^2·次)，持续静脉滴注 1 小时，q12h，d2～4，共 5 次，HD-MTX 结束后 7 小时开始给予。水化、碱化；预防出血性膀胱炎。Ara-C 2000mg/(m^2·次)，持续静脉滴注 3 小时以上，q12h，d5，共 2 次。从第 5 天起使用激素眼膏×2 天预防角膜结膜炎。大剂量维生素 B_6 预防神经毒性：150mg/m^2，q12h×2 天，第 5 天起。培门冬酶注射液(P-Asp)：2500U/(m^2·d)(最大 3750U/次)，肌注，d1。IT：d1，HD-MTX 输注后 2 小时进行。

HR-2：Dex 20mg/(m^2·d)，d1～5；VDS 3mg/(m^2·d)(最大 5mg)，静脉滴注，d1、6；HD-MTX 5g/(m^2·d)，持续静脉滴注 24 小时，d1；IFO 800mg/m^2，静脉滴注，q12h，d2～4，共 5 次，HD-MTX 结束后 7 小时开始。水化、碱化；预防出血性膀胱炎。P-Asp 2500U/(m^2·d)(最大 3750U/次)，肌注，d1。DNR：30mg/(m^2·d)，静脉滴注，d5。IT：d1，HD-MTX 输注后 2 小时。CNS3 在第 5 天增加 1 次三联鞘注。

HR-3：Dex 20mg/(m^2·d)，d1～5；HD-Ara-C 2000mg/m^2，持续静脉滴注 3 小时，q12h×4 次，d1、2；从第 1 天开始水化 6 天以上。从第 1 天起使用激素眼膏×3 天预防角膜结膜炎。大剂量维生素 B_6 预防神经毒性：150mg/m^2，q12h×3 天，第 1 天起。VP-16 100mg/m^2，持续静脉滴注 1 小时以上，q12h×5 次，d3～5；P-Asp 2500U/(m^2·d)(最大 3750U/次)，肌注，d1。IT：d5。

(三) 延迟强化治疗

1. 标危组

(1) VDLD 方案：共 3 周。血象呈上升趋势且符合以下条件时开始化疗：白细胞≥2.5×10^9/L，粒细胞≥1×10^9/L，血小板≥100×10^9/L。Dex 10mg/(m^2·d)，d1～7、15～21，无需减停。多柔比星

(doxorubicin) 25mg/(m^2·d),持续静脉滴注 1 小时,d1、8、15;长春新碱(vincristine) 1.5mg/(m^2·d)(最大 2mg/次),静脉滴注,d1、8、15;L-Asp:10 000U/(m^2·d),d1、4、8、11,共4次。如 L-Asp 过敏,可用培门冬酶注射液 2500U/(m^2·d)(最大 3750U/次),肌注,d1、15 替代。

(2) CAM 方案:共两周。血象呈上升趋势,白细胞≥2×10^9/L,粒细胞≥0.5×10^9/L,血小板≥50×10^9/L 时应用,剂量同早期强化治疗。鞘内注射治疗在此方案的第3、10天共2次。

2. 中危组 中危组延迟强化治疗需重复两次,方案同标危组。在两次延迟强化治疗期间插入一个中间维持治疗,具体如下:6-MP 50mg/(m^2·d),d1~56,口服。MTX 20mg/(m^2·次),每周一次,口服或肌肉注射,d1、8、15、22、29、36、43、50,共8次。鞘内注射治疗在 CAM 方案的第3、10天,共4次。

3. 高危组

(1) VDLD 方案:共4周。血象呈上升趋势且符合以下条件时开始化疗:白细胞≥2.5×10^9/L,粒细胞≥1×10^9/L,血小板≥100×10^9/L。Dex 10mg/(m^2·d),d1~7,d15~21,无需减停。多柔比星(doxorubicin) 25mg/(m^2·d),持续静脉滴注1小时,d8、15、22、29,共4次;长春新碱(vincristine) 1.5mg/(m^2·d)(最大 2mg/次),静脉滴注,d8、15、22、29,共4次;L-Asp 10 000U/(m^2·d),d8、11、15、18,共4次。如 L-Asp 过敏,可用培门冬酶注射液 2500U/(m^2·d)(最大 3750U/次),肌注,d1、15 替代。

(2) CAM 方案:共两周。血象呈上升趋势,白细胞≥2×10^9/L,粒细胞≥0.5×10^9/L,血小板≥50×10^9/L 时应用,剂量同早期强化治疗。鞘内注射治疗在此方案的第3、10天,共2次。

(四) 维持治疗

维持治疗是在定期强化治疗的间歇期进行的治疗,其目的是进一步减少体内残留的白血病细胞,减少复发。治疗的主要药物为 MTX、6-MP、VCR 和泼尼松。由于个体对药物的生物利用度存在很大差异,对药物的耐受性不同,有条件应根据血药浓度来监测用药。标危组及高危组的维持治疗相同。

VP→MM 方案序贯治疗。VP 方案1周,MM 方案3周。MTX 20~30mg/(m^2·次),d1、8、15,口服或静脉推注。6-MP 50~65mg/(m^2·d),d1~21,口服。用药期间应监测血象,若 WBC<1×10^9/L,ANC<0.5×10^9/L,则应停药,待血象恢复时继续治疗(表 81-3)。

表 81-3 维持治疗期间 6-MP 剂量调整表

白细胞计数		<1×10^9/L	($1\sim2$)$\times10^9$/L	($2\sim3$)$\times10^9$/L	>3×10^9/L
粒细胞计数		<0.5×10^9/L	($0.5\sim1$)$\times10^9$/L	($1\sim1.5$)$\times10^9$/L	>1.5×10^9/L
6-MP/MTX	剂量(%)	0	50	100	150

(五) 庇护所预防性治疗

由于人体存在"血脑屏障"和"血睾屏障",常规剂量化疗药物很难透过屏障在中枢神经系统及睾丸部位发挥作用,形成白血病细胞的天然"庇护所",增加白血病髓外复发机会,缩短生存期。因此"庇护所"预防性治疗对改善预后、提高无病生存率十分重要。"庇护所"预防性治疗应从诱导缓解治疗开始,并贯穿于整个早期强化及巩固治疗过程中。为使儿童 ALL 治疗真正实现个体化,CCG 和 BFM 协作组根据初诊时患儿 CNS 情况进行分组治疗(CCG-105 方案和 BFM-95 方案)。具体分组如下:①CNS1:腰椎穿刺无损伤,CSF 细胞分离未见白血病细胞;②CNS2:腰椎穿刺无损伤,CSF 中 WBC≤5×10^6/L,并可见幼稚细胞;③CNS3:腰椎穿刺无损伤,CSF 中 WBC>5×10^6/L,可见幼稚细胞,并伴有脑实质损伤或颅神经麻痹;④TLP$^+$:腰椎穿刺有损伤(CSF 中 RBC>1×10^7/L),可见幼稚细胞;⑤TLP$^-$:腰椎穿刺有损伤,不伴有幼稚细胞存在。所有患儿在诊断性腰椎穿刺时即给予鞘内注射(IT),第12天重复1次,系统治疗完成时应进行21次 IT 和4次 5g/m^2 的 HD-MTX 治疗。CNS2 和 TLP$^+$ 患儿诱导治疗阶段需接受2次额外的 IT(每周1次),CNS3 需接受4次额外的 IT(每周1次)和 1800cGy 颅脑照射。以上研究发现腰椎穿刺有损伤(CSF 中 RBC>1×10^7/L)并可见幼稚细胞者,CNSL 的累计发生率高达8%,因此对 IT 操作者技术要求较高,尽量避免穿刺损伤。

国内"庇护所"预防性治疗主要措施有大剂量甲氨蝶呤(HD-MTX)、鞘内单药或三联药物注射(MTX+Ara-C+Dex),以及全身化疗时加用易透过血-脑屏障的药物,如 VM-26、去甲氧柔红霉素(IDA)、L-Asp 等。目前越来越多的临床实验证实颅脑放疗对远期生存质量具有不良影响,因此,预防性应用颅脑放疗应慎重。

1. 颅脑放疗 只用于高危组的患儿或因某种原因不宜行 HD-MTX 治疗者,年龄要求3岁以上。放疗于 CR 后6个月进行,总剂量 18Gy,分10~15次于3周内完成。放疗同时每周 IT 1次,同时用 VP

(1周)、VAP(1周)交替各2次。

2. 鞘内注射　鞘内注射的目的是减少中枢神经系统的复发和治疗中枢神经系统白血病。鞘内注射与诱导治疗、巩固强化及维持治疗同时进行至完成治疗。建议标危组IT共17次;中危组共17次,如为CNS2加做2次,共19次;高危组共23次。各年龄组用药剂量见表81-4。

表81-4　不同年龄组三联鞘内注射药物剂量

年龄（岁）	MTX（mg）	Ara-C（mg）	Dex（mg）
0~1	5	15	2
1~2	7.5	20	2
2~3	10	25	4
≥3	12.5	30	4

（六）复发ALL的治疗

尽管儿童ALL的预后已显著改善,5年无病生存率达80%,但仍有20%~30%的患儿复发。如何提高复发ALL的疗效是目前研究的重大课题。

儿童ALL最常见的复发部位是骨髓,其次为中枢神经系统和睾丸。绝大多数复发病例是在确诊后1年内。随着存活期的延长,复发率逐年减少,美国St. Jude儿童研究医院的资料显示确诊后第1年内复发者占接受系统治疗ALL的20%,确诊后第2~4年间每年复发者占2%~3%,4年后则很少复发。复发ALL的预后与多种因素有关,其中包括复发距初次CR的间隔期、复发部位、免疫表型、复发时年龄以及复发时白细胞数量,而复发距离初次CR的间隔期被认为是影响复发ALL预后的最重要因素。

早期复发(在接受初期治疗过程中复发或诊断后2年内复发)、T细胞表型或复发时年龄>10岁提示与预后不良有关。部分研究者认为复发时低白细胞者预后较好,而BFM协作组则认为复发时外周血中无原始、幼稚淋巴细胞常有良好预后。复发部位也是与预后密切相关的因素之一。单一部位髓外复发者预后较骨髓复发者好。根据这些预后因素来选择应用传统剂量的联合化疗还是更强烈的治疗,如造血干细胞移植治疗,对改善高危组患儿的预后有益。

1. 骨髓复发的治疗　骨髓复发是儿童ALL的主要复发形式,B-ALL的二次缓解(CR2)率约为70%~90%,而T-ALL的CR2率极低。

在系统、规范治疗过程中复发的病例,获得CR2很难。应选择以往治疗中未使用过的药物,组成新的治疗方案进行诱导治疗。获得CR2后应尽快选择造血干细胞移植治疗,否则预后极差。

若为停药后复发或未经规范、系统治疗复发的病例应选择原诱导缓解方案进行再诱导治疗,约70%病例可获得CR2,缓解后应继续系统、规范治疗或选择造血干细胞移植治疗。

2. 中枢神经系统复发　虽然对CNS这一"庇护所"的治疗已规范化,但仍有5%~10%的ALL患儿发生CNS单一部位复发,或同时伴有骨髓复发或其他髓外部位的复发。CNS复发可以无任何临床症状而在定期预防性IT时发现,也可因口角歪斜、斜视、复视等症状的出现而被发现。经鞘内三联注射后近90%的CNS复发病例可获得缓解,但在CNS复发后6个月内常伴有骨髓复发或其他髓外部位的复发,对CNS复发治疗的同时选择在脑脊液中血药浓度较高的药物组成联合化疗方案进行全身化疗,以提高长期无病生存率。

三联IT隔日1次,待脑脊液生化、常规检查均正常后,每周2次,连续2周。完成IT及全身化疗后行颅脑放疗(剂量18~24Gy)。

近期Harker-Murray等的研究报道,异基因造血干细胞移植能明显改善这一群体患儿的预后,5年无白血病生存率单一中枢神经系统复发者可以达到91%,而中枢神经系统联合骨髓复发者为46%,骨髓复发者为35%。

3. 睾丸白血病的治疗　睾丸白血病表现为一侧睾丸无痛性肿大,触之较硬,不治疗可累及对侧。睾丸白血病常发生于持续缓解2年后。因HD-MTX的应用,目前睾丸白血病的发生率极低。接受系统治疗过程中发生的睾丸白血病仅20%患儿可3年以上长期存活;完成系统、规范治疗停药后复发的病例绝大多数可获得长期存活。

睾丸白血病的治疗采用局部放疗,剂量为18~24Gy,同时配合全身化疗。

五、病程与预后

ALL的自然病程平均为3个月。如不治疗,多数患儿在6个月内死亡。近20年来由于联合化疗的应用,预后明显改善,初治者完全缓解率达95%以上。发达国家如美国St. Jude儿童医院及德国BFM协作组ALL的5年无病生存率近80%。国内5年无病生存率达74%以上。随着长期无病生存率的提高,长生存ALL患儿的远期生活质量越来越受到重视。通过对生长发育,心、肺、肝、肾等脏器功能,以及运动功能、神经心理等方面的随访调查,认为未接受放疗的ALL患儿,可健康无病生存。儿童ALL目前被认为是一种可治愈的恶性肿瘤。

第三节 儿童急性髓系白血病

儿童急性髓系白血病(AML)发病率较低,约占儿童急性白血病的20%。其中以AML-M3型最常见,其次为伴有t(8;21)的AML-M2(AML-M2b),其他各型AML均可见,但发病率更低。M4型和M5型多见于先天性白血病(出生后4周内发生的白血病)。M7多见于3岁以下婴儿,国外报道的儿童M7多发生在Down综合征者。除AML-M3型外,儿童AML的预后较ALL差,5年EFS率约为50%~70%。高危因素有:确诊时白细胞>100×10^9/L,染色体核型3q-、-5、5q-、-7、7q-、+8、+9、11q-、12p-、-8、-19、20q-、+21、t(1;7)、t(2;11)以及复杂的染色体核型,年龄<12个月及合并CNSL等。而伴有inv16、t(8;21)、t(15;17)者预后较好。其流行病学及病因学参阅本章第一节,不在此赘述。

一、临床表现

1. 贫血 早期即可出现贫血,随病程进展贫血可进行性加重,可出现与贫血相关的临床症状,如面色苍白、乏力、心悸等。贫血程度与疾病严重程度及预后无关。造成贫血的主要原因为白血病细胞在骨髓内异常增生使红细胞生成减少。

2. 出血 引起出血的主要原因为血小板数量减少或凝血功能异常。常见的出血部位为皮肤、黏膜,偶有颅内及消化道的致命性出血。急性早幼粒细胞白血病及急性单核细胞白血病常以出血为首发症状。

3. 发热 急性髓系白血病发热多由感染引起。感染的部位以上呼吸道为主,致病菌可为细菌、真菌及病毒等。部分感染难以寻找感染病灶。

4. 浸润 白血病细胞大量增生,使骨髓腔内压力增高或浸润破坏骨皮质引起骨痛;白血病细胞可浸润多脏器引起相应的临床症状和体征,如肝、脾及淋巴结肿大,但不如ALL常见;M4型和M5型患儿可有牙龈增生;伴有t(8;21)的AML患儿易见脊髓浸润表现出的相应症状(如下肢麻木甚至截瘫)、脑神经浸润表现(如斜视、复视等症状);白血病细胞浸润骨膜、硬脑膜等部位可形成绿色瘤(绿色瘤的好发部位为眼眶骨膜之下,可引起突眼及周围组织淤血样改变)。

二、实验室检查

1. 血象 可有不同程度的贫血,多为正细胞正色素性贫血;约半数以上患儿血小板<50×10^9/L;外周血白细胞多数在$(1\sim500)\times10^9$/L,约20%患儿诊断时白细胞>100×10^9/L。外周血中幼稚细胞比例不定,低白细胞者外周血中可无幼稚细胞。

2. 骨髓象 骨髓增生程度多为活跃及明显活跃,原始及早幼粒细胞增多(原始及幼稚单核细胞增多),具体形态学特征见FAB分型标准。

3. 细胞组织化学染色 AML的不同亚型其细胞化学染色特点不尽相同,因此AML的细胞化学染色对该病的诊断十分重要。各型急性髓系白血病细胞化学染色特点见第72章。

4. 染色体 约79%~85%的儿童AML伴有染色体异常。其中约半数AML病例只以单独核型异常出现,其余伴有附加异常。采用高分辨技术,核型异常发现率高达90%以上。AML的染色体异常以结构畸变为主,高达39种之多,某些特殊的结构异常,如t(8;21)(q22;q22)、t(15;17)(q22;q11-12)、inv(16)(p13;q22)或t(16;16)(p13;q11),与良好预后相关。由于染色体核型异常在AML的诊断和预后意义判定上的价值远较免疫分型重要,2008年WHO提出了髓系肿瘤的分型建议,详见第72、73章。

5. 免疫分型 FAB分型的主要依据为细胞形态学和组织化学,由于人为因素,诊断一致率有较大差别。免疫表型可以提示白血病细胞的分化系列及分化阶段,鉴别率高达98%。因此,对某些单纯以形态学难以分型的AML,如M0、M1、M7,急性未分化型白血病(acute undifferentiated leukemia,AUL)、急性杂合型白血病(acute heterozygosis leukemia,AHL)等,免疫分型检查十分重要。但免疫分型对AML的预后价值不大。

(1) AML-M0和AML-M1:白血病细胞至少表达CD13或CD33,同时伴有HLA-DR的表达及不成熟细胞标志CD34和CD117的表达。通常不伴髓系成熟抗原,如CD15、CD11b或CD14的表达,淋系抗原阴性。CD7和CD56阳性,特别是髓系细胞伴$CD7^+$,提示为白血病细胞。胞质MPO^+对髓系诊断更为特异,M0、M1的白血病细胞胞质MPO^+。

(2) AML-M2:HLA-DR^+,小白血病细胞常$CD34^+CD117^+$,很少表达CD15等分化成熟抗原;大白血病细胞CD33表达强度减弱,出现CD13、CD15及CD11b等的表达。

(3) t(8;21)AML:原始细胞$CD34^+$。80%以上患者的原始细胞表达CD19。50%左右的患者白血病细胞TdT可阳性。

(4) t(15;17)APL:HLA-DR阴性,均一性$CD33^+$,CD13强弱不一,CD34表达呈异质性。通常$CD14^-$、$CD15^-$,可以$CD34^-$ $CD15^-$/$CD34^-$ $CD15^+$/$CD34^+CD15^-$。单一群体细胞CD34、CD15表达异质

性，结合 CD13 异质性表达，高度提示存在 PML-RARα 重排。

（5）AML-M4Eo：免疫表型类似 AML-M4，表达 CD33、CD13、CD15、CD4、CD11c、CD14、CD64 和 HLA-DR，$CD2^+$及 CD45 强阳性（CD45bright）细胞增多高度提示该病。

（6）AML-M5：原始细胞常与正常单核细胞区域部分重叠交叉，与正常粒单核细胞难以分辨，因此，鉴别 M5 常需多个单抗进行分辨。通常 CD33 强阳性（CD33bright）$CD13^-CD34^-$表型或单核细胞相关抗原 CD64、CD14 高表达时才能提示 AML-M5。CD11b 与其他抗原（粒细胞 $HLA\text{-}DR^-$CD45bright，单核细胞 $HLA\text{-}DR^+$CD45dim）同时表达也能提示 M5。其他方法，如 CD36、CD56 和 CD4 用于鉴别单核细胞，但均不具特异性。

（7）AML-M6：免疫表型特征不典型。CD71 及血型糖蛋白抗原高表达，原始细胞具有不成熟髓系细胞表型，此时易与 MDS 的 RAEB 和 RAEB-t 混淆。细胞对溶血过程敏感，因而流式细胞术检测较为困难。

（8）AML-M7：本型的诊断需免疫表型和（或）电镜检查。原始巨核细胞常高表达 CD41、CD61，需注意细胞黏附血小板造成的假阳性结果。CD412b 为成熟巨核细胞标志，可在血小板表达，而不表达于 $CD61^+CD42^-$的原始巨核细胞，可用于排除假阳性。

6. AML 的 MIC 和 WHO 诊断、分型　由于 AML 的高度异质型，其分型与预后有较大差异。为寻求 AML 的本质性特征，1988 年 FAB 协作组讨论制定了 AML 的 MIC 分型标准（见第 72 章）。2001 年 WHO 又按淋巴瘤 REAL 的分型原则，综合病史、形态、免疫表型、遗传特征和预后等因素，对包括 AML 在内的造血和淋巴组织肿瘤作了重新分类，2008 年又对此进行了修订（见第 72、73 章）。

7. 其他　生化检查部分可有 LDH 增高。M6 型患儿可有胎儿血红蛋白（HbF）和血红蛋白 H 增高。高白细胞患儿及 APL（AML-M3）型可并发 DIC，出现凝血异常；有髓外浸润者行 X 线摄片、CT 及 MRI 检查可发现异常影像。

三、诊断与鉴别诊断

根据典型的临床表现及实验室检查，AML 的诊断并不困难。但儿童粒细胞缺乏的恢复期、某些感染所致的类白血病反应及神经母细胞瘤常有与 AML 类似的临床表现，需仔细鉴别。

1. 传染性单个核细胞增多症　是由 Epstein-Barr 病毒（EBV）引起的急性单核-巨噬细胞系统增生性疾病，病程常具自限性。临床以不规则发热，咽峡炎，肝、脾及淋巴结肿大为特征，外周血白细胞总数不同程度增加，以大量异淋巴细胞增多为主。血清嗜异凝集实验及 EB 病毒抗体可呈阳性。上述临床表现及实验室检查可与 AML 相鉴别。

2. 类白血病反应　类白血病反应是由于某些因素，如感染、中毒、恶性肿瘤骨髓转移及急性失血、溶血等原因刺激机体造血组织引起的一种类似白血病的血液学改变，如外周血白细胞总数增高、分类中可见幼稚细胞、部分病例可同时伴有贫血及血小板减少，但并非真正的白血病。诊断时仔细询问病史并进行相应的实验室检查容易鉴别。

3. 神经母细胞瘤　神经母细胞瘤的患儿常以眼眶部骨浸润为首发表现，需与 AML 的绿色瘤相鉴别。

四、治　　疗

AML 的治疗为骨髓抑制性治疗，骨髓抑制期治疗相关并发症的发生率高。确诊后应向患儿家长解释病情，说明治疗成功的概率、副作用、风险、复发的可能性，病情发生改变时需做进一步解释，尤其初期治疗失败者。同样重要的是让患儿家长了解血象低下时感染、出血的危险性，尤其是治疗间期，患者可能返回家中休养，应强调注意事项，如出现发热、出血或其他感染征象时，应立即与医院联系。

AML 是一组预后不同的恶性血液病，其治疗方案及联合化疗强度也存在较大差异，应根据预后分组来选择。

（一）AML 的预后分组

AML 的高危因素有：确诊时白细胞>100×10^9/L；染色体核型 3q-、-5、5q-、-7、7q-、+8、+9、11q-、12p-、-8、-19、20q-、+21、t（1；7）、t（2；11）以及复杂的染色体核型；年龄<12 个月；合并 CNSL 等。但目前认为相关因素中染色体核型异常与预后关系最为密切。伴有 inv16、t（8；21）、t（15；17）者预后较好，除此之外疗效不满意。根据染色体核型将 AML 分为四组（表 81-5）。

（二）非 APL 儿童 AML 的治疗

1. AML 的对症、支持治疗　急性白血病化疗时，短时间内大量白血病细胞被破坏，可伴有高尿酸血症，高钾、高磷及低钙血症（肿瘤细胞溶解综合征）。治疗前需进行肝、肾功能检查、水化碱化尿液，纠正电解质紊乱。即便血尿酸不高，也应服用黄嘌呤氧化酶抑制剂别嘌醇，外周血白细胞<10×10^9/L 时可以停用。若 WBC>100×10^9/L 应给予口服羟基脲治疗或采用白细胞单采术治疗，之后进行联合化疗。同时需密切监测凝血试验，尤其怀疑有弥散性血管内凝血（DIC）发生时。

表 81-5 AML 预后相关染色体核型因素（SWOG 标准）

预后	染色体核型	受累基因	形态学
好/良	t(15;17)或 t(11;17)；合并其他任何异常	*PML-RARα/PLZF-RARα*	AML-M3
	inv(16)/t(16;16)/del(16q)；合并其他任何异常	*CBFB-MYHII*	AML-M4Eo
	t(8;21)；无 del(9q)或复杂核型	*AML1-ETO*	AML-M2
中	+8，-y，+6，del(12p)	未知	未知
	正常核型	未知	未知
	异常核型(≥3，<5 个异常)未知预后意义的异常	未知	未知
差	-5/del(5q)，-7/del(7q)	未知	MDS/AML-M0
	t(8;21)合并 del(9q)或复杂核型	未知	未知
	11q23	MLL	AML-M4/AML-M5
	del(9q)，t(6;9)，t(9;22)；异常 17q，20q，21q	未知	未知
	复杂核型(≥5 个异常)，inv(3q)	未知	未知
	t(3;v)/t(3;5)	EVI1/NPM-MLF	MDS/AML
未知	所有其他克隆性染色体畸变<3 个		

大剂量阿糖胞苷（HD-Ara-C）是 AML 治疗中极为关键的药物之一，应用 HD-Ara-C 时可发生严重结膜炎，水疱性红斑疹（常于手、足部位发生，肾上腺皮质激素治疗有效）。最严重的毒性为小脑共济失调（cerebellar ataxia），有时为可逆性，通常表现为眼球震颤。减低剂量时小脑毒性发生率也低，$1g/m^2$ 或 $2g/m^2$ 低于 $3g/m^2$，应给予维生素 B_6 联合治疗。

黏膜炎（mucositis）最常表现为口腔溃疡，尤其与蒽环类治疗相关，在多柔比星治疗时更为常见。抗菌液漱口（如复方氯己定含漱液）与常规预防应用抗真菌措施可以防止口腔念珠菌病（candidiasis）。应告知患儿家长疗程之间及院外治疗期间继续注意口腔清洁。

化疗药物相关的短暂性转氨酶升高并不少见，但经保肝治疗后，多在 2 周内恢复至正常，一般不影响下一疗程继续治疗。

骨髓抑制期常因中性粒细胞降低或缺乏而合并感染，应根据细菌学检查来选择敏感的抗生素治疗，同时应予以细胞因子［如 G-CSF，5μg/（kg · d），皮下注射］治疗，至中性粒细胞大于 1×10^9/L 时停用。血小板小于 20×10^9/L 时，应予以预防性血小板输注，每次 4～8U。如血红蛋白小于 80g/L，予以浓缩红细胞输注（输注 3ml/kg 浓缩红细胞，可提高血红蛋白 10g/L）。

决定实施强烈化疗时应根据患儿的一般健康状况、既往病史、现在合并的疾病、是否存在病前 MDS 期等而选择治疗方案，确定以治愈为目的的治疗或姑息治疗。后者包括抗生素、血制品输注，目的是使患者尽可能减少痛苦，尽可能延长生存。

2. 联合化疗　AML 的联合化疗传统上分为两部分，诱导缓解治疗与巩固或缓解后治疗。诱导缓解治疗是指通过治疗使患者达到完全缓解，即红细胞、中性粒细胞、血小板数量恢复正常。骨髓原始细胞（原始粒细胞，原始、幼稚单核细胞，原始、幼稚巨核细胞）比例<5%。骨髓各系成熟状况正常。这些特征至少持续 4 周。取得缓解时，根据细胞形态学未能检出的白血病细胞仍可高达 10^9，这正是缓解后仍需要治疗的理论基础。

（1）缓解诱导治疗：治疗目的是充分减少白血病细胞数量，恢复正常血象。阿糖胞苷单药治疗完全缓解（CR）率 9%～33%，虽然 CR 仅持续短时间，但是小部分患者得以治愈。单用柔红霉素 CR 率与单用 Ara-C 相似。联合化疗的应用使儿童 AML 的 CR 率达 74%～90%。抗感染及预防出血措施的改进使联合化疗的实施成为可能。目前国际上儿童 AML 治疗协作组常用的联合诱导化疗方案有下列几种，根据危险分组选择不同的诱导缓解治疗。

1）MAE 方案：用于低危组的患儿。

依托泊苷（VP-16）：150mg/（m^2 · d），持续静脉滴注 2 小时，d1～5。

阿糖胞苷（Ara-C）：200mg/（m^2 · d），持续静脉滴注 12 小时，d6～12。

米托蒽醌（MTZ）：5mg/（m^2 · d），持续静脉滴注 2 小时，d6～10。

于化疗第 6 天进行三联鞘注（药物剂量根据年龄计算）。

2）IAE 方案：用于中危组的患儿。

依托泊苷（VP-16）：100mg/（m^2 · d），d1～3；

200mg/(m^2·d),d11~13;静脉滴注。

阿糖胞苷(Ara-C):500mg/(m^2·d),持续静脉滴注 24 小时,d4~6;持续静脉滴注 20 小时,d11~13。

去甲氧柔红霉素(IDA):8mg/(m^2·d),持续静脉滴注 1 小时,d4~6。

于化疗第 4 天进行三联鞘注(药物剂量根据年龄计算)。

3) IAE 方案:用于高危组的患儿。

依托泊苷(VP-16):200mg/(m^2·d),持续静脉滴注 2 小时,d8~10。

阿糖胞苷(Ara-C):500mg/(m^2·d),持续静脉滴注 24 小时,d1~3。

500mg/(m^2·d),持续静脉滴注 20 小时,d8~10。

去甲氧柔红霉素(IDA):8mg/(m^2·d),持续静脉滴注 1 小时,d1~3。

于化疗第 1 天进行三联鞘注(药物剂量根据年龄计算)。

4) FLAG 方案:MDACC 使用 HD-Ara-C 联合氟达拉滨治疗,早期研究使用单剂、高量氟达拉滨,神经毒性重,而分次使用则可避免这一问题。氟达拉滨在 Ara-C 前 4 小时给药,可显著提升 Ara-C 浓度。因此 Ara-C 联合氟达拉滨治疗,可提高疗效,尤其是有 MDS 病史的 AML。氟达拉滨、Ara-C、粒细胞集落刺激因子联合应用(FLAG 方案)在 MDS、MDS 转化的 AML 中 CR 率高。在难治性 AML,FLAG 的总有效率可高达 59%,自体造血干细胞移植患者复发后,FLAG 方案 CR 率可达 50%。因此,氟达拉滨可以作为诱导或巩固治疗的一部分,但可能会损伤后期的外周血干细胞动员与采集。

我国建立的 AML 缓解诱导方案为:

1) HA 方案(高三尖杉酯碱+Ara-C):高三尖杉酯碱(homoharringtonine,HHT)是我国研制出的抗癌药物。我国设计使用的 HHT 3~4mg/(m^2·d)连用 7 天,联合阿糖胞苷的 CR 率,与平行对照 DA 方案相当。

2) HAD 方案(HHT+Ara-C+DNR):鉴于 HA、DA 方案均能取得良好疗效,将两方案合并成 HAD 方案 CR 率达 85%,疗效可进一步提高。

化疗结束后需要评价疗效。一般在化疗后14~21 天进行,此时血象可能已经完全恢复。如 21 天之后血象仍低下,也应行骨髓检查,以确定是否仍处于骨髓抑制期还是治疗疗效不佳。如骨髓增生低下,原始细胞<5%,则为骨髓抑制期尚未渡过,下一疗程化疗需要延迟,等待血象恢复再行骨髓穿刺涂片检查评价疗效。如果此时骨髓增生良好,有较多的白血病细胞,则未达到缓解或部分缓解(partial remission,PR),尽管血象低下,也应即刻行下一疗程化疗。如果两个疗程标准剂量化疗仍未取得完全缓解(CR),则视为化疗失败,此类患者为难治性 AML,应更换治疗方案。

(2) 缓解后治疗:白血病完全缓解后仍存在大量白血病细胞,有时仅靠形态学检查并不能够检出。因此,AML 缓解后仍需要继续治疗。巩固治疗是指完全缓解后采用诱导方案治疗,强化治疗是指增加或更换药物种类或增加药物剂量,产生更强的骨髓抑制作用以期提高杀伤残留白血病细胞的能力。强化治疗应在白细胞大于 4×10^9/L 后,根据患儿危险分组状况采用如下方案治疗。低危组仅采用联合化疗;所有高危儿童病例在第一次缓解期后任何时间采用 Allo-HSCT,包括无关供者 BMT,无条件行造血干细胞移植者完成联合化疗;无 HLA 相合-血缘相关供者(MRD)的中危儿童随机进入 4 个疗程巩固强化治疗加自体 BMT 或 5 个疗程的联合化疗(表 81-6)。

表 81-6 各危险组别巩固、强化治疗的选择

巩固、强化方案	低危组	中危组	高危组
巩固、强化方案	Course 1 Course 2 Course 3 Course 4 Course5L	Course 1 Course 2 Course 3 Course 4 Course 5H	Course 1 Course 2 Course 3 Course 4 Course 5H Course 6
化疗后鞘注时间	每个疗程的第一天	每个疗程的第一天	每个疗程的第一天

Course 1:Ara-C 3g/m^2,持续静脉滴注 3 小时,q12h,d1~3,共 6 次。

VP-16 100mg/(m^2·d),持续静脉滴注 2 小时,d1~5。

IDA 10mg/(m^2·d),静脉滴注,d1。

Course 2:Ara-C 200mg/(m^2·d),持续静脉滴注 24 小时,d4~8。

VP-16 150mg/(m^2·d),持续静脉滴注 2 小时,d1~3。

MTZ 5mg/(m^2·d),静脉滴注,d4~6。

Course 3:Ara-C 2g/m^2,持续静脉滴注 3 小时,q12h,d1~5,共 10 次。

VP-16 100mg/(m^2·d),持续静脉滴注 2 小时,d1~5。

Course 4:重复 Course 1。

Course 5L:重复 Course 3。

Course 5H:重复 Course 2。

Course 6:VP-16 200mg/(m^2·d),持续静脉滴注 2 小时,d1~3,d8~10。

Ara-C 500mg/(m^2·d),持续静脉滴注 20 小时,d1~3,d8~10。

(3) CNSL 的预防:儿童 AML 的 CNSL 发生率较 ALL 低,但在 M2b、M4、M5 型的患儿应采取鞘内注射的方法进行 CNSL 的预防(鞘内注射药物及药物剂量同 ALL)。

(三) 儿童 APL 的治疗

急性早幼粒细胞白血病(APL)是以骨髓中异常早幼粒细胞增多为特征的急性髓系白血病,与其他 AML 的临床特性、预后明显不同。文献报道 APL 占儿童急性白血病的 7%,占儿童 ANLL 的 21% ~ 31.2%。由于诱导分化药物维 A 酸的应用,完全缓解率明显提高,而治疗相关死亡大大降低,目前 APL 被认为是可治愈的急性白血病。

1. 缓解诱导治疗 维 A 酸(全反式维 A 酸,all-trans retinoic acid,ATRA)一般用量为 25 ~ 45mg/(m^2·d),直至 CR。如超过 6 周未能取得 CR,应视为无效。国外的临床试验认为 ATRA 诱导治疗 2 周后加用化疗(蒽环类药物)可提高缓解率,降低复发率,同时可降低维甲酸综合征的发生率。目前 ATRA 已成为 APL 初治的关键药物,显著改观了 APL 的疗效,使 APL 由致死率高的白血病转为治愈率最高的白血病。

2. 维甲酸综合征的处理 大多数患者可以耐受 ATRA 治疗,少数患者在服用维 A 酸 1 周左右出现发热、体重增加、肌肉骨骼疼痛、肺间质浸润、胸腔及心包积液、低血压、肾功能衰竭甚至死亡。这一组症候群称为维甲酸综合征。在 APL 诱导治疗期间维甲酸综合征发生率各家报道不一,约为 25% 左右。而在缓解期使用 ATRA 则无维甲酸综合征发生。维甲酸综合征的发生可能与大量细胞释放,ATRA 诱导黏附分子表达而使白血病细胞黏附于内皮细胞有关。当确定维甲酸综合征或出现不能解释的呼吸困难、发热、体重增加应立即给予地塞米松 10mg/d,通常症状可短时间内得到缓解。

3. 缓解后强化治疗 目前对 APL 缓解后的强化治疗,人们倾向于化疗联合服用 ATRA。APL 细胞对蒽环类药物敏感,采用以蒽环类为主的化疗方案(如 DA 方案、DNA+ATRA 等)可取得良好效果。原则上每 3 个月强化治疗一次,两年共完成 6 ~ 8 次,每 3 个月检测 *PML-RARα* 融合基因一次,如持续阴性,两年停药。停药两年内,每 6 个月复查 *PML-RARα* 融合基因一次,如仍持续阴性可停止监测而随访观察。若缓解后 *PML-RARα* 融合基因由阴性转为阳性,即使无骨髓复发,也应进行强化治疗(诱导缓解方案+维 A 酸/三氧化二砷)。

4. 缓解后维持治疗 与其他类型 AML 不同,维持治疗可有效地延长 APL 的 CR 期,降低复发率。在强化治疗间歇期采用 MM+ATRA 或单用 MM 与 ATRA 交替治疗。MM+ATRA 方案的具体用法为:巯嘌呤(6-MP)100mg/(m^2·d),每晚口服,连用 14 天,甲氨蝶呤(MTX)10 ~ 20mg/m^2,第 1 天、第 8 天口服,联合 ATRA 25 ~ 45mg/(m^2·d),连服 14 天,停药 2 个半月后进行强化治疗。MM 与 ATRA 交替治疗方案为 MM 方案 14 天与口服 ATRA 14 天交替应用,停药 2 个月后进行强化治疗。

5. 难治、复发性 APL 的治疗 当 ATRA、化疗治疗 APL 无效或复发时,可使用砷剂(三氧化二砷,As_2O_3)治疗。通过降解 PML-RARα,As_2O_3 可以诱导 APL 细胞凋亡和部分分化。As_2O_3 的剂量为 0.06 ~ 0.2mg/(m^2·d),连用 4 ~ 6 周,CR 率可达 80%。对于复发患者也可采用干细胞移植治疗。

(四) 髓外白血病的治疗

约 20% ~ 40% 的儿童 AML 在确诊时合并髓外白血病,有些患者尤其是婴儿以髓外白血病为首发症状。以皮肤、软组织(绿色瘤、骨髓肉瘤、粒细胞肉瘤)、牙龈、骨骼以及中枢神经系统(CNS)为常见受累部位。牙龈增生及 CNS 浸润以 AML-M4 和 AML-M5 多见,软组织浸润的发生率约 4% ~ 5%。

CNS 白血病(CNSL)的预防性治疗与 ALL 患者相同,主要采用三联药物(甲氨蝶呤、阿糖胞苷及地塞米松)鞘内注射,共 6 次。儿童 AML 选择颅脑照射预防 CNSL 应慎重。

初诊 CNSL 及 CNS 复发的治疗采用三联鞘内注射,隔日一次,至脑脊液常规及生化检查正常后每周一次,连续 4 ~ 6 次,同时配合系统的含大剂量 Ara-C 的联合化疗。有文献报道颅脑照射对 CNS 复发的病例无效。

(五) 造血干细胞移植治疗

由于 AML 的复发率高,除 AML-M3 型外,具有高复发风险的患儿有条件者应在第一次完全缓解期进行干细胞移植治疗(如异基因干细胞移植、无关供者脐带血移植或自体干细胞移植),可提高 AML 患儿的无病生存率,目前资料显示自体造血干细胞移植(Auto-SCT)与异基因造血干细胞移植(Allo-SCT)总体无病生存率相似。

第四节 婴儿白血病

婴儿白血病具有独特的流行病学、生物学和临床特点,在发病率和病种分布比例上的性别差异,与其他年龄组的儿童有明显不同。1 岁以内诊断的急性淋巴细胞白血病(ALL)占儿童 ALL 的 2.5% ~ 5%,而急性髓系白血病(AML)占儿童 AML 的 6% ~ 14%,ALL 的发病率仅是 AML 的 2 倍,而在 1 岁以上儿童 ALL 的发病率是 AML 的 4 倍。

大多数婴儿急性白血病患者表现为高白细胞、肝、脾、淋巴结肿大以及诊断时发生髓外浸润。婴儿 ALL 的白血病细胞免疫表型与年长儿常见的表型有明显的不同。染色体 11q23 的 MLL 基因重排在 ALL 和 AML 患儿均有很高的发生率。

先天性白血病(congenital leukemia,CL)是指从出生至生后 4~6 周发生的白血病,属婴儿白血病的范畴,发病率约为存活新生儿的 2.38/10 万,男女发病比例相同,病因与发病机制尚不明确,可能与遗传及体质异常有关。在本章一并介绍。自 1921 年 Smith 首先报道先天性白血病以来,国外报道已有数百例报告。国内自 20 世纪 80 年代后也有数十篇病例报告,但无确切统计,部分为死后病理诊断。

一、病因和流行病学

美国婴儿急性白血病的年发病率是 3/10 万,且每年在递增。其中 ALL 是 2/10 万,AML 是 1.06/10 万,ALL 几乎是 AML 的 2 倍。儿童 AML 的年发病率高峰在 1 岁以内,ALL 的年发病率高峰在 2~3 岁,为 7.66/10 万。1 岁以上的 ALL 中,男孩多于女孩,而 1 岁以下婴儿正相反;婴儿 AML 中,女孩稍多于男孩,而在年长儿无性别差异。婴儿 ALL 和 AML 在白人中的发病率均高于黑人。我国有关婴儿白血病的报道多为零散病例报道,系统的流行病学资料很少。

细胞遗传学和分子生物学研究发现重组的 *MLL*(*ALL1*、*HRX* 或 *HTRX-1*)基因位于染色体 11q23,有包括 t(4;11)、t(9;11)、t(11;19)多种染色体模式。

在婴幼儿,*MLL* 基因重组出现在 80% 以上的 ALL、50% 以上的 AML 和 80% 的单核细胞(M4/M5)白血病。5%~10% 的髓系白血病的患儿有骨髓增生异常综合征(MDS)或骨髓增殖综合征(MPS),MDS 主要为 7 号染色体单体和 del(7q)综合征,MPS 包括幼儿型慢性粒单核细胞白血病(JMML)和一过性骨髓增殖综合征(TMS),JMML 有时可见于神经纤维瘤病Ⅰ型,TMS 与 Down 综合征、努南综合征以及不确定的先天性疾病有关。婴儿 AML 与 Down 综合征新生儿的 TMS 难以鉴别。相反,婴儿 ALL 与特殊的先天性疾病无关,而年长儿 ALL 有明显的相关性。

婴儿白血病是众多急性白血病流行病学研究的重点,成人发生 AML 的危险增高与环境或职业暴露于放射线、有机溶剂、石油产品和杀虫剂等因素有关,早期的流行病学研究的重点在这些因素。1980~1984 年 CCG 的病例对照研究发现,父母暴露于杀虫剂以及母亲在孕期服用大麻和饮酒与婴幼儿 AML 有明显的相关性,尤其是 FAB 分型中的 M4、M5。但 CCG 在 20 世纪 80 年代后期的病例对照研究未能证实上述结果。许多研究显示,出生体重高的婴儿,其发生 AML/ALL 的危险增加,提示高水平的胰岛素样生长因子 1 使婴儿体重过高,并促成白血病的产生,这个理论有待于进一步证实。

在鬼臼毒素治疗相关的 AML 中,常出现 MLL 基因的重组。由于鬼臼毒素增加 DNA 拓扑异构酶Ⅱ介导的染色体断裂,提示拓扑异构酶Ⅱ在 MLL 重组中起一定的作用。治疗相关的 AML 和 MLL 基因重组引起的 AML 之间的紧密相关性,形成了一种假设,即孕妇暴露于拓扑异构酶Ⅱ抑制剂能增加婴幼儿白血病的发病危险性。天然的和合成的拓扑异构酶Ⅱ抑制剂包括黄酮类化合物(新鲜蔬菜和水果中的五羟黄酮,染料木黄酮),咖啡因,抗生素中的喹啉,双硫胺甲酰(农业用杀真菌剂),还有一些苯衍生物、中药等。前面提到的母亲饮酒与婴儿 AML 有关,红葡萄酒中含有五羟黄酮,而且,酒精代谢可以干扰 DNA 拓扑异构酶Ⅱ。许多流行病学数据证实,孕妇食用含有 DNA 拓扑异构酶Ⅱ抑制剂的食品,与婴幼儿的 AML 呈正相关性。以大豆为基础的饮食配方,使婴儿暴露于高水平的异黄酮,包括大豆黄素和染料木黄酮,这些复合物的生物利用度较高,通过拓扑异构酶Ⅱ抑制剂在白血病发病中起一定的作用。拓扑异构酶Ⅱ活性因子能稳定拓扑异构酶Ⅱ-DNA 共价复合物,维持 DNA 双链断裂的持久性。体外实验证实在恶性细胞和正常细胞,拓扑异构酶Ⅱ抑制剂作用的目标都是 MLL 基因。

先天性白血病的病因与发病机制尚不清楚。相关的高危因素有以下几方面。①与遗传因素有关。在同卵双胎中有明显的遗传倾向,如二者之一在 6 岁以前发生白血病,另一个患白血病风险约为 25%,通常在第一个发病后几个月内发生。双卵双胎及同胞中发生白血病的概率比一般儿童高 2~4 倍。②与先天的基因缺陷有关:先天性染色体异常性疾病如 Down 综合征、Bloom 综合征、13-三体综合征、Turner 综合征等先天性疾病常易合并先天性白血病,约 50% 的先天性白血病患儿可以检出染色体异常,比如 t(4;11)、inv(16)、t(11;19)等。③环境因素:胎儿期或母孕期接受放射线、有害物质或感染病毒都会增加新生儿白血病的发生率。有报告显示,近年来由于环境污染和病毒感染,新生儿白血病的发生率有上升趋势。先天性白血病可能是引起死胎的原因之一,多发生于妊娠 34~38 周,伴有胎儿水肿,提示病变在宫内已存在。胎儿及胎盘的组织学病理包括免疫组化及电镜分析及产前染色体和基因分析可能有助于了解先天性白血病产前发生的规律。

虽然急性白血病在婴儿双生子中发病率极低,但通过对单卵双生子的研究有利于理解婴儿白血病

的流行病学和 *MLL* 基因在婴儿白血病发病中的作用。单卵双生婴儿诊断白血病时的年龄是相似的。通过详细的细胞遗传学和分子生物学的研究，首先在 ALL 病例发现有独特的、相同的、克隆性的 *MLL* 基因重组，然后是 AML。

二、*MLL* 基因重排的白血病发病机制

两种不同的鼠模型提示 *MLL* 基因在正常和肿瘤造血中都起了重要的作用。敲除了 *MLL* 基因的鼠的胚胎卵黄囊造血缺陷，并且无 *MLL* 基因的鼠胚胎造血干细胞分化停滞。导入 t(9;11)的鼠在 1 年的潜伏期后发生了白血病，表明 *MLL* 基因在白血病的发病机制中也起了极其重要的作用。

MLL 基因长 90kb，有 36 个外显子，编码含有 3969 个氨基酸的蛋白质。也可称为 *HRX* 和 *Htrx-1* 基因，是由于在 3’区域与果蝇属控制胸部躯体分节的 *Trithorax* 基因同源。*MLL* 基因含有结构基序，表明在其他基因的转录调控中发挥作用，有学者确定 *MLL* 是 *HOX* 基因表达的正性调节剂。

通过普通的细胞遗传学技术，只有 2/3 的 *MLL* 基因易位可以检测到，其余的利用分子生物学分析或采用 *MLL* 特异性探针的荧光原位杂交技术检测。婴儿白血病和 DNA 拓扑异构酶Ⅱ抑制剂治疗相关的白血病，易位的断裂点是相同的，在 *MLL* 基因外显子 5～11 之间 8.5kb 的断裂点簇集群区（bcr）。在分子水平上，断点是在内含子。*MLL* 基因易位包括 30 种不同的配对基因，编码多种不同的蛋白产物。AF4 基因位于染色体 4q21，是转录反式激活基因家族的一个成员，是 ALL 患者 *MLL* 基因易位最常见的配对基因。*AF9* 基因位于 9p22，*ENL* 基因位于 19p13，二者在 AML 患者的 *MLL* 基因易位中常见，也编码转录因子。大多数 11q23 的配对基因编码的蛋白之间极少或无同源性，这些基因编码不同类型的功能成分，产生在白血病发病机制中起作用的嵌和蛋白。

在婴儿白血病和治疗相关的病例可出现相似的配对基因，但也有几个少见的配对基因如位于染色体 16p13.3 的 CREB 结合蛋白（*CBP*）、染色体 22q11 的 *p300* 基因和 *AF6q21*，是在治疗相关的白血病发现的，在婴儿白血病未见报道。在一个婴儿白血病 M5a 的患者，还发现了 *MLL* 和两个不同的配对基因融合的复杂易位。

一般而言，染色体易位通过基因活化或基因融合导致白血病。当易位使一个基因与另一个基因的调控因子近似时出现基因活化，导致转录激活。相反，当易位导致嵌合的（chimeric）信使 RNA（mRNA）和嵌合的癌蛋白形成时说明有基因融合。因为 MLL 可以与 DNA 或其他 DNA 结合蛋白相互作用，产生的各种嵌合蛋白可以激活或抑制特殊基因的表达，导致了不同的白血病，因此，目前认为 *MLL* 基因易位导致白血病发生的机制是通过基因融合而非基因活化。11 号衍生染色体均一地产生一种融合转录子，编码一种融合蛋白，含有 MLL 的氨基末端和易位配对的羧基末端。然而，由于易位产生的其他衍生染色体的融合基因与 11 号衍生染色体不同，可以表达或不表达。例如，在 23 例儿童 ALL 伴 t(4;11)的研究中，所有患者均检测到 11 号衍生转录子，84% 的患者检测到了 4 号衍生转录子。在另一个有成人和儿童的研究中，65% 伴 *MLL-AF4* 的病例存在 4 号衍生转录子。在其他衍生染色体上，含有 *AF1p*、*AFX1*、*CBP* 或 *p300* 的 5’区和 *MLL* 的 3’区的融合基因也可以表达，但目前最常检测的只有 11 号转录子。在相同类型的急性白血病中，这些功能不同的嵌合蛋白与不同的治疗反应有关，因此治疗效果不同。

拓扑异构酶Ⅱ能切断和重新连接处于超螺旋状态的 DNA 分子双链某一部位，使超螺旋结构松弛。鬼臼毒素又称为拓扑异构酶Ⅱ抑制剂，减少了 DNA 断链的重新连接，导致染色体断裂。在体外，拓扑异构酶Ⅱ的切开点与 *MLL* 基因易位的断点以及其他白血病相关易位的断点有一致性，这种一致性提示 DNA 拓扑异构酶介导的染色体断裂的修复有时也可导致易位。基因序列分析也表明 DNA 拓扑异构酶Ⅱ的识别位点可能在 *MLL* 基因断点的附近。因此，导致 *MLL* 基因易位的一种机制可能是拓扑异构酶Ⅱ诱导的染色体断裂发生在 *MLL* 基因内，另一种可能是 DNA 修复出现错误。

婴儿白血病，尤其是伴 t(4;11)的 ALL，分子病因学方面尚未解决的问题是：是否有 *MLL-AF4* 融合基因的表达就足以导致白血病的转变。导入 t(9;11)易位的鼠发生白血病有潜伏期确证了人类白血病的发生存在潜伏期，说明除了易位还要有其他遗传学的改变才能导致白血病的发生。在正常成人的外周血和骨髓可检测到 *MLL* 基因的部分重叠，正常婴儿的骨髓和正常胎儿的肝脏也能发现 *MLL-AF4* 的融合，说明与白血病有关的易位单独存在不足以导致白血病的产生。因此，在婴儿白血病的发病机制中涉及除 *MLL* 和 *AF4* 以外的其他基因突变。在一些病例中存在 p53，Ras 和 p16 的突变，但在与年龄有关的急性白血病亚型中这种改变均不一致。

Ikaros 是正常淋巴细胞发育必需的 DNA 结合蛋白，最近的研究表明，Ikaros 的正常功能的破坏促进了伴 t(4;11)的白血病的发生。在早期淋巴细胞

的发育过程中，非 DNA 结合的 Ikaros 亚型的异常表达，阻碍了淋巴细胞的正常发育，导致淋巴细胞成熟阻滞，淋巴祖细胞易于受到“第二次打击”而发生白血病。

三、婴儿急性淋巴细胞白血病

1. 临床表现　婴儿 ALL 初诊时 WBC 中位数大于 50×10^9/L，常伴有肝脾肿大和中枢神经系统（CNS）浸润。14% ~41% 的婴儿 ALL 在诊断时有 CNS 浸润，而在儿童 ALL 仅占 5%。常出现在 AML 的白血病皮肤浸润和绿色瘤可出现在婴儿 ALL。

2. 实验室检查　FAB 形态学分型 L1 型多于 L2 型，偶有不能分型、杂合型或形态学和免疫分型为双克隆型者，淋系和髓系细胞同时存在。免疫表型通常为不成熟的 B 系前体细胞，特点为 $CD10^-$ 和髓系共表达。髓过氧化物酶高表达是婴儿 ALL 的特征，表明典型的婴儿 ALL 起源于不完全向淋系分化的定向干细胞。T-ALL 在儿童 ALL 中占 20% 以上，但在婴儿少见。NG2 是表达在人类黑色素瘤和人类白血病细胞上的硫酸软骨素蛋白多糖，NG2 的表达与婴儿 ALL 中染色体 11q23 重组有关，预后差。

约 2/3 的婴儿 ALL 病例有免疫球蛋白重链（*IgH*）基因重排，提示转化的靶细胞是不成熟的。最常见于胚系的 *TCR* 基因有时也可发生重排。t(4;11) 是婴儿 ALL 最常见的易位，其次是 t(11;19)。t(5;15) 也是婴儿 ALL 的一种染色体异常。

临床上婴儿 ALL 病情进展快，自发缓解罕见。有在骨髓感染以后自发缓解的个案报道，但在 5 个月以后复发。

3. 治疗与预后因素　婴儿 ALL 尽管只占儿童 ALL 的 3%，但治疗效果不佳，20 世纪 70 年代中期，儿童 ALL 的治愈率已达到 50%，婴儿的 5 年 EFS 率为 20%。由于预防或治疗 CNS 浸润而进行的颅脑放疗，使少数存活的婴儿遭受实质性的神经系统损害。通过临床试验、对婴儿和年长儿 ALL 生物学差异的探索、对危险因素认识的提高以及根据危险因素调整治疗方案，婴儿 ALL 的治愈率有了提高，长期无事件生存率约为 40%。CCG 大量的回顾性临床试验结果示婴儿 ALL 的 3 年无事件生存率仅为 20%。骨髓复发是治疗效果差的主要原因，CNS 复发、联合复发和治疗的相关毒性死亡也比儿童常见。

ALL 的标准治疗方案治疗婴儿 ALL 疗效差、CNS 并发症多，大剂量的全身强化治疗可提高婴儿 ALL 的疗效，但仍不如年长儿。CCG-103 方案中，去除了治疗性和预防性的颅脑照射，加入了 33g/m^2 超大剂量的甲胺蝶呤（MTX）作为全身治疗和治疗髓外疾病，在诱导治疗中加入蒽环类药物，使诱导缓解率从 75% 提高到 95% 以上，4 年 EFS 率达到 33%。继之，CCG-1883 方案，进一步加强了诱导治疗，加入全身应用的阿糖胞苷（Ara-C）、左旋门冬酰胺酶（L-Asp）和环磷酰胺（CTX），联合鞘内注射 MTX 和 Ara-C，使 4 年 EFS 率达 39%。尽管如此，骨髓复发仍然是主要的问题，虽未进行颅脑放疗，单独的 CNS 复发仅在 3% 左右。28 例长期存活者于停止治疗 5 年后进行全面的神经系统发育的检查，所有参数均在平均范围之内，达到了改善长期生存、减少治疗相关远期并发症的目的。婴儿强化治疗还包括联合米托蒽醌和 Ara-C、中剂量 MTX 以及联合 Ara-C 和 VP-16。尽管强化治疗可提高 EFS，但也出现了一些远期的毒副作用，在 Dana-Farber 肿瘤协会的以蒽环类药物和 L-Asp 为主的强化治疗方案，13 例长期存活者，发育延迟和学习障碍、无症状白内障、无症状超声心动图异常以及身材矮小分别占 82%、67%、30% 和 18%。大剂量化疗使婴儿 ALL 的疗效有所提高，但仍不理想，使得伴 MLL 基因重组的婴儿 ALL 在第一次完全缓解（CR）后行造血干细胞移植成为现在的治疗策略。英国医学研究委员会采取强烈化疗后给予自体或异基因造血干细胞移植，由于治疗相关死亡率和复发率高，未能提高长期生存率。相反，Hilden 等报道了 7 例婴儿，在第一次或第二次完全缓解后进行骨髓移植，其中 3 例获得了长期生存，认为可以选择骨髓移植治疗，尤其在那些认为治疗效果最差的患者。

婴儿 ALL 有独特的生物学特性和耐药性，需进行全面的评价以便采取强化治疗，从而提高疗效。年龄、免疫表型和 *MLL* 基因重组导致了耐药性的差异。无数据证明婴儿 ALL 疗效差是由于药物动力学耐药，只是发现婴儿白血病药物清除增加。在细胞水平上，伴 *MLL* 基因重组的婴儿 ALL 的白血病细胞，在体外培养的基质中生长较其他病例的细胞良好，植入重度联合免疫缺陷（SCID）的小鼠，较其他类型 ALL 的细胞恢复快。相关的研究发现，在体外，婴儿 ALL 的白血病细胞较年长儿 ALL 的细胞对糖皮质激素和 L-Asp 有明显的耐药性，与预后不良有关，但对 Ara-C 较年长儿 ALL 的细胞更敏感。另外，$CD10^-$ 的 B 系前体细胞较 $CD10^+$ 的细胞对糖皮质激素和 L-Asp 耐药，对 Ara-C 敏感。因此，大剂量 Ara-C 可以提高疗效。Dana-Farber 肿瘤协会的研究表明在诱导缓解后立即应用大剂量 Ara-C 强化是婴儿 ALL 适宜而有效的治疗策略。最近德国的研究显示伴 t(4;11) 的成人前 B-ALL 应用大剂量 Ara-C 和 MTX 联合治疗，使长期生存率提高到大约 40%。应用 MTT 还原测定（单核细胞直接细胞毒性测定）评价对 Ara-C 的敏感性，婴儿 ALL 细胞的敏感性是年长儿的2.4倍,缺乏CD10表达前B细胞表型的白血病细胞对Ara-C的敏感性增加2倍多。Ara-C的理想剂量需进一步确定,因为有少量药代动力学数据表明婴儿对白血病药物有抗药性。在CCG研究中,由于考虑到婴儿药物的相关毒性增加,而减少了Ara-C的剂量。然而部分数据表明在婴儿和年长儿中,药物的清除能力和全身分布相似,因此没必要减少Ara-C的剂量,增加剂量可以提高临床疗效。Reiter等报道了婴儿ALL对泼尼松的治疗反应较年长儿ALL差。BFM1986和1990的研究证实了泼尼松反应的预后意义:泼尼松反应好的婴儿6年EFS率是58%,而反应差者仅16%。

在婴儿ALL的治疗中要考虑急性或远期的毒副作用,这与成功地治疗婴儿白血病关系密切。因为婴儿在诊断时各主要脏器尚未发育成熟,CNS对毒性药物敏感。

婴儿ALL中CNS白血病(CNSL)发病率高,髓外复发也包括CNS。通过颅脑放疗治疗和预防CNSL,能够提高长期生存率,但神经生理学异常是众所周知的并发症,尤其是在婴幼儿。许多研究报道了接受颅脑放疗的婴儿ALL长期存活者有严重的神经学上的异常和学习障碍,包括发育延迟、智力低下等。事实上,所有的研究都尝试着减少放疗的量、延迟放疗到患儿1岁以后或避免进行放疗,以减少神经生理学的并发症。迄今为止,大多数研究者支持在婴儿ALL的治疗方案中去除颅脑放疗,包括诊断时伴CNSL的婴儿,而加强全身化疗和鞘内注射治疗。大剂量诱导化疗和延长静脉滴注MTX可用于CNSL的治疗和预防。在CCG的两个连续性的研究中,患者CNSL治疗和预防用大剂量MTX 33.6g/m^{2}连续24小时静脉滴注,CF解救,加MTX和Ara-C鞘内注射,使CNS复发率由历史上的20%,降至9%和3%。对长期存活者进行生长发育和精神、神经系统评价,发现标准化的认知和运动试验的平均分数在正常范围内,提示与以前治疗的儿童相比神经认知潜力有了明显的提高。患儿现在已经完成治疗8年以上,没有观察到其他的并发症。有效地预防CNS复发而无潜在不利的神经认知和神经发育后遗症,是现在和将来婴儿ALL临床试验研究的理想治疗措施。

婴儿ALL的预后因素包括年龄小于6个月、高白细胞、缺乏CD10表达、伴髓系表达和11q23异常(*MLL*基因重组)。缺乏CD10表达、髓系抗原的表达以及*MLL*基因重组之间相互关联,这些特征反过来又与婴儿的年龄有关。例如,CD10$^-$的病例中90%有*MLL*基因重组,而CD10$^+$的病例中只有20%。CD10$^-$的B前体细胞ALL的婴儿EFS率达25%,而CD10$^+$表型者可达到50%~55%。同样,伴*MLL*基因重组的婴儿ALL,EFS率仅10%~20%,其他的病例为50%。有两个研究分析了婴儿ALL伴髓系抗原表达者EFS率为0~10%,其他的病例大约为60%。在婴儿ALL年龄也是一种预后因素,诊断时小于6个月的婴儿较6~12个月的治疗效果差。

儿童ALL早期的治疗反应有很强的预后意义,许多学者提出早期泼尼松反应差可作为婴儿ALL行异基因造血干细胞移植的指标。CCG最近报道治疗14天骨髓未达到M1的患者,治疗失败的可能性增高3倍。对早期的治疗反应与年龄、白细胞数和*MLL*基因重组相关。上述的这些预后因素之间密切相关,一个大型的多变量分析显示诱导化疗第14天骨髓达M1、*MLL*基因重排、年龄、CD10和白细胞数都是独立的预后因素。

*MLL*基因重组对预后的重要性有很多争议,CCG报道只有与*MLL-AF4*融合基因有关的t(4;11)与预后不良有关,其他11q23断裂点异常与预后无关。在183例伴t(4;11)急性白血病的大系列的研究中,年龄对预后有重要的影响,2~9岁的儿童EFS率是73.2%,而婴儿是32.4%。目前许多研究证实伴有t(4;11)且小于6个月的婴儿预后不良。

四、婴儿急性髓系白血病

1. 临床表现　婴儿AML诊断时多以肝脾肿大、皮肤浸润、CNS疾病和高白细胞计数为特征。

2. 实验室检查　大约半数婴儿AML的FAB分型为M4和M5型,这些患者中大多数有染色体11q23的*MLL*基因重组和CD14表达。t(9;11)在婴儿AML中最常见,其次是t(11;19)。无*MLL*基因重组的M4或M5病例包括伴inv(16)的M4Eo、7号染色体单体、随机的细胞遗传学异常和正常核型。

儿童AML不治疗,从诊断到死亡的时间是1~2个月,新生儿AML自发缓解罕见。大多数患者有Down综合征或21-三体镶嵌现象。TMS是一种自限型的AML,可出现于20%的Down综合征或21-三体镶嵌现象的新生儿,也可以出现在努南综合征的新生儿,与正常新生儿的AML难以鉴别,也有自发缓解的报道。大多数AML自发缓解的病例在数月内复发。

患有Down综合征的婴幼儿可发展成MDS或AML,通常是急性巨核细胞白血病(M7)。患有NF1和其他先天性疾病的婴儿对JMML和7号染色体单体有易感性,这些疾病临床进展快,不可能自发缓解。

3. 治疗和预后因素　在所有年龄组的AML中,WBC>50×10^9/L均为不良预后因素。大多数婴儿 AML 的临床结果表明婴儿和年长儿的 EFS 相似，治疗效果和年龄无明显关系。在 BFM1983 和 1987 试验中，小于 2 岁的儿童较年长儿治疗效果差，但多变量分析发现年龄缺乏独立的预后意义。在 POG8498 研究中，年龄小于 2 岁儿童预后好于年长儿。这些研究包括年龄 1 ~2 岁的儿童，难以确定小于 12 个月的婴儿的预后。Pui 等发现婴儿 AML 男性比女性预后差，但在其他的研究中性别无明显的预后意义。与 ALL 相反，NG2 表达与婴儿 AML 的 *MLL* 基因重组和预后无关。最近 AML 的研究中，FAB 分型的 M4、M5 和 11q23 异常对于婴儿 AML 并非不良的预后因素。一些文献报道 t(9;11)是较好的预后因素，但其他学者发现这种易位对预后没有影响。伴 t(9;11)的 AML 的治疗效果依赖年龄和白细胞数，因为在一个大系列伴 t(9;11)的 AML 研究中，1 ~9 岁的低白细胞患者治疗效果最好。治疗方案不同，预后不同，提示治疗对预后有重要的影响。

在所有 AML 的研究中，婴儿和年长儿的治疗方案是相似的。婴儿急性单核细胞白血病采用含有表鬼臼霉素的方案。但婴儿巨核细胞白血病和伴 t(1;22)(p13;q13)者预后特别差，需要特殊的治疗方案或异基因造血干细胞移植。在强烈的诱导化疗后，进行 HLA 相合的相关供者的骨髓移植可以提高 AML 儿童和青少年的 EFS，治疗效果与年龄无关。

最近报道了 40 例小于 2 岁的 AML 患者，在经过白消安和 CTX 或 CTX 和全身放疗(TBI)的预处理后，进行异基因骨髓移植，存活者智力发育与同龄儿一致，但 TBI 会对生长发育有影响。由于婴儿 AML 中 t(9;11)是一个有利的预后因素，在第一次缓解时是否应进行骨髓移植存在争议。伴 Down 综合征和 TMS 的新生儿，自发消退的可能性很大，建议采用单纯的对症支持治疗。

婴儿急性白血病是独特的。通过对暴露于 DNA 拓扑异构酶Ⅱ抑制剂的研究、对婴儿白血病双生子的研究和 *MLL* 基因的分子学分析，病因学和发病机制会更加清楚。伴 *MLL* 基因重组的婴儿 ALL 和 AML 的临床表现和分子生物学方面是相似的，提示二者的理想治疗方案是相同的，这种联合的治疗方法尚未进行试验，而且还存在争议。NG2 抗原或易位的融合蛋白可能成为免疫靶向治疗潜在的靶点，但存在较多的挑战。

第五节 伴有 Down 综合征的儿童急性白血病

21-三体综合征又称 Down 综合征，简称 DS 或先天愚型，是一种常染色体异常疾病，发生率约为 1/700个出生患儿。目前已有 80 个不同的 DS 临床表型被鉴定，包括先天性认知障碍、颅面骨发育异常、消化道畸形、先天性心脏畸形、内分泌功能异常、神经源性痴呆、先天性免疫缺陷等，造血系统的异常在 DS 患儿表现为大红细胞血症、血小板数量异常和白血病发病率增高。急性淋巴细胞白血病(ALL)的发病率较正常儿童组高约 20 倍，急性巨核细胞白血病(AMKL)的发生率较正常高 500 倍，此外，约 4% ~10% 的 DS 婴儿发生暂时性骨髓增殖症(transient myeloproliferative disorder，TMD)，其中的 20% 病例在 4 年内发生 AMKL。上述 DS 患儿的血液学异常提示 21-三体对造血细胞的恶性转化起着至关重要的作用，但 DS 并非经典的基因组不稳定综合征，实体肿瘤在该综合征中的低发生率恰好证明这一点，鼠的动物模型实验也同样证实了这一观点。21-三体与造血系统恶性肿瘤发生的确切机制已作为研究血液系统恶性肿瘤的良好模型而备受关注。近年，临床上对伴 DS 的儿童急性白血病研究也多有报道，在本节中将作介绍。

一、发病机制

伴有 DS 的急性白血病从时间(胎儿期和婴儿期)和位置(胎儿肝脏造血)上来讲是研究白血病多步骤发病机制的天然遗传模型。近年来相关研究进展令人瞩目。

(一) DS 相关白血病的协同致癌基因

21 号染色体数目增多是急性白血病中最常见的染色体数目异常。t(12;21)(p13;q22)造成 *TEL-AML* 融合基因，是儿童 B-ALL 最常见(20% ~30%)的染色体异位，出现在约 15% 的 ALL 初治患儿和绝大多数 ALL 复发患儿中。在 DS-M7 急性期患儿的骨髓中，21 号染色体编码的肿瘤浸润与转移因子(tumour invasion and metastasis factor，TIAM1)的信使 RNA 水平明显增高(3 倍)，*AML/PEBP2α* 融合基因定位于 DS 关键区，并与 t(8;21)和 t(3;21)两种 AML 常见的染色体畸变特异相关。那么，除 21 号染色体致白血病的机制外，其他引起 DS 相关白血病的遗传学事件是什么呢？近期研究证与 DS-ALL 和 DS-AMKL 演化相关的协同突变分别为 JAK2 和 JAK3。

1. DS-AMKL 的演化　*GATA1* 基因突变与 TMD 和 DS-AMKL 发病的关系是最令人瞩目的发现。在这种疾病中 *GATA1* 基因突变包括外显子 2 区域内的短缺失、插入和点突变，以阻止蛋白的全长表达，也有更短的变异型突变称之为 GATA1s。DS-AMKL 发生的必要条件是 21-三体，但

在种系 *GATA1* 基因突变类似于 TMD 和 DS-AMKL 者并未进展为白血病，因此推测 21-三体和 *GATA1* 基因突变是 DS 发生白血病的两个必要条件。尽管如此，仍有很多不明的机制需要探究，*TP53* 和 *FLT3* 也可能是参与发病的次级突变协同基因。最近，在 TMD 和 DS-AMKL 样本中鉴定出酪氨酸激酶基因的活性突变使人们对 DS-AMKL 的发病机制得到了新的认识，从 2 例 AMKL 患者和 CMK 细胞系中发现 JAK3 突变，并在体外经细胞系证实具有诱发白血病活性的功能，但 JAK3 和其变异体如何影响造血和巨核细胞的发育仍需进一步研究证实。

2. DS-ALL 的演化　额外的 X 染色体是 DS-ALL 最常见的染色体异常，占 DS-ALL 染色体异常的 25% ~50%，常见于超二倍体 ALL。其他附加染色体有 21、X 和 6 号染色体，少见的有 10、14、17 和 18 号染色体。从 21-三体和附加 X 染色体似乎可以发现未知的协同事件基因位于 21 和 X 染色体。其他细胞遗传学异常 t(8;14)、del(9p) 比非 DS-ALL 更常见。除染色体异常外，PTPN11 和 NRAS 突变也在少数 DS-ALL 中发现，这两种突变也在单纯的 21-三体核型中发现。

最近，在 20% 的 DS-ALL 患者中发现有 JAK2 突变，这个 DS-ALL 相关突变在 JH2 假激酶区特异地影响精氨酸(Arg683)和周围残基，有趣的是这些突变不同于在骨髓增殖性疾病(myeloproliferative disorder，MPD)的所见，它位于与 V617 分离的暴露保守区，推测 JAK2 突变的位置可能影响细胞依赖背景下的不同的下游区信号肽事件，其他 JAK2 突变体还有 R683G 突变，这些突变在同一个病例缓解时的标本未能检测到，证实这个突变是一个获得性次级突变。多个研究小组发现儿童患者 JAK2 突变在小年龄组(4.5 岁)发生率高于大年龄组(8.6 岁)($P<0.001$)。这些发现的真实意义有待进一步证实。

关于 DS-ALL 相关 JAK2 突变的功能研究发现，DS-ALL 相关 JKA2 突变鼠造血祖细胞和具有 JAK/STAT 活性及细胞因子依赖生长的 Ba/F3 细胞对 JAK/STAT 信号肽抑制剂敏感。虽然这些与 ALL 相关的突变在 MPD 患者中尚未找到，但已显现它能像 V617F 突变途径一样影响髓系造血，JAK2R683 突变增加了初期骨髓细胞髓系克隆形成能力，这一现象证明 JAK2 突变是由定向的 B 淋巴祖细胞赋予的这些细胞增殖优势而在晚期获得的遗传事件。这些研究不仅提供了 DS-ALL 的第一个分子异常，也为这些白血病的治疗提供了新的 JAK2 抑制剂的研发设想。

（二）21-三体对造血的影响

人类 21 号染色体(Hsa21)全长约 33.7Mb，包括已知的 364 个基因，31 个反义转录本和 5 个不同的 miRNAs(miR-99a，let-7c，miR-155，miR-125b-2，miR-802)。目前研究发现在 21 号染色体上的关键片段包括：DSCR(基因定位在 21q22.3)，DSCR2(基因定位在 21q22.3)，DSCR3(基因定位在 21q22.2)，DSCR4(基因定位在 21q22.2)，D21S55(基因定位在 21q22.2)。虽然与白血病发生的相关的基因尚不确定，但位于 DSCR 区的 *ERG*、*ETS2* 以及邻近 DSCR 区的 *RUNX1* 基因被认为是与 DS 相关白血病发生的候选基因。

TMD 有胎儿肝脏和 DS(或获得性 21-三体)来源的双潜能祖细胞，21-三体可能在孕期直接影响造血细胞发育。研究显示，在胚胎早期(孕 21 周)可产生 GATA1 突变，为检测 GATA1 突变发生下的细胞性质，两个研究小组研究了 21-三体人胎儿肝脏(FLs)的造血作用，结果发现 21-三体没能改变 $CD34^{+}CD38^{-}$ 细胞的比例，但能使巨核细胞红系祖细胞(MEPs)增高 2 ~3 倍，并且随时间的推移而增加(16 周时增加 35%，18 周时增加 65%)。此外，21-三体 FL 在甲基纤维素培养基内 BFU-E(burst forming units-erythroid)、CFU-Mk(colony forming units-megakaryocyte)明显增加，并且三体 $CD34^{+}$ 祖细胞来源的 CFU-GEMM(CFU-granulocyte，erythroid，macrophage，megakaryocyte)具有自我更新优势。液体培养条件下可以发现三体 FL 来源的祖细胞巨核细胞优先扩增，体内研究证实 MEP 也具有扩增优势。上述研究表明 21-三体 FLs 来源的细胞具有红系、巨核系细胞自我促进增殖的作用。

这些研究足以证明 21-三体是巨核细胞异常增生的重要因素，GATA1 突变又是 TMD 发生巨核细胞恶性转化的"诱变剂"。尽管通过 qRT-PCR(quantitative reverse transcription-polymerase chain reaction)方法没有检测到三体 FLs 和整倍体 FLs 白血病癌基因一流候选基因 *ERG*、*ETS2*、*RUNX1* 和 *SON* 的表达差别，但进一步的功能实验对揭示 *GATA1* 基因如何在 21-三体造血和白血病发生中发挥作用有着重要的意义。

（三）特殊的染色体 21 基因在 DS 相关白血病中的作用

DS-ALL 在儿童 ALL 所占的比例有限，DS-ALL 和非 DS-ALL 或许存在人们尚未认识的差别。对 B-ALL 超二倍体亚群的微数列分析发现数个 21 号染色体编码基因，包括 *SOD1*、*MX1*、*HMG14* 和 *SUMO3*，

STCH 基因被认为是预测超二倍体 B-ALL 复发的基因。通过微数列技术对 DS-AMKL 和非 DS-AMKL 的 Hsa21 编码基因进行研究，发现 76 个鉴别二者的基因，其中包括编码红系标记的基因，但这些基因的功能尚不清楚。

已知 Hsa21 编码 5 个 miRNA，在 DS 者脑和心脏组织中发现有过表达现象，其中有一组与正常和异常造血有关，如 miRNA-99 对 $CD34^+$ 细胞向巨核细胞分化起正调节作用，而 miRNA-155 和 let-7c 的作用与之相反。同时 miRNA-155 还参与髓系和 B-淋巴细胞增殖异常。新近的研究还发现 miRNA-125b-2 在 TMD 和 DS-AMKL 过表达，推测 Hsa21 编码的 miRNA 可能在白血病转化中发挥作用。

尽管在过去的若干年对 DS 发生白血病的研究颇多，但 21 号染色体如何在 DS 发生白血病中发挥作用仍不清楚。图 81-2 是引自 Malinge 等发表在 *Blood* 杂志上关于 DS-ALL 发病机制的推测：①21-三体可能增加前白血病淋巴祖细胞的增殖与生存，在附加的特别遗传事件如 JAK2 突变或附加 X 染色体协同 21-三体诱发白血病。这个模型与 21-三体协同 GATA1 突变诱发 DS 髓系白血病发病相似。②DS 的独特微环境使 21-三体在所有体细胞存在，儿童白血病的遗传事件风险增加，如儿童 ALL 的常见亚型 TEL/AML1 和超二倍体。这一模型可能对该领域的研究提供参考。

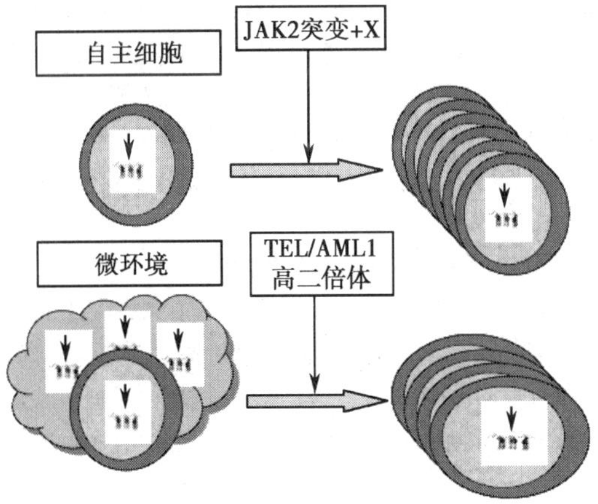

图 81-2 DS-ALL 发病机制的推测

二、流行病学及分型特征

（一）暂时性骨髓增殖症

TMD 是一种自限性的克隆增殖性疾病，仅在 DS 的新生儿中发病，发病通常在出生后 3 周，2～3 个月时自行缓解。发病率约 10%。TMD 的患儿母亲年龄比患白血病的 DS 患儿母亲年轻(29 岁：33 岁)。TMD 通常表现为一过性白细胞减少、不同程度的血小板减少及外周血出现大量巨核细胞，部分病例会出现致死性的婴儿水肿和渐进性肝纤维化。有报道，流式细胞仪分析显示其具有两种不同的 CD34(+)、CD117(+)、CD56(+)未成熟细胞亚群，正常未成熟髓系祖细胞和表达 CD41、CD42、CD61、CD36、CD13、CD1a、CD2 的未成熟干细胞亚群，后者可能为 M7 白血病祖细胞。在 TMD 的祖细胞中，血小板来源生长因子(*PDGF*)和转移生长因子 β1(*TGF-β1*)基因高表达，可能与 TMD 脏器纤维化相关。

（二）急性髓细胞白血病

DS-AML 为 DS 相关急性白血病的主要类型，来自日本的一项 36 年对 1514 例 DS 尸检病例的统计发现，104 例恶性疾病中造血系统恶性肿瘤占 83.7%(87 例)、实体瘤占 16.3%(17 例)，87 例血液系统恶性疾病中 AML 占 35.6%(31 例)、ALL 占 11.4%(10 例)。DS-AML 具有发病年龄小、既往多有骨髓异常增生综合征(MDS)病史，白细胞及血小板减少、红系异常增生、FAB 分型多为 M7 和未分型 AML、染色体易位少见以及对治疗高度敏感等特征。Forestier 等报道在许多细胞遗传学特征上 DS-AML 和非 DS-AML 存在差别，如 DS-AML 患儿通常只有染色体数目改变，包括 8、11、14、21-三体型，而在普通 AML 患儿中常见并且提示预后良好的 t(8;21)、t(15;17)、inv(16)和 t(9;11)等则很少见。

（三）急性淋巴细胞白血病

DS-ALL 和非 DS-ALL 在性别、白细胞计数、中枢神经系统白血病及染色体易位上差异无显著性。免疫分型示 DS-ALL 中早前 B-ALL 多见($P<0.01$)，而 T-ALL 少见($P<0.01$)。DS-ALL 在诊断时往往不伴有前纵隔肿物及中枢神经系统白血病发生。DS-ALL 患儿的染色体异常中，提示不良预后的染色体，如 t(9;22)、t(1;19)及 t(4;11)少见。DS-ALL 在诊断时提示预后不良的因素少见，但与非 DS-ALL 相比，其治疗效果稍差，但差异无显著性。对于 DS-ALL 患儿，治疗相关的药物毒性作用较明显，缓解期间感染相关死亡较多，大剂量的强化诱导化疗是有害的，故应用常规剂量化疗，并需要加强对抗药物毒性支持治疗。由于晚期骨髓复发，DS-ALL 的无病生存率比非 DS 稍低[(58±8)%：(70±1)%，$P=0.143$]。但一旦经过治疗，则无明显差别($P=0.66$)。DS、年龄≥6 岁、治疗欠妥及感染等因素均可能使 DS-ALL 的无病生存率轻微降低(特征见表 81-7)。

表 81-7 DS 和非 DS 儿童急性白血病的临床特征

	DS-ALL	非 DS-ALL	DS-AML	非 DS-AML
类型百分比	2%	98%	15%	85%
诊断时年龄	高峰年龄 2~5 岁	高峰年龄 2~7 岁	高峰年龄<4 岁	高峰年龄<2 岁,和至青春期任何年龄
主要危险因素	无	无	TMD 史	无
细胞遗传学亚型	TEL/AML1 和超二倍体比例低 罕有 T-ALL	超二倍体 25%~30% t(12;21)20%~25% t(1;19)5%~6% t(4;11)2%	>90% AMKL(M7)	约 10% AMKL
伴随体细胞突变	JAK2 突变(约 20%)	TEL-AML1 E2A-PBX1 AF4-ALL/MLL/HRX	GATA1(一致)	野生型 GATA1
治疗毒性	MTX 毒性导致感染	化疗相关骨髓抑制	增加蒽环类相关心脏毒性	化疗相关骨髓抑制
治愈率	约 65%	70%~85%	80%~100%	50%(AMKL<50%)

三、治 疗

(一) DS 白血病患儿对于药物的敏感性及其机制研究

DS-AML 细胞对阿糖胞苷(Ara-C)(11.5 倍)、柔红霉素(DNR)(2.2 倍)、去甲氧柔红霉素(IDA)(7.2 倍)、甲氨蝶呤(MTX)(9.2 倍)、安吖啶(amsacrine)(16.0 倍)、依托泊苷(VP-16)(20.1 倍)、巯嘌呤(6-MP)(2.7 倍)、白消安(busulfan)(4.6 倍)、长春新碱(VCR)(23.0 倍)和泼尼松(>1.1 倍)的敏感性较非 DS-AML 明显提高($P<0.01$)。与 DS-ALL 及非 DS-AML 相比,DS-AML 短期应用 MTX 后的耐药性明显增高(分别为 113 倍与 21.1 倍),而长期应用后耐药性则无明显差异。DS-ALL 细胞和非 DS 的 B-ALL 细胞对包括 MTX 在内的所有药物的敏感度均相似。无白血病的 DS 和非 DS 儿童的正常外周血单核细胞对药物均有较强的耐药性。

染色体数量异常部分解释 DS 患儿对化疗的敏感性。21 号染色体上至少具有 5 种与核酸合成有关的基因:氨基咪唑合酶、甘氨酰胺核苷酸合酶、胱硫醚 p 合酶(CBS)、过氧化物歧化酶(SOD)和还原性叶酸盐载体。目前对于 DS 细胞对 Ara-C 敏感性增强的机制研究较多。Taub 等发现,DS 细胞内 Ara-CTP 水平增高同时伴随内源性脱氧三磷酸胞苷(dCTP)水平轻度减低,影响 Ara-C 整合进入 DNA,从而使双链 DNA 解链的相对数目增多。这对于 DS 及非 DS 细胞在细胞周期分布上无明显差异。他们应用反转录 PCR 方法测定的 *CBS*(12.0 倍)和 *SOD*(3.8 倍)基因转录水平均明显增高($P<0.0001$)。*CBS* 基因定位于 21q22.3,其基因转录水平与 Ara-C 高敏感($P<0.003$)及 Ara-C 代谢为 Ara-CTP 增多($P=0.0003$)有关。*CBS* 基因转录增多可以增强 CBS 活性,并通过调节还原性叶酸盐、dCTP、S-甲基化腺苷水平和(或)脱氧胞苷激酶(dCK)基因的甲基化来调节 Ara-C 代谢。SOD 与 Ara-C 和 DNR 敏感度无明显相关。dCK 在 CBS 过表达细胞中起转录后的调节作用,其转录水平在 DS 细胞中也增高。常规 HD-MTX 应用后,DS-ALL 和非 DS-ALL 的 MTX 群体药代动力学无差异,但 DS-ALL 患儿 MTX 清除略低、血液系统耐受性差、黏膜毒性和皮疹严重。推测定位于 21 染色体的还原性叶酸盐载体的基因数量增加白血病淋巴系祖细胞中甲氨蝶呤多糖苷的数量,该假设可能是 DS-ALL 中 MTX 毒性增强的机制之一。

(二) 治疗方案选择与预后

1. DS-AML 的治疗 早期对于 DS-AML 患儿的治疗采用大剂量化疗,近期治疗相关毒性发生率高,诱导化疗往往提高死亡率,长期无病生存率低。多个临床实验证实采用常规剂量化疗,DS-AML 的预后明显好于非 DS(4 年无病生存率分别为 52%~89%)(表 81-8)。造血干细胞移植不能提高疗效,研究数据表明,与非 DS 相比,移植相关的死亡率和移植中所表现出的药物毒性均明显增高,且移植后短期内出现气道黏膜炎症等可逆的气道损伤,并易出现包括肺炎、肺出血在内的致死性肺部疾病。目前采用非常简单的治疗方案即能获得很好的疗效,AML-MRC15 对 DS-AML 采用 4 个疗程治疗。第一疗程:ADE 10+3+5[具体剂量 Ara-C 200mg/(m^2 ·

d)×10d,柔红霉素 50mg/(m^2·d)×3d,依托泊苷 100mg/(m^2·d)×5d];第二疗程:ADE 8+3+5(Ara-C 剂量为8天,余同第一疗程);第三疗程:Ara-C(3g/m^2,q12h×6次);第四疗程:Ara-C(3g/m^2,q12h×6次)[1岁以下减量25%,HD-Ara-C 100mg/(kg·次)]。髓外白血病预防同非DS-AML。

表81-8 国际多个儿童肿瘤协作组报道的DS-AML疗效

研究组	参考文献	蒽环类累积量(mg/m^2)	Ara-C累积剂量(g/m^2)	CR率(%)	耐药(%)	复发(%)	治疗相关死亡(%)	EFS(%)
BFM93	Creutzig 等(2005)	220~240	23~29	82	7	9	15	68
BFM98	Creutzig 等(2005)	220~240	23~29	100	0	6	5	89
NOPHO1984-1992	Zeller 等(2005)	450	56.6	77	-	13	-	54
NOPHO1993-1001	Zeller 等(2005)	350	49	95	-	11	-	83
CCG2861/2891 标准	Lange 等(1998)	350	31.5	95	2	8	9	74
CCG2861/2891 强化	Lange 等(1998)	350	31.5	64	4	8	32	52
MRC10	Craze 等(1999)	550	9.6	81	0	0	44	56
MRC12	Rao 等(2006)	550	9.6	94	0	3	12	83

2. DS-ALL的治疗 DS-ALL的临床特征与非DS-ALL差别如前所述(表81-7),治疗与非DS-ALL相同。新近COG协作组为了更精确地了解儿童B-ALL的生物学特征,入组2811例儿童B-ALL进入COG9900实验,其中DS-ALL占3%。在该临床试验中检测了ALL常见的融合基因 *ETV6-RUNX1*(*TEL-AML1*)、*TCF3-PBX1*(*E2A-PBX1*)、*BCR-ABL*、*MLL* 易位和4号、10号染色体三体在两组患者中的差别并比较了两组的疗效。发现4号、10号染色体和 *ETV6-RUNX1* 在DS-ALL的阳性率明显低于非DS-ALL($P<0.001$),但两组5年EFS率和OS率分别为DS-ALL:69.9%±8.6% 比 78.1%±1.2%($P=0.078$)和 85.8%±6.5% 比 90.0%±0.9%($P=0.033$)。

(竺晓凡)

参考文献

1. 竺晓凡,王建祥,韩明哲,等. 小儿血液学. 天津:天津科技出版社,2005
2. 陈可欣,武光林,何敏,等. 天津市1981~2000年儿童白血病发病情况分析. 中华血液学杂志,2004,25:365
3. Greaves M. Pre-natal origins of childhood leukemia. Rev Clin Exp Hematol,2003,7:233
4. Armstrong SA, Staunton JE, Silverman LB, et al. MLL translocations specify a distinct gene expression profile that distinguishes a unique leukemia. Nat Genet,2002,30:41
5. 吴玉霞. 环境苯暴露与儿童白血病. 国外医学卫生学分册,2002,4:225
6. Armstrong SA, Staunton JE, Silverman LB, et al. MLL translocations specify a distinct gene expression profile that distinguishes a unique leukemia. Nat Genet,2002,30:41
7. Pui CH, Cheng C, Leung W, et al. Extended follow-up of long-term survivors of childhood acute lymphoblastic leukemia. N Engl J Med,2003,349:640
8. Clarke M, Gaynon P, Hann I, et al. CNS-Directed Therapy for Childhood Acute Lymphoblastic Leukemia: Childhood ALL Collaborative Group Overview of 43 Randomized Trials. J Clin Oncol,2003,21:1789
9. Britta Burger, Martin Zimmermann, Georg Mann, et al. Diagnostic cerebrospinal fluid examination in children with acute lymphoblastic leukemia' significance of low leukocyte counts with blasts or traumatic lumbar puncture. J Clin Oncol,2003,21:184
10. Pui CH. Toward optimal central nervous system-directed treatment in childhood acute lymphoblastic leukemia. J Clin Oncol,2003,21:179
11. Attarbaschi A, Mann G, Kronberger M, et al. Effects of Dose-Reduced Medac (R) L-Asparaginase on Coagulation in Trial ALL-BFM 2000. Klin Padiatr,2003,215:321
12. Borgmann A, von Stackelberg A, Hartmann R, et al. Unrelated donor stem cell transplantation compared with chemotherapy for children with acute lymphoblastic leukemia in a second remission: a matched-pair analysis. Blood,2003,101:3835
13. Harker-Murray PD, Thomas AJ, Wagner JE, et al.

Allogeneic Hematopoietic Cell Transplantation in Children with Relapsed Acute Lymphoblastic Leukemia Isolated to the Central Nervous System. Biology of Blood and Marrow Transplantation, 2008, 14:685-692

14. Smith AR, Scott Baker K, DeFor TE, et al. Hematopoietic Cell Transplantation for Children with Acute Lymphoblastic Leukemia in Second Complete Remission: Similar Outcomes in Recipients of Unrelated Marrow and Umbilical Cord Blood versus Marrow from HLA Matched Sibling Donors. Biol Blood Marrow Transplant, 2009, 15:1086-1093
15. Champagne MA, Capdeville R, Krailo M, et al. Imatinib mesylate (STI571) for treatment of children with Philadelphia chromosome-positive leukemia: results from a Children's Oncology Group phase 1 study. Blood, 2004, 104:2655-2660
16. Jones LK, Saha V. Philadelphia positive acute lymphoblastic leukaemia of Childhood. British Journal of Haematology, 2005, 130:489-500
17. Schultz KR, Bowman WP, Aledo A, et al. Improved early event-free survival with imatinib in Philadelphia chromosome-positive acute lymphoblastic leukemia: a children's oncology group study. J Clin Oncol, 2009, 27:5175-5181
18. Li Zhang, Hui Zhao, Xiaofan Zhu, et al. Retrospective Analysis of 65 Chinese Children With Acute Promyelocytic Leukemia: A Single Center Experience. Pediatr Blood Cancer, 2008, 51:210-215
19. Yalman N, Sarper N, Devecioglu O. Fludarabine, cytarabine, G-CSF and idarubicin (FLAG-IDA) for the treatment of relapsed or poor risk childhood acute leukemia. Turk J Pediatr, 2000, 42:198
20. Lanvers C, Reinhardt D, Dubbers A, et al. Pharmacology of all-trans-retinoic acid in children with acute promyelocytic leukemia. Med Pediatr Oncol, 2003, 40:293
21. Rubnitz JE, Raimondi SC, Halbert AR, et al. Characteristics and outcome of t(8;21)-positive childhood acute myeloid leukemia: a single institution's experience. Leukemia, 2002, 16:2072
22. Martin Ramos ML, Lopez Pastor M, de la Serna Torroba J, et al. Cytogenetic risk categories in acute myeloid leukemia: a comparison between MRC (Medical Research Council) and SWOG (Southwest Oncology Group) models. Med Clin (Barc), 2003, 121:121
23. Forestier E, Heim S, Blennow E, et al. Cytogenetic abnormalities in childhood acute myeloid leukaemia: a Nordic series comprising all children enrolled in the NOPHO-93-AML trial between 1993 and 2001. Br J Haematol, 2003, 121:566
24. Viana MB, Cunha KC, Ramos G, et al. Acute myeloid leukemia in childhood: fifteen-year experience in a single institution. J Pediatr (Rio J), 2003, 79:489
25. Athale UH, Razzouk BI, Raimondi SC, et al. Biology and outcome of childhood acute megakaryoblastic leukemia: a single institution's experience. Blood, 2001, 97:3727
26. Webb DH, Harrison G, Stevens RF, et al. Relationships between age at diagnosis, clinical features, and outcome of therapyin children treated in the Medical Research Council AML10 and 12 trialsfor acute myeloid leukemia. Blood, 2001, 98:1714
27. Hann IM, Webb DK, Gibson BE, et al. MRC trials in childhood acute myeloid leukaemia. Ann Hematol, 2004, 1:S108
28. Lehrnbecher T, Varwig D, Kaiser J. Infectious complications in pediatric acute myeloid leukemia: analysis of the prospective multi-institutional clinical trial AML-BFM 93. Leukemia, 2004, 18:72
29. Ortega JJ, Diaz de Heredia C, Olive T, et al. Allogeneic and autologous bone marrow transplantation after consolidation therapy in high-risk acute myeloid leukemia in children. Towards a risk-oriented therapy. Haematologica, 2003, 88:290
30. Tsukimoto I, Tawa A, Horibe K, et al. Risk-stratified therapy and the intensive use of cytarabine improves the outcome in childhood acute myeloid leukemia: the AML99 trial from the Japanese Childhood AML Cooperative Study Group. J Clin Oncol, 2009, 20;27:4007
31. Reinhardt D, Langebrake C, Creutzig U, et al. Minimal residual disease in acute myeloid leukemia in children-standardization and evaluation of immunophenotyping in the AML-BFM-98 study. Klin Padiatr, 2002, 214:179
32. Biondi A, Cimino G, Pieters R, et al: Biological and therapeutic aspects of infant leukemia. Blood, 2000, 96:24
33. Izraeli S. Congenital syndromes and leukemia clues to pathogenesis. J Rev Clin Exp Hematal, 2003, 73:246-260

34. Ifante-Rivard C, Deedman JE. Maternal occupational exposure to extremely lowfrequency magnetic field during pregnancy and childhood leukemia. Epideniology, 2003, 14: 437
35. Lehtinen M, Koslela P, Ogmudalottir HM, et al. Meternal Herpesvirus infection and risk of acute lymphoblastic leukemia in the off spring. Am. J Epidemiol, 2003, 158: 207
36. Bayoumy M, Wynn T, Jamil A, et al. Pernatal Presentation Supports the in Utero Development of Congenital Leukemia: A case report. J Pediatr Hematal Oncol, 2003, 25: 148-152
37. Fender AB, Gust A, Wang N, et al. Congenital leukemia cutis. Pediatric Dermatology, 2008, 25: 34-37
38. D'Orazio JA, Pulliam JF, Moscow JA. Spontaneous resolution of a single lesion of myeloid leukemia cutis in an infant: case report and discussion. Pediatric Hematology & Oncology, 2008, 25: 457-468
39. Fender AB, Gust A, Wang N, et al. Congenital Leukemia Cutis. Pediatric Dermatology, 2008, 25: 34-37
40. Landers MC, Malmpati S, Tilford D, et al. Spontaneous Regreesion of Aleukemia Congenital Leukemia Cutis. Pediatric Dermatology, 2005, 22: 26-30
41. Malinge S, Izraeli S, Crispino JD. Insights into the manifestations, outcomes, and mechanisms of leukemogenesis in Down syndrome. Blood, 2009, 113: 2619-2628
42. Ehara H, Ohno K, Ito H. Benign and malignant tumors in Down syndrome: analysis of the 1514 autopsied cases in Japan. Pediatr Int, 2010. [Epub ahead of print]
43. Forestier E, Izraeli S, Beverloo B, et al. Cytogenetic features of acute lymphoblastic and myeloid leukemias in pediatric patients with Down syndrome: an iBFM-SG study. Blood, 2008, 111: 1575-1583
44. Xavier AC, Ge Y, Taub JW. A Paper from the 2008 William Beaumont Hospital Symposium on Molecular Pathology. J Mol Diagn, 2009, 11: 371-380
45. Taub JW, Huang X, Ge Y, et al. Cystathionine-beta-synthase cDNA thansfection alters the sensitivity and metabolism of 1-beta-D-arabinofuranosylcytosine in CCRF-CEM leukemia cells in vitro and in vivo: a model of leukemia in Do wn syndrome. Cancer Res, 2000, 60: 6421-6426
46. Maloney KW, Carroll WL, Carroll AJ, et al. Down syndrome childhood acute lymphoblastic leukemia has a unique spectrum of sentinel cytogenetic lesions that influences treatment outcome: a report from the Children's Oncology Group. Blood, 2010, 116: 1045-1050
47. Makishima H, Cazzolli H, Szpurka H, et al. Mutations of e3 ubiquitin ligase cbl family members constitute a novel common pathogenic lesion in myeloid malignancies. Blood, 2009, 27: 6109-6116

附：先天性白血病

先天性白血病(congenital leukemia, CL)是指从出生至生 4~6 周发生的白血病。其病因和发病机制在本章已有介绍。

（一）临床表现

1. 一般症状　发热、嗜睡、食欲不振、体重不增、呼吸急促等。

2. 皮肤损害　约 50% 病人有各种各样的皮肤浸润的表现，从出生至生后几周可发生，皮肤结节大约直径 0.2~0.3cm，青灰色或紫红色，与皮下组织无粘连。分布在头部、面颊、躯干和四肢，由软变硬(图 81-3)。还可呈丘疹、湿疹或疱疹样损害。皮疹活检对诊断有一定价值，皮肤改变多见于髓细胞系，少数为淋巴细胞系和单核细胞系。新生儿急性单核细胞白血病(AMoL)的皮肤结节可自行缓解，但几周或数月后又会复发。还可见眼部受累和绿色瘤。

3. 出血倾向　多数可见皮肤的瘀点、瘀斑，有时可见呕血、黑便，严重时颅内出血危及生命。

4. 肝、脾肿大　常见，肝脾可重度肿大，进入盆腔。但极少有淋巴结肿大。

5. 中枢神经系统白血病　发生早，生后一经确诊，在脑脊液中即可找到白血病细胞。

6. 其他　除上述症状外，可有肺、心、肾、腹膜及其他脏器受累引起的相应症状。

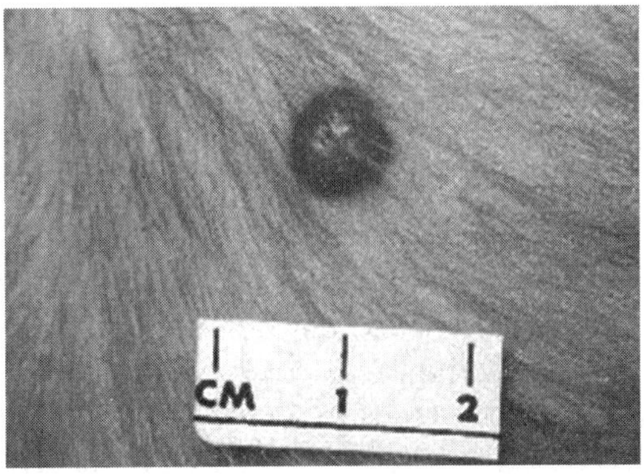

图 81-3　先天性白血病的皮肤损害

（二）实验室检查

1. 血象 出生时血红蛋白在 70～200g/L；白细胞明显增高，可达（2～85）$\times 10^9$/L，以原始细胞为主；血小板通常降低，多<70$\times 10^9$/L；外周血涂片可见泪滴状和有核红细胞。

2. 骨髓 增生极度活跃，清一色未分化细胞。以急性髓系白血病（AML）多见，约占 70%～80%，其次为粒单系和单核细胞白血病，急性淋巴细胞白血病（ALL）较少见。AML 与 ALL 比例约为 9∶1。在 AML 中以 AML-M0 较多见，占 20%，亦可见到一些少见类型的白血病，如红白血病、嗜碱性粒细胞白血病，还可见双系或双克隆双表型白血病。髓系表面抗原、单克隆抗体检测及电镜超微结构分析有助于分型诊断。研究表明，脂化荧光素水解酶、精胺细胞等化学染色也有助于分型。

3. 遗传学检查 约 50% 左右患儿有染色体异常，常见的染色体异常包括 t（8；16）（p11，p13）、t（5；11）（q31，q23）、t（11；19）（q23，p13）及 t（8；22）（p11，q13）、t（4；11）（q21，q23）、inv（16）（p13，q23）等。同婴幼儿和儿童一样，t（4；11）被认为是 ALL 的特征性改变，约占 78%，在 AML 患儿只有 10% 有此异常。在 11 号染色体上有许多病涉及 11q 同一区带，如 t（4；11）（q21，q23）为目前 ALL 中发生率较高的细胞基因学变化之一，其中 ALL 断裂点限制在 11q23，而 11q23 外的断裂可见于淋巴系及髓细胞系病变，可见 11q23 所表达的基因为非特异性的。11q23 重排在先天性或幼儿白血病中明显的高显率表明，这个基因区在胎儿与成人之间从属不同的转录控制。inv（16）（p13，q23）在 AML 的 M4 中具有较高的特异性，并认为 16q23 断裂为 inv（16）（p13，q23）异常的关键。在 AML 中 11q23 与 19q 和 19p 侧端易位也较多见。

如果先天性白血病出现染色体异常，特别是 t（4；11）及其异位形成的 *MLL* 基因重排提示预后不良，但具有 t（11，19）改变的 AML 则对治疗反应较好。

先天性白血病染色体异常可在治疗后恢复正常，复发时再出现。其再现早于骨髓及临床症状，故有助于及时预测白血病复发。

（三）诊断及鉴别诊断

1. 先天性白血病诊断标准 ①血或骨髓中出现大量髓细胞系或淋巴细胞系幼稚细胞；②有髓外浸润的表现；③排除类白血病反应。

对此病诊断应慎重。Schunk 和 Lehnean 报告可疑先天性白血病的患儿 38.3% 不经治疗可自行缓解，认为属暂时性类白血病反应，多见于 Down 综合征，特别是无特殊面容的患者，缓解后 21-三体改变消失。尤其是发病时无贫血和血小板减少者，骨髓内幼稚细胞<60%，巨核细胞不少者诊断应慎重。体外骨髓培养有助于早期鉴别诊断。半固体骨髓培养检测未经治疗的 AML，显示缺乏集落形成，簇形成增多，骨髓从无生长到过多簇形成，未经治疗的 ALL 显示无生长或集落形成率下降。总之，未经治疗的急性白血病显示集落数和集落/簇比值降低。相反，类白血病反应的 Down 综合征患儿在骨髓培养中到具有正常成熟分化为粒细胞、单核细胞、巨噬细胞的正常集落形成，而且集落数和集落/簇的比值正常。

2. 鉴别诊断 主要应与新生儿类白血病反应相鉴别，新生儿类白血病反应多见于严重感染、新生儿败血症等情况，可以表现发热、肝脾肿大、白细胞升高甚至出现幼稚粒细胞，但较少见皮肤改变。此时应做血培养、骨髓象及染色体和基因学检查、白细胞碱性磷酸酶测定以协助诊断。

（四）治疗

由于新生儿对化疗耐受性差，多采用单一药物或仅支持治疗，也有文献报告采用联合化疗取得成功的。AML 常用药物包括：柔红霉素、阿糖胞苷、多柔比星、依托泊苷等。ALL 则采用长春新碱、泼尼松、柔红霉素、巯嘌呤、甲氨蝶呤等，诱导缓解后可考虑骨髓造血干细胞移植或脐血移植。

（五）预后

预后较差，国外报告缓解率约 50%，长期存活率约 10%，我国报道的病例大多都放弃治疗。Down 综合征等部分病人可自行缓解，存活率较高。

（张永红 臧晏）

参 考 文 献

1. 周雅律. 先天性白血病 28 例综合报告. 中华儿科杂志，1982，20：137
2. 秦红伟. 先天性白血病研究概况. 国外医学儿科分册，1990，4：185
3. 秦红伟，赵亚平，胡亚美. 先天性白血病及暂时性白血病样反应三例. 中华儿科杂志，1993，31：45
4. Izraeli S. Congenital syndromes and leukemia clues to pathogenesis. J Rev Clin Exp Hematal，2003，73：246-260
5. Ifante-Rivard C，Deedman JE. Maternal occupational exposure to extremely low frequency magnetic field during pregnancy and childhood leukemia. Epidemiology，2003，14：437
6. Lehtinen M，Koslela P，Ogmudalottir HM，et al. Maternal Herpesvirus infection and risk of acute lymphoblastic leukemia in the off spring. Am. J Epide-

miol,2003,158-207

7. Bayoumy M, Wynn T, Jamil A, et al. Pernatal Presentation Supports the in Utero Development of Congenital Leukemia: A case report. J Pediatr Hematal Oncol,2003,25:148-152
8. Fender AB, Gust A, Wang N, et al. Congenital leukemia cutis. Pediatric Dermatol,2008,25:34-37
9. D' Orazio JA, Pulliam JF, Moscow JA. Spontaneous resolution of a single lesion of myeloid leukemia cutis in an infant: case report and discussion. Pediatric Hematology & Oncology,25:457-468
10. Fernandez. MC, Weiss B, Atwater S, et al. Congenital Leukemia: Successful Treatment a new born with t(5;11)(q31;q23). J Pediatr hematol/oncol,1999,21:152-157
11. Maeran C Landers, Suman Malmpati, David Tilford, et al. Spontaneous Regresion of Aleukemia Congenital Leukemia Cutis. Pediatric Dermatology, 2005,22:26-30

第 82 章

老年急性白血病

老年急性白血病仍以急性髓系白血病(AML)和急性淋巴细胞白血病(ALL)为主。老年AML是AML重要组成部分,占全部AML的50%以上;老年ALL约占成人ALL的16%~30%。由于老年AML多存在预后不良的因素、接受治疗的患者比例较低等原因,造成老年AML疗效较差。传统化疗的完全缓解率一般在50%左右,3年、5年的生存率很少能超过20%。老年ALL患者的预后同样很差,而且Ph染色体[和(或)*BCR-ABL*融合基因]阳性病例的比例较高(老年患者可达50%)。这一方面决定了老年ALL的预后很差;另一方面,由于酪氨酸激酶抑制剂的应用在一定程度上减少了治疗相关死亡,改善了近期预后。

老年急性白血病的年龄界限不尽统一,多数学者主张以60岁为界划分老年急性白血病。两种主要类型急性白血病——急性髓系白血病(AML)和急性淋巴细胞白血病(ALL)的年龄构成情况差异悬殊。AML是以成人患者为主的疾病,我国1986年白血病流行病学调查AML发病率为1.62/10万。AML发病率随年龄增长而增加,中位年龄在65~70岁左右;30岁以下人群AML发病率不到1/100 000,60岁时发病率为5/100 000,至80岁时可超过20/100 000。因此,老年AML是AML重要组成部分,占全部AML的50%以上。

ALL约占所有儿童和成人急性白血病的30%~40%。在美国白人中发病率为1.5/10万,黑人为0.8/10万。男女之比为1.4∶1。我国1986年白血病流行病学调查研究显示我国的ALL发病率为0.69/10万,老年ALL约占成人ALL的16%~30%。

第一节　老年急性髓系白血病

一、老年急性髓系白血病的特点

美国西南肿瘤研究组(SWOG)5个临床试验968例AML资料及其他一些报告的结果均显示老年AML FAB亚型的分布和年轻患者无区别。但随着对AML分子生物学、遗传学研究的深入,发现老年AML与年轻患者存在明显不同,具有独自的一些特征。

老年急性白血病发病时常伴有不良的预后因素:

1. 年龄本身即是急性白血病疗效的一个重要而独立的预后因素。

2. 老年人大多一般情况较差,常合并心、肝、肾等重要脏器疾病,即使无明显合并症的患者70~75岁后许多脏器的生理功能(如肾小球滤过率、免疫应答反应等)开始减弱,许多药理学参数发生改变,治疗相关毒性增加。

3. 继发于骨髓增生异常综合征(MDS)的比例较高,或无MDS病史但伴骨髓三系病态造血的比例较高。24%~56%的老年AML为继发性AML(可继发于MDS、骨髓增殖性肿瘤、实体瘤治疗后等),而年轻患者有MDS病史者一般低于15%。许多伴骨髓三系病态造血的初诊老年急性白血病患者(尤其是病程较迁延者)多怀疑有MDS病史。如SWOG报道,55岁以上的原发AML,骨髓三系病态造血发生率达64%。MDS病史的存在也提示了老年急性白血病可能发生于造血干细胞或较为早期的前体细胞阶段,残存的正常造血细胞较少,是导致骨髓抑制后再生恢复能力减弱、抑制期相关并发症发生率增加的主要原因之一。

4. 另外，老年患者化疗致骨髓抑制后再生恢复能力减弱，抑制期相关并发症发生率增加。对感染等并发症的耐受性差，一旦出现感染等并发症，由于抗生素等的用量受脏器功能的限制，治疗相关死亡率明显增加。

5. 根据细胞遗传学把 AML 进行危险度分组已为绝大多数血液学工作者接受，一般分为预后良好、预后中等、预后不良三组。染色体核型异常的类型与发病年龄密切相关，AML 中预后较好的染色体改变如 t(8;21)、inv(16)、t(15;17) 等常见于年轻患者，而很少出现于老年患者(<2%)，这部分老年 AML 的完全缓解(CR)率可达 72%，传统治疗的 5 年生存率可达 34%。预后不良的染色体改变如 5q-、单体 5、7q-/单体 7、11q 异常或复杂异常在老年患者较常见(>35%)，CR 率仅 26% 左右，传统治疗的 5 年生存率不到 5%。中等预后组的老年 AML 占大多数，CR 率可达 57% 左右，采用传统治疗的 5 年生存率可达 10% ~15%。

6. 老年 AML 患者的白血病细胞对标准化疗耐药率较高，可能与老年 AML 常高表达(可达 60%)多药耐药基因(MDR1)和其他耐药相关蛋白有关。

7. 多数老年 AML 患者的造血细胞均起源于白血病克隆。白血病细胞 CD34、CD7、HLA-DR 的表达率较高。CD65s(出现于 CD34 消失后)的表达随年龄增长而增加，约 67% 的 80 岁以上的 AML 患者 CD65s 阳性，诱导缓解率较低。体外白血病细胞集落形成单位(CFU-L)培养、细胞动力学分析和 G6PD 同工酶研究也显示老年 AML 的早期造血干细胞受累和分化不良的特征。

2007 年美国血液学年会报道了 AML-97 临床试验(644 例患者)中影响老年白血病生存的各种因素的分析结果(表 82-1)。

老年 AML 预后较差的原因除了上述疾病本身的特点外，还有重要的一点是老年 AML 的治疗在各个国家均未受到充分重视，如 Craig 等回顾分析美国 20 世纪 90 年代中期的资料，绝大多数老年 AML 未接受化疗。

二、老年 AML 的治疗

老年 AML 的治疗主要包括：①支持治疗；②传统的强烈化疗：采用类似年轻患者的方案，剂量和年轻患者一样。目的是争取达 CR，改善长生存；③低剂量诱导化疗(如小剂量阿糖胞苷，LD-Ara-C)；④非骨髓抑制性药物(适合于多数老年患者)；⑤临床试验(尤其是一些新药的试用)；⑥干细胞移植。

表 82-1 影响老年 AML 生存的因素分析

特征	发生率(%)	中位总生存(月)	发病六个月死亡率(%)
高危细胞遗传学	12	4.8	64
感染	8	4.7	63
体能评分>2，年龄>75 岁	7	2.9	54
体能评分>2	27	7.0	47
年龄>75 岁	20	7.9	42
冠心病	10	6.8	43
糖尿病	7	14.2	41
心律失常	8	14.6	31
MDS 病史*	15	10.6	29

*指继发于 MDS 的 AML

2002 年 Menzin 等曾分析 2657 例 65 岁以上的老年 AML 患者。只有 30% 的患者(65 ~74 岁的患者占 44%，75 ~84 岁的患者占 24%，85 岁以上只占 6%)在诊断后 2 年内接受了不同形式的静脉化疗。诊断后 1 年和 2 年内的死亡率分别为 86%、94%。

即使接受化疗，老年 AML 预后也较差，尽管约 50% 的患者可以达完全缓解，但复发率很高(正常染色体核型的患者复发率可达 80%，复杂核型患者可以高达 90% 以上)，5 年总生存一般不到 10%。东部肿瘤协作组(ECOG)回顾总结了 2882 例 AML 长生存的情况，中位生存期为 11 个月，55 岁以上的患者中位生存期为 6 个月，5 年生存率仅为 7.6%。癌症和白血病 B 组(CALGB)报道 400 例老年 AML 的 5 年生存率也仅为 5%。其他一些报告也显示 60 岁以上的 AML 完全缓解率≤60%，3 年无病生存(DFS)率<10%，总的中位生存期<12 个月。老年 AML 的治疗及预后现状可见表 82-2。

(一) 支持治疗

包括血制品输注、抗生素的应用及必要时采用羟基脲控制白细胞数。2006 年 Menzin 等报道的 SEER 资料分析了 3317 例老年 AML，化疗治疗者的中位生存 6.1 个月，而单纯支持治疗者仅为 1.7 个月。

(二) 传统化疗

1. 诱导治疗　AML 诱导治疗的目的是重建骨髓正常造血功能、达到 CR，继而通过巩固治疗以求延长生存或治愈。AML 的缓解率基本和年龄呈负相关，Johnson 等曾报道成人 AML 的治疗结果：50 岁以下的成人 AML CR 率达 70%，50 ~59 岁为 68%，60 ~69 岁为 52%，70 ~75 岁为 39%，75 岁以上仅为 22%。

表 82-2 老年 AML 的疗效现状

作者	年龄(病例数)	方案	CR(%)	ED(%)	OS(%,2~7年)
Goldstone(MRC)2001	56~80(1314)	DAT/DAE/MA	55	19	10
Anderson(SWOG)2002	≥56(161)	DA/ME	43	15	19
Buchner(AMLCG)2003	60~82(297)	TAD-HAM	60	14	9
Rowe(ECOG)2004	>55(362)	DA/IA/MA	42	17	中位:7.5个月

注:CR,完全缓解;ED,早期死亡;OS,总生存。D,柔红霉素;A,阿糖胞苷;T,硫鸟嘌呤;E,依托泊苷;I,去甲氧柔红霉素;M,米托蒽醌

(1)标准剂量诱导缓解治疗:目前临床上应用较多的诱导治疗方案仍是以 DA3+7 为基础的方案,柔红霉素(DNR)45~60mg/(m^2·d)×3 天,Ara-C 100mg/(m^2·d)×7 天(连续静脉输注),但各研究组掌握的用药剂量有所不同。Johnson 和 Liu 等综合 15 个中心 2255 例老年 AML,以常规剂量的蒽环(蒽醌)类+Ara-C 方案诱导治疗,中位缓解率 46%(28%~58%),CR 期 10.5(8~16)个月,生存期 3(1.5~9)个月;中位毒性相关死亡率为 30%(11%~48%)。这些结果明显不如年轻患者,治疗失败的主要原因为毒性相关死亡和白血病耐药。说明老年 AML 采用标准剂量阿糖胞苷和蒽环类药物组成方案治疗的效果并不理想,治疗相关死亡率可能超过有效率。

如何提高疗效和降低治疗相关毒性一直是学者们研究的重点。4-去甲氧基柔红霉素(IDA)是一个较 DNR 更为有效的蒽环类化疗药[常用剂量为 8~12mg/(m^2·d)×3 天],目前有许多关于标准剂量 DNR+Ara-C 和 IDA+Ara-C 治疗老年 AML 的对照报道(表 82-3),多数结果表明在老年 AML 的治疗中 IDA 较 DNR 无明显优势。但也发现 DNR 组易发生耐药,而 IDA 组毒性相关死亡增加。

表 82-3 IDA 和 DNR 治疗老年 AML 的疗效比较

作者	病例数	结果			
		CR		生存期	
		IDA	DNR	IDA	DNR
Wiernik	83	50%	44%	3.4个月	3.2个月
Vogler	111	63%	53%	235天	209天
Reifers	220	68%	61%	328天	273天
Mandelli	255	40%	39%	87天	169天

米托蒽醌(MTZ)也被用来替代 DNR 治疗老年 AML。某些非随机治疗结果如 Liu 等评价了 MTZ[10mg/(m^2·d)×3 天]+Ara-C[200mg/(m^2·d)×5 天]治疗 104 例老年 AML 的结果,CR 率为 58%,DNR+Ara-C 组为 64%。Bow 等用 MTZ[10mg/(m^2·d)×5 天]+VP-16[100mg/(m^2·d)×5 天]治疗 67 例老年 AML 患者,55% 的病例达 CR,相关死亡率为 12%。

脂溶性 DNR 已进入临床Ⅲ期试验。GIMEMA 2008 年报道的 GSI 103 AMLE 临床试验随机比较了脂质体柔红霉素(DaunoXome,DNX)与 DNR 联合阿糖胞苷方案治疗老年 AML 的结果。DNR(45mg/m^2,d1~3)、DNX(80mg/m^2,d1~3)、Ara-C(100mg/m^2,d1~7)。DNR 组 CR 率为 78/153(51.0%)、难治病例发生率 55/153(35.9%)、治疗相关死亡率 13.1%;DNX 组 CR 率 73/148(49.3%)、难治病例发生率 31.8%、治疗相关死亡率 18.9%。CR 患者 24 个月时的复发率分别为 78%(DNR)和 59%(DNX)。

另外,还有多家大系列、不同诱导治疗方案的报道,完全缓解率 40%~62%,诱导相关死亡率 14%~26%。见表 82-4。

随机比较 65 岁以上人群行强化疗和单纯支持治疗,多数研究结果认为化疗的疗效较好。欧洲肿瘤白血病治疗研究组(EORTC)的早期研究结果将 65 岁以上老年 AML 分为两组:①诱导治疗组:DNR 30mg/(m^2·d)×3 天,Ara-C 100mg/(m^2·d)×7 天,长春新碱 2mg(第 1 天);②观察组:病情发展时予羟基脲、皮下注射 Ara-C 等姑息性治疗。两组的 CR 率分别为 58%:0%,中位生存 21 周:11 周,2.5 年生存率 13%:0%。也有研究认为强烈诱导治疗与小剂量 Ara-C 比较无优势可言。

(2)降低剂量的诱导缓解治疗:由于毒副作用相对较少,目前有相当比例的学者采用减低剂量的化疗治疗老年 AML。Yates 等报道采用减少剂量的 DNR[30mg/(m^2·d)×3 天]取得了较高的缓解率(47%),毒性相关死亡率下降(41%)[同期采用 DNR 45mg/(m^2·d)×3 天治疗的患者 CR 率为 31%,相关死亡率为 54%]。Kahn 采用减少剂量的 DAT 方案治疗老年 AML 相关死亡率为 15%,而标准剂量的 DAT 方案相关死亡率为 55%,所获完全缓解率相似(30%:25%)。

表 82-4 老年 AML 传统诱导治疗方案及疗效

研究	病例数	中位年龄(岁)	CR(%)	生存情况	诱导相关死亡(%)
MRC AML11(2001)		66			
DAT	328		62	18%(5 年 DFS 率)	16
ADE	327		50	15%(5 年 DFS 率)	26
MAC	656		55	16%(5 年 DFS 率)	17
ECOG(2004)					
DA	116	67(56~82)	40	5.7(个月)*	16
IA	118	68(56~86)	43	9.4(个月)	22
MA	114	69(56~84)	46	7.1(个月)	14
SWOG(2002)					
AD	161	68(56~84)	43	19%(2 年 OS 率)	15
ME	167	67(56~86)	43	11%(2 年 OS 率)	19

注:DAT,DNR、Ara-C、硫鸟嘌呤;ADE,Ara-C、DNR、依托泊苷;MAC(或 MA),米托蒽醌、Ara-C;AD(或 DA),Ara-C、DNR;ME,米托蒽醌、依托泊苷;IA,去甲氧柔红霉素、Ara-C

* 中位无病生存

小剂量 Ara-C(LD-Ara-C)是较受欢迎的治疗 MDS 和老年 AML 的方案,体外研究证明小剂量 Ara-C 可以诱导白血病细胞分化。文献报道 LD-Ara-C 治疗老年 AML 的 CR 率为 16%~50%,但在多数患者未能发现 LD-Ara-C 诱导白血病细胞分化的现象,却注意到 LD-Ara-C 依然有毒性作用,仍需住院和相应的支持治疗。Tilly 等进行了一项多中心的 LD-Ara-C 和标准强化疗的随机对照研究:LD-Ara-C 为 20mg/(m^2·d)×21 天,对照为佐柔比星(rubidazone)+Ara-C 200mg/(m^2·d)×7 天;CR 率为 32%:52%,PR 为 22%:2%;毒性相关死亡率为 10%:31%;两种方案治疗的患者总生存情况无显著差别(8.8 个月:12.8 个月),LD-Ara-C 治疗组输血较少、住院日短。英国医学研究委员会(MRC)最近在不适合化疗的老年 AML 完成了低剂量皮下注射 Ara-C(20mg,2 次/天,10 天/4~6 周)与口服羟基脲的比较,低剂量 Ara-C 可与维 A 酸联合应用(有研究认为维 A 酸可以增强 AML 细胞对 Ara-C 的敏感性)。217 例患者中,低剂量 Ara-C 治疗者 18% 达 CR,中位 CR 时间为 82 周;均明显优于羟基脲治疗组(1%,10 周)。维 A 酸的应用对疗效无影响。其他小剂量化疗包括小剂量三尖杉酯碱、小剂量阿柔比星等,疗效也不尽如人意。

近几年,以 CAG(粒细胞生长因子、阿柔比星、阿糖胞苷)或 CHG(粒细胞生长因子、高三尖杉酯碱、阿糖胞苷)等为代表的预激方案在老年 AML 中应用较多,取得了一定疗效,但缺乏随机的、多中心的资料。钱思轩等 2008 年报道采用 CAG 方案治疗 50 例老年 AML 的疗效,具体方案为 Ara-C 10mg/m^2,q12h,皮下注射,d1~14;阿柔比星 10mg/d×8 天;G-CSF 200μg/(m^2·d)×14 天(WBC>20×10^9/L 时停药)。CR 率为 29/50(58%),总有效率为 72%;初治病例 CR 率为 23/35(65.8%),复发难治病例为 6/15(40%);中位总生存达 14 个月。

(3)口服诱导缓解治疗:蒽环类药物是 AML 诱导缓解治疗的基本药物,IDA 是目前唯一可口服给药的蒽环类药物,生物利用度可达 30%,其生物利用度应同时考虑 IDA 和其有效代谢产物(idarubicinol)。口服 IDA 单一用药[20~30mg/(m^2·d)×3 天]可取得 40% 左右的 CR,加用 LD-Ara-C 并不增加疗效。值得注意的是尽管口服 IDA 治疗的非血液学毒性很小,但仍会导致骨髓抑制。口服 IDA [20mg/(m^2·d)×3 天],加用标准剂量的 Ara-C 有可能提高疗效。

还有作者采用口服 IDA+VP-16 治疗老年 AML。1994 年 Ruutu 等报道采用口服 ETI 方案[VP-16,80mg/(m^2·d)×5 天;6-TG,200mg/(m^2·d)×5 天;IDA,15mg/(m^2·d)×3 天]治疗 25 例老年 AML 患者,获得 60% CR 率。缓解后予原方案巩固治疗,中位生存期 9.9 个月。同期采用标准剂量 TAD5+1 方案治疗的患者 CR 率仅为 23%,中位生存期 3.7 个月。

(4)新药的应用:还有一些新的治疗药物可选择。地西他滨(decitabine)是一种 DNA 甲基转移酶抑制剂,美国 FDA 已同意用于 MDS 的治疗。该药也开始用于老年 AML 的诱导治疗[20mg/(m^2·d),5 天一疗程],CR 率达 29%,有部分染色体核型不良的患者也取得了 CR。

克罗拉滨(clofarabine,CaFDA)是第二代核酸类似物。基于 CaFDA 联合 Ara-C 有良好的抗白血病作用及可接受的毒性,该方案在老年 AML 的研究已见报道。MDACC 对 60 例年龄≥50 岁的初治老年 AML 和高危 MDS 患者应用 CaFDA 联合 Ara-C 进行了临床研究,中位年龄 61(50 ~ 74)岁,AML 54 例(90%),RAEB-Ⅱ/CMML 6 例(10%)。治疗方案:CaFDA 40mg/(m^2·d)×5 天(第 2 ~ 6 天,1 小时输注),4 小时后静滴 Ara-C 1g/(m^2·d)×5 天(第 1 ~ 5 天,2 小时输注)。有效者最多可接受 6 个疗程的维持治疗,维持治疗中 CaFDA、Ara-C 均改为第 1 ~3 天用药。总体反应率为 60%(CR 率 52%、CRp 率 8%——血小板未恢复正常),均为 1 ~2 个疗程取得疗效,诱导相关死亡 4 例(7%)。CRp 患者中位缓解期只有 1.8 个月,CR 患者的中位总生存期为 23.5 个月。副作用包括不超过 2 级的腹泻、恶心、呕吐、黏膜炎、皮肤反应、肝功能检查异常以及与输注有关的面色潮红、头痛。可见,CaFDA 与 Ara-C 联合化疗对于老年白血病缓解率较高,副作用也是可以接受的,遗憾的是缓解期、总体生存率与其他诱导方案相比较并未得到明显改善。Burnett 等对治疗方案进行了修改,单独应用小剂量 CaFDA 治疗初治老年 AML(60 岁以上且不适于联合化疗),具体用法为 CaFDA 30mg/(m^2·d),连续应用 5 天,每 28 天重复一次。在可评价疗效的 27 例患者中,16 例(59%)获得了 CR。

(5) 老年 AML 治疗中应强调的问题:老年 AML 治疗中的争议之一是,为争取 8 ~ 12 个月短暂的缓解期进行强化疗是否值得?什么情况下值得强烈诱导?MDACC 总结了 1980 ~ 2004 年间,采用 Ara-C 为基础的联合方案治疗的 998 例 65 岁以上老年 AML 患者。54% 的患者具有不良的染色体核型(28% 为复杂核型),1/3 的患者有肿瘤病史或化疗史。45% 的患者达 CR,诱导治疗相关死亡率为 29%,中位生存期为 5.4 个月,1 年生存率 30%,2 年生存率 16%。多变量分析发现:年龄 75 岁以上、不良的染色体核型、较差的身体状态、血肌酐超过 115μmol/L(1.3mg/dl)、前驱血液病病史超过 6 个月、非层流病房治疗、有其他肿瘤病史、白细胞计数≥2.5×10^9/L、血红蛋白≤80g/L 等为不良的预后因素。约 20% 左右的患者无或只有 1 个不良预后因素,CR 率达 60% 以上、1 年生存率 50% 以上;具有 4 个以上不良预后因素的患者 CR 率不到 20%,1 年生存率不足 10%。可以说,对诱导化疗反应较好的患者长期疗效最好;标准强化疗仅适合于无或只有一个不良预后因素的患者。

许多老年 AML 患者以全血细胞减少起病,骨髓中度受累(原始细胞 20% ~40%)。如果临床稳定,这些患者应等待细胞遗传学资料回报后再做治疗决定。复杂核型异常的患者,采用蒽环类药物+阿糖胞苷的诱导治疗缓解率约为 25%(与 30 天内的死亡率类似),NCCN 建议这部分患者参加临床试验。正常核型的老年 AML 采用去甲氧柔红霉素(或柔红霉素、米托蒽醌)联合阿糖胞苷的诱导治疗,CR 率可达 40% ~50%;NCCN 建议这部分患者参加临床试验或采用标准化疗。

在老年 AML 的诱导治疗中还注意到,由于老年 AML 多少会具有前期 MDS 病史,即使骨髓幼稚细胞清除后外周血细胞计数仍可能恢复不到正常水平。因此,许多Ⅰ/Ⅱ期临床试验中疗效判断采用 CRi(骨髓幼稚细胞比例<5%,仍存在血细胞减少)。

2. 缓解后治疗 由于老年患者耐受性较差、并发症多,不能耐受反复的强化巩固治疗,限制了强化疗和干细胞移植的应用。而且,目前的资料显示无论采用什么样的缓解后治疗,老年 AML 的中位 DFS 和总的生存期一般<12 个月。因此,一般认为老年 AML 采用标准诱导化疗达 CR 后,应采用原来的药物进行巩固治疗。

德国急性白血病协作组(GALG)报道,强烈巩固治疗后加或不加维持治疗的 3 年 DFS 率分别为 30% 和 17%。维持治疗可用 6-MP、6-TG、甲氨蝶呤(MTX)或 LD-Ara-C 等。Bassan 等对老年缓解患者用原方案巩固加 6-MP 和 LD-Ara-C 维持,平均 CR 期 12 个月,2 年生存率 24%。法国急性白血病 98 临床试验[ALFA9803,诱导治疗为 4+7 方案:DNR 45mg/(m^2·d)或 IDA 9mg/(m^2·d),第 1 ~4 天;阿糖胞苷 200mg/(m^2·d),连续输注,第 1 ~7 天;CR 率 57%]将取得 CR 的老年 AML 患者随机分为两组进行缓解后治疗,一组接受 1 疗程的标准剂量阿糖胞苷(200mg/m^2×7 天)+蒽环类药物(IDA 9mg/m^2×4 天或 DNR 45mg/m^2×4 天)强化治疗,另一组每月化疗 1 疗程(阿糖胞苷 60mg/m^2,q12h×5 天,IDA 9mg/m^2×1 天或 DNR 45mg/m^2×1 天;连用 6 疗程)。前者的 2 年 DFS 率为 17%,后者为 28%。多疗程巩固组总的住院周期短于强化治疗组、血小板输注少于强化治疗组。

也有报道老年 AML 缓解后采用 HD-Ara-C 治疗可以延长生存。Ferrant 等对 32 例缓解的老年 AML 使用 HD-Ara-C(2g/m^2,q12h×4 天)治疗,3 年生存率 41%,3 年 DFS 率 29%,中位生存期 22 个月。ECOG 采用 12 个剂量的 HD-Ara-C(1.5g/m^2)治疗 300 余例老年 AML 患者取得了 2 年中位生存率 30% 的疗效,相关死亡率仅 2%。而 Mayer 等对照了标准剂量 Ara-C(100mg/m^2)、ID-Ara-C(400mg/m^2)、HD-Ara-C(3g/m^2)作为老年 AML 缓解后治疗的结果,没有发现差异。因此,HD-Ara-C 一般不作

为老年 AML 患者的常规缓解后治疗方案。

减低预处理剂量的异基因造血干细胞移植由于并发症很多，在老年 AML 治疗中作用有限。2 年总生存率 40% ~60%，非复发死亡率达 20%。NCCN 建议在下述两种情况下减低预处理剂量的异基因造血干细胞移植可作为老年 AML 的治疗措施：①诱导缓解治疗已取得 CR，作为缓解后治疗手段；②诱导缓解失败，但肿瘤负荷较低。尽管老年 AML 患者也开展了自身外周血干细胞移植，但成功的报道很少。

3. 造血生长因子的应用　老年 AML 治疗中应用的造血生长因子主要为粒细胞生长因子（G-CSF 或 GM-CSF）。造血生长因子的应用主要有两个目的：①化疗后应用主要是缩短中性粒细胞缺乏时间，减少严重感染的发生率及感染相关死亡。顾虑主要是刺激白血病克隆生长的问题；②化疗前或化疗同时应用是为了促使静止期白血病细胞进入细胞周期，增强 S 期特异细胞毒药物（如 Ara-C）的杀伤作用，提高疗效。

多数研究结果表明生长因子的应用可以缩短化疗后中性粒细胞减少（$<1\times10^9/L$）的时间，但没有明显降低感染发生和诱导相关死亡率。结果也显示生长因子的应用可以提高缓解率，延长生存期或对治疗结果无显著影响。有些结果提示（如 Dombret 等的报道）诱导缓解期应用生长因子可以明显改善伴预后不良染色体改变患者的疗效。

近几年来，以 CAG（粒细胞生长因子、阿柔比星、阿糖胞苷）或 CHG（粒细胞生长因子、高三尖杉酯碱、阿糖胞苷）等为代表的预激治疗方案是造血生长因子应用的较有代表性的例子，在老年 AML 中应用较多，取得了一定疗效，但缺乏随机、多中心的资料。

（三）免疫治疗

免疫治疗骨髓抑制较轻，这种治疗方法在老年 AML 应用较广。目前常用的免疫治疗用药主要有白细胞介素 2（IL-2），单克隆抗体（抗 CD33 抗体等）及 FLT3 配体等。

IL-2 用于临床已有很长时间，成为 AML 缓解后治疗的重要免疫调节剂，但到目前为止其疗效尚无定论。FLT3 配体用于肿瘤、白血病治疗主要基于其扩增功能性树突细胞、增加肿瘤相关抗原的摄入和递呈的机制，疗效正在观察中。

几乎 90% 的 AML 患者髓系原始细胞表达 CD33，抗 CD33 单克隆抗体作为 AML 的靶向治疗也已试用于老年 AML，由于其对骨髓抑制较轻，Estey 认为可降低早期死亡率，适用于具有高危死亡危险因素的患者。GO 是一种人源化 CD33 抗体与强效抗肿瘤抗生素——乙酰刺胞霉素偶联物，与白血病细胞表面 CD33 抗原结合，进入细胞后释放刺胞霉素，对白血病细胞有明显的杀灭作用。GO 在美国获批的适应证为第一次复发或不宜接受强烈化疗的 60 岁以上 AML 患者，单药治疗的推荐剂量为 $9mg/m^2$，静脉输注 2 周 1 次，共 2 次。两项 GO 治疗第一次复发 AML 的Ⅱ期临床研究中，中位年龄均为 61 岁，CR+CRp 率分别为 26% 和 29%。Larson 等报道 227 例患者的中位 OS 为 4.9 个月，治疗有效者达 12.6 个月。GO 联合不同化疗方案治疗初发或复发难治老年 AML 显示了较单药更高的有效性。Ⅱ期临床试验中，GO 多采用 $3mg/m^2$、$6mg/m^2$ 或 $9mg/m^2$，2 周 1 次，共 1 次或 2 次。初发者的有效率为 35% ~91%，复发难治者为 12% ~76%。目前，GO 联合标准剂量化疗诱导初发 AML 的Ⅲ期随机研究正在进行中，MRC AML-15 试验的最新结果显示，患者复发率降低，无病生存期延长，受益者多为染色体核型为良好和中等预后者。GO 联合白介素 11、Bcl-2 反义寡核苷酸根纳三思（Genasense）、5-氮杂胞苷（azacytidine）等新药的治疗也在探索中。

（四）其他

环磷酰胺+Ara-C+拓扑替康（topotecan）±维 A 酸，bcl-2 反义核酸+Ara-C+IDA，细胞周期界点调节剂 UCN-01+Ara-C 治疗老年 AML 的临床试验正在进行中。

老年 AML 选择何种治疗要综合考虑患者的预后、一般情况。Latagliata 等提出的老年 AML 强化疗排除标准，不失为有益的参考依据：

（1）年龄超过 75 岁。

（2）临床状况评分≥3 分。

（3）患有需治疗的活动性心脏病或心功能异常（左室射血分数<50%）。

（4）肝或肾功能异常：血肌酐或血清胆红素和（或）GPT 升高 1.5 ~4 倍。

（5）有些临床试验中，有 MDS 病史或其他前驱血液病史者需排除，尤其是 MDS 病史超过 6 个月者。

第二节　老年急性淋巴细胞白血病

老年急性淋巴细胞白血病（ALL）是一个相对少见的疾病，60 岁以上的 ALL 占所有成人 ALL 的 16% ~31%。和年轻患者不同，老年 ALL 也具有与老年 AML 相似的不利预后因素：高龄、其他脏器的并发症多、继发性白血病、不良的染色体核型发生比例高等。老年 ALL 中前体 B-ALL 和 common-B ALL 较多见，而 T-ALL 相对较少。如 Sancho 等 2006 年报道的西班牙 Ph 染色体阴性老年 ALL 中早期前 B-

ALL 占 23%，common-B ALL 占 50%，前体 B-ALL 占 10%，T-ALL 占 17%；30% 的患者有髓系抗原表达。正常染色体核型占 39%，复杂核型占 33%。

Ph 染色体和（或）*BCR-ABL* 融合基因是 ALL（尤其是前体 B-ALL）较常见的细胞遗传学异常，其发生率随年龄增长逐渐增加，儿童<5%，成人为 15%～30%，老年患者可达 50%。德国 ALL 多中心研究组（GMALL）汇总 1990～2007 年该中心 2544 例 B-ALL 患者（年龄 15～74 岁），*BCR-ABL* 融合基因阳性率为 36.2%（m-BCR 为 24%，M-BCR 为 11.3%，0.6% 的患者存在两种转录本），其中 15～24 岁的患者发生率为 12.7%，25～34 岁为 30.6%，35～44 岁为 43.7%；45 岁以上的患者比例变化不大，介于 42%～44% 之间。这些特点也决定了老年 ALL 预后较差。

一、老年 ALL 的化疗

老年 ALL 的常用化疗方案与年轻患者基本相同，但疗效较差，一线治疗的 CR 率仅 46%～79%，早期死亡率 12%～50%，耐药率可达 30%。生存期一般短于 6 个月，3 年无病生存（DFS）率不到 20%。Ph 染色体的阳性率高、化疗耐受性差、因并发症多可以行干细胞移植的比例低等原因在一定程度上可以解释老年 ALL 的较差预后。

Hussein 等用 L-19M 方案［长春新碱（VCR）、泼尼松（Pred）、多柔比星（Adr）、甲氨蝶呤（MTX）、环磷酰胺（CTX）等］治疗成人 ALL，>50 岁的患者 CR 率为 35%，中位 CR 期 8.6 个月，生存期为 1 个月，治疗相关死亡率达 50%；而对照组≤50 岁的患者 CR 率为 79%，中位 CR 期 22.9 个月，生存期为 17.7 个月。Delannoy 等用长春新碱、泼尼松、多柔比星、门冬酰胺酶（ASP）方案治疗 60 岁以上的 ALL 患者，CR 率 44%，早期死亡率 29.4%。Sancho 等报道的西班牙 PETHEMA ALL-96 方案治疗老年 Ph 染色体阴性 ALL 是为数不多的老年 ALL 系统治疗的临床试验（具体方案见表 82-5），1996～2006 年共 48 例患者，CR 率 57.6%，早期死亡率 36.4%。中位总生存（OS）7 个月，中位无病生存（DFS）20 个月，2 年 OS 率 39%、DFS 率 46%。诱导治疗去除 ASP 和 CTX 后，早期死亡率（多因为肝胆、胰腺毒性）明显下降（70%：21.73%），CR 率（30%：69.56%）、总生存率（20%：52%）提高。这些报告均说明老年 ALL 采用强烈诱导治疗，早期相关死亡率较高，并不能改善疗效；只有患者平稳达 CR，才有生存的可能。

表 82-5 PETHEMA ALL-96 化疗方案

治　疗	周数	用药途径	剂量	天数
诱导缓解治疗				
长春新碱（VCR）	1～4	i. v.	2mg	d1、8、15、22
柔红霉素（DNR）	1～4	i. v.	30mg/m^2	d1、8、15、22
泼尼松（Pred）	5	i. v. /PO	60mg/m^2	d1～27
	5～6	i. v. /PO	30mg/m^2	d28～35
门冬酰胺酶（ASP）*	3～4	i. v.	10 000U/m^2	d16～20，d23～27
环磷酰胺（CTX）*	5	i. v.	1000mg/m^2	d36
鞘注（IT）（MTX+Ara-C+DXM）（临床试验开始 3 年后诱导治疗停用了 ASP 和 CTX）				d1、29
巩固治疗-1（C1）				
巯嘌呤（6-MP）	1	PO	50mg/m^2	d1～7
甲氨蝶呤（MTX）	1、4、8	i. v.（24h）	1.5g/m^2	d1、28、56
VM-26	2、6	i. v.	150mg/m^2，q12h	d14、42
Ara-C	2、6	i. v.	500mg/m^2，q12h	d14、15，d42、43
IT（MTX+Ara-C+DXM）	1、4、8			d1、28、56
巩固治疗-2/再诱导（C2）				
地塞米松	1～2	PO/i. v.	10mg/（m^2·d）	d1～14
	3	PO/i. v.	5mg/（m^2·d）	d15～21

续表

治　疗	周数	用药途径	剂量	天数
VCR	1～3	i. v.	1.5mg/m^2	d1、8、15
DNR	1～2	i. v.	30mg/m^2	d1、2、8、9
CTX	1～2	i. v.	600mg/(m^2·d)	d1、15
ASP	1～2	i. m./i. v.	10 000U/m^2	d1～3，d15～17
IT(MTX+Ara-C+DXM)	1～2			d1、15
维持治疗				
维持治疗-1+再诱导(至 52 周)				
维持治疗-1				
MTX		i. m.	20mg/(m^2·周)	
6-MP		PO	50mg/(m^2·d)	
再诱导(每 4 周一次)				
VCR		i. v.	1.5mg/m^2	d1
Pred		i. v./PO	60mg/(m^2·d)	d1～7
ASP		i. v.	20 000U/m^2	d1
IT(MTX+Ara-C+DXM)				d1
维持治疗-2(53～104 周)				
MTX		i. m.	20mg/(m^2·周)	
6-MP		PO	50mg/(m^2·d)	

* 1999 年诱导治疗未用 CTX 和 ASP

也有个别报道的结果相反。Ferrari 等比较了 VP(长春新碱、泼尼松)和 VDLP(长春新碱、泼尼松、柔红霉素、门冬酰胺酶)方案治疗老年 ALL 的疗效，显示 VDLP 方案比 VP 方案的 CR 率高(77%：53%)、复发率低(50%：74%)，但总生存期相对较短(4 个月：10 个月)，毒性相关死亡也是主要问题。

蒽环类药物是 ALL 治疗中最常用的药物之一，尽管 Todeschini 等证明增加 DNR 剂量可提高疗效(包括 CR 率和生存期)，但由于老年患者对化疗的耐受性较差(包括蒽环类药物对心脏的毒性)，一般认为应适当减少诱导化疗剂量、减少药物组合；缓解后治疗的药物剂量同样应减少。Kantarjian 等采用 VAD(长春新碱、多柔比星、地塞米松)方案治疗老年 ALL，CR 率 58%，早期死亡率 12%；缓解后继以传统的 6-MP、MTX+α 干扰素维持治疗，间以原诱导方案强化。缓解患者的 3 年持续完全缓解(CCR)率达 22%，但 3 年总生存率<10%。作者认为该方案没有给强烈巩固强化，减少了治疗相关死亡，延长了 CR 患者的生存。改用 HyperCVAD+G-CSF 方案后 Kantarjian 等取得了更为理想的结果：CR 率达 79%，3 年 DFS 率 36%，3 年生存率达 30%。Wiernik 等以不含蒽环类的 MOLD(甲氨蝶呤、长春新碱、门冬酰胺酶、地塞米松)方案诱导，用同样不含蒽环类的方案巩固强化，以 6-MP 和 MTX 维持，共治疗 14 例 50 岁以上的 ALL 患者，CR 11 例，其中 4 例持续缓解超过 2 年。脂质体包裹的 DNR(Daunoxome，Dx)已用于 AML 治疗，并取得了可喜的结果。Offidani 等采用 VCR+Daunoxome+地塞米松+G-CSF(VDxD)方案治疗 15 例老年 ALL 取得了 CR 率 73%，治疗相关死亡率 20%，2 年 DFS 率 36%，2 年总生存率 38% 的疗效。方案为：①诱导治疗：VCR 2mg，d1、8、21；Daunoxome 50mg/(m^2·d)，d1～3，d28～30；地塞米松 40mg/d，d1～4，d28～31。②巩固治疗：CAT 方案(两疗程)：CTX 600mg/m^2，d1；Ara-C 750mg/(m^2·d)，d2～5，Tpo 1mg/d，d2～5。③维持治疗：A 方案：VCR 2mg，d1；Daunoxome 40mg/(m^2·d)，d1～2；Pred 50mg/(m^2·d)，d1～7；B 方案：VCR 2mg，d1；CTX 500mg/m^2，d1；Pred 50mg/(m^2·d)，d1～7。A、B 方案交替进行(共 12 个疗程，前 9 个月每月一疗程，此后于第 12、18、24 个月各予 1 疗程)。Daunoxome 被认为是一种高效、安全的治疗老年 ALL 的药物。

二、老年 Ph$^+$ ALL 的治疗

较高的 Ph 染色体和(或)BCR-ABL 融合基因阳性率，也是老年 ALL 预后差的主要原因之一。伊马替尼(imatinib，格列卫，Glivec，Gleevec)是一种酪氨酸激酶抑制剂，主要靶蛋白是 BCR-ABL、c-Kit、PDG-

FR 等。自 1998 年应用于临床治疗慢性粒细胞白血病取得了令人瞩目的疗效，并很快用于 Ph^+ ALL 的治疗。美国 FDA 已于 2006 年批准 Ph^+ ALL 作为伊马替尼治疗的适应证，也为老年 ALL 患者带来了福音。

Ottmann 等采用伊马替尼治疗 55 岁以上的 Ph^+/BCR-ABL^+ ALL 患者取得一定疗效：患者随机分为伊马替尼或化疗诱导治疗两组，达完全缓解后予化疗和伊马替尼联合巩固（图 82-1）。两组的完全缓解率分别为 96.3%、50%，严重不良事件的发生率分别为 39%、90%，2 年总生存率为 42% ±8%（两组无明显差异）。而 Delannoy 等则采用化疗诱导治疗老年 Ph^+/BCR-ABL^+ ALL，达完全缓解后予伊马替尼（600mg/d）、巩固化疗交替治疗，CR 率为 72%，1 年 DFS 率、OS 率分别为 58%、66%，而历史对照分别为 11%、43%。

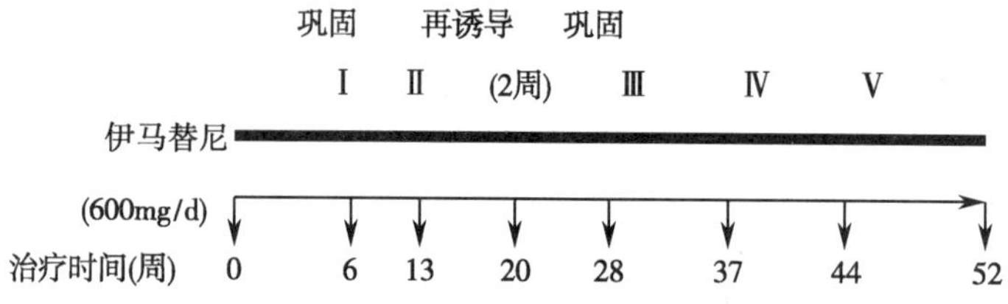

图 82-1 老年 Ph^+/BCR-ABL^+ ALL 的治疗

2007 年 Vignetti 等报道 GIMEMALAL0201-B 方案治疗老年 Ph^+/BCR-ABL^+ ALL，患者先接受 7 天的泼尼松预治疗（10 ~ 40mg/d，逐渐加量）；此后为诱导治疗，伊马替尼 800mg/d（若出现 3 或 4 级的非血液学毒性，可酌情减量或短期停药）、泼尼松 40mg/(m^2 · d)（d1 ~ 45）。达 CR 后予伊马替尼单药维持至复发。30 例患者有 29 例达 CR，1 年 DFS 率 48%，1 年 OS 率 74%。达 CR 时 BCR-ABL 转录本（p190/p210）分别下降 2.9 和 2.0 个对数级。

巩固治疗 Ⅰ、Ⅲ、Ⅴ疗程为 ID-MTX（中剂量甲氨喋呤），Ⅱ、Ⅳ疗程为 VM-26+Ara-C；间歇期予 6-MP+MTX 维持治疗。

也有作者在老年 Ph^+/BCR-ABL^+ ALL 缓解后单纯采用干扰素维持治疗或干扰素+化疗巩固维持治疗取得可喜结果。

三、老年 ALL 的干细胞移植

老年 ALL 干细胞移植的报道较少，包括毒性较少的减低预处理剂量的非清髓性干细胞移植也缺乏随机研究，得不出有意义的结论。

（秘营昌 卞寿庚）

参考文献

1. 张之南，杨天楹，郝玉书. 血液病学. 北京：人民卫生出版社，2003，1054-1062
2. Estey EH. How I treat older patients with AML. Blood，2000，96：1670-1673
3. Rowe JM. Treatment of acute myelogenous leukemia in older adults. Leukemia，2000，14：480-487
4. Roboz G. Treatment of acute myeloid leukemia in elder patients. Expert Rev Anticancer Ther，2007，7：285-295
5. Menzin J，Lang K，Earle CC，et al. The outcome and costs of acute myeloid leukemia. Arch Intern Med，2002，162：1597-1603
6. Larson R. Fifty years of clinical research by the Leukemia Committee of the Cancer and Leukemia Group B. Clin Cancer res，2006，12（Suppl 11）：3556-3563
7. Burnett AK，Mohite U. Treatment of older patients with acute myeloid leukemia-New agents. Semin hematol，2006，43：96-106
8. Kantarjian H，O' Brien S，Cortes J，et al. Results of Intensive Chemotherapy in 998 Patients Age 65 Years or Older with Acute Myeloid Leukemia or High-Risk Myelodysplastic Syndrome. Cancer，2006，106：1090-1098
9. Appelbaum FR，Gundacker H，Head DR，et al. Age and acute myeloid leukemia. Blood，2006，107：3481-3485
10. Craig CM，Schiller GJ. Acute myeloid leukemia in the elderly：Conventional and novel treatment approaches. Blood Reviews，2008，22：221-234
11. Baron F，Storb R. Hematopoietic cell transplantation after reduced-intensity conditioning for older adults with acute myeloid leukemia in complete remission. Curr Opin Hematol，2007，14：145-151
12. Martin MG，Abboud CN. Induction therapy for elderly patients with acute myeloid leukemia. Blood Rev，2008，22：311-320
13. Estey E. Acute myeloid leukemia and myelodys-

plastic syndromes in older patients. J Clin Oncol, 2007,25:1908-1915

14. Latagliata R, Breccia M, Fazi P, et al. Liposomal daunorubicin versus standard daunorubicin: long term follow-up of the GIMEMA GSI 103 AMLE randomized trial in patients older than 60 years with acute myelogenous leukaemia. Br J Hematol, 2008,143,681-689
15. Burnett AK, Milligan D, Prentice AG, et al. A Comparison of Low-Dose Cytarabine and Hydroxyurea With or Without All-trans Retinoic Acid for Acute Myeloid Leukemia and High-Risk Myelodysplastic Syndrome in Patients Not Considered Fit for Intensive Treatment. Cancer, 2007, 109:1114-1124
16. Qian SX, Li JY, Tian T, et al. Effect of low-dose cytarabine and aclarubicin in combination with granulocyte colony-stimulating factor priming (CAG regimen) on the outcome of elderly patients with acute myeloid leukemia. Leuk Res, 2007, 31(10): 1383-1388
17. Amadori S, Suciu S, Stasi R, et al. Gemtuzumab ozogamicin (Mylotarg) as single-agent treatment for frail patients 61 years of age and older with acute myeloid leukemia: final results of AML-15B, a phase 2 study of the European Organisation for Research and Treatment of Cancer and Gruppo Italiano Malattie Ematologiche dell' Adulto Leukemia Groups. Leukemia, 2005, 19:1768-1773
18. Amadori S, Suciu S, Willemze R, et al. Sequential administration of gemtuzumab ozogamicin and conventional chemotherapy as first line therapy in elderly patients with acute myeloid leukemia: a phase Ⅱ study (AML-15) of the EORTC and GIMEMA leukemia groups. Haematologica, 2004, 89:950-956
19. Faderl S, Gandhi V, Verstovsek S, et al. Clofarabine Plus Cytarabine (ARA-C) Combination Is Active in Newly Diagnosed Patients (PTS) ≥ Age 50 with Acute Myeloid Leukemia (AML) and Myelodysplastic Syndrome (MDS). Blood, 2004, 104(11): 250a
20. Faderl S, Verstovsek S, Cortes J, et al. Clofarabine and cytarabine combination as induction therapy for acute myeloid leukemia (AML) in patients 50 years of age or older. Blood, 2006, 108(1): 45-51
21. Burnett AK, Russell N, Kell JW, et al. A Phase 2 evaluation of single agent clofarabine as first line treatment for older patients with AML who are not considered fit for intensive chemotherapy. Blood, 2004, 104(11): 248
22. Robak T. Acute lymphoblastic leukaemia in elderly patients: biological characteristic and therapeutic approaches. Drugs Aging, 2004, 21:779-791
23. Sancho JM, Ribera JM, Xicoy B, et al. Results of the PETHEMA ALL-96 trial in elderly patients with Philadelphia chromosome-negative acute lymphoblastic leukemia. Eur J Haemotol, 2006, 78: 102-110
24. Delannoy A, Delabesse E, Lheritier V, et al. Imatinib and methylprednisolone alternated with chemotherapy improve the outcome of elderly patients with Philadelphia-positive acute lymphoblastic leukemia: results of the GRAALL AFR09 study. Leukemia, 2006, 20:1526-1532
25. Vignetti M, Fazi P, Cimino G, et al. Imatinib plus steroids induce complete remissions and prolonged survival in elderly Philadelphia chromosome-positive patients with acute lymphoblastic leukemia without additional chemotherapy: results of the Gruppo Italiano Malattie Ematologicache dell' Adulto (GIMEMA) LAL0201-B protocol. Blood, 2007, 109:3676-3678

第 83 章

骨髓增生异常综合征

骨髓增生异常综合征(MDS)是一组异质性后天性克隆性恶性疾病。其基本病变是克隆性造血干、祖细胞发育异常(dysplasia),导致无效造血以及恶性转化危险性增高。其基本临床特征是骨髓中造血细胞有发育异常的形态学表现和外周血中三系血细胞减少,以及转变为急性髓系白血病(AML)的危险性很高。本综合征的病因和发病机制尚未被完全阐明。临床上主要以病程进展的阶段作为分型依据。按照国际 MDS 预后积分系统(IPSS)对 MDS 进行危度分组,对于评估预后和治疗决策有重要意义。MDS 的治疗应个体化地分别决策:早期 MDS 患者应以提高血细胞数量和保持较好的生活质量为主要目标;晚期患者可考虑采用与 AML 基本相同的治疗选择。继发性或治疗相关 MDS 和儿童 MDS 有其与成人原发性 MDS 不同的特点,在本章中也作了概述。

一、定　义

骨髓增生异常综合征(myelodysplastic syndromes,MDS)是一组异质性后天性克隆性疾病,其基本病变是克隆性造血干、祖细胞发育异常(dysplasia),导致无效造血以及恶性转化危险性增高。表现为骨髓中各系造血细胞数量增多或正常,但有明显发育异常的形态改变;外周血中各系血细胞明显减少。而且演变为急性髓系白血病(acute myeloid leukemia,AML)的危险性很高。

对本综合征的认识经历了一个较长的过程,从 20 世纪 40 年代开始,文献中报道的白血病前期(preleukemia)、难治性贫血(refractory anemia)、难治性贫血伴有原始粒细胞过多(refractory anemia with excess of myeloblasts)、白血病前期综合征(preleukemia syndromes)、潜袭型白血病(smoldering leukemia)、少白血病细胞性白血病(oligoleukemia)、低百分比性白血病(low-percentage leukemia)、亚急性或慢性粒单细胞白血病(subacute/chronic myelomonocytic leukemia)、骨髓造血异常综合征(dysmyelopoietic syndrome)、造血组织发育异常(hemopoietic dysplasia)等,基本上全部或大部分是 MDS。已报道的难治性铁粒幼红细胞性贫血(refractory sideroblastic anemia)和 Di Guglielmo 综合征中,也有一部分是 MDS。

二、发 病 情 况

(一) 发病率

英国 1984～1986 年 MDS 年发病率为 $2.1/10^5$。德国 Düsseldorf 城区 1986～1990 年 MDS 年发病率为 $4.11/10^5$。瑞典 Jönköping 市 1978～1992 年>19 岁的人群中 MDS 的发病率为 $3.2\sim4.1/10^5$。日本 1991 年全国 2505 家医院联合统计,按 1985 年日本人口计算,≥15 岁的人口中 MDS 发病率为 $2.7/10^5$。我国天津地区 1986～1988 年 MDS 年发病率仅为 $0.23/10^5$。

(二) 发病年龄

MDS 主要发生于老年人群。在上述的几个报告中,德国 Düsseldorf 城区≤49 岁人群的 MDS 年发病率仅为 $0.22/10^5$,50～69 岁人群为 $4.9/10^5$,而≥70岁人群则为 $22.8/10^5$。83.9% 的 MDS 患者年龄>60岁。瑞典 Jönköping 市 MDS 患者中位年龄,男性为 74.1 岁,女性为 78.2 岁。90% 的患者年龄>60 岁。另据报告,丹麦 Fyn 和南 Jutland 地区 1980～1990 年<15 岁的儿童中 MDS 年发病率仅为 $0.34/10^5$。

(三) 患者性别

MDS 患者中男性多于女性。如上所述德国

Düsseldorf 城区资料中≥70 岁人群的 MDS 年发病率，男性为 $33.9/10^5$，女性为 $18/10^5$，瑞典 Jönköping 市资料中 MDS 患者男性与女性之比为 1.8∶1。日本资料中 MDS 年发病率，男性为 $3.4/10^5$，女性为 $2.1/10^5$。

三、病因及发病机制

迄今为止，MDS 的病因尚未被阐明。一些 MDS 发病危险因素调查报告显示，MDS 发病相关因素有电离辐射、高压电磁场、烷化剂、苯、氯霉素、石油产品、有机溶剂、重金属、杀虫剂、染发剂、烟尘、吸烟、酗酒等。其中一些因素，如放射治疗、烷化剂、苯、氯霉素、乙双吗啉等已被证实能引起继发性或治疗相关 MDS，关系较为肯定。

关于 MDS 的发病机制，近年来由于研究结果的积累，得到的线索有所增加，但确切机制仍未明了。已获得的资料可概述如下。

（一）染色体异常

MDS 患者在诊断时 40% ~60% 有染色体异常，随着病程的进展可高达 80%。已报告的 MDS 染色体异常如表 83-1 所示。其中有一些在 MDS 转白时常见，但均非 MDS 所特有。染色体异常是造血细胞异常的直接证据。总的看来，染色体异常在早期 MDS 发生率相对较低(15% ~30%)，而且多为单一异常；在晚期 MDS 发生率高(45% ~60%)，而且复杂异常(≥3 种)增多。在一些患者，随着病程进展可看到异常克隆增大或出现新的异常，反映着病程演变是一个多步骤顺序过程。

表 83-1 MDS 的单一染色体核型异常

+三体 -单体	易位	缺失	其他
-5	t(1;3)(p36;q21)	5(q13-q33)	inv(3)(q21;q26)
	t(3;3)(q21;q26)		
-7	t(1;7)(p11;p11)	7(q22-q34)	iso(17q)
	t(5;7)(q11;p11)		
	t(5;17)(p11;p11)		
	t(7;17)(p11;p11)		
-17	t(2;11)(p21;q23)	11(q14-q22)	
-Y		12(p11-p13)	
+8	t(11;21)(q24;q11)	13(q14)	
		17(p13)	
+21		20(q11-q13)	

我们对 351 例 MDS 患者细胞遗传学研究中，染色体核型异常者 237 例(67.5%)。其中仅有染色体数目异常者 99 例(41.7%)，仅有染色体结构异常者 70 例(29.5%)，同时有数目与结构异常者 68 例(28.8%)；单一异常 130 例(54.8%)，2 种异常 54 例(22.8%)，复杂异常(≥3 种)53 例(22.4%)。常见染色体数目及染色体臂的异常频次与西方国家的-5/5q-、-7/7q-、+8、-20/20q-不同，我国患者依次为+8、-20/20q-、-7/7q-、-5/5q-。我国患者+8(19.1%)和-20/20q-(9.4%)检出率高于西方国家(分别为 1.2% ~7.0% 和 2.0% ~3.5%)，-5/5q-(5.1%)的发生率低于西方国家(8.7% ~6.3%)。

另外，MDS 的染色体异常也定位了一些基因组损伤部位，提示该部位基因的激活或失活在 MDS 发病或病程演变中有重要作用。如 5q-部位的许多编码造血生长因子、造血生长因子受体的基因以及 IRF-1 基因等；17p-部位的 p53 基因，11q23 部位的 MLL(HRX)基因等。

（二）癌基因与抑癌基因异常

已见诸报告的有：

1. 3% ~40% 的 MDS 患者有 Ras 家族基因突变，以 *N-Ras* 基因第 12、13 或 61 密码子突变最为常见。*Ras* 基因编码 GTP 结合蛋白 P21，保持分化相关信号传导通路。*Ras* 基因突变的异常蛋白产物能使细胞转化为恶性表型。

2. 约 10% 的 MDS 患者有 *fms* 基因突变。*fms* 基因定位于 5q33，编码 M-CSF 受体。已发现的 fms 点突变常在第 301 或 969 密码子，前者的异常蛋白产物可使细胞发生转化，后者虽不具备转化能力，但可上调 M-CSF 的刺激。

3. 5% ~10% 的 MDS 患者可检出 *p53* 基因突变。*p53* 是抑癌基因，定位于 17p13。p53 蛋白传导由各种形式 DNA 损伤所产生的信号，使细胞停滞于 G_1—S 期转换点，从而抑制这类细胞的增殖，导致其凋亡。MDS 的 *p53* 基因突变主要见于晚期患者，故可能是一个后期变故。

4. 约 30% ~50% 的 MDS 患者有 *p15* 抑癌基因失活。*p15* 基因定位于 9q21，编码 p15INK4B 蛋白，是细胞周期蛋白依赖性激酶抑制剂(CDKI)，可抑制周期蛋白 D/CDK4 和周期蛋白 D/CDK6 的活性。*p15* 基因失活是由于 5' CpG 岛过度甲基化，主要见于晚期 MDS 患者。

（三）骨髓造血干、祖细胞体外生长分化行为异常

骨髓造血干、祖细胞体外培养的结果显示，大多数 MDS 患者出现：①CFU-GEMM、BFU-E、CFU-E、CFU-GM、CFU-MK 集落均减少或无生长；②CFU-GM 集簇增多；③CFU-GM 集落内细胞分化成熟障碍，主要由原始细胞组成；④对造血刺激因子反应异常；⑤在Dexter 长期培养体系中不能形成健康的黏附

层;MDS骨髓细胞在正常黏附层上也生长不良。用纯化的骨髓 $CD34^+$ 细胞进行培养,结果也基本相似。这些结果表明MDS骨髓造血干、祖细胞的增殖和分化成熟可能受损。

(四)单克隆性造血

随着造血克隆性分析技术的进步,特别是X染色体灭活模式分析中高杂合率基因的发现,对MDS造血克隆性分析也积累了更多资料。主要结果如下:①MDS的各个亚型,包括早期亚型,都可检测到单克隆造血的证据;②单克隆造血现象出现在用现有方法能够检出的细胞遗传学异常改变之前;③由MDS转化的AML经化疗完全缓解之后,其原有的细胞遗传学异常完全消失,但造血仍为单克隆性;④MDS经治疗完全缓解后可恢复为正常的多克隆造血;⑤关于MDS异常克隆的起源水平,多数报告均证明所有髓系细胞都来自同一异常克隆,而淋巴细胞仍为多克隆性;个别报告证明B淋巴细胞也来自同一异常克隆;但均未证明T淋巴细胞的单克隆性。

(五)造血细胞凋亡增多

已经建立的细胞凋亡检测方法不断增加,其样品处理方法、特异性和敏感性以及所检测的凋亡时相等有所不同,所得结果间可有相当差异。但使用各种方法对MDS骨髓细胞凋亡检测的结果,绝大多数报告均凋亡增多,而且这种凋亡增多的现象在早期MDS最为明显;晚期MDS和转变为白血病后,骨髓细胞凋亡增多的程度下降,甚至不再明显。另一个比较共同的发现是MDS血清TNF-α水平增高,而TNF-α水平与骨髓凋亡程度呈正相关。在一些细微机制方面,如凋亡是主要发生于干、祖细胞还是成熟中细胞?凋亡细胞是否呈克隆性?则尚未取得一致结论。

(六)对发生MDS的易感性

有关这一方面的线索有:①如前所述,环境、职业或生活中的某些因素与MDS发病之间有一定关系;②某些遗传性疾病,如Fanconi贫血、Ⅰ型神经纤维瘤病(NF-1),其家系中MDS/AML发生率明显高于一般人群;③家族性血小板病伴发白血病(FPD/AML)家系中易发生MDS/AML,其易感位点已被定位于21q22,累及CBFA2(AML1)基因。发生MDS/AML后才有MDS常见的5q、7q异常;④苯醌氧化还原酶(NQO1)在解毒苯代谢产物中有重要作用,编码此酶的NQO1基因有多态性。苯接触者如其NQO1基因为609(C→T)无功能型等位基因,则发生MDS/AML的危险性增高;⑤已经证明,7单体综合征(家族性MDS伴有7q异常)的7q异常不是本综合征的原发原因;其原发性易感位点是在目前尚无法检测的其他染色体部位。从以上的线索看来,再加上前面已经说过的MDS单克隆造血是出现在可以检出的细胞遗传学异常之前,可以得出两点认识:①对发生MDS存在着易感性。易感性可来自先天遗传缺陷,如Fanconi贫血的DNA修复缺陷,NF-1的RAS信号传导通路障碍;也可来自自然发生的基因多态性,如NQO1基因;或是存在着目前还无法测知的基因组易感位点。②用现有方法能够检出的MDS常见细胞遗传学异常,实际上是“继发性”的,继发于目前尚不能测知的初始变故(initiating event)。

(七)免疫学异常

MDS的免疫学异常近年来日益受到重视。已经得到的证据有:①MDS患者的T细胞在体外抑制CFU-GM和CFU-E的生长;②MDS骨髓细胞与环孢素(CsA)共同孵育或去除其中T细胞可增加祖细胞集落产率;③MDS患者体内T细胞处于激活状态;④MDS患者的T细胞受体β链变区(TCRVβ)基因分析,显示明显偏颇性,只有其Vβ基因库(Vβ repertoire)中有限的几个基因;⑤10%或更多的MDS患者并发免疫性疾病;⑥某些MDS患者用免疫抑制剂(ATG,CsA)治疗有效。

综合上述,MDS的发生和进展是一个多步骤过程。由于环境、职业或生活中的毒害因素或自发性突变,在易感个体中造成造血干、祖细胞的初始性变故(initiating event),这种受损的干、祖细胞一方面逐渐对正常干、祖细胞形成生长或活存优势,成为单克隆造血,伴有基因组不稳定性,易于发生继发性细胞遗传学异常。另一方面诱发免疫反应,导致T细胞介导的自身免疫骨髓抑制,进一步损害造血细胞的增殖和成熟。持续性自身免疫性攻击诱发单个核细胞和基质细胞过多产生TNF-α、IFN-γ等细胞因子,后者诱发造血细胞过度凋亡,导致无效造血。过度的增殖和凋亡导致端粒过度缩短,后者进一步加剧基因组不稳定性,继发MDS常见的5q-、7q-、20q-等染色体异常。同时有其相应抑癌基因如p53、p15INK4B的灭活,从而造成细胞周期失控和加剧基因组不稳定性,终至转化为MDS后AML。

四、临床表现

MDS一般起病比较缓慢渐进,往往在起病数周甚至数月后方始就诊。患者的症状和体征主要是各类血细胞减少的反映。早期患者一般以顽固性贫血的相关表现为主,出血与感染并发症较为少见。一般无肝、脾、淋巴结肿大。晚期患者则除贫血表现以外还可有出血和感染并发症。

五、MDS的特殊表现和相关疾病

(一)5q-综合征

5号染色体长臂缺失(5q-)是MDS常见的细胞

遗传学异常之一，可见于MDS的各个亚型。5q-有两种情况：一种是单一5q-，即5q-是唯一的核型异常；另一种是复杂5q-，即除5q-外还同时有其他染色体异常改变。由于有单一5q-的RA和RARS有其特殊临床表现和预后，故MDS的5q-综合征是专指这种情况。

现有研究证实所有伴del(5q)MDS患者染色体缺失区域中均含有5q31-5q32这一区带，称为共同缺失区(commonly deleted region，CDR)，该区域含有44个基因，其中33个在人$CD34^+$细胞中表达，这44个基因尚未发现有突变，但发现其中富含半胱氨酸酸性分泌型蛋白(secreted protin，acidic and rich in cysteine，SPARC)和40小亚基核糖体蛋白(40s ribosomal protein S14，RPS14)这两个基因表达水平显著降低，表现为单倍体剂量不足(haploinsufficiency)，是其发病的分子基础。

5q-综合征主要发生于老年女性，外周血表现为大细胞贫血，白细胞数轻度减少或正常，血小板数正常或增高。骨髓中最突出的改变是巨核细胞发育异常，分叶减少的小巨核细胞明显增多。红系细胞发育异常的表现有时可不明显，可有环状铁粒幼细胞。患者呈慢性临床过程，主要是顽固性贫血，出血和感染少见。一般抗贫血治疗无效，但仅靠定期输血可较长时间活存，中位活存时间可达81个月，转白率极低。

（二）铁粒幼细胞贫血(sideroblastic anemia，SA)

SA是一组异质性疾病，其共同特征是由于不同原因引致幼红细胞中亚铁血红素(heme)生物合成障碍，致使线粒体内铁负荷过多，形成绕细胞核排列的铁粒，即环状铁粒幼红细胞。SA可分为三大类：①遗传性和先天性SA；②获得性特发性SA；③由酒精中毒和某些药物引起的获得性继发性SA。只有获得性特发性SA才属于MDS的范畴。

（三）MDS合并骨髓纤维化

近50%的MDS患者骨髓中有轻到中度网状纤维增多，其中10%～15%的患者有明显纤维化。与原发性骨髓纤维化不同的是，MDS合并骨髓纤维化外周血常全血细胞减少，异形和破碎红细胞较少见；骨髓常显示明显三系发育异常，胶原纤维形成十分少见。而且常无肝脾肿大。MDS合并骨髓纤维化可见于各个亚型，有学者认为是提示不良预后的因素之一。另有一种罕见的情况，称为急性骨髓发育异常伴有骨髓纤维化(acute myelodysplasia with myelofibrosis，AMMF)。患者急性起病，有贫血、出血、感染等症状和体征，无肝脾肿大。外周血中全血细胞减少，成熟红细胞形态改变较轻，仅有少数破碎红细胞，偶可见到原始细胞、不成熟粒细胞或有核红细胞。骨髓组织切片造血组织面积增大，三系造血细胞发育异常。明显纤维化。巨核细胞增多而且形态异常十分突出。原始细胞中度增多，但不形成大的片、簇。少数情况下有局灶性粗胶原纤维沉积和局灶性成骨活动增加。患者病情凶险，常于数月内死于骨髓衰竭或转化为白血病。

（四）MDS合并骨髓增生低下(Hypo-MDS)

约10%～15%的MDS患者在诊断时骨髓涂片示有核细胞明显减少，骨髓组织切片中造血细胞面积缩小(60岁以下患者造血细胞面积<30%，60岁以上患者<20%)。尽管有人认为Hypo-MDS应作为一个独立的亚型列入MDS分型，但未被采纳，原因如下：①文献报道其发生率占MDS总数的8.2%～29.0%，最高可达38.0%，可见骨髓低增生并非MDS的一种少见现象；②多系列随访研究表明骨髓低增生是该疾病演变过程中某一阶段性表现；③骨髓低增生与患者预后无关。因此，MDS患者出现骨髓低增生只是一种现象，Hypo-MDS并非是一种独立亚型。但这类患者与再生障碍性贫血(AA)的鉴别仍是一个棘手的问题，有以下各种发现有助于成立MDS合并骨髓增生低下的诊断：①血片中能见到发育异常的中性粒细胞或Ⅰ、Ⅱ型原始细胞；②骨髓涂片中能见到发育异常的粒、红系细胞，能见到Ⅰ、Ⅱ型原始细胞，特别是小巨核细胞；③骨髓切片中能见到小巨核细胞，早期粒系细胞相对多见或ALIP(+)，网状纤维增多；④骨髓细胞有MDS常见的克隆性染色体异常；⑤能证明有单克隆造血。

（五）MDS并发免疫性疾病

近年来关于MDS并发免疫性疾病的报道日渐增多。免疫性疾病可发生于MDS诊断之前、之后或同时。Enright等分析221例MDS患者，并发免疫性疾病者30例，占13.6%。另有10例临床无免疫性疾病表现，但有免疫性疾病的血清学异常。已报道并发于MDS的免疫性疾病有皮肤或系统性血管炎、风湿性骨关节炎、炎性肠病、复发性多软骨炎、急性发热性中性粒细胞性皮炎(AFND，或称Sweet综合征)、坏死性脂膜炎、桥本甲状腺炎、干燥综合征、风湿性多肌痛等。免疫性疾病可并发于MDS各个亚型，但较多并发于有克隆性和复杂染色体异常者。MDS并发某些免疫性疾病(如Sweet综合征)时，病情常迅速恶化或在短期内转白。免疫抑制治疗对部分患者可控制病情，改善血液学异常。

（六）17p-综合征

17号染色体短臂缺失(17p-)可发生于5%左右的MDS患者。多数由于涉及17p的非平衡易位，亦可由于-17、iso(17q)或单纯17p-。17p-常合并其他染色体异常。抑癌基因 p53 定位于 17p13。据分析上述各种核型异常所造成的 17p-,缺乏区带可不完全相同,但都包括 p53 基因区带。而且 70% 左右的 17p-综合征患者有 p53 基因失活,说明另一个等位 p53 基因也发生了突变。

17p-综合征的血液学特征突出表现为粒系细胞发育异常,外周血中性粒细胞有假性 Pelger-Huët 核异常和胞质中小空泡。这种改变也可见于骨髓中不成熟粒细胞。患者临床上对治疗反应差,预后不良。

(七) 慢性粒单核细胞白血病(chronic myelomonocytic leukemia,CMML)

1970 年代初 Hurdle 和 Meischer 等首先报告 CMML 时,认为它是一种慢性骨髓增殖性疾病(MPD),其特征为外周血白细胞数正常或增高,偶可有幼粒或幼红细胞,单核细胞>0.8×10^9/L。骨髓有核细胞增多,可有发育异常的形态表现,以粒系增殖为主,单核细胞亦增多。Ph 染色体(-),可有脾脏肿大。后来 FAB 协作组因其有血细胞发育异常的形态表现,将之纳入 MDS 作为一个亚型。但由于本病有明显的 MPD 特征,这种归类一直受到质疑。现在 WHO 分类方案中,将 CMML 改划入新增的 MDS/MPD 大类中,以解决这一长时间以来的争议。但确有一些 MDS 患者,外周血白细胞数无明显升高(<13×10^9/L),而单核细胞>1×10^9/L,临床上亦无肝脾肿大,骨髓中血细胞发育异常的形态表现十分明显,完全符合 MDS 特征。这类患者并不具备 MPD 的特征,显然不应作为 CMML 归入 MDS/MPD 中,而仍应诊断为 MDS。至于是否需在 MDS 单列亚型,则有待商榷。

(八) 治疗相关 MDS

治疗相关 MDS(therapy-related MDS,t-MDS)也称为继发性 MDS(secondary MDS,sMDS)是细胞毒药物(特别是烷化剂)治疗和(或)放射治疗后的远期继发病之一。主要发生于经过成功的化学治疗和(或)放射治疗后获得长期生存的恶性疾病患者,少数接受过这类治疗的非恶性疾病(如类风湿关节炎、系统性红斑狼疮等)患者也偶有发生。t-MDS 发生后多数将继续演变为 t-AML。少数有上述治疗史的患者可不经过明显的 t-MDS 阶段而直接发生 t-AML。由于 t-MDS 与 t-AML 在发生发展上的紧密关系,一些学者常将这两者合并报道。

关于 t-MDS/t-AML 的发病情况,可从日本学者鹈池直邦对文献中 417 例的综合分析看出概貌。417 例中男性 180 例,女性 237 例。平均年龄 59(1~86)岁。原发疾病中血液病占 48%,实体瘤占 48%,良性疾病占 1%。血液病中以霍奇金淋巴瘤(HL)最多(43%),其后为非霍奇金淋巴瘤(NHL,26%)、多发性骨髓瘤(MM,15%)、真性红细胞增多症(PV,11%)、其他血液病(5%)。实体瘤中的乳癌(24%)和卵巢癌(23%)最多,其后为肺癌(10%)、胃和大肠癌(10%),其他肿瘤(33%)。曾接受的治疗中单独化疗占 31.0%,单独放疗占 17.7%,联合放化疗占 33.1%。从第一次化疗和(或)放疗开始到 t-MDS/t-AML 诊断的平均潜伏期 57(7~331)个月。417 例中 115 例为 t-MDS,诊断时各亚型的比率为 RA 30%,RARS 14%,RAEB 27%,RAEB-t 16%,CMML 13%。

t-MDS/t-AML 发病的危险因素有:①治疗时年龄。HL 患者治疗后 7 年 t-MDS/t-AML 的发生率,治疗时年龄>40 岁组为 20.7%,<40 岁组为 6.6%。②治疗方法。HL 治疗后 7~10 年 t-MDS/t-AML 发生率,联合放化疗组 6.2%,单独化疗组 2.5%,单独放疗组 0%。③治疗强度。HL 患者接受 MOPP 方案化疗,化疗后 10 年 t-MDS/t-AML 发生率,<6 疗程组 6.4%,7~12 疗程组 11.3%,>12 疗程组 37.5%。④原发疾病种类。治疗后 10 年 t-MDS/t-AML 发生率,HL 5.4%,NHL 6%~8%,PV 9%,而 MM 可高达 20%~25%。实体瘤的情况,乳癌和睾丸癌均<2%,卵巢癌 10%,而肺癌可高达 25%。

t-MDS 血液学表现不同于原发性 MDS 之处有:①约 25% 的患者可有血液和(或)骨髓涂片中嗜碱性粒细胞增多;②诊断时约 25% 的患者骨髓组织切片显示有核细胞增生低下;③25%~50% 的患者骨髓网状纤维增多;④血细胞发育异常的形态改变十分显著。

t-MDS 造血细胞染色体异常的发生率极高,可达 80%~98%。多数为复杂核型异常,少数可为单一核型异常。单一核型异常主要为-5/5q-、-7/7q-,有时为 12p-或 t(1;7)。复杂核型异常也往往累及 5 号和 7 号染色体。此外累及较多的有 3 号和 17 号染色体。总的看来,-5/5q-和-7/7q-的单一或复杂核型异常占 t-MDS/t-AML 核型异常的 70%~95%。

第三次 MIC 协作研究组(1987)在讨论 t-MDS 时认为,与原发性 MDS 不同,t-MDS 不宜按照 FAB 形态学分型标准作出确切分型和预后估计。这是由于 t-MDS 在初起阶段骨髓中原始细胞一般很低(<5%),而发育异常的形态改变同时累及三系造血细胞的情况却很常见,因而看不出以哪一系受累为主。这类病例按照 FAB 诊断标准相当于 RA/RARS 亚型,但实际上与原发性 MDS 的 RA/RARS 不同。前者骨髓三系细胞发育异常的严重程度更为突出。这类貌似低危 MDS 的 t-MDS 病例往往经历一个类似于高危 MDS 的迅速演进的临床过程。

t-MDS的预后较原发性MDS为差。一旦发生后往往进行性地向AML演变。转白率高达60%～80%。很多患者在不足AML诊断标准(骨髓中原始细胞≥30%)之前即死于感染和出血。t-MDS无论是在转白前或转白后,对现有的各种治疗反应差。中位生存时间3～9(0.5～43)个月。

(九) 其他

还有学者提出一些MDS的特殊亚型,如MDS伴有嗜酸性粒细胞增多(MDS-Eo)、白细胞染色质异常凝聚综合征(abnormal chromatin clumping in leukocytes syndrome,ACCLS)等。这类多是个别病例报道,是否能构成特殊亚型,尚待更多观察。

六、实验室检查

(一) 血细胞发育异常的形态学

1. 红细胞生成异常(dyserythropoiesis)　外周血中大红细胞增多,红细胞大小不匀,可见到巨大红细胞(直径>2个红细胞)、异形红细胞、点彩红细胞,可出现有核红细胞。骨髓中幼稚红细胞常见的发育异常形态改变有核出芽,核间桥,核碎裂,多核,花采样核,核的巨幼红细胞样改变,环状铁粒幼红细胞(铁粒幼红细胞分为三型:Ⅰ型,<5个铁颗粒;Ⅱ型,≥5个铁颗粒但不呈核周分布;Ⅲ型,环状铁粒幼红细胞,≥5个绕核周分布的铁颗粒,常≥1/3核周),空泡,PAS阳性,成熟红细胞形态改变同外周血。

2. 粒细胞生成异常(dysgranulopoiesis)　外周血中中性粒细胞颗粒减少或缺如,胞质持续嗜碱,假性Pelger-Huët样核异常。骨髓中出现异型原粒细胞(Ⅰ型,Ⅱ型),异型原粒细胞形态特征如下:Ⅰ型是无嗜天青颗粒的原始细胞,Ⅱ型是有嗜天青颗粒的原始细胞(当出现清晰可辨的核旁高尔基区时则为早幼粒细胞)。幼粒细胞核质发育不平行,巨幼样变,核低分叶(假Pelger-Huët异常),不规则过度分叶,颗粒减少,无颗粒,假Chediak-Higashi颗粒,Auer小体。成熟粒细胞形态改变同外周血。

3. 巨核细胞生成异常(dysmegakaryocytopoiesis)　外周中可见到巨大血小板。骨髓中出现小巨核细胞[细胞面积<800μm^2,包括淋巴细胞样小巨核细胞,小圆核(1～3个核)小巨核细胞],或有多个小核的大巨核细胞。一般的巨核细胞也常有核分叶明显和胞质颗粒减少的改变。淋巴样小巨核细胞形态特征如下:大小及外观与成熟小淋巴细胞相似,核质比大,胞质极少。核圆形或稍有凹陷,核染色质浓密,结构不清,无核仁。胞质强嗜碱,周边有不规则的毛状撕扯缘或泡状突起。

WHO工作组提出,进行MDS患者形态学分析时制片标本须为新鲜采得,接触抗凝剂不宜超过2小时。计数原始细胞百分数时,骨髓细胞分类需数500个细胞,外周血需数200个细胞。判断各系别有否发育异常的定量标准为该系有形态异常的细胞≥10%。

(二) 外周血

全血细胞减少是MDS患者最普遍也是最基本的表现。少数患者在病程早期可表现为贫血和白细胞或血小板减少。极少数患者可无贫血而只有白细胞和(或)血小板减少。但随着病程进展,绝大多数都发展为全血细胞减少。MDS患者各类细胞可有发育异常的形态改变。外周血可出现少数原始细胞,不成熟粒细胞或有核红细胞。

(三) 骨髓

1. 穿刺液涂片　有核细胞增生程度增高或正常,原始细胞比例正常或增高,红系细胞比例明显增高,巨核细胞数目正常或增多,淋巴细胞比例减低。红、粒、巨核系细胞有明确的发育异常的形态改变,常至少累及两系。

2. 活组织切片　①造血组织面积增大(>50%)或正常。②造血细胞定位紊乱:红系细胞和巨核细胞不分布在中央窦周围,而分布在骨小梁旁区或小梁表面;粒系细胞不分布于骨小梁表面而分布在小梁间中心区,并有聚集成簇的现象。③(粒系)不成熟前体细胞异常定位(abnormal localization of immature precursors,ALIP)现象:原粒细胞和早幼粒细胞在小梁间中心区形成集丛(3～5个细胞)或集簇(>5个细胞)。每张骨髓切片上都能看到至少3个集丛和(或)集簇为ALIP(+)。④基质改变:血窦壁变性、破裂,间质水肿,骨改建活动增强,网状纤维增多等。所有疑似MDS的患者均应做骨髓活检,其价值在于:①当骨髓穿刺混血时,借助CD34-免疫组织化学染色(IHC)与AML进行鉴别;②借助CD34-IHC与低增生性AML进行鉴别;③与再生障碍性贫血(AA)进行鉴别:检测CD34+祖细胞异常分布/定位(ALIP);④借助IHC(CD31、CD42或CD62)观察巨核细胞形态和异常聚集;⑤确定是否有骨髓纤维化;⑥除外其他髓系肿瘤;⑦低增生性MDS的诊断;⑧当染色体核型分析无分裂象时可用原位FISH进行细胞遗传学分析;⑨查明有否血管牛成增多(CD34-IHC);⑩诊断MDS-U或系统性肥大细胞增多症合并MDS。

(四) 染色体核型分析

1. 核型异常　已报道的MDS患者骨髓细胞核型异常见表83-1。MDS的重现染色体异常包括:①非平衡异常:+8,-7或del(7q),-5或del(5q),del(20q),-Y,i(17q)或t(17p),-13或del(13q),

del(11q),del(12p)或t(12p),del(9q),idic(X)(q13),其中+8,del(20q)和-Y,在不符合形态学标准的情况下不能作为MDS的确诊依据;②平衡异常:t(11;16)(q23;p13.3),t(3;21)(q26.2;q22.1),t(1;3)(p36.3;q21.1),t(2;11)(p21;q23),inv(3)(q21;q26.2),t(6;9)(p23;q34)。MDS患者如常规染色体核型分析失败,应做至少包括5q31、CEP7、7q31、CEP8、20q、CEPY和p53等探针在内的FISH检测。

2. 姊妹染色单体分化(sister chromatid differentiation,SCD)延迟 用Brdu SCD检测法,骨髓细胞在体外培养56小时不出现SCD现象为SCD(-)。这是细胞周期延长的反映。MDS患者SCD(-)对于预示转白有肯定价值。

经过很多学者反复证实,MDS患者有无染色体异常以及异常的类型对于诊断分型、评估预后和治疗决策都具有极为重要的意义。因此,细胞遗传学检查必须列为MDS常规检测项目之一。

(五) 骨髓细胞体外培养

大多数MDS患者骨髓细胞BFU-E、CFU-E、CFU-Mk、CFU-GEMM集落均明显减少或全无生长。CFU-GM的生长有以下几种情况:①集落产率正常;②集落减少或全无生长;③集落减少而集簇明显增多;④集落产率正常甚至增多,伴有集落内细胞分化成熟障碍,成为原始细胞集落。有学者认为前两种生长模式提示非白血病性生长;后两种模式提示白血病性生长,常预示转白。以红系受累为主的RA和RARS其CFU-GM生长可正常。

(六) 其他

MDS患者可有血清铁和铁蛋白水平增高,血清乳酸脱氢酶活力增高,血清尿酸水平增高,血清免疫球蛋白异常,红细胞血红蛋白F含量增高等。这些都属非特异性改变,对于诊断无重要价值,但对于评估患者病情有参考价值。

七、诊断与鉴别诊断

血细胞发育异常的形态改变是MDS的基本特征,但不少疾病也可出现程度不等的类似改变。如营养缺乏性疾病(缺乏维生素B_{12}、叶酸、维生素B_6等)、先天性红细胞生成异常性贫血(CDA)、骨髓增殖性肿瘤、原发性血小板减少性紫癜、阵发性睡眠性血红蛋白尿和其他溶血性疾病,再生障碍性贫血治疗好转期,某些恶性肿瘤、骨髓转移瘤、某些感染(结核病、人类免疫缺陷病毒感染等)、某些结缔组织病,苯、铅中毒等。MDS的诊断须能排除这些疾病。

MDS的诊断:已经有骨髓原始细胞增多的MDS(如RAEB)诊断一般不难,而原始细胞比例增高不明显且无克隆性染色体核型异常患者的诊断,基本上是排除性诊断。曾有学者提出将骨髓原始细胞3%和(或)病理性铁粒幼红细胞≥3%作为MDS的最低诊断标准,但未得到公认和推广。2006年由包括美国NCCN、MDS国际工作组(IWG)、欧洲白血病网(ELN)等代表在内的专家组在维也纳MDS工作组会议中一致通过一个MDS最低诊断标准(表83-2),明确和细化了诊断条件,使得诊断更加准确可靠,将有助于排除一些疑似MDS的良性非克隆性疾病。此次会议还提出了一个新的术语"意义未定的特发性血细胞减少"[idiopathic cytopenia of uncertain(undetermined) significance,ICUS],

表83-2 MDS最低诊断标准[a]

(A) 必备条件(下面两个条件必须同时具备,缺一不可)

①下列细胞系别中一系或多系持续性减少(≥6个月)[b]

红细胞(Hb<110g/L);中性粒细胞(ANC<1.5×10^9/L);巨核细胞系(PLT<100×10^9/L)

②排除可以成为血细胞减少/发育异常原发原因的所有其他造血组织或非造血组织疾病[c]

(B) 确定条件

①骨髓涂片中红细胞系、中性粒细胞系或巨核细胞系任何一系细胞中至少10%有发育异常,或环状铁粒幼红细胞>15%

②骨髓涂片中原始细胞占5%~19%

③典型的染色体异常(常规核型分析法或FISH)[d]

(C) 辅助条件[e](指符合"A"而不符合"B"的患者,而且表现其他方面的典型临床特征,如输血依赖性大细胞贫血)

①流式细胞术检测骨髓细胞表型,明确显示有单克隆红系和(或)髓系细胞组群

②HUMARA分析、基因芯片谱型或基因点突变分析(如RAS突变)显示有单克隆细胞组群的明确分子征象

③CFU检测骨髓和(或)循环中祖细胞集落(±集丛)形成呈现显著而持久性减少

a. 符合所有两个"必备条件"和至少一个"确定条件"时,可确诊为MDS;若不符合任何"确定条件",但患者显示有髓系疾病,则需参考"辅助条件",以帮助确定患者是患有MDS,或是存在"高度疑似MDS"(HS-MDS)

b. 如果同时有染色体核型异常,可<6个月

c. 由于较多患者被诊断为有两个髓系肿瘤并存,在很少数患者即使查出可能引起血细胞减少的另一个共存疾病,MDS的诊断仍能成立。对于这类情况须加以说明

d. 典型的染色体异常是指在MDS中常常出现的+8、-7、5q-、20q-等;若只有核型异常这一个"确定条件",则应认为是"HS-MDS"

e. "辅助条件"无需在所有诊疗中心的常规检测工作中都用为标准,如果没有这些条件,对可疑患者应予随诊并反复定期监测,以便确立MDS的诊断

其特征是：①髓系细胞中一系或多系血细胞减少，持续≥6 个月：红细胞（Hb<110g/L）；中性粒细胞（ANC<1.5×10^9/L）和（或）巨核细胞系（PLT<100×10^9/L）；②不能满足 MDS 最低诊断标准；③除外可作为初始原因导致血细胞减少/发育异常的其他所有造血组织或非造血组织的疾病。确定 ICUS 须做如下检查：①详细的病史询问（毒物、药物和致突变剂接触史等）；②详细的查体，包括 X 线和脾超声；③白细胞分类计数和血清生化全套；④骨髓涂片分类计数和铁染色；⑤骨髓和外周血细胞流式细胞术免疫表型分析；⑥染色体核型分析和 FISH 检测；⑦如有需要须做分子生物学检测（如中性粒细胞减少患者应检测 TCR 基因重排）；⑧骨髓病理切片观察和免疫组织化学染色（IHC）；⑨病毒检测（HCV、HIV、CMV、EBV 等）。

原发性 MDS 的诊断要点有：

1. 不明原因的顽固性血细胞减少，常为全血细胞减少。仅有一种血细胞减少者，应随诊 3～6 个月，观察血象的变化动态。

2. 骨髓有核细胞增生程度增高或正常，造血细胞有明确的发育异常形态改变，常累及至少两系造血细胞（一般为红系和巨核系）。仅累及一系者，亦应随诊 3～6 个月。

3. 常用抗贫血药物（铁剂、维生素 B_{12}、维生素 B_6、叶酸）充分治疗无效。

4. 既往无接受抗癌化疗和（或）放疗的历史。

5. 能够排除前述已知可有类似血细胞形态异常的各种原发疾病。

对于诊断困难的病例，以下的实验室检查结果有助于确诊。①骨髓组织切片显示造血细胞空间定位紊乱，或 ALIP（+）。②有非随机性-5/5q-、-7/7q-、+8、20q-等 MDS 常见的核型异常。③血细胞克隆性分析提示单克隆造血。④SCD（-），或有其他造血细胞细胞周期延长的证据。⑤造血细胞有 ras 或 fms 等 MDS 可有的癌基因异常。

年长儿童 MDS 的表现与成人基本相同，但婴幼儿的 MDS 则有一些不同的特点：①在 FAB 亚型方面以幼年型粒单核细胞白血病（juvenil myelomonocytic leukemia，JMML）最多，其次为 RAEB/RAEB-t，而 RARS 罕见。WHO 髓系肿瘤分类中已将 JMML 归入 MDS/MPD 大类之中。②可合并其他先天异常。③个别患儿可自发缓解。曾有学者提出几种儿童 MDS 分型标准，但都未得到公认。2003 年一个国际儿童 MDS 工作组提出一个儿童 MDS 的 WHO 分类拟议（表 83-3），这个儿童 MDS WHO 分类拟议，是专家组通过蒙特利尔 SIOP 会议（1999）和第二次 MDS 研讨会（2000，丹麦）两次会议讨论一致通过的，十分明确地反映了儿童 MDS 的特点，值得试用。

表 83-3　儿童 MDS 的 WHO 分类拟议

MDS 最低诊断标准：至少满足下述 4 项中的 2 项
持续性不能解释的血细胞减少（贫血、中性粒细胞减少或血小板减少）
骨髓中髓系细胞至少 2 系发育异常
造血细胞有获得性克隆性细胞遗传学异常
骨髓中原始细胞≥5%
MDS/MPD 分类
Ⅰ. MDS/MPD
JMML
CMML（仅限继发性者）
BCR-ABL（-）CML（Ph^- CML）
Ⅱ. Down 综合征（DS）相关疾病
短暂性骨髓造血异常（TAM）
DS 髓系白血病
Ⅲ. MDS
难治性血细胞减少（RC）：外周血原始细胞<2%，骨髓原始细胞<5%
RAEB：外周血原始细胞 2%～19%，或骨髓原始细胞 5%～19%
RAEB-t：外周血或骨髓原始细胞 20%～29%

八、MDS 分型

1976 年法、美、英（FAB）协作组正式定名 MDS，并于 1982 年进一步详细描述 MDS 的特征，提出诊断标准和分型建议，根据骨髓中原始细胞百分比、外周血中原始细胞百分比、原始细胞中有无 Auer 小体、骨髓中环状铁粒幼细胞占红系细胞的百分比、外周血中单核细胞的绝对值，将 MDS 划分为难治性贫血（refractory anemia，RA）、难治性贫血伴有环状铁粒幼细胞（RA with ring sideroblasts，RARS）、难治性贫血伴有原始细胞过多（RA with excess of blasts，RAEB）、转化中 RAEB（RAEB in transformation，RAEB-t）和慢性粒单细胞白血病（chronic myelomonocytic leukemia，CMML）5 个亚型（表 83-4）。其后的近 20 年中这一分型标准已为国际上普遍接受，成为研究 MDS 的共同语言。但在此期间也发现了一些需要澄清和修正的问题而受到批评和质疑。在此基础上，世界卫生组织（WHO）在 2001 年正式发布的《WHO 造血与淋巴组织肿瘤分类方案》中，对 FAB MDS 分类方案作了修订，推荐作为国际统一标准。修订内容有以下几点：①强调 RA 或 RARS 只要有红系一系血细胞发育异常即可成立诊断；②将RAEB 再分为两型，RAEB-Ⅰ 和 RAEB-Ⅱ；③将诊断 AML 与 MDS 的骨髓原始细胞百分比分界值下降为 20%，取消原有的 RAEB-t 亚型；④将 CMML 归入 MDS/MPD(下述)大类,不再作为 MDS 的一个亚型;⑤新增 5q-综合征和难治性血细胞减少伴有多系发育异常(refractory cytopenia with multilineage dysplasia,RCMD)两个亚型;⑥骨髓中原始细胞虽<20%,但有 t(8;21)、t(15;17)、inv(16)或 t(16;16)细胞遗传学异常者,不诊断为 MDS,而诊断为相应亚型的 AML。

表 83-4 MDS 的 FAB 分型数量划分标准

亚型	外周血	骨髓
RA	原始细胞<1%	原始细胞<5%
RARS	原始细胞<1%	原始细胞<5% RS>15%有核红细胞
RAEB	原始细胞<5%	原始细胞 5%~20%
RAEB-t *	原始细胞≥5% [a] 原始细胞见到 Auer 小体[c]	原始细胞>20%~30% [b] 原始细胞见到 Auer 小体[c]
CMML	原始细胞<5% 单核细胞>1×10^9/L	原始细胞<20%

* a、b、c 3 项中具备 1 项即可诊断

WHO 造血与淋巴组织肿瘤分类方案中,将兼有 MDS 和骨髓增殖性疾病(MPD)两者特征的疾病,另设一个大类,称为"骨髓增生异常/骨髓增殖性疾病"(MDS/MPD)。这个大类中包括 3 种疾病:慢性粒单细胞白血病(CMML)、不典型慢性髓系白血病(aCML)和幼年型粒单细胞白血病(JMML)。

世界卫生组织(WHO)于 2001 年颁布的 MDS 分型标准现已取代 1982 年法、美、英(FAB)协作组提出的分型标准,并为国际上普遍采用。由于该标准仍依赖于 FAB 分型的框架,除 5q-综合征从细胞遗传学上确立为一个独立的疾病之外,其他的分型仍完全依靠细胞形态学的评价。此外,有研究发现完全按该标准提出的骨髓细胞发育异常与血细胞减少的标准有些患者无法进行分型诊断,Verburgh 等对 221 例 FAB 低危 MDS 患者进行了 WHO 标准(2001)重新分型,部分患者虽表现为单纯的贫血,但骨髓除了红系以外还有其他系别的发育异常,按 WHO 分型标准不能将其归入 RA 或 RAS,若将其归入 RCMD 亦不正确,因为外周血仅只有单纯的贫血。笔者的研究也发现原始细胞<5%的患者中,骨髓仅有红系发育异常而外周血有两系或三系细胞减少、骨髓有两系或三系发育异常形态学异常而外周血仅只有一系血细胞减少以及有克隆性染色体核型异常而骨髓三系均无发育异常形态学异常的患者无法按 MDS(2001)标准进行准确的分型诊断。

MDS(2008)标准(表 83-5,表 83-6)主要是对原始粒细胞<5%那部分患者的分型诊断标准进行了修订:①儿童 MDS 提出了一个暂定类型"儿童难治性血细胞减少"(refractory cytopenia of childhood,RCC):持续性血细胞减少,骨髓有发育异常形态学异常,外周血原始细胞<2%,骨髓原始细胞<5%,大部分 RCC 患儿骨髓活检为骨髓增生减低,应与获得

表 83-5 骨髓增生异常综合征的外周血和骨髓异常表现

疾病类型	外周血	骨髓
难治性血细胞减少伴单系发育异常(RCUD) 难治性贫血(RA) 难治性中性粒细胞减少(RN) 难治性血小板减少(RT)	单系细胞减少或两系细胞减少[1] 无原始细胞或罕见(<1%)[2]	单系别发育异常:一个髓系细胞系别中发育异常的细胞≥10% 原始细胞<5% 环状铁粒幼红细胞<15%
难治性贫血伴有环状铁粒幼红细胞(RARS)	贫血 无原始细胞	环状铁粒幼红细胞≥15% 仅有红系发育异常 原始细胞<5%
难治性血细胞减少伴有多系发育异常(RCMD)	血细胞减少 无原始细胞或罕见(<1%)[2] 无 Auer 小体 单核细胞<1×10^9/L	≥2 个髓系系别中发育异常的细胞≥10%[中性粒细胞系和(或)红系细胞和(或)巨核细胞] 骨髓原始细胞<5% 无 Auer 小体 环状铁粒幼红细胞<15%
难治性贫血伴有原始细胞过多-Ⅰ(RAEB-Ⅰ)	血细胞减少 原始细胞<5% 无 Auer 小体 单核细胞<1×10^9/L	1 系或多系发育异常 原始细胞 5%~9% 无 Auer 小体

续表

疾病类型	外周血	骨髓
难治性贫血伴有原始细胞过多-Ⅱ(RAEB-Ⅱ)	血细胞减少 原始细胞5%～19% 有或无Auer小体[3] 单核细胞<1×10⁹/L	1系或多系发育异常 原始细胞10%～19% 有或无Auer小体[3]
MDS不能分类(MDS-U)	血细胞减少 原始细胞≤1%[2]	1系或1系以上髓系中发育异常的细胞小于10%但有可作为MDS诊断的推定证据的细胞异常学异常 原始细胞<5%
MDS伴有单纯del(5q)	贫血 血小板数正常或增高 无原始细胞或罕见(<1%)	巨核细胞数正常或增加伴有核分叶减少 原始细胞<5% 单纯del(5q) 无Auer小体

[1]偶可见2系细胞减少,如为全血细胞减少应归于MDS-U

[2]如果骨髓原始细胞百分比<5%而外周血原始细胞为2%～4%,诊断分型为RAEB-Ⅰ,外周血原始细胞为1%的RCUD和RCMD患者应归于MDS-U

[3]有Auer小体而外周血原始细胞<5%和骨髓原始细胞<10%的患者应归于RAEB-Ⅱ

表83-6 骨髓原始细胞不增高的MDS血细胞减少和发育异常特征的总结

血细胞减少	发育异常	疾病类型
1系细胞减少 2系细胞减少	1系	RCUD RA RN RT
1系细胞减少 2系细胞减少	1系和环状铁粒幼红细胞≥15%	RARS
全血细胞减少	1系	MDS-U
1系细胞减少 2系细胞减少 全血细胞减少	多系(≥2个髓细胞系)	RCMD
1系细胞减少 2系细胞减少 全血细胞减少	多系和环状铁粒幼红细胞≥15%	RCMD

性再生障碍性贫血及遗传性骨髓衰竭综合征相鉴别;②提出了一个新的类型“难治性血细胞减少伴单系发育异常”(RCUD),包括MDS(2001)标准中的“难治性贫血”(RA)以及新提出的“难治性中性粒细胞减少”(RN)和“难治性血小板减少”(RT);③将环状铁粒幼红细胞≥15%的RCMD-RS患者归入RCMD,取消了RCMD-RS;④重新定义了MDS-U:外周血原始细胞为1%的RCUD和RCMD患者;或骨髓中单系发育异常而外周血三系血细胞减少;或外周血持续性血细胞减少且原始细胞≤1%,骨髓1系或1系以上髓系中发育异常的细胞<10%但有可作为MDS诊断的推定证据的细胞遗传学异常且原始细胞<5%;⑤提出骨髓红系细胞比例≥50%的患者分型诊断时原始细胞比例按全部有核细胞中所占比例计算。

九、治疗

由于病因和发病机制尚未能完全阐明,迄今为止MDS还没有统一的特殊治疗方案,但对于MDS治疗原则的认识已逐渐趋于一致。

虽然MDS就其实质来说是一组恶性克隆性疾病,转变为白血病的危险性很高,但患者的自然临床过程和转归差异极大,真正转变为AML的患者不超过总体的30%。多数患者终其一生并未发生白血病转化,而是一直处于顽固性血细胞减少状态。这些患者生活和生命所受到的实际威胁是血细胞减少所引致的生活质量劣化和并发症,如感染、出血、贫血性心脏改变等。因此,MDS的治疗必须个体化地分别决策,目前国际上治疗MDS的趋势是对于大多数病程平稳、以顽固性血细胞减少为主要表现,而基本上没有恶性表征的患者,特别是对于低危和高龄MDS患者,治疗目标应主要是提高血细胞数量和保持较好的生活质量,支持治疗应是这些患者的主要甚至唯一治疗手段。对于有明确白血病基本表征的患者,可考虑采用与AML基本相同的治疗选择,目标是杀灭恶性克隆,恢复正常造血功能。在给一个确诊的MDS患者作治疗决策时,主要考虑以下三点:①患者的国际预后积分系统(IPSS)危度分组;②患者的年龄;③患者的体能状况。现今MDS的治疗选择主要有:①单纯支持治疗;②刺激正常残存造血干/祖细胞和(或)改善病态造血克隆的造血效率;③根除病态造血克隆并恢复正常造血。

现将已经用于MDS的各种治疗手段分述于下。

(一) 支持治疗

支持治疗应是IPSS低危/中危-I患者,特别是高龄MDS患者的主要甚至唯一治疗手段,这一观点应引起高度重视,从而避免过度治疗。支持治疗包括:

1. 对于无临床症状、不需输血、血红蛋白>100g/L、中性粒细胞>1×10^9/L、PLT>75×10^9/L的患者,可随诊观察,给予必要的心理支持,并进行生活质量评估。

2. 输血治疗 现今尚无确定是否需要红细胞输注的血红蛋白界限值,主要根据贫血相关症状的临床判断。一般来说,当血红蛋白<80g/L时应考虑红细胞输注,当反复出现非溶血性发热性输血反应后应输少白细胞的红细胞。慢性血小板减少患者只需观察而不必进行预防性血小板输注,血小板计数10×10^9/L为预防性血小板输注的指征,当有发热、感染时应提高到20×10^9/L。对于血小板无效输注或显著血小板减少的患者可考虑加用氨甲苯酸或其他抗纤溶药物。如果患者考虑进行造血干细胞移植(SCT)所输血制品应在输注前进行照射。

3. 感染的处理 中性粒细胞减少的MDS患者尚无证据支持应常规给予预防性抗细菌或真菌药物。严重中性粒细胞减少患者可以考虑预防性小剂量G-CSF治疗以维持中性粒细胞计数>1×10^9/L。有明确感染灶时采用静脉抗生素治疗。

4. 去铁治疗 最近Leitch等的研究结果首次证实去铁治疗可显著提高IPSS低危/中危-I MDS患者的总体生存期(接受去铁治疗组在160个月时尚未达中位生存期,未接受去铁治疗组中位生存期为40.1个月)。接受去铁治疗的指征是IPSS低危/中危-I MDS患者,预计生存期较长、已累计输RBC≥25U(约5g铁)或血清铁蛋白>1000μg/L。最常用的去铁剂是去铁胺(desferrioxamine),20~40mg/kg,皮下输注12小时,或1g/d,皮下注射,5~7天/周,至铁蛋白浓度<1000μg/L,当铁蛋白浓度2000μg/L后,去铁胺剂量不要超过25mg/kg。口服去铁剂deferasirox(ICL670,Exjade)于2005年11月和2006年9月先后获美国FDA和欧洲医疗局批准用于由于输血导致的慢性铁超负荷治疗,剂量为20~30mg/(kg·d)。去铁治疗的目标是血清铁蛋白<1000μg/L。

5. 细胞因子治疗 常用方案为用EPO±G(GM)-CSF。首选单用重组人EPO(rHuEPO),10 000U/d,连用6周,无效者可再用6周或加用G-CSF。G-CSF用量按从75μg/d→150μg/d→300μg/d每周递增,使白细胞计数维持在$(6\sim10)\times10^9$/L。有效患者,在达到最佳疗效后,G-CSF用量减为每周3次,rHuEPO间隔4周调整一次用量,改为每周5天→每周4天→每周3天至维持最佳疗效的最低用量。已有研究证实每月RBC输注量<2U且血清EPO水平<500U/L的患者有效率可达74%,每月RBC输注量>2U或血清EPO水平>500U/L的患者有效率为23%,而每月RBC输注量>2U且血清EPO水平>500U/L的患者有效率仅为7%。

(二) 刺激正常残存造血干/祖细胞和(或)改善病态造血克隆的造血效率

1. 免疫抑制剂 那些HLA-DRB1-15阳性、骨髓增生减低、染色体核型正常、IPSS低危组、存在有PNH克隆的患者和红细胞输注时间<2年且需要治疗的患者,可选用环孢素[3mg/(kg·d)]和ATG[40mg/(kg·d)×4d]治疗。

2. 免疫调节剂 雷利度胺(revlimid)是沙利度胺(thalidomide)的类似物,是在沙利度胺邻苯二酰环的第4位引入一个氨基并去除环上的羰基后形成的一个新化合物。作为第二代免疫调节药物(IMiD),雷利度胺的化学性质比沙利度胺更稳定,抗肿瘤、免疫调节等作用更强,同时克服了沙利度胺常见的不良反应。雷利度胺治疗伴单纯5q31.1-异常或5q31.1-异常伴有额外染色体异常的MDS患者脱离输血率分别为69%和49%,获得血液学疗效的患者中有76%的患者同时获得了细胞遗传学疗效(核型异常细胞比例减少≥50%),其中55%的患者达完全缓解(CR)。雷利度胺于2005年12月27日获美国FDA批准用于治疗5q-伴或不伴额外细胞遗传学异常且依赖输血的低危和中危-Ⅰ MDS患者,推荐治疗方案为10mg/d,根据血象调整剂量。

3. 其他 ①雄激素类:剂量和用法可参阅本书第40章,接受治疗的患者中约30%左右可有血红蛋白不同程度的升高;②三氧化二砷、维A酸(ATRA)、氨磷汀(amifostine)、己酮可可碱(pentoxifylline)等治疗MDS有一定疗效,均属于探索试用阶段,尚有待更多临床验证。

(三) 根除病态造血克隆并恢复正常造血

1. 5-氮杂胞苷 Ⅲ期随机对照临床试验CALGB 9221比较了5-氮杂胞苷与标准支持治疗治疗MDS的疗效。共191例患者,99例为5-氮杂胞苷联合支持治疗,92例患者单纯支持治疗。5-氮杂胞苷的用法为75mg/(m^2·d),皮下注射,连用7天,28天为一疗程,治疗组至少连续用4个疗程,如达到完全缓解(CR),再继续用至少3个疗程,如达部分缓解(PR)或血液学改善(HI),则一直使用至完全缓解或复发为止。5-氮杂胞苷治疗组总有效率为

60%，CR、PR和HI分别为7%、16%和37%，明显高于支持治疗组（总有效率为5%，CR、PR和HI分别为0%、0%和5%）。低危MDS（RA和RARS）患者的总有效率为59%（CR、PR和HI分别是9%、18%和32%），高危MDS（RAEB、RAEB-t）患者的总有效率为61%（CR、PR和HI分别是8%、15%和38%），MDS低危组和高危组之间疗效无显著差别。5-氮杂胞苷治疗组开始显效和达到最佳疗效的中位时间分别是64天和93天，中位持续缓解时间是15个月（11~20个月）。美国FDA于2004年5月19日批准并推荐将5-氮杂胞苷用于所有的MDS患者，尤其是年龄小于75岁，且不适合化疗或干细胞移植的中危-Ⅱ/高危MDS患者。5-氮杂胞苷推荐用法为75mg/(m^2·d)，皮下注射，连用7天，28天为一疗程，至少连续使用4个疗程。新近一个5-氮杂胞苷与常规治疗方案（包括最佳支持治疗、小剂量阿糖胞苷和AML方案化疗）随机对照研究结果表明5-氮杂胞苷较常规治疗可显著提高患者的总体生存期。

2. 地西他滨　Ⅲ期临床试验证实地西他滨治疗组[地西他滨45mg/(m^2·d)，分三次静脉滴注，连用3天，每6周为1疗程]缓解率和血液学进步分别为17%（其中CR率为9%）和13%，明显高于支持治疗组（分别为0%和7%），前者的中位持续缓解时间为10.3个月。在地西他滨治疗组中，对地西他滨治疗有效的患者中位生存期明显高于地西他滨治疗无效的患者，分别为23.5个月和13.7个月。美国FDA于2006年5月2日已正式批准地西他滨用于治疗MDS患者，包括初治和治疗过的MDS、所有FAB亚型的原发或继发MDS及IPSS积分为中危-Ⅰ、中危-Ⅱ和高危MDS患者。推荐治疗方案为：45mg/(m^2·d)，每天分三次（每8小时一次）静脉滴注，滴注时间在3小时以上，连续治疗3天（总剂量为135mg/m^2），每6周为1疗程，至少治疗4个疗程，一旦治疗有效应继续治疗。

3. 其他单药化疗　①小剂量阿糖胞苷（Ara-C）：使用最多，经验也较成熟。剂量为10~20mg/(m^2·d)，分两次皮下注射或持续静脉滴注，疗程7~21天，一般为20天。有效率40%左右，但明显有效和完全缓解者仅为20%，持续时间较短，多数不超过半年。副作用主要是骨髓抑制，治疗相关死亡率10%~25%。然而，目前尚无肯定证据表明此项治疗能比单纯支持治疗延长生存期或降低转白率，因此，现在不主张单独使用小剂量Ara-C治疗方案，但有以小剂量Ara-C为基础的CAG方案[阿糖胞苷(Ara-C)10mg/(m^2·次)，皮下注射，每12小时一次，d1~14；阿柔比星（ACR）5~7mg/(m^2·d)，静脉注射，d1~8；粒细胞集落刺激因子（G-CSF）200μg/(m^2·d)，皮下注射，d1~14。当中性粒细胞绝对值计数（ANC）>5×10^9/L或白细胞（WBC）>20×10^9/L时，G-CSF暂停或减量。已有治疗中、高危MDS患者CR可达50%的报道。②小剂量美法仑：日本Omato等于1996年首次报道用小剂量美法仑（2mg/d，口服）治疗21例高危老年（中位年龄65岁）MDS患者（RAEB 6例，RAEB-t 15例），7例获CR（33.3%），达CR时美法仑总剂量为（140±19）mg，中位CR时间为14.5个月；达CR的7例患者中6例为骨髓低增生性，后者的CR率为55%（6/11例）；治疗过程中未发现骨髓抑制、血细胞减少等不良反应。2000年，德国Denzlinger等用同样方案治疗14例高危老年MDS患者（RAEB 8例，RAEB-t 5例，CMML 1例），4例获CR（28.6%），其中3例为骨髓低增生性，后者的CR率60.0%；治疗过程中未发现药物不良反应。我们采用该方案治疗30例中、高危患者，完全缓解（CR）9例（30.0%），部分缓解（PR）3例（10.0%），骨髓缓解（MCR）加血液学进步（HI）3例（10.0%），MCR 1例（3.3%），病情稳定4例（13.3%），失败10例（33.3%），总有效率（完全缓解、部分缓解、骨髓缓解及病情稳定）66.7%。

4. AML方案化疗　MDS强烈联合化疗的指征，应综合患者的年龄、体能状况（performance status，PS）和IPSS危度加以确定。现今多数学者倾向于年龄≤60~65岁，确诊后时间不长，PS良好，IPSS中危-Ⅱ和高危的MDS患者可选择强烈联合化疗。由于MDS与AML的相关性，一般采用治疗AML的化疗方案。有学者配对分析58对分别接受联合化疗或支持治疗的高危MDS患者，结果中位活存时间为18个月∶8个月，5年活存率为18%∶7%。可见联合化疗对高危MDS有肯定的近期和远期疗效。但总的看来，与AML相比，MDS联合化疗的CR率较低、CR持续时间较短、复发率较高；而且由于MDS患者的正常造血储备能力很差，对强烈化疗的承受能力很低，容易发生化疗后骨髓造血功能严重而持久的抑制，导致治疗相关死亡。

关于MDS强烈化疗疗效的报道彼此间差异很大，CR率低至15%，高至65%，个别报道CR率甚至高达80%。这可能主要与病例选择差异有关。治疗相关死亡率15%~35%，中位活存时间为10~18个月。年龄<50岁，染色体核型正常，骨髓中原始细胞短期内迅速增多，Auer小体（+）等，疗效较好。但也有学者认为MDS联合化疗的疗效并不比AML差，如Bernstein等回顾性分析1984~1992年间接受联合化疗的915例AML，发现其中38例按FAB标准应诊断为MDS。对比这38例与其余877例AML的疗效与转归：完全缓解率为83%∶77%，

治疗相关死亡率为8%∶12%,中位完全缓解持续时间为11.9个月∶15.4个月,中位活存时间为14个月∶16.5个月。两者之间均无明显差异。

近几年来试用VP-16+氟达拉滨(fludarabine)+Ara-C或VP-16+拓扑替康(topotecan)+Ara-C三药联合方案治疗高危MDS取得了较高的CR率(>60%),值得进一步试用。

5. 造血干细胞移植(HSCT)

(1) 异体造血干细胞移植(Allo-HSCT):是目前唯一可能治愈MDS的手段。供体的选择仍以HLA匹配的同胞供体为主,其他依次为HLA匹配的无关供体,HLA部分匹配的家庭成员供体。预处理方案主要有Bu-Cy方案[Bu 4mg/(kg·d)×4天,Cy 60mg/(kg·d)×2天]和Cy/TBI(Cy 120mg/kg+TBI 10~15.75Gy)。移植物抗宿主病(GVHD)的预防一般采用甲氨蝶呤(MTX)+环孢素(CsA)方案:MTX 10mg/(m^2·d),静脉输注,d1、8、15、22、29(或d1、3、6、11),CsA 1.5mg/(kg·d),静脉输注,q12h,从移植前1天开始直至能口服时改为6.25mg/kg,q12h,口服至移植后50天,以后每周减5%至6个月时停用。

疗效各家报道不一。国际骨髓移植登记处(IBMTR)1989~1994年共登记接受HLA相合供者Allo-BMT的MDS患者449例。移植后4年无病生存(DFS)率:RA/RARS 49%,RAEB 31%,CMML 28%,RAEB-t 25%;移植相关死亡(TRM)率48%。美国西雅图骨髓移植中心1981~1996年实施MDS患者Allo-BMT 251例,6年DFS率40%,其中年龄<20岁者DFS率60%,而>50岁者DFS率仅20%。复发率18%,非复发死亡率42%。欧洲BMT(EBMT)组1997年报道MDS患者Allo-BMT 1378例,3年DFS率36%,复发率36%。其中885例是接受HLA相合同胞骨髓:RA/RARS DFS率55%,复发率13%,而高危MDS分别为28%和43%。影响DFS率及复发率的主要因素有FAB亚型、确诊至移植的时间、移植前骨髓中原始细胞百分比、血缘或非血缘供者及移植后GVHD的程度等。最近研究证实IPSS是预测HSCT疗效的一个独立指标。

当前对于MDS患者Allo-HSCT的倾向性意见:年龄<50岁,有HLA相合供者的IPSS高危和中危-Ⅱ患者,应争取尽早施行Allo-HSCT;而有同样条件的IPSS低危和中危-Ⅰ患者,由于其相对良性的自然病程,则应慎重权衡利弊,严格掌握治疗指征。Cutler等的研究结果表明IPSS低危/中危-Ⅰ患者在出现新的染色体异常、进行性加重的血细胞减少以及进展为更高IPSS危度时施行HSCT可获最大总体生存。

(2) 自体造血干细胞移植(Auto-SCT):已经证明MDS患者经强烈化疗获得完全缓解后,其外周血中可以收获到多克隆性可能是正常的干祖细胞。这一发现为MDS患者施行Auto-HSCT提供了理论依据。de Witte等报道了EBMT的79例(19例为RAEB/RAEB-t、39例为继发性AML、21例为治疗相关MDS或AML)化疗后在CR1进行Auto-SCT的结果。干细胞来源73例为骨髓,3例为外周血干细胞,另3例同时接受了骨髓和外周血干细胞。其2年的OS率、DFS率、复发率分别为39%、34%和64%,其中19例原发性MDS分别为46%、40%和58%。治疗相关死亡率小于10%。年龄小于40岁的患者疗效明显好于大于40岁的患者。疗效失败的主要原因是复发率高(56%)。另一欧洲协作组报道185例MDS和继发性白血病自体干细胞移植的初步结果,发现遗传学低危/中危组患者的2年生存率(52%)明显好于高危组(28%)患者。Wattel等回顾性分析83例MDS强化疗后进行自体骨髓/外周血干细胞移植的结果。化疗后42例(51%)获CR,其中24例进行了自体干细胞移植,50%(12例)的患者仍存活,其中位DFS为29个月,PBSCT较ABMT造血恢复快。Auto-SCT治疗MDS仍处于探索阶段,无合适供体或不适于做Allo-HSCT的高危MDS患者,Auto-SCT可以选择作为强烈化疗获缓解后的强化治疗手段。

十、儿童MDS的治疗

成年人MDS的治疗策略对于儿童MDS来说可能仅适用极少部分无7号染色单体或复杂染色体核型异常,且非输血依赖性和无由中性粒细胞减少导致高感染风险的RC患儿。采取该治疗策略的患儿应定期检测骨髓变化,一旦出现疾病进展证据,有条件应进行造血干细胞移植(SCT)。

绝大部分儿童MDS应将SCT作为首选治疗。那些有7号染色单体或复杂染色体核型异常RC患儿,如有HLA匹配的同胞供体或无关供体,应在确诊后尽早进行SCT,其他RC患儿如有HLA匹配的同胞供体也应在确诊后尽早进行SCT。晚期MDS(RAEB和RAEB-t)应在确诊后尽早进行HLA完全匹配的同胞供体和无关供体或1个位点不合的无关供体SCT,如果疾病进展可考虑单倍体SCT。现有资料表明这些患者在移植前是否接受强化疗及骨髓原始粒细胞的比例对患者移植后生存率和复发率并无影响。干细胞来源可用骨髓干细胞或外周血干细胞,预处理方案常采用以白消安为基础的方案(如EWOG-MDS 98临床试验采用白消安16mg/kg,环磷酰胺120mg/kg,美法仑140mg/m^2);移植物抗宿主病(GVHD)预防中,HLA匹配的同胞供体SCT常单用环孢素,而其他SCT则常用环孢素+甲氨蝶呤+抗胸腺细胞球蛋白(ATG)联合方案。同胞供体和无关供体 SCT 的移植相关死亡率分别约为 15% 和 25%、5 年无病生存率约分别为 60% 和 40%,5 年复发率约 30%,同胞供体和无关供体 SCT 无显著性差异。

药物治疗,如免疫抑制药(环孢素、ATG)和 DNA 甲基化酶抑制药(5-氮杂胞苷和地西他滨),除有 ATG 治疗儿童 MDS 的小系列报道外,其他药物极少有用于儿童 MDS 的报道。

十一、疗 效 标 准

各学者在报告 MDS 治疗效果时曾提出几个疗效标准,虽然大体相近,但不完全相同。有鉴于此,一个国际工作组于 2000 年底提出一个统一的 MDS 疗效判定标准方案,希望能作为 MDS 临床治疗试验的共同语言。现将该方案摘要列于表 83-7,以供参考。

表 83-7 修订(IWG 的)MDS 治疗反应标准[a]

Ⅰ 改变疾病自然病程
- 完全缓解(CR):反应需持续≥4 周[b]
  - BM:bls≤5%[c],各系细胞成熟正常,可允许继续存在 dys[d],但要加以注明
  - PB:Hb>110g/L;ANC≥1.0×10^9/L;PLT≥100×10^9/L,无 bls,可继续存在 dys[d]
- 部分缓解(PR):反应需持续≥4 周[b]
  - BM:bls 较治疗前减少≥50%,但仍>5%,不考虑有核细胞增生程度和 dys[c]
  - PB:同 CR 标准
- 骨髓 CR:bls≤5%,且较治疗前减少≥50%,但 PB 血细胞减少未恢复,如果 PB 达到下述 HI 标准,需加以注明
- 稳定(SD):未达到 PR 标准,但无下述 PD 证据,≥8 周
- 失败(failure):治疗中死亡或疾病进展
- CR 或 PR 后复发(relapse):有下列≥1 项
  - BM 中 bls 回复到治疗前水平
  - ANC 或 PLT 较缓解/有效时的最高值减少≥50%
  - Hb 减少 15g/L 或依赖输血
- 进展(PD):有下列≥1 项
  - BM:bls<5%者,增加≥50%,达到>5%
    - bls 5%~10%者,增加≥50%,达到>10%
    - bls 10%~20%者,增加≥50%,达到>20%
    - bls 20%~30%者,增加≥50%,达到>30%
  - PB:ANC 或 PLT 较缓解/有效时的最高值减少≥50%,Hb 减少≥20g/L,依赖输血
- 生存时间的计算:
  - 总生存时间(OS):从进入治疗试验到任何原因死亡
  - 无变故生存(EFS):从进入治疗试验到治疗失败或任何原因死亡
  - 无进展生存(PFS):从进入治疗试验到 PD 或因 MDS 死亡
  - 无病生存(DFS):从达到 CR 到复发
  - 特定原因死亡(CSD):MDS 相关死亡

Ⅱ 细胞遗传学反应:需用常规方法分析 20 个中期分裂象
- 完全反应(CCR):原有的染色体异常消失,且未出现新的异常
- 部分反应(PCR):原有的染色体异常减少≥50%

Ⅲ 生存质量(QOL)
- 使用各种问卷或 WHO 体能积分

Ⅳ 血液学进步(HI)[e]:反应须持续≥8 周
- 红系反应(HI-E):
  - 治疗前 Hb<110g/L 者,治疗后增加≥15g/L
  - 输血减少:(只用于治疗前 Hb≤90g/L 的依赖输血者)与治疗前 8 周相比,治疗后 8 周输注红细胞单位数减少≥4 个
- PLT 反应(HI-P):
  - 治疗前 PLT<100×10^9/L,PLT>20×10^9/L 者,治疗后净增≥30×10^9/L
  - 治疗前 PLT<20×10^9/L 者,治疗后增至>20×10^9/L,且增幅≥100%
- ANC 反应(HI-N):
  - 治疗前 ANC<1×10^9/L 者,治疗后增加>0.5×10^9/L
- HI 后进展或复发[f]:≥下列 1 项
  - ANC 或 PLT 从最佳反应水平下降≥50%
  - Hb 下降≥15g/L
  - 回复依赖输血

BM,骨髓;PB,外周血;bls,原始细胞;dys,发育异常;ANC,中性粒细胞绝对值;NC,有核细胞数;NEC,非红系细胞;PLT,血小板计数

a. 本表中的血常规测定值是指治疗前或治疗结束≥1 个月后至少相隔 1 周的两次测定的平均值(无输血影响);b. 在某些情况下,化疗规划可能需在每 4 周或 8 周的期限之前就开始下一步治疗,这类患者的反应评定可归入开始进一步治疗时所符合的反应类别,在重复化疗疗程中出现的短暂性血细胞减少,随后又恢复到前一个疗程的改善值,这段过程不应影响对其化疗反应持续时间的判定;c. 如红系细胞<NC 的 50%,bls 按 NC 计算,如红系细胞>NC 的 50%,bls 按 NEC 计算;d. dys 的判断按 WHO 标准;e. 在同时有 HI-E 和 HI-P 两类反应时,在报告个别反应外,也将两者作为总体反应加以报告;f. 无急性感染、重复化疗疗程、脏器出血、溶血等其他原因

十二、病程与预后

MDS 的病程大致有以下三种主要演变模式：

第一种模式，患者病情稳定，骨髓中原始细胞不增多或轻微增多，而不超过 5%，随诊中迄未发生白血病转变，仅靠一般支持治疗可活存数年甚至十多年。

第二种模式，患者初期病情稳定，与第一种相似，骨髓中原始细胞不增多或轻度增多，但一般<10%。经过一段时间以后，骨髓中原始细胞突然迅速增多，转变为 AML。

第三种模式，患者骨髓中原始细胞缓渐地进行性增多，临床病情随之进展，直至转变为 AML。MDS 发生白血病转变时几乎全是转变为急性髓系白血病（AML），以 M1、M2、M4、M6 亚型为多。也有报道说个别病例转变为急性淋巴细胞白血病或髓淋混合型白血病。

对 MDS 诸多参数的预后意义进行分析的结果表明，最主要的预后因素是骨髓中原始细胞比例，比例愈高，预后愈差。染色体异常（尤其是-7/7q-、+8 或复杂核型异常）也具有非常重要的意义。其他具有独立不良预后意义的因素尚有：外周血细胞显著减少，尤其是血小板减少和全血细胞减少，高龄（>60 岁），ALIP（+），巨核细胞异常（特别是有淋巴细胞样小巨核细胞），伴有骨髓纤维化，SCD（-）等。

1997 年国际 MDS 危险分析专题讨论会综合一些大系列的 MDS 预后资料，经过对各个重要预后因素的逐个分析，确定骨髓原始细胞比例、骨髓造血细胞染色体核型和外周血细胞减少系列数最具有预后意义。据此提出一个 MDS 国际预后积分系统（International Prognostic Scoring System，IPSS）将 MDS 分为低危、中危-Ⅰ、中危-Ⅱ和高危四个危度组（表 83-8），对提示患者的生存期及白血病转变具有肯定意义（表 83-9）。IPSS 提出后，很快得到一些作者的验证和认同，已取代其他的预后积分系统，而被广泛接受，现已将它视为提示预后和指导治疗的临床 MDS 分型方案。

表 83-8 IPSS 积分标准及危度划分

预后参数	积分				
	0	0.5	1.0	1.5	2.0
骨髓原始细胞（%）	<5	5~10	-	11~20	21~30
染色体核型*	良好	中间	不良		
外周血细胞减少△	0~1 系	2~3 系			
危度划分：					
低危：0 分					
中危-Ⅰ：0.5~1 分					
中危-Ⅱ：1.5~2.0 分					
高危：≥2.5 分					

* 预后良好核型：正常核型，-Y，5q-，20q-。预后不良核型：复杂核型异常（≥3 种异常），7 号染色体异常。预后中间核型：除上述两类以外的其他核型异常

△ 血细胞减少的标准：血红蛋白<100g/L；中性粒细胞绝对数<1.8×10^9/L；血小板数<100×10^9/L

表 83-9 IPSS 的预后意义

	病例总数	危度组			
		低危	中危-Ⅰ	中危-Ⅱ	高危
中位生存时间	816				
病例数（%）		267(33)	314(38)	176(22)	59(7)
中位生存时间（年）		5.7	3.5	1.2	0.4
25% 患者转白时间	759				
病例数（%）		235(31)	295(39)	171(22)	58(8)
中位转白时间（年）		9.4	3.3	1.1	0.2

2001 年 WHO 造血组织肿瘤分类提出 WHO 分型后，但按照 FAB 分类制定的 IPSS 中骨髓原始细胞比例分组不能充分发挥其预后作用，因而 2005 年德国学者基于 WHO 分型标准提出了 WPSS 积分系统（表 83-10）。该积分系统将 MDS 患者划分为极低危、低危、中危、高危和极高危组，属于这些危度分组的患者中位生存期分别为 141、66、48、26、9 个月，2 年转白率分别为 3%、6%、21%、38%、80%，5 年转白率分别为 3%、14%、33%、54%、84%。与 IPSS 预后积分系统相比，WPSS 系统最大的优点是：IPSS 是基于原发初治患者提出的，仅适合原发初治患者的预后判断，而 WPSS 适合于 MDS 患者病程演进过程中任一时点的预后判断，此外还适合继发性 MDS 患者的预后判断。目前采用 WPSS 作为我国 MDS 患者预后判断标准尚存在以下主要问题：①染色体核型分析（常规染色体核型分析及 FISH）在我国尚未普及，并且即使在进行了染色体检查的 MDS 患者中结果可供分析者（达到判断正常核型或克隆性异常核型所需分裂象）不足 50%；另外 WPSS 中染色体核型的预后分组延用了 IPSS 中的分组，某些染色体单一异常被划分至中危组，但有研究证明并非如此（例如 1 号染色体长臂异常、8-三体预后较中危组差；12 号染色体短臂缺失预后较中危组好）；②红细胞输注的原则在我国由于经济条件限制或认识不足尚未得到规范实施，导致对输血依赖的判断欠客观。鉴于此，我们通过 COX 模型从 MDS 常规实验室检查指标中筛选出具有独立预后意义的参数：MCV、是否存在有淋巴样小巨核细胞（MEGly），据此提出了一个改良的 WPSS 积分系统（表 83-11）。该系统简便、实用，可望提供适合我国基层单位目前使用的 MDS 预后判断标准。

表 83-10　WPSS 预后积分系统

参数	分值			
	0	1	2	3
WHO 亚型	RA/RARS/5q-	RCMD/RSCMD	RAEB-Ⅰ	RAEB-Ⅱ
染色体核型*	良好	中间	不良	
输血依赖	无	有		
危险度分组：				
极低危：0 分				
低危：1 分				
中危：2 分				
高危：3～4 分				
极高危：5～6 分				

* 预后良好核型：正常核型，-Y，5q-，20q-。预后不良核型：复杂核型异常（≥3 种异常），7 号染色体异常。预后中间核型：除上述两类以外的其他核型异常

表 83-11　改良的 WPSS 积分系统

参数	分值			
	0	1	2	3
WHO 亚型	RA/RARS/5q-	RCMD/RSCMD	RAEB-Ⅰ	RAEB-Ⅱ
MCV(fl)	≤95	>95		
MEGly*	无	有		
危险度分组				
低危组：0 分				
中危组：1～2 分				
高危组：3～5 分				

* MEGly：淋巴样小巨核细胞

MDS 患者的死亡原因，约半数是由于骨髓无效造血加重，外周血中血细胞进行性减少而招致的出血和感染，30%～40% 是由于发生白血病转变，10%～20% 是由于与 MDS 无直接关系的其他疾病。

（肖志坚　郝玉书）

参考文献

1. 郝玉书. 白血病前期. 国外医学:输血及血液学分册,1979,2:75-81
2. 郝玉书,徐世荣. 骨髓增生异常综合征与白血病前期. 中华血液学杂志,2000,21:173
3. 刘元波,郝玉书,卞寿庚,等. 慢性粒单核细胞白血病临床及血液学特征鉴定——附35例分析. 中华血液学杂志,1996,17:629-633
4. 肖志坚. 骨髓增生异常综合征的临床关注的若干问题. 医学新知,2008,18:125-132
5. 肖志坚. 关于我国骨髓增生异常综合征诊断和治疗现况的几点思考. 国际输血及血液学杂志,2008,31:193-194
6. 肖志坚,郝玉书. 骨髓增生异常综合征的治疗选择. 中华内科杂志,2007,46:265-267
7. 肖志坚. 儿童骨髓增生异常综合征诊断分型标准与治疗策略. 实用儿科临床杂志,2007,22:236-238
8. 肖志坚. 骨髓增生异常综合征的诊断和治疗认识现况. 国际输血及血液学杂志,2007,30:1-4
9. 肖志坚. 骨髓增生异常综合征:现况与问题. 白血病·淋巴瘤,2005,14:193-196
10. 肖志坚. 重视和加强我国儿童骨髓增生异常综合征的研究. 中国小儿血液,2005,10:97-98
11. 李璘,聂玲,于明华,等. 联合常规实验室检查指标诊断骨髓增生异常综合征的初步研究. 中华血液学杂志,2008,29:623-628
12. 于阳,刘旭平,刘世和,等. 伴染色体结构异常的骨髓增生异常综合征. 中华医学杂志,2007,87:1693-2697
13. 徐泽峰,李睿,张莉,等. 环孢素A单独或联合沙利度胺治疗骨髓增生异常综合征. 中国实用内科杂志,2006,26:1610-1612
14. 杨琳,邹煦,张美荣,等. 骨髓增生异常综合征患者GSTT1、GSTM1基因分布频率和NQO1基因多态性分析. 中华血液学杂志,2005,26:674-677
15. 于明华,刘世和,邵英起,等. 原发性骨髓增生异常综合征的染色体核型与IPSS危度分组:FAB分型与WHO分型的比较. 中华血液学杂志,2004,25:482-485
16. Lin Li,Xu-ping Liu,Ling Nie,et al. Unique cytogenetic features of primary myelodysplastic syndromes in Chinese patients. Leuk Res,2009,33:1194-1198
17. Yue Zhang,Meirong Zhang,Lin Yang,et al. NPM1 mutataion in myelodysplastic syndromes and acute myeloid leukemia with normal karyotype. Leuk Res,2007,31:109-111
18. Zhijian Xiao,Meirong Zhang,Xuping Liu,et al. MEL1s,not MEL1,is overexpressed in myelodysplastic symdromes patients with t(1;3)(p36;q21). Leuk Res,2006,30:332-334
19. Bennett JM,Catovsky D,Daniel MT,et al. Proposal for the classification of the myelodysplastic syndrome. Br J Haematol,1982,51:189-199
20. Valent P,Horny H-P,Bennett JM,et al. Definitions and standards in the diagnosis and treatment of the myelodysplastic syndrome:consensus statement and report from a working conference. Leuk Rea,2007,31:727-736
21. Hasle H,Niemeyer CM,Chessells JM,et al. A pediatric approach to the WHO classification of myelodysplastic and myeloproliferative diseases. Leukemia,2003,17:277-282
22. Greenberg PL,Cox C,Le Beau MM,et al. International scoring system for prognosis in myelodysplastic syndromes. Blood,1997,89:2079-2089
23. Cheson BD,Greenberg PL,Bennett JM,et al. Clinical application and proposal for modification of the International Working Group(IWG) response criteria in myelodysplasia. Blood,2006,108:419-425
24. Mohamedali A,Mufti GJ. Van-den Berghe's 5q-syndrome in 2008. Br J Haematol,2008,144:157-168
25. Kasner MT,Luger SM. Update on the therapy for myelodysplastic syndrome. Am J Hematol,2009,84:177-186
26. Malcovati L,Germing U,Kuendgen A,et al. Time-Dependent Prognostic Scoring System for Predicting Survival and Leukemic Evolution in Myelodysplastic Syndromes. J Clin Oncol,2007,25:3503-3510
27. Drexler HG,Dirks WG,MacLeod RAF,et al. Many are called MDS cell lines:One is chosen. Leuk Res,2009,33:1011-1016
28. van de Loosdrecht AA,Alhan C,Béné MC,et al. Standardization of flow cytometry in myelodysplastic syndromes:report from the first European LeukemiaNet working conference on flow cytometry in myelodysplastic syndromes. Haematologica,2009,94:1124-1134
29. Kindwall-Keller1T,Isola LM. The evolution of hematopoietic SCT in myelodysplastic syndrome. Bone Marrow Transplantation,2009,43,597-609

第 84 章

骨髓增生异常/骨髓增殖性肿瘤

骨髓增生异常/骨髓增殖性疾病(myelodysplastic/myeloproliferative diseases,MDS/MPD)是2001年WHO造血组织和淋巴组织肿瘤分类中新设立的一大类髓系肿瘤,2008年WHO造血组织和淋巴组织肿瘤分类中更名为骨髓增生异常/骨髓增殖性肿瘤(myelodysplastic/myeloproliferative neoplasms,MDS/MPN)。其特征是患者就诊时的临床和血液学表现兼有MDS和MPN的特点,如骨髓髓系细胞中1系或2系过度增殖且为有效造血,导致外周血中该系细胞增多伴或不伴发育异常;而髓系细胞中另外的1系或2系却明显发育异常且为无效造血,导致外周血中该系细胞减少且形态异常。这类患者不符合MPN或MDS中任何一个已知疾病的诊断标准。因而将它们归为一个大类——MDS/MPN。MDS/MPN大类中包括4种独立的疾病,即慢性粒单核细胞白血病,不典型慢性髓系白血病,幼年型慢性粒单核细胞白血病和不能分类的MDS/MPN。需要注意的是,原来曾明确诊断为MPN的患者,继后出现了MDS的表现,这常常表明原来的MPN发生恶性转化。对于这类病例仍应维持原来MPN的诊断,而不应诊断为MDS/MPN。

第一节　慢性粒单核细胞白血病

一、定　　义

慢性粒单核细胞白血病(chronic myelomonocytic leukemia,CMML)是一种骨髓造血干细胞的克隆性疾病,其特征为:①外周血中单核细胞持续性增多>1×10^9/L;②无Ph染色体或BCR-ABL融合基因;③无PDGFRα或PDGFRβ重排(在有嗜酸性粒细胞增多的病例中要特别加以排除);④外周血和骨髓中原始细胞<20%(幼单核细胞也视为原始细胞);⑤一系或多系髓系细胞存在发育异常。如无肯定的发育异常,但符合CMML的其他条件,且骨髓细胞有获得性克隆性细胞遗传学或分子学异常,或单核细胞增多持续至少3个月并能除外引起单核细胞增多的其他原因,如恶性肿瘤、感染或炎症,仍可诊断为CMML。CMML的临床血液学和形态学特征是异质性的,其表现变动于从以骨髓增生异常为主到以骨髓增殖为主的病谱之间。CMML中JAK2V617F突变不常见。

二、流 行 病 学

本病主要发生于老龄人,60岁以上人群中年发病率约为3/10 000。中位发病年龄为65~75岁,男女之比为1.5~3:1。

三、病因与发病机制

病因与发病机制未明。职业性和环境致癌因素、电离辐射和细胞毒药物在某些病例可能是致病因素。有迹象表明一些细胞因子如TNF、GM-CSF、IL-3、IL-4等可能参与了粒单核系的过度增殖。RAS基因突变在初诊和病程中可达40%。克隆性染色体异常可见于20%~40%的CMML患者,但均无特异性。

四、临床和血液学表现

CMML外周血象的标志性特征是单核细胞增多>1.0×10^9/L,比例超过白细胞的10%,一般为成熟单核细胞,形态无明显异常。有时可有原始细胞或幼单核细胞,但数量不会很多。约50%的患者白细胞正常或轻度减少,伴有中性粒细胞减少,且其他血液学特点与MDS基本相同。另外约50%的患者白细胞增高，伴有中性粒细胞增多，也可有不成熟粒细胞，但一般<10%，特别是原始细胞很少超过5%，有些病例嗜酸性粒细胞增多显著。如符合CMML的诊断标准，但外周血嗜酸性粒细胞≥$1.5\times10^9/L$，可诊断为CMML伴嗜酸性粒细胞增多。这类患者可有嗜酸性粒细胞脱颗粒相关的并发症，必须做相应的基因检测以除外髓系肿瘤伴嗜酸性粒细胞增多并有PDGFRα或PDGFRβ基因异常的患者。

75%以上的病例骨髓有核细胞增多。骨髓活检标本中粒系细胞增殖常是最显著的表现，但也可见有红系细胞增多。单核细胞系增殖必然存在，但在骨髓活检或骨髓穿刺液涂片中可能难以认出。当疑诊为CMML时，应使用有助于确认单核细胞和不成熟单核细胞的细胞化学和免疫组化方法。大多数患者有粒系和巨核系发育异常，可看到小巨核细胞和(或)核分叶异常的巨核细胞。约30%的患者骨髓中可见轻至中度网状纤维增加。20%的患者骨髓活检可见到成熟浆细胞样树突状细胞(浆细胞样单核细胞)结节。这些细胞核圆形，染色质细致分散，核仁不明显，极少量嗜酸性胞质，胞膜常清楚。浸润的细胞呈紧密聚集的外观，常见呈星空样分布的组织细胞中的凋亡小体。近来一项研究证明这些浆细胞样树突状细胞是克隆性、肿瘤性的，与合并的髓系肿瘤密切相关。

CMML患者可有肝脾肿大，主要见于白细胞增高者，淋巴结肿大少见。但一旦出现淋巴结肿大，可能是向更为急性期转化的信号，淋巴结可有原粒细胞弥漫性浸润。

五、其他实验室检查

CMML患者外周血和骨髓细胞通常表达粒、单核细胞抗原，如CD33与CD13，以及不同程度地表达CD14、CD68、CD64。组织切片免疫组化确认单核细胞相对不够敏感。最可靠的标志为CD68R与CD163。溶菌酶与CAE染色合用也有助于确认单核细胞，粒系细胞二者均阳性，而单核细胞为溶菌酶阳性，CAE阴性。

20%～40%的CMML病例有克隆性细胞遗传学异常，但都无特异性。最常见重现性异常包括+8，-7/del(7q)及12p结构性异常。诊断时或病程当中多达40%的患者有RAS基因点突变。目前，有孤立性17q等臂染色体的造血组织肿瘤如何分类尚未确定，尽管部分患者符合CMML的诊断标准，其他患者可能更适合归入MDS/MPN，不能分类。11q23异常在CMML中不常见，如有，则提示AML的诊断。

相似于CMML的病例可表达p190bcr-abl1，这种应分类为慢性粒细胞白血病(CML)。因此，若细胞遗传学分析未检出t(9;22)(q34;q11)，仅用PCR方法检测p210以除外CML是不够的。

六、诊　　断

2008年WHO分类中CMML诊断标准如下：

1. 外周血单核细胞持续性$>1\times10^9/L$。

2. 无Ph染色体或BCR-ABL融合基因。

3. 无PDGFRα或PDGFRβ重排(在有嗜酸性粒细胞增多的病例中要特别加以排除)。

4. 外周血或骨髓中原始细胞(包括原始粒细胞和原、幼单核细胞)<20%。

5. 髓系细胞1系或多系发育异常，如无骨髓细胞发育异常或极微，但其他条件符合且有下述情况者，仍可诊断为CMML：

(1) 造血细胞有获得性克隆性细胞遗传学或分子基因异常，或

(2) 单核细胞增多至少已持续3个月，而且

(3) 除外所有已知能引起单核细胞增多的其他原因。

CMML还应进一步分为以下两个亚型：

CMML-1：原始细胞数(包括幼单核细胞)外周血中<5%，骨髓中<10%。

CMML-2：原始细胞数(包括幼单核细胞)外周血中占5%～19%，或骨髓中占10%～19%，如见到Auer小体，则不论原始细胞(包括幼单核细胞)占多少均诊断为CMML-2。

如外周血中嗜酸性粒细胞$>1.5\times10^9/L$，则相应诊断为CMML-1或CMML-2伴有嗜酸性粒细胞增多。

七、预　　后

CMML患者的生存时间各报告中相差甚大，短者仅1个月，长者可100个月，但中位生存时间多为20～40个月。15%～30%的患者进展为急性白血病。外周血和骨髓中原始细胞百分比是最重要的提示预后不良的因素。

八、治　　疗

到目前为止，CMML尚无满意治疗方法。小剂量化疗和大剂量强烈化疗均尚不能证实有肯定的疗效，特别是强烈化疗在老年患者应当慎用。异基因造血干细胞移植(Allo-HSCT)仍是唯一有可能治愈CMML的手段，因此，年纪较轻且有合适供者的CMML患者，应首先考虑Allo-HSCT。非清髓性Allo-

HSCT 可选择性地实施于老年和不能耐受强烈预处理方案的患者。红细胞生成素在某些患者可减少输血需求，改善贫血。G-CSF/GM-CSF 可一时性提高外周血中性粒细胞数量。单药或联合化疗适用于中危或高危的 CMML 患者，完全缓解率为 10%（单药）~50%（AML 方案联合化疗）。目前，去甲基化药物 5-氮杂胞苷和地西他滨已应用于临床。靶向治疗药物如法尼基转移酶抑制剂 R115777，肽模拟剂 E21R，以及 DT388-GM-CSF 等，均尚处于临床试验中。

第二节　不典型慢性髓系白血病

一、定　　义

不典型慢性髓系白血病（atypical chronic myeloid leukemia，aCML）是一种主要累及中性粒细胞系别的白血病性疾病。其特征是外周血白细胞数增多，主要是不成熟和成熟中性粒细胞，而且有明显发育异常的形态学表现。但白血病细胞没有 Ph 染色体和 BCR-ABL 融合基因。

二、流 行 病 学

aCML 确切发病率不详。从已有的报道中看，本病与 BCR-ABL 阳性 CML 之比约为 100∶1～2。主要发生于老龄人，中位发病年龄为 70～90 岁。男女患者之比为 1～2.5∶1。

三、病因与发病机制

本病的病因与发病机制未明，有的 aCML 可由 MDS-RA 或纯红细胞再生障碍性贫血演化而来。

四、临床和血液学表现

本病的异质性很大，一般表现如下。

外周血中白细胞数总会 $\geqslant 13\times10^9$/L，中位数 $(24\sim96)\times10^9$/L，有些患者白细胞数 $>300\times10^9$/L。不成熟粒细胞（早幼粒～晚幼粒细胞）一般占 10%～20%，但原始细胞常<5%。粒细胞形态明显发育异常。单核细胞绝对数可增多，但比例罕能大于 10%。嗜碱性粒细胞增多不明显。患者常有中度贫血和血小板减少。

骨髓有核细胞增多，主要是粒系增多，而且发育异常的形态学改变常常十分突出，如获得性 Pelger-Huët 核异常，核染色质异常凝聚，核叶形状异常，胞质颗粒异常等。原始细胞可轻度增多。粒∶红比值常≥10∶1，但某些患者红细胞系可高达 30%，且有明显发育异常。巨核系细胞数量不定，也可有发育异常。骨髓组织切片中由于中性粒细胞及其前体细胞增多而有核细胞显著增多，一般看不到成簇原始细胞，有的病例网状纤维增多。

aCML 患者可有肝脾肿大。可有与贫血、血小板减少或脾脏肿大的相关临床症状。

五、其他实验室检查

迄今为止，尚未报道过 aCML 有特征性细胞化学异常。

骨髓细胞染色体核型异常可高达 80%，但均无特异性。最常见的异常为+8 和 del(20q)。罕见情况下，肿瘤细胞有孤立性 17q 等臂的患者可有 aCML 的特点，但多数病例符合 CMML 的诊断标准。无 Ph 染色体或 BCR/ABL 融合基因。也特别要排除伴 PDGFRα 或 PDGFRβ 基因重排的病例。某些 aCML 病例有 JAK2V617F 突变。约 30% 的患者伴有获得性 *Nras* 或 *Kras* 突变。某些有 t(8;9)(p22;p24)/PCM1-JAK2 融合基因的病例曾被报告为"aCML"，但现今的资料显示，这些患者有嗜酸性粒细胞增多，而无骨髓增生异常，最好归类为慢性嗜酸性粒细胞白血病。

六、诊断和鉴别诊断

2008 年 WHO 分类中 aCML 诊断标准如下：

1. 由于显著发育异常的成熟和幼稚中性粒细胞增多而致外周血白细胞增多（$WBC\geqslant13\times10^9$/L）。
2. 无 Ph 染色体或 *BCR/ABL* 融合基因。
3. 无 *PDGFRα* 或 *PDGFRβ* 基因重排。
4. 不成熟中性粒细胞（早幼粒细胞、中幼粒细胞、晚幼粒细胞）≥10% 白细胞。
5. 极轻微的嗜碱性粒细胞绝对值增高，比例通常<2% 白细胞。
6. 无或极轻微的单核细胞绝对值增多，但比例<10% 白细胞。
7. 骨髓有核细胞增多，粒系增多且有明显发育异常，伴有或不伴有红系和巨核系发育异常。
8. 外周血或骨髓中原始细胞<20%。

aCML 比较少见，它与类似疾病的血液学鉴别要点如表 84-1 所示，可供参考。

七、预　　后

aCML 预后很差。中位生存时间<20 个月。25%～40% 的患者演变为急性白血病。其余患者常死于骨髓衰竭。

表 84-1 aCML 与类似疾病的血液学鉴别要点

	CML	aCML	CMML	CNL
外周血				
嗜碱性粒细胞	>2%	<2%	<2%	<1%
单核细胞	<3%	>3% ~ 10%	>10%	<3%
粒细胞发育异常	-	++	+	-/+
不成熟粒细胞	>20%	10% ~ 20%	<10%	<10%
原始细胞	≤2%	>2%	<2%	0
N-ALP 积分	↓	不定	不定	↑
骨髓红系发育异常	-	-/+	-/+	-

CML，慢性粒细胞白血病；aCML，不典型慢性髓系白血病；CMML，慢性粒单核细胞白血病；CNL，慢性中性粒细胞白血病；N-ALP，中性粒细胞碱性磷酸酶

八、治　疗

到目前为止，对 aCML 的治疗经验很少，尚无满意的治疗方法。应当探索羟基脲、干扰素、异基因造血干细胞移植等对本病的疗效。初步临床试验表明伊马替尼治疗本病无效。目前有报道应用地西他滨治疗 aCML，7 例患者中有 4 例获得血液学改善，主要不良反应是重度骨髓抑制。根治本病的唯一方法是造血干细胞移植，对于尚未发生急变的 aCML 患者异基因造血干细胞移植是唯一可能治愈本病的手段，但因报道皆为个案，尚无法统计其有效率或者治愈率。

附：染色质异常凝聚综合征

本综合征患者多数外周血中白细胞增多，少数正常，分类中主要是不成熟和成熟中性粒细胞，而核染色质呈异常凝聚，且常伴有核分叶减少和胞质颗粒减少。骨髓有核细胞增多，粒系细胞增殖，核染色质凝聚与血片中相同。红系和巨核系也常有发育异常。这类患者可视为 aCML 变异型，生存时间与 aCML 相仿。

第三节 幼年型粒单核细胞白血病

一、定　义

幼年型粒单核细胞白血病（juvenile myelomonocytic leukemia，JMML）是一种克隆性骨髓多潜能造血干细胞疾病，主要发生于婴幼儿和儿童。其特征是粒系和单核系细胞异常增殖，外周血和骨髓中原始细胞+幼单核细胞<20%，并常伴有红系和巨核系细胞发育异常。无 BCR-ABL 融合基因，有特征性的累及 RAS/MAPK 通路基因的突变。

文献中曾以不同病名报告过发生于婴幼儿和儿童中互相类似的几种疾病，包括幼年型 CMML、幼年型 CML（JCML）和婴幼儿单体 7 综合征（JM7S）。1996 年国际 JMML 工作组认为这几种疾病基本上是同一疾病，建议统一命名为 JMML，被国际上普遍接受。

二、流 行 病 学

JMML 在 14 岁以下儿童中的年发病率约为 $1.3/10^5$，占所有儿童白血病的 2% ~3% 以下。确诊时年龄从生后 1 个月到青春期早期，但 75% 的病例 <3 岁。男女之比约为 2∶1。约有 10% 的 JMML 发生于患有Ⅰ型神经纤维瘤病（NF-1）的患儿。

三、病因与发病机制

JMML 病因未明。已报告的某些病例提示 JMML 有遗传易感性，如同卵孪生同胞同患本病，以及 JMML 与 NF-1 合并发生。NF-1 患儿发生髓系肿瘤，主要是 JMML 的危险性增高 200 ~ 500 倍，而 NF-1成人患者则无此现象。偶有伴努南综合征的幼小婴儿发生 JMML 样疾病，某些病例不经治疗自然消退，另一些病例则更具侵袭性。这些患儿有 PTPN11 基因的胚系突变，该基因编码蛋白酪氨酸磷酸酶 SHP2，或有 *Kras* 基因的胚系突变。

JMML 骨髓细胞在体外培养中可自发形成 GM-CFU 集落，提示经由 RAS 信号传导途径的生长因子失调。RAS 基因点突变可以激活，而 NF-1 基因点突变可以灭活 RAS 信号传导途径。已经证实 JMML 患儿造血细胞 RAS 和 NF-1 基因异常分别可达 20% 和 30%，而且这两种异常从不发生于同一个体。

四、临床和血液学表现

JMML 患儿常有倦怠、发热等全身症状，就诊时约半数患儿有扁桃体炎或支气管炎等感染以及出血表现。40% ~50% 的患儿有皮肤损害，表现为斑丘

疹、黄色瘤，合并 NF-1 者还可有咖啡牛奶色斑（Café-all-lait Apot）。几乎所有患儿都有肝脾肿大。

外周血一般表现为白细胞增多、贫血和血小板减少。中位白细胞数为（25～35）$\times 10^9$/L，但原始细胞（包括原粒细胞和原、幼单核细胞）一般<5%。外周血常见有核红细胞，成熟红细胞的改变包括大红细胞增多，特别是在有 7 号染色体单体的患者，但正细胞性红细胞更为常见。尽管血小板数不定，但还是常见血小板减少且很重。骨髓改变本身不具有诊断意义。骨髓有核细胞增多伴粒系增殖，少数患儿红系细胞可高达 50%，单核细胞一般约占 5%～10%，也可更高。原始细胞可增多，但占骨髓细胞的<20%，且绝无 Auer 小体。粒系和红系细胞可有发育异常，但一般十分轻微。巨核细胞常减少，而且无明显发育异常。

白血病细胞可浸润皮肤、肺脏、脾脏、肝脏等器官组织。

五、其他实验室检查

未报道过 JMML 有特异性细胞化学异常。约半数患儿 N-ALP 积分升高，但无助于本病的诊断。患儿骨髓细胞在体外培养中对 GM-CSF 高度敏感，并可自发形成 GM-CFU 集落，这已成为本病的标志和一个重要的诊断依据。

大多数患儿有多克隆高 γ 球蛋白血症和存在自身抗体。JMML 的临床和实验室所见有时近似于感染性疾病，特别是病毒感染。可能需要进行适当的实验室检查以除外感染。患儿红细胞的胎儿血红蛋白（HbF）水平明显高于同年龄应有值，约 2/3 患儿 HbF>10%。HbA_2不增高。

核型分析可在约 25% 的患者检出单体 7，10% 的患者检出其他异常。无 Ph 染色体或 BCR/ABL 融合基因。有证据表明 JMML 至少部分是由于 RAS/MAPK 信号通路中的某个成分突变导致信号转导异常。35% 患者有 PTPN11 体细胞性突变。*ras*，*Nras* 与 *Kras*2，以及 NF1 等癌基因的突变各分别见于 20% 的患者。PTPN11 突变中，RAS 基因与 NF1 基本上是互相排他的，提示 RAS 依赖性通路的病理性激活在本病的病理生理机制中起着重要作用。

六、诊　　断

2008 年 WHO 分类中 JMML 诊断标准如下：

1. 外周血中单核细胞增多，>1.0$\times 10^9$/L。
2. 外周血和骨髓中原始细胞（包括原始粒细胞和原、幼单核细胞）<20%。
3. 无 Ph 染色体或 BCR/ABL 融合基因。
4. 外加以下各项中两项或两项以上：

（1）HbF 高于年龄应有值。

（2）外周血中有不成熟粒细胞。

（3）白细胞数>10$\times 10^9$/L。

（4）有克隆性染色体异常（如单体 7）。

（5）体外培养中髓系祖细胞对 GM-CSF 高度敏感。

七、预　　后

尽管 JMML 极少转化为急性白血病，但在多数儿童若不予治疗，都会迅速致命。不进行异基因干细胞移植的患儿，中位生存期约为 1 年。血小板数低、初诊时年龄>2 岁及初诊时血红蛋白 F 水平高是生存期短的主要预测指标。在缺乏有效治疗的情况下，多数患儿死于脏器衰竭，如由于白血病性浸润所致的呼吸衰竭。

八、治　　疗

到目前为止 JMML 尚无满意的治疗方法。异基因造血干细胞移植（Allo-HSCT）是唯一可以延长生存时间、改善预后的治疗手段，5 年无病生存率可达 25%～40%，但复发率很高，达 28%～55%。有明确的证据表明移植物抗白血病效应起着重要治疗作用。因为 Allo-HSCT 失败后进行供体淋巴细胞输注和免疫调节治疗，能够使相当大部分患儿得到痊愈。HSCT 之前进行抗白血病治疗的作用目前尚不肯定。小剂量化疗、强烈联合化疗、干扰素治疗均未能证明有肯定的疗效。有作者报告 13-顺式维 A 酸能产生较好的疗效，包括个别患儿达到完全缓解，但病例过少，还需进一步证实。一些靶向治疗药物如法尼基转移酶抑制剂 R115777、信号传导抑制剂 PD184352、肽模拟剂 E21R、GM-CSF 结合白喉毒素等，都尚处于临床试验当中。

第四节　不能分类的骨髓增生异常/骨髓增殖性肿瘤

一、定　　义

不能分类的骨髓增生异常/骨髓增殖性肿瘤（myelodysplastic/myeloproliferative neoplasm，unclassifiable，MDS/MPN，U）是指临床、血液学和形态学特点符合 MDS/MPN，但却不能满足前述 3 种 MDS/MPN 疾病的诊断标准。

在做出 MDS/MPN，U 的诊断之前：①若有 BCR-ABL 融合基因或 PDGFRα、PDGFRβ 或 FGFR1 基因重排则排除 MDS/MPN，U 的诊断。②此前曾确诊为

MPN 的患者，继后出现了 MDS 的特征，常表明其 MPN 进入更为侵袭性的阶段，仍应维持原来 MPN 的诊断，而不诊断为 MDS/MPN，U。然而，MDS/MPN，U 可能包括某些 MPN 患者，他们在以前的慢性期时未被查出，而一开始就表现为伴有骨髓发育异常的转化期，若基础性的 MPN 不能确定，诊断为 MDS/MPN，U 比较合适。③此前曾诊断为 MDS，U 或 MPN，U，并于最近刚接受过细胞毒药物或造血生长因子治疗的患者，需排除治疗影响的可能性。

二、临床与血液学表现

这类疾病的特点为一系或多系髓系细胞无效性增殖或发育异常或二者同时存在。同时，另外一系或多系髓系细胞有效增殖，伴有或不伴有发育异常。实验室特点常包括不同程度的贫血，血片中有或没有大红细胞增多并常有红细胞二形性。有一系或多系有效增殖的证据，可以是血小板增多或白细胞增多。中性粒细胞可有发育异常，可见巨大的或颗粒少的血小板。外周血白细胞中和骨髓有核细胞中原始细胞<20%，若外周血或骨髓中原始细胞>10%，可能提示向更为侵袭性的阶段转化。

三、诊　　断

2008 年 WHO 分类中 MDS/MPD，U 的诊断标准如下：

患者有 MDS 一种亚型的临床、实验室和形态学特点，且外周血和骨髓中原始细胞<20%；而且，有显著的骨髓增殖性特点，如血小板≥450×10⁹/L 伴有骨髓中巨核细胞增多，或白细胞≥13×10⁹/L，伴有或不伴有脾脏肿大。而且，先前无 MPN 或 MDS 病史，无近期细胞毒药物或造血生长因子治疗史，无 Ph 染色体或 BCR/ABL 融合基因，无 PDGFRα、PDGFRβ 或 FGFR1 基因重排，无孤立性 del(5q)、t(3;3)(q21;q26)或 inv(3)(q21q26)；或者，患者有 MDS/MPN 的特征，但不能完全满足 MDS、MPN 或前述 MDS/MPN 中任何一个亚型的诊断标准。

四、预后与治疗

MDS/MPD，U 有时是疾病的过渡阶段，应密切随诊，注意其演变。预后和治疗应视其演变情况而定。

附：伴有显著血小板增多的难治性贫血伴环形铁粒幼细胞

伴有显著血小板增多的难治性贫血伴环形铁粒幼细胞（refractory anaemia with ring sideroblasts associated with marked thrombocytosis，RARS-T），此前也称原发性血小板增多症（ET）伴环形铁粒幼细胞。本病有 RARS 的临床和形态学特征，但也有显著血小板增多和异常巨核细胞，后者与 BCR-ABL 阴性 MPN［如 ET 或早期原发性骨髓纤维化（PMF）］中所见类似。尚不清楚 RARS-T 是否为一种独立疾病，它可能属于 RARS 疾病谱，因额外获得性遗传学异常转化而来，或者是同一患者发生了两种罕见疾病，但后一种情况可能性较小。在有明确答案之前，2008 年 WHO 分类将 RARS-T 定为暂定病种。

近期发现多达 60% 的 RARS-T 患者有 JAK2V617F 突变（发生率与 ET 和 PMF 相似），或较少情况下有 MPLW515K/L 突变。另一方面，几例有这种突变的病例，曾做了体外内源性集落形成实验，其结果更类似于 MDS。

RARS-T 的患者有 RARS 的特点（贫血，外周血无原始细胞，骨髓中有发育异常的无效性红系增殖，常有巨幼样改变，环形铁粒幼细胞占红系细胞 15% 以上，原始细胞<5%）以及血小板增多（≥450×10⁹/L），伴有与 BCR-ABL 阴性 MPN 中所见类似的大而不典型巨核细胞增殖。要注意 RARS-T 的诊断标准包括了有与 ET 及 PMF 中类似的形态异常的巨核细胞。这应有助于 RARS-T 与一般报道的 RARS 伴有轻度血小板增多病例的鉴别。RARS 患者有血小板数升高，要检测 JAK2V617F 基因。细胞遗传学分析有孤立性 del(5q)、t(3;3)(q21;q26)或 inv(3)(q21q26)的患者不应诊断为本病。另外，若之前诊断过不伴有环形铁粒幼细胞的 MPN，或者有证据表明，曾经诊断为另一种 MPN 的患者，其环形铁粒幼细胞可能是治疗的后果或代表着病情的进展，也不应诊断为 RARS-T。

（徐泽锋　郝玉书）

参 考 文 献

1. 刘元波，郝玉书，卞寿庚，等. 慢性粒单核细胞白血病临床及血液学特征鉴定，附 35 例分析. 中华血液学杂志，1996，17(12)：629
2. 郝长来，钱林生. 幼年型粒单核细胞白血病研究进展. 国外医学输血及血液学分册，2000，23(3)：178
3. Bennett JM，Catovsky D，Daniel MT，et al. The chronic myeloid leukaemias：guidelines for distinguishing chronic granulocytic，atypical chronic myeloid，and chronic myelomonocytic leukaemia. Proposals by the French-American-British Cooperative Leukaemia Group. Br J Haematol，1994，87：746
4. Germing U，Gattermann N，Minning H，et al. Problems in the classification of CMML-dysplastic versus proliferative type. Leuk Res，1998，22：871

5. Hernandeg JM, del Canigo MC, Cuneo A, et al. Clinical, hematological and cytogenetic characteristics of atypical chronic myeloid leukemia. Ann Oncol, 2000, 11:441
6. JW Vardiman, JW Bennett, BJ Bain, et al. Atypical chronic myeloid leukaemia, *BCR-ABL*1 negative Stein//Steven H Swerdlow, Elias Campo, Nancy Lee Harris, et al. WHO Classification of Tumours of Haematopoietic and Lymphoid Tissues. Lyon: IARC Press, 2008:80
7. Niemeyer CM, Fenu S, Hasle H, et al. Response: Differentiating juvenile myelomonocytic leukemia from infectious disease. Blood, 1998, 91:365
8. Niemeyer CM, Arico M, Basso G, et al. Chronic myelomonocytic leukemia in childhood: a retrospective analysis of 110 cases. EWOG-MDS. Blood, 1997, 89:3534
9. Oscier DG. Atypical chronic myeloid leukemia, a distinct clinical entity related to the myelodysplastic syndrome? Br J Haematol, 1996, 92:582

第 85 章

髓系和淋系肿瘤伴嗜酸性粒细胞增多及 PDGFRα、PDGFRβ 或 FGFR1 异常

“髓系和淋系肿瘤伴嗜酸性粒细胞增多及 PDGFRα、PDGFRβ 或 FGFR1 异常”是新近确认的一组起源于一种突变的多潜能(淋系-髓系)干细胞骨髓肿瘤,所有疾病都可以表现为慢性骨髓增殖性肿瘤(MPN),但表现为淋系肿瘤的发生率不定,临床及血液学特点也受所累及伙伴基因的影响。识别这些疾病的重要意义在于异常的酪氨酸激酶活性可使疾病对酪氨酸激酶抑制剂治疗有效。

第一节 髓系和淋系肿瘤伴 PDGFRα 重排

一、定 义

最常见的 MPN 伴 PDGRFα 重排是由 4q12 隐匿性缺失引起的 FIP1L1-PDGFRα 重排。通常表现为慢性嗜酸性粒细胞白血病(CEL),但也能表现为 AML、T-LBL 或二者同时存在。表现为 CEL 的随后可发生急性转化。由于白血病细胞浸润或嗜酸性粒细胞也可能是肥大细胞释放细胞因子、酶或其他蛋白导致脏器损害。外周血嗜酸性粒细胞数量显著增多(迄今报道的病例中几乎总是≥1.5×10^9/L)。尽管应当注意的是一些病例系列研究仅限于嗜酸性粒细胞增多症患者。无 Ph 染色体或 BCR-ABL1 融合基因。除非转化为急性白血病,外周血和骨髓中原始细胞<20%。

二、流行病学和病因学

本病罕见,男性明显较女性多见。男女比约为 17:1。发病高峰期在 25~55 岁之间(中位发病年龄在 40 多岁的后期),已报道病例的年龄为 7~77 岁。病因未明,曾有细胞毒药物化疗之后发病的病例报道。

三、临 床 表 现

患者常有乏力或瘙痒,或有呼吸道、心脏或胃肠道症状。大多数患者脾肿大,少数肝肿大。最严重的病变是心肌内膜纤维化和继之而来的限制性心肌病。二尖瓣/三尖瓣瘢痕化导致瓣膜反流和心腔内血栓形成,后者可引起栓塞。也可见到静脉血栓栓塞及动脉血栓。肺脏为限制性疾病,与纤维化有关,症状包括呼吸困难与咳嗽。也可有阻塞性肺疾病。

四、实验室检查

(一) 外周血

最显著的特点为嗜酸性粒细胞增多,主要是成熟嗜酸性粒细胞,只有少量嗜酸性中幼粒细胞或早幼粒细胞。可有一系列嗜酸性粒细胞的异常,包括胞质颗粒稀少伴有透亮区,胞质空泡,较正常颗粒小的不成熟颗粒,Romanowsky 染色略呈紫色。核分叶过多或过少和胞体增大。然后这些改变也可见于反应性以及肿瘤性嗜酸性粒细胞增多时。有些 CEL 伴 FIP1L1-PDGFRα 的病例,嗜酸性粒细胞形态接近正常。仅有很少数病例有外周血原始细胞些许增多。中性粒细胞可增多,而嗜碱性粒细胞与单核细胞数量通常正常。有时有贫血和血小板计数减少。任何组织都可有嗜酸性粒细胞浸润,可有 Charcot-Leyden 结晶。

(二) 骨髓

骨髓穿刺液涂片有核细胞增多,嗜酸性粒细胞和前体细胞显著增多。大多数病例嗜酸性粒细胞循序成熟,没有原始细胞不成比例地增多,但有少数病例原始细胞百分比增加。可有坏死和 Charcot-Leyden 结晶,特别是在那些疾病急性变的病例。

骨髓活检示肥大细胞常增多,但并非总是增多。

肥大细胞增殖应视为FIP1L1-PDGFRα相关MPN的一个特征。肥大细胞可散在或呈松散的非黏附性簇状或黏附性簇状分布。很多患者$CD25^+$梭形不典型肥大细胞明显增多，偶尔有病例在形态学表现上无法与系统性肥大细胞增生症区分。网状纤维增多。

（三）细胞化学

细胞化学染色并非诊断所必需。嗜酸性粒细胞胞质颗粒减少能导致过氧化物酶活性减低和自动分类计数嗜酸性粒细胞数量不准确。

（四）免疫表型

嗜酸性粒细胞可呈活化的免疫表型，如表达CD23、CD25与CD69。肥大细胞通常$CD2^-$、$CD25^+$，但有时$CD2^-$、$CD25^-$，偶尔$CD2^+$、$CD25^+$。

（五）细胞/分子遗传学

通常常规细胞遗传学分析时核型正常，偶尔有累及4q12的染色体重排，如t(1;4)(q44;q12)或t(4;10)(q12;p11)。隐匿性del(4)(q12)导致形成FIP1L1-PDGFRF融合基因，融合基因5′端为FIP1L1基因的部分结构，断裂点一般位于第7～10内含子附近大约40kb的区域，3′端为PDGFR大基因的部分结构，断裂点一般在第12内含子附近。由于常规染色体核型不易发现4q12隐匿性缺失，常常需要筑巢式RT-PCR方法或荧光原位杂交(FISH)分析方法检测。

已有累及PDGFR检的其他融合基因个例报道。一例伊马替尼治疗有效的男性CEL患者有KIF513-PDGFRα融合基因，该患者有涉及3、4和10号染色体的复杂染色体核型异常。一例女性患者有CDK5RAP2-PDGFRα融合基因合并ins(9;4)(q33;q12q25)。一例男患者有t(2;4)(p24;q12)和STRN-PDGFRα融合基因，另一例有t(4;12)(q12;p12)和ETV6-PDGFRα融合基因，这两例均有CEL的血液学表现，对小剂量伊马替尼治疗有效。

曾报告4例有t(4;22)(q12;q11)和BCR-PDGFRα融合基因患者，其疾病表现介于FIP1L1-PDGFRα相关嗜酸性粒细胞白血病与BCR-ABL1阳性慢性粒细胞白血病之间，嗜酸性粒细胞增多可以显著或可不显著。

五、诊　　断

诊断标准为：骨髓增殖性肿瘤伴显著的嗜酸性粒细胞增多和FIP1L1-PDGFRF融合基因阳性。急性髓系白血病或淋巴母细胞白血病/淋巴瘤伴有嗜酸性粒细胞增多和FIP1L1-PDGFRF融合基因阳性的患者也归入此类型。如无法进行FIP1L1-PDG-FRF融合基因检测，若为Ph染色体阴性的MPN具有CEL的血液学特征，并有脾脏肿大、血清维生素B_{12}水平显著增高、血清类胰蛋白酶升高以及骨髓肥大细胞增多时，应疑为本病。

六、治　　疗

1. 白细胞单采术　嗜酸性粒细胞计数>100×10^9/L者，应考虑白细胞单采术。

2. 伊马替尼　现今伊马替尼已被推荐为PDGFR术基因重排阳性患者的首选治疗药物。Burkland等首次报道用伊马替尼100mg/d，口服，治疗一例HES患者，治疗4周后该患者外周血中嗜酸性粒细胞消失，改用75mg/d，口服维持。2002～2006年共报道用伊马替尼治疗CEL/HES患者104例，其中57例患者检测了FIP1L1-PDGFRF融合基因，其中37例阳性，20例阴性，用伊马替尼治疗后37例FIP1L1-PDGFRF融合基因阳性患者均获完全血液学缓解(CHR)，45%(9/20例)FIP1L1-PDGFRF融合基因阴性患者亦获CHR。82例患者有伊马替尼使用剂量可分析资料，78例使用剂量为100～400mg/d。伊马替尼推荐起始剂量为100mg/d，如疗效不佳，可加大剂量至400mg/d，直至达完全临床、血液学和分子生物学缓解。维持治疗尚无共识，可继续维持原剂量，或改为隔日一次或每周一次给药，以维持临床完全缓解及嗜酸性粒细胞计数在正常范围。

迄今尚未有FIP1L1-PDGFRF阳性CEL对伊马替尼原发耐药的报道。有2例患者在伊马替尼治疗期间出现继发耐药，研究发现是PDGFRα的ATP结合位点发生T674I点突变(相当于CML患者BCR-ABL T315I突变)导致伊马替尼耐药，选择性其他酪氨酸激酶抑制剂，如PKC412及索拉非尼可能对这些病例有效。

3. 造血干细胞移植(HSCT)　在药物不能控制病情进展的患者，如有合适的供体且患者一般状况允许，可以考虑HSCT。

4. 并发症的处理　合并心脏病变，如二尖瓣或三尖瓣瓣膜受损，可行瓣膜修补或瓣膜置换术。心脏外科治疗可改善心脏受累者的心功能，延长其生存期。如有其他脏器受损临床表现，应进行相应的处理。

七、预　　后

由于只是在2003年才第一次认识PIP1L1-PDGFRα相关CEL及其对伊马替尼治疗有效，长期预后尚不清楚。然而，若还未发生心脏损害且能得到伊马替尼治疗，预后似乎良好。

第二节　髓系肿瘤伴PDGFRβ重排

一、定　　义

本病是一种独特类型的髓系肿瘤伴5q31-33位点上PDGFRβ重排。通常为t(5;12)(q31-33;p12)

染色体易位以及导致形成的 ETV6-PDGFRβ 融合基因。在不常见的变型中，其他涉及 5q31-33 断裂点的易位导致也含 PDGFRβ 的其他融合基因。在 t(5;12)的病例以及在变异型易位，PDGFRβ 断裂点一般位于 10 号外显子上游区域，其伙伴基因本身具有转曲螺旋，使得融合蛋白形成二聚体化功能域，PDGFRβ 不依赖其配体而形成受体二聚体，并发生自身磷酸化，从而引起酪氨酸激酶持续激活。血液学表现最常是 CMML（通常伴有嗜酸性粒细胞增多），但有些患者曾被确定为不典型慢性髓系白血病（aCML）（常伴有嗜酸性粒细胞增多）、CEL 及 MPN 伴嗜酸性粒细胞增多。个别病例曾被诊断为 AML，可能叠加于慢性特发性骨髓纤维化以及幼年型慢性粒单核细胞白血病。嗜酸性粒细胞增多常见，但非必有。能发生急性转化，常在相对短的时期内发生。MPN 伴 PDGFRβ 重排对酪氨酸激酶抑制剂如伊马替尼治疗敏感。

二、流行病学

男性多见（男：女=2：1），发病年龄范围很大（8～72 岁），发病高峰期在中年人，中位发病年龄为 40 多岁后期。

三、临床表现

患者常有脾肿大，少数有肝肿大。一些患者有皮肤浸润，一些有心脏损害导致心力衰竭。

四、实验室检查

（一）外周血

白细胞数增多。可有贫血和血小板计数减少。中性粒细胞、嗜酸性粒细胞、单核细胞以及幼稚嗜酸性粒细胞和中性粒细胞有不同程度的增多。罕见情况下，嗜碱性粒细胞显著增多。

（二）骨髓

骨髓穿刺液涂片有核细胞增多，分类计数粒系（中性和嗜酸性粒细胞）比例增高。骨髓活检还可见肥大细胞增多，肥大细胞可呈梭形。骨髓网状纤维可增多。疾病慢性期时，外周血与骨髓原始细胞数<20%。

（三）细胞化学

嗜酸性粒细胞、中性粒细胞和单核细胞细胞化学染色分别呈各自应有的反应。

（四）免疫表型分析

如同在大多数肥大细胞疾病患者中所见到的那样，肥大细胞表达 CD2 与 CD25。

（五）细胞/分子遗传学

细胞遗传学分析常有 t(5;12)(q31-33;p12)，该染色体易位导致形成 ETV6-PDGFRβ（TEL-PDGFRβ）融合基因。迄今已发现的累及 PDGFRβ 基因的染色体易位及其相应的融合基因见表 85-1。

表 85-1 累及 PDGFRβ 基因的染色体易位及其相应的融合基因

染色体易位	融合基因	血液学诊断
t(1;3;5)(p36;p21;q33)	*WDR48-PDGFRβ*	CEL
der(1)t(1;5)(p34;q33)	*GP1AP1-PDGFRβ*	CEL
der(5)t(1;5)(p34;q15)		
der(11)ins(11;5)(p12;q15q33)		
t(1;5)(q21;q33)	*TPM3-PDGFRβ*	CEL
t(1;5)(q23;q33)	*PDE4DIP-PDGFRβ*	MPD/MDS 伴嗜酸性粒细胞增多
t(4;5;5)(q23;q31;q33)	*PRKG2-PDGFRβ*	慢性嗜碱性粒细胞白血病
t(3;5)(p21-25;q31-35)	*GOLGA4-PDGFRβ*	
t(5;7)(q33;q11.2)	*HIP1-PDGFRβ*	CMML 伴嗜酸性粒细胞增多
t(5;10)(q33;q21)	*CCDC6-PDGFRβ*	aCML 伴嗜酸性粒细胞增多 MPD 伴嗜酸性粒细胞增多
t(5;12)(q31-33;q24)	*GIT2-PDGFRβ*	CEL
t(5;14)(q33;q24)	*NIN-PDGFRβ*	Ph 阴性 CML(13%的嗜酸性粒细胞)
t(5;14)(q33;q32)	*KIAA1509-PDGFRβ*	CMML 伴嗜酸性粒细胞增多
t(5;15)(q33;q22)	*TP53BP1-PDGFRβ*	Ph 阴性 CML 伴显著嗜酸性粒细胞增多
t(5;16)(q33;p13)	*NDE1-PDGFRβ*	CMML
t(5;17)(q33;p13)	*RABEP1-PDGFRβ*	CMML
t(5;17)(q33;p11.2)	*SPECC1-PDGFRβ*	JMML

aCML，不典型慢性髓系白血病；CEL，慢性嗜酸性粒细胞白血病；CML，慢性粒细胞白血病；CMML，慢性粒单核细胞白血病；JMML，幼年型粒单核细胞白血病；MPD/MDS，骨髓增殖性/骨髓增生异常综合征；MPN，骨髓增殖性肿瘤

并非所有呈t(5;12)(q31;p13)特征的易位都导致形成ETV6-PDGFRβ融合基因,无融合基因的病例不能归入这种类型MPN中,并且重要的是,伊马替尼治疗可能无效。这种病例中的一种替换致白血病机制是白介素3(IL-3)功能上调。因此推荐采用RT-PCR使用适合于所有已知断裂点的引物来确证ETV6-PDGFRβ融合基因。由于发生在5q33这一区域的断裂区不一定都累及PDGFRβ基因,应通过FISH等方法证实是否存在PDGFRβ重排。

五、诊断

诊断标准为:骨髓增殖性肿瘤常有显著的嗜酸性粒细胞增多,有时为中性粒细胞增多或单核细胞增多,存在t(5;12)(q31-33;p12)或其变异型易位,或有ETV6-PDGFRβ融合基因或其他PDGFRβ重排。

因为t(5;12)(q31-33;p12)并非总会形成ETV6-PDGFRβ融合基因,后者亟须分子学方法的确定。若无法进行分子学分析,如为Ph阴性MPN伴有嗜酸性粒细胞增多和一种涉及5q31-33断裂点的易位时,应疑及本病。

六、治疗

同"髓系和淋系肿瘤伴PDGFRα重排"患者。

七、预后

伊马替尼出现之前,中位生存期<2年。尚无伊马替尼治疗患者生存期的可靠数据,但有一个小系列(10例)表明,中位生存期为65个月。随着对患者的确认和诊断时而不是有心脏损害或发生转化时就开始适当治疗,中位生存期可能会延长。

第三节 髓系和淋系肿瘤伴FGFR1异常

一、定义

伴有FGFR1重排的造血组织肿瘤是异质性的。它们来源于一个多潜能造血干细胞,尽管在不同病例或在疾病不同阶段肿瘤细胞可以是前体细胞或成熟细胞。能够表现为一种MPN或MPN处在转化期,如AML、T或B系淋巴母细胞淋巴瘤/白血病或混合表型急性白血病(MPAL)。此前,亦称为8p11骨髓增殖综合征、8p11干细胞综合征或8p11干细胞白血病/淋巴瘤综合征。

二、流行病学

本肿瘤发病年龄跨度很大(3~84岁),但多数是年轻人,中位起病年龄约32岁左右。与MPN伴有PDGFRα和PDGFRβ重排不同,该病男性仅略占优势(1.5:1)。国内中国医学科学院血液学研究所于1996年报道首例。

三、临床表现

本病主要累及的组织是骨髓、外周血、淋巴结、肝和脾。淋巴结肿大是淋巴母细胞或髓系细胞浸润造成的。有些患者表现为淋巴瘤,以淋巴结受累为主,而其他患者则表现为骨髓增殖的特点,如脾肿大和代谢增高。还有其他患者呈AML或髓系肉瘤的表现。常有全身症状,如发热、体重减轻和盗汗。

四、实验室检查

(一)外周血

几乎所有患者外周血白细胞计数增高,中性粒细胞核左移,可出现多少不一的原始细胞。90%以上患者的外周血、骨髓或同时存在嗜酸性粒细胞增多,中位嗜酸性粒细胞数为4×10^9/L[$(1.2\sim40)\times10^9$/L]。红细胞和血红蛋白正常或增高。血小板正常或减少,嗜碱性粒细胞和血小板增高少见。在某些t(8;9)者可见血小板和单核细胞增多。

(二)骨髓

骨髓穿刺液涂片示粒系高度增生伴不同程度核左移,类似慢性粒细胞白血病(CML)、aCML及CMML等,嗜酸性粒细胞比例增高。

(三)细胞化学

中性粒细胞碱性磷酸酶积分减低。

(四)淋巴结活检

病理形态和免疫细胞化学染色常示T-NHL或T淋巴母细胞淋巴瘤(T-LBL)。少部分患者表现为髓样化生。

(五)免疫表型分析

免疫表型分析对于慢性期疾病没有用处,但对于证实T系或B系前体T细胞或前体B细胞白血病/淋巴瘤是很重要的。

(六)细胞和分子遗传学

大部分患者累及8p11-12,少数累及8p23。根据伙伴染色体的不同,形成了多种包含部分FGFR1

的融合基因。所有融合基因编码一种异常的酪氨酸激酶(表 85-2)。

表 85-2 MPN 伴有 FGFR1 重排中已报道的染色体易位和融合基因

染色体易位	融合基因	病例数
t(8;13)(p11;q12)	*ZNF198-FGFR1*	21
t(8;9)(p11;q13)	*CEP110-FGFR1*	8
t(6;8)(q27;p11-12)	*FGFR1OP1-FGFR1*	6
t(8;22)(p11;q11)	*BCR-FGFR1*	5
t(7;8)(q34;p11)	*TRIM24-FGFR1*	1
t(8;17)(p11;q23)	*MYO18A-FGFR1*	1
t(8;19)(p12;q13.3)	*HERVK-FGFR1*	1
ins(12;8)(p11;p11-22)	*FGFR1OP2-FGFR1*	1

五、诊　　断

诊断标准为:骨髓增殖性肿瘤伴有显著的嗜酸性粒细胞增多和有时为中性粒细胞增多或单核细胞增多,或急性髓系白血病、前体 T 细胞、前体 B 细胞淋巴母细胞白血病/淋巴瘤(常伴外周血或骨髓嗜酸性粒细胞增多)和 t(8;13)(p11;q12)或其变异型易位导致髓系细胞、淋巴母细胞(原始淋巴细胞)或二者中都证实有 FGFR1 基因重排。

六、治　　疗

尚无理想的治疗方法。有用干扰素加阿糖胞苷联合治疗取得疗效者。急变后即使给予 AML 或 NHL 相应的方案化疗,多数患者仍死于疾病持续和早期复发。目前仅仅异基因干细胞移植(SCT)能够有效根除恶性克隆,治愈本病。报道的 7 例 SCT 患者,3 例死于移植相关并发症,4 例持续缓解。此外以 FGFR1 为靶点的抗 FGFR1 活性药物如 SU5404、SU6668、PD173074 可能成为本病的新的靶向治疗药物。

七、预　　后

当前这类患者预后差。尽管有 1 例患者经 PKC142 治疗有效,但对伴 FGFR1 重排的 MPN,还没有明确的酪氨酸激酶抑制剂的治疗方法。有几例应用干扰素治疗后可获得细胞遗传学缓解。在特异性治疗方法产生之前,即便是那些慢性期患者,亦应考虑造血干细胞移植。

(肖志坚)

参 考 文 献

1. 肖志坚,郝玉书,卞寿庚,等. 8p11 骨髓增殖综合征——一例报告及文献复习. 中华血液学杂志,1996,17:566-568
2. 张悦,于明华,徐世才,等. 慢性嗜酸性粒细胞白血病/高嗜酸性粒细胞综合征临床和实验室特征研究. 中华血液学杂志,2008,29:3-8
3. 张悦,秦铁军,周春林,等. 伊马替尼治疗伴有嗜酸性粒细胞增多的髓系肿瘤疗效观察. 中华血液学杂志,2009,30:381-384
4. 肖志坚. 慢性嗜酸性粒细胞白血病/高嗜酸性粒细胞综合征//肖志坚. 血液病合理用药. 第 2 版. 北京:人民卫生出版社,2009:148-150
5. Macdonald D, Aguiar RC, Mason PJ, et al. A new myeloproliferative disorder associated with chromosomal translocations involving 8p11: a review. Leukemia, 1995, 9:1628
6. Pardanani A, Ketterling RP, Li CY, et al. *FIP1L1-PDGFRA* in eosinophilic disorders: Prevalence in routine clinical practice, long-term experience with imatinib therapy, and a critical review of the literature. Leuk Res, 2006, 30:965-970
7. Tefferi A, Patnaik MM, Pardanani A. Eosinophilia: secondary, clonal and idiopathic. Br J Haematol, 2006, 133:468-492
8. Fletcher S, Bain B. Diagnosis and treatment of hypereosinophilic syndromes. Curr Opin Hematol, 2007, 14:37-42
9. Tefferi A, Vardiman JW. Classification and diagnosis of myeloproliferative neoplasms: The 2008 World Health Organization criteria and point-of-care diagnostic algorithms. Leukemia, 2008, 22:14-22

第 86 章

慢性髓系白血病的诊断与分期

慢性髓系细胞白血病(chronic myelocytic leukemia,CML)是一种起源于多能干细胞的髓系增殖性肿瘤,t(9;22)(q34;q11)是CML特征性染色体改变并在分子水平上导致*BCR-ABL*融合基因形成。本章详细描述了CML起病与进展的临床特征及实验室检查,CML的发病机制、诊断与鉴别诊断、临床分期以及预后评估标准等。

一、发病机制

CML是起源于多能干细胞的克隆性疾病,由于祖细胞池显著扩增,导致髓细胞的过度增殖,粒细胞生成增多,而粒细胞清除率相对缓慢,造成粒细胞在体内的积聚。

(一) CML的细胞遗传学特征

Ph染色体是CML的特征性改变,它是由Nowell等于1960年首次在费城发现并命名。最初发现是在CML患者分裂的血细胞G组染色体出现长臂缺失(22q),称为Ph染色体。20世纪70年代初,随着显带技术的应用,证实Ph染色体是由22号染色体的长臂缺失或22号染色体长臂与9号染色体长臂相互易位的结果,即t(9;22)(q34,q11.21)。97.5%的Ph(+)CML具有典型的t(9;22)易位,其余则以变异Ph易位形式出现,包括简单变异易位、复杂变异易位和隐匿性Ph染色体。简单变异易位是22号染色体长臂1区1带与非9号染色体之外的任何染色体易位;复杂变异易位是包括9和22号染色体在内的3条或更多的染色体之间易位;隐匿性Ph染色体是通过显带技术难以鉴定的染色体易位,但分子分析仍然检测到*BCR-ABL*融合基因。不管存在何种变异易位,通过分子荧光原位杂交(FISH)技术和分子生物学手段总能检测到*BCR-ABL*融合基因。所有Ph染色体阳性的CML患者皆具有相似的临床、血液学及预后特征。

(二) CML的分子遗传学特征

1. *BCR-ABL*融合基因形成　1970年Abelson和Rubsstein发现了具有强烈的致癌性的V-ABL癌基因。与V-ABL癌基因同源的C-ABL原癌基因位于人类第9号染色体长臂3区4带上(q34.11)。C-ABL原癌基因长230kb,具有12个外显子,其中第1个外显子被一长约200kb的内含子分隔成Ⅰa和Ⅰb。C-ABL编码蛋白P145ABL,具有内在酪氨酸活性。在CML,ABL断裂点通常位于外显子Ⅰb和外显子2之间,Ⅰb外显子留在9号染色体上。

*BCR*定位于22q11,长约135kb,含有23个外显子,编码BCR蛋白广泛分布于人类各组织中。在CML,BCR断裂点的位置变异较大,常见有3个断裂点区域:M-BCR,m-BCR,μ-BCR。其中M-BCR为主要断裂点簇区,跨越BCR第12~16外显子,编码P210融合蛋白。发生于m-BCR断裂点区(BCR第1、2外显子)产生融合基因编码P190蛋白。此种形式更易出现于急性淋巴细胞白血病(ALL)中。μ-BCR位于M-BCR的下游,跨越第17~20外显子,蛋白产物为P230。

2. BCR-ABL蛋白功能　大量的证据表明,BCR-ABL融合基因产物直接参与白血病的形成。P145ABL蛋白通常定位于核内,具有低的酪氨酸激酶活性,其过量表达抑制细胞周期G1/S期的转换。在CML,BRC-ABL融合蛋白定位于胞质中,具有显著增强的酪氨酸激酶的活性。可直接参与细胞向CML表型的转化。体外实验表明BCR-ABL诱导人类生长因子依赖的细胞系的生长因子非依赖性生长,导致多能造血干细胞的成熟延迟,并改变对生长因子的反应。应用含有BCR-ABL结构的造血干细胞移植于致死量照射的裸鼠可产生类似CML的表型，进一步证明其致病作用。

3. P210BCR-ABL的致病机制 BCR-ABL蛋白除增加BCR蛋白自身磷酸化外，更重要的是改变了某些关键调节蛋白的正常磷酸化类型。而这些蛋白可能介导酪氨酸激酶的信号传导并调节基因表达，影响细胞的增殖与分化。如Grb-2, shc, P21ras, P120GAP, Ph-P53, P160BCR, CRKL, c-myc, c-myb, P120CBL, bcl-2及PI-3等一系列调节蛋白是假定的BCR-ABL蛋白的作用靶点。P21ras的活化具有生长调节作用，同时也是CML细胞增殖所必需的。许多上述蛋白在信号传导中均可导致ras原癌基因表达。如在原始纤维细胞中表达P210BCR-ABL可同时激活P21ras并抑制GTP酶激活蛋白P120GAP的活性。P210BCR-ABL SH2磷酸化域与连接蛋白Grb-2联结，同样导致ras的活化。

关于P210BCR-ABL转录表达的调控知之甚少，但可能对CML致病也是至关重要的。证据显示，来源于Ph(+)的造血祖细胞集落可在不同程度上转录异常的BCR-ABL mRNA或正常的ABL mRNA。

4. 细胞凋亡机制 造血细胞的凋亡在造血细胞分化过程中十分重要，ABL激酶参与凋亡的调节。BCR-ABL导致细胞体外对化疗及其他DNA损伤性药物的耐药，并抑制凋亡。BCR-ABL的表达可能影响造血细胞细胞周期的分布，损伤的DNA通过延迟G2/M期的转换而得以修复。CML细胞凋亡的失调可能与bcl-2表达增高相关，小鼠BCR-ABL细胞可因bcl-2的过量表达而耐受凋亡且具致瘤性。bcl-2表达一旦被抑制，该细胞致瘤性消失。

5. 造血祖细胞与基质的相互作用 造血祖细胞与基质的相互作用的异常可能是CML致病的核心。CML祖细胞黏附与锚定特性的异常导致细胞成熟与增殖的紊乱。正常干细胞黏附于基质细胞上处于静止状态，而CML细胞可能存在黏附受体的异常，不能正常黏附于基质细胞，尤其缺乏由β-整合素介导的黏附。黏附分子淋巴活化抗原-3在CML细胞上的表达也减少。P210BCR-ABL蛋白在胞质分布可直接参与细胞黏附功能异常，也可通过诱导整合素或其他黏附分子胞内部分的磷酸化改变其黏附特性。造血祖细胞黏附功能异常可部分解释了CML细胞过度增殖以及过多地从骨髓释放。

6. 造血微环境 骨髓微环境对造血的影响也是一个不容忽视的因素。骨髓微环境具有支持和调节造血细胞增殖与分化的功能，造血微环境的失调也可导致造血失控。尽管研究显示CML基质细胞分泌的造血生长因子与正常无异，且肿瘤坏死因子、细胞因子、巨噬细胞抑制蛋白-α在CML基质上清中水平显著减少，然而基质细胞的异常已经出现，如来源于Ph(+)祖细胞的恶性基质巨噬细胞与CML干细胞相互接触能选择性扩增白血病细胞，而抑制正常的造血。

CML致病的病因比较复杂，较为公认的因素是电离辐射，暴露于辐射的人群有较高的CML发病率。没有证据表明其他因素与CML的相关性。

（三）CML进展期发病机制

CML病情进展是克隆变化的结果，在CML向AML转化过程中，基因突变发生率提高，CML进展过程中基因表达变化涉及核糖体形成、Wnt信号通路、核小体、糖代谢、髓细胞分化、细胞凋亡、基因组的不稳定性以及DNA损伤修复等过程。CML进展期*Rb*抑癌基因、*ras*基因及*p53*基因改变早有报道，新近研究发现TET2、ASXL1、IDH1以及JAK2的突变亦可见于CML进展期。目前认为尽管加速期是在慢性期基础上演变而来，但它是以不同于慢性期发病的新的机制起病，P210蛋白在维持CML急性变中并没有显著作用。

二、CML的临床表现

CML于1845年由Gragie等首先记载，全世界CML的发病率并不一致，以澳大利亚为最高，美国、日本、哥伦比亚、加拿大次之。国内资料表明CML发病率为0.36/10万，在各类白血病发病率中占第3位。本病可见于各年龄组，在美国以青年及中年人居多，我国以中老年人为多，其中50～59岁年龄组形成一高峰。男性高于女性，男女之比为3:2。

（一）起病特征

CML起病缓慢，其自然病程包括无症状期、慢性期、加速期及急变期4个阶段，多数患者是在症状出现之后方去就诊并得以诊断。只有极少数患者在体检和因为其他原因检查血液时才发现血液异常，此时脾脏可能已有轻度肿大或不肿大。

Kamada及Vchino研究了20例无症状时诊断的CML患者，其中16例为原子弹爆炸幸存者定期随访中发现的，4例为白细胞$<42\times10^9/L$时诊断的，所有患者皆出现Ph染色体，而其中10例患者白细胞$<14\times10^9/L$时已发现。说明Ph染色体阳性克隆在白细胞异常之前即取代正常髓系造血细胞。如果以白细胞开始上升至白细胞达$100\times10^9/L$这段时间为临床前期（时间平均为9个月），并以白细胞在此期增长速率代表白细胞克隆的增长速率，那么即可推算出染色体开始出现异常至出现典型症状这段时间约为6.3年，该期即被命名为增殖期，如以CML确诊后中位生存期为3.5年计算，整个CML的中位生存期约为9.8年。

在疾病的早期即已出现嗜碱性粒细胞绝对值升

高，在白细胞<20×10^9/L 时已表现出外周血中性粒细胞碱性磷酸酶活性降低，且随疾病进展而加剧。在白细胞>40×10^9/L 时脾脏在肋下可触及，在(30～90)$\times10^9$/L 时出现症状等。

（二）慢性期

本病最早出现的自觉症状是乏力、头晕、腹部不适等表现，也可出现全身不适、耐力减低、恶心等症状。也可表现为基础代谢增高的特点，如怕热、盗汗、多汗、体重减轻、低热、心悸和精神紧张等。随疾病进展，可出现器官增大相关症状，如脾大会引起腹胀、左上腹沉重感或左上腹疼痛、食后饱胀感等。

早期出血症状少见，后期约有 30% 患者表现不同程度的皮肤、黏膜及消化道出血，女性可有月经过多，颅内出血少见。

骨痛、关节痛是初诊时少见的症状，可因脾周围炎或脾梗死而表现为急性左下胸或左上腹剧痛。消化道溃疡较正常发生率高，可能与组胺释放过多相关。罕见的症状为痛风性关节炎，常与高尿酸血症有关。阴茎异常勃起，可能与白血病浸润或海绵体血栓所致。

最常见的体征是脾大、面色苍白、胸骨压痛。肝大、淋巴结肿大、皮肤紫癜也可见。40%～70% 患者在初诊时脾脏在肋下 10cm 左右，通常无触痛。如有脾周围炎可有触痛或摩擦感。胸骨压痛常局限于胸骨体。部分患者在诊断时可触及淋巴结肿大。早期多无面色苍白，随病情加重而显著，如伴有骨髓纤维化则更为明显。晚期常伴有髓外浸润表现。

实验室检查：一般来说，实验室检查异常经常出现于症状出现之前，约有 15% 的患者是在无症状时依据实验室检查发现而确诊。

白细胞数增加是本病的显著特征，诊断时白细胞通常在(30～90)$\times10^9$/L，少数高达 100×10^9/L 以上。白细胞数增加与脾脏肿大呈正相关性。分类以成熟粒细胞为主，可见到各阶段原始及幼稚粒细胞，以中幼粒及晚幼粒细胞为主，原始细胞+早幼粒细胞<10%。多数患者嗜碱性粒细胞、嗜酸性粒细胞比例增多。血红蛋白及红细胞早期可正常，血片中可以见到少量有核红细胞。网织红细胞正常或偏高。疾病发展过程中因出血、溶血、骨髓红细胞生成减少而出现血红蛋白下降。贫血多为正细胞正色素性，如伴有骨髓纤维化，红细胞可出现大小不均，呈现明显的异形性。血小板多数增高或正常，增高者可达 1000×10^9/L 以上，血小板形态正常，功能多异常，血栓形成罕见；少数患者血小板可减少。

骨髓涂片呈明显增生或极度增生，造血细胞占骨髓细胞的 75%～90%，以粒系增生为主，红细胞及淋巴细胞相对减少，粒：红常为10～30：1，甚至50：1。分类中以中、晚幼粒细胞增多为主，原粒细胞+早幼粒<15%，原始粒细胞（Ⅰ型+Ⅱ型）≤10%，嗜碱性粒细胞及嗜酸性粒细胞比例增多，可见幼稚阶段的嗜碱性及嗜酸性粒细胞。粒细胞可出现核质发育不平衡，颗粒多少不一。巨核细胞数可增高也可正常，易见小巨核细胞。巨核细胞形成血小板良好，涂片中血小板不少，可成堆分布。骨髓中有时可出现类戈谢或类尼曼-皮克细胞。电子显微镜检查发现，这些细胞胞质内含物结构不同于戈谢细胞或尼曼-皮克细胞内的神经节苷脂或脑苷脂，表明这类细胞是巨噬细胞演变而来。

外周血或骨髓中中性粒细胞碱性磷酸酶（ALP）水平是异常减低的，约 90% 左右 CML 患者缺乏此酶。

CML 慢性期，粒-单核细胞系或嗜酸性粒细胞集落形成（CFU-C）的大小、成熟度、细胞类型的分布是正常的，但其集簇与集落之比常低于正常，密度也较正常集落为轻。

初治的 CML 通常还可发生高尿酸症，治疗过程中可因细胞迅速破坏，进一步造成大量的嘌呤释放，导致尿酸沉淀而形成泌尿道结石，发生梗阻，一些患者还可发生痛风性关节炎或尿酸性肾病。

中性粒细胞中含有维生素 B_{12}蛋白，包括钴胺传递蛋白Ⅰ和钴胺传递蛋白Ⅱ。骨髓增殖性疾病患者通常具有高水平的维生素 B_{12}结合能力，尤其在 CML 中可见到钴胺传递蛋白Ⅰ及维生素 B_{12}水平明显增加，常为正常的 10 倍以上，增加程度与白细胞总数成正比，治疗后明显下降。少数 CML 患者可发生恶性贫血，这是因为维生素 B_{12}与钴胺传递蛋白Ⅰ有高度亲和性，钴胺传递蛋白Ⅰ升高导致血清中维生素 B_{12}正常，而组织中维生素 B_{12}缺乏的缘故。此外患者的血清白蛋白正常，球蛋白中度升高，偶尔有血钙升高，与骨破坏有关。

（三）加速期及急变期（疾病进展期）

加速期是 CML 进入急变期的过渡阶段，也是患者病情恶化的转折点，二者难以绝对分开，并且约有 20%～25% 的患者不经加速期而直接进入急变期，故在此一并叙述。

1. 进展期临床表现　加速期在临床上以不明原因的低热、乏力、纳差、盗汗、消瘦加重为特点，伴有与白细胞不成比例的脾脏迅速肿大伴压痛，淋巴结突然肿大，胸骨压痛明显和骨骼发生溶骨性变化而骨骼疼痛等体征，贫血常进行性加重。进入急变期，除伴有上述症状外还表现为全身骨痛，肝、脾、淋巴结肿大，髓外浸润表现如皮肤结节，睾丸浸润，阴茎异常勃起，眼眶浸润出现绿色瘤等。严重的中性粒细胞缺乏常导致难以控制的细菌、真菌感染，表现为持续高热不退，甚至发生败血症。严重的血小板缺乏引起出血趋势加重，甚至发生脑出血而死亡。

2. 进展期实验室检查　血常规检查发现大多数患者外周血白细胞计数上升，少数患者可减低，原始细胞及幼稚细胞比例增高，嗜碱性粒细胞比例增高，血红蛋白下降，血小板计数显著减少或增多。可有小巨核细胞出现。常伴有骨髓纤维化，表现为网状纤维或胶原纤维增多。

粒细胞集落生长在加速期集簇形成增多，集落形成减少，集落与集簇比值减低。在急变期，则呈现AML的特征，无集落生长，可见小的集簇，个别患者可见以幼稚细胞为主的大集落。

CML从慢性期至加速期或急变期常有新的染色体核型出现，最常见的是双Ph染色体、+8、i(17q)、+19、+21等，它们可单独出现或合并出现，常于临床诊断急变前2～3个月出现，有预测急变的价值。少数患者还可合并出现急性髓细胞白血病特异的染色体异位，如t(8;21)、t(15;17)、inv(16)、inv(3)等。

急变时额外染色体出现常具有预后价值：①只具有Ph染色体或双Ph染色体，治疗效果好，中位生存期5.7个月；②同时存在Ph(+)和额外染色体，半数患者治疗有效，中位生存期4.9个月；③全部为额外染色体者，疗效差，中位生存期为2.5个月。

急变时ALP水平上升，但这种变化并非特异，在CML感染时也可出现ALP的增高。

3. 急变形态学类型　CML急性变中，最为常见的是急性粒细胞变，约占总急变病例的50%～60%，其次为急性淋巴细胞变，占1/3病例。少见的类型有粒单核细胞变、嗜酸性粒细胞变、急性单核细胞变、巨核细胞变、幼红细胞和红白血病变、早幼粒细胞变等。CML急变诊断标准详见CML分期。CML急淋变原始细胞标志以B淋巴细胞或前B淋巴细胞膜抗原标志为主，T淋巴细胞标志少见。

4. 局灶性急变　CML患者也可仅在身体某一部位先发生急变，而骨髓及外周血仍然显示出典型的慢性期状态，称之为局灶性急变。最常见的部位是淋巴结，皮肤和软组织，乳腺，胃肠道，泌尿道，骨骼及中枢神经系统也可发生急性变。淋巴结急性变表现为孤立性或弥漫性淋巴结肿大。累及骨骼常出现骨骼疼痛、触痛及X线改变。中枢神经系统的急变可有头痛、恶心、呕吐、昏迷、脑神经瘫痪及视乳头水肿等，脑脊液中出现细胞增多，蛋白异常及原始细胞等。局灶性急变意味着全身急变即将发生，因此应采取全身急变的治疗方案。

5. CML急变的病程　患者具有髓性变的平均病程为2个月，很少超过6个月。而具有淋巴细胞急性变的患者平均病程约6个月，超过10个月罕见。个别病人进入急变期可因缓慢的造血异常改变及髓外急性变而不迅速累及骨髓，生存期可达1年。

（四）终末期

在CML，除急变导致患者最终死亡外，有少数患者外周血及骨髓中并无急性变的改变，但呈现进行性衰竭，甚至为恶病质状态，或CML合并了第二肿瘤如恶性淋巴瘤等，这种情况均称为终末期。患者严重消瘦，多脏器功能衰竭，合并感染及出血，最终死亡。

（五）CML生存期及死亡原因

CML生存期受病例选择及治疗的影响差异较大。未治疗CML患者诊断后生存时间平均为31个月，随着治疗的不断改进生存期也逐渐延长，传统药物白消安或羟基脲治疗的5年生存率30%左右，干扰素治疗者达到60%，目前靶向治疗药物伊马替尼治疗5年生存率高达80%以上。

CML死亡的主要原因是感染和出血，与本病急变期粒细胞和血小板减少有关，少数患者可因治疗不当或化疗后骨髓衰竭死亡，一部分患者死于白血病以外的其他疾病。

三、CML的诊断及鉴别诊断

（一）诊断

典型CML的诊断并不困难，临床表现典型合并Ph染色体和(或)有*BCR-ABL*融合基因阳性即可确诊。

（二）鉴别诊断

1. 早期的慢性粒细胞白血病应与粒细胞类白血病反应相鉴别　粒细胞类白血病反应是机体受刺激而发生的类似于白血病的血象变化。常见的原因为感染、中毒、癌肿、大出血、急性溶血、休克和外伤等。类白血病反应主要鉴别点为：①去除病因，类白血病反应会消失；②无胸骨压痛，脾不大或轻度肿大；③通常无贫血及血小板减少；④白细胞增多型类白血病反应白细胞可超过50×10^9/L，一般在100×10^9/L以内，超过200×10^9/L罕见；⑤类白血病反应者中幼粒细胞百分比不高，原粒少见，嗜酸性粒细胞低于正常；⑥嗜酸性粒细胞类白血病中血及骨髓中成熟嗜酸性粒细胞为主；⑦胞质中有明显的中毒颗粒和空泡，缺乏白血病中细胞异型、核质发育不平衡等特征；⑧N-ALP活性增高；⑨无Ph染色体。

2. CML与其他骨髓增殖性肿瘤的鉴别　慢性髓细胞白血病与真性红细胞增多症(PV)、原发性骨髓纤维化及原发性血小板增多症同属于骨髓增殖性肿瘤范畴。在其发病过程及临床表现方面有着相似的临床特征，且可以相互转化，但预后明显不同。

真性红细胞增多症以红细胞增多为突出表现，伴有红细胞增多所致高黏血症，并多有脾肿大等临床表现；白细胞轻度增多，但一般不超过 $50\times10^9/L$；血小板也有轻度增加，红细胞容量明显超过正常值。中性粒细胞碱性磷酸酶升高，Ph 染色体为阴性，95% 真性红细胞增多症患者出现 JAK2V617F 突变，部分患者存在 JAK2 第 12 外显子突变。

血小板增多症以血小板增多为主同时伴有血小板功能异常。白细胞轻度增多，多在 $50\times10^9/L$ 以下；嗜酸性粒细胞、嗜碱性粒细胞不增多。脾脏轻度肿大，中性粒细胞碱性磷酸酶增高，Ph 染色体阴性，50% 左右血小板增多症患者存在 JAK2V617F 突变，1% 患者发现 MPL W515K/L 突变。

骨髓纤维化患者多有贫血，脾多肿大且肿大程度与白细胞数不成比例。外周血中易见幼稚粒细胞及有核红细胞，原始细胞及各阶段幼粒细胞甚至比骨髓中的比例还要多。成熟红细胞形态显著异常，有泪滴样改变或月牙形及盔甲形等。Ph 染色体、*BCR-ABL* 融合基因阴性。50% 骨髓纤维化患者存在 JAK2V617F 突变，5% 患者发现 MPL W515K/L 突变。骨髓活检有助于骨髓纤维化的诊断。根据骨髓活检可将骨髓纤维化分为细胞期、胶原形成期、纤维化期及硬化期。

3. CML 与其他慢性白血病鉴别　CML 还应与慢性中性粒细胞白血病（CNL）、慢性嗜酸性粒细胞白血病、嗜碱性粒细胞白血病、慢性粒单细胞白血病相鉴别。CNL 少见，病情进展缓慢，白细胞增高以成熟中性粒细胞为主，中性粒细胞碱性磷酸酶活性增高，无 Ph 染色体，且极少发生急性变。嗜酸性、嗜碱性粒细胞白血病分别以各阶段嗜酸性或嗜碱性粒细胞增多为主要表现，且伴有嗜酸性、嗜碱性粒细胞形态异常。CML 急变期或加速期可发生嗜碱性粒细胞比例增多，若 CML 发生嗜酸性或嗜碱性粒细胞变时，嗜酸性或嗜碱性粒细胞比例应超过 30%，且各阶段中幼粒细胞、嗜酸性粒细胞或嗜碱性粒细胞比例增多，并伴有原始粒细胞和早幼粒细胞增多。CMML 临床特点及骨髓象极似 CML，但具有单核细胞增多的特点。前述疾病与 CML 鉴别的根本在于缺乏 Ph 染色体、*BCR-ABL* 融合基因。

4. CML 的脾肿大还应与肝硬化、血吸虫病、黑热病、霍奇金淋巴瘤、肝糖原累积病等引起的脾大相鉴别。CML 合并脾梗死引起的左上腹剧痛应与相关急腹症相鉴别。但由于本病有特殊血象，鉴别并不困难，脾脏 B 超可以鉴别。

四、CML 的临床分期

慢性髓细胞白血病的分期是目前指导治疗的主要依据，也是预后判断的参考标准。CML 可分为慢性期、加速期、急变期。

（一）慢性期

1. 临床表现　无症状或有低热、乏力、多汗、体重减轻等症状。

2. 血象　白细胞总数增高，主要为中性晚幼和杆状核粒细胞，原始粒细胞（Ⅰ型+Ⅱ型）≤5% ~ 10%，嗜酸性和嗜碱性粒细胞增多，可有少数有核红细胞。

3. 骨髓　增生明显活跃或极度活跃，以粒系增生为主，中、晚幼粒和杆状核粒细胞增多，原始粒细胞（Ⅰ型+Ⅱ型）≤10%。

4. 染色体　有 Ph 染色体。

5. CFU-GM 培养　集落或集簇较正常明显增加。

（二）加速期

具有下列之二者可考虑为本期。

1. 不明原因的发热、贫血、出血加重、骨骼疼痛。

2. 脾脏进行性肿大。

3. 不是因药物引起的血小板进行性降低或增高。

4. 原粒细胞（Ⅰ型+Ⅱ型）外周血和（或）骨髓中 10% ~19%。

5. 外周血中嗜碱性粒细胞>20%。

6. 骨髓中有明显的胶原纤维增生。

7. 出现 Ph 染色体以外的染色体核型异常。

8. 对传统的抗慢性髓细胞白血病药物治疗无效。

9. CFU-GM 增殖和分化缺陷，集簇增多，集簇和集落的比值增高。

（三）急变期

具有下列之一者可诊断为本期。

1. 外周血或骨髓中的原始粒细胞（Ⅰ型+Ⅱ型）或原淋+幼淋或原单+幼单≥20%。

2. 外周血中原始粒+早幼粒细胞≥30%。

3. 骨髓中原始粒+早幼粒细胞≥50%。

4. 有髓外原始细胞浸润。

5. CFU-GM 培养呈小簇生长或不生长。

五、预后评估

有许多因素影响着 CML 的慢性期及生存期。早在 20 世纪 70 ~80 年代以前，许多作者已发现年龄、白细胞数、嗜酸性粒细胞数、肝脾大小、贫血程度、血小板数等因素与预后密切相关，至 1984 年 Sokal 等根据 COX 模型将影响预后因素进行分级，才使预后评估更具实际意义，随后许多作者通过较大系列的临床研究，提出许多预后相关因素，见表 86-1。

表 86-1 不同作者提出的预后相关因素

Sokal(1984)(813 例)	年龄，脾大小，血小板数，外周血原始细胞百分数
Sokal(1985)(625 例)	性别，脾大小，血细胞比容，血小板数，外周血幼稚细胞数
Kantarjian(1985)(303 例)	年龄，种族，外周血嗜酸性粒细胞数，骨髓嗜碱性粒细胞数，额外染色体
Thiele(1991)(427 例)	年龄，脾大小，肝大小，外周血原始细胞，幼红细胞，类戈谢细胞，骨髓纤维化，巨核细胞数
Score 1(1991)(427 例)	年龄，器官增大相关症状，外周血原始细胞数，Karnofsky 指数，髓外浸润表现，幼红细胞数
郝长来(2001)(209 例)	外周血原始细胞，早幼粒细胞，出现有核红细胞，骨髓原始细胞

目前仍以 Sokal 的预后积分公式更为实用，两个大系列的前瞻性研究证实了该分级的可靠性。其公式表述如下：

相对危险 = exp{0.0116×(年龄-43.4)+0.0345(脾大小-7.15)+[0.118(血小板数/700)^2-0.0563]+0.087(原始细胞百分数-2.10)}

对 46 岁以下的患者采用下列公式：

相对危险 = exp{0.025(脾大小-8.14)+0.0324(原始细胞百分数-2.22)+0.1025[(血小板数/700)^2-0.627]-0.0173(血细胞比容-34.2)-0.2682(性别-0.40)}

式中，男性为 1，女性为 2。血小板计数($\times 10^9$/L)，血细胞比容以百分数计算，年龄为岁数，脾大小为肋下厘米数。按上述公式计算相对危险值，将 CML 分为低危组(<0.8)；中危组(0.8~1.2)；高危组(>1.2)。1988 年意大利 CML 协作组应用该分级将 508 例 CML 进行分组，其中低危组 162 例(32%)，中危组 210 例(41%)，高危组 136 例(29%)。其 2 年生存率分别为低危组 93%(87%~98%)，中危组 80%(72%~87%)，高危组 70%(59%~81%)。依据不同的治疗再进行分类，应用白消安或羟基脲治疗，中位生存期分别为低危组 53 个月，中危组 34 个月，高危组 15 个月；用强烈化疗，生存期分别为 55 个月、58 个月、33 个月；以干扰素治疗，2 年生存期分别为低危组存活率 100%，高危组 42%，中危组 75%。

1992 年 Hehlmann 等对 450 例 Ph(+)CML 进行前瞻性研究，以 Sokal 预后分组将患者分为三组，其中位生存期分别为低危组 70 个月，中危组 51 个月，高危组 39 个月。与 Sokal 初始公布的数字(低危组 60 个月、中危组 44 个月、高危组 32 个月)相符，证实其实用价值。

另外，Hehlmann(1991)等提出一个类似 Sokal 分级的积分公式，命名为积分 1(Score1)，其公式为：

Score1 = exp{0.013[年龄(岁)-47.3]+0.0424(外周血幼稚细胞百分数-3.2)+0.096(幼红细胞-1.0)+0.4872[器官增大相关症状(有/无)-0.35]+0.7959[髓外表现(有/无)-0.064]-0.012[Karnofsky 指数(%)-90.0]}

按积分分组仍分为低危组(<0.8)、中危组(0.8~1.2)、高危组(>1.2)。对 450 例 Ph(+)CML 进行研究，其中位生存期分别为低危组 79 个月、中危组 54 个月、高危组 38 个月。与 Sokal 分组比较(70 个月、51 个月、39 个月)相似。但在生存曲线上体现出更具敏感性和特异性。

我国不少学者也对 CML 的预后因素进行探讨，中国医学科学院血液学研究所对存活 7 年以上的 CML 分析，认为预后与确诊时肝脾大小、外周血血红蛋白、白细胞、血小板高低及骨髓中巨核细胞数关系不大。首次缓解≥6 个月预后好，伴发骨髓纤维化是进入加速期的标准之一，骨髓抑制常不能延长生存期，有可能促使急变发生。更进一步，中国医学科学院血液学研究所对 209 例 CML 患者有意义的影响预后的单因素应用 COM 回归模型进行多因素综合分析，发现外周血原始粒细胞、早幼粒细胞、出现有核红细胞、骨髓原始细胞为影响生存期的 4 个主要因素。其预后评分指数公式为：

预后指数 = 0.1723×外周血原始细胞+0.0708×外周血早幼粒细胞+0.4399×外周血有核红细胞(无为 0，有为 1)+0.6198×骨髓原始粒细胞(<0.040 为 0，≥0.040 为 1)。

根据上述公式计算出每个患者的预后危险指数将 209 例患者分为 3 组，低危组(预后指数<0.5)共 87 例，中位生存期 76 个月(12~179 个月)；中危组(0.5~1.3)共 76 例，中位生存期 56 个月(10~176 个月)；高危组(>1.3)共 46 例，中位生存期 31.5 个月(3~82 个月)。3 组 5 年生存率分别为 70.42%、46.30% 和 18.18%。而应用意大利 Sokal 评分公式计算本组 209 例患者的风险指数，三组分别为 202 例、5 例和 2 例，显然不能区分危险组。表明我国 CML 发病的危险因素与国外相比仍有差异。然而，在另一个 35 例 CML 的回顾性研究中，按 Sokal 分类，高危组占 80%，3 年生存率 35.7%；中危组患者占 20%，生存期全部超过 3 年；无低危组患者。并发现脾大小是最重要的预后因素，对 46 岁以下的患者，血细胞比容预后影响也较大。因此应对我国及 Sokal 预后积分系统作进一步的证实。

近 10 年来，由于 CML 的分子靶向药物伊马替尼的研究成功，并得到了临床广泛应用，使 CML 患者的预后得到了显著改善。一组最新 IRIS 72 个月的研究数据表明，伊马替尼治疗 72 个月时，患者的总体生存率可以达到 88%，其中 CML 相关的死亡只有 5%，无事件生存率为 83%，无加速/急变的生存率为 93%。如果能够达到 CCR，第 3 年后加速/急变率几乎为 0。若疾病进展，这些患者增加伊马替尼剂量还会有部分患者达到 CCR。

除了伊马替尼外，目前还研究生产了第二代酪氨酸激酶抑制剂的 CML 分子靶向药物，如尼罗替尼、达沙替尼、伯舒替尼等，这些显著地影响着 CML 患者的生存期。所以 Sokal 等预后影响因素不一定完全合适，经过研究观察将会得到新的预后评估指标。

（钱林生）

参考文献

1. 郝长来，王一，李强，等. Ph 染色体阳性慢性粒细胞白血病患者多因素预后分析. 中华血液学杂志，2001，22：5-8
2. Druker BJ, Guilhot F, O' Brien SG, et al. Five-year follow-up of patients receiving imatinib for chronic myeloid leukemia. N Engl J Med, 2006, 355: 2408-2417
3. Enright H, McGlave P. Chronic myelogenous leukemia//Hoffman R, Benz Jr EJ, Shattil SJ, et al. Hematology, Basic Principles and Practice. 3rd ed. Science Press, Harcourt Asia, Churchill Livingstone, 2001
4. Reed SD, Anstrom KJ, Li Y, et al. Updated estimates of survival and cost effectiveness for imatinib versus interferon-alpha plus low-dose cytarabine for newly diagnosed chronic-phase chronic myeloid leukaemia. Pharmacoeconomics, 2008, 26: 435-446

附：慢性中性粒细胞白血病

一、定　义

慢性中性粒细胞白血病（chronic neutrophilic leukemia，CNL）是一种罕见的 *BCR-ABL* 融合基因阴性的骨髓增殖性疾病，多发生于老年人，以外周血成熟中性粒细胞持续性增多，肝、脾肿大为特点。骨髓中由于中性粒细胞增殖而有核细胞过多，粒系增殖，但没有原粒细胞增多。无 Ph 染色体或 *BCR-ABL* 融合基因。诊断时需排除反应性中性粒细胞增多和其他骨髓增殖性肿瘤。

二、流行病学

CNL 的真实发病率不明，迄今仅报告了约 150 例。在一项 660 例慢性粒细胞白血病的研究中，未发现 1 例 CNL。一般为年龄较大的成年人发病，但也见于青少年。男女发病近乎相等。

三、病因与发病机制

CNL 的病因不明，所报告的 CNL 中有高达 20% 的患者中性粒细胞增多合并有基础肿瘤，最常见的是多发性骨髓瘤。迄今为止，尚无报告证明合并骨髓瘤的 CNL 病例有克隆性染色体异常，或用分子生物学技术证实其中性粒细胞为克隆性增殖。因此很可能多数 CNL 合并骨髓瘤的患者中性粒细胞并非自主增殖，而是继发于肿瘤性浆细胞或由浆细胞组群调控的其他细胞释放异常细胞因子所致。但值得注意的是有 1 例合并多发性骨髓瘤的 CNL 患者演化为急性髓系白血病。

四、临床和血液学表现

最常见的临床表现为脾脏肿大，可产生症状。通常还有肝脏肿大，25% ~30% 的患者有皮肤、黏膜或胃肠道出血史。其他可能有的症状是痛风和瘙痒。

外周血白细胞数≥25×10^9/L，涂片中中性粒细胞增多，通常为分叶核，但杆状核也可明显增多。中性粒细胞常有异常的粗大毒性颗粒，但形态也可正常，偶有发育异常的改变。几乎所有病例未成熟中性粒细胞（早幼粒细胞、中幼粒细胞、晚幼粒细胞）计数都少于白细胞的 5%，但偶尔可达 10%。外周血几乎见不到原粒细胞。红细胞和血小板形态通常正常。骨髓活检示有核细胞过度增生，中性粒细胞增多，粒红比例高达 20∶1或更高。诊断时原粒细胞和早幼粒细胞百分比不增高，但中晚幼粒细胞和成熟粒细胞百分比增高。也可有红系和巨核系细胞增殖。各系细胞均无明显发育异常，如果有发育异常就要考虑不典型慢性髓系白血病的诊断。网状纤维增生不常见。

五、其他实验室检查

CNL 患者无 Ph 染色体，无 *BCR-ABL* 融合基因。近 90% 患者初诊时染色体核型正常，少数病例可有克隆性核型异常，包括+8、+9、+21、del(20q)、del

(11q)及del(12p)。克隆性细胞遗传学异常也可在病程当中出现。曾报道一种BCR-ABL阳性的CML变型,其外周血中性粒细胞增多与CNL相似。这一病例可查到一种变异的BCR-ABL融合蛋白——P230。这类病例应视为CML,而不是CNL。偶尔报道有JAK2基因突变的病例,有时为杂合子。文献报告1例有t(15;19)(q13;p13.3)的CNL患者经伊马替尼治疗后获得细胞遗传学缓解,提示有些病例中存在某种未被确认的融合基因的可能性。

血清维生素B_{12}结合蛋白与维生素B_{12}水平增高,血尿酸和乳酸脱氢酶水平高于正常,血清G-CSF浓度减低。几乎所有患者中性粒细胞碱性磷酸酶均增高。中性粒细胞功能增强,包括吞噬、超氧化物产生和NBT还原作用;但是抗菌作用减弱。中性粒细胞内常可见到中毒颗粒和Döhle小体。这些均说明CNL的中性粒细胞处于激活状态。

六、诊 断

2008年WHO分类中的CNL诊断标准为:

1. 外周血白细胞增多,$\geq 25\times10^9/L$

中性杆状核和分叶核粒细胞占白细胞的80%以上

不成熟粒细胞(早幼粒细胞、中幼粒细胞、晚幼粒细胞)<10%白细胞

原粒细胞小于1%白细胞

2. 骨髓活检有核细胞过多

中性粒细胞百分比和绝对值增多

原始粒细胞小于5%骨髓有核细胞

中性粒细胞成熟正常

巨核细胞正常或左移

3. 肝脾肿大

4. 不存在可确认的生理性中性粒细胞增多的原因;如有需通过细胞遗传学或分子学检查证实髓系细胞为克隆性

无感染或炎症

无基础性肿瘤

5. Ph染色体或*BCR-ABL*融合基因阴性

6. 无*PDGFRα*、*PDGFRβ*或*FGFR1*基因重排

7. 无真性红细胞增多症、原发性骨髓纤维化或原发性血小板增多症的证据

8. 无MDS或MDS/MPN的证据

无粒细胞发育异常

无其他髓系细胞发育异常

单核细胞计数$<1.0\times10^9/L$

七、预 后

CNL是进展缓慢的疾病,但患者的生存期变化很大,从6个月至20年以上。通常中性粒细胞增多是进行性的,随后出现贫血和血小板减少。出现骨髓增生异常特征可能是向AML转化的信号。主要死亡原因有严重出血(尤其是颅内出血)、感染。由于本病发病年龄较高,常可因心、肺、血管等伴发疾病死亡。

八、治 疗

CNL为一罕见疾病,到目前为止尚无系统的治疗研究报道,也无标准的治疗方案。脾区放疗和脾切除术曾被用来减低肿瘤负荷和缓解腹部不适,但脾切除易加重中性粒细胞增多。口服化疗药主要包括白消安、羟基脲,可以降低白细胞计数、缩小脾脏,使患者维持在慢性稳定期。α干扰素可以迅速降低肿瘤负荷,并可取得较长时间(数年)的临床缓解,但是否可重建正常造血尚不清楚。α干扰素还可以增强受损的NK细胞的吞噬功能,有助于预防致命感染的发生。异基因造血干细胞移植是唯一有可能治愈本病的方法,已用于治疗年轻的CNL患者。由于CNL最终往往存在向急性髓系白血病转变和进展为难治性中性粒细胞增多的可能,而此时强烈联合化疗效果较差,异基因骨髓移植的应用就显得更加重要。

(徐泽锋 郝玉书)

参考文献

1. Elliott MA, Dewald GW, Tefferi A, et al. Chronic neutrophilic leukemia (CNL): a clinical, pathologic and cytogenetic study. Leukemia, 2001, 15(1):35
2. Bohm J, Schaefer HE. Chronic neutrophilic leukemia: 14 new cases of an uncommon myeloproliferative disease. J Clin Pathol, 2002, 55(11):862
3. Reilly JT. Chronic neutrophilic leukemia: a distinct clinical entity? Br JHaematol, 2002, 116(1):10
4. Bohm J, Kock S, Schaefer HE, et al. Evidence of clonality in chronic neutrophilic leukemia. J Clin Pathol, 2003, 56(4):292
5. BJ Bain, RD Brunning, JW Vardiman, et al. Chronic neutrophilic leukemia//Steven H Swerdlow, Elias Campo, Nancy Lee Harris, et al. WHO Classification of Tumours of Haematopoietic and Lymphoid Tissues. Lyon: IARC Press, 2008:80

第 87 章

慢性髓系白血病的治疗

19 世纪中叶 CML 成为第一个被命名为白血病的血液系统恶性肿瘤,此后随着 CML 发病机制地逐渐阐明,其治疗经历了放疗、化疗、免疫治疗、骨髓移植、分子靶向治疗等一系列治疗措施,疗效逐渐提高,异基因骨髓移植使部分患者获得到了治愈。随着新治疗手段的不断涌现,在过去的 20 余年里,CML 的治疗发生了巨大的变化,20 世纪 90 年代末甲磺酸伊马替尼(imatinib mesylate,IM)成功用于临床,开创了分子靶向治疗肿瘤的时代,患者生存期明显延长。作为 90 年代缺乏移植条件的 CML 患者治疗首选的干扰素已不再推荐为一线治疗。随着 IM 临床应用时间的延长,IM 耐药的问题逐渐显现,二代酪氨酸激酶抑制剂不断问世,临床试验结果令人鼓舞,相信不久的将来会有更多的 CML 患者受益。CML 患者的生存期与治疗密切相关,治疗应以能治愈或达到细胞遗传学/分子生物学缓解为目的。

一、CML 慢性期的治疗

CML 治疗应依据患者的自身状况、预后分析、经济条件制定相应的治疗方案。CML 患者就诊或复发时常有高尿酸血症,因此治疗前应予别嘌醇 300mg/d,分次口服,并充分补液以维持尿量,如果患者有大量细胞溶解的危险因素,应维持尿量在 150ml/h。由于别嘌醇可出现过敏性皮炎,因此在白细胞数下降至正常、脾肿大明显缩小、无明显高尿酸血症后应停用。目前 CML 慢性期患者主要采用下列治疗:化疗、干扰素治疗、分子靶向药物治疗、骨髓移植与外周血干细胞移植、中药治疗等,现分述如下。

(一) 化疗

1. 白消安　白消安(马利兰)是一种烷化剂,是第一个广泛应用于 CML 治疗的化疗药物,由 Haddow 和 Timmis 于 1953 年首创并应用于 CML 的治疗,白消安作用于早期祖细胞,对 CML 慢性期有较好的疗效,由于白消安代谢产物排泄较慢,治疗开始白细胞下降缓慢,一旦有骨髓抑制,则持续时间较长。常规剂量为 4 ~ 6mg/d,应连续服用。用药后先有自觉症状如乏力、腹胀、多汗等会好转,2 ~ 3 周后出现白细胞下降,外周血幼稚细胞减少,最后脾脏回缩。白细胞降至(20 ~ 30)×10^9/L 时可暂时停药,此时白细胞有可能继续下降达正常水平。少数患者可不服药而长期维持缓解,大部分患者常在白细胞下降至最低后 1 ~ 2 个月又逐渐上升,需小剂量白消安维持治疗。一般每日或隔日 2mg,由于患者对白消安敏感性的不同,常可导致同一剂量出现不同疗效,因此用药初期应及时检测血象。每周查两次,如白细胞下降幅度过快,应及时减量或停药。如不及时停药有可能发生骨髓抑制而危及生命。白消安主要副作用为骨髓抑制,有时治疗后血小板明显下降而白细胞下降不显著,造成治疗困难。白消安易发生皮肤色素沉着,尤以面部、躯干、四肢为明显。发生色素沉着可能与去巯基作用有关,白消安与谷胱甘肽的巯基起反应,使角质减少,而形成黑色素。白消安还可能引起不可逆的闭经或睾丸萎缩,间质性肺纤维化等。

2. 羟基脲　这是一种周期特异性抑制 DNA 合成的药物,它作用迅速,能使白细胞较快下降,但药物后作用小,没有白消安的严重骨髓抑制作用。羟基脲维持时间短,停药后复发快,故应小剂量长期维持。治疗量为 2 ~ 3g/d,白细胞下降后逐渐减量,直至缓解。一般初始剂量为 2g/d,白细胞降至 10×10^9/L 时,可用维持量 0.5 ~ 1.0g/d。羟基脲副作用轻,可有轻度的消化道反应(纳差、恶心),脱发,皮肤丘疹,月经量多,骨髓细胞巨幼变等,对胎儿有致畸作用，骨髓抑制少，无肺纤维化。

3. 靛玉红及其衍生物甲异靛　靛玉红是一种新型结构类型（吲哚类化合物）的抗肿瘤药物，是中国医学科学院血液学研究所经过20余年的研究，从泻肝经实火的当归龙荟丸中发现单药青黛治疗CML的作用，进一步对青黛分离提纯，最后从青黛中找出了治疗CML的有效成分——靛玉红。靛玉红治疗后，缩脾早于白细胞下降，甚至缩脾后外周血白细胞数可升高，取得缓解后应长期维持治疗，剂量75～100mg/d。缓解后不用靛玉红维持治疗者，停药一年内全部复发。靛玉红的主要副作用为腹痛、腹泻、腹胀、恶心、呕吐及便血等消化道症状，这是由于该药为针状结晶，对胃肠道黏膜的直接刺激所致。约有1/3病例会出现消化道副作用，大部分病例随服药时间延长副作用逐渐减轻，约有5%～7%的患者因有严重的副作用（不仅大便次数显著增多，而且还伴有黏液样血便）而中止治疗，停药后血便即会停止。副作用轻重程度与药物剂量大小无关，可能与患者的个体敏感性有关。

1982年中国医学科学院药物研究所为克服靛玉红对胃肠道的明显副作用及溶解性差的缺点，定向合成一系列双吲哚类化合物，从30余种化合物中发现了甲异靛，经过大量动物实验表明它有明显抑制DNA合成的作用，与靛玉红相比吸收迅速而完全。服用剂量为75～150mg/d，分次饭后服药，维持量50～100mg/d，极少在治疗期间出现骨髓抑制，且与白消安等无交叉耐药，与白消安和羟基脲相比，其缩脾效果明显好于前者。甲异靛的主要副作用是不同程度的骨、关节、肌肉疼痛。多在服药后1个月出现，一般持续2周左右。个别患者服止痛剂或减量后可好转，疼痛发生与剂量及个体差异有关。消化道反应轻微，无黏液血便，少数患者服药后面部水肿，无心、肝、肾功能损害。甲异靛或靛玉红可以与羟基脲、白消安交替或联合使用。

4. 其他　国内外有单用环磷酰胺、巯嘌呤、美法仑、苯丁酸氮芥、二溴甘露醇、嘧啶苯芥（合520）、秋水酰胺、二溴卫矛醇、卡波醌、三尖杉酯碱等治疗CML慢性期患者，这些药物虽均对CML有效，但没有一种药物的疗效超过羟基脲或白消安。也有学者采用阿糖胞苷、蒽环类药物、巯嘌呤、环磷酰胺、门冬酰胺酶、依托泊苷和白消安等药物组成不同的强烈联合化疗方案治疗CML，但绝大部分研究表明强烈联合化疗不能明显延长生存期。

（二）干扰素

1. 干扰素的作用机制　干扰素（IFN）是一种天然的细胞因子，最先由Issacs和Lindenman提出，它具有抗病毒、抑制细胞增殖、免疫调节和诱导分化的作用，按其生物化学结构及抗原活性可分为α、β、γ三大类。干扰素通过与其特异的受体结合，促使一系列的蛋白表达，其中2′-5′寡聚腺苷酸合成酶是已知的最重要的酶之一，它能激活RNA酶，从而降解了促癌基因来源的RNA以及编码生长因子如TNF-α、IL-1α、IL-1β、IL-6等基因来源的mRNA。体外实验证明，它能抑制正常或是CML患者的造血干细胞的增殖。CML来源的造血祖细胞对骨髓基质细胞的黏附作用存在缺陷，导致了外周循环中祖细胞大量增多。IFN-α能恢复这种黏附作用，从而使循环池中的CML造血干细胞重新分布到骨髓中去。IFN-α还抑制骨髓基质细胞细胞因子的过量表达，它能抑制GM-CSF、G-CSF、转换生长因子、MIP-1α、IL-1表达。已知IL-1、G-CSF、TNF-α的过量表达可能有助于恶性造血克隆的增殖，并且证实IL-1是CML进展的一个重要的细胞因子，它的过量表达既可诱导GM-CSF的产生，又可协同刺激早期祖细胞导致髓系造血的扩增。IFN-α对此类因子具有分化调节作用。另外，IFN还升高MHC Ⅱ类抗原的表达，提高对T细胞细胞毒的调节作用，还可能对基因组的稳定性具有保护作用，从而延缓了CML的进展。IFN还可通过上调Fas受体/Fas配基系统，诱导Fas阳性CML祖细胞的凋亡。

2. 单用干扰素的疗效　MDACC于1981年应用干扰素体外研究发现，它能够无选择地抑制正常细胞及CML的髓系CFU细胞。同年，Talpaz等人用天然干扰素治疗CML获得成功，从而为CML的生物治疗开辟新纪元。Talpaz等单用天然干扰素治疗CML慢性期患者51例，其中36例（71%）获血液学缓解，且7例（14%）Ph染色体消失，3例Ph染色体阳性率小于35%，11例Ph染色体阳性率为35%～90%，15例Ph染色体无改变。随后几个研究组应用重组人IFN也获得了类似的结果。统计结果表明，IFN治疗CML的血液学缓解率为61%～80%（中位64%），29%～65%的患者有不同程度的细胞遗传学缓解，主要细胞遗传学缓解15%～30%，只有极少部分患者能消除Ph^{+}的克隆，并且低危组患者的疗效明显优于中高危组，早期治疗的疗效明显优于晚期治疗。另外还发现对IFN治疗敏感的患者可获得更长的生存期。

干扰素治疗CML获得细胞遗传学疗效的时间一般比较长，MDACC在对274例慢性期早期CML患者应用IFN-α治疗发现，获得完全细胞遗传学缓解的中位时间为22个月，获得部分遗传学缓解的中位时间为18个月，获得微小细胞遗传学缓解的中位时间为12个月,并且获得细胞遗传学反应的程度与患者持续缓解的时间呈正相关。获得完全细胞遗传学缓解的患者持续缓解的时间最长。细胞遗传学反应与疾病的分期、预后分组及干扰素的剂量相关。在12个月内获得任何细胞遗传学反应都会有明显的生存优势,5年生存率约为70%,且与Ph染色体阳性细胞减少程度密切相关。

3. 干扰素与其他药物联合应用 干扰素联合羟基脲可使病情迅速得以控制,取得更好的血液学缓解,减低干扰素的副作用,缩短控制疾病的时间,但其遗传学反应与单用干扰素相比无改善。联合应用干扰素和小剂量阿糖胞苷可获得良好的血液学与细胞遗传学疗效。法国CML研究组随机将721例CML患者分为三组:干扰素、干扰素+羟基脲、干扰素+阿糖胞苷[20mg/(m^2·d),皮下注射,每月10天]进行治疗。结果表明干扰素+阿糖胞苷组的血液学缓解率为66%,高于其他组,治疗12个月,干扰素+阿糖胞苷组有41%患者获得主要细胞遗传学反应,而单用干扰素组仅有24%。观察24个月,干扰素+阿糖胞苷组有54%患者获得主要细胞遗传学反应,15%患者获得完全细胞遗传学反应,而单用干扰素组患者获得主要和完全细胞遗传学反应分别为41%和9%。表明干扰素联合小剂量阿糖胞苷疗效优于单用干扰素。

4. 干扰素的用法与副作用 目前应用的干扰素类型为IFN-α,IFN-β和IFN-γ的疗效均不及IFN-α。干扰素使用剂量通常按体表面积计算为[(2~6)×10^6U/(m^2·d),国外用量通常为5×10^6 U/(m^2·d)]。皮下注射或肌肉注射优于静脉注射,静脉注射可使5%的患者产生抗体。白细胞计数明显增高的患者在IFN治疗前应先用羟基脲减少白细胞负荷。治疗原则是早期、大剂量及长期持续应用。初用时每日注射,获缓解后可改用隔日1次。

干扰素早期常见的副作用有发热、畏寒、头痛、疲乏、纳差、肌肉及骨骼疼痛,似流感样的症状,持续几天至2个月;晚期可有持续乏力、食欲下降、体重下降,少数患者可有贫血、血小板减少、肝肾功能损害、脱发,有时有甲状腺功能低下、忧郁等,严重者可有心绞痛、注意力不集中、记忆力减退及昏睡等神经系统毒性表现。剂量减少时以上症状可减轻或消失,给予小剂量解热镇痛药如对乙酰氨基酚等可解除上述副作用。

(三)酪氨酸激酶抑制剂

1. 甲磺酸伊马替尼 临床试验时名为STI-571(signal transduction inhibitor-571),商品名Gleevec,Glivec,格列卫,属小分子化合物,是一种酪氨酸激酶抑制剂(TKI)。对体内众多酪氨酸激酶,它仅能抑制*BCR-ABL*融合基因产物P210和P190、PDGFR与c-Kit。所以是一种特异性很强的基因产物抑制剂,但并不能消除疾病基因。自1999年末至2001年经过Ⅰ期和Ⅱ期临床试验证实了IM的安全性、适合剂量和有效性后,于2001年5月美国FDA经快通道批准IM用于治疗IFN-α失效或不耐受的慢性期和进展期CML(我国于2002年获准上市)。由于国际Ⅱ期临床试验证明了IM疗效与病期明显相关,对慢性期的疗效明显优于加速期,更优于急变期,使人们推测IM早期应用可能更具优势。遂于2001年开始了一项著名的国际随机Ⅲ期临床试验(IRIS),共1106例初诊未经治疗的CML慢性期患者根据Sokal评分随机分为两组,一组为IM 400mg/d,另一组为IFN-α联合Ara-C[IFN-α 500万U/(m^2·d)皮下注射+Ara-C 20mg/d皮下注射×10天/月],每组各553例。如果出现以下情况之一则交叉到对组:①不耐受;②失去完全血液学缓解(CHR);③失去主要细胞遗传学缓解(MCyR);④6个月未达到完全血液学缓解;⑤12个月未达到主要细胞遗传学缓解;⑥白细胞增高。近几年来每届美国血液学年会上各学者都会从不同角度更新并分析IRIS的结果,可归纳如下:

(1) 7年时IM组60%患者继续IM一线治疗,而由于不耐受、治疗效果不满意、副作用、疾病进展等原因绝大部分IFN-α+Ara-C组患者转入IM组治疗或中断治疗,仅1.6%患者继续IFN-α+Ara-C治疗。IM组中断治疗的原因半数与CML无关,包括CML无关死亡、撤销知情同意书和进行造血干细胞移植等,只有8%是由于不良反应,还有15%是由于缺乏疗效/疾病进展。

(2) 18个月时IM组95%患者获得CHR,85%患者获得MCyR,74%患者获得完全细胞遗传学缓解(CCyR)。到7年时,CHR率达97%,MCyR率达89%,CCyR率达82%。提示IM治疗初治CML慢性期疗效持久确切,证明了缓解强度随治疗时间长而增强,反映了体内残存白血病细胞在长期治疗下可持续减少。

(3) 8年时IM组无事件生存(EFS)率81%,无加速急变生存(PFS)率92%。IM治疗8年中失效或进展集中在治疗后的前3年,而第2年是高峰,此后逐年递减(表87-1)。另外当IM治疗获得CCyR之后的第1年有5.4%失效或进展,此后逐年递减,获得CCyR者3年后加速/急变率为0%。说明长期治疗使体内白血病负荷进一步减少,病情更为稳定,但继续长期治疗是否能达到治愈尚不能确定。

表 87-1 IM 治疗 CML 慢性期的失效或进展率

	IM 治疗年份						
	第 1 年	第 2 年	第 3 年	第 4 年	第 5 年	第 6 年	第 7 年
事件(失效、进展、死亡)	3.3%	7.5%	4.8%	1.7%	0.8%	0.3%	2.0%
加速/急变	1.5%	2.8%	1.6%	0.9%	0.5%	0%	0.4%

(4) IM 组共 456 名患者达到 CCyR,7 年时 84% 仍为 CCyR,其中 71% 继续 IM 治疗,另外 13% 由于不良反应等原因中断 IM 治疗但仍为 CCyR。16% 的患者获得 CCyR 后又失去,其中 5% 失去后再次达到 CCyR 并继续 IM 治疗,9% 中断 IM 治疗。IM 治疗 6 个月内、6~12 个月、12~18 个月、18 个月以上达到 CCyR 的比例分别为 52%、19%、7%、10%。可以看出大多数患者(71%)12 个月内获得 CCyR,不同时间达到 CCyR 的患者间 72 个月 OS、EFS 及 PFS 率无明显差异,未获得 CCyR 患者的 72 个月 OS、EFS 及 PFS 率则明显低于获得 CCyR 的患者。所有达到 CCyR 的患者持续 CCyR 时间没有明显差异,也就是说达到 CCyR 的时间不影响 CCyR 持续时间。而英国的一份报道持不同意见,认为在 1 年内获得者 CCyR 者的 5 年 PFS 和 OS 均明显高于 1 年后获得 CCyR 者。治疗 12 个月获 CCyR 并获主要分子生物学缓解(MMoR)的患者在 72 个月时无一例进展,治疗 18 个月时获 CCyR 同时 MMoR 者的预期 PFS 率为 100%,而仅达 CCyR 但未达 MMoR 者的预期 PFS 率是 98%,而未达 CCyR 者的 PFS 率为 87%,明显低于前两者。持续 CCyR 与 MMoR 是保证患者长期存活的要素。同时反映了即使疾病基因不被清除,也可获得较长久的无病存活。IM 问世前 CML 年死亡率 15%~20%,中位生存期 3~4 年。历史资料显示 CML 的 4 年存活率为 43%,IFN-α 时代的 5 年 OS 率为 68%~70%,进一步证明 IM 超过了以往的任何药物疗效。

(5) Kantarjian 等分析了 IRIS 试验中 106 例(占 20%)因未获预期疗效而增加 IM 量至 600~800mg/d 者 36 个月的疗效。中位加量时间 22 个月,PFS 率 89%,OS 率 84%。他们提出未获预期疗效者应首选增加 IM 量。但有学者提出应先检测是否存在 BCR-ABL 区点突变,若有突变应考虑更换二代酪氨酸激酶抑制剂(TKI)。

(6) 351 例患者在服用 IM 400mg/d 的第 29 天检测 IM 血浆谷浓度,近一半的患者(178 例,50.7%)的浓度在 647~1170ng/ml 之间,87 例(24.8%)低于 647ng/ml,86 例(24.5%)高于 1170ng/ml,IM 血浆谷浓度与细胞遗传学和分子学反应率正相关。

鉴于 IM 的显著疗效,2008 年国际上已公认 IM 是 CML 慢性期的一线治疗。2008 NCCN CML 治疗指南 1 类推荐 IM 400mg/d 为 CML 的一线治疗,干扰素不再推荐作为 CML 的主要治疗选择,删去 2007 年 NCCN 关于异基因造血干细胞移植作为 CML 一线治疗的推荐,达沙替尼、尼罗替尼作为 CML 二线治疗的选择。2007 年欧洲白血病网(ELN)专家治疗推荐中 IM 由一线可选择治疗改为一线治疗,并建议 IM 治疗失败时进行突变检测;异基因移植由一线可选择治疗改为 IM 治疗失败的二线治疗。除非患者高疾病风险、低移植风险(详见表 87-2 和表 87-3),否则药物优于移植;干扰素仅在 IM 不耐受时可选用,患者生活质量降低是其临床应用的主要缺点;达沙替尼和尼罗替尼作为二线治疗。

表 87-2 Sokal 和 Hasford 危险分层

	Sokal 评分	Hasford 评分
	=exp{0.0116(年龄-43.4)	=0.6666×年龄(年龄<50 岁为 0;其余为 1)
	+0.0345[脾大小(cm)-7.51]	+0.042×脾大小(肋缘下 cm)
	+0.188[(血小板/700)^2-0.563]	+0.0584×原始细胞(%)
	+0.0887(原始细胞-2.1)}	+0.0413×嗜酸性粒细胞(%)
		+0.2039×嗜碱性粒细胞(嗜碱性粒细胞<3% 为 0;其余 1)
		+1.0956×血小板计数(血小板<1500×10^9/L 为 0;其余 1)×1000
低危	<0.8	<780
中危	0.8~1.2	780~1480
高危	>1.2	>1480

表 87-3　EBMT 移植风险评分

	类　别	评　分
供者	HLA 相合同胞	0
	无关供者	1
分期	第 1 次慢性期	0
	加速期	1
	急变期	2
年龄	<20 岁	0
	20～40 岁	1
	>40 岁	2
供受者性别	男性受者/女性供者	1
	其他性别组合	0
诊断至移植时间	<12 个月	0
	>12 个月	1

注：0 分代表风险最低，7 分代表风险最高

IM 治疗开始最初 2 个月每周测定血常规一次，血象受抑时缩短测定的间隔，血象稳定后可每月查一次，达 CCyR 后可 1～3 个月复查一次。每 3 个月复查骨髓包括形态学，染色体核型，实时定量 PCR（RQ-PCR）测定 *BCR-ABL* mRNA 连续两年。达 CCyR 者两年后可每 6 个月复查骨髓。疗效标准见表 87-4。定期监测的目的是及时发现是否治疗失败或疗效不理想（标准详见表 87-5 和表 87-6），2008 NCCN CML 治疗指南中推荐如果出现治疗失败，并且耐药不是因为出现了对 IM 高度不敏感的突变，在患者能够耐受的情况下应增加 IM 剂量至 600～800mg/d；若出现了 IM 高度不敏感的突变如 Y253、E255，则应该换用二代酪氨酸激酶抑制剂（TKI）如达沙替尼或尼罗替尼；若为对伊马替尼和其他 TKI 都耐药的 T315I 突变则进行造血干细胞移植（HSCT）。如果出现疗效不理想，在患者能够耐受的情况下应增加 IM 剂量至 600～800mg/d，若为高疾病危险、低移植风险患者可进行异基因 HSCT。2010 NCCN CML 治疗指南中对于 IM 治疗失败的患者强调了对患者依从性、药物相互作用的评价，并推荐考虑突变分析。ELN 2007 专家推荐中特别警告对那些诊断时属于高危组或者有 del 9q+或者 Ph^+ 细胞出现附加染色体异常（ACA）的患者，以及 IM 治疗 12 个月未获得 MMoR 或者任何时间出现任何的转录水平升高或在 Ph^- 细胞中出现其他染色体异常的患者更应严密的监测，并检查患者治疗依从性。

表 87-4　CML 疗效标准

完全血液学缓解（CHR）	遗传学缓解（CyR）	分子学缓解（MoR）
血小板<450×10⁹/L	完全（CCyR）：Ph=0%	完全（CMoR）：RQ-PCR=0
白细胞<10×10⁹/L	部分（PCyR）：Ph=1%～35%	或较治疗前下降≥4.5log
分类中无不成熟粒细胞	小部分（minoCyR）：Ph=36%～65%	主要（MMoR）：RQ-PCR≤0.10%
嗜碱性粒细胞<5%	微小（miniCyR）：Ph=66%～95%	或较治疗前下降≥3log
脾触及不到	无缓解（NR）：Ph>95%	

注：有的文献中将 CCyR+PCyR 统称为主要遗传学缓解（MCyR），有的文献中称 Ph=1%～35% 为 MCyR

表 87-5　伊马替尼治疗失败界定（ELN 与 NCCN 对比）

		ELN 2007	NCCN 2010
3 个月	血液学反应	无血液学反应	未达到 CHR 或血液学复发
6 个月	血液学反应	未达到 CHR	未定义
	细胞遗传学反应	无细胞遗传学反应	无细胞遗传学反应
12 个月	细胞遗传学反应	未达到 PCyR	未达到 PCyR
18 个月	细胞遗传学反应	未达到 CCyR	未达到 CCyR
任何时间	血液学反应	失去 CHR	未定义
	细胞遗传学反应	失去 CCyR	细胞遗传学复发
	分子学反应	出现对 IM 高度不敏感的突变	未定义

表 87-6 伊马替尼治疗疗效不理想的界定(ELN 与 NCCN 对比)

		ELN 2007	NCCN 2010
3 个月	血液学反应	未达到 CHR	未定义
6 个月	细胞遗传学反应	未达到 PCyR	未达到 CCyR
12 个月	细胞遗传学反应	未达到 CCyR	未达到 CCyR
18 个月	分子学反应	未达到 MMoR	未定义
任何时间	细胞遗传学反应	Ph^+细胞中出现其他染色体异常	失去遗传学反应
	分子学反应	失去 MMoR 出现对 IM 低度不敏感的突变	未定义

分子学反应监测是评估治疗反应和微小残留病灶/复发监测的重要手段,*BCR-ABL* mRNA 水平降低的水平和时间影响无进展生存,达到 MMoR 后仍可能丧失 MMoR,丧失 MMoR 或 *BCR-ABL* mRNA 水平增高提示复发,丧失 MMoR 更常见于 *BCR-ABL* 转录水平没有持续下降的和无 CMoR 患者,获得 CMoR 是新的目标。临床前研究和 I 期研究的资料显示 IM 治疗存在剂量-疗效关系,有几个试验证实初治 CML 慢性期患者使用较高剂量 IM 治疗可获得更早更高的细胞遗传学和分子学反应(详见表 87-7)。上述结果虽可证明高剂量 IM 可提高和加速疗效,但观察时间尚短,病例数不多,早获 CCyR 或 MMoR 者是否肯定能提高长期 OS/PFS,减少抗药发生率等尚有待于长期观察。现今治疗 CML 慢性期的常规剂量仍为 IM 400mg/d,疗效不满意时可增量至 600～800mg/d,2010 NCCN CML 治疗指南推荐在可耐受的情况下直接增量至 800mg/d,或改用二代 TKI 或其他治疗。在 2008 NCCN CML 治疗指南中 2A 类推荐更高剂量 IM 为初治 CML 慢性期患者的治疗剂量,尤其是高危患者。

表 87-7 高剂量伊马替尼治疗初治 CML 慢性期患者的试验与 IRIS 比较

试验	可评估/入组(例)	IM 起始剂量	CCyR 12 个月	MMoR 6 个月	MMoR 12 个月	MMoR 24 个月	不良反应
TIDEL	80/103	600mg/d	88.5%	-	47.4%	89%	-
RIGHT	115/175	800mg/d	-	44%	-	-	无差异
GIMEMA	43/89	800mg/d	90%	58%	-	-	-
IRIS	553	400mg/d	69%	21%	40%	-	-

IM 治疗 CML 虽显示了突出的疗效,仍有约 15%～20% 患者治疗失效。2003 年 Apperley 的报告中提出了抗药分为原发性和继发性(获得性),定义见表 87-8。Hochhaus 及 Hughes 指出抗药可分为血液学抗药、遗传学抗药和分子学抗药。治疗反应失败的时间点判定不能等同于 IM 耐药,因为部分患者达 CCyR 时间较晚,并且 IRIS 试验 72 个月的结果显示较晚达到 CCyR 患者生存预后与较早达到者无明显差异。

IM 耐药的原因很复杂,主要有两方面——白血病细胞以外的因素和白血病细胞因素,前者如由于口服生物利用度不同导致 IM 血药浓度个体差异大、血清蛋白与 IM 的高度亲和力影响 IM 作用于靶细胞、细胞对 IM 的摄入和排出影响细胞内 IM 药物暴露;后者又分为 BCR-ABL 相关因素,如基因突变、不规则扩增、转录和 BCR-ABL 非依赖因素,如克隆演变、DNA 修复功能缺陷、磷酸酶活性减低、干细胞

表 87-8 IM 耐药的临床定义

原发性	获得性(继发性)
≥300mg/d 治疗 3 个月未获血液学反应	失去血液学反应
≥400mg/d 治疗 3 个月未达 minoCyR(Ph^+ > 65%)	失去 CCyR
≥400mg/d 治疗 6 个月未达 PCyR(Ph^+>35%)	Ph^+细胞百分率增加≥30% 持续 3 个月或以上
≥400mg/d 治疗 12 个月未达 CCyR(Ph^+>0%)	出现新的 Ph^+ 附加染色体异常 连续测定 BCR-ABL mRNA 水平上升 1log 或以上 或伴随 Ph^+ 细胞百分率增加

休眠等。为了尽可能地预防 IM 耐药，应在慢性期早期开始 IM 治疗：疾病处于越早阶段，治疗后 Ph^+ 细胞的清除率越高，并且 IM 必须从≥400mg/d 的剂量开始，低于治疗剂量的 IM 初始剂量可以导致耐药。迅速减少肿瘤负荷以及最大限度抑制 BCR-ABL 激酶活性可能减少治疗中突变风险，使用大剂量 IM 或多种 TKI 联合使用可能减少治疗中突变发生。维持有效血药浓度和细胞内伊马替尼浓度是保证治疗效果、克服耐药的重要途径。对 IM 治疗反应不佳的患者，有必要检测血药浓度，对达不到有效血药浓度患者，应加量保证达到最佳疗效。及时、积极处理不良反应，保证有效剂量治疗。密切监测治疗反应，及时地剂量递增使对标准剂量伊马替尼治疗失败或反应次优患者生存获益。依据细胞遗传学和分子学资料作出治疗决策，如换用二代 TKI、进行异基因 HSCT 或 T315I 抑制剂试验等。

IM 常见的毒副作用是水肿，胃肠道反应，皮疹等过敏反应，肌痉挛，骨痛和血细胞减少等。多出现于治疗初期，以 1 级和 2 级居多，多可耐受或可控制。严重毒副作用 5%。在治疗两年后新发生的 3/4 级毒性少见，心衰发生率<1%。说明 IM 毒副作用并不因为长期治疗而增加，未见积蓄毒性。从表 87-9 可以看出随着 IM 的持续使用，3～4 级不良反应逐年减少。IM 治疗 CML 的血液学不良反应多在 IM 应用早期或疾病进展时出现，应与疾病进展本身引起外周血细胞减少区别，可以给予成分输血支持和应用粒系集落刺激因子，但是美国 FDA 指南不支持红系集落刺激因子在髓性恶性疾病中应用。NCCN 2010 对于非血液学不良反应的具体策略如下：①腹泻：支持治疗；②水肿：利尿、支持治疗；③体液潴留严重：利尿、支持治疗，减量、暂停或中断治疗，考虑超声心动图检测左室射血分数；④恶心：服药同时进食，大量饮水；⑤肌肉痉挛：补钙、奎宁水；⑥皮疹：激素治疗，减量、暂停或中断治疗。合理处理不良反应是坚持 IM 治疗取得最佳疗效的保证，因不良反应减量后的剂量应不低于 300mg/d。

表 87-9　IM 治疗初治 CML 慢性期的 3～4 级不良反应率

	随访时间		
	1～2 年	3～4 年	4 年以上
中性粒细胞减少	14%	3%	1%
血小板减少	8%	1%	<1%
贫血	3%	1%	<1%
转氨酶升高	5%	<1%	0%
其他药物相关不良反应	14%	4%	2%

IM 半衰期 18～22 小时，食物对 IM 吸收影响甚小，IM 谷水平与性别、年龄、体重和体表面积不相关，不需依据年龄和体表面积调整剂量。但受多种药物干扰，所以 IM 治疗期间若患者有其他合并症时应注意药物的配伍。IM 对中枢神经系统白血病无预防和治疗作用。细胞色素氧化酶（CY）P450 是一组结构和功能相关的超家族基因编码的同工酶，500 多种产物，74 个家族，至少 14 个家族与人类有关，许多药物通过 CYP450 进行代谢，因此存在相互作用。IM 可能会引起 CYP2D6 底物的血药浓度升高，如阿米替林、苯丙胺、阿立哌唑、卡维地洛、氯丙嗪、可待因、氟哌啶醇、丙米嗪、利多卡因、甲氧氯普胺、昂丹司琼、普罗帕酮、普萘洛尔、利培酮、他莫昔芬、曲马多、硫利达嗪等。IM 也可能会引起 CYP3A4/5 底物的血药浓度升高，如对乙酰氨基酚、洋地黄毒苷、胺碘酮、地尔硫䓬、维拉帕米、奎尼丁、利多卡因、地西泮、咪达唑仑、三唑仑、丙米嗪、卡马西平、氯雷他定、酮康唑、氟康唑、伊曲康唑、红霉素、克拉霉素、环丙沙星、环孢素、环磷酰胺、异环磷酰胺、紫杉醇等。NCCN 2010 CML 治疗指南简略列出了 IM 与其他常见药物的相互作用和应对策略（详见表 87-10）。

如果治疗有效，IM 应继续应用多久，目前仍无定论。迄今为止所发表的最大的系列研究中，12 例 CML 慢性期患者获得 CMoR 后停止 IM 治疗，其中 6 例在停药 5 个月内出现了分子生物学水平复发，但是另外 6 例在 15 个月的中位随访期内依然处于完全分子生物学缓解状态。体外研究表明，“静态”白血病干细胞对 IM 高度耐药，即使获得完全的分子生物学缓解，部分患者体内的白血病干细胞仍可长期存活。总之，在前瞻性的研究提示其他结果之前，对于治疗有效的患者，IM 应用多久仍无定论。NCCN 2010 CML 治疗指南中对于 IM 治疗有效的患者依旧不推荐停药。

2. 第二代酪氨酸激酶抑制剂

（1）尼罗替尼（nilotinib）：在 IM 基础上成功研发，临床试验时名为 AMN107，商品名 Tasigna，是一种高选择性、强效 BCR-ABL 抑制剂，与 ABL 的非活化区结合，较 IM 强 25 倍，靶点高亲和力是其治疗 IM 耐药且 BCR-ABL 突变患者有效的原因，能够抑制除 T315I 外的 32 种 IM 耐药 BCR-ABL 突变，抑制效应与突变的 IC50 相关但其 IC50 和 IM 不同，说明两药的细胞摄入途径不同。尼罗替尼不能诱导 CML-$CD34^+CD38^-$ 细胞凋亡，也不能抑制其磷酸化的 CKRL。尼罗替尼的Ⅰ期临床试验结果示绝大多数抗 IM 的慢性期患者可达 CHR，约 1/3 以上加速/急变期患者可获血液学和遗传学反应。常见副作用

表 87-10 NCCN 2010 CML 指南——药物相互作用

药 物	相 互 作 用
对乙酰氨基酚	IM 可以导致肝功能检测异常。1 例同时服用大剂量对乙酰氨基酚和 IM 的患者发生肝衰竭并死亡。因此服用 IM 的患者应限制使用乙酰氨基酚。即对于大多数患者,对乙酰氨基酚剂量应≤1300mg/d
阿瑞吡坦	阿瑞吡坦抑制 CYP450 3A4 活性,增加 IM 的血浆浓度
卡马西平	卡马西平诱导 CYP450 3A4 活性,降低 IM 的血浆浓度。通常需要增加 IM 的剂量
克拉霉素	克拉霉素抑制 CYP450 3A4 活性,增加 IM 的血浆浓度
环孢素	IM 抑制 CYP450 3A4 活性,增加环孢素的血浆浓度;由于环孢素的治疗窗较窄,这种相互作用值得关注
地塞米松	地塞米松诱导 CYP450 3A4 活性,降低 IM 的血浆浓度。通常需要增加 IM 的剂量
红霉素	红霉素抑制 CYP450 3A4 活性,增加 IM 的血浆浓度
贯叶连翘	圣约翰草诱导 CYP450 3A4 活性,可以降低 IM 的血浆浓度。接受圣约翰草治疗的患者可能需要增加 IM 的剂量
伊曲康唑	伊曲康唑抑制 CYP450 3A4 活性,增加 IM 的血浆浓度
华法林	华法林由 CYP450 的同工酶 CYP2C9 和 CYP3A4 代谢,同时应用华法林和 IM,可能导致华法林的利用率增加。需要抗凝治疗的患者应予以肝素或者低分子肝素取代华法林
辛伐他汀	IM 抑制 CYP450 3A4 活性,增加辛伐他汀血浆浓度。可能需要调整辛伐他汀的剂量
利福喷丁	利福喷丁诱导 CYP450 3A4 活性,降低 IM 的血浆浓度。通常需要增加 IM 的剂量
利福平	利福平诱导 CYP450 3A4 活性,降低 IM 的血浆浓度。通常需要增加 IM 的剂量
利福布汀	利福布汀诱导 CYP450 3A4 活性,降低 IM 的血浆浓度。通常需要增加 IM 的剂量
匹莫齐特	IM 抑制 CYP450 3A4 活性,增加匹莫齐特的血浆浓度;由于匹莫齐特的治疗窗较窄,这种相互作用值得关注
苯妥英	苯妥英诱导 CYP450 3A4 活性,降低 IM 的血浆浓度。通常需要增加 IM 的剂量
苯巴比妥	苯巴比妥诱导 CYP450 3A4 活性,降低 IM 的血浆浓度。通常需要增加 IM 的剂量
酮康唑	酮康唑抑制 CYP450 3A4 活性,增加 IM 的血浆浓度

是骨髓抑制,胆红素增高、血糖升高、脂肪酶增高和皮疹等。Ⅱ期临床试验共研究 320 例对 IM 抗药和(或)不耐受的 CML 慢性期患者,服用尼罗替尼后 77% 可达 CHR,57% 获得 MCyR,41% 获 CCyR,达 CHR 中位时间 1 个月,达 MCyR 中位时间 2.8 个月。3/4 级血小板和中性粒细胞减少占 29%。另一项Ⅱ期临床试验共研究 119 例对 IM 抗药和(或)不耐受的 CML 加速期患者,服用尼罗替尼后 54% 可获得确认的 HR,31% 获得 MCyR,19% 获 CCyR,达 MCyR 中位时间 2 个月,达 CCyR 中位时间 3.3 个月。严重非血液学不良反应少,治疗对 IM 不耐受的患者很少出现交叉不耐受。除了对 IM 抗药和(或)不耐受的患者有良好效果之外,尼罗替尼用于初治 CML 慢性期患者取得了更加突出的疗效,一项临床试验以尼罗替尼 400mg q12h 治疗了 32 例初治 CML 慢性期患者,3 个月时 95% 患者获得了 CCyR、14% 获得 MMoR,6 个月时 100% 患者达 CCyR、54% 获得 MMoR。在欧美已被批准用于既往治疗失败或不耐受(包括 IM)的慢性期和加速期 CML,推荐剂量是 400mg q12h。在中国已于 2009 年上市。

(2) 达沙替尼(dasatinib):临床试验时名为 BSM-354825,商品名 SprycelR,按研发的化学家 Jagabandhu Das 命名为 dasatinib。是一个口服的多种酪氨酸蛋白激酶抑制剂,可以特异性抑制 BCR-ABL、SRC 家族、c-Kit、EPHA2 和 PDGFRβ。对 BCR-ABL 激酶的抑制能力是 IM 的 325 倍。它可以作用于 BCR-ABL 的活性和非活性两种构象,所以可克服 P-loop、BCR-ABL 活化环和羧基末端的点突变,体外实验显示对 19 种 IM 耐药突变有效,但同样不能抑制 T315I 突变,不能诱导静止期原始 CML 干细胞死亡。口服生物利用度 14% ~34%,同样被 CYP3A4 代谢。疗效与突变类型的 IC50 相关。START-C 是一项观察达沙替尼 70mg q12h 治疗 IM 治疗失败/不耐受 CML 慢性期的Ⅱ期临床研究,共 387 例患者,6 个月时 90% 获 CHR、45% 达 MCyR、33% 达 CCyR,8 个月时 90% 获 CHR、52% 达 MCyR、39% 达 CCyR,15.2 个月时 91% 获 CHR、59% 达 MCyR、49% 达

CCyR,24 个月时 62% 达 MCyR、53% 达 CCyR。中位随访 15.2 个月,PFS 率 90%,OS 率 96%。获 MCyR 的 230 例中进展率为 3%。骨髓抑制较重,大约一半的患者出现 3/4 级中性粒细胞减少和血小板减少,并且同时出现血小板功能障碍。常见的非血液学不良反应主要有腹泻、皮疹、头痛、水肿、出血、肌痛、乏力、神经病变、记忆力损伤、眩晕等,比较突出的是 35% 的患者出现了胸腔积液,其中 9% 为 3/4 级;另外有 4% 出现充血性心力衰竭,其中 3% 为 3/4 级。START-A 是一项观察达沙替尼 70mg q12h 治疗 IM 治疗失败/不耐受 CML 加速期的Ⅱ期临床研究,8 个月时 39% 获 CHR、33% 达 MCyR、24% 达 CCyR,24 个月时 50% 获 CHR、40% 达 MCyR、33% 达 CCyR。骨髓抑制较慢性期患者更重,约四分之三的患者出现 3/4 级血液学毒性,其中 82% 的患者出现 3/4 级血小板减少。非血液学毒性与慢性期患者类似,但是消化道出血较突出,11% 的患者出现了 3/4 级消化道出血。一项Ⅲ期临床试验共观察了 670 例 IM 耐药和(或)不耐受的 CML 慢性期患者,比较达沙替尼 100mg qd、50mg q12h、140mg qd 和 70mg q12h 的疗效。中位随访 8 个月,CHR 86% ~92%,MCyR 54% ~59%,CCyR 41% ~45%,四组达到遗传学缓解时间相同,100mg qd 与 70mg q12h 两组出现胸腔积液的比率分别为 7%、16%($P=0.024$),3/4 级血小板减少发生率分别为 22%、37%($P=0.004$),需减量的比率分别为 30%、55%,停药率分别为 16%、23%。由此证明了达沙替尼 100mg qd 既可保持药效又可减少副作用,从而推荐 CML 慢性期用量为 100mg qd。一项临床试验以达沙替尼 100mg qd 治疗了 37 例初治 CML 慢性期患者,3 个月时 79% 患者获得了 CCyR,6 个月时 94% 患者达 CCyR,12 个月时 100% 获得 CCyR。达沙替尼治疗 IM 耐药的 CML 加速、急变期或 Ph^+ 急性淋巴细胞白血病的疗效并不理想,仅半数以下患者可获血液缓解,30% ~40% 获 MCyR,几乎全部的急淋变患者和 Ph^+ 急淋患者在半年内复发。该药已在欧美各国上市。关于达沙替尼易出现胸腔积液的原因尚不清楚,目前经单中心回顾性分析提出有三个独立的预测因素:①既往使用达沙替尼出现皮疹;②有自身免疫疾病病史;③高胆固醇血症。另一个比较特殊的毒性是血小板功能障碍,由于可在血小板计数正常时发生,因此接受达沙替尼治疗的患者应避免同时使用其他抑制血小板功能的药物。

达沙替尼与尼罗替尼均可使 IM 耐药的 CML 慢性期患者获得 CHR,但仅 50% 可获得 CCyR。提示这些病人最终会 TKI 治疗失败,失效原因或许与等待时间长有关。达沙替尼和尼罗替尼均可致新突变。有报道证明尼罗替尼耐药的 CML 患者对达沙替尼有效,或达沙替尼耐药的 CML 患者用尼罗替尼有效。应该如何选择二代 TKI? 从疾病分期考虑,如为疾病晚期——急变期时,首先考虑达沙替尼;病情相对稳定时,可能会首先考虑毒副反应相对轻的尼罗替尼。从药物毒副作用方面考虑,患者有胰腺炎病史或年轻肥胖易患胰腺炎时,首先考虑达沙替尼,老年有充血性心力衰竭病史的患者首先考虑尼罗替尼。从基因突变方面考虑,如为 Y253F/H 突变选择达沙替尼,V299L 突变选择尼罗替尼。总之,应依据医生经验,病人特点,终止 IM 的原因,突变类型,可能发生的药物副作用等,个体化治疗。

(3) 伯舒替尼(bosutinib):临床试验时名为 SKI-606,是 ABL 和 SRC 的强效双相激酶抑制剂,但不抑制 PDGFR 和 c-Kit,可下调 VEGF 介导的血管通透性和肿瘤细胞的外渗物,可克服除 T315I 外多数 ABL 点突变。Ⅱ期临床试验观察 115 例 IM 耐药和(或)不耐受或曾用过达沙替尼或尼罗替尼的 CML 慢性期患者,用量为 500mg/d,中位治疗 5 个月,89% 获得 CHR,41% 达 MCyR,30% 达 CCyR,33% 达 MMoR,19% 达 CMoR。有/无突变者有效率相同。耐受性好,3/4 级血小板减少发生率 14%,3/4 级中性粒细胞减少发生率 19%,有少数患者发生水潴留或胸腔积液。消化道不良反应是最常见的非血液学不良事件,68% 患者出现腹泻(7% 为 3 ~4 级)。另有报道伯舒替尼治疗 57 例 IM 耐药和二代 TKI 耐药的 CML 加速/急变患者,中位治疗 2.7 个月,约 1/3 患者达 CHR 和 MCyR,达 MCyR 时间为 8.9 ~12 周,维持 MCyR 已 18 周。19 例接受分子学检测者中有 4 例获 MMoR,3 例获 CMoR。证明了此药对已上市的 TKI 抗药的各期 CML 均有一定的疗效,欧美国家有望在短期内获准上市。

(4) INNO-406(CNS-9,NS-187):和尼罗替尼相似,是 IM 的衍生物,对 T315I 突变体无效。试管内实验证明其对 BCR-ABL 激酶的抑制能力是 IM 的 55 倍,靶向 BCR-ABL 及 Lyn 激酶(但对其他 SRC 家族成员不抑制)。可克服除 T315I 外大部分 ABL 点突变。耐受性好,可致转氨酶升高。其特点为可以通过血脑屏障,在 Ph^+ 急淋中有一定优势。

近年来有关二代 TKI 用于治疗 IM 耐药/不耐受的各期 CML 患者的Ⅰ期和(或)Ⅱ期临床试验非常多,主要是上述前三种,将其不同分期的血液学及细胞遗传学治疗结果简单归纳为表 87-11。

表 87-11 二代酪氨酸激酶抑制剂的Ⅰ、Ⅱ期临床试验结果

药物	疾病分期	病例数	中位随访（月）	CHR（%）	MCyR（%）	CCyR（%）
尼罗替尼	慢性期-IM 耐药	194	6	68	48	30
	慢性期-IM 不耐受	86	6	90	47	35
	加速期	119	7	26	29	16
	急髓变	24	5	8.5	21	4
	急淋变	9	5	0	11	10
达沙替尼	慢性期-IM 耐药	288	15	90	52	40
	慢性期-IM 不耐受	99	15	94	80	75
	加速期	107	8	39	33	24
	急髓变	109	12	25	33	26
	急淋变	48	12	29	52	46
伯舒替尼	慢性期-IM 耐药	36	3	74	42	33
	慢性期-IM 不耐受	7	3	83	57	43
	加速期	14	3	29	–	–
	急变期	8	3	25	–	–

（四）造血干细胞移植（HSCT）

异基因造血干细胞移植（Allo-HSCT）是目前唯一可以使 CML 患者达到治愈的方法。但是并非所有 CML 患者均可采用，受年龄和供者的限制。另外 HSCT 存在移植相关死亡和远期并发症的风险，移植前又难以预测。以 IM 为代表的酪氨酸激酶抑制剂治疗 CML 的巨大成功，撼动了 HSCT 治疗 CML 的绝对地位，使得 1999 年以后 CML 移植患者的数量显著下降。IRIS 试验的 7 年杰出疗效更使得“伊马替尼作为几乎所有初发 CML 患者的一线治疗”这一观点得到了广泛的认同。自 2008 年始，NCCN 指南上推荐将 HSCT 用于 IM 治疗无效的慢性期患者，或加速期、急变期的患者。另外对已发生 BCR-ABL 区点突变的患者特别是达沙替尼和尼罗替尼所不能控制的突变是 HSCT 的适应证。目前移植的现状是多数 CML 患者移植前曾使用过 IM，为了解移植前 IM 的应用对移植结果的影响，美国西雅图一组学者报道 145 例在移植前用 IM 至少 3 个月的 CML 患者与历史对照 1999～2004 年移植前未用过 IM 的 231 例患者进行比较，认为移植前应用 IM 不增加肝毒性或延缓植活，IM 不影响 OS 率、无疾病存活率、复发及无复发死亡率。但 IM 疗效欠佳或失效者较获得 CCyR/MCyR 者的预后差。IM 对 CML 慢性期、加速期和二次慢性期总体生存无影响，可增加急变期移植总体生存率。国际血液和骨髓移植登记研究中心（CIBMTR）82 中心 1999～2004 年的资料进行回顾分析，移植前应用 IM 组（IM^+组）共 409 例，移植前无 IM 应用组（IM^-组）共 900 例，配对分析结果显示第一次慢性期 CML 患者移植前应用 IM 可提高生存率（RR：0.48，P=0.001），除外第一次慢性期的其他 CML 患者（如加速期）IM 应用未增加移植后并发症和移植相关死亡率。对无白血病事件生存和急性移植物抗宿主病（aGVHD）无明显差异。

如何选择 CML 的移植方式？CML 慢性期的患者进行 HLA 匹配的同胞供者骨髓移植时，3 年存活率约 55%～70%，复发率约 20%，20%～30% 患者死于骨髓移植的相关并发症，通常为感染和 GVHD。影响骨髓移植疗效的因素可能与组织配型的相容性、病期、供者与受者的年龄性别、预处理方案、GVHD 程度、移植前治疗、T 细胞去除等因素相关，欧洲骨髓移植组提出了移植风险评分以更好地判断预后。有一组单中心资料的回顾性分析显示非清髓性 Allo-HSCT 在总生存方面优于清髓性 Allo-HSCT，但其复发率高于清髓性组，急性 GVHD 两组相似，慢性 GVHD 在非清髓性组高于清髓性组。异基因外周血 HSCT 与异基因骨髓移植相比，前者造血重建和免疫重建更快，二者近期疗效相似，但 GVHD 发生率增多，远期疗效尚待确定。HLA 配型相合的同胞一直是异基因 HSCT 的最佳供者，但在同胞中，HLA 完全相合的概率仅为 25%，而随着我国独生子女家庭的普及，HLA 相合的同胞供者将逐年减少，如何跨越 HLA 的免疫屏障，使 HLA 配型不合的移植成为常规一直是人们的理想。随着移植技术的不断进步，HLA 相合的非血缘供者移植、单倍体血缘供者 HSCT 以及脐血移植越来越多，相信移植技术的完善将最终解决供者来源的问题。GVHD、感染一直是移植最常见的并发症。随着对并发症的认识不断深入、诊断技术的发展、新型药物的推出以及经

验性治疗的早期应用等，移植相关死亡率逐渐降低。IM 问世前 CML 患者自体移植与药物治疗组相比，无生存优势。伊马替尼应用达 CCyR 患者可成功动员 BCR-ABL 阴性 $CD34^+$细胞，对 CML 进展无影响。伊马替尼体内净化后自体移植，可能是异基因移植后挽救治疗的可行性方式。

强烈的移植前预处理方案并不能完全清除 CML 患者体内的白血病克隆。移植后 BCR-ABL 阳性细胞的数量变化预示着疾病的转归，连续增高的 BCR-ABL 转录水平预示着疾病的复发，因此移植后应密切监测微小残留病（MRD）的变化。CML 患者移植后长期生存依赖移植后异体反应诱导的移植物抗白血病（GVL）效应，这也是移植后复发患者进行供者淋巴细胞输注（DLI）治疗的理论依据，目的是诱发 GVL，DLI 可使约 75% 复发患者再次获得 CR。

尽管上面已经提到现在 CML 慢性期的治疗进入了分子靶向治疗时代，但在我国 TKI 高昂的费用是个实际问题，而且我国 Allo-HSCT 治疗 CML 的疗效好，长期生存可以达到 75% 以上，因此对于年轻的第一次慢性期患者具有配型相合的亲缘供者时仍可首选 Allo-HSCT，若无 HLA 相合供者，则首选 IM；非亲缘及 HLA 不合 HSCT 最好推迟至疾病有进展时进行。一方面医生应该严格地掌握移植的适应证，制定个体化移植方案，选择合适的供者、适当的移植时机以及适宜的移植方式。另一方面应该努力改进移植技术，提高 CML 慢性期患者移植的生存率，提高生存质量，比如：改良预处理方案，用 IM 联合非清髓性预处理；通过 $CD34^+$细胞移植联合 DLI 减少 GVHD；加强 MRD 监测，及时应用 DLI、IM 进行干预治疗。

（五）脾切除术

20 世纪 70 年代国内外推崇脾切除术，但后来的研究证实此法不能延长慢性期或生存期，不能提高生存质量，已少应用。只有在少数情况下如巨脾引起不适、脾梗死、脾破裂、出现脾功能亢进症状时才考虑切脾治疗。

（六）新的治疗措施

1. VX-680　也称 MK-0457，极光激酶抑制剂（Aurora Kinase Inhibitor），可抑制 T315I 突变和 JAK2。Ⅰ期临床试验治疗 11 例 T315I 突变的 CML，经 8～40mg/(m^2·h)持续静脉滴注 5 天，9 例有效，其中 4 例获得细胞遗传学疗效（1 例 CCyR，2 例 PCyR，1 例 mCyR）。骨髓抑制较重，未见 4 级毒性，可发生黏膜炎。

2. PHA-739358　靶向 BCR-ABL 和 Aurora 激酶 A-C，抑制组蛋白 H3，CKRL 磷酸化和 Aurora B 活力。对 BCR-ABL 阳性（包括 T315I 突变）和阴性细胞具有抗增殖和抗凋亡作用。对未治 CML-$CD34^+$细胞有强烈抗增殖作用。

3. AP23464　为嘌呤类似物，抑制 SRC 和 ABL 激酶，在细胞株实验中抗增殖，阻断细胞周期，促凋亡。AP23464 可抑制 T315I，但有非细胞毒作用。

4. virinostat　是一种全组蛋白脱乙酰基酶抑制剂（hydroxamic acid inhibitor，HDACI）。已获准治疗皮肤 T 淋巴瘤。临床前实验证明它可激活外源与内源性细胞凋亡，诱导氧化损伤，诱导自体吞噬的细胞死亡和衰老。通过抑制 Class Ⅱ HDAC6 导致乙酰化和伴侣蛋白 Hsp90 的失功能，它防止了包括 BCR-ABL 等蛋白的复合物形成、聚泛素化和蛋白水解。可增强 IM 及其他 TKI 的作用，可与极光激酶抑制剂干扰有丝分裂。以 virinostat 加 MK-0457 可抑制原代 CML-34^+细胞，T315I、E255K、K351T 突变的 BaF3 细胞和 IM 耐药的 K562（BCR-ABL 不依赖性，Lyn 依赖性）细胞，使野生型和突变 BCR-ABL 失活和下调。

5. 反义寡核苷酸　以 BCR-ABL 为靶标设计的反义寡核苷酸可以降低 BCR-ABL 的转录水平和体外培养的 CML 细胞的增长（可能通过诱导凋亡），现主要用作 CML 自身干细胞移植的“净化”。已有用 BCR-ABL 和 C-MYB 反义寡核苷酸体外净化后骨髓成功植活和获部分细胞遗传学缓解的初步报道。反义寡核苷酸联合化疗药物方案现已在 SCID 小鼠动物实验证实可显著延缓白血病的发生。

6. 基因治疗　已有用逆转录病毒载体构建的 BCR-ABL 反义基因联合一个 MTX 耐药基因的所谓“双基因治疗策略”的报道，体外实验结果表明该方法可用于 CML 自身干细胞移植体外净化和移植后化疗，以进一步根除微小残留病。

7. 免疫调节治疗　现已有具有免疫源性的 P210 BCR-ABL 融合片段和结合主要组织相容性Ⅰ类抗原等位基因复合物多肽的报道，亦已建立识别 BCR-ABL 表达细胞的肽特异性 $CD4^+$ T 细胞系，体外实验证实利用肽特异性 $CD4^+$ T 细胞可以使 P210 b3a2 产物降解。这些结果提示可以用人 T 细胞介导的肿瘤相关抗原的识别来进行 CML 的治疗。此外，有治疗潜能的还有白介素 2 激活 NK 细胞和细胞毒 T 细胞。CML 患者自身 NK 细胞能抑制 CML 祖细胞生长，因此，可利用自身激活的 NK 细胞经体外扩增后用于自身干细胞移植净化和 CML 免疫治疗。最近，又有实验发现 CML 患者骨髓体外培养获得的树突状细胞能刺激自身细胞，并具有抗增殖作用，而抗正常骨髓活性极低，提示该方法可用于 CML 的过继免疫治疗。

8. 法尼基转移酶抑制剂（tipifarnib）　PI3K/

AKT 信号传导调节抑制剂 LY294002、西罗莫司以及 BCR-ABL P210 蛋白疫苗等均在试验中。

（七）治疗策略的选择

随着 CML 治疗方法的不断增多，应根据病人具体情况制订出一个最佳的个体化治疗方案，美国 NCCN 指南和欧洲白血病网专家推荐每年都在更新 CML 的治疗指南。正如上述，目前国际上已公认 IM 为 CML 慢性期一线治疗，但是在我国 IM 高昂的费用成为限制其广泛应用的瓶颈。Allo-HSCT 在国内仍作为 CML 的一线治疗，但是 Allo-HSCT 受年龄、供者以及医疗费的限制，同样不能使中国的大部分 CML 患者受益。中国还有很大一部分初治 CML 慢性期患者在接受干扰素治疗，甚至仅仅接受羟基脲治疗。作为中国的血液学工作者应该向 CML 患者细致地介绍 CML 的自然病程以及几种可选治疗方案的优缺点，再根据患者的年龄、有无合适供者、疾病危险分层以及经济状况等因素与患者共同商讨出最适合的个体化治疗方案，使我国的 CML 患者得到最佳的治疗方案。

二、CML 加速期和急变期的治疗

CML 进展至加速、急变期后预后极差，髓系急变的中位生存期约 5 个月，淋系急变的中位生存期约 12 个月，故应尽早进行恰当的治疗。急髓变患者一般采用类似急性髓细胞白血病的治疗方案，如 DA、HAD，但缓解率很低、生存期很短。急淋变（仅占 CML 急变的 1/3 左右）的患者采用急性淋巴细胞白血病的治疗方案，如 VDCLP，约 1/3 的患者可达血液学缓解或回到慢性期。传统化疗总体血液学反应小于 20%～50%，不良反应多，且血液学反应短暂。IM 对部分加速急变期患者依然有效，CHR 可达 40% 左右，CCyR 可达 20%。如果从没有接受过 IM 治疗，应该先接受 IM 至少 600mg/d 治疗；如果慢性期接受过 IM，考虑为 IM 耐药的患者可以选择二代 TKI。尽管 TKI 的血液学反应率相对高，但持续反应时间也很短并且不可治愈 CML，易复发，事实上每个急变期患者以及大部分加速期患者在 IM 治疗 5 年内都会复发。所以加速/急变期患者无论是通过 TKI 治疗还是细胞毒药物联合化疗获得血液学缓解或回到慢性期后，无论 HLA 配型相合或不相合都应尽早选择 Allo-HSCT，3 年无病生存率 15%～20%，少数患者可长期生存。

IM 联合化疗具有协同作用，可提高加速/急变期患者的诱导缓解率，MDACC 2002～2004 年 19 例 CML 急变期患者，中位年龄 54 岁，84%（17/19）既往接受 IM 为基础的治疗，接受 IM 600mg/d 联合阿糖胞苷和去甲氧柔红霉素诱导治疗，血液学反应 74%（14/19），其中 47% 达 CHR，26% 回到二次慢性期，中位反应持续时间 10 周，16%（3/19）获得 CCyR。其中既往 IM 治疗失败的 17 例患者有 82% 获得血液学反应，46% 达 CHR。耐受性好，绝大多数为 1～2 级非血液学不良反应。

CML 急变期应采用清髓性 Allo-HSCT 方式，对于移植后是否需要常规使用 IM 预防复发目前尚有争议，实时定量 PCR 用于密切监测 MRD，有望使免疫抑制剂应用个体化，并指导抢先治疗，以减少临床复发。如果 Allo-HSCT 复发，可以将免疫抑制剂减量或停用，也可进行 DLI 或者在 DLI 的同时联合应用 TKI。美国 NIH 1993～2004 年 101 例 CML 移植后 39 例患者复发，37 例可评价，13 例患者接受了 DLI，9 例接受 IM 治疗，11 例接受 DLI 联合 IM 治疗，30 例（81%）患者有效，其中 26 例（70%）获得分子学缓解，复发后中位随访 1226 天（249～3257 天），总生存率（80.6±6.7）%，无白血病生存率（69.1±7.7）%。从表 87-12 可以看出移植后复发处理 DLI 优于 IM 单独使用，而 IM 联合 DLI 应用可以更快达到持久分子学反应，并且 IM 联合 DLI 应用总体生存和无进展生存优于单独应用。

表 87-12 NIH 移植后复发患者不同处理的疗效

时间	DLI（n=13）	IM（n=9）	DLI+IM（n=11）	总体（n=33）
3 个月（分子学缓解/生存）	1/13	1/9	10/11	12/13
6 个月（分子学缓解/生存）	3/11	2/8	9/9	14/28
9 个月（分子学缓解/生存）	7/9	3/8	8/8	18/25
12 个月（分子学缓解/生存）	7/9	4/8	8/8	19/25
随访截止（分子学缓解/生存）	7/7	4/8	11/11	22/26

合并骨髓纤维化的加速期患者，可考虑配合 1,25-二羟维生素 D_3 及活血化瘀的中药，如白细胞增加可服用小剂量化疗药物，但不宜应用强烈化疗。

总之，CML 的治疗应从整体着手，既要考虑到不同病期采取不同的治疗方案，还要根据不同的预后分组及患者经济情况采用相应的治疗，体现出个体化治疗原则。治疗应以能治愈或达到细胞遗传学/分子生物学缓解为目的，延长患者生存期，提高生存质量。随着治疗手段越来越多，CML 患者的治疗选择趋于复杂，中国的血液学工作者们有必要结合我国具体国情制定出一套适合中国患者的 CML 治疗指南，让中国 CML 的治疗更加规范化。

（王迎 王建祥）

参考文献

1. 肖志坚. 慢性髓系白血病//卞寿庚. 白血病. 北京：中国医药科技出版社，2003：223-234
2. Hochhaus A, Druker BJ, Larson RA, et al. IRIS 6-yr follow-up: Sustained survival & declining annual rate of transformation in patients with newly diagnosed CML-CP treated with imatinib. Blood, 2007, 110 Abst: 25
3. Guilhot F, Larson RA, O' brien SG. Time to CCyR does not affect long-term outcomes for patients on imtinib therapy. Blood, 2007, 110 Abst: 27
4. De Lavallade H, Apperley JF, Khorashad JS, et al. Imatinib for newly diagnosed patients with chronic myeloid leukemia: incidence of sustained responses in an intention-to-treat analysis. J Clin Oncol, 2008, 26: 3358-3363
5. Hochhaus SA, Druker B, Sawyers C, et al. Favorable long-term follow-up results over 6 years for response, survival, and safety with imatinib therapy in CML-CP after failure of IFNα. Blood, 2008, 111: 1039-1043
6. Kantarjian H, Talpaz M, O' Brien S, et al. High-dose Imatinib mesylate therapy in newly diagnosed Ph+ CML-CP. Blood, 2004, 103: 2873-2878
7. Cortes J, Giles F, Salvado AJ, et al. Interim analysis of a multicenter trial of high dose imatinib in newly diagnosed early CML-CP. Blood, 2005, 106: 316a
8. Hughes TP, Branford S, White DL, et al. Impact of early dose intensity on cytogenetic & molecular responses in CML-CP patients receiving 600mg/d of imatinib as initial therapy. Blood, 2008, 112: 3965-3973
9. Marein D, Milojkovic D, Olavarria E, et al. European Leukemia NET criteria for failure or suboptimal response reliably identifies patients with CML in early CP treated with imatinib whose eventual outcome is poor. Blood, 2008, 112: 4437-4444
10. Hochhaus SA, Hughes T. Clinical resistance to imatinib: mechanisms and implications. Hematol Oncol Clin N Am, 2004, 18: 641-656
11. Apperley J. Part Ⅰ & Ⅱ Mechanisms of resistance to imatinib in CML. Lancet Oncol, 2007, 8: 1018-1019 and 1116-1128
12. Larson RA, Druker BJ, Guilhot F, et al. Imatinib pharmacokinetics and its correlation with response and safety in chronic-phase chronic myeloid leukemia: a subanalysis of the IRIS study. Blood, 2008, 111: 4022-4028
13. Jabbour E, Kantarjian H, Jones D, et al. Characteristics and outcome of patients with CML and T315I mutation following failure of IM therapy. Blood, 2008, 112: 53-55
14. Oehlor VG, Gooley T, Snyder DS, et al. The effects of imatinib mesylate treatment before allogeneic transplantation for chronic myeloid leukemia. Blood, 2007, 109: 1782-1789
15. Kantarjian HM, Giles F, Gattermann N, et al. Nilotinib (formerly AMN107), a highly selective BCR-ABL tyrosine kinase inhibitor, is effective in patients with Philadelphia chromosome-positive chronic myelogenous leukemia in chronic phase following imatinib resistance and intolerance. Blood, 2007, 110: 3540-3546
16. Le Coutre P, Ottmann OG, Giles F, et al. Nilotinib (formerly AMN107), a highly selective BCR-ABL tyrosine kinase inhibitor, is active in patients with imatinib-resistant or-intolerant accelerated-phase chronic myelogenous leukemia. Blood, 2008, 111: 1834-1839
17. Kantarjian H, Giles F, Wunderle L, et al. Nilotinib in imatinib-resistant CML and Philadelphia chromosome-positive ALL. N Engl J Med, 2006, 354: 2542-2551
18. Shah NP, Kantarjian HM, Kin DW, et al. Intermittent target inhibition with dasatinib 100 mg once daily preserves efficacy and improves tolerability in imatinib-resistant and-intolerant chronic-phase chronic myeloid leukemia. J Clin Oncol, 2008, 26: 3204-3212
19. Hochhaus A, Baccarani H, Deinninger M, et al. Dasatinib induces durable cytogenetic responses in patients with chronic myelogenous leukemia in chronic phase with resistance or intolerance to imatinib. Leukemia, 2008, 22: 1200-1206
20. Kantarjian H, Pasiquini R, Hamerschlak N, et al. Dasatinib or high-dose imatinib for chronic-phase

chronic myeloid leukemia after failure of first-line imatinib: a randomized phase 2 trial. Blood, 2007, 109:5143-5150
21. Guilhot F, Apperley J, Kim DW, et al. Dasatinib induces significant hematologic and cytogenetic responses in patients with imatinib-resistant or-intolerant chronic myeloid leukemia in accelerated phase. Blood, 2007, 109:4143-4150
22. Cortes J, Kim DW, Raffoux E, et al. Efficacy and safety of dasatinib in imatinib-resistant or-intolerant patients with chronic myeloid leukemia in blast phase. Leukemia, 2008, 22:2176-2183
23. Cortes J, Bruemmendorf T, Kantarjian H, et al. Efficacy and Safety of Bosutinib (SKI-606) among Patients with Chronic Phase Ph+ Chronic Myelogenous Leukemia (CML). Blood, 2007, 110:225A
24. Gambacorti-Passerini C, Kantarjian H, Bruemmendorf T, et al. Bosutinib (SKI-606) demonstrates clinical activity and is well tolerated among patients with AP and BP CML and Ph+ ALL. Blood, 2007, 110:146A
25. Cortes J, Jabbour E, Kantarjian H, et al. Dynamics of BCR-ABL kinase domain mutations in chronic myeloid leukemia after sequential treatment with multiple tyrosine kinase inhibitors. Blood, 2007, 110:4005-4011
26. Gonterewicz A, Balabanov S, Keller G, et al. Simultaneous targeting of Aurora kinases and Bcr-Abl kinase by the small molecule inhibitor PHA-739358 is effective against imatinib-resistant BCR-ABL mutations including T315I. Blood, 2008, 111: 43555-43564
27. Goldman J. How I treat CML inimatinib era. Blood, 2007, 110:2828-2837
28. Oehler VG, Gooley T, Snyder DS, et al. The effects of imatinib mesylate treatment before allogeneic transplantation for chronic myeloid leukemia. Blood, 2007, 109:1782-1789
29. Lee SJ, Kukreja M, Wang T, et al. Impact of prior imatinib mesylate on the outcome of hematopoietic cell transplantation for chronic myeloid leukemia. Blood, 2008, 112:3500-3507
30. Wang Y, Wu D, Sun A, et al. Allogeneic hematopoietic stem cell transplantation for patients with chronic myeloid leukemia in second chronic phase attained byimatinib after onset of blast crisis. Int J Hematol, 2008, 87:167-171
31. Gratwohl A, Brand R, Apperley J, et al. Allogeneic hematopoietic stem cell transplantation for chronic myeloid leukemia in Europe 2006: transplant activity, long-term data and current results. An analysis by the Chronic Leukemia Working Party of the European Group for Blood and Marrow Transplantation (EBMT). Haematologica, 2006, 91:513-521
32. Weisser M, Tischer J, Schnittger S, et al. A comparison of donor lymphocyte infusions or imatinib mesylate for patients with chronic myelogenous leukemia who have relapsed after allogeneic stem cell transplantation. Haematologica, 2006, 91:663-666
33. Savani BN, Montero A, Kurlander R, et al. Imatinib synergizes with donor lymphocyte infusions to achieve rapid molecular remission of CML relapsing after allogeneic stem cell transplantation. Bone Marrow Transplant, 2005, 36:1009-1015
34. Deininger M, O' Brien SG, Guilhot F, et al. International Randomized Study of Interferon Vs STI571 (IRIS) 8-Year Follow up: Sustained Survival and Low Risk for Progression or Events in Patients with Newly Diagnosed Chronic Myeloid Leukemia in Chronic Phase (CML-CP) Treated with Imatinib. Blood, 2009, 114: Abstract 1126

第 88 章

真性红细胞增多症

真性红细胞增多症(polycythemia vera,PV)是一种造血干细胞的克隆性慢性骨髓增殖性疾病(CMPD)。尽管常常表现为骨髓红、粒和巨核细胞三系不同程度的增生,但是临床上以红细胞增多为其突出表现。PV 起病隐匿,进展缓慢,通常经历以下两个进展阶段:①增殖期或红细胞增多期,常有红细胞增多;②红细胞增多后期,表现为全血细胞减少、髓外造血、肝脾肿大、脾亢和骨髓纤维化。出血和血栓形成是 PV 的两个主要临床表现,少数患者可以进展为急性白血病。

PV 首先于 1982 年由 Vaquez 报道。1903 年 Osler 对其临床及实验室特点进行了较为系统的描述。1904 年 Turk 首次提出 PV 早期即同时伴粒及巨核细胞增生。1951 年 Dameshek 根据共同的临床病理学特点将真性红细胞增多症、原发性血小板增多症、原发性骨髓纤维化和慢性髓细胞白血病归属为慢性骨髓增殖性疾病。之后,真性红细胞增多症研究组(PVSG)制定了相关的诊断标准和治疗方案,多年来这些标准一直都是 MPD 诊治的金标准。2001 年 WHO 制定了 PV 的新诊断标准。2005 年发现的特异的 Janus 激酶 2(*JAK2*)基因突变更是开创了 PV 的“JAK2 时代”。

一、流行病学

PV 可以发生在所有人种和所有年龄群,包括青少年和少数儿童,但以老年人多见。例如,在最初进入 PVSG 研究中的 325 例患者中,中位发病年龄为 60 岁,年龄范围为 20~85 岁。PV 的年发病率约为(2~10)/100 万人口。男性稍高于女性。欧洲白人发病率要比亚洲人略高。

二、病因和发病机制

1. 克隆性　早期的 X 染色体失活、葡萄糖-6-磷酸脱氢酶(G-6-PD)同工酶以及 DNA 甲基化研究都已经证实 PV 来源于单个造血祖细胞的克隆性转化。造成髓细胞克隆性扩增的突变事件也可能影响到了多能干细胞,因为已经发现少数 B 淋巴细胞也具有 PV 克隆。

2. PV 祖细胞的异常体外应答　在体外培养体系中,如果没有外源性红细胞生成素(EPO)的存在,那么正常骨髓细胞就不能形成红细胞集落。相反的,PV 祖细胞在没有外源性 EPO 的情况下也能形成红细胞集落,这种集落被称作自发的、不依赖于 EPO 的或内源性的红细胞集落(EEC)。EEC 是 PV 的主要标记,也是区分 PV 和继发性红细胞增多症的重要手段。研究发现,PV 祖细胞对 EPO 的体外异常应答并非依赖于 EPO/EPO 受体(EPO/EPOR)系统:首先,PV 患者和正常患者的 EPO 受体数量和与 EPO 的结合亲和力相似;其次,EPOR 基因蛋白编码序列没有发现存在基因突变;最后,利用抗 EPOR 和抗 EPO 的中和性抗体进行的阻断试验并不能消除 EEC 形成。

体外研究还发现了 PV 祖细胞对胰岛素样生长因子-1(IGF-1)的高敏感性,造成 IGF-1 受体磷酸化增加。高浓度的血浆胰岛素样生长因子结合蛋白-1(IGFBP-1)可能解释 PV 祖细胞对 IGF-1 的高敏感性,因为 IGFBP-1 可以刺激 IGF-1 受体生成。

另外,研究还发现 PV 祖细胞还存在着对其他细胞因子(例如 IL-3、GM-CSF 和干细胞因子)的体外应答异常。综上结果表明,PV 祖细胞体外应答异常可能是各种细胞因子下游的信号传导事件失调的结果。

3. 酪氨酸磷酸酶活性　大量研究已经证实 PV 祖细胞具有异常的蛋白酪氨酸磷酸酶活性。例如当正常红系祖细胞和蛋白酪氨酸磷酸酶抑制剂正钒酸盐(orthovanadate)共培养后,会出现红系集落数目和酪氨酸磷酸化增强,而这些改变在PV红细胞祖细胞中并没有出现。另外,PV红系祖细胞的蛋白酪氨酸磷酸酶活性比正常细胞高出3倍。

4. 基因转录失调 在比较正常对象和PV患者的早期CD34⁺造血祖细胞时,发现了大量基因的转录失调(包括上调或下调)。这种基因表达失衡可以解释PV患者的一些异常表现包括血小板功能异常、中性粒细胞和单核细胞的氧化应答异常、巨核细胞的血小板源性生长因子mRNA水平增加、经血小板血栓素A2受体的信号传导缺陷以及血清IGFBP-1浓度增加等。

5. JAK2突变 酪氨酸激酶Janus激酶2(JAK2)位于9号染色体短臂上,一些研究已经显示JAK/STAT信号传导途径在细胞增殖和信号存活特别是红细胞生成的EPO/EPOR信号传导方面起着重要作用。例如,由于缺乏有效的红细胞生成,JAK2缺陷小鼠是胚胎致死性的。另外,JAK2-/-胎肝髓系祖细胞不能对一些造血生长因子包括EPO产生应答。有报道显示,编码与JAK2酪氨酸激酶结构域持续激活相关的致癌性嵌合蛋白的JAK2突变与一些T-ALL、B-ALL和不典型CML病例相关。这些结果都表明JAK2具有致癌能力。

特异性JAK2突变的发现是至今为止PV发病机制研究中最为重要的发现。2004年首次报道了PV中异常的JAK2信号传导。2005年5个独立的研究先后发现大部分PV患者都存在单核苷酸的JAK2体突变。位于*JAK2*基因外显子14上的第1849位的鸟嘌呤突变为胞嘧啶,使得位于JH2假激酶区的第617位的缬氨酸被苯丙氨酸所取代(V617F)。由于JH2假激酶区负性地调节激酶区活性,预计该V617F突变通过阻断JAK2的JH2抑制性调节使得酪氨酸激酶活性发生失调,以容许所述激酶具有持续的酪氨酸磷酸化活性。因此,在完全没有或者微量造血生长因子的条件下,突变的JAK2也可以与受体结合,募集并磷酸化STAT。JAK2V617F突变对于体外培养中PV祖细胞对EPO的高敏感性以及EEC形成都是必需的。转基因动物研究提供了JAK2突变与PV表型之间的最为直接的证据。例如,当小鼠骨髓细胞表达逆转录病毒转导的突变基因时,被移植小鼠表现出与PV非常相似的临床表型。研究发现,95%~97%的PV患者存在JAK2V617F突变,23%~75%的ET以及43%~57%的PMF患者也存在JAK2V617F突变。另外,还有少数(不足5%)骨髓增生异常综合征以及慢性髓单核细胞白血病患者也存在这个突变。

在一项研究中,在JAK2V617F突变阴性的PV中还发现存在*JAK2*外显子12上的4种其他突变。当将所述突变转导到BaF3/EPOR细胞内时,所有4个外显子12突变都能造成生长因子高敏感性以及激活与红细胞生成信号传导相关的生化途径。

三、病　　理

PV主要累及骨髓、肝、脾。PV具有不同于其他MPD的独特的病理学,其可以分成两个阶段:增殖期和增殖后期。

骨髓增生极度活跃是增殖期PV骨髓改变的主要特征。红系、粒系和巨核系细胞增殖都十分活跃,其中以大量红系前体细胞和巨核细胞增生最为明显。红系、粒系增生的细胞形态基本正常,原始粒细胞比例并不高。增生的巨核细胞常呈簇状贴近血窦和骨小梁,形态呈多形性,核分叶增多,无发育异常表现。95%的骨髓涂片可显示可染铁缺乏。在PV增殖期,脾、肝的主要表现为充血,髓外造血轻微或没有。

在增殖后期,最为常见的特点是骨髓纤维化和髓外造血,外周血可以见到幼稚粒细胞、红细胞和泪滴样红细胞。骨髓中网状纤维和胶原纤维增生明显。骨髓增生程度不一,以增生低下为常见。成簇的巨核细胞核染色质丰富、核异形明显。粒系、红系细胞减少,扩张的血窦内可见粒、红系细胞和巨核细胞。也可伴骨髓硬化。脾窦内充有粒细胞、红细胞和巨核细胞。骨髓和外周血都可见幼稚细胞增多。

四、临床表现

PV常隐匿起病,部分患者可以是在查体或因其他病行血常规检查时偶然发现的。PV患者可以出现以下几群症状:

1. 非特异症状 包括头痛、虚弱、头晕和盗汗。5%~20%的PV患者可以出现痛风性关节炎。

2. 皮肤瘙痒 将近40%的PV患者会出现皮肤瘙痒,特别是在温水浴用力抓挠之后,这是PV患者常见的就诊症状。瘙痒病因尚不清楚。推测可能的病因是皮下肥大细胞脱颗粒,释放出组胺和前列腺素等所致。也有人推测,当皮肤冷却时,从红细胞释放的腺苷二磷酸或者从肾上腺能血管收缩神经释放的儿茶酚胺可以引起皮肤血管的血小板聚集,并在局部生成前列腺素,引起皮肤瘙痒。

3. 红斑性肢痛病 表现为四肢末端烧灼样疼痛、发白或发绀,但动脉搏动正常。这些症状可能与血小板增高后的微血管性血栓形成相关,因为小剂量阿司匹林或者降低血小板数目都可以有效地缓解症状。

4. 血栓形成 静脉或动脉血栓形成是PV患者

常见的并发症，与血液黏稠度增加和血小板数目和(或)活性增高有关。在PVSG研究中，15%的患者出现严重血栓事件(包括脑血管事件、心肌梗死、浅表血栓性静脉炎、深静脉血栓形成、肺栓塞等)。在少部分缺少PV典型临床表现和血液学改变的患者中，也可以出现前驱性血栓事件，最常见的是腹腔血栓形成包括Budd-Chiari综合征，门静脉、脾静脉和肠系膜静脉血栓形成。

5. 胃肠道症状 PV患者常有消化道不适的主诉，主要包括上腹不适，胃镜提示有胃十二指肠糜烂等，推测可能与血液黏稠度增高造成胃黏膜供血异常有关。

五、体格检查

最主要的体格检查异常发现包括脾大、颜面部发红、肝大。其他体征包括结膜充血、眼底静脉充血、皮肤抓痕(提示存在瘙痒)、血栓事件的后遗症(包括偏瘫、单侧肢体水肿等)、痛风性关节炎等。

六、实验室检查

1. 血象

(1) 红细胞：红细胞≥6×10^{12}/L，血红蛋白≥180g/L，血细胞比容(Hct)≥50%。对于伴有反复胃肠道出血或者静脉放血治疗的患者，可以出现低色素小红细胞血症。在晚期合并骨髓纤维化和髓外造血时，可以出现贫血以及外周血可见泪滴红细胞。

(2) 白细胞：80%以上的患者外周血白细胞增高，还可见少数幼稚粒细胞。在晚期合并骨髓纤维化时，外周血还可见原始粒细胞。约70%的患者粒细胞碱性磷酸酶积分都有不同程度增高(50%超过200分)。

(3) 血小板：早期40%以上的患者外周血血小板增高，部分可以高达1000×10^{9}/L。在晚期时，可以出现血小板减少。

2. 骨髓象 骨髓活检病理改变如前所述。在骨髓涂片中，可以见到骨髓增生活跃，以红系和巨核细胞增生为主。铁染色见细胞内、外铁均减少，甚至消失。

3. 红细胞容量 用核素^{51}Cr标记法直接测定红细胞容量，PV患者均升高(男性>36ml/kg，女性>32ml/kg)。该项目是确诊PV的重要工具，重复性高。但是由于检测烦琐且需要特殊设备，故未能在临床广泛应用。

4. 血清维生素B_{12}和EPO水平 PV患者的血清维生素B_{12}水平可升高，但并非诊断PV的特异或敏感的方法。PV患者通常也具有低的血清EPO浓度。一项研究显示，低于正常值的血清EPO水平诊断PV的敏感性和特异性分别为64%和92%～99%。

5. 染色体 PV患者常见的染色体改变包括20q-、8+、9+或者9p-。值得注意的是，JAK2基因位于9p上。

6. 内源性红系集落(EEC)形成 利用体外培养技术检测的红系集落形成是诊断MPD的重要工具。内源性红系集落又称为EPO非依赖性红系集落形成，是PV的特征性检查。有研究显示，对于先前未接受过化疗的PV患者而言，EEC诊断PV的敏感性和特异性都是100%。

7. JAK2突变检测 多个研究都显示，95%～97%的PV患者都具有*JAK2*基因外显子14上的V617F突变，而正常人或者继发性红细胞增多症者都不具有此突变。因此，该突变的存在有助于区分PV和继发性红细胞增多症。当然，JAK2V617F突变并非特异于PV，也可见于一部分ET和PMF患者。在一项Mayo医学中心的研究中，63例PV患者中有58例(92%)具有JAK2V671F突变，其中45例为杂合子突变，13例为纯合子突变。在比较杂合子和纯合子突变之后，没有发现在疾病持续时间或血栓/出血发生率之间的显著差异。但是，纯合子患者有着更高的血红蛋白水平、更多的皮肤瘙痒症、更高的纤维化转化率等。更高水平的突变可能还与外周血中更高的粒细胞数目有关。

外显子12突变是涉及*JAK2*基因的另一类突变。在一项研究中，在11例临床诊断为真性红细胞增多症，但JAK2V617F突变阴性的患者中，有10例患者都发现存在*JAK2*基因外显子12上的突变。因此，检测*JAK2*外显子12突变有助于诊断JAK2V617F突变阴性的PV患者。

七、诊　断

在20世纪60年代末，PVSG提出了基于主要标准和次要标准的PV诊断标准(表88-1)，其数十年来被广泛应用于临床实践，其诊断PV的假阳性率仅为0.5%，假阴性率约为10%。但是这个标准有着自身的局限性：首先，它是在EPO检测、EEC形成、细胞遗传学和*JAK2*基因突变检测之前制定的，在标准中没有整合这些新方法；其次，用^{51}Cr标记法直接检测红细胞容量在多数单位并不可行，还有该方法的敏感性较差；再次，PVSG标准的假阴性率高，例如按体重计算红细胞容量，对于肥胖患者就容易出现假阴性结果。对于近期有消化道出血的PV患者以及长期吸烟的PV患者(动脉血氧饱和度下降)也会出现假阴性结果。

2001年WHO提出了新的PV诊断标准。其整合了血清 EPO 水平、EEC 形成、细胞遗传学的结果以及不再要求直接检测红细胞容量。2008 年结合 JAK2 突变检测，提出了新的 WHO 标准，该标准强调了 JAK2 突变或类似突变存在对诊断 PV 的重要性。

表 88-1 真性红细胞增多症的诊断标准

PVSG 诊断标准	WHO 诊断标准(2001 年)
A 类	A 类
(1) 红细胞容量增加(^{51}Cr 标记法，男性≥36ml/kg，女性≥32ml/kg)	A1. 红细胞容量增加，>正常预期值的 25% 以上；或者 Hb>185g/L(男性)或>165g/L(女性)
(2) 动脉血氧饱和度(≥92%)	A2. 无继发性红细胞增多症的病因
(3) 脾脏肿大	A3. 脾脏肿大
	A4. 骨髓细胞中克隆性遗传学标记，非 Ph 染色体或 BCR-ABL 融合基因
	A5. 体外培养有 EEC 形成
B 类	B 类
(1) 血小板计数>400×10^9/L	B1. 血小板计数>400×10^9/L
(2) 白细胞计数>12×10^9/L(无发热或感染状态)	B2. 白细胞计数>12×10^9/L(无发热或感染状态)
(3) 中性粒细胞碱性磷酸酶积分(>100)，无发热或感染状态	B3. 骨髓活检示全血细胞增生活跃，尤其是红系和巨核系更明显
(4) 血清维生素 B_{12} 增高(>666pmol/L 或>900pg/ml)或未饱和维生素 B_{12} 结合力增高(>1628pmol/L 或>2200pg/ml)	B4. 血清 EPO 水平下降
凡符合 A 类(1)+(2)+(3)或 A 类(1)+(2)再加上 B 类中任何两项，即可诊断	凡符合 A 类 A1+A2 再加上其他 A 类任何一项，或者 A 类 A1+A2 再加上 B 类中任何两项，即可诊断

2008 年 WHO PV 诊断标准
主要标准
1. 血红蛋白>185g/L(男性)、>165g/L(女性)或者其他血细胞比容增加的证据
2. 存在 JAK2V617F 突变或其他功能类似的突变例如 JAK2 外显子 12 突变
次要标准
1. 骨髓活检显示符合年龄的三系增生活跃
2. 血清 EPO 水平低于正常参考值
3. 体外 EEC 形成
符合 2 条主要标准+1 条次要标准或者主要标准 1+2 条次要标准即可诊断

八、鉴别诊断

PV 必须与继发性及相对性红细胞增多症鉴别。继发性红细胞增多症是由于长期慢性缺氧导致 EPO 升高，刺激骨髓红系过度反应所致。常见于右至左分流的先天性心脏病、慢性阻塞性肺病、氧亲和力过高或携氧能力减低的异常血红蛋白病。此外，肾积水、肾囊肿、肾肿瘤因压迫肾组织使得局部血流减少而刺激 EPO 生成过多，导致红细胞生成增多。

相对性红细胞增多症又称良性或假性红细胞增多症，是由于血浆容量减少所引起，并非真正的红细胞增多。部分患者红细胞增多为暂时性，如持续性呕吐、严重腹泻、大量出汗、大面积烧伤等造成的脱水或组织液减少。此时外周血红细胞呈一过性增多，后随原发病控制而恢复正常。另外有少数患者和吸烟、焦虑、肥胖等有关，去除诱因可恢复正常。但是其中少数患者也可并发血栓栓塞性并发症。

九、病程和预后

PV 发病比较隐匿，发展缓慢。未治疗的症状性 PV 患者自诊断起的中位生存期约为 6～18 个月，而经治疗的 PV 患者的中位生存期约为 10 年。经治疗的 PV 患者的总死亡率约为正常人群(年龄和性别相匹配的人群)的 1.6～1.7 倍。在一个多中心的前瞻性研究中，1638 例 PV 患者的年总死亡率约为 3.7 例/100 人。心血管事件、血液学转化以及实体瘤分别占死亡病因的 45%、13% 和 20%。一项 PVSG 研究入选了 400 余例 PV 患者，所有患者都接受了治疗。其中不同治疗的中位生存期是从 9.1～12.6 年不等。最常见的死亡原因是血栓形成(29%)、血液系统恶性肿瘤(23%)、非血液系统恶性肿瘤(16%)、出血(7%)和骨髓纤维化(3%)。

血栓事件是影响 PV 患者生存期的主要并发症。血栓事件的发生不仅与红细胞增多造成的血液黏度增加有关,部分还与血小板数目或质量的异常相关,白细胞增多也增加了血栓形成的机会。在两个患者年龄大于 65 岁的 PV 研究中,既往的血栓病史是现有血栓形成和心血管事件的最强预测因素。年龄也是重要的相关因素。在年龄<40 岁的患者中,每年的血栓发病率约为 1.8%,而年龄>70 岁的患者则高达 5.1%。

在另一项 459 例患者的研究中,多因素分析发现诊断时存在动脉血栓形成、年龄≥60 岁和白细胞数>15×10^9/L 都是预后不良因素。具有 0、1 或>1(2 或 3)个上述危险因素的患者的中位生存期分别为 23、14 和 9 年。另外,高血小板数以及心血管病危险因素(例如肥胖、高血压、高血脂、糖尿病和吸烟)等通常也被认为是 PV 患者血栓形成的高危因素。

PV 患者的另一大类死亡原因是血液学转化,即转化成骨髓纤维化(MF)和(或)转化为急性髓细胞白血病/骨髓异常增生综合征(AML/MDS)。在上述 1638 例 PV 患者的研究中,血液学转化率约为 1.3 例/100 人年。

在多中心研究中,发生 PV 后 MF 的唯一危险因素是疾病病程,病程>6 年和>10 年的相对危险分别是 5.7 和 15.2。在另一项研究中,唯一的危险因素是年龄≥60 岁。而在一项 647 例患者的意大利研究中,68 例(10%)发生 MF 的患者的中位生存期为 5.7 年,多因素分析发现诊断 MF 时的白细胞数目($>15\times10^9$/L)是发生 MF 的危险因素。

在两个研究中,年龄>70 岁和既往使用过非羟基脲的细胞毒药物是发生 AML/MDS 最为相关的危险因素。在另一项研究中,多因素分析发现只有白细胞增多是不良预后因素,其中各亚组的 AML/MDS 发生率如下:无细胞毒药物治疗(2.4%)、羟基脲(4%)、单药非羟基脲的细胞毒药物(12%)、两种或两种以上细胞毒药物(17%)。

十、治　　疗

在过去的 30 多年里,已经进行了多个临床试验,以便找出治疗 PV 的最佳方法。在 20 世纪 70 年代,PVSG 进行了他们的第一项前瞻性研究(PVSG01),将 431 例 PV 患者随机分组到单独放血治疗、^{32}P 联合放血或者苯丁酸氮芥联合放血。结果显示,接受单独放血治疗的患者(13.9 年)比接受其他两种治疗的患者(11.8 年和 8.9 年)有着更长的生存期。但是,接受单独放血治疗的患者在治疗开始后 2 年内有着更高的血栓发生率(23%),而其他两组的患者有着更高的白血病及其他恶性肿瘤的发生率,例如三组的 AML 发生率分别是 1.5%、10% 和 13%,胃肠道肿瘤和皮肤癌的发生率分别是 4%、9% 和 12%。而骨髓纤维化的发生率在三组中都近似约为 10%。

PVSG 随后进行了两个研究 PVSG05 和 PVSG08 研究,以解决 PVSG01 研究中出现的两个问题:一是降低单独放血治疗组的近期血栓发生率(单独放血治疗联合阿司匹林和双嘧达莫),二是降低细胞毒药物的第二肿瘤发生率(用致癌作用更弱的羟基脲替代苯丁酸氮芥或^{32}P)。在 PVSG05 研究中,首先通过放血将患者的 Hct 降低到 45% 以下,然后分别入选到大剂量阿司匹林(300mg,一日三次,口服)+双嘧达莫(225mg/d)+放血以及放血+^{32}P 组。由于前者(大剂量阿司匹林+双嘧达莫组)中的消化道大出血的发生率比后者高 8 倍,且两组间的血栓发生率相当,因此早期就终止了这个研究(中位随诊 1.2 年)。PVSG08 研究将 51 例接受羟基脲治疗的 PV 患者与历史对照进行了比较,中位随诊 8.6 年,发现羟基脲组有着更低的总死亡率(39%∶55%)、更少的骨髓纤维化(8%∶13%)以及更多的急性白血病(6%∶1.5%)。

1998 年发表了首个关于干扰素 α 治疗 PV 的研究结果。结果显示,每周剂量范围从 4.5~27 百万单位的干扰素 α(一般剂量都是 300 万单位/次,每周 3 次)可以控制约 76% PV 患者的红细胞数目。同样,干扰素 α 也可以有效地缩小脾脏大小以及缓解患者的瘙痒症状。但是,最多有 35% 的患者因为药物的副作用而终止了相应治疗,常见的副作用包括发热、乏力、恶心和呕吐。另一些有长期随诊的研究表明干扰素 α 在控制脾脏大小、血小板增多、瘙痒和血栓出血事件方面可能要优于放血或者放血联合羟基脲。另外,干扰素 α 没有致畸或者致癌的副作用,因此它可以安全地应用于妊娠、哺乳或者年轻患者。但是,目前仍然缺少大型随机对照研究的验证。

尽管如前所述大剂量阿司匹林增加了消化道大出血的机会,但是最近发表的一项多中心随机对照研究(ECLAP)证实了小剂量阿司匹林(100mg/d)在 PV 中的重要地位。研究入选了 518 例 PV 患者,随机分组成接受 100mg/d 阿司匹林或者接受安慰剂。两组在总死亡率、心血管死亡率或者大出血事件三个方面都没有显著性差异,但是阿司匹林组显著地降低了心血管死亡、非致死性心肌梗死、非致死性卒中、肺栓塞或者大血管血栓形成的联合风险(RR 0.40,95% CI 0.18~0.91)。这些结果表明小剂量阿司匹林可以减少 PV 患者的血栓并发症。

根据上述临床试验的结果，目前对 PV 治疗的推荐方案如下：

1. 放血仍是 PV 初始治疗的基石，目标 Hct 值为<45%。

2. 小剂量阿司匹林(100mg/d)，除非有禁忌证(血小板数>1500×10^9/L 禁用阿司匹林)。

3. 积极控制可逆的血栓形成危险因素，包括戒烟、控制血压、降血脂、减肥等。

4. 如果患者出现以下情况都应当考虑使用细胞毒药物：①不能耐受放血治疗(例如有心功能不全等)；②伴有血小板增多；③症状性或者进行性脾大。对于年龄<40 岁或者妊娠期都应当使用干扰素α，而>40 岁的可以考虑使用羟基脲。对于一般情况差且不能很好随诊的患者，可以考虑^{32}P。

（李剑　周道斌）

参考文献

1. Landolfi R, Marchioli R, Kutti J, et al. Efficacy and safety of low-dose aspirin in polycythemia vera. N Engl J Med, 2004, 350: 114-124
2. James C, Ugo V, Le Couedic JP, et al. A unique clonal JAK2 mutation leading to constitutive signaling causes polycythemia vera. Nature, 2005, 434: 1144-1148
3. Silver RT. Long-term effects of the treatment of polycythemia vera with recombinant interferon alpha. Cancer, 2006, 107: 451-458
4. Tefferi A, Thiele J, Orazi A, et al. Proposals and rationale for revision of the World Health Organization diagnostic criteria for polycythemia vera, essential thrombocythemia, and primary myelofibrosis: recommendations from an ad hoc international expert panel. Blood, 2007, 110: 1092-1097
5. Finazzi G, Barbui T. How I treat patients with polycythemia vera. Blood, 2007, 109: 5104-5111

第 89 章

原发性血小板增多症

原发性血小板增多症(ET)与真性红细胞增多症(PV)、原发性骨髓纤维化以及慢性髓细胞白血病(CML)均属于慢性骨髓增殖性疾病(CMPD),与后三者具有公认的临床和实验室诊断标准不同的是,ET是一种只有通过排除反应性血小板增多症以及排除其他CMPD后才能诊断的疾病。

一、发病机制

ET本质上是一种以巨核细胞增生为主的克隆性多能干细胞增殖性疾病。但是,最近利用DNA和RNA X染色体失活模式的研究发现很多被诊断为ET(30%~50%)的患者都具有包括巨核细胞造血在内的多克隆性造血。与多克隆组相比较,单克隆组有着更高的血栓发生率,而在发病年龄、血细胞计数、脾大等方面都没有显著性差异。因此,这就提出了一个问题:ET是否是一个异质性疾病以及关于ET的诊断标准或者诊断技术是否还需要进一步提高?

已经证实ET患者存在着多种与血小板及其他细胞系相关的异常。但是与PV中EPO水平下降相反的是,ET患者体内的促血小板生成素(TPO)水平是高的或者正常的。TPO水平升高可能与ET患者体内异常血小板或者巨核细胞的异常TPO受体(MPL)有关。在正常情况下,TPO与MPL受体结合以便刺激巨核细胞的生成和分化。推测在ET中,由于MPL受体表达的缺失或者减少使得TPO不能与之正常结合,从而导致血浆中游离TPO的增加。但是,在ET中并没有鉴定到MPL受体的DNA结构异常或者突变,并且其骨髓细胞的MPL mRNA增多,因此推测可能是其mRNA翻译异常或者翻译后事件造成MPL表达的异常。与巨核细胞的异常生长和增殖相关的另一个发现是ET患者的内源性巨核细胞集落形成并不依赖于TPO。

ET患者的血小板同样显示出了功能异常,主要表现在胶原、ADP或肾上腺素诱发的血小板聚集率的下降。ET的血小板也含有更少的α颗粒以及更少的致密体。还可以看到ET患者的血小板内vWF和纤维蛋白原的缺乏。而反应性血小板增多症患者有着正常的血小板聚集率。

最近有多个研究已经证实,与正常对照相比较,ET患者有着更高的多形核白细胞(PMN)活化。研究发现ET患者的PMN活化参数包括CD11b、白细胞碱性磷酸酶、细胞弹性蛋白酶以及髓过氧化物酶等都高于正常对照。另外,已经证实PMN活化水平与血浆凝集以及内皮标记物正相关,说明活化PMN在ET血栓事件中的重要作用。PMN通过释放细胞内颗粒内容物来诱发血栓事件。PMN也通过其活化细胞膜上CD11b表达的增加与血小板结合。与其他促血栓形成状态例如不稳定心绞痛、血液透析、心肌梗死或卒中等一样,ET有着更高水平的循环PMN-血小板聚集物。ET和PV中的循环PMN-血小板聚集物的水平要明显高于其他CMPD和正常对照。这些都说明活化PMN以及血小板在ET的血栓事件中的作用。

与CML不同的是,至今在ET中还没有鉴定出特异的或独特的细胞遗传学异常。但是,最近研究显示23%~57%的ET患者存在着JAK2V617F突变,该突变可以造成JAK2酪氨酸激酶的持续激活。其他ET常见的细胞遗传异常还包括8+、9+、17p-等。

二、流行病学

随着ET诊断标准和技术的进步,ET目前已经从以往被认为是最少见的CMPD变成了最常见的

CMPD。利用现有的WHO诊断标准,ET的年发病率约为1～2.5/10万,而CML的年发病率约为1～2/10万。发病率的增加可能与血细胞计数检查的广泛开展有关。理论上,ET的真实年发病率可能还要更高,因为很多ET患者可以长期没有症状而不被诊断。50%的ET患者是因为其他疾病行血细胞计数检查发现血小板数目异常而被确诊。

ET患者多为老年人(以50～60岁为主),偶尔有儿童病例,男女发病基本相当。ET患者的生存期与正常人相似。

三、临床表现

ET患者病程缓慢,多数患者长期无症状,本病的常见临床表现包括血栓形成和出血。与PV相比较,发热、盗汗、体重下降以及皮肤瘙痒等表现少见。

血栓形成和出血是ET常见的并发症,主要是血小板质量和数量异常造成的。确诊时血栓形成以及出血事件的发生率分别为9%～22%和3%～37%。在诊断后,中位随诊3～7年内,血栓形成和出血的发生率分别是7%～17%和8%～14%。在血栓事件中,动脉血栓形成是静脉血栓的3倍,主要包括卒中、短暂性脑缺血发作、肾动脉或静脉血栓形成、肢端缺血等。肢端缺血最初可以表现为雷诺现象,然后逐步进展为肢端坏疽等。有研究显示,女性ET患者接受雌激素替代治疗并不增加血栓形成的风险,但是口服避孕药可使静脉血栓形成的风险增加3倍,腹腔血栓形成风险增加5倍。出血往往也是ET的首发表现,出血以黏膜包括鼻腔、口腔、消化道等部位出血常见。ET患者的出血风险与血小板数目相关,血小板数目>1500×10^9/L显著增加出血机会。另外,获得性vWF病、抗血小板药物(特别是阿司匹林)也都增加出血机会。

体格检查中,约25%～48%的患者有轻到中度脾大,肝大和淋巴结肿大罕见。

四、实验室检查

1. 血象　血小板计数超过450×10^9/L,多数超过(600～1000)$\times10^9$/L,红细胞和白细胞计数一般正常,长期慢性失血者可以合并缺铁性贫血。血涂片可以见到血小板形态异常,包括巨大血小板、形态奇特的血小板、染色淡蓝的血小板以及颗粒减少的血小板等。

2. 血小板功能　血小板寿命正常,其功能可能下降,包括肾上腺素、ADP以及胶原诱导的血小板聚集异常,但是出血时间基本正常或者轻度延长。

3. 骨髓病理　显示骨髓增生活跃或明显活跃;巨核细胞数目明显增多,巨核细胞体积变大,多分叶核;原始和幼稚巨核细胞均增多,以后者为主,但是粒系和红系造血基本正常;未见胶原纤维或网织纤维。

4. JAK2突变　约50%的ET患者存在JAK2V617F突变,该突变的存在有助于区分MPD相关的血小板增多症以及反应性血小板增多症,但是该突变不足以区别ET、PV和MF等。JAK2V617F突变是否存在与ET的临床及实验室表现之间的相关性还不清楚。有研究显示,具有JAK2突变的ET患者有着更高的外周血白细胞计数和血红蛋白水平、更低的血小板计数,它们比不具有上述突变的ET更容易转化成PV;同样具有JAK2突变的ET患者有着更高的血栓发生率。

5. 细胞遗传学检查　细胞遗传学检查有助于排除其他的慢性髓细胞疾病,例如Ph染色阳性有助于诊断CML等。另外,约5%的ET患者中可以发现克隆性的细胞遗传学改变。

五、诊　断

在所有的CMPD中,ET是唯一一种经排除其他疾病后才能被确诊的疾病。因此,对于持续性血小板增多的患者,只有在除外其他反应性或者克隆性病因后才能被诊断为ET。在最初的PVSG诊断标准之后,2001年WHO提出了ET的诊断标准,其诊断的关键仍在于排除其他可能会造成血小板增高的克隆性疾病或反应性疾病。随着JAK2突变的发现以及其在CMPD中重要的诊断地位,2008年提出了WHO的修订诊断标准。与以往(2001)标准不同的是,确诊所需的血小板数目从600×10^9/L降低到450×10^9/L;另外在存在JAK2突变时可以不用排除反应性病因。见表89-1。

六、鉴别诊断

需要与ET相鉴别的疾病包括各种反应性血小板增多症、CML、PV、MF以及MDS等。

1. 反应性血小板增多症　多种内外科疾病都可造成反应性血小板增多症,包括急性出血、溶血性贫血、缺铁性贫血、转移癌、淋巴瘤、结缔组织病、炎性肠病、POEMS综合征、外伤、术后(特别是脾切除术后)、慢性感染、过敏、肾功能衰竭、药物反应等。对于未知病因的血小板增多症,如果伴有其他急性期蛋白增高(例如C反应蛋白、纤维蛋白原)或血沉增快时,应该考虑可能为炎症相关的反应性血小板增多症。

2. CML　细胞遗传学检查证实存在t(9;22)的Ph染色体,或者分子学检查发现存在*BCR-ABL*融合基因。这对于孤立性血小板增多症或者潜在骨髓

表 89-1　原发性血小板增多症的诊断标准

PVSG 诊断标准	WHO 诊断标准(2001 年)
1. 血小板数目>600×10^9/L 2. 骨髓涂片和活检提示巨核细胞增生活跃 3. 无 Ph 染色体 4. 无感染、炎症和其他反应性血小板增多症的病因 5. 血细胞比容或血红蛋白正常(<130g/L) 6. 骨髓铁染色阳性或者补铁 1 个月后血红蛋白增加≤10g/L	1. 持续性血小板数目>600×10^9/L 2. 骨髓活检提示巨核细胞增生伴有体积增大的、多分叶的成熟巨核细胞的增多 3. 同时排除以下可能 (1) 无 PV 的证据 (2) 无 CML 的证据 (3) 无 MF 的证据 (4) 无 MDS 的证据 (5) 无反应性血小板增多症的证据
符合上述所有标准方可诊断	符合上述所有标准方可诊断
2008 年 WHO PV 诊断标准	
1. 持续性血小板数目>450×10^9/L 2. 骨髓活检提示巨核细胞增生伴有体积增大的、多分叶的成熟巨核细胞的增多;无中性粒细胞核左移以及红系增多的表现 3. 不符合 PV、CML、MF 和 MDS 或其他髓细胞肿瘤的 WHO 诊断标准 4. 存在 JAK2V617F 突变或其他克隆性标记物;如果不存在上述突变,则要求除外其他反应性血小板增多症的病因 符合上述 4 条标准方可诊断为 ET	

纤维化的 CML 特别重要。

3. PV　伴有 JAK2 突变的血细胞比容增多,详见"真性红细胞增多症"章节。

4. MF　骨髓中存在网织蛋白以及外周血中出现幼稚白细胞、泪滴红细胞等是 MF 的典型表现,诊断详情见第 90 章。

5. MDS　MDS 是一组伴有各系病态造血的异质性疾病,虽然大多数 MDS 患者都表现为血小板减少,但是部分患者例如 5q-患者也可以出现血小板增多。

七、预后和并发症

ET 患者的寿命与正常人相当。与 PV 一样,血栓形成是 ET 患者的主要并发症,而出血较为少见。因为各个临床研究所入选的人群以及所用的血栓形成及出血的定义不同,血栓形成的发生率也所有不同,一般在 5%～10%之间,而出血发生率不足 1%。一些研究已经显示,年龄>60 岁以及既往血栓病史是 ET 患者发生血栓事件的高危因素。而血小板数>1500×10^9/L 是出血的高危因素。另外,还有研究显示,单克隆性 ET 比多克隆性 ET 有着更高的血栓发生率。

少数 ET 患者也可进展为骨髓纤维化或者 AML/MDS。在一项 195 例患者的研究中,10 年骨髓纤维化的发生率约为 8%。一项 2316 例患者的回顾性研究发现,未治疗 ET 患者的 AML/MDS 发病率约为 1%。另外,接受过多种细胞毒药物治疗的患者有着更高的 AML/MDS 发生率。

八、治　疗

尽管 ET 患者的寿命与正常人相当,但是考虑到 ET 相关的血栓形成和出血的并发症,我们仍然需要给予 ET 患者合适的治疗。

按照血栓形成的危险度,将 ET 患者分成低、中和高危组:

1. 高危组　既往血栓病史或者年龄>60 岁(任何一条)。

2. 中危组　无上述高危因素,年龄 40～60 岁。

3. 低危组　年龄<40 岁,无高危因素。

其中,如果血小板>1500×10^9/L 也被认为是出血的高危因素。依照上述的危险分层为 ET 患者选择不同的治疗策略。

1. 所有患者　都应该积极纠正可逆的心血管危险因素(包括吸烟、高血压、高血脂和肥胖等)。

2. 高危患者　小剂量阿司匹林(40～81mg/d)+羟基脲[初始剂量 15mg/(kg · d),依照血小板数目进行调整,目标血小板数目为(100～400)×10^9/L。需要监测血常规和肝功能;长期应用发生 AML/MDS 的机会 0～5%];对于血小板>1500×10^9/L 的患者,应该先使用羟基脲使得血小板降低到<1500×10^9/L 时,再考虑加用阿司匹林。

3. 中危患者　如果存在其他心血管危险因素,应该考虑羟基脲+小剂量阿司匹林;如果没有心血管危险因素,考虑小剂量阿司匹林。

4. 低危患者 小剂量阿司匹林。

5. 妊娠中的高危患者:用干扰素α替代羟基脲(300万IU),干扰素α和阿那格雷可以作为羟基脲后的二线治疗。

(李剑 周道斌)

参考文献

1. Research Council. Primary Thrombocythemia 1 Study: hydroxyurea compared with anagrelide in high-risk essential thrombocythemia. N Engl J Med,2005,353:33-45

2. Tefferi A,Thiele J,Orazi A,et al. Proposals and rationale for revision of the World Health Organization diagnostic criteria for polycythemia vera, essential thrombocythemia, and primary myelofibrosis: recommendations from an ad hoc international expert panel. Blood,2007,110:1092-1097

3. Jabbour E,Kantarjian H,Cortes J,et al. PEGIFN-alpha-2b therapy in BCR-ABL-negative myeloproliferative disorders: final result of a phase 2 study. Cancer,2007,110:2012-2018

4. Vannucchi AM, Antonioli E, Guglielmelli P, et al. Clinical correlates of JAK2V617F presence or allele burden in myeloproliferative neoplasms: a critical reappraisal. Leukemia,2008,1299-1307

5. Barosi G, Birgegard G, Finazzi G, et al. Response criteria for essential thrombocythemia and polycythemia vera: result of a European Leukemia Net consensus conference. Blood,2009,113:4829-4833

第 90 章

慢性特发性骨髓纤维化

慢性特发性骨髓纤维化(CIMF)又称原发性骨髓纤维化、骨髓纤维化伴髓样化生,它是一种以各系形态正常的全骨髓增生、骨髓纤维化以及脾大和各器官髓外造血为特征的克隆性造血干细胞疾病。

CIMF的发病基础在于克隆性造血干细胞异常造成了慢性骨髓增生以及不典型的巨核细胞增生。继发改变为克隆性扩增的巨核细胞所分泌的生长因子诱发非克隆性成纤维细胞增生,从而导致骨髓纤维化。骨髓纤维化是CIMF的标记性改变,也是造成严重贫血等骨髓造血功能不全的主要原因。除了骨髓纤维化和贫血外,CIMF患者还会出现巨脾、髓外造血和严重的全身症状。

一、病因和发病机制

CIMF的确切病因还不清楚。与其他慢性骨髓增殖性疾病一样,CIMF也被认为是多能造血祖细胞发生染色体突变后引起的病变。少数CIMF患者曾暴露于甲苯、苯、二氧化钍或电离辐射。日本原子弹爆炸辐射区的人群,CIMF的发生率是其他非辐射区人群的18倍。

约50%~60%的CIMF患者在确诊时都发现存在克隆性异常核型。但是,没有一种异常核型是CIMF的特有核型。常见的异常核型包括13q-、20q-、1q+、9p+、8+、12p-等。但是,骨髓内的成纤维细胞并不具有造血细胞内所发现的这些异常核型,说明骨髓纤维化并非是一种克隆性扩增,而是一种继发性改变。其继发于克隆性扩增的巨核细胞和其他造血细胞例如T和B细胞分泌的细胞因子。与PV的EEC一样,在少数CIMF患者中也可以发现红系集落和巨核细胞的自发性生长(不依赖于外源性细胞因子)。

与其他CMPD一样,约50% CIMF患者存在JAK2突变,突变造成JAK2/STAT5途径的持续激活以及巨核细胞过度表达其下游的FKBP51蛋白,这可能是CIMF的重要发病机制。但是,在其他约50%无JAK2突变的CIMF中,可能存在着其他模式的JAK/STAT突变。促血小板生成素受体(MPL)也能够激活CIMF患者的JAK/STAT信号传导途径。约5%的CIMF和1%的ET患者存在MPL突变W515L和W515K,而在PV患者中还没有发现存在上述突变,这表明JAK2突变更倾向于红系生存,而MPL突变倾向于巨核细胞。

源自成纤维细胞的过量胶原的异常沉积是形成骨髓纤维化的基础,其中Ⅲ型、Ⅳ型和Ⅰ型胶原是CIMF中的主要胶原类型。在CIMF中,生成胶原的成纤维细胞在形态和功能上都与正常的成纤维细胞相似,并且是多克隆的。其受到邻近巨核细胞分泌的生长因子的刺激而分泌过量的胶原。这些都说明CIMF中的骨髓纤维化是一种反应性改变。涉及骨髓纤维化发生的细胞因子包括转化生长因子(TGF)-β、血小板衍生生长因子(PDGF)、上皮生长因子(EGF)、碱性成纤维生长因子(bFGF)、血管内皮生长因子(VEGF)、调钙素、基质金属蛋白酶-9等。其中TGF-β是最重要的细胞因子。TGF-β主要是由单核细胞-吞噬细胞系统、内皮细胞以及巨核细胞合成并分泌的糖蛋白,其能够增强细胞外基质蛋白包括Ⅲ型和Ⅰ型胶原的生成和分泌。CIMF患者有着较高浓度的循环TGF-β水平。另外,体外实验也证实抗TGF-β抗体能够减少克隆性巨核细胞分泌TGF-β。另外,TPO也在骨髓纤维化发生中起到了重要作用。经高剂量PEG-TPO注射过的小鼠以及经TPO转染的小鼠都出现了显著的骨髓纤维化。

虽然髓外造血是CIMF的主要特征之一,但是髓外造血的机制仍不清楚。造血组织的分布与胎儿期相似。在小鼠骨髓纤维化模型以及转移癌相关的骨髓纤维化中，都发现了骨髓前体细胞被异常地释放到了受损的骨髓窦内，随后进入全身循环。这些骨髓前体细胞可以造成 CIMF 的髓外造血。同时，进入到循环中的 $CD34^+$细胞数目也在其中发挥着作用。在软组织、体腔、浆膜表面、中枢神经系统、皮肤等部位都可以见到髓外造血灶，它们在形态和影像学上可以类似于这些部位的肿瘤性病变，同时可能引起阻塞症状（特别是在中枢神经系统内）。这些髓外造血灶在脾切除术后可以显著变大，可能是由于脾脏滤过功能的缺失造成的。在部分 CIMF 患者中，造血只出现在这些髓外部位，但是髓外造血的效率极为有限，因此造成了全血细胞减少。

两项研究都已经显示 CIMF 患者的骨髓微血管密度（MVD）是增高的。在一项研究中，与对照、PV 以及 ET 患者相比较，CIMF 患者的 MVD 明显增高。这种现象与骨髓纤维化一样被认为是巨核细胞分泌的一些生长因子（例如 PDGF、TGF-β、bFGF）诱导的结果。增加的 MVD 水平与脾脏大小相关，并且有着更短的生存期。

二、流行病学

CIMF 的发病率估计为 0.3 ~ 1.5 例/10 万人年。多见于中老年人，中位发病年龄约为 70 岁。男女发病相当。尽管 CIMF 的发病机制还不清楚，但是骨髓纤维化可以继发于其他血液系统疾病或者非血液系统疾病。例如，25% ~ 50% 的 PV 患者、2% ~3% 的 ET 患者都会发生骨髓纤维化。继发性骨髓纤维化远比 CIMF 多见，因此在诊断 CIMF 之前排除这些继发性因素就显得极为重要。

三、临床表现

约 30% 的患者在确诊时无任何症状，主要是因为查体或者偶然发现血象异常或脾大而就诊。常见的症状包括高代谢状态（发热、盗汗和体重下降）、肝脾大相关症状（例如腹胀、食欲不振、腹痛等）、血象异常相关症状（例如乏力、呼吸困难，瘀斑、瘀点等出血表现）。痛风和肾结石也不少见。

脾大是 CIMF 最突出的体征，常常表现为脐下或者跨过中线的巨脾。当出现脾梗死或者脾周炎症时也可出现左上腹痛。50% 的患者可以出现肝大，部分患者可以出现门静脉高压，表现为腹水、上消化道出血以及肝性脑病等。门静脉血栓形成也是 CIMF 的一种常见并发症，可以是 CIMF 的首发表现。

几乎所有器官都可以出现髓外造血灶，局部器官受累可以表现为脾大、肝大、淋巴结肿大、多浆膜腔积液或者血尿、咯血或呼吸困难等。中枢神经系统受累可以表现为颅内压增高、意识不清、运动和（或）感觉异常等。皮肤受累比较罕见，可以表现为结节红斑、皮下结节、溃疡或红斑等。

四、实验室检查

1. 血象

（1）贫血：约 30% ~50% 的 CIMF 患者在确诊时即有轻度或中度正细胞正色素性贫血。CIMF 患者出现贫血的原因是多方面的，包括骨髓造血减少、髓外无效造血、出血、自身免疫性溶血、脾亢或稀释性贫血等。外周血涂片中可以见到成熟红细胞大小不等，有畸形，可见泪滴状、椭圆形、靶形或多嗜性红细胞。

（2）白细胞异常：白细胞数目大小不等，约 10% ~20% 的患者在确诊时有高白细胞（$>30\times10^9$/L）。不到 10% 的患者有白细胞减少。外周血涂片中可以见到原始粒细胞（一般不会超过 5%）和各阶段幼稚粒细胞（包括中幼和晚幼粒细胞）。部分患者还可以出现外周血嗜酸性粒细胞和嗜碱性粒细胞增多。

（3）血小板异常：早期血小板数目会增多，个别可高达 1000×10^9/L。但是随着病情进展，多数都会出现血小板减少。外周血涂片发现血小板大而畸形，甚至可以发现巨核细胞，部分患者的血小板还有功能缺陷。

2. 生化检查　CIMF 患者可以出现多种非特异性的血液生化异常，包括血清碱性磷酸酶、尿酸、乳酸脱氢酶和维生素 B_{12} 水平增高。粒细胞碱性磷酸酶积分增高。

3. 骨髓涂片　骨髓“干抽”是 CIMF 骨髓检查的典型特征之一。成功的骨髓涂片并不是确诊 CIMF 的依据。骨髓涂片的主要发现包括巨核细胞增生和粒细胞增生。巨核细胞的形态往往是正常的。

4. 骨髓活检　骨髓活检是确诊 CIMF 的必备检查。绝大多数 CIMF 患者都会出现不同程度的骨髓纤维化，纤维化往往是广泛的、弥漫性的。通过银染色（网织纤维）或者三色染色（胶原纤维）可以更清楚地显示出纤维化。骨髓纤维化还往往伴有骨髓窦扩张、血管内造血、巨核细胞增生以及骨小梁增厚变形等。

5. 骨髓 MRI 显像　骨骼的 MRI 信号主要来自骨髓内的脂肪和水，而骨骼本身或者其细胞成分不会形成或者只能形成很弱的信号。因此，MRI 可以显示出脂肪骨髓（致密的或者明亮的信号）向细胞和（或）纤维骨髓（显著的低强度信号）的转化。但是，MRI 是否可以取代骨髓活检用于疾病分期或预后评价还不清楚。

6. JAK2 基因突变　约 43% ~63% 的 CIMF 患者都存在着 JAK2V617F 基因突变。

7. 外周血 $CD34^+$ 细胞计数　外周血 $CD34^+$ 细胞计数有助于 Ph 阴性 CMPD 的诊断和鉴别诊断。一般而言，正常人的骨髓 $CD34^+$ 细胞约为 1% ~3%，而外周血中不超过 0.05%。有研究显示，CIMF 患者的外周血 $CD34^+$ 细胞数目（$91.6\times10^6/L$）是健康人群（$0.25\times10^6/L$）的 360 倍以及其他 MPD 患者［$(5\sim6)\times10^6/L$］的 18 ~30 倍。按照外周血 $CD34^+$ 细胞是否大于 $15\times10^6/L$ 可以有效地区分出 CIMF 与其他 Ph 阴性的 CMPD。另外，更高的外周血 $CD34^+$ 细胞数目可能预示着患者更容易出现急性白血病转化。但是，并非所有 CIMF 患者的外周血 $CD34^+$ 细胞数都高，约 10% ~20% 的 CIMF 患者的外周血 $CD34^+$ 细胞数目正常。

五、诊断和鉴别诊断

CIMF 患者常常因为一些非特异性症状、原因不明的肝脾肿大以及血象异常（贫血、白细胞增高或者血小板降低或增高）而就诊。外周血涂片能够作为最初的诊断线索，特征性的改变包括泪滴样红细胞、有核红细胞以及幼稚粒细胞等。但是，转移癌或者感染性肉芽肿的骨髓侵犯也会出现类似的血象改变，因此一定要骨髓活检证实存在骨髓纤维化以及不存在这些恶性细胞。

在确诊 CIMF 之前必须要除外其他会引起骨髓纤维化的病因，要注意与以下疾病的鉴别诊断：

1. CML　经细胞遗传学检测（传统核型分析或者 FISH 检测）证实存在 Ph 染色体或者经分子生物学检测发现 *BCR-ABL* 融合基因可确诊 CML。

2. MDS　骨髓中存在伴有骨髓高增生或低增生的病态造血有助于 MDS 的诊断，特别是在没有明显脾大时。

3. Ph 阴性的 CMPD　Ph 阴性的 CMPD 包括 CIMF、PV 和 ET。在这三种疾病中，通过血细胞比容增加可以比较容易地识别出 PV。而 CIMF 和 ET 之间的鉴别诊断主要取决于骨髓纤维化和脾大的程度以及外周血中是否存在幼稚的粒/红细胞。

4. 急性骨髓纤维化　急性骨髓纤维化是一种以严重骨髓纤维化、发热、全血细胞减少、泪滴样红细胞以及外周血中出现幼稚粒/红细胞为特征的临床综合征。但是，与 CIMF 不同的是，急性骨髓纤维化的脾脏不大或者轻微肿大，骨髓有时候可以表现为原始巨核细胞数目增多，提示为急性髓细胞白血病 M7 型。

5. 继发性骨髓纤维化　常常可以并发继发性骨髓纤维化的血液系统疾病包括 PV 和 ET。诊断 PV 或 ET 后骨髓纤维化的标准包括以下几项。主要标准：①既往有 PV 或 ET 病史（按照 WHO 诊断标准）；②存在骨髓纤维化。次要标准：①进行性贫血或者不再需要放血治疗；②外周血出现原始粒/红细胞；③脾进行性肿大；④出现全身症状（包括体重下降、盗汗、不明原因发热）；⑤血清乳酸脱氢酶水平增高（仅限于 ET 后 MF）。满足 2 条主要标准以及至少 2 条次要标准才能诊断为 PV 或 ET 后骨髓纤维化。

6. 其他可以并发继发性骨髓纤维化的血液系统疾病还包括毛细胞白血病、淋巴瘤、骨髓瘤。非血液系统疾病包括自身免疫病，例如系统性红斑狼疮、硬皮病、混合型结缔组织病、多发性肌炎和原发性肺动脉高压等，骨髓转移癌，和维生素 D 缺乏相关的甲旁亢。

尽管 WHO 和意大利血液病学会都提出过 CIMF 的诊断标准，但是目前还是缺少被广泛公认的 CIMF 诊断标准。我国的诊断标准包括：①脾脏明显肿大；②外周血出现幼稚粒细胞和（或）有核红细胞，有数量不等的泪滴状红细胞，病程中可有红细胞、白细胞及血小板的增多或减少；③骨髓穿刺多次“干抽”或呈“增生低下”；④脾、肝、淋巴结病理检查示有髓外造血灶；⑤骨髓活检病理切片显示纤维组织明显增生。满足第⑤条加上其他任何 2 条标准，并能排除继发性骨髓纤维化及急性 MF 者即可诊断为 CIMF。

最近 WHO 提出了 2008 年 CIMF 诊断标准。主要标准：①存在巨核细胞增生和异型性，伴有网织纤维和（或）胶原纤维的骨髓纤维化；②不符合 PV、CML、MDS 或其他髓细胞肿瘤的 WHO 标准；③存在 JAK2V617F 突变或其他克隆性标记例如 MPL W515K/L 突变，或者如果没有上述克隆性标记，则要没有会引起继发性骨髓纤维化的炎性疾病或者肿瘤性疾病的证据。次要标准：①外周血出现幼稚粒细胞/红细胞增多；②血清乳酸脱氢酶水平增高；③贫血；④可触及的脾大。满足所有 3 条主要标准以及其中至少 2 条次要标准即可诊断为 CIMF。

六、预　后

CIMF 患者从确诊起的中位生存期约为 3.5 ~5.5 年（1 ~15 年）。主要的死亡原因是感染、出血、心力衰竭、血栓形成、急性白血病转化以及脾切除术后并发症。肾功能衰竭或者肝功能衰竭相关的死亡也有报道。

在开始的 10 年内急性白血病转化的发生率约

为5%～30%。一项最近的研究显示急性白血病转化是致命性的，中位生存期约为2.8个月。在绝大多数患者中，白血病转化都是转化成急性髓细胞白血病，其中M7型是最常见的白血病转化类型。

CIMF的预后因素包括贫血、年龄、外周血白细胞数和外周血原始细胞数目等。其中，贫血程度被公认为是最为重要的CIMF预后因素，血红蛋白<100g/L患者有着更差的预后。另外，年龄越大预后越差。外周血白细胞数目的预后价值还有争论，有研究显示白细胞数目增高与预后不良有关，另有研究显示白细胞数目减少与预后不良相关。外周血$CD34^+$细胞数目增高是CIMF患者白血病转化的预测因素。另外，染色体核型与预后之间的相关性还不肯定。

现在已经提出了一些预后模型来评价CIMF患者的预后。基于两个参数：①血红蛋白<100g/L和②白细胞>30×10^9/L或者<4×10^9/L的Lille积分系统是最简单的预后模型。低危（0个预后因素）、中危（1个）或高危（2个）患者的总生存期分别是93、26和13个月。该积分系统由于简单、实用而受到了广泛的应用。对于年龄<55岁的CIMF患者，Cervantes等提出了另一个预后模型，用于评估有移植可能的年轻患者是否需要接受异基因移植治疗。该模型利用以下3个参数：①血红蛋白<100g/L；②存在全身症状（包括发热、盗汗和体重下降）；③外周血原始粒细胞>1%。没有或有1个危险因素的低危患者的中位生存期约为15年，而有2个或3个危险因素的高危患者的中位生存期约为3年。

七、治　　疗

目前除了异基因造血干细胞移植是唯一可能治愈CIMF的方法以外，其他药物或方法例如雄激素、羟基脲、脾切除或者放疗等都只是姑息性治疗，只能改善患者的症状。

1. 异基因造血干细胞移植（Allo-SCT）　虽然Allo-SCT是目前能够治愈CIMF的唯一方法，但是由于供体的来源、患者年龄的限制以及移植后并发症（例如GVHD和感染等），使得只有很少数的CIMF患者（年龄小于50岁的CIMF不到20%）有机会接受Allo-SCT。在一组55例行Allo-SCT的CIMF患者中，5年总生存率为47%，40%患者获得了完全的血液组织学缓解（即完全血液学缓解+骨髓纤维化完全消失）。如上述Lille预后模型定义的低危、中危和高危患者的5年生存率分别为83%、43%和31%。因此，对于年轻CIMF患者（<55岁），按照Cervantes预后模型分组为高危的患者（即有2个或3个预后不良因素）应当接受Allo-SCT，而低危组是否应当接受Allo-SCT还不清楚，不过多数人认为对于低危组中具有1个危险因素的患者也应当接受Allo-SCT。

减低预处理强度的异基因造血干细胞移植（RIC-Allo-SCT）由于其低的移植相关死亡率以及有效的移植物抗纤维化效应，目前也有被应用于治疗CIMF的报道。在一项21例患者的研究中，100天和1年的治疗相关死亡率分别为0%和16%。75%的患者获得了完全的血液组织学缓解，预计3年总生存率为84%。1例具有JAK2V617F突变的CIMF患者在接受了RIC-Allo-SCT后获得了完全的分子学缓解。

2. 雄激素　对于不适合接受Allo-SCT治疗的CIMF患者应当接受姑息性治疗。雄激素单药或者联合泼尼松治疗CIMF的有效率约为30%～60%，主要能够改善CIMF患者的贫血。患者对于不同种类的雄激素可能有不同的应答。另外，在男性患者接受雄激素治疗之前应当常规接受前列腺癌的筛查。

3. 羟基脲　由于羟基脲能够成功地治疗其他CMPD（例如PV和ET），因此羟基脲也被用于治疗CIMF。羟基脲可以用于缩小脾脏大小以及降低部分CIMF患者的白细胞增多和血小板增多。另外，还有研究显示羟基脲可以减轻CIMF患者的骨髓纤维化程度。还有研究显示羟基脲的有效率可能与是否存在JAK2V617F突变有关，在69例CIMF患者中，有JAK2V617F突变患者的有效率为48%，而没有突变的患者的有效率只有8%。

4. 脾切除　脾大是CIMF患者的常见表现，尽管脾切除可以改善患者的脾大相关症状以及脾亢表现，但是脾切除术对于CIMF患者有着较高的手术相关死亡率以及严重的短期和长期并发症。一项研究显示脾切除术的手术死亡率约为5%～10%，而在术后3个月死亡率增加到了26%。脾切除术的主要并发症包括腹腔出血、膈下感染、术后血小板增高相关的血栓事件（例如卒中、肺栓塞和门静脉血栓形成）。另外，脾切除术后还会加重肝脏髓外造血，造成肝脏急剧增大和肝功能恶化。因此，应当严格地挑选患者进行脾切除术，手术适应证应当限定于有以下表现的CIMF患者：症状性脾大（反复发作的脾梗死、脾破裂）、输血依赖性贫血和其他难治性血细胞减少症、重度门静脉高压。

5. 放疗　脾区放疗可以有效和短暂地缩小脾脏大小以及缓解相关症状。在一项23例患者的研究中，94%的患者获得了脾脏缩小和一定程度的症状缓解，但是中位缓解期只有6个月。32%的患者出现严重的血细胞减少。10%的患者出现了致死性感染或出血。另外，放疗还可以极为有效地治疗其他部位（例如脊髓、腹腔、胸腔和肝脏、肺部）有症状的髓外造血灶。

6. 沙利度胺　单药沙利度胺治疗 CIMF 的有效率约为 20% ~40%，包括消除全身症状、缩小脾脏、改善贫血、改善白细胞和血小板数目等。但是，多数患者不能耐受大剂量沙利度胺（≥400mg/d）的副作用，例如周围神经病变、便秘、乏力和粒细胞减少。为了提高患者对沙利度胺的耐受性，一项研究采用小剂量沙利度胺（50mg/d）和泼尼松[起始剂量 0.5mg/(kg·d)，逐渐减量，总疗程 3 个月]治疗 CIMF，60% 的患者出现贫血改善，30% 的患者出现血小板数目增加，另外 20% 的患者脾脏缩小 50% 以上。

7. 雷利度胺　多个临床Ⅱ期研究已经评价了雷利度胺单药或者联合泼尼松治疗 CIMF 的疗效。在一项研究中，关于贫血、脾大和血小板减少症的总有效率分别是 22%、33% 和 50%。31% 和 19% 的患者出现了 3 或 4 级的血小板减少症和粒细胞减少症。

8. 其他方法　尽管还缺乏足够多的证据，重组人促红细胞生成素（EPO）已经被用于改善 CIMF 患者的贫血，其对于不需要输血支持的轻度贫血以及低血清 EPO 水平的 CIMF 患者疗效较好。另外，也有用环孢素治疗泼尼松治疗无效的 CIMF 的报道。酪氨酸激酶抑制剂伊马替尼（格列卫）对 CIMF 患者无效。

（李剑　周道斌）

参考文献

1. Tefferi A, Barosi G, Mesa RA, et al. International-Working Group (IWG) consensus criteria for treatment response in myelofibrosis with myeloid metaplasia, for the IWG for Myelofibrosis Research and Treatment (IWG-MRT). Blood, 2006, 108: 1497-1503
2. Tefferi A, Thiele J, Orazi A, et al. Proposals and rationale for revision of the World Health Organization diagnostic criteria for polycythemia vera, essential thrombocythemia, and primary myelofibrosis: recommendations from an ad hoc international expert panel. Blood, 2007, 110: 1092-1097
3. Cervantes F, Dupriez B, Pereira A, et al. New prognostic scoring system for primary myelofibrosis based on a study of the International Working Group for Myelofibrosis Research and Treatment. Blood, 2009, 113: 2895-2901

作者声明

血液学及其相关学科发展日新月异，虽然本书在编写过程中力求反映有关的最新资料，但也仅代表编者对各个问题的认识和理解，特别是本书述及的各种治疗方法、治疗方案和药物剂量，都是按一般情况提出，仅供参考。具体应用时，必须结合患者状况、治疗设备条件、支持治疗条件、施治医生个人经验等作必要的变通和调整，以保证取得安全的最佳治疗效果。

HEMATOLOGY

血液病学

第 2 版

下册

主　　编　张之南　郝玉书　赵永强　王建祥

副 主 编　张凤奎　沈　悌　肖志坚　周道斌　韩明哲

编委秘书　李　剑　林　冬　魏　辉

人民卫生出版社

图书在版编目（CIP）数据

血液病学（上、下册）／张之南等主编．—2版．—北京：人民卫生出版社，2011．9
ISBN 978－7－117－14335－6

Ⅰ．①血…　Ⅱ．①张…　Ⅲ．①血液病
Ⅳ．①R552

中国版本图书馆CIP数据核字（2011）第103796号

人卫社官网	www.pmph.com	出版物查询，在线购书
人卫医学网	www.ipmph.com	医学考试辅导，医学数据库服务，医学教育资源，大众健康资讯

血 液 病 学

第2版

上、下册

主　　编：张之南　郝玉书　赵永强　王建祥
出版发行：人民卫生出版社（中继线 010-59780011）
地　　址：北京市朝阳区潘家园南里19号
邮　　编：100021
E - mail：pmph @ pmph.com
购书热线：010-59787592　010-59787584　010-65264830
印　　刷：人卫印务（北京）有限公司
经　　销：新华书店
开　　本：787×1092　1/16　**总印张：**106　**总插页：**8
总 字 数：3522千字
版　　次：2003年10月第1版　2022年12月第2版第13次印刷
标准书号：ISBN 978-7-117-14335-6/R·14336
定价（上、下册）：290.00元
打击盗版举报电话：010-59787491　E-mail：WQ @ pmph.com
（凡属印装质量问题请与本社市场营销中心联系退换）

目　录

上　册

第一篇　基础与理论

第二篇 红细胞系统

第三篇　白细胞系统

第四篇 血液系统肿瘤性疾病

下　册

第四篇　血液系统肿瘤性疾病(续)

第五篇 止血与血栓

第六篇　其他科疾病与血液学异常

第七篇 输血与造血干细胞移植

第八篇 血液病的辅助治疗

第 91 章

淋巴器官和免疫细胞形态学

淋巴细胞为一群具有不同免疫功能的细胞，在细胞起源、生命周期、淋巴器官内的定居区域、表面结构和功能等诸多方面差异很大。虽然可以从一些形态结构，如细胞大小、颗粒和核质比例来区别淋巴细胞群，但是这些指标不能证明它们的起源和功能。临床实验室中应用最有效的方法是根据细胞膜上的表面标记。淋巴器官分为中央和外周淋巴器官。人类的中央淋巴器官是骨髓和胸腺，外周淋巴器官为脾脏、淋巴结、潘氏斑和瓦尔代尔环（扁桃体和咽扁桃体）。淋巴细胞分化可以分为两个基本阶段：抗原非依赖期和抗原依赖期。中央淋巴器官的发育早于外周淋巴器官，淋巴器官给未成熟的前体细胞分化为抗原非依赖期淋巴细胞提供了合适的微环境。具有免疫活性的淋巴细胞有一种归巢现象，会回到外周淋巴器官的一些特殊区域。淋巴细胞的循环和归巢不是随机的，是细胞发育过程中具有靶向性的行为。归巢进入外周特异淋巴器官是在发育中就确定了的，当淋巴细胞被抗原刺激后，以这种经历去再循环。抗原特异性淋巴细胞被引向特异性的组织，免疫反应可更有效。

一、中央淋巴器官

免疫系统的器官分为中央和外周淋巴器官。这种分类方式虽然多少有些武断，但为淋巴细胞分化为抗原非依赖期和抗原依赖期的两个基本阶段，提供了解剖学基础。中央淋巴器官的发育早于外周淋巴器官，并为抗原非依赖期淋巴细胞从未成熟的前体细胞开始分化提供了合适的微环境。具有免疫活性的淋巴细胞在前体淋巴细胞分化的末期，从中央淋巴器官释放出来，并归巢，回到外周淋巴器官的一些特殊区域。外周淋巴器官给攻击性抗原特异性淋巴细胞提供一个良好的微环境，引导淋巴细胞的终末分化，还负责将完全分化的效应细胞或其产物输出到体内其他部位。

（一）胸腺

胸腺是位于上纵隔内的淋巴上皮器官，由两个胸腺叶组成，胸腺叶中有许多小叶。胸腺表面覆盖一层纤维膜，纤维膜上伸出许多纤维小梁，将胸腺实质分为一个个小叶。小叶有两个明显不同的组织学区域，包括外周区，又称为皮质，皮质可分为外层皮质和内层皮质。还有中央区，也称为髓质。在苏木素染色的切片中，皮质由于聚集了大量的淋巴细胞（80% ~85%）而呈现深蓝或紫色。而髓质因为含有大量的内皮细胞，为嗜酸性。这些解剖学分区显示功能不同的微环境，不同分化阶段的淋巴细胞需要不同的微环境。外层皮质内主要成分是处于有丝分裂期的活化的原始细胞，内层皮质主要是未分化的小淋巴细胞，而髓质中主要是中等大小的淋巴细胞。

人类胸腺从第三对腮弓发育而来，在胚胎长10mm 时是一种尾部逐渐延长的圆柱形结构。在35mm 阶段，最靠近纵隔的部分由咽部分开，在纵隔内成为一个游离的器官。虽然有证据表明来自三咽弓的内胚层和来自三对咽裂外胚层共同构成胸腺内皮成分，但每一层的具体比例至今仍有争论。胸腺原基起初是空腔（颈部囊泡），小鼠在孕 13 天空腔就出现了，而上皮原基已经出现固化。免疫缺乏病退化的胸腺可见到小管及小泡结构，这种结构为内胚层来源，在正常胸腺中引起个体发育的早期阶段出现，从髓质中的骨质导管上皮分化而来。第二种上皮成分来源于外胚层的皮质上皮网。裸鼠作为免疫缺乏的模型，胸腺最典型的是多囊结构，造成正常的 T 细胞不能分化。这些动物的胸腺由于缺乏外胚层的参与，间质会异常增生，只剩下内胚层的成分。

裸鼠已经确认了一个突变基因，编码一个转录因子(Whn)。这个基因在皮肤及胸腺内表达，因此外胚层的成分无论是解剖上还是功能上都很重要。

正常发育的管状上皮结构两边有一部分下降至前上纵隔，在那里融合为成熟器官的两叶。这个阶段的胸腺呈三角形，底部位于心室上，顶点指向颈部。神经鞘的间充质细胞包围上皮基膜形成一个细小的囊，结缔组织穿透实质将其分为小叶。间充质细胞对于淋巴细胞的分化十分重要，提供细胞外基质产物，如透明质、胶原和纤维结合素，还分泌一些细胞因子。促进胸腺细胞生成。胸腺的完全分化和解剖结构分化依赖于上皮和间质成分的相互作用。未分化的上皮细胞较大，染色质松散，胞质间隙窄，张力细丝稀少。当细胞成熟时，胞质量减少，形成长树突状。在小鼠14天时，张力细丝和桥粒发育，使得相邻细胞紧密连接，形成上皮网状结构，其间隙内就是T淋巴细胞分化的场所。在小鼠11～13天时，胞质嗜碱性原始细胞挤走了上皮细胞，淋巴细胞开始生成。

以往认为成年后胸腺会萎缩，失去功能，近年发现胸腺并非"退化的器官"，而可持续地产生初始的(naive)细胞输送到外周，调节机体的细胞免疫状态。T细胞的表面抗原受体(TCR)基因表达为占绝大多数的TCRαβ和占一小部分的TCRγδ。在形成TCRαβ细胞过程中，由于TCRδ基因位于TCRα基因座的V区和J区之间，故删除TCRδ基因是TCRα基因重排的首要步骤。删除的TCRδ基因为环形，称为T细胞受体删除DNA环(TCR-rearrangement excision circles，TRECs)，是T细胞的特异性标志。通过检测TREC水平，可了解胸腺淋巴细胞新近的输出功能。笔者在2008年北京奥运会期间空气质量改善变化较大的时期，选取一批青年志愿者，研究环境变化对胸腺输出功能影响。发现胸腺输出有性别差异，女性TREC平均水平高于男性。成年后不但胸腺有淋巴细胞输出，而且伴随环境因素TREC水平有明显变化。

(二) 骨髓

骨髓是人类主要的造血器官，负责保证各种血细胞的分化和发育。但是一些血细胞，像T淋巴细胞和单核细胞，成熟位置就在骨髓外。骨髓可以分为两种组织学成分：血管外成分，即造血细胞所在的位置；血管成分，由许多静脉血窦组成。这些血管从营养动脉和骨膜的毛细血管网中获得血液。骨髓中的髓窦可以快速充盈，然后进入一个更大的开放的髓窦，最后由同一孔道回到营养动脉中去。髓窦的壁由一层内皮细胞、一层基底膜和一层外膜构成。内皮细胞呈扁平状，末端逐渐变细，具有正常细胞的细胞器。胞质含有溶酶体，因此胞内可以消化。外膜细胞表面具有广阔的薄板样结构，形成一种网状结构，其间隙内就是造血细胞。体内血容量和外膜细胞的排列影响造血环境的大小。外膜细胞可因脂肪含量增加而肿胀，随着年龄的增长，骨髓组织的外观由红色变为黄色。在造血要求增加时，体积硕大的外膜细胞缩小，以增大造血空间。外膜细胞与脾索内的网状细胞相似，因此又被称为外膜网状细胞。

骨髓造血细胞排列有自己的位置。巨核细胞紧挨着外膜细胞，可直接通过髓窦壁上的间隙把血小板分泌到血液中去。红细胞在近髓窦处产生，形成原始红细胞岛。粒细胞产生于髓窦壁远端，细胞群散在分布，偶尔有成簇分布。应用^{3}H胸腺嘧啶标记细胞发现，新生淋巴细胞产生于骨髓周边并以向心旋转的方式向中心靠拢。给小鼠注射标记细胞1小时后，在骨髓周边可见大量的标记细胞和代表高度DNA合成的含有大量颗粒的细胞。随后在骨髓的所有区域内都可见标记的细胞，在髓窦中标记淋巴细胞的数量介于整个骨髓和末梢血数量之间，提示新生成的淋巴细胞可以被释放到血液中。在髓窦壁可见单个或少量的淋巴细胞，其中一些还可以从髓窦壁中穿过。在血管外的B淋巴细胞膜表面有免疫球蛋白，B淋巴细胞除了在它们被释放到血循环之前的一个短暂时期内，一般情况下并不在骨髓储存，正常骨髓内不能见到组织学上的淋巴滤泡。成熟B细胞通过窦腔进入血液的机制尚不完全清楚。正常情况下非成熟细胞不会被释放到血液，血管外细胞通过髓窦是有选择性的。窦壁上没有观察到有永久的孔洞，通常认为这种通道在细胞之间。但是有人在内皮细胞上发现了孔道，可能是淋巴细胞进入窦室的通路。

骨髓和脾脏的红髓具有类似的髓窦和外膜网状细胞组成的网状结构。不同之处在于骨髓循环是封闭的，而脾红髓的循环有部分开放，并且在动脉和静脉间没有连续的内皮细胞相连。

二、外周淋巴器官

(一) 淋巴结

淋巴结(lymph nodes，LN)为卵圆形，大小数毫米或超过1cm不等。在腹膜后腔，纵隔以及沿血管广泛分布。淋巴结被纤维样被膜所包绕，被膜伸出小梁穿过实质形成一个纤维状支撑网。血管通过淋巴结的脐部进出淋巴结。从组织学上可以将淋巴结分为2个区域：外周皮质区和中央髓质区。皮质区又可分为表皮皮质区，位于被膜下，深层皮质区或称为副皮质区，位于接近淋巴结中心的区域。淋巴结的组成成分为网状组织和细胞成分(图91-1)。

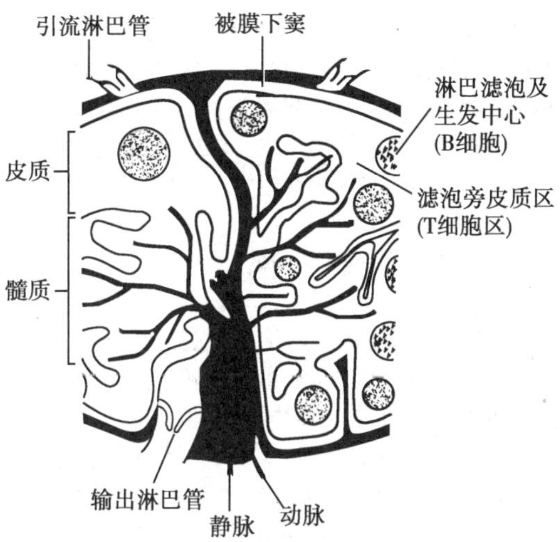

图91-1　淋巴结的组织结构

1. 淋巴结网状组织　淋巴结网状组织组成了淋巴结的基本结构，组织中一束束胶原纤维和弹性纤维组成小梁。银染时为嗜银性，紧密编织在一起呈海绵样网状结构。纤维有较多分支，相互吻合。纤维伸入到致密的淋巴组织内，并围绕在淋巴窦周围。纤维样网状组织和致密淋巴组织覆盖一种细长型的纤维母细胞。这种细胞的细胞核和内质网较大。胞质的突起与邻近细胞的胞质突起相连，形成细胞鞘（细胞网状组织），细胞鞘将纤维样网状组织与致密淋巴组织分开。在淋巴窦边缘的一侧，纤维覆盖着含有很多空泡的脂肪细胞。在淋巴窦内膜排列着内皮细胞。内皮细胞无基底膜。有时纤维穿插入淋巴窦后被内皮细胞覆盖，形成小梁。内皮细胞将窦腔分为相互连接的小室。小梁不仅为淋巴窦提供机械性支撑，而且减慢了淋巴液的流动，为黏附在淋巴窦壁上的巨噬细胞增加了吞噬的机会。淋巴窦起源于被膜下窦内壁，被膜下窦是淋巴液的输入终点。被膜下窦外壁由淋巴结的被膜组成。淋巴窦沿着纤维小梁穿过淋巴结实质。总之，网状组织将淋巴结分为两个不同空间。一个是由通常的血管通路即淋巴窦组成，细胞成分很少而且流动很快，是淋巴细胞的通路。另外一个血管间隙，内面衬有紧密排列的细胞，液体流动较慢。细胞在这里相互接触发生免疫反应。这两个空间通过被膜下窦的内壁上的小孔而相互交流。

2. 细胞成分　淋巴结内最多的细胞成分是淋巴细胞。淋巴细胞在被膜下的皮质区内成簇排列，形成滤泡。原始滤泡由大小均匀的小淋巴细胞组成；继发性滤泡含有染色较明亮的原始细胞样细胞，细胞核常染色质多。继发性滤泡的中心区域为生发中心（germinal center，GC），GC是受过抗原刺激的标志。继发性滤泡中的淋巴细胞围绕GC构成壳膜，或称新月体。在滤泡之间的区域，淋巴细胞呈弥散性分布（弥散皮质）。连接皮质区与髓质区之间的部位是深层皮质或称副皮质，此处的淋巴细胞紧密排列。

淋巴结内淋巴细胞的组织学分布与细胞的功能有关。B细胞占据滤泡，为体液（抗体）免疫过程提供强烈反应的场所。GC中有两种淋巴细胞：一种是中心母细胞（非卵裂细胞）较大，是激活的B淋巴细胞；另一种是中心细胞（卵裂细胞），个较小，由中心母细胞分化而来。中心母细胞位于GC的暗区（dark zone），而中心细胞位于根尖区（apical zone）。中心母细胞中有一个亚群，表型特征与伯基特细胞类似。生发中心还含有一小群2型T辅助细胞Th2（表型是$CD4^+$、$CD45RO^+$、$CD57^+$）。这些T细胞在启动T、B细胞相互作用而生成抗体的过程中是非常重要的。未被选择为抗体生成细胞或记忆细胞的会大量发生凋亡，最终死亡，被巨噬细胞样的吞噬性细胞处理掉。

滤泡的壳膜由小淋巴细胞组成，在形态上是一致的，但功能和表型分属不同的细胞群。其中一小部分细胞来自骨髓的小淋巴细胞，尚未受到过抗原刺激，但是有免疫活性，表达IgM和IgD；绝大多数细胞是可以经历再循环的、不同于前者的细胞群，可与T细胞非依赖性抗原发生反应。第3种细胞群是记忆B细胞，它们为长寿命的再循环细胞，表达IgM或IgD。有些淋巴细胞还表达$CD5^+$。

副皮质层和弥散皮质构成了T细胞区，在细胞免疫中会发生组织学改变。免疫反应后会在副皮质层内形成由树突细胞和T细胞交织一起的小结。髓质中细胞排列成索状，含有淋巴细胞、巨噬细胞和浆细胞。

淋巴细胞可以与其他细胞相互作用，其中巨噬细胞最重要。在淋巴窦壁和致密淋巴区域有大量巨噬细胞。它们吞噬外源物质，并且快速离开。注射外源物质后数分钟内，髓质吞噬细胞即出现吞噬溶酶体。淋巴结吞噬细胞吞噬外源物质后，提呈抗原给T淋巴细胞。抗原提呈者主要是树突状细胞，其他非吞噬细胞也可以提呈抗原。淋巴滤泡中有滤泡树突细胞（follicular dentritic cells，FDC），细胞核不规则，胞质有颗粒状物质，胞质突起较长（树突）。它们不是吞噬细胞，可以较长时间保留抗原。FDC在抗原提呈中可能主要负责滤泡中B细胞的分化，也与记忆细胞的增殖和持续产生抗体有关。FDC有两种形式，分别具有丝状和珠状树突。FDC通过一些黏附分子如ICAM-1（CD54）和VCAM-1

(CD106)分别与 B 淋巴细胞表面的配体 LFA-1(CD11a/CD18 或 $\alpha_1\beta_2$ 整合蛋白)和 VLA4 相互作用,与 B 淋巴细胞发生反应。血管性免疫母细胞淋巴结病、获得性免疫缺陷综合征和霍奇金淋巴瘤等能够破坏 FDC 的工作系统。

另外一种基质细胞称为并指状树突细胞(interdigitating dendritic cell,IDC)。它位于副皮质区,并指状树突细胞能伸出巨大的胞质突起环绕 T 细胞。IDC 不是吞噬细胞,提供淋巴结内副皮质层中 T 细胞的选择性位置。应用电子显微镜可以观察到并指状树突细胞与 T 细胞之间紧密连结,经过强烈抗原刺激激发细胞免疫后更明显。它们的胞质发亮,会有溶酶体样颗粒和小管状结构伸向细胞的周边。IDC 为 S-100$^+$和 CD1a$^+$。副皮质 T 细胞小结内的 T 细胞(主要是 CD4$^+$的 T 细胞)与大量的 IDC 细胞和内皮样微静脉组合在一起,以丛的形式存在,与体外由 T 细胞和抗原提呈细胞所组成的结构类似。因此它们对抗原特异性 T 淋巴细胞的增殖是非常重要的。在 B 细胞滤泡形成"复合小结"的旁边可以检测到 T 细胞小结。在皮病性淋巴结炎可看到典型的 T 细胞小结,其中充满从感染皮肤处迁移而来的大量朗格汉斯细胞。同样的改变也可见于皮肤浸润的 T 细胞淋巴瘤的局部淋巴结引流区。

3. 微管结构

(1) 淋巴管:淋巴液通过引流淋巴管进入皮质下淋巴窦。皮质淋巴窦起源于被膜下窦,沿小梁走向穿过皮质到髓质而形成髓窦。最终淋巴窦形成输出淋巴管,在淋巴结脐部离开淋巴结。

(2) 血管:动脉在淋巴结脐部进入淋巴结,形成微动脉沿小梁到皮质,最终分支形成丰富的毛细血管网。毛细血管从皮质延伸进入髓索而成为微静脉,然后静脉从脐部伸出。多数与毛细血管相连接的微静脉有独特的高而类似长方形的内皮样细胞,与衬在其他所有微静脉的低而扁平的内皮细胞正好相反。高内皮细胞微静脉(high endothelial venules,HEV)是淋巴细胞从血循环迁移至淋巴循环的起点。高内皮细胞胞质丰富,网眼状表面覆盖一层由丝状物和颗粒组成的外壳,可能起着从淋巴细胞到 HEV 壁传导信号的作用。在电子显微镜下,基于多聚核糖体含量的多少,可以分为两种细胞类型:一种亮细胞和一种暗细胞,暗细胞嗜派洛宁性较强。胞质含有大量微管,微管从中心体发出,呈放射状。胞质致密小体多,可能与溶酶体有关。高内皮细胞的形态学特征是有含无数大囊泡的高尔基体,通常认为这一特点属于激活的分泌细胞而不是内皮细胞。高内皮细胞大,细胞核含有发育良好的网状核仁。这些细胞有高度代谢活性,可以检测到酸水解酶活性和不出现在其他内皮细胞的非特异性脂酶,同时具有厌氧代谢的特殊能力。循环 T 细胞的数量可以影响高内皮细胞的代谢活性。胸腺切除及慢性胸导管引流的新生小鼠及大鼠可以导致内皮腔萎缩,高内皮细胞嗜派洛宁性的丢失,淋巴细胞通过 HEV 壁迁移减少。给这些动物输注淋巴细胞可以重新组成正常形态的 HEV。先天性无胸腺(裸)小鼠和大鼠中的 HEV 的内皮腔是萎缩的。

4. 免疫反应时的形态学变化 抗原通过淋巴管进入淋巴结,到达被膜下窦,然后穿过淋巴结实质,在窦内过滤,最终抗原出现在髓质区巨噬细胞的溶酶体中,皮质区的抗原出现在 FDC 膜上。在体液免疫过程中,免疫后的 1~2 天,在滤泡的中心可以观察到较高的增殖活性。在 72 小时,引流区淋巴结的生发中心内可见大量的嗜派洛宁细胞。这些细胞有不同的名称,如 Dameshek 最早描述这种细胞时称其为免疫母细胞。它们还被叫做胚细胞(germinoblast),血液学者和病理学者为了与生殖巢的细胞区别,称其为中心母细胞(centroblast)。这种未成熟细胞的体积较大(大于 10μm),具有一个松散染色质的细胞核和一个巨大的网状核仁,核仁甚至可以占据细胞核的一半。高尔基体中度发育,含有较多游离的多聚核糖体,但是胞质内质网很少。这些细胞进一步发育,当胞质内质网越来越丰富时,就成了原始浆细胞。此时细胞核出现较多的异染色质,核仁中等大小。游离多聚核糖体还存在,但胞质内质网不再充填整个胞质。免疫后第 5 天时,巨噬细胞的数量明显增加,使生发中心出现点缀的巨噬细胞,称为星空状。巨噬细胞内有一些可染色的小体,是已经吞噬的淋巴细胞和浆细胞的碎片。由于免疫母细胞或中心母细胞胞质具有较强的嗜碱性,淋巴结生发中心区域可出现一个暗区(也称为基底或底部区)。这些细胞成熟时(成为免疫细胞,中心细胞),会迁移到亮区(也称为上部区域)。中心细胞起源于中心母细胞,激活后细胞的分布不再限于生发中心。生发中心的原始细胞起源于 B 淋巴细胞已经基本没有疑问,但是它们缺乏细胞膜表面的 IgD。T 细胞也与生发中心的形成有关。生发中心有少量的浆细胞。生发中心是浆细胞的起源地,出现在免疫后第 3 或 4 天的髓索中。另外,它还会形成记忆细胞。在副皮质区可观察到刺激细胞免疫的抗原增殖活性增加,嗜派洛宁细胞增加等,它们均是 T 细胞依赖性的。

5. 功能 淋巴结是一个动力机构,细胞在其中持续地运动。淋巴结的功能可以分为两大部分。作为一个有效的机械性过滤器,淋巴结含有精确排列的吞噬细胞、网状结构和淋巴窦。如果滤过功能不能阻止感染源，淋巴结将会成为疾病播散的新地点。

免疫功能依赖于淋巴细胞与其他细胞的相互作用。淋巴结提供了适合的微环境，包括淋巴细胞在其中迁移和再循环的HEV；引导淋巴细胞到不同区域的基质细胞。副皮质区的IDC可吸引T淋巴细胞和滤泡中的FDC，都可与细胞相互作用，还可以捕获抗原，提呈给淋巴细胞发生免疫反应。因此，淋巴结是产生抗体和T细胞介导的免疫反应的重要场所，抗体产生细胞和激活的T细胞均从淋巴结输出，游离到远端控制感染和其他外源物侵入。

（二）脾脏

尽管脾脏是外周淋巴器官，它还是有一些与免疫系统无关的功能。脾脏对血细胞的整个生命周期均有影响。它为网织细胞、血小板和单核细胞提供了终末分化的微环境；它可去除衰老和畸形的红细胞；它还可储存红系和粒系的细胞。

1. 结构　脾脏外覆盖着几毫米厚的被膜组织。被膜的内面是广泛分布成网状的小梁结构的起点，小梁将脾脏划分为相连的直径约为几毫米的小室。脾脏的形状似勺形，实质结构称髓质组织。人类脾脏仅含有少数肌细胞，因此不具有收缩功能。

被膜在脾脏的中部集中成一束，内含有血管、淋巴管和进出脾脏的神经。在苏木素和伊红染色的脾脏组织切片上，可以看见两种脾脏组织：一种为黑色或紫色以小淋巴细胞为主的白髓，另一种为红色以血液填充的窦状结构为主的红髓。

（1）白髓：白髓是脾脏的主要组织。脾脏动脉分支后进入小梁动脉并且沿小梁走向，分出各级分支，离开小梁。因为它们位于白髓的中心，称为中心动脉。中心动脉通过收缩和舒张来改变血流，属于平滑肌动脉。白髓内含有支撑作用的网状组织、游离细胞和血管。中心动脉分出次级分支，通过白髓呈放射状向不同方向分布，有些血管终止于白髓边缘，有些继续向前行，终止于边缘区域，有些甚至进一步延伸到红髓。人类脾脏中有些分支从红髓弯曲回来围绕白髓边缘的淋巴滤泡，形成紧密分布的网状血管。

白髓主要的细胞是淋巴细胞，它们位于网状组织的间隙，形成两个组织学不同的分布。紧紧围绕中心动脉的淋巴细胞沿中心动脉分布，呈圆筒状，当动脉分支为小动脉后，圆筒逐渐变薄。这种弥散聚集的淋巴细胞称为动脉周围淋巴壳（periarteriolar lymphatic sheath，PALS）。PALS分为中心区域和边缘区域。中心区域紧紧围绕动脉，由紧密排列的T细胞组成。此区域相当于淋巴结的T细胞依赖区（副皮质区），常见并指状树突细胞。T淋巴细胞与并指状树突细胞紧密连接。PALS的边缘区并指状树突细胞较少，但含有B和T两种淋巴细胞。此区域可见淋巴细胞以滤泡形式聚集，其中有些中心部位含有形成生发中心（继发滤泡）的原始细胞。围绕生发中心的小淋巴细胞形成套膜分隔生发中心和边缘区域。与淋巴结内的生发中心一样，这些生发中心从组织学上也可分为暗（dark）区，含有大量的具有有丝分裂活性的嗜派洛宁性的原始细胞，以及含有更多成熟细胞的亮（light）区。边缘区域的亮区有丰富的FDC。细胞体积大，含有不寻常形状的细胞核，缺乏异染色质，胞质伸展形成薄被单状而非树突状。FDC不是巨噬细胞，但可将外源物质长时间保留在膜上。动物免疫后，FDC数量增加。PALS的中心部位无FDC。它们出现在面向边缘区域结节的套膜中，位于可以捕获进入脾脏的外源物质的位置。抗原首先滞留于边缘区域，然后穿过边缘窦，寄宿在结节的套膜，形成新月形帽状结构。PALS边缘区域的结节构成脾脏的B细胞依赖区。外周淋巴器官内T、B两个最大的淋巴细胞群分离定居，似乎是由于它们具有不同功能的天性所决定的。

（2）边缘区：边缘区是白髓和红髓间的副皮质的一部分。脾脏的这一部分非常重要，因为有大量的循环血液。许多动脉血管在此终止，其中一部分漏斗形状的血管口将血流引向边缘区。边缘窦相当于毛细血管后静脉，淋巴细胞在此处进入脾脏的副皮质。进入边缘窦的淋巴细胞有许多微绒毛，使淋巴细胞可以与网状细胞接触，以便移动到适合它们的微环境处。这些淋巴细胞一旦到达目的地，微绒毛就消失。然而脾边缘窦没有类似淋巴结内指示方向的高内皮细胞。有些人认为这种功能是通过位于脾边缘窦内的巨噬细胞完成。脾脏这些巨噬细胞具有发现淋巴细胞的能力，有独特的吞噬细胞特性和形态学特征。由于边缘区最先接触动脉循环中的血流，因此很容易理解为什么抗原滞留于此处。血细胞在脾脏内的行程也是开始于边缘区。

（3）红髓：红髓由红色的窦腔和髓索组成。在组织切片上，髓索的成分是网状纤维和细胞组成网眼状结构。网状细胞较大，膜突起伸出一直到达间隙，与相邻细胞连接形成海绵状结构。大的网状细胞具有微丝，使细胞有收缩和伸展的功能，从而占据一定的空间并且可以调节血流。这些索样结构直接从动脉吸收血液。中心动脉分出许多分支，纤细垂直地插入红髓髓索中。其中一些动脉分支为动脉毛细血管，被吞噬细胞鞘包裹。这些鞘膜曾被称为椭圆体，目前称为周边动脉巨噬细胞鞘。是吞噬细胞的最大的来源地。周边动脉巨噬细胞鞘还可调节血流。髓索中可以形成血细胞，驱除衰老和破损红细胞。红髓窦腔的直径约为35～40μm，是一种弯曲的血管腔，内衬着内皮细胞，形状为长锥形。内皮细胞有吞噬性囊泡，松散分布的胞质微丝及紧密排列的丝状体，这三个形态学特点使细胞具有一定的硬度和收缩性。血细胞从内皮细胞裂隙侵入内腔。这些裂隙的宽度小于0.2～0.5μm。内皮细胞内的丝状体沿裂隙平行走向，从而限制其打开的程度。正常的白细胞变形后可以通过这些裂隙，但是如果某些细胞内有坚硬的包涵物，如海因茨小体（Heinz body）、异染粒等，则在通过时会受到阻碍。基底膜往往不连续，由网状纤维构成网眼状结构。盘绕的纤维（环状纤维）较粗，与纵向的较细的纤维连接。通过这个网状结构的膜孔，血细胞可从髓索穿过到窦腔。外膜网状细胞从髓索一侧部分覆盖着髓窦。它们通过遮盖或打开内皮细胞间隙而调节血流。

脾脏循环途径一直是争论的主题。一些研究者认为循环是闭合的，从动脉流到窦腔和静脉。另外有人认为循环是开放的，即动脉引流血液到边缘区和红髓髓索，血液通过髓索的腔隙渗滤，最后穿过窦壁到内皮间隙。根据这种观点，循环途径在解剖学上是开放的，但功能上是闭合的。虽然这些问题尚未解决，但是，似乎两种形式均存在。支持这一观点的是发现大量的血液通过脾脏的速度与通过其他器官的速度一样快，而小量的血液保持相当慢的速度。

2. 免疫反应中的形态学改变　抗原刺激后的24小时，红髓开始有多形核白细胞的聚集。3～4天后在PALS可见大的嗜派洛宁原始淋巴细胞，当它们成熟为浆细胞之后，迁移到周边区，最终到达红髓，在窦腔内也有发现。在第1周末生发中心就充分发育了。电子显微镜下，不成熟淋巴细胞有较大的细胞核，明显的核仁，核糖体明显增加，但是无胞质内质网。这些原始细胞即为免疫母细胞。当它们发育后，出现大量的胞质内质网，即为浆母细胞。成熟的下一个阶段是幼稚浆细胞，此时有丰富的胞质内质网和一些残留的游离核糖体，最后分化为成熟浆细胞。

3. 脾脏的免疫学意义　脾脏有两个重要免疫功能，吞噬功能和产生体液及细胞免疫反应。脾脏的迷路结构有益于迁居到网状组织间隙的吞噬细胞有效地清除入侵的微生物，而抗原抗体复合物、抗体或二者对细菌的包裹可促进吞噬作用。虽然对脾脏的吞噬功能已有充分的认识，但它在人类的体液及细胞免疫中的作用还存在相当的争议。早期有报道，先天性溶血性贫血切除脾脏的儿童发生强烈的致命性感染的机会增加。然而此后不是所有的研究均与之相同。血液病切除脾脏者比外伤后脾脏切除的后果更严重。于实验动物中知道脾脏对体液免疫反应很重要。人类失去脾脏会损害到免疫系统和形成抗体的能力。在脾脏切除后的患者，甚至会损害末梢血淋巴细胞的抗体合成功能。

三、淋巴细胞和淋巴组织的其他细胞

从显微镜下分辨出血液中的淋巴细胞已有100多年的历史，可是过去一直以为它们都是终期细胞，后来发现，外周血的淋巴细胞可能发生逆转，重新变成形态学彼此不同的幼稚细胞。曾经有一个阶段误认为淋巴细胞能够转化成粒细胞、单核细胞、巨噬细胞、成纤维细胞及其他细胞，后来才知道其各有起源。1935年，McMaster和Hudack第一次证实了抗体产生于淋巴结。与这些研究同时进行的是Fagraeus的经典研究，其工作显示了浆细胞产生抗体的直接证据。后来Coons等人采用免疫荧光技术得出结论，证实浆细胞内的确产生抗体。仍然存在的疑问是浆细胞是否起源于淋巴细胞。10年后由Harris等人通过细胞超微结构，证实了淋巴细胞转化为产生抗体的浆细胞的过程。同时，Nowell明确提出小淋巴细胞是具有增殖能力的细胞，能够转化原始淋巴细胞。

淋巴细胞为具一群有异质性的细胞，在细胞起源、生命周期、淋巴器官内的定居区域、表面结构和功能等诸多方面差异很大。虽然可以从一些形态结构，如细胞大小、颗粒和核质比例，来区别淋巴细胞群，但是这些指标不能证明它们的起源和功能。目前，临床实验室中应用的最精确和最有效的方法是利用单克隆抗体和流式细胞仪，根据淋巴细胞膜上的表面标记来确定淋巴细胞亚群。特异性抗原或者有丝分裂原等物质都可以刺激淋巴细胞增殖。非特异性的有丝分裂原引起的淋巴细胞活化是向原始细胞转化。通常有丝分裂原指的是任何可以引起细胞有丝分裂的物质。

（一）淋巴细胞

1. 淋巴细胞形态

（1）光学显微镜：外周血中的多数淋巴细胞是小淋巴细胞（小于或等于10μm），大淋巴细胞少一些。有些大淋巴细胞被称为大颗粒淋巴细胞（large granular lymphocytes，LGLS），胞质中含有嗜天青颗粒。确定淋巴细胞直径时，会因测量细胞方法不同出现一些变化。在瑞-吉染色的血涂片中，淋巴细胞的核是深紫蓝色，是由染色质聚集而形成的，通常为圆形或有轻度凹陷。普通染色方法不能观察到淋巴细胞的核仁，但在组织切片中有时可看见一到两个核仁（图91-2）。

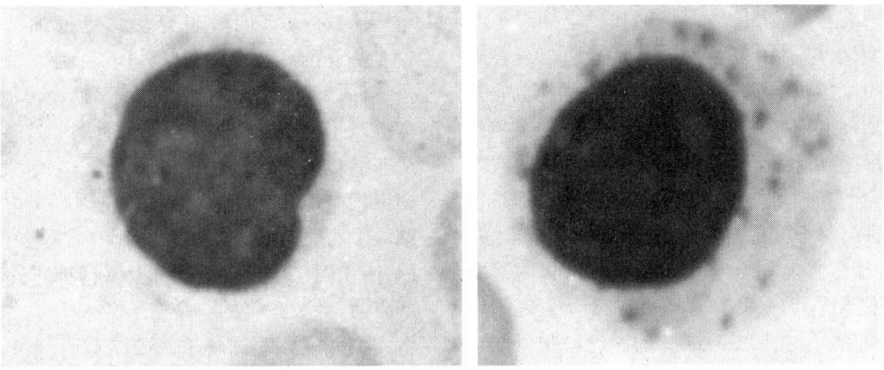

图 91-2　小淋巴细胞和大颗粒淋巴细胞

(2) 透射电子显微镜：小淋巴细胞(6～9μm)呈现出一种光滑、双层的细胞膜结构，细胞膜上有少量的微绒毛，在细胞表面偶尔可见一些泡状结构，内有膜包裹着的胞质。小淋巴细胞胞质中往往没有细胞器，高尔基体也很小，位于细胞核凹陷处。在切片的合适断面上可以见到高尔基体中有一两个中心粒，相互垂直。淋巴细胞不易观察到内质网，但是可见许多游离核糖体，偶尔可见核糖体群。典型的线粒体很常见，但溶酶体少见，偶尔可见不明意义的致密体(dense bodies)。

淋巴细胞的细胞核由一双层膜相结构包绕，双层膜在核孔处融合，膜周围聚集着大量的异染色质，淋巴细胞核内的异染色质不很多。这些异染色质的缝隙间含有常染色质、核糖体样颗粒和原纤维。通常可见一个核仁，中淋巴细胞因为胞质量多，体积稍大一些，核染色质疏松，有些小的块状异染色质黏附于核膜上，高尔基体也比小淋巴细胞的发达一些，胞质中也含有大量的多聚核糖体和一些内质网，大多平行于核膜分布。

原始淋巴细胞体积常常更大(8～12μm)，其核染色质松散，有一个巨大的核仁，清晰可见，核占据了整个细胞的1/3。胞质含有大量多聚核糖体，但内质网少见。淋巴细胞和其他体细胞一样，有丝分裂期可以分辨出44条常染色体和2条性染色体。

(3) 扫描电子显微镜：以前在扫描电镜观察人类外周血中的淋巴细胞时，根据淋巴细胞表面形态将其分为两大类：一种表面光滑；另一种表面呈毛绒状，覆有大量微绒毛。曾认为前者是胸腺来源的(T)细胞；后者是骨髓来源的(B)细胞。后来的研究结果表明，淋巴细胞表面的一些特征是制备方法和细胞所处的不同功能阶段造成的。在不同有丝分裂原刺激下的淋巴细胞具有不同的微绒毛，此时的微绒毛与淋巴细胞的来源无关。当淋巴细胞处于它们最合适的微环境时，所有淋巴细胞的表面都是光滑的。休眠淋巴细胞往往表面光滑，微绒毛的出现往往是由环境刺激和细胞表面受体造成的。毛细胞白血病和脾边缘带淋巴瘤细胞的微绒毛均较长，是电镜下诊断相应疾病的依据之一。

2. 淋巴细胞的体外转化　特异性抗原或者有丝分裂原等物质都可以刺激淋巴细胞引起反应。非特异性的有丝分裂原引起的淋巴细胞活化是原始细胞转化。通常有丝分裂原指的是任何可以引起细胞有丝分裂的一些物质。最常用的是植物血凝素(PHA)。其中一些血凝素可以特异性地与T或B细胞结合，另一些则与两种细胞都起作用。植物血凝素作用于T淋巴细胞。商陆素(PWM)可以在T细胞缺乏时引发B细胞分泌免疫球蛋白。有丝分裂原刺激的淋巴细胞转化要求有丝分裂原结合到适当受体上，这是淋巴细胞活化十分关键的一步。

淋巴细胞活化的第一步是适当的受体相互交联。在受体结合后几秒到几分钟的时间内，相继发生了如下反应：一价阳离子(Na^+和K^+)流入细胞；膜相关甲基转移酶激活，催化甲基的转移。同时，细胞磷脂的成分之一磷脂酰肌醇合成量增加。PHA与人淋巴细胞结合后的1～5分钟内钙离子流入在活化中起重要作用，可能与关键酶或蛋白的磷酸化有关。细胞在结合了有丝分裂原后的几个小时内，蛋白合成增加，在48～72小时达到高峰。多种蛋白在短时间内大量合成。在这期间淋巴细胞的RNA合成也增加了。RNA在48小时内翻了一番，细胞表现出明显的形态学变化。RNA合成增加标志着淋巴细胞的活化，合成增加发生于36小时，48～72小时达高峰。

被PHA活化后的淋巴细胞变成大体积的淋巴细胞(10～20μm)，由于RNA含量增加胞质呈深蓝色。通常有丝分裂象出现在40小时，72小时达高峰。通过放射自显影分析可见嗜碱性颗粒集中在细胞核周围。细胞核变大,呈纤细网状。早期可见细胞核仁的变化,包括颗粒变大、聚集,最后出现在核内染色质中。胞质的变化包括胞质量急剧增加,核糖体聚集增加和高尔基体变大。PHA 刺激人类外周血淋巴细胞转化后获得一个非常精细的囊泡系统,包括细胞内泡,多泡结构和致密小体。囊泡系统不同成分都起源于胞内自身的小囊泡,参与摄取、转运、储存和消化胞内物质的作用。形成密集的溶酶体泡需要明显的 PHA 刺激因素。PWM 诱发细胞转化的峰时在 72 小时,50% ~60% 的淋巴细胞可变为转化细胞。在组织培养中可以看到三种细胞:未转化的小淋巴细胞、形态学上类似原始浆细胞的原始细胞和不成熟的浆细胞。浆细胞细胞核偏心,染色质聚集在一起,高尔基体发育旺盛,胞质出现大量内质网,这些改变是 PWM 刺激引起淋巴细胞大量合成的免疫球蛋白的形态学证据。

3. 淋巴细胞运动 淋巴细胞运动时往往细胞先伸出了一只伪足,伪足逐渐从胞体上分离。细胞核被推向狭窄的胞质中的另一边,像一面手镜。细胞的前端是细胞核,大部分胞质被拖在后面,形成镜子的手柄。胞质形成的尾部被称作"尾足"[由希腊语 ura(尾巴)和 pod(足)而来]。它们有 0.125 ~ 0.2μm 宽和 0.8μm 长,其上漫布绒毛和微丝。淋巴细胞运动的速度平均为 20μm/min。一般来说,原始淋巴细胞的运动速度要快于小淋巴细胞,刺激诱导淋巴细胞向原始细胞转化可使细胞的运动增强。淋巴细胞的尾足不仅仅与运动有关,还是与其他细胞,如巨噬细胞等,相互作用的部位。在淋巴细胞混合培养中,淋巴细胞可以接近巨噬细胞,通过尾足与它们建立联系。T 淋巴细胞也可通过尾足聚集成玫瑰花簇黏附至巨噬细胞上。淋巴细胞和巨噬细胞只有当暴露给抗原后,才能形成稳定的聚集簇。因此,尾足有可能在抗原结合和识别过程中起一定作用。T 细胞簇可以刺激细胞分化,淋巴细胞发现尾足是细胞激活的形态表现。淋巴细胞的运动与其他细胞的运动有很大的不同。淋巴细胞的运动很平稳,保持为手镜形状,而原始粒细胞的运动像龙卷风样扭转,单核细胞系的细胞在运动中不停地改变形状和方向。

尽管很多人认为尾足是 T 淋巴细胞的特征,实际发现 B 淋巴细胞也能在抗免疫球蛋白抗体的刺激下形成尾足。尾足形成往往是表面抗原被覆盖之后,呈帽状完全覆盖在尾足上,最后内吞入细胞。尾足也被认为是外界物质内吞入胞的位点。尾足可以有胞质内的一切细胞器,包括高尔基体、线粒体、微丝和微管。

(二)浆细胞

Harris 及其同事研究动物免疫细胞的超微结构,他们分离了合成抗体的单个细胞。发现当细胞仍然保持为"淋巴细胞"的形态时,就可以检测到抗体的产生,这些细胞不含有内质网。这些细胞可以从非活化的淋巴细胞进一步分化,产生大量的游离多聚核糖体。细胞分泌抗体的能力大小依赖其内质网的发育程度。在分化早期,内质网少而分散,随后,内质网层的长度增加并且平行排列,逐渐充满全部胞质,形成独特的洋葱皮样结构。高尔基体同时增大,有淋巴细胞形态的细胞常产生 IgM;而有浆细胞形态的细胞常产生 IgG。但是,产生 IgM 抗体的细胞和产生 IgG 抗体的细胞不存在一条严格的分界线。1875 年,Waldeyer 首次应用"浆细胞"一词,然而,他的描述实际包括了几种形态的细胞。1881 年,Unna 在观察一例狼疮患者的细胞时重新定义浆细胞,强调其胞质嗜碱性的特点。接下来的报道中包括了甲基绿和派洛宁染色细胞的图片,一些细胞很容易识别出浆细胞的特点。1895 年 Marschalko 在讨论 Unna 所描述的浆细胞形态时,重点提出了细胞核内的染色质成一定角度聚集的特点(车轮状)。细胞核位于偏心位置,可用作识别浆细胞的严格指标。Pappenheim 为浆细胞核的形态学特点起名为 radkern。Downey 和 Michels 先后综述了有关浆细胞的特征,这期间,浆细胞是否属于正常的组织成分一直是许多争论的焦点。它的起源也存在争议,但是一些著名的研究者认为浆细胞起源于淋巴细胞。

1937 年 Bing 和 Plum 的临床观察使浆细胞的研究进入一个新的阶段,他们发现高免疫球蛋白血症与浆细胞密切相关。之后,Bjornboe 和 Gormsen 证实免疫兔的体内抗体的产生与脾脏中浆细胞的大量增殖有关。Fagraeus 提出动物之间产生抗体能力可能与它们的浆细胞数量,特别是不成熟浆细胞的数量有关,认为成熟的浆细胞不得不"经历它们巨大的功能性强度阶段"。

Coons 为浆细胞即是产生抗体的细胞提供了无可争辩的依据,他将免疫荧光技术应用于免疫学研究。在脾脏的红髓、淋巴结的髓索及免疫动物的灶状细胞聚集部位检测到包含抗体的浆细胞。

浆细胞在形态学上很容易与其他类型的细胞区分开。细胞呈球形或椭圆体状,5 ~ 30μm 大小。胞质丰富,嗜碱性,多呈深蓝色,可以有颗粒。浆细胞核周有一核周淡染区,核旁有高尔基体。浆细胞的胞核相对体积较小,胞核呈圆或卵圆,有浓聚的染色质,呈车轮状排列。

有些浆细胞胞质染色成为红色或紫色而非蓝色,被 Undritz 称之为"火焰"状的浆细胞,这是由于大量内质网聚集,其中含有高碳水化合物的 Ig。电子显微镜下的浆细胞核是双层膜状结构,外层膜覆盖核糖核蛋白的颗粒,并且延伸为胞质内质网。高尔基体由囊泡和小管组成,紧挨着核,中间包绕中心粒。一些微管以中心粒为中心,呈放射状分布,许多线粒体分布于内质网层之间。具有丰富且排列有序的内质网是浆细胞超微结构的一个重要特点。内质网的一侧布满核糖体颗粒,平行排列成层状的膜结构。成熟浆细胞的内质网充填整个胞质。内质网有时由于颗粒成堆而膨胀,成为胞质包涵物,称为拉塞尔(Russell)小体。拉塞尔小体由免疫球蛋白组成,但常常很难证实。有时可在细胞核内看到拉塞尔小体(核内包涵物)。在某些情况下,浆细胞内大量的同源性物质充填整个细胞,使其染为灰色,称为储积细胞。在电子显微镜下均为内质网膨胀所致。火焰状细胞是储存了免疫球蛋白的早期细胞,是免疫球蛋白分泌被阻滞后形成的。Mott 细胞也被认为是具有多个拉塞尔小体的浆细胞,也是因为免疫球蛋白分泌完全或部分被阻滞,内质网局部膨胀所致。

原始浆细胞是最不成熟的浆细胞,核浅染,染色质疏松,可见一个较大的核仁。内质网稀少,胞质内充满一簇簇的多聚核糖体。当细胞成熟时,染色质凝聚成块状,内质网越来越丰富并且排列有序,大量内质网聚集在形态学上称为"动浆"。淋巴细胞成熟为浆细胞时必然经历这个中期阶段。

浆细胞经常可见不典型的形态,一些浆细胞可以表现为淋巴细胞样的形态,同时有一个不寻常的粗面内质网。这种中间形态细胞可以称为淋巴细胞样浆细胞或浆细胞样淋巴细胞。在浆细胞瘤和患有高免疫球蛋白的免疫疾病的患者血中常见这类细胞。在病毒感染的患者血中也可见到类似的细胞(Turk 细胞)。此外在传染性单核细胞增多症和部分健康人血中也能见到类似细胞,未成熟浆细胞很像 PHA 刺激转化的细胞,核很大,染色质呈细网状,胞质内的内质网相对量少,可见许多核糖体和多聚体,因此很难划分这些细胞。另有一些浆细胞胞质中含有空泡或是面条样的内涵物。

(三) 上皮细胞

超微结构下,上皮细胞有不同的细胞亚群,反映了它们的来源不同。上皮细胞曾分为许多不同的种类,如网状组织、合胞体、上皮组织和鳞状细胞。皮质中的上皮细胞胞质有 25μm 长,与树突状上皮细胞相同,这一特征将它区别于胸腺实质区的其他细胞。它们都具有桥粒和张力细丝,张力细丝是纤细结构,长度 0.1 ~ 0.3μm 不等。通常成群分布于核周,在相邻上皮细胞的树突状连接中可见桥粒。有卵圆形的核,均匀分布的染色质和明显的核仁。上皮细胞通过桥粒相连,形成网状结构,包围着血管、小梁和囊内壁。在上皮间及小梁和血管周围有一种与毛细血管基底膜完全不同的基底膜,上皮网状结构就这样充满了淋巴的空隙。

在皮质中最多见树突状上皮细胞,没有分泌颗粒,可能不参与胸腺激素的分泌,通过细胞相互作用来指导淋巴细胞分化。这些相互作用由主要组织相容性复合体的基因表达产物进行调节。已经证实细胞的Ⅰ类和Ⅱ类抗原分子在小鼠和人类表达。皮质上皮细胞上,Ⅱ类抗原要比Ⅰ类抗原密集,但在髓质上密度相同。免疫组化技术和电镜分析得知这些分子位于具有桥粒和张力细丝的上皮细胞上。Ⅱ类抗原可在 14 天小鼠胚胎中的胚胎上皮细胞中检测到。在完全缺乏成熟 T 淋巴细胞的动物裸鼠身上,胸腺基质中完全缺乏Ⅱ类抗原。

外层皮质内的胸腺细胞和上皮细胞间相互作用,可形成所谓的保姆细胞。由大集落淋巴细胞周围包绕上皮细胞。髓质中的上皮细胞没有很长的树突形状而被称为上皮状或平板上皮状细胞。它们常为多型的,具有黑色颗粒,可能具有分泌功能,另外一种上皮细胞即鳞状上皮也广泛的存在于髓质内。这些细胞可形成 Hassall 囊并且具有大量的张力细丝和角质透明蛋白。

Hassall 囊常为实体或囊状。20 ~ 50 个上皮细胞紧密排列,形成的固相结构的小体,中央区的细胞发生了变形而形成囊状。这些囊的表面有内皮细胞覆盖,在一些固化的囊中有时也有碎屑和变形的细胞,角质十分显著,与皮肤中的也很相似。深皮质内的上皮细胞与髓质中的表型不同,最终可以角化。

(四) 巨噬细胞

胸腺组织中的巨噬细胞常在血管周围出现。一些胸腺细胞围绕巨噬细胞形成玫瑰花状。胸腺巨噬细胞诱导胸腺成熟。一般认为巨噬细胞来源于单核细胞,胞体较大,直径 15 ~ 40μm,胞核成网状,往往偏位,胞质丰富,为淡灰蓝色或者浅红色。淋巴结的巨噬细胞内含有大量淋巴细胞或者其他吞噬物的碎片,起清除凋亡细胞的作用。

(五) 树突细胞

除吞噬细胞外,树突细胞(DC)也具有抗原递呈功能。DC 细胞体可以伸出弯曲的胞质枝杈,或称树突。DC 存在于淋巴和非淋巴组织,如皮肤、肺、内脏黏膜。它们能够有效的递呈抗原并提供 T、B 细胞的辅助信号,包括高浓度的 MHC Ⅰ、Ⅱ类分子和许多黏附分子。DC 在其整个生命过程中常改变表型,通过外形或个体发生学鉴定它的存在很困难。它们是如何从单核-吞噬细胞分化出来的尚不清楚。具有吞噬活性被认为是粒单细胞的标志。DC 缺乏趋化活性，故被认为是另一类细胞。但近期研究表明，在骨髓和外周血存在着DC的CD34$^+$前体细胞。体外培养发现巨噬细胞和DC克隆有各自的单独干细胞来源，表明这两种细胞是不同的。在外周血单个核细胞发现一种更为成熟的有两种潜能的前体细胞。外周血DC前体细胞接受不同的信号可以分化为巨噬细胞或DC。例如，IL-4就促进DC分化。在脐带血，CD34$^+$前体细胞能分化为DC，此DC是CD1a$^+$，表达CD13、CD4、DR和不同量的CD14。可能有不止一种的分化途径使有淋巴细胞和无淋巴细胞存在的不同区域产生DC。

第一条皮肤分化DC的途径是由GM-CSF、TNF-α刺激CD34$^+$前体细胞产生，这类细胞表达皮肤的白细胞抗原(CLA)。

第二条途径产生髓系树突细胞(MDC)，来自CD34$^+$的骨髓前体细胞。采用不同刺激方法有两条潜在的分化途径，分别产生MDC或巨噬细胞。GM-CSF和TNF-α刺激产生MDC，而M-CSF刺激产生巨噬细胞。MDC短暂表达CD14，但与巨噬细胞同样有其他标志如CD13、CD33和CD36。

第三条途径产生淋巴样DC，其前体细胞先是在胸腺中出现，为CD4弱阳性细胞，缺乏其他髓细胞标记，无需GM-CSF诱导分化。外周血存在其中间前体细胞CD4$^+$、CD11$^-$细胞，在IL-3存在的情况下分化成成熟DC。这些细胞形态上类似原始浆细胞。

不管其确切的发育途径是什么，通过与GM-CSF、TNF-α、IL-4、干细胞因子和CD40配体共同培养，外周血的某些前体细胞能发育成DC。从各种途径来的成熟细胞通过不同黏附分子和归巢受体，以及标记和转移途径，到达特定部位安居下来。虽然特殊标记和转移途径可作为不同DC的标志，但实际它们都共有一些特征，像DC的形态学、提呈抗原的能力、缺乏趋化性、可以激活T细胞增殖等特征。DC另一个非常重要的特征是从非淋巴组织将抗原输入淋巴管运至淋巴结。在淋巴结中，外界抗原的最终归途是T细胞依赖区域，DC提呈抗原给T细胞，激活并启动免疫反应。

(六) 滤泡状树突细胞(FDC)

在淋巴结的滤泡和胚系生发中心可以找到滤泡状树突细胞(FDC)，FDC识别滞留于此的抗原。抗原滞留还需抗体Fc片段和补体参与。与被巨噬细胞捕捉的抗原相比，抗原于此滞留很长时间。从形态上看，FDC有不规则的核，细胞质很少，丝状树突使细胞像太阳光芒般的形状。在其表面表达Fc和C3受体和Ⅰa抗原。免疫后，抗原传递至局部淋巴结的淋巴窦内。这些传递细胞被称为抗原转运细胞(ATC)，抗原转运细胞形成运输链。ATC携带抗原到FDC。FDC结合淋巴滤泡，这一相互作用形成了滤泡网。滤泡网又称抗原滞留网(ARR)，ARR发育需B细胞的参与。ARR是FDC在滤泡的亮区形成的三维网，电镜发现有两种FDC：丝状突的FDC和珠状突的FDC。前者可以转变为后者。二次免疫后，FDC形成球形颗粒称为免疫复合物包被小体(iccosomes)，至细胞生发中心解离。FDC可通过补体依赖片段C3d和C3dg与FDC复合物结合，传导共刺激信号到B细胞。结合到B细胞上补体受体(CR2，CD21)。CR2或CD21是CD19/CD21/TAP1复合物的成分，是B细胞抗原受体。FDC相关复合物与B细胞受体和CD19/CD21/TAP1共同受体结合，为B细胞激活提供了两个信号。CD21以长的和短的两种形式存在。FDC选择性表达CD21长异构体，而B细胞表达短的异构体，FDC的CD21最可能参与复合物形成，IL-2加强FDC依赖的B细胞刺激。

FDC可阻滞逆转录病毒颗粒。感染的FDC携带病毒，增强了对CD4$^+$ T细胞的感染性。FDC的抗原递呈功能会逐渐丢失并破坏。通常DC对HIV感染很敏感，可能是体内HIV感染最早的细胞。它们分布在皮肤和黏膜表面。DC携带病毒到淋巴结内，递呈抗原给T细胞，在相互作用中进一步感染T细胞。

(七) 并指状树突细胞(IDC)

T细胞依赖区存在一定数量的IDC，胞质清晰，胞核不规则，胞质形成一些长的树突，可与DC作用。IDC趋化能力与吞噬细胞不同，缺乏酸性磷酸酶和非特异性颗粒，吞噬细胞活性弱。它们表达MHCⅡ类抗原，但不表达免疫球蛋白Fc段受体和补体，IDC CD83和S-100b蛋白阳性。从其他部位(皮肤和脾脏)来的IDC和DC有共同特征。IDC很可能和DC属于同一系统，外周非淋巴器官的DC移至T细胞依赖区就成为IDC。

黑热病原虫进入皮肤后，可在淋巴结的T细胞区IDC中发现，可能是皮肤DC摄取原虫移至淋巴结，成了IDC。皮肤过敏的病人可以在局部淋巴结的一些IDC中发现Birbeck颗粒。T淋巴细胞的标记CD12强染色，支持淋巴细胞从皮肤移至局部淋巴结T细胞区的假说。外源性淋巴细胞将抗原转移给DC并非只是皮肤DC的特性，肠道DC也有相似的功能，可以将口服抗原移至局部淋巴结。

(八) 朗格汉斯细胞

这些细胞首先由朗格汉斯(Langerhans)在表皮发现，是一种多核巨细胞。特殊染色可发现其有对重金属离子的亲和力，并可摄取细胞的左旋多巴、多巴胺和去甲肾上腺素。其超微结构首先由Birbeck

发现，他还发现了以他的名字命名的特异性颗粒。朗格汉斯细胞有数十个排列规矩的细胞核、胞质不规则，胞质中有微丝，多囊体和独特的 Birbeck 颗粒，此颗粒杆状，有 Z 形条纹。真皮淋巴管和边缘的淋巴结的副皮质可以见到这种细胞，表明这些细胞是可运动的。

脐带和成人外周血有 $CD34^+$ 朗格汉斯前体细胞，这类 $CD34^+$ 细胞仅仅会分化为带 Birbeck 颗粒的朗格汉斯细胞。成熟的朗格汉斯细胞表达颗粒性抗原。朗格汉斯细胞表达Ⅰa 抗原、IgG、C3 和 Fc 段受体，但是缺乏表面免疫球蛋白。它们在抗原提呈中比巨噬细胞效率更高，是皮肤中的主要抗原提呈细胞。敏感物质直接接触可激活朗格汉斯细胞。紫外照射可去除皮肤朗格汉斯细胞，阻断接触激活。朗格汉斯细胞作为辅助细胞的另一项功能是在混合淋巴细胞反应中协助简单的生化物质激活同种异型 T 淋巴细胞反应，引起 T 细胞增殖。

（九）Vieled 细胞

Vieled 细胞的命名来自它们有很长的具有活性的遮盖物，遮盖物能达 100nm 厚，不含颗粒，可以延伸较远距离。Vieled 细胞的核呈高度卷曲，胞质有许多颗粒。只有 4% Vieled 细胞有 Birbeck 颗粒，但是细胞表面之下都有大的空泡，用 ATP 酶检测为强阳性反应。在酶含量方面类似淋巴细胞，它们有 Fc 受体，但不能主动趋化。在接触激活后，朗格汉斯细胞出现于皮肤淋巴液中，淋巴管中 Vieled 细胞数量也增加。许多 Vieled 细胞移到淋巴结，定位于 T 细胞依赖区，在此位置细胞的作用像树突状细胞。一些 Vieled 可促进 T 细胞对有丝分裂原的反应。它们的功能包括转运抗原到皮质区，将其提呈给 T 淋巴细胞。因此，体内存在一个抗原提呈的细胞链，此链中有不止一种的细胞。只在皮质的深层发现具有 Vieled 细胞特征的细胞。

四、淋巴细胞的再循环和归巢

（一）淋巴细胞归巢至外周淋巴器官

淋巴细胞迁移到外周淋巴器官称为归巢（homing），原意是回到可以生息的地方。各种白细胞通过血管内皮迁移都是一个复杂的多步骤的过程，涉及不同形式的内皮细胞和不同的黏附分子。B 和 T 淋巴细胞分别在骨髓和胸腺成熟，成为未经过抗原刺激的新生淋巴细胞。这些淋巴细胞的迁移形式与激活或记忆淋巴细胞不同。新生淋巴细胞随血流或淋巴循环迁移，定居于（归巢）特殊的（T 细胞依赖和 T 细胞非依赖）区域之后，不再循环。相反，抗原激活或记忆淋巴细胞会迁移至特殊的，即它们曾经遭遇抗原的位置。因此，记忆 T 淋巴细胞趋向于聚集在淋巴结外组织，以前它们曾在此处被抗原刺激过。这些淋巴细胞聚集地有时也被称为三级淋巴组织，往往位于消化道、呼吸道、皮肤感染位置和滑膜腔的上皮表面。三级淋巴组织也可以有新生的淋巴细胞。

抗原流至局部淋巴结后，抗原特异性记忆 T 淋巴细胞也聚集至此。淋巴细胞进入淋巴结有两个不同的途径。第一个途径是穿过高内皮细胞微静脉（HEV），主要是新生淋巴细胞；HEV 大量存在于淋巴结的 T 细胞依赖区。第二个途径是激活的 T 淋巴细胞通过扁平内皮细胞，进入组织间隙后输入淋巴系统。在脾脏，归巢淋巴细胞通过边缘区的血窦状间隙。在其他小结外位置也发现有 HEV，如潘氏斑、扁桃体、咽部的腺样体、阑尾以及胃和小肠的其他淋巴细胞聚集处。

B 淋巴细胞在骨髓中增殖，以后迁移至外周淋巴器官，B 淋巴细胞在淋巴器官中有识别居室的能力，居室包括 T 细胞非依赖性或 B 细胞依赖性区域。这一特性被称为迁移或转移（ecotaxis）。B 淋巴细胞在淋巴结和脾脏内都迁移至滤泡。单克隆抗体 MELA79 可以通过糖基抗原决定簇识别 HEV。另外一种单克隆抗体是 HECA452，可与单核细胞、树突细胞和一些记忆淋巴细胞反应。

淋巴细胞穿过内皮的迁移必须停留，紧紧地黏附在内皮的表面。通过激活的整合蛋白调节黏附的牢固程度。趋化因子和其他刺激因子调节其他白细胞的激活和向感染位点迁移。通常趋化因子结合到肝素或蛋白聚糖上。蛋白聚糖是转录后在丝氨酸位点加入黏多糖（glycosaminoglycan，GAG）副链修饰后的蛋白。GAG 是长链多聚糖类，由双糖亚单位组成。蛋白聚糖可分为几个家族：硫酸软骨素、硫酸角质素、硫酸乙酰肝素、硫酸软骨素 B 及透明质酸等。有些蛋白聚糖可以在细胞外基质发现，而总体而言都是细胞膜蛋白组成成分。细胞因子有 GAG 结合位点，可结合到蛋白聚糖上。CD44 上能够携带硫酸乙酰肝素和硫酸软骨素链并且与 β 趋化因子 MIP1β 结合的蛋白聚糖。趋化因子受体与 G 蛋白相连，同时可能也是淋巴细胞再循环和整合蛋白依赖性黏附所需要的。这些紫菌红素乙相关的受体有 7 个跨膜区，对百日咳毒素敏感，百日咳毒素可强烈地抑制淋巴细胞再循环。将化学趋化因子受体的基因转染到淋巴细胞能够在数秒内触发整合蛋白介导的黏附。

Ras 同源 A 蛋白（Ras homologous A protein，Rho A）是一种 GTP 结合蛋白，与整合蛋白激活途径的细胞内信号传导有关。Ras 被激活可以导致一串联蛋白激酶的激活，从而使有丝分裂原激活的蛋白激酶

(mitogen activated protein kinase,MAPK)最大限度地磷酸化和激活。MAPK 与一些细胞功能有关,如转录因子和细胞骨架的调节。但是信号传导沿其他途径进行。偶联 Ras/MAPK 串联的机制尚不能确定。根据传统的观点,磷脂酶 Cβ 激活导致三磷酸肌醇(inositol triphosphate,IP3)和二酰甘油(diacylglycerol,DAG)的生成。IP3 对动员细胞内来源的钙离子是非常重要的,而 DAG 对于蛋白激酶 C 的激活是非常重要的。

趋化因子能够使整合蛋白的亲和性由低向高。已确定了激活整合蛋白至少需要 10 000 个趋化因子受体。单核细胞趋化性蛋白 1 也是 T 细胞化学引诱物,但它不能使淋巴细胞紧密黏附在内皮细胞配体上。然而,少量趋化因子受体对于淋巴细胞就足够了。Ig 超家族黏附分子 CD31 也有激活的作用,它会出现在所有的内皮细胞、单核细胞、中性粒细胞和一些 T 细胞上。同型间的相互作用导致信号传导和整合蛋白的激活。新生淋巴细胞的整合蛋白与 HEV 紧密结合必须有激活信号。相反,活化的淋巴细胞和原始免疫细胞与内皮紧密结合时不需要激活信号,因为它们激活前表达整合蛋白。淋巴细胞的停留是由整合蛋白介导的,如 β2 整合蛋白、白细胞功能相关分子 1(LFA1、αLβ2、CD11a/CD18)和两个 α4 整合蛋白、α4β1 和 α4β7。与 α4 整合蛋白不同,β2 整合蛋白主要存在于细胞表面的平面部位,主要来源于细胞的微丝。这就可以解释 LFA1 不能启动流动时的黏附,甚至当它被预激活时也不能达到。α4β1(VLA4)整合蛋白就像细胞内基质的纤连蛋白一样与内皮细胞的 VCAM1 相互作用。α4β7 整合蛋白可识别潘氏斑的 HEV 细胞上的 MAdCAM1。通过这一步稳定的黏附,接下来就是穿过内皮的迁移。

淋巴细胞穿过内皮的迁移速度很快,在数分钟内即到达基底膜。细胞移向细胞间的连接处。通过调节与内皮的黏附接触使细胞停止运动。这种调节包括降低激活信号或释放黏附因子。在血液中可以检测到可溶性黏附分子,它们可能起到阻滞内皮上的配体的作用。GlyCAM1 分子也发现有可溶性的形式。一些分子如 α4β1、VCAM1、αLβ1-ICAM1、CD31(PECAM1)和 CD44 等也影响跨膜迁移。有些证据提示在 $CD4^+$ 的 T 淋巴细胞的个体发育过程中也可获得跨膜迁移,并且这种迁移受到趋化因子或其他内皮的影响。各种酶类可有促进作用,如明胶酶、蛋白酶 C 和基质金属蛋白酶 2、3 和 9。

一种 HEV 细胞分泌的物质称为 hevin,与细胞外基质黏附分子 SPARC 具有同源性,可能是一种调节淋巴细胞跨膜迁移的因子。其他分子也可能参与淋巴细胞的跨膜迁移,如基底和 HEV 管腔表面的层粘连糖蛋白和纤连蛋白。抗层粘连蛋白的抗体能抑制淋巴细胞的迁移,抗纤连蛋白及抗纤连蛋白受体的抗体能够阻滞淋巴细胞与人类淋巴结冷冻切片上的 HEV 的结合。因此,作为纤连蛋白和层粘连蛋白的反受体并且表达在淋巴细胞上的整合蛋白 VLA5(α5β1)和 VLA6(α6β1)具有调节淋巴细胞黏附到 HEV 的功能。

局部微环境的一些因素可保持 HEV 细胞的完整性和功能的分化。当阻断淋巴细胞穿入时,HEV 细胞可变为扁平内皮。淋巴细胞穿入时的连接反应导致丢失 MELA79,35SO4 掺入减少,GlyCAM1 的 mRNA 水平下调,L 选择蛋白介导的淋巴细胞与 HEV 的结合阻滞。这些保持 HEV 形态和表型的因子是细胞外基质蛋白、细胞因子和抗原。这些因子不仅能保持外周淋巴器官内的 HEV,而且还能促进人类慢性炎症组织中的血管发育出 HEV 的特征。例如,风湿性关节炎时,内皮的饱满度和淋巴结浸润区域血管的硫酸盐掺入与淋巴细胞浓度密切相关。这些血管的内皮也表达 MECA79 抗原。肠道的慢性感染性疾病(结回肠炎)和甲状腺疾病(慢性甲状腺炎)也可引起 HEV 内皮和 MECA79 抗原的发育。

(二)归巢的特殊途径

1. 归巢至肠道的淋巴样细胞分布在三个区域:潘氏斑(Payer patches),也是外周淋巴器官;肠道上皮下的板层(lamina propria);侵入基底膜后在内皮细胞间扩散的细胞,即内皮间淋巴细胞(intraepithelial lymphocytes,IEL)。

由于归巢受体表达有高度特异性,幼稚淋巴细胞归巢至潘氏斑,而记忆细胞至淋巴结外位点,即小肠板层。潘氏斑处的 HEV 是 L 选择蛋白配体^{lo}和 MAdCAM1^{hi},而幼稚细胞是 L-选择蛋白阳性和 α4β7$^{low\text{-}med}$。因此两种分子的相互合作可使幼稚淋巴细胞进入潘氏斑。板层内皮的 L 选择蛋白配体阴性,但是有 MAdCAM1 强表达。新生淋巴细胞不能应用 L 选择蛋白,α4β7 表达也很弱。另外,记忆淋巴细胞虽然缺乏 L 选择蛋白(结果不能进入潘氏斑),但是有较弱的 α4β7 表达,并且能够进入板层。

2. 归巢型皮肤记忆淋巴细胞有返回它们曾经遭遇抗原的组织的倾向。从皮肤输入淋巴的淋巴细胞具有特定的表型。位于皮肤的 T 淋巴细胞表达一种表皮淋巴细胞相关抗原(cutaneous lymphocytic associated antigen,CLA)的标记,它可与 E 选择蛋白相结合。E 选择蛋白是迟发型过敏反应,在慢性感染皮肤诱导皮肤内皮细胞产生的。其他分子也可调节记忆 T 细胞与皮肤的黏附力度,如 α4β1(VLA4)与 VCAM1 的相互作用、整合蛋白 α3β1 和细胞外基质成分表皮整联配体蛋白的相互作用等。T 淋巴细胞也可通过钙黏着蛋白侵入表皮。

3. 归巢至感染位点 慢性感染部位和激活自体免疫机制的组织有淋巴细胞的聚集。表型检测表明这些淋巴细胞是被激活的,是抗原刺激后的细胞。巨噬细胞产生的细胞因子,如 IFN-γ 和 TNF-α 等,可调节淋巴细胞迁至感染部位。一些黏附分子如 LFA1 和 α2 整合蛋白以及 E 选择蛋白和 VCAM1 诱导这些淋巴细胞在慢性感染部位聚集。一些化学引诱物如巨噬细胞感染蛋白 1β(macrophage inflammatory protein 1β,MIP1β)可增强 $CD8^+$ 的 T 细胞的结合力,而 RANTES 选择性吸引记忆 T 细胞。单核细胞化学引诱物蛋白 1(monocyte chemoattractant protein 1,MPC1)是一种最大的淋巴细胞化学引诱物(它不仅仅是较强的单核细胞激活物),因此可以解释在慢性感染和自身免疫病为什么淋巴细胞的侵入部位也会有丰富的单核细胞。MCP1 大量出现在抗原攻击和自身免疫性疾病的部位。有资料表明趋化因子可使整合蛋白依赖性淋巴细胞与内皮紧密黏附,提供启动信号使其迁移至感染位点。

4. 归巢至其他部位 α4β1 VCAM1 可以使骨髓移植时的造血祖细胞归巢至骨髓。P 选择蛋白与其配体,即 P 选择蛋白依赖性配体(P selectin dependent ligand,PSGL1)的相互作用也参与其中。L 选择蛋白和 CD34 介导淋巴细胞归巢至扁桃体,而淋巴细胞是通过硫酸葡萄糖醛酸副红细胞糖苷脂,即 L 选择蛋白的配体,黏附到脑微血管,受 α4β1/α4β1 整合蛋白的相互作用调节。

(三) 淋巴细胞归巢和再循环的意义

体内淋巴细胞大约以每秒 5×10^6 个淋巴细胞的速度离开血液,穿过 HEV,黏附到 HEV 的过程仅需 1~2 秒,跨膜则需 10 分钟。启动机制包括 G 蛋白连锁化学引诱物受体及其配体,它们能够在紧密黏附后的 1~3 秒内激活整合蛋白。

归巢和再循环不是随机的,而是 HEV 细胞和淋巴细胞相互反应的结果,是细胞发育发展过程中具有靶向性的行为。归巢至外周淋巴器官特异的微环境是在发育中确定的(包括 T 细胞依赖性和 T 细胞非依赖性 B 淋巴细胞);同时通过特异性细胞内微环境而进行的(并指状树突细胞对应于滤泡状树突细胞)。淋巴细胞被抗原刺激后,则以这种经历去再循环。抗原特异淋巴细胞被引向特异性的组织,因而可更有效的影响免疫反应的程度。归巢和再循环是淋巴细胞分化的一种形式,就像许多淋巴细胞的其他功能(例如 IgM 合成后 Ig 类型转换,或 Th1 相对于 Th2 分泌细胞因子等),这种分化开始于细胞发育时(初级淋巴器官),在外周器官进一步完善以保证机体更好地适应环境的挑战。

(朱平)

参考文献

1. Ronald Hoffman, Bruce Furie, Philip McGlave, et al. Hematology basic principles and practice. 3rd ed. Edinburgh: Elsevier Churchill Livingstone, 2001
2. Soe Than, Monica Kharbanda, Vivek Chitnis, et al. Clonal dominance patterns of CD8 T cells in relation to disease progression in HIV-infected children. J Immunol, 1999, 162: 3680
3. 陈文杰. 血液分子细胞生物学. 北京:中国医药科技出版社,1993
4. 朱平. 淋巴细胞的分子生物学研究和实践. 北京:中国医药科技出版社,1992
5. Zhu Ping, Wu Shulan, XueHaipen, et al. Analysis of clonality of lymphocytic leukemia and lymphoma by T cell receptor gene rearrangement. Chi Med J, 1997, 110: 607
6. 朱平. 现代血液肿瘤诊断治疗学. 北京:中国协和医科大学北京医科大学联合出版社,1998
7. 朱平,李健为,虞积仁. 干细胞移植后的免疫重建淋巴细胞的基因图谱分析. 中华医学杂志,2000,80: 668
8. Magnaini EN, Egeland T, Syversen AM, et al. Molecular analysis of the complementarity determining region 3 of the human T cell receptor beta chain. Establishment of a reference panel of CDR3 lengths from phytohaemagglutinin activated lymphocytes. J Immunol Methods, 1999, 223: 207

第 92 章

淋巴细胞的发育与分化

多潜能干细胞可产生所有造血系细胞包括淋巴细胞中的 B 和 T 细胞。这些细胞进行不对称分裂，其结果是一个子细胞遵循一种途径分化，而另一个仍为保持自我更新能力的干细胞。这些干细胞与适当的基质细胞相互作用，分化为不同系列的细胞。进入胸腺微环境的干细胞发展为 T 细胞，而起源于骨髓的发育为 B 细胞和髓系细胞。B 细胞是体内唯一能够合成免疫球蛋白(immunoglobulin, Ig)分子的细胞。免疫球蛋白分泌或者镶嵌在细胞膜上。细胞表面免疫球蛋白结合抗原后被激活，成为浆细胞。B 细胞发育经历抗原非依赖期和抗原依赖期两个不同的生命期。T/NK 细胞有共同的前祖细胞。成熟 T 细胞来自胸腺外的祖细胞。T 细胞发育可分为胸腺前阶段、胸腺内阶段和胸腺后阶段。TCR 基因重排在祖细胞定型到 T 细胞之后开始。根据基因重排方式可以将 T 细胞分成不同类型的 αβT 细胞和 γδT 细胞。根据免疫表型 T 细胞可以分出几个主要的亚群。$CD4^+$ T 细胞为辅助性 T 细胞(Th)，包括 Th1、Th2、数量较少的调节性 T 细胞 Th17 和 iTreg 四种细胞亚群。$CD8^+$细胞与抗原相互作用后分化成细胞毒 T 细胞(CTL)即杀伤 T 细胞。人类针对 HLA Ⅰ类抗原的 CTL 表型为 $CD8^+$，而针对Ⅱ类抗原的 CTL 表型为 $CD4^+$。MHC 分子引导 T 细胞识别抗原提呈细胞表面抗原(APC)，B 细胞是通过提呈抗原与 T 细胞作用，反过来又会接受 T 细胞的"帮助"，增殖并生产免疫球蛋白。巨噬细胞和其他辅助细胞在 T 淋巴细胞激活过程中起重要作用。

第一节　B 淋巴细胞

B 淋巴细胞即一群表达克隆多样性的、可识别特异性抗原表位的具有细胞表面免疫球蛋白的细胞。B 细胞的起源可追溯到 5 亿年前，有颌脊椎动物体内适应性免疫的演化过程。始于原始淋巴样组织(如人胚肝、胚胎或成人骨髓)，随后在次级淋巴样组织(如人的淋巴结和脾中)成熟，最终分化形成浆细胞，产生功能性或保护性的抗体。

B 细胞的发现始于对免疫球蛋白的认识。20 世纪 Jerne 和 Burnet 分别提出"自然选择学说"和"克隆选择学说"，相继于 1960 年和 1984 年获得诺贝尔生理和医学奖。*Nature* 杂志刊发了这个领域中最早的论文，报道来自于慢性淋巴细胞白血病外周血的淋巴细胞表面标志特征，产生了一种新的白血病和淋巴瘤的免疫表型分类方法。成为诊断和治疗白血病和淋巴瘤的金标准。

一、B 细胞个体发育

B 淋巴细胞由多潜能干细胞与造血微环境中的基质细胞相互作用后，分化并发育成熟。骨髓基质细胞从形态及功能上均为异质性细胞群。淋巴细胞发育为 B 细胞的基本条件是 B 细胞免疫球蛋白基因位点的功能性重排。重排过程包括重链基因位点上 VDJ 基因片段的重排和轻链基因位点上的 VJ 基因片段的重排。Tonegawa 于 1987 年因此项发现而获得诺贝尔生理和医学奖。基因重排和基因转换导致免疫球蛋白的多样性。20 世纪 80 年代后期 Baltimore 和他的同事们发现了 RAG1/2。解释了免疫球蛋白和 TCR 基因重排起始阶段 DNA 链断裂的机制。

(一) B 细胞发育的早期阶段

早期 B 细胞发育的特征是免疫球蛋白重链和轻链基因位点的有顺序的重排，免疫球蛋白本身在调节 B 细胞发育过程中也起到积极作用。成熟 B 细胞具有功能的关键是有作为抗原受体的膜 Ig。在细胞分化的早期阶段，三组基因为B细胞表面制备了免疫球蛋白复合分子。第一组包括重组激活基因RAG1和RAG2。第二组是替代轻链，有VpreB和λ5两个基因组成的非共价结合复合物，一种异二聚体。在前B细胞中，两种蛋白分子和μH链一起构成所谓的pre-BCR。前B细胞源于原始B细胞，原始B细胞既不表达pre-BCR也不表达表面免疫球蛋白。第三组是mb1和B29两个基因及它们的多肽产物，分别为Igα和Igβ，形成B细胞受体复合物的一部分，是Ig定位在细胞表面必需的。

B细胞的发育早期包括两个分化阶段。祖细胞(proB)阶段是非常不成熟的细胞，这时Ig基因呈胚系。下一阶段是前体细胞(preB)，又可分为两个亚期：preBⅠ时B细胞有IgH(重链)基因位点的DH(重链多变区)JH(重链结合区)重排；preBⅡ是进行VH(重链可变区)到DH-JH重排的含有胞质内μ链的细胞。proB和preBⅠ细胞表达膜Ig样受体，其编码基因仅在这一阶段中转录。VpreB和λ5两个基因编码的蛋白非共价键结合后形成替代轻链(L)。VpreB基因与Ig和TCR(T细胞受体)的V区(可变区)基因有轻度的同源性。λ5基因的氨基末端与V区基因也有一定的同源性，而羧基末端区与λ链的J区(结合区)和C区(恒定区)编码片段有较强的同源性。在B细胞发育过程中，VpreB和λ5基因均不重排。人类B细胞具有1个VpreB和数个λ5基因(包括14.1、16.1、Fλ1等)，它们均位于22号染色体的Vλ位点。替代轻链(ΨLC)在胞质内生成，并且出现在B细胞早期发育的几个阶段中，但是仅在preB出现Cμ的后期在膜上可检测到。

替代轻链是免疫球蛋白样受体，与B细胞内的配体结合传递信号，发出信号启动L链重排。替代轻链很可能通过增加进行VDJ重排的preB细胞数量来进行B细胞谱系选择。小鼠preB细胞受体可以调节重链等位基因的表达。重链与细胞表面的替代轻链形成Ig样受体，受体表达还依赖于形成BCR复合物Igα和Igβ的异二聚体。小鼠缺乏Igβ会造成B细胞发育完全停滞。复合物产生的信号依次激活一系列酪氨酸激酶Src家族的成员，即Fyn、Lyn、LcR和VpreB/λ5。它们可以作为前B淋巴细胞白血病的标记，这些标记不会在成熟B细胞、T细胞或髓系细胞起源的肿瘤细胞上表达。但是在CML急变期的原始细胞上表达。

轻链基因重排后，B细胞开始表达膜IgM，成为功能还不够成熟的初期细胞(即对有丝分裂原的刺激没有强烈反应，具有对抗原产生耐受的特性)，当膜表面表达IgD时，即变为成熟B细胞。正常情况下，轻链基因的重排遵循一定的顺序，首先κ链重排，只有当两个κ基因位点重排均不能有效产生κ链时，才会发生λ的重排。正常情况下，κ阳性B细胞具有胚系λ基因，而λ阳性的B淋巴细胞中κ基因或为非功能性重排，或完全缺失。最近有一些文献对L链这种重排顺序的模式提出疑问，认为重排是随机性发生的。当κ链基因重排受阻时(κ基因某些DNA片段缺失或失活)，λ基因重排就加速进行，并使所有B细胞成为λ阳性细胞。有证据认为λ位点重排并不是κ基因重排后产生的阳性信号所启动的。

基因表达的动态改变可引起生发中心反应，同时介导次级淋巴样组织中抗原诱导的B细胞激活、分化的过程。生发中心反应包括克隆扩增、IgH位点类别转换重组、VH基因的体细胞高突变和对特异抗原表位高亲和力BCR的成熟选择。

淋巴细胞发育需要细胞因子和转录因子协调作用，转录因子可正向或负向调节基因表达。骨髓基质细胞产生的IL-7是小鼠B细胞发育所必需的细胞因子，它可以促进V片段和DJ基因片段的基因重排并传递存活或增殖的信号。FLT3配体和TSLP在胚胎B细胞发育中起重要作用。目前还不甚了解调控人B细胞发育的细胞因子。原发性免疫缺陷病人体内存在编码IL-7R的基因突变，而这些患者血液循环中存在正常数目的B细胞，这一现象证明在B细胞的胚胎B细胞发育阶段不需要IL-7R信号的作用。

转录因子调节分化阶段特异性的基因转录。转录因子与调节基因的一些表达区位点结合，在RNA聚合酶的参与下启动转录。在所有基因的启动子位点都能与转录因子蛋白组配。转录因子可以结合在特异DNA序列上，它们与这一区域的DNA双螺旋有高度亲和力，对B淋巴细胞生成的调节起着关键作用。

至少有10种不同转录因子在B细胞发育的早期阶段起调节作用，它们包括E2A、EBF、Pax5等。其中Pax5对于促进B系定向分化有十分重要的作用。它可以与免疫球蛋白位点的起始序列相结合。小鼠体内缺乏Pax5可导致B细胞发育过程中DJ到VDJ重排的转变被抑制。Pax5可以激活B细胞所需的基因，同时抑制在非B系细胞发育中起重要作用的基因。Pax5缺乏的前B细胞有向非B系细胞发育的能力，可转变为其他造血细胞系。Pax5同时也可调节至少170种基因的表达，其中有大部分基因在B细胞信号转导、黏附、成熟B细胞迁移等过程中起重要作用。成熟小鼠B细胞中Pax5减少可导致向非定向造血前体细胞逆向分化，特定条件下可分化为T系细胞。Pax5基因位点的改变也可能会导致严重后果,缺少 Pax5 的小鼠经常会发生高度恶性的淋巴瘤。儿童 B 细胞性急性淋巴细胞白血病多于 30% 的患者体内有 Pax5 基因突变,而早期 B 细胞发育阶段的突变抑制是儿童急性淋巴细胞白血病患者的一个共同特点。

调节 B 细胞分化早期阶段的一个转录因子是 B 细胞特异性激活蛋白(B cell specific activator protein,BSAP)。人染色体 9p13 位点上的 Pax5 基因编码 BSAP,此基因属于一个编码转录因子的基因家族,有一保守区域可与 DNA 结合。BSAP 的这个区与 B 细胞特异基因如 λ5、VpreB、BlK 和 CD19 等的启动子结合。BlK 是与 mIg 相关的蛋白酪氨酸激酶 Src 家族成员,参与 Pax5 基因敲除小鼠的信号传导交联,使其停滞于 B 细胞分化的早期前 B 阶段。BSAP 也在 mIg 阳性的细胞表达,但不在抗原依赖性分化的晚期表达。BSAP 调节 B 细胞增殖和 Ig 同型转换(switching)。

NF-κB 转录因子以前称为 B 细胞核因子,可与 κ 链增强子结合,在 κ 链基因的表达中起着关键作用。NF-κB 是转录因子 NF-κB/REL 家族成员。这个家族的成员能结合 DNA 的 N 末端 Rel 同源区。NF-κB 介导这些因子之间亚单位二聚体形成,与抑制蛋白如 I-κB 的相互作用。三种抑制蛋白 I-κBα、I-κBβ 和 I-κBγ 都是在 C 末端具有多个重复序列,从而防止其与 DNA 的结合。当抑制蛋白 I-κB 被磷酸化时,NF-κB 从复合物中释放出来,被激活。I-κB 被磷酸化,蛋白酶体使其蛋白水解而断裂。蛋白酶体为 28 个亚单位组成的有多种催化活性蛋白酶复合物。许多物质信号可激活 NF-κB,包括细胞因子(如 TNF-α)、病毒、有丝分裂原、紫外线和氧自由基等。近期发现硼替佐米(Velcade)能够有效抑制泛素-蛋白酶体通路,对 B 细胞-浆细胞增殖影响最显著,可以阻断 NF-κB 等多个通路,诱导 B 细胞系统的肿瘤细胞凋亡。NF-κB 的激活导致编码一些蛋白的基因表达,这些蛋白多为介导免疫的快速反应蛋白,如急性期蛋白、感染细胞因子和黏附分子等。NF-κB 的激活可被 IL-10、糖皮质激素、水杨酸盐、免疫抑制剂、一氧化氮抑制。不适当的 NF-κB 激活可造成自身免疫和肿瘤等各种人类疾病的发生。

Ikaros 家族对淋巴细胞发育中选择性起着一定的作用。纯合子突变小鼠可以无淋巴结和淋巴集结,仅残留很小的胸腺。因为 E2A 转录因子可启动 IgH 基因重排,对 B 细胞发育也具有关键作用。

B 细胞的发育中,mIg 的表达和功能也起着关键作用。缺乏 RAG1 或 RAG2 基因的小鼠 B(或 T)细胞的分化完全阻滞,类似于严重联合免疫缺陷(severe combined immune deficiency,SCID)。这种结果是由于负责启动 V(D)J 重排的上述两种基因所编码的重组酶活性的缺乏而造成的。应用同源重组的基因靶向研究显示,λ 基因的紊乱可导致膜 IgM+ B 细胞的缺失。替代轻链至少可以形成 preB 细胞上的两种受体,一种为完全 μ 链,第二种为截短了的 μ 链(DH-JHCμ 或 Dμ),前者加速 B 细胞分化,而后者阻滞分化。

B 细胞分化早期的表型改变,B 细胞发育的早期阶段定义为 preB 细胞,此期包括了从原始 B 细胞被定向于 B 系直到细胞膜上检测到 IgM 的一大段时期。在文献中,这一阶段被分为三个不同的时期(preB 或 early preB 或 proB;intermediate preB;"true" preB),简而言之:proB,preB Ⅰ 和 preB Ⅱ。B 细胞来源于 CD34 细胞,但是否发育中一定会表达 CD10 和 CD19 尚有争议,很可能争议的主要原因是用了不同来源的细胞做实验,获得了不同的研究结果。此阶段细胞表达末端脱氧核糖核苷酸转移酶(TdT),这是一种在没有模板时能催化多核苷酸链延伸的 DNA 聚合酶。此阶段较早期有 CD24 表达,与成熟的分泌 Ig 的 B 淋巴细胞相比,CD24 表达水平较高。另外一种最早期的 B 细胞特异性标记是 CD22。根据细胞的大小,分为大的增殖型 preB(preB Ⅰ)和小 preB 细胞(preB Ⅱ small)。在胎儿发育早期(8 周)的肝脏及之后的骨髓(12 周)可检测到 preB 细胞。在脾脏,这些细胞混合在其他髓系细胞中,存在于窦外区,紧挨副皮质区。小 preB 细胞是成熟 B 细胞的前体细胞,在此期晚阶段开始表达膜表面 IgM。在成人,preB 细胞占骨髓有核细胞的 0~7%。只有少数存在于外周血。

PreB 细胞的后期,CD33 和 TdT 消失,CD10 表达减低,细胞首先表达 CD22,之后是 CD20。CD20 出现在膜表面之前,在细胞发育的较早期可在胞质检测到。膜表面 CD22 只在 B 细胞表达,不在其他细胞系列表达。Fc 受体在 preB 细胞不表达,在一些后期的 preB 细胞中可检测到 C3b 受体,占据小 preB 中的 40%。

此外,在 B 细胞发育的早期阶段,在表面免疫球蛋白表达之前,B 细胞内即可检测到免疫球蛋白。此分化阶段的 B 细胞称为 preB,胞质含有 μ 重链,而无轻链。随着 B 细胞进一步分化,内质网逐渐发达,免疫球蛋白产生增加。用特异性重链或轻链的抗血清和直接免疫荧光技术,更容易检测到细胞中的免疫球蛋白。在分化过程中,B 细胞克隆仅仅合成一种类型的免疫球蛋白,称为同型排斥现象。一个 B 细胞克隆也只能合成一种形式的轻链,用特异性抗 κ 或 λ 轻链的抗血清检测胞质内免疫球蛋白的类型,可用来确定浆细胞是单克隆还是多克隆性增殖。在单克隆浆细胞增殖时,正常 κ 与 λ 大致 2 比 1 的比值会改变,只出现 κ 或者 λ 轻链。

(二)成熟 B 淋巴细胞的特征

成熟 B 淋巴细胞表面免疫球蛋白。B 细胞的基本功能和特征是能够合成免疫球蛋白(Ig),是体内唯一合成 Ig 分子的细胞。B 细胞静止期时有 Ig 镶嵌在细胞膜上(mIg),mIg 可作为 B 细胞的标记。Ig 分子依赖其重链 C 末端的疏水性片段与细胞膜的结合。B 细胞表面可携带 50 000 ~ 150 000 个 Ig 分子,但是 Ig 的表达依分化阶段的不同而有变化。用荧光染料标记的抗免疫球蛋白的荧光抗体检测 mIg 时,抗抗体不一定总与免疫球蛋白相结合。多价特异性抗血清可检测到所有的免疫球蛋白类型,而类型特异性抗血清只结合免疫球蛋白的某些特异性类型。人类外周血 mIg 阳性的细胞数由于技术原因可发生变化,抗免疫球蛋白抗血清(抗抗体)具有与 Fc 受体非特异性结合倾向。胃蛋白酶消化抗抗体,去除 Fc 片段,用其 F(ab2)片段,可以避免出现 B 细胞非特异性标记。有些具有 Fc 受体的淋巴细胞可以黏附上免疫球蛋白,造成假阳性,计数为 B 细胞。一些人类的自身免疫性疾病患者血清含有抗淋巴细胞抗体,通过 Fab 片段可以结合到细胞表面。正常情况下 T 细胞表面无 mIg,这些抗 T 细胞抗体使 B 细胞计数表现为假阳性升高。单核细胞也可因为它们的 Fc 受体而与抗免疫球蛋白抗体非特异性结合。除外这些技术问题,mIg 仍是 B 细胞一个有用的标记。

应用免疫荧光技术确定 mIg 要求在活细胞进行。相反,胞质免疫球蛋白可在固定后的细胞中检测。在活细胞检测中,抗体不渗入淋巴细胞内,因此荧光呈点状围绕细胞周边而呈环状。淋巴细胞在 4℃条件下可与抗 Ig 抗体反应,当温度升高时,mIg 在与抗 Ig 抗体反应后重新分布到细胞的一侧(帽状),最终进入细胞,使细胞表面无 mIg。

B 细胞系统 mIg 的发育分化过程:首先表达 IgM。胎儿期 IgM^+ 细胞集中在淋巴结,在孕 16 ~ 20 周时定居于初级淋巴滤泡。孕 13 周时,多数 B 细胞为 IgM^+IgD^+,之后出现 IgG 或 IgA。胎儿 B 细胞的这种三表型形式持续到出生,在出生后的数月中转变为成人的单表型形式。在成人,表达 IgG 或 IgA 的细胞多于 IgM 和 IgD。10 岁时,几乎所有脾脏的 B 细胞为 IgM^+IgD^+,而在骨髓中仅 3% ~ 4% 表达两种同型表型。B 淋巴细胞的成熟从表面 IgM 高 IgD 阴性到 IgM 高 IgD 低,最终到 IgM 低 IgD 高的转变相关。B 细胞成熟过程中,除了表面免疫球蛋白以外,还表达不同蛋白分子。通过单克隆抗体的应用,大约有 10 种 B 细胞特异的细胞表面分子被发现。新的标记与 IgM 共同出现在 B 淋巴细胞上调节 B 细胞发育及其功能。

(三)B 细胞终末分化阶段

B 细胞分化的最后阶段发生在周围淋巴器官,受树突细胞捕获抗原所启动,也受 T 细胞或其他细胞及细胞因子的调节。滤泡内的滤泡状树突细胞(FDC)及髓质的巨噬细胞捕获进入机体局部淋巴结的抗原。抗原保留在胞质的表面形成一种复合物抗原保留网状结构(antigen retaining reticulum)。FDC 有两种形式,一种具有丝状树突;另一种具有珠状树突。在 T 细胞依赖区,滤泡外被激活的少量原始 B 细胞在免疫后的第三天定居于滤泡,启动生发中心(GC)反应。GC 的发育依赖 T 细胞。在树突细胞中的有丝分裂原可以导致数千个原始 B 淋巴细胞发育。抗原刺激的原始细胞形成了 GC 暗区,称为中心母细胞;细胞周期持续表达核抗原 Ki67,mIg 不表达或低表达。暗区的 FDC 网状结构发育良好,CD23 阴性。

FDC 和抗原特异性 T 细胞在促进抗原特异性 B 细胞分化时起着重要作用。后者迁移至滤泡而形成滤泡中的一小部分非常重要的组成成分。调节细胞间的相互作用有许多分子。除膜 Ig 和提供特异性的 TCR 外,CD40 及其配体、CD28 和 B7 也至关重要。在 T、B 细胞相互识别的作用中,CD40 首先与其配体发生反应。CD40 是构成膜蛋白及 GC 的 B 淋巴细胞和 FDC 上的 TNF-α 受体家族的膜所必需的成分。CD40 与 CD40 配体蛋白(CD40L)反应。CD40L 在静止期 T 细胞上不表达,而出现于 $CD40^+$ 的 T 细胞激活后的 1 ~ 2 小时。CD40L 属于细胞因子中的 TJF 家族。在发生免疫反应时,如果用抗 CD40 抗体阻滞 CD40 与其配体的反应,能够严重地抑制抗体的产生,抑制浆细胞聚集、GC 形成和记忆细胞的增殖。X 连锁先天性免疫缺陷性高 IgM 综合征病例证实了 CD40 与 CD40L 相互作用的重要性,X 连锁的高 IgM 综合征的发病是由于基因上点突变而引起 CD40L 缺陷所致。此种情况下 IgM 浓度正常或升高,IgG 和 IgA 明显降低。患者常反复感染、周期性中性粒细胞缺乏,由于 T 细胞缺乏,同时缺乏产生针对抗原的抗体,导致卡氏肺孢子虫病的易感性。CD40 与 CD40L 的相互作用,上调表达于 B 细胞的 B7(CD80),从而增强了 B 细胞的共刺激功能。共刺激功能通常限制在树突细胞、巨噬细胞和 B 细胞,与 B7 表达有关。这两套分子的相互作用发生在 B7 和 CD28/CTLA4 之间,导致 T 细胞激活,进一步扩大了细胞因子释放。识别反应的结果造成 B 细胞克隆性扩增、Ig 类型转换、诱导记忆 B 细胞成熟。循环 B 淋巴细胞发生体细胞高突变,结果使基因重排后的可变区核苷酸序列继续变化。

研究基因重排热点区可揭示高突变激活的分子机制。当模板为 A∶T 时易发生高突变,AN 的交换常常多于 TN 的交换。高突变往往针对 DNA 分子的一条单链,以随机的形式开始于 VH 外显子。但是随时间的推移,它们的发生逐渐集中在互补决定区(complementary determining regions,CDR)。在替代突变也发现同样的改变。开始时高突变均随机分布,之后,无义突变较多集中在框架区内而替代突变较多见于 CDR。这些改变提示选择过程是往往在 GC 内进行的。TCRα 链 V 基因也会发生高突变。已有研究表明高突变规律是在非突变间期后短暂地突变暴发。在这期间,发生了以亲和力为基础的选择。通过抗原选择,具有优势突变的细胞大量增殖。体细胞高突变会获得 4 种结果:抗体对抗原的亲和力增加,亲和力降低,亲和力未发生改变,改变而导致自身反应等。就像在骨髓一样,在 GC 中 B 细胞经历了阳性和阴性的选择过程。GC 的作用是使在骨髓中被选择的 B 细胞谱系进一步改善。

高突变的细胞经历了选择过程后,成为中心细胞,从暗区移向亮区。自身反应或识别性降低的那些细胞会自发地凋亡,或者由于 T 细胞不识别而被去除。已经获得高度识别性的中心细胞具有选择优势,与 FDC 结合的抗原相互作用后就不会凋亡了。体细胞高突变过程导致 B 细胞谱系的改变,使其具有高度识别性,这一过程被称为识别突变。随着免疫反应后的时间推移,抗体识别性增加。一旦 B 细胞通过选择得以生存,会发生终末分化而成为浆细胞或记忆 B 细胞。中心细胞由于抗凋亡的 bcl2 蛋白表达增加而长期生存。还有些过程可以防止凋亡的发生,如抗原受体、CD40-CD40L 相互作用、CD23 和 IL-1a、表面 Ig 的交联可以刺激 bcl2 蛋白的表达。进入凋亡的 GC 的 B 细胞的一个亚群表达 CD77 中性糖酯(globotriaosylceramide,Gb3)。这种分子也表达在伯基特淋巴瘤细胞上,接触一种肠出血性大肠杆菌产生的毒素可以诱导细胞凋亡。

骨髓外的 B 细胞形态上是同源的,未成熟 B 细胞离开骨髓需要细胞表面 IgD、CD21 及 CD22,对 T 细胞非依赖的Ⅰ型抗原(如脂多糖)起反应。Ⅰ型抗原可诱导快速抗体反应,无需 MHCⅡ类分子限制性 T 细胞的协助。肠相关淋巴样组织外的大多数成熟 B 细胞定位于脾和淋巴结的淋巴滤泡内,在这里成熟 B 细胞可遇到能与滤泡状树突状细胞结合的 T 细胞依赖的外源性抗原,并对其产生反应引起 B 细胞增殖分化为浆细胞,或者引起 B 细胞形成生发中心的反应过程。生发中心是分泌高亲和力抗体的浆细胞的主要定居点,并且还是记忆性 B 细胞产生的主要场所。生发中心是体细胞高突变和纯化选择高亲和力 B 细胞克隆的场所,生发中心形成了体液免疫记忆区域。淋巴细胞进入滤泡和经历选择后进入生发中心,这一复杂的动态过程需要趋化因子、协调分子间相互作用,还要有 BCR 参与。

一些 B 细胞亚群有独特的功能(如 B1 和边缘区 B 细胞)。小鼠 B1 细胞于 1983 年首次由 Herzenberg 提出,它是典型的 $CD5^+$ B 细胞亚群,与传统的 B 细胞在表型、解剖定位、自我更新能力和天然抗体产生上有很多不同。腹膜内 B1 细胞又被进一步分成 B1a($CD5^+$)和 B1b($CD5^-$)两个亚型。B 系前体细胞首先发育为 B2 细胞群,而 B1 前体细胞与 B 系前体细胞不同,存在于小鼠胚胎的骨髓中,成人骨髓内也有少量此类细胞。B1a 细胞和它们产生的抗体为原始宿主提供了抗细菌感染保护;而 B1b 细胞是机体受到感染时长期产生抗多糖和其他 T 细胞非依赖性Ⅱ型抗原的适应性抗体的来源。边缘区 B 细胞在小鼠脾的 B 细胞中是一群独特的细胞,它们有原始 B 细胞和记忆性 B 细胞的特点,构成机体抗血源性有荚膜包裹的细菌的第一道防线。

B1 细胞亚群、边缘区和生发中心 B 细胞亚群都参与循环的天然抗体池的产生、胸腺非依赖性 IgM 抗体反应。这些细胞最终可分化为浆细胞参与适应性免疫反应,浆细胞是体液免疫的效应细胞。抗原激活 B 细胞后,首先导致生发中心发育、一过性地产生原始浆细胞和滤泡外浆细胞。原始浆细胞可以继续分裂,同时分泌抗体。滤泡外浆细胞生存期短暂,可分泌抗原特异性胚系基因编码的抗体。源于生发中心的记忆性 B 细胞产生于初次抗体反应的第二周,可表达高亲和力的突变 BCR(体细胞高突变的结果)。记忆性 B 细胞在抗原刺激后持续存在,在次级免疫反应期间大量扩增,最终分化为可分泌抗体的浆细胞。浆细胞发育与大量转录因子的调控作用密切相关,这些转录因子主要是 bcl-6 和 BLIM-1。

持续性的抗原特异性抗体产生最初源于长寿命浆细胞。在脾内有长寿命不同的浆细胞池,可发生初级和次级免疫反应,可向骨髓迁移,骨髓内有维持其生存的微环境。浆细胞可以在骨髓内长期存在,甚至贯穿一生,而不需要自我复制和更新。骨髓浆细胞池的存在不需要记忆性 B 细胞的持续作用,但当骨髓浆细胞池减少时,可由来自于记忆性 B 细胞池的细胞补充浆细胞。持续存在的抗原、细胞因子或者 Toll 样受体信号可使记忆性 B 细胞池缓慢地分化成长寿命浆细胞,从而产生长寿命抗体。

B 细胞除了在体液免疫中起重要作用外,同时也介导或调节很多其他对自身免疫稳定起重要作用的功能。T细胞免疫反应的启动需要B细胞的作用。B细胞和T细胞间抗原特异性的相互作用过程是：首先需要抗原与BCR结合、进入B细胞内被加工，然后以MHC限制性的方式提呈给T细胞。B细胞和(或)T细胞引起特异的$CD4^+$ T细胞的活化和扩增是免疫反应的重要特征，这是宿主免疫防御和自身免疫一个重要研究领域。

小鼠发育过程中先天性缺乏B细胞同样会导致免疫系统异常。先天异常包括淋巴细胞种类和数目的明显减少、脾内树突状细胞和T细胞的明显缺陷、不能形成回肠集合淋巴小结和滤泡状树突状细胞网络、缺乏边缘区并且还有嗜金属性巨噬细胞的趋化因子表达减少等。B细胞不仅对正常免疫系统发育起关键作用，同时也对免疫系统的维持起重要作用。例如，B细胞能释放许多免疫调节性细胞因子，影响T细胞、树突状细胞及其他抗原提呈细胞的功能；B细胞还能调节淋巴样组织的组成和新生、调节伤口愈合和移植组织的免疫排斥反应并且影响肿瘤发展过程和肿瘤免疫。B细胞也能作为一种产生细胞因子的效应细胞而影响T细胞分化。另外，也发现有一种调节性B细胞，称为B10细胞，是一种表型特异性细胞亚群。现已证明B10细胞通过其产物IL-10可特异性调节T细胞介导的炎症反应过程。

二、免疫球蛋白的构成和转换

在B淋巴细胞膜表面的免疫球蛋白是抗原受体。常用荧光色素标记的抗Ig血清来确定表面免疫球蛋白。B淋巴细胞膜表面首先出现的免疫球蛋白是IgM。分泌型IgM是五聚体，而mIgM只含有一个亚基(8S)，包括两个H链和两个L链。第二个出现的是IgD，它出现时或者是四个链的完全的分子或者是半分子。表面免疫球蛋白随着静止B细胞到浆细胞的成熟过程而逐渐增加。跨膜型和分泌型免疫球蛋白均由同一基因编码。在每一个B淋巴细胞的膜上均能发现50 000～150 000个免疫球蛋白分子。因为每一个B细胞的膜表面免疫球蛋白的密度是不同的，这是个平均数字。4℃条件下用荧光素标记抗免疫球蛋白抗体荧光显微镜下观察，膜表面免疫球蛋白以环状分布的形式出现，但是当温度升高至37℃时立刻形成簇状，并且快速移向细胞的一端而形成帽状结构，之后细胞形状也很快随着细胞的运动而发生改变。

细胞位于帽状结构处形成一个突起，在扫描电镜下是膜皱起。帽状结构形成后，在帽子的周边呈环状收缩，细胞形成手镜状，帽子上具有无数微绒毛。收缩处可见微丝形成的密度带，将细胞分为含有帽子的伪足和含有细胞器及细胞核的两个区域。当帽子结构完成后，逐渐形成完整的伪足。

4℃时仅可观察到荧光环斑，帽状结构的形成发生在20℃以上，以37℃最佳。环斑的形成是由于细胞膜表面小复合物的聚积。帽子结构的形成需要呼吸链和糖酵解提供能量。因为细胞膜表面的免疫球蛋白过于散在分布，一般不大可能发生交联，多数B淋巴细胞不形成帽状结构。在帽状结构形成的过程中，膜表面免疫球蛋白与细胞骨架相连，当用非离子型去污剂作用后，它仍然结合在不溶性的细胞骨架上。在与抗免疫球蛋白抗体结合后，微丝成分、肌浆球蛋白重新分布，在帽状结构下的伪足内也会出现。

三、B细胞免疫反应中的信号传导

(一) B细胞抗原受体复合物传递信号

B淋巴细胞的表面免疫球蛋白可与几种成分形成复合物：识别结构(mIg)和一个转换结构(Igαβ两个多肽链的异二聚体)称为B细胞抗原受体复合物(BCR)。BCR通过与抗原结合特异性地识别抗原。膜IgM两个重链的胞质内部分仅由三个氨基酸组成，因而不适合于信号传导。B细胞表面另外两个多肽链Igα和Igβ，分别具有61个和48个胞质内残基，与IgM有一定关系。编码二者的基因分别称为mb1和B29。它们的胞质内蛋白部分带有26个残基一种由6个保守氨基酸(酪氨酸和负电荷氨基酸)的序列组成的重复基序(motif)。这个重复基序被命名为抗原受体同源重复序列1(ARH1)，或称为抗原受体激活重复基序。在其他链如CD3链的γ、δ和ξ上也发现有同样的重复序列，目前称之为免疫受体酪氨酸激活重复基序或ITAM。

胞质内Cμ的跨膜区需要结合Igα/Igβ异二聚体，跨膜区是种族和同种间免疫球蛋白分子的高度保守部分。这个高度保守的氨基酸序列并非全部为疏水性，而是包含有数个亲水残基。这种天然的二歧性分子再次提示，mIg会与其他蛋白形成复合物。

mb1和B29基因仅仅在B细胞中具有活性，在V基因装配之前即有表达。骨髓瘤细胞中仅有B29表达，不表达mb1，因此骨髓瘤浆细胞不表达IgM。而IgM与Igαβ异二聚体的完全装配需表面IgM的表达。BCR与蛋白酪氨酸激酶(PTK)的Src家族联系密切，包括fgn，tal，ck，lyn，blk，并且与syk相关。静止状态下，PTK主要通过Igα链N端的10个氨基酸与Igβ的非磷酸化的ARH1结合。抗原结合或BCR交联后，激活了H链相关的P72 syk，导致Src家族膜的募集反应，酪氨酸残基上的ITAM重复序列的磷酸化。这是BCR配体的最早期反应。这一过程在信号传导中至关重要，如果相应的一些位点发生突变，可以阻滞信号的传导。ITAM 磷酸化可使 Src PTK 重新调节，SH2 区替代 V 端与 BCR 结合，继而发生其他含有 SH2 的蛋白与 BCR 的结合。

BCR 激活 B 细胞的一个重要特征是酪氨酸激酶有多样性，可以激活不同的下游通路，下游至少有三种途径。第一个途径，4，5 二磷酸磷脂酰肌醇特异性的磷脂酶 C（phosphatidylinositol 4，5 biphosphate specific phospholipase C，PLCγ）的激活，引起肌醇 1，4，5 三磷酸和二酰甘油（DAG）的水解。水解分子作为第 2 信使，释放细胞内储存的钙离子，并且分别激活蛋白激酶 C。第二个途径为低分子量 G 蛋白 P21ras 激活微管相关蛋白激酶 2（MAPK），MAPK 使 Cjun 磷酸化。第三个途径是磷脂酰肌醇 3（PI3）激酶的激活，PI3 是磷酸化肌醇磷脂的肌醇环的酶。总之，信号的传导通过 BCR 启动，大量的酪氨酸激酶激活，通过各种途径，酪氨酸激酶刺激丝氨酸/苏氨酸激酶调节基因转录。这种形式似乎在受体介导的信号传递中是很常见的。

（二）B 细胞信号传递辅助结构

细胞表面还有许多分子参与了 B 细胞信号传递。受体复合物 CD19/TAPA 激活 CD19 相关 PTK，引起 CD10 重复序列上的酪氨酸残基的磷酸化。结果形成较强的 PI3 激酶的 SH2 结合点，PI3 激酶可产生磷酸肌醇。有些 Src PTK 通过磷酸化酪氨酸非依赖机制与 PI3 激酶结合。PLC 激活产生 DAG，DAG 可激活 PKC 和 1，4，5 三磷酸，从而使细胞内钙离子增加。交联的 BCR 可使酪氨酸残基上的 CD22 快速磷酸化，在 CD22 磷酸化尾部重新出现 P72 syk。因为 P72 syk 是 BCR 结合到 120kD 磷酸蛋白而激活 PLC1 的基础。BCR 的信号扩增包括了 BCR、lyn、PP120、PLCγ1/2 的激活，发生肌醇磷脂的水解及形成第二信使。

B 细胞信号传递受到一些细胞因子的影响，包括：

1. 白细胞介素 4（IL-4） IL-4 作用于 B 淋巴细胞，引起这些细胞强烈的再反应。IL-4 结合到跨膜受体导致与其他蛋白的交联，称之为共同 γ 链蛋白（γc）。γc 突变可导致 X 连锁严重联合免疫缺陷症（X linked severe combined immunodeficiency，XSCID），一种细胞和体液免疫严重抑制的遗传性疾病。结合了 IL-4 后，引起 170kD 的称为 4PS 的底物的磷酸化，这一过程非常精确，因为除了 IL-13 可磷酸化一个相似的底物外，没有其他细胞因子具有相同的功能。

2. 白细胞介素 5（IL-5） IL-5R 的 α 链是具有 415 个氨基酸的 Ⅰ 型膜蛋白，它的细胞外部分包括 3 种 Ⅲ 型纤维结合素区域，而胞质区不含酪氨酸激酶的序列而与部分 β 光影蛋白的肌动蛋白结合区有同源性。它还包括一个富含脯氨酸的高度保守的区域，与其他细胞因子受体（如 IL-3，GM-CSF）类似。第 2 个 β 链对于信号传导是非常重要的，但是与 IL-5 的结合无关。膜近侧区含有一个保守的 box1/box2 重复序列，负责与 JAK 激酶的反应，而远侧区负责 ras 相关途径的激活。IL-5 的这一信号传递途径包括酪氨酸磷酸化，如 PI3 激酶、Var 和 Shc 蛋白，后两者激活 ras 途径。

3. 白细胞介素 6（IL-6） 也称为 B 细胞刺激因子 2，是一种多效细胞因子，与 B 细胞的终末分化相关。与 IL-6R 有关的是一个被称为 gp130 的蛋白，是 IL-6 结合 IL-6R 后形成的二聚体。gp130 蛋白与其他细胞因子受体共同启动信号传导途径。gp130 的同源二聚体引起 JAK 激酶的活化与 gp130 膜近侧区的 box1 相关。由此引起 gp130（box3）的远侧部分上的酪氨酸的磷酸化，与 STAT3 转录因子的 SH2 区的结合。STAT3 是急性期反应因子或称 APRF，JAK 激酶通过磷酸化激活 STAT3。另外一个 gp130 信号传导的核靶目标是带有亮氨酸拉链结构重复序列的 NF IL-6 转录因子。IL-6 和其他细胞因子作用于肝细胞和单核细胞后，可以产生这一因子，并且调节 IL-6 诱导基因的表达。NF IL-6 有一个 MAP 激酶共同序列，提示它是通过这一激酶而活化的。这一途径是 ras 依赖性的。总之，gp130 同源二聚体诱发 2 个信号传递途径：一个涉及 JAK 激酶和 STAT3；另一个与 P21 ras MAP 激酶和 NF IL-6 有关。

（三）B 细胞激活的刺激剂

有些物质能够不依赖抗原特异性激活 B 淋巴细胞。所有的 B 细胞克隆都对这些物质反应。因此，这些物质被称为多克隆 B 细胞激活因子（polyclonal B cell activators，PBA）。PBA 基本是一些细菌和病毒微生物成分，包括 LPS、PPD、葡萄球菌 A 蛋白、链球菌溶血素 O、肺炎球菌 Ⅲ 型多糖、来源于诺卡菌属的一种水溶性抗原和 EBV 等。其他常用的 PBA 还有葡聚糖、聚乙烯比咯烷酮（PVP）、有毒植物提取液、商陆素（PWM）等。根据 PBA 对 T 细胞的需求可将 PBA 分为两组：一些类似 PWM 的是 T 细胞依赖性的，另外一些类似 EBV 的，是 T 细胞非依赖性的。虽然一些 PBA 发挥功能必须有适当数量的吞噬细胞（辅助细胞），但是如果数量过大，它们会发挥抑制作用。

四、B 淋巴细胞的免疫表型

（一）常用的 B 细胞表面抗原

B 细胞成熟过程中，除了表面免疫球蛋白以外，还表达不同蛋白分子。20 世纪 80 年代广泛应用单克隆抗体技术后，大部分 B 细胞表面分子被一一发现。WHO 把这些单抗命名为“分化群”(CD)。规定只要两个独立的单抗都可以结合到相同的分子上,就会被指定同一个 CD 编号。自从那时开始,多达 320 个独特的单抗群或亚群都有了 CD 编号。CD 不再仅仅代表一群有相同活性的单克隆抗体,现在它已被人们广泛应用作为靶分子的标志。第一个发现的 B 细胞特异的分子现在被称为 CD20。在过去的 25 年间,通过单克隆抗体的应用,大约有 10 种 B 细胞特异的细胞表面分子被发现(表 92-1)。

表 92-1　主要由 B 细胞表达的细胞表面 CD 分子

名称	曾用名	细胞反应性	结构
CD19	B4	全 B 细胞,FDCs?	Ig 超家族
CD20	B1	成熟 B 细胞	MS4A 家族*
CD21	B2,HB-5	成熟 B 细胞,FDCs	补体受体家族
CD22	BL-CAM,Lyb-8	成熟 B 细胞	Ig 超家族
CD23	FcεRⅡ	活化 B 细胞,FDCs 等	C 型凝集素
CD24	BA-1,HB6	全 B 细胞,粒细胞,上皮细胞	GPI 锚定
CD40	Bp50	B 细胞,上皮细胞,FDCs 等	TNF 受体
CD72	Lyb-2	全 B 细胞	C 型凝集素
CD79a,b	Igα,β	表面 Ig^+ 的 B 细胞	Ig 超家族

(二) B 细胞表面受体

1. Fc 受体　B 淋巴细胞表面能够结合 IgG 分子的 Fc 片段称为 Fc 受体。(Fc Receptor,FcR),单克隆抗体可将人 IgG 的 FcR 分为三类,即 FcRⅠ(CD64)、FcRⅡ(CD32)和 FcRⅢ(CD16)。FcRⅠ几乎只在单核细胞和巨噬细胞上表达,剩余两种可以在不同造血细胞上表达。人 B 细胞也表达 IgM、IgA 和 IgE 特异性 FcR。

2. 补体受体　已经发现 C3(third component of complement)断裂产物的四个受体,分别为 CR1(CD35)、CR2(CD21)、CR3(CD11b)和 CR4(CD11c)。已有针对所有 CR 的单克隆抗体,可用流式细胞仪检测到 CR。

3. 小鼠红细胞受体　在胎儿淋巴结和肝脏的 B 淋巴细胞有一亚群中表达一种小鼠红细胞受体,外周血中 8% ~10% 淋巴细胞可与小鼠红细胞形成玫瑰花环,在成人中的淋巴结、扁桃体和外周血 B 淋巴细胞也表达,而在骨髓细胞中不表达。但是这种现象依实验温度(24 ~28℃)以及细胞是否用神经氨酸酶处理而不同。这个细胞亚群在淋巴结存在于滤泡的亮区,表达 CD5 抗原,可能是与慢性淋巴细胞白血病细胞同源的正常细胞。

(三) 其他细胞表面抗原

Ⅱ类抗原或Ⅰa 抗原:Ⅱ类抗原(class Ⅱ)或Ⅰa抗原(免疫反应抗原)是 MHC 组织相容性复合物基因编码的糖蛋白家族。Ⅰa 抗原主要表达在 B 细胞和单核细胞上,也可表达于某些髓细胞系早期祖细胞上。正常情况下,仅 B 细胞和单核细胞为Ⅰa 阳性,但 T 细胞被激活时,它们也表达Ⅰa 抗原。由于Ⅰa 抗原也表达在其他细胞上,因此不认为它是特异性标记,然而,结合其他细胞标记,它们仍然可为淋巴细胞表面标记的研究提供有用的信息。检测Ⅰa 抗原主要依赖于直接结合其分子的非多态性决定簇的单克隆抗体。孕妇的血清有抗多态性决定簇的抗体。

五、B 细胞亚群

B 细胞可以根据表面抗原不同分成不同亚群。在 B 细胞白血病分型时,首先按照细胞表面 CD5、CD10 是否阳性分成 4 种类型。CD5 通常表达在 T 细胞上。CD5 抗原(正式命名为 T1 或 leu1)为 67kD 的糖蛋白,在正常的 T 细胞、B 细胞的一些小亚群的细胞表面表达。慢性淋巴细胞白血病(CLL)患者有独特的 CD5 阳性 B 细胞。其他表型与 CD5 阴性的 B 细胞相同,但是体积比较大。胎儿和新生儿 CD5 阳性 B 细胞数较多(占 IgM 阳性细胞的 50%),但是出生后随着时间而逐渐减少,成年后的周围淋巴器官中仅有少数这种细胞。出生时,脐血中的多数 B 细胞是 CD5 阳性,但在成人的脾脏、淋巴结和外周血,它们仅占 10% ~30%。有一个 c-myc 扩增的自发的细胞系能够证实 CD5 阳性的 B 细胞具有很强的增殖能力。CD5 可与 CD72 结合。

关于 CD5 阳性亚群的起源有 2 种观点。其中之一认为 CD5 阳性细胞(也称为 B1)属于不同于传统B淋巴细胞(CD5阴性)的另一个B细胞系。在个体发育的早期,CD5阳性(B1)细胞就发育,成年后主要位于腹腔和胸腔并且自我更新。也就是说,它们不是来自未分化祖细胞。CD5阳性的祖细胞出现于胎儿肝脏和网膜,不出现在成人骨髓中。传统的B细胞的祖细胞同时出现于胎儿肝脏和成人骨髓中。第二种观点认为B1细胞来源于传统B细胞,根据是用抗IgM抗体和IL-6刺激传统的B细胞可产生B1表型。B1细胞可能具有不同抗体谱系(repertoire),例如,它们重排的V基因中很少有N区插入,其VH谱系也倾向于应用邻近于JH的V基因家族,而成人B细胞的谱系是相对随机发生的,可用大多数V基因家族。也许最具有争议的观点是关于自身抗体的产生。以发生自身免疫现象而著名的NZB小鼠中,CD5阳性B细胞数量增加,自发地分泌IgM自身抗体。患类风湿关节炎、舍格伦综合征和全身性硬皮病的患者中,也发现CD5阳性B细胞数量增加。但是,系统性红斑狼疮患者的CD5阳性B细胞不增加。骨髓移植后也可出现CD5阳性细胞数量的增加。95%的B细胞型CLL的白血病细胞表达CD5抗原。其他B细胞淋巴瘤也可检测到CD5阳性表达。来自正常人或CLL患者的CD5阳性B细胞都可产生自身抗体,如冷凝集素、针对细胞骨架成分的抗体和风湿因子。但是根据其他人的观点,这些免疫球蛋白不是自身抗体,而是具有特异性针对某些自身抗原如IgG的Fc片段、DNA和甲状腺球蛋白的天然抗体。因此,CD5阳性B细胞亚群在与天然免疫相关的B细胞谱系的发育中起着重要作用。天然免疫是未与外源性抗原相遇时就存在的。CD5阳性的B细胞选择某些V基因表达,不易发生体细胞高突变。而正常情况下,CD5阴性B细胞在对外源性抗原反应时常发生体细胞高突变。

第二节 T淋巴细胞

免疫系统最关键的细胞之一是T淋巴细胞。人类在进化过程中,将识别抗原的免疫功能遗传给了下一代,因此人类先天就具备抵御自然界千差万别的病原微生物的能力,出生前机体就存在一套完整的可与各种各样抗原反应的淋巴细胞克隆群。通过分析这些克隆及其分布情况,可以反映机体的免疫功能状况。了解各个T淋巴细胞克隆发育阶段和特征,有可能寻找到与免疫异常疾病,如自身免疫病和肿瘤等,发病时增殖或者缺失的,与免疫发育期对应的淋巴细胞克隆,分析淋巴细胞生长失控的病因。来自胸腺外的淋巴祖细胞在胸腺内发育成为成熟T细胞。T细胞发育可分为胸腺前阶段、胸腺内阶段和胸腺后阶段。以往认为到了成人阶段,胸腺就逐渐萎缩了,失去产生T细胞的功能。笔者分析2008年北京奥运会期间空气质量变化与胸腺T淋巴细胞生成的关系时发现,至少在青年阶段,人胸腺仍有活跃的新生淋巴细胞输出,达到T细胞的1.5%~2%。而且与机体应对环境变化有明显关系。

一、T细胞发育

(一)胸腺前阶段

胎儿和成人的胸腺细胞发育是不同的。胎儿T祖细胞来自肝脏,而成人来自骨髓。干细胞起源的不同在以后的淋巴细胞发育中具有不同含义。体内T细胞克隆存在是干细胞水平发育定向选择或限制的结果。例如:胎儿肝脏干细胞在胎儿胸腺微环境下主要产生表达有T细胞受体Vγ3基因的γδT细胞,而成人干细胞失去了这一特性。成人表达TdT酶而胚胎细胞不表达。此酶在抗原受体基因重排过程中附加一些非模板性核苷酸,因此与多样性有关。故胎儿淋巴细胞有一"未成熟谱系"(repertoire)。

人类妊娠约40天时出现胸腺原基,70~75天出现淋巴样细胞克隆,在胎儿期,祖细胞来自卵黄囊和肝脏,在孕6~22周时移行到胸腺。这些细胞CD3、CD4和CD8阴性,但胞质中有CD3。体外胎儿胸腺器官培养发现,来自肝脏的T祖细胞CD3、CD4和CD8阴性,CD7阴性或弱阳性。因此胎儿期CD7的表达可能并不意味着已定向到T细胞系。

出生后,源自骨髓的T祖细胞往往是$CD34^+$细胞。$CD34^+$细胞不仅有全能造血干细胞(HSC),而且包括部分分化的多系干细胞。骨髓$CD34^+$细胞是否能分化成T细胞尚有争议。约2%的$CD34^+$细胞表达一些T细胞标志,特别是CD7、CD2甚至CD5,提示在移行到胸腺前已经获得了T细胞特征。胸腺中少量出现早期髓样祖细胞,增加了胸腺存在具有分化成更多谱系潜力的$CD34^+lin^-$的细胞克隆的可能性。T细胞系定向仅发生在胸腺。

(二)胸腺内阶段

成熟期包括T细胞在胸腺内的所有活动,包括TCR与抗原、辅助受体、生长因子受体、黏附分子的协调关系。胸腺微环境的细胞间相互作用促进了成熟过程。

胸腺微环境指导T细胞分化。在某些关键的时期刺激淋巴细胞的应答反应。在发育早期,干细胞与皮质胸腺基质相互作用。胸腺细胞成熟时刺激髓质上皮细胞增多,髓质上皮细胞反过来刺激T细胞的最后成熟。转基因鼠阻断最早期的$CD4^-CD8^-$T细胞分化,皮质和髓质均不能充分发育。敲除

TCRα 基因可以阻断小鼠出现 $CD4^+CD8^+$(双阳性)T 细胞,皮质细胞发育正常,而髓质细胞萎缩。SCID 小鼠不发育 T、B 淋巴细胞,它们的胸腺主要是皮质。骨髓细胞和正常淋巴结 T 细胞的灌注后可以恢复胸腺微环境的构建。髓质上皮的发育需要完整的 TCR/CD3 复合物和单阳性($CD4^+$ 或者 $CD8^+$)$TCR\alpha\beta^+$ 细胞间的相互作用。

已经发现两个有关胸腺基质细胞谱系定向的基因。裸鼠因无毛和胸腺发育不全而出名。孕 13 天裸鼠胸腺囊泡的内胚层和外胚层不增殖,胸腺基质成分在内胚层。淋巴细胞在裸鼠胸腺基质不形成克隆,表明外胚层控制或调节归巢。现已分离出裸基因。这是一个翼状螺旋形转录因子的新成员,命名为 whn(winged helix nude)。whn 基因的突变影响蛋白的 DNA 结合区,因此影响转录因子功能。人类 Nezelof 综合征可能有与裸鼠相似的特征。另外一个控制胸腺发育的基因是 relB 基因,是髓质区发育所需要的。relB 在一些髓质上皮细胞和骨髓分化的树突细胞中表达。编码属于 NF-κB/rel 蛋白家族的一个转录因子,是有关免疫应答的。whn 基因控制早期胸腺微环境发育,relB 控制晚期的发育。上面所说的互相之间作用次序,反映了胸腺细胞发育后在胸腺的移行途径,即从入胸腺的皮髓连接部,到膜下皮质回到主要皮质区,最后到髓质。

首先在鸟类,然后在鼠类发现,T 细胞祖细胞在趋化因子的影响下移行到胸腺。其中一个因子是 β2MG。细胞最初在皮髓连接部或膜下。因为有血、胸腺屏障,而没有上层小静脉内皮,但其确切入口尚有争议,可能干细胞像大分子那样穿毛细血管通路。干细胞利用如 CD44 和 α6 整合蛋白那样的黏附分子通过血管壁。胸腺基质包括上皮细胞、巨噬细胞和并指状树突细胞。上皮细胞分为形态上和细胞表面标志不同的几个群。在形态学和胞质电子透视超微结构的基础上,胸腺上皮染色(CTES)可以检测到 6 个亚群(Ⅰ~Ⅵ)。用单克隆抗体可发现其中 4 种成分:膜下/髓质(CTESⅡ)、皮质(CTESⅢ)、髓质(CTESⅣ)和 Hassel 小体。超微结构下可定义为:Ⅰ型(CTESⅡ)产生大多数胸腺激素,MHCⅡ型阴性。Ⅱ型(苍白),Ⅲ型(中度电子密度),Ⅳ型(黑色椭圆核)典型皮质,MHCⅡ型强阳性和 MHCⅠ型弱阳性,有代谢活性,可能产生细胞因子;这些细胞主要是星形细胞。通过桥粒延伸胞质,建立相邻上皮细胞间联系,从而形成合胞体。间隙充满胸腺细胞。一些倾向于吞噬胸腺细胞的,可能与淋巴上皮复合物对应的细胞,又称为胸腺护理细胞(TNC)。TNC 由 20~40 个胸腺细胞的上皮细胞组成,有些还在分裂,在 T 细胞选择中起作用;主要细胞是 $CD4^+$ $CD8^+$,是不成熟的 T 细胞。髓上皮细胞、Ⅴ型(未分化的)、Ⅵ型(CTESⅥ)具有短胞质突起和许多分泌器官。髓质包括带有围绕的角蛋白化的上皮细胞的 Hassel 小体、细胞角质蛋白 19 和具有成熟上皮细胞的特征,是胸腺上皮细胞的终末期。髓质上皮细胞表达 MHCⅠ型和Ⅱ型。

在髓质,并指状树突细胞或巨噬细胞周围形成胸腺细胞玫瑰花结。除了上皮细胞,胸腺微环境包括并指状树突细胞(IDC)和巨噬细胞。IDC 强 MHC Ⅱ型阳性,多在皮髓连接处。胸腺巨噬细胞的形态和表型互不相同。在皮质的有很多溶酶体,可吞噬淋巴细胞,而在皮髓连接处的缺乏吞噬物质。

胸腺外基质(ECM)也是胸腺微环境的重要成分。由多重胶原、网状纤维、葡糖胺聚糖和糖蛋白(包括层粘连蛋白和纤连蛋白)组成。ECM 蛋白支持胸腺细胞和上皮细胞的生长,有利于细胞间的相互作用。ECM 蛋白提供局部的高浓度细胞因子。ECM 蛋白的受体在表达 $CD4^+$ 和 β1 整合蛋白的胸腺细胞中有变化,在不成熟双阴性(DN)前体细胞中最高,但随成熟而渐降低。连接层连蛋白的 α6β4 整合蛋白在 DN 细胞高表达。

(三)胸腺后阶段

胸腺 T 细胞会归巢于外周淋巴器官的特定区域,如淋巴结近皮质(或深部的皮质)和脾脏的血管周围。归巢涉及内皮细胞间的相互作用,T 细胞外周池的保持和扩增不依赖于来自胸腺的细胞供给,成熟 T 细胞仅仅依据是否有抗原刺激。有活性的外周 T 淋巴细胞易于凋亡。T 细胞活化时 CD45RA(未致敏的)表型转化为 CD45RO(致敏的)。这些致敏的 T 细胞表达低水平的 bcl-2,bcl-2 可能调节 T 细胞记忆和稳定性。活化诱导的凋亡可能是自身反应性 T 细胞清除的重要机制。持续的抗原刺激导致特异性 T 细胞缺失会造成自身耐受。在无症状的 HIV 感染的病人观察到 T 细胞的免疫活化状态,活性诱导的凋亡可能促成 CD4 阳性细胞的缺失。按外周血 T 细胞的存活时间来区分细胞,一些是短寿命的,另一些是长寿命的。胸腺导管中的主要类型是长寿命的。

二、T 细胞分化

(一)胸腺 T 祖细胞

在小鼠胸腺内成熟 T 细胞的祖细胞缺乏成熟 T 细胞的标志 CD4、CD8,称为双阴性(DN)细胞,定位在包膜下皮质,是大裂细胞。在人类,多数未成熟细胞表达 CD34。$CD34^+$ 细胞占所有胸腺细胞的 1%~3%,或 $CD3^-$ 细胞的 10%~15%,$CD34^+$ 细胞辅助表达 CD7 和其他伴有增殖的细胞标志,如 CD2、CD5、

CD38、CD71。其中部分细胞 $CD10^+$。多数 $CD34^+$ 细胞是 CD3、CD4 和 CD8 三阴性的，但一小亚群表达低水平的 CD4（$CD3^-CD4^{low}CD8^-$），可能是胸腺裸细胞和皮质主要细胞成分，CD4 和 CD8 双阳性（DP）细胞的中间型。

在分化过程中，CD7 强度下降时 CD34 也逐渐丢失。是否未成熟胸腺细胞产生其他细胞谱系的潜能仍有争议。胸腺细胞体外系统可以产生髓样和 NK 细胞，胸腺微环境也支持髓样分化。然而，另一些学者用髓系生长因子刺激 $CD34^+CD7^+$ 胸腺细胞，未见到髓样分化，而有相同表型的骨髓细胞会产生髓细胞克隆。

T 细胞发育从最早的前体细胞到 DP 阶段有一系列调节控制点。控制点依赖于胸腺微环境。控制点依序是：表达 IL-2 的 α 链，TCRβ 和 γ 基因重排，二聚体形式的 TCRαβ 链表达，最后，CD4、CD8 和 TCRαβ 的表达。在 DP 细胞阶段易于阳性选择。若 TCR 和 CD8 参与Ⅰ型肽复合物反应，则 CD4 下调，而 CD8 下调时 CD4 的Ⅱ型限制细胞增多。最后的成熟期是逐渐和缓慢的，出现单阳性的成熟 T 细胞发育。

（二）分化的分子机制

基质细胞和胸腺细胞通过直接交流（黏附分子）和中介物（细胞因子和胸腺激素）相互作用。胸腺细胞通过 CD2 和淋巴功能分子 3（LFA 3，CD58）、ICAM 和 LFA-1 黏附到上皮细胞。阻断在未成熟胸腺细胞的 FN、VLA5、VLA6 受体的表达，抑制它们的分化。上皮细胞也表达胸腺外基质的几个受体。T 细胞分化的细胞因子由上皮细胞产生，IL-7 是必须存在的。IL-7 培养的 $CD34^+$ 胸腺细胞起初表达 CD8 和 CD4，但 CD3 和 TCR 仍阴性，提示产生 $CD3^+CD4^+CD8^+$ 细胞必须有来自基质细胞的其他刺激。IL-7 也引起 TCRβ 基因重排。遗传上缺失 IL-7 受体的鼠 T、B 细胞明显减少，胸腺发育阻断在 CD25 和 TCRβ 基因重排的开始前的早期。其他细胞因子如 IL-1、IL-2 和 IL-4 在胸腺分化中也起一些作用。细胞间和细胞因子有复杂相互联系，在不同发育阶段控制胸腺细胞分化。胸腺激素由上皮细胞产生，体外能使成熟 T 细胞分化出辅助抗体产生辅助 T 细胞。其中一些激素以纯化形式分离出来了。胸腺激素是出现在胸腺提取物中的一个肽家族。胸腺肽是与胸腺素同源的 9 个氨基酸的肽。胸腺生成素引起骨髓细胞中 T 细胞标志的表达。

三、T 细胞受体基因

T 细胞受体（TCR）属于免疫球蛋白超基因家族。人和鼠都已鉴定出 α、β、γ、δ 四种 TCR 基因。人类 TCRα 基因定位在 14q11-12，δ 基因也定位在 14 号染色体。β 和 γ 基因在 7 号染色体。在共济失调毛细管扩张症中常发现染色体 14 和染色体 7 的易位和倒位，可能涉及 TCR 基因重排的脆性位点。

（一）T 细胞受体的基因结构

细胞内胚系状态的抗原受体基因由一系列不连续片段构成，包括 V（variable）、D（diversity）、J（joining）和 C（constant）区。每区中又包含许多成员。在淋巴细胞分化成熟过程中，来自不同区域的片段随机重排，形成具有编码功能的 V、D、J、C 序列相互结合，在片段的结合部位还可有胚系核苷酸缺失和非模板性核苷酸（N 区）的随机插入。V、N、D、N、J 编码与抗原决定簇结合的是受体的第三互补决定区（CDR3），同一克隆细胞 CDR3 相同，不同克隆则不同。所以受体的 V、N、D、N、J 重排基因或 CDR3 区常被作为识别淋巴细胞克隆的标志。TCR 有两对异构体，一对是 α 和 β，另一对是 γ 和 δ，在正常人的外周血中，90% 以上的 T 淋巴细胞是 αβT 细胞，而 γδT 细胞仅占 3% ~8%。组成异构体的每一条链是不同基因片段重排的产物。TCRα 大约有 50 个 Vα、70 个 Jα、1 个 Cα；TCRβ 有 57 个 Vβ、2 个 Dβ、13 个 Jβ 和 2 个 Cβ；TCRγ 有 15 个 Vγ、6 个 Jγ、2 个 Cγ；TCRδ 有 6 个 Vδ、3 个 Dδ、3 个 Jδ 和 1 个 Cδ。

TCR 基因有与 Ig 相似的结构，包括可变区（V 区）和恒定区（C 区）基因。V 基因在 β 和 δ 基因由 V、D、J 三个片段组成，而在 α 和 γ 基因中仅有 V、J 片段。根据序列的同源性原则可以将每一 V 基因家族分为亚家族。人类有 1 个 Cα 基因，2 个 Cβ 基因和 1 个 Cγ 基因。除了 Cγ 由三个外显子组成的以外，其他均由四个外显子组成。δ 定位在 Cα、Jα 基因片段之间。β、δTCR 基因由每一种 V、D、J 片段的重排组成可变区，产生多样性。与 Ig 基因比较，TCR 基因有更大量的 J 片段。

TCR 基因有 50 个 Vα 和 70 个 Jα 片段，DNA 长约 100kb。β 链基因长约 600kb，约 57 个 Vβ 片段。两个 Cβ 基因中，每一个具有一套 Jβ 片段、一个 Dβ 片段。Vβ 片段均位于两群 Cβ 基因的上游。当 Vβ 片段形成 V、D、J 复合物时，转录过程中与 Dβ 和 Jβ 一起连接到同一个 Cβ 上。两个 Cβ 基因间没有功能差异。

γ 基因位点包括两个 Cγ 片段，每一个具有其自己的一套 Jγ 片段。约有 14 个 V 片段，均分别位于两个 Cγ 的上游。δ 基因位于 α 基因的 V 和 J 之间，有 3 个 Dδ 和 3 个 Jδ 片段。与 Ig 基因一样，TCR 基因各个片段的两侧有七聚体间隔九聚体序列。它们作为重组酶的识别位点，可以识别出两个相邻的基因，重组活化基因 1（RAG1）和重组活化基因 2

(RAG2),在 B、T 细胞中能协同活化 V(D)J 重组。RAG 基因突变会阻断 B 和 T 细胞谱系的成熟。

由不同 V、D、J 片段的相互组合,然后不同的 TCR 蛋白组合形成配对,产生了 TCR 的多样性。然而与 Ig 基因比较,TCR 基因 V 片段要少一些。TCR 的多样性的发生主要是连接区,即 V、D、J 片段之间插入核苷酸引起的。根据模板附加上的片段称为 P 核苷酸,随机附加上的片段称为 N 核苷酸。末端脱氧转移酶(TdT)可以在连接区附加上 N 核苷酸。胎儿期 TdT 不表达,TdT 敲除小鼠 T 细胞谱系呈胚胎型(即多样性更少)。TdT 仅在未成熟淋巴细胞表达,通过表达大量 TdT 到淋巴抗原受体而促使细胞发育成熟。Ig 和 TCR 之间最明显的不同是 TCR 没有体细胞高突变,体细胞高突变对于生发中心产生高亲和力 Ig 是非常重要的。

TCR 基因的表达受发育期调节。首先 δ 基因重排,随后 γ 和 β 基因,最后 α 基因重排。β 基因重排中,一个 Dβ 片段先与 Jβ 片段联合,随后 Vβ 片段加入。因为有两个恒区基因,如果重排不成功,细胞有机会与第二个 Cβ 重排,每一个重排具有其自己的 Dβ 和 Jβ 片段。α 基因的重排是连续性的。若第一次 Vα Jα 重排未成功,将在有功能的 α 链产生后才形成新重排,细胞也可能死亡。如果细胞表面存在有功能的 α 链的 TCRαβ 细胞易于被选择。T 细胞有 TCRγδ 信号可以终止进一步发生 TCRαβ 重排。

(二) TCRαβ 复合物的形成

TCRαβ 是一个包括两个成分的复合物:第一个是每一T 细胞都是高度多态的、结构特异的 TCR,负责抗原识别,第二个是所有 T 细胞都有相同的,可引起 T 细胞活化的转导信号 CD4 和 CD8 辅助受体和跨膜酪氨酸磷酸酶(CD45)。

1. TCR 与 MHC　单克隆抗体可以鉴别 TCRα 和 β 链。TCR 的 N 末端是可变区,与 Ig 分子的 V 区同源,而 C 末端与 Ig 分子的 C 区同源。β 链 V 功能区包括 V、D、J 区。α 链包括 V、J,链间有二硫键连接,形成异源二聚体,由短的胞质内末端跨膜区锚定在细胞膜上。TCR 的细胞外区类似于 Ig 的 Fab 片段。两条链的远端(可变区)形成抗原结合位点,主要位于 CDR3。TCR 中的 CDR1 和 CDR2 都由 V 基因片段形成的,多样性比 Ig 少。CDR3 的多样性更多些,因为 J 片段数目更多,连接区的多样性更高。TCR 与 MHC Ⅰ类和 MHC Ⅱ类分子的三维结构类似。TCRαβ 的 Vα 和 Vβ 的 CDR3 接触抗原肽,而 MHC 分子与 CDR1 和 CDR2 作用。TCR 可变区上的 α1/α2 或 β1/β2 分子形成凹槽,由 α 螺旋形成壁,底由两个区反向平行的 β 片层形成。凹槽两端开放,抗原肽形成的突起可以通过锚定残基结合在凹槽中,同时另一侧与 MHC 分子结合。

通常抗原肽与 MHC 分子以复合物形式呈递给 TCR,一些称为超抗原的抗原不需要加工和呈递,直接可与 TCR 作用。超抗原在抗原结合凹槽与非多样的 Vβ 区(不是 CDR3)结合,它们可刺激更多的 T 细胞(25% ~30%)超抗原与 α1 区作用,这种结合需 MHC Ⅱ型参与。超抗原刺激会大量产生系统性毒素和细胞因子。超抗原是细菌产物,如葡萄球菌内毒素,可引起食物中毒和中毒性休克。其他还有内源性的及感染哺乳动物细胞并整合到它们 DNA 中的病毒蛋白,如鼠乳癌病毒。

2. 信号转导成分　αβ 链的胞内部分对于信号转导来说太短。此功能由 CD3 来承担。CD3 的五个肽链分属两个遗传群,其中一个遗传群包括 γ、δ、ε 三个链,属于 Ig 超家族,另一遗传群由 ζ 和 η 键组成。

3. CD3/TCR 复合物的装配　装配发生在胞质内网状系统(ER)。在 ER 有一个暂时非共价的 26kD 蛋白称为 CD3ω 或伴 T 细胞受体的蛋白质(TRAP)。ζ 链形成二聚体最快,可能在复合物的组合过程中起一种调节作用。α 和 β 链在 ER 中与 CD3 复合物连接。从 ER 复合物转移到高尔基体来糖基化然后到细胞膜。装配完全的复合物才能到达细胞表面,未能装配的 TCR 链在 ER 内降解。CD3 或 αβ 链只要一个成分丢失,其他成分就不表达。这在定点诱变 β 链 290 位氨基酸明显地表现出来,如果用其他氨基酸替代赖氨酸,就阻止了复合物 β 链的装配和其表面表达。

4. 辅助受体　在 T 细胞活化过程中,CD4 和 CD8 分子与 TCR 联合能够增强 TCR 的活化信号。因此被认为是辅助受体。即使在静止状态辅助受体也能与 TCR 联合,CD4、CD8 增强 TCR 活性需要 P561CK 与辅助受体相连。CD45 是白细胞普通抗原,见于所有白细胞,它具有可变的细胞外区和包括两个酪氨酸特异性磷酸酶位点的胞质区。几个外显子编码细胞外区不同的同工型。T 细胞信号必须有 CD45,因为它是激活后与 TCR 联合的酪氨酸激酶,靶是磷酸化时负调节 PTK 活化的酪氨酸。CD45 通过去磷酸化活化 P561ck 和 P59fyn 的催化功能,形成 TCR 传导信号。PTK 的阴性调节位点是通过另一个称为 P56csk 的 PTK 磷酸化。

四、T 淋巴细胞免疫表型

随着抗细胞表面抗原的单克隆抗体技术的发展,可精确地确定并且计数不同分化阶段的 T/B 淋巴细胞。这些标记中的一部分与 T/B 细胞分化阶段相关,一部分同时在其他细胞上表达。目前细胞表面抗原采用统一的分类决定簇(CD)系统命名。

(一) 常用的T细胞表面抗原

鉴别T细胞功能不同的亚群可以用单克隆抗体。几乎所有T细胞上都出现CD3抗原,CD4是鉴别辅助功能的亚群常用的标志,CD8是鉴别细胞毒T细胞功能的亚群。重要的T细胞标志还包括与绵羊红细胞形成玫瑰花结的分子CD2和CD5。通常未成熟T细胞不出现静止T细胞上的标志。因此这些标志可以用于白血病、感染、自身免疫病。例如CD1在皮质胸腺细胞出现,但在成熟的髓质胸腺细胞和外周T细胞上不出现,是皮质胸腺细胞的唯一标志。

用丝裂原、同种抗原、病毒(如HTLV1)激活后的T淋巴细胞会表达IL-2受体,IL-2受体至少由三条链(α、β和γ)组成,形成非共价键结合的高亲和力受体。抗α链(IL-2Rα/P55)最常用的抗体是CD25。活化的T细胞还表达HLA D,Ⅱ型或Ⅰa抗原。临床通过淋巴细胞的百分比或总的淋巴计数的绝对数目来了解免疫系统的变化。HIV感染中经常观察CD4、CD8的比值[正常值是(1.5~2.0):1]。其他疾病如病毒感染、烧伤、SLE时也需要观察各种淋巴细胞比值的变化。$CD4^+$的绝对计数现已用于HIV感染病人的追踪。

CD1是1984年第一个被识别出来的淋巴细胞亚群的表面抗原。出现在皮质胸腺细胞和一些T细胞恶性肿瘤,而在髓质胸腺细胞和成熟外周T细胞上不出现。

CD2是一个50kD的糖蛋白,出现于T细胞分化早期。CD2有黏附和激活两个功能。

CD3有五种蛋白质类型,分两个遗传群,其中γδε三个链属于Ig超家族。分子量约15kD,带糖基者更高些。相互之间紧密相连。每一个有一长的胞质内部分。其跨膜区带负电荷的氨基酸与相应的αβ链的带正电荷的氨基酸形成盐桥。第二个遗传群由ζ和η链组成。ζ链有6~9个氨基酸的细胞外区和113个氨基酸的胞质区,基因在1号染色体,与其他链的复合物之间没有序列同源性。80%~90%的TCR带ζ链的同源二聚体,ζ链的剩余部分与η链形成二聚体,η链由相应的ζ链的RNA剪切形成。CD3与TCR装配在一起形成复合物,在细胞免疫中起关键作用。仅完全装配的复合物可以在细胞表面表达,只要CD3或TCRαβ链其中一个成分丢失,另一个就不表达。

CD4分子是55kD的糖蛋白,与MHCⅡ类分子侧表面延伸区相互作用。HIV可以结合在MHCⅡ类结合区的一个亚区上,CD4可作为一种能增强与TCR结合力的黏附分子。

CD5分子在成熟的T细胞和多数胸腺细胞和B细胞的某些亚家族上表达。CD5通过分泌IL-2和诱导IL-2受体而活化T细胞,促进T细胞增殖。它引起酪氨酸激酶活化和PKC的活化。CD5在正常T细胞中作为T细胞激活大分子复合物的一部分,与TCR和其他辅助受体联合。CD5的配体是CD72,在B细胞上表达。

CD7分子是40kD的蛋白,基因定位在第17号染色体上。多数外周血T细胞和所有胸腺细胞上能检测到CD7,CD7是早期的T细胞标记,CD7不仅仅是T系细胞标志,在正常骨髓,髓系和B系前祖细胞上也有发现。在急性白血病的病例中也检测到CD7阳性,同时有其他髓系标志。在缺乏其他系特异性标志时,可以代表干细胞白血病细胞具多系统分化的潜力。

CD8的结构可能依物种和组织而不同。人类的CD8在部分TCRγδ和NK细胞呈同源二聚体,在外周血T细胞和胸腺细胞它与异源二聚体共表达。CD8和TCR结合到MHCⅠ类分子的远端、非重叠位点。CD8与MHCⅠ类分子的结合不同于TCR与其的结合。它不引起靶细胞溶解,是TCR的辅助受体,CTL溶解细胞必须有CD8与TCR和MHCⅠ类肽的相互作用。

CD27在CD4、CD8 T细胞中和胸腺髓质上均出现,也表达在活化B细胞和浆细胞上。CD27是TNF受体超家族成员,包括TNF受体(Ⅰ型和Ⅱ型)、CD30(与霍奇金淋巴瘤相关)、CD40和Fas抗原(CD95)。

CD28是一个二硫键连接的同源二聚体,由两个44kD的多肽链构成。属于Ig超家族,细胞外区带有一个V样区。基因已被克隆定位在第2号染色体2q33。在95%的$CD4^+$细胞、50%的$CD8^+$细胞和细胞质有CD28表达。CD28的对应受体是B7(CD80),B7对活化B淋巴细胞和其他抗原呈递细胞时很重要。IFN-γ可以诱导其在单核细胞上表达,B7也出现在再次活化的T细胞上。至少有两种B7分子,现在称为B7-1(CD80)和B7-2(CD86),都属于Ig超家族,细胞外区有两个Ig样功能区。一个V和一个C区。B7-1和B7-2与CTLA4分子的亲和力远大于CD28。

CD40L是肿瘤坏死因子受体(TNF R)家族的一员,CD40配体(CD40L)是39kD的Ⅱ型蛋白,与TNF-α有明显的同源性。CD40L(CD154)作为膜内在蛋白质出现在活化T细胞而非静止T细胞上。也能以溶解形式释放。

(二) T细胞表面受体

1. 绵羊红细胞玫瑰花结形成 人类外周血T

淋巴细胞可以与绵羊红细胞形成玫瑰花结。许多年来,E 玫瑰花结是 T 淋巴细胞识别的主要标志,但现在已被单克隆抗体替代。绵羊红细胞(SRBC)结合到 T 淋巴细胞上的受体是 CD2 糖蛋白,依赖于分析条件和所研究 T 淋巴细胞的性质,50% ~75% 的外周血淋巴细胞可以形成 E 玫瑰花结。影响分析的可变因素中重要的有温度、孵化时间、在孵化物中是否有血清。E 玫瑰花结仅在具有活化和代谢活性的 T 淋巴细胞形成;也需要二价离子。

2. 玫瑰花结检测 Fc 受体 鼠和人淋巴细胞表面有与 Ig 分子的 Fc 区相作用的结构,这些结构称为 FcR。过去曾用纯化的兔 IgG/IgM 抗牛红细胞抗体包被的牛红细胞检测 T 细胞携带 IgG(FcγR)和 IgM(FcμR)FcR,这些亚群称为 Tγ(或 TG)和 Tμ(或 TM),Tγ 细胞与 Tγ 淋巴细胞增殖性疾病(TγLPD)有关。

(三)T 细胞酶标志

1. ANAE T 细胞最可靠的标记是 α 萘酚酸酯酶(ANAE),一种在高尔基体中发现的溶解酶。B 淋巴细胞和单核细胞的 ANAE 是弥漫或分散型,人 T 淋巴细胞典型形态是点状、高浓度、局限性。在约 45% ~60% 的未分离的外周血淋巴细胞,65% ~85% 的 T 细胞中出现。

2. PNP 及 ADA 嘌呤核酸磷酸化酶(PNP)和腺苷脱氨酶(ADA) 是标志 T 细胞分化不同阶段的酶。未成熟胸腺含有高水平的 ADA 和低水平的 PNP,而成熟 T 细胞的酶分布相反。它们的减少造成脱氧核苷酸的积累,对淋巴细胞是有毒的。

3. 末端脱氧核苷酸转移酶(TdT 酶) 淋巴细胞发育和造血细胞恶性肿瘤最广泛应用的酶标记是 TdT,常在核和胞质中发现。一些研究人员提出骨髓细胞的特点是 TdT 定位于核,胸腺皮质细胞的特点是定位于胞质,但另一些人已检测到 TdT 主要在胸腺细胞的核内。TdT 把三磷酸脱氧核苷酸加到聚氧核苷酸盐的 3 羟基末端而不需模板。TdT 也不同于 DNA 聚合酶,它可以在单链 DNA 分子加三磷酸脱氧核苷酸盐。荧光抗体技术可以做组织或细胞 TdT 定位。在个体发育期 TdT 在胸腺表达,出生以后两年内酶活性降低,然后增高和保持高水平,直到青春期。在正常儿童胸腺,60% ~85% 的胸腺皮质是 TdT^+,而在髓质仅 3% ~5% 的 TdT^+。TdT 也出现在一些骨髓细胞,可能是胸腺细胞的祖细胞。TdT 在白血病分型中有广泛应用,还可以作为缓解过程中跟踪复发的手段。在多数 ALL,50% 以上的原始细胞为 TdT^+,而 ANLL 原始细胞常为 TdT^-。然而,近年也有在 ANLL 中发现大量 TdT^+ 细胞的报道。

五、T 细胞亚群

根据 T 细胞表面标志和功能的差异,可将 T 细胞划分为不同的亚群:如根据 TCR 类型差异可分为 γδT 细胞和 αβT 细胞;根据主要的表面抗原不同分为 $CD4^+$ 和 $CD8^+$ T 细胞;根据分泌的因子及介导免疫功能不同,又可将 $CD4^+$ T 细胞再分为 Th1 及 Th2 细胞;根据执行功能分工不同,将 $CD8^+$ T 细胞再分为细胞毒性 T 细胞及抑制性 T 细胞。此外,根据某些 NK 标志和 MHC 非限制性识别抗原识别出的 NK/T 细胞等。以下从细胞分化及分子生物学角度介绍其中的某些亚群。

(一)根据细胞分化时 TCR 基因重排类型划分 T 细胞

1. γδT 细胞 αβT 细胞和 γδT 细胞是否平行分化存在不同看法。有人认为,γδ 基因重排在先,若重排成功,祖细胞增加 γδT 细胞,否则产生 αβT 细胞。另一些人认为,在基因重排前,祖细胞即定向为一系或另一系。转基因鼠的研究发现二系的分离是由一静寂子调节的 γ 基因表达决定的。当静寂子存在时,γ 基因转录受抑,细胞变成 αβT 细胞,静寂子缺失时,细胞变成 γδT 细胞。

人类 γδT 细胞可根据 Vδ 片段的优先使用而区分为 2 个不交叉的类型。在个体发育早期产生的 γδT 细胞利用 Vδ2 片段,而晚期转向利用 Vδ1 片段。在外周淋巴器官发现 γδT 细胞占 T 细胞的 1% ~5%。TCRγδ 识别 CD1c 分子而不是 TCRαβ 识别的 MHC Ⅰ 型或 MHC Ⅱ 型分子。γδT 细胞的明显特征是未接触过就能够识别分枝杆菌。拮抗分枝杆菌抗原的反应类似于 αβT 细胞的识别超抗原。γδT 细胞的抗原识别不同于 αβ T 细胞,不需要特异性抗原呈递细胞。它直接与抗原相互作用。γδT 细胞的一个最明显的功能是细胞溶解活性。它们也能产生大量生物活性因子如 IFN-γ、TNF-α、IL-2 和 IL-4。

2. αβT 细胞 αβT 细胞占 T 细胞 95% 以上,是体内具有 T 细胞分化标记、执行 T 细胞功能主要的细胞群,代表了 T 细胞的多样性。αβT 细胞包括用免疫表型划分的 $CD4^+$ 和 $CD8^+$ 等主要的 T 细胞亚群。$CD4^+$ 细胞利用细胞因子调节免疫应答,$CD8^+$ 细胞是主要的细胞毒淋巴细胞。分别识别不同的抗原片段。而不同的是,依据不同的 αβT 细胞基因重排类型,可以分辨不同的 T 细胞克隆,一个 αβT 细胞克隆只识别 APC 细胞呈递的一种抗原片段。根据 αβT 细胞基因重排的方式分型,更能反映 T 细胞克隆性。

(二)根据免疫表型不同划分的 $CD4^+$ T 细胞

CD4 T 细胞在免疫保护中起着最主要的作用,

能帮助B细胞制造抗体，诱导巨噬细胞提高抗病原微生物的能力，募集中性粒细胞、嗜酸性粒细胞和嗜碱性粒细胞到感染和炎症的位置，产生细胞因子和化学因子，组成全套完善的免疫反应。$CD4^+$ T细胞在抗原呈递时与巨噬细胞相互作用，活化而分泌淋巴因子。当T细胞在胸腺出现的时候，这些CD4 T细胞群已经彼此有了区别，Mossman和Coffman 1986年就将CD4 T细胞依据细胞因子标志分为Th1、Th2两组，Th1细胞产生IFN-γ、IL-2和TNF-β，而Th2细胞分泌IL-4、IL-5、IL-6、IL-10和IL-13，两者都产生IL-3、TNF-α和GM-CSF。迄今已经知道存在至少4个CD4 T细胞的亚群，包括Th1、Th2、Th17和iTreg细胞。Th1细胞为对细胞内的病原微生物急性反应的细胞，如果异常会在大部分的脏器造成自身免疫性病的反应，Th2细胞为各种细胞外的病毒，包括寄生虫免疫的反应性细胞。最近从Th2亚群中辨认出一组Th17细胞，以往一些归于Th1细胞异常的自身免疫疾病反应，如实验性自身免疫的脑脊髓炎（EAE），胶原蛋白诱导关节炎（CIA）和一些炎症性肠病（IBD），都部分地受到Th17细胞调节。iTreg细胞的表型类似nTreg细胞，但在人类和实验动物中区别nTreg细胞和iTreg细胞的功能很困难，因此仍暂时将有Treg功能的归为一组细胞。可能还存在其他的调节CD4 T细胞，包括Th3和TR1细胞。Th3细胞是口服耐受剂诱导产生转换生长因子-β（TGF-β）的细胞，表达Foxp3，很可能是诱导调节T细胞。TR1细胞是产生IL-10的细胞，由于所有的CD4 T细胞，包括Th1、Th2、Th17和Treg细胞，都有能力在某种情况下产生IL-10，TR1很可能并不是一个单独的细胞系列，是现有某个系列的特定阶段。

1. Th1细胞　其功能是调节抵抗细胞内病原体的免疫反应，特别重要的作用是抵抗真菌（mycobacterial）的感染，也会诱发一些自身免疫病。主要细胞因子产物是IFN-γ，淋巴毒素-α（LT-α）和IL-2。IFN-γ的主要作用是启动巨噬细胞，增加它们抗微生物的活性。LT-α是多发性硬化症患者的疾病恶化的监测标志。LT-α缺陷小鼠可以抵抗EAE发生。IL-2对CD4 T细胞的记忆功能很重要。$IFN\text{-}\gamma^+$ $IL\text{-}2^+$细胞被视为Th1记忆细胞的先驱者。CD8细胞初始期的IL-2激活是CD8记忆形成的临界点。Th1细胞的TCR激活细胞因子IL-12 Rβ2，然后IL-12和IFN来维持。IL-12 Rβ1在初始CD4 T细胞就表达，经过依赖的IRF1机制进一步增加Th1细胞的表达。上调的IL-12 R复合物引起IL-12反应来激活细胞。IL-18 R也上调Th1分化。虽然IL-18不直接参与Th1细胞的分化，但是它能使IL-12诱导IFN-γ，在Th1反应中扮演一个重要的角色。虽然化学因子受体表达和Th分化的表型不是严格一致，像CXCR38889和CCR590等一些受体，在Th1细胞上明显有优势表达。

Th1分化转录因子T-bet，在Th1分化期间上调Stat1，转导IFN-γ信号，主要调节T-bet。如果使Th2细胞过表达T-bet，也会诱导产生IFN-γ，抑制IL-4。Th1细胞中如果属于$T\text{-}bet^{-/-}$细胞会在分化时有严重缺陷。$T\text{-}bet^{-/-}$小鼠有自发的哮喘样疾病。

在Th1反应初期，抗原呈递细胞（APC）激活有同样T细胞受体的初始CD4 T细胞。APC激活的结果产生大量的IL-12信号，由NK细胞和T细胞促进Th1细胞分化。IL-12活化NK细胞产生IFN-γ，依次在反应的CD4 T细胞中激活Stat1，增加它们的T-bet表达。T-Bet随后诱导T细胞的IFN-γ产生，上调IL-12Rβ2。然后，IL-12 Rβ2表达T细胞，有了高水平T-bet，能被APCs产生的IL-12选择。经过Stat4的激活的IL-12诱导IFN-γ产生，持续表达IL-12 Rβ2。因此，IFN-γ和IL-12之间合作诱导Th1充分分化。在Th1分化的后阶段，IL-18Rα也上调。IL-18Rα上调需要IL-12/Stat4作信号，而且IFN-γ更进一步增加分化。缺乏TCR刺激时，IL-12和IL-18共同地诱导Th1细胞产生IFN-γ。这些不依赖抗原的细胞因子产生方式对募集先前存在的Th1细胞，扩大Th1反应很重要。

2. Th2细胞　在Th2分化期间，IL-4上调IL-4Rα。其他细胞因子也可诱导IL-4Rα表达。由于c-Maf的作用，Th2细胞CD25（IL-2Rα）表达比Th1细胞高。CD25高表达细胞对IL-2的反应强。Th2细胞最重要的细胞表面标志是T1/ST2（IL-33Rα）。T1/ST2，别名为IL-1R1，属于包括IL-1R和IL-18Rα的IL-1R超家族。Th2细胞IL-33Rα可能类似Th1细胞IL-18Rα的功能。化学因子受体CCR39、CCR4、CCR8和CRTh2常在Th2细胞上表达。IL-5在募集嗜酸性粒细胞方面扮演一个至关重要的角色。IL-9除了对肥大细胞和淋巴细胞上有影响之外，在过敏反应期间诱导上皮细胞产生黏液素。Th2细胞产生IL-10，抑制Th1细胞增殖。IL-10也能抑制树突状细胞功能。IL-13是驱除寄生虫和气道超敏反应的效应细胞因子。Amphiregulin是表皮性生长因子（EGF）家族的成员。诱导上皮细胞增殖。Amphiregulin也对气道过敏症很重要。IL-25（也称IL-17 E）是典型的Th2细胞因子。IL-25通过IL-17RB向特殊的$c\text{-}Kit^+$ $Fc\varepsilon RI^-$非淋巴细胞群发信号，促进IL-4、IL-5和IL-13产生。过敏原刺激肺上皮细胞也产生IL-25。因此，Th2中IL-25作为起始因子和扩增因子。IL-25能诱导嗜酸性粒细胞的CCL5（RANTES）和CCL11（eotaxin）化学因子产生。

Th2分化转录因子Stat6,可被IL-4激活,是IL-4调节Th2分化的主要信号转导者。细胞的Stat6缺乏就无法在体外生产IL-4,在体外必须充分激活Stat6才能诱导Th2控制基因GATA-3的高表达。Th2缺乏GATA-3体内外的分化完全停止,甚至分化完全的Th2细胞去除GATA-3会阻止产生后续的IL-5和IL-13,但对IL-4产生只有轻度的效果。这和IL-5和IL-13的启动子有GATA-3结合位点,而IL-4启动子没有是一致的。2个Stat5家族成员Stat5a和Stat5b细胞因子驱动细胞的增殖和细胞生存都是很重要的。IL-2能有力地激活Stat5。Th2细胞分化需要强烈的Stat5信号。如果敲除Th2细胞Stat5信号,除非存在激活了的Stat5b,细胞在体内外分化都会出现极大的缺陷。Stat5能直接地结合在IL-4第二内含子中的DNase Ⅰ高敏位点(HSⅡ和HSⅢ)。c-Maf选择性上调Th2细胞,也提高IL-4产生,但是对Th2产生其他的细胞因子不起作用。IRF-4是Th2细胞分化必需的。IRF-4有缺陷的细胞产生的IL-4会少很多,但是这一个缺点能被GATA-3的过表达挽救,说明IRF-4上调GATA-3。Gfi-1是一个早期直接诱导IL-4的基因。TCR激活也短暂地诱导Gfi-1表达。Gfi-1通过调整IL-2上游和下游的信号方式选择GATA-3^{hi}细胞生长。

3. Th17 这种细胞调节抗细胞外细菌和真菌的免疫反应,负责或参与许多器官特异性自身免疫病。Th17细胞产生IL-17a,IL-17f、IL-21和IL-22。IL-17本来是当做CTLA-8被克隆出来的IL-17a和IL-17f基因位置连锁,时常在单一细胞共表达。Th17细胞的IL-17a和IL-17f的表达与Th2细胞IL-4和IL-13的表达类似。IL-17a能诱导细胞因子IL-6和化学因子如IL-8(也是CXCL8)等炎症因子。IL-17a和IL-17f在对抗细胞外的细菌和真菌的免疫的反应期间都募集和活化中性粒细胞。Th17细胞产生的IL-21同时是Th17分化刺激因子,像IFN-γ刺激Th1,IL-4刺激Th2细胞一样,可以扩大正反馈。IL-21也对CD8 T细胞、B细胞、天然的杀伤(NK)细胞和树突状细胞起作用。经过IL-6或IL-23调节Stat3激活,Th17细胞产生IL-22。TGF-β抑制IL-22表达。Th17细胞高度地表达芳香碳化氢(二噁英,dioxin)受体(AHR),AHR促进IL-22表达。Th17细胞表达高水平的IL-23R、IL-1R1和IL-18Rα。Stat3为IL-6、IL-21和IL-23主要的转导信号,是IL-17产生不可缺少之物。去除Stat3会丧失IL-17产生细胞。Stat3也负责诱导IL-23R。干扰调节因子-4(IRF-4)是最近报告的对Th17细胞分化至关重要的因子。IRF-$4^{-/-}$ T细胞无法产生任何的IL-17。IRF-$4^{-/-}$不能够诱导小鼠EAE。IRF-4似乎在RORγt表达中起作用,而不需要Foxp3诱导。TGF-β对Th17细胞分化是至关重要的。TGF-β1缺陷的小鼠缺乏Th17细胞。在诱导小鼠EAE期间,如果去除T细胞的TGF-β1后会阻止其向Th17分化,导致耐受EAE。IL-6是用TLR作信号激活先天免疫系统细胞产生的。在IL-6存在时,TGF-β诱导Th17分化,产生IL-21,表达IL-23R和RORγt。体外IL-21能代替IL-6诱导RORγt和IL-17表达。因此,IL-21可以视为Th17分化扩大的细胞因子。IL-23最初曾认为是Th17细胞分化因子,但是却无法诱导小鼠初始CD4 T细胞向Th17分化。IL-23对Th17细胞生存以及维持功能是至关重要。因此,Th17细胞分化有3个阶段:以TGF-β和IL-6为基础的阶段;IL-21调节扩大的阶段;IL-23稳定期阶段。重要的是,所有的3个细胞因子IL-6、IL-21和IL-23都由Stat3激活。

4. Treg细胞 人类这种细胞仅占T细胞的2%左右,同时有CD3、CD4、CD25和Foxp3阳性的免疫表型特征(近来认为CD127是比Foxp3更敏感的Treg标记),在维持自我耐受方面和调节免疫反应方面扮演重要角色。增加Treg数量,提高它们的抑制功能有可能治疗自身免疫病和防止同种异体排斥。体外用异种抗原激活Treg细胞可以防止小鼠急性和慢性的异体排斥反应。另外,去除Treg细胞或抑制它们的功能可以促进抗肿瘤和慢性感染的免疫反应。Treg细胞经过一些机制发挥它们的抑制功能,其中一些还需要细胞-细胞间的接触。抑制的分子基础是Treg细胞产生的细胞因子TGF-β、IL-10、IL-35和TGF-β等产物,也诱导初始CD4 T细胞产生iTreg细胞。虽然在一些情况下,特别在体外,抑制功能不完全需要TGF-β,但是在体内是非常重要的。IL-10产物是Treg调节预防和处理肠炎的关键因素。用Foxp3-Cre特异性去除Treg细胞的IL-10可以造成自发性肠炎,促进肺部炎症。IL-10也在晚阶段起限制EAE的严重性的作用。在利什曼原虫感染期间,Treg IL-10损害维持宿主和疾病之间的体内平衡,允许耐受低度病原并使保护性免疫持续激活。Treg细胞也产生IL-35,IL-35由EBI3链组成,这条链也和IL-27、IL-12 p35分享,负责抑制活性。

多数nTreg细胞表达CD25。虽然全部激活的T细胞都表达CD25,Treg细胞表达CD25水平最高而且固定。而普通CD4 T细胞的表达是短暂又比较低的。CD25和IL-2R高度表达意味着IL-2在Treg细胞的重要性。Treg细胞也表达CTLA-4、GITR和Folr4。然而,这些标志仅仅对区分Treg细胞和普通初始CD4 T细胞有用,每种因子都能激活普通T细胞。尤其在人类,Treg细胞几乎没有IL-7Rα表达。

缺少 IL-7Rα 而高表达 CD25 是识别 Treg 细胞,区别于其他的细胞的途径之一。Treg 细胞有一个特殊亚群,表达整合素 αE,主要定位在肠道或炎症的位置。体外诱导的大多数 iTreg 细胞表达 CD103。除了 Th2 和 Treg 细胞之外,其他 CD4 T 细胞也能产生 IL-10。Th1 或 Th17 细胞的 IL-10 产物可以限制自身免疫反应。IL-27 和 TGF-β 都能诱导 IL-10 产生。Treg 细胞产生 IL-10 并不依赖 Foxp3。最初描述的 TR1 细胞(产生 IL-10 的调节 T 细胞)可能包括许多不同类型的有能力产生 IL-10 的细胞。因此,IL-10 限制所有 CD4 T 细胞免疫反应,预防宿主组织损害。

Treg 分化的转录因子是 Foxp3,大多数的先天免疫缺陷、多发性内分泌腺体病和小肠免疫性综合征(IPEX)患者和棘皮小鼠有 FOXP3/Foxp3 突变,突变造成 Treg 细胞的功能丧失。如果使普通 T 细胞的 Foxp3 的过表达,细胞可转换成 Treg,出现抑制功能。TGF-β 可以诱导 Foxp3 表达。连续表达 Foxp3 对维持 Treg 细胞的抑制活性至关重要。减少 Foxp3 表达能将 Treg 细胞转换成与 Th2 相似的细胞,说明 Th2 和 Treg 系列有密切关系。Treg 产生需要 IL-2 激活 Stat5,这一步骤对 Th2 分化也很重要。Stat5 可能结合启动子来诱导 Foxp3。TGF-β 也对 iTreg 和 nTreg 的发育很重要。去除 TGF-β,Treg 细胞缺乏促炎症细胞因子,会造成体内减少抑制功能,很难生存。TGF-β 诱导小鼠初始 CD4 T 细胞向 iTreg 分化。TCR 激活能诱导 NFAT 激活,导致 TGF-β 激活 Smad3。Smad3 和 NFAT 合作,可以改善 Foxp3 增强子,促进 Foxp3 表达。

5. Th 细胞分化的交叉调节　Th 分化涉及细胞因子的正反馈刺激。分化过程也抑制其他细胞系列。最初研究 Th 的起点在 IFN-γ 和 IL-4 信号之间的相互抑制。后来也发现 TGF-β 能抑制 Th1 和 Th2 分化,IL-4 和 IFN-γ 抑制 Th17 分化。细胞因子调节 Th 细胞分化可以用主要基因的交互作用来解释。T-bet 可直接结合某个因子,抑制 GATA-3 功能。如此的交互作用对 IL-4 调节抑制 Th1 发育也很重要。Th17 和 Treg 细胞中 TGF-β 诱导 RORγt 表达,而 Foxp3 只发现在 Treg 细胞。尽管 RORγt 表达的 Treg 细胞不产生 IL-17,Treg 细胞 RORγt 功能抑制可解释为它和 Foxp3 之间的蛋白和蛋白直接结合。除此之外,低浓度 TGF-β 能诱导 RORγt 表达,而诱导 Foxp3 需要高浓度的 TGF-β。因此,TGF-β 的量和是否出现促炎症细胞因子决定了 RORγt 的平衡和 Foxp3 表达,决定了 $CD4^+$ T 细胞是否成为 Th17 或者 Treg 的命运。除了细胞系列特异的转录因子之间直接的交互作用外,DNA 结合竞争也有报告。Stat5 可能与结合在 IL-17 启动子的 Stat3 竞争,抑制 IL-17 产生。交叉调节还包括重要因子的转录调节。GATA-3 可以下调 Stat4。大量的 Stat5 激活可抑制 T-bet 的表达。另一方面,T-bet 能抑制 GATA-3 表达。交叉调节也可在细胞因子转录的水平发生。Foxp3 通过结合 NFAT150 和 Runx1 抑制 IL-2。Runx3 通过结合 IL-4 的 HSIV 区的位点抑制 IL-4 产生。GATA-3 缺乏可造成自发的产生 IFN-γ,不依赖 IL-12 和 IFN-γ。初始 T 细胞在 IFN-γ 和 IL-4 之间可以发生染色体间的交互调节。

6. Th 细胞分化途径基因突变或多态性造成免疫病　STAT3 突变使人类 CD4 T 细胞不能分化为 Th17 细胞,导致 HIES 易受葡萄球菌和真菌的感染。IPEX 的主要表现是有难以治愈的腹泻、湿疹、溶血性贫血、糖尿病或甲状腺的自身免疫病,病因是 FOXP3 突变不能产生 nTreg 或 iTreg 细胞。人类 X 染色体性联自身免疫-变态失调综合征(XLAAD)是 Foxp3 影响 Th2 功能,缺乏 Treg 细胞可能会造成 Th2 分化。大多数 Treg 细胞上表达的 IL-2RA(编码 CD25,IL-2Rα),突变会造成像 IPEX 一样的综合征。GATA3 的单倍型缺陷个体会发生甲状旁腺功能减退、感觉神经性耳聋和肾发育不全(HDR)综合征。GATA3 的基因多态性与 IgE 水平提高和哮喘易感性增加有关。TBX21 也存在一些基因多态性(编码 T-bet 的基因),与哮喘和高空反应有关。IgE 升高和严重特异性皮肤炎的患者之中,常见在 IL-4Rα 的细胞质域中的 576 位存在一个谷氨酰胺到精氨酸的突变。然而这一突变不影响 IL-4 所调节的 CD23。IL-4Rα ILe50Val 变异也与遗传性过敏性哮喘有关,Stat6 激活和 IgE 增多很显著。IL-12 RB1(编码 IL-12 Rβ1 基因),IL-12 B(编码 IL-12p40)突变与分枝杆菌和沙门菌感染的易感性增加有关,IL-12 和 IL-23 两者都以 p40 作为主要结构,它们的受体都使用 IL-12Rβ1。因为 IL-12 在诱导 Th1 分化扮演一个重要的角色,IL-23 在维持 Th17 表型方面很重要,如此突变可以减少这些因子水平并减少 Th1 和 Th17 细胞。人类的 IFN-γ 或 IFN-γR1 的突变增加细胞内感染的易感性,说明 IL-12 RB1 或者 IL-12 B 有突变的个体主要的异常是在 Th1 细胞而非 Th17 细胞的发育中。此外,IL-23 R 突变与炎症肠病包括 Crohn 病有关。有人报告 HIES 的类型与 TYK2 突变有关,Tyk2 编码一个蛋白酪氨酸激酶,属于 Jak 家族的成员。Tyk2 扮演一类 IFN、IL-6、IL-10、IL-12 和 IL-23 信号的角色。结果 Th1 和 Th17 细胞减少,而且 Th2 细胞的发育明显提高了。

(三) $CD8^+$T 细胞

$CD8^+$淋巴细胞在刚刚离开胸腺时尚未分化为有功能的细胞。静止或天然 $CD8^+$ T 细胞是细胞毒细胞(CTL)的前体细胞。它们表达 T 细胞受体和 $CD8^+$分子,通过 TCR 和 MHC Ⅰ类分子可以识别抗原。在与抗原相互作用后,$CD8^+$ T 淋巴细胞分化成为 CTL。

CTL 细胞主要对同种异体细胞、病毒感染细胞、肿瘤细胞、化学物变性的细胞起作用。诱导 CTL 的抗原是在同种异体细胞上的Ⅰ型和Ⅱ型主要组织相容性抗原(MHC)。Ⅰ型抗原诱导能力更强。CTL 是抗原特异性的,仅溶解诱发其产生的细胞。由Ⅰ型抗原和非 MHC 抗原诱导的 CTL 有所不同。CTL 仅在诱导其生成的抗原结合在Ⅰ型分子上呈递给它们时,才能杀伤靶细胞。CTL 的这种性质叫做 MHC Ⅰ型限制性。生理条件下,CTL 的产生需要 $CD4^+$ Th 细胞的帮助,Th 受刺激时产生细胞因子,帮助 $CD8^+$细胞转化成 CTL。前体细胞到 CTL 的分化分段发生,需要两个信号,第一个特异性信号是由抗原通过 TCR/CD3 来传递,第二个非特异性的信号来自细胞因子。最主要的细胞因子是 IL-2 和 IL-12。在 CTL 分化中,来自抗原呈递巨噬细胞的细胞因子刺激 $CD4^+$ Th 细胞增殖。对Ⅰ型和Ⅱ型抗原刺激形成不同的应答细胞,前者产生抗原特异性 CTL,而后者提供辅助细胞功能的增殖信号。两种类型 MHC 分子的作用对 CTL 的产生是必需的。通常检测 CTL 的分析用^{51}Cr 标记靶细胞。当靶细胞 CTL 杀伤标记的细胞后,^{51}Cr 释放到培养液,可以检测出放射活性。病毒感染时诱导 CTL 是缓慢的,需要 4～7 天才会产生。

1. CTL 溶解靶细胞的机制　靶细胞溶解的机制不依赖于抗体或补体(图 92-1)。CTL 溶解靶细胞的第一阶段通过 TCR 的参与(识别),CTL 与靶细胞建立联系,通过黏附分子而黏附到靶细胞上,其中最重要的黏附分子是 LFA1。LFA1 的配体是细胞内黏附分子 1(ICAM1),在多种来源的细胞中广泛地表达。另一黏附系统是 CD2/LFA3 复合物。这些抗原非依赖黏附系统加强 CTL/靶细胞结合物的形成,TCR 提供特异性和效应物作用。

CTL 与靶细胞接触时核移到一边,颗粒挨在与靶细胞黏附的位置,与膜融合,与靶细胞接触常在 4 分钟内完成。融合标志着第二阶段的开始,细胞内出现变化。变化中最突出的是微管组成中心(MTOC)与高尔基体一起重新定位在与靶细胞接触的位置。CTL 杀伤作用是 Ca^{2+}依赖性的,当 CTL 的靶细胞是另一个 CTL 时(特别是一个无关的靶细胞),仅靶细胞被杀伤。在效应物 CTL/靶细胞 CTL 结合物中,MTOC 重新定位仅发生在效应 CTL 内。MTOC 对接触面的定位可能对 CTL 传递高尔基体小泡中的溶解分子有用。第三阶段为传递致死信号。

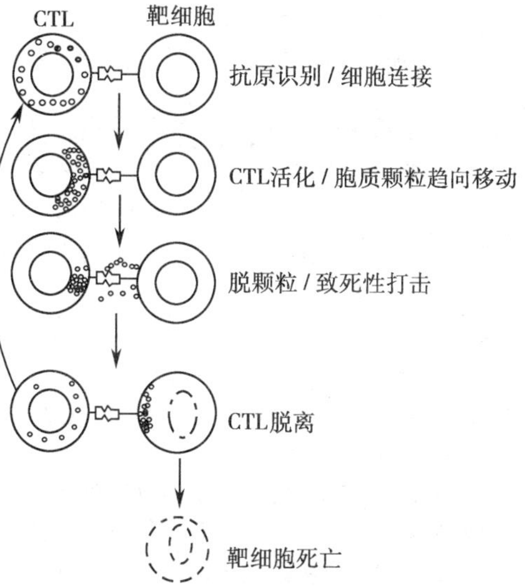

图 92-1　CTL 攻击靶细胞的过程

CTL 介导的杀伤涉及两个主要机制,分为穿孔素依赖的和穿孔素非依赖的。穿孔素介导细胞溶解时,CTL 功能必须依赖穿孔素。缺乏穿孔素时,CTL 不能在体外溶解病毒感染的上皮、神经外胚层或中胚层起源的异源的靶细胞。NK 细胞的细胞溶解活性也依赖于穿孔素。穿孔素通常存储在颗粒内。

2. 细胞毒作用介导凋亡　从穿孔素基因的突变细胞发现,穿孔素是 CTL 介导的细胞毒作用的主要工具。然而,像肥大细胞瘤 P815 和淋巴瘤 L1210 这样的一些靶细胞,在缺乏穿孔素时仍然可被溶解,而且,靶细胞死亡涉及核变化,即染色质浓缩和 DNA 裂解,这是细胞凋亡的特征。有人认为 CTL 有不依赖穿孔素的机制。细胞凋亡依赖于 Fas 分子的表达,当 Fas 在靶细胞上出现时,介导 CTL 的细胞毒作用。穿孔素介导的细胞毒机制和 Fas 介导的细胞毒机制是两个特有的 CTL 细胞毒机制,与所有 T 细胞介导的细胞毒作用有关。

在 CTL 颗粒中鉴别出丝氨酸蛋白酶的一个家族称为粒酶。其三个常见的活性物是胰蛋白酶样成分,包括粒酶 A、粒酶 B 和甲硫氨酸裂解酶(METase)。粒酶 B 是一种丝氨酸蛋白酶,粒酶 B 以非活性形式出现,必须切开 N 端肽的二肽基肽酶才激活。基因突变使粒酶 B 无效的小鼠模型中,同种异体反应的 CTL 不能诱导靶细胞的 DNA 裂解和凋亡。提示凋亡介导的细胞毒需要粒酶 B。粒酶自身没有催化活性,在与一定量的穿孔素联合时,才能观察到靶细胞的 DNA 破坏。说明粒酶起作用一定要进入靶细胞内,进入途径可能通过由穿孔素形成的孔。这也说明为什么加载抑蛋白酶肽那样的蛋白裂解抑制剂时,会抑制靶细胞的杀伤。粒酶是丝氨酸蛋白酶,被认为从半胱氨酸蛋白酶发展来。线虫CED3基因编码这样的酶,与哺乳动物ICE是同源的。

粒酶B介导的凋亡会绕过由蛋白bcl-2家族的凋亡抑制作用。bcl-2可作用于ICE样蛋白酶的上游,抑制其活力。bcl-2蛋白是线虫的CED9蛋白同源物,与CED3、CED4蛋白作用相反,在细胞存活中起维持作用。一种观点认为bcl-2作用于调控ICE蛋白酶活性的蛋白。然而,bcl-2位于线粒体膜外层,有人认为它通过抑制线粒体PT阻止凋亡,因此抑制凋亡启动因子的释放。

靶细胞溶解末期发生一系列以产生大泡为特点的膜改变。在靶细胞大量释放^{51}Cr前已观察到线粒体的破坏。最初的损害是仅允许小无机分子的交换,但进一步的更大的分子随之而丢失。细胞的最后破坏是由胶体渗透压不平衡引起的。然后,靶细胞的核起泡,被破坏,染色质浓缩,DNA破坏,细胞程序化死亡。这些改变可在细胞溶解期前检测到,应与发生在溶解后的DNA溶解区别开。在一些病理情况下,如大量病毒感染或大量肿瘤负荷,孔形成机制增加了CTL对靶细胞的杀伤性。一旦致死信息传递完成,CTL就移开去寻找另一个靶细胞。CTL如何与靶细胞分离的生化机制尚未得知。

第三节 免疫细胞间相互作用

一、T、B细胞相互作用

抗原蛋白进入机体后,免疫反应必须有T、B细胞对同一抗原的识别。MHC分子引导T细胞识别抗原呈递细胞(APC)表面呈递的抗原,B细胞是通过递呈抗原与T细胞作用,反过来又会接受抗原"辅助"(图92-2)。B细胞本身也是APC,有独特性质,能通过细胞表面广泛分布的抗原受体(表面免疫球蛋白)摄取抗原。特异性抗原被摄取和递呈的效率较非特异性抗原高100~10 000倍。但有些研究表明,静止的小B淋巴细胞体外作为APC激活早期T细胞有缺陷,不易将其变成为Th1和Th2细胞。另一些细胞,如树突细胞(DC)和激活的巨噬细胞提供了T细胞激活的基因信号,并有协助B细胞功能。

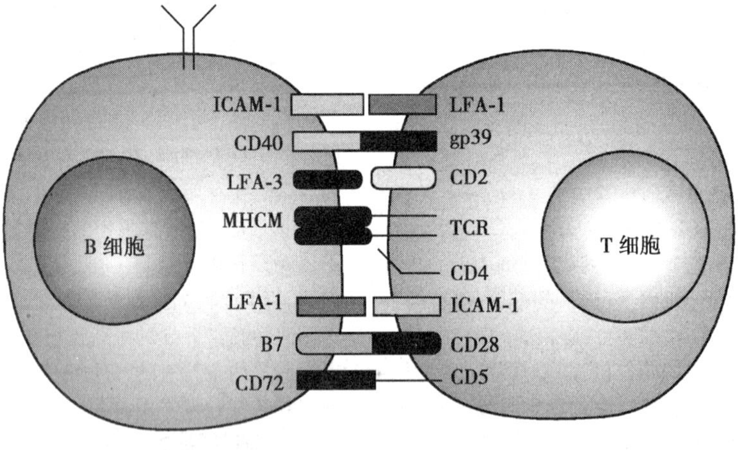

图92-2 T细胞和B细胞相互作用的分子

免疫反应的强弱由抗原位置和剂量决定。T、B淋巴细胞需要协调作用。仅仅依靠抗原受体识别抗原尚不够,还需要第二种辅助信号。抗原识别发生于淋巴器官,T细胞主要在副皮质区。副皮质区最丰富的APC就是DC细胞。正常淋巴窦中有巨噬细胞,滤泡中有B细胞。对于新生T细胞来讲,新生B细胞不是很好的APC细胞,很可能副皮质区并指状树突细胞(IDC)诱导的T细胞激活,启动了免疫反应。

在转TCR基因的T细胞上已阐明了新生T细胞体内激活的复杂机制。注入抗原在无佐剂时,T细胞或无反应或反应持续时间短、程度低。相反,当注入佐剂时提供了一个局部感染的状态,DC迅速摄取抗原,移至局部淋巴结的副皮质区。被细菌脂多糖刺激后巨噬细胞释放TNF-α,引起局部炎症反应。DC激活给T细胞提供了强刺激信号,使T细胞激活,产生克隆性增殖。可能细菌产物激活的巨噬细胞释放的细胞因子如TNF-α和IL-1激活了DC。这一起始反应启动了 DC,T 细胞和其他细胞间的瀑布式作用。TNF-α 和 IL-1 启动 DC 上 CD40 的表达,加强 T 细胞 CD40 配体的作用。CD40/CD40L 相互作用促进 B7 表达,通过 CD28 信号途径引起更强的 T 细胞反应。这一共刺激途径的主要作用是防止凋亡和促进增殖。CD28 共刺激不改变 bcl-2,但上调 bcl-XL。

为使 T、B 细胞更有效的相互作用,这些细胞必须移行至淋巴器官,遭遇与其相互作用的细胞。当淋巴细胞从造血微环境出来后,进入一个开放区域(软组织)。成千上万的 T 细胞都有机会通过 IDC 筛选,如果找到与其 TCR 相匹配的 MHC/肽复合物就会启动免疫。T、B 细胞早期相互作用发生在副皮质区域,受滞留于滤泡细胞的抗原激活的 B 细胞移至外层的 T 细胞处,遇到致敏的 T 细胞。一些 T 细胞留在淋巴结中,另一些 T 细胞移出成为记忆细胞。记忆细胞 $CD45RO^+$ 表达 CD40L,表明处于激活状态。外部滤泡 B 细胞的作用取决于早期致敏的 T 细胞和致 B 细胞分化的因素。T 细胞有三处与 MHC/肽复合物相互作用:IDC,DC 相互作用;T 细胞外围区与致敏的 B 细胞作用;在滤泡和中心细胞作用。

在外部滤泡作用后,T、B 细胞移到滤泡启动生发中心。与 T 细胞区相比,在滤泡的 T 细胞很少,但是当外部滤泡反应后,许多抗原特异性 T 细胞进入滤泡继续增殖。在外部滤泡区 B 细胞激活后迅速增殖,将少量 B 细胞输出,形成外套形式(mantle)。这些占据与 T 细胞区相邻的滤泡区的细胞称为中心母细胞。它们可以按细胞周期继续增殖 6～7 小时,但是数量上不增多。因为它们移至生发中心的亮区产生非分裂的中心细胞。中心母细胞经历体细胞突变过程,使中心细胞表面免疫球蛋白的亲和力发生改变。

在 FDC 抗原结合基础上,中心细胞经过筛选,对抗原有亲和力受体的细胞被选择并生存下来成为记忆细胞,并进一步分化成浆细胞。大部分 B 细胞由于凋亡诱导基因 c-myc,P53,Bax 高表达,而无 bcl-2 表达,死于凋亡。CD40/CD40L 和 B7-1、B7-2/CD28 作用对完善生发中心很重要。CD40 配体抑制中心细胞凋亡的启动,激活高亲和力中心细胞分化至记忆 B 细胞。中心细胞和浆细胞分化由可溶性 CD23 和 IL-12 调控。

二、T 细胞辅助 B 细胞分化

(一) 接触依赖性

B 细胞激活和分化是一个多步骤的过程,每一步骤都涉及分化信号。信号或通过与 T 细胞接触或通过细胞因子传导。抗原刺激的 B 淋巴细胞和辅助 T 细胞通过细胞周期克隆性增殖,免疫球蛋白可变区(V)基因发生体细胞高突变,分化产生记忆细胞或分化成浆细胞分泌抗体。

辅助 T 细胞与 B 细胞形成紧密偶联。偶联通过两细胞间许多分子完成。IL-4 可加强偶联。接触作用可借助 T、B 细胞偶联所涉及的膜分子或是接触后释放的可溶性介导剂进行。T、B 细胞相互作用涉及许多分子。B 细胞通过免疫球蛋白受体摄取抗原。处理抗原产生的 MHC Ⅱ类/肽复合物呈现在 B 细胞表面,TCR 特异性地与 MHC Ⅱ类/肽复合物作用。一些黏附分子,如 LFA1/ICAM 和 CD2/CD52 可保持作用的稳定。最后 CD40/CD40L 和 CD28/B7 相互作用可提供共刺激。B 细胞激活 T 细胞,由激活的 T 细胞释放辅助因子。T 辅助细胞激活会触发早期活性基因表达,如 c-myc 和 erg1。不仅膜分子,许多分子与 T、B 细胞相互作用有关。

(二) CD40/CD40 配体

CD40 是 TNF-α 家族成员,至少包括 10 个基因,CD40 细胞的胞外部分有 22 个半胱氨酸残基形成大约 40 氨基酸的 4 个蛋白结构域,与神经生长因子受体家族同源。其胞质区未发现与其他分子有密切关联。CD40 在 B 细胞、造血祖细胞、DC 和其他细胞表达。

CD40 配体属于 TNF 相关的细胞因子,细胞的胞外区有 5 个半胱氨酸,基因位于 X 染色体,CD40 配体在 T 细胞激活早期(5～15 分钟)表达,在肺、皮肤肥大细胞也表达。

在人类免疫进化中,CD40 和 CD40 配体相互作用在 B、T 细胞作用中起重要作用。CD40 激活 B 细胞引起增殖分化,CD40/CD40 配体作用可能发生于外部滤泡区。因为 IDC 高表达 CD40,而近期致敏的 T 细胞表达 CD40 配体。它们作用后刺激 IDC 分泌细胞因子,上调 B7-1 和 B7-2。这样就提供 T 细胞增殖和激活很强的共刺激信号。

静止 B 细胞上 CD40 交联引起细胞内酪氨酸磷酸化,由于细胞质 CD40 无酶活性区,它可能通过另外的分子激活酪氨酸激酶,与 CD40 胞质区直接连接的分子叫 CRAF1 或 LAP1,它有 5 个锌指和一个 C 末端与 TNF-α 蛋白同源的 TRAF1。

(三) T 细胞辅助 B 细胞分化

在 B 细胞分化期,一些有力的生长和分化因子在细胞的各种阶段起作用。这些细胞因子的主要特点是多效性、协同性和拮抗作用。既可介导和调节免疫应答、炎症反应,也可作为生长因子,促进靶细胞增殖、分化并刺激造血、促进组织修复。而且,一种细胞因子可作用于多种不同类型的靶细胞。

细胞因子的功能是细胞间传递信息，刺激靶细胞。细胞因子与合适的细胞表面受体结合。虽然很多细胞会产生细胞因子，但最主要的两个制造者是T细胞和巨噬细胞。细胞因子是免疫炎性反应、损伤后修复和促进造血细胞从原始细胞分化的调节因子。细胞因子的作用依赖于它们的浓度以及拮抗或协同的特性。

细胞因子在功能上不是抗原特异性的。在免疫应答时，不能够避免一些非特异性的作用，但如何限制细胞因子的非特异性的作用还不清楚。在免疫反应的早期阶段，大多数新合成的免疫球蛋白并不是特异性抗体。然而，如果有合适的受体被抗原特异性激活，或者如果有足够的抗体浓度，非特异性作用就无关紧要了。

三、巨噬细胞-T细胞相互作用

巨噬细胞和其他辅助细胞在T淋巴细胞激活过程中起重要作用，当巨噬细胞与抗原偶联，洗涤后，再加入免疫动物的淋巴细胞，可以引起强烈增殖反应。如果没有巨噬细胞抗原就不能引起刺激反应。刺激作用是抗原特异性的，受MHCⅡ类分子限制，正常动物的巨噬细胞无免疫特异性。巨噬细胞、T细胞相互作用受MHC基因产物的限制，抗Ⅰa抗体可以阻断T淋巴细胞对抗原刺激的巨噬细胞的反应。在体外培养时如果丢失Ⅰa抗原，抗原递呈功能就会减低。抗原递呈细胞上的Ⅰa分子数与刺激T细胞能力密切相关。在新生儿期，$Ⅰa^{+}$细胞数量少可以解释这一时期免疫功能的低下。

抗原必须与Ⅰa分子相连接后才能递呈，一些T细胞克隆或某些蛋白特异性T细胞，只有当它们接触表达Ⅱ类分子的抗原递呈细胞上的抗原时，才能触发IL-2释放。虽然复合物形成较慢，但复合物较稳定。抗原与T细胞相互作用涉及Ⅰa分子α和β链的一个与动物的反应状态有关的结合位点。只有反应细胞系的Ⅱ类分子才能与抗原肽形成复合物，非反应细胞系的Ⅱ类分子无此功能。反应细胞系的肽Ⅱ类分子复合物较单纯肽的激活作用强20 000倍。这些发现支持免疫原的决定簇理论。无反应往往为缺乏适当的T细胞，因此Ⅰa抗原不能识别自我和非我，识别是T细胞的主要功能，一个Ⅰa抗原能激活多个肽。

四、细胞介导的效应机制

细胞免疫由T细胞调节，巨噬细胞等抗原呈递细胞在免疫过程中发挥重要作用。在细胞介导的效应机制中产生细胞毒T细胞（CTL）和迟发型超敏反应（DTH）最重要。二者在许多免疫反应中发挥重要作用，例如异基因移植物反应，胞内寄生虫免疫，对接触皮肤的低分子量物质的超敏反应，肿瘤免疫，移植物抗宿主反应，自身免疫病等。CTL和DTH效应机制由独特的T细胞亚群负责。针对人类MHCⅠ类抗原的CTL表型为$CD8^{+}$，而针对Ⅱ类抗原的CTL表型为$CD4^{+}$。细胞免疫也有其他效应细胞，例如自然杀伤细胞（NK）和杀伤细胞。杀伤细胞只有在被抗体“武装”后才能发挥功能，这种免疫反应活性称为ADCC。

（一）迟发型超敏反应

大多数抗原必须与佐剂共同注射才能诱发DTH，特别是当抗原为可溶性蛋白时。当化学修饰过的蛋白诱发DTH时，DTH直接针对载体蛋白，而抗体则针对半抗原。变性蛋白可诱发DTH，而不是体液免疫。小抗原只能诱发DTH，不能诱发体液免疫。在自然环境下，某些传染性疾病可导致DTH的发生发展。在大多数情况下，DTH表现为一种局灶性反应，类似皮肤结核菌素反应。但当大量抗原进入血液循环中则会发生全身反应。伴随着发热、不适，严重时会发生休克和死亡。

DTH的效应机制涉及两种细胞，即淋巴细胞和巨噬细胞。淋巴细胞是$CD4^{+}$的Th1细胞，它能提供免疫应答的抗原特异性成分。当再次与抗原接触时，它释放出一系列可溶性因子，激活巨噬细胞完成应答反应。因此巨噬细胞在DTH中起着双重作用：首先，在诱导阶段作为抗原加工和递呈细胞诱导产生T效应淋巴细胞；其次，作为最终效应细胞。巨噬细胞又有种效应功能是抗原非特异性的。被T细胞特异性刺激激活的巨噬细胞可以对抗其他无关的感染。

Th1细胞释放的细胞因子吸引巨噬细胞并使之停留到抗原所在的部位。巨噬细胞活化后5'核酸酶水平的降低，溶酶体的数量和所含的蛋白水解酶都增多，并分泌纤溶酶原激活剂和胶原酶。激活的巨噬细胞提高了杀菌活性，在抵抗胞内微生物感染中发挥至关重要的作用。在激活过程中产生了氧自由基和其他的氧代谢产物，有很强的杀菌活性。

皮肤出现DTH反应需要48～72个小时，与抗体介导的只需数分钟即出现的速发超敏反应相比属于“迟发”的。延迟是由于Th1细胞需要释放细胞因子来激活单核细胞和巨噬细胞。在DTH的高峰时，炎性浸润成分包括约5%的抗原特异性T细胞，其余均为单核细胞和巨噬细胞。DTH有四种不同的形式：

1. 结核菌素超敏反应　是由结核菌素引起的经典的皮肤DTH反应。它在第二次接触抗原48小时之内出现，伴有真皮血管周围广泛的淋巴细胞和单核细胞的聚集。

2. 接触超敏反应 临床上，接触超敏反应类似于湿疹。最重要的接触抗原是简单化学物质如半抗原，以及植物提取物如野葛。这些物质本身没有免疫原性。但当与皮肤接触时，可与皮肤蛋白反应形成免疫原性复合物。此型DTH主要是表皮反应，而结核菌素超敏反应则是真皮反应。由朗格汉斯细胞执行抗原呈递功能。第二次接触抗原24小时内出现反应，特点是表皮炎性浸润，但缺乏中性粒细胞（因此有别于其他炎症）和微泡形成。此反应的免疫原是在皮肤中形成的，这也有别于结核菌素型DTH。

3. 皮肤嗜碱性粒细胞超敏反应 也称为Jones-Mott反应。此型的特点是表皮下嗜碱性粒细胞聚集。将可溶性抗原与弗氏不完全佐剂（缺少分枝杆菌）混合后可在动物中诱发出此型反应。

4. 肉芽肿超敏反应 起因于巨噬细胞内持续存在抗原，经常是微生物。出现特征性的上皮样细胞。虽然这些细胞存在显著的形态差异，但被认为起源于激活的巨噬细胞，富含内质网。还发现有多核巨细胞（称为朗格汉斯细胞），细胞有多个核，没有内质网，但有一些降解的溶酶体。在结核菌素敏感的淋巴细胞的上清液中存在一种淋巴因子，可导致肺泡巨噬细胞融合形成多核巨细胞。典型的肉芽肿的中心含有巨噬细胞和上皮样细胞，有时巨噬细胞周围环绕着一层淋巴细胞。肉芽肿的形成是免疫应答的结果（免疫肉芽肿），或者是通过非免疫机制对某些物质如滑石产生的反应。

（二）异基因移植物排斥反应

异基因移植物排斥反应涉及3个阶段：输入阶段，特点是从移植物中释放出抗原；中心阶段，涉及免疫应答的激活；输出阶段，产生和释放体液和细胞效应，导致移植物的破坏。供者来源的白细胞离开移植物，到达区域性淋巴结，刺激受者的免疫系统。一些学者认为这些白细胞中最重要的是树突细胞，该细胞存在于除脑之外的所有组织。这些细胞能刺激强烈的MLR，并表达Ⅰa抗原。但是，树突细胞并非唯一能激活宿主T细胞者。内皮细胞也表达Ⅰa抗原，能诱导MLR。体液和细胞效应共同介导异基因移植物排斥反应。抗体在移植物超急性排斥和加速或急性排斥中是最重要的。这些抗体在移植后就存在，其目标是血管内皮细胞。移植物大量分叶核白细胞浸润，受者针对Ⅰ类抗原的抗体引起对皮肤异基因移植物的急性排斥反应。输入针对Ⅱ类抗原的抗体时未能观察到这种应答。小量的抗体通过固定补体和趋化分叶核白细胞可破坏血管内皮细胞，更多量的抗体可直接破坏内皮细胞引起血栓。移植物受到慢性排斥后类似于DTH。在排斥部位可检出T细胞和巨噬细胞。CTL机制也很重要，可能涉及$CD8^+$和$CD4^+$ T细胞，后者直接针对Ⅱ类MHC。T细胞分泌许多细胞因子，特别是IL-2、IFN-γ和TNF-β，发挥重要作用。IL-2刺激proCTL分化为CTL，而IFN-γ在DTH应答中激活巨噬细胞。TNF-β对于移植物细胞具有直接的细胞毒性。一些细胞因子增加移植物细胞的Ⅰ类或Ⅱ类抗原表达，从而加速CTL反应。内皮细胞能增加Ⅱ类抗原的表达，而它正是排斥的目标。CTL在异基因移植物排斥反应中的作用包括：CTL克隆对肿瘤异基因移植物的排斥作用和CTL引起局部组织坏死的能力。另外，将与宿主Ⅰ类抗原不相合的心脏移植给免疫抑制的动物时，也由CTL产生排斥反应。

大多数对人类的研究集中在皮肤和肾的异基因移植物。在异基因移植物排斥反应中，最危险的目标是小血管。在肾移植中淋巴细胞的作用不存在疑问，但肾异基因移植物的浸润中观察到的许多细胞的确切作用不清楚。T细胞和巨噬细胞构成了参与反应的两个主要群体，但也存在少量的NK细胞。细胞浸润是主动排斥的信号。在人肾异基因移植物排斥反应中，Ⅱ类抗原的密度增加。正常情况下，这些抗原局限于毛细血管内皮、血管系膜和树突细胞，在大血管的内皮只有弱表达。Ⅱ类抗原在大血管内皮的表达显著增加了细胞浸润的程度和排斥的机会。

相当多的免疫抑制法用于异基因移植物排斥反应。应用抗CD3的单克隆抗体从循环中去除T细胞可以阻滞异基因移植物的免疫应答过程。这种治疗方法的副作用是造成IL-2和TNF-α的释放。用与B7分子结合的CTLA4/Ig阻断CD28/B7协同刺激通路的方法已应用于实验模型，可以延长异基因移植物的存活。

三种微生物产物，环孢素、FK506和西罗莫司可以在异基因移植排斥中作为免疫抑制药。三者都是从土壤获得的真菌培养物中分离出来，都具有强烈的免疫抑制特性。环孢素与细胞内特异的蛋白环菲啉（cyclophilin）结合，后者是一种催化涉及脯氨酸肽键顺反异构化的酶（PPIase），而脯氨酸在蛋白折叠中非常重要。FK506与FK506结合蛋白（FKBP）结合，FKBP分子量比环菲啉小，但同样具有PPIase活性。这些物质也可称为免疫亲和剂（immunophilin），作为这些药物的受体发挥作用，导致胞内积聚。环菲啉蛋白家族有许多成员，具有折叠、稳定和运输蛋白的功能。一些成员是中枢神经系统或视网膜组织特异性的。这些物质能抑制T细胞活化和细胞因子 IL-2 基因表达。正常情况下，IL-2 基因受一个染色体区域调控，该区域有多种转录因子，如 AP1、NF-κB、Oct1 和 NF-AT，后者有淋巴特异性。

环孢素和 FK506 抑制 NF-AT 和 NF-κB 介导的转录调控。其精确机制仍未完全阐明，但一般认为环孢素和 FK506 阻断对胞内 Ca^{2+} 增加敏感的信号传导通路。也说明 Ca^{2+} 依赖性磷酸酶——钙调磷酸酶(calcineurin)-NFAT 的通路对环孢素和 FK506 的抑制敏感。有一个假说认为，钙调磷酸酶通过 NFAT 胞质成分转移到核内，从而形成功能性 NF-AT 因子。仅有钙调磷酸酶/FKBP 或仅有环孢素/FK506 都不能结合钙调磷酸酶，但药物和各自的受体形成的复合物则可以。这些药物还干涉其他 Ca^{2+} 依赖性过程，如细胞毒 T 细胞的丝氨酸酯酶颗粒相关的胞吐作用和活化 T 细胞的死亡。细胞含有两种独特形式的环非啉。主要形式存在于胞质，另一种存在于线粒体。线粒体环非啉可能涉及线粒体 Ca^{2+} 稳态。环孢素是负责通透转换的孔的强烈抑制剂。西罗莫司毒性作用较大，但可小量地与环孢素合用，增强它的效果。

（三）抗微生物免疫

细胞免疫对胞内感染特别有效。细胞毒 T 细胞负责处理病毒感染。巨噬细胞是胞内细菌的常见宿主，如结核分枝杆菌等。

活化 T 细胞抵御胞内细菌，分泌淋巴因子特别是 IFN-γ 活化巨噬细胞。细菌产物如 LPS 的刺激和 TNF-α 的分泌也可以活化巨噬细胞。某些细胞因子如 IL-4、IL-10 和 TGF-β 则趋向于抑制巨噬细胞活化。细菌借助于 Fc 或补体受体和甘露糖或岩藻糖受体，通过吞噬作用进入巨噬细胞。细菌的死亡是由于产生了反应性氧中间物(ROI)，H_2O_2，OH^- 超氧化物和 OH 基团。

溶酶体酶也有助于杀死细菌，尽管重要性有限。细菌生长需要铁，限制铁的胞内利用将对细菌存活起相反的作用。铁由转铁蛋白受体(CD71)转运入细胞，然后与铁蛋白形成复合物储存起来。细菌通过一系列机制逃避被消灭，如躲入胞质，防止吞噬体与溶酶体融合，使溶酶体 pH 中性化，干扰生成 ROI。

胞内细菌可以增加某些多肽的合成(热休克蛋白，HSP)。当细胞被加热时即产生 HSP，但其他损伤也能产生 HSP。HSP 的主要作用是防止蛋白折叠。在吞噬和活化过程中，巨噬细胞 HSP 的产量增高。HSP 的不同家族以分子量加以区别。HSP70 在 Ig 的装配和Ⅱ类抗原加工中起作用。在类风湿关节炎和系统性红斑狼疮时 HSP 的抗体数量增加，说明它们与自身免疫相关。HSP 水平增高使得细胞能耐受其他致命损伤，也保护了细菌免于被消灭。

T 细胞诱发巨噬细胞活化，T 细胞作为细胞相互作用的抗原特异性成分发挥作用。$CD4^+$ T 细胞在获得性免疫的发生发展中起着中心的作用。实验证据和 AIDS 病人流行胞内感染都支持此看法。功能特异性的 $CD4^+$ T 细胞(称为 Th1)产生的 IFN-γ 在巨噬细胞活化中发挥至关重要的作用。胞内细菌的产物刺激巨噬细胞活化并诱导 IL-12 分泌，后者加速 Th1 的分化。一旦被激活，巨噬细胞就按抗原非特异性方式发挥作用。在 DTH 应答的细胞浸润中，淋巴成分只占约 5%，大部分细胞是单核-吞噬细胞系统。保护性免疫会造成组织损伤。多年来，传染病时 DTH 究竟是提供保护还是造成组织破坏一直是个有争论的话题。DTH 确实代表一种超敏状态，一种扩大化的应答，可溶性微生物产物引起严重炎性的反应。另一方面，细菌繁殖诱发获得性抗微生物免疫，提供了保护。两者差异可能与抗原性质和处理有关，在保护性免疫有关的抗原是颗粒性的，持续存在，并具有缓慢释放的特点；而在 DTH 中，抗原是可溶性的并在短时间内释放。显然，DTH 的 T 细胞、巨噬细胞相互作用使得活化巨噬细胞获得强烈的杀菌特性，能破坏病原体，否则病原体在胞内存活。在激活巨噬细胞以破坏胞内细菌的过程中，免疫系统也损害了正常组织。免疫肉芽肿确实代表了一种重要的防止病原细菌扩散的机制。肉芽肿的形成代表了巨噬细胞活化的晚期阶段，是抗原持续存在形成的。巨噬细胞与其他细胞融合并释放内容物到感染细胞中，在此过程中，形成了大的多核巨细胞。在针对原虫和诸如克鲁丝锥虫、利什曼原虫、疟原虫等寄生虫的免疫应答中，T 细胞依赖性效应主要涉及淋巴因子活化巨噬细胞，使其产生超氧化物和过氧化物的能力增强。在某些寄生虫感染中，例如血吸虫，在虫卵周围形成肉芽肿组成了重要的防御机制，最终导致纤维化。在 T 细胞缺乏的动物中，不形成肉芽肿，虫卵的毒性产物会造成周围组织损伤。

（朱平）

参考文献

1. Ou Y, Tong C, Zhang Y, et al. An improved design of PCR primers for detection of human T cell receptor beta chain repertoire. Mol Biol Rep, 2009, 36: 145-152
2. Tucker W LeBien, Thomas F Tedder. B lymphocytes: how they develop and function. Blood, 2008, 112: 1570-1580
3. Jinfang Zhu, William E Paul1. CD4 T cells: fates,

functions, and faults. Blood, 2008, 112: 1557-1569

4. Fiona E Craig, Kenneth A. Flow cytometric immunophenotyping for hematologic neoplasms. Blood, 2008, 111: 3941-3967
5. Jin-wei Du, Jiang-ying Gu, Jing Liu, et al. TCR spectratyping revealed expanded T cells associated with graft-versus-host disease after allogeneic hematopoietic stem cell transplantation. Leukemia and Lymphoma, 2007, 48: 1618-1627
6. Liu J, Zhu P, Peng J, et al. Identification of disease-associated proteins by proteomic approach in ankylosing spondylitis. Biochem Biophys Res Commun, 2007, 357: 531-536
7. 朱平, 李健为, 虞积仁. 干细胞移植后的免疫重建淋巴细胞的基因图谱分析. 中华医学杂志, 2000, 80: 668
8. 张野坪, 朱平, 石永进, 等. TCR 独特型 DNA 疫苗诱导抗淋巴系统肿瘤免疫反应的实验研究. 中国实验血液学杂志, 2000, 8: 199
9. Qian Wang, Hongxing Liu, Xian Zhang, et al. High doses of mother's lymphocyte infusion to treat EBV-positive T cell lymphoproliferative disorders in childhood. Blood, 2010, 116: 5941
10. 朱平, 童春荣, 邢海洲. 淋巴细胞输注与淋巴瘤和白血病免疫治疗. 白血病·淋巴瘤, 2010, 19: 257-259
11. 刘辉, 朱平. 免疫球蛋白基因体细胞高突变对慢性淋巴细胞白血病预后的影响. 中国实验血液学杂志, 2009, 17: 1588-1591

第 93 章

恶性淋巴瘤总论

恶性淋巴瘤亦称为淋巴瘤，是发生于淋巴结和（或）结外淋巴组织的肿瘤，是一组可以高度治愈的肿瘤。淋巴瘤在我国比较常见并具一定特点。近30年来，由于免疫学和分子生物学的发展，对淋巴细胞肿瘤的免疫学分型和功能有了比较深入的了解，对相关基因在淋巴瘤发生发展中的作用也正在阐明。在临床上，由于改进的新分类、分型、分期和治疗原则不断更新，包括靶向治疗药物在内的新药不断增多，特别是综合治疗经验的不断积累，使得淋巴瘤的治疗日趋合理，无论近期疗效和远期生存都有了相当改善。

一、引　　言

淋巴系统恶性肿瘤可以发生在淋巴结、脾脏、胸腺等淋巴器官，也可发生在淋巴结外的淋巴组织和器官。可以进一步分为淋巴瘤、浆细胞肿瘤、淋巴细胞白血病三大类。对于淋巴瘤目前国际上统一分为两大类，即非霍奇金淋巴瘤（non Hodgkin lymphoma，NHL）和霍奇金淋巴瘤（Hodgkin lymphoma，HL）。

非霍奇金淋巴瘤为不同分化成熟阶段的T或B淋巴细胞恶性转化后，发生单克隆性异常增殖所致。大约70%～85%的NHL来源于B淋巴细胞。依据淋巴细胞的起源和成熟程度，可分为中枢和外周淋巴组织来源的NHL。

霍奇金淋巴瘤又称为霍奇金病（Hodgkin's disease，HD），其组织病理学特点与NHL有很多不同。诊断HL时重要的一点是确认受累组织中存在特征性的恶性细胞——Reed-Sternberg多核巨细胞（简称R-S细胞），R-S细胞数量稀少，在HL的肿瘤组织中可以不足细胞总数的1%。已经有证据表明，大多数病例的R-S细胞来源于生发中心的B细胞。R-S细胞通常存在于高度反应性细胞的环境中，本身也处于激活状态，提示HL可能是一种慢性免疫刺激性疾病。

二、流 行 病 学

根据世界卫生组织（World Health Organization，WHO）2007年的报告，2007年全世界约有790万人死于癌症，占死亡率的13%。在所有癌症死亡病例中，72%以上发生在低收入和中等收入国家。预计到2030年，将有2300万人死于癌症。据WHO 2000年报告，1999年全球因癌症死亡的患者中，淋巴瘤位居第七，发病率在欧美国家最高，其次是亚洲、太平洋地区、非洲、中东和地中海地区。

与欧美国家相比，淋巴瘤在我国的发病率和死亡率均较低。1973～1975年全国居民死亡原因回顾性调查结果表明，本病的调整死亡率为1.16/10万人（男性1.35，女性0.96），在常见恶性肿瘤中分别排第9位（男性）和第11位（女性）。1990～1992年全国22个省市区抽样居民死亡原因回顾性调查的结果显示，淋巴瘤的死亡率位于恶性肿瘤的第11位，3年平均粗死亡率为1.46/10万人，世界调整死亡率为1.64/10万人，与1973～1975年的死亡率相比，有轻度上升的趋势。从全国各省市自治区的死亡病例分布情况来看，调整死亡率最高的为江苏1.55/10万人和上海市1.53/10万人；最低为西藏0.36/10万人，高低相差4.3倍；高于全国水平的有江苏、上海、天津、浙江和湖南等10个省、市、自治区。2008年第3次全国死亡原因抽样调查报告显示，淋巴瘤的死亡率为1.43/10万人，其中NHL为1.24/10万人，HL为0.19/10万人，两者共占癌症发病构成比的1.05%。

近二十年来，欧美国家 HL 的发病率逐渐下降，而 NHL 的发病率逐年增高，美国国立癌症研究所（National Cancer Institute, NCI）报告，从 1973～1988 年的 15 年间，美国 NHL 的发病率增加了 50%。NCI 预计 2008 年美国有 74 340（男性39 850，女性 34 490）例新发淋巴瘤，年龄调整的总发病率为 22.2/10 万人，死亡率为 7.8/10 万人年，中位发病年龄 64 岁。NHL 发病率的增高，认为可能与艾滋病（acquired immunodeficiency syndrome, AIDS）或免疫缺陷的患者增多有关。据美国癌症控制中心统计，3% 的 AIDS 患者会发生淋巴瘤。图 93-1 显示美国在 1975～1977 年与 1998～2000 年间 NHL 的发病例数在不同年龄段均呈显著上升的趋势。

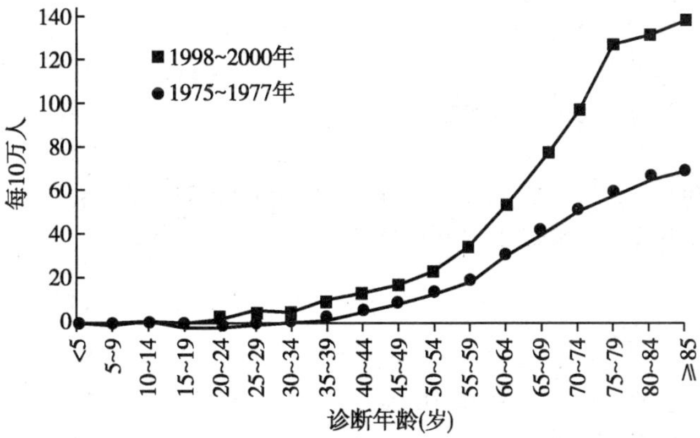

图 93-1　美国不同时代非霍奇金淋巴瘤的病例数随年龄变化的趋势比较

世界范围内 NHL 病理类型的分布很不一致：在欧美地区，滤泡淋巴瘤约占 20% ～30%，高于亚洲地区<10% 的比例；而亚洲地区弥漫大 B 细胞淋巴瘤和外周 T 细胞淋巴瘤的比例分别占 50% 和 10% 左右，高于欧美国家的 30% 和<5% 的比例。不同地区及国家主要病理类型 NHL 的比例详见表 93-1。

表 93-1　不同国家和地区主要病理类型的非霍奇金淋巴瘤的构成比

	美国（%）	德国（%）	南非（%）	阿联酋（%）	印度（%）	中国香港（%）	中国台湾（%）
弥漫大 B 细胞型	28	30	28	59	33	46	47
滤泡型	31	18	33	7	15	8	6
套细胞型	7	8	1	0	5	3	2
边缘带细胞型	6	9	4	4	4	10	21
小淋巴细胞型/慢淋	7	11	8	1	5	3	1
Burkitt 和 Burkitt 样	2	3	2	13	4	2	2
前体 T 细胞淋巴瘤/白血病	2	1	2	4	6	4	1
非特异性外周 T 细胞型	3	4	8	2	5	10	9
间变大细胞型	2	1	3	7	4	3	4
结外 NK/T 细胞型，鼻型	0	0	0	0	0.5	8	4

HL 的发病率在发展中国家普遍低于发达国家，并且 HL 的发病年龄特点在发达国家和发展中国家也有不同。在发达国家，HL 的发病年龄呈现双峰特点。即 10 岁以下发病少见，10 岁以后发病率显著上升，20 岁达高峰，以后则呈下降趋势直到 45 岁，45 岁以后的发病率随着年龄增长稳定上升，到老年达到另一高峰。发展中国家 HL 的发病率一般仅呈现单一峰模式，在 40 岁左右达到发病高峰。

笔者早在20世纪70年代起就注意到,与欧美国家相比恶性淋巴瘤在我国具有一些特点,并逐渐为很多国内外同道所证明、充实。概括起来有以下五点:

1. 沿海地区和中部发病和死亡率高于内地,较发达地区高于经济不发达的地区。我国尚未发现淋巴瘤高发区或高发人群。

2. 发病年龄曲线高峰在40岁左右,没有欧美国家的双峰曲线,而与日本相似呈一单峰。

3. HL所占的比例低于欧美国家。

4. 在NHL中滤泡型所占比例较低,弥漫型占绝大多数。

5. 我国的T细胞淋巴瘤占30%左右,与日本相近,远多于欧美国家。在典型的T细胞淋巴瘤中,蕈样霉菌病和Sézary综合征很少。

三、病 因 学

感染因素与多种成熟B细胞、T细胞和NK细胞淋巴瘤的发生有关。例如EB病毒(Epstein-Barr virus,EBV)几乎可以在100%的地方性Burkitt淋巴瘤中检测到,而在散发性和人类免疫缺陷病毒(human immunodeficiency virus,HIV)相关的Burkitt淋巴瘤中的阳性率为15%~35%。EBV还与多种免疫抑制人群或老年B细胞淋巴瘤有关,包括移植后的淋巴细胞增生性疾病、浆母细胞淋巴瘤和EBV阳性的老年大B细胞淋巴瘤等。另外,EBV亦与鼻型NK/T细胞淋巴瘤和两种儿童T细胞淋巴瘤,即儿童系统性EBV阳性的T淋巴细胞增生性疾病和种痘样水疱病有关。在原发渗出性淋巴瘤和与多中心型Castleman病相关的淋巴瘤中可以找到人类疱疹病毒8(human herpevirus-8,HHV8)。人类T细胞淋巴瘤/白血病Ⅰ型病毒(human T-cell leukemia virus typeⅠ,HTLVⅠ)是成人T细胞淋巴瘤/白血病的致病因子。丙型肝炎病毒感染可能与脾边缘带淋巴瘤、结内边缘带淋巴瘤和部分弥漫大B细胞淋巴瘤(DLBCL)的发病有关。我国研究发现,乙型肝炎表面抗原阳性患者的NHL发病率明显高于正常人群。

细菌或其他致病微生物感染,或至少是感染所诱发的免疫反应,与黏膜相关淋巴瘤的发病有关。例如幽门螺杆菌感染与胃黏膜相关淋巴瘤、伯氏疏螺旋体感染与皮肤黏膜相关淋巴瘤、鹦鹉热衣原体与眼附属器黏膜相关淋巴瘤以及空肠弯曲菌与小肠黏膜相关淋巴瘤等有关。

先天性或获得性免疫功能失调与NHL的发病有关。NHL的发病率在严重免疫功能抑制者中增高,如器官移植等医源性免疫抑制人群中,发病风险可增加2~15倍,多次移植者尤为明显。许多研究表明,HIV感染者NHL的发病风险上升,其发病率是普通人群的60~100倍,且随感染者生存期的延长,上升倾向更加明显。另外,NHL的发病率在自身免疫性疾病(包括类风湿关节炎、系统性红斑狼疮、桥本甲状腺炎和干燥综合征)患者中上升了数倍。

环境暴露亦可能与B细胞淋巴瘤的发生有关。流行病调查研究显示,除草剂和杀虫剂的使用可能与滤泡及弥漫大B细胞淋巴瘤相关。染发剂也是淋巴瘤发病的危险因素。

四、病 理 学

(一) 正常免疫系统及淋巴细胞

免疫系统可分为两个子系统:天然免疫和获得性免疫系统。天然免疫是免疫系统的第一道防线,主要参与的淋巴细胞包括:自然杀伤细胞(nature killer,NK)、$CD3^+CD56^+$ T^-细胞(或NK样T^-细胞)和γδT细胞。获得性免疫系统为特异性免疫,最主要的特点是具有抗原识别的特异性和记忆性,参与的淋巴细胞主要为成熟的αβT细胞和B细胞。T细胞主要参与细胞免疫,包括免疫调节和细胞毒作用,B细胞则主要参与体液免疫。

(二) 淋巴细胞的分类及分化

淋巴细胞在人体的分布相当广泛,与其他血细胞相同,均来源于骨髓中的造血干细胞。淋巴细胞根据其不同的分化成熟部位和功能,可以分为B细胞、T细胞和NK细胞。

1. B细胞淋巴瘤与正常B细胞的分化和功能 B细胞淋巴瘤的病理分型和命名与正常B细胞的分化阶段密切相关。正常B细胞的分化由前体B细胞(或淋巴母细胞)开始,经过免疫球蛋白VDJ基因重排后进一步成熟为表面免疫球蛋白(sIg)阳性(IgM^+ IgD^+)、未接触抗原的初始B细胞(naive B cell)。初始B细胞通常为$CD5^+$的静止期小细胞,可以在外周血中循环或栖身于初级淋巴滤泡和滤泡的帽带区。多数的套细胞淋巴瘤起源于$CD5^+$的初始B细胞。

当初始B细胞遇到与其sIg相匹配的抗原时,将经历转化、增殖、免疫球蛋白重链和轻链的高度体细胞突变和凋亡等过程,选择性保留能生产更高亲和力抗体的B细胞,这些B细胞最终分化为浆细胞和记忆B细胞。这种T细胞依赖的、具有抗原特异性的B细胞克隆选择过程是在淋巴滤泡的生发中心内完成的。而另一种非T细胞依赖的B细胞成熟过程可在生发中心外完成，经这一途径成熟的B细胞最终分化为非永生型淋巴浆样细胞。

滤泡生发中心可包括不同成熟阶段的B细胞、滤泡中心T细胞和形成网状结构的树突细胞等。生发中心内的B细胞包括有中心母细胞和中心细胞，中心细胞较中心母细胞更加成熟。中心母细胞表达低水平的sIg，CD10和bcl-6阳性，可有Ig基因的高度突变和克隆内分化；但因bcl-2基因表达被关闭，细胞易发生凋亡，这种细胞凋亡方式是高抗原亲和力抗体B细胞进行克隆选择的重要机制。多数的DLBCL细胞至少部分与中心母细胞相似，属于经历了生发中心阶段的B细胞。Burkitt淋巴瘤bcl-6表达阳性，并有Ig基因突变，应来源于生发中心细胞。目前认为，HL细胞亦来源于生发中心B细胞。

中心母细胞可进一步成熟为中心细胞，中心细胞表达sIg，部分中心细胞因可生产高亲和力sIg，促使其重新表达bcl-2蛋白，关闭bcl-6的表达，此时细胞具有了抗凋亡能力并离开生发中心进一步分化为记忆B细胞或浆细胞。bcl-6是促使生发中心形成的重要分子，是生发中心细胞的标记分子之一；IRF4/MUM1和bcl-6的表达相互排斥，IRF4/MUM1在bcl-6的表达下调中扮演重要角色，是生发中心后B细胞的重要标记分子之一。IRF4/MUM1阳性细胞主要见于分化晚期的中心细胞和浆细胞。滤泡淋巴瘤应来源于滤泡生发中心的中心细胞或中心母细胞，通常中心细胞来源多于中心母细胞。滤泡淋巴瘤的发生，多数情况下与t(14;18)染色体异位有关，该染色体异位可致bcl-2蛋白的异常表达，使正常的B细胞凋亡受到影响。

生发中心后细胞包括记忆B细胞和浆细胞。记忆B细胞可以在外周血中循环，或停留于淋巴结的滤泡边缘带区、脾边缘带区和黏膜相关淋巴组织内。边缘带区的B细胞表达泛B细胞抗原，sIgM和低水平的sIgD，$CD5^-$和$CD10^-$。浆细胞在生发中心形成后，归巢至骨髓中。浆细胞主要分泌IgG和IgA，不表达sIg和CD20，但表达IRF4/MUM1、CD79α、CD38和CD138。生发中心后B细胞具有归巢至最初接受抗原刺激部位组织的功能，如黏膜相关淋巴组织的来源的B细胞成熟为记忆B细胞或浆细胞后，仍可归巢至黏膜相关淋巴组织；而来源于淋巴结的B细胞，则倾向于归巢至淋巴结和骨髓。正常B淋巴细胞分化的分子特点和相对应的B细胞淋巴瘤的免疫组织化学分子特点详见图93-2和表93-2。

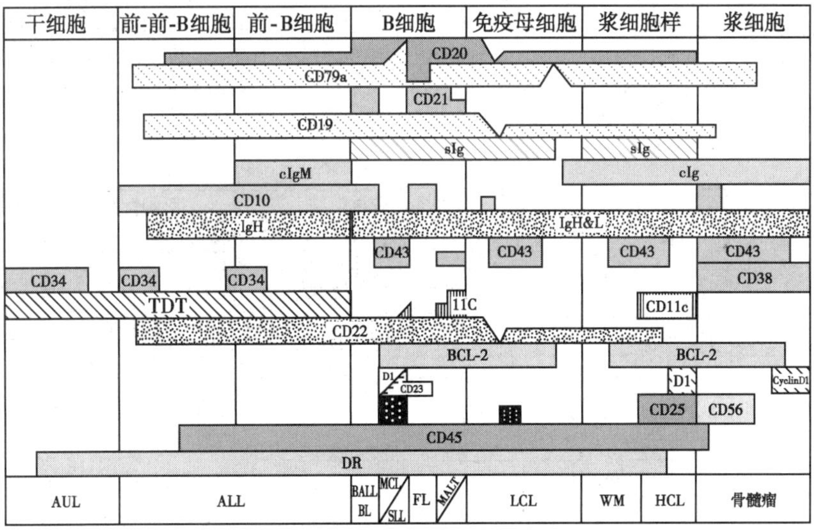

图93-2　正常B淋巴细胞分化模式图和相对应的B细胞淋巴瘤

sIg，surface immunoglobulin，表面免疫球蛋白；cIg，cytoplasmic immunoglobulin，胞质免疫球蛋白；AUL，acute undifferential leukeamia，急性未分化细胞白血病；ALL，acute lymphoblastic leukeamia，急性淋巴细胞白血病；BL，Burkitt's lymphoma，伯基特淋巴瘤；FL，follicular lymphoma，滤泡淋巴瘤；MALT，mucosa associated lymphoid tissue，黏膜相关淋巴组织；LCL，large cell lymphoma，大细胞淋巴瘤；WM，Waldenström's macroglobulinemia，华氏巨球蛋白血症；HCL，hairy cell leukeamia，毛细胞白血病；BALL：B细胞急性淋巴细胞白血病；MCL：套细胞淋巴瘤；SLL：小淋巴细胞淋巴瘤

2. T/NK 细胞淋巴瘤与正常 T/NK 细胞的分化和功能　T 细胞(thymocyte)在胸腺内完成整个分化成熟过程。骨髓干细胞随血液到达胸腺,此时称前 T 细胞。这些前 T 细胞在胸腺特定的微环境作用下,逐步分化成熟。T 细胞在分化成熟的不同时期,细胞表面可表达各种膜蛋白,如 CD4、CD8、T 细胞受体(T cell receptor,TCR)和 CD3 等,并逐渐具有识别抗原、介导特异性免疫应答和免疫调节的功能,T 细胞的分化成熟过程与细胞分子标记的变化详见图 93-3。

表 93-2　常见 B 细胞淋巴瘤的免疫组织化学标记分子特点

淋巴瘤	sIg;cIg	CD5	CD10	CD23	CD43	CD103	bcl-6	IRF4/MUM1	cyclin D1	ANAX1
CLL/SLL	+;-/+	+	-	+	+	-	-	(+PC)	-	-
LPL	+/-;+	-	-	-	-/+	-	-	+*	-	-
脾 MZL	+;-/+	-	-	-	-	-	-	-	-	-
HCL	+;-	-	-	-	-	+	-	-	+/-	+
骨髓瘤	-;+	-	-/+	-	-/+	-	-	+	-/+	-
MALToma	+;+/-	-	-	-/+	-/+	-	-	+*	-	-
FL	+;-	-	+/-	-/+	-	-	+	-/+#	-	-
MCL	+;-	+	-	-	+	-	-	-	+	-
DLBCL	+/-;-/+	-***	-/+##	NA	-/+	NA	+/-##	+/-**	-	-
Burkitt	+;-	-	+	-	+/-	NA	+	-/+	-	-

+,>90% 的病例阳性;+/-,>50% 的病例阳性;-/+,<50% 的病例阳性;-,<10% 的病例阳性;IRF4,interferon regulatory factor 4,干扰素调节因子 4;ANXA1,annexin A1;PC,proliferation centres,生发中心;* 浆细胞阳性;# 某些 3a 或 3b 分级;## 弥漫大 B 细胞淋巴瘤的生发中心型表达 CD10 和 bcl-6;** 弥漫大 B 细胞型的活化型表达 IRF4/MUM1;*** 某些弥漫大 B 细胞型 $CD5^+$;NA,not applicable,不适用;CLL/SLL,chronic lymphocyte leukeamia/small lymphocyte lymphoma,慢性淋巴细胞白血病/小淋巴细胞淋巴瘤;LPL,lymphoplasmacytic lymphoma,淋巴浆细胞淋巴瘤;MZL,marginal zone lymphoma,边缘带淋巴瘤;HCL,hairy cell leukeamia,毛细胞白血病;FL,follicular lymphoma,滤泡淋巴瘤;MCL,mantle cell lymphoma,套细胞淋巴瘤;DLBCL,diffuse large B cell lymphoma,弥漫大 B 细胞淋巴瘤

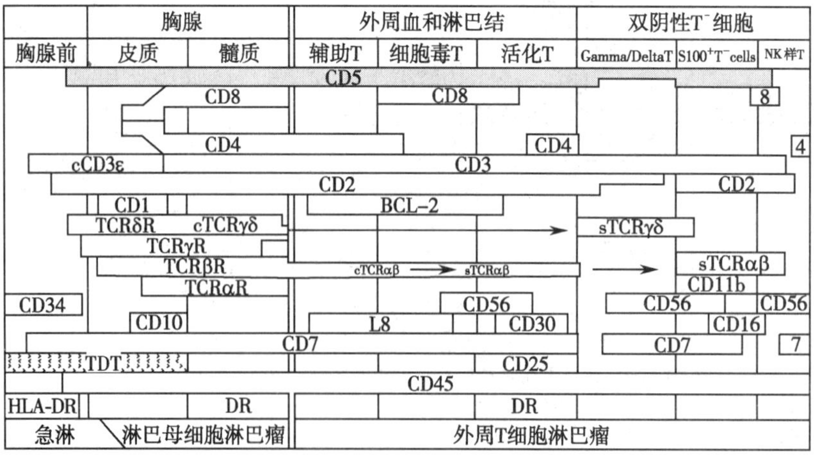

图 93-3　正常 T 淋巴细胞分化模式图和相应的 T 细胞淋巴瘤

TCR,T cell receptor,T 细胞受体;HLA,human leukocyte antigen,人类白细胞抗原

抗原特异性T细胞在胸腺皮质内分化成熟。胸腺皮质细胞具有不成熟的T细胞表型，表达末端脱氧核糖核酸转移酶（terminal deoxynucleotidyl transferase，TDT）、CD1α、CD3、CD5和CD7。其中CD3在TCR完成重排并表达于胞膜之前，为胞质内表达。T细胞在胸腺皮质内的分化成熟过程分为双阴性、双阳性和单阳性T细胞三个时期。①双阴性期：$CD4^-CD8^-$ T细胞。双阴性期的T细胞不表达TCR和CD3，不能识别抗原也不具有任何功能。②双阳性期：$CD4^+CD8^+$ T细胞。随着在胸腺内的分化成熟，$CD4^-CD8^-$ T细胞开始进行TCR基因重排，TCR基因重排诱导了CD4和CD8的表达。③单阳性期：$CD4^+$ T或$CD8^+$ T细胞。双阳性期T细胞在胸腺中经历了二次选择过程，分化为单阳性T细胞，并进入髓质区。这些在胸腺皮质内不成熟阶段的T细胞，属于中枢T细胞，是急性T淋巴细胞白血病/淋巴母细胞淋巴瘤的对应发生细胞。

髓质T细胞具有与外周血成熟T细胞相似的T细胞表型，可依据TCR的结构不同分为两种亚型，αβT细胞和γδT细胞。αβT细胞介导获得性免疫，γδT细胞介导天然免疫。αβT和γδT细胞的TCR均与CD3分子的复合体（包括γ、δ、ε亚基）有关。NK细胞没有完整的TCR，激活的NK细胞可在胞质中表达CD3分子的δ、ζ亚基。γδT细胞的免疫表型为$CD4^-$、$CD8^-$、$CD5^-$，少部分细胞可以$CD8^+$。NK细胞表达T细胞的分子标记CD2、CD7、部分$CD8^+$，但胞膜$CD3^-$，典型的NK细胞$CD56^+$、$CD16^+$、不同程度的表达CD57和胞质细胞毒颗粒蛋白。

NK细胞和γδT细胞主要在天然免疫反应中发挥作用。天然免疫系统相关的淋巴瘤主要表现为结外受侵，这反映了天然免疫细胞在体内的分布区域。有趣的是，天然免疫系统相关的T和NK细胞淋巴瘤多见于儿童和年轻人，比如侵袭性NK细胞白血病、儿童系统性EBV阳性T淋巴细胞增生性疾病、多数的肝脾T细胞淋巴瘤和原发皮肤的γδT细胞淋巴瘤等。间变大细胞淋巴瘤是最常见的儿童T细胞淋巴瘤，也是细胞毒性T细胞起源。γδT细胞占正常T细胞的比例不足5%，其体内分布区域有限，仅在脾脏的红髓、小肠上皮和其他上皮组织中存在，这些部位亦为γδT细胞淋巴瘤常见的原发部位。

获得性免疫系统相关的T细胞具有复杂的功能和异质性，可以分为童贞T细胞、效应T细胞（辅助和细胞毒）和记忆T细胞。与天然免疫系统原发的淋巴瘤相反，获得性免疫系统相关的T细胞淋巴瘤，多见于成人和淋巴结内起源。$CD8^+$ T细胞为细胞毒性T细胞。$CD4^+$ T细胞主要是辅助T细胞，通过分泌细胞因子发挥作用，根据其所分泌的细胞因子的不同，可以分为T辅助细胞1型（T helper cell 1，Th1）和T辅助细胞2型（T helper cell 2，Th2）。$CD4^+$ T细胞具有促进和抑制免疫反应的作用，可进一步分为多种新被认识的功能亚型。例如生发中心内的$CD4^+$ T细胞，称为滤泡T辅助细胞（follicular T-helper cell，TFH），表达生发中心B细胞特有的标记分子bcl-6和CD10。目前认为是血管免疫母T细胞淋巴瘤细胞的起源细胞，并与多种血管免疫母细胞淋巴瘤特有的病理和临床表现相关。常见的T/NK细胞淋巴瘤的免疫组织化学标记分子特点详见表93-3。

（三）淋巴瘤的病理分型

根据病理、临床特点以及预后转归等，将恶性淋巴瘤分为HL和NHL两类。HL为一单一疾病，经过合理治疗，有较好预后。NHL具有高度异质性，由一组不同病理亚型、不同恶性程度的疾病组成。

1. 霍奇金淋巴瘤的病理分型　1966年Rye国际会议根据病变组织学特点、淋巴细胞以及R-S细胞的数量等，将HL分为淋巴细胞为主型、结节硬化型、混合细胞型和淋巴细胞削减型四个亚型。1994年修订的欧美淋巴瘤分类（Revised European-American Lymphoma Classification，REAL分类）提出了一个新的亚型，即富于淋巴细胞的经典型HL。2001年WHO分类在此基础上将HL分为结节性淋巴细胞为主型和经典型，共两类五型，见表93-4。2008年的WHO分类维持了2001年的分类标准。

2. 非霍奇金淋巴瘤的病理分类　NHL的病理分类经历了长期的历史演变。20世纪70年代以前的分类以细胞形态为基础，例如Rappaport分类，此分类根据病理形态，将NHL分为结节性和弥漫性病变，并结合肿瘤细胞的大小、形态特点等进行分类。Rappaport分类简单，重复性高，病理类型与临床预后密切相关，受到临床肿瘤学家的欢迎，曾在国际上得到广泛应用，也是目前WHO分类形态学基础。

20世纪70年代，随着免疫学的发展，认识到淋巴系统是由B细胞、T细胞和NK细胞组成，且淋巴细胞具有不同的分化及成熟阶段，而处于不同分化阶段的细胞均可以发生具有不同临床特点的淋巴瘤。据此，提出了多种NHL分类方法，其中具有代表性的是Lukes-Collins分类和Kiel分类。由于多种淋巴瘤分类方案的存在和在不同地区使用，为了统一术语，便于病理和临床沟通及临床治疗研究的应用，1982年在美国国家癌症研究所主持下，提出了根据不同形态学表现、恶性程度、自然病程等预后因素进行归类的工作分类（Working Formulation，WF）。在此后的二十年里，WF主要在北美及其他一些国家应用，而在欧洲仍然广泛使用Kiel分类。

表 93-3 常见 T 细胞和 NK 细胞淋巴瘤的免疫组织化学标记分子特点

淋巴瘤	CD3	CD4	CD8	CD7	CD5	CD2	TIA1	GrBPer	CD30	CD25	CD56	CD16	CD57	CD10	EBV	EMA
T-PLL	+	+	+/–	+	+	+	–	–	–	–	–	–	–	–	–	–
T-LGL	+	–	+	–/+	–/+	+	+	+	–	–	–	+	+	–	–	–
ATLL	+	+	–	–	+	+	–	–	–/+	++	–	–	–	–	–	–
Agg NK	+ C	–	–/+	–	–	+	+	+	–	–	+	–	–	–	+	–
ENK/T，鼻型	+ C	–	–/+	–	–	+	+	+	–	–	+	–	–	–	+	–
EATL	+	–	–/+	+	–	+	+	+	–/+	–/+	–/+[#]	–	–	–	–	–/+
HSTL	+[*%]	–	+/–	+	–	+	+	–	–	–	+	–	–	–	–	–
SPTCL	+	–	+	+	–/+	+	+	+	–	–	+	–	–	–	–	–
MF/SS	+	+	–/+	–/+	+/–	+	–	–	–	–	–	–	–	–	–	–
皮肤 γδT	+[*]	–	–/+	–/+	–	+	+	+	–	–	+	–	–	–	–	–
原发皮肤 CD30$^+$ LPD	+	+	–	–	+/–	+	+	–+	+	+	–	–	–	–	–	+/–
AITL	+	+	–	+	+	+	–	–	–	–	–	–	–	+/–	–[**]	–
PTCL，NOS[##]	+	+/–	–/+	–/+	–/+	+	–	–	–/+	–	–	–	–[^]	–[^]	–	–
ALCL，ALK$^+$	–/+	+/–	–/+	–/+	+/–	+/–	+	+	++	++	+/–	–	–	–	–	++
ALCL，ALK$^-$	+/–	+/–	–/+	–/+	+/–	+/–	+/–	+/–	++	++	+/–	–	–	–	–	+

C，仅表达胞质 CD3；[*] T 细胞受体 γδ；[%] 小部分病例表达 T 细胞受体 αβ；[#] CD56 表达于单一形态型或Ⅱ型 EATL；[**] EBV 在肿瘤细胞内不表达，但几乎表达于所有背景 B 细胞中；[##] PTCL，NOS 不是一个单一疾病，而是一个异质性的疾病群体，故可以见到多种的免疫表型；[^] PTCL，NOS 中的一个亚型，由滤泡中心辅助性 T 细胞产生，通常表达 CD57、CD10 和 bcl-6；T-PLL，T-cell prolymphocytic leukaemia，T 细胞幼稚淋巴细胞白血病；T-LGL，T-cell large granular lymphocytic leukaemia，T 细胞大颗粒淋巴细胞白血病；ATLL，adult T-cell leukaemia/lymphoma，成人 T 细胞白血病/淋巴瘤；Agg NK，aggressive NK-cell leukaemia，侵袭性 NK 细胞白血病；ENK/T，鼻型，external NK/T cell lymphoma，nasal type，结外 NK/T 细胞淋巴瘤，鼻型；EATL，enteropathy-associated T-cell lymphoma，小肠相关 T 细胞淋巴瘤；HSTL，hepatosplenic T-cell lymphoma，肝脾 T 细胞淋巴瘤；SPTCL，subcutaneous panniculitis-like T-cell lymphoma，皮下脂膜炎性 T 细胞淋巴瘤；MF/SS，mycosis fungoides and Sézary syndrome，蕈样霉菌病和 Sézary 综合征；LPD，lymphoproliferative disease，淋巴细胞增生性疾病，包括原发皮肤的间变大细胞淋巴瘤；AITL，angioimmunoblastic T-cell lymphoma，血管免疫母细胞性 T 细胞淋巴瘤；PTCL，NOS，peripheral T-cell lymphomas，not otherwise specified，外周 T 细胞淋巴瘤，非特指型；ALCL，anaplastic large cell lymphoma，间变大细胞淋巴瘤；GrB，granzyme B，粒酶 B；Per，perforin，穿孔素

表 93-4　霍奇金淋巴瘤的病理分类

1994 年 REAL 分类	2001 年 WHO 分类
Ⅰ 结节性淋巴细胞为主型	Ⅰ 结节性淋巴细胞为主型
Ⅱ 结节硬化型	Ⅱ 经典型
Ⅲ 混合细胞型	①结节硬化型
Ⅳ 淋巴细胞削减型	②混合细胞型
Ⅴ 富于淋巴细胞的经典型	③淋巴细胞削减型
	④富于淋巴细胞的经典型

随着对淋巴瘤认识的深化，免疫学、细胞遗传学和分子遗传学的发展，不仅支持和证实了 Kiel 分类中对 T、B、NK 细胞淋巴瘤的分类，而且还发现和认识了具有独特病理形态、免疫表型、基因特征和临床特点的新淋巴瘤类型，包括套细胞淋巴瘤（mantle cell lymphoma），结外边缘区黏膜相关淋巴组织 B 细胞淋巴瘤（extranodal marginal zone B-cell lymphoma of mucosa-associated lymphoid tissue，MALToma），脾边缘区淋巴瘤（splenic marginal zone lymphoma），原发纵隔大 B 细胞淋巴瘤（primary mediastinal large B-cell lymphoma）及各种类型 T 细胞淋巴瘤，如间变大细胞淋巴瘤（anaplastic large cell lymphoma）等。因此，1994 年国际淋巴瘤研究组在 Kiel 分类和 WF 的基础上，综合淋巴瘤研究的最新成果，提出了结合病理形态学、免疫学表型、遗传学特征、肿瘤的相应正常组织细胞来源和临床特点的 REAL 分类。REAL 分类的特点是认为每一种病理类型的 NHL 是一种具有独特组织形态、免疫表型、基因特征、临床病程及预后等特点的单一疾病。因此，根据 NHL 的病理类型、临床和预后特点，有助于提出个体化治疗方案和判断预后。REAL 分类是一个开放的系统，为以后可能发现的新类型的补充留出了空间。REAL 分类中，包括了 HL、NHL 和淋巴细胞白血病，并将 NHL 分为 T、NK 细胞和 B 细胞源性，然后再进一步分为前体细胞淋巴瘤/白血病和外周细胞淋巴瘤/白血病。

2001 年 WHO 在 REAL 分类的基础上，制订了新的 WHO 造血和淋巴组织肿瘤分类，见表 93-5。

表 93-5　2001 年世界卫生组织非霍奇金淋巴瘤分类

B 细胞肿瘤	T 细胞/NK 细胞肿瘤
前体 B 细胞肿瘤	前体 T 细胞肿瘤
前体 B 淋巴母细胞白血病/淋巴瘤	前体 T 淋巴母细胞白血病/淋巴瘤
成熟 B 细胞肿瘤	成熟（外周）T 细胞/NK 细胞肿瘤
慢性淋巴细胞白血病/小淋巴细胞淋巴瘤	T 细胞幼淋巴细胞白血病
B 细胞幼淋巴细胞白血病	T 细胞颗粒淋巴细胞白血病
淋巴浆细胞淋巴瘤（免疫母细胞瘤）	进展性 NK 细胞白血病
滤泡淋巴瘤	成人 T 细胞淋巴瘤/白血病
套细胞淋巴瘤	结外 NK/T 细胞淋巴瘤，鼻腔型
结外黏膜相关淋巴瘤	肠病型 T 细胞淋巴瘤
淋巴结边缘带 B 细胞淋巴瘤	肝脾 T 细胞淋巴瘤
脾边缘带 B 细胞淋巴瘤	皮下脂膜炎型 T 细胞淋巴瘤
毛细胞白血病	蕈样霉菌病/Sézary 综合征
浆细胞瘤/浆细胞骨髓瘤	原发皮肤间变性大细胞淋巴瘤
弥漫大 B 细胞淋巴瘤	外周 T 细胞淋巴瘤，非特异型
原发纵隔大 B 细胞淋巴瘤	血管免疫母细胞 T 细胞淋巴瘤
血管内大细胞淋巴瘤	原发系统性间变大细胞淋巴瘤（T 细胞/裸细胞型）
原发渗出性淋巴瘤	未分类 T 细胞肿瘤
Burkitt 淋巴瘤/白血病	淋巴瘤样丘疹病
未分类 B 细胞肿瘤	
淋巴瘤样肉芽肿病	
移植后淋巴细胞增生病变	

WHO 分类与 REAL 分类的不同在于:在 B 细胞恶性肿瘤中,WHO 分类以滤泡淋巴瘤和淋巴浆细胞淋巴瘤分别代替 REAL 分类中的滤泡中心淋巴瘤,滤泡型和淋巴浆细胞样淋巴瘤,将 REAL 分类中的暂定型淋巴结边缘区淋巴瘤和脾边缘区淋巴瘤确立为新的类型;将前体 B 细胞白血病从慢性淋巴细胞白血病中分离出来,列为一个独立的类型;WHO 分类认为 Burkitt 样淋巴瘤属 Burkitt 淋巴瘤的变异型。在 T 细胞淋巴瘤中,WHO 分类以前体 T 细胞白血病代替了 T 细胞慢性淋巴细胞白血病;以鼻腔型结外 NK/T 细胞淋巴瘤代替血管中心性淋巴瘤;将 REAL 分类中的暂定型肝脾 γδT 细胞淋巴瘤和皮下脂膜炎样 T 细胞淋巴瘤确立为新的类型;删去了间变大细胞霍奇金样淋巴瘤;增加了进展型 NK 细胞白血病、原发皮肤间变大细胞淋巴瘤等。2008 年,WHO 又公布了新的造血和淋巴组织肿瘤分类,对于 NHL 的分类,细化了细胞分子免疫表型、基因异位及原发部位等因素对分型的影响,见表 93-6。

表 93-6 2008 年世界卫生组织非霍奇金淋巴瘤分类

前体淋巴细胞肿瘤
B 淋巴母细胞白血病/淋巴瘤,非特指型
B 淋巴母细胞白血病/淋巴瘤,伴常见型基因异常
B 淋巴母细胞白血病/淋巴瘤伴 t(9;22)(q34;q11.2);BCR-ABL1
B 淋巴母细胞白血病/淋巴瘤伴 t(v;11q23);MLL 重排
B 淋巴母细胞白血病/淋巴瘤伴 t(12;21)(p13;q22);TEL-AML1(ETV6-RUNX1)
B 淋巴母细胞白血病/淋巴瘤伴超二倍体
B 淋巴母细胞白血病/淋巴瘤伴低二倍体(低二倍体急性淋巴细胞白血病)
B 淋巴母细胞白血病/淋巴瘤伴 t(5;14)(q31;q32);IL3-IGH
B 淋巴母细胞白血病/淋巴瘤伴 t(1;19)(q23;p13.3);E2A-PBX1(TCF3-PBX1)
T 淋巴母细胞白血病/淋巴瘤
成熟 B 细胞肿瘤
慢性淋巴细胞白血病/小淋巴细胞淋巴瘤
B 细胞幼淋巴细胞白血病
脾 B 细胞边缘带淋巴瘤
毛细胞白血病
脾 B 细胞淋巴瘤/白血病,不能分类
脾弥漫性红髓小 B 细胞淋巴瘤
毛细胞白血病-变异型
淋巴浆细胞淋巴瘤
重链病
γ 重链病
μ 重链病
α 重链病
浆细胞肿瘤
意义未明的单克隆免疫球蛋白血症(MGUS)
浆细胞骨髓瘤
骨孤立性浆细胞瘤
骨外浆细胞瘤
单克隆免疫球蛋白沉积病
黏膜相关淋巴组织结外边缘区淋巴瘤(MALT 淋巴瘤)
结内边缘区淋巴瘤
滤泡淋巴瘤
原发皮肤的滤泡中心淋巴瘤

续表

前体淋巴细胞肿瘤
套细胞淋巴瘤
弥漫大B细胞淋巴瘤(DLBCL),非特指型
富于T细胞/组织细胞的大B细胞淋巴瘤
原发中枢的DLBCL
原发皮肤的DLBCL,腿型
老年EBV阳性的DLBCL
慢性炎症相关的DLBCL
淋巴瘤样肉芽肿
原发纵隔(胸腺)大B细胞淋巴瘤
血管内大B细胞淋巴瘤
ALK阳性大B细胞淋巴瘤
浆母细胞淋巴瘤
起源于HHV8相关的多中心Castleman病的大B细胞淋巴瘤
原发渗出性淋巴瘤
Burkitt淋巴瘤
介于DLBCL和Burkitt淋巴瘤之间的不能分类的B细胞淋巴瘤
介于DLBCL和经典霍奇金淋巴瘤之间的不能分类的B细胞淋巴瘤
成熟T细胞/NK细胞肿瘤
T细胞幼淋巴细胞白血病
T细胞大颗粒细胞白血病
慢性NK细胞增殖性疾病
侵袭性NK细胞白血病
儿童EBV阳性T细胞淋巴增殖性疾病
儿童系统性EBV阳性T淋巴细胞增殖性疾病
种痘水疱病样淋巴瘤
成人T细胞白血病/淋巴瘤
结外NK/T细胞淋巴瘤,鼻型
肠病相关T细胞淋巴瘤
肝脾T细胞淋巴瘤
皮下脂膜炎样T细胞淋巴瘤
蕈样霉菌病
Sézary综合征
原发皮肤CD30阳性T淋巴细胞增殖性疾病
原发皮肤间变性大细胞淋巴瘤,罕见亚型
原发皮肤γδT细胞淋巴瘤
原发皮肤CD8阳性侵袭性嗜表皮细胞毒T细胞淋巴瘤
原发皮肤CD4阳性小/中T细胞淋巴瘤
外周T细胞淋巴瘤,非特异型
血管免疫母细胞T细胞淋巴瘤
间变性大细胞淋巴瘤,ALK阳性
间变性大细胞淋巴瘤,ALK阴性

五、临床表现

由于恶性淋巴瘤是具有相当异质性的一大类肿瘤,虽然好发于淋巴结,但是由于淋巴系统的分布特点,使得淋巴瘤基本上属于全身性疾病,几乎可以侵犯到全身任何组织和器官。因此,恶性淋巴瘤的临床表现既具有一定的共同特点,同时按照不同的病理类型、受侵部位和范围又存在着很大的差异。

(一) 局部表现

1. 浅表淋巴结肿大　这是恶性淋巴瘤最常见、最典型的临床表现。HL大多首先侵犯表浅淋巴结,以颈部、锁骨上窝、腋下淋巴结多见,而髂血管周围、腹股沟、股三角区、滑车淋巴结均少见,也可侵及纵隔、腹膜后、肠系膜等部位的深部淋巴结。HL的淋巴结受累多为连续性,依次侵及邻近区域淋巴结,例如先为颈部淋巴结肿大,其后依次为腋下、纵隔淋巴结受侵。NHL首先表现为浅表淋巴结受侵者也超过一半,受侵淋巴结部位多为跳跃性的,无一定规律,NHL结外淋巴组织或器官受侵者也较多见。

恶性淋巴瘤淋巴结肿大的特点为无痛性、表面光滑、活动,扪之质韧、饱满、均匀,早期活动,孤立或散在于颈部、腋下、腹股沟等处,晚期则互相融合,与皮肤粘连,不活动,或形成溃疡。淋巴结的肿大多为渐进性,例如HL和惰性淋巴瘤,部分病人在确诊之前数月甚至数年即可出现浅表淋巴结反复肿大,少数病人经抗生素或抗炎治疗后肿大的淋巴结可以消退,但不久再次肿大。也有一些高度侵袭性的类型,可表现为淋巴结迅速增大,造成相应的局部压迫症状,偶尔也有因肿块内部坏死、出血导致肿瘤迅速增大,可伴有疼痛、发热。

2. 咽淋巴环病变　口咽、舌根、扁桃体和鼻咽部的黏膜和黏膜下具有丰富的淋巴组织,组成咽淋巴环,又称韦氏环,是恶性淋巴瘤的好发部位。原发韦氏环的淋巴瘤常伴有吞咽不适、咽痛、扁桃体肿物及颈部淋巴结增大,有时肿块可以阻塞整个口咽,影响进食和呼吸。

3. 鼻腔病变　原发鼻腔的淋巴瘤绝大多数为NHL,主要的病理类型包括鼻腔NK/T细胞淋巴瘤和弥漫大B细胞淋巴瘤。早期病变多局限于一侧鼻腔,常原发于下鼻甲,病情进展可侵及鼻中隔、对侧鼻腔、鼻窦、眼眶、鼻咽腔和硬腭等邻近组织和器官。临床表现不典型,主要表现鼻塞、鼻出血、耳鸣、听力下降、咽痛、吞咽不适、声嘶、面颊部红肿,黏膜溃疡等。局部肿瘤浸润破坏骨质可造成鼻中隔、硬腭等部位穿孔以及结外受累器官的相应症状。

4. 胸部病变　纵隔淋巴结是恶性淋巴瘤的好发部位,多见于HD和NHL中的原发纵隔的弥漫大B细胞淋巴瘤和前体T细胞型淋巴瘤。纵隔病变最初发生于前中纵隔、气管旁及气管支气管淋巴结。受累淋巴结可以是单个淋巴结肿大,也可以为多个淋巴结肿大融合成块,侵犯一侧或双侧纵隔,以后者比较多见。多数患者在初期常无明显症状,主要表现为胸部X线片上出现纵隔增宽,外形呈波浪状,随着病变的发展,肿瘤增大到一定程度可压迫气管、肺、食管、上腔静脉,出现干咳、气短、吞咽不顺、头面、颈部、上胸部浅静脉怒张等症状。10%～20%的HL在诊断时可有肺或胸膜受累,往往是由于肺门、纵隔淋巴结病变直接侵犯所致。肺原发恶性淋巴瘤很少见,约0.5%～2%。淋巴瘤的肺部受侵,早期可无症状。胸部X线片上有圆形或类圆形或分叶状阴影,病变进展可压迫支气管致肺不张,有时肿瘤中央坏死形成空洞。有的肺部病变表现为弥漫性间质性改变,此时临床症状明显,常有咳嗽、咳痰、气短、呼吸困难,继发感染可有发热。胸膜病变可表现为结节状、肿块或胸腔积液。淋巴瘤的胸膜受侵所致胸腔积液应注意与因纵隔淋巴结肿大阻塞淋巴管、静脉回流所致漏出液相鉴别,有时区别其性质是很困难的。恶性淋巴瘤可侵犯心肌和心包,绝大多数是由于纵隔病变直接侵犯所致,可表现为心包积液,积液量少时可无明显自觉症状,积液量增多时可有胸闷、气短、严重时发生心包填塞症状。淋巴瘤侵犯心肌表现为心肌病变,可有心律不齐,心电图异常等表现。

5. 腹部表现　脾是HL最常见的膈下受侵部位。胃肠道则是NHL最常见的结外病变部位。肠系膜、腹膜后及髂窝淋巴结等亦是淋巴瘤常见侵犯部位。

(1) 胃肠道:胃肠道以胃原发淋巴瘤较多,绝大多数为NHL,以黏膜相关淋巴瘤、弥漫大B细胞淋巴瘤及非特异性外周T细胞淋巴瘤为最常见病理类型。胃淋巴瘤早期多无症状,此后可出现消化不良,饱胀不适,上腹部包块。肠道以小肠,尤以十二指肠,回肠和回盲部较多。小肠淋巴瘤可表现为腹痛,腹部包块,易出现肠梗阻、肠穿孔、出血等急症。

(2) 肝脾肿大:肝、脾原发恶性淋巴瘤少见,在病情进展中,肝脾受侵多见。有脾侵犯者可能有肝侵犯,而单独肝侵犯则很少见。另外脾肿大不一定是肿瘤侵犯,HL患者脾肿大者经脾切除病理证实为脾受侵者仅60%,而临床检查脾的大小正常者,经脾切除后发现1/3有脾侵犯。肝侵犯的发生率为3%～24%,多继发于脾侵犯,晚期病例常见肝肿大、黄疸及其他部位受累,除临床具有相应症状外,通常伴有发热、贫血、体重减轻、食欲不振等表现。肝功能异常与肝受累的关系不密切。

(3) 腹膜后、肠系膜及髂窝淋巴结：恶性淋巴瘤常累及腹膜后、肠系膜及髂窝淋巴结。肿大淋巴结可相互融合成块，腹部可扪及肿块或伴疼痛。小肠淋巴瘤半数以上肠系膜淋巴结肿大。髂窝淋巴结肿大者多同时有腹股沟或股部淋巴结肿大。腹膜后淋巴结肿大的NHL，易有发热症状，有时受累淋巴结很少，仅腹部探查时可见，提示恶性程度高，预后不良。因此，不明原因发热的恶性淋巴瘤应行腹部CT或MRI检查。

6. 皮肤表现　恶性淋巴瘤可原发或继发皮肤侵犯，多见于NHL。原发皮肤的蕈样霉菌病早期可表现为斑片样的皮损，为单个或多个橘红色至暗红色不等的表面覆有鳞片的扁平萎缩性斑片。以后斑片可发展为不规则、界限清楚的略高起斑块，至晚期则为在原有斑块或正常皮肤上出现大小不等、形状不一的倾向破溃并形成溃疡结节样肿物。皮肤的淋巴瘤样丘疹病则表现为一种复发性、自限性皮肤病，皮疹多形，似急性或慢性苔藓样糠疹，多为紫红色丘疹，坏死性、结节性偶或更大的斑块样损害，常成批出现，对称分布，单个损害约经3～4周消退，愈后留下色素沉着。

7. 骨髓　恶性淋巴瘤的骨髓侵犯表现为骨髓受侵或合并白血病，多属疾病晚期表现之一，绝大多数为NHL。常见骨髓受侵的NHL主要有：前体淋巴母细胞淋巴瘤、套细胞淋巴瘤、滤泡淋巴瘤及弥漫性小淋巴细胞淋巴瘤等。淋巴瘤的骨髓受侵常呈弥漫性分布，不同部位的骨髓活检加涂片细胞学检查有助于骨髓受侵诊断。

8. 其他表现　恶性淋巴瘤可以原发或继发于脑、硬脊膜外、睾丸、卵巢、阴道、宫颈、乳腺、甲状腺、肾上腺、眼眶球后组织、喉、骨骼及肌肉软组织等，临床表现复杂多样，应注意鉴别。

（二）全身表现

1. 全身症状　恶性淋巴瘤在发现淋巴结肿大前或同时可出现发热、皮痒、盗汗及消瘦等全身症状。有的患者长期不规则发热，经2年以上始发现表浅淋巴结肿大而确诊，也有少数患者伴有隐匿性的病灶，长期发热，先为周期性，以后变为持续性，多方面检查不能确定原因，最后剖腹探查证实为腹膜后淋巴瘤。皮肤瘙痒以HL多见，多出现在确诊前的数月和数年，首先为局部皮肤瘙痒，可逐渐发展为表皮脱落、色素沉着和其他的皮肤继发改变。持续发热、多汗、体重下降等可能标志着疾病进展、机体免疫功能衰竭，因之预后不佳。

2. 免疫、血液系统表现　恶性淋巴瘤诊断时10%～20%可有贫血，部分患者可有白细胞、血小板增多，血沉增快，个别患者可有类白血病反应，中性粒细胞明显增多。乳酸脱氢酶的升高与肿瘤负荷有关。部分患者，尤其晚期病人表现为免疫功能异常，细胞免疫功能受损包括淋巴细胞转化率、巨噬细胞吞噬率降低等。笔者较早也发现B淋巴细胞淋巴瘤可有免疫球蛋白的变化。在B细胞NHL中，约10%患者的血清中可以检测到多少不等的单克隆免疫球蛋白，与多发性骨髓瘤主要是IgG型免疫球蛋白不同，B-NHL以IgM型为主。

3. 皮肤病变　恶性淋巴瘤患者可有一系列非特异性皮肤表现，发生率约13%～53%。常见的为糙皮病样丘疹、带状疱疹、全身性疱疹样皮炎、色素沉着、鱼鳞癣及剥脱性皮炎。也可发生荨麻疹、结节性红斑、皮肌炎、黑棘皮症、色素性荨麻疹等。极少数的淋巴瘤患者，可出现副肿瘤性天疱疮，临床表现为难治性口腔炎，其他黏膜部位，如眼部外阴等亦可受累。皮肤损害呈多形性，红斑、水疱、糜烂等，临床上类似天疱疮、类天疱疮、多形红斑、扁平苔藓。皮肤病理有特征性的改变：表皮内棘层松解，表皮内散在坏死角质形成细胞。至于由于皮痒而引起的抓痕和皮肤感染则更为常见。晚期恶性淋巴瘤患者免疫状况低下，皮肤感染常经久破溃、渗液，形成全身性散在的皮肤增厚、脱屑。

4. 神经系统表现　恶性淋巴瘤患者可有一系列非特异性神经系统表现，如进行性多灶性脑白质病、亚急性坏死性脊髓病、感觉或运动性周围神经病变以及多发性肌病等。

六、诊断和鉴别诊断

（一）诊断

恶性淋巴瘤完整的诊断应该包括病理诊断和临床分期。

1. 病理诊断　确诊淋巴瘤必须依靠病理诊断，除了根据组织及细胞形态学特点，还要结合免疫组化检查，有条件的还应进行细胞遗传学检测，目的是尽量明确病理类型，以指导治疗和判断预后。

完整的淋巴结活检是确诊和进一步分型的首要方法，进行淋巴结活检时要注意以下几点：

(1) 取表浅淋巴结活检，要选择肿大、而且有丰满、质韧等具有淋巴瘤特点的淋巴结，最好完整切除，以便观察到淋巴结结构，除非不得已，才做部分淋巴结切除活检。

(2) 尽量选择受炎症干扰较小的部位的淋巴结活检，如滑车上淋巴结、腋下淋巴结、锁骨上淋巴结、颏下淋巴结等，而颌下淋巴结肿大多与口腔炎症有关，腹股沟淋巴结肿大则与下肢感染有关，如足癣感染等。

(3) 纵隔淋巴结肿大，特别是无浅表淋巴结肿大的病人，也要在全面检查后，用纵隔镜，甚至不惜开胸取活检。

（4）仅有结外部位受侵时也应尽量获取到足够的结外组织标本。例如胃淋巴瘤胃镜取活检时需要深达黏膜下层，多点取材。肺及腹腔等深部肿瘤可采用超声或CT引导下的穿刺活检。

针吸活检对于淋巴瘤的诊断价值存在争议。一方面，它具有很多优点：简便、快速，损伤和花费少，对于淋巴瘤的初步诊断准确率可达70%以上；另一方面，因针吸活检取到的细胞和组织太少，不能获得组织结构的信息，虽勉强可以定性，也多不能进一步分型。

2. 临床分期　恶性淋巴瘤，尤其是NHL，属于全身性疾病，一旦经病理确诊，应进行全身检查。这些检查可了解深部病变的侵犯程度及范围，对临床分期、对制订治疗计划、判断预后以及观察临床疗效等，均能提供依据，是不可缺少的手段。这些检查包括：①体格检查：全面检查，查清浅表淋巴结受侵范围，评价一般状况；②实验室检查：全血细胞计数、LDH、血沉、β_2微球蛋白和肝肾功能检查等；③影像学检查：包括颈胸腹盆CT等全面评价肿瘤侵犯范围；④骨髓活检；⑤前体淋巴母细胞淋巴瘤，Burkitt淋巴瘤，病变为Ⅳ期，有骨髓、睾丸、中枢神经系统受侵者需做脑脊液细胞学检查。

（二）鉴别诊断

目前恶性淋巴瘤缺乏有效的筛查手段，教育群众提高防癌意识是早期发现疾病的重要手段。如果出现无痛的单个或多发浅表淋巴结肿大，应该考虑到恶性淋巴瘤，如肿大的淋巴结具有饱满、质韧等特点，更加支持恶性淋巴瘤，需进一步进行病理检查。有些病例无浅表淋巴结肿大，但有较长时间不明原因发热、盗汗、体重下降等症状，或者出现进展迅速的面颈部肿胀、呼吸困难，经检查有腹膜后或纵隔淋巴结肿大等情况时，也应考虑恶性淋巴瘤的可能。

临床上恶性淋巴瘤常易被误诊，例如以浅表淋巴结肿大为首发表现者，有70%～80%初诊时被诊断为淋巴结炎或淋巴结结核。淋巴瘤应与下列疾病鉴别：淋巴结反应性增生、慢性淋巴结炎、淋巴结结核、传染性单核细胞增多症、结节病、假性淋巴瘤、巨大淋巴结增生、淋巴结转移癌、淋巴细胞白血病等。

有以下情况时应重视恶性淋巴瘤的可能性，最好及早取淋巴结做病理检查：

（1）无明确原因的进行性淋巴结肿大，尤其是在部位、硬度、活动度方面符合前述恶性淋巴瘤特点时。

（2）“淋巴结结核”、“慢性淋巴结炎”经正规疗程的抗结核或一般抗感染治疗无效时。

（3）淋巴结肿大及发热虽有反复，但总的趋向为进展性。

（4）不明原因的长期低热或周期性发热应考虑恶性淋巴瘤的可能性，特别是伴有皮痒、多汗、消瘦，以及发现表浅淋巴结肿大，尤其是双侧滑车上淋巴结肿大时。

七、淋巴瘤的临床分期

生理情况下，淋巴细胞在血液中进行周而复始的循环，因此理论上淋巴瘤可以发生在淋巴细胞可迁移到的任何部位。与源于上皮细胞的肿瘤不同，淋巴瘤可能无法确定原发部位，故上皮来源肿瘤的TNM分期并不适用于淋巴瘤。恶性淋巴瘤最早采用1965年Rye会议制定的分期方法，1971年Ann Arbor会议对其进行了修改。该分期系统将淋巴瘤分为四期，并根据有无全身症状将进一步分为A和B两组，见表93-7。1989年在英国Cotswords会议上对Ann Arbor分期作了进一步修订。目前Ann Arbor分期仍然是广泛采用的简单易行的分期方法。

表93-7　Ann Arbor临床分期(1971)

Ⅰ期：	侵及一个淋巴结区（Ⅰ），或侵及一个单一的结外器官或部位（ⅠE）
Ⅱ期：	在横膈的一侧，侵及两个或更多的淋巴结区（Ⅱ）或外加局限侵犯一个结外器官或部位（ⅡE）
Ⅲ期：	受侵犯的淋巴结区在横膈的两侧（Ⅲ）或外加局限侵犯一个结外器官或部位（ⅢE）或脾（ⅢS）或二者（ⅢES）
Ⅳ期：	弥漫性或播散性侵犯一个或更多的结外器官，同时伴有或不伴有淋巴结侵犯
按照有无全身症状统一分为：	
A：	无症状
B：	无原因的发热>38℃，连续3天以上；盗汗；6个月内无原因的体重下降>10%

这些解剖学分期方法最早用于HL的，以后延用于NHL。HL的疾病表现明显不同于NHL，因此，当Ann Arbor分期用于NHL时出现了许多明显的问题。但是Ann Arbor分期用于HL和NHL已经30多年了，已被作为描述解剖学疾病范围的最好方法，而且看来将Ann Arbor分期作为各种淋巴瘤的通用系统是可行的。因此美国癌症联合委员会（American Joint Committee on Cancer，AJCC）和国际抗癌联盟（International Union Against Cancer，UICC）仍然把Ann Arbor分期作为适用于描述HL和NHL的解剖学疾病范围的正式分期系统，并针对一些具体情况做了较详细的定义，见表93-8。

表93-8 AJCC分期第6版(2002)

Ⅰ期:单一淋巴结区受侵;单一结外器官或部位的局限受侵且无任何淋巴结受侵(ⅠE)

Ⅱ期:横膈同侧的两个或多个淋巴结区受侵;横膈同侧的单一结外器官或部位的局限受侵伴有区域淋巴结受侵,可伴有或不伴有其他淋巴结区受侵(ⅡE)。受侵的区域数目可以用脚注标出,例如$Ⅱ_3$

Ⅲ期:横膈两侧的淋巴结区受侵;可伴有受侵淋巴结邻近的结外侵犯(ⅢE),或伴有脾脏受侵(ⅢS),或两者均受侵(ⅢES)

Ⅳ期:弥漫或播散性的一个或多个结外淋巴器官受侵,可伴有或不伴有相关淋巴结受侵;孤立的结外淋巴器官受侵而无邻近区域淋巴结受侵,但是伴有远处部位的侵犯;肝、骨髓受侵或肺结节样受侵

全身症状:每一期别根据有无特定的全身症状分为A或B。症状包括:

1. 发热 无法解释的发热,体温超过38℃
2. 盗汗 需要更换床单或被罩的大汗
3. 体重减轻 诊断前6个月内无法解释的体重减轻超过平时体重的10%

注意:单纯瘙痒不能视为B症状;不能耐受饮酒、疲乏或与可疑感染有关的短暂发热也不能视为B症状

"病理分期"的概念用于接受了分期性剖腹探查的病人,目的是评价腹部的肿瘤侵犯状况或是确定腹部肿瘤的组织学侵袭程度。随着影像学技术和治疗手段的发展,目前分期性剖腹探查和病理分期已经基本被摒弃。

AJCC分期还分别按照HL及NHL的特点,具体定义了各部位受侵的诊断依据和标准,具有一定的指导意义。见表93-9及表93-10。

表93-9 非霍奇金淋巴瘤受侵部位的定义

受累部位	定 义
淋巴结	①临床发现淋巴结肿大,有合理原因可以不做病理学检查(如果可疑淋巴结的受侵与否决定了治疗策略,应当对其做活检) ②X线平片、CT或者淋巴管造影发现的淋巴结肿大,淋巴结大于1.5cm为异常
脾	有明确的可触及的脾肿大;或触诊可疑的脾肿大并有影像学检查证实(超声或CT);或既有脾肿大又有非囊性和血管性的多发病灶(仅有影像学的脾肿大不能确诊)
肝	非囊性和血管性的多发病灶;无论有无肝功能检查异常,仅有临床上的肝肿大不能确诊;肝功能检查异常或影像学可疑时,需肝活检确定是否肝受侵
肺	有肺实质受侵的影像学证据(排除其他可能原因,特别是感染)。可疑病例可行肺活检证实
骨	采用适当的影像学检查证实
中枢神经	脊髓硬膜内沉积物、脊髓或脑膜受侵,诊断依据临床病史和X线平片、脑脊液、脊髓造影、CT和(或)MRI检查的证据(应该谨慎分析脊髓硬膜外沉积物,因为那可能是软组织病变、骨转移或播散性病变的结果)。在有其他结外受侵部位时,如有颅内占位病灶就应该考虑到中枢神经系统受侵
骨髓	采用骨髓穿刺和活检确诊

表93-10 霍奇金淋巴瘤受侵部位的定义

受累部位	定 义
脾	影像学检查发现的脾脏内任何大小的一个或多个结节;或经活检、脾切除由病理证实的侵犯均被认定为脾受侵。体检或影像检查发现的单纯脾肿大不足以支持脾受侵的诊断
肝	影像学检查发现的肝脏内任何大小的一个或多个结节,或经活检由病理证实的侵犯均被认定为肝受侵。体检或影像检查发现的单纯肝脏肿大不足以支持肝受侵的诊断。肝脏侵犯一直被视为播散性的淋巴系统外病变(Ⅳ期)
骨髓	当怀疑有骨髓受侵时,必须进行活检加以证实,活检应选择临床或影像学认为未受侵的部位。骨髓侵犯一直被视为播散性的淋巴系统外病变(Ⅳ期)

续表

受累部位	定义
肺	由邻近的纵隔或肺门淋巴结直接蔓延导致的一叶或多叶的肺受侵被视为结外病变。任何数目的肺内结节性病灶均被视为播散性的淋巴系统外病变(Ⅳ期)
大纵隔病变	纵隔病变的范围定义为立位时后前位胸片上纵隔肿块的最大横径与最大胸廓内径的比值。比值大于或等于1/3时,称为大纵隔肿块。大纵隔肿块用下标字母X表示。其他部位的大肿块还没有确切的表示

原发于某些特殊部位如皮肤、胃肠道的淋巴瘤,仍可采用以Ann Arbor分期为基础的分期系统,但适用性并不好,不能准确地反映预后差异。因此一些肿瘤中心建立了一些特殊部位的淋巴瘤分期系统,这些系统正在逐渐得到大家的认可。

八、治　疗

目前恶性淋巴瘤的主要治疗手段包括化疗、放疗和生物免疫治疗,对于某些特殊部位的NHL,如原发胃肠道的NHL,在某些情况下,手术也可以成为治疗选择之一。造血干细胞移植可以作为某些年龄<60岁、一般状态良好的对化疗敏感的高危初治和复发患者的选择。对于恶性淋巴瘤患者,初治的首要目的是在尽可能减小毒性的基础上获得治愈。首次治疗前应根据患者全身状况、病理类型、原发病变的部位、临床分期及肿瘤发展趋向等,制定综合治疗计划。对于复发的患者,也要根据患者的主客观条件,对既往治疗的反应,分析各个阶段的主要和次要矛盾进行综合治疗。影响淋巴瘤治疗策略选择的因素主要有以下几点。

1. 病理分型　不同的病理分型对治疗策略的选择具有重要影响。首先HL与NHL的治疗选择不同。而在NHL中,可以根据肿瘤细胞的增殖速度和临床特点,分为高度侵袭性、侵袭性和惰性淋巴瘤。高度侵袭性淋巴瘤的增殖速度最快,易发生脑膜和骨髓受侵,代表性的病理类型为淋巴母细胞淋巴瘤和Burkitt淋巴瘤。这类淋巴瘤虽然恶性度高,但有潜在治愈可能,治疗以化疗为主,传统CHOP样方案的疗效欠佳,应采用高剂量强度或急性淋巴细胞白血病样方案治疗,且需要中枢预防性鞘内注射。侵袭性淋巴瘤的增殖速度介于高度侵袭性和惰性淋巴瘤之间,以弥漫大B细胞淋巴瘤和外周T细胞淋巴瘤为代表,亦存在潜在治愈的可能,对于大多数这一病理类型的肿瘤,CHOP方案仍为标准化疗方案。惰性淋巴瘤的细胞增殖速度最慢,但对化疗相对不敏感,属于化疗不可根治的肿瘤,如滤泡性淋巴瘤和蕈样霉菌病等,这一类型淋巴瘤,因目前仍属于不可治愈的肿瘤,治疗的目的在于减少肿瘤负荷、改善生活质量和尽量延长无病生存时间,对于某些无治疗指征的患者,甚至采取观察等待的策略。某些特殊类型的淋巴瘤,如胃黏膜相关淋巴瘤,因其发生与幽门螺旋杆菌感染有关,部分患者可以通过单纯的抗幽门螺旋杆菌感染获得缓解。

2. 临床分期　现阶段临床分期仍是决定治疗方案,特别是放疗的决定性因素之一。临床治疗的重要工作之一是明确分期、肿块大小及受侵范围,确定真正属于Ⅰ、Ⅱ期或可以从局部或区域性放疗中获益的患者。一般而言,局限期淋巴瘤、有大肿块或化疗后未达CR的患者需要联合放疗,Ⅲ/Ⅳ期患者以化疗为主。

3. 原发部位　不同原发部位的淋巴瘤在一定程度上决定病理类型、治疗方案的选择及治疗并发症。例如原发中枢神经系统的淋巴瘤,一般为弥漫大B细胞型,且多为后生发中心细胞来源,治疗以化疗和放疗联合治疗为主,预后欠佳。原发的胃淋巴瘤主要是弥漫大B细胞淋巴瘤和黏膜相关淋巴瘤,黏膜相关淋巴瘤与幽门螺旋杆菌感染相关,可以通过抗幽门螺旋杆菌治疗获得缓解,局限期的患者单纯放疗亦可治愈。原发睾丸的淋巴瘤的病理类型主要有弥漫大B细胞淋巴瘤和Burkitt淋巴瘤,易发生对侧睾丸和中枢神经系统受侵,治疗需要手术、放疗和化疗的综合治疗,因对侧睾丸受侵的发生率高,一般需要预防性照射。而原发鼻腔的NK/T细胞淋巴瘤,对放疗敏感,Ⅰ期不超腔的患者可以通过单纯放疗治愈。腿型的弥漫大B细胞淋巴瘤的预后,较原发淋巴结的弥漫大B细胞淋巴瘤为差,可能需要更加积极的治疗。原发皮肤的NHL一般预后较好,而原发皮肤的间变大T细胞淋巴瘤的预后显著优于系统性的间变大T细胞淋巴瘤。对于原发胃肠道的NHL,在治疗中应严密观察胃肠穿孔及出血的倾向,谨慎避免严重并发症的发生。

4. 有无巨块　在淋巴瘤中,巨块被定义为肿瘤的直径大于10cm,有无巨块对预后的影响很大。肿块愈大,肿瘤负荷越高,对化、放疗的反应愈差,而且较易残存耐药细胞成为复发的根源。有巨块的患者,一般在化疗后需要放疗。

5. 预后指数 目前,不同病理类型的淋巴瘤均有相应的研究进行预后指数分析。其中弥漫大B细胞淋巴瘤、滤泡型淋巴瘤、局限期及晚期的HL均有较明确和公认的临床预后指数。侵袭性淋巴瘤,特别是弥漫大B细胞淋巴瘤国际预后指数(IPI)中的5个不良预后因素包括:年龄>60岁、分期Ⅲ/Ⅳ期、LDH高于正常值上限、一般状态评分≥2和结外受侵部位>1个。滤泡淋巴瘤的5个预后指数(FLIPI)包括:年龄>60岁,分期Ⅲ/Ⅳ期,淋巴结区受侵≥5,LDH升高,Hb<120g/L。欧洲癌症研究治疗组织(European Organization for Research and Treatment of Cancer,EORTC)的研究认为早期HL的预后不良因素为:①年龄≥50岁;②巨大纵隔肿块(>胸腔横径的1/3);③病变受累≥4个区域;④ESR≥50mm(第1小时末)或B症状。晚期HL的国际预后指数因素包括:年龄≥45岁、男性、Ⅳ期、血清白蛋白<40g/L、血红蛋白<105g/L、白细胞增多>15×10^9/L和淋巴细胞<0.6×10^9/L或比例<8%。在治疗前,需对初治的患者进行预后指数评估,从而对高危和低位患者采用不同的治疗强度和策略。

6. 分子及基因标记物 随着肿瘤基因和分子生物学研究的进展,正在发现并证实越来越多的与预后及治疗选择相关的基因及分子标记物。如通过基因芯片技术,将弥漫大B细胞淋巴瘤分为生发中心型和活化型,有研究显示,活化型弥漫大B细胞淋巴瘤患者更能从利妥昔单抗的治疗中获益。而对于存在t(11;18)(q21;q21)染色体易位的胃黏膜相关淋巴瘤,抗幽门螺旋杆菌治疗无效。间变性淋巴瘤激酶(anaplastic lymphoma kinase,ALK)阳性的间变大T细胞淋巴瘤的预后优于其他的非特异性外周T细胞淋巴瘤,B淋巴母细胞白血病/淋巴瘤伴t(9;22)(q34;q11.2)染色体异位的患者,单纯化疗的预后差,往往需要异基因造血干细胞移植,但伊马替尼治疗有效等。总之,随着NHL病理分型的逐渐细化、基因及分子预后指标的不断发现,NHL的治疗正在变得越来越复杂,对个体化治疗的要求越来越高。

结语:从近半世纪恶性淋巴瘤诊疗不断进步提高的过程,可以看出如何对这一常见肿瘤从流行病学、病因、分类、分期到治疗和如何从一类难治到基本达到可以“高度治愈”的整个历程。希望广大同行不断努力学习、研究和在分子免疫水平上阐明目前存在的难题,通过规范化和个体化的处理使淋巴瘤的临床治愈率进一步提高。

(孙燕 石远凯 秦燕)

参考文献

1. Brittinger G, Bartels H, Common H, et al. Clinical and prognostic relevance of the Kiel classification of non-Hodgkin lymphomas: results of a prospective multicenter study by the Kiel Lymphoma Study Group. Hematol Oncol, 1984, 2: 269-306
2. National Cancer Institute sponsored study of classifications of non-Hodgkin's lymphomas. Summary and description of a working formulation for clinical usage. The Non-Hodgkin's Lymphoma Pathologic Classification Project. Cancer, 1982, 49: 2112-2135
3. 李连弟,饶克勤. 中国11市县肿瘤发病和死亡登记资料统计分析. 中国肿瘤,2000,9:435-447
4. Abeloff MO, Armitage JO, Lichter AS, et al. Clinical Oncology. 2nd ed. New York: Churchill Livingstone, 2000: 2658-2719
5. DeVita Jr VT, Hellman S, Rosenberg SA, et al. Cancer, Principles & Practice of Oncology. 6th ed. Philadelphia: Lippincott Williams & Wilkins, 2001: 2215-2388
6. 中国医学科学院肿瘤医院. 我国恶性淋巴瘤的发病情况和某些特点. 肿瘤防治研究,1976,2:112
7. Sun Y, et al. The incidence and some clinical features of malignant lymphomas in China. Proc AACR & ASCO, 1980, 21: 454
8. 冯沿芬,吴秋良,宗永生,等. 鼻腔鼻窦部非霍奇金淋巴瘤的免疫表型及其与EB病毒感染的关系. 广州医学,2007,28:903-905
9. 秦鑫添,吕跃,陈晓勤. HBV感染与非霍奇金淋巴瘤的关系. 癌症,2007,26:294-297
10. Hoover RN. Lymphoma risks in persons with altered immunity-a search for mechanism. Cancer Res, 1992, 52(Suppl): 5477-5478
11. Baecklund E, Ekbom A, Sparen P. Disease activity and risk of lymphoma in patients with rheumatoid arthritis: nested case-control study. BMJ, 1998, 317: 180-181
12. Zhang Y, Sanjose SD, Bracci PM, et al. Personal use of hair dye and the risk of certain subtypes of non-Hodgkin lymphoma. Am J Epidemiol, 2008, 167: 1321-1331
13. Hummel M, Tamaru J, Kalvelage B, et al. Mantle cell (previously centrocytic) lymphomas express VH genes with no or very little somatic mutations like the physiologic cells of the follicle mantle. Blood, 1994, 84: 403-407
14. Butcher EC. Cellular and molecular mechanisms that direct leukocyte traffic. Am J Pathol, 1990, 136: 3-11

15. Harris NL. Hodgkin's lymphomas: Classification, diagnosis and grading. Semin Hematol, 1999, 36, 220-232
16. Anagnostopoulos I, Hansmann ML, Franssila K, et al. European Task Force on Lymphoma project on lymphocyte predominance Hodgkin's disease: histologic and immunohistologic analysis of submitted cases reveals 2 type of Hodgkin's disease with a nodular growth pattern and abundant lymphocytes. Blood, 2000, 96: 1889-1899
17. Brittinger G, Bartels H, Common H, et al. Clinical and prognostic relevance of the Kiel classification of non-Hodgkin lymphomas: results of a prospective multicenter study by the Kiel Lymphoma Study Group. Hematol Oncol, 1984, 2: 269-306
18. Harris NL, Jaffe ES, Stein H, et al. A revised European-American classification of lymphoid neoplasms: a proposal from the International Lymphoma Study Group. Blood, 1994, 84: 1361-1392
19. Jaffe ES, Harris NL, Stein H, et al. World Health Organization Classification of tumors. Lyon, France: IARC Press, 2001
20. Lister T, Crowther D, Sutcliffe S, et al. Report of a committee convened to discuss the evaluation and staging of patients with Hodgkin's disease: Cost-Worlds meeting. J Clin Oncol, 1989, 7: 1630-1636
21. 宋少章,孙燕,王银平,等. 小细胞肺癌与恶性淋巴瘤的继发性血液学改变. 中华内科杂志, 1986, 25: 17-21
22. 储大同,宋少章,孙燕,等. 恶性淋巴瘤的单克隆免疫球蛋白研究. 中华肿瘤杂志, 1986, 8: 16-19
23. You JY, Chi KH, Yang MH, et al. Radiation therapy versus chemotherapy as initial treatment for localized nasal natural killer (NK)/T-cell lymphoma: a single institute survey in Taiwan. Ann Oncol, 2004, 15: 618-625
24. 周爱萍,石远凯,冯奉仪,等. 43 例原发性皮肤淋巴瘤临床分析. 癌症进展, 2004, 2: 288-290
25. 于燕霞,石远凯,何小慧,等. 非特异性外周 T 细胞淋巴瘤的临床特征与治疗结果分析. 中华医学杂志, 2007, 87: 2714-2716
26. Shipp MA, Harrington DP, Anderson JR, et al. A predictive model for aggressive non-Hodgkin's lymphoma. N Engl J Med, 1993, 329: 987-994
27. Solal-Celigny P, Roy P, Colombat P, et al. Follicular lymphoma international prognostic index. Blood, 2004, 104: 1258-1265
28. Yahalom J. Early stage Hodgkin's lymphoma in Educational Book Pub: Am Soc Clin Oncol, 2004, 40: 368-375
29. Hasenclever D, Diehl V. A prognostic score for advanced Hodgkin's disease. International Prognostic Factors Project on Advanced Hodgkin's Disease. N Engl J Med, 1998, 339: 1506-1514
30. Coiffier B, Lepage E, Briere J, et al. CHOP chemotherapy plus rituximab compared with CHOP alone in elderly patients with diffuse large-B-cell lymphoma. N Engl J Med, 2002, 346: 235-242
31. Alizadeh AA, Eisen MB, Davis RE, et al. Distinct types of diffuse large B-cell lymphoma identified by gene expression profiling. Nature, 2000, 403: 503-511
32. Baens M, Maes B, Steyls A, et al. The product of the t(11;18), an API2-MLT fusion, marks nearly half of gastric MALT type lymphomas without large cell proliferation. Am J Pathol, 2000, 156: 1433-1439
33. Piccaluga PP, Paolini S, Martinelli G. Tyrosine kinase inhibitors for the treatment of Philadelphia chromosome-positive adult acute lymphoblastic leukemia. Cancer, 2007, 110: 1178-1186
34. Ottmann OG, Wassmann B, Pfeifer H, et al. Imatinib compared with chemotherapy as front-line treatment of elderly patients with Philadelphia chromosome-positive acute lymphoblastic leukemia (Ph+ALL). Cancer, 2007, 109: 2068-2076

第 94 章

恶性淋巴瘤的病理分类

目前世界公认 Thomas Hodgkin 是首位描述淋巴瘤的人。他在 1832 年对 7 例脾脏和淋巴结肿大的病例进行了尸体解剖，详细描述了肉眼所见。后来人们将他描述的疾病命名为 Hodgkin disease（霍奇金病）。从霍奇金发现淋巴瘤到现在已经过去 170 多年。在这漫长的岁月里，随着科学技术的发展进步，人们对淋巴瘤认识有了非常大的提高，并且发现淋巴瘤远远比人们想象的要复杂得多。临床实践反复证明，用同一种方案治疗所有的淋巴瘤患者不可能都获得同样理想的效果。因此，把淋巴瘤视为单一疾病的观念已经不符合实际情况。为了达到更好的治疗淋巴瘤的目的，促使人们深入地研究淋巴瘤，特别是从病理学上观察淋巴瘤之间是否存在差异，这些差异是否与临床治疗效果存在相关性。为此，淋巴瘤的分类应运而生。淋巴瘤的分类包括对肿瘤进行描述、定义和命名，只有有了分类才可能对淋巴瘤做出诊断、治疗和进一步研究。

第一节　淋巴瘤分类的简要历史回顾

淋巴瘤不是一种单一的疾病，而是非常复杂的一大组疾病。其复杂性从历史上淋巴瘤的各种分类可见一斑。一般认为，先驱性的淋巴瘤的分类包括 Dreschfeld 和 Kundrat 在 1893 年根据组织学特征和肿瘤扩散方式的不同，将淋巴瘤分为霍奇金病和淋巴肉瘤两大类。1934 年 Callender 将淋巴瘤分为淋巴细胞性、网状细胞性和霍奇金病三大类。1942 年 Gall 和 Mallory 将淋巴瘤分为五大类：干细胞性、破折细胞性、淋巴母细胞性、淋巴细胞性、霍奇金病。1947 年 Jackson 和 Parker 将淋巴瘤分为网状细胞肉瘤、淋巴细胞瘤、淋巴母细胞瘤、淋巴肉瘤、巨滤泡淋巴瘤、浆细胞瘤和霍奇金病七大类。这些先驱的分类都是建立在纯形态基础上的，没有得到临床的认可和接受，也没有在国际上得到广泛的认同。到了 20 世纪后半叶，淋巴瘤分类日益增多，有的分类有助于理解淋巴瘤的临床生物学行为和指导临床治疗，成为了国际上流行较为广泛的分类。因此，人们将这一时期的分类视为真正意义上的淋巴瘤分类。其中具有代表性的分类有：1963 年和 1965 年 Lukes-Butler 和 Rye 会议对霍奇金病的分类、1966 年 Reppaport 分类、1974 年 Dorfman 分类、1974 年英国 Bennett 分类、1974 年 Kiel 分类、1974 年 Lukes-Collins 分类、1976 年 WHO 分类、1982 年 Working Formulation（工作方案）、1992 年 Kiel 新分类、1994 年 Lukes-Collins 修订分类、1994 年 REAL 分类。在这一时期我国病理学家也根据中国的国情制定一些分类，如 1977 年郑州分类、1979 年洛阳分类、1982 年上海分类、1983 年北京分类、1985 年成都分类和 1999 年遵义分类。总之，淋巴瘤非常复杂，分类众多，发展变化迅速，每一种分类都有其历史的阶段性意义，也有其历史的局限性。总体来看，20 世纪 70 年代以前的分类都是纯形态学的分类，对淋巴瘤的认识较局限。70 年代以后的分类融入了免疫学的新知识，对淋巴瘤有了更深入的认识。根据细胞的起源，将非霍奇金淋巴瘤分为了 T 细胞和 B 细胞淋巴瘤。1994 年的 REAL 分类，根据淋巴瘤的形态、免疫表型、分子遗传学特征和临床特点，将淋巴瘤的各种类型定义为独立的疾病。从多个不同的视角观察和认识淋巴瘤。因此，较以往任何分类对淋巴瘤的认识都更全面、更深刻。也为 21 世纪的 WHO 淋巴瘤分类奠定了基础。

第二节 2001年WHO淋巴瘤分类

170多年来国际一直没有公认的统一的分类标准，不同国家和地区采用各自认可的淋巴瘤分类。病理医师之间、临床医师和病理医师之间存在着严重的沟通障碍。虽然REAL分类对淋巴瘤的认识已向前迈进了一大步，但是，要让这一分类在全世界推广，让大家都能接受和使用这种分类，使其成为国际间交流的共同语言，就必须在全世界达成普遍的共识。为此，1995年WHO开始筹划新的WHO淋巴瘤分类。首先委托美国血液病学会和欧洲血液病理协会负责组织编写WHO淋巴瘤分类。这两个学术团体推选了7位专家组成了指导委员会进行具体组织策划工作。并邀请了75位来自欧洲、美洲和亚洲的国际血液病理学专家分别成立了10个专业小组参加新分类的制定，各专业小组根据REAL分类的原则分别制订肿瘤分类，提出一个取得共识的髓系、淋系和组织细胞肿瘤的名录（髓细胞肿瘤、淋巴瘤、肥大细胞疾病、组织细胞和树突细胞肿瘤），并做出具体描述、提出诊断标准。然后，将肿瘤分类及分类标准提交7名策划指导委员会成员审查并一起讨论修订。为了让WHO淋巴瘤分类能真正成为国际共识并能让临床医师接受，还专门邀请了以Bloomfield和Lister为主席的44名临床血液学家和肿瘤学家组成顾问咨询委员会，对分类提出问题，共同讨论，反复修订，达成共识。最后由WHO于2001年正式发表，产生了WHO淋巴瘤分类第3版（表94-1）。

表94-1 2001年WHO淋巴瘤分类（第3版）

非霍奇金淋巴瘤分类	T细胞前淋巴细胞白血病
B细胞淋巴瘤	T细胞大颗粒淋巴细胞白血病
前驱B淋巴母细胞白血病/淋巴瘤	侵袭性NK细胞白血病
B慢性淋巴细胞性白血病/小淋巴细胞性淋巴瘤	成人T细胞白血病/淋巴瘤
B细胞前淋巴细胞白血病	结外NK/T细胞淋巴瘤，鼻型
淋巴浆细胞淋巴瘤/Waldenström巨球蛋白血症	肠病型T细胞淋巴瘤
脾边缘区淋巴瘤	肝脾T细胞淋巴瘤
毛细胞白血病	皮下脂膜炎样T细胞淋巴瘤
浆细胞肿瘤	蕈样霉菌病和赛塞里（Sézary）综合征
浆细胞骨髓瘤	原发性皮肤CD30$^+$ T细胞淋巴增殖性疾病
浆细胞瘤	原发性皮肤间变性大细胞淋巴瘤
单克隆免疫球蛋白沉积病	淋巴瘤样丘疹病
重链病	交界性病变
结外边缘区B细胞淋巴瘤（MALT淋巴瘤）	血管免疫母细胞性T细胞淋巴瘤
淋巴结边缘区B细胞淋巴瘤	外周T细胞淋巴瘤，非特殊型
滤泡性淋巴瘤	系统性间变性大细胞淋巴瘤
套细胞淋巴瘤	
弥漫性大B细胞淋巴瘤	霍奇金淋巴瘤分类
纵隔（胸腺）大B细胞淋巴瘤	结节性淋巴细胞为主霍奇金淋巴瘤
血管内大B细胞淋巴瘤	经典霍奇金淋巴瘤
原发性渗出性淋巴瘤	结节硬化型霍奇金淋巴瘤
伯基特淋巴瘤	混合细胞型霍奇金淋巴瘤
T细胞淋巴瘤	富于淋巴细胞的经典型霍奇金淋巴瘤
前驱T淋巴母细胞白血病/淋巴瘤	淋巴细胞削减型霍奇金淋巴瘤
母细胞NK细胞淋巴瘤	

2001年WHO淋巴瘤分类的原则和特点：

1. 将每一种淋巴瘤视为独立疾病。传统上一般将淋巴瘤看成一种疾病（淋巴瘤）或两种疾病（霍奇金和非霍奇金淋巴瘤）。其中各种类型的淋巴瘤都被视为亚型。但是，从REAL分类开始，发现不同类型的淋巴瘤在形态、免疫表型、遗传学和临床方面都有自己独特的表现。经过WHO组织的临床验证发现REAL分类具有很好的可重复性，因此，将每种淋巴瘤的类型视为独立的疾病。这样，REAL分类原则也成为了WHO淋巴瘤分类的基础。

2. 从多个视角观察和定义疾病。为了更好地定义每一种淋巴瘤，WHO淋巴瘤分类强调应该从多个视角观察疾病、认识疾病，尽可能利用当今世界能获得的各种技术来定义和诊断淋巴瘤。与以往很多淋巴瘤分类明显不同的是，2001年WHO分类对淋巴瘤的界定是建立在组织形态、免疫表型、遗传学特征和临床特点综合信息基础上的，而不是单一指标。虽然以上四个方面特征的相对重要性因不同病种而异，但是特别强调不存在“单项金标准”。一般来讲，组织形态特征是界定淋巴瘤的基础和前提。并且部分淋巴瘤只靠形态学特征就可以做出诊断。但是仅靠形态学还不够，因为它不能将所有淋巴瘤都分辨清楚，对淋巴瘤一些亚型更是无法区分。因此，必须借助免疫表型分析。免疫表型分析是认识淋巴瘤的重要手段，它有利于淋巴瘤的诊断、鉴别诊断、指导临床治疗（如美罗华）和预后判断。通过对组织形态和免疫表型的综合分析，可以对多数淋巴瘤做出明确诊断。因此，形态学和免疫表型成为目前病理诊断的主要手段。但是，对于部分疑难病例，采用形态和免疫表型分析尚不能明确诊断的疾病，就要借助遗传学的手段，分析疾病分子遗传学特征，如果存在特异性的遗传学特征就有助于淋巴瘤的准确诊断。免疫表型和遗传学特征具有更强的客观性，更好的可重复性，因此，在疑难病例讨论中，它们是大家达成共识的客观依据。另外，对于部分淋巴瘤，临床信息也是非常重要的，如年龄、部位（结内、结外、特殊部位——皮肤、中枢神经、胃肠、纵隔）等信息。特别是部分T细胞淋巴瘤与部位紧密相关，如肠病型T细胞淋巴瘤、皮下脂膜炎样T细胞淋巴瘤、肝脾T细胞淋巴瘤等。

3. 以细胞起源、分化阶段和临床表现作为分类的基础。分类中按肿瘤的细胞起源分为B细胞淋巴瘤、T细胞淋巴瘤/NK细胞淋巴瘤。根据细胞分化阶段将肿瘤分为前驱（未成熟）淋巴瘤和成熟（外周）淋巴瘤。根据临床表现分成淋巴瘤（实体瘤）和白血病。

4. 淋巴瘤与白血病、霍奇金与非霍奇金淋巴瘤关系更密切。传统上将白血病和淋巴瘤视为两个完全不同的疾病，它们有不同临床表现和治疗方案。但是，新的知识告诉人们，它们在形态学上、免疫表型上和遗传学上都是相同的，所不同的是它们的表现形式和时相，即先以实体瘤或白血病（播散性）形式出现，随着疾病进展均可以出现另一种形式。因此，它们的本质是一样的，应该属于同一种疾病，这在WHO分类的病理和临床专家中达成了共识。自从霍奇金淋巴瘤被确认起源于B细胞以后，它与非霍奇金B细胞淋巴瘤靠得更近了，特别是部分富于肿瘤细胞的霍奇金淋巴瘤与非霍奇金弥漫大B细胞淋巴瘤存在交叉和重叠，难以准确划分。

5. 淋巴瘤分级与侵袭性有一定关系。WHO对部分淋巴瘤进行了分级。淋巴瘤的分级主要基于细胞形态特点，如细胞大小、核的大小、染色质深浅、核分裂的多少。同时也可以根据核增殖指数（Ki-67）来判断淋巴瘤的侵袭性。一般来讲，细胞越大，侵袭性越强。比如弥漫大B细胞淋巴瘤比小淋巴细胞淋巴瘤和滤泡性淋巴瘤的侵袭性强。但是，也有例外，比如套细胞淋巴瘤的细胞很小，但是其侵袭性超过弥漫大B细胞淋巴瘤；相反，间变性大细胞淋巴瘤的细胞很大，但是它的侵袭性不高，特别是原发皮肤间变性大细胞淋巴瘤；霍奇金淋巴瘤的细胞也很大，但侵袭性很低。

6. 反映出淋巴瘤的发病机制或相关致病因素。比如成人T细胞淋巴瘤/白血病与HTLV-1有关，鼻型NK/T细胞淋巴瘤与EBV和人群易感性有关，ALK阳性的系统性间变性大细胞淋巴瘤与NPM/ALK基因异位有关，原发性渗漏性大B细胞淋巴瘤与HHV8/KSHV有关，套细胞淋巴瘤与cyclin D1基因有关、胃黏膜相关边缘带B细胞淋巴瘤与幽门螺杆菌和遗传因素有关，Burkitt淋巴瘤与EBV、疟疾和c-myc基因有关，滤泡性淋巴瘤与BLC-2基因异位有关。

7. 全世界的“共同语言”。由于淋巴瘤的多样性和复杂性，历史上出现了众多的分类，造成国际间沟通障碍、临床医生与病理医生沟通障碍。甚至同一个科室的病理医生采用不同的淋巴瘤分类方案，给临床治疗带来的很大的不便。为了促进国际的交流、临床与病理之间的沟通，WHO淋巴瘤分类尽可能多地吸纳各方意见，包括75位欧、美、亚洲的血液病理专家以及众多的临床血液和肿瘤专家参与分类和审议，最终达成共识，成为有史以来在淋巴瘤领域的“世界语”——2001年WHO淋巴瘤分类。

8. WHO淋巴瘤分类具有“生命力”。以往多数淋巴瘤类分都是一次性的，分类一旦确定下来就永不改变，特别是基于形态学的分类。但是，WHO分类强调充分利用世界上的各种技术各种信息来界定淋巴瘤。因此，随着科技的进步、认识的提高，会有更多的新的信息用于淋巴瘤的分类。这样，随着知识的积累，WHO淋巴瘤分类会不断更新。下面2008年WHO淋巴瘤分类就是这种“生命力”的体现。

第三节　2008年WHO淋巴瘤分类

2001年颁布的WHO淋巴瘤分类经过7年的病理和临床实践，在全世界得到了普遍认同和接受，在国内、国际的淋巴瘤会议，各种学术活动，各种杂志、刊物发表的文章，都采用了WHO淋巴瘤分类，这种分类真正成为了世界性语言。不过，同时也发现2001年颁布的第3版WHO淋巴瘤分类存在一些不足，也有错误认识，需要修订。并且，在这7年中对淋巴瘤又有了不少的新认识，需要补充和更新。因此，2008年9月WHO对前一版分类进行了修订和更新，颁布了第4版WHO淋巴瘤分类（表94-2）。

表94-2 WHO淋巴瘤分类（第4版）

B细胞淋巴瘤
B淋巴母细胞白血病/淋巴瘤，非特殊类型
B淋巴母细胞白血病/淋巴瘤，伴重现性细胞遗传学异常
B淋巴母细胞白血病/淋巴瘤，伴t(9;22)(q34;q11.2);BCR-ABL1
B淋巴母细胞白血病/淋巴瘤，伴t(v;11q23);MLL重排
B淋巴母细胞白血病/淋巴瘤，伴t(12;21);(p13;q22);TEL-AML1(ETV6-RUNX1)
B淋巴母细胞白血病/淋巴瘤，伴超二倍体
B淋巴母细胞白血病/淋巴瘤，伴低二倍体（伴低二倍体ALL）
B淋巴母细胞白血病/淋巴瘤，伴t(5;14);(q31;q32);IL3-IGH
B淋巴母细胞白血病/淋巴瘤，伴t(1;19);(q23;p13.3);E2A-PBX1(TCF3-PBX1)
慢性淋巴细胞白血病/小淋巴细胞性淋巴瘤
B细胞前淋巴细胞白血病
脾脏B细胞边缘带淋巴瘤
毛细胞白血病
脾脏B细胞淋巴瘤/白血病，无法分类
脾脏弥漫性红髓小B细胞淋巴瘤
毛细胞白血病变异型
淋巴浆细胞淋巴瘤
重链病
IgA重链病
IgG重链病
IgM重链病
浆细胞肿瘤
意义未定的γ病（MGUS）
浆细胞骨髓瘤
骨孤立性浆细胞瘤
骨外浆细胞瘤
黏膜相关淋巴组织结外边缘带淋巴瘤（MALT淋巴瘤）
结内边缘带淋巴瘤
儿童结内边缘带淋巴瘤
滤泡性淋巴瘤
儿童滤泡性淋巴瘤
原发皮肤滤泡中心淋巴瘤
套细胞淋巴瘤
弥漫大B细胞淋巴瘤（DLBCL），非特殊类型
弥漫大B细胞淋巴瘤亚型
T细胞/组织细胞丰富的大B细胞淋巴瘤
原发中枢神经系统DLBCL
原发皮肤DLBCL，腿型
老年性EB病毒阳性DLBCL
慢性炎症相关DLBCL
淋巴瘤样肉芽肿
原发纵隔（胸腺）大B细胞淋巴瘤
血管内大B细胞淋巴瘤
ALK阳性大B细胞淋巴瘤
浆母细胞淋巴瘤
起源于HHV8相关的多中心Castleman病大B细胞淋巴瘤

续表

原发渗出性淋巴瘤
Burkitt 淋巴瘤
介于 DLBCL 和 Burkitt 淋巴瘤之间的不能分类的 B 细胞淋巴瘤
介于 DLBCL 和经典霍奇金淋巴瘤之间的不能分类的 B 细胞淋巴瘤
T 细胞淋巴瘤
T 淋巴母细胞白血病/淋巴瘤
T 细胞前淋巴细胞白血病
T 细胞大颗粒淋巴细胞白血病
慢性 NK 细胞淋巴增殖性疾病
侵袭性 NK 细胞白血病
儿童 EB 病毒阳性 T 细胞淋巴增殖性疾病
儿童系统性 EB 病毒阳性 T 细胞淋巴增殖性疾病
种痘水疱病样淋巴瘤
成人 T 细胞白血病/淋巴瘤
结外 NK/T 细胞淋巴瘤，鼻型
肠病相关 T 细胞淋巴瘤
肝脾 T 细胞淋巴瘤
皮下脂膜炎样 T 细胞淋巴瘤
蕈样霉菌病
Sézary 综合征
原发皮肤 $CD30^+$ T 细胞增殖性疾病
淋巴瘤样丘疹病
原发皮肤间变性大细胞淋巴瘤
原发皮肤外周 T 细胞淋巴瘤，罕见亚型
原发皮肤 γδT 细胞淋巴瘤
原发皮肤 $CD8^+$侵袭性嗜表皮细胞毒性 T 细胞淋巴瘤
原发皮肤 $CD4^+$小/中 T 细胞淋巴瘤
外周 T 细胞淋巴瘤，非特殊类型
血管免疫母细胞 T 细胞淋巴瘤
ALK 阳性间变性大细胞淋巴瘤
ALK 阴性间变性大细胞淋巴瘤

2008 年第 4 版 WHO 淋巴瘤分类的修订和更新工作始于 2006 年。还是由欧洲血液病理协会和美国血液病理学会负责此项工作。首先，这两个学会确定了 8 名专家组成指导委员会。其中 2 名（Vardiman、Thiele）负责髓系肿瘤的工作，6 名（Swerdlow、Harris、Jaffe、Campo、Pileri、Stein）负责淋巴肿瘤的工作。一共邀请了 137 名来自美国、加拿大、欧洲、亚洲、澳大利亚的血液病理学专家和临床血液学及肿瘤学专家参加新分类的编写。经过多次反复讨论和审议后，对疾病的名称、章节、作者等都达成了共识。然后提交由 62 名血液学和肿瘤学专家组成 WHO 咨询委员会审议。2007 年 9 月在法国里昂召开了病理和临床专家的共识会议，并达成了最终的共识，决定 2008 年 9 月由 WHO 正式颁布第 4 版淋巴瘤分类。

第 4 版 WHO 淋巴瘤分类沿用了前一版的分类原则，即用尽可能多的信息包括形态特征、免疫表型、遗传学特征和临床特点来定义淋巴瘤；由于淋巴瘤的复杂性，必须要靠集体的智慧并达成尽可能广泛的共识；病理与临床必须紧密结合，才能保证分类的实用性并利于相互交流。新分类也保留了原来分类基本结构和框架。只是对前一版中不正确的认识做了修订、补充了一些新的知识、增加了一些新的病种。

做出明显修订的是在第 3 版中命名为“母细胞性 NK 细胞淋巴瘤”，后来发现它其实不是 NK 细胞源性肿瘤，而是树突状细胞源性肿瘤，因此，修订为“母细胞性浆细胞样树突细胞肿瘤”。

在补充新知识方面涉及内容很广，主要有：①B 淋巴母细胞淋巴瘤/白血病：随着遗传学特异性改变被发现，分别列出了多个遗传学亚型，这些亚型有的与治疗有关，有的与预后有关。②滤泡性淋巴瘤：新增了3个亚型。由于发现少数结内或结外淋巴滤泡表达bcl-2，提出了"原位滤泡性淋巴瘤"。由于在儿童淋巴结中发现了克隆性增生的淋巴滤泡，提出了"儿童滤泡性淋巴瘤"。由于胃镜的广泛开展，在胃肠道，特别是十二指肠活检中发现了表达bcl-2的淋巴滤泡，提出了"胃肠道滤泡性淋巴瘤"。这些亚型都有待进一步的研究。③弥漫大B细胞淋巴瘤(DLBCL)：第3版认为DLBCL是一个单一疾病，存在一些临床亚型。后来发现DLBCL不单一，有的DLBCL在临床、免疫表型和遗传学方面有独特性。因此，第4版中将这些有独特性的DLBCL作为特殊类型分别列出，而无独特性的DLBCL称为非特殊类型。④重链病：由于与其他类型淋巴瘤的密切关系，新分类将它从浆细胞肿瘤分类中抽出，单独列为一个独立病种。⑤Sézary综合征：由于它在临床和生物学行为方面明显不同于蕈样霉菌病，因此，被单独列为一个独立病种。⑥系统性间变性大细胞淋巴瘤(ALCL)：由于对ALK阳性和阴性ALCL认识的加深，确定它们具有不同临床和生物学特征，新分类将二者分别列为单一病种。

在新增加的疾病方面，包括：①不能分类的脾脏淋巴瘤/白血病：是发生在脾脏红髓的小淋巴细胞肿瘤/白血病，不具有已知的其他肿瘤的特征，因此，暂定为不能分类的淋巴瘤。②介于弥漫大B细胞淋巴瘤和Burkitt淋巴瘤之间的不能分类的B细胞淋巴瘤：在形态和免疫表型方面均介于二者之间的B细胞淋巴瘤。由于DLBCL和Burkitt淋巴瘤都有各自的治疗方案，并能取得良好效果，为了不"污染"典型的DLBCL和Burkitt淋巴瘤，WHO将其作为暂时的病种列出，待进一步研究。③介于弥漫大B细胞淋巴瘤和经典霍奇金淋巴瘤(SHL)之间的不能分类的B细胞淋巴瘤：形态和免疫表型介于DLBCL和SHL之间；或其形态像DLBCL，免疫表型像SHL；或反之。为了深入研究这类交界性病变，因此，将其单独列出，作为暂时的单一病种，根据以后研究结果再决定其归属。④慢性NK细胞淋巴增殖性疾病：这是新近认识到的一种罕见的进展缓慢的惰性NK细胞增殖性疾病，凭目前的技术尚不能准确辨认其良恶性。作为一种暂时的疾病种类被列出。⑤儿童EBV^+ T细胞淋巴增殖性疾病：包括两种类型：儿童系统性EBV^+ T细胞淋巴增殖性疾病和种痘水疱病样淋巴瘤。这是发生在亚洲和南美洲儿童中的EBV相关的淋巴增殖性疾病。在中国已有报道。⑥原发皮肤外周T细胞淋巴瘤，罕见亚型：包括原发皮肤γδT细胞淋巴瘤、原发皮肤侵袭性嗜表皮CD8阳性细胞毒性T淋巴瘤、原发皮肤小/中CD4阳性T细胞淋巴瘤。原发皮肤γδT细胞淋巴瘤，在第3版WHO淋巴瘤分类中被归入了皮下脂膜炎样T细胞淋巴瘤。在第4版分类中，真正皮下脂膜炎样T细胞淋巴瘤是指αβT细胞淋巴瘤，其侵袭性低，预后较好。这样将侵袭性强的原发皮肤γδT细胞淋巴瘤单独列出，作为原发皮肤外周T细胞淋巴瘤的一个罕见亚型。原发皮肤侵袭性嗜表皮CD8阳性细胞毒性T淋巴瘤，主要在临床侵袭性方面比其他原发皮肤细胞毒性T细胞淋巴瘤更强，在形态学上有嗜表皮现象。原发皮肤小/中CD4阳性T细胞淋巴瘤是一种由中小淋巴细胞组成的孤立性皮肤肿瘤，预后良好。作为暂时的病种列出。

第四节 WHO淋巴瘤分类基础

B细胞和T/NK细胞肿瘤是成熟和不成熟B细胞、T细胞和NK细胞在分化的不同阶段发生的克隆性肿瘤。由于NK细胞与T细胞有密切关系，并且部分免疫表型和功能相同，因此，这两类肿瘤被放在一起。

B细胞和T细胞肿瘤在很多方面都表现出不同分化阶段的正常B细胞和T细胞的特征，因此，在一定程度上这些肿瘤的分类是根据所对应的不同分化阶段的正常细胞的特征来决定。但是，也有少数B细胞肿瘤，如毛细胞白血病，所对应的是什么分化阶段的正常B细胞，尚不清楚。还有少数肿瘤表现出谱系的异源性，偶尔也表现出谱系的可变性。

一、B淋巴细胞的分化演变及对应的淋巴瘤

（一）B细胞的分化演变过程(图94-1)

最原始的B细胞叫前驱B细胞，由干细胞转化而来，位于骨髓中。因此，骨髓是B细胞的中枢，原始幼稚B细胞在骨髓中分化成熟。最早成熟的B细胞是"幼稚"B细胞，即B1细胞，该细胞虽然成熟了，但没有受到任何抗原刺激。B1细胞成熟后迁徙到外周的淋巴组织中定居，为参与免疫反应做准备。外周淋巴组织包括：淋巴结、扁桃体、脾脏以及皮肤和黏膜组织中散在淋巴组织。B1细胞迁徙到淋巴结，定居在皮质区，形成初级滤泡。当B1细胞受到抗原刺激后最终分化成浆细胞。分化有两条途径，一条是直接快速的转化成活化淋巴样母细胞和免疫母细胞，再转化成浆样细胞和浆细胞。经过这条途径形成的浆细胞产生非特异性抗体，可以对外来抗原作出快速反应。另一条途径是转化成滤泡母细

胞、中心母细胞、中心细胞。这些细胞出现后就形成了生发中心，并成为次级滤泡。在生发中心内这些细胞经过 IgH 基因重排，能够识别抗原信息的中心细胞可进一步分化成熟离开生发中心；不能识别抗原信息的中心细胞出现凋亡，最后被生发中心内组织细胞吞噬，形成吞噬碎片的组织细胞，即可染小体组织细胞。离开生发中心的中心细胞转化成了边缘带 B 细胞和 B2 细胞（记忆 B 细胞），最后转化成了浆细胞。该途径形成的浆细胞能够产生特异性抗体，专门针对刺激 B1 细胞的抗原。因此，生发中心是产生特异性抗体"工厂"。

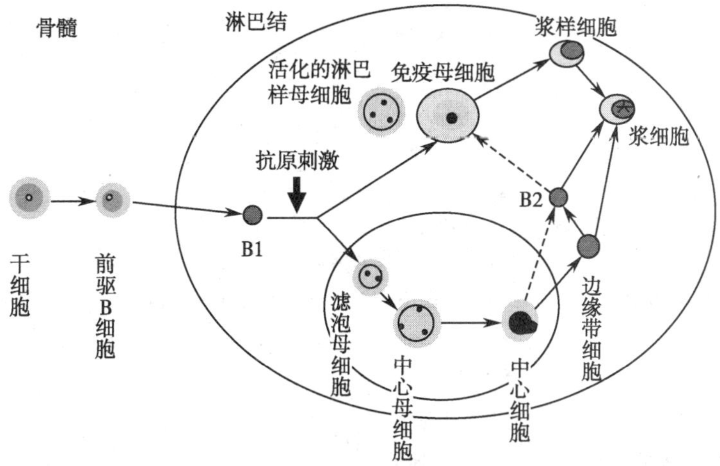

图 94-1　B 细胞发育转化示意图

B1：套细胞；B2：记忆细胞

（二）各种淋巴瘤对应的正常淋巴细胞

B 细胞淋巴瘤的发生常常是由于不同分化阶段的淋巴细胞出现克隆性增生。因此，绝大多数 WHO 分类中的 B 细胞淋巴瘤都有对应的正常分化阶段的 B 细胞（表 94-3）。

（三）淋巴细胞分化阶段与淋巴瘤恶性程度的关系

在图 94-1 显示的分化过程中，最左侧的细胞最幼稚，最右侧的细胞最成熟，中间的细胞成熟度居中。这些细胞相对应的淋巴瘤的恶性程度也是从左往右逐渐降低。例如，前驱急性 B 淋巴细胞白血病/B 淋巴母细胞淋巴瘤是高度侵袭性淋巴瘤（即高度恶性），小淋巴细胞性淋巴瘤/慢性淋巴细胞性白血病、浆细胞瘤、淋巴浆细胞淋巴瘤都属于惰性淋巴瘤（即低度恶性），滤泡性淋巴瘤（Ⅲ级）和弥漫大 B 细胞淋巴瘤则属于中度或中偏高度恶性。Burkitt 淋巴瘤例外，虽然滤泡母细胞处于分化中间阶段，但 Burkitt 淋巴瘤属于高度恶性淋巴瘤。

（四）淋巴细胞分化阶段与淋巴瘤发生年龄的关系

淋巴瘤的发生与淋巴细胞分化阶段有一定关系，存在一定的发病年龄趋势。儿童体内幼稚细胞相对较多，因此，儿童发生前驱急性 B 淋巴细胞白血病/B 淋巴母细胞淋巴瘤的机会很多，很少发生浆细胞瘤、淋巴浆细胞瘤。而老年人体内成熟细胞（如小淋巴细胞和浆细胞等）相对较多，因此，发生小淋巴细胞性淋巴瘤/慢性淋巴细胞性白血病、浆细胞瘤、淋巴浆细胞淋巴瘤机会较多。而中年人介于二者之间，发生弥漫大 B 细胞淋巴瘤较多。

其实，儿童淋巴瘤很有特点，绝大多数儿童淋巴瘤集中在 4 种：T 或 B 淋巴母细胞淋巴瘤/急性淋巴细胞白血病、霍奇金淋巴瘤、间变性大细胞淋巴瘤和 Burkitt 淋巴瘤。因此，遇到儿童淋巴瘤时，应首先考虑这 4 种淋巴瘤，只有除外了这 4 种淋巴瘤后，再考虑其他类型淋巴瘤。

（五）值得注意的两个问题

1. 淋巴瘤与淋巴细胞白血病　临床上常常将淋巴瘤和淋巴细胞白血病视为两种不同疾病，临床表现、治疗方案和预后都不同。但是，从病理形态、免疫表型和遗传学特征看它们都一致，即它们的本质是相同，只是表现形式不同，一个表现为肿块，另一个表现为白血病，因此，WHO 分类将它们归为同一疾病。治疗方案和预后不同主要由于它们瘤负荷差异所致。

2. 浆细胞瘤与淋巴瘤　临床上也常常将淋巴瘤和浆细胞瘤视为两种不同疾病，主要是因为二者

表 94-3 B 细胞淋巴瘤对应的正常分化阶段的 B 细胞

对应的正常 B 细胞	淋 巴 瘤	说 明
前驱 B 细胞	前驱急性 B 淋巴细胞白血病/B 淋巴母细胞淋巴瘤	
套细胞(B1 细胞)	套细胞淋巴瘤,B 小淋巴细胞淋巴瘤/慢性淋巴细胞白血病	
滤泡母细胞	Burkitt 淋巴瘤	
中心母细胞和中心细胞	滤泡性淋巴瘤	
中心母细胞	弥漫大 B 细胞淋巴瘤	起源于生发中心
中心母细胞?	霍奇金淋巴瘤	生发中心或生发中心后细胞
边缘带 B 细胞	结内边缘带 B 细胞淋巴瘤 脾脏边缘带 B 细胞淋巴瘤 黏膜相关边缘带 B 细胞淋巴瘤	
小 B 细胞,记忆细胞(B2 细胞)	B 小淋巴细胞淋巴瘤/慢性淋巴细胞白血病	
浆细胞	浆细胞瘤:孤立性浆细胞、多发性骨髓瘤、轻链和重链病等	
浆样细胞	淋巴浆细胞淋巴瘤	
活化淋巴样母细胞和免疫母细胞	弥漫大 B 细胞淋巴瘤	起源于生发中心外活化 B 细胞
边缘带 B 细胞?	毛细胞白血病	待定
外周 B 细胞	B 前淋巴细胞白血病	未知分化阶段

有不同的临床表现,特别是多发性骨髓瘤。其实,浆细胞也是淋巴细胞,是淋巴细胞分化到最后的终末细胞。因此,浆细胞瘤从本质上仍然是淋巴瘤。只是因为浆细胞能分泌免疫球蛋白而具有独特性。也正是由于浆细胞瘤分泌免疫球蛋白,才引起一系列与免疫球蛋白相关的不同于其他淋巴瘤的临床表现。其次,是因为多发性骨髓瘤发生部位的特点,造成骨质破坏,引起疼痛和血钙升高等临床表现。

二、T 淋巴细胞分化过程及相关淋巴瘤

(一) T 淋巴细胞分化过程(图 94-2)

目前对 T 细胞分化过程的认识远不如 B 细胞。从形态学上可以辨认的 T 细胞也相当有限。最原始的前驱 T 淋巴母细胞起源于骨髓的干细胞,定位在胸腺。它是一种中偏小的淋巴细胞,胞质少,核圆形,染色质细腻,没有明显核仁或有小核仁。经过分化发育成熟后变成了 T 小淋巴细胞,大小与 B1 细胞相同,形态上难以区别。成熟 T 细胞迁徙到外周淋巴组织和血液。在淋巴结这些 T 细胞主要分布在副皮质区和滤泡间区。当 T 细胞受到抗原刺激后转化成 T 免疫母细胞,经过分裂,再分化成曲核 T 细胞和执行功能的 T 细胞。这些 T 细胞可以分泌细胞因子和化学因子,包括白介素和细胞毒性分子。从免疫表型看,前胸腺 T 细胞均不表达 CD3、CD4 和 CD8。进入胸腺皮质的 T 细胞经过 TCRβ 基因重排,表达 CD1、CD3、CD4、CD8 和 TCRαβ 抗原。经过 TCRα 基因重排后进一步分化,进入胸腺髓质,T 细胞表达 CD3 和 TCRαβ 抗原,部分细胞表达 CD4 或 CD8。当分化成熟后 T 细胞离开胸腺,迁徙到外周淋巴组织,此时的成熟 T 细胞分化成了 $CD4^+$ 和 $CD8^+$ 两大类。大约 $CD4^+$ T 细胞占 60% ~80%,$CD8^+$ T 细胞占 20% ~40%。这些成熟的 T 细胞都属于 TCRαβ 型。另外,有一部分 T 细胞在前胸腺阶段经过 TCRγ 基因重排,进入胸腺皮质后表达 CD3 和 TCRγδ。最后分化成熟为 TCRγδ 型的 T 细胞,表达 CD3,但不表达 CD4 和 CD8。这类细胞数量很少,大约占所有 T 细胞的 5%,主要分布在脾脏的红髓和皮肤,这种细胞与肝脾 γδT 细胞淋巴瘤的发生有关。还有一部分原始的 T 细胞在前胸腺阶段,没有发生任何 TCR 基因重排,最后分化成了 NK 细胞,它们的免疫表型为表面 $CD3(sCD3)^-$、胞质 $CD3(cCD3)^+$、$CD56^+$。另外,有一小部分细胞不经过胸腺途径分化,直接分化成为了 NK 细胞、TCRγδ 型 T 细胞(主要分布在

小肠黏膜，与肠病性 T 细胞淋巴瘤的发生有关）、TCRαβ 型 T 细胞（罕见）。TCRαβ 型 $CD8^+$ T 细胞、TCRγδ 型 T 细胞和 NK 细胞都可以表达细胞毒性分子，包括 TIA-1、粒酶 B（granzyme B）、穿孔素（perforin）。因此，T 细胞和 NK 细胞在免疫表型上有重叠和交叉。

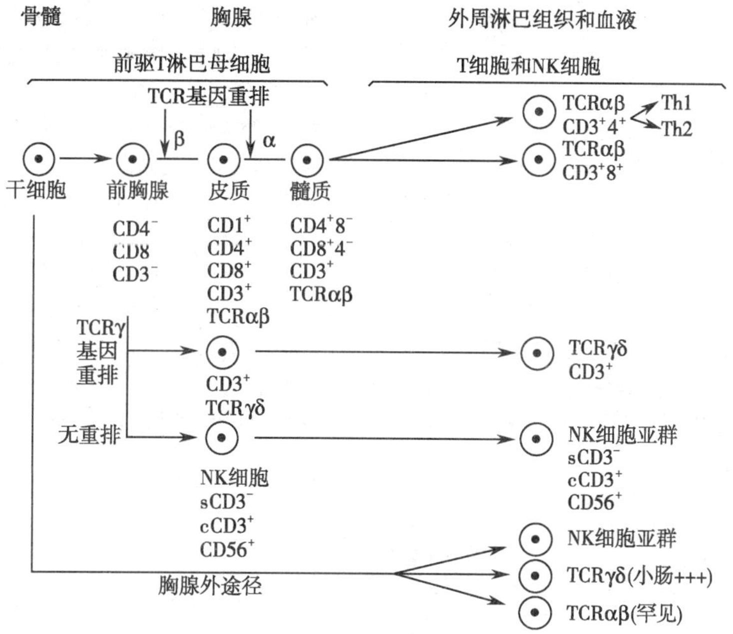

图 94-2　T、NK 细胞分化示意图

（二）T、NK 细胞淋巴瘤

在正常 T、NK 细胞分化过程中，可辨认的正常 T 细胞的形态很少，一般只有 T 小淋巴细胞、曲核 T 细胞和 T 免疫母细胞。而肿瘤性 T、NK 细胞的形态变化范围很大，即使是同一种 T、NK 细胞淋巴瘤，它的细胞形态在不同病例中的变化可以从小淋巴细胞到大淋巴细胞，甚至可以出现间变性细胞形态。因此，T、NK 细胞淋巴瘤不像 B 细胞淋巴瘤与正常分化阶段的 B 细胞有较好的对应。WHO 分类中十几种 T、NK 细胞淋巴瘤，除 T 淋巴母细胞淋巴瘤/白血病与前驱 T 细胞，T 免疫母细胞淋巴瘤（已归入非特殊类型外周 T 细胞淋巴瘤）与 T 免疫母细胞能够相对应外，其余大多数淋巴瘤找不到对应的正常分化的 T、NK 细胞。因此，要区分这些 T、NK 细胞淋巴瘤不能仅仅依靠形态，而更应该依赖多个指标的综合分析。形态是基础，临床资料（特别是部位和年龄）和免疫表型是重要的分析指标，遇到疑难病例时，分子遗传学分析也很必要。

1. 好发部位　很多 T、NK 细胞淋巴瘤有独特的好发部位，因此，根据发生部位可以区分出不同的 T、NK 细胞淋巴瘤。

（1）白血病性/播散性：包括 T 前淋巴细胞白血病、T 大颗粒细胞白血病、侵袭性 NK 细胞白血病、Sézary 综合征、成人 T 细胞淋巴瘤/白血病。

（2）淋巴结：包括非特殊类型外周 T 细胞淋巴瘤、血管免疫母细胞 T 细胞淋巴瘤、原发系统性间变性大细胞淋巴瘤。

（3）皮肤：蕈样霉菌病、皮肤原发间变性大细胞淋巴瘤、皮下脂膜炎样 T 细胞淋巴瘤、原发皮肤 γδT 细胞淋巴瘤、原发皮肤 $CD8^+$ 侵袭性嗜表皮细胞毒性 T 细胞淋巴瘤、原发皮肤 $CD4^+$ 小/中 T 细胞淋巴瘤。

（4）其他部位：结外鼻型 NK/T 细胞淋巴瘤、肠病型 T 细胞淋巴瘤、肝脾（γδ）T 细胞淋巴瘤。

2. 免疫表型　免疫表型是辨认 T、NK 细胞的最有价值的指标。T、NK 细胞淋巴瘤起源于不同细胞，都具有相应的免疫表型。大致可分为三类。

（1）细胞毒性 T 细胞淋巴瘤：这些细胞除表达 CD3 外，还表达细胞毒性分子，如 TIA-1、粒酶 B（granzyme B）、穿孔素（perforin）。包括皮下脂膜炎样 T 细胞淋巴瘤、肠病型 T 细胞淋巴瘤、T 大颗粒细胞白血病、皮肤原发间变性大细胞淋巴瘤、原发系统性间变性大细胞淋巴瘤、肝脾（γδ）T 细胞淋巴瘤、原发皮肤 γδT 细胞淋巴瘤、原发皮肤 $CD8^+$ 侵袭性嗜表皮细胞毒性 T 细胞淋巴瘤。

（2）NK 细胞淋巴瘤：这些细胞表达 CD56 和胞质型 CD3，也可表达细胞毒性分子，但不表达胞膜型 CD3。包括侵袭性 NK 细胞白血病、结外鼻型 NK/T 细胞淋巴瘤、慢性 NK 细胞淋巴增殖性疾病。

（3）普通 T 细胞淋巴瘤：这些细胞不表达（或很少表达）CD56 和细胞毒性分子。包括非特殊类型外周 T 细胞淋巴瘤、成人 T 细胞淋巴瘤、蕈样霉菌病、Sézary 综合征、血管免疫母细胞 T 细胞淋巴瘤、T 前淋巴细胞白血病、原发皮肤 CD4$^+$ 小/中 T 细胞淋巴瘤。

3. 生物学行为　从临床角度看，T、NK 细胞淋巴瘤有不同的侵袭性，大致可以分成两类。

（1）惰性淋巴瘤：这类淋巴瘤生长缓慢，一般对人体的威胁较小，常常需要生长几年，甚至十几年。包括蕈样霉菌病、皮肤原发间变性大细胞淋巴瘤、T 大颗粒细胞白血病、慢性 NK 细胞淋巴增殖性疾病、原发皮肤 CD4$^+$ 小/中 T 细胞淋巴瘤。

（2）侵袭性淋巴瘤：T 前淋巴细胞白血病、侵袭性 NK 细胞白血病、成人 T 细胞淋巴瘤/白血病、结外鼻型 NK/T 细胞淋巴瘤、肠病型 T 细胞淋巴瘤、肝脾（γδ）T 细胞淋巴瘤、皮下脂膜炎样 T 细胞淋巴瘤、Sézary 综合征、非特殊类型外周 T 细胞淋巴瘤、血管免疫母细胞 T 细胞淋巴瘤、ALK$^-$ 原发系统性间变性大细胞淋巴瘤（ALCL, ALK$^-$）等。

（三）T、NK 细胞淋巴瘤的诊断程序

了解了 T、NK 细胞淋巴瘤好发部位、免疫表型、生物学行为三方面情况后，就可以根据形态，按照一定程序，基本上可以将每一个 T、NK 细胞淋巴瘤做出诊断（图 94-3）。

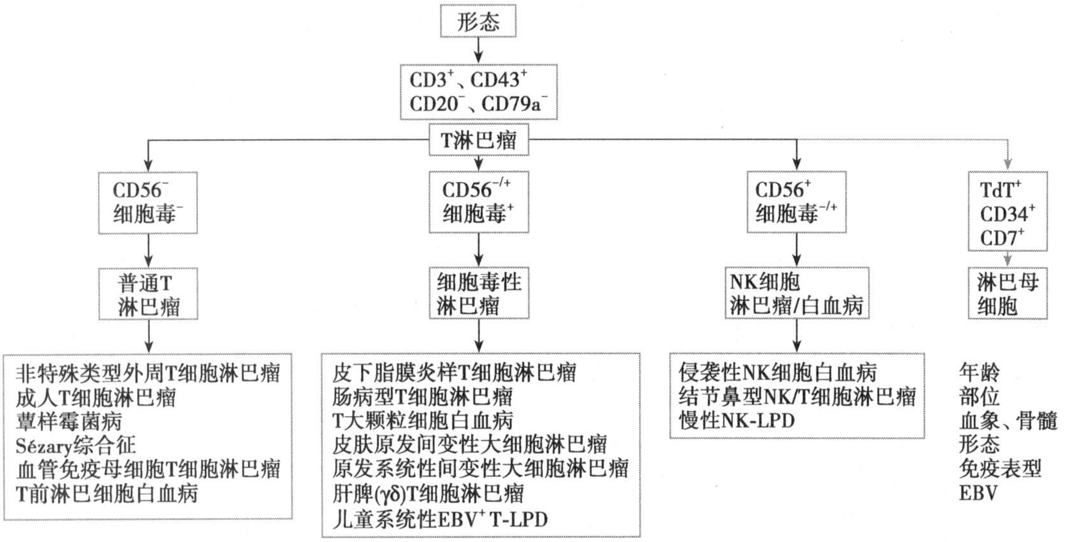

图 94-3　T、NK 细胞淋巴瘤诊断程序

首先，当形态学考虑为淋巴瘤后，应该分别做两个 T 细胞和 B 细胞标记：CD3、CD43、CD20、CD79a。如果肿瘤细胞呈 CD3$^+$、CD43$^+$、CD20$^-$、CD79a$^-$，基本可以除外 B 细胞淋巴瘤，而诊断 T、NK 细胞淋巴瘤。为了进一步区分这十几种 T、NK 细胞淋巴瘤，还应该同时做 NK 细胞（CD56）和细胞毒性分子（如粒酶 B）标记。①如果染色结果 CD56 和细胞毒性分子都阴性，这种淋巴瘤应该属于普通型 T 细胞淋巴瘤。其中包括非特殊类型外周 T 细胞淋巴瘤、成人 T 细胞淋巴瘤、蕈样霉菌病、Sézary 综合征、血管免疫母细胞 T 细胞淋巴瘤、T 前淋巴细胞白血病等。②如果染色结果 CD56 阴性或少数细胞阳性，细胞毒性分子阳性，这种属于细胞毒性 T 细胞淋巴瘤。包括：皮下脂膜炎样 T 细胞淋巴瘤、肠病型 T 细胞淋巴瘤、T 大颗粒细胞白血病、皮肤原发间变性大细胞淋巴瘤、原发系统性间变性大细胞淋巴瘤、肝脾（γδ）T 细胞淋巴瘤、儿童系统性 EBV$^+$ T 细胞淋巴增殖性疾病等。③如果染色结果 CD56 阳性，细胞毒性分子阴性或部分细胞阳性，这种属于 NK 细胞淋巴瘤/白血病。包括：侵袭性 NK 细胞白血病、结外鼻型 NK/T 细胞淋巴瘤、慢性 NK 细胞淋巴增殖性疾病。

得到上面三种情况的任何一种情况后，再结合发病部位、年龄、生物学行为、血象与骨髓象、进一步的免疫表型分析和分子病理分析，就可以将这些淋巴瘤区分开。例如，如果得到的是第一种情况，患者是成年人，病变部位在皮肤，成斑片状，有数年病史。

根据发病部位和惰性生长的生物学行为，基本上就会考虑是蕈样霉菌病。这时再重新观察病变如果病变真皮浅层、存在嗜表皮现象及曲核T细胞，再进一步做免疫标记，$CD4^+$，$CD8^-$，就可以确定是蕈样霉菌病。如果外周血或骨髓内查到异型淋巴细胞，可考虑病变已发展到Sézary综合征。如果得到第二种情况，患者是成年人，有慢性腹泻病史，突然肠穿孔，送检病变在小肠。应考虑到肠病性T细胞淋巴瘤的可能，如果进一步的免疫标记 $CD4^-$、$CD5^-$、$CD8^-$、$CD103^+$，可确诊为肠病性T细胞淋巴瘤。如果得到第三种情况，患者是中年人，病变部位在鼻腔，应首先考虑鼻型NK/T细胞淋巴瘤。再观察病变组织有坏死、瘤细胞浸润血管现象，EBER也阳性，就可以确诊为鼻型NK/T细胞淋巴瘤。

对于T淋巴母细胞淋巴瘤/白血病，年龄和形态学很重要。发生在儿童的淋巴瘤，一定要想到该瘤的可能性。如果瘤细胞都是小细胞，单一，核分裂多，更应该考虑本病。免疫标记CD3可阳性可阴性，但总是表达CD7，绝大多数病例表达TdT，部分病例表达CD34。如果CD7和TdT都阳性，便可以确诊。

（周小鸽）

参考文献

1. 朱雄增. 恶性淋巴瘤的分类与命名//朱梅刚. 恶性淋巴瘤病理诊断学. 广州：广东科技出版社，2003：94-105
2. 许良中. 组织学分类与命名//许良中. 现代恶性淋巴瘤病理学. 上海：上海科学技术文献出版社，2002：73-85
3. Lennert K, Feller AC. The differentiation of B cell//Lennert K, Feller AC. Histopathology of non-Hodgkin's lymphomas. 2nd ed. Berlin: Springer-Verlag, 1992: 22-45
4. Jaffe ES, Harris NL, Stein H, et al. World Health Organization classification of tumors. Pathology and genetics of tumors of haematopoietic and lymphoid tissues. Lyon: IARC Press, 2001
5. LeBoit FE, Burg G, Weedon D, et al. World Health Organization classification of tumors. Pathology and genetics of skin tumors. Lyon: IARC Press, 2006
6. Swerdlow SH, Campo E, Harris NL, et al. WHO classification of tumors of haematopoietic and lymphoid tissues. Lyon: IARC Press, 2008
7. Trumper LH, Brittinger G, Diehl V, et al. Non-Hodgkin's lymphomas: a history of classification and clinical observations//Mauch P, Armitage JO, Coiffier B, et al. Non-Hodgkin's lymphomas. Philadelphia: Lippincott Williams & Wilkins, 2004: 3-19
8. Feller AC, Diebold J. History and current of lymphoma classification//Feller AC, Diebold J. Histopathology of nodal and extranodal non-Hodgkin's lymphomas, based on the WHO classification. 3rd ed. Berlin: Springer, 2004: 409-414
9. 周小鸽. 淋巴瘤病理诊断基础. 白血病·淋巴瘤，2008，17：224-240，306-308

第 95 章

慢性淋巴细胞白血病

一、定 义

慢性淋巴细胞白血病(CLL),是一种原发于造血组织的恶性肿瘤。肿瘤细胞为单克隆的 B 淋巴细胞,形态类似正常成熟的小淋巴细胞,蓄积于血液、骨髓和淋巴组织中。

二、流行病学

CLL 的发病率在不同国家有很大差别。在欧洲和北美地区,CLL 是最常见的白血病,占所有白血病总数的 25% ~40%,为 CML 的两倍;而在亚洲地区,CLL 仅占白血病的 5% 以下;据报道,中国为 1.26% ~3.5%。发病率美国为每年 6 例/10 万人口,中国尚无准确统计。

CLL 患者的发病年龄多在 50 岁以上,其中以 60 ~70 岁最常见。确诊时的平均年龄为 65 岁。男性多于女性,比例约为(1.5 ~2):1。

三、历史回顾

1840 年德国病理学家魏尔啸(Virchow)描述了两例慢性白血病患者,其外周血中有大量的无颗粒的小细胞,与肿大淋巴结中的细胞十分类似,可能这是 CLL 最早的记载。19 世纪末,组织化学染色方法的建立,确定 CLL 与淋巴瘤皆为淋巴增殖性疾病。由于 CLL 起病隐匿,进展缓慢,曾被认为是"良性"病变。

1924 年,Minot 等根据 98 例 CLL 的自然病程,对此提出质疑,认为即使放射治疗,也无法延长患者的生存期。

有关 CLL 的大宗报道出现于 1954 年,Tivey 等观察了 685 例 CLL,这组患者自出现症状起,中位生存时间约为 3 年。不久,烷化剂和糖皮质激素开始用于治疗 CLL,获得较好的效果。

1967 年,美国血液病学家 W. Dameshek 推测 CLL 是由具有免疫功能缺陷淋巴细胞积聚所导致。他的假设已符合现代对 CLL 的认识。20 世纪 70 年代,随着免疫学、遗传学等实验技术的进步,证实 CLL 细胞为单克隆性的 B 淋巴细胞。

在临床方面,1975 年美国的 K. Rai 等发现 CLL 患者的自然病程个体差异很大,并根据有无淋巴结、肝、脾肿大和贫血、血小板减少,提出了分期系统,沿用至今,仅略有修改。

1981 年,法国 Binet 等也提出了自己的分期方法,较 Rai 系统更为简单,多为欧洲国家采用。

20 世纪末,CLL 的诊断、治疗和发病机制研究进入了一个新时期。

四、病因及发病机制

CLL 的病因尚不明确。多数的研究认为 CLL 的发病与环境因素无关,例如农药、电离辐射、苯类、化学物质、EB 病毒等。少数或个别报道显示,CLL 可能与染料、电磁场、丙型肝炎病毒有关,但皆未获明确证实。

虽然 CLL 患者中男性约为女性的两倍,但也未发现性激素与 CLL 发病的相关性。

遗传因素显然与 CLL 的病因有关。欧、美国家 CLL 的发病率明显高于亚洲地区(表明了种族差异);在以色列的欧洲移民中,CLL 发病率同样也明显高于亚裔或非洲裔,与其他白血病相比,慢性淋巴细胞白血病更容易有家族倾向。Capalbo 等在意大利调查了 510 名 CLL 患者的 9850 名亲属,发现 27 例 CLL 有亲属关系,且为同胞兄弟或表兄弟。

五、细胞遗传学

通过基因芯片分析,有证据表明 CLL 细胞来源于记忆性 B 淋巴细胞,尽管 CLL 细胞的 Ig 基因可能发生或不发生突变,其基因表达谱与其他类型的 B 细胞肿瘤、正常成人血中的 B 淋巴细胞或脐血中的 $CD5^+$ B 细胞皆有不同,而类似于脾脏边缘带的非幼稚 B 细胞。CLL 基因表达谱的研究提示,CLL 发生的病理途径是共同的,细胞遗传学呈相当的均一性,约 70% 病例出现 13q-,这是单一的染色体异常,可能反映了某个未知的抑癌基因失活。除了最常见的 13q-外,CLL 时细胞遗传学异常还包括:12 三体、11q-、6q-和 17p-。17p-与抑癌基因 P53 的缺失或突变相关。

对 CLL 发病机制的研究已取得重大进展,主要集中在以下几个领域:B 细胞受体,特殊的基因改变,(自身)抗原刺激和组织微环境。

已有的研究表明:CLL 细胞的免疫球蛋白重链可变区(IgHv)基因组与正常成年人的 B 细胞不同,呈高度限定并偏倚,其产生的原因曾经认为仅仅是老年人基因作用类型不同,但更多证据提示,B 细胞受体(BCR)介导的刺激起着重要作用。在表达 IgHv 1-69 基因的 CLL 患者中,发现了几乎一致的互补决定域 3(CDR_3)序列,而 CDR_3 确定了 BCR 对多种抗原的特异性。

通过体外实验可以将 CLL 分为两大类,一类患者(多为未发生突变者)携带活性较高的 BCR,可以传递刺激信号;另一类患者(有突变者)则对刺激无反应。由此推测:前者适于生存和增殖,后者 BCR 长期与抗原结合,导致去敏化和功能低下。但是到目前为止,在分子水平上尚无法解释这种差异。

近来,CLL 的基因异常有了重大进展,已发现微小 RNA(miRNA)在 CLL 的发生中起着关键作用。特异的 miRNA 下调,可导致转录或转录后的异常。例如:13q-是 CLL 最常见的染色体改变,而位于缺失部分的 miRNA 基因 miR-15a 和 miR16-1 相应丢失或下调,这两个基因对 bcl-2 的转录后水平形成负调节,足以引起凋亡。而它们的丢失或下调,延长了 CLL 细胞的存活期。另一个值得关注的基因是位于 B 细胞中的 T 细胞白血病/淋巴瘤癌基因 1(Tcl-1)。在转基因老鼠模型中,Tcl-1 的下调可诱发类似于人类的 CLL。也有作者报告,在 CLL 患者中 Tcl-1 的高表达伴随着 IgVH 未突变亚型和 ZAP_{70} 阳性。更重要的是 Tcl-1 的表达至少部分由 miR-29 和 miR-18 调控。

虽然每一个 CLL 细胞都携带同样的单克隆 BCR,但只有 1% 进入细胞周期,可能的解释为自身抗原与 BCR 结合激活了 B 细胞,但未能促进真正的增殖,此时细胞处于凋亡或增殖的不确定状态。这样,抗原刺激对 CLL 细胞进入周期仅仅创造了条件,而不足以触发增殖和分化。

CLL 发生的组织微环境日益受到重视。这种微环境可能包括幼淋巴细胞、免疫母细胞和由它们聚集而成的假滤泡样生发中心(PC)。PC 主要分布于淋巴结内,少数在骨髓中。有人报告 PC 的数量和大小与淋巴细胞倍增时间有关。在 PC 中,幼淋巴细胞和免疫母细胞往往被大量 $CD3^+$ T 细胞环绕或杂间相处。可能这些 T 细胞对肿瘤性 B 细胞的增殖,会提供短期支持,而基质细胞和其他辅助细胞则提供长期支持。

总之,BCR 是 CLL 细胞的关键分子,抗原或自身抗原的刺激使得 MBL 进展为真正的 CLL 可能有赖于遗传学异常。

六、临床表现

很多 CLL 患者诊断时并无症状,高达 70% 患者是在常规体检时发现外周血白细胞和淋巴细胞增多而初次就诊。

最常见的症状是无痛性淋巴结肿大,约出现于 2/3 患者,广泛累及颈部、腋下和腹股沟淋巴结,进展缓慢。可伴有轻度乏力、活动耐量下降。腹胀往往是巨脾压迫胃肠道所致。发热少见,若合并病毒或细菌感染,则出现发热。

体检时除了可触及肿大的浅表淋巴结,最常见的体征是脾脏肿大,见于约 1/2 CLL 患者。脾脏体积大小不一,可于左肋缘下刚可触及,或长大平脐,下极伸入盆腔者亦不少见,偶有因脾破裂而就诊的 CLL 病例。肝脏肿大远较脾大少见,且程度较轻,很少出现黄疸。

CLL 时,白血病细胞可能浸润多种器官,但很少出现症状,仅在尸检时发现,例如上呼吸道浸润可造成气道阻塞、肺间质浸润呈现结节或粟粒样改变和肺功能异常、胃肠道浸润引起溃疡或出血等。当白血病细胞侵及中枢神经系统,会出现头痛、脑神经麻痹甚至昏迷。但需要与中枢感染相鉴别。这些临床表现并不多见,往往发生在疾病晚期。

七、实验室检查

1. 血象　绝大多数 CLL 患者就诊时白细胞计数增高,以淋巴细胞为主。若白细胞总数正常或降低,而淋巴细胞比例增高,需计算淋巴细胞绝对值,并注意与病毒感染、骨髓衰竭和其他淋巴增殖性疾病相鉴别。

淋巴细胞绝对值升高是 CLL 基本诊断依据,虽然>5×10^9/L或>10×10^9/L是诊断CLL的最低要求，但很多患者远高于这一数值，如欧、美国家常见>200×10^9/L，而中国的CLL患者多为（50～100）×10^9/L。

形态学上，CLL的白血病细胞类似成熟的小淋巴细胞，其中幼淋巴细胞不超过10%。

Hb水平和RBC计数下降意味发生了贫血。CLL患者出现贫血可有多种原因，早期贫血要想到是否发生了自身免疫性溶血，应作Coombs试验。疾病晚期的贫血则表明骨髓浸润严重，影响正常造血功能。其他如脾亢、营养不良或化疗等，皆可引起程度不等的贫血。

与贫血类似，血小板减少往往是疾病晚期的表现，但出现时间更晚。脾亢与免疫性破坏增加，也是CLL时血小板减少的原因。化疗期间，血小板下降，予相应调整治疗方案和药物剂量。

2. 骨髓检查 CLL患者的骨髓无一例外皆为白血病细胞浸润，占有核细胞的30%～40%以上，甚至达到90%。令人感兴趣的是，即使如此，患者的外周血的红细胞和血小板计数仍然可以保持正常水平。骨髓活检并非诊断所必需，但有助于确定疗效和判断预后。有学者认为：约1/3患者骨髓浸润为间质型或条带状，预后较好；而弥漫型，提示病期较晚，预后不佳。其他类型为结节型和混合型。

3. 免疫表型 CLL为单克隆B淋巴细胞肿瘤，其白血病细胞具有特殊的免疫表型。采用流式细胞术检测，可以发现细胞表面分化抗原$CD23^+$、$CD20^+$、$CD19^+$表明CLL为B细胞来源，但同时表达CD5这一T细胞相关抗原，此为CLL的免疫表型特点。胞表面免疫球蛋白（SmIg）弱表达，而单一轻链（κ或λ）的表达有力地证实白血病细胞的单克隆性。

其他B细胞肿瘤所表达的抗原如：CD10、CD11c、CD22、CD79b、CD103、FMC7、cyclin D1等，在CLL皆为阴性。

CD38和ZAP_{70}的检测有助于判断预后，目前认为：$CD38^+$和（或）ZAP_{70}表达>20%者，预后不良。

4. 细胞遗传学表现 采用常规细胞遗传学方法或荧光原位杂交（FISH），可在约80%的CLL患者中发现染色体异常。最常见者为13q-（53%），其次为11q-（19%）和12号染色体三体（15%）。值得注意的是，17p-，虽然其发生率不高，约8%，但由于涉及抑癌基因P53的突变，具有17p-的患者预后不良，需要选择较强的治疗方案。

5. 其他的实验室检查 低丙种球蛋白血症在CLL中常见，IgM最早降低，继之出现IgG和IgA下降，其严重程度并不一定与疾病分期相关。5%的CLL患者会出现单克隆免疫球蛋白，在免疫固定电泳中呈小高峰。若为IgM型，需与Waldenström巨球蛋白血症相鉴别。偶尔血或尿中可查知重链或轻链增加，是由于免疫球蛋白的合成有缺陷或失去平衡所致。少数CLL患者可合并自身免疫性溶血，此时Coombs试验呈阳性。

八、CLL的诊断

对于老年患者、反复感染、不明原因贫血、浅表淋巴结或肝、脾肿大，皆应疑及慢性淋巴细胞白血病，进行全面的血常规检查。

外周血淋巴细胞绝对值升高是诊断CLL的基本条件，但其具体数值有不同标准。1988年美国NCI领导的工作组制订的CLL诊断标准为淋巴细胞绝对值>5×10^9/L，1989年国际CLL研究小组（IW-CLL）提出，将淋巴细胞绝对值>10×10^9/L作为诊断阈值。2008年WHO的“造血和淋巴组织肿瘤分类”和2009年美国NCCN皆采用了淋巴细胞>5×10^9/L作为诊断CLL最低标准。中国学者陈书长等认为，由于中国CLL发病率较低，为避免漏诊，建议采用NCI标准。

外周血淋巴细胞绝对值升高所持续的时间，对CLL的诊断也很重要。如果患者仅有淋巴细胞计数升高而无其他症状，不宜贸然作出CLL的诊断，需要至少观察4～12周，并作免疫分型。

免疫分型对CLL诊断是必不可少的。典型CLL细胞表达$CD23^+$、$CD19^+$、$CD20^+$、$CD5^+$，$SmIg^+$（弱），$CD22^+$（弱），$CD79b^+$（弱），$CD103^-$、$FMC7^-$。Matutes EJ等（1997）曾提出来CLL诊断的积分系统，但未获广泛应用。

九、CLL的鉴别诊断

淋巴细胞增多可发生于各种病毒感染、弓形虫病和百日咳，这些疾病的患者多为年轻人或儿童。淋巴细胞增多为反应性，呈多克隆性，而非单克隆增殖；存在时间短暂而非持续性。

很多淋巴增殖性疾病的临床表现类似CLL，少数类型肿瘤细胞的免疫表型也与CLL有相似之处，但治疗方法与预后却有很大不同，需注意进行鉴别。

1. 幼淋巴细胞白血病（prolymphocytic leukemia，PLL） 临床表现以脾脏明显肿大为主。外周血中白细胞数和淋巴细胞计数增高，但也可能正常。PLL时，外周血中增多的淋巴细胞形态学与CLL不同，50%以上为大细胞，直径在10～15μm，圆形的细胞核中可见清晰的核仁染色质较致密，胞质不多。

B-PLL与CLL一样，皆为B淋巴细胞肿瘤，但免疫表型具以下特点：$SmIg^{++}$，$CD79b^{++}$，$FMC7^+$，CD5

低表达，可以与 CLL 相鉴别。但应注意，PLL 的白血病细胞可能起源于 T 细胞，其免疫表型参阅“幼淋巴细胞白血病”。

2. 毛细胞白血病（hairy cell leukemia，HCL） 大多数 HCL 的血象呈全血细胞减少，但少数病例可有白细胞和淋巴细胞计数增多，需与 CLL 鉴别。形态学上，HCL 细胞胞体略大于 CLL 细胞，胞质有突起，光镜下看似细胞边缘破碎状；透射电镜下，胞质突出有如毛发。骨髓涂片的细胞化学染色酸性磷酸酶呈强阳性，且不被酒石酸抑制（$TRAP^+$）。与 CLL 细胞不同，HCL 细胞的免疫表型为 B 细胞标记物（CD19、CD20、CD22）皆为阳性，而 CD5 和 CD23 阴性；同时特殊表达 CD25、CD11c 和 CD103。

3. 套细胞淋巴瘤（mantle cell lymphoma，MCL） MCL 是非霍奇金淋巴瘤（NHL）的一个亚型。其肿瘤细胞大小与小淋巴细胞相似，而且同时表达 CD20 和 CD5。如果患者就诊时，已达白血病期，其外周血淋巴细胞计数增高，就容易与 CLL 相混淆。但 MCL 细胞 CD23 阴性，SmIg 呈现高表达。此外，具有典型的细胞遗传学异常，即 t(11;14)(q13;q32)，涉及 bcl-1 和 Ig 重链基因复合物，造成 cyclin D1 阳性。由于 MCL 预后很差，其与 CLL 的区别就显得十分重要。

4. 脾边缘区淋巴瘤（splenic marginal zone lymphoma，SMZL） 此型淋巴瘤少见。脾大为主要临床表现，外周血可出现中度淋巴细胞增多，故需要与 CLL 相鉴别。SMZL 细胞类似小淋巴细胞，核染色质浓聚，没有核仁，但胞质凸起类似绒毛。常需要通过免疫表型与 CLL 区别。SMZL 的免疫表型为：$CD19^+$、$CD20^+$、$CD79b^+$、$FMC7^+$、$SmIg^+$，$CD5^-$、$CD23^-$、$CD25^-$。

5. 在 WHO 分类（2001，2008）中，小淋巴细胞淋巴瘤（SLL）被认为与 CLL 是同一种疾病，表现形式不同。

6. 单克隆 B 淋巴细胞增多症（monoclonal B cell lymphocytosis，MBL） 早在 1992 年，Marti 等发现在 CLL 患者的直系亲属中存在 MBL，而无任何临床症状，此一研究结果被其他作者陆续证实并扩展至正常人群。2005 年，Marti 等提出 MBL 的诊断标准：

（1）外周血存在单克隆 B 细胞亚群，依据为：

- 总 κ∶λ 比值大于或小于3∶1，或
- 25% 以上的 B 细胞，表面不表达或低表达 sIg，或
- 疾病特异的免疫表型

（2）经重复检测，单克隆 B 细胞亚群持续存在 3 个月以上。

（3）排除标准包括：

- 有淋巴结或脏器肿大，或
- 伴有自身免疫性或感染性疾病，或
- B 细胞计数大于 5×10^9/L，或
- 存在其他诊断 B 淋巴细胞增殖性疾病（B-LPD）的特点，但 M 蛋白须独立评价。

2008 年 Rawstron AC 等报告，在血象正常和淋巴细胞增多（$>4\times10^9$/L）的老年人群中（>60 岁），经流式细胞术检测发现 5.1% 的受检者存在 CLL 表型的单克隆淋巴细胞，而没有任何临床症状和其他异常。因此，在诊断 CLL 时，需注意与 MBL 鉴别。

十、CLL 的分期与预后因素

1. 分期　本病病期划分是根据临床症状、实验室检查结果和生存状况对患者分类，便于对疾病的预后作出估计，确定何时开始治疗及如何治疗。

KR Rai 等（1975）创用 CLL 分期法，他们调查了 3125 例患者并进行了分析，将 CLL 分为五期，见表 95-1。

表 95-1　CLL 临床分期（Rai 分期）

期别	临床特点	诊断确立起中位存活时间
0 期	血液中淋巴细胞≥5×10^9/L 骨髓淋巴细胞分类≥40%	>150 个月
Ⅰ期	0 期加淋巴结肿大	>100 个月
Ⅱ期	0 期或Ⅰ期，加脾脏和（或）肝脏肿大	71 个月
Ⅲ期	0 期或Ⅰ期或Ⅱ期，加贫血（Hb<110g/L），有或无淋巴结、肝、脾肿大	19 个月
Ⅳ期	0 期或Ⅰ期或Ⅱ期或Ⅲ期；加血小板低于 100×10^9/L	19 个月

1987 年 Rai 分期作了修订，将 0 期作为低危组，Ⅰ期与Ⅱ期合并为中危组，Ⅲ、Ⅳ期归入高危组。修订后的 Rai 分期未被广泛采用。

1981 年 Binet 等（Binet，1981）根据淋巴组织容量提出了另一种比较简便的分期法，即将身体浅表淋巴结及淋巴组织分为五个区域：颈部、腋下、腹股沟、肝、脾。累及两处以下者为 A 期，3 处以上者为 B 期，有贫血（血红蛋白男性低于 110g/L 或女性低于 100g/L）或血小板降低（$<100\times10^9/L$）者为 C 期。Binet 分期法的缺点是没有区分出相当于 Rai 分期中 0 期的预后良好的一组患者。

上述两种最常用的分期方法都以大量的临床资料分析为依据，并在临床实践中得到证实。但在 20 世纪 90 年代以后，以氟达拉滨为代表的嘌呤类药物改变了 CLL 的治疗效果，对其预后也会产生重要影响。

IWCLL 曾建议将上述两种分期方法合并，包括七个分期，但未获认同。

随着对 CLL 发病机制的深入了解、诊断技术水平的提高以及治疗方法的改进，对 CLL 的预后判断已不局限于临床分期。近年，已确定很多细胞遗传学、分子学和免疫学标记与 CLL 的预后相关。

2. 细胞生物学因素　淋巴细胞绝对值、淋巴细胞倍增时间、血清 LDH 水平、骨髓浸润类型等都曾经作为与 CLL 预后相关的因素。淋巴细胞计数和 LDH 水平反映了肿瘤负荷，而淋巴细胞倍增时间标志着疾病的活跃程度。当倍增时间小于 12 个月，预后较差；若小于 6 个月，是需要开始治疗的指征。倍增时间大于 12 个月预后较好，可能长期不需治疗。

近来，有作者在临床研究中提出：β_2 微球蛋白、胸腺嘧啶激酶（TK）和可溶性 CD23（sCD23）等血清成分也可能与 CLL 的进展与预后相关。

3. 细胞遗传学　采用 FISH 技术可以查知处于分裂象和分裂间期相的细胞的染色体改变。目前，在 80% 的 CLL 患者中发现了细胞遗传学异常。最常见的重现性染色体异常有：13q-、11q-、+12、17p-和 6q-。其中伴随 17p-者，预后不良。对常规化疗方案特别是氟达拉滨（fludarabine）耐药，中位生存期 32 个月。若核型正常或出现+12、13q-者，预后较好，中位生存期可达 10 年以上。在 2009 年版 NCCN 的临床指南中特别指出，对 20% 以上的细胞具有 17p-的 CLL，建议采用包括单克隆抗体的治疗方案。

4. 分子学——基因突变　约有 60% 的 CLL 患者的白血病细胞 IgVH 基因发生了突变，其他患者不具有这一突变。IgVH 未发生突变者预后不佳，需要早期治疗。近来一项研究检测了 307 名未经治疗的 CLL 患者的 IgVH 基因，53% 未发生突变，其需要开始治疗的时间为 3.5 年，明显短于存在 IgVH 基因突变者（9.2 年）。

十一、CLL 的治疗

1. 概述　CLL 的治疗决策基于以下三点考虑：

（1）相对于其他血液肿瘤而言，CLL 进展缓慢。

（2）目前 CLL 的治疗手段尚不能治愈本病，少数较年轻的患者（<50 岁）除外。

（3）CLL 患者的中位年龄为 72 岁，中国可能略低于此数值。

由此，CLL 的治疗目标应当是：改善临床症状，提高生活质量，适当延长寿命。

在介绍 CLL 的各种治疗方法之前，先明确评价治疗效果的标准。

1996 年美国 NCI 工作组制订了 CLL 的疗效标准（Cheson 等，1996）。在这一评价体系中，完全缓解（CR）定义为：全身症状消失持续 2 个月；血细胞计数正常，中性粒细胞大于 $1.5\times10^9/L$，血小板大于 $100\times10^9/L$，淋巴细胞绝对计数少于 $4\times10^9/L$，血红蛋白在不需要输血的情况下高于 110g/L；没有淋巴结和肝、脾肿大；骨髓检查淋巴细胞少于 30%，无淋巴细胞结节。

部分缓解（PR）的标准为：外周血淋巴细胞计数减少 50% 以上，肿大的淋巴结或肝、脾体积缩小 50% 以上；同时尚须符合下列指标之一：血小板计数大于 $100\times10^9/L$；血红蛋白大于 110g/L，或不经输注血小板或血红蛋白升高 50% 以上；维持 2 个月以上。

若在治疗中出现下列指标的任何一项或以上，则判定为疾病进展：①外周血淋巴细胞计数增加 50% 或以上，或组织学类型转变为进展型；②肝、脾肿大体积增加 50% 或以上，或新出现肝、脾肿大；③两次连续的体格检查（须相隔 2 周以上）发现至少两个淋巴结体积增加 50% 以上，其中一个淋巴结直径应大于 2cm，或出现新的肿大淋巴结。

没有疾病进展，也未达到 CR 或 PR 标准者，属于病情稳定。

2. 早期无症状的 CLL　很多 CLL 患者在常规血液学检查时偶然发现本病，并无自觉症状，属于 0 期（Rai）或 A 期（Binet）。这些患者不需要任何干预治疗，但应处于定期医学观察之下，直至疾病进展并符合治疗指征。这就是“等待与观察”策略。欧美国家已有多项研究表明：CLL 的疾病早期即开始治疗并不能延长生存期，反而增加第二肿瘤发生率。

通常每 1～3 个月作一次血常规检查是必要的，应包括淋巴细胞绝对计数，注意淋巴细胞倍增时间。

3. 需要开始治疗的 CLL　CLL 开始治疗的时机取决于疾病的活动状态、医生的经验以及患者本人意愿。以下的指征可供参考：①贫血和（或）血小板减少进行性加重。②脾脏明显肿大（左肋下 6cm 以上）或进行性肿大。③淋巴结进行性肿大或长径大于 10cm。④淋巴细胞计数明显增加：在 2 个月之内增加 50%，或 6 个月内增加一倍。⑤自身免疫性溶血和（或）血小板减少，且糖皮质激素疗效不佳。⑥出现 HL 临床分期的 B 症状：体重下降，或明显乏力或发热>38℃，或盗汗。

当 CLL 患者出现上述表现之一，即可判定为有治疗指征。值得指出的是，淋巴细胞绝对值明显升高，大于 50×10^9/L 甚至 100×10^9/L，都不一定进行干预，只需要对高尿酸血症作出预防，尽管中国的患者与医生较难接受这种观点。

在 21 世纪，新诊断的 CLL 可以有很多治疗方案供选择：

（1）烷化剂，单药：这是最传统的治疗 CLL 的药物，以苯丁酸氮芥（chlorambucil，留可然）为代表，已在临床应用数十年，通过 DNA 交联发挥抗肿瘤作用。服用方法可以是连续给药，4～8mg/d，口服，连续 4～8 周，根据血象调整剂量。西方国家更多地采用大剂量的间歇治疗。0.4～0.8mg/（kg·d），每 4 周一次，此种方式我国很少使用。无论何种给药方法，苯丁酸氮芥治疗的总有效率（ORR）为 30%～50%，与联合化疗方案如 CVP 或 CHOP 相比，单药苯丁酸氮芥可获得相似疗效。

（2）嘌呤类似物：这是以氟达拉滨（fludarabine，氟阿糖腺苷酸）为代表的一组嘌呤类似物，具有抑制核糖核酸还原酶的作用，阻断 DNA 合成。在 20 世纪 80 年代这类药物相继问世，极大地改变了 CLL 的预后。

治疗 CLL 时，最常用的嘌呤类似物即氟达拉滨，多为静脉输注，25mg/（m^2·d），连续 5 天为一疗程，每 28 天可重复一次，通常应用 4～6 个疗程。由于标准的氟达拉滨治疗方案有较强的免疫抑制和骨髓抑制作用，而患者多为化疗耐受性较差的老年人，在我国应用氟达拉滨治疗 CLL 患者时，需要注意及时调整剂量和休疗时间，以免发生严重不良反应。

氟达拉滨也有口服剂型，受肠道吸收能力影响，剂量应为 40mg/（m^2·d），每一疗程同样连续服用 5 天。

单药氟达拉滨的疗效在某些方面优于苯丁酸氮芥。早期的大规模临床试验的结果表明：在未经治疗的 CLL 患者，单用氟达拉滨的完全缓解率达到 70%。但此后进行的有对照的多中心随机临床试验认为：未经治疗的 CLL 患者单独服用氟达拉滨的 CR 率 15%～20%，苯丁酸氮芥为 4%～7%；总反应率在氟达拉滨组为 63%～80%，苯丁酸氮芥组为 37%～72%。但经过长期随访，氟达拉滨与苯丁酸氮芥相比，延长了患者的缓解时期（19～31 个月），提高了生活质量，却并未延长患者的总生存期（表 95-2）。

表 95-2　单药氟达拉滨或苯丁酸氮芥治疗 CLL（初治）的疗效比较

文献	作者	氟达拉滨			苯丁酸氮芥		
		CR（%）	PR（%）	OR（%）	CR（%）	PR（%）	OR（%）
Blood	Keating（1993）	74	6	80	–	–	–
NEJM	Rai（2000）	20	43	63	4	33	37
Blood	Leporrie（2001）France	40	31	71	–	–	–
Lancet	Catovsky（2007）	15	65	80	7	65	72
JCO	Flinn	4.6	54.6	59.5	–	–	–

除氟达拉滨外，其他嘌呤类似物同样可用于 CLL。如克拉屈滨（cladribine，2-氯脱氧腺苷），有作者报告，总反应率为 77%，其中完全缓解率达到 34%，同样未能延长总生存期。此药为静脉注射，0.12mg/（kg·d），连续 5 个月为一个疗程。

氟达拉滨等嘌呤类似物的主要副作用为骨髓抑制，同时清除了 T 细胞，也引起明显的免疫抑制，使得机会感染的发生率较高，如真菌感染、病毒激活等，往往在连续数个疗程之后出现，应提高警惕，及时发现，停止用药。氟达拉滨还可引发自身免疫性溶血性贫血（AIHA），可能与 T 细胞亚群比例失调有关。氟达拉滨若与环磷酰胺合用，可降低 AIHA 的发生率。有作者报告，克拉屈滨增加发生肺癌的危险。

苯达莫司汀（bendamustine）是由烷基化氮芥连接嘌呤-氨基酸分子而成，它不仅可使单链或双链 DNA 发生交联，还可以引起蛋白和蛋白之间的交联，抑制、杀伤肿瘤细胞。此药早在 20 世纪 60 年代即由德国化学家合成,但未获临床推广应用。2001年,Kath R 等报告,在20名复发难治的CLL患者中应用苯达莫司汀,有6人获完全缓解,9人获部分缓解,总有效率达到75%。2009年 Knaut Wu 等在一项Ⅲ期临床试验中报告,162名初治CLL患者经6个疗程苯达莫司汀治疗,CR率31%,总反应率为68%,而单独接受苯丁酸氮芥治疗的对照组CR率2%,ORR为31%。苯达莫司汀组的持续缓解时间(21.8个月)也明显高于苯丁酸氮芥组(8.0个月)。苯达莫司汀需静脉注射,50~60mg/(m^2·d),连续3~5天,每4周一个疗程,可用6个疗程,骨髓抑制为其主要副作用。

(3)单克隆抗体,单药:以单克隆抗体为代表的免疫治疗已成功地用于非霍奇金淋巴瘤,包括CLL。

利妥昔单抗(rituximab)为抗CD20单克隆抗体,可与CLL细胞的CD20抗原结合,通过补体依赖的细胞毒作用(CDC)和抗体依赖细胞的细胞毒作用(ADCC)以及诱导凋亡等途径杀伤肿瘤细胞。临床用于$CD20^+$的B淋巴细胞肿瘤。早期的临床试验结果表明,单独使用利妥昔单抗治疗难治或复发的CLL患者,总有效率仅10%左右,最高25%,远低于其他的惰性淋巴瘤。其原因被归结为CLL患者时瘤负荷较大,且CLL肿瘤细胞表面CD20抗原弱表达,故需要大剂量单克隆抗体方能有效。此后,有作者将利妥昔单抗每周剂量增加至2250mg/m^2,或常规剂量375mg/m^2,每周1次增加至每周3次,结果血液学和淋巴结病变获得明显改善,但对于伴有17p-的高危CLL单用大剂量利妥昔单抗仍然无效。目前认为,对于70岁以上高龄、一般状况很差、不能耐受嘌呤类似物的患者,可单独给予利妥昔单抗,以缓解病情。更多的时候,利妥昔单抗应联合化疗作为CLL的一线治疗方案。

另一种单克隆抗体是阿伦单抗(alemtuzumab),它是全人源化、抗CD52的单克隆抗体。单独使用阿伦单抗治疗初治的CLL患者反应率可达83%~89%,其中CR者占19%~24%,疗效持续时间达24个月,显著优于利妥昔单抗,这是由于CD52表达于所有的淋巴细胞,不易脱落或发生内源化,是更理想的靶向治疗的抗原。阿伦单抗可静脉注射或皮下注射,每次30mg,每周3次共用4~12周,获得CR或疾病进展则停止使用。阿伦单抗的主要副作用是T细胞也被清除,造成免疫功能低下,增加了感染的机会,尤其是CMV的再激活,发生率在10%~66%。在应用阿伦单抗时,若同时给予更昔洛韦预防,可明显降低CMV感染。值得一提的是,对于伴有17p-、11q-或P53突变的高危患者,阿伦单抗有效。

(4)以烷化剂为主的联合化疗:一项荟萃分析已经证实,以烷化剂为主的各种联合化疗方案,如CVP、CAP或CHOP等,对CLL的疗效并不优于单独应用苯丁酸氮芥,毒副作用却更多,仅在复发病例可与单克隆抗体合用。

(5)包括嘌呤类似物联合化疗:氟达拉滨联合应用环磷酰胺(FC方案)可以增加CR率。O'Brein S等以氟达拉滨30mg/(m^2·d),连续3天,联合环磷酰胺300~500mg/(m^2·d),连续3天的方案治疗了138例CLL患者,结果表明:100例既往对氟达拉滨敏感者,总反应率80%以上,获CR者达35%;28例对氟达拉滨耐药者,总反应率为38%。无进展生存时间中位数在40个月以上。主要的毒副作用为骨髓抑制,有40%的患者出现了3/4级的发热与感染。

2002年,在德国的一项前瞻性研究中,比较了FC与氟达拉滨单药的疗效,FC组的总反应率和CR率为94%和16%;氟达拉滨组为83%和5%。两组的无进展生存时间为49个月和33个月,但总生存期没有区别。近十年,欧美国家的很多临床观察皆证实FC方案在某些疗效指标方面,优于单用氟达拉滨。

以FC方案为基础,也出现过FC+米托蒽醌(FCM)、氟达拉滨+表柔比星或克拉屈滨+环磷酰胺(CC)等方案,但未获广泛应用。

(6)免疫化疗:将单克隆抗体与细胞毒类药物联合应用治疗肿瘤,称为免疫化疗。这一治疗方法,极大地改善了CLL的疗效。Schulz H等在一项Ⅱ期临床试验中,将利妥昔单抗联合氟达拉滨(FR),用于31例既往治疗或未治疗的CLL患者,有效率87%,CR率32%。美国的Byrd及其同事,对利妥昔单抗的使用方法作了对比观察:51例患者在服用氟达拉滨的同时使用了利妥昔单抗,共6个疗程;另一组54例患者在完成6个疗程氟达拉滨治疗后,再每周给予一次利妥昔单抗,共4周。结果显示:同时使用利妥昔单抗组的总有效率(90%)和CR率(47%),均高于序贯使用组(77%和28%),2年PFS或OS皆有延长。这表明利妥昔单抗与氟达拉滨有协同作用。

为进一步提高CR率,美国MDACC于1999年对244例初治的CLL患者给予氟达拉滨、环磷酰胺和利妥昔单抗三药的联合治疗(FCR),具体方案为:氟达拉滨,25mg/(m^2·d),第1~3天;环磷酰胺375mg/(m^2·d),第1~3天;利妥昔单抗375mg/m^2第1天。每4周一个疗程,共6个疗程。经过6年的随访观察,总反应率为95%,CR率达到71%。19例患者因粒细胞减少,出现严重感染,2例相关死亡。40%的患者在第一疗程服用利妥昔单抗后，出现发热。4年存活率90%，无进展生存时间（PFS）长于FC方案治疗的患者。有限的观察表明70岁以上的老年患者对此方案耐受性差，而具有高危细胞遗传学异常的患者是否由此方案受益，尚不肯定。

另一种嘌呤类似物脱氧助间型霉素（喷司他丁，pentostatin）联合CTX和利妥昔单抗的方案（PCR）对初治的CLL也可取得与FCR方案相似的疗效，老年患者同样可以使用。

至于以阿伦单抗与氟达拉滨的联合的免疫化疗方案，目前仅用于复发/难治的CLL。临床试验表明：具有17p-或P53突变的CLL患者，对前述常规的治疗方案疗效不佳。CR率低，复发率高，以氟达拉滨为主方案仅能使这类患者平均存活15个月，3年无进展生存率为0%。利妥昔单抗同样不能改善他们的治疗反应。美国NCCN建议：如果年龄大于70岁，最好选择阿伦单抗；较年轻的患者，经免疫化疗获得CR或PR后，可行异基因造血干细胞移植。

4. CLL的巩固治疗　除了异基因造血干细胞移植，目前的化疗免疫或免疫化疗皆无法治愈CLL，终将复发。患者经初始治疗获得疗效后，是否需要巩固治疗及如何巩固治疗，尚无定论。

有两项临床试验观察了干扰素α的巩固治疗效果。

1995年O'Brien等给予31例经氟达拉滨治疗获得CR或PR的患者，每周三次300MU干扰素α，皮下注射。结果未能改善患者的无进展生存期或缓解状态。

单克隆抗体已用于CLL的巩固治疗，可以改善缓解质量和延长缓解时间。阿伦单抗效果优于利妥昔单抗。在德国，CLL研究小组的一项Ⅳ期随机试验中，11例患者经阿伦单抗巩固治疗，PFS明显长于未巩固治疗组。Montillo等（2006）报告34例氟达拉滨后的CLL患者，皮下注射10mg阿伦单抗，每周3次，共6周，CR者由35%增加为79.4%，其中19名（59%）达到残留病检测阴性。巩固治疗中，18例出现CMV激活，经更昔洛韦治疗得以控制。

迄今仅有两项以利妥昔单抗作为CLL巩固治疗的非随机临床试验，虽然缓解时间得到延长，但因病例数少，尚需要大规模前瞻性随机试验证实。

5. 复发或耐药CLL的治疗　尽管CLL的治疗方法有很大改进，但多数患者在出现治疗反应后皆会复发或对治疗药物耐药，此时需要挽救治疗。

2008年国际CLL工作组（IWCLL）将“复发”定义为：既往治疗达到CR或PR后，经过6个月或以上出现疾病进展。“难治”或“耐药”是指：治疗失败或抗白血病治疗后6个月内疾病进展。

挽救治疗的指征与初治治疗类似，包括：B症状，淋巴结、肝、脾进行性肿大，贫血和血小板减少加重，淋巴细胞倍增时间缩短等。有学者建议：患者复发时应重复细胞遗传学检查，因为17p-的发生率可由初治诊断时的5%增加至复发时的50%。

由于挽救治疗的方案没有随机临床试验的证实，仅提出一些原则供参考：

（1）复发者，可重复使用初始治疗的方案；若无效，换用未曾应用的药物，例如含氟达拉滨的联合方案。也可以进入临床试验，如给予苯达莫司汀或符合条件者行造血干细胞移植。

（2）据NCCN（2010）推荐，CLL患者，无17p-、缓解3年以上复发，仍可选择一线治疗方案；若年龄大于70岁且缓解时间不足2年，给予减量FCR或PCR，或苯达莫司汀，或大剂量甲泼尼龙与利妥昔单抗（HDMP），或苯丁酸氮芥与泼尼松；若年龄小于70岁且缓解时间短于2年，给予常规剂量FCR或PCR，或选用标准的CHOP、Hyper CVAD、EPOCH、OFA（奥沙利铂、氟达拉滨、阿糖胞苷）等联合化疗配伍利妥昔单抗。也可用苯达莫司汀±利妥昔单抗。具有17p-的CLL患者复发后，应选择上述年龄<70岁，缓解期不足2年者的方案，也可试用阿仑单抗联合利妥昔单抗。

（3）欧洲肿瘤科学会2010年的工作指南中，提出以下CLL的二线治疗方案：

- 条件适合者，给予含阿伦单抗的方案，继以异基因造血干细胞移植。
- 一线治疗方案包括烷化剂的复发/耐药者，给予FCR。
- 无17p-、但不适合造血干细胞移植者，选用阿伦单抗或含苯达莫司汀的联合方案。
- 具17p-、但不适合Allo-BMT者，给予阿伦单抗。

（4）对于“难治”或“耐药”者，首先须评估患者是否接受了规范的抗白血病治疗，特别注意药物剂量与疗程。若确实经过规范治疗出现的“难治”或“耐药”，则应当及时更新治疗药物和方案等。

总之，CLL患者年龄较大，经过挽救治疗确实部分患者可再次缓解，但终究无法治愈，挽救治疗目标应该是减轻症状、提高生活质量、延长生存期，不宜追求血液学、分子学的进步或缓解，以免过度医疗造成病人的痛苦与死亡。

6. 正在研究的治疗CLL的新药　过去数年中，研制用于CLL的新药多通过免疫机制，更准确地讲，是针对CLL细胞中那些延缓凋亡或促进增殖的特殊基因。这些药可分为7类：

（1）单克隆抗体，标记或不标记放射性核素：以全人源化的CD20单抗(oftumumab)和CD23单抗(lumiliximab)及^{131}I标记的CD20单抗(tositumomab)为代表。

(2) bcl-2抑制剂:以AT-101为代表,体外可诱导CLL细胞凋亡。

(3) 核苷类似物:以克罗拉滨(clofarabine)为代表。已批准用于复发的ALL和AML。

(4) 激酶抑制剂:以黄酮吡多(flavopiridol)为代表,降低抗凋亡蛋白bcl-2的表达,诱导CLL细胞凋亡。

(5) 免疫调节剂:包括抑制血管新生作用的雷利度胺,去甲基化药物5-杂氮胞苷,小分子热休克蛋白抑制剂CNF2024等。

(6) 细胞因子:以白介素21(IL-21)为代表,介导B淋巴细胞凋亡。

(7) 其他:如反义寡核苷酸(oblimtrsen)、植物碱(silvetrol)等。

7. 造血干细胞移植　迄今为止,CLL与其他白血病一样,通过现代的化疗或联合免疫化疗无法得到治愈,造血干细胞移植是唯一可以根治白血病的手段。但是CLL患者多为老年人,且中位生存期可长达10年,因此,考虑到风险与代价,大多数患者不适合、也不需要进行造血干细胞移植(HSCT)。

近十年,较年轻的CLL患者逐渐增加,1/3新诊断的患者年龄在50岁以下,同时CLL的预后指标逐渐完善,可以较准确地区分出进展快的高危患者,这些患者具有实施HSCT的指征与可能。

(1) 异基因造血干细胞移植(Allo-HSCT):20世纪90年代,人们开始尝试应用Allo-HSCT治疗高危、耐药或化疗复发的CLL。Pavletic ZS等报告了23例耐药或高危的CLL接受Allo-HSCT治疗的随诊结果,患者平均年龄46岁,预处理方案为清髓性,包括TBI;20例(87%)得到CR,观察26个月后14例(61%)无病生存,9例死亡,其中1例死于疾病复发,预计5年OS率为65%,复发率5%。Toze CT等观察了30例治疗过的CLL,年龄为32~59岁,在Allo-HSCT的预处理方案中5%包括TBI,中位随访时间4.3年,5年OS率和EFS率皆为39%,非复发死亡率47%,复发率为19%。发生急、慢性GVHD者复发率明显降低。

为了减少移植相关的死亡率,给予年龄较大的患者接受Allo-HSCT的机会,一些作者采用减量的预处理方案(RIC)。欧洲骨髓移植登记处(EBMT)回顾了73例接受RIC的CLL患者,年龄为30~66岁,中位随访时间18个月,移植后CR者占69%,PR占22%,预计2年EFS率为58%,OS率为72%,移植相关死亡率为18%;经与同期进行的清髓性Allo-BMT相比,移植相关死亡明显减少,但复发率增加,OS和EFS两组无显著不同。L. Farina等进一步通过PCR方法以IgH基因重排为标记,检测了29例复发的CLL患者经减剂量异基因HSCT后微小残留病变与预后的关系。结果表明:移植后6个月时,PCR阴性者93%得到2年无病生存,而PCR阳性者2年无病生存率仅46%;移植后12个月再次行PCR检测,阴性者2年DFS率为100%,阳性者为57%。

(2) 自体造血干细胞移植:对CLL患者来说,自体干细胞移植较Allo-HSCT更为适宜。首先,备选患者年龄可放宽至65岁甚至70岁,而且不需寻找供者,并发症少,移植相关死亡率低。2004年,Dreger等在一项回顾性配对研究中,比较了44对经自体HSCT的CLL患者与常规化疗的CLL患者的疗效,分别随访70个月与86个月,自体HSCT组生存期明显延长。

稍后,Gribben进行了Ⅱ期临床试验,137名复发、病危患者入组,年龄19~66岁,自体HSCT后随诊78个月,持续CR者49%(67/137),70例(51%)复发。早期移植相关死亡5例,46例患者死于疾病复发,6年总生存率58%。

复发率高是自体HSCT的主要缺点,实行自体HSCT后患者的DFS没有出现平台期。目前认为:自体造血干细胞移植,可以使具有高危因素的早期CLL患者获得较好的预后,但不宜作为常规治疗手段。

总之,常规化疗不能治愈CLL,自体造血干细胞移植可以延长患者的生存期,但仍然不是治愈CLL的有效手段。目前临床上着重探讨减剂量的异基因造血干细胞移植是否适用于年龄较大的CLL患者,以及如何减少GVHD的发生。在实施Allo-BMT之前,要慎重衡量利弊。

十二、CLL的特殊并发症

作为血液系统和免疫系统的恶性肿瘤,同时具有患者发病年龄大、病程长的生物学特点,CLL与其他白血病相比,在观察与治疗的过程中,会出现某些特殊的并发症。

1. 自身免疫性血细胞减少　CLL伴有免疫功能异常,包括免疫缺陷和自身免疫现象。CLL细胞具有自身反应的特点,靶细胞主要是成熟的血细胞。常见者为红细胞,其次为血小板,原因尚不清楚。临床上导致自身免疫性溶血性贫血(AIHA),免疫性血小板减少症(ITP),少数为骨髓衰竭和纯红再障(PRCA)。

约5%的CLL也是AIHA的常见病因之一。CLL患者在病程中可发生AIHA,肿瘤分期越晚,发生率越高。AIHA的重要诊断依据为直接抗人球蛋白试验(DAT)。Catovsky等报告,以常规DAT检测1273例未经治疗的CLL患者,8.6%为阳性,采用有丝分裂原刺激的DAT可提高阳性率。

ITP是CLL时另一种免疫性血细胞减少的形式,发生率约2%~3%,其中三分之一同时伴有DAT阳性或AIHA,但ITP的诊断需要排除其他引起血小板减少的原因,如脾亢等。

PRCA较为少见,贫血发生时骨髓中红系造血细胞缺如,在CLL中的发生率为1%,可能由CLL时过多的大颗粒淋巴细胞抑制红系造血。

值得注意的是,某些治疗CLL的药物可引起CLL患者自身免疫性血细胞减少,最常见者为氟达拉滨。1998年,美国FDA得到37例CLL在使用氟达拉滨后发生溶血性贫血的报告,6例同时发生了ITP,最终导致7例(29%)死亡。2007年英国CLL工作组的一项研究观察了194名经氟达拉滨治疗的患者,溶血性贫血的发生率11%,与单用苯丁酸氮芥组相似(12%),而同时观察的196例接受环磷酰胺+氟达拉滨治疗的患者,仅5%患者发生溶血性贫血。Beyer M等认为:CLL患者体内Treg细胞增加,这类细胞对氟达拉滨较敏感,接受治疗后其数量下降,免疫抑制功能降低,从而导致自身免疫性血细胞减少。

CLL合并免疫性血细胞减少的治疗,基本上与原发的免疫性血细胞减少相同。首选糖皮质激素,如泼尼松,1mg/(kg·d),10~14天后逐渐减量。若疗效不佳,可换用其他免疫抑制剂、静脉用免疫球蛋白或抗CD20单克隆抗体等。此时可同时进行CLL的治疗,但要注意监测并发症有无加重。最为困难的是CLL治疗相关的免疫性血细胞减少,在继续给予化疗前,先服用免疫抑制剂,可能避免AIHA或ITP复发或加重。也有学者报告长期服用环孢素可以使得曾发生氟达拉滨诱发AIHA的CLL患者仍可耐受氟达拉滨的治疗。

2. Richter综合征(RS) Richter综合征是指CLL患者在组织学上进展为侵袭性淋巴增殖性疾病,主要是弥漫大B细胞淋巴瘤,也包括HL、PLL、HCL等。由Maurice Richter于1928年首先描述,当时称为“网织细胞肉瘤”。目前也有人认为此综合征的出现是CLL患者的第二肿瘤。

RS的发生率约为2.8%~10.7%。1993年,美国MDACC小组报告了148例RS,由CLL的诊断至出现RS的中位时间为48个月。可能的危险因素有:CLL晚期、LDH升高、β_2微球蛋白升高ZAP_{70}表达等。

临床表现以突然出现的B症状和迅速肿大的淋巴结为特点,1/3患者有结外病变,往往伴有贫血和血小板减少、免疫球蛋白升高。RS的诊断有赖于再次淋巴结活检,以取得病理学依据。在活检前有条件可以行PET-CT检查,以帮助选择活检部位,敏感性高达91%,特异性为80%。

CLL患者一旦出现RS,需按照侵袭淋巴瘤治疗。经典的联合化疗方案如B-CHOP、DHAP等,或包括氟达拉滨的FAD等,皆可取得暂时的疗效。但生存期很短,多于6个月内死亡。2008年Tsimberidou等报告:以OFAR方案(奥沙利铂、氟达拉滨、阿糖胞苷和利妥昔单抗)治疗了20例Richter综合征,总反应率50%,CR者20%,但中位生存期同样不足8个月。因此,可以说RS是CLL的终末期表现,仅少数能够进行Allo-BMT的年轻患者可以较长期的无进展生存。

3. 第二肿瘤 CLL患者发病年龄较大,生存期较长,很容易发生第二肿瘤,接受过的化疗或放疗同时也是致癌因素。此外,免疫异常、反复感染也增加了CLL患者第二肿瘤的发病率。第二肿瘤的类型不仅是实体瘤,如卡波西肉瘤、肺癌、喉癌、黑色素瘤等,也包括其他血液系统肿瘤,如MDS、AML等。Schollkopf观察了1943~2003年共60年间在丹麦诊断的12 373例CLL患者,平均随诊的时间3.8年,第二肿瘤标化发生率总体<1.59%。在病程中,发生第二肿瘤的风险保持稳定,常见的第二肿瘤类型前五位为:肺癌、结肠癌、前列腺癌、膀胱癌、乳腺癌。Tsimberidou等回顾了1985~2005年于MDACC就诊的2028例CLL患者,发现16%已有第二肿瘤,11%在随诊过程中出现另一肿瘤,中位发生时间距诊断CLL后6.3年,CLL患者发生第二肿瘤的风险较预计值高出2倍以上。该作者报告第二肿瘤的发生部位,除皮肤癌外,主要位于前列腺、乳腺、胃肠道、淋巴结和肺;独立发生第二肿瘤的风险因素包括:老年、男性、β_2微球蛋白升高、乳酸脱氢酶升高、血肌酐升高,而细胞遗传学异常和化疗影响的作用尚不肯定。

总之,在诊治CLL患者时,要警惕第二肿瘤的存在与发生。

4. 感染 CLL患者易于罹患各种感染,有时反复发生,处理不当,往往危及生命,甚至死亡。在西方国家,50%以上CLL患者会出现反复感染,而且成为最主要的死亡原因,在各种死亡原因中占60%~80%。

CLL患者易于合并感染的根本原因是免疫缺陷。CLL时,经常出现低免疫球蛋白血症,也可伴发抗原-抗体反应减弱,这种体液免疫力功能低下会导致严重的细菌性感染,而定期注射人免疫球蛋白,可预防感染的发生。同时,CLL 患者的 T 细胞也发生了质量与数量的变化,皮肤试验中抗原回忆反应缺失,CD4/CD8 比值下降,NK 细胞功能也逐渐降低,这些改变皆影响到 CLL 患者的细胞免疫功能,成为易感染的危险因素。

除了 CLL 疾病本身的免疫缺陷外,CLL 的治疗可进一步加重免疫抑制。长期服用烷化剂,都会引起程度不等的中性粒细胞减少,甚至达到"粒细胞缺乏"状态,此时细菌感染几乎不可避免。糖皮质激素在治疗自身免疫性贫血等并发症时,也抑制了患者的免疫功能,加重感染。近年问世的以氟达拉滨为代表的嘌呤类似物可以在 2~3 个月内迅速减少 $CD4^+$细胞数量,停药后这种现象可持续两年之久,极易造成各种机会性感染。氟达拉滨也有明显的骨髓抑制作用,减少中性粒细胞、单核细胞的生成。单克隆抗体,如利妥昔单抗(抗 CD20)、阿伦单抗(抗 CD52),对 CLL 细胞有较好的靶向杀伤作用,但同时可将外周 B 淋巴细胞减少 90% 以上,甚至接近于 0。20% 的患者免疫球蛋白呈轻度下降。这一副作用虽然没有明显增加机会感染的发生率,却有激活潜在病毒,如 HBV 的风险。

S. Francis 等回顾性分析了 280 例 CLL 患者合并感染的情况,认为:确诊时较晚的临床分期、Ig Hv 突变检测阴性、初始化疗方案的强度,可能预示患者将发生严重感染,需要采取静注人丙种球蛋白和给予抗生素等预防措施。

CLL 患者合并的感染中以细菌性感染为主,G^+ 和 G^-细菌感染发生率类似;病毒和真菌感染发生率皆不到 10%;约 1/3 患者病原体不明。自应用嘌呤类似物以来,肺孢子菌、李斯特菌、分枝杆菌、疱疹病毒、曲霉菌等病原体感染有增加趋势。

(沈悌)

参考文献

1. 张之南. 血液病诊断及疗效标准. 第 3 版. 北京:科学出版社,2007:139
2. John C Byrd, Bercedis L Peterson, Vicki A Morrison, et al. Randomized phase 2 study of Fludarabine with concurrent versus sequential treatment with Rituximab in symptomatic, untreated patients with B-cell chronic lymphocytic leukemia: results from Cancer and Leukemia Group B 9712(CALGB 9712). Blood, 2003, 101:6
3. Marta Crespo, Francesc Bosch, Neus Villamor, et al. ZAP-70 expression as a surrogate for immunoglobulin-variable-region mutation in chronic lymphocytic leukemia. N Engl J Med, 2003, 348:1764
4. Dreger P. Ste-cell transplantation for chronic lymphocytic leukemia. Ann Oncol, 2000, 11:S49
5. Francis S, Karanth M, Pratt G, et al. The effect of immunoglobulin V_H mutation status and other prognostic factors on the incidence of major infections in patients with chronic lymphocytic leukaemia. Cancer, 2006, 107:1023
6. Johnson B. Chronic Lymphocytic Leukemia//Greer JP, Foerster J, Rodgers GM, et al. Wintrobe's Clinical Hematology. 12th ed. Philadelphia: Wolters Kluwer & Lippincott Williams & Wilkins, 2009
7. Steven H. Pathology and Genetics of Tumours of Haematopoietic and Lymphoid Tissues. WHO, 2008:180
8. Kipps TJ. Chronic lymphocytic leukemia and related diseases//Marshall Lichtman, Ernest Beutler, Kenneth Kaushansky, et al. Williams Hematology. 7th ed. New York: McGraw-Hill, 2005:343
9. Lin TS. Chronic lymphocytic leukemia//Ronald Hoffman. Hematology-Basic Priciples and practice. Churchill Livingstone, 2009:1327
10. O'Brien SM, Kantarjian HM, Cortes J, et al. Results of the fludarabine and cyclophosphamide combination regimen in chronic lymphocytic leukemia. J Clin Oncol, 2001, 19:1414
11. O'Brien SM. Chronic Lymphocytic Leukemia. Informa Healthcare USA, Inc., 2008
12. Tsimberidou AM, Wen S, McLanghein P, et al. Other malignancies in chronic lymphacytic leukemia/small lymphocytic lymphoma. J Clin Oncol, 2009, 27:904

第 96 章

其他慢性淋巴细胞增殖性疾病

慢性淋巴细胞增殖性疾病(chronic lymphoproliferative disorders,CLPD)是一组形态学、免疫学和临床特点各异的疾病的总称。其共同特点是具有 T、B 或 NK 细胞免疫表型以及 TdT 阴性。B 细胞 CLPD 包括持续性多克隆 B 淋巴细胞增多症、B 细胞慢性淋巴细胞白血病(B-CLL)、B 细胞幼淋巴细胞白血病(B-PLL)、毛细胞白血病、非霍奇金淋巴瘤白血病期、Waldenström 巨球蛋白血症、原发性浆细胞白血病和伴毛细胞的脾淋巴瘤。T 细胞 CLPD 包括 T-PLL、成人 T 细胞白血病/淋巴瘤、大颗粒淋巴细胞白血病、S-100^{+} T 细胞白血病/淋巴瘤和 Sézary 综合征。

第一节 毛细胞白血病

毛细胞白血病(HCL)是一种慢性恶性淋巴细胞增殖性疾病,以外周血和骨髓中出现毛细胞、脾大而无浅表淋巴结肿大为特征。本病由 Bouroncle 等于 1958 年首先以白血病性网状内皮细胞增生症报道。此后,又以慢性网状淋巴细胞增多症、脾髓质组织淋巴细胞增生症、网状细胞增多症、恶性网状细胞增多症、非白血病性网状细胞增多症等相继报道。毛细胞白血病这一名词由 Schrek 和 Donnelly 于 1966 年提出。

一、病因及发病情况

本病的病因尚不清楚。欧美人发病率明显高于亚洲人。美国洛杉矶地区 1972～1987 年间年龄调整后的发病率为男性 $2.9/10^6$,女性 $0.6/10^6$,男女之比为 4.8∶1;英国约克郡地区 1985～1990 年 20～79 岁人群的年发病率为 $2.9/10^6$(男性发病率为 $4.0/10^6$,女性为 $1.7/10^6$,男女之比为 2.35∶1),45 岁以上者发病率明显增高。

二、临床表现

本病以中老年人多见,中位发病年龄在 50 岁以上。最常见的症状为乏力、左上腹部不适。常见体征为脾脏肿大,发生率为 80%～90%,肝脏肿大不如脾脏明显,浅表淋巴结肿大少见。贫血、出血、感染、体重下降、纳差也是较常见的病征。约 1/4 的患者伴有自身免疫性疾病。较罕见的病征尚有骨损害,多发生于股骨近端,病损类似于多发性骨髓瘤,系毛细胞浸润所致。此外,脾破裂、皮肤及中枢神经系统浸润亦有报道。表 96-1 列举了意大利 HCL 协作组 725 例 HCL 的临床表现。

三、分型与临床分期

Jansen 根据血红蛋白(Hb)水平和脾脏大小对本病进行分期,标准如下:

1. 分期

Ⅰ期:Hb>120g/L,脾脏肋缘下≤10cm;或 Hb>85g/L,脾脏肋缘下<4cm。

Ⅱ期:Hb>120g/L,脾脏肋缘下>10cm;或 Hb 85～120g/L,脾脏肋缘下 4～10cm;或 Hb<85g/L,脾脏肋缘下<4cm。

Ⅲ期:Hb 85～120g/L,脾脏肋缘下>10cm;或 Hb<85g/L,脾脏肋缘下>4cm。

脾切除 3 个月以上者:

A 期:Hb>120g/L,中性粒细胞(NC)>0.5×10^9/L。

B 期:Hb>120g/L,NC≤0.5×10^9/L;或 Hb 85～120g/L,NC>0.5×10^9/L。

C 期:Hb 85～120g/L,NC≤0.5×10^9/L;或 Hb<85g/L。

表 96-1 意大利 HCL 协作组 725 例 HCL 的临床特点

体征	百分比（%）	血象	百分比（%）
脾脏（肋缘下）		Hb(g/L)	
未及	14.2	<85	28.4
1～4cm	26.3	85～120	48.5
5～10cm	34.4	>120	23.1
>10cm	25.1	WBC（$\times10^9$/L）	
肝脏（肋缘下）		<3.5	62.4
未及	27.4	3.5～7.0	18.8
1～2cm	32.4	>7.0	18.8
3～4cm	27.0	毛细胞（$\times10^9$/L）	
>4cm	13.2	无	15.0
淋巴结肿大		0.001～0.5	38.0
有	13.4	0.5～5.0	34.0
无	86.6	>5.0	13.0
		血小板（$\times10^9$/L）	
		<50	30.6
		50～100	42.6
		>100	26.8

引自 Frassoldati A 等，Leukemia and Lymphoma，1994，13:307

2. 分型 本病分为典型 HCL 和变异型 HCL 两种类型。各自特点见表 96-2。另外，东方人 HCL 与西方人 HCL 比较有一些不同的临床特点：东方人 HCL 全血细胞减少较少见，白细胞增高较常见，骨髓干抽较少见，耐酒石酸酸性磷酸酶（TRAP）多为弱阳性或阴性，核糖体板层复合物（RLC）少见。

四、实验室检查

所有患者骨髓都有毛细胞浸润，外周血毛细胞检出率可达 90%。单核细胞减少、血小板减少、贫血常见，半数以上有中性粒细胞减少，近半数可有全血细胞减少。细胞遗传学检查提示，1q42、2q11 和 5q13 异常可能是本病较特征性的改变。

五、病理学特点

骨髓：低倍镜下毛细胞均匀分布，胞核与胞核分隔开，核周有丰富而浅淡的胞质围绕，整体呈现一种疏松的“星空样”或“蜂窝样”改变，高倍镜下毛细胞胞质丰富，胞质突起清晰可见，胞质浅淡，细胞核周围呈透亮区，核卵圆形或有凹陷，核染色质疏松，核仁不明显，核分裂象极少见。增生活跃的骨髓可有残留造血灶，多为小簇状红系或散在的巨核系造血灶，粒系造血灶少见。网状纤维常增多。此外，可见大量红细胞外渗形成血窦。变异型 HCL 与典型 HCL 的主要区别在于前者毛细胞胞质量较少，胞质突起纤细，分布不均匀，核圆形，折叠或双核，染色质致密，核仁明显。

脾脏：以红髓浸润为主，白髓多萎缩或消失，可有假窦形成。毛细胞形态与骨髓一致。

肝脏：大多数患者均有肝脏受累，主要累及肝窦和门脉区。

淋巴结：尸检时大多数患者有纵隔、腹腔或腹膜后淋巴结肿大，皮质区、副皮质区和髓质区均有毛细胞浸润。

此外，肺脏、肾脏、胃肠道、中枢神经系统、皮肤等均可发生毛细胞浸润，但非常少见，一般在患者死后尸检时才发现。

超微结构：毛细胞胞质突起有两类：①微绒毛状，为纤细的指状突起，直径 50～150nm，长约 0.6～1.4μm；②伪足状，基底较宽的舌状突起，宽约 1μm，长约 3μm，细胞质内高尔基体发达，线粒体丰富，粗面内质网丰富，可见溶酶体颗粒，约半数可有 RLC。

细胞化学：最显著的特点是酸性磷酸酶（ACP）强阳性，且 TRAP 阳性。但亚洲国家 HCL 患者的 TRAP 多为弱阳性或阴性。因此，TRAP 阴性不能排除 HCL。

佛醇酯（TPA）诱导分化试验：毛细胞在体外与 TPA 孵育后迅速贴壁，镜下见胞质伸出长枝状突起，其他白血病细胞无此特点。

细胞免疫表型见表 96-2。

六、诊断与鉴别诊断

本病迄今尚无统一的诊断标准，诊断主要依靠：①临床特点；②外周血和骨髓中发现毛细胞；③毛细胞的细胞化学、超微结构和免疫表型；④病理组织学特征。

本病主要应与 CLL、PLL、SLVL、单核样 B 细胞淋巴瘤（MBCL）、边缘区 B 细胞淋巴瘤（MZBL）等相鉴别：SLVL、MBCL、MZBL 和 HCL 的瘤细胞对应的正常细胞相同或相似，前三者的瘤细胞均为胞质丰富的单个核细胞，胞质突起较少，染色质致密，常有一个明显的核仁。在组织切片中，这些细胞与毛细胞非常相似，但染色质致密、胞质突起短而少有别于典型毛细胞。三者的免疫表型与 HCL 相似，但

表96-2 HCL及HCL-V与B-CLL、B-PLL及SLVL的鉴别

	B-CLL	B-PLL	HCL	HCL-V	SLVL
男:女	1.5:1	1.5:1	4:1	4:1	2:1
淋巴结大	70%	30%	5%	<5%	<5%
脾大	>50%	>90%	75%~95%	>90%	90%
脾浸润区	白髓±红髓	白髓±红髓	红髓	红髓	白髓±红髓
骨髓浸润方式	不定	混合性或弥漫性	弥漫性或片状	弥漫性或片状	结节性、弥漫性、片状、偶无浸润
骨髓纤维化	-/+	+	++	-/+	-
平均WBC($\times 10^9$/L)	100	175	5	90	20
瘤细胞类型	淋巴细胞	幼淋巴细胞	毛细胞	毛细胞	毛细胞
TRAP	-	+/-	+/-	-	-
免疫表型					
CD5	+++	-/+	-	-	-/+
CD19	++	+++	+++	+++	+++
CD20	+	+++	++++	+++	+++
CD22	-/+	+++	+++++	+++	+++
CD11c	+	-/+	+++++	+/-	-/+
CD25	+	+/-	+++	-	-/+
CD103	-	-	++	+/-	-
SmIg	+	+++	+++	+++	+++

TRAP常为阴性或弱阳性。此外，组织学特点与HCL不同：MZBL骨髓浸润方式为片状或局灶性，无网状纤维增生，脾脏浸润以红髓为主；MBCL骨髓受累少见且多见于小梁周围，外周血受累罕见，淋巴结浸润多见于滤泡间区或窦间隙。与CLL、PLL、SLVL的鉴别见表96-2。

此外，本病还应与恶性组织细胞病，全身性肥大细胞病等相鉴别。

七、治　疗

治疗指征：①巨脾导致压迫症状；②Hb<100g/L；③PLT<100×10^9/L；④WBC>20×10^9/L；⑤中性粒细胞绝对值小于1.0×10^9/L伴反复机会性感染；⑥出现自身免疫并发症；⑦组织毛细胞浸润。

若无上述指征者，不需治疗，但需定期随访，以监测病情进展。

治疗方案：

1. 干扰素α(IFN-α)　为HCL的首选药物。用法：2×10^6 U/m^2，3次/周，共12个月。有效率为80%，CR率9%。主要副作用为流感样症状。

2. 核苷类似物　有喷司他丁(DCF)、克拉屈滨(2-CdA)和氟达拉滨。

DCF用法：4mg/m^2，静脉输注，隔周一次，共3~6个月。主要副作用为感染及免疫抑制。

2-CdA用法：0.1mg/(kg·d)×1周，静脉输注。主要副作用为发热及免疫抑制，但比DCF轻得多，有可能取代IFN-α成为HCL的首选药物。

氟达拉滨的用法为30mg/(m^2·d)×5天，每个月1疗程。对HCL也有效，但远不及2-CdA。这三种药物的疗效见表96-3。

3. 脾切除　在干扰素及核苷类似物问世之前，脾切除是本病的首选治疗手段，现已不主张对HCL患者施行脾切除术，但对2 CdA，DCF和IFN-α无效或巨脾产生压迫症状或脾破裂者可考虑。

4. 其他　在干扰素问世前，苯丁酸氮芥及联合化疗均曾用于脾切除后病情恶化的患者，但疗效均不理想，目前已不作为一线治疗方案。由于药源及费用等原因，我国目前仍较多选用苯丁酸氮芥作为一线药物。

表 96-3 核苷类似物对 HCL 的疗效

	例数(既往治疗例数)	有效率(%)		
		完全	部分	无效
DCF				
Cassileth 等	50(31)	32(64)	10(20)	8(16)
Kraut 等	23(13)	20(87)	1(4)	2(9)
Johnston 等	28(18)	25(89)	3(11)	0
Ho 等*	33(30)	11(33)	15(45)	4(13)
Catovsky 等	148(23)	110(74)	33(22)	5(3)
Golomb 等	85(85)	36(42)	35(42)	14(15)
2-CdA				
Piro 等	144(75)	123(85)	18(12)	3(2)
Estey 等	46(27)	36(78)	5(11)	5(11)
Juliusson 等	16(3)	12(75)	0	4(25)
Tallman 等	20(15)	16(80)	4(20)	0
Lauria 等	37(12)	29(78)	8(22)	0
氟达拉滨				
Kantarjian 等	3(3)	0	2(66)	1(33)
Kraut 等	1(1)	0	1(100)	0

* 其中 3 例因早期死亡而舍去

引自 Tallman MS 等,Blood,1995,86:2463

疗效标准:

CR:外周血及骨髓中毛细胞消失;无脾脏肿大,血象恢复正常:Hb>120g/L,PLT>100×10^9/L,中性粒细胞>1.5×10^9/L。

PR:骨髓中毛细胞数下降 50% 以上,血象恢复正常至少 1 个月。

微效:外周血象指标至少一项恢复正常。

进展:Hb<100g/L,无出血征象,中性粒细胞计数连续 3 次低于 1.5×10^9/L 或 PLT<100×10^9/L。

八、预 后

自从 IFN-α,DCF 和 2-CdA 用于治疗 HCL 后,HCL 的预后明显改善,其 5 年存活率达 87.5%。感染是 HCL 的主要死因,严重粒细胞缺乏者常发生败血症或肺炎。由于单核细胞减少,NK 和 T 细胞功能缺乏,导致细胞免疫缺陷,因而 HCL 患者发生机会性感染的危险也增加。

第二节 幼淋巴细胞白血病

幼淋巴细胞白血病(prolymphocytic leukemia,PLL)由 Galton 等于 1973 年首先报道。本病以白细胞明显增高,外周血幼淋巴细胞比例增高为特点。根据细胞免疫表型本病可分为 T-PLL 和 B-PLL。以 B-PLL 多见,约占 80%。

一、发 病 情 况

本病的发生率约为 CLL 的 10%,美国每年约有 600~1000 例新发病例,男性发病率略高。中位发病年龄在 70 岁左右。本病在东方国家少见。

二、临 床 表 现

本病的症状有体重减轻、疲乏、腹部不适等。常见体征为脾脏明显肿大,肝脏亦可肿大,淋巴结不大或仅轻度肿大。但 T-PLL 患者淋巴结肿大较常见,可达 53%。27% 的患者有皮肤损害,为全身性或局部斑丘疹或结节。皮肤活检示白血病细胞主要累及真皮附件,偶尔累及皮下脂肪,表皮则不受累。中枢神经系统亦可受累。

三、实验室检查

血象:几乎所有患者均有正细胞正色素性贫血,半数以上的患者有血小板减少;白细胞多明显增高,常大于 100×10^9/L,幼淋巴细胞比例大于 50%。与成熟淋巴细胞相比其形态特点为:胞体稍大,胞质丰富,核/质比例稍低,核染色质浓集呈块状或粗细不等,排列不匀,沿核膜周边较密集,核质与核仁发育不同步,即核仁明显而核质较成熟。T-PLL 患者的幼淋巴细胞核/质比例高，胞质强嗜碱性，无颗粒，常有突起；核椭圆形或不规则，可有折叠、扭曲，核染色质较致密，核仁明显，通常为 1 个。约 19% 的 T-PLL 胞体小，光镜下核仁不明显，电镜下则可见核仁，这组病例为小细胞变异型 T-PLL。

骨髓象：增生明显活跃，以淋巴细胞为主，幼淋巴细胞形态特点与外周血一致。骨髓干抽现象少见，活检示白血病细胞呈弥漫性或混合性浸润。

相差显微镜：幼淋巴细胞核仁 1 ~ 2 个，部分细胞胞质中有粗颗粒，有时聚集在胞质一侧，部分细胞胞质可见突起的小绒毛。

超微结构：幼淋巴细胞有绒毛状小突起，约 0.07 ~ 2.5μm 长。多数细胞有大的核仁，核圆形，胞质丰富，高尔基体不发达。

细胞化学：80% 的患者 PAS 呈不同程度阳性，ACP 阳性，TRAP、POX、SB 均阴性，非特异酯酶在 T-PLL 患者呈阳性。

细胞遗传学：60% 的 B-PLL 有 14q+，76% 的 T-PLL 有 14 号染色体断裂，断裂点为 q11 和 q32，inv(14)(q11;q32)是常见的核型。53% 的 T-PLL 有 8 号染色体三体。

免疫表型：T-PLL：$CD1a^-$，TdT^-，$CD2^+$，$CD3^+$，$CD5^+$，$CD7^+$，$CD25^{-/+}$，$CD38^{+/-}$；$CD4^+$、$CD8^-$ 者占 65%，$CD4^+$、$CD8^+$者占 21%，$CD4^-$、$CD8^-$者占 13%。B-PLL：$CD5^{-/+}$，$CD10^{-/+}$，$CD11c^-$，$CD25^-$，$CD23^{-/+}$，$CD24^+$，B-ly-7^-，$FMC7^+$，sIg^{++}（μ 或 δ+μ）。

生化检查：血清钙正常。

四、诊断与鉴别诊断

若患者出现脾脏明显肿大，白细胞增高，外周血幼淋巴细胞比例>55%，骨髓以淋巴细胞为主，诊断即可成立。本病主要应与其他 B 淋巴细胞增殖性疾病鉴别，如 CLL 混合型及 CLL 向 PLL 转化等，与 CLL 的鉴别见表 96-4。

五、治　　疗

治疗指征：有 PLL 相关的全身症状，进行性骨髓衰竭，合并自身免疫溶血性贫血，巨脾，全身淋巴结肿大或白细胞数大于 $200×10^9$/L。

治疗方案：本病迄今尚无理想的治疗措施。对 CLL 有效的治疗方案对本病疗效均不理想。

1. 烷化剂　烷化剂（环磷酰胺或苯丁酸氮芥）治疗的有效率约 20% ~30%，CHOP 方案的有效率约 30%，但持效时间很短。

2. 局部照射　脾区照射和（或）纵隔照射对部分患者有效。一组 12 例 B-PLL 患者接受脾区照射后，3 例获良效，4 例部分有效。有症状的 PLL 患者，若不适于联合化疗，脾区照射（1000 ~ 1600rad）是较合适的姑息治疗。

表 96-4　B-PLL 与 B-CLL 的鉴别

	B-CLL	B-PLL
细胞形态	小的“静止期”淋巴细胞，染色质致密，涂抹细胞易见	大淋巴细胞（直径 10 ~ 15μm），染色质疏松，核仁明显
免疫表型 sIg	低密度	高密度
CD5	+(95%)	+(50%)
CD11c	+/-	-
CD20	+	+++
CD22	+	+++
CD103	-	-
小鼠红细胞玫瑰花结	常阳性	一般阴性
血清蛋白电泳出现 M 峰	5%	30%
中位年龄	64	70
男女之比	2:1	2:1
脾大	常见	常为巨脾
淋巴结大	常见	不常见
淋巴细胞绝对值（$×10^9$/L）	一般<100	通常>100
就诊时贫血或血小板少	<25%	>80%

3. 脾切除　对放化疗均无效者可考虑脾切除术。

4. IFN-α　有报道表明，每日皮下注射 IFN-α 对 PLL（包括已行脾切除者均可能）有效。

5. DCF　DCF 是迄今报道对 PLL 最有效的治疗，有效率达 50%，但持效时间仍短。欧洲癌症研究与治疗组织白血病协作组的二期临床试验表明：20 例 B 或 T-PLL 接受 DCF $4mg/m^2$，静脉滴注，每周 1 次，共 3 周，然后隔周 1 次给 3 次；对获得 PR 者继续每个月 1 次维持，最多 6 个月。结果 9/20 例（45%）获得 PR，其中 B-PLL 占 7/14 例，T-PLL 占 2/6例。中位有效期为 9 个月。毒副作用包括：恶心，呕吐（30%），感染（30%），一过性肝酶升高（35%）及一过性血肌酐水平升高（20%）。

6. 对白细胞极高者可行白细胞单采术。

T-PLL 对治疗的反应更差。一组 78 例 T-PLL，其中 32 例接受烷化剂治疗，9 例（28%）获 PR。5/15例（33%）对 CHOP 方案有效，其中 1 例 CR（3

个月)。3/7 例对放疗有效,1 例纵隔照射,PR 期达 44 个月。31 例接受 DCF,其中 3 例获 CR,12 例 PR,3 例 CR 者分别于停药后的 8、10、12 个月复发。

六、预 后

本病预后差。B-PLL 的中位生存期为 3 年。一组 78 例 T-PLL 的中位生存期为 7.5 个月,性别、脾大、皮损、淋巴细胞数等对预后均无影响。淋巴结肿大、年龄小于 50 岁、无肝脏肿大者预后较好。

第三节 伴有毛细胞的脾淋巴瘤

伴有毛细胞的脾淋巴瘤(splenic lymphoma with villous lymphocytes,SLVL)是近年发现的一种恶性淋巴瘤。SLVL 是一种单克隆 B 淋巴细胞增殖性疾病,以脾大和外周血有绒毛淋巴细胞为其特征。本病由 Melo 等于 1987 年提出。在此之前,本病曾以酷似白血病性网状内皮细胞增生症的恶性淋巴瘤、外周血有毛细胞的脾大性免疫细胞瘤、类似毛细胞白血病的淋巴细胞淋巴瘤、类似毛细胞白血病的慢性淋巴增殖性疾病等名称被报道。1989 年 FAB 协作组将 SLVL 纳入"慢性(成熟)B 和 T 淋巴细胞白血病"中。本病国外报道已逾百例,国内迄今只有几例报道。

一、发病情况及临床表现

SLVL 发病率与 HCL 相近,男∶女约为2∶1,以老年男性多见。患者可有腹部不适、疲乏、消瘦、皮肤瘙痒、食欲不振等。脾脏多明显肿大,部分患者可有肝脏和(或)淋巴结肿大。有的可伴发自身免疫溶血性贫血。脑膜炎可为本病的首发病征,有报道姐妹同时罹患本病,提示本病可能有家族遗传背景。

二、实验室检查

1. 血象　可为全血细胞或一系/两系细胞减少,但所有患者均有淋巴细胞比例或绝对值增高,其中胞质有绒毛突起的淋巴细胞占 8% ~90%。这类细胞大小介于 CLL 和 HCL 之间,似 PLL 细胞;胞质量少至中等,嗜碱性,有分布不均的细短绒毛,常在细胞一极;核/质比例较大,核圆形或椭圆形,染色质致密,约半数有核仁。半数患者可伴有异常单克隆免疫球蛋白(常为 IgM)增高,少数患者尿中出现 M 成分。部分患者 Coombs 试验阳性,少数可有血清乳酸脱氢酶(LDH)升高。骨髓穿刺无干抽,半数患者可无骨髓浸润。

2. 细胞化学　ACP 中等至强阳性,TRAP 阴性或弱阳性,PAS 阳性,ANAE 阴性或弱阳性。

3. 免疫表型　$SmIg^+$,$CD19^+$,$CD20^+$,$CD22^+$,$CD24^+$,$FMC7^+$,$CD11c^{+/-}$,$CD10^{-/+}$,$CD23^{-/+}$,$CD38^{-/+}$,$CD25^{-/+}$,$CD5^-$,$B\text{-ly-}7^-$,$HC2^-$。

4. 细胞遗传学检查　87% 的患者有克隆性染色体异常,其中 t(11;14)(q13;q32)约占 15%。

5. 病理学检查

脾脏:以白髓浸润为主,大多数滤泡结构被破坏,滤泡中心被小淋巴细胞取代,其形态类似于套区 B 细胞;周边区则被中等大小的淋巴细胞取代,其形态类似于脾边缘区 B 细胞,胞质量中等,嗜酸性,胞核轻度不规则,其间偶见原始细胞。红髓受累者,脾索及脾窦呈散在或局灶性浸润,以小淋巴细胞为主,但无假窦形成。

淋巴结:结构完全或部分被破坏,偶尔在结节中心可见保存完好的滤泡中心,皮质和髓质均受累,不累及包膜,边缘窦偶见浸润。细胞成分以中、小淋巴细胞为主,形态特点与脾脏所见一致。

肝脏:主要为汇管区受累,呈结节状浸润。

骨髓:首先累及骨小梁周围,瘤细胞呈结节状或散在浸润。

三、诊 断

本病尚无统一的诊断标准,综合文献,符合以下标准者可诊断为 SLVL:①脾脏明显肿大伴或不伴有肝脏或淋巴结肿大;②外周血出现数量不等的不典型淋巴细胞,有不规则性短绒毛突起,多局限于细胞一极;③细胞化学染色示 ACP 阳性,而 TRAP 阴性或弱阳性;④免疫表型符合成熟 B 淋巴细胞;⑤脾脏浸润以白髓为主。

四、鉴别诊断

本病主要需与 HCL 鉴别,HCL 与 SLVL 细胞形态不尽相同:SLVL 细胞大小不等,胞体较 HCL 小,胞质可嗜碱性,核/质比大于 HCL,绒毛短而稀,分布不均,多偏于一极,核圆形或椭圆形,偶有异形,核染色质致密呈块状,部分细胞有核仁,多为一个。典型的 HCL 的毛细胞大小均一,胞质丰富,浅淡透亮,绒毛分布较均匀,核卵圆形,分叶状或有凹陷,染色质较疏松,有时呈泡沫状,可有核仁 1 ~2 个。HCL 与 SLVL 的病理学特点亦有明显差别:HCL 患者脾脏浸润以红髓为主,骨髓切片整体呈现一种疏松的"星空样"或"蜂窝样"改变。SLVL 患者脾脏浸润以白髓为主,骨髓切片中瘤细胞呈结节状或散在浸润。此外,CD5 和 CD23 可作为 SLVL 与 CLL 鉴别的免疫学标志,HC2 与 B-ly-7 可作为 HCL 与 SLVL 区别的标志,而 CD11c 和 B-ly-7 可作为变异型 HCL 与 SLVL 鉴别的标志。SLVL 还应与 Waldenström 巨球蛋白血症鉴别,后者 IgM 多明显增高(>20g/L),且二者骨髓及脾脏组织学特点也不同。

五、治　　疗

轻症患者不需特殊处理,但出现血细胞减少,脾功能亢进,病情进展迅速时应给予治疗。治疗首选脾切除术。脾切除后不典型淋巴细胞比例下降,Ig 异常得到纠正。也可用小剂量苯丁酸氮芥或脾区照射。联合化疗如 COP 或 CHOP 方案对部分患者有效。

六、预　　后

本病属低危 B 细胞淋巴瘤,预后良好。3 年生存率在 80% 以上,5 年生存率达 78%。少数患者可转化为高危淋巴瘤。本病不良预后因素有白细胞数高,淋巴细胞比例高,血小板减少,血清 LDH 增高,核型异常。

第四节　大颗粒淋巴细胞增殖性疾病

大颗粒淋巴细胞(large granular lymphocyte, LGL)增殖性疾病是指外周血 LGL 持续增多而无明确病因的一组疾病的总称。本病由 Mckenna 等于 1977 年首先描述,此后本病以慢性 T 细胞淋巴细胞增多症伴中性粒细胞减少、Tγ 慢性淋巴细胞白血病、T 细胞慢性淋巴细胞白血病、颗粒性 T 细胞淋巴细胞增多症伴中性粒细胞减少、T 抑制细胞慢性淋巴细胞白血病、中性粒细胞减少症伴淋巴细胞增多、NK 和抑制性 T 细胞慢性淋巴细胞白血病、Tγ 淋巴细胞增多症、Tγ 淋巴细胞增殖性疾病、颗粒淋巴细胞性淋巴细胞增殖性疾病等名称相继被报道。1990 年第 4 次 MIC 协作组会议正式将克隆性 LGL 增殖性疾病命名为 LGL 白血病,1993 年国际淋巴瘤研究组也将 LGL 白血病纳入"欧美淋巴系统肿瘤分类修订方案"中。2001 年世界卫生组织在其肿瘤分类中也将 T-LGLL 单独列出。

一、分　　类

本病尚无统一的分类标准。根据克隆源性分析可分为克隆性和非克隆性 LGL 增殖性疾病两类,前者为肿瘤性,后者为反应性。Loughran 将克隆性 LGL 增殖性疾病分为 T-LGL 白血病(T-LGLL)和 NK-LGL 白血病(NK-LGLL)两类。

二、病　　因

本病病因尚不清楚,其中 T-LGLL 可能与Ⅰ/Ⅱ型人类 T 细胞白血病病毒(HTLV-Ⅰ/Ⅱ)有关,而 NK-LGLL 可能与 EB 病毒感染有关。

三、临 床 表 现

T-LGLL 起病缓慢,中老年人多见,中位发病年龄在 60 岁左右,男女机会均等。约 28% 的患者就诊时无症状,60% 的患者有乏力。反复感染的发生率约 15% ~39%,其他机会性感染罕见。常见体征为脾大,发生率约 50%。少数患者可有淋巴结或肝脏肿大、口腔溃疡、出血、皮疹等。常见的并发症为类风湿关节炎,发生率约 28%。其他并发症有纯红细胞再生障碍或溶血性贫血、血小板减少性紫癜、单克隆或多克隆免疫球蛋白异常、实体瘤及内分泌病。

NK-LGLL 起病较急,中位发病年龄为 40 岁左右,男女机会均等。常有不明原因的高热,肝脾常明显肿大,其中脾大的发生率为 91%,肝大的发生率为 64%,淋巴结肿大的发生率为 27%,常有胃肠道症状伴黄疸、腹水等。空肠穿孔、中枢神经系统浸润亦有报道。

四、实验室检查

1. 血象　T-LGLL 患者约 74% ~84% 有中性粒细胞减少,40% ~48% 有粒细胞缺乏,约半数患者可有贫血,血小板减少少见。淋巴细胞增多的发生率为 74%,约 89% 的患者 LGL 增高(中位数:$4.2\times10^9/L$)。LGL 的特点为胞体较大,胞质丰富,略嗜碱性,胞质中有数量不等的大嗜天青颗粒。NK-LGLL 患者贫血及血小板减少较常见且严重,淋巴细胞绝对值增高,LGL 细胞增高($>50\times10^9/L$)。

2. 骨髓象　大多数 T-LGLL 患者骨髓表现为髓系细胞成熟停滞及淋巴细胞浸润。NK-LGLL 骨髓浸润与 T-LGLL 类似。

3. 免疫学异常　T-LGLL 患者常有多克隆高丙种球蛋白血症,循环免疫复合物、类风湿因子及抗核抗体阳性,可有抗中性粒细胞抗体及血小板抗体。细胞免疫异常表现为:NK 细胞明显减少,活性下降或缺如。对 NK-LGLL 的免疫功能研究较少。

免疫表型:

(1) T-LGLL:$CD3^+$、$CD4^{-/+}$、$CD8^{+/-}$、$CD16^+$、$CD56^-$、$CD57^+$。

(2) NK-LGLL:$CD3^-$、$CD4^-$、$CD8^-$、$CD16^+$、$CD56^+$、$CD57^{-/+}$。

4. 其他　此外,NK-LGLL 常有凝血异常。

五、病理学特点

T-LGLL 细胞主要累及骨髓、脾脏和肝脏,皮肤及淋巴结浸润少见。骨髓呈弥漫性淋巴细胞浸润,可有结节形成,系反应性 B 淋巴细胞聚集所致,而结节外间质区则为白血病细胞浸润,部分患者可有纤维化。脾脏红髓及髓索被 LGL 细胞浸润，并有生发中心滤泡反应性增生。肝脏表现为淋巴细胞浸润肝窦，广泛者可累及汇管区。偶有小肠、眼、肾脏、甲状腺及肾上腺受累者。

NK-LGLL 病理学特点与 T-LGLL 类似，但可有中枢神经系统浸润，且骨髓及淋巴结浸润较 T-LGLL 多见。

六、诊 断

本病目前尚无统一的诊断标准，一般采用的标准为：①外周血 LGL 细胞比例>25%或绝对值>2.0×10^9/L；②无明显病毒感染或其他可导致一过性 LGL 增多的疾病；③LGL 为克隆性增殖。

七、鉴别诊断

T-LGLL 应与 Felty 综合征鉴别：Felty 综合征是指慢性类风湿关节炎伴粒细胞减少和脾大的一组症候群。此病中性粒细胞减少，严重时可低于 10×10^9/L 以下，淋巴细胞不增多，更无 LGL 增多；骨髓中红系增生，粒系成熟障碍，无 LGL 浸润；类风湿因子乳胶凝集试验常阳性。

T-LGLL 还应与慢性 NK 细胞淋巴细胞增多症鉴别，后者为非克隆性 LGL 增殖性疾病，与 T-LGLL 的临床特点非常相似。二者的鉴别主要依靠免疫表型和克隆性分析。慢性 NK 细胞淋巴细胞增多症的中位发病年龄约 60 岁，一般无脾脏或淋巴结肿大，可并发纯红细胞再生障碍性贫血，外周血 LGL 增多；骨髓中 LGL 呈间质性浸润；免疫表型：$CD2^+$，$CD3^-$，$CD8^-$，$CD16^+$，$CD57^{+/-}$，$HLA\text{-}DR^+$。此外，本病还应与慢性淋巴细胞白血病及其他成熟 T 淋巴细胞白血病/淋巴瘤相鉴别（表 96-5）。

表 96-5 LGLL 与成熟 T 细胞白血病/淋巴瘤的鉴别

	T-PLL	LGLL	ATLL	Sézary 综合征
淋巴结	++	-	++	-/+
脾大	++	+	+	-
皮损	+	-	+	++
浸润区	真皮	真皮	真皮	表皮
高钙血症	-	-	++	-
骨髓浸润	弥漫性	极微	不定	极微
白细胞(×10^9/L)	>100	>5	>20	>10
中性粒细胞减少	-	++	-	-
细胞类型	幼淋巴	LGL	花瓣样	脑状
免疫表型(T 全系单抗均阳性)				
CD7	++	+	-/+	+
CD4	++	-/+	++	++
CD8	+	++	-	-
CD25	-/+	-	++	-/+
K/NK *	-	++	-	-
核型	inv(14;18)			

* CD11b，CD16，CD56，CD57

NK-LGLL 应与 S-100β$^+$ T 细胞白血病/淋巴瘤鉴别：后者临床特点与本病相似，但外周血中无 LGL 增多，增多的 T 细胞 $CD3^+$，且胞质 S-100β$^+$。

此外，最近发现部分 T-LGLL 临床经过呈进行性，脾脏进行性肿大，广泛淋巴结肿大，并有发热、盗汗、体重减轻，与 NK-LGLL 相似，其免疫表型为 $CD3^+$，$CD56^+$。

必须指出，部分 LGL 持续增高的患者，无论是 $CD3^+$或 $CD3^-$，均无法确定其为克隆性增殖，除技术方面的原因外，也可能表明患者处于向克隆性增殖演进中的一种多克隆增殖的瘤前状态。

八、治疗与预后

部分 T-LGLL 患者不需特殊治疗。本病的治疗方法有脾切除、皮质激素（泼尼松 40～60mg/d）和（或）环磷酰胺（25～100mg/d）、造血生长因子等，其中以泼尼松(40～60mg/d)和环磷酰胺(25～100mg/d)联用疗效较好。T-LGLL 进展缓慢,预后较好。

NK-LGLL 的治疗以联合化疗为主,方案可用 COP(环磷酰胺、长春新碱及泼尼松),但疗效不佳,常于诊断后 1～2 个月死亡。

第五节　成人 T 细胞白血病/淋巴瘤

成人 T 细胞白血病/淋巴瘤(adult T cell leukemia/lymphoma,ATL)是由人类 T 细胞白血病病毒 I 型(HTLV-1)引起的恶性 T 细胞单克隆增殖疾病。其特点是肝、脾及淋巴结肿大,高钙血症并常有皮肤损害。外周血典型的恶性淋巴细胞为多形性,胞质很少,胞核有深切迹或呈多分叶状,因而这类细胞也称为"花瓣细胞"。本病由日本学者高月清于 1976 年首先提出。

一、病因与发病机制

业已证明 HTLV-1 是本病的病因。HTLV-1 是一种人类逆转录病毒,其前病毒基因组包括 gag、pol、env、pX 基因及两个长末端重复序列(LTR)。pX 基因的产物 p40 tax 作用于 LTR 并反式激活病毒基因,tax 还反式激活 IL-2Rα、c-fos、c-jun 及甲状旁腺激素相关蛋白(PTHrP)。ATL 细胞被激活后释放细胞因子,引起与 ATL 相关的各种病理变化。现已证明本病是由于 HTLV-1 整合至人淋巴细胞,导致受染细胞单克隆增殖所致。HTLV-1 主要通过三条途径传播:母乳、血液和性交。日本通过限制 HTLV-1 阳性的母亲哺乳婴儿,使 80% 的婴儿免受感染。HTLV-1 阳性者中只有不到 5% 的人经过 20～30 年的潜伏期后发展为 ATL。可见单纯 HTLV-1 感染尚不足以导致 ATL 的发生,尚需其他因素的参与。本病详细发病机制尚未完全阐明。

二、流行病学

本病在世界范围内呈区域性流行,主要分布在日本南部、美国东南部、加勒比海地区。中美、南美和非洲等地区也已发现 HTLV-1 抗体阳性者。日本年龄大于 40 岁的 HTLV-1 携带者中 ATL 的年发病率为 1.5/1000(男性)和 0.5/1000(女性)。在日本的流行区域内,40 岁以上人群中 HTLV-1 抗体阳性率达 6%～37%。我国 1984～1994 年陆续在 23 668 份血清标本中检出 HTLV-1 抗体阳性者 127 份,其中 7 例与日本人有关。迄今我国共报道 16 例 ATL。我国 ATL 患者及 HTLV-1 抗体阳性者的出生地或居住地绝大多数分布在沿海地区,在福建东部沿海市县有 HTLV-1 的小流行区。这些地区邻近 HTLV-1 及 ATL 流行的日本南部,其感染和发病可能与这两个地区的社会文化交流有关。

三、临床表现

本病以中老年人多见,中位发病年龄各地区略有差别:美国为 35 岁,加勒比海地区为 40 岁,日本为 60 岁。美国以男性多见,加勒比海地区以女性多见,日本则男女两性大体相等。常见症状为全身不适、发热、咳嗽、咳痰、恶心、厌食、腹胀、腹泻以及高钙血症的相关症状如乏力、烦渴、多尿、困倦等。常见的体征:80% 以上的患者有淋巴结肿大,50%～80% 的患者有肝脏肿大,30%～50% 的患者有脾脏肿大,20%～50% 的患者有皮肤损害,包括非特异性斑丘疹、结节、红斑以及散在的瘤性结节等。约半数患者有溶骨性损害。由于患者有免疫缺陷,真菌、卡氏肺孢子虫及巨细胞病毒感染较多见。由于瘤细胞浸润,胸部 X 线检查可见均匀的线条状、网状或界线不清的结节性阴影。我国所报道的 16 例 ATL 患者的临床表现与上述基本相同,但以急性型为主。

四、分　　型

日本淋巴瘤研究组将本病分为 4 型:

1. 隐袭型　淋巴细胞数<4×10^9/L,外周血多形性淋巴细胞>5%,无高钙血症,血清 LDH 高于正常上限的 1.5 倍,无淋巴结肿大,无肝、脾、骨、胃肠道及中枢神经系统(CNS)浸润,无胸、腹水,可有皮肤及肺部病变。若多形性淋巴细胞<5%,则需有组织学证实的皮肤及肺部病变。

2. 慢性型　淋巴细胞数>4×10^9/L,T 淋巴细胞>3.5×10^9/L(包括异常 T 淋巴细胞),LDH 高于正常上限的 2 倍,无高钙血症,无 CNS、骨、胃肠道浸润,无胸腹水,可有肝脾肿大、淋巴结肿大、皮肤及肺部病变。

3. 淋巴瘤型　有组织学证实的淋巴结浸润,无白血病表现。

4. 急性型　不符合上述 3 类者。

高月清将本病分为 5 型。除上述 4 型外,将突然从隐袭型和慢性型转变为急性型者归为急变型。最近,Shirono 等根据 Ki-67 抗原阳性率将本病分为 2 型,并认为这种分型与预后密切相关:侵袭型,外周血 T 淋巴细胞 Ki-67 阳性率>18%;稳定型,外周血 T 淋巴细胞 Ki-67 阳性率<18%。

五、实验室检查

大多数患者白细胞升高,可超过 100×10^9/L,可有轻至中度贫血,血小板减少少见。淋巴细胞比例占10% ~95%，白血病细胞呈多形性，典型ATL细胞胞质很少，嗜碱，无颗粒，核分叶或有深切迹，核染色质均匀致密，有小核仁或无核仁。慢性型ATL白血病细胞形态改变不明显。偶有嗜酸性粒细胞和中性粒细胞增高。约2/3的患者骨髓有白血病细胞弥漫性或片状浸润。

多数患者有血清乳酸脱氢酶(LDH)、碱性磷酸酶、GOT、GPT升高以及高钙血症。

细胞遗传学异常有+3和+7等，但尚未发现特异性染色体异常。急性型ATL及晚期病例的染色体异常较慢性型复杂，提示疾病进展有克隆演进的可能。

本病白血病细胞免疫表型较一致：典型者为$CD1^-$，$CD2^+$，$CD3^+$，$CD4^+$，$CD8^-$，$HLA\text{-}DR^{+/-}$，IL-2受体(Tac)阳性，提示白血病细胞来自表达CD4抗原的外周血成熟T细胞亚群。$CD4^-$、$CD8^-$，$CD4^+$、$CD8^+$和$CD4^-$、$CD8^+$者各仅占7%、7%和4%。

六、诊　断

日本淋巴瘤研究组制定的诊断标准如下：

1. 有组织学和(或)细胞学证实的T淋巴细胞肿瘤。

2. 除淋巴瘤ATL外，外周血应有异常T淋巴细胞，包括典型的“花瓣细胞”以及小的有切迹和分叶核成熟T淋巴细胞。

3. HTLV-1抗体阳性。

七、鉴别诊断

本病与皮肤T细胞淋巴瘤、外周T细胞淋巴瘤和LGLL等有相似之处，因此应与之鉴别。最近日本学者发现一例ATL患者外周血中LGL占66.3%，其免疫表型为$CD3^-$，$CD4^+$，$CD8^-$，$CD16^-$，$CD25^+$，$CD56^-$，$CD57^-$，$HLA\text{-}DR^+$；Southern杂交表明LGL细胞有HTLV-1前病毒DNA的单克隆性整合。因此，对于可疑病例应进行HTLV-1抗体和前病毒DNA检测，以确定诊断。

八、治　疗

本病目前尚无特效治疗措施，常用的治疗方案有：VEAP(长春新碱、环磷酰胺、泼尼松、多柔比星)，VEPAM(VEPA+甲氨蝶呤)，VEMP(长春新碱、环磷酰胺、泼尼松、巯嘌呤)。其中VEPA在急性型ATL的CR率仅17%，其他方案的疗效亦不佳，而且缓解时间均很短。一旦复发，瘤细胞对绝大多数抗癌药物均产生耐药性。对于慢性型ATL，不宜用强烈化疗。有报道用DCF治疗1例ATL获得缓解，但尚需更多的病例观察。此外，有报道静脉注射抗Tac抗体使1/3 ATL获得6个月的缓解。

九、预　后

本病预后极差。日本淋巴瘤研究组报道854例ATL患者，中位随访时间(从诊断时计算)为14个月，585例(68.5%)已死亡，269例(31.5%)仍存活，中位生存期仅6个月，2年和4年预期存活率为28%和12%。提示与不良预后有关的因素有：①一般状况不佳；②高乳酸脱氢酶血症；③年龄>40岁；④多部位受累；⑤高钙血症；⑥$CD4^-$、$CD8^-$，$CD4^+$、$CD8^+$或$CD4^-$、$CD8^+$；⑦$Ki\text{-}67^+$>18%。

第六节　S-100β$^+$ T细胞白血病/淋巴瘤

S-100β$^+$ T细胞白血病/淋巴瘤系由S-100β$^+$的T淋巴细胞克隆性增殖所致的一种恶性疾病，由Ruco等于1984年首先描述，迄今报道不到10例。S-100蛋白是一种分子量为21kD的酸性钙结合蛋白，由S-100α和S-100β两个组分组成。S-100β$^+$ T细胞在正常外周血单个核细胞中约占1.5% ~3%，属$CD8^+$的Tc/Ts亚群。

一、临床特点

本病多见于中老年患者，男女均可患病。多表现为乏力，发热，伴有或不伴有皮肤黏膜出血；肝脾肿大，但淋巴结一般不肿大；部分患者可因淋巴细胞浸润中枢神经系统而出现相应症状。

二、实验室检查

血象：可有轻到中度贫血，红细胞形态一般正常，个别出血倾向较重者可呈小细胞低色素贫血；血小板多减少；白细胞数及淋巴细胞绝对值升高；淋巴细胞胞体小到中等，不均一，胞质相对丰富，弱嗜碱性，无颗粒；胞核圆形，偶可不规则，染色质浓集，核仁不明显。无LGL增多。

骨髓象：增生活跃或明显活跃；粒、红系比例正常或偏低，细胞形态无明显异常；淋巴瘤期淋巴细胞比例正常或轻度增高，白血病期淋巴细胞比例明显增高，形态与外周血相同；巨核细胞一般不减少。

细胞化学：糖原染色、β葡萄糖醛酸酶(βG)和ACP均阴性；非特异性酯酶弱阳性，呈散在、细小颗粒状。

免疫表型：$CD2^+$，$CD3^+$，$CD4^-$，$CD8^+$，$CD16^+$，$CD56^+$，$CD57^-$，$HLA\text{-}DR^-$，S-100β$^+$。

血钙正常，神经系统受累者脑脊液中淋巴细胞增多。

病理学检查：骨髓中淋巴细胞弥漫性浸润。脾脏红髓受浸润，白髓正常。肝脏受累者表现为小淋巴细胞弥漫性浸润。淋巴结被膜下和髓质窦样隙中淋巴细胞弥漫性浸润。

三、诊断及鉴别诊断

由于本病新近才被认识，目前来看，根据临床表现，结合免疫表型和细胞形态特点是胞质 S-100β$^+$，应高度怀疑本病。本病主要应与 NK-LGL 白血病相鉴别。主要鉴别点为前者无 LGL 增多，胞质 S-100β$^+$，CD3$^+$，CD8$^+$，神经系统可受累。

四、治疗及预后

本病目前尚无有效的治疗措施，部分患者对肾上腺皮质激素有反应。预后极差，病程呈进行性发展，一般于起病后 1 年内死亡，主要死于感染和出血。

第七节　持续性多克隆 B 淋巴细胞增多症

持续性多克隆 B 淋巴细胞增多症（persistent polyclonal B-cell lymphocytosis，PPBL）是由于 B 淋巴细胞非克隆性或多克隆性持续增殖所致的一种非恶性淋巴细胞增殖性疾病。本病由 Gordon 于 1982 年首先提出，迄今报道已逾 30 例。

一、病　　因

本病病因不明。绝大多数患者均有很长的吸烟史，有 1 例 PPBL 患者戒烟后双核淋巴细胞增多现象消失，恢复吸烟后又出现，提示本病与吸烟有关。此外，有证据提示本病可能有家庭遗传背景。

二、临床表现

本病患者均为中青年女性，多数无明显症状，近半数患者有脾脏肿大，但无肝脏和（或）淋巴结肿大。

三、实验室检查

血象：患者一般无贫血，也无血小板和中性粒细胞减少，淋巴细胞持续增多[（4～14）×10^9/L]，大多数淋巴细胞胞体大，胞质丰富，弱嗜碱性，胞核圆形或不规则，双核细胞可达 30% 左右，偶见三核，染色质致密，核仁易见。双核淋巴细胞是本病的特点之一。

骨髓涂片及活检均正常，脾脏及淋巴结活检可见良性滤泡性淋巴细胞增生。

免疫学异常：所有患者均有多克隆（κ 和 λ 轻链并存）血清 IgM 显著增高，而 IgG 和 IgA 正常或偏低。

免疫表型：髓系标志阴性，T 细胞亚群比例正常，B 细胞标志如 CD19、CD20、CD22、CD11b 等呈不同程度阳性，80% 以上的患者 HLA-DR7 阳性。

核型：无特异性核型异常。

四、诊　　断

若患者为中青年女性，多克隆淋巴细胞持续增多且双核淋巴细胞易见，免疫表型示为 B 淋巴细胞，多克隆血清 IgM 显著增高，尤其有吸烟史时，诊断可以成立。

五、鉴别诊断

本病应与 CLL 相鉴别（表 96-6）。

表 96-6　PPBL 与 CLL 的鉴别

	PPBL	CLL
年龄	中青年	老年
性别	女性	男/女=2∶1
淋巴细胞数（×10^9/L）	一般<15	一般>15
双核淋巴细胞	有	无
淋巴结肿大	无	常见
骨髓活检	正常	淋巴细胞浸润
κ 和 λ 轻链	并存	只有其中之一
IgM 增高	多克隆	单克隆
HLA 表型	DR7	CW6

六、治疗与预后

本病呈良性经过，不需特殊治疗，是否为一种癌前病变尚不清楚。

（杨仁池　齐军元　邱录贵）

参考文献

1. 严文伟，林泽嬉，施红，等. 佛醇酯诱导分化试验鉴别白血病类型的研究. 中华血液学杂志，1993，14：80-82
2. 吴云汉，方明. 多毛细胞白血病国内文献 51 例分析. 中华血液学杂志，1988，9：438-440
3. 邵宗鸿，郝玉书. 一例呈 S100β+T 淋巴细胞免疫表型的白血病病例报告及文献复习. 中华血液学杂志，1995，16：473-475

4. 杨仁池,郝玉书,钱林生,等.伴有毛细胞的脾淋巴瘤:一例报告及文献复习.中华血液学杂志,1994,15:566-568
5. 杨仁池,郝玉书,王志澄,等.9例T慢性淋巴细胞白血病回顾分析.中华血液学杂志,1997,18:41-42
6. 李洪强,杨仁池.慢性自然杀伤细胞增多症.国外医学·输血及血液学分册,2000,23:323-326
7. Agrawal S, Matutes E, Voke J, et al. Persistent polyclonal B-cell lymphocytosis. Leuk Res, 1994, 18: 791-795
8. Asou H, Takechi M, Tanaka K, et al. Japanese B cell chronic lymphocytic leukemia: a cytogenetic and molecular biological study. Br J Haematol, 1993, 85: 492-499
9. Bennett JM, Catovsky D, Daniel MT, et al. Proposals for the classification of chronic (mature) B and T lymphoid leukemias. J Clin Pathol, 1989, 42: 567-573
10. Bennett JM, Juliusson G, Mecucci C. Morphologic, immunologic, and cytogenetic classification of the chronic (mature) B and T lymphoid leukemias: Fourth meeting of the MIC cooperative study group. Cancer Res, 1990, 50: 2212
11. Bernstein L, Newton P, Ross RK. Epidemiology of hairy cell leukemia in Los Angeles country. Cancer Res, 1990, 50: 3605-3607
12. Cheson BD, Bennett JM, Grever M, et al. National Cancer Institute-sponsored Working Group guidelines for chronic lymphocytic leukemia: Revised guidelines for diagnosis and treatment. Blood, 1996, 87: 4990-4997
13. Clavel J, Mandereau L, Cordier S, et al. Hairy cell leukemia, occupation, and smoking. Br J Haematol, 1995, 91: 154-156
14. Dhodapkar MV, Li CY, Lust JA, et al. Clinical spectrum of clonal proliferations of T-large granular lymphocytes: a T-cell clonopathy of undetermined significance? Blood, 1994, 84: 1620-1626
15. Dohner H, Ho AD, Thaler J, et al. Pentostatin in prolymphocytic leukemia: phase Ⅱ trial of the European Organization for Research and Treatment of Cancer Leukemia Coorperative Study Group. J Natl Cancer Inst, 1993, 85: 658-664
16. Frassoldati A, Lamparelli T, Federico M, et al. Hairy cell leukemia: a clinical review based on 725 cases of the Italian Cooperative Group (ICGHCL). Leukemia and Lymphoma, 1994, 13: 307-316
17. Haglund U, Juliusson G, Stellan B, et al. Hairy cell leukemia is characterized by clonal chromosome abnormalities clustered to specific regions. Blood, 1994, 83: 2637-2644
18. Hanson CA, Bockenstedt PL, Schmitzer B, et al. S-100 positive, T-cell chronic lymphoproliferative disease: An aggressive disorder of an uncommon T-cell subtype. Blood, 1991, 78: 1803-1813
19. Harris NL, Jaffe ES, Stein H, et al. A revised European-American classification of lymphoid neoplasms: A proposal from the International Lymphoma Study group. Blood, 1994, 84: 1361-1392
20. Hino S, Katamine S, Kawase K, et al. Intervention of maternal transmission of HTLV-1 in Nagasaki, Japan. Leukemia, 1994, 8 (Suppl 1): S68
21. Hoyer JD, Ross CW, Li CY, et al. True T-cell chronic lymphocytic leukemia: a morphologic and immunophenotypic study of 25 cases. Blood, 1995, 86: 1163-1169
22. Isaacson PG, Matutes E, Burke M, et al. The histopathology of splenic lymphoma with villous lymphocytes. Blood, 1994, 84: 3828-3834
23. Johnston JB. Chronic lymphocytic leukemia//Lee GR, Foester J, Lukens J, et al. Wintrobe's Clinical Hematology. 10th ed. Philadelphia: Williams & Wilkins, 1999: 2405-2427
24. Johnston JB. Hairy-cell leukemia//Lee GR, Foester J, Lukens J, et al. Wintrobe's Clinical Hematology. 10th ed. Philadelphia: Williams & Wilkins, 1999: 2428-2446
25. Kamihira S, Sohda H, Atogami S, et al. Phenotypic diversity and prognosis of adult T-cell leukemia. Leuk Res, 1992, 16: 435-440
26. Katayama I, Mochino T, Honma T, et al. Hairy cell leukemia: A comparative study of Japanese and non-Japanese patients. Semin Oncol, 1984, 11: 486-491
27. Kipps TJ, Robbins BA. Hairy-cell leukemia//Beutler E, Lichtman MA, Coller BS, et al. Williams Hematology. 5th ed. New York: McGraw-Hill, 1995: 1040-1050
28. Koduru PRK, Lichtman SM, Smilari TF, et al. Serial phenotypic, cytogenetic and molecular genetic studies in Richter's syndrome: demonstration of lymphoma development from the chronic lymphocytic leukemia cells. Br J Haematol, 1993,

85:613-616

29. Kraut EH, Grever MR, Bouroncle BA. Long-term follow-up of patients with hairy cell leukemia after treatment with 2′-deoxycoformycin. Blood, 1994, 84:4061-4068
30. Lymphoma Study Group (1984—1987). Major prognostic factors of patients with adult T-cell leukemia-lymphoma: A cooperative study. Leuk Res, 1991, 15:81-88
31. Matutes E, Brito-Babapulle V, Swansburg J, et al. Clinical and laboratory features of 78 cases of T-prolymphocytic leukemia. Blood, 1991, 78: 3269-3274
32. Matutes E, Morilla R, Owusu-Ankomah K, et al. The immunophenotype of splenic lymphoma with villous lymphocytes and its relevence to the differential diagnosis with other B-cell disorders. Blood, 1994, 83:1558-1562
33. Moore JS, Friedman DF, Silberstein LE, et al. Clinical heterogeneity reflects biologic diversity in chronic lymphocytic leukemia. Crit Rev in Oncol/Hematol, 1995, 20:141-149
34. Mossafa H, Brizard A, Huret JL, et al. Trisomy 8q due to i(8q) or der(8)t(8;8) is a frequent lesion in T-prolymphocytic leukemia: four new cases and a review of the literature. Br J Haematol, 1994, 86: 780-788
35. Mulligan SP, Matutes E, Dearden C, et al. Splenic lymphoma with villous lymphocytes: natural history and response to therapy in 50 cases. Br J Haematol, 1991, 78:206-212
36. Oscier DG, Matutes E, Garadiner A, et al. Cytogenetic studies in splenic lymphoma with villous lymphocytes. Br J Haematol, 1993, 85: 487-491
37. Saven A, Piro L. Newer purine analogues for the treatment of hairy-cell leukemia. N Engl J Med, 1994, 330:691-697
38. Shimoyama M and members of the Lymphoma Study Group. Diagnostic criteria and classification of clinical subtypes of adult T-cell leukaemia/lymphoma. Br J Haematol, 1991, 79:428-432
39. Shirono K, Hattori T, Takatsuki K. A new classification of clinical stages of adult T-cell leukemia based on prognosis of the disease. Leukemia, 1994, 8:1834-1840
40. Staines A, Cartwright A. Hairy cell leukemia: descriptive epidemiology and a case-control study. Br J Haematol, 1993, 85:717-721
41. Stone RM. Prolymphocytic leukemia. Hematol/Oncol Clin North America, 1990, 4:457-470
42. Tallman MS, Hakimian D. Purine nucleotide analogs: emerging roles in indolent lymphoproliferative disorders. Blood, 1995, 86:2463-2469
43. Takashi K, Ohtsuki Y, Sonobe H, et al. S-100β positive T cell leukemia. Blood, 1988, 71: 1299-1306
44. Tefferi A, Li CY, Witzig TE, et al. Chronic natural killer cell lymphocytosis: A descriptive clinical study. Blood, 1994, 84:2721-2727
45. Troussard X, Valensi F, Debert C, et al. Persistent polyclonal lymphocytosis with binucleated B lymphocytes: a genetic predisposition. Br J Haematol, 1994, 88:275-280
46. Troussard X, Valensi F, Duchayne E, et al. Splenic lymphoma with villous lymphocytes: clinical presentation, biology and prognostic factors in a series of 100 patients. Br J Haematol, 1996, 93:731-736
47. Yang CL, Zhang XB. Incidence survey of leukemia in China. Chin Med Sci J, 1991, 6:65-71
48. Zarate-Osorno A, Raffeld M, Berman EL, et al. S-100-positive T-cell lymphoproliferative disorder: a case report and review of the literature. Am J Clin Pathol, 1994, 102:478-482
49. Zhuo JC, Yang TY, Zeng Y, et al. Epidemiology of anti-human T-cell leukemia virus type Ⅰ antibody and characteristicsofadult T-cell leukemia in China. Chin J Med, 1995, 108:902-908

第 97 章

霍奇金淋巴瘤

一、诊断和病理学

切除肿大淋巴结或病变组织进行病理学检查，或空心针穿刺组织活检加必要的免疫组化检查是诊断霍奇金淋巴瘤(HL)的金标准。单纯细针穿刺细胞学检查是不够的。

(一) 霍奇金淋巴瘤的基本特点

霍奇金淋巴瘤，也称为霍奇金病(HD)，绝大多数患者的病变首先发生在颈部或纵隔淋巴结，原发于腹腔淋巴结的很少，原发于结外器官如消化道、呼吸道的更为罕见。受侵犯的淋巴结结构可有不同程度的破坏，淋巴窦与淋巴滤泡消失，皮、髓质境界不清，但一般在早期不侵犯淋巴结的包膜与周围脂肪组织。

HL 的基本病理形态学改变是在以多种非肿瘤性炎症细胞的混合增生，包括小淋巴细胞、组织细胞、嗜酸性粒细胞、中性粒细胞和浆细胞为背景中见到诊断性的 R-S 细胞，其中最为特征者为 R-S 细胞及其变异型细胞。典型的 R-S 细胞为一直径 15～45μm 的巨细胞，胞质较丰富，嗜双染性，形态双核，互相相似如同"镜影"状，如一对鹰眼，核圆形，染色质稀少，最突出者为各个核均有一个大而红染的包涵体样核仁，其边界清晰，其周围有空晕围绕，有时可见核仁两端为平头形。识别典型 R-S 细胞形态颇为重要。R-S 细胞的变异型共有四种：①多倍型：多个核膜极薄，核仁小，染色质稀少的核心互相重叠，故在英文文献中俗称"爆米花细胞"，此变异型主要见于淋巴细胞为主型。②陷窝型：此型细胞大而圆，因低倍镜下它在淋巴细胞等的背景中形成与骨小梁的陷窝相似的小孔而得名，胞质丰富，在 B5 固定的材料中呈极淡的粉色，但在甲醛固定的标本中则因胞质收缩，在低倍下此细胞所在部位形成空洞，核一两个或更多而成串，核膜染色质和核仁均与多倍型相似，本变异型见于结节硬化型。③单核型：即典型 R-S 细胞的一半，即单个核，又称霍奇金细胞(H 细胞)，在各型均可见到。④肉瘤型：细胞间变明显，大小形态极不规则，有时和 R-S 细胞相距甚远，此型主要见于淋巴细胞削减型。这在诊断，鉴别 HL 与其他临床上类似于 HL 的炎症性及肿瘤性病变方面很有用，一直是 HL 诊断的基础。

这种以形态学改变诊断 HL 的时代在 Rye 分类时期达到顶峰。1969 年 Rye 会议首次提出并得到广泛接受的 HL 的 Rye 分类方案，将 HL 分为 4 个类型：即淋巴细胞为主型(LP)，结节硬化型(NS)，混合细胞型(MC)和淋巴细胞削减型(LD)。随着研究的进展，1994 年修订的欧美淋巴系统肿瘤分类(REAL)以及 2001 年发表的世界卫生组织的淋巴造血系统肿瘤(WHO 分类)都是在 Rye 分类的基础上增加了富于淋巴细胞型(LRC)HL 这一独立类型，并将其与 NS、MC 和 LD 一并称为经典型 HL。此 4 个亚型中均可见高度多形性的诊断性 R-S 细胞，淋巴细胞为主型 HL 仅有极少的诊断性 R-S 细胞，而常为一类称为"L&H" RS 细胞，俗称为"爆米花样细胞"。

几乎从 1832 年霍奇金正式在英国内科学会提出本病以来，人们一直对 R-S 细胞的来源、为何这些恶性细胞数目只占整个肿瘤的千分之几或百分之几而其他都是所谓的"反应成分"、比较严格按淋巴途径播散和不发展为白血病等特点十分重视。20 世纪 80 年代当免疫组化的应用显示典型 R-S 细胞具有独特的免疫表型，R-S 细胞及其变异型细胞常表达 CD30 和 CD15(典型的标记部位是膜和高尔基体)，但常缺乏非霍奇金淋巴瘤的相关标记，如白细胞共同抗原(LCA：CD45/CD45RB)，B 细胞抗原(如

CD20）和 T 细胞抗原（如 CD3）。尽管免疫表型的应用在 HL 的诊断中是一个重要的里程碑，但同时也发现 HL 的各种形态学亚型的免疫表型存在明显的异质性，包括存在多种独立类型，形态学考虑为 R-S 细胞有时表现为 CD30 和（或）CD15 阴性。特别是淋巴细胞为主型 HL 最终被确定为一类 B 细胞淋巴瘤，其 R-S 细胞常表现为 CD30 和 CD15 阴性，但表达 LCA 和 B 细胞抗原，因此，较其他类型的 HL 相比与 NHL 的关系更为密切。单凭形态学诊断为 HL-LD 的病例尤其存在一些重要问题，至少每一次回顾性分析都会发现大多数这类病例是非霍奇金淋巴瘤，而非 HL。单凭形态学误诊为 HL 的 NHL 中最多见的类型是间变性大细胞淋巴瘤、富于 T 细胞的大 B 细胞淋巴瘤、纵隔大 B 细胞淋巴瘤和多形性外周 T 细胞淋巴瘤。因此，CD30 和 CD15 并不是 HL 特异的标记物。

（二）各种亚型的特点

1. 淋巴细胞为主型（LP）　淋巴细胞为主型霍奇金淋巴瘤仅有极少的诊断性 R-S 细胞，而常为一类称为“L&H” R-S 细胞［被称为 HL 的淋巴细胞和（或）组织细胞亚型］的特殊的巨细胞变异型。形态学上，与典型的 R-S 细胞相比，这些巨细胞更相似于分叶状的组织细胞，核染色质较一致、细，核仁不显。这种特征性的多分叶核俗称为“爆米花细胞”。这种细胞的核形态较规则，胞质稀少，故看上去较不明显，或许在低倍镜观察时易被忽略，但高倍镜仔细观察还是可以发现的。绝大部分 LP 型 HL 病例在低倍镜下可见到结节样结构，背景小淋巴细胞聚集密集呈结节分布，相似于滤泡性淋巴瘤。这些病例常命名为结节性 LP 型 HL（NLP HL）。LP-HL 的背景细胞中也常见到组织细胞，却通常不会形成肉芽肿样结构，后者也可作为诊断依据。

2. 混合细胞型（MC）　混合细胞型霍奇金淋巴瘤（MC-HL）主要发生于成年人，儿童罕见。任何部位的淋巴组织均可受累，且较 LP 或 NS 型更常出现高的临床分期，即肿瘤累及脾脏、肝和骨髓也不少见。然而单纯的结外表现并不常见。预后较 LP 或 NS 型为差。

受累淋巴结表现为正常组织结构消失，病变内多种成分并存为特征。小淋巴细胞、组织细胞、嗜酸性粒细胞、浆细胞、中性粒细胞等都易于找见，单核型 R-S 变异型数量多少不等，但一般不难发现，典型 R-S 细胞也总能找到。小坏死灶可有可无，纤维亦然。小淋巴细胞和嗜酸性粒细胞通常数量最多，但不同病例间的比例差别可以很大，在个别病例中，甚至一些常见的细胞成分如嗜酸性粒细胞可以完全缺如。

3. 富于淋巴细胞的经典型霍奇金淋巴瘤（LRC-HL）　病变类似于混合细胞型霍奇金淋巴瘤，背景细胞基本全是小淋巴细胞的病例被命名为 LRC 型 HL，这主要是为了能区别此类经典型 HL 和真正的 LP 型 HL。几乎没有证据说明其生物学方面的特征与 MC 型 HL 不同，且在过去大部分这样的病例可能会被多数病理学家诊断 MC 型 HL。

4. 结节硬化型（NS）　本型好发于年轻女性，发病年龄多在 20～40 岁之间，累及纵隔的比例高等特点，发病率在西方国家占四亚型之首位，占 HL 总数的 50%～70%。

病变以淋巴结被膜结缔组织增厚并深入淋巴结实质将病变组织分割成结节构造以及陷窝型 R-S 细胞的存在为两大特征。增生结缔组织之胶原纤维平行排列并玻璃样变，在偏光镜下呈双折光性等特点区别于淋巴细胞削减型中的广泛纤维化。结节内的病变淋巴组织中陷窝型变异 R-S 细胞一般不难找见，有时甚至数目甚多而连成片，称为合体细胞型结节硬化，除了易与大细胞的 NHL 及其他的大细胞恶性肿瘤混淆之外，R-S 细胞成片分布可能与预后较差相关。NS 型 HL 的合体变异型似乎与英国国家淋巴瘤研究所定义的Ⅱ级 NS 型 HL 范畴之间有明显的重叠，后者也与不良的临床预后相关。因此，在做 NS 病理诊断时没有进一步注明Ⅰ级或Ⅱ级是不够完整的。

5. 淋巴细胞削减型（LD）　LD 最少见的一型 HL，在 HIV（+）患者中的发病率较其他人群高。且主要发生于老年人，多累及腹腔淋巴结、肝、脾和骨髓，常缺乏外周淋巴结病变。一般而言，其预后差。LD 型 HL 形态学类似于 MC 型，但是其 R-S 细胞及其单核变异型与背景炎症细胞之间的比例明显较高，肿瘤细胞间变明显，单核或多核，有时与 R-S 细胞及单核型相距甚远，病变中淋巴细胞显著减少，因此低倍下病变淋巴结看来细胞成分疏松而成所谓“荒芜”图像。坏死灶和纤维化均不少见，坏死区呈红染之蛋白性纤维状物质，纤维化灶不呈双折光性，而与 NS 相区别。

二、临床表现

（一）局部表现

在临床上，HL 大多首先侵犯表浅和（或）纵隔、腹膜后、肠系膜淋巴结，但很少原发于结外器官。国内外资料都表明，HL 90% 以上侵犯淋巴结，9% 可为结外受侵；NHL 结外受侵可为 25%～40%。

1. 淋巴结肿大　较多的患者在早期表现为无痛的颈部淋巴结肿大，以后其他部位亦陆续发现。淋巴结可从黄豆大到枣大，中等硬度，坚韧，均匀，丰满。一般与皮肤无粘连，在初期和中期互不融合，可活动。到了后期淋巴结可长到很大，也可互相融合成大块，直径达20cm以上，侵犯皮肤，破溃后经久不愈。有1/5左右患者从起病即有多处淋巴结肿大，很难确定何处为首发部位。

此外，HL邻近淋巴区受侵的约占2/3，而NHL侵犯不相邻淋巴区的机会较多。淋巴结在初期可能增大缓慢，在一定阶段增大迅速，过一阶段又相对稳定。患者常常诉说其淋巴结肿大，在确诊前数月至数年，平均为5个月时间内有增大和缩小的病史。有的患者经过3年以上的反复淋巴结肿大、发热，取活检数次后始得确诊。不可能通过淋巴结的大小、形状或手感准确区别淋巴瘤类型。然而，肿大浅表淋巴结的分布可以提供诊断的资料。韦氏环受侵在HL远较NHL为少见；滑车淋巴结受侵在HL少见，但在滤泡性淋巴瘤较常见。从淋巴结开始肿大到明确诊断的时间很重要，例如同样是Ⅲ期，这一时间的长短大致可代表病程进展的快慢。

2. 纵隔　纵隔也是好发部位之一。多数患者在初期常无明显症状，主要表现为X线片上有中纵隔和前纵隔的分叶状阴影。有的患者可有急剧发展的上腔静脉压迫征或气管、食管、膈神经受压的表现。国外资料显示HL的纵隔淋巴结肿大发生率为50%，尤以年轻妇女为最高(70%)，NHL的纵隔受侵低于20%。在T淋巴母细胞型淋巴瘤，纵隔淋巴结肿大是一常见的首发症状。国内资料中发生于纵隔的恶性淋巴瘤中最多为NHL，HL较少，尤其是儿童。受侵的纵隔淋巴结，可以是单个的淋巴结增大；也可以是多个淋巴结融合成巨块；外缘呈波浪状，侵犯一侧或双侧纵隔，以后者较多见。前纵隔淋巴结增大表现为胸骨后区密度增高，凸面向前的团块影，这组淋巴结有否增大是鉴别恶性淋巴瘤与结节病的重要标志。经放疗后NHL侵犯的淋巴结可以迅速缩小，而在HL由于受侵的淋巴结内纤维成分较多，缩小比较缓慢，经较长时期追随检查可以发现肿瘤照射区有斑点状钙化。后纵隔淋巴结肿大表现为胸椎旁梭形软组织影，多位于左侧第8~12胸椎水平，也可以是对称的。

3. 肝与脾　原发性肝恶性淋巴瘤少见，文献仅有个例报道。继发侵犯肝脏的并不少见，尸检发现60%的HL和50%的NHL侵犯肝脏。部分病例可以肝脾肿大为首发症状，在笔者的统计中，就诊时有肝脾肿大的占23.4%。但这些患者肝功能大多无明显异常。由于肿块弥散，肝扫描也少有大的占位病变。脾受侵有时常需手术后病理检查始能确定。少数患者可有脾功能亢进的表现。发生于脾的恶性淋巴瘤预后较好，有肝受侵的预后不佳，比有全身症状的还差。

4. 结外器官　在罕见的情况下HL亦可有结外器官如骨、咽淋巴环、皮肤、消化道、脑等受侵。

（二）全身表现

1. 全身症状　约10%的患者可以发热、瘙痒、盗汗及消瘦等全身症状为最早出现的临床表现。有的患者长期不规则发热原因不明，经2年以上始发现表浅淋巴结肿大方得确诊。也有少数患者伴有隐匿的病灶，长期发热，先为周期性，以后变为持续性，多方面检查不能确定原因，最后开腹探查证实为腹膜后HL。有的患者长期瘙痒，检查时只有皮肤增厚、搔抓痕及继发的感染，以后证实为HL。

持续发热、多汗、体重下降等可能标志着疾病进展，机体免疫功能的衰竭，因此预后不佳。但也有的患者单有瘙痒、发热而不伴有巨大肿块，经治疗后迅速好转者，预后反而较好。

另一种多年来为人熟知但至今机制不明的现象是部分恶性淋巴瘤患者，饮啤酒后几分钟出现受侵的淋巴结或骨疼痛。这种不能耐受啤酒的现象最多见于结节硬化型的HL患者，有时甚至可作为一种诊断性试验。

2. 皮肤病变　恶性淋巴瘤患者可有一系列非特异性皮肤表现，发生率约13%~53%。常见的为糙皮病样丘疹、带状疱疹、全身性疱疹样皮炎、色素沉着、鱼鳞癣及剥脱性皮炎。也可发生荨麻疹、结节性红斑、皮肌炎、黑棘皮症、色素性荨麻疹等。至于由于瘙痒而引起的抓痕和皮肤感染则更为常见。晚期恶性淋巴瘤患者免疫状况低下，皮肤感染常经久破溃、渗液，形成全身性散在的皮肤增厚、脱屑。因此，对这些非特异性病变也应予以适当处理。

3. 贫血　恶性淋巴瘤患者约10%~20%在就诊时即有贫血，甚至可发生于淋巴结肿大前几个月。晚期患者更常出现贫血。发生贫血的原因可为：①慢性失血，特别是消化道出血，导致低色素小细胞性贫血；②动员组织内的铁及重新利用血红蛋白铁的能力下降；③部分患者球蛋白试验阳性，红细胞寿命缩短；④骨髓广泛侵犯，造血功能低下；⑤脾功能亢进，血细胞破坏增多；⑥个别患者血清叶酸值降低，表现为大细胞性贫血；⑦有时血清免疫球蛋白增多，血浆量增加，血液稀释，也是引起血红蛋白降低的因素之一。进行性贫血和血沉增快是临床上判断恶性淋巴瘤发展与否的一个重要指标。

4. 神经系统表现　恶性淋巴瘤患者可有一系列非特异性神经系统表现，如进行性多灶性脑白质病、亚急性坏死性脊髓病、感觉或运动性周围神经病变以及多发性肌病等。病变性质可为：①变性；②脱髓鞘；③感染性；④坏死性或混合存在。

5. 免疫功能低下 由于 HL 患者,特别是晚期病人,免疫状况低下,可发生中枢神经系统感染,如新型隐球菌感染等;也可发生血源性化脓性脑膜炎或脑脓肿。恶性淋巴瘤侵犯脑实质可伴发脑出血。多数 HL 晚期病例常表现为细胞免疫指标如旧结核菌素、淋巴细胞转化率、巨噬细胞吞噬率和吞噬指数及外周血 T 细胞水平(E 玫瑰花结试验)和 T4 比例等低下。免疫球蛋白的改变则在部分 HL 和 B 细胞恶性淋巴瘤较明显。一般说来,免疫指标的动态变化与病情是平行的。免疫指标极度低下常常标志着疾病进展或复发。在有效的治疗后免疫指标可恢复到正常水平。

归纳起来,HL 的临床表现比较均一:①首发表现多以淋巴结肿大为主,可有颈部、纵隔肿块、脾大或腹部肿块;②全身症状较常见,如发热、体重下降、盗汗、瘙痒或骨痛;③实验室检查可有血小板增多、白细胞增多、嗜酸性粒细胞增多、血沉快、碱性磷酸酶升高等;④少数可伴副综合征,其中包括皮肤表现,肾和代谢性表现如肾病综合征、高钙血症、低血糖、乳酸中毒,神经系统综合征如神经元炎、感染性神经炎、急性小脑变性等。

三、分期与预后因素

1989 年 Cotswald 会议对一直广泛应用的 HL 分期系统(Ann Arbor 分期)进行了修改,着重强调了巨块病变、大纵隔(即纵隔肿瘤最大横径与在第 5、6 胸椎水平间的胸廓横径之比>1/3 或淋巴结肿块≥10cm)、淋巴结受侵区域数目(Ⅱ期)(表 97-1)。曾经用于早期 HL 单纯放射治疗提供准确临床分期的剖腹探查,由于化学治疗效果的改善及综合治疗的广泛应用,多项随机临床研究证明,应用剖腹探查分期指导 HL 的治疗,不能改善早期 HL 的长期生存率,而且剖腹探查有一定的副作用和延期治疗等不利因素,因此,目前剖腹探查分期已不再作为常规临床分期手段。

有关 HL 的预后因素研究显示,性别、年龄、B 症状、血沉、临床分期、大纵隔或巨块病变、受侵淋巴结区域数目及病理类型是影响预后的主要因素。欧洲癌症研究与治疗协作组(EORTC)的研究表明局限病变患者的预后因素包括大纵隔或巨块病变,年龄≥50 岁,ESR 升高,同侧横膈病变≥4 个,组织学为混合细胞型。EORTC 和德国霍奇金淋巴瘤研究组对早期霍奇金淋巴瘤是否具有预后因素,将其分为预后好的早期霍奇金淋巴瘤(也称早期霍奇金淋巴瘤)和预后不良的早期霍奇金淋巴瘤(也称中期霍奇金淋巴瘤),EORTC 和德国霍奇金淋巴瘤研究组的定义略有不同(表 97-2)。晚期 HL 的国际预后评分(international prognostic score, IPS)模型有助于判断晚期 HL 的长期生存和指导治疗,其模型中 7 个不良预后因素包括男性、年龄>45 岁、Ⅳ期、血红蛋白<105g/L、白细胞计数>15×10^9/L 和淋巴细胞计数<0.6×10^9/L。每增加一个不良预后因素其 5 年无进展生存率降低 8%。

表 97-1 Ann Arbor 分期系统的 Cotswald 分期

分期	描述
Ⅰ	单一淋巴结区或淋巴结组织受侵
Ⅱ	横膈同侧 2 个或更多淋巴结区受侵
Ⅲ	横膈两侧的淋巴结区或结构受侵。Ⅲ1 为脾、腹腔或肝门淋巴结受累;Ⅲ2 为腹主动脉旁、肠系膜和髂淋巴结受累
Ⅳ	除“E”以外的结外部位受侵
A	无 B 症状
B	发热、6 个月内体重下降>10% 或盗汗
E	一个结外部位的邻近或已知淋巴结部位的邻近受侵
X	巨块病变:在胸椎 5～6 水平纵隔增宽>1/3 或淋巴结肿块最大径≥10cm

表 97-2 霍奇金淋巴瘤的预后分组及定义

治疗组	GHSG 危险因素	EORTC/GELA 危险因素
	大纵隔	大纵隔
	结外受侵	年龄≥50 岁
	ESR>50mm/h,无 B 症状 或 ESR>30mm/h,有 B 症状	ESR>50mm/h,无 B 症状 或 ESR>30mm/h,有 B 症状
	≥3 个淋巴结区域受侵	≥4 个淋巴结区域受侵
预后好的早期 HL	CS Ⅰ、Ⅱ期,无危险因素	膈上Ⅰ、Ⅱ期,无危险因素
预后不良的早期 HL	CS Ⅰ、ⅡA 期伴 1 个或多个危险因素或 CS ⅡB 期伴 C/D,但无 A/B	膈上Ⅰ、Ⅱ期伴 1 个或多个危险因素
晚期 HL	CS ⅡB 或 CS Ⅲ、Ⅳ期	CSⅢ、Ⅳ期

CS:临床分期;ESR:血沉;EORTC:欧洲癌症治疗与研究协作组

四、治 疗

(一)治疗常规

HL 一般按临床分期采用化疗和放射治疗。

1. ⅠA 期结节性淋巴细胞为主型 HL 可给予受累野或区域放疗,若不能耐受放疗,可严密观察随访。

2. 预后好的早期 HL 患者通常给予 2 ~ 4 周期 ABVD 方案化疗,达 CR 者,受累野 20 ~ 30Gy 放疗。

3. 预后不良的早期 HL 患者通常给予 4 ~ 6 周期 ABVD 方案化疗,后续巩固放疗(受累野或区域放疗 20 ~ 36Gy)。

4. 晚期 HL 一般给予 6 ~ 8 周期 ABVD 方案化疗(达 CR 者,后续 2 周期 ABVD 方案巩固化疗)。伴有巨块病变者给予巩固放疗(受累野或区域放疗 30 ~ 36Gy)。

5. 初治联合化疗方案如 ABVD 不能达到 CR 的难治病例或 CR 后 12 个月内短期复发病例,应选用与原化疗方案无明显交叉耐药的新方案,如 ICE、DHAP、ESHAP、mini-BEAM 等,或选用大剂量化疗联合自体造血干细胞移植治疗。

(二) 放射治疗

前瞻性随机研究结果显示,采用短程化疗加受侵野放疗的综合治疗对早期霍奇金淋巴瘤的治疗,不仅降低了复发率,改善了无病生存率,而且减少单一放疗(全淋巴结或次全淋巴结照射)所带来的远期并发症。因此,照射野以受累野或区域为主,照射剂量一般为 20 ~ 30Gy/2 ~ 3 周。

儿童患者由于处于发育期,为了防止放射引起的发育障碍,放疗剂量应适当降低,照射野也适当限制。

(三) 霍奇金淋巴瘤的常用化疗方案

HL 最常用的一线化疗方案是 ABVD(ADM、BLM、VLB、DTIC)(表 97-3)。研究性的 Stanford V(HN2、ADM、VLB、VCR、BLM、VP-16、PDN)和增加剂量强度的 BEACOPP(BLM、VP-16、ADM、CTX、VCR、PCB、PDN)方案可作为 IPS≥4 的晚期高危患者治疗的选择(表 97-4)。MOPP 方案对长期生存者有生殖毒性,目前已很少应用。

(四) 复发病人的处理

对于初次治疗失败或治疗后复发的病人,应采取特殊的强化处理。这些病人的肿瘤细胞大都具有一定抗药性,甚至具有多药耐药基因(mdr)和 P 糖蛋白的表达。因此,选用互不交叉耐药的化疗如 ABVD 方案及高剂量化疗加自体骨髓移植和粒细胞集落刺激因子(G-CSF)可取得较好的疗效。Armitage 等和 Carella 等报道,这样治疗的病人可有 35% ~ 45% 长期生存。造血干细胞输注也已取得一定结果,但远期疗效有待观察。目前认为,这样的治疗主要适用于第一次治疗缓解期不足一年的 HL 病人,不适于年迈、一般状况不佳、多处病变且对常规化疗抗拒的病人。多种二线治疗方案都在使用中,但没有发现哪个方案更优。大多数方案中基本含有依托泊苷以及烷化剂,如异环磷酰胺、顺铂以及卡铂。解救方案各不相同,有效率取决于临床预后因素,如疾病的病变范围和既往诱导化疗的效果。二线方案可取得 50% ~ 75% 的良好疗效,如没有进一步的高剂量化疗,大部分患者在 2 年内复发。后期复发(>12 个月)的孤立淋巴结复发,尤其是以往受侵,非放疗部位的无症状患者推荐单用放疗或采用化放疗联合治疗。既往获得 CR 后,后期复发的孤立病灶的大多数患者接受常规剂量化疗±放疗后,可以获得再次 5 年无进展生存率至少 50%。

表 97-3 霍奇金淋巴瘤的常用化疗方案

方案	剂量(mg/m^2)	途径	给药时间(天)	周期(天)
ABVD				28
多柔比星	25	IV	1,15	
博来霉素	10	IV	1,15	
长春碱	6	IV	1,15	
达卡巴嗪	375	IV	1,15	
EVA				28
依托泊苷	100	IV	1 ~ 3	
长春碱	6	IV	1	
多柔比星	50	IV	1	

引自 Canellos GP, Petrone GR, Barcos M, et al. Etoposide, vinblastine, and doxorubicin: an active regimen for the treatment of Hodgkin's disease in relapse following MOPP. J Clin Oncol 1995, 13:2005-2011.

(五) 治疗的远期并发症

由于有效的治疗可使多数病人长期生存,化疗和(或)放疗的远期并发症值得注意。其中比较重要的有:

1. 急性粒细胞白血病(AML) 发生于治疗后 2 ~ 10 年,可有多种分子生物学异常,特别是第 5 号和第 7 号染色体。目前一般认为:①单放射很少引起 AML。②MOPP 6 周期治疗的病人在 10 年内发生 AML 的风险为 15% ~ 30%。③ABVD 单用也很少引起 AML。④有些报告认为烷化剂与放疗有协同作用,美国 NCI 统计在应用 MOPP 方案治疗的 HL 病人中,14 例发生 AML,其中 13 例为合并放疗的病人。发生 AML 的风险 5 年为 3%,10 年为 10%,高峰为治疗后 6 年。这组 HL 病人 AML 的发生率为正常人的 96 倍。意大利米兰的报告显示单用 MOPP 治疗的病人 12 年累积发生 AML 的为 14%;MOPP 加放疗的为 10.2%;先作放疗以后再用

表 97-4 研究性强化化疗方案

方案	剂量(mg/m²)	途径	给药时间(天)	周期(天)
BEACOPP(强化 BEACOPP)†				28
博来霉素	10	IV	8	
依托泊苷	100(200)	IV	1～3	
多柔比星	25(35)	IV	1	
环磷酰胺	650(1250)	IV	1	
长春新碱	1.4*	IV	8	
丙卡巴肼	100	PO	1～7	
泼尼松	40	PO	1～14	
G-CSF	-(+)	SQ	8+	
Stanford V‡				12 周
氮芥	6	IV	1/5/9 周	
多柔比星	25	IV	1/3/5/9/11 周	
长春地辛	6	IV	11/3/5/9/11 周	
长春新碱	1.4*	IV	2/4/6/8/10/12 周	
博来霉素	5	IV	2/4/6/8/10/12 周	
依托泊苷	60×2	IV	3/7/11 周	
泼尼松	40	PO	1～10 周 qod	
G-CSF			需减量或停药时	

G-CSF,粒细胞集落刺激因子;IV,静脉输注;PO,口服;SQ,皮下

* 长春新碱最大量 2mg

†引自 Diehl V, Franklin J, Hasenclever D, et al. BEACOPP, a new dose-escalated and accelerated regimen, is at least as effective as COPP/ABVD in patients with advanced-stage Hodgkin's lymphomas: interim report from a trial of the German Hodgkin's Lymphoma Study Group. J Clin Oncol, 1998, 16:3810-3821.

‡引自 Bartlett NL, Rosenberg SA, Hoppe RT, et al. Brief chemotherapy. Stanford V, and adjuvant radiotherapy for bulky or advanced-stage Hodgkin's disease: a preliminary report. J Clin Oncol, 1995, 13:1080-1088.

MOPP 解救的病人为 15.5%。但最近的报告则说明这种协同效应并不明显。⑤HL 病人治疗后 10～12 年,发生 AML 的风险恢复到正常。因烷化剂如氮芥、苯丁酸氮芥、亚硝脲类、丙卡巴肼是主要引起 AML 的药物。

2. NHL 长期生存的 HL 病人发生 NHL 已屡有报道。多数为中度恶性结外 NHL,特别是原发于消化道的 B 细胞 NHL。中国医学科学院肿瘤医院 1243 例 HL 中有 2 例分别在治后 6 年和 12 年发生 NHL。

3. 其他实体瘤也有一定程度的增多,特别是照射区域如甲状腺癌等。

五、预　防

由于霍奇金淋巴瘤的病因尚不十分明确,所以预防的方法不外乎是:①尽可能减少感染,避免接触放射线和其他有害物质,尤其是对免疫功能有抑制作用的药物;②适当锻炼,增强体质,提高自身的抗病能力。

(周立强　孙燕)

参 考 文 献

1. Diehl V, Mauch PM, Harris NL. Hodgkin's disease// DeVita Jr VT, Hellman S, Rosenberg SA. Cancer, Principles & Proctice of Oncology. 6th ed. Phildelphia: Lippincott Williams & Wilkins, 2001: 2339-2387
2. Kaufman D, Longo DL. Hodgkin's disease// Abeloff MO, Armitage JO, Lichter AS, et al. Clinical Oncology. 2nd ed. New York: Churchill Livingstone, 2000: 2620-2657
3. Bonfante V, Viviani S, Devizzi L, et al. Ten-years experience with ABVD plus radiotherapy: subtotal nodal (STNI) vs involved field (IFRT) in early-stage

Hodgkin's disease(Hd). Proc ASCO,2000,19:281a

4. Radford J, Rahaatiner A, Ryder W, et al. CHIVPP/EVA hybrid chemotherapy for previously untreated Hodgkin's disease(HD)--A highly effective etoposide containing regimen with a low incidence of secondary AML/MDS: Update results from consecutive randomization. Proc ASCO, 2000,19:281a
5. Bhatia S,Ramsay NKC,Bantle JP,et al. Thyroid abnormalities after Hodgkin's disease in childhood. The Oncologist,1996,1:62-66
6. Diehl V, Franklin J, Hasenclever D, et al. BEACOPP, a new dose-escalated and accelerated regimen,is at least as effective as COPP/ABVD in patients with advanced-stage Hodgkin's lymphoma: interim report from a trial of the German Hodgkin's Lymphoma Study Group. J Clin Oncol, 1998, 16: 3810-3821
7. Bartlett NL, Rosenberg SA, Hoppe RT, et al. Brief chemotherapy, Stanford V, and adjuvant radiotherapy for bulky or advanced-stage Hodgkin's disease: a preliminary report. J Clin Oncol, 1995, 13: 1080-1088
8. Josting A, Rueffer U, Franklin J, et al. Prognostic factors and treatment outcome in primary progressive Hodgkin lymphoma: a report from the German Hodgkin Lymphoma Study Group. Blood, 2000, 96:1280-1286

第 98 章

非霍奇金淋巴瘤

在我国恶性淋巴瘤的患者中,非霍奇金淋巴瘤(NHL)远多于霍奇金淋巴瘤(HL)。过去55年中NHL的年发病率几乎翻了一倍,导致NHL发病率增高的原因尚不明确,应是多种因素共同作用的结果。可能的原因大致归纳为:①免疫功能异常的人群增多,如艾滋病、器官移植、类风湿关节炎和遗传性免疫缺陷病等;②病毒感染,如成人T细胞淋巴瘤Ⅰ型病毒(human T-cell leukemia virus type Ⅰ, HTLV Ⅰ)、人类免疫缺陷病毒(human immunodeficiency virus, HIV)、EB(Epstein-Barr)病毒等均与NHL的发病有关,其中HIV感染者NHL的发病率是未感染者的50~100倍;③杀虫剂和除草剂等化学物质的应用增多;④其他因素,包括放射性暴露增多、HL成功治疗后患者生存期延长导致继发的NHL增多等。

NHL是具有很强异质性的一组独立疾病的总和,在病理类型、临床表现和治疗上都远比HL复杂。近年来随着对NHL发生的分子生物学机制、细胞遗传学特点等的认识逐渐清晰,上述因素对预后和治疗影响的认识也逐渐深入,使得NHL的病理分类越来越细化,治疗的个体化要求也越来越高。2008年的WHO病理分类将NHL分为更多种不同的疾病体和亚型,但是根据NHL的自然病程,可以归为三大临床类型,即高度侵袭性、侵袭性和惰性淋巴瘤。根据不同的淋巴细胞起源,可以分为B细胞、T细胞和NK细胞淋巴瘤。不同临床类型NHL的预后和治疗策略各有不同,由于篇幅所限,这里将重点介绍几种发病率高和具有代表性的NHL。

第一节 弥漫大B细胞淋巴瘤

弥漫大B细胞淋巴瘤(diffuse large B-cell lymphoma, DLBCL)是NHL中最常见的类型,占成人NHL的30%~40%。属于侵袭性NHL。DLBCL通常为原发性,但也可由相对惰性的淋巴瘤,如慢性淋巴细胞白血病/小淋巴细胞淋巴瘤、滤泡淋巴瘤、边缘带淋巴瘤或结节性淋巴细胞为主型的HL发展或转化而来。DLBCL的病因尚不知。免疫缺陷是重要的危险因素,在免疫缺陷的患者中,EB病毒阳性的患者显著多于无明显免疫缺陷者,可能与DLBCL的发病有关。

(一) DLBCL的病理特点及免疫表型

顾名思义,DLBCL的主要病理特征是大的恶性B淋巴细胞呈弥漫性生长并伴有正常淋巴结结构的完全消失。DLBCL表达B细胞抗原,如CD19、CD20、CD22、CD79α等。10%的DLBCL表达CD5,CD10的阳性率约为25%~50%。50%~70%的病例表达包膜或胞质免疫球蛋白,伴浆细胞分化者胞质免疫球蛋白常为阳性。CD30阳性主要见于间变大B细胞淋巴瘤,但也偶见于其他亚型。Ki-67增殖指数一般大于40%,部分病例可高达90%以上。bcl-2阳性率约为50%~80%,bcl-6约50%~70%。

(二) DLBCL的病理亚型

DLBCL是一组在病理组织学形态、基因表型和临床表现上存在很大异质性的大B细胞增生性病变。虽然早期的淋巴瘤病理分类中已经发现DLBCL中存在多种亚型,并且描述了多个形态学上的变异型,如中心母细胞型、免疫母细胞型、间变大细胞型、浆母细胞型、富于T细胞型和间变淋巴瘤激酶(anaplastic lymphoma kinase, ALK)阳性型等,也在世界卫生组织(WHO)的分类中进行了描述(详见第94章),但是没有证据显示这些组织形态学分型可以代表相应独立的临床疾病。

近年来,随着分子生物学技术的进步,特别是基因芯片的应用，使肿瘤基因表达谱的分析成为可能，也推进了对大B细胞淋巴瘤发生的基因及分子机制的深入理解。基因表达谱的研究显示，DLBCL确实可以来源于不同发育阶段的B细胞。2000年，Alizadeh等应用cDNA微阵列方法，将DLBCL分为两个在生物学上不同的亚型，其中一个亚型的基因表达谱与生发中心B细胞类似，称为生发中心B细胞样DLBCL（germinal centre B-cell-like DLBCL，GCB）；另一个亚型表达的基因通常在外周血B细胞体外活化时诱导产生，称为活化B细胞样DLBCL（activated B-cell-like DLBCL，ABC）。其后，淋巴瘤/白血病分子谱型计划（the Lymphoma/Leukemia Molecular Profiling Project，LLMPP）运用17个基因作为生存率的分子预测指标，将DLBCL分为3个亚型，即GCB样DLBCL、ABC样DLBCL以及第3型DLBCL。第3型基因表达特征与前两型有别，是另一个异质性亚群，预后与ABC型相似。研究显示，GCB样DLBCL患者的预后显著优于ABC样，且是独立的预后因素，不受国际预后指数（international prognostic index，IPI）的影响。从B细胞分化的角度分析，因GCB样DLBCL的恶性细胞存在免疫球蛋白（immunoglobulin，Ig）基因克隆间的异质性，应来源于生发中心细胞；而ABC样DLBCL的细胞不存在Ig基因克隆间的异质性，则应来源于生发中心后细胞。GCB样和ABC样DLBCL不仅细胞来源不同，发病机制亦有别。bcl-2基因的重排t(14;18)(q32;q21)几乎均发生于GCB样；而细胞核转录因子NF-κB靶基因的高表达仅出现于ABC样。另外基因分型与形态变异型间亦存在一定的关联。比如GCB样DLBCL所对应的形态学表型一般为中心母细胞型，而ABC样则一般对应为免疫母细胞型。

由于基因表达谱分析在临床诊断中存在实际的操作性困难，多项研究试图通过免疫组化的方法区分GCB样和ABC样DLBCL。多数研究采用CD10和bcl-6作为生发中心来源细胞的标记物，而MUM1/IRF4（multiple myeloma oncogene 1；interferon regulatory factor 4）是非生发中心来源B细胞的标记物。CD10除表达于生发中心细胞外，还可以特征性的表达于淋巴母细胞、Burkitt淋巴瘤和滤泡淋巴瘤。bcl-6在生发中心形成中具有重要的作用，其下调可以导致B细胞的凋亡或分化。MUM1/IRF4是IRF家族的转录因子之一，在干扰素和其他细胞因子的基因调控中具有重要作用。绝大多数的生发中心B细胞MUM1/IRF4阴性。在正常B细胞发育过程中，bcl-6与MUM1/IRF4的表达是相互排斥的，但某些DLBCL细胞，bcl-6与MUM1/IRF4有时可同时表达。采用免疫组织化学的方法区分GCB样和非GCB样DLBCL的方法目前尚存在争议，Hans等的研究显示，仅通过应用CD10、bcl-6和MUM-1三个分子标记物即可区分，但其他研究没能证实其结果。

另外多项研究显示，DLBCL的原发部位与不同分化阶段B细胞、临床表现及预后亦有相关，故在2008年WHO的分类中列出了特殊原发部位的DLBCL，作为独特亚型，如原发中枢的DLBCL、原发皮肤的DLBCL，腿型、原发纵隔的DLBCL等。其中原发皮肤的DLBCL，腿型，主要发生于老年，特别是女性患者。病变往往先发生于腿部皮肤，随后发展至其他部位皮肤，如头和躯干。临床表现为侵袭性行为，常扩散至皮肤外脏器，基因表达谱则类似于ABC样DLBCL。原发中枢的DLBCL亦主要为ABC样DLBCL的免疫表型。原发纵隔的DLBCL具有独特的基因表型，与经典的HL的基因表型具有相似性。

（三）DLBCL的治疗

DLBCL的治疗模式是化疗、生物免疫治疗与放疗联合的综合治疗。作为侵袭性淋巴瘤中最多见的病理类型，DLBCL具有易于全身播散的特点，因此治疗以化疗为主，放疗主要用于局限期和有巨大肿块的患者。近年来生物靶向治疗，尤其是利妥昔单抗的应用，显著提高了DLBCL患者的治愈率。

1. DLBCL的一线化疗方案　从20世纪70年代开始，就对侵袭性淋巴瘤的化疗方案进行了不懈的探索和改进，相继出现了多种化疗方案，通常被划分为第一、二、三代方案，但三代方案间的差异更多体现在治疗观念的变化，并未出现实际的疗效改善和生存期的延长。

CHOP（环磷酰胺、多柔比星、长春新碱和泼尼松）为第一代方案的代表，CR率约为40%～50%，长期无病生存率（DFS）约30%～35%。第二代化疗方案的设计旨在解决第一代方案中存在的两方面的问题：化疗间歇期的肿瘤再增殖和中枢神经系统受侵。因此在方案中加入了新的药物，如抗瘤活性较强的VP-16、骨髓毒性较低的博来霉素（BLM）、可以透过血脑屏障的甲氨蝶呤（MTX）和阿糖胞苷（Ara-C）等。第三代方案的设计主要是基于两点考虑：其一，交替使用不同的药物以减少耐药；其二，调整药物剂量和治疗周期时间，以提高剂量强度。

第二、三代方案在初期报告时曾取得了优于一代方案的疗效，但随后难以得到理想的可重复结果。同时第二、三代方案的毒性明显增加，主要包括骨髓抑制、感染、黏膜炎、血栓形成等。以后的多项研究比较了CHOP方案与新方案（如m-BACOD、ProMACE-CytaBOM等）的疗效，但多数研究显示新方案在缓解率、无病生存和总生存方面均无优势，且毒性增加。由此，CHOP 方案成为侵袭性 NHL，特别是 DLBCL 的首选化疗方案。

2. 利妥昔单抗联合 CHOP 一线治疗 DLBCL　利妥昔单抗（rituximab，R）是人鼠嵌合型 CD20 单抗，与化疗联合显著提高了 DLBCL 患者的生存率，这是 1970 年以来 DLBCL 患者疗效的首次提高。已有多项大型随机对照研究证明利妥昔单抗联合 CHOP 方案（R-CHOP）治疗 DLBCL 的效果优于 CHOP 方案，目前 R-CHOP 已成为 DLBCL 的标准一线治疗方案。表 98-1 列出了几项大型的对比 CHOP 与 R-CHOP 方案治疗 DLBCL 的Ⅲ期临床研究结果，几项临床研究均显示，无论患者年龄、IPI 预后指数评分如何及化疗周期的天数，R-CHOP 均显著优于 CHOP 方案。

表 98-1　R-CHOP 对比 CHOP 一线治疗 DLBCL 的Ⅲ期临床研究

研究	例数	年龄	年龄调整 IPI	随机对照方案	总生存率
GELA	399	>60 岁	0～3	CHOP-21×8 R-CHOP-21×8	7 年：36% 53% （P=0.0004）
ECOG 4494	632	>60 岁	0～3	CHOP-21×6～8 R-CHOP-21×6～8	2 年：74% 63% （P<0.05）
HOVON 46	252	>60 岁	1～3	CHOP-14 R-CHOP-14	2 年：51% 62% （P=0.05）
RICOVER 60	1222	>60 岁	0～3	CHOP-14×6 CHOP-14×8 R-CHOP-14×6 R-CHOP-14×8	3 年：68% 68% 78% 72%
MInT	824	<60 岁	0～1	CHOP-21×6 R-CHOP-21×6	2 年：86% 95% （P<0.05）

IPI，international prognostic index，国际预后指数；CHOP-21，CHOP 21 天一周期；CHOP-14，CHOP 14 天一周期

法国 GELA（Groupe d'Etudes des lymphomas de l'Adulte）的 LNH 98-5 研究纳入了 399 例年龄为 60～80 岁的初治 DLBCL 患者，试验组采用标准剂量的 CHOP 21 天方案化疗 8 周期，对照组采用 R-CHOP 21 天方案，每个化疗周期的第一天用利妥昔单抗 375mg/m^2，同样化疗 8 周期。在随访 7 年后，R-CHOP 组和 CHOP 组 7 年 OS 率分别为 53% 和 36%（P=0.0004），且 R-CHOP 与标准 CHOP 方案相比，毒性并未增加。ECOG（Eastern Cooperative Oncology Group）4494 是一项 2×2 的随机对照研究，纳入了 632 例初治的老年 DLBCL 患者，患者先随机接受 6～8 周期 CHOP 或 R-CHOP 方案治疗，有效者再随机分为利妥昔单抗维持治疗组和观察组。结果显示，加上利妥昔单抗后患者的 OS 获益程度与 GELA 研究的相似，证实了 GELA 的研究结果。更重要的是，该研究显示对已接受过利妥昔单抗治疗的患者，维持治疗并不提高疗效。HOVON（Stichting Haemato-Oncologie voor Volwassenen Nederland，Dutch haemato-oncology association，荷兰血液-肿瘤学学会）46 研究主要是对比 CHOP-14 方案与 R-CHOP-14 方案在老年患者中的疗效。结果显示，接受 R-CHOP-14 治疗的患者 2 年 OS 率为 62%，显著优于 CHOP-14 的 51%。但接受 R-CHOP-14 治疗患者的死亡率约为 10%，故 R-CHOP-14 在老年患者中是否优于 R-CHOP-21 还有待证实。德国的 RICOVER 60 研究比较了 CHOP-14 化疗 6 或 8 周期，与 R-CHOP-14 化疗 6 或 8 周期在>60 岁患者中的疗效。结果显示，无论是 CHOP-14 还是 R-CHOP-14，8 周期的化疗并不优于 6 周期，但 R-CHOP-14 显著优于 CHOP-14。

MInT（MabThera International Trial）研究是一项针对 60 岁以下的中低危患者的Ⅲ期临床研究，研究的目的是比较加用利妥昔单抗是否可提高 CHOP 样方案的疗效。在中位随访 15 个月后，中期分析数据已经显示完全缓解（CR）率和无进展生存（PFS）在利妥昔单抗治疗组显著优于对照组。

3. 局限期 DLBCL 的治疗　局限期一般指Ⅰ/Ⅱ期，但Ⅱ期有大肿块患者的预后与Ⅲ/Ⅳ期相似，应按Ⅲ/Ⅳ期进行治疗。有多项临床研究探讨了局限期患者，单纯化疗和化放疗联合治疗的优劣。表 98-2 列举了其中主要的 4 项临床研究，这些研究

对比了单纯化疗与放化疗联合治疗局限期 DLBCL 的疗效。研究认为，在 6～8 周期的化疗后，局部放疗可以延长无病生存时间（DFS）和提高局部控制率，但长期随访不能延长 OS。对于有不良预后因素的患者，缩短化疗周期数至 3～4 周期联合受累野放疗（involved field radiotherapy，IFRT），有可能导致远期复发率增高。而对于无不良预后因素的局限期患者，3～4 周期的化疗联合 IFRT 可能已经足够。

表 98-2 单纯化疗与放化疗联合治疗局限期 DLBCL 的Ⅲ期临床研究

研究	例数	方案设计	生存率
ECOG 1484	352	Ⅰ期有大肿块和Ⅱ期 CHOP×8 +放疗 30Gy vs CHOP×8	6 年 DFS：69% vs 53%（P=0.04） 10 年 OS：68% vs 65%
SWOG 8736	401	Ⅰ/Ⅱ期，无大肿块 CHOP×3+放疗 30Gy vs CHOP×8	5 年 OS：82% vs 72% 7 年 OS：相同 9 年 OS：相同
GELA LNH 93-4	576	老年，IPI=0 CHOP×4+放疗 vs CHOP×4	7 年 DFS：64% vs 61%（P>0.05）
GELA LNH 93-1	647	Ⅰ/Ⅱ期 CHOP×3+放疗 vs ACVBP	5 年：81% vs 90%（P=0.001）

ECOG 1484 研究入组的是具有不良预后因素的局限期患者，即Ⅰ期有大肿块和Ⅱ期。患者接受 8 周期 CHOP 方案化疗后评价疗效，其中 CR 的患者再随机分为观察和 30Gy 受累野放疗组；PR 的患者给予 40Gy 受累野放疗。结果表明，在 CR 的患者中，低剂量放疗显著延长了 6 年 DFS 率，放疗与单纯化疗组分别为 69% 和 53%（P=0.04），但在随访 10 年时，两组间 OS 率无显著差异，分别为 68% 和 65%。SWOG 8736 研究比较了短疗程化疗联合 IFRT 对比单纯化疗的疗效。在这项研究中，放化疗组先接受 3 周期 CHOP 方案化疗，再行 IFRT；单纯化疗组采用 CHOP 方案 8 个周期。中位随访 4.4 年时，放化疗组和单纯化疗组的 5 年的 OS 率分别为 82% 和 72%（P=0.02），但 10 年 OS 率已无明显差别。这项研究试图通过联合放疗而减少化疗周期数，但长期随访结果提示，即使是在局限期的低风险患者中，3 周期的 CHOP 方案化疗可能并不足够，因患者 5 年后的治疗失败率增高。

GELA LNH 93-4 和 GELA LNH 93-1 研究提示对于局限期患者，联合放疗并未提高患者的生存率，基于这两项研究的结果，GELA 已不推荐对局限期的侵袭性 NHL 患者进行受累野放疗。GELA LNH 93-4 研究共入组了 576 例 IPI=0 的老年患者，一组接受 CHOP 化疗 4 周期，一组为 CHOP 4 周期后联合受累野放疗，结果显示，7 年 DFS 在两组患者间无显著差异。LNH 93-1 试验纳入了 647 例年龄调整 IPI=0 的侵袭性淋巴瘤患者，其中 DLBCL 约占 80%，患者年龄为 15～61 岁。单纯化疗组采用的是 ACVBP 方案，而放化疗组采用的是 3 周期 CHOP 方案联合受累野放疗。结果显示化疗组和放化疗组的 5 年无事件生存（EFS）率分别为 82% 和 74%（P<0.001）；5 年 OS 率分别为 90% 和 81%（P=0.001）；在针对 DLBCL 进行的亚组分析中，OS 和 EFS 的差异也具有统计学意义。该研究包括了约 10% 的大肿块患者，亚组分析的结果表明，无论对于有大肿块的患者还是无大肿块的患者，生存率的差异都是显著的。在该项研究中，ACVBP 组患者化疗的剂量强度是 3 周期 CHOP 组患者的 150%，研究显示，虽然 3 周期 CHOP 组患者进行了 IFRT，但是仍不足以克服由于缩短化疗周期数导致的远期复发率增加。

虽然 SWOG 8736 和 GELA LNH 93-1 研究经常被引用来说明放疗在局部侵袭性 NHL 中的作用并不确定，且放疗并不能用来替代化疗周期数的减少。但是，对于某些分期调整的 IPI（年龄>60 岁、LDH>正常、一般状体评分≥2 和Ⅱ期患者）评分为 0 分的患者，3 周期 CHOP 联合放疗可能已经足够。在对 SWOG 8736 的进一步分析后发现，对于分期调整的 IPI=0 的患者，接受 3 周期 CHOP+放疗，5 年 OS 率为 94%；但对于分期调整的 IPI≥1 的患者，相同治疗的 5 年 OS 率仅为 70%。这一结果与 Shenkier 等报道的结果相似，在这项研究中，局限期侵袭性 NHL 患者接受 3 周期 CHOP 样方案化疗后进行 IFRT。在这组患者中，分期调整的 IPI=0 的患者 5 年和 10 年 OS 率分别为 97% 和 90%。

以上 4 项研究均应用 CHOP 方案。如要进一步明确联合利妥昔单抗治疗后，放疗在局限期 DLBCL 中的作用，还需要进行 R-CHOP 方案化疗后联合或不联合放疗的随机对照研究。由于无不良预后因素的局限期 DLBCL 患者的 5 年 OS 率已可达到近 95%，且没有随机对照的Ⅲ期临床研究结果，含有利妥昔单抗的R-CHOP方案治疗无预后不良因素的局限期DLBCL的证据依然不足。

4. 晚期高危患者一线化疗方案研究进展 目前R-CHOP 6～8周期是治疗晚期DLBCL的标准治疗方案，但对于年龄调整的IPI≥2的患者，因R-CHOP方案治疗的疗效仍不理想，尚无标准的治疗方案。晚期DLBCL化疗的治疗水平经过长时间的停滞之后，近年来有了一些新的进展，主要表现为以高剂量强度与剂量密集型方案为代表的治疗。

2004年，德国高度恶性非霍奇金淋巴瘤研究组（German High-Grade Non-Hodgkin's Lymphoma Study Group，DSHNHL）发表了其B1和B2研究的结果。两个研究旨在评价在CHOP方案上加入VP-16（CHOEP方案）或将化疗周期由三周缩短到两周能否提高疗效。两个试验的研究设计相似，比较CHOP三周（CHOP-21）方案、CHOP双周（CHOP-14）方案、CHOEP三周（CHOEP-21）方案以及CHOEP双周（CHOEP-14）方案的疗效和安全性。其中B1研究是针对≤60岁和乳酸脱氢酶（LDH）正常的患者，B2研究是针对61～75岁的老年患者。各组分别化疗6周期，对大肿块和结外累及者给予36Gy放疗。两个研究的中位随访期均为58个月。在B1研究中，纳入了710例患者，CHOEP方案较CHOP方案CR率（87.6%和79.4%，$P=0.003$）更高，5年EFS率（69.2%和57.6%；$P=0.004$）更高；而双周方案与三周方案相比，OS率有所提高（$P=0.05$）。尽管CHOEP方案骨髓抑制严重，但仍能较好耐受。B2研究纳入了689例患者，CHOP-21、CHOEP-21、CHOP-14和CHOEP-14组的CR率分别为60.1%、70.0%、76.1%和71.6%。CHOP-21的5年EFS率和OS率分别为32.5%和40.6%，而CHOP-14的分别为43.8%和53.3%。CHOP-14方案与CHOP-21方案相比，EFS率与OS率均显著提高，并且是3个强化方案中唯一对EFS、OS、CR率都有改善的方案。CHOP-14与CHOP-21的毒性相似，但含VP-16的方案，尤其是CHOEP-14方案毒性更大。这两项研究的化疗方案与二、三代方案相比，用相对简捷的方法提高了疗效，很大程度上应归功于支持治疗（如rhG-CSF）的进步。

GELA研究比较了ACVBP方案与标准CHOP方案治疗预后不良的老年侵袭性淋巴瘤的疗效和安全性。入组患者年龄61～69岁，至少有IPI中的一个不良预后因素。结果ACVBP与CHOP组的CR率分别为58%和56%（$P=0.5$）；治疗相关死亡率分别为13%和7%（$P=0.14$）；5年EFS率分别为39%和29%（$P=0.005$），5年OS率分别为46%和38%（$P=0.036$）。CHOP组的中枢神经系统进展率和复发率更高（$P=0.004$）。ACVBP组的毒性更高，尤其是在65岁以上的患者中。另有GELA-LNH87-1研究对比了ACVBP方案与m-BACOD（环磷酰胺，多柔比星，长春新碱，甲氨蝶呤，地塞米松）方案治疗低危侵袭性淋巴瘤。研究共入组752例中度恶性或高度恶性淋巴瘤患者，不具有以下任一不良预后因素：ECOG评分2～4、两个以上的结外累及、肿瘤最大径>10cm、骨髓或CNS受侵、Burkitt或淋巴母细胞淋巴瘤。结果两组患者的CR率、5年无治疗失败生存率、5年OS率相同。ACVBP组的感染更重，但肺毒性更轻；治疗相关死亡率两组无差异。

Wilson等采用持续静滴的改良EPOCH（持续96小时静滴的依托泊苷、长春新碱和多柔比星+快速静滴的环磷酰胺和口服泼尼松）方案治疗DLBCL。设计采用持续静滴的给药方式，是基于CHOP对于增殖迅速的肿瘤（Ki-67>80%）疗效不理想，而持续静脉给药方式具有血药浓度稳定和药物作用时间延长的优势，有可能克服肿瘤细胞迅速增殖的问题。该研究共入组49例患者，44%的患者IPI≥3。结果92%的患者达到CR，中位随访62个月时，PFS率和OS率分别为70%和73%。进一步的研究显示，改良的EPOCH方案与利妥昔单抗联合可以进一步提高PFS率和OS率约10%，在中位随访28个月时，PFS率和OS率分别为82%和83%。

5. 复发或耐药患者的解救治疗 侵袭性淋巴瘤患者复发或耐药后的中位自然生存期仅有3～4个月。传统的用于DLBCL的解救方案有MINE（美司钠，异环磷酰胺，米托蒽醌，依托泊苷）、DHAP（地塞米松，阿糖胞苷，顺铂）、ESHAP（依托泊苷，甲泼尼龙，阿糖胞苷，顺铂）、MINE-ESHAP（美司钠，异环磷酰胺，米托蒽醌，依托泊苷，甲泼尼龙，阿糖胞苷，顺铂）、DICE（地塞米松，异环磷酰胺，顺铂，依托泊苷）、ICE（异环磷酰胺，卡铂，依托泊苷）、EPOCH（依托泊苷，泼尼松，长春新碱，环磷酰胺，多柔比星）、mini-BEAM（卡莫司汀，依托泊苷，阿糖胞苷，美法仑）等，这些方案或是使用与初程治疗无交叉耐药的药物如顺铂、卡铂、依托泊苷、异环磷酰胺、阿糖胞苷等，或是采用持续静脉滴注的给药方式，有效率约为20%～80%，CR率多数在20%～30%之间，长期DFS率不足10%。

新的细胞毒类药物，如紫杉类、吉西他滨、长春瑞滨、拓扑替康、奥沙利铂等用于复发或难治性DLBCL的治疗也有一定疗效。一项Ⅱ期临床研究的结果，采用利妥昔单抗联合GemOx（吉西他滨，奥沙利铂）方案治疗复发和耐药的不适合接受造血干细胞移植的B-NHL患者，其中72%为DLBCL。在46例患者中，8周期的R-GemOx治疗后，CR/CRu达

65%，中位随访 28 个月时的 2 年 EFS 率和 OS 率分别为 43% 和 66%。

基于多项Ⅱ期临床研究和 PARMA 对照研究的结果，对于化疗敏感的复发性侵袭性淋巴瘤，高剂量化疗联合造血干细胞移植已成为标准治疗。具体内容详见造血干细胞移植部分。

（四）DLBCL 的预后判断

DLBCL 的预后因素可以分为临床预后因素、分子预后因素以及肿瘤起源细胞和病理类型相关的预后因素等。

国际预后指数（IPI）是临床因素相关的预后指数，是在利妥昔单抗应用之前通过国际非霍奇金淋巴瘤预后因素计划（the International Non-Hodgkin's Lymphoma Prognostic Factors Project）研究总结出并被充分证实有效的预后指数。国际非霍奇金淋巴瘤预后因素计划共纳入了欧洲、美国和加拿大共 3273 例侵袭性淋巴瘤患者，这些患者在 1982～1987 年间接受了含蒽环类的联合方案化疗。研究采集了治疗前可能影响预后的因素，旨在建立一个可在治疗前判断患者预后的模型。研究基于 5 个独立影响预后的因素，建立了一个预后判断系统，即 IPI。这 5 个独立影响预后的因素分别为年龄、分期、结外累及部位的数目、行为状态 ECOG 评分、血清 LDH 水平。年龄>60 岁、分期Ⅲ～Ⅳ期、结外累及部位的数目>1、行为状态 ECOG 评分≥2、血清 LDH 水平>正常上限为不良因素，根据不良预后因素的数目可以把侵袭性淋巴瘤患者分为低危（IPI＝0～1）、低中危（IPI＝2）、高中危（IPI＝3）、高危（IPI＝4～5）4 个组，各组具有不同的 CR 率、无复发生存（relapse-free survival，RFS）率和 OS 率。由于年龄≤60 岁的患者，预后好于 60 岁以上的患者，研究同时建立了针对 60 岁以下患者的评分系统，称为年龄调整的 IPI（age-adjusted IPI，aaIPI），它与 IPI 的不同之处在于，结外累及部位数目不是影响预后的独立因素。表 98-3 和表 98-4 详细列出了不同 IPI 和年龄调整的 IPI 预后风险指数与生存情况。由于研究中的侵袭性淋巴瘤实际上大多数是 DLBCL，IPI 最适合 DLBCL 的患者。

表 98-3 国际预后指数分组及预后（所有患者，n＝2031）

风险组	不良预后指标数	患者比例（%）	CR 率（%）	2 年 RFS 率（%）	5 年 RFS 率（%）	2 年 OS 率（%）	5 年 OS 率（%）
低危组	0～1	35	87	79	70	84	73
低中危组	2	27	67	66	50	66	51
高中危组	3	22	55	59	49	54	43
高危组	4～5	16	44	58	40	34	26

表 98-4 年龄调整的国际预后指数分组及预后（年龄≤60 岁，n＝1274）

风险组	不良预后指标数	患者比例（%）	CR 率（%）	2 年 RFS 率（%）	5 年 RFS 率（%）	2 年 OS 率（%）	5 年 OS 率（%）
低危组	0	22	92	88	86	90	83
低中危组	1	32	78	74	66	79	69
高中危组	2	32	57	62	53	59	46
高危组	3	14	46	61	58	37	32

IPI 指数在利妥昔单抗成为标准治疗后进行了修订，因为最初的 IPI 预后指数是在 CHOP 为标准治疗的基础上制定的。Sehn 等对 DLBCL 患者接受 R-CHOP 治疗后进行了回顾性分析，结果有了 R-IPI 预后指数。R-IPI 分为 3 个预后组，预后非常良好组（IPI＝0）、良好组（IPI＝1～2）和预后不良组（IPI＝3～5），4 年 OS 率分别为 92%、82% 和 58%。

近年来通过不同 DLBCL 基因表达谱的研究，可以进一步区分出 DLBCL 的不同起源细胞。如前所述，Alizadeh 等应用 cDNA 芯片技术将 DLBCL 划分为生发中心 B 细胞样 DLBCL 和活化 B 样，前者的预后明显优于后者，5 年总生存率分别为 76% 和 16%（$P<0.01$）。如果可以通过更加简单易行的方法区分生发中心型和活化型 DLBCL，结合 IPI 预后指数，能更好地预测患者的预后。

一些分子的表达，如 bcl-2 阳性、p53 突变、cyclin D1 阳性以及细胞增殖指数 Ki-67 增高等可能与预后差相关，而 bcl-6 阳性者可能预后较好。但由于分子标记的检测方法、诊断标准的不统一以及分子影响机制的复杂性，尚不能明确某单一分子对预后的影响。

第二节 滤泡淋巴瘤

滤泡淋巴瘤(follicular lymphoma,FL)是惰性NHL中最常见类型,在欧美地区约占NHL的20%,而在亚洲地区的发病率显著降低。FL在病理上定义为滤泡中心B细胞淋巴瘤,组织学形态上要求至少形成部分滤泡样结构。其特征性的分子特点是t(14;18)(q32;q21)的染色体异位,致使免疫球蛋白重链基因的启动子异位至bcl-2基因邻近,导致bcl-2蛋白的过度表达和细胞凋亡的抑制,结果表现为一种低度增殖性肿瘤细胞的缓慢积累。因为恶性细胞的增殖并不迅速,传统细胞毒类的化疗药物对FL的治疗并不成功,除了少数局限期患者外,如采用标准的治疗方法,FL至今仍被认为是不可治愈的肿瘤。FL患者的中位生存时间长达7~10年。利妥昔单抗的应用,是近年来FL治疗中最大的进展,虽然目前研究的随访期相对于FL仍较短,但已有趋势显示,利妥昔单抗有可能改变FL的自然病程和延长患者的OS。在一项美国西南研究组(Southwest Oncology Group,SWOG)对多项有关利妥昔单抗治疗FL的综述分析中,1998~2000年诊断并接受CHOP方案联合利妥昔单抗治疗的FL中,患者的PFS和OS均显著优于1974~1983年和1988~1994年治疗的患者。

(一) FL病理特点及免疫表型

FL为小核裂或生发中心型淋巴瘤,生长类型应至少部分为滤泡性,有时可见弥漫性区域生长。病理分级采用Berard细胞计数法分为3级。Ⅰ级:0~5个中心母细胞/高倍视野;Ⅱ级:6~15个中心母细胞/高倍视野;Ⅲ级:>15个中心母细胞/高倍视野,Ⅲa级,>15个中心母细胞,但仍有滤泡中心细胞,Ⅲb级,中心母细胞形成瘤片,无残留中心细胞。如果在细胞弥漫性生长区域内,包含有以母细胞为主或均为母细胞的区域,应同时诊断为DLBCL。病理类型为滤泡Ⅰ和Ⅱ级病例的临床特点和预后相似,而滤泡Ⅲ级与DLBCL相似,应按照DLBCL治疗。

FL表达B细胞相关分子CD19、CD20、CD22、CD79a和生发中心相关标记分子CD10和bcl-6,bcl-2在85%~90%的滤泡Ⅰ/Ⅱ级和50%的滤泡Ⅲ级病例中阳性,其中部分阴性病例是由于bcl-2基因突变后导致抗体所识别的抗原决定簇改变所致。bcl-2的表达与否可用于鉴别滤泡淋巴瘤和滤泡反应性增生。

(二) FL临床表现

临床上大多表现为无痛性的淋巴结逐渐增大,最常累及颈淋巴结,其次为腹股沟和腋下淋巴结,也可累及韦氏环、脾脏、骨髓以及皮肤、软组织、胃肠道。可在少数病例原发起源于结外器官,包括皮肤、胃肠道,特别是十二指肠、眼睛附属器官、乳腺和睾丸。FL患者在诊断时一般病变广泛,40%~70%的患者有骨髓受侵;局限期患者占30%左右,约30%可发展为更加侵袭性的淋巴瘤。

(三) FL的治疗

因FL患者的中位生存时间长,一些患者的治疗时间可能持续20年。FL的治疗方案选择多种多样,并越来越高度个体化。对于某些局限期(Ⅰ/Ⅱ期)患者,放疗是合适的选择。其他的局限期或Ⅲ/Ⅳ期患者的一线治疗选择包括观察等待、参加临床研究、单药或多药联合治疗。一线治疗既可以选择单药利妥昔单抗、烷化剂、放射免疫治疗,也可考虑联合方案化疗如CHOP+利妥昔单抗、CVP+利妥昔单抗、FND(氟达拉滨,米托蒽醌,地塞米松)+利妥昔单抗、氟达拉滨+利妥昔单抗。对于复发的病例,某些情况下,可以重复一线治疗方案、放射免疫治疗或造血干细胞移植。

利妥昔单抗治疗FL是近年来的主要进展。对于初治的FL,利妥昔单药的客观缓解率(objective remission rate,ORR)为67%,复治患者为46%。多项研究显示,利妥昔单抗联合化疗可以提高PFS。在一项Ⅱ期临床研究中,Hiddemann等评价了CHOP对比R-CHOP的疗效,结果R-CHOP可以显著延长PFS($P<0.001$)和提高ORR率(96%:90%,$P=0.011$),同时R-CHOP组患者的3年OS率亦显著提高($P=0.016$)。另一项研究对比了CVP与R-CVP,结果同样显示利妥昔单抗可以显著提高ORR(81%:57%,$P<0.0001$)和CR率(41%:10%,$P<0.0001$),且R-CVP组的TTP显著延长(34个月:15个月,$P<0.001$)。虽然有研究显示,利妥昔单抗维持治疗无论在初治还是复发FL均可延长PFS,但利妥昔单抗维持治疗和进展后再治疗两者间是否存在缓解期和OS的差异尚无定论。

对于利妥昔单抗耐药的患者,仅有少数的标准治疗选择:放射免疫治疗和自体或异基因造血干细胞移植。放射免疫治疗的两种药物^{90}Y-ibritumomab和^{131}I-tositumomab,在几项小型的临床研究中,均显示具有较高的缓解率。研究显示,在接受过多重化疗的患者中,放射免疫治疗的ORR在47%~68%之间,CR率为20%~38%,且并发症的发生率低。但是对于大多数患者,缓解时间相对较短,约1年左右。在一项研究中,^{131}I-tositumomb治疗复发或耐药的FL,结果2年PFS率为21%,5年为17%。

正在进行临床研究的新的治疗FL的药物主要

有苯达莫司汀(bendamustine)、蛋白酶体抑制剂硼替佐咪、雷利度胺、抗CD22单抗以及作用于bcl-2分子的药物等。一项Ⅱ期临床研究显示,单药苯达莫司汀治疗经多重化疗后且利妥昔单抗耐药的FL患者,结果ORR高达77%,中位缓解时间6.7个月。

(四)FL的预后判断

FL的国际预后指数(Follicular Lymphoma International Prognostic Index,FLIPI)是在IPI的基础上发展起来的。研究发现,采用IPI预测滤泡淋巴瘤的预后时,属于高危组的患者很少,因为多数FL患者的一般状态较好,且少有>1处的结外受侵。FLIPI用血红蛋白<120g/L和≥5个淋巴结区受累替代了IPI中的一般状态评分和结外受侵作为预后因素。结果显示FLIPI能够更好地预测FL患者的预后。采用FLIPI,可以将患者分为3组,即FLIPI 0~1、2和≥3的患者。低危、中危和高危患者大约各占1/3,10年生存率分别为71%、51%和36%。虽然,FLIPI是在无利妥昔单抗治疗的基础上总结的,但是最近的研究显示,FLIPI对于接受利妥昔单抗治疗者仍然具有预测预后的价值。

第三节 套细胞淋巴瘤

套细胞淋巴瘤(mantle cell lymphoma,MCL)是在REAL分类(Revised European-American Lymphoma Classification)和WHO 2001分类中才独立划分的NHL类型,约占NHL发病率的3%~10%。MCL具有独特的临床病理学特点。一方面按其侵袭性的生物学行为和自然史应归为侵袭性NHL;而另一方面,MCL对治疗的反应类似惰性淋巴瘤,多药联合化疗的生存时间约为3~5年,目前属于不可治愈的NHL。

MCL起源于生发中心前的B细胞。MCL的分子遗传学特点是存在t(11;14)(q13;q32)染色体异位,该异位致使14号染色体上免疫球蛋白重链基因上游的启动子异位到11号染色体的bcl-1(B-cell lymphoma-1)基因的毗邻,导致bcl-1蛋白的过度表达。bcl-1基因编码细胞周期蛋白cyclin D1,故cyclin D1的过表达是MCL的特征性分子标记。由于cyclin D1的过表达,可促使细胞进入细胞周期和细胞分裂,结果发生一种生存期相对短的侵袭性淋巴瘤。但仅有cyclin D1的过表达并不能导致MCL的发生,还需同时存在细胞周期调控的紊乱和DNA的损伤,如存在p53相关的细胞周期调控失常或ATM(ataxia teleangiectasia mutated)基因突变等。

(一)MCL的病理特点及免疫表型

MCL细胞的病理学形态为:形态一致的小至中等大的淋巴样细胞,非转化型的细胞形态与滤泡中心细胞相似,而转化型的肿瘤细胞与中心母细胞或免疫母细胞相似,同时增殖中心消失。MCL的生长形态有多种,包括套带性、结节性、弥漫性和母细胞样变。一些研究认为细胞体积小,生长形态为套带性和结节性者生存预后较好,而诊断时细胞形态为母细胞样、多形性或疾病过程中出现母细胞样转化者提示明显的生存预后不良。

MCL细胞的免疫表型为$CD20^+$、$CD5^+$、$CD43^+$、胞膜IgM/IgD^+、$bcl\text{-}2^+$,而$CD10^-$、$bcl\text{-}6^-$、$CD23^-$。几乎所有病例均表达cyclin D1,可以有少数病例为$CD5^-$。有很少的病例在各种特征上与MCL均相似,有cyclin D2或cyclin D3高表达,但cyclin D1阴性。对于cyclin D1阴性病例诊断为套细胞淋巴瘤需非常小心,因可有多种淋巴瘤与MCL有相似之处。

(二)MCL的临床表现与预后

MCL多见于老年男性,男女发病比例约为2∶1,中位发病年龄60岁。发病时通常即为晚期(Ⅲ或Ⅳ期),最常累及淋巴结,其次为脾和骨髓。其他较常见的受侵部位包括胃肠道和韦氏环。在胃肠道病变中,典型的表现为淋巴瘤性息肉病。患者外周血中常能找到肿瘤细胞,如果采用流式检测方法,几乎可以在所有患者中检测到肿瘤细胞。中枢神经系统受侵通常发生于复发且分期晚的白血病期患者。MCL的中位生存时间为3~5年,特征性表现是不断下行的生存曲线,约15%的患者可获得长期生存。

有研究显示,适用于DLBCL的IPI预后指数和FL的FLIPI预后指数并不能很好地预测MCL患者的预后。目前认为与不良预后相关的临床特点包括分期晚、B症状和一般状态差。而年龄<65岁、LDH正常和β_2微球蛋白正常似乎与预后好相关。细胞增殖能力对预后的影响已被一项大型的前瞻性临床研究证实。该研究结果显示,细胞增殖能力对预后具有核心性的影响,重要性超过组织形态学分型和其他的临床指标。另外,自体移植后是否存在微小病变也是提示预后的重要指标。其他可能与预后不良相关的分子特征有p27丢失和p53突变。

(三)MCL的治疗

因绝大多数MCL具有侵袭性和预后不良的临床特点,通常不采取观察等待的治疗策略。传统的单药或多药联合的化疗并不能长期控制疾病,目前MCL是不可治愈的。

MCL的一线化疗方案仍未确定,尚无标准的治疗选择,可选择的方案包括R-CHOP、R-HyperCVAD/MA(分割剂量的环磷酰胺、长春新碱、多柔比星和地塞米松与大剂量甲氨蝶呤与阿糖胞苷交替)和R-EPOCH等。二线治疗方案包括FCR(氟达拉滨、环磷酰胺和利妥昔单抗)、FCMR(氟达拉滨、环磷酰胺、米托蒽醌和利妥昔单抗)、PCR(喷司他丁,环磷酰胺,利妥昔单抗)和沙利度胺联合利妥昔单抗等。蛋白酶体抑制剂硼替佐咪、temsirolimus和沙利度胺等分子靶向药物在MCL治疗中显示了较好的疗效。

多项研究显示,单药利妥昔单抗治疗MCL的疗效不如FL。在一项较大型的临床研究中,利妥昔单抗单药的ORR为27%。利妥昔单抗联合化疗的疗效有多项Ⅱ期和Ⅲ期临床研究,详见表98-5。一项随机对照的临床研究比较了R-CHOP与CHOP治疗初治的MCL,结果R-CHOP在缓解率上明显优于CHOP,ORR分别为94%和75%($P=0.0054$),CR率分别为34%和7%($P=0.00024$),在疾病缓解时间上也有优势,治疗失败时间(time to failure,TTF)分别为21个月和14个月($P=0.0131$)。在复发患者中,含有氟达拉滨方案的FCM与R-FCM方案比较,接受利妥昔单抗治疗组患者的ORR(58%:46%)和CR率(29%:0%)也显著提高。

表98-5 利妥昔单抗联合化疗治疗套细胞淋巴瘤的临床研究

作者,发表年	研究期别及治疗	方案	例数	结果
Howard等,2002	Ⅱ期,初治	R-CHOP	40	CRu/CR:40% PFS:16.6个月
Lenz等,2005	Ⅲ期,初治	CHOP±R (IFN维持或ASCT)	122	CR:34% vs 7% PFS:21个月 vs 14个月
Forstpointner等,2004	Ⅲ期,复发或耐药	FCM±R (R维持或观察)	40	CR:29% vs 0% PFS:8个月 vs 4个月
Romaguera等,2005	Ⅱ期,初治	HyperCVAD/MA+R	97	CR/Cru:87% 3年FFS率:64% 3年OS率:82%
Epner等,2007	Ⅱ期,初治	HyperCVAD/MA+R	97	CR/Cru:58% 2年PFS率:64% 2年OS率:76%

R-CHOP方案对于初治的MCL虽然缓解率较高,但是不能维持疾病的长期缓解。几项研究报道了含有高剂量阿糖胞苷方案治疗MCL的结果。在一项法国的临床研究中,对CHOP方案化疗4周期后未达CR的患者,采用DHAP(地塞米松、高剂量阿糖胞苷和顺铂)方案作为解救治疗,结果25例患者中,CR率达到84%。另一项单中心的临床研究,采用利妥昔单抗联合强化剂量的HyperCVAD/MA方案治疗了97例初治的MCL,结果全组患者ORR 97%,CRu/CR率达87%,中位随访40个月时,3年FFS率和OS率分别为64%和82%。然而,这一结果在后来的一项多中心临床研究中未能重复,该研究的ORR为88%,2年的PFS率为64%。

有研究显示,自体造血干细胞移植在一线巩固治疗中可以延长PFS。欧洲套细胞淋巴瘤协作组的一项前瞻性随机对照研究结果提示,对于初治缓解的MCL,清髓性放化疗联合自体造血干细胞移植与单纯干扰素维持治疗相比,明显延长了无进展生存期。该项研究共入组了122例晚期MCL患者,均为采用CHOP样方案诱导化疗后达CR或部分缓解(PR),再随机分为移植组(采用含全身照射的预处理方案)和干扰素维持组(分组后再化疗2周期)。结果移植组移植后的CR率由35%提高到81%,中位PFS也明显延长,两组分别是39个月和17个月($P=0.0108$),但3年OS率未改善,分别是83%和77%($P=0.18$),长期结果仍在随访中。目前认为,自体造血干细胞移植作为初治缓解后的巩固治疗的效果较好,而且使用含全身照射的预处理方案的疗效更好。

有两项Ⅱ期临床研究探讨了放射免疫药物^{90}Y-ibritumomab单药治疗复发和耐药的MCL的疗效。两项研究的缓解率为30%~40%,但令人失望的是,缓解的持续时间短暂。ECOG 1499的一项研究,在4周期R-CHOP方案化疗后,采用^{90}Y-ibritumomab作为巩固治疗。结果显示^{90}Y-ibritumomab可以进一步提高缓解率并延长中位缓解时间至27个月,但是仍不能形成生存曲线上的平台期。

目前已有多种靶向药物显示了对MCL的较好疗效。蛋白酶体抑制剂硼替佐咪已在美国批准用于治疗复发和耐药的MCL患者。对于复发和耐药的MCL,硼替佐咪的ORR可达45%,但CR率较低,中位缓解时间相对较短。在一项入组了114例复发和耐药的 MCL 患者的研究中，硼替佐咪单药的中位缓解时间为 9.2 个月，中位 TTP 为 6.2 个月。

沙利度胺具有影响血管生成和改变细胞微环境的作用。在一项小型的Ⅱ期临床研究中，16 例复发或耐药的 MCL 患者，接受沙利度胺联合利妥昔单抗治疗的 ORR 为 81%，CR 率为 31%，中位的无进展生存时间为 20.4 个月。另一项研究，应用沙利度胺的第二代雷利度胺单药治疗在复发和耐药的 MCL 患者的有效率可以达到 53%。

temsirolimus（又称为 CCI-779），是哺乳动物细胞西罗莫司靶点（mTOR）的抑制剂，后者可以调节 cyclin D1 的转录。在一项Ⅱ期临床研究中，单药 ORR 为 38%，中位持续缓解时间为 6.9 个月，中位 TTP 6.5 个月，与硼替佐咪的疗效相似。

新型烷化剂苯达莫司汀在 FL 和 MCL 中均显示了很好的疗效。在一项Ⅱ期临床研究中，苯达莫司汀与利妥昔单抗联合治疗 16 例复发和耐药的 MCL，结果 ORR 为 75%，CR 率为 50%。

第四节 黏膜相关淋巴组织淋巴瘤

黏膜相关淋巴组织淋巴瘤（mucosa-associated lymphoid tissue lymphoma，MALT 淋巴瘤）约占所有 B-NHL 的 7% ~8%，为淋巴结外器官起源，其中原发于胃的约占 50% 以上。黏膜相关淋巴瘤顾名思义起源于黏膜相关淋巴组织。所谓黏膜相关淋巴组织，正常情况下是存在于特定器官并起保护作用的含有淋巴组织的特化黏膜。天然的 MALT 仅存在于少数器官，主要指呼吸道、胃肠道及泌尿生殖道黏膜固有层和上皮细胞下散在的无被膜淋巴组织以及某些带有生发中心的器官化的淋巴组织，如扁桃体、小肠的派氏集合淋巴结、阑尾等。非天然存在的 MALT，称为获得性 MALT。获得性 MALT 的淋巴组织是在慢性炎症或自身免疫反应等病理情况下发生的，如幽门螺旋杆菌性胃炎和桥本甲状腺炎等。在慢性炎症的病理状态下，淋巴细胞因长期受到刺激反复增生，衍生出病理性克隆，替代了正常的淋巴组织，最终导致 MALT 淋巴瘤的发生。

MALT 淋巴瘤最早在 1983 年由 Isaacson 和 Write 两位英国病理学家描述，通常发生于获得性 MALT 部位。在 2001 年的 WHO 分类中，MALT 淋巴瘤作为一个独立类型被称为 MALT 型结外边缘区 B 细胞淋巴瘤（extranodal marginal zone B-cell lymphoma，MALT type）。

（一）MALT 淋巴瘤的病理特点及免疫表型

形态学上，MALT 淋巴瘤为小淋巴细胞，含有丰富胞质、胞核清晰。MALT 淋巴瘤的一个主要特征是淋巴上皮灶，这是由上皮组织中淋巴瘤细胞聚集而形成的灶状浸润，淋巴上皮灶是淋巴瘤细胞向上皮组织定向移动的体现。

MALT 淋巴瘤的免疫表型与正常边缘带 B 细胞几乎完全一致：$CD19^+$、$CD20^+$、$CD79a^+$，边缘带细胞抗原 $CD21^+$、$CD35^+$；而 $CD5^-$、$CD10^-$、$CD23^-$、cyclin $D1^-$。可表达细胞表面免疫球蛋白，胞质中也可有少量表达，大部分为 IgM 型。部分 MALT 淋巴瘤在诊断时存在大细胞转化，表现为大细胞数量增加，融合成簇状或片状结构。

（二）MALT 淋巴瘤的细胞遗传学特点

MALT 淋巴瘤相关的染色体异位包括 t(11;18)(q21;q21)、t(1;14)(p22;q32) 和 t(3;14)(p14;q32)，这些异位可以导致融合蛋白（AP12-MALT1）的产生或转录失调（bcl-10、MALT1、FOXP1）。t(11;18)(q21;q21) 染色体易位主要见于肺和胃原发的 MALT 淋巴瘤，涉及的基因称为 MALT1。MALT1 蛋白可能具有抗凋亡作用，类似滤泡淋巴瘤中 bcl-2 蛋白的作用。另外，在 56% ~85% 的 MALT 淋巴瘤中可以检测到 3 号染色体三体。t(1;14)(p22;q32) 染色体异位相对少见，该异位导致与凋亡相关的 bcl-10 蛋白在胞核中的过表达。MALT1 和 bcl-10 蛋白均可能导致 NF-κB 通路的激活，而 NF-κB 通路与细胞增殖、凋亡及血管形成等相关。其他的基因突变包括：c-myc 基因和 p53 基因突变等，有研究显示，p53 基因的突变与 MALT 淋巴瘤的大细胞转化有关。

（三）MALT 淋巴瘤的临床特点

MALT 淋巴瘤的生物学行为表现为惰性，通常病情进展缓慢，中位发病年龄约 60 岁，男女比例相近。MALT 淋巴瘤病变多局限于原发部位，临床分期ⅠE 期或ⅡE 期多见，B 症状少见。可发生于各种器官和组织，最常见部位是胃肠道，约占 MALT 淋巴瘤的 50%。非胃肠道部位包括涎腺、甲状腺、眼眶、结膜、肺、皮肤、肾、肝、前列腺、颅内脑膜和乳腺等，几乎遍及全身。少数病例（2% ~20%）可以有骨髓受侵，多见于原发于肺和眼附属器官的 MALT 淋巴瘤。MALT 淋巴瘤的预后较好，5 年生存率可达 80%。少数患者病变进展后，病理类型可向弥漫大 B 细胞淋巴瘤转化。

（四）MALT 淋巴瘤的治疗

MALT 淋巴瘤的治疗依其分期和原发部位而不同。早期病例可以采用手术切除或局部放疗，预后良好，胃 MALT 淋巴瘤还可采用抗幽门螺旋杆菌治疗。晚期病例则与其他惰性淋巴瘤相似，应以化疗为主。

MALT 淋巴瘤对放疗敏感，Richard 等报道了103 例ⅠE 和ⅡE 期的 MALT 淋巴瘤的治疗结果，其中原发胃 17 例，眼眶 31 例，涎腺 24 例，甲状腺 13 例，其他部位 18 例。93 例接受放疗，中位照射剂量30Gy。结果单纯受累野放疗的 85 例中 84 例获 CR，14 例复发，复发部位多仍在原发部位，5 年 OS 率98%，DFS 率 75%。

化疗在 MALT 淋巴瘤治疗中的作用并没有进行过严格的评价，一般用于早期 MALT 淋巴瘤术后或放疗后的辅助治疗，以及晚期和复发后患者的治疗。通常采用惰性淋巴瘤的化疗方案。近年来也有应用利妥昔单抗的报道。一项Ⅱ期临床研究评价了利妥昔单抗单药对于初治及复发 MALT 淋巴瘤的疗效。共 35 例患者，其中原发胃者 15 例，其他部位 20 例，初治 24 例。结果 ORR 73%，15 例 CR，10 例 PR。初治者的有效率明显高于复发者，分别为 87% 和45%。全组中位缓解期 10.5 个月，中位 TTF 14.2个月。

1. 胃 MALT 淋巴瘤　胃肠道是 MALT 淋巴瘤的最常见原发部位，约占总发病率的 50%，其中以胃原发最多见，约占 85%。多发生于老年人，中位发病年龄 67 ~ 69 岁。胃 MALT 淋巴瘤早期主要表现为非特异性消化不良的症状，如胃部不适、恶心、呕吐等，进展期可出现厌食、上腹痛、消瘦、消化道出血及贫血，可触及上腹部包块。偶尔也会以胃出血或穿孔为首发症状。

胃 MALT 淋巴瘤呈浸润性生长，以多灶性、多形性及弥漫性病变为特征。病变广泛浸润时可形成“皮革胃”样改变，内镜下难以和胃癌相鉴别。早期多局限于黏膜层内，随着病程的进展，瘤细胞向浅肌层、深肌层甚至浆膜层侵犯。晚期瘤细胞可侵犯出胃壁，扩散到局部淋巴结及远隔部位。

早期胃 MALT 淋巴瘤的预后较好，5 年生存率80% ~ 95%。传统的治疗方法是全胃切除，因胃MALT 淋巴瘤在胃内扩散非常广泛，部分胃切除的治疗并不适合。但近年来，手术治疗已不再是胃MALT 淋巴瘤的主要治疗手段，目前仅限于肿瘤合并胃穿孔或急性出血等急症情况。

胃 MALT 淋巴瘤之所以引人关注，原因之一是它的发病与细菌感染相关。正如 Isaacson 提到的，胃成为 MALT 淋巴瘤最常见的部位是不寻常的，因为正常情况下胃不含有任何淋巴组织。然而，感染幽门螺杆菌（helicobacter pylori，HP）后，可引起后天获得性胃黏膜相关淋巴组织的形成。患胃 MALT 淋巴瘤的人群中，超过 90% 的患者伴有 HP 感染，能够说明 HP 感染是胃 MALT 淋巴瘤病因的最有力的证据是用抗生素清除 HP 后能够引发淋巴瘤的消退。

考虑到大多数胃 MALT 淋巴瘤与 HP 感染有关，HP 根除应为首选治疗方案。目前认为，不管是否检测到 HP，均可采用 HP 根除疗法，因为三联药物治疗只需一周，且活检标本未找到 HP，未必不存在感染。ⅠE 期的胃 MALT 淋巴瘤，HP 阳性时，如抗 HP 治疗有效，CR 率可为 60% ~ 100%，大部分病例在治疗后 12 个月内达 CR。ⅡE 期或ⅡE 期以上的胃 MALT 淋巴瘤抗 HP 治疗的 CR 率低，仅为 0 ~60%。约有 20% 的 HP 阳性患者在成功清除 HP 后肿瘤不能消退，而 t(11;18)(q21;q21) 和 t(1;14)(p22;q32) 染色体异位与抗 HP 治疗无效有关。这类患者应采用放疗或放化疗联合治疗，还可选择利妥昔单抗单药治疗。

2. 眼眶及眼附属结构 MALT 淋巴瘤　眼眶及眼附属结构为 MALT 淋巴瘤的第二常见原发部位。最近的研究认为，其发病可能与鹦鹉热衣原体有关。有研究报道，清除衣原体感染可以致眼附属器MALT 淋巴瘤的消退，但是目前仍存在争议。

临床病程表现为惰性，播散的发生率低。患者可表现为无痛性的结膜水肿和畏光，类似于过敏性结膜炎。检查后可发现橘红或粉红色肿物，通常为多中心性或双侧。

放疗是标准的治疗。Uno 等报道治疗了 50 例眼附属器 MALT 淋巴瘤患者，照射的剂量为 30 ~40Gy。结果治疗的 CR 和 PR 率分别为 52% 和40%，5 年 OS 率 91%。其中 6 例患者出现白内障，2 例出现了放疗所致的视网膜并发症，包括 1 例放射性视网膜病变和 1 例轻度的视网膜出血。

意大利的一项研究报道了抗鹦鹉热衣原体治疗的结果。9 例眼附属器 MALT 淋巴瘤患者（5 例为复发或耐药）接受口服多西环素 100mg，2 次/天，共 21天的治疗，结果 ORR 44.4%。

3. 唾液腺 MALT 淋巴瘤　唾液腺正常情况下没有淋巴组织。各种原因的慢性炎症导致唾液腺的淋巴组织聚集，结果形成良性淋巴上皮灶即肌上皮唾液腺炎（myoepithelial sialoadenitis，MESA），它是一种获得性的 MALT。唾液腺通常在 MESA 的背景中发生 MALT 淋巴瘤。MESA 与干燥综合征有关，特点是干性角膜结膜炎、黏膜干燥、面部毛细血管扩张和双侧腮腺增大。干燥综合征的患者淋巴瘤的发生率明显增加，在美国国立卫生研究院的研究中，有干燥症状的女性淋巴瘤发生率是同龄人的 43.8 倍。

任何部位的唾液腺都可能发生 MALT 淋巴瘤，但最常见的是腮腺。多表现为腮腺部位逐渐增大的团块，双侧受侵并不少见，多数有干燥综合征病史。有效的治疗包括放疗、化疗和综合治疗。在一项随机研究中，39 例腮腺的Ⅰ、Ⅱ期 MALT 淋巴瘤患者接受了单纯放疗或放疗联合化疗。放疗组完全缓解率100%，90%的患者5年无复发。而加用化疗未能获益。

4. 肺MALT淋巴瘤的治疗 原发肺的淋巴瘤不常见，约占结外淋巴瘤的1.1%，最常见的组织学类型是MALT淋巴瘤。大部分无症状，常由于胸部X线片筛查而检出。部分患者出现的症状包括咳嗽、呼吸困难、胸痛、咯血。影像学检查显示边缘清晰的结节或团块，多数为实性，5%～10%为多结节性。

肺MALT淋巴瘤的治疗方法还有待确定，手术切除、化疗、放疗均有采用。Zinzani等报道19例患者采用以上多种方法治疗，CR率为79%。对双侧病变而无症状者仅做观察即可。

5. 其他部位MALT淋巴瘤的治疗 甲状腺、乳腺、皮肤均可发生MALT淋巴瘤，MALT淋巴瘤在上消化道少见，但在上呼吸道如鼻咽、喉和气管可见到，其他少见部位是胸腺、膀胱和直肠。治疗选择与前面讨论的类似，包括手术切除、放疗、化疗。放疗有效且能够保留组织器官，避免了广泛切除。

第五节 伯基特淋巴瘤

伯基特淋巴瘤(Burkitt's lymphoma)最先由Dennis Burkitt于1958年报道，后来因此而得名。Burkitt淋巴瘤是一种来源于滤泡生发中心细胞的高度侵袭性B细胞NHL，发病率低，儿童常见，占全部NHL发病率的3%～5%，占儿童NHL的40%。其特点是细胞呈指数增长，细胞的增殖率非常高。从Burkitt淋巴瘤的定义角度，该病几乎均与c-myc基因异位有关，最常见的基因异位型是t(8;14)(q24;q32)，较少见的包括t(2;8)(p12;q24)和t(8;22)(q24;q11)。

(一) Burkitt淋巴瘤的流行病学、分型及临床表现

目前Burkitt淋巴瘤可以分为三种主要的临床类型：①地方性Burkitt淋巴瘤，主要分布于非洲赤道地区，是该地区儿童中最常见恶性肿瘤。发病高峰年龄在4～7岁，几乎所有的地方性的Burkitt淋巴瘤在肿瘤细胞内均可找到EB病毒。患病的儿童通常同时患有慢性疟疾，目前认为慢性疟疾感染可导致机体抵御EB病毒的能力下降或疟疾病原体作为慢性抗原刺激促使EB病毒感染的永生化B细胞活化。此型的临床特点是最常见累及颌面骨，另外网膜、卵巢等也是常见累及的器官。②散发型Burkitt淋巴瘤，是指发生于非洲以外的Burkitt淋巴瘤，主要见于欧美地区。病因认为亦可能与免疫系统损伤后的EB病毒感染扩散有关。这一型Burkitt淋巴瘤，与地方性型相比，较少累及颌面骨，多数病例表现为腹部肿块，空肠和回肠是最常见的累及部位，其次较常见的累及部位为肾脏、卵巢和乳腺。乳腺受侵一般为双侧乳腺弥漫性增大，往往发生于青春期、妊娠和哺乳期。③免疫缺陷相关型，这一类型通常与HIV感染有关，或发生于移植后服用免疫抑制药物的患者。Burkitt淋巴瘤占艾滋病相关淋巴瘤的35%～40%，可以是艾滋病的首发表现。这一类型的Burkitt淋巴瘤，通常累及淋巴结和骨髓。各亚型Burkitt淋巴瘤间的区别详见表98-6。

表98-6 Burkitt淋巴瘤不同亚型的特点

	地方型	散发型	HIV相关型
发病率	5～15/100 000	2～3/1 000 000	6/1000 AIDS病例
流行性	非洲赤道地区	欧洲	欧洲，美国
年龄	儿童	年龄偏大儿童，成人	成人
性别比例	男=女	男>女	男>女
病变部位	颌面骨、性腺、肠系膜	腹腔、骨髓、卵巢、肾脏、乳腺	淋巴结、骨髓
骨髓受侵	10%	30%	30%～60%
T(8;14)异位断点	c-myc基因上游	c-myc基因内	c-myc基因内
EB病毒感染	95%	15%～20%	25%～50%

(二) Burkitt淋巴瘤的病理特点、免疫表型及遗传学特点

Burkitt淋巴瘤的形态学特点是弥漫性生长、形态均一的中等大小的细胞。胞质少，呈嗜碱性，胞核较大，圆或椭圆形，染色质细，常有2～3个明显的核仁，核分裂象多见。肿瘤细胞常见凋亡、坏死。瘤细胞间散在吞噬各种细胞碎屑的巨噬细胞，形成所谓"星空"现象。

Burkitt 淋巴瘤可能起源于早期生发中心 B 细胞。典型的免疫表型为 $CD10^+$、$CD19^+$、$CD20^+$、$CD22^+$、bcl-6^+和 bcl-2^-。Burkitt 淋巴瘤细胞的增殖比例非常高，近于 100%，Ki-67 阳性率>95%。

Burkitt 淋巴瘤的典型染色体异位是 t(8;14)(q24;q32)，发生率约占 80%；另外两种较常见的变异型是 t(8;22)(q24;q11)和 t(2;8)(p12;q24)。多种染色体异位共同导致位于 8q24 染色体上的原癌基因 c-myc 异常过度表达。c-myc 基因编码细胞核内的一个转录因子，其下游靶基因的作用包括调控细胞增殖、分裂、凋亡、代谢、黏附和运动，与提高细胞的增殖、凋亡和代谢能力有关，c-myc 基因的持续表达，可以阻止细胞分化。

(三) Burkitt 淋巴瘤的治疗

化疗是 Burkitt 淋巴瘤的主要治疗手段，放疗和手术在治疗中的作用有限。由于肿瘤细胞增殖迅速，化疗必须在诊断后尽早开始，在充分预防肿瘤溶解综合征的基础上，尽可能迅速降低肿瘤负荷。强烈的联合化疗方案可以治愈约 90% 以上的分期较早的和 60% ~80% 的分期晚的患者。

Burkitt 淋巴瘤的化疗早期采用 CHOP 样方案，虽然对经典的地区型儿童 Burkitt 淋巴瘤的效果较好，但对成人患者的治愈率仅约 50%，疗效并不理想。以后在儿童患者采用急性淋巴细胞白血病(acute lymphocyte leukemia, ALL)样方案治疗，获得了更好的疗效，晚期儿童 Burkitt 淋巴瘤的 2 年 DFS 率达到 75% ~89%。基于儿童 Burkitt 淋巴瘤治疗的成功经验，几个儿童 Burkitt 淋巴瘤的治疗方案经修改后应用于成人，结果取得了与儿童相似的疗效。这些方案包括法国的 LMB 系列方案、德国的 BFM 方案、美国 NCI 的 89-C-41 方案、斯坦福(Stanford)方案、HyperCVAD 方案以及 CALGB9251 方案等。这些方案包括的药物主要有环磷酰胺、多柔比星、长春新碱、甲氨蝶呤、阿糖胞苷、依托泊苷和异环磷酰胺等，方案设计采用了儿童 Burkitt 淋巴瘤的策略，特别是高强度、短疗程以及中枢预防性鞘内注射。美国 NCI 的 89-C-41 研究，采用 CODOX-M/IVAC 方案(表 98-7)治疗 41 例初治 Burkitt 淋巴瘤。该方案将单个非腹部肿块或腹部病变已切除、LDH 正常的病例归为低危组，其他病例归为高危组(包括骨髓或中枢神经系统受侵)。低危组患者接受 3 周期 CODOX-M 方案，高危组接受 CODOX-M 和 IVAC 交替的方案，共 4 个周期。结果 2 年总 EFS 率为 92%，其中Ⅰ、Ⅱ、Ⅲ期患者为 97%，Ⅳ期也达到 80%，且儿童与成人的疗效相似。法国的 LMB89 方案以及德国的 BFM86 方案也取得了类似的结果。另外，法国的研究比较了 LMB89 方案治疗 4 个月和 7 个月的疗效，发现两者之间无明显差别。而 NCI 89-C-41 方案，总疗程仅 3 个月，即使高危患者最多的化疗周期数为 4 个，患者的 2 年 EFS 率可达 92%。以上研究结果说明，Burkitt 淋巴瘤的治疗应高强度，但可以缩短治疗周期数。上述方案常见的毒性为骨髓抑制和感染。CODOX-M/IVAC 方案的治疗相关死亡率为 4.5%，毒性主要包括近 100% 的Ⅳ度骨髓抑制，化脓性感染发生率 20%，CODOX-M 方案Ⅲ ~Ⅳ度胃炎发生率为 58%，另有外周神经和中枢神经系统毒性等。但相对于突出的疗效，毒性尚可接受。

表 98-7　CODOX-M/IVAC 方案

方案 A:CODOX-M	方案 B:IVAC
CTX　800mg/m²　d1 200mg/m²　d2 ~5	IFO　1500mg/m²　d1 ~5 VP-16　60mg/m²　d1 ~5
ADM　40mg/m²　d1	Ara-C　2g/m²　q12h×4 次
VCR　1.5mg/m²　d1、8	MTX　12mg/m²　鞘注 d5
MTX　1200mg/m²　1h 240mg/(m²·h)　2 ~24h　d10 CF 解救　d11 ~14	
Ara-C　70mg 鞘注 d1、3	
MTX　12mg 鞘注 d15	

造血干细胞移植治疗 Burkitt 淋巴瘤的价值尚无结论。由于难治或复发患者无明确解救治疗措施，推荐进行高剂量治疗联合造血干细胞移植治疗的临床研究。

总之，关于 Burkitt 淋巴瘤的化疗，目前取得的共识有以下几点。①根据 Burkitt 淋巴瘤的生物学特点，化疗应采用高强度、减少化疗周期数的治疗策略，剂量强度与预后相关；②如采用与儿童化疗方案相似的治疗策略，成人和儿童的疗效相当；③应用高剂量的、特别是可透过血脑屏障的药物如 Ara-C 和 MTX，结合预防性鞘内注射，可以提高患者的治愈率；④即使晚期患者，包括骨髓和中枢神经受累的病例，采用大剂量化疗也可能治愈；⑤Burkitt 淋巴瘤复发常发生在诊断后的一年内，2 年不复发可视为治愈。

尽管初治 Burkitt 淋巴瘤的化疗已取得了相当好的疗效，然而对于具有明显不良预后因素、初治未 CR 和复发难治的患者，疗效并不理想。利妥昔单抗对 Burkitt 淋巴瘤的作用尚待研究。一项研究采用利妥昔单抗联合 HyperCVAD（R-HyperCVAD）方案治疗成人 Burkitt 淋巴瘤，结果 20 例患者的 CR 率达 89%，其中 80% 为 Ann Arbor 分期Ⅲ、Ⅳ期，1 年 DFS 率为 86%。最近的一项小型的临床研究，采用利妥昔单抗联合持续静脉滴注的剂量调整的 EPOCH 方案（DA-EPOCH-R）治疗 19 例 Burkitt 淋巴瘤患者。其中 HIV 阴性患者接受 6 个周期的 DA-EPOCH-R 治疗，HIV 阳性患者接受 3～6 周期化疗，CR 后再进行 1 周期的巩固治疗，最少的化疗周期数为 3 周期，所有患者均接受同等的 MTX 预防性鞘注。结果全组患者 CR 率 100%，并且在中位随访 28 个月时均维持缓解状态。

（四）预后

预后主要与肿瘤负荷和患者一般状态有关。有大肿块、LDH 增高、骨髓和中枢神经系统受侵的患者预后差，儿童的预后优于成人。

第六节 成熟 T 细胞和 NK 细胞淋巴瘤

成熟 T 细胞肿瘤（mature T-cell neoplasms）是起源于成熟 T 细胞的恶性肿瘤，NK 细胞的免疫表型和功能都与 T 细胞有相似之处，因此在 REAL 分类和 WHO 分类中，将 NK 细胞淋巴瘤和 T 细胞淋巴瘤放在一起讨论。

成熟 T 细胞淋巴瘤亦常被称为外周 T 细胞淋巴瘤（peripheral T-cell lymphoma，PTCL），广义上的 PTCL 包括除 T 细胞淋巴母细胞淋巴瘤以外的所有 T 细胞 NHL。WHO 2008 年关于 NHL 的分类中，按照不同的临床和病理学特征，将外周 T/NK 细胞淋巴瘤分为 5 类：白血病类、原发皮肤、原发结外、原发结内和 2008 年 WHO 分类中单列出的慢性 NK 细胞增殖性疾病和儿童系统性 EBV 阳性 T 细胞淋巴增殖性疾病等。

（一）流行病学

成熟 T/NK 细胞淋巴瘤较成熟 B 细胞淋巴瘤少见。在一项大型的国际研究中，成熟 T/NK 细胞淋巴瘤占全部 NHL 的 7%，在该项研究中，外周 T 细胞非特指型（peripheral T cell lymphoma unspecified，PTCL-U）约占所有 NHL 发病率的 4%，血管中心型 1.4%，血管免疫母细胞型（angioimmunoblastic T-cell lymphoma，AITL）1.2%，而小肠 T 细胞、肝脾 T 细胞和成人 T 细胞白血病/淋巴瘤（adult T-cell leukaemia/lymphoma，ATLL）共占不到 1%。

在一项最近的国际研究中，对 1990～2002 年在北美洲、欧洲和亚洲新诊断的 1162 例 PTCL 和 NK/T 细胞淋巴瘤患者进行病理分类的统计，结果显示 PTCL-U 占 22.6%，AITL 18.3%，鼻型 NK/T 细胞 12.8%，ATLL 10.7%，间变大细胞淋巴瘤（anaplastic large-cell lymphoma，ALCL）-ALK 阳性 7.3%，ALCL-ALK 阴性 5.7%，肠病 T 细胞淋巴瘤 4.8%，无法分类者 2.3%，原发皮肤的 ALCL 2.0%，肝脾 T 细胞淋巴瘤 1.5%，皮下脂膜炎样 T 细胞淋巴瘤 1.0%。

外周 T 细胞淋巴瘤的发病具有鲜明的地域和种族特征，在欧美约占 NHL 发病率的 10%～15%，而在东方人中则占约 20%～30%。日本的一组大宗病理分析中，成熟 T 细胞和 NK 细胞淋巴瘤占 NHL 的 24.5%。我国台湾省的一组 600 例的单中心报告中，T 细胞淋巴瘤占 12.3%，而 T/NK 细胞淋巴瘤在大陆地区两组较大宗的病理统计中，分别占 39.1% 和 29.8%。根据中国医学科学院肿瘤医院的未发表资料，在 1994～2004 年的 1500 余例 NHL 中，T 来源者占 34.2%，成熟 T/NK 细胞淋巴瘤占 29.9%。各病理亚型也存在地域分布的差异，如鼻型 NK/T 细胞淋巴瘤在亚洲、中南美（如墨西哥）较为常见，成人 T 淋巴细胞淋巴瘤/白血病在日本高发。

（二）成熟 T/NK 细胞淋巴瘤的病理特点、免疫表型和遗传学特点

成熟 T 细胞一般表达膜 CD2、CD3、CD4 或 CD8、CD7、CD56 和 CD57。NK 细胞不表达膜 CD3，但可在胞质中表达 CD3 的 ε 链。NK 细胞除表达 CD2、CD7、CD8、CD56 和 CD57 外，还通常表达 CD16。与 B 细胞淋巴瘤不同的是，不同病理类型的 PTCL 至今尚未明确找到可以对应的正常 T 细胞。而淋巴结内不同功能的 T 细胞亚群所在的位置也未确定。

成熟 T 细胞在发育成熟过程中，可以根据不同的分化阶段以及分类标准划分为多种亚型。

如果按照 T 细胞接触抗原后被活化的过程，可以分为童贞 T 细胞、中心记忆细胞和效应记忆细胞等。未接触到抗原的童贞 T 细胞的分子表型特点是：$CD45RA^+/CD45RO^-/CD27^+/CCR7^+$；当 T 细胞遇

到相应抗原后，CD45RA的表达被CD45RO所取代，T细胞进一步可以分化为中心记忆细胞表型$CD45RA^-/CD45RO^+/CD27^+/CCR7^+$，或效应记忆细胞表型$CD45RA^-/CD45RO^+/CD27^-/CCR7^-$。免疫组织学分析显示，AILT和ALCL均具有效应记忆细胞表型（$CD45RA^-/CD45RO^+/CD27^-$）。

如果按照T细胞受体（T cell receptor，TCR）的分子组成不同，T细胞可以分为αβT细胞和γδT细胞。αβT细胞占T细胞总数的95%以上，主要与特异性T细胞免疫有关；γδT细胞仅占约5%，多分布于脾的红髓、小肠上皮和其他结外部位，它们亦是γδT细胞淋巴瘤的好发部位。γδT细胞淋巴瘤的免疫表型一般为$CD4^-CD8^-CD5^-$，少数可以为$CD8^+$。γδT细胞介导的免疫反应是非MHC限制性的，属于较初期的、非特异性的免疫反应。

αβT细胞如果按细胞功能和免疫表型，可以大致分为两型：$CD4^+CD8^-$的辅助性T细胞和$CD4^-CD8^+$的细胞毒T细胞。辅助性T细胞（helper T cell，Th）可以分泌多种细胞因子，主要的作用是调节免疫反应；细胞毒T细胞可以表达细胞毒性蛋白，包括穿孔素（perforin）、颗粒酶B（granzyme B，GramB）和T细胞胞内抗原-1（T-cell intracellular antigen，TIA-1），具有杀伤细胞的作用。$CD4^+$ T细胞一直以来基于所分泌细胞因子的不同，被分为2个主要亚型。Th1：分泌IL-2和γ干扰素，可调节其他T细胞和巨噬细胞的功能，是细胞内免疫的必要细胞；Th2：分泌IL-4、IL-5、IL-6和IL-10，主要是调节B细胞功能，在细胞外免疫中发挥重要作用。最近的研究又定义了另外几种T细胞类型，如Th17亚型，主要是分泌IL-17的$CD4^+$ T细胞，与Th1或Th2不同，Th17细胞在诱导自身免疫损伤方面发挥重要作用；$CD4^+CD25^+$ $FoxP3^+$ T细胞（regulatory T-cells，Tregs），对于维持自身免疫耐受非常重要；$CD57^+$滤泡B细胞辅助性T细胞或生发中心Th细胞（germinal centre Th cells，GC-Th），位于生发中心内并分泌IL-10，可促进B细胞生产IgG和IgA。目前的研究认为，Tregs细胞可能与某些皮肤T细胞淋巴瘤有关，而ATLL可能是由HTLV1感染的Tregs细胞恶变而来，生发中心的T辅助细胞可能是AILT的发生细胞。而Th17所对应的PTCL尚无报道。

NK细胞和细胞毒T细胞均表达穿孔素、GramB和TIA-1。值得注意的是，具有细胞毒性T细胞或NK细胞的表型的淋巴瘤中，常见肿瘤细胞凋亡、坏死和血管侵犯，并且噬血综合征的发生率增高。

最近的研究尝试将T/NK细胞淋巴瘤的病理和临床特点与其分泌的细胞因子或趋化因子相联系。比如成人T细胞淋巴瘤/白血病的高钙血症可能与肿瘤细胞分泌的破骨细胞激活因子有关。而在某些T和NK细胞淋巴瘤中常见的嗜血综合征则与具有细胞溶解功能的细胞因子和趋化因子有关。同样血管免疫母细胞淋巴瘤常见的多克隆免疫球蛋白血症，则可能与肿瘤细胞起源的滤泡中心T细胞所分泌的CXCL13等细胞因子所具有的促进生发中心B细胞增殖的作用有关。

在B细胞淋巴瘤的发病机制中已发现多种肿瘤相关性基因异位，如滤泡淋巴瘤的t（14;18）异位、套细胞淋巴瘤的t(11;14）和Burkitt淋巴瘤中的c-myc基因异位等。但与B细胞淋巴瘤不同，目前在外周T/NK细胞淋巴瘤中，除发现ALK阳性的ALCL中的t(2;5)异位外，还没有发现其他可重复发生的特异性细胞遗传学改变。

（三）成熟T/NK细胞淋巴瘤的预后

对淋巴瘤的T、B细胞表型认识后不久，研究者就在临床工作中意识到具有T细胞表型的淋巴瘤似乎治疗有效率低、生存期短。从20世纪70年代起，已有多组研究探讨T细胞和B细胞表型的侵袭性淋巴瘤是否具有不同的预后，结果不尽一致。在早期的研究中，B细胞来源者生存期比T细胞或裸细胞者更长，但因T细胞标记阳性的病例数较少，难以将T细胞淋巴瘤和B细胞淋巴瘤进行统计学分析。并且在这些研究中裸细胞型的病例数较多，可能反映了早期的免疫组化技术并不成熟，T细胞来源者有一部分混杂在裸细胞型中。其后的研究中，T细胞淋巴瘤的比例增大，裸细胞型的比例减小，研究也集中于T细胞型和B细胞型的比较。这些研究的病例选择有所差异，病理检查多采用工作分类，应用的化疗方案多为含蒽环类的方案，但方案的强度各不相同。一些研究表明，T细胞的预后比B细胞淋巴瘤差，但亦有研究认为二者预后相似。结果差异可能与病例选择有关，例如一些研究中包括了预后较好的间变大细胞淋巴瘤。此外，诊断的准确性也是影响因素之一，在较早的研究中，富于T细胞的B细胞淋巴瘤常被诊断为T细胞淋巴瘤。在一些研究中，T细胞淋巴瘤具有病期晚、B症状发生率高等不良因素，可以部分解释在这些研究中T细胞淋巴瘤较差的预后。至于T细胞表型是否是影响预后的独立因素，多数研究病例数少，未进行多因素分析。美国MDACC和欧洲GELA的大宗研究都表明T细胞淋巴瘤或至少是非间变大细胞型的外周T细胞淋巴瘤是独立的不良预后因素。目前一般认为外周T细胞淋巴瘤的预后比B细胞来源者差，但由于外周T细胞淋巴瘤是一个异质性的群体，对不同类型分别进行分析，并结合其他预后因素综合判断是很有必要的。

总体来说,成熟 T/NK 细胞淋巴瘤是一组侵袭性的疾病,但不同类型具有不同的临床特点。就病程和预后而言,各病种也有差异。如蕈样霉菌病(mycosis fungoides,MF)呈惰性的病程。此外,间变大细胞淋巴瘤的预后也较好。一项 120 例的单中心回顾性研究分析 ALCL、AILT、PTCL-U 和小肠 T 细胞淋巴瘤(intestinal T-cell lymphoma,ITCL)。ALCL 组的中位总生存时间为 7.05 年,显著高于其他各组。ALCL、PTCL-U、AILT 和 ITCL 的 5 年预期生存率分别为 60%、40%、30% 和 25%。另一项 66 例的研究比较 PTCL、ALCL、淋巴母细胞淋巴瘤(lymphoblastic lymphoma,LBL)和 AILT,发现 4 组间中位 OS 有显著差异。ALCL、LBL、PTCL 和 AILT 的平均总生存期分别为 11.05 年±1.55 年(95% CI 8.00~14.09)、7.09 年±1.40 年(95% CI 4.33~9.84)、6.62 年±1.17 年(95% CI 4.33~8.90)和 1.54 年±0.44 年(95% CI 0.67~2.40)。

由于 PTCL 是一组具有异质性的疾病,许多研究都探讨了其预后因素,结果不尽相同。在不同的研究中观察到的预后因素包括:老年、一般状况差、分期晚、大肿块、B 症状、结外累及、血 β_2 微球蛋白升高、血 LDH 升高、病理类型不是间变大细胞淋巴瘤、骨髓受侵、IPI 高等。

(四)成熟 T/NK 细胞淋巴瘤的临床表现

PTCL-U 最常见的临床表现是淋巴结肿大以及结外受侵的表现等,通常累及的结外器官有脾、肝脏、骨髓和皮肤。B 症状常见。常见轻度贫血、血小板减少、LDH 升高以及嗜酸性粒细胞增多和瘙痒。如出现严重贫血或嗜血综合征,常需警惕为 T 细胞淋巴瘤,但并不能提示 PTCL 的病理类型。一些患者可能仅表现为全身症状或肝功能异常。PTCL 的许多症状与肿瘤细胞所分泌的细胞因子引发的副癌综合征有关。

(五)成熟 T/NK 细胞淋巴瘤的治疗

成熟 T/NK 细胞淋巴瘤的标准治疗目前仍不确定,这主要是由于该病发病率低、病理诊断困难、临床病程多变,可能会出现多种少见的临床综合征以及缺少随机对照的临床研究等原因。事实上,目前 T 细胞淋巴瘤正在成为淋巴瘤治疗中最具前沿性和挑战性的研究领域。

与 B 细胞淋巴瘤不同,在过去的 20 年中,PTCL 患者的生存并未得到改善。20 世纪 90 年代的一项大型的随机对照研究显示,侵袭性淋巴瘤中,第二、三代化疗方案并不优于 CHOP 方案。但由于该研究采用的是工作分类,并不清楚研究的结论是否适用于 T 细胞淋巴瘤。从该研究得出的推论是,CHOP 方案是治疗大细胞淋巴瘤的最优的方案,PTCL 的治疗与 B 细胞淋巴瘤并无不同。这种推论近期受到了质疑。因为不能假设对 B 细胞淋巴瘤有效的药物或方案会同样对 T 细胞淋巴瘤有效;也没有理由认为,不同 T 细胞淋巴瘤亚型在采用相同药物治疗时的疗效相同。但实际上至今为止,各型 PTCL 的治疗方案仍基本相同。一个例外是 NK/T 细胞淋巴瘤,有研究报道,对于某些非常局限的病变,初治首选放疗可以获得更好的疗效,但对于晚期和复发 NK/T 细胞淋巴瘤患者的治疗仍是一个难题。

实际上,CHOP 方案在治疗 PTCL 中的疗效令人失望,提示以蒽环类为主的化疗方案的疗效并不理想,继而引发了对新的药物组合的探索。相关研究包括采用以顺铂为基础的 ESHAP 方案和高剂量强度的 HyperCVAD 方案等。GELA 研究组报道了 58 例、>60 岁的 PTCL 患者采用 ESHAP 方案联合顺式维甲酸治疗的结果,但 CR 率仅为 33%。在另一项 GELA 的Ⅱ期临床研究中,<60 岁的患者,采用类似治疗儿童 Burkitt 淋巴瘤的剂量强化方案治疗,结果 CR 率 51%,中位 EFS 仅 6 个月。MDACC 的一组回顾性研究中,对比强化治疗方案,包括 HyperCHOP、HyperCVAD/MA 和骨髓移植等的疗效并不优于 CHOP 方案。由此可见,PTCL 的治疗方案的选择仍然是一个挑战,还需要新的药物加盟和随机对照临床研究的检验。

由于 PTCL 治疗的疗效并不理想,多种新的细胞毒类和靶向药物正在进行临床研究,有些已显示了具有希望的前景,主要包括以下几类:

1. 嘌呤类似物 几项小型的临床研究评价了嘌呤类似物喷司他丁、氟达拉滨和吉西他滨等在 PTCL 中的疗效。研究所报道的喷司他丁治疗 PTCL-U 的有效率在 15%~100%。近期的几项研究,显示了吉西他滨在血液系统肿瘤中的疗效。一个单中心的临床研究显示,吉西他滨单药治疗复发和耐药 T 细胞 NHL 的有效率为 60%。还有研究报道其在 MF 患者有效。一项Ⅱ期临床研究治疗了 44 例复发的 MF 或 PTCL 患者,结果 ORR 为 70%,CR 患者的中位缓解时间达到 15 个月,PR 为 10 个月。

2. 叶酸类似物 新型叶酸类似物 pralatrexate,在 PTCL 中显示了颇有前景的疗效。在一项Ⅰ/Ⅱ期临床研究中,pralatrexate 治疗多种类型的复发或耐药的 NHL,共入组 54 例患者。pralatrexate 在 22 例 T 细胞 NHL 患者中的 ORR 为 45%,6 例 CR,4 例 PR。而在 B 细胞 NHL 中,ORR 仅为 10%。

3. 单克隆抗体和免疫毒素 在 T 细胞 NHL 中,已发现多种表面分子可以作为单克隆抗体或免疫毒素的治疗靶点,这些分子包括:CD2、CD4、CD5、CD7、CD25、CD30 和 CD52 等。除 CD52 外,其他表面抗原分子在不同 PTCL 亚型的表达可存在明显差异，使得针对这些靶点的单克隆抗体的治疗更加具有选择性和低毒性。

阿伦单抗(alemtuzumab)是人源化的抗 CD52 单抗。CD52 抗原存在于多数 T 细胞 NHL 细胞的表面，但亦在正常 T 细胞、B 细胞、单核细胞和巨噬细胞表面表达，所以阿伦单抗可以导致 T 细胞、B 细胞、单核细胞和巨噬细胞的全面缺乏，诱发严重的免疫抑制。在一项最早的欧洲的临床研究中，阿伦单抗单药治疗多重治疗后复发和耐药 PTCL 的缓解率为 36%。然而却引发了严重血液学毒性和感染。另一项研究，采用阿伦单抗联合 FCD 方案(氟达拉滨、环磷酰胺和多柔比星)治疗 PTCL，其中 9 例初治患者中 7 例 CR，9 例复发患者中 1 例 CR，3 例 PR。但 81% 的患者出现Ⅲ/Ⅳ度不良反应，56% 发生巨细胞病毒重新激活。该研究表明，虽然联合化疗后疗效提高，但毒性不容忽视。

zanolimumab 是一个全人源化的抗 CD4 单克隆抗体。在一项Ⅱ期研究中，治疗了 47 例 MF/SS(Sézary syndrome)患者，结果显示 zanolimumab 的耐受性良好，ORR 为 36%，在 MF 患者中有效率优于 SS。约 50% 的非皮肤原发 T 细胞淋巴瘤表达 CD4，一项Ⅱ期临床研究治疗复发和耐药的非皮肤原发的 $CD4^+$ T 细胞淋巴瘤，结果在 15 例患者中，2 例 CR，2 例 PR。无明显严重的不良反应。

CD30 抗原是一个颇有吸引力的治疗靶点，一方面 CD30 在 ALCL 和某些 PTCL-U 中高表达。另一方面其在正常细胞中仅有微弱表达。SGN-30 是抗 CD30 的嵌合型的单克隆抗体，MDX-060 是人源化的抗 CD30 的单克隆抗体。在一项Ⅱ期临床研究中，SGN-30 治疗 $CD30^+$的复发和耐药的 ALCL，结果 20% 的患者治疗有效，其中包括 2 例 CR。在一项Ⅰ/Ⅱ期临床研究中，人源化的 MDX-060 抗体治疗复发的 ALCL，在 7 例患者中，2 例获得 CR。

IL-2 受体(IL-2R)是 T 细胞分化的一个标记物，人的 IL-2R 存在三种结构形式，低亲和力受体(CD25)、中等亲和力受体(CD122/CD132)和高亲和力受体(CD25/CD122/CD132)。IL-2 受体的亚基 CD25 在某些 T 细胞淋巴瘤和白血病细胞中表达，包括皮肤 T 细胞淋巴瘤(cutaneous T cell lymphoma，CTCL)、PTCL-U 和 $CD30^+$ ALCL。地尼白介素(denileukin diftitox)是白喉毒素(diphtheria toxin)和 IL-2 的融合蛋白，可以直接选择性的导致白喉毒素对靶细胞的杀伤。在一项Ⅱ期临床研究中，地尼白介素治疗 27 例复发和耐药的 T 细胞 NHL 患者的 ORR 为 48%，在 13 例 $CD25^+$病例中，ORR 61.5%，中位的 TTP 时间为 6 个月(1～38 个月)。毒性依然是重要的限制其单药和与其他治疗联合的因素。

4. 组蛋白去乙酰化酶抑制剂　组蛋白去乙酰化酶抑制剂(histone deacetylase inhibitors，HDIs)，是一类新型的抗肿瘤药物，可以通过提高组蛋白的乙酰化程度诱导细胞分化、凋亡和降低细胞增殖能力。HDIs 在 MF/SS 中的疗效较好，在一项多中心的Ⅱ期临床研究中，共入组 39 例复发和耐药的患者，其中 CTCL 患者的 ORR 为 50%，缓解持续时间 6～34 个月；在 17 例其他 PTCL 患者中，4 例(24%)获得 PR，缓解时间还在观察之中，分别为 4 个月、4 个月、9 个月和 12 个月。

第七节　T 细胞淋巴母细胞淋巴瘤

T 细胞淋巴母细胞淋巴瘤(T cell lymphoblastic lymphoma，T-LBL)属于高度侵袭性淋巴瘤，其发病率占成人 NHL 的 2%～4%，占儿童 NHL 的 40% 左右，男性多于女性。LBL 可以分为 T 细胞淋巴母细胞淋巴瘤(T-LBL)和 B 细胞淋巴母细胞淋巴瘤(B-LBL)。其中 T-LBL 淋巴瘤约占 80%，B-LBL 约占 20%。在 WHO 淋巴造血系统恶性肿瘤的分类中，LBL 与 ALL 被认为是具有不同临床表现和属于不同疾病发展阶段的同一种疾病，故将其归入同一类疾病，并人为将骨髓中幼稚淋巴细胞比率小于 25% 的定义为 LBL，而幼稚淋巴细胞比率大于 25% 的定义为 ALL。

(一) T-LBL 的形态学、免疫表型及遗传学特点

在细胞形态上 LBL 主要表现为中等大小的细胞，胞质呈淡嗜碱性，核膜明显而形态不规则，染色质分布均匀而纤细，典型的表现为小而圆形的核仁呈轮辐状排列，核分裂象多见，生长方式为弥漫性生长。

T-LBL 来源于不成熟的前体 T 细胞。不同分化阶段的前体 T 细胞可根据其在胸腺内的分布区域和标记分子的不同进行区分，大致可分为 4 个分化阶段，即早-T-前体细胞、不成熟胸腺细胞、普通胸腺细胞和成熟胸腺细胞等(表 98-8)。不同成熟阶段的 T 细胞均可在发生恶性转化后演变为 T-LBL，所以不同的 T-LBL 的免疫分子标记也因其相应正常起源细胞的成熟阶段不同而有所区别。由于前体淋巴母细胞淋巴瘤来源于不成熟阶段的淋巴细胞，有时可出现肿瘤细胞同时表达 B 或 T 细胞的标记，甚至表达自然杀伤细胞(NK)或髓系细胞的分子标记。LBL 演变为髓性白血病的个案早有报道，而 Hashimoto 等报道在 T-LBL 淋巴瘤中甚至有高达 52% 的肿瘤细胞表达 B 细胞相关的表面分子 CD79a。

表 98-8 胸腺内不同成熟阶段 T 细胞免疫表型

T 细胞成熟阶段	免疫标记
早-T-前体细胞 (early-T-precursor)	$CD7^+$,胞质 $CD3^+$,$CD34^+$,TDT^+,弱 $CD45^+$
不成熟胸腺细胞 (immature thymocyte)	$CD7^+$,不同程度表达 CD34,胞质 $CD3^+$,$CD5^+$,TDT^+,$CD38^+$,弱 $CD45^+$
普通胸腺细胞 (common thymocyte)	$CD7^+$,不同程度表达 TDT,$CD5^+$,$CD38^+$,$CD2^+$,CD3,CD1α,不同程度表达 CD4,不同程度表达 CD8,弱 $CD45^+$
成熟胸腺细胞 (mature thymocyte)	$CD7^+$,$CD5^+$,$CD2^+$,$CD3^+$,$CD4^+$或 $CD8^+$,$CD45^+$

在细胞遗传学改变上,LBL 和 ALL 没有明显区别,这也是两者被认为是同一类疾病的原因。不同文献报道的 T-LBL 淋巴瘤细胞遗传学改变在50% ~90%之间。染色体的异常多数与 T 细胞受体(T cell receptor,TCR)重组有关。此种基因异位导致 TCR 基因的强启动子和增强子异位到某些与细胞增殖或凋亡相关的基因附近,启动了细胞的异常增殖或凋亡抑制。最常见的染色体异位涉及的基因包括 HOX11,可见于 7% 的儿童 T-ALL 和 30% 的成人 T-ALL;HOX11-L2 可发生于 20% 的儿童和 10% ~15% 的成人患者。染色体缺失在 T-ALL 中亦常见,最重要的是 del(9p),发生率约为 30%,可以导致抑癌基因 CDKN2A(CDK4 抑制因子)的丢失。另外,有 50% 的病例可有 Notch1 基因的激活性突变,Notch1 基因在 T 细胞早期的发育中具有重要的作用,其下游靶点可能是 c-myc 基因。在 30% 的病例中可有 hCDC 4 基因的突变,而该基因是 Notch1 基因的负向调控因子,这些突变可以导致 Notch1 蛋白的半衰期延长。

(二) T-LBL 的临床特点和预后

T-LBL 的典型临床表现为上纵隔增宽,患者常主诉咳嗽,气短,往往由>10cm 的前纵隔巨大肿块所致,可以伴有胸腔积液。其中 50% 的患者在就诊时已有骨髓受侵,20% 有中枢神经系统受侵,如果疾病进展为 T-ALL,则其临床表现与 ALL 没有区别,是疾病发展的终末事件。

影响 LBL 预后的因素往往由于不同研究的分组标准不同和研究病例数偏少等原因,得出的结果有所差异。但多数研究认为与预后不良相关的因素有年纪大、分期晚、骨髓受侵、中枢神经系统受侵、乳酸脱氢酶增高、B 症状和获得完全缓解的时间长等。

(三) T-LBL 的治疗

在化疗作为治疗选择之前,T-LBL 单纯行纵隔放疗的长期生存率小于 10%,大部分患者很快出现疾病扩散,其中最常见的为中枢神经系统受侵,并最终发展为 T-ALL。从 20 世纪 70 年代开始应用类 ALL 方案联合中枢神经系统预防治疗儿童 LBL,取得了令人鼓舞的结果。Ⅰ/Ⅱ期患者的长期生存可达 85% ~90%,但因治疗伴随着明显的近期和远期毒性,随后对治疗的强度和时间进行了调整,同样取得了相似的疗效。虽然由此早期患儿的疗效有了明显的改善,但Ⅲ/Ⅳ期患儿的生存率仍小于 40%,这促使了新的强化治疗方案的出现。Wollner 等应用十种药物组成的 LSA_2L_2 方案,联合 MTX 鞘内预防性注射和 3 年维持治疗的策略,治疗了 17 例晚期患儿,结果 5 年生存率达到 61%。Dahl 等在既往 ALL 方案中加入依托泊苷和阿糖胞苷,结果 4 年的无病生存率达到 73%。由于新的治疗方案的出现使得Ⅲ/Ⅳ期患儿的无病生存达到 60% ~70%。正因儿童 LBL 治疗取得的成功,由此开始了应用 ALL 方案治疗成人患者的尝试,但成人的疗效仍不如儿童。

在成人患者中应用传统的治疗 NHL 的 CHOP 样方案联合门冬酰氨酶的 CR 率在不同报道为 40% ~70% 之间,DFS 率在 20% ~50% 之间。而 ALL 方案的 CR 率在 77% ~100% 之间,DFS 率在 45% ~67%。故目前认为 ALL 方案优于传统的 NHL 方案,T-LBL 的治疗建议采用 ALL 方案。

HyperCVAD 方案最早用于治疗成人 Burkitt 淋巴瘤,后来开始治疗 LBL 和 ALL。这个方案的特点是采用无交叉耐药的多个药物组成联合方案,并针对 LBL 细胞增殖分裂快的特点,采用分割并加大 CTX 的用量;在激素的应用上以地塞米松替代泼尼松,因地塞米松在中枢神经系统内的半衰期较泼尼松长,可以更好地预防中枢神经系统的受侵或复发,同时体外实验显示地塞米松对淋巴细胞的毒性比泼尼松大几倍至十几倍;而大剂量的 MTX、Ara-C 可以更有效、更快速地杀伤肿瘤细胞,使患者尽快地达到完全缓解,从而避免耐药细胞的产生,降低复发率,同时又加强预防了中枢神经系统的受侵或复发。

Thomas 等报告了一组应用共 8 个周期 HyperCVAD/MTX-Ara-C 方案，联合鞘内注射和两年 POMP（巯嘌呤 50mg，3 次/日，d1 ~ 14；长春新碱 2mg，1 次/月，甲氨蝶呤 20mg/m^2，1 次/周，泼尼松 200mg，d1 ~ 5；28 天一周期）维持治疗，治疗 LBL 患者的 48 个月随访结果。共 33 例患者，中位年龄 26 岁，其中 80% 为 T-LBL，70% 有纵隔肿物，70% 为Ⅲ ~ Ⅳ期，9% 有中枢神经系统受累。治疗结果为 CR 率 91%，治疗相关死亡率 9%，预计 3 年 DFS 率 66%，OS 率 70%。

在 T-LBL 的治疗中，有几个问题一直存在争议。①是否应做中枢神经系统预防性治疗。文献报道应用 NHL 方案而不做中枢神经系统预防性治疗患者的中枢神经系统复发率为 42% ~ 100%，而给予预防性鞘注患者的复发率为 3% ~ 42%，鞘内注射联合放疗的复发率则为 3% ~ 15%。有报道显示早期预防性鞘内注射与鞘注联合放疗的疗效相当。②是否应做维持治疗。Kobayashi 等报道了应用非交叉耐药方案治疗成人 T-ALL 和 LBL 但无维持治疗的结果，78% 的患者达 CR，但其中 72% 复发，7 年生存率仅 15%。目前是否应行维持治疗以及维持治疗的持续时间仍存争议。③是否应做纵隔巩固性放疗。研究显示在儿童患者中巩固性放疗并未获益，相反却增加了治疗的相关毒性，包括心脏毒性、肺纤维化和第二肿瘤的发生等，而低剂量（15Gy）照射不能提高纵隔的局部控制率。在成人，这是一个尚存争议的问题。Dabaja 等做了一个回顾性的研究来评价纵隔放疗对于 CR 患者的作用。作者对比了从 1980 ~ 1998 年在美国 MDACC 治疗的 47 例 T-LBL 患者，其中在 19 例 CR 后接受纵隔放疗的患者中（剂量为 26 ~ 39Gy），未出现纵隔复发病例，而在未行纵隔放疗的 24 例 CR 患者中有 8 例局部复发。统计结果显示纵隔放疗患者的局部复发率明显低于未放疗组。

目前治疗 LBL 有下列几点共识：①无论是Ⅰ期还是Ⅳ期患者，类 ALL 的强烈化疗方案疗效优于 NHL 方案；②短期化疗后若不进行维持治疗，复发的危险性增高；③强化的鞘内注射可以减少中枢神经系统复发率。

第八节　高剂量化疗联合造血干细胞移植

造血干细胞移植，特别是自体造血干细胞移植（ASCT）在淋巴瘤的治疗中已较为成熟。虽然目前的常规化放疗可以使相当部分的淋巴瘤获得治愈，但是原发耐药和复发患者的预后依然很不理想，对于这些患者，高剂量治疗（HCT）联合造血干细胞移植是重要的选择之一。1978 年 Appelbaum 等最先报道应用高剂量化疗联合自体骨髓移植治疗复发 NHL，可以使患者获得较常规化疗更长的 DFS。此后的随机临床研究证实，ASCT 治疗敏感复发的 NHL，与常规化疗相比，无论在 OS 和 DFS 上均有提高。由此 ASCT 在恶性淋巴瘤患者中的应用得到了广泛的接受，并开展了大量的临床研究，使得 ASCT 的适应证更加明确，安全性和疗效不断提高。

（一）ASCT 治疗滤泡淋巴瘤

ASCT 在 FL 中的治疗作用仍不明确。目前没有证据表明化疗可以治愈此类肿瘤，同样也没有证据显示 ASCT 可以治愈 FL。大部分研究的生存曲线未能出现平台期，提示患者仍不能被治愈。对于有选择的患者，可以进行异基因造血干细胞移植，有研究显示异基因造血干细胞移植可以治愈部分 FL，尽管非清髓性或清髓性异基因移植的治疗相关死亡率很高，分别为 10% ~25% 和 40%。

对于利妥昔单抗耐药的患者，如果解救治疗后肿瘤缓解，ASCT 可作为选择之一。一项研究采用含全身照射的预处理方案治疗二次以上复发的患者，结果 48% 的患者在随访 12 年后，仍处于持续缓解状态。

Coiffier 等分析了 GELF-86 和 GELF-94 两个回顾性临床研究，其目的是评价利妥昔单抗、ASCT 以及利妥昔单抗联合 ASCT 治疗首次复发的滤泡淋巴瘤的疗效。研究共分析了 254 例接受 CHVP（环磷酰胺，多柔比星，替尼泊苷，泼尼松）序贯干扰素治疗后复发或病情进展的患者。其中 98 例接受了 ASCT 治疗，包括 33 例应用了含有利妥昔单抗的解救方案；69 例仅应用利妥昔单药或与化疗联合，未接受 ASCT。两项研究的中位随访时间分别为 12.75 年和 7.6 年。结果显示，ASCT 治疗可以提高复发患者的 EFS 和 OS，但利妥昔单抗治疗在 EFS 和 OS 上的获益优于 ASCT。当采用利妥昔单抗联合 ASCT 治疗时，患者的 5 年复发后生存率可达 90%。

（二）自体造血干细胞移植治疗侵袭性 NHL

1. ASCT 治疗敏感复发的侵袭性 NHL　1995 年 Philip 等报告了前瞻性大样本随机对照的 Parma 研究结果。研究比较了常规化疗与 ASCT 对敏感复发的侵袭性 NHL 的疗效。109 例 2 周期 DHAP（顺铂、高剂量阿糖胞苷和泼尼松）化疗后达到或接近 CR 的患者被随机分组，一组接受 ASCT，另一组继续 4 周期 DHAP 方案化疗。结果 ASCT 和常规化疗组 8 年 DFS 率分别为 36% 和 11%（$P<0.002$），OS 率分别为 47% 和 27%（$P=0.042$）。因 Parma 的研究结果，ASCT 被认可为年龄小于 60 岁敏感复发的侵袭性 NHL 患者的标准治疗。

2. ASCT一线治疗高危侵袭性NHL 几项随机临床研究,探讨了ASCT在高危侵袭型NHL中的意义,但各研究中患者的入组条件、移植前诱导化疗方案、试验分组设计各不相同,研究结论并不一致,因此ASCT作为一线治疗的价值尚存争议。表98-9列举了几项HDT/ASCT一线治疗伴有不良预后因素的侵袭性NHL的随机对照临床研究的结果。

表98-9 HDT/ASCT一线治疗伴有不良预后因素的侵袭性NHL随机对照研究结果

研究名称	入组条件	研究方案设计	移植前缓解情况	统计结果
HOVON 1995	1. WF:中高度恶性 2. Ⅱ~Ⅳ期	CHOP×3 达PR后分组→CHOP×5(n=35) vs CHOP×1→HDT/ASCT(n=34)	PR	CR率:P=NS 4年EFS率:P=NS 4年OS率:P=NS
Italian NHL-CSG 1998	1. WF:中高度恶性(除外Burkitt,LBL) 2. Ⅱx、Ⅲ、Ⅳ期	VACOP-B×12(n=27) vs VACOP-B×12→HDT/ASCT(n=22)	对照:CR; HDT:CR/PR/SD	6年DFS率:P=NS aaIPI 2~3:P=0.008 6年OS率:P=NS aaIPI 2~3:P=NS
GELA LNH93-3 2002	1. 侵袭性NHL 2. AA IPI≥22	序贯:ACVBP×4→MTX→IFO/VP-16→Ara-C(n=181) vs CEOP×1→ECVBP×2→HDT/ASCT(n=189)	CR/PR	5年OS率:P=0.007 5年PFS率:P=0.01 ACVBP组显然优于HDT/ASCT组
GHGLSG 2002	1. 侵袭性NHL 2. Ⅱ~Ⅳ期 3. LDH>正常 4. IPI:不限	CHOEP×5→受累野放疗(n=154) vs CHOEP×3→HDT/ASCT→受累野放疗(n=158)	CR/PR	3年OS率:P=0.68 3年PFS率:P=0.22
Italian 2003	1. DLBCL,APTCL(5%) 2. Ⅰx、Ⅱ~Ⅳ期 3. aaIPI≥2	MBACOP×12W(n=75) vs MBACOP×8W→HDT/ASCT(n=75)	CR/PR/SD	5年OS率:P=0.95 5年PFS率:P=0.21
GOELAMS 2004	1. 侵袭性NHL 2. aaIPI≤2	CHOP×4 CR/PR→CHOP×4(n=99) vs CEEP×2 CR/PR→Ara-C/MTX→HDT/ASCT(n=98)	CR/PR	5年EFS率:P=0.037 5年OS率:P=0.076 aaIPI 2:P=0.001

WF:工作分类;aaIPI:年龄调整的IPI预后指数;LBL:淋巴母细胞淋巴瘤

2003年Strehl等发表了一项高危患者一线应用ASCT的Meta分析研究结果。该研究收集了1995~2003年发表的11项前瞻性随机对照研究的结果,共纳入2228例患者。但研究的结论是因各试验设计的差别显著,不具有可比性,很难进行有效的比较。各项研究在设计上的主要区别包括:①化疗方案各不相同;②ASCT治疗前的化疗周期数不同;③ASCT治疗前患者的缓解状态不同;④入组患者的病理类型组成不同。

2004年发表了一项Ⅲ期临床研究的结果,为了避免可能的影响因素对结果的干扰,对入组条件包括病理类型、诱导化疗的敏感性及IPI评分等作了明确的限定。共随机入组了197例患者,结果5年EFS率在ASCT和常规治疗组分别为55%和37%(P=0.037),但OS率没有显著性差异,分别为71%和56%(P=0.076)。然而在IPI=2的患者中,5年的OS在ASCT组显著高于常规化疗组,分别为74%和44%(P=0.001)。

多项临床研究探讨了ASCT前最佳的诱导化疗方案及治疗周期数的问题。移植前的诱导化疗设计主要包括三种类型:①标准方案和治疗周期数的诱导化疗;②标准方案但治疗周期数减少的诱导化疗;

③剂量强度增加,治疗周期数进一步减少的诱导化疗。多数研究认为ASCT前应有足够的标准化疗周期,无论是减少标准化疗周期数还是在强化基础上减少化疗周期数的诱导方案,疗效均不理想。

高度侵袭性NHL包括淋巴母细胞型淋巴瘤、Burkitt淋巴瘤和Burkitt样淋巴瘤。因高度侵袭型NHL多有骨髓受侵且发病率低,ASCT治疗的临床研究比较少,且样本量小,治疗结论不明确。目前唯一一项随机对照研究是ASCT作为一线巩固治疗LBL。化疗敏感的65例成人LBL随机分组,接受诱导化疗后ASCT巩固治疗或2年的维持和强化治疗。中位随访37个月时,3年EFS率和OS率在ASCT组分别为55%和56%,维持治疗组分别为24%和45%,ASCT较常规治疗可以减少45%的复发危险性($P=0.065$)。

Smeland等报道了49例15~70岁成人Burkitt/Burkitt样NHL采用不同治疗方案的随访结果。研究对比了MmCHOP(MTX静脉+鞘注给药+CHOP)、MmCHOP联合ASCT和BFM治疗Burkitt淋巴瘤方案的治疗结果。其中MmCHOP(n=13)、MmCHOP+HDT(n=17)和BFM(n=19)三组的5年PFS率分别为30.8%、70.6%和73.7%。作者认为,MmCHOP+ASCT和BFM方案较常规CHOP方案的疗效更优。

(三)异基因造血干细胞移植

异基因造血干细胞移植(Allo-SCT)较ASCT的优势有两点:一是避免了回输的造血干细胞被肿瘤细胞污染;二是移植物抗肿瘤(GvHT)作用可以清除宿主体内残存的肿瘤细胞。Allo-SCT在淋巴瘤中的应用远不及ASCT广泛,因为早期报道未显示其在生存上的优势。虽然Allo-SCT的复发率低于ASCT,但有高达30%的移植相关死亡率。

20世纪50年代后开始出现低剂量强度的非清髓性Allo-SCT,这使得居高不下的Allo-SCT相关死亡率有所下降,并使得Allo-SCT在淋巴瘤治疗中的应用逐渐增多。

目前认为Allo-SCT低复发率的原因主要与GvHT作用相关。GvHT在增殖较慢的淋巴瘤,如慢性淋巴细胞白血病、惰性淋巴瘤和某些T细胞淋巴瘤的作用较为明显,这可能与异体的T淋巴细胞更能有效攻击增殖较慢的肿瘤细胞有关。但对侵袭性淋巴瘤的作用不如前者,需要在充分降低肿瘤负荷的情况下才可能获得较好的疗效。虽然降低剂量强度的预处理方案多可以降低移植相关死亡率,但是对于侵袭性淋巴瘤及多程治疗后的患者,死亡率依然很高。现有的临床研究尚不足以证实Allo-SCT在淋巴瘤治疗中的作用,其治疗作用还需大样本前瞻性临床的研究证实。

(四)ASCT治疗NHL的新进展

1. 自体造血干细胞净化 目前认为ASCT后复发的主要原因之一是采集的造血干细胞中存在肿瘤细胞污染。为了减少回输干细胞中肿瘤细胞的污染,可以采用体外和体内净化方法。

体外净化是对采集的造血干细胞进行净化,方式包括使用化疗药物或单克隆抗体联合补体在体外杀伤移植物中的肿瘤细胞,或通过CD34抗体对移植物进行阳性筛选纯化,或应用抗肿瘤细胞单抗筛选排除肿瘤细胞。体外净化可以使采集的造血干细胞中肿瘤细胞减少2~3个对数级。体外净化对于患者预后的影响尚存争议。到目前为止,尚无完整的直接比较体外净化ASCT和非净化ASCT疗效差异的前瞻性随机对照研究。

由于体外净化的方法烦琐昂贵,对采集的干细胞有损耗,并且不能保证完全清除采集物中的肿瘤细胞,人们开始探索体内净化的方法。利妥昔单抗的出现使体内净化成为可能。已证实利妥西单抗对自体造血干细胞的动员、采集和移植后造血功能的重建无任何不良影响。

2. 含放射性同位素标记的单抗作为预处理方案 放射性同位素标记的抗CD20单克隆抗体^{90}Y-ibritumomab和^{131}I-tositumomab可以单药或与化疗药物联合的方式组成新的预处理方案。有研究显示,含有放射免疫药物的预处理方案较传统的含全身照射或单纯化疗的预处理方案更加安全,对于多次复发耐药患者的疗效可能优于传统的预处理方案。

(石远凯 孙燕 秦燕)

参考文献

1. Alizadeh AA, Eisen MB, Davis RE, et al. Distinct types of diffuse large B-cell lymphoma identified by gene expression profiling. Nature, 2000, 403: 503-511

2. Rosenwald A, Wright G, Chan WC, et al. The use of molecular profiling to predict survival after chemotherapy for diffuse large-B-cell lymphoma. N Engl J Med, 2002, 346: 1937-1947

3. Lossos IS, Alizadeh AA, Eisen MB, et al. Ongoing immunoglobulin somatic mutation in germinal center B cell-like but not in activated B cell-like diffuse large cell lymphomas. Proc Natl Acad Sci U S A, 2000, 97: 10209-10213

4. Davis RE, Brown KD, Siebenlist U, et al. Constitutive nuclear factor kappaB activity is required for survival of activated B cell-like diffuse large B cell lymphoma cells. J Exp Med, 2001, 194:

1861-1874

5. Hans CP, Weisenburger DD, Greiner TC, et al. Confirmation of the molecular classification of diffuse large B-cell lymphoma by immunohistochemistry using a tissue microarray. Blood, 2004, 103: 275-282
6. Coiffier B, Feugier P, Mounier N, et al. Long-term results of the GELA study comparing R-CHOP and CHOP chemotherapy in older patients with diffuse large B-cell lymphoma show good survival in poor-risk patients. J Clin Oncol. 2007, 25 (suppl 18S): 443s, Abstract 8009
7. Habermann TM, Weller EA, Morrison VA, et al. Rituximab-CHOP versus CHOP alone or with maintenance rituximab in older patients with diffuse large B-cell lymphoma. J Clin Oncol, 2006, 24: 3121-3127
8. Sonneveld P, van Putten W, Biesma D, et al. Phase Ⅲ Trial of 2-Weekly CHOP with Rituximab for Aggressive B-Cell Non-Hodgkin's Lymphoma in Elderly Patients. Blood, 2006, 108: Abstract 210
9. Pfreundschuh M, Kloess M, Schmits R, et al. Six, not eight cycles of bi-weekly CHOP with rituximab (R-CHOP-14) is the preferred treatment for elderly patients with diffuse large B-cell lymphoma (DLBCL): results of the RICOVER-60 trial of the German High-Grade Non-Hodgkin Lymphoma Study Group (DSHNHL). Blood, 2005, 106: Abstract 13
10. Pfreundschuh M, Trümper L, Österborg A, et al. CHOP-like chemotherapy plus rituximab versus CHOP-like chemotherapy alone in young patients with good-prognosis diffuse large-B-cell lymphoma: a randomised controlled trial by the MabThera International Trial (MInT) Group. Lancet Oncol, 2006; 7: 379-391
11. Horning SJ, Weller E, Kim K, et al. Chemotherapy With or Without Radiotherapy in Limited-Stage Diffuse Aggressive Non-Hodgkin's Lymphoma: Eastern Cooperative Oncology Group Study 1484. J Clin Oncol, 2004, 22: 3032-3038
12. Fillet G, Bonnet C, Mounier N. Radiotherapy is unnecessary in elderly patients with localized aggressive non-Hodgkin's lymphoma: Results of the GELA LNH 93-4 study. Blood, 2002, 100: 92a
13. Reyes F, Lepage E, Ganem G, et al. ACVBP versus CHOP plus radiotherapy for localized aggressive lymphoma. N Engl J Med, 2005, 352: 1197-1205
14. Shenkier TN, Voss N, Fairey R, et al. Brief chemotherapy and involved-region irradiation for limited-stage diffuse large-cell lymphoma: An 18-year experience from the British Columbia Cancer Agency. J Clin Oncol, 2002, 20: 197-204
15. Pfreundschuh M, Trumper L, Kloess M, et al. Two-weekly or 3-weekly CHOP chemotherapy with or without etoposide for the treatment of young patients with good-prognosis (normal LDH) aggressive lymphomas: results of the NHL-B1 trial of the DSHNHL. Blood, 2004, 104: 626-633
16. Pfreundschuh M, Trumper L, Kloess M, et al. Two-weekly or 3-weekly CHOP chemotherapy with or without etoposide for the treatment of elderly patients with aggressive lymphomas: results of the NHL-B2 trial of the DSHNHL. Blood, 2004, 104: 634-641
17. Tilly H, Lepage E, Coiffier B, et al. Intensive conventional chemotherapy (ACVBP regimen) compared with standard CHOP for poor-prognosis aggressive non-Hodgkin lymphoma. Burkitt's lymphoma, Blood, 2003, 102: 4284-4289
18. Wilson WH, Grossbard ML, Pittaluga S, et al. Dose-adjusted EPOCH chemotherapy for untreated large B-cell lymphomas: a pharmacodynamic approach with high efficacy. Blood, 2002, 99: 2685-2693
19. Wilson WH, Dunleavy K, Pittaluga S, et al. Phase Ⅱ study of dose-adjusted EPOCH and rituximab in untreated diffuse large B-cell lymphoma with analysis of germinal center and post-germinal center biomarkers. J Clin Oncol, 2008, 26: 2717-2724
20. El Gnaoui T, Dupuis J, Belhadj K, et al. Rituximab, gemcitabine and oxaliplatin: an effective salvage regimen for patients with relapsed or refractory B-cell lymphoma not candidates for high-dose therapy. Ann Oncol, 2007, 18: 1363-1368
21. Sehn LH, Donaldson J, Chhanabhai M, et al. Introduction of combined CHOP plus rituximab therapy dramatically improved outcome of diffuse large B-cell lymphoma in British Columbia. J Clin Oncol, 2005, 23: 5027-5033
22. Fisher RI, Kaminski MS, Wahl RL, et al. Tositumomab and iodine-131 tositumomab produces durable complete remissions in a subset of heavily pretreated patients with low-grade and transformed non-Hodgkin's lymphomas. J Clin Oncol, 2005, 23: 7565-7573

23. Hiddemann W, Kneba M, Dreyling M, et al. Frontline therapy with rituximab added to the combination of cyclophosphamide, doxorubicin, vincristine, and prednisone(CHOP) significantly improves the outcome for patients with advanced-stage follicular lymphoma compared with therapy with CHOP alone: Results of a prospective randomized study of the German Low-Grade Lymphoma Study Group. Blood, 2005, 106: 3725-3732
24. Marcus R, Imrie K, Belch A, et al. CVP chemotherapy plus rituximab compared with CVP as first-line treatment for advanced follicular lymphoma. Blood, 2005, 105: 1417-1423
25. Fisher RI, Kaminski MS, Wahl RL, et al. Tositumomab and iodine-131 tositumomab produces durable complete remissions in a subset of heavily pretreated patients with low-grade and transformed non-Hodgkin's lymphomas. J Clin Oncol, 2005, 3: 7565-7573
26. Friedberg JW, Cohen P, Chen L, et al. Bendamustine in patients with rituximab-refractory indolent and transformed non-Hodgkin's lymphoma: Results from a phase II multicenter, single-agent study. J Clin Oncol, 2008, 26: 204-210
27. Solal-Celigny P, Roy P, Colombat P, et al. Follicular lymphoma international prognostic index. Blood, 2004, 104: 1258-1265
28. Fernandez V, Hartmann E, Ott G, et al. Pathogenesis of mantle-cell lymphoma: all oncogenic roads lead to dysregulation of cell cycle and DNA damage response pathways. J Clin Oncol, 2005, 23: 6364-6369
29. Dreyling M, Weigert O, Hiddemann W. Current treatment standards and future strategies in mantle cell lymphoma. Ann Oncol, 2008, 19 (Supplement 4): iv41-iv44
30. Tiemann M, Schrader C, Klapper W, et al. Histopathology, cell proliferation indices and clinical outcome in 304 patients with mantle cell lymphoma (MCL): a clinicopathological study from the European MCL Network. Br J Haematol, 2005, 131: 29-38
31. Pott C, Schrader C, Gesk S, et al. Quantitative assessment of molecular remission after high-dose therapy with autologous stem cell transplantation predicts long term remission in mantle cell lymphoma. Blood, 2006, 107: 2271-2278
32. HowardOM, Gribben JG, Neuberg DS, et al. Rituximab and CHOP induction therapy for newly diagnosed mantle-cell lymphoma: molecular complete responses are not predictive of progression-free survival. J Clin Oncol, 2002, 20: 1288-1294
33. Lenz G, Dreyling M, Hoster E, et al. Immunochemotherapy with rituximab and cyclophosphamide, doxorubicin, vincristine, and prednisone significantly improves response and time to treatment failure, but not long-term outcome in patients with previously untreated mantle cell lymphoma: results of a prospective randomized trial of the German Low Grade Lymphoma Study Group (GLSG). J Clin Oncol, 2005, 23: 1984-1992
34. Schulz H, Bohlius JF, Trelle S, et al. Immunochemotherapy with rituximab and overall survival in patients with indolent or mantle cell lymphoma: a systematic review and meta-analysis. J Natl Cancer Inst, 2007, 99: 706-714
35. Romaguera JE, Fayad L, Rodriguez MA, et al. High rate of durable remissions after treatment of newly diagnosed aggressive mantle-cell lymphoma with rituximab plus hyper-CVAD alternating with rituximab plus high-dose methotrexate and cytarabine. J Clin Oncol, 2005, 23: 7013-7023
36. Epner EM, Unger J, Miller T, et al. A multi center trial of hyperCVAD trituxan in patients with newly diagnosed mantle cell lymphoma. Blood, 2007, 10: Abstract 387
37. Lefrere F, Delmer A, Suzan F, et al. Sequential chemotherapy by CHOP and DHAP regimens followed by high-dose therapy with stem cell transplantation induces a high rate of complete response and improves event-free survival in mantle cell lymphoma: a prospective study. Leukemia, 2002, 16: 587-593
38. Martin D, Georg L, Eva H, et al. Early consolidation by myeloablative radiochemotherapy followed by autologous stem cell transplantation in first remission significantly prolongs progression-free survival in mantle-cell lymphoma: results of a prospective randomized trial of the European MCL Network. Blood, 2005, 105: 2677-2684
39. Smith MR, Zhang L, Gordon LI, et al. Phase II study of R-CHOP followed by 90Y-ibritumomab tiuxetan in untreated mantle cell lymphoma: Eastern Cooperative Oncology Group Study E1499.

Blood,2007,110:A389

40. Fisher RI,Bernstein SH,Kahl BS,et al. Multicenter phase Ⅱ study of bortezomib in patients with relapsed or refractory mantle cell lymphoma. J Clin Oncol,2006,24:4867-4874
41. Kaufmann H, Raderer M, Wohrer S, et al. Antitumor activity of rituximab plus thalidomide in patients with relapsed/refractory mantle cell lymphoma. Blood,2004,104:2269-2271
42. Tuscano JM, Lossos IS, Justice G, et al. Lenalidomide oral monotherapy produces a 53% response rate in patients with relapsed/refractory mantle-cell non-Hodgkin's lymphoma. Blood, 2007,110:Abstract 2563
43. Witzig TE,Geyer SM,Ghobrial I,et al. Phase Ⅱ trial of single-agent temsirolimus(CCI-779) for relapsed mantle cell lymphoma. J Clin Oncol,2005, 23:5347-5356
44. Rummel MJ,Al-Batran SE,Kim SZ,et al. Bendamustine plus rituximab is effective and has a favorable toxicity profile in the treatment of mantle cell and low-grade non-Hodgkin's lymphoma. J Clin Oncol,2005,23:3383-3389
45. Richard WT, Mary K. Gospodarowicz, et al. Localized mucosa-associated lymphoid tissue lymphoma treated with radiation therapy has excellent clinical outcome. J Clin Oncol, 2003, 21: 4157-4164
46. Annarita C,Giovanni M,Catherine T,et al. Clinical activity of rituximab in extranodal marginal zone B-cell lymphoma of MALT type. Blood, 2003, 102: 2741-2745
47. Ferreri AJ,Ponzoni M,Guidoboni M,et al. Regression of ocular adnexal lymphoma after Chlamydia psittaci-eradicating antibiotic therapy. J Clin Oncol,2005,23:5067-5073
48. Chanudet E, Zhou Y, Bacon C, et al. Chlamydia psittaci is variably associated with ocular adnexal MALT lymphoma in different geographical regions. J Pathol,2006,209:344-351
49. Rosado MF,Byrne GE Jr,Ding F,et al. Ocular adnexal lymphoma: a clinicopathologic study of a large cohort of patients with no evidence for an association with Chlamydia psittaci. Blood, 2006, 107:467-472
50. Uno T,Isobe K,Shikama N,et al. Radiotherapy for extranodal,marginal zone,B-cell lymphoma of mucosa-associated lymphoid tissue originating in the ocular adnexa:a multiinstitutional,retrospective review of 50 patients. Cancer,2003,98:865-871
51. Cabanillas M,Thomas D,Cortes J,et al. Outcome with hyper-CVAD and rituximab in burkitt(BL) and Burkitt-like(BLL) leukemia/lymphoma. Proc Am Soc Clin Oncol,2003,22:Abstract 2309
52. Vose JM. International Peripheral T-Cell Lymphoma (PTCL) Clinical and Pathologic Review Project: poor outcome by prognostic indices and lack of efficacy with anthracyclines. Blood, 2005, 1006: 239, Abstract 811
53. The world health organization classification of malignant lymphomas in japan: incidence of recently recognized entities. Lymphoma Study Group of Japanese Pathologists. Pathol Int,2000,50:696-702
54. Lee MY, Tsou MH, Tan TD, et al. Clinicopathological analysis of T-cell lymphoma in Taiwan according to WHO classification: high incidence of enteropathy-type intestinal T-cell lymphoma. Eur J Haematol,2005,75:221-226
55. 尹洪芳,李挺,李竞贤. 应用世界卫生组织淋巴组织肿瘤新分类对304例恶性淋巴瘤的重新评估. 中华医学杂志,2003,83:1556-1560
56. 肖畅,苏祖兰,吴秋良,等. 根据WHO新分类对493例非霍奇金淋巴瘤的临床病理分析. 中华病理学杂志,2005,34:22-27
57. Rodriguez-Abreu D, Filho VB, Zucca Emanuele. Peripheral T-cell lymphomas, unspecified (or not otherwise specified): a review. Hematol Oncol, 2008,26:8-20
58. Pellatt, Sweetenham, Pickering, et al. A single-centre study of treatment outcomes and survival in 120 patients with peripheral T-cell non-Hodgkin's lymphoma. Annals of Hematology, 2002, 81: 267-272
59. Cheung MM,Chan JK,Lau WH,et al. Early stage nasal NK/T-cell lymphoma: clinical outcome, prognostic factors, and the effect of treatment modality. Int J Radiat Oncol Biol Phys,2002,54:182-190
60. You JY, Chi KH, Yang MH, et al. Radiation therapy versus chemotherapy as initial treatment for localized nasal natural killer(NK)/T-cell lymphoma: a single institute survey in Taiwan. Ann Oncol, 2004,15:618-625
61. Di Venuti G,Nawgiri R,Foss F. Denileukin diftitox and hyper-CVAD in the treatment of human T-cell

lymphotropic virus 1-associated acute T-cell leukemia/lymphoma. Clin Lymphoma, 2003, 4: 176-178

62. Bouabdallah R, Delmer A, Xerri L, et al. ESHAP chemotherapy regimen and 13-cis-retinoic acid in elderly patients with untreated poor-prognosis peripheral T-cell lymphoma: a GELA phase Ⅱ trial of feasability and efficacy. Annals of Oncology, 2005, 16(Suppl. 5): Abstract322
63. Delmer A, Mounier N, Gaulard P, et al. Intensified induction therapy with etoposide(VP16) and high-dose cytarabine(Ara-C) in patients aged less than 60 years with peripheral T-cell/NK lymphoma: Preliminary results of the phase Ⅱ GELA study LNH98 T7. Proc Am Soc Clin Oncol, 2003, 22: abstract 2375
64. Escalon MP, Liu NS, Yang Y, et al. Prognostic factors and treatment of patients with T-cell non-Hodgkin lymphoma: the M. D. Anderson Cancer Center experience. Cancer, 2005, 103: 2091-2098
65. Tsimberidou AM, Giles F, DuvicM, et al. Phase Ⅱ study of pentostatin in advanced T-cell lymphoid malignancies: update of an M. D. Anderson Cancer Center series. Cancer, 2004, 100: 342-349
66. Kurzrock R. Therapy of T-cell lymphomas with pentostatin. Ann N Y Acad Sci, 2001, 941: 200-205
67. Sallah S, Wan JY, Nguyen NP. Treatment of refractory T-cell malignancies using gemcitabine. Br J Haematol, 2001, 113: 185-187
68. Marchi E, Alinari L, Tani M, et al. Gemcitabine as frontline treatment for cutaneous T-cell lymphoma: phase Ⅱ study of 32 patients. Cancer, 2005, 104: 2437-2441
69. Enblad G, Hagberg H, Erlanson M, et al. A pilot study of alemtuzumab(anti-CD52 monoclonal antibody) therapy for patients with relapsed or chemotherapy-refractory peripheral T-cell lymphomas. Blood, 2004, 103: 82920-82924
70. Weidmann E, Hess G, Krause SW, et al. Combination Chemoimmunotherapy Using Alemtuzumab, Fludarabine, Cyclophosphamide, and Doxorubicin(Campath-FCD) Is an Effective First-Line Regimen in Peripheral T-Cell Lymphomas. ASH Annual Meeting Abstracts, 2004: 2640
71. Dang N. Advances in targeted therapeutics for T-cell lymphomas. Monogr Lymphoma, 2005, 6: 6-10
72. d'Amore F, Relander T, Hagberg H, et al. Zanolimumab, a fully human monoclonal antibody: preliminary results of an ongoing clinical trial in CD4+ peripheral T-cell lymphomas (PTCL). Blood, 108: 770A
73. Forero-Torres A, Bernstein S, Gopal A, et al. SGN-30(Anti-CD30 monoclonal antibody) is active and well tolerated in patients with refractory or recurrent systemic anaplastic large cell lymphoma. Blood, 2004, 104: Abstract 2637
74. Dang NH, Pro B, Hagemeister FB, et al. Phase Ⅱ trial of denileukin diftitox for relapsed/refractory T-cell non-Hodgkin lymphoma. Br J Haematol, 2007, 136: 439-447
75. Piekarz R, Frye R, Turner M, et al. Update on the phase Ⅱ trial and correlative studies of depsipeptide in patients with cutaneous T-cell lymphoma and relapsed peripheral T-cell lymphoma. J Clin Oncol, 2004: 3028
76. Hashimoto M, Yamashita Y, Mori N. Immunohistochemical detection of CD79a expression in precursor T cell lymphoblastic lymphoma/leukaemias. J Pathol, 2002, 197: 341-347
77. Coleman CN, Picozzi VJ, Cox RS, et al. Treatment of lymphoblastic lymphoma in adults. J Clin Oncol, 1986, 4: 1626-1637
78. Katz JA, Hvizdala E, Shuster J, et al. Ten years' experience with LSA2-L2 therapy for childhood advanced lymphoblastic lymphoma. J Clin Oncol, 1993, 11: 2054-2055
79. Dahl GV, Rivera G, Pui C-H, et al. A novel treatment of childhood lymphoblastic non-Hodgkin's lymphoma: early and intermittent use of teniposide plus cytarabine. Blood, 1985, 66: 1110-1114
80. Hoelzer D, Gokbuget N, Digel W, et al. Outcome of adult patients with T-lymphoblastic lymphoma treated according to protocols for acute lymphoblastic leukemia. Blood, 2002, 99: 4379-4385
81. Thomas DA, O'Brien S, Cortes J, et al. Outcome with the hyper-CVAD regimens in lymphoblastic lymphoma. Blood, 2004, 104: 1624-1630
82. Dabaja BS, Ha CS, Thomas DA, et al. The role of local radiation therapy for mediastinal disease in adults with T-cell lymphoblastic lymphoma. Cancer, 2002, 94: 2738-2744
83. Rohatiner AZ, Nadler L, Davies AJ, et al. Myeloablative therapy with autologous bone marrow transplantation for follicular lymphoma at the time of

second or subsequent remission: long-term follow-up. J Clin Oncol,2007,25:2554-2559

84. Coiffier B, Brice P, Kelarue R, et al. Effect of Rituximab and/or high-dose therapy with auto-transplant at time of relapse in patients with follicular lymphoma. Blood,2007,110:386

85. Strehl J, Mey U, Glasmacher A, et al. High-dose chemotherapy followed by autologous stem cell transplantation as first-line therapy in aggressive non-Hodgkin's lymphoma: a meta-analysis. Hematologica,2003,88:1304-1315

86. Milpied N, Deconinck E, Gaillard F, et al. Initial treatment of aggressive lymphoma with high-dose chemotherapy and autologous stem-cell suport. N Engl J Med,2004,350:1287-1295

87. Gisselbrecht C, Lepage E, Molina T, et al. Shorteded first-line hugh-dose chemotherapy for patients with poor-prognosis aggressive lymphoma. J Clin Oncol,2002,20:2472-2479

88. Kaiser U, Uebelacker I, Abel U, et al. Randomized study to evaluate the use of high-dose therapy as part of primary treatment for "aggressive" lymphoma. J Clin Oncol,2002,20:4413-4419

89. Martelli M, Gherlinzoni F, De Renzo A, et al. Early autologous stem-cell transplantation versus conventional chemotherapy as front-line therapy in high-risk, aggressive non-Hodgkin's lymphoma: an Italian multicenter randomized trial. J Clin Oncol, 2003,21:1225-1262

90. Sweetenham JW, Santini G, Qian W, et al. High-dose therapy and autologous stem-cell transplantation versus conventional-dose consolidation/maintenance therapy as postremission therapy for adult patients with lymphoblastic lymphoma: results of a randomized trial of the European Group for Blood and Marrow Transplantation and the United Kingdom Lymphoma Group. J Clin Oncol, 2001, 19:2927-2936

91. Smeland S, ' Blystad AK, kvaloy SO, et al. Treatment of Burkitt's/Burkitt's like lymphoma in adolescents and adults: a 20-year experience from the Norwegian Radium Hospital with the use of three successive regimens. Ann Oncol, 2004, 15: 1072-1078

第 99 章

Castleman 病

Castleman 病最早是 Rywlin 等给一种以淋巴组织增生为特征的淋巴结增生的定义，目前认为是一种少见的原因不明的反应性淋巴结病。1956 年 Castleman 报道了 13 例该类患者，由此该病被命名为 Castleman 病（Castleman disease，CD）。该病还有很多其他名称，包括巨大淋巴结增生、淋巴结错构瘤、良性巨淋巴结、血管滤泡淋巴样增生、淋巴组织肿瘤样增生等名称。根据病理学特点可以分为 3 种类型：透明血管型（HV）、浆细胞型（PC）和混合型（MIX）。根据淋巴结累及范围可以分为局限型（LCD）和多中心型（MCD），病理类型和临床分型间有一定联系。LCD 仅累及一个淋巴结区域，患者通常无症状，外科手术可以治愈，大约 90% 的 LCD 患者病理类型为 HV 型。相反，MCD 累及一个以上淋巴结区域，患者多为老年，一般为 PC 型或者 MIX 型，多伴随慢性炎症或者自身免疫异常等全身症状。

一、流行病学

CD 发病率缺乏准确的统计资料，一些研究认为女性发病率高于男性，但也有研究认为发病率不受性别和年龄的影响。获得性免疫缺陷综合征（AIDS）患者中本病高发，可能与人类免疫缺陷病毒（HIV）感染有关。该病可发生在任何部位的淋巴结，以纵隔最多见（60% ~ 70%），其次为颈部（10% ~14%），腹部（5% ~10%），腋部（2% ~4%）等，偶见结外组织累及，如喉、外阴、心包、颅内、皮下和肌肉等。

二、病因及发病机制

CD 的病因不明，多数研究认为病毒感染可能是主要病因，例如 HIV、人类疱疹病毒 8 型（HHV-8）等。由于 HIV 感染后同时发生 CD 和卡波西肉瘤的报道不少，CD 最终发展为卡波西肉瘤也有报道，因此推测免疫缺陷可能是本病的发病机制之一。此外，研究证实 CD 患者血清及受累淋巴结内白介素 6（IL-6）水平增高，且用人重组抗 IL-6 受体抗体治疗后症状改善，说明 IL-6 在 CD 发病中有重要作用。至于 IL-6 在 CD 患者体内增高的原因和机制是什么，目前还没有定论。增高的 IL-6 与 HHV-8 之间可能有关，有人认为 HHV-8 基因序列能翻译出与人类同种的 IL-6，而 IL-6 可以强烈刺激 B 淋巴细胞增殖，最终导致 CD 的发生。IL-6 也能增加血管内皮生长因子（VEGF）的表达，间接促进血管的增生，可能是 CD 患者淋巴结内血管显著增生的原因之一。另外，肿瘤坏死因子 β（TNF-β）、干扰素 γ 和巨噬细胞集落刺激因子在 CD 患者血清中水平增高，也可能在 CD 发病机制中起到一定作用。还有研究认为，MCD 的免疫缺陷与 T 细胞凋亡有关。最近有 IL-1 受体拮抗剂治疗本病有效的报道，因此 IL-1 在本病发病机制中可能有一定作用。

三、病理类型

肉眼观察，CD 累及的淋巴结多明显肿大，包膜完整，切面灰白色，质地细腻。镜下病理学特点为：①淋巴结基本结构保持完整；②滤泡增生明显；③血管增生。根据淋巴结病理可以将 CD 分为三型：HV 型、PC 型和 MIX 型。

HV 型最常见，约占 80% ~90%。淋巴结可见很多散在分布、增大的淋巴结滤泡样结构，较多透明变性的小血管穿越其中，这些毛细血管内皮明显肿胀，管壁增厚，晚期呈现玻璃样变。淋巴滤泡周围有多层环状排列的淋巴细胞，形成洋葱皮样或帽带状结构。滤泡间有小血管和淋巴细胞增生，也可见浆细胞和免疫母细胞增生，淋巴窦因挤压而消失或纤维化。

PC型较少见,约占8% ~9%,病理上淋巴滤泡样增生明显,可以形成较大滤泡,滤泡间各级浆细胞成片增生,血管增生程度较透明血管型轻,滤泡周围洋葱皮样结构层较薄,有时甚至缺如。

MIX型则兼有上述两种类型的特点,有不典型的淋巴滤泡样结构,滤泡间除了成片的浆细胞外,还有血管增生和玻璃样变。

免疫组织化学染色可以发现受累淋巴结滤泡及其周围增生的套区B细胞CD20、CD45RA阳性,滤泡间散在CD45RO阳性的T细胞和B淋巴细胞。HV型和PC型均有κ和λ轻链的阳性染色,提示为多克隆淋巴细胞增生,在HV型中这种染色散在分布,PC型中虽然κ和λ均有染色,但以λ染色明显。

四、临床表现

CD突出的临床特点为无痛性淋巴结肿大,多数直径为7~8cm,最大者可达25cm,因此被称为"巨大淋巴结增生"。根据淋巴结累及部位不同,CD可分为LCD和MCD。

LCD以HV型最多见(占90%以上),为单个淋巴组织团块,各部位均可发生,淋巴结较小时多无临床症状,仅在常规体检中被发现。淋巴结较大时以局部压迫症状为主,根据压迫部位的不同出现不同症状,缺乏特异性。胸腔淋巴结肿大刺激气管可引起咳嗽,腹腔淋巴结肿大可引起腹痛,压迫胆管可引起黄疸,压迫输尿管可引起肾盂及输尿管积水。PC型LCD患者除了上述表现外可伴发热、疲乏、消瘦、贫血等全身症状。

MCD表现为多部位淋巴结肿大,常伴有多器官、多系统、多部位受累的表现,除上述病理类型为PC的LCD表现外,尚有IL-6等增高的炎症介质和自身免疫异常造成的器官损害,例如肝脾肿大、膜性肾病、间质性肺炎、血管炎、重症肌无力、干燥综合征、类风湿关节炎、自身免疫性血细胞减少、男性乳腺发育、糖代谢异常、甲状腺功能低下等,甚至出现高黏滞综合征、多发性神经炎、口炎、角膜炎、骨髓纤维化、皮疹、红斑、结节、色素沉着、特征性多发紫罗兰色皮肤结节、寻常性天疱疮等。一些患者可以合并POEMS综合征。

合并HIV、HHV-8等病毒感染的MCD患者可出现相应的临床症状,还有同时伴随卡波西肉瘤、淋巴瘤和系统性红斑狼疮等病的报道。

五、实验室检查

MCD或者PC型可见全身多系统实验室指标的异常。血常规可见贫血,一般为正细胞正色素性慢性病性贫血,部分患者出现直接抗人球蛋白试验阳性所致的自身免疫性溶血性贫血,也可出现类似于免疫性血小板减少的表现。部分患者骨髓浆细胞升高,自2% ~20%不等,但形态基本正常。尿蛋白可轻度升高,如伴发肾病综合征,则可出现大量蛋白。肝功能可异常,表现为血清转氨酶及胆红素水平升高。少数病人肾功能受累,血清肌酐水平上升。其他如血沉增快、血清铁蛋白、多克隆免疫球蛋白、C反应蛋白升高等炎性指标异常。也有患者出现单克隆免疫球蛋白,此时需要注意合并POEMS综合征的可能。部分患者可以出现抗核抗体、抗双链DNA抗体、类风湿因子等自身抗体阳性。多数患者血清IL-6增高。由于HIV合并CD者常见,因此所有患者应常规进行HIV筛查。

六、影像学检查

超声检查可以清楚发现浅表、腹腔和盆腔等处肿大的淋巴结,包膜一般完整清晰,较大淋巴结中可见部分不均匀回声,有时可见钙化灶。MCD患者可见肝脾肿大、胸腹腔积液和肾积水等全身表现。胸部普通X线拍片可见纵隔增宽,淋巴结肿大常表现为密度增高的团块影,边缘光滑,有时呈分叶状,偶可见钙化,肺实质受累少见。腹腔增大的淋巴结引起肠梗阻时腹平片可有相应的X线表现。CT表现与病变的细胞类型和CT增强的方式有关。LCD多表现为均匀或不均匀肿块,钙化少见,且多表现为粗大的中心钙化,部分病例钙化散在分布;增强扫描,多数LCD肿块动态增强,螺旋CT多期扫描表现为动脉相强化,门脉和平衡期持续强化,这与HV型有较多供养血管,加之病灶血管增生伴毛细血管异常增生和扩张有关。MCD病灶尤其是PC型患者的CT影像学可见多部位肿大的淋巴结,增强扫描呈中等度强化,部分也可见早期强化和延迟强化,但由于病变广泛,一般不具有特征性,除此之外,部分患者可见合并胸腹腔积液。MRI检查CD病灶在解剖部位复杂的区域具有优势,T1加权像一般为低信号,而T2加权像则多为高信号,采用动态增强技术和多期扫描方法,HV型在MRI增强扫描时可观察到肿块明显强化,强化程度接近动脉强化的程度,且有延迟强化的特点,具有较强的特征性。正电子断层扫描(PET-CT)对于全身淋巴结受累情况的判断也很有价值,初步研究认为可能与MCD的病情活动性有一定相关。

七、诊断及鉴别诊断

CD的临床表现缺乏特异性,因此诊断必须依赖淋巴结活检病理。由于病理的特征性不强,需要由富有经验的病理医师认真进行鉴别诊断，其中重点需要鉴别的有：

血管免疫母细胞 T 细胞淋巴瘤：该病同样有小血管增生和淋巴滤泡破坏，但滤泡内无插入的玻璃样变性小血管，且增生小血管间有灶状或成片的肿瘤性 T 细胞，该细胞中等大小，胞质透明，核形不规则，常为曲状核。分子生物学方法检测 T 细胞受体基因(TCR)或者免疫球蛋白重链基因(IgH)重排，如果证实为单克隆性增殖则有利于恶性淋巴瘤的诊断。

滤泡性淋巴瘤：其肿瘤性滤泡无生发中心、小血管及套区淋巴组织，滤泡呈背靠背密集排列，细胞有异型，可伴大细胞转化。

浆细胞瘤：其淋巴结构破坏，细胞有异型或母细胞化，伴单克隆 κ 或 λ 表达。

非特异性淋巴结炎：又称淋巴结反应性增生，组织病理学上也可表现为淋巴滤泡和滤泡间淋巴组织增生。但淋巴结肿大程度较轻，直径多不超过 2cm，镜下少见透明变性的小血管，也没有大量浆细胞浸润，一般有明确的病因，去除病因后淋巴结缩小。

胸腺瘤：Castleman 病常发生于纵隔，容易误诊为胸腺瘤，鉴别依赖于活检病理。

结核病：腹腔结核或者纵隔淋巴结结核等均有可能与 Castleman 病混淆，结核病患者也可有发热、乏力、盗汗、贫血、消瘦等全身症状，局部可有腹胀、腹痛表现。影像学上，结核形成的肿块边界多不清楚，中心可见干酪样坏死区，CT 动态增强扫描可见结核灶在动脉期和增强早期不规则强化或边缘强化，没有延迟强化等特点。PPD 试验、结核抗体、胸腹腔积液穿刺结果等有助于诊断，但最终诊断依赖于淋巴结活检病理。

LCD 诊断标准为：单一部位淋巴结肿大；特征性增生性组织病理学改变并除外可能的原发病；除 PC 型外多无全身症状及贫血、血沉加快、球蛋白增高等实验室检查异常；肿物切除后长期存活。MCD 诊断一般采用 Frizzera 于 1988 年提出的诊断标准：特征性增生性组织病理学改变；两个以上部位淋巴结肿大；有多系统受累的表现；除外可能的原发病。

八、治　　疗

因为是一种少见病，CD 的治疗缺乏循证医学的研究证据，多数治疗经验来自个别病例的结果。由于 CD 患者本身具有明显的个体差异，这些来自于个例的经验，很难在不同患者身上获得同样的疗效。临床医师可能需要对下列文献中提出的不同方案进行尝试，方能找出针对不同患者的个体化治疗。

1. 手术治疗　对于 LCD，不论是何病理类型，手术完整切除瘤体，可获得治愈。重要部位的 CD 病灶，例如后纵隔，由于局部粘连严重，血管增生明显，可能因出血风险大而不能完整手术切除，但部分切除对病人也有帮助。对 MCD 病灶，如果病灶巨大且出现明显压迫症状时，可以考虑切除病灶以缓解症状。但 MCD 系全身多系统受累，大部分患者不能从单纯手术中获益，仅有少部分患者短时间内症状改善，还需要与全身治疗相结合。

2. 放射治疗　CD 病灶对放射线不敏感，因此放疗效果不肯定，但个别文献报道有效。因此对于相对局限，但手术存在困难的病灶，可以试用放射治疗，常用剂量多为 2700～4500cGy。

3. 化学治疗　对于手术无法切除或者完全切除的 LCD 和 MCD，化疗是一种有效的手段。首选治疗是单用泼尼松，剂量一般为 1mg/(kg·d)，但仅有少数患者有效，且持续缓解较少，停药或减量后多数患者复发。泼尼松无效或者复发的患者可以应用治疗恶性淋巴瘤的各种联合化疗方案，例如 COP(环磷酰胺、长春新碱、泼尼松)和 CHOP(环磷酰胺、多柔比星、长春新碱、泼尼松)等。联合化疗的短期有效率为 90%，但持续缓解者仅有 40%，多数患者仍将先后复发。其他常用于 CD 的化疗药物包括苯丁酸氮芥、苯丙酸氮芥等。

4. 免疫治疗　PC 型 LCD 和 MCD 患者通常有明显自身免疫异常的临床表现，因此临床试用了多种新的免疫治疗药物，其中抗 CD20 单抗(利妥昔单抗)和抗 IL-6 及其受体的单抗取得一定疗效。除此之外，有研究者应用 IL-1 受体拮抗剂阿那白滞素(anakinra，Kineret)治疗 1 例混合型 CD 患者有效。其他一些免疫调节药物，例如干扰素 α、环孢素、沙利度胺等也有治疗 CD 有效的报道，但多为个别病例报道。用于恶性浆细胞病的新药，蛋白酶体抑制剂硼替佐咪也有用于 CD 有效的个别报道。

利妥昔单抗治疗 HIV 感染相关 CD 疗效较好，目前最多的一组研究中，3/5 例患者获得完全缓解。HIV 感染相关 CD 的患者，经过利妥昔单抗治疗后，原先升高的 IL-5、IL-6 和 IL-10 水平均有显著下降。对于 HIV 阴性的 CD 患者，利妥昔单抗也有一定疗效，Ide 等治疗 3 例 HIV 阴性的 MCD，2 例经过 4 个疗程后接近完全缓解，而且经过皮质激素的维持治疗，病情稳定 16～40 个月；另外 1 例经过 8 个疗程治疗，临床症状和免疫球蛋白水平、C 反应蛋白等炎症指标有明显改善，但淋巴结肿大没有明显变化。利妥昔单抗联合化疗可能是更有效的治疗选择。

Beck 等报道用抗 IL-6 抗体治疗 CD 患者显示出较好的效果，包括全身症状消失，实验室指标恢复,组织学检查示淋巴滤泡增生、血管增生、浆细胞增生等减轻,但是这种单抗还处于临床研究阶段。人源化抗 IL-6 受体抗体 tocilizumab 是正式被批准用于临床治疗 CD 的单抗,研究发现可以明显改善临床症状,使 CD 多种异常的生化指标显著地好转,例如血红蛋白和血清白蛋白升高,CRP 和免疫球蛋白水平降低,但是肿大的淋巴结多无明显缩小。tocilizumab 安全性高,不良反应轻微,但是其高昂的价格限制了临床应用。

5. 抗病毒治疗 由于 HHV-8 在 CD 的发生过程中可能有重要作用,因此有学者试用抗病毒药物治疗 CD,例如更昔洛韦。有研究发现,HHV-8 阳性单用抗病毒治疗并不能影响病毒的表达水平,但是可以改善临床症状,如果联合应用皮质激素或者化疗药物,可进一步提高疗效。而对于 HIV 相关的 CD 患者,有研究认为,联合应用更昔洛韦可获得长期临床缓解。

九、预后及转归

LCD 可通过手术完整切除获得治愈。MCD 临床转归有三种:进行性致死、慢性迁延性和恢复。有学者认为 MCD 具有恶性倾向,死亡率约为 50%,平均存活 27 个月。男性、纵隔淋巴结肿大、复发者预后差。尤其 PC 型预后不良,常因合并严重感染、肾功能衰竭和转为恶性肿瘤而死亡。文献报道,约 20% ~30% 的病例转化为恶性淋巴瘤、浆细胞瘤或者卡波西肉瘤,但也有少数患者可以长期存活。

(段明辉)

参考文献

1. castleman B, iverson L, menendez VP. Localized mediastinal lymphnode hyperplasia resembling thymoma. Cancer, 1956, 9: 822-830
2. Keller AR, Hochholzer L, Castleman B. Hyaline-vascular and plasma-cell types of giant lymph node hyperplasia of the mediastinum and other locations. Cancer, 1972, 29: 670-683
3. 那加,柳萍,王仁贵. Castleman 病的临床病理观察. 中华病理学杂志,2003,32:521-524
4. Barker R, Kazmi F, Bower M. Imaging in multicentric Castleman's disease. J HIV Ther, 2008, 13: 72-74
5. Frizzera G. Castleman's disease and related disorders. Semin Diagn Pathol, 1988, 5: 346-364
6. Galeotti C, Tran TA, Franchi-Abella S, et al. IL-1RA agonist (anakinra) in the treatment of multifocal castleman disease: case report. J Pediatr Hematol Oncol, 2008, 30: 920-924
7. Hess G, Wagner V, Kreft A, et al. Effects of bortezomib on pro-inflammatory cytokine levels and transfusion dependency in a patient with multicentric Castleman disease. Br J Haematol, 2006, 134: 544-545
8. Ide M, Kawachi Y, Izumi Y, et al. Long-term remission in HIV-negative patients with multicentric Castleman's disease using rituximab. Eur J Haematol, 2006, 76: 119-123

第100章

浆细胞结构与功能

浆细胞来源于B淋巴细胞。由骨髓多能干细胞分化而来的B淋巴细胞接受抗原刺激后，经增殖、分化、成熟的过程，最终发展为具有合成和分泌免疫球蛋白能力的终末细胞——浆细胞。浆细胞的生物功能是合成和分泌免疫球蛋白，这是机体体液免疫的重要组成部分。在正常情况下，浆细胞是多克隆性，合成并分泌多克隆免疫球蛋白，以满足机体免疫应答反应的要求。在病理情况下，病变克隆浆细胞恶性增殖，形成大量单克隆浆细胞合成和分泌大量单克隆免疫球蛋白，而正常多克隆浆细胞增生及多克隆免疫球蛋白分泌受到抑制，导致各种浆细胞病的发生。

一、浆细胞来源

B淋巴细胞由骨髓多能干细胞分化而来。其发展为浆细胞须经激活、增殖、成熟过程。B淋巴细胞的激活与其膜抗原有关。B淋巴细胞膜抗原CD20、CD21的抗体可诱导B淋巴细胞增殖，CD21是EB病毒的受体和C3d的受体，CD21抗原抗体反应需依赖T细胞的参与，B淋巴细胞表面的免疫球蛋白是识别相应抗原并与之结合的特异受体。能够激活B淋巴细胞的抗原分为两类：一类抗原为高分子量多聚体，可不依赖T细胞而直接激活B淋巴细胞；另一类抗原如商陆分裂素、葡萄球菌蛋白A则需要T淋巴细胞协助方能激活B淋巴细胞。协助方式可为T淋巴细胞与B淋巴细胞的直接接触，或为T淋巴细胞分泌淋巴因子（细胞因子、生长因子）协助激活B淋巴细胞。有关的淋巴因子包括B细胞生长因子Ⅰ（BCGFⅠ，即IL-4）、B细胞生长因子Ⅱ（BCGFⅡ，即IL-5）、B细胞分化因子Ⅰ（BCDFⅠ）、B细胞分化因子Ⅱ（BCDFⅡ）、白介素1（IL-1）、白介素2（IL-2）、干扰素γ（IFN-γ）。BCGFⅠ和BCGFⅡ协助抗免疫球蛋白抗体激活并诱导B细胞增殖。IL-1作为BCGF的协助因子帮助激活B细胞并使之发生有丝分裂。IL-2能促使B细胞的增殖和分化。增殖的B细胞在BCGFⅠ和BCGFⅡ的作用下走向分化、成熟。IFN-γ可能与B细胞的分化成熟有关。经过上述系列过程，被抗原激活的B细胞最终变为具有合成和分泌针对该抗原的免疫球蛋白（抗体）能力的浆细胞。

在B细胞走向成熟浆细胞的分化过程中，其表面抗原、受体发生了一系列变化：表面免疫球蛋白、免疫球蛋白Fc受体、CD19、CD20、CD21、Ⅰa-抗原、C3受体均丢失，而表达CD38、CD138、CD30。目前临床上通常应用检测CD38、CD138来鉴定浆细胞。

二、浆细胞结构

成熟浆细胞呈圆形或卵圆形，直径9～20μm，平均14.4μm。核圆，明显偏于细胞一侧，染色质凝聚成块，呈车轮状排列。胞质丰富，因含核糖核酸蛋白而在瑞氏染色后呈深浅不一的蓝色，可有空泡或少数嗜天青颗粒，近核处有一明显的半圆形空白区，系高尔基复合体所在处。原浆细胞呈椭圆形，胞体较大，直径15～25μm，核圆常偏于一侧，染色质呈粗颗粒网状，核仁1～2个清晰可见，胞质呈灰蓝色，无颗粒，近核处有一半圆形浅染区。幼浆细胞系原浆细胞与成熟浆细胞之间的中间型细胞，也呈椭圆形，直径12～16μm，核圆并偏于一侧，核染色质开始凝聚并呈车轮状排列，可残存核仁，胞质增多呈灰蓝色，近核处半圆形浅染区，可有空泡或含少数紫红色颗粒。在多发性骨髓瘤、浆细胞白血病时，原浆细胞和幼浆细胞增多。

在相差显微镜下，浆细胞边缘不光滑，胞质可含空泡，核偏位，染色质块状明显，核仁见于幼浆及原浆细胞。在荧光显微镜下，经丫啶橙染色后，浆细胞胞质呈细泡沫状，呈红橙色荧光，核偏位，发明亮黄绿色荧光。在透射电子显微镜下，浆细胞表面可有少量微绒毛，胞质内有大量核糖体和粗面内质网，粗面内质网多呈平行或同心圆状排列，网内常充满中等电子密度物质，有时内质网呈膨大状。高尔基体发育良好，在其附近有电子密度较高的颗粒，外有界膜包围，颗粒内或含有酸性磷酸酶，或含免疫球蛋白。胞质中线粒体较多，体积较大，呈卵圆形，基质电子密度较高，在线粒体周围常有粗面内质网包围。胞核呈圆形或卵圆形，常染色质和异染色质交替排列，使染色质呈车轮状凝集，显著核仁见于幼浆及原浆细胞。

在组织化学反应特点上，浆细胞对苏丹黑染色、过氧化物酶染色、糖原染色、非特异性酯酶染色均呈阴性反应，而对β-葡萄糖醛酸酶和线粒体酶标记染色呈阳性反应。

三、浆细胞动力学及免疫表型

B淋巴细胞受抗原刺激后，经增殖、分化、成熟而发展为具有分泌免疫球蛋白能力的终末细胞即浆细胞。实验证明，应用商陆分裂素刺激人淋巴细胞，淋巴细胞向原浆细胞、幼浆细胞分化，直至成熟浆细胞，需时7～10天，同时免疫球蛋白的合成也增加。如果相同抗原刺激机体，则记忆性淋巴细胞将以更快、更强的反应予以应答，浆细胞的生成和免疫球蛋白的合成在3～5天即可达到高峰。浆细胞的生存时间不长，半衰期短者为4～7天，长者为7～8周。浆细胞有高度特异性，由某一种抗原引起B淋巴细胞分化而成的浆细胞仅仅合成与该抗原相结合的抗体，若抗原持续存在，则相应的浆细胞不断形成。

在正常情况下，浆细胞分布于骨髓（约占有核细胞1%）、淋巴结（滤泡生发中心、髓索）、脾脏（白髓、动脉周围鞘）、胸腺及结缔组织（消化道黏膜固有层等）。在正常情况下，外周血中见不到浆细胞，胸导管和淋巴液中也很少见到浆细胞。但在受到抗原刺激后，浆细胞增加，在外周血中、淋巴液中可能见到浆细胞。成熟浆细胞可在淋巴器官中游走，死亡浆细胞由单核-吞噬细胞系统吞噬处理。正常浆细胞的主要免疫表型是CD38、CD138。

四、浆细胞功能

浆细胞作为B细胞分化的终末细胞，主要功能是合成、组装和分泌免疫球蛋白。浆细胞发达的粗面内质网和高尔基体即与其主要细胞功能有关。由于是分化末期细胞，因而DNA合成率很低，但有关糖分解和三羧酸循环的酶仍具活性，戊糖磷酸旁路的酶活性仍存在，然而活性很低。

B细胞接触抗原后，在T细胞和巨噬细胞的协助下，此结合抗原的B细胞克隆即增殖、分化为记忆性淋巴细胞和分泌针对该抗原的特异性抗体的浆细胞。浆细胞不能再分裂、增殖。由于抗体主要来源于浆细胞，故抗体的多寡就取决于浆细胞生成率及其功能性半衰期的长短。抗体虽由浆细胞生成，但经T细胞加以调节，同时已产生的抗体可以通过结合抗原，进而清除抗原，抑制更多浆细胞的生成，阻止抗体的过量生成。

一株浆细胞的产生是由一种抗原刺激B细胞而引起。每株浆细胞只能合成一种特异的、仅能与该相应抗原结合的抗体。由于周围环境中的抗原复杂多样，因而机体的浆细胞群也是由难以计数的多株（多克隆）浆细胞组成，由其合成、分泌的免疫球蛋白（抗体）自然也就是难以计数的多克隆性。据推算，人体可以合成10^7～10^8种分子结构不同的、特异的免疫球蛋白，足以对各种不同抗原刺激做出特异的应答反应。免疫球蛋白这种复杂多样的分子结构特异性是由免疫球蛋白的基因重排所决定的。

一个免疫球蛋白分子由4条肽链即2条相同的重链和2条相同的轻链组成，肽链之间由二硫键连接。每条重链由可变区（VH）和恒定区（CH）组成。每条轻链也由可变区（VL）和恒定区（CL）组成。由于重链恒定区结构的不同而将重链分为5类：γ、α、μ、δ、ε。由于轻链恒定区结构的不同而将轻链分为两类：κ、λ。免疫球蛋白是由两条相同的重链和两条相同的轻链组成，其型别取决于重链类型，即两条γ链与两条κ链或两条λ链组成IgG，两条α链与两条κ链或两条λ链组成IgA，两条μ链与两条κ链或两条λ链组成IgM，两条δ链与两条κ链或两条λ链组成IgD，两条ε链与两条κ链或两条λ链组成IgE。在同一类型免疫球蛋白中，由于恒定区中部分氨基酸排列顺序不同，二硫键的数目和位置不同，又可分为若干亚型，如IgG又分为IgG1、IgG2、IgG3、IgG4四个亚型，IgA分为IgA1、IgA2两个亚型，IgM分为IgM1、IgM2两个亚型。即使同一类型、同一亚型的免疫球蛋白分子，由于重链、轻链可变区氨基酸组成、排列的不同，它们之间的免疫特异性也不相同。一个B细胞接受抗原刺激后，分化为一株（克隆）浆细胞，此克隆浆细胞只能合成一种特异的免疫球蛋白。在正常情况下，机体接受多种多样不同抗原刺激，不同B细胞接受不同抗原刺激，分化为不同克隆浆细胞，合成不同免疫特性的免疫球蛋白。因此，机体内浆细胞群体是由成千上万不同克隆的浆细胞所组成。免疫球蛋白这种多克隆性，或称多态性，是机体适应环境所必需的。

免疫球蛋白分子结构的复杂多样性是由基因家族和基因重排决定的。编码免疫球蛋白的基因家族由 3 个互不相连的基因组成：一个重链基因位于 14 号染色体长臂（14q32），一个 κ 链基因位于 2 号染色体短臂（2p12），一个 λ 链基因位于 22 号染色体长臂（22q11.12）。每个 B 细胞、浆细胞都具有上述 3 个基因，但每个 B 细胞、浆细胞只能合成一种重链和一种轻链，而且不同 B 细胞、浆细胞合成的重链和轻链在可变区（V 区）的氨基酸序列各不相同，从而决定了不同 B 细胞、浆细胞所合成的免疫球蛋白具有各自特有的免疫特性。这一切是如何发生的呢？简而言之，当 B 细胞接受抗原刺激后，再向浆细胞分化、成熟的过程中，发生了复杂的基因重排现象。其机制包括：①基因构成中包括有多个不同的 V（variable segment，可变区片段）基因片段、J（joining segment，连接区片段）基因片段和 D（diversity segment，多变区片段）基因片段；②上述不同的 V、J、D 片段可随机组合而产生完整的可变区基因（V 基因）；③在随机重组过程中可发生误差；④在基因重排的 DNA 片段内发生体细胞突变；⑤重链和轻链聚合形成可结合抗原的免疫球蛋白单体。上述各过程均独立进行，其结果就形成了免疫球蛋白的复杂多样性。此外，每个 B 细胞、浆细胞都具有两个不同轻链（κ 和 λ）基因，但都只能有 1 个轻链基因表达，即只能合成 1 种轻链，其机制为何？这是因为当一个轻链基因表达时，另一个轻链基因的表达即被抑制，此种现象在遗传学中普遍存在，称为“等位基因排斥”。至于重链型别合成的选择，同样也受“等位基因排斥”规律的支配；即当 B 细胞在 T 细胞协助下接受抗原刺激后，受 T 细胞分泌的淋巴因子的调节，向浆细胞分化并选择一种重链的合成，而其他重链的合成即被抑制。

浆细胞的生物功能是合成、分泌免疫球蛋白，在体液免疫中起重要作用，体内所有 5 种免疫球蛋白 IgG、IgA、IgM、IgE、IgD 均由浆细胞合成。IgG 是体内主要血清抗体，占成人血清抗体的 80%，约 45% 分布于血管内，55% 分布于血管外。分子量为 150kD，半衰期 23 天。由于 γ 链恒定区氨基酸组成及二硫键数目、位置的不同，IgG 又可分为 IgG1、IgG2、IgG3、IgG4 四个亚型；其中 IgG1 占 65%，具有结合补体、通过胎盘和异型亲细胞抗体功能；IgG2 和 IgG3 各占 23% 和 8%，与补体结合能力差；而 IgG4 不能与补体结合，也不能通过胎盘。IgG 作为主要血清抗体，对各种病毒、细菌、毒素、真菌、寄生虫等都有活性。IgA 约占成人血清抗体的 15%，主要由分布于呼吸道、胃肠道的浆细胞分泌，分子量为 170kD，半衰期 6 天，存在于初乳、泪液、唾液、呼吸道分泌液、消化道分泌液等分泌液中，对细菌起调节作用而利于吞噬，并可能有抵抗细菌和抗病毒作用，是机体抵抗微生物感染的第一道防线。IgM 有很强的凝集作用，是主要的凝集素，有激活、结合补体，中和毒素，杀伤细菌、病毒的作用，其含量约占血清抗体的 5%。IgD 在体内的含量甚低，分子量 150kD，半衰期约 2～8 天，生理功能尚不清楚，但知其功能是非特异性的。IgE 的分子量为 185kD，半衰期 1～5 天，在正常情况下含量甚微，主要分布于组织中。IgE 能够激活肥大细胞释放组胺，引发过敏反应，故在过敏反应时 IgE 水平升高。据报道，IgE 有抗寄生虫感染作用。

（武永吉）

参 考 文 献

1. 邓家栋. 临床血液学. 上海：上海科学出版社，1986：572
2. 郑武飞. 医学免疫学. 北京：人民卫生出版社，1995：36
3. Kipps T. Carson D. Composition and biochemistry of lymphocytes and plasma cells//Beutler E，Lichtman MA，Coller BS，et al. Williams Hematology. 6th ed. New York：Mcgraw-Hill，2001：919
4. Bairds. Morphology of lymphocytes and plasma cells//Beutler E，Lichtman MA，Coller BS，et al. Williams Hematology. 6th ed. New York：Mcgraw-Hill，2001：911
5. Kipps T. Functions of B lymphocytes and plasma cells in immunoglobulin production//Beutler E，Lichtman MA，Coller BS，et al. Williams Hematology. 6th ed. New York：Mcgraw-Hill，2001：937
6. Kurabayaski H. Ultrastructure of multinucleated giant myeloma cells. Am J hematol，1989，31：284
7. Paraskevas F. B lymphocytes//Greer J，Foerster J，Lukens J，et al. Wintrobe's Clinical Hematology. 11th ed. Philadelphia：Lippincott Williams & Wilkins，2004：439
8. Parker DC. T cell dependent B cell activation. Ann Rev Immunol，1993，11：331
9. Tonegawa S. Somatic generation of antibody diversity. Nature，1983，302：578

第101章

浆细胞病总论

浆细胞病是指浆细胞异常增生并伴有单克隆免疫球蛋白或其多肽链亚单位异常增多的一组疾病。这组疾病的主要共同特征是:①单克隆浆细胞异常增生;②异常增生的单克隆浆细胞合成、分泌大量结构完全均一的免疫球蛋白或其多肽链亚单位(轻链与重链);③正常多克隆浆细胞受到抑制,正常多克隆免疫球蛋白合成及分泌减少。

浆细胞病在临床上分为两大类(表101-1):一类为恶性浆细胞病;另一类为良性浆细胞病。

表101-1 浆细胞病的分类

性质	病名
良性浆细胞病	意义未明单克隆免疫球蛋白血症(MGUS)
	反应性浆细胞增多症
恶性浆细胞病	浆细胞瘤
	多发性骨髓瘤
	巨球蛋白血症
	重链病
	淀粉样变性
	单克隆轻链和重链沉积病

良性浆细胞病是浆细胞的良性、反应性增生伴有免疫球蛋白的分泌增多,可分为原发性和继发性两类,意义未明单克隆免疫球蛋白血症(MGUS)的病因不明,本书对此病有专门(第107章)讨论。继发性良性浆细胞病又称反应性浆细胞增多症,可继发于慢性炎症(结核病、骨髓炎、脓皮病、胆道感染、化脓性肾盂肾炎、黑热病等)、病毒感染(肝炎病毒、巨细胞病毒等)、自身免疫性疾病(系统性红斑狼疮、类风湿关节炎、硬皮病、结节性多动脉炎等)、慢性肝病、变态反应性疾病、脂肪代谢障碍(戈谢病、家族性高胆固醇血症、黄瘤病等)、肿瘤(结肠癌、乳腺癌、胆管癌、恶性淋巴瘤、急性白血病等)等多种疾病。反应性浆细胞增多症的浆细胞增生程度有限(骨髓中浆细胞占有核细胞10%以下),且浆细胞分化良好,分泌增多的免疫球蛋白多为多克隆性,仅少数为单克隆性并且增多的水平有限。反应性浆细胞增多症本身并不引起临床症状,不需治疗;患者若有临床表现,是由原发病引起,当原发病治愈时,反应性浆细胞增多症也会随之消失。恶性浆细胞病系因恶变单克隆浆细胞异常增殖,并分泌大量单克隆免疫球蛋白或其多肽链亚单位而引起的一组疾病,具有显著的临床表现及病理特征。恶性浆细胞病包括浆细胞瘤、多发性骨髓瘤、巨球蛋白血症、重链病、淀粉样变性及单克隆轻链和重链沉积病。对这些恶性浆细胞病将分章详细叙述。

单克隆性是恶性浆细胞病所共有的最为突出的特点。所谓单克隆性恶性浆细胞增殖是指最初由于一个(一株)B细胞-浆细胞发生恶变,此株恶变B细胞-浆细胞无节制地增生,形成一组数目巨大的细胞群。因为这一巨大细胞群来自单个细胞的增殖,具有完全相同的基因结构、重排和表达,故称为单克隆细胞系。一株B细胞接受抗原刺激后,在分化成熟为浆细胞的过程中发生免疫球蛋白基因的重排(参阅第101章),合成、分泌一种能和该抗原特异性结合的免疫球蛋白。不同株浆细胞合成在化学结构和免疫特性不同的免疫球蛋白。在正常情况下人体的浆细胞群是由成千上万不同株浆细胞组成,同时合成和分泌成千上万不同化学构成和免疫特性的免疫球蛋白。因此,浆细胞及其分泌的免疫球蛋白的多克隆性是正常的生理现象,是符合正常人体的生理需要的。当发生恶性浆细胞病时,由于单克隆(单株)恶变浆细胞无节制地大量增殖,致正常的多克隆性浆细胞增生受到抑制,正常的多克隆性免疫球蛋白生成也随之减少,而血清中出现由单克隆恶变浆细胞所分泌的大量同源的、结构完全均一的免疫球蛋白或其多肽链亚单位,称为单克隆免疫球蛋白。

单克隆免疫球蛋白的大量出现在恶性浆细胞病中起着重要作用。对单克隆免疫球蛋白的确认是恶性浆细胞病的诊断的重要证据。单克隆免疫球蛋白量的变化在判断病期、疗效和预后上也有重要意义。在临床上,可以从三个方面判断有无单克隆免疫球蛋白的存在:①血清蛋白电泳上出现“M”成分(monoclonal component);②免疫电泳上出现异常沉淀弧;③血和尿中轻链含量显著不平衡。所谓“M”成分是指血清蛋白电泳上出现一异常浓集窄带,在电泳扫描图上即表现为一窄底高峰,峰值高度超过其底部宽度 2 倍以上,即为“M”成分。这是由于大量单克隆免疫球蛋白在分子量大小、氨基酸组成序列、所带电荷上均完全相同,故而在电泳场中的泳动速度也完全相同所造成的结果。因为这一现象最早发现于多发性骨髓瘤,后又明确系单克隆免疫球蛋白所特有的特征,故取“M”代表之。“M”成分在血清蛋白电泳上的位置取决于单克隆免疫球蛋白的类型,因为不同单克隆免疫球蛋白在分子量大小、氨基酸组成序列、所带电荷上均不相同,在电泳场中的泳动速度也不相同。免疫电泳通常系用区带电泳加双扩散法。正常多克隆免疫球蛋白在免疫电泳上表现为均匀对称的半月弧形,而单克隆免疫球蛋白在免疫电泳上表现为异常沉淀弧。同时有一种轻链的异常增多,而另一种轻链减少或消失的轻链不平衡现象,正常多克隆免疫球蛋白常减少。血和尿中轻链不平衡既可应用免疫电泳测定,也可采用先进的速率散射比浊法进行定量测定。在正常情况下,血和尿中 κ 轻链和 λ 轻链的含量接近,而在恶性浆细胞病时,单克隆浆细胞大量增殖,并只分泌一种单克隆性重链和一种单克隆性轻链,正常多克隆性重链和轻链受到抑制,故而导致血和尿中一种轻链大量增加而另一种轻链减少,是为轻链的不平衡。增加的是单克隆性轻链,而减少的是多克隆轻链。一般而言,临床上最常见到的恶性浆细胞病的单克隆性免疫球蛋白增多,即 IgG、IgA、IgM 单克隆性增多,均具有上述三个特征。但是,单克隆性轻链(无论 κ 或 λ)增多在血清蛋白电泳上不出现“M”成分,这是由于轻链分子量(23kD)远小于血清白蛋白(分子量 69kD),在电泳上远走在白蛋白之前,并大量由尿中排出的缘故。免疫电泳可检测出有大量单克隆轻链,尿轻链定量测定可准确测出尿中单克隆轻链含量。此外,单克隆 IgD 或单克隆 IgE 增多,特别是在疾病早期,在血清蛋白电泳上也不出现“M”成分,这是由于 IgD 和 IgE 正常含量极少,而只有当单克隆免疫球蛋白量达到一定浓度时才能显现出“M”成分的缘故。目前临床上应用免疫单扩散法定量测定 IgD,ELISA 法定量测定 IgE,同时采用免疫电泳和尿轻链定量法检测有无轻链不平衡,综合分析以确定有无单克隆轻链、单克隆 IgD 或单克隆 IgE 存在,判断有无单克隆 IgD 或单克隆 IgE 增多。

关于“M”成分有无生物功能的问题,既往曾普遍认为“M”成分无任何生物功能。但近年来的研究发现,许多患者(包括多发性骨髓瘤)的“M”成分具有特异抗体特性,因而推测至少部分浆细胞病的发生与免疫反应有关。尽管某些“M”成分具有抗体功能,但由于正常的多克隆性免疫球蛋白常同时减少,故而患者的免疫功能仍然减低。

(武永吉)

参 考 文 献

1. Baird S. Plasma cell neoplasms: general considerations//Beutler E, Lichtman MA, Coller BS, et al. Williams Hematology. 6th ed. New York: McGraw-Hill, 2001: 1263
2. Carter A, Tatarsky I. The physiological significance of benign monoclonal gammopathy: A study of 64 cases. Br J Hematol, 1980, 46: 568
3. Foester J. Plasma cell dyscrasias: general considerations//Lee GR, Bithell TC, Föerster J, et al. Wintrobb's Clinical Hematology. 9th ed. Philadelphia: Febiger, 1993
4. Kamihira S, Taguchi H, Kinoshita H, et al. Monoclonal gammopathy in adult T cell Leukemia/Lymphoma: A report of three cases. Jpn J Clin Oncol, 1984, 14(4): 699
5. Lichtman MA. Essential monoclonal gammopathy//Bentler E, Lichtman MA, Coller BS, et al. Williams Hematology. 6th ed. New York: McGraw-Hill, 2001: 1271
6. Metzger HM. Myeloma proteins and antibodies. Am J Med, 1969, 47: 837
7. Oikarinen A, Ala-Kokka L, Palatsi, et al. Scleroderma and paraproteinemia. Arch Dermatol, 1987, 123: 226
8. Greipp PR, Fonseca R. Pratical aspects of the clinical approach to patients with monoclonal immunoglobulin disorders//Greer J, Foerster J, Lukens J, et al. Wintrobe's Clinical Hematology 11th ed. Philadelphia: Lippincott Williams & Wilkins, 2004: 2555

第102章

浆细胞瘤

浆细胞瘤是指原发于骨髓外的浆细胞实体瘤和原发于骨骼上的孤立性浆细胞实体瘤，其虽与多发性骨髓瘤有一定关系，但在临床表现、治疗方法以及预后诸方面均有所不同。原发于骨骼的、单个孤立的浆细胞实体瘤称为孤立性浆细胞瘤，诊断依靠组织活检的病理检查，治疗以手术切除和(或)放射治疗为主，预后较好。原发于骨髓外及骨骼外的浆细胞实体瘤称为髓外浆细胞瘤，常发生于呼吸道、胃肠道及其他组织，诊断也需依赖组织活检的病理检查，治疗首选放射治疗，预后一般好于孤立性浆细胞瘤，更优于多发性骨髓瘤。但孤立性浆细胞瘤和髓外浆细胞瘤后期均可发展为多发性骨髓瘤。

第一节　孤立性浆细胞瘤

原发于骨骼的、单个孤立的浆细胞瘤称为孤立性浆细胞瘤(solitary plasmacytoma)。约占全部恶性浆细胞病的3%，是一种少见的恶性浆细胞病。男女发病率之比为3∶1。发病年龄较多发性骨髓瘤年轻，虽然多数患者超过50岁，但部分患者的发病年龄低于50岁，个别患者发病年龄在20～30岁之间。

临床表现以局部骨骼肿物伴有疼痛为特征。最常受侵犯的部位是脊柱骨骼，不仅脊椎受侵，并且椎弓根也常遭破坏而引发神经根症状。其他好发部位依次为骨盆、股骨、肱骨和肋骨，而颅骨受侵罕见。在X线影像上，病变多呈“多孔状”或“肥皂泡状”溶骨性改变，病变边界常不像多发性骨髓瘤溶骨性病变那样锐利、清晰。少数患者表现为受损部位骨质硬化。病理性骨折可发生于受损骨骼部位。除孤立的骨骼受侵部位外，其他骨骼及骨髓均正常，血象正常，除10%～20%患者伴有血和尿中出现单克隆免疫球蛋白或单克隆轻链外，绝大多数患者不伴有单克隆免疫球蛋白或其多肽链亚单位(轻链)增多。

诊断孤立性浆细胞瘤的条件有四条：①在X线影像上呈现为单个溶骨性病变；②肿瘤组织活检病理证实为浆细胞瘤；③多部位骨髓穿刺均为正常骨髓象；④一般不伴有单克隆免疫球蛋白或其轻链增多，若有增多，则应随孤立性浆细胞瘤的根治(放射治疗或手术加放射治疗)而消失。必须符合上述四条方可诊断为本病。

孤立性浆细胞瘤可以进展为多发性骨髓瘤，一般在3～5年内发生，但部分患者可迟至10余年，甚至20年后方发展为多发性骨髓瘤。原发性病损在脊柱者易向多发性骨髓瘤转化，发生率可达60%以上，而原发性病损在周围四肢骨骼者相对较少向多发性骨髓瘤发展，发生率为25%～30%。转为多发性骨髓瘤后，临床表现、治疗方法以及预后均与多发性骨髓瘤相同。除发展为多发性骨髓瘤外，本病也可侵犯局部邻近淋巴结，但很少侵犯软组织。

治疗以局部放射治疗为首选。总放射剂量不应低于40Gy。如果病变局限且易于切除，可以手术切除，但术后应进行局部放射治疗。当脊椎骨受损发生压缩性骨折，尤当并发神经系统损害时，可行病椎切除及人工椎体置换术，术后予以局部放射治疗，多可获得满意效果，甚至已经发生截瘫的患者在术后也有可能恢复。对本病原则上不采用化疗，但当病情发展为多发性骨髓瘤时，则应采用与多发性骨髓瘤治疗相同的联合化疗。

本病的预后优于多发性骨髓瘤，逊于髓外浆细胞瘤。进展为多发性骨髓瘤后临床表现及预后与多发性骨髓瘤相同。少数患者可病情稳定、长期存活10余年至20余年。

第二节 髓外浆细胞瘤

髓外浆细胞瘤系指原发于骨骼、骨髓之外任何其他部位的浆细胞瘤。此种浆细胞瘤约占全部浆细胞肿瘤的4%。发病年龄与多发性骨髓瘤近似,男性患者多于女性。

临床表现取决于髓外浆细胞瘤发生的部位。据国外对一组334例的分析,发生于上呼吸道(尤常见于鼻咽部和鼻窦)者占75%,下呼吸道者占4%,淋巴结和脾脏者占6%,皮肤及皮下组织者占4%,胃肠道者占3%,甲状腺者占3%,睾丸者占1%,其他部位者占4%。发生于鼻腔和鼻窦时常引起鼻塞、鼻出血,局部隆起伴有疼痛和压痛。肿瘤起源自上呼吸道(包括鼻窦)黏膜上皮下组织,常为多发性。淋巴结浆细胞瘤以颈部多个淋巴结受累、肿大最为多见。脾脏浆细胞瘤常为多发性,导致脾肿大。胃肠道中以胃浆细胞瘤最为多见,但同时常有肠部病变,小肠、大肠各部分均可受累,引起相应临床症状。除原发病灶外,本病可向其他部位扩散,其中以骨骼受侵最为常见,通常是单个溶骨性病变,圆形或不规则形,边界不清,多见于四肢骨。其次是邻近淋巴结或远距离淋巴结和皮下软组织扩散,至于肝、肺、胸膜、乳腺、子宫、膀胱、前列腺、甲状腺、腮腺、牙龈、心脏等处扩散,虽然均有报告,但属少见。发展为浆细胞白血病者更属罕见,至今仅有个例报告。

本病一般不伴有异常免疫球蛋白增多,但当发生广泛播散时,血和尿中可能出现异常增多的单克隆免疫球蛋白或其轻链(本周蛋白)。

放射治疗是局限性髓外浆细胞瘤的首选治疗。放射剂量为40~50Gy。若邻近淋巴结受累,则应包括在放射野内。对已有广泛播散的病例或放射治疗后复发病例,应采用联合化疗。化疗方案及其应用与多发性骨髓瘤相同,但本病对化疗的反应较多发性骨髓瘤好。

本病的预后优于孤立性浆细胞瘤,更优于多发性骨髓瘤。若有局部治疗后复发或发生广泛播散,则大多出现在第一个5年内。约60%~70%的患者存活10年以上。其中原发于上呼吸道的、局限性髓外浆细胞瘤预后最好,而发生于头颈部之外的巨大髓外浆细胞瘤或多发性髓外浆细胞瘤,易发生扩散,预后较差。

(武永吉)

参考文献

1. Akiyama H, Krigel R. Metastatic extramedullary plasmacytoma. Am J Hematol,1988,27:115
2. Bataille R, Sang J. Solitary Myeloma: Clinical and prognostic features of a review of 114 cases. Cancer, 1981,48:485
3. Corwin J, Lindberg RD. Solitary plasmacytoma of bone versus extramedullary plasmacytoma and their relationship to multiple myeloma. Cancer,1979,43:1007
4. Dimopoulos MA, Moulopoulos A, Delasalle K, et al. solitary plasmacytoma of bone and asymptomatic multiple myeloma. Hematol Oncol Clin north Am, 1992,6:359
5. Durie BG, Salmon SE. A Clinical staging system for multiple myeloma. Cancer,1975,36:842
6. Fudenberg HH, Virella A. Mutiple myeloma and Waldenström macroglobulinemia: Unusual presentation. Semin Hematol,1980,17:64
7. Georghiou PR, Hogg ML. Immunoglobulin A myeloma presenting with laryngeal obstruction. Med J AUST,1988,149:447
8. Kapadia SB. Extramedullary plasmacytoma of the head and neck. Medicine,1982,61:317
9. Meyer JE, Schulz MD. Solitary myeloma of bone: A review of 12 cases. Cancer,1974,34:438
10. Mill WB, Griffith AR. The role of radiation therapy in the management of plasma cell tumor. Cancer, 1980,45:697
11. Patterson JW, Parsons JM, White RM, et al. Cutaneous involvement of multiple myeloma and extramedullary plasmacytoma. J Am Acad Dermatol, 1988,18:879
12. Sharma KD, Shrivastav JD. Extramedullary plasmacytoma of gastrointestinal tract, Arch Pathol Lab med,1961,71:123
13. Suissa L. Plasmacytoma of lymph nodes. JAMA, 1966,197:126
14. Woodruff RK, Salpas JS, White EE. Solitary plasmacytoma of bone. Cancer,1979,43:2344

第103章

多发性骨髓瘤

多发性骨髓瘤(multiple myeloma,MM)是恶性浆细胞病中最常见的一种类型,又称骨髓瘤、浆细胞骨髓瘤或Kahler病。虽然早在1844年对此病已有人作出描述,但直到1889年经Kahler详细报告病例后,多发性骨髓瘤才普遍为人们所了解和承认。多发性骨髓瘤的特征是单克隆浆细胞恶性增殖并分泌大量单克隆免疫球蛋白。恶性浆细胞无节制地增生、广泛浸润和大量单克隆免疫球蛋白的出现及沉积,正常多克隆浆细胞增生和多克隆免疫球蛋白分泌受到抑制,从而引起广泛骨质破坏、反复感染、贫血、高钙血征、高黏滞综合征、肾功能不全等一系列临床表现并导致不良后果。

一、流行病学

本病的发病率在不同国家、种族之间有所不同。本病的发病率在北美、北欧、澳洲等地较高,在亚洲较低。美国的发病率为4.5/10万人口,其中美国黑人的发病率高达9.5/10万人口。日本的发病率约为0.9/10万人口。新加坡的发病率约为0.8/10万人口。MM在我国的确切发病率尚待调查。MM约占全部恶性肿瘤的1%,约占造血系统恶性肿瘤的10%。

近年来,MM的发病率在包括我国在内的许多国家都呈上升趋势,即每年诊断的病例数较前增多。进一步的调查研究表明,除随着社会老龄化及社会环境因素改变致使本病实际发病率确有增加的因素外,也有由于医务工作者对本病的认识提高、医疗仪器的进步和诊断技术的提高是检出病例增多的缘故。北京协和医院分析1931~1995年收治本病患者的资料,发现20世纪50年代前诊断为MM者仅寥寥数例,60年代前后诊断为MM的例数也很有限,但在70年代至80年代初期,由于蛋白电泳、免疫电泳、免疫球蛋白定量等诊断技术的推广应用,使诊断MM的病例数显著增多,国外也有相同的报道。

MM是中老年疾病。男性患者稍多于女性。欧美国家患者的中位发病年龄约为65岁,男女之比约为1.4∶1。我国患者的发病年龄较欧美患者年轻,中位发病年龄为57岁。发病年龄高峰在欧美国家是70~80岁,而在我国是50~60岁。

二、病　　因

MM的病因迄今尚未完全明确。临床观察、流行病学调查和动物实验提示,电离辐射、慢性抗原刺激、遗传因素、病毒感染、基因突变可能与MM的发病有关。MM在遭受原子弹爆炸影响的人群和在职业性接受或治疗性接受放射线人群的发病率显著高于正常,而且接受射线剂量愈高,发病率也愈高,提示电离辐射可诱发本病,其潜伏期较长,有时长达15年以上。据报告化学物质如石棉、砷、杀虫剂、石油化学产品、塑料及橡胶类的长期接触可能诱发本病,但此类报告大多比较零散,尚缺乏足够令人信服的证据。临床观察到患有慢性骨髓炎、胆囊炎、脓皮病等慢性炎症的患者较易发生MM。动物试验(向小鼠腹腔注射矿物油或包埋塑料)证明慢性炎症刺激可诱发腹腔浆细胞瘤。MM在某些种族(如黑色人种)的发病率高于其他种族,居住在同一地区的不同种族的发病率也有不同,以及某些家族的发病率显著高于正常人群,这些均提示MM的发病可能与遗传因素有关。病毒与MM发病有关已在多种动物试验中得到证实,早先有报告EB病毒与人多发性骨髓瘤发病有关,近年来又报道人单纯疱疹病毒8(HHV-8)与MM发病有关。但是究竟是偶合抑或是病毒确与MM发病有关,尚待进一步研究澄清。MM可能有多种染色体畸变及癌基因激活(见发病机制),但未发现特异的标志性的染色体异常。染色体畸变是否是MM发病的始动因素,尚待研究证实。恶性肿瘤是多因素、多基因、多步骤改变导致的疾病,MM也不例外。

三、发病机制

关于骨髓瘤细胞的起源,最初依据细胞形态及分泌免疫球蛋白的特点,认为源于浆细胞的恶变。尔后的免疫学和分子生物学研究提示骨髓瘤细胞起始于早期前B细胞(pre-B cell)恶变,其根据是MM患者除有单克隆恶变浆细胞外,尚有单克隆淋巴细胞。该淋巴细胞表面的免疫球蛋白及免疫球蛋白基因重排与瘤细胞相同,早期前B细胞细胞质IgM可与抗M蛋白抗体发生特异性结合反应。但是,有研究发现骨髓瘤细胞不仅具有浆细胞和B细胞特征,而且还表达髓系细胞、红系细胞、巨核细胞及T细胞表面抗原(即表达CD10、CD38、CD56、CD86、CD95等)。还有研究提示T细胞和B细胞的共同前驱细胞发生了与瘤细胞相同的免疫球蛋白基因重排,某些MM患者的T细胞亚群能和M蛋白发生特异性交叉反应。故认为MM瘤细胞虽然主要表达B细胞-浆细胞特点,但其起源却是较前B细胞更早的造血前体细胞(hematopoietic precursor cell)的恶变。近年来有学者根据MM细胞免疫球蛋白(Ig)基因编码重链可变区(VH)常发生明显的体突变,而此种体突变是分化晚期B细胞接受抗原刺激后发生的改变,故认为MM细胞来源自分化晚期的B细胞。

至于造血前体细胞发生恶变的机制,目前尚未完全阐明。有众多证据表明MM的发生与癌基因有关。对诱导产生的小鼠浆细胞瘤的研究发现,90%鼠发生染色体易位,而断裂点几乎都出现在癌基因c-myc区,形成重组c-myc(rc-myc)并得到表达,提示鼠浆细胞瘤与c-myc有关。在MM患者中已发现有c-myc基因重排、突变及mRNA水平升高。癌基因N-ras或K-ras突变见于27%初诊MM病例及46%治疗后MM病例。P21是癌基因H-ras的产物,P21的高水平见于部分MM患者,表明部分MM患者有癌基因H-ras的高表达。在动物试验中,将点突变激活的H-ras基因植入经EB病毒感染的人B淋巴细胞,结果导致B淋巴细胞转化为恶性浆细胞,表现出能在半固体培养基上生长和使裸鼠生长肿瘤并分泌大量IgM等恶性浆细胞特征。对MM的染色体研究,虽未发现具有标记性的染色体异常,但已肯定出现在MM的一些染色体异常并非随机性的,其中1、14号染色体重排最为常见,其次3、5、7、9、11号染色体的三体型和8、13号染色体的单体型,以及6号染色体长臂缺失,也较多见于MM。已有研究证明6号染色体长臂缺失与破骨细胞激活因子(osteoclast activating factor,OAF)及肿瘤坏死因子(TNF)生成增多有关,7号染色体异常与多药耐药基因(MDR1)表达有关,8号染色体异常与c-myc癌基因激活有关。因此,目前一般认为,放射线、化学物质、病毒感染等因素可能引起基因突变或染色体易位,激活癌基因,如点突变激活H-ras和基因重排激活c-myc,导致肿瘤发生。此外,抗癌基因Rb和P53的失活也见于MM。关于染色体异常与癌基因的激活,以及癌基因激活、抗癌基因失活与MM发病之间的关系目前正在深入研究之中。

淋巴因子(细胞因子、生长因子、白细胞介素、集落刺激因子)与骨髓瘤的关系在近年来受到重视。B细胞的增殖、分化、成熟至浆细胞的过程与多种淋巴因子有关:白细胞介素1(白介素-1,IL-1)可激活IL-2基因表达;IL-2和IL-3促使B细胞早期增殖、分化;IL-4可以激活休止期B细胞,促进B细胞增殖;IL-5促使B细胞进一步增殖、分化;IL-6刺激B细胞增殖并最终分化为产生免疫球蛋白的浆细胞。其中IL-6受到特别注意,因为无论在体内还是在体外,IL-6均可促使浆细胞和骨髓瘤细胞增殖,而处于进展期的多发性骨髓瘤患者体内、尤其是骨髓中IL-6水平显著高于正常。但是对于IL-6是来自正常组织的旁分泌还是骨髓瘤细胞的自分泌,尚存在着不同意见。有些研究者根据人骨髓瘤细胞株RPMI 8226和U 266不分泌IL-6这一现象,提出升高的IL-6可能来自骨髓中单核细胞和基质细胞的旁分泌,而非瘤细胞的自分泌。然而多数研究者认为,尽管单核细胞、骨髓基质细胞、T细胞、内皮细胞、肾小球细胞、角化细胞均可分泌IL-6,但骨髓瘤细胞(包括不同株的RPMI 8226和U 266)也可自行分泌IL-6。新近的研究显示,虽然自分泌和旁分泌都存在,但旁分泌是主要的。C反应蛋白(CRP)的水平受IL-6的调节,当IL-6水平升高时,CRP水平也随之升高,故CRP水平可间接反映IL-6水平。MM患者的CRP水平常升高。根据多种淋巴因子,尤其是IL-6,是B细胞-浆细胞的生长因子和分化因子,进展性多发性骨髓瘤患者骨髓中IL-6水平异常升高,因而推测IL-6等淋巴因子分泌的调节异常可能与MM的发病有关。基于此点,有人试用抗IL-6抗体治疗MM,疗效尚待评估。

溶骨性病变是MM的重要特征之一。目前认为,溶骨性病变主要并非由瘤细胞直接侵蚀骨质引起,而是由瘤细胞和骨髓基质细胞分泌一些因子激活破骨细胞所致。这些因子统称为破骨细胞激活因子(osteoclastic activating factor,OAF),包括IL-6、肿瘤坏死因子(TNF)、IL-11、巨噬细胞集落刺激因子

(M-CSF)、血管内皮生长因子(vascular endothelial growth factor, VEGF)、整合素 αγβ3(integrin αγβ3)等。这些因子能够激活破骨细胞,导致骨质疏松、骨质破坏。另有研究指出,6 号染色体长臂缺失可促使 TNF、OAF 增多,加重溶骨性病变。γ-干扰素和肾上腺皮质激素则可抑制这些因子的产生。新近的研究发现 NF-κB 配体受体激活因子(RANKL)在骨病中起着重要作用。RANKL 在 MM 有高表达,此因子可提高破骨细胞活性,促发骨质破坏。此外,还发现 Wnt 信息通道的抑制因子 DKK1 在 MM 也有高表达。DKK1 可抑制成骨细胞的分化和功能。这方面的研究及其在临床上的应用都在深入研究中。

MM 的多种多样的临床表现是由于恶变克隆浆细胞无节制地增殖、浸润及其分泌的大量单克隆免疫球蛋白所引起:瘤细胞在原发部位骨髓的过度增殖,导致骨髓造血功能抑制;瘤细胞广泛浸润可累及淋巴结、脾脏、肝脏、呼吸道及其他部位,引起受累组织器官的功能障碍;瘤细胞分泌的一些因子引起溶骨性病变及相关的症状;瘤细胞分泌的大量单克隆免疫球蛋白出现血中引起血液黏滞度增高及凝血因子功能障碍,而过量轻链自肾脏排泄引起肾脏损害,轻链沉淀于组织器官造成淀粉样变性损害,而同时正常多克隆浆细胞增生和多克隆免疫球蛋白合成受到抑制,使机体免疫力减低,易招致继发感染。

四、病　理

MM 最常见侵犯骨骼,病变骨的骨小梁破坏,骨髓腔内为灰白色瘤组织所充塞。骨皮质变薄或被腐蚀破坏,骨质变得软而脆,可用刀切开。瘤组织切面呈灰白色胶样,若有出血则呈暗红色。瘤组织可穿透骨皮质,浸润骨膜及周围组织。

在显微镜下瘤细胞呈弥漫分布,间质量少,由纤细的纤维组织及薄壁血管组成。小部分肿瘤可有丰富的网状纤维。瘤细胞是不同分化程度的浆细胞,分化好者酷似正常成熟浆细胞,分化差者类似组织细胞,胞体较大,外形不规则,胞质蓝染,核旁空晕不明显,核大且染色质细致,含 1～2 个核仁。可见双核或多核瘤细胞。

骨髓外浸润多见于肝、脾、淋巴结及其他单核-吞噬细胞系统,也见于肾、肺、心、甲状腺、睾丸、卵巢、消化道、子宫、肾上腺及皮下组织。部分病例(8%～15%)的瘤组织及脏器有淀粉样物质沉着,即免疫球蛋白轻链沉着,用刚果红染色,在普通光学显微镜下和旋光显微镜下分别呈示特殊绿色和二色性。用免疫荧光法可鉴定其为轻链。在此种淀粉样物质沉着周围有异物巨核细胞反应。常见受累器官为舌、肌肉、消化道、肾、心肌、血管、关节囊及皮肤。

五、临床表现

多发性骨髓瘤临床表现多种多样,有时患者的首发症状难以直接考虑到本病的可能,若不警惕本病并作进一步检查,则易发生误诊或漏诊。

1. 骨痛　骨痛是本病的主要症状之一。疼痛程度轻重不一,早期常是轻度的、暂时的,随着病程进展可以变为持续而严重。疼痛剧烈或突然加剧常提示发生了病理性骨折。据北京协和医院 125 例 MM 首发症状分析,80 例(64%)以骨痛为主诉,骨痛部位以腰骶部最常见(28%),其次为胸肋骨(27%),四肢长骨较少(9%),少数患者有肩关节或四肢关节痛。绝大多数(90%～93%)患者在全病程中都会有不同程度的骨痛症状,但确有少数患者始终无骨痛。

除骨痛、病理骨折外,还可出现骨骼肿物,瘤细胞自骨髓向外浸润,侵及骨质、骨膜及邻近组织,形成肿块。在多发性骨髓瘤,这种骨骼肿块常为多发性,常见部位是胸肋骨、锁骨、头颅骨、鼻骨、下颌骨及其他部位。与孤立性浆细胞瘤不同的是,其病变不仅是多发的,而且骨髓早已受侵犯,并有大量单克隆免疫球蛋白的分泌。

2. 贫血及出血倾向　贫血是本病另一常见临床表现。据北京协和医院 125 例分析,绝大多数(90%)患者都在病程中出现程度不一的贫血,其中部分(10.4%)患者是以贫血症状为主诉而就诊。贫血程度不一,一般病程早期较轻,晚期较重,血红蛋白可降到<50g/L。造成贫血的主要原因是骨髓中瘤细胞恶性增殖、浸润,排挤了造血组织,影响了造血功能。此外,肾功能不全、反复感染、营养不良等因素也会造成或加重贫血。

出血倾向在本病也不少见。北京协和医院 125 例中 8 例是以出血为首发症状而就医,而在病程中出现出血倾向者可达 10%～25%。出血程度一般不严重,多表现为黏膜渗血和皮肤紫癜,常见部位为鼻腔、牙龈、皮肤,晚期可能发生内脏出血及颅内出血。导致出血的原因是血小板减少和凝血障碍。血小板减少是因骨髓造血功能受抑,凝血障碍则因大量单克隆免疫球蛋覆盖于血小板表面及凝血因子(纤维蛋白原,凝血酶原,因子 V、Ⅶ、Ⅷ等)表面,影响其功能,造成凝血障碍。免疫球蛋白异常增多使血液黏滞性增加,血流缓慢不畅,损害毛细血管,也可造成或加重出血。

3. 反复感染　本病患者易发生感染,尤以肺炎球菌性肺炎多见,其次是泌尿系感染和败血症。病毒感染中以带状疱疹、周身性水痘为多见。北京协和医院125例中以发热、感染为主诉而就医者18例(占14.4%),其中多数系肺部感染。部分患者因反复发生肺炎住院,进一步检查方确诊为MM并发肺炎。对晚期MM患者而言,感染是重要致死原因之一。本病易有感染的原因是正常多克隆B细胞-浆细胞的增生、分化、成熟受到抑制,正常多克隆免疫球蛋白生成减少,而异常单克隆免疫球蛋白缺乏免疫活性,致使机体免疫力减低,致病菌乘虚而入。此外,T细胞和B细胞数量及功能异常,以及化疗药物和肾上腺皮质激素的应用,也增加了发生感染的机会。

4. 肾脏损害　肾脏病变是本病比较常见而又具特征性的临床表现。由于异常单克隆免疫球蛋白过量生成和重链与轻链的合成失去平衡,过多的轻链生成,分子量仅有23kD的轻链可自肾小球滤过,被肾小管重吸收,过多的轻链重吸收造成肾小管损害。此外,高钙血症、高尿酸血症、高黏滞综合征、淀粉样变性及肿瘤细胞浸润,均可造成肾脏损害。患者可有蛋白尿、本周蛋白尿、镜下血尿,易被误诊为“肾炎”。最终发展为肾功能不全。肾功能衰竭是MM的致死原因之一。在大多数情况下,肾功能衰竭是慢性、渐进性的,但少数情况下可发生急性肾功能衰竭,主要诱因是高钙血症和脱水,若处理及时得当,这种急性肾功能衰竭还可逆转。

5. 高钙血症　血钙升高是由于骨质破坏使血钙逸向血中、肾小管对钙外分泌减少及单克隆免疫球蛋白与钙结合的结果。增多的血钙主要是结合钙而非离子钙。血钙>2.74mmol/L(>11.0mg/dl)即为高钙血症。高钙血症的发生率报告不一,欧美国家MM患者在诊断时高钙血症的发生率为10%～30%,当病情进展时可达30%～60%。我国MM患者高钙血症的发生率约为16%,低于西方国家。高钙血症可引起头痛、呕吐、多尿、便秘,重者可致心律失常、昏迷甚至死亡。钙沉积在肾脏造成肾脏损害,重者可引起急性肾功能衰竭,威胁生命,故需紧急处理。

6. 高黏滞综合征　血中单克隆免疫球蛋白异常增多,一则包裹红细胞,减低红细胞表面负电荷之间的排斥力而导致红细胞发生聚集,二则使血液黏滞度尤其血清黏滞度增加,血流不畅,造成微循环障碍,引起一系列临床表现称为高黏滞综合征。常见症状有头晕、头痛、眼花、视力障碍、肢体麻木、肾功能不全,严重影响脑血流循环时可导致意识障碍、癫痫样发作甚至昏迷。眼底检查可见视网膜静脉扩张呈结袋状扩张似“香肠”,伴有渗血、出血。因免疫球蛋白包裹血小板及凝血因子表面,影响其功能,加之血流滞缓损伤毛细血管壁,故常有出血倾向,尤以黏膜渗血(鼻腔、口腔、胃肠道黏膜)多见。在老年患者,血流黏滞度增加、贫血、血容量扩增可导致充血性心力衰竭发生。雷诺现象也可发生。

高黏滞综合征的发生既与血中免疫球蛋白浓度有关,也与免疫球蛋白类型有关。当血液黏滞度(血浆或血清黏滞度)超过正常3倍以上、血中单克隆免疫球蛋白浓度显著升高时,易发生高黏滞综合征。在各种免疫球蛋白类型中,IgM分子量大、形状不对称并有聚集倾向故最易引起高黏滞综合征。其次,IgA和IgG3易形成多聚体,故也较易引起高黏滞综合征。

7. 高尿酸血症　血尿酸升高>403μmol/L者(>6.8mg/dl)在MM常见。北京协和医院91例MM中61例(67%)有高尿酸血症。血尿酸升高是由于瘤细胞分解产生尿酸增多和肾脏排泄尿酸减少的结果。血尿酸升高虽然很少引起明显临床症状,但可造成肾脏损害,应予预防和处理。

8. 神经系统损害　瘤细胞浸润、瘤块压迫、高钙血症、高黏滞综合征、淀粉样变性以及病理性骨折造成的机械性压迫均可成为引起神经系统病变和症状的原因。神经系统症状多种多样,既可表现为周围神经病和神经根综合征,也可表现为中枢神经系统症状。胸椎、腰椎的压缩性病理性骨折可造成截瘫。北京协和医院125例中12例有神经系统病变,计有周围神经病3例,神经根损害3例,颅内损害2例,脊髓受压而致截瘫4例。

9. 淀粉样变性　免疫球蛋白的轻链与多糖的复合物沉淀于组织器官中即是本病的淀粉样变性。受累的组织器官常较广泛,舌、腮腺、皮肤、心肌、胃肠道、周围神经、肝、脾、肾、肾上腺、肺等均可被累及,可引起舌肥大、腮腺肿大、皮肤肿块或苔藓病、心肌肥厚、心脏扩大、腹泻或便秘、外周神经病、肝脾肿大、肾功能不全等。淀粉样变性的诊断依赖组织活检病理学检查,包括形态学、刚果红染色及免疫荧光检查。欧美国家报告淀粉样变性在MM的发生率为10%～15%,而我国的发生率为1.6%～5.6%。由淀粉样变性损害正中神经引起的“腕管综合征”(carpal tunnel syndrome)在西方国家多见,而国内仅有个例报告。

10. 肝脾肿大及其他　瘤细胞浸润、淀粉样变性导致肝脾肿大。肝肿大见于半数以上患者,脾肿大见于约20%患者,一般为肝脾轻度肿大。淋巴结一般不肿大。少数患者可有关节疼痛,甚至出现关节肿胀、类风湿样结节,系骨关节发生淀粉样变性的表现。皮肤损害如瘙痒、红斑、坏疽样脓皮病、多毛仅见于少数患者。个别患者有黄瘤病，据认为是单克隆免疫球蛋白与脂蛋白结合的结果。

六、实验室检查

实验室检查对MM的诊断、分型、临床分期及预后判断都有重要意义。

1. 血常规 贫血见于绝大多数患者，随病情进展而加重。一般属正细胞正色素性贫血，但可有大细胞性贫血伴骨髓幼红细胞类巨幼变，也可因有失血而表现小细胞低色素性贫血。红细胞常成串排列，血沉也明显加快，常达80～100mm/h以上，此因异常球蛋白包裹红细胞表面使红细胞表面负电荷之间排斥力下降而相互凝集的结果。红细胞凝集现象可能给红细胞计数、血型检查造成困难。

白细胞计数正常或减低。白细胞减少与骨髓造血功能受损及白细胞凝集素的存在有关。白细胞分类计数常显示淋巴细胞相对增多至40%～55%。外周血涂片偶可见到个别瘤细胞，若出现大量瘤细胞，应考虑为浆细胞白血病。

血小板计数正常或减少。血小板减少的原因是骨髓造血功能受抑和血小板凝集素存在的缘故。当血小板表面被异常球蛋白覆盖时，功能受到影响，可成为出血的原因之一。

2. 骨髓象 骨髓瘤细胞的出现是MM的主要特征。瘤细胞数量多少不等，一般都占有核细胞5%以上，多者可达80%～95%以上。骨髓一般呈增生性骨髓象，各系统比例与瘤细胞数量有关，当瘤细胞所占比例较小时，粒细胞和红细胞系比例可大致正常，巨核细胞数也可在正常范围；当瘤细胞数量较多，所占比例较大时，粒细胞系、红细胞系及巨核细胞均可明显减少。值得提出的是，在部分患者，特别在病程早期，骨髓瘤细胞可呈灶性分布，单个部位骨髓穿刺不一定检出骨髓瘤细胞，此时应做多部位骨髓穿刺或骨髓活检，方可发现瘤细胞。瘤细胞易位于涂片尾部，应注意检查涂片尾部。

骨髓瘤细胞形态呈多样性。分化良好者与正常成熟浆细胞形态相似，分化不良者呈典型骨髓瘤细胞形态，而多数瘤细胞形态似幼浆细胞或原浆细胞形态。同一患者的骨髓中可出现形态不一的骨髓瘤细胞。典型骨髓瘤细胞较成熟浆细胞大，直径约30～50μm，细胞外形不规则，可有伪足，胞质蓝染，核旁空晕消失或不明显，胞质中可见泡壁含核糖核酸、泡内含中性核蛋白的空泡，也可见到含Bence-Jones蛋白的类棒状小体，以及外层含免疫球蛋白而内含糖蛋白的嗜酸小体（Rusell小体），核较大，核染色质细致，有1～2个核仁。少数瘤细胞具有双核或多核，但核分裂并不常见。IgA型骨髓瘤细胞胞质经瑞氏染色可呈火焰状，此因嗜碱性糖蛋白被嗜酸性糖蛋白取代的缘故。据观察，瘤细胞形态近似成熟浆细胞者病程进展较慢，瘤细胞形态呈分化不良者病程进展较快。

在透射电子显微镜下，瘤细胞的显著特征是内质网的增多和扩大，高尔基（Golgi）体极为发达。扩大的粗面内质网内含无定形物、椭圆形小体，这些物质与血清中M蛋白有关。发达的高尔基体内含致密小体和空泡。线粒体也增多、增大，嵴丰富。常可见到胞质内有空泡、Rusell小体、结晶体、包涵体。胞核大而圆，常偏于一侧，核染色质较粗，核仁大而多形化，有时可见核内包涵体。核与胞质发育成熟程度不成比例是瘤细胞在透射电子显微镜下的重要特征。

应用抗免疫球蛋白的重链抗体和抗免疫球蛋白轻链抗体，进行免疫荧光法检查，可发现骨髓瘤细胞呈阳性，但仅含有1种重链和1种轻链，与其血清中M蛋白的重链、轻链类型一致。

3. 血清异常单克隆免疫球蛋白检测 单克隆免疫球蛋白增多引起的高球蛋白血症是本病的重要特征之一。血清白蛋白减少或正常，A/G比例常倒置。异常单克隆免疫球蛋白大量增多的同时，正常免疫球蛋白常明显减少。检测血清异常单克隆免疫球蛋白的方法有下述几种：①血清蛋白醋酸纤维薄膜电泳。异常增多的单克隆免疫球蛋白表现为一浓集的窄带，经密度扫描仪绘出的图像表现为一窄底高峰，其峰高度至少较峰底宽度大两倍以上，即“M”成分（或称M蛋白）。这是由于单克隆免疫球蛋白的分子量大小、氨基酸组成、所带电荷完全相同，因而在电场的泳动速度完全相同的缘故。M成分可出现在γ区（IgG、IgM）、β或α2区（IgA），这取决于单克隆免疫球蛋白的类型。当M成分显著增多时，其他免疫球蛋白及血清白蛋白常明显减少。②免疫电泳。单克隆免疫球蛋白在免疫电泳上表现为异常沉淀弧，在出现一种异常重链沉淀弧和一种异常轻链沉淀弧的同时，另一种轻链和其他类型重链常明显减少。根据免疫电泳结果可以确定单克隆免疫球蛋白类型，从而对多发性骨髓瘤进行分型，即IgG型、IgA型、IgM型、IgD型、IgE型、轻链型、双克隆或多克隆型、不分泌型。③近几年来采用聚合酶链反应（PCR）技术检测免疫球蛋白重链基因重排作为单克隆B细胞-浆细胞恶性增生的标记，用于本病的诊断及与良性反应性免疫球蛋白增多的鉴别诊断。用上述方法检出单克隆免疫球蛋白后，尚需进行定量，目前多采用速率散射比浊法（rate nephelometry）确定免疫球蛋白浓度。

近年来的研究证实血清游离轻链（free light

chain,FLC)的检测是一种检测体内是否存在克隆性浆细胞的高度敏感方法。FLC是血清中未与重链结合成完整免疫球蛋白的游离轻链。通过免疫比浊法测定出血清中游离轻链κ和λ量,计算κ/λ比值。κ/λ比值的正常范围是0.26～1.65。若此比值高于1.65或低于0.26,表明体内可能存在单克隆性浆细胞增殖。

4. 尿液常规检查　常发现有蛋白尿、镜下血尿,但管型少见,有时可见到浆(瘤)细胞。具有诊断意义的是尿中出现本周(Bence-Jones)蛋白,又称凝溶蛋白,该蛋白在酸化的尿液中加热至50～60℃时发生凝固,但进一步加热则又溶解。本周蛋白就是自肾脏排出的免疫球蛋白轻链。在多发性骨髓瘤,瘤细胞不仅合成和分泌大量单克隆免疫球蛋白,而且重链与轻链的合成比例失调,往往有过多轻链生成,故血中轻链浓度明显升高。轻链的分子量仅23kD,可通过肾小球基底膜而排出,故出现本周蛋白尿。由于单克隆浆(瘤)细胞仅能合成一种轻链(κ或λ链),故本周蛋白仅为一种轻链。应用免疫电泳可确定本周蛋白为何种轻链。近年来采用速率散射比浊法定量测定尿中轻链含量,显著提高了尿液轻链检测的敏感度和精确度。既往用酸加热法检测本周蛋白的阳性率约为30%～60%,且有假阳性,而采用尿液轻链定量法的阳性率几近100%,且不出现假阳性。正常人尿中有κ和λ两种轻链,含量均低。尿中出现大量单一轻链,而另一种轻链含量减低甚至检测不出,是MM的特征之一。

5. 肾功能　肾功能常受损,尤多见于病程中期、晚期。血肌酐、尿素氮、内生肌酐清除率测定、酚红排泄试验、放射性核素肾图等检查可确定肾功能是否受损及受损程度。晚期可发生尿毒症,成为死因之一。当患者有大量本周蛋白尿时,应避免进行静脉肾盂造影,因造影剂可能与本周蛋白发生反应而导致急性肾功能衰竭。

6. 血液生化异常　血钙常升高,国外报告高钙血症在MM的发生率为30%～60%,国内报告发生率为15%～20%。血磷一般正常,肾功能不全时磷排出减少可引起血磷升高。胆固醇可正常、升高或降低,高胆固醇血症多见于IgA型骨髓瘤,低胆固醇血症多见于IgG型骨髓瘤。碱性磷酸酶可正常、降低或升高,既往曾认为本病有骨质破坏而无成骨过程,故碱性磷酸酶不升高,并以此作为本病与甲状旁腺功能亢进、骨转移癌的鉴别点之一,但近年来国内外均有研究证明并非所有MM患者均无成骨活动,部分患者的碱性磷酸酶水平可高于正常,故不可凭借碱性磷酸酶水平升高排除本病。高尿酸血症在本病常见,可并发泌尿道结石。

7. X线及其他影像学检查　X线检查在本病诊断上具有重要意义。本病的X线表现有下述4种:①弥漫性骨质疏松。瘤细胞浸润及瘤细胞分泌激活破骨细胞的因子(IL-1、淋巴细胞毒素、TNF、OAF)引起普遍性骨质疏松。脊椎骨、肋骨、盆骨、颅骨常表现明显,也可见于四肢长骨。②溶骨性病变。骨质疏松病变的进一步发展即造成溶骨性病变。多发性圆形或卵圆形、边缘清晰锐利似穿凿样溶骨性病变是本病的典型X线征象,常见于颅骨、盆骨、肋骨、脊椎骨,偶见于四肢骨骼。③病理性骨折。骨折在骨质破坏的基础上发生,最常见于下胸椎和上腰椎,多表现为压缩性骨折。其次见于肋骨、锁骨、盆骨,偶见于四肢骨骼。④骨质硬化。此种病变少见,一般表现为局限性骨质硬化,出现在溶骨性病变周围。弥漫性骨质硬化罕见。IgD型骨髓瘤较易并发骨质硬化。

γ-骨显像显示的放射性浓聚主要反映成骨活性增加,由于骨髓瘤骨病主要为破骨细胞活性增加导致,成骨活性一般低于正常,而在疾病早期或发生病理性骨折时往往才显示浓聚,因此,γ-骨显像检测往往低估骨病范围,得出假阴性结果。目前已不作为评价骨病的主要方法。而且这项检查特异性不高,任何原因引起的骨质代谢增高均可导致放射线浓集征象,故应注意鉴别。

电子计算机体层成像(CT)、磁共振成像(MRI)和正电子发射断层显像(PET)对骨质病变的检查较γ-骨显像更为敏感,更为特异。MRI和PET不仅可检测骨质病变,而且可检测骨髓及神经系统(脊髓、颅内)是否受累。因此,若条件许可,应对病人进行CT、MRI和PET检查,全面了解病情,为诊断和临床分期提供准确依据。

七、骨髓瘤分型

根据血清中M成分的特点,可将多发性骨髓瘤分为下述八种类型。各型既具有基本的共同点,又各具一定的特点。

1. IgG型　此型是最多见的类型,约占全部多发性骨髓瘤的50%～60%。本型具有前述多发性骨髓瘤的典型临床表现。

2. IgA型　此型约占15%～20%。除具有与IgG型相似的临床表现外,尚有M成分出现在α2区、骨髓中有火焰状瘤细胞、高胆固醇血症和髓外骨髓瘤较多见等特点。

3. 轻链型　此型约占15%～20%。瘤细胞仅合成和分泌单克隆轻链,不合成相应的轻链,轻链分子量仅23kD,远小于白蛋白分子量,故在血清蛋白电泳上不出现M成分,而在尿中排出大量轻链(本-

周蛋白尿）。此型瘤细胞常分化较差，增殖迅速，骨骼破坏及肾功能损害较重，预后较差。

4. IgD 型　既往曾认为此型少见，但随着 IgD 抗血清的逐渐广泛应用，提高了 IgD 的检出率，近年来 IgD 型多发性骨髓瘤病例报告较前明显增多。据国内资料统计，IgD 型约占全部骨髓瘤的 8% ~ 10%。此型除具有多发性骨髓瘤的一般表现外，尚有下述特点：①患者较年轻，常见于 50 岁以下男性；②由于 IgD 正常含量很少，即便当 IgD 含量升高至正常水平的 200 倍（约 600mg/dl）时，血清蛋白电泳上也常不显现出明显的 M 成分，因此，诊断 IgD 型多发性骨髓瘤需依赖 IgD 定量和免疫电泳，而不是依赖蛋白电泳；③髓外骨髓瘤和髓外浸润多见；④本-周蛋白尿多见，常为 λ 链，λ 与 κ 之比为 6∶1；⑤骨质硬化相对较多见。

5. IgE 型　此型罕见，至今国际上仅有少数病例报告，国内尚未见有病例报告。血清中单克隆 IgE 含量很高（4.5 ~ 6.0g/dl），轻链多为 λ 链。溶骨性病变少见。外周血中浆细胞增多，可呈现浆细胞白血病图像。

6. 双克隆或多克隆型　此型少见，约占 1%。双克隆常为 IgM 与 IgG 联合，或 IgM 与 IgA 联合。双克隆免疫球蛋白的轻链多属于同一类型即 κ 或 λ 链，但可偶为两种轻链即既有 κ 又有 λ 链。双克隆轻链型多发性骨髓瘤也有病例报告。多克隆（三或四克隆）者罕见。双克隆既可来自单一克隆浆（瘤）细胞的分泌，也可来自两个克隆浆（瘤）细胞的分泌。

7. IgM 型　此型在国内少见。除具有多发性骨髓瘤的一般临床表现外，由于其分子量巨大故易引起高黏滞综合征是此型的特点。关于 IgM 型多发性骨髓瘤与巨球蛋白血症的鉴别请参阅第 104 章。

8. 不分泌型　此型约占 1%。此型具有骨髓中恶性浆细胞病增生、骨质破坏、骨痛、贫血、正常免疫球蛋白减少、易发生感染等多发性骨髓瘤的典型表现，但血清中无 M 蛋白，尿中无本-周蛋白，因为瘤细胞不分泌免疫球蛋白。应用免疫荧光法可将此型进一步分为不合成型和不分泌型，前者瘤细胞内无免疫球蛋白合成，后者瘤细胞内有免疫球蛋白合成但不能分泌出来。

八、临床分期

多发性骨髓瘤的临床分期反映病程的早晚，病程的早晚主要取决于患者体内骨髓瘤细胞的总数量。骨髓瘤细胞的增殖周期在病程早期较快，晚期较慢。当瘤细胞数量有限时，不引起临床症状，称临床前期，此期一般为 1 ~ 2 年，但少数病例的临床前期可长达 4 ~ 5 年或更长时间。当出现临床表现时，患者体内瘤细胞总数已达 1×10^{11} 以上。应用放射免疫法测出体内单克隆免疫球蛋白的合成率和分解率，再用组织培养法测出单个瘤细胞的免疫球蛋白合成率，即可推算出体内瘤细胞总数。瘤细胞总数不仅与血清单克隆免疫球蛋白的水平、尿中轻链含量、血红蛋白水平、骨质破坏程度、血清钙值等有密切关系，而且也与治疗反应及预后有密切关系。Durie 和 Salmon 根据上述研究结果，1975 年提出下述多发性骨髓瘤临床分期标准（表 103-1）。

表 103-1　多发性骨髓瘤分期标准（DS 分期标准）

分期	分期标准
Ⅰ期	符合下述 4 项： 1. 血红蛋白>100g/L 2. 血清钙正常 3. X 线检查无溶骨病变 4. M 蛋白水平：IgG<50g/L；IgA<30g/L；尿轻链<4g/24h 尿
Ⅱ期	既不符合Ⅰ期又不达Ⅲ期者
Ⅲ期	符合下述一项或一项以上者 1. 血红蛋白<85g/L 2. 高钙血症>12mg/dl 3. 进展性溶骨病变 4. M 蛋白水平：IgG>70g/L；IgA>50g/L；尿轻链>12g/24h 尿

每期又可再分为 A、B 两组：A 组肾功能正常（血肌酐<177μmol/L）；B 组肾功能不正常（血肌酐≥177μmol/L）。

DS 分期标准在临床上得到广泛应用，但存在着以下不足之处：①应用普通 X 线平片评价骨质病变，不够敏感，易遗漏早期病变。②虽然在同一分期，但 B 组病情和预后较 A 组差。如ⅠA 组的中位生存期约 45 个月，而ⅠB 组仅为 22 个月。③DS 分期没有纳入 β_2 微球蛋白（β_2-MG）、细胞遗传学等重要预后因素。④DS 分期难以应用于低分泌和不分泌型 MM。为弥补 DS 分期标准的不足，后来又提出了 DS-plus 分期标准，即在 DS 分期标准基础上加入 CT、MRI 和 PET 检查，全面评价病情及骨质病变。

2005 年国际骨髓瘤基金会（IMF）综合 10 750 例来自欧洲、北美和亚洲各国的初治 MM 患者资料，建立了一种基于血清 β_2-MG 和血清白蛋白水平的国际分期标准（international staging system，ISS）。见表 103-2。

表 103-2 国际分期标准(ISS)

分期	β_2-MG	Alb	中位生存期(月)
Ⅰ期	<3.5mg/L	>35g/L	62
Ⅱ期	介于Ⅰ期与Ⅲ期之间	44	
Ⅲ期	>5.5mg/L		29

近年来的研究表明,细胞遗传学改变对 MM 的预后有重要影响,预后不良组为 t(4;14)、t(14;16)、-17p13、亚二倍体。预后良好组为 t(11;14)、t(6;14)、超二倍体及无预后不良组核型。

九、诊　断

关于 MM 的诊断标准,曾有过不同版本。在2008年,世界卫生组织(WHO)集各家意见,制定了 WHO 2008 年 MM 诊断标准。原国内的 MM 诊断标准与 WHO 2008 年诊断标准基本一致。因此,为保持与国际一致,国内也应采用 WHO 标准,而不另立标准。见表 103-3。

表 103-3 MM 诊断标准(WHO 2008 年)

症状性多发性骨髓瘤(symptomatic plasma cell myeloma)
- 血清或尿中存在 M 蛋白
- 骨髓中存在克隆性浆细胞或浆细胞瘤
- 有相关器官或组织损害(贫血、高钙血症、肾功能损害、骨质病变)

无症状性骨髓瘤(冒烟型骨髓瘤,smoldering myeloma)
- 血清 M 蛋白达到骨髓瘤水平(>30g/L)
- 骨髓中有 10% 或更多克隆性浆细胞
- 无相关器官、组织损害或 MM 相关症状

注:1. 虽然大多数 MM 患者的 M 蛋白水平是 IgG>30g/L,IgA>25g/L,24h 尿轻链>1g,但部分患者的 M 蛋白低于上述水平

2. 骨髓中单克隆性浆细胞通常>10%,但部分(约5%)患者<10%

3. MM 的重要诊断标准是相关靶器官损害的临床表现(贫血、溶骨性病变、高钙血症,肾功能不全,高黏滞综合征,淀粉样变性,反复感染)

十、鉴 别 诊 断

本病是容易被误诊的疾病之一。据报告,本病的误诊率可高达 60% 以上。易被误诊为的疾病有慢性肾炎、营养性贫血、再生障碍性贫血、老年性肺炎、慢性肝病、转移癌、甲状旁腺功能亢进、腰肌劳损、颈椎病、组织细胞增生症 X、反应性浆细胞增多以及良性单克隆免疫球蛋白血症等。究其误诊原因,除部分病例的临床表现不典型给诊断造成困难外,导致误诊的主要原因还是临床医生对本病的认识和警惕不足。因此,应强调对不明原因出现血沉增快、贫血、反复感染(反复肺炎)、骨痛、蛋白尿的中年以上患者进行鉴别诊断时,需考虑到本病的可能性,进行必要的检查(免疫球蛋白、骨髓穿刺、骨骼 X 线检查等)。凡具备前述 3 项诊断指标中 2 项以上者,即可诊断为本病;如不具备前述 3 项诊断指标者,即可排除本病。

本病需与其他恶性浆细胞病相鉴别。①巨球蛋白血症虽然血中有大量单克隆 IgM,但骨髓中淋巴样浆细胞增多而非骨髓瘤细胞增多,且少有溶骨性损害或肾功能不全。②重链病血清中仅出现单克隆重链,轻链缺如,无本-周蛋白尿,多无骨骼破坏。③原发性淀粉样变性可有血清 M 蛋白和本-周蛋白尿,但骨髓中无骨髓瘤细胞,也不出现溶骨损害,可资鉴别。

本病与良性浆细胞病(原发性和继发性单克隆免疫球蛋白血症)的鉴别详见第 101 章。本病与反应性浆细胞增多的鉴别一般不困难。反应性浆细胞增多见于病毒感染、细菌感染(结核病、伤寒、亚急性心内膜炎、链球菌感染等)、疫苗接种、血清病、巨球蛋白血症、结节病等,患者不仅有其原发病的临床特点,而且骨髓中浆细胞一般不超过 10% 并为正常成熟浆细胞,免疫球蛋白增多有限且系多克隆性,而非单克隆性 M 蛋白,也无骨骼损害。

十一、治　疗

自从 20 世纪 50 年代开始应用溶肉瘤素(sarcolysine,消旋体苯丙氨酸氮芥)和 60 年代开始应用美法仑(melphalan,phenylalanine mustard,左旋体苯丙氨酸氮芥)治疗本病以来,患者的中位生存期已由 3.5~4.6 个月延长至 30~36 个月,生命质量也有了明显改善,但是,本病患者最终预后不良的结局并未得到根本改变,患者仍难免死亡厄运。近年来在本病的治疗学方面进行了大量研究,希望进一步提高疗效并最终根治本病,目前已经取得或正在取得一些进展。

1. 治疗指征　多发性骨髓瘤的诊断确定后,是否需要立即治疗,尚应根据患者的具体病情决定。对于非进展性、无 MM 相关症状的患者,即冒烟型 MM 患者,一般认为不需治疗,而应密切观察病情。一旦发展为进展性 MM,出现 MM 相关症状,如贫血、骨痛、高钙血症、肾功能损害、反复感染等,即可开始治疗。

有学者认为,对冒烟型 MM 不应化疗,但可给予免疫反应调节剂(如沙利度胺)或生物反应调节剂(如干扰素)治疗。对于此类制剂是否能有效延缓冒烟型 MM 发展为进展型 MM,目前没有定论,尚需循证医学进一步研究澄清。至于意义未明的单克隆

免疫球蛋白血症(MGUS),因患者既无临床症状,又不符合 MM 诊断标准,也不一定发展为 MM,故更无需治疗,仅应定期追查病情变化。

2. 支持治疗　支持治疗在本病的治疗上占有重要地位,不容忽视。

长期卧床患者容易发生骨骼脱钙、高钙血症、肾功能不全,鼓励患者进行适当的经常性活动有助于改善上述状况。若骨痛限制活动时,可予止痛剂或局部放射达到止痛效果。胸肋骨或胸腰椎有病变者,应配用轻便矫正性支架加以保护,既可减轻疼痛,又可防止病理性骨折。对已有严重胸椎和(或)腰椎压缩性骨折并有可能损及脊髓而截瘫的患者,需限制活动。胸椎、腰椎有溶骨性病变患者应睡铺有软垫的木板硬床,防止脊柱弯曲过度引起骨折而损伤脊髓。

贫血应得到改善或纠正。输红细胞使血红蛋白浓度维持在 80g/L 以上,以改善患者一般情况,使之能够耐受化疗。红细胞生成素(erythropoietin,EPO)皮下或静脉注射有助于改善贫血。血小板减少引起出血时,可输浓缩血小板悬液。当高黏滞综合征严重时,可采用血浆交换法,迅速去除异常大量免疫球蛋白,降低血浆黏滞度,缓解症状。

高钙血症用静脉注射降钙素(calcitonin)5 ~ 10IU/(kg · d)、静脉滴注帕米膦酸二钠(博宁、阿可达)60 ~ 90mg/d,口服泼尼松(60mg/d)可有效降低血钙。高尿酸血症者口服别嘌醇(allopurinol)300 ~ 600mg/d 可有效降低血尿酸水平。脱水是由尿钙增多引起多尿、肾小管功能不全引起多尿以及高钙血症引起呕吐等因素所造成,治疗上一方面给予补液,使尿量达到 1500 ~ 2000ml/d,另一方面及时处理高钙血症。对肾功能不全患者,按肾功能不全治疗原则处理。

本病患者易并发感染,应注意预防感冒,保持口腔卫生。一旦发生感染,应针对病原菌选用有效抗生素,力求早期控制感染。应用抗生素的同时静脉输注大剂量丙种球蛋白(每日 0. 4g/kg)有助于控制感染。

3. 抗肿瘤治疗　联合化疗是治疗 MM 的主要措施。

MM 的初始治疗为诱导缓解治疗。用于诱导缓解的一线联合化疗方案有下列几种:①MPT[美法仑 8mg/(m^2 · d),口服,d1 ~ 4,或 4mg/(m^2 · d),口服,d1 ~ 7;泼尼松 1 ~ 1. 5mg/(kg · d),口服,d1 ~ 7;沙利度胺 200 ~ 400mg/d,口服,持续服用至无效或副作用不能耐受]方案。4 周为一个疗程。总有效率 60% ~ 70%,其中良好部分缓解和完全缓解率占 5% ~ 10%。此方案适用于年老体弱、无明显肾功能不全及不宜施行自体造血干细胞移植的患者。②VAD[长春新碱 0. 5mg/24h,静脉持续滴注,d1 ~ 4;多柔比星 10mg/(m^2 · 24h),静脉持续滴注,d1 ~ 4;地塞米松 40mg,口服,d1 ~ 4、d9 ~ 12、d17 ~ 20]方案。4 周为一个疗程。总有效率约为 70%,其中良好部分缓解和完全缓解率占 5% ~ 10%。此方案适用于有肾功能损害、无激素禁忌证、日后需进行自体造血干细胞移植患者。③PAD(硼替佐米 1. 3mg/m^2,静脉滴注,d1、4、8、11;多柔比星和地塞米松用法与 VAD 相同)方案。3 周为一个疗程。此方案的适应证与 VAD 方案相同。总有效率 85% ~ 90%,其中良好部分缓解和完全缓解率占 20% ~ 30%。④VTD(硼替佐米、沙利度胺、地塞米松,用法同上)方案。适应证及疗效与 PAD 相似。当诱导缓解治疗取得疗效后,使病情达到稳定的平台期,可停止联合化疗,观察病情变化。也可采用非细胞毒素药物(如沙利度胺或干扰素 α 300 万单位 3 ~ 5 次/周)作为维持治疗。待病情复发时,再应用联合化疗。

对于不能耐受联合化疗的患者,可采用激素(地塞米松)联合沙利度胺替代联合化疗。

除上述一线联合化疗方案外,尚有下述化疗方案可作为二线治疗选用:①VEMCP(M2 方案、长春新碱 1. 2mg/m^2iv d1、卡莫司汀 20mg/m^2iv d1、美法仑 8mg/(m^2 · d) po d1 ~ d4、环磷酰胺 400mg/m^2 iv d1、泼尼松 60mg/m^2po d1 ~ d14)方案,4 ~ 5 周为一个疗程。②CEP(环磷酰胺 400mg/m^2 iv d1;依托泊苷 100mg/m^2 iv d1 ~ d4;泼尼松 60mg/(m^2 · d) po d1 ~ d7)方案。③EDAP(依托泊苷 100mg/(m^2 · d) iv d1 ~ d4、地塞米松 40mg/d po d1 ~ d4、阿糖胞苷 1000mg/ m^2iv d5、顺铂 25mg/m^2 iv d1)方案,4 周为一个疗程。④FCP(氟达拉滨 25mg/(m^2 · d)iv d1 ~ d5、环磷酰胺 400mg/m^2 iv d1、泼尼松 60mg/ m^2 po d1 ~ d7)方案,4 ~ 5 周为一个疗程。⑤亚砷酸(三氧化二砷 10mg/d iv)4 ~ 6 周为一个疗程。

对于难治或复发 MM,可以选用上述二线治疗方案。另外,一些新药,例如新一代蛋白酶体抑制剂 Carfilzomib;新一代免疫调节剂雷利度胺(Lenalidomide),CC-4047(Pomalidomide);热休克蛋白(HSP)-90 抑制剂;组蛋白去乙酰化酶(HDAC)抑制剂用于治疗 MM 的临床研究目前正在进行中。

4. MM 并发症治疗

(1) 骨髓瘤骨病:全身性骨质疏松、溶骨性破坏及病理性骨折引起的骨痛和功能障碍,是 MM 的重要临床表现，也是使患者最为痛苦的症状。二膦酸盐类药物是治疗骨髓瘤骨病的主要药物。其作用机制是与骨骼的羟基磷灰石晶体结合，抑制其溶解，同时又可抑制破骨细胞活性，诱导破骨细胞凋亡，达到止痛和抑制骨病进展的效果。第一代二膦酸盐以氯屈膦酸二钠(clodronate disodium，骨膦，1600mg/d，口服，持续服用)为代表。第二代二膦酸盐以帕米膦酸二钠(pamidronate disodium，阿可达，博宁，60～90mg，静脉滴注，每月一次)为代表。第三代二膦酸盐以伊班膦酸钠(ibandronate monosodium，艾本)和唑来膦酸(zoledronate，择泰，4mg，静脉滴注，每月一次)为代表。目前临床上常采用第二代或第三代二膦酸盐治疗和预防骨病。

放射治疗用于局部骨质破坏、疼痛严重且化疗不能缓解的骨痛。局部放射每次2Gy，5～10次可达到止痛效果。

外科手术主要用于胸椎、腰椎发生严重骨质破坏，有可能发生病理性骨折而导致截瘫的患者。手术切除病变椎体，植入人工椎体并加以固定，避免发生截瘫。

(2) 高钙血症：高钙血症是MM的常见并发症之一。表现为食欲缺乏、恶心、呕吐、烦渴、嗜睡，重者昏迷。轻者给予肾上腺皮质激素、二膦酸盐以及输液保证水的摄入，可缓解病情。重症患者除上述措施外，应给予降钙素(calcitonin)5～10IU/kg溶入500ml生理盐水中，6小时缓慢静脉滴入。

(3) 肾脏损害：肾功能损害是MM最常见、最重要的并发症之一。治疗分为两方面：一方面为支持和对症治疗，包括足够的液体摄入量和有效利尿剂的应用，使每日尿量维持在2000～3000ml。积极纠正高钾血症，限制钾摄入、静脉滴入葡萄糖加胰岛素，使血钾水平降至正常范围。静脉滴入磷酸氢钠，纠正代谢性酸中毒。必要时应采用血液透析纠正电解质和酸碱平衡紊乱；另一方面为抗肿瘤治疗，选用对肾脏无损害的VAD或PAD化疗方案，积极抗肿瘤治疗。若治疗有效，肾功能不全往往可以逆转。如果上述措施不能使肾功能好转且进行加重，则需要血液透析治疗。

(4) 高黏滞综合征：有效的化疗是治疗高黏滞综合征的基本措施。当M蛋白水平下降后，高黏滞综合征随之缓解。但化疗奏效需要时间。若高黏滞综合征的症状严重，如视力减退、意识障碍、心力衰竭等，则应采取血浆置换措施，利用血细胞分离机，以正常同血型血浆置换出同量患者血浆。每次交换2000～3000ml，可迅速降低M蛋白水平，缓解症状。但此法的疗效短暂，必要时可重复进行。

(5) 贫血：贫血是MM最常见症状之一。有效的抗肿瘤治疗可改善、乃至纠正贫血。此外，红细胞生成素3000～10 000单位每周三次，有助于改善贫血。红细胞输注可迅速改善重症贫血患者症状。

(6) 感染：反复感染是本病的特征之一。感染既可是患者的首发症状，也可是患者的死亡原因。肺部感染是本病最常见的感染部位，初始多为肺炎链球菌，其次为流感嗜血杆菌、金黄色葡萄球菌、克雷伯杆菌等或病毒感染。后期常合并真菌感染。因本病患者免疫力低下，感染极易恶化，故应积极治疗。可根据病原菌及其药物敏感性检测结果选用抗生素。抗生素剂量要足量。若怀疑或证实有真菌感染，应及早选用抗真菌药物(氟康唑、伏立康唑、卡泊芬净、两性霉素B等)。除肺部感染外，泌尿系及其他系统感染的治疗原则与肺部感染相同。除抗生素外，静脉注射免疫球蛋白(静脉注射用人免疫球蛋白，IVIG)0.4g/(kg·d)，静脉滴注，d1～5，配合抗生素，有助于控制细菌、病毒或真菌感染。

(7) 淀粉样变性：MM引起的继发性淀粉样变可造成肾脏、心脏、消化系统、呼吸系统、皮肤、神经系统等多系统损害。治疗原则以抗肿瘤治疗为主，配合受损器官的保护和对症治疗。目前尚无消除淀粉样沉淀物质(即单克隆轻链及其片段)的特异性治疗。

(8) 神经系统损害：MM的神经系统损害既可有周围神经病变，也可有中枢神经系统病变。淀粉样变性、POEMS综合征、骨髓瘤细胞浸润造成的神经损害应以抗肿瘤化疗为主，配合相应的对症和支持治疗。对化疗药物(沙利度胺、硼替佐米、长春新碱)所引起的神经系统损害，应降低用药剂量或更换药物。对骨病或浆细胞瘤造成的神经根或脊髓压迫症状，可考虑局部放射或外科手术治疗(参考骨髓瘤骨病和髓外浆细胞瘤的治疗)。

5. 造血干细胞移植　造血干细胞移植的成功应用是MM治疗的重要进展，可提高MM患者的生活质量，改善患者的预后，延长患者的生命，部分患者可能得到治愈。

(1) 自体造血干细胞移植(autologous stem cell transplantation，ASCT)：ASCT适用于年龄在65岁以下、无重要脏器(心、肝、肾等)功能不全、肿瘤对化疗或放疗敏感的患者。当化疗取得疗效，患者体内瘤负荷显著减少，进入平台期后，给予环磷酰胺(2.5～4g/m^2)和G-CSF，或环磷酰胺联合其他化疗药物(如多柔比星、长春新碱的常规剂量)和G-CSF，动员造血干细胞移入周围血，应用血细胞分离机，自患者外周血中采集造血干细胞。采集最低标准应为单个核细胞数量≥2×10^8/kg，其中$CD34^+$细胞≥2×10^6/kg。加入二甲基亚砜（终浓度5.1%）、羟乙基淀粉（终浓度3.0%）和白蛋白（终浓度1.8%），-80℃冷冻保存备用。在患者处于平台期或早期复发时，给予超强化疗（美法仑200mg/m^2，静脉滴注）预处理后，回输自体造血干细胞。自体造血干细胞移植虽不能根治MM，但其相关死亡率<5%，中位生存期为5年或以上，优于常规化疗，故得到愈来愈广泛的应用。关于双次自体造血干细胞移植，即在第一次移植后3～6个月内进行第二次移植，是否优于单次移植，目前研究表明如果第一次移植之后达到VGPR以上的疗效，患者并不能从第二次移植中获益。

（2）异基因造血干细胞移植（allogeneic stem cell transplantation，Allo-SCT）：Allo-SCT有可能成为唯一治愈MM的方法，但由于MM患者年龄大、一般状况差、移植物抗肿瘤效应（GVT）较弱、移植相关死亡率较高（约40%），故一般认为应严格掌握Allo-SCT的适应证。对年龄在50岁以下、一线化疗使病情处于缓解状态、有HLA相合供者（特别是血缘相关供者），可考虑施行Allo-SCT。预处理方案多选用环磷酰胺加放疗（即Cy+TBI）。关于Allo-SCT的有关各项措施，MM与其他恶性血液病基本相同，可参阅有关章节（如急性白血病的Allo-SCT）。

（3）非清髓性造血干细胞移植（RIC-Allo）：是指降低预处理方案强度，减轻受者骨髓及有关脏器损害程度的Allo-SCT。往往要结合移植后输入供者淋巴细胞，增强移植物抗肿瘤效应。此种移植的目的是形成造血干细胞的供受者嵌合体，产生移植物抗骨髓瘤效应，而同时降低移植相关死亡率。可以在自体移植之后序贯进行，但Auto后进行RIC-Allo是否比单次自体或双次自体移植疗效更好，不同研究得出了不同的结果，总的来说，患者总生存率在两组之间并无显著差别，因为移植相关死亡率和疾病复发影响了RIC-Allo的效果。目前应用的预处理方案多种多样，大多以氟达拉滨[25mg/(m^2·d)，d-7～-3)为主，加用美法仑（140mg/m^2，d-2）或环磷酰胺（1.0g/m^2，d-3、-2）。移植后30天输入供者淋巴细胞1.0×10^7/kg以上。国外报告此种移植的相关死亡率可降至10%～27%。GVHD发生率38%，其中Ⅲ～Ⅳ级19%。总有效率可达90%，其中完全缓解率为40%。

十二、疗效标准

关于MM的疗效标准，曾经有过多种不同标准，如美国西南肿瘤研究组标准（SWOG1972）、美国国立肿瘤研究所标准（NCI 1973）、我国国内标准（1991）以及欧洲及国际骨髓移植登记组标准（EBMT、IBMTR 1998）。随着MM治疗和检测技术的不断进步，临床上不仅要求疗效标准统一，而且要求疗效标准更加详细、更加严格，故在2006年国际骨髓瘤工作组提出了骨髓瘤国际统一疗效标准（IMWG标准）。目前国内外均采用了此标准，见表103-4。

表103-4 国际骨髓瘤工作组（IMWG）国际统一疗效标准

疗效分级	标准
^{s}CR（严格完全缓解）	符合如下定义的CR并加上： 正常血清游离轻链比 经免疫组化或免疫荧光证实骨髓内没有克隆性浆细胞
CR（完全缓解）	血、尿免疫固定电泳阴性 没有任何软组织浆细胞瘤的表现 骨髓内浆细胞≤5%
VGPR（非常好地部分缓解）	血、尿蛋白电泳阴性，但免疫固定电泳阳性或者 血清M蛋白的量下降≥90%以及24小时尿M蛋白<0.1g
PR（部分缓解）	血清M蛋白量下降≥50%以及24小时尿M蛋白下降≥90%或者<0.2g 如果血、尿M蛋白不可测定时（血M蛋白<10g/L；24小时尿M蛋白<0.2g），要求血清单克隆游离轻链与非单克隆游离轻链之间的差值缩小≥50% 如果血尿M蛋白和血清游离轻链（单克隆游离轻链<100mg/L）都不可测定时，假如骨髓浆细胞比例≥30%，则要求骨髓内浆细胞数目减少≥50% 除了上述标准外，如果存在软组织浆细胞瘤，则要求浆细胞瘤大小缩小≥50%
SD（疾病稳定）	不符合CR、VGPR、PR和PD标准者

续表

疗效分级	标准
PD(疾病进展)	符合下面任何1项或几项: 血清M蛋白增加≥25%或绝对值增加≥5g/L 24小时尿M蛋白增加≥25%或绝对值增加≥200mg 若血尿M蛋白水平不可检测时:单克隆和非单克隆FLC水平之间的差异增加≥25%,绝对值增加应>100mg/L 骨髓浆细胞百分比绝对值增加应≥10% 明确出现新的骨病或者软组织浆细胞瘤或现有骨病和软组织浆细胞瘤大小的明确增加 出现仅由浆细胞增殖性疾病造成的高钙血症(校正后的血清钙>115mg/L或2.65mmol/L)
CR后复发(仅用于当研究终点是DFS时)	出现以下任何1条: 免疫固定电泳和蛋白电泳重新出现血清和尿M蛋白 骨髓浆细胞数目≥5% 出现任何其他进展的迹象(即新的浆细胞瘤、溶骨性病变和高钙血症)

十三、预　　后

进展性多发性骨髓瘤的自然病程大约为6个月。以MP和VAD为代表的常规化疗方案治疗的患者的中位生存期为3年。新的药物(沙利度胺、硼替佐米等)和治疗措施(造血干细胞移植)的应用,提高了疗效,延长了患者的生存期,初步报告中位生存期可能延长至5年左右。但确切的研究结果还有待更多患者的治疗和更长时间的观察而定。

MM患者的生存期变化很大,短者不足1年,长者可存活10年以上。尽管治疗措施相同,但治疗效果却不相同。这些显著差异表明影响MM的预后因素较为复杂。既往的研究认为临床分期、M蛋白类型、血清乳酸脱氢酶和β_2微球蛋白水平与预后有关。近年来的研究发现染色体畸变有重要预后意义。WHO根据国际广泛研究结果,2008年提出预后不良的染色体异常是:缺失13(del13)、缺失17p13(del17p13)、易位4;14[t(4;14)]、易位14;16[t(14;16)]、易位14;20[t(14;20)]和亚二倍体(hypoploid)。

预后相对较好的染色体异常是:超倍体(hyperploid),t(11;14),t(6;14),无预后不良染色体异常。

(武永吉　庄俊玲)

参 考 文 献

1. 李守静,李宏然,赵相印,等.多发性骨髓瘤诊断的探讨(附2547例分析).中华肿瘤杂志,1995,17:43
2. 武永吉,李惠鹏,张之南.125例多发性骨髓瘤临床分析.中华血液学杂志,1992,13:349
3. 陈世伦,武永吉.多发性骨髓瘤.北京:人民卫生出版社,2004
4. 武永吉,李剑.多发性骨髓瘤临床研究进展.中国实用内科杂志,2007,27:1491-1496
5. Choi SJ,Cruz JC,Craig F,et al. Macrophage inflammatory protein 1 alpha is a potential osteoclast stimulatory factor in multiple myeloma. Blood,2000,96:671
6. Karadag A,Oyajobi BO,Apperley JF,et al. Human myeloma cells promote the production of interleukin 6 by primary human osteoblast. Br J Haemat,2000,108:385
7. Mckenna RW,KyleRA,Kuehl WM,et al. Plasma cell Neoplasms. WHO Classification of Tumors of Haematopoietic and lymphoid Tissues. 4th. International Agency for Research on Cancer. lyon. 2008,200-213
8. Giuliani N,Colla S,Rizzoli V. New insight in the mechanism of osteoclast activation and formation in multiple myeloma:focus on the receptor activation of NF-kappa B ligand(RANKL). Exp Hematol,2004,32:685-691
9. Tian E,zhan F,Walker R,et al. The role of the Wnt-signaling antagonist DKK1 in the development of osteolytic lesions in multiple myeloma. N Engl J Med,2003,349:2483-2494

第104章

淋巴浆细胞淋巴瘤/华氏巨球蛋白血症

血中出现异常增多的免疫球蛋白 M(IgM)即称为巨球蛋白血症。增多的 IgM 多为单克隆性,但也可为多克隆性。因 IgM 分子量较大(950kD)且常形成五聚体,故名为巨球蛋白血症。单克隆 IgM 增多属浆细胞病范畴。WHO 疾病分类将本病定义为"淋巴浆细胞淋巴瘤"(lymphoplasmacytic lymphoma,LPL)的一种亚型。引起巨球蛋白血症的疾病可分为三类:①意义未明的单克隆免疫球蛋白血症(MGUS)及冷凝集素综合征;②淋巴浆细胞淋巴瘤/华氏巨球蛋白血症(LPL/Waldenström macroglobulinemia,LPL/WM)、IgM 型多发性骨髓瘤以及髓外浆细胞瘤;③ B 细胞淋巴细胞增殖性疾病。除 Waldenström 巨球蛋白血症外,尚有<5% 的 LPL 为 IgA,IgG 型和不分泌型 LPL,本章仅讨论 Waldenström 巨球蛋白血症。

一、定　　义

老年患者血中出现大量单克隆 IgM 并伴有贫血、出血、高黏滞综合征等一系列临床表现。因本病首先被瑞典学者 Waldenström 发现,故用其名字命名。本病患者约占巨球蛋白血症全部患者的 25%。

二、病因和发病机制

如同其他恶性浆细胞病一样,病因及发病机制尚不完全明了。请参阅多发性骨髓瘤章。

三、临 床 表 现

本病多见于老年人,欧美国家中位发病年龄为 63 岁,男性多于女性。40 岁以下患者罕见。

病程进展较缓慢,常有贫血、淋巴结肿大及肝脾肿大,故临床表现类似慢性淋巴细胞性白血病或淋巴瘤。本病很少有溶骨性病变,这是与 IgM 型多发性骨髓瘤重要鉴别点之一。

1. 贫血　最常见的临床表现,80% 患者在诊断时已有贫血,当病程进展到后期时,血红蛋白浓度可降至 50g/L 以下。引起贫血的原因是多方面的,包括造血功能抑制、红细胞破坏加速、失血、血浆容量增加使血液稀释等因素。

2. 出血倾向　多表现为鼻、口腔黏膜出血、皮肤紫癜,晚期可发生内脏或脑出血。出血倾向是由于单克隆 IgM 与多种凝血因子(Ⅰ、Ⅲ、Ⅴ、Ⅷ等)形成复合体,影响凝血因子功能;IgM 覆盖血小板表面,影响血小板功能;血小板数量减少,以及高黏滞血症损害微血管等多种因素引起。

3. 高黏滞综合征及雷诺现象　当血中单克隆 IgM 大量增多(>30g/L),血浆黏滞性升高至正常 3 倍以上时,血浆黏稠性显著增高使血流迟缓,造成微循环障碍,可引起高黏滞综合征,表现为:①神经系统症状:头痛系早期症状,可能因血容量增加使颅内压增高引起;脑血循环不良引起头晕、共济失调,重者导致意识障碍甚至昏迷;可出现周围神经损害或中枢神经损害症状(见"神经系统症状")。②出血倾向(见"出血倾向")。③视力障碍及眼底变化:视网膜血管扩张呈结节状("腊肠样"变化),伴渗出、出血、视乳头水肿。④血容量增加及血液黏滞度增高导致充血性心力衰竭。单克隆 IgM 可以是冷球蛋白,遇冷发生沉淀,故而引起雷诺现象。

4. 神经系统症状　神经系统症状多种多样,既可有周围神经病,又可有局限性中枢神经系统损害,甚至弥漫性脑功能障碍。其中以周围神经病最为常见,四肢感觉和运动障碍呈对称性,感觉障碍常重于运动障碍,下肢症状常首先出现,且常重于上肢。造成神经系统损害的因素有高黏滞综合征、淀粉样变性、浆细胞样淋巴细胞浸润。此外,部分患者的单克隆 IgM 可特异地与神经髓鞘磷脂相关糖蛋白结合或与神经糖脂结合，推测此种自身免疫反应导致了脱髓鞘病变。但是并非所有患者的单克隆 IgM 均具有此特性。

5. 肾功能损害及蛋白尿　本病的肾功能不全发生率显著低于多发性骨髓瘤。本-周蛋白尿也较少见。在多发性骨髓瘤，大量轻链自肾脏排出、肾小管损害及管型形成是其肾脏损害特点，而在本病，大分子量 IgM 沉淀于肾小球引起肾小球损害为其特点。此外，高黏滞综合征、淀粉样变性及浆细胞样淋巴细胞的间质浸润也都可成为造成肾功能损害的因素。

6. 肝肿大　见于约 20% 病例。脾肿大见于约 15% 病例，淋巴结肿大见于约 20% 病例。

7. 淀粉样变性　见于部分患者，舌、心肌、胃肠道、肝、脾、神经系统、皮肤及其他组织器官均可被累及。

8. 其他　感染、溶骨性病变及其他本病患者易继发感染，特别是肺炎，但本病的免疫缺陷不如多发性骨髓瘤严重。溶骨性病变在本病少见，这正是本病与 IgM 型多发性骨髓瘤的重要鉴别点之一。少数患者有类风湿关节炎样关节改变。

四、实验室检查

血象常呈贫血，也可有白细胞及血小板减少。外周血涂片中可出现少量浆细胞样淋巴细胞。红细胞常呈缗钱状排列。血沉明显增快。骨髓象显示浆细胞样淋巴细胞弥漫性增生，常伴有淋巴细胞、浆细胞、组织嗜碱细胞增多。

血清蛋白电泳显示 γ 区出现 M 成分。应用免疫电泳可进一步鉴定此 M 成分为单克隆 IgM。免疫球蛋白定量法可测定单克隆 IgM 含量，当患者出现临床表现时，其单克隆 IgM 含量常>30g/L（正常值 0.6～2.0g/L）。约 1/3 的 IgM 为冷沉淀球蛋白，在 4℃左右沉淀，这种沉淀是可逆的。偶有 IgM 系热沉淀球蛋白，加热到 50～60℃时沉淀，这种沉淀是不可逆的。由于 IgM 增多，患者可有阳性絮状反应、假阳性梅毒血清反应、类风湿因子阳性。部分患者有补体水平降低。随着血清 IgM 增多，患者血容量增加，血液黏滞度升高，主要是血浆黏滞度显著增加。

五、诊断及鉴别诊断

本病的必要诊断依据是老年发病、血清中出现单克隆 IgM>30g/L 及骨髓中有淋巴样浆细胞浸润。

本病须与 IgM 型多发性骨髓瘤、慢性淋巴细胞性白血病、恶性淋巴瘤及良性单克隆免疫球蛋白血症等相鉴别。本病与 IgM 型多发性骨髓瘤的主要鉴别点：①本病骨髓象特征是浆细胞样淋巴细胞浸润，而多发性骨髓瘤骨髓象特征是骨髓瘤细胞浸润；②本病少有溶骨性病变，而多发性骨髓瘤则有典型的多发性穿凿样溶骨性损害。本病与原发性（良性）单克隆巨球蛋白血症的主要鉴别点：①本病有多种临床症状，而良性单克隆巨球蛋白血症无临床表现；②本病常有肝脾及淋巴结肿大，而良性者无阳性体征；③本病常有贫血及高黏滞血症，而良性者无贫血，血液黏滞度也常在正常范围；④本病的单克隆 IgM>30g/L 且逐渐增多，而良性者单克隆 IgM<30g/L 且长期稳定。

六、治　　疗

当患者没有临床表现时，即无贫血、出血倾向、高黏滞综合征、肾功能不全或神经系统症状时，不宜进行化疗。化疗是治疗本病的主要手段，一线治疗药物包括烷化剂（如苯丁酸氮芥，Leukeran）、核苷类似物（氟达拉滨，fludarabine）、抗 CD20 单抗（利妥昔单抗，rituximab）。对于难治复发患者，可以应用新药，如蛋白酶体抑制剂（硼替佐米，万珂），抗 CD52 单克隆抗体，免疫调节剂如沙利度胺或雷利度胺，甚至进行大剂量化疗+自体干细胞移植。

苯丁酸氮芥（瘤可燃）常用剂量 6～8mg/(m^2·d)联合泼尼松 40mg/(m^2·d)，10 天为一疗程，休疗 2～3 周。可重复使用。有效率为 70% 左右。多次使用时应注意发生耐药和骨髓抑制。氟达拉滨 25mg/(m^2·d)×3～5d，联合环磷酰胺 800mg，d1，有效率可达 90% 左右。4 周为一个疗程。可重复使用，但需注意避免严重骨髓抑制及免疫抑制引发的感染。

抗 CD20 单抗（利妥昔单抗，美罗华）对本病有效。应用利妥昔单抗 375mg/(m^2·d)，联合氟达拉滨 25mg/m^2，d1～3，及环磷酰胺 800mg，d1，4 周为一疗程，总有效率在 90% 以上，而且其中完全缓解率可达 15%～20%。对不能耐受化疗的患者，也可单用抗 CD20 单抗治疗，375mg/m^2，每周一次，连用 4 周为一疗程；有效率为 50%。对晚期或耐药患者，可试用治疗非霍奇金淋巴瘤的联合化疗方案，如 R-CHOP、R-DICE 等。

硼替佐米单药 1.3mg/m^2，d1、4、8、11 应用，连续 8 周期，可以显著降低血清 IgM 水平，总反应率（ORR）达 85%。硼替佐米联合地塞米松、利妥昔单抗的总有效率可以达到 96%。但 3 级以上的周围神经病发生率达到 30%，大多可逆，带状疱疹的发生率也有增加。

几个小样本研究评价了抗 CD52 单克隆抗体的疗效，初始 3 天分别给予 3mg、10mg、30mg 静脉注射，之后每周 3 次至 12 周，所有患者在治疗开始即需要预防性服用阿昔洛韦和复方磺胺甲噁唑，直至治疗结束后 8 周，25 例可评价患者 ORR 为 76%，3/4 级中性粒细胞减少的发生率达 39%，血小板减少为 18%，贫血为 7%。巨细胞病毒(CMV)感染在复发患者中常见。CD52 单抗联合利妥昔单抗的研究正在进行中。

免疫调节剂沙利度胺 50～200mg/d+地塞米松 40mg 每周一次+克拉霉素 250～500mg 每日两次，用于 WM 患者的小样本观察发现 ORR 在 20%～83% 之间。一项Ⅱ期临床试验的结果显示沙利度胺联合利妥昔单抗 375mg/m^2 每周一次×4 次，3 个月后重复利妥昔单抗 375mg/m^2 每周一次×4 次，ORR 达到 72%，其中完全缓解只有 4%。雷利度胺联合利妥昔单抗的临床研究显示 ORR 约 50% 左右。

大剂量化疗+自体干细胞移植：自体或减低计量预处理的异基因干细胞移植用于复发难治 WM 的经验非常有限，均为个例或小样本观察，对于年轻的复发患者可以考虑大剂量化疗+自体干细胞移植。对于异基因干细胞移植的疗效和风险尚需临床试验进一步评价。

当发生严重高黏滞综合征而引起视力障碍、严重出血倾向或昏迷时，应采取放血法。一般至少放血浆 500ml，必要时可重复放血。有条件者应采用血细胞分离机进行血浆交换，可迅速部分去除患者含有的异常增多的 IgM 血浆，而代之以正常血浆或血浆代用品，缓解病情。必要时可重复血浆交换治疗。

七、疗效标准

完全缓解(CR)标准是血清 M 蛋白成分消失、IgM 定量正常、血象及骨髓象正常及体格检查无异常发现。部分缓解(PR)标准是 IgM 减少 50% 以上。微小缓解(MR)是指 IgM 减少≥25%，但<50%。疾病稳定(SD)是指 IgM 减少<25%，但升高<25%，淋巴结、脏器肿大及临床表现无进展。疾病进展(PD)是指 IgM 升高≥25%，并出现疾病进展的临床证据，包括不能解释的血小板减少，白细胞减少，淋巴结肿大/器官肿大，或不能解释的发热、盗汗、≥10% 体重下降或高黏滞血症、神经病变、症状性冷球蛋白血症或淀粉样变性。

八、预　　后

本病系慢性进展性疾病，患者的病程长短不一，中位生存期约为 5 年，部分患者可生存 10 年以上。药物治疗虽缓解症状，延长生命，但不能治愈本病。骨髓造血功能衰竭、感染、栓塞、心功能衰竭是常见的死亡原因。

（武永吉　庄俊玲）

参考文献

1. Swerdlow SH, Berger F, Pileri SH, et al. Lymphoplasmatic lymphoma//WHO Classification of Tumors of Haematopoietic and Lymphoid Tissues. 4th ed. International Agency for Research on Cancer. Lyon: International Agency For Research on Caner(IARC)Press, 2008: 194-199
2. Vijay A, Gertz MA. Waldenström's macroglobulinemia. Blood, 2007, 109: 5096
3. Gertz MA. Waldenström's macroglobulinemia: a review of therapy. Am J Hematol, 2005, 79: 147
4. Treon SP, Hunter ZR, Matous J, et al. Multicenter clinical trial of Bortezomib in relapse/refractory Waldenström's macroglobulinemia: results of WMCTG trial 03-248. Clin Cancer Res, 2007, 13: 3320
5. Hunter ZR, Boxer M, Kahl B, et al. Phase Ⅱ study of alemtuzumab in lymphoplasmacytic lymphoma: results of WMCTG trial 02-079. Proc Am Soc Clin Oncol, 2006, 24: 427s
6. Coleman C, Leonard J, Lyons L, et al. Treatment of Waldenström's macroglobulinemia with clarithromycin, low-dose thalidomide and dexamethasone. Semin Oncol, 2003, 30: 270
7. Anagnostopoulos A, Hari PN, Perez WS, et al. Autologous or allogeneic stem cell transplantation in patients with Waldenström's macroglobulinemia. Biol Blood Marrow Transplant, 2006, 12: 845

第105章

POEMS综合征

POEMS综合征是一种病因和发病机制尚不清楚的多系统疾病，主要表现为多发性神经病（polyneuropathy，P）、脏器肿大（organomegaly，O）、内分泌病（endocrinopathy，E）、单克隆γ球蛋白病（monoclonal gammopathy，M；亦称M-蛋白）和皮肤改变（skin changes，S）。其中以多发性周围神经病和单克隆免疫球蛋白增多为主要诊断标准，目前认为系克隆性浆细胞病之一，也有人认为POEMS综合征可能是副肿瘤综合征的一种。1938年Scheinker的尸解病例中已经有符合该综合征的病例报道；1956年Crow描述两例骨硬化性浆细胞瘤合并周围神经病和其他临床特征的病例；1968年由Fukase再描述类似病例；1984年Nakanishi等将其称为Crow-Fukase综合征。1983年Takatsuki首先确认并全面描述本病，因此也有人称为Takatsuki综合征。也有人根据其主要临床表现命名为PEP综合征（浆细胞病，plasma cell dyscrasia；内分泌病，endocrinopathy；多发性神经病，polyneuropathy）。1980年，Bardwick等将上述5种主要表现的第一个字母合并称为POEMS综合征，这个称呼得到多数学者的认可，成为目前最常用的命名。

一、病因和发病机制

目前还不清楚POEMS综合征的病因。由于POEMS综合征常伴发Castleman病，而后者被认为与人类疱疹病毒8（HHV-8）有关，因此有研究认为POEMS综合征也与HHV-8有关，也有研究认为高雌激素可能是POEMS综合征的原因，但这些假设均没有充分的证据。POEMS综合征的发病机制也比较复杂，比较一致的意见认为系克隆性浆细胞增殖性疾病的各种炎症细胞因子的"远端效应"所致，但是细胞因子种类繁多，且形成复杂的相互作用网络，因此，何种细胞因子与本病有关，以及如何导致本病的发生，均没有统一的结论。比较多的研究认为血管内皮生长因子（VEGF）是POEMS综合征中起主要作用的细胞因子。正常情况下，VEGF作用于内皮细胞，可迅速而且可逆地增加血管通透性。在新生血管形成中起重要作用，而成骨作用很大程度上需要形成新生血管。在骨组织中，成骨细胞、巨噬细胞、肿瘤细胞（包括浆细胞）和巨核细胞（包括血小板）均可以分泌VEGF。白细胞介素1b（IL-1b）和6（IL-6）均可刺激VEGF的生成。POEMS综合征患者的血清VEGF水平显著增高，而且与病情活动相关。VEGF水平与M蛋白水平无关，在腹腔积液和脑脊液中VEGF水平也显著升高。高VEGF血症可能是器官肿大、水肿、皮肤病变和肾小球系膜增殖性病变的基础，也是成骨作用相关骨硬化改变的可能原因。动物实验中发现VEGF使神经系统微血管渗透性增加并导致神经内水肿，这增加了补体和凝血酶等血清中物质对神经的损伤。在POEMS综合征患者的神经活检中，神经内血管多数由于基底膜的增厚而狭窄和闭塞，神经内膜上多克隆免疫球蛋白和凝血酶-抗凝血酶复合物染色强阳性。其他一些神经活检研究发现，VEGF在血管和施万细胞上高表达，但是VEGF受体2的表达低于正常对照。POEMS综合征患者的金属蛋白酶和金属蛋白酶组织抑制因子（TIMP）水平增加，血清VEGF水平与TIMP-1显著相关，但是这些现象的意义目前仍不清楚。

促炎性细胞因子的过度生成也与本病密切相关，研究发现患者IL-1b、IL-6和肿瘤坏死因子α（TNF-α）水平都比正常对照甚至多发性骨髓瘤患者高。一些患者的病情活动性与IL-6水平相关，而且脑脊液、心包积液和腹腔积液中的IL-6水平也明显升高。此外，IL-1受体拮抗物和TNF受体水平也升高。POEMS综合征患者的TGF-b1水平则比多发性骨髓瘤患者低。TNF-α水平长期升高与炎性脱髓鞘神经病变、肝脾肿大、内分泌失调、皮肤改变等多种临床表现相关。IL-1β水平升高可以作用于中枢神经系统，引起厌食和棕色脂肪组织交感神经的激活，导致恶病质；也可激活阿片促黑激素皮质素原基因，导致皮肤色素沉着。

凝血瀑布反应异常可能也参与POEMS综合征的发病。循环凝血因子例如纤维蛋白肽A和凝血酶-抗凝血酶复合物在POEMS综合征的活动期均升高，但是其他与纤溶有关的因子例如纤维蛋白溶酶原、α2纤维蛋白溶酶和纤维蛋白溶酶抑制剂复合物和纤维蛋白降解产物则没有升高。

POEMS综合征中的浆细胞克隆如何发生依然不清楚，有的研究发现患者存在非整倍体和13号染色体缺失。有研究发现，2例患者的轻链可变区基因均属于Vγ1家族，而且与1e基因有92%～93%的共同性。尽管95%的POEMS综合征患者具有λ单克隆浆细胞，但POEMS综合征不是一种轻链贮积所致的疾病，这点与原发性淀粉样变性不同，神经活检没有发现任何单克隆球蛋白成分的贮积，也没有发现抗周围神经抗原的自身抗体。

二、流行病学

POEMS综合征系少见疾病，目前文献上缺乏大宗病例报道。男性发病稍多于女性，高峰发病年龄是50～60岁之间，比多发性骨髓瘤高峰时间要早。

三、临床表现

周围神经病通常是最主要和最早出现的主诉，也是诊断POEMS综合征必须的临床表现。一般先出现双足由远端逐渐向近端发展的对称性刺痛、麻木和发冷，运动神经比感觉神经受累晚。一半以上的患者出现严重虚弱和乏力，逐渐出现上楼、站起、持物困难，这些症状逐渐进展，患者肌肉逐渐萎缩，最终需要依赖轮椅。与多发性骨髓瘤不同，骨痛和骨折甚少发生。由于患者逐渐丧失运动能力，因此尽管肺功能异常，但是一般不会出现呼吸困难。随着时间进展，运动神经病的严重程度逐渐超过感觉神经病。触觉、压力觉、振动觉和关节位置觉均会受累，温度觉和痛觉则很少受影响。除了视乳头水肿以外，脑神经不受影响，自主神经也很少受累。

单克隆浆细胞增殖病变是诊断本病的另一个必要条件，临床表现中可以出现一些骨质病变，例如骨质硬化、溶骨性改变等，M蛋白或克隆性浆细胞增殖病变则需要通过实验室检查明确。

一半左右的患者肝脏可以触及，脾大和淋巴结肿大相对较少，淋巴结活检可能见到Castleman病表现。约50%～90%的患者出现皮肤改变，其中色素沉着最常见，多毛也是常见症状。其他皮肤改变包括皮肤增厚、面部潮红、白甲、杵状指、肢端毛细血管扩张、血管瘤和雷诺现象等。内分泌改变则以睾丸萎缩和性腺功能低下常见，其他如糖尿病、甲状腺功能异常、肾上腺皮质功能低下也可见到。但是由于糖尿病和甲状腺功能异常在普通人群中的发病率过高，因此在诊断中不具有特征性。

体液潴留也是常见的临床表现，其中下肢水肿常见，约1/3的患者出现腹腔积液和胸腔积液，个别患者出现心包积液。尽管多数患者肺功能检查异常，但出现明显呼吸困难症状者少见。

病程中可能出现动静脉血栓形成，包括卒中、心肌梗死、Budd-Chiari综合征等。受累血管包括颈动脉、髂动脉、腹腔动脉、锁骨下动脉、肠系膜动脉和股动脉等，卒中似乎有发生在动脉远端的趋势。这些血栓事件是与肾上腺皮质激素和化疗有关，还是和升高的细胞因子或者VEGF相关，目前还没有定论，但是VEGF和血小板可能是动脉梗死的重要因素。VEGF在血小板和巨核细胞均可表达，当血管内皮损伤后，血小板可在局部聚集并释放VEGF。

四、实验室检查

血小板计数通常增加，红细胞计数增多也常见。除非合并Castleman病，否则贫血和血小板减少均少见。高钙血症和肾功能衰竭也少见。

M蛋白定量仅为少到中等量，一般不超过30g/L，通常为IgG和IgA，而且几乎均为λ型，尿本-周蛋白一般阴性。骨髓中浆细胞比例一般低于5%，可以检测到克隆性浆细胞，且一般也是λ型。

大约95%的患者合并骨质硬化病灶，可能与良性骨岛、骨囊肿、非骨化性纤维瘤和纤维组织发育异常混淆。一些病灶有明显硬化，一些则是在溶骨周围出现硬化边缘，还有一些是“肥皂泡样”改变。CT的骨窗扫描非常有帮助，PET结果则没有统一的表现。

活动期患者的血VEGF水平几乎均升高。IL-1β、TNF-α和IL-6水平通常也升高。血清VEGF水平较血浆明显升高，可能是体外形成血清时血小板释放的结果，因为血小板中也表达较高的VEGF。血清促红细胞生成素水平降低并与VEGF水平负相关。

绝大多数患者脑脊液压力升高，蛋白水平多数升高，可以检出单克隆免疫球蛋白，但细胞数正常，不会出现浆细胞。脑脊液中IL-6受体和VEGF水平也会升高。

内分泌病的检查结果则复杂得多。大约 84% 的患者可以发现内分泌病的迹象，其中性腺功能减退最常见，可有血睾酮、雌二醇水平降低，黄体生成素（LH）和卵泡刺激素（FSH）水平升高。高催乳素血症可能是性腺功能低下和溢乳的原因。其他表现依次为甲状腺功能异常、糖耐量异常，最后是肾上腺功能不全。多数患者是性腺、甲状腺、胰岛和肾上腺四个内分泌轴同时受累。

神经传导研究和肌电图显示多发神经病，以脱髓鞘和轴索变性为著，这种改变类似于慢性炎症性脱髓鞘性多发性神经根病（CIDP）。腓神经活检显示轴索变性和脱髓鞘病变均存在，VEGF 在血管和一些施万细胞上高表达，但是 VEGF 受体 2 表达低于正常。电镜下不能见到 CIDP 常见的巨噬细胞相关脱髓鞘病变。

肺部病变的表现多种多样，包括肺动脉高压、限制性肺病、神经肌肉受损所致的肺功能不全，一氧化碳弥散功能下降。随着治疗有效，肺功能可能有所改善。

肾功能衰竭少见，但是可见到尿蛋白轻度增多，肾脏病变在合并 Castleman 病的患者更常见。肾脏组织学多见膜增殖性改变和内皮受损迹象，毛细血管袢萎缩、基底膜增厚、内皮下沉积物、内皮间隙增大肿胀、内皮细胞肿胀和空泡形成，偶有成片浆细胞浸润或者 Castleman 病样淋巴细胞增生现象，免疫荧光一般为阴性。

五、诊　　断

POEMS 综合征的病变表现呈多器官、多系统、多层次受累，诊断主要依靠临床表现。由于该综合征病情进展缓慢，诊断后缺乏有效治疗，如果将其他可以治疗的疾病误诊为本病，一方面会延误其他疾病的有效治疗；另一方面，本病的积极治疗，例如联合化疗和自体干细胞移植等，也会给患者带来无谓的损害。因此，诊断本病需要慎重，必须将症状和体征进行综合分析，慎重排除其他容易混淆的疾病后才能确诊。

1984 年 Nakanishi 等总结了日本 102 例该综合征患者的临床特点，包括慢性进行性感觉运动性多发性神经病、水肿、肝脾及淋巴结肿大、内分泌改变、骨髓中浆细胞增生伴血清 M 蛋白增多、皮肤色素沉着、皮肤增厚多毛、低热、多汗及杵状指（趾）等，几个主要临床表现可以不同时出现，同时具有 3 个以上主要症状即可确诊，但需要至少包括多发性神经病和血清 M 蛋白增多两项。Dispenzieri 等在对 99 例患者的研究中提出了更细致的诊断标准，此后为多数研究采用，该标准于 2007 年做了修订（表 105-1）。在修订后的标准中，所有患者均要满足多发性神经病和克隆性浆细胞增殖性疾病两条标准，在此基础上，至少还需要 1 条额外的主要标准和 1 条次要标准才能确诊为 POEMS 综合征。需要注意的是由于糖尿病及甲状腺异常发病率较高，单独甲状腺和胰腺内分泌病变不足以作为次要诊断标准支持 POEMS 综合征的诊断。

表 105-1　POEMS 综合征的诊断标准

	标准条目
主要标准	1. 多发性神经病
	2. 克隆性浆细胞增殖性疾病（几乎均为 λ 型）
	3. 硬化性骨质病变
	4. Castleman 病
	5. VEGF 水平升高
次要标准	1. 器官肿大（脾大、肝大、淋巴结肿大）
	2. 血管外容量负荷增加（水肿、胸腔积液、腹腔积液）
	3. 内分泌病变（肾上腺、甲状腺、垂体、性腺、甲状旁腺、胰腺）
	4. 皮肤改变（色素沉着、多毛、多血质、肢端发绀、充血、白甲）
	5. 视乳头水肿
	6. 血小板增多症/红细胞增多症
其他症状和体征	杵状指（趾）、消瘦、多汗、肺动脉高压/限制性肺病
	血栓形成倾向、腹泻、维生素 B_{12} 水平降低
可能有关	关节痛、心肌病（收缩功能障碍）、发热

注：多发性神经病和克隆性浆细胞增殖性疾病见于所有患者，在此基础上，至少还需要 1 条额外的主要标准和 1 条次要标准才能确诊为 POEMS 综合征

贫血和（或）血小板减少症少见，除非合并 Castleman 病

因糖尿病和甲状腺异常的发病率非常高，单纯此两病不算满足诊断要求的次要标准

六、鉴 别 诊 断

Castleman 病是一种少见的淋巴系统增殖性疾病，约 11% ~30% 的 POEMS 综合征患者合并 Castleman 病，由于不是所有的患者均进行淋巴结活检，因此，这个比例可能是低估了。需要注意的是，POEMS 综合征如果出现淋巴结肿大，活检即使不符合 Castleman 病的诊断，有时也会出现类似的病理改变。

多发性骨髓瘤以骨痛、骨质破坏、反复感染、贫血和肾功能损害为常见表现，血M蛋白和骨髓中浆细胞比例均明显升高，而脏器肿大和周围神经病少见，而且M蛋白类型不限于λ，因此典型病例不难鉴别。

原发性系统性淀粉样变也是一种克隆性浆细胞疾病，血尿中均可出现不同程度的轻链成分，临床表现以心肌病变、肾功能受损和器官肿大为主，尤其是巨舌，但一般不出现骨质病变。淀粉样变性与POEMS有时较难鉴别，其诊断最终依赖病理证实。

意义未明的单克隆免疫球蛋白血症（MGUS）也是一种克隆性浆细胞疾病，部分患者最终转变为多发性骨髓瘤。该病极少出现临床症状，与POEMS综合征容易鉴别，而且其M蛋白成分多为κ型。

七、治　疗

由于POEMS综合征是少见的多系统疾病，发病机制未明，也缺乏大宗病例的随机对照研究，目前多数治疗方法来自回顾性经验治疗。随着对POEMS综合征与浆细胞关系认识的不断深入和细胞因子的“远端效应”学说被广泛接受，对本病的治疗方法亦在不断探索中，目前治疗主要是针对浆细胞克隆和拮抗致病可能的各种细胞因子。

1. 支持治疗　患者要注意休息，若有体液潴留症状时要低盐饮食。糖尿病患者要控制饮食，适当进行药物或者胰岛素治疗。各种激素缺乏者可给予激素替代治疗，例如甲状腺素和肾上腺皮质激素替代治疗。若神经病变导致四肢无力时，可以进行物理治疗和适当功能锻炼。

2. 局部治疗　对于孤立性硬化性骨质破坏或浆细胞瘤病灶，手术切除或放射治疗，或者两者联合治疗可明显缓解症状，约50%的患者症状可获得改善，少数甚至治愈。但有的病例可再度出现新的骨病灶，最终相关症状复发。

3. 烷化剂为主的化疗　POEMS综合征患者的化学治疗方案与多发性骨髓瘤相近，目前普遍采用以烷化剂为主的联合治疗，常用药物有氮芥、白消安、泼尼松、地塞米松、苯丁酸氮芥和环磷酰胺等。治疗后，患者症状和体征可明显改善，近期疗效明显，特别是肢体麻木、疼痛、无力、周围性水肿等，但长期疗效欠佳。化疗持续多久为宜，有待进一步探讨。美法仑是治疗浆细胞增殖性疾病最有效的药物，约40%的患者对MP（美法仑和泼尼松）方案有效，从多发性骨髓瘤治疗经验中推测，POEMS综合征的治疗需要坚持较长时间，有研究者认为12～24个月为宜。但是美法仑对造血干细胞的影响较大，如果患者准备进行自体造血干细胞移植，则采集干细胞之前应该避免使用美法仑。环磷酰胺是另一种常用的烷化剂，可以取得一定效果。进行自体造血干细胞移植的患者，如果采用大剂量环磷酰胺进行干细胞动员，在动员阶段，其症状即可能获得较明显改善。

4. 大剂量化疗（HDT）联合自体造血干细胞移植　最初报道应用HDT后进行自体造血干细胞移植的是一位25岁的女性，但是63天后死于多器官功能衰竭。此后陆续有约40例类似治疗的报道，其中最大一宗为Dispenzieri等的研究，共纳入了16例患者，主要的预处理药物是大剂量美法仑。通过这种治疗，绝大多数患者的浆细胞增殖明显受到抑制，患者的症状，包括神经病变等均有所改善，只是周围神经病的改善需要很长时间，从数月到数年不等。神经病变的临床表现获得改善的同时，肌电图检查等电生理指标也有改善。此外，部分研究发现，升高的VEGF在移植治疗后也出现明显的下降。因此，当传统治疗方法无效时，可以考虑HDT联合自体造血干细胞移植治疗POEMS综合征。但是，Dispenzieri等的报道中，移植相关不良事件率比较高，37%的患者需要机械通气等支持治疗，因此，对HDT联合自体造血干细胞移植治疗的安全性需要有清晰的认识，是否能作为POEMS综合征的主要治疗方法仍有待进一步研究。

5. 血浆置换术和静脉丙种球蛋白输注　个别报道患者经血浆置换治疗后，临床症状明显改善，血M蛋白水平有下降趋势。但随后患者的血IgA水平再次显著升高，再次治疗仍然有效。血浆置换术可能在某种程度上改善症状，尤其早期治疗可获得一定近期疗效，但其远期效果欠佳。同样，有人试用静脉丙种球蛋白治疗，但是疗效不佳。

6. 免疫调节药物　由于沙利度胺成功用于恶性浆细胞病的治疗，因此也被试用于治疗本病，其作用可能与抗血管新生和抗TNF效应有关。尽管个别病例报告有效，但需要警惕沙利度胺的周围神经毒性可能会加重本病神经症状。新一代免疫调节药物雷利度胺具有沙利度胺相似的作用，但神经毒性较轻，已有治疗POEMS综合征有效的个别病例报告。

7. 细胞因子拮抗剂　POEMS综合征患者血清和血浆VEGF含量与正常人有显著性差异，因而阻断VEGF过高表达或降低VEGF活性可能有助于改善POEMS综合征患者的症状。贝伐单抗（bevacizumab）是重组的人源化单克隆抗体，2004年2月26日获得美国FDA的批准，是美国第一个获得批准上市的抑制肿瘤血管生成的药物，体内、体外检测证实能与人血管内皮生长因子（VEGF）结合并阻断其生物活性。已经有研究者试用贝伐单抗治疗POEMS综合征患者,但治疗效果报道不一,有个别病例的神经病变和水肿情况有所改善,但也有报道认为治疗无效。随着对细胞因子在其发病机制中的重要性逐步认识,对细胞因子进一步研究及对细胞因子拮抗剂的生物学和临床研究有望为POEMS综合征诊治开拓广泛的前景。

8. 其他药物 文献中报道了很多药物试用于本病的治疗,但多数仅限于个别病例的经验。例如他莫西芬(tamoxifen)、干扰素、维A酸等。Harding等报道1例对放疗和化疗均无效的患者加用他莫西芬后,临床症状发生戏剧性变化,肌力明显改善,生活能自理,其具体作用机制不详,目前认为可能与抗肿瘤作用相关,但具体疗效及作用机制有待研究。

八、预　　后

POEMS综合征的预后取决于伴发疾病的性质和患者的具体状态等因素。最初的研究认为,患者自首发症状起的存活时间平均为33个月(范围6~84个月),但目前大宗病例研究认为POEMS综合征的病程多数呈慢性经过,若能获得早期诊断和及时治疗,多数患者病情可长期稳定。Dispenzieri等研究显示99例患者的平均生存时间可以达到165个月,杵状指和水肿、胸腹腔积液对患者的预后有一定的影响,伴有杵状指的患者平均生存时间为31个月,伴有水肿、胸腹腔积液的患者平均生存时间为79个月。伴发孤立性浆细胞瘤或髓外浆细胞瘤的患者,经手术切除浆细胞瘤配合适当治疗后可获完全缓解。

POEMS综合征的死亡原因主要与全身衰竭或多发性周围神经病有关,心肺衰竭是本征常见的死因,主要是日益恶化且治疗无效的胸腹腔积液和心包积液所致,长期使用糖皮质激素和免疫抑制剂引起的感染也是死亡的重要原因。其他死因包括凝血功能异常导致的血栓、弥漫性血管内凝血等,相反,骨髓瘤并不是POEMS综合征的常见死因。

(段明辉)

参 考 文 献

1. Nakanishi T, Sobue I, Toyokura Y, et al. The Crow-Fukase syndrome: a study of 102 cases in Japan. Neurology, 1984, 34: 712-720
2. Bardwick PA, Zvaifler NJ, Gill GN, et al. Plasma cell dyscrasia with polyneuropathy, organomegaly, endocrinopathy, M protein, and skin changes: the POEMS syndrome. Report on two cases and a review of the literature. Medicine(Baltimore), 1980, 59: 311-322
3. Dispenzieri A, Kyle RA, Lacy MQ, et al. POEMS syndrome: definitions and long-term outcome. Blood, 2003, 101: 2496-2506
4. Dispenzieri A. POEMS syndrome. Blood Rev, 2007, 21: 285-299
5. Dispenzieri A, Moreno-Aspitia A, Suarez GA, et al. Peripheral blood stem cell transplantation in 16 patients with POEMS syndrome, and a review of the literature. Blood, 2004, 104: 3400-3407
6. Enevoldson TP, Harding AE. Improvement in the POEMS syndrome after administration of tamoxifen. J Neurol Neurosurg Psychiatry, 1992, 55: 71-72

第106章

重链病

重链病是恶性浆细胞病的一种，其特征是产生免疫球蛋白的B淋巴细胞和浆细胞恶性增殖伴有单克隆不完整(仅有重链而无轻链)免疫球蛋白的合成与分泌。根据结构的不同，重链分为5种：γ、α、μ、δ和ε，分属IgG、IgA、IgM、IgD和IgE免疫球蛋白的重链。从理论上推测，应有5种重链病，但实际上自1963年首次报告重链病至今，仅发现其中的4种，而ε重链病迄今尚未见有病例报告。已发现的4种重链病在临床表现上各不相同，下文将分别加以叙述。

一、α重链病

自1968年首例报告以来，至今已有许多病例报告，是重链病中最常见的一种。由于其病变部位及临床表现主要在肠道，故α重链病又名为“免疫增殖性小肠病”。

(一) 病因及发病机制

病因及发病机制尚未完全明了，根据本病在某些区域及民族中较多见，部分病例可用抗生素治愈的事实，推测遗传因素及肠道慢性炎症刺激可能与本病的发病有关。

(二) 病理学

本病的病理随病情发展而分为3个阶段：Ⅰ期：小肠黏膜被形态正常的浆细胞和淋巴细胞浸润，肠系膜及腹膜后淋巴结也有同样病变；Ⅱ期：浆细胞浸润至黏膜下甚至肌层；Ⅲ期：“免疫原始细胞”淋巴瘤样病变侵及小肠、肠系膜、肠系膜淋巴结及腹膜后淋巴结。

(三) 临床表现

本病患者多系青年及中年人，主要症状是肠道吸收不良、慢性腹泻、腹痛及进行性消耗。发热少见。病程后期可出现肠梗阻、肠穿孔。病程中症状可能出现自发加重与缓解。体格检查或可触及腹部肿大淋巴结，而浅表淋巴结及肝脾肿大却不常见。杵状指、牙龈溃疡、皮肤红斑见于部分患者。个别病例有呼吸道病变和症状。

(四) 实验室检查

主要发现是吸收不良引起的叶酸、维生素B_{12}及铁的缺乏，白蛋白水平降低。血碱性磷酸酶水平可能升高。由于病变不常累及骨髓，故血象无特异性改变，骨髓象正常或淋巴细胞、浆细胞轻度增生。

X线检查可见小肠壁增厚、多发性息肉样折叠及阶段性狭窄与扩张，常有液平面出现。B超声、CT检查可发现肠系膜及腹膜后淋巴结大。必要时应剖腹探查，明确肠道病变。

α重链的检出是诊断本病的关键。血清蛋白电泳显示在β和α_2区间出现一宽峰，而非一典型窄底高峰M成分，此因α重链有聚合倾向的缘故，或因α重链被蛋白酶不完全分解导致氨基酸残基不一的缘故。免疫固定电泳可证实该M蛋白仅与抗α血清产生沉淀弧，而不与抗κ或抗λ血清反应。正常免疫球蛋白常减少。部分患者有染色体14q32基因重排，该处正是重链基因簇所在位置。

(五) 治疗

对于尚无淋巴瘤证据的患者，应首先试用抗生素治疗，如四环素2g/d，也可用氨苄西林或甲硝唑。若3个月内不见效或患者已有免疫增殖性小肠病或伴有淋巴瘤时，应采用化疗。化疗方案与淋巴瘤相同，即CHOP(环磷酰胺、多柔比星、长春新碱、泼尼松)或MOPP(氮芥、长春新碱、丙卡巴肼、泼尼松)。化疗常可取得疗效。但处于病程晚期(病理Ⅲ期)已有淋巴瘤的患者在化疗取得缓解后易复发，对此类病人可考虑强烈化疗及放射治疗后，辅以自体骨髓移植治疗。

（六）预后

处于病程早期（病理Ⅰ期）并可用抗生素治疗取得缓解的病例，预后良好，有此类患者已存活15年以上的报道。处于病程中、晚期的病例常发展为淋巴瘤，预后较差。

二、γ重链病

（一）病因及发病机制

尚未阐明。约有1/4病例伴发于自身免疫性疾病诸如类风湿关节炎、干燥综合征、系统性红斑狼疮、自身免疫性溶血性贫血、原发性血小板减少性紫癜、重症肌无力等。这些疾病往往先发生数年后，方出现γ-重链病，提示慢性抗原刺激自身抗原可能与本病的发病有关。如同其他重链病一样，本病的γ重链与正常γ重链不同，其可变区和（或）恒定区常有缺失，此由体细胞基因突变所致。其他重链病的重链合成也有类似的异常。

（二）临床表现

本病可发生于各年龄组。患者有乏力、不适、发热、淋巴结和脾肿大，肝肿大较少见。颈部淋巴结肿大最为常见，而后发展为周身淋巴结肿大。腭部水肿及红斑是本病的特征之一，此因咽部Waldeyer环淋巴组织受累之故。严重咽腭部水肿可引起呼吸困难。

（三）实验室检查

多数患者的血清蛋白电泳显示一异常泳带于β_1和β_2区。采用免疫固定电泳法证实该成分仅与抗γ血清反应，而不与抗κ或抗λ血清反应，即证实该成分仅含γ重链而不含任何轻链，是诊断本病的必要依据。此外，实验室检查还可发现正常多克隆免疫球蛋白减少、蛋白尿、贫血、溶血、白细胞减少、血小板减少、嗜酸性粒细胞增多、周围血中出现不典型淋巴细胞或浆细胞、骨髓中浆细胞样淋巴细胞增生等异常，但均不足以作为诊断依据。

（四）治疗

对无症状的患者可随诊观察。对出现症状的患者可用环磷酰胺、长春新碱、泼尼松联合化疗，或给予美法仑和泼尼松治疗，常可获得疗效。当咽部Waldeyer环受侵犯时，可加用局部放射治疗。若存在有自身免疫性疾病，给予相应治疗。

（五）预后

不同病人的预后差别很大，短则数月，长则20余年。疾病进展、并发感染可引起死亡。少数患者发展为浆细胞白血病而死亡。

三、μ重链病

μ重链病较α重链病、γ重链病少见。患者系中年或老年人。国内已有病例报告。几乎所有病例都伴发有B淋巴细胞增殖性疾病，其中多数为慢性淋巴细胞白血病，少数为淋巴瘤或多发性骨髓瘤。

（一）临床表现

因患者多伴发慢性淋巴细胞白血病或淋巴瘤、多发性骨髓瘤，故有这些疾病的临床表现，此外，μ重链病患者常有显著的肝脾肿大及淋巴结肿大。

（二）实验室检查

本病的诊断依赖免疫固定电泳证实血清中仅存在μ重链，而无轻链与之结合。血清蛋白电泳通常难以发现异常，在少数情况下表现为免疫球蛋白减少或有"M"成分出现。与其他类型重链病不同的是本病患者尿中本-周蛋白常为阳性，而且大多为κ型轻链，原因不明。骨髓中可有空泡型浆细胞增多。此外，尚有伴发的B淋巴细胞增殖性疾病的相应实验室检查发现。

（三）治疗及预后

治疗应针对伴发的淋巴细胞增殖性疾病（慢性淋巴细胞白血病、淋巴瘤等）。对μ重链病本身无特殊治疗。患者的预后也取决于所伴发的淋巴细胞增生性疾病类型及对治疗的反应。

四、δ重链病

至今国际上仅有1例报告。患者系70岁男性，骨髓中恶性浆细胞浸润，并有溶骨性病变及肾功能不全，最终死于肾功能衰竭。其血清单克隆免疫球蛋白浓度为71g/L，仅与IgD抗血清反应，而不与抗κ或抗λ血清反应。δ重链呈四聚体，分子量260kD，沉淀于肾小球基底膜。血及尿中均无游离轻链存在。

（武永吉）

参考文献

1. Alexander A, Anicito I, Buxbaum J. Gamma heavy chain disease in man Genomic sequence reveal two non-continuous deletion in a single gene. J Clin Invest, 1988, 82:1244
2. Ben-Ayed F, Halphen M, Najiar T, et al. Treatment of alpha heavy chain disease. results of a prospective study in 32 Tunisian patients by the Tunisian-French intestinal lymphoma study group. Cancer, 1989, 63:1251
3. Fakhfakh F, Dellagi K, Ayadi H, et al. Alpha heavy chain disease alpha mRNA contain nucleotide sequences of unknown origins. Eur J Immunol, 1992, 22:3037
4. Fermand JP, Brouet JC, Danon F, et al. Gamma

heavy chain "disease": Heterogeneity of the clinicopathologic features Report of 16 cases and review of the literature. Medicine, 1989, 63: 321

5. Gilinsky NH, Noris BH, Wright JP, et al. Immunoproliferative small intestinal disease: Clinical features and outcome in 30 cases. Medicine, 1987, 66: 438
6. Kanoh T, Nakasato H. Osteolytic gamma heavy chain disease. Clin Immunol immunopath, 1980, 17: 584
7. Khojasteh A, Haghighi P. Immunoproliferative small intestinal disease: Portrait of a potentially preventable cancer from the third world. Am J Med, 1990, 89: 483
8. Kipps T. Heavy chain disease//Beutler E, Lichtman MA, Coller BS, et al. Williams Hematology. 5th ed. New York: McGraw-Hill, 1995: 1133
9. Price SK. Immunoproliferative small intestinal disease: A study of 13 cases with alpha heavy chain disease. Histopathology, 1990, 17: 7
10. Rogers P, Hill I, Sinclair Smith C, et al. Clinical and pathological evolution of alpha chain disease to immunoblastic lymphoma and response to COMP chemotherapy. Med Pediatr Oncol, 1988, 16: 128
11. Vilpo JA, Irjala K, Viljanen MK, et al. δ Heavy chain disease: A study of a case. Clin Immunol Immunopath, 1980, 17: 584
12. Wahner-Roedler DL, Kyle RA. U heavy chain disease: presentation as a benign monoclonal gammopathy. Am J Hematol, 1992, 40: 56
13. Dispenzieri A, Gertz MA. Cryoglobulinemia, Heavy Chain Diseases, and Monoclonal Gammopathy-Associated Disorders. Wintrobe's Clinical Hematology. 11th ed. Philadelphia: Lippincott Williams & Wilkins, 2004: 2683

第107章

原发性与继发性单克隆免疫球蛋白血症

正常人体内的免疫球蛋白是由成千上万株B细胞和浆细胞克隆合成和分泌的免疫球蛋白所组成,为多克隆性。若血液中出现大量单克隆免疫球蛋白,是为异常表现。单克隆免疫球蛋白的出现是恶性浆细胞病的特征之一,这已在恶性浆细胞病各章中论述,本章将讨论原因不明的原发性单克隆免疫球蛋白血症和继发于非恶性浆细胞病类疾病的继发性单克隆免疫球蛋白血症。

一、意义未明的单克隆免疫球蛋白血症(MGUS)

(一) 定义

原因未明的单克隆免疫球蛋白增多曾被称为“原发性单克隆免疫球蛋白血症”或“良性单克隆免疫球蛋白病”,现已统称为“意义未明的单克隆免疫球蛋白病”(MGUS)。其特点是患者无恶性浆细胞病或可引起免疫球蛋白增多的其他疾病,单克隆免疫球蛋白水平升高有限且不引起任何临床症状。

(二) 流行病学

欧美等国对大量正常献血者及不同年龄组正常人进行了血清蛋白电泳研究,发现本症在成人中的发生率为0.1%～1.0%。其发生率随年龄增长而增长,在年过70岁人群中发生率增至5%,而在年过80岁老年人的发生率可达10%。

(三) 病因及发病机制

病因尚不明了。病毒、细菌、肿瘤、自身抗原等作为抗原刺激,导致单克隆B细胞-浆细胞过度增殖并分泌单克隆免疫球蛋白的学说并未得到证实。本病的单克隆B细胞-浆细胞增殖有限,一般保持在1×10^{11}个细胞数之下,且不抑制正常造血细胞增殖,不抑制B细胞-浆细胞正常分化和免疫球蛋白分泌,也不引起溶骨病变,细胞形态与正常成熟浆细胞无异。因此,本症的单克隆B细胞-浆细胞增殖与恶性浆细胞病(如多发性骨髓瘤)的单克隆B细胞-浆细胞恶变增殖在量与质上均不相同。

(四) 临床表现

原发性单克隆免疫球蛋白血症本身并不引起任何临床症状或体征。患者多因体检或患其他无关疾病进行检查时发现单克隆免疫球蛋白增多。有些患者因血沉增快(单克隆免疫球蛋白增多引起)而作进一步检查,发现本症。本症的单克隆免疫球蛋白增高水平有限且保持多年基本不变。免疫球蛋白分型以IgG最多见,约占2/3,余为IgA、IgM或轻链型。冷凝集反应可为阳性。

(五) 诊断标准

WHO2008年制定的诊断标准如下,需要同时符合以下4条标准:

1. 无骨髓瘤相关症状或器官损害(无贫血、无骨质病变、无高钙血症、无肾功能损害)。
2. 血清中M蛋白<30g/L。
3. 骨髓中浆细胞<10%且形态正常。
4. 无其他B细胞增殖性疾病存在。

(六) 鉴别诊断

本症需与继发性单克隆免疫球蛋白血症、恶性浆细胞病鉴别,尤其应与冒烟型多发性骨髓瘤鉴别。表107-1显示了MGUS与MM的鉴别要点。

(七) 治疗及预后

本症无需特殊治疗,但需长期追查。大约每年有1%的本症患者发展为多发性骨髓瘤、巨球蛋白血症、淀粉样变性或淋巴瘤。近年来的研究发现血清游离轻链比值是MGUS进展为恶性疾病的独立因素。血清游离轻链κ和λ的比值正常范围是0.26～1.65。若此比值呈现进展性异常,则MGUS将发展为恶性浆细胞瘤或淋巴瘤。因此FLC检测可作为MGUS的预后指标。除非有证据表明本症已转化为上述恶性疾病,否则不宜化疗。

表 107-1 MGUS 与 MM 鉴别要点

	MGUS	MM
骨髓浆细胞	<10%形态正常	>10%幼稚浆细胞
M 蛋白	* IgG<35g/L 或 IgA<25g/L	** IgG>35g/L 或 IgA>25g/L
正常免疫球蛋白	正常	减少
MM 相关症状(贫血、骨质病变、高钙血症、肾功能损害、高黏滞综合征)	无	有
浆细胞标记指数(PCL)	<1.0%	≥1.0%

* 水平稳定；** 水平持续增长

二、继发性单克隆免疫球蛋白血症

(一) 定义

伴发于非浆细胞性疾病的单克隆免疫球蛋白血症称为继发性单克隆免疫球蛋白血症。

(二) 病因及发病机制

单克隆免疫球蛋白增多可见于多种疾病：自身免疫性疾病(系统性红斑狼疮、类风湿关节炎、干燥综合征、硬皮病、恶性贫血、Crohn 病等)、癌症(结肠癌、肺癌、前列腺癌等)、感染性疾病(结核分枝杆菌感染、棒状杆菌感染、细菌性心内膜炎、巨细胞病毒感染、HIV 病毒感染等)、肝病(病毒性肝炎、肝硬化)、内分泌系统疾病(甲状旁腺功能亢进等)、代谢性疾病(戈谢病等)、骨髓增殖性疾病(慢性和急性淋巴细胞白血病、慢性和急性髓细胞白血病、真性红细胞增多症等)、B 细胞和 T 细胞淋巴瘤等。还有报告在化疗后、放疗后及骨髓移植后出现单克隆免疫球蛋白血症。

对于单克隆免疫球蛋白出现于上述各种疾病中究竟是偶然的巧合抑或是两者有着内在联系，目前尚无肯定一致的结论。根据单克隆免疫球蛋白不具有抗肿瘤抗原抗体的特异性及切除肿瘤后单克隆免疫球蛋白依然存在的事实，一般认为单克隆免疫球蛋白与肿瘤同时存在恐系巧合。流行病学调查未发现肿瘤患者单克隆免疫球蛋白血症发生率与正常人群有明显差异的事实也支持这一观点。但是少数单克隆免疫球蛋白具有类风湿因子特性或参与冷球蛋白的形成，表明与自身免疫性疾病的发病机制有关。部分周围神经病患者的单克隆免疫球蛋白可与周围神经髓鞘磷脂结合，可能参与发病过程，但大多数周围神经病患者并无单克隆免疫球蛋白，表明另有发病机制。

(三) 临床表现

继发性单克隆免疫球蛋白增多本身通常不引起临床表现或体征。病人的临床表现主要与其原发病有关。在少数情况下，单克隆免疫球蛋白具有抗红细胞、抗凝血因子或抗胰岛素特性，可引起溶血性贫血、获得性血管性假血友病或低血糖症。

(四) 诊断

根据血中出现单克隆免疫球蛋白或尿中出现单克隆免疫球蛋白轻链、有原发病存在、排除恶性浆细胞病，即可诊断本症。除有原发病外，本病与原发性单克隆免疫球蛋白血症相似，故可参考表 107-1 将本症与多发性骨髓瘤加以鉴别。

(五) 治疗及预后

本症的治疗及预后均取决于原发病。继发性单克隆免疫球蛋白增多本身一般不需特殊处理。当单克隆免疫球蛋白直接引起溶血性贫血、获得性血管性血友病、低血糖或其他症状时，可试用肾上腺皮质激素或其他免疫抑制剂治疗。

(武永吉)

参考文献

1. Economopolos T, Econmidou J, Papageorgiou E, et al. Monoclonal gammopathy in chronic myeloproliferative disorders. Blut, 1989, 58:7
2. Heer H. Monoclonal gammopathy in chronic active hepatitis. Liver, 1984, 4:255
3. Hendrick AM. Paraproteins in primary biliary cirrhosis. Quait J Med, 1986, 60:681
4. Lichtman MA. Essential and secondary monoclonal gammopathies//Beutler E, Lichtman MA, Collen BS, et al. Williams Hematology. 5th ed. New York: McGraw-Hill, 1995, 1104
5. Ludwig H, Vormittag W. "Benign" monoclonal IgE gammopathy. Br J Med, 1980, 281:539
6. McMurdo MET, Mitchell PEG. Benign monoclonal gammopathy in the elderly. Scot Med J, 1990, 35:39
7. O' Connor ML, Rice DT, Buss DA, et al. Immunoglobulin D benign monoclonal gammopathy. Cancer, 1991, 68:611
8. Ohta A. Paraproteinemia in patients with scleroderma. J Am Acad Dermatol, 1987, 16:96
9. Oikainen A, Ala kokko L, Palatsi R, et al. Scleroder-

ma and paraproteinemia. Arch Dermatol, 1987, 123: 326

10. Paladini G. Benign Bence Jones gammopathy. Acta Haematol, 1980, 63: 241
11. Stanko CK, Jeffery JR, Rush DN. Monoclonal and multiclonal gammopathies after renal transplantation. Transplant Pron, 1989, 21: 3330
12. Witzig TE, Gonchoroff NJ, Katzmann JH, et al. Peripheral blood B cell labeling indices are a measure of disease activity in patients with monoclonal gammopathies. J Clin Oncol, 1988, 6: 1041
13. Mckenna RW, Kyle RA, Kuehl WM, et al. Plasma Cell Neoplasms//WHO Classification of Haematopoietic and Lymphoid Tissues. 4th ed. Lyon: International Agency for Research on Cancer, 2008: 200-213

第108章

淀粉样变性

淀粉样变性包括一组疾病，此组疾病的共同特点是“淀粉样物质”沉淀于组织器官中。该物质在光学显微镜下呈嗜酸性均匀结构，在偏振电子显微镜下呈绿色双折射，在X线衍射下呈纤维状并按β皱褶结构排列。1854年Virchow首先描述此类物质并根据其对碘及硫酸的颜色反应与淀粉相似而命名为“淀粉样物质”。近代的研究证实，此类物质系蛋白质而非淀粉样碳水化合物，但仍然沿用“淀粉样变性”这一命名至今未变。淀粉样变性虽然具有共同的形态结构，但实际上包含着在组成及生化性质上不同的多种蛋白质，发生机制也不相同。这些蛋白质不同的生化组成特点就成为现代淀粉样变性分类的基础。

一、淀粉样变性的分类

历史上曾将淀粉样变性分为原发性淀粉样变性和继发性淀粉样变性两大类。前者指原因不明的淀粉样变性；后者指淀粉样变性继发于慢性感染、慢性炎症或某种可引起淀粉样变性的疾病。而后又发现了遗传性淀粉样变性，作为第三类淀粉样变性。近代随着对淀粉样物质的深入研究，根据淀粉样物质蛋白质的生化特点，结合临床表现，提出了新的更为合理的分类法如下：

1. 原发性系统性淀粉样变性　原因不明，淀粉样物质为免疫球蛋白的轻链（AL）。

2. 伴发于恶性浆细胞病（多发性骨髓瘤、巨球蛋白血症、重链病）的淀粉样变性　淀粉样物质为免疫球蛋白的轻链（AL）。

3. 继发性系统性淀粉样变性　淀粉样变性继发于慢性感染、慢性炎症。淀粉样物质为淀粉A蛋白（AA）。AA蛋白系血清淀粉样A相关蛋白（SAA）的分解产物，而SSA为载脂蛋白（apolipoprotein），系炎症反应产物。

4. 家族性地中海热　淀粉样物质为AA蛋白。

5. 遗传性系统性淀粉样变性　系常染色体显性遗传病。淀粉样物质为前白蛋白（prealbumin，又名transthyretin，TTR）或载脂蛋白（A1）。

6. 老年性系统性淀粉样变性　淀粉样物质为前白蛋白（TTR）。

7. 血液透析相关性淀粉样变性　淀粉样物质为β_2微球蛋白（β_2-MG）。

8. 中枢神经系统淀粉样变性　早老性痴呆（Alzheimer病）、Down综合征及荷兰人遗传性大脑淀粉样变性血管病的淀粉样物质为β蛋白（β-protein，A4），而冰岛人遗传性大脑淀粉样变性血管病的淀粉样物质为半胱氨酸蛋白酶抑制剂C（cystatin C，γ-trace）。

9. 局限性淀粉样变性　甲状腺髓样癌的局灶性淀粉样物质为前降钙素（procalcitonin），胰岛素细胞瘤的局灶性淀粉样物质为胰岛淀粉样多肽（islet amyloid polypeptide，IAPP），老年性心房淀粉样物质为α心房促尿钠排泄多肽（α-atrial natriuretic peptide，α-ANP），皮肤淀粉样变性的淀粉样物质为角蛋白（keratin）。

上述各种淀粉样变性除含有各自特有的蛋白质外，还都含有一种共有的次要蛋白质，称为P成分（P component，AP）。P成分在电子显微镜下呈“炸面包圈”状，起支架作用。

二、原发性系统性淀粉样变性

（一）病因及发病机制

病因尚不明。淀粉样变性过程的发生需要两个条件：血清中的淀粉样物质全身水平的增高及在全身转换为纤维样淀粉样变性蛋白。在本病，患者血清中单克隆免疫球蛋白轻链（κ 或 λ 轻链）水平增高，部分单克隆轻链（多为 λ 轻链）降解为分子量较小的 AL 蛋白，AL 含轻链的可变区及部分恒定区，分子量 5～25kD 不等。AL 蛋白沉淀于组织，形成淀粉样变性病变。已证明存在有淀粉样物促进因子和淀粉样物降解因子：前者自淀粉样变性前小鼠脾脏提取，具有加速淀粉样变性物沉淀作用；后者自人血清中提取，具有溶解淀粉样物质作用。这两种作用相反因子的失衡可能在淀粉样变性发病中起着重要作用。此外，中性粒细胞促弹性组织离解酶有促进纤维状淀粉样蛋白分解作用。已发现淀粉样变性 AL 蛋白纤维中有此酶存在，推测此酶活性降低或 AL 蛋白分子结构改变后该酶多不敏感，可能与淀粉样变性的发病有关。

（二）临床表现

淀粉样变性病变可累及多系统器官，临床表现取决于所累及的器官，常是舌、心、肾、胃、肠道、脾脏、神经系统等。舌受侵犯后变为巨舌，引起疼痛、说话困难。心脏受累表现为心肌肥厚、心脏扩大、传导阻滞、心功能不全。肾脏被侵犯的表现为蛋白尿、血尿或肾病综合征，最终发展为肾功能衰竭。胃肠道病变常表现为吸收不良，偶有肠道梗阻或出血。肝常受侵犯而引起肝肿大，肝功能正常或异常。脾肿大多无症状。神经系统症状有周围神经病、体位性低血压、艾迪综合征等。此外，皮肤、肌肉、关节、呼吸道、内分泌腺体也都可受侵犯。凝血因子Ⅸ、Ⅹ与 AL 蛋白结合而失去功能导致非血小板减少性紫癜等。

（三）实验室检查

本-周蛋白尿阳性，血沉增快，血尿素氮及肌酐升高，低白蛋白血症。免疫电泳常可发现血及尿中存在单克隆轻链（见于 80% 的病例），λ 链较 κ 链多见。

（四）诊断

本病的诊断依赖活体组织检查。牙龈及腹部皮下组织活检的阳性率在 50% 以上，直肠活检的阳性率可达 90%。对活体组织应用刚果红染色，在普通光学显微镜下及偏光显微镜下检查。电子显微镜检查可帮助明确诊断。当淀粉样变性诊断肯定后，还应采用免疫荧光法进一步确定该淀粉样变性物质是免疫球蛋白的轻链（AL）。

（五）治疗及预后

治疗的目标是抑制 AL 蛋白的形成和促进沉淀于组织的 AL 蛋白的分解及吸收。秋水仙碱抑制淀粉样物质沉淀于组织的作用已在动物试验中得到证实。在临床上，口服秋水仙碱 10～15mg/d 分 3 或 4 次服下具有一定疗效。美法仑可抑制 AL 蛋白的产生，应用美法仑（2mg/d×3 周或 6mg/d×1 周，间断使用）合并泼尼松（40～60mg/d）的疗效优于秋水仙碱。国外报告未用特殊治疗组的中位生存期为 6 个月，采用秋水仙碱组的中位生存期为 18 个月，接受美法仑和泼尼松组的中位生存期为 25 个月。新近的研究显示，秋水仙碱、美法仑、泼尼松三药合并应用未明显增加疗效。用于治疗 MM 的 VAD 化疗方案对本病有效。Lachmann 等 2003 年报告 98 例经 VAD 治疗，有效率 63%，预计中位生存期 50 个月。Kastritis 等 2009 年报告应用蛋白酶体抑制剂（硼替佐米，万珂）和地塞米松治疗本病，血液学反应率达 94%，28% 器官功能改善。对无神经病变、无血栓病人，也可选用沙利度胺（反应停）和地塞米松，血液学反应率约 50%，器官功能改善率约为 25%。

造血干细胞移植是治疗本病的另一途径。美国 Skinner 等报告 277 例患者接受自体造血干细胞移植，相关死亡率 13%，中位生存期 4～6 年。其中心脏受累患者相关死亡率高，中位生存期短（1.6 年）。异基因造血干细胞移植虽有可能治愈本病，但因相关死亡率高（40% 左右）而限制其在临床的应用。肾移植适用于较年轻（<40 岁）肾功能不全患者。

本病的预后一般不良，多数患者在 1～4 年内死亡，少数患者生存期较长。导致死亡的主要原因是肾功能衰竭、心功能衰竭。

三、继发于恶性浆细胞病的淀粉样变性

（一）病因和发病机制

分别见多发性骨髓瘤、巨球蛋白血症及重链病章。

（二）临床表现

除有原恶性浆细胞病的临床表现外，尚有与原发性系统性淀粉样变性相似的临床表现。

（三）诊断

在恶性浆细胞病诊断基础上，尚须有组织病理活检证实有淀粉样变性（AL 蛋白）。

（四）治疗及预后

治疗应针对恶性浆细胞病。并发淀粉样变性的恶性浆细胞病患者的预后劣于未并发淀粉样变性患者。例如多发性骨髓瘤患者的中位生存期约为 36 个月，并发淀粉样变性者的中位生存期则短于 12 个月。

四、继发性系统性淀粉样变性

（一）病因及发病机制

慢性感染（如结核病、麻风病、慢性骨髓炎、支气管扩张等）和慢性炎症（如类风湿关节炎、溃疡性

结肠炎、Crohn 病等)及癌症(如肾癌)可刺激肝细胞合成大量血清淀粉样蛋白 A(SAA),释放至血中,分子量为 125kD。在正常情况下,SAA 由库普弗细胞、单核细胞、巨噬细胞处理清除。在本病,由于不明机制的作用,SAA 未能得到正常处理,却降解为分子量为 85kD 的淀粉样蛋白 A(AA),AA 编织为纤维状并沉淀于组织,造成淀粉样变性物质病变。中性粒细胞、单核细胞产生的促弹性组织离解酶(neutrophil elastase,monocytic elastase)可分解淀粉样物质。有研究证明部分继发性淀粉样变性患者此酶活性低下,推测这些患者的发病可能与此酶活性低下有关。

(二) 临床表现

淀粉样变性可累及多种组织器官,但常见的病变部位是肝、脾、肾及肾上腺,而巨舌及心脏病变较少见。此外,患者尚有原发病的临床表现。

(三) 诊断

当慢性感染或慢性炎症患者出现难以解释的肝肿大或蛋白尿时,应考虑到本病的可能性。确诊须依靠活体组织病理检查证实有淀粉样变性病变。采用荧光免疫法可进一步证实淀粉样变性物质为 AA 蛋白。

(四) 治疗及预后

治疗应首先针对其原发病即慢性感染或慢性炎症。部分患者的淀粉样变性病变随其原发病的控制而好转。但若淀粉样变性病变持续存在或加重,则在治疗原发病的同时,加用秋水仙碱或美法仑及泼尼松,用法与原发性系统性淀粉样变性相同。本病的预后主要取决于其原发病性质。

五、家族性地中海热

(一) 病因及发病机制

常染色体隐性遗传病,但也有常染色体显性遗传家系报告。编码 AA 蛋白基因突变是本病的发病基础。

(二) 临床表现

见于西班牙犹太人、亚美尼亚人、土耳其人。临床表现与继发性淀粉样变性相似,并可有急性发热症状。

(三) 诊断

根据种族、家族史及组织活检病理检查证实有 AA 型淀粉样变性。

(四) 治疗

秋水仙碱对本病有效,可防止本病的急性发热及抑制淀粉样变性物质沉淀。

六、遗传性系统性淀粉样变性

(一) 病因及发病机制

系常染色体显性遗传病,由编码 TTR 蛋白(前白蛋白,prealbumin,transthyretin)基因突变或编码载脂蛋白(apolipoprotein A1)基因突变引起。

(二) 临床表现

可分为下述类型:①以多发性神经病变为主要表现,四肢感觉及运动神经损害呈对称性分布。此外,自主神经、胃肠道、肾脏及心脏也可被累及。多见于葡萄牙人、日本人、希腊人、瑞士人、波兰人。常于 30 ~ 40 岁之间发病,少数患者发病年龄较晚。②以心脏损害为主要表现,见于丹麦人。③以肾脏损害为主要表现,此型可包括家族性地中海热,见于西班牙人、亚美尼亚人、土耳其人。遗传方式可为常染色体显性或隐性遗传。④以脑淀粉样变性为主要病变,仅见于冰岛人。淀粉样变性物质为 cystatin C 蛋白。

(三) 诊断

除种族、家族史外,必须有活体组织病理检查证实有淀粉样变性。进一步的生化学或免疫学检查可证实其淀粉样变性物质为 TTR 蛋白或载脂蛋白(apolipoprotein A1)或 cystatin C(取决于淀粉样变性类型)。

(四) 治疗

治疗原则与原发性系统性淀粉样变性相同。

七、老年性系统性淀粉样变性

(一) 病因及发病机制

本病与年龄有关,其淀粉样物质为正常前白蛋白(TTR)。发病机制未明。

(二) 临床表现

发病年龄超过 65 岁,在 80 岁以上老年人中更为多见。临床过程良性,一般无临床表现,而是在尸检中发现或在外科手术切除的组织中发现有淀粉样变性,病变常较局限,多发生于心、脑、胰腺、脾等器官。少数病例可因淀粉样变性而发生充血性心力衰竭。

(三) 诊断

依靠组织病理检查证实有淀粉样变性(TTR 蛋白)。

(四) 治疗

对无临床表现者,不做特殊处理。对确因淀粉样变性引起脏器功能障碍者,处理原则同原发性系统性淀粉样变性。

八、血液透析相关性淀粉样变性

(一) 病因及发病机制

其淀粉样物质为 β_2 微球蛋白。此蛋白系 HLA A、B 和 C 抗原的轻链,分子量 117kD,由肾脏排泄。在肾功能不全时,此蛋白排出减少,血中浓度显著升高。同时,因其分子量较大,难以通过透析膜。因此接受反复血液透析治疗的肾功能不全患者血中 β_2 微球蛋白浓度显著增多,导致该蛋白沉淀,造成淀粉样变性病变。

(二) 临床表现

淀粉样变性可累及多种组织器官,临床表现与原发性系统性淀粉样变性相似,此外,透明性骨损害和病理性骨折在本病较为常见,病变处有 β_2 微球蛋白淀粉样变性沉淀。

(三) 诊断

肾功能不全患者有反复血液透析史,组织活检证实有淀粉样变性(β_2 微球蛋白)病变,可以确立诊断。

(四) 治疗

主要治疗应针对肾功能不全。血浆交换可降低血中 β_2 微球蛋白水平。可试用秋水仙碱治疗。有条件者,应争取做肾移植。

九、中枢神经系统淀粉样变性

(一) 病因及发病机制

淀粉样物质为 β 蛋白(β protein, A4 protein)分子量 42kD,其前身为血中 APP 蛋白(又名 pre A4)。Down 综合征、早老性痴呆的淀粉样变性属此类病变。β 蛋白的基因位于 21 号染色体,家族性早老性痴呆基因和 Down 综合征染色体异常(21 号染色体三体型)也都位于 21 号染色体,染色体异常可导致 β 蛋白基因过度表达而引起本病。

(二) 临床表现

神经细胞内纤维样改变(性质未明)、神经细胞外淀粉样变性及脑血管淀粉样变性是引起临床表现的病理基础。其临床表现可参阅有关专著。严重的血管淀粉样变性可引起脑出血,导致死亡。

(三) 诊断

确诊依靠组织病理学检查。

(四) 治疗

治疗原则与原发性系统性淀粉样变性相同。

十、局限性淀粉样变性

(一) 病因及发病机制

局限性淀粉样变性多发生在内分泌腺体中。其发病或与血液透析有关,或与癌症有关。最常见的甲状腺局限性淀粉样变性几乎均伴发于甲状腺髓样癌。胰岛的局限性淀粉样变性多伴发于胰岛细胞瘤。

(二) 临床表现

局限性淀粉样变性不至于引起内分泌腺体或其他受累器官的功能障碍,故无临床表现。常见受累部位包括甲状腺、胰腺、垂体以及心房、皮肤等。

(三) 诊断

依靠组织病理学检查证实为淀粉样变性。淀粉样变性物质在甲状腺是前降钙素,在胰腺是胰岛淀粉样多肽(IAPP),在心房是α心房促尿钠排泄多肽(αANP),在皮肤则是角蛋白(keratin)。

(四) 治疗

局限性淀粉样变性本身不需特殊治疗。

附: 单克隆轻链和重链沉积病

定义:单克隆轻链和重链沉积病(monoclonal light and heavy chain deposition diseases),是一种单克隆浆细胞恶性疾病,其特点为单克隆轻链,极少数情况为重链或轻链重链同时在各个脏器沉积,造成器官功能障碍。沉积物并非淀粉样 β 皱褶结构,不与刚果红结合或包含淀粉样 P 成分。这类疾病包括轻链沉积病(light chain deposition disease, LCDD),重链沉积病(heavy chain deposition disease, HCDD)和轻重链沉积病(light and heavy chain deposition disease, LHCDD)。后两者罕见,本文主要讨论 LCDD。

LCDD 是一种少见疾病,中位发病年龄约为 60 岁,男性比例略高。可在多发性骨髓瘤(MM)或意义未明单克隆免疫球蛋白血症(MGUS)中发生,也可原发存在。临床主要表现为脏器功能不全,几乎所有患者均有肾脏受累,包括肾功能不全、蛋白尿和高血压。其他可能累及的器官包括肝脏、肺、消化道、周围神经、自主神经系统、肌肉、唾液腺、腕管和脑等。

LCDD 患者 85% 可出现血清 M 蛋白,其中约 74% 为单克隆 κ 链。刚果红染色阴性,这可以和 AL 型和 AA 型淀粉样变性相鉴别。免疫组化、荧光原位杂交(FISH)或流式细胞术可以证实 LCDD 患者有克隆性浆细胞存在,这可以和继发性淀粉样变性、家族性淀粉样变性和血液透析相关性淀粉样变性相鉴别。

LCDD 的治疗差异较大,皮质激素+细胞毒药物,或者长春新碱+多柔比星+皮质激素等,有一定疗效。据报道,大剂量化疗+自体造血干细胞移植对 LCDD 患者的完全血液学缓解率可达 86%,移植相关死亡率低,可以考虑用于常规治疗疗效不佳的患者。

(武永吉　庄俊玲)

参 考 文 献

1. Cohen AS, Rubinowa A, Auderson JJ, et al. Survival of Patients with Primary (AL) amyloidosis colchicines treated cases from 1976-1983 compared with cases seen in previous Years 1961-1973. Am J Med,

1987,82:1182

2. Duston MA, Skinner M, Shirahama T, et al. Diagnosis of amyloidosis by abdominal fat aspiration. Am J Med, 1987, 82:412
3. Eulitz M, Weiss DT, Solomon A, et al. Immunoglobulin heavy chain associated amyloidosis. Pro Natl Acad Sci USA, 1990, 87:6542
4. Foerster J. Amyloidosis//Lee GR, Bithell TC, Foerster J, et al. Wintrob's Clinical Hematology. 9th ed. Philadelphia: Febiger, 1993:2271
5. Gejyo F, Yamada T, Odani S, et al. A new form of amyloid protein associated with hemodialysis was identified as β_2-microglobulin. Biochem Biophys Res Commun, 1985, 129:701
6. Glenner GG, Terry W, Harada M, et al. Amyloid fibril Proteins Proof of homology with immunoglobulin Light chains by sequence. Science, 1971, 171:1150
7. Gorevic PD, Munoz PC, Casey TT, et al. Polymerization of intact β_2-microglobulin in tissue causes amyloidosis in patients on chronic hemodialysis. Proc Natl Acad Sci USA, 1986, 83:7908
8. Husby G. Serum amyloid A (SAA) the precursor of protein AA in secondary amyloidosis. Adv Exp Biol Med, 1988, 243:188
9. Johuson KH, O' Brien TD, Betsholty CB, et al. Islet amyloid, islet amyloid Polypeptide and diabetes mellitus. N Engl J Med, 1989, 321:513
10. Kyle RA. Primary systemic amyloidosis: Comparison of melphalan/Prednisone versus colchicine. Am J Med, 1985, 79:708
11. Nomura S, Kanoch T, Uchino AH. Intracellular formation of amyloid fibrils in myeloma. Cancer, 1984, 54:303
12. Pasternack A, Ahonen J, Kuhlback B. Renal transplantation in 45 patients with amyloidosis. Transplantation, 1986, 42:598
13. Schattner A, Varon D, Green L, et al. Primary amyloidosis with unusual bone involvement: Reversibility with melphalan, Prednisone and colchicine. Am J Med, 1989, 86:347
14. Sekoe DJ. Aging, amyloidosis and Alzheimer's disease. N Engl J Med, 1989, 320:1484
15. Westermark P. Fibril in senile systemic amyloidosis is derived from normal transthyretin. Proc Natl Acad Sci USA, 1990, 87:2843
16. Zemer FD. Colchicine in the Prevention and treatment of the amyloidosis of familial Mediterranean fever. N Engl J Med, 1986, 314:1001
17. Lachmann HJ, Gallimore R. Outcome in systemic AL amyloidosis in relation to changes in concentration of circulating free immunoglobulin light chains following chemotherapy. Br J Haematol, 2003, 122:78
18. Katritis E, Anagnostopoulos A. Treatment of light chain (AL) amyloidosis with the combination of bortezmib and dexamethasome. Haematologica, 2007, 92:1351
19. Skinner M, Sanchorawala V. High-dose melphalan and autologous stem-cell transplantation in patients with AL amyloidosis: an 8-year study. Ann Intern Med, 2004, 140:85
20. Pozzi C, D'Amico M, Fogazzi GB, et al. Light chain deposition disease with renal involvement: clinical characteristics and prognostic factors. Am J Kidney Dis, 2003, 42:1154
21. Vidal R, Goni F, Stevens F, et al. Somatic mutations of the L12a gene in V-k1 light chain deposition disease: potential effects on aberrant protein conformation and deposition. Am J Pathol, 1999, 155:2009
22. Weichman K, Dember LM, Prokaeva T, et al. Clinical and molecular characteristics of patients with non-amyloid light chain deposition disorders and outcome following treatment with high-dose melphalan and autologous stem cell transplantation. Bone Marrow Transplant, 2006, 38:339

第109章

单核细胞和巨噬细胞的发育与功能

单核细胞和巨噬细胞系统是由单核细胞、巨噬细胞及其前体细胞组成的系统。组成该系统的细胞具有共同的起源,单核细胞和巨噬细胞是在骨髓由多能造血干细胞(CFU-GEMM)和定向祖细胞(CFU-GM)相继发育而来,它们的产生受许多细胞因子的调节。单核细胞从骨髓释放入血,经短期的循环后,可随机或对趋化性刺激物起特异反应而移动到各种组织里。在这些组织里,它们对可溶性或者颗粒状的刺激物起反应,分化成具有不同形态和功能特征的组织巨噬细胞。这种巨噬细胞获得各异的、具更专门化功能的分化过程就是所谓的激活(activation),有许多因子可影响激活状态。基于单核细胞和巨噬细胞表面具有丰富的表面抗原和各种各样的表面受体,能组成性地或受刺激后合成和分泌大量具有生物活性物质的能力,以及具有运动/渗出、内吞/吞噬和趋化性等生物学活性,单核细胞和巨噬细胞在机体防御和自稳功能(表95-1),诸如病原体的控制(包括抗细菌、病毒、真菌和原虫感染)、免疫调节(包括抗原提呈、树突状细胞的作用、抗肿瘤反应)以及组织维持(包括废弃物的管理、组织生长和修复、骨和钙的代谢、神经系统的再生等)等功能中起重要作用。尤其它们在先天免疫、抗肿瘤免疫、动脉粥样硬化病和艾滋病(AIDS)疾病状态中的作用正成为当前研究的又一热点。

大约在130多年前,就有人首次描述了功能性的巨噬细胞,当时在急性损伤的组织和炎症区,观察到具有非分叶核的大细胞存在。在慢性炎症区,这种细胞不仅多见,且其外形也显得更大,提示这种细胞可能具有消化已破坏的细胞和炎症碎物的能力。由于这种细胞显然有能力消化一些大的颗粒物,因此被命名为“巨噬细胞”(macrophage)。长期以来,这种清道夫的功能一直被认为是巨噬细胞的重要职责。直到1882年Robert Koch才注意到炎症区的吞噬细胞能够吞食结核菌。Metchnikoff于1882年曾推断,这种由上皮样细胞组成的结节状肉芽肿,实际上是由血液中的单核细胞衍生的。1913年单核细胞才被确立为一个独特的细胞类型。然而当时还是有不少病理学家仍然相信单核细胞和巨噬细胞是具有不同个体发育史的细胞。直到更晚些时候,代表循环血液中典型的单核细胞和组织巨噬细胞之间的中间体细胞被确认后,才确立了这两种细胞之间的联系。

1960年发现了单核细胞和巨噬细胞在消灭某些细胞内微生物中起着关键性作用。在皮肤、肺以及肠道这些组织器官中的巨噬细胞显然提供抗微生物和寄生虫感染的第一道防线。接触环境中的致病原能引起巨噬细胞膨大,增加其溶酶体数目,并使巨噬细胞更具吞噬力。还证明经病原体反复攻击的巨噬细胞可对这些病原体产生更强的抗性。这种改变的状态现被称为“激活”。

同时还观察到当巨噬细胞介导的急性炎症消退后,如果再用同样的外源性微生物去攻击时,将会导致巨噬细胞迅速的积聚和激活。这种“重激活”显然是一种由记忆淋巴细胞触发的抗原特异性识别事件,这表明在淋巴细胞和巨噬细胞之间存在一种重要的相互作用的关系。最近,关于巨噬细胞如何调节淋巴细胞的功能也已成为新的研究热点。当代免疫系统模式认为巨噬细胞参与宿主抗微生物病原体反应的所有阶段,包括最初对外源性抗原的摄取和处理,并提呈给淋巴细胞,其本身又受淋巴细胞作用而被激活,以及被激活的巨噬细胞又能对淋巴细胞起调节作用。因此,巨噬细胞在调节免疫系统的传入和传出这两个方面均起着积极的作用。在系统发生学上,这些古老的、非特异性的防御系统进化到具有相互制约和调节作用的更新、更特异的细胞和体液免疫防御系统。今天,甚至“居留的”或“固有的”(resident)巨噬细胞一词也正受到置疑,因为人们愈来愈清楚,这种细胞是能循环并穿越正常组织,进入淋巴并最终到达淋巴结。最后,单核细胞和巨噬细胞在宿主抗肿瘤反应、组织的维持以及诸如动脉粥样硬化病等这类疾病中的作用也是当前有待阐明的一个活跃的研究领域。

第一节 单核细胞和巨噬细胞的发育

一、单核细胞和巨噬细胞的产生

单核巨噬细胞是起源于中胚层的机体防御细胞。在胚胎发生过程中,原始巨噬细胞发育分化成胚胎巨噬细胞是在胚胎单核细胞出现之前。巨噬细胞首先出现在卵黄囊,然后胚肝,最后骨髓——这一个体发育序列刚好重复了脊椎动物造血组织的种系发育过程。大约在妊娠的第 5 个月,胚胎循环中出现单核细胞,其数量在妊娠的最后 3 个月才逐渐增加,大约在出生的 12 小时左右,其数量达到一个峰值,并在出生的头 2 周内持续保持在高数值水平。出生时,由于单核细胞和巨噬细胞的功能尚未充分发育,所以新生儿对病毒以及细胞内致病菌的感染尤其易感,而且炎症反应也很不完善。

出生后单核细胞产生的主要场所是骨髓。

单核细胞是由骨髓的多能造血干细胞和定向祖细胞相继发育而来,多能造血干细胞现已被命名为粒细胞、红细胞、单核细胞和巨核细胞集落形成单位(CFU-GEMM),而更定向的祖细胞则称为粒细胞和巨噬细胞集落形成单位(CFU-GM)。正常人骨髓标本的 CFU-GM 数大约有 $50/10^6$ ~ $100/10^6$ 个有核细胞,这种多能定向祖细胞能沿着粒细胞和单核细胞分化。沿着定向单核细胞系统分化所必需的一些信号业已阐明。编码髓系特异性转录因子的基因调节单核巨噬细胞的发育。ETS(E26 transformation-specific sequence)家族成员编码的转录因子 PU.1(又称为 Spi-1)可能在单核巨噬细胞发育中起着中心的作用。而转录因子基因的表达则由外源性的细胞因子刺激所诱导,尤其是单核细胞集落刺激因子(M-CSF),同时 M-CSF 也可与粒细胞巨噬细胞集落刺激因子(GM-CSF)和白细胞介素 3(IL-3)相互作用。M-CSF 也称为集落刺激因子 1(CSF-1),是单核细胞和巨噬细胞发育最重要的集落刺激因子。M-CSF 能促进单核前体细胞的产生、刺激单核细胞和巨噬细胞的趋化性、诱导单核细胞分化成巨噬细胞、诱导单核细胞和巨噬细胞亚群的增殖,而且也是激活单核细胞和巨噬细胞所必需的因子。基因敲除或天然突变所致的 M-CSF 缺失的小鼠因破骨细胞的发育受损而发生骨硬化症。但是,这种小鼠的单核细胞和巨噬细胞的发育虽有严重缺陷,却并非完全缺如,这表明还存在一个不依赖 M-CSF 的单核细胞和巨噬细胞亚群,例如库普弗细胞(Kupffer cell)、朗格汉斯细胞(Langerhans cell)以及小胶质细胞。GM-CSF 和 IL-3 已被证实能介导体内外单核细胞的分化。加 GM-CSF 培养的骨髓前体细胞可产生混合的 CFU-GM。高浓度的 GM-CSF 有利其向粒细胞分化而低浓度的 GM-CSF 则有利于向单核细胞和巨噬细胞分化。加 M-CSF 培养的骨髓前体细胞则主要产生单核细胞集落(CFU-M)。敲除 GM-CSF 基因的小鼠可致肺泡巨噬细胞分化缺陷,使这些巨噬细胞不能有效处理表面活性剂,导致表面活性剂在肺泡腔(alveolar space)积聚。

单核细胞的谱系发育证实,单核细胞和巨噬细胞的起源存在着密切的关系。一旦多能干细胞已定向到单核细胞系(CFU-M),则该细胞将沿着形态上可辨认的原单细胞和幼单细胞发育。一个单核细胞发育模型建议为:一个原单细胞产生两个幼单细胞,而一个幼单细胞再分裂为两个成熟单核细胞。处于细胞周期 G_1 期的成熟单核细胞,经过 1 ~ 3 天的时间,从骨髓释放到外周血循环中,然后外周血单核细胞在外周循环的边缘池和循环池之间迅速分开。边缘池要比循环池大 3.5 倍。目前调节单核细胞边缘分布的机制尚不清楚。单核细胞迁移到外周组织之前,它们在血循环中大约要滞留 8 ~ 71 小时(半衰期为 17.4 小时)。无论是处于血循环中,还是渗出至组织里,单核细胞的数量都被控制在一定水平。经计算平均成人的基础单核细胞产量约为每天 9.4×10^8。活动性炎症会影响外周血单核细胞的产生。当机体受到炎症刺激时,幼单细胞迅速生成为成熟单核细胞,其产量在 12 小时内可增加 4 倍之多。在这种情况下,外周血中的单核细胞的平均循环时间可缩短至 30 分钟。年轻的单核细胞有能力产生 GM-CSF,以旁分泌或自分泌的方式进一步刺激单核细胞的生成。炎症和感染所致的单核细胞增多是由不成熟的单核细胞释放入循环、单核细胞的生成时间缩短以及单核细胞前体池扩大等因素综合作用的结果。除了 M-CSF、GM-CSF 和 IL-3 外,尚有 IL-6 以及尚未得到阐明的所谓增加单核细胞生成的因子(factor increasing monocytopoiesis,FIM)参与单核细胞的发生,FIM 由处于炎症部位的巨噬细胞分泌。所有这些因子在实验动物上均能诱发单核细胞增多,但是这些因子在生理条件下如何调节人体单核细胞和巨噬细胞的生成和动力学尚未得到充分阐明。参与宿主防卫的巨噬细胞释放的细胞因子和造血生长因子有助于感染期间增加单核细胞和巨噬细胞的产生。值得注意的是,药理剂量的糖皮质激素可以引起单核细胞减少以及降低在皮损部位单核细胞试验中单核细胞的补充。

二、单核细胞向巨噬细胞和树突状细胞分化

在血液中的单核细胞不能将氚标-胸腺嘧啶核苷(^{3}H-TdR)掺入其 DNA,也不能进行有丝分裂,但是,在细胞培养和组织里的单核细胞能自发地转变成巨噬细胞,而迁移到炎症组织中的单核细胞则产生大部分的反应性巨噬细胞群。然而,因巨噬细胞具有细胞分裂的能力,居留的(非炎症的)巨噬细胞群大部分可以进行自我补充。在人骨髓移植受者中,肺泡和肝巨噬细胞(库普弗细胞)最终可被供者来源的细胞所取代,肺泡巨噬细胞的取代大约发生在移植后 100 天。组织巨噬细胞是一个异质性群体,可因巨噬细胞居留的组织不同而具有不同的形态和功能特征,即使在同一个组织里,像肺脏还存在显然不同的具有区域特异性的巨大异质性的巨噬细胞群。这种组织的异质性是由于三种制约力量作用的结果:①谱系或起源依赖效应(即骨髓衍生的或是局部增殖所致);②骨髓衍生的巨噬细胞亚群取决于其骨髓微环境中 CSF 的类型与单核细胞和巨噬细胞发育的阶段;③巨噬细胞对所居留的环境和刺激物反应的适应性影响。例如:存在 M-CSF 和表达 c-fos 能使单核细胞向破骨细胞分化,而暴露于 GM-CSF 和白细胞介素 4(IL-4)则可使单核细胞向树突状细胞(DC)和朗格汉斯细胞(皮肤 DC)分化。

成熟的居留巨噬细胞有相当长的寿命,其范围从 14 天到 1 年不等。在炎症浸润中的单核吞噬细胞也是由异质性的细胞群组成,它们由炎症开始前已居留在组织里的巨噬细胞和从循环(渗出的巨噬细胞)重新补充来的单核巨噬细胞组成的。由循环单核细胞分化成居留的巨噬细胞可能包括一种所谓的渗出-居留的巨噬细胞的转化型。一旦渗出发生,极可能微环境在决定细胞的成熟中起着决定的作用。组织特异水平的淋巴因子、单核因子、激素以及毒素均能作为成熟的微环境介导物而发挥作用。巨噬细胞依赖这些微环境中的信号而获得某种谱系的功能表型。干扰素 γ(IFN-γ)处理过的巨噬细胞具有更大的杀菌和杀瘤能力和高水平表达提呈抗原给淋巴细胞所需的 MHC Ⅱ类分子。而且在与细菌毒素发生反应时,它们还被刺激释放一些细胞因子,例如肿瘤坏死因子(TNF)。T 细胞衍生的细胞因子诸如白细胞介素 4(IL-4)、白细胞介素 10(IL-10)、白细胞介素 13(IL-13)和转化生长因子β(TGF-β)可以抑制这类有活性的细胞因子的效应,产生与 IFN-γ 和 GM-CSF 相反的效应。微环境可以从正反两个方面对巨噬细胞的表型和功能起调节作用,例如肺泡巨噬细胞的 Fc 受体表达的异质性,经体外培养可以被逆转。腹腔巨噬细胞的糖代谢是高的,而肺巨噬细胞却是低的,但当肺巨噬细胞被转移到缺氧的环境中,这种代谢的状态可以被逆转。因此,在微环境中,巨噬细胞的分化不是永久的或终末的,而是表现有某种适应性和可塑性的潜能。

三、单核细胞和巨噬细胞的形态特征

单核细胞和巨噬细胞的形态特征见表 109-1。

单核细胞和巨噬细胞为具有吞噬活性的单个核细胞。作为人单核细胞和巨噬细胞特征性的组化标志,非特异性酯酶通常通过其水解 α-丁酸萘酚来检测,髓过氧化物酶则通过其使 3,3′-二氨基联苯胺发生过氧化来检测。人单核细胞和巨噬细胞均表达酯酶活性,但只有单核细胞和不成熟巨噬细胞含有与过氧化物酶底物反应的颗粒。骨髓中的单核细胞和巨噬细胞在形态和组化特征上与髓外的对应细胞相似,这点对于临床医师识别血片和骨髓片中的单核细胞和巨噬细胞非常重要。

(一) 原单细胞

原始单核细胞简称原单细胞。正常情况下,原单细胞仅在骨髓中出现。这种细胞在形态上难以确切辨认,然而培养在软琼脂中的单个细胞在生长因子作用下具有产生混合粒-巨噬细胞或纯巨噬细胞集落的能力,表明存在一种中性粒细胞和巨噬细胞发育的共同祖细胞(CFU-GM)。原单细胞因其在体外培养时、具有形成成熟的单核-巨噬细胞的能力而被辨认。这种细胞是非运动的,无黏附玻璃和塑料的能力。直径大约 14μm,胞质少,明显嗜碱,过氧化物酶阳性颗粒少。核大且有微小凹陷,染色质丝状,1 ~2 个大核仁。在活染的细胞上,可以看见细球或细长棒状的线粒体,但缺少中性红空泡或仅有少数几个纤细小体,后者推测是胞饮的液泡。电镜检查时,胞质内可见明显的多聚核糖体和散射的条纹状内质网,以及小的高尔基体(Golgi apparatus)。形态上,原单细胞与原粒细胞区分困难,甚至不可能区分。

表 109-1 单核细胞和巨噬细胞的形态特征

	骨髓		血液	组织										
	幼稚单核细胞	单核细胞	单核细胞	肺泡	脾	肠	皮肤	肝	脑	腹膜	肾	乳汁	生殖系统	破骨细胞
直径(μm)	10~13	9~11	10~12	15~50	17~50	NR	10~40	NR	10~40	15~45	NR	15~40	15~30	10~100
N/C 比	>1	~1	~1	<1	<1	<1	<1	<1	<1	<1	<1	<1	<1	<1
核型	圆	锯齿	锯齿	不规则	不规则	不规则	螺旋	不规则	不规则	不规则	不规则	不规则	不规则	不规则
颗粒	罕见	少	多	多	多	多	多	多	多	多	多	多	多	多
标记率(%)	79	NR	0.1	NR	NR	NR	低	3	NR	3	NR	NR	NR	0
溶酶	±*	+	+	+	+	+	+	+	+	+	+	+	+	+
过氧化酶	+	+	+	0	±	−	−	0	−	±	−	−	±	0
非特异性酯酶	+	+	++	+++	++	++	++	++	++	+++	++	+++	++	+++
黏附	否	是	是	是	是	是	是	是	是	是	是	是	是	是
Fc 受体	+	+	+	+	+	+	+	+	+	+	+	+	+	+
补体受体	+	+	+	+	+	+	+	+	+	+	+	+	+	NR
HLA-DR	+	+	+	+	+	+	+++	+	+	+	+	+	+	++

NR:无报道;N/C:核/质比;* 阳性程度用 0~++++表示

（二）幼单细胞

幼稚单核细胞简称幼单细胞。幼单细胞为存在于骨髓中的单核细胞的直接前体细胞。人的幼单细胞是该系列细胞能从形态上予以辨认的最早细胞。直径 11～13μm，核质比例高，核有裂隙（cleft nuclei），染色质细致，可含一个核仁。胞质相当嗜碱，非特异性脂酶、过氧化物酶以及溶酶菌阳性，能吞噬经调理的细菌和被覆 IgG 而非 IgM 的红细胞。应用右旋糖酐摄入实验可明显地观察到幼单细胞具有胞饮活性，但幼单细胞比成熟单核细胞和巨噬细胞的吞噬能力弱。幼单细胞尚能摄取大量的^{3}H-TdR，表明这类细胞具有主动合成 DNA 以及进行有丝分裂的能力。电镜检查中可见发育良好的粗面内质网（RER），整个胞质散布着许多游离的多聚核糖体，高尔基体发育良好，有许多大小和形状不同的颗粒以及由高尔基体所产生的小囊泡。内质网、高尔基体和早期的颗粒均含过氧化物酶、芳香基硫酸脂酶以及酸性磷酸酶。围绕着核的胞质有大量的束状纤维，这是辨认单核细胞的一个有价值的特征。虽然在光学显微镜下幼单细胞在形态上类似中幼粒细胞，但是在电镜下，幼单细胞可以与中幼粒细胞鉴别：幼单细胞也含有许多颗粒，但较中幼粒细胞少且小，缺乏类晶体；幼单细胞的浆膜有许多指状突起，推测与其运动和主动内吞的性质有关；幼单细胞胞质里含特征性的束状纤维；核有深的裂隙，核仁十分不规则。

（三）单核细胞

直径 10～11μm，通常比幼单细胞小，但比其他成熟的白细胞大。虽然单核细胞的大小和形状差别很大，但典型单核细胞通常易与其他细胞鉴别。其核大，卵圆形或有凹陷切迹，处于细胞中央。光学显微镜观察通常核仁不明显，核染色质纤细，胞质量大，瑞氏染色（Wright's staining）片上呈灰或灰蓝色，且含许多细致、清亮或淡紫色空泡，颗粒像细沙，使淡蓝色胞质呈毛玻璃状。在有些情况下（如菌血症）或因深染，这种颗粒更加突出。单核细胞的这种纤细的染色质和淡蓝色胞质最有助它与晚幼粒细胞或杆状核中性粒细胞的鉴别。单核细胞的颗粒含过氧化物酶，但比中性粒细胞少。

单核细胞倾向黏附塑料和玻璃，在黏附状态下运动。而且在 1～3 小时内展开并伸出细长突起。相差显微镜检查时，相当于溶酶体的致密颗粒可以在胞质里见到。该溶酶体可从富含肌蛋白的皮质胞质（透明浆）细边缘区排出。单核细胞的运动呈阿米巴样，当其无序运动时，大而薄膜状不规则的伪足缓慢地从致密的胞质伸出，但对趋化性信号反应时，其运动则是有方向性的，且细胞呈三角（delta）形，有细长的尖锐尾巴。在中性红活染标本中，胞质内含许多红色小囊泡。詹纳斯绿（Janus green）染色片中，许多球状或圆柱状线粒体散布在胞质里。电镜观察显示成熟的单核细胞含一个马蹄形核，致密颗粒样的周边染色绕着广泛浅染中心核质。多达 50% 的单核细胞可观察到核仁。线粒体呈球形或细长形，通常定位在丰富胞质的周边。高尔基体发育良好，在高尔基区可见有大量小囊泡。

在单核细胞阶段，过氧化物酶产生终止，RER 和高尔基复合体不再含这种酶，但仍存在于储存的颗粒中。产生不含过氧化物酶的次级颗粒。当正常人单核细胞黏附于塑料或玻璃上 2～18 小时后，其过氧化物酶活性可以在 RER 和高尔基体检出。有中性粒细胞过氧化物酶遗传缺陷的病人，其单核细胞的储存颗粒中也缺乏此酶，然而经黏附和体外培养后，则能如正常人的单核细胞一样，测出其过氧化物酶活性，这表明储存在单核细胞颗粒中的过氧化物酶和经黏附后出现在 RER 和高尔基体中的过氧化物酶是两种不同的蛋白。RER 和高尔基体的过氧化物酶可被氨基三唑和叠氮钠所抑制，然而颗粒中的过氧化物酶却不受影响。光学显微镜上细胞化学染色检查和电镜观察还证实存在着许多其他的酶，包括酸性磷酸酶、氟化钠抑制的非特异酯酶（α-萘酯或醋酸酯酶）、溶菌酶、β-葡萄苷酶、5′-核苷酸酶、半乳糖苷酶以及其他水解酶和蛋白酶。

（四）巨噬细胞

巨噬细胞为单核细胞和巨噬细胞系统的组织成分。这群细胞是相当异质的，具有不同的表型。一般认为是由血液中的单核细胞迁移至组织，且对移居的局部条件起反应分化而成的。巨噬细胞是体积大、活跃的吞噬细胞。直径 15～80μm 不等。形状不规则，运动能力可与单核细胞相比。经常观察到大泡状和线样的伪足。胞质量丰富，核呈卵圆形或锯齿形。瑞氏染色片上，染色质呈海绵样，核膜清晰，胞质呈天蓝色，含粗糙嗜天青颗粒和空泡。电镜检查发现，从单核细胞样的细胞到含更多胞质、更多空泡和颗粒的大细胞都可见到。其内质网和高尔基体中有明显的过氧化物酶。也见到一些中间细胞，其过氧化物酶存在于内质网、高尔基体和颗粒中，这些细胞为最近刚移居到组织中的单核细胞。

在单核细胞持续不断地移入组织的情况下，要维持一个稳定数目的组织巨噬细胞，组织巨噬细胞必须有一个稳定的局部死亡率和（或）一个从组织中稳定的迁出率。有些肺泡巨噬细胞可借黏膜纤毛途径、经吐痰和吞咽而被排除。有证据证明间质巨噬细胞经淋巴管移入淋巴结，在这里它们可能死亡。来自小肠和肝脏的巨噬细胞移动到区域淋巴结里。肉芽肿（上皮细胞和多核巨大细胞）里的巨噬细胞在原位死亡。组织巨噬细胞是否重新进入血液的问题目前尚无这方面的资料。

四、单核细胞和巨噬细胞的分布和特征

单核-吞噬细胞系统的细胞广泛地分布在机体的全身各处(表 109-2)。但在各种组织中,这类细胞的分布具有高度异质性。因此类细胞分布广,且又深居于一些组织中难以分离,因此试图对其在不同池中的数量和体内总数进行定量一直很困难。应用特异性识别单核吞噬细胞抗原的单克隆抗体获得的研究资料证实,在全身各种组织中均发现有这种巨噬细胞抗原。成年时,大量的巨噬细胞分布在小肠固有层、肝脏(库普弗细胞)、肺(肺泡和间质巨噬细胞)、脾、淋巴结、骨髓、浆膜腔(如腹膜、胸膜)、肾、内分泌腺以及脑(小胶质细胞)等组织器官中。心脏和肌肉中的巨噬细胞含量相对较少。另外,在皮肤中发现的朗格汉斯细胞或 DC 以及骨骼中的破骨细胞,则被视为在功能、抗原性和发育上与巨噬细胞关系密切的细胞。后两种细胞与单核细胞的确切谱系关系很复杂。DC 既可起源于髓系祖细胞又可起源于淋系祖细胞,而破骨细胞则由早期的髓系祖细胞发育而来。在机体无炎症的情况下,单核细胞主要存在于骨髓和血液中。当炎症发生时,单核细胞迁移至炎症部位,在此处分化成典型的巨噬细胞。不管是居留还是炎症巨噬细胞,取决于器官和组织的局部条件,其可表现为不同的形态和功能特征。

表 109-2 单核细胞和巨噬细胞分布

骨髓:	原单细胞、幼单细胞、单核细胞
血液:	单核细胞
组织:	骨骼(破骨细胞)、肠、脑(小胶质细胞)
	肝(库普弗细胞)、肺(间质和肺泡)、淋巴结、乳汁、肾
	再生导管(睾丸、卵巢、子宫、输卵管)
	浆膜(腹膜和胸膜)
	皮肤(朗格汉斯细胞)、脾脏
	滑膜(A 型细胞)

(一) 肺巨噬细胞

肺泡和肺间质巨噬细胞组成肺巨噬细胞池,其中间质巨噬细胞占大约 7%。有证据表明这些间质细胞是游离的肺泡巨噬细胞的直接前身。肺巨噬细胞是呼吸道防御系统的主要成分,且因为它们易于获取而一直受到最充分的研究。肺泡巨噬细胞的直径约为 15 ~ 29μm,其外形和结构取决于年龄、内吞物质的性质和量。在吉姆萨染色(Giemsa' s staining)或瑞氏染色片上,细胞的胞质呈灰色或淡蓝色,且含许多胞质颗粒,核质比约为 1:3,核仁有时可见。含丰富的光滑或粗面内质网。一个不定数目的巨噬细胞被极端地空泡化或"泡沫化"。吞噬体含灰尘颗粒、细菌、红细胞以及细胞碎片。有些包涵体含表面活性剂,这是由在维持正常肺功能中起重要作用的Ⅱ型肺泡细胞合成的一种磷脂。正常的肺泡巨噬细胞清除和降解这种表面活性剂物质。它并不含有血红蛋白,仅含痕量的铁。然而,当在(隐性的或明显的)肺出血的情况下,大量的血红蛋白和铁以含铁血黄素的形式能在肺泡巨噬细胞中查知。肺泡巨噬细胞含 α-萘酯酶、溶菌酶和酸性磷酸酶,过碘酸希夫(PAS)染色阳性。过氧化物酶活性很低或缺乏,不含催化酶。有 IgG 的 Fc 片段和补体(C3b)的受体。超微结构上,肺泡巨噬细胞的核呈多形性,常见有一个偏心位的带核仁的核,少见多核细胞。许多膜结合的囊泡或初级溶酶体显然含有典型溶酶体的各种酶,包括组织蛋白酶、溶菌酶、β-葡糖苷酶、氨肽酶、β-半乳糖苷酶、芳香基硫酸酶、酸性核酸酶以及磷脂酶。

肺泡巨噬细胞存在于组织-空气间,在那里它们遇到被吸入的污染物和微生物。相较于体内的其他单核吞噬细胞,肺泡巨噬细胞存在于一个具有高氧分压的环境中,因此它们具有与其他的单核吞噬细胞不同的代谢特征。它们的基础糖酵解和呼吸率比其他巨噬细胞大。而且不像其他部位的巨噬细胞,其在对可溶性刺激物反应或吞噬作用时,呼吸爆发较差和己糖单磷酸旁路的活性不增加。

肺泡巨噬细胞含有并分泌许多典型的单核吞噬细胞酶。弹性蛋白酶和胶原酶尤其在 α_1-抗胰蛋白酶(α_1-AT)缺陷的病人发生组织损伤和进而发展为肺水肿起一定的作用。除了这些不同的蛋白酶外,肺泡巨噬细胞还含有这些蛋白酶的抑制剂 α_1-AT。肺泡巨噬细胞的弹性水解酶活性(可能是一种组织蛋白酶)不易被血清的天然蛋白酶抑制剂所抑制,表明肺的巨噬细胞在弹性蛋白的降解中可能要比中性粒细胞更重要。

许多环境因素可改变肺泡巨噬细胞的功能。雪茄烟是肺泡巨噬细胞接触的重要有毒物之一,而且在其颗粒和雾气相中含有许多物质。抽烟可增加肺泡巨噬细胞的数量,而且从抽烟个体取来的细胞显示有某些异常:细胞体积轻度增大,含各种包涵体,诸如电子密度致密区、脂质空泡以及"针头样"结构可能代表未被消化的来自烟草的高岭土或硅酸盐。抽烟者的巨噬细胞在玻璃上比未抽烟者伸展得更开,而且有更多的板层伪足和丝状伪足。

抽烟者的巨噬细胞中含有高水平的弹力蛋白酶和溶酶体酶,来自巨噬细胞的这些酶可自发地因抽

雪茄而释放得更加完全。某些作者已经提出这些酶在肺气肿的发病中起重要的作用。抽烟者的肺泡巨噬细胞 RNA 和蛋白质的合成也受损，糖利用增加，过氧化氢产物增加，己糖单磷酸转换活性增高以及谷胱甘肽过氧化酶水平减低。体外暴露在大量的香烟雾中可损害巨噬细胞的各种功能。加之，肺泡巨噬细胞含芳香基羟化酶，在抽烟者的肺泡巨噬细胞中这种酶的含量增加。这种酶能将致癌的多环芳香烃转变为危险性较小的亲水化合物。该酶的可诱导性和发生肺癌的易感性之间可能存在一定的关系。

肺巨噬细胞在特异性免疫反应中起重要作用，因为它们能处理吸入的抗原并与淋巴细胞相互作用。肺泡巨噬细胞可产生白细胞介素 1（IL-1）、干扰素 α 和 β、趋化物以及 CSF。IL-1 具有多种生物学效应，它在肺脏的许多不同的生理和病理状态中可能起重要作用。IL-1 是成纤维细胞的一种分裂原。肺泡巨噬细胞与硅和石棉相互作用，可产生并分泌某种因子以增进成纤维细胞的增殖和胶原合成，这表明 IL-1 在矽肺和石棉肺的病人体中所见到的纤维化形成可能发挥作用。

（二）脾巨噬细胞

脾脏红髓、白髓均存在巨噬细胞。红髓几乎由独一无二的巨噬细胞组成，它们参与血细胞的吞噬和破坏。虽然在脾内和途经脾脏的细胞活动的精确路线和动力学还不太清楚，但红髓中的巨噬细胞显然是经脾窦基底膜的窗口移动而来的。偶然地见到这些细胞伸展的伪足进入基底膜窗，可以与血液成分相互作用；但白髓的巨噬细胞多存在于生发中心，此处偶然看到吞噬淋巴细胞的巨噬细胞。白髓中的巨噬细胞推测参与抗原处理和产生免疫反应。

脾脏巨噬细胞直径 17～25μm，比血中单核细胞更富含 RER 和高尔基体。红髓中的巨噬细胞含许多包涵体，包括被吞噬的红细胞、中性粒细胞、嗜碱性粒细胞以及血小板。在溶血性贫血和免疫性血小板减少症患者，巨噬细胞含大量被吞噬的碎片，偶尔，这种外观呈海蓝组织细胞的具有内在化细胞膜的巨噬细胞变成粉红色。脾脏巨噬细胞具有 IgG 的 Fc 受体和补体受体，表达单核吞噬细胞的典型抗原，还含有铁蛋白和含铁血黄素。

（三）肠巨噬细胞

应用组化染色技术，在整个胃肠道的黏膜固有层中，发现许多携带有巨噬细胞特有抗原的巨噬细胞。沿着上皮细胞的基底膜下分布着许多具有这种标记的细胞。在小肠中，巨噬细胞扩展到腺管的上皮细胞中。某些巨噬细胞抗原阳性的细胞是与毛细血管或众多的淋巴细胞以及固有层中的浆细胞连在一起。肠相关淋巴样区域的皮质区含少量巨噬细胞。派尔集合淋巴结（Peyer's patch）也含少量巨噬细胞，但它们显然是在派尔集合淋巴结的圆盖形上皮细胞中。

除免疫组化检测手段外，肠巨噬细胞还可通过观察消化碳颗粒、PAS 染色和酸性磷酸酶细胞化学染色而加以识别。应用电镜检查时，肠巨噬细胞常位于血管附近或与固有层中浆细胞紧密相连。它们具有大的溶酶体、吞噬体以及电子致密的包涵体，有丝分裂罕见。

肠巨噬细胞在生理和病理条件下的作用尚不完全清楚。肠相关的巨噬细胞参与机体对被吸收的抗原产生免疫反应，还在抑制免疫反应或发展免疫耐受中可能起某种作用。这种细胞在吞噬细菌和细胞碎片中发挥重要的作用。废弃物被扣押在巨噬细胞内，然后这些巨噬细胞再脱落到肠腔中，这很可能是清除累积的或死亡的消化壁物质的一种机制。同样，铁超负荷的病人中荷铁的巨噬细胞也可从绒毛脱落到肠腔中。

肠巨噬细胞也参与一些肠道疾病的发生。有研究者提出假说认为巨噬细胞分泌的一些蛋白酶包括酸性水解酶、弹力蛋白酶和胶原酶，可导致如人克罗恩病（Crohn's disease）时所见的肠道损害。溶菌酶作为巨噬细胞中的一种高浓度酶，在肠炎病人的大便和肠黏液中的水平增高。在克罗恩病及其他类型炎症的肠道疾病患者血清溶菌酶水平也增高。在克罗恩病和肠结核时所见到的肉芽肿是由单核细胞和巨噬细胞、淋巴细胞和浆细胞一起组成的。这些疾病合并的纤维化部分是由于成纤维细胞受巨噬细胞衍生的成纤维细胞生长因子的刺激而引起局部成纤维细胞增殖所致。惠普尔病（Whipple's disease）为一种因感染某种非寻常的、需复杂营养的微生物所致的多系统疾病，具有包括肠壁在内的各器官中上皮样巨噬细胞聚集的特性。这种巨噬细胞含 PAS 阳性物质。在有些消化道的蠕虫感染中，宿主的巨噬细胞在驱逐肠道寄生虫中起一定作用。

（四）皮肤巨噬细胞

位于皮肤的单核吞噬细胞，即皮肤 DC，首先由著名的德国病理学家和医师 Paul Langerhans 于 1868 年在表皮中发现，故又称为朗格汉斯细胞。这种细胞在常规染色片中不易见到，必须用金属盐如氧化金染色、细胞化学或免疫组化染色才能看到。朗格汉斯细胞是一种个体较大的单个核细胞，直径可达 13μm，胞体不规则。电镜检查是鉴定这类细胞的最可靠方法。朗格汉斯细胞具有相当清亮的胞质，无角质细胞和黑素细胞特有的细胞器，但胞质中可见分散的特有细胞器，称为 Langerhans 颗粒或 Birbeck 颗粒，这是一种大胞质颗粒，颗粒长 190～

360nm，宽33 nm，末端呈泡沫样扩张，形状如网球拍。这种呈网球拍状的颗粒只有用电镜才能观察到。它们的来源和功能不明。其细胞核不规则，常呈扭曲状，核仁明显，多为1～3个。

大约3%～8%的表皮细胞是朗格汉斯细胞，它起源于骨髓，但也能在局部增殖。具有IgG的Fc受体和C3受体，表达高水平免疫相关抗原（小鼠Ⅰa和人HLA-DR）。这种细胞表达巨噬细胞相关抗原和单抗OKT6识别的抗原CD1a。OKT6不与正常的血单核细胞和T细胞起反应，但与胸腺细胞起反应。朗格汉斯细胞不含过氧化物酶，但有三磷酸腺苷酶（ATPase）活性。它可黏附玻璃，有一些胞饮和吞噬活性，但要比其他部位的巨噬细胞差。

朗格汉斯细胞的功能主要是作为抗原提呈细胞（APC）。在这方面，它与边缘区巨噬细胞、滤泡DC、髓质巨噬细胞以及淋巴结T细胞区的并指状细胞密切相关。朗格汉斯细胞的抗原提呈能力与其Ⅰa抗原的表达高度相关。朗格汉斯细胞合成和表达大量的Ⅰa抗原，而且与淋巴细胞相反，可见于接触性变态性皮炎部位，表明它在迟发性超敏反应中起重要作用。朗格汉斯细胞也能将其摄取的皮肤抗原携带进入引流区淋巴结，在此处它有时可看作面纱（veiled）细胞。朗格汉斯细胞也参与皮肤的同种移植物排斥反应，而且可通过某种未明的机制有利于表皮细胞的角质化。朗格汉斯细胞（组织细胞）增生症（曾称组织细胞增多症X）时，朗格汉斯细胞聚集在身体各处，该疾病从组织学上看尚不能视为恶性，但这时的朗格汉斯细胞虽仍含有Birbeck颗粒，以及表达Fc和C3受体，但比正常的朗格汉斯细胞具有更强的吞噬能力。

（五）肝脏巨噬细胞（库普弗细胞）

体内的大部分单核吞噬细胞滞留在肝脏。肝巨噬细胞（或库普弗细胞）是肝窦状壁的吞噬细胞。它们停泊在内皮细胞上或深埋在内皮细胞的内层，并可伸展到肝淋巴间隙中。库普弗细胞也与肝脏的其他细胞密切接触，包括贮脂细胞、小凹细胞（pit cell）和网状纤维。扫描电镜观察时，这种细胞有微绒毛，偶见板层样伪足。其核呈轻微不规则的卵圆形，有细小的线粒体和大量的胞质吞液泡。它含有“蠕虫样”结构（wormlike structures），后者是由具有一种厚外衣膜物质的内在化膜组成的、外观独特的内部结构。应用透射电镜分析，其外膜有一个厚的绒毛外衣。库普弗细胞在内质网中含过氧化物酶，而肝的内皮细胞不含此酶。

库普弗细胞在其沿着肝窦状壁井然有序的位置上吞噬着各种来自血液的颗粒，包括体内注射各种实验性颗粒如碳、乳胶、脂质体、微生物、病毒和已改变或受调理的红细胞。它们能有效地清除门静脉内来自肠道的细菌以及途经肝脏的血液中的内毒素。库普弗细胞可产生内源性致热原（IL-1），并改变肝细胞的功能。库普弗细胞也被注意到能调节肝细胞的纤维蛋白原的合成和细胞色素P450的药物转化反应。细菌和内毒素还会引起膜微绒毛数量的增加和某些溶酶体酶水平的增加。库普弗细胞在清除血液中的纤维蛋白和纤维蛋白降解产物也有作用。在弥漫性血管内凝血患者，这种能力则会受到抑制。

肝巨噬细胞的吞噬作用是由其表面的Fc或补体受体介导的。抗体调理的各种颗粒可明显地促进这些颗粒被库普弗细胞从血液中清除。库普弗细胞可识别体外受损的或老化的红细胞或者经神经氨酸酶处理过的红细胞。这种细胞有N-乙酰氨基葡胺的受体。血浆的纤维连结蛋白（Fn）也作为库普弗细胞的颗粒性调理素发挥作用。

库普弗细胞在提呈抗原给T细胞并刺激T细胞的DNA合成中可作为辅助细胞。这种相互作用，也像在其他部位的巨噬细胞所涉及那样，通常是自限的。来自正常动物的库普弗细胞能抑制瘤细胞的生长，而从注射过棒状杆菌动物获取的巨噬细胞还能溶解瘤细胞。小鼠的库普弗细胞不像腹腔巨噬细胞那样，在吞噬或对可溶性刺激物起反应时，其产氧能力很差。IFN-γ能增进腹腔巨噬细胞和血单核细胞产生过氧化氢的能力，但对库普弗细胞却无此能力。

正常的库普弗细胞能完全地降解血清的淀粉样蛋白A。然而，从实验性诱发的淀粉样变性小鼠来的库普弗细胞，却不能有效地处理这种淀粉样蛋白A物质，结果使原纤维A积聚，提示库普弗细胞在淀粉样蛋白生成中起作用。

（六）脑巨噬细胞

传统认为，脑是一个免疫豁免区（immunologically privileged site），其主要原因在于血脑屏障通常限制血液中免疫细胞进入脑部。然而，现已明确，小胶质细胞（microglia）在中枢神经系统（CNS）中的确会诱发免疫反应，尤其是在脑部发生炎症之时。小胶质细胞已确定为CNS中的组织巨噬细胞，其作为免疫系统在脑中的代表发挥功能。不断增加的资料表明，小胶质细胞在CNS发育及其疾病的病理发生过程中发挥着主要作用。

小胶质细胞是CNS内三种胶质细胞中最小的一种。Del Rio Hortego于1927年确定小胶质细胞属于一类不同于星形细胞和少突细胞的神经胶质细胞。

小胶质细胞为胞体细长或椭圆，核小，扁平或三角形，染色深。细胞的突起细长有分支，表面有许多小棘突。小胶质细胞的数量少，约占全部胶质细胞的5%左右。CNS损伤时，小胶质细胞可转变为巨噬细胞，吞噬细胞碎屑及退化变性的髓鞘。血循环中的单核细胞亦侵入损伤区，转变为巨噬细胞，参与吞噬活动。由于小胶质细胞有吞噬功能，现已证明它来源于血液中的单核细胞，属单核-吞噬细胞系统。

早在 19 世纪初，研究者应用银染色法就已经注意到，在脑组织内有一种外形特别的细胞。这种细胞一直被称为小胶质细胞或杆细胞（rod cell）。虽然早期的学者主张这种小胶质细胞是一种典型的脑巨噬细胞，但最近才获得确切的证据支持这种主张。应用组化技术，研究者证实这些具有典型外表的小胶质细胞显示巨噬细胞特异性抗原、IgG1/IgG2b 的 Fc 受体和粒单细胞抗原巨噬细胞抗原 1（Mac-1，macrophage-1）。绝大多数的小胶质细胞存在于脑基质里。电镜检查时，其核为不规则形，有不均匀分布的核染色质，胞质中有伸长的内质网池，细长的突起本身不含细胞器。有中等数量的线粒体。细胞内可见溶酶体、胞内液泡以及内在化的脂质等物质。这些细胞内还含有内在化的红细胞和碳颗粒以及非特异性脂酶。创伤和炎症可引起小胶质细胞数急剧增加。

从应用嵌合体和标记的单核细胞进行实验获得的资料，明显提示这种小胶质细胞是来自血循环中的单核细胞。一种假说主张垂死的神经元可作为趋化性刺激物发挥作用，使血中单核细胞移动到该区域，并分化成小胶质细胞。在小鼠视网膜的发育过程中，可以观察到降解的神经元和从血管移动出来盖在发育着的视网膜上的巨噬细胞，吞噬这种垂死的神经元，然后发展成 F4/80 阳性的小胶质细胞。在脑基质里，小胶质细胞高度集中在血管的周围以及降解的、固缩的细胞周围。小鼠发育期间，巨噬细胞侵入脑，随后可能经一系列过渡型而分化成为小胶质细胞。很显然，伴随着脑的成熟发生的神经元细胞的程序性死亡可作为吸引单核细胞的刺激物而发挥作用。

自从 20 世纪 70 年代以来，人们已经广泛认识到，小胶质细胞作为居留的免疫细胞和吞噬细胞在 CNS 损伤和疾病发生中起着重要的作用。小胶质细胞通过释放潜在的细胞毒性分子，如促炎细胞因子、反应性氧中间体（ROI）、蛋白酶和补体蛋白，作为 CNS 中对各种病埋状态产生反应的免疫细胞，参与阿尔茨海默病、帕金森病、多发性硬化以及痴呆等疾病的发生和进展。也有证据表明在炎症或损伤过程中，小胶质细胞也能分泌神经营养因子或神经元存活因子。

（七）腹腔巨噬细胞

腹腔巨噬细胞形态上与其前体血单核细胞不同，直径约 15～45μm，能黏附于玻璃和塑料上，经常出现空泡化的胞质。为在人体上进行研究，研究人员已从腹腔镜检查、妇女剖宫术后插有内导管的患者、进行慢性透析的患者以及从良性和恶性腹水中获得细胞。在正常妇女中，腹腔细胞的 85%～95% 由巨噬细胞组成，余下的则是淋巴细胞。腹腔巨噬细胞的形态具有异质性，有的类似血单核细胞，但绝大多数更像组织巨噬细胞。正常妇女约有 $(2 \sim 5) \times 10^6$ 个腹腔巨噬细胞。在月经期间，其细胞数量发生改变，接近月经时可达最高数。患有子宫内膜炎的妇女腹腔巨噬细胞数增多。

（八）肾脏巨噬细胞

虽然在常规的苏木素伊红染色上，肾脏的巨噬细胞并不引人注意，但现在大家都同意肾脏含大量的这类细胞。它们起源于骨髓，有吞噬作用，携带 Fc 和补体受体，表达Ⅰa 抗原，非特异性酯酶染色阳性，黏着玻璃和塑料制品。巨噬细胞高度集中在肾髓质的细胞群内，覆盖于大量的集合管的外表面上。在紧邻致密斑、肾小球毛细血管床的出球和入球小动脉处也可见巨噬细胞。正常动物的肾小球膜通常不含典型的单核吞噬细胞。

导致肾小球损伤的疾病往往与单核细胞流入肾小球有关。这种单核细胞的流入在特征性新月体形成的疾病尤其明显，新月体中有高达 50% 细胞是巨噬细胞。肾小球中这类外形似单核细胞的细胞与疾病的一些指标如实验性模型中的蛋白尿相关。单核吞噬细胞所分泌的 IL-1 与这些疾病相关性肾小球细胞增生可能有关。

（九）乳汁巨噬细胞

人初乳和乳汁中含大量的单核吞噬细胞，而且这些巨噬细胞可从母亲转移给婴儿。乳汁中的巨噬细胞含量约为 $(0.2 \sim 21.0) \times 10^6$/ml。大约 40% 的乳汁白细胞为非特异性酯酶阳性、能黏附玻璃和塑料的巨噬细胞。这些细胞具有 Fc 和补体受体，能够介导瘤细胞的生长抑制和溶解，并能吞噬和杀死细菌。它们也可改变淋巴细胞的有丝分裂活性。

（十）生殖器官中的巨噬细胞

在睾丸的整个间质组织中含大量的巨噬细胞。这类细胞能黏附玻璃或塑料，携带 Fc 和补体受体，表达Ⅰa 抗原和非特异性酯酶活性。在生精和输精管中可见到吞噬精子的巨噬细胞，并被认为在清除未射出的垂死精子中起重要作用。这些细胞也能吞噬细菌，参与破坏和清除侵入的有机体，也参与男人输精管结扎术后偶见的精子肉芽肿形成。由于其所处的位置和细胞表面存在着Ⅰa 抗原，人们一直推测睾丸的巨噬细胞在诱发抗精子免疫中起作用。巨噬细胞借增加其乳酸产物而对滤泡刺激激素产生反应并能合成睾酮。

卵巢含巨噬细胞，这些细胞很可能参与正常动情期产后黄体的溶解以及滤泡闭锁期变性黄体细胞的吞噬。这些单核吞噬细胞具有组织巨噬细胞的一般特征，包括有 Fc 受体、消化乳胶球能力、紧密黏附塑料以及非特异性酯酶活性等。卵巢内的巨噬细胞似乎在维持体内黄体细胞分泌孕酮中发挥作用。子宫体内的巨噬细胞数在受精后、放置宫内节育器以及妊娠期间可立即增加。宫内节育器上往往覆盖着巨噬细胞，据推测这些炎性巨噬细胞在损伤生殖细胞或合子，以及防止种植方面可能起作用。子宫内常见有吞噬精子的巨噬细胞。在妊娠期间这些巨噬细胞代表大部分的子宫蜕膜。妊娠时高达 50% 的子宫巨噬细胞 Ⅰa 阳性，表明这些细胞以某种方式被激活。

输卵管中也有少量的典型巨噬细胞。据对输卵管近端或远端有阻塞的妇女所作的分析，很显然这些细胞是通过张开的输卵管伞口来自腹腔的巨噬细胞。该处的巨噬细胞数反映腹腔中的巨噬细胞数。据推测，输卵管的巨噬细胞借吞噬正常或经抗体调理的精子而干扰受精。

（十一）肉芽肿中的巨噬细胞

肉芽肿系指由单核吞噬细胞（巨噬细胞或上皮细胞）组成的一种致密的、组织化的集合体，可伴有或不伴有一些附属的特征，诸如坏死或其他炎症白细胞的浸润。肉芽肿是宿主对许多有生命力和无生命力的致病因子的一种反应。通常，它是由于对特殊的或未能消化的长期存在于组织里的作用物产生反应而形成的。肉芽肿里的细胞对宿主既有防御又有破坏的作用。这些细胞借其杀死微生物也可能包括瘤细胞以及处理抗原并与淋巴细胞相互作用等而发挥防御作用，但也引起邻近正常组织的破坏和纤维化。多核性的巨大巨噬细胞是肉芽肿的显著特征。这种多核巨细胞是由许多单个核的单核细胞和（或）巨噬细胞融合形成，或者只发生核分裂但不发生细胞分裂而形成。淋巴细胞可能在诱导这种融合作用中起重要作用。在体外，经过约 1～2 周的培养，巨噬细胞可以转化为多核巨细胞，IFN-γ、IL-3 或细胞贴壁可以促进这一过程的发生。

多核巨噬细胞的功能尚未被确切了解。但与单核吞噬细胞比较，多核巨噬细胞有以下几个方面的不同：吞噬颗粒较少，还原四唑氮蓝的能力降低，5′-核苷酶的表达减少，各种单核吞噬细胞抗原的表达减少，运动性减弱，以及寿命缩短。

（十二）骨巨噬细胞（破骨细胞）

破骨细胞是一种高度分化的专业化单核吞噬细胞。像外周血的单核细胞和各种组织巨噬细胞一样，它起源于骨髓中的造血祖细胞。破骨细胞是由其前体细胞融合形成的多核细胞。由于破骨细胞是骨骼中的主要溶骨细胞，其功能为介导骨吸收，因而它在正常骨骼发育（生长和塑形）、骨骼完整性的维持以及钙代谢（骨骼重塑）中起着极其关键的作用。血液单核细胞和腹腔巨噬细胞在体外均能使骨降解。在小鼠，骨的降解能力与巨噬细胞多核化程度有关。骨硬化病显然涉及破骨细胞功能的缺陷。

近十年来，特异性的破骨细胞分化因子——核因子 κB 受体活化因子配体（RANKL）和其表达在 CFU-M 上的受体——核因子 κB 受体活化因子（RANK）相继被发现。在存在 M-CSF 和缺乏 GM-CSF 的条件下，不必破骨细胞支持，重组的 RANKL（胞外段）激活其受体 RANK 后，可以在体外诱导 CFU-M 分化为单个核的前体破骨细胞（preosteoclast），进而形成破骨细胞。在生理条件下，破骨细胞膜表面 RANKL 诱导 CFU-M 向破骨细胞分化。破骨细胞释放的骨保护素（osteoprotegerin，OPG）与 RANK 结合则抑制破骨细胞的分化。GM-CSF 驱使 CFU-M 向 DC 分化，而抑制向破骨细胞分化。此外，还有大量的作用于 CFU-M 之前和之后的影响破骨细胞分化的生长/分化因子、受体和转录因子得到鉴定。关于这方面的详细资料以及破骨细胞的溶骨机制已超出本章范围，有兴趣的读者可以继续深读这方面的文献。总之，破骨细胞是组成骨免疫系统（osteoimmune system）的先天免疫细胞，破骨细胞生物学已成为近年来新的研究热点。

（十三）滑膜巨噬细胞

在正常滑膜内表面居有两种滑膜细胞，即 A 型和 B 型滑膜细胞。A 型滑膜细胞类似组织巨噬细胞（巨噬细胞样滑膜细胞），B 型滑膜细胞类似成纤维细胞（成纤维细胞样滑膜细胞，FLS）。在数量上 A 型滑膜细胞占三分之一，B 型滑膜细胞占三分之二。A 型滑膜细胞起源于骨髓，由外周血单核细胞迁移至滑膜而成，而 B 型滑膜细胞则起源于局部实质。A 型滑膜细胞表达巨噬细胞标志，不但清除关节腔内的碎物，而且具有抗原递呈功能。其具有高度的非特异性酯酶活性，表达 MHC Ⅱ 类抗原、Fc 受体以及雌激素和雄激素受体。它也像组织巨噬细胞一样，有明显的高尔基体和大量的消化空泡。其中有一亚群 A 型滑膜细胞为 CD14/CD33 阳性细胞，也称为 DC。这一独特的细胞亚群的特性是能递呈抗原给 T 细胞和产生前列腺素。

通过接受信号和细胞因子及生长因子介导，在滑膜的正常生理和疾病状态如类风湿关节炎（RA）的发病过程中，A 型滑膜细胞和 B 型滑膜细胞可以相互作用和相互影响。RA 患者滑膜破骨细胞在受累关节的骨破坏中起着非常重要的作用。破骨细胞由A型滑膜细胞分化而来。在RA滑膜中，T细胞和B型滑膜细胞表达RANKL，B型滑膜细胞表达M-CSF，RANKL和M-CSF两者诱导A型滑膜细胞分化为破骨细胞。A型滑膜细胞、B型滑膜细胞和（或）T细胞分泌的TNF-α、IL-1、IL-6和IL-17进一步增加破骨细胞的分化及其活化。因此滑膜细胞导致了RA的破骨细胞形成和骨破坏。

五、单核细胞和巨噬细胞的最后归宿

在非炎症情况下，单核细胞的归宿尚未确切地阐明，其中有些可分化为巨噬细胞，而另一些则可能通过至今尚未清楚的机制被破坏。肺泡巨噬细胞通过吞咽黏液从气道排出体外，而其他巨噬细胞则迁移进入局部淋巴结，最终发生原位凋亡，然而大部分老化的巨噬细胞的最终命运尚不清楚。淋巴结可能是DC的主要归宿地。

六、单核巨噬细胞的表面分子

（一）单核细胞和巨噬细胞的表面抗原

应用杂交瘤单克隆抗体，不同的研究者已经鉴定出许多单核巨噬细胞的抗原。这些抗体可用于体外正确地鉴定、区分和分离单核吞噬细胞，还可用于白血病的分型，以及很可能也用于治疗移植物排斥、溶血性贫血、免疫性血小板减少症和单核吞噬细胞疾病。这类抗体中有许多也识别表达在其他类型细胞上的抗原。巨噬细胞表面上有许多抗原已被清楚阐明。单核吞噬细胞表达主要组织相容性抗原（Ⅰ类抗原HLA-A、B、C以及Ⅱ类抗原HLA-DR），而且这些抗原的表达水平可被各种因子如IFN所改变。

1. HLAⅡ类抗原　单核细胞和巨噬细胞的一项重要功能是作为APC，它们携带主要组织相容性基因复合体的Ⅱ类糖蛋白HLA-DR、DP和DQ。不同组织来源的巨噬细胞上HLA-Ⅱ类抗原表达存在广泛的差异。脾巨噬细胞含高比率的HLA-DR阳性细胞（50%），腹腔巨噬细胞相对较低（10%～20%），而Ⅰa阳性的肺泡巨噬细胞的比率仅占大约5%。淋巴因子中主要是IFN-γ，能增加巨噬细胞上的Ⅰa表达。前列腺素E、甲胎蛋白以及糖皮质激素则下调巨噬细胞上的HLA-DR抗原表达，致使它们丧失了抗原提呈功能。

2. CD11抗原　CD11抗原是由三个辅助黏附表面糖蛋白CD11a、CD11b和CD11c组成的一个家族。这三个异二聚体的表面糖蛋白有各自独特的α亚单位和一个共同的β亚单位（命名为CD18）。这些α亚单位有各自不同的等电点、分子量以及细胞分布。CD11a表达在所有的白细胞上，CD11b或CD11c则主要表达在单核细胞和巨噬细胞以及少部分的B细胞和绝大部分多形核白细胞上。超过95%的新鲜的人单核细胞和巨噬细胞表达CD11b，但在体外维持的细胞上其CD11b表达则迅速下降。CD11b的特异性抗体如OKM1或Mo1，可以封闭这个补体受体结合CD3bi的能力。因此，这些抗体可明显抑制补体受体介导红细胞-IgM抗体-补体复合物玫瑰花结形成。

3. CD4抗原　众所周知，T辅助淋巴细胞表面表达CD4抗原，人类免疫缺陷1型病毒（HIV-1）通过gp120与CD4分子结合，感染辅助T淋巴细胞，从而导致$CD4^+$ T细胞减少和免疫缺陷。CD4及其mRNA也在单核细胞、巨噬细胞以及单核细胞样细胞系U937中得到证实。虽然单核细胞低水平表达CD4，但表达这种质膜决定簇的细胞比率范围差异很大，从5%～90%不等。许多单克隆抗体能与CD4抗原的不同表位反应，CD4分子与T细胞发挥其辅助功能以及抗原刺激诱导的T细胞增殖反应有关，然而CD4在单核细胞和巨噬细胞中的作用尚未被确立。已知单核细胞-巨噬细胞表型的一个重要特点是在其表面也存在CD4分子，且能作为HIV-1的受体，HIV-1也正是利用该CD4受体作为感染单核细胞-巨噬细胞的通道。

4. CD14和CD68抗原　CD14是单核细胞系列中得到最充分阐明的表面抗原之一，它由356个氨基酸组成，借磷酸肌醇键锚定在质膜上，呈高密度表达，是单核细胞和组织巨噬细胞的一个特异性标志。但在一部分中性粒细胞、朗格汉斯细胞、滤泡DC、组织细胞以及高内皮血管也有低密度表达。抗CD14分子的抗体可诱发氧爆发的发生，但对巨噬细胞表面这个完整蛋白的功能所知甚少。CD14在传递刺激信号给同种反应性T细胞以及在吞噬作用的过程中有一定的作用。

CD68抗原也是单核细胞和巨噬细胞的一种特异性表面标志。应用抗CD68的单克隆抗体可标记常规处理的组织切片上的巨噬细胞和单核-吞噬细胞系统中一些其他成员，而且一直用于淋巴结、组织和骨髓中单核细胞的增生程度的确定。

（二）单核细胞和巨噬细胞的表面受体

单核吞噬细胞具有上百种不同的受体，这可使其接受范围广泛的免疫学上或自身稳定的分子信息。这些受体中有少数是在细胞内，但绝大多数分布在细胞膜上。由于通过占据这些受体而传递信号的转导系统，受体可与该细胞结构的其他部分联系起来，所以单核吞噬细胞能对具有修饰行为的外来信号和生物合成反应剂起反应，即一旦某个配体与其受体结合，单核吞噬细胞就以某种方式，如通过改变其细胞基因的表达、诱导分泌作用或改变其外形等发挥作用。尤其是单核吞噬细胞的有些受体能使其黏附到其他细胞和细胞外基质上,有些细胞结合并消化微生物,能识别经补体调理的细菌代谢分子,并且能对绝大多数细胞因子和生长因子起反应。应用特异性单克隆抗体的结合作用,单核细胞和巨噬细胞的表面受体已经得到阐明。表 109-3 列出了这些受体,它们被作为单核细胞和巨噬细胞的生长、分化、激活、识别、移动以及与其他功能有关的标记。为描述方便可将这些受体分成三类;即介导微生物和颗粒物摄取的受体、介导细胞-细胞间接触的受体和模式识别受体(pattern recognition receptor,PRR)。事实上,其中许多受体具有多重的功能。

表 109-3 单核细胞和巨噬细胞的表面受体

免疫球蛋白 Fc	细胞因子受体
IgG	肿瘤坏死因子受体
FcγR Ⅰ(CD64)	干扰素 γ
FcγR Ⅱ(CD32)	集落刺激因子(CSF)-GM/M
FcγR Ⅱ A	白细胞介素(IL)-1、2、3、4
FcγR Ⅱ B	细胞间黏附(integritin)-β1、β2 家族
FcγR Ⅱ C	Ig 超家族 Selectin 家族
FcγR Ⅲ(CD16)	趋化性因子受体
FcγR Ⅲ A	趋化肽(f-met-leu-phe 等)
IgE	趋化因子
FcεR Ⅰ	C5a
FcεR Ⅱ(CD23)	纤维连接蛋白
FcεR Ⅱ A	激素
FcεR Ⅱ B	1,25 二羟维生素 D_3
IgA	糖皮质激素
FcαR	胰岛素
补体第三成分(C3)	前列腺素
CR1(CD35)	胰高血糖素
CR3(CD11b/CD18)	促甲状腺激素
低密度脂蛋白受体(LDL)	生长调节素
修饰的低密度脂蛋白受体	雌激素
(Acetyl-LDL、Maleyl-LDL、	睾酮
β-LDL)	脂多糖
清道夫受体(MSRs)	
糖基化蛋白(MMRs)	
α_2 巨球蛋白	
转铁蛋白	

资料引自:Weinberg JB 1999 和 Faller DV, Mentzer SJ 2000

1. 介导摄取微生物和颗粒物的受体

(1)清道夫受体(MSR):它能结合和内吞低密度脂蛋白(LDL),特别是脱离接触血管壁成分而被氧化的 LDL。脂蛋白受体控制着这些蛋白及其相关脂质进入单核吞噬细胞胞内。一致的看法是单核吞噬细胞可参与动脉粥样硬化斑的形成。这些斑块中含大量的充满胆固醇的单核吞噬细胞,即泡沫细胞。人单核细胞具有许多 LDL 和乙酰化 LDL 受体,在体外培养的单核细胞其乙酰化 LDL 受体(即所谓的 MSR)数量明显增加。这种结合胆固醇酯的乙酰化 LDL 与单核吞噬细胞上的受体结合(不同于 LDL 的一种受体)并被内在化而进入溶酶体池,经一种酸性脂酶的作用产生游离的胆固醇。这种游离的胆固醇又可被重新酯化成为胆固醇酯,以脂滴形式储存在胞质里。与 LDL 受体不同,乙酰化 LDL 受体的水平不受细胞内胆固醇或胆固酰水平的调节。结果上述过程可导致巨噬细胞脂质过饱和,变成泡沫细胞。纯合子家族性高胆固醇血症的病人虽缺乏 LDL 受体,但却具有正常数量的乙酰化 LDL 受体。除了乙酰化 LDL 受体外,单核巨噬细胞还可识别丙二醛化 LDL 或马来酰化(maleylated)LDL。单核巨噬细胞和内皮细胞两者均能将 LDL 变成能被乙酰化 LDL 受体识别的形式。一个能被乙酰化 LDL 受体识别的形式是β-VLDL,这可能是其天然配体。β-VLDL 见于高胆固醇膳食的动物血浆或血脂蛋白代谢障碍的病人。只有当脱脂化作用产生游离的胆固醇,随后被高密度脂蛋白(HDL)清除,胆固醇才能从单核巨噬细胞中被清除掉。单核巨噬细胞产生和分泌呈磷脂盘(disc)形式的载脂蛋白 E。有人认为这些颗粒是由于受卵磷脂-胆固醇酰基转化酶的作用与胆固醇酯一道形成的,在细胞外被装配成一个大球形颗粒,含有一个胆固醇酯的核心和一个含载脂蛋白 A1 和 E 的外壳。这种颗粒可能是 HDL-C,它转运这种胆固醇到肝脏并在这里进行代谢。在巨噬细胞的各亚型中这类受体的表达各异,而且其中有的还能结合细胞外基质蛋白和菌壁蛋白,诸如磷壁酸、LPS 和其他一些物质。

(2)免疫球蛋白 Fcγ 受体(FcγR):单核细胞、巨噬细胞、粒细胞以及血小板上均表达 IgG 的 FcγR。现知存在三种性质不同的 FcγR,即 FcγR Ⅰ、FcγR Ⅱ 和 FcγR Ⅲ,它们在不同细胞上的表达有很大的差异。FcγR Ⅰ(CD64)是单核细胞、巨噬细胞以及激活的中性粒细胞上表达的一种 FcγR,它通过 IgG 分子的 Fc 片段与单体的 IgG 结合。在激活的单核细胞和巨噬细胞上它表达增加,因此在抗体依赖的细胞毒反应中可能起着中心作用。FcγR Ⅱ(CD32)是一种广泛分布的受体,它在许多细胞上包括单核细胞、血小板、中性粒细胞、B细胞、某些T细胞以及毛细血管内皮细胞上均有表达。FcγRⅡ能与多聚体IgG,而不是单体IgG结合,参与T细胞的增殖反应以及作为天然杀伤细胞的靶点。FcγRⅢ(CD16)则主要与IgG的免疫复合物结合。该受体存在于中性粒细胞、天然杀伤细胞以及组织巨噬细胞上,它显然是在单核吞噬细胞分化的晚期才出现,因为外周血单核细胞不表达此受体。所有这三种FcγR特异结合人IgG亚类IgG1和IgG3。巨噬细胞上FcγR与免疫复合物相互作用导致细胞"激活"伴有增强吞噬作用,释放许多产物包括超氧化物、TNF、组织型纤溶酶原激活剂、前列腺素以及白三烯等,并触发呼吸爆发。特发性血小板减少性紫癜(ITP)的主要发病机制是患者体内存在抗血小板抗体,包括血小板相关IgG、IgA和IgM,结果血小板被单核-吞噬细胞系统通过其表面的Fc受体所破坏清除,静脉注射免疫球蛋白(IVIg)对ITP治疗有效的作用机制就是对单核巨噬细胞表面的Fc受体有暂时封闭作用,从而减少血小板破坏,抑制抗体的生成。

(3) 补体受体(CR)和gC1qR:补体系统的激活可导致释放许多能特异性结合单核吞噬细胞受体的配体。有四种受体已被证实能与补体C3成分的片段结合。补体受体1(CR1或CD35)与二聚体C3bi结合,补体受体3(CR3或CD11b)与补体C3b片段结合,两者在单核和巨噬细胞上均已被发现。CR3是一种异二聚体的糖蛋白,由两个非共价连接的多肽组成。该多肽的α链的Mr为185 000,β亚单位的Mr为95 000。CR3与白细胞抗原LFA-1(淋巴细胞功能相关抗原CD11a)和p150,95(CD11c)组成一个共享β亚单位的(CD18)异二聚体的家族,被命名为整合素$β_2$亚家族。这些异二聚体涉及细胞和细胞间的相互作用,并参与结合调理化的颗粒和血浆蛋白以及对各种物质的黏附反应,它们可能也修饰细胞间的黏附。补体片段不仅可识别潜在的病原体感染,而且可促进单核吞噬细胞对病原体的吞噬。但是,由于通过CR的内吞途径能绕过氧化爆发,因而这条途径常被细胞内寄生物,如分枝杆菌(Mycobacteria)、军团菌(Legionella)和利什曼原虫(Leishmania)所利用。

单核巨噬细胞表面还表达一种能与补体成分C1q分子的球状头部(globular head)结合的分子量为33kD的受体,命名为gC1qR,HIV-1的gp-120可与gC1qR结合,因此,HIV-1除了通过CD4分子感染单核巨噬细胞外,也可能通过gC1qR感染单核巨噬细胞。

(4) CD14及其他受体:单核巨噬细胞表面表达CD14分子,CD14能结合LPS和携带多价阴离子的微生物。单核巨噬细胞还具有乳铁蛋白的特异受体。在急性内毒素血症或细菌血症,脱铁的乳铁蛋白由于IL-1的作用从特异的颗粒中释放出来。这种脱铁的乳铁蛋白,在竞争性结合铁后,可被单核吞噬细胞受体内在化,因此,很可能与类似情况下低铁血症的发生有关。单核吞噬细胞可合成特异的、高亲和力的趋化肽受体,如N-甲酰化的异亮氨酸-亮氨酸-杂丙氨酸-酪氨酸-赖氨酸和N-甲基化的甲硫氨酸-亮氨酸-杂丙氨酸的受体。这些肽不仅能诱导单核吞噬细胞的方向性运动,而且也能引起溶酶体酶的释放和反应性氧族的产生。单核吞噬细胞也同除红细胞以外的所有其他造血细胞一样,可能有促癌剂佛波酯(肉豆蔻酸,PMA)的特异性受体。这些与蛋白激酶C共纯化的受体介导对单核吞噬细胞多重效应。几种不同的激素,即胰岛素、胰高血糖素、甲状腺素、生长激素、前列腺素E、地塞米松、双氢烯丙洛尔(dihydroalprenolol)、1,25二羟维生素D_3和卵泡刺激素等对单核吞噬细胞的作用,很可能也是通过特异性受体介导的。此外,单核细胞和巨噬细胞也表达凝血因子Ⅶ和Ⅶa、内啡肽等。

2. 细胞和细胞间的黏附受体 巨噬细胞具有丰富的细胞和细胞间的黏附受体及其配体,能介导巨噬细胞向炎症组织趋化或与其他免疫细胞相互作用。这些受体可分为三大家族,即整合素、免疫球蛋白家族和选择素。单核细胞和巨噬细胞上的主要整合素按它们的共同β链分类是$β_1$和$β_2$亚家族。$β_1$家族(VLA分子)介导单核细胞和巨噬细胞同细胞外基质的结合作用,而且诱导血小板反应蛋白(thrombospondin)、Fn和层连蛋白。$β_2$家族由三个白细胞限制的整合素LFA-1(CD11a/CD18)、CR3(Mac-1,CD11b/CD18)和P150/95(CD11c/CD18)组成。免疫球蛋白超家族成员包括细胞间黏附因子-1(ICAM-1/CD54)、ICAM-2(CD102)和ICAM-3(CD50)以及LFA-3(CD50)和PECAM(CD31)。LFA-3同淋巴细胞上的CD2结合。PECAM对单核细胞的渗出活动是必需的。选择素包括L-选择素(CD62L)、E-选择素(CD62E)和P-选择素(CD62P),它们识别单核细胞和巨噬细胞上的寡糖配体,如CD15和CD15s。这些凝集素受体在巨噬细胞识别微生物中似乎也起一定作用。LFA-1(CD11C/CD18)及其配体之一ICAM-1两者均存在于单核细胞上,并介导同型细胞间的相互作用,也包括单核细胞同内皮细胞以及携带相应的受体/配体的淋巴细胞之间的黏附,因此促进抗原的提呈。Mac-1(CD11b/CD18)在单核细胞的黏附和经受刺激活化的内皮细胞的外渗中显然起着重要的作用。许多炎性细胞因子，诸如 TNF 和 IL-1 诱导内皮细胞表达 ICAM-1、VCAM-1 和 ECAM-1。VLA-4 和单核细胞膜上的其他配体介导同内皮细胞的 VCAM-1 和 ECAM-1 结合，促进单核细胞向炎症部位的补充。整合素的黏附分子也有转导信号的功能。细胞的激活显然是由同细胞外基质蛋白Ⅳ型胶原和 Fn 结合的巨噬细胞触发的。其他的黏附分子，包括同 CD44 分子结合的透明质酸和同 CD36 分子结合的血小板反应蛋白。唾液酸黏附素(sialoadhesin，CD22)是一种由基质巨噬细胞表达的结合有唾液酸的凝集素，它介导巨噬细胞同骨髓的造血细胞结合，允许关键细胞接触而不激活吞噬作用。

3. 模式识别受体(PRR) 机体免疫系统由两部分组成：先天免疫和适应性免疫。适应性免疫(又称为获得性免疫)应答依赖于对特定抗原具有特异性的 B 和 T 淋巴细胞，该系统涉及 B 细胞的克隆选择，B 细胞借此产生抗体来有效地应答外来抗原，但因此过程耗时 4～7 天，其间病原体完全可击垮宿主，所以，费时长、反应较慢是适应性免疫的主要缺陷。相反，先天免疫系统却能即刻对威胁投入战斗，不必通过复杂的机制来选择对外来或自身物质反应的细胞，也不必通过记忆机制来应对相同威胁的第二次或第三次进犯，而先天免疫系统是通过模式识别受体(PRR)来应答绝大多数病原体享有的共同结构来发挥作用。这些共同的恒定分子结构(invariant molecular signatures)被称为病原体相关的分子模式(pathogen-associated molecular pattern，PAMP)。PRR 为在进化上高度保守的胚系(germline)编码的膜结合或可溶性蛋白的统称，包括 Toll 样受体(Toll-like receptor，TLR)、胞液内 NOD(nucleotide oligomerization domain)样受体(NOD-like receptor，NLR)和 RIG-1 样受体(RIG-1-like receptor，RLR)以及 C 型凝集素样受体(C-type lectin-like receptor，CLR)等。正是 PAMP/PRR 的相互作用触发了先天免疫系统。虽然有关 TLR 的描述可以上溯到 100 年前，但大多数开创性的研究工作蓬勃兴起于约 15 年前，如今，对各型 PRR 及其信号转导途径的研究始终处于免疫学研究的前沿和热点。

(1) Toll 样受体(TLR)：TLR 为先天免疫细胞表达的跨膜蛋白，可识别入侵微生物，激活信号转导途径，启动免疫和炎症反应，以摧毁入侵者。Toll 受体首先在果蝇发现，哺乳动物的 TLR 家族包括 11 种蛋白(TLR1～TLR11)，最近，两个新成员 TLR12 和 TLR13 在小鼠细胞上被发现，但对它们的了解并不深入。TLR 由三部分组成：胞外富亮氨酸重复序列区(LRR)、跨膜区和被称为 TIR(Toll-interleukin-1 receptor)同源结构域的胞质尾巴。不同的 TLR 充当各种配体的受体，这些配体包括细菌细胞壁成分、病毒单链或双链 RNA 以及小分子抗病毒或免疫调节复合物等(表 109-4)。

表 109-4 TLR、病原体及其衍生物

PAMP	PRR	Pathogen
Pam_3CSK_4，PGN，BLP，酵母聚糖等	TLR1，2，6	革兰阳性细菌(例如金黄色葡萄球菌)
dsRNA(例如 polyIC)	TLR3	病毒
LPS，脂质 A	TLR4	革兰阴性细菌(例如大肠杆菌)
鞭毛蛋白	TLR5	细菌，鞭毛虫
ssRNA	TLR6，7，8	病毒
未甲基化的 CpG-DNA	TLR9	细菌，病毒

注：BLP：bacterial lipopeptide，细菌脂肽；PGN：peptidoglycan，肽聚糖

一旦 TLR 的胞外 LRR 与其相应的配体结合，TLR 就被激活。人 TLR1、2、4、5 和 6 位于细胞膜上，主要对细菌表面相关的 PAMP 起反应。而 TLR3、7、8 和 9 则位于内体(endosome)表面，其配体主要为源自于细菌和病毒的核酸 PAMP。TLR 主要激活两条信号途径，其中之核心信号途径，经过接头蛋白 MyD88(myeloid differentiation factor 88)或 TRIF(TIR domain-containing adaptor inducing IFN-β)传递信号，导致转录因子 NF-κB(nuclear factor-κB)以及包括 p38 和 JNK(c-Jun N-terminal kinase)在内的 MAPK(mitogen-activated protein kinase)的活化。涉及 TLR3 和 TLR4 的第二条信号途径则导致 NF-κB 和另一个转录因子 IRF3(interferon regulatory factor-3)的活化，结果诱导大量的免疫和炎症蛋白包括细胞因子和趋化因子基因的表达，如抗病毒细胞因子 IFN-β等，或许最重要的早期表达基因是趋化因子，因它能把吞噬细胞吸引到感染部位来。先天免疫应答是机体逐渐进化而成的一组复杂的相互作用机制，从而使机体清除病原体的反应臻于完善，以最大限度地保护机体免遭外周环境中各种病原体的侵袭，严密地组成了机体抵御病原体的第一道防线。TLR4 是革兰阴性细菌毒素脂多糖(LPS)的受体，

LPS 激活 TLR4 所引发的信号转导途径是研究得最清楚的膜结合 TLR 的典型代表。单核巨噬细胞、DC 和肥大细胞组成了先天免疫的三种前哨细胞，TLR 也主要表达在这三种细胞上。然而，TLR 在人类细胞上的表达具有高度异质性，这与遗传和个体发育的不同阶段有关，可影响个体对感染、炎症性疾病、过敏以及自身免疫病的易感性。另一方面，病原体无节制地激活 TLR 反而又会导致严重的临床后果，如休克、炎症性疾病和自身免疫病，因而在多个不同的水平上存在许多 TLR 活化的负性调节蛋白，如 TAM(Tyro3/Axl/Mer) 受体酪氨酸激酶蛋白家族即是最近发现的其中之一。值得注意的是，PRR/PAMP 相互作用并非仅限于先天免疫，其在机体先天免疫向适应性免疫过渡中也起着重要的作用，如早期的细胞因子信号可以激活抗原递呈细胞以及辅助 Th1 细胞的分化和调节等。因此，TLR 及其信号分子已成为寻找新的感染、过敏、自身免疫病甚至肿瘤治疗剂的新的靶标。

(2) C 型凝集素样受体(CLR)：CLR 这一术语是指以钙离子依赖方式结合配体的糖结合分子，即这种受体结合其配体——糖时必须有钙离子存在。巨噬细胞和 DC 表达的 CLR 以Ⅱ型跨膜受体为主，并且仅包含一个糖识别结构域(CRD)如 DC-SIGN (CD209)、SIGNR1-4、dectin-2、朗格汉斯细胞特异蛋白(langerin, CD207)和血液 DC 抗原-2(BDCA-2)。此外，也存在Ⅰ型跨膜 CLR，如 MMR(CD206)和 DEC-205(CD205)，它们包含有多个凝集素样结构域，但仅部分 CRD 具有糖识别功能。下面重点介绍 MMR 和 dectin-1。

巨噬细胞甘露糖受体(MMR)为识别甘露糖/岩藻糖-N-乙酰葡糖胺化糖蛋白的受体，该受体已被命名为 CD206。MMR 为分子量 175kD 的Ⅰ型跨膜分子，存在于成熟的非活化的巨噬细胞上，其在摄食酵母细胞壁颗粒(如酵母聚糖 zymosan)和卡氏肺孢子虫过程中，MMR 可介导巨噬细胞内吞、吞噬和依赖 ROI 的细胞毒性。这些受体由钙依赖的重复结构域即 C-型结构域组成。现今已报道的这类受体还包括由 8 个和 10 个连续的 C-型植物凝集素结构域组成的受体 DEC-205(dendritic cell receptor for endocytosis-205)。

dectin-1 因首先在 DC 表面发现而得名 DC 相关性 C 型植物凝集素-1(DC-associated C-type lectin-1)，属于Ⅱ型 CLR，仅包含有一个 CRD，且因其结合配体时并不依赖钙离子而不同于传统的 CLR 如 DC-SIGN，而是更类似于 NK 细胞表达的结合 MHC-Ⅰ和 MHC-Ⅰ样反受体(counter-receptor)的 CLR。dectin-1 的主要表达细胞包括单核细胞、巨噬细胞和 DC 等。dectin-1 的配体为(1→3)-β-D-葡聚糖(glucan)，简称 β-葡聚糖，β-葡聚糖为真菌、某些细菌，尤其是真菌细胞壁的主要成分。真菌感染患者血液中会出现 β-葡聚糖，被称为葡聚糖血症(glucanemia)，目前国际上多家公司开发的诊断真菌感染的试剂盒，如 Fungitec test，就是检测患者血液中 β-葡聚糖的含量，被称为 G 试验。日益增多的证据提示，β-葡聚糖-dectin-1 介导巨噬细胞对真菌的吞噬活性、炎症反应包括促炎细胞因子和反应性氧素的产生。β-葡聚糖-dectin-1 信号转导途径正在得到阐明。随着癌症化疗、免疫抑制剂的应用、AIDS 等免疫受损患者(ICH)的不断增多，真菌感染已成为日益严峻的医疗挑战，β-葡聚糖-dectin-1 信号转导途径的阐明可为真菌感染带来全新的治疗模式。

第二节　单核细胞和巨噬细胞的生物学

一、一般能量代谢

单核细胞和巨噬细胞兼性厌氧，但肺巨噬细胞是个例外，其有赖于需氧代谢。单核细胞和巨噬细胞主要以糖酵解产生的三磷酸腺苷(ATP)提供能量。而且从厌氧转移到需氧的环境并不降低糖酵解率(即葡萄糖变成乳酸)。因此，在人单核细胞并没有观察到巴斯德效应(Pasteur effect)。通过 NADPH 氧化酶和己糖单磷酸旁路的吞噬和吞噬相关的氧爆发是氰化物不易感的，因为这些现象的能量主要依赖糖酵解。肺巨噬细胞因富含线粒体，其能量代谢仅依赖氧和氧化代谢，但其吞噬后的呼吸爆发很少超过其静息时的水平。

二、单核细胞和巨噬细胞的激活

巨噬细胞的功能似乎不是受其独特的分化途径，而是受其所处微环境中所接触的各种因素和细胞因子的平衡状况所决定。对于巨噬细胞的激活，不能仅仅理解为其转变成一种简单的激活状态，更为正确的理解应是其获得具有特异基因表达谱的复杂功能的能力。巨噬细胞的各种激活状态包括：吞噬/杀细胞状态、免疫/APC 状态以及其他特异的分化状态，例如受激活的破骨细胞的那种状态。单核细胞和巨噬细胞可很容易地达到由巨噬细胞介导的特征性杀菌和溶细胞活性的那种复杂的代谢状态。触发巨噬细胞激活的因素可分成两大类：宿主产生的生理因素如细胞因子、代谢产物，和衍生自病毒、细菌的产物或化学合成物等环境因素。虽然这两类激活剂均能刺激巨噬细胞，但二者对巨噬细胞的激活具有综合协同作用,且这种协同作用对某些效应物的功能却是必需的。因此,巨噬细胞在体内的激活过程很可能是一种涉及一个限定事件的多步骤、多途径的过程。原位的巨噬细胞激活的一种可信的顺序可能包括首先一种因子(即生理性的巨噬细胞激活因子)启动激活巨噬细胞,当接触到第二种因子时即具有协同的细胞激活作用。这种顺序可以解释巨噬细胞杀瘤活性的激活需要生理的(即 IFN-γ)和环境的(即 LPS 或 PMA)信号的结合。激活剂的不同很可能与巨噬细胞的多种激活表型和已被观察到相应的巨噬细胞特异基因调节谱有关。T 淋巴细胞产生的可溶性因子是第一个被确定的、作为刺激巨噬细胞杀瘤细胞激活过程的一种细胞因子,该活性物开始被命名为巨噬细胞激活因子(MAF),后被确定为 IFN-γ。此外,一些非 IFN 的 MAF 活性物也被确定,包括 T 细胞产生的如 IL-2、IL-4 和巨噬细胞移动抑制因子,造血生长因子如 M-CSF 和 GM-CSF 以及其他各种产物。然而,这些因子中有许多是通过 IFN-γ 间接发挥作用的,因为耗竭 IFN-γ 或敲除 IFN-γ 受体基因的研究结果证明:许多巨噬细胞行使功能必须有 IFN-γ。M-CSF 虽然没有经典意义上的激活作用,但它借诱导糖蛋白受体的表达刺激单核细胞和巨噬细胞的增殖,增加其黏附性,而且借刺激内吞途径和产生蛋白溶解因子如尿激酶,促进病原体的清除。导致单核细胞和巨噬细胞杀细胞型激活的不同外部刺激作用显然要通过各种信号转导途径,以产生细胞内超氧化物和杀菌活性。植物凝集素通过升高细胞内钙离子浓度而触发超氧化物的产生。PGE_2影响信号转导,即通过腺苷环化酶产生环化一磷酸腺苷(cAMP)的作用来实现。LPS 是通过表面受体 TLR4 和 CD14 与巨噬细胞结合,激活肌醇和二乙酰甘油信息系统以及钙离子动员而实现。鸟嘌呤核苷酸结合蛋白(G 蛋白)可能在某些激活的途径上起一定的作用。吞噬细胞氧化爆发的刺激可导致氧耗增加,激活己糖单磷酸旁路,增加葡萄糖的摄取。这种呼吸爆发的结果产生毒性氧衍生物,即 ROI。ROI 是通过一个膜结合的血红黄素蛋白即 NADPH 氧化酶作用,由氧产生,而 B 型细胞色素与此氧化酶有关,它很可能作为电子载体链的一部分。NADPH 氧化酶系统催化该电子,经氧化还原步骤,还原 O^{2-}。O^{2-}被进一步转变成几种其他毒性氧的衍生物,如 H_2O_2、羟自由基和单态氧。二价铁可与 H_2O_2反应产生羟自由基。反应性氧素(ROS)在相对短距离内,如同在吞噬体内一样,具有强大的氧化活性。在来自噬天青颗粒酶如髓过氧化物酶或其相应酶的协同下,H_2O_2加上某种卤化物可形成另一个强大的氧化系统,导致产生氧化卤素如次氯酸。大部分氧化卤素与胺,尤其是氨基乙磺酸反应产生氯胺。细胞因子如 TNF-α 和 CSF 能够促进巨噬细胞对随后的刺激起反应,导致氧自由基产生增加、释放溶酶体酶、增加吞噬和杀瘤效力,以及增加炎症部位的黏附。

单核细胞和吞噬细胞杀瘤型激活的结果导致巨噬细胞膜上大分子组分的某些质和量的变化。这些变化包括 Fc 受体、MHC Ⅱ类抗原、IL-2 受体以及膜相关 TNF 表达增加。相反,巨噬细胞的激活则导致其他一些受体,例如转铁蛋白、甘露糖-岩藻糖和 C3bi 受体表达的降低。

Ⅰ型辅助 T 淋巴细胞(Th1)和 NK 细胞的特异性活化产物尤其是 IFN-γ,连同 APC 产生的涉及 IL-12 和 IL-18 的细胞因子网络,可导致巨噬细胞激活的杀细胞状态,被称为巨噬细胞的经典激活途径,现已明确这条巨噬细胞激活途径在机体对细胞内病原体如结核分枝杆菌和 HIV 感染发挥细胞免疫应答、迟发型超敏反应以及类风湿关节炎等疾病所见之组织损伤中发挥着重要作用。而Ⅱ型辅助 T 淋巴细胞(Th2)产生的淋巴因子,尤其是 IL-4 和 IL-13 则刺激 APC 型的激活状态,被称为巨噬细胞的替代激活途径,近十年来,逐渐积累的证据表明,这是在过敏、针对寄生虫及细胞外病原体之细胞和体液免疫应答以及机体修复过程中另一种的巨噬细胞表型被激活的途径。应提出的是,淋巴细胞衍生的细胞因子可通过诱导巨噬细胞 MHC Ⅱ类抗原和 B7 共刺激分子的表达以及抗原摄取,进一步促进巨噬细胞对 T 细胞的刺激。一旦被激活,单核细胞和巨噬细胞自身又能产生一些细胞因子或酶作用于 Th 淋巴细胞亚群。在巨噬细胞的经典激活途径中,巨噬细胞产生 IL-2,特别与 B7 的表达协同,是 Th1 淋巴细胞介导免疫反应中一个决定性因素,且 TNF-α 也参与刺激 Th1 亚群。而在巨噬细胞替代激活途径中,IL-4 和 IL-13 使巨噬细胞上调表达 MMR 和 MHC Ⅱ类分子,后者反过来又刺激巨噬细胞的内吞和抗原递呈,并且选择性地诱导趋化因子——巨噬细胞衍生趋化因子(MDC,又称为 CCL22)和胸腺及活化调节趋化因子(TARC,又称为 CCL17),以及细胞内酶如精氨酸酶的表达,从而导致细胞募集和肉芽肿形成。经替代途径激活的巨噬细胞可分泌吲哚胺 2,3-双加氧酶(IDO),IDO 为免疫调节作用的酶,具有抑制 T 细胞和抗氧化特性。

巨噬细胞的灭活也涉及许多因素,包括淋巴细胞以及巨噬细胞自身的一些产物。巨噬细胞的主要抑制细胞因子有 IL-4、IL-10、IL-13 和 TNF-β,其中的每一种均能抑制部分巨噬细胞功能,这取决于巨噬细胞的激活状态,这四种因子均抑制巨噬细胞产生

NO。IL-10 借下调 B7 共刺激分子的表达和减少活化淋巴细胞产生细胞因子，而抑制 T 细胞对单核细胞和巨噬细胞的反应。IL-4 和 IL-13 刺激 APC 型的激活状态，同时又抑制杀细胞型的激活状态。其他一些单核细胞和巨噬细胞抑制剂包括 PGE_2，PGE_2 由巨噬细胞合成和释放，似乎作为一个负反馈因子而改变免疫反应。皮质类固醇为众所周知的抗炎药物，可抑制与巨噬细胞的激活相关的基因产物的诱生。

三、运动/渗出

在正常情况下，单核细胞只占有核血细胞的 3% ~8%。定居组织的巨噬细胞是从单核细胞衍生来的，当缺乏炎症时，因受控于某种未明的机制，其数量被控制在一定基础水平上。炎症可诱导单核细胞迅速从血循环中移出。单核细胞从血进入组织的运动可分成在机制上多少有点不连续的时相，即黏附、血细胞渗出、溶解血管基底膜以及沿着炎性介导剂或趋化剂的浓度梯度迁移。然而，引起单核细胞渗出的刺激物往往同时作用于几个时相。募集炎性细胞的趋化剂包括 N-甲酰-蛋氨酰-加帽的细菌蛋白（N-formyl-methionyl-capped bacterial protein）、补体产物如 C5a、纤维蛋白肽（fibrinopeptide）、白三烯 B4（LTB4）、血小板激活因子（PAF）和大量的生长因子和细胞因子如 TGF-β、血小板衍生生长因子（PDGF）、IL-1、TNF 和 IL-2。这些因子中多数显然是借刺激磷脂酶 C，接着激活蛋白激酶 C（PKC）而发挥作用的。选择性地趋化单核细胞或粒细胞的趋化因子最近已得到阐明。依据其结构它们可被分成两个家族即 C-X-C 和 C-C。C-X-C 家族的趋化因子优先趋化粒细胞，这类趋化因子包括 IL-8、中性粒细胞活化肽-2 和黑色素瘤生长刺激因子（MGSA）。C-C 家族的趋化因子则优先趋化单核细胞，该家族成员包括单核细胞趋化蛋白（MCP）-1、2、3，巨噬细胞炎性蛋白（MIP）1α、1 β和 RANTES（regulated on activation normal T cell expressed and secreted）。这些趋化因子是通过钙依赖 PKC 的活化而起作用，但也主动抑制能自动调节它们活性的 cAMP 依赖激酶而发挥作用。这些因子中有些特异性趋化单核细胞，可解释为何慢性炎性损害如结核性肉芽肿所见以巨噬细胞为主的浸润。单核细胞和巨噬细胞表达两种类型趋化因子受体：MCP-1 受体和 C-C 趋化因子受体-1，后者结合 RANTES 和 MIP-1α、1β。

一些因素看来似乎借诱导内皮细胞与循环中的单核细胞黏附，促进单核细胞往血管外转移。这些因素包括 IL-1、TNF-α、LPS、IFN-γ、凝血酶以及一些病毒感染（包括单纯疱疹病毒 1 型和巨细胞病毒）。用细胞因子 IL-3 或 GM-CSF，补体趋化因子，PMA 或甲酰化的细菌产物 f-Met-Leu-Phe 通过单核细胞的活化均能增加单核细胞与内皮细胞的黏附。在炎症期间，单核细胞通过内皮细胞接合处进行选择性地转移。对血管壁内膜或介质中存在的趋化剂反应时，单核细胞还可以迁移到内皮下间隙。

四、内吞作用

单核吞噬细胞通过胞饮（pinocytosis，摄入可溶性物质）和吞噬（phagocytosis，摄入颗粒性物质）来内在化一些物质。胞饮和吞噬统称为内吞（endocytosis）。一些细胞、微生物和蛋白质能同单核细胞或巨噬细胞的表面结合而不会诱发任何活动性的反应。然而，巨噬细胞的活化则会导致膜黏附能力的增加，同时伴膜内陷增多和伪足的伸张，而产生内吞液泡。小的或可溶性的分子经所谓的胞饮过程而被摄取。胞饮既可以是液相的，即细胞周围溶液中的分子被摄取到胞饮的小泡中，也可以是吸附即黏着在单核细胞质膜上的分子，进入黏附于质膜的小泡中。如果这些分子的附着物是同一个特异性受体连接，则这种内在化过程则被称之为受体介导的内吞。通常，绝大多数内在化的小泡与溶酶体发生融合，而小泡中的内含物经溶酶体酶处理后，部分溶酶体/小泡的膜出芽而脱离，并回到质膜上，这样原先被内在化的膜又再循环，从而提供一种机制以维持细胞膜表面恒定而无须合成新膜。

对大物体的摄取被称之为吞噬，许多激活剂包括参与巨噬细胞受体识别的 Arg-Gly-Asp 残基均能有力地增强吞噬作用。颗粒性的物质被吞噬是通过调理素（Ig、补体或 Fn）或经不依赖调理素的尚不明确的机制实现的，例如聚苯乙烯（乳胶）球、醛化红细胞就是无须调理素而被单核细胞吞噬的例子。表面疏水性和（或）电荷可能决定这类颗粒的非特异性摄取，但所涉及的精确过程尚不清楚。绝大多数病原体与单核巨噬细胞的结合是借 CR 或 MMR，若结合了抗体，则经由 Fc 受体介导。

一旦某种颗粒被结合到巨噬细胞表面则质膜会沿着颗粒伸张，用位于细胞膜下的肌动蛋白微丝索吞没颗粒物而产生吞噬体。尽管也有人描述过“螺旋式”（coiling）吞噬作用和相似于胞饮的被称之为巨胞饮（macropinocytosis）的吞噬作用，但所谓的“拉链式”（zipper）吞噬作用看来更像是最通用的吞噬机制。吞噬的拉链系指颗粒物上的配体和巨噬细胞上的受体之间应具有环状形的连续的相互作用，该颗粒物才能被巨噬细胞吞噬，胞质颗粒和高尔基体衍生小泡同吞噬体融合，结果产生的吞噬溶酶体

(phagolysosome),在消化被内在化的颗粒物中起着重要的作用。巨噬细胞的吞噬作用对宿主防卫许多潜在的病原体,诸如分枝杆菌、利什曼原虫和沙门菌属是很重要的。有些微生物借阻止吞噬体-溶酶体融合作用幸存下来,而且能在居留的肺泡巨噬细胞里生长而不诱导巨噬细胞的激活,细胞内感染某些分枝杆菌或利什曼原虫实际上会引起下调 MHC Ⅱ类抗原和共刺激分子 B7 的表达,减弱免疫反应并导致与慢性感染相关的无反应性。在一个称为脱颗粒的过程中,胞质颗粒和高尔基体衍生小泡与微生物结合部位的吞噬体的质膜融合,继之使颗粒的内含物穿越膜屏障排出至细胞外的液体中。

五、趋 化 性

单核吞噬细胞也像中性粒细胞一样,对各种因子反应时能表现为两种运动方式:一般运动(化学激动,chemokinesis,即由化学因子诱发的无方向性的自由运动)和方向性运动(趋化性,chemotaxis)。单核细胞和巨噬细胞被趋化进入炎症和组织创伤部位是受趋化因子的影响。趋化因子可以来自血浆、细胞、细菌以及结缔组织蛋白的一些物质。这些物质包括 C5a、Fn 片段、胶原蛋白片段、N-甲酰化寡肽,以及正常和恶性肿瘤衍生的蛋白。单核细胞识别趋化因子或许是通过受体感觉到这种因子浓度梯度的方向,然后经某种机制将这种信息传导给细胞,并调节细胞内的某种效应机制。这种转导的机制可能涉及蛋白激酶 C 和磷脂酰肌醇环,同时产生第二信使,即 1,2-二酰基甘油和 1,4,5-三磷酸肌醇。除趋化性效应外,许多趋化因子可引起单核巨噬细胞的细胞膜去极化和离子流出、细胞聚集以及溶酶体和反应性氧素(ROS)的分泌。C5a 是单核吞噬细胞的一个强有力的趋化因子。它是经抗原抗体复合物或细胞衍生的蛋白酶激活的补体释放的一种补体片段。细胞衍生的趋化因子可能在体内起着重要作用,例如这些因子可能来自抗原刺激的淋巴细胞、血小板和肿瘤。已知恶性肿瘤能精心地制造一些肽,它能选择性地在体外抑制单核吞噬细胞的趋化性和体内巨噬细胞的募集。衍生自各种小鼠和人肿瘤细胞系以及人恶性渗出液中的这种因子,在理化性质和抗原上与具有免疫抑制作用的逆转录病毒蛋白 P15E 相关。

单核巨噬细胞的细胞骨架装置担负着膜的起皱、伪足形成和移动功能。细胞内局部钙离子浓度的改变,修饰肌球蛋白赖以收缩的骨架纤丝的凝胶/流体状态。肌动蛋白是微丝的主要组成成分,且为巨噬细胞的最丰富的蛋白。锥形蛋白和胶溶蛋白阻碍球形肌动蛋白(G-actin,即单体肌动蛋白)聚合为丝状肌动蛋白(F-actin)。当细胞内钙离子降低时 G-肌动蛋白的交联作用增强。巨噬细胞的肌球蛋白是一种依赖镁的 ATP 酶,其功能为收缩肌动蛋白。单核细胞的微管功能对正常趋化性是必须的,但经破坏微管的一些因子作用后,其吞噬功能只有轻微的改变。

六、单核细胞和巨噬细胞的合成和分泌能力

单核吞噬细胞能够合成和分泌大量能影响宿主的物质,其中有些物质是组成性分泌,无需任何刺激即可启动分泌。然而,巨噬细胞分泌的大多数产物是受作用于它的刺激物的影响所致。通常,巨噬细胞的分泌与它们的激活状态平行,而且同其介导杀菌和杀瘤细胞活性密切相关。有些产物也能作用于巨噬细胞本身,起调节细胞的功能作用。单核巨噬细胞合成和分泌的产物包括多种酶、ROS 以及一些调节其他细胞的因子。

(一) 酶

1. 溶菌酶(也称胞壁质酶) 是一个 14kD 的蛋白。它以恒定组成性的方式分泌,每天产量可多达 2.5% 的细胞蛋白。单核吞噬细胞含有并分泌比中性粒细胞更多的溶菌酶。该酶能溶解一些细菌,特别是含糖苷键革兰阳性菌。患单核吞噬细胞增多或单核或粒单白血病的动物和人,血浆和尿中的溶菌酶水平很高,有时可导致肾小管功能失调和失钾过多,甚至难治性低钾血症。中性蛋白酶包括纤溶酶原激活剂(PA)、胶原酶和弹性蛋白酶,它们都是在中性 pH 的环境下发挥作用的酶。它们降解结缔组织成分。当巨噬细胞被激活到某种状态或正在吞噬颗粒物,其分泌 PA 的能力就可增加。然而,内毒素,作为一种能明显激活巨噬细胞杀瘤细胞活性的刺激剂,却大大降低巨噬细胞分泌 PA 的能力。PA 不仅使纤溶酶原产生纤溶酶,而且还能切割 C1、C3 和活化的 Hageman 因子(接触因子,因子Ⅻ)。由肺泡巨噬细胞分泌的弹性蛋白酶和胶原酶在肺气肿发生中可能起一定作用。弹性蛋白酶、Ig、蛋白聚糖、Fn、纤维蛋白和纤维蛋白原,这些中性蛋白酶还可被单核吞噬细胞在进行组织迁移时用于降解细胞外基质成分。

2. 在巨噬细胞的溶酶体内存在大量的酸性水解酶。当单核吞噬细胞受到微生物产物、淋巴因子、吞噬作用等刺激以及体外培养均能使这种酶的含量增加。吞噬作用、结合 Fc 或 CR,或经淋巴因子处理均可刺激单核吞噬细胞分泌这些酶。在某种低 pH 的组织炎症时,这种酸性水解酶可以作用于组织成分,其中包括基底膜、软骨、胶原、补体成分、蛋白聚

糖以及 Ig。

（二）单核吞噬细胞可合成除 C6～C9 之外的全部经典和替代途径的补体因子

其中有些因子通过形成一些能改变巨噬细胞功能的蛋白酶而起作用，这些产物包括 Bb、C3b 和 C3a。因子 Bb 可抑制巨噬细胞的迁移和促进巨噬细胞的扩散。C3a 和 C3b 则改变巨噬细胞的花生四烯酸代谢。IFN-γ 可增加因子 Bb 和 C2 的产生并减少 C3 的产生，而 IFN-α 对此则毫无影响。

（三）单核吞噬细胞还产生一些凝血因子

其中有些促进凝血，如膜结合的组织因子（促凝血剂）活性，它能结合和激活因子Ⅶ和交联纤维蛋白的因子Ⅷ，另一些是抑制凝血，包括血浆 PA 和各种各样的蛋白酶抑制剂。内毒素或抗原抗体复合物能明显地增进单核细胞和巨噬细胞的这种促凝血剂的活性。与单核吞噬细胞相关的促凝血剂/抗凝血剂的活性，在动脉粥样硬化形成、炎症、细胞生长的控制、组织重塑、细胞的移动和侵袭中均起重要的作用。在迟发型超敏反应和肿瘤中见到的大量纤维蛋白沉着象是单核吞噬细胞衍生的促凝血剂导致的结果。在类风湿关节炎时见到的炎症损伤时，巨噬细胞表达各种促凝血剂。巨噬细胞在恶性肿瘤和感染时所见到的弥漫性血管内凝血和肿瘤内所观察到的促凝血状态中也起重要的作用。α_2-巨球蛋白是巨噬细胞分泌的一种很重要蛋白酶抑制剂，因为它影响许多蛋白酶包括 PA、纤溶酶、弹性蛋白、激肽释放酶和凝血酶的活性。单核吞噬细胞有 α_2-巨球蛋白-蛋白酶复合物的受体，该复合物能改变单核吞噬细胞的功能。单核吞噬细胞也能合成和分泌 α_1-抗胰蛋白酶。

（四）反应性氧素（ROS）

当单核吞噬细胞消化颗粒或受到某些表面活性因子的刺激时，它就发生呼吸爆发，极像在中性粒细胞中所见的一样，氧大量消耗，已糖单磷酸旁路被激活，产生还原型谷胱甘肽和 NADPH，而且氧被氧化酶还原成超氧阴离子。这种氧化酶需要 NADPH（黄素蛋白）、细胞色素 b245 和辅酶 Q。超氧阴离子对 H_2O_2 有歧化作用，而且在铁存在下，也能形成羟基。有些过氧化物从细胞弥散出去，在催化剂谷胱甘肽过氧化物酶的作用下，其中有些变成水和氧。除了吞噬细胞的刺激物和表面活化剂如 PMA 外，抗原-抗体复合物、C5a、离子载体、脂肪酶和外源性丝裂素也能触发单核吞噬细胞的呼吸爆发。如果单核吞噬细胞已在体内受到感染，或体外经淋巴因子如 IFN-γ 处理而激活，则它们分泌 ROS 的能力大大地增强。ROS 具有溶解有核或无核细胞、灭活酶、改变脂质、核酸和蛋白的功能。还原的氧素在花生四烯酸产物的代谢中也起重要作用。

中性粒细胞和单核吞噬细胞内酶复合物 NADPH 的氧化酶由膜成分（如细胞色素 b558、P22-phox、GTP 结合蛋白 Rac2 和 FAD）和胞质成分（如 P47-phox 和 gp91-phox）组成。慢性肉芽肿（CGD）患者由于组成 NADPH 的亚单位成分发生缺陷，而使患者的吞噬细胞不能生成 ROS，其中 gp91-phox（phagocyte oxidase）异常最常见，gp91-phox 缺陷引起的 CGD 是一种 X-连锁的遗传性疾病，因为在男性半合子 CGD 患者此酶表达完全缺陷，而来自其他亚单位成分缺陷的男性半合子却是常染色体隐性的。因 CGD 患者单核吞噬细胞不能产生超氧化物和 H_2O_2，抵抗细菌和真菌的能力明显降低。

（五）反应性氮素（RNS）

一氧化氮（NO）是一种无色、微溶于水、脂溶性强的气体分子，在生物体内可较自由地通过生物膜，所以可作为介质、信使和细胞功能调节因子，参与机体的许多重要的生理和病理功能，NO 由一氧化氮合酶（NOS）以 L-精氨酸为底物，在 NADPH 存在下生成，其反应式为 L-Arg + nNADPH + nO_2→瓜氨酸 + NO + $nNADP^+$。机体内催化该反应的 NOS 有两种同工酶，即组成型 NOS（nNOS，又称为 NOS1）和诱导型 NOS（iNOS，又称为 NOS2）。iNOS 最早是在巨噬细胞发现的。在正常情况下，iNOS 不表达其活性，当巨噬细胞受到一定因子的作用而被激活时，可以表达 iNOS 的 mRNA，再翻译成 iNOS，催化产生大量的 NO。有许多因子可以在不同的水平上调节 iNOS 的表达，包括：mRNA 转录［IFN-γ 和 LPS↑，IL-4 和 LPS（如果在 IFN-γ 刺激前）↓］；mRNA 稳定性（IFN-γ↑，TGF-β↓）；mRNA 翻译（糖皮质激素和 TGF-β↑）；mRNA 水平（联合 IFN-γ+IFN 和 IFN-α/β 和 LPS，微生物紫外光、臭剂以及 cAMP↑）。在蛋白水平上，iNOS 可以被钙调蛋白结合作用、形成二聚体（功能性的酶是以二聚体形式存在的）、底物 L-精氨酸的衰竭、底物的再循环（L-瓜氨酸→L-精氨酸）、四氢生物蝶呤有效性、终点产物抑制剂（NO 与 NOS 血红素相互反应）、磷酸化和亚细胞定位等调节。重要的 iNOS 协同因素包括 FAD、FMN、NADPH、四氢生物蝶呤和钙调蛋白-钙。对 iNOS，钙调蛋白是与蛋白紧密结合的，这使其相对抵抗钙螯合剂的抑制作用。iNOS 的活性可受四氢生物蝶呤水平的影响，而且细胞因子/LPS 能增加四氢生物蝶呤的产量。血红素是 iNOS 的一个关键性成分，NO 通过与血红素铁结合，发挥负反馈作用而抑制 iNOS 的活性。活化的巨噬细胞可诱导产生 iNOS，其活性不依赖 Ca^{2+} 和钙调蛋白的存在。iNOS 可诱导产生高水平的 NO，NO 参与单核巨噬细胞多种不同的功能，如抑制病毒和寄生虫的生长，降低中性粒细胞黏附能力和淋巴细胞活性，调节同种移植物排斥反应和抗肿瘤免疫中杀伤作用等。同时，在单核巨噬细胞系统参与炎症性疾病如类风湿关节炎、骨关节炎、系统性红斑狼疮以及不育发病中，NO 也发挥重要的作用。

NOS1 和 NOS2 在正常骨髓基质细胞和造血细胞中均表达，NOS1 对正常骨髓基质细胞和造血细胞的生长和分化起着极其重要的作用。外源性 NO 可减少 CFU-GM、BFU-E 和 CFU-E 数量。NOS 抑制剂可增加骨髓细胞集落形成。NO 作为巨噬细胞介导的细胞毒性因子，可以直接接触的方式（contact-dependent）抑制急性髓系白血病细胞（AML）的生长，并且可通过诱导细胞凋亡直接杀灭 AML 细胞，诱导 AML 细胞向单核细胞分化，增加 AML 细胞 IL-1 和 TNF mRNA 表达，减少细胞 c-myc 和 c-myb mRNA 表达。GST 激活的新的 NO 供体 JS-K（NO 前体）在体内外均被证实可明显杀灭 AML 细胞，并兼有诱导分化活性，有望成为 AML 治疗药物。

慢性淋巴细胞白血病（CLL）的主要发病机制可能与 CLL 细胞凋亡缺陷（抗凋亡）有关，CLL 细胞的 NOS1 和 NOS2 mRNA 和蛋白表达均增高，而正常淋巴细胞却不表达或极低表达 NOS1 和 NOS2，因 NO 抑制半胱天冬酶（caspase），诱导抗凋亡蛋白 bcl-2 表达，NO 在 CLL 细胞中可能起着抗凋亡的作用，NOS 抑制剂可诱导 CLL 细胞凋亡和死亡，而且与 NOS1 有高亲和力的疏水性 NOS 抑制剂（即 NOS1 抑制剂）对 CLL 细胞具有最佳杀伤活性。

髓过氧化物酶遗传性缺陷相当常见，发病率高达 1/2000，患者单核细胞和中性粒细胞缺乏髓过氧化物酶，而且不能通过 NADPH 氧化酶把 H_2O_2 转变成次氯酸和氯胺。

（六）调节其他细胞的因子

单核吞噬细胞分泌许多促进细胞增殖的因子。这些因子也调节其他细胞的活动。单核巨噬细胞衍生的细胞因子（monokine，单核因子）依据其生物学活性和结构的相似性可以分成几种类型。虽然 TNF-α、IL-1α 和 IL-1 β在结构上迥异，但其生物学活性却有广泛的重叠之处。单核细胞和巨噬细胞能产生许多趋化因子包括 IL-8、MGSA、IP-10、MCP-1 和 MIP-1、2、3，并且对这些趋化因子起反应。虽然其中有些因子已被报告显示促生长和化学吸引剂的活性，但对每一家族成员的精确功能仍有待鉴定。趋化因子 MIP-1 和 MIP-2 虽属同一个家族，但被证明有着不同的活性。这些因子在体外是中性粒细胞的趋化剂，而当体内注射时也能诱导明显的炎症反应。当炎症刺激单核吞噬细胞时，还能精心制造另外一些细胞因子。这些因子包括生长因子如 PDGF、FGF、TGF、GM-CSF 和 G-CSF，IFN-α 和β，以及 IL-6。所有这些因子均是刺激后早期产生的，且仅一过性表达。它们的表达显然不依赖于任何其他基因产物的合成。这些因子中有许多是当巨噬细胞对 LPS 的脂质 A 成分或对其他细胞产生的细胞因子发生反应时产生的，这个过程依赖于钙，而且通常导致特异性 mRNA 合成或增加其稳定性。这些分泌的蛋白中只有 IL-1 不含信号肽。产生的 TNF 有些可黏附到单核细胞膜上，但绝大部分被分泌到培养液中。这些因子促进巨噬细胞的炎症和生血效应，而且在影响和调节巨噬细胞细胞毒性本身也起一定作用。例如，TNF-α 诱导巨噬细胞表达 IL-1 和 IL-6，反过来，IL-1 又刺激 IL-1Ra、IL-6、CSF-1、GM-CSF 和 IL-1 自身的合成。

单核因子可能有一些互相关联的能影响涉及炎症以及宿主代谢一般过程中的特异性细胞的功能，例如，单核细胞能改变内皮细胞的功能，IL-1 和 TNF 能引起发热、肌肉分解和肝代谢的变化。IL-1 和 TNF 二者显然都涉及慢性感染和恶性肿瘤相关的恶病质。TNF 在慢性病贫血中可能起一定的作用。IL-1 通过刺激 IL-6 的合成和分泌，间接地导致一些急性期反应物的合成。这些急性期反应物被分泌入血循环中，其中包括 C-反应蛋白、纤维蛋白原、α_1-抗胰蛋白酶、触珠蛋白和血清淀粉样蛋白 A。此外，IL-6 可引起白蛋白、Fn 和转铁蛋白合成减少，后者的作用是造成炎症相关的总铁结合能力降低的原因。在对感染起反应时，单核细胞和巨噬细胞合成和分泌的 CSF 刺激骨髓中适宜的祖细胞生成中性粒细胞和单核细胞。这些因子的相互作用在调节细胞生长、蛋白合成、细胞运动和细胞-细胞关系起重要作用。激活的单核细胞和巨噬细胞能使花生四烯酸产生类花生酸（eicosanoid），经由环氧化酶途径的产物包括血栓烷和前列腺素，而脂氧化酶途径则分泌 LTB4 和 5-羟基二十碳四烯酸（5-HETE）。

第三节 单核细胞和巨噬细胞的功能

一、病原体控制

巨噬细胞已被证明对一些兼性和专性厌氧的细胞内细菌、真菌和原虫的增殖抑制和杀伤至为关键。激活后的巨噬细胞可以合成很多蛋白，它们调节和促进产生一些 ROI。ROI 出现在吞噬溶酶体中，而且主要杀伤引起化脓性感染的微生物。巨噬细胞的细胞内杀伤作用，像中性粒细胞一样，借一种依赖氧的系统介导。该系统利用过氧化氢，卤化物如氯化物、碘化物、溴化物以及髓过氧化物酶样的酶。与单核细胞相反，巨噬细胞缺乏髓过氧化物酶，但有一个同样的类似酶取而代之，它们的杀细胞活性可能与ROS的直接活性有关。高反应性氧自由基包括超氧化物，过氧化氢、单态氧和羟自由基由一种与膜相关的NADPH氧化酶及有关的反应所产生，这些ROS可供巨噬细胞用于杀菌。三价铁离子可以与过氧化氢和超氧化物反应产生羟自由基，如同吞噬体内一样，在相对短距离的范围具有强大的氧化活性。超氧化物可被释放入周围的组织或进入吞噬细胞的液泡内。超氧化物致使吞噬溶酶体碱化，激活中性和阳离子蛋白酶以杀灭被摄取的有机物。目前尚未能结论性证明溶菌酶能直接杀灭被摄取的微生物，而且很可能是限于降解死亡的有机物。

不依赖氧的杀菌机制也存在，因为已有证据证明在缺乏氧的条件下或缺少氧爆发时以及在氧化代谢受损的巨噬细胞（如慢性肉芽肿病）也能观察到杀菌和抗微生物的活性。不依赖氧的机制包括杀菌活性的颗粒相关蛋白（中性蛋白酶、溶酶体水解酶、穿孔素或穿孔素样蛋白）以及阳离子蛋白，它们可通过对微生物质膜的作用得以杀死细菌和真菌。巨噬细胞分泌许多杀菌的产物，诸如溶酶体酶、溶菌酶以及其他一些因子。绝大部分抗微生物的阳离子蛋白属于防御素（defensin）和丝氨酸蛋白杀素（serprocidin，一种丝氨酸蛋白酶）这两个家族之一。防御素是由29～43个氨基酸组成的碱性肽，能有效地抵抗各种细菌。丝氨酸蛋白杀素包括弹性蛋白酶、组织蛋白酶G、蛋白酶3、天青杀素（azurocidin）和杀菌通透性增高蛋白（bactericidal/permeability-increasing protein，BPI），后二者靠与LPS的相互作用对革兰阳性菌特异。不依赖氧的杀细胞机制要比依赖氧的机制表现有更多的选择。虽然，体外的证据已经证明存在着抗细菌、真菌和某些病毒的杀细胞活性，而且也有人提出对防御素的抗性很可能是有些像沙门菌这类微生物借此能在吞噬溶酶体内存活的一种机制，但还没有有关人类单核细胞和巨噬细胞不依赖氧机制的综合研究资料。因此不依赖氧的杀细胞机制的生物学的重要意义仍不清楚。

除了杀微生物的能力外，巨噬细胞还对各种细胞内的微生物具有抑制活性。巨噬细胞抑制其细胞内微生物生长的能力取决于其先前所暴露过的激活因素，而且在有些情况下还取决于其所接触到的来自微生物自身的一些化学信号。巨噬细胞合成的一些可弥散的小分子看来对抑制微生物有重要的贡献。一氧化氮（NO）的产生最近已被认识到是单核细胞和巨噬细胞对微生物和肿瘤产生毒性的一个重要机制。可诱导的结合钙调蛋白的同工型一氧化氮合酶（iNOS）是单核细胞和巨噬细胞专有的，而且同其他的同工型NOS相反，它可以长时间地产生大量的NO。一种杀细胞型的单核细胞和巨噬细胞激活程序为iNOS表达所必需，即单核细胞和巨噬细胞首先由IFN-γ激发，继之受到诸如IL-2、TNF-α或其他细菌的多聚阴离子这类第二信号物的刺激。由激活巨噬细胞产生的NO对各种侵入微生物具有抑制活性和杀细胞毒性。NO的这种效应分子的功能似乎涉及铁依赖的反应，一些酶的抑制或许与形成过氧亚硝酸盐（peroxynitrite）有关。由IFN-γ激活的巨噬细胞对无鞭毛型利什曼原虫的杀伤作用以及巨噬细胞抑制真菌的作用均由NO介导。

IFN-γ可增强巨噬细胞对包括弓形虫、分枝杆菌这类细胞内病原体的杀伤作用。在一些癌症、瘤型麻风、AIDS和慢性肉芽肿的患者，可用静脉内、皮内、肌内和皮下给予IFN-γ取得治疗性激活循环单核细胞的效果。采用区室化方式或气溶性IFN-γ也能诱导激活肺泡巨噬细胞。

单核细胞和巨噬细胞膜表面低水平表达CD4分子，为HIV充当庇护所。HIV的持续感染很可能部分与此有关。从HIV脑膜脑炎病人的脑脊液中找到的最突出的感染细胞是一种巨噬细胞。脑的巨噬细胞、胶质细胞和巨噬细胞衍生的多核细胞都已发现被HIV所感染。HIV也能在肺巨噬细胞、上皮朗格汉斯细胞和淋巴结巨噬细胞中找到。然而并非所有的巨噬细胞均对HIV易感，如库普弗细胞尚未发现被HIV感染。细胞因子在HIV-巨噬细胞相互作用中起着重要的作用，像TNF-α这类促炎细胞因子能促进受感染的巨噬细胞病毒的产生，而Th1型的细胞因子（IFN-γ）和Th2型细胞因子（IL-4、IL-10和IL-13）则抑制巨噬细胞中的HIV。

二、免疫调节功能

单核细胞和巨噬细胞借抗原提呈过程协助T和B淋巴细胞相互作用，在免疫调节中起着中心的作用。巨噬细胞特别是它们的特殊化形式，朗格汉斯细胞和淋巴样的树突状细胞，不仅处理抗原而且还释放许多能改变淋巴细胞功能的细胞因子。免疫调节功能也包括单核细胞和巨噬细胞介导的抑制活性，诸如抑制淋巴细胞增殖和淋巴因子的产生。

（一）抗原提呈

单核细胞谱系产生了多种多样的APC，它们涉及为免疫反应发展所需要的抗原处理过程。皮肤的朗格汉斯细胞、胸腺的指间细胞、脾脏的网状细胞和淋巴结的树突状细胞，它们在处理外源性抗原中都起作用。提呈外源性抗原给T细胞的过程需要识别巨噬细胞表面 MHC Ⅱ类分子结合的抗原肽。这种结合发生在溶酶体内，当新合成的Ⅱ类 MHC 分子进入内体途径时，经过处理，然后以非共价键与原先被内吞的、降解的抗原肽产物结合，最后作为一个复合物被转递到细胞表面。绝大多数以Ⅰ类 MHC 分子提呈的抗原是正常细胞的（内源性）蛋白。这些蛋白被一种 ATP 依赖的、大蛋白水解复合体（蛋白体）所降解，产生的肽然后被转运到内质网中，在移动到细胞表面之前，它们与Ⅰ类 MHC 分子结合。T 淋巴细胞被单个核细胞以 MHC 分子提呈的抗原相互作用涉及细胞-细胞间的直接接触，而且该过程还受到巨噬细胞上与淋巴细胞上 CD28 相结合的共刺激分子，如 B7 分子相互作用而被进一步调节。T 淋巴细胞的激活还可能被诸如 IL-1、IL-2 和 TNF-α 这类单核因子所促进，随后的 T 和 B 淋巴细胞，协同作用导致免疫球蛋白的产生。在某些组织（如肺）中的 APC 虽不具吞噬活性，但可通过胞饮作用内在化抗原。显然，这些细胞表面仍保留 Fc 和 C3b 受体，可同 T 淋巴细胞和抗原相互作用。巨噬细胞也能将处理过的抗原提呈给 B 细胞诱发体液反应。

（二）树突状细胞（DC）

1973 年 Steinman 和 Cohn 二位学者最早描述了 DC，并认为它是一种具有独特外形的罕见细胞。所谓的 DC 是因其具有长的胞质突起和细胞内的内体结构而著称。现知除脑以外，所有的器官实际上均存在 DC。

早先推测巨噬细胞是 DC 唯一谱系来源。DC 表达高水平的 MHC Ⅱ类分子，但也表达某些独特的膜分子，如 CD1、CD83、P55 和 S-100b。尽管 DC 有独特的膜表型，但最近应用细胞因子如 GM-CSF 和 TNF-α 刺激骨髓祖细胞生长的实验资料表明，粒细胞、巨噬细胞和 DC 都享有一个共同的谱系来源。

DC 的体内功能是由于它们在体外能够刺激童贞 T 细胞增殖而被提出的。在混合淋巴细胞反应中，DC 刺激的增殖反应要比未分离的白细胞强百倍。在刺激初级 T 细胞免疫反应上，DC 看来也特别有效。一旦 T 细胞受到过刺激，它们对其他 APC，如单核细胞或 B 细胞的刺激会相对较易地起反应。DC 可能是唯一有能力刺激童贞 T 细胞和启动初级免疫反应的细胞。

DC 的组织分布和抗原提呈功能给人提示，DC 靠其对抗原的处理、组织移动和刺激童贞 T 淋巴细胞而启动免疫反应。在机体外周，DC 摄取抗原后，经选择性移动进入淋巴组织的富含 T 淋巴细胞部位，在此将抗原提呈给适宜的 T 细胞。在皮肤里，朗格汉斯细胞就能提供这种 DC 的功能。朗格汉斯细胞比淋巴器官中的 DC 分化要差。然而，朗格汉斯细胞能分化成熟具有淋巴器官样免疫刺激功能的 DC。朗格汉斯细胞的成熟显然取决于诸如 IL-1 和 GM-CSF 这样的细胞因子。

DC 具有非常突出的高效处理细胞外抗原的能力。在绝大部分情况下，被摄取的抗原肽是荷载在 MHC Ⅱ类分子上。在某些情况下 DC 显然还有能力将抗原肽负载在 MHC Ⅰ类分子上。尤其是不成熟 DC，具有多种类型的抗原处理能力。DC 摄取可溶性抗原是借其组成性的巨胞饮作用。巨胞饮作用是一种特殊类型的、依赖肌动蛋白的液相内吞作用。靠这种类型的处理方式，DC 能在 1 个小时内内在化其本身一半体积的抗原。DC 也具有受体介导的内吞作用，借此作用 DC 可以摄取浓度低至 100 倍的抗原，故此受体介导的内吞作用更加有效。

抗原-IgG 复合物结合 DC 上的 FcγR Ⅱ（CD32）后，相互作用被内在化就是受体介导的抗原摄取的一个例子。DC 表达的 FcγR Ⅰ则可介导内在化抗原-IgE 复合物。DC 看来也能够以受体介导的形式摄取非特异性的液体和抗原特异性结合免疫复合物之间的中间物。这个过程是由所谓的 PRR 介导的。最近已被描述的重循环的 MMR 显然就是承担介导该类型的识别。MMR 使 DC 得以有效地内在化甘露糖化的蛋白。这些受体在功能上作为 PRR 是有用处的，因为在许多微生物的表面存在着甘露糖基化蛋白。

DC 处理内吞体/溶酶体隔室里的内在化抗原。这种内在化的蛋白是经处理的并负载到新合成的 MHC Ⅱ类分子上。这种 MHC-肽复合物表达在 DC 的表面，而且可滞留在膜上达几天之久。一旦到达细胞的表面，这种 MHC-肽复合物即可用作配体与抗原特异的 T 淋巴细胞发生结合。

当 DC 从外周血移动进入淋巴器官时，它们定居在外周淋巴器官的独立隔室里。DC 显然要归巢到淋巴结和脾脏的特异性 T 细胞区。在这些专门化的区域，DC 将抗原提呈给 T 淋巴细胞。第二种类型 DC 显然是定居在淋巴器官的 B 细胞区域。这些 DC 是专门为提呈天然的抗原作为免疫复合物给 B 细胞的，而且可在生发中心见到。因为它们的独特定位和专门化的功能，这些 DC 被称之为滤泡 DC。

鉴于 DC 在免疫反应中起着中心调节作用。临床上已开始将 DC 作为佐剂用于免疫治疗。因为体内的 DC 能被可靠地分离并且具有体外生长的能力，这就为我们提供了将抗原负载在 DC 上，然后重新输回这种细胞给机体的机会。用这样的途径产生的抗肿瘤和抗病毒两种特异性免疫反应意义重大。

DC 在免疫缺陷状态可能也起某种作用，并且为 HIV 的治疗提供一种有用的靶点。HIV-1 最近已被证实很容易进入不成熟DC。由于形成DC-T细胞的联合体,这种存在于细胞内的HIV-1将变得愈加重要。HIV-1引起DC和记忆T细胞产生融合,这种结果形成的异核体或合胞体是病毒复制和细胞死亡的场所。

三、细胞的细胞毒性

从巨噬细胞具有选择性地对抗转化细胞、对正常细胞无细胞毒性可知,单细胞和巨噬细胞在机体免疫监视和抗瘤免疫中可能有重要的作用。单核细胞和巨噬细胞的抗瘤细胞毒性可分为两种类型。

(一)抗体依赖细胞介导的细胞毒性

抗体被覆的靶细胞被单核细胞上Fc受体识别,这种识别使得单核细胞能够杀伤靶细胞,其杀伤的效能不仅取决于免疫球蛋白的种类和结合到靶细胞上的免疫球蛋白的密度,也取决于效应细胞上所表达的Fc受体的类型。这个过程被命名为抗体依赖的细胞介导的细胞毒性(ADCC)。这种杀瘤活性已经在许多体外培养的肿瘤细胞系上得到证实。各种不同的介质,包括LPS、IFN-γ、白细胞介素、TNF、PMA和GM-CSF均能诱导单核细胞的杀瘤活性。这种抗肿瘤的活性显然能被M-CSF显著地增强。在体内肿瘤排斥中,这种肿瘤相关的巨噬细胞的重要意义尚不清楚。肿瘤相关的巨噬细胞具有抑制肿瘤生长和破坏恶性细胞的潜能。相反的,巨噬细胞也能产生一些生长因子,促进新生血管的生成,从而导致可能旁分泌刺激恶性细胞。ADCC在临床上的重要意义是依据在培养时加入小鼠的单克隆抗体可以诱导神经母细胞瘤和黑色素瘤细胞的消退现象而提出的。在裸鼠上植入人体细胞所做的研究也表明ADCC可能是杀伤瘤细胞的一种重要机制。

(二)抗体不依赖细胞介导的细胞毒性

单靠单核细胞和巨噬细胞识别特异的靶细胞结构就能刺激自发性的细胞毒性。但未经激活的单核细胞对瘤细胞的杀伤能力仍有争议。应用各种可溶性和特殊的介导剂,单核细胞也能诱导非受体介导的细胞毒性。PMA、酵母聚糖、激活的血清和聚合IgG均能刺激单核细胞介导的靶细胞溶解和氧化爆发。在长期培养中,单核细胞向巨噬细胞成熟时可促进其杀伤瘤细胞的活性。

(三)细胞毒性的机制

肿瘤细胞的溶解显然涉及细胞接触和各种细胞毒性介导剂的分泌。巨噬细胞的杀细胞机制可能与其前体细胞单核细胞不同,由于缺乏髓性过氧化物酶,而且其杀伤作用所需的能量比对糖酵解,可能更加严重依赖于呼吸链。如前所述,由iNOS合成的精氨酸衍生的NO,也是激活巨噬细胞抑制肿瘤细胞生长的一种重要介质。在肿瘤细胞中,NO的潜在细胞靶包括有电子转运链中的氧化还原酶、三羧酸循环酶的顺乌头酸酶和核糖核苷酸还原酶。

激活的巨噬细胞也存在促进肿瘤细胞破坏的不依赖NO的机制,包括TNF和穿孔素。激活的巨噬细胞所产生的TNF虽然在所有的系统中可能并不是主要的,但显然在有些细胞毒性中起着重要的作用。

四、组织的维持

组织居留的巨噬细胞能够起着广泛多样的作用,因为当外渗进入一定的组织时,它们具有发育成专门化功能的能力。

(一)废弃物的处理

1. 脂代谢和动脉粥样硬化　单核细胞通过MSR介导内吞作用摄取变性或氧化的LDL和天然的VLDL。这种LDL进入溶酶体,游离的胆固醇被释放出来并在胞质中被酯化。这种负载胆固醇的、界定最早期阶段的动脉粥样硬化的泡沫细胞就起源于单核细胞。单核细胞和巨噬细胞培养于足量变性的LDL培养液中,当其吞噬脂质后也能获得泡沫细胞的形态。血浆LDL经历较小的化学上的氧化修饰后,它能有力地刺激培养的血管细胞表达MCP-1,有可能介导招募循环中的单核细胞。循环中的脂蛋白使循环中的单核细胞便于与内皮细胞黏附。单核细胞衍生的巨噬细胞在动脉粥样硬化斑形成的各个阶段均起着显著的作用;从动脉粥样生成的初发事件(增加血管的通透性、增加单核细胞黏附和补充)到发展期的疾病(单核细胞和巨噬细胞衍生的泡沫细胞,细胞坏死和形成坏死的空斑),动脉粥样硬化的病理发生虽然涉及一个强力的单核细胞和巨噬细胞的炎症成分。在动脉粥样硬化损害处,已观察到增殖的吞噬细胞。实验性敲除MSR基因证明该受体对动脉粥样硬化的过程有重要作用。MSR的首要作用是便于摄取和清除微生物和恶化细胞,但这种有用的功能在循环中的氧化脂质下反而使得单核细胞成为动脉粥样硬化的激动剂。

2. 清除老化和损伤的细胞　脾脏的巨噬细胞、肝脏的库普弗细胞以及肺泡巨噬细胞都在体内担当清除颗粒性物质、细胞碎片以及老化细胞的功能。一些有害的外来物如石棉可在人肺泡巨噬细胞中查到,特发性含铁血黄素沉着症和Goodpasture综合征时观察到负载含铁血黄素的肺泡巨噬细胞可作为复发肺部出血的指征。在这类疾病时铁可被扣押在肺组织里。巨噬细胞也能清除因组织炎症而产生的细胞和颗粒性碎片。

老化的红细胞和有缺陷的红细胞(如遗传性球

形细胞增多症时形成的红细胞)可以被脾脏的巨噬细胞扣押,随后被其降解而从循环中清除,同时,并将铁返回到宿主的铁储存库中。红细胞上存在抗体或补体成分则能增强脾脏、肝脏和骨髓中巨噬细胞对这些红细胞的吞噬作用,这在免疫性溶血性贫血的病理生理中起着中心的作用。

(二)组织生长和修复

1. 创伤愈合和血管生成　血管发生和创伤的愈合均需巨噬细胞的参与。在创伤的1~2天(创伤修复的炎症期),单核细胞即进入创伤组织并分化成巨噬细胞。这些细胞在3~5天左右(增殖期)逐渐成为该组织中的主要免疫细胞。单核细胞的补充受MIP-1、MIP-2、MCP-1和MGSA这一类趋化因子的梯度决定。衰竭巨噬细胞的研究已经证明清除创伤组织的老化细胞和碎片、沉着新的纤维组织(胶原合成和纤维细胞的增殖)以及刺激血管生成都需要巨噬细胞。血小板释放的产物(TGF-β和PAF)可以激活补充来的巨噬细胞,从而将止血和创伤修复的炎症期联系在一起,也是巨噬细胞接触和吞噬创伤组织微生物的结果。巨噬细胞也能为发炎的或创伤的组织中的低氧分压和高浓度乳酸所激活。

创伤组织中激活的巨噬细胞可分泌大量的纤维细胞和上皮细胞的生长因子,诸如TGF-β、纤维母细胞生长因子、上皮生长因子PDGF和胰岛素样生长因子。这些生长因子中有许多具有重叠的血管生成活性。创伤组织的巨噬细胞也释放炎症介质IL-1、IL-6和TNF-α,它们对细胞生长和血管生成具有混合的活性。此外,巨噬细胞还分泌某些补体抑制剂,像α_2-巨球蛋白、α_1-蛋白酶抑制剂和C3抑制剂,还有广谱的蛋白酶以及中性或金属蛋白酶抑制剂,分别便于减轻炎症和组织重塑,巨噬细胞直接或间接地导致产生对创伤修复所需要的一些细胞外基质成分,包括Fn、蛋白聚糖和血小板反应蛋白-1。因此,巨噬细胞能诱导血管新生、血管生成和内皮细胞的分裂。

2. 造血细胞生成　在成年骨髓和胎肝中,居留的组织巨噬细胞表达的一些表面受体如唾液酸黏附素(sialoadhesin),能结合发育的髓系和红系细胞而不引发吞噬。在血细胞生成过程中,可见到不成熟的血细胞,尤其是原红细胞围绕着中央的巨噬细胞聚集在一块,形成造血岛。这时巨噬细胞行使着一个关键的、但尚未得到充分阐明的“保姆”功能。单核细胞和巨噬细胞能分泌一些促进血细胞生成的生长因子,包括GM-CSF、G-CSF、IL-1、M-CSF和红细胞生成素。

(三)骨和钙的代谢

承担骨吸收、重塑和钙内环境稳定作用的多核破骨细胞是由单核细胞的前体细胞衍生的。证实破骨细胞的造血细胞起源的最早研究,为用骨硬化病小鼠的联体动物实验。循环的单核细胞同骨基质一起培养就足以诱导破骨细胞分化,而且这个过程受甲状旁腺激素(PTH)和维生素D_3刺激,并被钙离子所抑制。这一分化过程有赖于M-CSF和c-fos基因的产物,因此,破骨细胞活性取决于c-src基因产物的功能,该产物可介导PTH信号转导。成熟的破骨细胞表达酒石酸盐抵抗的酸性磷酸酶、PTH和钙离子受体。破骨细胞的骨吸收活性受PTH和维生素D_3刺激,而且也受单核细胞本身的某些产物,包括IL-1、TNF-α、TGF-α、M-CSF和ROI的刺激。TGF-β、IL-4、IFN-γ和雄激素则抑制破骨细胞的活性。破骨细胞也能分泌IL-6、IL-1和TGF-β_2。

(四)神经系统

因单核细胞为唯一能穿越血脑屏障的血细胞,其参与对神经发育期间发生程序性死亡的神经细胞的反应,以及对炎症或退行性变状态时的细胞募集。经过4~6天的时间,周围的神经组织诱导这些单核细胞发生深刻地分化,形成小胶质细胞,其具有的细小分支的突起伸长到整个神经网。在垂体里小胶质细胞清除来自活的神经内分泌细胞的片段,或许起着处理或调节神经肽释放的作用。巨噬细胞在神经再生中显然也起着重要的作用。除了通过清除轴突和髓鞘碎片达到“通径清除”作用(path clearing)外,巨噬细胞也能直接影响神经突和施万细胞的再生长,导致产生神经生长因子和胰岛素样生长因子。

(五)当治疗剂应用的单核细胞和巨噬细胞

由于巨噬细胞的独特性质,长期以来人们一直希望将它们作为载体,用于靶向基因治疗或导入疾病局部进行治疗。巨噬细胞的相对长寿和在组织里的栖居,已经提示它们可成为治疗一些储存性疾病(又称为贮积症)和酶或激素缺乏疾病时基因疗法的引人注目的靶点。同样的,由于它们具有经血迁移到炎症和恶性肿瘤处,并能选择性地进入疾病组织中的能力,单核细胞和巨噬细胞可能在传递细胞因子、抗肿瘤蛋白或特异性毒素中起作用。单核细胞在动脉粥样硬化的早期所起的决定性作用可能更适宜将基因或其他产物靶向导至初期的动脉粥样硬化斑。然而要达到稳定而有效地转染生长缓慢的血细胞还存在技术上的难度。目前这一技术上的难度还一直阻碍我们开发这种“间接”的单核细胞和巨噬细胞疗法。

单核细胞和巨噬细胞也有能力像直接的效应细胞一样,操纵抗癌反应。激活的巨噬细胞抗转化细胞而不伤害正常细胞的这种选择性细胞毒性提示它们在过继转移免疫治疗方案中的用处。在这种情况下,单核细胞需要预先经体内或体外联用细胞因子激活,有些时候还要暴露于肿瘤抗原。如此激活的单核细胞和巨噬细胞已被证实优先归巢到肿瘤并且促使肿瘤破坏。利用这些独特的细胞传递治疗剂或直接发挥疗法本身的治疗作用也有着很大的潜能。

（严匡华　尤胜国）

参 考 文 献

1. 张之南,杨天盈,郝玉书. 血液病学. 北京:人民卫生出版社,2003
2. George C Tsokos. Principles of Molecular Rheumatology. illustrated edition. Totowa(New Jersey):Humana Press,2000
3. Ronald Hoffman, Edward Benz, Sanford Shattil, et al. Hematology: Basic Principles and Practice. 4th ed. Oxford:Churchill Livingstone,2004
4. Marshall Lichtman, Ernest Beutler, Kenneth Kaushansky, et al. Williams Hematology. 7th ed. New York:McGraw-Hill,2005
5. John P Greer, John Foerrster, George Rodgers. Wintrobe's Clinical Hematology. 12th ed. Philadelphia: Lippincott Williams & Wilkins,2009
6. Siamon Gordon. Alternative activation of macrophages. Nature Reviews Immunology,2003,3:23-35
7. Karim Dabbagha, David B Lewis. Toll-like receptors and T-helper-1/T-helper-2 responses. Current Opinion in Infectious Diseases,2003,16:199-204
8. Bruce Beutler. Inferences, questions and possibilities in Toll-like receptor signaling. Nature, 2004, 430: 257-263
9. Zvi Bar-Shavit. The osteoclast: A multinucleated, hematopoietic-origin, bone-resorbing osteoimmune cell. Journal of Cellular Biochemistry, 2007, 102: 1130-1139
10. Toshihiro Nanki. Molecular mechanisms of bone destruction in rheumatoid arthritis. Clinical Calcium, 2007,17:510-516
11. Giorgio Trinchieri, Alan Sher. Cooperation of Toll-like receptor signals in innate immune defence. Nature Reviews Immunology,2007,7:179-190
12. Levesque MC, Ghosh DK, Beasley BE, et al. CLL cell apoptosis induced by nitric oxide synthase inhibitors: correlation with lipid solubility and NOS1 dissociation constant. Leukemia Research, 2008, 32:1061-1070

第110章

朗格汉斯细胞组织细胞增生症

朗格汉斯细胞组织细胞增生症(Langerhans cell histiocytosis,LCH),原称组织细胞增生症X,是一组原因未明的组织细胞增殖性疾病。传统分为3种临床类型,即莱特勒-西韦综合征(Letterer-Siwe病,L-S病)、汉-薛-柯综合征(Hand-Schuller-Christian病,H-S-C病)及骨嗜酸肉芽肿(eosinophilic granuloma of Bone,EGB)。组织上均为朗格汉斯细胞(Langerhans cell,LC)病理性增殖的结果。近年来,随着化学疗法的进步,已使此症的预后得到了明显改善。

一、历史回顾

1893年,Hand首先报告一例3岁男孩表现烦渴、多尿,体检时发现突眼和肝脾肿大,经治疗无效死亡。尸检发现近右顶骨处及顶骨内侧可见黄色肿物,曾误认为结核。12年后,Schuller报告2例类似病例,其中1例有自限倾向,数月后X线检查发现颅骨的缺陷缩小。1920年Christian等报道过类似的三联症,并认为多尿的原因是因垂体的功能受累,经皮下注射垂体提取物而使多尿得到控制。自1921年后,凡具有骨质缺损、突眼和尿崩三联症者被称为H-S-C病。Letterer于1924年报告1例6个月婴儿表现肝脾肿大、贫血和紫癜样皮疹,入院后4天死亡。尸检发现肝、脾、淋巴结、骨髓和皮肤组织内有单核巨噬细胞增殖,侵犯并取代了正常器官结构。1933年Siwe报道1例16个月婴儿肝、脾、淋巴结肿大,伴骨肿物、出血倾向和继发性贫血,各脏器内均可见非脂类沉积样巨噬细胞增生。1936年首次将此类疾病称为L-S病。Fraser详细描述了数例局限型病变的组织学改变,1940年Lichtenstein等将此孤立型病变称为"骨嗜酸肉芽肿"。鉴于上述各类型的基本病理变化相似,1953年,Lichtenstein在他的经典著作中将上述各类型统称为"组织细胞增生症X"。

1868年,保罗·朗格汉斯用氯化金染色在皮肤切片中发现表皮内存在一种树突状细胞,后称之为朗格汉斯细胞。但长时间对此细胞的性质一无所知。直到1961年Birbeck通过对此类细胞进行超微结构检查,首次发现特有的细胞器,即朗格汉斯小体。1973年,Nezelof报告了组织细胞增生症X的过程为病理性的组织细胞-朗格汉斯细胞增殖和播散的结果,用电子显微镜检查在这些细胞中找到了Birbeck颗粒。1987年国际组织细胞协会协作组建议将所有组织细胞综合征分为3类,并将组织细胞增生症X重新命名为朗格汉斯细胞组织细胞增生症。

二、病因和发病机制

本病的病因尚未完全阐明。曾有下列各种推测和学说:

(一) 感染学说

本症的急性病例如L-S病常伴有中耳炎、败血症、呼吸道或消化道感染,少数病例对抗生素治疗有效等,似支持此症与感染有关,但具体的感染因子始终未得到证实。目前仍有人研究本症与某些病毒感染的关系。

(二) 肿瘤学说

本症各类型的预后差别很大,是否本症的局限型属于良性而急性型特别是全身弥散型属恶性?有人正试图应用细胞增殖动力学、DNA倍体分析或克隆的方法来解决上述疑问。1991年后国际组织细胞协会曾在1年中登记了27例LCH患者先后伴有恶性疾病,其中4例伴有恶性淋巴瘤,10例伴有其他恶性实体瘤,其余13例均先后发生急性白血病。

其中伴有急性淋巴细胞白血病 5 例，急性粒细胞白血病 8 例。Surico 等报道了有 4 例 1～4 岁患有全身 LCH 并伴有器官功能损害的患儿同时合并骨髓增生异常综合征。Fischer 等最近报道 1 例 LCH 同时合并神经母细胞瘤。但 LCH 与肿瘤关系的确切性质尚有待于进一步研究。

（三）免疫生物学因素

近年来，随着免疫学和分子生物学的发展，不少人对本病的发病机制做了很多新的探索。鉴于单核细胞和巨噬细胞在免疫调节中的重要作用以及朗格汉斯细胞系由骨髓单核细胞分化而来，过去曾努力寻找 LCH 患者免疫功能紊乱的证据。1981 年 Osband 发现 LCH 患者存在 T 抑制淋巴细胞（T8，CD8）缺乏、外周血中 T 辅助淋巴细胞（T4，CD4）和 T8 比率增高。进而采用胸腺素提取物治疗本症取得疗效，但并未得到后人的重复验证。北京儿童医院对各型 LCH 患者做了 143 例次的 T 细胞亚群检查，并做了治疗前和治疗后的 0.5～9 年的连续观察，发现治疗前 T4 及 T4/T8 比率减低较明显，治疗后两值均有所提高，但治疗前后对比未发现有统计学差别。提示免疫学紊乱不仅限于 T4 与 T8 数量的变化。

免疫过程对很多良性和恶性疾病的发生发展具有重要作用已得到公认。LC 存在于表皮内，与 Thy-1^+细胞和角质细胞共同承担屏障和参与免疫反应的作用。这些细胞能产生某些蛋白作为免疫调节因子，通过在靶细胞上的特异性受体调节细胞生长和分化。细胞因子对 LC 具有很强的效应性，这些免疫介质可能与 LCH 的 LC 增殖有密切关系。尽管尚未找到 LCH 中细胞因子级联反应的特殊途径，但下述结果提示了 LCH 的可能病因。如 LCH 骨病变中的细胞可自发产生白细胞介素 1（IL-1）和前列腺素 E_2（PEG_2）。有人认为在骨病变部位的 LC，通过局部分泌 IL-1 或直接引起骨的吸收，或通过邻近细胞产生 PEG 而起作用。这可能是患者多脏器遭受溶解性损害的原因。

Steiner 等通过对 7 例 LCH 皮肤的免疫组化研究发现，LCH 的 LC 存在白细胞介素 2（IL-2）受体，而在正常皮肤中的 LC 则无此受体。证明 LCH 的 LC 已被活化，从而有可能加速其增殖的过程。此外，Koch 等证明，由角质细胞释放的肿瘤坏死因子（TNF-α）与 IL-1 和粒-单核细胞系集落刺激因子（GM-CSF）可能共同构成表皮内 LC 活化的信号。GM-CSF 与 TNF-α 的协同作用对 $CD34^+$造血前提细胞向 LC 的转化具有关键性作用。最近发现，LCH 患者病变组织内某些细胞因子的含量增加，提示这些因子对诱发 LC 表型的变化起重要作用。LC 表型的变化促进了 LCH 的发生发展，由此可看出本症与免疫生物学的密切关系。此外，Arico 等最近报道在 4 个家族中相继有两代人发病，提示 LCH 可能有遗传素质倾向。

三、病理和细胞学

LCH 主要的病理改变为病变组织存在数量不等的组织细胞（即病理性 LC）。用苏木精-伊红染色，此细胞在光镜下为单个核细胞，平均直径 12μm，胞质中等量，质匀，有细小的粉红色颗粒，少见有胞质空泡和吞噬现象。胞核常有折叠或切迹，或呈多叶状，核染色质不规则，含有 1～3 个嗜碱性核仁。融合的组织细胞偶可形成多核巨细胞。有丝分裂象缺如。病变组织内尚可见少量嗜酸性粒细胞、淋巴细胞、浆细胞和中性粒细胞。在透射电镜下，胞质边缘不规则，多有伪足，胞质丰富，含有数量不等的散射状细胞器，如粗面内质网、游离多核糖体、溶酶体和线粒体等。滑面内质网较少见。有时可见较多的高尔基体。胞质内含有一种特殊的细胞器——朗格汉斯细胞颗粒或称 Birbeck 颗粒。在胞质内呈板状，长度从 190～360nm 不等，但宽度较恒定为 33nm，中央有纹状体，有时末端可见囊状扩张，呈网球拍状，常附着于胞质膜或为其延续部分，其功能尚未明了。这种 Birbeck 颗粒为 LC 所特有。

LC 的主要作用是处理抗原并将此抗原提呈给淋巴细胞。免疫表型主要显示 FC-IgG 的受体和 C3 受体，其功能与单核巨噬细胞系统相类似。1977 年 Elleder 用免疫组织化学染色发现 LC 对 α-D 甘露糖酶染色阳性。2 年以后 Nezelof 证实了绝大多数 LC 的胞质膜呈 ATP 阳性。1982 年 Nakajima 发现增殖的 LC 胞质和核内呈 S-100 蛋白阳性反应。同年 Howard 和 Bastak 报告了花生凝集素可作为 LC 的标志。1981 年 Murphy 等首次发现 LC 内存在 CD1a 抗原。上述发现均构成后来的 LCH 诊断的重要依据。

正常的 LC 主要存在于皮肤的表皮内，少数可见于真皮，在肺内和淋巴结内也可见少量的 LC。用现有的病理和免疫表型的检查方法尚难以将正常和病理的 LC 严格区分开来。

四、临床特点

1. 发病情况　LCH 可见于任何年龄，但 50% 以上病例发生在 1～15 岁的儿童，其中 3 个月至 1 岁半发病较多，2 岁以后减少。LS 绝大多数在 1 岁内发病，2 岁以后发病者极少。HSC 多在 1 岁后发病，2 岁后增多，5 岁以后减少。EGB 则见于 1 岁后的各年龄段，以 2～7 岁时稍多。

LCH 的准确发病率尚未明了。已知美国小儿人口的年发病率超过 1/20 万。丹麦从 1975～1989 年做了广泛的流行病学调查，在 100 万 5 岁以下小儿人群中发现了 90 例 LCH，得出小儿人群年发病率为 1.08/20 万，与美国相似。我国尚缺乏精确的调查资料。杨士元于 1983 年曾综合报告全国 22 省市 41 个医院共 470 例，北京儿童医院自 1956～1992 年共报告 346 例治疗与随访结果。随着诊断水平的提高，此病的发生率有逐年增多的趋势。多数报告 LCH 较多见于男孩（男∶女＝1.2∶1），国内报告男∶女＝1.5∶1，其中 LS 男女之比为 1.7∶1，HSC 为 2.3∶1，EGB 为 3.3∶1。随年龄增长男孩患病比女孩明显增多。

2. 临床表现 此症起病情况不一，症状表现多样，轻者为孤立的无痛性骨病变，重者为广泛的脏器浸润伴发热和体重减轻。现就常见的受累器官分述如下：

（1）皮疹：皮肤病变常为就诊的首要症状，皮疹呈各种形状。婴儿急性患者的皮疹主要分布在躯干、头皮发际和耳后，开始为斑丘疹，很快发生渗出（类似于湿疹或脂溢性皮炎），可伴有出血，而后结痂、脱屑，最后留有色素白斑，白斑长时不易消散。各期皮疹可同时存在或一批消退一批又起。在出疹时常有发热，同时肝脾肿大，皮疹消退时肝脾缩小，发热亦缓解。慢性者皮疹可散见于各处，初为淡红色斑丘疹，渐凸起，颜色转为棕红、棕黄或黄色，形成丘疹或疣状结节。消退时中央下陷变平，有的呈暗棕色，极似结痂水痘。最后局部皮肤变薄稍凹下，略具光泽或少许脱屑。皮疹既可与其他器官损害同时出现，也可作为唯一的受累器官而存在，常见于 1 岁以内的男孩。（各型皮疹发生率见表 110-1）。

表 110-1 各型皮疹发生率

皮疹形态	病例数	发生率
湿疹样或脂溢性	29	9.9
出血性斑丘疹	122	41.6
棕红色斑丘疹	105	35.8
黄色瘤	28	9.6
水痘样	5	1.7
出血点	4	1.4
合计	293	100

（2）骨病变：骨病变几乎见于所有的 LCH 患者。据 Slater 和 Swarm 观察了 686 例骨嗜酸性肉芽肿病例后指出，51% 患者诉说单纯骨痛，22% 有疼痛与肿胀，21% 为单纯局部肿胀。单个的骨病变较多发性骨病变为多，主要表现为溶骨性损害。骨病变的原发部位见表 110-2。

表 110-2 639 例骨病变的原发部位

原发部位	患者数	百分比（%）
头颅骨	273	42.7
下肢骨（近端）	90	14.1
肋骨	89	13.9
骨盆	80	12.5
脊柱	64	10
颌骨	54	8.5
上肢（近端）	37	5.8
下肢（远端）	22	3.4
上肢（远端）	8	1.3
其他	58	9.1

以头颅骨病变最多见，下肢骨、肋骨、骨盆和脊柱次之，颌骨病变亦相当多见。在 X 线平片上多表现为边缘不规则的骨溶解，颅骨的破坏从虫蚀样改变直至巨大缺损或呈穿凿样改变，形状不规则，呈圆形或椭圆形缺损，边缘锯齿状。初发或进展病灶边界模糊，且常见颅压增高，骨缝裂开或交通性脑积水，可伴有头痛。但于恢复期，骨质破坏边缘逐渐清晰，出现硬化带，骨质密度不均，骨缺损逐渐变小，最后完全修复不留痕迹。尿崩症患者出现蝶鞍破坏者只占 1/4。眼球突出常与眶骨的病变有关，病变部位多为硬化、增厚而非溶解性改变。长骨病变为圆形或椭圆形溶骨性破坏，多位于骨干，严重者侵及骨骺及干骺端。破坏部位可融合或重叠，有时可见残余骨及骨膜反应。其他扁骨的 X 线改变可见肋骨肿胀、变粗、骨质稀疏或囊状改变，而后骨质吸收、萎缩、变细。椎体破坏可变成扁平椎，但椎间隙不变窄，很少发生角度畸形。椎弓破坏者易发生脊神经压迫，少数有椎旁软组织肿胀。颌骨病变可分为牙槽突型和颌骨体型两种。前者首先侵犯牙槽突，再向根尖下发展，破坏下颌骨体或上颌窦底，重者使牙齿完全失去骨的支撑，呈“漂浮样”改变。后者常开始于下颌骨体中央，渐波及牙槽突、下颌骨下缘或升支后缘。颌骨病变伴随口腔颌面临床改变有两种表现：①牙龈或腭部的溃疡性病损，可伴有肿胀和周围黏膜增生；②颌面肿胀或包块，可伴有牙齿松动或疼痛，重者可造成牙齿脱落。

（3）淋巴结：LCH 的淋巴结病变可表现为三

种形式：①单纯的淋巴结病变，即称为淋巴结原发性嗜酸细胞肉芽肿；②局限性或局灶性 LCH 的伴随病变，常牵涉溶骨性损害或皮肤病变；③作为全身弥散性 LCH 的一部分，常累及颈部或腹股沟部位的孤立淋巴结，多数患者无发热，少数仅有肿大淋巴结部位疼痛。单纯淋巴结受累，预后多良好。

（4）耳和乳突：LCH 的外耳炎症常为耳道软组织或骨组织朗格汉斯细胞增殖和浸润的结果。有时很难与弥漫性细菌性耳部感染相区别。大约有 10% 患者耳部病变为 LCH 的唯一症状。主要表现外耳道溢脓、耳后肿胀和传导性耳聋，CT 检查可显示骨与软组织二者病变。乳突病变包括乳突炎、慢性耳炎、表皮样瘤形成和听力丧失。有时须做乳突切除方可确诊。

（5）骨髓：正常情况下骨髓内没有 LC，甚至侵犯多部位的 LCH 也难看到骨髓内有 LC，但可能见到其他的树突状细胞。而 LC 一旦侵犯骨髓，患者可出现贫血、白细胞减低和血小板减低，但骨髓功能异常的程度与骨髓内 LC 浸润的数量不成正比。有人报告，如患者全身发热、皮疹和脾肿大伴血小板减少，常提示骨髓功能受累。仅凭骨髓内出现 LC，不足以作为 LCH 的诊断依据。

（6）胸腺：胸腺是 LCH 常常累及的器官之一。据北京儿童医院 23 例尸检材料的结果，有 15 例胸腺受累，占 65%。形态学改变包括胸腺严重发育不良、变形和非特异性变化等。大多数 LCH 患者存在原发或继发性 T 细胞异常。对局灶性 LCH，可见胸腺破坏和囊肿形成。胸腺的萎缩、胸腺上皮细胞的破坏以及发育不良等改变可能为自身免疫过程的结果。

（7）肺：LCH 的肺部病变可作为全身病变的一部分，也可能单独存在，即所谓原发性肺 LCH。任何年龄都可出现肺部病变，但婴儿更多见。表现为轻重不等的呼吸困难、缺氧和肺的顺应性变化。重者可出现气胸、皮下气肿，极易发生呼吸衰竭而死亡。成人肺部病变常出现在 20～30 岁的吸烟患者。肺部 X 线检查多为肺纹理呈网状或网点状阴影，颗粒边缘模糊，不按气管分支排列。有时肺野呈毛玻璃状，但多数病例肺透光度增加，常见小囊状气肿，重者呈蜂窝肺样。可伴间质气肿、皮下气肿或气胸。不少患者可合并肺炎，此时更易发生肺囊性改变。肺炎消退后，囊性变亦可消失，但网粒状改变更为明显。久病者可出现肺纤维化。肺功能检查常表现限制性损害。用支气管肺泡灌洗的方法和单克隆抗体 CD1a 标记 LC，发现吸烟者肺内存在小量的 LC。由此认为成人型 LCH 与吸烟引起肺内 LC 增殖有关。

（8）肝脏：全身弥散性 LCH 常侵犯肝脏。肝脏受累部位多在三角区，受累的程度可从轻度的胆汁淤积到肝门严重的组织浸润，出现肝细胞损伤和胆管受累，出现肝功能异常、黄疸、低蛋白血症、腹水和凝血酶原时间延长等，进而可发展为硬化型胆管炎、肝纤维化和肝功能衰竭。肝硬化也可引起门脉高压和食管静脉曲张。仅少数病例可见肝实质内的典型肉芽肿。部分患者的肝肿大也可由肝门淋巴结肿大引起的阻塞性疾病或全身单核-吞噬细胞系统反应性增生，特别是肝库普弗细胞增殖所造成，而非 LCH 细胞的直接浸润。

（9）脾脏：弥散性 LCH 常有脾脏肿大，伴有外周血一系或多系血细胞减少。其原因可能为脾脏的容积扩大，造成血小板和粒细胞的阻滞而并非破坏增多。受阻滞的血细胞与外周血细胞仍可达到动态平衡，故出血症状并非常见。

（10）胃肠道：胃肠道病变常见于全身弥散性 LCH，症状多与受累的部位有关，以小肠和回肠最常受累，表现为呕吐、腹泻和吸收不良，长时间可造成小儿生长停滞。如受累在大肠，则以腹泻为主，或可有便血。以内镜在病变部位采取活组织做病理检查，可发现有组织细胞浸润。

（11）中枢神经系统（CNS）：LCH 有中枢神经受累并非少见，最常见的受累部位是丘脑-神经垂体区。弥散性 LCH 可有脑实质性病变。Grois 报告 72 例有 CNS 受累的患者，其中 14 例有颅骨缺损，9 例无其他任何器官损害。58 例（81%）发展为中枢神经疾病。大多数患者的神经症状出现在其他部位 LCH 的若干年后，常见有共济失调、构音障碍、眼球震颤、反射亢进、轮替运动障碍、吞咽困难、视物模糊等。Wnorowski 最近报告通过对 83 例 LCH 患儿的 MRI 检查，发现 47 例（57%）有小脑齿状核或基底节双侧对称性损害，距确诊 LCH 时间为 0～16 年，中位值 34 个月。有 12 例在 3～15 年后出现上述临床症状并成为难以逆转的损害。

由丘脑和（或）垂体柄肉芽肿引起的尿崩症可先于脑症状、与脑症状同时或其后发生，也可为 CNS 的唯一表现。58 例中有 45 例（75%）发生尿崩症，而尿崩症占整个 LCH 的 20%～25%。4 年的累积危险率为 42%，常见于全身受累或有颅骨缺损的病例。颅骨病变可经硬膜外扩展到硬脑膜，然后进入脑实质。LC 浸润的部位可在软脑膜、血管周围或肉芽肿内。尸检材料也发现在大脑、小脑、基底节、脑桥、视神经交叉、视神经和丘脑-垂体轴。各种症状和体征发生率见表 110-3。

表 110-3 470 例 LCH 各种症状和体征发生率

症状	病例数	发生率(%)
发热	352	74.9
皮疹	328	69.8
肝肿大	312	66.4
脾肿大	302	64.3
苍白	243	51.7
咳嗽	214	45.5
营养不良	203	43.2
头部肿物	128	27.2
腹泻	122	26
淋巴结肿大	112	23.8
耳流脓	102	21.7
尿崩	64	13.6
水肿	34	7.2
局部肿物	31	6.6
突眼	24	5.1
黄疸	6	1.3

五、实验室检查

1. 血象　全身弥散型 LCH 常有中度到重度以上的贫血，网织红细胞和白细胞可轻度升高，血小板常减少，少数病例可有白细胞减少。

2. 骨髓检查　LCH 患者大多数骨髓增生正常，少数可呈增生明显活跃或减低。北京儿童医院报道的 59 例 LCH 中，有 7 例表现不同程度的骨髓增生减低和(或)巨核细胞减少，提示骨髓功能受损。骨髓中网状细胞多数正常，仅少数有轻度增多。在综合国内 470 例报告中，仅有 4 例见到异常网状细胞，1 例见到吞噬红细胞网状细胞。说明少数 LCH 有骨髓的侵犯。故此项检查仅在发现有外周血象异常时再做。

3. 血沉　部分病例可见血沉增快。

4. 肝、肾功能　部分病例有肝功能异常，并提示预后不良。表现为 SGOT、SGPT、碱性磷酸酶和胆红素增高，血浆蛋白减低，凝血酶原时间延长，纤维蛋白原含量和部分凝血活酶生成试验减低等。肾功能包括尿渗透压，有尿崩症者应测定尿比重和做限水试验。

5. X 线检查　胸部 X 线检查可见肺部有网点状阴影，重者可见囊状气肿、蜂窝肺，极易发生肺气肿、气胸等。骨骼 X 线可见单部位或多部位骨质缺损，表现溶骨性损害。如发现有一部位病变，应加照其他部位骨骼像，依次为头颅、脊柱、骨盆和四肢近端骨骼。

6. 血气分析　如出现明显的低氧血症提示有肺功能受损。

7. 肺功能检查　肺部病变严重者可出现不同程度的肺功能不全，多提示预后不良。

8. 免疫学检查　鉴于此症常牵涉免疫调节功能紊乱，如表现 T 淋巴细胞亚群数量异常和 T 辅助和 T 抑制细胞的比例失常，故有条件的单位应进行 T 亚群的表型分析、原始淋巴细胞转化试验和血清免疫球蛋白定量等。

9. 病理检查　此症确诊的关键在于病理检查发现朗格汉斯细胞的组织浸润。因此应尽可能做活组织检查。有新出现的皮疹者应做皮疹压片，如能做皮疹部位的皮肤活检则更为可靠。有淋巴结肿大者，可做淋巴结活检。有骨质破坏者，可做肿物刮除，同时将刮除物送病理检查，或在骨质破坏处用粗针穿刺抽液，制成涂片送检。有条件单位，应将以上标本在透射电镜下做超微结构检查，以期发现阳性的朗格汉斯细胞颗粒(Birbeck 颗粒)。

10. 免疫组织化学　最近，Wright-Browne 等概括了 LC、活化的 LC 以及 LCH 细胞的表面标志，见表 110-4。发现朗格汉斯细胞具有 CD1a 的免疫表型，以抗 CD1a 抗体做免疫组织化学染色呈特异性阳性反应。此外，LC 对以下 4 种酶也可呈阳性反应，即 S-100 神经蛋白、α-D-甘露糖酶、ATP 酶和花生凝集素。有条件时可做以上染色检查，以利确诊。

表 110-4 LC、活化的 LC 及 LCH 细胞的表面标志

表面标志	LC	活化的 LC	LCH
ATP 酶	+	+	+
MHC Ⅱ	+	+	+
MHC Ⅰ	+	+	+
Fc IgG 受体	+	+	+
Fc IgE 受体	+	+	+
C3bi 受体	+	+	+
CD1a 和 c	+	+	+
CD4	+−	+	+
CD45	+	+	+
CD14	+	+	?
CDw29	+	+	?
IL-2R	−	+	+
B7	−	+(培养)	?
CD11b 和 c	+	+	+
S-100 蛋白	+	+	+
PLAP	-	+(短暂)	+
PNA	−	−	+
IFN-γR	−	−	+

六、诊　　断

此症传统的诊断方法是以临床、X 线和病理检查结果为主要依据，即经普通病理检查发现病灶内有组织细胞浸润即可确诊。鉴于朗格汉斯细胞具有特殊的免疫表型和超微结构，国际组织细胞协会在 1987 年建议将此症确诊的可信度分为 3 级（表 110-5），提高 LCH 诊断的准确性。这既有利于此症与其他类型的组织细胞增生症相鉴别，也有利于国际间诊断标准的统一，为加强国际间交流和进一步开展深入研究所必需。

表 110-5　LCH 诊断可信度分级

A. 拟诊
光镜下发现朗格汉斯细胞浸润
B. 诊断
光镜检查加以下 4 种染色有 2 种或 2 种以上阳性：
1） ATP 酶
2） S-100 蛋白
3） α-D-甘露糖酶
4） 花生凝集素
C. 确诊
光镜检查阳性加透射电镜下发现 Birbeck 颗粒和（或）病变细胞的 CD1a 染色阳性

七、临 床 分 型

1. 传统分型　此症传统分为 3 型：

（1） 莱特勒-西韦综合征（L-S 病）：多见于婴幼儿，1 岁以内为发病高峰。最多见症状为皮疹和发热，其次是咳嗽、苍白、营养不良、腹泻和肝脾肿大。

（2） 汉-薛-柯综合征（H-S-C 病）：以头部肿物、发热、突眼和尿崩症为主要症状，也可伴有皮疹、肝、脾肿大及贫血。

（3） 骨嗜酸肉芽肿（EGB）：多表现为单发或多发性骨损害，或伴有低热和继发症状如神经症状和头疼等。

2005 年《实用儿科学》（第 7 版）又在以上分型的基础上增加了 3 型：①中间型：系指 LS 和 HSC 的过渡型；②单器官型：指病变单独侵犯一个器官；③难分型：指难以列入以上的类型者。

2. Lavin 和 Osband 分级　有学者于 1987 年对 LCH 提出了新的分级方法（表 110-6）。它概括了年龄、受累器官的数目及其功能状态三个影响预后的主要因素。通过笔者的临床实践，认识到此种分级方法是将此症从整体上进行分级，既可避免传统分型的烦琐和重叠，又可将分级与预后估计紧密联系起来，有利于采取相应的治疗对策。

表 110-6　LCH 的临床分级法

项　目	分值
就诊时年龄	
>2 岁	0
<2 岁	1
受累器官数目	
<4	0
≥4	1
受累器官功能障碍*	
无	0
有	1
临床分级	总分值
Ⅰ	0
Ⅱ	1
Ⅲ	2
Ⅳ	3

* 包括肝功能、肺功能和骨髓造血功能

3. 国际组织细胞协会（Histiocyte Society）分型　国际组织细胞协会在 1983 年开始的 LCH 治疗方案中，将 LCH 分成单系统疾病和多系统疾病两大类型。单系统疾病有：①单部位型：a. 单骨损害；b. 孤立的皮肤病变；c. 孤立的淋巴结受累。②多部位型：a. 多部位骨损害；b. 多部位淋巴结受累。多系统疾病则指多器官受累。尚有报道将单系统疾病中的多部位型与多系统疾病称为弥散型 LCH，并对此型采取较强的治疗方案。

八、鉴 别 诊 断

1. 与其他疾病的鉴别

（1） 骨骼系统：此症的骨病变如不规则骨质破坏，软组织肿胀、硬化和骨膜反应也可见于骨髓炎、Ewing 肉瘤、成骨肉瘤、骨巨细胞瘤和神经母细胞瘤的骨髓转移，应注意与之鉴别。

（2） 淋巴网状系统：肝、脾和淋巴结肿大需与结核、霍奇金淋巴瘤、白血病、免疫缺陷如慢性肉芽肿病、脂类代谢病如尼曼匹克病、戈谢病和海蓝组织细胞增生症等鉴别。

（3） 皮肤：应与脂溢性皮炎、特应性湿疹、脓皮病、血小板减少性紫癜等鉴别。皮肤的念珠菌感染可能与本病的鳞屑样皮疹相混淆，但 LCH 皮损愈合后形成的瘢痕和色素脱失为其特点。

（4） 呼吸系统：应特别注意与粟粒结核的鉴别。北京儿童医院曾有多次将 LCH 误诊为结核或结核误诊为 LCH 的教训。

2. 与其他组织细胞增生症的鉴别

（1）窦性组织细胞增生症伴巨大淋巴结病（sinus histiocytosis with massive lymphadenopathy，SHML）：SHML常表现为双侧颈淋巴结的无痛性肿大，其发生率远较LCH为低。除颈淋巴结受累外，余处淋巴结或结外病变如皮肤、软组织和骨损害可见于40%以上的患者。皮肤病变常为黄色或黄色瘤样。骨病变亦为溶骨性损害，X线片上很难与LCH鉴别。SHML的组织学特点为组织细胞群的窦性增殖，并与其他淋巴样细胞和浆细胞相混合，病变细胞缺乏典型的LC核凹陷的特点，且CD1a抗原阴性。超微结构检查缺乏Birbeck颗粒，从而有别于LC。

（2）噬血细胞性淋巴组织细胞增生症：家族性噬血细胞性淋巴组织细胞增生症（familial hemophagocytic lymphohistiocytosis，FHL）是一组以发热、全血细胞减少和肝、脾肿大为特点的临床综合征。诊断的根据偏重于骨髓、淋巴结、肝、脾和脑膜病变。高甘油三酯血症、低纤维蛋白原和脑脊液中淋巴细胞增多为本病的典型改变。FHL为常染色体隐性遗传。诊断上有时与小婴儿继发性噬血细胞综合征极难区别，后者亦称病毒相关性噬血细胞综合征（viral associated hemophagocytic syndrome，VAHS）。晚些时候，VAHS又扩大应用于其他感染因素所诱发的类似症候群，甚至包括小婴儿未接受任何免疫抑制治疗或未发现有显著感染的噬血细胞综合征病例。目前尚缺乏实验室或组织病理的方法将这些综合征区别开来。如缺乏家族史，鉴别家族性和继发性会相当困难。为此，组织细胞协会FHL研究组将FHL和VAHS统一命名为噬血细胞性淋巴组织细胞增生症（hemophagocytic lymphohistiocytosis，HLH）。

（3）LCH还应注意与恶性组织细胞增生症、急性单核细胞白血病和真性组织细胞淋巴瘤相鉴别。

九、病程和预后

据北京儿童医院1983年报道的140例随访结果，有57例属自然转归，共死亡41例，总病死率71.9%。1岁以内病死率87.2%。发病年龄越早，病程越短，病死率越高。如年龄<2岁，受损器官>4个，均提示预后不良。如有肺、肝、脾、骨髓等器官受累，则预后更严重。发病年龄在3岁以上则很少死亡。此结果与Lahey 1975年的报道相同。自从应用肾上腺皮质激素治疗本症以后，预后明显改善，特别是近年来采用联合化疗后使存活率大为提高。Lucaya 1971年报告LCH的存活率为62%，Lahey 1975年报告为64%，Sinns 1977年报告为67%。据北京儿童医院1983年140例结果，化疗总有效率为68%，LS和HSC有效率为64.5%。在采用系统联合化疗和加强追踪管理后，疗效进一步提高。北京儿童医院1993年报告178例，总有效率已提高到80.3%。按Lavin和Osband分级来判断疗效，Ⅰ～Ⅳ级有效率从91.7%～56%，1岁以内病死率已降至20%。

此症的远期后遗症包括肺纤维化引起肺功能不全，肝纤维化、脂肪肝可引起门静脉高压，神经垂体的瘢痕和纤维化可导致尿崩症经久不愈，晚期的CNS损害可导致智力迟缓、听力丧失、意向性震颤和视神经萎缩。少数患者可有生长迟缓、骨骺闭合延迟和性发育不良，极少数患者可出现晚期小脑损害。对患者尽早进行正规治疗可降低晚期后遗症的发生。

十、治　　疗

近年来由于化疗的进步使本症的预后大为改观。具体的治疗对策取决于疾病的分级，即疾病属局灶性抑或全身多系统损害、有无主要受累器官的功能障碍和年龄因素等。

1. 骨和皮肤病变的治疗　LCH表现为局部骨损害者多为良性，进行活组织检查的同时将病灶刮除可达到治疗目的，部分患者也可经数月至数年自愈。骨愈合的过程非常缓慢。从骨小梁消失处出现新的骨小梁需时10周左右，大约13周出现硬化性改变，24周左右缺损的边缘消失，36～40周可能完全愈合，但约半数患者骨完全愈合的时间需1年以上。近期报道，病灶内注射皮质激素作为局部治疗或全身辅助治疗已收到良好效果。根据病灶的大小和患者的年龄，甲泼尼龙的剂量为75～150mg。对孤立的骨病变可采取刮除或切除的方法，但头颅病变特别是颞骨和眶骨损害应考虑做全身化疗（如长春碱加泼尼松），以防止病灶发展进而侵犯中枢神经系统和产生尿崩症。放射治疗越来越受到局限，仅用于疾病进行性发展或病灶的部位构成对重要器官的威胁时，如眶骨周围、腭部、乳突、脊柱等持重骨骼或对于简单外科手术后复发的病例，照射剂量通常在10Gy以下。大的持重骨骼的病变也可采用植骨术。若脊柱病变向脊髓扩张应迅速采取放疗。

对患有皮肤病变的患者应仔细寻找全身其他病灶。如确为局部LCH，可应用皮质激素或氮芥。补骨脂素（psoralen）加紫外线A的光疗亦对皮肤病变有上佳疗效。或采用皮内注射干扰素β的方法亦可。对全身弥散性病变采用化疗也可使皮肤损害得到控制。孤立的淋巴结病变可切除治疗，并送活组织检查。

2. 全身疾病的治疗　对全身弥散性LCH患者仍应优先考虑全身化疗。近20年来，国内外对化疗的方案做了不少探索，找到了较为有效的药物和有效的方案。Lahey 对 27 例 LCH 患者仅用支持疗法和 64 例首先单用或联合应用化疗或放射治疗，结果治疗组的存活时间显著长于非化疗组。美国西南肿瘤化疗组（CCSG）比较了长春新碱（VCR）、长春碱（VLB）和环磷酰胺（CTX）的治疗效果，应用 VCR 1.5～2mg /(m^2·w)，VLB 5～6.5mg/(m^2·w)，CTX 2.5～5mg/(kg·d)，有效率分别为 50%、55% 和 65%，效果相近。CCSG 应用另外 3 种方案，即 VLB 单用，VCR + 泼尼松[Pred 40～60mg/(m^2·d)]和巯嘌呤(6-MP) + Pred，取得相同效果，缓解率为 45%～65%。Smith 和美国西南肿瘤组（SOG）单用苯丁酸氮芥的缓解率为 56%，如加用 Pred 缓解率为 64%。所有以上研究仅限于初步的有效性研究，未做过进一步随访。

1994 年 Gadner 等报道了奥地利和西德 199 例 LCH 的前瞻性研究结果，其中 106 例弥散性患者被分为 3 个危险组。A 组：多发性骨损害组 28 例；B 组：软组织病变不伴有器官功能障碍者 57 例；C 组：伴器官功能障碍者 21 例。所有患者均采用 6 周的诱导化疗，包括依托泊苷（VP-16）60mg/(m^2·d)第 1～5 天静脉滴注，Pred 60mg/(m^2·d)口服第 1～28 天，2 周内减停。第 3 周开始 VP-16 150mg/m^2第 18、25、32、39 天，共 4 次静脉滴注，VBL 6mg/(m^2·d)第 15、22、29、36 天，共 4 次静脉滴注。然后根据分组不同采用相应的维持治疗，包括 3 组均口服 6-MP 50mg/(m^2·d)，共 46 周。A 组患者还可应用 VLB + Pred，B 组再加 VP-16，C 组再加用中剂量甲氨蝶呤（MTX 500mg/m^2静脉滴注和四氢叶酸钙解救）。头半年每 3 周一疗程，后半年每 6 周一疗程，总疗程 1 年。结果 3 组患者的完全缓解率分别为 89%、91% 和 67%，复发率亦较前减低，分别为 12%、23% 和 42%。病死率仅限于 B 组和 C 组患者。采用以上方案，无 1 例继发恶性肿瘤。作者认为，对弥散型 LCH 患者尽快采用化疗并将治疗维持较长时间可以有效地抑制疾病的进展，减少复发和持久后遗症。

北京儿童医院于 1993 年报告 LCH 178 例，按 Lavin 和 Osband 分级，对 Ⅰ 或 Ⅱ 级轻症患者多用 VCR 1.5mg/(m^2·w) + Pred 40～60mg/(m^2·d)，4～8 周，继以二药 VCR + Pred 或 6-MP 60～75mg/(m^2·d) + MTX 15mg/(m^2·w)或单药使用，疗程 1～2 年；对 Ⅲ、Ⅳ 级重症患儿，开始为 VCR + Pred + CTX 75mg/(m^2·d)三药或二药（VP）联合应用，连用 8～12 周，病情好转后改用 VP 1 周，6-MP + MTX 3 周或 VP 1 周，停药 1 周，6-MP + MTX 2 周，总疗程 2～3 年。病情迁延者可适当增加疗程。停药后如出现新病灶继续用上药治疗，多数仍可奏效。少数难治性病例用依托泊苷（VP-16），每日 150mg/m^2 静脉注射，连用 3 日停休 18 日，3 周为一疗程。结果有 152 例获随访结果。经治疗的 142 例中，Ⅰ 级 45 例，治愈 20 例，进步 21 例，有效率 91.1%；Ⅱ 级 42 例，治愈 12 例，进步 23 例，有效率 83.3%；Ⅲ 级 30 例，治愈 10 例，进步 13 例，有效率 76.7%；Ⅳ 级 25 例，治愈 8 例，进步 6 例，有效率 56%。其中加用与未加用胸腺素两组疗效无统计学差别。因此，LCH 的治疗应注重连续性，定期随访观察，随时根据临床、X 线和实验室检查的变化对治疗方案和疗程做适当调整，可达到提高疗效的目的。结果与 10 年前比较疗效有较明显提高，总有效率从 68% 提高到 79.6%，总病死率由 42.3% 下降至 21.8%。后遗症亦相应减少。但本症在治愈后尚可复发。Minkov 等观察了 432 例有多系统病变的 LCH 治疗后复发情况，复发标准为疾病得到完全消退后重新出现 LCH 的症状和体征。中位观察时间 2 年。结果在 280 例符合上述标准的患儿中有 104 例（37%）复发。大多在确诊后的 2 年内发生。复发的部位多在骨骼、皮肤、丘脑、淋巴结和耳，很少侵犯肝、脾、肺和血液系统。复发的严重程度亦多轻于原发疾病。经过应用原治疗方案仍可使 80% 以上病人得到完全缓解。复发的概率可能与一线治疗早晚、治疗的强度以及治疗持续时间有关。这与我们的观察结果有类似之处。我们体会到适当延长治疗时间可减少复发的机会。

国际组织细胞协会在总结 LCH Ⅰ 和 LCH Ⅱ 方案的基础上，发现了依托泊苷（VP-16）无论单用或与长春碱和泼尼松联用均未显示出疗效的优越性；同时也发现了适当延长疗程和给予维持治疗可减少疾病的复发机会，从而制定了 LCH Ⅲ 方案。在此简要介绍一下该方案的内容：

多系统“危险”组病人，“危险”是指有危险器官如造血、肝脾、肺、中枢神经受累者。分为 2 个治疗组：

（1）A 组包括：

初始第 1 疗程：泼尼松（PDN）40mg/(m^2·d)，分 3 次口服，疗程 4 周，第 5～6 周减停。长春碱（VLB）6mg/m^2，于第 1～6 周每周第 1 日静脉推注。

初始第 2 疗程：（对第一疗程后病情改善和或轻或重者立即开始第二疗程；对症状完全消退者可进入继续治疗阶段。）长春碱（VLB）6mg/m^2，于第 7～12 周每周第 1 日静脉推注。

继续治疗：①自第 7 周或第 13 周开始口服巯嘌呤（6-MP）50mg/(m^2·d)直至开始治疗的第 12 个月底。②同时，每 3 周给予 PDN 5 日，每日 40mg/

m^2,分3次口服。③同时每3周静脉推注长春碱(VLB)6mg/m^2 1次,直至开始治疗的第12个月底。

(2) B组包括:

初始第1疗程:泼尼松(PDN)40mg/(m^2·d),分3次口服,疗程4周,第5~6周减停。长春碱(VLB)6mg/m^2,于第1~6周每周第1日静脉推注。甲氨蝶呤(MTX)500mg/m^2 连续24小时静脉滴注。并于第1、3、5周第一天以12mg/m^2 给予叶酸解救,先在30分钟内静脉推注剂量的1/10,余9/10于23.5小时内于2000ml/m^2 的水化液内注入。在MTX注射停止24小时和30小时后口服叶酸2次。

初始第2疗程:(对第一疗程后病情改善和或轻或重者立即开始第二疗程;对症状完全消退者可进入继续治疗阶段。)泼尼松(PDN)40mg/(m^2·d),分3次口服,自7~12周每周3天。长春碱(VLB)6mg/m^2,于第7~12周,每周第1日静脉推注。甲氨蝶呤(MTX)500mg/m^2 连续24小时静脉滴注。并于第7、9、11周第一天以12mg/m^2 给予叶酸解救,先在30分钟内静脉推注剂量的1/10,余9/10于23.5小时内于2000ml/m^2 的水化液内注入。在MTX注射停止24小时和30小时后口服叶酸2次。

继续治疗:①口服巯嘌呤(6-MP)50mg/(m^2·d)直至开始治疗的第12个月底。②同时,每3周给予PDN 5日,每日40mg/m^2,分3次口服。直至开始治疗的第12个月底。③同时口服MTX 20mg/m^2,每周1次,直至开始治疗的第12个月底。④同时每3周静脉推注长春碱(VLB)6mg/m^2 1次,直至开始治疗的第12个月底。对低危组和多部位骨病变以及特殊部位组的治疗可参见组织细胞协会的有关方案。

对LCH合并有器官功能障碍、复发和(或)常规化疗无效的病例亦可采用小剂量阿糖胞苷(Ara-C)加VCR和Pred的方法。鉴于前列腺素E_2(PGE_2)在组织细胞疾病中的致病作用以及从LCH的骨病变中提取的LC可在体外产生白细胞介素1和PGE_2,Munn等应用PG的抑制剂吲哚美辛(indomethacin)治疗避免使用化疗、皮质激素或应用这些治疗无效的患者,剂量是1~2.5mg/(kg·d),平均疗程6周,取得了较满意的效果。该作者认为对单系统的骨病变患者,此药可作为一线药物使用。Minkov等应用环孢素(CsA)单药或与其他化疗合用治疗26例LCH患者,仅1例获得完全缓解,该作者认为此药的治疗价值有限。但应用克拉屈滨(2-氯脱氧腺苷,2-chlorodeoxyadenosine,2-CdA)治疗对常规治疗耐药的LCH已有取得成功的报道。Weitzman和Motti等报道应用克拉屈滨治疗23例和13例有多器官受累并经其他化疗无效的LCH病人,剂量从0.1mg/(kg·d),连续静滴5~7天或5~13mg/(m^2·d)共5天,每21天一疗程,治疗1~6个疗程。结果在15例追踪的病人中6例和13例中有9例达到完全缓解。证明此药对难治性LCH的疗效肯定。

采用异基因骨髓移植治疗全身弥散性LCH已有报告,均已无病存活3.5年以上。1990年首次报道3例肝移植治疗合并严重肝损害的LCH取得成功,除1例死于骨折后肺阻塞性疾病外,另2例均无病存活5年以上。

十一、成人LCH

LCH虽多发于小儿,但成人亦可见。成人LCH多为侵犯骨骼的单系统疾病,少数见于其他系统如皮肤和肺脏。Slater和Swarm报道515例LCH有30%年龄>20岁,但年龄>50岁者不足7%。通常20岁以上的患者,其局限性骨病变多发生在扁骨,<20岁者,骨病变可发生在任何其他部位。表现在肺部的LCH是成人LCH的又一特征。Bases等报告了78例肺部LCH,有72例(72.5%)年龄>15岁,其中4例年龄>50岁,2例年龄最大的患有弥散性LCH。Novice等报告28例成人弥散性LCH,患者均有皮肤损害,其中26例(93%)死于并发症(最多为支气管肺炎)。尸检后证实病变的广泛程度较生前判断严重。Bernstrand等通过对41例LCH患者进行远期追踪,中位观察时间16年。发现有10例(24%)存在肺部的放射学异常[囊性病变和(或)肺气肿],4例有呼吸道症状,这些病人多为原始有多器官受累并多见于吸烟者。

(赵新民)

参考文献

1. Arico M, Haupt R, Russotto VS, et al. Langerhans cell histiocytosis in two generations: a new family and review of literature. Med Pediatr Oncol, 2000, 36:314

2. Bernstrand C, Cederlund K, Sandstedt B, et al. Pulmonary abnormalities at long-term follow-up of patients with Langerhans cell histiocytosis. Med Pediatr Oncol, 2001, 36:459

3. Egeler RM. Langerhans cell histiocytosis current therapy and future options. Med Pediatr Oncol, 2001, 36:423

4. Jeffrey ML. Histiocytic disorders//Hoffman R, Benz Jr SJ, Shattil SJ, et al. Hematology Basic Principles and Practice. 3rd ed. Churchill Livingstone, 2000: 783

5. Minkov M, Grois N, Prosch H, et al. Reactivations in

multisystem Langerhans cell histiocytosis (MS-LCH). Med Pediatr Oncol, 2001, 36:415

6. Surico G, Muggeo P, Rigillo N, et al. Concurrent Langerhans cell histiocytosis and myelodysplasia in children. Med Pediatr Oncol, 2000, 35:421
7. Lichtman MA, Kipps TJ, Kaushansky K. Williams Hematology. 7th ed. New York: McGraw-Hill, 2006: 993
8. Motti H, Stary J, Chanova M, et al. Treatment of recurrent Langerhans cell histiocytosis in children with 2-chlorodeoxyadenosine. Leuk lymphoma, 2006, 47: 1881
9. Wnorowski M, Prosch H, Prayer D, et al. Pattern and course of neurodegeneration in Langerhans cell histiocytosis. J Pediatr, 2008, 153:127

第111章

恶性组织细胞病

恶性组织细胞病(malignant histiocytosis,MH)是1966年Rappaport首先采用的名称。但追溯以往,MH的病变描述与1939年Scott及Robb Smith首次报告为“组织细胞性髓性网状细胞增生症(恶网)”的病理及临床表现相类似。国内自20世纪50年代开始有报道。20世纪60年代末,通过细胞化学、免疫学及超微结构的研究,确定恶网的恶性细胞来源于单核-吞噬细胞系统的组织细胞,而非真正的网状细胞。70年代后国内学者将恶网改称为恶性组织细胞病(恶组)。近年研究证明,过去诊断为恶组的病人绝大多数实为间变性大细胞淋巴瘤。新的血液学书籍中虽然还有“恶组”一词,但临床上已极少诊断“恶组”。在2001年世界卫生组织(WHO)造血和淋巴组织肿瘤分类方案中,将多数以往称为“恶组”的病历归类为间变性大细胞淋巴瘤,而少数呈“系统性”表现、多器官累及的组织细胞肉瘤也称为“恶组”。为说明本病的认识过程,本章仍据过去病例报告沿用原有病名,今后应按肿瘤细胞的真正来源,正确命名本病。近些年,临床上发现有一组病人病情进展很快,临床表现符合“恶组”表现,但由于缺乏病理学诊断依据,尤其是细胞来源的报道,故本章仍沿用传统的“恶组”名称。

一、病　因

目前尚不清楚。由于尸检中部分病例有肥大细胞增生现象,有人认为是一种自身免疫增殖性病变,初为过敏,渐转化为肿瘤。有人注意到恶组患者血清EB病毒抗体效价增高,怀疑本病与病毒感染有关。已知EB病毒是引起Burkitt淋巴瘤的病因,但在恶组病因中起何作用尚不清楚。有人注意到近年来恶组在中非地区发病率有所上升,推测可能与环境因素特别是与病毒因素有关。但目前尚缺乏有力的血清学和流行病学证据。Kobari等观察到1例慢性EBV感染病人后发生恶组,通过PCR法扩增,EBV定位于淋巴细胞膜的抗原,用原位杂交法(ISH)检测DNA中的EBV,结果发现早期慢性感染时非恶性的组织细胞中存在的EBV颗粒与后来的恶组细胞中的EBV颗粒相同。由此推论可能原本正常的组织细胞受EBV感染后变成异常细胞,并发生克隆性扩增,结果产生恶组。总之,病因至今仍不明确。

二、发 病 情 况

本病在20世纪60年代以前被认为是罕见病,60年代以后报道逐渐增多,国外文献至1978年报告近200例,而国内在1980年前报告病例已达700多例。1980～1994年发表在国内杂志的病例数已达2133例。尽管病例数有重复,但总的病例数增加不少。全国均有发病,以南方多见。目前未发现有流行情况,均为散发。本病可见于各种年龄组,以20～40岁年龄组发病居多。男性多见,男∶女大约为2.7∶1。

以前报告的病例主要根据以临床及细胞形态学为主的诊断标准,多数未采用当前的新诊断技术。本章提到的临床数字都是根据过去的诊断,只供参考。

三、病 理 特 点

(一) 恶性细胞来源

在讨论病理特点之前,需要解决的首要问题是恶性细胞究竟源于什么系列。1985年以来国外不少学者提出本病的恶性细胞来源于淋巴细胞,而非组织细胞,应改称淋巴瘤。十余年来染色体和分子生物学研究结果支持这个观点,现在倾向于将本病定为间变性大细胞淋巴瘤(anaplastic large cell lymphoma,ALCL)。但也有作者认为恶组的组织学与典型的ALCL不同,可呈不典型的大细胞、免疫源性甚至滤泡型淋巴瘤。目前有关本病的争议有四种意见:①过去诊断所谓的"恶组"多属于非霍奇金淋巴瘤(NHL)的某些类型;②坚持认为大多数恶组的恶性细胞来源于组织细胞;③来源于单核-吞噬细胞系统的真性恶组确实存在但较少见;④某些恶组细胞有双表型性质。各自的论点如下:

1. 来自淋巴细胞 近年较多学者倾向认为恶组属于ALCL,论据如下:①CD30阳性是Reed-Sternberg细胞的可靠标志;②恶组细胞常表达淋巴细胞的标志,如CD3、CD2、CD4、CD7、CD8和CD45RO;③恶组细胞常有编码TCRβ链或Ig重链可变区基因的基因重排。④所有ALCL的变异型和恶组细胞均表达Ki-1(CD30),更有力的证据是Morgan等在1986年发现恶组细胞的t(2;5)(p23;q35)易位,产生一个融合基因NPM/ALK(p80),随后在研究伴t(2;5)的肿瘤细胞标志时,发现大多数细胞源自T淋巴细胞系。Stein等于1985年应用免疫组织化学方法对45例原诊断为恶组者进行研究,发现恶组细胞Ki-1(CD30抗原)也阳性,同时一部分病例还有T细胞标记,而CD30主要分布于活化的T、B淋巴细胞及霍奇金细胞。因此,认为所谓恶组实来源于淋巴细胞,应命名为Ki-1阳性的间变性大细胞淋巴瘤。Isaacson等于1985年再次对已明确报道(1978)是组织细胞来源的4例小肠恶组重新研究,发现有CD45RO表达及TCRβ基因重排,改变了原来的观点,认为小肠恶组实际上应属肠黏膜的T细胞淋巴瘤。1986年Salter等也证实小肠恶组大都为T细胞型。1990年Cattoretti等对过去诊为恶组的10例病人重新用免疫组化和基因分析方法进行了评估,结果发现所有病例HLA-DR(+)和$CD30^+$,4例有源自T细胞的证据(如TCRβ链、β链和β链的重组),另有1例能合成胞质TCRγ链。其余5例不能确定源自T细胞、B细胞、NK细胞还是巨噬细胞,但其中3例显示有TCR和Ig基因。这些病例的恶性细胞的粒-单核细胞的免疫标记(如MAC387、CD13、CD14、CD64和CD68)或阴性或在有TCR基因重组的细胞上表达,而祖细胞的标志CD34、CD7和NK细胞的标志CD16、CD56和CD57均为阴性。从这些结果看来此10例恶组的恶性细胞均属淋巴细胞系,无一例源自组织细胞系。1990年Wilson等对曾在1975年报道的29例恶组中的15例活检材料重新复查,以一组单克隆抗体和多克隆抗体(CD3、CD20、CD30、CD43、CD45RO、CD45RA及CD68)进行分析,结果9例表型符合T细胞系(其中6例Ki-1阳性),2例属B细胞系,3例未显示属系特征(其中2例有Ki-1表达),1例为感染相关的噬血细胞综合征(IAHS)。值得注意的是无一例有CD68(单核细胞和巨噬细胞抗原)表达。因此,作者提出除非免疫表型和免疫基因型结果支持来源于单核-吞噬细胞系统,否则应放弃恶组名称而代以有利于正确描述的名称,如窦状隙大细胞淋巴瘤、大细胞淋巴瘤、Ki-1阳性T细胞或B细胞淋巴瘤。1992年Ornvold也重新研究了6例诊断为所谓恶组的儿童病例,组织形态学特点:5例为间变性大细胞淋巴瘤,1例为多形性大淋巴样细胞组成。6例免疫表型均为T细胞型并有Ki-1表达。该作者认为真性恶组在儿童年龄组是极为罕见的(过去认为多见),而过去诊为恶组实为T细胞型Ki-1阳性的间变性大细胞淋巴瘤。1998年Mongkonsritragoon W等将1973~1993年间诊为恶组的7例病例的病理标本,从形态学、细胞和免疫组织化学、细胞和分子遗传学等方面重新进行分析。结果发现只有1例真正源自组织细胞,3例源自T细胞(其中2例$CD30^+$),1例仅有$CD30^+$,1例源自上皮细胞,1例未定。国内徐天蓉等(1994)复查了7例(1989~1993年)确诊为小肠恶组的活体组织标本,以CD15、CD20、CD45、CD45RO、Mac387、α_1-AT进行分析,并作光镜下形态及电镜观察,结果5例为T细胞型淋巴瘤,2例为组织细胞淋巴瘤。

因恶组细胞和Reed-Sternberg细胞均表达CD30,所以有人认为恶组是霍奇金淋巴瘤(Ⅳ期)播散的一种变异形式,Oreschechek等根据NPM/ALK的表达提出了这种观点。但更多的研究未能证实。

总之,根据免疫细胞化学的观察,认为不应将恶组看成为恶性组织细胞增生,而应视为T细胞来源的$CD30^+$的间变性大细胞淋巴瘤,重新检查既往诊为恶组的病理标本,支持这一观点。目前大都将"恶组"归入淋巴瘤。2001年Schmidt甚至提出"恶组"是"正在消失的疾病",也就是说恶组一词今后应弃用。

2. 来源于组织细胞 1988年Kamesaki等报告1例恶组,根据其不典型细胞的形态学、细胞化学特点(酸性磷酸酶呈弥漫性反应;非特异性酯酶染色阳性能被氟化钠抑制;α-ASD氯乙酸萘酯酶、过氧化物酶及PAS染色均阴性)、免疫组织化学特点(有高度特异的髓细胞样细胞标记如CD4、CD13、CD14,部分CD11及溶菌酶阳性,而无T细胞、B细胞、NK细胞、交错细胞、树突状细胞标记)、免疫球蛋白重链重排检测结果(有重链重排,但无轻链或TCRβ链基因重排,仅仅出现结合区重链重排,而这也可见于非淋巴组织肿瘤)等,该作者认为此例的不典型细胞来源于单核-吞噬细胞系统。1990 年 Sonneveld 复习 12 例恶组(1974～1988 年)的病例,检测免疫球蛋白重链和轻链以及 T 细胞标记(CD4、CD8),结果 12 例的恶性细胞均阴性,其中 9 例又加作 CD9、CD25 及 Ki-1 抗原分析亦阴性。国内 1990 年姬亚友等以溶菌酶、α_1-抗胰糜蛋白酶及 α_1-抗胰蛋白酶抗体,对 36 例尸检病理诊为恶组者进行免疫组织化学染色,三者阳性率分别为 97.1%、91.7% 和 77.8%。此 3 种酶是存在于组织细胞、中性粒细胞及单核细胞的蛋白酶,而淋巴细胞及网状细胞均阴性。从免疫组化角度证明恶组瘤细胞来源于组织细胞。1991 年李佩娟等对儿童医院病理诊断为恶组的 31 例尸检材料进行了临床和病理的复查,并选择了 9 种抗体进行免疫酶标染色,重新诊断的结果:除 3 例形态符合淋巴瘤和急性白血病外,其他病例的免疫酶标检查结果仍提示来源于组织细胞的可能性大;并指出在一张组织切片中必须具有大量分化极差的巨型恶组细胞才能决定诊断,否则容易与恶性淋巴瘤混淆。1990 年何如昆等对 29 例恶组(1979～1987 年)尸检材料重新复习其临床病理、免疫组化及电镜检查,结果也支持恶组细胞起源于单核-吞噬细胞系统,并对 6 例浸润小肠伴有溃疡者加作全 T、全 B 染色亦均为阴性。1991 年 Goqusev 等用人类恶性组织细胞增生症的 $CD30^+$ DEL 细胞株进行研究,证实恶组的 DEL 细胞株来自单核-吞噬细胞系统。

3. 可来源于组织细胞系但较少见　国内纪小龙等对已明确诊断为恶组的 20 例尸检蜡块重新切片,以 CD20、CD45RO 及 CD68 三种单抗作 ABC 法免疫组化染色。从免疫表型看,8 例为 T 细胞淋巴瘤;6 例为 B 细胞淋巴瘤,3 例为组织细胞来源;另 3 例上述 3 种标记均阴性。提出恶组是存在的,只是按过去的诊断标准符合恶组者大多数是淋巴瘤。Delson 等收集 63 例 Ki-1^+淋巴瘤(有 25 例曾诊断为恶组),经用系列特异性抗体作免疫组织化学研究证明,13 例是 T 细胞性,10 例是 B 细胞性,9 例是无标记淋巴细胞性,3 例为 T、B 混合性,25 例不能确定系列归属,仅 3 例可疑为组织细胞来源。

4. 某些恶组细胞有双表型性质　1992 年 Oka 等报道 3 例有高热、淋巴结及肝、脾肿大,全血细胞减少,骨髓及淋巴结病理可见不成熟细胞、吞噬血细胞的细胞以及 R-S 细胞和霍奇金样细胞,诊为恶组的患者,入院后 3 个月内均死亡。该作者用 CD3、CD15、CD20、CD30、CD43、CD45、CD45RO、CD68、Mac387、溶菌酶、α_1-抗胰蛋白酶、S-100 蛋白等进行分析。结果 3 例均为 $Mac387^+$/$CD68^+$/溶菌酶$^+$/$CD3^+$,兼有单核细胞和巨噬细胞及 T 淋巴细胞表型。因此,认为至少有些恶组有双表型性质,既有 T 细胞也有吞噬细胞表型。国内(1991)李维华等根据 21 例恶组尸检材料进行免疫组化 T 细胞和组织细胞标记,结果是有的同时表达两种细胞的标记,有的仅有 T 细胞标记或仅有组织细胞标记,有的两者均不表达。

总而言之,从国内报道看,具有“恶组”的临床和病理形态特点的病例并不罕见。由于本病的临床表现及病理上有别于一般的恶性淋巴瘤(见临床及病理特点),半个多世纪以来一直只根据临床和病理形态学标准进行诊断(至今国内大多数单位仍如此),不能正确判断恶性细胞的来源。20 世纪 80 年代以后用于肿瘤细胞抗原分析的单克隆抗体不断出现,病理学家应用高敏感的免疫组化技术可检出细胞表型标记,认识有很大更新。但最大的困惑是不同实验室所得的结果有时差异较大。值得提出的是 Ben Ezra 等提到 T 细胞肿瘤常有许多反应性组织细胞增生,而组织细胞肿瘤也可以有许多反应性 T 细胞增多;T 细胞也可以浸润窦状隙,可吞噬红细胞,可含有组织细胞的酶如酸性磷酸酶、非特异性酯酶。一种肿瘤细胞的免疫标志物常常不是肿瘤细胞所特有的,在确定恶性细胞来源时应慎重。任何抗体也只具有相对的特异性。有学者提出,在肿瘤病理诊断中免疫组化技术检查只是对传统诊断手段的一种补充,而不能将二者对立起来。分清肿瘤细胞来源很重要,因为关系到本病是一个独立的疾病,还是其他疾病的一个亚型。目前对“恶组”的肿瘤细胞来源,在国内外学者均未完全统一认识,较大的倾向是认为“恶组”实为间变性大细胞淋巴瘤,但是否根本不存在恶性组织细胞病,是否“恶组”一词可以弃用,尚需更多观察。今后应对可疑病例仔细进行免疫组化、细胞遗传学和分子生物学研究,能确定为间变性大细胞淋巴瘤者,则诊断为淋巴瘤,不能确定细胞归属者,暂且保留恶组这个名称,或是称之为“恶性组织细胞/T 淋巴细胞病”,待有更明确的认识后再作必要的变更。

(二) 病理表现

从传统的病理形态学标准,诊断本病需具备以下 3 个条件:

1. 多脏器受累　脾脏、淋巴结和肝脏是受累最严重的器官,脾脏的红髓、淋巴结的淋巴窦、肝脏的汇管区最易受到恶性细胞的浸润,其他非造血器官主要为间质或血管周围的浸润,肠黏膜固有层及黏膜下淋巴组织均可见浸润。尸检中可在前列腺、颌下腺、横纹肌、副甲状腺、腮腺、小脑、胸膜、腹膜后脂肪、脊髓、阑尾、眼球、龟头、皮下脂肪查出有恶性细胞浸润。

2. 浸润细胞的特点　有巨大怪异的恶性细胞、

单核样细胞、淋巴样细胞、免疫母细胞样细胞以及吞噬细胞，这些细胞混杂存在，松散排列呈灶性或片状，具有多样性。病理形态学上与一般恶性淋巴瘤有些不同，因后者的增生细胞形态上较一致，排列也较紧密。

3. 没有明显的瘤块　组织结构可以部分或全部破坏，浸润也可以出现粟粒样病灶和小的肉芽肿，但极少形成瘤块。

Byrne 及 Rappaport 提出的病理诊断标准与上述基本一致，但强调异常细胞增生有吞噬活性。国内多数学者认为异常细胞的吞噬现象不宜作为诊断的必需条件，而异型细胞混杂存在，松散分布，不聚成肿瘤细胞团块，才是本病病理组织诊断的主要特点。

四、临床表现

根据恶性细胞浸润部位的不同，临床上可有不同的表现，从上述病理累及部位来看可累及造血组织（最常见），又可累及非造血组织，因此临床表现多种多样。发热常是首发表现，以不规则高热居多，其次为稽留热、弛张热，而间歇热及低热少见。苍白、乏力是由于有贫血；而出血倾向在首发表现中亦不少见，尤其到病程晚期出血加重是致死原因之一。黄疸一般在早期常不明显，多在较晚期出现，但也有部分患者以黄疸首发而误诊为肝炎者。

肝脾肿大是常见的体征，常呈轻度或中度肿大。表浅淋巴结一般黄豆大、花生米大，最大如鸡蛋大。从尸检情况看，本病主要侵及深部淋巴结，浅表淋巴结不大不能排除恶组。皮肤损害以结节和肿块最为常见（可形成肉芽肿或导致纤维化，肉眼上虽形成结节，但镜下细胞彼此并不黏聚），并可伴有溃疡，尚可伴有非特异性损害，如斑丘疹、紫癜及红皮病等。皮肤损害在儿童病例中较为多见，并被认为是其特征。肺部可有啰音伴有咳嗽、气短，胸片多有改变如弥漫性或间质性浸润、散在的粟粒状及小结节状阴影，或纵隔肺门淋巴结肿大、胸腔积液等，但 X 线表现一般为非特异性而经常与并发症同时存在。

五、实验室检查

血象及骨髓象改变有意义，其他常规实验室检查无特异性。

（一）血象

患者就诊时血象正常者仅约 10%，其余均有各种血细胞不同程度的减少（少数病例白细胞计数可增高），随着病情发展全血细胞减少愈趋明显，成为本病的突出表现之一。约有半数患者在外周血片末端边缘易找到异常细胞（特别是用浓缩法或在白细胞层）。

（二）骨髓象

在骨髓涂片中多数仍可见到各系正常造血组织。分析 241 例骨髓涂片，有 66.4% 骨髓呈活跃或明显活跃，33.6% 呈增生减低或重度减低。由于病变呈灶性分布很不均匀，有时多次骨髓穿刺均未能找到恶性细胞。当各种恶性细胞混杂在骨髓涂片中出现时，可呈大小不等及多形性。细胞学形态的变化国内外描述并非完全相同。根据细胞形态特点，分成下列类型：

1. 异常“组织”细胞（恶性“组织”细胞）　体积较大（20～40μm），外形规则或呈不规则圆形，胞质比一般原始细胞丰富，胞质深蓝或浅蓝色，深蓝者常无颗粒，浅蓝者可有少数或较多细小颗粒，可有数量不一的空泡。核可呈圆形或椭圆形，有时呈分枝状，偶有双核者，核染色质细致或呈网状，核仁显隐不一。

2. 淋巴样“组织”细胞　如淋巴细胞大小，外形和淋巴细胞或内皮细胞相似，可呈椭圆形、不规则圆形或狭长带有弯曲的尾巴。胞质呈浅蓝色、灰蓝色，含有较多细小颗粒，核常偏于一侧或一端，核染色质较细致，偶见核仁。

3. 单核样“组织”细胞　形态颇似单核细胞，但核染色较深或粗颗粒较明显。

4. 多核巨细胞　体积甚大，直径可达 50μm 以上，外形不规则，胞质浅蓝无颗粒或有少数细小颗粒。通常含有 3～6 个核或核呈分叶状，核仁或隐或显。

5. 吞噬细胞　体积可以很大，单核或双核，椭圆形偏位，染色质疏松，核仁清晰，胞质中含有被吞噬的成熟红细胞或其碎片、幼红细胞、血小板及中性粒细胞等，一个吞噬细胞最多可吞噬 20 余个血细胞。

据北京协和医院观察（1973）认为异常“组织”细胞和（或）多核“组织”细胞有特异性诊断价值，而淋巴样和单核样细胞在其他疾病中也可出现，无特异性诊断意义。至于骨髓涂片中有多少异常的“组织”细胞即可诊断，一直无明确规定。

（三）组织化学染色

本病特殊细胞的细胞化学反应多表现为：过氧化物酶染色阴性；苏丹黑染色阴性或弱阳性；糖原染色多为弱阳性弥散反应；酸性磷酸酶染色多为中等度强阳性反应，能被酒石酸抑制；葡萄糖醛酸酶染色弱阳性至中等阳性反应；非特异性酯酶染色呈阳性至强阳性反应，能被氟化钠抑制；α-ASD 氯乙酸萘酯酶和碱性磷酸酶呈阴性反应；溶菌酶染色阳性；α_1-抗胰糜蛋白酶和 α_1-抗胰蛋白酶阳性。

（四）其他

有62%血清谷丙转氨酶增高；54.3%尿素氮增高；47.6%血沉增快；亦有部分病例乳酸脱氢酶、碱性磷酸酶升高。此外，中性粒细胞碱性磷酸酶减低，血清铁蛋白含量明显增高。

六、诊　断

过去诊断本病主要仍依靠临床表现和细胞形态学或活体组织病理检查结果，近年来对本病的恶性细胞来源有了新的认识，甚至提出应当更改病名，但作为同一个疾病实体，它的临床表现和细胞、病理形态所见与过去的描述不应有差别，因而过去的诊断依据仍沿用，只是需要增加一些细胞标志、细胞和分子遗传学方面的指标以确定恶性细胞的来源，以便准确地对疾病命名。

1. 临床表现　以发病急、长期发热，伴进行性肝脾淋巴结肿大、进行性肝肾功能衰竭、进行性全血细胞减少、进行性全身衰竭为特点，常伴黄疸、出血，可有皮肤损害和浆膜腔积液。

2. 骨髓涂片及活体组织检查　确诊必须找到一定数量的上述异常细胞。由于骨髓不一定经常受累，且病变常呈灶性分布，因此骨髓一两次检查阴性不能除外本病，需多次重复检查。胸骨穿刺阳性率高于髂骨。

3. 外周血浓缩涂片检查　统计305例外周血涂片有152例(49.8%)找到异常细胞。血液浓集后找到异常细胞的机会更高些。血液浓缩涂片可与骨髓涂片相互补充参照。

七、鉴别诊断

反应性组织细胞增生是指有明显的原发病存在，由于原发病的某些因素的刺激而发生组织细胞增生，待原发病去除、刺激减轻后增生的组织细胞可自然消失。当原发病诊断明确而组织细胞反应性增生程度较轻时，后者易被忽视。但若重症患者，其组织细胞反应强烈，而原发病诊断不明时易误诊为“恶组”。已知某些感染性疾病如结核病、伤寒、布氏杆菌病、疟疾等可引起骨髓组织细胞增多，并有吞噬血细胞现象。过去对组织细胞增生的概念及分类比较混乱，20世纪70年代提出将反应性组织细胞增生分为3类：①感染性：继发于感染性疾病，包括上述疾病及肝炎、传染性单细胞增多症等；②变态反应性：继发于结缔组织病、药物过敏、皮炎性淋巴结病及某些疫苗接种反应；③恶性肿瘤性疾病：在未转移到骨髓时亦可有组织细胞增生。

20世纪70年代初张之南等通过随访工作，发现原诊断为恶组的部分病例，经过数年之后仍存活，有的发展为典型的类风湿关节炎；有的以后查出为红斑狼疮；有的发现为迁延型肝炎；有的无任何疾病迹象。重新复习这些病例、过去的临床表现及骨髓细胞形态，结果：临床上发病很像“恶组”，有高热、苍白、肝脾大、全血细胞减少，个别有出血倾向，其中1例当时血压已下降至80/57mmHg，自动出院。病情大多十分凶险。但骨髓细胞形态大多是单核样和淋巴样细胞，个别有异型细胞，但为数不多(不超过1%)，仅有1例数量较多(约20%)，血压下降自动出院，当时并无关节症状，多年后关节明显畸形变形，实为类风湿关节炎。由此可见，个别反应性组织细胞增生与“恶组”在初期较难鉴别。

近些年许多表现类似于“恶组”的病人，由于其临床表现符合噬血细胞综合征的标准，多数病人被诊为噬血细胞综合征。“恶组”可诊断为噬血细胞综合征，但两者并非相等同。噬血细胞综合征还可有其他原因，包括病毒等引起。

1979年Risdal等报道19例患者因病毒感染引起组织细胞增生并有吞噬血细胞现象，其中14例发病前曾接受较长时间的免疫抑制剂治疗，病毒检查阳性，称之为病毒相关噬血细胞综合征(virus associated hemophagocytic syndrome，VAHS)。其后发现不仅病毒可引起噬血细胞综合征，很多细菌、真菌，甚至近期输血、肿瘤播散等也可引起，有称感染相关性噬血细胞综合征(infection associated hemophagocytic syndrome)，有称噬血细胞性组织细胞增生症(hematophagic histiocytosis)，还有称噬血细胞综合征(hematophagic syndrome)者，都是从骨髓细胞学角度提出的，表现为组织细胞增生并活跃地吞噬各种血细胞。

已查明许多病原体可引起噬血细胞综合征：①病毒：如EB病毒、巨细胞病毒、单纯性疱疹病毒、水痘-带状疱疹病毒、腺病毒、微小病毒B19；②细菌：如肠道革兰阴性杆菌、流感嗜血杆菌、肺炎双球菌链球菌、金黄色葡萄球菌、流产布氏杆菌、肺炎支原体等；③伯纳特立克次体；④结核分枝杆菌；⑤真菌：如荚膜组织胞浆胞质菌、白色念珠菌、新型隐球菌；⑥利什曼原虫。噬血细胞综合征的临床表现随原发病的不同而不一，最常见的共同症状为发热，以高热居多，可伴有寒战、盗汗、食欲缺乏、体重减轻及肝、脾、淋巴结轻度肿大，部分患者可有出血、皮疹、全血细胞减少、肝功能损害或凝血功能障碍。VAHS尚可有中枢神经系统症状、肺部浸润或肾功能衰竭等多脏器损害症状。VAHS常于病前2～6周有病毒感染症状。虽然噬血细胞综合征本质上属于一种反应性组织细胞增生，如无继发性感染多在1～8周内自然缓解，但在严重病例，其临床过程极似“恶组”，死亡率可高达 30% ~40%，病情凶险程度几乎难以与“恶组”相区别。

八、治　　疗

目前尚缺乏有效的治疗方法，多采用的主要治疗措施是参照非霍奇进淋巴瘤的联合化疗方案。1990 年 Sonneveld 等报道 12 例恶组，4 例治疗前死亡（生存期 8 天至 2 个月）；6 例用 CHOP 方案（环磷酰胺、多柔比星、长春新碱、泼尼松），2 例还接受脾切除，经多个疗程后，结果 4 例分别存活>11 个月、>30 个月、>83 个月、>85 个月。此外，已有报道异基因造血干细胞移植治疗恶组成功的病例。

九、预　　后

本病大多发病急、病程短。“恶组”死亡原因最多见为全身衰竭；其次为出血（主要是胃肠道，其次为颅内）；再次为严重感染；少数由于肝肾功能衰竭或心力衰竭致死。

（周道斌　刘尔坤　张之南）

参 考 文 献

1. 郁知非. 恶性组织细胞病的重新认识. 中华血液学杂志，2000，21：565-566
2. Schmidt D. Malignant histiocytosis. Curr Opin Hematol，2001，8：1

第五篇

止血与血栓

第112章

止血调节机制

凝血是机体的一种防护功能，使大量可溶性血浆纤维蛋白原迅速转变成不溶性纤维蛋白多聚体，使动脉或静脉伤口的可溶性血浆转变成凝胶，从而阻止血液进入软组织（出血），并使高压、封闭的循环系统维持完整性。

凝血机制是一系列相互衔接的蛋白溶解反应，使酶原蛋白转变成胰蛋白酶样酶，最终生成凝血酶。凝血酶能使纤维蛋白原和血小板形成止血栓。凝血的酶促反应可按任何速率进行，但取决于酶原、辅因子以及转变中的酶必须在细胞表面形成多分子复合物。如果转变中的酶被抑制、蛋白辅因子遭破坏或负责组装高分子复合物的表面受体被封闭，则酶促的凝血反应被抑制。有三种天然抗凝机制能在每一步凝血阶梯反应中，通过上述机制，衰减凝血效应。抗凝血酶Ⅲ（antithrombin Ⅲ，AT Ⅲ）和蛋白C（protein C，PC）是机体的两种主要抗凝物，分别调控丝氨酸蛋白酶及活化的辅因子。第三种天然抗凝物，组织因子途径抑制物（tissue factor pathway inhibitor，TFPI）能抑制活化因子Ⅶ-组织因子（FⅦa-TF）复合物。这些天然抗凝机制互相补充、协同其他血浆蛋白酶抑制物，产生一种体内强有力的抗凝应答反应；使介质应答的凝血反应既能立即发生，又能局限于局部并下调凝血反应。

第一节 血浆蛋白酶抑制物

许多血浆蛋白参与抑制凝血、纤维蛋白溶解（简称纤溶）和激肽生成过程中所产生的丝氨酸蛋白酶（图112-1）。这些抑制物结构相似，作用机制（陷阱式）相似（见本章第二节抗凝血酶Ⅲ-肝素的作用机制），同属于丝氨酸蛋白酶抑制物超家族（Serine protease inhibitor 总称 Serpins），包括 AT Ⅲ（曾用名肝素辅因子-1）、肝素辅因子Ⅱ（$HC_{Ⅱ}$）、$α_2$巨球蛋白、$α_1$抗胰蛋白酶、TFPI、PC 抑制物（PCI）、$α_2$抗纤溶酶、纤溶酶原激活抑制物（PAI-1）和 C_1 抑制物等。其共同点为：反应部位（bait site）含精氨酸、与底物形成1∶1化学当量计酶-抑制物复合物、抑制作用完成后复合物分离、被肝清除、与蛋白多糖的戊聚糖（pentasaccharide）组分结合抑制可加速。

生化及先天缺乏者的临床资料分析结果显示：AT Ⅲ、PC、TFPI、$α_2$抗纤溶酶及 PAI-1 为止血功能的主要调控者；$α_1$抗胰蛋白酶和 C_1 抑制物则主要拮抗白细胞衍生介质、补体或激肽生成中的丝氨酸蛋白酶，而对凝血相关的丝氨酸蛋白酶的调控较为不重要。

肝素辅因子Ⅱ（$HC_{Ⅱ}$）Mr 65 000，正常血浆浓度90μg/ml。反应部位含蛋氨酸-X键，故其初级氨基酸结构与 AT Ⅲ明显不同。拮抗丝氨酸蛋白酶的特异性在于只能中和凝血酶。$HC_{Ⅱ}$结合肝素的亲和力较 AT Ⅲ结合肝素的亲和力为弱，但在肝素饱和浓度（高浓度）下 $HC_{Ⅱ}$中和凝血酶速率与 AT Ⅲ的中和速率相接近。硫酸皮素是血管壁存在的另一黏多糖，可替代肝素使 $HC_{Ⅱ}$对凝血酶的中和速率加速1000倍。肝素临床用作抗凝剂时，主要依赖分子中1/3与 AT Ⅲ高亲和力的组分，而 $HC_{Ⅱ}$仅起微弱的作用。

PAI-1 正常血浆水平极低，生理作用主要是抑制组织型纤溶酶原激活物（tissue plasminogen activator，tPA）和尿激酶（urokinase，UK），因此能阻止纤溶机制活化。其主要生理作用与大多血浆丝氨酸蛋白酶抑制物作用相反，通过抑制纤溶而助长凝血。PAI-1 也能抑制其他凝血系的蛋白酶如纤溶酶、活化蛋白C（activated protein C，APC）和凝血酶。PAI-1 的初级结构，尤其在肝素结合区和活化部位，与 AT

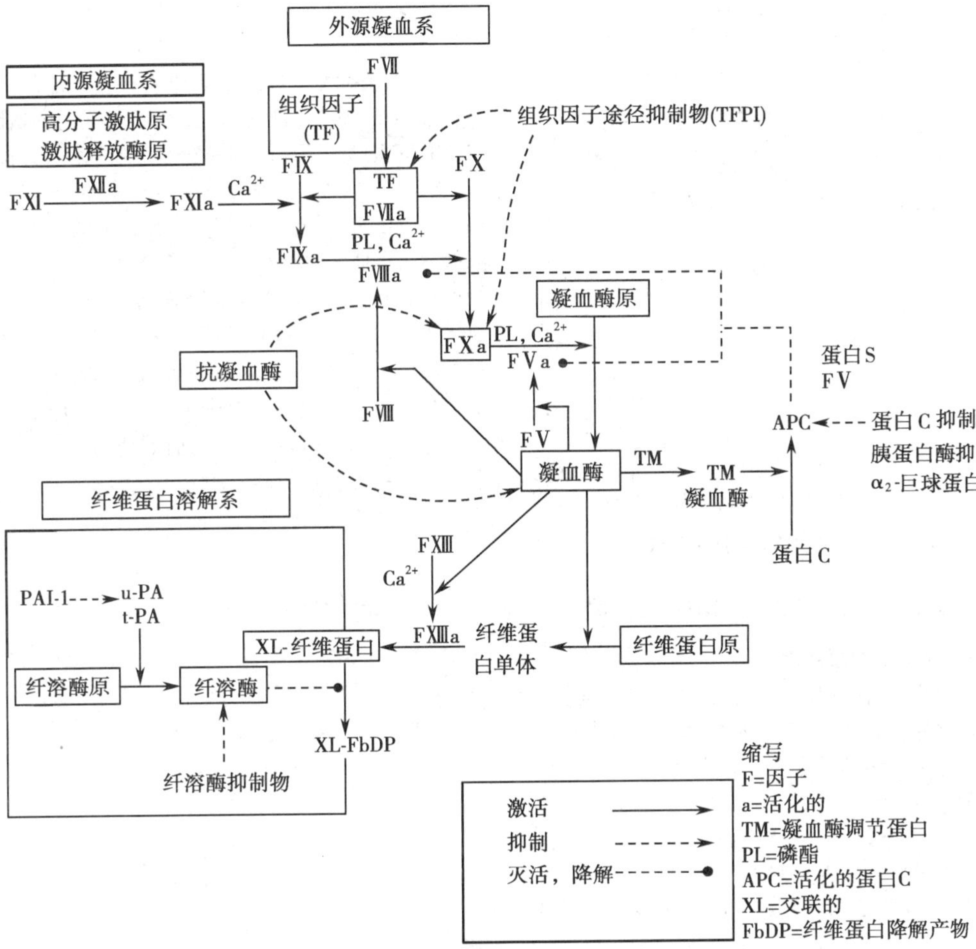

图 112-1 凝血瀑布反应的启动及调节

Ⅲ极相似。玻璃连接蛋白(vitronectin,Vn)和肝素能作为 PAI-1 辅因子,抑制凝血酶。

α_2 巨球蛋白为血浆二聚体蛋白,由两个 Mr 360 000 相同半分子组成,以非共价键结合。每半分子由两个相同亚单位 Mr 180 000,以二硫键结合。α_2 巨球蛋白与底物组成 1∶1或 1∶2化学当量计酶-抑制物复合物,使陷入的酶失去大部分活性。但该复合物却能保护酶不受能完全灭活酶功能的其他循环抑制物的作用。酶-α_2 巨球蛋白复合物在 15～30 分钟内被网状内皮系清除。故 α_2 巨球蛋白虽能抑制许多丝氨酸蛋白酶,包括凝血酶、FⅩa、纤溶酶、激肽释放酶、硬性蛋白酶、胶原酶和组织蛋白酶 G,但其抑制速率中度,较其他抑制物为慢。

第二节 抗凝血酶Ⅲ-肝素的作用机制

1905 年 Morawitz 的实验资料显示去纤维蛋白原血症患者血清中加入的凝血酶会逐渐失去活性,推测血液中存在抗凝血酶。Mclean(1916)从肝脏中提取到肝素之后,发现肝素必须与血浆组分同时存在才有抗凝效果,故认为血浆中存在着肝素辅因子。20 世纪 50 年代的动力学实验表明血浆抗凝血酶Ⅲ(antithrombin Ⅲ,AT Ⅲ)活性与血浆肝素辅因子活性直接相关。继 Abildgaard(1968)分离到 α_2 巨球蛋白之后,Rosenber 和 Damus 获得大量纯化 AT Ⅲ,并证实分离所得的人 AT Ⅲ和血浆肝素辅因子实为同一分子。直至 1963 年 1 例病人被报道血浆中 AT 测定值低下,AT Ⅲ的重要性才进一步清楚。不久,Egebeg(1965)报道一个 AT 缺乏的家族内许多成员患有静脉血栓。目前已知 AT Ⅲ是一种单链糖蛋白,与凝血酶、因子Ⅹa、纤溶酶等丝氨酸蛋白酶形成复合物而使酶失活。AT Ⅲ是一种重要的生理抗凝物(图 112-2)。肝素发挥抗凝作用的辅因子除 AT Ⅲ、$HC_{Ⅱ}$ 外,还包括 PCI。AT Ⅲ占肝素依赖性抑制辅因子的 80%。

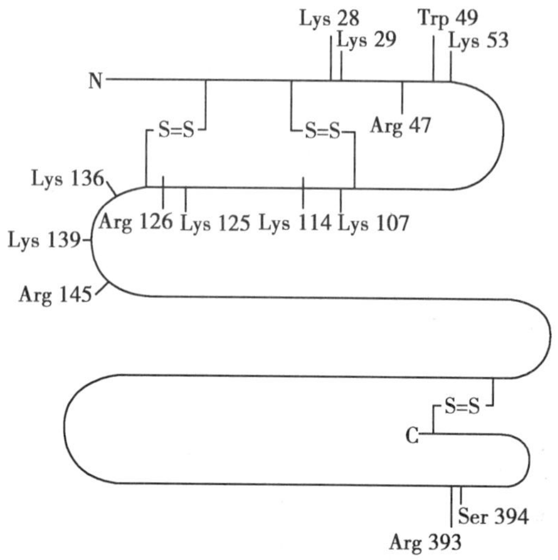

图 112-2 AT Ⅲ的主要功能区位置示意图

一、抗凝血酶Ⅲ的结构和作用机制

（一）抗凝血酶Ⅲ基因结构

人类 AT Ⅲ编码基因位于 1 号染色体长臂(1q23-25)，全长 15kb，含 7 个外显子，在单倍体基因组中为单拷贝。启动子区不具备 TATA 元件，但 5′旁测序列区含 8bp 的增强子，相似于 Jk-Ck 鼠或人 IgGk 链基因。调控元件对 AT Ⅲ和 IgGκ 轻链的有效合成和组织特异性十分重要。AT Ⅲ基因转录始于 5′上游距 ATG 翻译起始点 72bp 处；3′端基因距终末编码 49bp 处含多 A(AATAAA)序列。裂解/polyadenylation 位于多 A 序列下游 24bp 处。mRNA 中 96 碱基用于编码信号肽，1296 碱基编码多肽链，以及 3′端含 175 碱基的非翻译区包含多 A 序列。第 1 内含子中含有二个最初转录产物的拼接部位，使产生两种分子：N 端带信号肽的 AT Ⅲ分子或是 C 端删减的多肽分子。后者留于细胞内不被分泌，其功能尚不明确。

（二）抗凝血酶Ⅲ功能区及对维生素 K 依赖性蛋白酶的抑制作用

人类 AT Ⅲ主要由肝细胞、血管内皮细胞、肺、脾、肠、心等细胞合成，是一种 α_2 球蛋白性抑制物，Mr 58 000。正常血浆 AT Ⅲ水平约 140μg/ml。

1. 抗凝血酶Ⅲ反应部位及肝素结合部位 AT Ⅲ反应部位 Arg393-Ser394 接近羟基端(图 112-2)。反应部位赖氨酸能和凝血酶等酶(E)活化中心丝氨酸结合成四面体中间物，并形成 1∶1 当量计共价键结合的抑制复合物，即 E+AT Ⅲ→E · AT Ⅲ。AT Ⅲ的抑制机制根据三维结构提示，其四面体中间产物为酶的陷阱，并非裂解底物(E)的活化中心键。

凝血酶在此过程中结构未改变。凝血酶-AT Ⅲ抑制复合物易被肝脏受体清除，$T_{1/2}$少于 15 分钟。病理情况下复合物被大量清除可继发血浆 AT Ⅲ水平降低。

AT Ⅲ有两个主要的肝素结合区。Ⅰ区位于氨基酸 28～53，包括 AT Ⅲ 28、29、53 位上的赖氨酸，都能和肝素结合。Ⅱ区位于氨基酸 107～156，包括 AT Ⅲ 107、114、125、126、139 上的赖氨酸和 129、145 位上的精氨酸。Ⅰ、Ⅱ区是呈直线排列的正电荷氨基酸使 AT Ⅲ能和肝素的硫酸基团以电子键形成暂时性复合物，使肝素能成为凝血酶的快速抗凝剂。血浆中存在少量 Asn135 非糖基化的 AT Ⅲ库，这一氨基酸位于肝素结合区并与肝素亲和力增强。

2. 肝素催化并迫使凝血酶-AT Ⅲ复合物形成并迅速从蛋白聚糖脱离 凝血酶-AT Ⅲ(T-AT)抑制复合物在无肝素时形成的速率很慢。AT Ⅲ必需有肝素参与才能完成其有效的最佳反应速率。这是

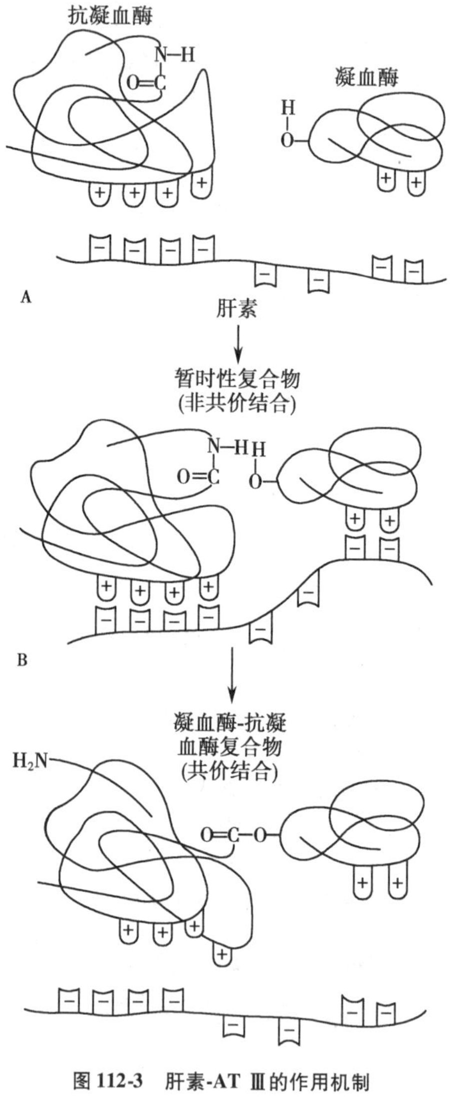

图 112-3 肝素-AT Ⅲ的作用机制

因为肝素戊糖序列键中几个硫酸基团与 AT Ⅲ以电子键形成暂时性复合物。复合物的形成能使 AT Ⅲ构形改变(图 112-3),使丝氨酸蛋白酶更易陷入,因而不能发挥其酶的活性,并被灭活。抑制复合物中共价键的形成使 AT Ⅲ对肝素亲和力减弱,肝素被释放后再利用。凝血过程中许多止血酶如Ⅸa、Ⅹa、Ⅺa 和Ⅻa 都能被 AT Ⅲ灭活,灭活方式和 AT Ⅲ陷阱机制相似。实验表明肝素与 AT Ⅲ形成酶抑制复合物中的结合力要比黏多糖与 AT Ⅲ的结合力弱 100～1000 倍。因此,内皮表面的肝素能再游离、反复参与蛋白酶的抑制圈子。

3. 抗凝应答中 AT Ⅲ的多糖依赖性加速,对不同介质的影响　AT Ⅲ-肝素复合物可抑制所有的维生素 K 依赖性凝血因子的活性,但是主要抑制 FⅡa、FⅩa、FⅨa,而 FⅦa 为例外。FⅦa 或蛋白 C(PC)与 AT Ⅲ-肝素复合物的反应十分缓慢。FⅦa 一旦与组织因子结合,在 Ca^{2+} 存在下,AT Ⅲ抑制此酶的速率即增强 30 倍,高分子激肽原(HMWK)能明显加速饱和 AT Ⅲ-肝素复合物对 FⅪa 的中和速率。FⅫa 则主要被 C_1 抑制物所中和。某些实验表明为获得灭活凝血酶(FⅡa)及 FⅨa、FⅪa 的效果,肝素链必须有 16 个以上的单糖(较大的寡糖)、需同时与 AT Ⅲ以及凝血酶等酶结合并形成三元复合物(图 112-4)。

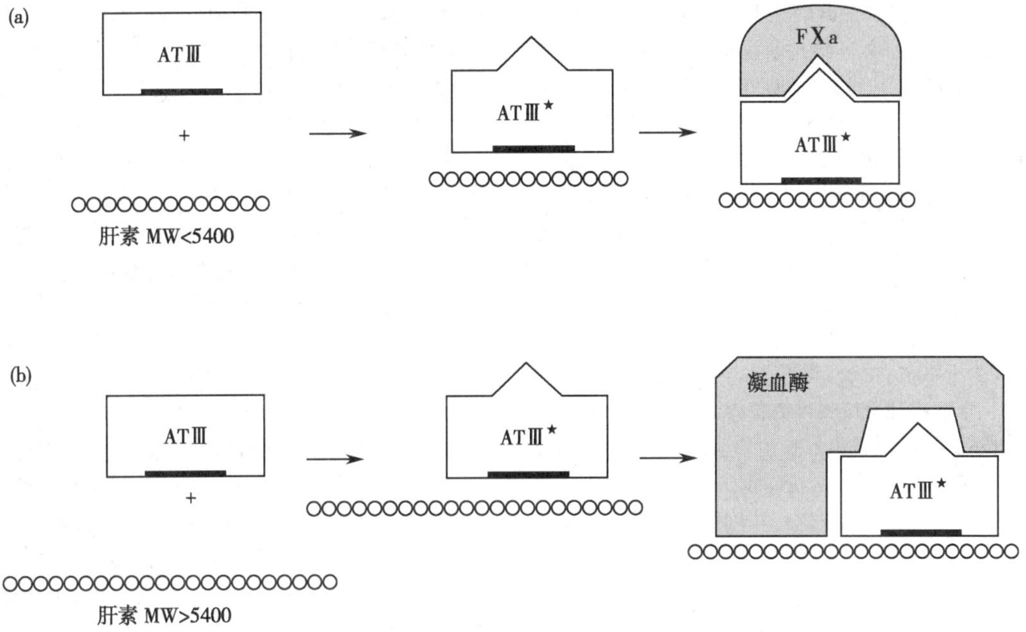

图 112-4　肝素-AT Ⅲ复合物对 FⅡa 或 FⅩa 的灭活作用

少于 6 个单糖的肝素不具备抗Ⅱa 活性,亦不影响活化部分凝血活酶时间(active partial thromboplastin time,APTT)。为灭活 FⅩa 和 FⅫa,肝素分子链只需和 AT Ⅲ单向结合即可发生抑制作用。至于肝素是否与 FⅩa 或 FⅫa 结合对抑制过程并不起作用。8 个以上单糖的肝素链即可加速 AT Ⅲ-FⅩa 的相互反应(图 112-5),但不能催化中和其他的止血酶。血栓局部从活化血小板释出的血小板第 4 因子(PF4)能使肝素失去催化灭活Ⅱa 的活性,但对灭活Ⅹa 的影响较小。由于各实验中采用的肝素商品剂型不同、链长短不同,因此肝素与 AT Ⅲ多位点结合的强度不同,不同肝素制剂对肝素-AT Ⅲ介质中和速率的报道结果互有差异。肝素单糖序列中特殊的群体,糖结构组合在增加 AT Ⅲ-Ⅱa、AT Ⅲ-Ⅹa 中

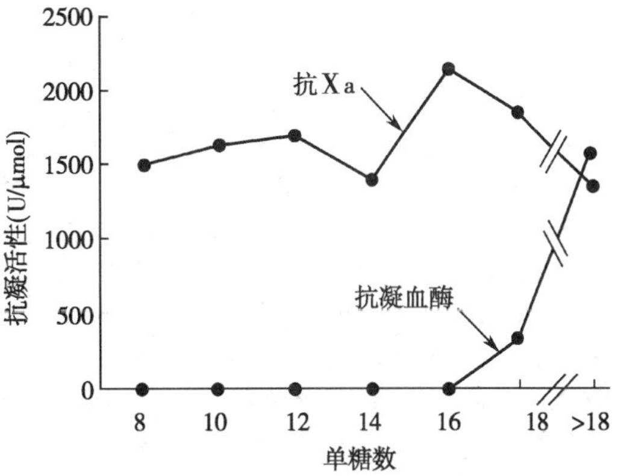

图 112-5　肝素链的糖苷数与其抗 FⅩa、抗 FⅡa 的关系

和速率反应中的作用尚在进一步研究中。与 AT Ⅲ低亲和力的肝素（LAH）组成链的功能尚不明了。有报道认为 LAH 能影响血小板功能，导致血小板功能障碍。

二、肝素和硫酸类肝素蛋白多糖的化学合成

（一）肝素分子结构与功能的不均一性

肝素是一种高度硫酸化的氨基聚糖（或称氨基多糖，glycosaminoglycan），由长短不一的多糖链（寡糖）组成的混合物。由氨基已糖（即 N-乙酰氨基葡糖或名已糖胺）或其衍生物与糖醛酸构成的二糖单位是肝素分子中的主要重复序列，无 AT Ⅲ催化活性。肝素链中特殊的硫酸化戊糖序列是催化 AT Ⅲ-E 复合物形成的必需结构。戊糖序列由 N-乙酰氨基葡糖（6-OSO_3）-葡糖醛酸-N 硫代氨基葡萄糖（6-OSO_3）-艾杜糖酸（2-OSO_3）-N 硫代氨基葡糖（6-OSO_3）组成。商品肝素制剂中仅少于 1/3 的肝素分子具有与 AT Ⅲ呈高亲和力的戊糖序列。有报道认为由特殊的四糖序列组成的八糖，无硫酸基团的艾杜糖-N 乙酰葡糖胺（6-OSO_3）-葡糖醛酸-N 硫代/O 硫代葡糖胺，位于还原末端与肝素加速 AT Ⅲ-FⅩa 反应有关。人类血管腔内皮表面存在的大量类肝素，仅少于 10% 的天然类肝素链有抗凝活性。通过各种化学和物理分级法可制备得到不同分子量的肝素片段及组分，制备出各种生物利用度高的新型低分子肝素（low molecule weight heparin，LMWH）制剂。不少研究者正在寻找一些抗凝活性很弱的类肝素物质，试图通过工艺改造、制备出具有某种特殊用途的类肝素。

（二）类肝素硫酸多糖蛋白

Meyez（1938）首先提出把来源于动物组织并含有氨基已糖的多糖称为黏多糖（旧名：黏蛋白）。后来发现黏多糖含有糖醛酸及硫酸基团，且具有酸性，故称之为酸性黏多糖（acidic mucopolysaccharide），现在命名为氨基（多）聚糖（glycosaminoglycan），即含糖醛酸和氨基糖残基的多糖，为一种杂多糖，包括肝素、类肝素、硫酸皮素、透明质酸、硫酸软骨素、硫酸角质等。在体内，上述各种氨基聚糖的长链连接在一核心蛋白上，因其糖含量远比蛋白质含量为多，故将此类糖蛋白称为蛋白多（聚）糖（proteoglycan）。国外将肝素称为肝素硫酸蛋白多糖（heparin sulfate proteoglycan），类肝素称为类肝素硫酸蛋白多糖（heparan sulfate proteoglycan，HSPG），以资区别。

（三）蛋白多糖的化学合成

蛋白多糖是一种内皮细胞相关蛋白，具有核心蛋白及肝素侧链。侧链中的糖苷（单糖以糖苷键相连）带有 AT Ⅲ识别序列。近年来认为内皮下的肥大细胞（mast cells）颗粒内含肝素。肥大细胞和血管内皮细胞是肝素的主要合成部位。已知从培养的内皮细胞、牛脑微血管、视网膜微血管中均可获得与商品肝素相似的肝素硫酸蛋白多糖。类肝素硫酸蛋白多糖（HSPG）由血管内皮合成。已从大鼠微血管内皮细胞中分离获得并克隆得其 cDNA。大鼠主动脉电镜可见到内皮细胞相关的类肝素的组织学结构。血管腔内膜层含低浓度的 HSPG，而腔表面存在着大量蛋白多糖库。但经输注的 AT Ⅲ仅少量（<1%）经主动脉与腔壁内皮细胞相反应，提示内皮所产生的 HSPG 最初在细胞膜内，之后经血浆腔内蛋白酶作用而释出的 HSPG 主要累积在血管壁的基底膜。HSPG 分布于多种器官如肝、心、肾、肠的肥大细胞表面。自大鼠微血管内皮细胞分离并获得 cDNA 克隆表明，仅 5% HSPG 能与 AT Ⅲ结合。有活性的 HSPG 含 202 氨基酸残基，过去称之为 ryudocan；无 AT Ⅲ结合活性的含 313 氨基酸，过去称之为 syndecam。两者有十分相似的透膜区和细胞内功能区，但两者的细胞外区明显不同。这一多基因家族组成的整合膜蛋白，带有内皮合成的有抗凝活性的肝素侧链。

多糖的合成起始于糖的蛋白连接部位与多肽的丝甘氨酸（serglycin）相接触，组成糖-蛋白连接序列。之后，聚合物的多糖链经酶的作用被不均一地与糖醛酸或 N 乙酰葡糖（已糖胺）接触，并交替组装（图 112-6），产生的高度不规则多糖链再经化学修饰，使大多数葡糖醛酸异构成艾杜糖酸（酯），以及大多数糖胺的乙酰基被 N 硫代。此二糖序列是肝素分子中的主要的重复结构（图 112-6），但是无 AT Ⅲ催化活性。仅小部分糖苷链中的葡糖醛酸 C2 位和已糖胺 C3 及 C6 位发生酯硫酸化（分别以 2-OSO_3，6-OSO_3，3，6-OSO_3 表示），使 Mr 30 000～100 000 的多糖分子中形成具有催化活性的戊糖序列（图 112-6）。

三、抗凝血酶Ⅲ-肝素的生理作用

以凝血酶和 AT Ⅲ做大鼠后腿灌注的实验证实 AT Ⅲ的抗凝活性与血管内皮密切相关。血管床能加速凝血酶-AT Ⅲ复合物的形成，较此一种组分在溶液中的反应速率增速 10～20 倍。若经后腿血管灌注肝素酶先于凝血酶，则灌注液中酶-抑制复合物水平可测不到。进一步的实验表明凝血酶-AT Ⅲ复合物的加速形成主要是由于血管腔表面内皮细胞生成 HSPG 的作用。肥大细胞基因缺陷的小鼠，其内皮细胞 HSPG 仍能有加速 AT Ⅲ的完全反应。因此，实验提示肥大细胞生成的肝素在血管抗凝活性中起

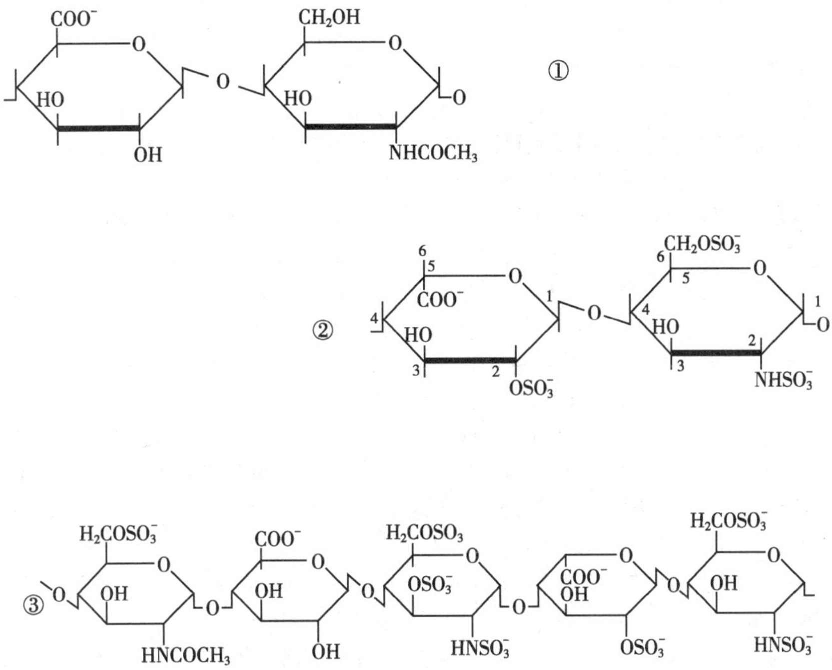

图 112-6　肝素链的基本重复结构及戊糖序列

①糖醛酸-己糖胺；②艾杜糖酸(酯)-N 硫代己糖胺；③戊糖序列

的作用很少。推测生理情况下只有内皮生成的血管腔的小部分 HSPG 参与调节血液-血管中 AT Ⅲ的反应；然而，内皮广泛受损时大量血管腔面累积的 HSPG 库将成为凝血瀑布反应的调节者。在受损区周围环境中，HSPG 加强血浆中 AT Ⅲ对凝血酶的中和作用。

第三节　蛋白 C 抗凝系

内皮通过下列物质控制血块形成，包括抗血小板聚集物：前列环素(prostacyclin，PGI_2)、几种血管舒张因子包括氧化亚氮(nitric oxide，NO)、ADP 酶(ectonucleotidases)；抗凝物：TM、PC、PS、内皮细胞 PC 受体(EPCR)和类肝素物，AT Ⅲ，TFPI；促纤溶物：组织型纤溶酶原激活物(tissue type plaminogen activator，tPA)。正常情况下完整内皮细胞使血管的抗凝和促凝活性的平衡有利于抗凝。血管受损使局部内皮细胞表达新的表面特性、促凝系活化，有利于止血。上述的几种血浆和细胞的抗栓、抗凝机制协同调节，能使凝血反应局限。

AT Ⅲ(见本章第二节抗凝血酶Ⅲ-肝素的作用机制)和蛋白 C，这两种抗凝机制涉及血浆蛋白和内皮表面的相互反应，它们分别作用于凝血酶和促凝辅因子，在受损血管局部对止血功能产生局部抑制，使血块不至于蔓延到全身。蛋白 C(protein C，PC)抗凝系统是由凝血酶调节蛋白(thrombomodulin，TM)、蛋白 C、蛋白 S(PS)、内皮细胞 PC 受体(PCR)和蛋白 C 抑制物(protein C inhibitor，PCI)所组成。活化蛋白 C(Activated protein C，APC)是一种生理性抗凝物，能使 FⅤa、FⅧa 降解，并通过中和 PAI 而刺激纤溶过程。

蛋白 C 抗凝通路

血液中多种促凝蛋白是维生素 K 依赖性凝血蛋白。自 20 世纪 50 年代起维生素 K 拮抗药(双香豆素及华法林)一直用于治疗血栓病。r-羧基谷氨酸(Gla)转录后修饰过程的记叙(1974)，不仅对理解凝血机制是一种突破，并且也促使发现了蛋白 C 通路，一种依赖维生素 K 的抗凝途径。从牛血浆中纯化获得蛋白 C(PC)后不久，获知 PC 是一种维生素 K 依赖性血浆酶原蛋白(Stenflo 1976)。PC 被凝血酶活化而具有抗凝活性(Kisiet 等 1977，1979)。APC 与 Mammen(1960)描述的自激凝血酶原Ⅱ-a(autoprothrombin Ⅱ-a)为同一物质(Seagers 等 1976)。已阐明自激凝血酶原Ⅱ-a 虽可由凝血酶原制备工艺中加入凝血酶一同温培而产生，但并非来自凝血酶原的碎片(Maciniak 1972)。回顾分析认为该系统中可能存在 PC 的污染。PC 抗凝过程分为三阶段：①PC 必须在凝血酶与 TM 形成(T-TM)复合物的作用下才能被激活成为 APC；②APC 能使与膜结合着的、被凝血酶活化的凝血因子Ⅴ和Ⅷ(FⅤa、FⅧa)产生蛋白溶解性降解;③血浆蛋白酶抑制物对APC的抑制作用及在循环中被清除。

凝血酶自身是PC的弱激动剂。Owen和Esmon(1981)发现的TM是这一反应的辅因子。TM存在于内皮细胞表面,能以高亲和力和产生在其邻近地区的凝血酶相结合。T-TM复合物使凝血酶失活并产生激活蛋白质C的活力。循环系中唯独微循环系的毛细血管床具有最高的表面积和体积比。微循环中高水平的TM对PC的局部性活化和血液的抗凝作用至关重要。最近阐明的一种内皮细胞PC受体(endothelial cell protein C receptor,EPCR),能结合PC的Gla区、向活化的T-TM复合物呈递PC。EPCR对PC的活化作用极为重要。APC裂解凝血系的2个重要辅因子FⅤa和FⅧa的几个肽键而使凝血通路受抑制,因此能下调凝血酶的生成反应。APC在循环中的半衰期相对较长(约20分钟)。APC被PC抑制物(protein C inhibitor,PCI)或α_1抗胰蛋白酶缓慢抑制。

PC被报道后不久,Discipio,一个PhD学生在位于西雅图(Seattle)的Davie实验室,发现另一种维生素K依赖性蛋白,被命名为蛋白S(PS)。几年后,Walker报道PS的功能是作为APC的辅因子。不久后发现此蛋白有两种血浆形式,游离的PS(30%~40%)和另一种与补体调节物-C4b结合蛋白(C4BP)结合成复合物的结合PS。血浆中C4BP的异构体由7个等同的α链和1个能结合PS的β链组成,每一个α链有一个C4b补体蛋白的结合位点。这些链以章鱼状形式深入各方。游离PS作为APC的辅因子参与下调凝血酶的生成反应。结合PS能和凋亡细胞表面的阴性磷脂相结合,使补体的活化局限在局部。APC对阴电荷磷脂膜表面的FⅧa和Ⅴa灭活极敏感。FⅧa(R336和R562)以及FⅤa(R306,R506和R679)是APC的敏感部位,被APC裂解成碎片使它们与各自酶(FⅨa和Ⅹa)的结合位点丢失。但是在Ⅹ酶(FⅨa-Ⅷa)和凝血酶原酶(FⅩa-Ⅴa)复合物中的FⅧa和FⅤa分别受各自的酶,FⅨa和FⅩa,部分地保护。

在阴性磷脂表面APC对Ⅹ酶和凝血酶原酶的调控需要PS的刺激。APC对Ⅹ酶复合物调控时的PS辅因子功能还需要受FⅤ的增效、协同作用。FⅧ血浆水平约为0.7nM,较FⅤ的血浆水平20nM低2个数量值顺序,而在凝血活化顺序中上游形成的Ⅹ酶复合物极少而下游形成的凝血酶原酶则是大量的。按此强大的逐级扩增的效应中,Ⅹ酶为关键酶。这可以解释PS的APC辅因子活性需要2个辅因子-PS和FⅤ来调控Ⅹ酶,而只需1个辅因子足以调控凝血酶原酶复合物。这亦提示FⅤ有促凝和抗凝的两种潜在表达。

(一)蛋白C基因结构

PC只由肝细胞合成。人类PC mRNA含1800~1850bp核苷酸,<10% mRNA短于200个核苷酸。mRNA包括5′非翻译区(292核苷酸),PC前体物编码区(1383核苷酸),3′非编码区(292核苷酸)及多A尾上游19核苷酸处AATAAA信号或位于前一信号上游229核苷酸处ATTAAA信号。推测后一信号是决定少数较小类型mRNA。PC基因位于2号染色体q14-q21,全长11kb,有9个外显子,8个内含子。内含-外显交界按GT/AG规则分界。PC基因与FⅦ、FⅨ和FⅩ有35%~40%相似:四种因子蛋白的非催化部位都由不同外显子编码,拼接方式四种因子极相似,这提示它们有相同的蛋白进化起源(图112-7)。但四种因子基因的内含子序列及大小各不相同。外显子分别编码:5′非翻译区(外显子1),信号肽和前肽的6个氨基酸(外显子2),前肽其他部位包括γ羟基谷氨酸区(Gla区)(外显子3、4),两个EGF区(外显子5、6),轻链C端、活化肽和重链初始的27个氨基酸(外显子7),重链其他部分(外显子8、9)。

(二)蛋白C的分子结构及功能

1. 前体蛋白 人类蛋白C在肝细胞线粒体合成,为糖蛋白。翻译后未经修饰的单链前体蛋白约Mr 62 000,含23%糖类。四个天门冬酰胺残基(1个在轻链,3个在重链)与糖基侧链相连。前体蛋白

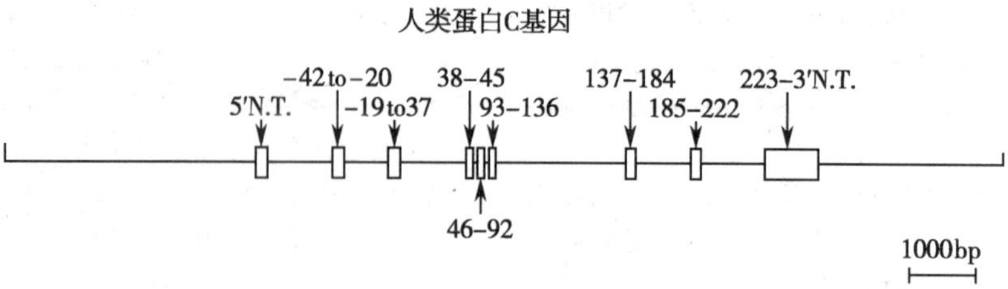

图112-7 人类蛋白C基因

方框代表外显子部位及大小

461 个氨基酸长，含信号肽（33 个氨基酸）、前肽（9 个氨基酸）、轻链（155 个氨基酸）、重链（262 个氨基酸）、连接功能肽（Lys-Arg）（图 112-8）。前肽是维生素 K 依赖性羧化酶识别部位。与其他维生素 K 依赖性凝血因子相似，在羟化酶参与下进行分泌前的 γ 羧基谷氨酸（Gla）加羧基作用，是蛋白翻译后的第一次修饰。分泌前被类 β-羧肽酶（carboxypeptidase β-like enzyme）分别裂解 Gly25-Thy24、Arg-1-Ala1 而除去信号肽和前肽；出线粒体之后又经高尔基体内 Arg157-Thr158 裂解，及血浆内 Arg157-Lys156 裂解而产生成熟型双链 PC。PC 血浆水平 3～5μg/ml。约 15% PC 在血浆中仍为单链式。因 PC 酶原为单链式，故推理最初合成的 PC 在血浆中为单链，经裂解之后产生双链式 PC。单、双链式 PC 活化后有相同的功能。人与牛 PC 有 74% 序列相同，核苷酸水平 82% 相同。

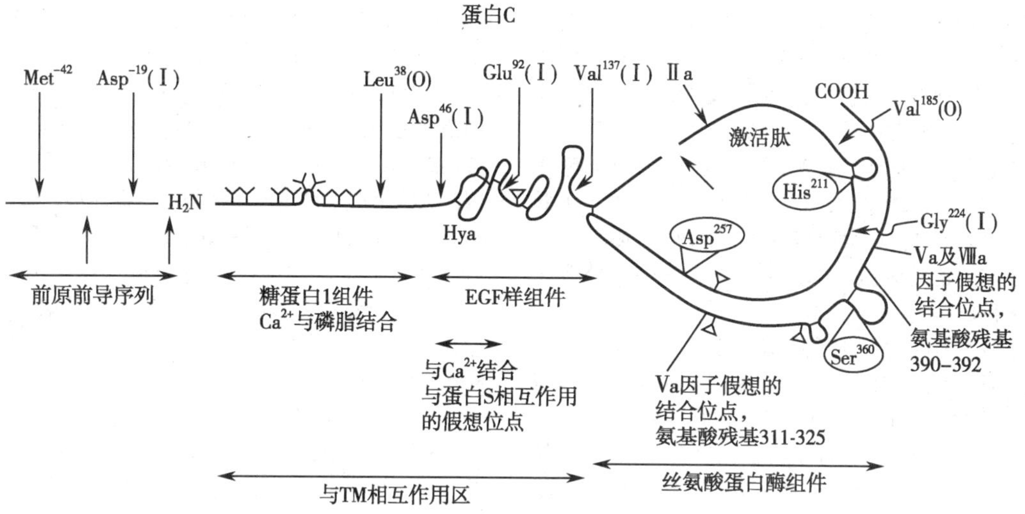

图 112-8　蛋白 C 的分子结构

2. 蛋白 C 功能区　两种血浆 PC 分子名 α 和 β，取决于 N 联结的糖基量。人体 30% 血浆 PC 重链 Asn329 为 Asn-X-Cys 序列，不接糖基，分子较小称 β-PC；70% Asn329 含 Asn-X-Ser/Thy 序列，接糖基，称 α-PC。两种形式的血浆 PC 分子都可活化且具同样抗凝活性。

成熟 PC 分子轻链 N 端含 Gla 区，两个 EGF 区，重链含丝氨酸蛋白酶区。人类 PC 的 Gla 区含 9 个 Gla 残基，牛 PC 含 11 个 Gla。该区确切的三维结构未明，但推测其功能与凝血酶原 Gla 区相似，能通过 Ca^{2+} 桥联使 PC 分子云集在阴性电荷的细胞膜磷脂表面。在 PC 活化过程中 Gla 区能直接和 TM 相反应。6、7、19、20 位 Gla 是 APC 活化所必需。Gla 区中由 6 肽所组成的二硫键圈是 APC 抗凝功能所必需。第 1 EGF 区含 8 个半胱氨酸（Cys），其中 Cys59、64 在 EGF 区形成二硫键，是其他 EGF 区不具备的独特结构。第 1 EGF 区羟化所形成的赤藓（糖）-β 羟化天门冬氨酸（Hya）是联结钙的独特部位。单个 Ca^{2+} 与 Hya 结合可使 PC 构型发生改变，使它易被凝血酶-TM 复合物所活化，并使之对凝血酶的单独作用不敏感。Hya 是 PC 翻译后的第二种修饰。第 1 EGF 区能和 PS 的凝血酶区相反应，重链 Asn97、202、313、329 具有糖基化侧链，这些糖化位点是 PC 分泌所必需，30% Asn329 不接糖基为 β-PC。

（三）蛋白 C 的激活及基础情况下活化蛋白 C 的功能

在无 Ca^{2+} 的体外实验条件下，凝血酶、胰蛋白酶、蝰蛇毒等丝氨酸蛋白酶均可激活 PC，但作用缓慢。上述丝氨酸蛋白酶中，凝血酶是唯一的 PC 生理活化物。PC 在凝血酶作用下 Arg12-Ⅱeβ 链裂解使重链 N 端释出一个 12 肽，即使 PC 活化成 APC。12 肽称 PC 活化肽（PCP）Mr 约 1400，是 PC 活化的标志物，可用放射免疫或酶联法测定。内皮细胞表面结合着凝血酶调节蛋白（throbomodulin，TM）是凝血酶的受体。TM 能与凝血酶结成 1∶1 复合物而将经微循环灌注入的凝血酶和 PC 的活化反应加速 2 万倍。约有 10 万 TM/内皮细胞，小血管表面比较大血管更能充分接触血流，故在基础情况下 PC 活化主要发生在微循环。微循环中 APC 能裂解血小板膜结合着的 FⅤa；因为 FⅤa 是血小板膜上 FⅩa 受体，阻断 FⅩa 在血小板表面的积贮将进一步阻断凝血酶原的活化。APC 并通过摧毁 FⅧa 生物活性而下调 FⅨa 活性，进一步限制 FⅩa 生成。因此，微循环中APC能在细胞表面通过调控FⅩa生成而有效阻断血小板、纤维蛋白沉积所产生的凝血活性，产生防栓抗栓功能。

PC活化过程取决于EGF区的钙结合部位。Ca^{2+}在此部位的结合能使PC分子易被凝血酶-TM复合物所活化，并对凝血酶的单独活化不发生作用。APC抗凝作用需与内皮细胞或血小板表面结合着的PS相结合。APC的丝氨酸蛋白酶活化中心位于重链，与其他胰蛋白酶样蛋白酶的作用方式相似；对底物中的Arg残基有特异性，使存在于细胞膜表面的FⅤa、FⅧa发生蛋白溶解性降解。急性严重创伤引发的急性低灌注损伤，可使内皮受损。受损内皮表达过多TM，并能因此诱发急性创伤性凝血病。过度表达的TM使凝血酶从促纤维蛋白形成转向激活PC。这一后果将大大下调凝血酶的生成反应（低凝），并将促使原发性纤溶亢进和PC的耗竭。PC抗凝机制的耗竭最终将由低凝转向促使血栓形成（见第139章）。

血浆APC清除时间约15分钟。APC由肝脏直接清除，或被蛋白酶中和。正常血浆中各种蛋白酶抑制物，如PC抑制物（Mr 57 000，PCI又名PAI-3）、α_1抗胰蛋白酶、α_2巨球蛋白、α_2抗纤溶酶、PAI-1都可中和APC活性。基础情况下，APC作为PC抗凝系统主要的酶具有生理性的抗血栓形成、抗感染和抗凋亡作用。

（四）蛋白C激活的控制机制

几种不同的机制可以控制PC的激活。其一是由于凝血酶被抑制。血管壁的TM和类肝素协同来增强对凝血酶的抑制。当凝血酶和TM相结合，包括纤维蛋白生成和血小板活化在内的几种凝血反应被抑制。与此同时T-TM中结合的凝血酶被ATⅢ快速中和。T-TM复合物中的凝血酶较游离凝血酶与ATⅢ的中和反应更快速。加速机制依赖TM分子上存在的半乳糖氨基聚糖硫酸盐（又名chondroitin sulfate）。其二是由于PCI能快速抑制T和TM的结合，而这种快速的抑制反应不需要半乳糖氨基聚糖硫酸盐的参与。T-TM中结合的凝血酶被快速灭活，以及PCI抑制T-TM复合物形成，这两种机制十分紧密地耦联能确保凝血瀑布反应中生成的凝血酶形成后不久，蛋白C的活化作用即被终止。TM和血管类肝素通过ATⅢ的一致行动来抑制凝血酶的相对重要性，在各种不同器官中有不同。例如脑微循环中TM只存在微量，几乎测不到。

凝血酶也能通过与TM结合的内存化而被清除。但是内存化的程度有不同，而且内存作用较凝血酶被抑制的速率为慢，使这一机制在调节中的作用不能确定。复合物中内存的T很快从TM解离，因此T和T-AT从循环清除都不以内存化清除为主要形式。

（五）止血、感染中PC功能及APC抵抗

伤口的止血模型中，伤口部位过度生成的凝血酶，顺血流抵达内皮细胞表面结合着的TM，在Ca^{2+}参与下将PC迅速活化成APC，复合物中的凝血酶本身失活，APC从复合物分离。然后APC在血小板或内皮表面下调凝血反应。未被激活的FⅤ和FⅧ对PC不敏感。炎症下，内皮表面TM减少使APC形成减少；细胞表面表达组织因子（TF）引起FⅩa增多，使血小板表面凝血酶生成增多。并且炎症下内皮-白细胞表达黏附分子（E或P选择素）致使白细胞参与局部加重血管损伤反应。炎症反应使血浆游离PS减少而进一步下调PC系的抗凝调控功能。因此炎症情况下诱生的损伤将促发血栓形成。狒狒的脓毒血症实验中先输注APC或PC能预防致死量（LD 100 doses）大肠杆菌的打击及DIC。但输注FⅩa抑制物，将激活部位封闭，仍能产生大肠杆菌的致死效应，提示APC、PS能在体内限制感染促使凝血系活化。

病理状态下，PC抗凝系的缺陷可引发高凝状态、血栓形成、缺血性卒中和高脂血症。PC缺乏症是一种少见的先天性易栓症，好发静脉血栓和习惯性流产，纯合子产生新生儿暴发性紫癜。先天性抗APC见于FⅤ-Leiden病。患者变异的FⅤ不能被APC裂解。获得性抗APC见于FⅧ血浆水平升高以及华法林抗凝治疗初期，反常的凝血活化能引发皮肤坏疽（即warfarin necrosis）。

（六）蛋白S的基因

蛋白S基因是含有15个外显子的复杂基因。蛋白S缺乏病例的分子基础，至今只有少数能明确。这是因为PS存在假基因使分析复杂化。此外，PS体内的抗凝功能相当重要，但是在体外纯实验系统中只呈现2～3倍地增加抑制。再说，某些患者PS低水平是由于和C4b-BP结合的增加。Schmeidel等（1991）报道PS基因分析手段。国际血栓止血协会（ISTH）学术与标准化委员会血浆凝血抑制物分会（1997）总结报道了PS的基因缺陷的分子基础。

（七）凝血酶调节蛋白的基因及T-TM复合物对纤溶功能的调节

TM是一种多功能蛋白，TM缺乏与血栓形成相联系。近年来的临床研究提示TM 1418位C/T两形性引起第6 EGF区丙455-缬（Ala455-Val）替代，可能和年轻人的心肌梗死有关。瑞典报道TM基因变异的C等位基因频率在存活的年轻心肌梗死患者中为5%，明显高于正常。这种方式的变异可在TM基因许多部位见到。TM缺乏内含子，因此TM

基因变异的分析方法很简单。

Ireland 等(1977)小宗研究报道 TM 基因5′调节区的变异在心肌梗死患者中为5%而对照组为1%。这一小宗研究表明 TM 启动子区多种变异的表达与动脉血栓形成相关。

近年来鉴定获得一种血浆羧肽酶B,称为凝血酶激活的纤溶抑制物(thrombin activatable fibrinolysis inhibitor,TAFI)。凝血酶能将此蛋白缓慢地激活,而 TM 则能加速这一过程。T-TM 加速 TAFI 活化和 T-TM 加速 PC 的活化有着相同的速率。TAFIa 能裂解、除去羧基末端的精氨酸或赖氨酸残基。当这一过程发生在纤维蛋白凝血块中,能使纤维蛋白凝血块抗纤溶。

TAFIa 也能影响其他一些介质的活性。如补体 C5a(一种过敏毒素)羧基端精氨酸残基在活性上起重要作用。TAFI 的调节功能尚未完全阐明。但是在炎症时输注 TM 能减少纤维蛋白沉着和炎症器官的损伤。这提示 TM 体内功效有显著的抗炎症和抗凝作用。创伤性急性低灌注损伤使内皮过度表达 TM,将使凝血酶从促纤维蛋白形成转向促 PC 活化,从而产生纤溶亢进,最终因 PC 抗凝系衰竭而产生血栓形成。

(八) 内皮细胞蛋白C受体(EPCR)的基因

EPCR 基因的可能变异与人类疾病间关系尚无确切信息。但是血浆可溶 EPCR 显著增高与血管受损性疾病如红斑狼疮的关系已明确。

总结:近年资料指出 PC、PS 和 TM 是凝血过程的重要抑制物。这一系统被炎症介质下调、减弱,被创伤性急性低灌注损伤加强至耗竭。PC、PS 完全缺乏者有严重的血栓并发症。炎症介质使这一系统的能力下降,将不能使凝血酶转换功能,即从强的促凝酶转变为一个强的抗凝启动酶。

第四节　因子Ⅶa-组织因子抑制物的作用

最初的报道认为血清中存在某种因子能中和组织因子粗制品的活性(Thromas 和 Schneider 1947),之后证实血清中存在组织因子途径抑制物(tissue factor pathway inhibitor,TFPI)。TFPI 过去曾命名为脂蛋白相关凝血抑制物(lipoprotein associated coagulation inhibitor,EPI)。目前统一命名为 TFPI。在 Ca^{2+} 存在下,TFPI 与 FⅩa、FⅦa 和 TF 形成四聚体而抑制外源凝血系活性。最初自肝癌细胞株(HepG2)分离纯化得到的均一 TFPI 为 Mr 38 000 单链糖蛋白,与血浆中 TFPI 功能和抗原性十分相似。但血浆中 TFPI Mr 不均一,大部分是 C 端删除的无活性分子。只有全长的 TFPI Mr 42 000 才有抑制外源凝血系的活性。分子不均一的另一原因是由于 TFPI 和载脂蛋白-AⅡ间形成复杂的二硫键,使其分子量可达4万以上。血管内皮似乎是合成这一血浆蛋白的主要部位,但是在体外培养的人脐静脉内皮细胞、胎盘、肝肾、肺、膀胱等细胞都能合成、分泌这种抑制物。TFPI 总活性的50%存在于血清脂蛋白部分,大多与低或高密度脂蛋白(LDL 和 HDL)相结合,与极低密度脂蛋白(VLDL)几乎不结合。血小板携带总 TFPI 的10%。在凝血酶或钙离子供体(A23187)等激动剂刺激下,血小板能分泌中等量 TFPI。血小板制备物中存在转录 TFPI 的 mRNA,提示巨核细胞能合成这一抑制物。

一、TFPI 结构和作用机制

(一) TFPI 基因结构

从胎盘 cDNA 文库中已获全长的 TFPI cDNA 序列。cDNA 编码信号肽(24或28个氨基酸),成熟蛋白[276个氨基酸,包括阴电荷 N 末端,三个前后排列的环状结构域(Kunitz 型)抑制区和阳性电荷的 C 末端]。TFPI 基因位于第2号染色体长臂(2q31-2q31-1)。基因全长14Kb,含9个外显子,分别编码5′非翻译区(1或2外显子),信号肽和 N 末端(外显子3),三个 Kunitz 区(外显子2、6、8),Kunitz 间区(外显子5、7),C 末端和3′非翻译区(外显子9)。

(二) TFPI 对Ⅹa-Ⅶa 复合物及 TFPI-Ⅹa 复合物对Ⅶa-TF 的抑制作用

TFPI 属 Kunitz 型抑制物。此型抑制物与酶的结合都十分缓慢,虽结合紧密但最后可逆。图112-9例解 TFPI 与底物形成抑制四聚体而抑制外源凝血系的两种途径。FⅦa 与 FⅩa 的活化中心在图中凹痕显示;TFPI 的三个 Kunitz 功能区以凸起部位表示;TFPI 与Ⅹa-Ⅶa-TF 复合物结成四聚体,或 TFPI 与 FⅩa 先结成Ⅹa-TFPI 复合物,然后再与Ⅶa-TF 复合物结成四聚体。TFPI 第一、二结合 Kunitz 区都是抑制 FⅦa-TF 所必需结构,第三区的功能尚不清楚。第一个 Kunitz 区结合 FⅦa,第二个 Kunitz 能与 FⅩa 形成1∶1复合物而使 FⅩa 灭活,然后与FⅦa-TF 结合使 TF 失去促凝活性。TFPI 能直接抑制 FⅩa,但在高浓度下,TFPI 对Ⅶa-TF 的抑制可以不需要 FⅩa,这一现象的生理意义虽不明确,但使 TFPI 在大剂量用药时作为有效的抗栓剂。

当 FⅩa 在凝血酶原酶中组装时,TFPI 对Ⅹa 的抑制活性增强。这点与肝素-ATⅢ对 FⅩa 的抑制作用相反,在凝血酶原酶中相互反应减弱。TFPI C 端阳电荷对它的功能十分重要,删除 C 端的分子对凝血酶原酶的抑制作用很弱。

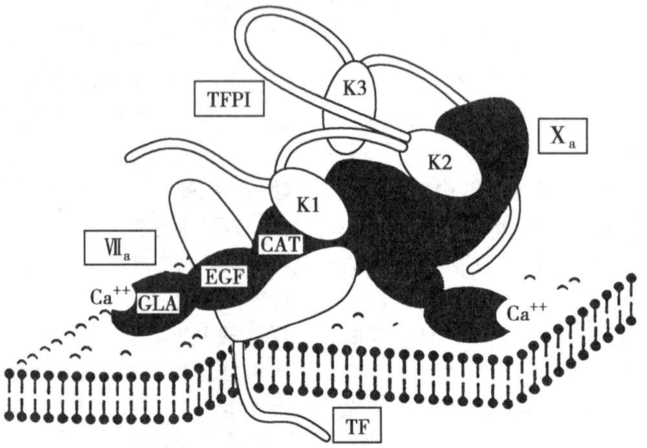

图 112-9 TFPI 与底物形成抑制四聚体而抑制外源凝血系的两种途径
四个一组的抑制物复合物：TF 在细胞表面与 FⅦa 结合，FⅩa 在其右侧；FⅦa 和 FⅩa 的 γ-羧基谷氨酸区（Gla）、上皮生长区（EGF）和催化区（CAT）分别以黑球形表示；TFPI（白色带表示）的 Kunitz-1 区和 FⅦa 催化区（CAT）结合，Kunitz-2 区和 FⅩa 的催化区（CAT）结合；K1、K2、K3 代表 TFPI 的 Kunitz 区

二、临床意义

血浆 TFPI 大多与脂蛋白结合，可采用免疫化学法测定。血浆正常 TFPI 抗原水平约 100ng/ml（2.5nM，范围 60～180ng/ml）。遗传性缺乏伴血栓高危者已有报道。TFPI 活性在弥散性血管内凝血（DIC）一组报道明显消耗，但另一些报道水平正常。严重慢性肝病者血浆水平亦正常，然而静脉输注肝素 2～4 倍地升高血浆 TFPI 水平、释出的是全长 TFPI Mr 42 000。一期凝血试验显示肝素释出的 TFPI 较正常血浆中的分子有较强的抗凝活性，因此，不除外输注肝素的抗凝活性，部分由于 TFPI 所介导。动物实验表明：外源性 TFPI 能减轻组织因子或内毒素诱发的 DIC，抑制外源系的活化。TFPI 抑制活性参与生理止血反应，能解释内源凝血系（FⅧ、FⅨ）缺乏（血友病）时的出血素质。生理止血模式中血管损伤使内皮下组织释放 TF 入血流。TF 本身无促凝活性，但 FⅦa-TF 复合物能使 FⅩ激活启动外源凝血途径。FⅦa 也可激活 FⅨ，启动内源系凝血反应。但是当凝血因子 5% 激活时即发生 TFPI 对凝血抑制和阻断的过程。TFPI 与最初生成的 FⅩa 结成抑制复合物然后再与Ⅶa-TF 结成抑制四聚体，并阻止 FⅨa 和Ⅹa 的进一步生成，因此由于 TFPI 的存在使首批的 FⅩa 产量不足以满足持续和最终止血的需要。在此情况下继续生成 FⅩa，需要 FⅧ和Ⅸ的参与。生理止血中，始动作用残留或启动凝血酶诱生的 FⅨa 能通过 FⅨa-Ⅷa-细胞表面复合物而进一步生成Ⅹa。缺乏 FⅧ（血友病 A）或 FⅨ（血友病 B）者，在止血反应中 FⅩa 生成不足以维持正常止血，因此有出血素质。抗体诱导的血友病 A 实验性兔模型中，抑制 TFPI 将能缩短或纠正临床出血时间，支持上述假设。

（潘家绮）

参考文献

1. 潘家绮. 止血调节机制//张之南，杨天楹，郝玉书. 血液病学. 北京：人民卫生出版社，2003：1475-1489
2. Colman RW，Clowes AW，George JN，et al. Overview of Hemostasis//Colman RW，Clowes AW，Goldhaber SZ，et al. Hemostasis and Thrombosis：Basic Principles and Clinical Practice. 5th ed. Lippincott Williams & Wilkins，2006

第113章

血管壁的结构和功能

第一节　血管生成与血管新生及其调控

机体的组织和器官行使正常功能依赖于血管系统运输血液，提供氧气和营养成分。血管和血液成分共同维持促凝和抗凝过程的动态平衡，以保证血液的正常循环。其中，起关键作用的血管成分为血管内皮细胞。血管内皮细胞通过维持血管结构的完整性发挥屏障作用的同时，与血液中的凝血因子、抗凝因子及血小板相互作用，保证血液在血管中的正常流动。血管异常可能导致出血或血栓发生。

器官和组织的血管系统形成由血管生成（vasculogenesis）和血管新生（angiogenesis）两种不同的过程所决定。前者是指中胚层来源的血管干细胞（angioblast）或称内皮祖细胞（endothelial progenitor cells，EPCs）在原位进行分化、聚集，形成心脏和大血管的始基以及胚胎内外的毛细血管；后者是指 EPCs 和内皮细胞的增殖和迁移，从先前存在的血管以发芽或非发芽（又称套叠）的形式生成新的毛细血管。研究发现，血管干细胞的数量和质量在维持血管功能的完整性和组织对血液供应的需求方面起关键作用，而血管新生又与包括肿瘤在内的多种疾病的发生、发展密切相关。

一、血管生成与血管新生

（一）血管干细胞

早在一个世纪前就有人提出造血细胞和血管细胞可能有一个共同的干细胞，即血液血管干细胞（hemangioblast）。血液血管干细胞可以发育分化成造血干细胞（HSC）和血管干细胞，后两者进一步分化增殖形成血细胞和血管两大系统。但直到近几年，才有实验研究证实了血液血管干细胞的存在，而且可以通过免疫磁珠或流式细胞仪等技术进行鉴别和分离纯化。虽然这些干细胞数量很少，但其双重分化潜能使之成为治疗血液和血管性疾病的候选干细胞。

血液血管干细胞的发育与分化是一个多阶段连续过程，在此过程中，不同层次的干细胞表达不同的细胞表面分子。目前发现，血液血管干细胞只表达 Flk-1/KDR，但这一分子在所有血管内皮细胞均表达，不在 HSC 中表达。通常用作 HSC 特异性标志的 CD34 在血管内皮细胞表达，但在早期 HSC 不表达。AC133 在血液和早期血管干细胞有表达，但在成熟的血管内皮细胞不表达。CD31 除在血管内皮细胞和造血细胞均有表达外，在胚胎干细胞也有较强的表达。综上所述，通过不同阶段的血液血管干细胞表面特异性分子的识别，进行鉴别、分离和分类研究是深入阐明血液血管干细胞发育分化机制的关键。

最初认为血液血管干细胞主要存在于胚胎组织，出生后组织中只有 HSC 和血管干细胞。血管是胚胎发育过程中形成最早的器官，为胚胎发育提供氧气和营养物质，排出代谢产物。胚胎干细胞（ES）能在适当的条件下形成胚胎小体（EB），后者存在血管样结构，培养后能形成血管样结构。因此，采用 ES 细胞作为血液血管干细胞的来源，可以进一步诱导分化并富集血管干细胞。

目前发现，除 ES 细胞外，其他胚胎组织、脐血、外周血以及骨髓均含有一定数量的血液血管干细胞。中国医学科学院血液学研究所从胎儿骨髓中分离到 Flk-1^{+} $CD31^{-}$ $CD34^{-}$ 的细胞。将其接种在含有血管内皮细胞生长因子（VEGF）和碱性成纤维细胞生长因子（bFGF）的基底膜胶中，不仅可以形成血管结构，同时还产生造血的 $CD34^{+}$ 圆形细胞。在血管结构还未形成时加入抗血管形成剂苏拉明，则不能形成血管；若在血管结构刚刚形成时加入苏拉明，血管结构消失，而圆形细胞还存在于原来的血管周围。此结构提示圆形 $CD34^+$ 细胞和血管内皮来自同一细胞，说明 $Flk\text{-}1^+CD31^-CD34^-$ 具有血液血管干细胞的特征。

脐带血 $CD133^+$ 细胞也是一类血液血管干细胞，可进一步培养成应用于临床的血管内皮干细胞。我们将脐带血 $CD133^+$ 细胞在体外诱导扩增 10 天后，可以诱导出血管内皮细胞，表现为表达内皮细胞标志的贴壁细胞，移植后可整合到缺血部位新生血管内。移植血管内皮干细胞后，缺血后肢的毛细血管密度、血流灌注及坏死程度均较对照组明显改善：缺血手术后 2 周血管内皮干细胞组的缺血肢/正常肢的血流比由 19.1%±3.1% 恢复为 77.3%±5.6%，而对照组仅恢复为 40.6%±3.4%；缺血后肢的完全恢复率由对照组的 1/10 上升至 7/12。缺血局部 VEGF mRNA 上调，体外 VEGF 对血管内皮干细胞具有趋化作用。实验表明，脐带血 $CD133^+$ 细胞能诱导成血管内皮干细胞，体外移植后能促进肢体缺血的恢复，而缺血局部上调的 VEGF 表达可能是血管内皮干细胞定向整合到缺血局部的关键因素。

然而，关于血管干细胞和内皮祖细胞的概念一直比较模糊。目前认为，血管干细胞更适合于描述胚胎期的血管生成，被认为是内皮祖细胞的前体细胞；内皮祖细胞适合于描述具有向内皮细胞分化的血管新生的过程，即血管内皮细胞的增殖、迁移和稳固。血管干细胞表达 CD133、CD34 和 $VEGFR\text{-}2^+$，内皮祖细胞则表达 CD31、CD34 和 $VEGFR\text{-}2^+$，CD133 表达逐渐消失。

（二）血管生成

血管生成发生在胚胎早期，可发生于几个独立的位点，包括胚胎主体及胚外，如卵黄囊。胚胎生成过程中，血管系统是最早形成并发挥作用的系统。胚胎生成早期，来源于血液血管干细胞的血管干细胞作为个体细胞起源于轴旁中胚层及胚胎中胚层。在卵黄囊内，血管干细胞与造血干细胞共同形成血岛被认为是胚胎造血及血管生成的第一步，血管干细胞位于血岛外层，包绕位于中央的造血干细胞。外层的血管干细胞可逐渐分化形成内皮细胞，并局部增生、排列，相互连接形成管状结构，进而发展成均一的蜂窝状原始毛细血管网。同时胚胎主体内也可形成心脏和大的主动脉的原基，如背主动脉及主静脉。除了原位分化增生外，某些血管干细胞可迁移较远距离，形成远处位点血管丛，如神经周血管丛。

最初认为，血管生成仅发生于早期胚胎生成阶段，不发生于成人。然而，Shi 等研究发现成人骨髓及外周血均含有血管干细胞；在缺血或某些因子的刺激下，它们可聚集到血管生成部位，促进血管生成。说明血管生成不仅限于胚胎生成早期，在成人也具有生理及病理方面的作用。

（三）血管新生

当原始血管丛形成后，伴随更多的内皮细胞产生，血管丛进一步发展成熟，即血管新生。它在胚胎及成人时期均可发生。主要有两种类型，发芽性和非发芽性血管新生。

发芽性血管新生是一种侵袭性过程，包括已生成血管的内皮细胞活化、细胞外基质的降解、内皮细胞的迁移增生、血管结构的形成及吻合。开始，在氧化亚氮（NO）等因子的作用下，血管扩张，内皮细胞对血管生成因子的反应增强，内皮细胞激活。同时，血管通透性增高，管内纤维蛋白原等血浆蛋白质外渗，与管外纤维连接素等多种成分形成交错的胶滞体，为内皮细胞的生长、迁移提供了一个临时网状支架。活性细胞蛋白酶可降解基底膜及细胞外基质，激活的内皮细胞从血管脱离，在细胞外基质中迁移。到达血管生成位点后，内皮细胞增生并彼此紧密连接排列，形成管状结构，基底膜重建，周细胞等支持细胞聚集到内皮细胞周围。如果形成较大血管，内皮细胞还需要吸引平滑肌细胞，共同形成成熟血管系统。此过程是一个顺序发生的、连续的过程，每一步的发生对下一步都是必需的。

非发芽性血管新生（或套叠）最早发现于肺，在肺血管形成过程中占主要地位；在某些心血管的生成过程中也发挥作用。它是通过跨细胞小梁或间质组织柱插入已形成血管的管腔内，分隔管腔，最终形成分支的两条血管。这种类型较少。

二、血管新生的调控因子及其机制

血管新生是个复杂的过程，涉及多方面的因素。正确认识血管新生的调节机制是解决血管新生相关疾病的基础，也是目前研究的焦点。

Hanahan 等提出的肿瘤血管新生的平衡学说系统阐述了血管新生调控机制：正常情况下，血管新生的诱导剂和抑制剂处于平衡状态，维持血管系统的正常生长。一旦平衡状态被打破，或者激活静息的血管系统，发芽长出新的微血管；或者使血管处于持久的关闭状态。此假说为肿瘤的发生、转移以及治疗提供了理论依据。它的提出是基于以下三个实验结果。第一，体外研究表明，bFGF 和 VEGF 能够抑制内皮细胞的增生和迁移反应，若同时给予血小板敏感蛋白（TSP），以上反应将被抑制。第二，Dameron等为了检测p53肿瘤抑制基因的丢失对血管新生的影响，培养Li-Fraumeni病人的成纤维细胞。该个体分别遗传了一个野生型和突变型的p53基因，最后发展为肿瘤。在早期传代的Li-Fraumeni成纤维细胞是二倍体，各有一个突变和野生的等位基因，培养的细胞分泌大量的TSP进入基质；在晚期，传代细胞变为非整倍体，仅保留突变型p53等位基因，细胞分泌的TSP减少，其mRNA水平下降92.8%～94%。体外实验结果表明，Li-Fraumeni成纤维细胞的基质丧失了抑制肿瘤或bFGF所诱导的血管新生。第三，bFGF、VEGF构成性地表达在正常或转基因小鼠RIP1-Tag2的胰岛细胞。在RIP1-Tag2小鼠的病理过程中，发生包括增生期、血管形成早期、血管形成期、肿瘤期几个阶段，而在正常小鼠的胰岛中却不存在血管新生的表型，很可能血管新生抑制剂维持着血管新生的关闭状态。一旦抑制剂的作用消失，则平衡发生改变，启动肿瘤形成过程中的血管新生表型。动物实验结果支持上述假说。联合使用血管新生抑制剂（AMG-140、四环素、IFN）能够显著抑制转基因小鼠（RIP1-Tag2）的肿瘤进展，治疗组与对照组相比，肿瘤体积和血管密度是对照组的10%和40%。但是，以上三种血管新生抑制剂对肿瘤血管新生表型的阻断作用是不完全的。如何组合血管新生抑制剂，使得原发肿瘤处于"静息"状态，是需要进一步解决的问题。

可以看出，血管新生相关的刺激和抑制因子共同调控血管形成的过程，通过促血管生成因子与抑制血管生成因子作用的相互平衡，将血管新生维持在正常生理范围。迄今为止，已知的促血管新生因子包括：VEGF、bFGF、酸性成纤维细胞生长因子（aFGF）、血管生成素1,2（Ang-1、Ang-2）、血小板衍生生长因子-BB（PDGF-BB）、转化生长因子-β（TGF-β）、红细胞生成素（EPO）、表皮生长因子（EGF）、干细胞生长因子（HGF）、白细胞介素（IL）-6等。常见的血管新生抑制剂有：TSP-1、血小板第4因子（PF4）、基质金属蛋白酶组织抑制剂（TIMP）、内皮抑素（endostatin）、血管抑素（angiostatin）、甲氧明（vasostatin）、IL 12、干扰素（IFN）-γ及α、杀菌性/渗透性增高蛋白（BPI）、AMG-140、四环素等。本章选择主要的促血管新生因子和血管新生抑制剂介绍如下。

1. VEGF　VEGF是最常见的强力促血管新生因子，又称为血管通透因子（VPF），是1986年Senger等从癌性腹水和癌细胞培养介质中纯化到的分子量为34～42kDa的热、酸稳定分子，常与肝素结合，是由二硫键连接的糖蛋白二聚体。现知共有四种VEGF的cDNA克隆，分别编码121、165、189和206个氨基酸多肽，其中VEGF-121和VEGF-165属于分泌型蛋白质，与VEGF的生物学特性密切相关。

Namiki等首先提出VEGF介导了低氧所致的血管新生。在完全低氧的情况下，VEGF的水平是原来的13倍。低氧条件改善，VEGF mRNA水平能够可逆地下降。现已明确，VEGF基因启动子的5′端由28个氨基酸组成的序列介导低氧所诱导的转录。另外，低氧增加mRNA的稳定性是重要的转录后调节机制，介导这一特性与VEGF mRNA的3′端非翻译区有关。低氧介导VEGF表达的信号传递是近年来人们所关注的问题。Mukhopadhyay等发现蛋白质酪氨酸激酶抑制剂5,4,3′-三羟异黄酮，能够降低低氧所诱导的VEGF mRNA的表达，在浓度为360μmol/L时，VEGF mRNA降至基线水平。使用抗磷酸化酪氨酸-416-src抗体和c-src单抗进行蛋白质印迹分析，在低氧超过60分钟时，srcY416的磷酸化增加，提示低氧增加了src的催化活性以及src自身磷酸化位点的酪氨酸磷酸化。为了研究src活化和VEGF mRNA的相互关系，通过表达c-src的质粒转染U87和293细胞，分别检测处于低氧和非低氧状态下VEGF mRNA水平。发现在低氧状态下c-src的过表达增加了VEGF的转录；而非低氧状态时，VEGF的水平无显著增加。以上结果提示，低氧诱导的VEGF mRNA增加是通过c-src的活化而实现的。

VEGF作为血管新生最主要的调节因子之一，一方面可以通过穿孔及囊状-空泡细胞器等作用，介导血管通透性增高，使血浆蛋白质外渗；另一方面，又具有促进内皮及其前体细胞活化、增生及迁移的作用。目前已知的VEGF受体有3种：Flt-1（VEGFR-1）、KDR（VEGFR-2，在鼠类又称Flk-1）、Flt-4（VEGFR-3），均属于受体酪氨酸激酶。KDR是内皮细胞和血细胞生成过程中最早的共同表面标记，它的缺失可导致胚胎内皮及造血细胞系列缺失，证实体内存在内皮及造血细胞的共同前体细胞（haemangioblast）。VEGF可通过活化KDR诱导血管干细胞的分化，促进内皮细胞增殖。而活化Flt-1则可调节内皮细胞-细胞、细胞-基质间的相互作用，促进血管的成熟及稳定。Flt-4主要调节前两种受体的作用及淋巴管的生成。VEGF在实体瘤及血液系统疾病中的作用已得到广泛的研究及认可，许多肿瘤细胞包括乳腺癌、肺癌、前列腺癌、白血病细胞等均可表达VEGF mRNA及蛋白质，与肿瘤的恶性进展有关，阻断 KDR 信号途径也可导致肿瘤生长及转移的抑制。

2. bFGF　FGF 是一种结构相关的多肽，至少有 17 种，其中 bFGF 是研究最多、生物效应最强、作用最广泛的成纤维细胞生长因子之一。bFGF 是一个 18kD 的多肽，由 155 个氨基酸残基组成，其独特的结构特征为无信号肽。bFGF 有 4 种：18kD 或低分子量的 bFGF，22kD、22.5kD、24kD 的高分子量 bFGF。不同的 bFGF 与不同的细胞功能有关。低分子量的 bFGF 由细胞分泌出来，刺激细胞迁移、增殖，通过结合到表面受体刺激 bFGF 受体下调。bFGF 位于细胞核，并调节细胞增殖。由于高分子量 bFGF 缺乏经典分泌途径所需的信号肽，通过何种机制分泌到细胞外仍不清楚。一般 bFGF 发现于细胞外，并以自分泌形式调节多种细胞功能。多种肿瘤细胞和内皮细胞都有 bFGF 受体的表达。bFGF 是通过 4 个高亲和力酪氨酸激酶受体和细胞表面肝素硫酸化蛋白聚糖组成的双受体系统发挥生物活性的。体内、外研究表明，FGF 有促进血管内皮细胞增殖、迁移；促进蛋白激酶释放以降解基底膜、促进内皮细胞形成管腔的作用；同时也可以通过 PDGF 间接促进平滑肌细胞增殖。在心肌缺血的模型中，bFGF 浓度上升和特异性受体的上调可促进血管新生和侧支循环的建立。bFGF 相对 VEGF 来说没有内皮细胞作用特异性。bFGF 受体可在内皮细胞、平滑肌细胞、成纤维细胞、成肌细胞和肿瘤细胞等多种细胞表达。而为什么 bFGF 诱导肿瘤血管新生时以显著的内皮细胞增生为特点，而平滑肌细胞和成纤维细胞增生不明显仍是个疑问。此外，bFGF 受体是否在体内微血管内皮上表达还不清楚。

3. 血管生成素　Davis 等从人 SHEPH1-1 和鼠 C_2C_{12} ras 细胞克隆了 TGF-β 抑制元件 2(TIE_2)配基 APO-1，其 cDNA 克隆的 DNA 序列是编码 498 个氨基酸的阅读框架，两者存在 97.6% 同源性。APO-1 是 70kD 的糖蛋白，能够特异性地结合 TIE_2，隔离常数(Kd)是 3.7nmol/L。有趣的是，APO-1 不能诱导内皮细胞的生长反应，在胚胎 9～11 天，APO-1 主要定位于心内膜周围，以后分布在血管的间质。为了阐明 APO-1 的生理作用，Surl 等通过基因敲除(Knockout)方法构建了缺乏 APO-1 表达的小鼠，在胚胎形成第 11 天表现出异常。其中，最显著的缺陷是心内膜以及心肌的发育异常，TIE_2 mRNA 水平降低，而其内皮细胞的数量与正常胚胎近似。由此可见，APO-1/TIE_2 系统在心脏发生早期和血管新生的过程中具有重要的作用。APO-1 缺陷胚胎与正常胚胎血管超微结构的主要区别在血管组织皱襞，正常胚胎血管内皮细胞呈薄的扁平状，与外周内皮细胞(periendothelial cell)、胶原样的纤维丝结合在一起；APO-1 缺陷小鼠血管表现为缺乏外周内皮细胞，纤维丝孤立存在，而且呈散在的排列。组织皱襞在血管的分支、重建、外周细胞的趋化、基质成分的构成过程中有着重要的作用。所以，从 APO-1 缺陷胚胎的异常表现可以看出，APO-1 参与了构建血管非内皮细胞的部分，使得血管结构得以完整。

APO-1/TIE_2 系统在血管形成过程中的作用机制尚不完全清楚。Vikkula 等提出了“环路-耦联”假说，所谓的环路就是指内皮细胞表达的 TIE_2 和平滑肌细胞表达的 APO-1 形成反馈环路，内皮细胞的激活信号对 APO-1 的表达起到负调节作用，“TIE_2-配基”环路与 PDGF 和 TGF-β 介导的血管平滑肌细胞的趋化、增生、分化相耦联；若两者失耦联，则导致血管形成不良。Folkman 等在此基础上补充提出了“间质细胞的趋化模式”：间质细胞释放的 APO-1 与受体 TIE_2 结合后，内皮细胞产生趋化局部间质细胞形成血管的信号(即 PDGF 和 EGF)。当两个细胞相互接触，TGF-β 被活化，进而诱导间质细胞分化为周细胞和平滑肌细胞，抑制内皮细胞的增生和刺激基质沉积。

4. TSP　TSP 是最早发现的生理性的血管新生抑制剂之一。TSP 可以抑制内皮细胞的增殖、迁移以及组建毛细血管的过程。子宫内膜是研究血管新生较好的模型。TSP 主要表达在子宫内膜的上 2/3，分布在腺体、小血管、毛细血管的基底层。在子宫内膜分泌期 TSP mRNA 的水平是增生期的 3.5～4.2 倍。另外，TSP mRNA 水平与黄体酮的剂量、作用时间有关，其最大的诱导作用在 10～25μmol/L，与内皮细胞作用 6～8 小时后 TSP mRNA 水平最高，是对照组的 4.2 倍，而作用 24 小时后 TSP 的水平低于对照组。以上结果表明，黄体酮对 TSP 的调控是双向的，开始表现为刺激，随后出现抑制作用。到目前为止，已知存在 5 种不同类型的 TSP 蛋白，仅有 TSP-1 和 TSP-2 具有影响血管新生的功能区，其中 TSP-1 受 p53 的调控。TSP-1 和 TSP-2 结构和功能方面具有同源性。TSP-1 和 TSP-2 缺失的小鼠体内血管新生明显增强；相反，肿瘤细胞过度表达 TSP-1 和 TSP-2 则降低肿瘤血管新生，抑制肿瘤生长。

5. 内皮抑素(endostatin)　1997 年，O'Reilly 等分离和纯化一种 20～22kDa 的血管新生抑制剂-内皮抑素。它可以抑制内皮细胞增殖和迁移，诱导内皮细胞凋亡，使其停留在 G1 期。内皮抑素通过抑制 MMP-2 活性，阻断 $VEGF_{165}$ 和 $VEGF_{121}$ 结合 VEGFR-2，并能稳定细胞间和细胞与细胞基质间的黏附。肿瘤细胞过度表达内皮抑素还可以抑制肿瘤生长和转移。目前发现，重组的可溶性内皮抑素可以抑制20多种小鼠肿瘤细胞生长。内皮抑素可以和VEGF或FGF-2上调的所有促血管新生因子相互作用，并且可以下调内皮细胞Jun B、缺氧诱导因子（HIF-1α）、neuropilin及表皮生长因子受体。然而，在临床应用中，内皮抑素只是对部分肿瘤患者有效。

6. 血管抑素（angiostatin） O'Reilly从肿瘤动物模型的血清和尿中成功分离和纯化了另外一种血管新生抑制剂，与纤溶酶原具有相类似结构、分子量为38kDa的内部片段，命名为血管抑素。它特异性地抑制生长期的内皮细胞增殖，但对静息期融合的内皮细胞及其他类型的细胞（如平滑肌细胞、表皮细胞、成纤维细胞和肿瘤细胞）没有显著作用。不过，血管抑素对原位肿瘤的生长抑制显著，可以达到98%；还可诱使巨大肿瘤体积缩小。

7. 血小板第4因子（PF4） PF4是第一个用于检测抗血管新生活性的因子。PF4是血小板特异性蛋白，在巨核细胞中合成，在α-颗粒中包装，于血小板黏附、聚集等活化状态时以相对高分子量蛋白多糖-PF4复合物的形式从血小板中释放。它具有与鱼精蛋白相类似的结合和中和肝素的作用，同时参与造血调控，特异性抑制内皮细胞增殖和迁移。PF4抑制内皮细胞的活性与其羧基端的区域有关。局部注射PF4可以显著抑制结肠癌的生长，尽管在体外实验中未显示明显的抑制肿瘤细胞生长作用，但能够明显抑制内皮细胞的增生和迁移。

生理条件下，机体内存在大量的内源性的血管新生抑制剂，与促血管新生因子相互作用，调控着血管新生的过程。目前，对于这种相互作用的机制尚不完全清楚。而许多疾病如肿瘤、RA、糖尿病视网膜病变的严重程度与过度血管新生密切相关。因此，内、外源性血管新生抑制物质可望成为这些疾病的新的治疗手段。例如，PF4能够抑制肿瘤的生长，体外实验表明PF4能够抑制内皮细胞的增生、迁移。PF4是如何发挥血管新生抑制的作用呢？我们对PF4和bFGF的相互作用进行了探索，发现PF4能够与bFGF形成复合物，通过抑制bFGF二聚体形成、抑制与bFGF受体结合、抑制bFGF的内化等几方面与bFGF相互作用，PF4很可能通过这种作用机制发挥抗血管新生的特性。另外，外源性的血管新生抑制剂如沙利度胺、雷利度胺等已广泛应用于许多血液系统疾病及肿瘤性疾病的抗血管新生治疗，取得了显著疗效。

三、血管新生与疾病关系

在生理条件下，机体通过血管新生维持各个组织、器官的正常功能。在病理条件下，机体由于疾病本身的转归或机体处于代偿的需要，出现血管新生、甚至过度血管新生或血管新生水平减低，导致机体组织器官的功能失衡。血管新生异常现象在肿瘤、血液系统疾病、免疫系统疾病、心血管系统疾病、代谢性疾病以及炎症等多种疾病的病理发展过程中存在。

（一）血管新生与实体肿瘤

实体瘤的发生、转移与血管新生有着密切的联系，许多肿瘤仅在新的血管出现之后才出现临床症状。早在1971年，Folkman就提出肿瘤在新血管生成前可保持原位癌状态达几个月甚至数年，但当其生长达到1～2mm^3以上或细胞数超过10^7以上时就需要血管新生以支持其进一步生长和转移。只有新血管生成后，肿瘤才迅速生长，即肿瘤的生长和转移可能是血管新生依赖性的，阻断血管新生可抑制肿瘤生长。目前，血管新生在实体瘤中的作用已得到公认，其机制与肿瘤细胞本身和其他细胞过多表达多种血管新生刺激因子、免疫系统异常、原癌基因及抑癌基因失常等有关。

1. 肿瘤细胞产生血管新生刺激因子 研究表明，恶性肿瘤的发生、侵袭和转移与肿瘤细胞高表达某些血管新生刺激因子有关。VEGF和bFGF在实体肿瘤血管新生中具有重要的作用，多种肿瘤细胞表达VEGF和bFGF，促进肿瘤细胞生长和转移。

2. 免疫系统、原癌基因、黏附分子和血管新生的关系 免疫系统是机体的重要防御体系，在保证机体内环境的相对稳定过程中起着重要的作用。肿瘤免疫监视（immune surveillance）学说认为，正常细胞经突变为转化细胞的过程中会产生异常蛋白质，这些不正常的蛋白可作为肿瘤抗原而被机体的免疫系统识别并产生免疫反应。肿瘤可以被认为是一种免疫疾病，即由于某些转化细胞逃逸了机体的免疫系统监视而产生的一种免疫紊乱。造成肿瘤免疫逃逸的主要原因，一方面是由于肿瘤细胞的免疫原性弱，不足以引起足够强大的抗肿瘤免疫反应；另一方面是由于肿瘤细胞通过分泌免疫抑制因子而造成肿瘤局部乃至全身的免疫抑制状态。近年来的大量研究表明，肿瘤特异性免疫主要是以T细胞免疫应答为主的细胞免疫。T细胞的有效激活需要双重信号，一个是T细胞受体（TCR）/CD3识别抗原提呈细胞（APC）上与MHC结合的抗原小肽后所传递的抗原特异性信号，另一个是共刺激分子所传递的共刺激信号，两种信号缺一不可。

肿瘤免疫逃逸和肿瘤血管新生也密切相关，多种血管新生因子同时参与肿瘤免疫和血管新生的调节。如血管新生刺激因子 VEGF 对 APC 的分化及活化有显著抑制作用，使得肿瘤细胞免受机体免疫系统的攻击；TGF-β 则可通过阻止免疫细胞的生长，诱导其凋亡，下调 MHC-Ⅱ类抗原分子和影响细胞因子的释放，而启动宿主的免疫抑制机制造成肿瘤的免疫逃逸；IL-10 的基因转染，通过下调 VEGF、IL-1β、TNF-α、IL-6 和 MMP-9 的合成，可抑制血管新生，从而在体内产生抗肿瘤生长和抗肿瘤转移的作用。

其次，一些原癌基因的表达产物，包括 V-HA-RAS、A-RAF、K-RAS、FOS、SRC 和 HER-2-neu，通过上调 VEGF 的表达，刺激血管新生和抑制免疫反应。还有一些原癌基因，如 c-met，通过 c-jun 途径下调内源性血管新生抑制因子，刺激血管新生。

另外，黏附分子通过影响内皮细胞的相互作用，可产生适宜细胞存活、增殖和分化的内环境。整合素 αvβ3、VE-钙黏蛋白（cadherin）和 E-选择素参与血管新生的调节。整合素 αvβ3 介导与细胞外基质复合物的结合，通过抑制 p53 的活性和 p21 的诱导作用而达到干扰新生血管内皮细胞凋亡信号的目的。对整合素 αvβ3 拮抗物的研究揭示了其对肿瘤和血管新生的抑制作用。因此，在抗血管新生的基因治疗中，黏附分子也是一靶位点。

3. 蛋白酶在肿瘤血管新生中的作用 细胞外蛋白酶在新生血管的形成、管腔形态的维持及肿瘤的生长、侵袭和转移过程中起着重要的调节作用。血管新生的过程首先伴随着基质降解酶的释放来破坏基底膜，使内皮细胞能够迁移和侵入细胞外基质（ECM），形成毛细血管样结构。研究表明，基质金属蛋白酶（MMP）及其抑制剂 TIMP、纤溶酶原活化剂（PA）及其抑制物（PAI）是两个重要的系统，在血管新生与肿瘤转移关系方面发挥重要的作用。

MMP 是一个庞大的蛋白水解酶家族，它能降解各类胶原蛋白、纤维连接蛋白、弹性蛋白等几乎所有的基底膜骨架成分。MMP 可以被其天然的抑制剂 TIMP 所抑制。MMP 和 TIMP 的基因表达又受多种与微血管生成相关的生长因子和蛋白因子的影响。IL-1、佛波酯和 TNF-α 可以与 MMP 启动子区的 AP1 元件结合，诱导 MMP 的表达，而 TIMP 基因的转录可以被微血管生成抑制因子中的 TGF-β 下调。TIMP，尤其是 TIMP-2 有抑制 MMP 降解 ECM 复合物的活性，从而抑制肿瘤的血管新生和转移。

PA 及 PAI 系统是又一重要的蛋白水解酶家族。PA 的活性可以被 PAI 特异性抑制，它们以非共价结合形成复合物。PAI 属于丝氨酸蛋白酶抑制剂家族，将 PAI 的基因转染肿瘤细胞后，发现它可明显抑制肿瘤细胞的转移能力。PA 可分为尿激酶纤溶酶原活化剂（u-PA）和组织型纤溶酶原活化剂（t-PA），二者属于丝氨酸蛋白酶家族，可使纤溶酶原转变成纤溶酶，从而水解纤维蛋白原、纤维连接蛋白等，在组织重构过程中发挥关键作用。u-PA 不仅通过活化纤溶酶原成纤溶酶，而且通过起始细胞间的信号转导，在细胞周围的蛋白裂解中发挥重要的作用。研究表明，u-PA 的上调不仅增强肿瘤细胞的迁移，也增强内皮细胞的迁移、促进血管新生。VEGF 和 bFGF 能诱导 u-PA 及其受体上调，而 bFGF 作用于微血管内皮细胞形成的血管管腔，这一现象可被 u-PA 抗体所阻断。许多微血管调节生长因子及细胞因子可以上调 u-PA 的水平，如肿瘤组织中的 bFGF 可以使内皮细胞的 u-PA 表达升高。由此可见，纤溶酶原/纤溶酶/PA/PAI 系统在肿瘤血管新生和肿瘤侵袭、转移过程中有重要的作用。

4. 血管新生和血管间的信息联系 旁分泌与自分泌信号因子对血管新生有调控作用，其中的许多信号因子与跨膜受体酪氨酸激酶（RTK）结合。通常，RTK 是双体形式的跨膜结构，一旦与配体结合，RTK 即被活化，其分子构象随之发生变化，将腺苷三磷酸（ATP）上的磷酸盐基团转运至酪氨酸侧链，启动信号转导，并发挥其生物学活性。

（二）血管新生与血液系统疾病

关于血管新生在血液系统疾病中的作用研究起步较晚。但现已明确，白血病、骨髓增生异常综合征、骨髓增殖性疾病、多发性骨髓瘤、淋巴瘤以及再生障碍性贫血中均存在血管新生异常。除再生障碍性贫血表现为血管新生减低外，其余均表现血管新生增强。

1. 白血病与血管新生 研究发现，75% 的急性髓系白血病（AML）病人骨髓微血管密度（MVD）比正常对照组高出 2～3 倍，且血管较少，无可见管腔。这种差异与年龄、性别及 FAB 分类无关，但与骨髓中原始细胞比例成正相关。经过诱导化疗后，微血管计数明显下降。完全缓解者原始细胞可降至对照水平，微血管的形态发生改变，血管变大，出现可见管腔；未完全缓解者，微血管数下降程度小。可见，血管新生在 AML 的病理过程中具有重要作用，但其预后价值尚不能确定。另外，1997 年 Fiedler 等人发现 71% 的原发性和 60% 的继发性 AML 病人表达 VEGF，AML 病人白血病细胞培养上清液中的 VEGF 水平明显高于正常人骨髓细胞及富含 $CD34^+$ 的细胞。幼稚细胞所表达的 VEGF 可以通过旁分泌的方式作用于内皮细胞，促进粒-巨噬细胞集落刺激因子（GM-CSF）的分泌，且与 VEGF 的浓度呈正相关性。

同时,在检测的20个原发性AML和4个继发性AML病人中,表达KDR的分别为4个和1个。说明AML白血病细胞中可能存在VEGF的自分泌作用。当VEGF与脐血内皮细胞(HUVEC)共培养时,VEGF呈现剂量及时间依赖性地刺激GM-CSF的分泌,说明AML细胞与骨髓内皮细胞之间可能存在一旁分泌环,AML细胞与内皮细胞分别通过分泌VEGF、GM-CSF而相互作用。而Aguayo等人则指出,至少在高白细胞及新诊断的AML病人中,细胞VEGF水平是一个独立的预后因子,VEGF水平高的AML病人预后差。1997年Perez-Atayde等发现,在40例新诊断为急性淋巴细胞性白血病(ALL)的儿童中,骨髓MVD也明显高于对照,说明血管新生在急性淋巴细胞白血病中也发挥作用。同时,在检测的22个ALL病人中,所有病人尿中bFGF的水平均升高,但完全缓解的病人bFGF水平无明显下降。

在B细胞性慢性淋巴细胞白血病(B-CLL)中,排除细胞构成因素,病人骨髓平均MVD及"热点"密度明显高于对照组,而且两者与骨髓受累程度及疾病的临床阶段成正相关,病人尿中bFGF的水平也明显高于对照组。增强的血管新生可能在B-CLL的病理过程中发挥作用,促进骨髓和髓外组织浸润及白血病细胞的聚集。bFGF可能以自分泌或旁分泌的形式作用,促进内皮细胞的增生、迁移及B-CLL淋巴细胞的聚集。在B-CLL中,肿瘤细胞也产生和分泌两种低分子量的VEGF,细胞VEGF水平远高于正常外周血单核细胞水平,并与疾病的组织分期相关。VEGF刺激内皮细胞增生促血管新生的效应对CLL中淋巴网状组织的扩展可能起着重要作用。而在一个B-CLL亚类早期疾病病人,VEGF水平低却预示着预后较差,这种与其他同种疾病相反现象的机制尚不清楚。

特异性的VEGF抗体可在46%病人中抑制白血病祖细胞的形成,而rhVEGF在56%的现慢性粒-单核细胞白血病(CMML)和骨髓增生异常综合征(MDS)RAEB-t期中促进白血病克隆的形成。说明恶性骨髓前体细胞产生的VEGF既可以作为一个自分泌刺激因子,又可作为弥散性旁分泌信号介导生长因了的产生,从而促进白血病细胞的生存和自我更新,也说明了为什么VEGF在AML中是一个不利的预后因子。

Janowska-Wieczorek等比较了MMP-2和MMP-9以及TIMPs(TIMP-1和TIMP-2)在白血病和正常骨髓造血细胞及基质细胞中表达的差异,所有受测AML标本和白血病细胞系均表达MMP-9和(或)MMP-2 mRNA和分泌的蛋白质。白血病细胞均表达TIMP-1(HL-60还同时表达TIMP-2)。相反,正常情况下骨髓不成熟前体细胞($CD34^+$细胞)既不表达也不分泌MMP-2或MMP-9,而骨髓中较成熟的单个核细胞则表达并且分泌MMP-9。提示MMP-2和MMP-9以及TIMPs(TIMP-1和TIMP-2)可能在AML的发展过程中起一定的作用。

总之,已知的急、慢性白血病细胞中VEGF表达量均高于正常,某些细胞还同时表达功能性VEGF的受体Flt-1或KDR,如VEGF-165可诱导KDR的磷酸化,促进白血病细胞的增殖及表达MMP-9,从而促进它们通过基底膜的迁移。特异性的KDR抗体可中和其活性,在体内、外均可抑制KDR^+的白血病细胞的增殖和迁移。VEGF在此类疾病中的主要作用包括:①以旁分泌的形式促进内皮细胞增生,产生造血生长因子。②以自分泌的形式促进白血病细胞的增殖。因而抗血管新生在白血病的治疗方面可能有一定作用。

2. 淋巴瘤与血管新生 Salven等检测了82例非霍奇金淋巴瘤(NHL)患者治疗前血清VEGF水平。结果表明82例NHL患者治疗前的血清VEGF水平为15~964pg/ml(中位数为228pg/ml)。治疗前的血清VEGF水平低于中位数的患者5年生存率为71%,高于中位数的患者5年生存率仅为49%。提示治疗前血清VEGF水平高的NHL患者预后差。Bertolini等检测了36例NHL患者的VEGF、bFGF、内皮抑素、血管生成素的水平。其中完全缓解患者VEGF水平明显低于进展期患者;进展期患者bFGF的水平约为完全缓解组的两倍。治疗前血清bFGF水平增高,且其水平越高的病人预后越差,5年生存率越低。分析显示血清VEGF、bFGF是独立的预后因子,比血清乳酸脱氢酶(LDH)及淋巴结肿瘤位点数具有更高的预后价值。完全缓解和复发患者的内皮抑素和血管生成素的水平无明显差异。该研究提示VEGF和bFGF(尤其VEGF)对NHL患者的分期及预后判断具有重要意义。Vacca发现,与低度恶性B非霍奇金淋巴瘤(B-NHL)相比,中度和高度恶性B-NHL的微血管数量显著增加。高度恶性B-NHL的血管数量比中度恶性B-NHL要高。提示B细胞性非霍奇金淋巴瘤中淋巴结内MVD与疾病的严重程度也具有相关关系。由此可见,血管新生在淋巴瘤发病中起着重要的作用。

3. 多发性骨髓瘤与血管新生 血管新生在骨髓瘤中的作用是造血系统疾病中研究较早的。1994年,Vacca就提出多发性骨髓瘤(MM)中血管新生程度与浆细胞指数(PCLI)具有相关性。近期的研究证明，MM 中血管新生与 PCLI 密切相关，但与骨髓浆细胞比例无关。即使完全缓解后，仍保持高于正常的水平，血管新生等级与 MVD 都是新诊断的 MM 的有效预后因子。MM 骨髓细胞可持续表达两种低分子量的 VEGF（VEGF-165 和 VEGF-121），而 KDR 及 Flt-1 的表达量很低或不表达，却广泛表达于骨髓基质细胞。同时体外实验表明，重组人 VEGF-165 或 VEGF-121 可诱导时间或剂量依赖性的 IL-6 分泌增高（增高 14～27 倍），重组人 IL-6（rhIL-6）也可刺激 MM 病人浆细胞及骨髓瘤细胞对 VEGF 的分泌增加，但在体内可能仅存在于较成熟的骨髓瘤细胞。说明在骨髓瘤细胞及骨髓基质细胞之间存在通过 VEGF 及 IL-6 的旁分泌相互作用。目前，针对 MM 患者骨髓血管新生的特点，临床应用抗血管新生药物沙利度胺、雷利度胺等已取得显著疗效。

4. 骨髓增生异常综合征和骨髓增殖性疾病与血管新生　常见的恶性血液系统疾病中，血管密度在几乎所有疾病中都比对照增高，增高的程度各不相同。骨髓增生异常综合征（MDS）的 MVD 水平介于对照与 AML 之间，随着其亚型转化为 AML 的趋势增强，MVD 水平也升高。MDS 病人中，细胞 VEGF 量增高，同时部分细胞膜表达 Flt-1 和 KDR（分别为 69% 和 19%）。同样，骨髓增殖性疾病中 MVD 及 VEGF 水平也高于正常对照。

5. 再生障碍性贫血与血管新生　再生障碍性贫血是细胞免疫介导的获得性骨髓衰竭综合征，免疫因素导致骨髓干/祖细胞损伤。研究发现，再生障碍性贫血患者骨髓造血干细胞损伤同时血管干细胞也可能受到损伤。再生障碍性贫血患者骨髓 MVD、VEGF 表达水平均较正常对照低，重型再生障碍性贫血 MVD 水平低于轻型患者。免疫抑制治疗达到缓解后 MVD 及 VEGF 水平明显升高。

（三）血管新生与其他系统疾病

在不稳定型心绞痛、急性心肌梗死和心脏猝死等急性冠状动脉病变时存在血管新生现象。病变部位局部缺血、缺氧可能诱导 VEGF 进入心肌间质，加上其他血管新生因子如参与心肌缺血血管新生的 PIGF 的作用，启动缺血的心肌侧支血管生成。而在创伤、糖尿病性微血管病变、类风湿关节炎、炎症等过程中均伴有血管新生。因此，在上述疾病治疗过程中，可应用促或抗血管新生药物治疗，有利于病情改善。

四、血管新生调控在临床治疗中的作用

（一）治疗性血管新生

心血管系统疾病时的血管新生主要发生在缺血性心血管病，此时其代偿主要靠侧支循环的建立（collateral vessel recruitment）。心脏侧支循环的补充与代偿大致有以下 3 种形式，①在血流切应力作用下，微血管原位膨大，最后导致成熟的新毛细血管网形成；②原先存在的微血管延长生长和（或）管腔扩张；③在血管新生诱导因子作用下，毛细血管以芽生方式新生，建立新的毛细血管网。

一般情况下，在急性血管闭塞时，主要通过第一和第二种方式代偿，而慢性冠状动脉闭塞时则以第三种方式为主，此时机体试图最大限度地通过毛细血管新生来维持心内膜下的血流灌注。但是机体内源性侧支循环的代偿是很有限的，极少能完全补偿因血管闭塞而造成的血流量减少，其原因是缺血性心血管病时局部组织的血流量减少不能在局部激活足够浓度的血管新生因子。因此，近年提出了促血管新生治疗或称治疗性血管新生（therapeutic angiogenesis）。

治疗性血管新生初始主要以外源性的生长因子转入缺血组织，以增强缺血区的侧支血管新生，常用的生长因子如 VEGF、bFGF 等。生长因子的输送方法多样，如肌内注射、局部注射、静脉滴注、导管介入及基因治疗。但是对于某些病人（如糖尿病、动脉粥样硬化等或者老年患者），原先存在血管内皮细胞功能障碍，血管内皮细胞合成、分泌内源性生长因子能力降低，对外源性生长因子的反应性也降低。因此，人们考虑通过移植血管内皮祖细胞来增强局部缺血组织的血管新生，甚至还能促进缺血局部的血管发生（vasculogenesis）。

临床研究结果表明，在急性心肌梗死后 7 天及进行冠状动脉旁路移植手术的病人外周血中 EPC 明显增加，伴随血清 VEGF 增高，显示 EPC 在缺血性疾病、创伤愈合病理生理中发挥重要作用。基于此，Isner 等提出了“治疗性血管新生”的概念，倡导以补充 EPC 数量来增加血管生长因子的作用底物，达到更好的血管新生效果，治疗缺血性疾病。近年的实验研究证实，血管内皮祖细胞具有促进缺血组织中血管新生的作用。Kalka 等将分离的含 EPC 的单个核细胞体外扩增 80～90 倍后，从心内注射到下肢缺血的小鼠，4 周后缺血下肢的毛细血管密度增加，下肢血流恢复程度明显好于对照组。说明 EPC 治疗后可增加缺血下肢的血管新生。同样，该研究小组将体外扩增的 EPC 经静脉注射到冠状动脉左前降支结扎的心肌缺血模型鼠后，可增加缺血心肌的血供，减少缺血面积，改善左心室功能。也显示 EPC 在缺血性疾病中的重要治疗作用。

Takahashi 等研究家兔后腿缺血模型时发现，在

组织缺血时如用GM-CSF刺激，则随缺血程度加重，家兔外周血中EPC比例逐渐升高，缺血组织血管新生。同样，在小鼠角膜损伤模型中也观察到GM-CSF的类似作用。用转基因骨髓移植模型进一步证明缺血和GM-CSF可使骨髓中的EPC转移到外周血，参与缺血组织局部的血管新生。Kalka等的研究工作证实，在以VEGF-165进行转基因治疗时，循环血中EPC明显增加，且与血管新生存在一定联系。Dimmeler等发现，降脂药羟甲基戊二酰辅酶A(HMG-CoA)还原酶抑制剂能降低冠状动脉疾病的发病率和病死率，能使外周血中分离出的单个核细胞和$CD34^+$造血干细胞增加，并通过PI3K/AKT通路诱导EPC分化；同样，VEGF也需要AKT增加EPC数目。作者提出该药像VEGF一样能增强EPC分化和增加EPC的数目，因而对冠心病的治疗有着良好的应用前景。Meada等将EPC接种于移植血管的表面，然后利用电镜和激光共聚焦显微镜连续随访观察，发现这些细胞主要集中在血管外膜与内膜表面，内膜表面的移植祖细胞能很好地附着在移植血管表面，在血管腔面发育形成光滑的内皮细胞。移植后的EPC形态从球形变为扁平形，并呈阿米巴样，细胞表达$CD34^+Flk\text{-}1^+$。

Murohara等从成人外周血液循环中分离出了骨髓来源的EPC，并经过下肢缺血的裸鼠模型实验证实EPC能有效地促进局部组织的血管新生。该实验对17～22g、8～10周的3组无胸腺鼠做了单侧股动脉切除术并分别注射人血管内皮祖细胞(hEPC)、人微血管内皮细胞和培养基，用此后肢缺血裸鼠模型研究hEPC对于血管新生的疗效。术后，通过多普勒灌注成像系统对血液流动进行测定，并于第3、7、14、28天从缺血和健康的后肢上取得腓肠肌进行组织切片，检测血管的生长情况。第3、7、14、21和28天的多普勒灌注成像结果显示，28天内3组裸鼠后肢缺血区血液灌注明显不同。术后第3天，3组的血流灌注全部下降。28天后，接受hEPC注射的裸鼠血液灌注达到正常水平(相当于对侧正常后肢水平)。注射血管内皮细胞或培养基组，后肢灌注仍处于抑制状态。缺血组织切片的微血管密度测量也提示hEPC组有明显的血管新生。

最近Edelberg等研究发现，3月龄小鼠的骨髓源性EPC能促进老年小鼠(18月龄)心肌的血管新生，也为EPC治疗老年性缺血性心血管病提供了重要的实验线索。

总之，通过EPC的体内外扩增进行移植治疗，或通过基因治疗使EPC高表达血管新生诱导因子，将促进缺血性心血管病时的血管新生，改善缺血局部血流灌注和建立代偿性侧支循环。成人外周血、骨髓及脐血中存在的EPC均可参与出生后的血管新生，为临床缺血性疾病的血运重建提供了一种新的治疗策略，EPC的移植在临床缺血性心血管病的防治方面有着广阔的应用前景。随着分子生物学技术的日新月异，利用转基因技术，将促进或抑制血管生长或其他的因子转入EPC，则可进一步扩大EPC的临床应用范围。但目前因缺乏EPC的特异表面标志，分离得到相对较纯的EPC并保持有效的体外扩增比较困难。进一步寻找特有的鉴定标志、明确EPC分化发育中的基因调控机制以及优化EPC的体外扩增条件等显得十分重要，这将对于研究血管发育、血管损伤修复、血管重塑机制及广泛的临床应用有着极其重要的意义。

（二）抗血管新生基因治疗实体肿瘤

目前，恶性肿瘤的治疗主要依赖于外科手术及放/化疗，以尽可能清除残余的癌细胞。这种"直接攻击"的治疗手段仍不尽人意，相当一部分病人因微小残留病灶和转移灶存在而复发。在过去的20多年里，肿瘤病人的总生存率并无明显改变，因此开发高效、低毒的新治疗方法势在必行。近年来，血管新生和血管生长因子在恶性肿瘤中的作用日益受到重视，迄今已有近20种血管新生抑制剂进入Ⅱ期或Ⅲ期临床试验。

1. 靶向性抗血管新生基因治疗实体肿瘤策略的基础　20世纪70年代，Folkman就提出，肿瘤组织的血液供应是实体肿瘤生长所必需的，当肿瘤生长超过1～2mm^2时，瘤体的增长就有赖于新生的血管供给营养。因此提出，减少瘤体血液供应可以成为治疗肿瘤的一种方法。肿瘤侵袭、转移是一个复杂的过程：原发肿瘤细胞增殖、肿瘤血管新生、消化基底膜、肿瘤细胞穿入血管或淋巴管形成瘤栓并转运到远端的器官、穿出血管并形成微小转移灶、转移灶肿瘤血管新生、转移灶细胞增殖。由此可见，血管新生在肿瘤的发生、侵袭转移的过程中均发挥着重要作用。临床上，肿瘤侵袭、转移即意味着丧失了治疗的希望。实验证明，抑制肿瘤的血管新生，减少肿瘤的新生血管密度，减少肿瘤的血液供给，可以明显抑制肿瘤的生长。

肿瘤血管与正常血管之间有着许多形态学差异，肿瘤内部血管多襻和扭曲，易形成动-静脉短路，血管壁孔径增大，形成渗漏，肿瘤血管内皮细胞增殖速度是正常组织内皮细胞的20～2000倍(胎盘组织除外)。

靶向性活化的内皮细胞抑制血管新生有其独特的优势：在生理条件下，正常成年人组织中的血管内皮处于静止状态(女性生殖器官除外),而肿瘤内部血管处于活化、增殖和迁移状态。同时,基因治疗的靶向性可以使抑制血管新生的作用局限于患有肿瘤的器官,从而选择性地抑制肿瘤血管新生,而不影响正常组织生理状态下血管新生。

2. 抗肿瘤的血管新生基因治疗策略 微环境中血管新生刺激因子及抑制因子的平衡是微血管形成与否的关键。因此,抗肿瘤血管新生就成了治疗肿瘤的靶位点。可将血管新生过程中的各个环节作为靶点,改变肿瘤血管新生刺激因子和抑制因子之间的平衡关系,达到治疗目的。抗肿瘤血管新生基因治疗概括为三方面:①抑制血管新生刺激因子的表达;②诱导血管新生抑制因子的表达;③抑制内皮细胞上的受体表达。

(1) 增强血管新生的抑制因素:基于恶性肿瘤是血管新生依赖性疾病的理论,通过增强血管新生抑制因子的局部浓度,抑制肿瘤的血管新生,达到治疗肿瘤的目的。Weinstat-Saslow 等用 TSP-1 基因表达载体(pCMVBamNeo)转染人乳腺癌细胞系,然后将转染的人乳腺癌细胞注射入裸鼠体内,观察原发肿瘤的生长、转移潜能和血管新生。结果发现,TSP-1 抑制了肿瘤的血管新生,肿瘤的发展受到显著的抑制。刘澎等报道,腺病毒介导的 TSP-1 抗血管新生衍生物基因转移可明显抑制 K562 细胞在裸鼠体内生长。Yong 报道,阳离子脂质体-DNA 复合物介导的 p53 基因静脉内注射,诱导血管内皮细胞、巨噬内源性 TSP-1 的表达,在荷瘤鼠发挥抗肿瘤播散及抗肿瘤血管新生的作用。Frank 发现,用血管抑素转染大鼠 C6 神经胶质瘤或人 MDA-MB-231 乳腺癌细胞系后,移植入胸腺缺陷裸鼠,则可抑制肿瘤内部及边缘的血管新生,表现为血管新生密度减少及肿瘤生长抑制。尿激酶氨基末端片段(ATF)是一新的肿瘤血管新生抑制因子,其分泌型分子能够结合细胞表面的 u-PAR,ATF 缺少 u-PA 全长的蛋白水解酶活性。Li 等发现,腺病毒载体介导的鼠 ATF 基因转染,在异种移植和同基因型鼠模型中表现为血管新生依赖性肿瘤生长的抑制作用。还有研究者发现,腺病毒载体及反转录病毒载体介导的分泌型 PF4 基因转染人神经胶质瘤细胞系等肿瘤细胞后,再移植人裸鼠,结果肿瘤内的血管密度明显减少,肿瘤的生长受到抑制,实验动物生存时间明显延长。

(2) 促血管新生信号间的抑制:通过降低促血管新生介质的表达和干涉促血管新生介质与血管内皮细胞间的信号联系,来抑制血管新生。

1) 干涉内皮细胞间信号转导:干涉内皮细胞间信号转导指的是通过阻断促血管新生介质与内皮的联系,达到抑制血管新生的作用。用复制缺陷病毒载体介导的 PAI-1cDNA 转染,通过干涉血浆酶原激活剂的功能,降低基底膜的消化,可明显降低肿瘤的转移,延长实验动物的生存时间。IL-12 在抗肿瘤免疫中具有多重生物学功能,如增强 Th1 细胞反应性和体内血管新生的抑制作用。Popovic 等人检测了 IL-12 的抗肿瘤转移作用,含有 IL-12 转染的自体同源鼠 D122 细胞的疫苗干扰了细胞间的信号转导,在有免疫活性的同基因型鼠中明显延迟了肿瘤的形成和转移。考虑到 VEGF 在血管新生中的重要作用,有人设计了含有编码 VEGF 受体 Flt-1 片段的重组腺病毒载体,此片段可以高亲和力结合于 VEGF 分子和内源性 VEGF 受体(Flt-1 和 Flk-1/KDR),形成非活性状态的异源双体受体结构,使 VEGF 不能启动内皮细胞增殖。

2) 促血管新生介质表达的抑制:在抗血管新生的基因治疗中,有几个关键的环节可以作为靶位点。核酶和反义核苷酸技术可以阻止生长因子及其受体的合成。SF/HGF 及其受体 c-met 与血管新生密切相关。SF/HGF 在神经胶质瘤中的高表达能够增强肿瘤相关的血管新生。Abounader 报道,用 U1 核内小 RNA 转染神经胶质瘤细胞,应用 SF/HGF 反义核苷酸技术均可以抑制 SF/HGF 基因的表达,在体内可抑制肿瘤的形成和生长。He 等建构了靶向性 VEGF mRNA 5′端的两个锤头核酶(hammerhead ribozyme),转染神经胶质瘤细胞,导致 VEGF 转录水平和蛋白水平降低。另外,Ellis 等报道,用 c-src 的反义核苷酸技术转染克隆癌细胞,导致了酪氨酸激酶活性的受阻,从而影响了 VEGF 活化的途径。还有报道用特异的核酶降低 FGF 结合蛋白水平以降低 FGF-2 的生物学活性。

3. 载体系统 载体系统是基因治疗的重要环节。基因的导入是依靠载体来实现的。载体包括反转录病毒载体、腺病毒载体、腺相关病毒载体和一系列非病毒载体。各载体又有其不同的特点。

反转录病毒载体是一含有 5′和 3′长末端重复序列及结构基因的单链 RNA,外源基因可以整合到缺失一个或几个结构基因的反转录病毒载体上。当重组的反转录病毒载体转染靶细胞时,该病毒载体可以整合进入宿主基因组并表达病毒基因和外源基因。反转录病毒载体结构简单,和宿主免疫反应小。但不足的是,重组反转录病毒载体仅整合分裂期细胞并在整合时发生插入突变。

腺病毒载体是一个有蛋白壳包裹的双链 DNA。腺病毒载体缺失 E1 等基因,使腺病毒载体成为复制缺陷病毒,并且减少转化宿主细胞的可能性。它能高效地感染分裂期和非分裂期细胞，并且能够插入较大的外源基因片段。腺病毒载体常引起宿主抗病毒免疫反应，不能整合宿主基因组，也不能长期表达外源基因。

依赖性病毒属（dependovirus）即腺病毒伴随病毒属（adeno-associated virus，AAV），属于微小病毒科。AAV不能独立繁殖，其繁殖依赖于辅助病毒，后者包括腺病毒和疱疹病毒。AAV载体有许多优点：可以感染所有的人类细胞，尚未发现野生型AAV有致瘤性，野生型AAV与宿主临床症状无关。野生型AAV倾向于整合进入人基因组第19号染色体。但如果去除rep基因，则AAV的整合变为随机整合，这就产生了在人类基因组有插入突变的可能性。

基因转染还有许多其他的手段，如基因枪和阳离子介导的基因转染等。可以根据不同的实验目的和实验要求，如瞬时转染或稳定转染、目的基因片段的大小等，选择不同的载体。

（三）抗血管新生药物应用

基于许多血液系统疾病及肿瘤性疾病存在血管新生，且与疾病的严重程度密切相关，抗血管新生疗法已成为肿瘤治疗的新突破口。与传统治疗方法的不同之处在于，抗血管新生疗法一方面抑制肿瘤细胞生长，但更重要的是通过切断肿瘤的血管供应以达到最终防止肿瘤生长的目的。与传统治疗相比，抗血管新生疗法有如下几方面的优势：①抗血管新生疗法可能不会引起太多的不良反应。②据估计每10～100个肿瘤细胞可能需要1个新的内皮细胞，因此抑制内皮细胞的生长可能放大对肿瘤细胞的抑制作用。③抗血管新生疗法可能促进化疗药物到达肿瘤部位（通过降低间质的压力）。④由于内皮细胞的突变率较低，不易产生耐药性。

新的抗血管新生药物沙利度胺和雷利度胺通过抑制血管新生调控因子bFGF、VEGF等的分泌，阻断PI3K-Akt途径的激活，从而阻止内皮细胞迁移，抑制血管新生；通过调节T淋巴细胞和细胞表面黏附分子的表达抑制肿瘤细胞生长和转移；促进细胞周期G1期生长捕获，通过caspase途径诱导肿瘤细胞凋亡。现已广泛应用于血液系统疾病，包括多发性骨髓瘤、白血病、骨髓增生异常综合征、骨髓增殖性疾病以及淋巴瘤，取得了显著疗效。用于治疗实体瘤的血管新生抑制剂SU5416及SU6668可抑制VEGF受体在内的受体酪氨酸激酶（RTK）家族，也可通过抑制c-kit介导的促原始细胞增生及抗凋亡的作用，抑制AML的发展。

PF4是一种天然的血管新生抑制剂，能抑制血管新生、内皮细胞的增殖和迁移，并能在体内抑制肿瘤的生长，其作用机制尚未阐明。我们的研究表明PF4可能通过与bFGF形成复合物，抑制bFGF的聚合及与其受体的结合和内化。PF4还能抑制VEGF与其受体的结合。其他天然的血管生长抑制剂还有血管抑素、内皮抑素、IFN、TSP和分子量为16kDa的泌乳素片段抑制血管新生的同时也可发挥抗肿瘤作用。

第二节 血管内皮细胞的促栓和抗栓功能

血管内皮细胞是裱衬在整个心血管系统内表面的单层细胞，以紧密连接、缝隙连接和中间连接三种形式覆盖在血管内壁，是循环血液与血管壁的分界细胞，具有多种复杂的生理功能。完整的血管内皮细胞为血液中的凝血因子、抗凝因子以及血小板之间的相互作用提供了光滑的表面，同时参与凝血、抗凝及纤溶系统，便于维持凝血和抗凝之间的平衡状态，保证血液在血管内正常流动。一旦血管内皮细胞受到损伤，结构与功能发生改变，则可能导致体内发生血栓或出血。此外，内皮细胞还具有调节血管张力、介导炎症介质、调节免疫反应和促血管修复等多重作用。

一、血管内皮细胞的形态、结构及标志

内皮细胞是血管内壁单层排列的扁平、菱形或多边形细胞，体外培养的内皮细胞呈铺路石样。细胞长25～50μm，宽10～15μm，排列紧密。内皮细胞构成三面，即基底面、管腔面和连接面。内皮细胞的基底面通过一些结缔组织，如胶原、弹性蛋白、微纤维、纤维连接蛋白、凝血酶敏感蛋白、层黏蛋白等附着在内皮下组织。管腔面则与血液接触，表面上有突起的微绒毛，上面覆盖着一层主要由黏多糖构成的细胞外衣，其主要成分是硫酸乙酰肝素。其连接面参与彼此间的连接。内皮细胞有一种特殊的细胞器，名为棒杆状小体或Weibel-Palade小体，直径约为0.1μm，长3μm，呈长圆形，由一束与小体长轴平行的小管组成，一束小管有6～20根，每一根小管直径约为15nm。小体外面包有一层质膜，内含致密的基质。该小体多见于大静脉的内皮细胞，毛细血管内少见。小体的部分结构可能来自高尔基体，并与其相连。小体内平行排列的小管的生化本质尚未完全阐明，但已知它是血浆中血管性血友病因子（vWF）储存和加工的场所。此外，颗粒膜蛋白-140

（GMP-140）也储存在该小体内，当内皮细胞受到凝血酶、组胺、1-去氨基-8D-精氨酸加压素（DDAVP）等刺激时，vWF 和 GMP-140 等成分释放出来。内皮细胞的鉴定主要通过三个方面：即铺路石样形态、细胞表面 CD31 抗原阳性和 vWF 染色阳性。

二、血管内皮细胞的抗血栓作用

血管内皮细胞的抗血栓功能包括合成和释放前列环素（EGI_2）、内皮衍生松弛因子来抑制血小板聚集，合成和分泌抗凝血酶Ⅲ、结合肝素，分泌肝素样黏多糖，参与蛋白 C 系统的抗凝，合成和释放纤溶酶原活化剂，对纤溶成分进行装配并增强其活性，以达到其抗血栓的作用。

（一）内皮细胞的抗血小板作用

1. PGI_2　PGI_2 是内皮细胞合成和释放的花生四烯酸的代谢产物，是一种强烈的血管扩张剂和血小板抑制物。PGI_2 和血小板膜上特异的受体结合，刺激腺苷酸环化酶，使血小板内 cAMP 增多，从而抑制血小板形态的改变、血小板的聚集和释放；抑制 vWF、纤维蛋白原和血小板表面特异性受体的结合；还可抑制血小板的促凝活性。当血管内产生凝血酶后，内皮细胞受到刺激产生 PGI_2，也反过来抑制凝血酶诱导的血小板聚集，从而进一步地防止血小板的过度聚集，防止血栓形成。高浓度 PGI_2 也可抑制血小板黏附到内皮下组织，特别是抑制活化血小板的这种黏附作用，切变率越高，抑制作用越强。在微血管中因为切变率最高，其抗血栓形成的作用最强。

PGI_2 半衰期只有 6 分钟，它和载脂蛋白 A-I 结合可使半衰期延长 5 倍。PGI_2 的合成和分泌受多种因素影响，凝血酶是刺激内皮细胞合成 PGI_2 的主要诱导物质。胰蛋白酶、组胺、缓激肽、急性缺氧、脂蛋白（特别是高密度脂蛋白）、纤维蛋白、血管紧张素 I、血栓素 X_2（TAX_2）、硒、免疫损伤、活化的补体成分、激肽释放酶、IL-1、IFN-α 和 γ、上皮生长因子（epidermal growth factor，EGF）、TGF-α 和 β、肿瘤坏死因子（tumor necrosis factor，TNF）、切变力改变、乙醇等也证明具有刺激内皮细胞合成 PGI_2 的作用。ATP、ADP、血小板活化因子（platelet activator factor，PAF）、内皮素、血管合成素（angiogenin）、脑啡肽、P 物质、神经激肽（neurokinin）、白三烯（C4、D4 和 E4）、脂氧素（lipoxin）、硫酸镁等也可刺激内皮细胞合成 PGI_2。此外，活化的中性粒细胞也促进 PGI_2 的合成。平滑肌细胞在血小板释放的 PDGF 和 5-HT 的刺激下，也能产生 PGI_2。当血管内皮细胞受损、平滑肌移至内膜时也有一定的防止血栓形成的能力，但是平滑肌合成的 PGI_2 要比内皮细胞少得多。内皮细胞还可使血小板释放的内过氧化物转变为 PGI_2。

PGI_2 合成抑制物包括：FGF、纤溶酶、内皮衍生松弛因子（RDRF）、某些药物如非甾体消炎药（吲哚美辛）、阿司匹林、环孢素（cyclosporine）等可通过抑制环氧化酶活性而抑制 PGI_2 的产生。米诺地尔（minoxidil）可抑制 PGI_2 合成酶的活性，尼古丁抑制 PGI_2 的释放。活化的血小板通过释放钙蛋白酶（calpain）也可抑制 PGI_2 的释放。

2. 硫酸乙酰肝素蛋白多糖（HSPG）　内皮细胞能合成和表达 HSPG，HSPG 的结构中含有一个核心蛋白（core proteins），由 50～150 个双糖组成的葡糖胺聚糖（氨基葡糖聚糖）以共价键连接。葡糖胺聚糖的侧链结构不一，与肝素相似，交替出现 N-硫酸或 N-乙酰氨基葡糖残基（仅有 6-O 或 3-O 酯基团，或两者都有）、D-葡萄糖醛酸及 L-艾杜糖醛酸（有或无 2-O-硫酸酯）。来自鼠微血管内皮细胞的 HSPG cDNA 已经克隆，进一步研究发现目前已知的 HSPG 有两种形式：即具有抗凝活性的 HSPG 和不具有抗凝活性的 HSPG。前者占 5%，具有结合抗凝血酶（antithrombin，AT）并加强 AT 的抗凝作用；后者占 95%，一般情况下不具有抗凝活性。两种 HSPG 的核心蛋白分子量分别为 50kDa 和 30kDa，两者的跨膜区和胞内氨基酸序列高度同源，而胞外区则不一致。HSPG 的核心蛋白和内皮细胞合成的硫酸乙酰肝素结合形成完整的 HSPG 分子。

HSPG 主要位于内皮下基底膜和内皮管腔表面。内皮细胞表面上的 HSPG 一方面作为受体调节血液和组织之间的物质交换，另一方面因为硫酸乙酰肝素带有强烈的负电荷，血小板表面也带有负电荷，因而阻止了血小板黏附到正常的内皮细胞上。HSPG 还能使 AT 募集到内皮细胞表面，构成内皮细胞的一个重要抗凝成分。

3. 内皮衍生松弛因子（EDRF）　EDRF 确切的化学本质尚未阐明。多数学者认为 EDRF 和氧化亚氮（NO）是同一物质。EDRF 很不稳定，血浆半衰期只有 6～50 秒。EDRF 在抑制血小板聚集时，血小板内的 cAMP 水平并未升高，而 cGMP 水平却升高，进一步研究发现 EDRF 能被氧或超氧 NO_2 灭活；酸化 NO 对实验性血管装置产生与 EDRF 相似的药理作用，能被血红蛋白抑制，超氧化物歧化酶（SOD）可使之增强。基于此结果，Furchgott 推测 EDRF 的本质可能是 NO。NO 可使平滑肌松弛，刺激血小板鸟苷酸环化酶，使 cGMP 水平升高而抑制血小板聚集。除凝血酶外，腺嘌呤核苷酸、血管紧张素、缓激肽及多种饱和或不饱和脂肪酸也可以刺激内皮细胞产生和释放 EDRF。EDRF 和 PGI_2 都由血管内皮细胞产生，两者的生物学作用相似。Moncada 等发现 EDRF 的抗血小板作用也能被低于效应值浓度的 PGI_2 所加强；同样，PGI_2 的抗血小板作用也能被低于效应值浓度的 EDRF 加强。说明 PGI_2 和 EDRF 在抗血小板聚集作用方面存在着协同作用。他们还发现用小剂量的缓激肽刺激内皮细胞后能抑制血小板的聚集反应，但此时血管内皮细胞产生的 PGI_2 与 EDRF 的量均极少，认为不可能独自发挥抗血小板的作用。例如预先用吲哚美辛（消炎痛）进行处理内皮细胞，抗血小板的作用也被抑制，表明内皮细胞受到刺激后释放的抗血小板聚集物质中也包含了 PGI_2 和 EDRF 两个方面所发挥的协同作用。

4. 13-羟-十八碳二烯酸（13-hydroxy-octadecadienoic acid，13-HODE）　13-HODE 是内皮细胞亚油酸（linoeic acid）衍生物，它是血小板黏附、聚集和 TAX_2 生成的强烈抑制剂，同时可诱导 PGI_2 生成。与促进 PGI_2 的合成的作用相反，凝血酶、A23187、胰蛋白酶可抑制内皮细胞合成 13-HODE。13-HODE 确切的作用机制仍不清楚。体外实验发现：13-HODE 和玻璃连接蛋白受体（αvβ3）共同存在于未受刺激的内皮细胞颗粒结构内，而在受刺激后的内皮细胞内找不到 13-HODE，推测 13-HODE 可能参与调节玻璃连接蛋白受体功能。13-HODE 也存在于内皮下基底膜，与防止血小板黏附到基底膜有关。

5. 腺苷　ADP 是一种重要的血小板诱聚剂，ATP 则可扩张血管和对抗 ADP 的血小板诱聚作用。活化的血小板和内皮细胞均可释放 ADP 和 ATP，内皮细胞同时具有调节 ADP 和 ATP 的作用。内皮细胞能迅速分解 ADP、ATP 变成 AMP 和腺苷，后者是一种强烈的血小板功能抑制剂，但这一过程又可被 ADP 抑制。内皮细胞还可摄取外源的腺苷生成 ATP。低糖和低氧血症可刺激内皮细胞释放腺苷。双嘧达莫则抑制内皮细胞摄取腺苷，从而提高血浆腺苷水平。

（二）内皮细胞的抗凝作用

1. 蛋白 C 系统　蛋白 C（protein C，PC）是肝脏合成的一种维生素 K 依赖蛋白质。PC、凝血酶调节蛋白（thrombomodulin，TM）、蛋白 S（PS）和活化蛋白 C 抑制物（APCI）一起构成蛋白 C 系统。PC 要发挥抗凝作用首先必须被活化。生理情况下，凝血酶是唯一的 PC 激活物。活化蛋白 C（APC）抗凝作用主要是：通过蛋白水解作用灭活因子（F）Ⅴa、FⅧa。PC 和 APC、FⅤa 形成复合物后和磷脂形成 PC-APC-FⅤa-磷脂复合物，或 PC 先与 APC 磷脂结合，再与 FⅤa 结合，形成相同的复合物使 FⅤa 失去活性。APC 抑制物也是肝脏合成的一种单链蛋白质，分子量 57kD。APCI 和 APC 结合成复合物，从而抑制 APC 灭活 FⅤa 和 FⅧa 的作用。如果同时存在磷脂和 Ca^{2+} 则 FⅤa 灭活加速。由于 APC 可使结合于血小板表面的 FⅤa 灭活，故可使 FⅩa 失去高亲和力结合部分，从而加强了抗凝效果。另外，APC 可以和纤溶酶原活化剂抑制物-1（plasminogen activator inhibitor-1，PAI-1）形成复合物，抑制其功能，从而促进纤溶活性。

血管内皮细胞能合成和分泌 PS。PS 是 APC 的辅因子，它可加速 APC 对 FⅤa 的灭活作用。PS 在 Ca^{2+} 的介导下与带有负电荷的磷脂表面有很高亲和性，而 APC 灭活 FⅤa、FⅧa、Ca^{2+} 必须有磷脂的参与，使 PS 与 APC 形成复合物，APC-PS-磷脂复合物对 FⅤa-FⅧa-Ca^{2+} 复合物灭活作用能明显增强。

TM 是凝血酶的受体和辅因子。人类 TM 的基因长 3.7kb，无内含子。基因位于第 20 号染色体上。大多数 TM（99% 以上）在毛细血管内皮细胞上。经免疫组织化学分析证明，人体组织中除中枢神经系统以外的所有血管及淋巴管内皮细胞都含有 TM。人类血小板中也有 TM。每个血小板含有 60 个 TM 分子，而每个内皮细胞有 3 万～10 万个 TM 分子。血清中 TM 含量约为 20ng/ml，其结构可能是内皮细胞中的 TM 去掉丝氨酸、苏氨酸区、跨膜区及胞质尾部区之后的部分。凝血酶和内皮细胞膜表面的 TM 结合后可大大加强其激活 PC 的作用。组胺可刺激 TM 的表达，而内毒素、IL-1、TNF 和低氧血症可通过抑制内皮细胞 TM 的转录而降低 TM 激活 PC 的作用，IL-4 则可逆转这种作用。通过与凝血酶的结合，TM 还能够抑制凝血酶对大分子凝血蛋白质的酶解作用（如对纤维蛋白原）、激活作用（如 FⅤ 和 FⅫ）和对 PS 的灭活作用。此外，TM 也抑制凝血酶原激活为凝血酶，并加速凝血酶被 AT 灭活。

2. 抗凝血酶（AT）　AT 主要由肝脏、血管内皮细胞合成产生，巨核细胞也产生部分 AT。AT 是一种多功能的丝氨酸蛋白酶抑制物，除抑制凝血酶外，对 FⅩa、FⅨa、FⅪa、FⅫa 等以及纤溶酶、胰蛋白酶、激肽释放酶等也有抑制作用，是人体主要的内源性生理抗凝物质，活性约占整个抗凝血酶活性的 70%。AT 和凝血酶形成 1∶1的复合物以灭活凝血酶。也有学者认为：AT-凝血酶复合物形成后又立即结合于玻璃连接蛋白分子上的肝素部位，形成一个 AT-凝血酶-玻璃连接蛋白三联体复合物，使凝血酶丧失活性。肝素可作用于 AT 的精氨酸残基，改变 AT 的分子构型，加速 AT 灭活凝血酶的作用。内皮细胞通过下列机制调节 AT 的作用：①内皮细胞表面的 HSPG 可和 AT 结合,加速其灭活凝血酶的作用。IL-1 和 TNF-α 可抑制内皮细胞 HSPG 的合成,降低 AT 和内皮细胞的结合。活化的血小板释放内糖苷酶(endoglycosidase)和 PF4,前者可降解膜表面硫酸乙酰肝素,或者中和肝素,从而阻断内皮细胞加速 AT 灭活凝血酶的过程。②体外实验证明,内皮细胞具有清除 AT-凝血酶-玻璃连接蛋白三联体复合物的作用。

3. 组织因子途径抑制物(tissue factor pathway inhibitor,TFPI) TFPI 是内皮细胞合成的单链蛋白质,定位于第 2 号染色体。蛋白质分子有 2 种形式,分子量分别为 40kDa 和 33kDa。TFPI 的结构中有 3 个 Kunitz 类(牛胰蛋白酶抑制物)抑制性结构区域。在血浆中 TFPI 大部分与脂蛋白结合,故曾称为脂蛋白相关凝血抑制物(lipoprotein associated coagulation inhibitor,LACI)。

TFPI 的主要抗凝作用是在 Ca^{2+}存在下和 FⅩa、FⅦa、组织因子(TF)形成一个四联体复合物,从而抑制外源性凝血途径。FⅩa-FⅦa-TFPI-TF 复合物的形成可能通过两种方式:其一是 FⅩa-FⅦa-TF 先形成复合物再和 TFPI 结合。其二是 TFPI 先和 FⅩa 形成复合物再结合到 FⅦa-TF 复合物上。

正常人血浆中 TFPI 水平约为 113μg/L(60 ~ 180μg/L)。内毒素、IL-1、TNF-α 可刺激内皮细胞合成和释放 TFPI。输入肝素不仅可以增加血浆 TFPI 水平,而且可增加 TFPI 的抗 FⅩa 的作用。白细胞释放的弹性蛋白酶可降解 TFPI,从而降低 TFPI 和 FⅩa 的结合,故可抑制 TFPI 的抗凝作用。

(三) 内皮细胞的纤溶作用

内皮细胞对纤溶系统具有调节作用;内皮细胞合成和分泌多种成分,内皮细胞膜提供了纤溶成分相互作用的场所。

纤溶酶原活化剂有 2 种形式,即尿激酶型纤溶酶原活化剂(u-PA)和组织型纤溶酶原活化剂(t-PA)。u-PA 分子量为 54kDa,由一个 EGF 区、一个环状区(kringle)和一个丝氨酸蛋白酶区组成。u-PA 和纤维蛋白的亲和力低,所以 u-PA 的纤溶过程并不只局限于血栓的局部。t-PA 的分子量为 72kDa,由一个指状区(finger domain)、一个 EGF 区、两个环状区和一个丝氨酸蛋白酶区组成。其中指状区和第 2 个环状区与纤维蛋白结合有关,决定了 t-PA 对纤维蛋白有较高的亲和性,使 t-PA 能在纤维蛋白表面激活纤溶酶原,在局部发挥纤溶作用,这是 t-PA 纤溶作用的一大特点。在体内,内皮细胞只含有 t-PA,体外培养发现内皮细胞能同时合成和分泌 u-PA 和 t-PA。凝血酶、组胺、血流切变力可刺激内皮细胞释放 u-PA 和 t-PA。而 IL-1、TNF-α、纤溶酶、α-维生素 E 可降低内皮细胞 t-PA 的释放。内皮细胞表面存在纤溶酶、纤溶酶原、u-PA 和 t-PA 受体。u-PA、t-PA 和内皮细胞受体结合能增加其激活纤溶酶原的效果,而结合的纤溶酶原更容易被激活。

三、血管内皮细胞的促血栓形成

血管内皮细胞的止血功能是多方面的,内皮细胞可分泌内皮素(ET)使血管平滑肌收缩,产生 PAF,激活血小板。此外,内皮细胞还通过其所产生的促凝因子如组织因子,促进血液凝固,形成血栓;或产生如纤溶酶原活化剂抑制物(PAI)等因子,使已形成的血栓不被溶解,有利于血栓形成。

(一) 产生缩血管物质——ET

ET 是 1998 年由 Yanagisawa 和 Masaki 等从猪主动脉内皮细胞中发现的一种缩血管肽。ET 不仅具有强大的血管收缩作用,而且还具有促进血管平滑肌细胞增殖的能力。ET 有 3 种异构体,即 ET1、ET2、ET3,缩血管效应 ET1 = ET2 > ET3。ET 主要来源于血管内皮细胞,是由 21 个氨基酸组成的短肽,缺氧、失血、高血钙、高血钠、高血糖、凝血酶、酸中毒和血管内皮细胞受牵拉等均可促进 ET 基因表达和释放。另外,许多细胞因子可调节 ET 释放。ET 主要是通过增加细胞内 Ca^{2+}浓度发挥作用。ET 与细胞膜上特异性受体结合,与 G 蛋白耦联,并通过 G 蛋白使磷脂酶 C 激活,而活化后催化膜内侧的磷脂酰肌醇-4,5-二磷酸水解生成甘油二酯和三磷酸肌醇,并且前两者均可充当第二信使,迅速、大量活化胞质网内结合 Ca^{2+},使胞质网内 Ca^{2+}浓度迅速、大幅度增高。ET 与 ET 受体(ET receptor,ETR)结合还可通过 G 蛋白介导途径,使细胞膜上电压依赖性钙通道开放,促进细胞外 Ca^{2+}浓度增加,从而使平滑肌细胞收缩。ET 与 ETR 结合还可激活磷脂酶 A_2,活化的磷脂酶 A_2 可促进 PGI_2 及 TXA_2 的生成并发挥生物效应。目前 ETR 主要有两个亚型,即 ETR_A 和 ETR_B。ETR_A 主要分布于血管平滑肌上,与 ET_1 特异性结合,ETR_A 兴奋时血管收缩。ETR_B 主要分布于血管内皮细胞及心房细胞,ET_1、ET_2、ET_3 均可与 ETR_B 结合,其兴奋可促使 NO、PGI_2 释放而使血管扩张。ET 发挥作用时,首先与 ETR_B 结合引起血管一时扩张,但随着与 ETR_A 结合增加而发挥强大的、持久的收缩效应。ET 是血管内皮细胞受损的分子标志物。

(二) 促血小板的活化

正常情况下,血小板不会黏附到完整的内皮细胞上。当血管壁受到损伤或在实验中人为地去掉血管内皮层，血小板立即黏附到暴露的内皮下组织，发生聚集和释放反应。内皮下的Ⅳ、Ⅴ型胶原和微纤维可引起血小板聚集和 TXA_2 释放，而层黏蛋白、弹性蛋白和HSPG不具有这种作用。另外，内皮下的vWF、玻璃连接蛋白、纤维连接蛋白、TSP等也与血小板的结合和活化有着密切的关系。内皮细胞通过合成下列因子促进血小板的活化。

1. vWF　vWF主要在内皮细胞合成，首先形成分子量为250kDa的前体。前体经过糖化形成分子量为275kDa的二聚体亚单位，亚单位再修饰成220kDa的亚单位，然后聚合成二硫键相连的多聚体并储存于Weibel-Palade小体内。内皮细胞分泌多种形式的vWF，包括vWF前体、二聚体亚单位和多聚体。未受刺激的内皮细胞主要分泌前两者。当A23187、凝血酶等刺激内皮细胞时，则释放多聚体vWF。血浆中的vWF以不均一的多聚体形式存在。体外研究发现，多聚体vWF主要结合于无胶原的细胞外基质。vWF与FⅧ、胶原、肝素、血小板膜糖蛋白(GP)Ⅰb、GPⅡb-Ⅲa的结合区域已经阐明。它对血小板的作用是促进血小板在内皮下黏附，因能与GPⅠb-Ⅸ和内皮下胶原结合，成为血小板黏附在内皮下的桥梁。vWF还能黏附于刺激的内皮细胞，这一作用是通过内皮细胞表面玻璃连接蛋白受体和vWF分子上的精氨酸-甘氨酸-天冬氨酸(RGD)位点结合而实现的。vWF的另一功能是保护FⅧ的活性，还能稳定FⅧ的mRNA，促进FⅧ的合成和分泌。此外，vWF和纤维连接蛋白可与GPⅡb-Ⅲa结合，诱导血小板聚集。

多种因素调节内皮细胞合成和释放vWF。雌二醇、葡萄糖、纤维蛋白、噻氯匹定(ticlopidine)、血流切变力、机械损伤、放射线、补体等可使vWF合成和释放增加；而地塞米松、α-维生素E则抑制其合成和释放。凝血酶、A23187、补体C5b-9、佛波酯(PMA)、IL-1、TNF-α、淋巴毒素、内毒素、病毒等刺激内皮细胞短时间释放vWF，可能是已经贮存于Weibel-Palade小体内的vWF释放。而长期将内皮细胞暴露于IL-1、PMA、IFN-γ和凝血酶则抑制静息条件下vWF长时相(long-term)释放。

2. PAF　PAF是多种细胞内磷脂代谢产物，是一种强烈的血小板活化剂和炎症介质。它可由多种细胞产生，如内皮细胞、中性粒细胞、嗜酸性粒细胞、嗜碱性粒细胞、单核细胞、肺泡巨噬细胞，血小板在凝血酶和胶原刺激下也可以释放PAF。PAF是迄今所知最强的血小板诱聚剂。PAF不仅可以活化血小板，同时作为一种较强的炎症介质，对多形核白细胞、单核细胞等有趋化作用，能引起多形核白细胞和内皮细胞结合，集中于炎症区并使之脱颗粒。PAF还可以引起血管通透性增加和血压降低。凝血酶、加压素、血管紧张素Ⅱ、IL-1、TNF-α、白三烯 C_4 和 D_4、组胺、缓激肽、ATP、过氧化氢等可刺激内皮细胞合成PAF。PGI_2 则可以抑制PAF的合成；另一方面，内皮细胞也可通过摄取PAF，去掉乙酰基而清除PAF。

3. TXA_2　TXA_2 是由血小板磷脂-花生四烯酸衍生而来。具有收缩血管、促进血小板聚集、黏附和活化的作用。除血小板外，内皮细胞也能合成和释放 TXA_2，其数量比合成的 PGI_2 要少得多。凝血酶、ATP、ADP、低密度脂蛋白、白三烯 B_4 和 D_4、利钠多肽可刺激内皮细胞合成 TXA_2。TXA_2 本身能刺激内皮细胞表达 TXA_2 受体，同时增加 PGI_2 合成。内皮细胞合成和释放的 TXA_2，可能部分拮抗 PGI_2 和EDRF的作用。TXA_2 半衰期为30秒，可很快转化为无生物活性的血栓素 B_2(TXB_2)，它是测定血小板活化的指标。

（三）促凝作用

1. 组织因子(tissue factor，TF)　TF又称组织凝血活酶或组织凝血活酶因子，即FⅢ。TF是内皮细胞合成的膜结合糖蛋白。当然，许多组织细胞可以合成大量TF。正常情况下TF存在于血管的外膜组织中，血管受损时进入血液，而内皮细胞不表达TF活性。当血管壁受损或内皮细胞受刺激时，内皮细胞合成和表达大量TF，促进血液凝固。TF和血浆中的FⅦa结合，在 Ca^{2+} 存在下加速FⅦa活化FⅩ，同时活化FⅨ。FⅩa又反馈性地活化FⅦ变成FⅦa，内皮细胞、FⅧ和FⅨ加速这一反馈过程。

多种因素参与调节内皮细胞合成和表达TF。凝血酶、内毒素、PMA可增加TF活性。IFN-γ、血流切变力增加内皮细胞表达TF。IL-1、TNF、免疫复合物等均可诱导内皮细胞产生TF。

2. FⅤ　FⅤ分子量为330kDa，血浆中以单链形式存在，由内皮细胞和肝细胞合成。半衰期为12小时，活化的FⅤ(FⅤa)是由重链和轻链组成的二聚体。FⅤa主要作为辅因子，加速FⅩa使凝血酶原变成凝血酶。内皮细胞不仅能合成FⅤ并在膜表面表达该因子，还能结合外源性FⅤ。钙依赖的蛋白酶(如凝血酶)可激活FⅤ。机械损伤能够促进内皮细胞表达FⅤ，同型半胱氨酸(homocysteine)处理的内皮细胞可加速内皮细胞分泌的FⅤ活化。

3. FⅨ和FⅩ　内皮细胞有结合FⅨ、FⅨa、FⅩ、FⅩa的能力。内皮细胞上的FⅨ/FⅨa受体为一分子量为140kDa的蛋白质。在 Ca^{2+} 存在下FⅨ与受体结合，结合部位是FⅨa第一个EGF区和谷氨酸(Gla)区。这一结合能被FⅨ或FⅨa所阻断，但不被FⅩ、凝血酶或凝血酶原阻断。结合后的FⅨ可被FⅪa和TF-Ⅶa复合物活化。结合状态的FⅨa比液相中的FⅨa高3倍。FⅤ、FⅧ、FⅩ可促进FⅨ和内皮细胞结合并可增加FⅨa的活性。

FⅩ也能结合到内皮细胞，培养的内皮细胞尚未融合时与FⅩa的结合力较融合的内皮细胞强6倍。结合的FⅩ可能被内皮细胞吞饮摄入胞质内而不被降解，并可重新出现在细胞膜上，而活化后的FⅩa则被摄入胞质内，在溶酶体中被降解，这一过程可能是内皮细胞清除FⅩa的方式。低氧血症可刺激内皮细胞膜活化FⅩ。内皮细胞结合FⅨ/FⅨa、FⅩ/FⅩa的意义在于使凝血过程局限化，限制活化凝血因子进入全身循环。

4. 纤维蛋白原和纤维蛋白　内皮细胞不合成纤维蛋白原，当血管受损伤时纤维蛋白原、纤维蛋白可和内皮细胞结合，并沉积在内皮下组织，引起各种细胞(如血小板)的黏附和伸展，以及受体的空间重排，介导细胞与细胞外基质的相互作用，其意义与止血和伤口愈合有关。内皮细胞和纤维蛋白原结合部分主要是整合素αvβ3和一种尚未完全阐明性质的130kDa蛋白质，纤维蛋白原通过α链羧基端572～574位的RGD和内皮细胞结合。纤维蛋白可使内皮细胞的排列紊乱，抑制内皮细胞移动，促发毛细血管形成，并刺激PGI_2释放。

5. 高分子量激肽原(HMWK)、FⅪ、FⅫ和激肽释放酶原(prekallikrein,PK)　在生理浓度的Ca^{2+}及锌存在条件下，HMWK通过重链的D3区结合到内皮细胞表面。HMWK和内皮细胞结合对FⅪ的活化以及FⅪa活化FⅨ具有重要意义。FⅫ可和HMWK竞争内皮细胞上的结合位点，缓激肽可增加内皮细胞HMWK结合位点数量。

FⅪ、FⅪa和已经结合与内皮细胞的HMWK结合，形成一个复合物，FⅫa再和复合物结合从而活化FⅪ、FⅪa激活FⅨ直至完成凝血过程。

FⅫ可以和HMWK竞争结合到内皮细胞表面，但其体内活化机制仍不清楚。体外实验发现和细胞结合的FⅫ可通过蛋白降解作用而活化，结合状态的FⅫa可激活PK，使PK变化为激肽释放酶，后者可使和细胞结合的HMWK释放出缓激肽。此外，内皮细胞可分泌FⅫ抑制物。

(四) 内皮细胞的抗纤溶作用

内皮细胞分泌和释放纤溶酶原活化剂抑制物(PAI)，主要是PAI-1和PAI-2。类固醇、内毒素、IL-1、凝血酶及TNF-α刺激内皮细胞合成PAI，缺氧可使PAI释放增加。体外培养过程中，细胞尚未融合时，内皮细胞只能产生少量t-PA，而所产生的PAI量较多。相反，当细胞生长至融合状态，t-PA的形成增多，PAI减少。PAI-1的抗纤溶作用强，分子量为50kDa，由379个氨基酸组成，能与u-PA和t-PA形成紧密的复合物，从而抑制u-PA和t-PA的活性，而使纤溶活力减低，已形成的纤维蛋白不被溶解，有利于局部血栓形成。PAI-1也分泌到细胞外基质，PAI-1和基质的结合可被玻璃连接蛋白固定，其意义可能在于防止某些基质蛋白被t-PA和纤溶酶降解。PAI-1还可结合到内皮细胞表面，防止过度纤溶。致动脉硬化的脂蛋白因为含有纤溶酶样结构，可阻断纤溶酶原和内皮细胞的结合而抑制纤溶活性。

总之，血管内皮细胞维持血管壁完整性的同时，与循环血液中的凝血因子、抗凝及纤溶成分相互作用，参与凝血和抗凝过程。当血管受损时，局部血管发生收缩，导致管腔变窄、破损口缩小直至闭合。同时，血管内皮细胞活化血小板、诱导血小板黏附、聚集，启动内、外源性凝血途径，经过一系列酶解反应形成纤维蛋白血栓，达到止血目的。而当凝血过程启动、血栓形成的过程中，血管内皮细胞又与机体的抗凝和纤溶系统共同作用，发挥抗血栓形成的作用，防止血栓的过度形成，以保持血流的畅通。

(韩忠朝　李建平)

参考文献

1. Ribatti D. Hemangioblast does exist. Leuk Res, 2008, 32:850-854
2. Yang R, Han ZC. Angiogenesis in hematologic malignancies and its clinical implications. Int J Hematol, 2002, 75:246-256
3. Bailey AS, Fleming WH. Converging roads: evidence for an adult hemangioblast. Exp Hematol, 2003, 31: 987-993
4. Sengupta N, Caballero S, Mames RN, et al. The role of adult bone marrow-derived stem cells in choroidal neovascularization. Invest Ophthalmol Vis Sci, 2003, 44:4908-4913
5. 韩忠朝，韩明哲. 造血干细胞理论与移植技术. 郑州：河南科学技术出版社，2000:4-5
6. Feraud O, Vittet D. Murine embryonic stem cell in vitro differentiation: applications to the study of vascular development. Histol Histopathol, 2003, 18: 191-199
7. Guo H, Fang B, Liao L, et al. Hemangioblastic characteristics of fetal bone marrow-derived Flk1(+) CD31(-) CD34(-) cells. Exp Hematol, 2003, 31:

650-658

8. Yang C, Zhang ZH, Li ZJ, et al. Enhancement of neovascularization with cord blood CD133+ cell-derived endothelial progenitor cell transplantation. Thromb Haemost, 2004, 91: 1202-1212
9. 杨晨. 脐血内皮祖细胞的移植改善肢体缺血的研究. 中华医学杂志, 2003, 83: 1437-1441
10. 张志华. 脐血血管内皮祖细胞的分离和诱导分化. 中国微循环, 2003, 7: 78-81
11. Kovacic JC, Moore J, Herbert A, et al. Endothelial progenitor cells, angioblasts, and angiogenesis—old terms reconsidered from a current perspective. Trends Cardiovasc Med, 2008, 18: 45-51
12. Hristov M, Weber C. Endothelial progenitor cells: characterization, pathophysiology, and possible clinical relevance. J Cell Mol Med, 2004, 8: 498-508
13. Minasi MG, Riminucci M, De Angelis L, et al. The meso-angioblast: a multipotent, self-renewing cell that originates from the dorsal aorta and differentiates into most mesodermal tissues. Development, 2002, 129: 2773-2783
14. Shi S, Gronthos S. Perivascular niche of postnatal mesenchymal stem cells in human bone marrow and dental pulp. J Bone Miner Res, 2003, 18: 696-704
15. Burri PH, Djonov V. Intussusceptive angiogenesis—the alternative to capillary sprouting. Mol Aspects Med, 2002, 23: S1-27
16. Suhardja A, Hoffman H. Role of growth factors and their receptors in proliferation of microvascular endothelial cells. Microsc Res Tech, 2003, 60: 70-75
17. Ribatti D. Endogenous inhibitors of angiogenesis: a historical review. Leuk Res, 2009, 33: 638-644
18. Pal S, Datta K, Mukhopadhyay D. Central role of p53 on regulation of vascular permeability factor/vascular endothelial growth factor (VPF/VEGF) expression in mammary carcinoma. Cancer Res, 2001, 61: 6952-6957
19. Thurston G. Role of Angiopoietins and Tie receptor tyrosine kinases in angiogenesis and lymphangiogenesis. Cell Tissuc Rcs, 2003, 314: 61-68
20. Tsigkos S, Koutsilieris M, Papapetropoulos A. Angiopoietins in angiogenesis and beyond. Expert Opin Investig Drugs, 2003, 12: 933-941
21. Vailhé B, Feige JJ. Thrombospondins as anti-angiogenic therapeutic agents. Curr Pharm Des, 2003, 9: 583-588
22. Dixelius J, CrossM, Matsumoto T, et al. Endostatin regulates endothelial cell adhesion and cytoskeletal organization. Cancer Res, 2002, 62: 1944-1947
23. Kim YM, Jang JW, Lee OH, et al. Endostatin inhibits endothelial and tumor cellular invasion by blocking the activation and catalytic activity of matrix metalloproteinases. Cancer Res, 2000, 60: 5410-5413
24. Kim YM, Hwang S, Pyun BJ, et al. Endostatin blocks vascular endothelial growth factor signaling via direct interaction with KDR/Flk-1. J Biol Chem, 2002, 277: 27872-27879
25. Kisker O, Becker CM, Pro X, et al. Continuous administration of endostatin by intraperitoneally implanted osmotic pump improves the efficacy and potency of therapy in a mouse xenograft tumor model. Cancer Res, 2001, 61: 7669-7674
26. Sund M, Hamano Y, Sugimoto H, et al. Function of endogenous inhibitors of angiogenesis as endothelium-specific tumor suppressors, Proc Natl Acad Sci USA, 2005, 102: 2934-2939
27. Folkman J, Jalluri R. Tumor angiogenesis//Kufe DW, et al. Cancer Medicine. Hamilton, Ontario: BC Decker, 2003: p161-194
28. Abdollahi A, Hahnfeldt P, Maercker C, et al. Endostatin' s antiangiogenic signaling network. Mol Cell, 2004, 13: 649-663
29. Tse WT, Pendleton JD, Beyer WM, et al. Suppression of allogeneic T-cell proliferation by human marrow stromal cells: implications in transplantation. Transplantation, 2003, 75: 389-397
30. Strömblad S, Fotedar A, Brickner H, et al. Loss of p53 compensates for alpha v-integrin function in retinal neovascularization. J Biol Chem, 2002, 277: 13371-13374
31. Stefansson S, McMahon GA, Petitclerc E, et al. Plasminogen activator inhibitor-1 in tumor growth, angiogenesis and vascular remodeling. Curr Pharm Des, 2003, 9: 1545-1564
32. Brunclleschi S, Pcncngo L, Santoro MM, ct al. Receptor tyrosine kinases as target for anti-cancer therapy. Curr Pharm Des, 2002, 8: 1959-1972
33. Albitar M. Angiogenesis in acute myeloid leukemia and myelodysplastic syndrome. Acta Haematol, 2001, 106: 170-176
34. Moehler TM, Ho AD, Goldschmidt H, et al. Angio-

genesis in hematologic malignancies. Crit Rev Oncol Hematol,2003,45:227-244
35. Foss B,Mentzoni L,Bruserud O. Effects of vascular endothelial growth factor on acute myelogenous leukemia blasts. J Hematother Stem Cell Res,2001,10:81-93
36. Aguayo A,Kantarjian HM,Estey EH,et al. Plasma vascular endothelial growth factor levels have prognostic significance in patients with acute myeloid leukemia but not in patients with myelodysplastic syndromes. Cancer,2002,95:1923-1930
37. Kay NE, Bone ND, Tschumper RC, et al. B-CLL cells are capable of synthesis and secretion of both pro-and anti-angiogenic molecules. Leukemia,2002,16:911-919
38. Wierzbowska A,Robak T,Wrzesień-Kuś A,et al. Circulating VEGF and its soluble receptors sVEGFR-1 and sVEGFR-2 in patients with acute leukemia. Eur Cytokine Netw,2003,14:149-153
39. 杨仁池,韩忠朝. 血管新生与血液系统恶性肿瘤. 中国微循环,2000,4:11-16
40. 宋国丽,韩忠朝. 恶性血液系统疾病与血管新生. 中华血液学杂志,2002,23:217-219
41. de Bont ES,Neefjes VM,Rosati S,et al. New vessel formation and aberrant VEGF/VEGFR signaling in acute leukemia: does it matter? Leuk Lymphoma,2002,43:1901-1909
42. Salven P,Orpana A,Teerenhovi L,et al. Simultaneous elevation in the serum concentrations of the angiogenic growth factors VEGF and bFGF is an independent predictor of poor prognosis in non-Hodgkin lymphoma: a single-institution study of 200 patients. Blood,2000,96:3712-3718
43. Jakob C,Sterz J,Zavrski I,et al. Angiogenesis in multiple myeloma. Eur J Cancer,2006,42:1581-1590
44. Aguayo A,Kantarjian H,Manshouri T,et al. Angiogenesis in acute and chronic leukemias and myelodysplastic syndromes. Blood,2000,96:2240-2245
45. Wróbel T, Mazur G, Surowiak P, et al. Increased expression of vascular endothelial growth factor (VEGF) in bone marrow of patients with myeloproliferative disorders (MPD). Pathol Oncol Res,2003,9:170-173
46. Füreder W,Krauth MT,Sperr WR,et al. Evaluation of angiogenesis and vascular endothelial growth factor expression in the bone marrow of patients with aplastic anemia. Am J Pathol,2006,168:123-130
47. Gupta P,Khurana N,Singh T,et al. Bone marrow angiogenesis in aplastic anemia--a study of CD 34 and VEGF expression in bone marrow biopsies. Hematology,2009,14:16-21
48. Freedman SB,Isner JM. Therapeutic angiogenesis for ischemic cardiovascular disease. J Mol Cell Cardiol,2001,33:379-393
49. Shintani S,Murohara T,Ikeda H,et al. Mobilization of endothelial progenitor cells in patients with acute myocardial infarction. Circulation,2001,103:2776-2779
50. Gill M,Dias S,Hattori K,et al. Vascular trauma induces rapid but transient mobilization of VEGFR2 (+) AC133 (+) endothelial precursor cells. Circ Res,2001,88:167-174
51. 吴立华,韩忠朝. 动脉硬化闭塞症与血管新生. 中国心血管杂志,2002,7:435-437
52. Huang PP,Li SZ,Han MZ,et al. Autologous transplantation of peripheral blood stem cells as an effective therapeutic approach for severe arteriosclerosis obliterans of lower extremities. Thromb Haemost,2004,91:606-609
53. Zhao ZM,Li HJ,Liu HY,et al. Intraspinal transplantation of CD34+ human umbilical cord blood cells after spinal cord hemisection injury improves functional recovery in adult rats. Cell Transplant,2004,13:113-122
54. Kawamoto A,Gwon HC,Iwaguro H,et al. Therapeutic potential of ex vivo expanded endothelial progenitor cells for myocardial ischemia. Circulation,2001,103:634-637
55. Kalka C,Masuda H,Takahashi T,et al. Vascular endothelial growth factor(165) gene transfer augments circulating endothelial progenitor cells in human subjects. Circ Res,2000,86:1198-1202
56. Dimmeler S,Aicher A,Vasa M,et al. HMG-CoA reductase inhibitors (statins) increase endothelial progenitor cells via the PI 3-kinase/Akt pathway. J Clin Invest,2001,108:391-397
57. Maeda M,Fukui A,Nakamura T,et al. Progenitor endothelial cells on vascular grafts: an ultrastructural study. J Biomed Mater Res,2000,51:55-60
58. Murohara T,Ikeda H,Duan J,et al. Transplanted cord blood-derived endothelial precursor cells aug-

ment postnatal neovascularization. J Clin Invest, 2000, 105: 1527-1536
59. Edelberg JM, Tang L, Hattori K, et al. Young adult bone marrow-derived endothelial precursor cells restore aging-impaired cardiac angiogenic function. Circ Res, 2002, 90: E89-93
60. 刘澎，王一，杨仁池，等. 腺病毒介导的凝血酶敏感蛋白质 1 抗血管新生衍生物基因转移抑制 K562 细胞裸鼠体内生长. 中华医学杂志，2003，83: 11-14
61. 韩忠朝，杨仁池. 血小板第 4 因子(PF4)抗血管新生的机理初探. 中国微循环，2000，4: 21-24
62. 李艳涵，蔡英林，韩忠朝. 转染血小板第四因子氨基末端改构体 cDNA 抑制裸鼠实体瘤生长的研究. 中华医学杂志，2002，82: 35-38
63. Li Y, Jin Y, Chen H, et al. Suppression of tumor growth by viral vector-mediated gene transfer of N-terminal truncated platelet factor 4. Cancer Biother Radiopharm, 2003, 18: 829-840
64. Penn JS, Rajaratnam VS. Inhibition of retinal neovascularization by intravitreal injection of human rPAI-1 in a rat model of retinopathy of prematurity. Invest Ophthalmol Vis Sci, 2003, 44: 5423-5429
65. Jiang WG, Grimshaw D, Martin TA, et al. Reduction of stromal fibroblast-induced mammary tumor growth, by retroviral ribozyme transgenes to hepatocyte growth factor/scatter factor and its receptor, c-MET. Clin Cancer Res, 2003, 9: 4274-4281
66. He R, Liu B, Yang C, et al. Inhibition of K562 leukemia angiogenesis and growth by expression of antisense vascular endothelial growth factor (VEGF) sequence. Cancer Gene Ther, 2003, 10: 879-886
67. Rainov NG, Ren H. Clinical trials with retrovirus mediated gene therapy—what have we learned? J Neurooncol, 2003, 65: 227-236
68. Tenenbaum L, Lehtonen E, Monahan PE. Evaluation of risks related to the use of adeno-associated virus-based vectors. Curr Gene Ther, 2003, 3: 545-565
69. Ellis LM. Antiangiogenic therapy at a crossroads: clinical trial results and future directions. J Clin Oncol, 2003, 21 (23 Suppl): 281s-283s
70. Dredge K, Horsfall R, Robinson SP, et al. Orally administered lenalidomide (CC-5013) is anti-angiogenic in vivo and inhibits endothelial cell migration and Akt phosphorylation in vitro. Microvasc Res, 2005, 69: 56-63
71. 白明贵，洒荣桂. 沙利度胺的临床研究进展. 癌症进展，2009，5: 515-518
72. 马芳，黄学惠. 沙利度胺的抗肿瘤作用及临床用途研究进展. 现代肿瘤医学，2009，9: 1799-1802
73. 聂玲，肖志坚. 雷利度胺在恶性血液病治疗中的应用现况. 国际输血及血液学杂志，2006，5: 451-454
74. Sridhar SS, Shepherd FA. Targeting angiogenesis: a review of angiogenesis inhibitors in the treatment of lung cancer. Lung Cancer, 2003, 42 Suppl 1: S81-91
75. Abdollahi A, Lipson KE, Han X, et al. SU5416 and SU6668 attenuate the angiogenic effects of radiation-induced tumor cell growth factor production and amplify the direct anti-endothelial action of radiation in vitro. Cancer Res, 2003, 63: 3755-3763
76. 吴克复. 肿瘤微环境与细胞生态学导论. 北京：科学出版社，2009: 183-190
77. Schatteman GC, Dunnwald M, Jiao C. Biology of bone marrow-derived endothelial cell precursors. Am J Physiol Heart Circ Physiol, 2007, 292: H1-18
78. Sumpio BE, Riley JT, Dardik A. Cells in focus: endothelial cell. Int J Biochem Cell Biol, 2002, 34: 1508-1512
79. Davis GE, Bayless KJ, Mavila A. Molecular basis of endothelial cell morphogenesis in three-dimensional extracellular matrices. Anat Rec, 2002, 268: 252-275
80. de Wit C, Bolz SS, Pohl U. Interaction of endothelial autacoids in microvascular control. Z Kardiol, 2000, 89: 113-116
81. Galié N, Manes A, Branzi A. Medical therapy of pulmonary hypertension. The prostacyclins. Clin Chest Med, 2001, 22: 529-537
82. Dahlbäck B, Villoutreix BO. Molecular recognition in the protein C anticoagulant pathway. J Thromb Haemost. 2003, 1: 1525-1534
83. Califano F, Giovanniello T, Pantone P, et al. Clinical importance of thrombomodulin serum levels. Eur Rev Med Pharmacol Sci, 2000, 4: 59-66
84. Opal SM, Kessler CM, Roemisch J, et al. Antithrombin, heparin, and heparan sulfate. Crit Care Med, 2002, 30 (5 Suppl): S325-331
85. Sajadi S, Ezekowitz MD, Dhond A, et al. Tissue factor pathway inhibitors as a novel approach to an-

tithrombotic therapy. Drug News Perspect, 2003, 16:363-369

86. Masaki T. The endothelin family: an overview. J Cardiovasc Pharmacol,2000,35(4 Suppl 2):S3-5

87. Bousette N,Giaid A. Endothelin-1 in atherosclerosis and other vasculopathies. Can J Physiol Pharmacol,2003,81:578-587

88. Hannah MJ, Williams R, Kaur J, et al. Biogenesis of Weibel-Palade bodies. Semin Cell Dev Biol, 2002,13:313-324

89. Schmugge M,Rand ML,Freedman J. Platelets and von Willebrand factor. Transfus Apher Sci,2003, 28:269-277

90. Lopes-Bezerra LM,Filler SG. Endothelial cells,tissue factor and infectious diseases. Braz J Med Biol Res,2003,36:987-991

91. Zhu BT. On the mechanism of homocysteine pathophysiology and pathogenesis:a unifying hypothesis. Histol Histopathol,2002,17:1283-1291

92. Shariat-Madar Z,Mahdi F,Schmaier AH. Assembly and activation of the plasma kallikrein/kinin system: a new interpretation. Int Immunopharmacol, 2002,2:1841-1849

93. dela Peña-Díaz A, Izaguirre-Avila R, Anglés-Cano E. Lipoprotein Lp (a) and atherothrombotic disease. Arch Med Res,2000,31:353-359

第114章

巨核细胞的结构、发育、功能及其调节

巨核细胞起源于骨髓多能造血干细胞，是胞体最大的细胞，其终末分化细胞释放血小板进入血循环。血小板在止血和凝血过程中发挥重要作用，质和量的改变都会导致各种凝血障碍性疾病的发生。认识巨核细胞的结构、功能，生成调控和病理异常有助于临床更好地阐明疾病的发生机制并指导治疗。

第一节　巨核细胞生成

巨核细胞生成是一个复杂的细胞增生和生化过程，大致分为四个阶段：①造血多能干细胞分化形成巨核系祖细胞；②巨核系祖细胞进一步分化增殖产生巨核细胞；③巨核细胞的分化成熟；④血小板的生成。

一、造血多能干细胞分化成巨核系祖细胞

造血干细胞（hematopoietic stem cell）是造血系统最原始的细胞，具有高度自我增殖分化潜能，向血液系统各系细胞分化。分化成各系前体细胞，并进一步分化成终末成熟细胞释放入外周血循环发挥功能。巨核系祖细胞是一个复杂的细胞群体，具有增殖能力，分为数种类型。

二、巨核系祖细胞的分化

巨核系祖细胞是个细胞群体，代表了从多能造血干细胞向巨核细胞定向分化的多个发育阶段。定向分化的巨核细胞祖细胞群也像其他造血系列的祖细胞群一样，在其分化发育过程中逐渐失去增殖潜力，其增殖的细胞是异质性的，根据增殖潜力的不同，巨核系祖细胞划分为早期祖细胞和晚期祖细胞；将巨核细胞系列的分化发育划分为三个阶段，即祖细胞阶段、未成熟巨核细胞阶段和成熟巨核细胞阶段。

（一）早期巨核细胞祖细胞

1. 巨核细胞高增殖潜能集落形成细胞（MK-HPP-CFC）　这类祖细胞具有很高的增殖能力，生成含有几千个细胞的大型细胞团或集落，能增殖复制8～10次。MK-HPP-CFC的增殖至少需要三种不同的有丝分裂信号，如IL-3、蛋白激酶C和c-AMP介导的信号。需要3～5种造血生长因子，如SCF、Flt-3配体、IL-6、IL-3和TPO，又称巨核细胞发育因子（MKDF）的协同刺激，才能维持这些早期巨核细胞祖细胞的增殖。

2. 暴增单位巨核细胞（BFU-MK）　这是较MK-HPP-CFC为分化的，仍有高度增殖能力，可增殖复制5～7次，每个祖细胞可产生100～500个巨核细胞。人BFU-MK集落的形成大约需要21天，可以维持28天。需要至少两种特殊生长因子，即IL-3和GM-CSF或TPO的刺激，才能在体外半固体培养基中发育、生成集落。SCF、IL-11、IL-12、TPO与IL-3协同，可增强BFU-MK的发育。

（二）晚期巨核细胞祖细胞

1. 集落形成单位巨核细胞（CFU-MK）　CFU-MK于体外半固体培养的第3～5天出现集落，第12天集落数达到高峰，每个集落4～32个细胞不等，进行2～5次有丝分裂。可测出较高倍体细胞，但很少有高于32N的细胞。IL-3、GM-CSF和其他因子（如c-kit配体、flt3/flt-2配体、TPO）联合，均可协同刺激CFU-MK生长。

2. 低密度集落形成单位巨核细胞（LD-CFU-MK）　LD-CFU-MK所形成的集落仅有几个细胞，能进行1～2次细胞分裂和通过核内有丝分裂增加倍体。被认为是最晚期的巨核细胞祖细胞，倍体为

2N/4N，表达 GPⅢa。从此，巨核细胞前提细胞离开扩增阶段，进入分化阶段，开始多倍体化分化成熟。

3. 粒细胞-红细胞-巨核细胞-巨噬细胞集落形成单位（CFU-GEMM/CFU-Mix） 这是另一型多潜能或多向系祖细胞，在所生成的集落中既有粒细胞/单核-局势细胞集落，还有红细胞/巨核细胞混合集落，表明存在红系和巨核细胞系的共同祖先细胞。

4. 巨核细胞系-红细胞系双能祖细胞集落形成单位（CFU-MK/E） 系 CFU-Mix 进一步分化过程中出现的过渡阶段双能造血祖细胞。此类祖细胞存在于正常人的骨髓内，体外只有在特定的培养条件下可以检测到其集落形成。这种特定的条件包括血小板生成素和红细胞生成素的同时应用。

三、未成熟巨核细胞

前原始巨核细胞（promegakaryoblast，PMK）是巨核细胞祖细胞发育过程中完全丧失有丝分裂能力而开始核内有丝分裂的 2N/4N 前提巨核细胞。胞体较小，又称淋巴样巨核细胞，形态学上难以辨别。PMK 表达 vWF、PF4、GPⅢa 和 GPⅡb，以及 PPO。PPO 是最早出现在 2N 前原始巨核细胞中的标志酶。

四、成熟巨核细胞

巨核细胞成熟主要是指丧失了增殖能力的，但形态学上尚不能识别的巨核细胞逐渐分化为形态学上可以识别的巨核细胞。巨核细胞的成熟过程，实质上包括细胞核的多倍体化、细胞质界膜系统的发育和细胞器的成熟。在人，巨核细胞总成熟时间为 5～10 天。巨核细胞终末成熟阶段划分大致为：原始巨核细胞，嗜碱巨核细胞，颗粒巨核细胞，产板型巨核细胞和裸核巨核细胞。其成熟度逐渐增加，形态学上可以区别。

1. PMK 开始核内有丝分裂多倍体化，形成 2N 几何级数的多倍体核细胞。人类巨核细胞的平均倍体是 16N，即绝大多数巨核细胞经历了 3 次核内有丝分裂。光学显微镜可辨认的细胞为 4N 以上倍体的细胞。巨核细胞多倍体水平不能确切反映成熟程度，最好以胞质变化为主。

2. 巨核细胞胞质的成熟包括胞质量的增加、分界膜系统的形成、胞质蛋白的合成、各种细胞器的出现和释放血小板。界膜系统一般认为是细胞膜折入细胞质中形成的。分界膜系统在胞质中逐渐发育延伸形成网状，将胞质分割成许多小片，并在巨核细胞成熟后释放血小板前分成双层，形成血小板膜。在巨核细胞的成熟过程中，胞质中逐渐出现颗粒，其数量随着胞质的成熟而增多。颗粒内含许多蛋白和酶，其中许多蛋白为巨核细胞-血小板所特有，如颗粒内含的 PF4、β-血小板球蛋白。在胞质分割并释放至血循环前 24 小时，巨核细胞已完成绝大多数血小板特异蛋白的合成。

五、巨核细胞的产生部位与分布

一般认为，骨髓是巨核细胞的重要产生部位，在骨髓腔内巨核细胞紧贴血窦壁，位于骨髓血窦外空间发育的巨核细胞伸出胞质突起与内皮细胞连接。伸入窦腔的大型胞质突起有可能断裂下来，形成血小板前体（proplatelet）。巨核细胞胞体较大，可通过它的大型胞质突起使胞核和整个胞体穿过内皮进入窦腔。

除骨髓外，外肺脏和肺循环中的巨核细胞很丰富。每分钟大约 4000 个巨核细胞流经体循环进入肺循环。肺脏也是巨核细胞释放血小板的重要场所，所释放的血小板约占血小板总量的 7%。周血、肝脏和脾脏也含数量不等的巨核细胞及前体细胞。脐带血和胚胎中巨核系细胞及前体细胞的含量更为丰富，特别是早期的祖细胞。所有这些组织的体外培养均能出现巨核细胞集落。

哺乳动物和人类的造血通常发生在血管外血窦间隙。骨髓血窦内皮可以看做是造血基质细胞，可产生各种血细胞生长刺激因子，刺激造血细胞的增殖和分化。骨髓巨核细胞在骨髓血窦间隙发育，与窦壁内皮紧密接触，进入循环的不成熟巨核细胞在肺血管中继续发育，这些都说明骨髓和肺提供了巨核细胞生长所需的微环境。

六、血小板的产生

人体平均每天由巨核细胞胞质分裂产生 10^{11} 血小板。巨核细胞胞质分割产生血小板，最后释放入血循环的具体机制目前尚未完全明了。早在 1910 年，Wright 指出，成熟巨核细胞将其胞质变形，延伸进入骨髓窦腔，在那里胞质逐渐与核脱离、分割，释放血小板。巨核细胞的变形运动能力也可以在骨髓细胞体外培养体系中观察到。巨核细胞集落中细胞分布弥散，细胞间有一定距离。成熟的巨核细胞形态常不一致，有的呈扁长形，说明巨核细胞有较大的变形运动能力。与之不同的是粒系和红系细胞集落中细胞分布密集，呈葡萄串状。

不少研究者认为，血小板是在肺组织内由巨核细胞释放的。当巨核细胞从骨髓进入血管腔隙，进而渗入血循环并进入肺血管时，可进一步分化成熟。成熟的巨核细胞由于肺组织伸缩扩张的机械性运动引起胞质分割，产生血小板。这种观点得到如下实验观察的支持：①肺组织含丰富的内源性黏多糖物质，而且是 IL-6 等细胞因子的产生部位之一，黏多糖与 IL-6 是巨核细胞增殖与成熟的刺激物质。②肺动脉血中血小板数高于静脉血，且含有高比例的成熟巨核细胞、胞质片段以及裸核型巨核细胞。

每个巨核细胞可产生 2000～5000 个血小板，其大小、密度以及对一些诱导剂的反应可有不同，具有明显的异质性。

第二节 巨核细胞的形态学

巨核细胞祖细胞在形态学上与其他血细胞无明显差异，特别是与早期血细胞较难区分。丧失了增殖能力的巨核细胞在早期也难以鉴别。随着细胞成熟，巨核细胞的特征逐渐明显，因此可通过光学显微镜观察细胞化学性质以及分化抗原的识别而加以鉴别。

一、瑞氏染色下骨髓巨核细胞的形态特征

（一）原始巨核细胞

这是形态学上能识别的最早期的巨核细胞，巨核细胞群体中占 5%～10%。倍体数主要为 8N，少数为 4N，胞体直径 16～40μm，较其他系的原始阶段细胞体积大。细胞膜边缘不甚规则，呈皱褶状突起。细胞核较大，呈圆形或类圆形，可有凹陷，常偏位，染色质较粗糙，呈粗粒状或细网状排列。可见 1～3 个不规则天蓝色核仁。胞质量少，呈嗜碱性深蓝色，着色不均，不透明，无颗粒或有少数细小颗粒。

（二）幼稚巨核细胞（嗜碱巨核细胞）

在骨髓巨核细胞群体中占 10%～25%。胞体增大，直径 20～70μm，8N～32N。核形不规则，常见深的楔形凹陷或分叶状，但叶柄短。核染色质粗糙，紫红色，可见核仁。胞质量较原巨核细胞多，深蓝色，但嗜碱性减弱，近核周区出现淡染，嗜天青颗粒明显增多，开始释放血小板。

（三）颗粒型巨核细胞（成熟不产血小板型巨核细胞）

占骨髓巨核细胞 50%～60%。胞体大，直径可达 100μm，倍体 32N～64N 或更高 128N。核形不规则或分叶状，可互相重叠。核染色质凝聚，呈索状排列，无核仁。胞质量多，含弥散的微细紫红色颗粒，排列紧密，周围胞质颗粒有丛聚趋势，释放血小板。

（四）产血小板型巨核细胞

占骨髓巨核细胞的 10%～20%。胞体大小与颗粒型巨核细胞相似，外形不规则，倍体 32N～128N。胞核大且形态不规则，分叶，核染色质浓聚，呈暗紫红色。胞质量多，呈紫红色或淡紫色，细小颗粒有聚集成簇倾向。胞质边缘有血小板形成以及脱落的血小板，是主要的产板细胞。

（五）裸核型巨核细胞

胞质完全脱落后残留的胞核，核固缩或肿胀或分裂，染红色，周围可见有脱落的胞质或血小板。此型巨核细胞为成熟的末端细胞，最终被巨噬细胞吞噬。

（六）变性巨核细胞

骨髓中染色有时会观察到变性巨核细胞，其胞体大小不等，外形不规则，胞质可有空泡，染色较淡，胞核大，可分叶，染色质染色较淡。

二、巨核细胞的分化抗原

巨核细胞的祖细胞阶段既表达造血祖细胞的某些共同抗原，如 CD34 抗原以及 HLA-DR 抗原，同时出现巨核细胞的特异抗原，如血小板糖蛋白。CD34 以及 HLA-DR 抗原表达持续到 2 N 和 4 N 后逐渐消失。分化抗原的表达持续到血小板形成，其含量则随巨核细胞的分化成熟而不断增加。

1. GPⅢa（CD61） 是最早表达的糖蛋白，是单链表面膜糖蛋白。在巨核细胞祖细胞的发育过程中由 $CD34^+$ $GPⅢa^-$ 分化为 $CD34^+$ $GPⅢa^+$，最终成熟为 $CD34^-$ $GPⅢa^+$。

2. GPⅡb（CD41） 由两个亚单位即Ⅱb（α 和 β）组成，分子量分别为 132kDa 和 32kDa。GPⅡb/GPⅢa 为异二聚体穿膜复合物，分子量分别为 142kDa 和 95kDa。其基因定位于人类 17 号染色体长臂的同一区域。GPⅡb/GPⅢa 复合物分布于血小板表面结合管系统、α-颗粒膜和巨核细胞的浆膜以及分界膜系统。

3. GPⅠb GPⅠb 由 GPⅠbα 和 GPⅠbβ 两条链组成，分子量分别为 143kD 和 22kD，是跨膜蛋白。与 GPⅨ，可能还有 GPⅤ组成复合物。是 vWF 的受体，表达于幼稚巨核细胞和成熟巨核细胞的浆膜、分界膜、内质网膜和 α 颗粒膜上。

4. GPⅨ 是单链小分子糖蛋白，分子量为 17kDa。是 vWF 受体的亚单位，以 1∶1 的比例与 GPⅠb 结合。GPⅠb-GPⅤ-GPⅨ介导血小板对损伤血管内皮下层的黏附。

5. GPⅤ 是一个富含亮氨酸的单链糖蛋白，分子量为 82kDa，是凝血酶的底物。特异性地表达于巨核细胞上，随着巨核细胞的成熟，表达增强。

6. 其他 GPs

GPⅠa：分子量 167kDa，参与胶原作用。

GPⅠa-Ⅱa（CD49b/CD29）：分子量 138kDa，是胶原受体。

GPⅠc-Ⅱa(CD49e/CD29):是纤连蛋白受体。

GPⅠc-Ⅱa(CD49f/CD29):是层粘连蛋白受体。

αγβ3(CD51/CD61):是玻连蛋白受体。

7. PF4 储存在α-颗粒中,可作为巨核细胞分化成熟和血小板活化的一种标志物。其从血小板α-颗粒释放后,与内皮细胞表面的糖胺聚糖结合,并中和这些肝素样分子的抗凝活性。PF4对中性粒细胞和单核细胞有趋化作用和血小板聚集作用,还参与造血调节,对造血干/祖细胞有保护作用。

8. β-血小板球蛋白(β-TG) 亦储存在α-颗粒中。

9. 血小板反应蛋白 是α-颗粒的主要成分,血小板活化后被分泌至浆膜,其功能是稳定血小板。血小板反应蛋白还存在于其他细胞上,如培养的内皮细胞。

10. 纤连蛋白 存在于α-颗粒中,血小板受刺激被活化时被释放。

11. 血小板衍生生长因子(PDGF) 存在于α-颗粒中,但其他细胞也能合成。PDGF是结缔组织的主要丝裂原,还调节红细胞系和巨核细胞系造血。它是巨核细胞发育的自刺激因子,可促进造血干细胞向巨核细胞的定向分化。

12. 黏附分子 巨核细胞还表达许多黏附分子,如整合素家族、选择素家族,都属于免疫球蛋白超家族。

13. 黏多糖或糖胺聚糖 巨核细胞合成这些大分子糖类,对细胞在骨髓基质中移动发挥作用,还调节蛋白包装于颗粒,以及分界膜系统的发育和血小板的产生、参与血小板的黏附和血小板-血管壁的排斥反应。

14. Fas-L 血小板可表达并释放Fas-L,激活的血小板在Fas/Fas-L介导的凋亡中可能起重要作用。

三、巨核细胞的细胞化学性质

巨核细胞含有丰富的酶类,如酸性磷酸酶(ACP)、酸性酯酶(ANAE),非特异性酯酶(NAE)。呈弥散性分布,对氟化钠不敏感。巨核细胞和血小板还含有其特异性的标志酶,即血小板过氧化物酶(PPO),它出现于2N倍体前原始细胞中,持续存在于终末成熟阶段,血小板中含量尤为丰富。小鼠巨核细胞含乙酰胆碱酯酶,此酶是小鼠巨核细胞的特异性酶,其细胞化学染色为目前鉴别小鼠巨核细胞的主要指标。人巨核细胞不含乙酰胆碱酯酶。巨核细胞还含有丰富的糖类物质,如糖原及黏多糖,各阶段巨核细胞的过碘酸-希夫染色均为强阳性。病理状态下,各种糖基酶含量可能发生变化。

四、巨核细胞的多倍体现象

巨核细胞是哺乳动物体细胞中唯一进行核内复制并形成多倍体的细胞。实验表明,正常巨核细胞以2^n速度进行核内复制。骨髓中以16N巨核细胞为主,其次是8N和32N,4N、64N以及128N巨核细胞较少,很少测出2N骨髓巨核细胞。一般说来,8N巨核细胞开始产血小板,产血小板最多的是16N和32N巨核细胞。

巨核细胞的核内复制及多倍体现象的发生机制不明。因其主要特征是巨核细胞在停止有丝分裂后仍继续进行DNA复制,导致形成多倍体细胞。巨核细胞的细胞周期不同于其他正常的二倍体细胞的周期过程,而且无中间倍体数,如3N或6N倍体的出现,推测其细胞周期仍然是受严密调控的。现已明确两类或两个蛋白家族控制着哺乳动物细胞周期,即细胞周期蛋白依赖激酶(CDK)和细胞周期蛋白(cyclin)。关于CDK和cyclin在巨核细胞内有丝分裂中的确切作用目前不清。有丝分裂必须被取消以便保持在单个核中增加DNA含量。Cyclin B是参与调控细胞从G2期进入M期的蛋白因子,研究证明cyclinB基因的稳定突变的持久存在导致巨核细胞有丝分裂受阻。人骨髓巨核细胞在核内有丝分裂多倍体化的过程中,cyclinB1相关H1组蛋白激酶活性和CDK2的表达不是降低而是增加的,流产与分裂中期的核内有丝分裂是不完全的有丝分裂,同时出现球形纺锤体、染色单体分离和移动受限、没有胞体分裂。这些变化可能与有丝分裂通道或出口调控变化有关。巨核细胞多倍体化机制目前尚无定论,尚需进一步研究阐明。

第三节 巨核细胞的生理功能

巨核细胞的重要功能是产生血小板,然后通过血小板止血、血栓形成、免疫、造血调控。发挥重要生理功能。

一、巨核细胞本身的其他功能

巨核细胞在骨髓细胞中所占比例虽然很小,但它在细胞生成调节和免疫反应中的作用不容忽视。巨核细胞能合成多种特异性蛋白因子,如PF4与β-血小板球蛋白。这些因子已被证实能抑制巨核细胞本身以及内皮细胞的生长,参与造血与血管形成的调控;且具有细胞趋化作用,参与炎症反应、免疫调节作用等。

巨核细胞也能合成转化生长因子-β(TGF-β)、血小板衍生生长因子(PDGF)和碱性成纤维细胞生长因子(bFGF)等具广泛性生物学作用的因子,在细胞生长、核酸代谢、血栓形成、骨髓纤维化等生理病理过程中起重要作用。

巨核细胞还具有摄取功能,巨核细胞和血小板的一些α颗粒蛋白,如白蛋白、纤维蛋白原、纤维连接蛋白、FⅤ等可被巨核细胞摄取。巨核细胞还对其他骨髓细胞有趋化作用,使一些细胞黏附在其周围,进而吞噬细胞。这一现象在体外骨髓细胞培养中见到。被巨核细胞吞入的细胞仍保持完整的结构,未观察到被溶酶体融合而成次溶酶体的现象,因此,有人认为这是血细胞通过巨核细胞的“游移”现象。

二、血小板的功能

血小板是一个多功能的细胞。它的主要生理功能是止血与血栓形成,其详细过程和机制另章介绍(见第117章)。血小板还参与细胞生长、炎症免疫反应、肿瘤转移以及动脉粥样硬化等生理病理过程。

第四节　巨核细胞的病理异常

巨核细胞的病理异常包括巨核细胞及其祖细胞的质和量的异常以及由巨核细胞起因的血小板异常,分述如下。

一、巨核系祖细胞的异常

许多疾病已经证明存在巨核系祖细胞的异常,其中最为显著的为骨髓增生性疾病,包括原发性血小板增多症、骨髓纤维化、真性红细胞增多症以及慢性粒细胞白血病。其他如特发性血小板减少性紫癜、骨髓增生异常综合征(MDS)、急性白血病以及一些家族性血小板减少症也存在巨核系祖细胞的异常。

在骨髓增生性疾病中,最常见的巨核系祖细胞病理异常包括:①病人末梢血中的巨核系祖细胞增多,但骨髓中巨核系祖细胞数量不定,取决骨髓增生程度以及骨髓纤维化是否存在。②自发性巨核细胞集落形成,即病人的骨髓和末梢血巨核系祖细胞能在未添加生长刺激因子的体外培养条件下形成集落。由于继发性血小板增多症病人的巨核系祖细胞无此功能,因此检查骨髓细胞能否在体外培养条件下形成自发性巨核细胞集落似可作为骨髓增生性疾病的一个辅助鉴别诊断指标。③不少病人还存在巨核细胞核多倍体的异常。

骨髓增生性疾病已经被多方面的实验证明是克隆性疾病,起因于多能干细胞的异常,其骨髓粒细胞系和红细胞系祖细胞的生长也有类似的异常,因此病人巨核系祖细胞质和量的异常可认为是多能干细胞向巨核细胞系异常分化增殖所致。实验发现,骨髓增生性疾病的自发性集落形成不依赖于外源性添加的生长刺激因子,很可能也不依赖于巨核细胞以外细胞释放的IL-3和GM-CSF,因为抗IL-3和抗GM-CSF的中和抗体并不能抑制自发性集落形成。

除骨髓增生性疾病外,巨核系祖细胞生长异常也见于MDS、急性非淋巴细胞白血病、再生障碍性贫血(简称再障)以及特发性血小板减少性紫癜患者。MDS患者的巨核细胞集落形成通常减少,少数患者也可见自发性巨核细胞集落形成,其血清不含明显的刺激活性。急性非淋巴细胞白血病发病时,骨髓巨核系祖细胞数量减少,甚至不能测出。再障时骨髓中巨核系祖细胞通常减少,但患者血清中含较高的集落刺激活性。特发性血小板减少性紫癜患者的骨髓巨核系祖细胞通常是增高的,但不见自发性巨核细胞集落形成,其血清集落刺激活性较正常血清高,提示患者巨核系祖细胞异常与增高的血清巨核细胞集落刺激活性有关。

二、骨髓巨核细胞质和量的异常

在巨核细胞白血病、骨髓增生性疾病、特发性血小板减少性紫癜、急性出血及溶血、脾功能亢进、霍奇金淋巴瘤和骨髓转移癌等疾病时,骨髓中的巨核细胞有不同程度的增多。而在再障、急性白血病、恶性贫血及严重的叶酸缺乏、急性感染时,巨核细胞一般减少。在许多骨髓疾病中,巨核细胞会出现形态异常。如骨髓增生性疾病、MDS或巨核细胞白血病,骨髓及外周血均会出现小巨核细胞。这些小巨核细胞在光学显微镜下呈淋巴细胞样大小,核质发育不平衡,核质比例高,胞质成熟障碍,胞质量少,颗粒也少。核内复制能力降低或丧失,常见核仁存在。这些小巨核细胞的鉴别通常需用免疫染色,以CD41为标记。

三、由巨核细胞所致血小板异常

由巨核细胞所致血小板异常按其机制有以下四方面。

(一)骨髓巨核细胞生成低下或抑制导致血小板数量减少

如再障、Fanconi贫血、骨髓占位性疾病、病毒感染、药物以及有机化学试剂和辐射导致的血小板减少症均属此类。

(二)骨髓巨核细胞增生过度和(或)成熟加快导致血小板数增多

如原发性血小板增多症等骨髓增生性疾病以及反应性血小板增多症。前者系造血干细胞克隆性疾病，后者常因炎症反应或其他组织的病变，导致一些能刺激巨核细胞生成的因子水平增高。

（三）先天遗传性血小板功能障碍性疾病

由于遗传因素导致患者巨核细胞产生的血小板结构异常和功能异常。如 Bernard-Soulier 综合征、Glanzmann 综合征（血小板无力症）、血管性血友病、灰色血小板综合征、贮存池疾病、GPⅠa 缺乏症、PF3 缺陷症等血小板病。

（四）获得性血小板功能障碍性疾病

主要见于骨髓增生性疾病、急性白血病与白血病前期。其表现异常是多方面的，包括形态学、表面膜、致密体、颗粒、聚集与释放功能等的异常。

综上所述，临床上可见的血小板异常除免疫性血小板减少症、药物、代谢类异常导致的血小板疾病似乎与巨核细胞无直接关系外，其他基本上都与巨核细胞的异常有关。

第五节 巨核细胞白血病与白血病巨核细胞系

一、巨核细胞白血病

巨核细胞白血病是白血病的一种，临床上较为少见，其主要特征是巨核细胞系的恶性增殖，形成大量形态和功能均为异常的巨核细胞。骨髓涂片可见有核细胞以病变巨核细胞为主，且具异质性，细胞大小悬殊，外形多不规则，常有指状或泡状突起，胞质灰蓝色、不透明，胞核多不规则，染色质呈粗网状或粗颗粒状，可见核仁。GPⅡb-Ⅲa 和血小板过氧化酶（PPO）表达低，HLA-DR 表达高，倍体以 2N 和低倍体为主。其实验诊断最有力的指标是 GPⅡb-Ⅲa 阳性细胞占骨髓有核细胞的主要部分；末梢血也可见大量的 GPⅡb-Ⅲa 阳性细胞占骨髓有核细胞的主要部分；末梢血也可见大量的 GPⅡb-Ⅲa 阳性细胞。

二、白血病巨核细胞系

为了更好地研究巨核细胞白血病的发病机制，不少研究者致力于白血病巨核细胞系的建立。迄今能够稳定传代且已广为应用到巨核细胞生成及其调节机制研究的人类巨核细胞系有十多株。大多数白血病巨核细胞系具有以下特征性变化：①巨核细胞系特异性抗原如 CD41 和 PF4 在细胞中高度表达。②早期髓系抗原如 CD34、CD33 和 CD13 高度表达。③分泌表达一些细胞因子如 IL-6、IL-11、IL-3、TPO、PDGF 和成纤维细胞生长因子（FGF）。④染色体核型复杂多变。⑤细胞生长依赖于或受刺激于 IL-3 和（或）GM-CSF。

第六节 巨核细胞生成的调控

巨核细胞造血的调控是在多水平、多层次、并有微环境参与的细胞因子正负调控的复杂网络。巨核细胞生成的调控指的是巨核细胞增殖分化和成熟的调节控制，它一方面受骨髓巨核细胞以及循环血中血小板数量和对血小板需求的影响，另一方面受体内巨核细胞生成调节因子水平的影响，包括生长刺激因子（正调节因子）和生长抑制因子（副调节因子）。

一、巨核细胞生成的正调控细胞因子

1. 白细胞介素类细胞因子　这些因子单用或与其他细胞因子联用，能促进巨核细胞祖细胞集落形成。在体内，表现为增加巨核细胞数量，升高循环中血小板水平。

（1）IL-1α：由多种细胞产生，与 IL-3、IL-6 和 GM-CSF 联用，可明显增强 CFU-MK 形成。给小鼠注射重组 IL-1α 后，有升血小板和增加脾脏巨核细胞作用。IL-1α 可能通过基质细胞旁分泌协同作用影响巨核细胞造血，也有报道可直接作用于巨核细胞祖细胞。

（2）IL-3：主要由激活的 T 淋巴细胞产生，能促进小鼠 HPP-CFU-MK、BFU-MK 和 CFU-MK 的增殖。IL-3 与 GM-CSF、IL-1α、SCF 联合或与 IL-6、EPO 联合，均能刺激人巨核细胞集落形成，并促进核内有丝分裂。给小鼠注射 IL-3，脾脏和肝脏的巨核细胞增多。

（3）IL-6：是调控巨核细胞增殖分化的重要细胞因子。在巨核细胞祖细胞体外培养中，IL-6 表现 MK-CSA 样和巨核细胞促进活力样效应，促进小鼠和人巨核细胞的发育、成熟，提高 CFU-MK 的产率，并刺激 $CD34^+/HLA^-DR^-$ 造血干细胞向 CFU-MK 定向发育。给小鼠注射 rh-IL-6 可促进巨核细胞数量增加和升高血小板水平。IL-6 通过与巨核细胞表面 IL-6 受体的直接作用，以及通过骨髓基细胞-巨核细胞的紧密接触的相互作用，影响巨核细胞造血。

（4）IL-11：IL-11 的主要生物学效应是刺激 B-淋巴细胞发育，增强 IL-6 依赖的浆细胞和骨髓瘤细胞增殖，刺激早期造血祖细胞增殖，刺激红系造血。其另一重要生物学效应是刺激巨核细胞系造血。IL-11 与 SCF、IL-3、GM-CSF 联用，可促进 CFU-GEMM 多系造血集落的生成；与 EPO 联用，促进 BFU-E 的生长。给狗肌注 rhIL-11，可使正常狗和全身照射狗的循环血小板数增加，狗骨髓中高倍体巨

核细胞增加。说明IL-11不仅是造血干细胞的协同因子，更是巨核细胞-血小板系造血的重要调控因子，IL-11升高血小板的作用是特异性的。

（5）IL-12：给小鼠注射rhIL-12出现血小板数下降但骨髓和脾脏巨核细胞造血增强，推测IL-12可能通过其他细胞因子，如γ-IFN的介导发挥作用。IL-12还刺激骨髓基质细胞产生IL-6、MK-CSA样多种细胞因子，通过旁分泌机制调节体内巨核细胞造血。IL-12与SCF、IL-3、GM-CSF、CSF-1等造血因子协同，促进造血干细胞向巨核细胞祖细胞定向发育。

2. 集落刺激因子类　GM-CSF、SCF、EPO、G-CSF、和CSF-1（M-CSF）作为协同因子，对巨核细胞造血都表现刺激性调节作用。

3. 其他正调控因子　白血病抑制因子（LIF），PDGF，bFGF。

4. 血小板生成刺激因子（TSF）样因子

（1）血小板生成刺激因子（TSF）：TSF与TPO在生理学、免疫学性质方面很相似。TSF在体内促进血小板形成、增加骨髓巨核细胞数量和扩充胞质、促进巨核细胞成熟。

（2）巨核细胞刺激因子（MSF）：其纯化物与TSF很相似，可能为一类蛋白质。MSF在体内和体外均表现刺激啮齿类动物原始巨核细胞DNA合成效应，并促进巨核细胞合成PF4样蛋白质。

（3）巨核细胞潜在活力：是从WEHI细胞系培养上清中纯化的一种蛋白质，在体外刺激小鼠巨核细胞集落生长，生物学效应与TPO相似。

5. 血小板生成素（TPO）　TPO是分子量36kDa的蛋白，基因位于人3q27-28（小鼠：16）。它的受体由c-mpl基因编码，位于1p34（小鼠：4）。TPO由多种细胞产生，包括基质、脾脏、肾小管、肝脏、肌肉和脑细胞。肝细胞是血清TPO主要来源。TPO是巨核细胞生成和血小板形成的主要生理调节因子，是刺激巨核系祖细胞增殖和分化的作用最强的细胞因子。TPO在体外可以刺激巨核细胞各级祖细胞生长增殖，促进巨核细胞分化和增加血小板数量。TPO还可以启动成熟血小板受刺激后的活化反应。TPO又称巨核细胞生长和发育因子（MGDF），全程性调控。除了刺激巨核细胞生成，体外实验证明TPO单独或联合应用其他细胞因子，如GM-CSF，IL-3，IL-6，IL-11，SCF，FMS样酪氨酸激酶配基，FGF和EPO可以扩增造血干细胞和巨核细胞祖细胞。

TPO对巨核细胞增殖作用的可能机制是：TPO与c-mpl结合后，c-mpl二聚体化并引起酪氨酸磷酸化，Janus家族蛋白酪氨酸激酶2（JAK2）活化，信号传导活化转录因子5（STAT5）、RAS、磷脂酰肌醇3激酶（PI3K）转录活化，通过STAT5、RAS通路作用于cyclin D1的表达，引起细胞增殖，PI3K-AKT及蛋白激酶C（PKC）通路参与TPO依赖的细胞增殖。TPO促巨核细胞的成熟作用主要与RAS/MAPK信号传导通路有关。此外，TPO可作用于造血干细胞，刺激造血干细胞的存活和增殖，加速其进入细胞周期。临床上，TPO可用于治疗放、化疗引起的血小板减少。

6. VIP　VIP（vasoactive intestinal peptide）是28个氨基酸的肽，广泛分布于哺乳动物组织中。VIP激活腺苷酸环化酶，可以诱导多种细胞的分化。VIP通过自分泌的途径作用于1型VIP受体（VPAC1）抑制巨核细胞的增殖和诱导血小板前体的形成。用VPAC1转染人巨核细胞白血病细胞系（CMK），可用定量PCR和免疫组化检测其表达。与对照组CMK细胞相比，VPAC1的上调使CMK/VPAC1细胞增殖率降低（$P=0.0003$）而分化增强（$P=0.001$）。

二、激素对巨核细胞造血的影响

1. 胎盘催乳素样蛋白-E（PLP-E）　啮齿类在妊娠中巨核细胞造血增强和血小板水平升高。近年发现小鼠妊娠胎盘分泌的一种细胞因子PLP-E（placental hormone-like protein）通过gp-130-依赖的信号传导通路刺激小鼠巨核细胞的分化和生长。PLP-E与TPO、SCF、Flt-3L合用，可明显增强CFU-GEMM、CFU-MK、BFU-E的扩增。

2. 性激素　巨核细胞表面表达雌激素受体，表达量随着巨核细胞的分化而增加。雌激素对于血小板生成起着关键作用，体外实验证明雌激素增强人$CD34^+$前体细胞向$CD41^+$成熟巨核细胞的分化。小鼠体内实验显示应用大剂量雌激素（500μg/kg）对于小鼠骨髓中巨核细胞的数量影响具有双相效应，两天后，骨髓中巨核细胞数量明显增加，相应伴随有外周血中血小板数量的增加。免疫组化显示该剂量对于骨髓中$CD61^+$原巨核细胞及$CD34^+$前体细胞的比例无影响，提示雌激素可能不是通过促进骨髓中前体细胞的增生来增强巨核细胞的生成。相比较而言，低剂量但高于生理剂量的雌激素（100μg/kg）无初期的刺激效应，在应用5天后，骨髓中$CD61^+$和$CD34^+$的前体细胞比例明显减少，应用10天时，仍有前体细胞的减少，同时形态学和免疫组化显示成熟的$CD41^+$巨核细胞数量明显减少。生理剂量的雌激素水平不影响巨核细胞的分化和活性。因此，在雌激素替代治疗时，为避免打破血小板生成的平衡，应该把握好剂量。

三、巨核细胞生成的负调控因子

抑制巨核细胞生成的因子主要来自血小板本身，如 PF_4、β-血小板球蛋白（β-TG）、TGF-β、TNF-α 以及结缔组织激活肽（CTAP-Ⅲ）等。

（一）PF_4

PF_4 在体外选择性抑制巨核细胞祖细胞生长，对 CFU-MK、BFU-MK 和 CFU-Mix 的抑制作用更明显，具有剂量依赖性和可逆性。不仅抑制巨核细胞祖细胞集落形成，还抑制巨核细胞分化成熟。PF_4 对巨核细胞的作用可能与其 C-末端含有肝素结合位点有关。PF_4、β-TG 和 CTAP-Ⅲ同属细胞因子趋化因子家族，都能结合肝素。研究表明，PF_4、β-TG、CTAP-Ⅲ以及化学合成的 PF_4 羧基端小肽（C1～24 和 C13～24）在体外都能抑制巨核细胞集落形成。

实验表明，PF_4 对细胞增殖抑制作用的主要表现是将细胞阻滞于 S 期，这种作用是直接的、可逆的、有剂量依赖效应的。这种作用特征为 PF_4 及其相关多肽在应用上提供了理论依据。两种最重要的应用是：①抗癌治疗中的骨髓造血干细胞以及巨核系祖细胞的保护作用。②造血干细胞的体外扩增。

在使用 PF_4 扩增造血干细胞方面，我们发现经 PF_4 孵育的骨髓或脐带血有核细胞结合细胞因子的细胞群数量增加，表达 CD34 的细胞也增加。将 PF_4 与干细胞因子、IL-3、GM-CSF 等造血因子联合应用，可使造血干细胞体外扩增率明显增高，因此具有潜在的广阔应用前景。

（二）TGFβ

TGFβ 具有广泛的细胞来源和多方面的生物活性，是一类结构相似、生物学性质相近的细胞因子的总称，包括至少 5 个亚型。研究最透彻的是 TGFβ1，主要由巨核细胞和血小板产生。TGFβ 的活性十分广泛，归纳起来至少有 4 个方面：①刺激成纤维细胞生长和细胞外基质的形成，促进创伤修复。②抑制造血细胞的生长，是生理性造血负调节的核心因子。③与白细胞介素及其他细胞因子共同作用，参与免疫和炎症反应。④在体外，抑制内皮、上皮、角质等多种正常细胞的增殖；在体内，则刺激血管形成。

TGFβ1 是目前已知的最强有力的巨核细胞生成抑制剂，在皮摩尔（pmol）水平便有明显的抑制作用。TGFβ1 在体外抑制小鼠和人的各级巨核细胞祖细胞，如 HPP-CFU-MK、BFU-MK、CFU-MK 集落形成。TGFβ1 对其他造血干/祖细胞如 CFU-S、CFU-GEMM、BFU-E 和 CFU-GM 的生长也有抑制作用，其作用并不限于巨核细胞系。这种抑制效应是直接地、特异地，并且具有可逆性和剂量依赖性。TGFβ1 和 PDGF 存在于巨核细胞和血小板的 α-颗粒中。

（三）干扰素（IFN）和肿瘤坏死因子（TNF）

体外都表现抑制巨核细胞造血，rhIFN-α 和 rhIFN-γ 联合抑制人骨髓巨核细胞祖细胞生长。IFN-α 和 IFN-γ 用于治疗原发性血小板增多症成功的例子已有报道。

（四）其他能抑制巨核细胞生成的因子

包括：凝血酶、凝血酶敏感蛋白（TSP）、阿那格雷（anagreline）及 Flt3/Flk-2 配体（FL）等。凝血酶也能抑制巨核细胞的增殖以及前血小板的形成。巨核细胞表面有凝血酶受体，凝血酶通过其受体起作用。TSP 是血小板含量较高的蛋白，其他细胞也能合成。TSP 能抑制巨核细胞集落形成。临床上发现阿那格雷能有效降低原发性血小板增多症的血小板数量，其作用机制为抑制巨核细胞的成熟。Flt3/Flk-2 配体（FL）独自，或联合 TPO 作用，可以通过上调巨核祖细胞中 bcl-2 和诱导 p53 的构象改变，从而抑制巨核细胞的发育成熟，并相应延缓巨核细胞的凋亡。p53 蛋白是个构象可变的转录因子，在不同构象时，可以发挥促凋亡作用或抗凋亡作用。FL 可以诱导 p53 构象发挥抗凋亡作用。

四、巨核细胞生成中的转录调节

目前巨核细胞的转录调节机制不是很明确。但许多转录因子已被识别。在巨核细胞生成中发挥重要作用的转录因子包括：GATA-1、GATA-2、FOG、NF-E2、Ets 家族、EKLF、RUNX1。其中，GATA-1、FOG、NF-E2 在巨核细胞生成中发挥关键作用。

（一）GATA-1

在多潜能造血干细胞终末分化的过程中，系特异性转录因子通过转录调节细胞种系发育。GATA 家族蛋白包含两个高度保守的锌指结构域，其结构相同，均为 Cys-X2-Cys；中间有 17 个氨基酸间隔，均为 Cys-X2-Cys-X 17-Cys-X2-Cys 结构。但这两个锌指的功能不同，羧基端与 DNA 结合，氨基端与其协同，增强结合的稳定和特异性。因子与 GATA 基序（motif）区的（A/T）GATA（A/G）DNA 结合，通过两个锌指区调节靶基因而发挥作用。GATA 结构普遍位于启动子，转录起始的上游或接近启动子的部位，有时可出现更复杂的排列，如紧密聚集或重叠出现。GATA 转录因子家族包含 6 个成员，其在组织中分布不同而发挥不同的功能。在 GATA 家族中，至少有 3 个 GATA 因子（GATA-1、GATA-2、GATA-3）在造血中有着重要的作用。在造血组织中，GATA-1 表达见于红系、巨核细胞系和肥大细胞系，是它们细胞生成中的主要调节分子。

GATA-1 缺失裸小鼠出现显著的血小板减少、巨核细胞增殖失调和胞质成熟障碍，说明 GATA-1

是红系和巨核细胞系发育分化的中心调控因素。人GATA-1 点突变会造成血小板数量为正常的 15%，血小板大小增加至少 2 倍，血小板形态是球形的而不是盘状，出血时间明显延长。这些结果均提示GATA-1 调节巨核细胞的生长、成熟和血小板的产生，GATA-1 是巨核细胞系发育分化的中心调控因素。

（二）GATA-2

存在于巨核细胞系和肥大细胞。GATA-2 在决定造血祖细胞定向分化过程中起重要作用。GATA-1 和 GATA-2 二者共同存在于巨核细胞中，共同调节巨核细胞的增殖与分化。

（三）FOG(friend of GATA)

有多种核蛋白调节 GATA-1 的生物学活性，如FOG、p300/CBP 等。FOG-1 是与 GATA-1 及 GATA-2 相互作用的蛋白，包含 998 个氨基酸，含有 9 个锌指结构域。FOG-1 在红细胞、巨核细胞、肝脏和睾丸上表达。FOG-1-/-鼠在胚胎发育期死于严重的贫血，部分红细胞有明显的成熟障碍，而发育为巨核细胞的红/巨核系祖细胞几乎完全障碍。FOG-2 包含1151 个氨基酸，含有 8 个锌指结构，在心脏、神经和性腺组织表达。FOG-2-/-鼠由于先天心脏损害死于胚胎期。FOG-1 是 GATA-1 结合的联合因子，与GATA-1 协同调节巨核细胞上的 p45 NF-E2 及 GPⅡb 启动子的表达，促进红系及巨核系的分化。FOG-1 在巨核细胞生成中可能有双重作用。在巨核细胞发育的早期，FOG-1 不需依赖 GATA-1 即可以调节巨核细胞生成；在晚期，细胞成熟及血小板产生期依赖GATA-1 调节巨核细胞生成。

（四）NF-E2 在晚期巨核细胞生成及血小板生成中的作用

NF-E2 最初是在红细胞上被识别的转录因子，正常情况下在巨核细胞、红细胞、杆状细胞及多潜能造血祖细胞表达。NF-E2 是包含两个碱性亮氨酸锌指业单位的异二聚体［p45（称为 p45 NF-E2）和p18］。NF-E2 在晚期阶段巨核细胞生成（胞质成熟、颗粒生成）及血小板释放过程中起重要的作用。NF-E2-/-鼠循环中血小板严重降低而死于出血，巨核细胞增生异常，成熟阶段巨核细胞表现胞质成熟停滞，颗粒减少，以及分界膜系统的量和结构。血小板前身细胞及血小板明显减少，对血小板激活剂如凝血酶和 TPA 反应不灵敏。另外，巨核细胞上的血栓素合成酶（TXS）及血小板上的 β1 微管是 p45 NF-E2 的靶基因，鼠 TXS 基因定位于 NF-E2 cis 元件，在p45 NF-E2 缺失或小 maf 蛋白联合缺失时其表达降低。用阿司匹林（一种环氧酶抑制剂）在体外对血小板前体细胞的形成没有影响。

（五）其他转录因子在巨核细胞生成中的作用

c-myb、AML1/CBFA2 在造血干细胞向巨核细胞分化的过程中有重要的作用。其中 AML1 基因在家族血小板紊乱/易感急性髓系白血病（FPD/AML）患者中有变异。FPD/AML 是常染色体显性遗传性疾病，单一 AML1 基因缺失可导致巨核细胞生成紊乱。从 FPD/AML 病人中取出的骨髓及外周血与正常人相比，巨核细胞克隆数目较少、个体较小。另外，病人血小板聚集缺陷，证实 AML1 调节血小板聚集功能。

Ets 家族包含许多调节不同造血基因表达的转录因子，Ets 蛋白控制巨核细胞特异性基因如 c-mpl、GPⅡb 的表达，在巨核细胞生成中有重要的作用。Fli-1（Friend's leukemia integration-1）是 Ets 家族原癌基因一员，位于人类 11q24，表达于原始巨核细胞中。Fli-1 缺失的 11.5 天的胚胎小鼠死于缺陷性巨核细胞生成，其他血液学异常和血管发育畸变。GATA-1 和 Fli-1 在巨核细胞特异性基因启动子处结合可以增强基因表达和细胞分化。体外实验证实这两个蛋白协同作用，可以激活数种巨核细胞特异性基因的表达。Fli 是巨核细胞生成过程早期和中期重要调节因子。

EKLF（Erythroid Krüppel-like factor）是个含有锌指结构的转录因子，在红系分化过程基因表达中发挥重要的正向调控作用，而在巨核系分化发育过程中发挥负向调控作用。在 MEP 后的巨核细胞中其表达下调。实验证明 EKLF 抑制巨核细胞分化的作用至少是通过抑制 Fli-1 的表达。

HOX（homeobox）转录因子控制细胞的增殖和分化，是正常和疾病状态下造血的重要调节蛋白。体外实验显示，HOXA10 基因对于造血干细胞的增殖有重要调节作用，其水平决定造血干细胞的分化命运。

HOXA10 基因在巨核细胞上表达，其在鼠骨髓细胞中过量表达可选择性地扩增巨核系祖细胞。Thompson 发现在两个巨核细胞血小板减少症的病人中 HOXA11 杂合子突变，目前 HOXA11 作用机制不清。

第七节　巨核细胞生成和血管新生的相互关系

胚胎发育过程中血管内皮细胞和造血细胞均来源于中胚层，长期以来就推测血管系统和造血系统存在共同的前体细胞，即血液血管干细胞。最近的研究结果也支持该假说：①以前认为的几种造血系统特异性因子和白细胞介素家族如 G-CSF、GM-

CSF、IL-3、IL-4、IL-6、IL-8 均证实对内皮细胞功能有一定的影响。在 IL-1 或 TNF 刺激下，内皮细胞也能产生某些调节造血的因子如 IL-1、IL-4、IL-6、GM-CSF 等。②内皮细胞表面表达某些造血细胞的表面抗原，如鹌鹑 QH1 和 MB1 以及人或鼠的 CD34、CD31。③人类内皮细胞也表达和造血调控相关的 IL-3、kit 配体、EPO 和 TPO 的受体。

内皮细胞和巨核细胞表面抗原的相似性以及调节两类细胞发育的因子间的相互重叠进一步证实了内皮细胞和造血细胞存在共同的起源。目前研究显示内皮细胞是支持造血生成，特别是巨核细胞生成的骨髓基质的主要成分，体外共培养骨髓内皮细胞（BMEC）和造血祖细胞显示：与其他种系的造血细胞相比，巨核细胞的增生更为显著。体外实验已证实 BMEC 通过分泌 kit 配体、IL-6、TPO 等因子支持巨核系祖细胞的增殖和分化，由此可以推测在体内 BMEC 对巨核细胞的生长和成熟起一定的作用。此外，在缺乏外源性内皮生长因子的情况下，巨核细胞的增殖伴随着内皮单层的长久维持，这表明巨核细胞也可能产生有助于内皮细胞存活和增殖的因子。

血管新生，即从已存在的血管的基础上形成新的血管，存在于某些正常和病理情况下，如伤口愈合、肿瘤生长等。血管新生是一个复杂的多步骤过程，反映了复杂的正、负血管新生调节物的消长平衡，作为各种血管性调节因子作用的靶细胞，内皮细胞在血管新生中发挥了重要的作用，其中某些血管性调节因子也调节巨核系细胞生成。

以下描述内皮细胞和巨核细胞的共同抗原和共同的调节因子，以及这些调节因子对血管新生和巨核细胞生成的影响，从而进一步探讨两者共同的起源。

1. 巨核细胞和内皮细胞共同表达的抗原（表 114-1） 巨核细胞和内皮细胞合成和表达在生物学上和免疫学上相同或相似的膜糖蛋白、胞质因子和胞内小体，以及都表达 VEGF 和 FGF 的受体。

表 114-1 巨核细胞和内皮细胞共同表达的抗原

膜 蛋 白	胞内小体	胞质因子
CD34、KDR、FGFR	α 颗粒	vWF、PDGF
GPⅠa、GPⅡa、GPⅢa	Weibel-Palade 小体	TSP、VEGF
PECAM-1		TGF-β
P-选择素		t-PA

2. 巨核细胞和内皮细胞的共同调节因子（表 114-2）

表 114-2 巨核细胞和内皮细胞的共同调节因子

调节因子	巨核细胞	内皮细胞
VEGF	↑	↑
aFGF/bFGF	↑	↑
PF4	↓	↓
TSP	↓	↓
TGF-β	↓↑	↓

3. VEGF 和 VEGF 受体（KDR） VEGF 是一种特异性的内皮细胞分裂原，能影响内皮细胞的形状改变和迁移，增高血管通透性，在体内外都有强烈的刺激血管新生的作用。在氨基酸水平上与血小板来源的生长因子家族如 VEGF-B、VEGF-C、PDGF 有 15% ~25% 的同源性。

VEGF 的活性形式为同源二聚体，分子量为 34 ~46kDa，不同的外显子选择性剪接产生大小不同的 4 种形式：121、165、189 和 206 个氨基酸，后三种具有肝素结合位点。VEGF-121 和 VEGF-165 为分泌型，而 VEGF-189 和 VEGF-206 存在于膜表面或沉积于细胞外基质。在斑马鱼（zebrafish）的胚胎中，VEGF 能同时刺激造血细胞和内皮细胞的分化，而且共同表达 Flk-1 受体。正常的细胞和转化的细胞都可以产生 VEGF，在许多存在血管新生的生理和病理状况下，VEGF 过度表达。在存在血管新生的肿瘤中，VEGF 表达上调，可能是因为癌基因的激活或肿瘤抑制物的丢失。现在认为 VEGF 既可促进血管新生，也可促进血管生成，即在出生后类似于胚胎发育过程中的从血管前体细胞分化形成新的血管。Chris-toph 等通过给冠心病患者心肌注射携带有 VEGF-165 DNA 片段的质粒（phVEGF-165），引起外周血 VEGF 水平的一过性增高，并且动员骨髓来源的内皮前体细胞释放到外周血，在一定部位分化成成熟的内皮细胞，形成血管，提高缺血心肌的灌注量。

Osamu 等在 CD34 阳性细胞、巨核细胞和血小板中通过 RT-PCR 检测到 VEGF 的受体 KDR 和 Flt-1 的 mRNA，与免疫组化结果显示在这几类细胞中存在 VEGF 蛋白相符合。已知造血细胞能产生 VEGF-121、VEGF-165，可以推测 VEGF 可能调节造血干细胞和巨核细胞的生存、生长和分化，同时造血细胞产生的 VEGF 也能够分泌到骨髓微环境中调节 BMEC 的功能。研究发现 IL-3、TPO 在体外刺激巨核细胞或凝血酶诱导的血小板聚集能引起 VEGF 的释放。在体内骨髓巨核细胞增殖状况下，血小板能够储存和运输VEGF到血管损伤部位。可见在巨核细胞和血小板系统，VEGF具有以下的生理功能：①在骨髓微环境中，VEGF作为一种旁分泌因子调节巨核细胞的增殖和分化，即增殖的巨核细胞分泌VEGF和其他造血因子刺激自身的生长、黏附以及最后的成熟和血小板的释放。②VEGF是一种重要的损伤修复因子，在与伤口修复有关的血小板聚集、血栓形成和血管新生等过程中均起作用。

VEGF通过结合两种酪氨酸激酶受体Flt-1和KDR（小鼠中为Flk-1）而起作用，现在认为KDR在VEGF功能的信号传导中起关键作用，刺激内皮细胞的DNA合成，与VEGF的增殖活性密切相关。KDR是第一个在血液血管干细胞表面表达的内皮细胞酪氨酸受体，小鼠Flk-1靶基因敲除实验显示Flk-1对于血液淋巴细胞生成和血管形成是必不可少的。出生后内皮细胞表达KDR，在造血祖细胞和巨核细胞中存在KDR的mRNA，但在其他成熟造血细胞中没有发现。可见，VEGF-KDR信号传导途径是巨核细胞生成调节和血管性因子调节血管新生的因子网络的一个重要连接点，反映了内皮细胞系和巨核细胞系的相互作用。

血管生成素（angiopoietin）作为调节血管生成的另一类酪氨酸受体家族TIE/TIE1和TIE2/TEK的配体，在体内能促进VEGF诱导的血管新生，在体外协同VEGF促进内皮细胞和造血细胞的增殖。Suda等体外培养造血功能缺失的AML缺陷性胚胎的前AGM区，该胚胎的头部、心包和胎肝存在缺陷性的血管新生，通过与表达血管生成素的造血干细胞共培养，直接促进了内皮细胞的迁移，受损的血管新生也获得改善。由此可见，造血干细胞对于胚胎形成时期的血管新生是必需的。

4. FGF　aFGF和bFGF是肝素结合生长因子家族的主要成员，能够刺激多种细胞的生长和分化。已经发现4种不同的FGF受体家族：flg（FGFR1）、bek（FGFR2）、FGFR3和FGFR4。FGF在体内外均刺激内皮细胞生长，引起血管新生。同样FGF也在不同程度影响造血生成，可能是直接作用于干细胞及各系祖细胞，也可能与基质细胞相互作用，间接引起造血因子的释放，从而刺激造血生成。已知aFGF和bFGF是巨核细胞生成的正性调节因子，两者在体外均能刺激巨核祖细胞和IIEL细胞系的生长，体内给予FGF能够增加小鼠外周血血小板。其作用机制，FGF最可能是间接诱导骨髓巨核细胞或骨髓基质细胞分泌某些因子如IL-6。免疫荧光染色显示巨核细胞和血小板含有大量的FGF，同时巨核细胞也表达在内皮细胞上发现FGF的受体flg和bek。

5. PF4　PF4以非同源四聚体的形式储存在血小板，血小板激活时被释放出来。PF4属于C-X-C家族，能够黏附内皮细胞和巨核细胞，抑制血管新生和巨核细胞生成。加入外源性的肝素或与PF4肝素结合位点相似的合成肽段能阻止PF4黏附功能，从而阻止其对两类细胞的抑制作用，提示PF4可能通过相同的机制影响巨核细胞生成和血管新生。

已知bFGF和VEGF通过结合细胞特异性受体促进有丝分裂功能。在内皮和巨核细胞系都能检测到bFGF和VEGF受体。在与特异的受体结合前，Bfgf/VEGF和细胞表面的肝素样分子HSPG结合，后者作为低亲和力受体调节这两种受体和配体的结合，PF4可能通过其羧基末端的一个碱性氨基酸簇构成的主要肝素结合区竞争结合bFGF/VEGF，阻止bFGF/vEGF的内聚化和二聚化，从而破坏HSPG和FGF/VEGF相互作用，抑制细胞的生长。然而，长期以来观察到缺乏肝素亲和力的PF4类似物在体内仍具有抑制血管新生的能力，而含有PF4主要肝素结合区的P58～70片段在体内外实验中却不能干扰小鼠巨核细胞的生成，由此推测肝素结合位点并不是PF4抑制巨核细胞生成和血管新生的唯一因素。Han等发现PF4的另一条不依赖肝素的途径通过中心功能区而不是肝素结合序列来抑制造血，主要是抑制巨核细胞生成和血管新生，表明肝素结合位点并不对所有的血管新生都必要。通过化学因子结构功能相互关系的研究显示，位于7～9位和54～56位氨基酸的两个DLQ结构域（Asp-Leu-Gln）对于抑制髓系祖细胞增生的蛋白是必需的。因此，可以假设PF4首先与细胞表面的肝素类似因子相互作用引起该分子的构象改变，从而有助PF4的中心功能区与细胞接触，最终抑制此两类细胞的增生。

6. TSP-1　TSP-1是TSP家族的一员，为一个大分子量的（450kDa）同源三聚体的黏附性多糖蛋白，是血小板-α颗粒的主要成分，也存在于多种细胞，如内皮细胞、平滑肌细胞和成纤维细胞，在细胞激活时大量释放。TSP-1含有多个功能区，其中肝素结合位点尤为重要。TSP-1在细胞基质间和细胞间的相互作用方面十分重要，能够介导包括造血干细胞在内的许多细胞的黏附。目前研究显示，TSP-1与许多血小板来源的因子如PF4、β-血小板球蛋白和TGF-β相似，全长及其肝素结合区片段能够通过调节造血生长因子如TPO和bFGF的活性从而抑制巨核细胞生成，而且肝素能中和这种抑制反应。

TSP-1能抑制巨核细胞生成，也能抑制内皮细胞的形成，从而抗血管新生。完整的TSP-1和含有肝素结合肽段的TSP-1片段能抑制bFGF对内皮细胞刺激增生和迁徙的功能，也能抑制几种肿瘤动物模型或正常和病理状况的血管新生，其抗血管新生活性主要位于3个含60个残基的flg重复序列。因为结合HSPG是呈递bFGF到高亲和力的bFGF受体所必需的，可以推测竞争性结合bFGF的细胞表面的HSPG至少部分解释TSP-1及其片段的血管新生的抑制作用。目前发现TSP-1及采自flg重复肽段的肝素，其结合的特异性与bFGF相重叠。这些结果均表明TSP-1作为巨核细胞生成和血管新生的负性调节因子对两者有相似的作用机制。

7. TGF-β TGF-β属于多肽家族，且有与生长分化和炎症等相关的多种生物功能，其中对内皮细胞生长的抑制作用最为明显。然而，TGF-β对血管新生有双重效应：低浓度的TGF-β协同提高血管新生，而高浓度的TGF-β可降低VEGF或bFGF所诱导的体外内皮细胞的血管穿透性。虽然在体外TGF-β抑制其他促内皮细胞增生迁徙的血管因子的活性，但在体内能刺激血管新生，可能是因为TGF-β对各种细胞，如成纤维细胞和单核-巨噬细胞的趋化性不同，在组织中TGF-β通过不同的浓度梯度募集必需的结构细胞到血管新生位点。TGF-β作为血管性因子基因表达的强有力的刺激物对增加细胞分泌VEGF起主要作用，相对于单个细胞培养，这种效应在复杂组织中更为常见。在造血系统中，TGF-β是巨核细胞增生和多倍体化的强有力抑制物，抑制巨核细胞核内有丝分裂，对巨核细胞的作用呈现浓度和因子依赖性，表明TGF-β或者通过拮抗FGF和IL-3的功能起抑制作用，或者通过影响炎性细胞间接起刺激作用，主要抑制早期的而非晚期的生长因子。体外培养的巨核细胞分泌TGF-β并不对巨核细胞的多倍体化起自分泌的调节作用。

8. ECM 除了可溶性因子，ECM也能以独立或协同的方式影响细胞的功能。在ECM分子中，蛋白多糖广泛地与细胞因子和生长因子协同作用，通过核心蛋白以及黏多糖链和细胞因子相互作用，调节细胞因子和基质细胞表面受体间的作用，甚至黏多糖自身也具有因子的活性。

肝素和硫酸肝素是两种重要的黏多糖，ECM通过它们作为细胞因子和肝素结合因子联系的纽带，例如硫酸肝素蛋白多糖调节bFGF和它的受体之间的相互作用，稳定配体受体复合物，保护bFGF不被降解以及有助于bFGF的二聚体化。在这些ECM结合的细胞因子中，bFGF、c-kit配体和GM-CSF是促进巨核细胞生成的正性调节因子，而TGF-β是强有力的负性调控因子。同时肝素和硫酸肝素也是非常重要的血管新生调节物，两者通过与细胞结合调节细胞对血管性因子FGF、VEGF、PF4和TSP-1的反应。

从上述对巨核细胞和内皮细胞共同的抗原以及巨核细胞生成和血管新生的共同调节因子的总结，表明这两类细胞在发育过程的相似性和在功能上可相互作用。巨核细胞和内皮细胞很有可能来自同一前体细胞。进一步深入研究两者的细胞抗原和相关基因，以及影响两者发育的共同因子，可以增加我们对巨核细胞系和血管性疾病，尤其是涉及血管新生的病理机制以及两者之间相互关联的理解，有利于在未来针对这些疾病发展新的治疗策略。

（韩忠朝 陈芳）

参考文献

1. Raslova H, Roy L, Vouc'h C, et al. Megakaryocyte polyploidization is associated with a functional gene amplification. Blood, 2003, 101: 541
2. Ahmad R, Menezes J, Knafo L, et al. Activated human platelets express Fas-L and induce apoptosis in Fas-positive tumor cells. J Leuk Biol, 2001, 69: 123
3. Fujiki H, Kimura T, Minamiguchi H, et al. Role of human interleukin-9 as a megakaryocyte potentiator in culture. Exp Hematol, 2002, 30: 1373
4. Kaushansky K. Thrombopoietin and the hematopoietic stem cell. Ann N Y Acad Sci, 2005, 1044: 139
5. Pick M, Eldor A, Grisaru D, et al. Ex vivo expansion of megakaryocyte progenitors from cryopreserved umbilical cord blood. A potential source of megakaryocytes for transplantation. Exp Hematol, 2002, 30: 1079
6. Bruno S, Gunetti M, Gammaitoni L, et al. In vitro and in vivo megakaryocyte differentiation of fresh and ex-vivo expanded cord blood cells: rapid and transient megakaryocyte reconstitution. Haematologica, 2003, 88: 379
7. Ivanovic Z. Interleukin-3 and ex vivo maintenance of hematopoietic stem cells: facts and controversies. Eur Cytokine Netw, 2004, 15: 6
8. Chaneun Nam, Adam J. Case, Bruce S. et al. The Role of Vasoactive Intestinal Peptide (VIP) in Megakaryocyte Proliferation. J Mol Neurosci, 2009, 37: 160
9. Bord S, Frith E, Ireland DC, et al. Estrogen stimulates differentiation of megakaryocytes and modulates their expression of estrogen receptors alpha and beta. J Cell Biochem, 2004, 92: 249
10. Simon W. Fox a, Timothy J. C, et al. The effect of oestrogen on megakaryocyte differentiation and platelet counts in vivo International Journal of Cardiology, 2006, 109: 359

11. Matsumura I, Kanakura Y. Molecular control of megakaryocytopoiesis and thrombopoiesis. Int J Hematol,2002,75:473
12. Zan Huang, Louis C. Dore, Zhe Li, et al. GATA-2 Reinforces Megakaryocyte Development in the Absence of GATA-1. Moleculer and Cellular biology, 2009,5168
13. Chang AN, Cantor AB, Fujiwara Y, et al. GATA-factor dependence of the multitype zinc-finger protein FOG-1 for its essential role in megakaryopoiesis. Proc Natl Acad Sci USA,2002,99:9237
14. Gaines P, Geiger J N, Knudsen G, et al. GATA-1 and FOG-dependent activation of megakaryocytic alpha Ⅱ B gene express! on. J Biol Chem,2000, 275:34114
15. Wang X, Crispino JD, Letting DL, et al. GA. Control of megakaryocyte-specific gene expression by GATA-1 and FOG-1: role of Ets transcription factors. EMBO J,2002,21:5225
16. Hart A, Melet F, Grossfeld P, et al. Fli-1 is required for murine vascular and megakaryocytic development and is hemizygously deleted in patients with thrombocytopenia. Immunity,2000,13:167
17. Holmes ML, Bartle N, Eisbacher M, et al. Cloning and analysis of the thrombopoietin-induced megakaryocytespecific glycoprotein Ⅵ promoter and its regulation by GATA-1, Fli-1, and Sp1. J Biol Chem, 2002,277:48333
18. Eisbacher M, Holmes ML, Newton A, et al. Protein-protein interaction between Fli-1 and GATA-1 mediates synergistic expression of megakaryocyte-specific genes through cooperative DNA binding. Mol Cell Biol,2003,23:3427
19. Pilar Frontelo, Deepa Manwani, Mariann Galdass, et al. Biekerl Novel role for EKLF in megakaryocyte lineage commitment. Blood,2007,110:3871
20. Mattias Magnusson, Ann C. M. Brun, et al. HOXA10 is a critical regulator for hematopoietic stem cells and erythroid/megakaryocyte development. Blood,2007,109:3687
21. Folkman J. Fundamental concepts of the angiogenic process. Curr Mol Med,2003,3:643
22. Liang D, Chang JR, Chin AJ, et al. The role of vascular endothelial growth factor (VEGF) in vasculogenesis, angiogenesis, and hematopoiesis in zebrafish development. Mech Dev,2001,108:29
23. Hattori K, Dias S, Heissig B, et al. Vascular endothelial growth factor and angiopoietin-1 stimulates postanatal hematopoiesis by recruitement of vasculogenic and hematopoietic stem cells. J Exp Med, 2001,193:1005
24. Suda T, Takakura N. Role of hematopoietic stern cells in angiogenesis. Int J Hematol,2001,74:266
25. He R, Liu B, Yang C, et al. Inhibition of K5 6 2 leukemia angiogenesis and growth by expression of antisense Vascular endothelial growth factor (VEGF) sequence. Cancer Gene Ther,2003,12:879
26. Qabar AN, Bullock J, Matej L, et al. Expression and characterization of novel thrombospondin l type repeat fusion proteins. Biochem J,2000,346:147

第115章

血小板结构、生成、转归及其调节

血小板为无核细胞，具有独特的表面膜蛋白、细胞器和内容物。血小板来源于巨核细胞。血小板的生成受到刺激机制和抑制机制的调节。本章将就此进行探讨，同时扼要阐述血小板转归。

第一节　血小板的超微结构

正常状态下的血小板呈两面微凸的圆盘状，平均直径2～3μm，平均体积为8μm^3。血小板为无核细胞，在光学显微镜下无特别结构，但用电子显微镜，如透射和扫描电镜、冰冻蚀刻、电镜细胞化学和放射自显影等可观察到复杂的超微结构。

一、血小板的表面结构

正常血小板表面光滑，可见到一些小的凹陷结构，为开放管道系统(open canalicalar system，OCS)在血小板的表面开口。OCS是血小板凹入细胞质内形成的曲折管道系统。

血小板的表面结构主要由细胞外衣与细胞膜组成。血小板细胞外衣主要由各种糖蛋白(glycoprotein，GP)，如GPⅠa、GPⅠb、GPⅡa、GPⅡb、GPⅢa、GPⅣ、GPⅤ、GPⅥ与GPⅨ，以及这些糖蛋白的糖链部分组成。

在透射电镜下，血小板膜与其他血细胞相似，呈典型的三层结构，厚度为7.5nm左右。冰冻蚀刻研究表明，血小板膜内颗粒数比红细胞少，分布也不同，这种颗粒代表了膜类脂双分子层的蛋白质，其中包含了多种酶及各种受体，如血栓素受体、胶原受体、凝血酶受体、肾上腺素受体等，这些物质在血小板激活中起着重要作用。血小板细胞膜中有Ca^{2+}通道、钠泵(Na^+-K^+-ATP酶)和阴离子泵，维持了细胞内外的离子浓度梯度。血小板第3因子(PF3)也位于细胞膜中，在血液凝固反应中起催化作用。因此，血小板的表面结构不仅是把血小板内外环境隔开的界膜，而且在完成细胞功能上有重要的意义。

二、血小板的溶胶-凝胶区

血小板内侧有3种细丝状结构：微管、微丝和膜下细丝。这些物质构成了血小板的骨架与收缩系统，在血小板的变形、颗粒成分释放、伸展和血块收缩中起着重要的作用。

微管是一种非膜性管道结构，呈环形排列于血小板四周，有8～24层，每层直径25nm左右。构成微管的主要成分是微管蛋白，是由两种结构基本相同的单体(微管蛋白A和B)聚合而成的二聚体。

微丝是一种实心的细丝状结构，在静止状态下的血小板中一般看不到微丝。当血小板被激活时，细胞基质中出现大量微丝。微丝中主要含有肌动蛋白(actin)细丝，直径5nm左右，另外有少量短的肌球蛋白(肌凝蛋白，myosin)粗丝，两者比例为100∶1。肌动蛋白是血小板中含量最丰富的蛋白质，占总蛋白量的15%～20%，分子量为42kDa。在血小板中存在着许多与肌动蛋白的聚合、交联成束或膜连接相关的蛋白质(表115-1)。

调节肌动蛋白聚合的蛋白质有外廓蛋白(profilin)、凝溶蛋白(gelsolin)和P235蛋白。帮助肌动蛋白交联成束的蛋白为肌动蛋白结合蛋白(ABP)。ABP在溶液中以二聚体形式存在。它能从肌动蛋白的终端促使聚合并交联成束，在未活化的血小板中ABP分布在整个细胞中，激活时集中在伪足部分，因此与伪足束状肌动蛋白微丝的形成有关。

血小板的踝蛋白(talin)、收缩蛋白(spectrin)与结合蛋白(vinculin)使肌动蛋白微丝与膜相连接。

表 115-1　血小板的细胞骨架蛋白

蛋　　白	分子量(kDa)	功　　能
微管蛋白	110(二聚体)	组成微管
肌动蛋白	42	组成微丝,收缩作用
外廓蛋白	16	稳定肌动蛋白单体
凝溶蛋白	91	调节肌动蛋白的凝聚
P235	235(二聚体)	类似外廓蛋白
肌动蛋白结合蛋白	25(二聚体)	使肌动蛋白微丝交联成束
α 辅肌动蛋白	100	在膜上连接肌动蛋白微丝
结合蛋白(vinculin)	130	膜连接作用
肌球蛋白	500	收缩作用
重链	200×2	
轻链 1	20×2	
轻链 2		
原肌球蛋白	16×2	
α 链	28. 5	组成稳定的肌动蛋白微丝
β 链	28. 5	

另外,α-辅肌动蛋白(α-actinin)也在肌动蛋白微丝与膜的连接中起桥梁作用,并能加强 ABP 的功能。血小板中肌球蛋白含量很少,只占总蛋白的 1% ~ 2%,由两条分子量为 200kDa 的重链与两对分子量 20kDa 与 16kDa 的轻链组成。重链大部分形成螺旋,构成肌动蛋白的杆部,其他部分与轻链构成肌动蛋白的头部。

三、血小板的细胞器和内含物

在电子显微镜下,可见血小板有许多细胞器,其中最重要的是各种颗粒成分,如 α 颗粒、致密颗粒(δ 颗粒)与溶酶体(λ 颗粒)等(表 115-2)。

表 115-2　血小板颗粒的内含物

致密颗粒	α 颗 粒	溶 酶 体
ADP	血小板第 4 因子(PF4)	酸性水解酶
ATP	β-血小板球蛋白(β-TG)	组织蛋白酶
5-羟色胺	血小板衍生生长因子(PDGF)	
Ca^{2+}	转化生长因子-β(TGF-β)	
焦磷酸盐	凝血酶敏感蛋白(TSP)	
	纤维蛋白原	
	纤维连接蛋白(FN)	
	玻璃连接蛋白(VN)	
	胶原组织活化肽Ⅲ(CTAPⅢ)	
	FV	
	FⅧ/vWF	
	FⅧ	
	PAI-1	
	蛋白 S	

（一）α颗粒

每个血小板中有十几个α颗粒。颗粒呈圆形，直径0.15～0.30pm，外有界膜包围，内容物呈中等电子密度，有时中央密度稍高。α颗粒是血小板中可分泌的蛋白质的主要储存部位。

PF4和β-TG都是血小板特异的蛋白质，PF4在α颗粒中与一种蛋白聚糖形成分子量为350kDa的复合物，并以此形式释放出来。PF4亦能与内皮细胞表面的硫酸乙酰肝素结合，减慢凝血酶的灭活过程而促进血栓形成。β-TG的分子量为35.8kDa，亦由4个亚单位形成，每个亚单位有81个氨基酸残基。β-TG对肝素的亲和活性较低，与内皮细胞的结合力亦较低。

TSP是α颗粒的主要糖蛋白，占血小板总蛋白量的3%，占血小板分泌蛋白量的25%。TSP主要由血小板构成，但内皮细胞、成纤维细胞等也合成少量的TSP。

FN为α颗粒的成分之一，但不是血小板的特异蛋白，体内许多细胞都可以分泌FN。血小板中含FN3～4μg/10^9血小板，为二聚体。未活化的血小板膜表面很少有FN，当血小板被胶原或凝血酶刺激后，FN从α颗粒释放并结合到膜表面，介导了血小板对胶原的黏附反应。

PDGF存在于α颗粒中，但含量很低，仅50ng/10^9血小板，分子量30kDa，等电点为10.0。在凝血酶作用下PDGF从血小板释放，在纳克（ng）水平即可刺激成纤维细胞与肌细胞的生长与分裂，这在动脉粥样硬化的发生、发展过程中有重要意义。此外，PDGF能与肝素结合，并促进单核细胞的化学趋化。

（二）致密颗粒

致密颗粒比α颗粒小，直径250～300nm，每个血小板中有4～8个致密颗粒。致密颗粒的内容物有很高的电子密度，在颗粒内容物与界膜之间有一层透亮的间隙。

致密颗粒的高电子密度是由于含有较多的钙造成的，Ca^{2+}约有284×10^{-17}mol。血小板中含有ATP与ADP，两者的比值为2∶1，但由于血小板中80%的ADP贮存在致密颗粒中，因此颗粒内ATP与ADP的比值为0.8左右。血小板活化时从致密颗粒释放出大量的ADP，是导致血小板聚集的一个重要途径。

血小板能通过特异的转移部位从血浆中主动摄取5-羟色胺（5-HT），然后贮存于致密颗粒中，其浓度为8.7×10^{-19}mol。5-HT在致密颗粒中与ATP、Ca^{2+}或Mg^{2+}组成大分子复合物，受凝血酶刺激时5-HT和ATP以同样的比例从血小板中释放出来。

（三）溶酶体

溶酶体在血小板中数目较少，外有界膜包围，在形态上很难与颗粒区别开来，可通过电镜细胞化学的方法加以鉴别。溶酶体中含有组织蛋白酶D、E、O等，并含有十多种酸性水解酶，其中包括芳香族硫酸酯酶、β-N-乙酰氨基葡糖苷酶、β-甘油磷酸酶、β-葡糖醛酸酶和β-半乳糖苷酶等，溶酶体是细胞的消化装置。血小板中除了上述颗粒外，还有线粒体、少量过氧化酶小体、内质网、小泡和高尔基膜囊结构等。

（四）血小板的特殊膜系统

血小板有两种特有的膜系统，即开放管道系统（open canalicular system, OCS）和致密管道系统（dense tubular system, DTS）。OCS是血小板表面凹陷入血小板内部所形成的曲折管道系统，在切面上呈各种大小不等的透明管泡状结构。OCS大大增加了血小板与血浆接触的表面积，提供了各种物质进入血小板深部的通道。同时，OCS又是血小板向外分泌物质的通道，在释放反应中血小板颗粒内容物经OCS排出到细胞外。

DTS的管道较OCS细，不与外界相通，其内容物的电子密度与周围细胞质相近。DTS分散地分布在细胞质中，有的管道位于环形微管附近，可能与环形微管的形成和稳定有关。DTS具有过氧化物酶的活性，并是前列腺素合成酶所在部位，参与了前列腺素代谢过程。

四、血小板膜糖蛋白

血小板膜含有多种蛋白质，这些蛋白质往往连接大量的糖链而成为糖蛋白。主要的血小板糖蛋白及其结构、功能特征见表115-3。按照蛋白质结构、功能和配体性质，将之归入一些大的基因家族，支持止血及血栓形成的血小板膜受体包括整合素（integrin）基因家族、富含亮氨酸（leucine-rich）糖蛋白基因家族、选择素（selectin）基因家族和免疫球蛋白基因家族。

（一）富含亮氨酸糖蛋白基因家族受体

GPⅠb-Ⅸ-Ⅴ复合物是血小板主要糖蛋白之一，是异质多聚体，GPⅠb由GPⅠbα（CD42b）、GPⅠbβ（CD42c）以二硫键相连而成、与GPⅨ以1∶1比例组成复合物，GPV以1∶2分子比例参与复合物形成（图115-1）。每个血小板上约有25 000个GPⅠb-Ⅸ-Ⅴ复合物分子，主要分布于血小板表面，极少数位于OCS。它们是富含亮氨酸的超家族成员，并参与细胞信号传导、细胞黏附和细胞生长发育。GPⅠbα含糖量占总分子量的60%，由610个氨基酸组成，其中485个氨基酸位于膜外侧，构成膜表面糖蛋白的主要部分，跨膜段约29个氨基酸，余下100个氨基酸位于膜内侧；GPⅠbβ也为跨膜蛋白，膜外侧、跨膜段及膜内侧的氨基酸分别为122个、25个和34个。

表 115-3 主要的血小板糖蛋白

名称	亚单位	分子量（kDa）	生化特征	功能特征
GPⅠb-Ⅸ	GPⅠbα	135	含糖丰富，属富含亮氨酸蛋白家族成员，GPⅠbα 对蛋白酶敏感	VWF、凝血酶受体，与膜骨架的连接结构
	GPⅠbβ	25		
	GPⅨ	22		
VLA2	α2	160	整合素家族成员	Ⅰ型Ⅳ型胶原受体
（α2β1）	β1	130		
VLA5	α5	148	整合素家族成员	FN 受体
（α5β1）	β1	130		
VLA6	α6	148	整合素家族成员	层黏蛋白（LN）受体
（α6β1）	β1	130		
GPⅡb-Ⅲa	GPⅡbα	125	整合素家族成员	纤维蛋白原、VWF、FN 及 Fva 受体
（αⅡbβ3）	GPⅡbβ	22	钙依赖性复合物	
	GPⅢa	95		
GPⅣ		88	凝血酶的主要底物	TSP 受体不明
GPⅤ		82	附膜蛋白	
GPⅥ		62		
PECAM-1		150	免疫球蛋白家族成员	可能参与细胞黏附
P-selsctin		140	选择素家族成员	Lewis X 氨基多糖受体参与细胞黏附

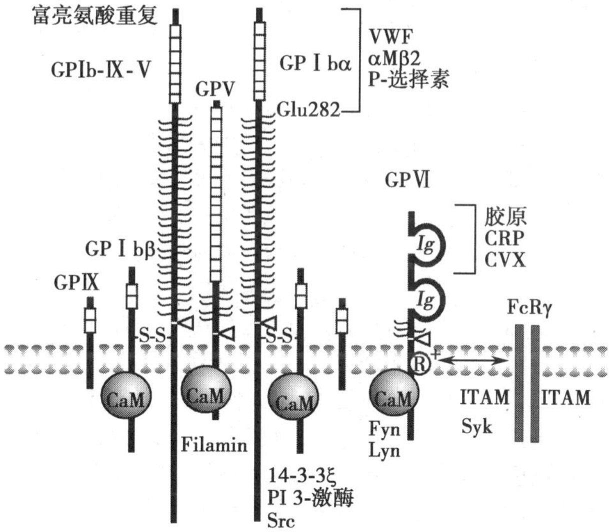

图 115-1 GPⅠb-Ⅸ-Ⅴ复合物结构示意图

目前已明确 GPⅠb-Ⅸ-Ⅴ复合物的主要功能有：

（1）vWF 受体功能：在正常人血循环中血浆 vWF 不能直接与复合物结合，只有当 vWF-A3 区与血管破损处的内皮下胶原结合时，vWF 发生构型改变，vWF-A1 区才能与 GPⅠbα 的氨基端 His1-Glu282 结合。

（2）凝血酶受体功能：凝血酶高亲和力结合位点位于 GPⅠbα 的氨基端 His1-Glu282 上，一个在阴离子化的硫酸化 Tyr 序列（Tyr272-Leu282），另一个在富含亮氨酸序列的羧基端侧翼片段。

（3）维持血小板结构的完整性：GPⅠb-Ⅸ-Ⅴ复合物是血小板膜骨架和血小板膜间主要的附着物，在静息血小板，70%以上的 GPⅠb-Ⅸ-Ⅴ与膜骨架相连，GPⅠα 羧基端是血小板膜骨架中最主要的膜蛋白 ABP 的结合部位，两者结合是特异的。GPI 与 vWF 结合需要完整和骨架蛋白存在，无骨架蛋白网的血小板，缺乏与 vWF 的结合能力。

（二）整合素家族受体

整合素家族是一个大的膜受体家族，整合素是α和β两种进化保守的Ⅰ型跨膜糖蛋白借非共价键所组成的异源二聚体。在血液系统中，整合素促进内皮细胞对内皮下基质的黏附，参与血管发生过程中内皮细胞的迁移和炎症发生过程中白细胞在内皮细胞中的黏附、迁移，介导血管损伤过程中血小板对暴露的内皮下组织的黏附、聚集及血栓形成。整合素也直接参与血栓性疾病、慢性炎症、肿瘤细胞转移等一系列病理过程。

GPⅡb/Ⅲa属于整合素受体家族（αⅡbβ3），是血小板上含量最丰富的膜糖蛋白，是Ca^{2+}依赖性二聚体复合物。GPⅡb与GPⅢa两种糖蛋白在膜上以1∶1构成复合物，在静息血小板中，复合物的分子数约为50 000/血小板，该复合物为一个完整的功能单位，EDTA等Ca^{2+}螯合剂可使之解离，一旦解离受体的功能也随之丧失。因此，复合物的三级结构对受体功能有极大影响，其构型的改变是调节GPⅡb/Ⅲa功能状态的主要机制。

GPⅡb分子量为136kDa，由重链GPⅡbα和轻链GPⅡbβ以二硫键连接而成。GPⅡbβ由胞质外区域、跨膜螺旋区域及20个氨基酸组成的胞质尾三部分构成，GPⅡbα通过二硫键与GPⅡbβ胞质外区域连接并完全暴露于血小板膜外。研究还显示GPⅡb313-332序列在血小板激活，纤维蛋白原（Fg）与GPⅡb/Ⅲa的结合及GPⅡb/Ⅲa内向信号传导过程中起重要作用。

GPⅢa分子量为90kDa，是一富含半胱氨酸的单链蛋白，由762个氨基酸组成，分为氨基端疏水区，跨膜区及胞质区3部分。GPⅢa的A区域包含2个或3个二价离子结合位点，其中包括1个金属离子依赖型黏附区域（MIDAS），与配体的结合密切相关。

GPⅡb与GPⅢa在复合物状态下能表达血小板多种受体功能，所联结的配体包括纤维蛋白原、纤维连接蛋白（Fn）、玻璃连接蛋白、vWF等黏附蛋白分子。GPⅢa是结合这些配体的主要受体。经研究证明，纤维蛋白原与GPⅢa至少有两个结合部位，即纤维蛋白原α链上含RGD的肽段和纤维蛋白原r链C端十二肽段。GPⅡb/Ⅲa与上述黏附蛋白分子的结合是在血小板活化后才发生的，在静息血小板中并无此结合作用。

在电镜下，GPⅡb/Ⅲa复合物由3个决定区：一个球形结构及由其向两侧延伸的两条细丝。各复合物组合在膜脂质时，其球形结构离开脂质体，而两条细丝结构则嵌合在脂质中。细丝结构可能系GPⅡb链及GPⅢa羧基端，而球形结构则为GPⅢa氨基端及GPⅡa链组成的复合物，纤维蛋白原、纤维连接蛋白（Fn）、vWF等黏附蛋白则与该复合物结合。

（三）选择素基因家族受体

血小板P-选择素（P-selectin，GMP-140，PADGEM，CD62P）。P-选择素是一个富含半胱氨酸，高度糖化的蛋白质，分子骨架由一条多肽链构成，分子量为140kDa，还原后分子量不变。P-选择素全长为830个氨基酸，从N-端开始的41个氨基酸具有疏水性，代表蛋白质的信号肽，其后的789个氨基酸为成熟跨膜型的P-选择素，从多肽链的N端开始，依次为一个植物凝集素（lectin）区，一个表皮生长因子（EGF）区，九个重复的补体调节蛋白序列，一个跨膜区和一个胞质区。其中Lectin区为P-selectin的主要功能部位，参与细胞间的相互作用，而EGF区支撑Lectin区的空间结构。P-选择素在蛋白质水平上有两种存在形式，其一是具有跨膜区域的整合型，主要存在于静止血小板的α颗粒上和活化血小板的质膜上，也可存在于血管内皮细胞的棒管状小体（Weibel-Palade）和巨核细胞上。静止血小板膜表面平均每个血小板仅表达700个P-选择素分子，如果被凝血酶等活化，血小板内的α颗粒通过OCS与质膜融合，使平均每个血小板质膜上表达$(1.0\sim1.3)\times10^4$个P-选择素分子，故P-选择素在血小板质膜上的表达或其阳性血小板的百分率的增加被认为是活化血小板的特异性标志物。另一种则是缺乏跨膜区域的分子，称可溶性P-选择素（sP-selectin），血小板活化时sP-selectin释放到血浆中，因此P-选择素是反映血小板活化的分子标志。

（四）腺苷二磷酸受体

腺苷二磷酸（ADP）是人体内重要的血小板诱导剂。ADP受体属嘌呤类受体（P_2受体），可分为二类：一类为G蛋白耦联的P_2Y，另一类为配体门控离子通道的P_2X_1。人类P_2Y_1受体含373个氨基酸，具有典型的G蛋白耦联受体的结构特征，P_2Y_{12}受体为Gi蛋白耦联的ADP受体，该受体缺陷的患者存在通过Gi相关的ADP诱导的血小板先天缺陷。P_2X_1受体参与ADP诱导的血小板的Ca^{2+}快速内流，属ATP门控通道，为介导快速（10ms内）和选择性的阳离子通道。人P_2X_1受体含399个氨基酸。

P_2Y_1和P_2Y_{12}可分别激活Gq和Gi途径，这对于ADP诱导的血小板聚集是必须的，对任一受体的抑制均可阻断聚集。P_2Y_1受体在早期血小板活化中起作用，参与血小板形态改变；P_2Y_{12}受体对于聚集具有协同放大作用,参与了 ADP 对于血小板的刺激过程。

(五) 胶原受体

1. GPⅠa-Ⅱa 复合物(VLA-2,α2β1,CD49b/CD29)　GPⅠa 亚单位参与胶原的结合,Mg^{2+} 是结合必需的。可能机制是血小板首先通过其 GPⅥ黏附至胶原,血小板被活化后,GPⅠa-Ⅱa 构象改变,与胶原亲和力增加。但在高剪切力下,GPⅠa-Ⅱa 和 GPⅥ的作用不足以使血小板黏附至胶原,必须有 GPⅠb 和 VWF 的参与。在受损血管处,GPⅠb 和 VWF-胶原的结合使血小板在内皮下滚动直至牢固黏至内皮下。

缺乏 GPⅠa 的血小板则出现缺乏黏着在胶原表面能力及对胶原诱导的血小板缺乏聚集反应。

2. GPⅥ(GPⅢb,CD36)　GPⅥ为Ⅰ型单链跨膜糖蛋白,分子量为 62kDa,属免疫球蛋白超家族成员,它与 Fcγ 链形成复合物,参与胶原结合。GPⅥ基因,编码 319 个氨基酸残基和 20 个氨基酸信号肽,分子结构分为胞外区、跨膜区和胞内区。胞外区有 2 个免疫球蛋白样结构域和含多个 O 糖基化位点的黏蛋白样富含丝/苏氨酸区域,为分子的空间活动提供一定的柔韧度;位于 GPⅥ跨膜区 19 个氨基酸中第 3 位带正电荷的精氨酸与免疫球蛋白 Fc 受体 γ 链跨膜区的天门冬氨酸残基以盐键相连,组成受体复合物;胞内区含 51 个氨基酸,不含酪氨酸残基,但含有 2 个独特序列,一个是靠近跨膜区富含碱性氨基酸的区域,能与钙调蛋白结合;另一个是位于中部的富含脯氨酸基序,可选择性与 Src 家族酪氨酸激酶 Fyn 和 Lyn 的 SH3 区结合。

第二节　血小板生成及调节

巨核细胞由干细胞分化而来,经过混合巨核细胞祖细胞、早期巨核细胞祖细胞、巨核细胞祖细胞,最后转变为成熟巨核细胞。

巨核细胞在祖细胞及早期未成熟阶段为二倍体细胞,随着细胞成熟,细胞核的分裂形成了 4、8、16、32 和 64N 的多倍体细胞。在巨核细胞中,核的多倍体化的成熟早于胞质,其中有些巨核细胞在 DNA 合成停止时,其胞质处于未成熟或开始成熟阶段。胞质成熟过程中,胞质体积大量增加,界膜系统形成,细胞内出现大量的颗粒,最后胞质的分割断裂而形成最初的前血小板。

成熟血小板的 α 颗粒内容物,如血小板第 4 因子、β-血小板球蛋白、血小板糖蛋白Ⅱb/Ⅲa 均来自巨核细胞。这些物质在巨核细胞祖细胞阶段已形成,因此也可以作为识别巨核细胞发育阶段的标志物。巨核细胞能被识别的阶段是 8 倍体之后。8 倍体的巨核细胞向着两个方向发展。一方面,细胞的 DNA 继续分化成 16、32、64N;另一方面,8N、16N、32N 及 64N 的巨核细胞停止分化,而向成熟方向发展,形成大量胞质。因此,血小板的生成可来源于不同倍体的成熟巨核细胞,8 倍体可能是生成血小板的最早阶段的巨核细胞。在人体中,巨核细胞数量为 $(61±0.7)×10^8$/kg 体重,平均体积为 4700±100fl,流式细胞仪测得的直径范围为 10～65μm,在各种多倍体的巨核细胞中,以 16N 细胞居多,为 46%～70%。

血小板来源于巨核细胞,在骨髓内成熟的巨核细胞伸出含有细胞器的突起进入空腔,断裂后形成 25μm×120μm 的前血小板,每个巨核细胞可生成 6～8 个前血小板。前血小板在形态上不同于正常血小板,其微管和致密管道呈随机分布,离开骨髓静脉窦后,可能在肺、脾内经过一个尚不清楚的机制形成了正常循环血小板。血小板也可由肺组织中的巨核细胞形成。有人认为这部分的巨核细胞系来源于骨髓。由肺巨核细胞生成的血小板约为总数的 7%。每个巨核细胞产生的血小板数目说法不一,最低为 200 个,最多为 8000 个,生成的血小板大约 1/3 储存在脾脏。脾脏与循环中的血小板存在自由交换。

血小板的生成受到刺激机制和抑制机制的调节。至少有两种刺激因子被描述。一是巨核细胞集落刺激因子(MK-CSF)调节巨核细胞系祖细胞增殖;二是血小板生成素(thrombopoietin,TPO)调节巨核细胞成熟,而促进血小板生成。血小板生成素由 332 个氨基酸组成,含两个功能区,即 153 个氨基酸组成的 N-端(组成与 EPO 相似)和 179 个氨基酸的 C-端,在 SDS-PAGE 中显示 18kDa、28kDa 及 30kDa 蛋白区带,有刺激血小板和巨核细胞生成的作用。TPO 是一种激素调节因子,它们具有调节血小板和巨核细胞的生成作用,其分泌受外周血血小板数量的影响,与血小板数呈负相关。TPO 需通过其受体 C-Mpl 起作用。在缺乏 C-Mpl 受体的小鼠中,虽则血液中的 TPO 的浓度增高,但巨核细胞及血小板却下降了 85%,而其他造血细胞正常。这表明了 C-Mpl 是血小板生成素的特异受体。C-Mpl 是属于细胞因子超家族的成员,其分子结构上含有类似红细胞生成素受体及粒细胞克隆刺激因子受体的分子序列。

近年来也发现具有上述刺激作用的一些细胞生长因子,譬如白细胞介素-3、白细胞介素-6、粒细胞-

巨噬细胞集落刺激因子(GM-CSF)和红细胞生成素(EPO),这些因子分别来源于T淋巴细胞、内皮细胞、成纤维细胞、单核细胞、巨噬细胞或肾脏细胞。这些因子对巨核细胞生成血小板的刺激作用并非特异,常是通过多种途径的。譬如,白介素-3主要刺激巨核细胞的增殖,而白介素-6则加速巨核细胞成熟分化增加血小板的生成,这两种白介素在加速血小板生成中有协同作用。最近也发现纤维细胞生成因子(FGF)也能刺激巨核细胞集落形成,白介素-1、白介素-11也能非特异地刺激巨核细胞生成血小板作用。

血小板的生成受着自身反馈机制及组织因子的控制。抑制血小板生成的因子主要来源于血小板本身,譬如血小板第4因子、α-血小板球蛋白及其前体、结缔组织活化肽3、β-转化生长因子等,它们通过抑制巨核细胞生长或抑制巨核细胞系的祖细胞而抑制血小板生成。由巨噬细胞和T细胞产生的α和γ干扰素有抑制巨核细胞生成的作用。刺激因子及抑制因子目前已在治疗血小板减少或增多的疾病中应用。

第三节 血小板寿命和归宿

一、血小板寿命

用于血小板寿命的测定方法分成两类:核素法与非核素法。

^{51}Cr能与腺核苷酸、肌动蛋白和肌球蛋白结合而定位于胞质与线粒体内,用于体外测定,但特异性差,特别在血小板减少的患者中,故而限制使用范围。^{32}P与血小板酶中的丝氨酸残基结合而定位于膜与开放管道,可用于体内或体外测定。用^{51}Cr标记法测得的人血小板寿命为9~12天。在正常状态下,血小板生成与破坏处于动态平衡状态,血小板的每天更新率约为$(35±43)×10^9/L$。

二、血小板归宿

脾脏是血小板主要的归宿部位。根据放射活性体表扫描,无功效和衰老血小板从血循环廓清后,30%~55%被脾脏扣留,30%~45%在肝脏,而骨髓及淋巴结中占3%~15%。在无脾状态下,70%~90%扣留在肝脏,而骨髓及其他部位占25%。

在人体中,血小板在维持血管完整性存在着恒定的丢失,其丢失的速度为$(7~10)×10^9/L$。在血小板减少的大鼠中,注射^{35}S标记的血小板,见血小板黏附在血管壁内膜上,并在30分钟内掺入到血管内膜,表明了血小板存在着正常利用中的丢失。在病理状态下,譬如血小板受ADP、5-HT、肾上腺素、凝血酶、胶原、抗原抗体复合物、细菌或病毒的作用,可以诱发血小板聚集。纤维蛋白原则参与稳固血小板聚集体的作用。这些聚集体通过单核吞噬细胞系统而清除。

血管壁的损伤可致使血小板寿命缩短,它可能是内皮细胞释放的t-PA致使纤溶酶原转化为纤溶酶,后者则能水解血小板膜表面糖蛋白分子的膜外侧段。GPⅠbα对蛋白酶极为敏感,能被循环中纤溶酶、胰蛋白酶、弹性蛋白酶等水解释放出氨基端糖盏蛋白(GC),成为可溶性GC(sGC),一旦血小板受到体内生理或病理因子刺激后使血小板活化或破坏,膜表面唾液酸或唾液酸糖蛋白丢失的血小板其寿命缩短。在动物实验中已证明,血小板表面唾液酸分子的丢失或细胞与非免疫性IgG结合量的增高是导致血小板从循环中被加速清除的主要原因。受少量抗体作用的血小板在脾脏中被缓慢地清除,当存在大量抗体时,快速破坏的血小板主要部位发生在肝脏。譬如在慢性原发性血小板减少性紫癜(ITP)中,血小板在脾脏中被缓慢地破坏,而在重度ITP中,血小板快速在肝脏破坏。

(赵益明 阮长耿)

参考文献

1. Xiong J P, Stehel T, Diefenbach B, et al. Crystal structure of the extracellular segment of integrin αVβ3. Science, 2001, 294: 339
2. Mitsios JV, Tambaki AP, Abatzis M, et al. Effect of synthetic peptides corresponding to residues 313-332 of the alpha Ⅱb subunit on platelet activation and fibrinogen binding to alpha Ⅱb beta. Eur J Biochem, 2004, 271: 855
3. Vinogradova O, Velyvis A, Velyviene A, et al. A structural mechanism of integrin aⅡbβ3 "Inside-Out" activation as regulated by it s cytoplasmic face. Cell, 2002, 110: 587
4. Larkin D, Murphy D, Reilly DF, et al. IC1n, a novel-integrinalpha Ⅱb beta3 associated protein functionally regulates platelet activation. J Biol Chem, 2004, 279: 27286
5. Xiong JP, Stehle T, Zhang R, et al. Crystal structure of the extracellular segment of integrin αvβ3 in complex with an Arg-Gly-Asp ligand. Science, 2002, 296: 151
6. Schrezenmeier H, Griesshammer M, Hornkohl A, et

al. Thrombopoietin Serum levels in patients with aplastic anemia: correlation with platelet count and persistent elevation in remission. Br J Haematol, 1998,100:571-576

7. Berndt MC, Karunakaran D, Gardiner EE, et al. Programmed autologous cleavage of platelet receptors. J Thrombo. Haemosta, 2005, 5:212-219
8. Clemetson KJ, Clemetson JM. Platelet collagen receptors. Thromb Haemost, 2001, 86:189-197
9. Balasubrmanlan K, Schroit AJ. Aminophospholipd asmetry: a matter of life and death. Annu Rev Physiol, 2003, 65:701-734

第116章

血小板功能与活化的分子学基础

血小板的主要功能是参与正常的止血功能和防止外伤后的血液丢失。在正常循环血液中，血小板处于静息状态，而在某些生理或病理状态下，血小板可被活化，发生变形、黏附、聚集、释放反应以及参与凝血功能等。血小板活化也像机体的其他细胞效应一样，始于细胞膜接受刺激，通过调节蛋白和第二信使的信号跨膜转导，最后产生效应，完成其生物学功能。本章将对上述几方面进行阐述。

第一节　血小板功能

一、血小板黏附功能

血小板与非血小板表面的黏着称之为血小板黏附作用，它是血管受损后参与正常止血的最初反应。血小板参与黏附反应的机制除与血液流变学因素有关外，主要有三个成分起作用：血小板膜糖蛋白、vWF和内皮下组织。

参与黏附反应的血管内皮下成分主要是胶原纤维，但在大血管中则包括在微纤维上的黏附，其中Ⅰ、Ⅲ、Ⅳ型胶原对流动状态下的血小板黏附和聚集最重要；除了胶原纤维外，血小板黏附在其他组织上时需要二价阳离子，如Ca^{2+}的存在。在黏附反应中，血管性血友病因子(vWF)是血小板黏附于胶原上的桥梁。每一个vWF分子都包含有许多不同的重复结构域，其排列为NH2-D1-D2-D′-D3-A1-A2-A3-D4-B1-B2-B3-C1-C2-COOH。近年来人们发现，在不同剪切力条件下，血小板黏附在内皮下组织的机制不相同。在高剪切力条件下(小动脉、粥样硬化病变的血管以及狭窄的血管等)，vWF在血小板和血管壁之间形成桥梁介导血小板黏附到受损的血管壁或病变的血管部位，vWF经A3区(aa:948～1023)与胶原结合，使vWF构型发生改变，并暴露vWF-A1区；血流中的血小板通过其表面糖蛋白Ⅰb-Ⅸ复合物(GPⅠb-Ⅸ)与vWF-A1区(aa:474～488和514～542)结合(图116-1)。GPⅠb与vWF结合后，血小板流速减慢并在血管受损表面滚动；随后其表面直接胶原受体糖蛋白Ⅵ(GPⅥ)结合至胶原，介导血小板内信号转导而发生血小板活化；该活化信号激活整合素α2β1(GPⅠa-Ⅱa)使血小板牢固地黏附在血管壁，引发血小板聚集，最终导致止血栓的形成。用单克隆抗体，如SZ-123、SZ-125或SZ-2阻断胶原-vWF-GPⅠb轴各分子间相互作用，可抑制在高剪切力条件下血小板在内皮下胶原上的黏附。但在剪切较低条件下，血小板可直接黏附于胶原，不需vWF参与。

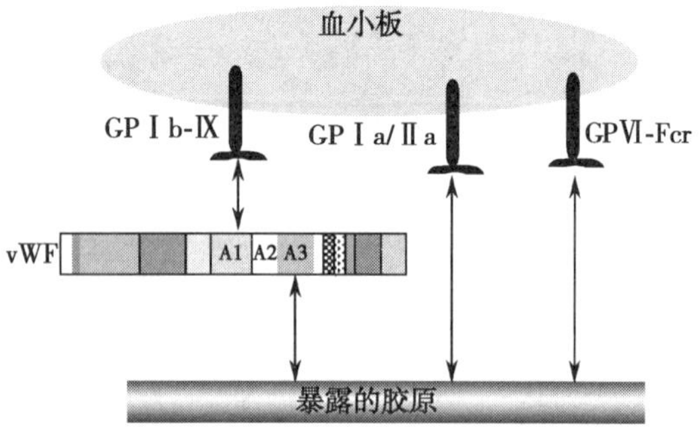

图116-1　血小板黏附模式图

GPⅠb-Ⅸ-Ⅴ复合物中GPⅠb是参与血小板黏附的主要糖蛋白。但GPⅠb-Ⅸ-Ⅴ复合物并不是唯一的vWF受体，在血小板活化时，GPⅡb-Ⅲa通过识别vWF上RGD序列也能与vWF结合，参与黏附作用，但必须在形成复合物的活化状态下才有这种功能。在显微镜下可以观察到血小板黏附有几个阶段。血流中的血小板首先是与血管壁表面接触，然后发生显著的形态改变，伸展黏附在血管上。抗GPⅠb单抗可以抑制正常血小板与内皮下组织接触，因而阻断黏附的发生，而抗GPⅡb-Ⅲa的单抗虽然不能抑制血小板与内皮下组织的接触黏附，却能阻止血小板的伸展黏附，说明GPⅡb-Ⅲa对血小板黏附的后一阶段是至关重要的。血小板通过GPⅠb-Ⅸ在vWF的桥联作用下与内皮下组织发生接触黏附，这导致了血小板活化，发生变形反应并暴露出GPⅡb-Ⅲa的受体部位。因此，GPⅠb-Ⅸ和GPⅡb-Ⅲa虽然功能不同，但它们对血小板黏附都是非常重要的。此外血小板GPⅠa-Ⅱa(α2β1)、GPⅠc-Ⅱa(α5β1)、GPⅥ、TSP及其受体等也能参与血小板黏附过程(图116-1)。

二、血小板聚集功能

血小板之间相互黏着的现象称之为聚集。当血小板黏附于血管破损处或受到活化剂作用后，在Ca^{2+}的参与下，活化血小板膜GPⅡb-Ⅲa，暴露出纤维蛋白原受体。一个纤维蛋白原分子可以同时和至少2个GPⅡb-Ⅲa结合，因此血小板能通过各自表面的GPⅡb-Ⅲa和纤维蛋白原结合而聚集成团。血小板无力症患者的血小板缺乏GPⅡb-Ⅲa，因而不能发生血小板聚集反应；抗GPⅡb-Ⅲa单抗(如SZ-21)亦能抑制血小板聚集反应并能抑制血小板与纤维蛋白原结合反应。血小板聚集可由两类不同机制诱发：一类为各种化学诱导剂；一类由流动状态下的剪切力作用所致。血小板聚集在正常止血过程中发生在受损血管处，但也可以在非外伤的情况下由于不同原因导致血管内的血栓形成。血小板聚集功能在生理性止血及病理性血栓形成中起着重要作用。

体外血小板聚集试验通常用比浊法测定。在搅拌着的富含血小板血浆中加入诱导剂，可引起血小板聚集。血小板聚集诱导剂按其在正常体内存在与否可划分为两类：生理性诱导剂如ADP、肾上腺素、胶原、凝血酶等；非生理性诱导剂如细菌、病毒、免疫复合物、某些药物如奎尼丁等。但在体外的血小板聚集仪测定中，按其作用的强度分为强、弱两类血小板诱导剂。

1. 弱诱导剂如ADP、肾上腺素，它们诱导血小板聚集的机制主要是通过血栓烷A_2(TXA_2)的形成及有限的颗粒内容物的释放。低浓度的ADP(0.5μmol/L)诱导的血小板聚集反应是可逆的(第一相聚集)；在中等阈值浓度(1～2μmol/L)的ADP诱导的血小板聚集反应中，常见到两个时相的聚集曲线，第二相聚集为同时发生的释放反应的产物所致；在高浓度ADP作用时，聚集反应是不可逆的，由于第一相反应与第二相反应相继发生，因此形成单一的聚集波。

ADP诱导血小板聚集，需要Ca^{2+}和纤维蛋白原的参与，在悬液中Ca^{2+}的最佳浓度为1μmol/L。在血小板聚集试验中，由于贫血和红细胞增多症所导致的比容变化，如果未调整抗凝剂的量，也能影响血小板的聚集程度。EDTA有螯合钙离子的作用，能完全取消血小板的聚集作用。纤维蛋白原与血小板受体连接是通过纤维蛋白原上的两个特异的识别位点：γ链上第400位至406位的氨基酸序列和α链上位于N端和C端RGD序列。RGD序列也存在于vWF、TSP、Fn及Vn分子中。因此，血小板的纤维蛋白原受体也能与这些黏附蛋白结合。在活化的血小板表面能结合16 000～80 000个纤维蛋白原分子。

肾上腺素通过β和α肾上腺素能受体的介导可引起双相血小板聚集，其作用浓度为0.1～1μmol/L。肾上腺素可促进细胞外的Ca^{2+}内流、磷脂酶A的轻度活化以及细胞质"碱性化"，上述作用均与鸟嘌呤核苷酸的调节作用有关。

2. 强诱导剂如凝血酶、胶原和血小板活化因子(PAF)。凝血酶可引起血小板单相或双相聚集，在浓度低于0.1U/L时，引起外形改变，随即发生第一相聚集；浓度为0.1～0.3U/L时，则可引起第二相聚集。凝血酶引起的释放反应和聚集反应同时发生。

胶原诱导的血小板呈不可逆聚集，在聚集出现前有一个延缓期，随后形成一个单相聚集波。胶原诱导的聚集是通过ADP的释放和前列腺素-血栓烷系统的代谢产物形成。

在临床上用于血管性血友病(vWD)诊断的瑞斯托酶素(ristocetin)可以诱导血小板聚集，由于释放反应而随之发生继发的聚集反应。瑞斯托酶素介导血浆vWF与血小板GPⅠb结合而引起聚集反应，用于GPⅠb或vWF缺陷相关疾病的诊断。

在血小板膜上存在着各种诱导剂的受体，有的受体本质现在已经阐明，如ADP受体为P2Y1受体及P2Y12受体蛋白质；肾上腺素识别的受体为α和β肾上腺素能受体；胶原受体GPⅠa；前列腺素的各种衍生物存在着PGⅠa、PGD_2、TXA_2、PGH_2等受体。

剪切力诱导的血小板聚集机制与化学诱导剂不同，在低切变应力(18dyn/cm^2)作用下，参与聚集的成分为GPⅡb-Ⅲa、纤维蛋白原及Ca^{2+}；在高切变应力(108dyn/cm^2)作用下，参与聚集的成分为GPⅠb、GPⅡb-Ⅲa、血浆vWF和Ca^{2+}。在动脉中血栓子的形成主要决定于切变应力对血小板的作用和vWF的参与。主动脉粥样硬化斑块狭窄部位导致高剪切力，在vWF存在下导致血小板聚集。

三、血小板释放反应

血小板受到刺激时，贮存在致密、α颗粒或溶酶体内的许多物质即可排出细胞，这种现象称为释放反应。释放反应是微管环状带和骨架蛋白的收缩作用引起的，这种收缩作用将细胞内颗粒压缩在细胞中央，通过颗粒膜与开放管道膜的融合作用，使颗粒内容物通过开放管道挤压到细胞外。存在于不同颗粒内的释放产物包括：

1. 致密颗粒　ADP、ATP、5-HT、Ca^{2+}、P-选择素、抗胞质素、焦磷酸盐等。

2. α颗粒　β-血小板巨球蛋白（β-TG）、血小板第四因子（PF4）、vWF、Fn、Fg、FⅤ、FⅪ、PAI-1和TSP等。

3. 溶酶体　酸性蛋白水解酶和组织水解酶。有许多释放产物可以进一步引起血小板活化和聚集。譬如ADP、TXA_2。

在血小板释放反应中，某些颗粒膜蛋白或特异的蛋白质被释放在血浆中或出现在血小板膜表面。这些改变现在已被作为血小板活化的分子标志物，譬如存在于α颗粒上的P-选择素，在血小板活化时与血小板表面的质膜融合，并在血小板膜上表达或出现在血浆中。在静息血小板上P-选择素极少。因此P-选择素在血栓性的疾病的检测中有一定的参考价值。

四、血块回缩

血块回缩依赖于血小板的数量和质量以及血浆中纤维蛋白原的浓度：当血小板数低于50×10^9/L、膜GPⅡb-Ⅲa缺陷或者血浆纤维蛋白浓度下降时，均可使血块收缩能力下降。

血块回缩起始于血小板在纤维蛋白索上的黏着。血小板体部黏着在纤维蛋白索的交叉点，或者通过伪足黏着在纤维蛋白索上，构成了一个三维结构联结。当伪足收缩时，被黏着的纤维蛋白索之间的角度明显缩小，并形成整个血块的收缩。在血小板中存在着类似肌肉的收缩蛋白系统，它包括肌动蛋白、肌凝蛋白、微管及各种相关蛋白。在静息血小板中，50%的肌动蛋白与廓蛋白结合，呈单体形式存在于胞质中，而90%的肌凝蛋白轻链是脱磷酸化的。当原肌球蛋白与肌动蛋白结合时，掩盖了肌动蛋白上的肌凝蛋白结合点，所以血小板的胞质是溶胶状，也不发生收缩作用。在血小板活化后，胞质内Ca^{2+}浓度升高，促使肌动蛋白发生成核过程；此时肌动蛋白与廓蛋白解离，肌动蛋白单体和纤维迅速聚合成长纤维。肌动蛋白纤维形成始于质膜，其点端随之向中央伸展，在α-辅肌动蛋白、肌动蛋白结合蛋白的作用下发生交链，胞质则由溶胶状态变成凝胶状态。肌动蛋白纤维通过抛锚蛋白（可能是α-辅肌动蛋白，ankyrin和vinculin）与膜上的GPⅡb-Ⅲa联结。在活化血小板中，与肌动蛋白发生组装的同时，肌凝蛋白分子中20kD的轻链发生磷酸化，随之组装成粗丝并与肌动蛋白相互作用，通过肌凝蛋白ATP酶的作用，提供肌动蛋白细丝与肌凝蛋白粗丝之间相互滑动的能量，起到收缩作用。

五、血小板在凝血反应中的作用

血小板参与多种凝血反应，加速内源性凝血过程，促进血液凝固。

1. 促进凝血酶原酶的形成　凝血酶原转化为凝血酶的过程发生在血小板表面。在血小板表面存在着因子Ⅹa的结合位点，200～300个；结合在血小板表面的因子Ⅹa催化凝血酶原活化的能力较血液中的因子Ⅹa高300 000倍。血小板表面因子Ⅹa受体的本质尚不清楚；但是因子Ⅹa的结合需要因子Ⅴa，后者来源于血浆或血小板α颗粒。血小板中因子Ⅴ的含量约为血液中因子Ⅴ总量的18%～25%。由于因子Ⅹa与因子Ⅴa以1∶1结合，因此在人血小板上形成的凝血酶原酶为2000～4000个。

由血小板表面的凝血酶原酶介导的凝血酶的生成至少经历4个过程：①因子Ⅴa与血小板受体相互作用，形成血小板与因子Ⅴa的结合；②因子Ⅹa与血小板表面的因子Ⅴa结合，形成血小板-因子Ⅴa-因子Ⅹa复合物；③凝血酶原与复合物作用；④凝血酶原酶活性形成，产生了凝血酶。

2. PF3　有效性血小板在受到胶原、凝血酶或高岭土刺激时，血小板膜外侧的鞘磷脂、磷脂酰胆碱与内侧的磷脂酰乙醇胺、磷脂酰丝氨酸发生翻转现象，因此使膜表面的磷脂酰乙醇胺、磷脂酰丝氨酸的量增高。磷脂酰丝氨酸是因子Ⅹ和凝血酶原活化的基本成分，参与内源性凝血过程。

3. 吸附和浓缩凝血因子　在血小板表面进行的凝血反应中，因子Ⅷ∶C是重要的成分，静息血小板并不结合因子Ⅷ∶C，而血小板活化时，由α颗粒释放的vWF与膜结合；由于vWF有结合因子Ⅷ∶C的能力，从而提高了血小板表面因子Ⅷ∶C的浓度。而血小板因子Ⅴa在膜上起到因子Ⅴa受体的作用，有助于凝血酶原酶的形成。

4. 对因子Ⅺ和因子Ⅻ的活化作用　这种作用见于受胶原和ADP刺激后的血小板。在胶原刺激的血小板，可以在无因子Ⅻa、激肽释放酶和高分子激肽原的参与下，直接活化因子Ⅺ。这种作用解释了上述因子缺陷的疾病中无明显出血的可能机制。

在血小板内及其表面存在一些与凝血作用有关

的因子。血小板含有的纤维蛋白原的总量为 5 ~ 25mg/10^{11} 血小板，其中 α 颗粒内为 3 ~ 7mg/10^{11} 血小板，吸附在血小板膜上的纤维蛋白原为 0.3 ~ 10mg/10^{11} 血小板。凝血因子Ⅴ存在 α 颗粒内，含量为 25 ~ 0.77mg/10^{11} 血小板，释放后在膜上起到因子Ⅹa 受体的作用；在血小板 α 颗粒内 vWF 的量为 10 ~ 64U/10^{11} 血小板，参与血小板黏附作用；凝血因子Ⅺ存在于血小板膜上，参与凝血过程的接触活化作用，含量为 1.2 ~ 6.1U/10^{11} 血小板。

六、血小板的其他功能

血小板除了上述功能外，还具有炎症及免疫反应、Fc 受体作用、内皮支持功能、胞饮作用、运输等作用。

1. 炎症及免疫反应。由 α 颗粒释放的通透性因子、趋化因子、杀菌因子以及致密颗粒释放的 5-HT 能增强血管通透性，或加强白细胞趋化反应而参与炎症反应过程；PGI_2 和 PGE_2 使血管扩张而引起局部疼痛；PAF、白三烯、PGI_2 和 PGE_2 能引起组织水肿；PAF 及 LTB_4 能增强白细胞移行。这些物质还在过敏反应中起作用。

2. 人血小板表面存在 Fc 受体，能与免疫复合物或聚集的 IgG 发生反应导致血小板聚集或释放。此外，在血小板表面尚含有特异性抗原，譬如 PLA_1、PLA_2、BAKa、Leka 等，以及共同性抗原譬如 HLA-A、B、C 及血型抗原等。血小板特异性抗原在诸如输血后紫癜及新生儿免疫性血小板减少症的发病机制上具有重大意义。

第二节　血小板活化的信号转导的分子学基础

近年来随着生物化学、细胞生物学与分子生物学等学科的迅速发展，人们对血小板活化的过程和机制，特别是信号转导在血小板活化中的作用有了深入的认识。这对于血小板的生理病理变化以及血栓性疾病的防治都有重要的意义。

一、整合素 αⅡbβ3（GPⅡb-Ⅲa）活化的信号转导

整合素 αⅡbβ3 是一个跨膜蛋白，其胞内段相对较短并且没有酶活性，αⅡbβ3 主要通过结构和空间构象的修饰进行信号的转导。此外，αⅡbβ3 具有变构效应的受体功能，可以促进跨膜的“双向”信号的转导。为与配体结合，整合素必须从对配体的低亲和力状态转变为高亲和力状态，这个过程即“内向外”信号转导。结合受体的整合素具有正受体功能，将细胞外环境的物理和生化信息传递到细胞内，并且调节细胞的迁移、繁殖、分化或生成，这个过程即“外向内”信号转导过程。“双向”信号转导在 αⅡbβ3 的胞内段主要依赖于 β 亚基的胞内段。循环中静息血小板其 αⅡbβ3 处于对配体的低亲和力状态，随着血管损伤和血小板激动剂如 ADP、凝血酶、血栓素 A_2 等的释放，血小板发生活化，这种活化过程中最重要的结果之一就是 αⅡbβ3 对配体如纤维蛋白原（Fg）的亲和力增高，相邻的 αⅡbβ3 因此发生交联从而导致血小板聚集和血栓形成。

许多胞内蛋白可与整合素胞内段结合，其中 talin、α-actin、filamin、FAK 等与大部分的整合素结合；而另一些胞内蛋白如 CIB、Src、β3-endonexin6 特异地与整合素受体 αⅡbβ3 相互作用。在这些分子中，整合素 β 亚基结合蛋白 talin 和 Src 特别受到瞩目。因为 talin 和整合素的结合是整合素活化过程中的最后通路；而在静息血小板中与整合素 β3 亚基结构性结合的 Src 激酶在“外向内”信号转导过程中对血小板功能也有重要的调节作用。目前认为，talin 和整合素胞内段的相互作用诱导的构象改变通过 αⅡbβ3 的胞内段传递到胞外段，引起整合素受体对配基的由低到高的亲和力状态的改变。随着 αⅡbβ3 的活化，Fg 与 αⅡbβ3 的结合引起 αⅡbβ3 构象进一步改变，这种变构信息通过胞外段 β 配基结合部位传递到细胞内段。在这种“外向内”信号转导过程中，Src 通过磷酸化整合素 β 亚基胞内段以及其他具有酶活性的信号分子如局部黏着激酶 FAK 而发挥重要的调节作用。此外，信号转导过程中，talin 的杆状区发生构象改变，隐藏的肌动蛋白结合蛋白 vinculin 的结合位点从而暴露，而局部聚集的 vinculin 与 talin 的结合增强了 αⅡbβ3 在肌动蛋白细胞骨架的锚定状态。但不同激活剂对于调节整合素 αⅡbβ3 功能的细胞内信号网络精细机制还不十分明确，目前一般认为主要通过以下 3 种信号转导机制调节 αⅡbβ3 的状态。

1. 磷脂酶 c（PLCβ）激活途径　磷脂酶 c（PLCβ）激活途径是 αⅡbβ3 激活的经典途径（图 116-2）。ADP、凝血酶、血栓素 A_2 等与血小板上相应受体（P2Y1、PAR1 或 PAR4、TXR 等）结合后，通过激活鸟嘌呤核苷酸结合蛋白（简称 Gq 蛋白）介导激活 PLCβ，特异性水解磷脂酰肌醇（PIP2）产生第 2 信使三磷酸肌醇（IP3）和二酰甘油（DAG）。IP3 动员细胞内 Ca^{2+} 贮库，导致胞质内 Ca^{2+} 浓度升高，促进了血小板整合素 αⅡbβ3 结合与纤维蛋白原受体的形成（integrin 活化），并引起血小板的聚集。Amy E Brant 等发现络合细胞内 Ca^{2+} 或阻断 Ca^{2+} 贮池入口均抑制了 PLC 诱导的 αⅡbβ3 的激活，进一步证明 Ca^{2+} 是

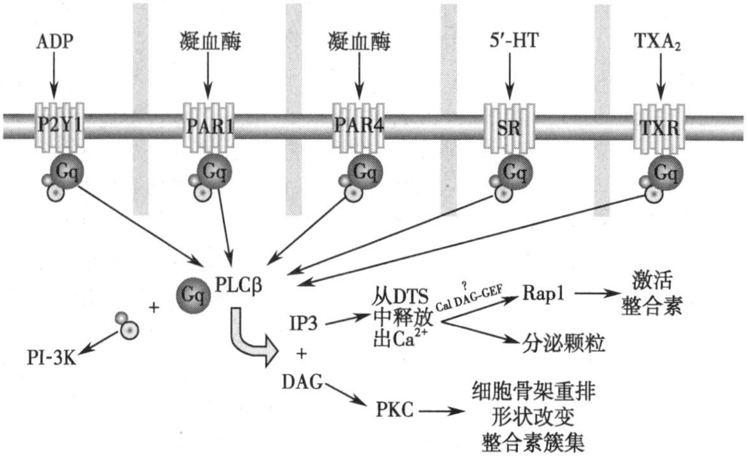

图 116-2 磷脂酶 c(PLCβ)激活途径模式图

αⅡbβ3 活化所必需的因素。DAG 则可引起蛋白激酶 C(PKC)的激活,后者通过磷酸化或去磷酸化 β3 亚单位胞质尾的丝/苏氨酸调节整合素 αⅡbβ3 的活化状态。

2. 非受体酪氨酸激酶(如 Src,Syk)激活途径 Fc 受体(FcγRⅡA)胞质尾上含有一个免疫受体酪氨酸激活模序(ITAM)。当聚合的 Ig 与 FcγRⅡA 结合时,ITAM 上的两个酪氨酸在非受体酪氨酸激酶 Src 家族激酶的作用下发生磷酸化,结合含有两个 SH2 结构域的 Syk 酪氨酸激酶和其他含有 SH2 结构域的蛋白质,引发 Syk 的激活,导致磷脂酶 Cγ(PLCγ)、Btk、调节蛋白 LAT、SLP276 酪氨酸发生磷酸化而被激活,最终引起血小板的聚集。利用酪氨酸激酶抑制剂 tyrphostin-A17 抑制了凝血酶激活的整合素 αⅡbβ3 构象改变,肌动蛋白聚合,细胞骨架重构,并可部分阻断纤维蛋白原的结合;而用蛋白质酪氨酸磷酸酶抑制剂则可引起 αⅡbβ3 的活化,表明酪氨酸磷酸化和去磷酸化对 αⅡbβ3 激活至关重要。Fcγ 或 Syk 基因敲除的小鼠中胶原诱导的血小板聚集功能缺失,表明胶原也通过同样的信号转导途径诱导血小板聚集。Hers 等的研究表明 Src 参与 αⅡbβ3 的外向信号转导,最终是通过识别 β3 靶区域调节 αⅡbβ3 的活化状态的(图 116-3)。

3. 腺苷酸环化酶激活途径 凝血酶、ADP 与相应受体结合还可通过 Gi 蛋白抑制腺苷酸环化酶活性引起 cAMP 含量降低,抑制蛋白激酶 A(PKA),引

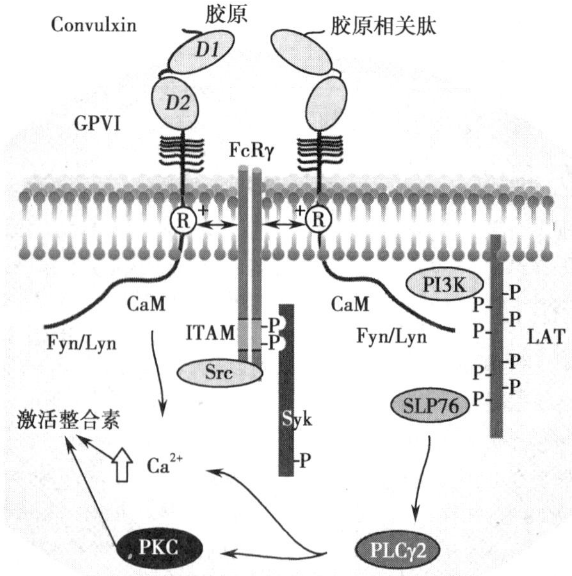

图 116-3 非受体酪氨酸激酶(如 Src,Syk)激活途径模式图

起 αⅡbβ3 活化。此外，cGMP 含量降低引起的蛋白激酶 G(PKG)活性降低也具有类似的功能，但具体机制还不清楚，只是实验证明小 GTP 酶 Rap1B 活化为该途径所必需。

二、GPⅠb-Ⅸ-Ⅴ活化的信号转导

GPⅠb-Ⅸ-Ⅴ复合物是血小板表面主要的黏附受体，是由 GPⅠbα、GPⅠbβ、GPⅨ和 GPⅤ四种亚基组成，能与许多种细胞外配体结合，包括 vWF、凝血酶、P-选择素、FⅪ、FⅫ、Mac-1。在高剪切力条件下(小动脉、粥样硬化病变的血管以及狭窄的血管等)，血小板表面 GPⅠb-Ⅸ-Ⅴ复合物与受损内皮下结合的 vWF 相互作用，激活产生一系列血小板活化转膜信号转导，最终导致整合素 αⅡbβ3(GPⅡb/Ⅲa)活化和血小板聚集。在这一系列信号转导过程中，GPⅠb-Ⅸ-Ⅴ复合物与细胞内也有许多分子，包括肌动蛋白结合蛋白(ABP)、14-3-3ζ、钙调蛋白(CaM)等都发生相互作用，一起调节血小板的翻转、黏附、细胞骨架蛋白重排和细胞跨膜信号转导等血小板的功能。

1. ABP　ABP 与 GPⅠbα 的细胞质尾部结合部位在氨基酸(aa)557～575 残基，另一方面，ABP 直接与肌动蛋白细丝结合，这样就能保证整个 GPⅠb-Ⅸ-Ⅴ复合物锚定在细胞膜骨架上。GPⅠbα 的胞质尾部与 ABP 相互作用对于高剪切力下血小板在基质 vWF 上黏附、翻转、活化和聚集都起着重要作用。

2. CaM　钙调蛋白(CaM)在静息血小板上与 GPⅠb-Ⅸ-Ⅴ也有相互联系。CaM 与 GPⅠbβ 的细胞质尾部的结合部位位于氨基酸(aa)149-167 残基，而与 GPV 相互作用的部位位于氨基酸(aa)529-544 残基。当凝血酶刺激血小板后，CaM 就从受体复合物上解离下来，而重新定位到细胞骨架上。虽然 CaM 与 GPⅠb-Ⅸ-Ⅴ相互作用的生理作用还不是很清楚，但它们的相互作用可能在不同方面潜在地调节受体的功能和信号转导。

3. 14-3-3ζ　14-3-3ζ 是一个分子量为 30kDa 的血小板内到处存在的蛋白质分子。14-3-3ζ 分子属于信号转导分子家族中一个成员，通过与丝氨酸磷酸化信号分子相互作用控制有丝分裂、细胞周期和凋亡等各种生理过程的信号转导。GPⅠb-Ⅸ-Ⅴ通过与 14-3-3ζ 的相互作用传递穿膜信号作用，细胞内 Raf-1、PKC 和 PI-3K 等许多各种蛋白都与 14-3-3ζ 有广泛的联系。在静息血小板内，14-3-3ζ 与 GPⅠb-Ⅸ-Ⅴ结合，而当血小板接受到固相化的 vWF 刺激后，14-3-3ζ 就立即从 GPⅠb-Ⅸ-Ⅴ解离出来，重新分布到细胞骨架上。14-3-3ζ 在 GPⅠb-Ⅸ-Ⅴ结合到 vWF，诱导整合素 αⅡbβ3 活化，导致可溶性 Fg 与血小板结合和黏附细胞的伸展中的作用已在同时表达 GPⅠb-Ⅸ-Ⅴ和 αⅡbβ3 的 CHO 细胞上得到证实。14-3-3ζ 在 GPⅠb 和 GPⅤ上都有结合位点，14-3-3ζ 与 GPⅠbα 主要结合的位点位于 GPⅠbα 的胞质内 C-端的 4 氨基酸，而且优先使 GPⅠb 尾部 Ser^{609} 磷酸化，14-3-3ζ 与 GPⅠbα 另外一个结合位点位于 GPⅠbα 中部 aa 570-590 残基。14-3-3ζ 与 GPⅠbβ 相互作用部位位于 aa 160-175 残基，而且需要通过 PKA 对 Ser^{166} 磷酸化来调节 vWF 结合到 GPⅠb-Ⅸ。当 GPⅠbβ 发生 S166A 突变，或切割 GPⅠbβ 的 Ser^{166} 部位时，就能增加 vWF 与 GPⅠb 的结合作用，所有这些表明 14-3-3ζ 与 GPⅠbβ 相互作用对于在高剪切力下 GPⅠb-Ⅸ与固相状态下 vWF 的结合起着重要的负调控作用。14-3-3ζ 与 GPV 的细胞质尾部结合部位在氨基酸(aa)529-544 残基。总之，14-3-3ζ 通过组织信号复合物，包括 PI-3K 和 $pp60^{SRC}$ 参与由 GPⅠb-Ⅸ-Ⅴ诱导的血小板活化和聚集。

4. GPⅠb-Ⅸ-Ⅴ和磷脂酶 C(PLC)　vWF 结合到血小板 GPⅠb-Ⅸ-Ⅴ引起 PLC 活化。当用瑞斯托霉素存在的 vWF 处理血小板，或在高剪切力下血小板黏附到固相化的 vWF 时，就引起细胞内 Ca^{2+} 增加和 PLC 来源的第二信使 IP3 和 DAG 增加，从而引起血小板整合素 αⅡbβ3 的活化。PLCγ 的酪氨酸磷酸化和 PI-3K 的酯化产物(PIP2 和 PIP3)一起调节 PLCγ 的活化，而且 PLC 抑制物或者 IP3 受体拮抗剂能阻断血小板黏附到固相化的 vWF 上的形态改变。

5. 14-3-3ζ 和 PI-3K 在 GPⅠb-Ⅸ-Ⅴ信号转导作用　磷脂酰肌醇-3 激酶(PI-3K)是一种磷脂酶，可分别催化 4-磷脂酰肌醇，4,5-二磷脂酰肌醇 3 位羟基磷酸化，生成 3,4-磷脂酰肌醇(PIP2)和 3,4,5-二磷脂酰肌醇(PIP3)。血小板中含有两种 PI-3K 异构体 P85/P110，P110γ。P850/P110 受酪氨酸磷酸化的蛋白质调控，而 P110γ 的活性主要由 G 蛋白的 βγ 亚基控制，与早期短暂的 PIP2 累积相关。PIP2 和 PIP3 是跨膜转导信号，通过与蛋白质(如 Akt，TIAM-1 或 PLCγ，Src 等)的 PH 结构域或 SH2 结构域结合，而将它们吸附至膜上。Jackson 等应用 wortmannin 和 LY294002 等抑制 PI-3K 进行的体外研究表明 PI-3K 可调节较广范围的功能性血小板反应，包括最初的血小板黏附、细胞骨架重构、血小板的聚集等，但最重要的还是对 GPⅡb/Ⅲa 的亲和力的调节。

14-3-3ζ 通过结合到 PI-3K 完成活化的信号转导。在静息血小板中，PI-3K 通过 14-3-3ζ 与 GPⅠb-Ⅸ-Ⅴ相互联系，血小板经 vWF 活化后，PI-3K 转位到细胞骨架与 GPⅠb-Ⅸ-Ⅴ和 14-3-3ζ 联系。血小板在有瑞斯托霉素存在的 vWF 刺激时，或者在血小板黏附到固相化的 vWF 时，PI-3K 也被活化。在高

剪切力条件下,PI-3K 与酪氨酸激酶 Syk 相联系;而且,在 vWF 刺激后的血小板,PI-3K 通过 Src 的 SH3 区和 PI-3K 的调节亚基 p85 相互作用与 GPⅠb-Ⅸ-Ⅴ 和 Src 形成复合物,从而通过酪氨酸磷酸化和 PI-3K 的脂化产物(PIP2 和 PIP3)诱导 PLCγ2 活化,最终激活整合素 αⅡbβ3 的活化,导致血小板聚集。

6. cGMP-依赖的蛋白激酶 一般认为 cGMP 和 cGMP 依赖的蛋白激酶(PKG)水平增高抑制血小板的活化。近来,研究显示 cGMP-PKG 途径在 GPⅠb-Ⅸ-Ⅴ调节血小板活化信号转导中起着重要的激活作用(图 116-4)。Li Z 等在 CHO123(同时重组表达 GPⅠb-Ⅸ和 GPⅡb-Ⅲa)细胞上重组表达 PKG 的细胞(PKG-CHO123)模型研究表明 vWF 结合到 GPⅠb-Ⅸ后诱导 PKG 和 cGMP 的表达增高,激活整合素 αⅡbβ3 的活化,PKG-CHO123 细胞结合 Fg 能力显著增高;而且重组表达 PKG-CHO123 细胞在固相化 vWF 表面上稳定黏附能力显著高于 CHO123 细胞,另外 cGMP 能增强 PKG-CHO123 细胞的黏附,而 RGDS 多肽能抑制 PKG-CHO123 的黏附。PKG 敲除小鼠的血小板在 vWF 表面上伸展能力显著降低,而且 PKG 水平受 cGMP 的反馈调节。但也有一些相反报道,vWF 不能增加 cGMP 水平,而且增高 cGMP 反而抑制 vWF/GPⅠb-Ⅸ-Ⅴ相互作用引起的血小板活化。

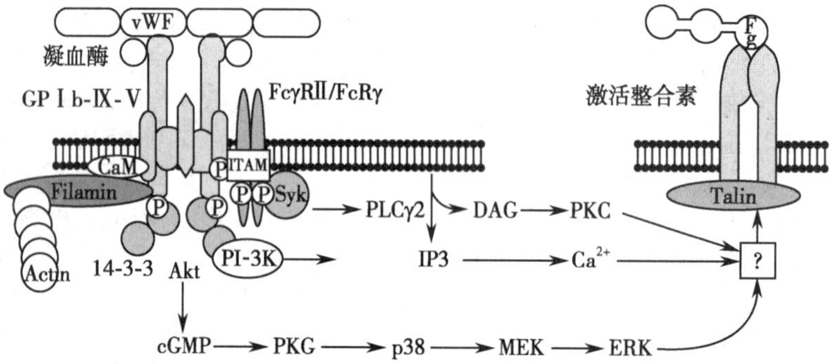

图 116-4 cGMP 依赖的蛋白激酶在 GPⅠb-Ⅸ-Ⅴ活化的信号转导中作用

总之,GPⅠb-Ⅸ-Ⅴ和整合素 αⅡbβ3 的耦合和协同效应在血小板黏附到内皮下胶原和血栓形成中起着关键的作用。在静止血小板上,整合素 αⅡbβ3 对可溶性的配体表现出非常低的亲和力。然而,在高剪切力条件下,血小板通过 GPⅠb-Ⅸ-Ⅴ结合到基质 vWF,血小板启动"内-外"信号转导,将整合素 αⅡbβ3 转换成高亲和力形式,从而使其与各种配体有效结合,另一方面血小板整合素 αⅡbβ3 的"外-内"信号转导引起血小板的第二次活化反应,促进 α 颗粒与致密颗粒的释放,使更多血小板活化和聚集。同时血小板膜磷脂的翻转促进了血液的凝固过程,而某些 α 颗粒成分(PDGF、TGF-B、PF4 等)的释放会影响血管的生长与功能,P-选择素与 PF4 又参与其炎症反应。在静止或流动条件下,由 GPⅠb-Ⅸ-Ⅴ诱导的活化存在着许多活化信号途径引起整合素 αⅡbβ3 的活化,而起着最重要和中心作用的是细胞内 Ca^{2+}。在不同的实验条件下,GPⅠb-Ⅸ-Ⅴ可以通过启动不同的信号途径引起整合素 αⅡbβ3 活化。虽然 GPⅠb-Ⅸ-Ⅴ和整合素 αⅡbβ3 活化的信号转导是一个复杂的过程,对于其结构功能及活化本质的深入研究无疑有助于人们深入认识血小板黏附、聚集、血栓形成的机制及血栓性疾病的发病机制,寻找血栓性疾病诊断和抗血小板治疗和抗血栓治疗的新的靶点。

(赵益明 阮长耿)

参考文献

1. Dai K, Zhu H, Ruan C. Generation and characterization of recombinant single chain Fv antibody that recognizes platelet glycoprotein Ibalpha. Thromb Res, 2003, 109: 137-144
2. Zhao Y, Dong N, Shen F, et al. Two novel monoclonal antibodies to VWFA3 inhibit VWF-collagen and VWF-platelet interactions. Journal of Thromb osis and Haemostasis, 2007, 5: 1963-1970
3. An G, Dong N, Shao B, et al. Expression and characterization of the ScFv fragment of antiplatelet GPⅢa monoclonal antibody SZ-21. Thromb Res, 2002, 105: 331-337
4. Du X. Signaling and regulation of the platelet glycoprotein Ⅰb-Ⅸ-Ⅴ complex. Curr Opin Hematol, 2007, 14: 262-269
5. Ilaria Canobbio, Cesare Balduini and Mauro Torti. Signalling through the platelet glycoprotein Ⅰb-Ⅴ-Ⅸ complex. Cellular Signalling, 2004, 16: 1329-1344

6. Li Z, Xi X, Gu M, Feil R, et al. A Stimulatory Role for cGMP-Dependent Protein Kinase in Platelet Activation. Cell, 2003, 112: 77-86
7. Li Z, Ajdic J, Eigenthaler M, et al. Apredominant role for cAMP-dependent protein kinase in the cGMP-induced phosphorylation of vasodilator-stimulated phosphoprotein and platelet inhibition in humans. Blood, 2003, 101: 4423-4429
8. Jackson SP, Yap CL, Anderson KE. Phosphoinositide 3-kinases and the regulation of platelet function. Biochem Soc Trans, 2004, 32: 387
9. Brayant AE, Bayer CR, Hayes-Schroer SM, et al. Activation of platelet GP Ⅱ b/Ⅲ a by phospholipase C from Clostridium perfringens involves store-operated calcium entry. Infectious Dis, 2003, 187: 408
10. Bauer M, Maschberger P, Quek L, et al. Genetic and pharmacological analyses of involvement of Src-family, Syk and Bt k tyrosine in platelet shape change Src-kinases mediate integrinalpha(Ⅱ b) beta(3) inside-out signaling during shape changed. Thromb Haemost, 2001, 85: 331
11. Tsboi S. Calcium integrin-binding protein activates platelet integrin alpha Ⅱ b beta 3. J Biol Chem, 2002, 277: 1919
12. Tadokoro S, hatti SJ, Etok, et al. Talin binding to integrin beta tails: a final common step in integrin activation. Science, 2003, 302: 103

第117章

血小板流变学

血小板流变学是血液流变学的一部分，是研究血液动力对血小板形态、功能、生化代谢、膜受体功能表达以及血小板与血管内皮细胞、白细胞和红细胞相互作用的一门学科。

在正常的血液循环中，血小板彼此分离，红细胞在血流中占据中央轴心位置，而血小板则沿着血管壁附近流层流动。流动时血小板长轴与血流方向平行，并伴有旋转。血液流速从中央轴心到管壁逐渐减慢，在管壁处为零，故而从轴心到管壁存在着速度梯度的改变。而切变应力的大小与速度梯度的改变相反，在轴心处的切变应力最小，而沿管壁处最高。由于血小板在近壁处的浓度较高，因此有利于与管壁发生相互作用，参与止血与血栓形成。

一、切变应力对血小板的作用

血液流动力通过对血小板的直接作用可以影响血小板的形态、功能及生化代谢。

（一）切变应力对血小板黏附作用的影响

血小板在内皮下组织的沉着作用受着流动力的影响，血液流动速度的增高可以促进血小板向壁输送的频率和速度，以及血小板与内皮下组织之间的相互作用。这有利于血小板在内皮下组织的黏附以及随后发生的聚集。

Baumgarter 灌注小室及矩形灌注小室是进行血小板在不同切变率或切变应力下与内皮下组织的相互作用，以及内皮下组织中各种成分与血小板的相互作用的特征研究的主要方法。

现已证明，血小板表面有多个黏附分子参与黏附反应，而血浆中也有多个蛋白成分参与黏附反应。血液流动中产生的切变应力在引起哪些血小板黏附分子与哪些血浆蛋白参加黏附反应中好像是一个重要的因素。在低切变应力条件下，血浆中的纤维连接蛋白(Fn)、血管性血友病因子(vWF)、凝血酶敏感蛋白(TSP)、层素、纤维蛋白原(Fg)、1 型与 3 型胶原能与血小板发生相互作用。血小板与 TSP、层素的相互作用而存在二价阳离子，与胶原黏附需要 Fn 和 vWF。在这些黏附反应中，血小板膜糖蛋白(GP) Ⅰa-Ⅱa、Ⅰb、Ⅱb/Ⅲa 与相应的黏附蛋白相互作用而参与血小板的黏附反应。譬如，GP Ⅰa-Ⅱa 与胶原，GP Ⅰb 和 Ⅱb/Ⅲa 与 Fn、vWF，GP Ⅱb/Ⅲa 与纤维蛋白原或纤维蛋白的黏附反应。在高切变应力的作用下，虽然上述 3 个受体参与了黏附反应，但它们与黏附蛋白的结合条件并非完全一致，如 GP Ⅱb/Ⅲa 与 vWF 的联结发生在高切变应力下。Fn 只在静止状态下与 GP Ⅰb 联结，高切变应力下并不能联结。血小板膜 GP Ⅱb/Ⅲa 与纤维蛋白的结合是 Ca^{2+} 依赖性，需要活化状态的血小板。在止血栓子形成及发展过程中，血小板膜 GP Ⅰb 与 GP Ⅱb/Ⅲa 均参与这种反应；但纤维蛋白与 GP Ⅱb/Ⅲa 的结合是通过直接方式联结，而纤维蛋白与 GP Ⅰb 的联结，则需要通过 vWF 的介导，构成 GP Ⅰb-vWF-纤维蛋白的间接连接方式。

（二）切变应力对血小板聚集的影响

血小板在不加诱导剂的条件下，由切变应力的作用可以直接引起血小板聚集，切变作用诱导的血小板聚集可在 50dny/cm^2 时明显发生。

血小板聚集速度和程度取决于血小板所受的切变应力的大小及作用时间的长短。血小板的聚集速度与切变应力大小呈正相关，但是聚集程度在切变应力增高的最初阶段随切变应力的增高而增高。由于血小板聚集体在过大的切变应力的作用下而产生解聚，因此当切变应力进一步增高时，其聚集程度反而降低。

切变应力诱导的血小板聚集的机制与化学诱导

剂诱导的机制不尽相同。在18dyn/cm^{2}的切变应力的作用下，血小板的聚集主要是血小板膜GPⅡb/Ⅲa，在Ca^{2+}存在下通过与纤维蛋白原的结合而导致血小板聚集；而在108dyn/cm^{2}的高切变应力作用的条件下，血小板膜GPⅠb首先与vWF结合，这种联结反应启动了细胞内的钙动员和细胞外的钙流入，导致浆内Ca^{2+}的浓度升高，这种变化致使血小板膜GPⅡb/Ⅲa上的vWF受体暴露，并与vWF分子结合，因此构成了一个vWF分子与两个血小板膜上的两个受体（GPⅠb与Ⅱb/Ⅲa）联结的特殊的聚集方式。切变力诱导的血小板聚集模式最初来源于临床上遗传性疾病的研究。在低切变力条件下，血小板无力症（GT，缺乏GPⅡb/Ⅲa），无纤维蛋白原（AF）血小板缺乏聚集反应，而巨大血小板综合征（BSS，缺乏GPⅠb）、血管性血友病（vWF，缺乏血浆vWF）的聚集正常，在高切变应力下，GT、BSS、vWD标本缺乏聚集反应，而AF聚集反应正常。支持这个聚集模式的另一部分结果则来自抗人血小板GPⅠb、GPⅡb/Ⅲa单抗。抗vWF单抗以及缺vWF或缺纤维蛋白原的血小板制剂的应用，造成类似上述4种遗传性疾病时的血小板或血浆分子的缺陷。在这些实验性的分子缺陷分析试验中，获得了在遗传性疾病中相似的结果。

切变应力诱导的血小板聚集反应与胞质内Ca^{2+}浓度升高存在着明显的关系。GPⅡb/Ⅲa是血小板膜上的Ca^{2+}通道，细胞外的钙流向细胞内始于血小板GPⅠb与vWF之间的联结。这种联结致使胞质中的Ca^{2+}浓度较静止时升高2～3倍。如果阻断vWF与GPⅠb的联结，则不仅阻断了Ca^{2+}浓度的升高，同时也阻断了随后的聚集反应。阻断vWF与GPⅡb/Ⅲa结合也能抑制聚集反应，但并不阻断Ca^{2+}浓度的升高。这表明切变作用导致的细胞内Ca^{2+}浓度的升高是启动GPⅡb/Ⅲa上vWF受体暴露的重要机制，它是vWF与GPⅠb结合反应的一种后果。

高切变应力作用诱导的血小板聚集可以被升高cAMP的药物所抑制，但不为花生四烯酸代谢途径的阻断剂所抑制。目前被广泛应用的阿司匹林，虽然能有效地阻断环氧化酶功能而抑制血小板聚集作用，但它不能阻断切变应力诱导的血小板聚集。

（三）切变应力对血小板释放反应的影响

血小板释放反应对切变作用是十分敏感的，能引起血小板外形改变的极低的切变应力（5dyn/cm^2）即可导致血小板释放反应的发生，使致密体及α颗粒内容物释放。用^{14}C-5 HT研究结果表明，血小板经5dyn/cm^{2}作用30分钟后，血小板内50%的5-羟色胺（5-HT）释放。与此同时，存在血小板内的ATP和ADP也同样发生释放反应，其中胞质内（代谢池）的ADP及ATP对切变作用引起的释放反应较贮存在致密体（贮存池）内的ATP、ADP释放更敏感。

（四）血小板因子3有效性在切变作用中也可以增强

在10dyn/cm^{2}作用1分钟后，血小板因子3凝固时间较未切变的血小板缩短了40%，表明切变作用具有促使血小板膜内侧的磷脂促凝成分向表面移动的作用。

二、红细胞对血小板黏附和聚集的影响

1910年Duke发现，贫血患者的出血时间延长，但输注红细胞后，可以减轻或纠正延长的出血时间。在灌注小室的体外环境中，全血中的血小板黏附作用较富含血小板血浆（PRP）的血小板黏附作用强57倍。在玻球法测定的血小板黏附试验中，采用无红细胞的PRP标本做测定时，PRP中的血小板在玻璃表面上几乎是不黏附的，提示了红细胞有增强和促进血小板黏附的作用。

红细胞促进血小板黏附和聚集作用主要通过两种机制：物理作用和化学作用。物理作用是指红细胞以其在血液中的数量、大小以及刚性（可变形性）来影响血小板向壁输送的速度与频率，以及血小板彼此之间的碰撞，这种作用在低切变力时尤为重要。有几项研究确定了红细胞的这种物理作用：①在PRP中加入ADP已耗竭的红细胞，仍可增强血小板在玻璃表面的黏附率；②用apyrase处理的红细胞（ADP被apyrase转变成腺苷），加在PRP中也能增强血小板在胶原表面的黏附作用。化学作用是指红细胞通过释放ADP而增强血小板黏附和聚集作用。因为在全血中加入ADP清除剂（apyrase或磷酸肌酸/磷酸肌酸激酶）时，既能延长出血时间，又能降低血小板在玻璃表面的黏附作用。此外，红细胞摄取腺苷的作用有助于降低血小板聚集的抑制作用，因为腺苷是血小板聚集的抑制剂。这表明红细胞通过释放ADP或摄取腺苷参与血小板的黏附反应。

白细胞由于数量较少，通过力学作用来影响血小板的黏附和聚集功能可能是十分有限的。但是它的一些化学介质，如白二烯则能影响血小板的功能。

三、血管几何形状与血液流态

血栓形成的好发部位常位于血管的弯曲、分叉、狭窄部位以及动脉粥样硬化的溪谷里。血液流体力学的研究，表明这些部位血流存在着一些特殊流态，致使局部产生切变应力的剧烈改变，细胞间碰撞频

率、速度以及细胞与壁的相互作用明显增强,从而产生了有利于血栓形成的改变。

有两种特殊流态与血栓形成存在着关系。

1. 涡流发生在动脉狭窄及静脉瓣膜区的后方。当原先是层流状态的血流遇到瓣膜、动脉粥样硬化斑块等突出血管表面的障碍物时,在障碍物的前方及顶部,由于局部的通道变狭窄而导致该部位的切变应力急剧升高,但当血液流过顶部后,血流就进入到非狭窄血管内。因此,在障碍物后方非狭窄的血管内的一个空隙区就产生了一个局部的涡流,切变应力急剧下降。血小板进入涡流区就顺着涡流流向,旋转性地流向涡流中心。由于涡流中的血小板流动具有下列特点,因此易使血小板发生聚集和黏附:①切变应力低;②血小板浓度高于主流道;③滞流时间长;④逸出涡流的速度相当缓慢。上述特征则有助于增加血小板、血小板壁的碰撞频率,促进血小板黏附和聚集。

在静脉瓣后方发生的涡流区,靠近管壁附近尚可以发生2次涡流。有人认为该处可能是静脉血栓形成的最早部位。

2. 驻点流系指垂直地朝着管壁某一点流动的流体,发生的部位在血管分叉或弯曲部位,出现驻点流的部位与动脉粥样硬化和血栓形成的部位十分一致。采用激光超显微镜观察驻点流流体的流动行迹,发现在该流体中的血小板向管壁输送时,在近壁部位形成一个喇叭状的流线,随后从流体中心沿管壁四周辐射。血小板的流动行迹呈一条曲线,流速越快,曲线的弯度就越大。沿着血管壁上的血小板呈辐射状分布,在这种轴投奔区的中心并无血小板沉着,沉着在管壁上的多个血小板以伪足相连构成轴投奔区中的索状排列物。驻点流区中所存在的这种特有的血小板与管壁间频繁的碰撞状态是导致该部位易发生血栓形成的基本条件。

四、血小板流变学与临床

(一)切变诱导血小板聚集的仪器

从20世纪90年代起,已采用了几项血小板流变学技术应用于临床疾病的发病机制研究中。现已用于临床检测的仪器有3类:

1. 血小板滤过法 此方法是由O'Brien和Salmon于1987年描述的。近年来在西欧国家中已报道采用此法在一些出血和血栓性疾病中检测应用。此法基本原理是:血液在40mmHg恒定压力下通过一个特制的玻璃纤维滤板,玻璃纤维直径0.1~3.4μm,滤板9mm,厚度0.26mm,容积8mm,阻留颗粒的直径不小于10mm。由于血小板聚集的形成而逐渐堵塞滤孔,而使流经滤板的流速减慢,流出血液中的血小板数下降。通过计算一定时间内的流出血液滴数及标本中血小板数来表示血小板的聚集程度与速度。

2. 锥板式切变作用诱导的血小板聚集仪 是由锥板式黏度计改制而成的。该聚集仪由3部分组成:锥板旋转系统、光电转换系统、氦氖激光光源。锥体直径30mm,锥角1°,锥体尖部与锥板之间的距离为0.04mm,通过光电检测系统控制,锥体与锥板之间的缝隙中放置的血小板标本由于锥体的转动而受到切变力的作用,切变力随锥体旋转速度的增快而增高,各部位的切变应力的大小均是相同的。当血小板受切变作用发生聚集时,穿透过血小板标本的透光度增高,以其浊度变化来表示血小板聚集的速度和程度。实验中采用的切变应力可选用低切变应力($12dyn/cm^2$)与高切变应力($108dyn/cm^2$)两档,标本中血小板数调节在$300×10^9/L$左右为宜。

3. 驻点流血小板黏附 聚集仪是德国学者Tippe等于1992年描述的。它是根据血管分叉处的驻点流中流体流动行迹的特征设计的。该仪器的基本结构包括驻点流的流动小室、灌流系统、暗视野显微镜、计算机图像分析系统。富含血小板的血浆通过流动小室内的喷射枪将其喷射在位于垂直位的一块玻璃板上。后者称为驻点板。通过显微镜观察血小板在驻点板上的整个沉着过程,并在计算机中予以动态地记录下来,提供黏附与聚集的两种参数。在血小板聚集性和黏附性增高的糖尿病患者中,已报道采用这种仪器检测的结果。

(二)切变力诱导血小板聚集在不同疾病中的应用及其临床意义

与目前市售的血小板聚集仪不同,在上述3种仪器中,诱导血小板聚集的始动剂是切变力对细胞的作用,而不需要加入任何化学诱导剂。因此,可以获得与比浊原理设计的血小板聚集仪中不完全相同的结果。在临床上根据血小板对切变应力的聚集反应增强和减弱,分成两类:

1. 聚集反应降低的疾病 切变应力诱导的血小板聚集并无异常的疾病,譬如因子Ⅷ缺乏、血小板胶原受体缺乏、先天性环氧化酶缺乏等。

切变应力诱导的血小板聚集无论是在高切变应力或低切变应力下,聚集作用均消失或降低的疾病,其原因可能与血小板GPⅡb/Ⅲa复合物缺失或质异常有关,譬如血小板无力症。

在一些疾病中,血小板聚集反应降低仅在高切变或低切变应力下发生,其原因是由于血小板膜GPⅠb缺乏或vWF、纤维蛋白原水平降低。在巨大血小板综合征及血管性血友病(vWD)时,血小板聚集反应性仅在高切变应力时降低,而低切变应力下聚集无缺陷;而在无纤维蛋白原血症中,低切变应力下聚集反应降低,高切变应力下聚集无异常。

2. 聚集反应增高的疾病

(1) 遗传性疾病:在Ⅱb型vWD及血小板型vWD中,血小板对切变作用的反应增强。这两种疾病的血小板对瑞斯托酶素的反应性增强。在高切变应力时,两种血小板的聚集反应与正常人无差异,当切变应力从6dyn/cm^{2}逐渐增加至108dyn/cm^{2}时,Ⅱb型vWD血小板在10～12dyn/cm^2,血小板型vWD在14dyn/cm^{2}时就出现聚集,正常血小板则在(81±20)dyn/cm^{2}才出现聚集,这表明了这两种疾病的血小板聚集反应增强。其原因与患者血浆中存在着异常的vWF分子与GPⅠb结合反应增强有关,这种vWF分子缺乏大多聚体。血小板对切变应力的聚集反应性增高可以解释血管内发生血小板聚集及循环血小板减少而导致出血的发病机制。

(2) 血栓性疾病:已采用驻点流技术观察了糖尿病患者血小板的黏附与聚集发现糖尿病患者的血小板黏附性与聚集性显著升高。

(3) 药物的影响:在肝素治疗中,可出现血小板减少症,其精确机制尚未阐明。在采用切变应力诱导血小板聚集的实验中,可以观察到肝素能增强血小板对切变应力诱导的聚集反应,在选用分子量7000～20 000的肝素作比较时人们发现,肝素增强切变作用诱导的血小板聚集是随肝素分子量增大而增强,而肝素的这种副作用在高切变应力下较为明显。目前也发现了肝素在低切变应力下能增强BSS、2型vWD的血小板聚集,而在高切变应力下能增强无纤维蛋白原症的血小板聚集,表明肝素的增强作用可能通过两种机制。

在体外研究中,比较了几种化学诱导剂对切变作用诱导血小板聚集作用的影响。ADP、胶原及肾上腺素均能增强低切变应力下的血小板聚集反应,而在高切变应力作用下,唯独肾上腺素有增强作用。由于抗vWF单抗阻断这种作用,所以其增强作用的机制可能是通过增强vWF作用有关。由于肾上腺素在体内的释放可发生在应激状态下,因此,增强vWF与GPⅠb结合可能是导致血栓形成的一个诱因。

(包承鑫)

参 考 文 献

1. Ikoda Y, Handa M, Kamata T, et al. Transmembrane calcium influx associated with von Willebrand factor binding to GPⅠb in the initiation of shear induced platelet aggregation. Thromb Haemost, 1993, 69: 496-502
2. Konstantopoylos K, Wu KK, Udden MM. Flow cytometric studies of platelet responses to shear stress in whole blood. Biorheoeogy, 1995, 32: 73-93
3. Reininger CB, Reininger AJ, Hormann A, et al. Quantitative analysis of platelet function using stagnation point flow aggregometry first clinical results. Int Angiol, 1992, 11: 247-255
4. Ruggeri ZM. New insights into the mechanisms of platelet adhesion and aggregation. Semin Hemat, 1994, 31: 229-239
5. Slack SM, Cui Y, Turitto VT. The effects of flow on blood coagulation and thrombosis. Thromb Haemost, 1993, 70: 129-134

第118章

凝血因子生化与功能

血液凝固功能是哺乳动物维持循环系统完整性的一种重要防卫功能。止血功能是指机体对血管损伤的反应,使受损血管壁产生局部选择性凝血,而其他部位仍能维持循环通畅。止血反应所涉及的血管组成、血液和血浆蛋白间的相互作用,受一系列调节机制的严格调控。但是止血反应并不依赖血管损伤的性质。穿透性损伤或血管壁/血液的病理性改变都可触发并激起相同的过程。参与止血反应过程的细胞和分子反应、凝血因子的凝血活性与因此诱发的血块溶解活性之间的平衡将决定后果:出血、受控制的止血,抑或血栓形成。

止血反应的特征为一种酶促的凝血阶梯或瀑布反应,使多种血浆酶原蛋白转化成有活性的蛋白酶,在初期止血栓(血小板止血栓)形成的部位进一步形成纤维蛋白凝块。凝血阶梯反应能使最初的促凝反应迅速放大及增强,并大大超过触发事件所能预计的大小。止血反应最终的酶是α-凝血酶。通过有限蛋白溶解作用,α-凝血酶将稳定的纤维蛋白原转变成不溶性纤维蛋白多聚体。表118-1列举凝血蛋白的结构、生物特征以及在功能改变或缺陷时发生的临床疾病。多种凝血蛋白被相继发现,并经鉴定,确认为凝血因子。它们:①数量较多;②与人类疾病相关;③体外试验影响实验测定;④有特殊的结构特征。

表118-1　凝血因子

蛋　　白	染色体	基因 kb	mRNA kb	血浆半衰期(d)	血浆水平(nM)	功能缺陷的临床意义	
						出血素质	致栓倾向
凝血酶原	11	21	2	2.5	1400	+	−
FⅤ	1q21~25	80	6.8	0.5	20	+	±
FⅧ	Xq28	186	9	0.3~0.5	0.7	+	−
FⅦ	13	12.8	2.5	0.25	10	+	±
FⅨ	X	34	2.8	1	90	+	−
FⅩ	13q32-qter	27	1.5	1.25	170	+	−
FⅪ	4q35	23	2.1	2.5~3.3	30	±	−
FⅩⅢa	6p-24-25	>160	3.8	9~10	30	+	±
FⅩⅢb	1q31-32.1	28	2.3				
组织因子	1	12.4	2.3				
蛋白C	2q14-21	11	1.7	0.25	60	−	±
蛋白S	3	80	3.5	1.75	300	−	±
凝血酶调节蛋白(TM)	20p12-cen	3.7	3.7				+
纤维蛋白原		50		3~5	7000	+	±
Aα链	4q23q32	5.4	2.2				
Bβ链	4q23q32	8.6	1.9				
γ链	4q23q32	8.5	1.6		2500	+	+
抗凝血酶Ⅲ	1q22-25	14	1.4	2.5~4			+
TFPI	2q31-32.1	85	14.4		2.5	+	

血浆含有至少 16 种促凝物，又称凝血因子。它们几乎全部是在肝脏合成的糖蛋白，只有少数是由单核细胞、内皮细胞和巨核细胞所制造。8 种酶以不活化的酶原蛋白形式循环，6 种辅因子结合并稳定其相应的酶。酶原蛋白和辅因子在凝血过程中被激活，产生局限性血栓。此外，至少有 7 种血浆糖蛋白是凝血过程的制控和调节者。

1958 年，血液凝血因子命名标准化国际委员会按照血浆促凝物被发现或最初被描述的次序，采用罗马数字，分别给予官方正式命名。在凝血过程中，当一个促凝物，例如某个凝血酶原蛋白或辅因子被激活，在相关的罗马数字下角，即标以“a”（活化的 FⅦ为 FⅦa）。

习惯上，我们将 FⅠ称为纤维蛋白原，FⅡ为凝血酶原。组织凝血活酶是一种未经提炼的组织蛋白和磷脂的混合物，被称为 FⅢ。目前组织因子（tissue factor，TF）的精细结构已明确，因此，不再按罗马数字 FⅢ予以命名。FⅣ等同于血浆阳性钙离子。目前，只采用它的化学标志 Ca^{2+}，废弃 FⅣ的命名。原先曾将某个促凝物称为 FⅥ，之后发现就是 FⅤ，FⅥ遂即从命名系统中被撤销。前激肽释放酶又称激肽释放酶原（prekallikrin，Pre-k），也称 Fletcher 因子，以及高分子激肽原（high-molecular-weight kininogen，HMWK），也称 Fitzgerald 因子，两者都属于激肽释放酶和激肽系统，没有按罗马数字予以命名。血小板磷脂，特别是磷脂酰丝氨酸，虽然对止血过程很重要，但没有授予罗马数字命名，而被统称为血小板因子 3（PF_3）。

在体外的血浆凝固过程可以由内源或外源凝血系所启动（图 118-1）。体外的 α-凝血酶生成过程能译解为 6 个多组成的酶性复合物。所有与 α-凝血酶生成有联系的酶都需要和表面相结合，以多组成催化复合物的方式来表达它们的活性。这种催化复合物通常由一个丝氨酸型蛋白溶解酶、一种以上的辅因子和一个表面（或膜）所组成，并且大多数复合物需要二价金属离子参与。因此，凝血过程中酶与表面结合的选择是由复合物中酶性蛋白结构上的精细差异所决定的。

根据 Davie、Ratnoff 和 Mcfartand 的观察，1964 年提出相应的逻辑学推理假设。凝血过程很可能是一系列程序性蛋白分解的阶梯（或瀑布）反应，其中每一步反应为下一步提供必需的蛋白酶复合物。活化的凝血因子是蛋白溶解酶（丝氨酸蛋白酶），能将下一步的酶原型凝血因子水解（活化）。因此，凝血酶联反应的主旋律是有限的蛋白溶解。阶梯反应的基本效应是将由血管损伤所散发的细小活化信号迅速扩大，生成大量 α-凝血酶，最终生成大量的纤维蛋白，以取代血小板血栓，使之更持久。

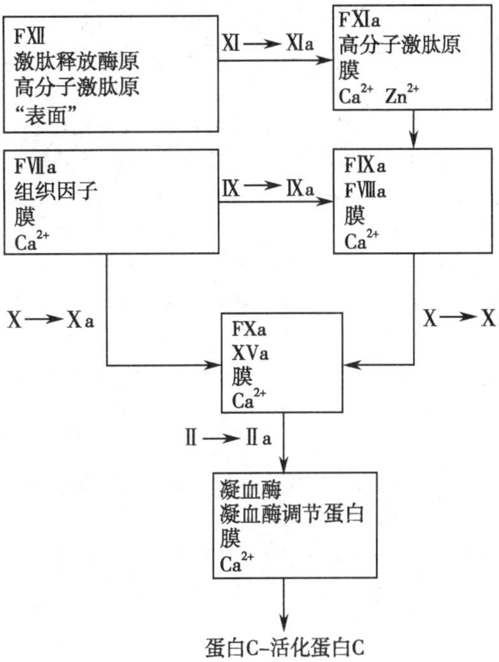

图 118-1 凝血瀑布反应中生成的多蛋白复合物

由一个丝氨酸蛋白酶，一个以上辅因子蛋白，二价阳离子和一个表面所组成的酶性复合物

早期观察体外启动凝血反应，认为有两种启动方式，其中一种为内源性凝血途径。血浆中加入 Ca^{2+}、酸性磷脂或阴性电荷的不溶性表面能触发凝固。在此过程中表达凝血酶活性和生成纤维蛋白凝块所参与的蛋白成分均源于血浆内。内源性凝血途径又称接触激活途径，因为首先需要由血浆内几种接触因子（FⅫ、激肽释放酶原、高分子激肽原）与外源性带阴电荷的表面如玻璃或高岭土相接触、相互反应，才能被激活。FⅫa 裂解激肽释放酶原生成激肽释放酶，后者反过来活化 FⅫ；FⅫa 在高分子激肽原（辅因子）存在下使 FⅪ转化成 FⅪa；FⅪa 在 Ca^{2+} 存在下激活 FⅨ成 FⅨa；FⅨa 与它的辅因子（FⅧa）在 Ca^{2+} 和膜表面存在下使 FⅩ转化成 FⅩa。FⅩa 与它的辅因子（FⅤa）相结合需要 Ca^{2+} 和合适的膜表面才能促使 FⅡ活化成 FⅡa（α-凝血酶）。由此可见，促凝因子需要由坐落在特殊磷脂表面的辅因子来识别，以达到及时活化的作用。而酶-辅因子必须在细胞表面组装才能保证正常血液凝固的进程。

另一种凝血酶的生成途径称为外源性凝血途径。血浆中加入 Ca^{2+} 及组织因子（一种富含磷脂的组织蛋白提取物），能产生三种酶性复合物：①FⅦ-TF-膜磷脂-Ca^{2+} 复合物（外源性Ⅹ酶）使 FⅨ和 FⅩ两者都活化而分别生成下列两种较之更高效的酶性复合物；②FⅨa-Ⅷa-磷脂复合物（内源性Ⅹ酶）提供一种重要的FⅩ激活剂;③FⅩa-FⅤa-膜磷脂复合物(凝血活酶又称凝血酶原酶),亦即凝血酶原活化的唯一已知的生理激活剂。

过去将凝血因子分为内源性或外源性凝血系因子并提出相应的测定方法,如部分凝血活酶时间(partial thromboplastin time,PTT)和凝血酶原时间(prothrombin time,PT),在诊断出血性疾病中有实际意义。这两种试验证实凝血因子阶梯反应活化的假设。但是体外呈现的凝血过程并不一定合理,因为上述假设不能正确描述生理止血:缺乏接触激活因子(激肽释放酶原、高分子激肽原、FⅫ)患者无自发性出血;FⅪ基因缺陷只在外伤或手术时出血。

近年来的资料支持生理性止血只由外源性凝血途径启动。血管损伤释出一种组织-磷脂复合物称组织因子(tissue factor,TF)。TF与FⅦa结合成TF-Ⅶa复合物而使FⅩ活化;另一方面,从外源途径生成内源性Ⅹ酶(FⅨa-FⅧa复合物)。后者似乎是多余的,但这一复合物对生理止血十分重要。缺乏X染色体性连锁蛋白FⅧ和FⅨ者临床表现出血素质,称血友病A和血友病B。FⅡ、FⅤ、FⅦ和FⅩ缺乏者与上述经典血友病有相似的出血表现。FⅪ在血液凝固、α-凝血酶生成过程中参与凝血正反馈扩增。TF的重要性在于使FⅦa活性能表达。维生素K依赖性蛋白酶复合物桥联内、外凝血途径,即外源凝血途径能通过两条通路(内外)产生FⅩa,经Osferud和Rappaport(1997)首先证实。之后的研究报道FⅧa-FⅨa复合物不仅活化FⅩ且其功效大大超过FⅦa-TF对FⅩ的催化。故目前认为在有限组织损伤的止血事件中,主要通过FⅧa-FⅨa复合物催化FⅩ活化。

维生素K依赖性蛋白特征为其氨基末端含10个以上γ-羧基谷氨酸。凝血系中每一种依赖维生素K的酶性复合物在磷脂膜上的组装图解见图118-2。

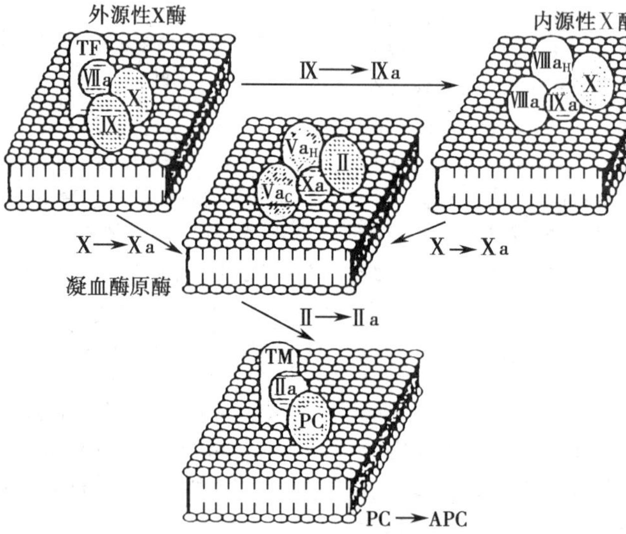

图118-2 依赖维生素K的酶性复合物在磷脂膜上的组装

TF、FⅧa、FⅤ、TM(凝血酶调节蛋白)分别为辅因子;丝氨酸蛋白酶FⅦa、FⅨa、FⅩa、FⅡa在复合物中的底物分别为FⅨ、FⅩ、FⅡ和蛋白C(PC)。PC与内皮细胞膜上的凝血酶-TM(T-TM)复合物结合而活化。TM不仅为PC活化的辅因子,亦是凝血酶的膜受体,在PC活化过程中使凝血酶失去促凝活性。

凝血酶的生成是正常止血和血栓形成的中心环节,生成速度≤5分钟。凝血酶既能反馈性地自我加强,包括促使许多蛋白(FⅤ、FⅧ、FⅪ、FⅦ)活化而继续自我生成,从而触发血小板聚集、纤维蛋白原转化成不溶性纤维蛋白、FⅫ活化及激活凝血酶活化的纤溶抑制物(thrombin activated fibrinolysis inhibitor,TAFI)而加强凝血;又能通过与内皮膜上TM结合而参与PC活化、负反馈调控性地阻止自我生成。这就是凝血酶生成后的两个通路。正常止血中凝血块只生成在血管受损的局部,是由于受损局部的细胞(血管壁基质细胞、血小板)控制凝血酶生成过程以及抗凝平衡。在受损区的周围环境中TM和HSPG能使凝血酶转向激活PC、不再促成纤维蛋白的生成(见第119章第五节凝血的局限与调节)。凝血酶从强促凝活性转成APC的强抗凝活性过程中凝血酶失活、凝血酶的生成反应下调。ATⅢ能与凝血酶及凝血系其他蛋白酶以共价键结合而抑制凝血过程。TFPI 是一种多价蛋白能同时与 FⅩa 和 FⅦa 结合而使二者灭活。活化蛋白 C 的抑制物(PCI)的作用是作为抗凝剂的抑制物而不是促凝剂的抑制物。

第一节　凝血系蛋白的功能区

一、功　能　区

凝血系所涉及的每一个蛋白(酶原、辅因子前体蛋白及调节蛋白)都含有多种功能单位。结构相似的功能区提示在蛋白合成中有相似的功能。这些功能区分别指导蛋白分子的运行、转录后的修饰、与膜的结合、蛋白复合物形成和发挥酶的功能。蛋白功能区在分子中互相独立地折叠成团并相互有着联系(图 118-3)。

酶原蛋白含有一个信号肽、活化区和催化功能区。维生素 K 依赖性蛋白含有前肽和 γ-羧基谷氨酸(γ-Gla)区;其他重要功能区包括上皮生长样因子(EGF)区、环状结构域(kringle)区和重复序列区。组织因子(TF)是一种透膜蛋白,其透膜区掩在脂质双层中,结构不同于其他蛋白。辅因子 FⅤ和 FⅧ的结构上极相似。图 118-3 中以小箭头指出成熟蛋白合成过程中肽键裂解部位,粗箭头表示蛋白活化时肽键裂解部位。

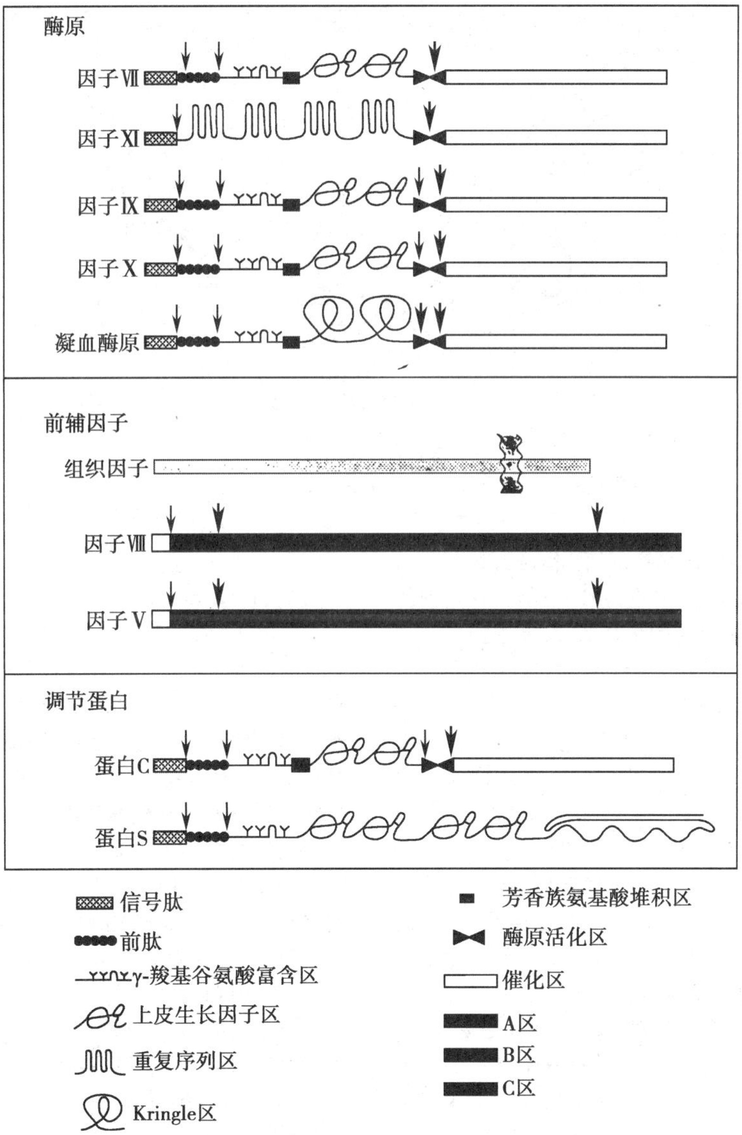

图 118-3　凝血因子、辅因子及其调节蛋白的功能区

二、功能区结构

各种凝血因子多种功能区均来自共同祖先的基因，由不同外显子编码。

（一）信号肽

未成熟的凝血蛋白含一短肽名信号肽。后者促进形成中的多肽链进入内浆网。15～30个氨基酸的信号肽由疏水氨基酸支配，在内浆网中被裂解而除去。分泌到血液中的成熟分子大多数为单链糖蛋白。

（二）前肽/γ-羧基谷氨酸富含区

维生素K依赖蛋白在信号肽N端的富含γ-羧基谷氨酸（γ-Gla）区之间有一前肽。前肽氨基酸长：FⅨ 18个、PC 24个，由单一外显子编码。前肽在近Gla区有γ-Gla作用识别位点，诱导蛋白合成后的γ-羧化作用。

Gla是位于肝细胞内浆网中羧化酶的底物。通过依赖维生素K的羧化作用产生双羧基的γ-Gla，使维生素K依赖性蛋白能成为凝血因子而具有生理功能。羧化作用后，前肽从成熟蛋白分离而完成蛋白转录后的修饰过程。γ-Gla富含区约40个氨基酸长，其中含有10～20个γ-Gla。γ-Gla是蛋白与Ca^{2+}桥联部位，故Gla区能促进蛋白与膜磷脂的Ca^{2+}依赖性结合，是维生素K依赖性蛋白产生促凝功能的特性所在。

牛凝血酶的γ-Gla区三维结构必需存在Ca^{2+}时才能显示；10个γ-Gla中4个在一侧，2个在另一侧组成羧化物（盐或脂）表面（图118-4）并呈串状直线地螯合25个Ca^{2+}，从分子一侧延伸到另一侧。NH_2末端的丙氨酸打圈形成环，在Gla-17.22间形成离子对。

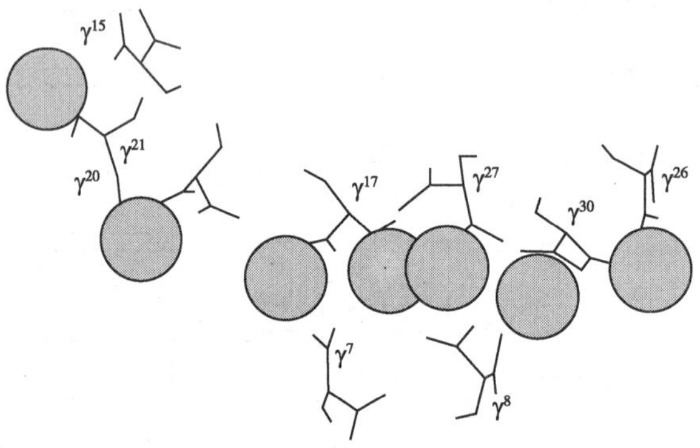

图118-4 γ-羧基谷氨酸区三维结构——钙离子结合区，并与膜蛋白相互反应

三维结构中除Gla-6外，几乎所有γ-Gla都参与凝血酶原的生理功能。因此，γ-Gla富含区通过独特的折叠结构表达一个膜的结合部位，促进蛋白与膜表面的结合。

（三）上皮生长因子样区

许多蛋白质都有花边状的上皮生长因子（epidermal growth factor，EGF）样区。该区结构与EGF前体物十分相同。EGF区43～50个氨基酸长，由3个二硫键组成特殊共价键结构。某些蛋白的EGF区介导蛋白与细胞表面EGF样受体的结合，FⅩ、APC的EGF区则介导蛋白与FⅤ受体区的结合，FⅨa的EGF区介导蛋白与FⅧa受体区结合。凝血蛋白的EGF区参与蛋白复合物的形成。某些维生素K依赖蛋白的EGF区含羧基化的天门冬氨酸，能和Ca^{2+}以高亲和力结合。磁共振分光镜分析显示FⅨ、FⅩ、FⅦ和PC含2个邻近的EGF。FⅨ和FⅩ的EGF结构相同。PS含4个EGF区，FⅫ含3个不相邻的EGF区，tPA和前尿激酶（Pro-uk）含1个EGF区。

（四）Kringle区

Kringle区，一种环状结构域是蛋白质的另一种花边状结构，凝血酶原、FⅫ、纤溶酶原、Pro-UK和tPA都含Kringle，约100个氨基酸长，由三个二硫键组成的特殊结构。凝血酶原Kringle三维结构显示其中2个二硫键桥的硫原子紧挨、折叠成椭圆形扁球状。各种蛋白的Kringle内部结构相同，但分子表面不同使之功能不同。Kringle在形成蛋白复合物中可能起识别作用。凝血酶Kringle虽不参加膜结合，但其第二Kringle在凝血酶原-凝血酶原酶复合物中能与FⅤ结合。

（五）催化区

凝血因子都含有与胰蛋白酶、糜蛋白酶结构高度同源的催化区，通过有限的蛋白溶解作用、肽键裂解，使无活性的酶原转化成活性的酶。故这一区含酶的机制能裂解肽链、识别大分子亚单位以及能结合特殊蛋白抑制剂而下调酶的活性。促使血液凝固的蛋白酶都属丝氨酸蛋白酶家族。后者共同的特点为发挥酶的作用需要在活化位点上使丝氨酸、天门冬氨酸和组氨酸三合一，组成催化三联体。催化区具有活化位点，其内部核心与胰蛋白酶几乎相同；核心周围区的分子表面负责限定延伸的底物和酶核心的结合。从α-凝血酶结晶结构的发现提供了许多新信息，2 个阳性电荷氨基酸斑片位于邻近 C 端 B 螺旋链的肝素结合位点和纤维蛋白原结合副位点；A、B 链互相反应能由氨基酸电荷来稳定；峡谷裂口状的活化位点可能与凝血酶具有狭的底物特异性有关。

（六）其他功能区

止血系蛋白的其他花边包括芳香族氨基酸堆积区、FⅪ的重复序列区和Ⅰ、Ⅱ型纤维连接素功能区。这些功能区的功能尚不十分明了。

第二节 凝血系的酶原蛋白

一、接触激活的酶原蛋白

（一）凝血因子Ⅻ

凝血因子Ⅻ（FⅫ）基因位于第 5 号染色体（5q33-qter），全长 11.9kb，含 14 个外显子，13 个内含子（图 118-5a）。外显子分别编码信号肽（外显子 1）、前导肽（外显子 2）结构与其他蛋白的前肽不同。Ⅱ型纤维连接蛋白区（外显子 3、4）、EGF 区（外显子 5、7）、纤维连接区（fibronectin finger domain、外显子 6）。1 个 Kringle 区（外显子 8、9）、胰蛋白酶样催化区（外显子 10-14）。催化区结构与尿激酶（UK）、tPA 和 FⅪ相似。FⅫ mRNA 24kb 长，成熟蛋白质为 596 个氨基酸组成的单链糖蛋白。

FⅫ又名 Hageman 因子，是内源性凝血系中首先被接触活化的因子。FⅫa 能使 FⅪ活化为 FⅪa，在凝血过程中的接触反应期中被发现。这一因子不参与生理止血，缺乏者不发生出血症状。但在病理血栓形成过程中，FⅫ、高分子激肽原（HMWK）、激肽释放酶原参与启动过程。

循环中的 FⅫ为单链酶原，分子量 80 000 的糖蛋白。天门冬酰胺（Asn）230 和 414 与糖基相连，其他糖基化位点包括苏氨酸（Thr）280、286、309、310、318，以及丝氨酸（Ser）287。阳性电荷氨基酸序列组氨酸-赖氨酸-酪氨酸-赖氨酸（His-Lys-Tyr-Lys）介导 FⅫ的表面结合特性，尤其是在接触阴性电荷表面时能增强并加速 FⅫ的活化。这一序列也可见于激肽酶原。FⅫ血浆水平 30μg/ml，血浆半衰期 2 天。

（二）凝血因子Ⅺ

凝血因子Ⅺ（FⅪ）参与正常止血，参与凝血的正反馈扩增机制，属于内源性凝血系组成。

FⅪ在肝合成。23kb 全长的 FⅪ基因位于 4 号染色体长臂（4q35），mRNA 2.1kb。基因含 15 个外显子和 14 个内含子。外显子分别编码 5′非翻译序列（外显子 1）、信号肽（外显子 2）、4 个重复序列（apple）各由 2 个外显子编码（外显子 3～10）、胰蛋白酶样区（外显子 12～14）。FⅪ前体不含前肽。FⅪ分子量 160 000，血浆 FⅪ水平 30nM（5μg/ml），生物半衰期 2.5～3.3 天。血循环中 FⅪ和高分子

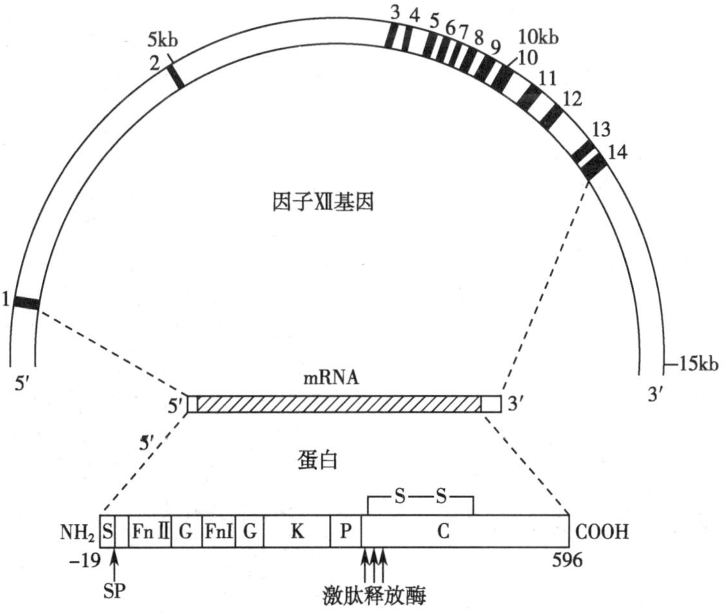

图 118-5a 凝血因子Ⅻ基因和蛋白

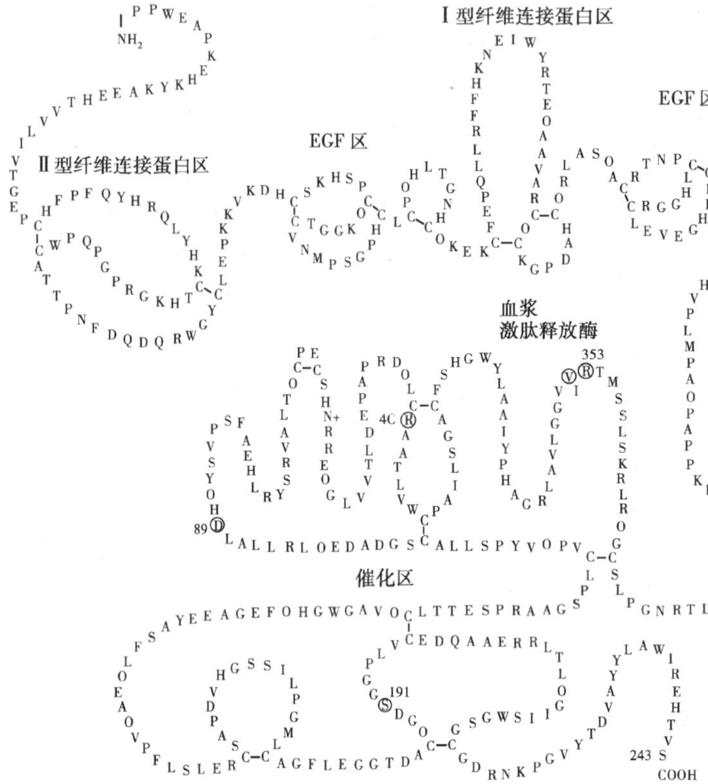

图 118-5b 凝血因子Ⅻ的结构示意图

激肽原(HMWK)以非共价结合。FⅪ是由两条相同多肽链以非共价键和共价键连成的二聚体(图 118-6),这是与其他酶原蛋白不同处。FⅫa 激活 FⅪ时需在 HMWK 及阴电荷表面将 FⅪ酶原的两条多肽链的精氨酸^{369}-异亮氨酸^{370}键裂解,使一对Ⅺa 链上产生两个催化活性部位。α-凝血酶也能使 FⅪ裂解,故目前认为 FⅪ参与生理凝血的正反馈机制。FⅪa 二聚体含 2 个重链(369 个氨基酸)和 2 个轻链(238 个氨基酸),重链和轻链内有 3 个二硫键相联,另一个二硫键位于重链 321 位连接两个对称分子的两个重链。酶的活性在重链。

初级结构分析 FⅪ重链尚保留有 4 个重复序列称 apple 区(A 区),含 84 个氨基酸(图 118-7);自 N 端分别为 Al、A2、A3、A4 重复序列区。A1 区中的缬氨酸 59-赖氨酸 83 是 HMWK 结合部位,A2 区丙氨酸 317-甘氨酸 350 是 FⅫa 的结合部位。A2 羧基端含有 FⅨ结合位点。血浆中 FⅪa 主要被 C_1 抑制物、$α_1$ 蛋白酶抑制物、AT Ⅲ及 $α_1$ 抗纤溶酶所灭活。

二、维生素 K 依赖性酶原蛋白

(一) 凝血因子Ⅸ

性联的凝血因子Ⅸ(FⅨ)基因位于 X 染色体长臂(Xq27.1),邻近 FⅧ基因,全长 34kb,含 8 个外显子。FⅨ基因结构与 FⅦ、X、PC 高度同源,提示来自同一祖先的相关基因。此基因缺陷产生血友病 B(hemophilia B)。FⅨ mRNA 2.8kb 长。基因转录受肝特异的顺式活化元件所调控,后者需与肝特异的转录因子 NFI-L(CCAAT 元件-结合蛋白)结合。结合位点在转录起点上游-99 ~ -76 处。EBP 结合位点在邻近转录部位。FⅨ具有雄激素启动子元件与 Leyden 核型有关。

FⅨ分子量 56 000,是单链糖蛋白,又曾名 Christmas 因子,血浆水平 90nM(5μg/ml)半衰期 1 天,可血管内外分布。FⅨ含 4 个功能区:γ-Gla 区、结合区、活化肽区和催化区。成熟蛋白的结合需维生素 K 使 Gla 区所含的 12 个谷氨酸完全羧基化成 γ 羧基谷氨酸(图 118-8)。FⅨ的完全羧基化的蛋白才能与 Ca^{2+}结合以及通过 Ca^{2+}与膜丝氨酸磷脂、胆碱磷脂结合而桥联膜磷脂。FⅨ表达与磷脂的特异性结合时涉及依赖 Ca^{2+}的二次构型转化。Gla 区的 γ-谷氨酸有 2 个 Ca^{2+}结合位点,第三个高亲和力的 Ca^{2+}结合位点在 ECF 区,由 β 羟化的天门冬氨酸^{64}组成。FⅨ含 N 和 O-联结糖基,丝氨酸^{61}通过岩藻糖与四糖 O-联结。

FⅨ和 FⅨa 能与活化血小板结合,但不能与静止血小板结合,结合的机制尚不十分清楚,可能是通

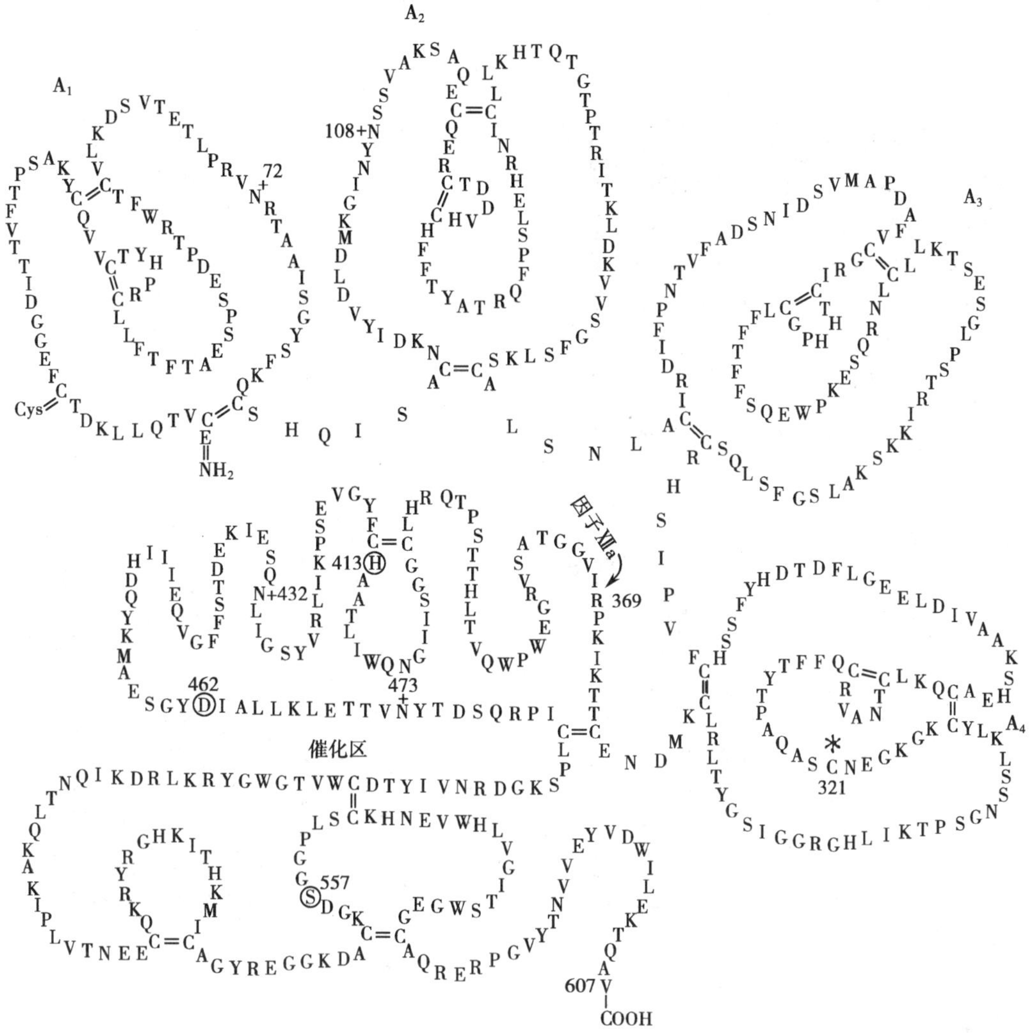

图 118-6 凝血因子Ⅺ(单体)结构示意图

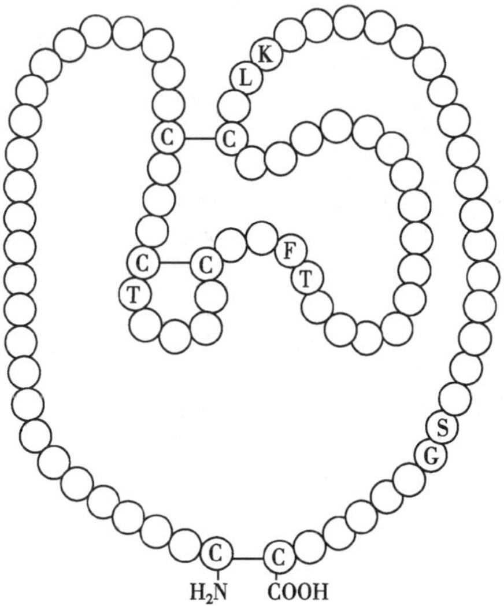

图 118-7 凝血因子Ⅺ重链 apple 结构

过血小板表面受体或由膜磷脂参与。

FⅨ的主要生理功能被FⅪa二次裂解转化成FⅨa后，与FⅧa在磷脂表面结成复合物，后者酶解FX使FX转化为FXa，因而产生促凝活性。FⅨa（不是FX）能与FⅧa在活化血小板表面结合。结合需ECF2及丝氨酸蛋白酶区。FⅨ的Gla区并有与内皮细胞受体的结合位点。

FⅨ的活化需先转化成一个无活性的中间底物（FⅨα），然后再转成活性酶（FⅨa）。FⅨ活化过程可由FⅪa或外源系因了FⅦa-TF裂解精氨酸[145]和精氨酸[180]的二次程序性裂解，释出小活性肽片（FⅨP Mr 11 000）而生成FⅨa（又名Ⅸαβ Mr 45 000）。FⅨαβ有促凝和酯酶样活性，由重链（Mr 28 000）和轻链（Mr 18 000）组成并由二硫键共价联结。丝氨酸蛋白酶的活性区在重链。在存在阴离子磷脂时，FXa也能裂解FⅨ的精氨酸[145]。肽键的单一裂解使

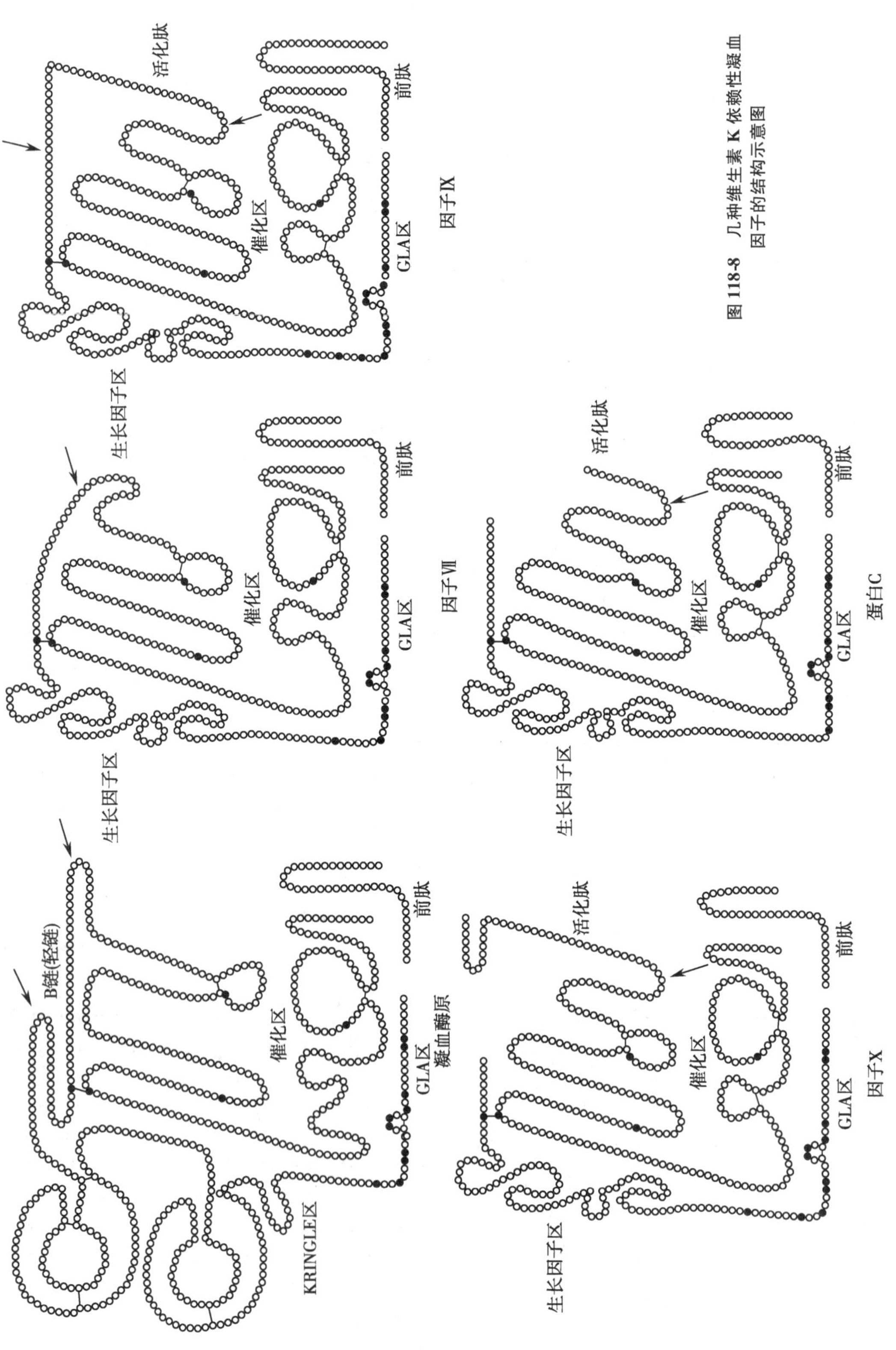

图 118-8 几种维生素 K 依赖性凝血因子的结构示意图

FⅨ转化成中间产物 FⅨα。FⅨα 无促凝活性。中间产物生成的同时加速酶的生成速率。FⅨa（FⅨαβ）在磷脂表面、Ca^{2+}桥联下与 FⅧa 组成酶性复合物（X酶）使 FX激活。

（二）凝血因子X

凝血因子X（FX）基因位于 13 号染色体长臂（13q32-qter），邻近 FⅦ基因，27kb 长，含 8 个外显子。基因结构与 FⅨ基因等同。肝特异启动子元件（FX P_1 结合位点）位于上游-63～-42bp 处，其他启动子（FX P_2、FX P_3）分别分布于-215～-140 和-457～-351 处。转录的 FX mRNA 约 1.5kb 长。肝脏初合成的 FX为单链多肽。单链中精氨酸-赖氨酸-精氨酸序列（139～141）对细胞内外的蛋白溶解作用十分敏感，被胰蛋白酶样蛋白酶裂解而除去，使血浆中分离得到 FX为双肽链分子。FX血浆水平 170nM（10μg/ml），半衰期 1.5 天。FX酶原蛋白（Mr 59 000）由 C 端重链（Mr 42 000）和 N 端轻链（Mr 16 500）以单一的二硫键相联。轻链 Gla 区含 11 个 γ-Gla，分别位于 6、7、14、16、19、20、25、26、29、32、39 位。随后为 EGF_1，其 63 位为 β-羟化天门冬氨酸。2 个 EGF 区能与 FV结合，EGF_2 与辅因子 FVa 结合的引力会发生递减。重链为催化区，包括活化肽（激活时被裂解除去）和丝氨酸蛋白酶区。与凝血酶相似，重链的天门冬酰胺糖基化含侧链 NeuAco2→3GalB1→3（NeuAca2→6）GlcNAC。糖基化序列对FX活化有重要作用。

FX是一种 Ca^{2+}结合蛋白，在 Ca^{2+}存在下，以低、高亲和力的 Ca^{2+}结合位点（γ-Gla，β 羟基天门冬）与膜表面结合，引起构象改变，表现出膜的结合特征。与其他维生素 K 依赖蛋白相似，膜结合的 FX是一种膜外的蛋白，并不透入膜内。FX可被内源凝血系的 FⅨa-FⅧ（X酶）复合物或外源凝血系的 FⅦa-TF（X酶）复合物裂解其重链精氨酸[1094]-异亮氨酸[1951]键而转化成 FXa。FXa（Mr 48 000）具有促凝及酯酶活性，含重链（Mr 30 000）和轻链（Mr 18 000），以单一的二硫键共价相联。磷脂表面的 FXa与磷脂表面的辅因子 FVa 组成复合物（凝血活酶又名凝血酶原酶），使凝血酶原发生有限的蛋白水解作用而活化。血浆中的 FXa 被抗凝血酶Ⅲ（ATⅢ）或组织因子途径抑制物（TFPI）灭活。

（三）凝血酶原

凝血酶原基因位于 11 号染色体（11pl1-q12），21kb 长，由 14 个外显子和 13 个内含子组成。外显子分别编码：信号肽（外显子 1）、前肽/γ-Gla 区（外显子 2）、芳香族氨基酸堆积区（外显子 3）、两个 Kringle 区（外显子 4～7）、活化区（外显子 8，9）和丝氨酸蛋白酶区（外显子 10～14）。内含子的大小自 84bp（外显子 8，9 间）至 9447bp（外显子 12～13 间）。凝血酶原蛋白结构虽与其他维生素 K 依赖性凝血因子（FⅨ、FX、FⅦ、PC）一致，但其基因仅部分同源：外显子 1～3 相同；不同处为：①其外显子 3～4 编码 Kringle 与其他上述因子不同，但该结构也见于 FⅫ、纤溶酶原、组织型纤溶酶原活化物等分子中；②其催化区（活化区和丝氨酸蛋白酶区）含 7 个外显子，而其他 FⅨ基因家族只含 2 个外显子。凝血酶原 mRNA 2.1kb 长，包括 5′非翻译区（>150bp），开放阅读框架（1.8kb），3′非翻译区（97bp）。凝血酶原基因的转录起始点含弱启动子，肝特异增强子分布于转录起始点上游 900bp 处，能和肝细胞因子-1（HNF-1）相反应。

凝血酶原是一种血浆单链糖蛋白，其氨基酸顺序已阐明。未成熟的分子合成时含疏水性信号肽（自-43～-19 位，由 25 个氨基酸组成），到粗内浆网时被信号肽酶除去信号肽。前肽含 γ-Gla 识别位点（包括-18～1 位，由 18 个氨基酸组成）。γ 羧化作用完成后在高尔基复合体中被细胞内多肽酶除去前肽。分泌到血浆的成熟分子凝血酶原 Mr 72 000，由 579 个氨基酸组成，血浆水平 1.4μM（100ng/ml），半衰期 3 天。分子的氨基端含 10 个 Gla，位于 6、7、14、16、19、20、25、26、29、32 位。分子含糖量 10%，人与牛的凝血酶原的天门冬酰胺 78、100、373 位 N-联结糖基，天门冬酰胺相联的寡糖包括：Neu Acα2→3Glaβ1→3（Neu Acα2→6）GlcNAc。Gla 区和两个 Kringle 区含有短的芳香氨基酸堆积区功能尚不清楚，可能与凝血辅因子 FVa 形成蛋白复合物有关，这一结构也见于 FⅫ、纤溶酶原和 tPA。凝血酶原分子结构 1/2 为催化区，后者包括使凝血酶原转化成活性酶的活化肽和具有活性蛋白酶识别和裂解底物的丝氨酸蛋白酶区。该区含有组氨酸-天门冬氨酸-丝氨酸（催化三联体）顺序与其他丝氨酸蛋白酶相类似；该区的精氨酸 382～393 称阴离子结合部位能与底物纤维蛋白原、凝血酶调节蛋白（TM）和水蛭素相结合。凝血酶原活化后生成的蛋白水解酶为凝血酶。凝血酶具有多种生理功能：促凝作用使纤维蛋白原转化为纤维蛋白、促使血小板聚集并提供有效膜表面，活化 FXⅢ促进纤维蛋白交联、活化凝血酶激活的纤溶抑制物（TAFI）起稳定纤维蛋白凝块作用。凝血酶活化 FⅧ、FV、FⅨ、FⅦ而参与血块形成的正反馈机制。凝血酶活化 PC 而参与血块形成的负反馈调控。凝血酶尚有激发纤溶活性、刺激成纤维细胞和内皮细胞增殖、趋化巨噬细胞，参与内皮细胞、血小板、粒细胞间的相互反应等功能。然而，生理情况下，微循环血管内皮细胞通过抗凝血酶Ⅲ（ATⅢ）、TM 等机制能有效地清除凝血酶。

（四）凝血因子Ⅶ

凝血因子Ⅶ（FⅦ）基因位于 13 号染色体长臂（13q34），紧接 FⅩ基因，全长 12.8kb，含 9 个外显子。前体蛋白的信号肽有两种合成方式：①无形体的外显子 1B 编码信号肽，其他编码基因与 FⅨ基因相似；②信号肽由外显子 1A 编码。后一形式使前体蛋白 N 端链延伸；延伸的信号肽/前体含 38～60 个氨基酸。外显子编码的功能区包括前体及 γ-Gla 区（外显子 2），短的芳香族氨基酸堆积区（外显子 3），EGF_1、EGF_2（外显子 4、5），不含活性肽的催化区（外显子 6～8）。mRNA2.4kb 长，包括 3′非编码区（1.0kb）和中止编码了后的多 A 尾。

FⅦ是外源性凝血系的组成，FⅦa-TF 复合物能使 FⅩ活化，人 FⅦ Mr 50 000，含 406 个氨基酸，血浆酶原蛋白水平 10nM（0.5～2.0mg/ml），血浆半衰期 4～6 小时。FⅦ是血浆凝血因子中除 PC 外的最短半衰期者，使替代性治疗时很难维持血浆水平。分子 N 端含 10 个 γ-Gla。牛 FⅦ的 γ-Gla 位于 6、7、14、16、19、20、25、26、29、34、35 位。63 位的天门冬酰胺部分 β 羟化。FⅦ含糖量 13%。与其他酶原蛋白不同的是，循环中 FⅦ有不活化和活化的两种形式。最近资料表明循环中极微量的 FⅦa（0.1nmol/L）足以在组织损伤时和新形成的 TF 结合，所形成的FⅩa又能使 FⅦ活化而增强组织损伤中的 FⅩa 量，从而大大增强通过外源系的凝血酶生成。凝血酶、FⅨa、FⅩa、FⅦa、FⅫa 都能使 FⅦ酶原裂解产生FⅦa。凝血酶使 FⅦ精氨酸[152]-异亮氨酸[153]处裂解产生 FⅦa。FⅦa（Mr 50 000）由 N 端轻链（Mr 20 000）和 C 端重链（Mr 30 000）以二硫键共价结合，重链含催化区。FⅦa 几乎不被血浆蛋白酶抑制物中和。FⅦa半衰期为 1～2 小时，是所有活化的凝血因子中半衰期最长者。

第三节 促凝辅因子

凝血系酶性复合物中的辅因子蛋白，分成血浆促凝辅因子前体蛋白和细胞跨膜蛋白两种。

（一）FⅤ、FⅧ

两种可溶性血浆蛋白 FⅤ和 FⅧ在形成维生素 K 依赖性蛋白复合物中起辅因子作用。FⅧa 和Ⅴa 分别与 FⅨa 和 FⅩa 在膜表面结合而发挥辅因子功能，加速后二者的酶解速率。先天缺乏这些蛋白产生先天性出血素质。FⅤ缺乏症曾称副血友病，FⅧ缺乏症称为血友病 A。患者的出血表现与先天性丝氨酸酶原蛋白 FⅨ、FⅩ缺乏症等同。

FⅤ基因位于 1 号染色体长臂（1q21～25），FⅧ基因位于 X 染色体长臂（Xq28）。FⅤ及 FⅧ基因长分别为 80、180kb；mRNA 为 6.8、9kb。两者的基因结构及氨基酸顺序十分同源。FⅤ含 24 个内含子，FⅧ25 个。除 FⅧ第 6 内含子外，两者的内含子-外显子交界区序列均相同，但 FⅧ基因大于 FⅤ。FⅧ基因是已知基因中最大者。图 118-9 简介 FⅤ功能区，方框顶部箭头代表凝血酶的裂解位点（709，1018，1045），方框下的箭头代表被活化蛋白 C（APC）灭活时裂解位点（306，506）。图 118-10 简介 FⅧ功能区。方框上箭头指出凝血酶和 FⅩa 使 FⅧ活化成 FⅧa 时的裂解位点。方框下箭头代表 APC 灭活时裂解位点。FⅤ及 FⅧ分子自 N 端起的功能区都有 2 个 A 区、B 区后有一个 A 区以及 2 个 C 区（名 A1、A2、B、A3、C1、C2 区）。B 区两者很不相同且有种系差异。人和牛 FⅤ的 B 区显著不同。两种蛋白 B 区都高度糖基化。FⅧB 区含 19 个天门冬酰胺连有糖基，很不稳定，部分分子的 B 区有不同程度的裂解。B 区功能不十分明了，但活化时能释放出活性肽，故该区可能与发挥辅因子活性有关。然而 FⅤ活化过程中只当被凝血酶和 FⅩa 除去 B 区后才能参与酶-辅因子复合物的形成。两种蛋白 A 区都和铜蓝蛋白功能区高度同源。FⅤ及 FⅧ分子存在单个铜离子提示它们可能具有氧化酶或过氧化物酶活性，这点尚未获证实。

血浆中 FⅤ（Mr 330 000）由 2196 个氨基酸组成，半衰期 0.5 天。FⅤ也存在于血小板 α 颗粒中，

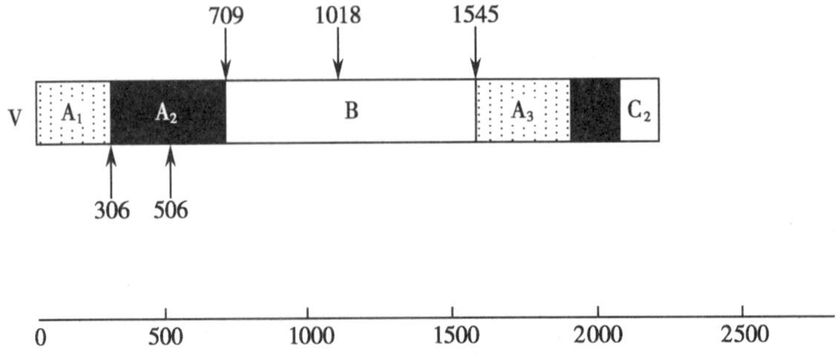

图 118-9 凝血因子Ⅴ功能区示意图

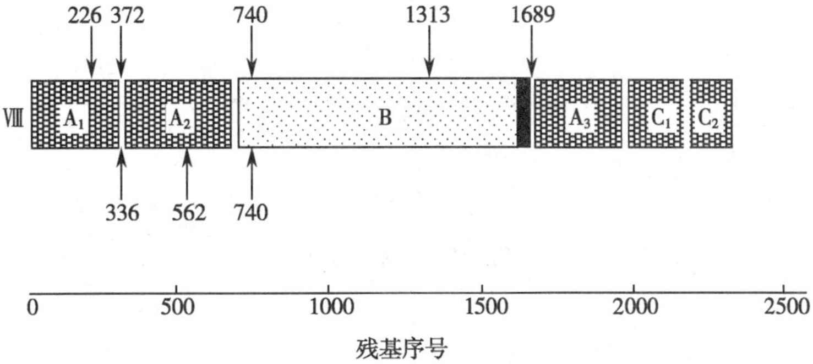

图 118-10　凝血因子Ⅷ功能区示意图

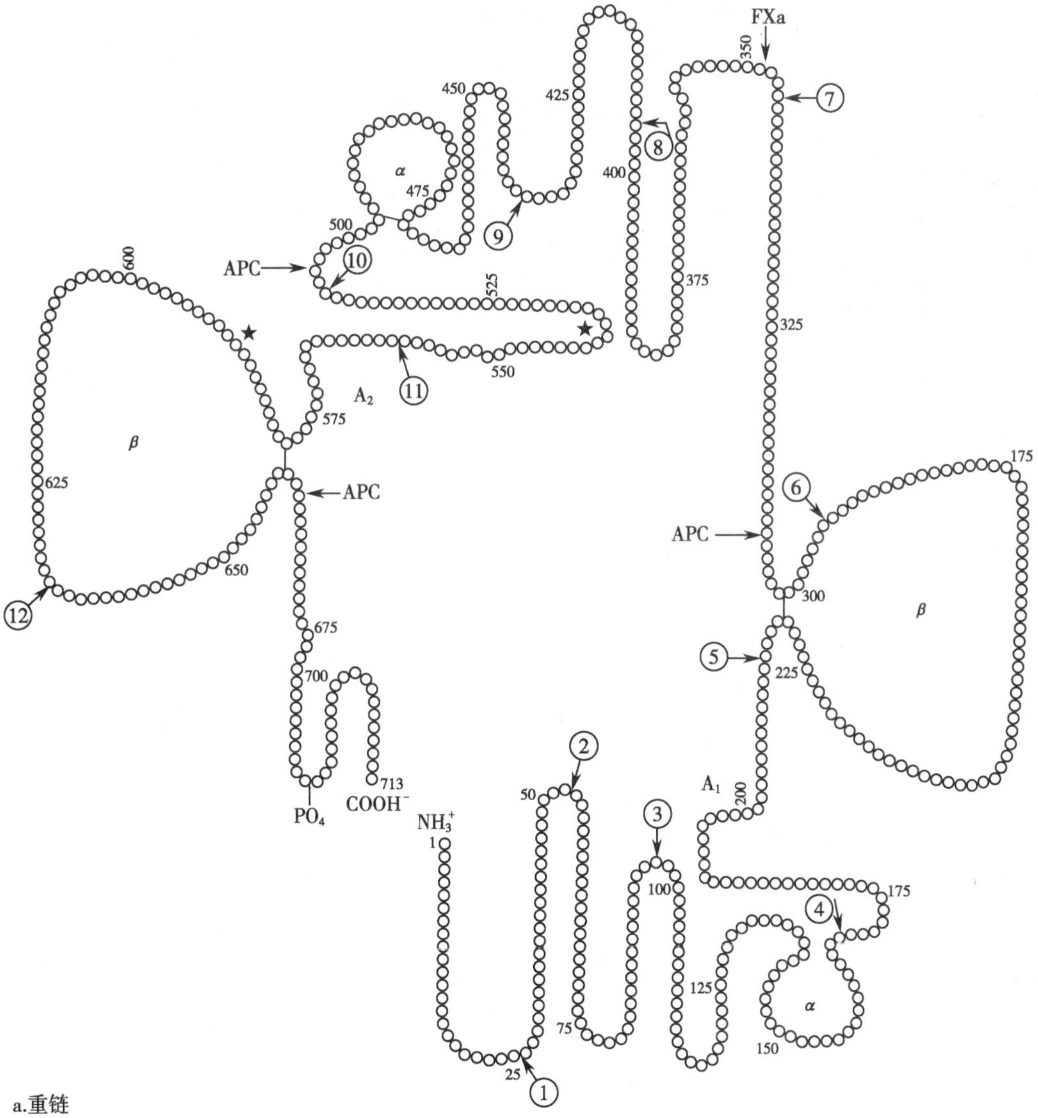

a.重链

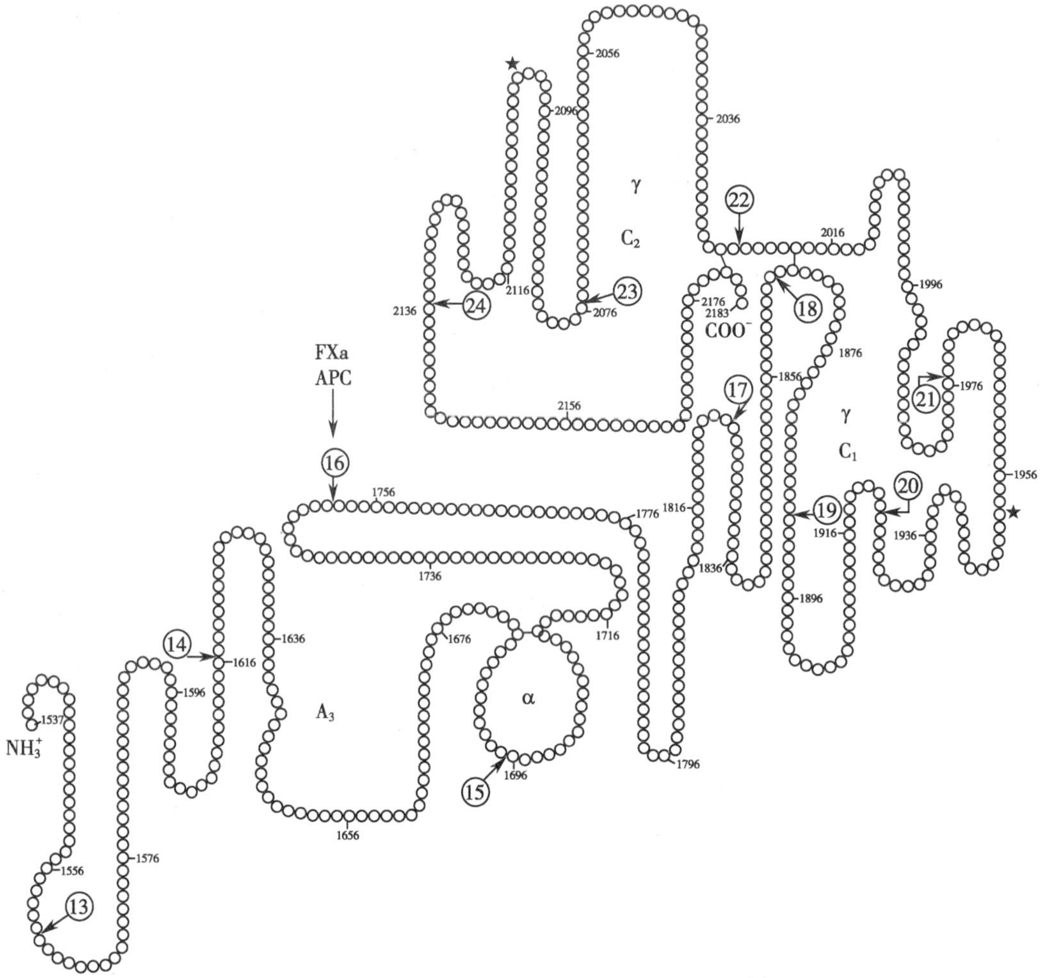

b.轻链

图 118-11 凝血因子Ⅴa 重链和轻链

在血小板活化时被释出。血浆 FⅤ水平 20nM(5 ~ 10mg/L)以单链前体蛋白形式存在。牛主动脉内皮细胞、Hep G2(肝癌细胞株)和豚鼠巨核细胞都曾有合成FⅤ的报道。FⅤ精氨酸 713、精氨酸 1536 位被凝血酶或 FⅩa 酶解,去除 B 区,即产生 FⅤa 及 2 个高度糖基化的活性肽。人 FⅤa 是异二聚体,重链(Mr 105 000)含 A1A2 及 NH_2 端,轻链(Mr 7400)含 A3-C1-C2 及羧基端。亚单位通过依赖二价金属离子的机制非共价联结。FⅤa 无酶活性,作为辅因子在 Ca^{2+}存在下,形成膜磷脂-Ⅹa-Ⅴa 复合物而加速 FⅩa的催化能力。FⅤ和 FⅤa 与膜磷脂的结合本身不依赖 Ca^{2+}。FⅤ与丝氨酸磷脂有高亲和力而 FⅤa的羧基端轻链(A3C2 区)具有功能位点,能与血小板膜阴性磷脂特异结合。轻链还含有 FⅩa、APC 结合部位(受体),但 FⅩa 与 FⅤa 的相互反应同时需轻链和重链。FⅤa 重链中有凝血酶原结合部位,是 FⅤa 起 FⅩa 辅因子功能的关键所在。FⅤa 轻-重链间二硫键见图 118-11。FⅤ和 FⅧ的许多半胱氨酸相同。FⅤ、FⅧ两者 A 区共同特征为都具有 27 个氨基酸,以二硫键桥形成 a 圈;此外,A1A2 区含大的由二硫键桥组成的 B 圈;C 区为由 C1C2 特大的两个二硫键圈组成。人和牛 FⅤa 的二硫键桥相等,人和牛 FⅤa 游离的半胱氨酸都在 538、589、1953 和 2100 位与蛋白功能有关。

血浆中 FⅧ Mr 285 000,血浆中 FⅧ重链与大分子多聚体蛋白血管性血友病因子(vWF)联成二聚体使 FⅧ分子获稳定。人 FⅧ主要在肝内合成,血浆 FⅧ由 2332 个氨基酸组成是由 B-A3 连接点及 B 区的不同程度酶解后形成的异二聚体,重链(Mr 90 000 ~ 200 000)含 A1A2 区或 B 区,轻链(Mr 80 000)含 A3-C1-C2 区。FⅧ被 α 凝血酶在精氨酸 372 位(A-A2 连接点)、精氨酸 740 位(A2-B 连接点)裂解;凝血酶并进一步裂解轻链精氨酸 1648 使释出 vWF 辅因子而产生 FⅧa。FⅧa 是异三聚体,由重链中 A1 区(Mr 50 000)A2 区(Mr 40 000 连带部分轻链)以及轻链 A3C1C2 区包括羧基端(Mr 74 000)所组成,三种亚单位以 Me^{2+} 依赖的过程非共价结合。FⅧa 一旦形成在溶液中很不稳定,主要是因为 A2 与其他区的联合较弱,A2 亚单位解离伴FⅧa 失活。

FⅤa 和 FⅧa 可被活化蛋白 C(APC)所灭活,A1A2 区间裂解反应需在膜表面进行。APC 一旦结合轻链 2009 ~ 2018 位 APC 结合部位,即能裂解 FⅧa 重链多个位点,精氨酸 336(A1-A2 连接点)、562(A2 区内)、740(A2-B 连接点),使 FⅧa 失活,先在 A2 区裂解能增强这一反应。

FⅤ、FⅧ蛋白合成后的修饰包括丝氨酸和苏氨酸糖基化和酪氨酸的硫化作用。FⅤ、FⅧ的磷酸化作用主要通过血小板衍生的蛋白激酶。

(二) 组织因子

组织因子(tissue factor,TF)是已知在血管损伤部位暴露出来的膜结合糖蛋白。TF 是 FⅦ的受体,血浆丝氨酸蛋白酶 FⅦa 的辅因子。TF 和 FⅦa 两者需结合才能启动凝血瀑布反应。除血管壁组成中存在 TF 外,广泛分布于不同的组织细胞中如脑、肺、胎盘及白细胞。血液中的单核细胞和血管内皮细胞受多种细胞因子攻击下可诱生 TF,使内皮完整的血管内由于细胞表达组织因子而促发凝血应答反应。12kb 长的 TF 基因位于 1 号染色体、编码 2. 3kb mRNA 及复制蛋白质。人 TF 含 263 个氨基酸(Mr 45 000),有 3 个功能区:N 端胞外区(219 个氨基酸),跨膜区(或称疏水区 23 个氨基酸,220 ~ 242 位)及胞内区(21 个氨基酸,243 ~ 256 位),245 位含一个半胱氨酸以硫酯键与软脂酰基、硬脂酰基脂肪酸共价联结,使跨膜区获稳定。TF 有许多可供 N-和 O-联结的位点,但糖基部位尚不清楚。

TF 与 FⅦa 反应不需 Ca^{2+},然而 TF 家族的辅因子功能需阴离子来增强,使 FⅦa-TF 复合物对底物水解的速率增强 2 个数量级。故认为 FⅦa 酶蛋白活性的表达需要和辅因子 TF 结合。阴离子膜的功能为加强维生素 K 依赖性底物与膜的结合因而增强 TF-FⅦa 对底物(FⅩ、FⅨ)的水解,而不是直接影响 FⅦa-TF 的催化能力。

第四节 纤维蛋白凝块形成中的凝血因子

纤维蛋白原及 FXⅢ在全血、血浆蛋白、血管壁的互相反应的最后一步中参与止血栓的形成。血浆纤维蛋白原被凝血瀑布反应中最终生成的酶,α 凝血酶,转化成不溶性纤维蛋白多聚体。凝血酶也活化血浆转谷氨酰胺酶原(FXⅢ)成 FXⅢa。FXⅢa 使纤维蛋白多聚体交联,并使其他血浆蛋白能结合在纤维蛋白网络中,包括纤溶系组成及许多黏附蛋白,如纤维连接蛋白、凝血酶敏感蛋白(thrombospondin)、血管性血友病因子(vWF)。这些表面结合蛋白干扰纤维蛋白生成、交联及溶解。纤维蛋白(原)特异地整合膜蛋白结合位点对血小板正常聚集功能十分重要。无纤维蛋白原血症或异常纤维蛋白原血症患者的出血素质能充分说明纤维蛋白原的生理重要性。某些纤维蛋白原功能异常伴血栓前状态。

一、纤维蛋白原

人类纤维蛋白原(fibrinogen 或称为凝血因子Ⅰ,Mr 340 000)是一种大分子糖蛋白,存在于血浆(7μm,2 ~ 4g/L)和血小板 α 颗粒中。纤维蛋白原是由 3 条对称分布的肽链组成的二聚体。肽链名 Aα(Mr 665 000)、Bβ(Mr 52 000)和 γ 链(Mr 46 500)。α 凝血酶分别裂解 Aα、Bβ 链 N 端的精氨酸^{16}-甘氨酸^{17}、精氨酸^{14}-甘氨酸^{15}键,产生纤维蛋白单体及裂解下的两个小肽片——纤维蛋白肽 A(FPA)和纤维蛋白肽 B(FPB)(图 118-12)。

纤维蛋白原中央区为 E 区,又称二硫键结区(disulfide knot,N-DASK),由以二硫键相联的 6 条肽键的氨基(N)端组成;外周区(名 D 区)由 3 条肽链呈螺旋状盘绕及其球形羧基(C)端所组成。电镜下呈三球状(D-E-D)结构。在肝合成的纤维蛋白原的 3 条肽键,由不同的基因编码。编码基因位于 4 号染色体(4q12 ~ q32),全长 50kb。α 链基因 5. 5kb 编码 2. 2kb mRNA,β 链基因 8kb 编码 1. 9kb mRNA,γ 链基因 8. 5kb 编码 1. 6kb mRNA。纤维蛋白原的特征见表 118-1。3 条基因及其上游序列都高度同源,提示它们复制自同一祖先基因且有相同的调控元件来协调肽键的合成。β 链的天冬酰胺^{364}和 γ 链天冬酰胺^{52}有 N-联结的糖基。

凝血酶和纤维蛋白原的中央区相结合并裂解 FPA、FPB,产生纤维蛋白单体。肽键裂解后暴露出的中央区(E)结合部位能与其他纤维蛋白单体分子羧基(C)端(D 区)非共价互补(E-D)结合,形成两股有一半重叠(半交叉)构型的原(初始)纤维丝(图 118-13)。原纤维丝(E-D)再通过与邻近的第三个分子 C 端的 D-D 尾结合,聚集成粗纤维。半交叉的纤维蛋白单体在 FXⅢa 作用下转谷氨酰胺基而产生共价交叉联结。纤维蛋白存在高、低引力的钙结合位点;钙能增加去 FPB 小肽后的纤维横向增长。

纤溶酶消化纤维蛋白和纤维蛋白原的过程是通过对许多精氨酸、赖氨酸键程序性裂解,产生一系列降解产物(称 FDP)(图 118-14)。纤溶酶消化纤维

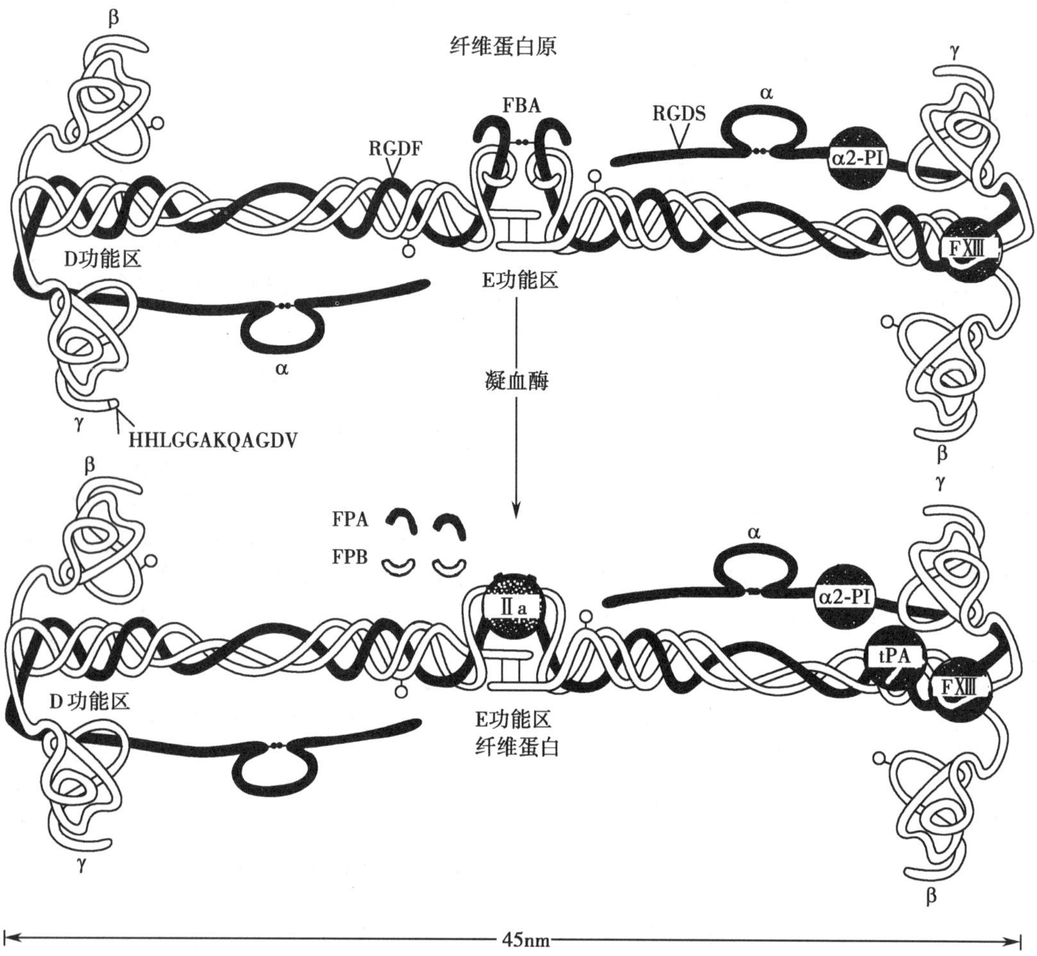

图 118-12 纤维蛋白原和纤维蛋白的结构示意图

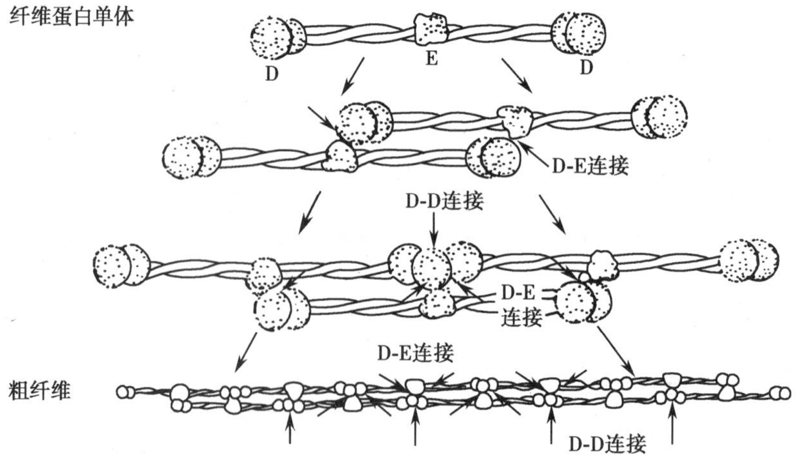

图 118-13 纤维蛋白粗纤维形成图

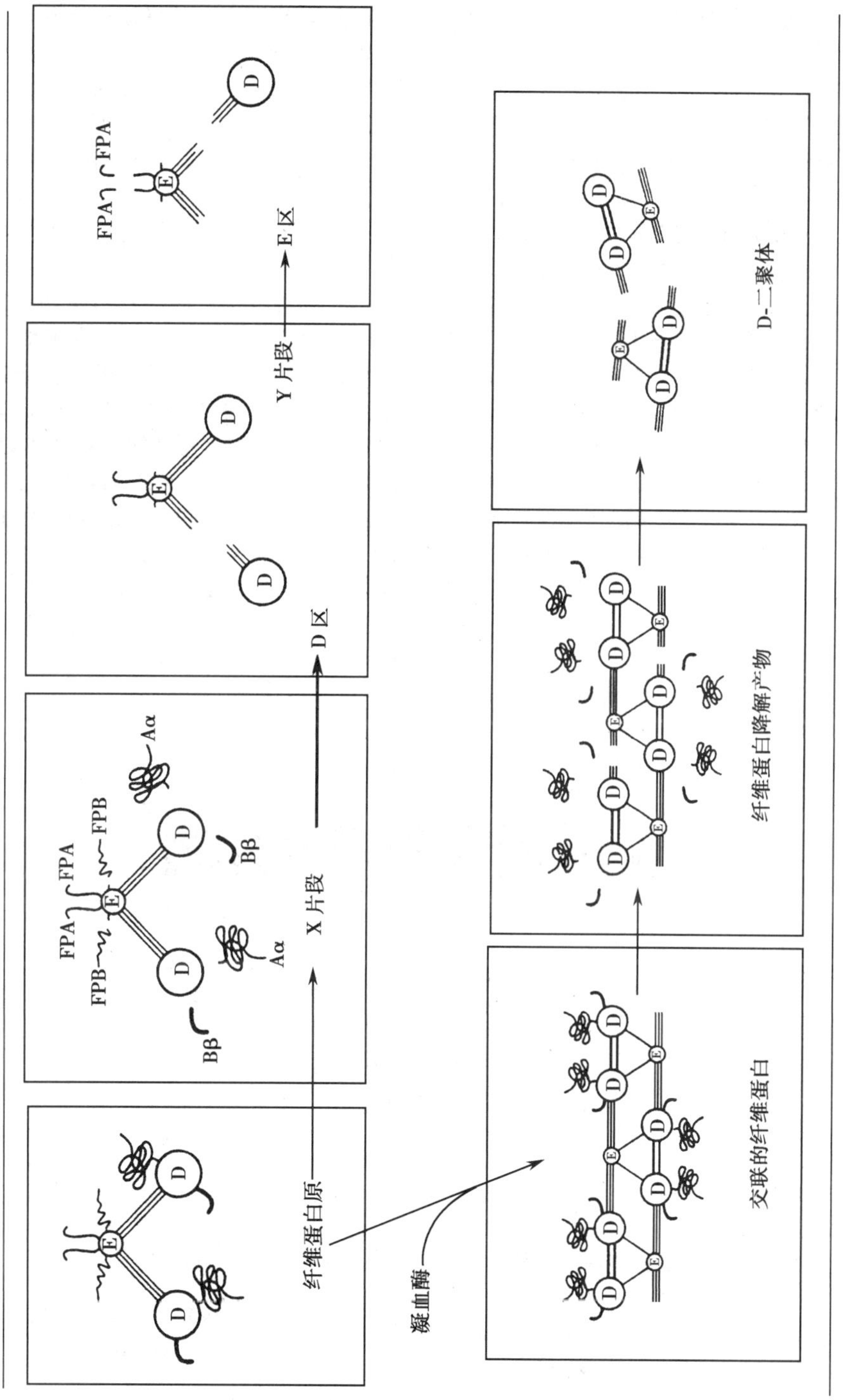

图 118-14 纤维蛋白原、纤维蛋白的裂解产物

蛋白的程序为最初裂解 Aα 和 Bβ1-42 片段，产生 X 碎片(250kDa)。后者仍能形成弱凝块；继之纤溶酶自 X 碎片裂解下 D 碎片(100kDa)而产生 Y 碎片(150kDa)；又将 Y 裂解成另一 D 和 E(50kDa)碎片。图 118-14 示纤溶酶的裂解部位。纤溶酶消化纤维蛋白与上述消化纤维蛋白原的不同之处为自 Bβ 链上释出 Bβ15-42 肽片，以及自交叉联结的纤维蛋白多聚体交联部位释出 D-二聚体。虽然 X 碎片仍可多聚化成弱的凝块，但 Y 和 D 碎片却抑制纤维蛋白多聚作用。因此，FDPs 能使凝血酶凝固时间(TT)测试延长并使基于凝血时间测定的纤维蛋白原定量测定产生假性低值；FDP 的可沉淀性又能使基于沉淀法测定的纤维蛋白原定量产生假性高值。D-二聚体单抗能检测来自纤维蛋白的碎片。

正常健康人纤维蛋白原血浆半衰期 3~5 天，仅少量消耗于分解代谢。纤维蛋白原是一种急性反应期蛋白，刺激下的合成速率可增加 20 倍。白介素-6(interleukin-6，IL-6)和地塞米松可介导纤维蛋白原合成增加。早期研究报道的 FDP 能增加纤维蛋白原合成，之后认为是由于单核细胞分泌 IL-6 的刺激作用。

二、凝血因子ⅩⅢ

凝血因子ⅩⅢ(FⅩⅢ)是 320kDa 糖蛋白，是一种半胱氨酸转谷氨酰胺酶原。FⅩⅢ有 2 个不同亚单位，α 链(Mr 82 000)和 β 链(Mr 76 500)各两条($\alpha_2\beta_2$)组成的四聚体。α 链基因 169kb，位于 6 号染色体(6p24-25)，编码 3.8kb mRNA。β 链基因 28kb，位于 1 号染色体(1q31-32)，编码 2.3kb mRNA。血浆 FⅩⅢ 2 个球形 α 链与 2 个丝状 β 链以非共价键相联，α 链含有巯基活化中心起转谷氨酰胺作用；β 链起蛋白载体功能并调节酶的功能。血浆四聚体 FⅩⅢ水平 0.07μM(60μg/ml)，半衰期 9~10 天。分布于巨核细胞、血小板 α 颗粒和单核细胞的 FⅩⅢ细胞内池由 2 条 α 链(β 链缺如)所组成；其 α 链结构与血浆内的 α 链相同。

FⅩⅢ活化需凝血酶裂解 α 链精氨酸[37]-甘氨酸[38]键(图 118-15)，释出 4.5kDa 活化肽片而暴露出半胱氨酸巯基活化中心。图中箭头表示与多肽链相应的基因外显子-内含子交界区。FⅩⅢ是一种内-γ 碳谷氨酰基-ε 氨基-赖氨酸转移酶，能催化邻近的纤维蛋白单体间 γ 链和 α 链的赖氨酸和谷氨酸形成 ε 赖氨酸而产生共价交联的纤维蛋白。酶催化的酰化和脱酰基作用有高度的底物特异性，仅能在底物的少数赖氨酸和谷氨酸基团间进行，底物包括纤维蛋白原、纤维连接蛋白、α_2 抗纤溶酶、胶原、外连接蛋白、vWF、肌动蛋白、肌球蛋白、因子Ⅴ和凝血酶敏感蛋白。

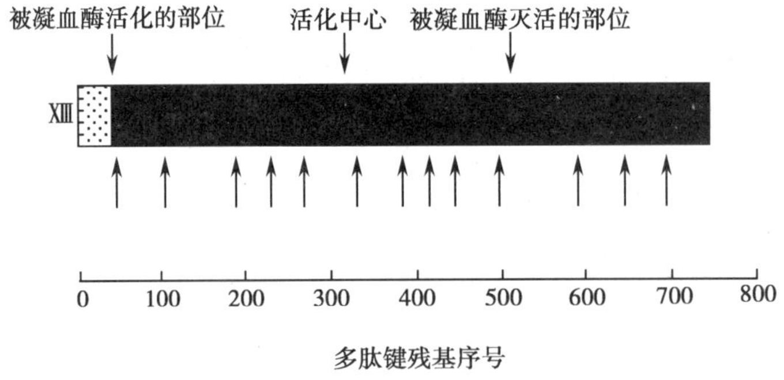

图 118-15 凝血因子ⅩⅢ亚单位结构示意图

FⅩⅢα 作用的每克分子纤维蛋白有 4~6 个交联的赖氨酸谷氨酰基：γ 链在 D 区尾对尾交联(C 端 3 个谷氨酰基可供交联)；60% Aα 链交联。这种 α 链交联使血块获得稳定以对纤溶酶产生部分抵抗。纤维蛋白与其他蛋白的交联有不同功用，例如：与 α_2 抗纤溶酶交联使 α 链极性延伸和对控制纤溶酶溶解活性上起作用；α 链与黏附蛋白交联可使纤维蛋白止血块与黏附在受损血管内膜下的血小板相结合。

第五节 凝血蛋白的生物合成

一、维生素 K 依赖性凝血蛋白的生物合成

参与或调节凝血的血浆凝血因子中有 6 种因子(包括凝血酶原、FⅨ、FⅩ、FⅦ、PC、PS)的生物合成需维生素 K。这些因子氨基(N)端最初 45 个氨基酸中含 10~12 个 γ-羧基谷氨酸(γ-Gla)(图 118-

16)，使依赖维生素 K 的凝血因子能在 Ca^{2+} 存在条件下在膜表面进行组装而发挥生理功能；因此，这些因子是一种独特的钙结合蛋白，在蛋白合成过程中先以前体蛋白形成出现，含前肽和信号肽。前肽位于信号肽与成熟蛋白 N 端之间。信号肽能与信号识别小体相结合后，指导蛋白移位到内浆网腔，然后信号肽去除，暴露出前肽(图 118-17)。位于内浆网膜、结合着的 γ 羟化酶在还原型维生素 K、氧分子、二氧化碳及底物(Gla)存在时，将羧化过程与维生素 K 环氧化过程耦联，使前肽中特殊部位的 Gla 选择地 γ 羧化成相应的 γ-Gla。前肽在蛋白分子转入高尔基复合体中被去除。

氨基酸序号	5 10 15 20 25 30 35 40
人凝血酶原	ANT-FLγγVRKGNLγRγCVγγTCSYγγAFγALγSSTATDVFWA
人FⅨ	YNSGKLγγFVQGNLγRγCMγγKCSFγγARγVFγNTγKTTγFWK
人FⅩ	ANS-FLγγMKKGHLγRγCMγγTCSYγγARγVFγDSDKTNγFWN
人FⅦ	ANA-FLγγLRPGSLγRγCKγγQCSFγγARγIFKDAγRTKLFWI
人蛋白C	ANS-FLγγLRHSSLγRγC IγγICDFγγAKγIFQNVDDTLAFWS
人蛋白S	ANS-LLγγTKQGNLγRγCIγγLCNKγγARγVFγNDPγTDYFYP

图 118-16 维生素 K 依赖性凝血因子的 γ-羧基谷氨酸富含区的氨基酸顺序
(采用单字母氨基酸码，γ 代表 γ-羧基谷氨酸)

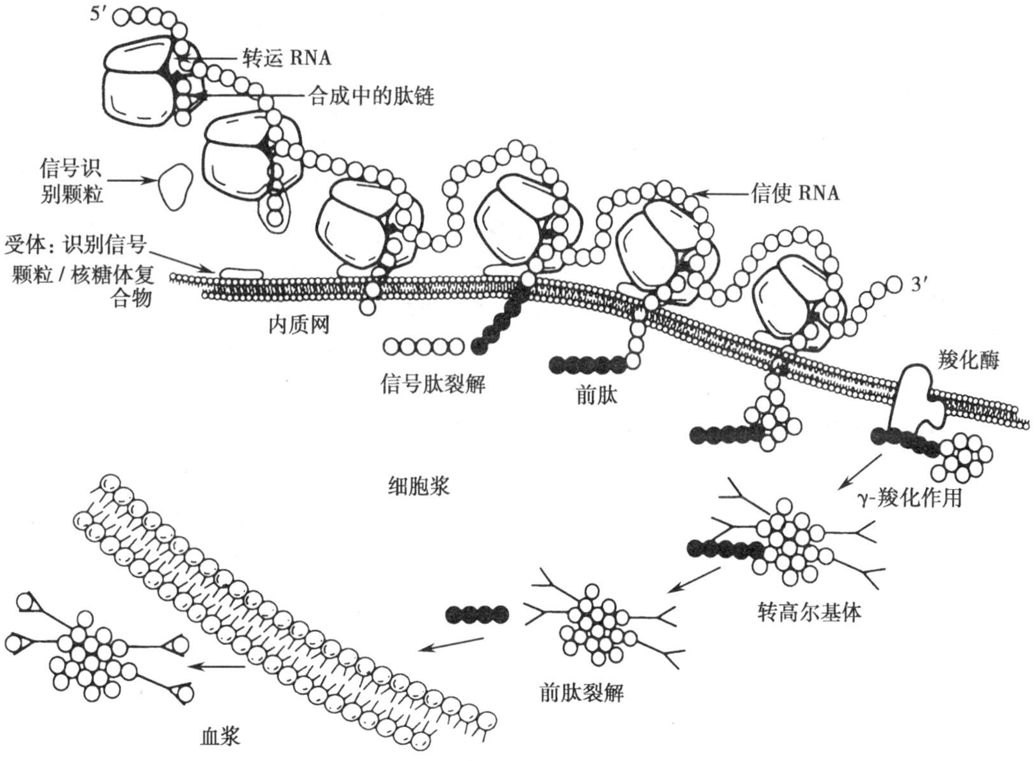

图 118-17 维生素 K 依赖性凝血因子的生物合成

前肽上的 γ-羧化识别位部位(γ-carboxylation recognition site，γ-crs)能引导合成肽按识别系列选择邻近识别部位的 Gla 加羧基(图 118-18)。此外前肽的另一功能为抑制未成熟蛋白的活化及抑制未成熟蛋白与膜结合。

采用亲和色谱法从 FⅨ前肽已纯化得到羧化酶。依赖维生素 K 的羧化酶(Mr 94 000)是单链糖蛋白含有 758 个氨基酸的信号肽。昆虫细胞中已能表达此酶，但无活性。

前肽引导的 γ 羧化作用的识别序列在依赖维生素 K 的凝血因子中高度同源(图 118-19)。实验表明，全长的前肽才能完全羧化(Km 3μM)。γ-羧化识别部位缺如、点突变或前肽删除则羧化不完全。γ-羧化反应完成后，蛋白被输送到高尔基复合体。

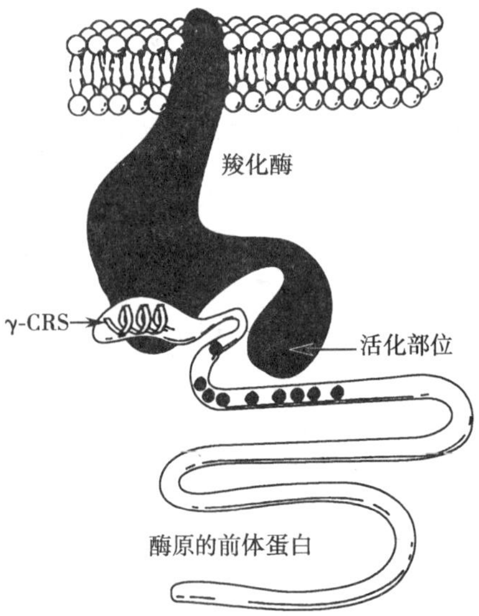

图 118-18 维生素 K 依赖性凝血因子前体蛋白前肽上的 γ-羧化识别部位(γ-CRS)

高尔基复合体内持续表达的 PACE(也称 Fiurin)蛋白酶将前肽-1 和+1 位裂解;去除前肽后的蛋白进一步加工、修饰而成成熟因子。

二、转录后的 β-羟化作用

位于蛋白 C(PC)、FⅨ、FⅩ、FⅦ的 N 端 EGF 区的红-β-羟天冬氨酸(erythro-β-hydroxyaspartic acid)以及 PS 中存在的红-β-羟天门冬酰胺都是一种不寻常的氨基酸,能使这些蛋白具有金属结合的特性。这些氨基酸是在蛋白转录后,天冬氨酸和天冬酰胺经羟化作用而产生。β-羟化作用不依赖维生素 K 或 γ 羧化作用。但是,许多维生素 K 依赖性蛋白以及补体蛋白(C1r,C1s)、凝血酶调节蛋白、低密度脂蛋白受体,存在转录后的这一过程。蛋白 EGF 区含半胱-X-天冬-X-X-X-X-苯丙/酪-X-半胱-X-半胱序列和转录后的 β 羟化,需要 2-酮戊二酸(2-ketoglutarate)和 Fe^{2+}。任何双氧酶(dioxygenases 为 2-酮戊二酸依赖性酶)抑制剂都能阻断 β-羟化过程。

	−24						−18							−10										−1
因子Ⅸ							Thr	Val	Phe	Leu	Asp	His	Glu	Asn	Ala	Asn	Lys	Ile	Leu	Asn	Arg	Pro	Lys	Arg
凝血酶原	Ser	Leu	Val	His	Ser	Gln	His	Val	Phe	Leu	Ala	Pro	Gln	Gln	Ala	Arg	Ser	Leu	Leu	Gln	Arg	Val	Arg	Arg
因子Ⅹ	Leu	Leu	Leu	Leu	Gly	Glu	Ser	Leu	Phe	Ile	Arg	Arg	Glu	Gln	Ala	Asn	Asn	Ile	Leu	Ala	Arg	Val	Thr	Arg
蛋白C	Thr	Pro	Ala	Pro	Leu	Asp	Ser	Val	Phe	Ser	Ser	Ser	Glu	Arg	Ala	His	Gln	Val	Leu	Arg	Ile	Arg	Lys	Arg
因子Ⅶ	Trp	Lys	Pro	Gly	Pro	Hia	Arg	Val	Phe	Val	Thr	Glu	Glu	Glu	Ala	His	Gly	Val	Leu	His	Arg	Arg	Arg	Arg
蛋白S	Val	Leu	Pro	Val	Leu	Glu	Ala	Asn	Phe	Leu	Ser	Arg	Gln	His	Ala	Ser	Gln	Val	Leu	Ile	Arg	Arg	Arg	Arg
骨Gla蛋白	Ser	Gly	Ala	Glu	Ser	Ser	Lys	Ala	Phe	Val	Ser	Lys	Gln	Glu	Gly	Ser	Glu	Val	Val	Lys	Arg	Pro	Arg	Arg

图 118-19 维生素 K 依赖性凝血因子前肽功能区氨基酸顺序的比较

三、血管性血友病因子的多聚作用

黏附蛋白 von Willebrand 因子(vWF)又名血管性血友病因子或 FⅧ相关抗原(ⅧR:Ag),是一种异源性血浆多聚体糖蛋白,在内皮细胞和巨核细胞中合成。vWF 介导致栓表面与血小板的黏附并引起血小板聚集反应,以及参与血流高切应力下的止血反应。小多聚体 vWF 是 FⅧ:C 的载体蛋白。最初翻译产物前肽-vWF 单体是单一的多肽链,含信号肽、前肽(很大的前肽 Mr 80 000)和成熟 vWF(Mr 225 000),在内浆网中以其 C-末端的二硫键将两个亚单位联在一起组成二聚体。每一成熟 vWF 二聚体两侧由邻近 N 端的二硫键相联。在高尔基复合体中组成多聚体。前肽对多聚体的蛋白二硫键形成起识别作用,并引导 vWF 到达韦-帕小体(weibel-palade)。vWF 高分子量多聚体形成后,作为蛋白生物合成的最后一步为前肽裂解。vWF 是一系列多聚体蛋白,分子量自 0.5(二聚体)至 2000 万(多聚体),亦是唯一由细胞分泌并贮存于细胞内的一种黏附蛋白。电镜下 vWF 分子呈丝状构型,贮存颗粒中的 vWF 呈管状结构。巨核细胞合成的 vWF 贮存于 α 颗粒中,内皮细胞合成的 vWF 贮存于韦-帕小体中,胞内贮存为一种调控途径,所组成的 vWF 库在止血中有重要生理功能。内皮细胞分泌 vWF 有两种途径:①持续性分泌途径,在正常情况下细胞未受刺激,合成与分泌耦联,分泌出的是合成的小分子二聚体或小分子多聚体。②受调控的分泌(受刺释放)途径即内皮细胞在某些刺激下脱颗粒导致分泌 vWF 大分子多聚体。这一分泌过程由促释放素所启动,依赖微管(细胞骨架)而完成。促释放素包括凝血酶、纤维蛋白、组织胺及补体终末期蛋白 $C_{5b\text{-}9}$ 等。内皮细胞两种途径分泌出的 vWF 分子大小及生物活性不同。新合成的 vWF 基本上是通过持续分泌而进入循环(又称管腔分泌)或渗入内膜下基质(腔下分泌)。腔下分泌只发生在动脉、小动脉、大静脉及受刺激的毛细血管基底膜。大多数小多聚体被持续分泌,仅 5% 贮存于内皮细胞中。小多聚体用于携带 FⅧ:C,而大多聚体只是在血管受损部位由内皮或受凝血酶刺激后的血小板(受调控分泌)所释放。释放的大多聚体 vWF 只在血中短暂存在以促进血小板止血栓形成,并经过有限的蛋白溶解作用在血浆中多聚体裂解、体积变小,故正常血浆中只有少量大分子多聚体。血浆 vWF 总量的 20% 贮存于血小板。在骨髓巨核细胞所衍生的血小板的 α 颗粒中贮存有大聚体,其分泌为受调控式分泌,在正常情况下不进入血流。

血浆中的 vWF 被血浆中 vWF 裂解酶(vWF-cleaving protease,vWF-CP)进一步水解成 176kDa 和 140kDa 小分子片段。血栓性血小板减少性紫癜(TTP)患者血浆中 vWF-CP 缺乏,致使超大分子量 vWF 多聚体增多。后者促进血小板在高剪切力血管中黏附和聚集反应并因而致病。除 TTP 之外许多生理和病理状态下存在 vWF-CP 活性降低,例如新生儿、妊娠中后期妇女及老年人、肿瘤患者等。

(潘家绮)

参 考 文 献

1. 潘家绮. 凝血机制与调节//张之南,杨天楹,郝玉书. 血液病学. 北京:人民卫生出版社,2003:1580-1597
2. Colman RW, Marder VJ, Clowes AW. Overview of Coagulation, Fibrinolysis, and their Regulation//Colman RW, Clowes AW, Goldhaber SZ, et al. Hemostasis, Thrombosis. Basic Principles and Clinical Practice. 5th ed. Lippincott Williams & Wilkins, 2006

第 119 章

凝血机制与调节

止血过程中血浆凝血因子被激活，通过正反馈或自身催化作用扩大并增强酶与底物的反应，最终促使纤维蛋白凝块形成，称凝血机制。止血系（血管壁、血小板、凝血因子）对受损血管提供了快速、强有力但严格局限的反应。无论是活化的凝血因子或者活化的血小板所产生的促凝物质必需局限于受损部位，产生强有力的局部止血作用，而在受损血管的远端将丧失其活性，从而保证全身血流通畅。这就是止血调控的不寻常之处。

40 年前，Macfarlane 指出：凝血系的反应是一组酶所催化的瀑布反应，能使很小的刺激扩大。这一概念历年来屡经发展与修正，但是瀑布反应仍是中心纲要（图 119-1）。凝血瀑布反应主要包括两个程序性过程：①FⅩ活化，其反应速度为 10^3 级，接着②凝血酶原活化，其反应速度扩增至 10^6 级，这种强大的扩增效应使凝血调控作用显得极为重要。组织因子（tissue factor，TF）是生理凝血的启动者。

TF 是一种跨膜蛋白与血流中 FⅦ、FⅩ接触，TF-Ⅶ复合物中 FⅦa 丝氨酸蛋白酶的活性显露使 FⅦ和 FⅩ活化。TF 锚钉在受损血管内皮局部，X

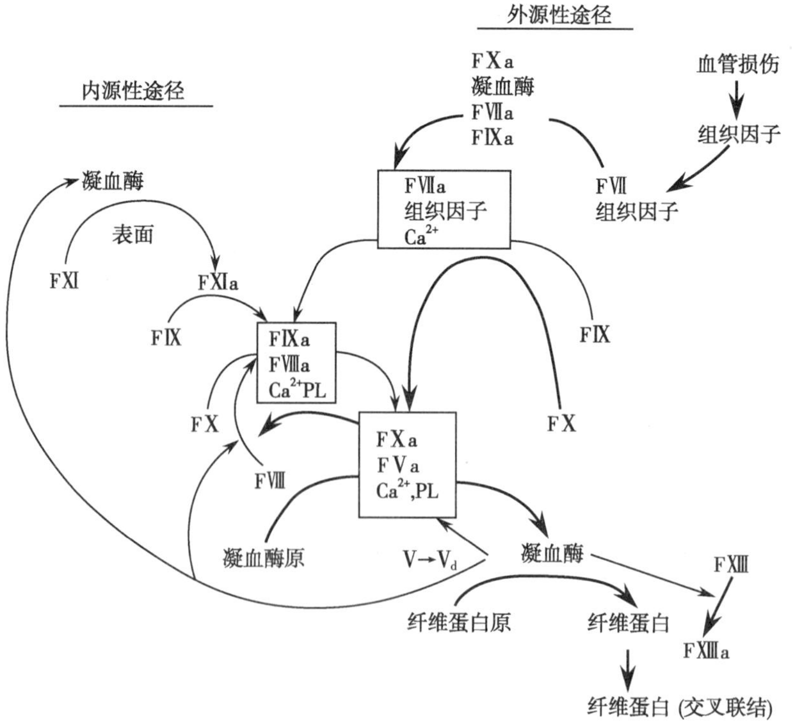

图 119-1　凝血启动的瀑布反应

酶复合物(tanase)及后续反应又主要发生在受损区黏附(不全活化)与聚集(完全活化)的血小板表面;锚钉蛋白和膜磷脂的参与是血管受损区局部发生强力、快速凝血反应的关键所在。另一方面,针对促凝物质-活化的酶及辅因子,机体有多种屏障及抑制机制可以防止凝血扩散。然而在某种病理状态下,由于凝血系的过度活化或者促凝物质进入循环可以引起血栓形成或弥散性血管内凝血(disseminated intravascular coagulation, DIC)。肿瘤细胞、巨噬细胞和缺氧情况下的内皮细胞尚有使 FⅩ直接活化的机制,不依赖 FⅦa 而启动凝血。

第一节 凝血的启动——过去的模式

多年来,基于体外实验的启动方式和参与的因子不同,把凝血过程分为接触激活(内源性凝血)途径和组织因子激活(外源性凝血)途径。当血液与某种带有负电荷的表面接触后,首先由血浆内几种接触因子(FⅫ、前激肽释放酶、高分子激肽原等)启动,使其他凝血因子(FⅪ、FⅨ、FⅧ等)序贯地被激活而引起凝血,这一凝血过程称内源性(血液)途径,参与的凝血因子全部来自血液。反之,由损伤组织所释放的组织因子(TF,即组织凝血活酶)与血浆内 FⅦ结合后,再激活其他凝血因子(如 FⅩ)而引起的凝血,被称为外源性(组织)途径。内源性凝血系由部分凝血活酶时间(APTT 或 KPTT)测定,外源性凝血系由凝血酶原时间(PT)测定。

20 世纪上半叶曾普遍认为外源性途径在正常止血中起主要作用。然而,血友病患者之所以出血是由于内源因子Ⅷ或Ⅸ缺乏,而无明显外源性缺陷。这一事实似乎与外源途径启动相矛盾。1964 年由 Davie、Retnoff 和 Macfartane 分别提出凝血瀑布学说(cascade hypothesis),认为凝血因子通过内源性和外源性两条途径,最后都归结到 FⅩ的激活,继之以共同途径,生成凝血酶和纤维蛋白。该学说使人们对凝血过程有了较概括的了解,但逻辑推理上为强调内源因子启动凝血。实验资料证明体内接触系统可以独立(不依赖 TF)地活化 FⅨ,支持上述理论假设。之后的实验资料表明在 TF 存在下,FⅦa 可同时激活它的两个底物 FⅩ和 FⅨ(内源因子),因此内外两条途径是相互密切联系的。两种Ⅹ酶复合物在体内凝血过程中相互依赖。临床上内源系 FⅫ缺乏者并不出血。Ⅷ缺乏者(血友病 A)迟发性出血,可见过分强调内源因子启动凝血有其片面性,并对过去的模式提出疑问。直到 20 世纪 90 年代才进一步认识到在组织受损或细胞受刺激后表达的 TF 暴露于血浆,由 TF-Ⅶ复合物(又名:外源性Ⅹ酶复合物)中的 FⅦa 激活它的两个底物 FⅩ和 FⅨ启动凝血,在正常止血中起首要地位。接触系蛋白 FⅫ、前激肽释放酶(PK)、高分子激肽原(HK)并不参与纤维蛋白凝块的快速形成(生理止血)过程。但是这些接触激活(系)蛋白在纤维蛋白溶解(以下简称纤溶)、炎症反应及伤口愈合的血块形成中起作用。接触系蛋白在细胞表面的活化将导致抗凝和促进纤溶活性。因此,体外的实验与体内反应不同。认为人体的凝血机制涉及多途径相互作用,并具有正、负反馈,严格调控的复杂体系,绝非某一种简单化的模式所能表达。虽然有关凝血蛋白质的结构已经明确,但某些因子的确切作用尚未被阐明,至于机体如何对凝血维持巧妙的平衡与调控更需要进一步探索。在临床实践中,传统的凝血理论模式目前仍沿用于对出血疾病的缺陷及实验室测定结果进行诊断和分析。

第二节 凝血机制现今的进展

一、体内凝血的启动与加强

TF 启动的凝血活化途径需被 α-凝血酶正反馈激活的 FⅪa、FⅧa 在磷脂膜表面加强才能完成凝血的全过程。更新的概念不再把凝血机制分割为内源系和外源系两个系统;认为正常凝血过程通过FⅦa-TF(过去名称:外源Ⅹ酶)复合物及 FⅨa-Ⅷa(Ⅹ酶,过去名称:内源Ⅹ酶)复合物的生成来达到最终止血。FⅦ能被 FⅦa、FⅨa、FⅩa、FⅡa 活化,故认为 FⅦ是关键性的凝血启动蛋白。

正常血浆中不存在 TF,但是存在微量(0.1nmol/L)不能和底物结合(惰性)的活化 FⅦ(FⅦa)。故 TF 和 FⅦ本身无促凝活性,FⅦ(a)内在的酶活性表达必需存在辅因子 TF。当组织受损或血浆中的细胞表达 TF、并与血流中凝血因子相接触,Ⅶa-TF 复合物(外源Ⅹ酶)中的 FⅦa 通过构型的改变即能识别及激活它的两个底物 FⅩ和 FⅨ而启动凝血过程。FⅩa 的生成标志着凝血酶原酶复合物(又称凝血活酶)的形成。FⅩa 和 FⅨa 能反馈性使更多Ⅶ活化,但正常血浆脂蛋白成分中存在着组织因子途径抑制物(tissue factor pathway inhibitor, TFPI)能直接抑制 FⅩa,并抑制 FⅦa-TF 复合物(形成 TFPI-FⅩa-FⅦa·TF 四聚体抑制复合物)。TFPI 是凝血启动过程中主要的调节蛋白。TFPI 表现抑制活性需要 Ca^{2+} 及 FⅩa,因此,在启动外源Ⅹ酶生成微量凝血酶原酶之后,TFPI 即能消减 FⅩa 和FⅨa的继续生成,在这种情况下,生理止血所需的更多继续生成的 FⅩa(凝血酶原酶)必需通过与受损区黏附的不全活化的血小板表面Ⅷ及Ⅸ的活化和扩增。现今的凝血模式能解释FⅧ缺乏(血友病A)和FⅨ缺乏(血友病B)患者有迟发出血。

对先天性凝血因子缺乏者的基础凝血及标志物的研究表明,在基础的生理情况下(指缺乏血栓或凝血刺激的情况下),FⅦ缺乏者血浆Ⅸ活化肽(FⅨP)和凝血酶原活化肽(F_{1+2})的生成能力减弱;给以微剂量(10mg/kg)基因重组FⅦa,能使Ⅶ缺乏者产生这些指标的能力回复至正常。严重FⅫ缺乏者不发生出血素质,严重FⅨ或FⅧ先天缺乏者的血浆在基础情况下有正常的血浆因子X活化肽(FXP)和F_{1+2}肽生成能力,输注FⅨ或FⅧ不能改变这些标志物的血浆水平,使F_{1+2}对诊断两种蛋白缺乏症无价值。故上述资料支持在基础生理情况下凝血系的活化主要通过FⅦ-TF途径起作用来生成Ⅸa、Xa和凝血酶。由于无血小板活化的基础情况下,FXa或Ⅸa-Ⅷa复合物都不能使酶原蛋白FX活化,所以,基础情况下的内源系被称为静止的内源系。血管受损或存在血栓刺激情况下,通过FⅦ-TF形成、Ⅷa生成以及必须在活化血小板产生的自然表面上组装并扩增X酶复合物,才可能有持续的Xa生成。血管受损区FⅨa-Ⅷa复合物及Xa在活化血小板表面增多;Ⅷ缺乏或Ⅸ缺乏者这一现象缺如,并与其严重的迟发出血素质相一致。

二、体内凝血的细胞控制过程

Lawson等(1994)报道,TF启动的凝血方式有一个启动的拖迟时相(lag phase),在这期中启动酶能引起另一些更高效的酶性复合物在磷脂表面组装,接着有一个蔓延期。在蔓延期中凝血酶的生成反应按指数式暴发。近年来,Butenas、Hoffman和Mann等分别描述了生理止血过程中凝血酶的生成时相,并提出了以细胞为基础的凝血更新模式。

在拖迟期中,启动酶正在准备组装两个更高效的酶性复合物,如果没有持续性刺激,凝血酶的生成反应会很快下调。凝血的细胞模式强调了体内凝血的细胞控制过程,分为3个相互重叠的期以及发生在不同的细胞表面。包括启动期(initiation phase)、扩增期(amplification phase)和蔓延期(propagation phase):①启动期:TF启动生理凝血。正常情况下TF不和血流相接触。TF存在于内皮下基质层(即血管壁组成细胞,或称血管外膜层)和其他组织。TF也可表达在创伤部位的单核细胞及受炎症介质所激活的内皮细胞表面。在某种情况下,TF也存在于血浆和循环中的微粒体表面。当血管受损伤,血流接触到内皮下基质所富含的TF和胶原,即能促发凝血过程。基质细胞表面的TF和血流中的FⅦ及FⅦa(占血循环中FⅦ总量1%)相结合。FⅦa-TF复合物激活FⅨ、FX两种底物。所产生的微量FXa能以反馈方式使FⅦ-TF中的FⅦ活化、产生更多的FⅦa-TF复合物,FXa又能使FV活化、形成FXa-Va(即凝血酶原酶)复合物。继之在TF呈递细胞表面引起微量凝血酶的生成。②扩增期:血管受损部位与内皮下胶原相黏附的血小板开始不全活化,然后由凝血启动期生成的少量凝血酶将它完全激活。在这一过程中,少量凝血酶增加了更多血小板的黏附和相互反应(聚集),引起血小板α颗粒释出FV,以及诱生血小板磷脂膜的促凝构型和受体表达。与此同时启动期凝血酶在不全活化的血小板表面将FV、FⅧ、FⅪ激活(正反馈机制),将后继的凝血过程移动、蔓延到受损部位黏附的血小板表面。自部分至完全活化的血小板表面有大量FVa、FⅧa、FⅪa的堆积,促使2个高效酶性复合物(X酶和凝血酶原酶)在活化的血小板阴性磷脂表面的组装准备完毕。③蔓延期:FⅦa-TF所生成的少量FⅨa,在TF呈递细胞表面弥散到活化血小板表面。此FⅨa随同在活化血小板表面由正反馈的FⅪa所产生的Ⅸa,一起和FⅧa结合,形成了活化血小板表面的FⅨa-Ⅷa(X酶)复合物。FⅨa-Ⅷa使FX转化成Xa。FXa联同FVa,组成FXa-Va(凝血酶原酶)复合物。因此,蔓延期在完全活化的血小板所提供的阴性磷脂表面所组成的两个高效酶性复合物,X酶和凝血酶原酶,使大量凝血酶的暴发性生成反应成为可能。凝血酶的暴发性生成反应引起了更多血小板被招募,而且产生了纤维蛋白单体形成及FⅫa被激活和其他相关事件。凝血蔓延期在血小板止血栓(聚合物)的活化血小板表面,暴发性生成凝血酶的重要性为:①纤维蛋白单体形成后凝血酶指数级暴发性生成,足以激活FⅫ。FⅫa使可溶性纤维蛋白单体交叉联结成纤维蛋白网;②凝血酶足以激活凝血酶激活的纤溶抑制物(TAFI)。TAFIa使快速形成的纤维蛋白凝血块稳定,不受纤溶酶降解。

三、接触系统的再认识

FⅫ、激肽释放酶原(prekallikarein,PK,又名:Fletcher因子)、高分子激肽原(high molecular weight kininogen,HK或HMWK,又名:Fitzgerald因子)是一组接触激活蛋白。因为它们在体外的活化时需要人工表面或阴电荷表面。接触激活蛋白,目前认为是一组具有抗凝特性的血管生物活性介质。这些因子被作为接触激活因子提出,是由于当初缺乏对其结构和功能了解。

FⅫ是血浆中丝氨酸酶原蛋白不参与生理止血。PK是一种需Ca^{2+}的金属蛋白酶(不是丝氨酸蛋白酶)，它的活化可以不依赖 FⅫa。FⅫ和 HK 都能直接和阴电荷表面结合。HK 是非酶辅因子。在血浆中，HK 与 PK 或 FⅪ分别以非共价键结合成复合物而在血浆中循环。因此，HK 能将 PK 和 FⅪ两种接触蛋白带到阴电荷表面。

（一）过去的接触激活模式

基于体外研究资料，过去的模式认为 FⅫa 只能被异物部分活化，必须要有更多的 HK 和 PK 来增强这一接触活化过程才能发生凝血。当血液接触到外来的各种带阴电荷表面时（如胶原、基底膜胶原、磷脂），激肽释放酶（kallikein，K 即活化的 PK）使 FⅫ活化成Ⅻa。在 HK 存在下（但不需 Ca^{2+}）增速地活化 FⅪ、FⅪa 进而激活Ⅸ，生成Ⅸa，从而构成所谓内源凝血系的瀑布反应。确切地说，FⅫa 一旦生成，在 HK 存在的情况下，使表面结合着的 PK 活化成激肽释放酶（K）（图 119-2），后者依次正反馈地加速 FⅫ活化，形成接触激活系Ⅻ和 PK 的相互的活化作用（reciprocal activation）。实验表明表面结合着的 FⅫ自我活化速率较溶液中增速 500 倍、表面结合将使接触因子相互接近而增加接触机会。血浆中依赖激肽释放酶（K）的 FⅫ活化较Ⅻ单纯地接触自我活化增速 72 000 倍。过去的模式认为Ⅻa 是内源凝血瀑布的启动酶，而且也是血浆中激肽-纤溶系的启动因子。因为 FⅫ和 HK 能与表面结合，HK 将 PK、Ⅺ带到表面，激肽释放酶（K）将Ⅻ正反馈活化的同时也将 HK 有限的蛋白溶解而释放出缓激肽（bradykinin，BK）。BK 是一种炎症介质，能增加血管通透性和引起疼痛反应、平滑肌收缩，因此，传统的接触激活模式已经将凝血与炎症反应相联系，将 α-凝血酶生成与激肽生成相联系。

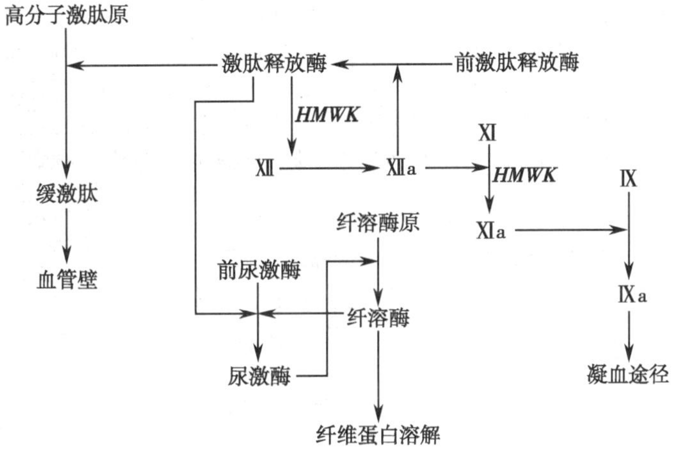

图 119-2　接触激活模式及其与激活、纤溶、凝血系的相互关系

20 多年来对传统接触激活系的研究都集中在发现这些蛋白接触激活的促凝活性，但一直未能证实它们在体内启动生理凝血（快速的止血过程）。多年来都不能解释 FⅫ、PK、HK 缺乏者都只能有 APTT 延长而并不伴有出血素质。John Hageman（Hageman 因子又名 FⅫ）和 Mayme Willians（Willians 特征）都死于肺栓塞，提示接触激活蛋白的缺陷或缺乏可能是导致血栓的危险因子。先天性缺乏 FⅫ者好发静脉栓塞、心肌梗死和溶栓后再梗死。但接触蛋白缺乏症的确切发生率尚不清楚。多年来对接触激活系活化机制难以理解。实验中广谱的阴电荷表面在体内大多不存在，因此不能满意地解释第一个首发 FⅫa 和激肽释放酶的来源。

（二）接触激活的分子基础

近年来分子技术的进展，对表面结合的分子基础有了进一步了解，认识到"生理阴电荷表面"更确切地说是一组接触蛋白在内皮细胞、血小板表面的组装以及 PK 活化的过程。这一过程可以不依赖 FⅫ或 FⅫa。FⅫ不参加纤维蛋白的快速生成（生理止血）过程。活化血小板可以直接结合 FⅪ而不需FⅫ。HK 是接触系在细胞核膜上的关键蛋白，HK 通过特定的受体区与 PK 或 FⅪ结合。HK 分子结构中含 BK 实体，HK 氨基端含有 α-凝血酶抑制区，羧基端含有与多种细胞结合的受体区，因此，激肽系具有多种生物功能。接触系蛋白的活化将抑制凝血酶活化血小板、抑制凝血酶活化内皮细胞，并参与细胞水平的纤溶过程（见本章第四节接触活化系的活化机制）。

第三节　外源凝血系活化的机制

凝血活化的外源途径在生理止血中起作用。受损血管壁释出的组织因子(TF),在 Ca^{2+} 参与下,促使血浆 FⅦ活化成Ⅶa 而启动凝血。FⅦa-TF 复合物具有双重作用:即能锚钉在细胞膜上使凝血局限于受损部位,又能直接使 FX 和Ⅸ(内源因子)活化。外源凝血系率先生成少量 FⅨa、X、启动性凝血酶和纤维蛋白。启动性凝血酶不仅能使邻近的血小板活化并通过正反馈机制激活坐落在血小板磷脂表面的 FV(FX受体)、FⅧ,在活化血小板表面来加速内源因子的活化。正反馈机制能形成高速率的凝血酶原酶,使 FXa 得到补充和加强,来达到最终止血。实验室中常采用凝血酶原时间(prothrombin time, PT)试验作为外源凝血系的监测试验。

一、组织因子的作用

组织因子(tissue factor,TF)是一种跨膜糖蛋白,Mr 53 000,由脱辅基蛋白和磷脂组成。TF 广泛存在于大多数非血管细胞表面及血管外膜层,是多种细胞(平滑肌细胞、成纤维细胞)的膜内蛋白,也存在于脑(灰质甚于白质)微血管周围。培养的内皮细胞或平滑肌细胞在各种激动剂的刺激下表达 TF 的同时尚伴有细胞内 Ca^{2+} 动员及蛋白激酶 C 的反应。TF 可分成非血管细胞的结构性 TF 及血细胞(主要是单核细胞)和内皮细胞的可诱生性 TF。TF 是 FⅦ和 FⅦa 的膜受体,是两者的辅助因子,能使Ⅶa 的催化功能提高 1000 倍。但是正常情况下血液中不出现 TF。当血管受损或撕裂,或内皮细胞、单核细胞受内毒素、补体 C5a、免疫复合物、IL-1、TNF 等介质攻击时,结构性或诱生性 TF 即与血流接触,立即形成细胞表面的 FⅦa-TF 复合物。这一复合物的形成即启动组织因子途径终至生成凝血酶及形成纤维蛋白凝块。

二、FⅦ的活化

FⅦ属于单链糖蛋白,Mr 5000,血浆水平为 10nmol/L。FⅦ及 TF 本身无促凝活性。FⅦ内源(水解)酶的表达必须存在辅因子 TF,两者组成复合物后的 TF 能使 FⅦ自我活化成Ⅶa。FⅦa-TF 中酶原性Ⅶ单一多肽链的精氨酸[152]-异亮氨酸[153]键裂解,产生的Ⅶa 由轻链(Mr 20 000)和重链(Mr 30 000)以二硫键相连(图 119-3)。TF 膜内锚钉区缺失即丧失其使 FⅦ自我活化能力,但是仍保留其辅因子(增强Ⅶa 催化)功能。FⅦa 能激活它的两个底物 X 和Ⅸ。

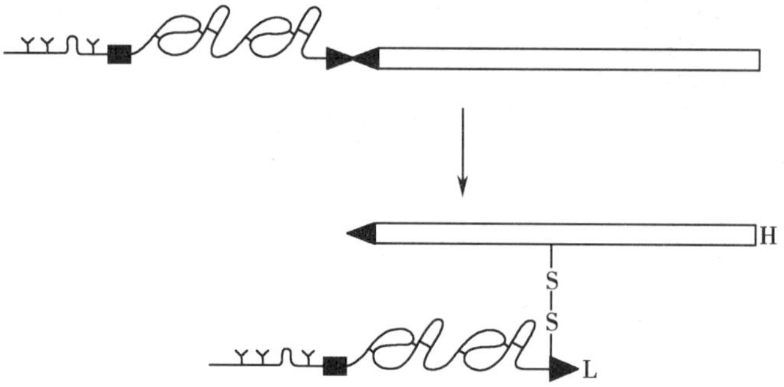

图 119-3 FⅦ的活化过程(L 轻链,H 重链)

三、FⅨ的活化

外源系 FⅦa-TF 复合物及内源系 FⅪa 能活化 FⅨ。两条途径活化动力学过程不同,但有着相同的裂解部位和产物。和其他维生素 K 依赖性凝血因子的活化方式相同,FⅨ活化必须在血液中存在 Ca^{2+},反应必须在膜表面(血小板或人工磷脂小粒)发生;单纯的膜表面不能加速 FⅨa 生成。

单链型 FⅨ酶原蛋白活化成Ⅸa(αβFⅨ),通过二次裂解:第一部位精氨酸[145]-丙氨酸[146],之后第二部位精氨酸[180]-缬氨酸[181]。FⅨa 有轻链(L)Mr 18 000(氨基酸 1~145)和重链(H)Mr 27 000(氨基酸 181~416)以二硫键相连(图 119-4),活化过程中释出活化肽片(activation peptide,AP)名 FⅨP(氨基酸 146~180)。FⅨa 及 FⅨ通过 Ca^{2+} 或其他金属离子桥连于磷脂膜表面。FⅨa 含暴露的Ⅷa 辅因子结合位点及酶催化区,能进一步结合Ⅷa 并使 FX 活化。

虽然接触激活系的 FⅪa(内源因子)也能激活Ⅸ,例如 PTT 测试中Ⅸ的体外活化,但是缺乏Ⅺ(丙型血友病)者很少有出血表现,故推测Ⅺa 激活Ⅸ并非唯一的 FⅨ活化途径。FXa 也能激活Ⅸ使后者两个部位裂解,但生成速率十分缓慢,似乎不能参与正常止血。推测生理情况下,FⅨ活化是通过混杂(Ⅶa-TF 及 FXa)机制,使第一部位裂解产生中间产物Ⅸα,之后接着由Ⅶa-TF 使中间产物活化。纯系统体外实验所得的蛋白超过生理状态下获得的量支持上述推测。中间产物可能与增强活化速率有

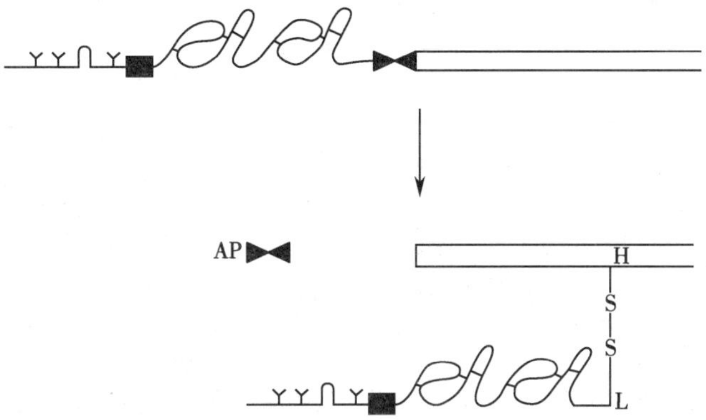

图 119-4 FⅨ的活化过程

FⅨa 由轻链(L)和重链(H)以二硫键相连,活化过程中释出活化肽片(AP)

关,但其功能尚不完全清楚。

四、FX的活化

FX又名 Stuart-Prower 因子,是内外凝血系汇合处共同通路中的凝血因子,可被 FⅨa-Ⅷa 复合物(X酶,曾名内源X酶)或 FⅦa-TF 复合物(曾名外源X酶)所激活。X酶复合物中 FⅧa 为辅因子。无活性的单链 FⅧ几乎不具有辅因子活性。

血循环中的 FⅧ以 Ca^{2+}依赖方式和大分子 vWF 结成二聚体。FⅧ的重链(Mr 自 90 000 ~ 200 000)和轻链(Mr 76 000)以非共价键结合。vWF 能抑制 FⅧ轻链和血小板膜微粒以及阴性磷脂的结合。FⅧ是凝血酶或Xa 的底物,被后二者活化。FⅧ(功能区自 N 端起 A1-A2-B-A3-C1-C2 其前三区为重链,后三区为轻链)被凝血酶或Xa 反馈性裂解至少 2 ~ 3 个键(A2-B 接连点-B 链切除,A1-A2 分离及释出 vWF 分子),其中精 372-373,精 1686-1689 的裂解是 FⅧ活化所必需。FⅧa(异三聚体)由来自重链 A1 区(Mr 50 000)、来自 A2 区带着部分轻链(Mr 43 000)和来自轻链 A3C1C2 区(Mr 73 000)的三种亚单位以非共价键结合而成。FⅧ和Ⅷa 都能与活化血小板表面Ⅷa 受体区(阴性磷脂)紧密结合。凝血酶活化或Xa 活化的Ⅷa 特性不同,分别以Ⅷa(Ⅱa),Ⅷa(Xa)表示;Ⅷa(Xa)①仅具有 30% ~ 40% Ⅷa(Ⅱa)辅因子活性;②能使 FⅧa(Ⅱa)的催化速率衰退 40%;③可被凝血酶(Ⅱa)转化成更活化的形式 FⅧa(Ⅱa)。

FⅨa 和Ⅷa 通过受体结合在磷脂活化血小板表面必需 Ca^{2+}的方式组成(X酶)复合物。内源X酶激活 FX存在着生理时相过程,因为在血小板活化后 4 分钟内 FⅧ受体在膜表面才达峰值。启动凝血酶产生大量活化血小板的正反馈机制能加速这一过程。同样,膜表面组成 FⅦ-TF(外源X酶)复合物也需 Ca^{2+},以及外源X酶活化 FX也存在着生理时相。

FX 是凝血系中唯一的双链酶原蛋白,Mr 59 000有重链(H)和轻链(L)以二硫键相连。血浆 FX水平约 170nmol/L。FX重链精 51-异亮 52,单一的键裂解(图 119-5),释出高度糖基化的活化肽段 FXP Mr 7000,并产生 FXa。酶原蛋白 FX活化只引起结构细微改变,但却发生重要的蛋白酶功能。和所有丝氨酸蛋白酶相同,FXa 酶活性的表达涉及重链的组氨酸[93]-天冬氨酸[138]-丝氨酸[233]位三合一的组装反应。FX能被Xa 反馈性活化(裂解苏氨酸位),但过程很慢,不参与生理止血。

鲁塞尔蝰蛇毒时间(Rusell's viper venom time,RVVT)(又名:stypVen 时间)测定,是利用 RVV 凝血蛋白能活化 FX以及其类凝血酶特性加强Ⅴ促凝作用,使富血小板血浆凝固,凝固过程不需Ⅶ。在 RVV 作用下 FX活化肽(FXP)与Xa 仍相连,且X的 C 端不参与X酶复合物形成过程。RVVT 临床应用于 FX缺乏者 RVVT 延长与Ⅶ缺乏者 RVVT 正常,相鉴别。

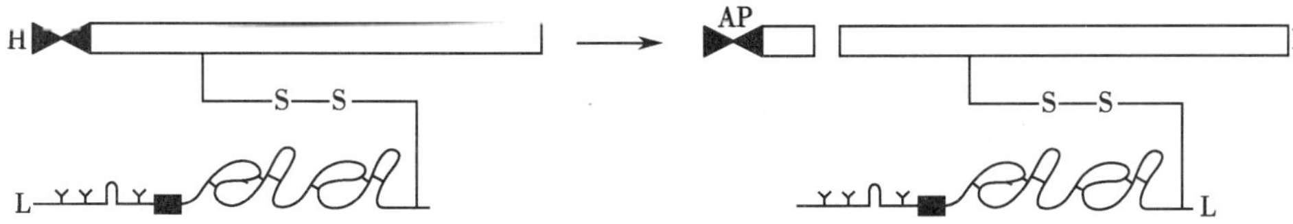

图 119-5 FX的活化过程

FX酶原蛋白由重链(H)和轻链(L)以二硫键相连,FX重链单一的键裂解释出活化肽片 AP 并产生 FXa

FXa 的生理性蛋白酶抑制剂包括抗凝酶Ⅲ(AT Ⅲ)、α_2 巨球蛋白和组织因子途径抑制物(tissue factor pathway inhibitor, TFPI)。AT Ⅲ和 α_2 巨球蛋白能清扫及中和流经组织损伤部位血流内的 FXa 促凝活性。TFPI 的生理功能最近才被充分认识。TFPI 基因位于 2 号染色体,含 9 个外显子。TFPI Mr 34 000 含有三个前后串联的 kunitz 型蛋白酶抑制区。TFPI 能直接和 FXa 结合并形成 FXa-TFPI-Ⅶa-TF 抑制复合物,从而抑制Ⅶa-TF 活性。抑制复合物通过下调 TF 促凝活性、迫使持续止血所需的 Xa 必须通过内源 X 酶来提供。

五、凝血酶原的活化

凝血酶原(prothrombin, PT)作为凝血酶原酶(FXa-Va)的底物而活化。凝血酶原酶(prothrombinase)是 FXa 和辅因子(FVa)在膜表面及 Ca^{2+} 存在下组装成的复合物。

(一) FXa-Va 复合物(凝血酶原酶)的组装

凝血酶原酶组装图(图 119-6)中三种维生素 K 依赖凝血因子(FX、FV、FⅠ)的 γ-Gla 区(以-Y 代表),与 Ca^{2+}(以-O 代表)相互反应。钙的占据使这些蛋白暴露出膜结合位点 C(以黑点代表脂质结合位点)。辅因子 FVa 是 FXa 的膜受体,是凝血酶原活化反应中绝对依赖的辅因子。对凝血活酶功能起调节作用。

1. FVa 作为 FXa 膜受体促进凝血酶原酶生成 FV 和 Va 是膜外结合蛋白,能以高亲和力结合血小板膜表面的丝氨酸磷脂和活化血小板衍生的微粒,这一结合不需金属离子或 Ca^{2+} 的参与。凝血酶或 FXa 将无活性 V 转变成 Va(辅因子),通过三处肽键裂解:精^{709}-丝^{710}、精^{1018}-苏^{1019}、精^{1545}-丝^{1546}。所产生的 FVa 含重链(Mr 110 000)和轻链(Mr 78 000)在 Ca^{2+} 存在下非共价连接。FVa 与血小板表面特殊部位结合即能作为 FXa 膜受体而确定凝血酶原酶的形成。

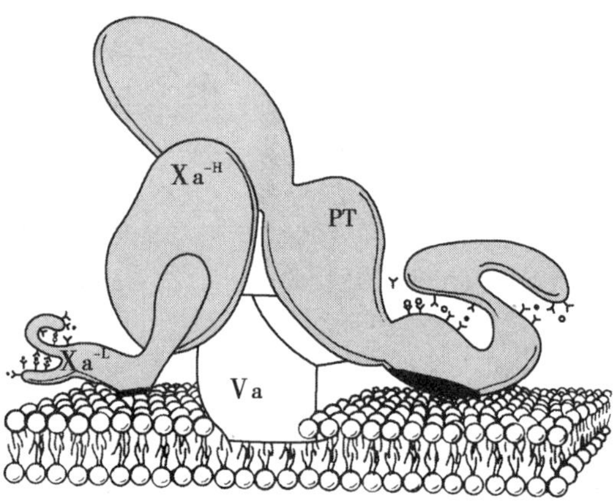

图 119-6 凝血酶原酶组装图

2. FVa 的辅因子功能 常采用血小板表面作为磷脂微粒模式来研究凝血酶原酶的组装过程,其细节可有多种变化。Ca^{2+} 存在下,膜表面的 FXa 即显示有蛋白水解酶的活性,直接水解并活化凝血酶原,但反应速率较凝血酶原酶慢 300 000 倍,不符合生理止血时相。活化血小板表面结合着的 FVa 以轻链与 Xa EGF、催化区结合,重链与凝血酶原结合。故膜结合着的 FXa、FVa 可通过相互反应所发生的构型改变使酶(复合物中的 Xa)与底物(凝血酶原)更接近。此外,FVa 能与凝血酶原 Kringle-2 反应以及由膜磷脂参与使 Xa 活化凝血酶原的催化速率增加 10^5 数量级。FVa 甚至能和内皮、单核、淋巴细胞膜结合而促使凝血酶原酶生成。

(二) 凝血酶的生成

单链的凝血酶原被 FXa-Va(凝血酶原酶)复合物经 2~3 次肽键裂解后释出多种肽段并生成双键的凝血酶。凝血酶 Mr 38 000,A-B 两链由二硫键相连(图 119-7)。

凝血酶原分子至少有两种裂解方式:精氨酸^{271}-苏氨酸^{272},或精氨酸^{286}-苏氨酸^{287}裂解。分别自 N 端释出活化的肽段 F1+F2 肽(Mr 43 000)或 F1+F2+F3

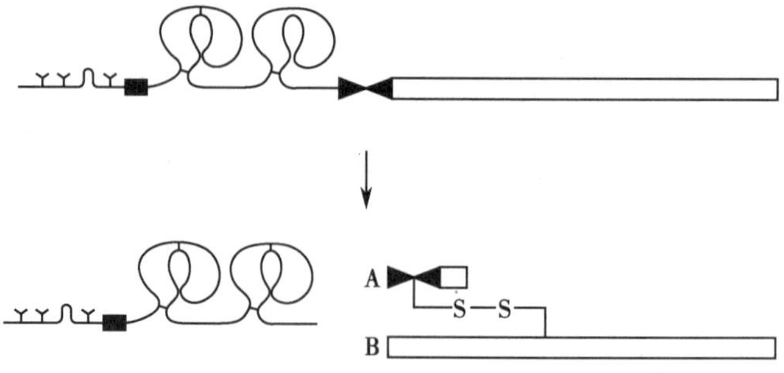

图 119-7 凝血酶原的活化

凝血酶原活化需裂解 2~3 处肽键后释出多种肽段并生成双链的凝血酶,A-B 两键由二硫键相连

肽(Mr 45 000),以及产生相应的中间产物前凝血酶原 2(prethrombin 2,Pre-2)Mr 38 000 或是 N 端延伸 13 个氨基酸的前凝血酶原 2(meizothrombin)。Pre-2 无蛋白酶活性,需随即被 FⅩa 进一步水解才变成凝血酶。即 Pre-2 及 meizothrombin 的 C 端精氨酸[322]-异亮氨酸[323]裂解,两者都能生成凝血酶。生成的凝血酶 A 链(Mr 5000)和 B 链(Mr 32 000)以单一的二硫键相连。Meizothrombin 只能水解较小的底物,不能将纤维蛋白原转化成纤维蛋白。凝血酶的丝氨酸蛋白酶活化中心位于组氨酸[365]、天冬氨酸[419]、丝氨酸[527]。

凝血酶的促凝活性能被血浆 AT Ⅲ所中和,肝素能增强 AT Ⅲ的这一中和速率。

六、纤维蛋白原转化成纤维蛋白

纤维蛋白原($\alpha_2\beta_2\gamma_2$)是血浆中含量最大的凝血因子,以非活化的形式作为血浆蛋白而循环。在凝血的最后阶段,纤维蛋白原被凝血最终生成的酶-α 凝血酶裂解其 A_α 和 B_β 链,转化成纤维蛋白(图 119-8)。

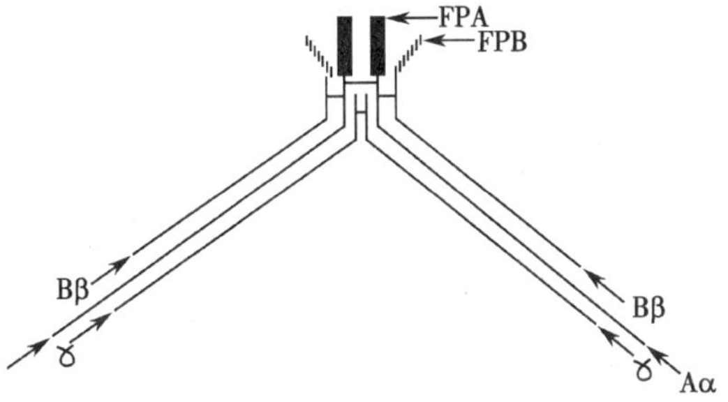

图 119-8　纤维蛋白单体的生成

纤维蛋白原(α_2、β_2、γ_2 异二聚体)裂解后释出 FPA、FPB 并生成纤维蛋白单体

凝血酶和纤维蛋白的中央区(E)结合,裂解 Aα 链 N 端精氨酸[16]-甘氨酸[17]键,释出 2 个各含 16 个氨基酸的纤维蛋白肽 A(FPA)、Aα 链产生新 N 端;又从 Bβ 链 N 端裂解精氨酸[1]-甘氨酸[15]键使释出 2 个各含 14 个氨基酸的纤维蛋白肽 B(FPB)、Bβ 链产生新 N 端。纤维蛋白原释出一对 FPA 和一对 FPB 后,转化成纤维蛋白单体。纤维蛋白丝的延长和加粗是通过单体的同种多聚作用:经肽键裂解所产生的单体暴露出中央区(E)的互补结合位点,能和其他单体 C 端(γ 链的 D 区)非共价 E-D 互补结合而形成两股半重叠延伸的原纤维丝。含 E-D 连接区的原纤维丝再与邻近的第三个单体 γ 链 D 区通过 D-D 尾结合而聚集成粗纤维。非共价结合的原纤维多聚体是不牢固的,必须通过 FⅩⅢa 的作用使邻近的纤维蛋白单体分子间 γ 或 α 链共价交联而形成稳定的纤维蛋白多聚体。FⅩⅢa 是一种 Ca^{2+} 依赖性转谷氨酰胺酶,催化赖氨酸的 ξ 氨基和谷氨酸的 γ-酰胺基间形成等肽键;主要连接部位:①纤维蛋白 γ 链 C 端形成 γ-γ 二聚体使分子加强并纵向增长;②连接 α 链延长的 C 端间,使纤维蛋白多聚体有纵及横向连接的两种加强方式。FⅩⅢ是酶原蛋白,需经过足量凝血酶的蛋白溶解作用,暴露出巯基活化中心而活化成ⅩⅢa。纤维蛋白(原)的早期降解产物能加速ⅩⅢa 的活化,ⅩⅢa 尚可作为凝血酶敏感蛋白和纤维连接蛋白的锚钉蛋白、抛锚寄托场所。

第四节　接触活化系的活化机制

接触激活因子包括 FⅫ、前激肽释放酶(PK)、高分子激肽原(HK)、FⅨ,Ⅻ、PK 或 HK 缺乏者仅有 APTT 延长而不伴出血素质,故认为这些因子不参与纤维蛋白凝块的快速生成(生理止血)过程。但是,这些蛋白在纤维蛋白溶解、炎症伤口愈合后的血块形成中起作用。

一、前激肽释放酶的活化

前激肽释放酶(prekallikarein,PK)是单链糖蛋白,Mr 86 000 或 88 000 两种(是由于糖基化的不同)。PK 在血浆中与 HK 以非共价键结合而循环。被 HK 带到磷脂膜表面的 PK,经 FⅫa 裂解 PK 肽链上精氨酸[371]-异亮氨酸[372]键,产生双链的激肽释放酶(K),含重链(Mr 52 000)和轻链(Mr 33 000 或 36 000 两种)以二硫键相连。轻链具有酶的活化中心,重链区含与 PK 结合位点及 FⅫ识别部位。激肽释放酶生成后反过来又酶解 FⅫ(需 HK 为辅因子),形成接触激活系的正反馈机制。PK 与单链尿激酶原(pro-uk)在内皮表面结合使 PK 活化成激肽释放酶,同时 pro-uk 转化成双链 uk,故 PK 体内活化可不依赖 FⅫa,使血管内环境存在持续的纤溶活性并抵抗血管内环境过度分泌 PAI-1。

二、高分子量激肽原的活化

高分子量激肽原(high molecular weight kininogen,HK)Mr 120 000 是接触系在细胞膜上组装的关键蛋白,一种非酶性辅因子,能加速表面依赖的 FⅫ活化速率及 FⅫa 碎片活化 PK 的过程,并能抑制 α-凝血酶诱发的血小板活化和内皮细胞活化。HK 以需要 Zn^{2+} 的过程能与许多细胞表面结合,许多生物膜上都表达有 HK 受体,例如,37℃,HK 受体数为:1000 个/血小板、50 000/粒细胞、1 000 000/内皮细胞,且都能达饱和状态，血浆 HK 水平 670nM。HK 的氨基酸顺序已清楚，含有三个组成部分(6 个功能区)：①重链(由区 1～3 组成)，区 1 含 Ca^{2+}结合部位和心房促尿钠排泄肽。区 2 和区 3 是半胱氨酸蛋白酶抑制区，能与血小板 Calpain 可逆地结合，从而抑制凝血酶刺激后的血小板不能发生内膜翻转和不能形成纤维蛋白原受体，进而抑制凝血酶诱发的血小板活化。②激肽区(区 4)，区 4 所含的缓激肽(BK)实体其氨基端是 α-凝血酶抑制区，BK 羧基端是细胞结合区。此区与内皮细胞结合能刺激内皮细胞合成前列腺环素(PGI_2)、NO、超氧基和释出 tPA。③轻链区(区 5-6)(图 119-9)。区 5 抑制细胞与人工表面的黏附(通过占据细胞表面的相应受体)。区 6 含 PK、FⅪ结合部位。

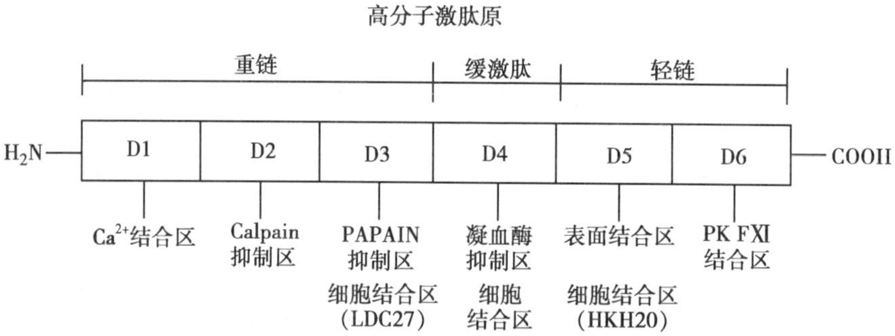

图 119-9 高分子激肽原(HK)的功能区

HK 连接并组装接触系蛋白并增强依赖激肽释放酶的 FⅫ活化过程，组装的同时 HK 被激肽释放酶有限的蛋白溶解而释出缓激肽(BK)。BK 具有增加血管通透性、刺激平滑肌收缩、小血管扩张、产生炎症反应和疼痛、促使组织释放前列腺素等功能。故激肽原在细胞表面的组装将最终导致抗凝血酶和纤溶活性。

三、FⅫ的活化

FⅫ是单链酶原蛋白 Mr 80 000 由 596 个氨基酸基团组成。FⅫ活化成Ⅻa 涉及异物表面接触后的自我激活及被激肽释放酶裂解精氨酸[353]-缬氨酸[354]位；产生的 FⅫa 含重链(Mr 50 000)和轻链(Mr 30 000)以二硫键相连。重链含 353 个氨基酸有 N 端、EGF 区、Kringle 区和纤维连接蛋白Ⅰ、Ⅱ型区所组成，并与阴性表面相连。轻链由 243 个氨基酸组成，含催化区、丝氨酸蛋白酶的三合一部位在组氨酸[393]-天冬氨酸[442]和丝氨酸[544]。FⅫa 的功能是激活Ⅺ以及激活 PK，又因后者能反馈激活Ⅻ而形成接触激活的正反馈。

四、FⅪ的活化

FⅪ是由两个相同多肽以二硫键连成的单链酶原蛋白。FⅪ被Ⅻa 或凝血酶转化成Ⅺa，通过对每一链(Mr 80 000)的精氨酸[369]-异亮氨酸[370]键裂解。产生的 FⅪa，重链(Mr 50 000)含 N 端，和轻链(Mr 30 000)以二硫键相连。催化区位于重链。催化三合一由组氨酸[44]，天冬氨酸[93]和丝氨酸[188]组成。FⅪ和Ⅺa 能和血小板结合。目前认为血小板表面活化的 FⅪa 能在血小板表面自我激活Ⅺ，而参与止血正反馈机制。但对这一Ⅺ与血小板相互作用的生理意义尚不完全清楚并存在争议。

第五节 凝血的局限与调节

血管受损后启动的凝血直到止血终产物-纤维蛋白、血小板凝血块的形成，全过程必需严格局限于受损血管局部。

一、锚钉蛋白及血小板表面的膜掩盖作用

TF 是一种膜蛋白，在止血过程中血液循环中不存在可溶式。大组织损伤时的细胞膜残屑含 TF，被“扫”入循环即可诱发弥散性血管内凝血(DIC)。目前认为 TF 是凝血通路的血管启动因子而血管壁内胶原和其他黏附糖蛋白则是血小板活化的启动因子。损伤部位的血浆 FⅦ和 TF 接触，同样血小板与血管壁组成相互反应，凝血酶的生成促使这一对反应相互影响并正反馈地扩大。正常静止血小板脂质双层的外片层中无足够的阴性磷脂。血小板活化过程升高胞质内 Ca^{2+} 水平的同时，阴性磷脂(主要的是磷脂酰丝氨酸)自内层转移到外片层。血小板激动剂包括钙离子载体 A23187 都能引起这一反应。相似的 Ca^{2+} 依赖性膜磷脂转移系统也存在于红细胞，故活化的血小板不仅形成止血栓，活化血小板本身提供一种与凝血反应相联系的、并导致凝血酶生

成的阴性离子表面。此外，活化血小板提供与FⅤa、FⅧa的结合场所。膜掩盖作用作为血小板重要生理功能在凝血反应中的重要性见相关章节。

二、凝血的正反馈机制

凝血正反馈是凝血系重要的组成部分，至少包括六步（图 119-1）。凝血系生成的酶（主要是 FⅩa 和凝血酶）和活性辅因子、能经正反馈机制，加速自我活化。

（一）血小板的正反馈活化

凝血酶无疑是止血过程中血小板的活化剂，活化的血小板至少在两个方面满足凝血（包括辅因子）的需要，并构成凝血与血小板活化相互作用的正反馈机制：①活化血小板阴性磷脂表面（以磷脂酰丝氨酸为主）是FⅩ和凝血酶原活化的基本成分；②FⅤa、Ⅷa与活化血小板表面相结合。必须指出血小板聚集反应能通过自身释出血小板激动剂（ADP、TXA_2）形成血小板的正反馈活化。

（二）FⅦ的正反馈活化

FⅦ的活化剂主要是Ⅹa。Ⅶa虽然是一种有蛋白溶解活性的丝氨酸蛋白酶，但是其自身单独不能提供这一自我催化反应。若合并存在 TF，Ⅶ才能通过 FⅦa-TF 复合物正反馈地自我活化，但反应速率慢。在凝血过程中的 TF 有两种不同的辅因子功能：①增强 FⅦa 对Ⅸ和Ⅹ的作用；②加速Ⅶ被Ⅹa的激活（正反馈机制）。FⅦ被凝血酶和Ⅸa活化亦参与正反馈机制。

（三）辅因子的正反馈活化

两种血浆辅因子 FⅧ及 FⅤ在反馈圈中被激活（见 FⅩ活化及凝血酶原活化节）：凝血酶是两者的激活剂。Ⅷ及Ⅴ在阴性磷脂表面被Ⅹa激活，前者组成正反馈、Ⅴ被Ⅹa活化不参与正反馈机制。辅因子活化动力学参数提示在激活的正反馈圈中凝血酶和Ⅹa同等重要，但是凝血过程中Ⅹa产量低于凝血酶，故对Ⅹa活化Ⅷ的生理意义尚不完全明确，推测在凝血酶生成前的早期凝血上可能起作用。

FⅧ和 FⅤ的结构、功能有十分相似处，但是两者都能有两方面不同：①血小板相关的 FⅤ（不是血浆的 FⅤ）是Ⅹa在血小板膜表面的受体，并且是一种有重要生理功能的辅因子（APC 辅因子Ⅱ）。在血小板活化过程中，Ⅴa 和阴性磷脂同时出现；②FⅧa 活性迅速自发递减而Ⅴa活性稳定；但是伴随Ⅴa的酶（Ⅹa）却不同，因为Ⅹa能被多种血浆抑制剂所抑制（如 AT Ⅲ、α_1-抗胰蛋白酶）需由正反馈机制来不断补充和加强。

（四）凝血酶活化的纤溶抑制物（TAFI）

凝血酶活化的纤溶抑制物（thrombin-activable fibrinolysis inhibitor，TAFI）是一种血浆羧肽酶原。TAFI 能被凝血酶-凝血酶调节蛋白复合物所活化。已经部分降解的纤维蛋白羧基末端所暴露的赖氨酸残基被 TAFIa 裂解，使无赖氨酸的纤维蛋白不能和 tPA 或纤溶酶原相结合，从而阻遏纤溶酶的生成，在凝血机制启动过程中控制纤溶活性。这种被控制的纤溶活性有利于局部止血块的形成。

TAFI 是凝血系和纤溶系之间的联系。凝血因子缺乏性疾病由于凝血酶生成反应下降，继之 TAFIa 释放水平减低、纤溶活性增强，可引起出血倾向。相反，血栓性疾病由于凝血酶生成反应增强，使 TAFIa 水平增加。这一后果引起纤溶活性减弱，将进一步增加血栓形成。TAFI 也调节炎症反应，并在促进伤口愈合中起作用。急性创伤性凝血病患者则因凝血酶生成不足、TAFIa 生成减少，而使凝血块易溶解，加重出血。

值得注意的是凝血酶-凝血酶调节蛋白（T-TM）复合物，一方面既能活化 TAFI，使纤溶酶生成被阻遏，局部可以形成止血块。另一方面，该复合物也能激活蛋白 C。活化蛋白 C（APC）灭活凝血系的辅因子（FⅧa、Ⅴa），下调凝血酶的生成反应，起着凝血的负反馈调控作用并能通过中和 PAI-1，刺激纤溶活性。因此，TAFI 和 APC 两者的作用途径不同，两者的功能是独立的。

（五）正反馈机制在凝血中的作用

FⅦ-TF 和Ⅷ能被正反馈机制激活，已经较为明确。例如酶原或Ⅶ在肝脏内合成，TF 出现将使 FⅦa-TF 复合物持续出现以及Ⅸa和Ⅹa持续生成。但是，随着凝血的进行，FⅦ-TF 复合物的产量明显递减而不能满足正反馈的需要，必须通过Ⅷ的正反馈激活来持续供应止血所需的Ⅹa。但是，在各种病理状态下的正反馈机制尚有待于进一步阐明。近年来发现正常血浆中存在有微量的Ⅶa及惰性系统的凝血酶、Ⅷa和Ⅴa。对这一惰性系统的生理意义尚不明确。

（六）抑制物存在下的正反馈机制

凝血酶和 FⅩa 是催化正反馈机制的主要酶，也是血浆抑制物 AT Ⅲ的中和对象。血管壁的类肝素库（HSPG）则加强血浆 AT Ⅲ对凝血酶的中和。因此 AT Ⅲ对正反馈机制起调节作用。近年来的研究工作表明正反馈机制存在临界阈。低于临界阈则不发生凝血应答反应，超过临界阈即接近最大应答反应。理论分析上推测，由酶和抑制物的生成动力学决定调控机制自低至高反应的转化。AT Ⅲ和 PC 参与的血浆蛋白和内皮细胞的相互反应、组成依赖内皮的负调控机制，下调凝血酶的生成反应，使血管受损局部生成的凝血块不至蔓延到全身。图 119-10

显示正常止血中凝血块的生成和溶解，以及凝血酶的促凝和抗凝的双重作用。血管壁依赖途径生成的启动性凝血酶，必须经血小板依赖的正反馈机制扩增。足量的凝血酶生成才能使纤维蛋白原转化成纤维蛋白、FⅩⅢa 加固纤维蛋白单体以及 TAFIa 使凝血块抗纤溶。伤口部位的凝血酶顺流到达内皮细胞相结合的凝血酶调节蛋白(TM)，在辅因子和 Ca^{2+} 参与下，将 PC 活化成 APC。T-TM 复合物中的凝血酶失活，并将使受损区凝血酶改变方向。凝血酶从强的促凝酶转变为一个抗凝启动酶。APC 下调凝血酶的生成反应，在内皮细胞表面被辅因子 PS 加强、通过调控 FⅩa 生成而阻断血小板、纤维蛋白的沉积，使产生的凝血活性只发生在损伤局部。狒狒的实验模型显示 APC 是一种有效的抗栓药、PC 能预防或限制血小板在动脉损伤部位的沉着，以剂量依赖的模式减少纤维蛋白在移植物中的形成。某些功效是由于 APC 的抗炎作用，但确切机制尚不明了。

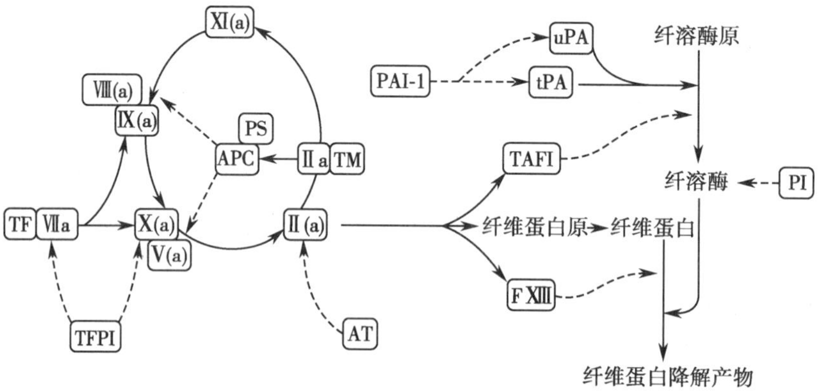

图 119-10 正常止血中凝血块的生成反应和溶解

（七）惰性系统

20 年前 Nossel 教授研究组已经证明体内有纤维蛋白肽的持续生成，其半衰期十分短，故推论正常血浆存在有惰性系统的凝血酶。近年来采用凝血酶原活化肽片(F1+2)和 FⅩa 测定，已经证明人体内存在惰性水平的凝血酶和Ⅹ的活化作用。最近又证明血浆中存在惰性水平的Ⅶa，更支持凝血系的促凝非零起点的活化，有惰性系统遮盖。后者指低水平的活化因子、不产生凝血应答反应。推理上认为，这一惰性系统的存在，是为了使机体能抵御临界值以下的刺激。惰性系统的形成可能与受严格调控的正反馈机制有关。

三、凝血系负反馈机制

负反馈机制能通过抑制促凝酶来下调凝血酶的生成反应。凝血系的负反馈机制有两种作用方式(见图 119-1)：①广谱慢速、但速率渐增性抑制物：a. 血浆内持续存在的 AT Ⅲ、α_2-巨球蛋白(α_2-MG)，能以持续、并扩大的方式形成蛋白酶抑制物而下调凝血酶活性；b. 肝素辅因子Ⅱ(HCⅡ)和 α_1-蛋白酶抑制物(α_1-PI 或名 α_1-抗胰蛋白酶，α_1-AT)虽然也能抑制某些促凝酶的活性(如 FⅩa、Ⅺa、凝血酶、纤溶酶)，但抑制速率缓慢。HCⅡ或 α_1-AT 这两种酶缺乏者不发生血栓病；c. Cl 酯酶抑制物，抑制 FⅪa、Ⅻa、Ⅻa 片段、PK、纤溶酶。②组织因子途径抑制物(TFPI)在组织因子促凝途径被启动时，这一负反馈调节机制才起作用。

（一）抗凝血酶Ⅲ(AT Ⅲ)

AT Ⅲ是一种 α_2-球蛋白，又名肝素辅因子-1。血浆中抗凝血酶活性的 90% 来自 AT Ⅲ，故它是重要的生理抗凝物。AT Ⅲ和凝血酶(T)形成 1∶1抑制复合物(TAT)而阻断酶的活化中心。反应虽可逆，离解速率过慢而无临床意义。AT Ⅲ尚可抑制FⅩa、Ⅻa、Ⅺa、Ⅸa、PS、PK、纤溶酶，并是Ⅷa 和Ⅴa 的间接抑制剂。

动力学资料显示 AT Ⅲ对靶酶的抑制速率与浓度呈函数关系。血浆 AT Ⅲ水平 80～300mg/L，超过凝血系所有酶原蛋白量的总和(<2nm)。估计在正常情况下血浆 AT Ⅲ有足够的抑制浓度，甚至 AT Ⅲ缺乏者(血浆 AT Ⅲ<50%)已可提供过量的抑制物。但是 AT Ⅲ缺乏者存在动力学中和速率缺陷，而不是量值上的缺陷。AT Ⅲ缺乏者常发生静脉血栓高危，故推测 AT Ⅲ对凝血系低浓度、低速率的抑制可以引起血栓病；而高速率抑制可引起出血病，两个间接证据支持动力学速率抑制的重要性：①α_1-抗胰蛋白酶 Pillsburgh 变异者常有致命出血。这一有名的病例是由于 α_1-PI 活化中心(Met→Arg)变异，使后者对 FⅩa 和凝血酶的抑制活性自弱转为增强。

②肝素的治疗作用：AT Ⅲ以极缓慢但渐强的速率中和 FⅩa 和凝血酶。肝素作为催化酶（不是丝氨酸蛋白酶），能和 AT Ⅲ赖氨酸基团结合而使 AT Ⅲ对酶（FⅨ、Ⅹa、Ⅱa）中和速率 2000 倍以上（自 10^3 ~ 10^4 升到 10^6 ~ 10^3 $M^{-1}S^{-1}$ 动力学参数范围）增速。体外试验中，AT Ⅲ对单独的 FⅦa 无抑制作用，但若给以 10U/ml 肝素（比抗凝治疗量高 10 倍），能使 AT Ⅲ对 TF-Ⅶa 复合物中的Ⅶa 出现抑制速率（10^4 $M^{-1}S^{-1}$）增速。

（二）α_2 巨球蛋白

α_2 巨球蛋白（α_2 macroglobin，α_2 MG）是一种非常弱的非特异性抑制物，一种大分子糖蛋白。α_2 MG 严重缺乏者未有报道，故尚不能判断其在凝血调控中的生理意义。但是，体外实验显示在缺乏肝素的血浆中 α_2 MG 有很弱蛋白酶抑制活性（FⅩa 抑制<10%，凝血酶抑制 25%），故推测在血管床中可能有一定生理意义。

（三）肝素辅因子Ⅱ

肝素辅因子Ⅱ（HC-Ⅱ）是一种依赖肝素的单键糖蛋白。但与 AT Ⅲ不同，HC-Ⅱ主要抑制凝血酶、糜蛋白酶而不抑制 FⅩa，HC-Ⅱ对凝血酶的抑制作用被硫酸化程度小的黏多糖（如硫酸皮素）加速。HC-Ⅱ缺乏状态尚未有报道，故对 HC-Ⅱ在止血调控中的作用尚未十分明确。

（四）组织因子途径抑制物（TFPI）

Thomas（1947）等的早期研究已报道血清中存在 TF-FⅦ抑制物。之后，从血浆中分离到这一蛋白并证实 TFPI 为Ⅹa 抑制物，一旦与Ⅹa 结合又能抑制 TF-Ⅶa 复合物（外源Ⅹ酶）的形成。最初曾将此外源途径抑制物称为脂质相关的凝血抑制物，因为血浆 TFPI 主要与脂蛋白（LDL，HDL）结合。目前统一命名为 TFPI。

TFPI 的两重功能：TFPI 是凝血系唯一的有两重功能的抑制物。①作为二价蛋白，其一分子能抑制或结合两种蛋白酶，即 FⅩa 和 TF-Ⅶa 复合物；②需要 FⅩa 构成负反馈：TFPI 与 FⅩa 结合既能抑制 FⅩa，又能进一步抑制 TF-Ⅶ复合物。由于 FⅩa 是 TF-FⅦa 复合物活化的产物，TFPI 独特之处为其与 FⅩa 结合并不只形成使 FⅩa 灭活的复合物，而是生成具有抑制作用的酶复合物，进一步灭活 TF-Ⅶa 故引起反馈调节作用。凝血系的其他负反馈调节如 APC 与底物的结合，均以生成灭活性的酶性复合物而告终。

TFPI 结构与功能：血浆 TFPI 是单一多肽链糖蛋白的异源群体，Mr 34 ~40kDa，肝、肾、膀胱、肺、胎盘、内皮等细胞的体外培养都能分泌 TFPI。但内皮细胞合成是血浆 TFPI 的主要来源。部分 TFPI 储存于血小板 α 颗粒及溶酶体中。血浆中不同分子量的 TFPI 是由于细胞内的蛋白溶解作用（C 端几对碱性氨基酸在高尔基体内裂解）产生 C 端消除的 TFPI。血浆中只有全长的 TFPI 才有调节血液凝固的活性，C 端删除对 FⅩa 的抑制即减弱。分子的 C 端是具正电荷、能和内皮表面阴性的硫酸多糖相互反应，使 TFPI 能通过类肝素（蛋白聚糖）而结合在内皮细胞表面。输注肝素（更富有阴电荷的硫酸多糖）可使内皮表面物质中释出 TFPI。

以点突变法研究基因重组 γ-TFPI（蛋白全长 42kD），已阐明其 3 个 Kanits（蛋白酶抑制区）的不同功能。第二区能和 FⅩa 结合（TFPI-Ⅹa 复合物）并使 FⅩa 灭活。第一区强烈抑制 TF-Ⅶa 复合物。第三区不显示抑制作用，但 C 端是形成 TFPI-Ⅹa 复合物最佳动力学所必需。

血浆 TFPI 水平 2.5nM，有极大个体差异性。在此血浆水平下 TFPI 对 FⅩa 的抑制速率与血浆 AT Ⅲ相似，使血浆 FⅩa 水平不会超过最低血浆 TFPI 水平。某些刺激下内皮可释出大量 TFPI 使产生相当高的 TFPI 水平。目前尚未有 TFPI 缺乏状态的报道。

TFPI 的临床意义：人体内 TFPI 的重要性尚未完全明了。免疫消耗诱发兔 DIC 实验中，TFPI 起有效保护作用。迄今未报道人体 TFPI 缺乏者。TFPI 需被凝血系活化才能成为抑制物，其靶标为 TF-Ⅶa 复合物是它的独特处。正常血浆中测不到 TFPI-Ⅹa 复合物；TFPI 不能抑制 FⅦa 活性。血浆中低水平的惰性 FⅦa 不能被 TFPI 所抑制，使 FⅦa 血浆半衰期（$T_{1/2}$）延长达 1 ~2 小时，成为活化的凝血因子中半衰期最长者。相比之下，FⅩa、Ⅱa 血浆半衰期<1 分钟。

（五）其他负调控机制

FⅧa 蜕变：FⅧ被凝血酶及Ⅹa 结合。Ⅷa 能自发蜕变（非蛋白水解）为其独特之处，但在止血中这一自发蜕变的意义尚不清楚。体外高浓度或低 pH 下的Ⅷa 相当稳定，但在体内情况下极不稳定。存在 Ca^{2+}、阴性磷脂和 vWF 下，人体 FⅧa 的 $T_{1/2}$ =3 ~ 4 分钟。缺乏 vWF 则 FⅧa 的 $T_{1/2}$ =10 分钟。此外，高浓度Ⅹa（3 ~5nM）、阴性磷脂都减慢Ⅷa 蜕变。Ⅷa 被 APC 灭活。

蛋白 C 系统：蛋白 C 系统包括凝血酶调节蛋白（TM）、蛋白 C（PC）、蛋白 S（PS）、PCI。APC 对凝血系辅因子（FⅧa、FⅤa）的灭活、下调凝血反应，起着负反馈调控作用。但是，PC 活化为 APC，需要凝血酶作为启动酶。

APC 在 PS（APC 辅因子Ⅰ）辅助下，在细胞或血小板表面使凝血瀑布中两个高效的酶性复合物（Ⅹ

酶和凝血酶原酶)的辅因子Ⅷa 和Ⅴa 灭活,能使凝血局限化,防止血栓的发生和蔓延,维持血流通畅。APC 灭活 FⅧa 尚需 FⅤ(APC 辅因子Ⅱ)增强 PS 的辅因子功能。

(潘家绮)

参考文献

1. 潘家绮. 凝血机制与调节//张之南,杨天楹,郝玉书. 血液病学. 北京:人民卫生出版社,2003:1580-1597
2. Colman RW, Marder VJ, Clowes AW. Overview of Coagulation, Fibrinolysis, and their Regulation//Colman RW, Clowes AW, Goldhaber SZ, et al. Hemostasis, Thrombosis. Basic Principles and Clinical Practice. 5th ed. Lippincott Williams & Wilkins, 2006

第120章

纤维蛋白溶解机制

纤维蛋白的形成在止血、炎症和组织修复中起着重要作用。血管损伤时，凝血系统被迅速激活，形成的血凝块可阻断血流。随之，血凝块须被缓慢清除，以恢复正常的血管结构和血流。纤维蛋白溶解系统（简称纤溶系统）在血凝块的清除和维持血管畅通中起主要作用。纤溶系统由以下几方面组成：①纤溶酶原和纤溶酶；②纤溶酶原活化物：包括组织型纤溶酶原活化物和尿激酶型纤溶酶原活化物；③纤溶系统抑制物：包括作用于纤溶酶原活化物，如纤溶酶原活化抑制物和作用于纤溶酶的 α_2 抗纤溶酶等。

第一节 纤溶酶原和纤溶酶

一、纤溶酶原（plasminogen）

（一）蛋白结构和基因结构

天然形式的纤溶酶原为单链糖蛋白，由 791 个氨基酸组成，糖类约占 2%，分子量约为 92kDa。由于其 N 末端为谷氨酸，故称之为谷氨酸-纤溶酶原。纤溶酶可裂解谷氨酸-纤溶酶原 N 末端的几处肽键（精氨酸[68] ~ 蛋氨酸[69]、赖氨酸[77] ~ 赖氨酸[78]或赖氨酸[78] ~ 缬氨酸[79]），分别生成分子略小的 N 末端为蛋氨酸、赖氨酸或缬氨酸的纤溶酶原。通常将这几种纤溶酶原统称为赖氨酸-纤溶酶原。由于裂解时发生构象改变，使赖氨酸-纤溶酶原更易为纤溶酶原活化物活化。

纤溶酶原的 N 端部分有 5 个环状结构域，含有赖氨酸结合部位，可与纤维蛋白、α_2-AP 和抗纤溶赖氨酸类似物如 6-氨基己酸、氨甲环酸（止血环酸）等结合。C 端部分含丝氨酸蛋白酶活性，由组氨酸[603]、天冬氨酸[646]和丝氨酸[741]三联体组成催化中心。

人纤溶酶原基因位于染色体 6q26 ~ q27，紧邻脂蛋白（a）基因。基因长 52.5kb，含 19 个外显子。每个环状结构域分别由两个不相邻的外显子编码。

（二）合成部位

主要在肝脏合成。

（三）血浆浓度和血浆形式

正常成人血浆中纤溶酶原浓度约为 200mg/L（2μM）。足月新生儿的血浆浓度约为成人的一半，早产儿的浓度更低。男女无明显差异，但孕妇临产时纤溶酶原水平升高。血循环中的纤溶酶原主要为全长的单链糖蛋白，即谷氨酸-纤溶酶原，其半衰期为 2.2 天。赖氨酸-纤溶酶原的半衰期较短，为 0.8 天。

（四）纤溶酶原的活化及其调节

纤溶酶原为纤溶酶的无活性前体。在生理情况下，纤溶酶原活化物（tPA、uPA 等）在精氨酸[561] ~ 缬氨酸[562]处裂解单链的谷氨酸-纤溶酶原，使之分为仍有一条二硫键相连的双链分子。一条链为重链，含有 N 端的 5 个环状结构域，另一条为轻链，含催化三联体。双链分子发生构象改变，暴露出酶活性部位，即为谷氨酸-纤溶酶。后者在无抑制物情况下又可进一步于赖氨酸[77] ~ 赖氨酸[78]处裂解为赖氨酸-纤溶酶。在凝血块中，纤溶酶可使与之邻近的谷氨酸-纤溶酶原转变为分子略小的赖氨酸-纤溶酶原。如前所述，赖氨酸-纤溶酶原比谷氨酸-纤溶酶原更易转变为纤溶酶。在血循环中，由于纤溶酶迅速被 α_2-AP 中和，基本上不出现谷氨酸-纤溶酶原向赖氨酸-纤溶酶原的转变。

谷氨酸-纤溶酶原和赖氨酸-纤溶酶原均可与纤维蛋白结合。谷氨酸-纤溶酶原结合完整的天然纤维蛋白的能力较弱，但与经纤溶酶部分消化的纤维蛋白的亲和力较高，这是由于经纤溶酶部分消化后，纤维蛋白 C 端暴露出新的赖氨酸残基。谷氨酸-纤溶酶原在纤溶酶作用下转变为赖氨酸-纤溶酶原后对纤维蛋白的亲和力可增加大约 10 倍，这不但是增强纤溶过程的一种有效的正反馈机制，而且也有利于将纤溶限制在纤维蛋白生成部位。

除了与纤维蛋白结合外，纤溶酶原还可通过其赖氨酸结合部位与肝素、抗纤溶赖氨酸类似物结合。赖氨酸类似物 6-氨基己酸和氨甲环酸等可竞争性与纤溶酶原、tPA 的环状结构域结合，阻碍后两者与纤维蛋白的结合，因而具有抗纤溶作用。α_2-AP 也可通过与纤溶酶原的赖氨酸结合位点的结合，阻碍纤溶酶原与纤维蛋白的结合。

许多细胞（如：内皮细胞、循环中的白细胞、单核细胞和血小板、肝细胞和某些肿瘤细胞）的表面具有纤溶酶原受体，通过其赖氨酸结合位点与纤溶酶原结合。纤溶酶原与受体结合后，tPA 将其活化为纤溶酶的速度可增加 10 倍。这可能是由于纤溶酶原与细胞上受体结合后分子构象发生了改变，转变为类似赖氨酸纤溶酶原的结构，故易被激活。血管内皮细胞具有通过调控纤溶酶原受体的表达来调节细胞周边纤维蛋白溶解的能力，也可以通过提高受体的结合来增强 tPA 对纤溶酶原的活化。

二、纤溶酶（plasmin）

各种形式的纤溶酶均为双链内肽酶，在中性 pH 下水解蛋白质中的精氨酸~赖氨酸键。纤溶酶不仅水解血块部位的纤维蛋白，还水解血浆中的纤维蛋白原、凝血因子Ⅴ和Ⅷ、血管性血友病因子（vWF）、补体、ACTH、生长激素和胰高血糖素等。

在生理情况下，纤溶酶主要生成于纤维蛋白沉积部位，水解纤维蛋白。在纤维蛋白形成部位，纤溶酶可与内皮细胞上的一种高亲和力受体结合。结合后的纤溶酶与 α_2-AP 形成复合物的速度减慢，可减缓 α_2-AP 的抑制作用。但纤溶酶一旦与 α_2-AP 形成复合物，此复合物便从受体上脱落下来，继而被清除。在生理情况下，循环中游离的纤溶酶因迅速与 α_2-AP 形成复合物而失活，故不出现纤维蛋白原等蛋白的降解。

第二节 纤溶酶原活化物

一、内源性（生理性）活化物

（一）组织型纤溶酶原活化物（tissue plasminogen activator，tPA）

1. 蛋白结构和基因结构　tPA 属丝氨酸蛋白酶，是一种糖蛋白，含 7%~13% 的糖类，分子量约为 70kDa。天然 tPA 为 527 或 530 个氨基酸组成的单链分子，由 cDNA 已推测出完整的氨基酸序列。

纤溶酶在精氨酸[275]-异亮氨酸[276]处裂解单链 tPA，将其转变为双链形式（A 链和 B 链），但两条链之间仍有一条二硫键相连。A 链含 4 个结构域：指状结构域、表皮生长因子（EGF）结构域和两个环状结构域。指状结构域和第 2 环状结构域是 tPA 与纤维蛋白结合的部位。EGF 结构域可能是 tPA 与细胞表面受体结合的部位。第 1 环状结构域有何特殊功能尚未确定，也可能具有与纤维蛋白结合的能力。B 链为蛋白酶区，含 tPA 酶活性部位。与其他丝氨酸蛋白酶相似，其活性部位也由组氨酸、天冬氨酸和丝氨酸 3 种氨基酸组成。

tPA 基因位于 8 号染色体（8p12-q11.2），其长度大于 36kb。它邻近骨髓增生性疾病中所见到的一种转位裂点，而且在真性红细胞增多症和骨髓纤维化患者中已观察到 tPA 表达增多。tPA 基因有 14 个外显子和 12 个内含子，基因结构以及内含子与外显子的衔接方式与 uPA 极为相似。但 tPA 和 uPA 两者之间的 cDNA 和氨基酸序列仅有 40% 的同源性。完整的 tPA 的 cDNA 由 2530bp 组成。

2. 合成及其调节　生理情况下 tPA 主要由内皮细胞合成并贮存。大多数血管的内皮细胞可分泌 tPA，但不同部位的血管分泌 tPA 的量明显不同，如上肢释放 tPA 的量比下肢高约 4 倍。此外，间皮细胞和许多造血细胞如巨核细胞、单核细胞也分泌 tPA。从其他许多组织（子宫、肺、前列腺、卵巢、甲状腺等）及恶性细胞株中也分离出了 tPA。肝脏和肾脏不分泌 tPA。tPA 广泛分布的特征不仅可解释其清除血管中纤维蛋白的作用，也可解释其在组织修复、肿瘤转移、巨噬细胞功能等方面的作用。

许多生理和环境因素可影响 tPA 的合成与释放。

tPA 抗原的分泌具有生理性昼夜节奏，早晨最高，日间渐降。但游离 tPA 水平（与活性相关）早晨最低，日间渐升，午后达高峰。游离 tPA 水平的生理节奏与 PAI-1 水平的波动有关。PAI-1 水平早晨最高，但日间下降的比 tPA 多，因而造成午后较高浓度的游离 tPA。

总的来说，老人的 tPA 抗原水平较高，但游离 tPA 浓度非但不增加反而减少。与女性相比，男性的 tPA 抗原水平较高，游离 tPA 水平较低（因 PAI-1 活性较高）。

体育锻炼可使循环中游离 tPA 升高，升高的程度与体育锻炼的强度有关，马拉松比赛后 tPA 甚至可高达正常水平的 30 倍。静脉淤滞可使 tPA 释放增加。下肢静脉淤滞引起的 tPA 增加要比上肢低得多。

凝血酶可致内皮细胞大量释放 tPA。凝血接触性激活时产生的缓激肽可引起血管扩张和剂量依赖性的 tPA 释放。内皮素(endothelin)是由内皮细胞产生的一种极强的血管扩张物,动物实验已证实内皮素-1 和内皮素-3 可致 tPA 释放。动物实验表明血小板活化因子可引起 tPA 释放。此释放作用受细胞色素 P-450 单氧化酶抑制物和花生四烯酸的抑制,而不受环氧化酶抑制物的抑制,这提示血小板活化因子所致的 tPA 释放可能与磷脂酶途径中的环氧化酶产物有关。成纤维细胞生长因子(bFGF)可介导快速钙离子内流,增加 tPA 活性。静脉输注血管加压素可产生缓慢而明显的 tPA 释放,故有人推测血管加压素可能参与游离 tPA 的生理调节。在人体内,输注 DDAVP 或肾上腺素可使内皮细胞快速释放 tPA。静脉输注前列环素(PGI_2)可一过性缩短优球蛋白溶解时间。PGI_2 的稳定代谢产物,如 PGE_2、PGD_2、$PGF_{2\alpha}$、6-酮 PGE_1,均可引起 tPA 的释放。

在内毒素刺激下,单核细胞释放的肿瘤坏死因子(TNF)下调 tPA 的表达和增加 PAI-1 和 PAI-2 的合成,减弱纤溶活性。

吸烟可触发 tPA 的释放,但长期吸烟者的 tPA 和 PAI-1 抗原的基础水平较高,而 tPA 的活性水平较低。

3. 血浆浓度和血浆形式　在人血浆中,tPA 主要以与其主要抑制物 PAI-1 形成复合物的形式存在。游离 tPA 浓度仅为 1μg/L(约合 0.5U/ml),而 tPA 抗原水平为 5μg/L。换言之,健康人在静息状态下,血浆中仅 20% 以下的 tPA 为游离形式。tPA 的血浆半衰期仅为 5~6 分钟。循环中的 tPA 受 α_2-AP、α_1 抗胰蛋白酶和 C_1 抑制剂的缓慢抑制,主要由肝脏快速清除。

4. 功能及其调节　tPA 是血液中主要的内源性纤溶酶原活化物,能催化纤溶酶原的活化。

tPA 的蛋白水解活性位于 B 链,tPA 裂解精氨酸^{561}~缬氨酸^{562}肽键,使单链的纤溶酶原活化为纤溶酶。

初分泌的单链 tPA 已具有激活纤溶酶原的活性,这与纤溶系统的其他成分有所不同,表明 tPA 并非以无活性的酶原形式生成。tPA 在无纤维蛋白时激活纤溶酶原的作用极弱,这主要是由于在无纤维蛋白存在时,tPA 对纤溶酶原的亲和性低。tPA 的活化有赖于 tPA 和纤溶酶原吸附于纤维蛋白形成三联复合物。此时,tPA 的构象发生改变,对纤溶酶原的亲和力大大增加,催化纤溶酶原的酶活性增加约 1000 倍。单链 tPA 在无纤维蛋白时虽可激活纤溶酶原,但活性低于双链 tPA。在有纤维蛋白时此差异消失,这可能是由于与纤维蛋白结合后单链 tPA 的构象发生改变,更易与纤溶酶原结合,也可能是由于构象变得与双链 tPA 相似。tPA 以非酶原的单链形式分泌以及与纤维蛋白结合后酶活性增加可能有利于确保纤维蛋白生成时纤溶的即刻启动和将纤溶限制于血块形成处并增强局部的纤溶强度。

tPA 与纤维蛋白的亲和性与指状结构域和环状结构域有关。tPA 指状结构域与纤维连接蛋白中的纤维蛋白结合区的结构相似,能与纤维蛋白结合,但赖氨酸类似物对此结合部位无竞争性。tPA 第 2 环状结构域与纤溶酶原第 4 环状结构域具有相似的结构,能与带正电荷的赖氨酸残基和6-氨基己酸结合。

tPA 主要受 PAI-1 的抑制。丝氨酸蛋白酶与其相应的"丝氨酸蛋白酶抑制物"(serine protease inhibitor,"*serpin*")的反应一般分为两步,首先丝氨酸蛋白酶与抑制物可逆性结合,继之,丝氨酸蛋白酶的活性部位与抑制物的反应部位相互作用。tPA 与 PAI-1 的相互作用也符合此原则。

单链或双链 tPA 均能与 PAI-1 反应。tPA 分子上有 3 个非活性部位可与 PAI-1 起反应:指状结构域、第 2 环状结构域以及位于 B 链 N 端的一段肽段(氨基酸残基 296~304)。后者邻近 tPA 的活性部位,可能通过其所含的 4 个带正电荷的氨基酸与 PAI-1 上含 3 个负电荷的一段互补序列起反应,使 tPA 上的精氨酸^{304}与 PAI-1 上的谷氨酸^{350}形成盐桥。研究表明在单链 tPA 转变为双链形式时,指状结构域上的 PAI-1 结合部位被遮蔽起来,而暴露出位于第 2 环状结构域上的另一个 PAI-1 结合部位。由于实验表明含 tPA 第 2 环状结构域内环(序列 248~255)的肽段可抑制 tPA 与 PAI-1 复合物的形成,但不影响 tPA 与纤维蛋白的结合,提示 tPA 第 2 环状结构域上的 PAI-1 结合部位不是结合纤维蛋白的赖氨酸结合部位。

tPA 与各种细胞上的受体结合对于纤溶的调节具有重要意义。

内皮细胞上有两类 tPA 受体,一类为抑制性受体,可能是结合到内皮细胞表面的 PAI-1。由于 tPA 需通过自身的活性部位与之结合,故结合后的 tPA 被灭活。另一类为保护性受体,可能是一种 40kD 的膜联蛋白(annexin Ⅱ),tPA 与之结合后可免受 PAI-1 的抑制。

肝脏内皮细胞上有一种甘露糖受体,可识别 tPA 分子上富含甘露糖的第 1 环状结构域,肝细胞上含有一种依赖钙离子的受体,可与 tPA 指状结构域和表皮生长因子结构域作用,均有助于肝脏快速清除 tPA。肝细胞还含有一种摄取和降解 tPA-PAI-1 复合物的高亲和性受体,称为低密度脂蛋白受体相关蛋白(low-density lipoprotein receptor-related protein),等同于 α_2-巨球蛋白受体。该受体也可摄取和降解游离的 tPA,但亲和力较低。

(二)尿激酶型纤溶酶原活化物(urinary-type plasminogen activator,uPA)

1. 蛋白结构和基因结构 血浆中的单链 uPA 为糖基化的丝氨酸蛋白酶,由 411 个氨基酸组成,含 7% 的糖类。分子量约 54kDa。uPA 的结构与 tPA 相似,但只有一个环状结构域,无指状结构域。N 端含一个表皮生长因子(EGF)结构域和一个环状结构域,但与 tPA 不同的是,其环状结构域并未表现出对纤维蛋白或类似物的高亲和性。uPA 的蛋白酶活性位于蛋白的 C 端部分,催化三联体由天冬氨酸^{255}、组氨酸^{204}和丝氨酸^{356}组成。由于 uPA 含有数个蛋白酶裂解位点,故有几种分子形式。纤溶酶、激肽释放酶等通过裂解赖氨酸^{158}-异亮氨酸^{159}键可将单链 uPA(sc-uPA)转变为双链 uPA(tc-uPA),又称高分子量尿激酶(HMW-尿激酶)。纤溶酶还可裂解赖氨酸^{135}-赖氨酸^{136}键形成分子量约 33kDa 的 tuPA,又称低分子量尿激酶(LMW-尿激酶)。凝血酶可特异性裂解 sc-uPA 的精氨酸^{156}-苯丙氨酸^{157}键,所形成的分子不为纤溶酶所激活,但仍保留少许溶栓活性。人的尿液中含一种酶,可于苯丙氨酸^{157}-赖氨酸^{158}键处裂解 sc-uPA。

人 uPA 基因位于 10 号染色体,长 6.4kb,有 11 个外显子。cDNA 长 2.4kb。如前所述,uPA 的基因结构与 tPA 极为相似。但 uPA 完全缺失 tPA 基因中的第 3、8 和 9 外显子,部分缺失 tPA 基因中的第 4 外显子,故没有指状结构域和第 2 环状结构域。uPA 的第 2 外显子负责编码一条 20 个氨基酸长的信号肽,第 3 和第 4 外显子编码生长因子结构域,第 5 和第 6 外显子编码环状结构域。第 7 外显子的 5'区负责编码连接轻链和重链的多肽,第 7 外显子的 3'区和第 8 到第 11 外显子则编码重链。

2. 合成及其调节 在小鼠体内通过原位杂交已证实 uPA 主要产生于胃肠道的成纤维细胞样细胞、肾小管上皮细胞、输精管和附睾。在内皮细胞、肺、胰腺、肝脏、肾上腺、垂体和中枢神经系统等未发现杂交信号,但有些组织的体外提取液中含 uPA。在人体内合成 uPA 的组织是否与小鼠相同尚不清楚。有人报道,体外培养的内皮细胞可生成 uPA,但这似乎并无生物学意义。还有人报道,在炎性细胞因子的刺激下活化的内皮细胞能表达 uPA。单核细胞也表达 uPA,而且当给以 GM-CSF 时,uPA 的生成增加。血小板也含 uPA,但还未确定其是否为巨核细胞产生。

在人体中,uPA 的水平较稳定。其血浆抗原水平未发现明显的昼夜波动,无性别差异,老年人的数值较高。静脉淤滞可明显增加 uPA 的抗原水平。剧烈的体育锻炼或输注 DDAVP 可增加循环 uPA 水平。一些复发性深静脉血栓的患者在输注 DDAVP 后则无 uPA 释放的增加。

3. 血浆浓度及血浆形式 人血浆中 uPA 抗原浓度 2~7ng/ml,相当于 40~150pmol/l。血浆中主要为 sc-uPA。在血浆中,tc-uPA 受 α_2 巨球蛋白、α_1 抗胰蛋白酶、抗凝血酶、α_2AP 和 PAI-3 缓慢抑制,受 PAI-1 和 PAI-2 的特异性和快速抑制,而血浆中的 sc-uPA 则不受上述蛋白酶的抑制。在正常人血浆中未发现 uPA 与 PAI-1 所形成的复合物,此与 tPA 不同。血循环中的 uPA 主要通过肝脏清除,其血浆半衰期极短,约为 4 分钟。

4. 功能及其调节 uPA 是血液中仅次于 tPA 的生理性活化物。一般认为,uPA 的主要功能是血管外蛋白的溶解,如促进细胞迁移(排卵及着床,肿瘤转移)和溶解尿液中的凝块,其次才是清除血管内的纤维蛋白。

初合成的 sc-uPA 的无酶活性或活性极低(不足 tc-uPA 催化活性的 0.5%)。如前所述,纤溶酶或激肽释放酶可将近乎酶原形式的 sc-uPA 迅速裂解为 tc-uPA。tc-uPA 的酶活性比 sc-uPA 增强约 100 倍。因此,普遍认为 uPA 在纤维蛋白降解的初期阶段基本上不起作用,待 tPA 使少量纤溶酶原转变为纤溶酶,后者又使 sc-uPA 激活为 tc-uPA 时才开始有效地发挥作用。虽然 tc-uPA 的酶活性比 sc-uPA 强,但 tc-uPA 对纤溶酶原的激活不具有纤维蛋白特异性,可致全身性纤溶酶生成,引起纤维蛋白原溶解和 α_2AP 的消耗。相反,sc-uPA 的酶活性虽低,但由于它具有纤维蛋白特异性,实际上是一种有效的溶栓剂。这可能由于与纤维蛋白的结合防止其被血浆抑制物灭活,使得酶活性极低的 sc-uPA 仍能发挥特异性溶栓作用。另一种解释为:sc-uPA 对于结合了纤维蛋白的纤溶酶原具有较强的亲和力,而对血浆中游离的纤溶酶原的亲和力则较弱。另外,sc-uPA 不与 PAI-1 和 PAI-2 反应,而 tc-uPA 在有 PAI-1 或 PAI-2 存在下迅速受到抑制。

近年来,对 uPA 受体(uPAR)的研究取得较大进展。uPAR 基因位于染色体 19q13.1~q13.2,长 23kb,有 7 个外显子。uPAR 是一种异质性糖蛋白,50~60kD,被糖基化磷脂酰肌醇(GPI)锚定在细胞膜上,是一种特异性细胞表面受体。它由 3 个同源的结构域组成,其中 N 端的结构域与结合 uPA 有关,是由第 2 和第 3 外显子编码的。uPAR 有两种,uPAR1 和 uPAR2。uPAR1 由 313 个氨基酸组成。uPAR2 是 uPAR 的变异型,仅含 259 个氨基酸,其 N

端的 230 个氨基酸序列与 uPAR1 相同，而 C 端的 29 个残基与 uPAR1 不同。uPAR2 含有结合 uPA 的结构域，但缺乏 GPI 锚，因而可能是一种分泌型可溶性蛋白。uPA 通过非活性部位与 uPAR 结合，结合后其酶活性仍保留，而且免受 PAI 的抑制。在生理情况下，sc-uPA 与细胞表面的 uPAR 结合具有意义，即可加速纤溶酶的生成，生成的纤溶酶又使更多的 sc-uPA 转变为 tc-uPA，从而使纤溶酶的生成进一步加速。单核细胞和内皮细胞上均有 uPAR。sc-uPA 与单核细胞上的受体结合后激活纤溶酶原的能力可增强 20～100 倍。

近年来，对依赖凝血接触系统的纤溶活化的研究也取得一些进展。在体外用高岭土激活凝血因子Ⅻ可致纤溶酶的生成，其机制可能是因子Ⅻa 使前激肽释放酶转化为激肽释放酶。如前所述，激肽释放酶可使 sc-uPA 转变为更具活性的双链形式。纤溶活化产生的纤溶酶进一步激活因子Ⅻ，因子Ⅻa 又进一步使前激肽释放酶转化为激肽释放酶，因而引起瀑布式纤溶活化。目前还未确定纤溶的接触性激活是否具有生理重要性。

二、外源性活化物

主要为链激酶（SK）和尿激酶（uPA）。供治疗用的尚有重组 tPA 等，详见有关章节。

第三节 纤维蛋白溶解抑制物

通过不可逆地裂解肽键把酶原活化为有活性的丝氨酸蛋白酶是生理性刺激下快速反应的常见机制，如纤溶酶原活化物使纤溶酶原活化为纤溶酶。但丝氨酸蛋白酶的蛋白溶解活性若反应过度则极为有害，故需要对其进行调控。对纤溶系统的抑制既可在纤溶酶水平（如纤溶酶抑制物）也可在纤溶酶原活化物水平（如纤溶酶原活化抑制物）。常见的几种纤溶抑制物，除 α_2 巨球蛋白外，几乎均属于丝氨酸蛋白酶抑制物（“*serpin*”）家族。

一、α_2 抗纤溶酶（α_2-antiplasmin，α_2-AP）

又称 α_2 纤溶酶抑制物（α_2 plasmin inhibitor，α_2PI），是一种单链糖蛋白，分子量 70kDa，由 464 个氨基酸残基组成，糖类约占 13%。其基因位于染色体 18p11.1～q11.2，长约 16kb，含 10 个外显子。α_2-AP 为“*serpin*”家族中的成员，与家族中其他成员具有一定的同源性和类似的作用机制。其 N 端含纤维蛋白铰链区，由第 4 外显子编码。活性部位和纤溶酶原结合部位位于 C 端，由第 10 外显子编码。

α_2-AP 主要由肝脏合成，血浆浓度约 1μM（70μg/ml）。血小板 α 颗粒中也含 α_2-AP，但仅占循环 α_2-AP 的 0.5%。血小板所含 α_2-AP 于血小板活化时释放出来，这对防止纤维蛋白过早降解可能具有一定作用。

α_2-AP 是体内主要的生理性纤溶酶抑制物，与纤溶酶的相互作用极为迅速。α_2-AP 通过两个部位与纤溶酶结合。一个部位与纤溶酶上的赖氨酸结合部位可逆性结合，起连接纤溶酶的作用；另一个部位与纤溶酶的活性部位结合，形成稳定的复合物，不可逆地抑制纤溶酶。但近来也有研究者发现 α_2-AP 对纤溶酶的抑制是通过形成可逆性复合物。

α_2-AP 仅对循环中游离的纤溶酶具有强大的抑制作用。在纤维蛋白凝块中，由于 tPA 和纤溶酶原均通过各自的赖氨酸结合部位与纤维蛋白结合，使纤溶酶原活化于纤维蛋白表面。如此形成的纤溶酶其活性部位及与 α_2-AP 作用的部位均被纤维蛋白占据，难以与 α_2-AP 相互作用，故不易被 α_2-AP 灭活。α_2-AP 对纤溶酶原活化物的抑制作用较弱。

α_2-AP 具有缓慢抑制 tPA 的作用。有研究表明，α_2-AP 可通过凝血因子ⅩⅢa 与纤维蛋白 α 链交联，但此反应的生理意义尚不清楚。

二、纤溶酶原活化抑制物（PAI）

血浆中有多种纤溶酶原活化抑制物，包括 PAI-1、PAI-2（胎盘纤溶酶原活化抑制物）、PAI-3（蛋白 C 抑制物）和蛋白酶 nexin 等。

（一）PAI-1

一般认为，PAI-1 为血浆中最重要的纤溶酶原活化抑制物。

1. 蛋白结构和基因结构　PAI-1 是一种单链糖蛋白，分子量约为 52kDa，由 379 个氨基酸组成，活性中心位于精氨酸^{346}-蛋氨酸^{347}。PAI-1 的基因位于第 7 号染色体（q21.3-q22），长约 12.2kb，含 9 个外显子。cDNA 已被克隆和测序，并从 cDNA 推测出了 PAI-1 的氨基酸序列，发现 PAI-1 与“*serpin*”家族的其他成员具有同源性，故属于该家族。

2. 合成及其调节　PAI-1 的生成部位尚未确定，可能主要由内皮细胞和肝细胞合成。血管平滑肌细胞有可能合成 PAI-1，但也可能只是 PAI-1 的贮存部位。血小板含高浓度的 PAI-1，可能是血循环中 PAI-1 的另一重要来源。有证据表明巨核细胞中也含 PAI-1，提示血小板中的 PAI-1 可能是巨核细胞合成的。此外，血管内皮外基质、胎盘中也含 PAI-1。

PAI-1 的血浆水平呈生理节奏性波动，早晨最高，傍晚和夜间最低，每日的高峰浓度出现于 4～

6AM，但存在明显个体差异。各种激素、生长因子、内毒素、细胞因子等和浮波酯可调节 PAI-1 的合成与分泌，主要在转录水平对其表达进行调节。脂多糖、IL-1、TNF-α、转化生长因子 β、凝血酶、极低密度脂蛋白、胰岛素等可刺激 PAI-1 的基因表达，而 forskolin 或内皮细胞生长因子加上肝素可下调内皮细胞的 PAI-1 合成。

3. 血浆浓度和血浆形式 文献报告的 PAI-1 血浆抗原水平和活性水平的范围均较大。抗原水平 0.1 ~2nM(5 ~40ng/ml)，远高于纤溶酶原活化物的血浆生理浓度。PAI-1 的活性水平从 33% ~100%。PAI-1 测定范围较大的主要原因在于标本采集和处理，其中血浆中血小板去除是否彻底对测定值的影响最大。另外，许多临床情况可引起 PAI-1 水平的升高。血小板中的 PAI-1 贮存于 α 颗粒，其活性低于血浆中的 PAI-1。在折合成等量抗原的情况下，其活性仅为血浆 PAI-1 的 5%。但由于其总量颇丰，故血小板 PAI-1 的总活性可占循环 PAI-1 总活性的 50%。在血浆中，具有活性的游离 PAI-1 分子的半衰期只有 0.5 小时，很快其分子构象转变为无活性形式。PAI-1 与玻璃连接蛋白(vitronectin)或 S-蛋白形成复合物后半衰期可延长数倍。

4. 功能及其调节 PAI-1 为血浆中 tPA 的快速抑制物，在纤维蛋白溶解的调控中起关键作用。PAI-1 强烈抑制单链 tPA、双链 tPA 和双链 uPA，但不抑制单链 uPA。血小板活化时释放出 PAI-1，使局部 PAI-1 水平迅速升高，可能对富含血小板的凝块中 tPA 的活性起着生理性调控作用。活性形式的 PAI-1 还可与纤维蛋白特异性结合，并保留抑制纤溶酶原活化物(tPA 和 uPA)的活性。

PAI-1 不仅能与血浆中的玻璃连接蛋白形成复合物，而且还能与内皮细胞下基质中的玻璃连接蛋白结合，这有利于内皮细胞受损部位的凝血调控。还有研究表明 PAI-1 与玻璃连接蛋白结合后其生理作用的特异性也发生了改变，不但能抑制纤溶酶原活化物，而且能抑制凝血酶。PAI-1 与玻璃连接蛋白的结合还可能与肝细胞清除循环中的 PAI-1/tPA 复合物的调节有关。

PAI-1 的先天性缺乏可伴严重出血。PAI-1 水平的升高发生血栓性疾病(如心肌梗死)的可能性增加。

(二) PAI-2

PAI-2 也属于"*serpin*"家族，基因位于染色体 18q21-23，长 16.5kb，含 8 个外显子。它由 393 个氨基酸组成，活性中心位于精氨酸^{358}-苏氨酸^{359}。它有两种不同的形式，一种为分子量约 60kDa 的糖基化蛋白，一种为分子量约 47kDa 的细胞内非糖基化蛋白。

PAI-2 可能主要来源于胎盘滋养层上皮细胞。有报道称从巨噬细胞、单核细胞、表皮细胞和组织细胞淋巴瘤细胞系 U937 中也分离出了 PAI-2。

在现有的测定条件下，正常人血浆中几乎测不出 PAI-2，但孕妇自妊娠第 8 周起其血浆中可测出 PAI-2，其后浓度逐渐增加，33 周时达 250ng/ml。

PAI-2 的功能尚不清楚。一般认为它主要抑制 uPA，对细胞外 uPA 起调节作用。另外，有人提出它对子宫胎盘的血液循环具有重要作用。与 PAI-1 相同，PAI-2 对单链 uPA 也无抑制作用。

(三) PAI-3

PAI-3 首先是在尿中发现的，血浆中浓度约 2μg/ml。由于它与已发现的一种活化的蛋白 C 抑制物实为同一物质，所以也称为蛋白 C 抑制物(PCI-1)。PAI-3 在纤溶中的作用还有待深入研究。从现有研究结果看，PAI-3 并非生理状况下 uPA 的有效抑制物。

三、其他纤维蛋白溶解抑制物

1. α_2 巨球蛋白 为一种非特异抑制物，能与包括丝氨酸蛋白酶在内的多种蛋白酶形成复合物，抑制其活性。α_2 巨球蛋白的血浆浓度约为 3μM，除了抑制纤溶酶，也抑制 tc-uPA 和 tPA。

2. C1-抑制物 主要抑制补体成分 C1s 和 C1r。对于纤溶酶和 uPA，它并非重要的抑制物。但在体育锻炼和一些病理状态下，它能与 tPA 形成复合物，具有缓慢抑制 tPA 的作用。

3. α_1 抗胰蛋白酶 尽管其血中浓度较高(23.5μM)，但即使是血浆内所有的纤溶酶原活化，它也不与之形成复合物。只是在体外实验时，当血浆中加入外源性的纤溶酶才观察到复合物的形成。另外，α_1 抗胰蛋白酶具有缓慢抑制 tPA 和 tc-uPA 的作用。

4. 富含组氨酸糖蛋白 严格地讲，该蛋白并非一种抑制物，它对纤溶的抑制是通过结合纤溶酶原使其免受激活。有人估计，循环中的纤溶酶原仅有一半能够被激活，其余的与富含组氨酸糖蛋白结合。血小板也含此蛋白。

5. 凝血酶敏感蛋白(thrombospondin) 为血小板 α 颗粒中的一种蛋白质，在凝血酶刺激时释放出来。最近发现它也是一种纤溶酶抑制物。它与富含组氨酸糖蛋白结合，并通过赖氨酸结合位点与纤溶酶原结合，抑制与纤维蛋白结合的纤溶酶原的活化。

6. 脂蛋白(a) 血浆中脂蛋白(a)浓度升高是心脑血管动脉血栓形成的独立危险因素。这可能与结构中的 apo(a)有关。apo(a)是一种纤溶酶原样的糖蛋白，含有与纤溶酶原相似的赖氨酸结合部位，能与纤溶酶原竞争性结合内皮细胞受体，减弱内皮细胞表面的纤溶活性，进而损伤纤溶功能。

7. 蛋白酶 nexin-1　为一种组织结合型抑制物，不存在于血循环。其抑制谱较广，除了抑制 uPA，对纤溶酶、凝血酶、激肽释放酶等也有抑制作用。

8. 活化的蛋白 C　除了灭活活化的凝血因子Ⅴ和活化的凝血因子Ⅷ以外，可能还具有灭活 PAI-1 的功能，可加速凝块溶解。

9. 凝血酶激活的纤溶抑制物（thrombin activatable fibrinolysis inhibitor，TAFI）　是一种类似于羧基肽酶 B 的酶物质，受凝血酶-凝血酶调节蛋白复合物的活化，可下调部分降解的纤维蛋白的辅因子功能，进而抑制纤维蛋白溶解。

10. 基质金属蛋白酶（MMP）　几种 MMP，包括 MMP-3、MMP-7、MMP-9 和 MMP-12，可在受体结合位点裂解纤溶酶原，减少纤溶酶原与细胞的结合，下调细胞表面的纤维蛋白溶解。MMP-3（stromelysin 1）还可特异性裂解 uPA，去除其 uPAR 结合序列，引起细胞相关的 uPA 活性的下调。MMP-3 和 MMP-7 还可降解纤维蛋白原和交联的纤维蛋白，MMP-11 仅裂解纤维蛋白原而不裂解纤维蛋白。

总之，机体对所形成的止血血栓的生理性反应一方面是在血栓形成的局部有效地激活纤溶系统，促使纤维蛋白降解与血管修复的同步进行，另一方面，又要防止血栓过早溶解和避免出现全身性纤溶。这依赖于纤溶的活化与抑制两者之间的平衡。纤维蛋白溶解系统各组分与细胞受体的特异性结合、分子间的特异性相互作用及其功能对纤维蛋白的依赖在纤溶功能调节中起关键作用。

（赵永强）

参 考 文 献

1. 赵永强. 纤维蛋白溶解机制//张之南，杨天楹，郝玉书. 血液病学. 北京：人民卫生出版社，2003：1598-1609
2. Lijnen HR，Collen D，Molecular and cellular basis of fibrinolysis//Hoffman R，Benz Jr. EJ，Shattil SJ，et al. Hematology：Basic Principles and Practice. 5th ed. Philadelphia：Churchill Livingstone Elsevier，2009
3. Hajjar KA. Molecular mechanisms of fibrinolysis//Beutler E，Lichtman MA，Coller BS，et al. Williams Hematology. 6th ed. New York：McGraw-Hill Inc，2001：1478-1493
4. Bachman F. Molecular aspects of plasminogen，plaminogen activatiors and plasmin//Bloom AL，Forbes CD，Thomas DP，et al. Haemostasis and thrombosis. 3rd ed. Edinbergh：Churchill Livingstone，1994：575-614
5. Booth NA. The nature inhibitors of fibrinolysis//Bloom AL，Forbes CD，Thomas DP，et al. Haemostasis and thrombosis. 3rd ed. Edinbergh：Churchill Livingstone，1994：699-715
6. Bouma BN，Marx PF，Mosnier LO，et al. Thrombin-activatable fibrinolysis inhibitor（TAFI，plasma procarboxypeptidase B，procarboxypeptidase R，procarboxypeptidase U）. Thromb Res，2001，101：329-354
7. Spence JD. The role of lipoprotein（a）in the formation of arterial plaques，stenoses and occlusions. Can J Cardiol，2010，26 Suppl A：37A-40A
8. Angles-Cano E，de la Pena Diaz A，Loyau S. Inhibition of fibrinolysis by lipoprotein（a）. Ann N Y Acad Sci，2001，936：261-275
9. Gaffney PJ，Longstaff C. An overview of fibrinolysis//Bloom AL，Forbes CD，Thomas DP，et al. Haemostasis and thrombosis. 3rd ed. Edinbergh：Churchill Livingstone，1994：549-574
10. Tait RC，Walker ID，Conkie JA，et al. Plasminogen levels in healthy volunteers：influence of age，sex，smoking and oral contraceptives. Throm Haemostas，1992，68：506-510
11. van den Burg PLM，Dooijewaard G，van Vliet M，et al. Differences in uPA and tPA increase during acute exercise：relation with exercise parameters. Throm Haemostas，1994，71：236-239

第121章

出血性疾病的分类、临床表现和实验室诊断

出血性疾病是一类由于止血机制异常所致的疾病的统称。

一、出血性疾病的分类

出血性疾病大体上可以分为获得性和遗传性两大类。按病因和发病机制，出血性疾病可分为以下几类。

（一）血管壁异常

1. 先天性或遗传性　如遗传性出血性毛细血管扩张症、爱-唐（Ehlers-Danlos）综合征、全身弥漫性血管角化病、共济失调毛细血管扩张症。

2. 获得性　如过敏性紫癜、维生素C缺乏症、机械性紫癜、单纯性紫癜、感染性紫癜、CREST综合征[皮下钙质沉着、雷诺现象、指（趾）硬皮病、食管运动失调和多发性毛细血管扩张]、老年性紫癜和体位性紫癜等。

（二）血小板异常

1. 血小板数量异常

（1）血小板减少

1）遗传性：Wiskott-Aldrich综合征、Trousseau综合征、地中海血小板减少症伴巨大血小板、May-Hegglin异常、慢性单纯性血小板减少伴巨大血小板、Alport综合征、Chediak-Higashi综合征、Fanconi贫血、血小板减少伴桡骨缺失（TAR）综合征、灰色血小板综合征等。

2）获得性：生成减少，如再生障碍性贫血、白血病等；破坏过多，如特发性血小板减少性紫癜、药物性血小板减少性紫癜、血栓性血小板减少性紫癜、周期性血小板减少性紫癜、血管瘤-血小板减少综合征等。

（2）血小板增多：如原发性血小板增多症和其他骨髓增殖性疾病部分患者可有出血表现。

2. 血小板质量异常

（1）遗传性：如血小板无力症（glanzmann thrombasthenia）、Bernard-Soulier综合征等。

（2）获得性：由抗血小板药物、感染、尿毒症、异常球蛋白血症等引起。

（三）凝血因子异常

1. 遗传性　如血友病A、B及遗传性Ⅱ、Ⅴ、Ⅶ、Ⅹ、Ⅺ、Ⅻ、ⅩⅢ因子以及纤维蛋白原缺乏症等。

2. 获得性　如维生素K依赖性凝血因子缺乏症、肝脏疾病导致的凝血因子异常、获得性凝血因子抑制物等。

（四）抗凝与纤溶异常

如抗凝剂或溶栓药物使用过量、蛇咬伤、敌鼠钠中毒等。

（五）其他

如血管性血友病、弥散性血管内凝血等。

二、出血性疾病的临床表现

出血性疾病的临床表现主要为不同部位的出血。对于出血性疾病患者进行初步评估时，详细询问患者的出血病史（包括有无家族史）、症状并仔细检查患者的出血体征等对于患者的诊断非常重要。在采集病史时应注意了解导致出血的原因以及首次出血时的年龄、出血部位、持续时间、出血频度以及有无家族史等。进行体格检查时，应注意检查出血的部位，是否伴有肝脏、脾脏或淋巴结肿大等，是否有关节畸形、皮肤或黏膜毛细血管扩张等，同时还应注意其他生命体征的变化。

（一）鼻出血

鼻出血是血小板疾病和血管性血友病患者最常见的临床表现，也常见于遗传性出血性毛细血管扩张症患者。要询问患者发生鼻出血的频率、持续时

间以及是否为自发性。若鼻出血仅限于一侧鼻孔，则可能是由于局部血管异常所致，全身性凝血异常的可能性较小。正常人偶尔也会发生鼻出血，尤其是在损伤后。在空气干燥的地区，尤其是在有暖气的房间内生活，发生鼻出血的可能性更大。年龄对于鼻出血的影响也要予以重视，有些人在儿童时期发生鼻出血，而随着年龄的增长鼻出血停止；遗传性出血性毛细血管扩张症患者则随着年龄的增长鼻出血发生的频率增加。鼻出血持续的时间以及是否能够自止对于判断鼻出血的严重性也很重要，有些患者可能必须局部填塞或进行化学烧灼才能止血，严重者可能需要输血。

（二）牙龈出血

牙龈出血是血小板疾病和血管性血友病患者又一常见的临床表现，有些患者在化学治疗后血小板减少时的首发出血就是牙龈出血。正常人也常发生牙龈出血，因此，应该询问患者发生牙龈出血的频率、持续时间以及是否为自发性。正常人一般都在损伤后或刷牙后发生牙龈出血，而且能够自行停止。如果自发性牙龈出血发生于晚上，患者可以在嘴角或者枕巾上发现血迹。

（三）皮肤出血

皮肤出血可以表现为瘀点（petechia，直径小于0.2cm）、紫癜（直径0.2～1.0cm）和瘀斑（ecchymosis，直径大于1cm）。瘀点常见于血管性疾病和血小板疾病，是毛细血管出血的表现，不高出皮肤表面，压之不褪色。根据疾病的严重程度不同，瘀点可以散在分布或者密集成片，一般以身体承重部位（如双下肢）最常见。

瘀斑可见于血管性疾病和血小板疾病，大片瘀斑可见于 DIC 和凝血因子异常的患者。一般情况下，通常将上述三种出血表现统称为皮肤紫癜。

青肿（bruise）与瘀斑类似，两者都说明出血已经进入皮下组织但尚未累及肌肉层。青肿多见于女性，在进行临床评价时常常比较困难，因为约20%的正常男性和近一半的正常女性可以发生青肿。这类人群是否“正常”目前不能确定，自发性青肿很可能是病理性的，在临床上有一种“女性易发青肿综合征（单纯性紫癜）”，其分子基础尚不清楚。青肿刚发生时通常为深紫色，逐渐演变为黄绿色，完全吸收一般需要 10 天至两周。老年性紫癜或者Cushing's综合征患者的瘀斑通常要更红一些。口服抗凝剂所致瘀斑的中央常伴有坏死。

（四）口腔黏膜血泡

口腔黏膜血泡常见于血小板减少的患者。

（五）关节出血

关节出血是血友病的特征性出血表现，其他出血性疾病患者很少发生关节出血。患者在出血早期常会感觉关节腔内有“针刺感”、“蚁走感”、“烧灼感”等不适，若不及时处理，随后就会发生关节肿胀、疼痛、活动受限制等。一般发生在承重关节，依次为膝、踝、肘、髋、腕、肩关节等。反复关节出血可以导致关节畸形、关节破坏和肌肉萎缩等，最终导致关节功能完全丧失和关节融合。

（六）肌肉和深部组织血肿

肌肉和深部组织血肿是重型凝血因子缺乏症尤其是重型血友病患者的常见出血表现。

（七）消化道出血

临床上可以表现为呕血、便血和黑便等，各种出血性疾病都可发生，但一般不会是首发（或主要）出血症状。一旦发生消化道出血，要仔细检查以发现出血部位的解剖缺陷，如果没有任何阳性发现，或者经过积极处理消化道出血仍然不能够获得缓解时应该考虑到存在出血性疾病的可能性。

（八）泌尿道出血

可以表现为镜下血尿或者肉眼血尿，各种出血性疾病均可发生。

（九）月经过多

主要见于血管性血友病和血小板疾病。月经过多是指一个月经周期失血量超过 80ml，临床上评价起来比较困难，一般经血量多的时间超过 3 天或者经期超过 6 天或者 7 天就可以认为月经过多。严重者可能需要服用避孕药或者补充铁剂甚至输血。

（十）中枢神经系统出血

可见于血小板严重减少（血小板计数低于 $5\times10^9/L$）的患者以及重型凝血因子缺乏的患者。虽然较少发生，但却是出血性疾病患者的常见死亡原因。

（十一）眼部出血

结膜下出血可见于血小板或者凝血因子异常的患者，严重血小板减少者可以发生视网膜出血。眼眶出血常见于血友病患者，血小板疾病患者少见。

（十二）损伤后出血

拔牙后出血不止常见于血友病患者，压迫止血或者其他局部止血药物常常无效，血小板疾病患者也可发生拔牙后出血，压迫和局部止血有效。静脉穿刺处渗血时间延长可见于弥散性血管内凝血、纤溶亢进和血小板疾病患者，延迟出血则可发生于凝血因子缺乏的患者。轻微损伤后出血异常可见于血小板或者血管因素导致的出血性疾病患者。

（十三）手术后出血

手术后出血可发生于各种出血性疾病。血小板疾病患者可以表现为手术中出血过多，凝血因子缺乏的患者还可以表现为手术后延迟出血。包皮环切术后出血不止主要见于凝血因子缺乏尤其是血友病患者。

（十四）伤口愈合延迟

伤口愈合延迟可见于第ⅩⅢ因子缺乏、异常纤维蛋白原血症、爱-唐综合征和 Cushing's 综合征等患者。脐带残端出血不止主要见于第ⅩⅢ因子缺乏的患者，脐带残端延迟出血也可见于血友病患者。

（十五）毛细血管扩张

毛细血管扩张扩张的表现差异很大，正常人随着年龄增加也会发生毛细血管扩张。遗传性毛细血管扩张症患者的典型表现是鼻出血和舌头的毛细血管扩张，但身体各个部位都可以发生毛细血管扩张，应注意与蜘蛛痣鉴别。

（十六）结缔组织异常

爱-唐综合征患者可以表现为关节活动性过大，皮肤扩张性异常等。

在临床上进行出血性疾病的鉴别时，应该仔细询问患者的用药情况，尤其要注意是否服用影响血小板功能的药物以及口服抗凝剂等。预防接种的情况对于疾病的判断也是有益的。同时，还应该注意到非血液系统疾病尤其是肝脏疾病和皮肤病患者也会有类似的出血表现。

三、出血性疾病的实验室诊断

血液学是一种实验室定向的学科，出血性疾病的诊断更是离不开实验室。根据患者的临床表现，通过仔细地询问病史和体格检查，常常可以初步判断患者的止血缺陷是属于凝血因子的问题，或者是血小板数量或功能的问题还是血管本身的问题。

（一）筛选试验

包括毛细血管脆性试验、血小板计数、出血时间（bleeding time，BT）、凝血时间（coagulation time，CT）、部分激活的凝血活酶时间（activated partial thromboplastin time，APTT）、凝血酶原时间（prothrombin time，PT）、凝血酶时间（thrombin time，TT）等。

（二）确诊实验

1. 血管异常　包括毛细血管镜检查和 vWF 测定等。

2. 血小板异常　血小板黏附和聚集试验等。

3. 凝血异常　包括各种凝血因子的抗原及活性测定、凝血活酶生成及纠正试验、凝血酶原碎片1+2（F1+2）测定、纤维蛋白肽 A（fibrin peptide A，FPA）测定等。

4. 抗凝异常　包括抗凝血酶Ⅲ抗原及活性或凝血酶-抗凝血酶复合物（thrombin-antithrombin complex，TAT）测定、蛋白 C 及相关因子活性测定、狼疮抗凝物测定等。

5. 纤溶异常　包括鱼精蛋白副凝（3P）试验、纤维蛋白降解产物、D-二聚体（D-dimer）、纤溶酶原测定等。

（三）特殊试验

对某些遗传性疾病及一些特殊、少见的出血性疾病，在上述实验基础上，可能还需进行一些特殊检查，方能确定诊断。如蛋白质结构分析、氨基酸测序、基因分析及免疫病理学检查等。某些常用的出、凝血实验在出血性疾病诊断中的意义见表 121-1。

表 121-1　常见出血性疾病的实验室鉴别

	血管性疾病	血小板疾病	凝血异常性疾病		
			凝固异常	纤溶亢进	抗凝物增多
BT	±	±	±	−	−
CT	−	±	+	+	+
毛细血管脆性试验	+	±	−	−	−
血小板计数	−	±	−	−	−
血块回缩试验	−	+	−	−	−
PT	−	−	±	−	±
APTT	−	−	+	+	+
TT	−	−	±	+	+
纤维蛋白原	−	−	±	+	−
FDP	−	−	−	+	−
纤溶酶原	−	−	−	+	−

（杨仁池　季林祥）

参 考 文 献

1. Coller BS, Schneiderman PI. Clinical evaluation of hemorrhagic disorders: The bleeding history and differential diagnosis of purpura//Hoffman R, Benz EJ, Shattil SJ, et al. Hematology: Basic principles and practice. 4th ed. Elsevier Inc. Philadelphia, 2005: 1975-1999
2. Rand JH, Senzel L. Laboratory evaluation of hemostatic disorders//Hoffman R, Benz EJ, Shattil SJ, et al. Hematology: Basic principles and practice. 4th ed. Elsevier Inc. Philadelphia, 2005: 2001-2010

第122章

遗传性出血性毛细血管扩张症

遗传性出血性毛细血管扩张症是一种常染色体显性遗传的血管结构异常，以局部毛细血管扩张和扭曲为特征。本病由 Sutton 于 1864 年首次报道，1896 年 Rendu 首次将本病作为一个独立病种进行全面阐述。此后，Osler 和 Weber 相继进行了阐述，因此，本病也称为 Rendu-Osler-Weber 病。遗传性出血性毛细血管扩张症这一名词由 Hanes 于 1909 年首次提出，并沿用至今。

（一）病因及发病机制

本病是由于血管壁缺乏弹性组织和平滑肌的支持，导致外伤时血管不能收缩而发生局部出血。本病系常染色体显性遗传，目前发现有两个与本病发生相关的基因，其中 endoglin(ENG)定位于 9q34.1，有 15 个外显子，属于第三类转化生长因子受体；ACVRL1(activin A receptor type Ⅱ-like 1，也称为 ALK1)定位于 12q13，有 10 个外显子，属于第一类转化生长因子受体。两者的突变所致的临床表现不同，根据不同的基因缺陷，现将本病分为两型，前者所致为Ⅰ型，后者所致为Ⅱ型。近年来，在 5 号和 7 号染色体上又发现了两个与本病相关的基因。80% 以上的患者是由 ENG 或者 ACVRL1 基因突变所致，迄今已经发现 600 多种基因突变。

（二）发病情况

本病的分布存在地区差异。男女发病机会均等，欧美人发病率为 $1\sim2/10^5$，外显率随年龄增加而增加，至 40 岁时，外显率高达 97%。约 20% 的患者无明显家族史。若父母均患病，其子代的病情常很严重且范围广泛，并常于早年夭亡。本病罕见于黑种人和阿拉伯人，蒙古种人的发病情况不详。最新的流行病调查研究显示，该病发病率远比以前认为的要高，在法国为约 1/2351，丹麦的 Funen 约为 1/3500，美国佛蒙特约 1/6500，北爱尔兰约 1/39 000。从国内报道的病例看，本病在我国似不罕见。

（三）临床表现

本病在儿童期即可发病，特点是某一个或几个部位反复出血，且随年龄增长而明显。但无论是同一家族还是不同家族，其发病年龄和严重程度均有较大异质性。20～30 岁为发病高峰，出血部位以鼻出血最常见，发生率高达 96%。局部毛细血管扩张是本病的基本病变，体表发现率为 74%，常见于面部、口唇、舌、耳、结膜、手掌和足底等处(图 122-1)。通常不高出皮面，颜色鲜红或紫红，压之褪色。25% 的患者可有内脏毛细血管扩张，部分患者可累及两个或更多脏器。脏器受累也随年龄增长而明显，在 30 岁以前仅约 3%，至 60 岁时发生率可达 43%。胃肠道毛细血管扩张最常见，发生率约 15%，8% 的患者可有肝脏毛细血管扩张。肺动静脉瘘的发生率 4.6%～7%，常见于Ⅰ型遗传性出血性毛细血管扩张症。可表现为咯血、反复肺部感染、呼吸困难、发

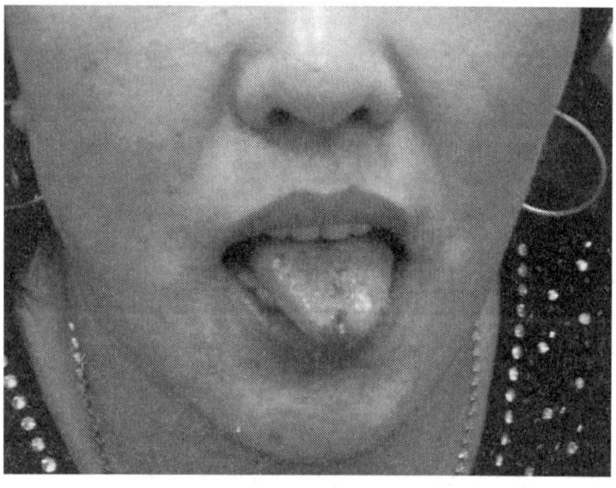

图 122-1　遗传性出血性毛细血管扩张症患者的出血表现

绀、杵状指，肺部可闻及各种啰音。约 4% 的患者可有中枢神经系统毛细血管扩张。部分患者可以内脏毛细血管扩张为首发症状。动静脉畸形（arteriovenous malformations，AVM）是本病常见的血管异常，现在发现其中至少 48% 的女性患者可发生肺 AVM，30% 的患者可发生肝 AVM，10% 的患者可发生脑 AVM。近来大系列的研究表明，肺 AVM 和脑 AVM 常见于Ⅰ型患者，而肝 AVM 更常见于Ⅱ型患者。大多数脑 AVM 是散发的，仅 10% 与本病有关，而且主要集中在肺 AVM 发生率高的家族。脑 AVM 主要发生在新生儿与儿童时期，常伴高排血量充血性心衰、转移性头痛、脑血管破裂甚至死亡。

（四）实验室检查

本病各种实验室指标一般均正常，在反复严重出血的患者可继发小细胞低色素性贫血，极少数病例可伴有血小板功能异常。束臂试验阳性常见，可有出血时间延长。毛细血管镜检查在病变部位可见小血管扩张扭曲，有时可见许多管壁菲薄的扩张血管聚集成较大的血管团。

内脏出血者在脏器局部可见相应的改变，如：胃肠道毛细血管扩张者内镜下可见胃肠道黏膜的点状血管扩张，肺内血管病变者胸片可见血管束与肺门相连的硬币样致密影。本病的基本病理变化为全身各部位，尤其是皮肤、黏膜和内脏的毛细血管，小动脉及小静脉管壁结构，有遗传性缺陷，变得异常菲薄，有的部位仅有一层内皮细胞，外围包裹一层疏松结缔组织，缺乏正常血管壁的弹力纤维及平滑肌成分。同时血管壁失去对交感神经和血管壁活性物质调节的反应能力，缺乏正常的舒缩功能，以致在血流冲击下，病变部位的血管可发生结节状和瘤状扩张，严重时可形成动静脉瘘和动静脉瘤。

（五）诊断

本病的诊断一般不难，某一个或几个部位反复出血，多部位皮肤黏膜毛细血管扩张和有家族史，而血小板功能和凝血机制基本正常即可确诊。但约 20% 的患者家族史不明显。

国际遗传性出血性毛细血管扩张症基金会科学顾问委员会于 2000 年提出了如下诊断标准：

1. 鼻出血　自发、反复鼻出血；

2. 毛细血管扩张　多发且在特征性部位（嘴唇、口腔、手指、鼻）；

3. 内脏受累　如胃肠道毛细血管扩张、肺 AVM、肝 AVM、脑 AVM 或脊柱 AVM；

4. 家族史　一个一级亲属患有遗传性出血性毛细血管扩张症。

符合其中三项或三项以上则可确诊遗传性出血性毛细血管扩张症；若仅有二项，则可能高度怀疑为遗传性出血性毛细血管扩张症。

其中需说明的是有家族史的儿童，虽然发病危险与年龄有关，但无其他表现亦不能诊断为遗传性出血性毛细血管扩张症。

（六）鉴别诊断

本病应与下述疾病鉴别：

1. CREST 综合征　该综合征表现为雷诺现象、指（趾）硬皮病、食管运动失调、皮下钙质沉着和多发性毛细血管扩张。CREST 综合征主要累及女性，病损出现较晚，毛细血管扩张以手最常见，极少出血，内脏鲜有毛细血管扩张，无家族史。

2. 蜘蛛痣　为获得性，多见于肝病、妊娠和营养缺乏等，以腰部以上多见，黏膜和内脏极少见，数量较少，呈鲜红色，蜘蛛状，很少出血。

3. 全身弥漫性血管角化病（angiokeratoma corporis diffusum universale，CDU）　本病是一种遗传性糖脂代谢异常性疾病。系酰基鞘氨醇己三糖苷裂解酶（ceramide-trihexoside-cleaving enzyme）缺乏所致，以广泛性血管肌肉层受累（包括肾脏与肺脏血管）为特征。

4. 血管发育不良症（angiodysplasia）　本病是内脏（尤其是胃和结肠）血管获得性异常，病变可为孤立性、片状或弥漫性，急慢性胃肠道出血多见。本病与尿毒症和血液透析有关，其原发病尚不清楚。本病还可见于 Turner 综合征和血管性血友病。

5. 共济失调毛细血管扩张症（ataxia telangiectasia）　本病是一种常染色体隐性遗传性疾病，以早期发生进行性小脑共济失调和眼（皮）毛细血管扩张为特征，一般在共济失调后出现球结膜毛细血管扩张，继而向鼻周区扩展。由于胸腺发育不良导致免疫缺陷，常发生呼吸道感染并伴有淋巴网状系统恶性肿瘤，血中甲胎蛋白水平很高。

6. 毛细血管畸形-动静脉畸形（CM-AVM）　这是新近发现的一种疾病，由 RASA1 基因突变所致。临床表现为身体多部位毛细血管畸形，部分患者可有动静脉畸形和神经系统肿瘤。

（七）治疗

本病尚无特效治疗措施，只能对症和支持治疗。止血应尽可能用非创伤性手段，如局部压迫止血、电凝术等。反复发生鼻出血者在上述措施无效时可考虑鼻中隔成形术。此外，服用雌激素（雌二醇 0.25～1.0mg/d）或与黄体酮联用可能有益，男性患者可同时服用甲睾酮（2.5～5.0mg/d）以减轻雌激素的毒副作用。手术止血或因其他原因接受手术，应注意防止扩张的毛细血管发生术中和术后出血。

（八）预后

本病一般预后良好，但发生肺和（或）肝脏动静脉瘘者预后欠佳。女性患者妊娠时，出血的几率明显高于正常人。

（杨仁池）

参考文献

1. 杨仁池，郝玉书. 遗传性出血性毛细血管扩张症//张之南，杨天楹，郝玉书. 血液病学. 北京：人民卫生出版社，2003：1622-1625
2. Brakensiek K, Frye-Boukhriss H, Malzer M, et al. Detection of a significant association between mutations in the ACVRL1 gene and hepatic involvement in German patients with hereditary haemorrhagic telangiectasia. Clin Genet, 2008, 74: 171-177
3. Buscarini E, Plauchu H, Garcia-Tsao G, et al. Liver involvement of hereditary hemorrhagic telangiectasia: consensus recommendations. Liver Int, 2006, 26: 1040-1046
4. Fuchizaki U, Miyamori H, Kitagawa S, et al. Hereditary haemorrhagic telangiectasia (Rendu-Osler-Weber disease). Lancet, 2003, 362: 1490-1494
5. Govani FS, Shovlin CL. Hereditary haemorrhagic telangiectasia: a clinical and scientific review. Eur J Hum Genet, 2009 Apr 1 [Epub ahead of print]
6. Lesca G, Genin E, Blachier C, et al. Hereditary hemorrhagic telangiectasia: evidence for regional founder effects of ACVRL1 mutations in French and Italian patients. Eur J Human Genet, 2008, 16: 742-749
7. Lesca G, Olivieri C, Burnichon N, et al. Genotype-phenotype correlations in hereditary hemorrhagic telangiectasia: Data from the French-Italian HHT network. Genet Med, 2007, 9: 14-22
8. Letteboer TGW, Mager H-J, Snijder RJ, et al. Genotype-phenotype relationship for localization and age distribution of telangiectases in hereditary hemorrhagic telangiectasia. Am J Med Genet Part A, 2008, 146A: 2733-2739
9. Revencu N, Boon LM, Mulliken JB, et al. Parkes Weber syndrome, vein of Galen aneurismal malformation, and other fast-flow vascular anomalies are caused by RASA1 mutations. Hum Mutation, 2008, 29: 959-965
10. Sabba C, Pompili E. The hepatic menifestation of hereditary haemorrhagic telangiectasia. Aliment Pharmacol Ther, 2008, 28: 523-533
11. Sabba C, Pompili E, Lenato GM, et al. Hereditary hemorrhagic telangiectasia: clinical features in ENG and ALK1 mutation carriers. J Thromb Haemost, 2007, 5: 149-157
12. Shovlin CL, Sodhi V, McCarthy A, et al. Estimates of maternal risks of pregnancy for women with hereditary haemorrhagic telangiectasia (Osler-Weber-Rendu syndrome): suggested approach for obstetric services. BJOG, 2008, 115: 1108-1115
13. van Gent MW, Post MC, Luermans JG, et al. Eur Respir J. 2009, 33: 85-91
14. Gincul R, Lesca G, Gelas-Dore B, et al. Evaluation of previously nonscreened hereditary hemorrhagic telangiectasia patients shows frequent liver involvement and early cardiac consequences. Hepatology, 2008, 8: 1570-1576
15. Lacombe P, Lagrange C, Beauchet A, et al. Diffuse pulmonary arteriovenous malformations in hereditary hemorrhagic telangiectasia: Long-term results of embolization according to the extent of lung involvement. Chest, 2009, 135: 1031-1037
16. Yaniv E, Preis M, Hadar T, et al. Antiestrogen therapy for hereditary hemorrhagic telangiectasia: A double-blind placebo-controlled clinical trial. Laryngoscope, 2009, 119: 284-288

第123章

过敏性紫癜

过敏性紫癜是最常见的血管炎之一。以非血小板减少性紫癜、关节炎或关节痛、腹痛、胃肠道出血及肾炎为主要临床表现。早在1808年Willan对本病就有描述。1837年Schonlein提出本病的三联症状:紫癜样皮疹、关节炎和尿沉渣异常。1874年Henoch又提出除上述症状外,还可出现腹痛和血便。此后许多学者将这些症状联系起来,称为Schonlein Henoch紫癜或Henoch Schonlein紫癜(Henoch Schonlein purpura,HSP)。

本病是一个常见于儿童期的疾病,但也有成人患病的报道。常见发病年龄为7~14岁。男女之比为1.4∶1。发病有明显季节性,以冬春季发病为多,夏季较少。

(一)病因及发病机制

尚不完全清楚。感染(细菌、病毒、寄生虫等)、食物(牛奶、鸡蛋、鱼虾等)、药物(抗生素、磺胺类、解热镇痛剂等)、花粉、虫咬及预防接种等都可以作为致敏因素,使具有敏感素质的机体产生变态反应,主要是速发型变态反应和抗原抗体复合物反应,从而造成一系列性损伤。然而,除少数患者与食物过敏、昆虫叮咬、药物或接触某些化学药物有直接关系外,大多数病例查不到所接触的抗原。多数患者在发病前1~3周常有上呼吸道感染史。本病也有可能由内源性抗原引起。有人用抗动脉壁内皮细胞的抗血清,诱发实验动物发病,提示血管壁的某些成分也许是自身抗原。

(二)病理学

本病的主要病理变化为血管炎,除毛细血管外,也可累及微动脉和微静脉。皮肤病理变化主要为真皮层的微血管和毛细血管周围可见中性粒细胞和嗜酸性粒细胞浸润、浆液及红细胞外渗以致间质水肿。血管壁可有纤维素样坏死。微血管可因血栓形成而堵塞管腔,肠道改变为出血和水肿,以黏膜下最为显著,重者可发生黏膜溃疡。肾脏改变多为局灶性肾小球病变。毛细血管内皮增生,局部纤维化和血栓形成,灶性坏死,亦可见新月型病变。病变严重时整个肾小球均受累,呈弥漫性肾小球肾炎改变。荧光显微镜检查,肾小球毛细血管有膜性和广泛性增殖性改变,并可见IgG、C3及颗粒纤维蛋白沉积。此外,关节受累时,可见滑膜片状出血。肺、胸膜、心脏、肝及颅内血管受侵犯时,分别出现肺血管周围炎、心肌炎、肝脏损害和颅内出血等改变。

(三)临床表现

多数患者在发病前1~3周有上呼吸道感染史,发病急骤。以皮肤紫癜为首发症状。也可早期表现为不规则发热、乏力、食欲减退、头痛、腹痛及关节疼痛等非特异性表现。紫癜较轻微或缺如,此时往往早期诊断困难。

1. 皮肤症状　皮疹是本病的主要表现。主要分布在负重部位,多见于下肢远端,踝关节周围密集。其次见于臀部。其他部位如上肢、面部也可出现,躯干部罕见。特征性皮疹为高出皮肤,出为小型荨麻疹或粉红色斑丘疹,压之不褪色,即为紫癜。皮损部位还可形成出血性水疱,甚至坏死,出现溃疡。紫癜可融合成片,最后变为棕色。一般1~2周内消退,不留痕迹;也可迁延数周或数月。有时发病早期可出现手臂、足背、眼周、前额、头皮及会阴部血管神经性水肿。肿胀处可有压痛。

Osler将各种皮肤症状加以归纳,分为4类:①单纯紫癜,可伴有水肿及水疱;②紫癜伴有荨麻疹或血管神经性水肿;③弥漫性瘀斑,伴或不伴水肿;④表皮坏死,继之溃疡形成。后两类较少见。

约半数以上患者常反复出现皮疹。每次发作时情况相同,但持续时间较前次发作为短且症状较轻。

2. 消化道症状 较为常见,约2/3患者出现消化道症状。一般出现在皮疹发生1周以内。最常见症状为腹痛,多表现为阵发脐周绞痛,也可波及腹部任何部位,可有压痛,但很少有反跳痛。同时伴有呕吐。约半数患者大便潜血阳性,部分患者出现血便,甚至呕血。如果腹痛在皮肤症状之前出现,易误为外科急腹症,甚至误行手术治疗。少数患者可并发肠套叠、肠梗阻、肠穿孔及出血性小肠炎,需外科手术治疗。

3. 肾脏表现 约1/3患者出现肾脏损害。可为肉眼血尿或显微镜下血尿及蛋白尿,或管型尿。一般于紫癜后2~4周出现,也可出现于皮疹消退后或疾病静止期。根据中华医学会儿科学分会肾脏病学组对紫癜肾炎的诊断,临床可分为6型。病情轻重不等,重症可出现肾功能衰竭和高血压。虽然半数以上患者的肾脏损害可以临床自愈,但少数患者的血尿、蛋白尿及高血压可持续很久。

4. 关节症状 大多数患者仅有少数关节疼痛或关节炎。大关节如膝关节、踝关节为最常受累部位。其他关节如腕关节、肘关节及手指也可受累。表现为关节及关节周围肿胀、疼痛及触痛,可同时伴有活动受限。关节病变常为一过性,多在数日内消失而不留关节畸形。

5. 其他症状 一些少见的症状如中枢神经系统症状,昏迷、蛛网膜下腔出血、视神经炎及格林巴利综合征。此外,还可出现肌肉内、结膜下及肺出血、反复鼻出血、腮腺炎、心肌炎及睾丸炎。

(四) 实验室检查

本病无特异性实验室检查。血小板计数正常或升高,这点可以与血小板减少性紫癜相鉴别。出血时、凝血时及血块收缩等均正常。部分患者白细胞总数增高达20.0×10^9/L,伴核左移。80%有消化道症状如腹痛患者,伴大便隐血阳性者,可出现正色素性贫血,可能系消化道失血所致。血沉可增快,C反应蛋白及抗链球菌溶血素可呈阳性,咽培养可见β溶血性链球菌。抗核抗体及类风湿因子常阴性。约半数患者在急性期时其血清IgA、IgM升高。肾脏受累时可出现镜下血尿及肉眼血尿。有时严重蛋白尿可致低蛋白血症。对有消化道症状者可进行腹部B型超声波检查,有利于肠套叠的早期诊断。肾组织活检可确定肾炎病变性质,对治疗和预后的判定有指导意义。中华医学会儿科学分会肾脏病学组对紫癜肾炎的病理分级分为6级。活检时可见肾小球系膜组织有IgA沉积。系膜上还有备解素、纤维素、补体C3沉积,这些改变与IgA肾病的改变相似,但二者的关系尚不清楚。皮肤活检有助于疑难病例的诊断。少数患者抗心脂抗体阳性。

(五) 诊断及鉴别诊断

皮肤症状典型者,如紫癜在大腿伸侧和臀部分批出现,对称分布,大小不等,诊断并不困难。急性腹痛、关节痛及尿液改变对诊断也有较大帮助。

1. 诊断标准(1990年美国风湿病学会制订的过敏性紫癜新的诊断标准)

(1) 可触性紫癜;

(2) 发病年龄<20岁;

(3) 急性腹痛;

(4) 组织切片显示小静脉和小动脉周围有中性粒细胞浸润。

上述4条标准中,符合2条或以上者可诊断为过敏性紫癜。本标准的敏感性为87.1%,特异性为87.7%。

非典型病例,尤其在皮疹出现前出现其他系统症状时,易误诊。

2. 鉴别诊断

(1) 特发性血小板减少性紫癜:根据皮疹的形态、分布及血小板数量一般不难鉴别。过敏性紫癜时常伴有血管神经性水肿,而血小板减少性紫癜时则无。

(2) 外科急腹症:在皮疹出现以前如出现急性腹痛者,应与急腹症鉴别。过敏性紫癜的腹痛虽较剧烈,但位置不固定,压痛轻,无腹肌紧张和反跳痛,除非出现肠穿孔才有上述情况。出现血便时,需与肠套叠、美克耳憩室作鉴别。过敏性紫癜以腹痛为早期主要症状者大多数为年长儿。因此,对于儿童时期出现急性腹痛者应考虑过敏性紫癜的可能,需对皮肤、关节及尿液等做全面检查。

此外,还需与系统性红斑狼疮、弥散性血管内凝血及溶血尿毒症综合征相鉴别。

(3) 细菌感染如脑膜炎双球菌菌血症、败血症及亚急性细菌性心内膜炎均可出现紫癜样皮疹。这些疾病的紫癜,其中心部位可有坏死。患者一般情况危重,且血培养阳性。

(4) 肾脏症状突出时,应与链球菌感染后肾小球肾炎、IgA肾病等相鉴别。

(六) 预后

多数患者预后良好。部分患者可复发,复发间隔时间数周至数月不等。消化道出血较重者,如处理恰当,一般可以控制。肾脏受损程度是决定预后的关键因素。约有2%的患者发生终末期肾炎。大多数有轻度肾脏损害者,病理分型为Ⅱ级者,都能逐渐恢复,而有新月体形成的肾小球肾炎患者,病理表现为Ⅳ级以上者,80%以上于1年内发展为终末期肾炎。有报道在病初3个月内出现肾脏病变或病情反复发作并伴有肾病时常预后不良。

（七）治疗

目前尚无特效疗法。主要采取支持和对症治疗，急性期卧床休息。要注意入液量、营养及保持电解质平衡。有消化道出血者，如腹痛不重，仅大便隐血阳性者，可用流食。如有明显感染，应给予有效抗生素。注意寻找和避免接触过敏原。

1. 药物疗法

（1）对症疗法：有荨麻疹或血管神经性水肿时，应用抗组胺药物和钙剂；有腹痛时应用解痉挛药物；消化道出血时，可静脉滴注西咪替丁20～40mg/(kg·d)。

（2）糖皮质激素：单独皮肤或关节病变且较轻时，无须使用糖皮质激素。有严重消化道病变，如消化道出血时，可服泼尼松每日1～2mg/kg，服用7天后逐渐减量，总疗程为2～3周。对有肾脏病变者，糖皮质激素无显著疗效。对于严重肾脏病变患者，有人主张用甲泼尼龙冲击疗法，每次30mg/kg，于1小时内静脉滴入，隔日或隔2日1次，6次为1个疗程，疗效有待进一步观察。

（3）免疫抑制剂：适用于肾型患者。硫唑嘌呤每日2～3mg/kg或环磷酰胺每日2～3mg/kg，服用数周或数月，用药期间，应严密监测血象及其他副作用。

（4）雷公藤：对肾型者疗效颇佳。大部分患者用药1.5～2个月后尿蛋白转阴。血尿于用药1～3个月后明显好转，2～6个月后大部消失。临床上多采用雷公藤总苷片每日1～1.5mg/kg，分2～3次口服。疗程为3个月。用药期亦应复查血象和观察其他副作用。

（5）其他药物：有人主张应用尿激酶治疗紫癜性肾损害，可起到利尿、消肿作用。其作用是减少纤维蛋白在肾小球的沉积。用量为每次1万～2万U，静脉注射，每日1次，连用20天。

还可用抗血小板凝集药物如阿司匹林3～5mg/(kg·d)，或25～50mg/d，每日1次口服；双嘧达莫3～5mg/(kg·d)，分次服用。

因本病可有纤维蛋白原沉积、血小板沉积及血管内凝血的表现，故近年来有使用肝素的报道。协和医院儿科报道使用小剂量肝素预防过敏性紫癜性肾炎，剂量为肝素钠120～150U/kg加入10%葡萄糖溶液100ml中静脉滴注，每日1次，连续5天，或肝素钙每次10U/kg，皮下注射，每日2次，连续7天，能降低紫癜肾炎的发生。

此外，普鲁卡因具有调节中枢神经系统、抑制过敏反应、恢复血管功能的作用。用药前须做过敏试验，阴性者方可使用。剂量为3～5mg/kg，加入5%葡萄糖内静脉滴注，每日1次，7～10天为1个疗程。

2. 其他治疗

（1）大剂量丙种球蛋白冲击疗法有报道试用重症紫癜肾炎，疗效有待进一步观察。

（2）血浆置换可去除血浆中的抗体、补体、免疫复合物及炎性介质，用于治疗紫癜肾病引起的急进性肾炎。

（何晓琥）

参考文献

1. Robinson WLM, Leung AKC. Henoch Schonlein purpura. Ad Paediatr, 1994, 41: 163-194
2. Choong CK, Beasley SW. Intra abdominal manifestation of Henoch Schonlein purpura. J Paediatr Child Health, 1998, 34: 405-409
3. Minitzer CO, Nussinovitch M, Danziger Y, et al. Scrotal involvement in Henoch Schonlein purpura in children. Scan J Urol Nephol, 1998, 32: 138-139
4. Vats KR, Vats A, Kim Y, et al. Henoch Schonlein purpura and pulmonary hemorrhage: a report and literature review. Paediatr Nephrol, 1999, 13: 530-534
5. Hamidou Ma, Pottier MA, Dupas B, et al. Intravenous immunoglobulin in Henoch Schonlein purpura. Ann intern Med, 1996, 125: 1013-1014
6. Hattori M, Ito K, Ronomoto T, et al. Plasmapheresis as the sole therapy for rapidly progressive Henoch Schonlein purpura nephritis in children. Am J Kidney Dis, 1999, 33: 427-433
7. 张碧丽，王文江，范树颖. 儿童过敏性紫癜575例分析. 中华儿科杂志，2001，39：646-649
8. 中华医学会儿科学分会肾脏病学组. 小儿肾小球疾病的临床分类、诊断及治疗. 中华儿科杂志，2001，39：746-747
9. 王旭，栾江威，杨杏鲜，等. 儿童紫癜性肾炎的临床病理及预后. 临床儿科杂志，2008，26：309-311
10. 何艳燕，潘伟，宋红梅，等. 肝素预防过敏性紫癜性肾炎肾损害的临床随机对照研究. 中华儿科杂志，2002，40：99-102

第124章

其他血管性紫癜

第一节　非过敏性紫癜

非过敏性紫癜是除血小板减少性紫癜和过敏性紫癜以外的紫癜病的总称。这类疾病的共同特征是血管完整性受损，伴有血管渗透性和脆性增加。其病因和发病机制多不清楚。

（一）维生素C缺乏病

维生素C缺乏病是缺乏维生素C（抗坏血酸）所致，可有严重出血表现，包括持续性齿龈出血以及皮下组织和肌肉出血。瘀点常分布在马鞍区（大腿内侧和臀部），以毛囊周围最明显。骨膜下出血是婴儿型坏血病的特征，但罕见于成人。出血是由于胶原和细胞间胶结物合成缺陷导致小血管的内皮层和血管周围支持组织缺陷而引起。有些病例可能还有血小板功能异常。

束臂试验常阳性，偶有出血时间延长，其他出凝血试验均正常，部分患者有轻度血小板减少。

治疗：口服抗坏血酸，成人1g/d，分次口服，婴儿50mg/d。

（二）老年性紫癜

老年性紫癜是老年人的一种慢性病，以前臂桡侧、伸侧表面、手背和颈部出现明显的红色至浅红色瘀点为特征。基本缺陷是皮肤胶原、弹性蛋白和皮下脂肪丧失和退化。老年性紫癜的病损分布大体上与暴露部位一致。紫癜的产生是由于这些部位皮肤组织过多活动引起的切力损伤所致。损伤也可由诸如眼镜压迫鼻梁等轻微压力引起。老年性紫癜可持续几周，最终留下棕色色素沉着，无需特殊治疗。

（三）单纯性紫癜

单纯性紫癜的特点是身体无其他病症，而皮肤，尤其是双下肢反复出现紫癜，不经治疗可自行消退。本病常见于妇女，紫癜在月经期加重，类风湿关节炎和风湿热以及应用肾上腺皮质激素和阿司匹林均可能伴发单纯性紫癜，不需特殊治疗。

（四）药物性紫癜

本型紫癜多在停药后消失，临床意义不大。本病的病理生理机制尚不清楚，可能与个体特异质有关。曾有人提出可能由自身免疫机制引起，但缺乏直接证据。

可引起本型紫癜的药物有：阿托品、奎宁、普鲁卡因、青霉素、阿司匹林、双香豆素、碘化物、磺胺药、水合氯醛、铋、汞及其他镇静药等。

（五）感染性紫癜

多种感染可因病原微生物损伤血管而引起紫癜，这类感染有：

细菌性：伤寒、猩红热、白喉、结核、心内膜炎、流行性脑脊膜炎和链球菌性败血症、钩端螺旋体病等。

病毒性：天花、麻疹、流感。

立克次体：斑疹伤寒、落基山斑点热。

原虫：疟疾、弓形体病。

血管损伤可由病原微生物直接损伤血管内皮（如立克次体），也可由细菌产物、毒素和自身免疫而致。在细菌性心内膜炎患者可因血栓堵塞微血管而致。许多情况下，感染可导致血小板减少而引起紫癜。治疗以治疗原发病为主。

（六）暴发性紫癜

暴发性紫癜是紫癜的急重型，病变范围广泛，并可能成为坏死性。患者常处于休克状态，病理特征与Shwartzman反应有许多相同之处。凝血检查常显示急性血管内凝血和纤溶。除脑膜炎双球菌败血症外，其他如链球菌感染、革兰阴性败血症、猩红热、麻疹、风疹、白喉和水痘等均可导致本病。

（七）异常蛋白血症引起的紫癜

1. 良性高丙种球蛋白血症　此类患者紫癜主要分布在双下肢，以女性多见。紫癜每隔几周发生1次，随后自行消退，这种情况可延续多年。反复发生紫癜的部位可后遗含铁血黄素沉着，使紫癜的外观与单纯性紫癜或 Schamberg's 病类似，血中有多克隆丙种球蛋白增加，常伴有其他疾病如干燥综合征及干性角膜结膜炎，皮肤活检示坏死性血管炎。

原发性高丙种球蛋白血症性紫癜，以多克隆性高丙种球蛋白血症，反复发生的急性紫癜（尤其是在过度劳累、长期站立或穿过紧的衣服等）为特征，病损常见于下肢。常有先兆性痒、刺痛、红斑等，且常导致进行性色素沉着。因此，本病与进行性色素沉着性紫癜类似。免疫电泳表明患者血浆中有大量抗 IgG 和抗原抗体复合物形成。偶有免疫球蛋白沉着于皮肤的报道。长期随访表明：良性原发性高丙种球蛋白血症性紫癜常最终演变为干燥综合征或其他疾病。治疗原发病可减少紫癜的发生。

2. 冷球蛋白血症　紫癜是本病的主要表现之一。出血系由血管内冷球蛋白沉着损伤血管所致。30%的病例在寒冷环境中紫癜加重。紫癜多见于Ⅰ型和Ⅱ型冷球蛋白血症。病变好发于肢体、鼻、耳及面部，大疱、慢性溃疡和冷性荨麻疹亦多见。冷性纤维蛋白原血症可致相同的临床表现。

3. 巨球蛋白血症　患者黏膜出血较皮肤出血多见，以鼻出血、牙龈和阴道出血常见。

4. 淀粉样变　淀粉样物质沉积于小血管周围导致出血，血小板功能也有异常，有时患者亦可合并血小板减少性紫癜。此外，凝血功能也可异常，尤其是第Ⅹ因子缺乏和其他凝血因子缺乏。有证据表明组织淀粉样物质可结合第Ⅹ因子。此外，凝血时间延长非常多见，系由抑制剂存在所致。

某些患者纤维蛋白溶解酶原激活剂活性增加导致纤溶亢进。与许多获得性疾病一样，止血缺陷涉及多种机制。以治疗原发病为主。

5. 高黏滞综合征　大量蛋白导致血浆黏滞性增加，微血管中血流减慢，导致缺氧，血管损伤和紫癜。这类患者亦可由血小板减少引起。异常蛋白可使血小板功能异常，影响纤维蛋白的聚合。除皮肤紫癜外，可有牙龈和视网膜出血。该综合征多见于原发性巨球蛋白血症和 IgA 或 IgG3 型骨髓瘤。

血小板功能异常、凝血异常、血小板减少等均有可能。在某一患者中通常不能准确判断。多数患者的血管损伤似为主要机制，系由异常蛋白直接或间接引起。引起高黏滞和红细胞呈缗钱状伴有血栓形成。异常蛋白的直接毒性作用甚至免疫机制均有可能。上述假设均无直接证据。本病无特效治疗，以治疗原发病为主。

第二节　对自身红细胞敏感所致的紫癜

自身红细胞敏感以自发出现单个或成批的痛性瘀斑为特征，由 Gardner 和 Diamond 于 1955 年首先报道，因此，又称 Gardner-Diamond 综合征。迄今，国外报道已逾 200 例，国内仅见个别报道。

（一）病因及发病机制

本病是由于患者对自身红细胞膜的一种组分敏感所致。常与心理疾病有关，当心理应激增加时即可出现新的病损，常见于癔症、受虐狂、抑郁症和焦虑症患者。皮肤试验的结果以及新病损的出现受暗示的影响。因此，本病似称为"心因性紫癜"更为恰当。

（二）临床表现

本病多见于女性，通常以局部痒、灼热或疼痛起病，继而在这一部位出现瘀斑，周围常有红斑或水肿，以肢体（尤其是手）最为多见（图 124-1）。许多患者在发病前有物理或外科创伤，病损可出现于损伤部位或其他部位。还可有胃肠道出血、鼻出血、血尿、腹痛、腹泻、恶心、呕吐、胸痛、头痛、晕厥、月经过多等。体格检查无恒定的异常发现。

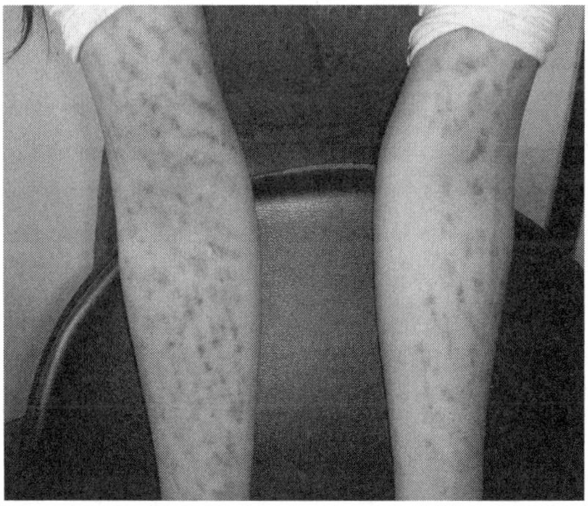

图 124-1　心因性紫癜的出血表现

（三）实验室检查

无恒定的异常发现。皮下注射自身全血、洗涤红细胞或红细胞基质常常可在注射部位迅速出现疼痛、肿胀、硬结等。注射自身血红蛋白或从自身红细胞中提取的磷脂酰丝氨酸亦可呈现阳性反应。但皮下注射自身 DNA、RNA、自身白细胞和血浆等均不引起反应。皮试部位应选择患者自己不易接触到的部位。

（四）鉴别诊断

本病应与“良性”瘀斑、对自身DNA和自身白细胞敏感等相鉴别。

（五）治疗与预后

本病尚无特效治疗措施，在某些患者心理治疗有效。抗组胺药、糖皮质激素、氯喹或脾切除等的疗效均不佳。本病为良性，病程中可出现恶化和长期或持续缓解。

第三节 对自身DNA敏感所致的紫癜

本病由Levin和Pinkus于1961年首先报道，以疼痛性皮肤瘀斑为特点。

（一）病因及发病机制

病损可在皮下注射微量DNA或自身裂解白细胞悬液后迅速出现，用RNA、自身血浆或红细胞，用DNA酶或氯喹处理的DNA或白细胞等做皮试均阴性。被动皮肤过敏试验表明无体液或细胞结合的抗体。未见循环DNA抗体。皮试与解剖部位密切相关。比如，臂部试验强阳性者在躯干可能为阴性，在植皮部位皮试的结果取决于试验部位而不取决于皮瓣来源。

（二）临床表现

本病多见于女性。开始病损为疼痛性风团或结节（通常位于某一肢体），继而迅速扩大，伴有疼痛和硬节。在24小时之内发展为瘀斑（疼痛性），有时为大疱。从散在的、硬币大小至大片瘀斑（几乎覆盖某个肢体屈肌或伸肌表面），病变消退需要4～5天甚至2～3周。病变可单独或成批出现。以肢体最多见，亦可见于面部或躯干。体格检查仅有疼痛性病变而无其他异常。

（三）实验室检查

可有毛细血管脆性增加。

（四）鉴别诊断

应与系统性红斑狼疮及人为性紫癜相鉴别。

（五）治疗及预后

氯喹对本病有效，剂量为250mg，每天4次，共1周，此后改为250～500mg/d。其作用机制不明，可能和氯喹与DNA亲和力高有关。本病预后良好。

（杨仁池）

参考文献

1. 杨仁池，郝玉书. 非过敏性紫癜及其他紫癜//张之南、杨天楹、郝玉书. 血液病学. 北京：人民卫生出版社，2003：1631-1635

2. Coller BS, Schneidermann PI. Clinical evaluation of hemorrhagic disorders: The bleeding history and differential diagnosis of purpura//Hoffman R, Benz EJ, Shattil SJ, et al. Hematology: Basic principles and practice. 4th ed. Philadelphia: Elsevier Inc., 2005: 1975-1999

3. Rees MM, Rodgers GM. Bleeding disorders caused by vascular abnormalities//Lee GR, Foester J, Lukens J, et al. Wintrobe's Clinical Hematology. 11th ed. 济南：山东科学技术出版社，2004：1573-1589

第125章

特发性血小板减少性紫癜

特发性血小板减少性紫癜（ITP）是一种原因不明的获得性出血性疾病，以血小板减少、骨髓巨核细胞数正常或增加，以及缺乏任何原因包括外源的或继发性因素为特征。目前公认绝大多数ITP是由免疫介导的血小板破坏增多所致，因此，又称之为免疫性血小板减少性紫癜。根据病程可以分为急性ITP和慢性ITP两种，按照年龄又可以分为成人ITP和儿童ITP两大类，由于在这两类人群中ITP的发病机制和处理原则不尽相同，因此，本章将分别介绍成人ITP和儿童ITP。

第一节　成人ITP

一、病因与发病机制

目前认为成人ITP是一种器官特异性自身免疫性出血性疾病，是由于人体内产生抗血小板自身抗体导致单核巨噬系统破坏血小板过多从而造成血小板减少，其发病原因尚不清楚，发病机制也未完全阐明，但是目前已经发现ITP患者在人体免疫调节的各个环节几乎都有异常。

1. 抗血小板自身抗体　Harrington等在1951年首次提供了ITP是由血浆来源的抗血小板因子所致的直接证据。他们将ITP患者的血浆输给健康自愿者，发现后者血小板数明显下降；将健康人的血小板输给患者，输入的血小板在患者体内也迅速破坏，提示患者血浆内存在一种使血小板减少的因子。此外，患ITP的母亲其婴儿血小板常有一过性减少，说明血小板破坏是由体液因素所致。以后研究证实这种能破坏血小板的因子是IgG，能被正常血小板吸附，具有种属特异性。

1975年，血小板相关免疫球蛋白（PAIgG、PAIgM、PAIgA）首次被定量检测，随后发现绝大多数成人ITP患者PAIgG和（或）PAIgM升高，其中IgG最常见（92%），IgM也常见（42%），有时IgA升高（9%）。IgG所有四种亚类均可出现，但以IgG1和（或）IgG3最常见，IgG1（82%），IgG2（11%），IgG3（50%），IgG4（29%）。此外，也发现30%～70%的患者血小板相关的补体成分C3、C4及它们的衍生物水平升高。虽然检测PAIg及补体的敏感性超过了90%，但特异性很差，30%～90%的非免疫性血小板减少性紫癜患者PAIg亦升高。正常血小板含有两个IgG池，一个位于膜表面，另一个位于细胞内。仅有100个IgG分子位于膜表面，而α颗粒中有20 000个IgG分子。因此，检测血小板IgG的方法有两种：一种是检测总的血小板IgG含量，主要是α颗粒内的IgG；一种是检测血小板表面IgG。如果一种检测方法不能将表面IgG与α颗粒IgG区分开，就会导致血小板相关自身抗体假性升高。90%的ITP患者血小板表面PAIgG量超过800分子，而相比之下非免疫性血小板减少性紫癜患者只有7%。为了检测血小板特异性抗体，一些针对ITP患者血小板膜表面糖蛋白（GPⅡb/Ⅲa、GPⅠb/Ⅸ、GPⅠa/Ⅱa等）的检测方法如：MAIPA、MACE、PIFT等相继被开发，使得在ITP患者中检出血小板特异性抗体的特异性高达85%～90%，但敏感性仅为50%～70%。

抗体的产生及作用部位：日前尚不清楚ITP患者产生抗血小板抗体的初始因素。脾脏是产生抗体的主要部位，研究表明ITP患者脾组织比正常人脾组织能产生更多的抗血小板抗体。此外ITP患者骨髓淋巴细胞也能产生血小板特异的IgG自身抗体。1982年van Leeuwen等研究发现：32/42例成人ITP患者的血小板洗脱物能与正常血小板结合，而不能与2例血小板无力症患者的血小板结合，首次提供了成人ITP患者存在自身抗体的证据。因为血小板无力症缺乏GPⅡb及Ⅲa，因此他们推测，某些ITP患者的自身抗体可能是针对血小板膜GPⅡb/Ⅲa分子上抗原决定簇。此后，多数学者的研究证实了这一点，并发现ITP患者的自身抗体还可以作用于GPⅠb/Ⅸ、GPⅠa/Ⅱa、GPⅣ、CD9等。

2. T细胞异常 现有研究表明，B细胞产生抗血小板自身抗体需要抗原特异的$CD4^+$T细胞的帮助。已经在ITP患者的血液中发现了血小板反应性T细胞，其主要靶抗原就是GPⅡb/Ⅲa。抗血小板自身抗体的产生以及抗原特异的血小板反应性T细胞的激活说明ITP患者的外周免疫耐受丧失，其原因可能有以下几点：研究表明，慢性ITP患者的HLA-DR+T细胞数量增多。我们和其他学者的研究均表明ITP患者T细胞极化异常，Th1/Th2和Tc1/Tc2比率均高于正常人。我们的研究表明，与正常人相比，ITP患者的$CD4^+CD25^+$ T细胞（一类调节T细胞）数量减少，功能也有缺陷。这一结果已经得到其他学者研究的证实，由于这一缺陷使得自身反应性T细胞不能从患者体内及时清除。

3. 血小板生成与破坏 血小板（放射性核素标记的自身血小板）动力学试验表明ITP患者的血小板在血管内生存时间缩短。体表显像（用^{111}In-oxine标记血小板）表明血小板主要在脾脏被扣压和清除。成人ITP的血小板破坏是由血小板抗体与其相关抗原结合后引起的，不论补体有无活性，血小板都会被吞噬。当血小板抗体以其Fab片断与血小板相关抗原结合后，抗体分子的Fc片段暴露，并与巨噬细胞的Fc受体结合，导致血小板被吞噬破坏。当血小板表面结合的抗体量多时可形成IgG二聚体，从而激活补体C1q，随之补体系统中各成分相继被激活，C3裂解产物C3b附着于血小板表面，并与巨噬细胞的C3b受体结合，也导致血小板被吞噬破坏。当病毒感染时，巨噬细胞上的Fc或者C3b受体量增加，亲和力会升高，使血小板更易被破坏。此外，在危重病例中，抗血小板抗体与血小板相关抗原结合后，在补体C5～C9的作用下，可直接使血小板溶解。

尽管普遍认为成人ITP患者血小板减少是由免疫破坏增多引起。但是，近年有作者发现本病患者巨核细胞相关IgG明显升高，可能抑制巨核细胞造血。另有研究发现PAIg水平与血小板更新率有相反关系，认为本病患者血小板生成减少、清除增加与其发病有关。新近开发的血小板受体激动剂的临床疗效也从另一个角度证明至少部分ITP患者的血小板生成或者释放有缺陷。

脾脏的作用：早在1916年，Kaznelson对于ITP患者首次进行脾脏切除，结果这些患者血小板恢复正常，从而说明了脾脏在ITP的发病过程中具有重要作用。目前已经证明脾脏是破坏血小板的主要场所。脾脏不仅产生抗血小板抗体和巨噬细胞，而且提供血小板与抗体相结合的环境。约有1/3的血小板储存在脾脏，脾血流缓慢，而且在高浓度抗体存在下，无疑使血小板破坏增加。肝脏为血小板破坏的另一场所，但因血流速度较快，故破坏程度不大，一般PAIgM、PAIgA引起者血小板多在肝脏破坏。骨髓不仅储存血小板和巨核细胞，还能产生抗血小板抗体，这种抗体能与血小板及巨核细胞结合，所以骨髓也是破坏血小板的场所，同时也是影响血小板生成的部位。此外，淋巴结可能也是血小板潴留的场所。

二、发病情况

各年龄阶段均可发病，很少有前驱感染史。我们对1980～2003年在中国医学科学院血液病医院诊断为慢性ITP且年龄大于或等于14岁的患者的临床资料进行了回顾性分析，结果表明：成人慢性ITP患者1791例，男女患者之比是1:2，中位年龄是34岁（范围14～80岁）。一组丹麦的资料表明成人ITP的年发病率为$2.68/10^5$，男女患者之比是1:1.7；一组英国的资料表明成人ITP的年发病率为$1.6/10^5$，45～59岁年龄组女性患者多于男性，其他年龄组两者无差别。最近美国马里兰州的资料表明成人ITP的患病率为$9.5/10^5$，男女患者之比是1:1.9。

三、临床表现

一般起病隐袭，表现为散在的皮肤出血点或其他较轻的出血症状，如鼻出血、牙龈出血等。有的患者明确诊断前数月甚至数年，已有易发小出血点及瘀斑、月经过多或反复鼻出血的病史。

紫癜及瘀斑可发生在任何部位的皮肤或黏膜，但最常见于下肢及上肢的远端。皮肤自发性紫癜或抓搔后出现紫癜是特征性表现，为针尖到针头大小的红到紫的出血点，平坦，压之不褪色，出现或消退均成批。严重血小板减少时口腔及舌黏膜可发生血泡。受伤后皮肤深处可发生瘀斑，但关节、视网膜出血少见。结膜下出血、泌尿生殖道出血及消化道出血也可发生。

成人ITP颅内出血很少见，但在急性发作期血小板明显减少时仍可发生，因此，在急性发作期应密切注意神经系统症状及体征。张源慧等的资料表明，329例成人ITP患者中，5例发生颅内出血，5例在颅内出血发生前除一般出血现象加重外，均发生了视网膜出血。因此，对于成人ITP急性发作期应注意观察眼底情况，一旦发生视网膜出血，应给予紧急处理，以防止颅内出血的发生。

脾脏在深吸气时有时可触及，但一般无明显肿大，否则不符合成人ITP的诊断。

四、实验室检查

1. 血小板计数及其他指标　由于血小板减少，故出血时间延长，血块收缩不佳，束臂试验阳性。血小板大小及形态异常，外周血中血小板直径可达3～4μm，但若发现如红细胞大小的巨大血小板明显增多，应考虑有先天性血小板减少的可能。异常小的血小板及碎片也可见到。如果出现贫血，一般为失血引起，多为正细胞贫血；若出血严重且持续时间长，可为缺铁性贫血；偶尔严重出血时可发生网织红细胞增多。白细胞分类及计数一般正常。

2. 骨髓检查　除了由于失血引起的幼红细胞增多外，主要为巨核系有改变。骨髓巨核细胞一般明显增多，有时正常，较突出的变化是巨核细胞的核浆成熟不平衡，胞质中颗粒较少，嗜碱性较强，产生血小板的巨核细胞明显减少或缺乏，胞质中可出现空泡。这些改变并非特异，但在血小板减少症的鉴别中有一定价值。

3. 抗血小板自身抗体　绝大多数成人ITP患者PAIgG和(或)PAIgM升高，有时IgA升高。血小板特异抗体检测表明多数患者可检测到抗GPⅡb/Ⅲa的自身抗体，部分患者可以检测到抗GPⅠb/Ⅸ、GPⅠa/Ⅱa或者其他血小板膜糖蛋白的自身抗体。

五、诊　　断

全国第五届血栓与止血学术会议修订的ITP诊断标准如下：

1. 多次实验室检查血小板计数减少。

2. 脾脏不肿大或仅轻度肿大。

3. 骨髓检查巨核细胞数增多或正常，有成熟障碍。

4. 以下5项中应具有其中一项

（1）泼尼松治疗有效；

（2）切脾治疗有效；

（3）PAIg增多；

（4）PAC3增多；

（5）血小板寿命缩短。

5. 排除继发性血小板减少症。

6. ITP重型标准

（1）有3个以上出血部位；

（2）血小板计数$<10\times10^9/L$。

George等制定的慢性难治性ITP的诊断标准如下：

1. 糖皮质激素和脾切除无效；

2. 年龄>10岁；

3. 病程>3个月；

4. 无其他导致血小板减少的疾病；

5. 血小板计数$<50\times10^9/L$。

【鉴别诊断】　成人ITP必须与各种继发性血小板减少性紫癜鉴别：如各种自身免疫性疾病、药物、HIV感染等所致血小板减少。其他可表现为单纯血小板减少的疾病还有各种感染、MDS、慢性DIC等。此外，还应与各种先天性血小板减少症鉴别。

六、治　　疗

（一）治疗原则与方案

成人ITP自发完全及持久性缓解者<10%。本病治疗的主要目的应该是止血而不是将血小板提升至正常。是否需要治疗也应该主要取决于患者的出血严重程度而不宜过多关注血小板计数。成人ITP的治疗应根据病情采取不同方法，血小板数超过$30\times10^9/L$而无症状的患者，不需要治疗。当然，在进行治疗抉择时还必须考虑患者是否过分焦虑。

1. 紧急处理　对于有脑出血或其他严重出血并发症者，应紧急输注血小板或(和)大剂量静脉丙种球蛋白(IVIg)。自从1981年Imbach等报告以IVIg治疗ITP以来，IVIg在临床上得到广泛应用。其作用机制是：①可使体内IgG明显升高，增加了血清IgG对Fc受体的竞争，使巨噬细胞上的Fc受体被IgG裂解的Fc片段所饱和，因而阻碍了单核-巨噬细胞系统对血小板的破坏；②能抑制自身抗体的产生，也减少单核-巨噬细胞系统对血小板的破坏；③抑制自身抗体与血小板的结合。常用剂量为IVIg 2g/kg分2天或5天输注，副作用轻微。

对于无泌尿道出血者可使用6-氨基己酸，但应密切观察有无血栓性并发症。

2. 常规治疗

（1）糖皮质激素：主要适用于血小板数小于$30\times10^9/L$，并有严重出血或有出血危险者。首选泼尼松，剂量为1mg/(kg·d)，70%～90%的患者有较好的临床效果，一般在2～3周内出血症状改善，血小板计数升高，15%～60%的患者血小板数恢复至正常水平，但持续完全有效者仅约25%。达到缓解后，可以将泼尼松减量至最小维持量，维持3～4周后可考虑停药。如果停药后复发，重新使用糖皮质激素治疗仍可有效。泼尼松治疗4周仍无效者，必须迅速减量直至停药，维持治疗不宜超过6个月，因为已有随机对照临床试验表明即使是生理剂量的肾上腺皮质激素长期维持也可以明显增加患者的骨质疏松发生概率。目前,大剂量地塞米松(40mg/d,共4天,28天后若无效可以重复一疗程。)在临床上也获得广泛使用。但关于哪种药物或者剂量与疗程对于成人ITP疗效最好、副作用最小,还没有大规模的随机对照临床试验。

糖皮质激素治疗ITP的机制可能是:①抑制单核-巨噬细胞系统(尤其是脾)吞噬和破坏被抗体包被的血小板,使血小板生存时间延长;②减少抗血小板抗体的形成;③降低抗体对巨核细胞产生血小板的影响;④抑制抗原-抗体反应并可使结合的抗体游离;⑤可改善毛细血管脆性。

副作用包括库欣面貌、血压升高、水钠潴留、胃酸过多、骨质疏松、骨坏死、精神不安、血钾降低和血糖升高等,应引起重视。

(2) 脾切除术:为本病最有效的治疗方法,完全缓解率60%~80%。对糖皮质激素无效或依赖者、出血症状顽固或危及生命(如颅内出血)者宜尽早进行脾切除术。作用机制:①消除了抗体包被的血小板破坏的主要场所;②消除了抗血小板抗体产生的主要场所。

切脾前常用皮质激素治疗,已用皮质激素维持治疗者将激素剂量加大,使血小板上升至安全的止血水平($>30\times10^9$/L),必要时可以输注IVIg及血小板,同时加用糖皮质激素。脾切除后,血小板迅速上升,而且常伴有PAIgG下降,血小板水平有时在24小时内即升高,但大多数患者需要数天后才起效,偶尔也有1~2周见效者,切脾有良效者其每天血小板上升率一般至少为20×10^9/L,甚至是该值的数倍,一般在7~12天达峰值。目前尚未发现公认的可以预示脾切除疗效的临床参数,但年轻患者比年老者疗效好。约10%的脾切除无效或复发的患者是由于有副脾的存在,所以,在手术中若发现副脾应一并切除。

脾切除术死亡率<1%。主要并发症为继发感染,儿童有发生暴发性败血症的危险,成人发生率较儿童低。术前应给予多价肺炎球菌,脑膜炎球菌,流感嗜血杆菌B疫苗接种。年幼儿童除接种疫苗外,还应考虑给予预防性长效抗生素。

(3) 脾区照射:对于不能耐受手术者可考虑行脾区照射,总剂量一般为75~1370cGy,在1~6周内完成。

3. 慢性难治性ITP的治疗 慢性难治性ITP的治疗是一个非常棘手的难题,至今尚无理想的治疗手段。表125-1列举了文献中报道的不同方案的疗效。

(1) 硫唑嘌呤:剂量一般为150mg/d或1~2mg/(kg·d),平均见效时间为4个月。副作用很少,但对于长期使用者应警惕诱发恶性肿瘤。

(2) 环磷酰胺(CTX):剂量为2~4mg/(kg·d),口服,一般用药2个月后起效,需治疗6个月以维持疗效。副作用包括血小板生成受抑,使出血加重,白细胞减少,肝炎,出血性膀胱炎,继发性肿瘤等。

(3) 长春生物碱:给药方法有三种。一种是静脉注射长春新碱(VCR)每周0.02mg/kg(1~2mg)或长春碱(VLB)每周0.1mg/kg(5~10mg);另一种方法是持续缓慢滴注,剂量与上述相同,输注6~8小时;第三种方法是将血小板在体外与VLB孵育后再给患者输注,负荷VLB的血小板被巨噬细胞吞噬后,通过VLB直接损伤其功能,减少血小板的破坏而发挥疗效。如果用药4~6周无效,不必继续用药。VCR的主要副作用包括脱发、周围神经病;VLB的主要副作用为骨髓抑制。

(4) 达那唑:Ahn等于1983年首先用达那唑治疗22例成人难治性ITP患者,剂量为400~800mg/d,持续2个月以上,有效者一般在用药2~6周后血小板数开始升高,6~10周达高峰。达那唑需逐步减量,以维持安全止血水平的血小板数为宜。停药后大多数患者复发。达那唑与泼尼松有协同作用,与泼尼松合用可减少泼尼松用量,尤其适用于需较大量泼尼松维持治疗的患者。

其作用机制尚不完全清楚,可能与其减少单核巨噬细胞Fc受体的表达,调整T细胞免疫功能,降低抗体的产生有关。副作用包括体重增加、疲倦、肌痛、食欲减退、脱发等。此外,至今有5例因其他疾病服用本药引起血小板减少症的报道,应引起重视。

(5) 抗Rh(D)免疫球蛋白:其作用机制为:①抗体包被的红细胞与抗体包被的血小板竞争性结合单核-巨噬细胞系统的Fc受体,从而造成对Fc受体的封闭,减少血小板的破坏;②免疫调节作用。

副作用包括轻度血管外溶血、胆红素轻度增高、暂时性Coombs试验阳性,极少数患者(<2%)可发生寒战。

(6) 联合化疗:我们采用不同组合的VCR、CTX、硫唑嘌呤、高三尖杉酯碱、表鬼臼毒素和泼尼松对31例慢性难治性ITP患者进行治疗,13例(41.9%)获得完全缓解,9例(29%)获得部分缓解,中位随访时间37个月。

(7) 血小板生成素受体激动剂:近年来,两种血小板生成素受体激动剂(分别为Romplostim和Eltrombopag)治疗慢性/难治性ITP的临床试验取得了较好的疗效,其中,33/42例(79%)慢性难治性

ITP 患者和 36/41(88%)慢性 ITP 患者对 Romplostim 有效。国产血小板生成素对于慢性/难治性 ITP 的临床疗效也较好。但这类药物的长期疗效和副作用还有待于进一步观察。

(8) 免疫吸附:将患者血浆通过葡萄球菌蛋白 A 柱过滤后再回输给患者,从而清除其血浆中的 IgG 和含 IgG 的循环免疫复合物。Snyder 等对 72 例难治性 ITP 患者每次吸附 250～2000ml 血浆,在两周内平均进行 6 次治疗,结果 33 例有效,其中 18 例完全有效,7 例疗效短暂,26 例平均随访 8 个月无复发。治疗时,给予小剂量泼尼松能减少其副作用过敏反应的发生。此法价格昂贵,可作为其他方法无效时的贮备手段。

(9) 其他:除上述治疗方案外,还有用维生素 C、秋水仙碱、血浆置换以及大剂量地塞米松(Dex)治疗难治性 ITP 的报道。

表 125-1　慢性难治性 ITP 的治疗

药物	例数	CR(%)	PR(%)	NR(%)
硫唑嘌呤	109	18(17)	51(47)	40(36)
CTX	83	22(27)	29(35)	32(38)
VCR	103	9(9)	46(45)	48(46)
达那唑	90	1(1)	53(59)	36(41)
大剂量 Dex	50	5(10)	15(30)	30(60)
Rituximab	41	10(24)	14(34)	17(42)
IFN-	40	3(8)	12(30)	25(63)
联合化疗	36	15(42)	11(30)	10(28)
环孢素	21	6(21)	10(48)	5(31)
副脾切除	20	5(25)	9(45)	6(300)
维生素 C	20	0	5(25)	15(75)
氨苯砜	15	1(7)	6(40)	8(53)

4. 妊娠合并 ITP 的治疗　对于这类患者首先必须明确 ITP 是导致其血小板减少的原因。所有分娩时血小板少的患者 ITP 仅占 2%。在妊娠早期,治疗原则与一般成人 ITP 相同,但脾切除术应尽可能延期进行,因为本病在分娩后可能自发缓解,而且脾切除术可增加胎儿死亡和早产的危险。对于必须手术者最好选择在中期妊娠的早期进行。IVIg 可作为一种替代治疗措施。

(二) ITP 的疗效标准

全国第五届血栓与止血学术会议修订的疗效标准如下:

1. 显效　血小板计数恢复正常,无出血症状,持续 3 个月以上。维持 2 年以上无复发者为基本治愈。

2. 良效　血小板计数升至 $50\times10^9/L$ 或较原水平上升 $30\times10^9/L$ 以上,无或基本无出血症状,持续 2 个月以上。

3. 进步　血小板计数有所上升,出血症状改善,持续 2 周以上。

4. 无效　血小板计数及出血症状无改善或恶化。

另外,国外学者多采用如下标准判断近期疗效:

1. 完全反应(CR)　血小板计数 $>100\times10^9/L$。

2. 部分反应(PR)　血小板计数 $50\times10^9\sim100\times10^9/L$。

3. 无反应(NR)　血小板计数 $<50\times10^9/L$。

【病程及预后】　成人 ITP 自发缓解者很少。约 1/3 的患者对糖皮质激素及脾切除无效,这些患者常常迁延不愈,约 5% 的患者可死于颅内出血。另外,老年 ITP 患者发生严重出血的几率更高。

第二节　儿童 ITP

一、病因与发病机制

儿童 ITP 有时又称感染后血小板减少性紫癜,发病前通常有病毒感染史。至于感染与随后出现的血小板暴发破坏之间的关系尚未完全阐明。血小板减少均在病毒感染恢复之后发生,因此,血小板减少不可能是病毒对血小板的直接破坏所致,而可能是机体对感染的一种天然免疫反应引起。

儿童 ITP 血小板减少的可能机制是:①病毒感染后,机体产生免疫应答,形成抗原-抗体复合物,附着于血小板膜 Fc 受体,使血小板易在单核-巨噬细胞系统内被破坏,导致血小板减少;②病毒改变血小板结构,使血小板抗原性发生改变,引起自身免疫反应,产生抗血小板抗体,使血小板破坏增加;③抗病毒抗体与血小板膜表面成分存在交叉反应,引起血小板破坏;④机体抗病毒免疫反应过程中,过多地产生特异的抗血小板抗体,引起血小板破坏增多。

二、发 病 情 况

洲际儿童 ITP 研究组的一项前瞻性研究表明:在 2540 例可评价的新诊断的 ITP 中,203 例(7.6%)为婴儿,1860 例(69.1%)为 1～10 岁的患儿,477 例(17.7%)为 10～16 岁的患者,三组的男女之比分别为:1.73∶1、1.16∶1和 1.07∶1;三组的慢性 ITP 发生率分别为:23.1%、28.1% 和 47.3%,颅内出血发生率为 0.17%。

我们的回顾性资料和国际多中心的前瞻性研究都表明:儿童 ITP 好发于冬、春两季,与病毒感染的高峰季节一致。病原体包括风疹、麻疹、水痘、病原体不明的呼吸道感染和疫苗接种等，以非特异性呼吸道感染最常见，通常诊为流感、咽炎、胃肠炎等。男女发病机会均等。80%的患者在感染发生后1～3周起病。但也可短至2天，长者可达6周。

北欧的资料表明：儿童急性ITP患者的年发病率为4.8～5.3/10^5，其中25%的患儿转为慢性。美国马里兰州的资料表明，儿童ITP患者的患病率为7.2/10^5，在1～5岁组、6～10岁组和11～14岁组分别为9.3/10^5、7.3/10^5和4.1/10^5。

三、临床表现

一般起病急骤，可有畏寒发热。主要的症状为皮肤和黏膜出血。皮肤有较明显的小出血点、紫斑和瘀斑，分布不均，通常首发于四肢，以后扩展至躯干。黏膜出血表现为鼻出血，牙龈出血，口腔、舌黏膜血泡，常有消化道、泌尿生殖系出血。结合膜下出血相当多见，少数有视网膜出血。出血程度与血小板减少的程度一致。3%～4%儿童ITP病情较重，但发生致命性颅内出血（通常为蛛网膜下腔出血）的可能性约为0.1%。发生自发严重出血者的血小板水平一般在10×10^9/L以下，通常低于4×10^9/L。体检除皮肤有散在瘀点或瘀斑，口腔、舌黏膜可有血泡外，约10%患者可有轻度肝脾肿大，但极少超过肋下2～3cm，淋巴结肿大常见，反映了患者在近期内有病毒感染。如有脊髓、颅内出血时可有相应的体征。

四、实验室检查

起病时血小板减少通常较严重，多数病例血小板$<20\times10^9$/L，血小板寿命明显缩短，通常只有几个小时。出血严重时可伴有贫血，一般为正细胞性贫血，出血过多，持续时间较长时为小细胞、低色素性贫血。嗜酸性粒细胞增多较常见。骨髓巨核细胞数正常或增加，以未成熟的巨核细胞为主，常见只有一个核、胞质少、颗粒少的幼稚巨核细胞。

由于血小板明显减少，故出血时间延长，血块收缩不良，束臂试验阳性，凝血功能正常。众多研究表明，PAIg增高。

五、诊断与鉴别诊断

根据患者的临床表现，前驱病毒感染史，实验室检查结果一般容易作出诊断。但尚需与以下疾病鉴别：败血症所致血小板减少，药物性血小板减少及各种先天性血小板减少等（详见有关章节）。

六、治　疗

儿童ITP患者症状相对较轻，多数能在数周内自发缓解，可以不给予治疗，对出血较重者应酌情给予以下治疗。

1. 糖皮质激素　首选泼尼松，推荐剂量为1～2mg/(kg·d)，但也有报道表明0.25mg/(kg·d)同样有效。

2. IVIg　儿童ITP患者以大剂量IVIg 400mg/(kg·d)×5天治疗，60%～85%患者血小板水平明显升高，通常在数天内恢复正常水平，甚至有些患者在治疗第一天血小板即开始上升。也有作者报告单剂IVIg 1.0g/kg同样有效。鉴于IVIg毒性小，且能使大部分患者血小板水平迅速升高，因此儿童ITP出血症状很重时有必要选用IVIg治疗。IVIg不干扰其他形式的治疗，且与其他形式的治疗有协同作用，其主要缺点是价格昂贵。IVIg治疗儿童ITP公认有效，但是否应该常规应用则无定论。主要是因为①儿童ITP颅内出血发生率低，无法确定其是否降低颅内出血发生率；②没有证据表明IVIg能降低儿童ITP发展为慢性ITP的可能性。

3. 抗Rh(D)球蛋白　几乎对所有患者都有效，对于慢性ITP，每5周静脉输注25～75μg/kg，可以防止血小板严重减少。

4. 脾切除术　4岁以下儿童一般不主张施行脾切除术，4岁以上的儿童如有必要，也应在确诊ITP12个月后才能考虑。

七、病程及预后

80%以上的患者不管治疗与否，最终能恢复正常，半数患者在6周内血小板计数恢复正常。儿童ITP多可自发缓解。病情较严重者应积极治疗，血小板恢复正常一般是持久性的，但也有少数患者可能由感染、接种疫苗等因素触发下，再次或多次复发。约15%的患者在6个月内血小板不能恢复正常，这类患者一般考虑为慢性ITP，其中25%左右的患者在一年内血小板仍可恢复正常。目前没有证据证明药物治疗能阻止儿童ITP向慢性ITP发展。具有下列因素的患者，病程较易转为慢性：①发病前没有感染病史；②血小板呈中等减少；③PAIg较低者。

儿童ITP属良性疾病，少数重度血小板减少患者可并发颅内出血而死亡，死亡率不到1%。

（杨仁池）

参考文献

1. 王婷婷，赵辉，任贺，等. 慢性特发性血小板减少性紫癜患者Ⅰ类和Ⅱ类T细胞特点的研究. 中华医学杂志，2006，86(10)：669-673
2. 杨仁池，冯四洲，郝玉书. 特发性血小板减少性紫癜//张之南，杨天楹，郝玉书，主编. 血液病学. 北

京:人民卫生出版社,2003:1636-1645

3. 杨仁池.特发性血小板减少性紫癜治疗中应该注意的几个问题.国际输血及血液学杂志,2007,30(6):484-486
4. 杨仁池.特发性血小板减少性紫癜的规范化治疗.中国实用内科杂志,2007,27(14):1095-1097
5. 郭振兴,季林祥,段毅力,杨仁池.干扰素治疗肝炎病毒相关性血小板减少症。临床血液学杂志,2008,21(5):229-232
6. 赵永强,王庆余,翟明,等.重组人血小板生成素治疗慢性难治性特发性血小板减少性紫癜的多中心临床试验.中华内科杂志,2004,43(8):608-610
7. 蓝海峰,杨仁池.特发性血小板减少性紫癜发病机制的认识.内科危急重症杂志,2006,12(6):258-261
8. Bussel JB, Cheng G, Saleh MN, et al. Eltrombopag for the treatment of chronic idiopathic thrombocytopenic purpura. N Engl J Med, 2007, 357:2237-2247
9. Bussel JB, Cines D. Immune thrombocytopenic purpura, neonatal alloimmune thrombocytopenia, and post-transfusion purpura//Hoffman R, Benz EJ, Shattil SJ, et al. Hematology: Basic principles and practice, 4th ed. Philadelphia: Elsevier Inc., 2005:2269-2285
10. Bussel JB, Kuter DJ, Pullarkat V, et al. Safety and efficacy of long-term treatment with romiplostim in thrombocytopenic patients with chronic ITP. Blood, 2009, 113(10):2161-2171
11. Bussel JB, Provan D, Shamsi T, et al. Effect of eltrombopag on platelet count and bleeding during treatment of chronic idiopathic thrombocytopenic purpura: a randomized, double-blind, placebo-controlled trial. Lancet, 2009, 373:641-648
12. Chen X, Xu J, Chen Z, et al. Interferon-gamma + 874(A/T) and interleukin-4(IL-4) intron3 VNTR gene polymorphisms in Chinese patients with idiopathic thrombocytopenic purpura. Eur J Haematol. 2007, 79(3):191-197
13. Chen Z, Zhou Z, Chen X, et al. Single nucleotide polymorphism in DNMT3B promoter and the risk for idiopathic thrombocytopenic purpura in Chinese population. J Clin Immunol, 2008, 28(5):399-404
14. Fogarty PF, Segal JB. The epidemiology of immune thrombocytopenic purpura. Curr Opin Hematol, 2007, 14:515-519
15. Imbach P, Kuhne T, Muller D, et al. Childhood ITP: 12 months follow-up data from the perspective registry I of the Intercontinental Childhood ITP Study Group (ICIS). Pediatr Blood Cancer, 2006, 46:351-356
16. Kuhne T, Buchanan GR, Zimmerman S, et al. A prospective comparative study of 2540 infants and children with newly diagnosed idiopathic thrombocytopenic purpura (ITP) from the Intercontinental Childhood ITP Study Group. J Pediatr, 2003, 134:605-608
17. Kuhne T, Imbach P, Bolton-Maggs PHB, et al. Newly diagnosed idiopathic thrombocytopenic purpura in childhood: an observational study. Lancet, 2001, 358:2122-2125
18. Kuter D, Bussel JB, Lyons RM, et al. Efficacy of romiplostim in patients with chronic immune thrombocytopenic purpura: a double-blind randomised controlled trial. Lancet, 2008, 371:395-403
19. Liu B, Zhao H, Poon MC, et al. Abnormality of $CD4^+CD25^+$ regulatory T cells in idiopathic thrombocytopenic purpura. Eur J Haematol, 2007, 78(2):139-143
20. Li H, Zhang L, Zhao H, et al. Chronic idiopathic thrombocytopenic purpura in adult Chinese patients: a retrospective single-centered analysis of 1791 cases. Chin Med J, 2005, 118(1):34-37
21. Ren H, Zhao H, Wang T, et al. Leptin enhances in vitro secretion of IgG antiplatelet antibodies by splenocytes and peripheral blood mononuclear cells from patients with chronic idiopathic thrombocytopenic purpura. Clin Immunol, 2006, 120(2):205-211
22. Rodeghiero F, Stasi R, Gernsheimer T, et al. Standardization of terminology, definitions and outcome criteria in immune thrombocytopenic purpura of adults and children: report from an international working group. Blood, 2009, 113(11):2386-2393
23. Tao J, Huang Y, Li H, et al. Long-term outcomes of combination chemotherapy in chronic refractory idiopathic thrombocytopenic purpura in China. Chin Med J, 2007, 120(18):1643-1646
24. Tao J, Yang M, Chen Z, et al. Decreased DNA methyltransferase 3A and 3B mRNA expression in peripheral blood mononuclear cells and increased plasma SAH concentration in adult patients with idiopathic thrombocytopenic purpura. J Clin Immunol, 2008, 28(5):432-439

25. Wang T, Xu M, Ji L, et al. Splenectomy for chronic idiopathic thrombocytopenic purpura in children: a single center study in China. Acta Haematologica, 2006, 115(1-2):39-45
26. Wang T, Xu M, Ji L, et al. Splenectomy for adult chronic idiopathic thrombocytopenic purpura: experience from a single center in China. Eur J Haematol, 2005, 75(5):424-429
27. Wang T, Zhao H, Ren H, et al. Type 1 and type 2 T-cell profiles in idiopathic thrombocytopenic purpura. Haematologica, 2005, 90(7):914-923
28. Xu J, Lu S, Tao J, et al. CD72 Polymorphism Associated with Child-Onset of Idiopathic Thrombocytopenic Purpura in Chinese Patients. J Clin Immunol, 2008, 28(3):214-219
29. Yang RC, Han ZC. Pathogenesis and management of chronic idiopathic thrombocytopenic purpura: an update. Int J Hematol, 2000, 71:18-24
30. Zhan M, Zhao H, Yang R, et al. Serum leptin levels in patients with idiopathic thrombocytopenic purpura. Eur J Haematol, 2004, 72(5):348-352
31. Zhao H, Li H, Zhang L, et al. Retrospective analysis of 472 Chineses Children with chronic idiopathic thrombocytopenic purpura: a single center experience. Haematologica, 2005, 90(6):860-861
32. Zhou B, Zhao H, Yang RC, et al. Multi-dysfunctional pathophysiology in ITP. Critical Reviews in Oncology/Hematology, 2005, 54(2):107-116
33. Zhou Z, Yang R. Rituximab treatment for chronic refractory idiopathic thrombocytopenic purpura. Crit Rev Oncol Hematol, 2008, 65(1):21-31
34. Zhou Z, Yang L, Chen Z, et al. Health-related quality of life measured by the short form 36 in immune thrombocytopenic purpura: a cross-sectional survey in China. Eur J Haematol, 2007, 78(6):518-523

第126章

药物性血小板减少性紫癜及其他类型血小板减少性紫癜

药物性血小板减少性紫癜是指由药物直接导致的血小板减少。一百多年前已有因服用奎宁后导致急性、严重的血小板减少性紫癜的报道。停用药物后血小板可恢复正常，再次用药则血小板又减少。本章还将就输血后紫癜、周期性血小板减少症、先天性和遗传性血小板减少症等进行阐述。

一、药物性血小板减少性紫癜

药物性血小板减少性紫癜是指由药物直接导致的血小板减少。一百多年前已有因服用奎宁后导致急性、严重的血小板减少性紫癜的报道。停用药物后血小板可恢复正常，再次用药则血小板又减少。

（一）病因及发病机制

多数药物引起的免疫性血小板减少可用Miescher及Shulman提出的“无辜旁观者学说”解释：①抗原是药物（半抗原）与某些血浆蛋白或载体分子形成的复合物；②抗体直接针对药物-载体复合物，而不针对血小板抗原决定簇；③药物与抗体结合形成抗原抗体复合物；④抗原抗体复合物以非特异过程黏附于血小板，导致血小板破坏。

进一步研究发现药物或其代谢产物为半抗原，在体内与血浆蛋白结合形成抗原，进而刺激机体产生抗体。许多药物在患者体内都可产生抗体，但只有少数亲和力极强的抗体与药物结合，才导致血小板减少。大多数药物引起的抗体为IgG型；双氢克尿噻、利福平、丙戊酸钠引起的抗体属IgM；也有报道对乙酰氨基酚（醋氨酚）引起的抗体为IgA型。当药物再次进入体内，抗体与药物结合形成抗原-抗体复合物，以抗体Fab端与血小板表面GPⅡb/Ⅲa或Ⅰb-Ⅸ或GPⅤ结合，通过加速单核-巨噬细胞系统的清除或激活补体引起血小板溶解而导致血小板破坏。另一种可能的机制如青霉素、头孢菌素类药物与血小板结合，使之成为全抗原，引起抗体产生；抗体作用于药物-血小板复合物，再通过上述途径破坏血小板。再一种可能的机制是药物不通过与血小板结合，而直接诱导产生血小板自身抗体，如甲基多巴、金盐等。

药物所致血小板减少性紫癜根据发病机制可分为三类：

1. 药物抑制血小板生成

（1）对骨髓粒、红、巨三系抑制的药物，如抗肿瘤化疗药、氯霉素、磺胺药、解热镇痛药（吲哚美辛、保泰松）、抗甲状腺药（甲巯咪唑、卡比马唑、丙硫氧嘧啶）、抗糖尿病药（氯磺丙脲）、镇静药（安定、安宁、氯氮䓬、氯丙嗪）等对骨髓造血组织的抑制，导致全血细胞减少。这类患者的发病机制及治疗详见第40章再生障碍性贫血。

（2）选择性抑制巨核细胞的药物，如氯噻嗪、乙醇、合成雌激素、甲苯磺丁脲等对巨核细胞抑制作用，导致获得性纯巨核细胞性血小板减少性紫癜。氯噻嗪对骨髓巨核细胞的抑制作用的证据大多是间接的，孕妇服用这类药物后所生婴儿有可能发生巨核细胞减少，但成人很少发生。有用己烯雌酚、甲苯磺丁脲、酒精中毒者发生获得性纯巨核细胞性血小板减少性紫癜的报道。国内亦有用APC、速效感冒胶囊、安乃近或氨基比林引起本病的报道。本病一旦明确诊断，患病前所用各种药物必须停用，忌用骨髓毒性药物及乙醇。可用雄激素刺激造血。相同的血小板数，本病出血较慢性ITP严重，出血严重者应积极输注血小板，同时加用抗纤溶药如6-氨基己酸以减少血小板的需求量，应告诫患者以后避免使用引起本病的药物。

2. 药物直接破坏血小板　瑞斯托霉素是一种临床上不再使用的抗结核药，它可促进血小板聚集，使患者发生轻度血小板减少。此外，硫酸鱼精蛋白、肝素在体内也可引起血小板聚集而导致某些患者发生血小板减少。这类患者的血小板减少程度一般较轻，不需特殊治疗。

3. 药物性免疫性血小板减少性紫癜　数百种药物可引起免疫性血小板破坏，其中常见的有如下几类药物：

(1) 抗凝剂：肝素（见本章第二节）。

(2) 金盐。

(3) 金鸡纳碱：奎宁、奎尼丁。

(4) 解热镇痛药：阿司匹林、吲哚美辛、对乙酰氨基酚、保泰松等。

(5) 抗生素：青霉素、头孢菌素、磺胺类等。

(6) 抗结核药：利福平。

(7) 抗高血压药：呋塞米、噻嗪类、甲基多巴。

(8) 神经精神病药：卡马西平、二苯基乙内酰脲、丙戊酸钠。

(9) 口服降糖药：磺脲类。

(10) 抗癫痫药：苯妥英钠。

（二）临床表现

本病最常见于年龄>50岁者，但也可见于1岁以下的儿童。其发生率奎尼丁0.1%、金盐1%～3%，具有HLA-DR_{w3}表达者易发病。首次用药者一般至少需要7天引起免疫反应；先前已致敏者，再次用奎宁、奎尼丁等后，在12小时内可发生血小板减少，而用肝素者可在数分钟或数小时内发生血小板减少，金盐及有机砷作用较慢，一般在服用元素金10～20周，剂量达225mg以后发生血小板减少。其前驱症状有过敏样表现：发热、寒战、嗜睡、瘙痒、荨麻疹等。出血一般突然发生，表现为皮肤、黏膜出血，极少数患者甚至发生溶血-尿毒症综合征或弥散性血管内凝血。停用有关药物后，出血症状很快改善。但金盐引起者停药后出血仍持续较长时间。

（三）实验室检查

血小板数一般低于$10\times10^9/L$，出血时间延长，血块回缩不佳，束臂试验阳性，骨髓巨核细胞数正常或增多，产生血小板的巨核细胞减少或缺如。

用于诊断本症的试验很多，通常将正常人的血小板与患者血清及有关药物混合进行补体结合、聚集、血小板颗粒成分释放、血块回缩抑制、免疫荧光或ELISA等试验，一般能检测到高水平的抗体。一般不主张采用可疑药物进行体内试验。

（四）诊断与鉴别诊断

肯定的服药史，结合临床表现：①患者发病骤起，出血较重，往往有口腔血泡；②出血发生前有药物过敏样前驱症状；③一般在重复用药后发病，而停用有关药物后数天出血消失，以及实验室检测到抗体，可以确定诊断。

本病需要与急性ITP及其他突发的血小板减少症相鉴别，一般停药观察血小板的恢复情况有利于鉴别。

（五）治疗

立即停用可疑的药物及避免使用影响血小板功能的药物。症状较轻者一般不需要特别治疗，停药3～7天后血小板开始上升，2周内完全恢复正常。严重出血者可以给予糖皮质激素，危及生命的出血宜输注血小板。此外，血浆置换及静脉输注丙种球蛋白治疗也有一定益处。金盐所致本症者在停药后需数月甚至数年血小板数才能恢复正常，可用二巯丙醇促进金排出体外。

（六）预后

如及时停药，给予适当治疗，多数患者预后良好，<5%的患者死于颅内出血。医生应告诫患者终生禁用引起本病的药物。

二、肝素诱导的血小板减少性紫癜

肝素相关的血小板减少性紫癜（HIT）由Gollub和Ulin于1962年首先报道。George等综合1976～1989年文献报道的前瞻性研究发现在2169例使用肝素的患者有113例发生了HIT，发生率约5%。骨科手术患者接受肝素治疗后HIT的发生率可达5%，而内科患者接受肝素治疗后HIT的发生率仅约0.5%。20%～50%的接受心脏手术的患者可以产生HIT抗体，但其中仅约2%的患者会发生血小板减少和（或）血栓。各种肝素制剂均可导致血小板减少，如普通肝素、低分子量肝素及类肝素制剂等，其中牛型肝素制剂发生率高于猪型，肝素的用药量、给药方式与血小板减少的严重程度无关，但用药量少，皮下注射，其发生率相对较低。接受普通肝素治疗的患者中HIT的发生率明显高于接受低分子肝素治疗的患者。

HIT分为两型：Ⅰ型，血小板中度减少，发生于应用肝素的头两天，随后即使继续使用肝素，血小板可自行恢复正常。Ⅱ型，血小板严重减少，常伴有血栓形成，发生于应用肝素的5～14天。此外，还有所谓迟发性HIT，这类患者血小板减少和（或）血栓发生于停止肝素治疗之后。

（一）发病机制

肝素可直接作用于血小板。肝素与血小板上某一可饱和位点结合的表观分布常数与用药时血浆中水平相同（0.1～0.2U/ml）。其高分子组分与血小板结合的亲和力高，可能与其总的负电荷增高有关。高分子组分更易导致血小板聚集，并能促进生理性诱聚剂诱导的血小板聚集与分泌，因而血小板数明显降低。

上述研究提示在肝素治疗时产生抗肝素抗体可能是一种普遍现象。已有研究表明抗肝素抗体可导致血小板严重减少。肝素的作用可能是改变血小板表面,促进抗体与血小板抗原结合以及抗原抗体复合物与血小板的 Fc 受体结合。

此外,肝素与血小板因子 4(PF4)结合后分泌并与血小板表面结合,可能作为抗体的另一个作用位点。HAT 患者的 IgG 还可与内皮细胞结合。这可能与 DIC 和血栓并发症的发生有关。HAT 患者血小板表面 IgFcRⅡ受体(CD3)的浓度明显增高,提示这类患者易发生肝素-抗肝素抗体复合物所致血小板减少和血栓形成。

(二) 临床表现

Ⅰ型 HIT 是在肝素治疗的最初几天发生的无症状性轻度血小板减少,在继续用药的情况下,血小板数可以恢复正常。

Ⅱ型 HIT 病情危重,一般发生在首次用药后 5～14 天,血小板进行性减少,一般比基线水平降低至少 40%～50%,但很少低于 10×10^9/L。这类患者有时可以被骨科或者心肺手术相关的血小板减少掩盖,这种情况下,患者往往在手术后 1～4 天出现血小板减少,手术后第 6 天前血小板升高,然后再次发生血小板减少。患者少有出血表现,却发生动、静脉血栓,表现为肢体末端肿胀或局部缺血、呼吸困难、心肌梗死、心脏停搏、皮肤坏死、腹痛等,有时发生双侧肾上腺血栓而出血坏死致严重的低血压发生。

(三) 实验室检查

检测肝素依赖性抗体的常用方法是将患者血清及肝素与正常血小板一起孵育,然后检测血小板的聚集和分泌反应。对于实验结果的解释往往比较困难。最近,检测方法有所改进,如用 ^{14}C-五羟色胺释放法等。目前,肝素依赖性抗体检测主要用于实验研究,尚不能广泛用于临床实践。现有检测方法的敏感性和特异性比较见表 126-1。

表 126-1　HIT 检测方法的敏感性和特异性比较

诊断方法	敏感性(%)	特异性(%)
5-羟色胺释放法	90～98	>95　80～97
肝素诱导的血小板聚集试验	90～98	>95　80～97
血小板聚集试验(枸橼酸抗凝的富血小板血浆)	35～85	90　82
PF4/肝素酶免法	>90	>95　50～93

(四) 诊断

本病的诊断比较困难,尤其是有多种可能解释患者血小板减少时。若无其他病因,接受肝素治疗 5～14 天的患者连续 2 天血小板计数低于 100×10^9/L,应考虑为 HIT。对于疑难病例,可在停用 6～12 小时后再计数血小板,若血小板数开始上升,且有肝素依赖性抗体,则诊断可以成立。

(五) 治疗及预后

经常计数血小板是最重要的预防措施。随着肝素治疗疗程缩短以及低分子量肝素的应用,HIT 的发生率可能下降。若血小板数大于 50×10^9/L,停用肝素应慎重。因为部分患者血小板可自行恢复正常,且停用肝素后可使血栓症状加重或复发。若血小板数小于 50×10^9/L,应立即停用肝素,因为这极有可能系肝素诱发 DIC 所致。停用肝素后数天之内血小板数即可恢复正常,且常常在停用肝素几小时后血小板即开始升高。Ⅰ型 HIT 患者不需治疗,Ⅱ型 HIT 患者除上述治疗外,应积极抗血栓,可用低分子量肝素和类肝素药物(但应注意可能与肝素有交叉反应),及维生素 K 拮抗剂或溶纤维蛋白药蛇毒蛋白酶治疗。Ⅱ型 HIT 死亡率 30%,20% 的患者需截肢。

三、新生儿同种免疫性血小板减少性紫癜

新生儿同种免疫性血小板减少性紫癜(neonatal alloimmune thrombocytopenia, NAT)发生率较低,为 1/1500～5000 个新生儿,本病与母婴 Rh 血型不合所致的溶血性贫血类似,但第一胎即可发病。因母婴血小板抗原不同,母亲产生抗胎儿血小板抗体,引起胎儿及新生儿严重血小板减少。不同于先天性 ITP,本病患儿母亲不受影响,却导致 30% 的 NAT 患者颅内出血死亡或发生神经系统后遗症。

(一) 发病机制

这是由于母亲缺少胎儿血小板抗原所致,胎儿的血小板特异性抗原刺激母体产生同种抗体,而抗体通过胎盘进入胎儿体内导致血小板减少。白种人引起本病的血小板抗原以 HPA-1a 最常见,占 80%～90%,其次为 HPA-5b,14%～20%,HPA-3a、HPA-1b 分别只占 2% 及 1%,极少数情况下 HPA-

2b、HPA-3b、HPA-4b不合者也能引起本病。而日本人以HPA-4b抗原不合最常见。胎儿血小板在妊娠早期即可表达血小板特异性抗原，一般在妊娠14周左右即可发生NAT。实际上在35～50个妊娠妇女中，即有一个母婴HPA-1a不合，但只有少部分患儿发生NAT，其敏感性可能与HLA Ⅱ类抗原的表达有关，HPA-1a致敏者，表达HLA-DRw 52a者易发病，而HPA-5b致敏者，表达HLA-DRw6易发病，此外，可能有部分轻度无症状的患者漏诊。

（二）临床表现

多数情况下，首次妊娠的新生儿即发病，患儿通常出生时正常，但分娩后不久即出现全身散在出血点及瘀斑，甚至胃、肠道、颅内出血、出生后1周常出现黄疸。HPA-1、HPA-3、HPA-2抗原引起的NAT，约60%以上患儿发生在首次妊娠，其中30%母亲有过流产史，已生产过NAT患儿的母亲再次妊娠，其新生儿发生NAT的可能性为97%，且出血症状重，宫内发生颅内出血的可能性高。而HPA5b抗原性较弱，首次发病主要发生在经产妇。HPA-1a性NAT，只有10%～15%的新生儿出生时无出血症状，14%～30%的患儿发生颅内出血，且半数在子宫内发生。HPA-5b性NAT出血相对较轻，约59%的患儿有出血症状，颅内出血少见。

（三）实验室检查

有症状的患儿，其血小板数一般低于$30\times10^9/L$，出生后数小时，血小板数进一步降低，约在出生后48小时，近半数的患儿血小板数低于$10\times10^9/L$（HPA-5b致敏者只有3%）。多数患儿骨髓巨核细胞数正常或增多，少数减少，这可能是抗体直接作用于巨核细胞之故。少数患儿间接胆红素可上升至引起核黄疸的水平。出血过多可引起贫血。用血小板凝集、抗球蛋白消耗、补体结合、免疫荧光等试验，可从20%～70%的母体血清中检测出同种抗体，用更敏感的方法如Western blot阳性率更高。

（四）诊断及鉴别诊断

本病需与先天性原发性血小板减少性紫癜、先天性巨核细胞生成不良、母亲服药引起的先天性免疫血小板减少性紫癜、病毒或细菌感染引起的血小板减少、巨大海绵窦状血管瘤所致血小板减少鉴别。在排除上述疾病后，结合临床，实验室检测出抗血小板特异性的同种抗体可以确诊。

（五）治疗

目前尚不能对所有孕妇进行产前抗血小板抗体的筛选检查，对已妊娠过NAT患儿的妇女再次妊娠应引起注意。治疗的目的是防止在宫内及出生时颅内出血的发生。有作者对这样的妊娠妇女从23周开始给予泼尼松10mg/d，认为可以增加胎儿的血小板数；也有作者给予孕妇IVIg每周1g/kg×5，认为能使胎儿血小板数增加，但IVIg低剂量无效。上述两种治疗对胎儿的疗效其他研究者未证实。对已妊娠过NAT患儿的妇女再次妊娠多数作者主张剖宫产，但其疗效未证实。近年来，对孕妇产前在超声引导下经皮脐静脉穿刺采血进行血小板计数，如果低于$20\times10^9/L$，进行宫内输注患儿母亲洗涤和照射了的血小板或其他供者与其母亲抗原相合的血小板，或宫内输注IVIg，可使宫内颅内出血的发生率明显降低，初步结果令人满意。

出生后的治疗主要依据出血程度和血小板数，患儿出生时血小板数$>30\times10^9/L$、无出血症状，可不给予治疗，而进行仔细的观察；如果出血症状轻微，可以给予泼尼松2mg/kg，以减少出血。如果出生时血小板数$<30\times10^9/L$，出生后数小时内进一步降低或发生广泛性出血，必须立即给予患儿输注其母亲经洗涤和照射了的血小板或与其母亲抗原相合的供体的血小板，或进行置换输血，同时给予IVIg，对于防止颅内出血明显有效，大多数患儿在治疗后1周内恢复正常。

（六）预后

约15%的患儿死于颅内出血，采取早期诊断，及时治疗，对选择患者实行剖宫产可降低死亡率。本病为自限性疾病，平均病程2周，极少超过2个月恢复者。

四、输血后紫癜

输血后紫癜（post-transfusion purpura，PTP）相当少见，最早由van Loghem报道，至今已有200余例报道，国内有少数报道。其特征是输注含血小板成分血液后约1周患者突发血小板减少，其严重性类似于奎尼丁引起的药物性血小板减少性紫癜。

（一）病因与发病机制

本病的发生与血小板特异性抗原的同种免疫有密切关系，通常是血小板HPA-1a阴性的妇女曾因有过一次HPA-1a阳性妊娠或将HPA-1a抗原阳性的血小板输给了HPA-1a阴性患者而致敏，当再次妊娠HPA-1a阳性胎儿或输注HPA-1a阳性血小板，激发起回忆反应。导致本病的致敏抗原90%以上是HPA-1a，少数为HPA-4a、HPA-1b、HPA-3a、HPA-3b、HPA-5b等。一般有1%～3%的患者输血是HPA-1a抗原不匹配的，但本病罕见，形成抗HPA-1a抗体的能力可能与某些HLA Ⅰ、Ⅱ类抗原的表达有关，一般表达HLA-B8、HLA-DR3者发生本病的几率较高。但针对供体血小板产生的同种抗体是如何引起患者自身血小板破坏的，其机制尚不十分清楚。可能是输注的HPA-1a阳性的血小板释放HPA-1a

抗原(GPⅡb/Ⅲa)黏附到患者 HPA-1a 阴性的血小板上,使它成为抗 HPA-1a 抗体作用的靶或引起自身抗体的产生,导致血小板在单核-巨噬细胞系统破坏增加。

（二）临床表现

患者输注含有血小板的血制品后 5～8 天,突发血小板减少,约 1/3 的患者输血时伴有寒战。起病急骤,血小板数在 24 小时内由正常迅速降至 $10\times10^9/L$ 以下,出血表现除有皮肤紫癜外,一般有黏膜出血,常有威胁生命的出血,死亡率约 10%,只给予支持治疗者出血症状一般持续 1～35 天,血小板恢复正常需 6～70 天。

（三）实验室检查

血小板数常 $<10\times10^9/L$,骨髓巨核细胞数正常或增加,凝血筛选试验正常,用经氯喹处理的血小板免疫荧光试验(PIFT)、免疫印迹与 SDS-PAGE 同时应用及基于血小板抗原单克隆抗体免疫固定(MAIPA)的固相 ELISA 法等可以检测到特异的血小板同种抗体。

（四）诊断与鉴别诊断

通过临床表现,结合血清学检查,本病的诊断并不困难。本病需与急性 ITP、弥散性血管内凝血、药物引起的血小板减少性紫癜相鉴别。极罕见情况下,将已致敏具有高滴度抗 HPA-1a 抗体的 HPA-1a 阴性供体的血液输给 HPA-1a 阳性的受者,也引起类似于 PTP 的严重血小板减少,但潜伏期短,一般只有数小时。

（五）治疗

PTP 患者病情往往较重,一旦明确诊断,应迅速开始治疗,最有效的两种治疗方法是血浆置换与静脉输注 IVIg。血浆置换可以在数小时内止血,数天内使血小板数上升至正常水平,尽管有些患者需连续 2～3 天进行血浆置换,但 65%～80% 的患者一次即可治愈。IVIg 0.4g/(kg·d)×2～5 天或 1g/(kg·d)×1 天,能使血小板数迅速升高。如果患者发生严重出血,最好先行血浆置换,再给予 IVIg 治疗。皮质激素单用无效,可与 IVIg 或血浆置换合用,可能会增加疗效。本病一般不主张输注血小板,因为 HPA-1a 阳性血小板在患者体内迅速被破坏,且有可能发生严重的甚至危及生命的输血反应。

（六）病程及预后

若无严重出血,患者多在 1～6 周内自行恢复,约 10% 的患者可发生颅内出血。

五、人类免疫缺陷病毒引起的血小板减少性紫癜

Morris 等 1982 年首次报道健康男性同性恋患者发生自身免疫性血小板减少,以后在静脉药物成瘾者、获得性免疫缺陷综合征(AIDS)及其相关性疾病、血友病患者也发现了类似的变化。血小板减少可以是人类免疫缺陷病毒(HIV)感染的首发症状。血清抗-HIV 阳性而无症状的患者血小板减少的发生率为 5%～13%,而有症状者则高达 49%。本病国内尚无报道。

（一）发病机制

本病的发生可能与血小板上循环免疫复合物(CICs)的沉积和抗 HIV 糖蛋白抗体与血小板膜 GPⅡb/Ⅲa 的交叉反应有关;有些患者血小板生成减少,可能是 HIV 对巨核细胞的直接作用引起。有研究发现血清抗-HIV 阳性的血友病患者其血小板数与 CICs、PAIgG 水平呈负相关,而血清抗-HIV 阳性的静脉药物成瘾者、男性同性恋患者则无这种关系,具体机制尚不清楚。此外,有研究表明本病患者骨髓 $GPⅡb/Ⅲa^+$ 巨核细胞凋亡明显高于 ITP 及正常人,提示巨核细胞受损可能也是本病的发病机制之一。

（二）临床表现

本病可以发生于婴儿、儿童、成人,既可发生于抗-HIV 阳性的无症状携带者,也可以发生于 HIV 感染的各阶段。虽然少数研究者认为 HIV 感染者发生血小板减少预示可能会发展为 AIDS,但多数学者认为两者之间无相关关系。本病不同于 ITP,经常伴有其他血液学异常,8% 的患者可发生贫血,36% 的患者粒细胞减少,16% 的患者全血细胞减少。男性同性恋、静脉药物成瘾者、血友病患者的临床表现并不完全一致,前两者一般出血倾向较轻,后者则较重,如胃肠道及颅内出血等。

（三）实验室检查

血小板减少的程度轻重不一,血清抗 HIV 抗体阳性,PAIgG 升高,通常高于慢性 ITP,抗血小板抗体间接试验阳性,2/3 的患者有循环免疫复合物,骨髓巨核细胞数正常或增加。由于 HIV 感染,本病患者 $CD4^+$ 淋巴细胞减少、粒细胞减少和全血细胞减少常见。

（四）诊断及鉴别诊断

本病需与继发性免疫性血小板减少性紫癜、细胞毒性药物对骨髓的抑制、药物性免疫性血小板减少性紫癜、脾功能亢进、淋巴瘤、结核、真菌等对骨髓的侵入性损害引起的血小板减少鉴别。在排除上述疾病后,结合临床及实验室检查血清抗-HIV 抗体阳性,诊断并无困难。

（五）治疗

尽管 HIV 引起的免疫性血小板减少与 ITP 相似,对各种治疗同样有效,但免疫抑制剂治疗会导致

HIV 相关性疾病恶化。其治疗与 ITP 类似,以出血症状为依据,对于无出血症状,血小板数>30×10^9/L 者,可以不给予特殊治疗,而只给予叠氮胸腺嘧啶脱氧核苷(AZT)以抗 HIV 感染,通常 AZT200mg,每 6 小时 1 次,多数患者用药 2～6 周后血小板开始升高。出血症状严重者,血小板<30×10^9/L,有作者主张给予 IVIg。此法起效快,但维持时间短。多数作者主张给予泼尼松 0.5mg/(kg·d),快速减量至维持血小板数至无出血症状水平。如果泼尼松治疗无效,应考虑脾切除术,有效率 65% 以上。与以往研究不同,近年研究认为,脾切除后机会性感染并未明显增加,也未加速本病向 AIDS 发展,因此,脾切除是安全的。如果切脾无效,可以考虑给予达那唑、IVIg 或抗-D、α-干扰素、细胞毒性药物治疗。上述各种治疗均需同时给予 AZT。

六、周期性血小板减少症

此病比较少见。自 Dammer 等 1920 年首次报道本病以来,至今文献报道的病例仅 50 余例。国内有个别报道,到目前为止我们共收治了 4 例。病因不明。本病的特点是周期性发生血小板减少,多见于女性,多数患者血小板数的周期性波动与月经周期有关,发作及间隔时间有规律性,周期为 20～40 天,平均 30 天。发作时,血小板明显减少伴有不同程度的出血症状,在恢复期血小板数恢复正常,甚至发生血小板增多。

Baldini 等总结 1962～1991 年报道的 19 例患者的特点认为本病可以分为两类:其一是周期性血小板生成减少。此组患者以男性居多,但也可见于绝经前及绝经后妇女。发作期巨核细胞明显减少,甚至缺乏,血小板生成减少,导致血小板减少,而血小板寿命及 PAIg 正常。对其中一例患者的研究表明,周期性无巨核细胞性血小板减少可能与抗体选择性封闭 GM-CSF 对巨核祖细胞的作用有关。另一类是周期性出现免疫介导的血小板破坏增加。主要发生在绝经前妇女,但少数也可见于男性及绝经后妇女。研究表明这可能与单核-巨噬细胞系统识别与破坏自身抗体包被的血小板的能力周期性波动或自身抗体产生的周期性波动有关。这种自身抗体多为 IgG,也可以是 IgM,主要针对血小板 GPⅡb/Ⅲa 或 GPⅠb、GPⅢa。

对本病的治疗,泼尼松、甲泼尼龙、脾切除术、IVIg 等疗效不佳,有以环孢素、硫唑嘌呤、达那唑治疗获成功的个别病例报道。有一例患者经过 4 年血小板数周期性波动后,发展为获得性纯巨核细胞再生障碍性血小板减少性紫癜。

七、先天性及遗传性血小板减少症

根据遗传方式可将先天性及遗传性血小板减少症分为三类:

1. 伴性隐性遗传性血小板减少症

(1) Wiskott-Aldrich 综合征。

(2) 单纯性(isolated)血小板减少症。

2. 常染色体显性遗传性血小板减少症

(1) Trousseau 综合征。

(2) 地中海血小板减少症伴巨大血小板。

(3) May-Hegglin 异常。

(4) 慢性单纯性血小板减少伴巨大血小板。

(5) Alport 综合征。

3. 常染色体隐性遗传性血小板减少症

(1) Bernard-Soulier 综合征。

(2) 遗传性血栓性血小板减少性紫癜。

(3) Chediak-Higashi 综合征。

(4) Fanconi 贫血。

(5) 血小板减少伴桡骨缺失(TAR)综合征。

(6) 灰色血小板综合征。

上述血小板减少症有些将在其他章节介绍,本节仅就以下几种进行阐述。

(一) Wiskott-Aldrich 综合征(WAS)

本病于 1937 年首先由 Wiskott 描述,1954 年 Aldrich 再次对本病进行阐述,故名。本病是一种罕见的 X 连锁隐性遗传性疾病。但最近也有报道呈常染色体显性及隐性遗传者,约 1/3 的患者没有家族史。

WAS 的致病基因定位于 Xp11.22～p11.23,有 12 个外显子,基因全长 9kb,所编码的蛋白称 WASP,分子量为 65 000,其功能尚未阐明。免疫缺陷累及细胞免疫及体液免疫应答。本病患者对多糖类抗原不能产生抗体,使机体易受肺炎链球菌和嗜血流感杆菌感染,易受病毒及真菌感染表明 T 细胞异常。

临床表现为免疫缺陷、血小板减少和湿疹三联征。年幼时常因颅内出血、感染而死亡。出血通常在 1 岁以内发生,以后逐步减轻。本病患者血小板寿命缩短,电镜下显示血小板及巨核细胞结构紊乱。血小板聚集功能正常,出血时间延长,超过其血小板减少相应的程度,巨核细胞绝对数正常或增加,其血小板减少最可能的原因是血小板无效生成。

本病以糖皮质激素治疗无效,脾切除可使大多数患者血小板数及血小板体积恢复正常,但易复发;有采用异基因骨髓移植治愈本病的报道。除出血及感染等并发症外,约 2% 的患者可发生恶性肿瘤,如淋巴瘤和急性白血病等。死亡原因以感染为主,约占 50%，出血约占 25%。

此外，一组所谓 X 连锁的血小板减少性紫癜可能是本病的一种变异型，因为两者的致病基因定位在同一位点，且临床表现也相似。

（二）TAR 综合征

本病是一种少见疾病，其遗传方式报道不一，有常染色体显性、常染色体隐性、伴性隐性遗传几种方式。发病原因可能与母亲在妊娠 6～8 周感染风疹或服药（如甲苯磺丁脲）等有关，提示部分病例可能是获得性。其特征是新生儿两侧桡骨缺失伴骨髓巨核细胞减少。有的患儿肱骨、尺骨也缺失，约 1/3 的患儿还可有先天性心脏病，其中以 Fallot 四联症和房间隔缺损最常见，少数患者还可有小头、小颌及其他异常。患者常对牛奶过敏。

患者一般在出生时即可出现紫癜及瘀斑，有时出血严重，颅内出血也不少见。骨髓涂片巨核细胞减少甚至缺乏，红细胞系统也可低下。近半数的儿童白细胞数超过 $40\times10^9/L$，伴幼稚粒细胞和嗜酸性粒细胞增多。肝、脾、淋巴结肿大。有些患者血小板寿命缩短，功能异常。染色体异常不常见，可出现 D 组 13 号、E 组 18 号染色体三体型。

根据临床表现及骨髓检查，诊断并不困难。可以通过头皮静脉穿刺及超声引导下经皮肤脐静脉穿刺采血进行血常规检查、超声、X 线拍片等进行产前诊断。皮质激素、IVIg 和切脾等治疗无效，主要给予输注血小板支持治疗。最近有作者研究发现白介素-3（IL-3）对此类患者治疗有效。一例严重血小板减少的胎儿经脐静脉输注血小板后顺利分娩。本病患者多死于出血，有些成活至成人者，其血小板减少的症状逐步改善。

（三）May-Hegglin 异常

这是一种少见的常染色体显性遗传性血小板减少症，至今文献报道病例数不足 200 例。其特征是中性粒细胞胞质中有嗜碱性包涵体，某些嗜酸性粒细胞和单核细胞内亦可有，与 Dohle 小体不同之处在于本病包涵体由 7～10nm 沿纺锤体长轴平行排列的丝组成。其血小板体积在 30～80fl，约 25% 的血小板体积更大，甚至比红细胞还大，但超微结构正常。血小板数一般在 $(40\sim80)\times10^9/L$，偶有严重减少者。血小板膜结构及寿命正常，巨核细胞数及形态正常，出血时间正常或轻度延长，核型分析正常。

大多数患者无症状，不需要治疗。糖皮质激素及切脾均无效。严重出血者首选血小板输注。手术及分娩前应预防性输注血小板。

（四）Alport 综合征

本病亦称为 Epstein 综合征，呈常染色体显性遗传。其特点为间质性肾炎、神经性耳聋、先天性白内障、血小板减少伴巨大血小板。血小板数变化较大，可严重减少，体积较大，直径在 4～12μm，平均体积在 20～27fl，但超微结构相对正常，巨核细胞无异常，有些患者血小板功能正常，有些则异常。Fechtner 综合征为本病的一种变异型，除上述特点外，白细胞内有包涵体。

本病多于年轻时发现，常误诊为 ITP。糖皮质激素及切脾均无效。死因多为进行性肾功能衰竭。

（五）Trousseau 综合征

本病呈常染色体显性遗传，其特点为血小板中存在巨大 α 颗粒，骨髓中巨核细胞增多，可见许多小巨核细胞，血小板寿命正常，其独特之处在于本病患者 11 号染色体远端缺失。

八、获得性纯巨核细胞再生障碍性血小板减少性紫癜

获得性纯巨核细胞再生障碍性血小板减少性紫癜（acquired pure amega-karyocytic thrombocytopenic purpura）是一种后天获得性疾病，临床上相当少见。其特征是骨髓巨核细胞明显减少或完全缺乏，导致血小板减少，而其他造血细胞成分很少累及。

（一）病因与发病机制

本病是由各种原因引起骨髓巨核细胞再生不良，产生血小板不足所致。本病的发生可能与以下因素有关：某些病毒如微小病毒、人类免疫缺陷病毒（HIV-1）等感染；某些药物如噻嗪类利尿药、雌激素、甲苯磺丁脲、酒精中毒及毒素如可卡因等；某些疾病如系统性红斑狼疮（SLE）或 IgG 抗体对巨核细胞集落形成单位（CFU-MK）的抑制；IgG 抗体封闭粒-单核细胞系集落刺激因子（GM-CSF）对巨核祖细胞的作用；T 细胞介导的巨核细胞生成的抑制作用等所致。此外，本病也可以是急性白血病与再生障碍性贫血的前驱表现。

（二）临床表现

可以表现为皮肤、黏膜出血，严重者可发生胃肠道出血、泌尿生殖道及颅内出血，一般无肝脾肿大。同时有各种继发性疾患的表现。

（三）实验室检查

通常血小板数 $<20\times10^9/L$，血小板体积减小或正常，寿命正常，白细胞、血红蛋白正常。但出血可致贫血，一般为大细胞性。骨髓涂片及病理示髓系正常，多数患者红系也正常，偶有患者红系出现巨幼样改变，巨核细胞减少或缺乏。血清叶酸、维生素 B_{12} 正常，HIV-1、肝炎病毒血清试验有助于明确本病是否由病毒引起。部分患者可出现抗核抗体阳性，血小板相关免疫球蛋白（PAIg）升高。

（四）诊断

本病实际上是一种综合征，诊断主要依赖单纯血小板减少伴巨核细胞减少或缺乏。

（五）治疗

本病一旦明确诊断，患病前所用各种药物必须停用，忌用骨髓毒性药物及乙醇。出血严重者应积极输注血小板，同时加用抗纤溶药如6-氨基己酸以减少血小板的需求量。

本病的治疗应根据不同的病因采取相应的治疗手段，由乙醇及药物引起者，除停用这类药物外，应告诫患者以后避免使用，可用雄激素刺激造血；HIV-1引起者尚无明确有效的办法，可用AZT及IVIg和（或）脾切除；微小病毒引起者，巨核细胞减少可能是短暂性的，如果持续存在，首选IVIg治疗；抗体引起的本病应采用类似于慢性ITP的治疗方法；由IgG抗体封闭GM-CSF作用引起者，往往对多种治疗手段无效，但用环磷酰胺治疗可能有效；本病大多数患者由T细胞介导的巨核细胞生成受抑引起或病因不明，这类患者首选抗淋巴细胞球蛋白治疗，如果无效，可用环孢素A，经上述治疗仍无效者，可考虑用重组的细胞因子如GM-CSF、IL-3、IL-6、IL-1等。

（六）病程及预后

病程较长，常达数年，甚至5～6年以上，发作严重时可因颅内出血而死亡，有时可发展为再生障碍性贫血，少数可转变为急性白血病。

九、妊娠期血小板减少性紫癜

妊娠期间出现血小板减少较常见，其发生率约为6%。较常见的原因有以下几种：①假性血小板减少；②良性妊娠性血小板减少；③ITP；④HIV相关性血小板减少；⑤先兆子痫和HELLP综合征；⑥DIC；⑦TTP-溶血性尿毒综合征；⑧叶酸缺乏；⑨其他。其中以良性妊娠性血小板减少为最常见，占60%～70%，其发生率报道不一，为0.3%～4%，围生期的发生率为3.6%～8.3%，血小板可低至$80\times10^9/L$，但罕见低于$50\times10^9/L$者，所有患者在产后血小板均可恢复正常。先兆子痫所致血小板减少约占妊娠期血小板减少的20%，其中5%的患者血小板低于$50\times10^9/L$，约10%的患者可发生HELLP综合征（微血管病性溶血、肝功能异常、血小板数降低）。但妊娠期新发生的ITP则不易与妊娠良性血小板减少症相鉴别，多数作者以血小板数为标准：$<75\times10^9/L$者考虑ITP，而$>75\times10^9/L$者，考虑后者，此外，妊娠良性血小板减少症具有：①只发生于妊娠期间；②无出血表现；③产后血小板数恢复正常；④胎儿及新生儿不发生血小板减少等特点，也有助于鉴别诊断。治疗是应针对不同病因采取相应的措施：假性血小板减少和良性妊娠性血小板减少不需治疗，其他病因所致者请参见有关章节。

十、其他因素所致血小板减少

（一）感染性血小板减少性紫癜

病毒性感染可引起血小板减少，多种病毒包括EB病毒、微小病毒B_{19}、登革热、流行性出血热、流行性腮腺炎病毒、麻疹、风疹病毒、HIV-1、巨细胞病毒等均可导致血小板减少。

1. 发病机制　病毒侵入巨核细胞，使巨核细胞生成血小板的能力减弱；病毒对外周血血小板的直接破坏作用；抗病毒抗体与血小板膜蛋白发生交叉反应或病毒抗原-抗体复合物黏附于血小板膜，导致单核巨噬细胞系统对血小板的破坏增加。

革兰阳性、阴性细菌败血症，在无弥散性血管内凝血的情况下也常伴有血小板减少，最常见于婴儿及儿童。其发生机制可能包括细菌对血小板的直接破坏作用；有些外伤引起的败血症，血小板平均体积低于正常，表明骨髓生成血小板减少；最主要的机制是免疫复合物沉积于血小板膜，导致血小板破坏增加。有研究表明，发生革兰阳性或阴性细菌败血症者中46%患者PAIgG升高。

原虫如疟原虫感染也可引起血小板减少，有研究发现疟疾患者循环血小板内有裂殖体，表明疟原虫对血小板有直接破坏作用；此外，自身免疫过程可能也起作用。锥虫病引起的血小板减少，可能是多因素作用的结果，与原虫的直接破坏作用、DIC、自身免疫作用、脾亢等有关。

2. 临床表现　感染引起的血小板减少，以新生儿血小板减少性紫癜、弥散性血管内凝血、流行性出血热、传染性单核细胞增多症等引起的血小板减少较明显，出血较重；其他患者血小板为轻至中度减少，出血表现轻微，有时甚至无出血症状。

3. 治疗　本病的治疗主要针对病因，出血严重时应加强血小板输注支持，败血症引起者用IVIg治疗有益，适当情况下，也可用皮质激素，可使出血改善。

（二）血管瘤-血小板减少（Kasabach-Merritt）综合征

本病由Kasabach和Merritt于1940年首先描述，是指由于巨大海绵窦状血管瘤导致血小板减少。虽然多数病例均在婴儿期发现，但血小板减少可到儿童甚至成人后才变得明显。

1. 发病机制　因为去除血管瘤可使血小板数恢复正常，因此，血小板在血管瘤内破坏显然是血小板减少的原因。某些患者血浆纤维蛋白原浓度降低，纤维蛋白原更新加速，提示血小板减少可能是局部血管内凝血所致。低纤维蛋白原血症可见于婴儿期，但更常见于儿童和成人。

2. 临床表现　本病的临床表现主要是巨大或广泛的海绵状血管瘤及血小板减少所致的紫癜。血管瘤通常为单一而且表浅，但也可见于肝脏、脾脏、心脏、胃肠道、中枢神经系统、骨骼或其他部位。皮肤与内脏很少同时发生病变。

3. 实验室检查　血小板减少一般不严重，红细胞碎片易见。纤维蛋白原减少，有时严重减少，致使凝血时间明显延长。凝血酶原时间延长，FDP 阳性或 3P 试验阳性。骨髓检查示巨核细胞正常或增多。

4. 治疗及预后　巨大血管瘤虽然可自发缓解，但由于严重出血或肿瘤本身必须治疗。一般采用血管瘤切除术，不宜手术者可采用放射疗法。约有 20% 的患者可因出血、感染、呼吸梗阻而死；肝脏海绵状血管瘤可致肝功能障碍，甚至肝功能衰竭而致死亡。

（三）血小板无效生成性血小板减少

本病的特征为：骨髓巨核细胞数量正常或增多，血小板更新率和产生率明显降低。叶酸、维生素 B_{12} 缺乏可引起本病，但多伴有贫血或白细胞减少。除血小板无效生成外，约 1/3 至半数患者尚有血小板寿命缩短，严重患者巨核细胞数可减少或缺乏。血小板减少一般为轻至中度，偶有严重减少。给予叶酸、维生素 B_{12} 常需同时补铁（往往合并缺铁）治疗，2 周后可以好转。

除叶酸、维生素 B_{12} 缺乏外，阵发性睡眠性血红蛋白尿症、缺铁性贫血也可以引起血小板无效生成。

（四）大量输血引起的血小板减少性紫癜

快速大量失血后，给予患者输注大量库血，可引起血小板减少，其发病机制尚未完全明确，可能是库血中出现血小板凝集因子，有用库血后引起微血管栓塞的报道；血小板减少的程度与输血量直接相关，如果给患者输注 14 个单位以上库血，大多会发生血小板减少，大量失血引起有活力的血小板丢失，而输入的库血血小板无活力，此时，骨髓增加血小板产生的能力有限，巨核细胞处于“耗竭”状态，因此引起血小板减少，对紧急输 10～12U 以上库血的患者给予输注浓集的血小板能防止严重血小板减少的发生。

（五）低温麻醉所致血小板减少

因血小板在 37℃ 以下贮存时，其黏附性增高、肿大、形态改变，一般是可逆的，但若在低温环境下过久，则血小板可发生聚集，释放二磷酸腺苷，造成不可逆性聚集。在体内可发生类似的变化，引起血小板在脾、肝潴留增加，而导致外周血循环中血小板数量减少，体内血小板总数无减少。

低温麻醉（<25℃）时，有时会发生轻度、可逆性血小板减少，但一般无症状，有些患者在复温后血小板减少可以持续存在而导致出血。儿童经受深低温麻醉后，因血小板聚集而发生脑损伤；反复出现血小板减少、红系再生不良及铁粒幼细胞贫血的一种综合征也与低温麻醉有关。

低温麻醉时应用肝素可以降低血小板减少的发生率，但其治疗价值尚不肯定。

（六）假性血小板减少

临床工作者应注意，除实验误差及采血后形成血小板凝块等可引起假性血小板减少外，尚有一类由于血液中存在抗凝剂依赖性或不依赖性的凝集素引起血小板凝集而发生假性血小板减少，血常规检查常用的抗凝剂乙二胺四乙酸（EDTA）、肝素、枸橼酸或血液中存在冷凝集素等均可引起血小板凝集，其血小板自身抗体可以是 IgG、IgM 或 IgA。反复多次血小板计数，更换抗凝剂及仔细检查血涂片中血小板分布情况对于诊断假性血小板减少十分有用。最近有作者研究发现在 EDTA 抗凝剂中加入高浓度氟化钠（>10g/L）能有效防止 EDTA 所引起的假性血小板减少。

（杨仁池）

参 考 文 献

1. 杨仁池，冯四洲，郝玉书. 药物性血小板减少性紫癜及其它类型血小板减少性紫癜∥张之南，杨天楹，郝玉书. 血液病学. 北京：人民卫生出版社，2003：1646-1662
2. 隋涛，井丽萍，张磊，等. 周期性血小板减少症四例并文献复习. 中华内科杂志. 2009，48（7）：582-583
3. Arepally GM，Ortel TL. Heparin-induced thrombocytopenia. N Engl J Med，2006，355：809-817
4. Arnold DM，Smith JW，Kelton JG. Diagnosis and Management of Neonatal Alloimmune Thrombocytopenia. Transfusion Med Rev，2008，22（4）：255-267
5. Bussel JB，Cines D. Immune thrombocytopenic purpura，neonatal alloimmune thrombocytopenia，and post-transfusion purpura∥Hoffman R，Benz EJ，Shattil SJ，et al. Hematology：Basic principles and practice. 4th ed. Philadelphia：Elsevier Inc.，2005：2269-2285
6. Bussel JB，Sola-Visner M. Current approaches to the evaluation and management of the fetus and neonate with immune thrombocytopenia. Semin Perinatol，2009，33（1）：35-42

7. Birchall JE, Murphy MF, Kaplan C, et al. European collaborative study of the antenatal management of feto-maternal alloimmune thrombocytopenia. 2003, 122:275-288
8. Brinker AD, Beitz J. Spontaneous reports of thrombocytopenia in association with quinine: clinical attributes and timing related to regulatory action. Am J Hematol, 2002, 70:313-317
9. Chong BH, Isaacs A. Heparin-induced thrombocytopenia: What clinicians need to know. Thromb Haemost, 2009, 101(2):279-283
10. Dong F, Li S, Pujol-Moix N, et al. Genotype-phenotype correlation of MYH9-related thrombocytopenia. Br J Haematol, 2005, 130:620-627
11. Drachman JG. Inherited thrombocytopenia: when a low platelet count does not mean ITP. Blood, 2004, 103:309-398
12. Gonzalez CE, Pengetze YM. Post-transfusion purpura. Curr Hematol Rep, 2005, 4(2):154-159
13. Go RS. Idiopathic cyclic thrombocytopenia. Blood Rev, 2005, 19:53-59
14. Kelton JG, Warkentin TE. Heparin-induced thrombocytopenia: a historical perspective. Blood, 2008, 112:2607-2616
15. King S, Germeshausen M, Strauss G, et al. Congenital amegakaryocytic thrombocytopenia: a retrospective clinical analysis of 20 patients. Br J Haematol, 2005, 131:636-644
16. Ouwenhand WH, Smith G, Ranashinghe E. Management of severe alloimmune thrombocytopenia in the neoborn. Arch Dis Child Fetal Neonatal Ed, 2000, 82:F173-F175
17. Serrarens-Janssen VML, Semmekrot BA, Novotny VMJ, et al. Fetal/neonatal allo-immune thrombocytopenia(FNAIT): past, present, and future. Obstet Gynecol Surv, 2008, 63(4):239-252
18. van den Akker ESA, Oepkes D. Fetal and neonatal alloimmune thrombocytopenia. Best Pract Res Clin Obstet Gynaecol, 2008, 22(1):3-14
19. Warkentin TE, Greinacher A, Koster A, et al. Treatment and prevention of heparin-induced thrombocytopenia: American College of Chest Physicians evidence-based clinical practice guidelines (8th edition). Chest, 2008, 113:340-380
20. Warkentin TE, Kelton JG. Thrombocytopenia due to platelet destruction and hypersplenism//Hoffman R, Benz EJ, Shattil SJ, et al. Hematology: Basic principles and practice. 4th ed. Philadelphia: Elsevier Inc., 2005:2305-2325

第127章

血栓性血小板减少性紫癜

一、定　　义

血栓性血小板减少性紫癜(thrombotic thrombocytic purpura,TTP)是一种罕见的威胁生命的疾病,典型患者具有五联征:发热、血小板减少、溶血、肾功能损害和神经系统症状。本病最先由 Moschcowitz 于 1924 年报道,1947 年 Singer 总结了以前的病例,提出上述五联征作为该病的特征。

二、流 行 病 学

国内尚无这方面的资料。国外报道的发病率为 $3.7/10^6$。近些年由于对该病的认识更深入,继发于其他疾病和药物的患者增多,估计发病率可能更高一些。在美国每年大约新增 1000 病例。发病情况通常与种族差异无关,女性多于男性,二者比为 3:2。虽然婴儿和 90 岁以上老年人均可发病,但是发病的高峰年龄是 20~60 岁,中位年龄 35 岁。

三、病因及发病机制

目前,原发性(或特发性)TTP 发病的分子机制已基本阐明,绝大多数患者是由于 vWF 蛋白裂解酶(vWFCP)异常所致。

1. vWFCP 的结构,功能及其与 TTP 发病的关系　vWF 是正常止血过程中必须的成分,在高剪切力血流状态时内皮细胞表面、血小板表面受体和 vWF 多聚体三者之间就会相互作用,导致血小板与内皮细胞黏附。vWF 水平过高会造成慢性内皮细胞损伤,可导致血栓性疾病。vWF 被分泌到血浆后要经历酶解过程,酶切位点是其 A2 结构域的 Tyr842-Met843,执行这一酶切作用的是 vWFCP。vWF 多聚体越大,止血活性越强。在复发性 TTP 患者易出现超大分子量的 vWF 多聚体,在高剪切力情况下与血小板结合能力要比平时强的多,从而形成广泛的微血栓。

1996 年,Furlan 和 Tsai 分别证明在二价金属离子条件下一种金属蛋白酶切割 vWF,其缺乏可导致超大 vWF 多聚体形成,这种金属蛋白酶即 vWFCP。vWFCP 结构缺陷与家族性 TTP 密切相关,而后天获得性 vWFCP 自身抗体则会造成非家族性 TTP。vWFCP 基因定位于 9q34(C9ORF8),全长 37kb,有 29 个外显子,编码 1427 个氨基酸残基的蛋白。该蛋白为具有凝血酶敏感蛋白 1 基序的裂解素和金属蛋白酶家族新成员(a disintegrin and metalloproteinase with thrombospodin type 1 motif,ADAMTS),因而被命名为 ADAMTS13。与 ADAM 家族不同的是 ADAMTS 羧基端有一个或多个 TSP1 结构域,该结构域可调节细胞外基质相互作用。此外,ADAMTS 缺乏 EGF 重复序列、跨膜区和胞质尾等在 ADAM 蛋白酶中常见的结构。

近年来研究表明 vWFCP 与纤维蛋白、纤维蛋白原和血小板凝血酶敏感蛋白的 TSP1 结构相似,而后者 TSP1 结构可与细胞表面及细胞外基质的几种糖蛋白或蛋白糖苷结合,执行相应的生物功能。vWFCP 前导肽末端为 RQRR 序列,vWFCP 前体在细胞外切割与激活亦可被调节,反映了一种多水平的生物调控机制。

2. ADAMTS13 突变与 TTP 的关系　Levy 等通过对 4 个先天性 TTP 家族的调查发现,在全部 7 个患病个体血浆中 vWFCP 为正常人的 2% ~7%(0.02~0.07U/ml),并且其 vWFCP 抑制性抗体均成阴性。而他们的父亲或母亲的 vWFCP 水平为 0.51~0.68U/ml,表明具有杂合子携带特征。分析患者基因组 DNA 证实在 ADAMTS13 基因发现了 12 种突变,涉及所研究的 15 个等位基因中的 14 个。

这些突变包括插入、缺失、置换和剪切等，其后果是导致 vWFCP 结构和功能改变。例如，催化结构域的 H96D 和第一个 TSP1 结构域的 R398H 会造成所有 ADAMTS 成员最保守的氨基酸残基发生改变，导致其活性的明显改变。此外，剪切突变或移码突变常以反式形式出现并伴随另一个等位基因的误义突变。最近几项研究也发现了在某些先天性 TTP 患者还存在着其他位点的 ADAMTS13 基因突变。这些事实说明 ADAMTS13 基因完全缺乏将是致死性的，这与观察到的家族性 TTP 患者仍有低水平的 vWFCP 活性的现象是一致的。

上述发现证实了大多数甚至全部家族性 TTP 发病的基本分子机制是 ADAMTS13 的基因缺陷。尽管症状性贫血和血小板减少通常出现在出生时，但 Levy 所研究的患者中有 2 例患者直到 4 岁和 8 岁才出现第一次 TTP 发作。而这两个患者的同胞在新生儿期即出现了 TTP 发作，这种在同一家族中发病年龄的高度不一致，提示可能有其他基因和(或)环境的变更因素参与，似乎也可以解释某些成年发病的散发型 TTP 亚型可能与 ADAMTS13 突变有关，此突变的遗传方式可能是隐性的。尽管以前的研究已经证实在大多数成人患者存在 vWFCP 自身抗体，提示了一种自身免疫性病因的存在。虽然尚未发现任何明确的临床证据，但家族性 TTP 携带者或任何一种 ADAMTS13 突变的杂合子血栓形成的易感性或易于形成一种或几种获得性 TTP 的机会可能增加。

上述实验证实 vWFCP(ADAMTS13)在 TTP 发病中起病因学作用，而其活性低只是表现，本质的因素是其质、量或抗体存在。ADAMTS13 缺陷，活性降低，形成过多的超大 vWF 多聚体，可触发病理性血小板聚集，导致 TTP；同样，vWF 降解减少亦可看做是 ADAMTS13 活性降低的结果。ADAMTS13 也可能在血栓止血或维持血管壁完整性方面有重要作用，从而在多方面影响 TTP 发病。

四、病　　理

TTP 属于微血管病，全身微动脉和毛细血管均可以受累。过度增生的内皮细胞和血小板性微血栓堵塞了血管，这种不完全的堵塞造成红细胞在通过微血管时损伤形成碎片细胞(裂细胞)。光镜下微血栓呈颗粒状，PAS 和 GIEMSA 染色阳性。免疫荧光和电镜研究均证明这种血栓主要成分是纤维素和血小板，偶尔也能发现补体和免疫球蛋白。由于内皮细胞过度增生，导致有些血栓出现在内皮下。虽然不像通常的炎症病理那样有炎症细胞浸润，但是受累血管的内皮细胞还是有形态学和功能改变。电镜下这些细胞肿胀，胞质内微管样的纤维素成分很多。在血小板聚集区域的内皮细胞包含有大量的胞质成分，内质网表面粗糙，线粒体增多，Golgi 区变大，还有大量的溶酶体。血管损伤部位及其广泛，没有特异性，但是以肾脏、脑、脾、胰腺、心脏和肾上腺等部位最为常见，尤其是来源于心、肾、脑的内皮细胞更容易为体内的 TTP 血浆损伤。

皮肤、牙龈和骨髓活检可以发现 30% ~50% 的患者有损伤证据。最常见的出血部位是受损血管附近，这些地方表现为紫癜，是活检的理想部位。虽然胰腺和肾脏出血和栓塞最常见，但是最广泛的出血经常发生在脑部，从而导致更严重的结果。

五、临 床 表 现

(一) 发热

尽管发热很常见，但是如果伴随其他并发症诸如全身不适、乏力、疲惫易倦，流感样症状就需要引起我们的警惕。还有 11% ~14% 患者会伴发一些不常见的症状如突然的腹部不适，肌肉关节痛等。

(二) 神经系统改变

包括头痛、精神改变、局部运动或感觉缺陷、视觉模糊甚至昏迷。这些症状可以时好时坏，可能是由于脑部的微量出血和微血管血栓变化所致。视觉并发症一般是由于视网膜脉络膜或玻璃体出血造成的，偶尔与视网膜剥离有关。

(三) 肾脏改变

大约有 88% 的 TTP 患者可以累及肾脏。最常见的是蛋白尿，15% 的患者可以有大量血尿。严重病例可以发生急性肾衰。这些患者的肾小球毛细血管可以发现微血管堵塞现象。

(四) 血液学改变

血小板减少最为常见，一般可以小于 20×10^9/L。由于血小板减少而导致一系列出血表现，如皮肤紫癜。而鼻、咽、喉、视网膜、中枢神经系统、胃肠道、泌尿道和肺间质出血虽然少见，一旦发生后果很严重。在这些出血情况中，颅内出血预后较差。

(五) 其他临床改变

心脏方面可以出现心律失常和心衰。虽然活检提示有广泛的心肌微血管受累，但是大多数 TTP 患者心脏方面症状并不很严重。心电图变化包括各种传导阻滞和非特异性的 ST-T 改变，表明心肌受损。Chang 等回顾性分析一系列患者发现有相当一部分患者可以急性呼吸窘迫综合征起病。此外，继发于其他疾病的 TTP 同时也会出现相应疾病的特征。

六、临床分类及分型

传统分型如下：

（一）原发性

1. 急性型 较常见，进展迅速，7～14 天出现症状。在血浆置换用于临床前多在 3 个月内死亡。

2. 慢性型 少见，病情波动，时好时坏，可持续数月或者数年。

3. 反复发作型 由于治疗进展，有些患者可以数周或者数月反复发作，平均存活期 9～12 年。

4. 先天性或遗传性 可在婴儿期发病，多较重，多属于 ADAMTS13 质量异常。

（二）继发性

自身免疫病、恶性肿瘤、器官移植、药物、妊娠等诸因素都可以导致 TTP。

七、实验室检查

1. 外周血细胞计数与涂片 血小板减少最为常见，一般可以小于 20×10^9/L。大多数 TTP 患者表现中度贫血，血红蛋白在 100g/L 以下，仅有 3% 的患者血红蛋白正常。TTP 患者外周血涂片可以见到大量的大小、形状各异的红细胞碎片（裂体细胞），碱性点彩红细胞也经常可见，网织红细胞增多。患者可以出现中度的白细胞增多伴随核左移，但是没有形态学异常和成熟障碍。

2. 骨髓检查 本病患者骨髓表现为代偿性增生，红系前体细胞和巨核细胞增多。骨髓偶尔会出现巨幼样改变，经过叶酸治疗后可以恢复。

3. 根据溶血的程度，本病患者可表现为血浆结合珠蛋白水平降低，未结合胆红素水平上升，乳酸脱氢酶增加，血红蛋白尿，红细胞生存时间缩短。部分患者可以出现蛋白尿和氮质血症。本病患者 Coombs 试验阴性。

4. 出凝血检查多数正常，可见纤维蛋白降解产物水平轻度增高。

八、诊　　断

本病的诊断目前主要靠临床表现和外周血涂片和血细胞计数等。多数学者认为满足三联征即可：微血管病溶血性贫血、血小板减少和神经系统症状。但也有部分学者仍然强调五联征。至于 ADAMTS13 活性测定，尽管近几年有大量的研究，但如何用于临床诊断还有待进一步观察。

需要指出的是许多疾病可以继发 TTP，而这类患者 ADAMTS13 活性通常并不缺乏。

九、鉴别诊断

1. DIC 首先需要鉴别的疾病是 DIC。详见有关章节和表 127-1。

表 127-1 TTP 与其他疾病的鉴别

诊　断	TTP	HUS	HELLP	DIC
中枢神经系统症状/体征	+++	+/−	+/−	+/−
肾损害	+/−	+++	+	+/−
发热	+/−	−/+	−	+/−
肝损害	+/−	+/−	+++	+/−
高血压	−/+	+/−	+/−	−
溶血	+++	++	++	+
血小板减少	+++	++	++	+++
凝血异常	−	−	+/−	+++

2. HUS 关于 TTP 与 HUS 关系问题的争论已久，有人认为这是同一种血栓性微血管病的两种不同临床表现形式，也有人认为是两种不同的疾病，目前尚无定论。倾向于肾脏损害为主的诊断为 HUS，神经系统改变为主的考虑 TTP。对于实在难以区别的患者，可以暂定为 TTP-HUS 综合征。毕竟二者具有十分相似的发病机制（血管内皮损伤、血小板血栓形成）、临床表现（TTP 可以有肾脏表现而 HUS 可以出现肾外症状）和实验室检查结果。近几年的研究结果表明，TTP 患者 ADAMTS13 活性明显下降而后者则表现为正常 ADAMTS13 活性，这在一定程度上为二者的鉴别提供了有利的依据。这虽然可以解释血浆置换为什么对 TTP 患者较 HUS 患者有效，但是血浆置换对于初次发作的急性 TTP 疗效欠佳，这可能与这类患者体内的 ADAMTS 抗体数量大，作用时间长有关。另外，TTP 患者胃肠道缺血症状（如腹痛）、血小板减少、溶血性贫血的严重程度以及 LDH 升高的水平 TTP 患者常比 HUS 患者发生几率大一些，但是 HUS 患者伴有高血压的较多，且死亡率要低于 TTP。

3. HELLP 综合征 这是一种发生于妊娠期妇女的综合征，表现为子痫或溶血、肝脏酶学指标升高以及血小板减少。

4. Evans 综合征 该病也是免疫因素造成的自身免疫性溶血性贫血和血小板减少，容易误诊为 TTP，但是直接 Coombs 实验一般呈阳性，且多无神经系统改变。

十、治　　疗

（一）血浆置换

自从引入血浆置换法以后，原发性 TTP 的死亡率由过去的 90% 下降到现在的 10% 左右。血浆置换的作用原理可能是新鲜血浆的输入取代了原有的 ADAMTS13，去除了自身抗体和 vWF 多聚体。如果条件允许应该尽早进行血浆置换。国外文献推荐血浆置换血浆剂量为40ml/(kg·d)。血浆置换治疗终止的指征为血小板数目正常和神经系统症状恢复,血红蛋白稳定,乳酸脱氢酶正常。如果患者对开始的血浆置换不敏感,一般不推荐将血浆置换的频率提高到2次/天,而是主张用新鲜冰冻血浆(FFP)替代,因为血浆中的冻存上清被认为是TTP的有效治疗成分。血浆置换在各项指标恢复正常后还应该再继续用一段时间,如果病情无反复,可以在一两周的时间内逐步减量。复发患者多发生在血浆置换减量后1周到1个月时间内。有12%~40%的患者在治疗后还会出现少量并发症,但是一般都能够耐受。这些并发症的原因多与枸橼酸毒性有关,常见症状包括感觉异常、抽动、肌紧张、低钙时的手足抽搐。与血浆输注/置换相关的并发症有发热、寒战、支气管痉挛、低血压、胸痛、心律失常、胃肠道症状等。

虽然TTP患者有严重的血小板减少,但是避免血小板输注还是非常关键的。许多报道提到了关于输注血小板以后患者病情迅速恶化甚至死亡。尸检发现这些血小板输注后死亡的患者血小板聚集在一起,特别是中枢神经系统更为明显,这表明血小板输注可能加剧TTP的病理生理学进展,造成更为严重的结果。

(二) 血浆输注

对于遗传性TTP患者,应首选血浆输注。这类患者是由于ADAMTS13缺乏所致,而非存在ADAMTS13抗体。此外,对于无血浆置换条件的,也可以选择血浆输注。

(三) 糖皮质激素

糖皮质激素通常与血浆置换/输注联合应用。

(四) 免疫抑制剂

有报道认为硫唑嘌呤和环磷酰胺对于难治性TTP可以通过抑制自身抗体产生而达到治疗的目的。此外,抗CD20单抗——利妥昔单抗(美罗华)已在100余例复发或难治性TTP患者中使用,具体用法为375mg/m^2,每周1次共4周,95%的患者获得完全缓解。也有报道用IVIG治疗对于部分血浆置换无效的患者有一定疗效。此外,环孢霉素也可能对部分患者有效。

(五) 脾切除

脾切除适用于那些血浆置换效果欠佳或者复发的病例,有50%左右的患者经切脾治疗效果较好。从理论上讲,脾切除后红细胞和血小板扣留和破坏的场所消失,从而达到治疗的目的。

十一、转归与预后

随着血浆置换的临床应用,本病的预后大大改善。研究表明,ADAMTS13活性是一个比较理想预测预后的指标。如果患者在缓解时ADAMTS13活性仍然缺乏,60%的这类患者将复发,而如果缓解时ADAMTS13活性正常,复发率仅19%。至于继发性TTP,其预后通常与原发病的控制与否有关。

(杨仁池)

参考文献

1. 王婷婷,冯四洲,杨仁池.移植相关血栓性微血管病的研究进展.国外医学输血及血液学分册,2004,27:106-109
2. 黄颖,陶洁,郑以州,等.血栓性血小板减少性紫癜18例临床分析.临床血液学杂志,2007,20:143-145
3. Allford SL, Hunt BJ, Rose P, Machin SJ. Guidelines on the diagnosis and management of the thrombotic microangiopathic haemolytic anaemias. Br J Haematol, 2003, 120:556-573
4. Del Rio-Garma J, Alvarez-Larran A, Martinez C, et al. Methylene blue-photoinactivated plasma versus quanrantine fresh frozen plasma in thrombotic thrombocytopenic purpura: a multicentric, prospective cohort study. Br J Haematol, 2008, 143:39-45
5. Forzley BR, Sontrop JM, Macnab JJ, et al. Treating TTP/HUS with plasma exchange: a single centre's 25-year experience. Br J Haematol, 2008, 143:100-106
6. Jin M, Casper C, Cataland SR, et al. Relationship between ADAMTS13 activity in clinical remission and the risk of TTP relapse. Br J Haematol, 2008, 141:651-658
7. Kappers-Klunne MC, Wijermans P, Fijnheer R, et al. Splenectomy for the treatment of thrombotic thrombocytopenic purpura. Br J Haematol, 2005, 130:768-776
8. Kojouri K and George JN. Thrombotic microangiopathy following allogeneic hematopoietic stem cell transplantation. Curr Opin Oncol, 2007, 19:148-154
9. Kremer Hovinga JA and Meyer SC. Current management of thrombotic thrombocytopenic purpura. Curr Opin Hematol, 2008, 15:445-450
10. Martinez Outschoorn U, Ferber A. Outcomes in the treatment of thrombotic thrombocytopenic purpura with splenectomy: a retrospective cohort study. Am J Hematol, 2006, 81:895-900
11. McCrae KR, Sadler JE, Cines D. Thrombotic thrombocytopenic purpura and the hemolytic uremic syn-

drome//Hoffman R, Benz EJ, Shattil SJ, et al. Hematology: Basic principles and practice. 4th ed. Philadelphia: Elsevier Inc., 2005: 2287-2304

12. Michael M, Elliott EJ, Craig JC, et al. Interventions for hemolytic uremic syndrome and thrombotic thrombocytopenic purpura: a systemic review of randomized controlled trials. Am J Kidney Dis, 2009, 53: 259-272

13. Peyvandi F, Lavoretano S, Palla R, et al. ADAMTS13 and anti-ADAMTS13 antibodies as markers for recurrence of acquired thrombotic thrombocytopenic purpura during remission. Haematologica, 2008, 93: 232-239

14. Sadler JE. von Willebrand factor, ADAMTS13, and thrombotic thrombocytopenic purpura. Blood, 2008, 112: 11-18

15. Sarode R. Atypical presentations of thrombotic thrombocytopenic purpura: a review. J Clin Apher, 2009, 24: 47-52

16. Scully M, Yarranton H, Liesner R, et al. Regional UK TTP registry: correlation with laboratory ADAMTS 13 analysis and clinical features. Br J Haematol 2008, 142: 819-826

17. Skerka C, Jozsi M, Zipfel PF, et al. Autoantibodies in haemolytic uraemic syndrome (HUS). Thromb Haemost, 2009, 101: 227-232

第128章

先天性血小板功能异常

血小板在止血中起着重要的作用。血小板的功能与血小板膜、血小板颗粒、代谢以及信号传导等有关,其中任何一个成分或因素的异常都可引起血小板功能异常,导致不同程度的出血倾向。血小板功能异常可分为先天性与获得性,伴有或不伴有血小板数量减少。本章仅讨论先天性血小板功能异常。

先天性血小板功能异常包括多种疾病,按照血小板缺陷的部位,可以分为以下几类(表128-1),其中以巨大血小板综合征(BSS)、血小板无力症(GT)与MYH9综合征最为重要。应该指出的是,先天性血小板功能异常是一类极复杂的疾病,至今尚有半数的患者无法做出诊断。

表128-1 先天性血小板功能异常的分类

分类	疾病
血小板膜糖蛋白(GP)异常	巨大血小板综合征(BSS)
	血小板无力症(GT)
	血小板型vWD
	GPⅠa/Ⅱa
	GPⅣ
	GPⅥ
血小板膜骨架异常	Wiskott-Aldrich综合征
血小板颗粒异常	α贮存池缺陷
	δ贮存池缺陷
	αδ贮存池缺陷
	Quebec血小板病
血小板促凝活性异常	
血小板信号传导和分泌异常	血小板激动剂受体或激动剂特异的信号传导异常
	花生四烯酸和血栓烷代谢异常
	磷脂酶C,Gαq和钙离子反应异常
MYH9综合征	May-Hegglin异常
	Sebastian综合征
	Epstein综合征
	Fechter综合征
其他遗传性巨大血小板疾病	

第一节 巨大血小板综合征

一、病因和发病机制

巨大血小板综合征(Bernard Soulier syndrome, BSS)是一种罕见的常染色体隐性遗传性出血性疾病,多发生于近亲结婚的家族;其发病机制是血小板膜糖蛋白GPⅠb/Ⅸ/Ⅴ复合物缺乏。该复合物在血小板膜上的分子数之比为2:2:2:1,为vWF受体。在高切应力作用下,血小板通过GPⅠb/Ⅸ/Ⅴ复合物与vWF的结合,使血小板黏附到损伤的血管内皮下启动止血。另一方面,GPⅠbα有凝血酶结合部位,促进低浓度凝血酶激活血小板。

目前,已经在编码GPⅠbα、GPⅠbβ、GPⅨ的结构基因上发现的缺陷包括碱基缺失、误义突变、无义突变和框移突变等;在GPⅤ结构基因上尚未发现异常。我们在国际上报道了BSS患者GPⅨ穿膜区丙氨酸139→苏氨酸的一种新的基因突变,并提出GPⅠb与GPⅨ是通过穿膜区连接为复合物的假说。

二、临床表现

一般自幼发病,常在出生后数日至数月开始出血。以皮肤黏膜出血为主,可表现为鼻出血、瘀斑、牙龈出血、月经过多、胃肠道出血、外伤后血肿甚至颅脑出血等。一般自发性出血较轻,而在外伤或手术后出血较重。出血症状存在异质性,不同的患者或同一患者不同时期出血程度差异很大。

三、实验室检查

(一) 血小板计数与大小

多数BSS患者有不同程度的血小板减少,少数病例血小板数正常。外周血涂片可见血小板体积增大,30%~80%以上的血小板直径大于3.5μm,有的可达20~30μm。电镜检查可见巨大血小板内有丰富的表面连接系统、致密管道系统、胞内空泡和致密颗粒。

(二) 血小板功能

有与血小板减少程度不相称的出血时间延长,从轻度延长(5~10分钟)到超过20分钟。瑞斯托霉素、布妥霉素及人或牛vWF不能使血小板聚集且不能被加入的正常血浆纠正,ADP、胶原和肾上腺素诱导的血小板聚集正常或增多,低浓度凝血酶诱导的血小板聚集降低及延迟相延长但能被高浓度凝血酶纠正。凝血酶原消耗减少。

(三) 血小板膜GPⅠb/Ⅸ测定

运用特异的血小板单克隆抗体,采用流式细胞仪、放射自显影或免疫印迹手段,发现血小板膜GPⅠb/Ⅸ量的减少或缺如。GPⅠb/Ⅸ基因分析可发现各种基因突变。

四、诊　　断

BSS诊断的主要依据为:①出血时间延长、血小板减少、血小板巨大。②有遗传性家族史。③瑞斯托霉素不能诱导血小板聚集,而ADP、胶原和肾上腺素诱导的血小板聚集正常或增多。④血小板膜GPⅠb/Ⅸ缺陷。⑤排除其他血小板减少及功能异常的疾病。遗传性巨大血小板可见于多种疾病,应注意鉴别。绝大多数BSS患者在开始都被诊断为特发性血小板减少性紫癜(ITP),只是在激素治疗或脾切除无效,血片发现巨大血小板后才想到本病。此外,尚须与MYH9综合征、血管性血友病、血小板无力症以及灰色血小板综合征等鉴别。

第二节 血小板无力症

一、病因和发病机制

血小板无力症(Glanzmann's thrombasthenia, GT)是一种常染色体隐性遗传性出血性疾病,由于血小板膜糖蛋白GPⅡb(αⅡb,CD41)和(或)GPⅢa(β3,CD61)质或量的异常,导致血小板对各种生理性诱导剂的聚集大大减低或缺如,患者往往自幼有明显的出血倾向。血小板GPⅡb/GPⅢa的配体纤维蛋白原(Fg)为血小板对各种诱导剂的聚集所必需的;血块收缩需要完整的GPⅡb/Ⅲa受体,故患者常有血块退缩异常。血小板无力症虽是较少见的疾病,但苏州第一人民医院已发现了40例病例,证明本病并非罕见。

GPⅡb基因与GPⅢa基因都位于17号染色体,GPⅡb基因全长17.2kb,包括30个外显子;GPⅢa基因全长65kb,包括15个外显子。GPⅡb和GPⅢa在粗面内质网中形成复合物,通过转录后加工,转运至血小板膜表面。血小板表面有丰富的GPⅡb/GPⅢa,在每个血小板表面大约有40 000个分子。复合物的形成保护了糖蛋白免遭蛋白酶解,如GPⅡb或GPⅢa缺乏或不能形成正确的复合物,则另一亚单位也很快被降解。因此,任一亚单位缺乏均会导致整个复合物缺乏。GPⅢa也可结合αⅤ-整合素(CD51),形成αⅤβ3复合物,它在血小板膜上表达较少(50~100个/血小板)。GT患者如GPⅢa缺乏,则也有αⅤβ3缺乏;而GPⅡb缺乏,则αⅤβ3正常或增高。

本病的分子生物学异常是GPⅡb或GPⅢa的

基因突变，包括替代、缺失、插入等造成的错义、无义或移码突变，GPⅡb或GPⅢa的任一突变可通过不同途径影响复合物的功能，如影响mRNA剪接，mRNA稳定性，二价阳离子的结合，亚基间连结，细胞内转运，配体结合，整合素介导的信号传导等。值得注意的是，约40%的患者为复合杂合子，提示人群中存在大量的“无声”(silent)携带者。目前已发现29种GPⅡb基因缺陷与21种GPⅢa基因缺陷。笔者及同事曾在国际上首先报道了第一种GPⅡb突变，患者的GPⅡb基因为C1751-T无义点突变，导致Arg584-变为终止码。该基因突变已被国内外学者证实。基因突变除抑制GPⅡb/GPⅢa表达外，还可影响受体的活性。GPⅢa的胞质区在复合物活化和调节配体结合方面发挥重要作用，该区的突变如R750X(R724X)和S778P(S752P)不影响复合物在血小板膜的表达，但对诱导剂无反应。将突变体转入哺乳动物细胞进一步研究表明，“内-外”信号传导和复合物细胞外配体结合表位的表达受阻，但可在固定的Fg上铺展。

二、临床表现

主要为出血表现，出生后即可有紫癜，但不严重，与哭叫有关的面部瘀点和球结膜下出血可为新生儿和儿童的首发症状。鼻出血常见，且可致命，这种患儿常早期夭折。牙龈出血可造成慢性失血，胃肠道出血少见，通常为间歇性，出血部位难以判断。关节积血非常少见，自发性者更少，此与血友病不同。血小板功能异常增加了颅脑创伤后中枢神经系统过度出血的危险，但自发性中枢神经系统出血罕见。月经过多见于几乎所有患者，尤其在月经初潮时。妇女在孕期一般无过度出血，但产后即刻出血常见，延迟的产后出血也可非常严重，但在剖宫产者较轻。各种手术易过度出血，应预防性输注血小板。患者的出血倾向差异很大，血小板的生化异常与临床出血严重程度无相关性，即使有相同的遗传，血小板功能及生化检查非常相似，但临床表现却差异很大，而且，同一患者在不同时期的出血症状严重程度也变化很大。携带者一般无症状，血小板功能试验正常。

三、实验室检查

血小板计数、形态正常，出血时间延长，血块退缩减弱或无。生理性诱导剂刺激的血小板聚集异常，瑞斯托霉素诱导的聚集起始坡度正常或接近正常，反映了血浆vWF和血小板GPⅠb/Ⅸ正常，而第二波在低浓度瑞斯托霉素刺激下减弱。患者血小板不能结合Fg或其他黏附蛋白。ADP和凝血酶刺激下，血小板变形正常，说明其代谢和细胞骨架改变正常。高浓度凝血酶和胶原刺激下，α和δ颗粒内容物释放正常，低浓度时，释放反应异常，反映了由于血小板聚集而引起的释放放大作用缺陷。

正常情况下，全血或富血小板血浆的血小板可黏附至玻璃，因为Fg首先沉积在玻璃上，血小板然后黏附至固定的Fg。GT患者，血小板不能黏附至玻璃，此为玻璃珠滞留试验异常的分子基础。血小板促凝活性报道不一，可能与个体差异或试验方法不一有关。部分患者有血小板微颗粒形成缺陷。在流动小室试验中，患者血小板在低中度剪切率下黏附至去内皮细胞的血管正常，但不能正常铺展，形成血小板血栓；在高剪切率下，黏附缺陷。

GPⅡb/Ⅲa和αVβ3的定量方法有多种，包括单抗结合(采用流式细胞仪或反射标记)、免疫印迹等。按照GPⅡb/Ⅲa的量分为以下几型：

Ⅰ型：血小板膜表面测不到GPⅡb/Ⅲa复合物，α颗粒内Fg水平很低，血小板聚集和血块退缩严重缺陷，但血小板表面可测到痕量(1%～5%)的GPⅡb、pro-GPⅡb、GPⅢa或GPⅡb/Ⅲa。

Ⅱ型：GPⅡb/Ⅲa明显减少，为正常的10%～20%，α颗粒内Fg水平接近正常，血小板形成大聚集体的能力缺陷。

变异型：GPⅡb/Ⅲa低或正常，一般大于50%，但血小板功能受损，当血小板被激活时，不能聚集和结合Fg，目前发现的突变为GPⅢa亚基上的点突变。

Ⅰ型多见，在对64例报道中，Ⅰ型占78%，Ⅱ型占14%，变异型8%。

尽管αVβ3在血小板上很少，但用放射性抗体标记或流式细胞仪可测出，在EB病毒转化的患者淋巴细胞上也可检测到。αVβ3水平对于初步判断患者是GPⅡb或GPⅢa缺陷非常有用，因为GPⅢa缺乏的患者也缺乏αVβ3。

Fg结合试验用于评价GPⅡb/Ⅲa复合物的功能，常用的方法是在血小板悬液中加入放射性标记的Fg，测定血小板在ADP等诱导剂刺激下的放射结合活性。Fg也可被荧光分子标记，这样，可用流式细胞仪来测定Fg结合，这些方法非常适合于变异型患者测定质的缺陷。仅结合活化形式的GPⅡb/Ⅲa复合物的单抗PAC1也有相同的效果。

GPⅡb/Ⅲa基因测定可进一步确定诊断，并分析结构与功能的关系。

血小板无力症携带者一般血小板功能正常，患者GPⅡb/Ⅲa数量仅为正常的60%。

诊断血小板无力症时要注意鉴别：黏膜出血，而不是关节肌肉出血，有助于与血友病鉴别。尽管无纤维蛋白原血症也有血小板聚集试验异常，但除黏膜出血外，还有脐带出血、肌肉出血、内脏出血等，血浆纤维蛋白原测定可作出鉴别。血小板无力症一般于出生时或儿童早期发病，详细的病史可与血小板获得性异常鉴别。产生抗 GPⅡb/Ⅲa 抗体的自身免疫性疾病可有血小板无力症表现及类似的实验室异常，混合试验（患者血浆+正常血小板）可以与这些获得性疾病鉴别。

第三节　MYH9 综合征

一、发病机制与临床表现

MYH9 综合征是一类较为常见的常染色体显性遗传的巨大血小板，其临床表现为血小板巨大、血小板减少与中性粒细胞包涵体，部分患者合并有肾炎、耳聋和先天性白内障。MYH9 综合征包括 May-Hegglin 异常、Sebstain 综合征、Fechtner 综合征和 Epstein 综合征。这四种疾病有不同的临床与实验室表现，Sebstain 综合征与 May-Hegglin 异常的区别在于中性粒细胞的超微结构，May-Hegglin 异常的中性粒细胞包涵体的胞质内有平行排列的微丝，而 Sebstain 综合征粒细胞包涵体的胞质由杂乱的微丝和粗面内质网及少量核糖体组成。Fechtner 综合征和 Epstein 综合征除了血液学表现外，还表现为遗传性耳聋和（或）白内障等，但 Epstein 综合征无中性粒细胞包涵体（表 128-2）。2002 年人们证实这些疾病都是非肌性肌球蛋白重链 9 基因（MYH9）突变所致，故统称为 MYH9 相关综合征。MYH9 基因位于染色体 22q12.3，含有 40 个外显子，编码 1691 个氨基酸；已发现 26 种突变，以错义突变最多见，少数为无义突变、小片段缺失或大片段缺失。MYH9 基因编码非肌性肌球蛋白重链（NMMHC）。目前已发现有 18 种不同种类的肌球蛋白，由两条重链与两条具有调节功能的轻链组成。人类表达第二肌球蛋白的三种 NMMHC，命名为 A、B 和 C。大多数细胞都可以表达这三种 NMMHC，如肾脏、耳蜗与晶状体，而中性粒细胞和血小板只表达 NMMHC-ⅡA。各种 MYH9 相关综合征患者的血小板中 NMMHC-ⅡA 的表达比正常人低 50% 左右，推测巨大血小板和血小板减少的机制是单倍体剂量不足（haploinsufficiency）；中性粒细胞的 NMMHC-ⅡA 表达比正常人同样减少，中性粒细胞包涵体是异常 NMMHC-ⅡA 的聚集，其机制可能是负显性效应。为何同一 MYH9 突变会引起不同的临床表现？其机制尚不清楚，可能与突变的部位以及患者的年龄有关。

表 128-2　MYH9 综合征的临床表现

综合征	巨大血小板	中性粒细胞包涵体	感音性耳聋	肾炎	白内障
May-Hegglin	+	+	-	-	-
Sebstain	+	+	-	-	-
Fechtner	+	+	+	+	+
Epstein	+	-	+	+	-

MYH9 综合征患者的出血倾向较轻，极少有严重的出血；血小板体积增大，可与红细胞相当；因此血液中血小板总的体积不至明显减少；血小板功能基本保持正常。一般而言，血液变化出现早，而组织与器官病变发生较晚，因此在同一家系内不同患者表现为不同的综合征。

国内曾报告过两个家系 May-Hegglin 异常，均为 MYH9 基因 38 号外显子 G5521A 突变。苏州第一人民医院发现了 6 例 May-Hegglin 异常，并在国内首次报告了 Fechtner 综合征，先证者及其家系的 MYH9 基因 40 号外显子第 5981 位核苷酸发生 C→T 杂合性突变，使 1933 位密码子（CGA，编码 Arg）转变为终止密码 TGA。

二、诊断与鉴别诊断

MYH9 相关综合征呈常染色体显性遗传，往往有家族史。由于患者的出血倾向较轻，幼年时常无症状，因此往往在成年后才被诊断。患者的血小板计数有不同程度的减少，有时可严重降低。血片检查具有重要的意义，易见巨大的血小板；除 Epstein 综合征外，都可在中性粒细胞中发现蓝灰色的包涵体。有时包涵体染色较浅不易察觉，应将血片深染并偏碱性。如能用 DAPI 荧光染料染色，可在荧光显微镜下清楚地见到包涵体，该法亦可用流式细胞仪检测。电子显微镜观察中性粒细胞包涵体的结构有助于不同类型的鉴别诊断。骨髓检查见巨核细胞内膜带异常，丛状集聚在一定区域。要注意眼、耳与尿的检查，有无蛋白尿与镜下血尿，有无肾功能异常，必要时做肾组织活检。发生肾功能衰竭者预后不良。

患者有明显的血小板减少，绝大多数患者在初诊时都被误诊为 ITP，经受了不必要的激素治疗或脾切除。医生要注意患者是否自幼就有血小板减少或出血倾向,是否有家族史,要亲自查看血片与骨髓片,注意血小板的大小与形态,以免误诊。

患者的血小板巨大,要与 BSS 或其他有巨大血小板的疾病鉴别。

Alport 综合征表现为肾炎、耳聋和先天性白内障,但无巨大血小板、血小板减少与中性粒细胞包涵体,一般不会混淆。

第四节 其他先天性血小板功能异常性疾病

一、贮存池病

血小板含有特异的 α 颗粒与致密颗粒,具有重要的功能,缺乏这些颗粒将引起出血。

(一) α 贮存池缺陷

本病又称灰色血小板综合征,由于瑞氏染色血小板呈灰蓝色而命名,属常染色体遗传。正常血小板包含约 40 个 α 颗粒,内含有血小板特异或相对特异的蛋白,前者如血小板第四因子(PF4),β 血小板球蛋白(βTG),凝血酶敏感蛋白(TSP),血小板源生长因子(PDGF),后者如纤维蛋白原,因子Ⅴ,vWF,IgG,白蛋白,纤维连接蛋白等。电镜下,患者缺乏正常的 α 颗粒,仅有空泡和小的 α 颗粒前体,其他颗粒正常,空泡外膜和小 α 颗粒前体有 P-选择素和 GPⅡb-Ⅲa,在凝血酶刺激下可转位至血小板表面。

本病为常染色体隐性遗传。临床表现为从儿童期即可有出血,主要是轻中度皮肤黏膜出血,多有脾大。实验室检查有出血时间延长,血小板轻中度减少,血小板巨大,呈灰色,通常较难辨认。血小板聚集几乎正常,出血时间延长,提示血小板存在质的缺陷,血小板寿命缩短。α 颗粒的内容物如 PF4、βTG、vWF、TSP、纤维连接蛋白、因子Ⅴ大大减少,但白蛋白和 IgG 正常,血浆中 PF4 和 βTG 浓度正常或增高。电子显微镜检查 α 颗粒减少或缺如。

(二) δ 贮存池病

正常血小板包含 3~6 个致密颗粒(δ 颗粒),颗粒内含有 ADP、ATP、钙离子、焦磷酸盐和 5-羟色胺等。δ 颗粒膜上有 granulophysin(CD63),该蛋白在血小板被激活时,转位至血小板膜表面。

本病为常染色体显性遗传。临床表现为轻中度出血,分娩、拔牙或手术后可有过度出血,服用阿司匹林等抗血小板药后出血加重。血小板计数和形态通常正常,出血时间一般延长,ADP 和肾上腺素诱导的血小板聚集缺少第二波,低浓度胶原诱导的聚集减少或缺如,但对高浓度胶原则正常或几乎正常。血小板中 5-羟色胺含量减少,但其摄取正常,由于无贮存之处,5-羟色胺漏出血小板或被血小板单胺氧化酶代谢。δ 颗粒的 ADP 浓度不再与整个血小板 ADP 含量平行,ATP∶ADP 比值升至 3.0(正常小于 2.5),采用流式细胞术,以米帕林染色,可快速检出 δ 贮存池缺陷的血小板。电子显微镜检查无致密颗粒。

(三) αδ 贮存池缺陷

很少患者同时有 α 和 δ 颗粒不同程度的缺陷,临床表现和实验室检查主要同 δ 贮存池缺陷,一般 δ 颗粒缺乏较 α 颗粒严重。有报道可同时伴 P-选择素和 α_2 肾上腺素减少,GPⅣ增加。

二、Wiskott-Aldrich 综合征

本病的病因为 Wiskott-Aldrich 蛋白(WASP)的异常,WASP 在所有造血干细胞及其衍生的系列均有表达,它参与了 G 蛋白耦联受体的信号传递,与肌动蛋白多聚化有关。部分患者 CD43(gp115,leukosialin)的缺陷,CD43 富含糖类,表达在 T、B 淋巴细胞、单核细胞、中性粒细胞及血小板上。CD43 异常主要是 O-连的寡糖合成异常。CD43 可结合 ICAM-1,后者参与免疫功能,因此,CD43 异常可能与免疫缺陷有关。

本病为 X 染色体连锁遗传,临床上严重程度差异很大,主要表现为小血小板,血小板减少,反复感染,湿疹,但仅 1/4 患者有典型的三联征:感染,血小板减少和湿疹。1/3 无家族史。患者常在出生数月内即有出血表现,如鼻出血、出血性腹泻、颅内出血,生后 6 个月出现湿疹、感染。每年有 2% 的危险伴发淋巴网状系统恶性肿瘤如急性白血病,大细胞性非霍奇金淋巴瘤等,此时有淋巴结及肝脾肿大。可伴自身免疫性疾病如关节炎、血管炎、自身免疫性溶血性贫血、免疫性血小板减少等。免疫功能低下可能增加了该病伴发淋巴网状系统恶性肿瘤的危险,成年前的死因主要是感染、出血或恶性肿瘤。生存期一般小于 10 年。

实验室检查为血小板计数减少,约一半的患者在诊断时小于 $20\times10^9/L$,血小板体积减小至正常人的一半,血小板内 Calpain 减少。少部分有淋巴细胞和嗜酸性细胞减少。出血时间延长,但与血小板计数不成比例。血小板聚集和致密体释放功能有不同程度的异常,血小板形态基本正常。免疫学检测变化很大,部分有 CD8 T 细胞减少,血清 IgG 一般正常,IgM 减少,IgA 和 IgE 增高,脂多糖刺激的免疫反应缺陷。

三、Scott 综合征

是一种少见的常染色体隐性遗传性出血性疾

病，特征是患者单纯的血小板膜磷脂促凝血活性（PCA，原称血小板第三因子）缺乏。静息血小板膜上磷脂酰胆固醇（PC）和鞘氨醇（SM）主要分布在双分子层外层，而磷脂酰丝氨酸（PS）和磷脂酰乙醇胺（PE）几乎全部排列于内层。当血小板被激活时，膜磷脂在双分子层间快速翻转（flip-flop），导致这种非对称性分布消失，PS暴露于膜表面，其上因子Ⅴa的结合位点、凝血酶原和凝血酶原酶的浓度在活化的血小板膜表面大大增加，凝血酶原酶催化效率提高了近10^6倍。

Scott综合征患者的血小板PS表达明显低于正常，并与凝血酶原酶活性存在相关性，说明患者血小板及其他血细胞在激活时，PS暴露于膜表面障碍，PCA降低，有关的发病机制可能与氨基磷脂转移酶（转运PS和PE从膜外至膜内侧）、外翻转酶（floppase）或脂质移位酶（lipid-scramblase）有关。

临床上表现为出血。当患者血小板和其他血细胞被激活时，血小板微颗粒形成减少，导致正常凝血所需的依赖维生素K的酶复合物的激活和装配障碍，引起出血。实验室检查为血清凝血酶原时间缩短，可被洗涤的正常血小板或脂质提取物所纠正，但正常人的血清不能纠正，反映了凝血过程中，凝血酶原消耗减少。白陶土或蝰蛇毒作激活剂，测定PF3有效性结果降低。血小板计数、形态、黏附聚集功能均正常。

四、其他少见的疾病

（一）Quebec血小板病

本病呈常染色体显性遗传。发病机制未明，可能与导致血小板α颗粒内大多数蛋白质降解有关的缺陷相关。患者血小板α颗粒内多聚素（multimerin）异常而导致血小板内凝血因子Ⅴ（FⅤ活性降低及释放障碍）。

（二）Montreal血小板综合征

本病呈常染色体显性遗传，特点为严重血小板减少，巨大血小板，自发性血小板聚集，出血症状。本病血小板膜存在内在缺陷，自发性血小板聚集为其特征。

（三）巨大血小板伴二尖瓣功能不全

常染色体隐性遗传，特点为：血小板减少，大血小板，轻度出血症状，突出特点为伴有二尖瓣功能不全。

（四）血小板减少伴桡骨缺损（thrombocytopenia with absent radus，TAR）

常染色体隐性遗传，由于有骨骼异常，因此出生时易被发现。

临床表现：双侧桡骨缺损，但其他骨骼异常也常见，许多患者有尺骨缺损或异常，肱骨和足部骨骼异常。1/3患者存在先天性心脏异常，多为法洛四联症和房间隔缺损。可对牛奶产生过敏反应而出现胃肠道症状。

（五）Hermansky-Pudlak综合征

本病为常染色体隐性遗传，已确定的致病基因为HPS1和ADTB3A。HPS1基因的缺陷已发现十余种突变，包括缺失、插入、剪接位点突变等，如外显子15的16bp重复，T322C，T322delC，S396delC等。ADTB3A基因的突变有391～410位的12个氨基酸缺失，L580R等。

临床主要表现为眼与皮白化病。血小板计数正常或增高，但血小板由于缺乏致密颗粒而功能异常，皮肤黏膜出血，出血时间延长。血小板贮存池缺乏，典型者40多岁出现肺纤维化。

（六）Chediak-Higashi综合征

Chediak-Higashi综合征（CHS）的致病基因为LYST（lysosome trafficking regulator），位于染色体1q42，表达于所有细胞。LYST蛋白参与囊泡转运，内体和溶酶体相关蛋白的分选（sort），介导膜融合。LYST的突变影响脂相关蛋白的转运，LYST突变导致的蛋白激酶C活性下降，后者与免疫功能受损有关。

临床表现为黏膜出血，易感染，不同程度的白化病，易反复感染，周围或脑神经病变，自主神经功能失调。约85%的患者在发病几个月至数年后，进入加速期，表现为发热，贫血，中性粒细胞细胞减少，偶尔有血小板减少，肝脾肿大，淋巴结病，黄疸，细胞免疫功能受损等。全血细胞减少的原因是巨脾和溶血。肝功能异常和血小板减少可致凝血系统异常。实验室检查为血小板贮存池缺陷，肾上腺素等诱导的血小板聚集第二波减少或缺乏。中性粒细胞减少，中性粒细胞、淋巴细胞、嗜酸性粒细胞和血小板内有大的颗粒，直径可达4μm。

（七）血小板激动剂受体及信号传导缺陷

主要为血栓烷合成及受体异常，包括血栓烷合酶缺陷、环氧化酶（PGH_2合酶1）缺陷与血栓烷A_2（TXA_2）受体突变。临床表现为出血倾向以及花生四烯酸诱导的血小板聚集缺陷。

（八）GATA-1相关的血小板减少伴红细胞生成异常

本病为新发现的一种疾病。致病基因为GATA-1，位于X染色体p11.23，呈伴性隐性遗传。患者的血小板减少，体积增大，血小板功能障碍；红细胞形态异常并可伴有贫血。

第五节 先天性血小板功能异常的治疗

目前对先天性血小板功能异常尚无特效治疗。临床治疗包括基本治疗和对症治疗。

一、基本治疗

对患者进行健康教育，提高患者对自身疾病的认识，注意口腔卫生对于减少牙龈出血非常重要。严禁使用抗血小板药物。由于出血而致的缺铁和贫血可补充铁剂和叶酸。尽早注射乙肝疫苗，注射时采用小针头，延长注射部位压迫时间，以防过度出血。在月经初潮时，即可有大量出血，事实上，几乎所有患者有月经过多，需行激素治疗，必要时，需紧急行子宫切除术，因此，在月经初潮前给予激素治疗是合理的，但应考虑到骨骼生长提前终止等副作用。

二、对症治疗

有牙龈出血或拔牙时，抗纤溶药物有效，氨基己酸(40mg/kg，口服，4次/d)或氨甲环酸(0.5～1g，口服，3～4次/d)，后者胃肠道副作用较少，但如有DIC时，禁用。氨甲环酸漱口(15ml，5%溶液，4次/d)，对于控制牙龈出血有效。DDAVP一般无效，但有报道，即使不能纠正异常的出血时间，也可改善出血症状。局部应用氨甲环酸、凝血酶等可控制局部出血。但应用牛凝血酶者，可产生抗牛凝血酶抗体，且制剂中污染的因子Ⅴ，可诱导产生抗因子Ⅴ抗体，它与人因子Ⅴ有交叉反应，可导致严重出血。

鼻出血较难控制，棉拭子局部用缩血管药物；硝酸银或三氯醋酸烧灼；前后鼻腔填塞；颌动脉结扎或栓塞。当局部用药无效时，可输血小板。

血小板输注是严重出血的主要支持治疗手段，也有于预防手术等应急时。由于患者终身需输血小板，因此应尽早注射乙肝疫苗。所输的血小板和红细胞需去除白细胞，以防同种免疫反应的发生和巨细胞病毒(CMV)的传播，也可预防输血时的发热反应。拟受孕的妇女，如Rh阴性，应避免输Rh阳性的血小板。有条件者，在开始就应输HLA相配的血小板，以最大程度减少同种免疫反应。

近年来有关重组因子Ⅶa治疗先天性血小板功能异常的报告逐渐增多，有条件时可以试用。

脾切除对先天性血小板功能异常无效或仅有暂时效果，无实际治疗价值。

三、骨髓移植与基因治疗

同种异体骨髓移植已经在多例血小板无力症与Wiskott-Aldrich综合征患者获得成功，但考虑骨髓移植的危险性与可能产生的GVHD，仅在特殊病例可以考虑。

基因治疗是未来发展的方向，目前已开展了血小板无力症与巨大血小板综合征基因治疗的动物实验，但实际应用尚待时日。

(王兆钺)

参考文献

1. Bwutler E, Lichtman MA, Coller BS, et al. Williams Henatology. 16th ed. New York: Mc Graw-Hill, Inc, 2001: 1553
2. Hoffman R, Benz EJ, Shattil SJ, et al. Hematoloy: basic priciples and practice. 3rd ed. London: Churchill Livingstone, 2002: 2121
3. Loscalzo J, Schafer A.. Thrombosis and Hemorrhage. 2th ed. Balttimore: Williams & Wilkins, 2001: 683-706
4. Franchini M, Lippi G, Guidi GC. The use of recombinant activated factor Ⅶ in platelet-associated bleeding. Hematology, 2008, 13: 41-45
5. Hayward CP. Diagnostic approach to platelet function disorders. Transfus Apher Sci, 2008, 38: 65-76
6. Nurden P, Nurden AT. Congenital disorders associated with platelet dysfunctions. Thromb Haemost, 2008, 99: 253-263
7. Ali N, Moiz B, Shaikh U, et al. Diagnostic tool for Glanzmann's thrombasthenia clinicopathologic spectrum. J Coll Physicians Surg Pak, 2008, 18: 91-94
8. Pham A, Wang J. Bernard-Soulier syndrome: an inherited platelet disorder. Arch Pathol Lab Med, 2007, 131: 1834-1836
9. Wu S, Wang Z, Dai L, et al. An inherited macrothrombocytopenic disorder with abnormal large granules. Platelets, 2006, 17: 259-265
10. Wang Z, Shi J, Han Y, et al. Spontaneous platelet aggregation with congenital giant platelet containing large granules and thick membrane. Clinical and Applied Thrombosis/Hemostasis, 2001, 7: 305-309
11. Wang Z, Shi J, Zhao X, et al. A novel mutation in the transmembrane region of glycoprotein Ⅸ associated with Bernard-Soulier syndrome. Thromb Haemost, 2004, 92: 606-613
12. 杨海燕，王兆钺，苏雁华，等. 一例Fechtner综合征临床与分子缺陷研究. 中华血液学杂志. 2007, 28: 160-164
13. Huizing M, Anikster V, Gahl WA. Molecular genet-

ics of the Hermansky-Pudlak and Chediak-Higashi syndrome. Thromb Haemost, 2001, 86: 234-246

14. Mhawech P, and Saleem A. Inherited giant platelet disorders. Classification and literature review. Am J Clin Pathol, 2000, 113: 176-190

15. Wilcox DA, White Ⅱ GS. Gene therapy for platelet disorders: studies with Glanzmann's thrombasthenia. J Thromb Haemost, 2003, 1: 2300-2311

16. 王兆钺. Current state and expectation in diagnosis and treatment of bleeding disorders. 血栓与止血学杂志, 2002, 8: 99

17. 王兆钺. 加强遗传性出血性疾病的研究提高我国人口健康素质. 中华血液学杂志, 2007, 28: 577-578

第129章

继发性血小板功能异常

继发性血小板功能异常(secondary abnormality of platelet function)较先天性血小板功能异常更多见,可继发于多种血液病、非血液病或某些药物(表129-1),对血小板功能的影响也是多方面的,其发病机制比先天性血小板功能异常往往更复杂。抗血小板药物是引起继发性血小板功能异常和出血的最常见原因。怀疑继发性血小板功能异常时,出血时间的测定、血小板功能分析仪(PFA)测定血小板依赖性闭合时间和血小板聚集试验有助于诊断。但是,体外出血时间延长或血小板聚集异常在预测出血危险性方面的作用尚需进一步研究。继发性血小板功能异常伴有出血症状时,治疗上主要是控制原发疾病或去除诱因、输注血小板和给予止血药物。

表129-1 继发性血小板功能异常性疾病

1. 骨髓增殖性疾病 慢性粒细胞白血病、真性红细胞增多症、骨髓纤维化、原发性血小板增多症
2. 其他伴有血小板功能异常性疾病 急性白血病 异常球蛋白血症 弥散性血管内凝血 获得性血管性血友病、巨血小板综合征和血小板无力症 影响血小板功能的系统性疾病(尿毒症、肝脏疾病) 继发性贮存池病
3. 药物性血小板功能障碍(表129-2)

一、骨髓增殖性疾病

骨髓增殖性疾病(myeloproliferative disorders, MPD),包括慢性粒细胞白血病(CML)、真性红细胞增多症(PV)、骨髓纤维化(MF)和原发性血小板增多症(ET)。MPD患者既可有血栓形成,又可发生出血,约各占1/3,其中因出血死亡者约占10%。血栓形成既可发生在动脉也可发生在静脉。据报道,PV患者中约35%发生血栓栓塞并发症,其中10%~40%死亡;而出血并发症占25%,以皮肤黏膜出血为主,严重者有消化道出血和脑出血等,其中6%~30%死亡。

MPD患者的血小板比正常血小板较大或较小、形态异常、颗粒分泌减少,其中ET和PV患者的血小板寿命轻度缩短。最常见的血小板异常是聚集功能下降和对肾上腺素、ADP和胶原诱导的分泌功能下降,原因可能有:①激动剂诱导的膜磷脂花生四烯酸的释放减少;②花生四烯酸向前列腺素内过氧化酶或磷脂酶产物的转化减少;③血小板对血栓烷A_2的反应性下降;④致密颗粒和α颗粒成分减少;⑤α_2肾上腺素受体减少。MPD可能还存在特殊的血小板膜异常,如糖蛋白Ⅰb和Ⅸ的减少,引起获得性巨血小板综合征(ABSS);其他异常有前列腺素PGD_2受体、TPO受体c-mpl的减少,以及IgG的Fc端受体数量的增加。某些MPD患者还可伴有获得性血管性血友病(AvWD)。

MPD患者中仅少数有出血时间延长,但出血时间正常的患者也可有出血表现。目前尚难预测MPD发生血栓栓塞或出血的风险,但血小板计数小于$100\times10^9/L$的患者很少有自发性出血;对较难控制的PV患者,其血细胞比容较高、全血黏稠度增加、尤其在手术后是出血的危险因素。

对MPD继发血小板功能异常的治疗,主要在于MPD本身及血栓或出血并发症的处理,可参见相关章节。

二、其他伴有血小板功能异常的疾病

（一）急性白血病和骨髓增生异常综合征

出血是急性白血病的常见症状，严重者可有消化道、呼吸道出血、颅内出血，是引起死亡的主要原因之一。急性白血病出血的原因是多方面的，最常见的原因是血小板减少和凝血因子减少，特别是因子Ⅴ、Ⅶ减少使凝血酶原时间延长与凝血酶原消耗不良。少数患者，特别是急性早幼粒细胞白血病，可诱发 DIC 而致严重出血。

急性白血病患者的血小板功能也存在异常，血小板体积较大、形态异常、胞内微管与颗粒减少；血小板的促凝活性降低，对 ADP、肾上腺素、胶原与凝血酶诱导的血小板聚集反应缺陷；血小板的释放反应也有异常。血小板功能异常可能由于继发性贮存池缺乏或血小板激活过程的缺陷所致，此内源性缺陷可能源于骨髓巨核细胞，也可能源于克隆性白血病干细胞。在骨髓增生异常综合征（MDS）中也存在类似情况。某些多毛细胞白血病（HCL）患者还存在获得性 vWD。

对急性白血病、MDS 等的处理见有关章节。

（二）异常球蛋白血症

异常球蛋白血症是由于 B 淋巴细胞或浆细胞的病理性增殖，造成结构纯一的免疫球蛋白（M 蛋白）合成与分泌增加的一组疾病，包括多发性骨髓瘤、巨球蛋白血症、高球蛋白血症、淀粉样变性等。

本病临床上常有出血倾向，出血时间延长。其机制比较复杂，患者血液黏稠度增高、血液淤滞、凝血系统与纤维蛋白溶解系统的异常都可导致出血，但血小板功能异常也是引起出血的原因之一。

血小板功能异常多与 M 蛋白相关，M 蛋白能抑制血小板功能，使血小板的黏附、聚集以及血小板第 3 因子活性（PF3）都有降低。这可能是 M 蛋白包裹血小板与胶原，阻断了它们之间的相互作用，抑制血小板聚集或干扰了纤维蛋白原的聚合。有些患者在 M 蛋白与 vWF 作用后可加速 vWF 的清除，引起获得性 vWD。经血浆置换术及联合化疗后，患者异常球蛋白水平降低，出血时间也随之恢复正常，各种异常的出血缺陷得到纠正。

治疗上关键是控制原发病，有出血表现者给予止血对症治疗。

（三）弥散性血管内凝血

弥散性血管内凝血（DIC）是由许多疾病引起的一种继发性止凝血功能异常综合征，其发病机制十分复杂。在 DIC 过程中，除血小板数减少外，血小板功能也有紊乱。纤维蛋白原减少和纤维蛋白（原）降解产物（FDP）增加可抑制 ADP 诱导的血小板聚集反应，FDP 还可导致继发性贮存池病。但因同时存在血小板减少和止血缺陷，临床上很难评价血小板功能异常在 DIC 出血中的作用。

对 DIC 的处理见有关章节，原则上主要是控制原发病和支持替代治疗。

（四）获得性血管性血友病、巨血小板综合征和血小板无力症

获得性血管性血友病（AvWD）可发生于自身免疫性疾病，骨髓增殖性疾病、淋巴增殖性疾病、系统性红斑狼疮、单克隆免疫球蛋白血症、主动脉狭窄等疾病。这些患者血液中 vWF：Ag 和因子Ⅷ：C 水平减低，出血时间延长，造成临床上类似Ⅱ型 vWD 和血小板型 vWD 的表现。

某些原发性血小板减少性紫癜（ITP）患者可产生血小板膜糖蛋白Ⅰb（GPⅠb）抗体而出现继发性巨血小板综合征（BBS）。少数自身免疫性疾病、多发性骨髓瘤、急性早幼粒细胞白血病以及应用噻氯匹定治疗的患者，可出现继发性血小板功能无力症。

（五）尿毒症

出血是尿毒症患者的严重并发症。尿毒症患者的出血原因较复杂，血小板功能缺陷是其主要原因。尿毒症时，血小板的多种功能都受到影响，其中血小板的分泌异常可能是最主要的异常，由此引起血小板的黏附性降低、对 ADP 的聚集异常、PF3 活性降低和血块回缩不良，最终引起出血时间延长。出血时间延长与肾功能衰竭程度、临床出血之间可能存在一定相关性，而血小板聚集异常与肾功能衰竭程度及临床出血之间缺乏明显相关性。

血液透析可以使出血时间及血小板功能恢复正常、出血现象消失，这说明尿毒症时聚积在血中的有害代谢产物是引起血小板功能障碍的主要原因，其中胍基琥珀酸、酚酸和中分子物质可能是影响血小板功能的主要因素。

（六）肝脏疾病

肝脏疾病如肝炎、肝硬化等临床上都有出血倾向。大约 85% 肝病患者可有一项或多项凝血试验异常，而发生出血者占 15%。肝病出血的原因涉及多个方面：①凝血因子合成减少。肝脏合成几乎所有与凝血有关的因子，当肝功能受损时，这些因子的合成有不同程度的减少，其中维生素 K 依赖性凝血因子（因子Ⅱ、Ⅶ、Ⅸ、Ⅹ）的减少程度与肝功能损害的程度相关；②肝脏产生类肝素样物质增多，而裂解类肝素样物质的肝素酶的合成减少，使患者体内类

肝素样物质过多而导致出血；③严重肝脏疾病患者可并发 DIC；④血小板的质和量异常。在慢性肝炎和肝硬化时，病毒或免疫因素可抑制骨髓生成血小板，免疫抗体对血小板的破坏增加，脾肿大和脾功能亢进使血小板破坏增加。半数以上的肝病患者出现血小板减少；患者的血小板功能也存在异常，PF3 活性降低，血小板对 ADP、凝血酶诱导的聚集与释放反应降低。

（七）继发性贮存池病

继发性贮存池病见于 MPD、急性白血病、异常球蛋白血症、毛细胞白血病、ITP 等血液疾病，还可发生于心脏瓣膜病、烧伤、哮喘、过敏性鼻炎、各种原因引起的 DIC、低温手术及血管体外循环手术、肾移植术后。这些疾病可引起血小板内容物明显减少或缺乏，如致密颗粒内的 ATP、ADP、5-羟色胺和 α 颗粒内的血小板第 4 因子（PF4）、β-血栓球蛋白（β-TG）等减少而致释放反应异常。

继发性贮存池病可引起明显的出血倾向，如鼻出血、皮肤青肿、淤斑等。实验室检查，出血时间延长，ADP、肾上腺素等诱导的血小板聚集反应，第一相聚集波正常，而第二相聚集波缺如。

三、药物性血小板功能障碍

药物是引起继发性血小板功能障碍最常见的原因。许多药物可引起血小板功能障碍（表 129-2）。它们引起血小板功能障碍机制各不相同，有些药物是作为血小板功能抑制剂用于治疗血栓栓塞性疾病。大多数药物在药理剂量下并不引起出血，只有当剂量过大或患者存在血小板减少、凝血功能异常、纤维蛋白溶解亢进或血管内皮损伤时，才会引起明显出血。对出血患者，应及时停药，必要时输注血小板，以免发生危及生命的出血。

表 129-2 影响血小板功能的药物

药物种类	药物实例
抑制前列腺素代谢的药物	
环氧化酶抑制剂	阿司匹林、咪康唑
血栓烷合成酶抑制剂	
增加血小板内环磷酸腺苷（cAMP）的药物	
腺苷酸环化酶激化剂	PGI_2，PGE_1，PGD_2
磷酸二酯酶抑制剂	双嘧达莫、咖啡因、茶碱
血小板 ADP 或 GPⅡb/Ⅲa 受体抑制剂	噻氯匹定、氯吡格雷
β-内酰胺类抗生素	青霉素、头孢菌素
抗凝及溶栓药	肝素、纤维蛋白溶解剂（链激酶、尿激酶、t-PA）
血浆扩容剂	右旋糖酐、羟乙基淀粉
心血管药物	普萘洛尔、硝酸甘油、奎尼丁
抗肿瘤药	光辉霉素、卡氮芥、柔红霉素
治疗精神病或麻醉药	
抗抑郁药	阿米替林、氯丙嗪、丙咪嗪、吩噻嗪
麻醉药	氟烷
其他	利血平、二甲麦角新碱、抗组胺药、降脂酰胺、乙醇

（一）非甾体抗炎药

阿司匹林和其他非甾体抗炎药具有解热止痛以及消炎、抗风湿作用，也被用于血栓预防，临床应用极为广泛。

阿司匹林可使环氧化酶-1（COX-1）活性中心的丝氨酸残基乙酰化，阻断花生四烯酸代谢途径，使血栓烷 A_2（TXA_2）及其他前列腺素不能生成。每日服用阿司匹林 40mg 即可产生抗血小板作用，而单次服用 325mg 可抑制血小板大约 90% 的 COX-1 活性。阿司匹林对血小板 COX-1 的抑制是不可逆的，一次用药即可使血小板的功能障碍持续 1 周，直至骨髓巨核细胞产生新的血小板取代外周血循环中已受抑制的血小板。

阿司匹林也可使机体的其他组织成分乙酰化，但较血小板的作用为弱。例如，血管内皮细胞的环氧化酶对阿司匹林的敏感性要比血小板低，并且服药后数小时内细胞又可重新生成环氧化酶。阿司匹林对磷脂酶 C 也有抑制作用。

由于阿司匹林对血小板 TXA_2 生成的抑制，使出血时间延长，并影响血小板聚集反应，对花生四烯酸无聚集反应，对ADP或肾上腺素有第二相聚集缺陷，对胶原和凝血酶的聚集也减弱。血小板的释放功能也有障碍。黏附功能一般正常，但血小板之间无相互作用，高浓度的阿司匹林使PF3活性减低。

其他非甾体抗炎止痛药如吲哚美辛、奈普生、布洛芬、保泰松等也对血小板环氧化酶有抑制作用而影响血小板功能。但这些药物对环氧化酶的抑制作用是可逆的，抑制时间较短（<24小时），其出血时间暂时延长或正常。吲哚美辛对前列环素PGI_2合成酶也有一定抑制作用，降低PGI_2/TXA_2的比值。此类药物（包括阿司匹林）可通过胎盘而削弱胎儿的血小板功能。

（二）增加血小板内环磷酸腺苷的药物

血小板内环磷酸腺苷（cAMP）作为第2信使在血小板活化中有重要意义。影响细胞内cAMP浓度的药物都可以使血小板功能异常。某些前列腺素如PGI_2、PGE_1与PGD_2能激活腺苷酸环化酶，促进ATP转变成cAMP。双嘧达莫、茶碱与氨茶碱等药物则能抑制磷酸二酯酶，使cAMP不被降解而在血小板内储积，因此，这些药物都能升高细胞内cAMP的浓度，从而阻断各种激动剂对血小板的聚集与释放反应。

（三）血小板ADP或GPⅡb/Ⅲa受体拮抗剂

噻氯匹定主要阻碍纤维蛋白原与GPⅡb/Ⅲa的结合、抑制血小板对多种激动剂尤其是ADP的聚集反应，对血小板功能的影响出现在用药后24～48小时、最大效应在4～6天，停药4～10天后其作用消失。噻氯匹定延长出血时间的程度与阿司匹林相当，轻度增加皮肤和黏膜出血的危险性。氯吡格雷对血小板的作用及出血时间的影响与噻氯匹定类似。

血小板GPⅡb/Ⅲa受体拮抗剂，如abciximab、integrilin等，可以阻断血小板GPⅡb/Ⅲa的纤维蛋白原受体功能而抑制血小板聚集，但其造成临床出血的更主要原因可能是药物引起的血小板减少。

（四）β-内酰胺类抗生素

大剂量青霉素类及头孢菌素类药物可以引起血小板功能障碍，抑制血小板对各种激动剂的聚集与释放反应，同时也能抑制血小板黏附于内皮下组织，使患者出血时间延长，可能引起出血现象。特别在肾功能不全时，这些药物不能由肾脏排出而大量聚积在体内，患者在止血机制已有缺陷情况下存在严重出血的危险。这类抗生素造成血小板功能障碍的原因尚不清楚，可能是其β-内酰胺结构的亲脂性干扰了血小板受体-激动剂的作用。

（五）肝素及溶栓药物

肝素对血液凝固的各个阶段都有抑制作用，可使血液凝固时间、凝血酶时间及凝血酶原时间延长。其作用机制主要是与抗凝血酶Ⅲ结合，抑制和破坏凝血酶的生成。肝素可结合在血小板表面，除可诱发血小板减少症（HIT）外，对血小板功能也有影响，但有关结果并不一致。有报道肝素抑制血小板的聚集和释放反应；另有报道肝素可引起自发性血小板聚集或加强激动剂对血小板的聚集和释放反应；也有研究提出肝素对血小板聚集无明显影响。

溶栓药物引起出血主要是由于低纤维蛋白原血症及FDP干扰纤维蛋白凝块的形成。但链激酶、尿激酶和t-PA也可影响血小板功能，其机制有3方面：①FDP水平增加和纤维蛋白原水平下降可影响血小板聚集；②纤溶酶形成后水解纤维蛋白原和血小板膜GPⅠb，从而影响血小板与vWF的作用，抑制血小板聚集；③纤溶酶还通过抑制血小板膜释放花生四烯酸影响TXA_2的合成，从而抑制血小板功能。

（六）右旋糖酐

右旋糖酐能吸附在血小板膜表面，抑制血小板的聚集、分泌及促凝活性，影响血小板功能。血小板功能障碍的程度与右旋糖酐输注剂量及分子量有关，但一般不会造成明显出血。右旋糖酐的作用机制可能是被覆在血小板膜上，影响了表面电荷，干扰血小板与内皮细胞之间的相互作用以及影响了血浆vWF的作用。

（七）心血管药物

普萘洛尔、硝酸甘油、硝普钠等可使血小板的聚集和分泌作用降低，其机制不明，但一般不会延长出血时间。钙拮抗剂如维拉帕米（异搏定）、硝苯地平和地尔硫草的血药浓度增高时可抑制血小板功能。奎尼丁作为血小板α_2肾上腺素能受体的拮抗剂，高浓度时可引起轻度的出血时间延长和增强阿司匹林的作用。

（八）治疗抑郁症药物及抗肿瘤药等

三环类或吩噻嗪抗抑郁药可削弱血小板聚集反应，但一般增加出血危险性。抗肿瘤药普卡霉素的总量达6～21mg时，可延长出血时间和降低血小板聚集反应，可能引起黏膜和皮肤出血。柔红霉素和卡莫司汀可抑制血小板聚集和分泌，但一般不引起临床出血。麻醉药氟烷可引起极轻度的出血时间延长，但对外科手术止血无明显影响。

（王书杰　王志澄）

参考文献

1. 邓家栋,杨崇礼,杨天楹. 邓家栋临床血液学. 上海:上海科学技术出版社,2001
2. 王振义,李家增,阮长庚,等. 血栓与止血-基础理论与临床. 第3版. 上海:上海科学技术出版社,2004
3. Hoffman R, Benz EJ(Jr), Shattil SJ, et al. Hematology-Basic principles and practice. 4rd. Harcourt Asia: Churchil Livingstone, 2005
4. Hassan A. A, Kroll M. H. Acquired Disorders of Platelet Function. Hematology, 2005: 403-408
5. Lichtman MA, Beutler E, Coller BS. Williams Hematology. 7th ed. New York: McGraw-Hill, 2005

第130章

血友病

一、定义和历史

血友病(hemophilia)是一种X染色体连锁的隐性遗传性出血性疾病,可分为血友病A和血友病B两种。前者为凝血因子Ⅷ(FⅧ)质或量的异常所致,后者系凝血因子Ⅸ(FⅨ)质或量的异常所致。

血友病的历史是与人类对于凝血机制的认识紧密相连的。直到18世纪20年代早期,法国外科医生Jean-Louis Petit报道截肢后止血是由于血液在血管内形成了凝块,才首次将血液凝固与止血联系起来。1828年,Friedrich HopFF发现在男性发生的家族性出血倾向与血液的显著低凝相关,因此提出血液凝固是防止出血必需的。随着异常凝血及其与出血的关系的发现,有关血液凝固的研究也大大加快,John Hunter和William Hewson发明了研究血液凝固的方法,从而否定了在他们之前的各种有关血液凝固的假说。随后的40年中,对这一经典理论的争论不断,尽管其间先后发现了肝素、维生素K和双香豆素,但有关血液凝固的概念并无进展。

在发现维生素K之前,临床上人们只认识两类出血性疾病:血小板减少性疾病和血友病。早在公元2世纪的巴比伦犹太法典里就有了关于血友病的记载。如果患者血小板不少,不论男女,均将其诊断为血友病。对于与上述两种疾病均不符合的则归于"假血友病"。

在第二次世界大战期前人们开始认识到血浆中凝血因子的缺乏导致血友病的事实。该因子被称做抗血友病球蛋白(AHG),后来被命名为Ⅷ因子。在1952年,Biggs等在牛津、Aggeler等在旧金山分别描述了Christmas病和血浆凝血活酶成分(PTC)缺乏症。Christmas是牛津小组描述的其中一个患者的姓,PTC则是新发现的所缺的凝血因子,因为在患者血浆中加入凝血活酶可以使延长的凝血时间纠正。

1954年在巴黎举行的国际止血与血栓协会学术研讨会上,正式将因子Ⅷ缺乏命名为血友病A,因子Ⅸ缺乏命名为血友病B。

在20世纪30年代发现正常的血浆能够纠正血友病患者的凝血时间延长,随后正常血浆替代治疗成为早期治疗血友病的基本方法。但是血浆中因子含量往往不能满足治疗的需要,因出血导致的死亡率仍很高。1964年冷沉淀物的发现开创了血友病治疗的新时代,冷沉淀物中含有丰富的FⅧ,可用于血友病A患者的治疗。1965年出现了FⅧ部分纯化制剂,称为FⅧ浓缩剂(主要含有FⅧ和vWF)。自20世纪80年代始,为了防止输血相关的病毒感染,从献血者的筛选、因子浓缩制剂的病毒灭活处理以及纯化工艺等多方面,对替代治疗的产品进行了改进。1985年FⅧ和FⅨ的基因成功克隆,1989年基因重组的FⅧ首次投入临床使用,近几年高纯度FⅨ制剂和基因重组的FⅨ也已开始使用。目前血友病治疗的研究主要集中于基因治疗,相信在不久的将来可能会完全治愈血友病。

根据世界卫生组织(WHO)和世界血友病联盟(WHF)1990年联合会议的报告,血友病A的发病率为15～20/10万人口,欧美各国统计,为5～10/10万人。我国血友病的患病率为2.73/10万人口,其中血友病A占80%～85%,血友病B占血友病的15%～20%。

二、病因和发病机制

(一)Ⅷ因子(FⅧ)基因和Ⅸ因子(FⅨ)基因

Ⅷ因子(FⅧ)和Ⅸ因子(FⅨ)两个基因均位于X染色体,其中FⅧ基因位于X染色体长臂末端(Xq28),Ⅸ因子基因位于X染色体长臂末端靠近着丝粒的 Xq27，两个基因相隔甚远（基因距离为 35cM），因此两个基因不可能相连在一起。血友病是 X 染色体连锁的隐性遗传性疾病，女性常常是携带者（46，XX），而男性是患者（46，XY），女性患者极为罕见。女性患者通常是由两个 FⅧ或者 FⅨ基因同时发生缺陷，或者是 X 染色体非随机失活所致；后者通常是被认为是已知携带者出现血友病临床症状的主要机制；然而最近的研究认为在血友病 A 或者 B 携带者 X 染色体的失活与血浆中因子的浓度并不相关。

1. FⅧ基因 FⅧ基因相当长，超过 180kb，且结构相当复杂，含有 26 个外显子（图 130-1A）；其中内含子 22 中含有一个 CpG 岛，它是 F8A 和 F8B（图 130-1B）基因的双向启动子。CpG 岛和 F8A 位于长约 9.5kb 的 DNA 链内，并且在 X 染色体上至少重复两次，内侧朝向端粒，外基因朝向 FⅧ基因（图 130-1C），这些基因称作为 int22h-1（基因内的）和 int22h-2 以及 int22h-3（基因外的）。

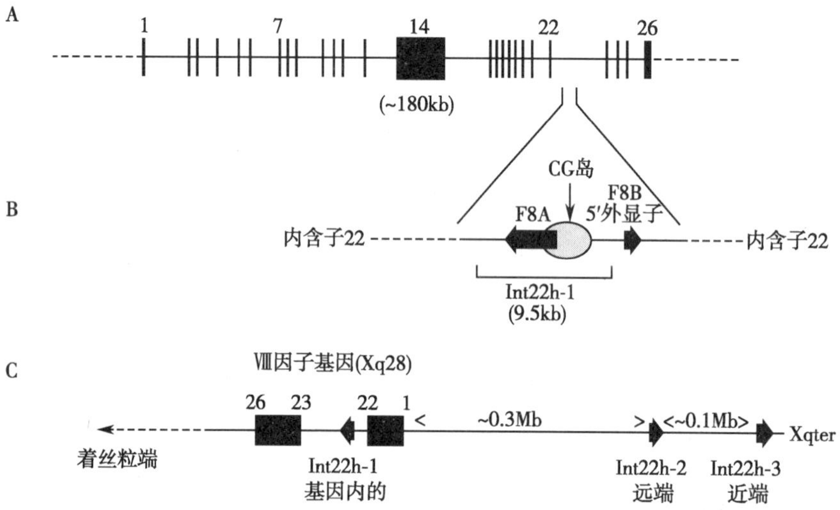

图 130-1 FⅧ基因

A. 人 FⅧ基因组结构；B. 内含子 22 的示意图，包括 CG 岛、F8A、F8B 和 Int22h-1；C. FⅧ基因在 Xq28 中的位置和 Int22h 同源家族基因的位置

位于内含子 22 中的 F8A，小于 2kb，它的转录方向与 FⅧ基因相反，它可以在各种细胞中广泛转录，在小鼠中相当保守，这暗示了其可能具有某种功能。位于内含子 22 中的 F8B 包含 5′外显子，紧接着的是 FⅧ第 23～26 外显子，5′外显子可能编码 8 个氨基酸，为第 23～26 外显子维持 FⅧ阅读框架。与 FⅧ蛋白相比较该蛋白相当小，含有磷脂结合的结构域。

FⅧ基因转录子大约有 9010 个碱基，包括一个 5′非翻译区（150 个碱基），一个含有终止密码子的开放阅读框架（7056 个碱基），一个很长的 3′非翻译区（1806 个碱基）（图 130-2A）。这个开放阅读框架编码一个 19 个氨基酸的单链肽，它可以引导 FⅧ（非激活的 2332 个氨基酸的成熟蛋白）穿过细胞膜（图 130-2B）。

FⅧ可以被凝血酶催化的蛋白水解酶激活（图 130-2C），主要的激活剪切部位为因子 C 末端 372、740 和 1689 精氨酸残基，激活的 X 因子也可以剪切上述部位。剪切激活的位点侧面是 B 结构域，该结构域在 FⅧ激活后释放出来，形成一个异三聚体，包括一个 N 末端重链和一个 C 末端轻链，它们由钙离子连接起来。在血液循环中，FⅧ由 vWF（von Willebrand Factor）转运并保护，在 FⅧ蛋白水解酶作用下剪切并激活，同时从 vWF 复合物中释放出来。

2. FⅨ基因 FⅨ基因片段较小，相对于 FⅧ结构较为简单，长约为 34kb，含有八个外显子，最长的外显子仅为 1935kb（图 130-3A）。转录子含有 2803 个碱基，包含一个短的 5′端非翻译区（29 个碱基）、一个含有终止密码子的开放阅读框架（1382 碱基）和一个 3′端非翻译区（1390 碱基）（图 130-3B）。开放阅读框架编码前原蛋白，该蛋白中前序列是一个信号序列，可引导 FⅨ分泌；而原序列提供一个维生素 K 依赖羧化酶结合位点，此位点可以羧化与毗邻的 GLA 结构域的特定的谷氨酸残基，其余部分代表 FⅨ酶原部分，该部分在剪切前原序列后进入循环血液中。

FⅨ的激活与两个肽键的剪切相关，其中一个是 C 末端 145 精氨酸（α 断裂），另一个是 C 末端的 180 精氨酸（β 断裂）（图 130-3C）；此种断裂可以由

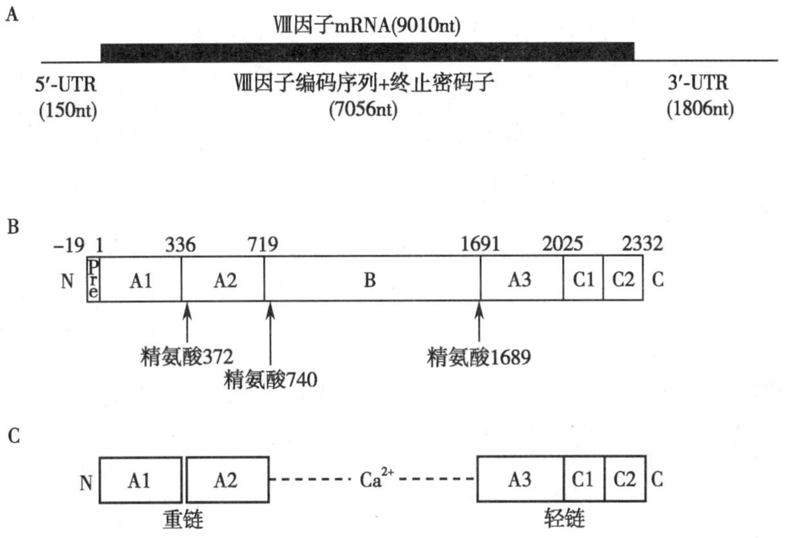

图 130-2 FⅧ

A. FⅧ mRNA 显示开放阅读框架的位置和长度；B. FⅧ蛋白（总长度为 2351 个氨基酸）包括 19 个氨基酸残基的前肽，2332 个氨基酸的成熟肽，A1-3，B，C1 和 C2 表示结构域，精氨酸残基为蛋白水解激活的位点；C. 激活的 FⅧ是由重链的 N 末端与轻链的 C 末端通过钙离子连接在一起

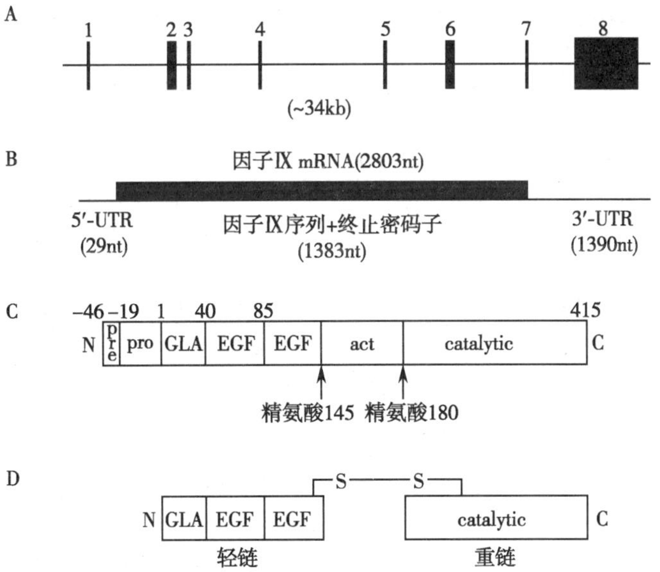

图 130-3 FⅨ基因

A. 人 FⅨ基因组结构；B. FⅨ mRNA 开放阅读框架的大小和位置；C. FⅨ蛋白（全长 461 个氨基酸）包括原序列（27 个氨基酸），前序列（19 个氨基酸）和 415 个氨基酸的成熟肽；D. 激活的 FⅨ是由一个轻链的 N 末端和一个重链的 C 末端通过两个半胱氨酸形成的双硫键结合在一起。GLA：GLA 结构域；EGF：表皮生长因子样结构域；act：在蛋白水解激活后激活肽被释放；catalytic：丝氨酸蛋白酶结构域

激活的FⅪ通过内源性凝血途径进行或者通过组织因子-激活的外源性凝血途径进行，从而产生N末端的轻链和一个C末端的重链，两者通过两个半胱氨酸(132和279)形成的二硫键结合。

3. FⅧ和FⅨ基因的多态性　FⅧ和FⅨ基因都含有两种多态性：单个核苷酸多态性(SNP)和长度多态性，也称为VNTRs或小卫星。多态性与遗传性疾病有临床相关性，它们可用来在受累家族中追踪某个缺陷(或正常)基因。这样的家系研究能检测到血友病A和血友病B的携带状态，也能对这两种疾病作出产前诊断。

FⅧ和FⅨ基因都明显缺乏多态性。在最近提出的人类基因组序列中，随机选取了两个人单倍体基因组，其(FⅧ、FⅨ基因)平均有1/1250个碱基的差异；理论上讲FⅧ和FⅨ基因应分别含有约144和27个SNPs，然而到目前为止在这些基因中检测出的多态性数目要比理论上应有的数目少得多，这可能反映的是检测存在的问题而非多态性的真正缺乏。

(二) Ⅷ因子(FⅧ)基因和Ⅸ因子(FⅨ)基因突变

已在几百例患者中确定血友病A和B的基因突变，血友病的分子基础是极多样的。人们尚未明确该病的因与果之间的关系，仅在少数突变中明确了血友病如何由存在的基因缺陷引起，这些突变多局限于效应明显的突变，如翻译提前终止，阻碍蛋白活化，或者破坏mRNA剪接等等。对于大多数突变，没有明确解释，一个突变常有多种解释，如蛋白去稳定，不正确折叠，重要区域的结构或功能的混乱等等，通过X线晶体图像和分子模型软件及蛋白质结构预测可能解释某些突变所产生的效应。

目前血友病基因突变研究的结果可以从下列在网上的数据库中得到，血友病A网址：http://europium.csc.mrc.ac.uk/WebPages/Main/main.htm(HAMSTeRS, The Haemophilia A Mutation, Structure, Test, Resource Site)，血友病B网址：http://www.kcl.ac.uk/ip/petergreen/haemBdatabase.html(Haemophilia B Mutations Database)，二者均能通在下述网址获得：http://archive.uwcm.ac.uk/uwcm/mg/hgmd0.html(Human Gene Mutation Database)。

在FⅧ和FⅨ基因中点突变、缺失、插入和重排/倒位均可见，点突变(单个核苷酸替换)是最常见的基因缺陷，约在90%的患者中存在；缺失是第二位常见的基因缺陷，在5%～10%的患者中存在。除了重型血友病A患者中普遍存在的倒位(这一倒位是内含子22倒位和内含子1倒位)外，插入和重排/倒位在血友病人群中很少见。

1. CpG烟酰胺腺嘌呤二核苷酸突变　在整个人类基因组中烟酰胺腺嘌呤二核苷酸基因序列CpG中胞嘧啶易发生甲基化；一旦发生甲基化，甲基胞嘧啶残基可能发生脱氨基作用，形成脱氧胸腺嘧啶苷。该种残基属于DNA中含有的核苷酸，不能被体细胞DNA修复机制识别为异常改变。因此，DNA复制产生的新链中原来的GC序列被AC替代。上述过程是整个人基因组发生突变最常见的原因。编码精氨酸的六个遗传密码子中的四个密码子含有CG二核苷酸(CGx)，因此，精氨酸密码子突变是最常发生的。在血友病A基因研究中大量的报道描述了错义突变和无义突变发生在精氨酸残基上。在已发现的1082个点突变中，460个(42%)影响到精氨酸残基，除其中的9个意外所有的突变发生在精氨酸密码子(CGx)。

2. 错义突变　错义点突变引起的血友病的严重性取决于替换的氨基酸和它的位置。除非突变发生在结构或功能重要区域，半保守氨基酸替换(新氨基酸与正常氨基酸在电荷，疏水性，极性或形状方面相似)与轻型血友病相关。非保守氨基酸替换(新氨基酸与正常氨基酸非常不同)，无论突变发生在蛋白质的何处都会发生中型或重型血友病。对于非保守氨基酸替换，结构紊乱/去稳定的幅度更大，因此它们产生更不利的总效应的可能性更大。

错义突变是血友病A中最常见的基因突变形式，所有重型血友病A均属于该类型突变，血友病的严重程度与突变的类型和位置相关。例如Arg372His位置突变影响到FⅧ激活所必需的凝血酶剪切位点，因此该突变发生后虽然血浆中FⅧ抗原水平正常，但FⅧ活性只有3%～5%；Ser2119Tyr突变导致FⅧ与von Willebrand因子结合力下降，以至于FⅧ失去von Willebrand因子保护，FⅧ:C下降至4%～8%。错义突变可以发生在FⅧ基因所有部位，研究已经证实该类突变可以发生在从起始密码子(19)到终止密码子(2332)。目前为止已经报道有386种错义突变，这些突变影响到了所有氨基酸中10种的某一个氨基酸，而且某些密码子尤其是含有CpG烟酰胺腺嘌呤二核苷酸的密码子常常发生多种不同的突变。三种编码Asp542，Arg2209和Arg2304的密码子是目前已知的最多数目的替代物，每一种可有四种不同的氨基酸代替，例如Arg2209可以被Gln，Gly，Leu和Pro四种氨基酸替代。

3. 无义突变　无义突变产生缩短的蛋白质分子，这样的蛋白分子不可能进入血循环，即使它进入循环，缩短的分子可能迅速消失，因此无义突变与重型血友病相关。外显子跳跃是由无义突变所致，而且这也是很严重的缺陷：一个框内跳跃可导致一个蛋白质缺少跳跃的外显子编码的氨基酸，一个框外跳跃可导致框架移位。

此类突变是由于早熟终端密码子（premature termination codon，PTC）代替某个氨基酸密码子所致。多数情况下PTC被认为导致信使RNA的无义介导衰退（nonsense-mediated decay，NMD）并在细胞内迅速破坏。NMD抑制了异常蛋白的聚集，异常蛋白的聚集可以导致对正常同位基因产生支配性负性作用。在已报道的187例无义突变的血友病A患者中，116例（59.4%）影响精氨酸残基，如同NMD所预示的，所有此类突变的患者均为重型血友病患者。

4. mRNA剪接位点突变　血友病的不同严重程度与破坏或产生mRNA剪接位点的突变相关，这主要取决于一些正确的转录是否能被加工（轻到中型血友病）或是否存在正确mRNA加工的完全缺失（重型血友病）。剪接位点突变可能导致外显子跳跃，跳跃发生在读码框内还是读码框移位决定突变的结果。

根据是否为经典的CG位点转变点突变可分为两类，CG位点是高突变区，可引起C-T转变或G-A转变。这些转变的机制已明确，它是人类基因突变的一个主要机制。在血友病中约30%的点突变发生在CG位点，其余70%不发生在CG位点，例如，DNA复制时核苷酸的错误加入引起。也可根据点突变是否重现分为两类，重现突变在血友病A和B中都存在，且主要出现在CG位点。这些位点的高突变性是它们的转变重现的基础，这些通常由在连续的代内增殖所致，这一观点的证据可包括在所有受累基因中局限的区域分布和相同的多态性单倍型，与区域分布无关，Founder突变典型地引起轻/中型血友病。

研究52例血友病A剪切错误突变，发现其中14例受累的是位于5′末端和3′末端内含子中一成不变的GT剪切供体和AG剪切受体位点，此类突变通常导致重型血友病。另有学者研究在10例患者中发现了新的剪切供体和受体位点，其中6例发生在第11外显子，是由于一个CTG>CTT核苷改变产生了一个新的受体剪切位点，导致第11外显子3′末端一个34bp的片段缺失，此类突变导致轻型血友病。目前报道第1内含子A>G改变激活了一个隐藏的剪切位点，导致了新的外显子的转录，此类突变导致重型血友病。

5. 基因片段的缺失和插入突变　FⅧ和FⅨ基因缺失包括全基因缺失，在5′端、3′端或基因内的部分基因缺失，和一个到几个碱基对的小缺失。缺失并非聚集于基因的某特定区域，而是随机分布。缺失可破坏基因功能，蛋白质某一部分缺失，或致读码框移位，所有这些都是极其有害的，因此缺失通常与重型血友病相关。人们已发现在FⅧ和FⅨ基因中的插入突变，如同缺失突变一样，可以是全部或小到一个或几个核苷酸的插入，而且基因功能或基因产物可受到很不利的影响。

目前已报道约105个大片段（一般大于200bp）缺失，其中已发现2例患者发生整个Ⅷ基因缺失（210kb），超过一半的患者发生一个以上的外显子缺失，其余的为单个外显子缺失。目前研究认为基因上散布的重复元件LINE和Alu可能在此类突变中就有重要作用。Water等详尽地研究了大于20.7kb的大片段缺失突变，发现此类突变是由于起始LINE-1元件插入FⅧ基因的第20内含子同时与第14内含子的LINE-1侧序列重组所致，从而导致了第15～20外显子的缺失。另外近来报道一个包含第25外显子约23kb大片段缺失是由于非对等的同源Alu介导的基因重组所致，此类突变是由于第24和25内含子之间的Alu元件重组所致。现在研究显示FⅧ基因是一类Alu丰富的基因，共有52个Alu重复序列在FⅧ工作框架内，每个约3.8kb，这些序列的重组导致了多种无特征性的FⅧ缺失突变。目前仅报道三个大片段插入突变，L-1和Alu重复元件整合到FⅧ第14外显子所致。大片段的插入突变和缺失突变导致的血友病均为重型。

小片段基因缺失和插入突变是指小于200bp的片段基因缺失和插入突变。目前FⅧ基因已发现59种小片段插入突变和143种缺失突变，片段大小从1bp到约250bp。单个核苷酸的缺失或插入突变在该类突变中占主导地位。腺嘌呤核苷（A）残基突变是FⅧ cDNA最常见的，发生率远远高于其他核苷酸残基，在FⅧcDNA中共有12个A_6序列，而只有3个T_6序列，1个G_6序列，而无C_6序列。在59个插入突变中的32个和143个缺失突变中的31个是A改变所致，其中在FⅧ cDNA的1191-4、1439-41和1588-90是突变发生频率最高的，此类突变是由于DNA复制过程中DNA聚合酶滑脱所致。多数此类突变导致重型血友病，小部分突变是中型血友病。

6. 基因重排/倒位突变　现已明确两个不同的染色体内部基因的倒位所致突变，两者皆为FⅧ内含子中的同源重组序列，此类重组主要发生在男性减数分裂过程中，此时X染色体未配对。

内含子22倒位由内含子22h-1和内含子22h-2（近端）或内含子22h-3（远端）之间在减数分裂时的同源重组引起（图130-4A）。同源排列后，重组导致FⅧ基因的5′端与端粒DNA并排，而适宜的基因外同源序列与FⅧ基因的3′端并排（图130-4B）。在恢复线性化的染色体中，在内含子22h-1和内含子

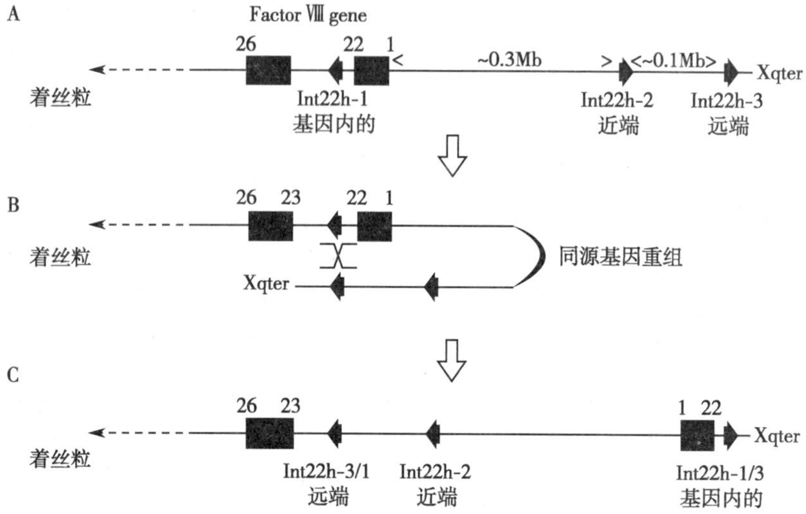

图 130-4　FⅧ内含子 22 倒位

A. 正常的 FⅧ基因和 Int22h 同源基因的构型；B. 在 Int22h 基因内部同源基因的远端或近端发生调整，发生同源基因重组；C. 从外显子 1 到外显子 22 反转，因此，FⅧ的转录过程被打断，不能产生正常的 FⅧ

22h-2 或内含子 22h-3 之间的序列发生倒位（图 130-4C）。其中与内含子 22h-3 的重组更为普遍，也被称为远端倒位（88% 倒位），同时其中也包含内含子 22h-2 代表的近端倒位（16% 倒位）。FⅧ基因被完全打乱：内含子 1～22 被从它们正常的位置移开，而且它们的方向发生倒转。突变导致基因完全失活，从而形成重型血友病，在全世界范围内约 45% 的重型血友病由此种突变引起。

内含子 22 倒位主要是精子发生而非卵子发生时期 DNA 复制的一个错误：在男性中，减数分裂时没有第二条 X 染色体的同源排列（男性只有一条 X 染色体）将有利于染色体在可能的位置出现染色体内部的排列。因此，在血友病 A 家族中，内含子 22 倒位是病因性基因缺陷，这一缺陷可经常表现为来源于一个未受累的男性亲属，而且在散发的病例中，这一缺陷常来自患者的外祖父。远端倒位较近端倒位更常见，这是因为 FⅧ基因和远端的内含子 22h-3 同源序列之间较大的基因距离有利于排列发生所需基因环的形成。

内含子 22 倒位用 Southern blot 分析方法（由正常基因获得的 DNA 断裂方式不同于由倒位基因获得的断裂方式，而且远端和近端倒位的断裂方式也不同）诊断。这种方法现在已由 LD-PCR 方法取代。这一方法可检测正常和倒位基因；但是它不能区分近端倒位和远端倒位。虽然大多数内含子 22 倒位涉及内含子 22h-1 和 2/3，非典型的倒位也有报道。对一种非典型倒位的详细分析发现了在 FⅧ基因和内含子 22h-2 之间第三种缩短的内含子 22h 的拷贝，而且它参与倒位。这些非典型倒位应用 Southern blot 检测出异常的 DNA 断裂方式。它们不能用 LD-PCR 检测出来。

FⅧ基因内含子 1 中的 1.0kb 区域（内含子 1h）的另外一个拷贝位于 F8 基因远端约 140kb 处这个基因外的区域被称为内含子 1h-2。内含子 1h-1 和内含子 1h-2 之间的同源重组导致 F8 基因断裂，启动子和外显子 1 断开，产生重型血友病。到目前为止这种突变仅仅在英国人群中有报道。与其他的血友病突变一样，这种突变可能也是全世界范围内存在的。大约 5% 的重型血友病由此突变引起。

通过研究血友病基因突变及其产生效应获得的信息，揭示了血友病的微妙的复杂的分子病理机制，同样从多态性及其种族差异获得的信息暗示一种复杂的进化发展。随着人们对血友病基因突变、基因多态性以及分子病理机制的深入研究，正逐渐为血友病的基因治疗铺平道路，相信不久的将来最终实现治愈血友病。

（三）遗传特点

血友病 A/B 是一种性连隐性遗传性疾病，其遗传基因定位于 X 性染色体上。男性患者具有一条含致病突变基因的 X 染色体，不能控制 FⅧ/FⅨ促凝活性的正常合成，便产生了 FⅧ/FⅨ分子结构缺陷或蛋白质含量减少；女性如含有一条突变基因的 X 染色体，因其尚有另一条正常的 X 染色体，故其本身多无出血的临床表现，但其所携带的致病突变基因可以遗传给下一代，即为女性携带者（Carrier）。若以 X^0 表示血友病 A/B 染色体，X^0Y 表示血友病

A/B 患者，XY 表示正常男性染色体，XX 表示正常女性染色体，X^0X 表示女性携带者的染色体，X^0X^0 表示女性血友病 A/B 患者的染色体。

血友病 A/B 遗传方式理论上有以下四种可能（图 130-5）。①血友病 A/B 患者与正常女子结婚：他们所生的儿子中无血友病 A/B 患者，但所生的女儿 100% 为血友病 A/B 携带者；②正常男子与血友病 A/B 携带者结婚：他们所生的儿子中发生血友病 A/B 的可能性为 50%，所生的女儿成为血友病 A/B 携带者的可能性也有 50%。③血友病 A/B 男患者与携带血友病 A/B 的女子结婚：他们所生的子女中可能有 25% 的血友病 A/B 男患者、25% 血友病 A/B 女患者、25% 携带血友病 A/B 的女儿及 25% 正常儿子，但这种概率只有 1/100 万。④血友病 A/B 男患者与血友病 A/B 女患者结婚：他们所生的子女均为血友病 A/B 患者，这种可能性更少。

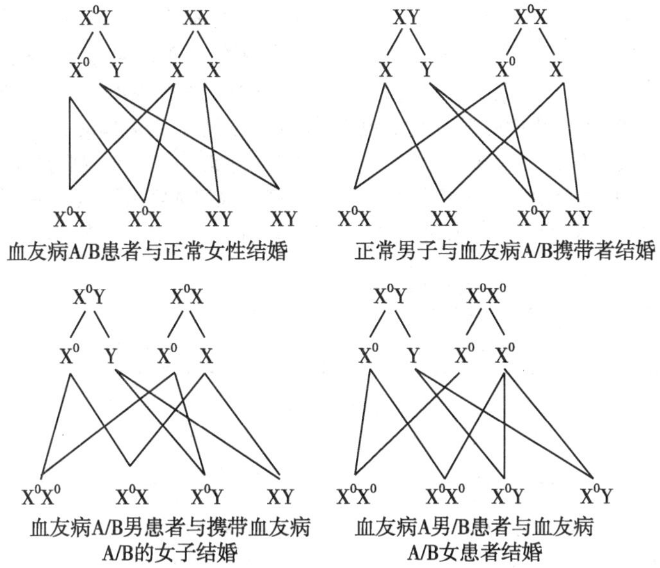

图 130-5 血友病 A/B 的遗传方式

注：XY 正常男性；XX 正常女性；X^0Y 血友病 A/B 患者；X^0X 血友病携带者；X^0X^0 女性血友病患者

血友病 A/B 携带者可以有以下三种情况（图 130-5）：

（1）肯定携带者，有三种可能：①血友病患者的女儿；②有 2 个或更多血友病患者的母亲；③有 1 个血友病患儿，在母系亲属中还有 1 个以上血友病患儿（如患者的舅舅和姨表兄弟）。

（2）可能携带者，有三种可能：①在母系亲属中有血友病患者，但本身没有或还没有患儿；②血友病患者的姐妹和他们的女儿；③肯定的或可能性很大携带者的姐妹和他们的女儿。

（3）很可能为携带者，一个血友病患者的母亲，但家系中没有人患血友病。由于遗传基因可能呈隐匿状态，携带者下一代的男性少，故未表现出来。

此外，文献报道，约 30% 血友病 A/B 患者的发病是由于自发性基因突变所致，这种非上代遗传的血友病 A/B，仍可遗传给下代。

图 130-6 是一个典型的血友病家系调查图，通

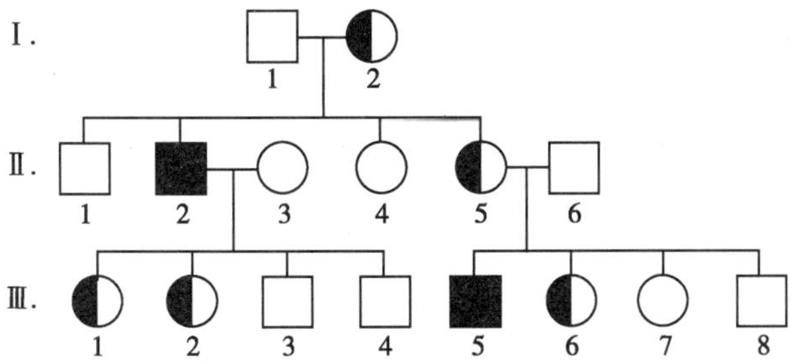

图 130-6 血友病家系调查图

过家系调查,可以明确疾病的遗传规律,对疾病的诊断提供有益的线索。同时,对家族成员可以提供遗传咨询。

（四）病理生理机制

FⅧ和 FⅨ都是正常情况下产生凝血酶所必需的关键因子。现在的研究发现 FⅩ激活的主要生理途径是组织因子途径,首先组织因子和 FⅦ共同激活 FⅨ形成 FⅨa,FⅨa、FⅧa、钙离子以及磷脂组成复合物激活 FⅩ产生 FⅩa,最后 FⅩa 作用于凝血酶原形成凝血酶。在这个过程中需要 FⅧ和 FⅨ的参与,因此,两者中缺乏任何一种因子都会严重影响凝血酶和纤维蛋白的产生。在正常情况下,受伤后首先出现血小板栓塞,然后纤维蛋白形成,这样形成血痂以达到止血的目的。凝血酶是血小板聚集、纤维蛋白形成,血痂收缩以及 FⅩⅢ激活的关键因素,由于血友病患者缺乏 FⅧ或 FⅨ,影响了凝血酶的形成,血痂形成延迟,微小的损伤可发生出血不止。关节腔和肌肉的深部出血是血友病的特征性出血症状。血友病患者形成的血痂非常易碎,在替代治疗不足的患者中反复出血是常见症状之一。

三、临床表现

血友病 A 和血友病 B 的临床表现非常相似,很难鉴别,其特点是延迟、持续而缓慢的渗血,出血频度与部位取决于患者体内的凝血因子水平。出血部位以皮肤、肌肉出血最为常见,关节腔出血次之。内脏出血少见,但病情常常较重。

1ml 正常血浆所含的因子的总量被定义为 1 个单位的因子。用活性的百分数表示因子的水平,即 100% 的水平(1U/ml)等于 1ml 正常血浆中因子的活性。根据 FⅧ或 FⅨ的水平将血友病分为三型(表 130-1):

表 130-1 血友病 A/B 临床分型

因子活性水平	临床分型	出血症状
≥5% ~40%	轻型	手术或外伤可致非正常出血
≥1% ~<5%	中型	小手术/外伤后可有严重出血,偶有自发出血
<1%	重型	肌肉或关节自发性出血,血肿

重型血友病常在日常活动中无明显创伤的出血,儿童患者学步前无关节出血,以软组织出血多见,开始走路后关节出血开始经常发生。若无有效的替代治疗,反复关节出血常可见,在患者成年前导致慢性血友病性关节病,这是重型患者的特点。但是即便是重型血友病患者,其出血的发作也是间歇性的,数周数月甚至多年未发生严重出血并不少见。也有成年后才诊断的重型血友病。除脑出血外,出血引起的突然死亡并不多见。

中型血友病可有血肿和关节出血,且常常有明确的创伤所引起。少数可有关节畸形,但很少在成年前出现。

轻型血友病极少有关节出血,无关节畸形。出血也不易发生,常由明显的创伤引起,许多患者仅有轻微的易忽略的出血病史,经常因手术引起出血而得到诊断。

多数携带者无出血症状,FⅧ:C 小于45% 者可在手术和较大创伤后发生出血异常。极少数 FⅧ:C 小于5% 者,临床表现如同中型血友病患者,有时可误诊为女性血友病患者。

（一）关节出血

是本病典型的出血症状之一,约见于 2/3 以上的患者,常发生在创伤、行走和运动后,其中以膝关节最为常见,其他常受累的关节依次为:肘、踝、肩、髋和腕等。主要见于中、重型患者,轻型患者少见。首次关节出血常见于初学走路的孩子,此时最常见于踝关节,其次是膝关节,随着年龄的增长,关节出血最常见于膝关节和肘关节。关节出血可为自发性的或创伤所致,开始时出现感觉不适、疼痛及焦虑等不典型症状;随后出现关节轻微不适感和运动受限;接着关节疼痛、肿胀,甚至活动严重受限。此为急性关节炎期,此期采取有效的治疗措施可以预防远期致残。关节出血长期不能吸收,刺激滑膜引起滑膜炎导致持续性关节肿胀和功能障碍,为慢性关节炎期,此期因子替代治疗效果不佳,目前提倡手术治疗或放射治疗。血友病性关节病到了晚期表现为变形性关节病,此时关节活动严重受限,甚至出现关节强直,而此时关节出血则少见。

（二）肌肉出血和血肿

常在创伤或活动后发生,也可在创伤不明显情况下发生。可发生在任何部位,但用力肌肉群更易发生。约 75% 患者发生过肌肉出血和血肿。皮下和肌肉出血均有向四周扩散倾向,血肿可以逐渐增大,严重病例尤其是腹膜后出血可引起贫血和休克。血肿压迫重要器官后,病情严重,腹膜后出血可以引起麻痹性肠梗阻,血肿进入胸腔或颈部可造成呼吸道阻塞,下腹部血肿导致尿路阻塞可以影响肾功能。血肿压迫神经可致神经损伤,髂窝部位的出血常是致残的。肌肉出血的频度依次为小腿、大腿、臀部、前臂和腹部。

(三) 皮肤和黏膜出血

皮肤和黏膜部位出血并非本病特点,其他出血性疾病也常有皮肤和黏膜部位的出血。血友病皮肤出血的特点是不表现为出血点,而呈片状瘀斑,并常伴有皮下硬结,系真皮层以下部位出血形成的小血肿,常因轻微创伤引起。皮肤有较大伤口时常出血不止。黏膜出血常见,黏膜部位小伤口常引起持续地出血,不进行替代治疗不易停止。鼻出血常是局部损伤或感染引起,应积极治疗以避免呼吸道阻塞。齿龈、舌和其他口腔黏膜部位的小伤口常出血持续不止,若不进行替代治疗,可以导致严重失血。消化道出血不少见,出血常严重,可因食物损伤上消化道黏膜或消化性溃疡引起。成年血友病患者中消化性溃疡发生率为正常男性的 5 倍,可能与血友病患者常用抗炎止痛药治疗关节痛有关。

(四) 假肿瘤

发生率约为 2%,多见于重型血友病缺乏替代治疗的患者。常见部位是大腿、骨盆和髂腰肌,也可发生在臀部、小腿、足、前臂和手。局部创伤出血后,在骨膜下、肌腱筋膜下形成囊性血肿,若血肿内血液不吸收则血液破坏降解造成局部渗透压增高,囊内反复出血,常在数年内体积逐渐增大,从而压迫破坏和腐蚀周围组织,形成假肿瘤。假肿瘤是血友病的危险并发症,它可分为三种类型。第一种为单纯的囊肿,有蒂连于肌肉筋膜。第二种开始时囊性,但由于影响附近骨和骨膜的血管供应,导致骨质吸收和囊肿形成。第三种是由于骨膜下出血导致骨膜和骨质的分离。“血友病性假囊肿”一旦形成,可因反复出血向周围扩展形成假瘤,压迫邻近的组织和器官,并可发生破溃,继发感染。此时引流和因子替代治疗等收效甚微,手术切除效果较佳,但宜早期切除。

(五) 泌尿道出血

重型血友病患者常见,尿色可呈棕红色或鲜红色,由出血量多少而定。出血部位一般在肾实质,多为单侧,也可以双侧肾同时出血。下段尿路也可以发生出血。出血量一般不大,有的患者通过卧床和糖皮质激素治疗可以缓解,血尿不止者进行替代治疗。6-氨基己酸类抗纤溶制剂可导致严重的尿路堵塞,禁止使用。

(六) 中枢神经系统(CNS)出血

颅内出血是血友病患者致死的重要原因,外伤是其常见的诱发因素。出血的部位可在硬膜外、硬膜下及脑内。可表现为逐渐加重的头痛,逐渐发生昏迷以及颅压增高的症状和定位体征。有时候 CNS 出血无明显的诱发因素,体征很不典型,因此,在进行影像学检查或腰穿检查前就应开始治疗。头颅 CT 扫描是早期迅速地诊断 CNS 出血的最佳手段之一。

(七) 手术后出血

没有进行替代治疗的血友病患者手术常导致严重出血。出血异常不仅在手术中,尽管已进行充分止血,手术后数小时甚至数天后出现严重出血很常见。手术切口常不愈合或愈合不良。无论手术大小或小手术,必须在术前就开始替代治疗直至伤口愈合。拔牙后出血很常见,但乳牙自然脱落很少引起过量出血。洁齿和其他牙科操作在没有替代治疗的患者也可引起严重出血。6-氨基己酸类抗纤溶制剂可以减少替代因子制剂的用量。肌内注射可引起注射部位巨大血肿。各种因创伤引起的伤口缝合后出血常见。常需替代治疗才能止血。

四、实验室检查

(一) 筛选试验包括

筛选试验包括内源途径凝血试验、外源途径凝血试验(凝血酶原时间,PT)、出血时间、血小板计数、血小板聚集试验,以及凝血酶时间(TT)和 FXIII 试验等。以上除内源途径凝血试验外,其他试验均正常。内源途径筛选试验中血友病患者激活的部分凝血活酶时间(APTT 或 KPTT)延长,但 APTT 不能鉴别血友病的类型,须进一步做凝血活酶生成试验和纠正试验,Biggs 凝血活酶生成试验(TGT)敏感并可鉴别血友病 A、血友病 B 或 FXI 缺乏。

(二) 临床诊断试验

因子Ⅷ活性(FⅧ:C)测定辅以 FⅧ:Ag 测定和因子Ⅸ活性(FⅨ:C)测定辅以 FⅨ:Ag 测定可以确诊血友病 A 和血友病 B,同时可根据结果对血友病进行临床分型;同时应行 vWF:Ag 测定(血友病患者正常)可与血管性血友病鉴别。测定方法分为一期法和二期法,一期法操作简单,使用广泛。有些患者可做抗体筛选试验和抗体滴度测定以诊断因子抑制物是否存在。

(三) 基因诊断试验

主要用于携带者检测和产前诊断,目前用于基因分析的方法主要有 DNA 印迹法、寡核苷酸探针杂交法(DOH)、聚合酶链反应(PCR)、核苷酸序列分析法等。血友病的产前诊断可在妊娠 8~10 周进行绒毛膜活检确定胎儿的性别以及通过胎儿的 DNA 检测致病基因;在妊娠的 15 周左右可行羊水穿刺进行基因诊断。如果上述方法失败,在妊娠的 20 周左右,于胎儿镜下取脐带静脉血,测定因子水平和活性,可明确诊断。近年来在体外受精卵中,取出单个细胞就可以鉴定非常早期的胚胎的性别并可行

DNA 分析。因为这种方法是在所有细胞分化之前进行的，所以不会对胎儿造成不良影响。

五、诊断和鉴别诊断

本病是 X 染色体遗传性出血性疾病，绝大多数患者是男性，女性患者罕见，通过详细地询问出血病史、家族史以及实验室检查可以明确诊断。其中实验室检查尤为重要，主要包括筛选试验、临床诊断试验和基因诊断试验。

（一）血友病 A 和血友病 B 的鉴别诊断

血友病 A 与血友病 B 的临床出血表现和家族遗传形式类似，两者 APTT 皆延长，难以鉴别。TGT 和纠正试验可以鉴别两者。最可靠的诊断手段是 FⅧ:C 测定辅以 FⅧ:Ag 测定和 FⅨ:C 测定辅以 FⅨ:Ag 测定。

（二）与获得性因子缺乏症的鉴别

获得性因子缺乏症常见的是获得性 FⅧ缺乏症，而获得性 FⅨ缺乏症少见，临床表现和血友病相似，但关节出血相对少见，较多发生在妊娠女性、恶性肿瘤和自身免疫性疾病患者。实验室检查 APTT 延长，小量的正常血浆不能纠正，测定抑制物滴度可以明确诊断。但应注意的是重型血友病患者长期应用因子替代治疗，可产生因子抑制物，血友病 A 发生因子抑制物的发生率远高于血友病 B 的发生率，此类患者治疗非常困难，出血死亡率高。

（三）与血管性血友病的鉴别

vWD 患者常见的临床症状是鼻出血，手术或拔牙后出血不止以及女性月经过多等。根据不同的类型，vWD 患者出血的严重程度差异很大。很多 1 型患者或 2 型患者无出血病史。而 3 型患者有明显的出血倾向，黏膜出血频繁，甚至发生危及生命的出血。另外，由于严重的 FⅧ缺乏，可发生血肿和关节腔出血。在 FⅧ很低的患者，手术后出血不止也很常见。由于 vWD 患者的出血病史和临床症状无特异性，因此，确诊 vWD 必须依赖于实验室检查。3 型 vWD 患者 vWF:Ag 常缺如，1 型患者 VWF:Ag 降低，而 2 型患者正常或降低。vWF:RCo 检测的是 vWF 与血小板糖蛋白Ⅰb/Ⅸ/Ⅴ复合物的反应，是检测 vWF 功能的标准方法。1 型患者 vWF 结构正常，vWF:RCo 测定值与其 VWF:Ag 水平相一致；2 型患者 vWF:RCo 测定值低于相应的 vWF:Ag 水平。3 型患者由于 vWF:Ag 缺如，而 FⅧ:C 显著降低（1% ~5%）；1 型或 2 型患者，FⅧ水平正常或轻度降低。正常的 vWF 是分子量 800 ~20 000kDa 的多聚体，可通过凝胶电泳分析。低分辨率的凝胶电泳可以把高分子量的、中等分子量的及低分子量的 vWF 多聚体分开。1 型患者上述三种 VWF 都存在，而 2 型患者缺乏高分子量的和中等分子量的 vWF 多聚体。

六、治　疗

治疗原则：血友病的治疗原则是以替代治疗为主综合性的治疗：①加强自我保护，避免肌内注射，预防损伤出血极为重要；②尽早有效地处理血友病患者的出血，避免并发症的发生和发展，对血友病患者进行手术前，务必做好各方面的准备；③禁服阿司匹林、非甾体类抗炎药物及其他可能干扰血小板聚集的药物；④所有血友病患者都应在血友病诊治中心登记，进行定期的随访和得到医师的指导。

（一）替代治疗

1. 替代治疗制品

（1）血浆冷沉淀：包含因子Ⅷ、纤维蛋白原以及 vWF，纤维粘连蛋白、凝血因子ⅩⅢ等，所含 FⅧ:C 是新鲜血浆的5 ~10 倍，适用于轻型及中型血友病 A 患者。其主要优点是制备及应用简单，价值低廉；不足之处是冷沉淀中含有少量血细胞及血细胞碎片，这些物质易引起抗原-抗体反应，约 12% 的患者经冷沉淀治疗后生成血型抗体，因此，可引起接受治疗的患者的溶血性反应。此外，由于工艺上的缺陷，冷沉淀中病毒未被灭活，使接受治疗者有感染输血传播性疾病的危险。

（2）中纯度及高纯度 FⅧ制品：中纯度 FⅧ制品每毫升含 FⅧ 15 ~40U（0.5 ~0.9U/ml），适用于中型或重型患者或获得性血友病 A。高纯度 FⅧ制品通过对中纯度 FⅧ制品进行离子交换、亲和层析和凝胶过滤，可使 FⅧ制品的含量达 50 ~200U/mg。在美国市场上有用单克隆抗体从人血浆进行免疫亲和纯化而得到的纯化 FⅧ浓缩物，内无完整的血管性血友病因子（vWF）蛋白，FⅧ含量>3000U/mg。

（3）凝血酶原复合物（PCC）：PCC 内含凝血酶原（FⅡ）、FⅦ、FⅨ、FⅩ等，主要用于治疗血友病 B，首次剂量为 40 ~50U/kg，以后以每次 10 ~20U/kg、每 12 ~24 小时 1 次维持；或根据病情、FⅨ:C 水平（达 15% ~25%）调节 PCC 用量，直至出现停止。输注 PCC 可能会导致静脉、动脉血栓或 DIC 的发生。

FⅨ浓缩物含 FⅨ30 ~50U/ml，首剂为 40 ~50U/kg，以后每 12 ~24 小时输注 10 ~25U/kg，可达止血目的。

（4）基因重组Ⅷ和Ⅸ制品：目前在美国市场上已经有三代基因工程产生的 FⅧ制品，这些制品无论在生物化学、临床特征还是药代动力学方面，与血浆来源的 FⅧ均非常相似，其活性>4000U/mg。这些产品具有安全和有效的双重特点，无病毒污染，能有效地预防和治疗 HA 患者的出血倾向。重组的Ⅸ因子制品也已经在临床上使用。我国目前也有重组产品上市。

（5）商品化的猪FⅧ制品：当人源性FⅧ制品不能满足需要时，人们开始考虑FⅧ的其他来源并对数种动物的血浆进行了研究。此前在国外市场上已经有商品化的猪及牛的FⅧ制品出售。但2005年在美国市场上猪来源的FⅧ制品不再有供应。由于动物来源的FⅧ制品不仅可以安全地输注给血友病患者，在大手术时亦可提供满意的止血作用，更重要的是，抗人FⅧ抗体与猪FⅧ没有交叉反应，可以使抗体的效价下降，因此，被用于血友病患者伴抗体形成的治疗。然而，动物蛋白质具有抗原性，在输注10～12天以后，由于产生抗体而使疗效下降。此外，这些制品中因含有血小板凝集素及动物的vWF，可以直接作用于人类血小板，输注后可以引起血小板减少。发热、寒战、皮疹、恶心等症状见于约50%的病例。这些副作用可以用抗组胺药物及糖皮质激素对症处理。由于严重的过敏反应也见于报道，所以在用动物FⅧ制品前应做皮试。

（6）重组人活化的凝血因子Ⅶ（rhFⅦa）制品：在血友病患者中，由于FⅧ或FⅨ缺乏，在血小板表面不能够形成FX激活复合物，无法大量产生凝血酶。高剂量rhFⅦa可能通过两条机制纠正出血。一是在足够的剂量时，rhFⅦa直接与活化血小板表面带负电的磷脂结合，进而活化FX（FXa）。在血小板表面，FXa催化产生足量的凝血酶，促进纤维蛋白形成。另外一条可能的机制是高剂量的rhFⅦa可以与来自患者的FⅦ酶原起竞争作用，这意味着局部会有更多的FⅦa/TF复合物形成，使该处凝血酶得以大量产生。目前重组人活化的凝血因子Ⅶ（rhFⅦa）制品商品名为诺其，这种独特的作用机制可以在没有FⅧ和Ⅸ的情况下也能够安全有效止血，rhFⅦa仅在血管损伤的局部发挥作用，具有很好的安全性。目前该药已在全世界范围内被批准用于有抑制物的血友病患者的治疗，也可以用于获得性血友病的治疗。

（7）新鲜血浆和新鲜冷冻血浆：两者均含有FⅧ和FⅨ，曾大量应用于临床。为了维持即使是低水平的FⅧ活性而必须大量输注，对严重出血或手术患者不易奏效，而且心肺功能不全者往往不能耐受大量血浆输注，这是应用血浆输注的缺点之一。其次是即使使用了大体积的血浆，患者体内的FⅧ活性最多仅可升高至正常人的20%左右，无法发挥有效的止血作用。冷冻血浆输注可以使患者的FⅧ水平达到正常，但是每袋冷冻血浆都必须混合，FⅧ的含量只能通过估计来获得，并且必须冷冻保存。

输注血浆15～20ml/kg可使患者血浆FⅨ：C提高5%～20%。由于FⅨ的弥散半减期仅2～3小时，故在第一次输注后2～4小时就应做第二次输注，以后每12～24小时输注1次。但输注血浆的疗效有限，很难使患者的血浆FⅨ水平提高10%以上，且有超循环负荷量的危险性。

2. 替代治疗剂量及用法　替代治疗是预防和治疗血友病患者出血的主要治疗方法，即在需要时输注凝血因子制剂。血友病A患者输注FⅧ制剂，临床上多用百分数表示因子水平，100%相当于1U/ml。每千克体重输注1U FⅧ能够使体内FⅧ水平提高2%；每千克体重输注1U FⅨ能够使体内FⅨ水平提高1%。应根据因子在体内的清除、代谢半衰期以及体内分布来计算替代治疗剂量，同时还应考虑到出血部位和出血的严重程度等临床因素。FⅧ的半衰期为8～12小时，而FⅨ的半衰期为18～24小时。治疗血友病出血时，应遵循早治、足量和维持足够时间的原则。

使用的剂量和给药方法可根据以下公式计算：

所需FⅧ的总量=（欲要达到的血浆止血水平%－现测到的血浆水平%）×0.5×患者体重（kg），计算所需剂量；或按输入1U/kg FⅧ制品可提高2% FⅧ：C（0.02U/ml）水平来计算。

需FⅨ的总量=（欲要达到的血浆止血水平%－现测到的血浆水平%）×患者体重（kg），计算所需剂量。

临床上一般可依据表130-2估计需要输注的因子的量。

3. 预防性替代治疗　以前由于价格昂贵、血浆和血液制品供者有限以及血液传播性疾病的危险，大部分的医生不主张使用预防性替代治疗。近年来重组因子产品的出现克服了上述缺点，国外很多血友病中心已经把预防性替代治疗作为治疗重型血友病患者的常规。Johnson等研究者将重型血友病A患儿随机分为预防性治疗组和按需治疗组（在关节出血的时候输注重组体第Ⅷ因子），通过X线或磁共振影像学（MRI）检测关节（踝、膝、肘关节）指数，判断骨或软骨损伤程度。结果显示预防组（32名）和治疗组（33名），6岁时预防组93%和治疗组55%患儿的关节指数保持正常（$P=0.006$），治疗组比预防组平均每年关节及总的出血次数要高（$P<0.001$）；研究结果证实严重血友病A患儿预防性地使用重组体第Ⅷ因子，可阻止关节损伤和减少关节及其他出血的发生频率。目前多数学者主张在首次关节出血发生时（1～2岁时）就开始使用预防性替代治疗，确保体内因子水平维持在1%以上，否则应调整因子剂量和注射频率。预防性治疗通常只能预防自发性出血，治疗外伤所致的出血应该额外加量。Malmo方案推荐的剂量是每次20～24U/kg体重的

表 130-2 血友病各种出血因子替代治疗用量及相应其他治疗

出血表现	血友病 A	血友病 B
关节出血*	首次 20～50U/kg FⅧ输注#；若尽早治疗可用 15U/kg。若出血严重，第二天重复输注，然后可每隔一天用 1 次，持续 1 周	首次 30U/kg FⅨ输注；若尽早治疗可用 20U/kg。若出血严重，第二天重复输注，然后可每隔一天用 1 次，持续 1 周
肌肉或严重的皮下血肿	首次 20U/kg FⅧ输注，每隔一天用 1 次，直至血肿完全吸收	首次 30U/kg FⅨ输注，可每 2～3 天用 1 次，直至血肿完全吸收
口腔黏膜出血或拔牙	首次 20U/kg FⅧ输注，并加入抗纤溶药物	首次 30U/kg FⅨ输注，并加入抗纤溶药物▲
鼻出血	压迫止血 15～20 分钟；凡士林纱布填塞；抗纤溶药物治疗；必要时 20U/kg FⅧ输注	压迫止血 15～20 分钟；凡士林纱布填塞；抗纤溶药物治疗；必要时 30U/kg FⅨ输注
大手术，危及生命的出血（CNS 出血，消化道大出血，呼吸道出血等）	首次 50～75U/kg FⅧ输注，然后每小时 3U/kg 持续输注，第一天体内因子水平维持在 100% 以上；第二天每小时 2～3U/kg 持续输注，连续 5～7 天，因子水平超过 50%；继续用药 5～7 天，因子水平维持在 30% 左右	首次 80U/kg FⅨ输注，然后 20～40U/kg，每 12～24 小时输注一次，维持因子水平超过 40%，持续 5～7 天；以后继续维持因子水平 30% 5～7 天
髂腰肌出血	首次 50U/kg FⅧ输注，然后 25U/kg，每 12 小时输 1 次，直至症状消失；以后 20U/kg，每隔一天输 1 次，总天数为 10～14 天▼	首次 80U/kg FⅨ输注，然后 20～40U/kg，每 12～24 小时输 1 次，直至症状消失；以后 30U/kg，每隔一天 1 次，总天数为 10～14 天▼
血尿	卧床休息；补液治疗；若 1～2 天内未能控制出血，20U/kg FⅧ输注；若仍不能控制，HIV 阴性患者可加用泼尼松	卧床休息；补液治疗；若 1～2 天内未能控制出血，30U/kg FⅨ输注；若仍不能控制，HIV 阴性患者可加用泼尼松

* 对于髋关节出血，建议进行矫形外科评价，因为可能需要抽吸关节腔积血；# 对于轻型或中间型血友病，若已知患者对 DDAVP 有反应，应使用 DDAVP(0.3g/kg) 代替 FⅧ；▲ 应在输注凝血酶原复合物 4～6 小时后使用；▼ 在停止治疗前应反复进行放射学评价

FⅧ输注，每周 3 次是足够的；FⅨ制品是每次 25～40U/kg 体重，每周 2 次。预防治疗的疗效是通过监测关节出血的发生频率以及定期详细的肌肉-关节检查来进行评价，如果疗效不满意，需要调整预防治疗的因子剂量。此种治疗可有效预防反复的关节腔出血和慢性血友病性关节病，能够显著提高血友病患者的生活质量。出现高滴度的抑制物和对凝血因子制品有回忆反应者被认为是预防性替代治疗的禁忌证。

4. 家庭治疗 家庭治疗在血友病治疗史中具有划时代的意义，目前在国外已广泛推广。除有抑制性抗体、病情不稳定、小于 3 岁的患儿外，均可使用家庭治疗。血友病患者及其家属应接受有关疾病的病理、生理、诊断以及治疗知识的教育，并在专业医师的指导下进行注射技术的培训，掌握熟练的操作技术，以便在患者出血时能够尽早实施因子治疗，以防止大血肿的形成、畸形或残疾的发生。并应该有专业医师定期随访、咨询和指导。近几年来国外已经开展家庭预防性替代治疗，并取得了良好的效果。

5. 围术期的治疗 血友病患者凡行外科手术，不论是择期手术还是急诊手术，都应做好充分的术前准备。术前必须明确诊断，检测是否存在因子抑制物，并准备充足的血源和因子制剂。在术中和术后要有适当的监测和康复措施。

血友病患者手术前应给予足量的替代因子（FⅧ或 FⅨ）。对于大手术，术前 1 小时应确保因子水平在 50%～80%，然后因子水平维持在 30%～50% 10～14 天。口腔手术前同样要求因子水平在 50%～80%。为防止发生出血，术后可联合抗纤溶药物治疗 7～10 天。若术后伤口发生感染，或手术范围广泛，损伤较大，则应延长替代治疗时间。轻型血友病 A 患者，术前可使用 DDAVP，最好与 FⅧ联合使用；而轻型的血友病 B 患者，只能用 FⅨ替代治疗。

6. 替代治疗的并发症

（1）输血相关性病毒感染：在基因重组的因子出现之前，血友病患者主要使用血浆来源的因子进行替代治疗，因此，血友病患者是输血相关性病毒感

染的高危人群,这些病毒主要包括人类免疫缺陷病毒(HIV)、乙型肝炎病毒(HBV)、丙型肝炎病毒(HCV)以及微小病毒 B_{19} 等。

在使用病毒灭活措施以前,几乎所有的接受替代治疗的血友病患者感染过 HBV(表面抗体阳性),其中大约5%为慢性携带者(表面抗原阳性)。尽管目前仍有个别替代治疗的患者感染 HBV,但随着灭活病毒的因子制剂的广泛应用、HBV 疫苗的使用以及献血者 HBV 表面抗原的严格检测,HBV 感染已经不再是血友病患者的主要问题。

国外报道在1985年以前,使用血浆来源的因子作为替代治疗的血友病患者,90%以上感染过 HCV。HCV 感染可致无症状的肝转氨酶升高,随后可演变成为持续携带病毒状态。研究显示 HCV 阳性的患者在20年内肝衰竭的发生率为10%~15%;若合并 HIV 感染则肝衰竭的发生率是单纯 HCV 阳性者的20倍。目前干扰素-α 是治疗 HCV 感染效果较好的药物。

HIV 发现于20世纪70年代,到20世纪80年代欧美国家血浆来源的因子浓缩制剂已被广泛污染,美国一项研究显示血友病患者中位预期寿命从70年代的68岁下降到80年代的40岁,HIV 感染的血友病患者死亡率大大升高。目前尚无治疗 HIV 感染的特效药物,只有通过灭活病毒的因子制剂的应用、献血者 HIV 严格检测以及推广重组因子的使用来减少 HIV 的传播。

(2)免疫功能的抑制:体外混合淋巴细胞培养发现,中等纯度的FⅦ较超高纯度的FⅦ对淋巴细胞增殖和细胞因子产生的抑制作用更为明显,这可能与两者中转化生长因子β浓度的不同有关。一组前瞻性随机对照研究显示在 HIV 血清阳性的患者中,由于长期使用中等纯度的产品所造成的免疫抑制要更为显著,表现为 CD4 阳性淋巴细胞的绝对数下降。若采用超高纯度的单克隆抗体纯化的因子,HIV 血清阳性的患者 CD4 阳性淋巴细胞计数比较稳定。FⅧ的纯度和使用时间的长短与血友病 A 患者免疫功能的抑制相关。

(3)其他:在输注因子时还可出现发热和过敏,发生时可用抗组胺药物和糖皮质激素治疗。尚未有使用FⅧ制剂发生血栓的报道,然而血友病 B 患者重复大量输注FⅨ可发生血栓。已有报道显示年轻的血友病 B 患者在治疗过程中可发生 DIC、深静脉血栓、肺动脉栓塞以及心肌梗死等,这可能与FⅨ制剂的纯度有关,建议治疗时使用高纯度的FⅨ或重组的FⅨ。

(二)辅助治疗

1. 1-去氨基-8-右旋-精氨酸加压素(DDAVP)治疗 DDAVP 是一种半合成的抗利尿激素,可促进内皮细胞(主要在 Weibel-Palade 小体)释放贮存的 vWF 和 FⅧ,也可以促进组织型纤溶酶原激活剂(tPA)和组织型纤溶酶原激活剂的抑制剂的释放。具有价格便宜、易获得和无血源性传播性疾病的危险等优点。用法:0.3~0.4g/kg DDAVP 溶于20~30ml 生理盐水中静脉输注20~30分钟,可在30分钟内使血浆中FⅧ和 vWF 升高到基线水平的3~5倍,一般情况下这种临时性的增高可维持8~10小时。患者的血浆FⅧ和 vWF 基线水平为10~20U/dl 或更高,则用 DDAVP 后可获得良好的止血效果。必要时可每12~24小时重复应用,但可能出现对治疗的反应进行性减低。该药也可皮下或鼻腔给药,因此,可用于家庭治疗。可用于治疗轻型和中型血友病 A 患者但对重型血友病 A 和各型的血友病 B 无效。

个体对 DDAVP 的反应有所不同,血友病 A 患者输注后FⅧ水平可上升到原基础水平的2~25倍,因此,在用于治疗出血或预防性用药之前,建议进行 DDAVP 实验性治疗并对FⅧ的反应水平进行实验室测定,目的是为了预测用药后对治疗的反应。然而 DDAVP 不足以治疗危及生命的大出血,而且重复用药可导致快速耐受,因此,在重复用药时应进行因子水平检测,必要时加用外源性FⅧ。DDAVP 常用剂量为0.3μg/kg,溶于50ml 生理盐水中20~30分钟滴完,30分钟后测定血浆FⅧ水平,与治疗前相比提高了30%以上有效率。

DDAVP 无严重副作用,主要为面红、轻度心动过速及一过性头痛,是因 DDAVP 的血管活性造成的,减慢输注速度可减少此类副作用。DDAVP 具有抗利尿作用,可致水钠潴留。儿童患者使用 DDAVP 治疗偶尔可发生水中毒和癫痫,多数学者建议3岁以下的患儿不宜使用该药,有心血管病史的老年患者应谨慎使用。

2. 抗纤维蛋白溶解药物 血友病患者黏膜出血可能与局部纤溶亢进有关,因此,抗纤溶药物对口腔、舌、扁桃体及咽喉部的出血及拔牙引起的出血有效,对关节腔、深部肌肉和内脏出血效果差。临床上常用的抗纤溶药物有氨基已酸和氨甲环酸(止血环酸)等。前者常用剂量在成人为0.25mg/kg 体重,每天3~4次。后者可首先给予负荷量4~5g,然后再给予1g/h;另外一种治疗的方案是4g/4~6h,持续2~8天。但是在有泌尿系出血或休克、肾功能不全时慎用或禁用纤溶抑制品。

3. 肾上腺糖皮质激素 肾上腺糖皮质激素可降低血管通透性,减轻关节、肌肉出血所致的炎症反应,加速血肿的吸收。适用于关节腔、肾脏、腹腔、咽喉部、脑内及拔牙引起的出血等，也适用于产生抗FⅧ:C抗体者。治疗剂量40～60mg/d，连用3～7天，以后逐渐减量，疗程一般不超过2周。

（三）基因治疗

血友病本身的特点为转基因治疗提供了非常有利的条件：其临床表现完全是因单一特异的基因产物（FⅧ或FⅨ）缺乏造成的，FⅧ或FⅨ以微小剂量在血浆中循环，而且血浆FⅧ或FⅨ水平不需要严格的调控，其血浆水平的轻度升高即可显著改善严重患者的出血症状。目前血友病基因治疗在病毒载体、动物模型、靶细胞选择和临床治疗试验方面取得了一定进展。病毒载体系统主要包括反转录病毒、腺病毒、腺相关病毒；其中反转录病毒和腺病毒是基因治疗血友病A选用的主要载体系统，而腺相关病毒由于其包装能力有限，只能容纳小于4kb的插入片段，所以只作为血友病B基因治疗的载体系统。用来研究的动物模型主要有基因敲除的小鼠和天然存在的血友病狗。靶组织的选择只限于肌肉和肝脏，肌肉作为靶组织的优点是注射方便，易重复注射，但是与肝脏作为靶器官相比较，所需注射量较大。两者哪一种是最佳的靶器官尚无明确定论。虽然目前在国外血友病基因治疗的Ⅰ期和Ⅱ期临床试验已经取得初步成功，但存在产生抑制性抗体、肝炎、随机整合及种植转移等一系列安全性问题，尚需进一步解决。随着研究的不断深入，基因治疗可能成为治愈血友病的有效手段。

（四）血友病合并抑制物的治疗

这类患者的治疗分为两方面：出血的治疗以及抑制物的清除。

1. 大剂量的FⅧ替代治疗　在有获得性凝血因子抑制物的患者中，大约60%的为高反应者。所谓高反应者，指的是抑制物滴度高于基线以上5BU或输注FⅧ后抑制物滴度升高5BU以上的患者。长期未用FⅧ治疗的高反应者体内的抑制物滴度可能持续维持在高水平，也可能很低而难以检测到。低反应患者指的是即使在用过FⅧ以后，抑制物滴度仍小于10BU的患者。

（1）低反应型（抗体滴度<5BU）：人或猪FⅧ浓缩物均有效，大剂量浓缩物足以中和抑制物，且提供多余的FⅧ，推荐剂量hFⅧ 20U/（kg·BU）抑制物，再加40U/kg，静脉滴注，首次剂量后一般在10～15分钟可测出FⅧ:C水平，如无效，可再重复一次。

（2）高反应型：首先大剂量hFⅧ 70～140U/kg或40U/（kg·BU）；或开始10 000U，然后1000U/h维持。如无效换pFⅧ 50～100U/kg，8～12小时；或4U/（kg·h）持续静脉滴注（猪FⅧ抗体滴度<5BU时才可用）。如抗体滴度仍高，血浆置换可使抗体下降50%～90%，或体外免疫吸附后暂时去除抗体，随后再输入大量FⅧ 4U/（kg·h）持续静脉滴注；同时给予旁路治疗。

2. 旁路治疗　对于大剂量FⅧ替代治疗无效，或止血效果不佳的患者可采用旁路治疗，此类制剂主要包括凝血酶原复合物、激活的凝血酶原复合物以及重组人Ⅶa，凝血酶原复合物50～100U/kg或激活的凝血酶原复合物50～70U/kg，每12～24小时一次，止血效果达60%～95%。如仍无效，选用重组人FⅦa 90～100μg/kg，每2～4小时一次，静脉注射，85%～100%有效。

3. 免疫抑制治疗　可加用糖皮质激素药物，同时可以使用细胞毒药物：环磷酰胺1～2mg/（kg·d）或50～80mg/d，口服，加或不加泼尼松；硫唑嘌呤100～200mg/d或2mg/（kg·d），口服，加或不加泼尼松。大剂量IVIG免疫球蛋白中的特异抗体可灭活FⅧ抗体，可使抗体滴度迅速下降，具有短期免疫抑制效果。

4. 血浆置换和免疫吸附　血浆置换用于抗体滴度高伴严重出血，每次置换4～6L血浆可使抗体下降60%～90%。体外吸附，利用蛋白A层析柱选择性吸附IgG（除Ig3）所有亚型的Fc碎片，抗体可由数千BU降至数十BU，但不适合急性出血，吸附后需继续大量输注FⅧ。

5. 免疫耐受治疗　目前最有希望根除获得性抑制物的方法是免疫耐受，免疫耐受是免疫系统的脱敏技术，目的是清除同种抗体抑制物（FⅧ或Ⅺ因子抑制物）。经典的治疗方法是FⅧ每日1次或2次输注，直至监测不到抑制物滴度，以及替代治疗后血浆中因子的升高及循环半衰期恢复正常为止。在实施免疫耐受治疗的同时，也可以给予免疫抑制剂、血浆置换或者免疫吸附等方法降低抑制物滴度，提高免疫耐受的成功率。免疫耐受治疗若超过6～12个月，约有90%的患者能清除因子抑制物。

对于血友病B患者FⅨ抑制物的治疗，若抑制物滴度<10UB/ml，可用大剂量的高纯度的FⅨ中和抑制物抗体；而当抑制物滴度>10UB/ml时，可予以FⅦa和激活的凝血酶原复合物。

（张磊　杨仁池）

参考文献

1. 杨仁池，王鸿利. 血友病. 上海：上海科学技术出版社，2007
2. 张之南，杨天楹，郝玉书. 血液病学. 北京：人民卫生出版社，2003
3. 郭晔，张磊，竺晓凡，杨仁池. 429例儿童血友病回顾性临床分析. 中国实用儿科杂志，2006，21：292-

295

4. 张磊，井丽萍，田萌苏，等. 基因重组 FⅧ治疗血友病 A 患者的临床疗效研究. 中国实用内科杂志，2008，28：953-955
5. Abshire T, Kenet G. Safety update on the use of recombinant factor Ⅶa and the treatment of congenital and acquired deficiency of factor Ⅷ or Ⅸ with inhibitors. Haemophilia, 2008, 14: 898-902
6. Astermark J. Treatment of the bleeding inhibitor patient. Semin Thromb Hemost, 2003, 29: 77-86
7. Fijnvandraat K, Bril WS, Voorberg J. Immunobiology of inhibitor development in hemophilia A. Semin Thromb Hemost, 2003, 29: 61-68
8. Lethagen S. Desmopressin in mild hemophilia A: indications, limitations, efficacy, and safety. Semin Thromb Hemost, 2003, 9: 101-106
9. Kempton CL, White Ⅱ GC. How we treat a hemophilia A patients with a factor Ⅷ inhibitor. Blood, 2009, 113: 11-17
10. Manco-Johnson MJ, Abshire TC, Shapiro AD, et al. Prophylaxis versus episodic treatment to prevent joint disease in boys with severe hemophilia. N Engl J Med, 2007, 357: 535-544
11. Mannucci PM. Hemophilia: treatment options in the twenty-first century. J Thromb Haemost, 2003, 1: 1349-1355
12. Marijke H, Fischer K. Prophylaxis for severe hemophilia: experience from Europe and the United States. Semin Thromb Hemost, 2003, 1: 49-54
13. Murphy SL, High KA. Gene therapy for the haemophilia. Br J Haematol, 2008, 140: 479-487
14. Shi J, Zhao Y, Wu J, et al. Safety and efficacy of a sucrose-formulated recombinant factor Ⅷ product for the treatment of previously treated patients with haemophilia A in China. Haemophilia, 2007, 13: 351-356
15. Viel KR, Ameri A, Abshire TC, et al. Inhibitors of factor Ⅷ in black patients with hemophilia. N Engl J Med, 2009, 360: 1618-1627
16. Zhang L, Li H, Zhao H, et al. Retrospective analysis of 1312 patients with haemophilia and related disorders in a single Chinese centre. Haemophilia, 2003, 9: 696-702

第131章

获得性凝血抑制物

获得性凝血抑制物(acquired inhibitors of blood coagulation),又称为循环抗凝物(circulating anticoagulants)或获得性抗凝血因子(acquired anticoagulants),是一些能够直接中和血液中凝血蛋白或干扰凝血反应的病理性大分子成分。多数获得性凝血抑制物以抗体形式出现,可继发于遗传性凝血因子缺乏病人的血制品治疗后,也可发生于先前凝血机制正常的患者,尤其是年轻妇女和老年患者。不同种类的获得性凝血抑制物可能引起不同的临床并发症,除抗磷脂抗体主要引起血栓并发症外,其他抑制物临床上主要表现为出血。最常见的获得性凝血抑制物是抗磷脂抗体(antiphospholipid antibody,APA),包括狼疮型抗凝物(lupus anticoagulant,LA)和抗心磷脂抗体(anti-cardiolipin antibody,ACL),可以发生于系统性红斑狼疮(SLE)等自身免疫性疾病或没有潜在疾病的患者,引起继发性或原发性抗磷脂抗体综合征(antiphospholipid antibody syndrome,APS),临床表现为血栓形成、产科并发症等症候群;其次是获得性因子Ⅷ抑制物,发生于血友病A(hemophilia A)或者非血友病患者,常引起与血友病A相似的出血表现;其他一些类型获得性凝血抑制物的发生率一般较低,多有出血表现。

第一节　获得性因子Ⅷ抑制物

获得性因子Ⅷ抑制物(acquired inhibitors of factor Ⅷ)可以发生于血友病A(hemophilia A)患者因子Ⅷ替代治疗后,产生异源性因子Ⅷ抗体;也可以在非血友病人群中自发出现,一般见于产后或怀孕妇女、有自身免疫性疾病或没有潜在疾病的患者,称之为自身抗体型因子Ⅷ抗体。

一、血友病A中的获得性因子Ⅷ抑制物

在所有血友病A患者中,因子Ⅷ抑制物的发生率为5%~10%。在重型血友病A患者中,因子Ⅷ抑制物的发生率可高达20%,其中50%发生在9岁以前,抑制物一般不会自发消失。尽管因子Ⅷ抑制物的出现并未使血友病A患者的出血发生率增加,却增加了对出血治疗的难度。通常把血友病A患者按因子Ⅷ抑制物水平的高低分成两类:抑制物滴度小于5 Bethesda单位(BU),继续输注因子Ⅷ后抑制物滴度不再增加,称之为低反应者(low responder),约占25%;抑制物滴度超过10BU或输注因子Ⅷ后原有因子Ⅷ抑制物水平升高至10BU以上,称之为高反应者(high responder),约占75%。因子Ⅷ抑制物通常在输注因子Ⅷ的2~3天后出现,第7~21天达到高峰,然后缓慢下降。一旦有高滴度因子Ⅷ抑制物形成,即使不再输注因子Ⅷ、抑制物也会持续1~2年;而低反应者其因子Ⅷ抑制物可能会逐渐消失,即使再次输注因子Ⅷ,抑制物也可能不再产生。

(一)病因学和发病机制

因子Ⅷ缺乏和输注含因子Ⅷ的血制品是导致血友病A患者因子Ⅷ抑制物形成的主要原因。与抑制物形成的相关因素包括患者因子Ⅷ基因变异情况、免疫反应状态、血制品的异源性及输注治疗的强度。并非所有血友病A患者在接受因子Ⅷ治疗后都产生因子Ⅷ抑制物。一般来讲,重型和中型血友病A患者较容易出现因子Ⅷ抑制物,轻型血友病A患者发生因子Ⅷ抑制物者较少见。而且,轻型血友病A出现的抑制物一般滴度较低,停止输注治疗4~12周后抑制物可能消失,即使以后再输注因子

Ⅷ也可能不会再产生因子Ⅷ抑制物。

因子Ⅷ抑制物的产生与因子Ⅷ基因变异类型有关。如果患者因子Ⅷ基因上具有较大的多结构域缺失和分子轻链A3结构域的无义突变，其抑制物发生率为70%～75%；在轻链C1和C2结构域，无义突变引起抑制物形成的发生率约为27%，内含子22倒置（最常见的基因变异）引起抑制物形成者约为20%，小片段缺失引起抑制物形成者大约为15%。相比之下，因子Ⅷ重链上的无义突变和无义点突变引起因子Ⅷ抑制物形成者分别只有8%和3%。

处于非免疫耐受状态的血友病A患者接受因子Ⅷ治疗后可能易于产生Ⅷ因子抑制物，而且因子Ⅷ抑制物的产生与接受因子Ⅷ治疗的次数有关。没有接受过因子Ⅷ治疗的血友病A患者不会产生因子Ⅷ抑制物，而经过3～5次治疗后才可能会产生因子Ⅷ抑制物。重型血友病A患者在其病程的前5～10年，因子Ⅷ抑制物发生率随着因子Ⅷ输注次数而增加；而在经过100次的输注后多数患者的因子Ⅷ抑制物可以消失，这可能与免疫耐受的产生有关。如果对已存在因子Ⅷ抑制物的血友病A患者进行免疫耐受（immune tolerance）诱导治疗，那么许多患者的Ⅷ抑制物又会消失。

因子Ⅷ抑制物的产生与所输注因子Ⅷ制品的纯度及生产程序可能也有关系。以往未经治疗的患者接受高度纯化的血浆来源的因子Ⅷ治疗后因子Ⅷ抑制物的发生率为18%～35%、接受中度纯化的因子Ⅷ浓缩物治疗后抑制物的发生率为25%～52%。输注重组的因子Ⅷ（rFⅧ）与输注高纯度因子Ⅷ的抑制物发生率没有明显差别。另外，因子Ⅷ制品的生产程序可能对蛋白产生修饰作用、使之具有潜在的免疫源性。

血友病A中出现的因子Ⅷ抑制物属于异源性IgG型抗体，主要是IgG4亚型。由于IgG4不与补体结合，因此很容易理解为什么这些患者不会发生血清病或其他免疫复合物性疾病。血友病A异源性抗体也可以是IgG1和IgG2亚型，还有个别血友病A的因子Ⅷ抗体是以κ轻链为主。因子Ⅷ抑制物具有种系特异性，通常人因子Ⅷ被抗体中和的程度远大于牛和猪因子Ⅷ，有因子Ⅷ抑制物的血友病A患者输注猪因子Ⅷ常常能够使因子Ⅷ水平升高。

因子Ⅷ分子上与因子Ⅷ抑制物结合的抗原位点现已清楚（图131-1）。因子Ⅷ含有2个重复的相似结构域和1个单一的B结构域：A1-A2-B-A3-C1-C2，另有富含酸性氨基酸的小片段分别存在于在A1和A2之间（AR1）、A2和B之间（AR2）、B和A3之间（AR3）。重链由A1-AR1-A2-AR2-B组成，轻链由AR3-A3-C1-C2组成。因子Ⅷ的活性部位存在于A和C结构域。在所有含因子Ⅷ抑制物的血友病A患者中，用免疫沉淀法检测抗-A2和抗-C2抗体的阳性率约为68%，抗-AR3抗体的阳性率约为46%。抗AR1、A3和C1抗体以及抗位于C2之外的轻链表型的抗体发生率相对少见。

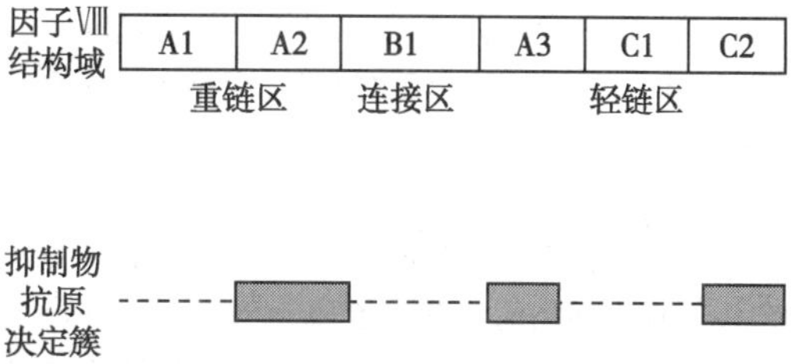

图131-1 因子Ⅷ结构域及因子Ⅷ抑制物抗原位点
多数血友病A患者的因子Ⅷ抗体作用于C2结构域、A2结构域和A3结构域氨基端上的抗原决定簇

因子Ⅷ抑制物影响因子Ⅷ促凝血功能的机制有几个方面。抗C2抗体是通过阻断因子Ⅷ与磷脂的结合干扰Ⅷ的功能，而抗A2抗体是通过阻断因子Ⅸa-因子Ⅷ复合物对因子Ⅹ的转化来抑制活化的因子Ⅷ（Ⅷa）的功能。因子Ⅷ抑制物还能够干扰vWF与因子Ⅷ的结合、减少凝血酶激活的因子Ⅷ从vWF的结合中脱离出来。作为辅因子的因子Ⅷ，其活性的缺乏减缓了对因子Ⅹ的酶解和活化，从而影响正常的止血过程。

（二）临床表现

血友病A患者接受因子Ⅷ输注治疗后，如果疗效维持时间缩短或出血症状没有减轻时，应当考虑有因子Ⅷ抑制物存在的可能。当因子Ⅷ抑制物存在时，血友病A患者出血发作的频率及部位均无改变，关节出血仍是最突出的问题。患者的生存期会有轻度缩短，死亡率略有增加。

（三）实验室诊断

如果血友病A患者接受因子Ⅷ输注后止血效果欠佳，APTT延长、正常血浆不易纠正，提示可能有因子Ⅷ抑制物存在，需要进一步测定因子Ⅷ抑制物的滴度。

因子Ⅷ抑制物的定量测定采用Bethesda法。不同稀释度的患者血浆与正常血浆等量混合，孵育2小时，测定残存的Ⅷ因子活性。残存的Ⅷ因子活性达50%时，因子Ⅷ抑制物的含量为1个BU，此时患者血浆稀释度的倒数即为因子Ⅷ抑制物的滴度，以BU/ml血浆表示。此方法可以检测出最低为0.6BU的抑制物水平。

在英国，采用一种Oxford法检测因子Ⅷ抑制物,是以因子Ⅷ替代正常血浆、孵育时间为4小时,1个BU相当于1.21×Oxford单位。国际血栓止血协会(ISTH)于1996年推荐一种改良的Bethesda测定,称为Nijmegen方法,测定标本是以咪唑缓冲液稀释的正常血浆替代未加缓冲液的正常血浆与患者血浆混合后孵育,正常对照组则以咪唑缓冲液稀释的正常血浆和因子Ⅷ缺乏血浆混合替代正常血浆和缓冲液混合后孵育,以稳定2小时孵育的pH值,抑制物水平仍以BU表示,其敏感性、特异性和可靠性更好。

(四) 治疗

对血友病A伴因子Ⅷ抑制物的患者,其出血程度、因子Ⅷ抑制物的滴度以及属于低反应者或高反应者,是判断是否需要立即治疗和将来治疗措施的重要因素。对因子Ⅷ抑制物患者的治疗目的主要有两方面:控制出血发作和清除抑制物。

1. 控制出血　轻微出血可能仅采取保守措施如制动、加压止血就能奏效。出血程度严重到需要输注替代治疗时,有两种选择:输注人或猪因子Ⅷ,如果抑制物滴度为中高度升高、可以在输注治疗之前先设法降低抑制物的滴度;输注因子Ⅸ复合物或因子Ⅶa,这些因子在凝血反应途径中可以绕过因子Ⅷ(旁路途径)起作用。

(1) 输注纯化的人或猪因子Ⅷ浓缩物:对于有严重出血,因子Ⅷ抑制物水平为低滴度(<5BU)的低或高反应者、或者有中滴度抑制物(10~30BU)的患者,通过血浆置换或免疫吸附方法降低其抑制物滴度后,输注纯化的人因子Ⅷ浓缩物可以取得满意的疗效。为了中和抑制物和使因子Ⅷ达到30~50U/ml的止血水平,成人患者需要输注50~100U/kg的冲击量、继之给予10U/(kg·h)的持续输注,或者每1~4小时输注较大剂量的因子Ⅷ(20U/kg·BU+40U/kg)。治疗过程中需要定期测定患者的因子Ⅷ水平。输注因子Ⅷ时需要警惕病毒通过血液传播的危险性。

多数抗人因子Ⅷ抗体与猪因子Ⅷ只有很弱的交叉反应(约为15%),因此可以输注高纯度的猪因子Ⅷ浓缩物。初始剂量介于50~150U/kg,依照患者抗人因子Ⅷ抑制物的滴度调整剂量。但对于具有高滴度抗人因子Ⅷ抗体的患者,输注猪因子Ⅷ似乎没有帮助,而且有1/3~1/2的患者经过反复输注后会产生抗猪因子Ⅷ抗体。猪因子Ⅷ治疗的副作用发生率仅为2.3%,包括低热、皮疹、荨麻疹、寒战,而且常与剂量相关、多见于大剂量输注时。血小板减少见于60%的住院患者,但通常属轻度和一过性,并且与剂量相关,偶见有中度血小板减少症者。约30%的患者由于产生高滴度抗猪因子Ⅷ抗体而出现输注耐受现象。

(2) 输注因子Ⅸ复合浓缩物(PCC)或重组活化的因子Ⅶ(rFⅦa):如果因子Ⅷ抑制物滴度很高而不能使用人因子Ⅷ治疗,可以给予PCC或rFⅦa,在凝血过程中经旁路途径绕过因子Ⅷ,也能取得较好的止血效应。PCC中含有磷脂、凝血酶原、因子Ⅶ、Ⅸ和Ⅹ。PCC的剂量通常是50~75U/kg、3~4次/d,有效率达80%;但PCC治疗后有出现血栓栓塞并发症者,也存在有病毒通过血液传播的危险性。rFⅦa的初始剂量为90μg/kg,每2~3小时重复给予相同剂量(半寿命为2.9小时),有效率为80%~90%。rFⅦa治疗不受抑制物滴度的影响,在血友病A和乙中同样有效,除非患者有因子Ⅶ缺乏,一般不会产生因子Ⅶ抗体;rFⅦa治疗较为安全、没有过敏反应和记忆效应、极少发生血栓并发症,但是rFⅦa的半衰期较短、没有可行的实验室监测指标、少数患者治疗无效。

(3) 血浆置换或免疫吸附治疗:主要应用于有高滴度因子Ⅷ抑制物的患者,可以通过减少患者血浆中的因子Ⅷ抑制物水平而有利于出血的控制,通常需要结合因子Ⅷ输注治疗进行。

2. 清除抑制物　对因子Ⅷ抑制物患者治疗的长期目标是预防记忆反应和抑制抗体的进一步生成。免疫耐受诱导治疗通常是一种行之有效的方法,但治疗费用巨大。虽然彻底消除抑制物不太容易,但对于那些需要输注因子Ⅷ的患者、尤其是抑制物滴度较低的低反应者,免疫抑制治疗也常有疗效。

通过规律输注因子Ⅷ诱导患者免疫耐受的有效率接近80%(完全缓解率68%)。一旦发现有因子Ⅷ抑制物产生,实施免疫耐受方案愈早愈好。取得免疫耐受的平均时间是37个月,而且极少复发。治疗能否成功分别与因子Ⅷ输注剂量[>100U/(kg·d)]和入选时因子Ⅷ抑制物水平(<10BU)有关。但小剂量方案也可能有效,主要限于那些初次发现抑制物且属低中滴度的患者。免疫耐受治疗使抗因子Ⅷ抗体水平降低的机制还不完全清楚。免疫耐受诱导治疗花费较大、也有一定的失败率。

因子Ⅷ输注联合免疫抑制剂治疗似乎能够明显缩短取得免疫耐受的时间,也大大降低了治疗费用。大剂量静脉输注免疫球蛋白(IVIg)联合大剂量因子Ⅷ输注和环磷酰胺治疗的方案,在取得免疫耐受状态中似乎具有协同效应。

单用免疫抑制药物治疗因子Ⅷ抑制物的疗效尚有争议,常用的有类固醇激素、硫唑嘌呤、环磷酰胺。泼尼松的用量:1~2mg/(kg·d)。在某些患者尤其是产后妇女出现低滴度因子Ⅷ抑制物时，通常在治疗2~3周内可以使抑制物消失。环磷酰胺等的疗效一般较差。

抗CD20单抗（利妥昔单抗）已成功用于治疗一些自身免疫性疾病，也有报道用于治疗血友病患者伴抑制物形成，可作为二线治疗，与免疫耐受治疗或免疫抑制药物一起使用可能更好。

二、自发获得性因子Ⅷ抑制物

在非血友病A患者中出现自发获得性因子Ⅷ抑制物（spontaneously acquired factor Ⅷ inhibitor），也称为获得性血友病A。患者的抑制物属于自身抗体型，即因子Ⅷ自身抗体（factor Ⅷ autoantibody）。尽管获得性血友病A的许多特征与遗传性血友病A伴抑制物形成有许多相似之处，但它们的临床表现、动力学特点和对治疗的反应有着一定区别。

（一）病因学和发病机制

自发获得性因子Ⅷ抑制物多数发生于成人，尤其是怀孕或产后妇女、患有SLE等免疫性疾患者和无明显潜在疾病的老年人。男女发病率大致相同，11~90岁均可发病，60%的患者发病时年龄在60岁以上，平均年龄为65岁。约有38%患者的自发获得性因子Ⅷ抑制物可以自行消失。出现自发获得性因子Ⅷ抑制物的最常见疾病有类风湿关节炎、系统性红斑狼疮（SLE）、药物反应、皮肤疾病和不同类型的肿瘤（实体瘤和淋巴增生性疾病），它们分别占总数的8%~15%。有13.5%的患者其自发获得性因子Ⅷ抑制物发生于围生期；约50%的患者抑制物属于特发性，在确诊时没有相关疾病。估计自发获得性因子Ⅷ抑制物的人群年发病率为0.2~1.0例/10^6、患者的总死亡率为22%。

可引起自发获得性因子Ⅷ抑制物的免疫相关性疾病，包括SLE、类风湿关节炎和其他系统性自身免疫性疾病、青霉素和其他药物反应、支气管哮喘、炎症性肠病、多形性红斑、疱疹性皮炎、移植物抗宿主病（GVHD）和干扰素-α治疗，偶有发生于单克隆γ球蛋白病患者。

自发获得性因子Ⅷ抑制物可以发生于产后，极少数出现在妊娠期间。抑制物常出现于第一胎或第二胎出生时，多数在12~18个月后可自行消失。产后发生的获得性因子Ⅷ抑制物基本都能够完全缓解，有报道平均缓解时间为11个月。产后因子Ⅷ抑制物已经完全消失的妇女，再次妊娠时抑制物一般不会复发。

与血友病A伴因子Ⅷ抑制物相似，自发获得性因子Ⅷ抑制物一般都属于IgG抗体，且通常是IgG1和IgG4混合型。这些抗体的轻链可以是κ或λ链之一、具有严格的异质性，其重链通常是混合型。因子Ⅷ自身抗体型抑制物对因子Ⅷ活性具有特异性，一般不会影响因子Ⅷ-vWF复合物中的vWF活性，vWF抗原和功能保持正常。而且不论在体内或体外，因子Ⅷ自身抗体型抑制物都具有种系特异性。因此，患者输注牛或猪因子Ⅷ后，因子Ⅷ水平一般都能够升高。

在因子Ⅷ抑制物与因子Ⅷ的反应动力学方面，非血友病和血友病A患者之间有不同之处，但原因尚不清楚。多数血友病A患者的因子Ⅷ抑制物能够被额外的因子Ⅷ完全中和、抑制物浓度和失活的因子Ⅷ数量呈线性关系（Ⅰ型反应），而多数非血友病患者的自发获得性因子Ⅷ抑制物不能使体外因子Ⅷ完全失活，二者之间无线性关系（Ⅱ型反应）。

在抗体模式上，非血友病和血友病A出现的因子Ⅷ抑制物之间也有不同之处。48%的非血友病患者因子Ⅷ自身抗体以因子Ⅷ上C2位点作为其唯一的抗体位点，而这种形式的抗体在血友病患者仅约占3%。而且，62%的因子Ⅷ自身抗体只针对单一的抗原决定簇，而在血友病A的因子Ⅷ抑制物只有17%是针对单一抗原决定簇。因子Ⅷ自身抗体患者中，只有极少数是抗-A2和抗-AR3-A3-C1抗体，同时有抗-A2和抗-C2抗体者也不多见；在血友病A抑制物患者，抗-A2和抗-C2抗体的阳性率高达68%，抗-AR3抗体的阳性率也有46%。

因子Ⅷ抑制物影响因子Ⅷ促凝血功能的机制，在非血友病和血友病A患者基本相似。抗-C2抗体通过阻断因子Ⅷ与磷脂的结合干扰因子Ⅷ的功能，而抗-A2抗体是通过阻断因子Ⅸa-Ⅷ复合物对因子Ⅹ的转化来抑制活化的因子Ⅷ（Ⅷa）的功能。抗体还能够干扰vWF与因子Ⅷ的结合，减弱凝血酶激活的因子Ⅷ从vWF的结合中脱离，而作为辅因子的因子Ⅷ活性的缺乏减缓了因子Ⅹ的酶解，从而影响正常的止血过程。

（二）临床特征

既往没有出血病史的患者，出现自发性的较大瘀斑或无法解释的血肿时需怀疑有自发获得性因子Ⅷ抑制物的可能。出现自发获得性因子Ⅷ抑制物时，患者常会出现较大血肿或瘀斑；许多患者受到轻微创伤后还导致严重的肌肉内出血。给予加压止血时，有时压迫血管或神经而引起"腔隙综合征"（lacuna syndrome）。但相对于血友病A患者，自发获得性因子Ⅷ抑制物的患者较少出现关节出血，出血程度与抑制物水平常无相关性。

（三）实验室诊断

自身获得性因子Ⅷ抑制物的实验室检测，与血友病A患者因子Ⅷ抗体的检测相似。但是，由于大多数非血友病患者自发获得性因子Ⅷ自身抗体对因子Ⅷ的亲和力具有复杂、可变的反应动力学，以Bethesda法准确测定抗体滴度有一定的难度，Bethesda测定结果往往比体内因子Ⅷ抑制物的实际水平要低。自身抗体型因子Ⅷ抑制物患者在因子Ⅷ水平、抑制物滴度、APTT延长的程度与出血并发症之间较少有相关性。有严重出血的自发获得性因子Ⅷ抑制物患者，其血浆因子Ⅷ活性在2%～5%以及抑制物滴度在10～500BU者并不少见。因此，即使测到有血浆因子Ⅷ活性也不排除有高滴度因子Ⅷ自身抗体的存在，测定结果对于治疗的指导意义要低于血友病A患者出现因子Ⅷ抑制物时。

（四）治疗

治疗目的与血友病A患者出现因子Ⅷ抑制物时一样，主要有两方面：急性出血的控制和因子Ⅷ抑制物的清除。对于出血的患者，制动、加压、ε-氨基己酸等这些保守措施都可以考虑采用，而肌内注射或含有阿司匹林的药物应禁用。自发获得性因子Ⅷ抑制物患者与血友病A患者因子Ⅷ抑制物的治疗也有不同之处，主要体现在以下五方面：

1. 对自发获得性因子Ⅷ抑制物患者，如果能够找到原发疾病或诱因，应积极治疗原发疾病或去除诱因，这一点对清除抑制物十分必要。

2. 给予因子Ⅷ输注治疗时，自发获得性因子Ⅷ抑制物患者不产生免疫记忆反应，常常表现为“低反应者”。人因子Ⅷ自身抗体与猪因子Ⅷ的亲和性低于人因子Ⅷ，交叉反应只有5%。因此，多数患者输注猪因子Ⅷ时不会诱发因子Ⅷ抑制物生成，因子Ⅷ水平达到相对较低的浓度就能取得有效的止血，勿需采用因子Ⅷ免疫耐受诱导治疗。

抑制物的滴度及其与因子Ⅷ的反应性，是决定因子Ⅷ输注类型和剂量的一项重要参数。如果抑制物滴度较低（<5BU），可以输注大剂量因子Ⅷ以充分中和所有的循环抑制物、并提供足够的额外因子Ⅷ使之达到血浆浓度0.3U/ml以上。通常可以快速输注猪因子Ⅷ（50～70U/kg）或人因子Ⅷ（150U/kg）、继之以10U/（kg·h）持续输注。如果患者抑制物属中高滴度（5～30BU），可以先通过血浆置换或体外免疫吸附方法，去除50%～90%的抑制物后再输注冲击量的猪因子Ⅷ（75～100U/kg）或人因子Ⅷ（150U/kg）、继之持续输注因子Ⅷ。如果患者抑制物水平属于高滴度（>30BU），一般较难止血，可以给予猪因子Ⅷ（100～150U/kg）、因子Ⅸ复合浓缩物（50～100U/kg）或rFⅦa（90μg/kg）治疗。

国际获得性血友病研究组织（IAHSG）一项以猪因子Ⅷ治疗65例自发获得性因子Ⅷ抑制物患者的研究报告表明：因子Ⅷ的输注治疗可以灵活使用，1～4次/d，持续数日输注均能取得疗效。一般初始剂量为85U/kg，平均输注次数为11次、平均输注时间为8.5天。约78%患者疗效显著、12%患者有效，只有10%患者无效。临床疗效与抗人或猪因子Ⅷ抗体的滴度、输注猪因子Ⅷ的剂量或初次输注后因子Ⅷ的水平均无相关性。90%的患者对因子Ⅷ输注有较好的耐受性、只有1例出现过敏反应，无1例出现明显的血小板减少症。有10例（15%）患者抗猪因子Ⅷ抗体增加。

3. 多数患者对免疫抑制剂的治疗反应较好，疗效达50%。最常用的有泼尼松和环磷酰胺。有些病人对环磷酰胺的治疗反应比较迟缓，需要较长期低剂量用药。因此，应当注意环磷酰胺对这些患者潜在的副作用，如骨髓抑制、出血性膀胱炎和增加肿瘤发生的危险性。

4. 静脉输注免疫球蛋白常常能够降低因子Ⅷ自身抗体滴度。当静脉用免疫球蛋白与某些患者的因子Ⅷ自身抗体一起孵育时，其体外中和反应比较敏感，通常有40%～95%自身抗体被中和。输注免疫球蛋白数天后，可以监测到因子Ⅷ自身抗体的滴度下降。但这一效应的机制尚不清楚。

5. 自发获得性因子Ⅷ抑制物存在时，患者仍有生成、贮存、释放因子Ⅷ和vWF的功能。因此，对因子Ⅷ抑制物低于3BU的患者，可以给予DDAVP（desmopressin，1-去氨基-8-右旋精氨酸血管加压素）治疗。DDAVP是一种合成的血管加压素类似物，可以中和因子Ⅷ抑制物，使因子Ⅷ正常释放入血而获得有效的止血作用。DDAVP的用法：0.3μg/kg溶于生理盐水50ml、静脉输注20分钟以上，1次/12～24h。DDAVP的副作用有潮红、头痛、血压变化、低钠血症，在老年患者中可能诱发心绞痛、心肌梗死。孕妇患者应禁用DDAVP。

另外，与血友病A伴因子Ⅷ抑制物类似，PCC和rFⅦa对自发获得性因子Ⅷ抑制物患者的止血效果较好，抗CD20单抗（利妥昔单抗）对清除抑制物已有不少成功的病例报道，可作为二线用药选择使用。

第二节 获得性vWF抑制物

与血友病A相似，遗传性vWF缺乏所致血管性血友病（hereditary von Willebrand disease，vWD）患

者,在接受替代性输注治疗后可以产生vWF抑制物(抗vWF抗体)。在非遗传性血管性血友病患者中,也发现有获得性vWF抑制物产生者,其症状类似于遗传性vWD,称为获得性血管性血友病(AvWD)。通过家系分析和既往正常的止血史等可以鉴别诊断这类患者。

一、遗传性vWD患者的vWF抑制物

遗传性vWD、尤其是重型(Ⅲ型)vWD患者,在输血治疗后易于产生抗vWF抗体。这类抗体抑制物属于多克隆IgG,在体内与vWF结合,能够使输注的vWF快速清除。由于这些多克隆抗体能够形成免疫复合物,可以引起免疫复合物病的典型综合征。在这些患者中,可能会同时检测到较弱的一过性抗因子Ⅷ活性,这是抗vWF抗体与vWF结合所引起的继发效应。患者的vWF:Ag和瑞斯托霉素辅因子(ristocetin cofactor)活性被强烈抑制或完全缺失,对于输注的蛋白物质不会产生免疫耐受。有些资料显示,vWF基因纯合子缺失与异源性抗体的产生有明显相关性。与血友病A的抑制物不同,vWD患者出现的抑制物不会危及生命,但同样增加了治疗难度。

二、获得性血管性血友病

获得性血管性血友病(AvWD)多成年发病,可发生于先前健康的人群,或出现于SLE等结缔组织病、副蛋白血症、淋巴增生性疾病、骨髓增生性疾病、甲状腺功能减退、Wilms肉瘤、充血性心脏病伴有胃肠道血管异常增生等相关疾病,也有与环氟沙星和羟乙基淀粉相关者。vWF抑制物常常与未明原因的单克隆γ球蛋白病伴发,也见于多发性骨髓瘤、Waldenstrom巨球蛋白血症和低恶度淋巴瘤。

通过对获得性vWF抑制物血浆多聚体分析显示,vWF抑制物属于不同种类的抗体,多数为单克隆IgG,其次为IgM、IgA,作用在vWF分子上不同的抗原决定簇。获得性血管性血友病综合征可能由几种不同的病理生理机制引起。第一种类型是特异性抗体直接作用于vWF功能区或非功能区,使vWF的生物活性失活;第二种类型是抗体结合在失去生物活性的vWF分子上,形成免疫复合物,使vWF从循环中快速清除,vWF存活期缩短;第三种类型是抑制物引起vWF在细胞表面的选择性吸附,影响vWF与血小板的结合所起的止血作用。在第二和第三种类型,在体外都不能测到抑制物抗vWF活性。

三、获得性vWF抑制物的诊断

获得性vWF抑制物患者的临床表现不一,可以是轻度紫斑和黏膜出血,也可以发生严重、甚至危及生命的出血。如同遗传性血管性血友病一样,典型的临床表现有轻度至中重度黏膜出血及术后出血。当患者没有出血家族史而发生不明原因的紫癜或出血,尤其患者被怀疑有淋巴或浆细胞增生性疾病或单克隆γ球蛋白疾病时,应除外获得性vWF抑制物的存在。

实验室检查:瑞斯托霉素辅因子活性(vWF:Rco)、血浆vWF:Ag和因子Ⅷ活性均明显减少,瑞斯托霉素诱导的血小板聚集(RIPA)功能减低,出血时间延长。当这些试验不能确诊时,需要进行纠正试验测定免疫复合物。多数情况下,vWF抑制物在体外并不表现出抗因子Ⅷ凝血活性。SDS电泳显示高分子量vWF多聚体减少,类似于2A型vWD。

四、获得性vWF抑制物的治疗

获得性vWF抑制物的治疗目前还没有统一的标准方案。

对有原发疾病患者,宜兼顾病因治疗。出现活动性出血时,给予含有vWF活性的冷沉淀物、因子Ⅷ浓缩物或者给予DDAVP,有可能会一过性和快速地使vWF活性、vWF抗原和因子Ⅷ水平增加,从而取得止血效果。DDAVP的用法和注意事项见自身抗体型因子Ⅷ抑制物的治疗。rFⅦa治疗获得性vWF抑制物有较好疗效,通常剂量是90μg/kg,静脉注射,1次/2~3h至出血停止。纤溶抑制剂对于止血也有一定帮助。也有报道给予静脉输注免疫球蛋白400mg/(kg·d)、连用5天,或者1g/(kg·d)、连用2天,可取得较好疗效。类固醇激素、环磷酰胺等免疫抑制剂的治疗效果尚不确定。

第三节 其他凝血因子的抑制物

其他凝血因子如因子Ⅴ、Ⅸ、Ⅱ、Ⅶ和Ⅹ等的抑制物,发生率相对较低,可以出现于相关的遗传性凝血因子缺乏症患者输血治疗后或其他疾病患者,有些患者病因不清。临床上多表现为出血。治疗目标与因子Ⅷ抑制物相同,即控制出血和清除抑制物。

一、获得性因子Ⅴ抑制物

尽管因子Ⅴ与因子Ⅷ在功能上和结构上具有相当的同源性,但二者相应的抑制物在发生率、临床表现、临床经过方面有着许多不同之处。遗传性因子

Ⅴ缺乏症患者经过替代性输注治疗后发生抑制物者十分罕见，出现抗因子Ⅴ自身抗体者也十分少见。多数因子Ⅴ抑制物自发于先前没有潜在疾病的老年人，约有2/3病例发生于外科手术之后，其他相关因素有输血、β-内酰胺抗生素或氨基糖苷类抗生素治疗及恶性疾病。与手术相关的因子Ⅴ抑制物患者中，多数在术中使用过含有牛凝血酶和少量牛因子Ⅴ的黏合胶，产生与人因子Ⅴ有交叉反应的抗牛凝血酶或抗牛因子Ⅴ抗体。大约20%的患者未能发现相关因素，所出现的抑制物可能真正属于抗因子Ⅴ自身抗体。

患者临床出血程度不一，可以没有出血症状，也可以发生致命性出血。临床表现与因子Ⅴ抗体滴度水平不成正比，这可能与血小板中因子Ⅴ与抗体的作用程度有关。因子Ⅴ抑制物产生时，血小板因子Ⅴ在止血能力的维持中可能起着关键作用。

实验室检查：患者APTT和PT延长、正常血浆不能纠正，而TT时间正常（除非同时存在抗凝血酶抗体）。确诊试验需要使患者血浆与正常血浆混合后得到特异性因子Ⅴ活性缺乏的结果。多数因子Ⅴ抑制物属于多克隆IgG，个别患者同时存在IgM和IgG或IgA和IgG。

治疗：多数患者的因子Ⅴ抑制物在体内存在时间不长，一般在10周内可以自然消失。有些患者输注血小板后可取得明显的止血效果，有些患者通过输注大量新鲜的冻干血浆、血浆置换或免疫吸附治疗后也可以控制出血。类固醇激素或其他免疫抑制剂治疗可能使因子Ⅴ抑制物清除。

二、获得性因子Ⅸ抑制物

血友病B（hemophilia B）患者接受因子Ⅸ浓缩物治疗后较少出现因子Ⅸ抑制物，抑制物的发生率为3%～5%。与血友病A类似，严重因子Ⅸ缺乏的血友病B患者产生因子Ⅸ抑制物的可能性增加，发生率为12%。有50%患者因子Ⅸ抑制物出现于9岁之前，很少有自发缓解者。许多产生因子Ⅸ抑制物的血友病B患者存在大的基因缺失或无义突变，血浆中往往不能测到因子Ⅸ，而基因错义突变引起因子Ⅸ抑制物者较少见。血友病B患者伴发因子Ⅸ抑制物与血友病A伴发因子Ⅷ抑制物的临床经过相似。当血友病B患者出血症状突然加重、频率增加、输注因子Ⅸ的半衰期缩短或（和）没有止血效果时，应怀疑有因子Ⅸ抑制物的存在。

非血友病患者出现自发获得性因子Ⅸ抑制物（抗因子Ⅸ自身抗体）十分罕见，多见于女性系统性红斑狼疮患者或者产后，抑制物多在1～7个月内消失。免疫抑制剂治疗是否可以改变其自然病程尚不清楚。

因子Ⅸ抑制物可以是单克隆或多克隆IgG。与血友病A出现因子Ⅷ抑制物的动力学行为不同，在体外孵育试验中因子Ⅸ抑制物能使因子Ⅸ活性快速灭活，但延长孵育时间则不会进一步灭活（Ⅱ型反应）。约有80%因子Ⅸ抑制物患者在输注含有因子Ⅸ的血浆制品后可以出现明显的免疫记忆反应。

实验室检查：与因子Ⅷ抑制物相似，因子Ⅸ抑制物可以用APTT试验作为筛选试验，用改良的Bethesda试验定量测定抑制物浓度。

治疗：对因子Ⅸ抑制物患者，可以输注大剂量PCC，而rFⅦa因子适用于高滴度抑制物及严重出血的患者。对某些患者，通过联合应用环磷酰胺和PCC、用或不用大剂量静脉输注免疫球蛋白，可起到诱导免疫耐受的作用。在某些情况下，在免疫耐受诱导治疗前可以先进行体外血浆置换或免疫吸附治疗。

三、获得性因子Ⅱ、Ⅶ和Ⅹ抑制物

除了在一些存在抗磷脂抗体的患者中可以同时出现抗凝血酶原（因子Ⅱ）自身抗体外，因子Ⅱ、Ⅶ和Ⅹ的自发获得性抑制物极少见，仅见于个别报道。尚未见有因子Ⅱ、Ⅶ和Ⅹ因子缺乏病人进行替代性治疗后出现这类抗体的报道。

（一）因子Ⅱ抑制物

在手术中使用一种表面止血剂（牛胶或纤维胶）后，可能会产生与人凝血酶（Ⅱa）和因子Ⅴ有交叉反应的抗牛凝血酶或因子Ⅴ抗体，但是抗牛凝血酶抗体对止血功能影响不大，这些患者的出血可能与抗牛因子Ⅴ抗体的关系更密切。个别患者因子Ⅱ抑制物发生于自身免疫性疾病。抑制物可以是抗凝血酶原抗体或抗凝血酶抗体，一般为多克隆IgG、IgM、IgA或混合型。因子Ⅱ抑制物患者可无症状，也可于受创后出血，或发生消化道出血。

实验室检查：PT延长（凝血酶原抑制物）或TT延长（凝血酶抑制物），不能被正常血浆纠正。爬虫酶时间（reptilase time）正常。因子Ⅱ活性降低。可参照Bethesda试验定量检测抑制物水平。

治疗：可以给予PCC，静脉输注免疫球蛋白或免疫抑制剂治疗。避免再用牛凝血酶作止血剂。

（二）因子Ⅶ抑制物

罕见，可发生于遗传性因子Ⅶ缺乏者应用rFⅦ治疗后，也见于SLE、肺癌、艾滋病及老年人。因子Ⅶ抑制物多为IgG型。出血症状往往不明显。

实验室检查：PT延长，不能被正常血浆纠正，APTT和TT正常，因子Ⅶ活性下降，也可参照

Bethesda 法检测抑制物水平。

治疗:可给予 PCC 或 rFⅦa 止血,给予免疫抑制剂去除抑制物。

(三) 因子Ⅹ抑制物

因子Ⅹ抑制物罕见于先天性因子Ⅹ缺乏症替代治疗后,可见于自身免疫性疾病、上呼吸道感染、老年人。抑制物多为 IgG 型。患者可有出血表现。

实验室检查:PT、APTT 均延长,不能被正常血浆纠正,TT 正常。可参照 Bethesda 法检测抑制物水平。

治疗:可给予 PCC 治疗,也可试用 rFⅦa、静脉输注免疫球蛋白或免疫抑制剂等治疗。

四、获得性因子Ⅺ和Ⅻ抑制物

遗传性因子Ⅺ缺乏的患者接受血浆输注治疗后偶有产生抗因子Ⅺ抗体者,而自发获得性因子Ⅺ抑制物多见于 SLE 患者或长期服用氯丙嗪或吩噻嗪的患者。因子Ⅺ抑制物常常对因子Ⅻ等内源性凝血途径凝血因子也有干扰并引起这些因子的血浆水平下降。但如同遗传性因子Ⅺ缺乏症通常不会引起严重出血一样,因子Ⅺ抑制物一般只引起极轻微的凝血缺陷,甚至对凝血机制不会产生任何影响,因此很少造成临床出血症状。实验室检查可有 APTT 延长、正常血浆不能纠正,PT 正常,因子Ⅺ活性降低。对于无出血症状者无需治疗;如有出血,可输注血浆、PCC,也可试用 rFⅦa 和免疫球蛋白治疗。

五、获得性纤维蛋白原、纤维蛋白多聚体抑制物

有报道遗传性无纤维蛋白原血症(hereditary afibrinogenemia)患者输注由正常人血浆制备的纤维蛋白原后,会出现多克隆抗纤维蛋白原抗体。此外,在 SLE、单克隆γ球蛋白疾病等患者中有时会产生干扰以下凝血反应最后阶段的各种自身抗体:纤维蛋白肽 A 和肽 B、纤维蛋白多聚体和与激活的因子ⅩⅢ共价交联的纤维蛋白链。患者 TT、爬虫酶时间延长,APTT 和 PT 也多延长,正常血浆不能纠正,血浆纤维蛋白原含量明显降低。对出血患者,需输注纤维蛋白原、冷沉淀物或血浆治疗,也可试用类固醇激素和免疫抑制剂以清除抑制物。

六、获得性因子ⅩⅢ抑制物

因子ⅩⅢ又称为纤维蛋白稳定因子(fibrin stabilizing factor)。在遗传性因子ⅩⅢ缺乏症患者输注治疗后,有可能会出现因子ⅩⅢ抑制物。自发获得性因子ⅩⅢ抑制物极为少见,仅有 20 例报道,原发病有系统性红斑狼疮、类风湿关节炎、牛皮癣关节炎、淋巴瘤和用药史(异烟肼、吲哚美辛、苯妥英钠、普鲁卡因胺),约半数病例原因不清。因子ⅩⅢ抑制物可能在以下环节干扰纤维蛋白单体的交联和纤维蛋白的稳定,从而影响止血功能:抑制因子ⅩⅢ的活化、抑制因子ⅩⅢa 的活性、干扰纤维蛋白的交联位点。

临床表现:患者多有严重自发性出血,外伤或手术后创面常常愈合不良,脑出血是患者常见的死亡原因。

实验室检查:因子ⅩⅢ抑制物存在时常规 APTT、PT、TT 检查多数正常,因此容易造成误诊。尿素或单氯乙酸血凝块溶解试验(clot solubility in urea or monochloroacetic acid)是诊断因子ⅩⅢ抑制物存在的常用筛选试验,进一步可以进行因子ⅩⅢ活性测定。

治疗:大剂量输注含有因子ⅩⅢ的血浆、免疫抑制剂、静脉输注免疫球蛋白是治疗因子ⅩⅢ抑制物的常用措施。对严重出血患者也可试用 rFⅦa 治疗。

第四节　类肝素样抗凝物

类肝素样抗凝物(heparin-like anticoagulants)具有硫酸肝素的物理化学和生物化学特点,以蛋白多糖形式出现于循环中。类肝素样抗凝物可发生于 SLE、肝病、流行性出血热、老年人,也见于恶性肿瘤(如浆细胞恶性肿瘤)或用苏拉明(Suramin)治疗肾上腺皮质肿瘤的患者。类肝素样抗凝物是临床上引起出血的较少见原因,可以引起静脉穿刺、活检或手术伤口处的严重出血,或皮肤黏膜和消化道出血,严重者危及生命。

实验室检查:类肝素样抗凝物存在时,患者的 APTT、PT、TT 均延长。延长的 TT 不能被正常血浆纠正,但可以被硫酸鱼精蛋白、甲苯胺蓝或肝素酶所纠正。患者的爬虫酶时间正常或轻度延长。血浆肝素定量增加。

治疗:对类肝素样抗凝物患者,首先应针对病因治疗。为止血和清除类肝素样抗凝物,可给予鱼精蛋白治疗,也可加用激素治疗。

第五节　抗磷脂抗体和抗磷脂抗体综合征

一、概　　述

抗磷脂抗体(antiphospholipid antibody,APA)是一种能够在体外引起磷脂依赖性凝血时间延长、而不是特异性地使某一已知凝血因子失活的抗体,包

括狼疮型抗凝物(lupus anticoagulant,LA)和抗心磷脂抗体(anti-cardiolipin antibody,ACL)。抗磷脂抗体是引起获得性易栓症最常见的原因,常常与复发性流产等症候群相关联,也是在既往没有凝血功能异常的患者中引起APTT时间延长的常见原因。由抗磷脂抗体引起的一组相关的临床症候群称为抗磷脂抗体综合征(antiphospholipid antibody syndrome,APS)。

1952年,Conley和Hartmann首次在SLE患者中发现磷脂依赖性凝血抑制物;1972年Feinstein和Rapport对SLE患者这一抑制物的发生率进行研究并提出“狼疮型抗凝物”的概念。1980年发现一种具有狼疮型抗凝物特性的IgM单克隆抗体能够与心磷脂等阴离子磷脂作用。随后相继研究出放射免疫测定和酶联免疫测定(ELISA)方法来测定ACL,并对ACL与血栓栓塞之间的关系有了进一步认识。1990年发现ACL这一亚型的识别位点是与磷脂复合物结合的一种血浆蛋白-β_2糖蛋白I(β_2-GPI)。

事实上,抗磷脂抗体多数发生于非SLE患者。非SLE患者发生抗磷脂抗体可以归纳为以下几种情况:①患者有狼疮样慢性自身免疫性疾病但还不具备SLE的诊断标准;②患者属于其他慢性系统性自身免疫性疾病;③患者表现有静脉或动脉血栓发作,但无明显的潜在疾病;④接受普鲁卡因胺、吩噻嗪类(如精神病患者长期接受氯丙嗪治疗)、奎尼丁和干扰素-β等治疗的患者可能会诱发LA的发生;⑤近期有急性病毒感染的患者,但抗体通常为一过性;⑥人类免疫缺陷病毒(HIV)感染的患者;⑦反复流产的妇女;⑧因患有其他疾病意外地发现抗磷脂抗体阳性。

正常人群中LA的发生率估计在1%~2%。正常未怀孕妇女中IgG和IgM型ACL阳性率分别为5%~7%和5%~9%,LA的发生率为4%。健康怀孕妇女IgG和IgM型ACL水平升高者分别为2%~3%和4%。一般在正常人群中出现的抗磷脂抗体滴度较低,只有0.2%属高滴度者。抗磷脂抗体的发生率与年龄之间的关系还不确定。

SLE患者的LA发生率在不同的报道中有所不同,介于29%~34%;ACL在SLE患者中的发生率稍高一些,为40%~44%。在SLE患者中,两种抗体测定同时阳性者介于35%~89%。抗磷脂抗体在其他自身免疫性疾病中的发生率,分别为干燥综合征42%、混合结缔组织病22%、类风湿关节炎11%、特发性血小板减少性紫癜(ITP)30%~40%。

在一些感染、免疫缺陷状态(如HIV感染)、淋巴增生性疾患和使用特殊药物(如酚噻嗪类)时也常常有抗磷脂抗体的产生。在HIV感染的患者中有80%出现抗磷脂抗体。但这些情况下出现的抗磷脂抗体往往并不伴有血栓形成。

也有报道在某些HLA-DR4、DR7和DRw53阳性的SLE患者中抗磷脂抗体的发生率较高,提出基因因素可能与抗磷脂抗体的发生有关。有过几例家族性抗磷脂抗体综合征的报道,患者抗磷脂抗体的遗传模式似乎为常染色体显性遗传。

二、发病机制

LA和ACL都属于免疫球蛋白(IgG或IgM)。在有些患者(如长期服用氯丙嗪)是IgM,有些患者是IgG,也有患者同时存在IgG和IgM。有报道IgG型抗磷脂抗体能够透过胎盘。ACL和LA是两种不同的抗体,LA直接作用在与磷脂结合的凝血酶原上的抗原决定簇,ACL则主要作用在与磷脂相结合的β_2-GPI上的抗原决定簇,抗原-抗体复合物与阴离子磷脂相结合,抑制了凝血酶原和因子X与磷脂微粒的结合,从而造成磷脂依赖性凝血试验时间的延长。总之,抗磷脂抗体是一组作用于磷脂-蛋白复合物的抗体,具体来讲它是直接作用在与磷脂结合的凝血酶原或β_2-GPI的抗体,因此似乎称之为抗磷脂-蛋白抗体(antiphospholipid-protein antibody)更合适。

LA阳性的患者常常同时有ACL的升高。在50%~75%的抗磷脂抗体综合征患者血浆中能同时检测到LA和ACL。LA的测定是采用磷脂依赖性凝血试验;ACL的测定通常是用包被有心磷脂的微型测定板以ELISA方法测定。ACL又可进一步区分为有抗凝活性和没有抗凝活性两类。因此,患者具有明显升高的ACL滴度不代表一定有抗凝活性,而低滴度ACL也不表示没有抗凝活性。所以,在诊断抗磷脂抗体存在和抗磷脂抗体综合征时,必须同时用凝血方法测定LA和用ELISA方法测定ACL。

不同的抗磷脂抗体在体外干扰凝血的机制还不清楚。但是已知磷脂在以下几方面参与凝血过程:作为凝血酶原活酶复合物的一个组成部分,作为因子Ⅷa和因子Ⅸa在促凝血酶原活酶(tenase)复合物中的辅因子,以及作为因子X被因子Ⅶa活化的辅因子。LA可能抑制其中任一凝血反应过程,并且能够抑制X因子和凝血酶原与阴离子表面的结合;由于β_2-GPI与磷脂牢固结合,针对β_2-GPI抗原簇的抗体ACL也会干扰磷脂依赖性凝血过程,尤其是干扰促凝血酶原活酶复合物和凝血酶原活酶(prothrombinase)复合物在体外的抗凝效应。在有些抗磷脂抗体患者的血清中还发现有针对蛋白 C、蛋白 S 或凝血酶调节蛋白（thrombomodulin）等在细胞膜磷脂上起作用的凝血蛋白的抗体。其他可被抗磷脂抗体识别的蛋白-磷脂复合物有磷脂酰乙醇胺（phosphatidylethanolamine）和高或低分子量激肽原（kininogen）复合物以及 Annexin Ⅴ和因子Ⅹ复合物，但其发生率、临床意义尚不清楚。

抗磷脂抗体综合征有一个亚型，同时伴有凝血酶原（因子Ⅱ）缺乏，称为"狼疮型抗凝物-低凝血酶原血症综合征（lupus anticoagulant-hypoprothrombinemia syndrome）"。通过 ELISA 方法检测狼疮型抗凝物阳性患者的血浆发现，约 50% 患者存在抗凝血酶原抗体。这些抗体可能与凝血酶原结合、但并不中和其体外凝血活性，患者凝血酶原浓度的降低主要由于凝血酶原-凝血酶原抗体复合物的快速清除。狼疮型抗凝物-低凝血酶原血症综合征患者有时会发生出血症状。

三、临床特征

抗磷脂抗体的存在常常与临床上一组特殊的症候群相关联，称为抗磷脂抗体综合征（APS）。APS 定义为：狼疮型抗凝物（LA）阳性或（和）抗心磷脂抗体（ACL）水平升高，伴有以下至少一种情况：①静脉血栓栓塞；②动脉血栓栓塞；③多次流产；④血小板减少。APS 又分为原发性和继发性两种。原发性抗磷脂抗体综合征（primary antiphospholipid antibody syndrome）是指患者没有明确的自身免疫性疾病，抗磷脂抗体水平升高，有静脉或（和）动脉血栓性疾病或复发性流产。而继发性抗磷脂抗体综合征（secondary antiphospholipid antibody syndrome）是指上述症候群出现于 SLE 或有关疾病。APS 是一种较常见的自身免疫性疾病，也是自身免疫性疾病中引起脏器损害最常见的原因之一。灾难性抗磷脂抗体综合征（catastrophic antiphospholipid syndrome）是 APS 最严重的一个亚型，患者出现多发性血管内弥散性血栓形成、多脏器衰竭和血小板减少，常常会危及生命。

（一）异常出血

尽管抗磷脂抗体可以使凝血试验的时间延长，但多数患者并无出血表现，甚至在手术时亦如此。不过，有些患者仍有发生临床出血的危险性。除少数情况下，出血发作主要归因于抗磷脂抗体以外的异常，如继发的凝血酶原缺乏、血小板减少或血小板功能异常（如尿毒症）。如果患者因子Ⅱ、血小板数和血小板功能正常，那么抗磷脂抗体的存在并非是手术的禁忌证。

（二）血栓形成

血栓形成是抗磷脂抗体患者最主要的临床表现，在不同报道中其发生率介于 17% ~71%、平均 30% ~40%。血浆 ACL 水平升高的患者有较高的血栓、流产和血小板减少发生率（约 40%），不论是 SLE 患者或非 SLE 患者其血浆 ACL（IgG 型）水平持续升高时均与血栓前状态相关。近来许多研究则显示，LA 与静脉和动脉血栓形成的关系更为密切，这可能是由于相对于 ACL 来讲，LA 测定的敏感性较低而特异性较高。LA 持续阳性或 ACL 水平持续升高的患者 2 年内血栓栓塞事件的复发率为 50%，而且无论动脉或静脉血栓有 90% 复发部位与初次发作的部位相同。相对于 SLE 等自身免疫性疾病，在其他疾病中抗磷脂抗体阳性患者的血栓发生率较低；也有报道 HIV 或药物（如干扰素-β）相关的 LA 或 ACL 发生后出现血栓事件者。

血栓既可以发生在动脉也可以发生于静脉，多数报道静脉血栓形成（70% 左右）的发生率高于动脉血栓形成，但也有报道二者发生率没有明显差别。抗磷脂抗体可能是通过影响血小板的活性、影响凝血或抗凝血机制、影响血管内膜功能而诱发血栓形成。至于为什么有的患者发生静脉血栓、有些患者发生动脉血栓、而有些患者动静脉血栓均可发生，原因尚不清楚。

静脉血栓形成通常见于下肢深静脉伴或不伴有肺静脉栓塞；肝静脉、下腔静脉、肠系膜静脉、肾静脉、脑静脉窦、视网膜静脉和腋静脉也偶有血栓形成。具有某些高危因素的患者更容易发生静脉血栓形成，如怀孕、长时间制动或服用避孕药物时。约 1/3 的患者伴发肺栓塞，反复出现肺栓塞可以引起肺动脉高压；而在所有肺动脉高压患者中检测抗磷脂抗体的发生率也有 10%。血栓发生后出现于踝部正中的皮肤溃疡是下肢和髂静脉血栓形成后进一步出现的并发症，称为血栓后综合征（postthrombotic syndrome）。

动脉血栓形成多发生于脑动脉，也常发生于冠状动脉和其他动脉。动脉血栓形成常常以缺血性脑卒中（中风，stroke）或一过性脑缺血发作（transient ischemic attack，TIA）为首发表现。有研究表明，抗磷脂抗体是初次发作缺血性脑卒中的独立危险因素，在 50 岁以下的脑卒中患者中抗磷脂抗体的阳性率为 18% ~20%。偏头痛、视朦或一过性脑缺血发作可能是脑卒中的先兆表现。不论是原发性或继发性 APS，患者心脏瓣膜受累都很常见，发生率为 50% 左右，二尖瓣和主动脉瓣血栓形成可能会引起一过性脑缺血发作和脑卒中。反复的脑血管血栓形成会导致多发梗死性痴呆。高滴度抗磷脂抗体是引起缺血性心脏病如心肌梗死和猝死的独立危险因素。网状青斑(livedo reticularis)和皮肤溃疡是APS最常见的皮肤表现。网状青斑是指患者的皮肤出现网状、发绀样而中心苍白的环形变色区,发生率20%~50%。其他少见的动脉栓塞并发症有视网膜血栓形成、肢体和手足坏疽、坏死性紫癜、肠坏死。肺脏受累时可以表现为急性或复发性肺栓塞、肺泡出血和急性呼吸窘迫综合征。有报道抗磷脂抗体患者发生肾上腺梗死、出血和Addison综合征危象者。

(三) 产科并发症

APS妇女患者约半数血栓形成发生在孕期、产后和使用口服避孕药期间。复发性流产、胎死宫内、早产和胎儿发育迟缓是与抗磷脂抗体相关的常见并发症,在SLE或非SLE患者中均可发生。引起流产和死胎的机制可能是胎盘血管的血栓形成和胎盘梗死,也可能有其他原因存在。相对于非SLE患者,SLE患者LA阳性或ACL水平升高时更易于发生习惯性流产或死胎。有人统计,SLE患者抗磷脂抗体阳性时流产的发生率为38%,而抗磷脂抗体阴性时流产的发生率是16%;若以怀孕总次数计算,则抗磷脂抗体阳性妇女流产的发生率为59%,而抗磷脂抗体阴性妇女流产的发生率是20%。在非SLE患者是否有类似情况尚不清楚。在自发性流产妇女中测定抗磷脂抗体的阳性率为29%,而在正常人群中的阳性率仅为1%~2%。提示抗磷脂抗体与自发性流产之间有着密切关系,对于有自发性流产史的妇女有必要进行抗磷脂抗体检测。先兆子痫和妊高征的发生率在APS女性患者也较高。

(四) 血小板减少

血小板减少在APS患者较为常见,但血小板减少通常属轻度,一般不会引起严重出血。只有5%~10%患者的血小板减少属于重度($<50\times10^9/L$)。APS患者血小板减少的原因较复杂,目前还不十分清楚。在SLE或有关的自身免疫性疾病患者中,血小板减少与LA和(或)ACL有明显的相关性,抗磷脂抗体阳性者发生血小板减少者约是抗体阴性者的3倍。特发性血小板减少性紫癜(ITP)患者中LA和(或)ACL的检出率也明显增加,为30%~40%。在非自身免疫性疾病中,抗体与血小板减少的关系还无准确资料。

(五) 其他表现

在继发于SLE等疾病或原发性APS患者,尤其在IgM型ACL患者中,可以发生Coombs阳性自身免疫性溶血性贫血(AIHA),发生率大约为10%。溶血性贫血可以单独发生或与血小板减少同时出现(Evans综合征)。肝静脉血栓形成时可引起Budd-Chiari综合征。APS累及到肾脏时,血栓栓塞可以发生在肾脏各级血管,引起蛋白尿、高血压、肾皮质梗死和肾功能不全。抗磷脂抗体与血栓性血小板减少性紫癜(thrombotic thrombocytopenia, TTP)和溶血-尿毒症综合征(hemolytic-uremic syndrome, HUS)之间可能也有一定关系。其他与抗磷脂抗体相关的少见的神经系统临床表现有偏头痛、舞蹈病、视神经病、横断性脊髓病、Guillain-Barre综合征和癫痫。

(六) 灾难性抗磷脂抗体综合征

灾难性抗磷脂抗体综合征是一种少见的、进展型APS,在原发性和继发性APS患者均可发生。易感因素有接受手术、药物诱发、感染和中断抗凝治疗后。女性患者发生率是男性患者的2倍,可发生于各年龄阶段(11~74岁)。患者出现广泛的非炎症性血栓栓塞,累及肾脏、肺、心脏、胃肠道和中枢神经系统,导致多器官衰竭。有2/3患者发生血小板减少和1/4患者发生Coombs阳性微血管病性溶血性贫血。许多患者有纤维蛋白裂解产物(FDP)升高,不足1/3的患者发生弥散性血管内凝血(DIC)。患者的死亡率在50%以上,心力衰竭、呼吸衰竭是其主要死亡原因。

四、实验室检查

抗磷脂抗体的实验室检查包括两类:一是通过磷脂依赖性凝血试验检测LA;二是采用ELISA方法检测ACL。LA和ACL可以独立发生,也可以同时存在;LA和ACL的活性可以是同一种抗体引起,也可能具有物理学上的区别。即使LA和ACL都阴性,也不能完全排除抗磷脂抗体的存在,尤其在急性血栓发作时抗体滴度可能会因消耗而一过性地降至正常。

(一) LA的测定

LA的诊断标准:①磷脂依赖性凝血时间延长;②有血浆凝血抑制物存在的证据;③抑制物的效应属于磷脂依赖性;④能够排除其他凝血因子抑制物的存在。

1. 筛选试验　检测LA的常用筛选试验有APTT(激活的部分凝血酶原活酶时间)、KCT(白陶土凝血时间)和dRVVT(稀释的Russell蝰蛇蛇毒时间)。这些磷脂依赖性凝血试验时间延长时,提示有LA存在的可能。APTT试验检测LA的敏感性随不同试剂来源而不同。处理血浆样品时必须注意避免血小板的激活,因为不管是用于混合试验的患者血浆或正常血浆中的促凝血磷脂都能中和微弱的LA 活性。因此，建议在血浆冻存之前需把患者血浆或正常血浆用 10 000 ~ 15 000×g 速度离心 10 ~ 15 分钟，或者用 0.22μm 直径的滤器去除血小板。

PT（凝血酶原时间）不是测定 LA 的敏感指标，PT 通常为轻、中度延长（延长 0.5 ~ 3 秒），可能是由相关的低凝血酶原血症所引起。有时需要测定 TT 或爬虫酶时间用来排除肝素沾染原因所引起的 APTT 延长，如果 TT 时间延长说明 APTT 延长可能不是由 LA 造成，有 LA 存在时 TT 正常。

2. 确诊试验　有几种试验提高了 LA 检测的敏感性，包括改良的 KCT、改良的 dRVVT 和稀释的磷脂时间（稀释的 APTT），其他还有血小板中和试验、改良的组织凝血酶原活酶抑制（TTI）试验。有人认为 KCT 试验敏感性最好、而 dRVVT 试验特异性最好。但是，为了确保诊断的正确性，应该结合各种试验结果。

LA 引起的 APTT 延长应该与凝血因子缺乏相鉴别。如服用华法林引起的凝血因子缺乏通过加入正常血浆可以纠正延长的 APTT，但服用华法林的 LA 阳性患者的 APTT 延长在加入正常血浆后并不能得到纠正。

在 LA 与其他抑制物的鉴别中，在试验中加入额外的磷脂，进行凝血时间延长的相对纠正试验，可以增加试验的特异性。方法是在 LA 筛选试验的基础上加入洗涤、冻融的血小板、磷脂脂质体（如 PS-磷脂酰丝氨酸）、血小板微粒、兔脑磷脂等进行纠正。加入额外的磷脂后 LA 引起的 APTT 延长可以得到纠正，而除肝素化或其他凝血因子异常高滴度的患者可能有假阳性外，低滴度凝血因子抑制物、先天性凝血因子缺乏、肝功能不全或接受华法林治疗患者的 APTT 延长都不能得到纠正。有时 LA 与特殊的抗因子Ⅷ抑制物的鉴别较为困难，需要结合临床及进行特殊的实验室检查进行鉴别（表 131-1）。

（二）ACL 的测定

标准的 ACL 测定都是用 ELISA 方法，原理是基于把心磷脂或其他磷脂固定在 ELISA 测定板上，与随后加入的患者血清中抗磷脂抗体结合，以酶标记的特殊的同种抗人抗体测定被结合的抗磷脂抗体。ACL 水平的测定属于半定量，由于不同实验室、不同试剂来源其测定 ACL 的敏感性和特异性不同，因此结果波动性较大。ELISA 法测定 β_2-GPI 依赖性 ACL 的结果显示，β_2-GPI 依赖性 ACL 活性似乎与患者的妊娠失败之间有较好的相关性。

表 131-1　狼疮型抗凝物和抗因子Ⅷ抗体的比较

	抗因子Ⅷ抗体	狼疮型抗凝物（LA）
出血	常严重	无或轻度
血栓形成	罕见	常见
产科并发症	罕见	流产、胎死宫内常见
PT	正常	可能延长
TT	正常	偶尔延长
血小板减少症	罕见	常见
血浆混合物抑制效应	时间依赖性	常为即时效应
凝血酶原活酶生成试验	缺乏	正常
凝血酶原水平	正常	偶有缺乏
Ⅷ因子	缺乏	正常
ACL	阴性	IgG、IgM 型

五、抗磷脂抗体综合征的诊断

国际上最新的 APS 诊断标准修订于 2006 年（表 131-2）。它与 1997 年标准的最大区别在于，两次 ACA 或 LA 阳性的检测时间由原来至少相隔 6 周改为 12 周。

表 131-2　APS 的国际诊断标准

满足以下至少 1 条临床标准和至少 1 条实验室标准可诊断为 APS：

临床标准

1. 血栓形成
   至少 1 次发生于任何组织或器官的动脉、静脉或小血管血栓形成。血栓形成需有客观证据（明确的影像学或组织病理学），对于组织病理学证据，血栓形成部位的血管壁没有明显的炎症表现
2. 妊娠并发症
   a. 至少 1 次发生在妊娠 10 周之后、未明原因的经超声或直接检查证实的形态学正常的胎儿死亡，或
   b. 至少 1 次发生在妊娠 34 周前、由于子痫或严重先兆子痫、或胎盘异常引起的形态学正常的新生儿早产，或
   c. 至少 3 次发生在妊娠 10 周之前、未明原因的连续流产，排除了母亲解剖学或激素的异常及父亲或母亲染色体异常的原因

实验室标准

1 依照国际血栓与止血学会标准，间隔 12 周以上，在血浆中分别检测到至少 2 次 LA
2. 用标准的 ELISA，间隔 12 周以上，在血清或血浆中分别检测到至少 2 次中、高滴度的 IgG 和（或）IgM 型 ACL
3. 按照推荐方法用标准 ELISA，间隔 12 周以上，在血清或血浆中分别检测到至少 2 次 IgG 和（或）IgM 型 β_2-GPI 依赖性 ACL

六、治 疗

对于抗磷脂抗体[LA 和(或)ACL]阳性或明确诊断为 APS 的患者,可以遵循以下原则和方法进行处理。

1. 若是单纯抗磷脂抗体阳性,一般不主张进行特殊治疗,可继续观察。儿童病毒性感染后出现的抗磷脂抗体通常会自发消失。无 SLE 等相关疾病的成年人单独出现抗磷脂抗体而无血栓栓塞或流产等并发症时,抗体有可能属一过性;但多数情况下,成人患者抗磷脂抗体阳性而不予以治疗时,抗体可能会持续存在。对于持续存在 LA 和(或)中高滴度 IgG 型 ACL 患者,也有建议应给予小剂量阿司匹林 75mg/d 预防血栓形成。

2. 对发生急性血栓栓塞的患者,如果没有禁忌证,可进行溶栓治疗(参考相关章节)。

3. SLE 等自身免疫性疾病患者出现抗磷脂抗体时,用类固醇激素等免疫抑制剂治疗原发疾病,常常会使抗体减少或消失。存在血栓并发症者还要给予抗凝治疗(参考下述方法)。

4. 对抗磷脂抗体相关性血栓栓塞并发症的治疗和血栓复发的预防。据统计,患者停止口服抗凝治疗后,2 年内血栓复发率约为 50%、8 年内复发率为 78%。血栓复发多出现于初次发作的部位(动脉或静脉)。对静脉血栓形成者,建议给予普通肝素静脉注射、使血浆肝素水平达到 0.3 ~ 0.7 抗-Xa U/ml,同时可予华法林长期抗凝,剂量维持在 INR 2.5 ~ 3.5 水平。上述方法也适用于预防动脉血栓形成,如果动脉血栓在 INR 达到治疗范围仍有复发,可加用血小板聚集抑制剂如小剂量阿司匹林(75mg/d)。由于 APS 有较高的血栓复发率,除非在怀孕期间,均需终身接受口服抗凝剂治疗。华法林可以有效地预防血栓复发,在没有自身免疫性疾病时勿需使用皮质激素和其他免疫抑制剂来抑制抗体生成。但 LA 的存在有可能使 INR 值产生偏差,应密切注意出血并发症。

5. 对妊娠妇女患者的处理。既往有过反复流产的妊娠妇女,无论有或没有 SLE 等自身免疫性疾病,当存在抗磷脂抗体时,均需给予肝素(5000U,2 次/d),加以小剂量阿司匹林(75mg/d),或者中剂量肝素(使 APTT 延长至正常值的 1.2 ~ 1.5 倍),加上小剂量阿司匹林。如果上述方案治疗期间仍发生流产事件,需要考虑给予充分的治疗剂量普通肝素或者给予治疗剂量低分子肝素。华法林可透过胎盘,妊娠妇女应禁用。静脉输注免疫球蛋白(单用或与阿司匹林/肝素合用)也常有较好疗效。

对初次怀孕的妇女,如果既往没有血栓形成病史,仅单纯 LA 阳性或 ACL 水平增高,可暂不予治疗。但必须让患者知道有发生流产的可能性,如果给予治疗则可能发生潜在的副作用,目前尚没有相关的对照试验结果能够区分治疗或不治疗的利弊。倘若患者积极要求治疗,也可以给予肝素。如果患者仅有过一次流产、尤其是发生在妊娠中后期者,应给予预防剂量的肝素和小剂量阿司匹林。如果患者 ACL 或(和)LA 持续存在而没有任何临床表现,当必须接受较大的外科手术时,应给予预防剂量的肝素。

6. APS 患者同时有血栓形成和血小板减少时,治疗的同时需要仔细监测。血小板计数为 $50\times10^9 \sim 100\times10^9$/L,抗凝强度可在 INR 2.0 ~ 3.0;如果血小板计数 $<50\times10^9$/L,可加用类固醇激素治疗。对激素耐药的血小板减少患者,氨苯砜、达那唑和氯喹可能有一定疗效。硫唑嘌呤和华法林同时使用时需注意药物的相互作用。当抗磷脂抗体与凝血酶原缺乏或严重血小板减少($<20\times10^9$/L)同时发生时,需要给予类固醇激素治疗,一般泼尼松的初始剂量为 60 ~ 80mg/d;也可给予达那唑或静脉注射免疫球蛋白治疗。

7. 对于灾难性 APS 患者,治疗方案为:用新鲜冻干血浆(FFP)进行血浆置换、1 次/d,静脉肝素抗凝治疗,静脉注射甲泼尼龙 2g/d,连续 3 天冲击治疗,和环磷酰胺 750mg/m^2、第 1 天静脉注射。也可应用静脉免疫球蛋白治疗。如果怀疑有感染存在,应及早给予抗生素治疗。近年也有抗 CD20 单抗有效治疗灾难性抗磷脂抗体综合征的报道。此外,尚有溶栓治疗取得疗效的报道。

(王书杰 赵永强)

参 考 文 献

1. Hoffman R, Benz EJ (Jr), Shattil SJ. Hematology-Basic principles and practice. 4rd. Harcourt Asia: Churchil Livingstone, 2005
2. Lichtman MA, Beutler E, Coller BS. Williams Hematology. 7th ed. New York: McGraw-Hill, 2005
3. Massimo F, Dino V. Acquired coagulation inhibitor-associated bleeding disorders: An update. Hematology, 2005, 10: 443-449
4. Stasi R, Brunetti M, Stipa E, et al. Selective B-cell depletion with rituximab for the treatment of patients with acquired hemophilia. Blood, 2004, 103: 4424-4428
5. Schwartz RS, Gabriel DA, Aledort LM, et al. A pro-

spective study of treatment of acquired (autoimmune) factor Ⅷ inhibitors with high-dose intravenous gammaglobulin. Blood, 1995, 86: 797

6. Miyakis S, Lockshin MD, Atsumi T, et al. International consensus statement on an update of the classification criteria for definite antiphospholipid syndrome (APS). Journal of Thrombosis and Haemostasis, 2006, 4: 295-306

7. 王振义, 李家增, 阮长耿, 等. 血栓与止血-基础理论与临床. 上海: 上海科学技术出版社, 2004

第132章

维生素K依赖性凝血因子缺乏症

第一节　维生素 K 的来源和在凝血因子合成中的作用

维生素 K 的基本结构为甲萘醌。天然的维生素 K 有两种，即维生素 K_1（叶绿醌）和 K_2（甲基醌），均为脂溶性。前者来源于植物，后者由肠道菌群合成。人工合成的维生素 K_3（亚硫酸氢钠甲萘醌）和维生素 K_4（乙酰甲萘醌）均为水溶性。正常情况下，人体维生素 K 的需要量很少，每日每千克体重约 1μg，婴儿每日仅需 1μg，主要来自食物，部分来自肠道菌群（表 132-1）。食物中维生素 K 含量：肝脏 92μg/100g、椰菜 175μg/100g、菠菜 415μg/100g。维生素 K 在胆盐帮助下由肠道吸收。如果饮食中无维生素 K 提供，经 2～3 周消耗可导致维生素 K 依赖凝血因子生化结构异常和其血浆水平的轻度下降，但无临床出血。可能的原因是从食物中完全去除维生素 K 极其困难，另外肠道菌群也合成维生素 K_2。

表 132-1　维生素 K 的生理性质

	维生素 K_1	维生素 K_2
来源	阔叶蔬菜	细菌菌丛
吸收部位	十二指肠、近端空肠	末端回肠、结肠
吸收方式	主动输送	被动扩散
缺乏原因	饮食限制、吸收不良	抗菌治疗

肠道吸收维生素 K 有两条途径：维生素 K_1 在胆盐帮助下由十二指肠和近端空肠主动吸收；维生素 K_2 通过结肠和回肠末端肠壁被动吸收。维生素 K_1 不能从结肠吸收。维生素 K 缺乏可能发生在没有维生素食物来源或缺乏胆盐或小肠疾病引起吸收不良的情况下。除非患者不进食物，否则杀灭肠道细菌菌群的抗生素的治疗不会导致具有临床意义的维生素 K 缺乏。在监护病房或须做胃肠道或神经系统手术的患者中可由于既需要杀灭肠道细菌的抗生素，又不能进食，可引起维生素 K 缺乏。

维生素 K 缺乏引起第Ⅱ、Ⅶ、Ⅸ和Ⅹ以及蛋白 C 和蛋白 S 活性的降低。凝血酶原 N-末端开始 40 个氨基酸中有 10 个谷氨酸残基，这些谷氨酸残基的 γ-羧基化必需维生素 K 参与，其他维生素 K 依赖因子也有类似的谷氨酸残基。这种维生素 K 参与的 γ-羧化反应在内质网进行，还原形式的维生素 K 作为辅因子参与反应，在羧化酶的作用下，谷氨酸残基转变成为 γ-羧基谷氨酸。γ-羧基谷氨酸与钙离子结合，通过“钙桥”黏附在磷脂表面，这是维生素 K 依赖因子参与凝血机制反应（被激活成酶及其后的酶催作用）所必需的过程。维生素 K 依赖因子分子大小差别不大（约 50kDa），有着显著的顺序同源性和相同的功能（丝氨酸蛋白酶）。维生素 K 缺乏影响 γ-羧基化，使这些凝血因子中谷氨酸不能成为 γ-羧基谷氨酸残基，从而成为异常的不能参与凝血反应的因子，表现为凝血因子活性的降低。维生素 K 参与 γ-羧化反应必须是还原形式。华法林（warfarin）和双香豆素抑制维生素 K 的还原反应，使谷氨酸 γ-羧化反应不能进行，所形成的凝血因子称为维生素 K 拮抗剂诱导蛋白质（PIVKAs）没有正常凝血因子的功能。

第二节　维生素 K 依赖性凝血因子缺乏症

一、新生儿出血症

新生儿出血症的临床特点为自发性出血，常发生于生后1周内，以2～3天内最多见。

（一）病因和发病机制

多数因维生素K缺乏引起。新生儿体内没有贮存维生素K，仅在出生前从母体获得一部分。新生儿肠道缺乏正常细菌菌群，不能合成维生素K_2。其体内的维生素K约在3天内几乎消耗殆尽，这时可发生暂时性维生素K缺乏症。足月出生的新生儿维生素K依赖因子的水平约为正常成年人的一半，此时主要是因为合成能力低下而不是因为维生素K缺乏。出生后维生素K的缺乏，使维生素K依赖因子水平进一步下降，2～3天已下降至最低值。早产儿或母体接受华法林（或双香豆素）抗凝治疗的新生儿可能因维生素K依赖凝血因子的严重缺乏在分娩时发生出血，维生素K治疗这些因子水平往往低下，效果不佳。因为新生儿肝脏羧化酶机制及还原酶环化系统仍不能具有正常功能，肝脏合成这些因子的能力未臻完善。人乳和牛乳中维生素K含量很低，哺乳而不辅以其他食物可能引起较长时期维生素K缺乏。半数新生儿在分娩3～5天血液中存在比成人增高的PIVKA，这些新生儿易发生出血。另外母体接受巴比妥类药物和其他抗惊厥药的新生儿也易发生出血，约10%可发生严重的有时甚至致命的出血。

（二）临床表现

新生儿出血大多在分娩后2～3天突然发生，出血可发生在脐带、胃肠道、泌尿道、注射或手术部位。严重者可有内脏广泛出血，包括颅内和肾上腺等部位出血。轻症者常在4～5天后出血自然停止。

（三）诊断和鉴别诊断

诊断根据临床出血自然发生于出生后2～3天的特点，母体有华法林治疗或抗惊厥药治疗者更应注意。实验室检查可有凝血酶原时间和部分凝血酶原时间延长，但不具有诊断价值，因正常新生儿也可延长。鉴别诊断主要与遗传性出血性疾病如血友病、弥散性血管内凝血、同种免疫性婴儿紫癜等相区别。

（四）治疗

首选输注新鲜冰冻血浆，辅以维生素K治疗。由于新生儿出血难以预测，美国儿科科学院建议应给所有新生儿肌注维生素K以预防新生儿出血症。母体服用华法林等抗凝药或抗惊厥药者应在预产期前给母体以维生素K治疗。

二、食物性维生素K缺乏症

食物性维生素K缺乏发生于各种原因导致长期不能进食的患者，特别是接受全部消化道外全营养并缺乏足够量维生素K补充（约需150μg/d）的患者。当有出血症状且凝血酶原时间延长时应考虑此病。进一步证实诊断可测定血清或尿液中维生素K_1的水平，或者测定血浆中去γ-羧基凝血酶原（分子中有谷氨酸而无γ-羧基谷氨酸的凝血酶原）。但是具有诊断价值的是维生素K治疗的反应，皮下注射维生素K_1 10mg后24小时内凝血酶原时间延长得到纠正。

在进食少、低白蛋白血症、肾功能不全以及高龄患者中使用抗生素也可以导致低维生素K引起的出血。一些头孢类抗生素不仅抑制肠道菌群制造维生素K_2，而且直接损害凝血因子的合成。具有N-甲基-5-硫四吡咯侧链的头孢孟多、头孢哌酮等可抑制谷氨酸的γ-羧基化。谷胱甘肽有保护作用，所以谷胱甘肽水平降低、蛋白质营养不良、维生素K低水平的患者使用这类头孢类抗生素较易发生维生素K依赖凝血因子的降低而引起出血。临床一般使用头孢类抗生素后约6天可出现低凝血酶原血症和出血。在头孢类抗生素开始使用时皮下注射维生素K_1 10mg，继续使用抗生素时每周1次，可完成预防低凝血酶原血症和出血的发生。

（一）临床表现

出血症状以皮肤黏膜出血多见，出血程度轻，表现为淤斑和出血点。外伤或手术后渗血、龈血、血尿、月经过多或消化道出血也不少见。少数患者可以因严重出血而需要输注红细胞或全血。除出血症状外，尚有造成不能进食或需要抗菌治疗的原发病的临床表现。

（二）诊断和鉴别诊断

长期不能进食而依赖于消化道外全营养的患者，胃肠道手术治疗或神经系统手术的患者，在补充维生素K不充分或合并使用抗生素1周后出现出血情况应考虑此症，诊断并不困难。

主要与DIC和肝脏疾病引起的出血相鉴别。DIC有时血小板减少，纤维蛋白原降低，以及其他纤溶检查的异常。肝病引起的出血一般血小板也减少，纤维蛋白原和第Ⅴ因子也降低。而食物性维生素K缺乏症者的血小板数却正常，纤维蛋白原和第Ⅴ因子水平也正常。与其他出血性疾病的鉴别也不困难。

（三）治疗

治疗并不困难，维生素K_1、K_2、K_3均可使用。维生素K_1 10mg皮下注射途径给药每日1次足以治疗本症。静脉途径用药，每日1次连用3天的治疗方法存在一些误解，静脉给药并不能得到比皮下给药更快速的反应，因为维生素K本身并不是凝血因子而是凝血因子合成所必需的，而合成是一个时间依赖性过程。另外静脉给药一旦发生维生素 K 过敏反应则比皮下给药更严重。1 次皮下给药 5 ~ 10mg，一般能在 12 ~ 14 小时内完全纠正凝血酶原时间。一些出血严重的患者可输注新鲜冰冻血浆。1 次剂量 15 ~ 20ml/kg，将迅速提高凝血因子水平，但凝血酶原时间纠正可能不完全。原因是大量输注的稀释作用和第Ⅶ因子半衰期仅约 5 小时。由于输注血浆的危险性，血浆输注仅用于出血严重，可能威胁生命的患者，也可输注凝血酶原复合物15 ~ 20U/kg。

预后主要取决于原发病。

三、胆汁阻塞综合征和吸收不良综合征

食物中维生素 K 的吸收需要胆盐以及胰液才能进行。各种引起胆道阻塞的疾病如胆石、胆道肿瘤或炎症均可阻碍胆汁进入十二指肠，胆道手术后引流或胆道瘘管均可流失大量胆汁，结果导致肠道胆汁缺乏并影响维生素 K 的吸收。影响程度与阻塞的是否完全或流入肠道的胆汁的量有关。一般数天到数周内出现维生素 K 依赖因子的缺乏，取决于胆道阻塞的完全或是否仍有一些胆汁进入肠道。若出现低凝血酶原血症并出现出血症状，可用维生素 K_1 皮下给药每日 10mg 直到凝血酶原时间纠正、出血停止。

吸收不良综合征可由许多疾病引起，如慢性腹泻，慢性溃疡性结肠炎、腹部疾病、囊性纤维化、短肠综合征、肠道菌群失调以及导致腹部淋巴循环丧失的情况（如肿瘤阻塞淋巴循环）等。有时候吸收不良综合征可引起低凝血酶原血症，并可导致出血症状。实际上凝血酶原时间延长可能是吸收不良综合征的早期表现。肠道外维生素 K 给药对本病治疗效果良好。

四、肝 脏 疾 病

肝脏疾病引起出血的发病机制复杂：凝血机制障碍、纤溶、血小板以及血管壁的因素均可参与。维生素 K 依赖凝血因子的异常仅是止血机制障碍中的一部分。据国内文献报道，有一项以上凝血检查异常者可高达 85% 以上。

（一）病因和发病机制

许多凝血因子在肝脏合成，凝血因子减少程度与肝脏严重程度有一定关系，除维生素 K 依赖因子外，其他肝脏合成的凝血因子也可以减少。第Ⅶ因子的半寿期很短仅 5 小时，对肝脏蛋白质合成的损害极其敏感，故在肝病时最先出现第Ⅶ因子的减少。当血浆中第Ⅶ因子水平减低时，凝血酶原时间延长；而部分凝血活酶时间因为第Ⅶ因子不参与而仍可以正常。在其他维生素 K 依赖凝血因子（第Ⅱ、Ⅹ、Ⅸ因子）水平降低或第Ⅴ因子水平降低时，部分凝血活酶时间才出现异常。在许多肝病患者可以发现其血浆中存在去 γ-羧基凝血酶原，表明合成过程中维生素 K 的参与受到了影响，因而产生了这种功能障碍的凝血酶原。这种异常凝血酶原血浆水平高于 300ng/ml，可以用作原发性肝细胞癌区别于其他肝病的指标。除上述凝血因子外，第Ⅺ、Ⅻ因子，甚至第ⅩⅢ因子也可以在一些患者中减少。在肝病时纤维蛋白原的半寿期可显著缩短，合成率常不足以维持其血浆水平保持正常。另外纤维蛋白原的唾液酸成分增加可减缓纤维蛋白单体的多聚体化。这些均可以使凝血酶时间延长。

因肝病损害了肝脏灭活纤溶酶原激活剂和保持纤溶抑制剂水平的能力，可出现纤溶亢进。肝硬化患者中组织型纤溶酶原激活剂（t-PA）的水平可以比正常人高 5 倍以上，而 α_2-抗纤溶酶和组织型纤溶酶原抑制剂这两种纤溶抑制剂降低。结果导致纤溶，血浆纤维蛋白原降解产物（FDP）水平增高。FDP 可干扰凝血酶对纤维蛋白原、第Ⅴ、Ⅷ及ⅩⅢ因子的作用，并损害血小板的聚集功能。

肝病患者中血小板减少常见，产生原因涉及多种机制：因脾功能亢进引起的血小板转换率增加和血小板分布异常；因感染、酒精和其他药物损害血小板的产生；叶酸缺乏造成血小板生成障碍等。纤溶亢进状态也常影响血小板功能。在血小板暴露于纤溶酶活 t-PA 时，开始表现为激活，但以后对诱导剂不起反应。

一些肝脏疾病可诱发 DIC，如巨大肝脏血管瘤和肝癌等。肝病时类肝素物质常增高，均可导致出血。

另外肝病出血也与血管壁因素有关。肝硬化患者除食管静脉曲张及消化性溃疡增加外，还出现可能与循环雌激素水平升高引起的蜘蛛痣血管瘤和毛细血管扩张。鼻黏膜和颊黏膜处此种血管瘤引起的出血可反复发生。

（二）临床表现

除原发疾病的临床表现外，出血主要表现为皮肤黏膜的出血。皮肤淤斑、鼻出血、齿龈出血、颊黏膜出血和月经过多等出血常见。食管静脉曲张或消化性溃疡可引起严重的消化道出血。

（三）实验室检查

除原发疾病的实验室检查异常外，止血机制异常可以有：凝血酶原时间延长、部分凝血酶原时间延长、凝血酶时间延长、纤维蛋白原降低、FDP 升高及其纤溶指标的异常、血小板减少和功能障碍等。

（四）诊断和鉴别诊断

除原发病诊断外，应根据出血临床表现和实验室检查的异常诊断。需要手术治疗的患者应在手术前做有关止血机制的实验室检查以评价手术引起出血的可能性和严重性。严重出血的患者尽可能了解可能引起出血的机制以进行治疗。

鉴别诊断一般并不困难，肝脏疾病的诊断常提示出血可能与之有关。一些患者需与 DIC 作鉴别。有时这种鉴别很困难，原因是严重肝病常可出现于 DIC 相似的出血症状和实验室检查结果异常，而一些肝病又确实能诱发 DIC。在原发病常引起 DIC 的疾病（如肝脏巨大血管瘤等）时出现相应的实验室检查异常应首先考虑 DIC；而在肝硬化时多数还是肝脏损害引起的止血机制异常。

（五）治疗

应在积极治疗原发病基础上治疗肝病引起的出血。

血液制品是常用的有效治疗选择。它可治疗肝病出血或在肝病手术时预防出血，还可以补充缺乏的凝血因子（表 132-2）。为纠正延长的凝血酶原时间需要输注大量的新鲜冰冻血浆，可能产生液体负荷过重对肝病有一定的危险性，因而可采用血浆置换或降低输注速度（100ml/h）并预先使用利尿药。在纤维蛋白原低下时，输注冷沉淀可提高纤维蛋白原水平，输注从 8～10U 血浆分离的冷沉淀可至少升高纤维蛋白原 0.5g/L。血浆输注的缺点有免疫反应、发热反应和由血液传染的疾病。凝血酶原复合物富含第Ⅶ因子，可以单独使用或与新鲜冰冻血浆联合使用对严重出血或威胁生命的出血可能有效。除上述血液制品的副作用外，凝血酶原复合物有诱发 DIC 的危险，但仍应作为最后治疗手段使用。

表 132-2　血液制品治疗肝病出血

血液制品	指　征	剂　量
新鲜冰冻血浆	凝血酶原时间延长	20ml/kg
冷沉淀	低纤维蛋白原血症	10 袋
凝血酶原复合物	低凝血酶原血症引起的严重出血	60U/kg
激活的凝血酶原复合物	顽固性严重出血	3000～5000U

抗纤溶药物对控制鼻出血或龈血非常有效。氨甲环酸 10mg/kg 静脉给药，每 4 小时 1 次，或口服 15mg/kg，每 8 小时 1 次。对更严重的出血，可以静脉滴注 3～6g/d 连用 3 天后改用口服 3～5 天。这种治疗可降低约 40% 急性上消化道出血的死亡率。除氨甲环酸外，氨基己酸和氨甲芳酸也同样有效。抗纤溶药不适用于 DIC 患者。约 16% 肝硬化有纤维蛋白肽 A 水平的升高，这种升高如不伴有其他血栓形成指标的出现，则并不支持肝硬化凝血异常继发了 DIC。肝病患者血栓形成除门静脉外很少发生。主要发生在急性肝脏坏死和肝细胞癌。

维生素 K 也用于肝病引起的出血，在严重肝病或维生素 K 吸收减少时有一定疗效。一般剂量维生素 K_1 10～30mg/d。存在类肝素样物质时可使用鱼精蛋白或甲苯胺蓝；鱼精蛋白每 1～1.5mg 可中和肝素 1mg，每日 1～3 次，每次鱼精蛋白不多于 50mg，可静脉缓慢滴注；甲苯胺蓝每日 4～6mg/kg，可分 2 次静脉滴注。血小板减少在肝病出血中常不是重要因素，只有在血小板严重低下[$<(10～20)\times 10^9/L$]时，才考虑血小板输注治疗。

五、双香豆素类作用

华法林和双香豆素作为常用口服抗凝药广泛用于血栓性疾病和人工脏器患者以预防血栓形成。双香豆素结构与维生素 K 相似，竞争性抑制维生素 K 的还原，使维生素 K 参与谷氨酸 γ-羧基化形成 γ-羧基谷氨酸受到干扰，产生拮抗剂诱导生成的蛋白质（PIVKAs），使维生素 K 依赖凝血因子的活性降低。这是抗凝治疗的依据也是双香豆素药物引起出血的原因。这种作用因影响维生素 K 吸收的情况而受到影响：食物中维生素 K 量的高低、肠道疾病及胆道疾病时吸收不良，有时还可能因使用抗生素而影响维生素 K 的体内吸收。服用双香豆素药物应经常做凝血酶原时间检查以监测。口服双香豆素类抗凝剂应使国际正常化比率（INR）在 2.0～3.0。因服用双香豆素类药物引起出血轻微者可减量；严重出血时可用维生素 K_1 100mg 或更大量皮下注射，并暂时停用双香豆素类药物。

六、其他影响维生素 K 依赖凝血因子的疾病

淀粉样变性可以引起纤维蛋白原减少症和第Ⅹ因子的减少。虽然引起第Ⅹ因子减少不多见，但获得性第Ⅹ因子缺乏症多数由淀粉样变性引起。引起第Ⅹ因子缺乏原因是淀粉样变性轻链蛋白质（AL）的某些变异型能结合第Ⅹ因子。出血症状治疗以脾切除术疗效最好，可以完全缓解出血症状。维生素 K 治疗无效。马尔法兰、泼尼松、长春新碱可能有一定疗效。血浆输注因为输入的第Ⅹ因子被 AL 结合

后快速去除而疗效不佳。

肾病综合征也可以引起第Ⅸ、Ⅻ因子和凝血酶原的丢失。这些患者出血者罕见。凝血因子缺乏常因在肾脏活检前出现部分凝血活酶时间延长或凝血酶原时间延长而被发现。

戈谢(Gaucher)病偶尔引起第Ⅺ因子缺乏。糖脂影响试管中第Ⅸ因子的活性,因而可能是人工造成的误差。其他如第Ⅺ因子也偶可缺乏。即使严重的第Ⅸ因子缺乏也没有发生出血症状,因而不需要治疗。

七、先天性维生素 K 依赖性凝血因子缺乏症

1997 年德国的 Oldenburg 等诊断一个患有联合维生素 K 依赖性凝血因子缺乏症(VKCFD)的家庭,这个家庭来自黎巴嫩,父母为近亲,有 2 名孩子分别在出生时及 1 年内死于脑出血,存活的 7 名子女中有 4 名有严重的出血倾向,受累的家族成员维生素 K 依赖性凝血因子的活性在 20% ~60%,未受累的家族成员上述凝血因子活性正常,家族史及父母近亲提示这是一种常染色体隐性遗传的出血性疾病。受累成员通过口服维生素 K 可以使凝血因子活性完全恢复,提示本病发病机制是由于 VKOR 异常。另有一个来自德国的家庭有相同的临床表现,父母非近亲,受累的 2 个女儿均有围生期脑出血。Oldenburg 等用定位克隆的方法确定潜在的致病基因,通过全基因组连锁分析将致病基因定位于染色体 16p12 ~ q21,从而确定了第二种联合维生素 K 依赖性凝血因子缺乏症(VKCFD2)。该病通过使用维生素 K 可以使凝血因子活性完全正常。

(季林祥 杨仁池)

参 考 文 献

1. 薛峰,杨仁池. 维生素 K 环氧化物还原酶亚单位 1 的研究进展. 中华血液学杂志,2007,28:213-215
2. 王迎,杨仁池,刘永泽,等. 抗凝杀鼠药中毒九例临床观察. 中华劳动卫生职业病杂志,2006,24:379
3. 王迎,杨仁池,薛艳萍,等. 获得性维生素 K 依赖性凝血因子缺乏症的临床分析. 天津医药,2006,34:120-121
4. Chu PH, Huang TY, Williams J, et al. Purified vitamin K epoxide reductase alone is sufficient for conversion of vitamin K epoxide to vitamin K and vitamin K to vitamin KH2. Proc Natl Acad Sci U S A, 2006, 103:19308-19313
5. Fregin A, Rost S, Wolz W, et al. Homozygosity mapping of a second gene locus for hereditary combined deficiency of vitamin K-dependent clotting factors to the centromeric region of chromosome 16. Blood, 2002, 100:3229-3232
6. Furie BC and Furie B. Vitamin K: metabolism and disorders//Hoffman R, Benz EJ, Shattil SJ, et al. Hematology: Basic principles and practice. 4th ed. Elsevier Inc. Philadelphia, 2005:2136-2142
7. Goodstadt L, Ponting CP. Vitamin K epoxide reductase: homology, active site and catalytic mechanism. Trends Biochem Sci, 2004, 29:289-292
8. Jin DY, Tie JK, Stafford DW. The conversion of vitamin K epoxide to vitamin K quinone and vitamin K quinone to vitamin K hydroquinone uses the same active site cysteines. Biochemistry, 2007, 46:7279-7283
9. Li T, Chang CY, Jin DY, et al. Identification of the gene for vitamin K epoxide reductase. Nature, 2004, 427:541-544.
10. Rost S, Fregin A, Hünerberg M, et al. Site-directed mutagenesis of coumarin-type anticoagulant-sensitive VKORC1: evidence that highly conserved amino acids define structural requirements for enzymatic activity and inhibition by warfarin. Thromb Haemost, 2005, 94:780-786
11. Rost S, Fregin A, Ivaskevicius V, et al. Mutations in VKORC1 cause warfarin resistance and multiple coagulation factor deficiency type 2. Nature, 2004, 427:537-541
12. Sun YM, Jin DY, Camire RM. Vitamin K epoxide reductase significantly improves carboxylation in a cell line overexpressing factor X. Blood, 2005, 106:3811-3815
13. Tie JK, Nicchitta C, von Heijne G, et al. Membrane topology mapping of vitamin K epoxide reductase by in vitro translation/cotranslocation. J Biol Chem, 2005, 280:16410-16416
14. Wajih N, Hutson SM, Owen J, et al. Increased production of functional recombinant human clotting factor Ⅸ by baby hamster kidney cells engineered to overexpress VKORC1, the vitamin K 2,3-epoxide-reducing enzyme of the vitamin K cycle. J Biol

Chem, 2005, 280: 31603-31607

15. Wajih N, Hutson SM, Wallin R. Disulfide-dependent protein folding is linked to operation of the vitamin K cycle in the endoplasmic reticulum. A protein disulfide isomerase-VKORC1 redox enzyme complex appears to be responsible for vitamin K1 2,3-epoxide reduction. J Biol Chem, 2007, 282: 2626-2635

第133章

遗传性纤维蛋白原异常

遗传性纤维蛋白原异常包括量与质的异常，量的异常根据纤维蛋白原的水平高低分为无纤维蛋白原血症和低纤维蛋白原血症；质的异常是纤维蛋白原结构异常，所致疾病称为异常纤维蛋白原血症。

纤维蛋白原基因、蛋白质结构及功能。

纤维蛋白原（图 133-1）是一个血浆中循环的 340kDa 的糖蛋白，其浓度是 160～400mg/dl，半衰期大约是 4 天。人纤维蛋白原主要在肝细胞中表达，虽然肝外合成主要是在肠、子宫颈和肺的上皮细胞中。关于巨核细胞中纤维蛋白原生物合成已经争论了几年了，现在普遍认为血小板纤维蛋白原储存在 α 颗粒中，最近这也被实时定量 PCR 实验证实，α 颗粒最初来源于血浆提取物。

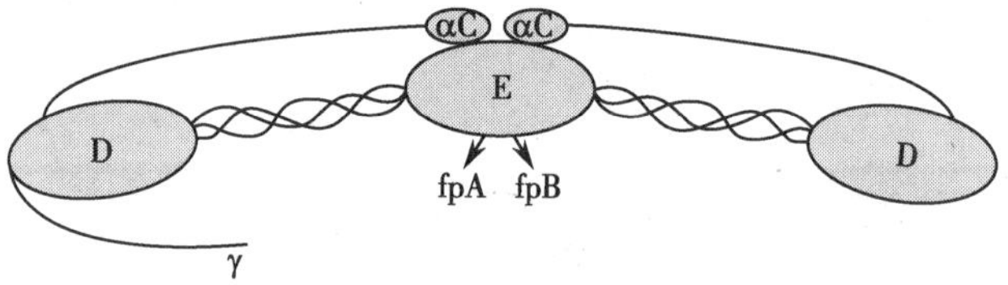

图 133-1　纤维蛋白原分子结构示意图

中间 E 区包含六个纤维蛋白原肽链的 N 末端，在纤维蛋白形成过程中 α 和 β 肽链的 N 末端被剪切；D 结构域中包括 γ 和 β 肽链的 C 末端，卷曲的区延伸到 D 结构域的外面；α 肽链的 C 末端区延伸到中间的 E 结构域

分泌在血中的纤维蛋白原是由二硫键将两个相同的异质三联体连接的六聚体，异质三联体分别包括一个 Aα，一个 Bβ 和一个 γ 链，分子量分别是 67（610 个残基），57（461 个残基）和 47kDa（411 个残基）。三条链通过平行基因编码（平行基因 FGA，FGB 和 FGG 分别编码 Aα、Bβ 和 γ 链），在 4 号染色体（4q31.3）的 50kb 区簇生。FGA 基因包括六个外显子，跨度为 7.5kb，位于 FGG（10 外显子，8.5kb）和 FGB（8 外显子，8kb）之间，FGB 基因是从相反方向转录的。在不同的应激刺激（例如炎症和组织损害）下，三个人纤维蛋白原基因的协同转录被上调 2～10 倍。作为二类急性期反应物，纤维蛋白原可以被 IL-6 和糖皮质激素信号通路上调。循环中的纤维蛋白原呈现广泛的异质性，主要是由于 Aα 和 γ mRNAs的选择剪接以及 Aα 链的 C 末端降解。尤其是较小的 γ′链（占总 γ 链的 8%）来源于用 20 个氨基酸序列替换了较大的 γA 的后四个氨基酸，从而保留了内含子 9。Aα 链是延长 αE 链 236 个残基，羧基端是延长其他两个已经确定的同源染色体的 C 末端。αE 链来源于成熟转录后的六个外显子，并优先组装成 αE/αE 420kDa 纤维蛋白原变异体。因为 Bβ 和 γ 链是单个天门冬酰胺残基的糖基化（分别在 Bβ 和 γ 链的第 362 位和 52 位），而不是唾液酸化作用模式，这主要说明这些链的微观不均匀性。

纤维蛋白原分子的 450-Å-长的三节的结构包括两个对称的末端球状 D 结构域（由 Bβ 和 γ 链的 C 末端构成）和由卷曲螺旋区域连接的中心的 E 结构

域。纤维蛋白原是用步骤-方法的方式组装：首先是产生 Aα-γ 和 Bβ-γ 二聚体，随后增加了第三条链，最后 Aα-Bβ-γ 半分子二聚化成六聚体的纤维蛋白原。六聚体分子由 29 个链内和链中的双硫键固定。这个过程是在内质网中在分子伴侣的协助下迅速完成的，分子伴侣包括结合蛋白，葡萄糖调节蛋白 94，蛋白质二硫化物异构酶和钙联接蛋白。N-连接寡糖成熟后，通过高尔基网将特异的侧链羟基化、硫酸盐化和磷酸化，成熟蛋白分泌到循环中。

通过纤维蛋白肽 A(FPA) 和 B(FPB) 的凝血酶从 Aα 和 Bβ 链的 N-末端分别除去 Arg16-Gly17 和 Arg14-Gly15 键后，纤维蛋白原转变成纤维蛋白。FPA 比 FPB 发生得早和快，并足够形成血块。除去 FPA 后暴露了一个聚合位点(命名为 EA)，通过与一个组成性补充性结合的袋蛋白对接从而起始聚合作用，这个袋蛋白位于邻近分子的 D 结构域。一个分子的 D 结构域与邻近的纤维蛋白单体的中心的 E 结构域结合，从而产生两个分子的厚链或初原纤维。原纤维通过侧面结合产生多股的纤维，这些纤维组成了物理的凝块的网状组织。最后这些相关的不稳定的结构通过ⅩⅢ因子介导的转谷氨酰胺酶转变成了由共价键相连的稳定的纤维蛋白凝块。

第一节 遗传性无纤维蛋白原血症和低纤维蛋白原血症

遗传性无纤维蛋白原血症由德国学者 Rabe 和 Solomen 等于 1920 年首先报道，迄今报道已逾 150 个家系。本病以纤维蛋白原缺乏或极低(<0.2g/L)为特点。在欧美一些国家的发病率约 $1/10^6$。遗传性低纤维蛋白原血症由德国学者 Risak 于 1935 年首先报道，系指纤维蛋白原低于正常水平。本病可能是无纤维蛋白原血症的一种杂合子状态。尽管很少临床中心有机会操作大量无纤维蛋白原血症病人群体(鉴于该病罕见，估计发病率为 1∶1 000 000)，最近对从伊朗、意大利和北美登记为隐性遗传凝血紊乱者(RICDs)的描述大大拓宽了对纤维蛋白原数量缺陷临床表现的认识。迄今为止报道的最大临床病例是来自伊朗的病例，由于近亲婚配普遍的群体中 RICDs 高发。

一、病因及发病机制

遗传性无纤维蛋白原血症呈常染色体不完全隐性遗传。两性发病机会均等。多数有近亲婚配的家族史。无纤维蛋白原血症是由于纤维蛋白原生物合成下降所致，因为患者及其父母循环血中的纤维蛋白原寿命正常。

首次尝试分析纤维蛋白原缺乏血症病人的纤维蛋白原簇的结构和组成是在 1984 年进行的。用特异的纤维蛋白原各条多肽链的 cDNA 探针与两个病人的基因组 DNA 进行 Southern 杂交，但是在纤维蛋白原簇基因中并没有显示任何主要的缺失或是严重的改变。甚至在确认引起纤维蛋白原缺乏血症的任何突变之前，从 KO 小鼠纤维蛋白原 Aα 链得到的数据提示了缺乏某个单链的表达就会导致体内纤维蛋白原完全缺失。然而可能由于纤维蛋白原蛋白和三种纤维蛋白原基因相应的复合物都是大分子，CAF 的分子基础和低纤维蛋白原血症直到 1999 年才被弄清楚，第一种引起两个病症的突变公开发表。迄今，一共 63 种点突变(20 种缺失，17 种无义突变，13 种插入/缺失突变)以及 3 种大片段的缺失导致定量的纤维蛋白原缺乏已经鉴定和发表了很多。

(一) 大片段的缺失

不像其他的遗传病，大片段的缺失在纤维蛋白原缺乏血症(图 133-2)并不常见，目前仅对三种缺

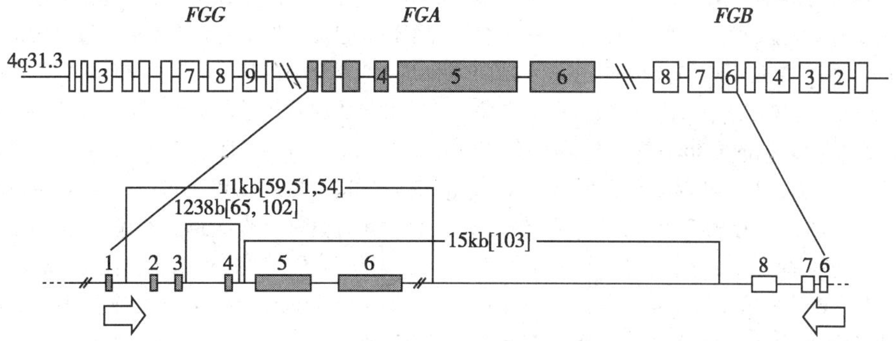

图 133-2 大片段的缺失导致无纤维蛋白原血症

失(11kb,1238bp,15kb)进行过描述,在10个无关的家族里。尤其是11kb的缺失发生在FGA基因中,包含了外显子2~5及去除了Aα链的所有编码序列,这最初是在一个瑞士家族的四个成员中发现的,且与三种不同的单体型相关。这种突变的自然回归是通过鉴定来自法国、瑞士和美国的三种纯合子型和三种杂合子型的纤维蛋白原缺乏血症先证者而进一步确认。但是,鉴于现有的对此疾病突变谱的认识,并不认为这种突变是引起纤维蛋白原缺乏血症常见原因。就目前对引发纤维蛋白原缺乏血症最大的缺失就是包含*FGA*外显子5~6及整个*FGA-FGB*基因间区域,这是从一个泰国女孩发现的,她表现出来自于母本的单亲二倍的4号染色体。这代表着第一例完整地证明了4号染色体的单亲二倍型引起的一种隐性混乱的表型表达。在亲本缺乏任何其他的表型证实了在这条染色体中母本的印记基因缺失。

(二)FGA基因的点突变

到目前为止,已鉴定的FGA基因的所有点突变都是由于移码或无义替换引起可变区C末端被平切。几乎所有的频发突变均会引起一定的纤维蛋白原缺乏,包括无纤维蛋白原血症的最常见的突变IVS4+1A>G。在65例无纤维蛋白原血症先症者中,有11人存在IVS4+1A>G突变,发生率为17%;在纯合子患者中有7例,杂合子中有4例。这种突变在法国和比利时的病人中比较常见,单倍体分析证实这与多个单倍体有关,推测其可能为一个突变热点。

在荧光素酶报告检测中,定位于FGA启动子区的-1138C>T突变引起转录活性降低。结合纤维蛋白原基因在编码区,外显子和内含子交界区不存在其他突变,这些数据提示-1138C>T突变是引起低纤维蛋白原血症的原因之一。

(三)FGB基因点突变

已经报道FGB基因有21个点突变,其中9个是错义突变。突变谱是不均匀分布的,在最末端的两个外显子中多见。这一特点反映在蛋白水平集中于纤维蛋白原Bβ链的C末端球形D结构域(残基198~461)。这尤其会出现在存在错义突变的情况下,几乎全部(8个中的7个)定位在D结构域内,仅跨越了25nm(而三聚纤维蛋白原约有230nm)。体外表达研究显示,错义突变常常损伤纤维蛋白原分子的分泌过程,在所有情况中都未发现重组蛋白的聚集。无纤维蛋白原血症患者的肝组织学、超微结构、免疫细胞化学特点也证明了这一结果。

总之,表达研究显示Bβ链的C末端结构域在控制纤维蛋白原分泌中起重要作用。Vu等人的研究运用连续截短Bβ链的C末端残基证明6个氨基酸的尾巴在纤维蛋白原的分泌中有重要作用,这一功能是通过抑制Bβ链的球形C末端的疏水残基的暴露而起作用的。

(四)FGG基因点突变

错义突变是FGG突变谱的特征。所有突变在高纤维蛋白原病人中都有报道,而截短突变则与无纤维蛋白原血症密切相关。其中,两个错义突变(153位的半胱氨酸突变为精氨酸和284位的甘氨酸突变为精氨酸)已有相关的表达研究,研究显示突变蛋白的产生正常但无法分泌。Okumura等人的研究也进一步证实了纤维蛋白原D结构域在分子的组装和分泌中起重要作用,他们指出γ链C末端的25个残基的截短特异性地抑制了纤维蛋白原的组装和分泌。两个高纤维蛋白原病人(分别为284位的甘氨酸突变为精氨酸和375位的精氨酸突变为色氨酸)的肝脏活组织检查的组织学的超微结构研究显示了肝内纤维蛋白原蓄积(纤维蛋白原内质网蓄积病),这种蓄积在目前看来仅与γ链的错义突变相关。

二、临床特点

遗传性无纤维蛋白原血症终身有不同程度的出血症状,表现为出生时脐带出血或包皮环切时出血不止、鼻出血、皮下出血、乳牙脱落时严重出血和伤口愈合延迟等。任何器官均可出血,但大的瘀斑和突发性胃肠道出血更常见,可有自发性出血、自发性脾破裂也有报道。约20%的患者可有类似血友病患者的血肿,骨内出血导致骨囊肿形成是较特异的影像学特点。由于心包滑膜反复出血可导致严重缩窄性心包炎。外伤后和手术后大量出血是其典型特点。产钳分娩或其他轻微损伤可致脑出血。硬膜外血肿形成亦有报道。女性患者可有月经量增多,但也可正常。有特异性染色体异常者可反复发生早期流产。迄今报道的10例妊娠,经纤维蛋白原替代治疗而足月分娩者仅3例。本病与遗传性蛋白C缺乏、常染色体显性低β脂蛋白血症、先天性心脏病和von Recklinghausen多发性神经纤维瘤等并发者也有报道。

遗传性低纤维蛋白原血症患者通常在纤维蛋白

原水平低于 0.5g/L 时才发生出血,较轻的自发性出血与手术后严重出血也不少见。伴发Ⅰ型血管性血友病并有溶血的遗传性低纤维蛋白血症曾有报道。产科并发症常见,15 例中有 14 例发生大出血,60%的妊娠妇女发生自发性流产或胎盘早期剥离,纤维蛋白原水平 0.6g/L 以上才可能维持正常妊娠。正常妇女妊娠时纤维蛋白原水平可升高,属生理性,但本病患者并无此现象,其原因不明。本病还可发生血栓并发症(即使未进行替代治疗)。联合应用抗凝及替代治疗成功进行围术期处理已有报道。

三、实验室检查

无纤维蛋白原血症所有以纤维蛋白原转化为纤维蛋白为终点的筛选试验均延长,且加入正常血浆或纤维蛋白原均能纠正。这些试验有全血凝固时间(CT)、复钙时间、凝血酶原时间(PT)、部分凝血活酶时间(PTT)为最敏感。所有理化方法或功能检测通常检测不到患者血浆及血小板中的纤维蛋白原,但用免疫学方法可测到微量的纤维蛋白原。本病患者血沉一般为 0。部分无或低纤维蛋白原血症患者可有轻至中度血小板减少,并可以自发缓解。1/3 的患者出血时间延长。无纤维蛋白原血症患者 ADP、胶原、肾上腺素和凝血酶诱导的血小板聚集可正常或降低。血浆纤维蛋白原可明显增强 ADP 诱导的血小板聚集,血小板聚集的速度因血浆纤维蛋白原浓度不同而异,加入纤维蛋白原可部分或完全纠正血小板异常,也可纠正玻珠柱血小板滞留异常。凝血活酶生成试验和凝血酶原消耗试验正常。

低纤维蛋白原血症患者根据其纤维蛋白原水平,凝血试验可正常或异常。有报道表明本病患者的纤维蛋白原水平可随年龄增大而增加。

四、鉴 别 诊 断

本病应与肝细胞纤维蛋白原储存病鉴别:肝细胞纤维蛋白原储存病是一种内质网储存病,以肝功能异常、低纤维蛋白原血症和胞质内球形纤维蛋白原包涵体致肝活检呈毛玻璃样组织学特点为特征。本病可能是由于细胞内纤维蛋白原分子转化和分泌缺陷所致。

其他与低纤维蛋白原血症有关的家族性疾病包括:①家族性噬血淋巴组织细胞增多症:本病以全血细胞减少,高三酰甘油血症,肝功能异常以及活化组织细胞摄取纤维蛋白原增多为特征。②家族性冷纤维蛋白原血症:本病患者纤维蛋白原在 35℃ 时沉淀,如果实验室检测操作不当也可与低纤维蛋白原血症混淆。

抗凝剂如肝素,有抑制物存在,或者有纤维蛋白原降解产物存在,苏拉明或外源性给予硫酸皮肤素等均可使功能性凝血试验时间延长。sodium valproate、门冬酰胺酶等治疗,也可导致中至重度低纤维蛋白血症。Pentoxifyline 和他莫昔芬治疗也可导致纤维蛋白原下降。抗胸腺细胞球蛋白,大剂量糖皮质激素亦可导致轻至中度低纤维蛋白血症。蛇咬伤可致急性去纤维蛋白血症。

纤维蛋白原结构异常可通过功能性活免疫方法排除。获得性因素:胎盘早期剥离、羊水栓塞等导致的去纤维蛋白或 DIC,根据临床表现和实验室检查即可与本病区别。

五、治　　疗

当有活动性出血或外科手术前应予以治疗。纤维蛋白原水平在 0.5 ~ 1.0g/L 时即能维持正常止血。妊娠及儿童时期长期预防性应用已有成功的报道,但尚需随机性研究加以证实。脾破裂单用纤维蛋白原替代治疗也有成功的报道。

有报道表明,达那唑可使遗传性低纤维蛋白原血症的纤维蛋白原增高。

无纤维蛋白原血症患者因输注纤维蛋白原而产生抗纤维蛋白原抗体,导致严重的输注反应,并使输注的纤维蛋白原半衰期缩短已有报道。此外,部分患者可因输注纤维蛋白原而发生血栓,同时应用低分子量肝素可能避免血栓的发生。由于有可能传播病毒,美国现已禁用未经病毒灭活的纤维蛋白原制剂,而改用冷沉淀,每单位冷沉淀含 200 ~ 250ml 纤维蛋白原,由于纤维蛋白原的半衰期为 96 ~ 144 小时,因此,替代治疗可每 3 ~ 4 天给 1 次。

六、预　　后

遗传性无纤维蛋白原血症死亡率很高,主要死因为颅内出血。

第二节　遗传性异常纤维蛋白原血症

遗传性异常纤维蛋白原血症是指纤维蛋白原的结构异常导致其功能改变。本病由 DiImperato 和

Dettori 于 1956 年首次报道。

一、病因及发病机制

本病多数呈常染色体显性遗传，纤维蛋白原异常血症与多种纤维蛋白结构缺陷相关，影响纤维蛋白不同的活性，其中包括纤维蛋白肽的释放、聚合、交联和溶解作用。超过 300 种纤维蛋白原异常血症变异体与报道的约 100 多种遍布三个纤维蛋白原基因的不同突变点相关。尽管结构内缺失和突变导致了后续链的截断，尤其是 Aα 链，但这些突变主要是由单位点的替换导致的错义突变组成。多数患者是杂合子，致病突变导致的循环中的纤维蛋白包括正常和突变的异源二聚体和同源二聚体。在研究纤维蛋白异常血症三条链的基因突变时，大多数患者的突变发生在所谓的“热点”即 Aα 链 Arg16 和 γ 链 Arg275。

（一）Aα 链 Arg16 位点突变

异常蛋白纤维原血症最常见的原因是由于 Aα 链上高度保守的氨基末端区域中精氨酸被组氨酸或半胱氨酸替换。分析已报道的变异体表明这些氨基酸替换的发生率相同并且大约 40% 的异常蛋白纤维原血症是由氨基酸突变引起的。研究显示 63% 患者是由于 Aα 链的 Arg16 位点突变引起的，55% 由于 Aα 精氨酸 16 转为组氨酸，8% 是由于 Aα 精氨酸 16 转为半胱氨酸。AαArg16 是凝血酶切割位点的一部分。替换了这个残基后纤维蛋白肽 A 的释放显著延迟（Aα 精氨酸 16 组氨酸）或停止（Aα 精氨酸 16 半胱氨酸），从而延迟了后续的聚合作用。

McDonagh 在对 Aα 精氨酸 16 替换的患者回顾性的分析中显示，大部分带有这些变异体的患者没有任何临床症状，25% 的患者有轻度出血，5% 的患者有已知危险因素的血栓症以及 3% 的患者有潜在危险因素的血栓症。此外，9% 的患者经历过伴随出血的自发性流产或产后期的血栓症。

（二）γ 链 Arg275 位点突变

γArg275 位点处的氨基酸替换是异常纤维蛋白原血症第二个最常见的原因。其中 γArg275Cys 和 γArg275His 是最多见的，在报道的异常纤维蛋白原血症的纤维蛋白原变异体中占了大约 12%。γArg275Cys 或大部分 γArg275His 突变所致的纤维蛋白原异常的患者常无症状。虽然有报道在有 γArg275Cys 突变的几个家族中有血栓形成情况，但这些往往都同时伴随遗传性的血栓危险因素。

二、临床表现

本病以女性多见，约半数患者并无症状。因此，多数患者是由于手术常规筛选试验异常而被发现。余下的患者出血症状与血栓症状之比约 2∶1。

一般说来，出血倾向较常见于纤维蛋白肽释放异常以及纤维蛋白单体交联异常。血栓形成较常见于多聚化异常。本病出血症状多较轻，表现为鼻出血，月经量过多，或手术后轻至中度出血。

三、实验室检查

爬虫酶时间和凝血酶时间多延长，约 66% 的患者 PT 延长，PTT 和 CT 多正常，但亦可延长，纤维蛋白原水平因检测方法不同差异较大。

四、鉴别诊断

所有导致纤维蛋白原转变为纤维蛋白延迟的原因都应考虑到：

1. 纤维蛋白原结构改变；
2. 其他血浆蛋白或药物对纤维蛋白形成的影响；
3. 纤维蛋白原浓度降低。

肝病可致获得性纤维蛋白原结构改变，以唾液酸水平升高和纤维蛋白原寿命缩短为特征。获得性异常纤维蛋白原血症还可见于急性胰腺炎、恶性肿瘤，尤其是原发或继发性肝癌、肾细胞腺癌及某些淋巴瘤。

五、治　疗

本病一般不需治疗，因手术原因或急性出血者需要进行替代治疗。由于纤维蛋白原浓缩物有传播肝炎和 AIDS 病的危险，现多采用冷沉淀或新鲜血浆，所需剂量因人而异。

氨基己酸可能在防止出血时有用，对于发生血栓者可予以肝素和口服抗凝剂，对于反复发生静脉血栓或肺栓塞者应长期使用抗凝剂。

（张磊　杨仁池）

参考文献

1. Hoffman R, Benz EJ, Shattil SJ, et al. Hematology: Basic principles and practice. 4th Ed. Philadelphia: Elsevier Inc., 2005
2. Hill M, Dolan G. Diagnosis, clinical features and molecular assessment of the dysfibrinogenaemias. Hae-

mophilia,2008,14:889-897

3. Asselta R, Spena S, Duga S, Tenchini ML. Molecular genetics of quantitative fibrinogen disorders. Cardiovasc Hematol Agents Med Chem, 2007, 5:163-173
4. Asselta R, Duga S, Tenchini ML. The molecular basis of quantitative fibrinogen disorders. J Thromb Haemost, 2006, 4:2115-2129
5. Neerman-Arbez M. Molecular basis of fibrinogen deficiency. Pathophysiol Haemost Thromb, 2006, 35:187-198

第134章

第XIII因子缺乏症

第一节　先天性第XIII因子缺乏症

自1960年瑞士Dukert首例报道，该病为少见的凝血因子缺乏的遗传性疾病，目前认为其发病率为1/100万～300万人，此病呈常染色体隐性遗传，约1/3病例发生在双亲有血缘关系的家庭。

一、病因和发病机制

血浆第XIII因子是由2条α亚单位和2条β亚单位组成的四聚体糖蛋白，即$\alpha_2\beta_2$，分子量约为340kDa。α-链蛋白质有活性位点半胱氨酸起转酰胺酶作用，β-链无酶作用而具有载体蛋白的功能。凝血酶裂解α链的精氨酸37-甘氨酸38肽键，暴露活性点位半胱氨酸使第XIII因子激活。激活的第XIII因子（XIIIa）是一种转酰胺酶，在钙离子参与下，催化纤维蛋白单体和多聚体之间的氢链连接，转变为以共价键酰胺键连接，即形成γ-谷氨酰胺-ε赖氨酸键。这种交联连接使纤维蛋白凝块的稳定性增加。第XIIIa因子通过纤维蛋白的Aα-链交联和抑制连接于交联纤维蛋白的纤溶酶原，对纤溶具有抵抗作用。第XIIIa因子也将α_2-抗纤溶酶交联于纤维蛋白，这也增加纤溶酶原抵抗。第XIII因子严重缺乏使纤维蛋白不稳固而容易溶解，并减弱了抑制纤溶酶原和交联α_2抗纤溶酶的作用。使对血块溶解的抵抗减弱，从而引起出血。其特点是创伤后迟缓发生。

第XIII因子不仅在血浆中存在，在血小板、巨核细胞和单核-巨噬细胞中也存在。血浆第XIII因子为$\alpha_2\beta_2$结构，而在上述细胞内的第XIII因子没有β链，分子呈α_2结构。第XIII因子多表型表达可能与这种分布不同及分子结构不同有关。虽然缺少β链，细胞内形成的α_2第XIII因子也有纤维蛋白交联作用。细胞内第XIII因子的特效功能仍没有确切了解。输注治疗提示了其生理功能。输注后出血症状停止，血浆第XIII因子上升，但不能产生完全正常的血凝块。原因是一些患者血浆和细胞内缺乏第XIII因子，输注治疗只纠正血浆第XIII因子的缺乏。表明细胞内第XIII因子可能在生成正常血凝块中起作用。

编码α链蛋白质基因位于第6对染色体（6p24～p25），而β链的基因位于第1对染色体（1q31～q32.1）。血浆中除四聚体第XIII因子外，也存在未结合的游离β链蛋白质。游离β蛋白质的浓度在正常人、杂合子2纯合子患者中几乎恒定。因而第XIII因子的缺乏是由于α链蛋白质的缺乏，α链的变化也引起$\alpha_2\beta_2$复合物中α链浓度的改变，但是游离β链仍接近恒定。杂合子患者有这些第XIII因子的蛋白质，止血机制正常。第XIII因子浓度低于1%才发生临床出血症状，2%～3%的浓度就可以使出血停止。第XIII因子半衰期约10天。因而输注少量血浆即可达到治疗目的。β链蛋白质缺乏引起XIII因子缺乏的病例仅有3例报道。许多α链基因缺陷已经阐明，错义突变最常见，也有无义突变、插入突变、碱基缺失等。

二、临床表现

仅纯合子患者有出血症状，出现出血的患者血浆第XIII因子的水平常低于正常人的1%。出血严重程度可为中等、严重，甚至危及生命。脐带出血最为常见，几乎所有报道病例均发生过。特点是重复出血，即脐带剪断后，血凝块形成，但24～36小时后，血凝块破裂导致重复出血。虽然局部处理暂时可以止血，但这种情况如果不进行输血治疗会继续下去。挫伤出血和皮下血肿也不少见，常见创伤数小时后出血才明显。消化道出血、血尿、月经过多、自发性关节出血等相对较为少见。手术后出血不太多见，可能与术中或术前输血治疗有关。伤口愈合不良的比例较小，约为25%。中枢神经系统出血发生率高，表现为自发性出血或轻微外伤后出血。约30%以上的病例有中枢神经系统出血记录，死亡病例中约50%死于中枢神经系统出血。女性患者妊娠经常发生自发性流产。曾报道1例女性患者习惯性流产13次，后经每10天输注300ml血浆治疗才正常妊娠并分娩。但是女性患者妊娠需要第ⅩⅢ因子参与的原因还不清楚。出血也可以发生在其他部位，特别是创伤后，但发生率不高。杂合子无出血临床表现。

三、实验室检查

所有常用凝血检查筛选试验均正常。这些实验均以纤维蛋白凝块形成为终点，第ⅩⅢ因子不参与凝块形成（即纤维蛋白原成为纤维蛋白）及以上阶段的凝血过程。常用筛选第ⅩⅢ因子缺乏的实验室检查是凝块稳定性试验：将纤维蛋白凝块置于5M尿素溶液或者2%乙酸或者1%单氯乙酸溶液中，在24小时内凝块溶解表明第ⅩⅢ因子严重缺乏（<1%）或α_2抗纤溶酶严重缺乏。该实验阴性常会造成第ⅩⅢ因子低下但没有完全缺乏（1%以上者）的患者以及一些第ⅩⅢ因子抑制物患者的漏诊。当然更不能鉴别杂合子。

进一步应做证实试验测定酶的活性和蛋白质浓度，并对第ⅩⅢ因子缺乏分型。可对患者纤维蛋白凝块用放射标记胺类物质渗入蛋白质（如酪蛋白）的方法、免疫化学方法和扫描以定量γ-和α-链的交联形成。这些方法精确敏感，也用于测定治疗制品在体内的半寿期以帮助治疗。有两种类型第ⅩⅢ因子缺乏症：最常见类型纯合子α蛋白质和酶活性均测不到（<1%），β蛋白质约为正常水平的50%，杂合子α蛋白质约为正常的50%，β蛋白质约80%；另一种少见类型见于日本人和意大利人，特点是β蛋白质缺乏和α蛋白质低水平。有1例患者α蛋白质为24%而β蛋白质约2%，α蛋白质半寿期仅3天，明显低于正常，血小板第ⅩⅢ因子正常，患者有出血症状。在最常见类型中仅有少数病例（<3%）有少量可测到的α蛋白质。

四、诊断和鉴别诊断

根据病史，临床表现和实验室检查对本病的诊断并不困难。由于所有凝血筛选试验均正常，与其他出血性疾病的鉴别也不困难。与先天性α_2-抗纤溶酶缺乏症和先天性纤溶酶原激活物抑制剂-1（PAI-Ⅰ）缺乏症鉴别，这两种病均是比第ⅩⅢ因子缺乏症更少见的出血性疾病，也呈常染色体隐性遗传，出血症状也与第ⅩⅢ因子缺乏症相似，但均存在纤溶亢进，纤维蛋白原降低；鉴别也不困难。临床治疗有助于鉴别。对第ⅩⅢ因子缺乏症患者必须输注血液制品才有良好疗效，单用抗纤溶药如氨基己酸疗效不好。而后两种病使用这类药物效果良好。

五、治　疗

输注血液或血液制品为主要治疗方法。一般输注新鲜冰冻血浆，也可用冷沉淀，国外还有从胎盘提取物制备的或从血浆制备的第ⅩⅢ因子浓缩物。胎盘制品仅含a_2，在体内与β-链结合，使用安全，较少传播肝炎和HIV的危险。血浆制品第ⅩⅢ因子浓缩物1单位相等于1ml血浆具有的第ⅩⅢ因子活性，由于ⅩⅢ因子半寿期约10天，有效止血仅需少量第ⅩⅢ因子，故上述替代治疗可达到满意的疗效。

儿童病例应进行预防性治疗，因为儿童病例脑出血的可能性很大。任何头部外伤都要积极治疗，即使没有脑出血也要进行预防治疗，因为此病出血常呈迟缓性。成人患者是否进行预防治疗尚有分歧。预防治疗根据α-链半寿期及第ⅩⅢ因子低水平可达止血效果，8～14天输注1次，每次300～600ml新鲜冰冻血浆（相当于300～600U）或5～10ml/kg。尽管推荐剂量可使血浆第ⅩⅢ因子水平达到5%～10%，但低到2%～3%也常使出血停止。女性病例妊娠期间应进行预防治疗。拔牙治疗期间也应进行预防治疗，以避免拔牙后严重出血。出血时治疗方案与预防治疗相同。2006年开始了人重组的ⅩⅢ-A_2 Ⅰ期用临床试验治疗先天性第ⅩⅢ因子缺乏症，获得良好的治疗效果，且未发现不良反应。

抗纤溶药物单独使用止血效果不佳，与替代治疗合用可能有一定作用。

第二节　第ⅩⅢ因子抑制物和获得性第ⅩⅢ因子缺乏症

第ⅩⅢ因子抑制物极其罕见，至今约有20例。抗体多为IgG型，绝大多数特异性地作用于第ⅩⅢ因子中a-亚单位的不同部位，并直接抑制第ⅩⅢ因子的活性。其中2例发生在第ⅩⅢ因子缺乏症多次输注治疗后，其余病例有的在长期使用异烟肼，苯妥英钠或青霉素后，有的伴有其他免疫系统异常，铅中毒引起者也有报道，许多病例无明显的诱因。患者常有严重的出血，既往无出血异常的病史，出血与先天性第ⅩⅢ因子缺乏症相似。约半数死于严重出血，半数病例自发缓解。血浆置换、第ⅩⅢ因子浓缩物以及浓缩血小板治疗第ⅩⅢ因子抑制物疗效不佳。泼尼松和环磷酰胺各有治疗成功的报道。混合血浆形成凝块的稳固性试验可判断抑制物的存在：患者血浆1份与正常血浆1份或2份等量混合形成的凝块仍可溶于5M尿素溶液则指示存在针对第ⅩⅢ因子的抑制物。

获得性第ⅩⅢ因子缺乏指第ⅩⅢ因子抑制物以外由其他疾病引起的第ⅩⅢ因子降低，一般第ⅩⅢ因子水平在正常人的50%左右，与先天性第ⅩⅢ因子缺乏症杂合子的水平相仿。这些疾病常有临床型或亚临床型弥散性血管内凝血。已报道的疾病有Crohn病、白血病、溃疡性结肠炎以及腹部和颅内手术。白血病第ⅩⅢ因子降低可能由弹性蛋白酶的释放所引起。但这种降低的临床意义尚不清楚。健康杂合子第ⅩⅢ因子水平与这些疾病者的水平相似，而临床表现上完全正常。也可能在原发病的情况下与健康杂合子临床表现有所差别。曾有白血病患者中给以第ⅩⅢ因子浓缩物纠正第ⅩⅢ因子的水平，但这一治疗对以后发生的出血和输血要求没有产生影响。也有报道用第ⅩⅢ因子治疗过敏性紫癜患者使严重的腹部疼痛和消化道出血得到改善。在硬皮病，一些报道认为用第ⅩⅢ因子治疗可使皮肤症状得到改善。也有推荐在早产儿心室出血时用第ⅩⅢ因子治疗。这些疾病中第ⅩⅢ因子治疗的机制不明，可以设想第ⅩⅢ因子的升高可能以一种目前尚不明的方式有助于伤口愈合和血管的不渗性。总之在存在潜在DIC的疾病中，第ⅩⅢ因子下降50%，其原因可能与第ⅩⅢa因子结合于纤维蛋白有关，而这种降低临床意义不明。在过敏性紫癜、硬皮病、大手术、心室内出血，用第ⅩⅢ因子浓缩物治疗有一定的疗效，可能与促进伤口愈合有关。

（季林祥 杨仁池）

参考文献

1. 李洪强，季林祥，王婷婷，杨仁池. 遗传性凝血因子ⅩⅢ缺乏症1例. 临床血液学杂志，2003，16：264
2. 张之南，杨天楹，郝玉书. 血液病学. 北京：人民卫生出版社，2003
3. Asahina T, Kobayashi T, Takeuchi K, et al. Congenital blood coagulation factor ⅩⅢ deficiency and successful deliveries: a review of the literature. Obstet Gynecol Surv, 2007, 62: 255-260
4. Hoffman R, Benz EJ, Shattil SJ, et al. Hematology: Basic principles and practice. 4th ed. Philadelphia: Elsevier Inc., 2005
5. Lovejoy AE, Reynolds TC, Visich JE, et al. Safety and pharmacokinetics of recombinant factor ⅩⅢ-A_2 administration in patients with congenital factor ⅩⅢ deficiency. Blood, 2006; 108: 57-62
6. Schroeder V, Durrer D, Meili E, et al. Congenital factor ⅩⅢ deficiency in Switzerland: from the worldwide first case in 1960 to its molecular characterisation in 2005. Swiss Med Wkly, 2007, 137: 272-278
7. Schroeder V, Meili E, Cung T, et al. Characterisation of six novel A-subunit mutations leading to congenital factor ⅩⅢ deficiency and molecular analysis of the first diagnosed patient with this rare bleeding disorder. Thromb Haemost, 2006, 95: 77-84

第135章

其他凝血因子缺陷

一、遗传性凝血酶原缺陷症

遗传性凝血酶原缺陷症是一种罕见的凝血因子遗传性缺陷，本病因功能正常的蛋白质合成降低所引起者又称低凝血酶原血症，而异常蛋白质分子合成引起者称为异常凝血酶原血症。前者交叉反应物质阴性，后者则阳性。目前认为异常凝血酶原血症的病例多于低凝血酶原血症。

（一）病因和发病机制

凝血酶原是由肝脏合成的维生素K依赖因子之一（其他有因子Ⅶ、Ⅸ、Ⅹ、蛋白C、蛋白S和骨γ-羧基谷氨酸蛋白质）。含579个氨基酸残基单链糖蛋白，分子量72 000。自N-末端起，有1个Gla区（1～40），2个环区（41～271）和1个催化区（271～579）。Gla区内含10个γ-羧基谷氨酸残基，主要功能为通过结合钙离子与磷脂联结。环区参与其与底物和辅因子间的相互作用，环区2可与FⅤa结合，并含有FⅤa的作用位点组氨酸205～精氨酸220。催化区包括激活区和丝氨酸蛋白酶区。在钙离子、FⅤa和磷脂的参与下，凝血酶原被FⅩa激活。裂解部位为精氨酸271-苏氨酸272，精氨酸320-异亮氨酸321。生成有酶活性的双链结构的凝血酶。凝血酶原单独在精氨酸320处裂解生成一个中间产物，进一步分别在精氨酸284和精氨酸155处裂解生成凝血酶和凝血酶原片段1及凝血酶原片段2。凝血酶由A链和B链经二硫键联结组成，含308个氨基酸残基，分子量36 000。A链含49个氨基酸残基，又称轻链，其功能不明。B链含259个氨基酸残基，又称重链，是酶活性所在的部位，凝血酶原催化区中的丝氨酸蛋白酶即在B链。丝氨酸蛋白酶区具有蛋白酶活性，含识别并裂解底物的部位，酶活性氨基酸为组氨基酸^{363}，天门冬氨酸^{419}和丝氨酸^{525}，该区精氨酸^{382}-精氨酸^{393}片段称为阴离子结合部位，是凝血酶原与纤维蛋白原，血栓调节蛋白和水蛭素作用的部位。

凝血酶原在凝血机制中起着中心的作用。在激活的因子Ⅴ和由血小板或其他细胞提供的磷脂表面存在条件下，被激活的因子Ⅹ激活形成凝血酶。凝血酶是一种蛋白水解酶，对多种凝血因子具有水解作用。凝血酶使纤维蛋白原转变成纤维蛋白。另外还具有：①诱导血小板聚集；②激活ⅩⅢ因子；③使纤溶酶原转变成纤溶酶，从而激活纤溶系统；④激活由凝血酶激活的纤溶抑制物；⑤激活因子Ⅴ、Ⅷ、Ⅺ，生成更多的凝血酶；⑥激活蛋白C系统；⑦刺激伤口愈合。因而凝血酶原缺乏或结构异常使凝血酶缺乏导致凝血机制的异常。

凝血酶原基因位于第11号染色体（11p11～q12），基因长21kb，有14个外显子和13个内含子，其mRNA为2kb。合成622个氨基酸的肽链，其中前导肽43个氨基酸，在分泌过程中裂解。虽然正常凝血酶原的核苷酸顺序和氨基酸顺序已经阐明，但其基因变异的研究没有FⅧ和FⅨ深入。凝血酶原异常有钙离子联结部位的缺陷，FⅩa裂解的缺陷和生成凝血酶活性的缺陷。与FⅧ和FⅨ相似，发生在CpG二核苷酸序列的突变更多见，单个氨基酸的取代可以发生在影响被FⅩa裂解的部位，酶活性的部位以及钙联结部位。

（二）临床表现

本病（低凝血酶原血症和异常凝血酶原血症）呈常染色体隐性遗传，男女患病机会均等，少数病例双亲为近亲婚配。临床表现为程度不同的症状，出血倾向的严重性和血浆凝血酶原活性含量呈相关关系。杂合子一般无出血症状，少数患者偶有鼻出血、月经过多、皮肤瘀斑、血尿、拔牙后出血、创伤或手术后出血较常见。可发生血肿、脐带出血及关节出血，但少见。

（三）实验室检查

典型实验室检查结果为 PT 延长，APTT 延长，但凝血酶时间（TT）正常。PT 延长和 APTT 延长用血清或吸附血浆均不能纠正，用正常新鲜血浆或贮存血浆均能纠正。用特殊的实验进行凝血酶原活性测定（凝血酶原时间二期法）具有诊断意义。纯合子患者 FⅡ：C 水平为正常人水平的2% ～20%。杂合子患者 FⅡ：C 为40% ～50%，其 APTT 和 PT 正常。用免疫学方法测定抗原，FⅡ：Ag 和 FⅡ：C 平行明显降低者为低凝血酶原血症，FⅡ：Ag 正常或略低而 FⅡ：C 显著降低者为异常凝血酶原血症。

（四）诊断和鉴别诊断

诊断应根据病史包括家族史、临床表现和实验室检查结果，除凝血酶原外的其他维生素 K 依赖因子均应正常。在诊断本病前，应排除由维生素 K 缺乏引起的获得性凝血酶原缺乏。肝病、双香豆素类药物以及长期使用抗生素等其他可能导致维生素 K 缺乏的疾病所引起的凝血酶原缺乏应与本病鉴别。系统性红斑狼疮（SLE）引起的获得性循环抗凝血酶原抗体也需与本病区别，此种抗体和凝血酶原形成的复合物从循环血液中清除快速，可导致获得性低凝血酶原血症，但 SLE 的其他临床表现和实验室检查与本病鉴别并不困难。

（五）治疗

对出血患者用替代治疗。凝血酶原体内半寿期约 60 小时以上。对出血不很严重病例可输注新鲜血浆，冰冻血浆或 4℃ 保存血浆。严重出血或手术患者可用凝血酶原复合物。应注意凝血酶原复合物可能引起血栓和 DIC 并发症，在达到有效止血条件下剂量宜小。一般输注凝血酶原复合物 20U/kg 或血浆 20ml/kg；可使凝血酶原水平达到正常人的 40% ～50%。Shapiro 提出循环凝血酶原达到 20% 在大多数病例可以止血。由于半寿期长，偶尔使用血浆的患者常可达到预防目的，但一般不需要预防治疗。对严重创伤或手术的患者，血浆凝血酶原水平应提高并维持在 40% 以上，直到伤口愈合。维生素 K 对本病无治疗作用。预后取决于出血倾向的严重性以及是否发生输注治疗引起的并发症如肝炎和艾滋病等。

二、遗传性因子Ⅴ缺乏症

Owern 于 1947 年首先报道此病。此病有时被称为副血友病。在凝血因子Ⅴ（FⅤ）发现前，曾认为有一个加速因子（又称易变因子，曾被命名为凝血因子Ⅵ），以后的研究证明前加速因子和因子Ⅴ为同一个因子。本病罕见，累积病例约有 150 例。估计发病率为 1/100 万。

（一）病因和发病机制

FⅤ是由肝脏和巨核细胞合成的单链糖蛋白，血浆浓度 7μg/ml，半寿期 12 ～15 小时。除存在于血浆外，巨核细胞和血小板 α-颗粒中也存在。血小板 FⅤ约占血液 FⅤ的 20%。成熟 FⅤ为 2196 个氨基酸残基组成的单链糖蛋白，分子量 330 000。其结构与因子Ⅷ相似，排列方式也为 A_1-A_2-B-A_3-C_1-C_2。A 和 C 区氨基酸顺序约 40% 与 FⅧ相应的区同源。B 区与 FⅧ的 B 区不同源，在 FⅤ激活过程中，B 区丢失。FⅤ基因位于第 1 对染色体的长臂（1q21 ～25），基因长 80kb，mRNA 为 6.8kb，有 24 个内含子和 25 个外显子。在凝血过程中，FⅤa 和钙离子和磷脂一起作为辅助因子大大加速 FⅩa 对凝血酶原的酶作用，生成凝血酶。作为辅因子 FⅤ需由凝血酶裂解成为以钙桥联结的双链分子 FⅤa。其裂解位点为精氨酸^{709}-丝氨酸^{710}，精氨酸^{1018}-丝氨酸^{1019}，和精氨酸^{1545}-丝氨酸^{1546} 共 3 个位点。轻链（A_3-C_1-C_2）有磷脂、凝血酶原和 APC 结合位点；重链（A_1-A_2）和轻链在连接 FⅩa 上均是必需的。FⅤa 被 APC 灭活（存在蛋白 S、Ca^{2+} 和磷脂时）。

FⅤ抗原测定表明大多数纯合子缺乏 FⅤ，仅少数有功能异常的 FⅤ。一些突变引起 FⅤ缺乏。错义突变丙^{221}-缬使 FⅤ活性降低。外显子 16 中 nt5509G→A 产生的丙^{1779}-苏替代导致 FⅤ的部分缺乏。另一种突变为外显子 13 中 4 个碱基的缺失导致停止密码的出现，使合成的 FⅤ缺失部分 B 区、A_3、C_1 和 C_2 区。FⅤ精 506 谷（FⅤ Leiden）突变，遗传性 APC 抵抗大部分与这种分子缺陷的杂合子有关。其双重杂合子尽管 FⅤ活性降低，但止血正常，由于为 APC 抵抗的表型，可能出现血栓形成。

（二）临床表现

本病为常染色体隐性遗传，但也有少数显性遗传类型的报道，男女患病机会均等，少数病例双亲系近亲婚配。本病仅纯合子患者有出血症状，其 FⅤ：C常小于10%。表现为皮肤淤斑，鼻出血，龈血，月经过多，创伤或拔牙后出血，手术后可出现严重出血，血尿和消化道出血也有发生。肌肉和关节出血少见，但也有发生，脑出血罕见。由于血小板 FⅤ缺乏，血小板黏附功能减弱。有些患者血浆 FⅤ很低，仅有轻微出血症状。出血症状与血小板 FⅤ的含量的相关性好于与血浆 FⅤ水平的相关性。FⅤ Quebec 常染色体遗传，出血症状严重。血小板 FⅤ活性为正常的 2% ～4%，是继发于血小板缺陷的FⅤ活性缺陷。FⅤ水平在正常 26% ～60%，无出血症状。

(三) 实验室检查

纯合子患者PT和APTT均延长,均可用吸附血浆纠正。凝血酶时间正常。少数患者可有出血时间延长,可能与血小板FV缺乏有关。杂合子除FV:C定量测定减低外,其他试验均正常。诊断需测定其促凝活性(FV:C)。出血严重的纯合子常低于正常人的1%,有出血症状者常低于10%,纯合子FV:C可达20%。杂合子FV:C常为30%~60%。存在FV:Ag异常的病例也有报道,提示与其他遗传凝血因子疾病相似,FV缺乏症也存在异质性。

(四) 诊断和鉴别诊断

病史、临床表现和实验室检查可诊断本病,FV:C测定具有诊断意义。应与联合FV和FⅧ缺乏症鉴别。获得性因子V抑制物可发生于手术后和用抗生素治疗的患者中。常呈暂时性但可引起出血症状。在严重肝病和DIC病例也可发生FV缺乏,也需与遗传性FV缺乏症鉴别。

(五) 治疗

出血严重的病例需替代治疗。目前尚不明确血浆FV水平需多少才能维持正常止血机制。一般认为FV达到25%可进行手术。FV在4℃不稳定,应输注新鲜血浆或新鲜冰冻血浆,也可输注浓缩血小板,其FV约占总量的20%。冷沉淀中FV不能浓缩,效果不如FⅧ。一般输注新鲜血浆15~25ml/kg,可提高FV水平15%~30%,可根据FV:C测定水平和止血效果调整。FV半寿期12~14小时,每日用药1~2次。除进行手术外,预防治疗一般不需要。输注浓缩血小板一般用于急性出血时,需注意血小板同样抗体的产生。鼻出血、龈血等轻微出血可用氨基已酸和局部止血,效果良好。

存在FV抑制物的患者,有报道输注血小板止血成功的病例。有用免疫抑制药和血浆置换成功去除抑制物的病例,也有失败死亡的病例。

患者预后与出血的严重性有关,严重病例与血友病相似。

三、遗传性因子Ⅶ缺乏症

凝血因子Ⅶ(FⅦ)曾称为稳定因子。FⅦ缺乏症首先由Alexander报道于1951年,现已有150例。本病罕见,发病率估计为1/50万。Goodnight 1971年将此病分为FⅦ缺乏症和FⅦ异常血症。前者FⅦ活性(FⅦ:C)和蛋白质均缺乏,称为交叉反应物质阴性型(CRM-);后者FⅦ:C缺乏而蛋白质存在,称交叉反应物质阳性型(CRM+)。但在遗传方式和临床表现方面两型相似。

(一) 病因和发病机制

因子Ⅶ是维生素K依赖因子之一,正常情况下以酶原形式存在于循环血液中,浓度仅为0.5μg/ml,半寿期4~6小时。FⅦ由肝脏合成,是由406个氨基酸组成的分子量为50 000的单链糖蛋白,N-末端含10个γ-羧基谷氨酸残基。FⅦ基因位于第13号染色体长臂(13q34),基因长度为12.8kb。FⅦ包括3个主要功能区,即N-端的Gla区,中央的生长因子区和C-端的丝氨酸蛋白酶区。FⅦa是含有Gla区的轻链和含催化区的重链组成的双链结构。一般认为,FⅦ和其辅因子组织因子结合后FⅦ被快速激活,而形成的FⅦa和组织因子的复合物催化活力可增强1000倍,FⅦa和组织因子复合物激活FX,也可以激活FⅨ。以这种方式激活FX的速率比由FⅨa、FⅧa、磷脂和钙离子复合物激活的速率慢50倍。组织因子通常在暴露于血液的细胞表面不表达,而常在血管外的细胞表面有表达,并存在于细胞外的基质中。FⅦ和组织因子复合物的活性作用受组织因子抑制物的调节,因子Ⅶ缺乏导致凝血机制外源途径的缺陷。

许多FⅦ缺乏症的分子缺陷已经阐明。最多见的突变为单个碱基的取代。其中错义突变最多,还有拼接部位和无义突变,断臂缺失也有报道。

(二) 临床表现

本病呈常染色体隐性遗传,男女均可患病,约有18%病例其双亲有血缘关系。纯合子患者FⅦ:C常小于10%,杂合子接近正常的一半。杂合子患者一般无出血症状。出血严重性一般不与FⅦ水平成比例。纯合子患者有轻微出血症状者FⅦ:C水平小于正常人的10%。常见出血症状有鼻出血、皮肤淤斑、脐带出血、牙龈出血、月经过多、腹膜后血肿、消化道出血以及外伤后出血等。FⅦ:C小于1%的患者出血严重性与重型血友病A和血友病B相似,可以有反复的关节出血、慢性致残性关节病,巨大的危险性血肿,也可发生致命的脑出血。

(三) 实验室检查

典型病例呈APTT正常,PT延长,蛇毒时间正常。PT延长可被血清纠正。有的变异型如FⅦ Padua I用兔脑凝血活酶则PT正常,而用牛脑凝血活酶则PT延长。FⅦ:C定量测定可以明确诊断,并可区别纯合子与杂合子,前者FⅦ:C常小于10%,后者在40%~60%。Mariani根据FⅦ:C和FⅦ:Ag将患者分为3型:①FⅦ$^-$型:FⅦ:C和FⅦ:Ag均显著减低;②FⅦ减少型:FⅦ:C显著降低,而FⅦ:Ag中等减少;③FⅦ$^+$型:FⅦ:C显著降低,而FⅦ:Ag正常。但这种分型临床价值不大。

(四) 诊断和鉴别诊断

根据出血病史、临床表现和实验室检查,诊断并不困难。FⅦ:C测定具诊断意义。鉴别诊断应排除获得性FⅦ缺乏症、肝病、双香豆素类药物,继发于吸收障碍或长期使用抗生素引起的维生素K缺乏,易与遗传性FⅦ缺乏相区别。

(五) 治疗

治疗原则与血友病B相似。由于血浆中因子Ⅶ含量很少,严重出血时需输注凝血酶原复合物。国外已有重组FⅦa和FⅦa浓缩物。由于FⅦ半寿期仅4~6小时,因而每4~6小时应进行1次替代治疗,每次剂量凝血酶原复合物5~10U/kg或重组FⅦa 15~30μg/kg,可使血浆FⅦ维持在约25%以上,达到止血要求。但也有FⅦ 10%时进行手术成功的报道。因而输注量可根据出血是否已有效控制,和患者的FⅦ水平进行调整。维生素K治疗无效。

四、遗传性因子X缺乏症

本病最早报道于1956年,Hougie和Telfer分别报道1例名叫Stuart的男性病例和1例名叫Prower的女性病例。故因子X(FX)又称为Stuart-Prower因子。本病罕见,有人估计发病率低于1/50万。

(一) 病因和发病机制

FX缺乏症或FX分子结构异常导致本病,后者又称FX异常血症。FX是维生素K依赖因子之一,由肝脏合成,分子量55 000。成熟的FX含448个氨基酸残基,合成时为一单链糖蛋白,但在血浆中以双链形式存在,轻链1~139和重链143~448由二硫键连接。γ-羧基谷氨酸(Gla)区在轻链肽段,含11个谷氨酸残基。而激活肽和丝氨酸蛋白酶区位于重链。FX由FⅨa或FⅦ和组织因子复合物激活后,形成由轻链丙氨酸^{1}-精氨酸^{139}和重链异亮氨酸^{195}-赖氨酸^{448}组成的FXa。FXa为丝氨酸蛋白酶,在辅因子FV存在时,激活凝血酶原生成凝血酶。因而FX缺乏导致凝血酶生成迟缓。FX基因位于第13号染色体长臂(13q34~q^{ter}),邻近FⅦ基因。基因长25kb,含8个外显子。基因大片段缺失或突变可能是引起本病的原因。

(二) 临床表现

本病为常染色体隐性遗传,男女均可患病,部分病例双亲有血缘关系。纯合子患者FX:C可低于2%,杂合子患者一般FX:C在40%~70%。杂合子临床无出血症状,纯合子患者可有血肿形成。黏膜和皮肤出血常见,可有鼻出血、血尿、胃肠道出血、月经过多等出血症状。关节出血和颅内出血也有报道,见于FX严重低下病例。出血严重性与FX缺乏程度相关。FX血浆水平高于10%的患者仅轻微出血,而小于1%~2%的病例可有严重出血,出血倾向与血友病A相似。

(三) 实验室检查

纯合子病例部分凝血活酶时间(PTT),凝血酶原时间(PT),蛇毒时间均明显延长,FX:C测定一般低于14%。杂合子上述三项试验均可能正常。FX异常血症者其FX:C降低而FX:Ag可正常。

(四) 诊断和鉴别诊断

诊断应根据临床表现和实验室检查。在诊断本病前必须排除维生素K缺乏所引起的获得性维生素K缺乏症。肝病、双香豆素类药物治疗,慢性腹泻以及某些抗生素的使用,可能引起获得性FX缺乏。病史和实验室检查可鉴别本病和获得性FX缺乏。与其他遗传性凝血因子缺乏症鉴别根据实验室检查。

(五) 治疗

本病出血的治疗为替代治疗,由于FX体内半寿期30~40小时,故每日1次输注可维持血浆水平。一般认为FX水平达10%可达到正常凝血过程,因而每日输注血浆15~25ml/kg或凝血酶原复合物15U/kg足以达到止血目的。手术患者输注量应使FX达到40%~50%。制剂可选择新鲜血浆,新鲜冰冻血浆,去冷沉淀上清血浆以及凝血酶原复合物。尽管十分少见,但仍应注意凝血酶原复合物已有血栓形成和DIC的报道。治疗的副作用主要为血液传播病毒,如各型肝炎和艾滋病病毒的传染。维生素K对本病无治疗作用。

五、遗传性因子Ⅺ缺乏症

遗传性因子Ⅺ缺乏症由Rosenthal等首先报道于1953年,当时命名为血友病C,但现在一般称为因子Ⅺ缺乏症。本病多见于犹太人后裔,其杂合子发生率可达2%~13%,纯合子发生率约0.1%。但在美国约半数因子Ⅺ缺乏症没有犹太血统。一般人群中本病发生率差别很大,估计平均约为1/10万,也有人估计占血友病的2%~3%。我国1986~1988年24个省市37个地区调查发生FⅪ缺乏症13例,标准化患病率为0.08/10万。

凝血因子Ⅺ缺乏症与血友病A和血友病B有很大差别。本病呈常染色体隐性遗传,而不是性连遗传。虽然FⅪ水平低下导致出血,但出血严重性并不与FⅪ水平低下呈相关关系,有些FⅪ水平低下的患者很少出血。估计约半数患者有异常出血表现,自发出血不常见,关节出血罕见。

(一) 病因和发病机制

FⅪ曾称为凝血活酶前质(PTA),由两个相同的亚单位通过两对二硫键连接组成的丝氨酸蛋白酶,分子量为160 000。每个亚单位由607个氨基酸残基组成。FⅪ由肝脏合成,在循环血液中以共价键与高分子量激肽原(HMWK)形成复合物。FⅪ是接触因子之一,其他接触因子为因子Ⅻ,激肽释放酶原(PK)和HMWK。在接触负电荷表面激活后,FⅫa激活FⅪ,而激活的FⅪa在钙离子存在时激活FⅨ。FⅪ的激活时由于在FⅫa的作用下,在亚单位肽链精氨酸^{369}-异亮氨酸^{370}处裂解,产生具有酶解活性的C-末端异亮氨酸^{370}-缬氨酸^{607}的轻链和N-末端谷氨酸^{1}-精氨酸^{369}的重链。轻链为FⅪ的酶催化区,而重链是FⅪ与HMWK和底物FⅨ连接所必需。FⅪa的重链与激肽释放酶的重链其结构相似,约有67个氨基酸顺序相同,因而具有激肽酶样的活性,能激活FⅫ,FⅦ和纤溶酶原,但作用弱。α_1-抗胰蛋白酶为FⅪa的主要抑制物,抗凝血酶Ⅲ也能抑制FⅪa。

FⅪ基因位于4号染色体(4q32~35),呈常染色体隐性遗传,因而男女受累机会均等。基因长23kb,含15个外显子和14个内含子。已报道有三种类型的FⅪ缺乏。Ⅰ型突变发生在剪切部位,导致拼接混乱;Ⅱ型突变形成终止密码,生成无活性的截短的分子;Ⅲ型为错义突变,形成氨基酸置换的功能异常的FⅪ。这些基因缺陷均导致FⅪ活性的减少,大部分FⅪ缺乏症患者为Ⅱ型或Ⅲ型,Ⅱ型患者出血倾向最严重。

在四个接触因子中仅有FⅪ缺乏可以导致出血,但临床出血症状和FⅪ水平之间缺少相关性。一种可能为存在着FⅪ激活的另外途径即组织因子和因子Ⅶ复合物,也能激活FⅪ,使一些患者FⅪ缺乏得到代偿。另一种可能的代偿机制是血小板中存在FⅪ样分子,完全缺乏FⅪ的患者也有"血小板因子Ⅺ"。还有一种可能是其他因素导致出血,在纤溶活性增强的部位手术,如:拔牙或子宫手术易使FⅪ缺乏的患者出血,阿司匹林也易引起出血症状。

(二)临床表现

只有纯合子患者有出血症状,杂合子无出血倾向。出血比血友病A和血友病B轻,多发生于创伤和手术后,自发出血少见。表现为皮肤瘀斑、鼻出血、月经过多,偶尔可发生泌尿道出血,但关节出血和血肿很少发生。创伤、手术和拔牙后可发生较严重出血,但也有手术后无异常出血的病例。由于出血症状轻,而FⅪ水平达20%者可能发生严重出血。

(三)实验室检查

凝血酶原时间正常。凝血酶时间正常。部分凝血活酶时间延长。Biggs凝血活酶生成不佳,吸附血浆和血清均能纠正,出血时间正常。FⅪ活性(FⅪ:C)测定具有诊断意义。FⅪ:C正常范围72%~130%,FⅪ:C小于1%~15%为因子Ⅺ缺乏的纯合子,杂合子FⅪ:C 20%~70%。但FⅪ:C测定误差较大,必要时需重新测定。由于冰冻和溶解均可激活接触因子,FⅪ测定和部分凝血活酶时间应该用新鲜血浆。

(四)诊断和鉴别诊断

根据临床出血症状、遗传类型和实验室检查进行诊断,FⅪ:C测定或Biggs凝血活酶生成试验可确定诊断。本病主要与凝血酶原时间(PT)正常,部分凝血酶原时间(PTT)延长的其他出血性疾病鉴别,Biggs凝血活酶生成试验可与血友病A和血友病B鉴别。狼疮抗凝物质可使PTT延长,PT正常,狼疮抗凝物质的实验室检查可资鉴别。获得性FⅪ缺乏症的鉴别在于此类患者存在自身抗体,可用抗体筛选试验鉴别,常发生于系统性红斑狼疮病例。

(五)治疗

替代治疗是本病出血症状的主要治疗方法。一般轻微出血不需要治疗。外伤后严重出血,手术后出血均需替代治疗。FⅪ半寿期约52小时,因而隔日输注1次即能维持血浆水平。FⅪ弥散率低,容易提高血浆水平。国内尚无浓缩FⅪ制剂,可用新鲜血浆或新鲜冰冻血浆,也可用已去除冷沉淀的上清血浆。血库全血在1周内损失约80%的FⅪ,因而不使用。一般每千克体重给予5~20ml血浆可使FⅪ水平上升到25%~50%,达到有效止血水平。外科手术正常止血所需确切FⅪ水平并不清楚,一般认为应达到或超过50%。手术前输注30ml/kg新鲜血浆可达到此水平。术后每日5ml/kg新鲜血浆直至伤口愈合。国外已有浓缩FⅪ制剂。治疗并发症主要为肝炎及其他与输血有关的病毒的传染如艾滋病病毒等。

输注血制品后产生FⅪ抑制物(同种抗体)的病例出血严重,血浆替代治疗止血无效,用激活的凝血酶原复合物可能有效。

本病一般出血轻微,因出血导致的死亡率很低。预后取决于病例出血的严重性和替代治疗并发症,出血轻微者预后良好。

六、遗传性因子Ⅻ缺乏症、激肽释放酶原缺乏症和高分子量激肽原缺乏症

凝血因子Ⅻ(FⅫ)激肽释放酶原(PK)和高分子量激肽原(HMWK)与FⅫ一样均被认为是凝血途径中的接触因子。凝血机制内源途径或接触途径始于FⅫ与负电荷表面的作用,形成FⅫa,FⅫa激活FⅪ成FⅪa,因此,这些因子的缺乏,均使部分凝血活酶时间(PTT)延长。

(一)遗传性因子Ⅻ缺乏症

1955年Ratnoff首先报道此病。由于第1个病例名叫Hageman,本病又名Hageman Trait,FⅫ又称

为 Hageman 因子。

FⅫ是一单链糖蛋白,分子量 80 000,由 596 个氨基酸组成,由肝脏合成。FⅫ基因位于第 5 号染色体(5q33),基因长 11.913kb,含 13 个内含子和 14 个外显子。FⅫ在精氨酸 353-缬氨酸 354 肽键处裂解形成 aFⅫa,两者均有相同的生物活性。FⅫa 是一种丝氨酸蛋白酶,酶三联体由组氨酸[393]、天门冬氨酸[442]和丝氨酸[544]残基组成。除激活 FⅪ外,也激活纤溶系统和补体系统。

本病呈常染色体隐性遗传,男女均可患病,现已有数百例报道。少数患者父母有血缘关系。患者一般无出血症状,手术中或手术后的异常出血也无报道。大部分病例因 PTT 延长而得到诊断。少数患者发生血栓栓塞,首例患者 Hageman 就死于肺栓塞。血栓形成可能是由于 FⅫ缺乏纤溶活性降低有关。

实验室检查除内源途径凝血筛选试验异常外,FⅫ降低是诊断此病的主要依据。杂合子 FⅫ:C 15% ~80%,纯合子 FⅫ:C 常可小于1%。

本病不需要替代治疗,即使进行手术也不必治疗。有血栓形成的病例则应做相应的治疗。

(二) 遗传性激肽释放酶原缺乏症

激肽释放酶原(PK)缺乏症首次报道于 1965 年,由于首先在 Fletcher 家族中发现此病,PK 又称 Fletcher 因子。PK 也是一种糖蛋白,分子量 85 000 和 88 000 两种形式,在肝脏合成。参与内源凝血途径、纤溶系统激活、激肽生成和炎症反应等多种生理性或病理性过程。PK 激活成激肽释放酶,也是一种丝氨酸蛋白酶。PK 在凝血中的作用主要是生成激肽释放酶,从而激活 FⅫ加快接触激活的速度。目前认为 PK 和 FⅫ一样并不是生理凝血过程中必不可少的凝血因子,其缺乏不引起出血症状。本病遗传方式为常染色体隐性,但也有常染色体显性遗传。有些病例双亲有血缘关系。本病无出血倾向,常因 PTT 延长而得到诊断。杂合子 PK 在 40% ~70%,纯合子可小于 1%,一般在 1% ~10%。PK 活性测定需用无 PK 的血浆进行。本病 PTT 延长,若加入高岭土温育 10 分钟后,可明显缩短,这种现象在FⅫ缺乏症和 HMWK 缺乏症中不会出现。本病不需要治疗。

(三) 遗传性高分子量激肽原缺乏症

高分子量激肽原(HMWK)缺乏症 1974 年才有报道,也是一种罕见的遗传性疾病,已报道约 35 例。HMWK 又名 Fitzgerald 因子。HMWK 分子量 210 000,由 626 个氨基酸组成,由肝脏合成。在血浆中与 FⅪ和 PK 形成复合物。在凝血过程中,它作为辅因子参与接触相激活,促进 FⅫ的接触和裂解,加速 FⅪ激活,其本身无蛋白酶活性,HMWK 也不是凝血过程中必不可少的凝血因子,本病无出血倾向,也有血栓形成的报道。患者常因 PTT 延长而得到诊断。HMWK 活性测定是诊断本病的依据,需要无 HMWK 的血浆作为基质血浆,也可测定缓激肽诊断本病。本病 HMWK 血浆水平平均为正常人的10% ~45%。由于本病无出血症状,一般也不需要治疗。

七、遗传性联合凝血因子缺乏症

遗传性联合凝血因子缺乏症又称家族性多凝血因子缺乏(FMFD)综合征。根据缺乏因子的组合可分为多种类型 FMFD。Ⅰ型为 FⅤ和 FⅧ缺乏;Ⅱ型为 FⅧ和 FⅨ缺乏;Ⅲ型为 FⅡ、FⅦ、FⅨ和 FⅩ缺乏;Ⅳ型为 FⅦ和 FⅧ缺乏;Ⅴ型为 FⅧ、FⅨ和 FⅪ缺乏;Ⅵ型为 FⅨ和 FⅪ缺乏。另外还有根据 FⅧ和 FⅪ缺乏、FⅧ和 FⅫ缺乏、FⅧ和纤维蛋白原缺乏、FⅨ和 FⅦ缺乏、FⅦ和FⅩ缺乏、FⅪ和 FⅫ缺乏以及 FⅫ和 FⅩⅢ缺乏。遗传性联合凝血因子缺乏症病因至今不明。Ⅰ型 FMFD 不是蛋白 C 抑制物降低所致,也不是两个基因缺陷遗传的结果,有些病例还合并存在 vWF 的降低。Ⅲ型 FMFD 反映了 γ-羧基羧化作用减弱,可能是肝脏维生素 K 还原酶的异常,也可能是肝羧化酶的异常。最近的研究提示 FMFD 呈常染色体隐性遗传,因而仅纯合子受累。

FMFD 十分少见,所报道病例均有出血症状,如脐带出血、皮肤淤斑、皮下血肿、关节出血等、出血倾向轻重与因子缺乏和异常的严重性有关。诊断依赖于凝血检查、因子测定和排除循环抗凝物质。家系研究和实验室检查需仔细评价,以与循环抗凝物质鉴别。免疫性疾病如系统性红斑狼疮、恶性疾病和药物反应有时会引起循环抗凝物质。治疗原则与各种凝血因子缺乏症相同,根据所缺乏的因子进行替代治疗,补充凝血因子达到正常止血。治疗制剂可选用新鲜血浆、新鲜冰冻血浆、冷沉淀、凝血酶原复合物等。

(张磊 杨仁池)

参 考 文 献

1. 张广吉,张磊,杨仁池. 遗传性联合凝血因子缺乏症一例. 中华血液学杂志,2007,28:817
2. Asselta R, Peyvandi F. Factor V deficiency. Semin Thromb Hemost,2009,35:382-389
3. Beutler E, Lichtman MA, Coller RS, et al. Williams Hematology. 6th ed. New York: McGraw-Hill, 2001: 1617-1655
4. González CM, Díaz-Golpe V, Martín S, et al. Combination of congenital coagulation disorders: Factor Ⅱ

gene mutation G20210A, Factor V Leiden gene mutation G1691A and protein S deficiency. a family study. Haematologica, 2003, 88: ECR20

5. Hainmann I, Oldenburg J, Pavlova A, et al. Identification of a novel factor X deletion in combination with a missense mutation in the F10 gene-Genotype-phenotype correlation in a girl with severe factor X deficiency. Hamostaseologie, 2009, 29: 184-186

6. Herrmann FH, Wulff K, Auerswald G, et al. Greifswald Factor FⅦ Deficiency Study Group. Factor Ⅶ deficiency: clinical manifestation of 717 subjects from Europe and Latin America with mutations in the factor 7 gene. Haemophilia, 2009, 15: 267-280

7. Mariani G, Bernardi F. Factor Ⅶ Deficiency. Semin Thromb Hemost, 2009, 35: 400-406

8. Meeks SL, Abshire TC. Abnormalities of prothrombin: a review of the pathophysiology, diagnosis, and treatment. Haemophilia, 2008, 14: 1159-1163

9. Menegatti M, Peyvandi F. Factor X deficiency. Semin Thromb Hemost, 2009, 35(4): 407-415.

10. Roberts HR, Escobar MA. Other clotting factor deficiencies. In: Hoffman R, Benz EJ, Shattil SJ, et al. Hematology: Basic principles and practice. 4th ed., Elsevier Inc. Philadelphia, 2005, 2081-2095

11. Seligsohn U. Factor Ⅺ deficiency in humans. J Thromb Haemost, 2009, 7(Suppl 1): 84-87

12. Spena S, Asselta R, Caccia S, et al. Analysis of the structural effects of four novel and a previously known mutations causing factor Ⅺ deficiency. Thromb Haemost, 2009, 102: 603-606

13. Spreafico M, Peyvandi F. Combined Factor V and Factor Ⅷ Deficiency. Semin Thromb Hemost, 2009, 35: 390-399

14. Zhang L, Li H, Zhao H, et al. Retrospective analysis of 1312 patients with haemophilia and related disorders in a single Chinese institute. Haemophilia, 2003, 9: 696-702

第136章

血管性血友病

血管性血友病亦称为 von Willebrand 病(von Willebrand disease, vWD),于 1926 年由芬兰医生 Eric von Willebrand 首先报道。其发现一个家系男女多人有明显的皮肤黏膜出血,但深部组织出血少见;患者出血时间延长而血块退缩正常,不同于血友病或血小板无力症。vWD 是临床上最常见的一种遗传性出血性疾病,其发病机制是患者的血管性血友病因子(von Willebrand factor, vWF)基因突变,导致血浆 vWF 数量减少或质量异常。国外报道 vWD 发病率约为千分之一。我国尚无统计学资料。苏州第一人民医院近年来已发现了 130 例 vWD 患者,与同期诊断的血友病患者数相比约为 0.8∶1,足以证明本病在我国绝非少见。由于 vWD 的类型不同,临床出血表现相差很大,实验室检查比血友病复杂,轻症患者的变化不典型,常需结合病史与临床综合判断。多数医生(包括血液科医生)对本病的诊治还缺乏足够的了解与重视,极易漏诊与误诊误治。

一、vWF 的分子结构及病理生理意义

vWF 是一种重要的血浆成分,其分子结构已经阐明。cDNA 测序证实 vWF 的 mRNA 长度为 8.7kb,其开放阅读编码含 2813 个氨基酸的蛋白质,包括 22 个氨基酸的信号肽,741 个氨基酸的前导肽与 2050 个氨基酸的成熟 vWF 分子。vWF 基因位于 12 号染色体短臂,全长 178kb,由 52 个外显子与 51 个内含子组成。vWF 主要由血管内皮细胞合成,贮存于 Weibel-Palade 小体内,骨髓巨核细胞也合成 vWF,并贮存在 α 颗粒中。vWF 在内皮细胞内聚合为超大分子量的多聚体并释放入血;vWF 蛋白裂解酶(vWF-CP,亦称 ADAMTS13)水解 vWF 分子的 Y1605-M1606 之间肽键,降解成分子量 800~12 000kDa不等的多聚体。vWF 分子包含 4 个亚单位,各有不同的功能:A1 区为血小板膜糖蛋白(GP)Ⅰb 结合部位;A3 区为胶原结合部位;C1 区含精氨酸-甘氨酸-门氨酸-丝氨酸(RGDS),为GPⅡb/Ⅲa 结合部位;D′区为因子Ⅷ结合部位(图 136-1)。vWF 在止血过程中主要有两种作用:①与血小板膜 GPⅠb-Ⅸ复合物及内皮下胶原结合,介导血小板在血管损伤部位的黏附;②与因子Ⅷ结合,作为载体具有稳定因子Ⅷ的作用。此外,vWF 也能结合GPⅡb-Ⅲa,参与血小板的聚集过程。正常人血浆 vWF 浓度约为 10mg/L。在内皮细胞受刺激或损伤以及机体处于应激状态时,血浆 vWF 水平升高。vWF 及某些止血与纤溶成分都是血栓性疾病的独立危险因素。相反,当 vWF 基因发生缺失、插入点突变、剪切点替换或提前形成转录终止信号时,导致血浆 vWF 量有显著减低或有质的缺陷,不能完成其正常的止血功能时,即为 vWD。

二、vWD 的临床表现与实验室检查

vWD 多为常染色体显性遗传,少数为常染色体隐性遗传,男女均可患病。患者有皮肤黏膜出血的倾向,以鼻出血与牙龈出血最常见,这与血友病以关节及软组织出血为主的临床表现有很大不同。女性患者常有月经过多或分娩后大量出血。由于 vWD 的类型不同,临床症状轻重不等。轻者(1 型)仅有月经过多,在拔牙或其他小手术后出血不止,或在家系调查时才被发现;2 型出血危险为中度;重症(3 型)患者出血明显,也可像血友病那样发生自发性关节与肌肉出血。我们曾见到一例 2A 型 vWD 患者,下肢的巨大血肿竟达 9kg。有人注意到,家族中不同成员的出血表现及严重者也不相同。患者的出

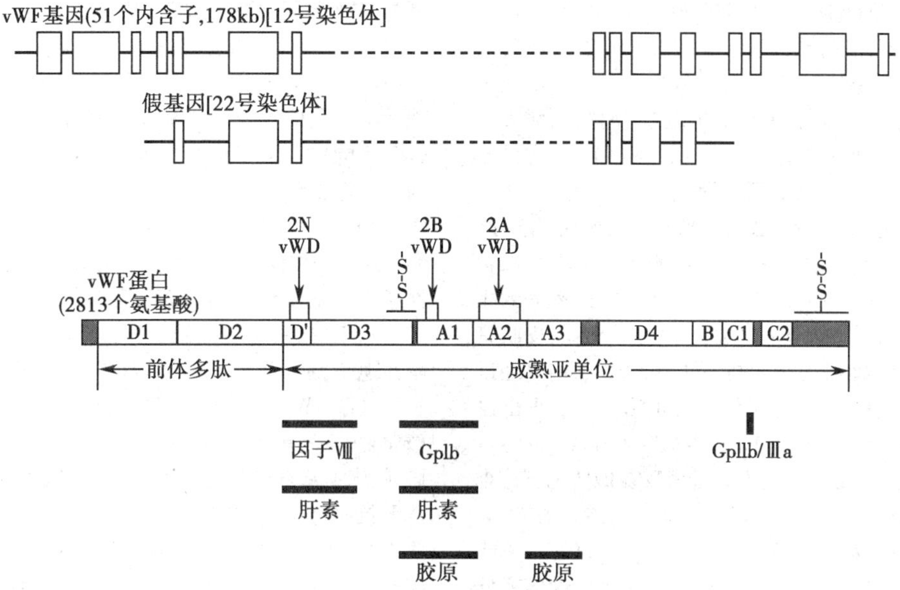

图 136-1　vWF 的基因与分子结构

血倾向可能随年龄增加而减轻。

vWD 的实验室检查方法较血友病复杂而多变，主要有出血时间延长与活化的部分凝血活酶时间［但2B 型正常，后者在瑞斯托霉素诱导的血小板聚集（RIPA）中可被低浓度的瑞斯托霉素（0.4 ~ 0.6mg/ml）诱导聚集（正常为 0.8 ~ 1.0mg/ml）］。利用血小板功能分析器（FPA-100™）测定高剪切力状态下的闭合时间反映出 vWF 依赖的血小板功能，与正常对照很少交叉，可以替代出血时间作为 vWD 诊断的一个敏感与重复性好的过筛实验。少数 vWD 患者的 vWF 量正常但多聚体组成异常。此时需有凝胶电泳或交叉免疫电泳观察不同分子量的 vWF 的分布及其比例。此外，vWF-因子Ⅷ结合试验可确定 vWF 与因子Ⅷ的结合能力（vWF：FⅧB），vWF-胶原结合试验（vWF：CB）可确定 vWF 与胶原的结合能力。

vWD 的实验室检查结果可能与患者体内的实际情况不完全一致，造成临床诊治上的困难。英国血液学会制定的 vWD 诊断指南可供临床参考：①出血时间敏感性较低，在轻症患者可能正常或轻度延长，不作为过筛试验，但对综合判断止血状态有价值；②血小板功能分析仪可代替出血时间用于检测可疑的出血性疾病，但往往需重复测定，如重复测定结果均正常，可排除 vWD；③vWF 抗原应选用能检测到 1% 的方法。应该用血小板检测 vWF：RCo。现有的 ELISA 测定不是确定 2 型 vWD 的敏感方法；④同时做 vWF：RCo 与 vWF 胶原结合试验以确定 vWF 活性可提高对2型 vWD 的检测能力，并确定 1 型 vWD；⑤做 RIPA 时，瑞斯托霉素的终浓度应至少选用 0.5 与 1.25mg/ml 两种；⑥vWF 多聚体分析有助于 vWD 分型，在 vWD 确诊后再进一步做 vWF 多聚体分析；⑦为减少误诊率，应至少在两份不同时间的标本检测到相同的 vWF 抗原与活性结果。

三、vWD 的分型

vWD 可以是 vWF 量的减少，也可以是质的异常，其临床表现及实验室检查结果很不相同。国际血栓与止血学会 vWF 委员会根据 vWD 的发病机制与表型提出的分型方法并被我国第六次血栓与止血会议采用，其中 1 型与 3 型为量的减少，2 型为质的异常。这一分型方法能较好地联系临床特征，对治疗有指导意义，故在国内外得到了广泛运用（表 136-1）。

表 136-1　vWD 的分型

类型	特　点
1 型	vWF 量的部分缺失
2 型	vWF 质的异常
2A 型	缺乏高-中分子量 vWF 多聚体，导致血小板依赖性的功能减弱
2B 型	对血小板膜 GPⅠb 亲和性增加，使高分子量 vWF 多聚体缺乏
2M 型	vWF 依赖性血小板黏附能力降低，vWF 多聚体分析正常
2N 型	vWF 对因子Ⅷ亲和力明显降低
3 型	vWF 量的完全缺失

1. 1型vWD 1型vWD最多见(占75%),为常染色体显性遗传,常为3型vWD的杂合子或其他突变。vWF量减少,为正常的20%~50%。由于正常人血浆因子Ⅷ与vWF水平范围较宽,为50%~200%;O型血正常人的vWF水平比其他血型低25%~30%,可能与1型vWD难以区别,患者的出血倾向较轻,其中有半数的人平时无出血现象,因此极易漏诊。有人估计,有出血表现的1型vWD患者数量约为35~100/百万,与血友病的发病率大致相同。1型vWD最常见的出血现象为鼻出血、皮肤瘀斑、小创伤或小手术时出血不止、口腔渗血与月经过多;阿司匹林与其他非甾体消炎止痛药可加重出血倾向。胃肠道出血少见,一旦发生可能相当严重。临床上应了解家族史并对先证者反复做实验室检查以确定诊断。有条件时应争取多做几项有关检测,如vWF抗原水平与vWF:FⅧB或vWF:CB不成比例,应考虑2型vWD的可能;如因子Ⅷ活性的降低程度明显超过vWF,须进一步排除血友病A。美国卫生部2008年的vWD指南提出,1型vWD的因子Ⅷ降低与vWF平行或较vWF下降程度轻,通常FⅧ/vWF:Ag比值为1.5~2.0。最近Tosetto等提出结合以下三个方面可提高1型vWD的确诊率:①出血症状用积分表示;②vWF水平降低;③家族史显示常染色体显性遗传。然后计算可行性比率再做出诊断。

2. 2型vWD 2型较少见(占25%),为vWF质量异常,按其性质可分为四个亚型。

(1) 2A型:多数为常染色体显性遗传,缺乏vWF高分子与中分子多聚体。本型的vWF量轻度或中度减少;但功能较差,导致RIPA与vWF:CB活性显著减低。其发病机制有多种,可能与vWF不能从内皮细胞分泌或易被血浆vWF裂解蛋白酶破坏有关,或在Golgi体不能多聚化。基因异常多为A2区或其附近的点突变,导致氨基酸1480~1672片段的置换。

(2) 2B型:为常染色体显性遗传,缺乏vWF高分子多聚体。其发病机制为vWF基因A1区(与血小板GPⅠb结合部位)错义突变,对血小板膜GPⅠb亲和性增加,vWF可自发性与血小板结合;RIPA增加,低浓度瑞斯托霉素就可诱导患者的血小板聚集是其主要特征。由于结合了大量vWF的血小板易被清除,患者的血小板计数往往较低。

(3) 2M型:为常染色体显性遗传。其发病机制为vWF基因A1区突变,导致对血小板膜GPⅠb亲和性降低,RIPA减低;但vWF抗原量与多聚体分析正常。

(4) 2N型:为常染色体隐性遗传。其发病机制为vWF基因D′区或D3区(与因子Ⅷ结合部位)突变,导致对因子Ⅷ亲和力降低,血浆因子Ⅷ失去保护而被降解,因子Ⅷ水平显著降低(<10%),临床表现及实验室检查与血友病A完全相同,但患者的vWF不能与因子Ⅷ结合。本型极易被误诊为血友病A。笔者曾用vWF:FⅧB方法筛选了50例血友病A患者,发现2例为2N型vWD并经基因分析证实。这说明在诊断血友病A时,如患者无X伴性隐性遗传特征时,要注意与2N型vWD鉴别。

3. 3型vWD 3型最少见(<1%),为常染色体隐性遗传,属vWF基因异常的纯合子或双重杂合子。血浆vWF完全缺乏并导致因子Ⅷ重度减低(1%~9%),患者的血小板黏附与凝血功能均有障碍,临床上常有严重的出血表现。实验室检查显示vWF抗原与vWF:RCo活性缺如;由于因子Ⅷ减少使APTT明显延长。3型vWD患者的父母及部分家族成员为杂合子,其表型往往正常,但少数有轻度出血倾向,后者符合1型vWD诊断。应该指出,3型vWD患者无vWF,输血液制品后易产生同种抗体。据统计,2.6%~9.5%的患者体内可检测到抗vWF抗体。这不仅使输注vWF无效,并且易产生严重的过敏反应。

此外,尚有一种血小板型vWD,亦称为假性vWD。此型vWD的表现与2B型vWD极为相似,表现为血浆vWF与因子Ⅷ水平下降(或正常),RIPA增高,血浆缺乏vWF高分子多聚体,都可能出现血小板减少与自发性血小板聚集。但血小板型vWD的vWF合成与分子结构正常,而血小板膜GPⅠb的β片段突变,结合vWF的能力增加。血小板型vWD与2B型vWD可通过混合实验鉴别:将正常血浆vWF与血小板型vWD的血小板混合时可引起聚集,但与2B型vWD的血小板混合不发生聚集。

在苏州第一人民医院制定的出血筛选实验中,包括了出血时间、APTT与瑞斯托霉素诱导的血小板聚集。这可对大多数vWD患者做出初步诊断。然后再依据具体情况加做因子Ⅷ活性、vWF定量、vWF多聚体分析与vWF-因子Ⅷ结合试验,对部分患者进行了vWF基因分析,以确定vWD诊断与分型。这使苏州第一人民医院能诊断出大量的vWD病例,其中1型vWD占63%,与国际报道一致。笔者在国内首先报道了2A型与2N型vWD,并在国际上报道了两种新发现的vWF基因突变。

四、vWD的治疗

vWD患者应尽量避免创伤与手术,避免运用影响血小板功能的药物如阿司匹林、吲哚美辛与低分子右旋糖酐。对有局部轻微创伤、鼻出血与牙龈出血者可用明胶海绵填压。纤维蛋白凝胶也有局部止血作用。根据笔者的经验，用凝血酶200U做鼻腔滴入或口腔含漱有较好的局部止血效果。

vWD的治疗药物主要有两种：1-去氨基-8-D-精氨酸加压素（DDAVP，desmopressin，商品名弥凝）与含因子Ⅷ与vWF的血浆制品。两类药物可单独、交替或同时应用。1型vWD患者应首选弥凝。该药促进内皮细胞释放vWF，同时通过间接机制促进因子Ⅷ释放或因vWF增加而使血浆因子Ⅷ水平增高，同时出血时间缩短。弥凝的价格相对较低，并且无血液制品造成感染的危险。常规剂量为0.3μg/kg，加入50ml生理盐水中在30分钟内缓慢静脉注射。在注射后30分钟内血浆因子Ⅷ与vWF升高3～5倍，使延长的出血时间缩短；药物水平至少持续8～10小时，12～24小时后可重复给药，但疗效降低1/3；如在停药后3～4天再次用药，又可获得与初次用药相同的效果。高浓度的弥凝也可做皮下注射或鼻腔滴入（剂量分别为0.3μg/kg与300μg），适于患者在家中治疗。弥凝是1型vWD的首选药物，对2A与2N型可使血浆因子Ⅷ水平暂时增高，对2M型反应不佳。在2B型患者弥凝可能导致血小板减少，应视为禁忌。3型患者因体内无vWF生成，故运用弥凝无效。本药注射后可引起心率加快，头痛与面部潮红，主要副作用为水潴留与低钠血症，这种情况易见于儿童，此时应减慢给药速度与限制饮水。vWD患者使用弥凝未发生过血栓性疾病，但对老年患者仍需谨慎用药。

在考虑弥凝的效果可能不好而患者有出血及需手术时应给予因子Ⅷ（因子Ⅷ-vWF）浓缩剂。所用剂量依具体情况而定。对自发性出血、外伤后出血与拔牙时一次给予20U/kg，对小手术每日或隔日给予30U/kg，对大手术则需每日给予50U/kg直至伤口愈合。经单克隆抗体免疫亲和吸附的高纯度因子Ⅷ产品含vWF很少，基因重组的人因子Ⅷ制剂不含vWF，对vWD治疗无价值。因子Ⅷ-vWF浓缩剂可显著提高患者血液中因子Ⅷ与vWF浓度，出血时间的延长不易完全纠正，但仍有较好的止血功效。因子Ⅷ-vWF浓缩剂一般不会引起血栓性并发症，但在术后患者持续运用高浓度的因子Ⅷ亦有发生静脉血栓的报道，故应定时检测血浆因子Ⅷ，使之维持在50%～150%水平。国外已有中等与高纯度的vWF制品，对控制vWD患者的出血现象及减少手术后出血有很好的疗效。最近国外通过基因工程的方法研制出重组的vWF并进行了临床前研究，在动物实验上有很好的止血效果，可望将来成为一个新的特异与安全的治疗vWD药物。

冷沉淀剂的vWF浓度较血浆高10倍，并且vWF多聚体比例高，在我国常用于vWD治疗。每袋以200ml新鲜冰冻血浆为原料制备的冷沉淀中提取到的vWF量相当于80～140ml血浆中vWF含量。vWD患者有出血时血浆vWF浓度要调整到正常的20%～30%的水平，有严重出血时要调高到30%～50%的水平，在大手术时要达到50%～70%的水平。vWF在体内的半寿期为12～18小时，故对严重出血或手术的患者应每12小时输注1次。笔者对一例做子宫切除的3型vWD患者用10袋冷沉淀，每日2次，连用3天，以后逐渐减量直至创面愈合。结果术中出血仅150ml，伤口一期愈合。应该注意的是，目前使用的冷沉淀剂无法灭毒，因此有感染疾病（特别是肝炎与艾滋病）的潜在危险。冷沉淀剂可恢复凝血异常，如果3型vWD患者出血未控制，出血时间延长，可输给$(4\sim5)\times10^9$血小板，有加强止血的效果。

抗纤溶药物如氨基己酸（2.5～3g，4～6小时1次），氨甲苯酸（0.2～0.4g，每日2次）与氨甲环酸（0.3～0.6g，每日2次）等通过与纤溶酶原结合而抑制其活化，保护血块不被溶解而起止血作用。单用抗纤溶药物对不严重的黏膜出血有一定的止血效果，在手术时可与弥凝或血浆制品合用。

五、女性vWD患者的特殊情况及处理

vWD为常染色体隐性（2型与3型）或显性（1型）遗传，男女患病几率一样。但女性因月经、妊娠与分娩等特殊情况，发生出血的机会较多，因此，在临床统计资料上女性患者占60%以上。大约65%的vWD女性患者有月经过多，往往从月经初潮时即有此现象并可导致缺铁性贫血。Kadir等报道，13%月经过多妇女的病因为vWD。因此，对不明原因的月经过多者要注意vWD的可能性。少数妇女在排卵后发生黄体出血，引起腹痛。vWD妇女可以正常妊娠，流产率偏高，为10%～20%。一般认为，vWD（包括3型vWD）妇女可正常受孕与妊娠。妊娠早期的自然流产或人工流产可能引起出血过多。由于在妊娠中晚期血浆vWF浓度有生理性增高，分娩后当天的出血一般正常，但有15%～18%的人出血较多。血浆vWF浓度在产后数日内迅速下降，有20%～25%的vWD妇女发生延缓性产后出血过多，因此，对vWD妇女分娩与产后1～7天要特别注意观察与监测因子Ⅷ：C水平。分娩时Ⅷ：C水平要达到40%～80%，产后要维持在20%～40%。2B型妇女在妊娠期间可能发生严重的血小板减少，容易误诊为免疫性血小板减少性紫癜，但出血并不因血小板减少而加重。

女性vWD的治疗除弥凝、血浆制品与抗纤溶药物外，月经过多可给予雌激素类药物。雌激素类药物能促进子宫内膜增生，修复出血创面，但无增加血浆因子Ⅷ与vWF浓度的作用。1型与2型vWD一般不必给予预防性止血治疗，在分娩（特别是剖宫产）期间与产后2～3天需运用弥凝和（或）因子Ⅷ-vWF浓缩剂。手术时仔细地止血与有效的子宫收缩对防止出血亦很重要。

六、获得性血管性血友病

获得性血管性血友病（acquired von Willebrand syndrome）是一种较少见的获得性凝血系统疾病，主要继发于淋巴增殖性疾病与骨髓增殖性疾病，占48%～63%；多发性骨髓瘤与巨球蛋白血症等疾病亦是常见原因。患者产生的vWF量与质均正常，但体内产生自身抗体破坏vWF，或vWF吸附在异常细胞表面，致使血液中vWF明显减少。在全身严重的动脉粥样硬化患者，血液在血管内流动时剪切力过高，引起vWF大量消耗，也可发生获得性血管性血友病。这些疾病主要见于老年人，因此在老年人有血管性血友病表现但无既往病史与家族史时，应考虑获得性血管性血友病的诊断。临床表现主要为皮肤黏膜出血，严重者亦可有软组织或内脏出血，少数患者仅表现为外伤或手术后出血不止。实验室检查为出血时间延长，APTT延长，血浆vWF与因子Ⅷ浓度降低，瑞斯托霉素诱导的血小板聚集减弱。确诊指标为发现血中有因子Ⅷ复合物抗体，血浆IgG能与包被固定的vWF结合，但仅部分患者可检测到抗vWF抗体。

获得性血管性血友病的治疗可用激素、免疫抑制剂、因子Ⅷ-vWF浓缩剂、血浆冷沉淀物或大剂量丙种球蛋白。对常规治疗无效的严重出血者，可给予重组的活化因子Ⅶ（rFⅦa）。

（王兆钺）

参考文献

1. 王兆钺. 血管性血友病诊治进展. 中国实用内科杂志，2008，28：813-816
2. 王兆钺. Von Willebrand factor and von Willebrand disease. 血栓与止血学杂志，2005，11：147-149
3. Abbott D, Di Paola J. VWD type 1: a calculated diagnosis. Blood, 2008, 111: 3919-3920
4. Ruggeri ZM. Von Willebrand factor, platelets and endothelial cellinteractions. J Thromb Haemost, 2003, 1: 1335-1342
5. Fressinaud E, Veyradier A, Truchaud F, et al. Screening for von Willebrand disease with a new analyzer using high shear stress: a study of 60 cases. Blood, 1998, 91: 1325-1331
6. Laffan M, Brown SA, Collins PW, et al. The diagnosis of von Willebrand disease: a guideline from the UK Haemophilia Centre Doctors Organization. Haemophilia, 2004, 10: 199-217
7. Rodeghiero F. von Willebrand disease: still an intriguing disorder in the era of molecular medicine. Haemophilia, 2002, 8: 292-300
8. Tosetto A, Castaman G, Rodeghiero F, et al. Evidence-based diagnosis of type 1 von Willebrand disease: a Bayes theorem approach. Blood, 2008, 111: 3998-4003
9. Gu J, Jorieux S, Lavergne JM, et al. A patient with type 2N von Willebrand disease is heterozygous for a new mutation: Gly22Glu. Demonstration of a defective expression of the second allele by the use of monoclonal antibodies. Blood, 1997, 89: 3263-3269
10. Wang Y, Li Z, Gu J, et al. Von Willebrand disease in China. Chin Med J, 2000, 113: 677-680
11. Augusto B, Federici. Management of Inherited von Willebrand Disease in 2006. Sem Thromb Haemost, 2006, 32: 616-620
12. Batlle J, Noya MS, Giangrande P, et al. Advances in therapy of von Willebrand disease. Haemophilia, 2002, 8: 301-307
13. Kadir RA, Economides DL, Sabin CA, et al. Frequency of inherited bleeding disorders in women with hemorrhagia. Lancet, 1998, 351: 485-489
14. Federici AB. Acquired von Willebrand syndrome: is it an extremely rare disorder or do we see only the tip of the iceberg? J Thromb Haemost, 2008, 6: 565-568
15. Tiede A, Priesack J, Werwitzke S, et al. Diagnostic workup of patients with acquired von Willebrand syndrome: a retrospective single-centre cohort study. J Thromb Haemost, 2008, 6: 569-576
16. Nichols WL, Hultin MB, James AH, et al. von Willebrand disease (VWD): evidence-based diagnosis and management guidelines, the National Heart, Lung, and Blood Institute (NHLBI) Expert Panel report (USA). Haemophilia, 2008, 14: 171-232

第137章

新生儿凝血异常

凝血系统从婴儿到儿童直至成年人有一个成熟的过程，必须充分认识到不同年龄段其出凝血的变化，如果简单地应用成人的资料来分析儿童乃至新生儿的出凝血疾患，必然造成误诊或增加了许多不必要的实验室检查及治疗。

（一）出凝血系统的发育

出凝血系统的发育是动态的，随年龄的不同而不同。大多数凝血因子早在胎儿孕10周时已可以在肝脏中合成，绝大多数血浆凝血蛋白的水平随着胎龄的增长而增加，并于生后1岁时基本接近成人。在顺产时，新生儿凝血的异常激活是很有限的，可以很好地维持出凝血平衡，出血或血栓等并发症很少发生于足月健康新生儿。但对于早产儿或有产时并发症的新生儿，其出凝血平衡将迅速、严重地遭到破坏，很容易发生出血或血栓。

（二）新生儿期出凝血系统的特点

1. 凝血因子方面　凝血因子Ⅴ、Ⅷ等（图137-1）出生时其浓度即与成人相似，但维生素K依赖性凝血因子的活性只有成人的20%～50%，而接触因子Ⅺ、Ⅻ等开始只有成人的50%，生后很快即上升至成人的80%。Andrew等报道由于上述凝血因子活性的差异，新生儿凝血酶的产生能力仅为成人的20%。Chan等报道早产婴儿产生凝血酶的速度要比足月儿及成年人快，可能与脐带血中抗凝血酶及自然抑制组织因子途径抑制物的水平生理性较低有关。由于新生儿纤维蛋白原中磷、糖类等成分含量较高，使其更容易形成凝块；并且存在凝血酶时间轻度延长，添加钙剂后能够纠正的特点。与成人vWF相比，胎儿vWF的成分中含有较多的高分子量多聚体。

2. 凝集抑制物方面　血浆中调控蛋白的水平较低也许能够解释患病新生儿出、凝血疾病的发生。由于合成减少，使得蛋白C、蛋白S及抗凝血酶的水平较低。蛋白S以游离（活性）和与C4b结合两种方式存在，新生儿体内C4b水平较低，使活性蛋白S相对增加，而且α_2-巨球蛋白水平较高也限制了蛋白C途径的上调。

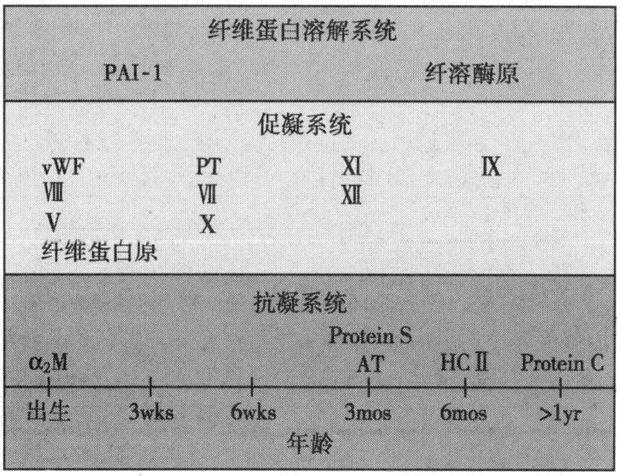

图137-1　各年龄段凝血蛋白的合成和分布

α_2M：α_2巨球蛋白；AT：抗凝血酶；HCⅡ：肝素辅因子；PAI-1：纤溶酶原激动剂抑制物-1。出处：Hoffman血液病学，2005年版，第126章

3. 纤溶方面 纤溶系统通过纤溶酶原的作用，促进凝块溶解而控制凝块的大小。纤溶活性在新生儿期是减低的，在新生儿血浆中浓度较低，并且胎儿中含有较多的甘露糖和唾液酸，使其与纤溶酶原受体结合的亲和力下降，纤溶酶原被组织纤溶酶原激活物激活而产生纤溶酶，继而酶解为纤维蛋白原和纤维蛋白。而且新生儿纤溶酶原激活抑制物-1与成人的水平相仿，可以抑制凝块的溶解。

4. 血小板方面 血小板在胎儿孕20周时已能被检测到，新生儿的血小板数量与成人相似。由于细胞内钙离子转运能力较低，使新生儿血小板对去甲肾上腺素、ADP和胶原诱导的凝聚反应下降，但新生儿出生时却很少发生瘀点、瘀斑，推测可能存在其他的生理性调节因素以弥补血小板内在的凝集功能的不足。在新生儿期血小板相关性出血更多见于血小板减少症，而不是血小板功能不良。新生儿血小板减少症主要继发于出生时窒息、感染、酸中毒、DIC等，另外，遗传性血小板减少症也是新生儿出血的一个少见原因。

5. 血管方面 儿童及新生儿发生血栓的几率明显低于成人，可能血管因素在其中发挥一定的作用。例如：动物实验中幼小兔子与成年兔相比，其血管壁中糖胺多糖、硫酸乙酰肝素的含量较高。

（三）实验室评估

新生儿血浆中接触因子的水平较低，导致其APTT时间延长，维生素K依赖蛋白的减少使PT时间延长，而胎儿纤维蛋白原的特点使TT的时间也延长。与胎龄相关的凝血因子、抗凝物质以及纤溶蛋白的正常值已通过胎儿镜或直接脐血取样而测得（表137-1和表137-2）。

表137-1 常规凝血过筛试验中新生儿与成人平均参考值的比值

	实验室结果			
	APTT	PT	INR	TT
25~32周	3	1.3	3	1.3
33~36周	3	—	2.7	—
37~41周	1.3	1.1	1.54	1.1
6个月	1.1	1	—	1

表中数值为新生儿与成人平均参考值的比值

表137-2 足月新生儿及不同胎龄早产儿凝血系统的正常值

年龄	凝血系统							
	纤维蛋白原（mg/dl）	凝血酶原（U/ml）	V因子（U/ml）	Ⅶ因子（U/ml）	vWF（U/ml）	Ⅸ因子（U/ml）	Ⅻ因子（U/ml）	XⅢ因子（U/ml）
25~32周	250(100)	0.32(0.18)	0.80(0.43)	0.37(0.24)	1.50(0.90)	0.22(0.17)	0.22(0.09)	0.4
33~36周	243(150)	0.45(0.20)	0.88(0.41)	0.67(0.21)	1.36(0.78)	0.35(0.19)	0.38(0.10)	0.70(0.32)
37~41周	240(150)	0.52(0.25)	1.00(0.54)	0.57(0.35)	1.60(0.84)	0.35(0.15)	0.44(0.16)	0.61(0.36)
6个月	251(160)	0.88(0.60)	0.91(0.55)	0.87(0.50)	1.07(0.60)	0.86(0.36)	0.77(0.39)	1.04(0.50)
成人	278(178)	1.00(0.70)	1.00(0.60)	1.00(0.60)	1.00(0.60)	1.00(0.50)	1.00(0.60)	1.04(0.55)

年龄	抗凝系统					
	抗凝血酶（%）	蛋白C活性（%）	总蛋白S（%）	游离蛋白S（%）	HCⅡ（%）	TFPI（ng/ml）
25~32周	0.35(0.20)	0.29(0.08)	0.17(0.14)	0.28(0.19)	0.25(0.10)	21(0.13)
33~36周	0.37(0.24)	—	0.21(0.15)	0.27(0.18)	0.21(0.11)	21(0.10)
37~41周	0.56(0.42)	0.50(0.14)	0.24(0.10)	0.49(0.33)	0.49(0.33)	38(0.22)
6个月	1.04(0.65)	0.59(0.37)	0.87(0.55)	—	0.97(0.59)	—
成人	1.02(0.65)	0.98(0.68)	0.99(0.72)	0.98(0.72)	1.01(0.70)	73(0.50)

年龄	纤溶系统			
	纤溶酶原（U/ml）	t-PA（ng/ml）	PAI-1（U/ml）	α_2AP（U/ml）
25~32周	0.35(0.20)	8.48	1.5	0.74(0.5)
33~36周	—	—	—	—
37~41周	0.37(0.18)	9.6(5.00)	6.40(2.0)	0.83(0.65)
6个月	0.90	1.11(0.83)	8.10(6.00)	1.11(0.83)
成人	1.00	1.02(0.68)	3.6(0.00)	1.02(0.68)

表中数值为参考值的平均值，括号内为正常低限值

α_2AP：α_2抗纤溶酶；HCⅡ：肝素辅因子Ⅱ；PAI-1：纤溶酶原激活抑制剂-1；TFPI：组织因子途径抑制剂；t-PA：组织纤溶酶原激活剂

（四）新生儿血栓

新生儿期较其他年龄段儿童更容易发生血栓，可能与凝血酶抑制延迟及纤溶活性下降有关，新生儿期过多的干预治疗也加重了上述情况，另外，新生儿的某些生理特点也使其易患血栓，如：红细胞团块较大、血管直径较小、存在超大的 VWF 多聚体以及红细胞膜脂质过氧化增加等。

1. 发生率　国际登记处已有新生儿血栓的发生率，但各地统计方法及评价标准有一定的差异。德国报道症状性动脉和静脉血栓的发生率为 0.51/10 000 活产儿，荷兰统计：包括无症状患病，动静脉血栓的发生率为 14.5/10 000，加拿大报道症状性血栓为 24/10 000，综合资料显示其中 2/3 为静脉血栓。

2. 高危因素

（1）获得性血栓病：出生时窒息、败血症、坏死性小肠结肠炎、母孕期糖尿病、脱水、先天性心脏病等都可促进新生儿血栓的形成。新生儿血栓可分为两类：①血栓发生于患有多脏器功能不良或与 DIC 相关的或有中心插管的危重儿。②自发性血栓。

（2）DIC：DIC 是由于组织损伤致组织因子过度表达的病理过程，而导致凝血蛋白、凝血抑制及纤溶前体的过度消耗，最终导致多脏器功能衰竭及死亡。由于新生儿止血系统不成熟，以及网状内皮系统发育不全，因此，很容易发生 DIC。新生儿在某些条件下可出现灌注不良和酸中毒，与 DIC 密切相关的最多见的为感染，如：B 族链球菌、弥漫性疱疹病毒感染等。其他诱因包括：肺透明膜病、窒息、坏死性小肠结肠炎和巨大血肿。出现凝血酶的产生及纤维蛋白、凝血因子的消耗，这个过程在临床上主要表现为出血和血栓。实验室检查为失代偿性的凝血激活，DIC 导致血小板数量减少，纤维蛋白原下降，APTT、PT 延长，D-dimer 上升。治疗方面包括积极控制原发病，以及加强支持治疗。对于将进行侵入性操作、有活动出血的新生儿应给予补充输注，使纤维蛋白原>100mg/dl，PLT>50 000/μl。目前尚无临床研究来评价抗凝血酶在新生儿中的作用。文献报道活化的蛋白 C 能降低成人败血症早期的死亡率，但在新生儿中的作用尚无报道。新鲜冰冻血浆可作为替代治疗之一。

（3）中心置管：在各中心登记的资料中，中心置管为最重要的导致血栓的诱因。文献报道脐静脉、脐动脉插管导致的血栓发生率分别为 20%～65%，13%～73%，肝素的预防性应用可降低脐动脉插管的血栓发生率。荷兰有一份资料显示：在中心置管拔除前应用 Doppler 血管超声及心脏彩超检查，37 例新生儿中 32 例（80%）有无症状性插管相关性血栓。中心插管的位置、大小、材料、放置时间以及管中输注液体的种类都与血栓的形成有关，因为上述因素均可能造成内皮损伤及血流受阻程度的不同。插管相关性血栓主要表现为受累肢体的水肿、肤色及温度的变化等。脉搏减弱、插管局部血供不良、出现侧支循环，或出现无法解释的血小板下降均要考虑到血栓的可能。插管相关性血栓的急性症状都与血管阻塞有关，因此，必须立刻拔除插管。由于血栓的部位及大小的不同，短期应用肝素或纤溶治疗可适量进行。插管相关性血栓，尤其是无症状性血栓的长期预后尚无报道。文献报道其总死亡率为 5%（肾静脉血栓）到 33%（主动脉或心脏血栓）。

3. 新生儿期几种常见血栓的特点

（1）肾静脉血栓：肾静脉血栓是新生儿期最常见的静脉血栓之一，并且儿童期肾静脉血栓有 2/3 发生于新生儿。其主要表现为血尿、伴或不伴蛋白尿、水肿、血小板下降、腹部包块（超声检查证实其为肿大的肾脏）。德国统计显示新生儿肾静脉血栓发生率为 2.2/100 000 活产儿和 13/100 000 早产儿，男性较女性多见。最常见的原因为脱水、感染、窒息、母孕期糖尿病和母孕期先兆子痫等。超过 30% 的肾静脉血栓患儿可导致不可逆的肾功能不全、肾小管功能下降以及高血压等。国际登记处资料显示单纯给予肝素、低分子肝素、纤溶剂或支持疗法在预后上无统计学差异。关于肾静脉血栓的最佳治疗方案尚未确立。

（2）缺血性脑卒中：小儿缺血性脑卒中有 25% 发生于新生儿期，文献报道其年发生率为 26.6/100 000～93/100 000 活产儿，缺血性脑卒中和窦静脉血栓发生的比率接近 2∶1，男性发生率略高于女性。其危险因素包括心脏病、脱水、围生期并发症和遗传性易患血栓性疾患，其病死率不超过 10%，但接近 66% 的患儿表现有神经系统的后遗症，有关新生儿脑卒中的最佳治疗方案尚未建立。由于此症复发危险性较低，治疗主要针对存在血管畸形或多种易栓性疾患的新生儿。

（3）窦静脉血栓：接近 43% 的窦静脉血栓发生于新生儿期。加拿大统计资料显示其年发生率为 41/100 000 新生儿，其高危因素为围生期并发症和脱水。癫痫发作是最常见的临床表现，静脉坏死及癫痫发作常提示神经系统预后不良，病死率及神经系统后遗症报道分别为 8% 和 38%。抗凝治疗的选择要兼顾血栓进展的可能性和出血的危险性，目前尚无明确的推荐疗法。

4. 诊断　准确的诊断依赖于影像学检查以明确血栓的存在。彩色 Doppler 超声检查由于其无创伤易接受而广泛应用（加拿大及德国统计资料 85%

患儿均接受过超声检查）。但是，这种检查有时不能检测到心脏、主动脉、下腔静脉的血栓等，因此，国际儿童止血及血栓委员会提出仍将血管造影作为诊断动脉血栓、上静脉血栓及插管相关性血栓的金标准。

由于新生儿均有前囟，头颅超声检查也广泛应用于新生儿中枢神经系统血栓的筛查，但 CT 和 MRI 仍是诊断新生儿脑卒中的标准。

5. 治疗原则　和儿童及成人的治疗原则相似，新生儿血栓的治疗包括支持疗法、抗凝及纤溶治疗，以及外科血栓切除术。由于缺乏的蛋白因子的种类和程度的不同，不同蛋白因子的替代治疗也是必需的。但是，新生儿登记资料显示治疗尚未标准化。治疗时应兼顾治疗的益处、近期及远期的危险性等。

（1）肝素已广泛应用于儿童患者，但在新生儿的应用经验尚不多。肝素通过抗凝血酶及抗Ⅹa 而发挥其抗凝作用，而凝血酶又是二者重要的辅因子。动物模型结果显示：由于新生动物体内抗凝血酶生理性处于较低的水平，导致体内肝素活性较低。因此，对那些肝素不敏感的新生儿建议可适当添加抗凝血酶。由于肝素在新生儿体内半衰期较短（新生儿为 30 分钟，而成人为 60 分钟），因此，可能需要较大的剂量。基于 Manco 等学者的工作，肝素用于足月新生儿及早产儿的剂量表已建立。由于新生儿 APTT 生理性延长，现在建议可直接以抗Ⅹa 水平来调整抗凝时肝素的用量。肝素用于足月新生儿及早产儿的推荐剂量见表 137-3。

表 137-3　治疗新生儿血栓的肝素推荐剂量

胎龄	负荷量（U/kg）Ⅳ，超过 10 分钟	维持剂量［U/（kg・hr）］
25～27 周	25～50	15～20
28～32 周	50～75	20～25
38～42 周	100	25～40
婴儿（1 个月）	75	28

目标抗-Ⅹa 水平：0.3～0.7U/ml
目标 APTT：60～85 秒（或 2～2.5 倍）
注意：应于注射 4 小时后监测或剂量改变时监测

（2）低分子肝素：成人应用低分子肝素较普通肝素有很多优点，如：可预估的药代动力特点、容易管理、出血等并发症的发生率低、能避免肝素诱发的血小板减少症等。Massicote 等证实应用于儿童及新生儿的三种低分子肝素剂型也有上述优点，分别为 enoxaparin、dalteparin 和 veriparin，其中 enoxaparin 已广泛应用于小婴儿及儿童。最近，有文献报道已将 enoxaparin 成功应用于超低出生体重儿（表 137-4）。

表 137-4　用于新生儿血栓的低分子肝素剂量建议

治疗剂量
婴儿≤2 个月：1.5mg/kg 皮下注射 q12h（最大量：2mg/kg）
婴儿>2 个月：1.0mg/kg 皮下注射 q12h
目标抗-Ⅹa 水平：0.5～1.0U/ml
预防剂量
新生儿≤2 个月：0.75mg/kg 皮下注射 q12h
新生儿>2 个月：0.5mg/kg 皮下注射 q12h
目标抗-Ⅹa 水平：0.1～0.3U/ml

（3）维生素 K 拮抗剂在新生儿的应用有一定的难度。一方面，新生儿的维生素 K 依赖因子生理性处于较低的水平，另一方面，母乳和配方奶喂养的新生儿维生素 K 摄入差别很大。因此，以维生素 K 拮抗剂维持抗凝治疗剂量上很难掌握，需要频繁的取血监测 APTT 及 INR 值，并且长期应用的并发症也限制了维生素 K 拮抗剂在临床的广泛应用。Andrew 等证实新生儿与年长儿童相比，应用华法林时需要增加剂量和时间才能达到理想的 INR 值。长期治疗仅推荐用于患有严重遗传性缺陷症或以前发生过致命性反复血栓的新生儿（表 137-5）。

表 137-5　用于治疗新生儿血栓的华法林推荐剂量

负荷量（如果基础的 INR≤1.3）：0.2mg/kg
维持量（higher in neonates）：0.1～0.32mg/（kg・d）
目标 INR：2.0～3.0（静脉血栓）
3～4.5（蛋白 C 缺乏症）

（4）在新生儿中应用纤溶治疗一定要谨慎，纤溶治疗仅应用于有潜在性或进展性肢体或器官的损伤、心内血栓或其他危及生命的血栓等。目前，组织纤溶酶原激活剂可作为溶栓的一种选择。由于新生儿纤溶酶原活性生理性较低，补充外源性纤溶酶原对治疗可能有益。但是，临床出血尤其是颅内出血是纤溶治疗最严重的并发症。文献报道，儿童大出血的发生率为 0～40%，新生儿中颅内出血在足月儿及早产儿分别为 1.2% 和 13.8%。在应用纤溶治疗前，建议做头颅超声以除外颅内出血的存在，并且其血浆纤维蛋白原活性应>100mg/dl，血小板数应>100 000/μl。

（五）新生儿出血

有意义的出血在早产儿及新生儿中并不多见，新生儿出血大多由于获得性血小板或凝血因子异常而发生，当然有部分遗传性出血性疾患也在新生儿期表现出来。不论何种原因所致，其临床表现常包括皮肤瘀点瘀斑、头皮血肿、脐带结扎处持续渗血、外周静脉穿刺处出血等。自然分娩时颅内出血的发生率为 1/1900，而在胎头吸引器助产时为 1/860。

患有遗传性出血性疾患的新生儿常表现为皮肤、黏膜的出血，肌肉及关节内出血较少见。评估时应注意母亲的出血情况及有关的家族史，以及各种诱因，如：感染、DIC、早产、分娩方式和血管畸形等。

1. 新生儿血小板减少症　新生儿血小板减少症是新生儿期最常见的凝血异常性疾病，一般指血小板数<150 000/μl，通常由于循环中血小板破坏过多所引起。患病新生儿中，感染是最常见的致病因素，而足月新生儿中，免疫介导是最常见的致病原因，其发生率接近 1/1000。另一个导致血小板减少的重要原因为遗传性或获得性骨髓衰竭所引起的血小板生成减少。对于非免疫性血小板减少症，建议给予血小板输注，使血小板数量维持在>20 000/μl。

2. 维生素 K 缺乏所导致的新生儿出血　正常怀孕期间，孕母与胎儿之间存在非常明显的维生素 K 浓度梯度，其值为 10∶1，这可能是基于对胎儿的保护，因为体内维生素 K 水平过高时容易引起 DNA 损伤。虽然大多数婴儿出生时维生素 K 是缺乏的，即使不给予补充，新生儿发生出血的几率也很低。缺乏维生素 K 导致出血的高危因素有：孕母维生素 K 吸收异常、母亲使用了影响维生素 K 吸收的药物、单纯母乳喂养而未预防性应用维生素 K、新生儿吸收不良等。当维生素 K 依赖的凝血因子合成不足时，临床上可表现为皮肤瘀点瘀斑、胃肠道出血、脐带处渗血，甚至出现颅内出血。新生儿出血可分为生后早期和晚期出血，缺乏维生素 K 导致的早期出血常发生于生后 1 ~7 天，主要是由于母亲服用某些药物如：芬尼妥、巴比妥、抗生素等，药物可透过胎盘影响胎儿维生素 K 的合成，而胎儿在生后又未预防性补充维生素 K。晚期出血常发生于生后 4 周，最晚可延至 12 周，多由于单纯母乳喂养或婴儿患有慢性肝病（如：囊性纤维化、硬化性胆管炎等）致脂溶性维生素 K 胃肠道吸收减少。实验室检查为 APTT 及 PT 延长、纤维蛋白原活性及血小板计数正常，还有一些特殊实验如：血维生素 K 水平、尿 Gla 试验等对于明确亚临床型的维生素 K 缺乏很有帮助。新生儿早期的出血通过预防性应用即可得到纠正，可在产房中生后即给予维生素 K 1mg 肌内注射，或者在生后头几周内口服维生素 K 1 ~3mg 至少 3 次。早在 20 世纪 90 年代，英国有一项流行病学调查显示：新生儿期肌内注射维生素 K 与儿童期白血病的发生有一定的相关性。虽然这项研究结果并未被后继的多项研究所证实，欧洲还是普遍采用口服维生素 K 的方式进行补充。但大样本的研究表明：口服维生素 K 由于胃肠道吸收的原因不如肌内注射效果满意。

3. 遗传性凝血因子缺乏症　新生儿由于先天性凝血障碍所引起的出血通常被诊断为严重的凝血因子缺乏症，最常见的遗传性凝血因子缺乏症为因子Ⅷ缺乏（血友病 A）和因子Ⅸ缺乏（血友病 B），其发生率分别为 1/5000、1/25 000，其诊断要注意婴儿阳性的家族史以及健康新生儿出血的体征，但新生儿期有严重血友病表现的患儿中接近 30% 无家族史。其临床症状包括：脐带结扎处渗血、瘀点瘀斑、静脉穿刺处出血、胃肠道出血，以及与产伤不相符的颅外出血（头皮血肿）及颅内出血等。表现为脐带结扎处渗血也要考虑到其他一些凝血障碍，如：13 因子缺乏症、α_2 抗纤溶酶缺乏症以及纤溶酶原激活抑制剂-1 异常等。3 型血管性假血友病是最严重的遗传性出血性疾患，在婴儿期很少引起出血，而其他一些少见的出血性疾患（因子Ⅴ、Ⅶ、Ⅹ、ⅩⅢ缺乏、凝血酶原缺乏、纤维蛋白原减少症）在婴儿期可引起颅内出血。一旦在围生期诊断了某种遗传性凝血疾患，建议选择非创伤性分娩方式以避免颅内出血，如：避免应用产钳或胎头吸引器。诊断的确定应当依赖实验室检查，包括：PT、APTT、TT、纤维蛋白原水平以及特殊凝血因子水平等。血友病 A 或血友病 B 新生儿应当补充重组凝血因子进行替代治疗，而不要输注血浆制品。对于血友病 A 婴儿应当审慎地使用替代治疗，因为早期使用外源性Ⅷ因子可能会诱导Ⅷ因子抑制物的产生。在小于 1 岁的轻症血友病 A 患儿不建议使用利尿激素、加压素等。Ⅶ因子缺乏症可应用重组Ⅶ凝血因子进行替代治疗。为治疗或预防其他凝血因子缺乏症所致的出血，可应用新鲜冰冻血浆或凝血酶原复合物。对于 3 型血管性假血友病，包含有 VWF 的血浆制品可作为治疗的选择。冷沉淀不建议用于治疗此症。

（肖娟）

参 考 文 献

1. Manco-Jonhson MJ, Jacobson LJ, Hacker MR, et al. Development of coagulation regulatory proteins in the fetal and neonatal lamb. Pediat Res, 2002, 52: 580-588
2. Butenas S, Gissel MT, Mann KG. Tissue factor-initiated thrombin generated in the newborn. Blood, 2002, 100: 488a
3. Streif W, Paes B, Berry L, et al. Influence of exogenous factor Ⅶa on thrombin generation in cord plasma of full-term and pre-term newborns. Blood Coag Fibrinol, 2000, 11: 349-357
4. Cvirn G, Gallistl S, Leschnik B, et al. Low tissue factor pathway inhibitor (TFPI) together with low antithrombin allows sufficient thrombin generation in

neonates. J Thromb Haemost,2003,1:263-268
5. Tsai HM,Sarode R,Downes KA. Ultralarge von Willebrand factor multimers and normal ADAMTS13 activity in the umbilical cord blood. Thromb Res, 2003,108:121-125
6. Manco-Johnson MJ. The infant and child with thrombosis//Goodnight Jr SH, Hathaway WE, ed. Disorders of Hemostasis and Thrombosis. 2nd ed. New York:McGraw-Hill Company,2000:325-328
7. Cvirn G,Gallistl S,Koestenberger M,et al. Alpha 2-macroglobulin enhances prothrombin activation and thrombin potential by inhibiting the anticoagulant protein C/protein S system in cord and adult plasma. Thromb Res,2002,105:433-439
8. Ries M,Easton RL,Longstaff C. Differences between neonates and adults in carbohydrate sequences and reaction kinetics of plasmin and alpha-2-antiplasmin. Thromb Res,2002,105:247-256
9. Williams MD. The investigation and management of neonatal haemostasis and thrombosis. Br J Haematol,2002,119:295-309
10. Heller C,Schoben R,Kurnick K. Abdominal venous thrombosis in neonates and infants: Role of prothrombotic risk factors, a multicentre case-control study. Br J Haematol,2001,111:534-539
11. Nowak-Gottl U,Junker R,Kreuz W,et al. Risk of recurrent venous thrombosis in children with combined prothombotic risk factors. Blood,2001,97:858-862
12. Andrew M,Monagle P,de Veber G,et al. Thromboembolic disease and antithrombotic therapy in newborns. Hematology,2001,1:358-374
13. Strater R,Becker S,Eckardstein A,et al. Prospective assessment of risk factors for stroke during childhood:A 5-year follow up study. Lancet,2002, 360:1540-1545
14. deVeber G, Andrew M. Pediatric ischemic stroke study group: Cerebral sinovenous thrombosis in children. N Engl J Med,2001,345:417-423
15. Male C,Chait P,Ginsberg J,et al. Comparison of venography with ultrasound for the diagnosis of asymptomatic deep vein thrombosis in the upper body in children: Results of the PARKAA study. Thromb Haemost,2002,87:593-598

第138章

纤维蛋白溶解

生理情况下，纤维蛋白溶解系统（简称纤溶系统）的主要作用是溶解沉积在血管内止血血栓中的纤维蛋白，维持血液的流通。如果纤溶系统活性异常增强，导致纤维蛋白过早、过度破坏和（或）纤维蛋白原等凝血因子大量降解，并引起出血，即为纤维蛋白溶解亢进（hyperfibrinolysis）或称纤维蛋白溶解出血综合征（fibrinolytic bleeding syndromes）。

纤维蛋白溶解亢进（纤溶亢进）一般可分为原发性纤维蛋白溶解症（primary fibrinolysis）和继发性纤维蛋白溶解症（secondary fibrinolysis）。原发性纤维蛋白溶解症（原发性纤溶）是指在无异常凝血的情况下，纤溶活性异常增高，导致纤维蛋白原等血浆蛋白的大量溶解。继发性纤维蛋白溶解症（继发性纤溶）是指继发于血管内凝血的纤溶亢进，主要见于弥散性血管内凝血（详见另章）。本章仅讨论原发性纤溶。

一、病因和发病机制

理论上讲，原发性纤溶和继发性纤溶的主要区别在于前者仅有纤溶酶的大量生成，大多因纤溶酶原活化物增多所致。后者则是在凝血酶大量生成的基础上出现纤溶酶的生成。实际上，真正含义上的原发性纤溶极少。原发性纤溶又可分为先天性和获得性两种，临床上以后者居多。

（一）先天性 α_2 抗纤溶酶（α_2AP）缺乏

一种罕见的常染色体隐性遗传出血性疾病，自1989年首例报道以来，报道的病例仅10余例。由于血小板功能和凝血试验等正常，医师很少想到此病。纯合子患者常常为 α_2AP 抗原和活性的完全缺乏。由于失去了 α_2AP 的抑制作用，体内纤溶酶活性异常增高，止血血栓过早溶解，导致出血倾向。一旦出血，往往较重。多是外伤或手术后数小时出血，自发出血罕见。杂合子患者大多无症状或仅有轻度出血。也有 α_2AP 分子异常的报道，即血浆中 α_2AP 的抗原水平正常，但其抑制纤溶酶的活性明显降低。分子生物学研究表明此乃基因突变使距 α_2AP 活性中心 N 末端 10 个氨基酸残基处插入了一个丙氨酸，使 α_2AP 不再具有抗纤溶酶活性，相反，成为纤溶酶的底物。临床表现为易出现皮肤青紫及术后出血延长等。

（二）先天性纤溶酶原活化抑制物-1（PAI-1）缺乏

仅有数例报道。可归纳为如下几种类型：

1. PAI-1 抗原水平正常但缺乏活性　1989 年 Schleef 等报道了首例 76 岁的男性患者。患者一生中反复出现外伤及术后出血，其母有过产后大出血。常规凝血试验（包括纤维蛋白原浓度）正常，但优球蛋白溶解时间缩短。血清中 PAI-1 抗原水平正常，活性降低。全血和血清中与 PAI-1 结合的组织型纤溶酶原活化物（t-PA）减少，血清中纤溶酶原和 α_2AP 水平偏低。此例是所报道的病例中 PAI-1 抗原水平正常但功能缺陷的唯一病例。

2. PAI-1 抗原和活性均缺乏　1992 年 Fay 等报道了一例 9 岁女孩，3 岁起反复轻微外伤和手术后出血，其祖父和外祖父曾有相似的经历。凝血及血小板功能均正常，α_2AP 水平正常，血浆中 t-PA 抗原水平正常。血浆及血小板中 PAI-1 抗原和活性均测不出。DNA 序列分析表明在外显子 4 的 3′端有 TA 的插入，以致提前出现终止码。基因结构的异常使得 RNA 极不稳定，合成的蛋白分子与野型 PAI-1 相比，C 末端缺失了 169 个氨基酸，其中含活性中心精氨酸^{346}-蛋氨酸^{347}。患者为纯合子，其父母和 6 个兄弟姐妹中的 4 个为杂合子，但均无出血表现。

3. 血浆中 PAI-1 抗原和活性缺乏但血小板中

PAI-1抗原和活性正常或部分缺乏 Dieval等1991年报道了一例36岁患者，自幼反复轻微外伤和手术后出血，给予氨基己酸可纠正出血。凝血及血小板功能试验正常，仅纤维蛋白原水平偏低。优球蛋白溶解时间缩短。纤溶酶原、α_2AP和D-二聚体水平正常，纤溶酶-α_2AP复合物阴性。t-PA抗原水平正常但活性升高，且几乎所有的t-PA为游离形式，极少与PAI-1形成复合物。血浆中测不出PAI-1抗原及其活性，但血小板中的PAI-1抗原和活性均正常，且血小板聚集时可释放出PAI-1。研究提示血浆和血小板中的PAI-1具有不同特性，单凭血小板中的PAI-1不足以维系正常止血，而血浆中少量高活性的PAI-1为正常止血所必需的。1993年Lee等报道一例63岁老人，自儿童时代起反复鼻出血和手术部位延迟出血，各种常规凝血试验均正常，并除外了DIC、α_2AP缺乏或异常纤维蛋白原血症所致。患者血浆中PAI-1抗原和活性均缺乏，血小板中PAI-1的抗原和活性水平约为正常的1/2。血浆中低浓度的PAI-1不足以中和血循环中的t-PA，引起t-PA抗原正常但活性增高，导致纤溶亢进。对患者家系中7名成员的调查表明PAI-1缺乏为常染色体遗传。

（三）先天性纤溶酶原活化物增多

尚无先天性u-PA水平升高的报道。先天性t-PA水平增高罕见，遗传类型尚不清楚。Booth等1983年报道了一例男性患者，自幼于轻微外伤和拔牙等手术后严重出血，最终于46岁死于自发性颅内出血。患者的凝血因子测定和血小板功能均正常。血中纤溶酶原活化物明显升高，此种活化物在生理上和免疫上均与t-PA相似。虽然血中未测到游离的纤溶酶，但血中总能测出纤溶酶-α_2AP复合物。血浆中PAI-1抗原水平正常，但限于当时的技术，未测PAI-1活性。患者的循环血中持续有纤维蛋白或纤维蛋白原溶解的表现。其全血凝块在6小时内溶解，纤维蛋白原水平降低，纤维蛋白原相关抗原水平持续明显升高。t-PA异常升高时，可因纤溶酶的大量形成造成纤维蛋白过早溶解和纤维蛋白原的降解而引起出血。

（四）严重肝脏疾病

严重肝脏疾病是原发性纤溶最常见的原因。严重肝脏疾病，尤其是发展到肝硬化时，一些与纤溶有关的蛋白，如纤溶酶原、α_2AP的水平可明显降低，可能是蛋白合成功能受损所致。另外，正常情况下肝脏可清除t-PA、u-PA和t-PA-PAI-1复合物。肝硬化时，由于清除功能受损，导致血浆t-PA、u-PA水平升高，PAI-1水平降低。这可部分解释为什么肝硬化时纤溶酶原降低却可出现纤溶增强。肝硬化时的纤溶增强易被临床医师忽视，原因在于纤溶增强的表现常被其他止血异常所掩盖，如凝血因子水平降低和血小板减少等。当肝硬化患者出现严重出血，尤其是给予新鲜冰冻血浆、冷沉淀物、血小板等无效时应测纤溶活性。既往有严重出血的肝硬化患者手术前也应测之。

（五）肿瘤

腺癌（尤其是前列腺癌、胰腺癌）、急性早幼粒细胞白血病（APL）等肿瘤细胞可释放纤溶酶原活化物，其中以u-PA为常见。肿瘤细胞的这种自发性纤溶活性可促发原发性纤溶，产生大量的纤溶酶，消耗α_2AP，循环中可测出纤溶酶-α_2AP复合物。

Okajima等对8名肿瘤患者（胃癌3例，转移性前列腺癌和APL各2例，腹主动脉瘤1例）进行了研究，发现患者的α_2AP水平比正常水平低50%以上，而纤溶酶-α_2AP复合物水平增加。为了检测这种获得性α_2AP缺乏是否伴有全身性纤维蛋白原溶解，他们测定了纤维蛋白和纤维蛋白原降解产物。结果表明，8例患者的血清中均可测出一种250kDa的蛋白，经检测证实该片段1例为片段X，其他7例为片段DY，后7例患者体内还可测到片段Y和D的单体，说明存在全身性纤维蛋白原溶解。随着治疗后病情的好转，所有患者的α_2AP水平均逐渐上升，当α_2AP升至正常水平的60%以上时，体内不再能测出片段X、Y和D。

大多学者认为APL出血主要是DIC及继发性纤溶所致。但也有作者的研究表明，虽然APL患者出血很重，但没有凝血酶形成和纤维蛋白原等凝血因子大量消耗的确切证据。故他们认为虽然白血病细胞能释放出具有促凝活性的物质，但血管内凝血并不严重，所以纤维蛋白原等凝血因子的消耗不至于成为出血的直接原因，相反，患者均有明显的全身性纤溶的实验室证据。另外，与DIC继发纤溶不同的是，APL患者的纤溶酶形成大多与u-PA有关，而前者大多是由于内皮细胞损伤，大量t-PA释放入血所致。APL的早幼粒细胞除了释放u-PA，还可释放能灭活α_2AP的白细胞弹力蛋白酶。

（六）手术和创伤

前列腺、胰腺、子宫、卵巢、胎盘、肺、甲状腺等组织中含较丰富的t-PA，当这些器官发生肿瘤、创伤或进行手术时，因t-PA释入血液而诱发纤溶。泌尿生殖道的创伤和手术可因u-PA释入血液而引起纤溶。有些毒蛇的毒液具有直接激活纤溶的作用，或具有蛋白水解酶活性，通过降解纤维蛋白原和降低α_2AP水平，改变纤溶系统活性。当受其咬伤后可迅速出现严重的出血表现。

（七）溶栓治疗

若t-PA、尿激酶或链激酶过量可致出血并发症，这是由于超量产生的纤溶酶降解循环中的纤维蛋白原引起原发性纤溶。

（八）其他

羊水中有较强的促凝和促纤溶活性，羊水栓塞时可出现以纤溶增强为主要原因的出血。有文献称体外循环可诱发原发性纤溶，其机制不详。可能是体外循环器材、异常血管表面以及加速的血流使纤溶系统激活。各种原因所致低血压及休克时，血流淤滞和组织缺氧等情况可促使内皮细胞释放 t-PA，也是导致纤溶的可能原因。

二、临 床 表 现

主要为出血，大多为全身多部位自发性或轻微外伤后出血，特点为皮肤瘀点及相互融合的大片瘀斑，穿刺部位、手术创面和拔牙后牙床渗血不止，常伴有黏膜出血，如鼻出血、齿龈出血。严重者可有内脏出血，如：呕血、便血、咯血、血尿、阴道出血，甚至颅内出血。

除出血表现外，获得性原发性纤溶的患者尚有原发病的相应临床表现。

先天性原发性纤溶的患者常有自幼反复出现轻微外伤或手术后出血的特点。有的患者有异常出血的家族史。

三、实验室检查

（一）纤溶亢进的常用初筛试验

1. 全血凝块溶解时间　为检测纤溶活性增强的最简单的试验。正常情况下，血凝块在 37℃ 下 48 小时以内可出现收缩，但无溶解迹象。如果 8 小时内血凝块出现溶解现象则表明有全身性纤溶活性的增强。但此方法不能区分纤溶亢进是因为血浆中存在高水平的纤溶酶原活化物还是游离纤溶酶。

2. 优球蛋白凝块溶解时间　优球蛋白含纤维蛋白原、纤溶酶原、纤溶酶原活化物等纤溶系统的活性成分，仅含少量 PAI-1，基本上不产生抑制作用。正常情况下优球蛋白凝块溶解时间>90 分钟，纤溶亢进时可明显缩短。如果在测定标本中加入低浓度的氨基己酸，可抑制纤溶酶原活化物，但不抑制游离的纤溶酶。因此，加入氨基己酸后若优球蛋白凝块溶解时间的缩短得以纠正，说明纤溶亢进可能是纤溶酶原活化物增多所致，若不能纠正，则提示游离纤溶酶增多。

3. 纤维蛋白平板溶解试验　将被检血浆加到纤维蛋白平板上，孵育后观察纤维蛋白板被溶解的面积，经与正常人的血浆对照，可判断有无纤溶亢进。若在纤维蛋白平板中加入或不加纤溶酶原，还可区分纤溶亢进是纤溶酶原活化物增多所致还是游离纤溶酶增多所致。另外，采用加热后的纤维蛋白平板也可用以鉴别，其原理是纤溶酶原活化物不耐热。

以上三种试验的优点在于操作简便，可在几小时内说明是否存在全身性纤溶亢进。后两种方法经改良，还可初步判断是纤溶酶原活化物增多还是游离纤溶酶增多。但这三种方法均无法证实是原发性抑或继发性纤溶亢进。

（二）反映纤溶酶生成的实验室检查

1. 纤溶酶测定　循环血中很难测出游离的纤溶酶。只有在某些情况下，如羊水栓塞、注射了大剂量纤溶酶原活化物时，因为短时间内大量产生的纤溶酶超过了循环中 α_2AP 的抑制能力，才能测出游离的纤溶酶。

2. 纤溶酶原测定　体内有活跃的纤溶酶生成时，血浆中纤溶酶原水平明显降低。

3. 纤溶酶-α_2AP 复合物测定　α_2AP 是主要的纤溶酶抑制物，它能与血循环中产生的纤溶酶迅速形成复合物。正常情况下，循环中仅有微量的纤溶酶-α_2AP 复合物，若明显增多，是纤溶酶生成的有力证据。

4. α_2AP 测定　当体内有大量纤溶酶生成时，血浆中的 α_2AP 因消耗而减少。此时，需除外有无 α_2AP 合成减少，这对诊断先天性 α_2AP 具有重要意义。如果合成功能正常，当纤溶发作停止或停用纤溶酶原活化物后，α_2AP 可于 48 小时内迅速升至正常。

5. 纤维蛋白（原）降解产物（FDP）测定　FDP 是纤溶酶降解纤维蛋白或纤维蛋白原的产物。因此，FDP 增多说明新近有纤溶酶的生成。此方法简便易行，但不能区分纤维蛋白原降解产物和纤维蛋白降解产物。

（三）纤溶酶原活化物和纤溶酶原活化抑制物的测定

包括 t-PA、u-PA 和 PAI-1 等抗原和活性的测定，对于诊断先天性纤溶亢进尤为重要。

（四）其他检查

凝血酶时间（TT）、凝血酶原时间（PT）和激活的部分凝血活酶时间（APTT）可以延长，这是因为纤溶酶可降解纤维蛋白原、因子Ⅴ和因子Ⅷ等凝血因子，另外，FDP 具有抗凝作用。

四、诊　　断

诊断原发性纤溶需对临床表现和实验室检查进行综合分析。首先应确定是否有纤溶亢进，然后确定是否为原发性纤溶。

原发性纤溶与继发性纤溶的临床表现甚为相

似，病因也大多相同，两者的鉴别主要靠实验室检查，但在临床工作上，有时很难作出鉴别。不少所谓的原发性纤溶实际上是DIC引发的继发性纤溶。

理论上讲，原发性纤溶仅有纤溶酶生成的实验证据，而继发性纤溶既有凝血酶又有纤溶酶生成的实验证据。因此，原发性纤溶时，主要反映凝血酶生成和凝血因子消耗的试验应正常。例如，由于没有病理性凝血酶的生成，血浆中片段1+2(凝血酶原活化时的降解产物)和纤维蛋白肽A(凝血酶降解纤维蛋白原产生的片段)不出现升高，抗凝血酶的水平正常；由于没有纤维蛋白单体的形成，鱼精蛋白副凝试验阴性；除非合并肝脏疾病等，血小板计数正常。另外，D-二聚体是纤溶酶降解交联的纤维蛋白所生成的片段，既反映凝血酶的生成，又反映纤溶酶的生成。因此，原发性纤溶时D-二聚体不应增多。

五、治　　疗

原发性纤溶的治疗应包括治疗原发病、去除诱发因素和抗纤溶治疗。

（一）抗纤溶治疗

主要是使用纤溶抑制剂。常用的纤溶抑制剂有氨基己酸(aminocaproic acid, EACA)、氨甲环酸(tranexamic acid)和氨甲苯酸(aminomethylbenzoic acid, PAMBA)等。它们主要是通过与纤溶酶原活化物竞争性结合，抑制纤溶酶原的活化，从而抑制纤溶活性，起到止血效果。另外，体外实验表明，EACA在低浓度下(10^{-4}mol/L)竞争性抑制纤溶酶原的活化，但在高浓度下(0.06mol/L)可非竞争性直接抑制纤溶酶。抑肽酶(aprotinin)是从牛肺等组织中提取出来的广谱丝氨酸蛋白酶抑制剂，不仅可抑制游离的纤溶酶，而且可抑制与抑制物结合的纤溶酶，故具有抗纤溶作用。

EACA有口服和静脉两种剂型。对于成人患者，静脉给药首剂4.0～6.0g，溶于100ml生理盐水或5%葡萄糖液内静脉滴注，15～30分钟滴完。维持量为0.5～1.0g/h，连续滴注，可持续8～24小时或直至症状得到控制。每日量一般不超过24g。慢性出血时可口服2.0g，每日3或4次，视病情可连续服用7～10天。

氨甲环酸的成人口服剂量为0.25～0.5g，每天3或4次。也可静脉注射或静脉滴注，剂量为100～500mg，每天1或2次。该药的副作用比EACA轻。

PAMBA的止血效果比EACA强4～5倍。成人口服250～500mg，每天2或3次，每日量不超过2g。静脉用药的剂量为50～100mg，溶于生理盐水或5%葡萄糖注射液，静脉注射或静脉滴注，每日最大量为600mg。

抑肽酶的给药方法为成人首剂50万～100万U，缓慢静脉注射，继之以20万U/h，持续静脉滴注，至出血停止。给药前需先做过敏试验。

静脉使用纤溶抑制剂时，注射速度不宜过快。肝肾功能不全、过去有血栓栓塞性疾病、目前有血栓倾向的患者应慎用或禁用纤溶抑制剂。有肉眼血尿的患者者禁用纤溶抑制剂，以防血块堵塞泌尿道。妊娠妇女应尽量避免使用EACA类抗纤溶药。

对于原发性纤溶，采用纤溶抑制剂大多可取得良好效果。抗纤溶治疗是目前治疗先天性纤维蛋白溶解唯一有效的方法，大多患者需终身治疗。医源性纤维蛋白溶解多为自限性，停用纤溶药物后一般可很快恢复，仅少数情况需抗纤溶治疗。

有关继发性纤溶的抗纤溶治疗，可参阅本书弥散性血管内凝血的治疗。

血友病和血小板减少症患者发生出血时，抗纤溶治疗可作为辅助治疗，但不宜久用。

（二）替代治疗

在使用纤溶抑制剂的基础上，可输入纤维蛋白原或新鲜血浆，合并出血者可输新鲜血，以纠正纤维蛋白原和其他凝血因子的缺乏。

（赵永强）

参 考 文 献

1. 邓家栋，杨崇礼，杨天盈等. 邓家栋临床血液学. 上海：上海科学技术出版社，2001：1458-1462
2. Lijnen HR, Collen D. Molecular and cellular basis of fibrinolysis//Hoffman R, Benz EJ, Shattil SJ, et al. Hematology Basic Principles and Practice. 3rd ed. Edinbergh: Churchill Livingstone, 2000: 1804-1814

第139章

弥散性血管内凝血

弥散性血管内凝血(disseminated intravascular coagulation,DIC)是许多疾病的共同特征。由于血液内凝血机制被弥散性激活,促发小血管内广泛纤维蛋白沉着,导致组织和器官损伤。另一方面,由于凝血因子的消耗引起全身性出血倾向。这种看来似乎矛盾的现象,却在DIC的发生发展过程中同时存在,并构成临床表现的特点。

DIC不是一种特异性疾病,而是许多疾病发展过程中产生凝血功能障碍的最终共同途径。更确切地说,"DIC是疾病的中间机制"(McKay DG,1965)。近30年来,这一基本概念已被越来越广泛地接受。因此,临床医师没有必要苦苦搜索众多繁杂的病因,企图从中找出某种引发DIC的新的、独特的病因。近年的研究工作显示,组织因子(tissue factor,TF)及多种细胞因子在启动与加重凝血功能障碍并导致DIC过程中,起着核心作用。探索治疗新途径将以此为焦点。

此外,微血管血栓形成可能构成重要的病理机制,引起多器官功能障碍综合征(multiorgan dysfunction syndrome,MODS)。在DIC已被启动的患者中,MODS将是主要死亡原因。因此,DIC与MODS的关联性应予以重视。

本章将重点回顾有关DIC的基础实验研究,探讨其病理生理学改变,并对某些临床疾病进行分析。此外,某些疾病可因局部血栓形成导致全身性止血缺陷,临床表现酷似DIC者,将在第七节中专题讨论,以免混淆。

第一节 弥散性血管内凝血的基础实验

DIC的最终结果早已被知晓。"黑色死亡"指的是强烈的外周坏疽和出血,由血栓形成和斑块的去纤维蛋白作用所引起。"黑色死亡"对人类的危害已历时千年之久。对于各种产科急诊并发致命出血的认识已有几个世纪。

早在1834年,de Blainville曾报道快速静脉注射脑组织浸出液,可在2分钟内引起动物死亡。尸解可见血管和心室内充满凝血块。40年后,Nauyn给动物输入溶解的红细胞液,能观察到相似表现。1884年,Foa和Pellacani输注多种组织提取液,都能引起动物的血栓形成或出血。1893年,英国生理学家Wooldridge以剂量少得多的脑组织提取液,缓慢输注。受试动物虽能存活,但血液不凝固。在到达上述状态后,再快速输注更多的脑组织,实验动物并不发生体表损害。实验的意义在当时未被认识。1921年,Mills观察到该项实验结果是由于选择性血浆内去纤维蛋白作用,以致血栓不能形成。1957年,Krevans报道溶血性输注反应后可发生去纤维蛋白作用。1959年,Schneider给兔输注胎盘组织液,研究产科灾难性DIC特征。20世纪60年代后期,Merskey开展血清纤维蛋白降解产物(FDPs)的实验室测定,从而开启了DIC实验研究之门。Marder(1969)等进一步研究纤维蛋白的裂解以及DIC中FDPs的生成机制。Corrigan(1968)重点研究脑膜炎球菌菌血症,阐明严重感染可伴发DIC,加快了这一领域的研究进展。1965年,McKay等提出DIC是一种独特的临床事件。1968年,Bull B发现DIC中出现的红细胞碎片,源自微血管病性溶血。鉴于DIC诊断问题存在着争议,Colman于1972年对实验结果及临床进展进行全面性回顾。在此基础上,Merskey(1973)指出实验室指标符合DIC诊断者,不一定都是DIC。反之,真正的DIC有时并不"符合"早期实验室指标。了解基础疾病及总的临床表现,则更为重要。依靠早期实验室指标来诊断DIC的概念已被淘汰。Mant与King(1979)强调DIC可以是严重的、急性的。Sack(1977)准确地描述肿瘤可以伴发慢性DIC。因此,DIC的病因呈异源性,症状和体征多种多样。最近30年来,大量工作集中研究有关正常止血与DIC的启动及调控等问题。

第二节 弥散性血管内凝血的发病机制及病理生理过程

人体血液接触足量的组织因子，引起凝血系的激活，是DIC最常见的促发途径，循环中形成纤维蛋白，凝血和纤溶异常是DIC最基本的病理改变。

一、DIC的发病机制

凝血作用可有两种启动机制：由于血管系统内皮细胞层破裂，血液与内皮下组织及胶原接触，产生相互作用，激活内源凝血系。或者由于储存在多数细胞内的组织因子，在细胞破裂时被释放，进入血流，并激活外源性（组织因子途径）凝血系。外源性TF驱动系统是止血的主要驱动力。若驱动力是持久的或足够地延长，从而使促凝力量得以继续，则凝血的阶梯反应将最终生成凝血酶。但是，在这凝血的阶梯活化中的每一步，都必须克服多种生理性障碍（抑制物）。这些阶梯式凝血反应很可能被潜在地灭活。例如，激活的丝氨酸蛋白酶（FⅪa、Ⅹa、Ⅸa、Ⅶa和Ⅱa）可以被抗凝血酶Ⅲ（antithrombin Ⅲ，AT Ⅲ）灭活，活化的辅因子（FⅤa和FⅧa）被蛋白C系统降解，最终生成的凝血酶必须继续逃脱内皮结合的凝血酶调节蛋白（thrombomodulin，TM）。凝血酶最终才能使纤维蛋白原转化成纤维蛋白。DIC的驱动系统常是一种联合的、非生理的、以及持续的过度启动以致过度生成的凝血酶掩没生理性抑制物，引起循环中游离的、无对手的凝血酶和纤溶酶。

发病机制分三类（图139-1）：

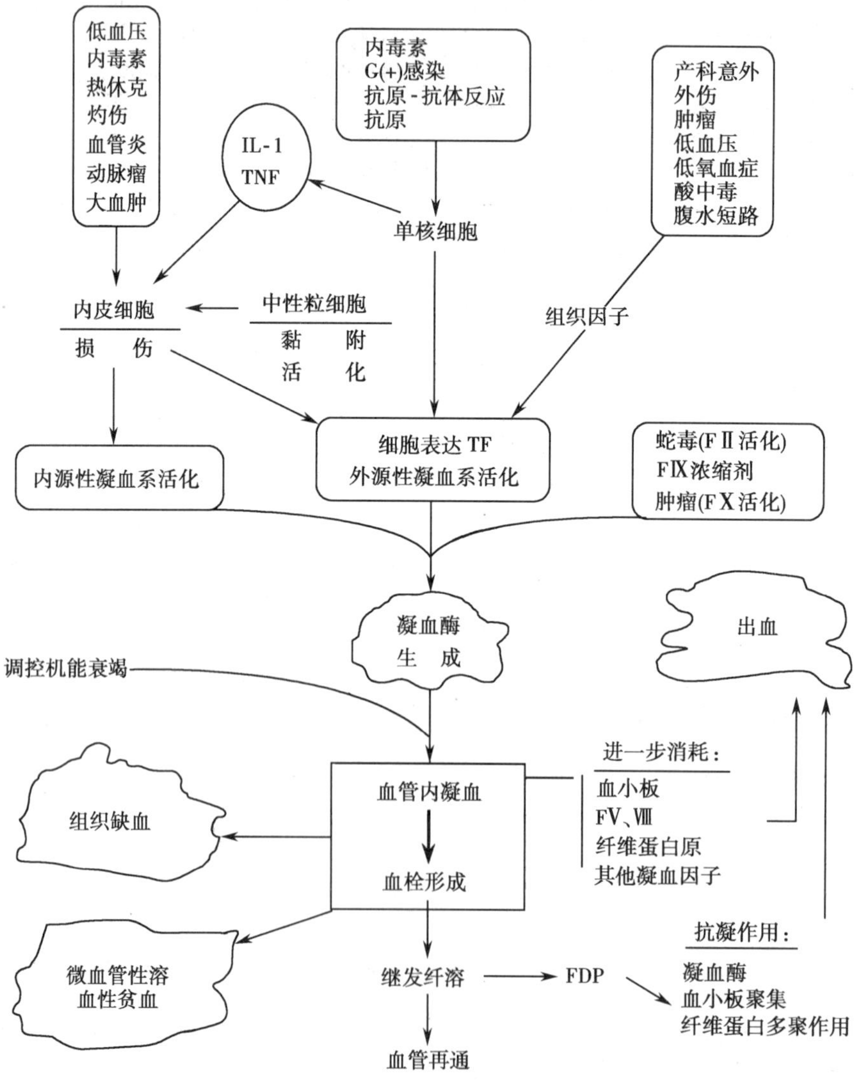

图139-1 DIC的病因及诱发机制

（一）促凝物质进入血液

大量外源或病理性促凝物进入血流激活凝血系统，如蛇毒、多发创伤、颅脑损伤后的脑组织、产科并发症时的子宫内容物、前列腺手术后的前列腺组织、急性早幼粒白血病的早幼粒细胞颗粒、急性血管内溶血、某些分泌黏蛋白的腺瘤，都具TF活性。肿瘤尚可衍生FX活化物而直接激活FX，促发凝血过程。

（二）白细胞的活化

内毒素攻击的兔白细胞表达TF，经采集后注入正常兔腹腔，则受体动物肺及肾脏都有血管内凝血及纤维蛋白沉着，由此可见，白细胞（主要是单核细胞）生成并释放的TF在内毒素诱发的血管内凝血中起着主要作用。此外，受内毒素攻击的单核细胞、内皮细胞释放的一种多肽，名为肿瘤坏死因子（tumor necrosis factor，TNF）参与DIC时的血块形成机制。体外培养的内皮细胞在内毒素、白细胞介素-1（Interleukin-1，IL-1）及TNF作用下，能很快增加组织因子的活性，并降低TM的表达，从而促进血管内凝血。内毒素可损伤血小板、促进血小板第三因子（PF3）作用于凝血，这也是内毒素诱发DIC的基本（但并非主要）原理之一。实验性血小板减少并不能防止血中出现可溶性纤维蛋白。

（三）血管内皮抗凝功能受损及表达TF

内毒素攻击的内皮细胞除可合成与表达TF外，还可减少组织型纤溶酶原激活物（tissue plasminogen activator，tPA）生成，增加纤溶酶原激活剂抑制物（plasminogen activator inhibitor）PAI-1释放，从而消灭或削弱受损内皮本身的促纤溶功能，并通过下调TM，使内皮抑制血液凝固的作用也减弱。同时，TNF会同由单核/巨噬细胞分泌的IL-L、IL-6，白细胞生成的白三烯（leukotriene B4，LB4）、血小板活化因子（platelet activating factor，PAF）以及由补体活化生成的C5a等促使内皮表达黏附分子受体（CD11/CD18），从而促使多核白细胞（polymorphonuclear leukocyte，PMNs）、巨噬细胞和内皮细胞相互黏附，内皮进一步受损并活化。此外，粒细胞活化后生成氧化介质（H_2O_2，HOCL）能削除α_1抗胰蛋白酶活性，为PMNs分泌的弹性蛋白酶攻击内皮细胞间质开辟渠道。FⅫ受内毒素直接攻击或被受损血管所活化。FⅫa使前激肽释放酶转化成激肽释放酶，后者将增强PMNs的有害的作用。从高分子激肽原（high-molecular-weight kininogen，HK）释出的激肽可引起血管扩张和低血压。T细胞则能增强单核细胞表达TF。上述一系列细胞间及细胞基质间的相互作用，使内毒素攻击下的机体诱生凝血酶，并促进继发纤溶过程。

二、DIC的病理生理过程

1. 血管内凝血　血管内皮损伤、组织损伤、肿瘤坏死、外来化学物质进入血流，致凝血因子活化等都可诱发广泛、散在的微血管内凝血。由于纤维蛋白被网状内皮细胞吞噬或局部纤溶，仅在少数情况下尸解时可发现血栓。休克时血流缓慢、低氧血症和酸中毒更易引起血栓，使DIC与多器官功能衰竭互为因果。但休克和低氧血症可能只引起某些器官功能衰竭而缺乏DIC临床和实验室改变，故DIC前状态的早期诊断及治疗是目前研究的热点之一。

2. 血管内继发纤溶

（1）tPA-抑制复合物水平增加：血管内皮或单核细胞受血栓刺激释放tPA，后者使纤溶酶原转化为纤溶酶。DIC时血浆tPA抗原量增加，但功能测定并不能显示tPA活性增加。这是因为血浆中tPA可被特异抑制物（主要为PAI-1）所中和。血浆中能测到tPA-抑制复合物，如tPA-PAI-1、tPA-α_2巨球蛋白，tPA-C1抑制复合物水平增加，同时血浆纤溶酶原水平因消耗而明显下降。

（2）FDPs、D-二聚体实验阳性：正如本文所述，血浆内纤维蛋白单体可以与FDPs（包括来自纤维蛋白原的FDP和来自纤维蛋白的fdp）结合而形成可溶性复合物。在该复合物中可溶性纤维蛋白单体，不能被FⅫa多聚，因此纤维蛋白形成是不完全的。然而，在发生感染时，白细胞或其他细胞被内毒素或炎症细胞因子所激活，释放出蛋白酶，从而水解纤维蛋白。这些蛋白酶不仅能水解小血管内血栓，也能水解纤维蛋白单体复合物。处于游离状态的可溶性纤维蛋白单体，不论在蛋白酶水解作用之前或之后，都能与被凝血酶活化的纤维蛋白稳定因子即FⅫa共价交联而形成稳定的纤维蛋白。

在FⅫa作用下，fdp之间交叉联结的一种特殊片段即D-二聚体（D-Dimer）。应用免疫学方法测定血浆内D-二聚体片段，能够反映纤维蛋白的交联及纤溶酶作用下的溶解，但不能鉴别这种特殊片段究竟源于血管内抑或血管外。事实上只有血管内发生纤维蛋白沉着和溶解才能证实DIC的存在。换言之，D-二聚体实验阳性不足以诊断DIC。此外，应用纤维蛋白（原）相关抗原FRA（fibrinogen-fibrin related antigens）测定法（又名FDPs测定法）可测出血清内FDP/fdp及其与纤维蛋白单体结成的可溶性复合物。不言而喻，这一测定法具有同样的局限性，现举肺炎为例，以资说明：肺实质内可以发生纤维蛋白沉着及溶解，溶解后的小片段如FDP/fdp，D-二聚体等可以由肺实质透入血管内致使检测呈阳性结果。实际上，血管内并没有发生纤维蛋白沉着或溶解，DIC

应予排除。

DIC 患者血浆之所以能抑制纤维蛋白的生成，很可能是因为纤维蛋白及纤维蛋白原的降解产物阻遏凝血酶的作用，尤其是阻断纤维蛋白的聚合过程。

(3) 血小板 PAI-1 减少致纤溶酶活化加速：DIC 时血小板减少，使血小板释放的 PAI-1 减少，故纤溶酶原活化加速。此外，凝血活化过程中生成的 FⅩa、FⅫa 等碎片也可以激活纤溶酶原，生成的纤溶酶是一种强力的丝氨酸蛋白酶原，可消化纤维蛋白原及纤维蛋白形成相应降解产物 FDPs（包括 FDP/fdp）。FDPs 具抗凝性及抗血小板聚集功能，将加重出血倾向。

(4) 内毒素能直接使 FⅫ活化，使局部释出激肽释放酶，继之增加纤溶酶活性并自高分子激肽原（HK）释出缓激肽（bradykinin，BK）能增加血管通透性并舒张血管，产生低血压。

3. 凝血因子消耗 在发生 DIC 情况下，与纤维蛋白原消耗的同时，许多凝血因子活性水平（基于凝血测定法）可以下降。这些凝血因子包括Ⅱ、Ⅶ、Ⅹ、Ⅴ、Ⅷ、Ⅻ、前激肽释放酶（prekallikarein，PK）、HK 及蛋白 C（PC）、蛋白 S（PS）等，其中某些凝血因子可能在凝血酶生成与活化过程中被消耗。在 DIC 患者血浆中可测到从凝血酶原分子或者从 PC 分裂出来的片段（前者名 F1+2 肽，后者名蛋白 C 活化肽 PCP），便是直接的佐证，此外，由于 FⅫ介导前激肽释放酶（PK）转化成激肽释放酶，血浆激肽释放酶可以向局部组织释放，因而加强纤维蛋白溶解。HK 可释放出 BK 致血管通透性增加，血管扩张，导致低血压发生，纤溶酶或活化蛋白 C（activated protein C，APC）等又可使 FⅧa 及Ⅴa 灭活，使 FⅧa、Ⅴa 水平下降，并且 FⅧ：C 水平明显低于 vWF：Ag，反映FⅧc 消耗。至于 PS 可以与 C4b 结合蛋白相结合；而纤维连接蛋白（fibronectin，FN）可以与纤维蛋白原及纤维蛋白相结合，结果使血浆 FN 水平下降。血浆中尚可测到各种凝血抑制物如 APC、组织因子途径抑制物（tissue factor pathway inhibitor，TFPI）和 α_2 抗纤溶酶，在 DIC 中与各自底物相结合。

DIC 时血小板减少症较为常见。血小板减少的原因：①形成血栓过程中被消耗；②血小板被凝血酶聚集继而从血流中被清除；③在内皮损伤部位，血小板黏附并聚集。上述情况使血小板受损伤并释放出磷脂（phospholipids，PF3）及 β-血小板球蛋白（β-thromboglobulin，β-TG）因而促进凝血过程。另一方面，使血小板减少释出 PAI-1 而增强纤溶，加重出血倾向。由此可见促凝血活性与促纤溶活性并存，使急性 DIC 的临床表现具有明显的特征，即在血栓性血管阻塞的同时患者可以出血。单纯血小板减少症不足以诊断 DIC。然而，DIC 时各种凝血因子的消耗并不相等。DIC 的后果常取决于 DIC 的程度、诱发速率、凝血酶与纤溶活性等因素之间的平衡和相互影响。急性 DIC，如子宫破裂，短期内大量 TF 进入血流，以致防护功能无充足时间产生反应，纤维蛋白原、凝血酶、FⅤ、Ⅷ、ⅩⅢ严重消耗，其中 FⅤ、Ⅷ作为辅助因子几乎完全被耗竭。凝血酶原在转化成凝血酶后，被 ATⅢ中和及清除，故消耗也增多，使凝血酶原时间（PT）延长。DIC 早期 PT、APTT 缩短，某些作者认为是与凝血抑制物减少有关。如果蛇咬伤而引起 DIC，则蛇毒液直接使纤维蛋白原转化为纤维蛋白，故一般不发生其他凝血因子的改变，血小板数可不下降，某些情况下可只发生原发性纤溶。

4. 红细胞形态学改变 半数 DIC 患者红细胞形态学发生明显的改变，呈碎片状。红细胞自血块或网状病灶过滤，被纤维蛋白劈开、膜被撕裂而发生溶血，故称之为微血管型溶血性贫血。反之，没有红细胞形态学改变，决不能除外 DIC。

5. 内皮素或其他介质水平 DIC 时血浆内皮素-1（endothelin-1）水平可以升高。内皮素-1 是强烈的血管收缩剂，由受损的内皮细胞释放，可以参与诱发多器官功能衰竭。其他生物活性肽如 TNFα、IL-1β 等在某些 DIC 患者中可见血浆水平升高。根据新的概念，DIC 被视为多器官功能障碍综合征的一个组成部分。

第三节 防护和代偿功能

机体对 DIC 具有多种防护和代偿功能，前者中和 DIC 的促凝部分，后者纠正 DIC 的病理生理过程（图 139-2）。

微循环的内皮表面通过三种机制可有效地去除 DIC 过程中产生的凝血酶：①结合在内皮表面硫酸肝素上的抗凝血酶-Ⅲ（antithrombin-Ⅲ，ATⅢ）能中和凝血酶，继而生成凝血酶-抗凝血酶-Ⅲ（thrombin-antithrombin complex，TAT）复合物。②在内皮细胞表面的凝血酶调节蛋白（TM），能与凝血酶相结合而废除后者对纤维蛋白原、因子ⅩⅢ（FⅩⅢ）和血小板的促凝作用，同时凝血酶-TM（T-TM）复合物能活化血浆蛋白 C。活化的蛋白 C（APC）是一种生理性抗凝物，能使 FⅤa、FⅧa 降解，并通过中和 PAI 而刺激纤溶过程。③组织因子途径抑制物（tissue factor pathway inhibitor，TFPI）是一种内皮细胞生成的生理抗凝物。血浆水平<2nmol/L。在 DIC 中 TFPI 被消耗。在少量 TF 生成的情况下，TFPI 能灭活 TF-Ⅶa 复合物，并抑制 FⅩa 活性。故对维持微循环灌注、微循环内皮细胞的功能、清除促凝活性至关重要。若大

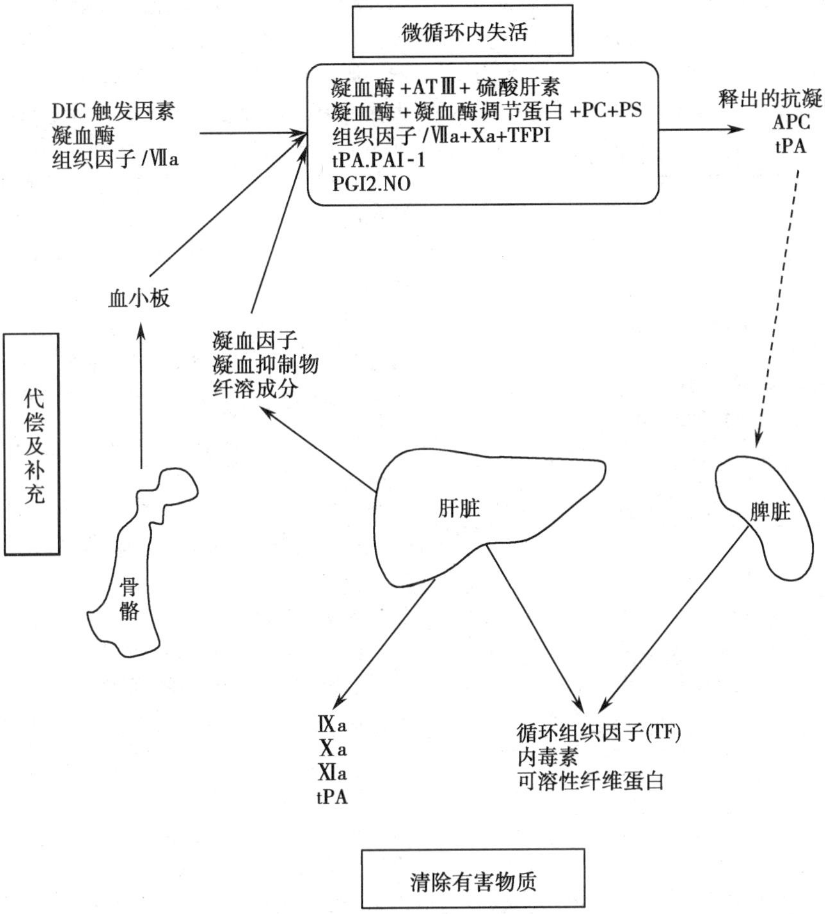

图 139-2　机体对 DIC 的防护和代偿功能

量促凝活性的生成或进入循环，压倒机体的防护功能即能引发 DIC。

单核吞噬细胞系统能去除 TF 及可溶性纤维蛋白单体，故对 DIC 起着重要的代偿和防护功能。TF 是一种膜蛋白成分，只有在病理情况下才暴露于血流并与单核细胞、内皮细胞或血液转移癌细胞表面结合。单核吞噬细胞系统则能有效地去除循环中结合在颗粒上的 TF。肝实质细胞能清除循环中的 FⅨa、Ⅹa、Ⅺa，并合成被消耗的凝血因子、纤溶因子，如纤溶酶原、α_2 抗纤溶酶原和蛋白 C、蛋白 S、ATⅢ等，故起着某种防护和代偿作用。骨髓通过增加血小板生成而对 DIC 起重要代偿作用，但是骨髓巨核细胞反应需一段时间，故在 DIC 发生之后，即使治疗有效，使循环血小板上升也需几天时间。

值得注意的是，所有诱发 DIC 的基础疾病都可使机体的防御和代偿功能受阻。例如白血病可抑制巨核细胞池，肝病可损害合成凝血因子和清除被活化凝血因子的功能。感染性休克的患者，因微循环灌注不足而削弱机体抑制凝血的功能。

第四节　临床表现及实验室检查

一、发病率及临床表现

国内尚无发病率的报道。临床表现与基础疾病有关。DIC 时何种蛋白溶解过程(凝血或纤溶)处于优势，将在很大程度上决定临床表现的特点。以凝血为主者可只表现为血栓栓塞性 DIC，以纤溶为主者可发展成急性消耗性出血。在上述之间，呈现一种广谱的，涉及不同类型的 DIC 临床表现。几种决定最终临床表现的因素为：促发刺激的强度和持续的时间，网状内皮功能状态尤其是肝脏清除活化凝血因子、纤维蛋白单体、FDPs，以及免疫复合物的状态，肝及骨髓代偿情况以加速生成凝血因子及血小板，以及血栓或出血涉及脏器的广度。有的作者主张按照三条不同的轴线来区分 DIC 的临床特征(表 139-1)。例如按发病速度而论，DIC 有急性与慢性之分。按广泛程度而论,有局限性与全身性之分。按临床表现而论,有血栓栓塞性与出血性之分。尽管其间可互有重叠,这种简易的方法可以帮助临床医师对于变化多端的DIC作出基本的剖析。

表139-1 DIC临床特征

类 别	临床实例
发病速度	
急性	脑膜炎球菌菌血症
慢性	死胎综合征
广泛程度	
局限性	腹主动脉瘤
全身性	急性早幼粒细胞白血病
临床表现	
出血性	胎盘早剥
血栓栓塞性	Trousseau综合征(癌症性高凝)

重症或急性的临床表现列于表139-2。早期高凝期,凝血被激活,各种器官发生微血栓阻塞,临床表现以微血栓形成症状为主。中期消耗低凝期及晚期继发纤溶期临床以出血为主。

表139-2 急性DIC临床表现

受累器官	临床表现
皮肤	紫癜、损伤部位出血、病灶出血、出血性大疱、肢端坏死
心血管	休克、酸中毒、心肌梗死、血管栓塞
肾脏	少尿、氮质血症、血尿、急性肾小管坏死、肾皮质坏死
肝脏	黄疸、肝实质细胞损伤
肺脏	急性呼吸窘迫综合征、低氧血症、水肿、出血
胃肠道	出血、黏膜坏死、溃疡
中枢神经系统	昏睡、昏迷、抽搐、病灶性颅内出血
肾上腺	肾上腺皮质功能不全(出血性坏死)

(一)微血栓形成及缺血性组织坏死

小动脉、毛细血管或小静脉内血栓可引起各种器官微血栓阻塞,导致器官灌注不足,缺血或坏死。皮肤末端小动脉阻塞时出血性死斑。暴发型则表现为手指或足趾坏疽。肾受侵犯首先表现为输入小动脉或肾小球毛细血管内血栓形成并阻塞血管,同时可存在局部纤溶反应。肾皮质坏死引起血尿、少尿甚至尿闭。因子Ⅻ活化过程中激肽原转化为激肽,使DIC的微血栓形成阶段易伴有低血压。引起继发性肾小管坏死,肾功能进一步受损。大脑功能障碍表现为意识改变、抽搐或昏迷。肺间质出血对呼吸功能影响,近似急性呼吸窘迫综合征,伴有不同程度的低氧血症。胃及十二指肠黏膜下坏死可产生浅表性溃疡,导致消化道出血。24%~57% DIC患者伴有肝细胞性黄疸,长期存在的感染和低血压常使肝功能损害加重。暴发性严重感染并发DIC时,肾上腺皮质呈出血性坏死,即沃-弗(Waterhouse-Frederchsen)综合征。

因基础疾病不同,组织缺血表现亦不同。约30%胎盘早剥患者的纤维蛋白原水平明显下降,但仅少数患者发生肾皮质坏死。反之,由革兰阴性菌内毒素血症引起溶血性尿毒症患者并发的DIC,虽不足以降低血浆凝血因子水平,但却产生肾坏死。微循环内血流的分布模式对纤维蛋白的沉积起关键作用。例如去交感神经的肾脏在兔受内毒素攻击后并不发生皮质坏死。毛细血管及静脉内皮存在强有力的纤溶酶原活化物,后者在纤维蛋白沉积小血管时刺激释放tPA而引起局部的纤溶。若用氨基己酸抑制纤维蛋白的溶解,则小血管内纤维蛋白沉积增加。妊娠期血管释放tPA受阻,故血管内凝血很容易发生缺血性坏死。

(二)微血管性溶血性贫血

不稳定的、疏松的纤维蛋白丝在小血管沉积时,使血流中红细胞受损,以致出现红细胞碎片。临床表现为血红蛋白血症及血红蛋白尿。

(三)出血症状

64%~87% DIC患者并发血症。严重DIC时血浆纤维蛋白原水平急骤下降甚至测不到,临床称之为无纤维蛋白原状态。DIC患者血浆低纤维蛋白原水平各例不同。分娩时伴发的出血病常突然全身性出血,血浆纤维蛋白原水平常小于或等于100mg/dl,但成人纤维蛋白原均值300mg/dl。先天性无纤维蛋白原患者只在外伤或月经期才出血。因此,DIC时纤维蛋白原≤100mg/dl常伴有出血素质可能是由于同时存在其他异常。DIC时若纤维蛋白为50mg/dl,血小板<20×10^9/L,常伴发小血管出血症。中心血管出血虽少见,但常致命。最常见的出血部位是皮肤,其次为肾、黏膜、胃肠道。最严重的出血症是颅内出血。手术中及手术后的不断渗血及血液不能凝固也是常见的严重表现。

(四)休克及肺功能不全

FⅫ经活化生成激肽释放酶,从高分子量激肽原释出的激肽引起血管扩张和低血压。DIC导致肺血管内皮损伤、通透性增加,使肺间质出血(低氧血症、肺顺应性降低、X线显示白肺、肺听诊阴性及血压正常),临床产生急性呼吸窘迫综合征。

(五)非细菌性血栓性心内膜炎

由Gross和Triedberg首先描述。病理过程中主动脉和二尖瓣游离端的血栓赘生物自3~15mm直径或更大。赘生物主要由血小板栓子组成,缺乏炎症反应成分。其后报道可发生在许多疾病，但半数以上病例为肿瘤，特别是分泌黏液性腺癌，AIDS 症群并存 Kaposis 肉瘤、系统性红斑狼疮（SLE）、充血性心力衰竭、肺炎和败血症。至少半数非细菌性心内膜炎与 DIC 相联。内膜只是血栓形成过程的一个部位。尸检时约 1/4 的 DIC 病例并存非细菌血栓性心内膜炎。

来自赘生物中裂出的栓子可栓塞脑心肾脾的动脉循环或其他结构，造成心肌梗死、脑梗死、肢端发绀等局灶而又分散的栓塞症。故某些肿瘤患者的神经系症状如弥漫的大脑症状、记忆力、定向力障碍或意识丧失，不是由于转移而可能是由于本病症。

二、实验室检查

实验室检查见表 139-3 及表 139-4。DIC 常用的快速简易的实验室筛选试验，包括血小板计数、凝血酶原时间（PT）、激活的部分凝血活酶时间（APTT）、凝血酶时间（TT）、纤维蛋白原水平、D-二聚体。特殊试验适用于筛选试验后尚不能确诊或为科研需要。

表 139-3 DIC 的快速简易试验

试验	DIC 结果（正常值范围）	特征分析
血小板计数（$\times10^9$/L）	<100（100～300）	血小板减少
PT（秒）	>14（11～14）	纤维蛋白原，凝血酶原、FⅤ、Ⅶ或Ⅹ缺乏
PTT（秒）	>35（25～35）	所有凝血因子缺乏（除外 FⅦ、ⅩⅢ）
TT（秒）	>24（15～20）	FI 低水平（<100mg/dl）、抗凝物、FDPs 或异常纤维蛋白原血症
纤维蛋白原（mg/dl）	<200（200～400）	功能性纤维蛋白原低水平、或假性低水平见于肝素>0.6U/ml、FDPs >100μg/dl 影响测定值
D-二聚体定量（ng/ml）	>500（0～100）	存在凝血酶和纤溶酶（血栓形成）

表 139-4 DIC 的特殊试验

试验项目	DIC 结果	特征分析
血清 FDPs（μg/ml）	>10	已淘汰，以 D-二聚体定量测定替代
可溶性纤维蛋白单体（三种测定方法）	阳性	血细胞凝集试验（3P 试验）；提供有效预报；但特异性差 硫酸鱼精蛋白或优球蛋白溶解试验，已淘汰
血栓前体蛋白（TpP）（μg/ml）	>3.5	可溶性纤维蛋白多聚体免疫测定 不受纤维蛋白原或 FDPs 干扰
PC、PS 和 ATⅢ活性测定（%）	<50	用于监测治疗 特别是临床应用活化蛋白 C 或 ATⅢ
凝血因子定量（%）（凝血酶原、FⅤ、Ⅷ、Ⅹ）	<50	FⅤ和Ⅷ在炎症中增高；能混淆诊断
爬虫酶时间、凝血酶时间（TT）	延长	两项试验均延长 见于纤维蛋白原<80mg/dl 或 FDPs 增高 存在纤维蛋白单体 爬虫酶时间延长 反映功能性纤维蛋白原水平降低 对肝素不敏感
纤溶酶原、TPA	减少	有助于全身纤溶状态的分析 标本处理严格遵守规则
优球蛋白溶解时间（ELT）（h）	<2h 血块溶解 >10h 血块不溶	DIC 时两种结果均可发生 <2h 血块溶解提示纤溶过剩 >10h 血块不溶提示纤溶不足
外周血涂片检查	贫血并发盔甲红细胞；血小板减少	微血管性溶血性贫血时盔甲红细胞增多
局部血栓形成的标志物 凝血酶原活化肽（F1+2） 凝血酶-抗凝血酶复合物（TAT）	增高	十分有利于诊断局部性血栓事件 对 DIC 治疗或临床试验评估提供有价值分析

（一）血小板、凝血因子的消耗

直接测定止血因子（血小板、纤维蛋白原）或间接测定反映凝血因子综合水平（PT、PTT、FⅤ、Ⅷ等）的实验均反映止血因子的消耗程度。怀疑 DIC 时应作动态观察。感染、妊娠、肿瘤可使纤维蛋白原水平升高。若并发急性 DIC，则纤维蛋白原虽下降，仍有可能在正常值低值以上。此外 DIC 早期常伴纤维蛋白原及因子Ⅷ：C 水平增高。重症患者，维生素 K 依赖性凝血因子亦被消耗，APTT、PT 大都延长，但部分早期病例可正常或偏短。

（二）继发性纤溶

某些指标代表体内继发纤溶性如 3P 试验、D-二聚体试验或 FDP、优球蛋白溶解时间、凝血酶凝固时间（thrombin time，TT）。微血管内纤维蛋白沉积可引起继发性纤维蛋白溶解。后者可仅限于局部，对全身循环无影响，故优球蛋白溶解时间可并不缩短。但纤维蛋白（原）被纤溶酶降解的碎片（FDP）一旦释放入血流后，易与纤维蛋白单体相结合，形成可溶性复合物，从而影响纤维蛋白单体的聚合作用，导致凝血缺陷。某些物质如乙醇、甲苯胺蓝或鱼精蛋白等可使复合物中的纤维蛋白单体沉淀。这种不经凝血酶作用而发生的凝聚现象称为副凝固。临床上常用的是鱼精蛋白副凝固试验（plasma protamine sulfate paracoagulation test），即 3P 试验。用此法测可溶性纤维蛋白单体相当敏感，但特异性低。当损伤性静脉穿刺，非 DIC 引起的腹腔内出血或肌肉血肿时，可呈假阳性。反之，阴性结果常不支持进行性 DIC 的诊断。原发性纤溶时，3P 试验阴性。DIC 晚期 3P 试验阴性，因为此时血浆中以 FDP 小碎片 Y、E、D 为主，而碎片 X 极少。测定血清中 FDP 水平是 DIC 的敏感筛选指标之一。临床上常用的乳胶颗粒试验是一种免疫学测定法。乳胶颗粒包被着能与纤维蛋白原或 FDP 起反应的抗体。由于血清中不含纤维蛋白原，因此，该项测定能反映血清中 FDP（包括 FDP 和 fdp）水平。正常值<10μg/ml。然而该项检查具有局限性，即特异性低，故仅有 FDP 水平增高不能诊断 DIC。其他临床情况，例如肾功能衰减、肺炎、深静脉血栓形成、肺栓塞、肝病、外科手术等亦可有 FDP 水平增高，原发性纤溶中 FDP 水平显著升高。有时，由于降解产物的迅速被清除，尽管存在 DIC，FDP 却测不到。D-二聚体（D-dimer）是纤维蛋白降解产物（fdp）的一个片段，它是 DIC 有价值的试验。用乳胶凝集法对 D-二聚体进行快速测定，理论上能特异性地反映已经交叉联结的纤维蛋白降解产物水平。因为纤维蛋白单体在交叉联结时需要因子 FⅩⅢa，而因子ⅩⅢa 活化需凝血酶的参与，故 D-二聚体试验阳性与 3P 试验阳性意义相同，均显示血管内已有凝血酶的形成及存在纤溶活性。理论上 D-二聚体在反映纤溶活性方面比血清 FDP 水平测试更为可靠。自动定量免疫测定法（automated quantgitative D-dimers immunoassay），30 分钟出报告，优点是用血浆检测。该测定法已经替代手工法 D-二聚体测定或 FDP 测定。阳性结果不能鉴别这种特殊片段来源于血管内抑或血管外。优球蛋白溶解是血浆在酸性环境下析出的蛋白成分，含纤溶酶原及其活化物和纤维蛋白原，加入凝血酶或钙使之生成纤维蛋白凝块，观察 36℃下凝块溶解时间。因优球蛋白成分含有纤溶系的主要成分，故血块溶解时间能间接反映全身纤溶活性。正常值>2 小时，<10 小时，血块溶解。时间缩短固然有诊断价值，但结果正常者，不能排除 DIC。因为经常在 DIC 晚期，才出现阳性结果（<60 分钟），且不能与原发性纤溶亢进相鉴别。

（三）凝血酶生成的依据

内源性和外源性凝血系统的激活，使循环中因子Ⅹa 生成。后者使凝血酶原裂解出碎片 1、2（简称 F1+2）后转变为凝血酶。凝血酶即作用于纤维蛋白原，使之释出纤维蛋白肽 A、B 后，形成纤维蛋白单体。显然，若能在循环血液内监测到凝血酶碎片（F1+2）、纤维蛋白肽 A（fibrinopeptide A，FPA）、纤维蛋白肽 B（fibrinopeptide B，FPB）、纤维蛋白单体，即可显示已有血管内凝血或凝血酶形成的早期产物，但实验费时，临床难以广泛采用。

第五节 诊断和治疗

一、诊 断

诊断 DIC，最重要的是要符合临床诊断标准，包括：①存在出血、血栓或两者兼有，或进展性器官功能障碍；②存在基础疾病或病理过程，能引起组织损伤、细胞死亡或产生和释放 TF；③快速而易采用的临床试验结果异常并随病情改变。DIC 实验诊断缺乏单一的病症学试验，重要性处在第二位。理由为：①大多数试验受多种因素不同程度的干扰，例如操作、温度等；②测定结果只反映高动力境况下的静态“快照”；③测定耗时，报告结果可能过了高动力境况，例如间歇性严重感染（胆囊坏死、脓胸、脓肿等）；④特殊试验纯实验室操作有一定难度，应用局限，只有少数人知道并能解释，并且不能指导治疗亦不能改变治疗方向。因此，谨慎地采用廉价、有货供应、并快速测定的试验（表 139-3）是最打动人的，除非昂贵的试验能提出更多的预报信息。

2001 年，国际血栓止血学会（The International Society of Thrombosis and Haemostasis，ISTH）DIC 分

会公布一个积分评分法（表 139-5），目的使 DIC 诊断更便利。2007 年评分法获批准应用。显性 DIC 为静态评分。采用该评分法的前提是：①存在诱发 DIC 的基础疾病；②采用简单筛查方法；③≥5 分，可以诊断 DIC，或两天后复查；④需要进行前瞻性研究，以求证实。非显性 DIC 增加动态观察（表 139-6），两天后再次监测结果与最初检测相比较。参数水平倾向于正常，则评分减低。倾向于病理状态，则评分增加。如条件许可，ATⅢ、PC 水平也可作为评分参数。

表 139-5　ISTH 显性 DIC 评分（2001）

参　　数	第 1 天分值			
	0	1	2	3
血小板计数（$\times10^9$/L）	>100	500～100	<50	
D-二聚体（正常水平上限倍数）	<2		2～5	>5
PT（秒）	0	3～6	6	
PT-INR	<1.25	1.25～1.67	>1.67	
纤维蛋白原（g/L）	>1	<1		

注：≥5，符合显性 DIC；<5，2 天后重复评分

表 139-6　ISTH 非显性进展中 DIC 评分

参　　数	第 1 天分值			第 2 天分值		
	0	1	−1	0	1	2
DIC 基础疾病				无		
血小板计数（10^9/L）	≥100	<100	↑	稳定	↓	
D-二聚体（正常水平上限倍数）	<2	≥2	↓	稳定	↑	
PT-INR	≥1.25	<1.25	↓	稳定	↑	
ATⅢ（%）			≥70	<70		
PC（%）			≥70		<70	

注：≥5 符合非显性 DIC；<5 不是 DIC

初步评估资料显示，ISTH 显性 DIC 评分系统能够识别一组有严重感染的 DIC 高危患者。进展中 DIC 评分不能判断哪些患者以后将确实发展成显性 DIC，但它可以识别高死亡率患者。ISTH 非显性 DIC 评分法，无实用价值，已被否定。有报道灼伤患者内源性凝血调节蛋白显著减少，幸存者 AT、PS 第 5 天，PC 第 7 天恢复到正常水平。

二、治　　疗

DIC 死亡率为 50%～80%，可因不同基础疾病而差异。产科疾病并发 DIC 者死亡率已明显降低，例如胎盘早剥并发 DIC，死亡率已低于 1%，反之由感染休克所诱发的 DIC，死亡率高达 90%。DIC 的病因多，临床表现多样性、复杂性，且各期交叉存在，故缺乏可比性临床研究资料，在治疗上存在争议。然而，根据理论推理、回顾性资料分析和 DIC 特殊类型的治疗经验，下列处理原则已获公认：①DIC 是由严重的基础疾病所引发的后果。因此，诊断一旦确定，积极治疗原发病至关重要。维持血流灌注，积极治疗休克，纠正低血容量，对生命体征以及主要器官功能（心、肺、肾）进行监测，决不容忽视。是否需要针对 DIC 本身采取治疗措施，将根据临床情况而定。DIC 治疗决不能单纯以实验室指标为依据。羊水栓塞并发 DIC 时应立即对肺、心血管进行有效的支持以挽救患者的生命。②血栓栓塞为主要临床症状者有使用肝素的指征。若出血为主要临床症状，则应替代性输注血小板和新鲜血浆，如治疗失败可考虑加用肝素，若再次失败则可考虑合并应用纤溶抑制剂。③每 8～12 小时评估临床及实验室指标。

具体治疗措施：

（一）替代治疗

患者如有明显出血或在消耗性低凝期和继发纤溶期，血小板数、纤维蛋白原及凝血因子水平均降低，应适当补充凝血因子，输注新鲜冰冻血浆（FFP）、冷沉淀（富含纤维蛋白原、FⅧ、纤维连接蛋白）、浓缩血小板悬液或新鲜全血或凝血酶原复合物（富含维生素 K 依赖性凝血因子）。推荐剂量 8U 血小板浓缩物（1U 来自 200ml 鲜血）、8U 冷沉淀、2U FFP。每 8 小时根据血小板数、纤维蛋白原、APTT、PT、输入的容量而调整替代治疗剂量。对替代治疗

曾有争议，过去有的作者认为在凝血酶继续生成时，输注凝血因子如同“火上加油”。可加重血管内凝血。这一理论上的推测在实践中未被证实。

（二）肝素治疗

尽管在DIC治疗上使用肝素已有较长历史，但对肝素的使用仍有极大争议，并缺乏对照性观察。主张使用肝素的理论依据：肝素是抗凝血酶Ⅲ（ATⅢ）的辅助因子。在肝素存在情况下，ATⅢ中和凝血酶的能力增加1000倍，并可抑制FⅩ、Ⅸ、Ⅺ、Ⅻ的激活。如果血栓-出血临床轴线（表139-1），倾向于血栓形成则采用肝素治疗更为合理。另一方面，反对使用肝素的依据为：①实验资料表明，肝素在DIC发生前使用方能奏效。一旦DIC发生则血浆ATⅢ水平低下、纤维蛋白单体及中性粒细胞释出的弹性蛋白酶干扰肝素-ATⅢ复合物与凝血酶的反应。②应用肝素虽可使血浆凝血因子水平略上升，但死亡率未改变。③应用肝素可使出血发生率增加，并可致命。④5%患者应用肝素诱发抗肝素抗体，促使血小板聚集、血小板数减少。少数情况下，应用肝素甚至可诱发DIC。

概括地说，目前一般认为DIC使用肝素的指征：

1. 持续出血、经替代治疗血小板和凝血因子不上升。以肝素中和凝血酶活性，继之以补充性治疗，常可成功地止血并使凝血因子上升，实验室指标改善。

2. 证实有纤维蛋白的沉积，如皮肤坏死、暴发性紫癜、肢端缺血或静脉血栓栓塞。

3. 对下列疾病一般一致认为肝素治疗有效：死胎潴留伴有低纤维蛋白原血症诱导分娩前，流产，急性早幼粒白血病化疗前，主动脉瘤或转移癌手术前，血型不合输血诱发DIC等。肝素治疗量：虽然DIC高凝期或明显的栓塞者肝素治疗可能有效，但对肝素的用量也存在着不同观点。从理论角度来说，人体纤维蛋白原水平为3g/L，以血容量为5000ml计算，人体纤维蛋白原总量为10～15g。因为1U凝血酶可使1mg纤维蛋白原转变为纤维蛋白，也就是说需要对抗10 000～15 000U的凝血酶才能阻止纤维蛋白的形成。1mg肝素可中和32U Ⅹa及1000U凝血酶，因此，每日只需微剂量肝素（15mg）就足以中和凝血酶的作用。且肝素在催化ATⅢ与凝血酶的结合过程中自身并不消耗。因此，目前肝素用量较过去明显减少。至于微剂量与不用肝素之间有无差别，尚需更多实践证实。尽管不少临床经验表明轻至中度DIC皮下注射肝素能改善临床症状，但均缺乏系统的实验分析。此外，暴发性紫癜需抑制凝血酶的生成，则需应用高剂量肝素。

目前推荐的普通肝素剂量为5～10U/（kg·h），不宜进行冲击式输注。输血错误、暴发性紫癜，需要加大肝素剂量，同时必须加强补充凝血因子和血小板。因肾功能衰竭而应用普通肝素的患者、不需要减少剂量，因为低剂量普通肝素将与血浆蛋白结合、与内皮细胞相黏附、并被网状内皮摄取及清除。至于大剂量普通肝素的游离部分，被肾脏所清除。反之，由于低分子肝素（LMWH）的血浆蛋白亲和力低，主要通过肾脏清除，肾衰患者应用LMWH，应减少剂量。肝功能衰竭患者、凝血子及凝血抑制因子生成减少，肝素应慎用。出血倾向明显者可采用低分子量肝素30～50抗Ⅹa U/kg每12小时1次皮下注射（成人），暴发性紫癜者剂量加倍。慢性DIC，如Trousseau综合征（癌症性高凝），应该根据PTT或血浆肝素水平，采用有效的肝素剂量。暴发性紫癜、APL和AAA，每一种情况都具有多种凝血试验异常。因此，不能采用通常的临床试验进行监测。必须依靠经验性给药。必要时测定血浆肝素水平，调整剂量。

（三）纤溶抑制剂

纤溶抑制剂阻断DIC的代偿机制、妨碍组织灌注的恢复。阻止血块溶解的同时，常带来肾损害不能回复的后果，近年来，不主张使用。对于急性早幼粒白血病、巨大血肿、中暑、羊水栓塞、前列腺癌等易并发纤溶亢进的患者，若发生严重出血危及生命、治疗失败，优球蛋白溶解时间缩短等情况，提示血栓-出血轴线（表139-1）极度倾向于出血的患者，才有指征在肝素抗凝、替代治疗的基础上，使用氨基己酸（EACA）、氨甲苯酸或氨甲环酸等纤溶抑制剂，以抑制纤溶酶原的活化和纤溶酶的水解作用。故原则上说，EACA在DIC时不用，纤溶过盛至危及生命出血时，推荐剂量氨甲环酸100～200mg/次，每日2～3次静脉输注。EACA、氨甲环酸尿路内浓度高，易因血块形成而梗阻尿路，故DIC伴血尿或尿道手术后慎用。24小时内临床未改善者，不建议继续应用。

（四）其他治疗

1970年首次报道DIC时，曾用ATⅢ浓缩剂或合并肝素进行治疗。狒狒的感染性DIC实验资料表明，大剂量ATⅢ浓缩剂仅在诱发DIC前输注可防止动物死亡。发生DIC后给相同剂量则无效，故不推荐应用于临床治疗，ATⅢ纯品与肝素合用治疗DIC正在进行中，但资料尚不足以评估该方案的价值。活化蛋白C浓缩剂、变异的α_1-抗膜蛋白酶、抗组织因子单抗、抗内毒素或细胞因子等资料均在试验研究中。基因重组FⅦa（rFⅦa）曾用于DIC的选择性病例，例如恶性疾病、脑损伤、产科急诊严重出血伴严重纤溶亢进者。至今，这些少数病例都是在所有治疗方法失败后才应用。rFⅦa止血功效给人以深刻印象。并发血栓的恐惧不经常见诸报道，有待进一步论证。

各医疗机构对 DIC 的治疗基于临床经验，方法和疗效存在较大差异。日本血栓止血学会，DIC 学术委员会推荐的 DIC 治疗方案和推荐度分类见表 139-7 和表 139-8。

表 139-7　DIC 时推荐的治疗方案（日本血栓止血学会-2006）

治疗原则	具体治疗及推荐度
基础疾病的治疗	推荐意见一致
抗凝剂治疗	（1）肝素或类肝素 ■ 普通肝素（UFH）5000～15 000U/d，持续滴注；推荐度 C 级（伴血栓形成，推荐度 B1 级；较大出血，推荐度 D 级） ■ 低分子肝素（LMWH）5000～10 000U/d，持续滴注，推荐度 B2 级（较大出血，推荐度 C 级或 D 级） ■ 硫酸乙酰肝素（DS）1250U/次，每日 2 次，静脉注射，推荐度 B2 级（较大出血，推荐度 C 级或 D 级） （2）合成蛋白水解酶抑制（SPI）推荐度 B2 级（较大出血，推荐度 C 级或 D 级） 甲磺酸加贝酯（GM）2000～2500mg/d，持续滴注 甲磺酸萘莫司他（NM）150～200mg/d，持续滴注 （3）蛋白水解酶抑制（PI） ■ AT 1500U/d，滴注，推荐度 B1 级 ■ APC 推荐度 B1 级 ■ TM 推荐度 B1 级
抗纤溶或促纤溶治疗	（1）抗纤溶治疗：氨甲环酸 500～2000mg/d，推荐度 D 级 （2）纤溶治疗：推荐度 D 级
输血液制品	（1）FFP 3～5U/d，推荐意见一致 （2）PC 10～20U/d，推荐意见一致

表 139-8　DIC 治疗的推荐度分类

推荐度	医疗实践中有共识的治疗
A	有强力的推荐理由，有效性明确
B1	有中等度的推荐理由，或虽有强力的作用但临床效果轻微
B2	缺乏足够的循证医学试验，但几乎无不良反应，该药为许多医师常用
C	缺乏足够的循证医学试验，但该药为许多医师常用（如 UFH）
D	推荐的有效性持中度或强力地否定，或有不良反应

第六节　弥散性血管内凝血的临床疾病分析

妊娠妇女血浆凝血因子水平增高，体内的纤溶活性一定程度上被抑制，目的在于防止分娩期出血。分娩前一周，半数妊娠妇女血浆纤维蛋白原水平高于非妊娠妇女（正常血浆纤维蛋白原 300～450mg/dl），FⅧ：vWF 成比例增高，维生素 K 依赖性凝血因子，FⅧ、FⅩⅢ、纤溶酶原水平都增高。纤溶活性增强者血浆 FⅩⅢ、Ⅺ水平降低，妊娠第三期血浆纤溶酶原、α_2 抗纤酶轻度增高；分娩期自胎盘分泌出的 PAI_2 增高、蛋白 S（PS）水平下降而蛋白 C（PC）水平无变化。

妊娠妇女血小板数正常。仅少数妇女妊娠期血小板数逐渐下降。ATⅢ水平正常，但是抑制凝血的其他酶如肝素辅因子Ⅱ水平升高。正常妊娠末期血浆纤维蛋白肽 A（FPA）水平轻度升高，血浆中可测到 D-二聚体、纤维蛋白（原）片段，提示子宫局部有凝血酶生成及发生子宫局部 DIC。这种生理现象在口服避孕药的妊娠妇女的变化更为明显。

正常分娩过程中血浆纤溶活性升高、血浆 FDP（纤维蛋白/原相关抗原）升高，与此同时血浆 α_2 抗纤溶酶、FⅫ、Ⅴ、Ⅷ、纤维蛋白原等水平相应下降。FⅧ水平降低而不伴 vWF 水平下降。β-TG、血栓烷 B_2（TXB_2）、血小板第 4 因子（PF4）等水平升高提示血小板的活化并释出其颗粒内容物进入血流。分娩期的上述改变足以提示正常分娩期子宫内有急剧的局部 DIC 过程。一旦胎盘被分离，子宫肌质收缩，使子宫动脉收缩，并触发起始止血。机体完整的代偿防御功能，使局部 DIC 所产生的凝血酶不致扩散到子宫外，但局部 DIC 所产生的肽类（如 FDP、D-二聚体、FPA）可在循环血液中测到。某些妊娠妇女可见分娩初24小时内血小板数降低，但尚不足以影响止血机制。

一、胎盘早剥

分娩过程中胎盘早剥发生率0.5%～1.0%。1/4胎盘早剥血浆纤维蛋白原水平低于100mg/dl。早剥开始后8小时即可测到低纤维蛋白原血症。

胎盘早剥患者发生低纤维蛋白原血症有几种解释：①出血或血块形成过程中消耗。早剥过程中子宫血块中可发现9g以上的纤维蛋白原，蛋白丢失可达到50%～75%。②来自胎盘的促凝物质进入母体血流，引起与实验注入胎盘浸液相似的去纤维蛋白作用，患者血浆凝血因子水平及血小板水平下降；FⅧ水平降低而不伴有vWF下降，提示FⅧ促凝活性在DIC过程中被灭活，支持这一解释。③纤溶活性加强致低纤维蛋白原血症。患者血浆中FDP、D-二聚体等水平增加。但标志物检测结果不一致，可能由于妊娠期子宫内局限纤溶的加剧，继发于DIC或反映早剥伴有休克。胎盘早剥者并发低纤维蛋白原血症的患者，尸检中常可发现小血管内（尤在肺肝肾）血栓形成。

治疗：治疗应首先补血容量、输注红细胞和血浆，并清除子宫内容物。分娩后12小时内患者的纤维蛋白原水平可迅速上升[约10mg/(dl·h)]达到有效止血水平，故多数患者不必输注浓缩的纤维蛋白原。若严重低纤维蛋白，出血继续，而需紧急治疗者，则输注冷沉淀或新鲜冷冻血浆（FFP）能迅速有效止血。大量快速输注纯纤维蛋白原有时仅能诱发更活跃凝血及纤维蛋白在肾沉积，甚至发生迟发的肾功能衰竭。

胎盘早剥预后一般良好，肾的损害有可能恢复，但胎儿死亡率很高。肝素及纤溶酶生成抑制药（如EACA或氨甲环酸）在早剥患者中不宜采用。

二、羊水栓塞

羊水栓塞是一种少见的DIC症群，死亡率大于80%，成为分娩死亡的首要病因。新生儿死亡率也很高。羊水栓塞发生率1∶8000～1∶80 000。典型病例常为30岁以上的经产妇；更易发生在激动性分娩过程中。分娩时子宫撕裂，剖宫产或人流后，甚至一次平凡的分娩过程中，即能发生羊水碎屑阻塞血管、肺循环，发生急性心-肺，甚至左心功能衰竭（后一解释尚未被所有作者所接受）。

正常胎儿分娩过程中或者娩出后，产妇突然呼吸困难或循环衰竭，可以立即致死。这可能由于羊水中碎屑被血小板/纤维蛋白包裹产生的肺循环栓塞，引起肺血管收缩，甚至左心衰竭。然而，有些患者可以在经受羊水栓塞的即刻反应后生存下来；另有些患者可无先兆症状，她们在分娩后几分钟或几小时内发生子宫出血、难以控制。穿刺部位或胃肠道出血标志着全身止血衰竭。子宫肌无力将进一步加重子宫出血。

羊水通过破裂或损伤、撕裂的子宫内膜进入母体循环。所以在母体外周血循环中（外周血白膜层），可检测到胎儿的鳞状上皮细胞。尸检时可以在肺血管中检测到鳞状上皮或胎毛。羊水是FX的直接激活剂，而不是组织凝血活酶。混入羊水的试管常促凝血。静脉注入含胎粪尿的羊水所产生的致死症状与人的羊水栓塞症极为相似。实验兔外周血中可见纤维蛋白原及凝血因子水平降低，血小板减少，纤溶活性增强，血浆中出现交联的纤维蛋白及纤维蛋白形成中的抑制物活性等改变，与DIC极为相似。

治疗：立即进行输液治疗以纠正低容量性休克。急性呼吸窘迫综合征（ARDS）应及时给予机械通气支持，包括应用呼气末正压呼吸等通气模式。若心肺同时发生功能衰竭者，可以考虑建立中心静脉压监测，但要求操作熟练，防止因中心静脉穿刺引起局部出血。输注冷沉淀物能提供纤维蛋白原，不失为一种有效的替代性治疗。必要时，还需加用子宫填塞等止血措施。有作者提议静脉输肝素3000～5000U，但这一策略可能增加出血倾向，宜慎用。尽管采取上述措施，羊水栓塞死亡率仍居高不下。

三、死胎综合征

Delee（1901）曾报道一例分娩浸软的死胎后子宫大出血、排出大量不凝的血液。数年后，Weiner等发现3例胎死2～3个月后自然分娩时子宫大出血者，都伴有低纤维蛋白原血症。以后有许多相似报道低血浆纤维蛋白原血症孕妇常分娩出死胎，或死胎潴留者伴发低纤维蛋白原血症。事实上胎死宫内3周后常发生纤维蛋白原水平逐渐下降伴出血症状，直到达到消耗和生成在低水平平衡（如100mg/dl），因此容易并发出血。死胎滞留所以伴发低纤维蛋白原血症可能由于胎儿的坏死物促凝并致DIC。某些病例的血小板、凝血因子、ATⅢ等水平亦降低。

治疗：胎死宫内的诊断成立后，有必要预防性清除子宫腔内容，必要时剖宫产。子宫腔清理后不久，血浆纤维蛋白原即逐渐回复到正常。肝素钠1000U/h静脉输入或5000～10 000U每日2次皮下注射能抑制凝血酶生成，纠正大多数患者的低纤维蛋白原血症并有效预防失血。待低纤维蛋白原血症被纠正后可停止肝素并诱导分娩，曾有文献报道双胎之一死亡并浸软，另一孪生胎儿继而有DIC阳性证据,如肾皮质、脾、大脑有斑点状坏死等。由此可以推测浸软死胎所产生的凝血酶可能经同一胎盘的血管短路到达存活胎儿。通常孪生胎儿之一首先发生死亡症群能继而使存活胎儿致命。

四、感染性流产

如果子宫感染(大肠杆菌、梭状芽胞杆菌或混合感染),即使在自然流产过程中,大多数患者可发生低纤维蛋白原血症及典型 DIC(红细胞碎片,肉眼血管内溶血和出血)。发病机制除内毒素参与外,从感染组织释出促凝物质进入血流造成严重血管内皮损伤,继发血管内凝血,肾小球毛细血管内纤维蛋白沉着。

治疗:抗感染、抗休克。作替代性治疗输注冷沉淀物、新鲜冷冻血浆(FFP)、纤维蛋白原可提供暂时性凝血。少数病例可采用肝素以抑制血管内凝血。但须注意合适的剂量及加重失血的可能性。将充满高张性液体小囊,置入羊膜腔内人工流产,可能迫使羊水进入全身循环,使引产诱发 DIC。少数患者伴出血素质,有个别并发羊水栓塞及脑出血等。前列腺素引产虽较温和,但也有并发羊水栓塞的报道。此外子宫颈扩张和刮宫等操作可以并发 DIC、低纤维蛋白原血症及致死性羊水栓塞等,使中期引产或刮宫问题复杂化。

五、葡　萄　胎

据报道妇女分娩或排出葡萄胎时子宫出血并发生 DIC,但止血缺陷短暂易恢复。

六、先兆子痫和子痫

早年文献报道 3 例子痫与血小板减少、凝血酶时间(TT)延长、血管内溶血(血红蛋白血症和血红蛋白尿等)同时存在。这一不寻常的巧合提示子痫与 DIC 之间具有某种关系。3 例中 2 例同时并有肝功能异常。在其他有关文献中曾对于子痫、DIC 及肝功能损害三者共存的症群描述为 HELLP 综合征(首字母略词 hemolysis elevated liver enzyme and low platelet count)。根据报道曾有二例发生肝包膜下血肿破裂,其中一例死亡。显然“HELLP”症群实属罕见。此外,约 1/3 子痫患者呈现血小板减少症,而凝血酶时间延长则较为常见。关于溶血实验室检测结果常阳性,包括非结合胆红素升高,网织红细胞增多,外周血中出现有核红细胞及红细胞变形等,然而临床表现明显者属少见。

子痫者外周血检测 DIC 标志物常阳性,如血小板减少,凝血因子减少,FPA 增多,FDP 阳性或阴性,一般低纤维蛋白原血症并不显著除非伴发胎盘早剥。先兆子痫者实验室检测结果与子痫者相似,但较轻微。约 1/5 先兆子痫患者血小板减少并在分娩 1 周后恢复。血小板减少可能由于循环血中血小板聚集和释放、解聚集所致。某些先兆子痫者血浆中可测到 FDPs,Ⅷ水平低于 vWF(ⅧR:AG)提示 FⅧ因参与血管内凝血酶生成而消耗,ATⅢ(TAT)复合物,D-二聚体升高提示有凝血酶生成的影响。约半数先兆子痫患者有轻度溶血及血浆 tPA、PAI-1 水平升高,由胎盘内衍生的 PAI-2 反而减少。后一变化的病理生理意义不明。

至于子痫和先兆子痫血液改变的由来,血管内凝血块生成与临床症状的关系等问题尚未被阐明。组织学检查发现肝、肾、脑的小血管中可发现纤维蛋白沉着,但很难与 Schwartzman 反应比拟。有学者认为,是由于胎盘静脉前列环素(PGI_2)含量减少,使血小板易在小血管中聚集并形成血栓及血栓烷 A_2(TXA_2)生成导致血管收缩。基于上述假设,在妊娠最后 3 个月或者更早些时间,应用阿司匹林治疗先兆子痫,据文献报道可取得明显效果。

治疗:主要针对妊娠毒血症。子痫合并溶血性贫血、血小板减少者血浆置换能明显改善症状,但缓解机制不明,肝素能增加出血倾向,不宜采用。

七、妊娠期急性脂肪肝

急性脂肪肝是妊娠后期少见但致死性的并发症,发病机制未明,可能与先兆子痫相似。半数患者为首次妊娠。患者恶心呕吐、头痛、肝肾功能衰竭伴有肾小管坏死、右上腹疼痛、烦渴,以及可能由于 DIC 与凝血因子合成障碍等综合因素导致严重出血倾向,实验室检查:低纤维蛋白原血症、血小板减少、APTT 延长、FⅤ、Ⅶ、Ⅷ减少、ATⅢ水平轻度低下、FDP 增高。

治疗:针对出血倾向、输注血小板、血浆、冷沉淀物或纯化 ATⅢ。

八、子宫平滑肌瘤变性

Glueck 首次描述妊娠早期妇女的低纤维蛋白原血症,起因于平滑肌瘤变性。纤维化肿瘤中发生组织坏死并释出组织凝血活酶进入血循环诱发 DIC。有的患者因为肾血管纤维蛋白沉着引起肾损伤。另有文献报道子宫平滑肌肉瘤变性妇女妊娠足月采用剖宫产,亦能成功地分娩。

九、毒　蛇　咬　伤

蛇毒可通过凝血机制、血小板或血管壁等对正常止血功能产生影响,蛇毒曾用作试剂判断正常止血本质。巴曲酶(爬虫酶)凝血时间正常反映血浆纤维蛋白原水平正常。蛇毒是变相唾液，除起唾液作用外某种蛇毒含某种酶能影响凝血机制、诱发DIC；某些蛇毒则影响血小板、小血管床；某些蛇毒广泛破坏血管内皮细胞和血管引起出血。国际血栓止血学会外源止血因子命名委员会曾专刊对影响止血的蛇毒编成目录。例如马来半岛 Callose lasma Rhodos osa 和巴西巨蝮蛇（Buthrops Jararaca）蛇毒可以将纤维蛋白肽 A（FPA）从纤维蛋白原 Aα 链中裂解下来，并转化为纤维蛋白单体。澳大利亚眼镜蛇（Oxy Uranus microlopiddus），非洲地区的毒蛇（Dispholidus typus）等蛇毒均能使凝血酶原转化成凝血酶。鲁塞尔蝰蛇毒具有活化FX，并加强FV作用的双重促凝效应。另有一些蛇毒可以加强血小板聚集。由于蛇毒的多组成，不同蛇毒可以影响血块形成或分解，蛇毒使红细胞溶解释出基质或者损伤血管内皮细胞，这一切都能影响毒蛇咬伤后 DIC 的发生与发展过程。

十、输注维生素 K 依赖性凝血因子浓缩剂导致血栓形成

对于先天或获得性凝血因子缺乏症患者以及循环血液中具有 FⅧ抗体患者并发出血时，有指针输注冻干的人凝血酶原复合物浓缩剂（PPC）。制剂除有携带肝炎及 HIV 感染危险外，极少报道对外科、肌肉出血或挤压伤患者输注后能促发血栓形成。更易发生在同时应用氨甲环酸的患者。据报道 FX或FⅨ先天缺乏症、肝病、循环抗凝物患者过量输注PPC 后能引起 DIC；另一些患者输注后有轻度 DIC 实验改变，包括暂时性低纤维蛋白原血症，以及发生的心肌梗死或非细菌性血栓性心内膜炎。

十一、溶 血 反 应

Wooldrig 输注红细胞基质以诱发实验动物DIC。输注血型不合的全血，少至 100ml 即可引起突然出血、低纤维蛋白原血症、血小板减少或其他 DIC症状。致死者小血管中可发现血栓。阵发性睡眠性血红蛋白尿（PNH）可合并 DIC。但是，蚕豆黄性大量血管内溶血者不伴发 DIC。由此可见需有附加因素参与，如网状内皮功能受损才能使溶血发展成合并 DIC，据报道，PNH 患者输注血型配合的全血可溶血及促使 DIC 样改变，但输注洗涤后的红细胞则不发生 DIC，提示血浆中补体成分参与 PNH 溶血和DIC 的发病机制，因此有学者认为血型不合输血或溺水诱发 DIC 的过程，免疫反应可能较溶血更为重要。

治疗：输注入错型血时应立即治疗，目的在于预防 DIC 的发生和肾功能衰竭。除因合并开放性创伤和有应用肝素反指征情况下，均应接受全剂量的肝素治疗并合并输注冷沉淀、新鲜血浆、血小板。若预计可能出现溶血反应时，可以考虑预防性应用肝素，以防止 DIC 发生。

溺水刚致死者的临床症状与错型输血相似，血管内溶血和 DIC。酸中毒、低氧血症、心肺功能障碍等都能促发血管内凝血。治疗以纠正止血缺陷为目标。方法与接受错误血型输血者相似，但应用肝素对溺水者无效。

十二、颅 脑 外 伤

颅脑外伤常致严重 DIC。脑组织富含组织凝血活酶，进入血液可通过外源系活化引起血管内凝血。有报道 13 例脑枪刀伤者中 4 例临床呈现明显的止血功能衰竭伴实验室证据。由于急性去纤维蛋白原作用，穿刺或气管切开部位渗血、留置胃管引起鼻腔出血、留置尿管引起肉眼血尿。纤维蛋白原水平降至 40mg/dl 或更低，血小板减少、其他凝血因子减少，3P 试验阳性，存在纤维蛋白相关抗原（FDP）等参数改变足以诊断 DIC。相反，另有文献报道，同等数量的颅脑外伤者意识丧失，但脑组织没有被破坏且没有急性去纤维蛋白作用的任何迹象。

十三、创伤性凝血病

创伤性凝血病（traumatic coagulopathy）是一组多元性凝血障碍。创伤、外科手术、常规介入性操作造成组织损伤，以致血液不能正常地形成凝血块。即在血管破裂所引起的出血被控制以后，伤口、浆膜表面、黏膜损害及血管穿刺等部位的组织继续渗血，或称微血管出血。创伤性凝血病可由创伤本身引发但常由于创伤机体反应与治疗干预等综合因素而加重出血，同时低温、酸中毒使剩余的血小板功能减退、凝血因子活性低下。内皮层细微性撕裂损伤促使凝血因子和血小板大量消耗。凝血酶激活的纤溶抑制物（thrombin activated fibrinolysis inhibitor, TAFI）释放被抑制，引起过度的纤维蛋白溶解。上述诸因素的叠加作用和倍增效应，导致创伤性凝血病。急性创伤性凝血病近几年才被描述，在创伤后早期即发生，它将使输注要求增加及预后不良。

急性创伤性凝血病只发生在休克患者，有报道40% 的严重创伤患者死于早期的严重出血。急性创伤性凝血病特征为全身性抗凝机制衰减和原发性纤溶亢进，然而在此期酸中毒和凝血因子消耗可并不明显。有报道在此过程中低灌注引发凝血酶调节蛋白（TM）增多，促使凝血酶不再促成纤维蛋白生成而转向激活蛋白 C（PC）。PC-TM 通路的过度活化，将引发抗凝失常、凝血酶生成进一步抑制，并产生原发

性纤溶亢进。PC 抗凝机制的耗竭又可使低灌注的微血管床诱生血栓形成倾向和多器官功能衰竭(MOF)。

严重创伤患者 DIC 发生率为 50% ~70%。特别是一些特殊部位创伤,例如颅脑损伤、大骨骨折等,可直接产生血管内凝血,伴有凝血因子和血小板的消耗以及继发性纤维蛋白溶解。这是经典型 DIC(classic DIC)。通常是一种联合的发病机制,包括脂肪和磷脂从组织进入循环,内皮细胞受损,能促使凝血系的全身性活化。此外细胞因子在促发 DIC 中也起着关键作用。

所以,急性创伤性凝血病与 DIC 有着明显的相似性,消耗性凝血病伴过度纤溶。但是,由于失血、血液稀释、低温、酸中毒等多因素的参与作用,及纤溶的启动方式,创伤性凝血病应该与 DIC 有区别。某些特殊部位的创伤两者可以并存,但是多种因素相互作用使急性创伤性凝血病比经典型 DIC 更为复杂。在严重创伤和大量失血情况下,凝血病、低温和酸中毒被称为“死亡三联征”,病死率高。严重创伤后残留的有限的凝血反应减弱,未被控制的纤溶活性进一步干扰凝血,这就是创伤性凝血病的特征。凝血病发生率与创伤严重程度呈相关性。如果损伤严重程度评分(injury severity score,ISS)超过 45,则 60% 创伤患者可在 1 小时左右发生凝血病。据 Karim Brohi(2003)报道,1088 名创伤患者由直升机运送,从受伤到急诊室平均时间为 73 分钟,立即做凝血功能筛选检测,其中 24.4% 患者已经发生凝血病。该组患者中 57.7%,ISS>15。凝血功能正常者,病死率为 10.9%,入院当初已经罹患凝血病者,病死率为 46%($P<0.001$)。不论是穿透性创伤,或者钝性损伤,患者到达急诊室,宜立即检查全血细胞计数、PT、APTT 及 TT 等项。创伤性凝血病要求早期诊断、早期治疗性干预。

治疗:大量失血后,组织间液进入血管内,产生血液稀释。不恰当的输液复苏治疗,包括大量输入晶体液、全血或者压缩红细胞等,将不可避免地加重血液稀释。按惯例,临床医师容易片面地认为血液稀释是指血细胞比容下降,血液携氧能力减少。然而,就创伤性凝血病而言,血液稀释是指血小板数量和功能以及凝血蛋白水平和活性,发生稀释性低下。因此,大量失血时,不恰当的大量输入全血、压缩红细胞或者晶体液,反而引起更多的失血,形成“恶性循环”,而危及生命。急性创伤性凝血病的治疗应聚焦于纠正休克和缩短组织低灌注期,以及治疗纤溶亢进。目前对于创伤性凝血病的治疗,无论是采用成分输血或 rFⅦa,几乎都直接针对增加凝血酶的生成反应。然而,针对急性创伤性凝血病,原发于 PC-TM 系过度活化、抗凝机制失常,目前尚缺乏干预措施。一旦 PC 耗竭,又在微循环低灌注的血管床极易产生 MOF。了解发病机制、对可能发生的临床基本情况全面掌控,及时监查、分阶段调整治疗,将能使复杂的临床处理变得较容易。有条件的单位加强创伤性凝血病的新机制研究,可采取科学化治疗干预和新药途径。

十四、休克相关症群

DIC 能使任何病因的休克复杂化。休克时组织缺氧、感染,产生毒素,缺血性毒素或过敏反应可以诱发血管损伤,反过来加重出血并促发血栓形成,使休克和 DIC 互为因果。如果出现肢端发绀或坏疽等体征,则 DIC 的临床表现已相当明显。

治疗:全身感染致急性呼吸窘迫综合征(ARDS),引起的 DIC 机制可能是由于血管内皮广泛受损的后果与创伤不同。据报道 30 例感染 ARDS 症群中的 1/4 患者有 DIC 的明显证据,其中 7 例有穿刺部位渗血,4 例胃肠道出血,2 例紫癜斑痕,6 例手足发绀或手指或肢端缺血性坏死。5 例尸检都发现小血管血栓形成,其中 4 例在肾和皮肤等部位。ARDS 患者实验室发现可溶性纤维蛋白复合物(FDP)增多,而 FⅦ、Ⅻ、HK、前激肽释放酶、C_1 抑制物(C_1-INH)和 α_2 巨球蛋白等水平下降,ATⅢ、纤溶酶原也下降。上述实验结果支持 DIC 参与 ARDS 发病机制;并且内、外凝血途径均有活化以及纤维蛋白溶解系活化。手术创伤后微循环血栓沉着能产生呼吸功能不全,但并非唯一因素。外伤后休克合并 ARDS 者 ATE 与纤溶酶原水平极度低下,而 vWF、tPA 水平都增高于不发生 ARDS 者,从这一现象推测肺微循环血栓形成可能是 ARDS 的后果而不是原因。新生儿呼吸窘迫症中广泛血小板血栓,很可能是由于低氧血症引起的血管受损。

心脏骤停复苏后的凝血异常提示 DIC,但不伴有出血或血栓形成等临床表现。心肌梗死患者可有局限性血栓形成,同时伴有血栓溶解,个别实验指标阳性不足以诊断 DIC。少数心源性休克患者可以并发肾功能衰竭,在这种情况下 FDP 水平增高、血小板减少,可能因为肾血管内发生局限性血栓,同样不足以诊断 DIC。

过敏性休克可引起去纤维蛋白原作用。黄蜂叮刺后引起的过敏反应中能释出一种凝血酶抑制物进入血循环,故不引起低纤维蛋白原血症;其他凝血因子水平除 FⅫ、Ⅷ外均下降,此症群有某些 DIC 的特征,但机制尚不清楚。

在感染性休克情况下,没有指征针对 DIC 本身进行特殊治疗。患者临床有明显止血功能衰竭时,应给予血浆、浓缩血小板作替代治疗，发生低纤维蛋白原血症时输注冷沉淀物。休克患者与其他急性DIC症群患者一样，血浆ATⅢ水平下降，但报道输注纯ATⅢ制剂对存活率无帮助。

十五、灼　　伤

灼伤患者常伴有出血性并发症。严重者可有血小板减少，低纤维蛋白原血症和纤溶酶原减少及其他凝血因子（FⅧ例外）减少，纤维蛋白相关抗原（FDP）增高。血小板、纤溶酶原周转异常增速这些改变可能由于灼伤后局部消耗凝血因子和血小板，但是未受损伤的皮肤活检能发现微血栓。上述结果支持灼伤早期即并发DIC的可能性，然而灼伤患者并发DIC的机制未明，有可能灼伤组织或分解物释放出一种促凝血因子进入血循环而引发DIC。某些灼伤患者并发败血症或低氧血症因而发生急性溶血性贫血。虽然有的学者推荐肝素治疗，但未证实灼伤后肝素能改善止血缺陷。

十六、中暑和恶性高热

中暑是致死性综合征。机体失去调控能力。尽管皮肤血管扩张充血并不能出汗，常见特征为全身性出血倾向、低或无纤维蛋白原血症、DIC全部实验室指标呈阳性、广泛血管内损伤致出血时间延长、血小板聚集试验ADP诱聚反应强或弱。对于中暑后不久后即死亡的患者尸检可发现大脑或其他组织器官镜下出血及广泛组织细胞损伤，而仅偶发现大小血管内的血栓。对于中暑几天后死亡者，肺血栓及心肌梗死常见。

中暑治疗：除针对中暑病因治疗外，必须同时处理止血异常。采用肝素终止DIC过程并不都有效，但有可能加重出血倾向。较合理的措施是输注冷沉淀、FFP以提供纤维蛋白原及输浓缩血小板，功效尚不肯定。

恶性高热是一种不常见但能致命的综合征。采用氯化琥珀酰胆碱（丁二酸）麻醉或卤化物（如氟烷），麻醉可迅速促发高热。最近有报道MDA（C3，4甲撑二氧苯丙胺）也有促发致死性高热和DIC作用。临床表现以高热、肌肉强直和代谢性酸中毒等特征。症状较轻者，仅发高热。高热是由于骨骼肌新陈代谢亢进所致。为肯定诊断须做肌肉活检以证实横纹肌溶解。对这类药物的易敏是一种先天素质，因此有必要事先询问家族史。DIC是高热的不祥预兆，死亡率约60%。猪或其他动物也可观察到相似的综合征。

恶性高热治疗：以降温和纠正酸中毒为目标。能试用肝素以抑制DIC发展过程，但不能奏效。静脉给予肌松药（硝苯呋海因钠）可减低恶性高热的死亡率。

十七、低　　温

狗的实验性低温能引起纤维蛋白原和血小板减少，凝血酶原、FⅧ消耗，纤溶活性、抗凝血酶活性和FⅤ促凝活性增加。低温前或低温中使用肝素能防止纤维蛋白原水平降低。成人或新生儿低温有少数相似报道或复温时诱发DIC致死。低温死亡原因常是多器官内的血栓形成，起因于低温酸中毒、低血压致血管广泛损伤，这一过程并被高血黏度所加速。

十八、脂肪栓塞

长骨骨折或人工关节置入术患者骨髓脂肪进入血循环使肺脑或其他器官栓塞，发生呼吸衰竭、弥漫或局灶性脑病，尸检大脑微血管中能发现微血栓。脂肪栓塞也曾发生于严重灼伤、感染、镰刀细胞危象、体外循环或肾移植过程中。骨折损伤者面部皮肤小瘀斑，结膜、颊黏膜、腭的瘀斑可提供诊断线索。支气管肺泡灌洗液内有吞噬的球形脂肪颗粒，因而能提供快速诊断，特异性较高，但不提倡应用。如果下肢骨折时，患者发生动脉血氧分压下降应疑及脂肪栓塞，据报道特别在低氧血症情况下容易发生血小板减少，FDP升高。动物实验性脂肪栓塞发生DIC者，可发生严重低氧血症和心力衰竭性酸中毒，先应用肝素能抑制血栓性损害的发展，但临床应用肝素疗效尚有待证实。

十九、感染性疾病与DIC

感染是DIC最常见的原因，约占DIC病例总数的2/3（Wilson）。诱发DIC的感染性疾病可以包括细菌、病毒（流行性感冒、流行性出血热）、寄生虫（疟疾、锥虫病）、立克次体（斑疹伤寒）等感染。

据文献报道DIC患者中40%～50%有G^-或G^+菌全身感染。全身感染诱发DIC患者中，约70%有明显的出血（包括黏膜或者皮肤出血），这可能与全身感染容易并发肝及肾功能障碍有关。在明确记载有止血功能异常的患者中，约60%出现肠胃道出血。显然，上述统计数字受制于临床资料的采集，DIC的临床与实验室诊断方法及患者基础疾病等因素的影响。然而在总体上为临床医师提供了某些粗略的信息。

由全身感染诱发DIC的典型例子将以脑膜炎双球菌感染为代表。休克、菌血症、皮肤紫癜、瘀斑，DIC实验室指标全部阳性，尸检显示肾上腺皮质、肾皮质及其他器官的小血管内血栓形成。肾上腺皮质瘀斑尤为明显。这一系列表现构成典型的沃-弗综合征(Waterhouse-Fridericksen 沃特豪斯-弗里德里森综合征)。这是一种严重的脑膜炎双球菌感染,预示凶险。

此外,铜绿假单胞杆菌、大肠杆菌、克雷伯杆菌、肺炎链球菌、金黄色葡萄球菌、梭状芽胞杆菌等感染同样可以引起严重的 DIC。当然内毒素释放可以损伤血管内皮细胞,活化血管内凝血机制,而休克、低氧血症、代谢性酸中毒将进一步引起其他细胞促凝物质的生成。值得注意的是基础疾病,例如红斑狼疮可以使一次普通的感染诱发 DIC。

无脾患者,无论因先天缺陷、手术切除或者镰刀状细胞贫血性脾萎缩,可以毫无先兆暴发严重感染,随即诱发 DIC。病情严重,休克、急性肾衰竭、广泛的皮肤出血等临床表现类似华弗综合征。可能致病菌常为肺炎链球菌、脑膜炎双球菌、流感嗜血杆菌等。患者可以在发病数小时内死亡。即使给脾切除患者常规注射肺炎球菌苗进行预防也无济于事。

近年来的研究工作显示内毒素(LPS)可以直接激活 FⅫ。也可以因损伤血管内皮细胞,通过"接触"激活 FⅫ。感染性颗粒可以促使血小板活化,继而为 FⅫ提供接触激活的表面。FⅫ被接触激活,促使激肽生成,在低血压的发展过程中起着重要的作用。然而,在由全身感染消耗性凝血病(DIC)的促凝机制方面,接触激活系统起的作用很小。对狒狒进行实验性研究,发现即使接触系统被封闭,全身感染仍然可以诱发 DIC。另一方面,LPS 的促凝作用使蛋白 C(PC)、蛋白 S(PS)、抗凝血酶Ⅲ(ATⅢ)等水平在全身感染时下降。概括地说,DIC 是由于止血功能严重失衡所致,促凝活性增强(TF 活化促使凝血酶生成),而抗凝活性减弱(PC、PS、ATⅢ水平降低)。此外,活化 PC(APC)水平下降可能使纤溶酶原活化物抑制剂(PAI-1)相继增多,结果使纤溶作用进一步被削弱,血栓易于形成。

LPS 可以激活单核细胞与巨噬细胞生成释放 TNF 与 IL-1。IFN 也可以刺激内皮细胞生成 IL-1,并影响内皮表达促凝活性。LPS 还可以激活血小板、单核细胞、内皮细胞等生成血小板活化因子(PAF)。IL-1 也能刺激内皮细胞释放 PAF。后者将诱发血小板聚集血管通透性增加。于是形成一种复杂的瀑布反应。多形核白细胞、单核细胞、巨噬细胞、血小板、血管内皮细胞等在 LPS 刺激下,释放多种介质。细胞与细胞之间、介质与介质之间相互影响,引发各种生物效应。由此可见,全身感染诱发 DIC 确实是一个复杂的过程。

然而,特别需要注意,全身感染患者可以有血小板减少、部分凝血活酶生成时间(APTT)、凝血酶原时间(PT)延长、FDP-fdp 增多,但并非 DIC。举例说明:全身感染可伴有严重血小板减少症,而无 DIC。这可能由于外周消耗增加,如感染诱发血小板相关抗体的生成,血小板被加速清除,血小板被脾扣押,血小板和白细胞、内皮细胞相黏附等。血小板减少也可能因感染引起骨髓抑制,并非 DIC 所致,非 DIC 的全身感染患者同样可有相当低的血小板计数。因此单纯血小板减少症以及血小板的减少程度都不足以诊断 DIC,据文献记载约 75% 全身感染患者,可有 FDP-fdp 增多但并不存在低纤维蛋白原血症,患者虽然不能排除 DIC,但是尚不能诊断为 DIC。这可能是由于急性期炎症反应使肝脏合成纤维蛋白原增多,以及血管外的纤维蛋白沉积和溶解使 FDPs 渗入血管内产生阳性实验结果,故不能诊断为血管内弥散性纤维蛋白沉积及溶解(DIC)。但是全身感染患者的 DIC 常不伴低纤维蛋白原血症。若患者血小板减少,而纤维蛋白原水平正常,6~8 小时重复检验有明显降低,且 DIC 诊断指标多项皆阳性,结合临床能判断血管内有纤维蛋白沉积和溶解,即能诊断为 DIC。严格来说,全身感染患者的 DIC 诊断必然包括血小板减少及低或无纤维蛋白原血症。

Oppenheimer(1976)报道 28 例严重感染患者,其中 30% 有实验室凝血试验异常结果,93% 有血小板减少症,但无一例出血。Kreige(1980)报道 612 例 G^- 菌全身感染,其中只有 4 例 DIC 出血。另有文献记载 35 例全身感染并发 DIC,其中只一例死于出血,尽管应用肝素有可能纠正某些实验室检测的异常结果,但对预后和死亡率没有影响。

治疗:全身感染诱发 DIC 时,关键在于对于原发病要不失时机地进行有效治疗。DIC 本身无特殊治疗。输注血小板浓缩剂应尽可能地保守,因为颅内出血发生率很低,只发生在伴有皮肤黏膜出血的患者,由于血小板消耗增多致使血小板减少,替代性输注血小板在全身感染患者很少能使血小板数上升。故血小板输注只用于伴有临床出血症状者。

全身感染性 DIC 仅少数情况下有指征采用肝素,例如高凝期或明显的栓塞症,加用肝素治疗可能有效。输血错误、暴发性紫癜、为了抑制凝血酶的生成,肝素需足量。伴有肝功能衰竭时凝血因子生成减少,肝素应慎用。抗血小板药物未能证实疗效。

二十、肝病与 DIC

肝病患者,常伴有多种凝血因子水平下降和血小板减少不仅使肝病时并发 DIC 诊断困难,并且很难判断肝病患者的出血倾向是否由 DIC 引起。急性肝坏死、胆道梗阻、胆管炎、肝挫伤等都可以使纤维蛋白原分解加速,导致低纤维蛋白原血症。此外,纤维蛋白原可以被纤溶酶消化,或被快速消除;凝血因子也可因出血而丢失，或因血管外间隙血肿形成而消耗。有的学者认为肝病诱发 DIC 时，纤维蛋白肽 A 链被凝血酶切割致血浆纤维蛋白肽 A(FPA) 片段水平可以提高。然而，在多数情况下此变化轻微使该项检测对支持 DIC 诊断的意义不大。有作者认为 DIC 发生过程中血小板被激活可用为“指示剂”，如血小板因子-4(PF4) 及 β-血小板球蛋白(β-TG) 等血浆水平在肝病致 DIC 患者中可以正常。有些肝病患者 ATⅢ水平降低是由于肝合成减少所致。急慢性肝炎血管外的纤维蛋白沉着和分解常使血浆内反映纤溶活性及纤维蛋白单体不全聚合的实验指标阳性(如 D-二聚体试验、FDPs、3P 试验等)，病毒性肝炎肝性脑病者 FDPs 可呈强阳性，但不足以诊断 DIC。多项检测阳性并有动态变化则能支持 DIC 诊断。在严重食管静脉破裂出血开始后，ATⅢ水平进行下降及 FDPs 增高更显著提示肝硬化患者预后不良、DIC 参与并加重止血功能紊乱。尸检可在肾、肺、脾等器官的血管内发生少量血栓。反之未发现血栓也不能排除 DIC，因为纤溶酶及其他蛋白溶解酶的作用可以消除弥散性血管内凝血的解剖学证据。

肝病诱发 DIC 的几种理论假设：①坏死性肝细胞激活循环血液中的凝血因子，而肝或单核吞噬细胞系统对活化凝血因子的清除能力不足，同时凝血抑制物水平下降，以致诱发 DIC。②门脉高压情况下，曲张的侧支循环内血流过缓，引起一定程度的缺氧，损伤血管内皮细胞，引发血管内凝血。③内毒素经肠道移位，进入门脉系统可以诱发血管内凝血。实验研究证明，将狗的肝脏全部切除后，纤维蛋白原水平下降。反之肠切除术能防止全肝切除后低纤维蛋白原血症的发生。在临床实践中，不难发现肝硬化并发严重感染的患者容易发生严重的 DIC。关于内毒素在肝硬化诱发 DIC 的过程中的作用，目前意见分歧，值得进一步探讨。

治疗：肝病合并 DIC 治疗很困难，替代性治疗可以在危急阶段起到支持作用。与此同时，务必注意到提供更多的纤维蛋白原，意味着促使血管内凝血的可能性。输注凝血酶原复合物同样可能增加血管内凝血过程。单独应用肝素以抑制血管内凝血过程，疗效不明显。应用肝素同时输注血浆以提供 ATⅢ和肝素辅因子Ⅱ可以取得较好的效果，但是肝素作用于肝病有血小板减少症患者，常有促发活跃出血的危险。

肝病患者因输超滤的腹水能诱发 DIC，目前已不应用，这是因为腹水内含有细胞、毒素及胶原蛋白。后者能促使血小板聚集，活化 FⅫ。腹水回输将使纤维蛋白原水平下降，血小板减少，较长时间的腹腔静脉转流术几乎不可避免地诱发 DIC，严重者可引起致命性出血，因此，腹水回输和转流术应予以废止。

二十一、其他诱发 DIC 的疾病

漫长的编目不可能列尽与 DIC 相关的疾病。DIC 可发生在许多严重的疾病的中间过程。有报道肝素诱发血小板减少及低纤维蛋白原血症是由于药物诱发 DIC 过程。另一些罕见报道：硫酸钡错误地静脉注入，苯妥英、异烟肼、头孢菌素 V(cefazolin)、丙戊酸钠抗癫痫药、利尿药、泛影葡胺复合剂(hypaque) 的异常反应均有促发 DIC 的报道。此外肿瘤、外科手术过程均可伴发 DIC。少数癫痫持续状态者伴发 DIC。

第七节 局部的 DIC 症群

某些疾病伴局部的血管内凝血，例如：暴发性紫癜、先天性蛋白 C(PC)、蛋白 S(PS) 缺乏症纯合子型、血管瘤、大动脉瘤、血栓性血小板减少性紫癜、溶血性尿毒症综合征、肾脏疾病或红斑狼疮、恶性高血压、肾移植排异等。

一、暴发型紫癜

暴发型紫癜是一种少见病。健康个体 1～2 个月前平凡的一次感染后，突然出现皮肤坏疽斑。先头的感染可能为猩红热、水痘、麻疹、风疹、接种牛痘等。有报道发生在应用苯妥英钠抗癫痫药后。暴发型紫癜名称曾广泛用于描述一组相似的症群如 β 溶血性链球菌、肺炎链球菌或脑膜炎双球菌、PC、PS 纯合子伴广泛皮肤病，它们可能有共同的发病机制，共同特征即皮肤坏死，发病几乎都是儿童。

1. 儿童暴发型紫癜患者病损肢端或股部皮肤多见，也可位于鼻尖、耳垂、颧骨、掌面或阴囊，病灶直径 2cm 左右，病灶不按神经对称分布，1～2 天后紫癜转成黑色并可出现水疱，然后转成明显的坏疽性，患者出现低血压、发热和重症貌。

受损小血管血栓性闭塞所致的组织坏疽和坏疽性血管炎。有人将这些病灶发病与施瓦茨曼(Shwartzman) 反应或阿图斯(Arthus) 反应局部过敏性坏死相联系。少数患者病早期血 PC、PS 水平暂短降低。有人认为先头的感冒使局部释出组织因子如白介素-1(IL-1)、肿瘤坏死因子(TNF) 介导炎症反应，促使皮肤血栓形成，就如同内毒素介导的实验性施瓦茨曼反应。由于广泛的血管损伤凝血因子在局部 DIC 过程中消耗，病人出现的出血素质可为鼻出血、瘀斑、血肿、手足趾的裂片状出血，伴内脏出血症；血

小板和纤维蛋白原及凝血因子减少、出血时间延长、出现微血管病性红细胞改变。暴发型紫癜病程反复不定，但仅少数病人在患病 2～3 天后休克或死亡；坏疽区可破裂，几周后又出现新病灶。

治疗：全剂量肝素抗凝，纠正低血容量休克并尽可能地推迟外科清创手术，以尽可能地局限病灶。有时须切除病变区并植皮治疗。

2. 新生儿暴发型紫癜常发生在 PC、PS 纯合子，几乎血浆中不能测到功能性 PC、PS。婴儿出生后数小时、数周或数月内出现皮肤坏死。皮肤病理特征为真皮层微血管内血栓伴血管周围出血及低度炎性反应，皮损与华法林诱发的暴发型紫癜（血栓形成）十分相似。

治疗：这种灾难性结局的新生儿血栓病症群可输注新鲜血浆。凝血酶原复合物（富含 PC、PS）有助愈合，但输注生物制品易传播肝炎等病，及有致血栓的危险性。以华法林抗凝合并 PC 浓缩剂输注可能有助。曾报道一例新生儿 PC 明显缺乏，以肝素输注 20 个月，使病损痊愈；PC 缺乏纯合子新生儿长期抗凝及替代输注，仍有极少报道在几个月或几年后发生症状，未能逃脱血栓症群。

二、血管瘤性疾病

Kasabch 和 Merritt 首先报道 1 例 2 个月婴儿巨大血管瘤可伴出血倾向。患儿皮肤有瘀斑、血小板减少、出血时间长、凝血时间延长。之后不少报道血管巨大血肿都可有异常的低纤维蛋白原血症、凝血因子缺乏及微血管病性溶血性贫血。巨大的血管瘤中似乎扣押血小板、纤维蛋白原；血流相对静止的肿瘤大血管网中持续的纤溶和血小板在肿瘤中破坏、内部受损可能加速病程的恶化。

许多血管瘤患者有相似症群，如肢体海绵状血管瘤（cavernomatous hemangioma）又名 Kippel Trenaunay Syndrome。主要要害是血流的淤滞，伴软组织和骨组织的不同程度的萎缩；以及其他来源的血管内皮细胞肉瘤（脾脏、肝或其他器官的血管）等。

治疗：血管瘤的性质和部位不同，则可伴有不同出血症群。海绵状血管肉瘤采用放射治疗可暂时缓解血小板减少，其他血管瘤则栓塞或电激光治疗，外科切除常可能失败。肝素治疗阻断血管瘤内的持续血栓形成过程可能有效。有报道以氨甲环酸或 EACA 输注合并输注冷沉淀促进血栓止血、抑制纤溶，但在有效止血后需手术处理。因氨甲环酸作为纤溶抑制剂能阻止血块溶解使冷沉淀中的纤维蛋白原在病灶区血管中形成凝血块，此血块不再溶解而必须择期外科处理。

肿瘤血管的栓塞治疗能快速止血及使肿瘤缩小，但控制不当可能使其他组织部位血运也受阻，并有并发感染的危险。α-干扰素治疗能抑制血管内皮增殖，对威胁生命或视力的血管瘤有成功的报道；但治疗费用昂贵，持续应用数月后须做维持治疗才能维持缓解。

血管瘤常可致微血管性溶血性贫血和血小板减少，少数病例纤维蛋白在血管床的沉着形成所谓丛状病灶，可致原发性肺动脉高压。

三、动 脉 瘤

Fine 等报道 1 例 51 岁高血压妇女，其全长主动脉瘤剖开术后发生低纤维蛋白原血症、血小板减少、出血时间延长、血清 FDP 阳性并致死。之后多起报道在主动脉、股动脉囊状或间壁瘤或梭形动脉瘤患者，在外科修补术后可发生致死性出血。出血性休克可加重大出血的倾向。患者凝血因子被消耗，纤维蛋白在肾小球毛细血管沉着提示发生过 DIC。

四、血栓性血小板减少性紫癜

血栓性血小板减少性紫癜（thrombotic thrombocytopenic turpura，TTP）由 Moschcowitz 首先描述，是一种急性高度致死性的综合征。包括发热、中枢神经系改变、血小板严重减少、溶血性贫血、肾功能衰竭。红细胞呈微血管性改变，有散发的 DIC 实验室表现。尸检所见主动脉和毛细血管内有血小板和纤维蛋白组成的玻璃样血栓，某些病例尚含免疫球蛋白和补体成分参与血栓组成；但血管周围缺乏炎性改变无血管坏疽，血管所见主要为内皮增殖和动脉瘤性扩张。

TTP 病因未明，是一组疾病具有相似的表现。它与溶血性尿毒症的区别模糊不清，临床表现 TTP 以中枢神经系改变为突出，而溶血性尿毒血症则以肾损害为突出。一例家庭中 HLA 相同的两个兄弟分别患 TTP 和溶血性尿毒症，提示该两种疾病有相同的先天好发诱因。TTP 常发生在一个不十分明确的感染性疾病之后，或过去有相似发作，少数 TTP 患者伴局限性或系统性红斑狼疮，另一个与 TTP 相似的症群是 AIDS 或存在 AIDS 病毒（HIV）抗体，提示免疫功能紊乱在 TTP 发病机制上起作用。

TTP 发病机制未明，TTP 大多数病例开始于妊娠期或产褥期，提示该病发病机制与子痫有相似或相似于妊娠期溶血性尿毒（HELLP）。TTP 可由某些抗肿瘤药物或免疫抑制药如环孢素所诱发。TTP 是否属 DIC 的一种类型有争论。患者病损广泛但外周血只有零星的 DIC 实验室改变，如某些患者 FDP 阳性或纤维蛋白原下降，但大多数病例无此二项改变。患者的纤溶活性受损,故能增强纤维蛋白栓子的稳定性。

TTP 病理机制的一种解释:血小板和纤维蛋白原在微血管沉积诱生一种细胞因子(又称活化物,属免疫球蛋白)对血管内皮细胞产生毒性并促使 vWF 大分子多聚体介导血小板聚集。某些报道典型 TTP 患者复发时血浆 vWF 含量增高,但大分子 vWF 多聚体被消耗而减少,伴血小板中大分子多聚体分子增多,向血浆分泌受阻。也有报道认为血浆大分子量 vWF 丢失除在发作期消耗外,被钙依赖的半胱氨酸蛋白酶蛋白溶解。另一观点认为 TTP 患者血浆缺乏一种正常刺激因子,故使内皮合成前列环素(PGI_2)的能力降低。PGI_2 能抑制血小板的聚集。

TTP 患者的溶血性贫血是由于红细胞经过血管内沉积的纤维蛋白时裂解,使血清乳酸脱氢酶增高,患者的细胞因子水平增高,包括 TNF、IL-1β、IL-6、IFNα。细胞因子激起的免疫防卫功能进一步损害血管内皮。

治疗:血浆置换术和脾切除术,均可迅速缓解症状。血浆大分子 vWF 多聚体回升并缓解病人血小板 vWF 分泌功能缺陷。CE Thomas 报道 32 次血浆置换(每次 2 ~ 3L 或更多)能使 22/24 病例获临床缓解,过去脾切除者血浆置换效果更好,对血浆置换术无反应者可做脾切除后再加血浆置换术以及右旋糖酐(dexton-70)和大剂量激素治疗。

其他治疗包括长春新碱、抗血小板药(如阿司匹林或双嘧达莫)只偶见效。少数病例对其他治疗均无效者可输注丙球蛋白中和病理性抗体。TTP 患者偶有自发缓解,似乎病情停止,但过几年或几十年又复发。AIDS 患者的 TTP 相似症群对血浆置换同样有效,但患者常死于 AIDS 的其他表现。

五、溶血尿毒症综合征

溶血尿毒症综合征(hemolytic-uremic syndrome, HUS)由 Grasser 等(1955)描述 5 例婴儿出生数天后死于肾功能衰竭,临床症状十分相似于 TTP。患儿微血管病性溶血性贫血、血小板减少、双侧肾皮质坏死和中枢神经系统功能障碍。此外尚有胰腺炎和继之持久的糖尿病。显著的肾功能衰竭和相对轻的中枢神经系症状是与 TTP 的不同点。HUS 常急性起病,恶心呕吐腹泻(黏液血便)和轻微发热、轻微呼吸道感染症状,数天后肾功能衰竭。多数患儿小于 2 岁,有些患者潜伏产毒素的大肠杆菌感染。

成人也有患 HUS 的报道,包括妊娠妇女、口服避孕药者、小细胞肺癌患者,多数为多重感染,包括出血性大肠杆菌性结肠炎和志贺菌感染,少数病人有药物史。志贺菌内毒素能损伤内皮细胞与 HUS 综合征发病机制有关。实验室检查有助 HUS 与志贺病合并脱髓鞘脑病相鉴别。

Robson 等(1968)报道分娩后数周(平均产后 4 个月)发生 HUS 表现为微血管性溶血性贫血及肾衰竭。10% HUS 死于本病,复发者死亡率 20%,死亡率较 TTP 低。HUS 患者血小板生存期缩短,氮质血症期体外血小板聚集功能增强,纤维蛋白原半衰期缩短,但低纤维蛋白血症少见。患者是否存在 DIC 有争议,偶见 FDP 增高。血浆 vWF 水平升高。急性期大 vWF 多聚体水平下降而缓解期恢复正常,血浆 PGb 合成受阻,其他止血学试验正常。

治疗:产后 HUS 的治疗问题未解决,血浆置换术的死亡率仍 55%,肾小球血栓性坏死伴纤维蛋白血小板血栓在肾毛细血管和动脉沉积。某些病例肾病变与血清免疫复合物有关,后者使培养的人血管内皮细胞功能受损。

治疗主要针对肾功能衰竭、尿毒症期血液透析。肝素、溶栓剂或抗血小板药虽有推荐,但疗效不明显,血浆置换及 VCR 治疗缓解率不如 TTP。

六、药物诱发的血栓性微血管病

微血管性溶血性贫血、血小板减少和肾功能衰竭可由药物引发。如有些抗肿瘤药如丝裂霉素、博来霉素、顺铂、卡铂、环孢素或骨髓移植前接受放射治疗或环磷酰胺做移植前准备者。此外噻氯匹定(ticlopidin)、青霉胺或奎尼丁治疗都曾有报道,症状相似于 HU,但限于溶血性贫血、血小板减少和肾衰,或以神经系统症状起病相似于 TTP,病理基础为血栓性微血管病。Murgo 报道丝裂霉素治疗 4 ~ 8 周,停药 9 个月后发生症状。多数患者伴高血压、肺水肿及神经系统症状,包括头痛、意识障碍但完全昏迷少见,偶尔出现雷诺症,DIC 实验室改变轻微。

药物诱发血栓性微血管病变机制不明,但循环中可发现免疫复合物,后者并能促使血小板聚集引起内皮损伤。Murgo 强调内皮受损及 PGI_2 合成减少在发病中的作用。最近的研究报道患者 vWF 有结构和浓度变化,5/6 例血浆 vWF 水平升高,大分子多聚体减少。

预后:因药物不同而不同。丝裂霉素死亡率 70%。16 例骨髓移植采用全身放射治疗合并环磷酰胺准备,发生血栓性微血管病 18 个月均存活,4 例骨髓移植者 2 年后死亡。

治疗:针对肾衰和高血压,红细胞输注能致肺水肿、高血压和神经系症状加重。肝素、抗血小板药、皮质激素均无明显疗效但长春新碱输注可能有效,血浆置换可使中枢神经系症状、溶血性贫血和血小板减少获改善但不能扭转肾功能衰竭。有报道以葡萄球菌蛋白 A 柱过滤血浆除去免疫复合物可能有效。

七、体外循环

体外循环并发多种凝血因子缺陷如低纤维蛋白原血症、血小板减少及纤溶活性加强。目前仪器与技术的改进已使发生率下降,但仍常发生血小板质的缺陷。现今体外循环患者的出血常是由于无意中肝素过量或鱼精蛋白中和不全。

八、静脉血栓和肺栓塞(PE)

大血管血栓消耗凝血因子但不致耗竭,局部栓塞释出的 FPA、FDP、D-二聚体可使血浆测定呈阳性结果,但不存在全身 DIC。Klein 和 Bell 报道 2 例 PE 肝素治疗中发生 DIC,可能是由于肝素诱发血小板减少,而不一定存在全身 DIC。

九、其他局部血管内凝血症群

许多疾病可使局部形成纤维蛋白-血小板血栓、纤维蛋白相关抗原(FDP)释入血流,但无 DIC 临床表现。如各种肾病中肾小球有纤维蛋白-血小板聚合物,使血浆 FDP 水平升高;恶性高血压、类风湿关节炎时的微血管病性红细胞改变;以及播散性红斑狼疮(SLE)者继发的肾受累及。少数 SLE 者伴感染,有明显的 DIC 实验室所见和低纤维蛋白原血症。肾移植初数周内尿中出现 FDP,但在排异反应中再度出现,临床需考虑 DIC。若为急性排异,则患者血浆中出现 FDP 及微血管性红细胞改变、血小板减少和其他血管内凝血的表现,包括纤维蛋白在器官的沉积及排异致纤溶活性的损害,有推荐肝素合并血小板聚集抑制药及免疫抑制剂治疗。以环孢素抑制移植肾的排异反应,对排异有效,但好发移植肾的血栓并发症。

(潘家绮)

参考文献

1. 潘家绮. 弥散性血管内凝血//张之南,杨天楹,郝玉书. 血液病学. 北京:人民卫生出版社,2003:1796-1825
2. Marder VJ, Feinstein DI, Colman RW, et al. Consumptive Thrombohemorrhagic Disorders//Colman RW, Clowes AW, Goldhaber SZ, et al. Hemostasis and Thrombosis: Basic Principles and Clinical Practice. 5th ed. Lippincott Williams & Wilkins, 2006
3. Taylor FBJ, Toh CH, Hoots WK, et al. Towards definition, clinical and laboratory criteria, and a scoring system for disseminated intravascular coagulation. Thromb Haemost, 2001, 86: 1327-1330
4. Bakhtiari K, Meijers JCM, de Jonge E, et al. Prospective validation of the international society of thrombosis and haemostasis scoring system for disseminated intravascular coagulation. Crit Care Med 2004, 32: 2416-2421
5. Hayakawa M, Gando S, Hoshino H. A prospective comparative study of three sets of criteria for disseminated intravascular coagulation: ISTH criteria vs Japanese criteria. Clin Appl Thromb Hemost, 2007, 13(1): 65-72
6. Gando S, Iba T, Eguchi Y, et al. Japanese Association for Acute Medicine Disseminated Intravascular Coagulation (JAAM DIC) Study Group. A multicenter, prospective validation of disseminated intravascular coagulation diagnostic criteria for critically ill patients: comparing current criteria. Crit Care Med, 2006, 34(3): 625-631

第140章

易栓症

易栓症不是单一的疾病，而是指由于抗凝蛋白、凝血因子、纤溶蛋白等的遗传性或获得性缺陷或存在获得性危险因素而容易发生血栓栓塞的疾病状态。易栓症的血栓栓塞类型主要为静脉血栓栓塞。

一、易栓症分类

易栓症一般分为遗传性易栓症(inherited thrombophilia)和获得性易栓症(acquired thrombophilia)两类(表140-1)。常见的遗传性易栓症有蛋白C(PC)缺陷症、蛋白S(PS)缺陷症、抗凝血酶(AT)缺陷症、因子Ⅴ Leiden(FⅤ Leiden)和凝血酶原G20210A突变等，是基因缺陷导致相应的蛋白数量减少和(或)质量异常所致，可通过基因分析和(或)蛋白活性水平测定发现。获得性易栓症有些是容易引发血栓的疾病，如抗磷脂综合征、肿瘤，还有一些则是易发生血栓的危险状态，如长时间制动、创伤、手术等。实际上，大多所谓的获得性易栓症似乎改称为获得性血栓危险因素或获得性易栓状态更为恰当。

表140-1　易栓症的分类

一、遗传性易栓症	二、获得性易栓症
(一)天然抗凝蛋白缺乏	(一)易栓疾病
1. 遗传性抗凝血酶缺陷症	1. 抗磷脂综合征
2. 遗传性蛋白C缺陷症	2. 恶性肿瘤(含隐匿性肿瘤)
3. 遗传性蛋白S缺陷症	3. 获得性凝血因子水平升高
4. 遗传性肝素辅因子-Ⅱ缺陷症	4. 获得性抗凝蛋白缺乏
(二)凝血因子缺陷	5. 糖尿病
1. 遗传性抗活化的蛋白C症：因子Ⅴ Leiden等	6. 骨髓增生性疾病
2. 凝血酶原G20210A基因突变	7. 肾病综合征
3. 异常纤维蛋白原血症	8. 阵发性睡眠性血红蛋白尿症
4. 凝血因子Ⅻ缺陷症	9. 急性内科疾病(充血性心力衰竭、严重呼吸疾病等)
(三)纤溶蛋白缺陷	10. 炎性肠病
1. 异常纤溶酶原血症	(二)易栓状态
2. 组织型纤溶酶原活化物(tPA)缺乏	1. 年龄增加
3. 纤溶酶原活化抑制物-1(PAI-1)增多	2. 血栓形成既往史
(四)代谢缺陷	3. 长时间制动
1. 高同型半胱氨酸血症	4. 创伤及围术期
2. 富组氨酸糖蛋白增多症	5. 妊娠和产褥期
3. 高脂蛋白α血症	6. 口服避孕药及激素替代疗法
(五)血小板糖蛋白基因多态性	7. D-二聚体水平升高
(六)血型：非O血型	8. 肿瘤放、化疗
	9. 中心静脉插管
	10. 造血生长因子治疗

二、常见易栓症概述

(一)遗传性易栓症

1. 遗传性天然抗凝蛋白缺陷症　主要包括抗凝血酶(AT)、蛋白C(PC)和蛋白S(PS)的缺陷。首例遗传性AT缺陷症、PC缺陷症和PS缺陷症分别报道于1965年、1981年和1984年。这些天然抗凝蛋白缺陷的杂合子发生血栓的危险性比正常人高约10倍,其中以AT缺陷症的危险性最高。抗凝蛋白缺陷症的纯合子极为罕见,患者往往于出生后不久死于血栓形成。在高加索人群中,约10%的深静脉血栓患者存在某种天然抗凝蛋白的缺陷,以AT缺陷为主。不同人种中这3种蛋白缺陷的检出率以及与血栓的相关性存在差异。2006年,笔者通过对近3500名健康汉族人进行筛查,这3种抗凝蛋白活性缺乏的检出率约为4.5%,明显高于高加索人群(1%),但有趣的是,基因缺陷的检出率为0.43%,与高加索人群非常接近。尽管缺乏大规模流行病学调查结果的最终证实,天然抗凝抑制物的缺陷似乎是亚洲人种最常见的遗传性易栓因素。在汉族深静脉血栓患者中,天然抗凝蛋白缺陷的检出率高达50%,而且以PS缺陷为主,与日本、韩国、泰国等亚洲国家的报道相似。

2. 遗传性凝血因子缺陷症　常见的有抗活化的蛋白C症(APC-R)和凝血酶原G20210A。APC-R主要是由于FⅤ基因的突变,生成凝血活性正常而对活化的蛋白C(APC)的降解作用不敏感的变异型FⅤ。变异型FⅤ不易被APC降解,故血浆中FⅤa水平升高,导致血栓危险性升高。最常见的APC-R基因缺陷为FⅤ Leiden,占所有APC-R的90%。FⅤ Leiden最初报道于1994年,是FⅤ基因第1691位的点突变(G→A),导致FⅤ蛋白分子第506位的精氨酸被谷氨酰胺取代,表现出APC-R。其杂合子者静脉血栓的危险性升高3~8倍,纯合子者升高50~80倍。FⅤ Leiden是高加索人群中最常见的遗传性易栓缺陷,人群总检出率高达5%,个别欧洲地区的检出率可达15%,纯合子的检出率竟然达1/5000,在静脉血栓患者中的检出率平均为20%。相比之下,截至目前,FⅤ Leiden在中国(汉族人群)、日本、韩国、泰国等亚洲国家的检出率几乎为零。是否亚洲人群中存在与APC-R相关的其他类型的FⅤ基因突变?1998年Williamsson等报道了与APC-R相关的一个新的FⅤ突变(精^{306}-苏),命名为FⅤ Cambridge。其后,香港的一篇报道称43例中国血栓患者中有2例为FⅤ Cambridge,而40名健康对照者中也有1人存在FⅤ Cambridge,而在其他亚洲国家未见相应报道,因此,FⅤ Cambridge虽可导致APC-R,但是否为血栓危险因素尚待证实。2010年,我们报道了1例遗传性APC-R伴深静脉血栓形成的家系,并发现该家系中的APC-R者均存在FⅤ基因G2172→C突变,而APC-R阴性者则否,但该突变是否与汉族人群APC-R有关以及是否为血栓危险因素也需进一步证实。

凝血酶原G20210A是凝血酶原第20210位的核苷酸发生突变(G→A),生成异常凝血酶原,1996年由荷兰的Poort等首先报道。与FⅤ Leiden相同,凝血酶原G20210A突变在高加索人群中相当常见,检出率达2%~6%,而在亚洲各国人群中,除个别报道外,检出率几乎为零。凝血酶原G20210A携带者血栓危险性升高约3倍,在西方静脉血栓患者中,检出率约为6%。

具有高血栓倾向的遗传性凝血因子缺陷症还有异常纤维蛋白原血症。90%以上的异常纤维蛋白原是由于点突变所致,目前报道的突变类型已逾330种。大多异常纤维蛋白原血症的患者无症状,而有些类型的异常纤维蛋白原虽然形成的纤维蛋白与组织型纤溶酶原活化物(tPA)的结合正常,但纤维蛋白介导的纤溶酶原活化存在异常,导致高血栓倾向。有静脉血栓史的患者中先天性异常纤维蛋白原血症的检出率约为0.8%。目前还没有异常纤维蛋白原血症患者中确切的血栓发生率,估计高达10%~20%。但许多学者认为,异常纤维蛋白原血症的携带者大多在合并其他遗传性或获得性易栓症下才发生血栓。

因子Ⅻ在体内无启动凝血的生理作用,因子Ⅻ严重缺乏常因纤溶活性降低伴有血栓倾向,尤其是静脉血栓栓塞。

3. 遗传性纤溶蛋白缺陷症　主要涉及纤溶酶原、组织型纤溶酶原活化物(tPA)和纤溶酶原活化物的抑制物(PAI)。纤溶酶原或tPA的缺陷可降低纤维蛋白溶解,致高血栓倾向。在有静脉血栓栓塞的患者中纤溶酶原缺陷的检出率达0.38%,几乎与抗凝血酶缺陷的检出率(0.47%)相当。但目前还没有遗传性tPA缺乏与血栓形成相关的确切证据。PAI与血栓的关系也存在争议。

4. 血小板糖蛋白基因多态性　近几年来人们已认识到血小板糖蛋白基因多态性可能是高血栓倾向的遗传性危险因素。糖蛋白Ⅱb/Ⅲa(GPⅡb/Ⅲa)是血小板膜上的纤维蛋白原受体。如果GPⅢa基因第二个外显子的第1565位核苷酸发生T→C突变,使蛋白质第33位的亮氨酸变为脯氨酸,可引起GPⅡb/Ⅲa的构象改变,其结果是血小板的促凝活性增强,或血小板更容易被激活,导致高血栓倾向。但在总人群中,它似乎并非动脉血栓的重要危险因素，与冠心病的关系也很微弱。另外，血小板膜上的胶原受体 GPⅠa/Ⅱa、整合素 $\alpha_2\beta_1$ 的多态性也可能与血栓相关。

5. 血型　1969 年 Jick 等首先报道 ABO 血型与静脉血栓形成有关，非 O 型者静脉血栓的危险性比 O 型者高 2～4 倍。非 O 型者 vWF 和 FⅧ水平升高，可能与静脉血栓危险性升高有关。Leiden 易栓症研究组（LETS）发现，以 OO 表型为参照，几乎所有非 OO 表型（包括 A1A1，A1A2，A1O1/A1O2，BB/BO1/BO2，A1B/A2B）的危险性均呈 2 倍升高。非 OO 表型者若同时为 FⅤ Leiden 携带者，血栓危险性比单纯非 OO 表型者高 23 倍（95% CI 9.1～59.3）。

6. 变异型亚甲基四氢叶酸还原酶　MTHFR 677T 是亚甲基四氢叶酸还原酶（MTHFR）基因变异型的一种，该基因携带者常有轻度同型半胱氨酸水平升高。在高加索人群中，MTHFR 677T 变异型很常见，纯合子携带者就占总人群的 10%，但同型半胱氨酸水平仅轻微升高，因此，对血栓危险性的影响很难估测。一项荟萃分析表明，MTHFR 677TT 表型者与 MTHFR 677CC 表型相比，静脉血栓的危险性升高 20%。

7. 脂蛋白 a（Lp a）水平升高　Lp a 水平升高不仅是成人静脉血栓栓塞的独立危险因素，也使儿童的血栓危险性升高 7 倍左右。Lp a 可抑制纤溶酶原与细胞表面的结合，减少纤溶酶的生成，使凝块溶解受抑。它还灭活组织因子途径抑制物（TFPI），从而增强组织因子介导的凝血活性。

（二）获得性血栓危险因素

1. 年龄　年龄是最大的获得性危险因素，老年人静脉血栓形成的危险性比儿童高近千倍。可能的原因包括老年人活动减少、肌张力减低、慢性病增多、静脉受损、凝血因子活性增高等。

2. 手术和创伤　手术相关的静脉血栓形成在国内已开始引起重视。如不采取预防血栓的措施，手术相关的静脉血栓发生率可达 50%，由于大多无症状或症状轻微，易被忽视。不同类型手术的静脉血栓发生率相差较大，以骨科和神经外科手术的发生率为最高。髋关节和膝关节矫形术的血栓发生率为 30%～50%，即使在预防性抗凝治疗下，仍在 1%～3%。腹部手术可达 30%，妇科和泌尿科手术也有较高的静脉血栓危险。严重创伤，尤其是头部创伤、脊髓损伤、骨盆骨折、下肢骨折，静脉血栓形成的危险性曾经高达 50%～60%。手术和外伤导致血栓形成的主要原因是组织因子的释放、血管内皮损伤及术后制动等。

3. 长时间制动　在瘫痪、久病和术后卧床、管形石膏、长距离司乘旅行等情况下，由于通过肢体肌肉活动，促进静脉回流的功能受到影响，导致血流淤滞，易发生静脉血栓。1954 年，英国希思罗机场的一项研究发现：机场到达大厅猝死的发生率远远高于出发大厅，首次报道了长时间飞行与静脉血栓形成可能有关。此后的研究发现飞行距离与静脉血栓形成的发生率呈正比，飞行距离超过 10 000 公里者的发生率是飞行距离在 2500 公里以下者的 50 倍。后来，长时间飞行后易发生静脉血栓的现象被称为“经济舱综合征”。2002 年 WHO 启动了一项名为 WRIGHT（WHO Research into Global Hazards of Traval）的研究，内容包括旅行相关静脉血栓形成的危险因素、机制和预防。其研究之一的 MEGA 研究将 1851 例初次发生深静脉血栓形成的患者与相匹配的同等例数对照者进行比较，证实旅行相关者的血栓危险性增加了 3 倍，FⅤ Leiden、肥胖和口服避孕药的患者危险性更大。有资料表明，少数具有血栓危险因素的人，在机舱内轻微低氧状态下，会出现凝血系统的活化。德国的另一项研究表明，在 1000 名飞行超过 8 小时的人中，无症状血栓的发生率为 2.8%，对照者为 1%。

4. 恶性肿瘤　法国的 Armand Trousseau 教授于 1865 年首次报道静脉血栓与肿瘤之间存在联系。次年，他因肿瘤引起的深静脉血栓栓塞辞世。为纪念他，后人将他提出的肿瘤相关性血栓性静脉炎命名为 Trousseau 综合征。目前，Trousseau 综合征的定义已拓展为与肿瘤相关的血栓栓塞并发症，包括了静脉血栓栓塞、肝静脉闭塞性疾病、脑血管意外、心肌梗死、周围动脉闭塞、血栓性血小板减少性紫癜/溶血尿毒症综合征、多脏器功能不全综合征及 DIC 等。

恶性肿瘤患者中静脉血栓形成的发生率高达 3%～18%。瑞典曾有一项研究显示，19% 的静脉血栓患者在诊断的同时发现有恶性肿瘤，另有 5% 的患者在静脉血栓事件后 1 年内发现恶性肿瘤。有些患者可于肿瘤确诊前数年反复发生静脉血栓或血栓性静脉炎。一般认为，在各种恶性肿瘤中，以腺癌更易引发血栓。恶性肿瘤引起静脉血栓的机制有多方面，包括肿瘤组织释放组织凝血活酶样物质、肿瘤机械性阻塞静脉、患病后活动减少、手术、放化疗等。

5. 口服避孕药和激素替代疗法　口服避孕药（OCs）问世于 1959 年，但 1961 年即报道了因子宫内膜异位症口服避孕药而发生肺栓塞的首例病例，1962 年报道了首例口服避孕药的患者发生缺血性卒中，1963 年报道了首例心肌梗死。研究证明，OCs 包括小剂量 OCs，静脉血栓形成的危险性增加 4～8 倍。大多数 OCs 包含一种雌激素和一种孕激素。将雌激素炔雌醇的剂量从 150μg 减少到 15～20μg

似乎未降低危险性。孕激素成分亦有增加血栓形成的危险,第三代孕激素去氧孕烯(地索高诺酮)和15-去氧高诺酮反而比第二代孕激素左炔诺孕酮引起静脉血栓的危险高2倍。另外,含有醋酸环丙孕酮的OCs比含第三代孕激素的OCs引起血栓的危险性还要大。

由于担心单用雌激素会增加子宫内膜癌的发生率,目前激素替代疗法(HRT)通常联合应用一种雌激素和一种孕激素。最近不少研究经表明HRT可使静脉血栓的危险增加2~4倍,是否增加动脉血栓的危险性,各家的研究结果不一。

OCs和HRT可使FⅦ、FⅨ、FⅩ、Ⅻ和FⅧ水平增加,多种抗凝蛋白水平降低,破坏了正常的止血平衡,从而导致血栓形成。

6. 妊娠和产褥期　据估计,年龄小于35岁的妇女妊娠期间急性深静脉血栓的发生率为0.6/1000,年龄大于35岁者为1.2/1000,是同龄非妊娠妇女的10倍。有非妊娠期静脉血栓既往史或有静脉血栓家族史的妇女,妊娠期静脉血栓的危险性较高。但有趣的是,以往妊娠有过一次静脉血栓的妇女再次怀孕时静脉血栓的危险性并不高,尤其是初次血栓事件为一过性危险因素所致者。产褥期发生静脉血栓的危险性亦增加,且比妊娠期危险性更高。妊娠期下肢静脉回流障碍、多种凝血因子活性增高、活动减少等是易栓倾向的原因。遗传性易栓症的孕妇,血栓的危险性更高。例如,遗传性抗凝蛋白缺陷症的妇女,妊娠期或产后静脉血栓的危险性比正常妇女增加约8倍,FⅤ Leiden的妇女其妊娠期或产褥期的血栓危险性为1/400~1/500。

7. 抗磷脂抗体　抗磷脂抗体(APA)主要包括狼疮型抗凝物、抗心磷脂抗体和β2GP1。由抗磷脂抗体引起的一组相关的临床症候群称为抗磷脂抗体综合征(APS),是较常见的获得性易栓症。抗磷脂抗体可出现于系统性红斑狼疮等免疫系统疾病,系统性红斑狼疮患者抗磷脂抗体阳性率约为50%。抗磷脂抗体也可独立存在。抗磷脂抗体患者血栓形成的发生率30%~40%。血栓既可发生于动脉也可发生于静脉,但以静脉为主,占70%左右。抗磷脂抗体阳性患者发生静脉血栓的危险性比正常人高约10倍。在一些抗磷脂抗体阳性患者的血清中发现了针对PC、PS或凝血酶调节蛋白等抗凝蛋白的抗体,这也许能部分解释患者的易栓倾向。抗磷脂抗体还可能通过影响血小板活性、凝血或抗凝机制和血管内皮功能而诱发血栓形成。习惯性流产、胎死宫内、早产和胎儿发育迟缓是抗磷脂抗体相关的常见并发症。引起流产和死胎的机制可能是胎盘血管的血栓形成和胎盘梗死。在年龄小于45岁的急性心肌梗死患者中20%有抗磷脂抗体,且有明显的再梗死危险。50岁以下的脑动脉缺血事件患者中有40%左右有抗磷脂抗体。

8. 肾病综合征(NS)　NS患者血液存在高凝状态已成共识,膜性肾病和微小病变是肾病综合征并发高凝状态最常见的病理类型。高凝状态与多种因素导致的凝血、抗凝和纤溶功能失衡有关。凝血功能亢进的表现以纤维蛋白原(Fbg)升高最为常见和明显,因子Ⅴ和Ⅷ的水平也有不同程度升高,常超过200%。长期应用肾上腺皮质激素和高脂血症可促进因子Ⅷ的活化。NS患者活动期血和尿中D-二聚体(D-Dimer)含量明显升高,体内补体系统活性增强,均提示凝血的活化。NS患者的抗凝活性常常降低,如血浆中AT水平降低、游离型PS缺乏。NS时常有血小板数量增高、黏附与聚集功能增强,纤溶活性多是减低的。以上改变均有助于血栓形成。NS患者血栓栓塞的发生率从6%到44%不等,静脉血栓较动脉血栓常见。

9. 高凝血因子水平　凝血因子活性的正常水平范围较大,一般在50%~150%。凝血因子水平在90%普通人群水平之上视为高水平。高水平的凝血酶原、FⅧ、FⅨ、FⅪ以及高水平的凝血酶激活的纤溶抑制物(TAFI)可使静脉血栓的危险性增加2~3倍。高水平凝血因子的原因不详,但从家庭聚集现象和有些凝血因子随年龄增长而增长来看,可能为遗传性和获得性因素综合所致。

10. 高同型半胱氨酸血症　在高加索人群中,同型半胱氨酸水平轻度升高者(>18μmol/L)占5%~10%,中国汉族人群中的情况与之相似,接近10%。升高的原因可以是前述的MTHFR 677T基因变异型,但大多是获得性因素所致,如叶酸或维生素B_6或维生素B_{12}摄入不足,胱硫醚β-合成酶缺乏者极为少见。

11. D-二聚体水平升高　最近认为血浆中D-二聚体水平持续升高是独立的静脉血栓栓塞危险因素。

三、易栓症的临床表现

易栓症的主要临床表现为血栓形成,血栓类型以静脉血栓为主,也可以有动脉血栓和微血栓形成,主要取决于由何种易栓症引起(表140-2)。

在静脉血栓形成中以深静脉血栓形成(DVT)的危害较大。血栓脱落引起肺血栓栓塞(PTE)是DVT常见和严重的并发症,也是静脉血栓形成导致死亡的主要原因。由于DVT常发生PTE,PTE常源于DVT,故目前将两者合称为静脉血栓栓塞症(venous thromboembolism,VTE),是易栓症最常见的血栓类型。

表 140-2 不同易栓症的血栓类型

以静脉血栓栓塞为主	静脉和(或)动脉血栓栓塞
杂合子FⅤ Leiden	抗磷脂综合征
杂合子凝血酶原G20210A	高同型半胱氨酸血症
杂合子抗凝血酶缺陷	阵发性睡眠性血红蛋白尿血症
杂合子蛋白C缺陷	骨髓增生性疾病
杂合子蛋白S缺陷	纯合子遗传性易栓症
肿瘤	

每一种遗传性易栓症或获得性易栓因素诱发静脉血栓的危险度不尽相同(表 140-3)。通常情况下,仅存在一种血栓危险因素一般不引起 VTE,但多种血栓危险因素并存时,无论是遗传性易栓症与获得性易栓状态并存,还是几种遗传性易栓症或几种获得性易栓状态并存,VTE 的危险性大大增加。大多情况下,遗传性易栓症是在获得性易栓状态下发生血栓事件。

表 140-3 不同易栓症发生静脉血栓栓塞的相对危险度比较

易　栓　症	估计的相对危险度
抗凝血酶缺陷症	8~10
蛋白C缺陷症	7~10
蛋白S缺陷症	8~10
因子Ⅴ Leiden/抗活化蛋白C症	3~7
凝血酶原G20210A突变	3
因子Ⅷ:C升高	2~11
因子Ⅸ:C升高	2~3
因子Ⅺ:C升高	2
轻度高同型半胱氨酸血症	2.5~2.6
抗心磷脂抗体	
所有患者	1.6
高滴度患者	3.2
狼疮抗凝物	11

同时存在一种以上遗传性易栓症时血栓形成的相对危险性增高。单纯FⅤ Leiden或单纯PC缺陷症时的血栓形成的发生率分别为10%和36%,但两者并存时,则增高至73%。在某些西方国家,这两者基因缺陷并存现象可达1/3000~1/10 000。FⅤ Leiden与凝血酶原G20210A或FⅤ Leiden与AT缺陷并存时,首次血栓形成的年龄常提前,血栓事件也往往较严重。有些遗传异常,如FⅤ HR2单倍体,只有同时存在其他遗传异常时静脉血栓的危险性才会增高。

遗传性易栓症与获得性易栓状态并存时血栓危险性增高,例如,FⅤ Leiden杂合子妇女的VTE的危险性升高4~7倍,口服避孕药的妇女VTE危险性增高3倍,而FⅤ Leiden杂合子妇女口服避孕药时,VTE的相对危险性升高约34倍。这可能是由于口服避孕药诱发了APC-R,加重了FⅤ Leiden引发的生化缺陷。再如,同为绝经后于55岁开始雌、孕激素替代,FⅤ Leiden妇女VTE的年危险性大约为1%,非FⅤ Leiden妇女仅为0.1%,相差10倍。

尽管可以诱发动脉血栓栓塞,但常见的遗传性易栓症似乎并非动脉血栓的重要危险因素。

易栓症还可伴有其他临床表现。例如,产科并发症,尤其是反复自然流产或胎死宫内是抗磷脂抗体综合征的主要表现。各种遗传性易栓症的妇女可有流产和宫内发育延迟,其可能的机制是胎盘血管床微血管血栓形成导致胎盘功能不全。遗传性易栓症还可引起严重先兆子痫和HELLP综合征(溶血、肝酶升高、血小板减少综合征)等表现。

四、易栓症的诊断

(一) 提高对易栓症的认识

要提高易栓症的诊断率,关键在于提高对易栓症的认识。遇到下述情况应想到易栓症:①特发性VTE(找不到获得性血栓诱发因素);②轻微获得性因素(如妊娠、分娩、久坐)而致VTE;③少见部位(如下腔静脉、肠系膜静脉、脑、肝、肾静脉等)的静脉血栓;④复发性VTE;⑤初发动脉和静脉血栓形成的年龄较轻(<50岁);⑥口服避孕药或绝经后的静脉血栓形成;⑦有静脉血栓形成家族史;⑧正规抗凝治疗中静脉血栓复发;⑨习惯性流产和胎死宫内;⑩口服抗凝中发生双香豆素性皮肤坏死或新生儿暴发性紫癜。具有上述特点的患者应行易栓症筛查。

(二) 易栓症筛查项目

一般应包括PT、APTT、AT活性、PC活性、PS活性、空腹同型半胱氨酸水平、抗磷脂抗体(狼疮抗凝物、抗心磷脂抗体、β2GP1)、FⅧ:C、D-二聚体。由于费用较高,PC、PS和AT的抗原检测一般不列为筛查项目,当其活性降低时再行检测。

国外的医院和国内的少数医院还常规进行APC-R筛查。在国外,主要是为了发现FⅤ Leiden携带者,在国内则为了发现非FⅤ Leiden所致APC-R。

国外有学者建议对于特发性静脉血栓或血栓性静脉炎患者进行隐匿性恶性肿瘤筛查,筛查项目包括便潜血试验、盆腔检查、前列腺检查(男性)、痰细胞学、肿瘤标记物检测、腹部和盆腔超声波及CT、乳腺超声检查或乳腺导管造影术(女性)、胃镜、结肠镜等。但筛查的费用较高,有些筛查存在一定危险,筛查结果假阳性可能会给患者造成精神负担。

对于血栓患者,易栓症筛查有助于预测血栓复发的危险性。例如:临床上无明显诱发因素的VTE患者,血栓的年复发率可达7%~10%,其中大约半数的患者通过易栓症检测可发现至少存在一种易栓缺陷;证实为易栓症的静脉血栓患者,不同易栓因素的复发危险性不尽相同,以血浆FⅧ水平持续升高和抗磷脂抗体阳性的危险性最高(表140-4);具有多种易栓缺陷的静脉血栓患者,复发的危险性比仅具有一种缺陷的患者高;抗凝治疗中和治疗结束后D-二聚体浓度居高不下者,静脉血栓复发的危险性升高2倍。

表140-4 不同易栓症患者初发静脉血栓栓塞后复发的相对危险度比较

易 栓 症	估计的相对危险度
抗凝血酶缺乏、蛋白C缺乏、蛋白S缺乏	2.5
因子V Leiden突变	1.4
凝血酶原G20210A突变	1.4
因子Ⅷ:C升高	6~11
轻度高同型半胱氨酸血症	2.6~3.1
抗磷脂抗体	2~9

对于易栓症患者的亲属,尤其是无症状者,进行易栓症筛查是否有益尚存争议。西方国家VTE的年发病率为2‰~3‰,而在易栓症患者家族中进行的前瞻性研究表明,VTE初次发作的危险性在AT缺陷症患者的亲属中大约为每年4.0%,在PC或PS缺陷症患者的亲属中大约为每年1.5%。因此,如果患者的亲属被证实存在相同的易栓缺陷,当处于血栓高危情况时(例如妊娠期),预防性抗凝有可能避免发生静脉血栓。

(三)诊断遗传性抗凝蛋白缺陷症的注意事项

需除外获得性抗凝蛋白缺乏,如获得性抗凝蛋白消耗过多、生成减少和质量异常。例如,血栓急性期或弥散性血管内凝血时抗凝蛋白消耗增多,若此时采血,测定的结果不能用来诊断或排除任何一种遗传性抗凝蛋白缺陷;肝脏疾病,尤其是晚期肝病,由于抗凝蛋白合成减少,诊断遗传性缺陷需慎重;PC和PS的合成也依赖维生素K,对于口服华法林的患者或者维生素K缺乏症的患者,在分析检测结果时应小心。此时,PC或PS水平降低不能作为诊断的凭据,而PC或PS水平仍正常,则有助于排除PC或PS的缺乏。

基于上述理由,遗传性抗凝蛋白缺陷症的筛查不应在血栓急性期进行。如果已经开始抗凝治疗,应在口服华法林治疗至少6个月后,停用华法林2~3周,再行有关检测。根据结果,酌情是否继续抗凝。另外,不能仅凭一次实验室检测的结果诊断遗传性抗凝蛋白缺陷症。

(四)诊断APS的注意事项

APA主要包括LA、ACA和β2GP1,但尚有许多抗磷脂抗体未被知晓或不能常规检测,故LA、ACA和β2GP1阴性不能完全排除体内存在APA;血浆标本中若含有血小板碎片,可引起APA假阴性,建议血浆标本在测定前最好先高速离心或过滤;仅凭一次APA阳性不能确诊抗磷脂抗体综合征,需至少间隔8周重复检测一次,若仍阳性方可确诊;一过性APA阳性可见于健康人(检出率约为5%)和使用了某些药物(如:普鲁卡因胺、奎尼丁、青霉素),无明显临床意义。

五、易栓症治疗原则及治疗中常见问题

(一)易栓症的治疗原则

1. 预防血栓形成重于血栓治疗　如前所述,若仅存在一种血栓危险性相对较低的易栓症,无论是遗传性还是获得性,一般不引发血栓。因此,避免几种易栓症并存,主要是避免获得性血栓危险因素,对于预防血栓形成至关重要,如避免长期制动、肥胖、口服避孕药和绝经后激素替代疗法等。当获得性血栓危险因素不可避免时,或遇血栓危险性相对较高的获得性易栓状态时,如妊娠、外伤、血栓高危手术、具有血栓高风险的内科患者(如:肿瘤、APS)等,应酌情给予预防性抗凝治疗。

2. 血栓治疗应区分轻重缓急　易栓症若发生VTE,急性期治疗的主要目的是控制DVT进展、防止发生PTE和纠正血流动力学异常。一旦疑诊VTE,只要无禁忌,不要等待确诊,应立即开始肝素抗凝治疗。有溶栓治疗指征的患者仅约10%,主要适用于急性静脉性坏疽和大块PTE伴血流动力学异常和低氧血症的患者,不宜滥用。溶栓治疗有时需在安置下腔静脉滤网后进行,以免血栓脱落引发新的PTE。有些下肢DVT的患者可在安置了下腔静脉滤网后进行导管引导下血栓内直接溶栓。有些情况下可考虑手术取栓。如果急性VTE有抗凝、溶栓的禁忌,应安置下腔静脉滤网,防止致死性PTE的发生。急性期后的治疗则以防止DVT和PTE复发和避免并发症为主。应坚持按预期抗凝强度和疗程进行抗凝治疗。静脉栓子不断脱落的髂静脉血栓和下肢深静脉血栓患者可考虑安置下腔静脉滤网,防止反复发生PTE。应避免血栓复发的各种诱因。DVT的主要远期并发症为静脉瓣功能损伤后患肢水肿和皮肤营养不良,应注意患肢养护。反复PTE的并发症主要为肺动脉高压和右心功能不全。

(二)VTE治疗的注意事项

1. 抗凝药物的选择　由于口服抗凝药华法林

起效慢,且给药后依赖维生素 K 的抗凝蛋白(PC 和 PS)水平首先降低,造成给药初期一过性高凝状态,可出现血栓栓塞加重的现象,尤其是 PC 和 PS 缺陷症的患者。故抗凝治疗一般首先采用未分组肝素(UFH)或低分子量肝素(LMWH),使用肝素数日后重叠使用华法林,待 PT 的国际正常化比值(INR)达到预期水平后停用肝素。利伐沙班(Rivaroxaban)是一种新型的因子Ⅹa 抗凝药,几乎具备了抗凝药物应有的所有优点:不通过抗凝血酶直接抑制因子Ⅹa,而且不但抑制游离的因子Ⅹa,还抑制与纤维蛋白结合的因子Ⅹa;没有肝素诱导的血小板减少症(HIT)的风险;可以口服给药,且胃肠道吸收很少受食物和其他药物的影响;吸收快,给药后 2～4 小时血药浓度即可达到峰值;固定剂量,无需监测;出血风险相对较轻。因此,该药有望成为今后长期抗凝治疗的主流药物。

2. 抗凝治疗的疗程和强度　易栓症患者第一次发生 VTE,如果为一过性获得性因素(如手术、外伤等)所诱发,一般抗凝治疗 3～12 个月。一般情况下,若存在下述情况,血栓复发的危险性较高,如无禁忌证,应接受长疗程抗凝治疗,甚至终生抗凝治疗:①存在一种以上易栓缺陷;②遗传性抗凝蛋白缺陷;③获得性易栓危险因素持续存在(如肿瘤、抗磷脂综合征);④非常见部位血栓形成;⑤复发性血栓形成;⑥超声检查发现 DVT 持久残留;⑦D-二聚体水平或 FⅧ水平持久升高;⑧安置了永久性下腔静脉滤网。

华法林的有效治疗范围较窄,强度稍高,出血并发症即增多,强度稍低,血栓复发的危险性便增高。目前主张的华法林口服抗凝标准强度为 INR 目标值 2.0～3.0。对于无上述血栓复发危险因素者,也可考虑低强度(INR 目标值 1.5～2.0)华法林抗凝。如果在标准剂量下出现血栓复发,应加大华法林的抗凝强度(INR 目标值>3.0)或换用其他注射或口服抗凝药物。

3. 抗凝蛋白缺陷症患者的抗凝　肝素是通过增强抗凝血酶的抗凝活性起抗凝作用的。有些 AT 缺陷症的患者对肝素耐药,需用大剂量。肝素耐药的部分原因为用药数日后 AT 水平进一步减少,可减少约 30%。AT 浓缩物对克服肝素耐药有效。国内无 AT 制剂上市,遇肝素耐药时,可输注新鲜冰冻血浆,补充 AT。已知或疑似遗传性 PC 或 PS 缺陷症的患者,口服抗凝需在完全肝素化下开始,华法林应以相对低剂量开始,逐渐加量。

4. 肝素诱导的血小板减少症(HIT)　是使用肝素所引起的一种严重并发症。其发病机制是肝素与血小板因子 4(PF4)结合成为免疫原,诱导产生抗肝素-PF4 抗体,也称为 HIT 抗体。HIT 抗体通过和血小板上的受体结合激活血小板,导致血小板释放凝血酶原微粒,消耗血小板,使血小板计数减少。释放的微粒激活凝血酶原,引发血栓形成或加重已有血栓的症状。使用肝素(包括 UFH 和 LMWH)抗凝的患者,均应定期复查血小板。如出现血小板较少、血栓表现加重而怀疑 HIT 时应立即停用肝素,换用直接凝血酶抑制剂等药物抗凝。磺达肝癸钠是人工合成的间接Ⅹa 因子抑制剂,仅含有增强抗凝血酶所需的戊糖结构,诱导 HIT 抗体的抗原性极低,有可能成为初始抗凝治疗的首选药物。

(三)特殊情况下的抗凝治疗

1. 恶性肿瘤　一旦出现 VTE,治疗往往较困难。一般不主张溶栓,因为有促进肿瘤转移的潜在可能。抗凝治疗的出血并发症高于非肿瘤患者,而且 VTE 复发率也较高。肿瘤患者予华法林治疗尤为困难,原因有多种:纳差和呕吐,使 INR 难以维持在治疗范围;慢性弥散性血管内凝血和广泛肝转移;华法林与化疗药或抗生素相互作用,影响抗凝效果;因血小板减少和有创操作(如胸腔穿刺和腹腔穿刺)而必须终止抗凝;需经常取血查 INR,而肿瘤患者静脉穿刺往往有困难。因此,有条件者可采用长期 LMWH 抗凝治疗。与华法林相比,LMWH 的优点为无需实验室监测,出血的危险性低,血栓复发率低。

临床试验表明,肿瘤患者发生 VTE 后长疗程抗凝的血栓复发率低于短疗程抗凝。目前提倡:只要肿瘤未控制或已转移,应持续给予抗凝治疗。病情稳定的肿瘤患者,至少抗凝 6 个月或直到化疗或激素替代疗法结束。

2. 抗磷脂综合征　无症状的单纯抗磷脂抗体阳性患者一般无需特殊治疗,可观察或给予小剂量阿司匹林。当接受较大手术时,应预防性给予肝素抗凝。继发于 SLE 等自身免疫性疾病的抗磷脂抗体阳性患者采用激素等免疫抑制剂治疗,常可使抗体减少或消失,是否预防性抗凝治疗尚无定论。

抗磷脂综合征患者一旦发生血栓栓塞并发症,停止抗凝治疗后血栓复发率高,一般主张除非患者怀孕,应长期口服抗凝,如为动脉血栓,还应加用血小板聚集抑制剂。口服华法林时,狼疮型抗凝物的存在可能会给 INR 值的调整带来困难,应该密切注意出血并发症或血栓复发。

初次怀孕的抗磷脂抗体综合征妇女,如无血栓形成既往史,不一定行预防性抗凝。既往有过流产的抗磷脂抗体综合征妇女再次妊娠时可酌情持续给予 UFH 或 LMWH,预防流产。

3. 围术期　高危手术,例如全髋或全膝置换术,手术前后应接受预防性抗凝治疗。预防性抗凝可采用肝素,尤其是LMWH,一般抗凝至术后7~10天。但美国的一项回顾性多中心研究表明,19 586例接受全髋和24 059例接受全膝置换术的患者术后3个月内DVT或PTE的发生率分别为556例(2.8%)和508例(2.1%),其中出院后诊断血栓栓塞的患者在全髋置换术后占76%,在全膝置换术后占47%,提示出院后仍需继续抗凝。但也有研究提示对于大多全髋或全膝置换的患者,术后预防性肝素抗凝超过7天并无益处。

术前已采用华法林抗凝的患者,于术前4天停用华法林一般可使国际正常化比值(INR)在手术日降至1.5或更低。术前一直采用肝素抗凝者一般于手术前一天晚上或手术当日停用肝素,但术前采用LMWH抗凝的患者手术麻醉时需注意以下几点:①脊髓穿刺应在停用LMWH后18~24小时以上进行;②单剂给药脊髓麻醉优于持续硬膜外麻醉;③接受持续麻醉的患者,硬膜外导管宜留置过夜,次日拔除;④术后恢复使用LMWH应在导管拔除后至少2小时。应密切观察脊髓压迫的早期体征,如进行性下肢麻木或无力、肠道或膀胱功能障碍,对于怀疑脊髓血肿的患者,必须尽快行诊断性造影和手术治疗以避免永久性瘫痪。

4. 妊娠和产褥期　虽然妊娠期和产褥期静脉血栓的危险性增加,但若无其他血栓高危因素无需预防性抗凝。既往无VTE史的孕妇,如果有AT缺乏,应积极进行血栓预防,而有其他血栓危险因素,如PC缺乏、PS缺乏等,可严密随访,或给予预防剂量的LWMH或小剂量UFH,并在分娩后给予治疗剂量的抗凝。既往有过VTE史的孕妇,原则上都应给予预防剂量至治疗剂量的肝素抗凝。

因为有其他获得性易栓危险因素或遗传性易栓症而接受抗凝治疗的妇女,若怀孕需注意以下问题:①华法林能通过胎盘,有致畸(华法林胚胎病)和引起胎儿出血的可能。华法林胚胎病特指因妊娠6~12周服用华法林引起的胎儿畸形,发生率可达6.4%。胎儿的特征性异常包括鼻发育不良和(或)骨骺点状钙化。因此,口服抗凝的妇女出现计划外妊娠应立即停用华法林,改用肝素。UFH或LMWH均不能通过胎盘,对胎儿是安全的。正在接受口服抗凝的妇女拟怀孕时,最好先改为肝素抗凝再受孕。②妊娠头3个月禁用华法林,妊娠的最后1个月也不宜使用,以防分娩时胎儿颅内出血和产妇出血过多。目前,一般推荐整个妊娠期间持续使用肝素,避免使用华法林。有研究表明,出生前接触过香豆素类的儿童可出现神经系统功能的轻微障碍,而且智商较低(IQ<80)。但妊娠期持续使用肝素,孕妇存在出血、肝素诱导的血小板减少症(HIT)和骨质疏松等问题,后者使骨折的危险性增加。LMWH比普通肝素引起HIT和骨质疏松的危险性低。③UFH和LMWH不会分泌入乳汁,产后使用是安全的。华法林不会给母乳喂养的婴儿带来抗凝作用,也可用于产后抗凝。

5. 肾功能不全时LMWH的使用　LWMH主要从肾脏排泄,此时需减量。必要时应根据FXa活性调整剂量。

6. 肥胖患者使用LMWH的注意事项　LMWH一般按体重计算剂量。但体重过重者,尤其是超过100kg者,仍按体重计算会出现剂量不足或过量,宜根据FXa活性调量。

(赵永强)

参考文献

1. 赵永强. 提高对获得性易栓症的认识. 中华内科杂志,2004,43:81-83
2. 赵永强. 我国静脉血栓栓塞症的研究现状. 中华内科杂志,2005,44:83-84
3. Cai H, Hua B, Zhao Y, et al. A Novel Mutation (G2172→C) in the Factor V Gene in a Chinese Family with Hereditary Activated Protein C Resistance. Thrombosis Research,2010,125:545-548
4. Rosendaal FR. Venous Thrombosis: the role of genes, environment, and behavior. Hematology, 2005,1-12
5. Cushman M. Inherited risk factor for venous thrombosis. Hematology,2005,452-457
6. Prandoni P. Acquired risk factor for venous thromboembolism in medical patients. Hematoly,2005,458-461

第141章

血栓性疾病与抗血栓疗法

第一节　血栓形成的机制

正常情况下，止血反应受严格的调控以维持血管内血流的液态。在急性血管受损时，止血的决定因素能通过快速而有效的反应，有条不紊地形成一个局部保护性凝血块（止血栓），以防止过度的血液丢失。许多病理过程能改变止血决定因素间的平衡，或因不适当地止血而产生出血，或因止血过度而形成血栓。止血反应被不适当地启动或扩散所产生的病理过程称为血栓形成。循环系统（血管及心脏）内形成的由纤维蛋白、血细胞所组成的病理性凝血块称血栓。血栓病是指由于血栓形成、脏器缺血及功能障碍而导致的一系列临床及病理改变。

关于促血栓形成的因素，目前仍沿用18世纪德国病理学家魏尔啸（Virchow）范例，即血栓形成与凝血因子、血流改变和血管内皮三角关系间的失衡有关。因此血管内皮功能异常、血流改变和血液组成异常，独立或复合存在，都能促进血栓形成。血液组成异常，通常包括血小板量和功能异常（初期止血异常），凝血（二期止血）异常和纤维蛋白溶解功能的异常。

近年来，随着对血栓发病机制研究的深入，对血栓的多组成、多因素及潜在的发病过程已达共识，对高危基因及止血调控功能异常在血栓发病上的作用亦日益受重视。虽然目前对动、静脉血栓形成的基础病理机制上仍存在不少疑点，但基础和临床两方面的进展已提供许多新手段，可用于机制探讨、监测血栓病的进展及早期诊断和治疗。

20世纪90年代以前人们对易栓症（thrombophilia）的认识比较局限，认为静脉血栓由一组先天性抗凝蛋白缺乏，如蛋白C、蛋白S、抗凝血酶Ⅲ、肝素辅因子Ⅱ缺乏症及异常纤维蛋白原血症所引起。实际上，这些先天性抗凝蛋白缺乏症在静脉血栓中的发生率仅占15%～20%（各占2%～5%）。

近来，对血栓发病机制研究获得重要进展。从静脉血栓着手，提供临床分析及新实验手段对家系进行调查，证实静脉血栓常是一种多因素、多基因缺陷性疾病，一组血液范畴的分子病，分子缺陷的发生率存在有明显的人种差异和地理分布特性。例如APC（抗凝蛋白C）抵抗症是一种欧洲人群中较常见的基因缺陷性致血栓高危因素。然而，动脉血栓的发病机制更为复杂，除凝血及纤溶系统失衡外，尚涉及细胞间的相互反应等方面。对动脉血栓的研究尚未取得突破性进展。高危基因存在明显的种族差异，例如，亚甲基四氢叶酸还原酶基因C677T多态性的人种分布与对动脉的致栓特性尚待充分阐明。国外器官移植研究资料表明，肝脏及心、肾移植失败的首要原因是移植物的多发血栓及溶栓治疗促发再梗死。

促血栓形成的因素

（一）内皮细胞功能异常

1. 正常内皮的抗栓功能　完整的血管内皮层是血细胞、血浆成分与内皮下组织隔绝的天然屏障，也是血液或细胞携带信息进入组织的门户，在炎症、免疫、止血、凝血等过程中起重要作用。正常内皮通过多种机制的相互作用（表141-1）维持一个具有抗栓特性的表面：①内皮合成并释放前列环素（PGI_2），后者升高细胞内cAMP水平而抑制血小板活化，并使血管舒张；②内皮细胞衍生的血管舒缓因子（EDRF）使cGMP增高而抑制血小板活化并使血管舒张；③内皮表达与膜相结合的ADP酶分解ADP使之成为AMP；④内皮促使血管摄取并降解致栓性血管活性胺类，如血清素；⑤表达凝血调节蛋白

(TM),后者在血管内皮表面结合并灭活凝血酶,从而促进一种天然抗凝蛋白即蛋白 C 的活化;⑥此外,正常血管内皮还表达类肝素物质催化抗凝血酶Ⅲ(ATⅢ)、肝素辅因子Ⅱ与凝血酶的结合,而保持血液的液态。在生理情况下,内皮合成并分泌的促纤维蛋白溶解(简称纤溶)分子,如纤溶酶原活化物,与内皮表面的特殊受体结合,可增强局部纤溶酶原的活化。

表 141-1　内皮的抗栓与促栓特征

抗栓因素
前列环素(prostacyclin,又名 prostaglandin I_2,简称 PGI_2)
一氧化氮(nitric oxide,NO;过去名内皮衍生舒张因子 endothelium derived relaxing factor,简称 EDRF)
膜外 ADP 酶(Ecto-ADP 酶,又名 CD39)
血管壁蛋白 C 受体-蛋白 C 系统
硫酸氨基葡聚糖类肝素物
抗凝血酶Ⅲ(antithrombin Ⅲ)
组织型纤溶酶原活化物(tissue-type plasminogen activator,简称 tPA)
多种纤溶酶的细胞表面受体(纤溶酶原,tPA,UPA 和膜联蛋白Ⅱ-annexin Ⅱ)
组织因子通路抑制物(tissue factor pathway inhibitor,TFPI)
促血栓因子
内皮素(endothelin)
vW 因子(von Willebrand factor)
V 因子
组织因子(tissue factor,简称 TF)
纤溶酶原活化抑制物(PAI-1)
细胞黏附分子
基础表达量很低,受刺激活化下表达量增加(如受凝血酶、组胺、缓激肽刺激),参与内皮细胞之间,内皮细胞与基质,内皮细胞与血液中其他细胞的黏附。按分子结构可分为四大家族
免疫球蛋白家族(Ig super family)包括
ICAM-1(intercellular adhesion molecule)又名 CD54,分固有性及可诱生性,后者在炎症细胞穿越内皮过程中起作用
ICAM-2 为固有性,对多形核白细胞有黏附作用,亦存在于淋巴细胞表面
VCAM(即 vascular cell adhesion molecule,又名诱导性细胞黏附分子,inducible cell adhesion molecule,INCAM)。例如 VCAM-1促进单核细胞迁移入内膜吞并脂质,成泡沫细胞,后者分泌细胞因子和生长因子
VCAM-1 并参与肿瘤的扩散和转移过程
PECAM(platelet endothelial cell adhesion molecule,又名 endoCAM,即 CD31)参与细胞间的黏着反应,血管损伤部位的 PECAM-1 可诱导血小板黏附和聚集,并介导白细胞和内皮细胞的黏附反应
整合素(integrins)族由 α、β 二亚基组成二聚体,包括:
VLA(very late antigen)如 GPⅠa,GPⅡa,α5β3 又名外连接蛋白受体(VnR)等
选择素(selectins)族,包括 E 选择素和 P 选择素(GMP140),又称白细胞黏附分子族。如 ELAM-1(inducile endothefial leukocyte adhesion molecule-1,又名 E-selectin,CD62E)参与动脉粥样硬化单核细胞与动脉内膜的黏附及迁移到内膜的过程
颗粒膜蛋白-140(granule membrane protein-140,又名 P-selectin,CD62p,PADGEM)在未活化的内皮细胞上有一定数量的基础表达,内皮受刺激后自 Weibel palada 体转移到细胞表面,与多形核白细胞和单核细胞黏着
血管黏着素族(vascular addressins,简称 VA)

2. 内皮功能异常(或受损)时的促栓功能　去内膜血管丧失正常抗栓功能,暴露出内皮下组织,与血小板相互反应增强而促进血栓形成。亚急性或慢性疾病常使内皮丧失抗栓功能,例如动脉粥样硬化时 PGI_2 生成减少,高胆固醇血症或高血压时 EDRF 生成减少,血小板增多症时 EDRF 生成减少伴有 TM 表达减少。此外,功能异常的内皮常表现出明显的促栓特性,例如内皮细胞暴露在内毒素、白介素-1(IL-1)、肿瘤坏死因子(TNF)的作用下,将表达组织因子及 FⅤ而激活凝血的阶梯反应,下调 TM,增加纤溶酶原活化抑制物(PAI-1)分泌,刺激表达黏附分子从而促进粒细胞及血小板与内皮黏附增加,缺氧下内皮表达 FⅤ活化物;受凝血酶刺激下内皮合成并分泌 FⅧ相关抗原(vWF)及 PAI-1,促使血小板黏

附及活化，并使纤溶系统受抑制而促进血栓形成。

（二）血液流变学异常

1. 血液正常流变学　正常血按同心圆作片层流动，形成一种急转直下的速率梯度，即近中心片层具有较大的速率，而近壁片层速率近于零。片层间互相移动所产生的阻力称为内摩擦力。内摩擦力大小与黏度（又称内摩擦系数）有关。内摩擦力方向沿液层面切线方向，故可使各液层发生切变变形。常以切应变（shearing）来反映沿管壁湍流的片层间移动的互相影响，可认为是血管壁对全血或血浆行使一种黏性拖曳的后果。使液体内部各液层发生切变变形及液体流动的力称为切变力。切应压力（简称切应力，shearing stress）是指产生切应变片层的单位面积所受的力。它随流体速率增大而增加，随管径增大而减弱。切变率（shear rate）是指邻近液层间的切变速率梯度。由于层流间与速率梯度相应的切变率的不同、细胞大小及电荷不同，使红细胞占据中心层流，而血小板则沿血管内膜移动。近管壁处富含血小板且为低速流层，这不但限制了血小板的迁移，且保证了有足够数量的血小板在血管受损时参与初期止血反应，使一旦形成的血小板止血栓能受到最小的流体动力学变化和水压的干涉。

不同的血管床由于血流切变率的不同，故初期止血和凝血间的互相作用过程不相同，血栓的组成成分亦不同。止血受切变率的影响，大静脉或静脉瓣处的低切变率（501/s）有利于纤维蛋白的沉着，并常由组织因子激活机制参与局部纤维蛋白的沉着反应。中动脉具有中切变率（650/s）使血小板和纤维蛋白均易沉积。微血管具高切变率（1300/s）则以血小板沉着为主。但是由于活化血小板膜暴露出纤维蛋白原受体（GPⅡb-Ⅲa 即 αⅡβ_3整合素），故血小板的致栓特性也伴纤维蛋白的沉着。

2. 促血栓的流变学异常

（1）动脉硬化的高血流、高切变率与动脉血栓形成：血管壁动脉硬化时由于分叉处涡流使局部内膜受高流速及高切应力影响，内皮易受损或呈现功能异常，引起内皮损伤的切应力约为 $400dyn/cm^2$。高切应力尚可激活血小板，后者释放多种介质可加重内膜损伤。正常情况下，内皮通过钙敏感的钾通道作为机械化学感受器，使增高的切应力与 EDRF、PGI_2、tPA 表达和分泌增加等多种代偿机制耦联，以抵消上述机械损伤所产生的促凝效果。但是，若超越正常代偿能力时，如高血压的超大切变程序性暴露，或协同其他因素，则可增强血栓形成倾向。内皮的抗栓特性可使一旦形成的血栓局限于血管受损区近端。但是，侵犯血管壁的中等大小血栓，常扰乱层流而出现涡流，进而使局部的切应力增强，使内皮损伤加重，并加速血小板的黏附和活化。涡流可使血小板碰撞率增加而促进栓子继续增长。因此，动脉血栓头部或启动部位富含血小板，称白色血栓头；继续增长的栓子尾，由于涡流及血流的减弱使尾部相对含较多的纤维蛋白和红细胞，称红色尾。

（2）静脉血流减慢或淤积与静脉血栓形成：静脉血栓好发生在血流减速时。由于静脉压增加、血管扩张、继发静脉瓣功能不全，常使血流进一步减速，局部内皮功能异常而发生静脉血栓形成，如术后卧床、产后（与孕酮有关的静脉曲张）或妊娠子宫压迫下腔静脉、肥胖和充血性心力衰竭。典型的低流速性静脉血栓富含纤维蛋白原和红细胞，称红色血栓。

血液黏度对流变学的影响近年来深受重视。全血黏度是指大血管主体血流的阻力，为一种内部摩擦系数。血黏度定义为维持 1U 速率梯度，单位面积所受的力，故是切应力和切变速率之比，以毫泊秒（milliPascal seconds）表示。

$$黏度=\frac{切应力}{切变速率(1/s)}$$

根据 Poiseulille 定律，血黏度增加意味着血流减慢及切应力增加。血细胞量增多（原发性或继发性红细胞增多症）、红细胞变形性减低（如镰刀细胞性贫血）、血浆蛋白量增加（如纤维蛋白原或免疫球蛋白增多）等都可引起血黏度增加，导致血栓倾向。

（三）血液组成的异常

凝血机制除受正常内皮产物和纤溶系统调控外，凝血的液相期还受三种血浆抗凝蛋白的对抗和调节。正常抗凝蛋白包括：①中和凝血酶活性的 ATⅢ、肝素辅因子Ⅱ及内皮细胞表面相结合的类肝素物质；②中和 FⅤa 和 FⅧa 的蛋白 C 和蛋白 S；③抑制凝血活酶（以 FⅩa 为代表）生成的组织因子凝血途径抑制物（TFPl）。

原发性高凝状态，或名原发（先天）性血栓前状态，目前尚名为遗传性易栓症，即血浆抗凝物或纤溶分子的先天性缺乏或功能异常，纤溶抑制物增多或活化物释放障碍。原发性高凝状态的常见血栓并发症为静脉血栓性疾病，如深静脉血栓（DVT）或肺栓塞（PE），而动脉血栓较少见。患者在血栓发作前或发作期间的外表健康状态可相当好。近 10 年来的研究工作表明原发性高凝状态是一种多基因缺陷性疾病，其中抗凝蛋白 C 抵抗症是一种最常见的西方人群基因缺陷性致栓高危因素。口服避孕药、术后卧床、妊娠、外伤等为常见的促发因素。

获得性高凝状态亦称继发（获得）性血栓前状态，是一组好发血栓形成的范围广泛的疾病。常因血栓形成而增加基础病的死亡率。获得性易栓状态涉及多个因素，其致血栓的基础病理生理机制常因基础疾病不同而异，可以说致栓机制尚未被阐明。基础疾病伴有抗凝或纤溶异常者常并发静脉血栓，伴有血小板或内皮功能异常者常伴发动脉血栓。但对某一具体疾病而言，亦可诱发动脉及静脉血栓。流行病资料证实基础疾病伴有纤维蛋白原、FⅧ、纤溶酶原活化抑制物（PAI）、vWF 增多者，都是致动脉硬化的独立危险因子。推测这些因子都能促进纤维蛋白（原）沉着。纤维蛋白（原）的降解产物可引起内皮迁移及内皮结构紊乱、血管通透性继发改变。

高脂血症中低密度脂蛋白（LDL）和它的氧化衍生物能直接损伤内皮，刺激平滑肌细胞增殖，并趋化单核细胞，促进血细胞聚集。动脉壁脂质堆积可减弱内皮细胞的抗栓性能，减少具有抗栓功能的 PGI_2、EDRF 的合成。血浆 LDL 水平增高已成为独立的致栓危险因素。此外异常的血管内皮表面增加了对血浆 LDL 及其氧化产物的吸收，产生临床前动脉粥样硬化斑。

脂蛋白（a），LP（a）是 20 世纪 70 年代被发现的致动脉粥样硬化性心脏病的危险因子。血浆脂蛋白（a）是低密度脂蛋白微粒与载体蛋白（a）以二硫键结合成的复合物。载体蛋白（a）与纤溶酶原结构极为相似，能以高亲和力与纤溶酶原及 tPA 竞争纤溶的底物——纤维蛋白原，但不能被活化物（tPA）活化，故不具备纤溶活性。因此，高脂蛋白（a）患者的血浆 tPA 活性受抑，纤溶受损，使细胞外及血管壁易产生纤维蛋白沉着，形成纤维蛋白帽盖，促使动脉硬化。载体蛋白（a）能与纤溶酶原竞争内皮细胞和巨噬细胞表面的纤溶酶原受体而有利于脂蛋白（a）进入动脉壁，尤其容易侵入涡流，血液淤滞或动脉分叉处的管壁，使胆固醇及三酰甘油在动脉壁沉积，产生粥样硬化斑块；LP（a）属急性反应期可溶性炎症介质，它在术后、心肌梗死后、肿瘤患者中增高并促使内皮表面促纤溶特性降低，PAI-1 生成增多。脂蛋白（a）的发现，从分子水平阐明了动脉粥样硬化与血栓形成的关系。

上述促血栓形成的危险因子可使粥样硬化斑块蔓延及脂质侵入。后者包括斑块缝隙间的血小板、纤维蛋白血栓的有机化（与脂质融合）及渗入动脉壁、平滑肌细胞及巨噬细胞的过程。但斑块活化导致急性管腔闭塞与斑块蔓延之间的关系尚无定论。推测斑块活化可能由于富含胆固醇的斑块在血流中天然纤溶因子的作用下出现不稳定所致；而斑块的不稳定性主要由于富含胆固醇，脂质的平滑肌细胞在斑块下堆积、增员、活化。巨噬细胞释出蛋白溶解酶、炎症介质、黏附分子，形成一种可改变的动力学界面，参与内皮表面的一种防护性覆盖物与内皮细胞、各种循环白细胞间的相互作用，从而促进纤维帽盖薄弱的突出部位斑块破裂，血栓形成加速。导致管腔狭窄度小于 70% 的斑块如果发生破裂常引起斑块扩大但不引起闭塞。在多次破裂及管腔狭窄加重的情况下，斑块的破裂才有可能导致急性梗死症状。不稳定型心绞痛患者的症状所以加重常伴有冠状动脉痉挛成分的参与。某些基础疾病伴有血液黏度增高或巨噬细胞、血小板的黏附、增员，并在斑块中活化等情况，如高纤维蛋白原血症、真性红细胞增多症等，都易使斑块破裂，最终导致急性动脉血栓性血管症群。

第二节　高凝状态

血栓形成是一种常见而又有着广泛病理基础的疾病。文献中常以高凝状态或易栓倾向来描述因遗传性素质或后天获得性血栓好发倾向所引起的一系列血栓前血液组成的改变。易栓症用于描述易于发生血栓的素质。1965 年 Egeberg 首先采用易栓症（thrombophilia）描述挪威一家族的遗传性抗凝血酶Ⅲ（ATⅢ）缺乏症的易栓素质。现在这一名称已扩大应用到易发生血栓的一类疾病，例如蛋白 C、蛋白 S、ATⅢ、纤溶的先天性缺陷、抗磷脂抗体综合征；患者常与低于 40 岁的血栓栓塞性疾病发病相关联。后天获得性血栓病常采用独立的命名，范围包括心肌梗死（MI）、缺血性脑卒中、深静脉血栓（DVT）、肺栓塞（PE），或糖尿病、肿瘤伴高血栓倾向等。

（一）流行病学

根据 1957 年 13 个城市关于疾病死亡原因的调查，死于感染性疾病占 32%，心血管、脑血管和肿瘤依次为 6.6%、5.5% 和 5.2%（占第 5、6、7 位）。1985 年 35 个城市的调查资料显示，由于全国人口老龄化及一线医疗卫生条件的加强，脑、心血管、肿瘤已转为我国人口死亡率的三个主要病因。按北京市调查资料表明，血栓性疾病占疾病死亡率首位。因此，第二次医疗革命的成功将要求对常见而伴有高死亡率的血栓、肿瘤等疾病进行积极预防、早期诊断和有效治疗。西方国家流行病资料已初步显示，随着饮食、生活习惯的调整，原发性高血压的治疗，血管事件症群并发症已显著下降。

血栓病不同于其他疾病，第一次发生血栓即可死亡。首发的急性心肌梗死死亡率为 25%。这意味着诊断和筛选出高危患者至关重要。进一步控制疾病有赖于对血栓形成病因、病理、止血机制及其调控的深入了解。

（二）病理生理

促血栓形成因素和抗栓调节功能对血栓病的发

病起着关键性作用。目前，对于抗凝或纤溶活性低下，以致最终不能对凝血进行有效调控等问题，已日益被重视。设想若能加强血管局部的抗栓活性，就有可能预防血栓形成。这也是目前基因治疗的探索的焦点之一。

正常抗凝机制对凝血过程的调控列举于图 141-1。因子X的活化和凝血酶在血液中的出现是凝血被激活的重要标志。FX活化可通过外源凝血系的FⅦ与组织因子（TF）复合物，或内源性凝血系的FⅨa-Ⅷa-细胞活化表面复合物的途径。FXa与血小板活化表面存在的FVa相结合，作用于凝血酶原的氨基末端，使凝血酶原裂解下无活性的F1和F2肽片，而转化成凝血酶。继之，凝血酶促使纤维蛋白原水解并释出FPA、FPB肽，产生纤维蛋白凝块。天然抗凝系能使此凝血过程只发生在受损血管局部，并下调凝血反应：①与内皮表面类肝素分子相结合的ATⅢ能使FXa和凝血酶灭活，结果生成无活性的FXa、ATⅢ及凝血酶ATⅢ（简称TAT）复合物。②在内皮细胞表面的凝血酶激活蛋白C，使血浆蛋白C释放1400分子量小肽而产生活化蛋白C（APC）。后者是一种强有力的抗凝物，能使FⅧa及FVa灭活而下调凝血反应。凝血酶自身在激活蛋白C的过程中灭活。蛋白S能促进APC和含磷脂的膜相结合，加速APC灭活FⅧa和FVa的过程。补体成分C4b结合蛋白（C4b-BP）则能和蛋白S组成复合物，故使蛋白C活性减弱。因此，内皮表面存在着促凝和抗凝两个系统。在病理情况下两个系统的互相作用结果将决定预后。③组织因子途径抑制物（tissue factor pathway inhibitor，TFPI）是生理性凝血抑制物，存在于血浆脂蛋白成分中。TFPI血浆水平低于2nM，由内皮细胞合成并释放。血浆内TFPI含量的10%由血小板携带，血小板活化时被释放，以增强对局部止血反应的调节。正常止血由TF：Ⅶa复合物启动，TFPI能反馈性抑制TF：Ⅶa，使此启动过程只限于生成少量凝血酶来刺激局部血小板的聚集和FV及FⅧ的活化。后继的凝血反应及FXa继续生成需通过FⅨa、FⅧa及FⅪa的活化以维持局部止血，并由蛋白C和纤溶系统进一步调控凝血过程。

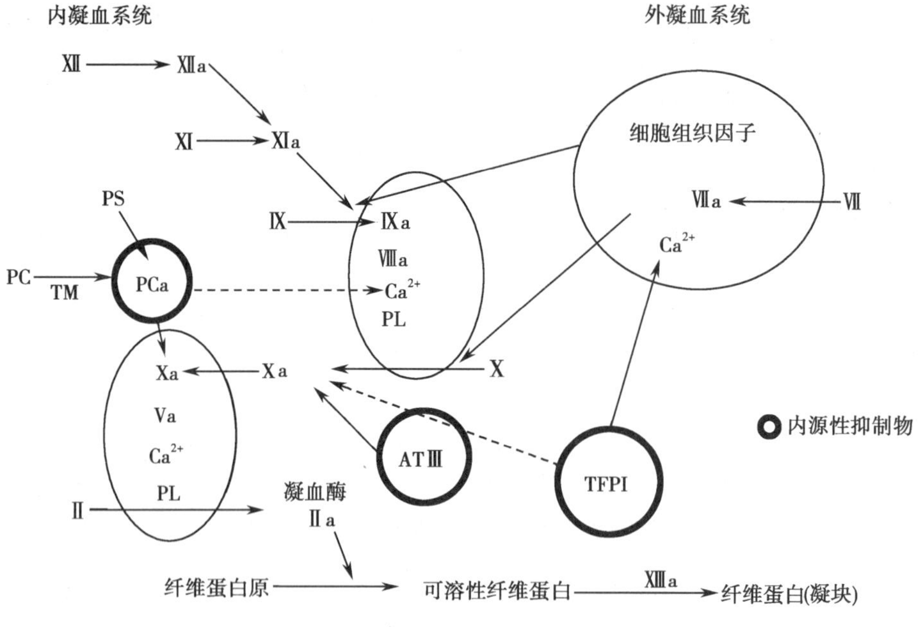

图 141-1 正常抗凝机制对凝血过程的调控

（三）分类

高凝状态分两大类，即原发性或继发性高凝状态。继发（获得）性高凝状态远较原发（遗传）性高凝状态为常见。但原发性高凝状态患者采用现代实验条件较继发者易于检出。

原发性高凝状态，即某一凝血抑制物或纤溶系因子呈现先天缺陷（表 141-2），属血液系分子病。有几种遗传缺陷已被确定与血栓发生有关。这些分子缺陷致血栓形成倾向被定义为遗传性易栓症。近10年来血栓病家系调查资料显示，血栓病外显者常具有多种抗栓蛋白的基因缺陷，并伴有遗传素质。这种抗栓调节系统的特殊缺陷可简单地分为二个亚型：①正常抗栓蛋白的活性和抗原性血浆水平呈一致性减少；②抗栓蛋白分子结构异常导致功能异常（活性减低而抗原性正常）。原发性高凝状态以蛋白C抗凝系统或ATⅢ抗凝系统的先天性缺陷为多

表 141-2 原发高凝状态病因

因子异常症	遗传方式	血栓人群中的发生率(%)	
		<50 岁	50～70 岁
先天性抗凝蛋白异常症			
活化蛋白 C 抵抗症(APC)	AD	20～25	14～20
抗凝血酶Ⅲ缺乏症(ATⅢ)	AD	1～6	1～3
蛋白 C(PC)缺乏症	AD	3～12	1～4
蛋白 S(PS)缺乏症	AD	3～12	1～4
肝素辅因子Ⅱ(HC-Ⅱ)缺乏症	AD	<1	NA
组织因子凝血途径抑制物减少(TFPI)症	NA	NA	NA
先天性纤溶异常			
纤溶酶原(PLg)缺乏症(或异常 PLg 血症)	AD(或 AR)	1～2	NA
异常纤维蛋白原血症	AD	1～2	NA
组织型纤溶酶原活化物(tPA)缺乏症	AD	NA	NA
纤溶酶原活化抑制物(PAI-1)增多症	NA	NA	NA
其他			
脂蛋白(a)(LPa)增多症	NA		
高同型半胱氨酸血症	AR	1/33500 活婴	5～10
FⅫ缺乏症	AD	NA	NA
与家族性血栓病可能有关的缺陷			
FⅡ基因 20210 位 G-A 变异	AD	NA	NA
亚甲基四氢叶酸还原酶基因(MTHFR)677 位 C-T 变异	AD	10～20	4～8

注:AD 常染色体显性遗传;AR 常染色体隐性遗传;NA 无资料

见。先天性纤溶系统异常如先天性异常纤溶酶原血症、先天性 tPA 缺乏症、先天性 PAI 增多症等较少见。

继发(或获得)性高凝状态为一组具有明显血栓病高发倾向的异源性疾病(表 141-3),包括血液系或非血液系的凝血异常。病理生理基础尚未被充分阐明。大多不是由单一的凝血机制缺陷所致。例如,凝血机制异常明显参与冠状动脉硬化性心脏病的发病过程。又例如糖尿病患者的三种主要代谢异常:高糖血症伴蛋白糖基化改变、脂蛋白代谢异常及胰岛素耐受性胰岛素血症,都与止血功能异常及微血管疾病的病理机制有关。75%糖尿病患者死于微血管疾病。又例如狼疮抗凝物,则为一组异源性病理抗体。抗体致使依赖磷脂的体外凝血试验延长,但并不引起出血。相反,狼疮抗凝物阳性患者临床常伴血栓形成倾向。

表 141-3 继发性高凝状态病因

流变学或血管异常	阵发性睡眠性血红蛋白尿
长期卧床	高脂血症(低密度脂蛋白血症)
手术后状态	糖尿病
栓塞性治疗(effort thrombosis)	肝素诱发血小板减少症
血管炎	凝血或纤溶系异常
高同型半胱氨酸血症	妊娠
血小板增多症	肿瘤性疾病
高黏滞综合征	口服避孕药
血栓性血小板减少性紫癜	狼疮抗凝物
人工心瓣膜或其他人工表面移植物,血小板异常	肾病综合征
骨髓增殖性疾病及原发性血小板增多症	纤维蛋白原、Ⅶ或 vWF 因子的异常

（四）实验室检查

年轻（<40 岁）血栓病患者，凝血的实验监测可帮助：①评估凝血系的活化状态；②监测抗凝治疗。复发性或家族性血栓栓塞症群，实验项目推荐见表 141-4。

表 141-4 复发性血栓的监测项目

项目	方法学
蛋白 C	功能和抗原测定
蛋白 S	总 PS 和游离 PS 抗原测定（有条件者亦测游离 PS 功能）
ATⅢ	功能测定
纤维蛋白原	凝血试验（Clauss 法）
纤溶酶原	功能试验
狼疮抗凝物	PNP 法：增加磷脂为测定条件 dRVVT 法：减少磷脂为测定条件
抗心磷脂抗体（APA）	ELISA 法，测定 APA 的 IgG 和 IgM
PAI_1 tPA	功能和抗原测定（静脉压闭前及后）
tPA—PAI_1 复合物	抗原测定

注：dRVVT 为稀释的鲁噻尔（Russel）蝰蛇毒时间

诊断先天性疾病必须绝对肯定试验的正确无误，因为遗传性易栓症是常染色体显性遗传，50% 家庭人员会累及。正确诊断的两个十分重要的条件是：①合适的血标本采集，血栓形成的急性期过后需要重复测定；②家系研究资料来证实。应用对特异性分子标志物的监测可反映血小板和血浆内凝血蛋白的被激活、凝血与纤溶的平衡或调理蛋白的功能状态等（表 141-5）。

表 141-5 血栓形成的分子标志物

血小板活化及释放功能	
β 血小板球蛋白	（βTG）
血小板第Ⅳ因子	（PF4）
血栓素 B_2	（TXB_2）
活化的血小板膜标志	（GpⅡb-Ⅲa，GMP140）
凝血和抗凝功能	
抗凝蛋白水平	（ATⅢ，PC，PS）
纤维蛋白肽 A	（FPA）
凝血酶原活化片段	（F1，F2）
凝血酶与抗凝血酶复合物	（TAT）
可溶性纤维蛋白多聚体	（TpP）
蛋白 C 活化肽	（PCP）
纤溶功能	
纤溶酶原活化物及其抑制物	（tPA/PAI_1）
纤维蛋白（原）裂解产物	（Bβ1-14，Bβ15-42 或 FDP）
纤溶酶与抗纤溶酶复合物	
D-二聚体	D-Dimer

1. 血小板活化功能 两种血小板特异性蛋白即 β 血小板球蛋白（β-TG）及血小板第Ⅳ因子（PF4）存在于静止态血小板的 α 颗粒中。当血小板活化时 70% 被释出。可用放射免疫法（RIA）或酶联免疫吸附测定（ELISA）法测定。采血及测试等操作必须严格按照规定，否则易造成假象和误差。此外还可测定血小板生存时间等。

2. 凝血与抗凝功能 三种凝血因子（Ⅱ，Ⅸ，Ⅹ）活化时释放出小肽，可采用免疫法测其血浆水平。它们的半衰期仅 10～90 分钟，故只反映在采血时间内正在进行着的凝血过程，不能借此判断超越采血时间之外的凝血活性。静脉血栓形成或肺栓塞时，纤维蛋白肽 A（FPA）或 B（FPB）的血浆水平增高。但该项监测对血管内凝血并无特异性，因为蜂窝织炎（血管外）或全身感染（局限性微血管血栓）时 FPA 水平亦增高。凝血酶原活化片段 F1、F2 水平在各种血栓病中可增高。凝血酶与抗凝血酶复合物（TAT）、蛋白 C 活化肽、可溶性纤维蛋白多聚体（solublefibrin polymer，又名 thrombin precursor protein，TpP）等血浆水平在不稳定心绞痛、DIC、深静脉血栓及肺栓塞时均可增高，其特异性、敏感性尚不能作为临床评估预后的指标。

3. 纤溶功能 单纯测定纤溶活化物的抗原水平并不能反映其功能状态。血浆纤溶活化物水平减低时，尚需同时测定其抗原水平及血浆抑制物活性，才能有助于鉴别由于活化物释放减少或抑制物水平增高等不同情况。D-二聚体测定理论上在反映纤溶活性方面较 FDP 测试更为可靠。然而目前尚无理想的测定方法。乳胶凝集试验虽快速但重复性差。免疫过滤法快速，但特异性低。酶联免疫吸附法不够快速。

（五）治疗

防治血栓性疾病的药大致可分抗血小板药、抗凝药和溶栓药。应用抗血小板药在血栓病防治中有重要作用。大量材料已证实阿司匹林、噻氯匹定（ticlopidine）对动脉血栓的防治有效。由于对心肌梗死和脑血栓潜在的发病过程及随年龄增长的高凝倾向的逐步认识，近年来高危人群中应用小剂量阿司匹林（50～75mg/d）可以有效地抑制血小板 TXA_2 合成而不影响内皮细胞合成保护性 PGI_2，或者应用噻氯匹啶以抑制血小板膜 GPⅡb/Ⅲa 受体功能而抑制血小板聚集。在减低心肌梗死发生率中已初步确定。新一代血小板聚集抑制剂如血小板膜糖蛋白Ⅱb/Ⅲa 受体阻滞剂也已开始进入临床应用。至于抗凝血药及溶栓药物将在血栓病治疗中介绍其应用。

一、抗凝血酶Ⅲ缺乏症

抗凝血酶Ⅲ(ATⅢ)是维持机体止血平衡的天然抗凝物,能中和被激活的凝血因子如凝血酶、FⅨa、Xa、Ⅺa、Ⅻa,并形成稳定的复合物,从而抑制凝血酶活性的70%。

ATⅢ是一种由肝脏合成的单链糖蛋白,分子量为58 200,电泳中位于α_2-球蛋白,由432个氨基酸组成。基于结构及蛋白酶抑制机制方面的相似性,ATⅢ属丝氨酸蛋白酶抑制物(serpins)家族。ATⅢ分子中6个半胱氨酸间形成3个二硫键,并含4个糖基化位点与其糖类侧链相连。ATⅢ活化中心位于羧基端的精氨酸(Arg393),肽键的CONH与凝血酶等丝氨酸酶活化中心的羟基以共价键1:1形成复合物,反应键作为酶的底物被裂解,使ATⅢ构型改变,酶进一步陷入而失活。无肝素存在时,ATⅢ抑制凝血酶或FⅩa的过程很慢,半衰期0.5~1.5分钟。

肝素链的戊糖序列中几个硫酸基团与ATⅢ赖氨酸区结合成复合物。构型改变的ATⅢ精氨酸更易与丝氨酸蛋白酶活化中心结合,使中和速率增加1000倍以上,血浆凝血酶半衰期缩短至10ms。故肝素及血管内膜表面的内源性类肝素物质,通过增强ATⅢ活性而起抗凝作用。肝素加速ATⅢ灭活凝血酶、Ⅸa、Ⅺa过程需要ATⅢ和酶同时结合到肝素链,形成三元复合物。在灭活FⅩa、Ⅻa时,肝素分子只需和ATⅢ形成抑制复合物即可。

ATⅢ血浆半衰期为72小时。正常血浆水平可因测定方法不同、测定选择的正常人群不同而有差异。若采用商品标液品制备标准曲线(1U/ml等于100%),则ATⅢ抗原的正常血浆水平均为180~300mg/L(约4μmol/L);若以正常混合血浆制备标准曲线测活性,则ATⅢ:C为70%~130%(0.7~1.3U/ml)。新生儿、妊娠期的血浆ATⅢ活性较正常为低(54%±17%),服雌激素避孕药时ATⅢ水平亦下降。为何在正常情况下出现低于正常值现象,其临床意义尚不明了。为此,对ATⅢ缺乏者的研究必须包括家系分析、临床表现和实验室结果等内容。

(一)遗传性抗凝血酶Ⅲ缺乏症

1. 发病率及遗传学　1965年Egeberg等首先报道本病。估计发病率为1/2000或1/5000。本病在欧美的发病率接近于血友病。近年来采用较敏感的肝素辅因子试验对4000名苏格兰献血者的调查,发病率为1/350,其中大多无临床症状,上述结果提示正常人群中包括部分ATⅢ生化异常者,并不一定有血栓危险性,因为在静脉血栓患者中仅4%为ATⅢ缺乏症患者。

ATⅢ基因位于1号染色体长臂(1q23~25)。在单倍体染色体基因组中为单拷贝,含7个外显子,DNA全长14kb。采用人肝RNA启动子延伸分析法已获ATⅢ mRNA起始位图谱。ATⅢ转录起始于5′端距ATG启动编码子72bp处。3′端距终末编码子49bp处,含AATAAA序列。该序列下游224bp处为酶解或多聚腺苷酸作用位点。基因表达有组织特异性,但对其调控机制为顺式调控序列或逆式调控因子,尚不了解。已发现两个调控元件,但在5′区中不能发现常见的TATA、CCAAT或GC等调控元件。

遗传性ATⅢ缺乏症是常染色体显性遗传性疾病。男女患病机会相等,以杂合子多见;杂合子ATⅢ水平40%~70%。父母患本病则子女发病可能性约59%。诊断需基于对患者全病史及家系的了解。阴性家族史者不能除外自发变异的先天性缺乏症。当蛋白试验结果不能肯定时,以单倍体分析法测定其等位基因的变异将有助于遗传病诊断。同时作家系调查,以便对来自同一祖先的变异抑或基因突变提供鉴定依据。由于遗传性ATⅢ缺乏症为单基因疾病,采用基因多态性作单倍体分析图,已鉴定出50余种多态性变异。可是有许多家系的ATⅢ分子缺陷尚不明确。

2. 临床表现　本病主要表现是静脉血栓(60%),某些患者可伴有肺栓塞(40%)。50%以上的患者有一次以上的血栓病临床表现。虽然各年龄都可发生,但67%患者初次发病年龄为10~35岁(中位数20岁),其中约1/3血栓发生无诱因。常见诱因为妊娠、分娩、长期卧床、口服含雌激素避孕药、手术、创伤、感染等。血栓常见部位是下肢深静脉、髂静脉、股静脉和浅静脉,其次是盆腔静脉、上腔静脉、肠系膜静脉、肝静脉和门静脉(后二者可产生Budd-Chiari综合征)。少数报道为肾、腋、肱、脑和视网膜静脉血栓。动脉血栓的报道亦属少数。血浆ATⅢ水平缺乏者伴高血栓发生率。ATⅢ结合肝素部位发生变异的纯合子可呈现动脉血栓的高发生率,反之其杂合子若表现为与肝素的亲和力减低则致栓危险性较低。遗传性ATⅢ缺乏症患者家族之间及家族成员之间的血栓好发倾向差异性很大,且与血浆水平并不平行。因此,对携带者不能采用均一的治疗方案。

3. 实验室检查及分型　对年轻血栓患者、复发性血栓或家族好发倾向者,是否值得进行实验室筛选,尚无统一意见。这是因为具有此三项临床特征的静脉血栓患者中仅30%可查出属ATⅢ或蛋白C或蛋白S缺乏。反之,ATⅢ或蛋白C或蛋白S缺乏者中仅13%呈现上述三项临床特征。英国血液学会建议对年龄40~45岁静脉血栓、复发性静脉血栓或血栓性静脉炎、不寻常部位的血栓、明显血栓家族史者或反复习惯性流产者进行病因调查。低ATⅢ活性水平有诊断价值。单纯免疫学试验是不够的。依靠三类试验可将ATⅢ缺乏症分型:①免疫学试验测血浆ATⅢ抗原;②交叉免疫电泳试验测定异常分子。在存在肝素下出现慢峰则提示ATⅢ-肝素结合部位变异;③功能试验,包括ATⅢ肝素辅因子活性试验和渐进性ATⅢ抑制试验。辅因子活性试验是本病的最佳筛选试验,所有缺乏症均表现出异常。试验基于血浆加肝素后的FXa或凝血酶的灭活状况(肝素辅因子活性),培养时间缩短至低于30秒能提高检测灵敏度。渐进性ATⅢ抑制试验是基于缺乏肝素加速条件下ATⅢ的蛋白酶抑制活性与靶物蛋白酶之间的互相反应。该试验能筛选出ATⅢ肝素亲和力受损的患者,表现为ATⅢ渐进性抑制活性正常,但肝素辅因子活性低下。

ATⅢ缺乏症分型:ATⅢ缺乏症变异型已知50余种,分类方法尚未完善,可分为两型(表141-6)。

表141-6 ATⅢ缺乏症分型

分型	活性				注
	ATⅢ:Ag	肝素辅因子	渐进性ATⅢ	交叉电泳	
Ⅰ型:抗原与活性都低					
Ⅰa	↓	↓	↓	正常(峰值低)	正常ATⅢ减少
Ⅰb	↓	↓↓	↓	慢峰	正常ATⅢ减少伴少量异常分子
Ⅱ型:抗原正常,活性低					
Ⅱa	N	↓	↓	慢峰	活性↓,肝素结合部位和反应部位均异常
Ⅱb	N	↓	↓	正常	活性↓,反应部位均异常
Ⅱc	N	↓	N	慢峰	活性↓,肝素结合部位异常而亲和力↓

(1) Ⅰ型ATⅢ缺乏症:属经典型缺乏症。患者不能合成ATⅢ,故血浆ATⅢ抗原和活性都降低。Ⅰa型测不到变异蛋白,交叉免疫电泳泳动及峰形正常,但峰值减低。Ⅰb型伴少量变异蛋白,故抗原性与活性的减少不成比例,抗原水平高于活性水平。交叉免疫电泳出现慢峰。这些变异蛋白与肝素的亲和力减低和凝血酶无反应。分子病基础Ⅰa型少数为大基因缺失或重排导致无功能等位基因。多数Ⅰ型患者为外显子区的点状改变,如单个碱基替代、插入或缺失,而造成:①翻译框架迁移;②过早生成终止编码子;③产生不稳定蛋白;④影响RNA加工过程等机制参与分子病形成过程。

(2) Ⅱ型ATⅢ缺乏症:本型血浆中半数ATⅢ为变异蛋白,故抗原量正常但活性减弱。交叉免疫电泳中见慢峰(分子量增高),与肝素形成的复合物无活性。某些功能缺陷者的分子结构缺陷性质尚未明确。

Ⅱa型:能试验显示ATⅢ肝素结合部位及ATⅢ反应部位均有异常。

Ⅱb型:仅反应部位异常。

Ⅱc型:仅肝素结合部位异常。

Ⅱa及Ⅱb型变异体都产生无功能蛋白,主要是由于单个碱基替代,使反应部位功能异常。例如ATⅢ North Wick Park Arg393→Cys。

Ⅱc的单个碱基替代使ATⅢ肝素结合部位功能异常,如ATⅢ Toyama,精[47]→半胱氨酸而无肝素加速ATⅢ活性。ATⅢ Rouen-1精[47]→组及ATⅢ Rouen-2精[47]→丝使肝素亲和力减低。Ⅱc型仅肝素结合部位(辅因子)活性减低者的血栓发生倾向低。

4. 治疗及预防 ATⅢ缺乏症并发血栓,可采用的药物是肝素、口服抗凝、ATⅢ替代治疗及雄激素制剂。

(1) 治疗

1) 肝素:是并发静脉血栓急性期的主要治疗手段,某些大面积血栓栓塞急性期病例需考虑溶栓治疗。普通肝素的有效抗凝需维持APTT时间1.5~2倍延长。无血栓并发症的ATⅢ缺乏妇女,妊娠早期或分娩期普通肝素抗凝剂量使APTT延长10秒。常采用肝素皮下注射6250U,2/d,分娩日停肝素,在产后48~72小时恢复使用肝素,之后改为口服抗凝并维持口服抗凝3个月。低分子肝素可按照体重每日1次皮下注射给药,不用监测或采用血浆抗Xa活性作监测。肝素治疗本身可使血浆ATⅢ水平轻度下降,但不致因此引起血栓。ATⅢ水平减低对肝素治疗有抵抗者(血栓见延伸)或无反应者,有指征合并应用ATⅢ浓缩剂1000~5000U/周,肝素长期使用,尤其妊娠妇女有并发骨质疏松的报道。

2) 口服抗凝:华法林口服抗凝,常在肝素治疗同时或后期给药,以抵消华法林治疗初1周内诱发的短暂高凝期。华法林治疗诱发短暂高凝的原因为,依赖维生素K的抗凝蛋白——蛋白C,因其半衰期最短而最先被华法林抑制,之后才发生其他促凝蛋白活性被抑制。华法林通过胎盘,故妊娠早期(6周内)及分娩期妇女禁用,以避免致畸或产妇分娩期出血。此时应该用肝素抗凝。可在妊娠第三期采用华法林直到妊娠36周或分娩前1周再转为肝素治疗。分娩后经肝素过渡到改为口服抗凝治疗。这种设计的治疗方案可以避免肝素使用期过长致骨质疏松并发症。华法林抗凝强度采用凝血酶原时间的国际标准比值(INR)作监测。首次发作或妊娠后的血栓,维持INR值2.0~3.0(即1~2倍延长),复发性血栓病则维持INR值3.0~4.0(2~3倍延长),治疗至少3~6个月。

3) ATⅢ替代治疗:冷冻血浆替代,因输注容量极大而使用受限。ATⅢ浓缩剂国外已有商品,虽经高温灭活HIV及肝炎病毒,但与一般生物制剂应用原则相似,给药前需权衡利弊。各种商品ATⅢ制品都含某些无功能分子,需以功能试验监测疗效,使血浆ATⅢ水平维持80%~120%。输注ATⅢ 0.75~0.8U/kg体重可升高血浆水平1%。ATⅢ生物半衰期$t_{1/2}$为61~92小时,故ATⅢ缺乏妇女的一般输注量1000~1500U,1/周,同时合并肝素12 500~15 000U可增强抗栓疗效,但肝素可使ATⅢ半衰期缩短。妇女分娩期可增至ATⅢ 1000U,每天或隔天输注。

4) 雄激素:遗传性ATⅢ缺乏者使用丹那唑(danazol)、司坦唑醇(stanozolol)、羟甲烯龙(oxymetholone)等雄激素制剂可升高血浆ATⅢ水平,也有作者报道同时升高依赖维生素K的促凝因子的血浆水平而无应用前景。故作为常规推广应用尚需对照试验来证实其安全性。

(2) 预防:遗传性ATⅢ缺乏症无症状者无需预防性抗凝治疗,因回顾性分析资料均表明本病血栓并发率及死亡率均不高,但是因各家系的血栓发生率有所不同,目前对15~40岁ATⅢ缺乏者,处血栓高危期,如妊娠、手术,则主张给予抗凝预防血栓并发症。手术期应用ATⅢ浓缩剂或低剂量肝素皮下给药,都有不少成功的报道。

(二) 获得性抗凝血酶Ⅲ缺乏症

获得性血浆ATⅢ水平减低见于:

(1) 生理性减少:早产及新生儿、老年。

(2) 消耗性减少:ATⅢ在止血中消耗,或因周转加速而血浆水平下降。例如见于弥散性血管内凝血、严重全身感染、感染性休克、妊娠及产后期、妊娠急性脂肪肝、HELLP综合征、先兆子痫(严重型常与血浆ATⅢ水平呈正比)、手术和术后(常在术后第三天出现,并与组织损伤呈正比)、急性粒细胞白血病治疗前(与止血机制活化及肝损害有关,但急性早幼粒白血病者ATⅢ水平正常,而α_2-抗纤溶酶水平下降)、大范围静脉血栓等。

(3) 肾脏疾病:肾病综合征患者经尿丢失ATⅢ,并与其低蛋白血症或疾病活动度呈正比,并伴有其他凝血异常。患者常引起静脉或动脉血栓。但IgA肾炎患者血浆ATⅢ水平增加。溶血性尿毒症患者血浆ATⅢ水平低下。

(4) 肝脏疾病:急性肝功能衰竭、慢性肝病、肝硬化(尤见于酒精性肝硬化)、原发或继发性肝癌(早期血浆ATⅢ水平增高,晚期下降)。

(5) 胃肠道疾病:炎症肠病活动期或蛋白丢失性肠病,因抗凝蛋白的丢失可诱发血栓病。炎症肠病常伴发其他止血异常,如血小板增多及功能异常、纤溶亢进等。

(6) 药物影响:肝素抗凝治疗可加速TAT复合物自肝脏清除;L-门冬酰胺酶治疗急性淋巴细胞白血病,可抑制肝脏合成蛋白使ATⅢ、PC、PS、纤溶酶原、纤维蛋白原和其他凝血因子减少,并引起静脉血栓;雌激素治疗绝经后综合征并不影响血浆ATⅢ水平,但口服避孕药可通过多个因素致血栓倾向;他莫昔芬(tamoxifen)雌激素受体抑制剂治疗绝经期妇女的乳腺癌常可致血浆ATⅢ水平降低。

(7) 血浆稀释:血液透析、血浆置换、体外循环术常致血浆ATⅢ水平下降。

(8) 其他:ATⅢ水平下降亦见于糖尿病(与蛋白糖基化异常有关),白塞综合征、营养不良等。

获得性ATⅢ水平减低与临床血栓好发倾向间的联系尚难以定论。因为基础疾病常伴其他止血机制的改变,使之复杂化。故对获得性血浆ATⅢ水平缺乏症是否需要替代性治疗尚有争议。

某些生理情况下ATⅢ低水平不一定导致血栓症。例如,妊娠20周的早产儿ATⅢ水平约为25%,新生儿的ATⅢ水平约为50%,出生6个月后才达到成人水平。故新生儿的α_2巨球蛋白在抑制凝血酶上起相对重要作用,使健康新生儿血栓症不常见。新生儿伴发其他病理生理改变时致血栓调节功能减低,例如新生儿患呼吸窘迫综合征、坏死性小肠结肠炎、严重全身性感染或DIC时,血浆ATⅢ水平进一步减少。但是,随机试验资料显示,早产儿出生时给予浓缩ATⅢ制剂对急性呼吸窘迫综合征的发生和严重程度均未见预防作用。

ATⅢ浓缩剂在获得性ATⅢ缺乏症中的应用尚无足够经验。基础疾病的治疗应列为第一线治疗,ATⅢ缺乏常是止血机制紊乱中的一个部分。据文献报道感染、外伤、肝功能衰竭所促发的消耗性凝血病(DIC)时,给予ATⅢ浓缩剂或肝素可使DIC指标恢复,但未能延长生存期。至于产科DIC,因血小板重度减少而加重肝素治疗以至引起出血倾向者,输注ATⅢ浓缩剂能促使多发动脉栓子消散,取得合并肝素或输注新鲜冷冻血浆所不能达到的效果。L-门冬酰胺酶治疗急性白血病合并ATⅢ浓缩剂可减少该化疗药的致血栓危险、抑制TAT复合物和D-二聚体生成。脑膜炎菌血症及暴发性紫癜者应用ATⅢ浓缩剂亦有成功的报道。

二、蛋白C缺乏症

蛋白C(protein C,PC)抗凝系统是由凝血酶调节蛋白(thrombomodulin,TM)、蛋白C(PC)和蛋白C抑制物(PCI)组成。

蛋白C是一种由肝脏合成的维生素依赖性酶原蛋白，分子量62kDa，含461个氨基酸，由轻链(Mr 21 000)和重链(Mr 41 000)以单一的二硫键相连而成。PC:Ag血浆水平3～5mg/L，活性(PC:C)70%～130%(100%等于4mg/L)，血浆半衰期7～9小时。PC抗凝过程分为三阶段：①PC活化成活化蛋白(APC)；②APC对FⅤa及FⅧa的灭活；③血浆蛋白酶抑制剂对APC的抑制作用。迄今为止，凝血酶是唯一生理情况下PC激活物。血液在体外凝固时几无PC活化，因PC缓慢速率受生理Ca^{2+}浓度的抑制，几无PC激活物。PC必须在凝血酶与TM形成的复合物作用下，PC重链上的精氨酸-异亮氨酸裂解(Arg12-Leu13)脱下12个氨基酸的肽片(Mr 1400)，才能激活为APC。PC激活过程是在血管内皮细胞上进行的。因为微循环的内皮面积/血流容积(受体密度)为大血管的1000倍，故PC系统的作用部位主要在微循环。当血液淤滞而使凝血酶进入微循环延迟时，将因PC活化受抑及凝血酶清除延迟而导致静脉血栓。FC抗凝异常表现为：①PC缺乏症；②PS缺乏症；③PCI缺乏症；④APC抵抗症。其中以APC抵抗症及PC缺乏症常见。各种抗凝蛋白基因缺陷并存则易并发静脉血栓病。

(一)遗传性蛋白C缺乏症

1. 发病率及遗传学　PC基因位于第7号染色体，全长12kb，有8个外显子，7个内含子，其cDNA已克隆。PC缺乏症是常染色体隐性遗传性疾病，以杂合子多见。Griffin等(1981)首先描述一例21岁反复血栓患者，家系中几名患者血浆PC抗原水平均低于正常值50%。之后文献报道表明本病发生率较ATⅢ缺乏症为高，供血者人群中蛋白C缺乏发生率约1:250，但静脉血栓患者中仅2%～5%为遗传性PC缺乏症。因此，无症状PC缺乏症在正常人群中相当多见。PC缺乏者中有家族性静脉血栓史者只占6%～12%，过去称之为“临床显性遗传型PC缺乏症”。对PC基因缺陷为何存在两种遗传方式，一直令人费解。直到近年来研究工作揭示静脉血栓病是一种多基因缺陷性疾病。Bobby PC(1994)报道6例临床显性型遗传性PC缺乏症者的家系调查，发现其中PC与FⅤ基因变异同时存在者(VR506Q)23例，73%(16/23例)并发静脉血栓病；单独存在PC与FⅤ基因变异者血栓发生率分别为31%(12/100例)及13%(2/100例)。著者认为PC缺乏症和VR506Q是两种遗传性状。VR506Q已知为常染色体显性遗传。同时携带两种遗传性状的患者好发血栓病。携带单一遗传性状患者的血栓高外显率，作者认为不排除有第三种目前尚不认识的血栓高危因素。纯合子PC缺乏症发生率为1/500 000～1/750 000新生儿。纯合子患者PC水平低于1%，5%纯合子血浆PC水平低于20%，临床血栓发生率与杂合子型相似。仅少数纯合子型或双重杂合子型PC缺乏症者，血浆PC水平更低或测不到，新生儿期即有严重血栓症，不治疗可死亡。

2. 临床表现　PC缺乏症纯合子型或双重杂合子型新生儿血浆PC:Ag低于1%，或活性水平低于可测定低限(<3%)，则新生儿常在出生后48小时内死于血栓症。临床表现为皮肤暴发性紫癜(坏疽)、DIC、脑血栓。杂合子型PC缺乏症的临床表现与ATⅢ缺乏症相似。有血栓家族史常在20岁后发病，随年龄增长血栓好发倾向增加，到50岁75%～80%有一次以上的静脉血栓发作，表现为下肢深静脉、肠系膜静脉及下肢血栓性静脉炎，少数表现为颅内静脉窦血栓，极少数青少年患者发生非出血性动脉卒中。血栓患者中40%并发肺栓塞，65%表现为复发性静脉血栓。血栓发生时仅30%存在促发因素如妊娠、分娩、口服避孕药、手术、外伤等，杂合子PC缺乏者口服华法林治疗可诱发皮肤坏疽(发生率0.1%～0.7%)。因初剂量华法林使PC活性12小时内急剧下降到20%以下，可诱发短暂高凝状态。在依赖维生素K的血浆凝血因子中PC半衰期最短(只5～6小时)，故抗凝因子PC的活性先于促凝因子被华法林所抑制。目前主张华法林抗凝治疗早期合并应用肝素3～5天，以抑制体内凝血酶的生成。

3. 分型及实验室检查

(1)分型：以枸橼酸抗凝的贫血小板血浆作免疫学(抗原性)或活性测定，并与国际标准血浆或混合血浆相比较，可将PC缺乏症分为Ⅰ型、Ⅱ型两种。两种缺乏症都可有杂合子或纯合子遗传状态，但以杂合子状态多见。

Ⅰ型PC缺乏症是经典缺乏状态。特征为该酶原蛋白免疫性和生物活性都低于50%正常值。Ⅰ型杂合子PC基因可有较大片段的变异，常见的是错义和无义变异或并接区异常、框架迁移缺乏、框架内插入或框架迁移插入。

Ⅱ型PC缺乏症存在功能异常分子，故PC免疫学水平正常（PC∶Ag 100%），但功能试验水平低下（PC∶C<50%）。分子病的基础主要是点突变。

Ⅰ型或Ⅱ型杂合子 PC 缺乏症，血浆 PC 水平 30%～65%，纯合子型血浆 PC 水平<1%。纯合子常是由于基因错义突变使合成变异分子的合成率减慢，或是从循环清除加速。血浆 PC 活性测定是唯一能从易栓倾向患者中筛出 PC 缺乏症的方法。一旦出现 PC 活性降低，则需测定 PC∶Ag 以分型。有报道暴发性紫癜婴儿，等位基因属于Ⅰ型和Ⅱ型双重杂合子，分别遗传来自双亲。

（2）实验室检查

1）PC 抗原（PC∶Ag）测定：正常值 3～5mg/L，测定方法包括：①火箭电泳（EIA 或 Laurells）法，灵敏性差、费时；②酶联免疫吸附（ELISA）法，以辣根过氧化物酶标记的 PC 抗体，与待测标本中的 PC 结成复合物。后者与标本中 PC∶Ag 浓度成正比。根据过氧化物酶与底物显色反应可定量反映待测标本中 PC∶Ag 水平；③放射免疫测定（RIA）法。后两种方法可测定的下限值<5% 正常水平。由于Ⅰ型杂合子与正常人 PC∶Ag 水平有一定重叠。故Ⅰ型杂合子 PC 缺乏症的诊断必须要有四次患者标本，及至少一名家庭成员的血浆标本存在缺乏状态。ELISA 及 RIA 法都不能反映维生素 K 缺乏或口服华法林后的无功能状态。上述两种情况时，PC∶Ag 与 FⅩ∶Ag（或 FⅦ∶Ag）比值，或PC∶Ag与FⅡ∶Ag比值，将有诊断价值。但更简易的方法是停华法林 1 周或改用肝素抗凝 1 周后复测患者 PC∶Ag 以及家庭中一员被证实存在缺乏状态。

2）PC 活性（PC∶C）测定：正常值 70%～130%。功能试验可测下限<5% PC 水平。各种商品 PC∶C 试剂盒测定原理为：先采用凝血酶或凝血酶-TM 复合物或蛇毒（类凝血酶）作为 PC 激活剂，然后对活化 PC（APC）的蛋白溶解酶活性以发色（或荧光）底物法，或凝血试验（APTT）法检测。①蛋白溶解酶的发色底物法（amidolytic assay）：又名蛋白酶氨酰基溶解试验。受其他凝血因子干扰小，但试验费时、需分光光度计或自动读数仪测定。该法不能完全反映 PC 功能状态。Ⅱ型缺乏症表现为γ-羧基与膜磷脂的结合功能低下，或口服华法林后的无功能蛋白，该法均不能检出。因为此两种体内无 PC 活性蛋白时，体外试验体系中仍能被蛇毒或 TTM 复合物活化而呈显色反应，故使Ⅱ型缺乏漏诊。②蛋白溶解酶活性（APTT）测定法（简称 PC∶C 凝血试验）：可以测定 APTT（或者测定 FⅩa 血浆水平）。检测 APC∶PS 复合物在膜磷脂和 Ca^{2+} 存在下，对 FⅧa、FⅤa 有灭活功能，使 APTT 时间延长，或使 FⅩa凝血时间延长。检测结果与混合血浆制备的标准曲线相比较。上述试验实际上对 APC 完整的抗凝活性的一种初筛，虽可克服蛋白溶解酶的发色底物法的不足，但对 PC 无功能状态，不能区分是由于 D 型缺乏症（γ 羧基功能低下）或抗凝治疗后果；故口服抗凝治疗需在停华法林 1 周后测定。PC∶C 凝血法的缺点：①精确度差，患者都呈现较低值；②血浆 FⅧ（急性反应期蛋白）水平增高时易误诊 PC 活性降低；③PC 活性受血浆 PS 水平影响故需将患者血浆做一定稀释，即与基质血浆（缺乏 PC）混合后做相应 APTT 测定；④循环抗凝物存在如狼疮抗凝物或肝素时，不宜采用此检测法。

4. 治疗　PC 缺乏症血栓急性期治疗原则与 ATⅢ缺乏合并血栓病者处理相同。口服华法林抗凝在初 3～5 天内采用低剂量（2～3mg/d），同时加用全量肝素，然后逐渐增加华法林剂量达到有效口服抗凝量时停用肝素。应该避免华法林的冲击量给药法，必要时在口服抗凝初期加 PC 浓缩剂输注（100U/kg，每 48 小时一次）或新鲜冷冻血浆（FFP 10ml/kg）使血浆 PC 水平达 20%～30% 正常值，每 6～8 小时输 1 次，直到症状控制。

无血栓并发症的杂合子患者一般不需要预防性治疗，处于高危环境因素如手术、妊娠，预防性抗凝的原则同 ATⅢ缺乏症。

一例 20 个月婴儿纯合子型 PC 缺乏症经肝移植后 PC 水平及易栓素质均被纠正。

（二）获得性蛋白 C 缺乏症

获得性血浆 PC 水平低见于肝病、维生素 K 缺乏症、华法林抗凝治疗、新生儿（20%～40% 正常值）、早产儿（PC 水平更低）、血浆置换、术后状态、DIC、病毒或细菌急性感染、感染性休克、成人呼吸窘迫综合征、乳癌化疗（环磷酰胺、甲氨蝶呤、5-FU）或门冬酰胺酶治疗等。

PC 水平短暂升高见于糖尿病、肾病综合征、妊娠后期、雌激素治疗。PC 水平升高本身无临床意义，但能混淆 PC 缺乏症的诊断。尿毒症患者血浆中可透析毒性物质可使 PC 凝血活性降低，但 PC∶Ag 及蛋白酶氨酚基溶解试验（发色底物法）正常。

三、活化蛋白 C 抵抗症

（一）先天性活化蛋白 C 抵抗症（activated protein C resistance，APC-R）

Dahlback 等（1993）首先报道一例 APC-R，表现为家族性静脉血栓，患者血浆在体外 APTT 试验系统中对 APC 呈现低反应性。APC-R 时，由于 FⅤ基因的单个核苷酸替代（FⅤR506Q），即 FⅤ基因位于 1 号染色体（1q21～25），基因组 DNA ntl961（A→G）的点突变，导致 FⅤ的精氨酸[506]被谷氨酰胺（Arg^{506}→

Gln)所替代。FV $Arg^{506}Gln$，对 APC 的灭活作用呈低反应性，结果使 FVa 或凝血酶在血管受损处逗留而致血栓倾向。

正常 FV 在肝脏和巨核细胞中合成，与 FⅧ具同源性，是由重链（Mr 105 000，含氨基末端，1～709 氨基酸，A1 及 A2 功能区）及轻链（Mr 74 000 含羧基端，1546～2196 氨基酸，及 A3C1C2 功能区）两者由非共价键相连的促凝血辅因子（图 141-2）。FVa 是凝血活酶的辅因子，也是 APC 灭活 FⅧa 的辅因子。在凝血过程中 FV 被 FXa 或凝血酶活化成 FVa。FVa的正常灭活过程为其重链被 APC 三次酶解而失去促凝辅因子活性，产生三种多肽片段。其裂解顺序为：①Arg^{506}键顺序裂解（K1）产生中间产物（Mr75 000、Mr28 000/26 000 双带片段）；②中间产物的形成使辅因子功能键 Arg^{306} 及 Arg^{679} 暴露，并随后酶解（K2）产生终产物为三种肽片（45kDa、30kDa、22/20 双 kDa 片段）。Arg^{506} 首先裂解可最佳暴露 FVa功能键，使 FVa 迅速并完全地被灭活所必需。先天性 APC-R 者 FV 变异（图 141-3），由于 Arg^{506} 变异成 Gln^{506}，后者不能被 APC 酶解，故 APC 直接裂解 Arg^{306}（K1′）和 Arg^{679}（K2′）产生 44kDa 和 48kDa 片段，但裂解速度至少慢 40 倍（K1>K2>K1′>K2′）。

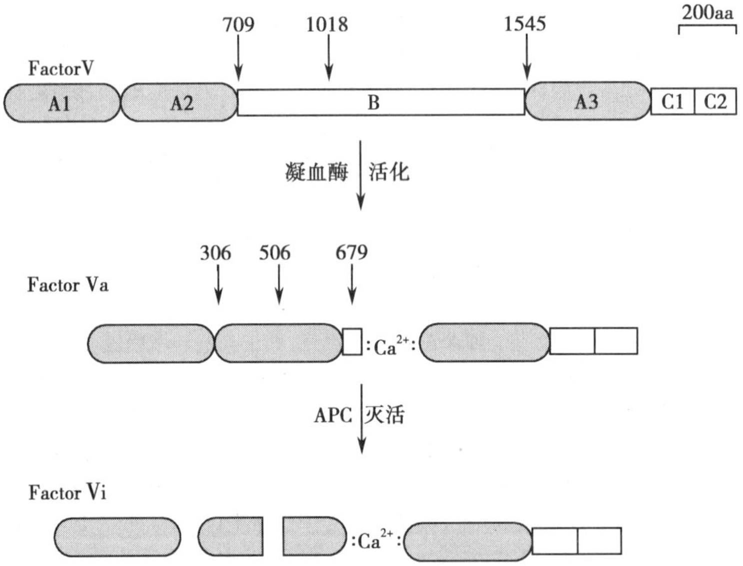

图 141-2 人类 FV 结构、活化及灭活过程

FV 功能区 A1-A2-B-A3-C1-C2，凝血酶活化 FV 生成 FVa 时使 FV709、1028、1545 键裂解；FVa 在 Ca^{2+} 存在下，两条键非共价连接；FVa 被蛋白 C 灭活，裂解 306、506 和 679 键

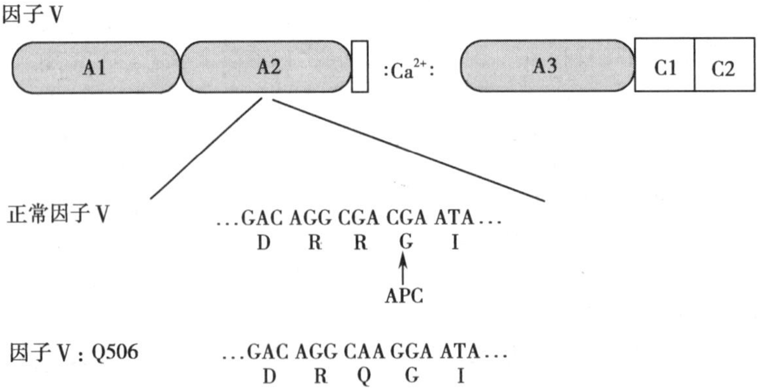

图 141-3 先天性活化蛋白 C 抵抗症患者（APC-R）FV 的变异

正常人 APC 灭活 FVa，裂解其 A2 功能区（Arg^{506}）及 Arg^{306}、Arg^{679}；FV Leiden 变异（FV R506Q）者，FV 基因第 1691 位核苷酸（G→A）点突变使生成变异的 FV（Arg^{506}→Gln 置换）分子；APC 不能灭活变异的 FV 分子

1. 发生率及遗传学　近年来,西方国家不少报道表明先天性 APC-R(即 FⅤR506Q)为常染色体显性遗传疾病,正常人群中发生率约 5%,纯合子型者血栓患病率 80%,杂合子型血栓患病率 7%。因此,本病杂合子型的致血栓率不高,但在北欧静脉血栓人群 APC-R 检出率 50%(21% ~60%)。由于本病在西方尤其北欧人种的高发生率,若家系中合并其他抗凝蛋白的先天性缺陷,则血栓倾向增高。报道 APC-R 有血栓病患者中,伴蛋白 S 缺乏、蛋白 C 缺乏、或伴 ATⅢ缺乏者分别占 26.1%、14.9%、15.1%。在亚洲人种中则 APC-R 发生率显著低。

2. 实验室检查　APC-R 的诊断以实验室检查结果为依据。

APC-R 凝血试验(APC 敏感比值):以 Dahlback 方法,将患者血浆在体外 APTT 凝血体系中加入 APC,不能使 APTT 延长。患者血浆与正常血浆之比值低于 1.3 为阳性。图 141-4 列举 Leiden 易栓症研究组资料。

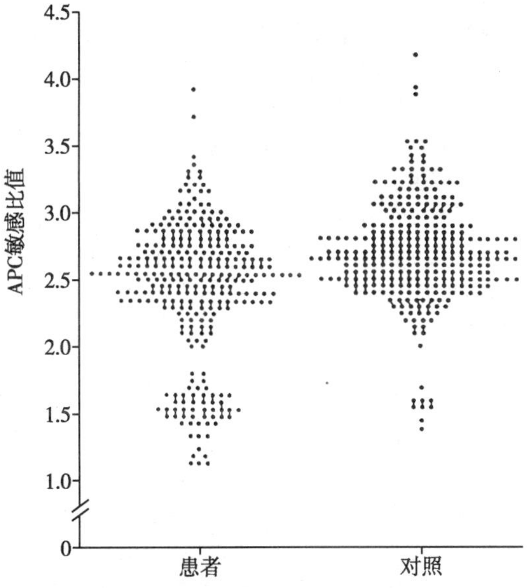

图 141-4　静脉血栓组与正常对照组人群的 APC 敏感比值测定

静脉血栓组中部分患者的病因是由于对 APC 抗凝蛋白的低反应性

FⅤ变异者(APC-PCR)试验:APC-R 筛选阳性者,可采用 PCR-RFLP 法检测 FⅤ基因突变点(FⅤR506Q)。

APC-R 凝血与 APCR-PCR 试验符合率约 94%。把 APCR 列为血栓高危因素,并认识到静脉血栓是一种多基因缺陷性疾病是近年来在血栓病理机制研究中的重要发现。

(二)获得性活化蛋白 C 抵抗症

抗磷脂抗体包括一组自身免疫抗体,以狼疮抗凝物(LA)或抗心磷脂抗体(ACA)为最常见。LA 与 ACA 常与血栓病相关联。目前认为抗心磷脂抗体并不直接作用于磷脂,而是作用于细胞表面与磷脂结合着的蛋白或凝血因子,如蛋白 C,使蛋白 C 不能灭活 FⅤa,从而形成获得性 APC-R。抗磷脂抗体可引起动脉及静脉血栓形成和微循环血栓形成,故其详细的致栓机制尚不清楚。

四、蛋白 S 缺乏症

蛋白 S(PS)主要在肝合成,部分由内皮细胞、睾丸 Leydig 细胞及巨核细胞合成。血小板含有少量 PS。PS 是一种单链糖蛋白,含 653 个氨基酸,分子量 70 690,血浆半衰期 70 小时。血浆 PS 以两种形式存在,游离 PS 占 40% 为活性形式,结合 PS 占 60%。后者与补体 C4b 结合蛋白(C4bP)结合而无功能。PS 能促进 APC 结合在磷脂表面,并加速 APC 对 FⅤa 及 FⅧa 的灭活。PS 缺乏症血浆水平低于 60% 可致静脉血栓。

(一)先天性 PS 缺乏症

1. 发生率与遗传学　PS 基因位于 3 号染色体。两种 PS 基因:PSβ 基因为静止基因,PSα 基因为表达基因。PSα 基因全长 80kb,含 15 个外显子、14 个内含子,其 cDNA 已克隆。PS 基因只有一个酶切位点,编码脯氨酸(Pro)^{626}基因有两种自然型 CCA/CCG(发生率 0.52/0.48),另 4 种已有报道的变异为 PS Hearlen 缺陷是丝氨酸^{460}→脯氨酸,患者常不伴血栓病;PSβ 基因天冬酰胺^{458}(Asn^{458})变异使 MspI 酶切位点丢失,伴致血栓倾向。PSα 基因外显子ⅩⅢ 5.3 基因缺失产生Ⅰ型 PS 缺乏症,另一报道 PS 编码序列中部的基因缺失产生Ⅰ型 PS 缺乏症。

PS 缺乏症是一种常染色体显性遗传性疾病,但有 18% 患者无家族史。自 1984 年文献上陆续报道以来,尚未知其确切发生率。估计 PS 缺乏症的发生率为 1/15 000 ~1/20 000。在静脉血栓人群中的患病率占 2% ~13%,平均发病年龄 28 岁。

2. 临床症状　杂合子的临床表现难以与 ATⅢ 或蛋白 C 缺乏症相区别。对 12 个家系中 71 例 PS 缺乏者的调查,深静脉血栓、血栓性静脉炎或肺栓塞的发生率分别为 74%、72% 和 38%,首次发病年龄 28 岁(15 ~68 岁),56% 为自发性。少数血栓表现为腋、肠系膜、前矢状窦静脉血栓形成。双重杂合子或纯合子型常表现为复发性静脉血栓。文献中曾报道一例纯合子 PS 缺乏伴新生儿暴发性紫癜。另有 37 例年龄小于 45 岁的动脉血栓者中有 3 例患 PS 缺乏症。华法林诱发皮肤坏死不常见,因为 PS 半衰期较长，在华法林降低多种维生素K依赖性促凝因子水平的同时，PS水平也平行地下降，故不致影响下降促凝与抗凝活性间的平衡。

3. 实验室检查 ①总PS测定：正常血浆总PS：Ag为23μg/ml（成人，RIA或ELISA测定法），若用Laurell火箭电泳法检测则正常值为72%～148%；②游离PS：Ag测定：由PEG 6000，4℃下将PS-C4b复合物沉淀，然后再以免疫法测定PS；或采用交叉免疫电泳，先将患者枸橼酸抗凝血浆4℃电泳，然后加入羊抗PSIgG在25℃交叉电泳，因PS泳动较复合物快，出现二个峰；③游离PS：C测定，由于测定PS为APC抗凝活性提供辅因子，在测定系统中需加入PS缺乏血浆。即患者血浆先和PS缺乏血浆按一定比例混合，然后加入蛇毒活化蛋白C并测定凝血时间。由于PS缺乏血浆制备困难，PS功能测定尚缺乏试剂盒。PS：C不能用发色底物法，因PS不能转化成丝氨酸蛋白酶。

4. 分型 PS缺乏症分三型：见表141-7。三种类型的PS缺乏症的命名尚未有统一意见。按1991年ISTH会议建议分为Ⅰ、Ⅱa、Ⅱb型。Comp等于1984年、1986年命名为Ⅰ型者目前属于Ⅱ型PS缺乏症。

表141-7 遗传性PS缺乏症分型

分型	游离PS活性	游离PS含量	PS总量
Ⅰ	↓	↓	↓
Ⅱa	↓	↓	正常
Ⅱb	↓	正常	正常

Ⅰ型PS缺乏症为经典型，结合及游离型PS都减少（<50%正常值）。Ⅱ型PS缺乏症为PS分子功能缺陷或激活型与游离型分布异常。后者使游离PS：Ag与活性都降低（<40%正常值）且不成比例。以Ⅱa型多见。Ⅰ型分子缺陷基础可能是基因缺失、点突变引起错义、误义或碱基对插入、并接区异常等。Ⅱ型的分子缺陷性质未明，可能由PS或C4bP基因变异致PS分布或功能异常所致。口服抗凝患者由于维生素K拮抗剂本身能降低PS水平。PS与凝血酶原或FX比值降低，则有诊断价值。先天性PS缺乏症的诊断需与获得性PS缺乏症相鉴别。

5. 治疗 血栓栓塞急性期采用肝素抗凝或溶栓治疗，口服抗凝剂用于预防血栓复发。合成雄激素（danazol）对PS缺乏症无效。

（二）获得性PS缺乏症

获得性PS缺乏症可见于妊娠、先兆子痫、口服避孕药、HIV感染、DIC、急性血栓栓塞。在后两种情况下由于C4bp（急性反应性蛋白）增加使PS游离型向结合型转移，肾病综合征时C4bp增多且总PS：Ag增多，但游离PS：Ag自肾脏排出增多而致PS：C降低。新生儿由于C4bp显著减少，使总PS明显减少（为正常15%～30%）而游离PS水平不减（略低于正常）。据文献报道，水痘感染可产生PS抗体，继发血栓形成；严重获得性PS缺乏者可伴有皮肤坏死。

五、肝素辅因子Ⅱ缺乏症

肝素辅因子Ⅱ（HCⅡ）是在肝脏合成的单链糖蛋白，与ATⅢ同属于丝氨酸蛋白酶抑制物（serpins）家族。但HCⅡ只灭活凝血酶。HCⅡ位于22号染色体。HCⅡ分子量65kD，能与凝血酶的β链结合成复合物而使之灭活。肝素能增强HCⅡ作用1000倍，硫酸皮素通过相同机制增强HCⅡ作用。

HCⅡ：Ag正常值70%～150%，抗凝血酶活性正常值为80%～120%。待测血浆在硫酸皮素存在下与凝血酶低温培养，使标本中某些凝血酶被HCⅡ抑制，残余凝血酶活性以发色底物法测定，则HCⅡ正常值为1.2±0.4μmol/L（均值±2SD）。Adersson等（1987）在379位献血员中发现4例HCⅡ水平低于60%。家族中有一人患静脉血栓者HCⅡ水平低于60%。HCⅡ缺乏症为常染色体显性遗传。HCⅡ水平40%～60%者常有血栓并发症。临床表现为深静脉血栓，极少数报道有动脉性脑卒中，杂合子可无临床表现。

肝病、DIC、产科并发症中HCⅡ血浆水平减低，但在正常妊娠、口服抗凝及大多数深静脉血栓患者中HCⅡ水平正常。因此，对血栓病患者，HCⅡ不作为常规检测。

六、异常纤维蛋白原血症

遗传性异常纤维蛋白原血症是一种常染色体显性遗传病。本病是一组异源型疾病，因为有的异常纤维蛋白原血症伴异常出血，但有的伴复发性静脉或动脉血栓，亦有无症状者。见于文献报道的异常纤维蛋白原血症伴发血栓的患者共不到20例。异常纤维蛋白原由于与纤溶酶原及纤溶酶原活化物的结合能力低下，或因多聚体异常而抗纤溶酶，或因不能释出纤维蛋白肽A、B等机制，使异常分子不易转化成纤维蛋白，或异常纤维蛋白不能被纤溶酶降解清除而致血栓。曾有报道一家三兄弟纯合子异常纤维蛋白原，β链丙氨酸[68]→苏氨酸，患者年轻时即有严重动脉和静脉血栓形成。异常纤维蛋白原可采用凝血酶时间或reptilase（巴曲酶又名爬虫酶）凝血时间延长作为筛选试验。患者的纤维蛋白原功能测定低于抗原量。偶有异常分子使凝血酶时间或PTT时间缩短，但纤维蛋白原功能异常伴生化缺陷可助诊断。

七、先天性纤溶异常症

先天性异常纤溶酶原血症或低纤溶酶原血症由 Aoki 等(1978)首先报道。有反复血栓形成,家系调查证实纤溶酶原有生化异常。本病伴发血栓病者先后约共有 20 例报道。本病为常染色体显性遗传性疾病。日本 Aoki 等报道在日本人中基因缺陷发生频率为 0.018,有同样生化缺陷患者可无血栓表现。美国对 299 名白人的调查中未发现有异常纤溶酶原血症。最近日本对两个有血栓并发的本病家系进行重新调查,发现患者存在先天性蛋白 S 缺乏及 PAI-1 活性增高。但 PAI-1 活性增高与血栓病史无关联。因此,上述资料提供信息:纤溶酶原缺陷与家系型血栓的关系未被证实。由于血栓病因调查在近年来刚开展,仍主张对反复发生静脉血栓病而病因不明的年轻患者,特别是有明确家族史者,可采用免疫学方法测定 tPA 活性及其抑制物,以分析有否可能 tPA 合成减少,或丝氨酸蛋白酶抑制物增加等可能致病因素。曾有报道在急性心肌梗死存活者中有一例患者血浆 tPA 快速抑制物增多以致血浆纤溶活性减低。这一抑制物与血清三酰甘油酯水平相关。刺激试验如静脉闭压试验若显示血管壁释放 tPA 受阻,PAI-1 增加或两者均存在,上述纤溶活性受损是冠状动脉硬化性心脏病和静脉血栓的高危因素。

PAI-1 水平增高是心肌梗死患者发生再梗死的高危因素,也是特发性 DIC 最常见异常,但是 PAI-1 水平增加常伴急性炎症反应,可以不伴病理过程。故 PAI-1 的致栓作用已获得支持,尚待更多的观测。

对纤溶系的评估应包括测定静脉压闭前和后的纤溶酶原、α_2 抗纤溶酶、纤维蛋白原、tPA 和 PAI-1 水平。

八、FⅫ缺乏症

因子Ⅻ是一种丝氨酸蛋白酶的酶原蛋白。FⅫ在体外通过接触激活参与内源性凝血系。在正常止血中 FⅫ无生理作用。

FⅫ(Hageman 因子)缺乏症伴发血栓病首例由 Ratrioff 和 Colopy(1995)报道。本病患者 FⅫ:C<1%,PTT 显著延长,但不出现出血素质,却伴有静脉血栓或心肌梗死。本病易栓是由于血浆纤溶活性低下所致。文献曾报道 FⅫ缺乏症家系中 8 例为纯合子或双重杂合子,其中 2 例患深静脉血栓形成,每次发作都伴有促发因素;而 45 例杂合子中仅一例患有静脉血栓。该作者认为 FⅫ缺乏杂合子患者并不构成致血栓危险因素。另有报道杂合子患者 10% ~ 20% 伴有血栓栓塞病,且发病都较年轻。故 FⅫ缺乏是否伴高血栓倾向尚待进一步阐明。

九、亚甲基四氢叶酸还原酶基因(MTHFR)677 位 C→T 多态性

高半胱氨酸(homocystein,Hcy)又名同型半胱氨酸,是蛋氨酸在细胞内代谢转换的中间产物。高半胱氨酸甲基化成为蛋氨酸而再利用。甲基供体来自:①5-甲基四氢叶酸(5M-THF),由 5,10-亚甲基四氢叶酸还原酶(MTHFR,MR)和蛋氨酸合成酶(MH)相继催化;②甜菜碱供甲基,由甜菜碱-半胱氨酸甲基转移酶催化。Hcy 从细胞内走向细胞外则需要通过胱硫醚 β-合成酶(Cs)、维生素 B_6 的参与(硫化旁路)。Hcy 甲基化及蛋氨酸在细胞内转化过程示意见图 141-5。

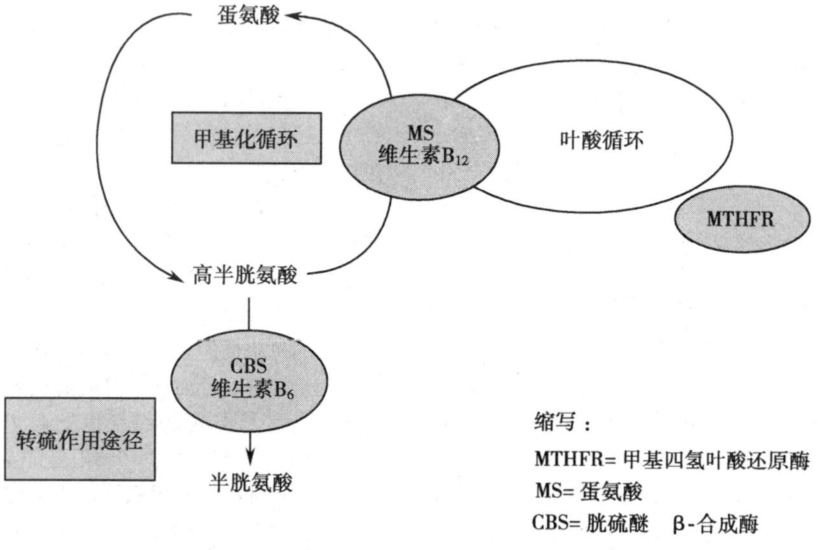

图 141-5 高半胱氨酸甲基化及蛋氨酸在细胞内转化过程

血中高半胱氨酸增多可由 Cs 缺陷或高半胱氨酸再甲基化异常，称高半胱氨酸血症（HHcy）。60年前由 Perry（1932）等首先报告的遗传性 Hcy 尿症患者是由于 Cs 缺陷，患者智力发育迟缓，25%～75%患者在30岁左右发生静脉或动脉血栓病及过早动脉粥样硬化。大剂量维生素 B_6 治疗使残留的 Cs 功能提高，能改善临床症状。Cs 缺陷发生率约为1/33万人。

MTHFR 或 MH 活性减低也可致 HHcy。MTHFR 活性减弱可通过增加叶酸摄入来纠正。MH 活性减低则常是由于维生素 B_{12} 代谢异常，患者对维生素 B_{12} 或合并甜菜碱治疗有效。

Wilcken（1978）首先报道正常人空腹血浆 Hcy 水平，男性为 3.3±0.8μmol/L，女性为 2.4±0.7μmol/L。70%的 Hcy 与白蛋白结合。更年期男女血浆水平升高。

HHcy 引起动脉硬化早在20世纪50年代即有报道（Rinehart 1949，Hartroft 1952 等），最近研究集中在 MTHFR 677 位 C→T 多态性。MTHFR 基因位于 1q36.3，677 位 C→T 变异 TT 纯合子产物 Val→Val 型酶活性减弱，不耐热，催化甲基化作用减低使血浆 Hcy 增高。纯合子变异者神经管缺陷发生率增高2倍，血栓发生率明显增高。白色人种（荷兰、澳大利亚、美国、法国、以色列）TT 纯合子发生率8%～11%。早期动脉硬化的人群中发生率30%。意大利报告 MTHFR 677 位 C→T 变异不伴早期动脉硬化高危。有关 HHcy 致栓机制包括：①游离 Hcy 及其氧化产物使内皮表达组织因子（TF）；②内皮表面 FⅤ活性增强及 FⅫ接触活化；③内皮相关抗凝活性减低如凝血酶调节蛋白（TM）、蛋白 C（PC）；④纤溶活性降低。

实验室检查：Hcy 血浆水平可采用高效液相、离子交换层析、免疫荧光法、核素法等检测。蛋氨酸负荷试验可增高本病的检出率。缺乏胱硫醚 β 合成酶时则不能利用过多的蛋氨酸；注射蛋氨酸后 Hcy 血浆水平增高。此方法阳性率85%，14例杂合子中12例阳性。

本病伴血栓形成者治疗同血栓病。

十、因子Ⅱ基因 20210 位 G→A 变异

近年来凝血酶原（FⅡ）基因3非翻译区 20210 位 Gln 至 Arg 变异（G20210A）认为是西方国家下肢静脉血栓（deep vein thrombosis，DVT）的高危因子。发生率西方正常人群2.3%，DVT 人群6.2%。有报告显示脑静脉窦血栓（cerebral vein thrombosis，CVT）中此变异发生史20%，对照3%。G20210A 变异者血浆凝血酶原水平增高，是西方人群除 FⅤ R506Q 变异外的第2个血栓病的基因高危因素。与 APC-R 相似，凝血酶原基因 G20210A 突变在亚洲人群发生率极低，并不是我国人群致栓的主要遗传性因素。

十一、抗磷脂综合征

抗磷脂综合征（antiphospholipid syndrome，APS）是由抗磷脂抗体（antiphospholipid antibodies，APA）引起的一种自身免疫性疾病，临床上以静脉或动脉血栓形成、习惯性流产及血小板减少症为其主要表现。

该病于1983年首先由 Graham Hughes 医生在系统性红斑狼疮患者中发现并报道，故又称为 Hughes 综合征。临床上，根据有无合并其他自身免疫性疾病，可以将 APS 分为原发性抗磷脂综合征（primary antiphospholipid syndrome，PAPS）和继发性抗磷脂综合征（secondary anitphospholipid syndrome，SAPS）。该病在人群中的具体发病率尚不清楚，大约70%患者为女性，且以育龄妇女更为常见。除系统性红斑狼疮外，APS 还可继发于类风湿关节炎、干燥综合征、强直性脊柱炎等其他自身免疫性疾病以及各种感染、肿瘤或药物使用后。

1. 发病机制　抗磷脂抗体（APA）是一组以磷脂或磷脂结合蛋白为抗原的抗体总称，包含有狼疮抗凝物（lupus anticoagulants，LA）、抗心磷脂抗体（anticardiolipin antibodies，ACA 或 aCL）、抗磷脂酰丝氨酸抗体（antiphosphtidyl serine antibody）、抗磷脂酸抗体（antiphospholipid acid antibody）等，通过干扰依赖磷脂的各种凝血与抗凝血因子的功能而导致血栓形成。以往认为 APA 只针对带阴电荷的磷脂，现在发现 APA 可能更直接作用于一种或多种与磷脂结合的血浆蛋白质或这些蛋白质与磷脂结合的复合物，其中最重要的是 β_2 糖蛋白Ⅰ（β_2-glycoprotein Ⅰ，β_2GPI）和凝血酶原，其他 APA 可识别的磷脂结合蛋白还包括膜联蛋白Ⅴ（annexin Ⅴ）、蛋白 C 和蛋白 S 等。

APA 既能影响促凝途径也能影响抗凝途径。在体外磷脂抗体可抑制凝血发生，从而导致凝血时间延长；在体内却能抑制抗凝途径，从而导致血栓的形成。由于 APA 的靶抗原多种多样，因此其导致血栓形成的机制也为多种因素综合作用的结果，目前尚未完全清楚。目前认为可能的机制有：APA 致血管内皮细胞受损，导致组织因子表达、活化蛋白 C 途径受抑、PGI_2 产生减少和黏附分子表达增强；激活外周血单核细胞使其组织因子表达增加；促进血小板的活化而聚集，增加血小板的消耗；与氧化低密度脂蛋白发生交叉反应，引起血管内皮的炎症反应和

氧化损伤;补体活化;对抗凝血酶Ⅲ和纤溶活性的抑制等。

2. 临床表现　血栓形成是 APS 患者最突出的临床特征,也是造成患者死亡的重要原因,其临床表现取决于受累血管的种类和部位。大多数为静脉血栓,以下肢深静脉血栓最常见;动脉血栓最常累及脑部血管,以脑卒中或短暂性缺血发作为首发表现,也可累及心脏、肾脏、肺血管或外周动脉;病态妊娠:胎盘血管血栓形成可导致胎盘功能不全,引起反复妊娠失败、胎儿生长受限、先兆子痫等。典型 APS 患者的习惯性流产多发生在妊娠 10 周后。其他常见的临床表现还包括血小板减少(常为中度,一般不伴有出血表现)、溶血性贫血、网状青斑、皮肤溃疡、妊娠舞蹈症、心脏瓣膜病、假性感染性心内膜炎、心腔内血栓形成、左心功能不全等。少数患者可在短期内(数天或数周)或同时出现多部位(3 个或 3 个以上)血栓,累及脑、肾、肝或心等重要器官造成功能衰竭或死亡,称为“灾难性 APS”。

3. 诊断标准　1999 年国际 APS 专家共识会首次提出了 APS 的诊断标准,即 Sapporo 标准,而 2004 年在悉尼进行的第二次专家共识会对该标准进行了修订并于 2006 年发表。Sydney 修订标准包括临床和实验室两方面内容,须同时符合至少一项临床指标和一项实验室指标方能诊断为 APS。临床指标有两项:①血管血栓形成:任何组织或器官的动脉、静脉或更小血管的血栓形成,并由影像学或组织病理学证实(组织病理学诊断血栓形成时血管壁必须无明显炎症)。②妊娠期并发症:一次或多次无法解释的妊娠 10 周以上形态正常的胎儿(超声或直接胎儿检查)死亡;或一次或多次由于子痫、严重先兆子痫或胎盘功能不全引起的早产(妊娠≤34 周,胎儿形态正常);或三次或三次以上不明原因的早期自发性流产(妊娠<10 周),且可排除母体解剖学异常、激素异常或父母染色体异常。实验室标准有三项:①按 ISTH 1995 年指南推荐的方法检测,≥2 次血浆 LA 阳性;②采用标准 ELISA 方法,在患者的血浆或血清中可≥2 次检出中高滴度的 IgG 和(或)IgM 型 ACA(>40GPL 或 MPL 单位或超过正常人群 99% 上限)(图 141-6)。③采用标准 ELISA 方法在患者的血浆或血清中可≥2 次检出 IgG 和(或)IgM 型抗 β_2 糖蛋白 I(β_2GPI)抗体(超过正常人群 99% 上限)。上述实验室检查中对抗磷脂抗体进行确证的检测要求至少间隔 12 周。由于未发现原发性 APS 和继发性 APS 二者间抗磷脂抗体种类的区别,专家认为此分类对临床的意义不大,故修订标准没有强调将 APS 分为原发性和继发性,而是更注重于对疾病诊断的准确性。

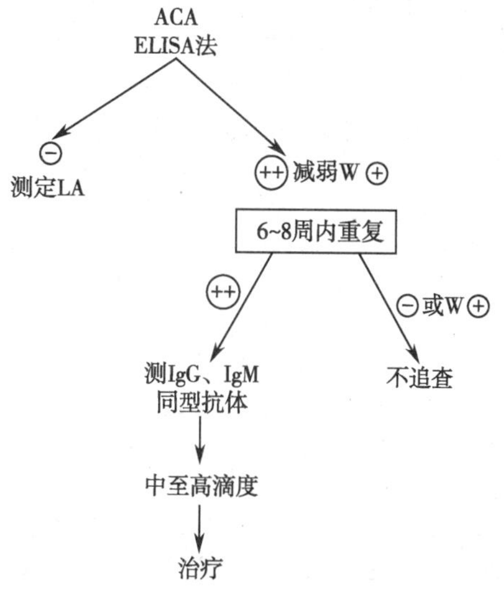

图 141-6　ACA 诊断抗磷抗体(APA)综合征的评估

4. 治疗　APS 治疗措施主要包括四大方面:预防、血栓事件发生后相关治疗、灾难性 APS 治疗及相关妊娠并发症的处理。目前主要的预防措施包括口服阿司匹林、羟氯喹及纠正诱发血栓的其他危险因素。无症状的 APA 阳性患者不宜进行抗凝治疗。发生静脉血栓栓塞的 APS 患者应先给予普通肝素或低分子肝素至少 5 天,与华法林治疗重叠,INR 控制在 2.0～3.0。对于反复血栓形成患者,在使用华法林控制 INR 在 3.0～4.0 的同时,可加用小剂量阿司匹林。对于妊娠期妇女,如有反复流产者,建议在孕期使用预防剂量肝素和小剂量阿司匹林;既往有血栓形成史的妊娠期妇女无论有无流产史,都应在孕期使用治疗剂量的肝素,并可在产后持续抗凝6～12 周(产后可使用华法林)。对于灾难性 APS 的处理,治疗手段主要包括足量静脉肝素抗凝、糖皮质激素、丙种球蛋白和血浆置换等。

十二、药物诱发的血栓性疾病

凝血系抑制蛋白,是一种调控因子,受抗凝药等多种药物影响。例如 L-门冬酰胺酶(L-asparaginase,L-Asp)和口服避孕药。因此 ATⅢ、PC、PS 血浆水平低下的患者须先除外药物影响(表 141-8)。

表 141-8　抗凝蛋白获得性缺乏

抗凝蛋白	获得性缺乏状态
ATⅢ	DIC,肝病,肾病的治疗,口服避孕药,L-Asp
蛋白 C	口服抗凝治疗,DIC,维生素 K 缺乏症,新生儿,血浆置换术,手术后状态,L-Asp,肝病
蛋白 S	口服抗凝治疗,妊娠,口服避孕药,维生素 K 缺乏症,肝病,1 型糖尿病,急性炎症反应,新生儿

1. 口服避孕药 口服避孕药(oral contraceptive,OC)影响PS水平及血浆中游离和与CD4b-BP转合型PS的分布。OC者PS总体水平降低及反映游离PS(活性水平)更显著下降。OC者在生理应激如手术、外伤、感染时,常并发血栓形成。因为CD4b-BP是一种急性期反应蛋白,CD4b-BP增多则PS自游离向结合态转移而好发血栓倾向。

2. L-Asp L-Asp抑制白血病细胞酶的合成是白血病治疗性应用的基础。但是该药同时抑制肝脏合成多种酶,包括凝血因子、纤维蛋白原、蛋白C和蛋白S。使用Asp者若同时存在其他血栓高危因素,如卧床、肥胖、血管内皮受损或肿瘤细胞释放促凝活性,则常伴发血栓形成。

3. 肝素治疗 肝素治疗总伴ATⅢ血浆水平(活性和抗原)下降,因为肝素的抗凝效果依赖于ATⅢ。但是,肝素治疗期的ATⅢ水平很少低于70%,这种ATⅢ水平的下降不依赖于患者的最初血浆水平,在停用肝素后2~3天内回升。因此,ATⅢ水平小于60%常提示为先天性缺乏症,但最好在停用肝素3天后复测ATⅢ水平以助确诊先天性ATⅢ缺乏症。肝素辅因子Ⅱ不受抗凝药物干扰。

4. 口服抗凝药 口服抗凝药使维生素K依赖性抗凝蛋白(PC,PS)水平降低。常采用PC∶FⅩ抗原或PC∶FⅡ抗原比值来评估口服抗凝治疗期测定的结果是否存在PC缺乏症。因为FⅦ血浆半衰期与PC更相似(6~7小时),故推荐采用PC∶FⅦ抗原比值可能更为合理。同样,PS∶FⅡ抗原比值用于评估华法林治疗患者的PS缺乏状态。

十三、肿瘤与血栓形成

凝血活化是肿瘤生长和转移过程中的基本事件。因此,相对健康的个体发生静脉血栓需考虑到恶性病的首发表现问题。肿瘤的高凝状态无特殊试验,常见的凝血异常为纤维蛋白原、FⅤ、FⅧ和纤维蛋白降解产物(FDPs)增高。有人认为一种由血小板大量分泌的促使血小板聚集和黏附的蛋白,名为凝血酶敏感蛋白(thrombospondin),增多并介导肿瘤细胞的转移。研究资料提示该蛋白在直肠、结肠癌转移中起作用。

十四、妊娠与血栓形成

正常妊娠和分娩过程中易并发血栓形成,通常的高危因素为血浆FⅧ、纤维蛋白原水平增高,在胎盘分离时组织凝血活酶释入血流,与之相应的tPA活性下降和PAI活性上升。潜在止血能力在正常妊娠期逐渐增加以适应生理止血的需要。分娩后能立即恢复到非妊娠期水平。正常妊娠第三期起血浆D-二聚体水平上升,但PC和ATⅢ保持正常水平。先兆子痫患者血浆PC和ATⅢ水平则明显下降,并伴PS(游离及结合)水平降低,纤维连接蛋白(Fn)认为是先兆子痫的有价值的检测指标;功能性PS活性降低是产后发生血栓并发症的高危因素。

十五、外伤与血栓形成

外伤后常发生深静脉血栓(DVT)和肺栓塞(PE)。外伤后发生DVT与PE的5个高危因素:老年、输血、手术、胫股骨骨折和脊柱外伤。研究报告表明,外伤后不采用预防性抗凝组,发生下肢DVT发生率分别为,脊柱外伤者58%,面、胸腹外伤者50%,头外伤54%,骨盆骨折61%,下肢或骨科手术69%,胫骨骨折77%,股骨骨折80%。上述结果提示大创伤或手术患者需采用有效的血栓病预防措施。

十六、弥散性血管内凝血

弥散性血管内凝血(DIC)的病理机制通常是在某些疾病条件下同时形成凝血酶或纤溶酶或产生促凝物后伴继发性纤溶。在大多数DIC患者:基于测定纤维蛋白单体的血凝试验都呈阳性结果,提示DIC早期即有凝血酶的形成。临床上常表现为出血综合征,亚急性或慢性DIC常伴发在肿瘤或黏液分泌性腺癌患者的临床过程中,并常伴血栓形成。

死胎5周以上者25%呈DIC阳性检测结果,ATⅢ、PC、Fn或其他血浆蛋白水平下降的严重程度常对处理临床病情有帮助。

第三节 抗血栓疗法

浅表的血栓常可自然消失,不需特殊治疗。对深部或脏器静脉或动脉的血栓除积极治疗原发病外,应根据病变部位、动脉或静脉血栓所造成器官或肢体功能损害及其进展速度,采用不同的治疗方法:内科抗栓、溶栓治疗或外科血栓切除法。

血栓的治疗药物在一定剂量下可用于预防血栓形成。血栓高危患者在特定的高危环境下如手术、外伤、溶栓,为了预防血栓形成或复发,常采用预防性抗血栓治疗。

一、抗血小板药物及治疗

(一)抗血小板药物的分类

(1)血栓素A_2(TXA_2)抑制剂:阿司匹林。

(2)磷酸二酯酶(PDE)抑制剂:双嘧达莫、西洛他唑。

(3)二磷酸腺苷(ADP)受体阻滞剂:噻氯匹

啶、氯吡格雷。

(4) 血小板纤维蛋白原受体阻滞剂[又称糖蛋白(GP)Ⅱb/Ⅲa 受体阻滞剂]:供静脉注射的有阿昔单抗(abciximab,商品名 ReoPro)、埃替巴肽(eptifibatide integrelin)、替罗非班(tirofiban)、拉米非班(lamifiban);口服的有希雷非班(sibrafiban)、希咪非班(xemilofiban)、奥波非班(orbofiban)、氟拉非班(fradafiban)、来达非班(lefradafiban)、洛曲非班(lotrafiban)、罗西非班(roxifiban)、依罗非班(elarofiban)等。我国目前仅有替罗非班供临床应用。

(5) 其他:包括 TXA_2 合成酶抑制剂奥扎格雷(ozagrel)、TXA_2/前列腺素 H_2(PGH_2)受体阻滞剂塞曲司特(seratrodast)、前列环素(PGI_2)、PGE_1 及 5-HT_2 受体阻滞剂沙格雷酯(sarpogrelate)等。

抗血小板药物(表 141-9)包括能体外抑制血小板活化、抑制实验性血栓形成或延伸,影响放射标记的血小板存活或干涉某些血小板介入的病理过程的药物。

表 141-9　抗血小板药物

阿司匹林类
前列腺素
潘生丁、西洛他唑
噻氯匹啶
氯吡格雷
苯磺唑酮
右旋糖酐
肝素
GPⅡb-Ⅲa 抑制物
鱼油和 n-3 脂肪酸类
其他:硝酸盐(酯)
钙通道阻滞剂
5-羟色胺(5-HT)类拮抗药
β-内酰胺类抗生素
维生素 E

(二) TXA_2 抑制剂

阿司匹林(aspirin)是水杨酸的乙酸酯(acetylsalic acid,ASA)。本品是一种非甾体抗炎药(nonsteroidal anti inflammatory drug,NSAID),在体内迅速水解成水杨酸和乙酸盐,每克 ASA 含 760mg 水杨酸。

1. 作用机制

(1) 血液学作用:1.3~6g/d 的抗风湿常用剂量下轻度抑制肝脏合成凝血因子 FⅦ、Ⅸ和Ⅹ的功能,并可轻度延长凝血酶原时间(PT)(2~3 秒)。通过抑制活化血小板释放内源性 ADP,ASA(不是水杨酸)能抑制肾上腺素和低浓度胶原诱发的血小板二相聚集(第二波缺如),但并不抑制凝血酶和高浓度胶原的诱聚作用。本品也抑制活化血小板释放第 4 因子(PF4)。服 ASA 能使出血时间延长数分钟,在儿童或出血素质(如血友病)者更为明显。正常人服用 ASA 300mg,12 小时后平板出血时间(IVy 法 BT)延长并达高峰,24 小时后恢复正常。ASA 导致出血时间延长,除对服用本品患者的术前处理有意义外,其临床意义有限。本品对血小板的特异性抑制作用主要在于使血小板环氧酶乙酰化,从而抑制环过氧化物的形成,使血小板血栓素(TXA_2)生成减少。此外,ASA 亦抑制血小板膜酶(乙酰化)而有助于减弱血小板功能。

口服 300mg 单剂量 ASA 可抑制 90% 的循环血小板环氧酶活性,使血小板不能生成 TXA_2,进而阻断 TXA_2 诱发的血小板二相聚集及血管平滑肌的收缩。ASA 对环氧酶的灭活作用随血小板新生而消除。血小板 $T_{1/2}$ 为 4~7 天,每日有 10% 的循环血小板被更新。当 20% 的循环血小板未被 ASA 损害时(相当于停药 36 小时后),止血功能可恢复到正常。长期服用 ASA 者恢复更慢。目前主张隔日服用 ASA 作抗栓治疗。

(2) 抗栓作用:在抑制血小板环氧酶的同时,ASA 亦抑制血管内皮细胞环氧酶合成血管保护性前列腺素——前列环素(又名 PGI_2)。PGI_2 与 TXA_2 的作用相反,PGI_2 使血管平滑肌扩张并能抑制血小板聚集。ASA 抑制内皮细胞合成 PGI_2,使内皮抗栓功能减弱。研究表明,80~300mg ASA 抑制 TXA_2 合成的作用可持续 48~96 小时,而抑制内皮细胞合成 PGI_2 的作用持续 24~48 小时,这可能由于血小板环氧酶对 ASA 更敏感,或因内皮细胞能合成环氧酶,故其 PGI_2 的生成受影响较小。因此,小剂量 ASA 可以选择性抑制 TXA_2 合成,不影响 PGI_2 合成,这一特点使 ASA 已被广泛用于预防心脑血管疾病。

2. 体内过程　口服 80%~100% 从胃肠道迅速吸收,2~3 小时达血浓度高峰,50%~90% 与血浆蛋白结合,10% 以游离型自肾排出。ASA 在胃肠黏膜吸收过程中以及在第一次通过肝脏时被水解成水杨酸,未被水解的 ASA 生物利用度很低。一般口服 0.3~0.6g 后,血浆阿司匹林浓度可达 30~50μmol/L,对环氧酶的抑制作用可达 24 小时。此后虽然血浆中水杨酸盐已消失,但其对血小板聚集的抑制可持续 2~7 天。

3. 用途　本品具有解热、镇痛、抗炎、抗风湿作用。由于能够抑制血小板聚集,临床可用于心脑血管病的预防,尤其是缺血性脑血管病的预防,男性患者的效果优于女性。

预防心肌梗死、动脉血栓、动脉粥样硬化:

(1) 脑血管病、视网膜栓塞:0.3～0.6g/d,颈动脉狭窄伴反复短暂性脑缺血发作(TIA),0.3g,4次/d。

(2) 冠心病:0.15～0.3g/d。

1) Ⅰ期预防(高危者预防血管事件发生):每次0.3g,每周1～6剂。

2) Ⅱ期预防(心梗者预防复发):急性心梗(AMI)24小时内起服用,ASA 150mg/d,疗程1个月,之后0.3g,1次/d,服用5年。

3) 大面积前壁心梗:华法林类抗凝以预防心室栓子脱落。病情稳定后再过渡到ASA治疗。

4) 预防动脉粥样硬化:ASA 80mg,1次/d。

4. 不良反应

(1) 刺激胃黏膜,可引起消化道不适。长期服用尤其在老年患者易引起消化道出血。胃及十二指肠溃疡者慎用本品,宜加服抗酸药。

(2) 用量过大致头痛、眩晕、耳鸣、视力和听力减退。少数过敏体质者可发生皮疹、血管神经性水肿和哮喘等,应立即停药。

(3) 本品避免与香豆素类抗凝药、磺酰脲类降血糖药、巴比妥类、苯妥英钠、甲氨蝶呤等合用,因为本品能竞争性与血浆蛋白结合,使上述药物从血浆蛋白结合部位游离出来,从而增强其作用。临床确需与香豆素类抗凝药合用时,应加强监测。

(4) 与氨茶碱或其他碱性药合用时,可促进本品排泄而降低疗效。

(5) 妊娠期妇女避免使用,偶有致畸报道。

(三) PDE抑制剂

双嘧达莫(dipyridamol),又名潘生丁,双嘧啶氨醇。

1. 作用机制　双嘧达莫增加冠脉血流及冠状动脉窦氧饱和度。药物主要扩张冠状动脉床的小阻力血管,但由于缺血区的血管早已发生代偿性扩张,因此对缺血区的小血管阻力实际上无作用,并不能增加缺血区的血流供应,反而能造成窃血现象。本品并不影响氧消耗。动物实验资料显示本品能增加冠状循环内侧支吻合而发挥疗效,但在人体未能被证实。

静脉注射双嘧达莫可产生低血压,心率加快及心排血量增加等全身阻力血管扩张的后果,但口服对血压和外周动脉血流均无影响。

本品扩张冠状动脉,是由于药物抑制血液中的腺(嘌呤核)苷脱氢酶,减少腺苷(一种强烈的血管扩张药)的酶解,使其积贮而扩张血管。此外,双嘧达莫抑制内皮细胞内磷酸二酯酶,延迟该酶对cAMP的水解,使内皮细胞内cAMP积贮而扩张血管。体外试验表明,由于药物抑制血小板磷酸二酯酶活性,使cAMP分解减少,同时抑制血小板生成TXA_2,因而能抑制血小板聚集,并能直接刺激内皮释放PGI_2。体外实验中高浓度双嘧达莫能抑制ADP、胶原、凝血酶、肾上腺素等诱导的血小板聚集和释放反应,但使用400mg/d的双嘧达莫在人体内并不能抑制血小板聚集,原因不明。服药患者尤其是瓣膜性心脏病及开胸手术后患者血小板数增加,可能是血小板存活时间延长的结果。

2. 体内过程　双嘧达莫口服不能完全吸收,个体差异较大。服一剂后45～150分钟血药浓度达峰值。动物实验显示本品血浆中90%～99%的药物与蛋白结合,主要是与白蛋白结合,也与α_1酸性糖蛋白(α_1-AGP)结合,在组织中广泛分布,少量通过胎盘、乳汁分泌。血浆清除呈双相,初期清除$T_{1/2}\alpha$ 40～80分钟,末期清除$T_{1/2}\beta$ 10～12小时。本品主要以单葡糖醛酸化合物(monoglucuronide),少量以双葡糖醛酸化合物(diglucuronide)在肝代谢,经胆汁分泌。双嘧达莫及其葡糖醛酸代谢产物(glucuronides)经肝肠循环自粪排出,少量自尿排出。

3. 临床应用　①双嘧达莫主要用作香豆素类抗凝药的辅助治疗,适用于人工瓣膜者、口服抗凝后仍有血栓栓塞者、口服抗凝合并阿司匹林不能耐受或有出血倾向者,以增强抗栓疗效。上述疾病中单独用双嘧达莫未能证实疗效。双嘧达莫400mg/d不影响PT,与单用华法林口服抗凝相比,出血倾向并不增加。有人主张双嘧达莫联合华法林,使PT控制在治疗低限,以减少高强度口服抗凝的出血倾向。②用于血栓病患者以降低血小板聚集率,但临床试验中在急性心肌梗死生存期、全髋置换术后深静脉血栓形成发生率及一过性脑缺血发作复发率等方面均未显示双嘧达莫的有益作用。双嘧达莫与其他血小板抑制药或口服抗凝药可以联合应用。

4. 用法　成人口服25～50mg,3次/d,饭前1小时服用,用于慢性心绞痛。国外推荐双嘧达莫75～100mg,4次/d,与口服抗凝药物联合用于心瓣膜置换术后预防血栓复发;150～400mg/d预防血栓病复发或栓塞并发症;冠状动脉或外周血管移植术前48小时予以首剂,术后24～48小时再开始双嘧达莫治疗,并加用阿司匹林。慢性心绞痛50mg,3次/d。深部肌内注射:10mg/次,每6小时1次。

5. 不良反应　与剂量有关,包括头痛、头晕、胃肠道不耐受(恶心、呕吐、腹泻),外周血管扩张而面红、乏力、皮疹、荨麻疹等,持续时间短暂,长期治疗中症状可消失。但少数患者不能耐受本品,停药后症状即可消失。冠心病患者不宜静脉使用双嘧达莫。双嘧达莫过量可引起短暂的低血压反应。

6. 注意事项　①低血压者慎用;②12岁以下儿童使用的安全性和有效性尚未确立;③妇女妊娠期、

哺乳期慎用；④双嘧达莫与其他血小板抑制药物或肝素联合应用时，须注意出血倾向。

西洛他唑（cilostazol）

1. 作用机制　西洛他唑又名环己双氢喹啉酮，是Ⅲ型磷酸二酯酶抑制剂。通过抑制血小板及血管平滑肌的磷酸二酯酶活性，抑制多种促聚剂诱发的血小板聚集，及有扩张血管（脑和肢体）作用。犬实验性血栓模型中该药能抑制移植物阻塞，维持主动脉旁路移植术移植物开放及防止犬血栓模型tPA溶栓后的再梗阻。

2. 体内过程　口服一次100mg后3小时达血药高峰，72小时排泄率尿42.7%，粪61.7%。

3. 临床应用　改善慢性动脉闭塞症引起的下肢缺血性疼痛，间歇跛行及慢性溃疡，维持移植物开放。

4. 剂量　100mg，2次/d。

5. 不良反应　通过乳汁及胎盘，妊娠及哺乳妇女禁用。

（1）过敏症：偶有发疹、皮疹，偶有荨麻疹、瘙痒感。此时应停止服用。

（2）循环系统：偶有心跳、脉频、发热、头晕、血压低，应减量或停止服用。

（3）神经系统：偶有头痛、头重感、眼花、眩晕、失眠、发麻，偶感困倦，应减量或停止服用。

（4）消化系统：偶有胃部不快、恶心、呕吐、食欲不振、软便、腹泻、上腹部痛、腹部胀满感。

（5）肝脏：偶有GOT、GPT、ALP、LDH值上升。

（6）肾脏：偶有BUN、肌酸、尿酸值上升。

（7）其他：偶有水肿、疼痛，偶有倦怠感、乏力感。

（8）出血倾向：偶有消化道出血、偶有鼻出血、皮下和眼底出血、血尿等出血倾向。应充分注意观察，有上述症状时，应停止服用并做适当处理。

（四）ADP受体阻滞剂

噻氯匹啶（ticlopidin）

1. 作用机制　噻氯匹啶是噻吩并匹啶（thienopyridine）类衍生物，是血小板膜纤维蛋白原受体阻滞剂，能抑制血小板膜上糖蛋白（GP）Ⅱb/Ⅲa构相改变与纤维蛋白原的结合，也可抑制血小板膜与纤维蛋白原间钙桥的形成，故在血小板聚集的最后通道上拮抗多种促凝剂的作用。噻氯匹啶的主要药理作用是抑制ADP诱导的血小板聚集，药物需在体内转化成活性代谢产物而起效。因此，噻氯匹啶的血药峰值浓度与其最大效应间有24～48小时的延迟。噻氯匹啶的药效需随着血小板的新生才能消除。与阿司匹林相比，本品的抗栓作用有以下特点：

（1）噻氯匹啶阻断纤维蛋白原与其血小板膜受体的结合，并能阻断ADP与血小板膜聚集素（aggregin）受体的结合（后者具有类似GPⅢa的结构），因此，不仅抗血小板聚集范围广，而且在抑制ADP诱导的血小板聚集方面也较其他拮抗剂更有效。噻氯匹啶对ADP诱发的Ⅰ期、Ⅱ期聚集均有抑制作用，而阿司匹林仅对Ⅱ期聚集有抑制，因此，抗血小板活化（即抑制GPⅡb/Ⅲa的暴露）及抗栓作用较阿司匹林为强。本品对胶原、凝血酶、花生四烯酸和肾上腺素诱导的血小板聚集的抑制作用强弱不一。

（2）噻氯匹啶不抑制血小板环氧酶，故对内皮细胞生成的前列环素（PGI_2）无抑制作用；大剂量阿司匹林则明显抑制PGI_2生成而不利于抗栓治疗。

（3）由于噻氯匹啶抑制血小板聚集，因而可致出血时间延长，但出血并发症并不多见。

（4）本品经肝脏代谢并抑制肝脏合成纤维蛋白原，故服药后血液黏滞度降低。但是其降低纤维蛋白原的确切机制尚未阐明。

（5）噻氯匹啶具有与剂量相关的抑制白细胞活化的功能，并能抑制活化的白细胞与血管内皮黏附，从而减少血液透析及体外循环患者的白细胞丢失，减少纤维蛋白沉着而提高透析效果。本品由于抑制细胞间相互反应，已被广泛应用于周围动脉疾病和糖尿病患者的治疗，在缓解局部症状同时可减少血管事件发生率。本品还可用于移植物再通畅的维持。

2. 体内过程　口服吸收良好，1～3小时后血药浓度达峰值。单剂量口服250mg后体内药物的平均峰浓度为0.3μg/ml，4小时的浓度平均为0.087μg/ml，12小时的浓度为0.022μg/ml。噻氯匹啶的生物半衰期为12～22小时。在体内大部分被代谢，其2-酮代谢产物的抗血小板作用比母体强5～10倍。近年来国内临床应用噻氯匹啶的资料显示，中国人的有效剂量较西方人群为低，250mg，2次/d口服后24小时显效，1周后药物生物效应最大并达稳定。250mg，3次/d服药，生物效应3天达稳态，250mg，1次/d服药2周后，抑制ADP聚集反应的作用可达稳态。停药后4～8天药物作用才消失。

3. 临床应用　①噻氯匹啶主要用于动脉血栓栓塞性疾病的防治，包括缺血性心脏病、脑血管疾病和短暂性脑缺血发作。尤其适用于不能耐受阿司匹林、阿司匹林过敏或无效者。②对慢性血管闭塞性脉管炎及闭塞性动脉硬化患者可改善临床症状。能减少纤维蛋白尿，减少纤维蛋白沉着而提高透析效果，适用于尿毒症需维持血液透析的患者。本品抑制细胞间相互反应，对糖尿病微血管病变，包括糖尿病肾病、糖尿病眼底病变有一定的防治作用。近年来不少报道本品可减少静脉血栓复发，对维持移植物及支架组织的通畅亦有效。

4. 用法及剂量 本品 250mg,2 次/d,服用 3 天,之后 1 次/d 维持。一般 3 天内即可抑制 ADP 诱导的血小板聚集,达正常值的 50% 以下。250mg,1 次/d服用 3 周后,血小板 ADP 聚集率抑制低于 50%。对不稳定型心绞痛患者临床效果不明显者,宜根据血小板(ADP)聚集抑制率调整剂量。

5. 不良反应 常见的不良反应为消化道症状,如恶心、腹痛、腹泻及皮疹,停药可恢复。偶有白细胞减少,皮肤淤点或淤斑,停药 1~2 周可恢复。本品为酶诱导剂,少数后者服药后 ALT(SGPT)和胆固醇轻度升高,停药可恢复。

6. 注意事项 服药患者需急诊手术时应检查出血时间及血小板功能,必要时替代性输注血小板。择期手术应在停药 7~10 天后进行。

氯吡格雷(clopidogrel)

氯吡格雷为新型 ADP 受体拮抗剂,其化学结构与噻氯匹啶类似,但抗血小板生物学活性数倍于噻氯匹啶,且具有更好的耐受性和较少的副作用,目前已基本替代噻氯匹啶。

1. 作用机制 氯吡格雷可以选择性抑制 ADP 与其血小板膜受体的结合及继发的 ADP 介导的 GPⅡb/Ⅲa 复合物的活化,并可阻断由释放的 ADP 引起的血小板活化的扩增,从而抑制血小板聚集。

2. 体内过程 氯吡格雷为一种药物前体,口服后快速吸收并经肝脏转化为具有抗血小板生物学活性的代谢产物。其主要活性代谢产物血浆浓度约在 60 分钟后达峰,清除半衰期为 7.7±2.3 小时。氯吡格雷单次给药后数小时可产生对 ADP 介导血小板聚集的抑制作用,该抑制作用具有剂量依赖性,采用负荷剂量(≥30mg)给药时作用更为显著。单次给予 600mg 负荷剂量时可在 2~3 小时产生对血小板有效地抑制。每日口服 75mg 氯吡格雷在 3~7 天对血小板的抑制达到稳态,使 ADP 介导的血小板聚集下降 40%~60%,可维持至给药后 24~48 小时,停药后 3~5 天血小板功能可缓慢恢复。

3. 临床应用 氯吡格雷主要适用于合并外周动脉疾病和不能耐受阿司匹林或已发生阿司匹林抵抗患者的二线治疗。氯吡格雷可单药或与阿司匹林联合用于缺血性脑卒中的二级预防、非 ST 段抬高的急性冠脉综合征、ST 段抬高心肌梗死患者和接受经皮冠状动脉介入术(PCI)或支架置入术患者的治疗。此外,氯吡格雷和阿司匹林的二联疗法已成为预防冠状动脉支架置入术后血栓形成的主要方法之一。

4. 用法与剂量 一般推荐剂量为每日 75mg,需快速起效时可给予负荷剂量 300~600mg。

5. 不良反应 CAPRIE 研究证实服用 75mg/d 氯吡格雷,与服用 325mg/d 阿司匹林相比耐受良好。不论年龄、性别和种族,氯吡格雷的总体耐受性与阿司匹林类似。接受氯吡格雷或阿司匹林治疗的病人,出血的总发生率为 9.3%。氯吡格雷和阿司匹林严重出血事件的发生率分别为 1.4% 和 1.6%。接受氟吡格雷治疗的病人,胃肠道出血的发生率为 2.0%,需住院治疗的为 0.7%,而阿司匹林分别为 2.7% 和 1.1%。与阿司匹林相比,服用氯吡格雷的病人其他出血事件的发生率高(7.3% vs 6.5%),但两个治疗组的严重事件发生率相似(0.6% vs 0.4%)。颅内出血发生率氯吡格雷为 0.4%,阿司匹林为 0.5%。氯吡格雷其他的副作用尚包括胃肠道副作用(如腹痛、消化不良、胃炎和便秘等)、皮疹或其他皮肤病、中枢和周围神经系统毒性(头痛、眩晕、头昏和感觉异常)、肝脏和胆道疾病等。与噻氯匹啶相比,氯吡格雷安全性优于前者,特别是骨髓抑制及其他的血液学毒性。虽然有应用氯吡格雷后发生血栓性血小板减少性紫癜的报道,但极为罕见。

6. 注意事项 由于氯吡格雷主要经肝脏代谢为其活性产物,因此可与其他对细胞色素 P450 酶 CYP3A4 活性具有影响的药物产生药物间的相互作用如他汀类药物。另外,与非甾体解热镇痛药或华法林同时应用时患者出血的风险增加。

(五)血小板膜糖蛋白Ⅱb/Ⅲa 受体阻滞剂

ADP、胶原、凝血酶、血栓素(TXA_2)等激动剂诱发血小板聚集时,分别通过受体占有及信息传递使血小板膜糖蛋白(GP)Ⅱb/Ⅲa 形成复合物(纤维蛋白原受体),在膜上表达并发生构象改变。GPⅡb/Ⅲa 是异二聚体,属于整合素(integrins)膜受体超家族。GPⅡb/Ⅲa 复合物中的Ⅲa 含有“RGD(Arg-Gly-AsP)序列”的结合区,能识别并结合黏附蛋白的 RGD,因而活化的血小板能与多种黏附蛋白(包括纤维蛋白原、血管性血友病因子、纤维连接蛋白、外连接蛋白、凝血酶敏感蛋白)结合。在血栓形成过程中,血小板首先在血管壁损伤部位黏附、激活,然后通过纤维蛋白原与血小板 GPⅡb/Ⅲa 受体结合,使相邻的血小板连在一起,这是血小板聚集的共同最后通路。阻断血小板 GPⅡb/Ⅲa 受体即可有效地抑制各种诱导剂诱发的血小板聚集,因此被认为是目前最强的抗血小板聚集的药物。

目前的 GPⅡb/Ⅲa 受体拮抗剂依据化学结构的不同可分为三类:单克隆抗体类如阿昔单抗(abciximab)、肽类抑制剂如埃替非巴肽(eptifibatide)和非肽类抑制剂如替罗非班(tirofiban)。国内目前只有只有盐酸替罗非班被批准应用于临床。

GPⅡb/Ⅲa 受体拮抗剂主要适用于急性冠脉综

合征和PCI患者。大量临床研究已经证明，不稳定型心绞痛及非Q波型心肌梗死用GPⅡb/Ⅲa受体拮抗剂治疗，可降低30天以及6个月后死亡率和心梗发生率，并可预防和减少急性冠脉综合征及冠脉介入治疗后产生的急性缺血并发症。目前指南推荐对于中高危的非ST段抬高的急性冠脉综合征患者，在使用阿司匹林和肝素抗凝的基础上，可加用GPⅡb/Ⅲa受体拮抗剂；对于行PCI的不稳定心绞痛/非ST段抬高心肌梗死患者，推荐在介入治疗前和介入治疗后12～24小时应用GPⅡb/Ⅲ受体拮抗剂。对于ST段抬高的急性心肌梗死患者，在进行介入治疗时可使用GPⅡb/Ⅲ受体拮抗剂，但并不主张与溶栓药物同时使用。

二、抗凝药物及治疗

(一) 肝素钠(heparin sodium)

肝素，又名普通肝素钠、标准肝素、未分组肝素钠、Heparin、Regular heparin[RH]、Standard heparin[SH]、unfractionated sodium heparin[UFH]。肝素是一种带阴离子的氨基葡聚糖硫酸酯，是一种不均一物质，平均分子量12 000，存在于许多主细胞的表面。商品肝素钠自猪肠或牛肺中提取。

肝素由长短不同的、不分支的低糖链组成。由D-葡糖胺和D-葡糖醛酸(或L-艾杜糖醛酸)以糖苷链相连组成肝素链基本的二糖重复序列(图141-7)。这种重复的二糖序列中发生多处替代。包括：R1：H或-OSO_3基团，R2：SO_3或-$COCH_3$基团，使少数二糖组成戊糖序列。

肝素分子量3～30kDa(大多数链为13～15kDa)。虽然多肽链长短不同，肝素链中只1/3多肽链含能与ATⅢ结合的戊糖结构。戊糖结构在肝素链中随机分布，是肝素的抗凝和抗栓的功能单位。

1. 作用机制　多种凝血因子云集结合在血小板或组织磷脂表面，因此凝血瀑布反应中最终生成的凝血酶自磷脂表面的微环境中释出。这一唯一游离的促凝酶，能被ATⅢ肝素复合物优先地中和，而其他的活性凝血因子(FⅩa和FⅨa)与磷脂结合着，只轻度被抑制。

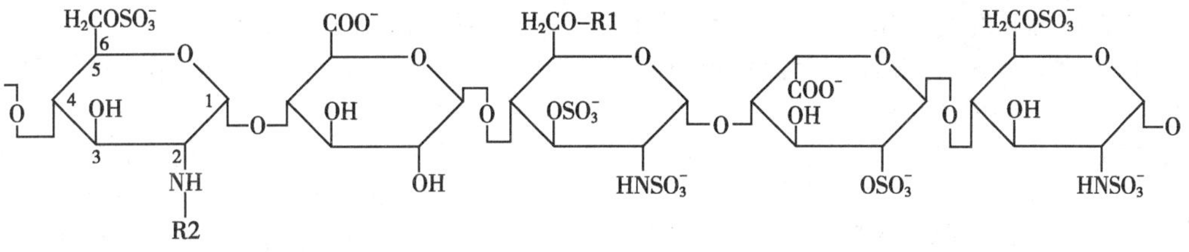

N-乙酸基葡糖6-O-硫酸盐　葡糖醛酸　N-硫酸氨基葡糖3,6-二硫酸盐　艾杜糖醛酸2-O-硫酸盐　N-硫酸氨基葡糖6-O-硫酸盐

图141-7　肝素的结构

凝血酶能活化血小板、辅因子(FⅤ和FⅧ)，参与凝血酶的自我生成(正反馈)机制。故凝血酶抑制剂是一种有效的抗凝药，能阻断凝血的正反馈机制而阻断凝血过程。活化血小板所生成的PF4能中和肝素，因此肝素的抗凝活性在活化血小板表面被减弱。肝素在内皮细胞表面能与ATⅢ结合，成为一种依赖ATⅢ的凝血酶抑制剂。

低剂量肝素的抗凝作用主要由于能中和FⅩa，从而阻止凝血酶原转化成凝血酶。低剂量肝素时凝血酶的中和能力低，因此低剂量肝素只对凝血酶未完全生成前，通过抑制凝血酶的生成，有低度抗栓功能。主要适于血液淤滞情况下抑制凝血酶生成，作为预防性应用。足量肝素治疗能中和凝血酶(Ⅱa)从而阻止纤维蛋白原转化成纤维蛋白。全量肝素并能通过抑制凝血起始阶段生成的凝血酶而抑制纤维蛋白稳定因子FⅩⅢ的活化，阻止稳定的纤维蛋白凝块的形成；抑制Ⅱa对血小板聚集的影响、抑制FⅤ和FⅧ的活化而起有效抗凝作用。肝素无溶栓作用，不能溶解已形成的血块。肝素与口服抗凝剂不同点是抗凝作用迅速，体内外都有抗凝活性。

其他作用：肝素在体内有降脂作用，主要是由于它刺激释放并活化脂蛋白酯酶而使乳糜颗粒的三酰甘油水解成脂肪酸和甘油，使乳糜颗粒脂质血症者血浆变清。降脂作用所需的肝素剂量要低于抗凝量，但有报道使用肝素一段时期后引起高脂血症反跳。

2. 体内过程　口服不吸收，必须注射给药。静脉注射后80%肝素与血浆蛋白(低密度脂蛋白、球蛋白、纤维蛋白原、纤维连接蛋白、外连接蛋白、PF4、vWF、Histidine rich glycoprotein)相结合，部分被血细胞膜所吸附，并很快进入组织。故肝素血浆水平及疗效有很大的个体差异。肝素生物半衰期及活性除剂量因素外，主要与血浆中富组氨酸糖蛋白(HRG)和PF4有关。故肝素的抗栓剂量宜根据

APTT时间而调整。肝素不通过胎盘，不分泌到乳汁，不被透析出。正常人血浆肝素半衰期约1～2小时，并随剂量增加而延长。清除方式主要是与血浆蛋白、细胞膜结合，部分肝素经肝网状内皮系代谢成一种去硫酸的肝素，部分肝素以原形经肾排出。肝病患者肝素半衰期降低，但肝硬化者则延长。肾炎或严重肾功能不全者肝素不需减量。肝素可以皮下注射给药，皮下注射后2～4小时达血药活性高峰，但生物利用度只为静脉注射量的30%。因此肝素皮下给药时需增加剂量以达到有效的血浆肝素的活性水平。

3. 临床应用　主要用于血栓栓塞性疾病的防治，尤其适合于需快速抗凝者。如：

（1）急慢性静脉血栓或无明显血流动力学改变的肺栓塞（PE），肝素能阻止栓子延伸而争取时机，使机体自发性溶栓。

（2）心房纤颤伴栓塞的防治。

（3）早期弥散性血管内凝血（DIC）治疗。

（4）外周动脉血栓形成或心肌梗死的防治。

（5）其他体外抗凝：如心血管手术、体外循环、血液透析、心导管检查，也可用于输血或血液标本的制备。目前肝素应用的主要适应证是深静脉血栓形成（DVT）、PE及血栓高危患者的预防。

4. 用法及剂量　治疗目的不同，使用方法可不同。

（1）深静脉血栓（DVT）及肺栓塞（PE）

1）治疗性应用

a. 全剂量肝素持续静脉输注：近端DVT或PE每12小时按每公斤体重100U静脉泵入，或在溶栓治疗后，或无溶栓指征的患者应考虑持续肝素输注，并逐渐过渡到口服抗凝治疗。初次肝素剂量75U/kg静脉注射（儿童50U/kg），继以100U/（kg·12h）或10～25U/（kg·h）维持。输注4小时后测试活化部分凝血活酶生成时间（APTT）或白陶土部分凝血活酶生成时间（KPTT），控制在1.5～2倍基础值，或APTT 80～100秒较为适宜。疗程7～10天。抗凝适宜的血浆肝素水平为0.3～0.6U/ml。部分血栓病患者因血栓局部PF4或血浆中HRG增高而表现为肝素耐药。

b. 监控下肝素皮下注射：首剂5000U（>60kg体重）静脉注射，同时10 000～20 000U皮下注射，之后8000～10 000U每8小时1次皮下或15 000～20 000U每12小时1次皮下注射。初72小时在每次给药后4小时测APTT，并控制在1.5倍基础值。疗程7～10天，对华法林有反指征的患者可采用本法使APTT延长1.5倍，应用3个月，或6周后改用低剂量肝素皮下注射。

c. 间断静脉注射：体重60kg以上者，首剂以肝素钠10 000U静脉注射，然后予5000～10 000U每4～6小时静脉注射。儿童首剂以100U/kg静脉注射，维持剂量为50～100U/kg每4小时静脉注射。再次给药前半小时的PTT控制在基础值的1.5～2倍。本法肝素的每日需要量较持续输注高50%，故出血并发症高。

2）预防用药

采用固定、低剂量肝素皮下注射，适用于胸腹大手术、全髋置换术、前列腺手术、心血管手术者，以预防术后并发DVT或PE，尤对年龄大于40岁者。本方法也适用于已有DVT者在全量肝素治疗之后，对口服抗凝剂有禁忌证者，可作为随访期间预防DVT复发的治疗。每8～12小时肝素钠皮下注射5000U，应用6周至3个月。

（2）二尖瓣瓣膜病或心房纤颤伴栓塞：全量肝素治疗后终身口服抗凝维持，可降低本病的血栓并发症。

（3）弥散性血管内凝血（DIC）：主要治疗原发病。对原发病不易去除或控制者，有人主张在DIC早期用肝素治疗，但死亡率统计能否减低尚未肯定。DIC患者表现为暴发性紫癜或明显血栓症，是采用肝素的强指征。

（4）急性心肌梗死：为预防溶栓后早期再栓塞，主张采用监控下的抗凝或血小板抑制剂，应在溶栓后4～12小时给予首剂肝素，应用7天，可降低早期栓塞发生及死亡率。

（5）人工肾：透析前肝素钠3125U静脉注射，维持量500～800U/h。

5. 不良反应

（1）过敏反应：偶见发热、荨麻疹、哮喘、结膜炎、鼻炎、头痛、恶心、呕吐。过敏性血管反应或休克少见。肝素大剂量（>1000U/d，3个月）长期应用可致脱发、骨质疏松并发自发性骨折。

（2）出血：为主要副作用，发生率为15%～20%。以静脉推注给药。年龄>60岁、女性患者多见。用药前及肝素化期间凝血象监测可降低出血并发症。

（3）血小板减少症：肝素能诱发可逆性急性血小板减少症。其中部分患者在应用肝素的早期即可出现血小板的轻度下降，可自行恢复，不伴有出血或血栓倾向，为非免疫因素介导。而在部分患者在应用肝素第5～14天后可出现免疫因素介导的血小板计数的显著下降（通常>50%但不低于20×10^9/L），并伴有血栓倾向或肝素注射部位皮肤坏死、急性过敏反应等特殊临床表现。这种在肝素使用后由免疫机制介导的血小板减少症被称为肝素诱导血小板减少症(heparin induced thrombocytopenia, HIT)。目前认为HIT的发生机制是患者体内产生了肝素-血小板第4因子复合物的IgG型抗体,该抗体与肝素-血小板第4因子复合物相结合形成免疫复合物。这种循环中的免疫复合物可进一步与血小板表面的Fc受体相结合,导致血小板的活化和凝血系统的激活。不同来源的肝素制剂发生HIT的几率不一,牛肺制品较猪肠黏膜制品发生率为高。因此肝素抗凝期间应常规监测血小板计数。若发现血小板数低于10万/ml,应停用肝素。在高度怀疑或确诊HIT的患者,除常规停用肝素外应考虑采用替代药物进行抗凝治疗。

(4) 骨质疏松:长时间、大剂量肝素使用可导致骨质疏松,特别是在妊娠期妇女。

6. 注意事项

(1) 局部作用:肌内注射易引起局部血肿故禁用。少数患者皮下注射发生注射部位瘙痒及灼热感,应做深部皮下(脂肪层)注射,可选择腹壁脐以下脂肪层,脐周2~3cm以内为禁区。

(2) 肝酶诱导剂:肝素为酶诱导剂,常见肝素效应包括ALT(SGPT)、AST(SGOT)、LDH升高,但胆红素及碱性磷酸酶正常,以静脉给药者发生率高。因此,在使用肝素情况下,对与酶水平变化有关的疾病如肝炎、PE、急性心肌梗死等病的诊断需慎重。

(3) 药物互相反应:肝素带强酸性,遇碱性药物则失去抗凝性能。阿司匹林、非类固醇类消炎药、右旋糖酐、双嘧达莫,有增加出血并发症的危险。合并应用应小心监测。

(4) 有出血素质、严重肝肾功能不全、胆囊疾病、溃疡病、溃疡性结肠炎、恶性高血压、内脏肿瘤、脑出血史、血友病、亚急性细菌性心内膜炎、围产期妇女、近期外伤、眼、脑及脊柱手术、胃肠持续导管引流、腰椎留置导管者等均禁用肝素。

(二) 低分子量肝素(low molecular weight heparin, LMWHs)

低分子量肝素(LMWHs)平均分子量4000~6000,含4~40个糖基,是普通肝素经各种解聚分组分法制备的一种短链制剂。

1. 作用机制　LMWHs和普通肝素(又名未分组分肝素,unfractionated heparin, UFH)都是多种氨基葡聚糖苷的混合物,属于抗凝血酶Ⅲ(ATⅢ)依赖性凝血酶抑制剂(见肝素节),其抗凝作用依赖于分子中的戊糖序列。戊糖分子中有几个与ATⅢ亲和力较高的硫酸基团,并以电子键形成暂时性蛋白酶抑制复合物,因此LMWHs和UFH都是凝血酶或FⅩa等凝血因子的快速抑制剂。

与普通肝素相比,短链制剂LMWHs具有抗栓作用强、副作用小及给药方便等优点。基于化学结构和糖基数特点,LMWHs在抗凝活性方面具有独特的优势:

(1) 普通肝素(UFH)由长短不一的多糖链组成。UFH制剂中仅1/3肝素链含有与ATⅢ有强亲和力的戊糖序列,而LMWHs每条链都含有戊糖序列,但因制备过程中的损伤,与ATⅢ的亲和力减弱。

(2) LMWHs对FⅩa的抑制作用比对Ⅱa大,其抗栓作用大于抗凝作用。研究表明:①为获得灭活凝血酶(FⅡa)及FⅨa、FⅪa的效果,肝素链必须同时与ATⅢ及凝血酶结合,形成三元复合物。肝素链必须包含至少18个单糖,才能同时与ATⅢ及凝血酶结合;少于6个单糖的肝素链不具备抗Ⅱa活性,亦不影响APTT。②为灭活FⅩa和Ⅻa,肝素分子只需要和ATⅢ结合,即可发生抑制作用。UFH链较长,因而能加速ATⅢ对FⅡa和Ⅹa的灭活,并同时抑制初期凝血酶诱发的血小板聚集及FⅫa活化的作用,结果使UFH的出血副作用增加。UFH以APTT作为剂量监测指标。LMWHs链短,抑制FⅩa作用强,比抑制Ⅱa的作用更为明显,对部分凝血活酶生成时间(APTT)影响小,可以血浆抗FⅩa活性作为监测指标,但在实际应用中常不需监测(见体内过程)。因FⅩa能促进凝血酶原转化为凝血酶,故抗FⅩa作用的准确意义是抑制凝血活酶的活性。UFH的抗Ⅱa:抗FⅩa比值为1,相比之下,LMWHs则可达2~4或更大比值。

(3) LMWHs抗栓作用强而对血小板功能影响小。LMWHs与血小板第4因子(PF4)的亲和力降低,以致不发生中和反应,所以LMWHs仍能在血小板聚集物表面有效地抑制凝血酶的生成。反之,UFH能被PF4中和,在血小板聚集物表面的抗凝作用相对减弱。另外,由于LMWHs与血小板和PF4的结合减少,因此与UFH相比较少引起HIT的发生。LMWHs与成骨细胞的结合减少导致其骨质疏松的发生率降低。

(4) 其他特征:LMWHs能刺激内皮细胞释出组织因子抑制物(tissue factor pathway inhibitor, TFPI),作用强于UFH。UFH能直接抑制FⅩa,对组织因子活化启动的凝血过程起着反馈调节作用。LMWHs还能促进内皮释放纤溶酶而增强纤溶活性。

2. 体内过程　LMWHs经皮下注射吸收完全(生物利用度接近90%),与血浆内各种肝素结合蛋白的亲和力较UFH低,因此其抗凝效果容易预测;另外LMWHs与内皮细胞和巨噬细胞的结合减少,因此其半衰期较UFH明显延长。LMWHs皮下注射后清除半衰期3~6小时,呈剂量依赖性,给药后3~5小时抗FⅩa活性水平达峰值。由于LMWHs主要经肾脏清除，因此，在肾功能不全患者其生物半衰期明显延长。LMWHs 可每日 2 次皮下给药，按体重调整剂量，用药稳定后可不需进行监测。但在一些特殊情况下如过度肥胖、妊娠期妇女或肾功能不全患者应考虑监测抗Ⅹa 活性。由于各商品制剂生成过程及制备方法不同，LMWHs 的化学结构和生物活性具有相当大的不均一性，因而每一 LMWHs 临床效果、适应证及安全性也有很大差异。

3. 临床应用　LMWHs 可用于普通外科及全髋或膝关节置换术、长期卧床或恶性肿瘤患者的深静脉血栓（DVT）及肺栓塞（PE）的预防、DIC、DVT 及 PE 的治疗。大多数无并发症的 DVT 患者急性期可以门诊用药，节省住院医疗开支。也可用于狼疮抗体阳性所致的习惯性流产。对急性缺血性脑卒中病人，也可明显减少患者 DVT 发生率。

4. 用法　在脐以下非伤口部位的外侧腹壁依次取注射点。清洁注射点后，提起皮肤形成皱褶，垂直刺入针头，经回抽确认未刺伤血管后注入药物，保持皮肤皱褶并抽出针头。

5. 剂量　目前上市的商品制剂 LMWHs 有多种。由于各商品剂的制备方法不同，如亚硝酸降解法或肝素酶降解使各 LMWHs 的化学结构和生物活性有相当大的不同。各种 LMWHs 的平均分子量、抗Ⅱa：抗 FⅩa 比值不同，因而使每一商品制剂的 LMWHs 临床效果、适应证及安全性有很大差异，使用时应注意各种参数的说明。

（1）为预防 DVT 或 PE：按体重调整剂量，并参考手术后发生血栓的高危或出血的高危情况，术后最初 3 天可减量。术前 2 小时开始给药（但硬膜下麻醉方式者术前慎用），皮下注射每日 1 次，共 7 ~ 10 天（表 141-10）。

（2）为治疗 DVT 或 PE：根据体重调整剂量，每 12 小时皮下注射，共 10 天。治疗栓塞后综合征至少需 21 天，DIC 治疗剂量减半。

（3）血液透析：半剂预防量静脉 1 次注入，必要时 2 小时后追加半量。

表 141-10　低分子量肝素推荐的防治剂量

低分子肝素	作　用	剂　量	副　作　用	注意事项
1. 速避凝：单一剂量注射器低分子肝素钙溶液/支	是肝素的短链制剂，对 FⅩa 的抑制比 FⅡa大。皮下注射吸收完全，生物利用度好。个体差异小，可每日一次皮下给药。按体重调整剂量，一般不需监测等优点	1. 速避凝：预防 DVT 或 PE 0.3ml，1 次/日皮下注射。亦可按体重调整：0.1ml/10kg，1 次/日，皮下注射。术前2 小时给首剂，疗程7 ~ 10 天。治疗 DVT 或 PE 0.1ml/10kg，每 12 小时皮下注射，共 10 天。血透时预防血凝块形成：体重<50kg，50 ~ 69kg，≥70kg，血透前静脉注射量分别为 3000、4000、6000AⅩaIU	出血：虽然低分子肝素对血小板功能影响，对 FⅪa 稳定纤维蛋白聚合物的作用的影响，对 APTT 的延长等都比普通肝素轻，但用药后仍有出血危险	1. 同肝素钠 2. 预防外科手术促发 DVT 或 PE，术前给药者勿采用硬膜外麻醉方式 3. 1 单位鱼精蛋白中和 1.6AⅩaIU低分子肝素
2. 栓复欣：单一剂量注射器低分子肝素钠盐 0.3ml 3200AⅩaIU 0.4ml 4250AⅩaIU 0.6ml 6400AⅩaIU	用途同肝素	2. 栓复欣： （1）治疗 DVT 或 PE 体重>60kg，6400IU/12h，皮下注射 体重<60kg，4200IU/12h，皮下注射 （2）预防 DVT 或 PE 1）术后有血栓发生高危者 体重>60kg，6400IU/12h，皮下注射 体重<60kg，4200IU/12h，皮下注射 2）术后有血栓发生中危者 体重>60kg，4200IU/12h，皮下注射 体重<60kg，3200IU/12h，皮下注射		
3. 法安明：低分子肝素钠 0.2ml 2500AⅩaIU 2ml 1000AⅩaIU	用途同肝素	3. 法安明 （1）预防 DVT 或 PE 1）术后有血栓发生高危者 体重>60kg，5000IU/d，皮下注射 体重<60kg，2500IU/d，皮下注射 血透时预防血凝块形成 5000IU 血透前静脉注入 2）术后有血栓发生中危者 体重>60kg，2500IU/d，皮下注射 （2）治疗 DVT 或 PE 按预防剂量，q12h，皮下注射		

6. 不良反应

（1）出血：虽然低分子量肝素对血小板功能的影响、对 FⅩa 稳定纤维蛋白聚合物的作用的影响、对 APTT 的延长等，都比普通肝素轻，但用药后仍有出血的危险。

（2）LMWHs 与 UFH 相比虽然发生 HIT 的几率降低，但仍有可能与 HIT 抗体发生交叉反应，因此亦不推荐用于 HIT 患者的抗凝治疗。

（3）LMWHs 作为酶诱导剂，少数患者使用后 ALT（SGPT）轻度增高，停药即恢复。

7. 注意事项

（1）体外实验表明，LMWHs 与其他抗栓药都有程度不一的协同作用，故增加出血倾向。与右旋糖酐、抗血小板药、非甾体抗炎药及去氨加压素的互相作用较弱，与肝素、硫酸肝素、溶栓药及纤溶酶有协同作用，与水蛭素、口服抗凝药及 ATⅢ有很强的相互作用。

（2）LMWHs 目前尚待观察的问题包括：①各商品制剂的最佳标准方案。②1U 鱼精蛋白中和 16 个抗Ⅹa 单位的低分子量肝素，但鱼精蛋白不完全中和 LMWHs 的抗Ⅹa 活性。③妊娠妇女和肾功能不全患者的使用安全问题。

（3）部分病人对 LMWHs 耐药。

（三）磺达肝癸钠（fondaparinux）

磺达肝癸钠是根据肝素与抗凝血酶Ⅲ特异性结合序列而人工合成的戊多糖，为活化因子Ⅹ选择性抑制剂。磺达肝癸钠可特异而快速地与血浆中的抗凝血酶Ⅲ结合，导致后者的构象改变，从而使其与 FⅩa的亲和力大大提高。当抗凝血酶Ⅲ与 FⅩa 结合后，磺达肝癸钠则从复合物中解离出来，可继续活化其他的抗凝血酶Ⅲ分子。磺达肝癸钠为短链结构，分子量仅为 1728，因此并不增强抗凝血酶Ⅲ对凝血酶的抑制活性。由于其完全为人工合成，并不含有动物源性成分，因此并不会导致过敏反应。

1. 体内过程　磺达肝癸钠皮下注射后可完全快速地吸收（绝对生物利用度为 100%），约 2 小时后血药浓度达峰，清除半衰期约 17 小时，多次给药后很少在体内蓄积。磺达肝癸钠对 PT、APTT 和 TT 的影响较小，其血浆水平可通过抗 FⅩa 水平进行监测。

2. 临床应用　可用于静脉血栓栓塞性疾病的治疗与预防。预防外科术后 VTE 发生时，可给予每日 1 次 2.5mg 皮下注射；治疗深静脉血栓或肺栓塞时，可给予每日 1 次 7.5mg 皮下注射。

3. 不良反应　磺达肝癸钠出血的风险与严重程度与 LMWH 类似。由于主要经肾脏排泄，因此在肾功能不全患者应慎用。磺达肝癸钠与引起肝素诱导血小板减少症（HIT）的抗体无交叉反应，因此不会导致 HIT 的发生。虽然临床已有将磺达肝癸钠用于 HIT 患者的抗凝治疗，但目前尚未批准该药在 HIT 患者的适应证。

（四）达那肝素钠（danaparoid sodium）

达那肝素钠为氨基葡聚糖（硫酸肝素、硫酸皮肤素、硫酸软骨素）的混合物，主要通过抗凝血酶Ⅲ介导的对 FⅩa 的抑制而发挥抗凝作用。该药对 FⅡa也有一定的抑制作用。目前该药主要适用于 HIT 患者的抗凝治疗。由于达那肝素钠并不延长 INR，因此在 HIT 患者转换为口服抗凝药时有利于监测。其缺点在于半衰期较长，且无特效的拮抗剂。

（五）直接凝血酶抑制剂

与传统的抗凝药物相比，直接凝血酶抑制剂不需要血浆中辅因子的参与，可直接与凝血酶的活化位点相结合而抑制凝血酶的活性。主要包括水蛭素及其类似物（来匹卢定、地西卢定、比伐卢定）和阿加曲班。

1. 重组水蛭素（hirudin）　水蛭素最初是从医用水蛭的唾液腺中分离出来的一种含有 65 个氨基酸的多肽，可与凝血酶近乎不可逆地结合而发挥抗凝作用。目前已有两种基因重组的水蛭素于北美和欧洲上市，分别为来匹卢定（lepirudin）和地西卢定（desirudin）。与天然的水蛭素相比，重组水蛭素第 63 位酪氨酸残基没有被硫酸化。来匹卢定目前被批准用于 HIT 患者的抗凝治疗，而地西卢定被欧洲批准用于髋关节置换术后深静脉血栓事件的预防。

尽管两种类型的重组水蛭素存在氨基酸序列的差异，它们的作用机制及药代动力学特性几乎一致。重组水蛭素的球形氨基端结构域与凝血酶的催化区相互作用，而其阴离子的羧基端可与凝血酶的底物结合部位相结合，从而与凝血酶以 1∶1 比例形成高亲和力、不可逆的复合物，导致凝血酶失去其凝血活性。水蛭素血浆半衰期在静脉给药和皮下给药时分别为 60 分钟和 120 分钟。主要经肾脏清除，因此，在肾功能不全患者可出现药物在体内的蓄积。当患者肌酐清除率<60ml/min 时水蛭素应考虑减量，而肾功能衰竭患者应禁忌使用。

给药与监测：重组水蛭素必需胃肠外给药。来匹卢定在 HIT 患者推荐的给药剂量为0.15mg/（kg·h）持续静脉输注，必要时可在输注前给予 0.4mg/kg 的负荷剂量团注。其抗凝效果采用 APTT 监测，目标值为 1.5～2.5 倍延长；地西卢定在用于全髋关节置换术后血栓事件的预防时，推荐给药方法为 15mg 每日 2 次皮下注射。在使用推荐剂量的地西卢定时，并不需要常规监测患者的 APTT。

在使用来匹卢定抗凝治疗的 HIT 患者约 40%

体内可出现水蛭素抗体。尽管该抗体多数情况下无临床意义，但在部分患者可延长药物的半衰期而导致在体内的蓄积。另外，在已产生抗体的患者再次应用水蛭素时可出现过敏反应，因此在既往使用过水蛭素的HIT患者推荐采用其他的抗凝药物治疗。

2. 比伐卢定（bivalirudin） 比伐卢定是一种人工合成的由20个氨基酸分子组成的水蛭素类似物。其氨基端D-Phe-Pro-Arg-Pro序列与凝血酶活性部位相结合，并通过4个甘氨酸残基连接至其羧基端的12肽结构，而后者可作用于凝血酶的底物识别部位。与天然的水蛭素类似，比伐卢定可与凝血酶以1∶1比例形成复合物而直接抑制凝血酶的活性。因凝血酶可水解比伐卢定多肽顺序中Pro-Arg间的肽键使其失活，所以它对凝血酶的抑制作用是可逆而短暂的。比伐卢定静脉注射后的血浆半衰期为25分钟，仅有20%经由肾脏清除。目前比伐卢定被批准用于非高危患者经皮冠状动脉介入治疗时作为普通肝素的替代药物。目前比伐卢定推荐的给药方案为首先以0.7mg/kg的负荷剂量团注给药，再以1.75mg/(kg·h)的剂量持续术中输注。比伐卢定还被批准用于HIT患者进行冠状动脉介入治疗时肝素的替代药物，另外目前正在探索该药在冠状动脉旁路移植术中的应用。与重组的水蛭素相比，比伐卢定无免疫原性，目前无抗体产生和过敏反应发生的报道。与重组水蛭素相似，目前也尚未有特效的解毒剂。

3. 阿加曲班（argatroban） 阿加曲班是合成的精氨酸小分子衍生物，为可逆性的直接凝血酶抑制剂。其结构与肝素无同源性，因此与肝素无交叉反应。主要经肝脏清除，静脉注射给药后血浆半衰期为45分钟。该药主要经肝脏细胞色素P450酶代谢清除，因此在肝功能不全患者应谨慎使用。由于阿加曲班不经肾脏排泄，因此特别适用于严重肾功能不全HIT患者的抗凝治疗。该药还适用于近期有HIT病史的患者经皮冠状动脉介入治疗术中的抗凝。阿加曲班推荐的初始治疗剂量为2μg/(kg·min)持续静脉输注，并根据APTT值（维持在正常值的1.5～3.0倍）进行用药剂量调整。出血与过敏反应为最常见的药物不良反应，目前尚无特异性的解毒剂。

三、口服抗凝药

（一）华法林钠（warfarin sodium）

又名华法林，苄丙酮香豆素，华福灵，杀鼠灵（coumadin, marevan panawarfin, prothromadin, warnerin, warfilone）。

1. 作用机制 香豆素类口服抗凝剂是一种合成的3位替代的4-羟香豆素类衍生物。有三种口服剂，华法林（苄丙酮香豆素，warfarin）、新抗凝（硝苄丙酮香豆素，又名醋硝香豆素，nicoumalone或acinocoumarin）及苄丙香豆素（phenprocoumon）。我国常用前二者。三种商品都含有两种对应的异构体（R或S），是消旋的混合物。口服抗凝药能干扰维生素K依赖性凝血因子的生物合成，又名维生素K拮抗剂。

羟香豆素衍生物是一种间接抗凝药。除临床应用外，也用于杀鼠、杀虫。本品干扰维生素K的体内代谢，抑制肝线粒体内维生素K环氧还原酶，致使环氧代谢产物不能转化成氢醌，从而阻碍维生素K的再利用，经肝脏合成的FⅡ、Ⅶ、Ⅸ、Ⅹ前体蛋白，必须在氢醌（辅因子）的催化下，加上羧基，才能转化成有功能的凝血因子。服用抗凝药使氢醌因缺乏继续供应而耗尽，肝脏只能合成无功能的前体蛋白，免疫学测定凝血因子水平正常，但血液凝血活性低下，凝血酶原时间延长。体内有两种维生素K还原酶，然而羟基香豆素只能抑制联巯基的还原酶。投以高剂量维生素K，可使被阻断的维生素K循环继续转化成活性氢醌，并逆转香豆素的抑制作用。与肝素不同，香豆素类衍生物在体外无抗凝作用。

香豆素衍生物不改变凝血因子的代谢。口服本品需待循环中有功能的维生素K依赖性凝血因子被耗竭，药物才显效，FⅡ、Ⅶ、Ⅸ、Ⅹ的消失速率取决于各自的降解速率。抗凝治疗开始后血浆凝血因子水平反映其合成与降解之间的平衡动力学。血浆FⅦ水平首先下降（$T_{1/2}$，4～6小时），继之以FⅨ（$T_{1/2}$，18～30小时），FⅩ（$T_{1/2}$，2天），最后为FⅡ（$T_{1/2}$，3天）。但是抗凝蛋白C(PC) $T_{1/2}$，6～9小时，仅次于FⅦ。因此，在口服抗凝启动初期，由于PC被抑制，可以存在短暂高凝状态。如果停止香豆素治疗或给予维生素K_1，理论上此四种凝血因子合成速率将按指数式突然增加，并以同样顺序进行，FⅦ水平首先回升，数天恢复到治疗前水平。抗凝药的抗栓功能需在服药后2～7天，当FⅨ、Ⅹ水平降低时才会出现；同样停药后凝血因子的恢复也有一延迟时间，必须等待下降凝血因子恢复到治疗前水平。过大治疗量（超过抑制FⅨ、Ⅹ的需要量）对抗凝起效时间无影响，但将使停药后的恢复时间延长。本品还能增加血浆ATⅢ水平，其治疗意义尚未肯定。本品的其他药理作用大多基于动物研究，临床重要性未被确认。

2. 体内过程 华法林、新抗凝及苄丙香豆素等三种商品都易口服吸收。在进食时药物吸收减慢。本品也可经皮肤吸收，反复皮肤接触可产生毒性反应。口服1小时后即可测到血浆药物水平，1～12

小时出现吸收高峰。因为药物抗栓作用与血浆水平不相关，故不必做血浆药物水平测定。本品吸收后98%以上与血浆白蛋白结合。药物分布于肝、肺、脾、肾。本品能通过胎盘，胎儿血浆药物水平与其母亲血浆水平相等。除华法林外，药物分布于乳汁。试验报告哺乳妇女口服华法林初量若为30～40mg，并以2～12mg/d维持，在母亲乳汁及其喂养婴儿血浆中均测不到药物水平。凝血酶原时间(PT)延长的高峰时间只反映血浆功能性FⅦ下降水平，并不一定与药物最大抗凝效果相平行；血浆清除半衰期随药物血浆水平增加而延长，或因各商品制剂不同、代谢速率不同、个体不同而存在差异。R-华法林异构体较S-异构体的$T_{1/2}$延长。香豆素衍生物的$T_{1/2}$：消旋的华法林为15～50小时，新抗凝8.2～8.7小时，苯丙香豆素4～9天。三种制剂中异构体的$T_{1/2}$各不相同。例如R-华法林为35～45小时，而S-华法林则为23～33小时。R-醋硝香豆素的$T_{1/2}$更短。由于药代过速使S-醋硝香豆素几乎缺乏活性。R-苯丙香豆素和S-异构体的$T_{1/2}$几乎相同。

香豆素被线粒体酶水解成无活性代谢产物。R-华法林的代谢产物有抗凝作用，但较其母体为弱。苯香豆素能与其氧化产物结合并在肝肠循环，$T_{1/2}$较华法林明显延长。香豆素药物被吸收后能通过胆汁排泄成为无活性的代谢产物并再吸收后经尿排出，未被吸收的药物经粪排泄。

3. 临床应用　香豆素类衍生物用于静脉血栓或肺栓塞等疾病的防治，心房纤颤伴肺栓塞的治疗，以及冠状动脉闭塞的辅助治疗。抗凝有一定副作用。剂量需个体化，根据临床和实验指标反复进行评估。本品起效慢，有数天延迟。对急需抗凝者应先选用肝素。一般在全量肝素已建抗凝作用后，紧接着以香豆素类药物进行长期抗凝治疗。二者应有数日重叠。

4. 用法及剂量

(1) 深静脉血栓(DVT)或肺栓塞(PE)：避免冲击治疗，口服3～4.5mg/d，第3天根据PT调整剂量或使用维持量。维持量2～8mg/d。每月测定PT 1或2次，使抗凝强度达到实验室监测的国际标准比值(INR)要求：DVT、PE治疗使INR值达2～3，复发性DVT及复发性PE使INR值达3～4。

急性期先用全量肝素，后改为本品抗凝；若口服抗凝剂有禁忌或不方便，也可用肝素皮下注射(初72小时使给药间歇期的APTT延长1.5倍，使用3个月)。有作者以低剂量肝素皮下注射6周，与口服华法林治疗小腿静脉血栓同样有效，但是固定低剂量肝素治疗不足以治疗近端DVT。

口服抗凝剂也用以预防高危患者如骨科手术(选择性全髋置换术、膝关节置换或髋骨骨折)或外科手术后长期卧床患者发生DVT或PE。预防DVT包括高危者进行外科手术，口服抗凝强度为使INR达2～2.5；全髋置换或骨折手术INR值需达2～3。

(2) 二尖瓣病或房颤伴栓塞：全量肝素治疗，接着口服抗凝剂能减少慢性房颤或二尖瓣膜病患者血栓栓塞发生率。采用低剂量华法林抗凝使INR值为1.5～3。阵发性房颤或年龄超过60岁伴心脏病(充血性心力衰竭、冠心病)，房颤电转复期者为缺血性脑卒中高危病例，也应采用华法林抗凝，比低剂量阿司匹林更有效。年龄轻的心房纤颤患者因脑栓塞并发率低，一般不需应用华法林。长期口服抗凝的安全性和有效性，特别与阿司匹林比较，尚需更详细的资料加以阐明。

(3) 缺血性脑血栓形成或一过性脑缺血发作(TIA)：全量肝素继之以华法林(INR值2～3)抗凝减少TIA发作，但不减低与TIA相关的死亡率，故这类患者不宜采用本品作为长期治疗。对进展性缺血性脑卒中患者采用抗凝治疗必须个体化。

5. 不良反应

(1) 出血：出血是口服抗凝药的主要副作用，发生率9%～10%。可为轻微局部紫斑至大出血，胃肠、泌尿生殖系、脊髓、大脑、心包、肺、肾上腺或肝，都可有出血，其中一部分原因是治疗过量或PT延长。若PT没有超过治疗允许范围而发生出血者，多半存在隐性病灶。此外，也可以表现为偏瘫、头、胸、腹、关节或其他部位的疼痛，呼吸急促，呼吸困难，吞咽困难，不能解释的水肿或休克等。因此，在抗凝治疗过程中，若不能根据主诉或症状做出明确诊断，应考虑到出血的可能性。

抗凝剂过量的早期表现常见为镜下或肉眼血尿、黑便、月经过多、瘀点或瘀斑，牙龈出血或其他黏膜出血。若抗凝期发生任何出血症，必须立即评估患者状态，包括PT延长的严重程度，药物是否过量，小心严密处理。轻度出血或PT延长者，只需减量或停服1或1次以上。中度或严重出血或PT明显延长者，应立即给予维生素K_1治疗。维生素K_3对治疗香豆素或茚二酮类抗凝药过量无效。口服或肠外给维生素K_1需数小时后才能纠正PT，故严重出血者需同时输注新鲜血、血浆或凝血酶原复合物以迅速恢复维生素K依赖性凝血因子的功能。某些患者发生大出血，但又不能停用抗凝药，则最好单独采用凝血因子替代性输注，不给维生素K_1。若给予大剂量维生素K_1，患者对后继的抗凝治疗数周内无反应。

种族、年龄、体重、生理状态、同时服用的药物、食物、环境等多种因素都能改变机体对抗凝药物的反应性。延长PT的药物能加强抗凝药效果而增加出血危险。抗凝期增加出血倾向的因素包括：维生素K_1摄入减少、小肠菌群改变、吸收不良、坏血病、体重过低、体质衰弱、营养不良、恶病质、肝功能不良、中度以上的肾功能不全、高代谢状态（如发热、甲亢、感染、肿瘤）。

胶原病、充血性心力衰竭、腹泻、胆道梗阻、月经期、月经紊乱、放射治疗和低凝血酶原血症初期等。减弱抗凝药效或使PT缩短的因素包括：肠道摄入维生素K过多、抗凝药肠道摄入减少、水肿、糖尿病、高脂血症、甲状腺功能减退、内脏癌。此外，有两种抗凝药耐药状态：一种是抗凝药，维生素K受体部位变异，呈家族性常染色体显性遗传，药物吸收利用及代谢均正常，需用10～20倍超常规剂量才能获得抗凝效果，对维生素K的解毒效果敏感；另一种耐药状态是由于药物代谢或排出加速。

（2）坏疽：接受香豆素治疗者偶有致死性坏疽、皮肤、皮下组织或其他组织栓塞性发绀、血管炎和局部血栓等。90%病例为妇女，常发生在服药2～10天后。开始表现为含脂肪部位如腹、臀、乳房、大腿发生局部疼痛，皮肤红斑并迅速进展成褐色出血性皮疹。坏死常累及皮肤、软组织及肌肉，发绀紧接着呈缺血性梗死。严重者需清创术以切除受累组织。抗凝治疗中如果发生坏死，应首先除外其他疾病因素，如感染。若为香豆素诱发坏疽则应立即停药，给予维生素K_1及肝素抗凝。遗传性家族性蛋白C（PC）缺乏症者，在华法林治疗过程中，易发生皮肤坏疽（高危），但无PC缺乏症者也能发生。因PC抗凝蛋白也属维生素K依赖性因子，能抑制FⅤ和FⅧ的活化并促进纤溶，口服抗凝剂量过大，使PC受抑速度过快。PC血浆水平下降过快可引起高凝及华法林诱发皮肤坏疽。

（3）其他不良反应：胃肠不适如恶心、呕吐、腹泻、白细胞减少、粒细胞增高、肾病等；也可使AST（SGOT）、ALT（SGPT）升高，碱性磷酸酶、胆红素升高等。紫色趾甲综合征（purple toe syndrome）发生在华法林治疗3～8周后，趾甲发黑或浅紫色，边缘脱色，伴疼痛，但不引起坏疽。这可能由于动脉粥样斑块出血后释出胆固醇组成的微栓子栓塞所致。一旦发生应停用华法林。

6. 注意事项

（1）小心选择口服抗凝剂的对象，要能按时取血检查及遵守医嘱。

（2）缺乏实验室监测条件，有出血素质如血友病、真性红细胞增多症、血小板减少性紫癜、白血病等，或有开放性损伤、消化性溃疡、肝脏或泌尿生殖系出血、脑血管出血以及动脉瘤、心包炎、心包积液、亚急性细菌性心内膜炎、血管炎、恶性高血压未控制、严重肝肾功能不全、多发关节炎、内脏肉瘤、出血性肉芽肿、严重过敏、维生素C或K缺乏者不用。过度衰老、嗜酒、精神病者应慎用。

（3）许多药物可使抗凝药增效而增加出血倾向（表141-11）。机制：①药物减少维生素K的合成或吸收、分布；②竞争代谢部位或抑制代谢酶的合成；③增加受体与抗凝药的结合；④功能性FⅡ、Ⅶ、Ⅸ、Ⅹ分解代谢增强或合成减少；⑤干扰其他止血成分如血小板或纤溶功能；⑥干扰抗凝药与蛋白结合使非结合性抗凝药增加；⑦不肯定的功能。某些药物互相影响是暂时的，由于经肾清除加速，合并用药后不久PT即恢复正常。

表141-11 增加抗凝作用的药物

急性酒精中毒	甲氯灭酸	苏灵大
别嘌呤醇	甲灭酸	三苯氧胺
氨基水杨酸	甲硫氧嘧啶	四环素
乙胺碘呋酮	丙硫氧嘧啶	噻嗪类
合成代谢的类固醇	灭滴灵	甲状腺素
头孢羟唑	咪康唑	三环类抗抑郁药
水合氯醛	甲硝唑	维生素E
氯霉素	新霉素（口服剂）	甲氰咪呱
红霉素	己酮可可碱	安妥明
利尿酸	保泰松	复方新诺明
苯氧苯丙酸钙	丙氧芬	达那唑
喹诺酮	奎尼丁	右旋甲状腺素钠
胰高血糖素	奎宁	降压嗪
布洛芬	水杨酸	三氟苯水杨酸
消炎痛	链激酶	戒酒硫
异烟肼	尿激酶	
酮基布洛芬	苯磺唑酮	

有些药物可减弱华法林作用（表141-12）。机制：①使抗凝药吸收减少；②增加抗凝药代谢速率；③增加FⅡ、Ⅶ、Ⅸ、Ⅹ合成。

表141-12 减弱口服抗凝药作用的药物

慢性酒精中毒	6MP（6-巯基嘌呤）
氨基导眠能	安眠酮
巴比妥类	口服避孕药（含雌激素）
卡马西平	利福平
皮质激素	安体舒通
促皮质激素	氯哌三唑酮
乙氯戊烯炔醇	硫糖铝
导眠能	维生素K
灰黄霉素	

（4）反复家族性血栓或 PC 缺乏症者，应及时检查并合并肝素治疗数天。

（5）治疗期定期检查血象、凝血象及肝肾功能。

（6）如发生明显不良反应，如衰弱、寒战、发热、咽痛、白细胞减少或高敏反应、皮疹时，应停药。

（7）抗凝期需肌内注射时应延长局部压迫时间；碱性尿者口服抗凝药期间尿色可成红色至橘红色。当酸化尿液至 pH4 以下时，若颜色消失即可除外血尿。

四、新型抗凝药物的发展

传统抗凝药物在应用过程中存在的多种缺陷极大促进了新型抗凝药物的研制与发展。与包括肝素和华法林在内的传统抗凝药物相比，新型的抗凝药物多以单一的凝血因子作为靶位点，具有生物利用度良好、起效迅速、抗凝效果较易预测和不良反应少等多种优势。这些抗凝药物或可作用于凝血的起始步骤（组织因子/FⅦa 复合物抑制剂）或凝血进程的扩展（FⅨa、FⅩa、FⅧa 或 FⅤa 的抑制剂），或直接作用于凝血酶而抑制纤维蛋白的生成（凝血酶抑制剂）。目前已进入临床研究的新型抗凝药物根据其作用的靶位点不同主要可分为以下几类：

（一）作用于组织因子/FⅦa 复合物

如重组的组织因子途径抑制物替法可近（tifacogin）、重组线虫抗凝肽（NAPc2）和活性位点被阻断的因子Ⅶa（因子Ⅶai）。

替法可近（tifacogin）：为基因重组的组织因子途径抑制物。该药半衰期仅为数分钟，因此需持续静脉输注，主要经肝脏清除。在脓毒血症患者中进行的Ⅱ期临床试验证实，替法可近与对照组相比，可使患者 28 天死亡率下降 20% 而并不明显增加患者的出血倾向。然而，在一项严重脓毒血症患者中进行的Ⅲ期临床试验中并未观察到替法可近在降低患者死亡率方面的优势且明显增加出血风险。

NAPc2：最初从钩口线虫中提取的 85 个氨基酸组成的多肽，现为基因重组产品。NAPc2 可与 FⅩa 或 FⅩ的非活性部位结合，而 NAPc2 与 FⅩa 形成的复合物可进一步抑制与组织因子结合的 FⅦa 而发挥抗凝活性。由于 NAPc2 与因子Ⅹ的结合具有高亲和力，皮下注射后其半衰期接近 50 小时，因此临床上可隔日应用。一项Ⅱ期临床试验显示，与历史对照相比，NAPc2 预防膝关节置换术后静脉血栓的有效性和安全性与低分子量肝素相似。目前观察 NAPc2 在不稳定型心绞痛、非 ST 段抬高心肌梗死和接受 PCI 治疗的患者中的抗栓效果的一系列Ⅱ期临床试验正在进行中。

因子Ⅶai：基因重组的活性部位被不可逆阻断的 FⅦa 可与血浆中的 FⅦa 竞争性结合组织因子，从而减少组织因子/FⅦa 复合物的生成而抑制凝血过程的启动。虽然动物试验的结果令人鼓舞，但因子Ⅶai 在临床试验中的结果并不满意。

（二）FⅨa 抑制剂

包括 RB006 和 TTP889，但后者因临床效果不满意而停止研制。RB006 是一种 RNA 适体（aptamer），可与 FⅨa 发生高亲和性地结合，通过选择性阻断Ⅷa/Ⅸa 对Ⅹ因子的催化激活作用而发挥抗凝活性。与其他的抗凝药物相比，RB006 具有独特性的优势，即其抗凝作用可被一种补助性寡核苷酸（RB007）快速而有效地中和。由于其抗凝作用可被迅速拮抗，因此在体外循环心脏手术中可能拥有良好的前景。

（三）FⅩa 抑制剂

新型的因子Ⅹa 抑制剂包括直接抑制剂和间接抑制剂两种。其中，直接抑制剂可直接与 FⅩa 的活性部位结合进而阻断 FⅩa 与其底物间的相互作用；而间接抑制剂对 FⅩa 的抑制作用需要体内抗凝血酶的参与。与 FⅩa 间接抑制剂不同，直接 FⅩa 抑制剂对游离的 FⅩa 和与血小板结合的 FⅩa 均有抑制作用，因此更具优势。

1. 间接 FⅩa 抑制剂　除前文已述的磺达肝癸钠外，还包括艾卓肝素（idraparinux）、SSR126517E 和 SR123781A。

（1）艾卓肝素（idraparinux）：为磺达肝癸钠的高甲基化衍生物，与抗凝血酶Ⅲ有极高的亲和力。艾卓肝素的血浆半衰期长达 80 小时，与抗凝血酶近似，因此可每周 1 次皮下给药。虽然临床研究证实了艾卓肝素的抗凝疗效，但由于其半衰期太长，且缺乏相应的阻滞剂，一旦发生出血难以控制，因此现已停止对该药的研究。

（2）SSR12517E：为生物素化的艾卓肝素，其药代动力学与药效学特性与艾卓肝素类似，因此也可以每周 1 次皮下给药。与艾卓肝素不同，生物素化的艾卓肝素其抗凝作用可被静脉使用的亲和素（avidin）迅速拮抗。亲和素为蛋清中提取的一种四聚体的蛋白质，可与生物素发生高亲和性的特异结合，从而促进生物素化的艾卓肝素从肾脏的清除。目前的Ⅲ期临床试验正在对 SSR12517E 在症状性肺栓塞患者中的疗效与安全性进行观察。

（3）SR123781A：为合成的正十六烷糖结构。该药包括与抗凝血酶结合的五糖结构、与凝血酶结合的硫酸化四糖以及位于中央连接两者的非硫酸化七糖。SR123781A 与抗凝血酶具有高亲和性，与肝素类似，它不仅可促进抗凝血酶对 FⅩa 的抑制作用，还可增强抗凝血酶对凝血酶的抑制作用。与肝素不同的是，SR123781A 并不与血小板第 4 因子(PF4)或纤维蛋白发生结合。因此理论上讲，SR123781A 并不会诱发 HIT 的发生，并且对与纤维蛋白结合的凝血酶也可发挥抑制作用。SR123781A 皮下给药具有良好的生物利用度，主要以原形方式从肾脏清除。随给药剂量的增加，可产生成比例的 APTT 的延长和抗 FⅩa 活性的增加。目前该药在膝关节置换患者的Ⅱ期临床试验正在进行中。

2. 直接 FⅩa 抑制剂　均为小分子结构，可直接结合于 FⅩa 的活性部位而抑制 FⅩa 的抗凝血活性。直接 FⅩa 抑制剂包括需静脉给药的 DX-9065a(已停止临床研究)、奥米沙班(otamixaban)和可口服给药的阿哌沙班(apixaban)、利伐沙班(rivaroxaban)、LY-517717、YM-150、DU-176b、PRT054021 等。

(1) 奥米沙班(otamixaban)：为 FⅩa 的非竞争性抑制剂，需静脉给药，半衰期为 2～3 小时，其代谢产物和原形药可分别经粪便和尿液排出。在急性冠状动脉综合征患者中进行的Ⅱ期临床试验表明，与对照组(肝素+依替巴肽)相比，奥米沙班可显著降低患者的死亡率以及再发心梗和其他冠状动脉并发症的发生率，且不引起出血风险的增加。

(2) 阿哌沙班(apixaban)：具有良好的口服生物利用度，半衰期约为 12 小时，可经肾脏(约占 25%)和经消化道清除。食物不影响药物的吸收，因此其抗凝效果可以预测。在行全膝关节置换术的患者中进行的一项Ⅲ期临床试验(ADVANCE-I)对阿哌沙班(2.5mg，每日口服 2 次)预防 VTE 的疗效与伊诺肝素进行了比较。结果表明，阿哌沙班和依诺肝素组的 VTE 或全因死亡发生率分别为 9.0% 和 8.8%，未达到阿哌沙班的统计学非劣效性标准。然而，最近发表的 ADVANCE-Ⅱ研究结果显示，阿哌沙班预防全膝关节置换术后患者 VTE 的疗效优于依诺肝素且出血风险降低。

(3) 利伐沙班(rivaroxaban)：是全球第一个已获上市的口服的直接Ⅹa 因子抑制剂。利伐沙班口服后可迅速吸收，2～4 小时后血药浓度达峰，生物利用度达 80%，进食并不影响该药的吸收。半衰期约 9 个小时，可经肾脏和粪便双途径清除。利伐沙班具有可预测的药效学特征，对因子Ⅹa 活性呈剂量依赖性抑制的作用，临床常规使用时不需要监测凝血参数。Ⅲ期临床研究(RECORD 研究)中，对利伐沙班预防下肢骨科大手术患者中静脉血栓栓塞事件(VTE)的疗效进行了观察。与伊诺肝素相比，利伐沙班组症状性 VTE 的发生率(症状性 DVT、非致死性 PE 以及 VTE 相关的死亡)低于依诺肝素组，且大出血的风险相当。目前在择期髋关节或膝关节置换手术成年患者，口服利伐沙班推荐剂量为 10mg，每日 1 次，以预防术后 VTE 事件的发生。如伤口已止血，首次用药时间应于手术后 6～10 小时之间进行。

(四) FⅤa 抑制剂

Ⅴa 因子是凝血酶生成过程中重要的凝血副因子，也是活化蛋白 C 作用的主要靶位点。活化蛋白 C 可通过降解和灭活 FⅤa 的活性而起到抗凝作用。目前正在研制的 FⅤa 抑制剂主要有重组的活化蛋白 C(活化的 Drotrecogin alfa)和血栓调节蛋白细胞外结构域的重组类似物 ART-123。

(五) 凝血酶抑制剂

凝血酶的生成是凝血反应的核心环节，对凝血的放大及纤维蛋白的形成都起着关键的作用。间接凝血酶抑制剂通过催化肝素辅因子Ⅱ的活性而发挥其抗凝血酶活性，而直接凝血酶抑制剂可直接与凝血酶的活化位点相结合而抑制凝血酶的活性。与间接凝血酶抑制剂相比，直接凝血酶抑制剂具有以下优势：①很少与血浆蛋白结合，因而抗凝效果较易预测；②不与血小板第 4 因子(PF4)结合，因此其抗凝效果并不受血栓形成血小板活化后释放的大量 PF4 的影响；③对游离的凝血酶和与纤维蛋白结合的凝血酶均可灭活。

目前已上市的直接凝血酶抑制剂如水蛭素(hirudin)、比伐卢定(bivalirudin)和阿加曲班(argatroban)前文已有介绍。除此之外，目前正在研究中的直接凝血酶抑制剂还包括需静脉给药的 flovagatran 和 pegmusirudin，以及可以口服给药的希美加群(ximelagatran)、达比加群酯(dabigatran etexilate)。

1. Flovagatran　为一种全合成、小分子、可逆性的直接凝血酶抑制剂。该药半衰期短，其药代动力学参数与给药剂量成正相关。Flovagatran 主要经肾外途径清除，因此可安全用于肾功能不全患者。基于该特性，目前 flovagatran 的临床研究主要集中于需血液透析的终末期肾病患者。初期的临床研究结果显示 flovagatran 可有效地预防血液透析体外管路的凝血。

2. Pegmusirudin　为水蛭素的化学衍生物，其增加的聚乙二醇侧链可显著延长水蛭素的半衰期至 12 小时。与水蛭素类似，该药主要经肾脏清除，因此其半衰期在肾功能不全患者可进一步延长。Ⅱ期临床研究的结果显示，终末期肾病患者血液透析前静脉给药一次不仅可在透析过程中产生抗凝效果，也可预防透析后血管通路的血栓形成。

3. 希美加群(ximelagatran)　为美拉加群(melagatran)的原型药，该药经口服吸收后可迅速被代谢成美拉加群而发挥抗凝活性。口服希美加群并不受食物的影响，药物交叉反应少见，抗凝效果较易预测。但由于本药肝功能损害发生率较高，严重者可致急性肝功能衰竭而死亡，因此目前该药已撤出市场。

4. 达比加群酯(dabigatran etexilate)　为第二个口服的直接凝血酶抑制剂。该药自身并无抗凝活性，口服吸收(生物利用度 5%～6%，需酸性环境)后，可在酯酶的作用下转化为其活性代谢产物达比加群(dabigatran)。达比加群血药浓度在口服后 2 小时达峰，半衰期在 8 个小时(单次给药)至 17 个小时(多次给药)间。超过 80% 的达比加群以原形方式经肾脏清除，因此在肾功能衰竭患者禁忌使用。在已进行的择期全髋关节或膝关节置换术的成年患者 VTE 的一级预防临床研究中，除 RE-MOBILIZE 研究外，RE-MODEL 研究和 RE-NOVATE 研究均显示达比加群酯在 VTE 预防和全因死亡方面与依诺肝素具有同等的疗效和安全性。房颤转归临床试验(RE-LY 研究)的结果显示，与华法林组相比，应用达比加群酯 150mg 和 110mg(每日 2 次)都可以显著减少患者出血性脑卒中的发生率，达比加群酯 150mg(每日 2 次)可降低心血管疾病导致的死亡率。就安全性而言，达比加群酯两个剂量组的致命性出血、颅内出血和总的出血发生率均显著下降，同时无肝脏毒性。RE-COVER 临床研究的数据显示，对于患有静脉血栓栓塞性疾病的(VTE)急性期患者，达比加群酯的疗效与华法林相当，而其出血率与之相当或明显减少。由于达比加群酯可以口服给药，不需要实验室监测，并且很少出现药物和食品交叉反应，因此有望替代华法林成为新一代的口服抗凝药。

(朱铁楠　潘家绮)

参考文献

1. 潘家绮. 止血与血栓//方圻. 现代内科学. 北京：人民军医出版社，1995：2307-2346
2. Loscalzol J. Pathogenesis of thrombosis//Beutler E, et al. Williams Hematology. 5th ed. New York：McGraw-Hill，1994：1525-1531
3. Bauer KA. Hypercoagulable state//Heffman R，Benz EJ，Shattil SJ. Hematology：Basic Principles and Practice. 5nd ed. New York：Churchill Livingstone，2009：2021-2042
4. Packham MA，et al. Mechanisms of atherogenesis and thrombosis. In：Bloom AL. Haemostasis and Thrombosis. 3rd ed. New York：Churchill Livingstone，1994：1107-1139
5. Lowe GDO. Bloodreology，haemostasis and vascular disease. In：Bloom AL. Haemostasis and Thrombosis. 3rd ed. New York：Churchill Livingstone，1994：1169-1189
6. Meade TW. Detection of a prothrombotic state//Bloom AL. Haemostasis and Thrombosis. 3rd ed. New York：Churchill Livingstone，1994：1189-1199
7. Miyakis S，et al. International consensus statement on an update of the classification criteria for definite antiphospholipid syndrome (APS). Thromb Haemost，2006，4：295-306
8. Levine JS，et al. The antiphospholipid syndrome. N Engl J Med，2002，346：752-763
9. Hirsh J，et al. Parenteral anticoagulants：American College of Chest Physicians Evidence-Based Clinical Practice Guidelines(8th Edition). Chest，2008，133：141S-159S
10. Patrono C，et al. Antiplatelet Drugs：American College of Chest Physicians Evidence-Based Clinical Practice Guidelines (8th Edition). Chest，2008，133：199S-233S
11. Weitz JI，et al. New Antithrombotic Drugs：American College of Chest Physicians Evidence-Based Clinical Practice Guidelines(8th Edition). Chest，2008，133：234S-256S

第六篇

其他科疾病与血液学异常

第142章

感染性疾病与血液学异常

一、感染性贫血

许多病原微生物侵入人体后，在引起炎症或感染过程中，能使红细胞生成减少，破坏增加或失血，由此产生的贫血称感染性贫血。这种贫血临床可分两大类：一类是感染后迅速发生，常以急性溶血性贫血表现为主；另一类是在慢性感染或炎症时逐渐发生，表现为慢性病贫血。

（一）病因和发病机制

感染性贫血的发病机制可分失血、红细胞生成减少、红细胞破坏增加三种，见表142-1。

表142-1　感染性贫血的发病机制

失　血	红细胞生成减少	红细胞破坏增加
胃肠道失血（钩虫病等）	再生障碍性贫血	红细胞内寄生虫病
泌尿生殖道（血吸虫等）	慢性病贫血	免疫机制参与的溶血性贫血
		自身免疫溶血性贫血
肺（结核等）	急性感染性贫血	“无辜旁观者性”
		多凝集素性
		原有红细胞缺陷
		病理性：溶血尿毒症综合征 弥散性血管内凝血 脾功能亢进

1. 失血　胃肠道感染合并出血常见钩虫病，志贺痢疾杆菌所致细菌性痢疾，伤寒，幽门螺旋杆菌致胃和十二指肠溃疡引起出血。细菌感染引起膀胱炎常有血尿。肺内结核杆菌和曲霉菌感染可产生肺空洞引起咳血。感染引起失血临床表现常为急性，部分患者表现为慢性失血，其症状与缺铁性贫血相同。

2. 红细胞生成减少　许多感染性疾病可对骨髓造血祖细胞产生不同程度的抑制作用。如这种抑制作用主要针对红细胞系，即产生贫血；如累及髓系细胞或巨核细胞系，可导致白细胞及血小板减少。感染导致红细胞生成减少的机制可分以下三种：

（1）再生障碍性贫血：感染所致的再生障碍性贫血（再障）又分为：

1）肝炎和其他病毒感染后再生障碍性贫血：临床罕见。0.1%～0.2%的肝炎患者可发生再障，而再障中约5%有近期肝炎病史。丙肝后再障比乙肝后再障多见。肝炎后再障常发生在肝炎恢复期，其发生与肝炎严重程度无关，预后较差。除肝炎病毒外，人类免疫缺陷病毒（HIV）、EB病毒、B_{19}微小病毒等感染后亦可引起再障。溶血性贫血患者病毒感染后较正常人易发生再障。病毒感染后再障发生机制与病毒对造血细胞的直接或间接抑制有关。实验证明，肝炎病毒有嗜血细胞性；B_{19}微小病毒对造血细胞有直接抑制作用。此外，病毒感染患者血清对其自身BFU-E和CFU-E抑制作用，可能与病毒微生物能激活巨噬和淋巴细胞释放干扰素-γ和肿瘤坏死因子而抑制造血细胞增殖有关。

2）骨髓正常组织被取代及骨髓坏死：结核和组织胞浆菌病可在骨髓内形成肉芽肿，取代正常组织，引起骨髓病性贫血；革兰阳性和阴性细菌感染，毛霉菌、风疹、沙门菌均可引起骨髓坏死，导致全血细胞减少和骨髓功能衰竭；病原微生物可刺激单核-巨噬细胞系统吞噬血细胞；感染引起神经性厌食症导致营养缺乏使造血原料缺乏。

（2）慢性病贫血：指伴随某些感染、自身免疫病如类风湿关节炎等发生的贫血，具有类似的临床表现和发病机制。贫血常为轻至中度，血红蛋白在70～110g/L，无明显症状，一般不需治疗。许多慢性感染常常合并慢性病贫血。贫血一般在感染持续1～2个月后发生。最常见的慢性感染有：亚急性细菌性心内膜炎、肺结核、脓胸、慢性支气管扩张、慢性骨髓炎、蜂窝织炎、慢性腹膜炎、慢性肝脓肿、膈下脓肿、慢性胆囊胆道炎、慢性肾盂肾炎、慢性盆腔炎、波状热、肠伤寒、溃疡性结肠炎、慢性深部真菌感染及其他各种化脓性疾患。

慢性病贫血发病机制复杂，主要有以下3种原因：红细胞生成受抑；红细胞破坏增多、寿命缩短；铁代谢障碍。

1）骨髓造血功能受抑：主要与红系造血祖细胞对红细胞生成素（EPO）反应相对减低有关。次要原因为慢性感染患者EPO分泌相对减少。慢性病贫血患者EPO水平低于相应程度贫血的缺铁性贫血患者，实验证明TNF-α和IL-1可以抑制EPO生成，这种抑制作用通过转录因子（GATA-1）作用于EPO基因启动子而产生，抑制GATA-1可增加EPO生成。红细胞动力学和造血祖细胞培养研究证明，红系祖细胞对于EPO相对性反应降低是贫血主要原因。用慢性感染患者分离出的巨噬细胞和贴壁细胞与正常骨髓混合培养，则会对正常红系祖细胞增殖产生抑制作用；此外，在正常骨髓红系祖细胞培养体系中加入慢性感染患者血清，亦会使红系祖细胞增殖减低；说明患者细胞和体液免疫可产生造血抑制因子。进一步研究证明，造血抑制因子产生与干扰素-γ、白介素-1、肿瘤坏死因子（TNF）有关。感染可刺激干扰素-γ产生增加，干扰素-γ及其他淋巴因子、病原菌内毒素等可使单核巨噬细胞活化和增殖，粒细胞的增殖和破坏释放出大量细胞因子主要是干扰素-γ和TNF、白介素-6，这些因子本身在体外可直接抑制造血祖细胞增殖，同时这些因子可刺激免疫活性细胞分泌抑制红系造血的因子，使骨髓造血功能受抑。

慢性感染患者血清铁降低亦可使骨髓造血功能减低。血清铁不但是血红蛋白分子的重要组成部分，也是细胞内的细胞色素C、过氧化氢酶、细胞色素氧化酶、琥珀酸脱氢酶的必需辅基。血清铁降低影响了有核红细胞内血红蛋白的合成及新陈代谢酶的活性，使红系造血细胞对EPO的反应下降，红细胞增殖减少。

2）铁代谢紊乱：铁代谢障碍是感染性贫血发病的重要原因之一。血清铁和血清总铁结合力降低，血清铁饱和度亦降低，是慢性病贫血的一个主要特点。虽然有人报告部分患者小肠的铁吸收有中度减少，但大部分患者小肠细胞摄取铁和细胞内的铁蛋白与铁结合均无障碍。血清铁下降是由于铁的释放障碍所致，即由体内主要的铁储存区——单核-巨噬细胞、肝细胞摄取铁后不易被释放出来再利用，证明存在着铁从细胞内释放障碍。这种释放障碍在炎症和感染后迅速发生，导致血清铁迅速降低。其机制与铁调素（hepcidin）分泌增高有关。感染时粒细胞破坏释放大量细胞因子IL-6、IL-1和TNF-α。而血清铁浓度在正常情况下的维持依赖巨噬细胞和肝细胞释放铁，每日20～25mg铁释放入血浆铁-转铁蛋白池，只有1～2mg来自肠道吸收的食物铁，2～4mg与转铁蛋白结合，因而血浆铁主要由巨噬细胞和肝细胞释放储存铁。IL-6、IL-1和TNF-α等炎症细胞因子，主要是IL-6利用肝细胞分泌铁调素。铁调素可直接与巨噬细胞和肝细胞膜上膜铁转运蛋白结合，而膜铁转运蛋白为细胞内铁释放入血的唯一通道，铁调素结合膜铁转运蛋白后，诱导其内置细胞后降解，导致膜铁转运蛋白的减少，抑制铁从细胞内释放入血浆，同时其还可以抑制小肠吸收铁，造成血浆铁降低。注射IL-6给健康志愿者，铁调素在12小时后升高，伴血浆铁下降，说明感染时IL-6与铁调素是铁代谢障碍所致贫血的主要原因。

3）蛋白质代谢异常：慢性感染患者常有蛋白质摄取、吸收、合成障碍，而氮的负平衡可使珠蛋白合成下降或影响其他器官组织功能，进而影响血红蛋白合成及造血细胞的功能。这种因素在感染性贫血不占主要地位。

（3）急性感染性贫血：常见于儿童，如嗜血杆菌脑膜炎，儿童感染后网织红细胞减低，提示骨髓造血功能受抑。类似情况也见于成人严重感染。其发生机制与慢性病贫血似不完全一样，但多为可逆性，感染痊愈后造血功能恢复正常。

3. 红细胞破坏增多　当机体受到细菌、病毒或原虫的侵袭而发生感染性疾病时，由于机体产生干扰素-γ、IL-1、IL-6、TNF等细胞因子，可使单核-巨噬细胞活化，巨噬细胞吞噬能力增强时，红细胞在脾、肝脏破坏过多,可产生血管外溶血。此外,由于病原体本身或其分泌的毒素及其他产物的直接作用或刺激机体免疫反应引起的间接作用,使红细胞迅速破坏而发生急性溶血性贫血。很多病原微生物可引起溶血性贫血(表142-2)。但它们引起贫血的机制不尽相同,可分为以下几种情况:

表142-2 可引起溶血性贫血的病原微生物

细菌类	病毒类	原虫类
梭状芽胞杆菌	非典型肺炎病毒	疟原虫
脑膜炎双球菌	水痘病毒	巴尔通体
志贺痢疾杆菌	单纯疱疹病毒	黑热病小体
肺炎双球菌	风疹病毒	弓形虫
流感嗜血杆菌	柯萨奇病毒	梨浆虫(巴贝虫)
沙门杆菌	巨细胞病毒	
链球菌	流感A病毒	
结核杆菌	EB病毒	
霍乱弧菌		
葡萄球菌		
曲霉菌属		
伤寒杆菌		

(1)细胞内的病原微生物对红细胞的直接破坏作用:常见的病原微生物为:

1)疟疾:感染人体的疟原虫有4种,即间日疟、三日疟、恶性疟及卵形疟原虫。它们均能生成裂殖体通过红细胞表面特殊抗原黏附到红细胞上,穿过细胞膜进入细胞内。裂殖体在细胞内代谢产物可使红细胞产生突起、变形,很容易与血管内皮细胞和其他红细胞黏附,在脾脏被单核-巨噬细胞识别而被吞噬破坏。同时,长期感染疟原虫,可刺激脾脏肿大。恶性疟感染时偶可发生黑尿热,即急性溶血合并血红蛋白尿,发生肾功能衰竭。

2)梨浆虫(巴贝虫)病:属在红细胞内寄生的动物传染病。本病由硬蜱传播,偶可感染人类而寄生于人红细胞内。引起高热、溶血性贫血、血红蛋白尿、黄疸及肾功能衰竭。脾切除患者感染后死亡率高。

3)巴尔通体病:巴尔通体通过白蛉传播,进入人体后吸附在红细胞表面,亦可穿透红细胞膜,使红细胞变形性降低,脆性增加,在肝、脾被单核-巨噬细胞吞噬破坏。

4)严重细菌感染:例如梭状芽胞杆菌性脓毒血症常发生严重急性溶血性贫血。这种细菌可分泌α溶血素,其中卵磷脂酶可水解红细胞表面的卵磷脂蛋白,使细胞膜脂质破坏,膜变形性降低,红细胞形成球形,易在脾脏内被单核-巨噬细胞吞噬破坏。其他严重的革兰阳性和阴性细菌所致的败血症,细菌性心内膜炎也可引起急性血管内溶血。

(2)免疫机制参与的溶血性贫血:许多与感染有关的溶血性贫血有免疫机制参与,常分为以下3种:

1)自身免疫性:病原微生物或其产物刺激机体产生特殊抗体,与红细胞表面的某种蛋白结合,导致自身免疫溶血性贫血。刺激抗体产生的因素不需要持续存在。溶血性贫血可分为IgM型血管内溶血,为冷抗体型;IgG型血管外溶血型,多为温抗体型。大部分感染诱发的自身免疫溶血性贫血为冷抗体型,又称冷凝集素病。最常见冷凝集素病的原因为支原体肺炎和EB病毒感染所致传染性单个核细胞增多症,二者分别针对红细胞表面I、i抗原的IgM型抗体,抗原抗体结合后,固定补体,产生溶血。其他可以引起冷凝激素病的感染包括腮腺炎、巨细胞病毒、军团菌等。

阵发性寒冷性血红蛋白尿:见于先天性和后天性梅毒,可产生当-兰(Donath-Landsteiner)抗体,为针对红细胞表面P抗原的IgG型抗体,在寒冷环境下发生阵发性寒冷性血红蛋白尿。患者常生活在温暖气候地区,到寒冷地区环境下发病,临床上突然出现苍白、黄疸、血红蛋白尿、脾大。其他可引起寒冷性血红蛋白尿的感染包括麻疹、疫苗注射、腮腺炎、传染性单核细胞增多症等。

2)"无辜旁观者"型:其发生机制是感染的病原微生物或抗感染药物作为抗原刺激机体,抗原抗体结合后吸附在红细胞表面,固定补体产生溶血。可发生在儿童流感嗜血杆菌引起的脑膜炎,此外,抗感染的药物如奎尼丁、奎宁、磺胺、吡哌酸等药物亦可引起此型贫血。

3)多凝集素性:正常红细胞上T抗原被糖原所掩盖,感染后红细胞上糖原被细菌产生的酶水解,使T抗原暴露出来,可与血浆中的多种抗体结合,如IgG型抗体可使红细胞聚集最终发生溶血。

(3)感染加重红细胞内酶缺乏所致溶血:红细胞依靠还原酶来对抗病原微生物和药物氧化作用。而葡萄糖-6-磷酸脱氢酶(G6PD)是红细胞内主要的对抗氧化作用的还原酶,参与红细胞内葡萄糖磷酸戊糖旁路代谢,使细胞内生成的还原型谷胱甘肽(GSH)维持在稳定水平。GSH具有保护血红蛋白不被氧化作用。G6PD缺乏患者感染时,中性粒细胞产生大量过氧化物及抗感染的一些药物的直接氧化作用,均可使血红蛋白变为正铁血红蛋白;由于G6PD缺乏,正铁血红蛋白与过氧化氢作用,珠蛋白与血红蛋白分离形成Heinz小体。Heinz

小体吸附于红细胞膜上，使膜变僵硬，易在脾脏被单核-巨噬细胞破坏发生血管外溶血。常见 G6PD 缺乏患者感染时诱发溶血性贫血的病原菌和药物见表 142-3。

表 142-3　G6PD 缺乏患者感染时诱发溶血性贫血的病因

病原菌	抗感染药物
沙门菌属	抗疟药
β-溶血性链球菌	伯氨喹啉
立克次体	奎宁
病毒性肝炎	扑疟喹啉
A 型流行性感冒	磺胺
	呋喃类
	解热镇痛药

（4）病理改变所致溶血性贫血：见于感染直接或间接所致的组织损伤和变性，如溶血尿毒症、弥散性血管内凝血、细菌性心内膜炎、脾功能亢进。溶血尿毒症综合征常发生在年轻人和儿童、婴幼儿。常在患非特异感染后发生急性溶血、尿毒症和血小板减少。病原菌常为分泌血管毒素的大肠杆菌、志贺痢疾杆菌和肺炎链球菌。

在人工心脏瓣膜置换术后，风湿性心瓣膜病、弥散性血管内凝血、脾功能亢进等病理时均可使红细胞破坏增加。

（二）发病情况和临床表现

1. 发病情况　感染性贫血的发生率依病原微生物种类不同，感染轻重不同及病程长短报告不一。急性感染性贫血其发生机制主要为急性溶血性贫血，其发生因病原微生物不同，机体有无自身红细胞结构、功能缺陷而不同。但在目前抗生素普遍应用的情况下，急性感染所致的溶血性贫血发生率已明显下降。慢性感染所致贫血国外报告发生率在 22% ~50%，国内缺乏系统统计资料，但据近 10 年主要内科杂志报告不同病种分别占 16% ~65%。

2. 临床表现

（1）急性感染合并的贫血其症状和体征与一般贫血症状类似，但溶血与失血常是突然发作，溶血发作有时呈暴发型。由于大量的红细胞在血管内破坏，患者贫血可非常严重，常有明显的腰痛及肢体酸痛、头痛、胸痛、憋气、寒战、高热、明显血红蛋白尿。体检可发现明显黄疸，脾脏可肿大。血清呈深红色。严重者可发生休克、少尿甚至无尿。上述贫血症状常与急性感染症状合并存在。

（2）慢性感染合并的贫血其临床表现常被原发病掩盖，贫血本身并无特殊症状，其症状轻重与贫血程度有关。常有疲乏、心悸、气短、纳差、面色苍白等。此外，感染本身可引起发热、恶寒、肝脾肿大等。

（三）实验室检查

1. 急性感染所致的贫血

（1）血常规：据感染轻重不同贫血程度不一，可以从轻度贫血至严重贫血。贫血为正细胞正色素性贫血。外周血涂片据感染不同可能有不同血细胞形态特点，如：疟疾可在血片中找到疟原虫；溶血发作时可见有破碎红细胞、小球形等异形红细胞。白细胞计数常增高，但亦有减低者。中性粒细胞可有核左移，细胞出现中毒颗粒、空泡、Dohle 小体等。血小板计数可正常或减少。

（2）溶血有关检查：血清总胆红素和间接胆红素增加，游离血红蛋白增加，结合珠蛋白减少，在有免疫机制参与的溶血性贫血者 Coombs 试验可阳性，可分 IgG 和 IgM 两型。亦可 Coombs 试验阴性，如抗感染药物所致溶血性贫血。

2. 慢性感染所致贫血

（1）血常规：虽然贫血分类为正细胞、正色素性贫血，但许多患者表现为低色素性贫血，血片中红细胞轻度大小不等，中心淡染，红细胞平均血红蛋白低于 31pg，平均红细胞体积低于 80fl。白细胞、血小板值不恒定。

（2）铁代谢：慢性感染性贫血机制属慢性病贫血，其铁代谢特点为血清铁，铁饱和度降低，总铁结合力下降，血清铁蛋白正常。其与缺铁性贫血的鉴别见表 142-4。感染发生后，血清铁迅速下降，而总铁结合力则在 8 ~12 天后开始下降。血清铜则升高，有一定辅助诊断价值。

表 142-4　铁代谢特点

	正常范围	缺铁性贫血（均值）	慢性贫血（均值）
血清铁（μmol/l）	8. 95 ~28. 6	5. 37	5. 37
总铁结合力（μmol/l）	44. 75 ~71. 6	80. 55	35. 80
铁饱和度	0. 2 ~0. 55	0. 07	0. 15
骨髓中巨噬细胞内含铁	2+	0	3+
血清铁蛋白（μg/l）	15 ~200	10	150

（3）骨髓：有核红细胞及骨髓粒/红细胞比例大致正常，无明显红系增生表现。铁粒幼细胞减少，单核巨噬细胞内铁储存量增加。

（4）红细胞寿命缩短：用^{51}铬标记红细胞测定其寿命缩短。

（四）诊断与鉴别诊断

感染性贫血的诊断除具备上述有关的贫血诊断依据外，必须除外其他原因所致的贫血，如肿瘤、慢性肾功能衰竭所致贫血等，最关键是具备引起贫血的原发感染性疾病的诊断。以下几种疾病需要与本病鉴别：

1. 稀释性贫血 骨髓瘤和巨球蛋白血症患者，其血浆容量增多，可导致稀释性贫血。

2. 非感染性慢性失血和铁吸收不良 除感染引起失血外，感染性贫血与慢性失血及铁吸收不良的鉴别依靠以下几点：①转铁蛋白：前者下降，后者升高；②血清铁蛋白：前者正常或增加而后者减少；③试验性补充铁剂：对于慢性感染性贫血无效，对缺铁性贫血有明显疗效。

3. 慢性肾衰所致贫血 血清铁正常或升高，血清尿素氮和肌酐升高。

（五）治疗

最重要的治疗方法为消除病原体，治疗原发感染性疾病，如原发病治愈，贫血可自然逐渐纠正。如在病原体治疗中贫血无明显改善或病人有明显贫血产生的并发症，如冠心病患者心绞痛发作、严重乏力和体力下降，可采用以下治疗：①红细胞输注，适用于中、重度贫血患者；②EPO适用于慢性感染不易治愈及伴有溶血，血红蛋白低于100g/L者，50%以上患者可使血红蛋白升高20g/L以上。用法：开始150U/kg，每周3次，应用4周以上，如无效可加至300U/kg，每周3次，如再用6～8周无效，继续加量大多无效。待血红蛋白升至120g/L以上可减量维持。长效EPO，可每2～4周1次，减少注射次数；③注意合并其他原因所致贫血：如缺铁、尤其EPO应用后可使血清铁进一步下降，注意补充。

（六）预后

感染性贫血预后取决于原发病，如原发病治愈，贫血常能自行纠正，预后良好。但如慢性感染长期不愈，贫血常不能完全纠正，其预后取决于原发疾病的预后。

二、白细胞改变

（一）白细胞增多症

感染可引起类白血病反应，其表现基本特点为：①无白血病证据；②白细胞>50×10^9；③分类可见幼稚细胞。在某些感染、甚至可发生贫血和血小板减少，使与白血病的鉴别产生一定的困难。类白血病反应可以类似急性或慢性白血病，表142-5列出常见的引起类白血病反应的疾病。类白血病与白血病的鉴别主要依靠以下几点：①有明确的感染性疾病；②大多数器官、组织缺乏明显的浸润表现；③骨髓涂片缺乏典型的白血病表现，如裂孔现象；④缺乏白血病的遗传学和免疫学标记；⑤感染治愈后类白血病反应消失。

表142-5 感染与类白血病反应类型

反应类型	感染疾病
AML	结核、粒细胞减少恢复期
ALL	结核、传染性单核细胞增多症
AM_0L	结核
CML	脑膜炎（流感嗜血杆菌、奈瑟菌脑膜炎）
	葡萄球菌败血症、白喉
	肺炎球菌心内膜炎
	鼠疫、结核
	沙门氏菌
CLL	百日咳、水痘、病毒性疾病
MDS	艾滋病、其他病毒感染

（二）淋巴细胞增多症

感染引起淋巴细胞绝对值增高，可以从轻度增高至极度增高，最高达100×10^9/L。常见的引起淋巴细胞绝对值增多的感染疾病为：

1. 急性感染 较少引起淋巴细胞增多，可见于白喉、急性传染性淋巴细胞增多症、传染性单核细胞增多症、传染性肝炎、弓形虫病、巨细胞病毒等。

2. 慢性感染 见于结核、布氏杆菌病、先天和后天梅毒、立克次体病等。临床发现淋巴细胞增多时应注意鉴别有无以上疾病感染。

（三）淋巴细胞减少症

淋巴细胞绝对值<1×10^9/L称为淋巴细胞减少，临床常见于急性感染、疟疾、艾滋病及一些慢性感染如结核、组织胞浆菌感染中可发生，其淋巴细胞减少程度常与感染程有关。

（四）中性粒细胞增多症

感染常伴随中性粒细胞增多及核左移，其中2/3是由细菌感染引起，尤其是化脓性细菌如葡萄球菌、链球菌引起的局部或全身性感染。但衣原体、支原体、真菌、立克次体感染很少引起粒细胞增多。此外，恶病质及老年人也因免疫力低下感染时粒细胞不增加，临床医生应注意鉴别。

（五）中性粒细胞减少症

中性粒细胞绝对值<1.5×10^9/L 称为中性粒细胞减少症。几乎所有的细菌感染可使少数患者发生中性粒细胞减少，常在伴化疗、放疗、营养不良、慢性衰竭患者中发生。某些病毒、立克次体、原虫感染常伴有粒细胞减少，详见表 142-6。除感染本身直接作用外，感染时应用的解热镇痛药物及抗感染药物亦可引起中性粒细胞减少症。

表 142-6　引起中性粒细胞减少的常见感染性疾病

细菌	病毒	立克次体病	结核杆菌
沙门菌属	麻疹	洛矶山热	粟粒性肺结核
土拉菌属	黄热病		
布氏杆菌属	水痘		
	白蛉热		
	风疹		
	艾滋病		
	流感		
	登革热		
	传染性肝炎		
	蜱热		

（六）单核细胞增多症

单核细胞绝对值>0.95×10^9/L，可见于亚急性及慢性感染如：结核、亚急性细菌性心内膜炎、梅毒、布氏杆菌病、多数立克次体病、原虫病，同时亦可见于感染恢复期，而在结核感染时，如单核细胞/淋巴细胞比例>1（正常为 0.3），常常显示预后不良。

（七）嗜酸性粒细胞增多及减少症

嗜酸性粒细胞>0.5×10^9/L 称为嗜酸性粒细胞增多症，主要见于寄生虫感染和结核，尤其为侵犯器官、组织时，在细菌和病毒感染时罕见。

嗜酸性粒细胞减少常见，与感染的严重程度有关，为一预后不良指标。与机体内肾上腺皮质激素可的松水平及 $C5_q$ 增高有关，亦与某些细胞因子抑制其生成及释放有关。

三、血小板改变和血栓性疾病

（一）血小板减少和增多

在严重细菌、病毒和真菌性败血症，常合并血小板减少。在细菌性败血症患者，2/3 以上有不同程度血小板减少，1/3 有明显减少（<50×10^9/L），但除非合并 DIC，临床基本不发生出血。

血小板增多常可达（500～700）$\times10^9$/L，见慢性感染如结核、骨髓炎、亚急性细菌性心内膜炎及真菌、细菌感染恢复期。但临床发生率极低，一般不需抗凝治疗。

（二）弥散性血管内凝血

65%的弥散性血管内凝血（DIC）是由于感染所致，严重感染可引起血管内皮损伤，可迅速、广泛激活凝血系统。常见引起 DIC 的感染有：①细菌感染：奈瑟菌脑膜炎、金黄色葡萄球菌、链球菌、大肠杆菌、淋球菌、结核杆菌、沙门杆菌感染；②立克次体、支原体感染；③假单孢菌感染；④组织胞浆菌感染；⑤疟疾。具体机制及临床治疗见有关章节。

（三）血栓并发症

感染引起的血栓并发症少见。但感染所引起血管内皮损伤、血液淤滞及药物、静脉导管插入等均可引起血小板在血管内皮聚集，进而形成血栓。常发生在上、下肢，门静脉、盆腔静脉等。临床医生需有足够警惕，详见有关章节。

（陈书长）

参 考 文 献

1. Erslev AJ. Anemia of chronic disease//Beather E, lichtman MA, Collor BS, et al. William's Hematology. 6th ed. New York: Mcgraw-Hill, 2001
2. Rosenthal DS. Heamtologic manifeatation of infections disease//Hoffman R, Bonz EJ, et al. Hematology Basic principles and practice. 3rd ed. New York: Churchill Livingstone, 2000
3. Means SS. Theomemia of Chronic diseaders//Lee JR, Foerster J, Lukens J, et al. Wintcohe's clinical Hematology. 10th ed. Lippincott Willions & Wilkinc philadolphia, 1999

第143章

肝病与血液学异常

肝脏疾病所致贫血是指在肝脏疾病的病程中出现的贫血并发症，常见于大多数慢性肝病患者。严重肝病患者可由于肝脏内合成凝血因子功能受损引起出血并发症。

(一) 病因和发病机制

肝病贫血最常见于 Laennec 肝硬化，其他肝脏疾病如：胆汁性肝硬化、血色病、坏死后性肝硬化、急性肝炎、肝豆状核变性等亦可引起肝病贫血。肝病贫血的发病机制尚未完全明了，但已证明与以下因素有关：

1. 造血因子缺乏　肝脏是机体新陈代谢的重要器官，对血液系统正常生理功能的维持也起着重要作用。在胎儿 2～5 个月时期，肝脏承担造血功能，5 个月后其造血功能逐渐消失。出生后，肝脏仍参与维持血液系统正常生理功能，包括：①造血原料的储备：叶酸、维生素 B_{12}、铁剂均在肝脏内储存备用，许多蛋白质和脂类亦在肝脏内合成；②凝血因子合成：凝血因子Ⅰ、Ⅱ、Ⅴ、Ⅶ、Ⅸ、Ⅹ等均在肝内合成。因子ⅩⅢ、因子Ⅺ及因子Ⅻ亦部分在肝脏内合成；③分泌部分红细胞生成素：肝脏是肾外分泌红细胞生成素的主要场所。因此，当肝病时上述功能发生障碍，可引起叶酸、维生素 B_{12} 缺乏导致巨幼细胞贫血；凝血机制障碍导致出血，产生缺铁性贫血。

2. 红细胞寿命缩短　红细胞生存期缩短可见于酒精中毒性肝病、胆汁性肝硬化、阻塞性黄胆、传染性肝炎等肝脏疾病。甚至在上述疾病未合并贫血时即出现红细胞寿命缩短。国外一组资料用 ^{51}Cr 方法测定 68 例酒精中毒患者红细胞的半寿期，48 例(70%)中度缩短。发展至酒精性肝硬化者红细胞寿命缩短较明显，且与贫血程度有关。此外，血清间接胆红素超过 42.75μmol/l，并占总胆红素 70% 以上者红细胞寿命更明显缩短。关于肝病中红细胞寿命缩短的确切原因仍未充分明了。

经研究证明，以下因素与患者红细胞寿命缩短有关：①脾大：肝病时充血性脾大可伴有脾功能亢进，使红细胞、白细胞及血小板在脾脏破坏过多。用 ^{51}Cr 标记红细胞方法检验证明，伴有脾大患者红细胞寿命较不伴有脾大者明显缩短。国外实验室证明，在骨髓增生性疾病患者中，脾脏肿大重量每增加 1kg，则脾脏内每日红细胞破坏量增加血细胞比容 0.01。但在部分脾大患者其红细胞在脾脏破坏无明显增加，说明脾大并不是唯一导致患者红细胞寿命缩短的原因。②红细胞代谢异常：肝病患者红细胞内磷酸戊糖旁路代谢低下，使细胞内还原型谷胱甘肽生成减少，血红蛋白易被氧化，而导致 Heinz 小体形成，红细胞易被破坏。磷酸戊糖旁路代谢低下的原因可能与二磷酸吡啶核苷(NADP)减低或其他仍不明了原因有关。此外，患者常合并低磷血症，使红细胞内 ATP 水平下降，膜变形性降低可产生溶血。③红细胞膜脂质异常：红细胞膜由双层脂质构成，膜的外侧以游离胆固醇和两种磷脂即卵磷脂和鞘磷脂为主，膜的内侧两种磷脂以磷脂酰丝氨酸及磷脂酰乙醇胺为主。在肝炎、肝硬化、阻塞性黄疸患者，其红细胞膜外侧的游离胆固醇及卵磷脂比正常增加 20%～50%，导致红细胞表面面积增大而形成特异性的薄型巨细胞和靶形红细胞，使其通过脾脏血窦时滞留时间过长，易被单核-巨噬细胞吞噬破坏。此外，胆道阻塞患者体内神经氨酸脱水酶活性增加，分解红细胞表面唾液酸，唾液酸减少，导致红细胞活力下降。④棘刺红细胞性溶血性贫血：患者红细胞膜上胆固醇明显增多而卵磷脂无相应增加，致使红细胞变形性降低，在通过脾脏时，细胞膜被单核-巨噬细胞一部分一部分地吞噬,使红细胞表面积不断缩小,最后变成棘刺红细胞。红细胞膜脂类改变的机制尚不完全明了,但已知与下列因素有关:①血中低密度脂蛋白中胆固醇与磷脂比例有关。成熟红细胞本身不能合成脂类,需要依靠血浆中脂蛋白供给来进行更新。血浆中脂蛋白异常使得红细胞膜上脂类成分改变。但为何部分患者未发生血浆脂蛋白异常机制仍不清楚;②血浆内卵磷脂-胆固醇酰基转移酶活性降低;③血浆内胆汁潴留;④其他因素:酒精中毒性肝病患者常产生酒精诱发维生素 E 的缺乏,导致红细胞膜上多种不饱和脂肪酸下降,使膜变形、对氧化剂抵抗性下降。此外,门脉高压、脾大亦可能为肝病溶血部分原因。

3. 骨髓造血功能降低　大部分肝病患者的血浆铁周转率、红细胞内铁利用率、红细胞内铁周转率正常或下降,说明骨髓造血功能减低。但亦有报告增多者,可能与患者有无合并症有关。酒精中毒性肝病患者红细胞造血功能明显受抑。

4. 血浆容量增加　慢性肝病患者大多数合并贫血,其血浆容量较正常人增加 15%,贫血中部分患者红细胞容量并不减少,因而血液稀释亦是肝病贫血的原因之一。

5. 出血　肝硬化合并出血者在不同报告中为 24% ~75%,酒精性肝硬化患者主要出血部位为胃肠道,其次为痔疮、子宫出血。患者凝血机制异常更加重出血,重症肝病可并发 DIC,出现严重出血倾向及休克。此外,少数肝硬化患者可发生原发性纤维蛋白溶解亢进,引起出血。出血亦为肝病患者的贫血原因之一。

(二) 发生率和临床表现

据北京协和医院统计资料由重型肝病、脾功能亢进引起贫血占全部合并贫血患者的 22%。而国外 2 组报告慢性肝病患者合并贫血占全部合并贫血患者 20% ~75%。

由于肝脏疾病病因不同,贫血发病机制各有特点,因而贫血程度和临床表现亦因之而异。一般为轻至中度,血红蛋白多为 60 ~100g/L,严重贫血少见。肝硬化无并发症患者贫血多为正细胞、正色素性贫血,如有合并症,可以表现为大细胞或小细胞低色素性贫血。酒精性肝硬化、胆汁性肝硬化少数患者在肝功能急剧恶化至死亡前数月可突然发生棘刺红细胞性溶血性贫血,血红蛋白可骤降至 50g/L。但如肝功能改善,溶血会自行缓解。在酒精中毒性肝病患者,甚至肝功能轻微受损时,亦可能会有阵发性溶血性贫血。这种溶血性贫血常为轻至中度,具有自限性,可反复发作。在戒酒后 2 ~4 周好转,再次饮酒时又可诱发。如患者同时伴有黄疸和高脂血症,称之为“Zieve 综合征”。但高胆红素血症和高脂血症均不影响溶血,此病可能代表一种特殊症群。这种反复发作溶血性贫血可能是酒精中毒性肝病患者的一种早期表现,与肝脏脂肪浸润有关。

(三) 实验室检查

无合并症的肝病贫血是正细胞正色素性贫血。但亦可呈巨幼细胞样贫血,见于以下 3 种情况:①叶酸、维生素 B_{12} 缺乏:其红细胞体积>115fl,骨髓中红细胞巨幼变表现;②失血:刺激骨髓红细胞增生。新生红细胞体积稍大;③部分无并发症肝病贫血:部分患者可有红细胞体积增大,有人报告肝病患者 MCV 增加者占 33% ~65%,但 MCV 一般<115fl。在一组 222 例各种肝病患者中,平均红细胞直径增加者为 137 例(62%),其红细胞可分 3 类:①薄型:51 例(59%),其红细胞直径增加而体积不增加;②靶型:38 例(29%),比薄型直径更大。常见于长期肝内、肝外胆道梗塞者;③厚型:17 例(12%),其体积增加。血涂片示:薄型和靶型红细胞血片上看像低色素性,实际上仅是由于细胞直径增加,而血红蛋白并无减少。这种形状改变有利于红细胞提高对渗透压平均值改变的抵抗。棘刺红细胞表现为红细胞表面有 5 ~10 个刺状的突起。口型红细胞见于红细胞中心淡染区有条状裂口,见于急性脂肪肝及酒精中毒患者,可引起一过性溶血性贫血发作。网织红细胞计数常增加,有人报告一组患者其平均值为 8.6%(2.5% ~21.6%)。酒精可抑制造血,因而慢性酒精中毒者初诊时网织红细胞常减低,戒酒后可升高,在 7 天左右达最高值。因而对于酒精中毒者网织红细胞升高意义要慎重综合考虑。网织红细胞>15%,在无合并症肝病贫血中很少见,要考虑合并有出血、带刺红细胞溶血及其他合并症。

血小板减少见于 50% 肝硬化患者。但一般不低于 50×10^9/L。白细胞一般正常,但分类可见淋巴细胞比例减少,中性粒细胞减少或增多,血浆中可测出中性粒细胞趋化抑制因子。如肝硬化患者脾大,可因脾功能亢进导致全血细胞减少。

骨髓增生活跃或明显活跃。红系常增生,使粒/红比例下降,常见有“大幼红细胞”,即指红细胞体积增大而染色质结构正常的幼红细胞。但约 20% 患者骨髓中可见巨幼红细胞增多。除血液学以外的检查因肝病病因不同而各异。

(四) 诊断

在各种原因的肝病基础上出现轻至中度贫血,血片呈正细胞、正色素,或可见薄型、靶型、厚型大红细胞,棘刺红细胞或口型细胞,骨髓红系增生,可见有大幼红或巨幼红细胞,诊断可初步确立。当患者合并有出血、溶血、叶酸、维生素 B_{12} 缺乏时,可行相应的检查。要注意鉴别,尤其注意肝病引起溶血性贫血和其他原因溶血性贫血的鉴别。

(五)治疗

肝病贫血治疗应以原发肝脏疾病的治疗为主,如肝病病因去除或改善,贫血常常随之纠正。积极采用保肝治疗,改善肝功能,加强患者营养。肝硬化合并消化道出血或脾功能亢进患者,可考虑采用外科手术治疗。对合并有溶血性贫血发作患者,戒酒,用降脂药改善血中不正常胆固醇和卵磷脂比例,控制脂肪肝进展可能会有效。视患者造血原料缺乏种类补充造血原料,合并巨幼细胞贫血者补充叶酸、维生素 B_{12} 常可获得较好疗效。合并出血者可补充铁剂。

(陈书长)

参考文献

1. 山田英雄. 肝病性贫血//日比野. 进监修. 血液学. 东京:丸善株式会社,1985
2. Lee GR. Anemia in cirrhosis and other liver disease//Lee GR, Bithell TC, Foerster J, et al. Wintrobe's Clinical Hematology. 9th ed. Philadelphia: Lea & Febiger, 1993
3. Zalusky R, Furie B. Hematologic complications of liver disease and alcoholism. in Hoffman//R Benz EJ, Shattil SJ. Hematology, Basic Principles and Practice. 2nd ed. New York: Churchill Livingstone, 1995
4. Lee GR. The anemia associated with renal disease, liver disease, endlocrine disease and pregrancy//Lee GR, Faezster J, Lukens J, et al. Wintrobes clinical Hematology. 10th ed. Pheladelphia: Lyppincotl Williams & wilkine, 1999

第144章

肾病与血液学异常

肾脏疾病引起血液学异常主要为贫血，其次为出血。器质性肾脏疾病，常常导致贫血，临床称之为肾性贫血。广义异常分两类，一为肾脏疾病而肾功能正常，其贫血常由水钠潴留，血液稀释，大量蛋白尿，继发营养不良造成。另一类为慢性肾功能衰竭所致贫血，发病机制复杂。狭义上肾性贫血即指慢性肾功能衰竭所致贫血。近年来发现某些肾脏病可伴有全身性高凝状态，并易发生血栓栓塞合并症，而另一些则有明显出血倾向。本章主要介绍慢性肾功能衰竭所致贫血。

（一）病因和发病机制

1. 病因　各种器质性肾脏疾病在病情持续进展后均可发生慢性肾功能衰竭，如慢性肾小球肾炎，肾小动脉硬化性肾病，慢性肾盂肾炎，糖尿病肾病，多囊肾，肾结核等。当肾功能不全患者血尿素氮超过18.9mmol/L（50mg/dl）、肌酐超过333.6μmol/L（4mg/dl）时，几乎均有贫血。据北京协和医院报告110例慢性肾功能衰竭患者，在肾功能不全期与肾衰期分别有26.5%和95.8%合并贫血。最常见引起肾功能衰竭的前三位肾脏器质性疾病分别是：慢性肾小球肾炎（64%）、肾小动脉硬化（16.2%）、慢性肾盂肾炎（13.5%）。

2. 发病机制

（1）肾脏排泄功能衰竭

1）血液稀释：慢性肾功能衰竭患者常常因肾脏排泄水、钠功能减低而反复发生水钠潴留和脱水。因此其红细胞和血红蛋白常常有范围较大变动。当血容量明显增加时可产生血液稀释。

2）红细胞寿命缩短：用^{51}铬测定尿毒症患者红细胞半寿期，发现其红细胞寿命较正常人明显缩短，且与血尿素氮水平呈线性相关，经有效透析治疗后红细胞寿命可延长。说明其与尿毒症代谢产物蓄积有关，原因有：参与磷酸戊糖旁路代谢的转酮基酶和膜的ATP酶活性降低，导致戊糖旁路代谢异常，还原型谷胱甘肽生成减少，红细胞膜对药物和化学产物抗氧化作用下降；膜ATP酶活性下降，Na^+-K^+泵能量供应不足，使Na^+在细胞内潴留，红细胞渗透脆性增加，红细胞呈球形，易被破坏。此外，目前注意到尿毒症患者红细胞的机械损伤是其寿命缩短的另一重要原因。电镜下可见尿毒症患者肾脏微血管内有大量纤维蛋白沉着，红细胞在微血管内流动，在纤维蛋白网络中扭曲变形，受到机械损伤而破坏，发生微血管病性溶血。

3）溶血尿毒症综合征：病理表现以肾动脉和肾小球毛细血管丛的内皮损伤为主，可导致血管内凝血及缺血性皮质坏死。临床表现为尿毒症、溶血、血小板减少而骨髓内巨核细胞正常或增多。与其类似改变的有血栓性血小板减少性紫癜等。

4）红细胞生成减少：尿毒症患者红细胞生成减少与以下因素有关：红系祖细胞及红细胞内血红蛋白合成受抑。体外造血祖细胞培养证明尿毒症患者CFU-E、BFU-E数在自身血清中低于正常，而在正常人AB血清中其数正常。临床上有效的腹膜透析和血液透析能改善患者贫血，说明尿毒症患者血清中存在抑制红细胞生成的因子，但这种抑制因子体外对三系血细胞生成均有抑制作用，不仅仅作用于红细胞。红系造血祖细胞对红细胞生成素反应降低；实验证明，对尿毒症患者和正常人给予相同剂量的红细胞生成素，则尿毒症患者红细胞增加数量仅为正常人的1/10。原因与患者体内潴留的有害代谢产物的抑制作用有关，亦有人提出可能血中有特殊的红细胞生成素抑制因子存在。

5）出血倾向：有1/3～1/2尿毒症患者可发生紫癜、胃肠道及泌尿生殖道出血，可使原有贫血加重。出血主要原因为血小板数量减少和功能异常。尿毒症时血小板数多不少于$50\times10^9/L$，因而合并出血时多由于血小板功能异常。尿毒症患者血中潴留的代谢废物有尿素、尿酸、肌酐、苯酚类、胍基琥铂酸等，这些产物可使血小板黏附性下降，血小板第3因子活性障碍，出血时间延长，血块收缩不良及凝血酶原消耗试验异常。常造成临床出血倾向。此外，尿毒症患者常伴有高凝现象，由于纤维蛋白原、Ⅷ因子相关抗原、Ⅴ、ⅩⅢ因子凝血活性增加，抗凝血酶Ⅲ减少所致。有效的血液透析及腹膜透析可纠正血小板功能障碍，减轻尿毒症患者高凝及出血倾向，此外，血液透析时透析机内血液残留、透析前后的抽血化验均可加重失血。

6）营养缺乏：铁缺乏常见于尿毒症患者失血后未能及时补充铁；肾脏炎性损伤引起血清铁下降，铁再利用降低；透析液中的铝离子可干扰铁与红细胞结合；上述原因所致缺铁可并发小细胞低色素性贫血。叶酸缺乏：叶酸可经腹膜透析中损失。蛋白缺乏：尿毒症患者低蛋白饮食，食欲不振可使蛋白合成减低，影响血红蛋白合成。

（2）肾脏内分泌功能衰竭：肾脏分泌红细胞生成素（EPO）减少是肾病贫血的主要原因。肾脏内分泌功能即指其可分泌红细胞生成素，为一种分子量为46 000～70 000的多肽激素，主要由肾小管旁器受缺氧刺激产生，分泌入血。红细胞生成素可促进红系各阶段造血细胞的增殖、分化；促进血红蛋白合成及网织红细胞的成熟和释放。慢性肾功能衰竭患者血中红细胞生成素减少可分两种。一为相对减少。指虽然患者血中红细胞生成素高于正常人，但低于相同程度贫血的缺铁性贫血患者，见于早、中期慢性肾功能衰竭患者。二为绝对减少。血中红细胞生成素明显降至低值，见于晚期肾衰患者，其肾脏功能性肾单位受到破坏，肾小球旁器数量明显减少，使红细胞生成素产生亦明显减少。红细胞生成素的减少使造血细胞增殖、分化能力减低，是肾性贫血的主要原因。

（二）临床表现

患者可有一般贫血表现，如：面色苍白、乏力、心悸、气短等症状，而贫血症状常常被原发肾脏疾患及肾功能衰竭的症状所掩盖。只有原有肾脏疾患进展很缓慢，肾衰症状不典型时，贫血才成为肾衰患者重要症状。贫血程度与肾脏原发疾患无关，与肾衰程度粗略相关。但在多囊肾所致肾性贫血时稍有例外，贫血程度常较其他疾患所致肾性贫血为轻，原因与多囊肾发生慢性肾功能衰竭时，其产生红细胞生成素的细胞相对残留较多有关。

贫血程度与肾衰程度粗略相关，血红蛋白与肌酐、肌酐清除率的相关关系在肾功能为正常人的70%以上时，并不明显，而在肾功能降至正常值70%以下时，即肌酐清除率在2～40ml/（min·1.73m^2）时，血红蛋白与肌酐清除率明显相关。

部分患者临床上有出血倾向，如皮肤出血，鼻、口腔黏膜渗血，消化道或泌尿道出血等。一般发生率在12%～25%。

（三）实验室检查

1. 血象

（1）红细胞：肾性贫血大多为正细胞、正色素性贫血，但也可因出血、溶血等原因使患者呈小细胞或大细胞贫血表现。网织红细胞大多在正常范围，有时稍增加或减低。血涂片常可见棘形、盔形、三角形等各种异形红细胞及红细胞碎片，亦可见多嗜性和点彩红细胞。棘形红细胞是肾衰贫血的特点之一，尤其在溶血尿毒症综合征时最常见。红细胞携带氧能力在尿毒症时并没有受到明显损害，原因与高磷脂血症及红细胞内2,3-二磷酸甘油酸增多，使血红蛋白与氧的亲和力下降有关。此外，酸中毒时可使氧离解曲线右移，进一步使血红蛋白与氧亲和力下降，有利于在组织中释放氧。患者经强力透析后初期可由于红细胞内有机磷减少，体液酸中毒纠正可使血红蛋白与氧亲和力增加，造成组织中暂时缺氧而导致发生一系列症状，即所谓“透析失衡综合征”。

（2）白细胞和血小板：白细胞计数和分类及血小板在肾性贫血时大多正常。但尿毒症本身及血液透析治疗可对白细胞和血小板功能、数量有一定影响。粒细胞吞噬功能尿毒症时下降，且透析膜可激活补体产生肺内白细胞淤滞，血中白细胞一过性减少。细胞免疫力下降可使患者易合并感染。血小板聚集、黏附功能减低，血小板第3因子活性异常。此外，在并发微血管病性溶血性贫血时，可见纤维蛋白减少等凝血因子异常。

2. 骨髓象　骨髓象基本正常。红系、粒系、巨核系增生及幼稚细胞各阶段比例均在正常范围。在尿毒症晚期，可见骨髓增生低下，幼稚红细胞成熟受阻现象。

3. 铁的代谢　血清铁一般正常或轻度减低。随肾衰原发病因不同或合并症不同铁代谢亦可呈相应变化，如合并慢性感染则可见血清铁下降，总铁结合力及铁饱和度均下降。如合并出血或因患者胃纳不佳，摄食过少则可呈缺铁性贫血表现，血清铁下降，总铁结合力上升，铁饱和度明显下降。反之，如反复输血，可导致铁过剩。红细胞生成素水平和铁转换率一般正常，红细胞对铁的利用在尿毒症晚期降低。但原发肾脏疾病本身可使上述指标发生改变而加重肾性贫血。

(四) 治疗

肾性贫血出血发病机制复杂，临床常采用综合治疗方法。

1. 补充造血原料

(1) 铁剂：肾衰患者由于长期低蛋白饮食限制、透析及胃纳不佳，易引起铁缺乏。常以血清铁蛋白低于100ng/ml作为补铁指标。轻度患者可口服铁剂治疗，重度患者因胃肠道对铁的吸收较差，可用注射铁剂，右旋糖酐铁100mg/d，肌注。

(2) 叶酸和维生素 B_{12}：二者均为水溶性，长期透析易从透析液丢失，尤其叶酸因体内储存量少，更易引起缺乏。肾衰患者应予口服叶酸、肌注维生素 B_{12} 补充。

2. 红细胞生成素　EPO可有效刺激患者红系造血细胞增殖、分化及促进血红蛋白合成，提高血细胞比容和红细胞数，减少或完全代替输血。美国肾病基金会1997年推荐肾病贫血的EPO应用目标是血细胞比容达到33%～36%，血红蛋白大于110～124g/L，静脉或皮下注射定期检测血清铁及补充铁剂，成人初起剂量为每周80～120U/kg，分2～3次，皮下注射，或每周120～180U/kg，分2次静脉注射，多于3～4个月达到疗效目标，此后EPO可减至每周50～100U/kg。长效聚乙二醇EPO可减少注射次数为每2周1次。定期检测血清铁蛋白，低于100mg/ml需补充铁剂。95%患者应用EPO有效，少数无效患者需排除缺铁、感染和炎症。EPO副作用包括高血压、癫痫发作、静脉血栓形成和高血钾等，应用时应注意。

3. 雄激素　雄激素有促进肾性及肾外性红细胞生成素的分泌，亦可直接刺激骨髓红系造血细胞增生。雄激素能增加红细胞内2,3-二磷酸甘油酸，提高红细胞对组织供氧。用雄激素后，患者贫血减轻，红细胞和血红蛋白增加。副作用为肝功能障碍和男性化作用。临床常用司坦唑醇(康力龙)2mg，每日3次或丹那唑0.2g，每日3次，亦可用苯丙酸诺龙25～50mg/次，每周1次或庚酸睾酮每周200～400mg肌注。

4. 输血　输血为一种对症治疗。适用于严重贫血患者，一般采用血细胞比容低于0.15l/L或有脑缺氧症状作为输血指征。目前常用于在EPO应用产生疗效前纠正贫血，输血治疗对肾性贫血患者可产生副作用：①高钾血症；②血细胞比容上升，使血液黏滞性增加，引起肾脏血流量下降，导致肾小球滤过率降低；③可合并乙、丙型肝炎；④输血过多导致含铁血黄素沉着症；⑤刺激机体产生针对白细胞和血小板上组织相容抗原的抗体，使将来肾移植手术成功率减低。因此，对肾衰贫血者，应避免过多、过频输血。输注洗涤红细胞或用白细胞、血小板滤过器输血，可减少白细胞和血小板输入，患者不易生成组织相容抗原抗体。对严重出血患者可输注血小板。

5. 透析治疗和肾移植　规律有效的血液或腹膜透析能排出尿毒症时体内蓄积代谢产物，使其对红细胞系造血的抑制作用减轻，减少红细胞在体内的破坏，使贫血改善，出血减轻。对尿毒症的最有效治疗方法为同种肾移植，移植成功后随肾衰治愈肾性贫血，出血也随之治愈。

6. 肾病合并高凝状态处理　可对症应用阿司匹林、双嘧达莫(潘生丁)，预防血栓形成。已有血栓形成可用双香豆素类口服抗凝剂。新鲜血栓可用尿激酶和链激酶治疗。

综上所述，肾性贫血、出血治疗为一种综合治疗，应在肾衰不同时期，随肾性贫血轻重及凝血机制异常原因而选择最适宜的治疗方法。

(陈书长)

参考文献

1. 陈书长，刘尔坤，张之南. 慢性肾功能衰竭所致贫血. 北京医学，1989，11：129
2. 山田英雄. 血液学. 东京：丸善株式会社，1985：735
3. Caro J, Erslev AJ. Anemia of chronic renal failure//Williams WJ, Beulter Erslev AJ E, et al. Williams Hematology. 5th ed. New York: McGraw-Hill Inc, 1995
4. Eschbach JW, Adamsen JW. Anemia of renal disease//Schrier RW, Gottschalk CW. Boston: Disease of Kidney Little Brown, 1998
5. Lee GR. The anemia associated with renal disease, liver disease. Endocrine disease andpregrancy//Lee GR, Focrster J, Lukene J, et al. Wintrob's Clinial Hematology. 10th ed. Philadelphia: Lippincott Williams & Wilkins, 1999
6. Remuzzi G, Rossi EC. Hematologic consequences of renal failure//Brenner BM. Brenner & Recter's The Kidney. 5th ed. Philadelphia: W. B Saunder's company, 1996

第145章

内分泌疾病与血液学异常

内分泌疾病所致贫血是指内分泌功能紊乱引起的贫血。许多内分泌激素参与调节红细胞系的造血功能。如:①红细胞生成素:由肾脏分泌,直接调控红系各阶段造血细胞的增殖和分化的内分泌激素。②调控红细胞生成素分泌:红细胞生成素分泌受组织缺氧调控,许多激素可调节组织代谢水平而改变组织内氧的含量,间接影响红细胞生成素的分泌。③许多激素通过酶的代谢、受体来影响血红蛋白和其他红细胞结构如红细胞膜的合成。当内分泌功能紊乱时,通过上述三种途径影响红细胞的生成而引起不同程度的贫血。比较常见的引起贫血的内分泌疾病有垂体、甲状腺、肾上腺、性腺等疾病。

内分泌疾病引起贫血一般均为轻度至中度,多为隐匿性发生。血红蛋白很少低于80~90g/L,血细胞比容也不低于0.27。红细胞形态多为正常,没有特异性。一般为正细胞、正血色素性或正细胞、低色素性贫血。小细胞低色素性贫血罕见。由于贫血程度轻,临床容易忽视,常在考虑到内分泌本身疾病时才作贫血诊断。

贫血发生常为几种因素综合作用结果,在不同的内分泌疾病有各自不同特点。常与红细胞生成素分泌减少,红细胞内血红蛋白及其他细胞成分合成减低,铁代谢障碍有关。少数内分泌病患者可合并自身免疫病或血中有多种抗自身抗体,可引起自身免疫性溶血性贫血。贫血的一般实验室检查特点为:①血清铁下降;②总铁结合力减低;③血清铁蛋白的饱和度下降;④骨髓的铁粒幼细胞减少;⑤铁储存量正常或增加。如合并自身免疫性溶血性贫血,Coombs试验可阳性。临床上发病初期贫血可无症状,随内分泌疾病进展,贫血程度逐渐加重时,才出现乏力、心悸、气短等。

一、甲状腺功能减退所致贫血

1. 病因和发病机制　甲状腺功能低下使患者发生黏液性水肿或呆小病,常合并轻度贫血。甲状腺功能减退常见产生原因有两种,一为原发性甲状腺功能减退症,多为慢性、亚急性甲状腺炎引起,是一种自身免疫性疾病,血中免疫球蛋白增高,可检出抗甲状腺抗体。抗体沉积在甲状腺上皮细胞膜上,可导致甲状腺体萎缩、纤维化,丧失功能。二为治疗后甲状腺功能减退症,见于因甲状腺功能亢进用药物、放射性核素治疗或外科手术切除术后。用丙硫氧嘧啶、甲硫基咪唑治疗甲状腺功能亢进过程中出现的甲状腺功能低下多数在停药后会减轻或缓解。其余原因还有在自身免疫性疾病患者中,少数人可产生针对内分泌器官如甲状腺、胃壁细胞、肾上腺、卵巢等器官的自身抗体,可使相应内分泌腺体功能低下。我国西南和西北部分地区,因缺碘所致的单纯性甲状腺肿亦可合并甲状腺功能低下。

切除动物甲状腺可见红细胞生成减少,给予甲状腺素后红细胞增加,说明甲状腺素与红细胞生成有密切关系。此外,甲状腺功能减退者常合并铁、叶酸和维生素B_{12}的缺乏,使甲状腺功能低下者贫血原因常为混合性。其贫血的血细胞形态可分3类:

(1) 小细胞低色素性贫血:几乎均为合并缺铁引起。缺铁的常见原因为胃纳减退,铁摄入减少及女性的月经出血等。此外,胃酸减少,甲状腺素分泌减少也能部分影响铁吸收,而铁缺失并可减少甲状腺素合成。甲状腺素分泌减少合并铁缺乏的诊断主要依据血清铁水平。不能仅依据细胞形态,因为有时患者的血细胞形态为正细胞性。即使甲状腺功能减退未纠正,补充铁亦可减轻贫血。

(2) 正细胞正色素性贫血:为甲状腺功能减退

性贫血中最常见类型，不合并铁、叶酸和维生素 B_{12} 的缺乏。常称之为无合并症的甲状腺功能减退性贫血。其发生主要原因为红细胞生成减少，与甲状腺素减少导致造血组织代谢率降低，血浆和红细胞内铁转运率减低，组织耗氧量下降导致红细胞生成素分泌减少有关。此外，试验证明无生物活性的三碘甲状腺原氨酸的同分异构体（T_3）能直接刺激红细胞生成而不必通过改变组织耗氧量刺激红细胞生成素分泌这一途径。说明甲状腺激素有直接刺激血细胞生成作用，这一作用可能是通过调节肾上腺素能神经系统活动来完成。在红细胞生成素存在条件下刺激肾上腺素能神经可刺激红系造血祖细胞造血。亦有人认为此类贫血为适应性贫血，体外造血祖细胞培养试验证明甲状腺功能减退状态下的动物和人即使未服用甲状腺素其骨髓造血祖细胞对于红细胞生成素刺激亦有反应性增生，说明贫血发生不是由于造血祖细胞功能缺陷，而是机体适应代谢率低下的结果。

（3）大细胞性贫血：常由于本病合并叶酸，维生素 B_{12} 缺乏所致。有人报告甲状腺功能低下者合并恶性贫血发生率增加，并认为与其自身免疫机制造成胃黏膜萎缩，内因子缺乏有关，此外，部分患者由于2,3-DPG减少，即使无叶酸、维生素 B_{12} 缺乏亦使红细胞体积增大，血象呈大细胞贫血表现。

自身免疫病合并甲状腺功能低下，由于体内存在多种抗体如抗胃壁细胞、甲状腺、肾上腺抗体，部分患者可有抗红细胞抗体引起自身免疫溶血性贫血。

2. 发生率与临床表现　甲状腺功能减退性贫血国外报道发生率占患者的30%～50%。国内有单位报道占56.8%。我国西南与西北高原、边远山区等单纯性甲状腺肿流行区患者合并贫血者亦不少见。甲状腺功能减退者女性多于男性，但合并贫血者男性多于女性。按形态分以正细胞正色素贫血者最多，其次为大细胞性贫血，小细胞低色素贫血者最少。

本病临床进展缓慢，常常为甲状腺功能减退症状掩盖。病程中逐渐出现乏力、畏寒、肌痛、颜面与四肢水肿，健忘，智力减退，对外界刺激反应迟钝，一般均有便秘，有时甚至很严重。体检表情淡漠，面色苍白，毛发稀疏、皮肤干燥粗糙，鼻唇增厚，可有巨舌症，下肢可见非凹陷性水肿。晚期可见心脏扩大，心包，胸腔、腹腔积液。

3. 实验室检查　据外周血红细胞形态可分3种类型，分别有各自实验室检查特点：

（1）正细胞正色素性贫血：见于单纯甲状腺功能减退无合并症患者，贫血多为轻至中度。一般血红蛋白不低于80～90g/L。网织红细胞减少。血涂片异形红细胞少见。但20%左右患者可见有棘刺红细胞。白细胞和血小板一般正常或轻度减少。骨髓增生轻度减低，铁动力学检查可见血清和红细胞内铁转换率轻度降低。红细胞生存时间正常，红细胞内血红蛋白A2量轻度减少。

（2）大细胞性贫血：贫血多为轻至中度，血红蛋白大多不低于80g/L，叶酸、维生素 B_{12} 测定往往减低，白细胞、血小板一般正常或轻度减少。血涂片呈大细胞性贫血，中性粒细胞常见核分叶过多。骨髓增生活跃，有核细胞增多。常见典型巨幼红、巨幼粒细胞，有丝分裂现象多见。铁动力学检测亦呈血清铁和红细胞内铁转换率减低。红细胞生存时间正常。

（3）小细胞低色素性贫血：与一般缺铁性贫血相同。据失血量和铁缺乏程度表现不一，贫血程度多为中度贫血，外周血中性粒细胞常减少，而淋巴细胞相对增多。血涂片可见红细胞大小不等，中心淡染区扩大。骨髓增生正常或轻度减低，铁染色呈缺铁性贫血表现。血清铁降低。此外，如患者血中有抗自身红细胞抗体，Coombs试验阳性。

4. 治疗　甲状腺功能减退治疗采用甲状腺制剂替代疗法。可用左甲状腺素（T_4）及左旋三碘甲状腺氨酸钠（T_3）。T_4平均维持量为150～200μg/d，口服。T_3平均维持量10～20μg/d，分2～3次口服，如病情较重，可用25～75μg/d，分2～3次口服，待病情好转再改维持量。贫血多在甲状腺功能恢复至正常水平后3～6个月恢复正常，对于合并大细胞和小细胞贫血者，可分别再给予叶酸、维生素 B_{12} 或铁剂。

二、甲状腺功能亢进所致贫血

甲状腺功能亢进合并贫血者占全部患者10%～25%，多为较严重或病程较长的甲状腺功能亢进患者。贫血为轻度。红细胞MCV正常或轻度减低，但无合并铁缺乏。红细胞内血红蛋白A2轻度上升。患者合并贫血机制尚不完全明了，据国外研究报道与以下原因有关：①血浆容量增加，造成血液相对稀释。②无效造血：骨髓多数显示增生活跃，但铁利用率不良，提示部分红系造血细胞为无效造血。③红细胞内2,3-DPG含量增加，使血红蛋白与氧亲和力下降，向组织供氧增多，使组织缺氧相对减轻，因而使肾脏分泌红细胞生成素减少，刺激红细胞生成作用减低。但亦有人持相反观点，认为甲亢合并贫血者红细胞生成素水平升高。④红细胞生存期缩短。亚急性和慢性甲状腺炎及自身免疫性内分泌病患者血中可存在抗甲状腺线粒体、甲状腺球蛋白抗体及具有甲状腺素刺激作用抗体，这些抗体有可能引起血管外或血管内的自身免疫溶血性贫血，使红细胞生存期缩短。⑤其他原因：甲亢可合并腹泻、吸收不良，可降低铁、叶酸、维生素 B_{12} 吸收，导致相应造血原料缺乏引起贫血。

临床表现以甲亢症状为主，贫血多为轻度，无明显症状。一般亦不需治疗。在甲亢症状纠正后贫血会自行纠正。甲亢症状严重者常有白细胞和中性粒细胞轻度减少。

三、甲状旁腺功能亢进所致贫血

甲状旁腺亢进合并贫血罕见，在国外 332 例中仅有 17 例合并贫血（5.1%），血细胞比容在0.23～0.37。表现为正细胞正色素性贫血。网织红细胞正常，合并贫血者甲状旁腺亢进病情多严重，骨囊肿、溶骨明显，血钙、碱性磷酸酶、甲状旁腺激素都明显升高。体外造血祖细胞培养证明，甲状旁腺亢进患者红细胞增殖减低，提示甲状旁腺激素可直接抑制红系造血。同时亦发现甲状旁腺激素可促进骨髓纤维化，因而产生骨髓病性贫血。但临床骨髓纤维化多无表现。甲状旁腺手术切除后，贫血常能得到纠正。

四、垂体功能减退所致贫血

任何原因所致垂体功能减退均能引起中度非进行性贫血。国外报告一组 595 例西蒙病患者，其血红蛋白平均值仅相当于正常人的 67%，即近 100g/L，波动范围为 30～160g/L。常为正细胞正色素性贫血。由于垂体功能减退患者常有血浆容量下降，从而掩盖患者部分贫血程度。

患者贫血的主要原因为红细胞生成减少，而红细胞生存期正常或延长。红细胞减少机制为腺垂体功能减退，其靶腺内分泌功能减低，即体内甲状腺、肾上腺皮质、雄性激素水平下降，使机体新陈代谢水平下降，组织耗氧量下降，刺激红细胞生成素的分泌减少，骨髓红系减少。此外，其他激素如生长激素、催乳素等可能也对红系造血起一定刺激作用。动物试验支持上述机制：①切除垂体的小鼠即使红细胞容量正常，组织耗氧量也降低。②切除垂体的小鼠发生贫血后，但仍可以对缺氧、失血或钴治疗发生反应，使红系造血增强，使血红蛋白恢复到原来水平。③给垂体切除的小鼠投予甲状腺素后，可见其红系造血增生与组织耗氧量增加相关。④切除垂体的小鼠红细胞 2,3-DPG 水平不正常。⑤切除垂体的小鼠投予甲状腺、肾上腺皮质激素只能使小鼠贫血改善，但骨髓造血完全恢复需投予生长激素，说明生长激素不依靠新陈代谢介导，而是直接促进红细胞生成。这种作用可能为直接促进红细胞生成素分泌。

垂体功能减退症患者可由多种疾病引起，常见病因有垂体肿瘤、缺血坏死、炎症、红细胞增多症及放疗等。临床表现多缓慢进展，患者出现性腺、甲状腺、肾上腺皮质功能不全表现。贫血往往为中度，但不进展，常为正细胞正色素性贫血，部分患者表现为低色素或大细胞贫血，但可能合并有铁、叶酸、维生素 B_{12} 缺乏。白细胞常减少，淋巴细胞比例常增多。骨髓增生重度减低，红细胞寿命正常。

患者贫血治疗亦用激素替代疗法，即用甲状腺、肾上腺皮质、生长激素及性激素联合治疗，可使骨髓造血功能恢复正常，贫血纠正，单一激素治疗疗效不佳。

五、肾上腺皮质功能减退所致贫血

由各种原因所致的慢性肾上腺皮质功能低下（Addison 病），患者多数可合并轻至中度贫血。因本病患者常因肾上腺皮质激素减低而合并脱水，使血容量下降，部分掩盖了患者贫血症状。当用皮质激素替代治疗开始后短期内，因血容量恢复正常，常使红细胞容量、血红蛋白比治疗前下降 20% 左右，使贫血症状明显。

贫血发生的主要原因为红细胞生成减低。其发生机制是由于肾上腺皮质功能减退，糖皮质激素分泌不足，使机体新陈代谢水平下降，红细胞生成素分泌减少，因而红细胞生成减少。最近报告特发性肾上腺皮质功能减退者其贫血发生机制与恶性贫血有关，部分患者除可产生抗肾上腺抗体外，亦可产生抗壁细胞抗体及抗甲状腺抗体。除内因子缺乏可引起巨幼细胞贫血外，少数患者血中可有抗自身红细胞抗体，引起自身免疫溶血性贫血。

肾上腺皮质功能减退患者皮肤和黏膜有明显色素沉着，消瘦、脱水。贫血症状可被掩盖。患者白细胞常减少，嗜酸性粒细胞常增多，淋巴细胞比例相对增多，且多为大淋巴细胞。

本病治疗应用肾上腺皮质激素，随着肾上腺皮质功能减退症状逐渐消退，网织红细胞逐渐上升，红细胞、血红蛋白逐渐恢复正常。

六、性腺功能失调所致贫血

由性腺功能失调所致的贫血临床少见，多为轻度。性激素中以雄激素（睾酮）及雌激素与红细胞生成有关。雄激素可促进红细胞生成，雌激素可抑制红细胞生成。性成熟期男性血红蛋白较女性高 10～20g/L，而类去睾丸患者或阉割睾丸男性的血红蛋白水平与女性相同，这个差异与雄激素分泌有关。

睾酮刺激造血作用机制与其分子结构中 4,5 双键区形成 5 α-H 和 5 β-H 二种异构体有关。5 α-H 为睾酮异构体,可促进肾脏分泌红细胞生成素,5 β-H 可促进红系造血细胞进入周期,睾酮还增强骨髓造血祖细胞对红细胞生成素的反应性,能提高 8-氨基乙酰丙酮酸合成酶的活性,直接作用于红系造血细胞,促进其 DNA 合成。

试验证明,雌激素对红细胞生成有抑制作用。给动物投予大剂量雌激素,可促其发生中度贫血。阉割雌性小鼠的卵巢,可促其血红蛋白升高。雌激素抑制造血机制可能与其能抑制肝脏分泌红细胞生成素有关。

性腺分泌功能失调产生贫血,临床表现多不明显。贫血多为正细胞正色素性贫血。纠正了性腺分泌功能失调后贫血可自行纠正。

(陈书长 张之南)

参 考 文 献

1. Erslev AJ. Anemia of endocrine disorders//Beutler E, Lichtman MA, Coller BS, et al. Williams Hematology. 6th ed. New York: Mcgraw-Hill, 2001
2. Lee GR. The anemia associated with renal disease, liver disease, endoerinl disease and pregrcancy//Lee GR, Foerster J, LukenSJ, et al. Wintrobe's clinical Hematology. 10th ed. Philadelphia: Wiallians &Wilkins, 1999
3. 张之南,陈书长. 内分泌疾病与血液学异常. 史轶繁. 协和内分泌学. 北京:科学出版社,1999

第146章

肿瘤与血液学异常

肿瘤所致贫血在肿瘤患者，尤其是晚期患者中常见。其发病机制复杂、包括：营养缺乏所致造血材料不足、肿瘤浸润骨髓或肿瘤所致慢性病性贫血使造血细胞功能受抑制和对红细胞生成素反应低下；红细胞寿命缩短，如微血管病性溶血性贫血使红细胞破坏过多；失血，化疗、放疗对骨髓造血细胞的直接抑制作用等。因此，对不同类型肿瘤所致贫血的患者，应根据其临床病程、合并症、治疗方案不同，分析其贫血及血液学异常的主要原因，采取不同治疗方法方能有效。在肿瘤治疗过程中采用红细胞输注和使用红细胞生成素来保持患者有较高血红蛋白水平是改善患者生活质量的重要措施。

第一节　肿瘤所致贫血

恶性肿瘤所致贫血是指造血组织以外的各种恶性肿瘤所引起的贫血。其贫血表现类型和程度因恶性肿瘤种类、病程、治疗方法不同而各异。其他血液学异常包括肿瘤及其并发症所致出血倾向及DIC等。

一、病因和发病机制

恶性肿瘤贫血的形成机制复杂，表146-1示肿瘤所致贫血的类型及简要机制。

1. 慢性病贫血　慢性病贫血是肿瘤所致贫血的发病原因之一，多表现为轻至中度正细胞性贫血。其产生机制主要与造血祖细胞功能减低，对红细胞生成素反应低下有关，详见慢性病贫血章。

2. 溶血性贫血　患者溶血性贫血的发生与下列因素有关：

（1）红细胞寿命缩短：多数合并贫血的肿瘤患者红细胞寿命轻度缩短，与其单核-巨噬细胞系统功能亢进有关。红细胞流经脾脏、肝脏过程中，其细胞膜被单核-巨噬细胞不断吞噬，造成红细胞过早破坏。

表146-1　恶性肿瘤所致贫血的发病机制与肿瘤种类的关系

发病机制	恶性肿瘤类型
慢性病贫血	全部恶性肿瘤
铁缺乏（出血）	消化道癌、子宫癌
骨髓肿瘤浸润	胃癌、乳腺癌、甲状腺癌、前列腺癌、肺癌、肾癌
微血管病性溶血性贫血	产生黏液素的肿瘤，如：胃癌、肺癌
骨髓纤维化	同骨髓肿瘤浸润的类型
纯红细胞再生障碍	胸腺癌、淋巴瘤、肺癌
自身免疫性溶血性贫血	卵巢癌、淋巴瘤
巨幼细胞贫血	骨髓瘤等
铁粒幼细胞贫血	全部恶性肿瘤
治疗引起的造血功能受抑	全部恶性肿瘤
二重感染	全部恶性肿瘤

（2）微血管病性溶血性贫血：晚期肿瘤可合并弥散性血管内凝血，某些胃癌、肺癌可产生黏液素，引起小血管内纤维蛋白沉积，导致与DIC类似的机制，使红细胞在小血管内破坏。

（3）自身免疫性溶血性贫血：见于卵巢癌、恶性淋巴瘤患者。产生抗自身红细胞抗体。在卵巢癌合并溶血的患者，产生抗体基本为温型抗体。切除卵巢肿瘤，贫血可被治愈。

3. 纯红细胞再生障碍　胸腺瘤患者常合并获

得性纯红细胞再生障碍(PRCA),文献报告占 7% ~ 50%。极少数肺癌、乳癌亦可合并 PRCA。胸腺瘤和 PRCA 关系密切表现为:①切除胸腺瘤,半数患者 PRCA 可治愈;②患者血清中存在抗红细胞抗体及红细胞生成抑制因子,这种因子为 IgG 型。用免疫抑制剂和抗淋巴细胞血清治疗 PRCA 有效;③患者常伴有其他异常,如高或低 γ-球蛋白血症,Coombs 试验及抗核抗体阳性及重症肌无力等。最近研究证明,在部分 PRCA 患者中,T_8抑制细胞功能异常可能与发病有关系。

4. 铁粒幼细胞贫血　继发性铁粒幼细胞贫血患者有 16% 是继发于肿瘤性疾病。以前列腺癌及骨髓增殖性疾病多见。肿瘤如何干扰红细胞的铁利用机制尚不明了。

5. 骨髓内肿瘤浸润　恶性肿瘤骨髓转移可引起骨髓病性贫血。易发生骨髓转移的常见肿瘤为胃、肺、前列腺、乳腺、肾癌。

6. 巨幼细胞贫血　肿瘤患者偶见合并巨幼细胞贫血。原因以叶酸缺乏居多,由于纳差,摄入不足、肿瘤迅速增大、消耗叶酸过多、消化功能紊乱、吸收减少所致。

7. 铁缺乏　消化道肿瘤、子宫癌常合并出血,造成缺铁性贫血。

8. 治疗相关性贫血　化疗和放疗导致骨髓造血功能受抑发生贫血。

9. 肿瘤与出血　肿瘤并发出血较常见,包括:

(1) 肿瘤侵袭组织使血管破裂出血;

(2) 血小板减少:多由于癌转移至骨髓引起骨髓病性巨核细胞减少与成熟障碍,此外脾脏肿大亦可致脾功能亢进引起血小板减少;

(3) 凝血机制障碍:常由于慢性或亚急性 DIC 所致。DIC 发生原因有癌细胞破坏血管内皮,使血小板聚集、黏附,癌细胞释放促凝血物质激活凝血,肿瘤治疗中合并感染,也可诱发 DIC;

(4) 肝功能障碍:肿瘤可因肝脏转移,使肝细胞广泛破坏,输血合并传染性肝炎,化疗药物引起中毒性肝炎等原因使肝脏功能严重受损,导致凝血因子生成减少,凝血功能发生障碍,引起出血。

二、发生率和临床表现

恶性肿瘤患者在病程中多合并贫血,国外一组 65 例未治疗的各种癌患者中 75% 合并贫血。以轻度至中度的正细胞性贫血多见。

临床表现随肿瘤种类、发生部位及转移扩散程度不同而异。消化道肿瘤贫血发现较早,症状重,常与其易引起出血和合并营养吸收障碍有关,甚至以贫血为首发症状而引起医生注意。相反肺癌贫血发现较晚,贫血轻,贫血症状往往被肿瘤本身症状掩盖。一般肿瘤晚期贫血症状较初期严重,多为化、放疗引起骨髓抑制,癌骨髓转移患者免疫功能低下继发感染,营养吸收不良等综合因素引起。

恶性肿瘤尤其晚期患者合并出血者常见。轻者多为皮肤黏膜出血,重者可发生内脏出血如脑出血、DIC。

三、实验室检查

因贫血的主要发病机制不同而实验室检查结果各异。大多数患者表现为正细胞正色素性贫血,网织红细胞多增加,贫血严重者可见异形及嗜点彩红细胞,如合并微血管病性溶血,异形红细胞数量明显增多。消化道肿瘤患者常合并失血,其贫血表现为小细胞、低色素性贫血。肿瘤转移至骨髓时外周血可出现幼红、幼粒细胞,贫血为中、重度。骨髓检查时要注意肿瘤细胞,癌细胞多有数个聚集或成团块倾向,其形态的共同特点为:①细胞和核均较大,染色较浓;②多形性;③核/浆比例增大;④核仁大、数目不等,呈异形性。但神经母细胞瘤,其细胞形态酷似原粒或原淋巴细胞,且无聚集和成团倾向,胞膜易破,成为裸核。胞质内含有黏液,糖原反应阳性。肿瘤所致的铁粒幼细胞贫血则骨髓有核细胞的铁染色增多,环型铁粒幼细胞多于 15%。

白细胞正常或增多,是由于肿瘤可刺激中性粒细胞增加所致。血小板计数正常或减低。凝血因子晚期降低,合并 DIC 者有相应实验室改变。

患者血清铁减低,总铁结合力正常或稍下降,铁饱和度减低,符合慢性病贫血患者铁代谢特点,但如合并出血或明显溶血,则分别有相应铁代谢特点。红细胞生存时间大多稍缩短。

四、诊　断

凡病因明确者诊断容易。但部分患者在肿瘤确诊之前即有贫血,甚至贫血为肿瘤的首发症状,常见于消化道肿瘤。因此,对贫血原因不明的患者,应当在鉴别诊断时考虑到肿瘤的可能。如纯红细胞再生障碍常见于胸腺瘤,自身免疫性溶血性贫血可见于卵巢癌和淋巴瘤。肿瘤骨髓转移时需详细检查骨髓涂片,可见到团块肿瘤细胞聚集。合并出血者诊断较易,必要时做有关出、凝血指标检查。如骨髓取材时为"干抽",须做骨髓活体组织检查以确诊。

五、治　疗

肿瘤所致贫血的治疗主要取决于肿瘤本身治疗。如经外科手术,化、放疗及生物治疗后,肿瘤治愈或疗效达到临床缓解,则贫血可显著改善甚至消失。在肿瘤治疗过程中，如贫血严重可采用输浓缩红细胞或用红细胞生成素2000U/次，隔日皮下注射1次，4～6周后可使红细胞和血红蛋白上升，减轻贫血症状。对不伴有营养缺乏者，补充铁剂、叶酸和维生素B_{12}一般无效。合并自身免疫性溶血性贫血者皮质激素可能暂时有效。

合并出血的治疗大多为对症治疗：血小板减少者可补充血小板；合并DIC则按DIC治疗等。

第二节 肿瘤相关的血栓栓塞

1865年法国Armand Trousseau教授首次报道静脉血栓与肿瘤之间存在联系。巧合的是，两年后Trousseau教授因肿瘤相关的静脉血栓栓塞辞世。后人为纪念这位先驱，将肿瘤相关的游走性血栓性静脉炎命名为Trousseau综合征。随着对肿瘤相关的血栓栓塞认识的不断深入，Trousseau综合征的含义也不断拓展，现已涵盖了与肿瘤相关的所有血栓栓塞并发症，包括脑血管意外、心肌梗死、周围动脉闭塞、静脉血栓栓塞、肝静脉闭塞性疾病、血栓性血小板减少性紫癜/溶血尿毒症综合征、多脏器功能不全综合征及DIC等。

血栓栓塞并发症在血液和非血液肿瘤中都很常见，已成为住院的肿瘤患者死亡的第二位原因，因此，认识肿瘤的高血栓倾向、及早识别和诊断血栓栓塞并发症、正确加以防治具有极为重要的意义。

一、发生率和临床表现

虽然肿瘤患者可发生各种类型的血栓事件，但最常见的仍为静脉血栓栓塞（VTE）。值得一提的是，有些患者以血栓栓塞为首发表现，数年后才确诊恶性肿瘤，包括急性白血病，这一点提示在肿瘤的最初阶段就存在易栓状态。

不同文献报道的肿瘤患者VTE发生率差异较大，范围在4%～20%。总体来看，比非肿瘤人群增加了4～6倍，但可能仍然低于实际发生率，因为尸检发现肿瘤患者的静脉血栓检出率高达50%。肿瘤类型以腺癌居多，危险度高低依次为脑、肺、卵巢、胰腺、结肠、胃、前列腺和肾的腺癌。恶性肿瘤发生转移者的血栓危险性明显高于无转移者，约升高4倍。以往对血液系统肿瘤的血栓栓塞关注不够，实际上，血液肿瘤患者的血栓并发症并不少见。近期的大规模流行病学研究表明血液肿瘤患者的VTE发生率与高危实体肿瘤相近（3.87%～5.79%）。在血液系统肿瘤中，淋巴瘤和急性白血病的血栓发生率相对较高，在10%左右，其中个别报道中急性早幼粒细胞白血病的发生率达40%。浆细胞病的VTE风险也增高。一项前瞻性研究发现，MGUS患者VTE的发生率为6.1%。另一项回顾性分析不明MGUS患者VTE的发生率为7.5%，MM患者为10%。MM患者使用沙利度胺和雷利度胺，尤其是合用糖皮质激素后，VTE的发生率可升至近20%。

二、发病机制

血栓形成的三要素，即血流异常、血管完整性受损和血液成分改变均与肿瘤患者的高血栓倾向有关。此外，一些诊疗手段也参与其中。

白血病的原始细胞体积大，变形性差，可致流变学异常，当外周血原始细胞超过100×10^9/L时，常出现白细胞淤滞综合征，阻塞微血管，引起重要脏器功能受损。如微血栓延伸，则会造成静脉或（和）动脉的血栓栓塞。最近的体外试验表明，内皮细胞的黏附分子和原始细胞上交联受体的表达增加是白细胞淤滞综合征更重要的因素。

在人类肿瘤（包括肝细胞癌、脑肿瘤和结肠癌）实验模型中的分子学研究表明，肿瘤的血栓高风险与癌基因和抑癌基因介导的凝血激活密切相关。例如，PML/RARα融合基因使白血病细胞高表达组织因子；JAK2 V617F突变患者的血小板聚集功能增强。白血病细胞还可分泌肿瘤促凝物（cancer procoagulant，CP），使凝血酶生成增多，增加血栓风险。

肿瘤患者为方便治疗常放置中心静脉导管，增加形成深静脉血栓（DVT）的风险，例如，上肢DVT的发生率可高达近70%。

许多治疗肿瘤的药物可增加血栓形成的风险。门冬酰胺酶虽可使肝脏合成纤维蛋白原、凝血因子Ⅶ、Ⅸ、Ⅹ、Ⅺ等减少，但出血并发症的发生率相对较低，原因之一是抗凝蛋白（抗凝血酶、蛋白C、蛋白S和纤溶酶原等）的合成也同时受损，而停用门冬酰胺酶后凝血因子的恢复早于抗凝蛋白，导致体内一过性高凝倾向。糖皮质激素会使血浆中凝血酶原、血管性血友病因子和抗凝血酶水平增加，纤维蛋白原和纤溶酶原水平下降，短期使用伴高血栓倾向，尤其是与门冬酰胺酶合用时。全反式维A酸治疗急性早幼粒细胞白血病时近10%的患者可发生血栓事件，可能与其诱导凋亡效应、上调黏附因子以及增加细胞因子的生成等因素有关。血栓大多发生于开始治疗后的1～3周，危险因素包括高白细胞计数、高bcr3表达、PML-RARα异构体亚型、存在FLT-3 ITD突变、表达CD2和CD15等。沙利度胺和雷利度胺的促血栓的机制至今尚未完全明了，与地塞米松或阿霉素等抗肿瘤药合用时VTE的风险更高。有些药物还可引起血栓性微血管病，如全反式维A

酸、环磷酰胺、他克莫司等。有些异基因造血干细胞移植后的血栓性微血管病出现与血栓性血小板减少性紫癜相似的临床表现，但血浆中血管性血友病因子裂解酶（ADAMTS-13）的水平正常，血浆置换通常效果不佳，死亡率更高。

造血细胞生长因子，如 EPO、G-CSF、GM-CSF 和 TPO 均有可能增加血栓并发症的风险，有报道称 EPO 的相对危险值是 1.67，应用 G-CSF 或 GM-CSF 的血栓发生率为 2.8%。

如果肿瘤患者合并遗传性易栓症（如凝血酶缺陷症、蛋白 C 缺陷症、蛋白 S 缺陷症、因子Ⅴ Leiden 等）和获得性易栓因素（如活动受限、感染、抗磷脂综合征、获得性抗活化蛋白 C 症等），静脉血栓栓塞的风险可升高数倍至 10 余倍。

三、诊　断

确诊 DVT 靠静脉彩色多普勒检测或静脉造影，目前许多单位以电子计算机体层扫描静脉成像（CTV）取代静脉造影。

确诊 PTE 的常用方法有：①肺通气-灌注扫描：为大多医院的首选确诊方法。一般而言，若灌注扫描发现局部血流灌注缺损，而该处通气扫描正常或大致正常可确诊为肺栓塞。若肺通气、灌注扫描均正常可基本除外肺栓塞。②肺动脉造影：仍是目前诊断 PTE 最可靠的方法。③CT 和磁共振成像（MRI）：对肺动脉远端分支的栓塞效果较差。电子计算机体层扫描动脉成像（CTA）已逐步用于 PTE 的诊断，有望取代肺动脉造影，成为诊断 PTE 的金标准。

VTE 时 D-二聚体水平明显升高。D-二聚体水平正常有助于排除 PTE，但水平升高需除外肿瘤本身、内脏等部位出血等因素所致。动态观察 D-二聚体水平的升降，有助于抗凝疗程的判定和预测血栓复发。

四、预防和治疗

具有明确 VTE 高危因素的实体瘤患者应进行预防性抗凝治疗已成为共识。但针对每一患者，在决定是否预防性抗凝血栓治疗之前，需综合分析血栓危险因素（表 146-2）的数量和程度、有无抗凝禁忌（如近期有中枢神经系统出血或出血高风险的颅内或脊髓损伤、活动性出血、血小板计数<50×10^9/L、获得性血小板功能异常、近期拟接受具有出血高风险的大手术、有基础凝血性疾病、拟接受脊髓麻醉/腰椎穿刺、有跌倒致头外伤的高风险等），并判断抗凝后的出血风险。目前还不提倡为了改善肿瘤患者的生存而进行预防性抗凝治疗。

急性白血病或多发性骨髓瘤患者的预防性抗凝还缺乏大规模随机对照试验的支持。常伴有严重血小板减少是在白血病患者中开展对照试验的主要障碍。

表 146-2　肿瘤患者的 VTE 危险因素

1. 一般危险因素
活动期肿瘤
高危肿瘤类型：膀胱、妇科、肺、淋巴瘤、骨髓增生性肿瘤、胰腺、胃、睾丸
局部巨大淋巴结的血管外压迫
遗传性和（或）获得性高凝倾向（包括妊娠）
感染、肾脏疾病、肺部疾病、充血性心衰、动脉血栓栓塞等并发症
体能状态差
年龄大
2. 合并以下因素的化疗患者，具高风险：
VTE 高发率的活动期肿瘤：胃、胰腺、肺、淋巴瘤、妇科、膀胱和睾丸
化疗前血小板计数>300×10^9/L
化疗前 WBC>11×10^9/L
Hb<100g/L
使用 EPO
体重指数≥35kg/m^2
有 VTE 史
3. 治疗相关危险因素
大手术
中心静脉导管
化疗，尤其是接受贝伐单抗、沙利度胺/雷利度胺+大剂量地塞米松、外源性雌激素或他莫昔芬（tamoxifen）
4. 多发性骨髓瘤危险因素
M 蛋白>1.6g/dl
进展期
高黏滞血症

如果实体肿瘤的患者发生 VTE 或高度疑诊 VTE，只要无禁忌，不要等待确诊，应立即开始抗凝治疗。急性期治疗的主要目的是控制 DVT 进展、防止或控制 PTE、纠正血流动力学异常。抗凝药物首选治疗剂量的未分组肝素（UFH）或低分子量肝素（LMWH），抗凝至少持续 10～14 天，然后大多患者可过渡到口服华法林抗凝。口服华法林起效慢，且给药初期体内可出现一过性高凝状态，因此，必须与肝素重叠给药至少 5～7 天，最好重叠给药至 INR 达到预期的抗凝水平。一些专家共识推荐实体肿瘤患者发生 VTE 后应用 6 个月的 LMWH 治疗是安全的，而且在预防 VTE 复发方面优于华法林。目前已有直接抗凝血因子Ⅹa 制剂上市，但在肿瘤患者其安全性和有效性是否优于肝素类药物还有待随机对照试验的证实。

目前,急性白血病的 VTE 的治疗缺乏前瞻性随机对照临床试验的资料,可参照使用实体瘤的抗凝治疗原则。但与预防治疗中遇到的问题一样,即急性白血病患者的出血风险高,应根据血小板减少的程度和凝血功能状态拟定抗凝剂量,例如,血小板计数若低于 50×10^9/L,建议 LMWH 的治疗剂量减半;若血小板低于 20×10^9/L,暂时停用。

有抗凝绝对禁忌的患者,为预防症状性肺栓塞的发生,可放置下腔静脉滤网,但滤网以下部分的 DVT 风险明显增加,因此需慎用。如必须放置,也应尽量放置临时滤网。

(陈书长 赵永强)

参 考 文 献

1. Anderson K. Hematologic complications//Holland JF, et al. Cancer Medicine. 3rd ed. Philadelphia: Lea & Febiger, 1993:2294
2. Arrousmith ER, Greer JP, Macon WR. Complications of hematopoietic meoplasms//Lee GR, Foerster J, Lukens J, et al. Wintrobe's Clinical Hematology. 10th ed. Philadelphia: Lippincott Williams & Wilkins, 1999:2033
3. Erslev AJ. Anemia associated with marrow infiltration//Williams WJ, Beutler E, Erslev AJ. Williams Hematology. 5th ed. New York: McGraw-Hill Inc, 1995:516
4. 赵永强. 提高对获得性易栓症的认识. 中华内科杂志, 2004, 43(2):81-83
5. 闫振宇, 华宝来, 王书杰, 等. 672 例静脉血栓栓塞症相关危险因素分析. 中华血液学杂志, 2007, 28(9):579-582
6. 赵永强. 易栓症//黄晓军, 刘开彦. 血液内科临床常见疑难问题及对策. 北京:清华大学出版社, 2007:339-356
7. Kwaan HC. Double hazard of thrombosis and bleeding in leukemia. Hematology Am Soc Hematol Educ Program, 2007:151-157

第147章

外科患者的血液学问题

外科患者在手术前、后经常出现血液学异常，正确地判断其临床意义，并给予适当处理，对手术的成功与患者的预后都有重大影响。本章将对外科患者一般的血液学异常及某些特殊手术时的血液学问题分别予以讨论。

一、贫　　血

(一) 手术前存在的贫血

手术前发现患者有贫血时，应考虑两个问题：首先，尽可能明确贫血的原因，是否与需要手术的疾病本身有关；其次，估计贫血对手术与麻醉危险性的影响，以确定是否需输血。

病史可为贫血的原因提供重要线索，包括：既往有无贫血、出血，是否有慢性肾病、肝病或甲状腺疾病、服药史、饮食习惯等。女性患者应详细询问其月经史及生育情况。在实验室检查方面，现代的血细胞计数仪能提供有关红细胞及血红蛋白的详细参数，通常患者Hb<120g/L(男性)，或110g/L(女性)，即为贫血。根据平均红细胞体积(MCV)，可将贫血分为小细胞性(MCV<80fl)，大细胞性(MCV>100fl)和正细胞性(MCV80～100fl)，结合这种分类与病史，往往可对贫血的病因作出初步判断。网织红细胞计数是另一项重要的检查，它反映了骨髓生产红细胞的能力，其数值经校正后升高，表明有溶血或失血。血涂片检查亦不容忽视，其结果不仅可识别某些溶血性贫血，如球形红细胞增多症、地中海贫血等。还可同时观察白细胞或血小板有无异常，发现未曾预料的严重疾病，如白血病等。对择期手术的患者，应当做进一步的实验室检查，如血清铁、叶酸、维生素 B_{12} 的测定等，以明确贫血的原因，但急诊手术时这些检查并非必需。如果判定贫血是由需要手术的疾病所引起，则应尽早实施手术，贫血自然会得到纠正。

贫血可能增加手术与麻醉的危险性，据认为多数手术要求血红蛋白高于90g/L。若能够维持足够的血容量，某些手术可在Hb60～70g/L的水平进行。输血是纠正贫血的有效手段，择期手术者应在手术前24小时输注浓缩红细胞，以使输入红细胞的Hb氧离曲线得以恢复正常，并避免术中快速输注所引起的心力衰竭。

(二) 手术后发生的贫血

手术后出现贫血的原因很多，主要有：①外科手术所致；②应激性溃疡引起消化道出血；③血液稀释；④诊断用血标本采取过多；⑤骨髓受抑，尤其是药物所致；⑥溶血。

胃切除术和小肠广泛切除术后，铁或维生素 B_{12} 的吸收发生障碍，可引起缺铁性贫血和(或)巨幼细胞贫血。小肠憩室和肠吻合术遗留盲端皆会使肠内容物淤滞，细菌繁殖，竞争性消耗维生素 B_{12}，导致巨幼细胞贫血以及其他营养不良，称为“盲端综合征”。甲状腺次全切除术后，甲状腺素缺乏影响细胞有氧代谢和肾脏分泌红细胞生成素，致使骨髓造血功能低下，出现正细胞正色素性贫血，一般较轻，血红蛋白不低于80g/L。对接受上述手术的患者应定期做血液学检查，若发生贫血，针对病因给予治疗。

手术后常发生应激性溃疡，并导致消化道出血。失血较多会引起贫血。大便潜血阳性，是消化道出血的重要诊断依据，术后发生贫血的患者应常规进行此项检查。

作为贫血的原因之一，血液稀释易被忽视。实际上，术中或术后大量输液可使血容量增加，红细胞和血红蛋白浓度下降。计算液体出入量和手术前、后的体重变化，有助于证实血液稀释的发生，并及时加以纠正。

手术前、后所使用的药物,如抗生素、解热镇痛药、抗甲状腺制剂等,皆可引起骨髓抑制,从而发生贫血。此时,往往同时伴有白细胞和(或)血小板减少。当术后发生原因不明的贫血时,应检查所有曾使用过的药物。骨髓穿刺有助于骨髓抑制的诊断。

随着医学和检验技术的进步,患者所接受的检查项目越来越多,为诊断所采取的血标本量也不断增加,可以达到引起贫血的程度,被称为"医源性贫血"(nosocomial anemia)。一项研究表明,危重症患者在住院 3 ~ 4 周的时间内,诊断用采血量可达到 500 ~ 1000ml,使血细胞比容减少 0.06。在分析手术后贫血的原因时对此应予以重视。

手术后发生溶血性贫血并不常见,其原因包括:药物、感染、输血反应或基础病变所致。黄疸、脾大和网织红细胞计数升高,是重要的诊断线索。

二、白细胞异常

(一) 中性粒细胞减少

中性粒细胞绝对计数(ANC)低于 2000/μl,称为中性粒细胞减少。中性粒细胞减少时,患者手术后感染的机会增加,若 ANC<500/μl,将发生严重感染。唯一的例外是慢性特发性中性粒细胞减少,该病即使 ANC<500/μl,也不常出现感染。

发现患者中性粒细胞减少后,应当寻找病因。中性粒细胞减少的常见病因详见本书有关章节。既往细菌性感染的病史有重要的临床意义。骨髓检查可提供重要的诊断依据。一般来说,ANC<1500/μl,且可恢复正常时,外科手术应推迟进行。若必须施行手术,则于术前、术后给予广谱抗生素、粒细胞集落刺激因子(G-CSF)或粒细胞-巨噬细胞集落刺激因子(GM-CSF),每日 100 ~ 150μg,皮下注射,可有效地增加中性粒细胞的产生与释放。输注白细胞则很少应用,因为有严重的副作用,如发热、寒战、肺浸润等,且效果不著。

(二) 中性粒细胞增多

中性粒细胞超过 7500/μl 称为中性粒细胞增多。其常见的原因为感染、炎症、肿瘤、组织坏死、骨髓增生性疾病等。若白细胞总数明显升高,并以成熟分叶核细胞增多为主,称为类白血病反应。需与慢性粒细胞白血病(CML)相鉴别。CML 常有脾大,而仔细地观察外周血涂片,可发现早幼细胞,并不像类白血病时可看到中性粒细胞内的中毒性颗粒和胞质空泡。白细胞碱性磷酸酶染色,在类白血病反应时升高,CML 时降低,是一项简单而有重要意义的实验室检查。CML 患者白细胞总数低于 50 000/μl 时,只要红细胞和血小板计数正常,施行外科手术并无困难。若 WBC>100 000/μl,可能会引起肺与脑血管的阻塞,出现脑出血或低氧血症。

手术后,中性粒细胞增多通常提示感染,手术创伤会引起一过性白细胞升高,但不超过 30 000/μl。

(三) 淋巴细胞增多

淋巴细胞绝对值超过 4000/μl 为淋巴细胞增多,常见的原因为病毒感染或淋巴增殖性疾病,如:慢性淋巴细胞白血病(CLL)。淋巴细胞增多对外科手术并无影响。CLL 时常伴随免疫球蛋白降低,易发生感染。故此类患者手术后一旦出现感染,除了广谱抗生素外,需给予静脉注射丙种球蛋白。

三、出 血

出血是外科手术中最常遇到的血液学问题。正常的止血功能与三种因素有关,即:血管壁、血小板和各种凝血因子。任何一种因素发生异常,都可引起术中与术后的出血不止。

(一) 血小板异常

组织受伤后,2 ~ 10 分钟之内血小板便在血管破损处聚集,形成血小板栓子,终止出血。这是止血过程的第一阶段。若血小板计数低于 $100\times10^9/L$,或血小板功能异常,出血时间将会延长。标准化的出血时间检查(Ivy 法,亦称弹簧刀法)可反映血小板的数量和(或)质量是否正常。因此,任何有出血病史的患者手术前都应该进行此项检查。对某些特殊手术如:神经外科手术或冠状动脉旁路移植术等,尤为重要。近期服用阿司匹林、糖皮质激素或抗炎药物的患者,或有氮质血症者,出血时间皆可延长,询问病史时需加注意。

血小板计数也是手术前应做的检查之一。血小板数量与出血时间密切相关,并反映手术出血的危险程度。经验表明:血小板计数高于 $75\times10^9/L$ 时,若血小板功能正常,一般不会发生术后出血;而血小板计数低于 $20\times10^9/L$,便可出现自发性出血。血小板中度减少($>50\times10^9/L$)的患者能耐受肉眼可及的手术,较大型或急诊手术前则应将血小板提升到 $(50\sim80)\times10^9/L$ 以上,方为安全。血小板减少的原因包括:血小板生成减少、血小板破坏增加和血小板分布异常。具体病因可参阅本书有关章节。

输注浓集血小板为提升血小板的有效方法,由 400ml 新鲜血中可浓集 $(0.5\sim1.0)\times10^{11}$ 血小板,能将体重为 70kg 的患者的血小板升高约 $15\times10^9/L$。若输入后 10 ~ 60 分钟,血小板未见升高,表明患者已产生同种免疫抗体,需予以 HLA 相合的单采血小板。由一位供者提供的单采血小板数为 $(3\sim4)\times10^{11}$,可较大幅度提高血小板浓度。

出血时间延长而血小板计数正常或接近正常表

明血小板功能异常。手术前的出血病史有助于明确这种异常为先天性或获得性。先天性血小板功能异常,可见于血管性血友病,这是一种遗传性疾病。本病时血浆 von Willebrand 因子水平降低,使得血小板不能黏附于血管壁,丧失止血功能。输注血浆冷沉淀物或新鲜冰冻血浆能纠正之。血栓收缩蛋白缺乏症时,由于血小板表面缺乏Ⅱb-Ⅲa 糖蛋白复合物,不能与纤维蛋白原结合,血小板聚集发生障碍,引起出血时间延长。若由出血史及家族史中疑及此病,可行血小板聚集试验证实。术前给予泼尼松或 DDAVP(弥凝)能恢复正常的出血时间,必要时手术中输注血小板。一般来说,血小板功能异常并非外科手术的禁忌证,除非既往有严重的出血史。

(二) 凝血因子缺乏

创伤后,在血小板血栓的支架上,各种凝血因子相继激活,纤维蛋白原转变为纤维蛋白,包绕红细胞形成红色血栓,这是止血过程的第二阶段。若凝血因子缺乏,凝血过程受阻,便会发生自发性出血或手术后出血不止。凝血因子缺乏可分为先天性或获得性。先天性者,如血友病,一般表现为单一凝血因子缺乏。若有多种凝血因子缺乏,当属获得性,在临床上远较先天性者常见。

当病史提示外科患者有出血倾向,如:无诱因的皮肤瘀斑、拔牙后出血不止、小外伤后流血过多等,应进一步追问患者有无慢性肝、肾疾病,近期是否服用某种药物,家族成员有无类似疾病。同时需要做有关凝血因子的筛选检查。包括:凝血酶原时间(PT)、部分凝血活酶时间(APTT)、凝血酶时间、纤维蛋白原水平等。如检查结果异常,应进一步检测哪些凝血因子缺乏(详见本书有关章节)。

凝血因子缺乏的患者接受手术前应注意以下问题:①诊断是否明确;②有无血小板异常;③有无凝血因子抑制物;④能否得到足够的血液制品,以补充所缺乏的凝血因子。

血友病为最常见的先天性凝血因子缺乏疾患,包括 A、B 两型,分别缺乏因子Ⅷ和因子Ⅸ。当某一因子的血浆浓度低于正常人的 30%,APTT 将会延长。因子Ⅷ严重缺乏时,约 15% 患者可在血浆中发现因子Ⅷ抑制物。本病原则上应避免手术。若患者必须手术,则应在术前补充所缺乏的凝血因子。血友病 A 可给予冷沉淀物或因子Ⅷ浓缩物;血友病 B 则用新鲜冰冻血浆或凝血酶原复合物。在计算使用剂量和输注方法时,应考虑到凝血因子的半衰期。因子Ⅷ的半衰期为 8 ~12 小时,因子Ⅸ为 18 ~24 小时。血友病患者存在循环抑制物时,禁忌常规手术。因子Ⅷ轻度或中度缺乏的血友病 A 患者注射 DDAVP(1-去氨基-8 右旋-精氨酸加压素)后因子Ⅷ:C 及ⅧR:Ag 可增加2 ~3 倍,但为一过性,故仅适用于小型手术或拔牙术。手术前应试验性注射 DDAVP,观察注射前后Ⅷ因子水平。

血友病患者术后 10 ~14 天的伤口愈合期内应维持凝血因子浓度在 10% ~20%,为此需按每日 15 ~20ml/kg 输凝血因子或新鲜冰冻血浆,将总量按8 ~12 小时 1 次,分次输完。

维生素 K 缺乏是最常见的获得性凝血因子缺乏的病因,尤其在术后患者。人体维生素 K 的贮存量有限,当患者长期禁食或进食明显减少、大量使用抗生素、小肠吸收不良或口服抗凝剂时,1 ~3 周内便会迅速出现维生素 K 缺乏。凝血因子Ⅱ、Ⅶ、Ⅸ、Ⅹ的合成依赖维生素 K 的存在,因此,维生素 K 缺乏时,这些因子水平会下降。早期 PT 延长,日久 APTT 也将延长。补充维生素 K 是纠正这一凝血疾患的有效方法。如果并无出血倾向,或手术可择期进行,可皮下或肌注维生素 K_1 10mg,尽量避免静脉注射。必须静脉注射时,应以生理盐水或葡萄糖稀释,注射速度不超过 1mg/min。注射维生素 K 后 24 小时之内,PT 应恢复正常,否则可重复注射。此时需注意有无肝脏疾病或其他凝血因子缺乏。对出血严重或紧急手术的患者,在注射维生素 K 的同时,可给予新鲜冻存血浆,以迅速补充缺少的凝血因子。

肝脏病也是获得性凝血因子缺乏的常见原因之一,所缺少的因子主要是维生素 K 依赖因子,但肝病严重时因子Ⅴ和纤维蛋白原的合成亦会减低。同时,往往合并血小板减少,纤溶活性增加等其他出血因素。实验室检查可发现 PT 和 APTT 皆延长,甚至 TT 也有延长,血浆纤维蛋白原下降,其他肝脏功能亦有不同程度异常。这些患者手术前应给予新鲜冻存血浆,纠正凝血因子缺乏。注射维生素 K 无效。避免使用凝血酶原复合物,以防血栓形成。

(三) 弥散性血管内凝血(DIC)

DIC 是一种可由多种因素引起的综合征,表现为凝血过程病理性激活、血管内大量凝血酶生成、血小板和凝血因子消耗、微小血管血栓形成、造成脏器功能损害和出血以及溶血。外科手术和严重创伤是 DIC 的诱因之一。损伤面积广、经历时间长的手术,尤其是前列腺、肺、胰腺、胃、骨等部位的大型手术以及体外循环,较易诱发 DIC。手术后出现广泛出血,并有休克、急性肾功能不全时,应疑及是否有 DIC。关于 DIC 的诊断和处理原则,请参阅本书“弥散性血管内凝血”一章。

(四) 原发性纤维蛋白溶解

在大手术中,特别是肺手术和体外循环的心脏手术,机体可释放大量纤溶酶原激活物进入血流,引起纤维蛋白溶解亢进,简称“原发性纤溶”。临床表现为伤口渗血不止,皮肤出现大片瘀斑,与DIC极为相似。但原发性纤溶时,血小板计数正常,因子Ⅷ活性正常或轻度减少,3P试验阴性,优球蛋白溶解时间显著缩短,可据以与DIC鉴别。抗纤溶药物对原发性纤溶有显著疗效,可选用氨基己酸或氨甲苯酸等。对于是否合并DIC尚有疑问的患者,应在肝素化后再给予抗纤溶药物,以策安全。

(五)输大量库存血

可引起患者血小板和凝血因子减少,造成出血。同时,血液中的抗凝剂枸橼酸钠不仅使游离钙减少,还可降低毛细血管张力,加重出血倾向。其预防和处理参阅“第151章第二节输血反应”。

四、高凝状态

高凝状态是指患者具有易于形成血栓的倾向,表明体内止血与抗血栓机制平衡失调。正常人体内有四种抗凝机制调节凝血过程,保证血液能够在血管内流动。这些机制包括:抗凝血酶Ⅲ、蛋白C系统、组织因子途径抑制物和纤溶系统。由于遗传因素或某些疾病,抗凝机制失调,患者便可能处于高凝状态。这些患者手术后易于发生深静脉血栓和肺栓塞,应予以充分注意。

由病史中可发现某些与高凝状态有关的因素,如:高龄、肥胖、雌激素服用史、血栓病、心力衰竭、肾病综合征、糖尿病、高黏滞状态、阵发性睡眠性血红蛋白尿、人工心脏瓣膜等。疑有高凝状态的患者应检查抗凝血酶Ⅲ水平、蛋白C和蛋白S水平以及狼疮抗凝物等。

高凝状态的患者在择期手术之前,应尽可能去除高凝状态的诱因,如提前数周停服避孕药、纠正心力衰竭、降低血液黏滞度等。有证据表明,进行腹部外科手术前2小时,皮下注射肝素5000U,并于术后每8~12小时注射1次,直至患者可下床活动,能防止血栓形成。注射期间APTT并不延长。静脉输注右旋糖酐也有预防作用。肝素和右旋糖酐对神经外科手术应视为禁忌。肢体活动与理疗对预防血栓形成相当重要,不可忽视。对于抗凝血酶Ⅲ缺乏和蛋白C或蛋白S缺乏的原发性高凝状态患者,给予新鲜冰冻血浆或凝血酶原复合物是有效的预防措施,手术后应长期服用口服抗凝剂,如华法林等。狼疮抗凝物往往于原发病治疗后消失,糖皮质激素亦有效。急诊手术前可给予小剂量肝素,防止血栓形成。需要急诊手术的患者有出血的危险,又有易栓倾向,抗凝药物应选择普通肝素,因为其效用易于监测,过量时可以用鱼精蛋白来快速中和。但如果出现肝素诱发的血小板减少,则应改用低分子肝素或新型抗凝剂,如重组水蛭素(Lepirudin),后者为一种含有65个氨基酸的重组蛋白,可抑制凝血酶的活性。使用剂量为:0.15mg/(kg·h),连续输注。与对照组相比,血栓发生率下降50%。手术后预防性应用低分子肝素可能引起硬膜外血肿。美国FDA在5年中收到30例硬膜外麻醉后应用低分子肝素预防血栓形成而发生了血肿的报告。平均年龄74岁,75%为妇女,血肿多发生于麻醉置管部位。因此,有人建议:脊髓或硬膜外麻醉穿刺应在末次注射低分子肝素后12小时以上进行。注射后24小时之内应拔除硬膜外导管,并延缓下一剂低分子肝素的注射至少两小时。低分子肝素应用方法为30mg,12小时1次,皮下注射。

五、血液病的外科手术问题

血液病患者出于治疗目的,或发生外科合并症,有时需要外科手术。本节介绍有关手术的指征及术前、术后应当注意的问题。

(一)脾切除术

有脾切除术指征的血液病包括:①溶血性贫血:遗传性球形红细胞增多症、遗传性椭圆形红细胞增多症、地中海贫血、自身免疫性溶血性贫血等;②免疫性血小板减少性紫癜;③再生障碍性贫血;④慢性粒细胞白血病;⑤原发性脾脏淋巴瘤;⑥脾功能亢进;⑦骨髓纤维化。

遗传性球形红细胞增多症和遗传性椭圆形红细胞增多症,都是常染色体显性遗传病,由于红细胞缺陷和形态学异常,使得成熟红细胞易于在脾脏内破坏,临床表现主要为贫血、黄疸和脾脏肿大。目前尚无法纠正这两种病的遗传缺陷,唯脾脏切除可去除破坏红细胞的主要场所,明显减慢溶血速度,改善贫血症状。一般若无其他并发症,脾切除术对本病患者是安全的。但因为脾脏是重要的免疫器官,切脾后易发生感染,故对幼儿,手术尽可能推迟至6岁以后进行。手术前最好接受1~2个月肺炎球菌疫苗注射,手术后亦应给予口服青霉素或适当的抗生素预防感染。手术中须注意有无副脾和胆囊结石,发现后应一并切除。切脾后往往有一过性血小板增多,个别患者血小板持续升高,当血小板高于$1000\times10^9/L$时,可给予小剂量羟基脲。为预防栓塞,可用阿司匹林、双嘧达莫等药物。

地中海贫血是由于血红蛋白的珠蛋白肽链合成障碍引起的一种疾患,为常染色体显性遗传病。如为杂合子,表现为轻型,可无临床症状,或成年后有轻度贫血;如患者为纯合子,则为重型,均于幼年发病,表现为慢性重度贫血、黄疸、脾大。脾切除或能改善贫血症状,但并非常规治疗,多于巨脾产生机械性压迫,或并发脾功能亢进时施行。

自身免疫性溶血性贫血包括一组病因各不相同的疾病。其特点为体内产生红细胞抗体,造成红细胞寿命缩短。常见者为温抗体型自身免疫性溶血性贫血。可为原发性,也可伴随其他疾病发生。溶血主要发生在血管外。原发性者,激素治疗无效或疗效不佳时,可行脾切除术。脾切除不仅去除了破坏红细胞的主要场所,也减少了一个产生红细胞抗体的主要来源,使得50% ~70%患者的症状明显改善或血液学完全恢复正常,但数月或数年后可能复发。未获完全缓解或复发者应接受小剂量激素或其他治疗。脾切除术后预防感染的措施前已述及,无须重复。继发性者,如有可能,术前进行^{51}Cr标记红细胞寿命测定,若证实红细胞主要在脾脏破坏,手术效果可能较好。

另一个因自身抗体引起的血液疾患是免疫性血小板减少性紫癜。此时致敏的血小板在脾脏中被加速破坏,同时骨髓产生血小板的能力亦有下降。若同时发生免疫性溶血性贫血,称为Evans综合征。在糖皮质激素问世之前,脾切除术是公认的成人型免疫性血小板减少性紫癜的治疗手段,1/3的患者获得完全持久的疗效。现在由于本病发生的免疫机制已经证实,糖皮质激素便成为首选治疗。如果激素服用3个月以上,血小板计数仍低于$30\times10^9/L$,或长期需要大剂量激素才能控制出血倾向,应当考虑脾切除。术前准备因人而异。对激素治疗仍有反应者,可给予足够剂量的泼尼松,将血小板计数提升至$50\times10^9/L$。对激素无反应的患者可静脉输注丙种球蛋白,每天0.4g/kg体重,连续5天;或1g/kg体重,连续2天。上述二法皆无效,在手术开始前给予新鲜血小板2×10^{11},可防止术中出血。实际上,只要没有组织炎症或血运异常丰富,有经验的外科医师可在血小板计数极低的情况下完成手术而无大量出血。脾切除术后,50%患者在2周之内血小板迅速恢复正常,并获长期完全缓解;另有30%患者的血小板计数可达$30\times10^9/L$以上。仅少数患者仍有出血症状,需要继续服用激素或其他药物。儿童罹患本病时自然缓解率高,一般不主张行脾切除术。

慢性粒细胞白血病多伴有脾大,过去经羟基脲等药物治疗,肿大的脾脏可回缩至正常。但数年之后,患者皆不可避免地由慢性期进入加速期或急变期。此时,脾脏再度进行性肿大,无法控制。本病慢性期行脾切除术可能增加患者对化疗的耐受性,但并不能推迟急变的发生,或延长生存期。但近二十年,酪氨酸激酶抑制剂彻底改变了慢性粒细胞白血病的治疗与预后。因此,目前不再采用脾切除术治疗慢性粒细胞白血病。

骨髓纤维化属于骨髓增生性疾患,以髓外造血为主要临床表现。脾脏是重要的髓外造血的场所之一,因此绝大多数患者皆有程度不同的脾大,往往为巨脾。切脾并不能治疗本病,仅可改善某些症状,脾切除术的指征为脾梗死或巨脾压迫症状显著。切除脾脏后,肝脏常迅速增大,为代偿性髓外造血的结果,可以美法仑、羟基脲等药物控制。

原发性脾淋巴瘤为淋巴瘤的少见类型,临床表现可有脾大和脾功能亢进引起的全血细胞减少,诊断困难,多因脾功能亢进或原因不明的脾大而行剖腹探查,诊断始能明确。脾切除术为治疗手段之一,但应注意有无其他部位器官的侵犯,以免贻误进一步治疗的时机。

再生障碍性贫血为骨髓造血细胞增生低下,导致外周血三系细胞减少。其有效的治疗方法包括异基因骨髓移植和免疫抑制剂(ATG或环孢素)。脾切除术可使某些患者受益,改善贫血,减少对输血的需求。但由于本病的出血倾向和易感染,使手术危险较大,而且疗效不能确定,故应严格掌握适应证。一般认为:骨髓仍保留有一定数量造血细胞者,或对肾上腺皮质激素及免疫抑制剂治疗有反应者,脾切除术可能有效。若经核素检查证实,红细胞和血小板在脾脏过度破坏,应考虑脾脏切除。术前应做充分准备,术中、术后需密切观察,精心护理,包括输血液制品、预防及控制感染、给予肾上腺皮质激素、减少出血等,以策安全。

脾功能亢进是一综合征,根据病因可分为原发性和继发性两类。无论何种原因的脾功能亢进,皆可造成白细胞和(或)血小板过度破坏,引起感染或出血,此时脾脏切除将有利于症状的改善。原发性者,预后良好,继发性者,预后取决于其原发病,术前、术后注意事项前已述及。

(二) 纯红细胞再生障碍性贫血

以红细胞生成障碍为特征,临床表现为严重贫血,而白细胞和血小板正常。胸腺瘤为本病常见的确定病因,多见于成年女性患者。胸腺瘤系良性肿瘤,极少为恶性,放射治疗无效,需手术切除。有作者报告15例胸腺瘤引起纯红细胞再生障碍贫血的患者,于胸腺瘤切除后,4例血液学表现立即获得改善。手术前输注红细胞,改善贫血。

(三) 胃肠道淋巴瘤

国外文献报告:约16%的淋巴瘤患者胃肠道受累。北京协和医院资料显示:约19%的恶性淋巴瘤首发症状在胃肠道。胃肠道淋巴瘤多为大细胞型,恶性程度较高,临床分期经常属于I_E或II_E。很多文献认为手术切除是此类型淋巴瘤的主要治疗手段,但近年来的研究结果表明,化疗和放疗也可获得同样疗效，却避免了手术的危险。当出现严重并发症时，如出血、穿孔、梗阻等，则手术有明确指征，此时是否彻底切除病灶，取决于病变范围及患者的具体情况。

胃肠道淋巴瘤可有不同病理类型，其中黏膜相关的淋巴组织淋巴瘤（MALT）和单核细胞样 B 细胞淋巴瘤，往往病变局限。

（四）急性白血病外科并发症的处理

急性白血病在化疗后的骨髓抑制期，由于成熟中性粒细胞减少，单核细胞减少，免疫力低下，极易发生细菌感染。其中不少为外科并发症，如：急性阑尾炎、肛周脓肿等。处理时须十分慎重。

1. 软组织感染　可发生于任何部位，多见于面部、扁桃体周围组织、指（趾）或皮肤外伤处。感染初起时，禁止切开，可静脉给予抗生素，并中药局部外敷，如紫色消肿膏或鲜芦荟汁调拌如意金黄散等。有脓液形成时，尽可能不切开引流，避免感染扩散，出血不止或伤口长期不愈，使病情复杂化。为减轻局部症状，可局部穿刺，抽吸脓液。唯脓液较多时，可切开引流。手术时，避免过度挤压和切口过大。若炎症已消而伤口愈合缓慢，可试用蛋黄油调拌琥珀粉外敷，常常奏效。

2. 肛周脓肿　为特殊部位的软组织感染。常继发于肛周溃疡或肛裂，其原因包括：白血病细胞浸润、某些化疗药物的使用、原有的肛门疾病等。由于肛周经常被粪便污染，难以保持局部清洁，而且肛周血运丰富，易引起败血症，故需特别注意。为预防肛周脓肿发生，急性白血病患者应保持大便通畅，每日温水坐浴，有肛裂或痔疮者及时治疗。发生肛周脓肿后，避免手术。白血病未控制者，应积极治疗白血病；化疗后骨髓抑制期，需加强支持疗法，给予 G-CSF 或 GM-CSF，尽快升高中性粒细胞水平，有针对性地全身给予抗生素为重要措施。用马齿苋、野菊花、地丁等中药熏洗，然后以蛋黄油调拌琥珀粉外敷，可获良效。

3. 急性阑尾炎　急性阑尾炎为常见的外科急腹症，偶可见于急性白血病患者。此时手术危险性较高，感染与出血可招致死亡，故宜保守治疗。但也有顺利完成手术的报道。外科医师应根据具体病情、发展趋势及个人经验决定处理方式。急性白血病缓解期，则与普通患者一样，确定是否需要手术。但应注意控制感染与出血。

（沈悌　张之南）

参考文献

1. 肖娟，沈悌，武永吉. 91 例以结外侵犯为首发症状的恶性淋巴瘤的临床诊断分析. 中国医学科学院报，1999，21：236
2. 武永吉，张之南. 血液病与外科的关系//邓家栋，等. 临床血液学. 上海：上海科学技术出版社，2001
3. 李蓉生. 贫血//张之南. 血液病诊断及疗效标准. 第 3 版. 北京：科学出版社，2007
4. Eyster E, burnene J. Nosocomial Anemia. JAMA, 1973, 223:73
5. Barber A, Greend, Galluzo T, et al. The bleeding time as a preoperative screening test. Am J Med, 1985, 78:761
6. Gordon RA, Ballord JO. Hematology in Medical Consultation//Kammerer WS. Gross RT. 2ed. Baltimore: Williams and wilkins, 1990
7. Horlocker TT, Wedel DJ. Spinal and epidural blockade and perioperative low molecular weight heparin: Smooth sailing in the Titanic. Anest Analg, 1998, 86:1153
8. Gobbi PG. The role of surgery in the multimodal treatment of primary gastric non-Hodgkin's lymphoma. Cancer, 1990, 65:2528
9. Mark T, Reding, Nigel S. Key. Hematologic problems in the surgical patient//Ranald Hoffman et al. Hematology: Basic principles and practice. 5th ed. Elsevier, 2009:2369

第148章

妇产科与血液学的关系

妇女在月经期或妊娠期,血液系统与其他器官系统一样会发生一系列生理、生化改变,这是机体的正常调控机制,以保证规律的月经周期和胎儿的发育。但在体内、外各种因素的作用下,上述改变可能超过正常范围,对机体产生病理影响。另一方面,血液病患者在月经期或妊娠期,病情可能加重。因此,对于妊娠期或月经期妇女的血液学异常应予特殊考虑。

第一节　妊娠期常见的血液病

(一) 正常妊娠期的血液变化

1. 血浆容量　妊娠早期血浆容量开始增加,中期增加迅速,第32~34周达最高水平,总量增多1000~1250ml。分娩后6~8周恢复至正常。血浆容量增加的原因尚不清楚,可能与下列因素有关:醛固酮和糖皮质激素分泌增多;雌激素增加血容量的作用;胎盘类似动、静脉瘘所造成的影响等。

2. 红细胞　妊娠期红细胞生成素分泌增多,胎盘分泌的泌乳素原与泌乳素及红细胞生成素有协同作用;尽管雌激素可抑制红细胞生成,这些激素水平变化的共同效应使红细胞容量增加。孕妇的网织红细胞于妊娠的第4个月(16周)开始上升,第6个月左右(25~35周)达最高峰(约6%),分娩时轻度下降,产后6周恢复正常。

由于妊娠期红细胞容量的增加(25%)与血浆容量的增多(43%)不成比例,血细胞比容可降低37.5%,形成"妊娠期生理性贫血",血红蛋白浓度较非妊娠妇女降低10~20g/L。如果铁供应充分,MCV和MCH仍在正常范围。

3. 白细胞　妊娠期中性粒细胞增多,可达$16\times10^9/L$,分娩后数日恢复正常。外周血涂片中可见少量中幼及晚幼粒细胞,中性粒细胞碱性磷酸酶积分亦有增加。胞质中常出现Dohle小体。淋巴细胞计数相对减少。

4. 血小板　妊娠期血小板的生成有所增加,与红细胞容量的增加相平行,但由于血浆容量增加造成的稀释作用,使妊娠期妇女的血小板计数有下降趋势,也可保持在正常范围之内。年轻血小板比例增加使血小板黏附性增高。

5. 凝血因子　正常妊娠时,某些凝血因子明显增加,尤其是纤维蛋白原,在妊娠末期达到高峰(平均550mg/dl),有利于防止胎盘剥离时大量出血的危险。胎儿及胎盘皆可分泌纤溶抑制物,以致血液中测不出FDP。

(二) 妊娠期的贫血

根据WHO的报告,正常妊娠妇女的血红蛋白浓度较非妊娠妇女低10g/L,超过这一范围应认为存在贫血。国外报道一半以上妊娠妇女可发生程度不同的贫血,国内妊娠期妇女的发病率约为70%。贫血的原因以缺铁和叶酸缺乏多见,而维生素B_{12}缺乏和再生障碍性贫血次之。

1. 缺铁性贫血　正常成年妇女体内铁含量约2g,其中70%~80%为血红蛋白铁,10%~30%为储存铁,以铁蛋白和含铁血黄素形式储存于单核-巨噬细胞系统中,非细胞内铁不足1%。正常每次月经期损失铁25~150mg,每日由食物中可补充2mg,因此,体内铁储备并不充裕。妊娠时由于红细胞容量增加和胎儿与胎盘的发育,孕妇对铁的总需求为700~1400mg,若每日摄入4mg铁,方可满足这一需求。由于孕妇常因妊娠反应而食纳不佳、胃酸减少和孕吐，影响铁的摄入与吸收，故极易发生缺铁性贫血，据统计可达20%～30%。

缺铁性贫血是逐渐发生的，进展缓慢，早期可无症状。因为孕妇的铁以单向方式通过胎盘运输给胎儿，即使母体缺铁，胎儿仍不缺少造血所需要的铁，故轻度贫血并不影响胎儿的生长。当贫血明显时（Hb<70g/L），孕妇除了苍白、乏力、心悸外，可有头痛、烦躁、易激动，易发生感染、出血，严重者导致贫血性心脏病。此时胎盘缺氧，可引起早产、胎死宫内。出生的婴儿也易发生贫血。

通过实验室检查，不难确定缺铁性贫血的诊断。这些检查包括：测定血红蛋白、红细胞指数、血清铁及总铁结合力、铁蛋白、游离原卟啉以及骨髓铁染色等。

预防与治疗：对妊娠期妇女，应定期进行上述检查，发现有铁缺乏时，需补充铁剂。为预防缺铁性贫血，WHO建议：对铁贮备正常的妊娠妇女，每日给予30～60mg铁，而有铁缺乏者，则每日需要120～240mg。

当缺铁性贫血发生后，应给予正规的铁剂治疗，首选硫酸亚铁，每日0.3g，每日3次，或富马酸亚铁，每次0.2g，每日3次，还有乳酸亚铁等。近来有缓释剂型：维铁缓释片（旧称：福乃得），每片含硫酸亚铁525mg，每日1片，可减少胃肠道副作用。当血红蛋白恢复至正常水平后，应继续服铁剂2～3个月，以补足贮存铁。若口服铁剂副作用明显或不能耐受者，可用右旋糖酐铁或山梨醇枸橼酸铁剂深部肌内注射。首次剂量50mg，无不良反应者每日100mg，所需铁之总量可按下列公式计算：

所需铁之总量(g)=（正常血红蛋白值-患者血红蛋白值）×0.255+0.5

经铁剂治疗后，3周内血红蛋白下降值应升高50%。通常于8周后完全恢复正常。若连续治疗3周血红蛋白不上升者，应重新考虑诊断与治疗。

2. 叶酸和维生素B_{12}缺乏所致巨幼细胞贫血　成人每日需要叶酸量约100μg，体内贮存量5～10mg，可供2～3个月需要，但妊娠时需要量可增加5～10倍。尤其在妊娠晚期，胎儿进入造血后期时，母体对胎儿的叶酸供给呈逆浓度梯度的主动运转，即使母体叶酸缺乏，也要供给胎儿，因此，更加重了孕妇的叶酸不足，引起巨幼细胞贫血。除了叶酸需要量明显增加外，妊娠期叶酸缺乏的原因还包括：①孕妇肠道对叶酸的吸收低于正常人；②烹调不当，加工食品温度过高、过长，使叶酸大量破坏；③多次妊娠。

维生素B_{12}在体内的贮存量为4～5mg，而正常人每日最低需要量仅为1μg。妊娠期妇女，因胃壁细胞分泌内因子减少，胃酸及胃蛋白酶分泌降低，维生素B_{12}吸收也相应减少；同时，胎儿不断从母体摄取维生素B_{12}，因此孕妇血中维生素B_{12}水平逐渐下降，产后3～5周始恢复至正常水平。

妊娠期妇女，发生叶酸和（或）维生素B_{12}缺乏后，可出现巨幼细胞贫血，其发病率从0.2%～30%不等。据北京协和医院资料，巨幼细胞贫血病例与妊娠有关的占38%，叶酸缺乏者远较维生素B_{12}缺乏多见。一般以妊娠的第32～38周症状明显。主要表现为贫血和消化道症状，部分病人肝脾肿大，维生素B_{12}缺乏者还可有四肢麻木、深部感觉减退、共济失调等神经系统症状。与其他患者相比，妊娠期巨幼细胞贫血发病较急，应予以注意。

典型巨幼细胞贫血时，呈大细胞性贫血，骨髓造血细胞，尤其红系统，有明显巨幼变，诊断一般无困难。但早期诊断要依靠血清叶酸或维生素B_{12}水平测定，如有条件可以测定红细胞叶酸。

妊娠期只要保证摄入足够的新鲜蔬菜、肉类等，一般不致引起叶酸或维生素B_{12}缺乏。英、美等国家建议，待妊妇女每日补充叶酸400μg。市售复合维生素“善存”，每片含有叶酸400μg、维生素B_{12} 6μg，可满足预防的需要。确定叶酸或维生素B_{12}缺乏后，即使并无贫血，应予补充叶酸或维生素B_{12}。妊娠期巨幼细胞贫血的治疗与其他患者相同，叶酸5～10mg/d，口服，直至产后数周停用。或维生素B_{12}，100μg/d，肌注，2周后改为每次100μg，每周2次即可。

3. 混合性营养性贫血　混合性营养性贫血是指在妊娠期既缺乏铁又缺乏叶酸或维生素B_{12}所引起的贫血。

缺铁性贫血和巨幼细胞贫血可同时发生，互相影响。根据铁、叶酸和维生素B_{12}的贮备量，一般在妊娠早期易发生缺铁性贫血，而在中、晚期妊娠，体内多种含铁的酶功能下降，肝细胞线粒体肿胀，酶活力也下降，影响叶酸、维生素B_{12}的代谢，出现混合性贫血。混合性贫血临床表现具有两类贫血的特点，也可以一种为主。实验室检查结果显示：缺铁性贫血的各项参数均有变化，红细胞的巨幼变有时不明显，但叶酸和（或）维生素B_{12}浓度下降。若临床上已经诊断为缺铁性贫血或营养性巨幼细胞贫血，经用铁剂或叶酸和维生素B_{12}治疗不满意，需考虑是否存在混合性贫血。同时给予铁剂、叶酸和维生素B_{12}，常常可以在短期内见效。

4. 再生障碍性贫血 妊娠合并再生障碍性贫血(再障),可分为再障后合并妊娠和妊娠后发生再障,此处仅讨论后一种情况。

妊娠后再障是特殊类型的再障,有散发报道。其发生与发病机制尚有争论。有人认为:妊娠时胎盘催乳素与促红细胞生成素对红细胞的生成作用平衡失调,雌激素对骨髓的抑制作用、妊娠时某种自身抗体抑制骨髓造血,皆可引发"再障"。但也有人持反对意见,认为两者仅是一种巧合。

妊娠后再障,临床表现为全血细胞减少和骨髓增生低下,以贫血症状为主,可能有不同程度的感染和出血。胎儿在宫内生长缓慢,病情严重者可发生早产或死胎。产后(1~5 个月内)病情逐渐自行缓解,血象可完全恢复正常。至第二次妊娠时再复发,分娩后再度恢复。

"再障"若发生于妊娠早期,应终止妊娠。当妊娠中、晚期合并再障,则应积极治疗,争取顺利分娩。主要措施包括:多次、少量输新鲜血;给予足够的叶酸和维生素 B_{12},使血红蛋白保持在 60g/L 以上;避免使用氯化钴和肾上腺皮质激素,以免孕妇发生高血压和引起胎儿畸形。禁用雄激素,此类制剂可造成早产。

5. 妊娠后溶血性贫血 妊娠后发生溶血的主要原因有:药物,化工产品如:苯肼、硝基苯、重金属等,以及血型不合的输血,胎膜破裂或难产后的宫内感染等。少数病例原因不明。若原有溶血性疾病,则妊娠可使病情加重。

溶血性贫血的主要临床表现为:黄疸、贫血、肝脾肿大、血红蛋白下降、网织红细胞增多。急性溶血时可有发热、腰背痛,甚至肾功能衰竭。

在处理上,应根据不同病因制订治疗方案,首先,去除可能的病因,避免接触有毒的化学物质,慎重用药。若为感染所致,需选用有效抗生素控制感染。溶血终止后,贫血可逐渐恢复。少数溶血原因不明者,尽管体内未能发现自身抗体,可试用皮质激素或免疫球蛋白,或能奏效;这部分患者于分娩后溶血自然缓解,而再次妊娠,又会引起溶血发作。

(三) 血管栓塞性疾病

由于妊娠期孕妇的凝血因子增多、活力增强、纤溶系统活力减弱,血液处于"高凝状态",加上身体活动减少、腹腔压力增高,静脉血流缓慢,致使妊娠期或产后发生血栓栓塞的机会大于同年龄未妊娠者。血栓形成的常见部位在腘静脉、股静脉和下腔静脉,左侧多于右侧。可发生于妊娠的任何时期,而并非像过去所认为的那样,好发生于妊娠晚期。这些部位的静脉血栓脱落,便导致肺栓塞并发症,虽然在中国少见,在西方国家却是妊娠妇女主要的死亡原因之一。当临床疑有下肢静脉血栓形成时应立即行静脉加压超声波检查,此项检查对胎儿无害,敏感性和特异性都在 95% 以上,但对髂静脉血栓敏感性较低,故首次超声检查阴性的血栓高危孕妇应进行多次复查。血浆 D-二聚体在妊娠妇女即可升高,故降低了其判断发生血栓形成的价值,但 D-二聚体正常时有助于排除血栓形成。肺栓塞是严重的妊娠合并症,多源自下肢静脉血栓。若患者未发现有静脉血栓而出现胸痛、咯血等肺栓塞症状时,可行螺旋 CT、VQ 灌注显像等检查,但不可反复进行,以免产生对胎儿的损害,如有条件,磁共振静脉造影是安全、可靠的检查。

妊娠妇女发生血管栓塞性疾病后应予抗凝治疗。抗凝剂中,普通肝素曾为首选药物,因为它不通过胎盘屏障且价格便宜。开始治疗时间一般在妊初 3 个月,首次剂量 150mg,静滴 6 小时,以后每 4~6 小时予以 100mg,保持凝血时间为正常的两倍左右,直至分娩前 24 小时停用,产后 6~12 小时应恢复抗凝治疗。主要副作用为出血。但近来发现普通肝素常引起骨质疏松、血小板减少以及难于掌握的药物动力学,临床上更多地选用低分子肝素(LMWH),如:依诺肝素(enoxaparin,克赛),1mg/kg,每日 1 次或 2 次,以减轻上述副作用。华法林与肝素不同,它可通过胎盘屏障,在胎儿体内起抗凝作用,还可导致胎儿畸形,尤其在妊娠第 6~12 周期间,故妊娠时避免使用,分娩后则可替换肝素使用。为防止血栓形成,还应采取其他辅助措施,如:鼓励孕妇多活动,减少分娩时的创伤与感染,充分补液等。若未能阻止血栓发展,应手术处理。

预防性应用抗凝药物可减少血栓形成,但对孕妇和胎儿皆有危险,故应用时需倍加注意。预防性应用抗凝剂的指征为:已知处于高凝状态;多次深静脉血栓史;既往有心瓣膜疾病;换置人工瓣膜;抗磷脂综合征等。但对于仅有单次静脉血栓发作史的妊娠妇女是否需要预防性抗凝治疗有不同看法。2005 年,Brill-Edwards 等观察了 125 例既往有血栓病史的孕妇,产前未接受抗凝治疗,血栓复发率仅 2.4%,据此作者认为对低危孕妇不需要预防性抗凝。

(四) 弥散性血管内凝血(DIC)

DIC 为一综合征,其特点为凝血过程病理性激活,引起血管内大量凝血酶生成,消耗大量凝血因子,血小板聚集,造成微血管内广泛凝血和继发性出血。妊娠期妇女多种凝血因子含量增高,血小板功能增强,处于“高凝状态”。一旦有促凝物质进入循环时,容易诱发 DIC,如不及时处理,常造成死亡。妊娠妇女发生 DIC 的诱因主要有:胎盘早剥、子痫、死胎滞留、羊水栓塞、流产或产后感染等。

胎盘早剥:多发生于高血压、多产或羊水过多、早破水的孕妇。也可见于正常孕妇。胎盘早期剥离后,剥离处的螺旋动脉、子宫静脉及血窦出血,受损的胎盘和蜕膜释放组织凝血活酶,激活外凝系统,继之通过子宫静脉窦,激活内凝系统而引起 DIC。本症的严重性取决于胎盘的剥离范围,小面积剥离仅表现轻度止血功能降低如:Ⅶ因子降低、FDP 升高,对胎儿并无影响。若子宫张力升高,有触痛,听不到胎儿心音,表明剥离广泛;若剥离面大于 50%,其中 25% ~30% 的患者可发生凝血障碍,针刺处渗血不止,黏膜广泛出血,此时应进行有关 DIC 的实验室检查。

先兆子痫和子痫:此合并症的病因尚不清楚。妊娠高血压时,普遍存在血小板-内皮细胞激活,血管内皮免疫损伤为主要病理改变。先兆子痫或子痫时,有多种血液学变化,如:血小板下降、FDP 升高、AT Ⅲ缺乏、蛋白 C 和蛋白 S 减少等,亦有某些 DIC 的证据。若胎盘早剥合并子痫,则 DIC 过程将十分严重。

死胎潴留:死胎潴留时,胎盘的变质、分解释放出凝血活酶物质进入母体,可引起 DIC。凝血异常通常是逐渐出现的,死胎潴留 3 ~4 周后临床症状明显,5 周后更加突出。血中纤维蛋白原、因子Ⅷ及血小板下降,血清 FDP 升高。但出血常在这些凝血因子水平极低时或分娩时才发生,故有人称之为慢性 DIC。

羊水栓塞:羊水栓塞为最具致命性的产科急症,常发生于高龄、难产的经产妇。当子宫强烈收缩致子宫下端或羊膜破裂,羊水进入母体循环。羊水中具有强烈凝血活性的组织促凝物质和诱发纤溶物质,可引起 DIC;同时又可造成肺水肿、肺栓塞。临床表现为分娩时产妇突然呼吸困难、口唇青紫、循环衰竭,广泛出血。应用单克隆抗体可检测出肺循环的血液中会有羊水成分,从而确定诊断。

人工流产或产后感染:人工流产时,损伤的胎盘释放组织因子,进入母体循环,可诱发 DIC。以高渗盐水引产时,发生 DIC 的危险较前列腺素或催产素引产时更大。围生期,宫内感染或感染性流产常合并内毒素性休克。感染原因多为革兰阴性杆菌。内毒素可激活外源性凝血系统,并损伤血管内皮,触发 DIC。非法行人流手术者,易发生魏氏梭状芽胞杆菌感染,这种细菌释放卵磷脂酶,直接破坏大量红细胞,引起血管内溶血,伴发严重的 DIC,虽经积极救治,患者亦难存活。

诊断:妊娠时急性、大量的出血需要紧急处理,往往不容等待详细、全面的实验室检查结果,以确定是否为 DIC。此时应进行一组简捷、快速、有效的过筛检查,包括:血小板计数、APTT、PT、凝血酶时间和纤维蛋白原测定,有条件时应检测 FDP 和 D-二聚体水平有无升高。有作者认为:测定枸橼酸抗凝的血浆中可被凝血酶凝固的纤维蛋白(即血浆凝血酶时间)是凝血功能过筛试验中最有价值的一项检查。正常时,纤维蛋白凝固时间为 10 ~15 秒,而严重 DIC 时,2 ~3 分钟后也不出现纤维蛋白沉淀。至于床旁进行的全血凝固时间,费时、费力,临床意义不大,不再进行。

治疗:妊娠时发生的 DIC 皆有其诱因,因此,去除病因是最主要的治疗措施,如:终止妊娠、娩出死胎和胎盘、清理宫腔等。DIC 往往于诱因去除后,即使不用抗凝药物,也可在短期内痊愈。

维持血容量,保证肾血流灌注是处理 DIC 的重要措施之一。对妊娠妇女,应注意慎用右旋糖酐,因为右旋糖酐可造成血小板假性聚集,影响其发挥正常功能。输注新鲜全血有利于纠正凝血因子的缺乏。而输注浓集血小板可能弊多利少,由于在浓集过程中破损的血小板是 DIC 的激活物。

以肝素进行抗凝治疗曾被广泛应用,目的在于阻断 DIC 的恶性循环,但到目前为止,并无足够证据表明肝素抗凝可减少胎盘剥离等合并症的死亡率,而且有加重局部出血的危险。羊水栓塞或死胎滞留时,肝素治疗可取得较好效果。抗纤溶药物,如 EACA 或抑肽酶,可导致肾、脑等器官的小血管阻塞,故仅在明确有纤溶亢进引起出血时慎重使用。

必须指出,在处理妊娠合并 DIC 时,应充分重视一般支持治疗,如:抗感染、抗休克、纠正酸中毒、维持水电解质平衡及局部止血。特别是局部压迫止血。

(五) 血小板减少

妊娠时最常见的血小板异常是血小板减少,我国成人血小板正常值为 $100\times10^9/L \sim 300\times10^9/L$,美国等国家则为 $150\times10^9/L \sim 400\times10^9/L$。一般认为:血小板计数 $>50\times10^9/L$ 者为轻度或中度减少。而 $<50\times10^9/L$ 者为明显或重度减少。

健康的、既往无血小板减少症的妇女妊娠后可发生轻度血小板减少,Burrow 等前瞻性观察了 2000

名加拿大产妇,8%出现了轻度血小板减少,但对产妇和胎儿未发生任何不良影响。因此,妊娠后可发生轻度血小板减少不必过分关注,定期、及时随诊即可。

妊娠时造成血小板减少的病因很多,如:DIC,巨幼细胞贫血,感染或药物所造成的骨髓抑制等。本节仅讨论以血小板减少为主要临床表现的疾病,包括免疫性血小板减少性紫癜(ITP)、子痫和先兆子痫、HELLP 综合征等。

1. 免疫性血小板减少性紫癜(ITP)　为一种自身免疫性疾病,血小板与体内产生的血小板抗体结合,在脾脏和单核-巨噬细胞系统中被吞噬,造成血小板减少,血小板抗体多为 IgG。育龄妇女中,ITP 的发病率为 $1/10^4 \sim 2/10^4$,因为胎盘具有 IgG 分子的 Fc 段受体,可主动将母体的免疫球蛋白通过胎盘转移至胎儿体内,故妊娠妇女发生 ITP 后,抗血小板抗体便可进入胎儿循环,造成胎儿血小板减少,据统计发生率为 20% ~40%,其中 1% ~3%有颅内出血的危险。因此妊娠时发生本病需特别处理。

ITP 的主要诊断依据为:①外周血小板数目减少,红细胞和白细胞计数基本正常(除非有继发性贫血);②骨髓中巨核细胞数目正常或增加;③并可排除其他可引起血小板减少的疾病,尤其是系统性红斑狼疮(SLE)。血小板平均容积(MPV)增加或在血涂片上发现大型血小板,表明有慢性血小板过度破坏。多数 ITP 患者可检测出血小板上的血小板相关抗原(PAIgG),但也有 10% ~35%的患者此项检查阴性。近来,应用免疫印迹法(Western blot test)可检测出血清中血小板膜糖蛋白Ⅱb/Ⅲa 的抗体,可惜缺少特异性。目前没有可以预测胎儿血小板减少的可靠方法。有作者建议,产前经脐带或头皮静脉采取血标本进行血小板计数。通常,妊娠早期发生的血小板减少多由 ITP 引起,而晚期的血小板减少更可能为妊娠本身所致。

妊娠合并 ITP 的处理:首先确定孕妇是否需要治疗。血小板轻度或中度减少($>50\times10^9/L$),并不引起出血时间延长和紫癜,故不需治疗,但应当定期监测血小板变化。血小板计数$<50\times10^9/L$或皮肤出现瘀斑、黏膜出血者,应给予短期皮质激素治疗,常获满意疗效,但不宜长期使用,主要因为类固醇药物对母亲有副作用,如:肥胖、高血压等,而并非考虑到对胎儿的影响,实际上 90%的皮质激素经过胎盘时被分解代谢,很少作用到胎儿。开始为泼尼松 1mg/(kg·d),2 ~7 天显效。当血小板维持在 $50\times10^9/L$ 时,便开始减量。静脉注射丙种球蛋白(IVIg)可较快提高血小板数目。IVIg 每日给予 0.4g/kg,连续 5 天,80%的病例有效;也可按 1g/kg 的剂量,仅用一天,输注时间 8 小时以上,若无效,两天后重复一次。通常 48 小时内显效,维持 2 ~3 周。

输注血小板因作用短暂,迅速被破坏,且可引起同种免疫,加重病情,故仅用于特殊紧急情况如:激素或 IVIg 尚未起效而出现颅内出血、消化道大出血时。

达那唑和长春新碱皆不适用于孕妇。小剂量硫唑嘌呤可试用。

脾切除术是治疗 ITP 的有效方法,但因手术可造成胎儿流产和孕妇死亡,故很少采用。若内科治疗无效,必须切除脾脏时,最好在妊娠中期进行。

合并 ITP 的妊娠妇女,多数情况下经过治疗血小板数可达到正常,故尽可能采用自然分娩,分娩时应避免软组织损伤或撕裂。即使分娩时血小板计数仍低于正常,子宫排空后,胎盘部位也不易出血。而此时若行剖腹手术,手术切口却有出血危险。当然,自然分娩有困难时如:骨盆畸形、早产、剖宫产史等,应择机进行剖宫产术。也有作者提出,胎儿血小板$<50\times10^9/L$时,应行剖宫产术。

新生儿处理:母亲患有 AITP 的新生儿可发生血小板减少,出生后 3 ~5 天内其血小板仍会继续下降。故出生时应检测脐带血血小板计数。若明显下降,特别是患儿同时有皮肤、黏膜出血,应给予处理。静脉用氢化可的松或输注血小板皆有效。但静脉注射丙种球蛋白更为安全、见效快。

2. 子痫　子痫或先兆子痫伴有明显的血液学异常,血小板减少为其中之一。其原因尚不清楚,抗血小板抗体并不存在。据认为:血小板内皮细胞激活是妊娠高血压必有的现象,可能血管内皮受损后,补体激活,产生抗磷脂抗体和抗血管内皮细胞抗体,累及血小板;除了对血管紧张素Ⅱ的敏感性改变外,血小板的消耗和(或)激活为妊娠早期出现子痫的先兆,同时可伴有 AT Ⅲ缺乏、蛋白 C 和蛋白 S 减少、FDP 增加等。子痫时血小板减少的最大危险在于胎盘破裂和流产。当血小板计数$<50\times10^9/L$或有出血倾向时应输注血小板。当然,胎儿发育足够成熟时,及时分娩是最有效的措施。

3. HELLP 综合征　这一综合征包括:溶血、血小板减少、肝酶升高。为子痫的一种类型。HELLP 综合征不像常见的子痫伴有高血压或肾损害,故在诊断上有其重要性。肝功能衰竭引起凝血因子减少,可造成死亡。治疗原则与子痫相同,但需加强补充凝血因子,输注血小板和新鲜冰冻血浆(每 6 ~8

小时给予400~600ml)纤维蛋白原明显减少可给予血浆冷沉淀物,保持纤维蛋白原在150mg/dl以上。

第二节 血液病合并妊娠

血液病合并妊娠往往使患者临床过程趋于复杂,不仅母亲的血液病可能恶化,胎儿的生命也受到威胁,治疗上需考虑母婴双方的安全,因此困难较多。

(一) 贫血

患有贫血的妇女,妊娠后病情均可加重,严重者可导致心力衰竭、胎死宫内、出血及感染。因此,必须积极治疗病因或对症处理,顺利渡过妊娠期及围生期,并使胎儿存活。

1. 营养性贫血 包括缺铁性贫血、叶酸或维生素 B_{12}缺乏所引起的巨幼细胞贫血等。这类贫血的患者妊娠后,需要补充更多的造血原料。除了给予原服用的铁剂或叶酸和维生素 B_{12}外,应注意是否发生了混合性贫血,尤其是疗效不佳时。寻找并去除造血原料缺乏的原因,与补充造血原料同样重要。

2. 再生障碍性贫血 各种原因引起的再生障碍性贫血,特别是原发性者,合并妊娠并不少见。由于妊娠后母体负担加重,贫血日益加剧,将给母亲和胎儿带来严重问题:胎儿因母体贫血影响胎盘对氧的输送,可导致胎死宫内、发育不良及早产;母亲也可在产时或产后因出血、感染而死亡。因此,"再障"患者应避免妊娠,若已受孕,最好考虑人工流产,早期终止妊娠。当妊娠已达中、晚期或病情危重或家属迫切要求保胎时,应予积极治疗,促使病情好转,使自然分娩。

治疗以对症治疗为主。积极纠正贫血,适当输血,使血红蛋白保持在70g/L以上,以减轻症状和保证胎儿生长发育;在临产时,最好使血红蛋白达90~100g/L,可增加产妇对产后流血的耐受力。预防及控制感染,临产前后应给予广谱抗生素。血小板过低或出血明显,可输注血小板,并给予皮质激素。骨髓移植和免疫抑制剂ATG或CsA治疗不宜用于妊娠妇女。雄性激素如司坦唑醇、丙酸睾酮等可试用,但可引起女性胎儿雄性化,应予注意。

分娩方式:若治疗效果较好,防治出血与感染的措施均已具备,一般可经阴道自然分娩,缩短第二产程,避免因过分用力引起颅内出血或脏器出血。第三产程可给予子宫收缩剂。若有会阴切开或撕裂,须仔细止血后再缝合。如有手术分娩的适应证,也应做相应准备,以预防合并症。

预防产后并发症:本症患者产后常发生恶露长期不净或流血过多;白细胞低和贫血引起体质差,抵抗力低;子宫内创伤面积较大,因而产后感染、出血及贫血性心力衰竭皆可发生,尤以感染多见,常引起死亡,故应积极采取预防措施。

妊娠时也可发生纯红细胞再生障碍性贫血(PRCA),通常于分娩后自行缓解,仅个别病例于再次妊娠后复发。

3. 自身免疫性溶血性贫血(AIHA) 本病为抗体介导、红细胞过度破坏的血管内溶血。育龄妇女多见,但较少发生在妊娠期。引发本病的自身抗体有温、冷两类,多数属IgG,覆盖于红细胞表面。当致敏红细胞通过脾脏时,与巨噬细胞的Fc段膜受体(FcR)结合,被完全吞噬或部分吞噬,发生溶血。孕妇的自身抗体可通过胎盘,影响胎儿的红细胞,甚至造成死胎。

AIHA的诊断依据是抗人体球蛋白试验阳性。50%温抗体型AIHA并发于其他疾病,如:霍奇金淋巴瘤、红斑狼疮、CLL等。妊娠期发生AIHA时治疗较困难。可使用泼尼松,每日1mg/kg,如有效,改为隔日2mg/kg,以后每3~5天减少5mg,直至40mg/隔日,再改为每周减少5mg,直至停药。妊娠期脾切除术对母亲和胎儿都会加重病情和增加死亡率,故一般避免施行,除非有强烈的指征,例如大剂量泼尼松不能使血红蛋白保持正常水平时。其他免疫抑制剂在妊娠早期不能应用,因可致胎儿畸形;而在妊娠后期应用危险较少,但也尽量不用。

4. 轻型地中海贫血 妊娠时溶血会加重,有时需要输血,应注意此时是否同时发生缺铁性贫血或肠道铁吸收增加、频繁输血造成的铁负荷过多。胎儿则需在24周后以超声波检查监测生长发育情况。

(二) 血液系统恶性肿瘤

血液系统恶性肿瘤合并妊娠的发病率较低,但治疗困难较多。若处理得当,则母婴安全,反之死亡率甚高,因此须慎重对待。

1. 淋巴瘤 50%的霍奇金淋巴瘤发生在生育年龄组(15~45岁),因此合并妊娠者并不少见,其与正常妊娠的比例约1:6000。非霍奇金淋巴瘤多发生中年后,故合并妊娠者较少。霍奇金淋巴瘤合并妊娠的患者中,大多为霍奇金淋巴瘤在妊娠前即已确诊,仅少数在妊娠期及围生期发生。由于对妊娠妇女进行X线检查被视为禁忌,当妊娠合并淋巴瘤时,往往忽略深部肿大的淋巴结或肿块存在,将多汗、瘙痒、呼吸困难等症状视为妊娠所引起,以致延误诊断,失去治疗良机。

通过大量观察发现，霍奇金淋巴瘤合并妊娠者与非合并妊娠者的生存期相似，因而认为妊娠对霍奇金淋巴瘤自然病程无影响。同样霍奇金淋巴瘤对妊娠亦无妨害，既未增加自然流产率、早产率，大多数均能达到足月分娩，产后出血也不增加，虽然早期文献报道 3 例患霍奇金淋巴瘤母亲，其所生婴儿也患相同疾病，但此后，较多作者经长期随访未曾发现淋巴瘤能通过胎盘传递给下代。

治疗：化疗与放疗可引起胎死宫内、早产和胎儿畸形，特别是放疗可能会导致后代肿瘤倾向。但也有报道，不少病例经上述方法治疗后，婴儿在出生时及随诊数年（最长达 18 年）后并未发现有任何异常表现。一般认为化疗与放疗对早期妊娠危险性最大，因此从安全的角度出发，应避免在妊娠早期进行治疗，此时若必须给予化疗或放疗，最好终止妊娠。若妊娠已达中、晚期，且疾病处于静止状态，可等待分娩后化疗。分娩后治疗应及时，因病情常迅速恶化。若疾病活动期合并妊娠，可在严密保护盆腔的措施下，局部用贯穿性较强的放疗或给予联合化疗。化疗方案的选择取决于药物对胎儿的影响，ABVD 较 MOPP 为好，后者易引起不育和胎儿畸形。

2. 白血病　妊娠合并白血病少见。国外报道，755 000 次分娩中合并白血病者仅 1 例。国内协和医院 1948～1977 年 38 373 例产妇中合并白血病者仅有 11 例。关于白血病对妊娠和分娩的影响、白血病及其治疗对胎儿影响、化疗对婴儿发育的影响等皆无系统研究。

白血病患者合并妊娠时诊断较为困难。急性白血病本身既可引起女性患者月经不规则和闭经，化疗或妊娠又都可以引起恶心、呕吐、乏力、贫血等症状，临床上二者不易区分。当患者突然出现与治疗无关的厌食、恶心时，应疑及妊娠，须立即进行血清学检查，证实诊断。

妊娠时合并急性白血病比慢性白血病多见，这可能与本病年龄分布特点有关。急性白血病中又以粒细胞型较多见；慢性白血病也主要为慢性粒细胞型。大多数慢性白血病在妊娠前已确诊，而急性白血病往往在妊娠中发现。妊娠对白血病自然过程无影响，但治疗上，因要考虑母婴双方安全，常需减少或停用必要的抗白血病治疗措施，因而延误白血病治疗，对白血病的预后产生不良影响。白血病对妊娠却带来极大的不利影响：①可增加母亲感染和产后出血的机会，据统计产后出血率为 18%～25%，常以持续性恶露为主，其出血原因可能为白血病所致的血小板下降，亦可能为纤维蛋白原过低或有纤维蛋白溶解亢进所致。②能引起胎死宫内、早产、流产或胎儿发育延缓。③目前对白血病是否会传递给胎儿的问题尚有争论，至目前仅有个别报道。

处理上应综合考虑白血病与妊娠的分期、采取或不采取抗白血病治疗对母亲或胎儿的影响等诸多因素。急性白血病患者应避免妊娠。发现早期妊娠后，最好行人工流产终止妊娠。如果发现妊娠已达中、晚期，而急性白血病处于缓解时，可给予维持治疗的化疗方案，直至分娩。若急性白血病未缓解，与一般白血病患者相同，需进行诱导缓解的常规化疗，应尽量选用对胎儿毒性较小的药物，VCR、Ara-C、DNR、ADM 等尚未发现对胎儿的损害，可能与这些药物不易通过胎盘有关。叶酸拮抗剂 MTX 可导致流产和胎儿畸形，6-TG、6-MP 和烷化剂也与流产和先天性缺陷有关。泼尼松增加流产和死胎的发生率。妊娠中、晚期进行联合化疗对胎儿无显著影响，虽然可增加早产和围生期的死亡，减少新生儿体重，新生儿出现一过性血细胞减少。分娩前两周应停止化疗，以免白细胞和血小板降低。治疗过程中应重视支持治疗，以减少母婴在妊娠期的死亡率，包括：有计划地间断输血以维持母亲血红蛋白水平；加强营养；积极预防并控制感染，尤其要注意口腔和阴道。早幼粒细胞白血病为一种特殊类型的急性髓细胞白血病，治疗的首选药物为诱导白血病细胞分化的全反式维 A 酸（ATRA），早期报道 ATRA 可引起胎儿畸形或孕妇出血，但近年也有作者认为 ATRA 对胎儿并无影响。故 ATRA 的使用需慎重。

白血病合并妊娠者，大多数都可自然分娩，应尽量避免不必要的手术操作，剖宫产按产科指征进行。急性白血病患者在分娩后病情可能迅速恶化，其原因与妊娠期循环中 17-羟皮质类固醇的高含量在分娩后突然下降有关，因而本症孕妇于产后应予以氢化可的松治疗。

慢性粒细胞白血病一般均能顺利通过妊娠期，达到足月分娩；同时也考虑到脐血或婴幼儿骨髓的造血干细胞可移植给母亲，提供治愈白血病的机会，因此可允许妊娠，除非已在疾病晚期或有巨脾。治疗药物过去首选白消安（马利兰），因为白消安为抗肿瘤药物中致畸胎作用最少者，使用时须注意剂量。自从靶向药物问世以来，酪氨酸激酶抑制剂伊马替尼（imatinib，格列卫）已成为治疗慢性粒细胞白血病的一线药物，但此药无论在动物实验或临床观察中皆发现有致畸作用，孕妇忌用，而已服用伊马替尼的育龄妇女应采取避孕措施。白细胞去除术是控制白血病细胞数目的有效方法，具备条件的医院可采用。

(三) 出血性疾病

正常止、凝血机制包括血管因素、血小板因素及凝血机制三个方面，任何一方面出现异常均可引起出血性疾患。在妊娠合并的出血性疾患中，以血小板及凝血机制异常较多见，现分叙如下：

1. 血小板减少 引起血小板数量减少的原因很多，妊娠过程中的血小板减少对母婴可造成严重损害，此处仅叙述原发性或免疫性血小板减少性紫癜(ITP)合并妊娠。

如前所述，本病是一种自身免疫性疾病，由于血小板结合 IgG 抗体后，被脾脏及单核-巨噬细胞系统所吞噬，因此外周血中血小板数减少，当下降明显时，会造成患者严重出血倾向，表现为皮肤黏膜出血，月经过多，甚至颅内出血而死亡。本病并不影响生育功能，因此合并妊娠者亦不少见，是产科严重并发症之一，母亲死亡率为 5%。大约 15% 本症患者在妊娠期有严重出血倾向，常以皮肤黏膜出血为主，而产后出血则主要在产道，往往较为凶险，约有 24% 的产妇因而死亡。本合并症自然流产率不高，但胎儿死亡率却很高：出生前胎儿死亡率为 18%，出生后新生儿死亡更可多达 26%，这是由于抗血小板抗体，通过胎盘进入胎儿，损害胎儿血小板而引起血小板数降低。据统计，新生儿血小板数降低的发生率为 20% ~47%，胎儿及新生儿可因颅内出血致死。

治疗：妊娠本身并不影响原发性血小板减少紫癜的自然病程。治疗主要为抑制抗体产生及干扰原抗体反应或减弱抗血小板抗体复合物被清除速度，防止出血。具体治疗方法前已述及(见"妊娠合并 ITP")。

2. 凝血因子缺乏引起出血性疾病 遗传性或获得性凝血因子(一个或多个)缺乏，并不影响性的发育或生育能力，因此患凝血因子缺乏的妇女在婚后仍有妊娠机会。通常以缺乏凝血因子Ⅷ(血友病 A)、因子Ⅸ(血友病 B)及血管性血友病为多见。

(1) 血友病 A 及血友病 B：均为遗传性疾病，其遗传方式为性连隐性遗传，即由母亲传递，儿子发病。

首先需测定先天性凝血因子缺陷家族出生的年轻妇女是否为血友病基因携带者。近年来，应用放射免疫技术，测定出正常人抗血友病球蛋白(AHG)活力(44% ~163%)与血友病球蛋白相关抗原(46% ~219%)之比例为 1:1；而血友病的传递者其比例为 1:2。尽管在妊娠时 AHG 活力与 AHG 相关抗原均上升，但其比例不变。此方法鉴定血友病 A 携带者阳性率较高可达 95%，在临床应用上有一定价值。若系携带者，通常并无凝血因子缺乏，少数情况下，Ⅷ：C 或Ⅸ因子水平降低至正常值10% ~30%，可有出血倾向。携带者在妊娠后应进一步测定所怀胎儿的性别，如为男性，应行流产以防止遗传。若为女性，虽可以继续妊娠，也应进行有关凝血因子水平的测定。当发现孕妇Ⅷ因子水平确实低下，应补充新鲜冻存血浆或Ⅷ因子，保持Ⅷ因子水平在 50% 以上。弥凝(desmopressin)一般无效。

(2) 血管性血友病：是一种与因子Ⅷ有关的疾病，可能呈常染色体显性或隐性遗传，也可能是由抗体抗原反应引起的获得性疾病。其特点为男女均发病，临床上表现为皮肤黏膜出血、外伤、手术后血肿形成、月经过多，但深部组织出血少见。血液化验显示出血时间延长、因子Ⅷ含量低、血小板黏附性降低等。

这类患者妊娠时，在妊娠晚期抗血友病球蛋白活力及其相关抗原上升，而以 AHG 活力上升更明显，若 AHG 活力高于 50%，出血时间不缩短，整个妊娠、分娩及产后均无出血危险，甚至能经受手术。但 AHG 活力低于 30% 时，则在分娩时及分娩后 7 ~8 天内可输新鲜血或血浆或冷冻沉淀剂，以防出血。

(3) 其他引起凝血因子Ⅷ缺乏的疾病：血友病携带者、胶原病如系统性红斑狼疮、对青霉素过敏者，可能于妊娠或产后会出现皮肤瘀斑、软组织水肿、黏膜出血，严重时亦可导致死亡。这类患者血中有抗Ⅷ因子抗体(大多为 IgG)。而其他检查可发现 AHG 活力减低或缺如，却有较高的 AHG 相关抗原等。

治疗应根据具体情况而定，皮质类固醇仅对系统性红斑狼疮患者有一定疗效，而用大剂量 AHG 输入反使抗因子Ⅷ抗体滴度上升，因此有人主张用换血治疗。因这类疾病少见，较完善措施尚须进一步探索，有报道，抗 CD20 单克隆抗体有效，但其对胎儿有无影响尚不清楚。

(4) 狼疮抗凝物(LA)：影响凝血过程中磷脂骨架这一重要环节，LA 患者的血浆抑制血管壁产生前列环素，造成血管收缩和血小板聚集，延长有关的凝血功能检查。妊娠妇女体内存在狼疮抗凝物，常伴有抗心磷脂抗体，导致血小板减少和动静脉血栓形成。抗心磷脂抗体阳性而没有狼疮抗凝物的妇女易有习惯性流产。

第三节 血液病与妇科

(一) 月经过多与血液病

月经过多系妇科常见病，大部分是由于子宫肌瘤及功能性子宫出血等引起。但亦有部分病例与血液病有密切关系，为血液病的一种症状或是血液病的最初信号。尤其是初潮量多、持续时间长、月经不规律或周期准但量多、外周血象有异常表现时应想到血液病可能。较多见的如再生障碍性贫血、免疫性血小板减少性紫癜、白血病等。少见的如先天性凝血机制障碍疾病中的血管性血友病、毛细血管扩张等。某些妇科病，由于长期月经过多，慢性失血也能影响造血功能，表现为骨髓代偿功能较差，全血细胞低下，酷似再障，但经去除妇科病因后，血象逐渐恢复正常。因此，在临床实践过程中遇有月经过多时，务必仔细询问病史，全面体格检查及化验检查，才能分清妇科疾患与血液病之间的因果关系，作出相应的治疗。

治疗：在查明月经过多的基本病因后，首先要进行病因治疗，如再生障碍性贫血，可用免疫抑制剂ATG或CsA。ITP则应用皮质激素及切除脾脏。白血病采用高效的联合化疗方案进行诱导缓解及维持治疗等等。

其次，进行对症治疗，一般采用以下方法：

1. 三联药物 丙酸睾酮50~100mg，己烯雌酚2mg，黄体酮20mg油剂，肌注1~2次/d，连用3天，72小时内大多能止血。

2. 己烯雌酚 口服2mg，每日3次，或注射4mg，每日1次。

苯甲酸雌二醇为半合成药，作用接近天然产物（雌二醇是天然雌激素中最强者），副作用小，可修复子宫内膜，但较贵。用药3~5天后出血停止，可逐渐减少用量，并用己烯雌酚1~2mg/d维持，最好同时加用丙酸睾酮。

3. 口服避孕药 妇康片是睾丸酮衍生物，作用似黄体酮，5~10mg/d。每日服用，可使月经不来潮。

甲地孕酮是高效黄体酮类，4~8mg/d，坚持每天服用，亦可使月经不来潮，但有促进血凝作用。

4. 刮宫 一般不适于血液病，因盲目性太大，其危险性较子宫切除术更大。

5. 子宫填塞 用上述方法仍不能止血，在紧急状况下，可采用子宫填塞术以压迫止血，抢救病人生命。但填塞时间不得超过24小时，以免造成感染。

6. 子宫内膜烧灼术 可用于顽固性子宫出血，由于术后患者将丧失生育能力，应慎重决定此项手术的实施。

7. 子宫切除 个别情况下，各种措施无效，且有生命威胁时，若凝血机制尚属正常范围（不仅限于血小板数高低），则应考虑手术切除子宫。

(二) 红细胞增多症与子宫肌瘤

有少数患红细胞增多症的妇女合并子宫肌瘤。协和医院1956~1977年共诊治红细胞增多症65例，其中女性18例，合并子宫肌瘤者5例。国外文献报道13例女性患者，她们除了子宫肌瘤外，找不到足以引起红细胞增多的原因。瘤体一般较大，可如足月妊娠。有的将子宫肌瘤切除后，血红蛋白、红细胞及其他血象恢复正常，追踪数年未见复发；而有的子宫肌瘤复发后，红细胞增多症也跟着出现。这虽不是普遍现象，但说明红细胞增多症与子宫肌瘤两者有一定关系。早期文献曾报道有关子宫肌瘤引起红细胞增多的几种假设，但未得公认，故确切机制尚待进一步研究。

治疗：手术切除子宫肌瘤。但这类患者因血液浓缩黏滞，容易发生血栓，耐受手术的能力低于一般患者，加之术后红细胞迅速下降，会引起相对贫血，也可使患者难于适应。原有心血管系统异常者，则术后可能出现并发症。有的因血红蛋白迅速下降，可引起末梢神经相对营养不良和缺氧，发生多发性神经炎。因而术前多次少量放血，或给予α-干扰素治疗，将红细胞和血红蛋白控制在一定水平后，再行手术，有利于减少并发症。

（沈悌 张之南）

参考文献

1. 邓家栋，等. 临床血液学. 上海：上海科学技术出版社，2001：1585
2. Bates SM, Ginsberg JS. How we manage venous thromboembolism during pregnancy. Blood, 2002, 100:3470-3478
3. Burrows RF. Hamatological problems in pregnancy. Curr Opin Obstet Gynecol, 2003, 15:85-90
4. McGrae K. Thrombocytopenia in pregnancy: differential diagnosis, pathogenesis, and management. Blood Rev, 2003, 17:7-14
5. Martha P. Mims, Josef A. Prchal. Hematology during pregnancy//Mashall Aichtman, et al. Williams Hematology. 7th ed. McGraw-Hill Companies, Inc,

2006:101

6. Jacob Laubach, Johanna Bendell. Hematologic changes of pregnancy//Ranald Hoffman et al. Hematology: Basic principles and practice. 5th. ed. Elsevier, 2009:2385
7. Robert T means Jr. Anemias during pregnancy and the postpartum period//John P. Greer, et al. Wintrobe's clinical hematology. 12th ed. Wolters Kluwer health/Lippincott Williams & Wilkins, 2009:1239
8. Pallavi P Kumar, Barbara M Alving. Consultation in anticoagulation//Griffin Rogers, Neal Young. the Bethesda handbook of hematology. 2nd ed. Wolters Kluwer health/Lippincott Williams & Wilkins, 2010: 304

第149章

职业中毒与血液学异常

在生产劳动及其他职业活动中，由于从事某种职业而接触了有毒有害的化学物质，使机体正常生理功能遭到失调、破坏，并使组织或器官发生病理变化，诸如代谢紊乱、免疫反应失调、诱变、癌变、细胞损害、组织破坏、器官功能障碍等，随之出现一系列临床症状，甚至危及生命，此谓职业中毒。属于我国卫生部、劳动和社会保障部于2002年发布的《职业病目录》中10种职业病之一。职业中毒包括56种化学物质的中毒，本章重点叙述一些化学毒物对造血系统的影响，而这些中毒的诊断及治疗措施以及其他各种中毒详见职业病学专著。

一、铅及其化合物中毒

（一）概况

铅（lead，Pb）是一种浅灰蓝色的软质重金属，对人体来说，没有任何生理功能，纯属毒物。常用铅化合物有一氧化铅或称黄丹、二氧化铅、三氧化二铅即樟丹、四氧化三铅即红丹、碳酸铅即铅白、硫酸铅、醋酸铅、砷酸铅、硅酸铅等，这些铅化合物的毒性与铅相似。

因为铅具有形成稳定化合物的特性，在工、农业生产中用途很广。与铅接触的工业多达数百种，如：铅矿开采及铅的冶炼、铸件、铸字、浇板、焊接、涂料、汽油添加剂、蓄电池的制造和修理，以及从事颜料、电缆、化工、塑料、油漆、弹药、陶瓷、玻璃等生产常接触铅或其化合物，疏于预防可致铅中毒（lead poisoning）。在非生产性领域，如服用含铅中药黑锡丹、樟丹、羊痫风丸以及饮铅壶中的酒和摄入含铅器皿中的食物都可致中毒。另外，遗传性δ-氨基-γ-酮戊酸（ALA）脱水酶缺乏的杂合子对铅较敏感，即使接触低浓度的铅也会引起中毒。铅中毒已成为发达和发展中国家的现代病，是职业中毒中最常见的原因。值得注意的是，儿童是铅中毒的最易感人群，多由于大气、水源、食品和玩具铅污染引起。

铅的熔点较低（327℃），铅及其化合物的蒸气和烟尘主要经过呼吸道进入人体，这是职业铅中毒的主要途径；也可经消化道吸收，有机铅化合物还可通过皮肤吸收。铅以离子（Pb^{2+}）状态被吸收进入血液循环，然后很快分布于全身组织和脏器，数周后95%的铅以不溶性磷酸盐形式沉积于骨骼系统，稳定的储存在致密骨质中。仅5%左右的铅存在于脑、肝、脾、肾、骨髓、心脏和血液中，头发和指甲中也可检出，铅可通过胎盘进入胎儿体内。血液中的铅95%分布在红细胞内，主要在红细胞膜上，另一部分与血红蛋白结合。在骨髓中，铅的浓度可达外周血浓度的50倍。铅的半衰期很长，不同组织内差异很大，如血液中约为4周，软组织中约为6周，骨骼中可达数年或数十年。骨铅与血铅之间处于一种动态平衡，当妊娠、感染、骨折、骨质疏松等情况下，骨中的铅短时间内大量进入血循环，常致中毒症状加剧。体内的铅主要经肾脏排出，部分经肠道排出，少量也可随唾液、乳汁、汗液、头发、指甲等排出，尿中铅含量在一定程度上反映人体接触铅的程度以及血循环中含铅的水平。

（二）血液学改变的机制

铅中毒血液学改变的机制尚未完全阐明，目前认为：

1. 铅对血红蛋白合成的影响

（1）铅对血红蛋白合成的抑制：红细胞血红蛋白的代谢包括合成和分解两个方面。目前认为，卟啉代谢紊乱是铅中毒贫血最重要的机制。现已证实，铅对血红蛋白合成途径中诸酶的活性都有不同程度的抑制作用，在卟啉代谢过程中，铅对δ-氨基-γ-酮戊酸（ALA）合成酶和ALA脱水酶（ALAD）、粪卟啉原氧化酶和亚铁螯合酶有抑制作用。ALAD对铅最敏感，铅可能取代了酶中重要金属或与酶的活性中心的巯基反应，抑制该酶活性，使卟胆原形成受到抑制，结果血中ALA增多，并从尿中排出。铅抑制粪卟啉原氧化酶，阻碍粪卟啉原Ⅲ氧化为原卟啉原Ⅸ，结果使血中粪卟啉增多，尿排除粪卟啉增多；铅抑制亚铁螯合酶，使原卟啉Ⅸ不能与二价铁结合为血红蛋白，红细胞中原卟啉（EP）增多。可与红细胞线粒体内含量丰富的锌结合，导致锌原卟啉（ZPP）增加。由于原卟啉与亚铁结合发生困难，铁利用有障碍，多余铁颗粒在幼红细胞及网织红细胞沉积，形成所谓的铁粒幼细胞。所以测定尿中ALA、粪卟啉及血中EP或ZPP都是铅中毒的诊断指标（图149-1）。

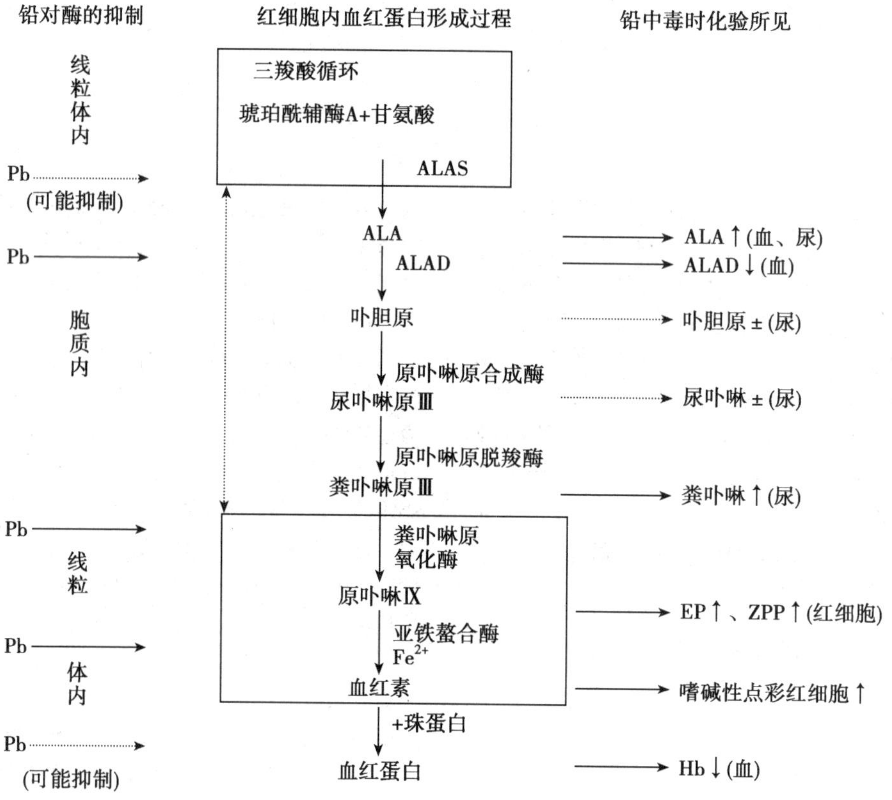

图149-1 铅对卟啉代谢的影响

（2）铅对珠蛋白合成的影响：有报道铅对珠蛋白的合成有明显的抑制作用，主要是干扰珠蛋白的β和α肽链合成，使其合成不同步。部分慢性铅中毒患者可有胎儿血红蛋白和血红蛋白A_2的增高，并以后者增加较为多见。

2. 铅引起溶血

（1）铅对红细胞膜的作用

1）铅抑制红细胞膜上Na^+-K^+-ATP酶。铅可直接与酶蛋白巯基结合而抑制酶的活性；铅也可直接进入细胞使ATP减少，从而间接降低酶活性。结果影响水钠调节，使红细胞内K^+外漏，膜完整性受损，脆性增加，红细胞寿命缩短。

2）铅与红细胞表面的磷酸盐结合成不溶性的磷酸铅，使红细胞机械脆性增加，影响膜稳定性，亦为溶血的原因。

（2）铅抑制嘧啶-5′-核苷酸酶（P5′N）活性，使红细胞内嘧啶核苷酸不能降解而大量蓄积，嘧啶核苷酸蓄积可反馈性抑制核糖核酸（RNA）的分解，未降解的核糖体RNA聚集产生嗜碱性点彩红细胞。红细胞内嘧啶化合物聚集也影响G6PD而降低磷酸戊糖旁路的还原作用，像遗传性P5′N缺乏一样导致溶血。

急性铅中毒时溶血作用较明显，慢性铅中毒时以影响卟啉代谢为主，溶血作用并不重要。近年来，有研究提出铅中毒贫血还可能因肾脏的红细胞生成素产生不足和原始红细胞成熟障碍有关的新观点。

3. 铅对血小板功能的影响 在一项涉及 2150 例的流行病学研究中 Sharp 等首次证实,二磷酸腺苷诱导的血小板聚集与血铅浓度有明显关系,高血铅有减低血小板聚集的作用,而纤维蛋白酶诱导的血小板聚集与血铅浓度无关。

(三) 血液学改变

铅及其化合物进入机体后对神经、造血、消化、肾脏、心血管和内分泌等多个系统产生危害。成人铅暴露中最多见的症状是高血压。铅中毒的典型表现是自主神经病引起的腹绞痛(铅绞痛)和运动神经病(铅麻痹),代表较重的铅中毒。

铅对造血系统的影响主要在红细胞系。急性铅中毒时,迅速出现中度溶血性贫血;慢性铅中毒时,出现轻、中度正细胞(或小细胞)低色素性贫血。网织红细胞和嗜碱性点彩红细胞增多。骨髓象常是红系增生,也可减低;可出现环形铁粒幼细胞。实验室检查除了血铅、尿铅增加以外,血红细胞锌原卟啉(ZPP)、血红细胞游离原卟啉(EP)、尿 ALA 增加。

(四) 血液学改变的临床意义

按照我国 2002 年修订的《职业性慢性铅中毒诊断标准》(GBZ37-2002),慢性铅中毒分 3 级:①轻度铅中毒:除血铅、尿铅量增高外,可有腹部隐痛、腹胀、便秘等症状,化验检查时发现血 ZPP、血 EP、尿中 ALA 增高。②中度铅中毒:除有轻度中毒的临床表现外,至少还有下列之一:腹绞痛、贫血、轻度中毒性周围神经病。③重度铅中毒:具有铅麻痹或铅中毒性脑病表现。

铁的吸收、转运及转移至细胞均未见有障碍,血浆铁清除率可能正常或增加。铁代谢动力学检查显示有骨髓再生不良现象;骨髓涂片铁染色可见典型环形铁粒幼细胞,为铅中毒性贫血的特征之一。

点彩红细胞是检验铅中毒的一个经典方法。吸收小量铅时,点彩红细胞并不增多;吸收大量铅时,点彩红细胞趋向于增多,但常无规律,计数与吸收量不完全平行。点彩红细胞增多并非为铅中毒所特有,也见于多种血液病,如溶血性贫血、巨幼细胞贫血、白血病以及接触一些毒物,如汞、砷、苯胺、硝基苯等。因此,点彩红细胞计数只能作为诊断铅中毒的辅助指标。

网织红细胞和多嗜性红细胞都是从有核红细胞转变为成熟红细胞过程中的正常阶段,可以反映骨髓造血功能。这两种红细胞在铅中毒时也增多,而且比点彩红细胞更早,但其特异性不及点彩红细胞。点彩、网织和多嗜性红细胞在急性铅中毒时阳性率较高,慢性轻度铅中毒时,阳性率低,故对早期诊断价值不大,在现行的职业性慢性铅中毒诊断国家标准中已将该项指标去掉。

在铅中毒和缺铁性贫血时,红细胞内原卟啉不是游离的,而是与锌离子结合成锌原卟啉(ZPP)。ZPP 能直接反映铅引起的代谢损害,为一种较好的铅吸收作用的指标。由于 ZPP 增高的现象反映了血红蛋白合成酶的抑制,所以这是一种生物学指标,即使与血铅相比也更能和临床表现相符合。ZPP 与铅引起的中枢神经系统症状、胃肠道功能及肾脏损害有明显相关。ZPP 测定简便、快速,可作为群体普查的重要指标。在急性和严重的铅中毒时,铅可直接抑制血红蛋白合成酶,此时红细胞内只有游离原卟啉堆积。

铅中毒时尿 ALA 明显增高,且与血铅、尿铅及空气中铅浓度有显著相关性。尿 ALA 增高是由于 ALA 脱水酶为铅抑制所致,所以测定全血 ALA 脱水酶活力可更敏感地反映铅吸收,并早于尿 ALA 增多。但因它过于敏感,只适于环境评价指标而不能作诊断指标。尿 ALA 不够敏感,对中毒的早期诊断也不够理想。

二、砷和砷化氢中毒

(一) 砷中毒

1. 概况

砷(arsenic)俗称砒,为钢灰色的晶体,具有金属性。砷很少呈游离状态存在于自然界,多数情况下,砷与硫或金属化合或以氧化物的形式存在,如氯化砷、有机砷(如甲基硫化砷、甲基砷酸钙、甲基砷酸锌、甲基砷酸铁铵等)、三硫化二砷(雌黄)、二硫化二砷(雄黄)、三氧化二砷(砒霜)、五氧化二砷等。砷及其固体化合物的急性毒性与水溶性有关。元素砷不溶于水,毒性极小;砷的氧化物和一些盐类如五氧化二砷、三氧化二砷、三氧化砷、砷酸盐和亚砷酸盐等绝大部分属于高毒类物质,三价砷化合物毒性较五价砷强,以三氧化二砷毒性最强。急性砷中毒以生活性常见,多因自杀、投毒。工业生产中长期防护较差可引起慢性砷中毒。接触砷化物的工业有焙烧含砷矿石、制造合金、制药、印染、人造革、瓷釉等,主要经呼吸道吸入或经皮肤接触吸收。用中药治疗癌症及各种肿瘤时,也常用多种砷化物,如砒霜、雄黄,也可引起砷中毒。三氧化二砷、硫化砷治疗急性早幼粒细胞白血病可引起轻度骨髓抑制。一次摄入的砷化合物,于 10 天内即可排出 90%。呼吸道吸收的砷主要通过肾脏排泄,经口中毒者,主要通过粪便排泄,部分通过肾脏排泄。

2. 血液学改变及其机制

职业性中毒常为慢性砷中毒。除有皮炎、多发性周围神经病变、中毒性肝病、中毒性肾损害及可引发皮肤癌、肺癌外，还会引起贫血、粒细胞减少及血小板减少。贫血常为中度到重度，可为正色素或轻度低色素性贫血，有时还会引起巨幼细胞贫血；红细胞大小不等、异形或嗜碱点彩红细胞常见。但在急性中毒时，白细胞数可增高。骨髓象：有核细胞增生活跃，晚幼红细胞增多，红细胞可有巨幼样变，核分裂、双核等核异常；中幼粒细胞可增多，晚幼粒细胞偶见巨幼样变。

砷中毒损害造血系统的作用机制尚未完全阐明。目前认为砷的毒性与其在体内代谢后的形态密切相关，进入体内的三价砷可能与多种重要的巯基酶结合，导致酶失活，从而阻碍细胞的呼吸和正常代谢造成细胞损害；五价砷可能与磷酸竞争，使氧化磷酸化过程拆耦联抑制高能磷酸键三磷酸腺苷（ATP）的生成，从而干扰能量代谢。

（二）砷化氢中毒

1. 概况　砷化氢（arsine）又名砷化三氢，为无色气体，稍有大蒜样臭气，无明显刺激性。砷化氢是一种剧烈的溶血性毒物。砷化氢多来源于工业生产或有机物腐烂产生的废气。砷化氢经呼吸道进入人体后，95% ~97% 即迅速与细胞内血红蛋白的珠蛋白结合，形成砷-血红蛋白复合物和砷的氧化物，于 24 小时内分布至肝、脾、肾、肺、心、脑和胃肠道壁中，也可通过胎盘进入胎儿体内。若肾脏未受损害，砷-血红蛋白复合物和砷的氧化物由肾脏排出体外。砷化氢可较长期蓄积于毛发、骨骼和指甲中。

2. 血液学改变及其机制　砷化氢中毒主要为不同程度的急性血管内溶血和急性肾功能损害的表现，中毒程度与吸入砷化氢的浓度密切相关。

潜伏期随吸入浓度和时间而不同，吸入极高浓度者可在数分钟内发病，一般为半小时至数小时，很少超过 24 小时，潜伏期越短，病情越严重。临床表现以急性血管内溶血为主：出现剧烈头痛、头晕、畏寒、发热、恶心、呕吐、急性腹痛、腰酸痛等症状，继之出现深黄色尿或酱油色尿、黄疸、严重者全身皮肤呈特有的古铜色，肝脾肿大、肾区叩痛、贫血。严重者 3 ~12 小时出现急性肾功能衰竭。急性血管内溶血有自限性，其高峰多在第 3 天左右，溶血期一般不超过 5 天。根据《职业性急性砷化氢中毒诊断标准》（GBZ44-2002）分为轻度和重度中毒。

砷化氢中毒可引起急性血管内溶血机制：实验研究发现溶血与红细胞内还原型谷胱甘肽（GSH）含量有密切关系，GSH 是能稳定红细胞含巯基的酶，可保护血红蛋白及辅酶免受氧化，以保持红细胞膜的完整性。砷化氢经呼吸道进入人体后，①砷化氢与血红蛋白结合，可产生两种结果：一是砷化氢与 GSH 有极强的亲和力，形成不可逆的砷-血红蛋白复合物，使红细胞内 GSH 含量下降；形成的砷-血红蛋白复合物通过谷胱甘肽氧化酶作用，使还原型谷胱甘肽氧化成氧化型谷胱甘肽，红细胞内还原型谷胱甘肽减少，使红细胞膜的 Na^+-K^+ 泵作用破坏红细胞膜失去稳定性，引起急性血管内溶血。二是砷-血红蛋白复合物再与细胞色素氧化酶 P450 作用，形成一种氧化型砷化氢代谢产物和活性氧类如 H_2O_2 等氧自由基。由于红细胞内 GSH 已耗尽，不能及时清除这些物质，导致脂质过氧化反应，破坏红细胞，发生溶血。②砷化氢可抑制红细胞过氧化氢酶，使过氧化氢蓄积，可致红细胞膜脂质过氧化，从而破坏红细胞膜稳定性。③红细胞 GSH 大量消耗后可使血红蛋白变性。

溶血后产生的砷-血红蛋白复合物及红细胞碎片堵塞肾小管，溶血产生的血红素和未与巯基结合的砷由肾排泄，溶血性贫血又导致肾缺血、缺氧，进一步致肾损害，急性肾功能衰竭。同时可导致其他重要脏器如心、肺、肝、胆、中枢神经及骨髓的损害。

三、苯 中 毒

（一）概况

苯中毒是接触苯蒸气或液体所罹致的急性或慢性疾病。急性中毒以中枢神经系统的抑制为主要表现，慢性中毒则以造血系统损害为主要表现。如果短时间内接触高浓度的甲苯或二甲苯，也可引起甲苯或二甲苯中毒，不过这两种苯化合物的中毒以中枢神经麻醉为主要表现。单纯的甲苯或二甲苯对造血器官影响极小，但是工业用甲苯中会含有一定量的苯（15% 左右），所以也可影响骨髓的造血功能。本节主要介绍苯中毒，而含苯化合物的中毒不在此阐述。

苯（benzene，benzol）为芳香烃类化合物，是煤焦油蒸馏或石油裂化的产物。纯苯为无色透明，具有芳香气味易挥发的油状液体，在常温下挥发甚速。

苯的接触机会很多，如煤的干馏与煤焦、煤气生产、石油提炼、裂化或芳香抽提等。以苯为原料可制造酚、硝基苯、染料、香料、炸药、药物（磺胺噻唑）、农业杀虫剂、合成纤维、合成洗涤剂，还可用于人造皮革、合成橡胶、绝缘材料，提取油脂类、硫、磷、树脂，以及制鞋、箱包制造、印刷、油墨、油漆、喷漆及其稀薄剂等行业。接触苯的工作很多,从事苯的提取和人工合成的工人在以苯为原料的生产过程,以及以苯作溶剂或稀释剂工种的工人,可因大量吸入苯蒸气或长期低浓度吸入苯蒸气,或皮肤接触苯而发生急、慢性苯中毒。

职业性苯中毒主要是由呼吸道吸入苯蒸气引起,液态苯也可经皮肤吸收一部分,而从消化道侵入的可能性极小。苯经呼吸道吸入后能很快进入血液循环,但大部分(50%~70%)以原形再随呼气排出,0.1%~0.2%以原形由肾脏排出,其余大部分在体内被氧化成酚、邻苯二酚、对苯二酚、偏苯二酚、羟基醌醇和尿酸,这些中间产物绝大部分在肝脏与葡萄糖醛酸及硫酸结合成低毒的苯基葡萄糖醛酸酯及苯基硫酸酯,再经肾脏排出。另有一小部分酚以游离状态直接经肾脏排出,一部分苯可以蓄积在骨髓、脑、肝脏及脂肪等多种组织中,其氧化排出体外极为缓慢。苯在体内分布情况:如血液中苯为1,则骨髓为18,腹腔脂肪为10,心脏为5,脑为2.5,红细胞内苯比血浆内多2倍。

(二) 血液学改变的机制

长期接触苯可引起血液性和遗传性等损害,导致白细胞减少、骨髓抑制,甚至再生障碍性贫血以及白血病。大量的流行病学调查揭示,苯作业工人白血病、恶性淋巴瘤和血液系统非增生性疾病的死亡明显超量,苯可诱发多种肿瘤。Cronkite等应用$C57B_1/6$小鼠(已经证实有经放射而致白血病作用)和CBA/Ca雄性小鼠(自发性急性粒细胞白血病的发生率极罕见)探索苯致白血病作用。使小鼠暴露于$960mg/m^3$苯浓度下,$C57B_1/6$小鼠有迅速起病的造血系统肿瘤(淋巴瘤和白血病),CBA/Ca雄性小鼠在停止苯接触后2周急性粒细胞白血病开始发病,发生率较对照组明显增高。1982年苯被国际癌症研究署(IARC)确定为环境致癌物。有关苯致血液毒性和遗传毒性的机制迄今尚未完全阐明。多数学者认为是多因素、多水平综合作用的结果,涉及细胞色素P450酶系、某些细胞因子、癌基因、DNA损伤及细胞凋亡等。结合近代的细胞及分子水平的研究结果,有以下观点:

苯经肝脏细胞色素氧化酶CYP2E1代谢为苯环氧化物,进一步代谢为苯酚、邻苯二酚、氢醌及苯醌等。目前认为,引起苯毒性的主要是这些苯的多羟基化合物,而不是苯酚。①它们直接抑制造血细胞的核分裂,影响DNA合成,对骨髓中增生活跃的幼稚细胞特别是处于S及G2期细胞有明显的抑制作用。②苯的许多代谢产物,如苯醌、醌醇、苯三酚等,具有影响细胞内大分子活性的作用,它们的主要靶分子是组织蛋白、微管蛋白、TopoⅡ和其他DNA连接蛋白质,它们可同RNA、DNA、蛋白质上的某些化学基团结合,进而造成酶失活,阻断DNA合成和蛋白质的装配,导致DNA链断裂、染色体易位和缺失、非整倍体形成。可形成融合基因,激活原癌基因(ras癌基因),或使抑癌基因失活(p53基因突变),促进细胞恶性转化启动致癌过程,形成白血病细胞克隆。有研究证实,苯中毒继发白血病可有5号和7号染色体部分缺失;体外实验苯代谢产物可以抑制TopoⅡ活性。③苯代谢产物致使细胞因子IL-1和IL-2减少,TNFα增多,从而促进细胞凋亡。④有研究表明,苯暴露后有损害骨髓间质细胞的作用,可影响微循环,从而干扰骨髓细胞生成,氢醌对NF-κB活性抑制可能是苯对造血微环境损伤的一种可能机制。⑤苯影响免疫系统,从分子免疫学角度,芳香族化合物与蛋白质结合后极易形成自身抗原,诱发机体产生变态反应,造成血液细胞的损害。

(三) 血液学改变

1. 急性中毒 多由于意外事故,在短期内吸入大量苯蒸气,主要损伤神经系统。可有血中白细胞先增多,继之减少;多为分叶核粒细胞减少,淋巴细胞相对增多。轻者经历数日或1~2周后恢复正常,严重者可发生急性再生障碍性贫血和骨髓增生异常综合征,个别可发生溶血性贫血。

2. 慢性中毒 造血系统的损害是慢性苯中毒的主要特征。苯引起的血液病很广泛,可归纳为:①早期血象异常;②继发性再生障碍性贫血;③继发性骨髓增生异常综合征;④继发性白血病。兹分述如下:

早期血象异常:早期中毒以白细胞数持续降低为主要表现,常伴有淋巴细胞绝对数减少。少数病例可先呈血小板或红细胞减少。累计中毒量较多后,出现粒细胞减少,个别伴有嗜酸性粒细胞增多。有些病例粒细胞中出现毒性颗粒或空泡,血小板也可以有形态变化。贫血往往发生较迟,贫血的发生主要是由于红细胞生成减少,但个别患者尚可同时伴有溶血因素。骨髓象与早期血象变化并不一致,骨髓象可在正常范围,或粒系轻度增生不良,或呈幼红细胞轻度增生亢进的骨髓象。

继发性再生障碍性贫血:长期苯接触或较短期间多量接触,最后均可导致全血细胞减少,造血功能趋向于衰竭阶段。可表现为慢性再生障碍性贫血(再障),也可出现病情较危重,符合急性再生障碍性贫血(即严重型再生障碍性贫血Ⅰ型,SAA-Ⅰ),

以后者多见。尹松年等曾报道508 818名工人接触苯,平均浓度为17.92mg/m^3,65%低于38.4mg/m^3,再障为12.1/10万,危险度增加5.8倍。国外报道,工人在接触苯浓度>300ppm时,发生AA的危险是3%~4%。轻型再障灶性增生较常见(尤以幼红细胞增生),多部位骨髓穿刺涂片,可获得轻度增生不良的骨髓象;表现为急性再障的苯中毒患者骨髓象与原发性急性再障者相似。苯中毒再生障碍性贫血与原发性再障有不同的骨髓形态特点:骨髓涂片不典型,部分骨髓增生活跃,中晚幼红细胞增生,出现早幼红细胞、早幼粒细胞、原始红细胞、原始粒细胞及细胞分裂象、淋巴细胞比例可以不高,骨髓胞质空泡有助于苯中毒急性再障与原发性急性再障相鉴别,结合骨髓活检诊断符合率更高,对雄激素为主的治疗方案有良好反应,多数治疗后骨髓可逆转。

继发性骨髓增生异常综合征(MDS):系一种克隆性血液病,伴有造血功能显著异常,易转化为白血病。近年有关继发于苯中毒MDS的报道逐渐增多。可发生多种MDS类型,但难治性贫血伴环形铁粒幼细胞(RARS)和慢性粒单细胞白血病(CMML)少见。郝凤桐报告34例慢性苯中毒患者骨髓象改变,发现6例重度苯中毒患者中,再障2例,MDS 4例,认为苯中毒全血细胞减少的患者,如果骨髓增生活跃伴有明显的造血细胞畸形,要注意存在MDS的可能性,不能简单地诊断为"不典型再障"。苯引起的白血病不少系从继发性MDS而来,应引起高度重视。

继发性白血病:苯可致白血病已被肯定。自1928年Delore报告1例苯中毒所致继发性白血病后,国内外有多篇报道。苯引起的白血病多在长时间、高浓度接触后发生,最短6个月,最长23年,平均11.4年。文献上也提到有些人脱离苯中毒7个月至3年以后出现再生障碍性贫血、白血病或其他血液病。苯引起白血病的类型以急性粒细胞白血病为多,其次为急性淋巴细胞白血病和红白血病,慢性粒细胞白血病很少见。约1/4继发苯中毒的急性白血病患者在确诊前有骨髓增生低下,外周血全血细胞减少的过程,似再障或骨髓增生异常综合征。苯引起白血病的临床表现与非苯所致白血病相类似,但预后恶劣。

慢性苯中毒者可发生淋巴造血系统各种肿瘤如恶性淋巴瘤、骨髓坏死和纤维化等。

(四) 血液学改变的临床意义

苯是一种常见的工业毒物,主要侵犯神经系统和造血器官,故血液学改变具有重要意义。根据《职业性苯中毒诊断标准》(GBZ68-2002)分为观察对象、轻度、中度和重度中毒,出现全血细胞减少、再障、MDS和白血病时为重度苯中毒。

白细胞的变化是慢性苯中毒的重要参考指标之一。根据病情和毒物接触情况,若排除其他原因,白细胞总数始终低于4×10^9/L,有临床诊断意义。除白细胞总数下降外,中性粒细胞也相应减少,可持续低于2.0×10^9/L。

如患者有一定的症状,白细胞计数波动于4×10^9/L左右,需做进一步全面血象检查,并加强观察及复查,必要时应进一步做骨髓象检查,以帮助早期诊断。

在外周血中,粒细胞减少,淋巴细胞比例增加,嗜酸性粒细胞增多,单核细胞一般变化不大。但在苯中毒的早期,分类上的变化不够明显。

苯中毒患者仅有血小板减少而不伴有白细胞减少者少见。出血表现和中毒程度与血小板数并不成正比,这可能与血管壁的损害有关。

四、苯的氨基及硝基化合物中毒(不包括三硝基甲苯)

(一) 概况

接触苯的氨基或硝基化合物所致的急性和慢性中毒,主要为形成高铁血红蛋白血症而表现为缺氧状态;也可使红细胞破坏,造成溶血以及有神经系统损害、肝损害等。

苯的氨基和硝基化合物是苯及其同系物(甲苯、二甲苯、酚)的苯环不同位置上代入不同数量的氨基或硝基卤素或烷基,而生成的多种类衍生物。种类甚多,工业上常用的有:苯胺、联苯胺、对甲苯胺、邻甲苯胺、间苯二胺、二甲基苯胺、二乙基苯胺、三甲苯胺、对氯硝基苯胺、硝基苯、对氯硝基苯、二硝基苯、对硝甲基苯、硝基氯苯、二硝基氯苯等。这些物质对人体均有不同程度的毒性。苯胺(aniline)和硝基苯(nitrobenzene)是这类化合物的代表。

此类苯的氨基或硝基化合物,在常温下有的是液体,有的是固体。其共同特点是沸点较高,挥发性较低,难溶于水,易溶于脂肪和有机溶剂,也就是具有脂溶性的特点。苯的氨基及硝基化合物在工业生产中用途很广,如印染、染料及染料中间体的制造,橡胶、照相显影剂制造、塑料、油漆、墨水、香料、油墨、合成树脂及合成纤维的生产等。

由于苯的氨基、硝基化合物均属脂溶性,故主要通过皮肤吸收进入体内,苯的氨基、硝基化合物蒸气及粉尘也可经呼吸道侵入人体。经消化道侵入而发生中毒者极少见。苯胺在体内经过氧化形成苯基羟胺,然后生成对氨基酚。硝基苯在体内经过还原通过亚硝基酚形成苯醌亚胺,最后也生成氨基酚。同时,苯基羟胺、对氨基酚、苯醌亚胺三者通过氧化还原可以相互转化。代谢的最终产物是以氨基酚的形式自尿中排出体外。在硝基苯中毒时尿中尚可排出对硝基酚。

(二) 血液学改变的机制

苯的氨基、硝基化合物的毒理作用有许多相同之点,但各种化合物又各有特点。苯胺以形成高铁血红蛋白为主要病理变化,硝基苯则以神经系统的改变比较明显,邻甲苯胺引起血尿,联苯胺和萘胺可致膀胱癌等。

1. 形成高铁血红蛋白作用　苯的氨基和硝基化合物可使血红蛋白中的 Fe^{2+} 氧化成 Fe^{3+} 形成高铁血红蛋白,失去携氧能力,引起缺氧,导致发绀。

此类化合物使细胞内血红蛋白的氧化作用超过细胞内抗氧化能力,致血中 MetHb 增多。这类化合物有的能直接氧化血红蛋白分子中的铁,如对氯硝基苯进入体内直接促使高铁血红蛋白的形成。但大部分化合物多在体内自身氧化,形成中间产物苯基羟胺、苯醌亚胺,再对血红蛋白铁进行氧化而形成高铁血红蛋白。高铁血红蛋白使血红蛋白失去携氧功能,造成机体组织缺氧而形成内窒息,导致体内各脏器的损害。高铁血红蛋白的浓度达10%以上时可出现发绀。

此类化合物所形成的高铁血红蛋白的作用能力可按其形成高铁血红蛋白的分子比(即一分子的作用物所形成的高铁血红蛋白分子数)来表示。例如苯胺为2.5~2.7,硝基苯为0.86,三硝基苯为4.8。

高铁血红蛋白的变化是可逆的,停止接触毒物后红细胞中的酶系统能使之还原,如给予还原剂则可以使还原速度加快。高铁血红蛋白本身对红细胞组织结构的完整性并无有害影响,它的存在一般不致增加自发溶血的程度或红细胞的渗透性脆性。发生中毒性高铁血红蛋白血症时红细胞膜或细胞内酶系统常有不可逆转的变化,这可能是化学物质或其代谢产物的直接后果,与高铁血红蛋白的直接关系可能不大。

2. 溶血作用　苯的氨基或硝基苯化合物中毒会引起中毒性变性珠蛋白小体(Heinz 小体)和溶血性贫血。Jandl 等认为,Heinz 小体是红细胞内变性血红蛋白的沉淀物。他们提出 Heinz 小体的形成有3个阶段:①血红蛋白变为高铁血红蛋白;②血红蛋白的结构发生不可逆的变化,形成血红蛋白-谷胱甘肽复合物以及硫化血红蛋白;③最后变性血红蛋白复合物沉淀为圆形的 Heinz 小体。此类化合物等在体内转化为有氧化性代谢物,除作用于血红蛋白的铁原子和还原型谷胱甘肽外,还直接作用于珠蛋白分子的巯基,使蛋白变性。在早期仅有2个巯基被结合,变性尚是可逆性的;待4个巯基全部被结合后,变性珠蛋白已为不可逆性,成为沉淀物出现在红细胞内,即为 Heinz 小体。这种小体影响红细胞膜的结构和功能,并使红细胞表面积与体积之比变小。Heinz 小体附着于红细胞膜上,这样使红细胞的变形性及可塑性大为减退。当通过单核-巨噬系统(如脾)时,容易被阻留(如脾索内阻留)而为巨噬细胞所破坏。此外,紧靠在浆膜上的 Heinz 小体可与膜上巯基发生作用,进一步使浆膜阳离子渗透性增加,导致多量钠离子和水分子进入细胞,使红细胞成为球形而致在脾内破坏,造成溶血。此外,此类化合物等在体内转化为有氧化性代谢物,可使保持红细胞膜正常功能的还原型谷胱甘肽(GSH)减少,引起红细胞破裂,导致溶血。

(三) 血液学改变及其临床意义

职业性苯的氨基和硝基化合物的中毒在临床上有许多相同之处。除能引起神经系统和肝脏损害外,还会引起血液系统的异常变化。主要表现是生成高铁血红蛋白增多,致组织缺氧及溶血。苯的氨基化合物中毒者发绀出现早,而硝基化合物中毒者发绀出现较晚。

轻者口唇周围呈紫蓝色,可伴有头晕、头痛、恶心、呕吐等。随着中毒加深、病情进展,发绀可扩展到鼻尖、耳廓、指甲及颜面等部位,并出现缺氧症状,如头痛、疲乏无力、全身酸痛、心悸、呼吸困难、反应迟钝、嗜睡等,还可出现轻度溶血性贫血。严重者颜面呈灰淡蓝色,口唇呈青紫色,出现明显溶血表现,如黄疸、尿色呈葡萄酒色或酱油色(血红蛋白尿),可发生心衰、昏迷、休克。

轻度中毒时,血液中高铁血红蛋白达10%~30%;中度中毒时,高铁血红蛋白达30%~50%,含 Heinz 小体红细胞可达20%~30%;重度中毒时,高铁血红蛋白>50%,含 Heinz 小体红细胞可达50%以上。溶血时,红细胞和血红蛋白降低,网织红细胞增高,成熟红细胞大小不一、畸形、破碎。骨髓有核细胞增生明显活跃,尤以中、晚幼红细胞增生为明显,粒红比例倒置,非结合胆红素增加,尿胆原增加,血浆游离血红蛋白增加,结合珠蛋白下降。苯的氨基和硝基化合物中毒引起的溶血为血管内溶血。

五、有机磷农药及其他农药中毒

(一) 有机磷农药

有机磷农药(organophosphorus pesticides)中毒

是接触有机磷农药引起的，以胆碱酯酶活性下降，出现毒蕈碱样、烟碱样和中枢神经系统症状为主的全身性疾病。

有机磷农药的种类很多。常用的有机磷农药中，毒性高的有内吸磷(1059)、对硫磷(1605)、甲基对硫磷、甲拌磷(3911)、多灭磷，毒性中等的有敌敌畏、二溴磷、倍硫磷、稻瘟净、乐果、敌百虫，毒性低的有马拉硫磷(4049)、杀螟松。大部分有机磷农药有蒜样臭味，遇碱分解破坏。而敌百虫在碱性溶液中可变成毒性较大的敌敌畏，随后也被碱水解破坏。中毒主要发生在工业生产过程中跑、冒、滴、漏和出料，农业使用过程中由于不遵守安全操作规程或擅自提高药液配制浓度、喷药器材失灵和误食被有机磷杀虫剂污染的动植物等。

有机磷农药中毒在职业上主要经皮肤及黏膜侵入吸收而中毒，在生活上大多数经消化道吸收而中毒，一般病情较为严重。

有机磷农药主要抑制胆碱酯酶活性，使其失去分解乙酰胆碱的能力，造成乙酰胆碱积聚，导致胆碱能神经功能紊乱，引起毒蕈碱样症状、烟碱样症状和中枢神经系统症状。

急性中毒时血液系统的改变多见有血红蛋白和红细胞减少，而小剂量接触可有血红蛋白和红细胞增加。急性有机磷中毒患者表现为血液浓缩，RBC、HCT、Hb急剧升高；随中毒时间的延长，Hb下降，MCV、RDW呈逐渐增大的趋势，呈现为大细胞不均一类型性贫血。有机磷农药中毒可以出现溶血现象，常发生在严重有机磷中毒、经用复能剂抢救或效果不佳时，且溶血程度与中毒程度成正比。溶血原因有人认为与大量应用低浓度阿托品及大量清洗胃有关，此外，有机磷农药的直接作用，由于有机磷农药中毒使红细胞胆碱酯酶失活，抑制谷胱甘肽过氧化物酶，而引起红细胞脆性增加；有机磷进入红细跑内，抑制了醛缩酶的活性，糖酵解发生障碍，ATP的生成减少，上述原因导致红细胞脆性增加发生溶血。

急性有机磷农药中毒可引起白细胞总数和血小板计数显著升高，且随中毒程度而增高更显著，其原因可能也是由于毒物刺激引起的机体应激反应造成。也有报道，有机磷农药中毒还可导致血小板减少，可能机制是抑制巨核细胞的发育成熟，加速血小板的破坏。

(二) 有机汞化合物

有机汞农药中毒以西力生(氯化乙基汞)和赛力散(醋酸苯汞)中毒较多见。主要侵犯神经系统，并有肾、肝损伤。在有机汞中毒脑病时，白细胞可增加或减少，淋巴细胞则相对性增加，单核细胞和网织红细胞增加，血红蛋白降低。此外，红细胞沉降率也有加速。

(三) 氨基甲酸脂类

氨基甲酸脂类农药与有机磷农药同为胆碱酯酶抑制剂，所不同的是氨基甲酸脂类农药主要抑制胆碱酯酶活性中心上的丝氨酸羟基，被氨基甲酸化，形成不紧密的复合体而抑制活性，使乙酰胆碱失去酯锌能力。但此种结合是可逆性的，脱离中毒源后，胆碱酯酶活性很快恢复。

氨基甲酸脂类农药中毒也与有机磷农药中毒一样，同样出现毒蕈碱样、烟碱样和中枢神经系统症状。发病急剧，临床症状重，但恢复也快。这类农药中毒引起的血液系统改变与有机磷农药中毒相似。氨基甲酸脂类农药品种包括西维因、呋喃丹、涕灭碱等10多种。

(四) 有机氮杀虫剂

此类农药的主要代表为杀虫脒农药，杀虫脒原形及其代谢产物—对氨邻甲胺在人体内与苯胺类化合物一样，可产生高铁血红蛋白血症，其中毒的临床表现为嗜睡、发绀及出血性膀胱炎三大症状。

杀虫脒纯品为白色结晶，工业品为微黄色结晶。有机质型及盐酸盐型两种剂型，弱碱中易被水解破坏。中毒者多发生在工农业生产、包装、运输中以及农作物除虫时。

中毒的判断依靠测定全血中高铁血红蛋白的定量。轻、中、重度中毒的标准划分与本章“四、苯的氨基及硝基化合物中毒”的标准相同。

(钱林生　郝长来　段晓萍)

参考文献

1. 叶细标，傅华. 苯致白血病机制研究的进展. 中华劳动卫生职业病杂志，2005，23：392-395
2. 汤孝优，曹卫娟，魏萍，等. 苯中毒急性再生障碍性贫血的骨髓特点及意义. 临床军医杂志，2008，36：395-396
3. 张秀文，李清华，刘彦轩，等. 急性重度有机磷农药中毒患者红细胞形态的改变及意义. 中国急救医学，2005，25：766-767
4. 陈捷，陈克宽，苏素花，等. 急性砷化氢中毒46例临床观察与分析. 中国工业医学杂志，2008，21：303-305
5. 罗文达，张丽，郭群依，等. 62例重度苯中毒患者的临床观察. 中国职业医学，2006，33：205-206
6. 徐智，黄可龙. 砷的代谢及其毒性机制的相关性

研究. 药学专论,2009,18:19-21

7. 黄定久,邓伟吾,张庆怡,等. 内科理论与实践. 上海:上海科学技术出版社,2009:384-394

8. Danyal Ibrahim, Blake Froberg, Andrea Wolf, et al. Heavy Metal Poisoning: Clinical Presentations and Pathophysiology. Clin Lab Med,2006,26:67-97

9. Ethan A. Natelson. Benzene-induced acute myeloid leukemia: A clinician's perspective. American Journal of Hematology,2007,82:826-830

10. Obinaju, Blessing Ebele. Mechanisms of arsenic toxicity and carcinogenesis. Afr. J. Biochem. Res, 2009,3:232-237

11. YH-Shi, BI-Yoon, GX-Li. Mechanism of Benzene-Induced Hematotoxicity and Leukemogenicity: Current Review with Implication of Microarray Analyses. Toxicologic Pathology,2004,32(Suppl. 2):12-16

第150章

老年血液病的特点及处理

随着科学技术日益进步，生活水平不断提高，人类的平均寿命日趋延长。人口老龄化在全球范围内正在加速，1985 年法国 65 岁以上人口的比例已超过 7%，成为世界上第一个老龄化社会的国家。在我国平均寿命由建国前的 30 余岁增加到目前的 70 岁左右，超过 60 岁的老人在总人口中的比例在 1982 年为 7.6%，2000 年我国与全球同步宣告进入老龄化社会，2005 年我国已有老年人口 1.44 亿，其中高龄老人(≥80 岁)1600 万，预测到 2025 年将增至 19.2%。人口老龄化和个体的衰老将成为社会中一个严峻的问题，我国已把高速老龄化社会作为 21 世纪的一个重要国情认真对待。

21 世纪中国的人口老龄化发展趋势将分为三个阶段：①快速老龄化阶段(2001～2020 年)：我国将平均每年增加 596 万老年人口，年均增长速度将达到 3.28%，将超过总人口年均 0.66% 的增长速度。2020 年，老年人口将达到 2.48 亿，其中 80 岁以上老年人口将达到 3067 万人。②加速老龄化阶段(2021～2050 年)：预计 2023 年，老年人口将达到 2.7 亿，与 0～14 岁少儿人口数量相等。2050 年，老年人口总量将超过 4 亿。③稳定高龄老龄化阶段(2051～2100 年)：老龄化水平将稳定在 31% 左右，老年人口规模将稳定在 3 亿～4 亿，约为少儿人口数量的 2 倍，80 岁及以上高龄老人将占老年总人口的 25%～30%，进入高龄老龄化的平台期。从衰老的进程来看，按年龄，老年期可区分为三个阶段，即初老期或老年前期、老年期和长寿期。1982 年联合国老龄问题世界大会提出以 60 岁为老年期的开始年龄，我国与此一致。2001 年世界卫生组织曾提出年龄划分标准：44 岁以下人群为青年人，45～59 岁人群为中年人，60～74 岁人群为老年前期或准老年期，75 岁以上人群为老年人，90 岁以上人群为长寿老人。随着老龄化迅速发展，年龄划分标准尚有待于重新界定和认可。

(一) 老年期疾病及其特点

现有的临床流行病学资料已证明，在相同基础疾病的情况下，高龄是一个独立的危险因素。高龄人群具有“三最”特点：即最高患病率、最高伤残率和最高医疗资源利用率。2007 年底中国统计局公布：60 岁以上老年残疾人有 4416 万，占老年人总人口的 53.24%。目前，心脑血管病、恶性肿瘤、糖尿病等患病率随年龄增长而增加，这些疾病是导致高龄老年人口高患病率、高伤残率和高医疗利用率特点的重要因素。人类受体内外因素的影响而引起疾病，但不同年龄时期，疾病的种类和表现也不同。老年期疾病包括三类：一是发生在生命的各个阶段，如感冒和一般性感染；二是从中年起病，延续到老年期，如高血压和慢性支气管炎；三是在老年期起病，为老年期特有疾病，如老年性痴呆、老年性白内障。血液系统疾病也是如此，一些血液病可发生在各个年龄阶段，如缺铁性贫血，另一些则多在老年前期或老年期起病，如慢性淋巴细胞白血病、多发性骨髓瘤等。老年期疾病的特点为多病性、不典型性、发病快、病程短、易发生意识障碍、容易引起水和电解质紊乱、容易发生全身衰竭、容易发生后遗症和并发症、对治疗的反应也与年轻人不同，容易发生药物不良反应(占“药物不良反应”15%～27%，通常比一般成年人高 3 倍以上)。老年病人的诊断由于其：①多病性，使疾病的表现复杂，因此不能满足于一种疾病的诊断，应尽力寻找可能并存的疾病；②衰老变化使老年人对疾病的反应迟钝；③衰老变化与疾病相混杂，易将疾病的表现误为衰老的自然进程，因而较年轻人复杂。应根据老年病人的特点进行病史采集及体格检查。

（二）老年人血液系统的特点

人类在衰老过程中，血液系统也和其他生理系统一样有一系列改变，由于老年人个体的差异，如个人的基本健康状况、生活条件、社会环境及所从事的职业不同，使有关研究在这方面尚未达到完全共识。但以下一些衰老过程中血液系统的变化，多数学者认识是一致的：①随着年龄的增加，造血的红骨髓容量减少。青壮年在应激状态下（如外伤、手术等大量出血），平时不造血的黄骨髓可转变为造血的红骨髓，使机体造血功能增强，恢复人体正常所需的血细胞，而在老年人这种应激能力明显减低。②老年人胸腺、脾脏和扁桃体的重量下降，主要是由于淋巴细胞减少。此外，全身淋巴结中淋巴滤泡也减少；T、B淋巴细胞发生功能变化，抗原刺激下免疫球蛋白产生明显减少，可能导致老年人免疫功能减低，易发生各种感染或肿瘤。③血液循环中丙种球蛋白增加可使血沉加快。④血小板黏附性和集聚性增加，老年人多有动脉硬化，易激活血小板，这可能是老年人易发生血栓和栓塞的部分原因。

（三）老年人中常见或有多发倾向的血液病

在红细胞系统疾病中，有缺铁性贫血、巨幼细胞贫血、再生障碍性贫血、红细胞外因素所致溶血性贫血、真性红细胞增多症及继发性红细胞增多。白细胞减少症及粒细胞缺乏在老年人中也较常见。在出血性疾病中，有血小板减少性紫癜、血管性紫癜等常见病。在血液系统肿瘤中，除各年龄组均可发生的肿瘤外，一些血液肿瘤在老年人中有多发倾向，应引起老年保健的注意。如慢性淋巴细胞白血病，1/3病人发病年龄在60岁以上，30岁以下罕见。多发性骨髓瘤多数发病年龄在60岁左右，40岁以下发病少见。原发性巨球蛋白血症和重链病发病也多在40岁以上。淋巴瘤的第二个发病年龄高峰在40岁以后。骨髓增生异常综合征，一组与白血病密切相关的造血功能异常或造血功能紊乱症侯群，其发病也以老年人居多。至于一些血液系统疾病为何在老年人中多发，原因尚不清楚，可能与老年人免疫功能低下及老年人的多病性易发生一些继发性血液系统缺陷有关。

（四）老年血液病的临床特点

常见老年血液病患者多具有老年人疾病的一般特点，如多病性、不典型性、肿瘤高发病率及易致多脏器衰竭、药物不良反应高发率等。老年血液病中继发者较多见，如继发于各种原因的贫血，继发性骨髓异常增生综合征（MDS）等。患者还表现有治疗反应不如年轻人敏感，对药物副作用的耐受性差，易合并感染，易并发弥散性血管内凝血（DIC）及其他合并症。

（五）老年血液病治疗特点

1. 老年贫血的治疗　治疗原则与一般血液病人相同，但由于老年人各脏器有不同程度衰退，同时伴有其他器官疾病，造血组织应激能力差，对迅速发生的贫血耐受能力低，即使是中等度贫血，也可以出现很严重的临床症状。对缓慢发生的贫血，则可能由于其他疾病掩盖贫血症状，有时血红蛋白已降得很低才被发现。老年贫血多继发于其他疾病，约占80%。常见的原发病有肿瘤、感染、慢性肾功能不全，各种原因所致的急性或慢性失血，代谢性疾病及药物反应也可致继发性贫血。多种原因所致的贫血在老年人中常见，在治疗上单一用药也很难出现效果。积极的支持治疗，包括脏器功能的保护、改善贫血、防止出血及控制感染等十分重要；对 Hb<80g/L 患者采用小量多次输血，输血时适当给予利尿药，以防心衰，出血患者适当应用肾上腺皮质激素，感染时应立即用大剂量广谱抗生素等；促红细胞生成素的补充在老年患者也很重要。

2. 老年白细胞和单核-巨噬细胞系统疾病的治疗

（1）白细胞减少和粒细胞缺乏症：白细胞减少的原因各个年龄组相似，在老年组任何严重的感染均可能引起白细胞减少，而在年轻人白细胞减少通常是由于病毒性疾病。影响精神的药物、心血管药物以及抗生素在老年组最常引起白细胞减少。由于老年人服用多种药物，因而他们更易发生白细胞减少。老年人白细胞减少症的临床症状并不比一般成年人重，治疗原则与一般成人相同，但由于老年人的特点，在治疗方面应更积极。一旦发现此类病人，应尽可能住院进行保护性隔离。在高龄患者，由于其多病性，反应迟缓，一些器官平时就有慢性感染存在（如呼吸道、牙龈、外阴等部位的慢性感染），在粒细胞缺乏的情况下，难以避免发生严重感染，此类病人在诊断时即使未发现明确感染灶，也应予以预防性抗生素治疗。若已有明确感染，即使临床表现不重，也应予以强有力的抗生素治疗，如抗细菌感染治疗效果不满意，应加用抗真菌药物。同时应用重组粒细胞集落刺激因子（rhG-CSF）或粒-单核细胞集落刺激因子（rhGM-CSF）150～300μg，分两次皮下注射，直至粒细胞上升至 $0.5\times10^9/L$ 以上，减量观察后停药。老年人粒细胞缺乏时应用粒细胞输注和肾上腺皮质激素治疗应慎重，因其副作用的出现可能使治疗变得更为复杂，故一般不用。若发生感染性休克，在使用其他抗感染治疗的同时，短暂应用地塞米松静滴也能收到较好效果。此外，老年人常有贫血、白蛋白减低、免疫能力低下、重要脏器功能不全等情况存在，因而在上述治疗的同时，积极的支持治疗也很重要，如加强重要脏器的保护、纠正贫血、补充白蛋白、静脉输注丙种球蛋白、给予胸腺肽等也是治疗成功的关键。

（2）急性白血病的治疗：普遍认为年龄≥65 岁的老年患者治疗强度要较成年 AL 减量，而在 60～65 岁时可按成人剂量治疗。老年急性白血病中难治性白血病发生率高（细胞遗传学异常发生率高、治疗相关白血病多、常有血液系统疾病病史、高 MDR1 基因表达、合并症多等）。由于老年患者的特点，其耐受强化疗的能力降低；由于造血功能的年龄相关性缺陷，化疗后的增生不良持续时间长；危及生命的感染发生率高；重要脏器发生年龄有关的病变（如肾脏、肝脏、心血管和呼吸系统）；同时患多种疾病的频率高；与年龄有关的抗肿瘤药物药代动力学改变导致强化疗的血液和血液外毒性增加；免疫功能发生年龄相关性下降；异基因和自体干细胞移植过程的适宜性和（或）可行性减少；社会家庭、认识上的问题阻碍了强化疗方案的实施等诸多因素，因而治疗用药上与成人有所不同。有内科基础疾病的患者其平均生存期、平均完全缓解持续时间均短于无内科基础疾病的患者。正是因为这些特点决定了老年白血病患者往往原发耐药或是治疗后缓解维持时间短，容易复发，成为难治或复发性白血病。

支持治疗：白血病发展过程中或化疗过程中，可出现一系列并发症，有些并发症甚至严重威胁病人生命，导致治疗失败甚或死亡，因此积极防治并发症是白血病治疗中一个十分关键的问题。

白血病的化学治疗十分重要，但由于老年患者自身的发病特点如多病性等为白血病的治疗增添困难，治疗的同时要从大内科的角度，兼顾患者的各个脏器功能情况，注重脏器功能的保护，给予强有力的支持治疗，使化疗得以顺利进行。在治疗时加用胸腺肽、白细胞开始下降时给予人免疫球蛋白、集落刺激因子等可有效防止感染，减少并发症发生；有文献报道化疗前 30 分钟静脉滴注阿米福汀（一种正常细胞的广谱保护剂）可减轻化疗引起的骨髓抑制以及肾脏受损；糖尿病患者应用糖皮质激素时注意监测血糖，调整降糖药物，避免血糖的大幅度波动；蒽环类药物应用前后给予保护心肌等，均可有效减少治疗相关并发症。

老年 ALL 的治疗：老年急淋病人与儿童急淋相比长期生存少。通常将老年急淋病人定义为高危，原则上采用成人 ALL 治疗方案，但要适合于老年人的特点，通常包括长春新碱、泼尼松以及其他药物（柔红霉素、环磷酰胺、L-ASP、口服 VP16 或羟基脲、LD-AraC 等）组成的联合方案，方案中药物种类不宜过多，一般以 2～3 种为宜，药物剂量也要偏小，可为成人的 1/2～2/3。多数老年病人在治疗缓解后的第一年内复发，目前尚无标准的联合化疗方案；对于 Ph^+ 的 ALL 加用格列卫 400～600mg/d 可有一定效果。最为重要的是在治疗中需结合患者体质情况、脏器功能状态和化疗反应因素随时调整治疗方案，强有力的支持治疗尤为重要。

老年 AML 的治疗：由于老年 AML 自身的生物学特征（细胞起源于原始的造血干细胞），诊断时多系受累和三系增生不良的发生率高；前驱血液疾病高发性，如诊断 AML 之前有全血细胞减少；克隆性缓解发生频率高，CR 期短，复发率较高；白血病细胞的干细胞样表型；预后不良的核型出现频率高，如-7/7q-、-5/5q-、11q 或 11p 异常，+8，复杂或多发的细胞遗传学异常；预后良好核型出现频率低，如 t(8;21)、t(15;17)、inv(16)；MDR-1 表达频率高，白血病细胞将药物泵出的能力较高以及老年患者多病性等特点，对化疗耐受力下降，易致感染、出血和心、肝、肾、肺功能衰竭。国外文献报道 CR 率不足 50%；无复发生存时间平均少于 12 个月。其不良的临床结果主要是由于白血病本身内在的生物学差异，但也与宿主的因素有关，如对强化疗耐受性降低，并且与病人年龄相关的患病状态有关。治疗上对一般情况好，无严重并发症的应采用经典的 DA 或 IA 等方案化疗；对一般状况差，有重要脏器功能病变的或由 MDS 转化而来者，则采用减量温和方案治疗 LD-Ara-C（Ara-C 剂量为 10～20mg/m^2，连用15～21 天，持续皮下或静脉滴注。其 CR 率为10%～70%，相差颇大）等，能有效抑制病情进展并诱导缓解。但无论采用何种方法，强有力的支持治疗必不可少。由于其在临床和生物学上的异质性，老年 AML 治疗意见尚不统一，归纳起来包括至少姑息治疗［适宜于进展缓慢的 AML 患者（冒烟型白血病），这些病例可以给予支持治疗和（或）单药化疗（如羟基脲控制白细胞增多，或单用去甲氧柔红霉素），其总生存率较接受强化疗组明显延长］；缓和的联合化疗［多数学者主张对老年人 AML 应采用减量的缓和的诱导治疗，达到并维持 CR，以期能减少早期死亡并改善存活。主要予口服药物联合化疗，如 ETI（IDA+VP16+TG）或 TAD（TG+ARA-C+DNR），CR 率分别为 ETI 60%，TAD 23%；平均生存期分别为 ETI 9.9 个月，TAD 3.7 个月。LD-ARA-C 10mg/m^2Q12h×14～21 天可使32%～35%获得 CR，多数患者发生骨髓增生低下。近年来 Decitabine 也可以单用并成功地治疗老年 AML，其缓解率与 LD-ARA-C 相近］；标准强烈化疗（由于减量的缓和联合化疗和 LD-Ara-C 对老年 AML 疗效均不理想，近年来也有不少作者主张采用强烈的联合化疗。用药基本上与成人一致，但血液学和血液以外的毒性明显增加，CR 率为 40% ~65%）。缓解后治疗意见尚不统一。大多数老年患者不能耐受强的巩固治疗，可用缓和的联合化疗，HD-ARA-C 不能获得像年轻人一样的效果。亦可采用小剂量阿糖胞苷[10 ~ 20mg/(m^2 · d)]，或小剂量三尖杉碱(0.5 ~ 1mg/d)静脉滴注 6-TG 口服等治疗。

(3) 恶性淋巴瘤：老年 NHL 与年轻人 NHL 预后并无真正差异，只是老年患者更易发生结外病变。不同的 NHL 组织表型在各个年龄组有不同的发病趋势：Aviano 总结 1988 ~ 1995 年 950 例 NHL 中，年龄≥70 岁的占 28.5%；随年龄增长，低度恶性 NHL 发生率增高，在 15 ~ 34 岁组和 65 ~ 74 岁组分别为 16.6% 和 32.4%，而在≥75 岁时其发病率又随之下降为 23.2%；中度恶性 NHL 在老年人更易发生，65 ~ 74 岁组和≥75 岁时分别为 46.6% 和 49.4%；高度恶性淋巴瘤发生率随年龄增加较低中度恶性淋巴瘤明显下降；B 细胞淋巴瘤随年龄增加比例显著增大。在无造血细胞生长因子支持下，标准剂量的多药联合化疗与减量化疗相比较，前者常伴随较高的治疗毒性死亡率。老年患者显示很高的淋巴瘤相关死亡率。用交替的联合化疗方案治疗老年患者其平均反应延续时间短。老年 HD 进展期患者预后较年轻人差，因为他们不能耐受大剂量的放化疗。在 NHL 除老年人较易发生结外病变外，其临床表现和预后老年人与年轻人并无真正的区别，主要和疾病的内在因素有关。

目前普遍认为，在 NHL 患者年龄在 70 岁以内时，能够耐受标准剂量的 CHOP 方案化疗。HD 化疗方案可选用 ABVD 方案，还可试用 CEP 方案或 EAC 方案，剂量酌减。多数老年人仅能耐受常规最适化疗剂量的 30% ~50%。化疗持续 6 ~ 12 个月，或至少在获得 CR 后 2 个月。老年患者的生存期与获得 CR 有关，因而与实际给予的抗肿瘤药物适宜剂量有关；化疗强度对老年进展期淋巴瘤获得持久的 CR 和治愈十分重要，但老年患者常因其全身状况而不能接受全量化疗，所以加强支持治疗十分重要。对于高龄 NHL 患者，可在支持治疗基础上给予脂质体多柔比星（阿霉素）为主的联合治疗同样可以取得很好的治疗效果，患者耐受性较好，安全性可以得到保证，可以使高龄患者化疗的毒副作用达到优化。

(4) 其他：如慢性白血病、骨髓增生性疾病、多发性骨髓瘤的治疗、巨球蛋白血症、μ-重链病等的治疗原则与成人相同，在老年患者，积极的支持治疗十分重要。可根据其个体状态调节用药剂量和时间，如 Fludarabine 可每周用 1 ~ 3 次；单克隆抗体（抗 CD20 抗体，美罗华）对难治的进展期慢淋或并发自身免疫性溶血性贫血或血小板减少性紫癜的老年患者剂量可以从 100mg/d 起应用。但有些治疗在老年患者应慎重，如静脉放血对老年有心、脑血管疾病的真性红细胞增多症者应慎重，每次不超过 100 ~ 300ml，而放射性核素 ^{32}P 治疗适用于需经常放血、长期应用骨髓抑制药无效，以及肝肾功能尚好的老年患者等。老年骨髓瘤患者由于其骨髓耐受性差，化疗方案宜和缓，常用者 MP 方案、M2 方案，难治性或复发 MM 者可选用硼替唑米联合方案、VAD 方案、CBE 方案或 EADP，对老年人不能耐受较强化疗者也可用反应停 100mg/d，地塞米松 40mg/d×4d/月。在孤立性骨髓瘤手术切除肿瘤后、对症治疗、难治性病例可用放射治疗。

3. 出血性疾病　一般来讲，老年人凝血缺陷治疗上与其他年龄组一致。紫癜可在伴有或不伴有血小板异常时发生，老年人最常见的紫癜是非血小板减少性紫癜包括老年性紫癜、维生素 C 缺乏性紫癜、高球蛋白血症性紫癜、药物性紫癜、感染性紫癜等。血小板减少性紫癜包括原发性（自身免疫性）血小板减少性紫癜和继发性血小板减少性紫癜，治疗原则同成人，但老年人发病常较隐匿，并且与其他疾病无明显关系，病程通常为慢性的和间歇性的，在血小板计数相同情况下，其出血严重程度明显高于年轻患者，大剂量维生素 C、秋水仙碱以及氨苯砜治疗老年性 ITP，单独应用氨苯砜剂量为 75mg/d，用药前需排除 G6PD 缺乏症；老年人由于易患感染，常服用多种药物，肿瘤发生率高，因而继发性血小板减少较常见，治疗上主要针对原发病。其他如输血后紫癜、血小板功能障碍性疾病等在老年人也较常见。凝血机制障碍性疾病包括获得性因子ⅩⅢ缺乏症、获得性纤维蛋白原缺乏症、获得性循环抗凝物质增多综合征（FⅧ的抑制物，FⅡ及 FⅦ抑制物，FⅪ、FⅫ、FⅩⅢ及纤维蛋白原、纤维蛋白稳定或纤维蛋白聚合抑制物，FⅤ抑制物）。由于老年患者的多病性，常与所伴随的免疫反应或免疫反应疾病如系统性红斑狼疮、类风湿关节炎、溃疡性结肠炎、支气管哮喘、恶性肿瘤、多形性红斑、药物反应等有关，治疗上同成人，应积极治疗原发病。

（朱宏丽）

参 考 文 献

1. 张之南，李蓉生. 红细胞疾病基础与临床. 北京：科学出版社，2000
2. Ginaldi L, Martinis MD, Ostilio AD, et al. Changes in the Expression of Surface Receptors on Lymphocyte Subsets in the Elderly: Quantitative Flow Cyto-

metric Analysis. American Journal of Hematology, 2001,67:63-72
3. Thamas X, Olteanu N, Charrin C, et al. Acute Lymphoblastic leukemia in the Elderly: The Edouard Herriot Hospital Experience. American Journal of Hematology, 2001,67:73-83
4. Aapro MS, Cella D, Zagari M. Age, anemia, and fatigue. Semin Oncol, 2002,29:55-59
5. Alkan S, Karcher DS. Low grade lymphomas in the elderly. Ann Clin Lab Sci, 2000,25:218-227
6. Peters F. P. J, Fickers M. M. F, Wils J. A. J. M, et al. Treatment of elderly patients with intermediate- and high-grade non-Hodgkin's lymphoma: a retrospective population-based study. Ann Hematol, 2001,80:155-159
7. Zulian GB. Geriatric medical oncology in the care of elderly cancer patients. Critical Reviews in Oncology/Hematology, 2002,41:343-347
8. Gianni W, Cacciafesta M, Pietropaolo M, et al. Aging and cancer: the geriatrician's point of view. Critical Reviews in Oncology/Hematology, 2001, 39: 307-311
9. Manoharan A. Gentle yet effective treatment for elderly patients with refractory or relapsing multiple myeloma. Am J. Hematol, 2000,65:81-82
10. Palumbo A, Giaccone L, Bertola A, et al. Low-dose thalidomide plus dexamethasone is an effective salvage therapy for advanced myeloma. Haematologica, 2001,86:399-403
11. Hamblin TJ. Achieving optimal outcomes in chronic lymphocytic leukaemia. Drugs, 2001,61:593-611
12. Gedgge J, Orme S, Hanpton K. K, et al. A comparison of a low-dose warfarin induction regimen with the modified Fennerty regimen in elderly inpatients. Age and Aging, 2000,29:31-34
13. 陆惠华,方宁远,范关荣. 老龄化时代老年医学发展的展望. 上海交通大学学报(医学版), 2008,28:485-487

第七篇

输血与造血干细胞移植

第151章

输血及输血不良反应

第一节　成分输血

输血医学(transfusion medicine)是研究血液及血液中各种成分,或用生物技术制成的血液制品输给患者,使其获得受益的一门多学科的医学。它的范围很广,包括从献血者血管到受血者血管的全过程。有献血者的选择及健康检查、血液采集、成分分离、保存、血液相关化验检测和临床应用及效果评估,血型检测及其流行病学调查研究,以及输血有关的技术、设备等。它涉及血液学、免疫学、生理学、移植生物学、遗传学、蛋白质化学、分子及细胞生物学、临床医学、传染病学、微生物学、病毒学、流行病学及生物工程学等多学科。现在被称之为输血学。

血液在临床上开始输用,作为治疗手段经过了漫长的曲折的发展过程。自17世纪英国医学家Harvey发现了血液在体内环流与运行途径(1616年),并以此为基础,开始了往血流内注射药物的实验。意大利医生Folli在1654年首先进行输血实验,他宣称"发明"了输血。最早将动物(狗、羊)血输至血流中的是英国生理学家Lower(1665年)和法国医生Denis。前者先行动物输血,后者是第一个在人体输动物血成功者。但由于当时有些患者输后发生了严重异种输血反应,导致死亡。1668年法国下令:"未经巴黎医学部批准,不准再输血。"1678年法国议会又下令:"禁止在人体做输血实验";继而英国也下令:"禁止输血"。在此后一百多年的时间里,输血没有与其他医学学科一起发展,陷于停滞状态。直至1817年,英国生理学家及产科医生Blundell在试验中发现当出血濒死狗输入另一狗的血液后即获救治。由此而将人的血液输给严重大出血的产妇,在8例产妇中有5例救治成功。他是第一位用人血输给人的成功者。以后经过消毒法、抗凝剂的应用与输血器械的改进,特别是1900年奥地利人Landsteiner发现了人类红细胞ABO血型,为安全输血提供了重要的保证。自20世纪中期以来由于基础医学和新技术的飞速发展,临床输血也发展很快。目前已从输全血进入到成分输血,由替代输血发展到治疗性输血,从人源性血液制品进展到用生物工程技术来制备血液制品。我们相信今后一定会有更大的发展。

传统的输血方法是不管患者需要什么血液成分都输注全血,凡有输血指征者都要输新鲜全血,这是一种误解。实际上全血中除红细胞外,其余成分包括白细胞、血小板、凝血因子和白蛋白等。其余成分不仅数量少,而且活性低,输注全血很难达到预期目标。另外全血怎样才算新鲜,目前尚无公认的标准。曾有人把采血24小时之内的血液视为新鲜血。实际上把这样的血输给患者是很不安全的,因为在一天之内来不及做出乙型肝炎表面抗原、丙型肝炎抗体、艾滋病抗体及梅毒血清试验等检查结果;质量控制也来不及抽查,故有传播上述疾病的危险性。现代输血则提倡成分输血。

一、成分输血概论

自1817年产科医生Blundell第一次用人血输给产妇大出血抢救成功,输血已成为临床的重要手段。目前临床应用的血液成分有红细胞、白细胞、血小板及血浆。血浆又可分离成各种凝血因子或蛋白制品的应用,使血液病患者的疗效大大提高,临床上成分输血已完全替代了输注全血。

目前红细胞有浓缩、悬浮、少白细胞、洗涤、冰冻及年轻红细胞,各有其适应证,治疗各种贫血。

粒细胞输注现已用重组粒细胞系或粒-单核细

胞系集落刺激因子替代。现可将供髓者的淋巴细胞用于治疗造血干细胞移植后的复发。

血小板输注在近几年来明显增多,现采用单采血小板术可减少白细胞含量,减少献血员人数。输后其疗效可计算校正增加数值来了解输用量是否足够、是否有效或耐受。反复多次输注可产生无效性。

血浆成分包括新鲜冰冻血浆、冷沉淀、血浆蛋白制剂、凝血因子等。现多将血浆分离成各种凝血因子或白蛋白、丙种球蛋白等蛋白制品,不再输用新鲜血浆,静脉丙种球蛋白可治疗多种疾病。

(一) 定义

血液成分广义分为血细胞和血浆两部分。成分输血治疗(blood component therapy)就是用物理方法分离全血,制成各种有效成分较浓和较纯的制品供临床应用。

血细胞成分有红细胞、白细胞和血小板。红细胞制剂现已按临床需要制成浓缩红细胞、悬浮红细胞、少白细胞的红细胞、洗涤红细胞、冰冻红细胞和年轻红细胞等。血浆成分是指新鲜血浆、新鲜冰冻血浆和普通血浆。新鲜冰冻血浆内含血浆中的全部成分。现在对血浆使用的概念也已发生了根本变化;过去将血浆作为抗休克的血容量扩张剂,现在是把血浆主要用作分离血浆蛋白制品的原料,冻干血浆已被正式宣布淘汰。目前应用的血浆蛋白成分有白蛋白、血浆蛋白溶液、正常人免疫球蛋白、特异性免疫球蛋白、静脉注射用丙种球蛋白、冷沉淀、浓缩第Ⅷ因子、浓缩凝血酶原复合物、纤维蛋白原、抗凝血酶Ⅲ、α_2巨球蛋白、抗胰蛋白酶、转铁蛋白、纤维结合蛋白、C1酯酶抑制剂、结合珠蛋白、蛋白C和蛋白S等。

国外自20世纪70年代初期开始了成分输血,通过临床实践,成分输血量逐年增多,全血输注量随之明显减少。世界各国的临床医师和输血工作者认识到输注全血的缺点以及成分输血的优越性,现在已把输全血的旧习惯改变为成分输血的新观念,并以成分输血在输血中所占比例作为衡量输血技术水平高低的重要标志之一。到1980年代后期国外已改为以红细胞输血率代替成分输血率,一些发达国家的红细胞输血率已超过90%,据1988年国际红十字会统计:美国红细胞输注已占需要输血的96%,加拿大的成分输血占总输血量的95.7%,瑞典为96%,法国占92.9%,德国占82.7%。日本在1975年只占35%,1985年达89.7%,现已超过95%。目前发达国家均已达到95%以上。1990年底我国曾统计几个大、中城市的成分输血率,结果只有19.1%,至2000年也仅20%~35%。中国医学科学院血液院医院血液学研究所近二十年余来的成分输血情况:1982~1986年成分输血率为19%,1991~1994年上升至90.6%,1998~2000年为96.2%,目前血液病医院成分输血接近100%。

(二) 成分输血的优越性

1. 提高疗效　成分输血是针对患者血液中缺乏什么成分就补充什么成分。把多个献血者的同一血液成分混合在一起,或者从单个献血者血液中采集提取,成为一个有效的治疗剂量。血液成分浓度大,体积小,便于保存与运输,输注后可显著提高疗效。例如:一个血小板数仅10×10^9/L有严重出血的患者,体重70kg,要将血小板数提升到30×10^9/L以制止出血,按每升全血中含100×10^9个血小板计算,大约要输3000ml全血。显然患者一次是不能耐受这么大量血液的,但浓缩血小板14U(每单位按200ml全血计算)的容量仅350ml左右,可一次输注获得满意的止血效果。

2. 减少反应　已知血液成分相当复杂。目前已发现的红细胞血型系统有29个,近300种抗原,还有血型系列等。人类白细胞抗原(HLA)基因也已检出千余种,另外粒细胞、血小板均有各自的特异性抗原,血浆蛋白也有各种特异性抗原。因而,输全血可使受血者发生各种不良反应是难免的。采用成分输血就可避免输入不必要的血液成分所致的输血反应。目前,可用血细胞分离机单采1个供血者的血液成分进行输血,而将其他成分回输给供血者,这不仅可明显减少输血反应及传播性疾病等,而且有利于供血者的血象恢复。

3. 合理使用　成分输血是将一个单位的全血制成不同成分,输给不同患者。如一份全血可分别制成红细胞、血小板、血浆;血浆蛋白可制成白蛋白、各种免疫球蛋白、凝血因子等,有不同用途,可供不同患者使用。一血多用既节省稀缺的血液资源,又减轻社会与个人经济负担,还对献血者和患者的健康有利。

二、全血输注

(一) 全血的制备

全血是指血液经采集后,不做任何处理,即放入冰箱中保存。其中主要包含红细胞和血浆中蛋白成分。通常按单位供给,国际上一般以450ml为1U,我国则将200ml全血定为1U。为了抗凝与保存红细胞活性,须在血液中加入血液保养液,常用的有①ACD(枸橼酸、枸橼酸钠、葡萄糖)保存液。其中葡萄糖是正常红细胞糖酵解过程中的必需底物,有氧化供能的作用,以防止红细胞溶解,延长保存期;枸橼酸可防止血液凝固和葡萄糖在高压消毒时焦化。保存期为21天。②CPD(枸橼酸、枸橼酸钠、磷酸二氢钠、葡萄糖）保存液现已取代 ACD 保存液，增加磷酸二氢钠可延长保存期，输后 24 小时红细胞的存活率可达 98%，2,3 二磷酸甘油酸（2,3-DPG）水平为 100%，此全血在 4℃ 可保存 28 天。③ACDA 或 CPDA 保存液。即在 ACD 或 CPD 保存液中再加入腺嘌呤（adenine），供给红细胞代谢所需能量，使保存血液中的红细胞活力显著延长，在 4～6℃ 可保存 35 天。这是目前血液采集最常用的抗凝保存液。

当全血或浓缩红细胞在 ACD 或 CPD 溶液中保存后，红细胞即发生一系列生物化学改变，首先是红细胞内的三磷腺苷（ATP）下降。由于 ATP 有脱磷酸作用，二磷腺苷（ADP）和腺嘌呤核苷酸（AMP）水平先上升，以后随 AMP 的脱氨成次黄嘌呤核苷酸（IMP），最后降解为次黄嘌呤，ADP 与 AMP 即下降。当 ATP 水平降至 0～4mM 以下时，红细胞的葡萄糖磷酸化功能受损，活力丧失。2,3-DPG 及血红蛋白氧亲和力很快改变。随保存时间的延长 ATP 及 2,3-DPG 水平越来越低。至 21 天，即到失效期时，保存在 4℃ 下的 ACD 溶液中的红细胞输入患者体内只有 70% 的存活率。加入腺嘌呤的 ACD 或 CPD 保存液在最初阶段即可防止红细胞中 ATP 的丢失，但尚不能防止 2,3-DPG 的丢失。近年来又在 CPD 保存液中改用 10mmol/L 磷酸盐，5mmol/L 肌苷及 5mmol/L 丙酮酸，经实验可使保存的血液中 2,3-DPG 水平恢复至正常水平。国外在 CPD 基础上加入不同量的腺嘌呤并更改葡萄糖的浓度而配置成 CPDA-1、CPDA-2 保存液，可使保存红细胞活力明显增加。

（二）全血输注适应证

因为全血保存 24 小时后粒细胞与血小板均已无功能，血浆中凝血因子活性也大多明显减少，其中主要含有载氧的红细胞和维持渗透压的白蛋白。因而临床上仅适用于下列情况：

1. 急性失血、产后出血等大出血、严重创伤或大手术，产后大出血时丢失大量血液，载氧红细胞和血容量同时明显减少，在补充液体和红细胞的基础上，此时可适量输注全血。

2. 外循环　在外科心肺分流术时做体外循环，因机器容量大可用全血。但近年来也采用晶体液结合胶体液取代，因为体外循环时可能导致机械性损伤红细胞。

3. 新生儿溶血病　置换血液去除胆红素、抗体及抗体致敏的红细胞，此时可用全血。

三、红细胞输注

临床上为了纠正贫血需要输血时，均可输注红细胞，而不必输全血，随需要不同，现有各类红细胞制品，包括浓缩红细胞、悬浮红细胞、少白细胞的红细胞、洗涤红细胞、冰冻红细胞和年轻红细胞，分述如下：

（一）浓缩红细胞

全血通过离心，可将红细胞浓集，移除血浆后，即可获得浓缩红细胞。目前该血液成分血站很少制备，基本被悬浮红细胞取代。

1. 浓缩红细胞　此为治疗贫血最常用的制品。将全血中的血浆移去 1/3 至一半以上，其血细胞比容为 70%～80% 以上，但以 70%±5% 比容的红细胞最为合适，输注时可不必加生理盐水而直接输用。它具有与全血同样运氧能力的红细胞，而容量仅为全血的一半或 2/3；可避免或减少由血浆引起的发热和过敏反应；减少了血浆中的钠、钾、氨、枸橼酸盐和乳酸等的含量，适用于各类型贫血，特别是合并心、肝、肾疾患患者。

2. 悬浮红细胞　将全血离心后移除 90% 以上的血浆，再用代血浆（羟乙基淀粉和葡萄糖）或晶体盐保存液（如氯化钠、腺嘌呤、葡萄糖等）代替移出的血浆，制成悬浮红细胞，它具有补充红细胞和扩充血容量的双重功能，引起不良反应的机会更少。

（二）少白细胞的红细胞

由于多数输血发热反应是因为患者多次反复输血或妊娠使体内产生白细胞抗体，后者可使献血者血液中的白细胞凝集而发生严重的发热反应，其严重程度与输入的白细胞数和受血者体内抗体效价有关。为此，可采用不同速度离心法或特制的白细胞过滤器，按照不同需要去除白细胞，制成少白细胞的红细胞。离心法制备的产品白细胞数 $\leqslant 10^8$，能够防止发热反应，但仍会发生白细胞致敏，产生抗体。

为了防止巨细胞病毒感染或人类淋巴细胞抗原（HLA）同种免疫，白细胞数应少于 5×10^6。应用离心法去除白膜，显然不能满足临床需要，最近已改用血液过滤。第三代过滤器，可使白细胞总量 $<5\times10^6$。在输浓缩红细胞或血小板时，床前加用滤器以去除白细胞，在防止输血或妊娠产生白细胞或血小板抗体而引起的非溶血性发热输血反应方面，效果明显。

（三）洗涤红细胞

将浓缩红细胞用生理盐水洗涤 3～6 次，使其中的白细胞、血小板及血浆蛋白含量明显减少。可采用血细胞分离机或三联塑料血袋离心、洗涤。血浆去除率>99%、白细胞去除率>80%，红细胞回收率>70%。由于去除了大部分不必要成分，可明显减少输血反应；O 型血中的抗 A、B 凝集素亦去除，在无红细胞同种抗体情况下，可输给任何 ABO 血型患者。

洗涤红细胞最常用于因输血而发生严重过敏反应的患者，例如有特异性抗IgA、IgE抗体的患者，即使接触少量血浆，也会引起严重过敏反应，甚至死亡。对阵发性睡眠性血红蛋白尿症患者输注洗涤红细胞可减少补体成分而减少溶血，但红细胞中血浆含量很少，并且血液经保存，补体活性也已大大降低。近年来已有文献报道不一定输用洗涤红细胞，输注去除白细胞的红细胞，效果好于洗涤红细胞。

（四）冰冻红细胞

为了长期保存红细胞，特别是稀有血型和自身血液的保存。为了供稀有血型者或自身今后输用，可将红细胞冰冻保存。方法是在浓缩红细胞中加入不同浓度甘油，有防冻作用，在低温下保护红细胞膜及内部不受损伤，在-65℃ ~ -80℃下，保存10年。输用前需解冻，洗去甘油，在24小时内输用。

下表151-1为几种血制品输血反应率比较。输全血与浓缩红细胞的过敏反应率之比为3.74∶1；产生同种抗体之比为31.74∶1。目前国内还没有大规模的调查资料。

表151-1 几种红细胞制品输血反应率比较

种类	受血者人数	反应人次	反应率（%）
全血	19 126	459	2.40
浓缩红细胞	23 515	191	0.81
少白细胞红细胞	3731	17	0.46
洗涤红细胞	2805	2	0.07
冰冻红细胞	2767	3	0.11

（五）年轻红细胞

年轻红细胞是指网织红细胞与成熟红细胞之间的红细胞。其寿命明显比成熟红细胞为长，其半存活期为45.2±8.2天，而成熟红细胞为34.8±5.4天。故用年轻红细胞可明显延长输血间隔时间。现多采用CS3000等各种型号血细胞分离机，连续流动离心或间接流动离心法制备。年轻红细胞有足量血红蛋白浓度，红细胞半存活期在46天左右。一般可获得0.74%网织红细胞。现常用于重型地中海贫血或需长期输红细胞的患者，可减少输血次数，延长输血间隔时间，减少输血量；减少含铁血黄素沉着症及输血性血色病的发生。

四、粒细胞输注

1934年首先报道用粒细胞输注治疗粒细胞减少症有轻微疗效，但以后临床实践表明，在粒细胞输注后并不能增加白细胞数，临床疗效不明显。至1964年Freireich等报道用慢性髓细胞白血病患者的粒细胞，治疗急性白血病患者粒细胞缺乏合并严重感染，可使外周血中粒细胞数量有所增加，有控制感染的效果。随之，发现了血细胞分离机可采集较大量粒细胞供临床使用，为粒细胞输注提供了治疗条件。20世纪80年代以后，由于有效的、新的抗生素不断发现，加上粒细胞集落刺激因子的应用，明显减少了因粒细胞缺乏而发生败血症的死亡率。而粒细胞半存活期仅4 ~ 10小时，不易保存；配型相合的供血者少；粒细胞采集浓度不易满足临床需要，以及粒细胞输注后产生同种免疫等因素，故粒细胞输注的临床应用已明显减少。

（一）适应证

美国国立卫生研究院曾前瞻性随机对比观察粒细胞少于0.5×10^9/L合并革兰阴性杆菌败血症患者76例，一组单用抗生素，一组用抗生素加粒细胞输注，两组的生存率无明显差异，但其中输注粒细胞4次以上者100%生存，而不输者仅26%生存。Alavi等报道粒细胞少于0.25×10^9/L合并发热感染患者随机分组比较，输粒细胞组生存率明显高于不输组。但感染不明显者输与不输均有高生存率。其他作者也有类似结果，均提示粒细胞输注是有益的。但在恶性血液病患者，Mc Cullough曾对比粒细胞少于1.0×10^9/L患者早期即用抗生素或抗生素加粒细胞输注，两者的生存率分别为76%和71%。Winston等对95例粒细胞少于0.5×10^9/L合并感染者对比观察单用抗生素和抗生素加粒细胞生存期无明显差异。因而对恶性血液病患者粒细胞缺乏合并感染时，粒细胞输注的价值是有不同意见的。目前对急性白血病用强烈联合化疗或骨髓移植时，骨髓抑制期患者住在层流病房，骨髓常能在短期内恢复，粒细胞缺乏也能恢复，故不主张粒细胞输注，可用粒细胞系集落刺激因子。对一般粒细胞减少或缺乏伴感染的病例，要正确应用敏感或足量的抗生素，大多数病例不必输注粒细胞。对白细胞减少及（或）发热不明者也不必输粒细胞。对肺炎患者Bodey等认为粒细胞输注可引起呼吸窘迫综合征，因为粒细胞可局限于肺部。因而对粒细胞输注的适应证目前还无统一的意见。一般认为患者必须是：①粒细胞绝对值少于0.5×10^9/L或粒细胞功能缺陷；②发热；③有明确的病原菌感染；④用敏感抗生素治疗48小时以上仍高热者。

1. 粒细胞功能异常　先天性中性粒细胞功能异常虽有一定量的粒细胞，但其趋化与吞噬功能缺陷，不能杀伤病原菌，导致严重感染者；有报道慢性肉芽肿病患者伴有致死性真菌感染者经粒细胞输注后好转。

2. 新生儿败血症　特别是早产儿细菌感染的

发生率与死亡率均较高，据统计死亡率为 20% ~75%，最高可达 100%。这种病例粒细胞趋化作用与杀菌力均降低，故易发生感染，而严重感染又可导致粒细胞减少。粒细胞输注可明显降低死亡率。由于新生儿体表面积小，输入粒细胞数相对大，故有较好效果。关于预防性粒细胞输注，经过大量多中心研究认为无保护作用。美国西雅图骨髓移植中心证明，将患者置于层流隔离病房与粒细胞输注预防感染相比无显著差异；美国加利福尼亚大学洛杉矶分校骨髓移植研究组也不能证明粒细胞输注有预防感染的作用。相反，输注粒细胞者输血发热发生率、巨细胞病毒感染率、肺浸润及同种免疫发生者明显增多，因而，不宜采用预防性粒细胞输注。

（二）输注方法

目前多采用白细胞单采术收集大量粒细胞。供血者可在粒细胞单采前 12 小时用粒细胞集落刺激因子 300μg 皮下注射，另在采前 18、12、4 小时口服泼尼松各 20mg。连续流动式血细胞分离机用枸橼酸羟乙基淀粉分离血液 10L，其中含有粒细胞为 $(4\sim8)\times10^{10}$ 粒细胞，立即输注，不宜超过 6 小时后，应连续 3 ~4 天。输注次数按病情而定，如有严重反应应立即停止。粒细胞输注时必须为 ABO 及 Rh 同型的血，因为采集粒细胞时仍混有一定量的红细胞、血小板。如能有 HLA 匹配者则效果更佳。输注粒细胞后，在患者体内很快离开血循环，在肺部积聚，以后重新分布于肝及脾脏。感染时粒细胞常移动积聚于肺，可有肺充血，经 ^{111} 铟观察粒细胞不易积聚至炎症部位，因而不能以外周血粒细胞数评价疗效。主要是观察感染是否控制，体温是否下降。近年来用核素标记粒细胞，观察口腔或痰液中有无带标记的粒细胞。也有用 ^{51} 铬、DF^{32}P 或 ^{111} 铟检测血管内粒细胞动力学或扫描观察体内炎症部位及粒细胞破坏场所。但方法复杂，不能作为常规应用。

粒细胞输注时应用标准过滤器过滤，以保证粒细胞不聚集。输注速度宜慢，并同时密切观察有无反应，大多患者可耐受 1×10^{10}/h；有症状或呼吸窘迫时应立即停止输注，观察有无缺氧或肺水肿。

除一般输血反应外，常有发热反应，可发生同种抗体与 HLA 特异抗原或粒细胞特异抗原反应。肺部反应常见，特别是在粒细胞输注同时应用两性霉素 B，可发生严重肺部浸润及呼吸衰竭而死亡，两者必须分开输注。此外，献血者血清中巨细胞病毒抗体阳性者输注后常易发生巨细胞病毒感染。由于输注的粒细胞中含 T 淋巴细胞，可发生移植物抗宿主病。供者白细胞输注在恶性血液病患者经异基因骨髓或外周血干细胞移植获完全缓解后而又复发者可予以供者淋巴细胞输注（donor lymphocyte infusion），而重新获得完全缓解。特别是慢性粒细胞白血病慢性期患者有 60% ~80% 再缓解；对急性髓细胞白血病、骨髓增生异常综合征、多发性骨髓瘤患者骨髓移植后复发者，经供者淋巴细胞输注而有部分患者重新获得缓解，这与供者的淋巴细胞诱导移植物抗白血病（graft versus leukemia）有关。

五、血小板输注

1911 年 Duke 首先应用血小板输注治疗血小板减少伴出血的患者，取得了较好的止血效果。20 世纪 50 年代开始陆续有血小板输注的报道。至 60 年代应用塑料袋收集血液后才被逐渐推广应用。据国外统计，1968 年仅用 800U，美国红十字会血液服务中心 1976 年每年供应 196 000U，至 1978 年达 96 万 U，1998 年已超过 4 百万 U，近年应用量更多，目前在血液病治疗中血小板输注已占成分输血的首位。中国医学科学院血液病医院血液学研究所 1990 年共输浓缩血小板 2843U，1993 年 19 406U，至 2000 年达 107 712U，10 年增加 43 倍。

（一）适应证

1. 血小板生成减少　白血病患者应用强烈化疗导致骨髓抑制，时有血小板显著减少，可输浓缩血小板以补充之。急性再生障碍性贫血及骨髓增生异常综合征、无巨核细胞性血小板减少性紫癜患者伴有严重出血时，可输浓缩血小板以控制出血。但在一般情况下，当血小板数为 $(50\sim90)\times10^9$/L 时，除在皮肤有少许小出血点及紫癜外，无其他部位出血，故不必用血小板输注来提升血小板数。如血小板数在 $(20\sim50)\times10^9$/L 时，偶有皮肤出血点及紫癜外，可有鼻出血及龈血，也不必输注血小板，但如要手术或有严重外伤出血时可输血小板。血小板数少于 20×10^9/L 易有皮肤、鼻、龈出血增多，在 $(5\sim10)\times10^9$/L 时，出血时间明显延长，出血症状严重，可有血尿、呕血、黑粪，甚至颅内出血。但也有少数患者，其血小板数虽在 10×10^9/L 左右，仍无明显出血症状，而血小板数在 40×10^9/L 左右却有出血。因而血小板输注的指征应视患者的出血情况、血小板数及出血时间做出综合判断。对上述病例血小板数在 20×10^9/L 以下，如无严重出血可不必输注血小板；当临床上血小板数低于 40×10^9/L 而有活动性出血，如鼻出血用常规方法不能止住或咯血、呕血、大量阴道出血等用一般止血措施无效时则可予以血小板输注。

2. 血小板丢失或破坏增多　在大出血时输注陈旧库存血，心外科手术常伴有大量血小板丢失，血小板数下降，体外循环有大量血小板机械性损伤，此时若有出血可输注血小板。在新生儿同种免疫性血小板减少，由于母体产生同种抗体通过胎盘破坏胎儿的血小板；免疫性血小板减少性紫癜或特发性血小板减少性紫癜患者由于自身抗体使内源血小板存活期缩短、破坏而致血小板减少，当这类患者伴有严重出血时可输注血小板，且输注量要比一般输注量增加。在免疫性或特发性血小板减少性紫癜患者还可同时用静脉注射的免疫球蛋白。患者若无明显出血可不必输注血小板，而用肾上腺皮质激素。

3. 血小板功能异常　在先天性或获得性血小板功能缺陷患者，如巨大血小板综合征、贮存池病、血小板无力症、血小板病、血小板型血管性血友病以及由药物、肝、肾疾病等引起的血小板功能异常时血小板数虽正常，但可有严重出血。当这类患者有严重出血或有外伤出血，或拟做手术时，可输注血小板。若不出血时可不必输注。

4. 预防性血小板输注　不宜在血小板减少及血小板功能异常患者无严重出血时做预防性血小板输注，因为反复血小板输注可发生同种免疫，输注次数越多，感染输血传播性疾病的机会越多。在恶性血液病及重型再生障碍性贫血患者如血小板少于 $10\times10^9/L$，特别是少于 $5\times10^9/L$ 时，患者发生颅内出血的可能性大，可行预防性血小板输注。白血病患者高白细胞数或有败血症，或因药物影响血小板功能，或有胃肠道溃疡、凝血机制异常，血小板数降至 $20\times10^9/L$ 以下时，可预防性血小板输注。

（二）输注方法

目前多采用血细胞分离机单采血小板。宜用 ABO 血型相合的血小板。输注量可按 2U（400ml）血液中的血小板每 10kg 体重或 $8U/m^2$ 计算，譬如 70kg 体重可输 14U 血小板，输注 1 小时后可使血小板数上升至 $50\times10^9/L$。应每 2～3 天输注 1 次，直至出血停止。

浓缩血小板输注时需用常规过滤器（170～260μm）过滤或用第三代去除白细胞的血小板过滤器；而第二代微凝聚物过滤器可使血小板数量丢失，不宜采用。一般每单位血中（200ml）浓集血小板要求白细胞数少于 4.2×10^5，12U 血小板中白细胞数应少于 5×10^6。一定要注意输注红细胞时所用的过滤器与血小板输注的过滤器不同，不能互相换用。从输血科或血库取来的血小板应立即输用，平时宜贮存于 20～24℃，并轻轻摆动，以免血小板聚集。输注速度应较快，一般在 30 分钟左右输注完毕。如有脾大、感染发烧、弥散性血管内凝血等输注量应增加 50%～100%。输血小板反应较多，应注意观察。

近年来对血小板输注剂量与疗效的关系日益重视，Klump 等（1999 年）用双盲随机配对法对大剂量化疗造血干细胞移植的 158 例患者用不同剂量［$(2.3\sim3.5)\times10^{11}$ 与 $(4.5\sim6.1)\times10^{11}$］血小板预防性输注，观察输注后平均校正血小板增加数，平均血小板输注间隔时间及患者出血危险程度，显示血小板剂量低的一组输注后校正血小板增加数少，血小板输注间隔期短，出血危险程度高于高血小板剂量组。效果评价可在输注前 1 小时、输注后 1 小时及 8～24 小时计数血小板，并按下列公式计算校正增加数（correct count increment，CCI）。如 1 小时 CCI <7500，24 小时 CCI<4500 示有同种免疫或无效输注。

CCI＝（输注后血小板数－输注前血小板数）×体表面积（m^2）÷输注血小板数（10^{11}）

（三）血小板输注无效性

由于反复输注血小板，有 30%～70% 的患者可发生血小板输注无效（platelet transfusion refractoriness），其发生主要原因是同种免疫反应。这在临床上应加以重视，予以检测，并加以预防。

1. 输注无效的原因　血小板输注无效的原因可分为非免疫性与同种免疫性两类。前者是由于败血症、弥散性血管内凝血、肝静脉闭塞病、心肺旁路、脾大及药物等；后者常由于同种抗体的存在。由于免疫性血小板减少性紫癜、大量输血、妊娠、过去输血及反复输注血小板等。反复多次血小板输注的患者体内产生了抗 HLA-Ⅰ类（A、B、C）抗体或血小板特异性抗体。其中 80% 与 HLA 抗体有关，20% 与血小板特异性抗体有关。同种异体免疫抗体与血小板相互作用，使受者的血小板抗体与供者的血小板反应，抗原抗体复合物吸附在血小板表面，引起血小板破坏。

2. 输注无效的检测　确定血小板输注是否无效性，主要是通过测定输注后 1 小时或 20 小时（也有用 24 小时）血小板的回收率或校正增加数（CCI）。

回收率＝（输注后血小板数－输注前血小板数）×血容量÷输注的血小板数×0.67×100%

若临床上无血小板消耗增多的原因，如脾功能亢进、出血、败血症、弥散性血管内凝血等，输注后 1 小时回收率低于 20%，或 1 小时后 CCI 低于 $10\times10^9/L$ 为输注无效。

3. 血小板同种免疫抗体的检测　在反复多次随机输注血小板 2 个月后常产生免疫性同种抗体，导致血小板输注无效，其 HLA 特异性抗体占 20%～90%，部分为血小板特异抗体。可采用血清淋巴细胞毒试验、血小板免疫荧光试验、酶联免疫吸附试验、放射免疫抗球蛋白试验及固相血小板捕获试验等。这些方法能检测抗HLA抗体及抗血小板特异抗体。1990年代开始用血小板交叉配血法，如能配合，则体内输注常有效，但多次输血者，如果产生抗体范围广，往往很难找到相合的血小板。有时十几、二十几个献血者也找不到一个相合者。

4. 防治血小板同种异体免疫反应 采用单采血小板输注可明显延迟输注无效性的出现时间。近年来证明血小板制剂中的白细胞是诱导同种异体免疫反应的原因，故采用去除血小板制剂中的白细胞，如过滤法、用紫外线辐射灭活白细胞等方法，对同种免疫的防止取得一定效果。如为HLA同种免疫则可输注HLA匹配的血小板；如为血小板特异抗体则可做血小板交叉配合，输注匹配的血小板。如为非免疫性可处理原因如败血症、DIC等治疗，增加血小板输注的剂量与次数等。

六、血浆及蛋白制品输注

在第二次世界大战期间，血浆被广泛用于抢救出血性休克患者，作为扩容剂等治疗。以后发现血浆在不同温度、离子强度、pH及酒精浓度下可分离出很多制品。这是根据20世纪40年代Cohn的冷乙醇分离方法，部分Ⅰ内有凝血因子Ⅷ和纤维蛋白原；部分Ⅱ有免疫球蛋白；部分Ⅲ和Ⅳ有许多其他凝血因子和蛋白质；部分Ⅴ有白蛋白等。目前新技术开发和应用，血液制品经过浓缩和病毒灭活而有更好的治疗效果。现将血浆及其制品的输注分述于下：

（一）新鲜冰冻血浆

从全血中分离出的血浆，6小时内在-18℃以下，冷冻保存；或单采的枸橼酸血浆称为新鲜冰冻血浆(fresh frozen plasma，FFP)。内含稳定的凝血因子Ⅴ和Ⅷ，保存期1年。

1. 适应证 新鲜冰冻血浆内含多种凝血因子，故常用于出、凝血疾病的治疗。

(1) 获得性凝血因子缺乏症：严重肝病、弥散性血管内凝血患者，凡凝血酶原时间延长，激活的部分凝血活酶时间延长及凝血因子活力小于25%而伴有严重出血者。

(2) 大量输血：在数小时内因任何原因导致出血量超过一个血容量，经大量输血(24小时输血量超过一个血容量)后，有稀释性凝血因子缺乏而出血者。

(3) 先天性凝血因子缺乏症：患者如凝血因子Ⅱ、Ⅴ、Ⅶ、Ⅷ、Ⅸ、Ⅹ、Ⅺ、Ⅻ缺乏，血管性血友病患者。

(4) 抗凝血酶Ⅲ、蛋白C或蛋白S缺乏者。

(5) 血栓性血小板减少性紫癜、溶血性尿毒症综合征等患者需用血浆治疗或进行治疗性血浆置换术者。

应高度注意目前已不再将新鲜冰冻血浆作为扩容剂、营养辅助剂、蛋白质补充、增强免疫及全血的重建等治疗。

2. 输注方法 一般1U新鲜冰冻血浆等于1U凝血因子活性。开始剂量用于凝血因子缺乏者为2袋新鲜冰冻血浆(400～450ml)或1个血浆置换单位；或每公斤体重输注FFP8～10ml，以后根据临床疗效及实验室指标计算应用的次数。

近年来，为了减少血浆及其制品传染疾病，特别是病毒性疾病传播的危险性，美国食物和药品管理协会(FDA)签发了关于“溶剂/去污剂(solvent/detergent，S/D)处理的混合血浆”许可证。目前，大约全世界有70%的血浆制品通过S/D灭活病毒。

（二）白蛋白

人血白蛋白是临床上常用的血容量扩张剂之一，它有维持胶体渗透压与结合和运输血液中小分子物质的作用。常用的为5%、25%浓度制品及纯蛋白部分(purified protein fraction，8%白蛋白及12%球蛋白)。

1. 适应证 白蛋白溶液可用于补充体内白蛋白的丢失，如烧伤、出血、肾病综合征、肝硬化、腹水、体外循环等；由于白蛋白能与胆红素结合，也可用于新生儿溶血病伴高胆红素血症，预防和治疗脑损伤，还可用于成人呼吸窘迫综合征、血浆置换、脑水肿等。

2. 输注方法 当患者血容量正常或轻度减少时，5%白蛋白溶液的输注速度应为2～4ml/min；25%白蛋白溶液为1ml/min。速度不宜过快。如超过100ml/min，可引起血压下降。不宜与氨基酸混合输注，也不宜与浓缩红细胞混合使用。最近提出：输注白蛋白不再作为单纯扩容或维持血浆白蛋白水平、维持胶体渗透压。

（三）免疫球蛋白

常用的免疫球蛋白制品有正常人免疫球蛋白、静脉注射用免疫球蛋白和特异性免疫球蛋白。

1. 正常人免疫球蛋白(丙种球蛋白) 从混合血浆提纯制成，主要含IgG(95%)，而IgA及IgM极少，但含有较多免疫复合物，所以只能供肌肉注射，如果做静脉注射，易发生心动过速、呼吸困难、发热和面部潮红等不良反应。

由于含有较多天然抗体，适用于接触某些传染病，如麻疹、甲型肝炎、水痘等，提供被动抗体保护；也可用于先天性低丙种球蛋白血症患者。

2. 静脉注射用免疫球蛋白 从大量献血员(3000～10 000人)血浆中提取主要含98%的IgG，小量IgA及IgM，IgG中IgG_1占55%～70%，IgG_2占

2% ~6%，已去除了免疫复合物，去除或降低其抗补体活性，可供静脉注射用。静脉输注后半衰期为15 ~25 天。它有阻断单核-巨噬细胞系统作用；抑制抗体合成，对病毒有中和、调理素及细胞内杀伤作用；有抗细菌夹膜多糖抗体作用；清除感染源及干扰血小板与免疫复合物结合等。故可用于治疗难治性免疫性血小板减少紫癜症、继发性血小板减少（由于病毒、系统性红斑狼疮、新生儿免疫性血小板减少等）、免疫性粒细胞减少、自身免疫性溶血性贫血对皮质激素无效者、纯红细胞再生障碍、新生儿粒细胞减少症、第Ⅷ因子抗体、输血后紫癜、天疱疮、重症肌无力等。以免疫调节作用治疗炎症感染，如新生儿感染、儿童 HIV-1 感染、带状疱疹神经炎、侧索硬化、多发性神经炎、癫痫、重症类风湿关节炎、格林-巴利综合征、慢性 B 淋巴细胞白血病；也可与抗生素合用控制感染，治疗或预防先天性免疫缺陷综合征，如性连无丙种球蛋白血症、Wiskott-Aldrich 综合征；儿童艾滋病等。

3. 特异性免疫球蛋白　是预先用相应的抗原进行免疫或超免疫后，从含有高效价的特异性抗体血浆中制备。如抗水痘、抗乙型肝炎、抗狂犬病、抗破伤风、抗巨细胞病毒、抗 Rho（D）免疫球蛋白等。

抗 Rho（D）免疫球蛋白可用于预防新生儿溶血症。对 Rh 阴性的母亲第一次怀 Rh 阳性的胎儿，可避免孕母体内产生 Rho（D）抗体，因为注射 Rho（D）免疫球蛋白可以破坏进入母体的 Rh 阳性红细胞，中和 RhD 抗原，防止抗体产生，同时防止了母亲再怀孕时有抗体对胎儿作用引起新生儿溶血病。有时 Rh 阴性的人因误输 Rh 阳性血液，也可给予抗 Rho（D）免疫球蛋白。抗巨细胞病毒免疫球蛋白对骨髓移植时预防巨细胞病毒感染有较好效果。

输注方法：为预防用，可一次肌内注射 0.3 ~0.6g 正常免疫球蛋白（丙种球蛋白）。静脉注射用丙种球蛋白的常用量为 0.4g/kg 体重，连续 5 天。输注速度应慢，开始时按 0.01 ~0.02ml/kg 速度滴注，如无反应，可增加到 0.02 ~0.04ml/kg。如在输注前注射氢化可的松 50 ~100mg 可防止副作用。近年来在免疫性血小板减少性紫癜症有用 IVIg 0.4g/kg 间歇维持治疗。Rho（D）免疫球蛋白 150mg 可中和 15ml Rh 阳性红细胞。

（四）冷沉淀

冷沉淀是将新鲜全血中的血浆（国外以 450ml，国内以 200ml 为一制备单位）分出并冷冻。制备时将新鲜冰冻血浆在 4℃ 水浴中融化，待尚剩少量冰渣时，再在 4℃ 下以 2000g/min，离心 15 分钟，移去上层血浆，剩下的白色沉淀物即为冷沉淀。200ml 血浆中的冷沉淀内含约第Ⅷ因子凝血活性（Ⅷ：C）80 ~100U，全量的血管性血友病（vWD）多聚体，纤维蛋白原 100 ~250mg，纤维结合蛋白 100 ~250mg，40% ~70% vW 因子 50 ~60mg，按冷沉淀 1U/kg 体重输注可使Ⅷ：C 及 vWF 增加2%。

1. 适应证　由于冷沉淀中含有较全血浓缩 10 倍的凝血因子，故可用于血友病 A、血管性血友病、低纤维蛋白原血症；因严重创伤、烧伤、感染、肝功能衰竭、DIC 等引起的获得性纤维结合蛋白减少症。此外冷沉淀中第ⅩⅢ因子含量较血浆高 1.5 ~4 倍，故对凝血因子ⅩⅢ缺乏症患者可输冷沉淀 4 ~6 袋（每袋 450ml 全血制备），每 3 周 1 次。

2. 输注方法　将冷沉淀置 37℃ 水浴中 10 分钟或融化后立即输用，静脉注射或加生理盐水少许稀释后静脉滴注，以最快的速度滴注。剂量：血友病 A 按出血严重程度而定，轻者按 10 ~15U/kg（200ml 全血作为一制备单位），中度出血 20 ~30U/kg，重度出血按 40 ~50U/kg，连续治疗 3 ~7 天，维持剂量可减半。vWD 患者按 100U/10kg 体重每日 1 次，连续 3 ~4 天。低纤维蛋白原血症患者需按每袋冷沉淀所含纤维蛋白原水平，如每袋含 100mg 则可按0.4 ~0.8 袋/kg 体重可将血浆纤维蛋白原提升到 1.0g/L，一般成人常用 8 袋，可使血纤维蛋白原维持在 0.5 ~1.0g/L。

（五）浓缩第Ⅷ因子

血友病 A 由于缺乏第Ⅷ因子。故必须输注第Ⅷ因子作替代治疗，而全血中含量少，冷沉淀虽可较全血浓集 10 倍，但在严重出血时输用量常仍嫌不足，且不易保存与携带。现有用“干热”、“湿热”、单克隆抗体纯化、溶剂与去污剂处理等浓缩第Ⅷ因子，可杀灭其中的肝炎病毒及人类免疫缺陷病毒。用以治疗和预防血友病 A 出血。最近已有基因重组第Ⅷ因子浓制剂产品，其疗效与人血制品相似。

1. 适应证　可适用于血友病 A 的治疗（包括家庭治疗和临床治疗）和预防。具体方法参阅血友病章。通过家庭治疗与预防性输注可明显防止自发性出血及肢体残疾。目前血友病患者的平均寿命已接近正常人。

2. 输用方法　视血友病 A 原有Ⅷ：C 水平及出血严重程度计算输用量。如要做手术，就要按手术大小、种类而决定用量。此外还要根据浓制剂的纯度（有低、中、高 3 种）。低纯度内含第Ⅷ因子小于 10U/ml，中纯度为 10 ~25U/ml，高纯度≥30U/ml。制品中也含有纤维蛋白原、纤维结合蛋白、免疫球蛋白等。具体输注方法参阅有关章节。

（六）凝血酶原复合物浓制剂

它是含有维生素 K 依赖性凝血因子Ⅱ、Ⅶ、Ⅸ、Ⅹ等血浆蛋白冻干制剂。主要用于乙型血友病、第

Ⅶ因子和第Ⅹ因子缺乏患者；也可用于第Ⅷ因子伴抑制物的出血患者。由于应用该制剂有发生血栓和心肌梗死而导致突然死亡的危险，特别是在手术后，因而在手术时常在该制剂500U中加肝素100U。此外在肝病患者用该制剂以止血时某些患者可发生血栓形成，建议在这种患者要应用此制剂时应检测抗凝血酶Ⅲ。其用法亦应按出血程度、手术类型、制品含量而计算输注量。一般每千克体重输注该制品1U可提升受者血中第Ⅸ因子1%。第Ⅸ因子的半存活期为18～24小时，故可每日1次。输用时应快速输入，不宜持续静脉滴注。具体用法见有关章节。

（七）浓缩第Ⅸ因子

由于凝血酶原复合物浓制剂除有凝血因子Ⅸ外，尚含有因子Ⅱ、Ⅹ等，后者在血循环中半衰期比因子Ⅸ长约1倍，反复输注时可有积聚，导致高凝状态，有发生血栓或心肌梗死的危险性，浓缩第Ⅸ因子从凝血酶原复合物通过层析等步骤或用单克隆抗体经免疫亲和色层法制成，并经病毒灭活，临床应用预防与治疗乙型血友病。基因重组凝血因子Ⅸ最近亦已制成，并经美国食物与药品管理协会批准于临床应用。

（八）其他血浆蛋白制品

1. α_2巨球蛋白　是正常人血浆中一种血浆蛋白，含量为2～3g/L。体内半衰期为135小时。它是纤维蛋白溶酶、凝血酶、胰蛋白酶、糜蛋白酶等多种蛋白水解酶的抑制剂。有抑制肿瘤生长；促进造血组织放射损伤后恢复再生能力；参与凝血与抗凝血的平衡；清除循环中内源性与外源性蛋白水解酶能力等。临床应用于治疗放射性损伤，如放射性皮肤溃疡、放射性直肠炎、放射性脊髓病、放射性纤维性病变等。制品为5%巨球蛋白溶液，每瓶5ml（含200ml全血的α_2巨球蛋白），肌内注射，隔日1次，以后可每周1～2次。

2. 抗凝血酶Ⅲ　是血浆生理性抑制物中最重要的抗凝物质。是一种α_2球蛋白，分子量约为65 000，由425个残基所组成。它是一种多功能的丝氨酸蛋白酶抑制物，除对凝血酶有抑制作用外，对因子Ⅹa、Ⅸa、Ⅺa、Ⅻa及纤溶酶、胰蛋白酶、激肽释放酶等也有抑制作用，是因子Ⅹa和Ⅱa重要的调节剂。它是人体内主要生理性抗凝血酶活性物质。正常血浆含180～300mg/L，其活性为70%～130%。半存活时间为3天。抗凝血酶Ⅲ可用于先天性抗凝血酶Ⅲ缺乏症合并血栓形成，也可用于获得性抗凝血酶Ⅲ缺乏症，如严重弥散性血管内凝血合并出血者、肝硬化、肝癌、口服避孕药及妊娠或手术后的预防血栓形成或血栓的治疗。常用量为1000～2000U，静脉滴注，每日或隔日1次；预防血栓形成可每3天1次。

3. α_1抗胰蛋白酶　是由肝细胞合成的一种糖蛋白，分子量为50 000。血液中含2.5～3.0g/L。它是组织中能抑制粒细胞释放的弹性蛋白酶（elastase），能抑制凝血酶、因子Ⅺa、激肽释放酶等。可应用于先天性α_2抗胰蛋白酶缺乏症患者，新生儿肝炎、婴幼儿肝硬化、阻塞性肺气肿等。最近有报道用于治疗囊性纤维化（cystic fibrosis）。

4. 蛋白C　是一种无促凝活性，依赖于维生素K的蛋白质。在肝脏合成，在凝血酶作用下可被激活为活化的蛋白C。后者的主要作用是通过蛋白水解作用使因子Ⅴa及Ⅷa灭活，起抗凝作用；激活纤维蛋白溶解作用，加速全血或血浆凝块的溶解。血浆中正常水平为2～6mg/L。激活的蛋白C半存活期仅20分钟，蛋白C的半衰期为6～8小时。可应用于遗传性蛋白C缺乏症，临床上易发生血栓栓塞性疾病。也可用于继发性蛋白C明显减少的严重肝脏病、脑膜炎球菌败血症、成人呼吸窘迫综合征及蛋白C缺乏引起的暴发型紫癜患者。现已有蛋白C浓制剂及重组的活化蛋白C。

5. 蛋白S　蛋白S也是一种依赖于维生素K的蛋白质，是一种糖蛋白，分子量为84 000。它能加速激活的蛋白S对因子Ⅹa的灭活作用；在补体激活系统的激活过程中起调节作用。可应用于遗传性蛋白S缺乏症，它的缺乏可引起血栓性疾病。

6. 转铁蛋白　转铁蛋白是一种粉红色的糖蛋白，泳动在β_1球蛋白位置，分子量为76 000。在血浆内半衰期为8～10.4天。每个转铁蛋白分子可结合2个铁原子。在幼稚红细胞及网织红细胞表面有大量转铁蛋白受体。它的主要作用是与铁结合而被输送至骨髓及其他组织中的幼稚红细胞或网织红细胞的表面转铁蛋白受体上，再进入红细胞体内。正常血清转铁蛋白含量为2.0～3.5g/L。可用于先天性转铁蛋白缺乏症，此为常染色体隐性遗传性疾病。输注后10～14天网织红细胞上升，继而血红蛋白上升，但需每隔2～4个月输注1次。

第二节　输血反应

输血治疗是现代治疗中的重要组成部分之一，但输血并非绝对安全，其本身具有一定的限制性与危险性。在美国，1976～1985年10年中输血相关的死亡病例达355例；国内有报告1960年每供应5000～625 000U血（每单位200ml），有1人死于输血反应；1974年有报告接受输血的16 815人中总反应率0.68%。输血反应中最常见的是过敏反应和不同原因引起的发热反应，最危重的是溶血反应。

近年来由于采用成分输血,输血反应已明显减少,但仍应引起重视,如输血相关性移植物抗宿主病,常被误诊。可用血细胞辐射器照射,使淋巴细胞灭活。非溶血性发热可在采血或输血时用去除白细胞或微聚物过滤器。慢性贫血长期反复多次输红细胞者应防止输血性含铁血黄素沉着症及血色病。临床上要严格掌握输血适应证,严格遵守输血的规章制度。造成溶血性输血反应多数是人为误差,而不是技术问题。

输血反应是指在输血过程或输血后,因输注血液或其制品甚或所用输注用具而产生的不良反应。按发生的时间可分为即发反应和迟发反应。即发反应是指输血当时或输血后24小时内发生的反应;迟发反应,可在输血后几天到半年,甚至更长时间才出现。此外,按输血反应发生的原因可分为免疫反应与非免疫反应:前者包括红细胞、白细胞、血小板、血浆蛋白的同种异型抗原抗体反应;后者包括溶血、心血管系统负荷过重、出血、含铁血黄素沉着症、空气栓塞等。

输血反应的发生率近年来缺乏详细分析与统计,其中以过敏反应最多,其次是发热反应、细菌感染、溶血反应、循环负荷过重等,其中以血型不合以及细菌污染血液制品而发生的输血反应最为严重,甚至导致死亡。美国食品药物管理局收集美国1976~1985年10年中输血相关的死亡病例355例中以急性溶血最多,共158例,占44.5%;其他依次为肝炎、肺水肿、细菌污染、迟发性溶血、过敏、广泛溶血、艾滋病、红细胞未去除甘油、移植物抗宿主病等(表151-2)。上述原因如能及时预防、正确处理,可转危为安。

表151-2 输血相关的死亡原因

死亡原因	例数	%
急性溶血	158	44.5
肝炎	68	19.2
肺水肿	31	8.7
细菌污染	26	7.3
迟发性溶血	26	7.3
血制品采集	12	3.4
过敏反应	8	2.3
广泛溶血	6	1.7
艾滋病	3	0.8
红细胞未去甘油	1	0.3
GVHD	1	0.3
其他例数	15	4.2

一、过敏反应

输注全血、血浆或血液制品后可以发生轻重不等的过敏反应,特别是在输注血浆蛋白制品,轻者只出现荨麻疹,重者可发生过敏性休克甚至死亡。其中以荨麻疹最为多见。过敏反应约占输血反应的1%。

(一) 原因

1. 抗IgA抗体近年来认为是过敏反应的最主要原因。有些受血者缺乏IgA,经输血后受血者产生抗IgA抗体;也有的由于多次输血可使受血者产生同种异型抗IgA抗体,当再次输入相应IgA时,遂发生抗原抗体反应,出现过敏反应的症状。也有的病例是由于抗IgG或抗IgE抗体引起。

2. 过敏体质 有过敏体质的人接受他人的血液,特别是输注血浆或含有变性蛋白的血液可引起过敏反应,症状常为中或重度荨麻疹。这类抗体属于免疫球蛋白E,它和肥大细胞或组织嗜碱性粒细胞结合,遇有相应的抗原,即发生反应,释放组胺、5-羟色胺等引起过敏反应。

3. 被动获得性抗体有过敏体质的供血者,将其体内的抗体输给受血者,当受血者接触相应抗原时可发生过敏反应,如青霉素抗体等。

4. 低丙种球蛋白血症患者。这类患者即使是在肌内注射免疫球蛋白也容易发生过敏反应,甚至过敏性休克。

(二) 临床表现

轻者只有几个风团、红斑、发痒;重者荨麻疹可遍布全身,血管神经性水肿,关节痛,甚至会厌水肿,以至窒息;最严重者发生休克和神志不清。

(三) 治疗和预防

轻者可减慢输血速度或停止输血,口服抗组胺药(苯海拉明、氯苯那敏、异丙嗪、阿司咪唑等),如无气管痉挛、心率快、低血压,并因风团渐退可继续输注。重者宜立即停止输血,并即用1/1000肾上腺素0.5ml皮下注射或用氢化可的松或地塞米松,氯苯那敏静脉注射;严重喉头水肿者做喉头插管,吸氧等。

有过敏史者在输血液制品前半小时可口服抗组胺药或皮质激素;选择无过敏反应史的供血者。反复有过敏反应者可使用洗涤红细胞或冰冻红细胞、洗涤浓缩血小板,禁用血浆或血浆制品。去除白细胞或微聚积物并不能防止过敏反应,因为血浆蛋白可透过滤器。

二、非溶血性发热反应

是输血反应中最常见的一种。在输血或血液制品后几分钟至1～22小时内体温升高1℃以上，而无法用其他原因解释者为非溶血性发热反应。每输1U血约有0.5%的发生反应率，特别是反复多次输血者及经产妇。

（一）原因

1. 热原 包括任何可以引起发热反应的物质，如蛋白质、死细菌、细菌产物等，常为超滤性、可溶性、耐热性，为多糖或脂多糖类。存在于输血用具、制剂及蒸馏水中，随着血液及制品进入人体内引起反应。过去发生率可高达30%以上，现采用无热原技术配制血液保存液，和一次性采血器和输血器，使因热原引起的输血反应已经几乎消失。

2. 免疫反应 多次输注随机供者的全血或白细胞或血小板，受血者逐渐产生同种白细胞或血小板抗体。当再次输血，包括输白细胞或血小板时，可产生抗原抗体反应引起同种免疫反应。其中主要是HLA抗体引起，而抗血小板抗体引起者小于10%。

经产妇供血者的血浆内可能有白细胞凝集素；多次输血的患者白细胞凝集素阳性率高，输血发热反应率亦高。白细胞凝集素与白细胞作用后可激活补体，释放血管活性物质，引起颜面潮红；白细胞破坏后可释放内源性热原物质导致发热。

发热反应主要是由于吞噬细胞，粒细胞或淋巴细胞释放细胞因子，如IL-1β、IL-6及TNFα。IL-1为一种内源性热原，可能刺激下丘脑的热调节中心而导致发热。其他如巨噬细胞炎性蛋白（macrophage inflammatory proteins）也可能引起发热反应。

（二）临床表现

主要表现为输血后短期内即发生寒战、发热，但有时也可无寒战，也有的只有寒战而不发热。发热者体温可达38～41℃，有些患者可伴有恶心、呕吐、皮肤潮红等，反应持续15分钟至1～2小时，有时达8～10小时，然后逐渐出汗、退热。轻者体温不超过38℃，也可无其他症状。发热的高低与输注速度及输入的白细胞数量及热原量成正比，有时可在输血后几小时才反应。老年患者有时可有严重反应，如低血压或休克。

（三）治疗

发热反应出现后应立即处理，首先要除外输血引起的溶血反应或细菌污染反应，要进一步验证血型与交叉配血等；还要考虑有无药物反应或感染性疾病，做血培养包括所输血液的细菌培养等。反应发生时应立即暂停输血，密切观察病情。寒战时给予保暖、镇静剂，发热时可用退热药，如对乙酰氨基酚，出血患者避免服用阿司匹林类退热药。

（四）预防

一般在血液制品中加地塞米松（氟美松）等并不能完全防止发热反应。最好是输用少白细胞的红细胞，或在采血或输血时用尼龙过滤网去除血液中的白细胞，可预防因白细胞凝集素和白细胞抗体引起的输血发热反应。此外，宜采用白细胞交叉配合试验，选择白细胞相合的供血者；或用粒细胞免疫荧光结合试验检测粒细胞特异性抗体；用淋巴细胞毒试验检测HLA抗体等。

三、溶血性输血反应

输血后红细胞发生异常破坏引起的反应称为溶血性输血反应。可分为免疫性和非免疫性溶血反应两大类；根据反应发生的时间可分为急性与迟发性溶血性输血反应；按溶血部位又可分为血管内溶血与血管外溶血。

在输血反应中，以急性溶血性输血反应最常见，且常因为输错血而导致死亡，它是输血反应中死亡率最高的一种原因。1942年Kilduffe统计24年间的43 284次输血中急性溶血反应占80次，即每541次输血中有一次溶血反应，其中死亡者占58%。1959年Binder统计81 392次输血中错输而发生急性溶血者30例，死亡7例，平均每输11 625U血液死亡1例。1982年Meyer统计每输458 509U血中有30例因血型不合引起急性溶血反应，而死亡者为输23万U血者1例。1992年Linden等统计每输血60万U有1例因错输血致溶血反应死亡，这是由于抢救治疗进步之故。

（一）原因

1. 免疫性溶血反应主要是血型不合，如输入ABO血型不配合的红细胞，在血管内被受血者的抗A或抗B所破坏，这是急性血管内溶血性反应最多见的一种。这种血型不合主要是由于发血前将血型写错或检测、核对等人为错误造成的。其他还有Rh血型不合、稀有血型不合、A亚型等。Rh血型系统中以抗D为最多。这是D阴性受血者输入D阳性红细胞后产生抗D抗体，以后再输入D阳性红细胞，即被破坏而引起反应。也有抗E、抗C和抗c等。由于现在检测技术提高，常规做RhD抗原检验，临床上抗E抗体要多于Rh血型其他抗体。其他血型系统还有MNSs、Kell、Fy、Jk、U、P1、Le、Lu、Di等血型系统抗体。A亚型中的A2，有部分（1%～2%）会产生抗体。例如A2型患者已输过A1型红细胞，或A2型孕妇怀过A1型胎儿，其体内已产生抗A1型抗体，如再输入A1型红细胞即可发生溶血反应。

在ABO血型不合的输血反应中，补体结合Cq释放C3a及C5a（分别为过敏毒素1及2），这些低分子量肽可引起支气管痉挛、低血压及肺功能不良，红细胞膜有小孔，导致血红蛋白血症及血红蛋白尿。

这是由于患者经初次免疫后，体内形成同种抗体，其浓度逐渐增加时即与患者血液中尚存在的输入红细胞发生溶血反应。这种反应常发生于输血1～2周之后，或者以前曾有输血史或妊娠史，近期又连续输入不相合的红细胞抗原，从而产生回忆反应，导致IgG抗体水平迅速增加，后者与输入的红细胞结合，发生溶血性输血反应等。这种反应都不是在输血后立即发生，故称为迟发性溶血性输血反应。患者可有发热、红细胞逐渐减少，可有直接抗球蛋白试验阳性。近年来，发现骨髓移植患者在移植时输入了供髓者的淋巴细胞，从而产生对受血者残存的或输入的不相容红细胞抗体，一般在1～2周后常发生溶血反应。

2. 非免疫性溶血反应

（1）输入的红细胞已经有损伤（如红细胞经冰冻或加热或血液有细菌生长，或血液内加入高渗性或低渗性溶液，或加入某些药物等）可在受血者体内发生溶血。

（2）阵发性睡眠性血红蛋白尿症患者的红细胞膜有缺陷，对外来血浆中的裂解素及抗体抗原复合物很敏感，在自身补体参与下可被破坏。目前认为由于血液经过保存，其献血者血浆中裂解素已基本无活性，加之红细胞中血浆量较少，裂解素的量也很少，所以供受血者之间白细胞抗原抗体反应激活补体，对PNH患者的红细胞损伤是重要的影响因素；某些免疫性溶血性贫血患者的血清中自身抗体，在破坏自身红细胞的同时，对输入的红细胞也有破坏作用。此外，当葡萄糖-6-磷酸脱氢酶缺乏患者在输血时，患者正服用抗疟药或其他氧化性药物，可使输入的红细胞破坏发生溶血。

（二）临床表现

从开始输血到出现反应症状时间早晚不一，轻重程度也不一样，它取决于输入血量，患者年龄、病情、用药情况、抗体效价和引起溶血的程度。

1. 轻者与一般的发热反应相似，可无明显黄疸。

2. 重者输入25～100ml血型不合的血即可发生寒战、高热、心悸、胸痛、腰背痛、呼吸困难、胸前区压迫感、恶心、呕吐，甚至出现皮肤苍白、大汗、皮肤潮冷、精神不安、脉细弱、血压下降等休克症状，更严重时可发生急性肾功能衰竭、血红蛋白尿、尿少、尿闭等。

3. 在全身麻醉状态下的输血反应表现在手术过程中或手术后有广泛渗血及凝血障碍，出现皮肤瘀斑、伤口渗血、出血等，而不出现明显的溶血症状。

（三）诊断

输血后如有发冷发热、腰背酸痛、胸闷、尿呈葡萄酒色，或血红蛋白尿、血红蛋白血症，结合珠蛋白明显降低，间接胆红素增高时，诊断并不困难。有时患者在麻醉，手术时发生不明原因血压下降、伤口渗血等，应警惕溶血性输血反应。应进行下列检查：如核对患者与供血者、配血试管的标本与血袋中的血型有无错误；比较输血前后血清或血浆的颜色，并测定游离血红蛋白；检测受血者反应后第一次尿，血直接抗人球蛋白试验、血清胆红素；进一步检查包括血袋内的血和患者输血前、后血型（ABO、Rh）测定、交叉配血以及不规则抗体的测定等。

（四）治疗

应立即停止输血，但必须保留静脉输液，以便救治。寒战时应保暖，发高热时应降温。用输液、升压药、地塞米松等抗休克；用支气管扩张剂防治痉挛；用利尿剂，以防止急性尿少性肾功能衰竭；用碱性药物或乳酸钠治疗急性肾功能衰竭；纠正水、电解质失调，保持酸碱平衡；可用肝素防治出血特别是弥散性血管内凝血。严重病例可用治疗性置换输血疗法，以去除循环血液中不匹配的红细胞和破坏后的有害物质及抗原-抗体复合物等。

（五）预防

要严格遵守输血的规章制度，加强责任心，严防在书写、登记、贴标签、发放血和核对等环节上发生错误。输血前床旁要再次核对，确认无误后方可进行输血。准确地进行输血前各项试验，包括正向和反向血型鉴定，交叉配血试验中应包括抗球蛋白试验。

四、细菌污染

自1941年美国报道了由于输入细菌污染的血液而死亡的病例后，此类事件在国内外都不断有报道，特别是近年来还有增加趋势。Klein等根据在美国国立卫生研究院召开的血液成分微生物污染研讨会上的材料指出，向FDA报告输注了细菌污染的血液造成死亡的数字1986～1991年是1976～1985年的2倍。1993年全年发病和死亡者179例，其中55%死亡者与输红细胞有关，18%与血小板输注有关，13%与血浆输注有关。在加拿大血小板的细菌污染比例是$4.1/10^4$～$10.7/10^4$。

由于血袋有破裂或小裂缝未被发现；对血袋、抗凝剂、采血器、输血器等消毒不严或污染，贮血冷藏箱温度上升；有时在皮肤消毒不够严密或制备血液成分中出现疏漏等原因都能导致血液受细菌污染，而在输注后引起输血反应。重者常导致死亡。有的细菌在室温下生长良好，也有的细菌可在血库冰箱（1～6℃）生长，故血液均有污染的可能。

（一）临床表现

此与细菌种类、生长量及其毒性、输血量和患者的抵抗力有关。大多为革兰阴性杆菌，少数为革兰阳性杆菌或球菌，也有的可在冷藏箱或4℃生长的嗜冷菌，甚至有真菌污染者。

轻型患者以发热为主；重者可有寒战、高热、皮肤黏膜充血、腹部疼痛、肌肉痛、烦躁不安、恶心、呕吐、胸闷、呼吸困难、血压下降等，甚至可发生休克、急性肾功能衰竭、弥散性血管内凝血等。在全身麻醉手术时可有不明原因的血压下降及渗血、血凝障碍等。这是由于细菌毒素所引起，应与溶血性输血反应鉴别。

（二）治疗和预防

一旦发现输入细菌污染血后应立即停止输血，但仍保持静脉输液。将剩余在血袋中的血液作细菌培养和涂片，以查明原因。同时立即选用大剂量强有效的广谱抗生素，待污染血液经细菌培养确定细菌种类再改用相应敏感的抗生素。对肾有毒性作用的抗生素要慎用。在抗感染的同时应用羟乙基淀粉、地塞米松、升压药等支持疗法抗休克。要随时注意防治急性肾功能衰竭及弥散性血管内凝血的发生。

要十分重视预防工作，如严格遵守采血的规章制度、加强消毒、输血前的细菌检测、采血和技术的改进和血液制品病原体的灭活等。

五、移植物抗宿主病

与输血相关的移植物抗宿主病是指血液中有免疫活性的淋巴细胞输给有免疫缺陷（如严重联合免疫缺陷病、骨髓移植、急性白血病、恶性淋巴瘤在联合化学治疗引起严重骨髓抑制等）患者，输入的淋巴细胞增殖并复制，能与受血者的组织发生反应，产生移植物抗宿主病。包括输新鲜全血、红细胞、浓缩白细胞或血小板等含活淋巴细胞者。国内已有一些报道。

（一）临床表现

常在输血后4～30天，大多为7～14天发生发热、皮肤潮红、皮疹、严重腹泻、肝脾肿大、全血细胞减少、骨髓抑制、感染、肝功能异常等。与异基因骨髓移植发生的移植物抗宿主病的临床表现相似，但多为急性，病程短，死亡率高，大多在几天至几周内死亡。

（二）诊断与治疗

详见骨髓移植章。本病有输血史，特殊临床表现，应做皮肤活检证实。治疗效果不如骨髓移植引起的移植物抗宿主病。可用甲氨蝶呤、甲泼尼龙、环孢素等，但效果并不佳。

（三）预防

主要是用^{131}Ce、^{137}Cs或^{60}Co辐射仪（如OB29，Gamma cell 40100）对血制品进行照射，照射剂量一般为25Gy，以使淋巴细胞灭活。在这一辐射剂量下对红细胞、粒细胞和血小板的生存与功能无影响。受照射的血液或血液制品无放射性，对患者及医务人员无害。对非造血干细胞移植患者，可用冰冻红细胞或过滤去除白细胞的红细胞。

六、输血后紫癜

输血后1周左右受血者的血小板特异抗体与供血者的血小板反应，形成抗原抗体复合物，同时使自身血小板受到破坏，致血小板明显减少，引起严重的全身性紫斑。这种输血反应大多是妇女，与以往的妊娠或输血有关。现已知的致病血小板抗体有抗HPA1、抗HPA2等。抗体效价常于输血后7天达高峰，在1个月内消失。抗体性质多为IgG。

（一）临床表现

患者多在输血后7天左右发病。发病急剧，有明显的畏寒或寒战、高热、荨麻疹；重者可有头痛、呼吸困难、胸痛、支气管痉挛，甚至发生休克。有不同部位的出血：皮肤广泛的瘀点与瘀斑、龈血、鼻出血；重者伴黑便、血尿和阴道出血，颅内出血少见。血小板数低于$10\times10^9/L$，出血时间延长。大多数患者血浆和血清中有抗血小板抗体。骨髓细胞增生活跃或明显活跃，粒与红细胞系统无明显改变，巨核细胞正常或增多，血小板减少。血小板间接Coombs试验测定抗体是最敏感的方法。

（二）治疗

用大剂量短程泼尼松龙常可使出血减轻，3～4周后血小板上升。近年来采用血浆置换术以去除患者血循环中抗体和抗原-抗体复合物，病情可迅速改善；也有用大剂量静脉注射免疫球蛋白0.4g/kg，5天有显著疗效。患者再输时应按血小板抗原类型而定。

七、血循环负荷过重

由于短时间内大量或快速输血，使血容量急剧增加，超过心脏和血循环负荷，引起急性充血性左心或右心心力衰竭。有的患者原有冠心病或心功能不全、心肌病、慢性贫血，即使输血量不很大，而心容量超过患者心脏的负荷；也有在快速输注20%～25%白蛋白时发生。如不及时治疗常可危及生命。在婴儿及老年患者多见。

（一）临床表现

老年患者常有心功能代偿不全，儿童患者血容量较少，慢性心肺疾患或严重贫血患者在输血过程中或输血后1小时突然心率加快，呼吸急促，头痛、头胀，胸部发紧，烦躁不安，咳嗽，先吐白痰，以后咳粉红色泡沫痰，脉搏细弱，颈静脉怒张，肺部先有哮鸣音，后有湿啰音；少数患者有心律不齐，周身水肿；严重者可在短期内死亡。

（二）治疗与预防

应立即停止输血及输液，患者取半坐位，吸氧，给镇静剂、利尿剂、强心剂（毛花苷丙或毒毛旋花子素）等，并保暖。

一般患者，特别是老年和小儿，输血时宜多次、小量、缓慢输注浓缩血液制品。成人以不超过2～4ml/(kg·h)避免大量、快速输注全血。对高浓度(20%～25%)白蛋白亦不宜快速输注。对老年、小儿及严重贫血患者必须输血时，即使是正常速度输注红细胞，也有发生血循环超负荷的可能，所以应密切观察心率、呼吸、颈静脉充盈情况及肺内有无啰音等，密切注意有无血循环负荷过重现象。

八、大量输血的反应

大量输血是指24小时内输库存血量相当于患者的总血容量。这常用于大出血患者及时补充血容量；新生儿溶血病患儿进行换血治疗；施行心肺旁路手术；大面积创伤患者等。在一次连续输血超过患者总血容量或在10分钟内成人输血量超过1L，即可发生严重输血反应。常见的反应有下列几种：

1. 循环负荷过重短时间内输入大量血液使血容量急剧增加，加重心脏负担，可发生充血性心力衰竭和肺水肿等，详见本章“七、血循环负荷过重”。

2. 枸橼酸盐中毒全血每袋200ml中含有枸橼酸盐0.6～0.7g，大量输血或换血时当输血量超过总血容量时，血浆中枸橼酸盐可达中毒水平，由于过量的枸橼酸盐与血钙结合而引起低钙血症，患者可发生肌肉震颤、手足搐搦；严重者可有血压下降、出血、心室纤颤等。治疗可静脉注射10%葡萄糖酸钙10ml。大量快速输血，还应注意高钾血症有致死的报道。

3. 出血如输用大量库存血，血液中的血小板、凝血因子Ⅴ、Ⅷ、Ⅸ等因贮存后凝血活性逐渐消失，故可引起出血。如创面渗血不止、伤口持续出血、皮肤淤斑，甚至胃肠道出血等。应检测血小板数、凝血酶原时间、凝血酶时间、纤维蛋白原测定，并根据患者血小板及凝血因子缺乏情况补充有关凝血因子或血小板。因大量输血引起凝血异常者，可适量输注新鲜冰冻血浆和血小板。

4. 血管微栓塞。由于血液贮存1天后，被破坏的白细胞、血小板和红细胞膜开始形成微小凝集物，随着保存时间延长，微小凝集物体积增大，数量增多。输大量保存10天以上的血液时，有大量微小凝块循环到肺，阻塞肺毛细血管，可引起肺功能不全。若用于心脏手术做体外循环，则微小凝块可直接引起脑栓塞。因此当需大量输血时，可采用5天内的血液或采用微孔滤器(25～40μm)。

5. 低温由于快速大量输入从冰柜(1～6℃)中取出的冷血液，如每5分钟内输入量达1L时，正常体温将降至30℃以下，可发生心室纤颤。一般抢救输血常不需达到上述速度，如确实需要，必要时则以稍加温后再输为宜。

6. 空气栓塞由于大量出血患者病情危重，故采用大量快速输血，特别是加压输血，此时若操作不当可发生静脉空气栓塞。如输入的空气量大，可以引起严重缺氧而致死。现已普遍采用密闭式塑料输血器，上述情况已少见。

九、输血性血色病

在一些慢性贫血患者，如慢性再生障碍性贫血、重型β地中海贫血、纯红细胞再生障碍等，由于贫血严重，骨髓造血功能不良或红细胞破坏过多，需反复多次输注红细胞才能维持生活。这类患者由于长期、多次、反复输血，而每1L血中含铁400～500mg，每天人体排泄铁却仅约1mg，而患者又无出血，输入的铁在体内逐渐增加、沉积，过多的铁以含铁血黄素形式沉积于肝、胰、心肌、肾上腺、皮肤、性腺等。起始时这些脏器呈含铁血黄素沉着，以后即发生组织功能的损害，而导致输血性血色病。

临床上可有皮肤色素沉着、肝功能损害、糖尿病、心律不齐、心功能不全、性功能减退等临床征象。现采用铁螯合剂，如去铁胺皮下连续注射治疗，最近有口服的祛铁剂。临床上可输用年轻红细胞，以减少输血量，延长输血间隔时间。

第三节 输血传播性疾病

血液采自供血者，虽采用多种检测技术筛选，但仍不能完全免除输血传播疾病，且输血传播的疾病日渐增多。过去认为主要传播疟疾、乙型肝炎、梅毒等；近十余年发现丙型肝炎、艾滋病（获得性免疫缺陷综合征，AIDS）、巨细胞病毒感染、成人T细胞白血病、弓形体病等亦可通过输血传播，特别是病毒性肝炎已成为一个严重问题；而艾滋病传播快、病情严重、预后差，已成为全世界关注的问题。在美国报道输血传播性疾病的发生率在一定的输血量（单位）可发生1例。

血液病患者由于反复多次输血及（或）其制品而获得救治，但也有一些患者因此而传播上其他疾病。尽管近十几年来，在保证血液及制品的安全性和病毒检测的敏感性上全世界都进行了大量研究和改进，但据最近报道在输注 3000～660 000U 血量就可能有一次被传播疾病。最常见的是病毒性肝炎，最严重的是艾滋病。在病毒性肝炎中除丙型、乙型和丁型外，近年来还发现有戊型、庚型肝炎病毒。输血传播病毒等；人类免疫缺陷病毒-1（HIV-1）及 HIV-2；人类 T 淋巴细胞病毒 Ⅰ/Ⅱ；巨细胞病毒等等。最近又提出了克雅病（Creutzfeldt-Jacob 病），这是一种海绵状脑病病毒蛋白传播。由于感染后潜伏期长，目前尚无确凿证据证明因输血及其制品而传播此病，但亦应引起注意。其他尚有梅毒、疟疾、弓形虫病等亦可因输血而传播。目前应采用敏感及特异的实验方法筛选血液及献血员。在血制品上采用高效的病毒灭活技术，以获得安全的血液及其制品，以杜绝输血传播性疾病的发生。

一、病毒性肝炎

这是输血传播疾病中目前最常见的一种，其中主要是丙型肝炎与乙型肝炎，丁型肝炎感染与乙型肝炎感染有密切联系；两者常同时发生；极少数为甲型肝炎，最近又发现有庚型肝炎等。现分述如下：

（一）丙型肝炎

1. 病原学　1971 年纽约血液中心 Pince 等首先提出输血后肝炎除甲型、乙型肝炎外，还有其他类型。以后 Lancet 编辑文章提出了非甲非乙型肝炎这个名称，因为当时只能用排除甲型、乙型肝炎的检测方法。不久美国通过一组黑猩猩实验研究证明：在引起输血后非甲非乙型肝炎的献血者血清和血液制品中有一种传染性因子。该因子对有机溶剂敏感，含主要脂类的外膜，直径小于 80nm，最低沉降系数 140S，在蔗糖中的浮密度为 1.09～1.11g/ml，认为可能是一种微小的含外膜的被膜病毒样 RNA 病毒。至 1989 年 Choo 等证实了上述观点。他们进一步用超速离心沉淀提取核酸，用反转录酶从 DNA 和 RNA 合成 cDNA，再克隆到噬菌体 gt11，建立了 cDNA 库，然后用 1 例丙型肝炎患者的血清筛选 cDNA 库所表达的抗原，在筛选约一百多万个克隆后终于发现一个被噬菌体感染的丙型肝炎基因克隆，并测定了该病毒核酸的全序列。丙型肝炎基因组编码的蛋白共 3010 个氨基酸。1989 年 9 月在东京召开的国际非甲非乙型肝炎会议上正式命名为丙型肝炎病毒（HCV），由 HCV 引起的肝炎称为丙型肝炎。

丙型肝炎病毒为单股正链 RNA 病毒，直径 50～60nm，基因组由约 9500 个核苷酸组成。核苷酸序列分析显示：5′端为结构基因组，它由核心蛋白基因、内膜蛋白基因及外膜蛋白基因组成；3′端为非结构基因组，由非结构蛋白基因 NS1、NS2、NS3、NS4、NS5 组成。丙型肝炎病毒基因型可分为Ⅰ、Ⅱ、Ⅲ、Ⅳ型。1991 年日本公布 HCV 亚型分类有 HCVJ1、HCVJ4、HCVJ6、HCVJ7 共 4 型。HCVJ1 型为Ⅰ型（欧美主要类型）、HCVJ4 为Ⅱ型（日本主要类型）、HCVJ6 为Ⅲ型、HCVJ7 为Ⅳ型。陶其敏等检测我国 HCV 基因型亦以Ⅱ型为主和日本主要类型相似。Alter 等（1995 年）报道欧美献血员与患者伴慢性丙型肝炎病毒基因型分为 1a、1b、2a、2b、3a，东欧及南欧主要是 1b 型，我国（包括大陆与台湾）及日本主要是 1b、2a、2b 型。丙型肝炎病毒有四种特原性抗原 5-1-1、C33c、C100-3、C22。用免疫电镜观察丙型肝炎形态，病毒样颗粒有包膜直径 36～62nm，似被膜病毒或黄病毒。

2. 流行病学　本病呈世界性分布。据国外报道 70%～90% 输血后肝炎为丙型肝炎；输血后丙肝炎发病率为 2%～20%，各国差异较大，这可能与血源、输血量及人群丙型肝炎病毒携带率不同有关。在血清转氨酶（ALT）正常的献血者抗 HCV 阳性率美国为 1.2%，联邦德国为 0.42%；ALT 异常者抗 HCV 阳性率美国为 15%，联邦德国为 1.07%。我国成都、北京、南京、无锡联合调查（1991），献血者抗 HCV 阳性率在 1% 以下。但北京郊区与河北省部分地区高达 20.61%～65.8%。输血后肝炎中丙肝占 90.9%，全血献血者抗 HCV 阳性率平均为 4.7%，单采血浆献血者高达 22.7% 显著高于献全血者。北京医科大学肝病研究所统计血液病患者丙型肝炎阳性率为 31.7%。此外，献血员抗 HCV 阳性率还与抗 HBc 是否阳性有关：ALT 异常、抗 HBc 阳性的献血员抗 HCV 阳性率明显高于 ALT 正常、抗 HBc 阴性的献血员，前者为 44%，后者为 0.5%。

丙型肝炎经血制品传播的也不少，美国过去接受浓缩第Ⅷ因子者发生丙型肝炎者占 19.4%。我国曾报告一起因输美国进口第Ⅷ因子浓制剂血友病 A 患者 10 例中 9 例发生丙型肝炎。国外还报告输凝血酶原复合物、纤维蛋白原而发生丙型肝炎者。国内曾先后发生几起单采血浆还输血细胞而感染丙型肝炎。

3. 临应表现　输血后丙型肝炎的潜伏期为 2～16 周，与感染病毒量多少有关。

临床上以亚临床型多见，病情较轻，患者 ALT 正常，有的有乏力、食欲减低、肝区不适，有的仅有单项 ALT 升高，但无肝炎症状和体征；ALT 异常者随时间的延长，抗 HCV 阳性率逐渐上升，1 个月以内者约为 55.6%，7～11 个月者为 87.5%，1～2 年者为 95.7%，2 年以上者为 100%。重者可有黄疸及肝炎症状和体征，但持续时间较短，病情亦较轻。本病更易发展为慢性，占 40%～50%；其余为自限性，自动康复。有报道输血后丙型肝炎患者在输血后 13

年约80%病例呈症状性慢性活动性肝炎或慢性迁延性肝炎，18年后有16.6%病例伴肝硬化，23年后有的病例转变为肝细胞癌。

4. 诊断　现在对丙型肝炎特异的诊断方法是：

（1）抗HCV检测：有酶免法、血凝法及放射免疫法等。现常用重组免疫印迹试验（RIBA）。它是蛋白质凝胶电泳和固相免疫测定相结合的方法，可认为是确证试验。

（2）丙型肝炎RNA检测：采用反转录聚合酶链反应（RT/PCR）技术，有特异性强、敏感性高、阳性出现早等优点。目前认为是最敏感与特异的方法，并能反应其传染性。

5. 预防　对献血者进行ALT、抗HBc、抗HCV筛查。由于献血者的抗HCV阳性率与其ALT水平及抗HBc是否阳性有关。ALT异常和抗HBc阳性者，抗HCV阳性率明显高于ALT正常和抗HBc阴性者。因此ALT及抗HBc检测可使丙型肝炎发病率明显下降。但仍要进行抗HCV检测，后者可使85%具有HCV传染阳性的献血者被筛除，从而进一步降低丙型肝炎的发病率。

应提倡使用一次性注射器、输血器、输液器等，并严格执行消毒制度。对血液制品应进行病毒灭活处理。

（二）乙型肝炎

1. 病原学　乙型肝炎是由乙型肝炎病毒（HBV）主要通过输血、密切接触、母婴和医源性途径传播。此病毒是1970年由Dane发现的。HBV在电子显微镜下呈42nm双层壳的颗粒。病毒颗粒有3种形态，即Dane颗粒、管型颗粒及小球形颗粒。完整的病毒颗粒由外膜包围核心，核心由核壳包围DNA。外膜蛋白由主蛋白、中蛋白和大蛋白组成。主蛋白是HBsAg的主要成分，又称S蛋白，由S基因编码，主要为非糖化蛋白P25及GP28。中蛋白是一种中分子的HBsAg，为S基因及前S2区的转录产物，主要为GP33及GP36两种糖蛋白。大蛋白是一种大分子HBsAg，由前S1、前S2及S基因共同编码，主要为P39及GP42两种蛋白。核壳蛋白含核心蛋白和蛋白激酶。

乙型肝炎病毒基因组是一个环形、部分双链的DNA分子，分长链（负链）、短链（正链）。前者长度约3200个核苷酸，后者为长链的50%～100%。长链具有编码蛋白的能力，含有4个开放阅读编码区，分别对病毒外壳多肽（S）、核壳多肽（C）、多聚酶蛋白（P）及X蛋白编码。以后又发现二个开放读码（ORF 5和ORF 6）。短链无编码能力，它的存在对生成具有生物学活性的RNA是必需的。

2. 流行病学　乙型肝炎呈全球分布。我国由于过去对献血者乙型肝炎病毒表面抗原（HBsAg）检测方法不够灵敏，输血后传播乙型肝炎的比例仍较高。据调查，我国HBsAg阳性率为10%，乙型肝炎病毒感染率达58.1%，在世界上属高流行区。

本病的传播方式以肠道外传播途径为主，血液及血液制品的输注，特别是血液病患者多次、反复输注者更易感染。母婴传播发生率也不少；密切生活接触，即微量血的感染与性传播也在感染途径中占一定比例。

3. 临床表现　潜伏期与感染病毒量多少有关，一般为2个月（37～87天）。约有半数病例无症状，有症状者30%～40%。大多为无黄疸型，除有消化道症状及乏力外，无其他异常；部分病例可有发热及黄疸等症状。急性感染患者约有65%病例呈亚临床感染，绝大部分恢复正常；25%病例呈急性乙型肝炎临床表现，其中90%恢复；10%病例转为慢性肝炎，这部分患者有70%～90%转变为无症状乙型肝炎表面抗原携带者，10%～30%病例转变为肝硬化；其中部分病例转变为肝细胞癌。

4. 诊断　对献血者应做ALT和乙型肝炎病毒表面抗原的筛查，后者可用酶联免疫吸附试验（ELISA）或放射免疫法，灵敏度要达到3ng/ml。对乙型肝炎的诊断因随病期不同血清学标志亦不相同，其出现顺序大致为：乙型肝炎病毒表面抗原（HBsAg）→乙型肝炎病毒e抗原（HBeAg）→乙型肝炎病毒核心抗体（抗HBcAb）→乙型肝炎病毒e抗体（抗HBeAb）→乙型肝炎病毒表面抗体（抗HBsAb）。因而可用ELISA或RIA进行上述5项指标测定。

近年来发现，乙型肝炎病毒长链S编码区分3段：即S基因、前S1基因和前S2基因。现可用放射免疫法检测血清前S1蛋白和前S2蛋白，其含量测定可反映乙型肝炎病毒复制活跃。此外，还用聚合酶链反应检测乙型肝炎病毒脱氧核糖核酸（HBV-DNA），它可测出血清中含量为10fg的HBV-DNA。HBV-DNA阳性是HBV感染的直接证据及传染性的指标；在疾病过程中则反映了HBV-DNA复制的活跃状态。

5. 预防　要用敏感的检测乙型肝炎病毒表面抗原的方法筛查献血者；并严格控制及管理血液制品，必须进行病毒灭活处理；输血器、采血器、输液器等均应严格消毒；注射器应一人一针并一次性；要严格掌握输血的适应证。

献血者抗HBs阴性者要注射乙型肝炎疫苗预防，可在立即、1个月及6个月分别肌内注射1次，每次10～20μg，待抗HBs阳性后方可献血。乙型肝炎病毒主要存在于血浆、冷沉淀、纤维蛋白原、第Ⅷ

因子浓制剂及凝血酶原复合物，用湿热或溶剂/去污剂等方法处理灭活病毒，国内在应用上述血液制品后传播肝炎的危险性已减少。

（三）丁型肝炎

本病由丁型肝炎病毒感染后发生，它是一种缺损RNA病毒，需要嗜肝DNA病毒（主要是乙型肝炎病毒）的辅助才能复制，因而本病的感染常与乙型肝炎病毒相联系。常发生在乙型肝炎病毒携带者及乙型肝炎患者；也可因输注血液或血液制品而感染；母婴传播不明显，密切接触也可能引起感染。

临床上输注了含丁型肝炎病毒及乙型肝炎病毒的血液或血制品可发生与乙型肝炎病毒感染相似的急性肝炎；如为乙型肝炎传递者原无明显症状，在输注丁型肝炎病毒的血液或血制品后即可发生严重感染病症。

丁型肝炎的诊断现已用ELISA方法检测HD-Ag、抗HD，抗IgM。诊断药盒已有国产品，并有了32P HDV cDNA探针，可以检测血清HDV-RNA。

预防原则与乙型肝炎相同，且应先从预防乙型肝炎做起，因丁型肝炎的发生与乙型肝炎密切相关。在高危人群中接种乙型肝炎疫苗可以预防乙型肝炎，也同时预防丁型肝炎。

（四）戊型肝炎

过去认为戊型肝炎与甲型肝炎一样是由粪-口途径传播的肝炎病毒，在输血中不构成危害。但近期国内外的研究表明，戊型肝炎病毒（HEV）在献血者中也有一定的感染率。

美国及其他国家均有输血者HEV抗体阳性的报道；我国也发现类似报道，但尚未引起各界的重视。应对献血员做常规检测，防止因输血传播。

（五）庚型肝炎（hepatitis G）

近年来已确认有庚型肝炎存在，系由肝炎病毒G或GBV-C引起。它们是RNA病毒，属黄病毒家族。现认为有三种病毒：GBV-A、GBV-B、GBV-C。约占非甲、非乙、非丙、非丁、非戊性肝炎、输血后肝炎发生率的10%。目前还不能用血清学方法检测，只能用聚合酶链反应检测HGV/GBV-C RNA。GBV-C与GBV-A有59%核苷酸相似，有64%的氨基酸相似，而与丙肝病毒不同。现认为GBV-C与HGV为同一种病毒中分离出来的。

在美国正常志愿供血者丙氨酸氨基转氨酶（ALT）正常者779例中有13例（1.7%）HGV/GBV-C RNA阳性；转氨酶（ALT）异常者709例中11例（1.5%）HGV/GBV-C RNA阳性；其中有一例ALT异常者HCV阳性，一例HBV阳性。有报道输血后相关肝炎患者80%是由于丙肝病毒，其中10%急性丙型肝炎患者合并HGV/GBV-C感染，而对照组非输血患者中仅0.6% HGV/GBV-CRNA阳性，明确提示庚型肝炎可由输血传播。从临床上观察，HGV/GBV-C感染者并不使肝脏有明显损害，也不影响其肝功能，患者常无明显症状。肝脏原位杂交研究肝细胞并无HGV/GBV-C复制。

（六）输血传播病毒（transfusion transmitted virus，TTV）

1997年日本Nishizawa等报道，从一例非甲至非庚型病毒原因不明的输血后肝炎病例血清中发现一种新型肝炎病毒命名为输血传播病毒（TTV），现证实它像HGV/GBV-C一样是一种遍及全球人群中广泛引起感染性疾病的病毒。它可经输注血液及血制品而传播。

TTV是单链DNA病毒，无包膜。基因组全长3739个核苷酸，A、C、T、G含量分别是31%，26%、23%和20%。它有两个开放读码框架：ORF 1较长，位于589~2898核苷酸，编码770个氨基酸，具有很高的亲水性；ORF 2较短，位于107~712核苷酸段，编码202个氨基酸。

TTV目前可分为两个基因型（G1、G2型），两型之间核苷酸序列有30%为异源性。G1型又分为两个亚型，即G1a和G1b。G2型也可分为G2a、G2b、G2c。

临床上日本学者对其各型肝病患者进行过TTV检测，其中慢性肝炎为47%；且TTV-DNA滴度与转氨酶升高有关。英国学者从暴发性肝炎21例患者中检出TTV-DNA阳性者4例。目前均采用聚合酶链反应检测TTV-DNA。国内不少医院已对部分献血者用PCR法对TTV进行检测，部分地区进行流行病学调查。

二、艾 滋 病

艾滋病（acquired immunodeficiency syndrome，获得性免疫缺陷综合征，AIDS），由人类免疫缺陷病毒（human immune deficiency virus，HIV）感染所致。详见第63章。这是一种严重威胁人类生命的传染病，可由血液传播；国外约有2.7%因输血感染，有1%因输凝血因子而感染。

（一）病原学

1983年法国Montagnier等首先从淋巴结综合征患者分离出淋巴结综合征相关病毒（LAV），翌年，美国国立卫生院Gallo等从艾滋病患者分离到人类嗜T淋巴细胞病毒Ⅲ型（HTLV-Ⅲ）。1986年国际病毒委员会将这类病毒统一命名为人类免疫缺陷病毒（human immuno deficiency virus，HIV）-1型，以后从西非人群中分离到HIV-2型。

HIV为人源性感染单链RNA反转录病毒，嗜T

辅助细胞,体外能杀害 T 细胞功能,体内能抑制免疫功能。入侵人体后主要破坏 T 辅助细胞(CD4)、单核细胞、巨噬细胞,造成机体免疫功能低下,易引起各种机会感染。

HIV 进入人体后,病毒表面的 gp120 对 CD4 T 淋巴细胞表面 CD4 分子膜抗原具有高度亲和力而结合,在 gp41 透膜蛋白的协助下,HIV 的膜与 CD4 T 淋巴细胞膜相融合,进入细胞内迅速脱去外壳。复制开始后,病毒的 2 条 RNA 链在反转录酶作用下复制 DNA。此双膜 DNA 部分存留在胞质内进行低水平复制,部分作为前病毒,通过病毒整合酶与宿主胞核染色质相结合。经过 2 ~ 10 年潜伏期,前病毒可被某些因素激活。通过转录、翻译,形成新的病毒 RNA 和蛋白,然后装配成新病毒,以芽生形式释放,再感染其他细胞。

HIV 根据外膜糖蛋白基因序列不同可分为 A、B、C、D、E、F、G、H、I 9 个亚型。欧美以 B 型为主,印度有 A、B、C、E 等类型,我国发现的为 B 型。

(二) 流行病学

2000 年 11 月 28 日联合国艾滋病联合规划署公布:全世界艾滋病患者和病毒携带者总数高达 3 600 万人,其中 70% 分布在非洲,而亚洲的发病数则有上升趋势。20 多年来全世界死于艾滋病的总人数已超过 2 000 万。我国 31 个省、市、自治区报告 HIV 感染 18 000 例,而实际感染人数超过 50 万人。我国卫生部公布:从 1985 年中国首例发现艾滋病患者到 1999 年 9 月底共报告艾滋病病毒感染者 15 088 例,其中艾滋病患者 477 例,死亡 240 例。截至 2008 年 9 月 30 日,中国累计报告的艾滋病病例 264 302 例,其中患者 77 753 例,报告死亡 34 864 例。2008 年 1 月 ~9 月,共报告发现感染者和患者 44 839 例,报告死亡 6897 例。目前我国性传播病例所占比例逐渐上升。

自 1982 年即有输血引起艾滋病首例报告。我国浙江曾有 4 例血友病患者输注美国进口的第Ⅷ因子浓制剂而感染艾滋病,其中 1 例已死亡。最近上海也发现血友病患者因输血及血制品而感染艾滋病的病例。国外血友病患者由于多次输血及血制品而有艾滋病感染者:美国 1984 年报道输冷沉淀者感染率占 50%,输注浓制剂者感染率为 90%。近年来由于血制品采用了病毒灭活处理,对献血员做严格筛选等,目前因输血液及其制品而引起本病者已显著减少。

(三) 临床表现

艾滋病感染到发展成艾滋病从数月到 10 年以上,中数潜伏期为 5.3 年(法国),7 年(美国),多数最终均出现艾滋病症状。过去将艾滋病临床分为 3 期:①隐袭期;②艾滋病相关综合征期;③活动期。至 1986 年美国疾病控制中心将艾滋病分为Ⅰ、Ⅱ、Ⅲ、Ⅳ期,后者(Ⅳ期)又分为 A、B、C、D、E 5 型,国际上均已采用。

Ⅰ期为急性感染一过性传染性单核细胞增多症;

Ⅱ期为无症状期;

Ⅲ期持续淋巴结肿大,达 3 个月以上;

Ⅳ期 A 及 B 型有发热(持续或间歇性达 1 个月以上)、腹泻(持续或间歇性达 1 个月以上)、体重减轻(失重超过基础体重 10%)、神经系统症状(进行性严重头痛、癫痫发作、周围神经运动或知觉缺损、痴呆等)。上述诸期均无机会感染和肿瘤;

Ⅳ期 C、D、E 型发生机会感染,如真菌感染:鹅口疮、食管念珠菌病、隐球菌性脑膜炎等;肺结核:粟粒性、肺外、空洞型等;卡氏肺囊虫肺炎、弓形虫脑病、带状疱疹;皮肤病:严重或反复皮肤感染、脂溢性皮炎、真菌;肿瘤:卡波西肉瘤包括口腔内或全身、高分化 B 细胞结外淋巴瘤等。

血象在无症状的 HIV 携带者中 17% 病例有贫血,8% 病例粒细胞减少,13% 病例血小板减少。艾滋病时粒细胞减少患者中有 88% 病例有贫血,近半数病例同时有血小板减少;贫血患者中有 69% 病例同时粒细胞减少,一半病例血小板减少。

骨髓象现已有不少学者做了骨髓象观察,细胞增生大多为明显活跃或活跃,少数增生减低;常有粒系与红系增生异常(dysplasia),巨核细胞不少。前者增生异常,因而导致无效造血。淋巴细胞积聚及浸润,浆细胞增多等改变是大多数艾滋病患者的表现。

造血细胞培养:HIV 患者的骨髓细胞加入 HIV 阴性血清进行粒-巨噬细胞系集落形成单位(GM-CFU)与红系爆式形成单位(BFU-E)培养检测,结果与正常供血者的骨髓相似,但在加入 HIV 抗体阳性血清时 HIV 患者骨髓的 GM-CFU 及 BFU-E 与正常供血者相比,前者显示明显抑制。对多能集落形成单位(CFU-mix)是否抑制,则因集落培养数少故不能显示。

(四) 诊断

输入 HIV 感染的血液,大多数患者血清学为阳性,约半数病例在 7 年内发展为艾滋病。用酶联免疫吸附试验、明胶颗粒凝集试验、免疫荧光法、免疫酶法、乳胶凝集试验等可作为献血者 HIV-1 及 HIV-2 抗体筛选;如为阳性可进一步做 Western 印迹确证。我国卫生部已作了规定:对血液和血液制品必须进行艾滋病抗体监测。现已在全国大城市的血液中心及中心血站对数万名献血者进行了 HIV 抗体检查,已发现极少数阳性者,特别是云南已发现有不少 HIV 感染者报名参加献血而被除名。

(五) 预防

必须对献血者献血前做 HIV-1、HIV-2 抗体筛选;对血液制品进行加热或溶剂/去污剂病毒灭活;采用一次性注射器、采血器、输血器等;严格执行消毒制度。此外,还要进行艾滋病传播途径、临床表现及其严重性的广泛宣传,切断传播途径。

三、人类嗜T淋巴细胞病毒

人类嗜 T 淋巴细胞病毒Ⅰ(HTLV-Ⅰ)是 1980 年美国 Pioesz 从一例 T 细胞淋巴瘤患者中首次分离出来。1981 年日昭赖夫等亦从成人 T 细胞白血病患者中分离出反转录病毒,命名为成人 T 细胞白血病病毒(ATLV)。后经证实两者为同一病毒,现统称为 HTLV-Ⅰ。它是一种反转录病毒。

HTLV-I 可引起成人 T 淋巴细胞白血病/淋巴瘤、HTLV-Ⅰ相关脊髓病(HTLV-Ⅰ associated myelopathy,HAM/热带痉挛性下肢瘫,tropical spastic paraparesis TSP)及色素层炎(uveitis)。

(一) 流行病学

成人 T 淋巴细胞白血病首先于 1976 年由日本高月清报道。现发现主要存在于日本西南部,美国、加勒比海,亚洲、欧洲、澳大利亚及以色列等亦均先后发现 ATL/L。我国有二十余例报道。该病毒可由性传播、静脉注射污染、母婴垂直传播及输血传播。

我国曾先后对 28 个省、市、自治区共调查 23 668份正常人及部分白血病患者的血清,共发现 HTLV-Ⅰ抗体阳性者 127 例,阳性率为 0.54%。其中福建福清与莆田地区的阳性率为 1.2%。有报道台湾的抗体阳性率为 0.48% ~1%。

日本 Maeda 等曾对日本 8 个行政区,64 个血液中心自愿献血者的血清抗 HTLV-Ⅰ抗体作了调查:发现鹿儿岛抗体阳性率为 13.7%、冲绳 11%、佐世保 10.8%、长崎 9.7%;非流行区为 0.3% ~1.2%。美国 Taylor 等(1990)对 18 257 名自愿献血者的调查结果,HTLV-Ⅰ抗体阳性率为 0.08%。罗马尼亚 Paun 等(1994)报道献血员中 HTLV-Ⅰ抗体阳性率为 0.64%。法国报道为 0.011%。国内福建、广东、四川、新疆、云南、黑龙江等地也做了 HTLV-Ⅰ抗体正常人和献血员调查,阳性率为 0.2% ~2.4%。

1991 年 Manns 等报道有不同疾病患者 8 例因多次输血(包括全血、浓缩红细胞或血小板)后 HTLV-Ⅰ抗体阳性。Donegan 等(1994)通过观察分析指出,输注非细胞血液成分者无一人感染 HTLV-Ⅰ,血液存放时间超过 10 天的血液成分不传播 HTLV-Ⅰ。输注冷沉淀或浓缩凝血因子尚无感染 HTLV-Ⅰ的报道。但现有报道因输注 HTLV-Ⅰ阳性的血液而发生 TSP/HAM 的病例。

(二) 临床表现

成人 T 细胞白血病患者大多为成人发病,淋巴结、肝、脾肿大常见,无纵隔肿块,而有皮肤损害。外周血及骨髓中白血病性淋巴细胞呈多形性、花瓣样改变;部分病例有高钙血症等。血清 HTLV-Ⅰ型抗体阳性的携带者可无任何临床症状。

(三) 检测

测定 HTLV-Ⅰ抗体通常用乳胶颗粒凝集法和酶联免疫吸附法(ELISA)。而作为确诊性检查有间接免疫荧光抗体法、放射免疫沉淀试验、Western 印迹法、聚合酶链反应等。乳胶颗粒凝集法和 ELISA 法敏感性很高,能够检测大量标本,可用于献血者筛选及成人 T 细胞白血病携带者的常规检查。但乳胶颗粒凝集法易漏检,ELISA 法易产生非特异性反应,所以不能只依靠一种方法进行临床诊断。

(四) 预防

因 HTLV-Ⅰ携带者常无临床表现,故必须用上述检测方法进行血清 HTLV-Ⅰ抗体测定。目前国内部分地区已开始对献血者做此抗体的筛选,但在福建某些地区有小流行区者应做常规筛选,以免输血传播。家族中有成人 T 细胞白血病者其 HTLV-Ⅰ抗体阳性率高,如作献血者亦应常规筛选。

四、巨细胞病毒感染

自 1956 年从组织培养中成功地分离出人巨细胞病毒感染(cytomegalovirus,CMV)以来,世界各地对人类巨细胞病毒感染进行了广泛而全面的研究。

(一) 病原与流行病学

CMV 是具有外壳的一种双链线状 DNA 病毒,属疱疹病毒类。具潜伏活动的生物学特性。侵入人体后可能长期存在,在人体内引起产毒性感染或活动性溶血性感染、非产毒性感染或潜伏性感染。

人类巨细胞病毒感染为 40% ~100%,全世界不同种族的人群都普遍存在。北美、欧洲成人血清流行病发生率为 40% ~80%,亚洲、非洲达 80% ~100%。新生儿及脐血 CMV-IgM 检出率在5%以下,12 ~14 岁血清 CMV 抗体阳性率 80% ~90%。我国北京、上海、天津等地曾调查孕妇血清 CMV-IgG 抗体为 94.7% ~96.3%,成人 CMV 抗体阳性率为 90%以上。

CMV 常存在于人血液、唾液、尿液、精液及宫颈分泌物等中,可通过胎盘、哺乳、性接触、输血、器官移植等,以输血为最多见。一般认为输血传播 CMV 感染主要是献血者的白细胞(中性粒细胞、淋巴细胞及单核细胞中)。

(二) 临床表现

CMV侵入人体后大多受血者因抗CMV阳性，多呈亚临床型，且多无明显症状与体征。但在低体重新生儿、血液病患者或免疫功能低下者常发生急性感染。表现有全身不适、发热、皮疹；有的集中于某一器官或系统，如CMV肝炎、间质性肺炎、肝脾、淋巴结肿大、淋巴细胞增多等；小儿患者常有多脏器、多系统受累如神经系统异常等，甚至智力低下、听力障碍等。

(三) 诊断

可用血清特异抗体检测：①抗CMV-IgG；②用特异性单克隆抗体，从受检组织或细胞中检测CMV抗原：前早期抗原、早期抗原或晚期抗原；③用分子杂交或聚合酶链反应技术检测CMV-DNA特异片段；④被动乳胶凝集试验检测血清中抗CMV，适用于大批量献血者血液标本的筛选。

(四) 预防

1. 对巨细胞病毒血清阴性的患者，特别是妊娠妇女、早产儿、新生儿、骨髓移植患者、供骨髓者、艾滋病患者等CMV阴性时，应输注去除白细胞的红细胞或血液、CMV抗体阴性的献血者的血液、静脉注射CMV免疫球蛋白等；尽量输用库存血，可减少CMV感染。

2. 限制输血，输血无疑会增加CMV感染的机会，且随输入的红细胞量的增多而增加感染率。减少血制品中的白细胞数（用白细胞过滤法）则可减少感染率。

3. 对抗CMV血清阳性的骨髓移植受者，静脉内给予阿昔洛韦（无环鸟苷），可减少CMV肺炎的发生率。

4. 用乳胶凝集试验筛选抗CMV阴性血的献血者，并予以登记备用。

五、克 雅 病

克雅病（Creutzfeldt Jakob disease，CJD）是一种海绵状脑病（spongiform encephalopathies），因常发生于牛、羊中，故又称疯牛病。它是由一种海绵状脑病的蛋白病毒（prion）传播，另外，还有一种新的变异型（nvCJD）。它们均可导致海绵状脑病，因而目前引起了国际上的重视。因本病的潜伏期较长，是否能通过输血及其制品而传播本病的研究受到了一定的限制。近年来通过病例报告有3篇有关报道：①有一例肝移植患者移植后发生本病；②澳大利亚有4例因输血而发生本病；③在加拿大有一例患者输白蛋白8个月后发生本病。白蛋白是从大量血浆中提制的，其中有一名供血者患海绵状脑病。这些病例目前尚无确凿的证据证明他们确是由于输血引起。此外，国外从十几年的监视计划（surveillance program）、病例对照及群组研究（cohort study）中均未发现有输血及其制品而发生本病的材料。但仍给我们提出由于输血及其制品与克雅病的可能关系，值得我们注意。

六、梅 毒

梅毒是由梅毒螺旋体引起的慢性传染病。它主要通过性传播，故属性病的一种；但也可以通过胎盘传播至婴儿，也可通过输污染血传播给他人。

(一) 病原学

苍白螺旋体（treponema pallidum）是一组直径0.1～0.18μm，长6～20μm的有规则螺旋结构的病原微生物，引起梅毒的是苍白螺旋体亚种。电子显微镜下该螺旋体的最外层为外膜，其内为胞质膜，两膜间为鞭毛。鞭毛与外膜多肽具有强烈的抗原性。现已用双向电泳技术鉴定出60～70种苍白螺旋体多肽分子，部分多肽的基因DNA序列和氨基酸顺序已弄清，其重组DNA载体可在大肠杆菌中表达。

苍白螺旋体表面有一荚膜样物质，为酸性黏多糖，它是该螺旋体繁殖和存活所必需。它还含黏多糖酶、透明质酸酶。后者能降解毛细血管的联结基质和血管周围具有支撑作用的黏多糖基质，从而破坏毛细血管，导致组织坏死、溃疡，形成梅毒特征组织的病理改变。

(二) 流行病学

本病为全球性疾病。建国前梅毒在我国流行猖獗，建国后经大力防治，1964年我国已基本消灭了性病。近几年梅毒再次传入我国，且蔓延较快，波及地区很广，必须引起高度重视。中国医学科学院输血研究所曾对四川、贵州、内蒙古、新疆和广东5省、区的部分市、县17 426名献血者的血清进行了调查，发现158名血清梅毒试验阳性，阳性率为0.91%。这些阳性献血者均无临床症状。

(三) 临床表现

由性接触的梅毒患者早期在感染皮肤或黏膜表面有硬结、表面糜烂、溃疡，称硬下疳。继而进入血流，可侵及体内各脏器、骨骼、神经、内脏等（即一期、二期、三期梅毒）。有的早期无临床症状，仅有血清反应阳性，感染期限在2年以内。输注梅毒阳性的血液而感染者早期常无症状。

(四) 诊断

应仔细询问性接触史，已婚妇女是否有早产、死产或生育过胎传梅毒的婴儿。应做梅毒试验，包括不加热血清反应素试验、快速血浆反应素试验、梅毒螺旋体血凝试验（TPHA）等。

（五）预防

目前国内已规定献血者必须做梅毒筛选试验。仔细询问献血者有无性病接触史并注意查体。严禁嫖娼、性滥交等。尽量输用在4℃冷藏保存3天以上的血液及其制品。因为梅毒螺旋体在4℃贮存时只能存活72～120小时。

七、疟 疾

人体输注了含疟原虫的血液可引起输血相关疟疾。不论是输注全血、浓缩红细胞或血小板都能传播疟疾，甚至使用含疟原虫的血液污染的注射器及针头也有可能被感染。不含血细胞成分的血浆及冷沉淀不会传播疟疾。疟原虫有4种：间日疟、三日疟、恶性疟及卵形疟原虫。我国以间日疟为主，均可通过输血传播。我国南方某些省、市、区输血相关性疟疾发生率相当高。随着旅游事业的发展，国内外流动人口增多，故对输血传播疟疾的危险性应加以重视。

输血相关疟疾的传染源多为无症状又具有免疫力的疟原虫携带者所献的血液。一般情况下其潜伏期的长短（从输血到疟疾发病的间隔时间）与疟原虫的种类、数量和感染途径等有关。恶性疟最短，间日疟其次，三日疟最长；通过静脉输血者潜伏期最短，皮下或肌内注射污染者稍长。一般在输血后1周至1个半月后发病。血液贮存2周后，疟疾传播机会减少，但仍有发生者。

临床表现可随疟原虫种类不同而有不同表现，但大多有畏寒、发热、无力、头痛、恶心、呕吐等症状，体征可有脾大。

血液中查获疟原虫仍为重要确诊手段。通常采用血膜染色镜检法、快速诊断检验和活体染色等。有主张用间接免疫荧光抗体试验筛选，其敏感性可明显增加。

预防首先要把好血源关。在疟疾流行区应做间接免疫荧光抗体试验、酶联免疫吸附试验检测抗体，或用单克隆抗体检测疟原虫抗原等方法筛选献血员。也可用贮存2周左右的库血，以减少疟疾感染的机会。高发区受血者在输血后即口服氯喹每日200mg，共4天或300mg每周1次，连续1个月。也可口服奎宁每日300mg，连续5～7天。有疟疾病史者，必须在病愈后3年才准予以献血。在非疟疾流行区人员曾到流行区暂住，返回后须经6个月以后才可献血。

八、弓形虫病

弓形虫是一种专性细胞内寄生虫。它繁殖很快，在6小时内可由100个原虫繁殖至10万个，故对被寄生的细胞破坏性很大。估计全世界约有10亿人口感染。我国弓形虫感染率为8%，湖南地区献血者弓形虫感染阳性率为1.3%，而四川德阳则高达37.8%。人类可通过胎盘传播引起先天感染，也可通过消化道、破损的皮肤黏膜、密切接触感染的动物以及输血、器官移植而引起后天感染。

临床上弓形虫感染后首先出现抗弓形虫抗体IgM上升。在感染后6天即可测出，滴度逐渐上升；感染后2～3个月IgG达峰值，维持时间较长。IgA亦为早期可靠诊断指标。

弓形虫感染后临床上大多为隐性感染，但也能引起多器官、多系统损害。

诊断可用间接血凝试验。预防应对献血者进行弓形虫抗体筛选，血清抗体滴度超过1∶64者为阳性。因为本病为人畜共患的传染病，农村献血者家中常喂养鸡、狗、猪、牛等家禽与家畜，故更应重视对农村献血者的检查，以防止通过输血感染弓形虫的传播。

总之，输血可引起各种各样的反应，并可传播多种疾病。临床医师一定要破除输血能补充营养、增强体力与抵抗力等“有益无害”的旧观念，一定要严格掌握输血的适应证，严禁无指征滥用血制品与输血。可输可不输者尽量不要输；一定要输血时，也要注意选择相应的血液成分及血制品，尽量不用新鲜全血，因它的输血反应率与传播疾病的几率大得多；最好能用去除白细胞的血液成分输注。输血工作者一定要严格筛选献血者，进行敏感、特异的筛选试验；严格执行规章制度和技术操作常规，严把质量关。制备无病毒危害的血液及其制品。要认真执行药品生产和质量规范，尤其血液制品生产工艺要求，严格按照GMP规定进行生产、质量控制、检验，严防不合格产品外售。当然血液和血制品的替代物及基因工程血液制品的开发，将会给输血的安全性带来更多更好的保证。

（阎石 杨天楹）

参考文献

1. Beutler E. Preservation and clinical use of erythrocytes and whole blood//Beutler E, Lichtman MA, Coller BS, et al. Williams Hematology. 6th ed. New York: Mc Graw-Hill Medical Publishing Division, 2001:1871-1877
2. Freidman KD, Menitove JE. Preparation and clinical use of plasma and plasma deriverative fractions//Beutler E, Lichtman MA, Coller BS, et al. Williams Hematology. 6th ed. New York: Mc Graw Hill Medical Publishing Division, 2001:1917-1934

3. Murphy S. Preservation and clinical use of platelets//Beutler E, Lichtman MA, Coller BS, et al. Williams Hematology. 6th ed. New York: McGraw-Hill Medical Publishing Division, 2001: 1905-1916
4. Beutler E. Preservation and clinical use of erythrocytes and whole blood//Beutler E, Lichtman MA, Collen BS, et al. Williams Hematology. 6th ed. New York: McGraws Hill Medical Publishing Division, 2001: 1879-1892
5. McCulloch J. Blood procurment and screening//Beutler E, Lichtman MA, Coller BS, et al. Williams Hematology. 6th ed. New York: Mc Graw Hill Medical Publishing Division, 2001: 1871-1877

第152章

血液病患者的输血、置换输血及其他

输血作为一种治疗方法，已广泛用于内、外、小儿、妇产等临床各科，使不少患者转危为安，减少了死亡率，延长了生命或改善了各种疾病患者的病情等。

输血治疗在血液病患者中占临床各科疾病的首位。贫血患者应遵循输血原则，进行红细胞输注。地中海贫血患者可予高量浓缩或年轻红细胞输注，以延缓血色病发生。自身免疫溶血性贫血患者由于自身抗体的存在，应了解输血注意事项。粒细胞缺乏症（粒缺）者现多不输粒细胞，而采用粒系集落刺激因子（G-CSF）。白血病患者在化疗骨髓抑制期均采用浓缩红细胞、浓缩血小板输注，粒缺时用 G-CSF，有配型相合的供者做造血干细胞移植，小儿可用脐血移植。慢性粒细胞白血病骨髓移植复发时可输注供者淋巴细胞。严重免疫性血小板减少性紫癜患者可输浓缩血小板，剂量要比一般输注量大，还可用静脉注射大剂量丙种球蛋白。治疗性血浆置换术，对血栓性血小板减少性紫癜患者常用治疗性血浆置换术。血友病患者可补充相应的凝血因子浓制剂。近年已有基因重组凝血因子，并开展家庭治疗。

血液病患者患有造血系统疾病，包括血液、骨髓、淋巴组织和单核-巨噬细胞系统因各种原因所致的疾病，因而常导致血细胞和血浆的异常，故输血治疗尤为重要。近年来，输血技术的发展，成分输血的广泛应用，临床医师对血液病患者的输血观念有了很大改变，旧观念如：新鲜血比库血好，全血比较全，输血有益无害等已逐渐转变。要严格掌握输血明确的适应证，切勿滥用。现就血液病患者的输血治疗分述于下。

第一节　血液病患者的输血

一、红细胞疾病患者的输血

红细胞疾病包括贫血和红细胞增多症两大类，其中以贫血为主。贫血患者是由于各种不同原因使红细胞减少，血液携氧能力减低，组织缺氧，故常用输血治疗。红细胞增多症则以单位体积红细胞过多，出现血液黏稠度过高，血流缓慢，造成对组织供氧不足，静脉放血作为治疗方法的一种，后者属于单采血液成分或治疗性血液成分置换术的范畴。

（一）贫血患者的输血

贫血是常见的血液学改变，是临床各科常见的一种表现，也是血液系统疾病常见的临床改变。它不是一种独立的疾病，但它是指红细胞数、血红蛋白、血细胞比容低于正常。贫血可因各种不同原因而引起。患者因红细胞减少而产生一系列的生理改变，有些是贫血造成组织缺氧的直接结果，有些是对缺氧的生理性代偿反应，因而产生了一系列临床症状与体征。大多数患者的贫血是缓慢产生的。在组织缺氧时红细胞能产生更多的2,3-二磷酸甘油酸，使血红蛋白在不增加氧分压的条件下释放更多的氧，供组织利用。慢性贫血患者就是依靠代偿机制以耐受较重程度的贫血，而无明显临床症状。因而贫血患者的输血要遵循下列原则：

1. 贫血患者主要是红细胞数的减少，即使有的患者白细胞或（及）血小板数减少，都应该输浓缩红细胞，而不是输全血。因为浓缩红细胞中血浆基本已移去，引起不良反应的机会比全血少；且全血中的白细胞和血小板数量很少，起不到临床治疗效果；对小儿及老年患者输浓缩红细胞可减少输注的容量，避免循环系统负荷过重等。

2. 临床上输红细胞治疗贫血是为了消除或减轻症状，而不是为了纠正血红蛋白和红细胞数，使其达到正常值；特别是对慢性贫血患者给予输血时，一定要考虑改善症状与输血而造成的不良反应及输血传播性疾病发生率的关系。

3. 输浓缩红细胞治疗贫血只是一种替代治疗，应该寻找贫血的原因，予以根本的彻底治疗。

4. 单纯用血红蛋白、红细胞数来确定是否需要输注红细胞是不合理的，更重要的是是否有临床适应证，以血红蛋白、红细胞数下降速率和生理代偿功能来确定。如果患者在短期内红细胞数与血红蛋白迅速下降，血红蛋白从正常值降至 90～100g/L，有明显症状时可输血。而在慢性贫血患者，血红蛋白虽只 70～80g/L，但由于生理性代偿机制，患者常可适应，包括：红细胞 2,3-二磷酸甘油酸含量增加，心排血量增加，症状并不明显，可以维持一般生活状态，则可不必输血。在老年人及伴心肺功能异常者，虽仅轻度贫血，亦常不能耐受者，则可输浓缩红细胞。在严重贫血患者，血红蛋白在 30～40g/L 时，应给予输注浓缩红细胞，避免晕厥。总之，在一般情况下，血液病患者合并贫血需视贫血发生速度、患者代偿功能、疾病类型，有无合并症等，以确定是否需要输血。除急性大量失血引起的贫血可输全血外，其他各种类型的贫血均可输注浓缩红细胞。鉴于输血可发生各种不良反应或传播疾病，故血液病贫血患者应尽量少输血，可输可不输者尽量不输。

5. 急性和慢性贫血患者的生理调节是有一定限度的，特别是老年患者，常有心、血管疾病和（或）呼吸系统疾病，贫血常不能忍受，因而医生必须判断何时给予输红细胞为好。

6. 在没有红细胞破坏增多的贫血患者，2U（400ml 全血）红细胞可使血红蛋白升高约 1g/dl，血细胞比容约 3%。一个正常体表面积的成人患者，如骨髓红细胞不能生成，则每周约需红细胞 2U。

7. 由于免疫或机械性损伤、脾脏破坏增加等均可使输入的红细胞生存期缩短。持续小量血液丢失也常显示输血效果不佳。此外，要提醒的是反复输血也可抑制红细胞生成。

（1）再生障碍性贫血：再生障碍性贫血是一种由于不同病因引起骨髓造血功能衰竭的综合征。其临床特点是红细胞、白细胞及血小板三系均减少导致贫血、感染与出血等症状。临床上可分为急性与慢性两大类，或极严重、重型与轻型三种。急性或重型者发病急骤，临床上病情严重，红细胞、粒细胞与血小板均显著减少，故常需输红细胞或血小板治疗；慢性或轻型者发病缓慢，以慢性贫血为主要表现，但常可适应，如无明显症状，可尽量少输血或不输。

1）急性型常有反复感染及出血，这是与粒细胞减少甚至缺乏及血小板明显减少有关，骨髓红系细胞生成不良再加上反复出血又可导致严重贫血。这都是输血的适应证。虽然患者全血细胞减少，仍应采用成分输血，不宜输全血。因为全血中中性粒细胞与血小板很难保存，短期内大量破坏，只剩下红细胞与血浆，而再生障碍性贫血患者并不缺少血浆成分，输注血浆弊大于利。

a. 贫血：如急性型患者血红蛋白在 60～70g/L，又无明显症状，一般可不必输血；如在 60～70g/L 以下，又有明显症状或心功能不全等症状，根据体重可输浓缩红细胞 2～4U，以后随病情而定。

b. 出血：急性再生障碍性贫血患者的血小板数常在 $20\times10^9/L$ 左右，如无出血症状及体征，则可不必输注浓缩血小板。因为血小板半存活期为 3.7～4.0 天，输注血小板可以使血小板数上升，但几天后又继续下降至原有水平。反复多次输注血小板，可产生同种免疫，导致血小板输注无效及发热反应等。如有严重的口腔或眼底出血，血小板数低于 $10\times10^9/L$，并有感染、高热，有发展为大出血的可能，可输浓缩血小板。如已发生胃肠道出血、严重血尿，或伴有头痛、呕吐、颅压增高的症状，颅内出血时即应输注浓缩血小板。如果单纯血小板数低于 $10\times10^9/L$，应密切观察患者病情，可暂时不输血小板。

输血小板时可按每 10kg 体重输血小板 1U（指 450ml 全血的血小板，国外标准），1 小时后可使血小板数上升至 $50\times10^9/L$，达到止血效果。应每 2～3 天输一次，直至出血停止。患者如反复大出血，反复多次输注血小板效果将逐渐减退，甚至无效。最好能选择 HLA 匹配的浓缩血小板输注。

c. 感染：急性再生障碍性贫血患者的中性粒细胞常明显减少（$0.5\times10^9/L$），合并感染。故患者宜住隔离病房或层流病房，以预防感染。如有感染发生，则应进行细菌培养，寻找感染灶及检测何种抗生素最敏感，以选用强有力的抗生素控制感染。如反复应用广谱抗生素则应注意真菌感染。目前多不主张输注粒细胞。因为反复粒细胞输注可产生同种抗体，以后输血时常有反应，且目前采用的分离方法常达不到足够数量的粒细胞，疗效不够满意。现多主张静脉输注免疫球蛋白与抗生素合用。剂量为 0.2～0.4g/kg 体重，每日 1 次，连续 5～7 天，静脉滴注。最好用粒系集落刺激因子。

d. 抗人淋巴细胞球蛋白（ALG）或抗胸腺球蛋白（ATG）：用人胸导管淋巴细胞（以胸导管插管术获取）或胸腺淋巴细胞（获自儿童胸腺切除术）免疫兔、猪或马等动物，再经人血小板和红细胞吸收除去杂抗体，然后层析提纯制取的抗血清，主要是免疫球蛋白 G，具有抑制免疫活性 T 淋巴细胞。ALG 或 ATG 与环孢素 A、雄激素、造血生长因子合用治疗急性再生障碍性贫血有较好疗效。

e. 造血干细胞移植：异基因造血干细胞移植是治疗急性再生障碍性贫血的有效方法，这已为国内外学者所证实。为了降低移植物的排斥和提高移植后的长期存活率,在移植前决不要输注供髓者的血液,也尽可能不输血或尽量减少输血次数,以免移植物排斥。若必须输成分血时,可选用无白细胞或少白细胞的红细胞和血小板制品。现有将脐带血输注应用于粒细胞严重减少合并感染者。

2)慢性再生障碍性贫血患者虽有全血细胞减少,但主要是红细胞减少,而粒细胞与血小板减少并不明显;虽有时感染或出血,也都是轻微的,感染常容易用抗生素控制,出血也仅是鼻出血、龈血及皮肤小出血点与紫斑,故不必输血小板,而长期贫血,有时血红蛋白虽低至40～50g/L,却无明显症状,可以不输红细胞。如有头晕、心慌、食欲减退等,症状明显时可定期按病情给予浓缩红细胞2～4U。最重要的还是要给予再生障碍性贫血本身的药物治疗,防止感染及出血。注意尽量减少输血,或足量输血(最好是新鲜血)以延长输血间歇期,避免发生输血性血色病。

3)纯红细胞再生障碍的输血原则与慢性型再生障碍性贫血相似,但无感染及出血征象。

(2)溶血性贫血患者的输血:溶血性贫血的原因很多,但患者发生贫血后如血红蛋白急剧下降则需要输红细胞,其输血原则与前述相似,首先要治疗溶血性贫血发生的原因。有些遗传性溶血性贫血患者则可以输红细胞悬液,不必输全血。不同的溶血性贫血患者,输血的具体应用并不一致。

1)地中海贫血:是一组由于一个或一个以上珠蛋白肽链合成减少引起红细胞内血红蛋白含量减少的遗传性疾病。依肽链合成减少的类型可分为α、β、δ地中海贫血及融合型Hb Lepore等;按临床表现可分为轻型、中间型与重型;按遗传学可分为纯合子、杂合子与双重杂合子等。因类型、临床表现及遗传型不同,对输血的需要亦不相同。

a. α地中海贫血:胎儿水肿综合征患者贫血严重,但多数在妊娠34周内早产死亡。血红蛋白H病出生时可无临床表现,随年龄增长可出现贫血症状,以后由于感染、某些药物或妊娠时贫血加重,可按患者血红蛋白水平、症状显示程度及代偿功能等来确定是否需要输血。需要输血时可输浓缩红细胞;一般患者血红蛋白维持于70～80g/L,无需输血治疗。脾切除手术治疗前后可输红细胞加扩容药物。

b. β地中海贫血:轻型和静止型可不必输血;中间型常有中等度贫血,一般不依赖输血可维持生命,但在合并感染、妊娠或手术等需输浓缩红细胞;重型地中海贫血患者,目前输血是唯一有效的治疗方法。现主张:生后一经确诊并示有贫血时尽早采用高量或超高量输血,以便患者生长发育正常。

高量输血:即在短期内反复输注红细胞,使患者的血红蛋白维持在100g/L,血细胞比容27%以上;以后定期输血,间歇期延长,使血红蛋白维持在此水平。其目的不只是使血红蛋白上升,减轻贫血症状,而且要使患者的生长发育接近正常,骨骼改变最轻,胃肠道对铁的吸收减少等。

超高量输血:比高量输血更提高。要求在婴儿期开始,短期反复输血,使血红蛋白在130g/L,血细胞比容在35%以上。这样能达到更好的生活质量,生长发育正常,延缓脾脏肿大。

由于患者长期反复输血,容易产生同种免疫反应,增加输血反应,发生输血合并症,如输血性血色病、传染性肝炎、艾滋病等。因而选择红细胞制品时可选用少白细胞的红细胞,特别是年轻红细胞的输注还可使输血间歇期延长,输血量减少,延缓血色病的发生。输红细胞总量太多时,应采用祛铁剂治疗。

2)自身免疫溶血性贫血:由于机体免疫功能异常,患者体内产生了针对自身红细胞的抗体,它可吸附在红细胞表面,使自身红细胞破坏,如骨髓代偿不足,可导致贫血。这种病例由于自身抗体的存在,使血型鉴定和交叉配血复杂化,难以找到配血结果为阴性的血液。若患者血液中还存在同种抗体,增加了其引起溶血性输血反应的危险性;同时自身抗体使输入的红细胞破坏,造成输血无效或溶血危象等。因而对本病患者的输血应注意下列几个问题:

a. 应尽量避免输血,可输可不输者不输。及时用肾上腺皮质激素、环孢素、大剂量静脉注射用的免疫球蛋白等有效药物治疗。

b. 应根据贫血程度,有无明显症状,发生快慢而定。在急性贫血患者出现严重症状时,能排除同种抗体者须立刻输注同型红细胞。对慢性贫血患者,血红蛋白在80g/L以上可不必输血;在50～80g/L时,如有不能耐受的症状时可适当输血;在50g/L以下时应予以输血。

c. 对患者ABO、Rh血型、自身抗体特异性,同种抗体的检测,对供血者进行选择及交叉配合试验。

d. 以往认为本病患者应输注洗涤红细胞,现在认为为了及时抢救,不强调应用洗涤红细胞。另外患者本身有自身抗体,输血效果与自身抗体有关,与是否为洗涤红细胞无关。

e. 在交叉配血不完全相合时,应检测多份ABO、RhD血型抗原相同的血液作交叉配血,选用与自身对照相比反应最弱的血液输注。缓慢滴注,密切观察有无反应。

f. 在常用的治疗无效时,可用血浆置换术,也有用大剂量静脉注射免疫球蛋白。

g. 首次输血量不超过 100ml 红细胞，必要时可每日 2 次，不主张大量输血。

h. 输血时可加用地塞米松 5mg 以防止反应。

3）新生儿溶血病：是指母婴血型不合而引起胎儿或新生儿的免疫性溶血性疾病。主要是 ABO 血型不合，也有少数是 Rh 血型不合等。一般 ABO 血型不合者溶血症状较轻或无症状，而 Rh 溶血病症状多且严重。如无症状可不输血，需输血者应采取下列方法：

a. 输血的血型选择：因 ABO 血型不合需输血者，患儿不能输同型血，应选用 O 型浓缩或洗涤红细胞和 AB 型血浆，2 周后可输同型血浓缩红细胞；Rh 血型不合者 2 周内也宜输 Rh 阴性，ABO 同型红细胞，2 周后方可输 Rh 同型红细胞。开始时应少量多次输注，并随时观察有无溶血加剧之征兆。

b. 从孕期 12～16 周开始，每 4 周测孕母血抗体滴度一次，可粗略了解孕妇抗体产生情况，并推测胎儿溶血程度。其抗体滴度高者可定期血浆置换，使其降低；对严重病例可在超声指导下做羊膜腔穿刺，观察羊水颜色，测其胆红素量。溶血重者可做宫内输血。

c. 宫内胎儿输血：在超声扫描导向下，经孕母腹壁穿刺脐静脉肝内部分，或穿刺脐静脉近胎盘脐蒂部分，均能进入胎血循环。最大输血量=（妊娠周数-20）×10ml。输血速度为 2～5ml/min（血管）。此法可防止胎儿贫血，减少死胎。

d. 置换输血：出生后脐血血红蛋白低于 120g/L，胆红素大于 85.5mmol/L，或有核黄疸表现者可用置换输血法。通过换血可移除胆红素、抗体、致敏红细胞和纠正贫血。

e. 白蛋白：白蛋白静脉输注可促进非结合胆红素与白蛋白的结合，从而减少核黄疸的发生，剂量为 1g/kg 体重，加 25% 葡萄糖 20ml，每日静脉滴注 1～2 次。白蛋白可增加血容量，故贫血严重和心力衰竭时忌用。

4）阵发性睡眠性血红蛋白尿症：本病是一种获得性红细胞膜缺陷、造血干细胞的克隆性疾病。患者红细胞对补体异常敏感，引起血管内溶血。目前尚无特效治疗方法。输血是减轻症状、延长生命的重要措施之一。

a. 血红蛋白低于 60g/L，并伴有明显贫血症状；在慢性血管内溶血的基础上突然发生急性溶血；血红蛋白持续下降，贫血症状显著者；合并感染、妊娠或要分娩或手术等均应输红细胞治疗。这样可以减轻缺氧症状；对合并妊娠者可减少死胎发生率，增加孕妇的安全性。

b. 输全血虽可提供补体成分，但全血中的血浆含 ABO 凝集素，能破坏对补体敏感的红细胞；输入的白细胞或血小板，使患者产生抗白细胞或抗血小板抗体，后者能激活补体诱发溶血。故不宜输全血，应输红细胞。

c. 由于上述诸种原因，过去一直主张输注洗涤红细胞，去除绝大部分的血浆白细胞及血小板。近年来 Brecher 等（1989）对 38 年间（1950～1987 年）本病患者 72 例进行回顾性研究，比较了输注洗涤红细胞与未洗涤红细胞（浓缩红细胞为主，及少数少白细胞的红细胞与冰冻红细胞等），结果两组均无溶血反应，因而提出阵发性睡眠性血红蛋白尿患者不必输注洗涤红细胞，而用浓缩红细胞即可。这一结论已为其他学者所证实。对多次输血的患者可产生白细胞抗体，并与敏感的红细胞发生作用，故应输少白细胞的红细胞或加用过滤器滤除白细胞。

5）葡萄糖-6-磷酸脱氢酶缺乏症：是一种不完全显性伴性遗传性疾病。可因进食蚕豆、某些药物、感染而诱发溶血性贫血。常发病急骤，严重者可有精神不振、黄疸、食欲不振、酱油色尿、恶心、呕吐、嗜睡，甚至昏迷、抽搐等；血红蛋白明显下降。如能及时诊断，予以输血治疗，可立即转危为安。

a. 重型者应立即输浓缩红细胞；轻型者可不必输血。

b. 血红蛋白在 40g/L 以下；持续酱油色尿，临床症状严重；或有脑缺氧临床表现者应立即输红细胞。

c. 避免使用葡萄糖-6-磷酸脱氢酶缺乏者的母亲、亲属的血液，在本病流行区的献血者有可能患本病，而应检测葡萄糖-6-磷酸脱氢酶，以免输入本病患者的血液，再次出现血管内溶血症状。

（3）缺铁性贫血、叶酸或维生素 B_{12} 缺乏患者，其贫血是由于铁、叶酸或维生素 B_{12} 缺乏，故很少需要输血。但在老年患者有恶性贫血或严重缺铁性贫血伴心绞痛或充血性心力衰竭者，可适量补充浓缩红细胞，不是为了纠正患者的血红蛋白浓度，而是使患者有足够的生存能力，补充带氧功能的红细胞，等待患者经特异药物治疗后，血象逐渐恢复。

（二）儿科贫血的输血治疗原则

小儿贫血的输血基本上与成人相仿，但也有小儿造血和血液学特点，故输血亦有不同之处。

1. 小儿贫血的诊断标准不同输血指征不同

出生后 10 天以内的新生儿血红蛋白低于 145g/L，10 天～3 个月低于 100g/L；3 个月～6 岁低于 110g/L，6～14 岁低于 120g/L 者为贫血。小儿长期慢性贫血患者血红蛋白在 70～90g/L 以上者一般不影响小儿的生长发育，可不输血；低于 70～90g/L 者才考虑输浓缩红细胞，低于 30g/L 时应立即输血，新生儿在145g/L以下时应考虑输血，低于120～100g/L时应予输血。婴幼儿贫血按上述标准及临床症状、发生速度而定输血标准。

2. 输血量与输血速度　一般情况下，输浓缩红细胞以每千克体重6～12ml，每分钟以0.5～1.0ml速度为好。对严重营养不良或伴心肺功能不全者应减至每千克体重3～6ml，输注速度应为0.25～0.75ml/min。新生儿输血量可按以下公式计算：

需血量=[预期血红蛋白(g)-实际血红蛋白(g)]×0.9×体重(kg)×100/输入血每1000ml含Hb(g)

新生儿输血速度不宜过快，每分钟应少于10滴，以每分钟5滴为好。所用生理盐水应尽量减少，总量不应超过20～30ml。

（三）红细胞增多症患者的静脉放血

红细胞增多症患者由于红细胞容量绝对增多或相对增多而导致血液黏稠度增加，血流缓慢，组织供氧不足，特别是真性红细胞增多症。目前常用的是静脉放血和化学治疗。前者是通过静脉放血使血容量于短时间内迅速下降至正常，达到血容量正常以减轻症状，防止合并症的目的。

1. 红细胞增多症类型较多，并不是所有的病例均应静脉放血。如相对性红细胞增多症常不需静脉放血，绝对性红细胞增多症中以真性红细胞增多症应用静脉放血为最多，有时也在新生儿红细胞增多症及高氧亲和力异常血红蛋白伴红细胞增多症患者症状显著时静脉放血。

2. 静脉放血的方法常用的有手工操作法与血细胞分离机法，做治疗性红细胞单采术。现认为后者比人工操作法更安全、有效和方便。

3. 人工操作法　每次静脉放血300～500ml，隔2～3日1次，直至血细胞比容正常。老年人可稍减少，每次放血200～250ml，隔3～4天或每周1次。

4. 血细胞分离机可每次单采浓缩红细胞750～1500ml，使患者血红蛋白下降30～90g/L；每单采浓缩红细胞200ml，可使血红蛋白下降8～12g/L。

5. 新生儿红细胞增多症患儿如血细胞比容大于65%即可诊断。如出现发绀、呼吸窘迫、水肿、惊厥等即应予以静脉放血。可按每千克体重15～30ml计算换血量，以新鲜冰冻血浆或5%白蛋白置换。

6. 真性红细胞增多症患者常以静脉放血与化学治疗合并应用。单用静脉放血者中数生存期长，转变为急性白血病的发生率低；但常有血小板增多有时可高达(800～1000)×10^9/L；进行性脾大；合并骨髓纤维化；合并心血管疾病、血栓形成者多见等缺点。

7. 真性红细胞增多症患者静脉放出的血液是否可给其他贫血患者输用的问题，过去从节约血源角度临床曾经输用。但这不符合中国的献血员标准，不宜作为血源。

二、白细胞疾病患者的输血

白细胞包括粒细胞、淋巴细胞、单核细胞、浆细胞等，当它们有质或量的异常时，常可导致不同疾病，显示不同临床表现，其中如白血病、粒细胞缺乏症、严重免疫缺陷性疾病、浆细胞病、淋巴瘤等。有的是疾病本身，有的是因为治疗的不良反应，常常需要输血。经过不同的输血治疗方法可以延长生命，改善生活质量，甚至彻底治愈。

（一）粒细胞缺乏症

正常粒细胞绝对值最低为2.5×10^9/L。中性粒细胞绝对值低于(1.5～1.8)×10^9/L者称为粒细胞缺乏症。当粒细胞绝对值低于1.0×10^9/L时，患者常合并感染；如低于0.2×10^9/L时感染常很严重。

由于粒细胞生成减少或破坏增多均可使粒细胞减少或缺乏。这种疾病的治疗主要是去除病因。将患者置于消毒隔离病房或无菌层流病房，环境保护隔离，防止感染。如有感染则应寻找感染灶，进行病菌培养、抗生素敏感试验，并应用足量、针对性抗生素。

新鲜全血内含粒细胞量很少，且患者常无红细胞的减少，故不主张输用全血而宜行粒细胞输注。浓缩粒细胞适用于中性粒细胞绝对值(0.2～0.5)×10^9/L或更低，伴有感染征象的患者，并经广谱抗生素及抗真菌等治疗48小时以上仍无疗效，应及早输注浓缩粒细胞。一般认为每日至少输注(1.5～3.0)×10^{11}/L个粒细胞，甚至更多。输注的粒细胞愈多，在感染灶内的分布亦愈多，效果愈好，但制备粒细胞常不能达到上述标准，且粒细胞输注易发生肺部合并症、寒战发热反应、巨细胞病毒感染，甚至同种免疫反应与移植物抗宿主病等，应引起注意。

对新生儿伴有严重感染、败血症时，由于患者体表面积小，输注3×10^{10}/m^2个粒细胞常有很好疗效，故可输注浓缩粒细胞。

近年来，由于基因重组技术的发展，已有基因重组人粒细胞系集落刺激因子(rhG-CSF)及基因重组人粒-巨噬系集落刺激因子(rhGM-CSF)的制品，已替代浓缩粒细胞。G-CSF或GM-CSF常有很好疗效，加快粒细胞增殖、分化与活化，激活粒细胞功能，加快粒细胞恢复时间，缩短感染天数，降低死亡率。

（二）白血病

白血病分急性与慢性两大类，其中急性多于慢性。前者发病时可有贫血、感染、出血及浸润等症状和体征；后者以淋巴结或脾大等浸润征象为主，晚期亦有贫血、感染及出血。在病程中用化学治疗及（或）骨髓移植等过程中，都需要输血支持治疗，这是获得缓解、长期生存的基本保证。

1. 急性白血病　在起病时可有贫血、感染及出血等。有的只有其中之一，有的有 2 种或 3 种症状。应按其严重程度选用成分输血，不论是全血细胞减少，还是同时有 2 种血细胞减少，均不宜输用全血，已如前述。

（1）贫血：血红蛋白在 60～70g/L 以下，有明显症状时可输浓缩红细胞；如在 70g/L 以上无明显症状可不必输血。

（2）出血：如偶有鼻出血、龈血、皮肤出血点，血小板在(20～30)×10^9/L 或以上时可不必输血小板；但在急性早幼粒细胞白血病或其他型白血病患者合并弥散性血管内凝血、血小板功能异常或血小板数在(20～10)×10^9/L 以下，伴有严重出血，如胃肠道出血、尿血、眼底出血或颅内出血者应输浓缩血小板。此外，在急性白血病患者的出血，除血小板减少外，还可有血小板功能异常、凝血因子缺乏、纤维蛋白溶解亢进等原因，应作血小板功能试验、凝血因子测定、纤维蛋白溶解等检查后予以针对性治疗。

如有大量鼻出血，血红蛋白 100g/L，血小板数在(30～40)×10^9/L 以上，可请耳鼻喉科医生局部止血；阴道出血可用中药或（及）丙酸睾酮等治疗，而不应输注全血。

（3）感染：发热时应以抗生素抗感染治疗为主（现多不主张输浓缩粒细胞），同时加用静脉注射免疫球蛋白，能有效地控制严重感染。

（4）干细胞移植：如有 HLA 配型相合的同胞兄弟姐妹拟进行异基因骨髓或外周血干细胞移植者，在输注血制品时最好能将白细胞去除。近年来在采血时用尼龙纤维过滤或特制纤维过滤器吸附白细胞，制备少白细胞的血细胞制品。

（5）高白细胞白血病：在有些高白细胞的白血病患者，由于白细胞数超过 100×10^9/L，易发生白血病性栓塞，甚至颅内出血。此时可用治疗性白细胞单采术，使白细胞数很快下降，减少血栓形成的机会，使血流加快，有利于药物的治疗作用。大量白血病细胞破坏应大量饮水，使尿液变碱，同时加用别嘌醇。

（6）白血病本身的治疗：这是治疗急性白血病的关键。目前应用联合化疗，可使血细胞数下降，骨髓受抑制，又会加重贫血、感染及出血，此时需用成分输血或粒细胞集落刺激因子治疗。

2. 慢性白血病

（1）慢性粒细胞白血病慢性期，特别是有些病例可有白细胞数高达(500～1000)×10^9/L，合并妊娠或阴茎持续勃起者可用白细胞分离术或治疗性单采白细胞，使白细胞数短期下降。

慢性期患者进行异基因造血干细胞移植，血液学与遗传学缓解后又复发者，可输注供者的浓缩白细胞（淋巴细胞），有 60%～80% 的病例可获得再缓解。许多研究已证实，供者淋巴细胞可诱导移植物抗白血病而使复发患者再缓解。

除慢性期外，患者如发展到加速期或急变期，常伴有贫血、感染与出血，其输血问题可参阅急性白血病患者的输血部分。

（2）慢性淋巴细胞白血病在早期并无输血问题，如合并有自身免疫溶血性贫血，可参阅本章有关自身免疫溶血性贫血患者的输血部分。在疾病的后期合并贫血及血小板减少时，可按成分输血的有关原则及输注方法治疗。如患者有反复感染，为了预防感染可用静脉注射免疫球蛋白0.1～0.3g/kg 体重，每 3～4 周 1 次。

（三）骨髓增生异常综合征

临床上可分为难治性贫血、难治性贫血伴环形铁粒幼细胞增多及伴原始细胞增多的难治性贫血等不同阶段。其临床表现与急性白血病相类似，故输血的指征与方法和急性白血病相仿，可参阅。

（四）多发性骨髓瘤

多发性骨髓瘤是浆细胞异常增生的恶性肿瘤性疾病。患者骨髓内有大量异常骨髓瘤细胞增殖，血清内出现异常的单克隆免疫球蛋白，导致骨骼破坏、血细胞异常、血浆蛋白异常引起的高黏滞血症和肾功能损害等。

1. 血细胞异常导致贫血、感染及出血等，其成分输血治疗原则与应用可参阅第 151 章。出血原因除血小板外还应考虑凝血障碍。

2. 感染发生率较高，发病原因除与白细胞减少、中性粒细胞减少外，还与体液免疫缺陷，正常免疫球蛋白减少有关。可用静脉注射免疫球蛋白 0.1～0.3g/kg 体重，预防感染。

3. 高黏滞血症由于血清中 M 蛋白增多，尤以免疫球蛋白 IgA 易聚合成多聚体，可使血液黏稠度增高，引起血流缓慢、组织淤血和缺氧，特别在中枢神经系统和心血管系统，而发生相应的症状和体征。可用血浆置换术治疗；一般采用反复小量置换，一次置换一个血浆容量，约可去除异常免疫球蛋白 50%～70%，每周 2～3 次；用新鲜冰冻血浆、白蛋白溶液与生理盐水作为置换液。通过治疗性血浆置换，血浆黏度可明显下降，M 蛋白明显减少，缺氧和微循环障碍得到明显改善，症状也随之明显好转。在血浆置换术同时应配合联合化学治疗，以治疗本病。

4. 自身外周血干细胞移植自 1989 年法国首次报告了用自身外周血干细胞移植治疗本病以来，陆续有不少报道，均认为有较好疗效。特别是用血细胞分离机，用粒系细胞集落刺激因子与联合化疗，动员外周血干细胞使产率明显增加。如有 HLA 匹配的供者，也可做异基因干细胞移植。

（五）免疫缺陷病

免疫缺陷病是由于先天性或继发性使免疫系统遭受损害，引起抗体生成或细胞免疫反应的缺陷，临床上以反复感染为特征的一组疾病。其中特别是重症联合免疫缺陷病与获得性免疫缺陷综合征最为严重，并需反复应用血制品。

1. 重症联合免疫缺陷病 主要是先天性的血液中淋巴细胞[B 细胞及(或)T 细胞]减少，淋巴组织增殖异常。临床上反复感染为最主要的临床表现。可用正常免疫球蛋白或静脉注射免疫球蛋白，并且须定期反复注射，使 IgG 水平提高到 2～4g/L。输注血细胞制品时，应使用巨细胞病毒阴性、并经辐射后的制品，以免感染及移植物抗宿主病的发生。

异基因骨髓移植与外周血干细胞移植现认为是重症联合免疫缺陷病最好的治疗方法。现已有不少报道，可获得长期无病生存。

2. 获得性免疫缺陷综合征 又称艾滋病(AIDS)，是一种流行于全世界的严重传染病，由于人类免疫缺陷病毒(HIV)所引起。可有各种临床表现及血液学异常(全血细胞减少)。后期易发生机会性感染。成分输血，特别是浓缩血小板、浓缩红细胞及静脉注射免疫球蛋白等已广泛应用，作为支持治疗中不可缺少的制品。现应用造血生长因子如 EPO、G-CSF、GM-CSF 等作为辅助治疗。

（六）巨球蛋白血症

本病是 B 淋巴细胞中具有合成和分泌免疫球蛋白 M 能力的浆细胞样淋巴细胞恶性增生与浸润，合成和分泌大量 IgM，临床上引起贫血、出血及高黏滞综合征等表现。其成分输血的应用与多发性骨髓瘤相似。高黏滞综合征可用治疗性血浆置换术，将异常免疫球蛋白 IgM 去除代之以正常血浆蛋白成分。同时合并应用化学治疗。

三、出血性疾病患者的输血

出血性疾病患者中的血小板数量减少、血小板功能障碍和凝血异常引起出血的疾病均需要用输血的方法予以治疗。过去多输用新鲜全血，但新鲜全血所含的血小板数或凝血因子浓度常不能达到治疗目的，现多用成分输血等方法治疗，大大提高了止血的效果。

（一）免疫性血小板减少性紫癜

这是一种与免疫有关因血小板减少而致的出血性疾病。常用的输血方法治疗本病者有浓缩血小板输注、静脉注射免疫球蛋白与治疗性血浆置换术，现分述于下：

1. 浓缩血小板输注 由于浓集血小板技术的成功，可以在一次输注大量的血小板使患者血小板数升高，达到止血目的。本病患者只在血小板数低于 $20\times10^9/L$ 伴有严重出血征象时，如胃肠道出血、尿血、颅内出血、阴道大量出血时；脾切除术前或术中出血严重者；血小板数低于 $(5.0\sim10.0)\times10^9/L$ 时伴皮肤、黏膜出血，鼻出血严重，为了预防内脏出血或颅内出血时可输浓缩血小板。不要在血小板减少而无明显出血时，为了提高血小板数量而输注，因为血小板生存时间短，加之异体血小板被患者的血小板抗体破坏，在血液循环中很快消失，因而输注血小板不是治疗本病的主要方法，只能为紧急需要救治用。此外，反复血小板输注会增加输注无效，在以后紧急需要输注时达不到治疗目的。

本病患者体内有抗血小板抗体存在，不但能破坏自身的血小板，同时也能破坏输入的血小板，故输注血小板的量要比一般血小板减少症的量增加。按每 10kg 体重输血小板 1U(450ml 全血；国内 200ml 全血的血小板为 1U，则应加 1 倍，为 2U/10kg)。对本病患者宜在上述总剂量上再增加 2～4U(1U＝200ml 全血)，可使血小板数上升至 $50\times10^9/L$，达到控制出血的目的。如在输注血小板前，静脉注射免疫球蛋白 0.4g/kg，再输血小板可明显提高止血效果。

2. 静脉注射免疫球蛋白 由于大剂量静脉注射免疫球蛋白可将单核-巨噬细胞系统封闭，使抗体包裹的血小板破坏减少，达到血小板数增加。适用于本病患者伴血小板显著减少[$<(5.0\sim10.0)\times10^9/L$]、而有严重出血、用皮质激素类效果不佳者；患者血小板减少有出血拟做脾切除术或其他手术者；患者合并妊娠要分娩者等。可按 0.2～0.4g/kg 体重，静脉滴注每日 1 次，连用 5 天，可使血小板数提至正常水平。中国医学科学院血液学研究所张源慧等用 0.05g/kg 体重，连用 5 天，治疗本病 10 例患者亦取得了较满意效果。如在应用静脉注射免疫球蛋白后再输注浓缩血小板，效果更快、更好。但停药后，血小板数又会逐渐下降。现正探索用小量维持治疗等。故这一治疗方法主要是为抢救或手术、妊娠防治出血用。

3. 治疗性血浆置换术 由于患者体内抗血小板抗体显著增多，导致血小板严重减少而出血时，可用血浆置换术，移去抗血小板抗体，达到止血目的。但为时短暂，必须合并药物治疗等。

（二）血小板功能障碍性疾病

这是一组特异的单基因缺陷性疾病，属遗传性；也可是获得性血小板功能异常。前者包括巨血小板综合征（Bernard Soulier 综合征）、血小板无力症、储存池缺陷等。这类疾病有严重出血时，可按每 10kg 体重输血小板 2U（400ml 全血中的血小板）。如拟进行手术或分娩时为防止出血，也可输注浓缩血小板，以免出血不止。平时，如有或只有轻度出血征象可不必输注血小板。

（三）输血后紫癜

这是输血后引起的急性、免疫性血小板减少性紫癜。重者可有严重出血，甚至有头痛、呼吸困难、支气管痉挛、休克、寒战、高热等。血小板数可少至 10×10^9/L 以下。除用皮质激素外，可用治疗性血浆置换术及静脉注射免疫球蛋白，有较好疗效。

（四）血栓性血小板减少性紫癜

这是一种微血管血栓出血综合征。病情严重。目前认为与前列环素合成减少或血浆中缺乏某些防止前列环素降解的因子；也有认为与免疫有关。一般用皮质激素、免疫抑制剂治疗。不宜输注血小板，它可促进血栓形成，加重病情。现采用下列方法治疗：

1. 血浆输注 1984 年有人报道单纯血浆输注，大部分病例可获完全缓解。这可能与正常血浆中存在某些防止前列环素降解的因子，输注血浆后得以纠正，病情好转，血小板数上升。可用新鲜冰冻血浆，但剂量宜大，要注意心血管负荷过重。

2. 治疗性血浆置换术 它可以去除患者体内血浆中损害微血管的抗内皮细胞抗体和循环免疫复合物等，同时补充血浆中某些因子，使病情迅速好转。有效率达 67% ~84%。通常成人每次置换 2000ml 或 1.5L 血量的血浆，每日或隔日 1 次，直到病情缓解。置换液用新鲜冰冻血浆。一般置换 3 ~5 次即能缓解。有的病例会有复发，届时可再用治疗性血浆置换术。也有与免疫抑制剂共同治疗，效果更好。

（五）血友病

这是一组遗传性凝血因子缺乏的出血性疾病。目前主要靠输注相应的凝血因子进行替代补充凝血因子达到治疗或预防出血的目的。

1. 血友病 A 本病是性连锁隐性遗传，缺乏凝血第Ⅷ因子。按第Ⅷ因子凝血活性（Ⅷ:C）含量可分为重型（<1%）、中型（2% ~5%）、轻型（6% ~25%）、亚临床型（26% ~45%）。一般情况下，亚临床型和轻型患者出血很少。只在严重创伤或手术后才出血不止，而需输第Ⅷ因子；中型特别是重型患者，因自发性或外伤引起出血时均应及时输注第Ⅷ因子，以免引起关节畸形，影响生活，甚者可有颅内出血而死亡。

患者确定诊断后，应检测第Ⅷ因子凝血活性定量属于何种类型，为出血时可计算大约需要补充多少凝血因子；在计算时还要根据出血的部位及其严重程度；如需做手术则要判定手术的大小。可按表 152-1 计算所需第Ⅷ因子剂量，达到止血水平。

一般输入第Ⅷ因子浓制剂 1U/kg 体重可提高血浆第Ⅷ因子凝血活性 2%。简单计算方法为：所需剂量（U）= 体重（kg）×所需提高的水平（%）×0.5。

表 152-1 不同部位出血所需第Ⅷ因子剂量与用药时间

	提升到（%）	剂量（U/kg）	用药时间（天）
早期小出血，出血不在危险部位	10 ~20	7 ~10	1 ~3
关节、肌肉或其他部位出血	25 ~40	17 ~22	2 ~3
大手术、严重创伤、危险部位出血	40 ~80	22 ~45	14 ~21 直至伤口愈合

由于血循环中第Ⅷ因子的半存留时间为 8 ~12 小时，要达到维持止血水平，必须每 12 小时重复输注。

制剂的选择：经病毒灭活的中纯度或高纯度第Ⅷ因子浓制剂适用于医院及家庭治疗；需在 4℃ ±2℃冷藏箱保存，用时加注射用水溶解后静脉注射。也可用冷沉淀，其Ⅷ:C 较新鲜血高5 ~10 倍，须于 -20℃以下保存，应用时用温水融化立即输用。如无上述制剂可用新鲜血浆或新鲜冰冻血浆，一般都不主张用。最近已有经用基因重组的第Ⅷ因子制剂。

预防治疗：近年来血友病患者为了旅行、运动、参加考试，婴幼儿为了学习走路等防止关节出血，用一定量的第Ⅷ因子浓制剂，使血液中Ⅷ:C 水平维持在一定浓度防止自发性出血，一般按 7U/kg 体重，以后每日或隔日 1 次以作预防。

通过上述治疗，目前患者的预期寿命可与正常人接近。残疾率大大减少，手术危险性亦大大减少，死亡率明显降低。

有第Ⅷ因子抗体患者的治疗：在血友病 A 治疗过程中，有 6% ~12% 患者可产生第Ⅷ因子抗体，国内少见；非血友病患者及正常妇女妊娠或分娩后，或某些疾病时可有获得性第Ⅷ因子抗体，国内已有个例报道。前者如为：①低浓度抗体（<10BU）用常规剂量或稍加大剂量第Ⅷ因子浓制剂；②中浓度抗体（10 ~50BU）用人第Ⅷ因子浓制剂常无效，可用猪第Ⅷ因子 20 ~50U/kg，③高浓度抗体（>50BU）用人或猪第Ⅷ因子常不起反应，可用激活的凝血酶原复合物浓缩剂 100U/kg。中浓度及高浓度抗体患者也可用治疗性血浆置换术。置换 1 个血浆容量可去除血管内 50% 抗体，每日置换一次，同时输注大剂量第Ⅷ因子以中和体内抗体。获得性者则需治疗本病，应用皮质激素或免疫抑制药物治疗。

2. 血友病 B　其治疗方法与血友病 A 相似，但本病轻、中型多见。常用凝血酶原复合物浓缩剂治疗，最近已有病毒灭活的第Ⅸ因子及重组的第Ⅸ因子。由于第Ⅸ因子的弥散半存留时间为 5 小时，开始生物半存留时间为 2 ~3 小时，以后为 20 ~30 小时，故在应用时可在第一次静脉输注后 2 ~4 小时即行第 2 次输注，以后每 24 小时输注 1 次。其出血部位与凝血酶原复合物用量可参阅表 152-2。

表 152-2　血友病 B 患者关节、肌肉出血病期与第Ⅸ因子用量

出血部位	病期	开始剂量（U/kg）	维持剂量（U/kg）
关节	早期（轻型）	25（10 ~40）	21（10 ~40）
（如膝关节）	晚期（重型）	39（20 ~60）	33（10 ~50）
肌肉	早期（轻型）	38（20 ~70）	32（15 ~50）
（如髂腰肌）	晚期（重型）	60（20 ~80）	50（20 ~80）

出血或手术时，第Ⅸ因子水平应提高到 25%，术前首剂用 40 ~60U/kg，2 ~4 小时后再输 20 ~30U/kg；手术时及术后输 30 ~60U/kg，以后 24 小时输注 1 次，直至伤口愈合。大手术时应增加剂量。应用时要注意可并发血栓性疾病。

3. 血友病 C　又称第Ⅺ因子缺乏症，其发病率明显低于上述两者。因第Ⅺ因子在 4℃ 下比较稳定。生物半存留时间为 40 ~48 小时，故出血时可输冰冻血浆，剂量按 10 ~20ml/kg，第Ⅺ因子水平即可提高到 20% ~50%；手术时在术前输新鲜冰冻血浆 30ml/kg 以后，每天 5ml/kg 或隔日 10ml/kg 即可，目前已有第Ⅺ因子浓制剂。

4. 其他凝血因子缺乏　可按表 152-3 治疗。

表 152-3　几种先天性凝血因子缺乏症治疗所需制剂及其用法

因子缺乏	半存留时间	所需制品	用　法
纤维蛋白原缺乏症（第Ⅰ因子）	4 ~6 天	冷沉淀或纤维蛋白原	第Ⅰ因子提高到 0.8 ~1.0g/L 即止血。首剂 100mg/kg，以后 15mg/（kg · d），3 ~4 天 1 次
凝血酶原缺乏症（第Ⅱ因子）	48 ~72 小时	新鲜冰冻血浆	第Ⅱ因子提升到 40% ~50% 即止血。首剂 20ml/kg，以后每天 10 ~12ml/kg
第Ⅴ因子缺乏症	12 ~36 小时	新鲜冰冻血浆	第Ⅴ因子提升到 15% ~30% 即止血，以后 12 ~25ml/kg，每天一次
第Ⅶ因子缺乏症	3 ~6 小时	新鲜冰冻血浆	第Ⅶ因子提升到 25% 即止血，以后 5 ~10U/kg，6 小时一次
第Ⅹ因子缺乏症	48 小时	新鲜冰冻血浆或凝血酶原复合物	第Ⅹ因子提升到 10% 即止血，1 ~2 天输 1 次
第Ⅻ因子缺乏症	48 ~52 小时	新鲜冰冻血浆	第Ⅻ因子达 10% 即止血，输少量血浆可持续 2 天
第ⅩⅢ因子缺乏症	96 ~120 小时	新鲜冰冻血浆或冷沉淀	第ⅩⅢ因子在 10% 即止血

（六）血管性血友病

本病是一组血浆中 von Willebrand 因子（vWF）量和（或）质的异常，伴第Ⅷ因子凝血活性降低的出血性疾病。大多有出血倾向。轻型或中间型出血较轻，可不必输血。重型者可有关节或肌肉出血、月经过多等，出血重时需要输血。根据 vWF 质和量的缺陷，将本病分为Ⅰ、Ⅱ、Ⅲ三型，Ⅱ型又分为若干亚型。重的Ⅰ型、Ⅱ型 A 和Ⅲ型治疗时可用 vWF 浓制剂或含高分子量 vWF 多聚体的第Ⅷ因子浓制剂，它可同时纠正出血时间及提高Ⅷ：C 水平。输注第Ⅷ因子（不含 vWF），只能提高Ⅷ：C 水平，而不能改善血小板功能，不能纠正出血时间。冷沉淀，每日 10U/kg，使Ⅷ：C 维持在30%以上，vWF 亦可上升，达到止血目的。需手术者，应在术前数小时输注冷沉淀，使Ⅷ：C 提高到高于50%水平，如不能达到止血效果可增加剂量。术后维持用药直至伤口愈合为止。假性 vWD 是由于血小板 vWF 受体缺陷与ⅡB 型可输浓缩血小板治疗。近年来已有浓缩第Ⅷ因子伴有正常 vWF 多聚体（Humate p）制剂。

（七）弥散性血管内凝血

本病是由于某些疾病时，微循环中形成微血栓，而使血小板与凝血因子大量消耗，继发性激活纤维蛋白溶解，而引起全身严重出血。其治疗原则是治疗原发病，以阻止弥散性血管内凝血的进一步发展；抗凝治疗可终止血管内凝血；补充血小板及凝血因子以控制出血，后者必须在抗凝治疗的基础上进行。

1. 原发病的治疗及消除诱发因素　是终止本病的关键，如控制感染，治疗急性早幼粒细胞白血病，终止妇产科患者的病理情况，减少内源性或外源性促凝物质的吸收等；防治休克，纠正酸中毒，改善缺氧状况等诱发因素的消除，可阻止弥散性血管内凝血的发生。

2. 抗凝治疗　在高凝状态下，消耗大量凝血因子及抗凝血酶Ⅲ，故需用肝素及抗凝血酶Ⅲ，现常用小剂量肝素或（及）抗凝血酶Ⅲ，因为肝素的抗凝作用主要是能增强抗凝血酶Ⅲ的生物活性，本病高凝状态时抗凝血酶Ⅲ过低，单用肝素起不到抗凝作用，只有在抗凝血酶Ⅲ浓度达正常时，肝素才能发挥作用。现常用抗凝血酶Ⅲ浓制剂 1000U，静脉注射，以后每日用 100U，连续 2～3 天，维持治疗。抗凝血酶Ⅲ 1U/kg 可使抗凝血酶Ⅲ活性增加 1%。抗凝血酶Ⅲ恢复正常水平是弥散性血管内凝血病理过程停止的佐证。

3. 补充凝血因子与血小板　由于本病病程中可消耗大量凝血因子与血小板，故可予以补充。当血小板数低于 $50\times10^9/L$，不论本病病理过程是否控制均可输注浓缩血小板，按每 10kg 体重输注血小板 2U（400ml 全血）每日 1 次。凝血因子则必须在本病病理过程控制后再输注，以冷沉淀及纤维蛋白制剂为最常用，前者含第Ⅷ因子、vWF、纤维蛋白原及纤维结合蛋白等；按每 10kg 体重输 1 袋，每日 1 次。纤维蛋白原可每次输 2～4g，使血中纤维蛋白原含量高于 1g/L，不必维持治疗。第Ⅷ因子浓缩剂及冷沉淀均可视病情及凝血检查结果而确定是否需要。

第二节　置换输血

治疗性血液置换术（therapeutic hemapheresis）是一种将血细胞（红细胞、白细胞或血小板）或血浆快速置换的治疗方法。它能使血细胞或血浆中质或（及）量的异常而产生的相关症状很快地去除而好转，是一种颇有价值而且较为简便、安全的治疗方法。红细胞、白细胞或血小板增多可通过治疗性单采术予以很快减少。血浆置换可将异常副蛋白血症、抗体介导的疾病、毒素或毒素性物质介导的疾病、异常血浆成分置换成正常血浆成分。红细胞置换术主要用于严重的镰状细胞贫血。选择性去除术对过多的免疫球蛋白、低密度脂蛋白及某些免疫反应调节物质加以去除，而按不同需要补充不同的置换液。此种治疗的副作用少，且较轻，但仍有与输血反应不同的不良反应，而且这是一种去除血液中病理性成分的对症治疗，必须同时注意原发病的治疗及合并症的防治。

一、定　义

置换输血是用手工或机器操作将患者血液中病理性成分分离并去除，再将患者正常成分和适当的置换液（正常血液成分或置换液）回输给患者，以去除或减少病理性成分，达到治疗疾病的目的。

早在 1902 年 Hedon 首先进行动物实验性血浆置换术，以后有人应用于尿毒症患者。1914 年 Abel 等首先从事去除血浆回输血细胞治疗的动物实验。至 1965 年美国 IBM 公司的 Judson 和 Freireich 设计流式离心分离器，1969 年美国仪器公司 Aminco 改制血细胞分离器为连续流式离心血细胞分离机，自此置换输血开始作为输血医学的一种新技术应用于临床作为治疗的一种方法。至 1982 年，美国和加拿大就进行了 8 万多次置换输血。我国自 1966 年开始陆续有关置换输血的报道，近年来已试用于多种疾病的治疗，获得一定疗效。

近年来，已发展为加用特异性技术从而增加了新的应用途径，如光置换术（photopheresis）将淋巴细胞分离后用光化学处理以调节免疫反应，再回输淋巴细胞，去除血浆中低密度脂蛋白，采集外周血干细胞等。

二、种　类

置换输血按照去除血容量的多少和去除血液成分内容的不同可分为下列两大类：

（一）治疗性置换术（therapeutic exchange）

1. 治疗性血浆置换术（therapeutic plasma exchange）　它能部分清除血浆中质或（和）量的异常成分，并使其相关症状很快好转。

2. 治疗性红细胞置换术（therapeutic red cell exchange）　应用于镰状细胞贫血患者。将患者的镰刀状红细胞分离、去除，再将正常人红细胞回输给患者达到治疗目的。

（二）治疗性单采术（therapeutic apheresis）

主要是指血细胞单采及血浆单采。

1. 治疗性红细胞单采术（therapeutic erythrocytes apheresis）　如分离、去除真性红细胞增多症患者过多的红细胞。

2. 治疗性粒细胞单采术（therapeutic granulocytes apheresis）　如分离、去除白细胞，治疗慢性或急性白血病。

3. 治疗性血小板单采术（therapeutic thrombocytes apheresis）　如分离、去除原发性血小板增多症患者的血小板。

4. 治疗性血浆单采术（therapeutic plasma apheresis）　上述的置换术与单采术是为了治疗目的，故前面加上“治疗性”，以区别于采集献血者的正常血液成分，后者被称为单采血浆法、单采红细胞法、单采血小板法等。

三、治疗机制

过去认为输血是一种替代作用，缺少血液中某些成分用正常人的血液来替代、补充，现今已发展成为去除和免疫调节等多方面的治疗作用。治疗性置换术与治疗性单采术已经不再是替代与补充，而且还包含其他治疗作用。

（一）去除作用

置换输血是将患者血液中多余的或发生病理变化的血细胞或其他血液成分逐步去除，以解除对患者的致病作用，达到治疗目的。常见的病理性成分有：

1. 异常的血细胞　如真性红细胞增多症的红细胞、白血病的白血病细胞、出血性血小板增多症的血小板等。

2. 异常的血浆成分　如异常的免疫球蛋白、同种抗体、自身抗体，免疫复合物等。

3. 内源性或外源性毒性物质　如代谢性毒性产物、药物、毒素、炎症介质、蛋白质等。

（二）免疫调节作用

去除了上述的病理性成分，可改善细胞免疫功能，提高体液免疫功能等，如T细胞亚群比例的恢复。

（三）补充作用

在去除病理性成分后，回输正常人血液成分，可起到补充治疗作用。如抗第Ⅷ因子抗体存在时要输注大剂量的第Ⅷ因子浓制剂来达到提高第Ⅷ因子凝血活性，经治疗性血浆置换术去除了第Ⅷ因子抗体，再输一定量的第Ⅷ因子即可起明显效果。血栓性血小板减少性紫癜症（现认为是血液中缺乏某种物质），在血浆置换术后回输正常人血浆，补充血液成分（可能是前列环素），可起到即刻治疗效果。

（四）其他作用

去除体内病理性细胞或成分可提高体内药物的有效浓度，增强治疗药物的敏感性，提高治疗效果；能促进单核-巨噬细胞系统吞噬作用，增强清除功能，减少病理性细胞的破坏及破坏产物导致的并发症，如高钾血症、高尿酸血症、弥散性血管内凝血等。

四、临床应用

（一）血细胞分离与置换

1. 手工法用普通离心机及三叉管法手工操作进行血液成分置换，经济实用，易于普及，但手续繁杂，容易交叉感染。有一定效果，适合于偏远地区、条件较差的医院。

2. 现国内常用的血细胞分离机，由美国、德国等公司生产，还有血浆采集系统等；国内也已生产出几种型号产品。这些产品有间断流式和连续流式2种，将血液成分采集、分离，去除和回输同时进行，由电脑控制，使用密闭式管道，一次性使用，防止了分离过程的污染，操作方便，但价格较为昂贵。

近年来有用膜滤式和吸附柱式分离机，由德国、瑞典及美国制造，国内尚少应用。

（二）置换液

由于血液中病理性成分（血浆或血细胞）被去

除,血浆容量减少,为了维持血容量的动态平衡,必须补充一定量的溶液,此种溶液称为置换液。常用的有下列几种:

1. 晶体溶液有生理盐水、林格液、平衡盐溶液等;

2. 蛋白质溶液有新鲜冰冻血浆、白蛋白和静脉注射用免疫球蛋白等;

3. 血浆代用品中常用的为右旋糖酐溶液和羟乙基淀粉溶液(706代血浆)等。

上述几种置换液选用时应依所治疗的疾病种类、置换血液成分内容、置换强度和频度而不同。近年来从置换输血的不良反应与传播性疾病角度考虑,主张尽量少用新鲜冰冻血浆,而用白蛋白及静脉注射用免疫球蛋白等。

(三)去除病理性成分与置换液的计算

根据血流动力学的原理,病理性成分的去除率与回输置换液量有关,如不计算合成、消耗、渗透等因素,我们一面去除血液的病理性成分,一面回输置换液。如采用间断性式分离法,每次去除约10%血容量,同时回输10%的置换液;随着置换次数的增加,患者自身的血液病理性成分逐渐减少,回输的置换液成分逐渐增多。一般来说置换一个血容量的血液成分,可去除50%~70%的病理性成分。如再增加置换次数,病理性成分的去除率越来越小,故每次置换量定为1.0~1.2个血浆容量较为合适、有效、经济。

可按下列公式计算:Xn=Xoe-n

n=置换容量,以患者血浆容量表示;Xo=X物质开始的浓度;Xn=置换n血浆容量后的X物质的浓度;e=自然对数的基数

此外,在计算时,我们要考虑在置换时加用了抗凝剂(避免血液凝固),它占全血容量的约10%;采集病理性成分时还要考虑患者的病情、体重、血浆与血细胞的比例(血细胞比容)等。

按上述去除病理性成分的内容补充。如为去除血浆,要注意补充蛋白质的回输,如患者血浆蛋白正常,一般补充去除血浆蛋白总量的70%~75%,以白蛋白作为补充,则可将去除了多少血浆蛋白量乘以患者的每100ml的血浆总蛋白量再乘75%,即为应补充的白蛋白量;如输注5%白蛋白溶液即可折算5%白蛋白所需补充的量。如在镰状细胞贫血去除红细胞多少,可补充浓缩红细胞。

(四)适应证

据文献报道治疗性血细胞单采术及置换术可以治疗一百多种疾病,但真正有效的适应证仅十余种,现就血液系统疾病可应用的适应证分述于下:

1. 治疗性血细胞单采术

(1)红细胞单采术:传统的方法用来治疗真性红细胞增多症,每周静脉放血2~3次,每次放血300~500ml,直至血细胞比容达正常值。近年来可用血细胞分离机,一次单采浓缩红细胞800~1500ml,可迅速使血红蛋白降至正常范围。单采时以同样的速率输入与浓缩红细胞等量的6%羟乙基淀粉,有明显疗效。一般可按:每单采浓缩红细胞200ml,可使血红蛋白下降8~12g/L计算。适用于真性红细胞增多症需进行手术治疗其他疾病、合并妊娠或急需改善临床症状者;也可用于化学治疗前,单采红细胞后用药物维持治疗。

(2)白细胞单采术:在慢性粒细胞白血病合并妊娠或脾梗死、阴茎异常勃起以及高白细胞数的急性白血病,由于白细胞过多引起白细胞淤滞易引起血栓形成及出血,患者需紧急手术治疗其他疾病时,可进行粒细胞单采术。此种治疗只可以作为"应急",术后仍应采用药物治疗本病。

急性白血病患者,白细胞数大于$100\times10^9/L$,有高黏滞血症的相应临床表现,可进行白细胞单采,缓解症状。

最近在Sezary综合征,皮肤T细胞淋巴瘤白血病期可单采淋巴瘤细胞以改善皮肤症状。

(3)血小板单采术:可快速减少外周血的血小板数,治疗出血性血小板增多症合并心肌或脑供血不足、神经系统并发症或需急症手术治疗的其他疾病者。每次单采血小板,能使血小板数迅速下降约50%,从而明显减少血栓与出血的危险性,但术后仍需用化学治疗。

2. 治疗性血浆置换术　适用于下列疾病:

(1)同种和自身抗体免疫性疾病,如新生儿溶血病,ABO血型不合的溶血性输血反应、自身免疫溶血性贫血、免疫性血小板减少性紫癜、输血后紫斑、含第Ⅷ因子抗体的血友病A、Rh溶血性贫血、冷球蛋白血症、纯红细胞再生障碍性贫血等。

(2)非透析性大分子病、巨球蛋白血症及多发性骨髓瘤合并高黏滞血症等。

(3)其他血栓性血小板减少性紫癜(TTP)、溶血性尿毒症综合征等。见表152-1。

其他如部分神经系统疾病、肾病、风湿病等疾病也有效,不在此列述。

上述疾病经治疗性血细胞单采术及血浆置换术后大多可获得近期显著疗效。TTP采用血浆置换能够取得明显疗效,但其他治疗性血细胞单采

术及血浆置换术仅是去除血液中的病理性成分，故只是一种对症治疗，对产生病理性成分的原发性疾病没有直接治疗作用。若病情未控制，以后病理性成分还要继续生成，有时甚至可有“反跳”现象，使疾病加重。因而，必须要针对原发病同时进行治疗。

（五）不良反应

治疗性血细胞单采术与血浆置换术与一般输血不良反应稍有不同，其反应率因患者的疾病种类、病情、置换强度、置换液种类而不同。一般反应轻微，特别是密闭式的血细胞分离机反应率很低；但这种治疗方法大多数病例病情较严重，临床情况复杂，故应严格选择适应证，并在操作过程中严密观察病情变化，记录去除病理性成分和回输的置换液数量，并准备急救措施。因为时有严重反应，也有死亡的病例报告。主要的不良反应有：

1. 血容量的不平衡　主要是去除速度过快，或去除血量过多，或回输速度过快，或回输量过多造成患者血容量不平衡。前者可引起低血容量的临床表现，占1%～2%，如头晕、胸闷、心慌、皮肤苍白、出冷汗及恶心等，有时可有血压下降、晕厥或休克等；后者可发生血循环负荷过重的临床表现，如胸紧、呼吸急促、烦躁不安、头胀头痛、恐惧、皮肤湿冷、大汗淋漓、咳嗽、呼吸困难，甚至出现充血性心力衰竭、肺水肿等。若不及时处理、抢救，可导致死亡。

2. 枸橼酸盐中毒　是最常见的不良反应。由于单采或置换术时常用抗凝剂防止血液凝固，如同时用枸橼酸盐抗凝的新鲜冰冻血浆，当血浆中枸橼酸盐浓度达1g/L时，可出现枸橼酸盐中毒症状，这是由于过量的枸橼酸盐和血钙结合而引起低钙血症。出现的临床症状有手足搐搦、不自主肌震颤、口唇发麻；重者可有心律不齐、心室纤颤、昏迷等。可给以葡萄糖酸钙预防。

3. 过敏反应　反复多次血浆置换回输新鲜冰冻血浆者容易发生过敏反应，出现皮肤荨麻疹。皮肤瘙痒，重者可有血管神经性水肿，甚至休克。可在置换前口服抗组胺药，或置换时加用皮质激素类药物预防。

4. 低蛋白血症　如患者血浆蛋白低，回输的蛋白质量不足，常可引起低蛋白血症，患者可感乏力，水肿，可补充白蛋白或免疫球蛋白等。

5. “反跳”现象　由于患者血浆中病理性成分减少，反馈抑制的解除，可能引起病理性成分急剧增加，使原发疾病加重，故在置换输血治疗后应及时治疗原发性疾病。

6. 出凝血异常　除枸橼酸盐过多，可引起出凝血异常外，较大量血浆置换后，有时也可引起凝血活性异常，如血小板数减少，纤维蛋白原、抗凝血酶Ⅲ减少等；有时可引起出血、高凝状态或弥散性血管内凝血等，应提高警惕。

7. 感染　包括细菌污染及血液及其制品传播性疾病，如肝炎、艾滋病病毒感染等。

总之，治疗性单采术及血浆置换术，如能严格遵循各项规章制度，保持去除量与回输量的动态平衡，合理配置置换液，治疗原发疾病及严格监测患者病情等，可明显减少不良反应，但事实上它还是不少见的，这是因为大多病例在进行治疗性血浆置换术或单采术时病情已比较严重之故。据国外初步统计：进行置换输血的病例不良反应率为11%～40%，置换次数的反应率为1.6%～12%；国内部分材料分别为38%～59%及13%～31%。这些不良反应中大多为过敏反应等轻度反应，但上述的几种不良反应均有发生。此外，还可能出现心肌梗死、心搏骤停、脑出血、脑栓塞、呼吸骤停、肺水肿、肺梗死、发冷、发热等；其中心血管、呼吸系统与栓塞性疾病常可导致死亡。在不良反应中，一般置换次数越多反应率越高；另与置换液的成分也有密切关系，如输用血浆者反应率高。除原发病外合并有心血管、呼吸系统及栓塞性疾病者病死率高。因而在采用置换输血作为治疗时，除应对不良反应的防治外，还要注意原发病与合并症的防治。

（阎石　杨天楹）

参考文献

1. 蒋浩彦，徐健. 输注供体白细胞治疗恶性血液病骨髓移植后复发. 中华血液学杂志，2000，21：446-447

2. Beutler E. Preservation and clinical use of erythrocytes and whole blood//Beutler E, Lichtman MA, Coller BS, et al. Williams Hematology. 6th ed. Now York: McGraw-Hill Medical Publishing Division, 2001: 1879-1892

3. Friedman KD, Menitove JE. Preparation and clinical use of plasma and plasma derivative fractions//Beutler E, Lichtman MA, Coller BS, et al. Williams Hematology. 6th ed. Now York: McGraw-Hill Medical Publishing Division, 2001: 1917-1934

4. Gazdos V, Leuclen R. Erythrocyte transfusion in the new born. Arch Pediatr, 2000, 7: 415-421

5. Gill JC. Transfusion principle for congenital coagulation disorders//Hoffman R, Benz Jr EJ, Shattil SJ, et al. Hematology: Basic Principles and Practice. 3rd ed. Harcourt Asia: Churchill Livingston, 2000: 2282-

2291

6. Kickler TS. Principles of platelet transfusion therapy//Hoffman R, Benz Jr EJ, Shattil SJ, et al. Hematology: Basic Principles and Therapy. 3rd ed. Harcourt Asia: Churchill Livingstone, 2000: 2247-2257
7. Murphy S. Preservation and clinical use of platelets//Beutler E, Lichtman MA, Coller BS, et al. Williams Hematology. 6th ed. Now York: McGraw-Hill Medical Publishing Division, 2001: 1905-1916
8. Ness PM, Rothko K. Principles of red blood cell transfusion//Hoffman R, Benz Jr EJ, Shattil SJ, et al. Hematology: Basic Principles and Practice. 3rd ed. Harcourt Asia: Churchill Livingston, 2000: 2241-2248
9. Strauss RG. Principles of neutrophil transfusion//Hoffman R, Benz Jr EJ, Shattil SJ, et al. Hematology: Basic Principles and Practice. 3rd ed. Harcourt Asia: Churchill Livingston, 2000: 2257-2263
10. Mcleod BC. Therapeutic hemapheresis: indications, efficacy, complications//Beutler E, Lichtman MA, Coller BS, et al. Williams Hematology. 6th ed. New York: McGraw-Hill Medical Publishing Division, 2001: 1935-1941

第153章

同种异基因造血干细胞移植

造血干细胞移植(hematopoietic stem cell transplantation,HSCT)是经大剂量放化疗或其他免疫抑制预处理,清除受体体内的肿瘤细胞或异常克隆细胞,阻断发病机制,然后把自体或异体造血干细胞移植给受体,使受体重建正常造血和免疫,而达到治疗目的的一种治疗手段。1990年代后造血干细胞移植迅速发展,同时移植种类也逐渐增多,提高了临床疗效。

人类同种异基因造血干细胞移植(allogeneic hematopoietic stem cell transplantation,allo-HSCT)的研究是在防治急性放射病的动物实验基础上发展起来的。经骨髓致死剂量照射的动物从静脉输注同种动物骨髓便可重建造血,说明了骨髓的可移植性。Thomas等于1957年证明,给患者静脉输注大量骨髓不但是安全的,而且可见到短暂的植活。在其后的10年内,一些学者将骨髓移植(bone marrow transplantation,BMT)用于晚期急性白血病及核事故患者,结果令人失望:或未能植活或死于"继发病"(secondary disease),即移植物抗宿主病(Graft versus Host Disease,GVHD)。直到发现了人类白细胞抗原(human leukocyte antigen,HLA)即主要组织相容性抗原体系,并解决了供受者之间HLA配型问题以及改善了移植前的预处理之后,人类的allo-BMT的临床研究才取得实质性的进展。首例allo-BMT成功病例的报道见于1968年。但在1975年之前,allo-BMT作为一种实验性治疗主要用于晚期急性白血病及重型再生障碍性贫血,它可使10%的晚期白血病患者获得治愈。这一结果极大地鼓舞了临床医师将这一治疗用于急性白血病的早期,即在初次完全缓解期(first complete remission,CR1),结果使许多白血病患者获得长期生存。这一治疗方法现已扩展到其他致命性血液病,挽救了成千上万人的生命。在BMT研究中做出突出贡献的美国学者ED Thomas也因此而获得了1990年诺贝尔医学奖。allo-HSCT由过去单一的骨髓移植到现在可以进行外周血干细胞移植、脐带血移植。HLA配型血清学技术不能鉴别亚型,导致无关供者(unrelated donor,URD)移植物抗宿主病发生率高,而且危重者多,导致移植相关死亡率增高,生存率下降。目前URD移植HLA配型基本采用高分辨基因型配型方法,其中9~10个位点相合者移植疗效接近同胞HLA相合移植。我国造血干细胞移植最近几年有了显著发展,每年进行移植例数达到一千例以上,而且疗效接近国际水平。我国独生子女多,使很多患者无法选择同胞供者,但是令人欣慰的是尽管我国骨髓库起步晚,但是发展迅速,技术水平高,为很多患者提供了挽救生命的机会。

allo-HSCT已经成为常规治疗手段,我们对其技术不断改良,进一步了解移植相关并发症,新的免疫抑制剂、抗感染及支持治疗的进步,使移植相关死亡率不断下降。故对于某些致命的难治性疾病来说,它已不属于实验性治疗,而是一种常规治疗方法。

第一节 异基因造血干细胞移植分类以及特点

输注足够造血干细胞是HSCT后重建造血免疫关键的因素。造血干细胞具有自我复制和增殖分化功能,HSC进入受者体内后,可以在其体内定居,增殖分化为定向祖细胞,逐渐成为成熟红细胞、白细胞、血小板等血细胞,并且通过自我复制,使植入造血干细胞保持长期持久的造血免疫。移植类型根据造血干细胞的来源、免疫遗传学、供受者的血缘关系进行分类(表153-1)。

表 153-1　造血干细胞移植分类

来　源	免疫学	血缘关系
骨髓移植(BMT) Bone Marrow Transplantation	自体(autologous)	血缘性(related)
外周血干细胞移植(PBSCT) Peripheral Blood Stem Cell Transplantation	同基因(syngeneic)	非血缘性(unrelated)
脐带血移植(UCBT) Umbilical Cord Blood Transplantation	异基因(allogeneic)	

一、同胞 HLA 相合造血干细胞移植

同胞 HLA 相合造血干细胞移植是最常用的移植手段,25% ~30% 患者能找到 HLA 相合的同胞供者。Sib-allo-BMT 的急性 GVHD(acute GVHD, aGVHD)发生率为 30% ~40%,Ⅲ~Ⅳ度 aGVHD 较少,慢性 GVHD(chronic GVHD,cGVHD)发生率为 5% ~20%,因此免疫抑制剂使用时间短,多数患者 3 个月开始减量,6~12 个月停止用药。外周血干细胞移植(peripheral blood stem cell transplantation, PBSCT)自 1990 年开始逐步应用于临床,而且发展非常迅速,目前国内多数医院采用 PBSCT,其主要原因是造血干细胞的采集简便和安全,供者容易接受,并且造血重建迅速。allo-PBSCT 虽然 aGVHD 发生率与 BMT 相同,但是 cGVHD 的发生率显著增高,达到 50% ~60%。因此 allo-PBSCT 后免疫抑制剂的使用时间明显延长,而且与 cGVHD 相关死亡也明显增多。欧洲骨髓移植登记处资料显示病情危险度低,无需强烈移植物抗白血病作用的患者 BMT 疗效好于 PBSCT。

二、其他来源造血干细胞移植

由于 HLA 的多态性,只有少数患者找到 HLA 相合的同胞供者,因此很多需要 allo-HSCT 的患者失去机会。尤其在我国独生子女多,其他造血干细胞来源更为迫切。我国中华骨髓库虽然起步晚,但是发展非常迅猛。中华骨髓库于 2001 年成立,此后相继建立各省市的骨髓库。2009 年底为止入库志愿捐献者达到 11 200 万人,当年进行了 344 例移植。患者初配相合率达到 79%,可以满足多数患者的需求。我国 URD-HSCT 1 年生存率由 2001 年的 50%有了明显提高,目前达到 65% ~70%。这可能与中华骨髓库 HLA 高分辨基因型配型、移植单位选择病例严格以及临床水平提高有关。脐带血移植(umbilical cord blood transplantation,UCBT)也是目前进行的 allo-HSCT 的一种手段。天津、北京、广州、上海、成都、山东等地已建立脐带血库并且为临床提供脐带血。UCBT 由于造血干细胞数量少,多数用于体重低于 40kg 的患者。UCBT 具有使用方便,GVHD 发生率低等优点,可是植入失败也是令人头痛的问题之一。亲缘性 HLA 半倍体移植也在国内外很多研究者进行临床研究。由于 allo-HSCT 存在免疫源性问题,所以其他来源造血干细胞移植较同胞 allo-HSCT 更易出现移植物排斥或者 GVHD。

第二节　同种异基因造血干细胞移植适应证

allo-HSCT 可以治愈很多种危重的血液病,可是预处理以及免疫抑制可能带来很多药物相关身体损伤,GVHD 是 allo-HSCT 的主要合并症,移植相关死亡率为 5% ~20%。移植的疗效与很多因素有关。如患者年龄、移植时病情、造血干细胞来源、预处理以及移植医生经验等。欧洲骨髓移植登记处根据统计资料制定移植预后评分系统,为移植选择提供了循证医学依据。因此我们移植前要详细分析患者资料,确定是否真的需要移植,移植过程可能出现的问题。根据患者情况制定预处理方案,如清髓性还是减低剂量的预处理。器官功能不全或年龄大的患者可以选择减低剂量预处理。其他来源 HSCT 要加强免疫抑制减少植入失败和 GVHD。总之,allo-HSCT 是疗效好,但也是高风险的治疗手段,要严格掌握适应证。

随着科学发展对很多疾病的治疗也有了明显进步。我们逐步了解很多疾病的发病机制,可以根据基因、染色体以及免疫等多个方面,综合判断患者的预后危险度。近几年在基因靶向治疗取得了革命性

进展，如急性早幼粒细胞白血病的维甲酸和亚砷酸治疗以及慢性粒细胞白血病（CML）的酪氨酸激酶抑制剂可以使治愈率或长期生存率达到90%以上。过去CML的首选治疗是allo-HSCT，由于酪氨酸激酶抑制剂的疗效好、安全，现国际很多指南建议药物治疗无效时考虑移植。

造血干细胞移植前必须经过大剂量放化疗预处理，其目的是清除受体体内的肿瘤细胞、异常克隆细胞，阻断发病机制。预处理不仅摧毁受者的造血免疫功能，同时将对心肝肾等器官产生较大的毒副作用，因此，患者接受移植时机体主要脏器功能必须能耐受预处理的毒性损伤，才能达到治疗目的，不然将会增加移植相关死亡率。另外随着年龄的增加，GVHD的发生率也明显增高。急性白血病等恶性肿瘤患者最好在疾病早期进行移植，可以减少肿瘤细胞产生耐药性，还可以减轻长期化疗导致的器官损伤。

接受造血干细胞移植患者要符合以下要求：①年龄：异体移植50岁以下。②对放化疗敏感。③心、肝、肺、肾等主要器官功能正常。国际骨髓移植登记处（IBMTR）的1989～1997年统计资料显示40岁以下患者比例从60%降至25%左右，40岁以上患者比例由40%上升到70%～80%，在异基因造血干细胞移植中40岁以上患者比例也有上升趋势。目前造血干细胞移植主要应用于恶性血液病，难治性非恶性血液病、重型遗传性血液病以及某些实体瘤（表153-2）。

表153-2 造血干细胞移植适应证

1. 血液系统恶性肿瘤	3. 其他实体瘤
慢性粒细胞白血病慢性期	乳腺癌、卵巢癌、睾丸癌
急性髓细胞白血病	神经母细胞瘤
急性淋巴细胞白血病	小细胞肺癌
非霍奇金淋巴瘤	复发性、抗药性横纹肌肉瘤
霍奇金淋巴瘤	尤文瘤
多发性骨髓瘤	颅脑肿瘤
骨髓增殖异常综合征	复发性骨肉瘤
2. 血液系统非恶性肿瘤	肾胚母细胞瘤
再生障碍性贫血	恶性胚细胞瘤
范科尼贫血	4. 其他
地中海贫血	重症联合免疫缺陷症
镰状细胞贫血	严重自身免疫性疾病
骨髓纤维化	造血干细胞移植+器官移植
重型阵发性睡眠性血红蛋白尿	基因治疗
无巨核细胞性血小板减少症	

第三节 造血干细胞采集

一、骨髓的采集

BMT的供者在采髓前要经过体检证明身体健康，无传染病。采髓要严格保持无菌操作，以免采髓部位感染或采出的骨髓被污染。一般用硬膜外麻醉即可，尽量避免用全身麻醉。先从双侧髂后上棘采髓，如采髓量不足再从髂前上棘采集。采出的骨髓用肝素抗凝。采髓总量以骨髓有核细胞计：allo-BMT至少要采3×10^8kg受者体重。在采髓过程中不应输他人血，这可使供髓者避免感染肝炎、艾滋病等各种病毒的危险，也使所采的骨髓中不混有他人的血细胞。为此，在采髓前2周之内分次采供髓者自身血600～1000ml保存，供采髓术中输用。

采集的骨髓含有小粒和脂肪，直接输注有引起栓塞的危险。经过采集过程中过滤去除小粒后，将骨髓离心或放于4℃后挤出脂肪。供受者血型不合骨髓要去除红细胞，有时为了减轻GVHD，清除移植物中T淋巴细胞。

二、外周血干细胞采集

外周血干细胞动员先用粒细胞刺激因子（G-CSF）5～10μg/kg 4～5天，白细胞升至（20～40）×10^9/L时开始采集干细胞。目前常用的动员剂是G-CSF，还有多种细胞因子或者趋化因子具有较好动员效果，现处于临床前期研究。用药期间由于白细胞急速升高，有些供者出现骨骼疼痛，多数可以忍受，严重者可以服用镇痛药，白细胞计数高于40×10^9/L可以减少G-CSF剂量。另外，年龄大有动脉粥样硬化供者可能增加血液黏度，服用抗凝药物，预防动脉栓塞。笔者曾遇见一例男性供者动员后脾破裂，尽管罕见，但出现腹部不适或疼痛时应重视。

外周血造血干细胞采集用细胞分离机，主要有半连续和连续性两种。前者每次离心杯充满后离心分离，所以对供者血流影响大，后者多数采取自动化控制、连续离心的方法，以40～60ml/min速度采集，故对心血管系统影响小，采集时间短，故多数单位用后者。采集过程要保持采血和回血通路通畅，如果供者出现心率加快、血压下降，恶心、呕吐，即时调整血流量。在外周血造血干细胞采集过程中体外循环血量可以达到7000～10 000ml，有些供者由于枸橼酸抗凝导致低钙出现口唇、四肢麻木。移植时所需$CD34^+$细胞数为(2～5)×10^6/kg受者体重。

第四节　造血干细胞移植预处理

预处理是HSCT的开始，也是关系到其成败的重要环节之一。所谓“预处理”是指在移植前对患者进行的放、化疗和免疫抑制治疗，以使移植物顺利植入并最大限度清除异常细胞或肿瘤细胞。预处理的主要目的包括：①消灭患者体内的异常细胞或肿瘤细胞，最大限度减少复发：不论对于自体还是异基因HSCT，清除肿瘤细胞和异常细胞，防止疾病复发都是预处理的首要目的。②抑制或清除患者免疫系统，防止移植物被排斥。

一、预处理的发展史

自20世纪70年代采用环磷酰胺(Cy)联合全身照射(total body irradiation，TBI)作为预处理进行同种异基因造血干细胞移植(allo-HSCT)取得成功以来，近年来通过不断完善形成了多种预处理方案，目前临床常用的预处理方案有20余种。Cy-TBI方案成为治疗白血病的经典预处理方案。但是TBI设备技术要求高，价格昂贵，其晚期并发症如白内障、继发肿瘤、肺纤维化、生长发育停滞等使其广泛使用受到一定程度的限制。1975年以后，以大剂量Bu替代TBI广泛用于预处理方案中，对CML慢性期(CML-CP)患者，BU-Cy方案取得的临床疗效优于Cy-TBI或至少与Cy-TBI相当。对于急性非淋巴细胞白血病首次诱导缓解期(AML-CR1)患者，不同的研究者有不同的观点，Cy-TBI和BU-Cy方案各有利弊。20世纪80年代，预处理研究的重点主要集中在最大限度增加预处理的强度以减少复发率和排斥率，但是总体疗效没有改进，增加预处理强度虽然减少了复发率和排斥率，但是移植相关死亡率(TRM)的增加使总生存率(OS)和无病生存率(DFS)没有得到提高，甚至更差。通过以上尝试最后得出的结论是：任何一种预处理改良的最终疗效都没能超过经典的Cy-TBI和BU-Cy方案。因此，20世纪90年代的研究重点转移到通过降低TRM来提高疗效。

随着对移植物抗白血病(graft versus leukemia，GVL)效应研究的不断深入，人们逐渐认识到提高放化疗剂量并非是减少白血病复发的唯一途径，从而引入了非清髓移植(nonmyeloablative allogeneic SCT，NST)和减低剂量预处理移植(reduced intensity stem cell transplantation，RIST)的概念。近年来更多研究者尝试将氟达拉宾(Flu)加入预处理中。Flu具有免疫抑制作用强，髓外毒性小的优点，同时具有一定的抗肿瘤作用，并且可以抑制烷化剂诱导的DNA损伤的修复，因此，与烷化剂合用可增强后者的抗肿瘤效果，近年来在预处理中得到广泛应用，尤其在NST和RIST中获得良好疗效。有研究者采用Flu联合BU作为allo-HSCT的预处理方案，发现患者均能很好耐受此方案，可以达到抗肿瘤及移植物植活的要求，而且最大限度地减少药物的毒副作用，从而减少TRM和GVHD的发生。

二、预处理方案的组成和常用的预处理方案

目前的预处理方案一般由放疗、化疗和生物制剂组成。

（一）全身照射

TBI是预处理中最常用的放疗方式，与化疗相比，TBI具有诸多优势，包括：①具有较强的免疫抑制作用；②拥有广谱的抗肿瘤活性，而且与化疗药物之间没有交叉耐药；③可以穿透由于生理屏障造成的肿瘤细胞庇护所，如中枢神经系统和睾丸。预处理常用TBI一般采取以下3个方案之一：①sTBI：单次照射，总剂量7.5～10Gy；②fTBI：在3天内进行5～6次分次照射，总剂量10～14Gy；③在4天内进行10～12次分次照射，总剂量14～15Gy。采用不同的放疗设备，其剂量率也要进行相应调整，在剂量率增加时，总剂量要减小。

（二）化疗药物

化疗药物剂量的计算：每一种化疗药物均有其最大耐受剂量，在有造血干细胞支持的情况下，髓外限制毒性是限制预处理药物剂量无限增加的关键因素。表153-3列举了几种常用预处理药物的最大耐受剂量，超过此剂量可能会出现不可逆的脏器损伤，在临床应用中应给予重视。预处理化疗药物剂量趋于个体化，按理想体重(IBW)计算预处理药物剂量。如果患者的实际体重低于理想体重，则按照实际体重给药，反之则按照理想体重计算预处理药物剂量(表153-3)。

表 153-3 常用预处理药物的最大耐受剂量

Cy	BU	VP-16	Mel	Ara-C	BCNU
200mg/kg	16mg/kg	3000mg/m^2	225mg/m^2	36g/m^2	300mg/m^2

（三）预处理常用化疗药物

1. 白消安（马利兰） BU 作为预处理方案的组成部分具有诸多优势，它具有较广谱的抗肿瘤作用，与其他烷化剂之间没有交叉耐药，而且可以透过血脑屏障，对中枢神经系统白血病具有预防和治疗作用。BU 主要通过肝脏代谢，经肾排出。与环磷酰胺、对乙酰氨基酚和伊曲康唑合用可降低本药清除率。用大剂量 BU 处理有显著皮肤色素沉着。BU 能通过血脑屏障，脑脊液中的药物浓度与血浆相同。部分患者可出现震颤乃至癫痫样发作等中枢神经系统毒副作用，当 BU 剂量≥0.7mg/kg、年龄 10 岁以上时，应服用抗癫痫药苯妥英钠加以预防。

2. 环磷酰胺 Cy 由于具有很强的免疫抑制活性，一直被作为传统预处理方案的重要组成部分，但是大剂量 Cy 的应用会带来很多致命的毒副作用：其代谢产物丙烯醛可引起出血性膀胱炎（HC），肾盂积水，尿酸性肾病等；Cy 预处理后，严重心脏毒性发生率 5%～10%，表现为心衰或心包炎，严重者心脏压塞，少数患者发生内膜下心肌缺血或梗死，Cy 总量大于 240mg/kg 者可出现出血性心肌坏死，既往曾使用较大剂量柔红霉素等蒽环类药物是严重心脏毒性发生的高危因素。为预防 Cy 带来的肾毒性和 HC，可大量补液（2000～3000ml/m^2），碱化利尿。Cy 通过抗利尿激素的分泌紊乱引起抗利尿作用，大剂量给药（50mg/kg）同时给予大量液体时可能会产生水中毒，为预防水中毒可用呋塞米。所有 Cy 剂量≥2g/m^2 的患者都需要加用美司那解救。

3. 化疗药物半衰期与造血干细胞回输 化疗药物的半衰期决定了其在预处理方案中应用的顺序，半衰期长的药物在预处理的前阶段使用，半衰期短的药物后用。这是因为患者体内残留的化疗药物可能对回输的造血干细胞造成损伤，因此回输造血干细胞要与最后一次化疗药物保持一定的时间间隔：Ara-C≥12h；Mel、Cy≥24h；BU、VP-16、Vm-26≥48h；BCNU≥72h。

（四）生物制剂

抗人胸腺细胞球蛋白（ATG）是预处理中最常用的生物制剂，近年来抗 CD52 单克隆抗体也常用于非清髓预处理中。ATG 的主要作用是免疫抑制，可以抑制甚至清除 T 细胞和 NK 细胞的功能，较常用于再生障碍性贫血和无关供者以及半相合移植的预处理中。马 ATG 的浓度为 50mg/ml，经外周静脉输入时需要稀释到 1mg/ml，以避免发生静脉炎和静脉血栓，稀释后应储存在低温条件下以保持其生物活性，从稀释到输注结束时间不应超过 24 小时。稀释时不推荐使用葡萄糖注射液，因为低盐浓度会使药物沉淀，另外酸性环境也会使其物理性质不稳定。

常见的输注反应包括寒战发热和皮疹，症状轻微者可以减慢输注速度，给予对症处理。呼吸困难和低血压较少见，可能是过敏反应的表现，一旦出现应停止 ATG 输入。输注过程中病床边应准备抗过敏急救药物，常用的有：肾上腺素（1∶1000 稀释）0.3ml 皮下注射，如有必要可以每 20 分钟重复一次，或者苯海拉明 50mg，静脉注射。

三、非清髓和减低剂量预处理

传统观点认为应最大限度地强化预处理，以彻底杀灭肿瘤细胞，抑制宿主抗移植物反应，使供体细胞植活，而 RIST 则认为，预处理应有一定强度（特别对增殖快的恶性疾病），以尽可能多杀灭肿瘤细胞，但更重要的作用是诱导宿主细胞对供体细胞的无反应性，促使供体稳定植入，并发挥 GVL 效应。RIST 的预处理剂量明显弱于清髓性预处理，而且 RIST 的预处理几乎均加用了免疫抑制剂如 Flu、ATG、抗 CD52 单克隆抗体等。

RIST 预处理早期毒性低，黏膜炎、肺和心脏毒性、出血性膀胱炎减少；不影响青少年骨发育中心生长；女性患者术后早期即恢复正常月经周期。移植后外周血白细胞虽也降低但不会降为零，因此早期严重感染发生率低；但是由于预处理方案主要由免疫抑制剂组成，B 及 T 细胞的恢复正常需 1～2 年时间，因此较传统 HSCT 感染发生时间延迟；急、慢性 GVHD 发生率较高需糖皮质激素治疗，增加了真菌感染的机会。巨细胞病毒（CMV）感染率高，但死于 CMV 间质性肺炎的较少，其原因可能与受者未接受较大剂量放化疗有关。非清髓性预处理适应证：老年患者、体弱或主要脏器功能障碍者；对 GVL 敏感或中度敏感的疾病；进展缓慢的恶性病变、非恶性疾病。

四、几种特殊情况的预处理

1. 重型再生障碍性贫血 SAA 患者骨髓造血细胞严重减少，因此免疫抑制是预处理的重点；单用 Cy 50mg/kg×4 天即可保证植入，但对于多次输血患者排斥率较高，应在此基础上加用ATG。

2. 范科尼贫血　由于患者细胞的DNA损伤修复功能缺陷，因此对放化疗比较敏感，预处理剂量应相应减低，另外由于此类患者继发肿瘤危险性较大，应避免采用TBI。

3. 淋巴瘤　BEAM和CBV方案都常用于allo-HSCT，但两者均非真正意义上的清髓预处理。也有人采用含TBI的预处理或BU/Cy，目前还没有足够的临床数据来比较这些方案的优劣。

4. 儿童患者的预处理　由于TBI会导致生长发育停滞以及丧失生育功能，对儿童（尤其4岁以下儿童）的脑发育影响较严重，因此在儿童患者应尽量避免，2岁以下患儿禁用TBI；但ALL儿童预处理采用低剂量TBI利大于弊。

5. 半相合或无关供者移植　在半相合移植和无关供者移植中为减少GVHD常采用体外去除T细胞，但这样会导致排斥率和复发率增加；增加放化疗剂量可以减少排斥率和复发率，但TRM增加；因此目前多采用更强的免疫抑制剂，如ATG、抗CD3、抗CD52等。

五、预处理的并发症

1. TBI的近期毒副作用　①最常见的即刻反应是恶心、呕吐，用5-羟色胺受体拮抗剂能减轻此类消化道反应；②腮腺炎和胰腺炎：全身放疗后4～24小时几乎100%患者会出现腮腺炎症状，冷敷或对乙酰氨基酚可以缓解症状，多数患者在24～72小时后可以自行缓解，TBI前给地塞米松可减轻放疗反应。胰腺炎发生率≤10%，但几乎所有患者放疗后均出现血尿淀粉酶水平升高，应随访血尿淀粉酶直至其恢复正常；③腹泻：照射后1周之内几乎所有患者均有腹泻症状，应予以蒙脱石和复方苯乙哌啶等对症处理，并予以口服喹诺酮类抗生素和氟康唑预防肠道感染。同时应积极进行病原微生物检查，以除外肠道感染；④皮肤色素沉着：多于照射后2～3周出现，为可逆性。

2. TBI的远期毒副作用　包括白内障、生长延迟、生育功能障碍、甲状腺功能不全、继发肿瘤和肺损伤等。①白内障：白内障是TBI患者常见的后期并发症。如晶体未加屏蔽，一次性TBI 10Gy，6年后白内障的发生率高达80%。FTBI或减低剂量率可使白内障发生降至30%左右；②生长发育延迟：TBI可损伤下丘脑垂体，导致生长激素不足和儿童生长发育延迟，其发生率与颅脑累计受照射剂量有关，有颅脑照射史者TBI后90%缺乏生长激素，而无颅脑照射史者只有40%；③甲状腺功能异常低下：TBI后约30%患者发生异常，多为代偿性甲状腺功能减退，头部接受过放疗的患者再行TBI易发生甲状腺功能异常；④生育功能障碍：TBI能造成儿童及成人性腺功能的不可逆损伤。女性患者TBI后雌二醇水平下降，导致长期闭经，少数25岁以下患者TBI后数年可以恢复月经；男性患者睾酮水平下降到正常低值，多无精子生成。极少数患者TBI 6～8年后能恢复精子生成，但绝大多数终生失去生育功能。

3. TBI的肺损伤　肺组织密度较低，在TBI时如果不加肺防护，肺部受照剂量超出腹部剂量7%～15%，因此更容易受到放射损伤。放射性肺炎的发生与TBI的总剂量和剂量率两个因素有关，肺损伤发生率并非与剂量呈完全线性关系，当超过8Gy时，损伤率迅速上升，因此必须采用屏蔽方法使肺照射量低于8Gy。

4. 黏膜炎　是TBI和化疗后常见并发症，在化疗药物中VP-16和Mel常导致严重的口腔黏膜损伤，其后出现的粒细胞减少和MTX的应用会加重黏膜损伤。口腔黏膜炎及溃疡很常见，严重者涉及食管和胃肠道，一般在移植2周后随粒细胞恢复逐渐减轻，如未继发真菌和疱疹病毒感染，多在3周左右痊愈。

5. 心脏毒副作用　严重心脏毒性在预处理过程中虽然相对少见，却是一种致命的并发症。不同文献所报道的发生率差异很大，从0～39%不等，近年来随着预处理剂量的减少，其发生率和死亡率有所下降。其中以环磷酰胺引起的致死性心脏毒性最为常见。

6. 肝脏毒副作用　大剂量的放（化）疗导致肝血管内皮细胞和肝细胞损伤，特别是在以BU为预处理方案的患者中，引起纤维蛋白原及凝血因子Ⅷ在血管内皮和肝细胞内沉积，导致肝内静脉纤维性闭塞，继而发生VOD。用静脉注射BU可以避免口服产生的“肝脏首过效应”从而减少VOD的发生。

7. 继发肿瘤　HSCT患者继发肿瘤的危险性增加，移植后10年累计发生率为2.2%，15年为6.7%，发生恶性肿瘤的危险因素有年龄（移植时<10岁的儿童危险性最高）、大剂量TBI、慢性GVHD（与鳞状细胞癌有关）等。移植后淋巴细胞增殖性疾病（PTLD）：由于免疫抑制继发的淋巴组织增生或淋巴瘤，包括EBV诱导的“传单”样多克隆增殖以及EBV阳性或阴性的淋巴瘤（B细胞为主）。HLA不匹配、去除T细胞、长期接受GVHD治疗者发生率较高。EBV阳性者多发生在移植后5个月以内，EBV阴性者发生率较低，时间晚（4～5年）。

第五节 移植物抗宿主病

移植物抗宿主病(graft versus host disease, GVHD)是allo-HSCT最常见的并发症,分为急性和慢性2种类型。aGVHD是供者T细胞识别不匹配的宿主多态性组织相容性抗原而发生的免疫应答;cGVHD也是由供者T细胞引发,但是参与应答的抗原特性、细胞类型以及发生机制尚未明了。

一、移植物抗宿主病发病机制

(一) GVHD发生条件

异基因HCT后,即便是人类白细胞抗原(human leukocyte antigen,HLA)完全匹配的亲缘供者移植、尽管受者接受严格的免疫抑制预防,仍无法完全避免发生GVHD,这是由于供受者间存在病理生理学差异造成的。早年Billingham就提出GVHD发病必备3个条件:移植物含有免疫活性细胞、供受者之间存在组织不相容性、受者不排斥或灭活输注或植入的细胞。

(二) aGVHD发生机制

HLA是主要组织相容性复合物(major histocompatibility complex,MHC)编码的高度多态性蛋白,次要组织相容性抗原(minor histocompatibility antigen, miHA)是MHC以外的多态性基因编码的多肽。它们是在异基因HCT宿主引发GVH反应的最重要的免疫原性蛋白。这些组织不相容的宿主多态性抗原经来自受者和(或)供者的APC提呈,被供者同种反应性T细胞识别,最终造成aGVHD的靶器官损伤;同时一些非特异性炎症介质进一步加重这种损伤。根据实验动物研究结果,aGVHD的发生可以理解为连续的3个阶段:抗原提呈细胞(antigen presenting cells,APC)活化;供者T细胞活化、增殖、分化和迁移;靶器官损伤。

(三) cGVHD发生机制

一直以来,未能建立一个实验动物模型恰当地模拟临床cGVHD特征,这种状况一定程度上使得对cGVHD发病机制的理解远不如aGVHD清楚。可能的机制是供者反应性供者型Th细胞逃逸胸腺阴性选择,识别MHC抗原肽复合物后活化增殖,继而协助自身反应性B细胞合成自身抗体,最终产生类似自身免疫病的cGVHD征象。

二、移植物抗宿主病临床分型

根据GVHD发生时间在移植后100天之内或之外,传统分类法将之分为急性和慢性2种类型。急性或慢性GVHD事实上存在本质差别。这种分类法是基于发病时间,而非疾病的临床或病理生理特征,在临床应用中存在一定局限性。比如,接受减低强度预处理的患者可在移植90天以后发生aGVHD;供者淋巴细胞输注后很快可以发生cGVHD征象,移植后100天以内也可再出现cGVHD的典型症状;此外某些常见征象在急性或慢性GVHD均可出现。为此,NIH根据特异征象而非发生时间提出了aGVHD和cGVHD的定义(表153-4),其中aGVHD亚型包括经典、迁延、复发、迟发型,cGVHD亚型包括经典型和重叠综合征(overlap syndrome)。

表153-4 GVHD分类标准

分类	发作时间(HCT/DLI后)	aGVHD特征	cGVHD特征
aGVHD			
经典型	≤100天	有	无
迁延/复发/迟发型	>100天	有	无
cGVHD			
经典型	无时间限制	无	有
重叠综合征	无时间限制	有	有

注:DLI,供者淋巴细胞输注

(一) 组织病理学

病变脏器细胞凋亡是aGVHD典型的组织学特征,受累细胞是与组织增殖和再生有关的上皮细胞,包括表皮或上皮组织的基底细胞和基底上细胞、小肠上皮细胞和肝胆管上皮细胞。凋亡细胞周边出现免疫细胞浸润——即所谓的“卫星细胞坏死”——是aGVHD受损脏器的一个共同病理特征。皮肤GVHD病变在真皮表皮交界处最为严重,可见表皮细胞和基底细胞空泡变性、表皮细胞角化不良、嗜酸小体形成以及黑素细胞增生。最严重的皮肤GVHD表现为表皮坏死(Lyell综合征),活检见整个基底层角化细胞卫星坏死,导致表皮上层与基底层分离。肠道GVHD的病理特征是紧邻上皮内淋巴细胞出现隐窝上皮基底细胞凋亡。肝脏GVHD的靶细胞是胆管上皮细胞,淋巴细胞浸润主要发生在汇管区。有时可见肝细胞灶性坏死,但在 GVHD 急性期不出现肝硬化。肝小胆管可见节段性损伤、胆管周围上皮细胞损伤、胆管变形和细胞变性。

cGVHD 的组织学表现通常为苔藓样改变、干燥、管腔狭窄(stricture)或硬化。累及脏器较 aGVHD 更为广泛,包括皮肤(硬皮病)、口腔(口腔干燥症)、眼(干眼症)、阴道、食管、肝、肺(阻塞性细支气管炎)、筋(肌)膜炎、浆膜炎(心包或胸腔积液),而肾脏(肾病综合征)较少累及。根据病变严重程度不同,有时可出现多血质病理特征;但是器官纤维化是 cGVHD 不同于 aGVHD 的最具特征的病理学表现。

(二)移植物抗宿主病临床表现及分型

1. 急性移植物抗宿主病临床表现　有明显临床征象的 aGVHD(Ⅱ~Ⅳ度)的发病率因移植种类不同而在 10%~80%不等,平均约为 40%。aGVHD 典型征象一般出现在清髓性异基因 HCT 后 20~40 天内,或在减低强度预处理异基因 HCT 后更迟的时候。主要累及皮肤、胃肠道和肝脏。

手掌、脚底皮肤斑丘疹往往成为 aGVHD 先发征象。皮损可伴有痒觉和(或)痛觉,随之波及颜面,乃至全身皮肤;严重者形成水疱或发生表皮剥脱。皮肤 aGVHD 需与预处理皮损、植入综合征等鉴别。预处理毒性造成的皮损常发生于移植后 3 周以内(抑制期),病理特征为表皮淋巴细胞浸润,损伤细胞发生坏死而非凋亡;植入综合征发生在移植后粒细胞重建 72 小时内,特征表现为非感染性发热、皮疹、肺浸润/低氧血症;皮肤活检可以确诊 aGVHD,表现为电镜发现卫星细胞坏死、抗 TNF 抗体标记上皮内激活淋巴细胞。

肝脏病变表现为胆汁淤积性肝炎,可以出现黄疸;淤胆性指标升高,而转氨酶的变化没有特异性。肝脏 aGVHD 有时很难与治疗相关性肝炎、感染、肝静脉闭塞症鉴别。药物性或感染性肝炎可以找寻明确的病因,病变最初表现为肝实质细胞损伤,以转氨酶升高为主;肝静脉闭塞症发生于移植后早期(35~40 天),特征表现为黄疸、肝大和水钠潴留,典型病理特征是肝内小静脉腔向心性非血栓性狭窄,血清纤维蛋白原活化抑制物(PAI-1)水平增高。

胃肠道 aGVHD 起病常表现为恶心呕吐和绿色水样便,腹泻量与肠道累及程度正相关,严重者伴有剧烈腹痛、鲜血便;极轻型仅累及上消化道,仅表现为食欲减退和恶心,对免疫抑制剂治疗有效。肠道 GVHD 需与病毒感染,尤其是 CMV 感染鉴别,典型 GVHD 病理改变容易加以区分,而且感染上皮细胞可以清晰见到病毒包涵体,抗 CMV 抗体染色(+);但是 GVHD 早期病理改变易与 CMV 感染混淆,而且二者常可伴发,因此有必要采用针对 CMV 早期蛋白的治疗加以区分。

2. 急性移植物抗宿主病分级和分度　1974 年 Glucksberg 等首次提出 aGVHD 分类标准。将皮肤、肝脏、胃肠道 3 个主要累及脏器的功能指标分为0~4 级(stage)(表 153-5),综合这些客观指标以及临床功能状态的主观评定将 aGVHD 分为Ⅰ~Ⅳ度(grade)(表 153-6)。习惯上将 aGVHD 分为临床征象不明显的 0~Ⅰ度和征象明显的Ⅱ~Ⅳ度。鉴于这个分度法中主观评定的局限性,1995 年 NIH 的 Consensus Workshop 在此基础上做出一些改良,摒弃了“临床状况”这一主观参数(表 153-7)。

表 153-5　aGVHD 脏器累及分级

级别	皮肤(斑丘疹)	肝脏(胆红素)	胃肠道(腹泻)
+	<25% 体表面积	34~50μmol/L	>500ml
++	25%~50% 体表面积	51~102μmol/L	>1000ml
+++	全身性红皮病	103~255μmol/L	>1500ml
++++	全身性红皮病伴水疱和表皮剥脱	>255μmol/L	剧烈腹痛±肠梗阻

表 153-6　Glucksberg aGVHD 分度系统(1974 年)

aGVHD 分度	器官分级			临床状况
	皮肤	肝脏	胃肠道	
Ⅰ	+~++	0	0	0
Ⅱ	+~+++	+	+	轻度下降
Ⅲ	++~+++	++~+++和(或)	++~+++	明显下降
Ⅳ	++~++++	++~++++和(或)	++~++++	极度下降

表 153-7 NIH aGVHD 分度系统(1995 年)

aGVHD 分度	皮肤	肝脏	胃肠道
Ⅰ	1~2 级	0	0
Ⅱ	3 级或	1 级或	1 级或
Ⅲ	-	2~3 级或	2~4 级
Ⅳ	4 级或	4 级	-

3. 慢性移植物抗宿主病临床表现 cGVHD 是异基因 HCT 晚期最主要的并发症,是造成晚期非复发死亡的主要原因。cGVHD 临床表现多样,累及脏器较 aGVHD 更多。疾病特征类似许多自身免疫性疾病或其他免疫性疾病,如硬皮病、Sjögren 综合征、原发性胆汁性肝硬化、Wasting 综合征、阻塞性细支气管炎、免疫性血细胞减少和慢性免疫缺陷病等。

cGVHD 通常在 HCT 后 3 年内起病,存在三种病理过程:aGVHD 的延续(progressive)、在 aGVHD 停止一段时间后发病(quiescent)、发病前无 aGVHD 征象(de novo),以前两种常见。

4. 慢性移植物抗宿主病分型 自 1980 年沿用至今的西雅图标准将 cGVHD 分为局限型和广泛型 2 类。此标准来自于 1 个仅 20 例患者的回顾性观察,近年多有建议使用 NIH 提出的 cGVHD 器官积分系统来分型。这个总体积分系统是从患者功能状况上来综合反映 cGVHD 的病变程度,将 cGVHD 分为轻、中、重三型(表 153-8)。

表 153-8 2005 年 NIH Consensus Development Project 推荐的 cGVHD 器官评分和总体评价系统

	1 分	2 分	3 分
皮肤	累及体表面积<18%,无硬化征	累及体表面积 19%~50% 或浅表硬化(能收缩)	累及体表面积>50% 或深层硬化(不能收缩)或皮肤迁移率下降、溃疡或严重瘙痒
口腔	症状/体征轻,不影响进食	症状/体征中等,进食部分受限	症状/体征严重,进食困难
眼	轻度眼干(使用滴眼液≤3 次/日)或无症状的干燥性角结膜炎	中度眼干,日常生活部分受限(使用滴眼液>3 次/日或予以泪小点塞)	重度眼干,明显影响日常生活或无法工作或视觉丧失
胃肠道	有症状,不伴体重明显下降	有症状,体重下降 5%~15%	有症状,体重下降>15%,需要营养支持或予以食管扩张术
肝脏	胆红素、AKP、AST 或 ALT 升高<2×正常上限	前述指标升高在 2~5×正常上限,或胆红素>3mg/dl	前述指标升高≥5×正常上限
肺*	轻度症状(登 1 层楼梯后气短);FEV_1 60%~79% 或 LFS 2 分	中度症状(平走后气短);FEV_1 40%~59% 或 LFS 6~9 分	严重症状(静息时气短或需要吸氧);FEV_1≤39% 或 LFS 10~12 分
关节/韧带	上肢或下肢轻度紧绷,关节活动度轻度下降,但不影响日常生活	至少出现以下之一:上肢或下肢紧绷、关节挛缩、筋膜炎性红斑、关节活动度中度下降,日常生活轻-中度受限	关节挛缩,活动度明显下降,明显影响日常生活
生殖道	轻度症状体征,交媾不受影响或体检时几无不适感	中度症状体征,轻度交媾困难或体检时不适感	严重体征(腔道狭窄、阴唇融合或重度溃疡),明显交媾疼痛或无法插入阴道镜

cGVHD 总体评价:
轻型:累及 1~2 个脏器(肺除外),每个脏器最高评分为 1 分;
中间型:累及≥1 个脏器,其中有 1 个评分为 2 分;或累及≥3 个脏器,其中有 1 个评分为 1 分;或累及肺,评分 1 分;
重型:任一受累脏器评分为 3 分;或肺评分为 2 分

注:AKP=alkaline phosphatase,ALT=alanine aminotransferase,AST=aspartate aminotransferase;FEV_1=forced expiratory volume in 1s;LFS=lung function score(includes FEV_1 and diffusion capacity of the lung for CO)

* 当症状与肺功能试验积分不符时,以高积分者为准

三、GVHD 相关肺损伤

移植后非感染性肺部并发症与 GVHD 密切相关，是 HCT 相关死亡的一个主要原因。在 GVHD 的致病过程中，是否引起肺的同种反应性损伤，目前还很难定论，因为支持 GVHD 肺损伤的实验数据还很少。许多肺部并发症被认为是 GVHD 反应的表现，主要依据仅是基于肺部改变与 GVHD 同时出现而不存在感染因素，而并没有发现 GVHD 的特征性病理损伤。不过，许多移植后早期或晚期发生的肺损伤综合征都与 GVHD 有着密切的临床联系，如特发性肺炎综合征（idiopathic pneumonia syndrome，IPS）、植入综合征、阻塞性细支气管炎（bronchiolitis obliterans，BO）、阻塞性细支气管炎伴肌化性肺炎（bronchiolitis obliterans organizing pneumonia，BOOP）等。

BO 多发生于移植后 3 个月，几乎常与 cGVHD 相关，1/3 以上的 cGVHD 患者可能发生呼吸道结构异常，其中大部分为 BO，组织学特征是呼吸性和膜性细支气管内腔纤维性阻塞。表现为干咳、呼吸困难和喘息，胸部 X 线可能漏诊，高分辨 CT 常可见到呼气性气阱（air trapping）、纹理稀薄（hypoattenuation）和支气管扩张。HCT 后气道阻塞的病因不清，由于 cGVHD 与初次发生的气道阻塞之间关系密切，因此推测免疫机制是造成支气管上皮细胞损伤的原因，推测 BO 可能是 cGVHD 在肺部的表现。

BOOP 非常少见，病例对照研究（n＝49）提示，经组织学诊断的移植后 BOOP 的临床表现类似于特发性 BOOP 或其他疾病伴发的 BOOP。GVHD 与随之发生的 BOOP 存在关联，如 BOOP 患者多有累及皮肤的 aGVHD 或累及肠道和口腔的 cGVHD。BOOP 病因不明，肺损伤可能与免疫反应、非典型感染或不典型 IPS 有关。

四、移植物抗宿主病危险因素

无关供者、多次妊娠的女性供者、老龄受者、移植物类型（CB 发生率低于、PB 发生率高于 BM）、某些预处理方案均可增加 aGVHD 风险（表 153-9）。cGVHD 风险因素与之相仿，只是移植物类型的预测效果不同。CB 移植能降低 aGVHD 风险，但不影响 cGVHD 的发生；PB 移植对 aGVHD 影响不大，但能增加 cGVHD 的发生。

在众多危险因素中，HLA 匹配程度是 aGVHD 最直接的相关因素。HLA 相合移植受者 aGVHD 发生率约 40%，无关供者或 HLA 1 个位点不合移植受者 aGVHD 发生率增高到 60%～80%。与 aGVHD 不同，只有少数研究涉及 MHC 不合 cGVHD 实验动物模型。MHC 不合移植 aGVHD 小鼠模型显示，将受鼠体内出现的供者反应性供者型 T 细胞过继转移至供型小鼠可导致严重“自身免疫性”大肠炎，而过继至受型小鼠则不发生。虽然这项研究提示 MHC 不合在急、慢性 GVHD 的诱发中均有关键作用，但是并不清楚对于 cGVHD 而言，哪些特定的 MHC 不合更为重要。

表 153-9　GVHD 风险因素

供　者	受者
HLA 相合性（相关/无关）	年龄
性别不合（F→M）	预处理方案
同种异型免疫（妊娠/输血）	GVHD 预防
干细胞来源（PBSC>BM>CB）	

五、移植物抗宿主病预防和治疗

GVHD 以及为之进行的免疫抑制治疗造成异基因 HCT 受者处于严重的免疫缺陷状态，机会性感染和疾病复发或第二肿瘤的发生风险增高。目前很难找到有效措施将“坏”的 GVHD 和“好”的移植物抗白血病（graft versus leukemia，GVL）效应区别处理，即难以制定一个最佳方案在防治 GVHD 的同时，又能促进免疫重建和维护正常免疫功能。

（一）移植物抗宿主病预防

钙调磷酸酶抑制剂如环孢素（cyclosporin，Cs）或他克莫司（FK506）联合短疗程甲氨蝶呤（MTX）是目前常用的预防方案。被认为是清髓性、HLA 相合亲缘供者 HCT 获得 GVHD/GVL 理想平衡的标准方案。钙调磷酸酶抑制剂通过抑制 IL-2 生成来干扰 T 细胞的活化和功能。主要毒性作用包括血压升高、肾毒性、神经毒性和胆汁淤积性肝炎。若无 GVHD 发生则在移植后 180 天或更迟的时候停用。一项前瞻性研究比较他克莫司+短疗程 MTX 或 Cs+短疗程 MTX 在成人无关供者移植中的预防效果，发现 tacrolimus 组Ⅱ～Ⅳ度 aGVHD 发生率明显减低，而两组 cGVHD 发生率无差异，毒性作用发生率、白血病复发率和总生存率也无差异。另一项前瞻性研究比较 Cs+mycophenolate mofetil（MMF）与 Cs+MTX 在清髓性移植中的预防效果，MMF 组黏膜炎发生率极少、造血重建更快，而两组 aGVHD 发生率、100 天生存率无差异，似乎 MMF 可以代替 MTX，避免 MTX 相关不良事件如影响植入、黏膜炎和其他脏器毒性。

对于高风险受者，如 HLA 不相合供者、无关供者或减低强度预处理移植的受者以及老龄受者，很难制定一个最佳方案，可以使用其他的一些免疫抑制剂如 MMF、抗人胸腺细胞球蛋白（anti-thymocyte globulin，ATG）等（表 153-10）。

表 153-10 常用 GVHD 预防用药

	作用机制	剂量
CsA	钙调磷酸酶抑制剂;阻断 T 细胞活化	2～3mg/kg,iv
FK506	钙调磷酸酶抑制剂;阻断 T 细胞活化	0.02～0.03mg/kg,iv
甲氨蝶呤	抗代谢药;叶酸类似物	15mg/m^2 d+1,10mg/m^2d+3,+6,+11
甲泼尼龙	受体介导淋巴细胞杀伤,其他机制	0.5～1mg/kg
MMF	阻碍 DNA 合成,淋巴细胞凋亡	1.5～3mg/d
雷帕霉素	阻断 T、B 细胞活化	6～12mg d-3,此后 2～4mg/d
ATG	哺乳动物源抗人 T 细胞抗体	2.5mg/(kg·d)×4

HLA 不相合移植应该采取更强的免疫抑制措施,如体外 TCD(如移植物 CD34 细胞分选)或受者体内 TCD(如使用 ATG 或 CD52 单克隆抗体)。虽然这些措施可以减轻 aGVHD,却增加了感染、肿瘤复发/发生的风险。HLA 相合移植无需体外 TCD,因为(虽然 GVHD 发生率明显下降)总生存、无病生存和移植相关死亡率并未得到改善;而 3 个抗原不合的移植,体外 TCD 很有必要,需要保证移植物中 T 细胞<5×10^4/kg。T 细胞抗体的体内 TCD 对于植入具有双重效应,一方面通过抑制宿主应答促进供者细胞植入,另一方面由于抗体的较长半衰期可能影响移植物中的成熟 T 细胞。

(二) 急性移植物抗宿主病的治疗

GVHD 的初始治疗反应是判断 GVHD 预后的最重要指标,因为二线治疗的总体疗效仍然令人沮丧。甲泼尼龙(methyl-prednisolone,MP)联合钙调磷酸酶抑制剂是 aGVHD 首选初治方案。MP 每日剂量 2mg/kg,连续 7～14 天,在获得完全治疗反应后缓慢减停。主要毒副作用包括血糖升高、骨质疏松和影响发育等,这是制约糖皮质激素长期使用的主要因素。

Blazar 认为糖皮质激素不适合用于治疗严重的 aGVHD。而且一些前瞻性研究显示,更强的方案(较标准方案)不宜用于一线治疗。MP 高剂量 10mg/(kg·d)和低剂量 2mg/(kg·d)之间、或者 ATG 治疗和 MP 平均剂量 5mg/(kg·d)治疗之间的移植相关死亡率均无差异;此外,对低剂量糖皮质激素治疗早期有效者移植相关死亡率显著降低,而早期无效者应该选择其他免疫抑制治疗方案,因为增高剂量的 MP 治疗并不能阻止 aGVHD 的进展。

初始给予“糖皮质激素+钙调磷酸酶”联合治疗时,当出现下列情况之一者被认为是治疗无效:①治疗 3 天病情仍进展;②治疗 7 天病情无改善;③治疗 14 天病情未完全缓解。这些患者接受二线挽救治疗。

Cs 难治性 aGVHD 可以选择 tacrolimus+MP。一项回顾性研究提示换用 tacrolimus 后有效率为 10%(2/20)。糖皮质激素难治性 aGVHD 可以选择其他免疫抑制治疗(表 153-11)。单克隆抗体如 IL-2R 抗体、TNF-α 抗体、CD3 抗体的Ⅰ～Ⅱ期临床试验有显示一定的疗效,但还需要随机对照试验加以证实。

表 153-11 糖皮质激素难治性 aGVHD 的二线治疗

	机制	不良事件
ATG	降低 T 细胞数	机会性感染
抗 IL-2R 单抗	竞争性抑制 IL-2 与其受体结合	机会性感染
抗 TNF-α 单抗	阻断 TNF-α 与其受体作用	感染风险极高
Visilizumab(CD3 抗体)	活化 T 细胞凋亡	移植后淋巴增殖性疾病
Pentostatin	抑制腺苷脱氨酶	晚期感染,淋巴细胞减少
MMF	选择性抑制 T/B 细胞增殖	中性粒细胞减少,肠道溃疡
Sirolimus	抑制 T 细胞活化	骨髓抑制
ECP	降低宿主 APC 活性	少见低血压,一过性血小板和(或)白细胞减少
MSC	免疫调节和组织修复	Unknown

（三）慢性移植物抗宿主病的治疗

cGVHD 是造血干细胞移植后晚期最主要的并发症和致死原因。Cs 联合泼尼松是治疗 cGVHD 的标准方案。泼尼松起始给予 1～1.5mg/(kg·d)至少 2 周，再根据治疗反应缓慢减停，服药通常持续 1 年。治疗相关并发症包括骨坏死、糖尿病、感染、高血压、体型改变、皮肤萎缩、白内障、骨质疏松症、情绪波动、睡眠障碍和儿童发育迟缓等。有研究提示外周血血小板>100×10^9/L 患者似乎可以单用泼尼松，因为 Cs+泼尼松或泼尼松单用的免疫抑制治疗终止率、需要二线免疫抑制治疗率以及死亡率差异无显著性。

标准方案疗效为 50%～55%，其中 25%～50%需经免疫抑制剂延长治疗达 4 年以上。然而 cGVHD 自身以及长期免疫抑制将增加并发症的发生率和死亡率。为此，一些研究致力于使用新药作为首选治疗或者用于治疗激素难治性或依赖性患者。

cGVHD 还没有一种标准的二线治疗方案。许多药物在临床试验中都能不同程度改善难治性 cGVHD 的治疗现状。MMF 治疗激素难治性 cGVHD 的有效率在 46%～75%，疗效与 MMF 血清谷浓度正相关。主要不良事件是机会性感染。针对 B 细胞的利妥昔单抗(rituximab)的Ⅰ/Ⅱ期临床试验显示，难治性 cGVHD 能取得 70%的有效率，感染是仅有的不良事件。西罗莫司(sirolimus)的Ⅱ期临床试验显示，联合使用 sirolimus、tacrolimus 和糖皮质激素的有效率为 63%。大剂量糖皮质激素临床试验报道严重难治性 cGVHD(n=61)给予甲泼尼龙 10mg/(kg·d)连续 4 天，主要及次要反应率分别为 48%和 27%，治疗耐受性良好，没有严重不良事件。

（四）间充质干细胞(mesenchymal stem cell, MSC)

MSC 是免疫隔离性细胞，在特定条件下才具备免疫抑制效应。小鼠非清髓异基因移植实验提示，受者 MSC 能支持长期植入和供受者抗原的耐受；而供者 MSC 却与异基因供者骨髓排斥增加有关。虽然如此，MSC 在治疗 GVHD 上却带来了希望。瑞典的研究组报道，8 例激素难治性Ⅲ～Ⅳ度 aGVHD 平均输注 MSC 1×10^6/kg，结果完全有效率为 6/8。临床扩大试验正在欧洲实施。

（五）体外光疗(extracorporeal photopheresis, ECP)

采集受者 5×10^9 白细胞，经光活性化合物(8-methoxypsoralen)和紫外 A 光处理后，细胞发生凋亡，这些凋亡细胞回输后被受者 APC 俘获，从而触发某种耐受机制，移植前受者接受 ECP 处理可能有助于减少 GVHD 的发生。奥地利Ⅱ期临床试验提示，激素难治性 aGVHD 接受 ECP 治疗后，完全缓解率在皮肤、肠道、肝脏分别是 82%、61%、61%，完全缓解者预期生存率(59%)显著高于其他患者(11%)。

（六）不相合的供者 NK 细胞

小鼠实验提示供者不相合 NK 细胞能杀伤宿主 APC。Aversa 等报道，移植时同时输注体外扩增的不相合供者 NK 细胞通过杀伤宿主 APC 减少 GVHD 的发生，同时通过杀伤白血病细胞发挥抗肿瘤效应。

第六节 造血干细胞移植常见合并症

预处理中使用的大剂量放疗和化疗药物可以作用于受者全身各个脏器、组织，产生各种严重程度不同的并发症。轻者可自行恢复，重者引起受者死亡。按照发生时间，分为移植后早期并发症(移植后 100 天之内)和移植后晚期并发症(移植后 100 天之后)。移植后早期并发症主要同预处理放化疗相关组织损伤密切相关。

一、出血性膀胱炎(hemorrhagic cystitis, HC)

HC 是一种常见的 HSCT 并发症，主要症状为不同程度血尿、尿频、尿急、尿痛、排尿困难，排除泌尿系感染，发生率 1%～25%不等。早发型 HC 常在预处理后 2～3 天内发生，主要与预处理放化疗药物，如环磷酰胺(cyclophosphamide, Cy)、白消安(busulfan, BU，尤其是和 Cy 合用时)直接损伤膀胱泌尿道上皮细胞密切相关，依托泊苷(etoposide, VP-16)和全身照射(total-body irradiation, TBI)危险度相对较小。迟发型常与影响泌尿道的病毒感染，如人多瘤病毒 BK 或 JC 感染、腺病毒感染相关，通常发生在移植 1 个月后。HSCT 后出现与感染、出血素质无关的排尿困难和血尿，即可诊断。

发生 HC 的危险因素包括：①大剂量 Cy；②预处理应用 BUS；③Ⅱ～Ⅳ度急性移植物抗宿主病(graft versus host disease, GVHD)；④异基因 HSCT，尤其是无关供者移植；⑤病毒感染；⑥血小板少；⑦盆腔照射；⑧男性患者；⑨移植时年龄等。

预防主要为大剂量碱化强迫利尿，每日液量>2000～3000ml/m²，维持每小时尿量>100ml，可减少 Cy 的代谢产物丙烯醛对膀胱上皮的刺激，有助于降低 HC 发病率。也可应用美司钠(2-mercapto-ethane sodium sulphonate, Mesna)，总剂量为 Cy 量的 100%～150%，但也有研究表明是否预防应用

Mesna与HC发生率无关，甚至认为预防应用Mesna增加BU毒性，是HC高危因素之一。

治疗包括强迫碱化利尿、积极输注血小板，维持血小板在50×10^9/L，轻型患者一般均能治愈。如出现膀胱血凝块，则生理盐水持续膀胱灌洗。重型HC至今尚无有效治疗方法，有报道前列腺素、甲醛或粒细胞巨噬细胞集落刺激因子膀胱内灌洗、高压氧治疗有一定疗效。西多福韦治疗BK病毒相关HC可能有效。严重HC，需外科干预，如膀胱镜检查、清除血凝块，选择性栓塞膀胱动脉，甚至膀胱切除。

发生HC者住院时间明显延长（175天 vs. 88天），5年生存率明显低于未发生者（43% vs. 52%）。HC患者中约5%为重度，其中21%发生尿路梗阻，21%发生肾衰，半数需透析，10%发生肾积水，约5%患者死亡。

二、肝静脉闭塞病（veno-occlusive disease，VOD）

肝VOD是一种与HSCT预处理肝脏毒性密切相关的临床综合征，一般发生在移植后30天之内，典型临床表现包括黄疸、液体潴留和疼痛性肝大，发生率5.3%～54%不等。

HSCT大剂量放化疗预处理直接损伤肝血窦内皮细胞，继之损伤肝腺泡3区（富含细胞色素P450酶）肝细胞是肝VOD的主要原因。早期病变为预处理引起肝血窦和小静脉内皮细胞损伤，引起纤维蛋白沉积、微血栓形成、肝血窦阻塞，后期病变表现为肝血窦胶原沉积，小静脉壁纤维化、硬化，小静脉闭塞，最终导致广泛小静脉周围肝细胞坏死，引起门脉高压，产生一系列临床表现。并非所有VOD患者都有肝小静脉累及，故又称“肝血窦综合征”（sinusoidal obstruction syndrome，SOS）。

肝VOD多数发生在移植后30天内，个别在100天后延迟发生。典型临床表现是中位移植后首先出现快速体重增加，且与过度输液无关，同时肝脏肿大、右上腹肝区明显触痛，继之出现黄疸（中位移植后6天）、周围组织水肿（中位移植后7天）、腹水（中位移植后12天）。严重VOD如无特异治疗，很快出现心、肺、脑、肾等脏器功能障碍，进一步发展为多器官衰竭，包括血小板减少、血小板无效输注、弥漫性肺间质浸润、胸腔积液、脑病、昏迷、肾功能不全、肾衰、心衰等。严重患者半数出现肝肾综合征。

肝活检：是诊断的金标准，但大部分VOD患者由于血小板减少，操作具有很大出血危险性。推荐经静脉活检，而非经皮活检。表现为肝内小静脉腔非血栓性同心或偏心狭窄、肝血窦纤维化、肝细胞坏死。

肝脏B超、CT显示肝大、腹水、门静脉增宽，多普勒超声提示门静脉血流减少，但无特异性。胆红素、转氨酶常升高。血清PAI-1明显升高，>200ng/ml时具高度特异性，但临床不常规应用。

VOD诊断主要依靠临床症状。目前有两种临床诊断标准：

西雅图诊断标准（1993年）：HSCT后20天以内有以下2或3项者：①血清胆红素≥34.2mmol/L；②肝大或右上腹肝区疼痛；③不能解释的体重增加>2%基础体重。

巴尔的摩诊断标准（1987年）：HSCT后21天内血清胆红素>34.2mmol/L，加以下3项中的任2项：①肝大，常为疼痛性；②腹水；③体重增加5%以上。

VOD危险因素包括：女性患者、年龄在20岁以上、一般状况差、移植前有肝病和转氨酶高、移植前有真菌感染、大剂量化疗、使用过万古霉素、两性霉素B、有腹部照射史、疾病晚期、行allo-HSCT、行清髓性二次移植、供受者HLA不合、无关供者移植、以BUS/Cy为预处理方案、单次TBI或分次TBI但剂量率高等。

VOD的预防，主要是减少VOD的高危因素，如推迟肝炎患者的移植，移植前尽量加强护肝治疗减轻肝损害，减少肝损害药物等。抗凝药物肝素是最常用药物，肝素钠100U/（kg·d）持续输注或小分子量肝素5000U/d皮下注射，预防效果尚有争议。随机对照试验荟萃分析表明，肝素预防不能显著减少VOD的发生，相对危险度为0.90，但有一项随机对照研究表明预防效果明显。也有文献报道熊去氧胆酸和去纤苷（defibrotide，DF）预防VOD有一定效果。

VOD标准治疗是对症支持治疗，包括限制水钠摄入、应用利尿药改善水钠潴留、输注白蛋白、血浆维持有效血容量和肾灌注，用麻醉药品减轻右上腹肝区疼痛等，其中维持水盐平衡尤为重要。

严重VOD治疗主要是全身抗凝、溶栓治疗。有时联合肝素抗凝治疗。重组人组织型纤溶酶原激活物（recombinant tissue plasminogen activator，rtPA）和DF是目前最常用的药物。Ho VT等综合14篇rtPA治疗VOD文献，严重甚至致命出血发生率0～40%。报告共收集135例患者，52例（38.5%）有效，多脏器功能衰竭（MOF）者均无效，严重出血28例（21%）。应用rtPA时应警惕严重内脏出血并发症，有脏器功能障碍者不宜用此药。DF是近年应用于临床的很有希望的药物。19例伴MOF的VOD患者接受DF治疗，5～60mg/（kg·d），均分为4次用药，每次输注2小时，至少应用14天，完全缓解率42%，+100天生存率32%，耐受性良好，无严重出血并发症。

整体死亡率 20% ~50%。轻、中、重度 VOD 的死亡率分别为 3%、20% 和 98%。最有价值预后因素是胆红素增高水平、体重增加率、是否存在多脏器衰竭。有多脏器衰竭者死亡率近 100%。肾功能、心功能衰竭是致死的主要原因，很少死于肝功能衰竭。

三、特发性肺炎综合征(idiopathic pneumonia syndrome, IPS)

IPS 的发生可能是一系列肺部损伤的结果，包括预处理的放化疗损伤、免疫细胞介导的损伤、炎性细胞因子的作用，甚至可能是隐匿性的感染因素所致。Allo-HSCT 后 IPS 的发生率从早期的 20% 以上下降至目前的 10% 以下(常规剂量预处理和减低剂量预处理的发生率分别为 8.4% 和 2.2%)。Auto-HSCT 后 IPS 较罕见。常发生于移植后+21 天以后，表现为发热、干咳、呼吸困难、低氧血症，X 线或 CT 表现为弥漫性的肺泡和肺间质渗出表现。死亡率 50% ~70%，如果患者需要机械通气，死亡率高达 97%。主要死亡原因是呼吸功能障碍。

诊断标准：存在广泛肺泡损伤的证据，包括肺炎的症状和体征，肺功能改变(包括肺泡动脉氧分压差增大，限制性通气障碍)，影像学相应改变；支气管肺泡灌洗液或肺组织活检未发现感染或 DAH 证据，广谱抗生素治疗症状无改善；可以除外其他肺部疾患，如肺水肿、肺出血、脂肪栓塞、白血病浸润以及白细胞凝集素导致的肺毒性等。

危险因素包括清髓性预处理、患者年龄超过 40 岁、发生Ⅲ ~ Ⅳ度 GVHD。在清髓性预处理中使用 TBI，同时患者年龄超过 40 岁者尤其高危发生 IPS。

以支持治疗为主，同时注意继发感染的预防和治疗。大剂量糖皮质激素对部分患者有效。近年来有抗 TNF-α 单克隆抗体(etanercept/infliximab)治疗 IPS 取得成功的报道。

四、弥漫性肺泡出血(diffuse alveolar hemorrhage, DAH)

发病机制与 VOD 相似，但累及的靶器官是肺。文献报道的发生率在 allo-HSCT 为 3% ~7%，auto-HSCT 为 1% ~5%。部分作者认为未被发现的感染因素可能与 DAH 的发生有关。常发生于移植后 +30天以内，但也有迟发型病例的报道。临床表现为气促、干咳、呼吸困难、低氧血症，X 线表现为局灶性或弥漫性的肺泡和肺间质渗出改变，主要位于两肺中下野，CT 显示双肺毛玻璃样改变。支气管肺泡灌洗液呈进行性血样改变，或有超过 20% 的含铁血黄素的巨噬细胞，并排除感染、液体负荷过重或心功能不全等因素。

DAH 的发生与血小板数量无关，其危险因素包括患者年龄较大、胸部放疗史、allo-HSCT、清髓预处理及重度急性 GVHD。

几个小样本的回顾性研究显示大剂量糖皮质激素可能有效，但其他研究者认为糖皮质激素不能改善患者的预后。也有个案报道认为Ⅶ因子治疗 DAH 有效。发现出血后 60 天内患者总体死亡率约为 75%，但部分患者的死亡并非出血所致。

五、阻塞性细支气管炎(bronchiolitis obliterans, BO)

HSCT 后气道阻塞的病因不清，由于慢性 GVHD 与 BO 之间关系密切，因此推测免疫机制是造成支气管上皮细胞损伤的原因。病理表现为小气道的非特异性炎性损伤，细小支气管及其周围大量淋巴细胞浸润，呼吸性和膜性细支气管内腔纤维性阻塞。文献报道的发生率不一，在 5% ~20%。常发生于移植后+80 ~700 天，临床表现为干咳、呼吸困难和喘息，一般不会发热；胸部 X 线可能显示充气过度或正常，高分辨 CT 常可见小气道增厚，细支气管、支气管扩张和呼气障碍导致的气体潴留。

确诊依靠肺的组织学检查。如临床上表现为移植 80 天后出现的呼吸困难、喘鸣，对 2mg/kg 的泼尼松治疗无反应，肺功能检查显示 FEV_1 下降 50% 以上，有相应的影像学异常且伴有慢性 GVHD 者，应高度怀疑 BO 的可能。

几乎常与慢性 GVHD 相关，1/3 以上的慢性 GVHD 患者可能发生呼吸道结构异常，其中大部分为 BO。其他危险因素包括应用甲氨蝶呤或白消安，高龄，吸烟史等。文献报道的死亡率差异很大，从 14% ~100% 不等，平均为 61%。

目前尚无能改善患者通气功能的有确切疗效的药物，治疗慢性 GVHD 和控制继发感染是目前治疗 BO 的基本策略，药物选择仍以糖皮质激素和其他免疫抑制剂如硫唑嘌呤和环孢素 A 为主，但疗效甚微。

六、阻塞性细支气管炎伴机化性肺炎(bronchiolitis obliterans organizing pneumonia, BOOP)

急性肺泡上皮细胞损伤、基底膜暴露，血浆蛋白进入肺泡腔，激活局部凝血，纤维蛋白沉积，胶原和基质增生，随后肉芽组织取代正常肺泡结构。病理表现以闭塞性细支气管炎和机化性肺炎为主要病理所见，不像单纯经典的 BO 那样具有致死性广泛性病变，而机化性肺炎的病理组织所见比重较大。目前缺乏大系列的病例报道，更多以个案报道的形式出现。有文献报道在生存3个月以上的 allo-HSCT 患者中其发生率为1.7%。

常发生于移植后+30天～2年，表现为发热、干咳、呼吸困难，X线或CT表现为双肺斑片状或结节样密度增高影，也可有毛玻璃样改变。肺功能改变表现为限制性通气障碍、DLCO下降，而呼气功能正常。确诊需要肺活检，典型病理表现为远端细支气管、肺泡管和肺泡腔内成纤维细胞增生形成肉芽组织和斑片状纤维组织。BOOP发生与GVHD相关，但在 auto-HSCT 也有 BOOP 发生。有研究显示 HLA-B35 位点可能是 BOOP 发生的危险因素。

糖皮质激素对80%患者有效，联合红霉素治疗可以减少糖皮质激素用量。临床症状48小时内减轻，但影像学改变需数周后消失。与BO相比预后较好，死亡率约19%。

七、移植相关血栓性微血管病（transplantation associated-thrombotic microangiopathy，TA-TMA）

特指与造血干细胞移植相关的溶血尿毒症综合征（hemolytic uremic syndrome，HUS）和血栓性血小板减少性紫癜（thrombotic thrombocytopenic purpura，TTP）。TA-TMA是一个少见但致死性的异质性疾病实体，起源于治疗相关性内皮损伤，以及原发病相关的病理过程。移植相关因素造成广泛性的血管内皮细胞损伤，诱导血小板性微血栓形成，引发TMA。

由于诊断标准的不统一，文献报道 TA-TMA 的发病率差异极大，在0.5%～76%；EBMT资料提示在自体或异基因造血干细胞移植患者中，TMA的发病率分别低于4%或高于7%～15%。TMA风险极大，尽管接受治疗，死亡率仍高达60%～90%。

TA-TMA发病多在移植后+60天左右，也可早于+4天或迟于移植后2年。表现为：微血管病性溶血性贫血（贫血、外周血裂红细胞>2%～5%、LDH和其他溶血标记物升高）；血小板减少；非感染性发热；肾功能损伤和（或）神经系统功能异常（如皮质盲、癫痫发作、CNS典型的CT影像改变）。TA-TMA很难与引起相似的临床表现的其他移植相关并发症鉴别，如延期植入、感染、TBI或药物性肾病引起的血栓性微血管病综合征以及GVHD等；TA-TMA还应除外移植后原发性TTP、DIC。

TA-TMA按照是否与神经钙蛋白毒性相关分为2个临床类型，两者预后截然不同。

（1）神经钙蛋白相关性肾毒性或神经毒性伴微血管病性溶血性贫血：多在移植后早期发生，与神经钙蛋白中毒水平相关，常在停药后恢复。停药后病情迅速缓解提示预后良好。

（2）与CNI毒性无关。有2种亚型：预处理相关性HUS：TMA主要累及肾脏，通常表现为少尿性或无尿性肾衰，伴高血压、微血管病性溶血性贫血和血小板减少；暴发性多因素性TMA：在移植后早期发生，与GVHD、感染相关，表现为肾功能衰竭、CNS功能紊乱、高血压、微血管病性溶血性贫血和血小板减少。多数病情进展凶险，对停用CNI、血浆置换或其他治疗无效。

近年2个研究组织为TA-TMA的诊断提出了标准。有研究者认为，这些标准虽然能反映TA-TMA的临床特征，但是很难在移植患者中区分原发性TTP-HUS或继发性因素导致的TMA。

唯一合理的预防措施是：密切监测（每周2～3次）CNI血药浓度、LDH和肌酐水平。任何一项指标一旦有增高，应当立即检查外周血涂片、结合珠蛋白水平和CNI代谢产物。

治疗包括：①消除一切TA-TMA可疑因素；②给予 etanercept/infliximab（抗TNF单抗）、去纤苷（defibrotide）、daclizumab（抗CD25单抗）、rituximab 和 eicosapentenoic acid 等药物治疗。血浆置换或血浆输注对于TA-TMA似乎无效；与原发性TTP不同，TA-TMA患者如有需要，不禁忌输注血小板。某些病例中唯一有效的治疗策略是立刻停用CNI，换用其他药物（如糖皮质激素、骁悉、硫唑嘌呤）防治GVHD。

第七节 造血干细胞移植后感染并发症

预处理后粒细胞缺乏及免疫功能抑制、黏膜屏障的损伤、移植后并发GVHD、免疫抑制剂的使用、中心静脉插管的应用等因素，造成造血干细胞移植（HSCT）后机会性感染的高发。非清髓性预处理、促造血、抗感染预防、无菌层流等技术的应用，以及HLA配型、GVHD的治疗手段的进步，使得HSCT后感染并发症的发生率已经明显下降。但是少见细菌的感染、病毒感染、侵袭性真菌感染（IFI）等机会性感染仍然是造成移植相关死亡的重要原因。

移植后不同的阶段，由于患者免疫功能损伤的特点不同，感染的致病病原体也有差异。移植后早期，即预处理后的骨髓抑制期，以重度粒细胞缺乏、黏膜屏障损伤和静脉插管的应用为特点，感染的病原体以细菌为主，其中革兰阳性（G^+）球菌发生率高于革兰阴性（G^-）杆菌。移植后中期，即移植后2～3个月，造血已经重建但免疫功能较差，同时并发GVHD是此期的特点。此期以病毒感染为主，如巨细胞病毒（CMV）、水痘-带状疱疹病毒（VZV）、单纯疱疹病毒（HSV）等，同时细菌感染发生率下降而真菌感染的发生率开始上升。移植后晚期，即移植后3个月～2年，此期仍然存在免疫功能缺陷和紊乱，慢性GVHD和长期应用免疫抑制剂使真菌感染，特别是IFI成为此期最主要的感染类型。Gratwohl A等对EBMT 14 403例HSCT病例的分析表明，1980～2001年移植后感染相关死亡率呈下降趋势，但仍然位居移植相关死亡的第二位；而细菌（36%）、病毒（31%）、真菌（28%）和寄生虫（5%）所致的感染相关死亡的构成比无明显变化。

一、造血干细胞移植后细菌感染

细菌感染allo-HSCT的常见并发症，在接受清髓性预处理的HSCT病例发生率高达60%～100%。其发生取决于多个因素，包括移植前的病史和基础疾病、预处理方案的强度和类型、抗细菌预防方案以及病人和病区的菌群分布等。

细菌感染可能发生于移植后任何时期，但主要发生于预处理后的骨髓抑制期，重度的粒细胞缺乏、体液免疫的缺陷、消化道黏膜损伤和中心静脉插管的应用等是移植后细菌感染的危险因素。移植后早期，病人处于重度的骨髓抑制，口腔及肠道菌群易位和中心静脉插管是感染的主要来源，以G^+球菌为主；最常见的感染类型依次为不明原因发热、G^+球菌或G^-杆菌败血症和静脉插管感染。GVHD特别是肠道GVHD造成的黏膜溃疡是晚期感染的主要来源，以G^-杆菌为主，主要的感染类型为支气管肺炎、败血症和耳鼻喉的感染。

无菌层流设施、无菌饮食和口服不吸收抗生素在预防细菌感染中的作用已不存在疑问。采用无菌层流技术以及清洁洗手等措施可以明显降低移植相关死亡率，改善总体生存率。荟萃分析表明，口服喹诺酮类抗生素可以明显降低总体感染率和G^-杆菌感染率，但是不能降低感染相关死亡率。部分研究表明，预防性的全身用药虽然可以降低败血症的发生率，但同样不能降低感染相关死亡率。同时，由于预防用药引起的细菌耐药也是值得注意的问题。

当HSCT病例发生不明原因发热，在体温达到一定水平（如38～38.5℃）时即应开始抗感染处理，包括：体格检查、血培养、咽拭子培养、中心静脉插管口的培养、中段尿培养、胸片等检查，而在留取培养标本后即应开始静脉抗感染治疗。经验性治疗可采用广谱抗生素或抗生素组合，如单用碳青霉烯类或β-内酰胺类联合氨基糖苷类。一般在开始广谱抗感染治疗48～72小时即可取得发热的缓解，在广谱抗生素治疗48小时无效时即应给予抗球菌治疗，如应用万古霉素，而治疗72小时发热不缓解即应考虑开始抗真菌治疗。在明确细菌感染的病原体后，即应根据培养结果和药物敏感性实验调整抗生素。正规抗感染治疗后仍发热持续，应该考虑以下原因：鼻窦等隐匿部位的细菌感染、真菌败血症（如肝脾等部位的念珠菌感染）、药物热或病毒血症。

随着诊断和治疗手段的不断改善，HSCT后细菌感染的预后已经明显改善，但是细菌感染仍然是移植相关死亡的重要原因之一，仍然位居移植后感染相关死亡的首位。不合理应用抗生素，特别是预防性应用，导致的细菌耐药是抗感染治疗所面临的一个重大的挑战。

二、造血干细胞移植后病毒感染

病毒感染是HSCT病例治疗相关死亡的重要原因之一，主要见于异基因HSCT（allo-HSCT）病例，在无关供者、脐血及半相合HSCT病例发生率较高，而在自体HSCT（auto-HSCT）病例少见。对病毒感染的免疫反应的差异造成了不同的移植类型具有不同的病毒感染发生率，其中不同程度的T细胞功能不全是主要原因，B细胞功能缺陷也是重要原因。CMV、HSV、VZV、EB病毒等是较常见的病毒感染病原体。

常见病毒感染中CMV是感染发生率及感染相关死亡率最高的病原体，以下主要介绍CMV感染的诊断、监测、预防和治疗等内容。CMV感染是指从任何部位的组织标本或体液中分离到CMV病毒，或检测到病毒蛋白或核酸；而CMV病是指有CMV感染并引起受累器官的损伤，即包括受累组织样本分离到病毒以及受累器官感染症状。CMV病可以发生于HSCT后的任何时期，从早期的粒细胞缺乏期到移植后数年，其中50%以上的病例发生于移植100天以后。CMV病容易累及的器官有肺、胃肠道、角膜和中枢神经系统等，其中肺是最常受累的器官，并且预后最差。

采用药物预防或更昔洛韦为基础的抢先治疗策略前，allo-HSCT病例CMV病的发生率可高达20%～50%。随着预防手段的改善，CMV病的发生率已明显下降，但也有研究表明allo-HSCT后晚期感染率仍达17%。CMV病的发生主要与免疫功能缺陷有关，综合文献报道危险因素主要有：allo-HSCT、GVHD、GVHD预防和治疗、应用糖皮质激素、T细胞去除、全身照射、移植物CMV检测阳性以及移植后T细胞重建延迟等。

CMV病的诊断需要符合两个条件，即与CMV病相符的症状以及受累组织样本分离到病毒。病毒分离和抗病毒抗体检测是诊断病毒感染的经典方法，但是前者操作费时费力、诊断敏感性低，而由于移植后的体液免疫缺陷使后者对活动性病毒感染的诊断无能为力。现在临床广泛应用的检测手段主要是基于抗原、DNA 或 mRNA 检测技术的。检测中性粒细胞核中的 CMV 蛋白 pp65 的抗原血症检测，操作快捷并且可以做到半定量，对于提示 CMV 感染及判断预后作用肯定。实时定量 PCR(RT-PCR)是近年发展起来的可以定量检测 CMV 病毒负荷的方法，操作简便、快捷，敏感度高，现已得到广泛应用。定量检测 CMV 病毒负荷是该方法的优势，在预测 CMV 感染、指导抗病毒治疗以及治疗后监测中优势明显。

确诊的 CMV 病，尤其是 CMV 肺炎预后很差，因而有效的预防策略意义重大，而高危病例更容易从积极的预防中获益。主要的预防策略包括：应用适当的血液制品、IVIG 以及应用抗病毒药物作为药物预防或抢先治疗。现在广泛应用的预防 CMV 病的药物有阿昔洛韦、更昔洛韦、缬更昔洛韦、伐昔洛韦、膦甲酸钠及西多福韦等。

移植后输注 CMV 血清学阴性的血液或去除白细胞的血液，可以明显降低血清学检测阴性病例的 CMV 病发生率，而对于阳性病例意义不大。IVIG 可以降低 CMV 病的发生率，但研究表明这种预防作用微弱。多数研究表明阿昔洛韦、更昔洛韦、膦甲酸钠等抗病毒药物的预防性应用可以明显降低 CMV 感染率和 CMV 病的发生率，但是并不能改善总体生存率，原因是抗病毒治疗引起的骨髓抑制导致细菌和真菌感染发生率增高。

三、造血干细胞移植后真菌感染

侵袭性真菌感染(invasive fungal infection，IFI)是 HSCT 的重要并发症之一，也是移植相关死亡的重要原因，其发生率高达 10% ~30%。IFI 确诊病例病死率极高，达 50% ~90%，而累及中枢神经系统的病例病死率超过 90%。IFI 的发生率呈逐年上升的趋势，并且随着抗真菌药物的广泛应用，IFI 病原菌的构成比也在逐渐发生变化，即曲霉菌和氟康唑耐药的念珠菌所占构成比逐年增高，在真菌菌株中耐药的曲霉菌和罕见真菌的构成比逐年增高。虽然新的抗真菌药物不断出现，但是 IFI 仍然是 HSCT 中的一个非常棘手的问题。

IFI 的发生主要与免疫功能缺陷有关，多项研究发现 IFI 的危险因素有：真菌的暴露史或者定植、抗真菌药物接触史、粒细胞缺乏的持续时间、植入失败、急性和慢性 GVHD、应用皮质激素、基础疾病复发或进展、器官功能不全等。进一步的分析表明，根据危险因素进行危险分层可以发现 IFI 的高危病例。HSCT 病例往往具有较多的危险因素，如重度粒细胞缺乏、GVHD、应用免疫抑制剂、脏器功能不全、真菌感染病史等，因而具有较高的 IFI 发生率。

多中心研究及文献荟萃分析表明，抗真菌预防可以明显降低 HSCT 后 IFI 的发生率、IFI 相关死亡率和总体死亡率。氟康唑仍是部分研究机构推荐的 IFI 预防用药，可以有效预防念珠菌感染，对霉菌感染无效；伏立康唑、伊曲康唑是近年较多应用于抗真菌预防的药物，与氟康唑相比可以明显降低真菌感染的发生率及 IFI 相关死亡率，但是对于念珠菌感染无明显优势，对于结合菌等少见真菌无效。伯沙康唑是最近应用于临床的三唑类药物，总体效果更佳，尤其对于预防侵袭性曲霉菌感染，对于接合菌也具有较好抗菌活性。移植前 IFI 病史是移植后发生 IFI 的主要危险因素之一，而多项研究表明，从预处理开始应用伏立康唑、伊曲康唑、两性霉素 B、卡泊芬净等药物进行抗真菌次级预防，可以明显降低移植后 IFI 的复发和进展率，大大改善了这类病例的预后。

氟康唑仍然是治疗念珠菌感染的首选药物，但是近年来耐药菌株的分离率逐年上升，伊曲康唑、伏立康唑等新一代三唑类药物与氟康唑也往往存在一定的交叉耐药性，但伏立康唑对于多数菌株仍然具有比较好的疗效。棘白菌素类药物对于念珠菌感染具有较好的抗菌活性和较低的毒性。

两性霉素 B 是经典的抗真菌药物，具有广谱的抗真菌活性，但是具有较大的毒副作用，脂质体两性霉素 B 的出现大大降低了毒副作用，提高了治疗的耐受性。棘白菌素类抗真菌药物如卡泊芬净等，具有较好的抗真菌活性和较低的毒性，与两性霉素 B、伏立康唑等药物联合应用可以提高疗效。伏立康唑等三唑类药物是目前应用最广泛的抗真菌药物，具有广谱、高效的抗真菌活性和较低的毒性，多数研究表明其疗效优于经典药物两性霉素 B，对于治疗中枢神经系统曲霉菌感染也具有一定疗效，但长期应用会引起接合菌等耐药菌株的突破性感染。伯沙康唑是新一代的三唑类抗真菌药物，与传统药物相比，对于预防和治疗曲霉菌感染具有明显优势，对于其他药物治疗无效的难治性感染有明显的疗效。对于药物治疗后的残留感染灶或药物治疗无效的病例，联合手术切除可以改善疗效。

早期诊断和治疗可以改善 IFI 的预后，但传统的诊断方法敏感性和特异性较差，使部分病人被过度治疗，而新的诊断手段为这一问题找到了解决方案。以高分辨 CT 和 GM 实验为基础的抢先治疗策略可以达到相对特异的“靶向治疗”，以减少治疗的费用和毒副作用。

(韩明哲 严文伟)

参 考 文 献

1. 中国红十字会中华骨髓库 2009 年报. 中国造血干细胞捐献者资料库管理中心,2010 年 3 月
2. Gratwohl A, Baldomero H, Frauendorfer K, et al. Results of the EBMT activity survey 2005 on haematopoietic stem cell transplantation: focus on increasing use of unrelated donors. Bone Marrow Transplantation, 2007, 39:71-87
3. McCullough J, Perkins H, Hansen J, et al. The National Marrow Donor Program with emphasis on the early years. Transfusion, 2006, 46:1248-1255
4. Aranes C, Nelson G, Chitphakdithai P, et al. Twenty Years of Unrelated Donor Hematopoietic Cell Transplantation for Adult Recipients Facilitated by the National Marrow Donor Program. Biology of Blood and Marrow Transplantation, 2008, 14:8-15
5. Cornelissen J, Löwenberg B. Role of allogeneic stem cell transplantation in current treatment of acute myeloid leukemia. Hematology Am Soc Hematol Educ Program, 2005:151-155
6. Anasetti C, Perkins J, Nieder M, et al. Are matched unrelated donor transplants justified for AML in CR1? Best Pract Res Clin Haematol, 2006, 19:321-328
7. Appelbaum F. Hematopoietic cell transplantation from unrelated donors for treatment of patients with acute myeloid leukemia in first complete remission. Best Pract Res Clin Haematol, 2007, 20:67-75
8. Tallman M, Dewald G, Gandham S, et al. Impact of cytogenetics on outcome of matched unrelated donor hematopoietic stem cell transplantation for acute myeloid leukemia in first or second complete remission. Blood, 2007, 110:409-417
9. Tse WW, Zang SL, Bunting KD, et al. Umbilical cord blood transplantation in adult myeloid leukemia. Bone Marrow Transplantation, 2008, 41:465-472
10. Barker J. Umbilical Cord Blood (UCB) Transplantation: An Alternative to the Use of Unrelated Volunteer Donors? Hematology, 2007:55-61
11. Tse W, Bunting K, Laughlin M. New insights into cord blood stem cell transplantation. Current Opinion in Hematology, 2008, 15:279-284
12. Rocha V, Gluckman E. Clinical Use of Umbilical Cord Blood Hematopoietic Stem Cells. Biology of Blood and Marrow Transplantation, 2006, 12:34-41
13. Benito A, Diaz M, Gonza'lez-Vicent M, et al. Hematopoietic stem cell transplantation using umbilical cord blood progenitors: review of current clinical results. Bone Marrow Transplantation, 2004, 33:675-690
14. Wu T, Lu D-P. Blood and marrow transplantation in the People's Republic of China. Bone Marrow Transplantation, 2008, 42:S73-S75
15. Gluckman E, Rocha V, Arcese W, et al. Eurocord Group. Factors associated with outcomes of unrelated cord blood transplant: guidelines for donor choice. Exp Hematol, 2004, 32:397-407
16. Hamza N, Lisgaris M, Yadavalli G, et al. Infectious complications after unrelated HLA mismatched allogeneic umbilical cord blood transplantation in adults. Br J Haematol, 2004, 124:488-498
17. Mazurier F, Doedens M, Gan OI, et al. Rapid myeloerythroid repopulation after intrafemoral transplantation of NOD-SCID mice reveals a new class of human stem cells. Nat Med, 2003, 9:959-963
18. Brown J, Boussiotis V. Umbilical Cord Blood Transplantation: Basic Biology and Clinical Challenges to Immune Reconstitution. Clin Immunol, 2008, 127:286-297
19. Symons H and Fuchs E. Hematopoietic SCT from partially HLA-mismatched (HLA-haploidentical) related donors. Bone Marrow Transplantation, 2008, 42:365-377
20. Handgretinger R, Lang P. The history and future prospective of haplo-identical stem cell transplantation. Cytotherapy, 2008, 10:443-451
21. Aversa F. Haploidentical haematopoietic stem cell transplantation for acute leukaemia in adults: experience in Europe and the United States. Bone Marrow Transplantation, 2008, 41:473-481
22. Mehta J, Singhal S, Gee AP, et al. Bone marrow transplantation from partially HLA-mismatched family donors for acute leukemia: single-center experience of 201 patients. Bone Marrow Transplantation, 2004, 33:389-396
23. Handgretinger R, Chen X, Pfeiffer M, et al. Feasibility and outcome of reduced-intensity conditioning in haploidentical transplantation. Ann NY Acad Sci, 2007, 1106:279-289
24. Bethge WA, Faul C, Bornhauser M, et al. Haploidentical allogeneic hematopoietic cell transplantation in adults using CD3/CD19 depletion and reduced intensity conditioning: an update. Blood Cell

Mol Dis,2008,40:13-19

25. Rizzieri DA, Koh LP, Long GD, et al. Partially matched, nonmyeloablative allogeneic transplantation: clinical outcomes and immune reconstitution. J Clin Oncol,2007,25:690-697
26. Aversa F, Berneman ZN, Locatelli F, et al. Fourth International Workshopon Haploidentical Transplants, Naples, Italy, 8-10 July, 2004. Blood Cells Mol Dis,2004,33:159-175
27. Fabio C, Myriam L, Franco A, et al. A survey of fully haploidentical hematopoietic stem cell transplantation in adults with high-risk acute leukemia: a risk factor analysis of outcomes for patients in remission at transplantation. Blood,2008,112:3574-3581
28. Aversa F, Reisner Y, Martelli M. The haploidentical option for high-risk haematological malignancies. Blood Cells, Molecules, and Diseases, 2008, 40: 8-12
29. Handgretinger R, Klingebiel T, Lang P, et al. Megadose transplantation of purified peripheral blood CD34(-) progenitor cells from HLA-mismatched parental donors in children. Bone Marrow Transplant,2001,27:777-783
30. Ruggeri L, Aversa F, Martelli M, et al. Allogeneic hematopoietic transplantation and natural killer cell recognition of missing self. Immunol Rev, 2006, 214:202-218
31. Ruggeri L, Mancusi A, Burchiellie E, et al. NK cell alloreactivity and allogeneic hematopoietic stem cell transplantation. Blood Cells Mol Dis,2008,40: 84-90
32. 阎嶂松,李大鹏,姜尔烈,等. 经粒细胞集落刺激因子动员的正常供者自发性脾破裂一例——附文献复习. 中华血液学杂志,2006,27:829-832
33. Bornhauser M, Storer B, Slattery JT, et al. Conditioning with fludarabine and targeted busulfan for transplantation of allogeneic hematopoietic stem cells. Blood,2003,102:820-826
34. Ferry C, Socié G. Busulfan-cyclophosphamide versus total body irradiation-cyclophosphamide as preparative regimen before allogeneic hematopoietic stem cell transplantation for acute myeloid leukemia: what have we learned? Exp Hematol, 2003, 31: 1182-1186
35. Gerard Socie, Reginald A. Clift, Didier Blaise, et al. Busulfan plus cyclophosphamide compared with total-body irradiation plus cyclophosphamide before marrow transplantation for myeloid leukemia: long-term follow-up of 4 randomized studies. Blood, 2001,98:3569-3574
36. McDonald GB, Slattery JT, Bouvier ME, et al. Cyclophosphamide metabolism, liver toxicity, and mortality following hematopoietic stem cell transplantation. Blood,2003,101:2043-2048
37. Iravani M, Evazi MR, Mousavi SA, et al. Fludarabine and busulfan as a myeloablative conditioning regimen for allogeneic stem cell transplantation in high-and standard-risk leukemic patients. Bone Marrow Transplant,2007,40:105-110
38. Chunduri S, Dobogai LC, Peace D, et al. Fludarabine/i. v. BU conditioning regimen: myeloablative, reduced intensity or both? Bone Marrow Transplant,2008:1-6
39. Chae YS, Sohn SK, Kim JG, et al. New myeloablative conditioning regimen with fludarabine and busulfan for allogeneic stem cell transplantation: comparison with BuCy2. Bone Marrow Transplant, 2007,40:541-547
40. Russell JA, Tran HT, Quinlan D, et al. Once-daily intravenous busulfan given with fludarabine as conditioning for allogeneic stem cell transplantation: study of pharmacokinetics and early clinical outcomes. Biol Blood Marrow Transplant,2002,8:468-476
41. Okada M, Fujimori Y, Misawa M, et al. Unrelated umbilical cord blood transplantation using a TBI/FLAG conditioning regimen for adults with hematologic malignancies. Biol Blood Marrow Transplant, 2008,14:896-903
42. Apperley J, Carreras E, Gluckman E, et al. Haematopoietic stem cell transplantation. The EBMT Handbook. 5th ed. 2008
43. Ferrara JL, Reddy P. Pathophysiology of graft-versus-host disease. Semin Hematol,2006,43:3-10
44. Welniak LA, Blazar BR, Murphy WJ. Immunobiology of allogeneic hematopoietic stem cell transplantation. Annu Rev Immunol,2007,25:139-170
45. MacDonald KP, Rowe V, Clouston AD, et al. Cytokine expanded myeloid precursors function as regulatory antigen presenting cells and promote tolerance through IL-10-producing regulatory T cells. J Immunol,2005,174:1841-1850
46. Le Blanc K, Frassoni F, Ball L, et al. Mesenchymal

stem cells for treatment of steroid-resistant, severe, acute graft-versus-host disease: a phase Ⅱ study. Lancet, 2008, 371: 1579-1586

47. Blazar BR, Taylor PA. Regulatory T cells. Biol Blood Marrow Transplant, 2005, 11: 46-49
48. Zeiser R, Nguyen VH, Beilhack A, et al. Inhibition of CD4+CD25+ regulatory T-cell function by calcineurin dependent interleukin-2 production. Blood, 2006, 108: 390-399
49. Toubai T, Sun Y, Reddy P. GVHD pathophysiology: is acute different from chronic? Best Practice & Research Clinical Haematology, 2008, 21: 101-117
50. Tse WT, Pendleton JD, Beyer WM, et al. Suppression of allogeneic T-cell proliferation by human marrow stromal cells: implications in transplantation. Transplantation, 2003, 75: 389-397
51. van den Brink MR, Burakoff SJ. Cytolytic pathways in haematopoietic stem-cell transplantation. Nat Rev Immunol, 2002, 2: 273-281
52. Ho V, Soiffer RJ. The history and future of T-cell depletion as graft-versus-host disease prophylaxis for allogeneic hematopoietic stem cell transplantation. Blood, 2001, 98: 3192-3204
53. Perez-Simon JA, Kottaridis PD, Martino R, et al. Nonmyeloablative transplantation with or without alemtuzumab: comparison between 2 prospective studies in patients with lymphoproliferative disorders. Blood, 2002, 100: 3121-3127
54. Bacigalupo A, Lamparelli T, Barisione G, et al. Thymoglobulin prevents chronic graft-versus-host disease, chronic lung dysfunction, and late transplant-related mortality: long-term follow-up of a randomized trial in patients undergoing unrelated donor transplantation. Biol Blood Marrow Transplant, 2006, 12: 560-565
55. Pavletic SZ, Carter SL, Kernan NA, et al. Influence of T-cell depletion on chronic graft-versus-host disease: results of a multicenter randomized trial in unrelated marrow donor transplantation. Blood, 2005, 106: 3308-3313
56. Banovic T, MacDonald KP, Morris ES, et al. TGF-beta in allogeneic stem cell transplantation: friend or foe? Blood, 2005, 106: 2206-2214
57. Fujii H, She K, Aslanian S, et al. Inflammatory markers and autoantibodies that correlate with early and late onset of new onset pediatric chronic graft-versus-host disease (GVHD). Blood, 2006, 108: 923a
58. Svegliati Baroni S, Olivieri A, Campelli N, et al. Stimulatory autoantibodies to PDGF receptor in patients with extensive chronic graft-versus-host disease. Blood, 2007, 110: 237-241
59. Cutler C, Miklos D, Kim HT, et al. Rituximab for steroid-refractory chronic graft-versus-host disease. Blood, 2006, 108: 756-762. I
60. Randolph SS, Gooley TA, Warren EH, et al. Female donors contribute to a selective graft-versusleukemia effect in male recipients of HLA-matched, related hematopoietic stem cell transplants. Blood, 2004, 103: 347-352
61. Miklos DB, Kim HT, Miller KH, et al. Antibody responses to H-Y minor histocompatibility antigens correlate with chronic graft-versus-host disease and disease remission. Blood, 2005, 105: 2973-2978
62. Anderson BE, McNiff JM, Jain D, et al. Distinct roles for donor-and host-derived antigen-presenting cells and costimulatory molecules in murine chronic graft-versus-host disease: requirements depend on target organ. Blood, 2005, 105: 2227-2234
63. Filipovich AH, Weisdorf D, Pavletic S, et al. National Institutes of Health consensus development project on criteria for clinical trials in chronic graft-versus-host disease: I. Diagnosis and staging working group report. Biol Blood Marrow Transplant, 2005, 11: 945-956
64. Shulman HM, Kleiner D, Lee SJ, et al. Histopathologic diagnosis of chronic graft-versus-host disease: NIH consensus development project on criteria for clinical trials in chronic graft-versus-host disease: Ⅱ. Pathology Working Group Report. Biology of Blood and Marrow Transplantation, 2006, 12: 31-47
65. Watkins TR, Chien JW, Crawford SW. Graft versus host-associated pulmonary disease and other idiopathic pulmonary complications after hematopoietic stem cell transplant. Semin Respir Crit Care Med, 2005, 26: 482-489
66. Kawase T, Morishima Y, Matsuo K, et al. High-risk HLA allele mismatch combinations responsible for severe acute graft-versus-host disease and implication for its molecular mechanism. Blood, 2007, 110: 2235-2241
67. Ritchie D, Seconi J, Wood C et al. Prospective monitoring of tumor necrosis factor alpha and interferon gamma to predict the onset of acute and chronic

graft-versus-host disease after allogeneic stem cell transplantation. Biol BMT,2005,11:706-712

68. Miano M, Faraci M, Dini G, et al. Early complications following haematopoietic SCT in children. Bone Marrow Transplant,2008,41:S39-S42

69. Tsuboi K, Kishi K, Ohmachi K, et al. Multivariate analysis of risk factors for hemorrhagic cystitis after hematopoietic stem cell transplantation. Bone Marrow Transplant,2003,32:903-907

70. Cheuk DKL, Lee TL, Chiang AKS, et al. Risk factors and treatment of hemorrhagic cystitis in children who underwent hematopoietic stem cell transplantation. Transplant International, 2007, 20: 73-81

71. Cesaro S, Brugiolo A, Faraci M, et al. Incidence and treatment of hemorrhagic cystitis in children given hematopoietic stem cell transplantation: a survey from the Italian association of pediatric hematology oncology-bone marrow transplantation group. Bone Marrow Transplant,2003,32:925-931

72. Richardson PG, Murakami C, Jin ZZ, et al. Multi-institutional use of defibrotide in 88 patients after stem cell transplantation with severe veno-occlusive disease and multisystem organ failure: response without significant toxicity in a high-risk population and factors predictive of outcome. Blood, 2002, 100:4337-4343

73. Kornblum N, Ayyanar K, Benimetskaya L, et al. Defibrotide, a polydisperse mixture of single-stranded phosphodiester oligonucleotides with lifesaving activity in severe hepatic veno-occlusive disease: clinical outcomes and potential mechanisms of action. Oligonucleotides,2006,16:105-114

74. Ho VT, Revta C, Richardson PG. Hepatic veno-occlusive disease after hematopoietic stem cell transplantation: update on defibrotide and other current investigational therapies. Bone Marrow Transplant, 2008,41:229-237

75. Imran H, Tleyjeh IM, Zirakzadeh A, et al. Use of prophylactic anticoagulation and the risk of hepatic veno-occlusive disease in patients undergoing hematopoietic stem cell transplantation: a systematic review and meta-analysis. Bone Marrow Transplant, 2006,37:677-686

76. Tay J, Tinmouth A, Fergusson D, et al. Systematic review of controlled clinical trials on the use of ursodeoxycholic acid for the prevention of hepatic veno-occlusive disease in hematopoietic stem cell transplantation. Biol Blood Marrow Transplant, 2007,13:206-217

77. Watkins TR, Chien JW, Crawford SW. Graft versus host-associated pulmonary disease and other idiopathic pulmonary complications after hematopoietic stem cell transplant. Semin Respir Crit Care Med, 2005,26:482-489

78. Yanik G, Hellerstedt B, Custer J, et al. Etanercept (Enbrel) administration for idiopathic pneumonia syndrome after allogeneic hematopoietic stem cell transplantation. Biol BMT,2002,8:395-400

79. Fukuda T, Hackman RC, Guthrie KA, et al. Risks and outcomes of idiopathic pneumonia syndrome after nonmyeloablative and conventional conditioning regimens for allogeneic hematopoietic stem cell transplantation. Blood,2003,102:2777-2785

80. Majhail NS, Parks K, Defor TE, et al. Diffuse alveolar hemorrhage and infection associated alveolar hemorrhage following hematopoietic stem cell transplantation: Related and high-risk clinical syndromes. Biol Blood Marrow Transplant, 2006, 12: 1038-1046

81. Afessa B, Peters SG. Noninfectious pneumonitis after blood and marrow transplant. Curr Opin Oncol, 2008,20:227-233

82. Bryant DH. Obliterative bronchiolitis in haematopoietic stem cell transplantation: can it be treated? Eur. Respir. J. 2005,25:402-405

83. Batts E, Lazarus HM. Diagnosis and treatment of transplantation-associated thrombotic microangiopathy: real progress or are we still waiting? BMT, 2007,40:709-719

84. Choi CM, Schmaier AH, Snell MR, et al. Thrombotic microangiopathy in haematopoietic stem cell transplantation: diagnosis and treatment. Drugs, 2009,69:183-198

85. Peyvandi F, Siboni SM, Lambertenghi Deliliers D, et al. Prospective study on the behaviour of the metalloprotease ADAMTS13 and of von Willebrand factor after bone marrow transplantation. Br J Haematol,2006,134:187-195

86. Caprioli J, Noris M, Brioschi S, et al. Genetics of HUS: the impact of MCP, CFH, and IF on clinical presentation, response to treatment, and outcome. Blood,2006,108:1267-1279

87. Ho VT, Cutler C, Carter S, et al. Blood and Marrow

Transplant Clinical Trials Network Toxicity Committee consensus summary: thrombotic microangiopathy after hematopoietic stem cell transplantation. Biol BMT,2005,11:571-575

88. Ruutu T, Hermans J, Niederwieser D, et al. Thrombotic thrombocytopenic purpura after allogeneic stem cell transplantation: a survey of the European Group for EBMT. Br J Haematol, 2002, 118: 1112-1119

89. George JN, Li X, McMinn JR, et al. Thrombotic thrombocytopenic purpura-hemolytic uremic syndrome following allogeneic hematopoietic stem cell transplantation: a diagnostic dilemma. Transfusion, 2004,44:294-304

90. Corti P, Uderzo C, Tagliabue A, et al. Defibrotide as a promising treatment for thrombotic thrombocytopenic purpura in patients undergoing bone marrow transplantation. BMT,2002,29:542-543

91. Ninin E, Milpied N, Moreau P, et al. Longitudinal study of bacterial, viral, and fungal infections in adult recipients of bone marrow transplants. Clin Infect Dis,2001,33:41-47

92. Einsele H, Bertz H, Beyer J, et al. Infectious Diseases Working Party(AGIHO) of the German Society of Hematology and Oncology (DGHO). Infectious complications after allogeneic stem cell transplantation: epidemiology and interventional therapy strategies—guidelines of the Infectious Diseases Working Party(AGIHO) of the German Society of Hematology and Oncology (DGHO). Ann Hematol, 2003,82 Suppl 2:S175-S185

93. Hori A, Kami M, Kim SW, et al. Development of early neutropenic fever, with or without bacterial infection, is still a significant complication after reduced-intensity stem cell transplantation. Biol Blood Marrow Transplant, 2004,10:65-72

94. Junghanss C, Marr KA, Carter RA, et al. Incidence and outcome of bacterial and fungal infections following nonmyeloablative compared with myeloablative allogeneic hematopoietic stem cell transplantation: a matched control study. Biol Blood Marrow Transplant, 2002,8:512-520

95. Boeckh M, Nichols WG, Papanicolaou G, et al. Cytomegalovirus in hematopoietic stem cell transplant recipients: Current status, known challenges, and future strategies. Biol Blood Marrow Transplant, 2003,9:543-558

96. Ozdemir E, Saliba RM, Champlin RE, et al. Risk factors associated with late cytomegalovirus reactivation after allogeneic stem cell transplantation for hematological malignancies. Bone Marrow Transplant, 2007,40:125-136

97. Marty FM, Bryar J, Browne SK, et al. Sirolimus-based graft-versus-host disease prophylaxis protects against cytomegalovirus reactivation after allogeneic hematopoietic stem cell transplantation: a cohort analysis. Blood, 2007,110:490-500

98. Ljungman P, Perez-Bercoff L, Jonsson J, et al. Risk factors for the development of cytomegalovirus disease after allogeneic stem cell transplantation. Haematologica, 2006,91:78-83

99. Boeckh M, Leisenring W, Riddell SR, et al. Late cytomegalovirus disease and mortality in recipients of allogeneic hematopoietic stem cell transplants: importance of viral load and T-cell immunity. Blood, 2003,101:407-414

100. Ljungman P, Griffiths P, Paya C. Definitions of cytomegalovirus infection and disease in transplant recipients. Clin Infect Dis,2002,34:1094-1097

101. Ljungman P, Reusser P, de la Camara R, et al. Management of CMV infections: recommendations from the infectious diseases working party of the EBMT. Bone Marrow Transplant, 2004, 33: 1075-1081

102. Lin SJ, Schranz J, Teutsch SM. Aspergillosis case-fatality rate: systematic review of the literature. Clin Infect Dis. 2001,32:358-366

103. Upton A, Kirby KA, Carpenter P, et al. Invasive aspergillosis following hematopoietic cell transplantation: outcomes and prognostic factors associated with mortality. Clin Infect Dis,2007,44:531-540

104. Schwartz S, Ruhnke M, Ribaud P, et al. Improved outcome in central nervous system aspergillosis, using voriconazole treatment. Blood, 2005, 106: 2641-2645

105. Marr KA, Carter RA, Boeckh M, et al. Invasive aspergillosis in allogeneic stem cell transplant recipients: changes in epidemiology and risk factors. Blood,2002,100:4358-4366

106. Pagano L, Caira M, Nosari A, et al. Fungal infections in recipients of hematopoietic stem cell transplants: results of the SEIFEM B-2004 study-Sorveglianza Epidemiologica Infezioni Fungine

Nelle Emopatie Maligne. Clin Infect Dis, 2007, 45:1161-1170

107. Pfaller MA, Diekema DJ, Rinaldi MG, et al. Results from the ARTEMIS DISK Global Antifungal Surveillance Study, 1997 to 2005. J Clin Microbiol, 2007, 45:1735-1745

108. Ascioglu S, Rex JH, de Pauw B, et al. Defining opportunistic invasive fungal infections in immunocompromised patients with cancer and hematopoietic stem cell transplants: an international consensus. Clin Infect Dis, 2002, 34:7-14

第154章

自体造血干细胞移植

自体造血干细胞移植(AHSCT)是指在给患者进行大剂量化疗或(和)放疗清髓性预处理后,再将事先保存的患者自身外周血干细胞(PBSC)或(和)骨髓(BM)回输患者体内重建造血功能与免疫功能的过程。该治疗适合于急性白血病(AL)、恶性淋巴瘤、多发性骨髓瘤(MM)、骨髓增生异常综合征(MDS)、慢性淋巴细胞白血病(CLL)等恶性血液病、自身免疫病及某些实体肿瘤患者。与HLA匹配同胞供者异基因造血干细胞移植(allo-HSCT)相比较,AHSCT具有干细胞来源不受限制、患者年龄可以相对较大、无移植物抗宿主病等并发症发生危险、移植相关死亡率(TRM)较低、移植后晚期严重感染发生率较低、患者移植后生活质量较高等优点。其缺点是复发率较高,因此,提高AHSCT患者疗效的关键是减少移植后复发,故移植前大剂量巩固化疗等体内净化及移植物体外净化十分关键。

第一节　造血干细胞采集、保存、处理与回输

目前AHSCT干细胞来源主要包括PBSC与BM。PBSC采集较为简单,多在大剂量化疗加用粒细胞集落刺激因子(G-CSF)动员后采用血细胞分离机进行采集,这也是目前AHSCT应用较多的一种方法。2005年欧洲造血干细胞移植登记处(EBMTR)资料显示15 278例AHSCT患者中,外周血干细胞移植(APBSCT)占98%,自体骨髓移植(ABMT)只占2%。

一、骨髓采集

骨髓采集需在连续硬膜外麻醉及严格无菌条件下进行,尽量避免全身麻醉。造血系统恶性肿瘤的骨髓采集应在最后一个疗程巩固化疗结束后骨髓恢复期进行,采髓前应进行充分的体格检查与主要脏器功能检查,根据采集骨髓量的多少,手术过程中一般会有不同程度的失血,因此,如果条件允许,术前分次采集自身血液800～1200ml作为手术时自身所用较为恰当。采集部位先从两侧髂后上棘开始,必要时可采集髂前上棘或胸骨,采集的骨髓必须由含有肝素的骨髓保养液进行抗凝,采集骨髓有核细胞数根据不同骨髓保存方式及是否进行体外净化处理决定。通常若骨髓不经浓集处理4℃保存,则采集骨髓有核数为$(1\sim1.5)\times10^8$/kg患者体重即可,如要分离单个核细胞(MNC)后冷冻保存,则需有核细胞数$(1.5\sim2)\times10^8$/kg体重;如果采集的骨髓需进行体外净化处理,则需3×10^8/kg体重以上。骨髓采集后需要过滤以去除骨髓小粒,我们的临床实践表明,采用含100目过滤网的不锈钢过滤罐对采集的骨髓进行过滤,能保证严格无菌且骨髓损失极少。

二、自体外周血造血干细胞(APBSC)的动员与采集

造血生长因子动员的PBSC比骨髓含有更多的早期干、祖细胞,其$CD34^+$细胞HLA-DR、c-kit的表达明显低于骨髓,而Thy-1的表达高于骨髓。并且,PBSC较骨髓易于采集,移植后造血恢复快,因此,APBSCT替代ABMT成为主要治疗手段。

(一)APBSC动员方法

APBSC动员方法主要有大剂量化疗、单用造血生长因子(HGF)、化疗联合HGF以及采用新的干细胞动员剂等。单用化疗或HGF的动员效果有限,化疗联合造血生长因子明显增加动员的PBSC含量。应用上述方法仍有5%～30%的患者不能动员到足够的PBSC,新的动员剂普来沙福联合造血生长因

子，有可能改善动员效果，且不增加毒副作用，从而改善患者预后，引起了人们的广泛关注。

1. 大剂量化疗联合造血生长因子 研究表明，大剂量化疗具有促进造血干细胞（HSC）增殖和释放至外周血的作用。化疗与 G-CSF 对于动员 HSC 具有协同作用，其机制未完全阐明，可能与化疗及细胞因子对骨髓微环境和 HSC 的黏附能力、通透性改变有关。疾病特异性的骨髓抑制性化疗联合 HGF 可进一步减小肿瘤负荷，并且可动员出 2～5 倍于单用造血生长因子的 HSC 含量，从而加快植入，提高生存率。较常用的 HGF 是 G-CSF 和粒-巨噬细胞集落刺激因子（GM-CSF），研究显示，G-CSF 比 GM-CSF 能够动员更多的 $CD34^+$ 细胞，并且 G-CSF 副作用更低；糖基化的 G-CSF 动员效果优于非糖基化 G-CSF。尽管大剂量化疗伴随相关的毒副作用，但多数研究认为，化疗联合 G-CSF 10μg/（kg · d）是肿瘤患者 HSC 动员的最佳方案。最常用的方案为环磷酰胺（Cy）3 ～ $7g/m^2$ + G-CSF。对于非霍奇金淋巴瘤（NHL）患者常用的方案为 ICE（异环磷酰胺+卡铂+足叶乙苷）或 DHAP（地塞米松+大剂量阿糖胞苷+顺铂）联合 G-CSF 等。聚乙二醇 G-CSF 较 G-CSF 具有较长的血清半衰期，可能会缩短动员至采集的时间，目前正处于临床研究中。IL-1、IL-3、IL-11、EPO、TPO、SCF、PIXY、MIP-1α 虽然也有动员作用，但单用效果不佳。

2. 新的动员剂 普来沙福（plerixafor），又名 AMD3100，为 CXCR4 可逆性的拮抗剂，可以中断 CXCR4 与 SDF-1 之间的结合，从而使 HSC 释放至外周血。2008 年底，普来沙福获得了美国 FDA 的批准，正式用于临床。与 G-CSF 动员的 HSC 相比，普来沙福动员的 $CD34^+$ 细胞 G_1 期比例较高，人体采用普来沙福动员的 HSC 在动物模型中重建造血的能力是 G-CSF 动员 HSC 的 3 倍。Ⅱ期临床试验显示，对于 MM、NHL 患者，普来沙福联合 G-CSF 动员的能力为单用 G-CSF 的 4（1.1～54.4）倍。普来沙福单用或在 4 天 G-CSF 后联合给药，HSC 动员后峰值出现在普来沙福给药后 6～9 小时。

在一项随机Ⅲ期临床试验中，115 例接受 APBSCT 的 MM 或 NHL 患者分别采用 G-CSF 或 G-CSF+普来沙福进行 PBSC 动员，结果在 MM 组，采用 G-CSF+普来沙福动员获得移植所需足量 $CD34^+$ 细胞的患者百分比明显高于采用 G-CSF+安慰剂动员者（72% vs. 34%），且采集的次数明显较少；在 NHL 患者也获得了类似的结论。G-CSF+普来沙福也可用其他动员剂动员 HSC 效果欠佳者，在一项对 NHL、霍奇金淋巴瘤（HD）和 MM 患者 HSC 动员效果欠佳的临床研究中，采用 G-CSF+普来沙福后分别有 60.3%、71.4% 和 76.5% 的患者重新获得移植所需足量 $CD34^+$ 细胞。普来沙福的主要不良反应轻微，最常见的不良反应为胃肠道不适及局部注射部位反应。

（二）影响 PBSC 动员的因素

影响 HSC 动员的因素有：年龄、性别、干细胞动员剂的类型和剂量、化疗方案、动员前的化疗次数、既往暴露于放疗、嘌呤类似物以及烷化剂等。年龄越大造血储备能力越差，PBSC 动员的效果也越差，女性患者 $CD34^+$ 细胞峰值高于男性。有研究表明，淋巴瘤患者每经历 1 次化疗，单次采集损失 $CD34^+$ 细胞约 0.2×10^6/kg。在化疗药物中白消安和卡莫司汀（卡氮芥）对造血系统影响最大，顺铂和 Cy 对造血系统影响中等，而 5-氟尿嘧啶、阿糖胞苷和羟基脲等对造血系统影响最小，不同的化疗药物根据其对造血系统影响强度而决定了其对 HSC 动员的影响程度。一些新药如沙利度胺、硼替佐米和来那度胺对 PBSC 的动员可能产生一定影响。多数研究认为沙利度胺对 HSC 动员和采集的影响较小并且有限，而且没有证据显示在 HSC 采集前的治疗方案中加入沙利度胺对采集的 HSC 的植入造成不良影响。来那度胺的血液学毒性较大，特别是存在骨髓抑制。MD Anderson 学者认为>3 疗程的来那度胺治疗后具有造成动员失败的危险，但来那度胺对 HSC 动员的不利影响可以部分通过采用含 Cy+G-CSF 的动员方案来克服。HSC 采集前应用硼替佐米治疗对 HSC 动员和采集数量没有显著性影响。

（三）APBSC 的采集

1. 采集技术 为了获得 APBSC，应用自动血细胞分离机分离采集外周循环血中的单个核细胞（MNC）即可。多数临床研究并未发现采集 APBSC 所用的各类机器的差别，但近期 Abeddlkefi. A 等的回顾性研究发现，对于 MM 患者，COBE-spectra 较 CS-3000 等其他机器采集 HSC 更迅速，采集的 HSC 量更大。

成人进行 APBSC 单采时血流速度一般为 50～70ml/min，多数情况需 4～6 个循环完成，分离总血容量 9～12L。两项回顾性研究发现：采集总血容量为 7L 和 10L，或 8L 与 12L 时采集的 $CD34^+$ 细胞量无明显差异。也有研究者认为大容量采集（>15L）可以减少采集次数。起初有研究者认为，大容量采集会损伤 HSC，但 Desikan. KR 等、Moller. AHK 等在研究大容量采集的动力学及评价其效果的研究中发现，采集的第 1 个小时与最后 2 个小时 $CD34^+$ 细胞的活性相似，证实大容量采集具有可行性。

采集过程无严重不良反应，分离血容量较大时可出现低钙、低镁的症状，可对症治疗；低血容量可以通过中断单采及减低血流速度来避免;术后可能有一定程度的血细胞成分降低,但大多波动在正常范围内。

2. 采集时机和目标　单用 G-CSF 动员后 $CD34^+$细胞峰值期是第 5 天,依次为第 6、4、7 天,通过皮下注射 G-CSF,$CD34^+$细胞峰值出现在用药后 2～8 小时,因此,采集当日通常在 G-CSF 注射后 4～12 小时进行采集。而化疗+G-CSF 动员不能像单用 G-CSF 那样精确地确定采集时间,可以根据外周血白细胞计数来指导确定采集时间,多数研究认为,最佳采集时间为白细胞($5.0\sim10.0)\times10^9/L$。单纯化疗动员后通常在白细胞$>10.0\times10^9/L$时开始采集,视血象恢复的速度决定连续或隔日采集;一般每疗程动员采集 3～6 次。动态监测循环血中的 $CD34^+$细胞比率的变化是确定采集 PBSC 的可靠指标,一般认为 $CD34^+$细胞大于 1% 时采集效果较好,但急性白血病经过强烈巩固化疗后动员 PBSC,多数患者外周血中 $CD34^+$细胞比例难以达到 1%。

三、移植物体外净化处理

AL、恶性淋巴瘤、MM 等恶性血液病患者 AHSCT 后治疗失败的主要原因是复发。一方面大剂量放/化疗后宿主体内残存的白血病细胞或其他肿瘤细胞是复发的根源;另一方面自体移植物中肿瘤细胞污染也是恶性血液病 AHSCT 后复发的重要原因。因此,为了降低 AHSCT 的复发率,有必要在移植前通过强烈巩固治疗及预处理进行体内净化,同时对自体移植物通过体外处理清除肿瘤细胞,以提高移植疗效。肿瘤细胞污染所致的复发与污染细胞数量和不同肿瘤生物学特性相关。国际骨髓移植登记处(IBMTR)非随机对照研究表明恶性淋巴瘤患者移植物体外净化后进行 AHSCT,复发率可以降低 15%。其他多数研究也表明移植物经过体外净化处理对临床有益。这些研究鼓舞学者们进行种种净化策略包括体内外的净化研究。

(一) APBSC 中残存肿瘤细胞

虽然采集的 PBSC 中含有肿瘤细胞的浓度较 BM 中低,但是许多研究表明 PBSC 中污染的肿瘤细胞仍是引起移植后复发的重要原因。由于采集的 PBSC 数量明显多于 BM,因此回输的细胞量是关键。对 13 例 MM 患者的 PBSC 和 BM 标本进行研究,采用定量 PCR 分析免疫球蛋白(Ig)重链可变区序列以评估肿瘤负荷。结果表明,BM 中中位肿瘤细胞比例为 0.74%,明显高于 PBSC(中位 0.0024%),但是在回输的 HSC 中含有的肿瘤细胞总数两者差异不明显。因此,不能认为 APBSCT 后疾病复发率会低于 ABMT。

(二) 移植物体外净化方法

目前体外净化移植物肿瘤细胞的最主要方法包括药物学、免疫学如单克隆抗体(mAbs)的阴性分选、免疫吸附、免疫磁珠、流式细胞分选技术的阳性分选、体外培养、细胞毒性 T 细胞治疗及病毒介导的净化等。

1. 药物学净化　用于体外净化的实验性药物不少,但能应用于临床的药物则较少,多为 Cy 的衍生物。4-氢过氧环磷酰胺(4-HC)是第一个用于 BM 净化的药物,它是 Cy 在体内经肝脏微粒体转化的主要毒性产物 4-羟环磷酰胺的类似物。Asta-Z(Mafosfamide)是另一种活化的 Cy 的衍生物,水解后变成 4-HC 而发挥作用。4-HC 在美国应用较广泛,而 Asta-Z 则主要用于欧洲。

4-HC 对白血病细胞有杀伤作用,它对肿瘤细胞的毒性呈剂量依赖性,并使定向祖细胞如粒、巨噬细胞集落形成单位减少高达 99%。药物净化的主要不利因素是移植后造血重建延迟,AML 患者 BM 应用 4-HC 净化后进行 ABMT,其中性粒细胞中位植入时间为 29 天,而未净化 BM 者为 22 天。目前多数学者认为药物净化法主要对化疗药物敏感的白血病细胞有效,这类患者同样可以通过大剂量联合化疗在体内清除白血病细胞,因此,现在已经很少应用体外药物净化法。

2. 免疫学净化　由于单克隆抗体(mAbs)对肿瘤细胞的特异性,使其成为能清除恶性肿瘤细胞的一种有效方法。但肿瘤细胞抗原表达的异质性,使人们为达到有效清除恶性肿瘤细胞的目的而采用多种 mAbs 的鸡尾酒疗法。单克隆抗体并不具备直接的细胞毒性,必须依赖补体或免疫毒素等方能发挥对肿瘤细胞的杀伤作用。目前常用的免疫学净化方法有补体介导的细胞毒法、免疫毒素法、免疫磁珠法等。

(1) 补体介导的细胞毒法:单抗与相应靶细胞表面抗原结合后,激活补体的经典途径使靶细胞溶解破坏,清洗去除溶解的细胞,从而使正常造血细胞得以纯化。该法简单,安全,无需特殊设备,费用低,是以往最常应用的临床净化方法。提高补体介导细胞毒的净化效能的有效方法是研究针对不同的肿瘤细胞、不同的抗原决定簇的特异性单抗加补体的最佳条件。Racadot 等研究了 12 种单抗在补体的参与下净化自体 BM 的最佳条件,认为:单抗剂量在细胞数为 10^7时应为 1～10μg、细胞悬液中的细胞浓度应小于 3×10^7/ml、多种单抗联合应用的净化效果优于单一单抗。

(2) 免疫磁珠法:免疫磁珠法已广泛用于实体瘤、急性淋巴细胞白血病(ALL)、MM 和淋巴瘤的体外净化处理。针对B淋巴瘤细胞的 mAbs 1 个循环能去除淋巴瘤细胞 1.9～2.8 个对数级，当 3 种 MoAbs 联合应用，1 个循环净化的效率增加至 3.3 个对数级，2 个循环净化处理可去除 5 个对数级 B 淋巴瘤细胞。有学者研究 2 种不同免疫磁珠微粒的净化效果，发现 1 个循环对肿瘤细胞杀伤是 3.1 个对数级，明显好于单个免疫磁珠的净化效果。但 2 个循环分别应用一个磁珠的净化效果与 2 种磁珠微粒联合应用的净化效果无明显差异，均大于 4.5 个对数级。3 种或 4 种 mAbs 联合免疫磁珠联合净化作用更佳。近十年来，临床最常用的是磁性细胞分选（MACS）技术，属于免疫磁珠法的一种，能快速、大容量获得目的细胞。通过 CliniMACS 自动分选仪最多可以处理 $(4\sim12)\times10^{10}$ 个细胞，分选或去除 $6\times10^{8}\sim1\times10^{10}$ 个标记细胞，例如 CD34、CD133、CD90 或 CD8 等细胞。$CD34^{+}$ 细胞阳性选择净化已广泛应用于恶性血液病和实体瘤的自体移植中，可清除 2～4 个对数级的恶性肿瘤细胞。与补体介导的细胞毒法相比，免疫磁珠法具有净化效率高，操作时间短的优点，磁珠没有批次间的生物学差异等优点。

（3）免疫毒素介导的细胞毒净化法：由于免疫毒素介导的杀伤机制不同于化疗药，故对于化疗耐药的细胞可用此方法。天然的强毒素如蓖麻毒素和白喉毒素等的 A 链和 B 链经二硫键相连，称为全毒素。单独的 A 链称半毒素，毒力不如全毒素强，A 链有细胞毒性，B 链则与细胞膜上的半乳糖残基结合，将细胞毒素带入溶酶体中，不可逆灭活 60S 核糖体或核糖体延长因子（EF2），抑制蛋白质的合成。抗肿瘤单抗与毒素结合后杀伤力增强，甚至单抗分子上只要结合一个毒素分子便有杀伤能力。免疫毒素是以特异性单抗为载体，毒素为弹头，使毒蛋白有良好的导向性，对靶细胞发挥定向的杀伤作用。体外研究发现该方法可杀伤 6 个对数级的肿瘤细胞。

（4）其他方法：HSC 体外净化其他方法有脉冲电场法、悬浮免疫微珠法、病毒净化法、高温、低温等物理净化法。脉冲电场法对流动的 HSC 通过脉冲电场可有效地净化骨髓瘤细胞而不损伤 HSC 功能。悬浮免疫微珠法将低密度的聚丙烯微珠预先包被在大鼠抗小鼠 mAbs 上，然后加入抗 B 细胞 mAbs，孵育一定时间，采用该方法对 16 例 B 细胞恶性疾病患者自体 BM 进行净化，结果 MNC 的回收率为 75%，髓系祖细胞的回收率为 83%。病毒净化法是一种新的净化策略，DNA 病毒如基因工程腺病毒载体被用作提供前药激活酶或在肿瘤细胞中选择性表达野生型 p53 而达到破坏肿瘤细胞起到体外净化的效果。

（三）体外净化的临床研究

1. 药物学净化　药物学净化在 AML 患者中研究的最多，在 NHL 和骨髓瘤患者中也有研究。在高危 AML 患者中应用 4-HC 或马磷酰胺（mafosfamide）体外净化，可使部分患者 ABMT 后获得长期无病生存（DFS）。一项多中心研究表明，应用 4-HC 净化的 AML 患者 ABMT 后无白血病生存率（LFS）为 56%，而未净化者为 31%。EBMT 回顾性分析了 387 例在 CR1 期进行 AHSCT 的儿童患者的疗效，发现体外净化组患者的复发率明显下降（净化组 30%±4% vs. 未净化组 43%±3%，$P=0.04$）。Abdallah A 等应用马磷酰胺对 98 例 AML 患者移植物进行体外净化，结果 ABMT 后患者中性粒细胞恢复中位时间为 27 天，随访 11.7 年，30% 患者长期 DFS。Feller N 等对 54 例 AML 的患者行药物学净化联合物理净化，其方法为：脂质体依地福新（ET-18-OCH3，对白血病细胞有选择性杀伤作用）联合低温保存或高温处理（42℃），结果发现体外联合净化可使白血病细胞减少 1 个以上对数级，对于 MRD 大于 0.05% 以上患者收益较大。

2. 免疫学净化　应用免疫学净化法研究最多的疾病是 NHL，其他的疾病有 MM、ALL、AML、乳腺癌、小细胞肺癌以及神经母细胞瘤等。诸多研究已证明此方法的安全性，并且对造血重建没有明显的延迟作用。但目前尚缺乏前瞻性随机对照研究确认去除隐性或显性肿瘤细胞是否会提高患者移植后 DFS。

（1）免疫磁珠法：免疫磁珠法，尤其是 CD34 阳性分选技术已广泛应用于 AL、MM 和恶性淋巴瘤患者移植物体外净化。

1）急性白血病：CD34、CD133 免疫磁珠阳性分选可清除 2～4 个对数级的白血病细胞。Feller 等对 165 例初治 AML 进行了免疫表型分析，发现 CD34 和（或）CD133 不表达者为 32%，弱表达者为 20%，并对这部分患者中的 11 例的自体移植物进行了 $CD34^{+}$ 细胞或 $CD133^{+}$ 细胞阳性分选，结果分选后移植物中白血病细胞数下降 3～4 个对数级而正常干细胞中位回收率为 50%。因此，$CD34^{+}$ 细胞和 $CD133^{+}$ 细胞阳性分选可以使近 50% 的 AML 患者受益。为了使另外一半 AML 患者也从分选净化中获益，该作者研究了 CD90 阳性分选净化的作用。作者检测了 119 例 AML 和 MDS 患者，结果发现 42 例（35%）共表达 CD34 和 CD90。在 60 岁以下患者（此部分患者适于行 AHSCT）仅有 23% 为 $CD90^{+}$，即有 77% 的患者可采用 $CD90^{+}$ 细胞分选，分选后移植物中 AML 细胞下降了 2.8～4 个对数级。因此，CD90 阳性分选净化可能对大多数 60 岁以下 AML

有效。

2）NHL：在 NHL 患者 AHSCT 治疗中，$CD34^+$ 细胞的阳性选择及 B 细胞标志性抗体的阴性选择应用较广泛。Williams 等比较了回输净化 HSC 的 270 例及回输未净化 HSC 的 224 例 NHL 患者行 AHSCT 的疗效，发现净化组患者总生存率（OS）明显提高。IBMTR 回顾性分析了 131 例移植物体外净化及 597 例移植物未净化的滤泡性淋巴瘤（FL）患者 AHSCT 疗效。经多因素分析发现，净化组患者比未净化组患者 RR 明显降低（5 年时两组 RR 分别为 43% 和 58%），虽然移植相关死亡率（TRM）未降低，但净化组 OS 及 DFS 均明显提高（$P=0.03$），体外净化为 AHSCT 后影响 RR、无进展生存（PFS）、OS 的独立预后因素。日本学者 Imai Y 等对 48 例 NHL 患者的移植物行 $CD34^+$ 细胞阳性选择，结果采集物中位纯化率和回收率分别为 93.3%、72.2%，移植后患者的中性粒细胞及血小板恢复中位时间分别为 10 天、14 天，移植后 2 年所有患者的 PFS 及 OS 分别为 37.3%、68.3%，这些研究均提示 NHL 患者移植物 $CD34^+$ 细胞的阳性选择体外净化对 AHSCT 疗效可能具有一定的作用。

以上研究均为非随机临床试验，2003 年欧洲进行了一项前瞻性随机临床试验。该研究中 130 例复发的 FL 患者，化疗后达 CR 或 PR 的患者随机分组，其中 32 例采用免疫磁珠法净化移植物后行 AHSCT，33 例患者采用未净化移植物行 AHSCT，24 例患者接受传统化疗。结果，大剂量化疗后 AHSCT 可以明显提高复发滤泡淋巴瘤（FL）患者的 PFS，但移植物净化并不影响 NHL 患者的 OS。本研究虽然为随机试验，但样本数较少，还需要前瞻性大样本随机对照试验比较净化与不净化 HSC 的疗效差异。

3）CLL：多项研究已初步证实 HSC 净化能降低 CLL 患者 AHSCT 后的 RR。Isidori 等对 10 例复发、难治 CLL 患者的采集物行 $CD133^+$ 细胞阳性选择免疫磁珠体外净化，中位净化纯度高达 94.8%，T 细胞与 $CD19^+CD5^+$ 细胞中位净化效能分别达 3.85、2.8 个对数级，HSC 回输后所有患者均未发生造血与免疫系统重建延迟。中位随访 28 个月，5 例 CR，3 例 PR，仅 1 例患者疾病进展。随后，Dreger 等人通过一项非随机、单中心的Ⅰ/Ⅱ期临床研究初步证实了双次 HSC 体外净化的可行性和有效性。该研究对 20 例高危 CLL 患者的采集物采用 $CD34^+$ 细胞免疫磁珠阳性选择和抗 CD19/20/23/37 抗体标记的免疫磁珠阴性选择进行双次体外 B 细胞去除，结果净化后 $CD34^+$ 细胞纯度高达 98.8%（89.1%～99.8%），$CD19^+CD5^+$ CLL 细胞中位净化效能达 5（4.1～6）个对数级。移植后所有患者均未发生植入延迟，中位随访 20（6～29）个月，17 例 CR。最近，DFCI 等报道了 10 余年来 137 例 CLL 患者（90% 为 IgVH 基因突变阴性）接受体外干细胞净化后 AHSCT 结果，6 年 OS 可达 58%。

然而，移植物中过度去除淋巴细胞，尤其是既往接受过多次氟达拉滨（Flud）或阿仑单抗治疗者可导致移植后免疫重建延迟。Altes 等报道 10 例 CLL 患者接受移植物双次体外 B 细胞去除后 AHSCT 结果，移植后 13 个月内有 3 例死于感染，另有 2 例患单纯疱疹病毒感染，均提示存在免疫系统重建延迟。

4）MM：MM 细胞不表达 CD34，自体 HSC 的 $CD34^+$ 阳性选择可能对 MM 患者有益，但多项研究证明对于 MM 患者，$CD34^+$ 细胞阳性选择并不能提高患者 AHSCT 后生存率。Vescio R 等对 131 例接受 AHSCT 的 MM 患者移植物行 $CD34^+$ 细胞阳性选择，中位随访 12 个月，结果体外净化虽然降低了肿瘤细胞的污染，但并未提高患者移植后 EFS 和 OS，主要是 MM 患者 $CD34^+$ 阳性选择不能降低移植后 RR。2007 年，Bourhis JH 等通过对 111 例 MM 患者的前瞻性随机临床研究，也发现 $CD34^+$ 细胞阳性选择虽然能降低移植物 2 个对数级的肿瘤细胞，但也不能降低 RR，不能改善 OS。

（2）免疫毒素法：应用免疫毒素净化移植物的临床试验较少。7 例高危 T-ALL 和 6 例 T 细胞 NHL 应用抗 CD7 蓖麻毒素 A 净化后进行 ABMT，骨髓细胞与浓度为 10^{-8} mol/L 免疫毒素共孵育，经克隆生长试验或植入时间研究均表明免疫毒素对 HSC 祖细胞没有明显影响。14 例 T-ALL 患者 BM 应用抗 CD5 和 CD7 共轭 2 种完整的蓖麻毒素，同时加 4-HC 进行净化。尽管净化效果很明显，但是移植后仍有 9 例患者复发，而且大多数在 HSCT 后短期内复发，提示此类高危患者复发的原因可能是由于大剂量化疗失败所致。

（3）补体介导的细胞毒作用：1982 年 Boston 移植小组首次报道以 J5 或 J5 和 J2 加兔补体净化 ALL 患者的骨髓，结果，24 例患者移植后有 8 例无病生存达 4～44 个月。以后随着本方法的进一步研究和应用，使这一方法逐渐成熟。Sallan 等对 19 例 CR2 和 CR3 的 ALL 患者骨髓移植物经单抗 J5 和 J2 加兔补体净化后进行 ABMT，中位随访 20 个月，结果 6 例患者仍 CR，7 例复发，而 5 例于缓解期死亡。Ball 等用抗粒细胞分化抗原单抗 PM81（抗 CD15）和 AML-2-23（抗 CD14）加兔补体对 138 例 CR1～CR3 的 AML 患者骨髓净化后进行 ABMT，其中预处理为 CY/TBI（全身照射）的 CR1 患者 3 年和 5 年 DFS 分别为 71% 和 57%，CR2/3 患者均为 23%；预处理为白消安（BU）/Cy 的 CR1 患者 3 年和 5 年 DFS 均为

45%,CR2/3 患者分别为 31% 和 28%。中国医学科学院血液病医院移植中心也曾对 2 例 T-ALL 患者 BM 采用抗 CD7 单抗+补体,1 例 common-B-ALL 患者 BM 采用抗 CD10 单抗+补体体外净化,结果 B-ALL患者 NR,3 个月后死亡,而 2 例 T-ALL 患者 CCR 达 10 年以上。以上结果也提示补体介导的溶血作用体外净化移植物的有效性。

(四) 体内净化作用的研究

体外净化会导致 HSC 丢失,而且实施过程费时费力,采用单克隆抗体体内净化可以避免以上缺点。体内净化应用的单克隆抗体应该是高效、低毒、患者可耐受的治疗性抗体。体内净化的优势是易于实行、无需细胞处理实验室而且不仅在干细胞采集期间可应用,在患者全程治疗期间均可应用,还可在 AHSCT 后重复应用。目前体内净化的缺点是现有的合适抗体有限,仅能针对一种抗原。

1. CD20 抗原 CD20 抗原仅表达于前 B 和成熟 B 细胞,而不表达于 HSC 和造血细胞系统的其他细胞,抗 CD20 单抗可作为体内净化剂去除采集的 HSC 中污染的肿瘤细胞。利妥昔单抗(rituximab)是基因工程人鼠嵌合单克隆抗体,也是研究最广泛的抗 CD20 单抗,现已被认为是 DLBCL 和 FL 标准治疗方案的组成部分。

Arcaini 等报道了一个前瞻性、多中心Ⅱ期临床试验结果,64 例晚期复发/难治 FL 患者中,应用巢式 PCR 检测 bcl-2/IgH 重排阳性的患者 38 例,体内净化方案包括 2~4 个疗程的 3 周免疫治疗与化疗(利妥昔单抗 375mg/m^{2}第 1 天;VCR 1.4mg/m^{2}第 2 天;Cy 400mg/m^{2}第 2~6 天)+4 剂 HD-Ara-C(2g/m^2 q12h 第 2、3 天)+2 剂利妥昔单抗(375mg/m^{2}第 1、9 天),结果在免疫治疗与化疗后 33 例患者 BM PCR 检测转为阴性,34 例患者进行了 PBSC 的采集,其中 33 例采集物进行了 PCR 检测,全部为阴性,净化效果达 100%,这是迄今为止 FL 患者免疫净化病例数最多的报道,移植后中位随访期 3.5 年,41 例仍处于 CR,5 年 PFS 为 59%。并且,自体移植后 bcl-2 基因重排(-)与持续临床缓解相关。此净化效果优于大剂量化疗的体内净化,后者的 PCR 转阴率为 50%。

Magni 等报道了 28 例初治 MCL 的前瞻性试验的 10 年随访结果,患者接受应用大剂量连续化疗+利妥昔单抗体内净化,利妥昔单抗(375mg/m^2)共输注 6 次,结果接受检测的 19 例患者采集物全部 PCR(-),转阴率 100%。中高危组患者 10 年 OS 为 68%,低危组患者为 76%;10 年 EFS 分别为 34% 和 57%。以上研究表明,利妥昔单抗体内净化后行 AHSCT 可以使部分 MCL 患者得到治愈。

应用利妥昔单抗不影响干细胞采集的质和量,亦不影响回输后造血功能的恢复,也可以在 AHSCT 后应用。Hicks LK 等 2009 年报道了一项前瞻性单中心研究,23 例复发的 FL 患者以 AHSCT 联合利妥昔单抗体内净化后以利妥昔单抗维持治疗。结果,中位随访 74.2 个月,可评价的 13 例患者中 11 例达持续分子生物学缓解,所有患者 5 年 OS 及 PFS 分别为 78%、59%。移植后大部分患者出现长时间的低丙种球蛋白血症,但并未增加严重感染的发生率。

对于利妥昔单抗治疗效果不佳,及难治、复发的 CD20 阳性的 NHL 患者,可以应用核素标记的抗 CD20 单抗的放射免疫治疗;放射免疫治疗还可以作为预处理的组成部分应用于 AHSCT,适用于因年龄≥60 岁或先前用过放疗而无法用分次 TBI 的患者。Press OW 等报道,52 例复发 B 细胞 NHL 患者进行 AHSCT,采用^{131}I-托西莫单抗联合大剂量(HD)-依托泊苷(VP16)和 Cy 作为预处理方案,结果移植后 2 年的 OS 和 PFS 分别为 83% 和 68%,比同期采用 HD-VP16+Cy+TBI 预处理后移植的患者的 OS 和 PFS 明显较长。

2. 阿仑单抗 阿仑单抗为抗 CD52 单克隆抗体,CLL 细胞表面高度表达 CD52,阿仑单抗可有效清除骨髓及外周血中肿瘤细胞,甚至对于 Flud 耐药或 p53 基因突变的 CLL 患者仍然有效。因此,采用 HDT 后 AHSCT 治疗的 CLL 高危患者,阿仑单抗在 AHSCT 前应用有可能达到体内净化的效果,在 AHSCT 后维持治疗有可能清除微小残留病(MRD),从而提高疗效。在 Montillo 等进行的Ⅱ期临床研究中,34 例患者采用阿仑单抗 10mg 3 次/周×6 周行体内净化,结果 CR 率由 35% 提高到 79.4%,19 例(56%)检测不到 MRD。这说明阿仑单抗对 CLL 患者能起到体内净化作用。

四、自体 HSC 保存

(一) 非冷冻保存

适用于 HSC 的短期保存,时间从数小时至数天不等,主要用于 AHSCT 患者。非冷冻保存一般将 BM 放于 4℃冰箱中,不需任何处理。BM 在 4℃中保存 48 小时后 CFU-GM 和 BFU-E 的回收率分别在 80% 和 45% 左右,保存时间延长至 72 小时,分别降至 40% 和 30% 左右。通常把保存时间控制在 60 小时之内。另外,HSC 如需体外扩增、净化等则在 37℃保存。

(二) 深低温冷冻保存

深低温冷冻保存是保存 HSC 最常用的方法。在低温中细胞代谢和各种酶的活动几乎完全停止,故保存的时间得以延长,而且温度越低可保存的时间越长。HSC 在-80℃可保存 1～2 年,在-196℃中则可长期保存。为了取得好的保存效果,应注意以下几个环节的处理。

1. 采用冷冻防护剂　降温分为慢速降温和快速降温,慢速降温会形成细胞外冰晶,细胞外渗透压增加,引起细胞脱水;快速降温则会使细胞内结冰,引起细胞机械损伤,两者的冰晶损伤均可导致细胞死亡。解决这一问题的方法是采用冷冻保护剂。冷冻保护剂对细胞的保护作用机制尚未完全阐明,但部分可以用冰晶形成和玻璃化理论来解释。冷冻保护剂即防冻剂分为细胞内和细胞外防冻剂。细胞内防冻剂如甘油、二甲基亚砜(DMSO)等;细胞外防冻剂如羟乙基淀粉(HES)、右旋糖酐(DEX)等,是大分子溶液,高分子量,溶质较少,不能透过细胞膜,它们在浓度增加到一定程度时,在形成冰晶之前,在细胞膜外形成一层黏稠的"玻璃壳"即玻璃化,阻止细胞内水分子外流,降低细胞脱水程度,减少细胞损伤。冷冻保护液除了有防冻剂外,还有糖盐溶液及血浆蛋白等,增加蛋白的浓度或细胞内外防冻剂联合应用可以提高细胞存活率。

2. 冷冻保存 HSC 前移植物处理　采集到的 BM 和外周血中含有多种细胞成分,不同细胞的保存条件如防冻剂种类及浓度、降温速度等存在差异,对 HSC 的冷冻保存条件仅适合于 HSC,其他成熟细胞在冷冻保存后会被破坏,出现絮状沉淀、引起输注相关毒性,如溶血所致的血红蛋白尿,严重时甚至发生急性肾功能衰竭。因此,在冷冻前需对采集的 HSC 进行处理,BM 需提取白膜或 MNC 部分以去除大部分红细胞;外周血在采集时应设定采集 MNC 程序,使采集物中 RBC 的含量降低。

3. 细胞浓度　冷冻前需要浓缩采集的 HSC。有研究表明 PBSC 的平均浓度为 3.7×10^8/ml(0.4×10^8～8×10^8/ml)时,对 $CD34^+$细胞回收率无影响,而较高浓度可降低 CFU-GM 的回收率。因此,一般 BM 细胞浓度为 1×10^8/ml,PBSC<4×10^8/ml。

4. 降温速度　降温速度是影响 HSC 冷冻保存质量的重要因素,HSC 冷冻保存时合适的冷冻速度是 1～3℃/min。有作者比较了应用 5%～10% 的 DMSO 做防冻剂,降温速度分别为 1℃/min、5℃/min 及 10℃/min 时 HSC 的回收率,结果 DMSO 在实验浓度下对细胞回收率无明显影响,但降温速度对细胞回收率的影响却非常大,随着降温速度的增大,细胞回收率降低,以 10% 的 DMSO 为例,在降温速度分别为 1、3、5℃/min 时,干细胞回收率分别为 85%、58% 和 30%,三者之间有显著性差异。中国医学科学院血液病医院移植中心自 1987 年开始应用 CryoMed 程控降温机对人的 HSC 进行冷冻保存,DMSO 的终浓度为 10%,样品的降温速度保持 1℃/min,到-40℃后改为 10℃/min,冷冻结果稳定可靠。HSC 容量减至原容量的 11.2%±16.9%,MNC 回收率 75.3%±16.9%,解冻后 CFU-GM 回收率为 84.9%±19.96%。

5. 冷冻细胞的保存　HSC 如果在程控降温过程中没有受到损伤,那么在储存过程中,只要储存的温度足够低,能够封闭整个细胞所有酶的代谢途径,在理论上样品无论储存多长时间都不会引起细胞存活率的改变。因此认为,储存的温度越低越好。目前大部分实验室是采用液氮来储存标本。在液氮中储存标本分为两种方式,一种是利用液氮蒸气储存,液氮蒸气的温度范围为-100～-194℃。另一种方法是储存于液氮-196℃中。有报道 HSC 冷冻保存 11 年后回输给移植患者,仍能重建造血功能。36 例患者应用冷冻保存中位 2.7(2.0～7.8)年的 HSC 进行 AHSCT,其粒细胞与血小板的恢复时间与应用短期冷冻保存 HSC 进行 AHSCT 患者无显著性差异。28 份中位保存 4.4 年的 HSC 进行 CFU-GM 及 BFU-E 集落培养时,发现集落的产率没有随着保存时间的延长而降低。

-80℃冰箱保存 HSC,保存温度是否足够低是人们比较担心的问题,有资料表明联合 DMSO/HES 冷冻保存细胞可以保存 22 个月;保存 18 个月内的细胞输注给移植患者可以使患者重建造血功能。PBSC 在-80℃保存不同时间后造血干/祖细胞回收率见表 154-1。

表 154-1　PBSCs 在-80℃保存不同时间后造血干/祖细胞回收率

	保存时间(月)				
	1	3	5	12	18
细胞回收率(%)	95±10	95±6	81±9	80±11	79±10
台盼蓝活率(%)	94±7	90±7	91±5	88±5	86±7
CFU-GM 回收率(%)	91±16	76±13	70±11	71±10	70±11
BFU-E 回收率(%)	98±10	95±11	90±7	86±9	84±10

6. 解冻 HSC的解冻过程十分重要,操作不当易引起细胞肿胀,破裂死亡,当应用的细胞内防冻剂扩散速度慢时,发生的程度更严重。因此,主张采用快速解冻,缩短细胞熔化肿胀过程,同时还以避免再结晶及重新形成冰块。1970年Leibo报道以90℃/min的速度熔化细胞,活率比以2℃/min熔化的细胞活率增加2倍。解冻时一般是采用37~42℃水浴熔化细胞。

五、自体造血干细胞的回输

回输前应备好急救设备及急救药品,回输骨髓时所用输血器应去掉滤网,以防止干细胞黏附。采集的骨髓在输注之前应该去除脂肪,以防止脂肪栓塞。通常可采用离心的方法,经离心后油滴均漂浮在血浆上层,将上层部分血浆与油滴一起挤出即可。回输过程中应仔细观察,在输注至最后3~5ml时剩下的油滴应丢弃。

对于冷冻保存的HSC,因DMSO或细胞破坏可能会产生过敏症状,输注之前应给予糖皮质激素及抗组胺药。深低温保存的骨髓从液氮中取出后立即置于37~42℃水浴中解冻,在1分钟内熔化,不加处理即可输注。也有作者认为,冷冻保存的细胞在20℃慢慢化冻与快速化冻效果相同。回输时是否需要将冷冻保存液洗去,要根据每次回输HSC的量而定,因为离心洗涤过程容易造成HSC的丢失。以前多主张熔化的HSC必须在10分钟之内输毕,但回输的速度太快,患者容易出现种种不适。研究表明,熔化后的HSC与冷冻浓度的DMSO接触1小时并不影响细胞的存活率,因此,回输的速度可根据临床具体情况决定。近年有研究者发现,对于熔化后含有絮状物的HSC,进行过滤输注后,滤器中残留的细胞的CFU-GM量低于总量的1%,因此,熔化后的HSC悬液中如果含有絮状物出现,完全可以用输血器(170μm)过滤回输。

因冷冻熔化后的HSC中除了含有冷冻剂DMSO,还含有损坏的细胞及细胞溶解的产物,输注时会发生一些副作用,患者可能会感觉大蒜的气味(DMSO引起),有的患者发生恶心、呕吐、头痛、呼吸困难、胸部紧缩、腹部不适等,有的出现心动过速、室性期前收缩、血压升高、血生化改变等,及时对症处理后大部分症状可消失,极少有严重并发症发生。

第二节 AHSCT的临床应用

一、AHSCAT治疗AML

AML是最常见的急性白血病,通常采用含蒽环类药物的联合化疗方案,CR率可达60%~80%,但复发率较高。通常55~60岁以下AML患者采用联合化疗只有1/3可以获得长期DFS,其中预后良好者半数可以获得长期DFS,而预后不良者只有10%的患者可以获得长期DFS。AML患者完全缓解后治疗对于减少复发,提高DFS率十分关键,AHSCT是AML患者缓解后治疗的重要组成部分。

(一)疗效与适应证

Jung等对45例AML患者(39例CR1,6例CR2)进行AHSCT治疗,患者中位年龄51(21~73)岁,结果移植后所有患者5年DFS 33.9%,OS 43.6%,其中60岁以下的患者中中危组与高危组患者5年DFS分别为53.3%、50%,标危组患者、中危组患者、高危组患者5年OS分别为80%、60%、75%。多项随机对照研究荟萃分析表明,AML患者AHSCT后长期DFS明显优于联合化疗,其中一项研究表明AML CR1患者AHSCT后长期DFS达48%,明显优于对照组联合化疗(30%);同时这些研究也表明AML CR1患者AHSCT后复发率为35%~48%,明显低于联合化疗组60%~68%,移植相关死亡率移植组为3%~14%,化疗组为3%~7%,但AHSCT患者OS无明显改善。

Lazarus HM等对1989~1996年IBMTR的AML CR1及CR2患者AHSCT(668例)及无关供者HSCT(URDHSCT,476例)资料分析表明,AML CR1患者AHSCT、URDHSCT后3年生存率(OS)分别为57%、44%(P=0.002),CR2患者则分别为46%、33%(P=0.006);AML CR1患者AHSCT、URDHSCT后3年DFS分别为53%、43%(P=0.021),CR2患者则分别为39%、33%(P=0.169)。同样,有研究者对IB-MTR1998~2004年间移植的AML患者3年OS进行分析,其中AHSCT 2184例,HLA匹配同胞供者移植及URDHSCT 8617例,AML CR1患者<20岁与≥20岁者AHSCT后3年OS分别为66%±4%、44%±4%,URDHSCT者则为41%±2%;AML≥CR2患者<20岁与≥20岁者AHSCT后3年OS分别为45%±8%、40%±3%,URDHSCT者则为42%±2%;晚期AML患者AHSCT与URDHSCT后3年OS分别为18%±4%、19%±1%。尽管以上研究为回顾性研究,但仍然说明AHSCT对于AML患者尤其是CR1及CR2患者具有一定的地位。因此目前多数学者认为AHSCT患者适合于无HLA匹配同胞供者的中、高危组CR1、CR2 AML患者、标危组AML CR1及CR2患者,高危组患者以异基因移植为宜,但晚期,未获得完全缓解AML不适合进行AHSCT治疗。

(二)影响疗效相关因素

1. 预处理方案 AML患者AHSCT预处理方案

的目的是以消灭患者体内残留的瘤细胞，选择方案时应考虑其对瘤细胞的敏感性及其髓外毒性，因此，理论上AHSCT预处理方案应该与异基因HSCT有所不同，但目前不少学者仍采用异基因HSCT预处理方案。TBI/Cy2、BU/Cy2作为AML患者经典预处理，在AHSCT治疗AML中取得较好疗效，但仍然有30%～50%患者会复发。为降低AML患者AHSCT后复发率，近年有不少研究者探索研究应用去甲氧柔红霉素（IDA）、VP-16、美法仑（Mel）替代Cy进行预处理。

IDA联合BU的预处理方案得到一系列研究，并显示出一定的优越性。Ferrara等对40例AML患者采用IDA 20mg/（m^2·d）×3d持续静脉输注，BU 4mg/（kg·d）×4天口服，所有患者采用未净化的PBSCT，结果移植后无一例患者发生移植相关死亡，82%患者发生Ⅲ～Ⅳ度黏膜炎，移植后中位随访32个月，65%患者获得DFS，75%患者生存。最近，Ferrara等继续研究此方案在AHSCT中的作用，将口服BU改为静脉BU，结果25例患者移植后严重的黏膜炎明显减少，Ⅲ～Ⅳ度黏膜炎发生率只有12%，同时完全胃肠外营养、抗生素使用及住院时间均明显缩短。此外，IDA包含方案也适合于老年患者，有报道对40例60岁以上的AML患者，应用持续输注IDA（2天）及BU（3天）作为预处理方案，结果31例（77%）患者发生Ⅲ～Ⅳ度黏膜炎，未发现心脏毒性，随访25个月，中位无病生存时间及总体生存时间分别为13个月和22个月。Lemoli等对129例AML患者采用BU/Mel方案预处理后行AHSCT，其中小于60岁者Mel 140mg/m^2，BU 16mg/kg口服（静脉12.8mg），大于60岁者Mel 120mg/m^2，BUS 12mg/kg（静脉9.6mg/kg），82例行PBSCT，47例行ABMT。结果，中位随访31个月，预期8年OS与DFS分别为62%、56%，复发率46%，非复发死亡率4.65%，其中年龄是影响疗效的独立预后因素。

2. 干细胞来源　目前AHSCT干细胞来源主要包括PBSC与骨髓。G-CSF动员的外周血比骨髓易于采集，移植后造血恢复快。但Gorin等对EBMTR 1994～2006年进行AHSCT治疗的2165例CR1 AML患者资料分析表明，ABMT患者3年DFS为52%±2%，而早期PBSCT（CR1到移植时间≤80天）及晚期PBSCT（CR1到移植时间>80天）DFS则分别为36%±3%、46%±2%；早期PBSCT、晚期PBSCT后复发率分别为56%±3%、46%±2%，明显高于ABMT者（39%±2%）。IBMTR的资料也有类似的结果。以上均为回顾性研究，ABMT疗效是否优于PBSCT还有待随机对照研究证实。

3. 移植前巩固治疗　Tallman等对IBMTR资料分析表明，AHSCT前巩固治疗对于减少复发十分必要，AML CR1患者未接受巩固化疗（146例）、接受标准剂量阿糖胞苷巩固化疗（244例）、接受大剂量巩固化疗（249例）后AHSCT 5年复发率分别为49%、35%、40%（$P=0.07$）；5年DFS分别为39%、53%、48%（$P=0.03$）。EBMTR资料也显示AML患者获得CR1后巩固治疗80天以上对于减少复发、增加DFS有益。此外，不少研究表明AHSCT前巩固化疗3个疗程以上十分必要。

4. 移植前残留病状态　Feller等采用多参数流式细胞仪（MFC）对AML患者AHSCT前PBSC采集物中的MRD进行了检测，发现采集物中MRD水平和DFS显著相关（$P=0.003$），当MRD水平<0.05%时，复发的相对危险度降低4.6倍，一年DFS为100%。因此，移植前残留病阳性者明显影响患者移植预后。Osborne等采用RQ-PCR对24例接受AHSCT的AML患者骨髓采集物中WT1转录水平进行了检测。中位DFS在WT1高水平组为10.5个月，而在低水平组，虽已随访92个月，还没有达到DFS（$P<0.05$）。Venditti等对31例接受AHSCT的成人AML患者的移植物MRD水平进行了检测，规定患者MRD水平<3.5×10^{-4}为标危（n=19），MRD水平≥3.5×10^{-4}为高危（n=12），两组的复发率分别为26%和100%，两组中位DFS分别为48和7个月。以上研究结果均提示AML患者移植前移植物残留病状态明显影响患者AHSCT预后。

5. AML患者细胞遗传学预后因素　细胞遗传学是影响AML患者AHSCT后疗效重要因素，有研究表明标危组、中危组、高危组AML CR1患者AHSCT后疗效存在明显差异，3年DFS分别为74%、50%、11%。AML CR1预后良好型患者进行AHSCT治疗，长期DFS达70%～88%。基于AML-M3采用全反式维A酸及蒽环类化疗能取得较好疗效，AML-M3 CR1患者不宜进行AHSCT治疗，而CR2患者AHSCT后DFS可达45%～79%，甚至有研究认为其疗效优于异基因HSCT及三氧化二砷治疗。

对于具有核结合因子AML（CBF-AML）CR1患者采用AHSCT治疗，DFS 70%～77%。Gorin等对325例CBF-AML的AML CR1患者AHSCT与allo-HSCT治疗疗效进行回顾性分析，结果发现inv16患者AHSCT与allo-HSCT后5年DFS分别为66%、59%（$P=0.5$）；t（8；21）患者则分别为66%、60%。Kuwatsuka等的研究同样发现t（8；21）AML-CR1患者AHSCT与allo-HSCT后3年OS分别为77% vs. 84%（$P=0.49$），inv（16）AML-CR1患者则分别为59% vs. 74%（$P=0.86$）。这两项研究表明两种移植方式治疗具有CBF-AML CR1患者疗效无差异。

此外，Nakasone 等研究表明，14 例 CBF-AML-CR1 患者 PBSC MRD 阴性，8/10 例移植前骨髓 MRD 阳性患者 AHSCT 后 MRD 转阴，2/10 例移植后仍阳性，但处于完全缓解期，中位随访期 4.4 年，5 年 DFS 达 93%。因此，对于 CBF-AML 患者，即使移植前骨髓 MRD 阳性，仍可以选择 AHSCT 治疗。

有研究者发现 99 例接受 AHSCT 治疗 AML-CR1 患者，采用 IDA 持续输注+BU 预处理，其中 19 例 $NPM1^+/FLT3\text{-}ITD^-$ 患者 OS 与 DFS 均优于对照。AML 患者具有 FLT3 突变者采用联合化疗预后较差，但 AHSCT 可能能克服这一不利因素，获得较好疗效。Yoshimoto 等对 34 例染色体核型正常的 AML CR1 患者进行 AHSCT 治疗，其中 10 例患者 FLT3 突变，结果移植后 FLT3 突变者与对照组 5 年 DFS 分别为 67.5%、68.6%（$P=0.819$）；5 年 OS 分别为 64.8%、78.9%（$P=0.4457$）。最近其他研究者也得出类似结果，因此，FLT3 突变者可能也适合进行 AHSCT 治疗，但这些研究病例数尚少，还有待大系列研究证实。

二、AHSCT 治疗 ALL

（一）疗效

AHSCT 自 50 年前即开始用于治疗成人 ALL 患者，当时主要用于晚期患者的治疗，少数患者也能获得长期 DFS。近年来文献报道 CR1 期成人 ALL 患者 AHSCT 后 5 年 DFS 为 45% ~65%，EBMT 资料显示 1336 例 CR1 期 ALL 患者 AHSCT 后 DFS 与 OS 分别为 36% 与 42%，而 CR2 期移植者 DFS 与 OS 分别为 21% 与 24%。虽然目前尚缺乏大系列随机对照研究证实 AHSCT 治疗成人 ALL 的疗效优于联合化疗，但众多研究均发现 AHSCT 疗效高于联合化疗，只是没有达到统计学差异。Dhedin N 等总结 LALA-85、-87 及-94 三项试验中随机对照比较 349 例 ALL 患者 AHSCT 或联合化疗作为缓解后治疗疗效的差异，其中 LALA-85/87 试验患者选择标准为 15 ~50 岁 ALL 患者且无 HLA 匹配同胞供者，LALA-94 试验患者选择标准为 15 ~55 岁高危 ALL 患者且无 HLA 匹配同胞供者，AHSCT 组 175 例，联合化疗组 174 例，结果 10 年 RR AHSCT 组 66%，明显低于联合化疗组（78%，$P=0.05$），AHSCT 组 10 年 OS、DFS 分别为 39%、37%，高于联合化疗组 25%、22%，但无统计学差异。Sirohi 等对 100 例 CR1 成人 ALL 患者采用美法仑（Mel）$110mg/m^2$+TBI 或 Mel $200mg/m^2$ 预处理后进行 AHSCT，移植后维持化疗 2 年，结果患者 7 年 DFS、OS 分别为 45% 与 48%。目前有英国学者研究发现成人 ALL 患者移植前骨髓或骨髓采集物进行重链基因重排或 T 细胞受体基因重排检测，阴性者 AHSCT 后 5 年 DFS 可达 77%。此外，Bishop 等对 IBMTR 同期进行 AHSCT 或无关供者异基因造血干细胞移植（URDHSCT）治疗的 260 例成人 ALL-CR1 及 CR2 患者疗效进行分析，结果发现移植后中位随访 77（12 ~ 170）个月，ALL-CR1 患者 AHSCT、URD-HSCT 后 5 年 DFS 分别为 39%、37%，OS 分别为 39%、38%；对于 CR2 患者，AHSCT、URD-HSCT 后 5 年分别为 14%、29%（$P=0.04$），但进行年龄调整后两者则无明显差异。这说明 AHSCT 是无 HLA 匹配同胞供者的患者有效治疗方法之一。

（二）适应证

通常认为年轻成人 CR1 ALL 患者应首选 HLA 匹配同胞供者 allo-HSCT 治疗，而无合适供者应行 AHSCT，但 Ph^+ ALL 患者由于 AHSCT 疗效较差，应行 URD-HSCT。标危组 ALL 患者，如果干细胞采集前 MRD 检测阴性，这类患者进行 AHSCT 治疗效果最佳。

（三）影响疗效的因素

1. 预处理方案　对于移植预处理的选择多主张采用含 TBI 的方案，分次全身照射（FTBI）>13Gy 对于减少复发有益，通常 TBI 与 Cy、VP-16、Mel 等联合应用，一般认为采用包含 TBI 的预处理方案优于联合化疗药物方案。

2. 移植物净化　对于移植物采用 4-HC 或抗 CD-10、抗-CD19、抗-CD20、抗-HLA-DR 单克隆抗体混合制剂免疫磁珠体外净化，能够降低 AHSCT 后 RR，但也有可能增加 TRM。德国学者对 32 例 ALL 患者进行研究，全部患者为具有不良预后因素或≥CR2 的高危患者，结果移植物净化后 AHSCT，12 例患者持续 CR，中位随访 143（66 ~181）个月，DFS 及 OS 均达 37.5%。美国单中心研究 89 例患者，48 例患者移植物净化处理，39 例未净化，结果移植后 2 年 DFS CR1 患者为 50%，≥CR2 为 21%，复发患者为 0，该研究表明体外净化处理移植物对于提高疗效有一定的作用，但对于复发的患者即使净化处理移植物，效果也较差，因此不适合采用 ASHCT 治疗。

3. 移植前残留病状态　移植前后 MRD 检测和预后密切相关。众多研究提示移植预处理前的 MRD 负荷是移植后复发的独立的预测因素。Patel 等采用 RT-PCR 技术检测克隆特异性免疫球蛋白或 T 细胞受体重排，研究其作为 MRD 的预测价值，对 161 例非 T 系 Ph 阴性成人 ALL 患者进行了研究。接受自体移植前骨髓 MRD 阳性组（$\geq 10^4$）治疗失败率显著高于 MRD 阴性组（$<10^4$），MRD 阳性组和阴性组的 5 年 DFS 分别为 25% 和 77%，两组比较差异具有显著性（$P=0.01$）。该研究提示 ALL 患者骨髓 MRD 阴性者采用 AHSCT 治疗疗效较好。

4. 分层治疗 目前多数学者认为ALL患者预后指标也与AHSCT后疗效明显相关。Sirohi等对100例成人ALL进行AHSCT治疗，其中以年龄超过30岁，获得CR时间超过4周，染色体核型为t(4;11)和t(9;22)为高危因素，不具备上述三条中任何1条者为标危组，具备1条者为中危组，具备2~3条者为高危组，结果AHSCT后标危组、中危组、高危组7年DFS分别为73%、36%、7%（$P<0.0001$），RR分别为19、53、82（$P<0.0001$）。因此，高危的患者可能更适合进行异基因HSCT治疗。

5. 移植后维持化疗 不少研究者认为ALL患者AHSCT后维持化疗2年对于减少复发具有一定的作用。研究表明，ALL患者AHSCT后维持化疗者RR(15/41)，明显低于未采用维持化疗者(6/10)，DFS及OS前者明显较高（$P=0.0008$）。Sirohi等对100例CR1成人ALL患者采用Mel 110mg/m^2+TBI或Mel 200mg/m^{2}预处理后进行AHSCT，造血重建后采用6-巯基嘌呤、甲氨蝶呤及长春新碱、泼尼松维持化疗2年，结果发现，采用0个、1个、2个、3个药物维持化疗后7年DFS分别为15%、29%、58%、61%（$P<0.0001$），这也说明ALL患者AHSCT后维持化疗对于提高疗效具有重要的作用。

中国医学科学院血液病医院长期对AHSCT治疗急性白血病进行研究，取得较好疗效，其中CR1期成人ALL患者AHSCT后5年DFS 52.9%±7.1%，RR 37.1±7.5，笔者主要的体会是移植前需要进行强烈的诱导、巩固与强化治疗，尤其是包含中剂量阿糖胞苷及甲氨蝶呤的联合化疗方案，且巩固强化治疗以4~6疗程为宜，移植物体外进行净化处理，预处理采用含TBI的方案，移植后进行维持化疗2年。

6. Ph$^+$/BCR-ABL阳性ALL的自体移植治疗 大多数学者认为，AHSCT对于Ph$^+$ALL疗效较差，但一个小系列的研究发现，移植前bcr-abl融合基因检测十分重要，移植前bcr-abl融合基因阳性者AHSCT后OS 12%，明显低于bcr-abl阴性者（56%，$P<0.05$）。此外，也有学者认为体外净化处理移植物可以提高AHSCT疗效。Mizuta等对14例CR1 Ph$^+$ ALL患者骨髓采用单克隆抗体体外净化处理，结果移植后6例患者获得长期DFS，5年DFS率达41.7%。至于酪氨酸激酶抑制剂治疗使Ph$^+$ ALL患者获得分子缓解，是否能提高AHSCT疗效还有待研究。

三、AHSCT治疗恶性淋巴瘤

（一）自体造血干细胞移植治疗非霍奇金淋巴瘤

非霍奇金淋巴瘤（NHL）近年的发病率呈上升趋势，尽管非霍奇金淋巴瘤的5年总体生存率已经从1975年的48%上升至2003年的63%，但每年仍有相当一部分患者因疾病进展而死亡。大剂量化疗后AHSCT可以明显延长NHL患者DFS时间，提高其OS率。

1. 自体造血干细胞移植治疗弥漫大B细胞淋巴瘤（DLBCL） DLBCL是成人NHL中最常见的一种类型，属于侵袭性淋巴瘤。抗CD20单克隆抗体利妥昔单抗联合化疗能使部分DLBCL患者得到治愈，但部分高危患者诱导治疗无效，且有相当一部分患者缓解后复发。大剂量化疗（HDT）后AHSCT可以提高此部分患者的生存率。对于一般情况较好的，年龄小于65岁的复发难治的患者及年轻的高危患者可以选择HDT后AHSCT治疗。

随机对照临床研究已证实HDT后AHSCT对于复发难治的DLBCL患者为首选治疗。Philip T等对215例年龄小于60岁的第1次或第2次复发的DLBCL患者给予2个疗程的DHAP化疗，化疗有效的患者随机分为BEAC（卡莫司汀+依托泊苷+阿糖胞苷+环磷酰胺）预处理后的AHSCT治疗和4次以上的DHAP化疗，结果AHSCT组患者5年OS及EFS分别为53%、46%，均高于化疗组（分别为32%、12%）。在AHSCT动员前的挽救性化疗必不可少，LNH-93-RP研究组随机比较了移植前未行2个疗程化疗与进行2个疗程化疗后再移植的两组患者的疗效，结果后者5年OS明显高于前者（38% vs. 21%）。对于原发难治的DLBCL患者，AHSCT治疗可以使患者长期PFS达20%~30%。

AHSCT能否作为DLBCL的一线治疗则存在争议。Greb A等对15项比较AHSCT及单纯应用化疗作为B-NHL患者一线治疗的随机对照试验（3079例患者）文献进行了荟萃分析。其中大多数患者为DLBCL。结果13项研究显示AHSCT组患者CR率高于化疗组，但总体上两组OS及PFS无明显差别，危险因素分析显示，只有处于高危阶段的患者将AHSCT作为一线治疗时能改善PFS。而上述的研究均在利妥昔单抗临床应用之前，进行联合利妥昔单抗治疗，传统化疗的疗效可进一步提高。因此，年轻的高危患者可以在CR1期行AHSCT治疗，而其他CR1期患者均应采用利妥昔单抗联合化疗。

影响DLBCL自体干细胞移植疗效的因素有：

（1）移植前后应用抗CD20单克隆抗体：抗CD20单克隆抗体利妥昔单抗的应用显著提高了DLBCL患者的疗效。Khouri等回顾性分析了67例行AHSCT治疗的患者应用大剂量利妥昔单抗的疗效，患者于动员化疗前1天及动员化疗第7天、移植后第1、第8天应用利妥昔单抗，结果患者2年OS和DFS分别达80%、53%，均明显高于同一中心的历史对照(67%、43%),应用利妥昔单抗的患者移植后中性粒细胞的恢复时间无明显延迟,未增加感染发生率。Horwitz 等对 25 例 DLBCL 患者 AHSCT 后应用利妥昔单抗的疗效进行了评价,患者于移植后 42 天开始应用利妥昔单抗,每个患者应用 4 次,每 6 个月重复一次。结果患者 2 年 OS 和 EFS 分别高达 88% 和 83%,在应用利妥昔单抗的患者检测到 B 细胞恢复延迟及免疫球蛋白-G 水平降低等,未发现感染率增加。但以上研究随访时间较短,利妥昔单抗对 DLBCL 患者行 AHSCT 治疗的影响和毒性反应还需临床长时间的随访观察。

(2) 预处理方案:AHSCT 治疗 DLBCL 常用预处理方案可分为三种类型:包含 TBI 的方案(常加 VP-16 及 Cy)、以卡莫司汀(BCNU)为基础的方案(BEAM 即 BCNU+VP-16+Ara-C+Mel;BEAC;CBV 即 Cy+BCNU+VP-16 等)、以 BU 为基础的方案(BU/Cy、BUS/VP-16 等)。西南肿瘤研究组(SWOG)研究发现 TBI-VP16-CY 方案疗效较好,但因 TBI 致患者移植后第二肿瘤发生率较高而逐渐减少了此方案的应用,而 BEAM 方案因移植相关毒性低而疾病缓解率高应用较多。Escalon MP 等近期对 50 例患者的单中心研究表明 BU/Cy 方案安全有效。而标记了抗 CD20 单克隆抗体的靶向放射治疗即放射免疫治疗(RIT)可以减少正常组织器官的放射剂量,增加肿瘤组织放射剂量,从而降低移植相关死亡率(TRM)。采用标记了 CD20 抗体的 ^{131}I 及 ^{90}Y 放射免疫预处理后行 AHSCT 治疗可以使复发难治的患者 2 年 OS 达 80% ~90%,2 年 PFS 达 68% ~78%。但其确切疗效还需更长时间的随访。

(3) 其他因素:一般认为 TRM 随年龄增加而增加,但 Gopal 等对 53 例大于 60 岁的患者行 AHSCT 治疗后,患者 4 年 PFS 达 41%,TRM 为 15%。移植前复发患者的年龄调整的国际预后积分指数(IPI)积分为影响移植疗效的因素,而移植前对化疗敏感为最重要的影响因素。Guglielmi C 等的研究认为复发至移植时间大于或小于 12 个月为影响 OS 及 PFS 的独立预后因素。近年发现移植前 PET-CT 检查阳性患者增加移植后复发率(RR)。移植前 PET 阳性患者应加强挽救性化疗,获得 CR 后再行 AHSCT 治疗。

2. AHSCT 治疗滤泡性淋巴瘤(FL) FL 为最常见的低度恶性淋巴瘤,根据中心母细胞的数量,FL 可分为 3 级:1 ~2 级为低度恶性,即惰性淋巴瘤;3a 及 3b 级为高度恶性。3a 及 3b 患者虽然对化疗较敏感,但容易复发,首次复发后 DFS 时间仅为 11 ~13 个月,中位生存期约 4.5 年。对于一般复发难治的患者应选择 AHSCT 治疗,但对于 CR1 的患者是否进行 AHSCT 治疗还存在争议。

对于复发的 FL 患者,特别是对于移植前再次获得 CR 的复发 FL 患者,AHSCT 能明显改善 DFS 和 OS。Montoto S 等分析 EBMT 的 693 例(其中 54% 为复发患者)AHSCT 治疗 FL 患者资料,患者进行了 10 年以上的随访,大部分患者应用包含 TBI 的预处理方案,结果移植后 39 人发生第二次肿瘤,患者移植后 15 年的 PFS 及 OS 分别为 27% 和 47%,在移植后 10 年开始出现生存曲线平台期,显示了 AHSCT治愈 FL 的趋势。Rohatiner AZ 等对 121 例 CR2、CR3、CR4 FL 患者采用 AHSCT 治疗,长期随访发现患者 15 年 OS 44%,PFS 达 47%。EBMT 1993 ~1997 年进行的一项多中心前瞻性随机对照研究,该研究比较了复发 FL 患者行 AHSCT(34 例)及单纯化疗(55 例)的疗效差异,65% 的患者为第一次复发,移植前均获 CR 或 PR。结果随访 2 年,移植组和传统化疗组的 DFS 分别为 55% 和 26% ($P=0.02$),OS 分别为 71% 和 46% ($P=0.03$),提示 AHSCT 具有改善复发 FL 患者疗效的作用。

采用抗 CD20 单克隆抗体利妥昔单抗提高了复发 FL 的疗效。意大利 GITMO 研究组多中心临床试验发现应用利妥昔单抗联合化疗(R-CHOP)治疗复发 FL 患者,并且 AHSCT 再联合利妥昔单抗治疗,能使 85% 的患者移植后获得 CR,3 年 PFS 达 68%,明显高于未用利妥昔单抗患者。

早期的一些Ⅱ期临床试验表明,部分 CR1 期的高危 FL 行 AHSCT 治疗能获得持续 CR,患者生存期延长。而近年的Ⅲ期试验表明与传统化疗相比,AHSCT 能提高 CR1 期患者 DFS,但是否能改善其 OS 还存在争议。法国 GOELAMS 研究组将 172 例高危 FL 患者随机分为 HDT 后 AHSCT 组与 CHVP 联合干扰素(IFN)-α 组。结果 AHSCT 组患者 5 年 DFS 明显高于化疗联合 IFN-α 组,60% vs. 48%。但进一步分析表明,只有高危患者(IPI>2)行 AHSCT 治疗后方可明显受益,两组 DFS 分别为 67% 和 20%,而中危或标危(IPI≤2)患者两组 DFS 相当。研究中还发现,AHSCT 组 5 年第二肿瘤发生率达 18.6%,而化疗联合 IFN-α 组无一例发生第二肿瘤。两组 5 年 OS (78% vs. 84%)无明显差异。

GITMO 研究组的多中心前瞻性随机试验比较了 136 例初治患者进行 R-CHOP 及利妥昔单抗强化化疗后 AHSCT(R-HDS)与单纯化疗及利妥昔单抗组患者的疗效差异。中位随访 4 年时 R-HDS 组较 R-CHOP 组患者 PFS 高(61% vs. 28%),分子生物学缓解(MR)率高(80% vs. 44%),但移植相关死亡及移植后并发症等因素 R-HDS 组并无 OS 的优势。因此,AHSCT 治疗虽然可以提高 CR1 的 FL 患者 PFS,

但未改善患者的 OS，因此，AHSCT 是否作为 CR1 患者的一线治疗还需进一步研究予以证实。

AHSCT 治疗 FL 患者的主要并发症为出现二次肿瘤，10 年发生率约为 11% ~25%，尤其应用含 TBI 预处理方案的患者发生率高，大部分为 MDS 或 AML，少部分为实体瘤。此外，与传统化疗相比，AHSCT 治疗后的患者易出现白内障、甲状腺功能低下、心功能不全等并发症。

影响 FL 自体干细胞移植疗效的因素有：

（1）造血干细胞来源：研究表明外周血干细胞较骨髓干细胞易采集，且毒性反应低，故现多采用 APBSCT。

（2）预处理方案：FL 患者行 AHSCT 治疗常用预处理方案可分为三种类型：包含 TBI 的方案、以 BCNU 为基础的方案（BEAM、BEAC、CBV 等）、以 BU 为基础的方案（BU/Cy、BU/VP-16 等），前两种方案应用较广泛。NHL 对放射线敏感，TBI 可以降低 RR，但其器官损伤及发生第二肿瘤、间质性肺炎等毒性反应是应用上的主要限制。而标记了单克隆抗体的靶向放射治疗即 RIT 可以减少正常组织器官的放射剂量，增加肿瘤组织放射剂量，从而降低 TRM。Gopal 等对比分析了 27 例以 ^{131}I-抗 CD20 单克隆抗体放射免疫预处理及 98 例传统方案预处理的 FL 患者行 AHSCT 治疗的疗效。虽然 RIT 组的第二肿瘤发生率无明显降低（7.6% vs. 8.6%），但其 TRM 及 DFS、OS 均有明显改善。

（3）肿瘤细胞的净化：对自体 HSC 体外净化可以减少肿瘤细胞污染，降低 RR。IBMTR 回顾性分析了 131 例体外净化移植物及 597 例未净化移植物 FL 患者 AHSCT 治疗的疗效差异。多因素分析发现，净化组比未净化组 RR 降低（5 年时两组 RR 分别为 43% 和 58%），OS 及 DFS 均有所提高（P = 0.03），体外净化为 AHSCT 后影响 RR、PFS、OS 的独立预后因素。但也有部分研究者认为，对移植物进行体外净化并不能使患者受益。至今尚缺乏前瞻性大样本随机对照试验比较净化与不净化移植物的疗效差异。采用抗 CD20 单克隆抗体利妥昔单抗体内净化可能具有一定的作用，Galimberti 等比较了 12 例 FL 患者行化疗后 AHSCT 治疗和 11 例 FL 患者经化疗联合抗 CD20 单克隆抗体利妥昔单抗后行 AHSCT 治疗的差异，结果 86% 应用美罗华组患者回输的自体造血干细胞的 bcl-2、IgH PCR 阴性，而对照组仅 14% PCR 阴性，且移植后利妥昔单抗组患者的 DFS 明显高于对照组。但由于病例数较少，利妥昔单抗体内净化对 AHSCT 疗效的影响还有待大系列随机对照研究予以证实。

3. AHSCT 治疗套细胞淋巴瘤（MCL）　MCL 占成人 NHL 的 4% ~6%，虽然对诱导化疗敏感，但在短时间内易复发，复发后中位存活期仅 3 年左右，尚缺乏有效的治疗方法。应用抗 CD20 抗体治疗后疗效有所提高，但疗效仍较其他 B-NHL 差。与传统化疗相比，AHSCT 支持下的 HDT 可以延长 MCL 患者生存期。

HDT 后 AHSCT 对于复发难治的 MCL 患者疗效欠佳，对于疾病处于早期阶段及 CR1 期的患者疗效较好，因此，对于疾病早期（尤其 CR1 期）、身体状况较好的 MCL 患者应尽早进行 AHSCT 治疗。

在较早期的报道中，AHSCT 治疗 MCL 患者 3 年 OS 仅为 18% ~30%，而新近的大多数研究表明疗效有所提高。在 Dreyling 等的前瞻性研究中，初治的 MCL 患者经诱导化疗后，74% 的患者获得 CR 或 PR，对未缓解患者再行 6 个疗程 CHOP 方案化疗，将获 CR 患者随机分组，一组（62 例）经 Dexa-BEAM 动员 HSC，采用含 TBI 的方案预处理后进行 AHSCT，另一组（60 例）经两次 Dexa-BEAM 巩固化疗后行 IFN-α 维持化疗。结果 AHSCT 组 PFS 明显高于 IFN 组（3 年 PFS 分别为 54%、25%），但由于移植组感染等并发症发生率较高，两组患者 3 年 OS 相当（分别为 86%、82%）。

有研究者对 EBMTR 195 例接受 AHSCT 治疗的 MCL 患者资料进行回顾性分析，结果发现 MCL 患者 5 年 OS 及 PFS 分别为 50%、33%，单因素分析显示处于 CR1 期行 AHSCT 治疗患者较对化疗敏感但非 CR1 期移植的患者死亡率低 33%。北欧一研究组对初治的 41 例 MCL 患者行 HDT 后 AHSCT 治疗，虽然患者 4 年 EFS 仅为 15%，但移植前获得 CR 患者 80% 在移植后 4 年时仍存活。Molina A 等回顾性分析了 69 例行 AHSCT 治疗的患者疗效，其中 27 例移植前获 CR1 的患者 5 年 OS 及 PFS 分别为 77%、50%，仅有 5 例复发，而非 CR1 期的患者 OS 及 PFS 仅为 39%、21%，42 例移植前非 CR1 的患者中移植后有 21 例复发。上述诸多研究表明，HDT 后 AHSCT 可以改善 MCL 患者无病生存率，对于疾病处于早期阶段（尤其移植前 CR1 期）患者更能延长其 OS，因此，MCL 患者应于获得 CR 后尽早行 AHSCT 治疗。

影响 MCL 的 AHSCT 疗效的因素有：

（1）利妥昔单抗联合 AHSCT 治疗：MCL 患者 AHSCT 后仍有部分患者出现复发，其原因可能与移植物中污染肿瘤细胞或体内残存的 MRD 有关，因此研究者们将抗利妥昔单抗加入治疗中，以起到体内净化或移植后清除 MRD 的作用。有研究报道，在移植前后加用利妥昔单抗能起到增强疗效的作用。

Mangle 等报道的前瞻性Ⅱ期临床试验评价了 20 例初治 MCL 患者在动员 PBSC 时及移植后加用利妥昔单抗的疗效。结果移植后 85% 的患者获得 CR，患者移植后 3 年 OS 及 PFS 分别达 89%、88%。但经对 PBSC 采集物及移植后患者骨髓 MRD（bcl-1/JH重排或克隆性 VDJ 重排）检测发现，移植后应用利妥昔单抗维持治疗可进一步清除 MRD，在 HSC 动员时应用利妥昔单抗也能起到体内净化作用。Gianni 等将利妥昔单抗联合序贯大剂量化疗进行体内净化，方案中有 2 次 HSC 采集及 3 次干细胞回输，在第 2 次单采的采集物中，接受检测的 19 例患者 MRD 均为阴性，所有患者移植后 54 个月时 EFS 达 78%。加拿大的 Mangel 等报道，对 13 例患者 AHSCT 后 2 个月和 6 个月时各应用 4 次利妥昔单抗治疗，结果应用利妥昔单抗后使移植后 2 例 PR 的患者获得 CR，使 4 例 NR 患者中的 2 例患者获得 CR。

（2）预处理方案：AHSCT 治疗 MCL 的预处理方案与其他 B-NHL 方案相似，常用包含 TBI 的方案、以 BCNU 为基础的方案（BEAM、BEAC、CBV 等）、以 BU 为基础的方案（BU/Cy、BU/VP-16 等），前两种方案应用较广泛。标记了单克隆抗体的靶向放射治疗，即 RIT 可以减少正常组织器官的放射剂量，增加肿瘤组织放射剂量，从而降低 TRM。近年来有研究者将 RIT 应用于 AHSCT 治疗后复发的 MCL 患者二次 AHSCT 治疗的预处理中。在 Behr TM 等的单中心报道中，7 例 AHSCT 治疗后复发的患者以 CHOP 方案再诱导化疗后以 ^{131}I-利妥昔单抗的放射免疫预处理，行二次 AHSCT 治疗，结果随访 25 个月时有 6 例患者存活，其中 5 例患者获得 CR。该结果提示放射免疫预处理对于提高晚期 MCL 患者 AHSCT 疗效可能有益。

（3）其他因素：①年龄。部分研究者认为年龄 >60 岁 AHSCT 疗效略差，但 Molina A 及 Freedman AS 等研究发现大于 60 岁的患者疗效与小于 60 岁患者相近，作者认为年龄不是影响疗效的因素。②强烈诱导化疗。因 MCL 患者具有易复发及难治的特点，有研究者建议采用强化诱导化疗方案以增加移植前缓解率。Foran JM 等比较了应用 CHOP 类似方案及 Hyper-CVAD 方案进行诱导化疗后行 AHSCT 患者的疗效差异。结果 Hyper-CVAD 组 4 年 DFS 明显高于 CHOP 组（68% vs. 33%），4 年 RR 明显低于 CHOP 组（25% vs. 67%），Hyper-CVAD 组虽然感染发生率高，5 年 OS 也高于 CHOP 组。同时研究者也注意到 Hyper-CVAD 组含不利预后因素患者比例少（B2-MG 及 LDH 水平高、肿瘤负荷高、Ⅲ/Ⅳ级患者比例等）。因此，强烈 Hyper-CVAD 诱导方案对 AHSCT 确切疗效还需随机对照试验来进一步证实。

4. AHSCT 治疗外周 T 细胞淋巴瘤（PTCL） PTCL 常用类似于侵袭性 B-NHL 的方案化疗，但缓解率低，早期复发率高，尤其是高危 PTCL 患者效果更差，除去 ALK$^+$ 间变大细胞淋巴瘤（ALCL）的患者，5 年 OS 仅为 25% ~30%。而 HDT+AHSCT 可以改善 PTCL 患者的 OS。

HDT+AHSCT 治疗复发难治的 PTCL：AHSCT 作为挽救性治疗，疗效与侵袭性 B-NHL 相当，化疗敏感与否为最主要的预后良好的因素，常用的预处理方案与 B-NHL 方案相似。西班牙 GEL/TAMO 研究组对 115 例 PTCL 患者行 HDT+AHSCT 挽救性治疗，其中 32% 患者移植前获得 CR1，62% 患者复发后对化疗敏感，5% 患者难治。结果所有患者 3 年 OS 为 60%，DFS 为 56%。Rodriguez J 等对 78 例复发难治的 PTCL 患者行 HDT 后的 AHSCT 治疗，结果患者 5 年 OS 及 DFS 分别为 49%、45%，TRM 仅为 11%。但其中 6 例难治的患者较对化疗敏感的患者疗效差，5 年 OS 为零。值得注意的是，在 PR 期进行 AHSCT 和再次取得 CR 后进行 AHSCT 的患者疗效无明显差异。Song KW 等比较了同期接受 AHSCT 治疗的难治、复发的 36 例 PTCL 患者和 97 例 DLBCL 患者的疗效差异，结果两组患者的 3 年 OS 分别为 48%、53%，3 年 DFS 分别为 37%、42%，两组 OS、DFS 无明显差异。最大的一项研究为 Rodriguez J 等最近的报道，作者对 123 例复发、难治的 PTCL 患者进行了 AHSCT 挽救性治疗，其中 91% 的患者移植前对化疗敏感。结果，移植后可评价疗效的 119 例患者中，73% 取得了 CR、11% 取得了 PR、16% 疾病稳定或进展。全部患者移植后 5 年 OS 和 DFS 分别为 45%、34%，TRM 仅为 5%。单因素分析发现，移植前 IPI 高、β_2-MG 水平高、对化疗耐药为影响疗效的不利因素，移植前取得 CR 患者 5 年 DFS 可达 47%。

可见对化疗敏感的复发、难治 PTCL 患者进行 HDT+AHSCT 治疗的疗效与侵袭性 B 细胞淋巴瘤相当，但是原发难治患者，特别是给予一线化疗方案未获得 PR 患者，则不能从 HDT+AHSCT 治疗中获益。

HDT+AHSCT 作为 PTCL 的一线治疗：HDT+AHSCT 是否可以作为 PTCL 的一线治疗仍存在争议。因为 PTCL 的疾病异质性和发病率低，很难进行大规模的前瞻性随机对照临床试验来评价 AHSCT 的疗效。GEL/TAMO 研究组一项大系列回顾性研究表明，74 例 PTCL 患者以 HDT+AHSCT 为一线治疗，结果移植后患者 5 年 OS 及 DFS 分别为 68%、63%，TRM 为 10%，移植后患者主要死亡原因为疾病进展，但该研究未指出 ALK^+ 患者比例。Rodriguez J 等对 26 例高危险性 PTCL（不包括 ALK^+ ALCL）患者采用 HDT+AHSCT 一线治疗进行了前瞻性研究。所有患者接受 3 个疗程 Mega-CHOP 方案化疗后应用放射性核素镓扫描，阴性患者再经 1 个疗程 Mega-CHOP 方案化疗后进行 ASCT。阳性患者接受 2 个疗程 IFE 方案（异环磷酰胺+VP-16，第 1～3 天）至少取得 PR 者接受 AHSCT 治疗。全部患者 3 年 OS、PFS 达 73%、53%，而对于 19 例完成 AHSCT 治疗的患者移植后 2 年 OS 及 DFS 分别为 84%、63%。在最近 Reimer P 等进行的一项多中心前瞻性研究中，83 例患者（非特殊性 PTCL 32 例，血管免疫母细胞 T 淋巴瘤 27 例，其余亚型 24 例）经 4～6 个 CHOP 方案化疗后以 DEXA+BCNU+美法仑+VP-16+阿糖胞苷方案或 VP-16+甲泼尼龙+阿糖胞苷+顺铂方案动员 PBSC。获得 CR 及 PR 患者给予 TBI+Cy 预处理后行 AHSCT 治疗。结果 66% 患者（56% 患者为 CR，8% 为 PR）进行了移植，移植后中位随访 33 个月，所有患者 3 年 OS 及 DFS、PFS 分别为 48%、53%、36%，其中完成移植的 55 例患者 3 年 OS 达 71%。

但也有部分研究显示 AHSCT 作为 PTCL 的一线治疗疗效欠佳。意大利的一项多中心前瞻性研究，62 例 PTCL 患者（PTCL-U 28 例、ALK^+ ALCL 19 例、AITL 10 例、其他亚型 5 例）接受 HDT+AHSCT 治疗，其中 46 例完成了整个治疗方案，16 例患者因疾病进展未能接受 AHSCT 治疗。结果，接受移植的 46 例患者，移植前 89% 获得 CR，移植后 12 年 DFS 达 55%，但所有患者 12 年 OS 及 DFS 仅为 39%、30%。

从目前大多数 HDT+AHSCT 作为 PTCL 一线治疗的前瞻性结果可以看出，能接受 AHSCT 的患者疗效优于传统化疗，但是 1/3～2/3 的患者因疾病进展等原因而丧失接手 AHSCT 的机会。这进一步提示 AHSCT 前优化诱导及巩固化疗方案的重要性。

5. AHSCT 治疗血管免疫母细胞淋巴瘤　血管免疫母细胞淋巴瘤（AITL）为侵袭性 NHL，占 PTCL 患者的 15%～20%。传统化疗疗效较差，总体生存率仅 30% 左右，中位生存时间 18 个月。新的治疗如免疫抑制剂、抗血管新生药物等均不能显著改善生存率。HDT+AHSCT 可以延长部分 AITL 患者 DFS，尤其对于化疗敏感的患者疗效较好。

由于 AITL 发病率较低，大系列的 HDT+AHSCT 治疗的文献报道相对较少，将 HDT+AHSCT 治疗作为一线治疗或挽救性治疗还存在争议。早年文献报道 HDT+AHSCT 治疗 AITL 疗效较差，近年随着支持治疗等的改善，其疗效有所提高。2003 年，Schetelig J 等对 EBMT 的资料进行回顾性分析，发现 29 例 AITL 患者 AHSCT 后 3 年 OS 及 PFS 分别为 44%、37%，尽管移植后患者的完全缓解率从 45% 升至 76%，但部分患者持续缓解时间较短。2007 年 GELTAMO-西班牙淋巴瘤研究组报道了 19 例 AITL 患者行 HDT+AHSCT 治疗的前瞻性研究工作，患者中位年龄 46 岁，其中 15 例患者以 RHDT+AHSCT 为一线治疗（8 例患者为 CR1，5 例患者为 PR，2 例原发难治），其余 4 例为挽救性治疗（CR2 或 CR3）。预处理方案为 BEAM 或 BEAC。结果其中 15 例患者进行了 APBSCT，移植后 3 年 OS 及 PFS 分别为 60%、55%。多因素分析显示：移植前存在骨髓侵犯或淋巴结外病变，移植前存在耐药、难治，年龄调整的 IPI 较高为预后不良因素。

近年最大系列的报道为 Kyriakou C 等对 146 例 AITL 患者 HDT+AHSCT 治疗疗效的一项回顾性分析。患者中位年龄 53（19～72）岁，79% 患者预处理方案为 BCNU+1，3-双氯亚硝基脲+VP-16+阿糖胞苷+美法仑，15 例患者预处理方案包含 TBI。结果，中位随访 31 个月，移植后 2 年非复发死亡率（NRM）为 7%，OS 为 59%，但累积复发率为 51%。多因素分析显示，移植前疾病状态为影响疗效最重要的因素，移植前达 CR 的患者，移植后 2 年 PFS 为 56%，移植前达部分缓解的患者，移植后 2 年 PFS 为 30%，而移植前化疗耐药的患者仅为 23%。

综上，对于化疗敏感的患者，HDT+AHSCT 可以延长部分 AITL 患者 DFS，有条件者，应于 CR 或 PR 后尽早行 HDT+AHSCT 治疗。

（二）自体造血干细胞移植治疗霍奇金淋巴瘤

大多数霍奇金淋巴瘤（HL）患者可以通过一线化疗得到治愈，但仍有 15%～20% 的患者初始化疗后疾病进展或复发。对于初始诱导化疗失败或复发的患者，采用各种传统挽救性治疗后缓解率低，缓解持续中位时间短，很难获得长期 DFS。对于化疗难治或复发的患者，选择 HDT+AHSCT 治疗，与传统二线化疗相比，可以明显延长其 DFS 时间。尤其对于复发的 HL 患者，HDT+AHSCT 为首选治疗。

化疗后复发的 HL 患者再次缓解率约 50%，缓解持续时间约 21 个月，生存率较低。多项研究表明，HDT+AHSCT 治疗复发 HL 患者的 5 年 DFS 及 OS 分别为 31%～70%、43%～90%。因 HL 发病率较低，至今只有两项随机对照研究比较 HDT+AHSCT 治疗与传统化疗治疗复发 HL 的疗效差异。英国国家淋巴瘤研究组将 40 例复发难治 HL 患者随机分两组，20 例患者以 BEAM 为预处理方案行 HDT+AHSCT 治疗，另外 20 例患者以减低剂量——BEAM（Mini-BEAM）为二线化疗后不给予 APBSC 支持。结果,3 年 EFS 移植组(53%)显著高于化疗组(10%),但两组患者 OS 无显著差异。EBMT 于 2002 年报道了另一项随机对照研究,161 例 16~60 岁的复发难治 HL 患者,随机分为两组,化疗组接受 2 个疗程 Dexa-BEAM 化疗,另一组接受 2 个疗程 Dexa-BEAM 后再接受 2 个疗程的 Dexa-BEAM 或大剂量——BEAM 后给予 APBSC 支持。结果,3 年治疗无失败率移植组显著高于化疗组(分别为 55%、34%),中位随访 7 年时移植组 DFS 显著优于化疗组(49%、32%),但两组患者 OS 无明显差异。这可能与约 1/3 单纯化疗未移植的患者复发后又进行了 AHSCT 治疗有关。因此,对于复发的 HL 患者,应首选 HDT+AHSCT 治疗。

原发难治(初始诱导化疗失败)的 HL 患者经挽救性化疗后 5 年 OS 仅为 12% ~30%,5 年 DFS 10% ~19%,中位生存期极短。多项单中心研究表明,原发难治的 HL 患者选择 HDT+AHSCT 治疗,较传统二线化疗相比可以明显延长其 DFS。斯坦福大学的一项回顾性研究表明,原发难治的 HL 患者 AHSCT 后 4 年 OS 达 52%,4 年无失败率(FFTF)达 44%,明显优于传统化疗组。Moskowitz CH 等对 75 例原发难治的 HL 患者以二线化疗及局部放疗,病情无进展者行 HDT+AHSCT,结果进行 AHSCT 治疗的 68 例患者中,二线化疗有效的患者(肿瘤体积减少 25% 以上)10 年 EFS 达 60%,而二线化疗效果差的患者(肿瘤体积减少 25% 以下)仅为 17%。Constans M 等报道,62 例原发难治的 HL 患者经 HDT/AHSCT 治疗后,5 年 FFTF 15%,5 年 OS 30%。ABMTR分析了 122 例诱导化疗后未缓解的 HL 患者行 HDT+AHSCT 治疗的疗效,结果移植后 3 年 OS 及 DFS 分别为 50%、38%。

影响霍奇金淋巴瘤 AHSCT 疗效的因素有:

(1) 移植前挽救性化疗:复发 HL 移植前是否取得 CR 是影响 AHSCT 疗效的重要因素。在 Sirohi B 等的研究发现移植前获得 CR 的患者 5 年 DFS 达 79%,移植前达 PR 的患者为 59%,而化疗无效、耐药的患者则仅为 17%。因此,移植前应选择适当的挽救性化疗,使患者至少获得 PR,同时尽量减少化疗毒性,尤其减少对 HSC 的损伤。近年常用的方案有:①Dexa-BEAM 及 Mini-BEAM 为早年常用的方案,但此类方案骨髓抑制作用强,化疗相关死亡率达 2% ~5%,对 HSC 有一定的损伤。②以铂类为基础的方案。如 ESHAP(VP-16+甲泼尼龙+大剂量阿糖胞苷+顺铂)或 ASHAP(多柔比星+甲泼尼龙+大剂量阿糖胞苷+顺铂)、DAHP 等。在一项前瞻性研究中,102 例复发难治的 HL 患者,经 2~3 个疗程 DHAP 方案化疗后,有效率为 89% (21% 患者获得 CR,68% 获得 PR),96% 患者可以采集到足够的 $CD34^+$细胞。③异环磷酰胺为主的方案,如 ICE、IVE(异环磷酰胺+依托泊苷+表柔比星)等。ICE 方案可降低化疗相关性的非血液学毒性反应。Moskowitz CH 等应用 ICE 方案对移植前 100 例患者行化疗,第 3 个疗程恢复后采集 APBSC,对于肿瘤缩小比例小于 25% 的患者行放疗。结果,化疗后总体有效率为 88% (26% 患者获得 CR),采集到中位 $CD34^+$细胞数为 7×10^6/kg 体重,AHSCT 治疗的患者中位随访 43 个月,EFS 为 68%。④吉西他滨为基础的方案。吉西他滨可以保护 HSC 的动员和采集,与其他药物无交叉耐药性,常用 IGEV(异环磷酰胺+吉西他滨+长春瑞滨)、GDP(吉西他滨+地塞米松+顺铂)等。Kuruvilla J 等研究发现移植前以 GDP 与 Mini-BEAM 方案化疗后患者总有效率无明显差异(62%、68%),但应用 GDP 组患者采集到足够 APBSC 者比例更高(97%、57%),且移植后 DFS 持续时间更长。

(2) 大剂量序贯化疗后 AHSCT:移植前挽救化疗可降低 HL 患者的肿瘤负荷,但部分患者多次化疗后仍不能缓解。为了最大限度发挥大剂量化疗的疗效,有研究者尝试对原发难治的、高危的 HL 患者给予大剂量序贯化疗后再行 AHSCT,即两步移植法。第一个循环的 HDT 最大程度地减灭肿瘤细胞,第二个循环的 HDT 巩固这一效应。从各研究中可见,经历大剂量序贯化疗后再行 AHSCT 的患者 5 年 DFS 达 49% ~59%,OS 54% ~78%。Sloan-Kettering 癌症中心对拟行 AHSCT 治疗的 HL 患者以两个循环的 ICE 方案化疗后,病变局部照射治疗,再进行 HDT+AHSCT。结果 ICE 方案的有效率为 88%,所有患者在中位随访 43 个月,OS 及 EFS 分别 73%、58%。其中顺利进行 AHSCT 治疗的患者 OS 及 EFS 分别高达 83%、68%。

(3) 预处理方案:HL 的 AHSCT 最佳预处理方案尚无定论。Gutierrez-Delgado F 等回顾性比较了 92 例患者应用包含 TBI 的方案及白消安+美法仑+塞替派两种方案的疗效差异,结果两组患者移植后 5 年 OS 分别为 57%、52%,EFS 分别为 49%、42%,均无明显差异。考虑到应用包含 TBI 的方案可能会增加二次肿瘤发生率,现多选用联合化疗方案。

(4) 影响 AHSCT 疗效的其他不良因素有:移植前患者存在 B 症状、存在淋巴结外病灶、淋巴结病变大于 2cm、CR1 持续时间短、既往接受过 TBI 治疗、复发时疾病所处阶段、复发时贫血程度等。德国霍奇金淋巴瘤研究组(GHSG)分析了接受 AHSCT 治疗的复发难治的 471 例患者的疗效,发现影响预后的独立危险因素包括:CR1 后 12 个月内复发、复发时疾病处于Ⅲ或Ⅳ阶段、复发时存在贫血,其中无以上因素的患者 5 年治疗无失败率为 45%，有 2 个因素的患者为 32%，有 3 个因素的患者仅为 18%。Brice P 等分析 HL 患者移植后的疗效，发现移植前初始缓解时间小于 12 个月及移植前存在结外复发为高危因素，无以上危险因素的患者及具有 1 个、2 个危险因素的患者 4 年 OS 分别为 93%、59%、43%。

HL 患者病理分型对 AHSCT 疗效影响研究较少，有一项研究认为淋巴细胞为主型较其他类型移植后疗效较高。近年研究发现移植前功能性影像学检查（FI，functional imaging）能预测患者移植后疗效。在 Jabbour E 等的研究中，FI 阴性（PET 或镓扫描）的患者 3 年 DFS 和 OS 分别为 69%、87%，而 FI 阳性的患者 3 年 DFS 和 OS 仅为 23%、58%。对于移植前达 PR 的患者，FI 亦能判断移植的预后，FI 阴性患者 3 年 DFS 为 51%，而 FI 阳性患者仅为 27%。

HL 移植后的治疗可降低移植后复发率（RR）。AHSCT 后复发是影响 HL 总生存的最重要的因素。移植后采用局部放射治疗，既可预防复发，又可使移植后 PR 的患者获得 CR，并且减轻了在移植前进行放射治疗的较强的毒副作用。在 Lancet JE 的研究中，移植后行局部放疗的 HL 患者 5 年 EFS 高于未行放疗的患者（分别为 44%、26%）。但移植后放疗的具体剂量及应用时机尚未能明确。Czyz J 等在回顾性分析了移植后 HL 患者以 IFN-α 或 IL-2 免疫治疗的疗效，结果发现应用免疫治疗的患者移植后 OS 及 PFS 均较未应用的患者有所提高。

一些研究者对 HL 患者移植后行 3 ~ 4 次联合化疗（分别在移植后 3、6、9、12 个月进行），以降低移植后 RR。而序贯移植则为降低移植后复发率最强的治疗手段。在 Fung HC 等进行了一项前瞻性多中心研究，46 例原发难治的、高危复发的 HL 患者（CR1 后 12 个月内复发、复发时疾病处于Ⅲ或Ⅳ阶段、既往接受过放疗的部位复发），第一次预处理为单用美法仑，第 2 次预处理为 fTBI 或卡莫司汀+Cy+VP-16，两次化疗后行 AHSCT。结果，经意向性分析，中位随访 51 个月时，患者 5 年 DFS 达 49%，OS 为 54%，明显好于历史对照，而且 TRM 与单次移植相近，并且大多数患者可以采集到足够两次移植的 APBSC。

HL 移植后复发的患者应根据移植前治疗、当前血细胞计数、一般状况等采用个体化治疗。部分患者单用长春新碱有效。对于局部复发患者，应给予局部放疗甚至手术治疗。身体条件较好的患者应行二次 AHSCT 治疗或接受 allo-HSCT。在 EBMT 的报道中，接受二次 AHSCT 的 HL 患者，二次移植后 2 年有 50% 的患者存活并获得 CR。IBMTR 报道了 114 例 AHSCT 治疗后复发患者（其中 35 例 HL 患者）行 allo-HSCT 的疗效，结果移植后 100 天 TRM 为 21%，5 年 OS 为 24%。而降低强度预处理后 allo-HSCT 可以降低患者 TRM，Alvarez I 等对 29 例 AHSCT 治疗后复发的 HL 患者行降低强度预处理后 allo-HSCT，结果患者移植后 2 年 OS 及 EFS 分别为 52%、23%。提示 HL 患者 AHSCT 后复发采用 allo-HSCT 治疗以降低强度预处理为宜。

四、AHSCT 治疗骨髓增生异常综合征

高危 MDS 经诱导缓解化疗后，可以获得15% ~ 64% CR 率，但由于较高的复发率（RR），持续缓解时间仅为 8 个月。对于缺乏 HLA 匹配同胞供者及无关供者来源，通过化疗达 CR 的年轻 MDS 患者，可以尝试进行 AHSCT 治疗。而移植前未达 CR 或≥CR2 的患者则疗效较差，不推荐采用 AHSCT 治疗。

大多数研究认为，与单独化疗、对症支持治疗相比，AHSCT 能使 MDS 患者获得更长时间的 DFS。Oosterveld M 等将达 CR 后行巩固强化及维持化疗的 MDS 患者（100 例），与 CR 后行 AHSCT 治疗的患者（36 例）疗效进行了比较，其中 AHSCT 组高危患者比例较高（60% vs. 43%）。移植患者以 TBI-Cy 或 BU-Cy 为预处理方案。结果 AHSCT 组 4 年 DFS 明显优于化疗组（27% vs. 17. 3%）。但 Ducastelle S 等报道的法国 11 个中心 53 例接受 AHSCT 的 MDS 患者则疗效较差，患者 AHSCT 后 4 年 DFS 为 15%，RR 为 75%，核型异常为唯一预后不良因素。虽然 RR 较高，但 8 例患者获得了长期无病生存，其中包括复杂核型及+8 染色体核型患者各 1 例。

近年文献报道 AHSCT 治疗 MDS 疗效有所提高，年轻 MDS 患者行 AHSCT 甚至可以取得与 allo-HSCT 相近的疗效。Witte TD 等对通过对 EBMT 的资料进行大系列回顾性分析，发现 126 例 CR1 接受 AHSCT 患者与 885 例接受 allo-HSCT 的患者相比较移植后 3 年 DFS 相似（33% vs. 36%），AHSCT 组 TRM 明显低于 allo-HSCT 组（25% vs. 37%），但 RR 较高（55% vs. 36%）。年龄仍为影响 DFS 的重要因素，年龄<20 岁患者，AHSCT 后 3 年 DFS 达 46%，年龄>40 岁患者，DFS 仅为 29%。在一项前瞻性对照研究中，184 例 MDS 患者经 IDA+Ara-C+VP-16 方案 1 ~ 2 疗程化疗后 100 例达 CR，以米托蒽醌+Ara-C 巩固一疗程后，41 例患者行 AHSCT（中位年龄 48 岁），35 例行 allo-HSCT（中位年龄 43 岁），两组患者均以 TBI 或 BUS 为基础的方案预处理。结果两组患者移植后 4 年 OS 相当（33% vs. 36%），4 年 DFS 无明显差异（27% vs. 31%）。

虽然 MDS 为 HSC 克隆性疾病，但也可以在强烈化疗缓解后通过动员采集到多克隆的 HSC。在一项 9 例 MDS 患者行 AHSCT 的报道中，以包含 IDA 的方案化疗后，以 G-CSF 动员 HSC。化疗前 1 例患者为单一染色体异常，8 例患者存在两种或两种以上染色体核型异常。结果 9 例患者中 6 例患者的采集物染色体核型正常，并且采集到足够数量的 CFU-GM 和 $CD34^+$ HSC。

一些早期的单中心研究认为 APBSCT 较 ABMT 增加患者的 RR，de Witte T 等对不同干细胞来源的自体移植治疗 MDS 的疗效进行了比较分析。APBSCT 组患者 232 例，ABMT 组患者 104 例，所有患者于确诊后中位 6 个月行 AHSCT。结果 ABMT 组患者 RR 较低（$P=0.07$），3 年 DFS 略高于 APBSCT 组（28% vs. 21%）。但多因素分析发现，年龄与 DFS 密切相关，年龄较大患者 RR 明显升高，而 ABMT 组患者中位年龄较小（41 岁 vs. 50 岁），消除年龄因素后，两组 RR 相当。所有患者 3 年 OS 为 34%，DFS 为 23%，RR 为 68%。作者建议对于年龄 <40 岁的患者，采用 APBSCT，因其造血恢复快，使 TRM 明显降低；年龄>40 岁患者宜采用 ABMT，可以使 RR 有所降低。

综上，MDS 患者采用 AHSCT 治疗 TRM 较 allo-HSCT 低，从而获得与 allo-HSCT 相近的 DFS，但其主要限制在于因缺乏 GVL 作用而 RR 较高（40% ~ 58%），以及部分患者不能采集足够数量的 HSC，因此，AHSCT 可作为 MDS 患者无 HLA 匹配供者的一种替代治疗选择。

五、AHSCT 治疗多发性骨髓瘤

自 1986 年以来，HDT-AHSCT 逐渐成为 65 岁以下初治 MM 患者的标准一线治疗。多个随机和非随机对照研究均提示，与单纯化疗相比，AHSCT 可延长初治和复发 MM 患者 EFS 和 OS，序贯二次移植能够降低 RR，提高患者 OS。近年来，沙利度胺、硼替佐米等新药与 AHSCT 联合，进一步改善了 AHSCT 的疗效。

（一）适应证

AHSCT 可作为初次诱导治疗后的巩固治疗，即早期移植；也可作为疾病复发进展后的挽救治疗，即晚期移植。近年随着新药与化疗方案的联合应用，对已获得 CR 的 MM 患者，是否首选 AHSCT 治疗还存在争议。第 1 次 AHSCT 后未获 CR 的患者，通过序贯二次 AHSCT 可获得 CR，延长 OS。对具有 del(13q14)、del(17p)、t(4;14)、t(14;16)、亚二倍体或浆细胞标记指数≥3% 的高危患者，AHSCT 可作为二线治疗。

（二）AHSCT 治疗 MM 疗效

1990 年，法国 MM 协作组的多中心随机试验比较了 AHSCT 和传统化疗的疗效差异：AHSCT 组患者 100 例，移植前接受常规化疗，预处理方案为美法仑 $140mg/m^2$+TBI 8Gy。传统化疗组患者 100 例，接受 4 个疗程化疗，结果 AHSCT 组有效率和 CR 率、5 年 OS 分别为 81%、22%、52%，显著高于传统化疗组（分别为 56%、5%、12%），两组患者 EFS 时间分别为 28 个月和 18 个月；MRC 及另两个研究小组亦发表了类似的研究结果。自此确立了 AHSCT 作为 65 岁以下 MM 患者一线治疗地位。Koreth J 等 2007 年对 AHSCT 与传统化疗相比较的随机试验进行了荟萃分析，分析中包括 2411 例患者，结果，虽然两种治疗方法的 OS 无明显差异，但接受 AHSCT 治疗的患者 PFS 期明显延长。

（三）影响疗效的因素

1. 移植时机 尽管疾病早晚期均可进行 AHSCT 治疗，但尽早移植疗效更佳。法国研究组将 185 名 MM 患者随机分为两组，接受 1 ~ 2 个疗程常规化疗后行 AHSCT 为早期患者组（n=91），接受平均 8 个疗程化疗无效或复发后再行 AHSCT 为晚期患者组（n=94）。结果两组患者 4 年 OS 分别为 66% 和 61%，中位 OS 两组均超过了 5 年，但是中位 EFS 早期移植患者（39 个月）明显优于晚期移植患者（13 个月）。早期移植的患者接触的烷化剂少，移植后继发 MDS 或白血病的风险降低。Arkansas 研究组认为确诊后 12 个月内进行移植是有利的预后因素之一，Morris 等对 7452 例 MM 患者回顾性的多因素分析表明，移植前化疗时间≤12 个月者 AHSCT 疗效最佳。

2. 移植前化疗 移植前常给予 4 ~ 6 个疗程的化疗。烷化剂可损伤 HSC，欲行 AHSCT 患者不宜应用；VAD（长春新碱+多柔比星+地塞米松）方案起效快，不影响 HSC 采集，新药开发前是移植前常用的诱导方案。而近年随着新药的应用，地塞米松+沙利度胺（DT）、硼替佐米+地塞米松（VD）、硼替佐米+多柔比星+地塞米松（PAD）和硼替佐米+地塞米松+沙利度胺（VTD）等方案疗效均优于 VAD，已取代 VAD 用于移植前的诱导治疗。Barlogie B 等报道，与 VAD 方案相比，DT 方案不仅可以提高移植后患者 OS，并且可以延长遗传学异常患者 CR 时间。Eom HS 等回顾性比较了包含硼替佐米的方案及 VAD 方案诱导化疗的疗效，两组患者分别为 39 例、30 例，结果虽然两组方案诱导治疗有效率无明显差异（90% vs. 81.6%），但硼替佐米组达 VGPR 及以上者比例明显高于 VAD 组（66.7% vs. 34.2%）。目前的临床研究显示，包含新药的三药联合方案优于两药联合，但具体疗效还需Ⅲ期随机试验来证实。

3. 预处理方案 目前多数研究者推荐 Mel $200mg/m^2$ 作为 MM 标准预处理方案，年龄更大患者宜减少剂量至 Mel 100～$140mg/m^2$ 较为合适。西班牙骨髓移植登记处报道了 1991～1999 年接受 AHSCT 患者的疗效，其中采用的四种最常用的预处理方案为：Mel（472 例）、Mel+TBI（135 例）、Mel+BUS（186 例）、BUS+Cy（28 例），结果应用四种方案患者的 CR 率为 31%～51%，PR 率 86%～93%，不同预处理方案对 OS、PFS、移植相关毒性影响无统计学差异。IFM 研究组对 Mel $200mg/m^2$ 和 TBI 8Gy+Mel $140mg/m^2$ 进行比较，发现两组有效率及 EFS 相同，而 Mel 组患者毒副作用低，粒细胞、血小板减少期短，黏膜炎发生率低，无毒性相关死亡病例。

由于硼替佐米对 DNA 修复酶具有抑制作用，在预处理方案中加用硼替佐米可以与 Mel 有协同化疗作用。IFM 研究组近期报道了硼替佐米联合 HD-Mel 预处理方案的安全性及有效性，35 例高危 MM 患者，在-6、-3、+1、+4 天应用硼替佐米，-2 天应用 Mel $200mg/m^2$，结果移植后 70% 患者获得了至少 VGPR，其中包括 17 例（32%）患者获得了 CR。

4. 动员 PBSC MM 患者 PBSC 动员的理想方案尚不确定，其中 HD-CTX+G-CSF 的动员方案应用较多，Cy $4g/m^2$ 的血液学毒性和非血液学毒性明显低于 $7g/m^2$，并且 $CD34^+$ 细胞的采集量无明显减少，故多选用 Cy $4g/m^2$。此外通过 CHOP、DCEP 和 d-TEC方案动员亦可成功的收集到足够的 $CD34^+$ 细胞。

5. 其他因素 肾功能衰竭增加 MM 患者 TRM，但最近有报道显示肾功能衰竭只要采取合理的方案并不影响 HSC 的采集和移植物的植活，生存期与肾功能正常患者相似。有研究表明肾功能衰竭的患者在接受 AHSCT 治疗后 5 个月时，17 名接受透析的患者中有 4 名不再依赖透析。随着 AHSCT 安全性的提高，目前认为年龄不再是限制 AHSCT 的主要因素，LRG 研究组分析 49 例≥65 岁和 49 例年轻患者接受 AHSCT 的疗效差异，结果虽然 65 岁以上患者组 CR 率偏低（20% vs. 43%），但两组患者 EFS、OS 相似，TRM 分别为 8% vs. 2%。此外 β_2-MG>5.5mg/L、ISS 分期Ⅲ～Ⅳ期亦是患者行 AHSCT 治疗的不利因素。采集的 APBSC 中可能混有骨髓瘤细胞，理论上对采集的 APBSC 进行体外净化处理可减少 RR，但是多项研究均显示体外移植物净化并不能提高 MM 患者 OS、EFS，减少 RR，因此，MM 患者 APBSC 有效的体外净化方法还有待研究。

（四）二次移植

第一次 AHSCT 治疗效果不佳的患者可考虑二次移植，二次移植使患者获得更高的 CR 率，明显延长单次 AHSCT 后未获得 VGPR/CR 疗效患者的生存期。法国 IFM96 研究组对 399 例初诊的 MM 患者进行单次和二次 AHSCT 疗效进行了随机比较，所有患者移植前接受 3～4 个疗程的 VAD 方案诱导，单次 AHSCT 预处理采用 Mel+TBI；二次 AHSCT 组，第 1 次预处理方案为单用 Mel，第 2 次为 Mel+TBI。结果，单次 AHSCT 组患者获 CR/VGPR 者为 42%，二次 AHSCT 组占 50%，两组患者中位 EFS 期分别为 25 个月和 30 个月，中位 OS 分别为 48 个月和 58 个月。Schmidt 和 Hieber 等报道了 228 例年龄小于 61 岁 MM 患者接受 AHSCT 治疗的疗效，结果中位随访 5 年，接受二次移植患者 EFS 及 OS 明显优于单次移植者，尤其是第 1 次 AHSCT 未获得 CR 患者，多受益于第 2 次 AHSCT。并非所有患者都可自二次移植中获益，对第一次 AHSCT 后已获 CR 的患者进行二次 AHSCT 并不能进一步提高疗效。有研究者发现与二次 AHSCT 相比，单次 AHSCT 后给予维持应用 6 个月沙利度胺，生存期和 RR 甚至优于前者。在复发前或第 1 次 AHSCT 后 12 个月内，进行二次 AHSCT 是最佳时间，能够提高 CR 率，延长 OS。11 和 13 号染色体异常，高 β_2-MG 的高危患者，即使行二次 AHSCT 中位生存期<2 年。

（五）新药对 AHSCT 的影响

近年来，含沙利度胺、来那度胺、硼替佐米等新药的联合方案治疗 MM，较传统治疗疗效明显提高，几乎与 AHSCT 疗效相当，而早期死亡率降低。

1. 沙利度胺 地塞米松联用沙利度胺（DT）可明显提高诱导 MM 疗效，不影响后续 PBSC 采集，总有效率 58%～76%，CR 率 5%～7%。Macro M 等比较了 DT 和 VAD 诱导方案对 AHSCT 的影响，诱导化疗后患者获主要反应率分别为 27% 和 9%。目前 DT 方案已被美国 FDA 批准用于 MM 移植前治疗，取代 VAD 方案作为移植前化疗选择。

2. 来那度胺 一项随机双盲试验比较了单用大剂量地塞米松与来那度胺+地塞米松治疗 MM 的疗效，结果两组总有效率分别为 53% vs. 84%，1 年 PFS 分别为 55% vs. 77%，来那度胺明显改善疗效。东方协作组比较了来那度胺+地塞米松+AHSCT、来那度胺+地塞米松（480mg/疗程）、来那度胺+地塞米松（160mg/疗程）治疗 MM 的疗效，结果随访 2 年，三组患者 OS 分别为 94%、80% 和 91%。

3. 硼替佐米 单用硼替佐米治疗 MM 有效率为 40%，联合应用地塞米松后有效率可达到 70%～90%，CR/VGPR 率 30%。最近一项研究报道了硼替佐米用于 AHSCT 前诱导和移植后维持治疗的疗效，AHSCT 前给予 2 个疗程的含硼替佐米的化疗。

结果，总有效率为83%，其中获得CR/VGPR患者占50%，所有患者3年DFS和OS分别为38.2%和63.1%。初步研究显示del(13q14)或IgH易位不影响硼替佐米的疗效，含不良遗传学异常的患者可自含硼替佐米的方案中获益。在体内和体外研究中硼替佐米和美法仑在治疗MM上显示出协同效应，在毒性上无重叠。因此，硼替佐米在移植前后应用可能明显改善MM患者AHSCT疗效。

HD-Mel对抗骨髓瘤细胞的作用毋庸置疑，硼替佐米等新药与HD-Mel具有不同的作用机制，硼替佐米在体外不能杀伤所谓的"骨髓瘤干细胞"。因此，新药应与AHSCT联合应用，但新药提高AHSCT疗效的合理应用方案仍在研究中。

（六）移植后维持治疗

AHSCT并不能治愈MM，移植后进行维持治疗更利于控制疾病进展。早期研究发现移植后应用IFN-α维持可提高EFS，但不影响OS。但是IFN-α可产生骨髓抑制，且副作用大，沙利度胺出现后逐渐取代IFN-α。来那度胺在长期应用中显示出更好的耐受性，有望取代沙利度胺作为MM的维持治疗。但是对于具有del(13q14)异常核型的患者未显示出疗效，对DT方案耐药的MM患者不宜再应用沙利度胺或者地塞米松进行维持，此时可选择硼替佐米，1.3mg/m^{2}每4周1次，可改善异常核型患者移植的疗效。在近期Barlogie B等报道的Ⅲ期临床试验中，移植后以VTD方案巩固及DT方案维持治疗后，患者2年CR率高达56%。

六、AHSCT治疗慢性淋巴细胞白血病

CLL是一种高度异质性的恶性疾病，临床转归差异较大。无临床症状及不良预后因素的患者自然生存期可长达8～10年，且早期无需治疗；而高危(Rai Ⅲ、Ⅳ期；Binet C期)、具有不良预后因素(如免疫球蛋白重链可变区IgVH基因突变阴性，17p13-、11q22-，CD38$^+$/ZAP70$^+$)的患者预计生存期不足3年。因此，对于这些年轻、高危、具有不良预后因素且无HLA匹配供者的CLL患者，建议早期采用AHSCT治疗。德国CLL研究组(GCLLSG)在2004年ASH会上报道了98例具有不良预后因素的CLL患者早期接受AHSCT的疗效，结果移植后3个月CR率达78%，PR率达21%。随访3～77个月，所有IgVH基因突变阴性的病例中位无进展生存期可达54个月。

（一）AHSCT的疗效

GCLLSG与医学研究委员会(MRC)分别报道了其Ⅱ期多中心研究结果：159例和115例均为Binet B期、C期或A期但具有不良预后因素的CLL患者，以TBI/Cy为预处理方案，中位随访时间分别为42个月和89个月，结果TRM分别仅为5%和3%，5年OS分别可达82%和80%，中位PFS分别可达54和59个月。该疗效要明显优于单用烷化剂或Flud治疗(中位无进展生存期<2年)。此外，Dreger等人通过对AHSCT患者与传统化疗患者进行风险匹配回顾性比较，发现AHSCT组患者的生存期明显长于传统治疗组，甚至对于IgVH基因突变阴性的患者，也得出相同结果(生存期：139 vs. 73个月，$P=0.02$)。但目前尚无大规模随机临床研究来比较AHSCT与化疗联合免疫治疗CLL的疗效差异。

RR高仍是AHSCT后的一个重要问题。有学者报道，移植后3年RR可高达56%。此外EBMT研究表明：AHSCT治疗CLL患者的OS和DFS曲线尚无明显平台期。因此，现阶段AHSCT对于CLL患者仍然不是治愈的手段，仅能延长高危患者的生存期。

（二）影响疗效的因素

1. 移植时机　CLL患者确诊后接受AHSCT越早，与传统化疗相比预后越好。EBMT通过比较621例AHSCT和630例化疗患者的疗效，发现确诊后18个月内行AHSCT组的疗效明显优于确诊18个月后行移植组。此外，AHSCT的疗效与移植时疾病状态密切相关。Montserrat研究小组通过分析124例行AHSCT患者的疗效，发现移植时处于CR或VGPR患者疗效明显优于移植时疾病处于活动期的患者。目前国际上大多数学者一致认为：高危、具有不良预后因素的CLL患者确诊后如无HLA匹配同胞供者都应尽早、在疾病处于缓解期时进行AHSCT治疗。

2. HSC动员和采集　现阶段CLL患者PBSC动员方法主要为G-CSF或化疗联合G-CSF。研究显示，既往接受过嘌呤类似物特别是Flud的治疗，以及移植前疗程过多均可影响HSC的动员和采集的效果。Tournilhac等对接受过Flud-Cy(FC)治疗的CLL患者单用G-CSF动员PBSC，成功率仅为16%；而Jantunen等对该类患者采用Cy(2g或4g/m^2)联合G-CSF的方法动员后成功率可提高到65%。此外，Montillo等应用中剂量Ara-C联合G-CSF的动员方法同样取得了较好的疗效。此外，有学者提出：末次应用Flud治疗与PBSC动员至少间隔3～6个月同样有助于提高动员的成功率；足够的骨髓储备功能包括血小板计数>100×10^9/L是PBSC动员和采集成功的重要因素。

3. 干细胞的净化　AHSCT后2/3以上的患者可以达到分子水平缓解，但大多数患者最终会复发。干细胞净化理论上可以减少由肿瘤细胞污染所带来

的复发风险。多项研究已初步证实干细胞净化能降低移植后的 RR,但仍需长期随访并进行大规模前瞻性研究来进一步证实。

(1) 体外净化:Dreger 等报道了一项非随机、单中心的Ⅰ/Ⅱ期临床研究结果,初步证实了体外双次移植物净化的可行性和有效性。该研究对 20 例高危 CLL 患者的采集物采用 CD34 免疫磁珠阳性选择和抗 CD19/20/23/37 抗体标记的免疫磁珠阴性选择进行双次体外 B 细胞去除。结果净化后 $CD34^+$ 细胞纯度高达 98.8%,$CD19^+CD5^+$ CLL 细胞中位净化效能达 5 个对数级。移植后所有病例均未发生植入延迟,中位随访 20 个月,17 例 CR。Isidori 等对 10 例复发、难治 CLL 患者的采集物行 $CD133^+$ 免疫磁珠体外干细胞净化也取得了较好的疗效。

(2) 体内净化:HSC 动员之前应用单克隆抗体进行体内净化,将体内的肿瘤负荷降低到最低水平可使移植后复发率有所降低。多项研究显示,美罗华和阿仑单抗可有效净化 CLL 患者体内干细胞,并且还可以克服体外净化所造成的干细胞丢失问题。Berkahn 等对 5 例拟行 AHSCT 的高危 CLL 患者进行了美罗华体内净化,结果 4 例患者 $CD5^+/CD19^+$ 细胞的百分比较前减少,移植后所有患者均未发生植入延迟,移植 1 年后均未检测到 $CD5^+/CD19^+$ 细胞和克隆性的 IgVH 基因。此外,移植后应用美罗华作维持治疗可能会减少复发。Montillo 等对 34 例 CLL 患者应用阿仑单抗进行了体内净化Ⅱ期试验,也取得了较好的疗效。

4. 预处理方案 CLL 细胞,同其他淋巴系统惰性肿瘤细胞相似,对烷化剂和放疗非常敏感。因此,CLL 患者移植预处理方案通常以 Cy 和 TBI 为基础,并可联合 Flud、BUS、Mel、利妥昔单抗、阿仑单抗等。一系列回顾性研究发现不同预处理方案对移植后疗效的影响并无明显差异。近年有学者报道采用包含阿仑单抗(Alem)的预处理方案 AHSCT 后可发生自体移植物抗宿主病(auto-GVHD)。Zenz 等报道了 27 例 AHSCT 患者,其中 11 例接受 TBI/Cy 预处理,16 例接受 Alem/TBI/Cy 预处理。移植后 TBI/Cy 组无一例发生 auto-GVHD,而 Alem/TBI/Cy 组中有 12 例(87%)发生皮疹,其中 7 例(58%)临床确诊为 auto-GVHD。结果,Alem/TBI/Cy 组有 10 例患者移植后 MRD 持续阴性(157~943 天),而 TBI/Cy 组无一例患者 MRD 持续阴性($P<0.001$)。在 Alem/TBI/Cy 组中,7 例发生 auto-GVHD 患者中有 6 例为 MRD 持续阴性,而 9 例未发生 auto-GVHD 的患者中仅有 4 例为 MRD 持续阴性($P=0.08$)。可见,采用包含 Alem 的预处理后 auto-GVHD 的发生可能有助于在分子水平上减少疾病的复发。

5. 其他因素 影响 AHSCT 疗效的因素还包括年龄、性别(男性患者疗效较差)、外周血淋巴细胞倍增时间、骨髓浸润程度(≤30% vs. >30%)、对嘌呤类似物的治疗反应等。

(三) 晚期并发症

近年来,AHSCT 后继发骨髓增生异常综合征/急性髓系白血病(MDS/AML)受到关注。Milligan 等报道了 65 例 CLL 患者接受 AHSCT 后 20~70 个月内 MDS/AML 的发生率达 8%(5 例)。EBMT 统计了 1139 例 AHSCT 患者,移植后 5 年 MDS/AML 的发生率达 5.8%,中位发生时间为移植后 28(10~73)个月。而美国哈佛大学医学院 Dana Farber 研究组随访时间最长(8 年),他们报道发生率高达 12%,并且其他第二肿瘤的发生率也较高(总的发生率为 19%)。有学者初步认为:采用包含 TBI 的预处理方案、移植时患者年龄大于 40 岁、Flud 的应用(特别是与烷化剂合用)、回输的干细胞剂量低,是发生 MDS/AML 可能的危险因素。

第三节 AHSCT 后造血重建和免疫重建

AHSCT 后造血及免疫重建受诸多因素影响,如年龄、造血干细胞来源、预处理方案的强弱、移植前化疗方案、单克隆抗体的应用、采集物中 HSC 数量、G-CSF 的应用等。与 ABMT 相比,APBSCT 造血及免疫重建功能均恢复较快。在 HGF 应用于临床动员 APBSC 的近 20 年来,尤其对于实体瘤患者,PBSC 已逐渐取代 BM 作为干细胞来源。

(一) 造血重建

APBSCT 患者移植后的植活时间大多数在 2 周以内,比 ABMT 提前近 1 周时间,如果在移植后应用 G-CSF 则植活时间将进一步缩短。急性淋巴细胞白血病(ALL)造血恢复速度快于 AML 患者,用 4℃ 保存的骨髓快于应用-196℃ 保存的骨髓,造血重建还受诸多因素影响。

1. 移植后应用 HGF Pai V 等通过对 65 例接受 APBSCT 的患者的回顾性分析发现,延迟应用 G-CSF(即由移植后 1 天,延迟至移植后 6 天开始应用),不影响粒细胞植入,不增加菌血症发生率及预防性应用抗生素的时间。Mathew S 等回顾性比较了 164 例患者 APBSCT 后应用普通 G-CSF 及长效 G-CSF 即聚乙二醇化非格司亭(pegfilgrastim)的疗效,发现应用 pegfilgrastim 可以使患者粒细胞恢复时间从中位 10.9 天提前至 9.6 天($P<0.001$),使粒细胞减少性发热的几率明显下降。

2. HSC的质和量 多数研究认为，APBSCT所需输注$CD34^+$细胞的最低剂量为2×10^6/kg体重，低于2×10^6/kg往往粒细胞植入不成问题，但血小板生成会明显延迟，而输注$CD34^+$细胞>3.5×10^6/kg体重者很少出现植入延迟。Skrzypczak MK等对55例CR1的AML患者行ABMT治疗，结果粒细胞恢复时间为30(10～62)天，有24例患者植活延迟。作者发现，采集物的$CD34^+$细胞>3.2×10^6/kg(患者体重)及CFU-GM>23.5×10^4/kg为促进造血重建的最重要的因素。但回输中HSC含量过高，则增加复发率，但目前尚未确定HSC到达增加复发率的数量的阈值。

近年的大多数研究证实，解冻后回输物中有活性的$CD34^+$细胞含量比冻存前采集物中HSC含量更能影响AHSCT后植活。Lee S等对46例恶性血液病患者行APBSCT治疗，冻存前采集物中$CD34^+$细胞中位数3.6×10^6/kg，存活率为98%；低温保存解冻后$CD34^+$细胞数降低为2.2×10^6/kg，中位存活率为71%。作者发现解冻后有活性的PBSC含量高为影响移植后植活最重要的因素。

3. 其他因素 既往认为应用5%的DMSO冻存好于高浓度的DMSO，近年Akkök CA等对103例初治MM及NHL患者APBSCT研究发现PBSC冷冻时应用5%或10%的DMSO对造血恢复无明显影响。Fenske TS及Papajik T等的研究均发现，移植前应用利妥昔单抗不影响NHL患者造血重建。

（二）AHSCT后免疫重建

ABMT移植后免疫功能的恢复虽稍快于异基因骨髓移植，但仍较缓慢，移植后中位42(19～75)天外周血中淋巴细胞计数可达1.0×10^9/L以上，在淋巴细胞总数恢复正常之后，淋巴细胞亚群比例却长期不正常。由于$CD8^+$细胞比例增高，$CD4^+/CD8^+$比值在移植1年之后大多仍<1.0；T细胞的功能如产生IL-2的能力及对有丝分裂源的反应减弱。B淋巴细胞的恢复速度稍快，在移植后6个月内$CD20^+$细胞数及IgG和IgM已恢复正常，但IgA的恢复则需要1年左右时间。APBSCT后免疫重建的各项指标均快于ABMT。研究显示，化疗和(或)G-CSF动员的PBSC存在LAK前体细胞活性并在移植后快速重建，G-CSF也有利于动员外周血中的Ⅱ型DC细胞恢复。对于NHL患者，APBSCT后淋巴细胞绝对数(ALC)>0.5×10^9/L的中位时间为16(8～51)天，明显快于ABMT。

AHSCT后免疫重建受诸多因素影响。Yoon D等对97例患者的回顾性分析发现，回输物中的$CD34^+$细胞含量越高，移植后患者早期淋巴细胞的恢复越快。诸多前瞻性及回顾性研究均显示，回输物中$CD8^+$细胞计数高于0.5×10^9/kg可使移植后15天ALC>0.5×10^9/L的比率增加，而移植后淋巴细胞的早期恢复可以提高患者OS。普遍认为，回输物行$CD34^+$分选后患者免疫重建缓慢，大约需1年时间。Rutella S等及Sica S等的回顾性研究均发现，回输物行$CD34^+$细胞分选的患者与未分选的患者相比，移植后4个月时，分选组患者$CD3^+$及$CD4^+$T细胞恢复较慢，但两组患者$CD8^+$细胞均较快恢复，两组患者NK细胞、B细胞恢复相似。Kasamon YL等对AHSCT前后应用利妥昔单抗的77例NHL患者的免疫重建分析显示，移植后1～2年B淋巴细胞计数可恢复正常，IgG水平移植后2年恢复正常，但严重的感染的发生率未增加。

（冯四洲 张桂新 严文伟）

参考文献

1. Miller CB, Rowlings PA, Zhang MJ, et al. The effect of graft purging with 4-hydroperoxycyclophosphamide in autologous bone marrow transplantation for acute myelogenous leukemia. Exp Hematol, 2001, 29:1336-1346
2. Barfield RC, Hale GA, Burnette K, et al. Autologous transplantation of CD133 selected hematopoietic progenitor cells for treatment of relapsed acute lymphoblastic leukemia. Pediatr Blood Cancer, 2007, 48:349-353
3. Schouten HC, Qian W, Kvaloy S, et al. High-dose therapy improves progression-free survival and survival in relapsed follicular non-Hodgkin's lymphoma: results from the randomized European CUP trial. J Clin Oncol, 2003, 21:3918-3927
4. Arcaini L, Montanari F, Alessandrino EP, et al. Immunochemotherapy with in vivo purging and autotransplant induces long clinical and molecular remission in advanced relapsed and refractory follicular lymphoma. Ann Oncol, 2008, 19:1331-1335
5. Corradini P, Ladetto M, Zallio F, et al. Long-term follow-up of indolent lymphoma patients treated with high-dose sequential chemotherapy and autografting: evidence that durable molecular and clinical remission frequently can be attained only in follicular subtypes. J Clin Oncol, 2004, 22: 1460-1468
6. Magni M, Di Nicola M, Carlo-Stella C, et al. High-dose sequential chemotherapy and in vivo rituximab-purged stem cell autografting in mantle cell lympho-

ma:a 10-year update of the R-HDS regimen. Bone Marrow Transplant,2009,43:509-511

7. Horwitz SM,Negrin RS,Blume KG,et al. Rituximab as adjuvant to high-dose therapy and autologous hematopoietic cell transplantation for aggressive non-Hodgkin lymphoma. Blood,2004,103:777-783
8. Montillo M,Tedeschi A,Miqueleiz S,et al. Alemtuzumab as consolidation after a response to fludarabine is effective in purging residual disease in patients with chronic lymphocytic leukemia. J Clin Oncol,2006,24:2337-2342
9. Stewart AK,Vescio R,Schiller G,et al. Purging of autologous peripheral-blood stem cells using CD34 selection does not improve overall or progression-free survival after high-dose chemotherapy for multiple myeloma: results of a multicenter randomized controlled trial. J Clin Oncol,2001,9:3771-3779
10. Hicks LK,Woods A,Buckstein R,et al. Rituximab purging and maintenance combined with auto-SCT: long-term molecular remissions and prolonged hypogammaglobulinemia in relapsed follicular lymphoma. Bone Marrow Transplantation, 2009, 43: 701-770
11. Gyan E, Foussard C, Bertrand P, et al. Philippe Bertrand,High-dose therapy followed by autologous purged stem cell transplantation and doxorubicin-based chemotherapy in patients with advanced follicular lymphoma: a randomized multicenter study by the GOELAMS with final results after a median follow-up of 9 years. Blood,2009,113:995-1001
12. McNiece I,Civin I,Harrington J,et al. Ex vivo expansion of mafosfamide-purged PBPC products. Cytotherapy,2006,8:459-464
13. Schouten HC,Qian W,Kvaloy S,et al. High-dose therapy improves progressionfree survival andsurvival in relapsedfollicular non-Hodgkin's lymphoma:results from the randomized European CUP trial. J Clin Oncol,2003,21:3918-3927
14. Arslan O,Moog R. Mobilization of peripheral blood stem cells. Transfus Apher Sci,2007,37:179-185
15. Moog R. Management strategies for poor peripheral blood stem cell mobilization. Transfus Apher Sci, 2008,38:229-236
16. Nervi B,Link DC,DiPersio JF. Cytokines and hematopoietic stem cell mobilization. J Cell Biochem, 2006,99:690-705
17. Komeno Y,Kanda Y,Hamaki T,et al. A randomized controlled trial to compare once-versus twice-daily filgrastim for mobilization of peripheral blood stem cells from healthy donors. Biol Blood Marrow Transplant,2006,12:408-413
18. Kim S,Kim HJ,Park JS,et al. Prospective randomized comparative observation of single-vs split-dose lenograstim to mobilize peripheral blood progenitor cells following chemotherapy in patients with multiple myeloma or non-Hodgkin's lymphoma. Ann Hematol,2005,84:742-747
19. Narayanasami U,Kanteti R,Morelli J,et al. Randomized trial of filgrastim versus chemotherapy and filgrastim mobilization of hematopoietic progenitor cells for rescue in autologous transplantation. Blood,2001,98:2059-2064
20. Pusic I,Jiang SY,Landua S,et al. Impact of mobilization and remobilization strategies on achieving sufficient stem cell yields for autologous transplantation. Biol Blood Marrow Transplant, 2008, 14: 1045-1056
21. Devine SM,Flomenberg N,Vesole DH,et al. Rapid mobilization of CD34+ cells following administration of the CXCR4 antagonist AMD3100 to patients with multiple myeloma and non-Hodgkin's lymphoma. J Clin Oncol,2004,22:1095-1102
22. Calandra G,McCarty J,McGuirk J,et al. AMD3100 plus GCSF can successfully mobilize CD34+ cells from non-Hodgkin's lymphoma,Hodgkin's disease and multiple myeloma patients previously failing mobilization with chemotherapy and/or cytokine treatment: compassionate use data. Bone Marrow Transplant,2008,41:331-338
23. Rajkumar SV,Blood E,Vesole D,et al. Phase Ⅲ clinical trial of thalidomide plus dexamethasone compared with dexamethasone alone in newly diagnosed multiple myeloma:a clinical trial coordinated by the Eastern Cooperative Oncology Group. J Clin Oncol,2006,24:431-436
24. Kumar S,Dispenzieri A,Lacy MQ,et al. Impact of lenalidomide therapy on stem cell mobilization and engraftment post-peripheral blood stem cell transplantation in patients with newly diagnosed myeloma. Leukemia,2007,21:2035-2042
25. Kumar S,Dispenzieri A,Lacy MQ,et al. Impact of lenalidomide therapy on stem cell mobilization and engraftment post-peripheral blood stem cell trans-

plantation in patients with newly diagnosed myeloma. Leukemia, 2007, 21: 2035-2042
26. Popat U, Saliba R, Thandi R, et al. Impairment of filgrastim-induced stem cell mobilization after prior lenalidomide in patients with multiple myeloma. Biol Blood Marrow Transplant, 2009, 15: 718-723
27. Mark T, Stern J, Furst JR, et al. Stem cell mobilization with cyclophosphamide overcomes the suppressive effect of lenalidomide therapy on stem cell collection in multiple myeloma. Biol Blood Marrow Transplant, 2008, 14: 795-798
28. Reeder CB, Reece DE, Kukreti V, et al. Cyclophosphamide, bortezomib and dexamethasone induction for newly diagnosed multiple myeloma: high response rates in a phase Ⅱ clinical trial. Leukemia, 2009, 23: 1337-1341
29. Kumar S, Giralt S, Stadtmauer EA, et al. Mobilization in myeloma revisited: IMWG consensus perspectives on stem cell collection following initial therapy with thalidomide-, lenalidomide-, or bortezomib-containing regimens. Blood, 2009, 114: 1717-1729
30. Lazarus HM, Pérez WS, Klein JP, et al. Autotransplantation versus HLA-matched unrelated donor transplantation for acute myeloid leukaemia: a retrospective analysis from the Center for International Blood and Marrow Transplant Research. Br J Haematol, 2005, 132: 755-769
31. Ferrara F, Palmieri S, Simone M De, et al. High-dose idarubicin and busulphan as conditioning to autologous stem cell transplantation in adult patients with acute myeloid leukaemia. Br J Hematol, 2005, 128: 234-241
32. Ferrara F, Mele G, Palmieri S, et al. Continuous infusion idarubicin and intravenous busulphan as conditioning regimen to autologous stem cell transplantation for patients with acute myeloid leukaemia. Hematol Oncol, 2009, 27: 198-202
33. Gorin NC, Labopin M, Blaise D, et al. Higher incidence of relapse with peripheral blood rather than marrow as a source of stem cells in adults with acute myelocytic leukemia autografted during the first remission. J Clin Oncol, 2009, 27: 3987-3993
34. Tallman MS, Pérez WS, Lazarus HM, et al. Pretransplantation consolidation chemotherapy decreases leukemia relapse after autologous blood and bone marrow transplants for acute myelogenous leukemia in first remission. Biology of Blood and Marrow Transplantation, 2006, 12: 204-216
35. Venditti A, Maurillo L, Buccisano F, et al. Pretransplant minimal residual disease level predicts clinical outcome in patients with acute myeloid leukemia receiving high-dose chemotherapy and autologous stem cell transplantation. Leukemia, 2003, 17: 2178-2182
36. Feller N, Jansen-van derWeide MC, van der Pol MA, et al. Purging of peripheral blood stem cell transplants in AML: a predictive model based on minimal residual disease burden. Exp Hematol, 2005, 33: 120-130
37. Osborne D, Frost L, Tobal K, et al. Elevated levels of WT1 transcripts in bone marrow harvests are associated with a high relapse risk in patients autografted for acute myeloid leukaemia. Bone Marrow Transplantation, 2005, 36: 67-70
38. Jung AS, Holman PR, Castro JE, et al. Autologous hematopoietic stem cell transplantation as an intensive consolidation therapy for adult patients in remission from acute myelogenous leukemia. Biol Blood Marrow Transplant, 2009, 15: 1306-1313
39. Breems DA, Löwenberg B. Acute myeloid leukemia and the position of autologous stem cell transplantation. Semin Hematol, 2007, 44: 259-266
40. Gorin NC, Labopin M, Frassoni F, et al. Identical outcome after autologous or allogeneic genoidentical hematopoietic stem-cell transplantation in first remission of acute myelocytic leukemia carrying inversion 16 or t(8;21): a retrospective study from the European Cooperative Group for Blood and Marrow Transplantation. J Clin Oncol, 2008, 26: 3183-3188
41. Kuwatsuka Y, Miyamura K, Suzuki R, et al. Hematopoietic stem cell transplantation for core binding factor acute myeloid leukemia: t(8;21) and inv (16) represent different clinical outcomes. Blood, 2009, 113: 2096-2103
42. Yoshimoto G, Nagafuji K, Miyamoto T, et al. FLT3 mutations in normal karyotype acute myeloid leukemia in first complete remission treated with autologous peripheral blood stem cell transplantation. Bone Marrow Transplantation, 2005, 36: 977-983
43. Mato AR, Luger SM. Autologous stem cell transplantation in ALL: who should we be transplanting in first remission? Bone Marrow Transplantation,

2006,37:989-995

44. Dhedin N, Dombert H, Thomas X, et al. Autologous stem cell transplantation in adults with acute lymphoblastic leukemia in first complete remission: analysis of the LALA-85, -87 and-94 trials. Leukemia, 2006, 20, 336-344
45. 冯四洲,魏嘉琳,邹德惠,等. 自体造血干细胞移植治疗急性白血病 143 例疗效分析. 内科急危重症杂志,2005,11:112-115
46. Habn T, Wall D, Camitta B, et al. The role of cytotoxic therapy with hematopoietic stem cell transplantation in the therapy of acute lymphoblastic leukemia in adults: an evidence-based review. Biol Blood Marrow Transplant, 2006, 12:1-30
47. Gorin NC. Autologous stem cell transplantation in acute lymphocytic leukemia. Stem Cells, 2002, 20: 3-10
48. Mizuta S, Kohno A, Morishita Y, et al. Long-term follow-up of 14 patients with philadelphia chromosome-positive acute lymphoblastic leukemia following autologous bone marrow transplantation in first complete remission. Int J Hematol, 2007, 85: 140-145
49. Patel B, Rai L, Buck G, et al. Minimal residual disease is a significant predictor of treatment failure in non T-lineage adult acute lymphoblastic leukaemia: final results of the international trial UKALL Ⅻ/ECOG2993. Br J Haematol, 2010, 148:80-89
50. Sirohi B, Powles R, Treleaven J, et al. The role of maintenance chemotherapy after autotransplantation for acute lymphoblastic leukemia in first remission: single-center experience of 100 patients. Bone Marrow Transplantation, 2008, 42:105-112
51. Bishop MR, Logan BR, Gandham S, et al. Long-term outcomes of adults with acute lymphoblastic leukemia after autologous or unrelated donor bone marrow transplantation: a comparative analysis by the National Marrow Donor Program and Center for International Blood and Marrow Transplant Research. Bone Marrow Transplantation, 2008, 41, 635-642
52. Greb A, Bohlius J, Schiefer D. High-dose chemotherapy with autologous stem cell transplantation in the first line treatment of aggressive Non-Hodgkin Lymphoma (NHL) in adults. Cochrane Database of Systematic Reviews, 2008, 23:66-71
53. Escalon MP, Stefanovic A, Venkatraman A, et al. Autologous transplantation for relapsed non-Hodgkins lymphoma using intravenous busulfan and cyclophosphamide as conditioning regimen: a single center experience. Bone Marrow Transplantation, 2009, 44:88-96
54. Khouri IF, Saliba RM, Hosing C, et al. Concurrent administration of high-dose rituximab before and after autologous stem-cell transplantation for relapsed aggressive B-cell non-Hodgkin's lymphomas. J Clin Oncol, 2005, 23:2240-2247
55. Horwitz SM, Negrin RS, Blume KG, et al. Rituximab as adjuvant to high-dose therapy and autologous hematopoietic cell transplantation for aggressive non-Hodgkin lymphoma. Blood, 2004, 103: 777-783
56. Vose JM, Bierman PJ, Enke C, et al. Phase I trial of iodine-131 tositumomab with high-dose chemotherapy and autologous stem-cell transplantation for relapsed non-Hodgkin's lymphoma. J Clin Oncol, 2005, 23:461-467
57. Montoto S, Canals C, Rohatiner AZ, et al. Long-term follow-up of high-dose treatment with autologous haematopoietic progenitor cell support in 693 patients with follicular lymphoma: an EBMT registry study. Leukemia, 2007, 21:2324-2331
58. Rohatiner AZ, Nadler L, Davies AJ, et al. Myeloablative therapy with autologous bone marrow transplantation for follicular lymphoma at the time of second or subsequent remission: long-term follow-up. J Clin Oncol, 2007, 25:2554-2559
59. Ladetto M, De Marco F, Benedetti F, et al. Prospective, multicenter randomized GITMO/IIL trial comparing intensive (R-HDS) versus conventional (CHOP-R) chemoimmunotherapy in high-risk follicular lymphoma at diagnosis: the superior disease control of R-HDS does not translate into an overall survival advantage. Blood, 2008, 111:4004-4013
60. Barr PM, Lazarus HM. Follicular non-Hodgkin lymphoma: long-term results of stem-cell transplantation. Current Opinion in Oncology, 2008, 20:502-508
61. Ganguly S, Divine CL, Deauna-Limayo D, et al. Autologous transplantation in patients with relapsed or high-grade follicular lymphoma provides long term disease-free survival and best median duration of response. Ann Hematol, 2005, 84:526-531

62. Schouten HC, Qian W, Kvaloy S, et al. High-dose therapy improves progression-free survival and survival in relapsed follicular non-Hodgkin's lymphoma: results from the randomized European CUP trial. J Clin Oncol, 2003, 21: 3918-3927
63. Lenz G, Dreyling M, Schiegnitz E, et al. Myeloablative radiochemotherapy followed by autologous stem cell transplantation in first remission prolongs progression-free survival in follicular lymphoma: results of a prospective, randomized trial of the German Low-Grade Lymphoma Study Group. Blood, 2004, 104: 2667-2674
64. Deconinck E, Foussard C, Milpied N, et al. High-dose therapy followed by autologous purged stem-cell transplantation and doxorubicin-based chemotherapy in patients with advanced follicular lymphoma: a randomized multicenter study by GOELAMS. Blood, 2005, 105: 3817-3823
65. Gopal AK, Gooley TA, Maloney DG, et al. High-dose radioimmunotherapy versus conventional high-dose therapy and autologous hematopoietic stem cell transplantation for relapsed follicular non-Hodgkin lymphoma: a multivariable cohort analysis. Blood, 2003, 102: 2351-2357
66. Besien KV, Loberiza Jr FR, Bajorunaite R, et al. Comparison of autologous and allogeneic hematopoietic stem cell transplantation for follicular lymphoma. Blood, 2003, 102: 3521-3529
67. Galimberti S, Guerrini F, Morabito F, et al. Quantitative molecular evaluation in autotransplant programs for follicular lymphoma: efficacy of in vivo purging by Rituximab. Bone Marrow Transplant, 2003, 32: 57-63
68. Jcobsen E, Freedman A. An update on the role of high-dose therapy with autologous or allogeneic stem cell transplantation in mantle cell lymphoma. Current Opinion in Oncology, 2004, 16: 106-113
69. Ladetto M, De Marco F, Benedetti F, et al. Prospective, multicenter randomized GITMO/IIL trial comparing intensive (R-HDS) versus conventional (CHOP-R) chemoimmunotherapy in high-risk follicular lymphoma at diagnosis: the superior disease control of R-HDS does not translate into an overall survival advantage. Blood, 2008, 11: 4004-4013
70. Sebban C, Brice P, Delarue R, et al. Impact of rituximab and/or high-dose therapy with autotransplant at time of relapse in patients with follicular lymphoma: a GELA study. J Clin Oncol, 2008, 26: 3614-3620
71. Dreyling M, Lenz G, Hoster E, et al. Early consolidation by myeloablativeradiochemotherapy followed by autologous stem cell transplantation in first remission significantly prolongs progression-free survival in mantle cell lymphoma-results of a prospective randomized trial of the European MCL network. Blood, 2004, 105: 2677-2684
72. Andersen NS, Pedersen L, Elonen E, et al. Primary treatment with autologous stem cell transplantation in mantle cell lymphoma: outcome related to remission pretransplant. Eur J Hematol, 2003, 71: 73-80
73. Mangel J, Leitch HA, Connors JM, et al. Intensive chemotherapy and autologous stem-cell transplantation plus rituximab is superior to conventional chemotherapyfor newly diagnosed advanced stage mantle-cell lymphoma: a matched pair analysis. Ann Oncol, 2004, 15: 283-290
74. Rodriguez J, Caballero MD, Gutierrez A, et al. High-dose chemotherapy and autologous stem cell transplantation in peripheral T-cell lymphoma: the GEL-TAMO experience. Ann Oncol, 2003, 14: 1768-1775
75. Rodriguez J, Conde E, Gutierrez A, et al. The adjusted international prognostic index and beta-2-microglobulin predict the outcome after autologous stem cell transplantation in relapsing/refractory peripheral T-cell lymphoma. Haematologica, 2007, 92: 1067-1074
76. Rodriguez J, Conde E, Gutierrez A, et al. The results of consolidation with autologous stem-cell transplantation in patients with peripheral T-cell lymphoma (PTCL) in first complete remission: the Spanish Lymphoma and Autologous Transplantation Group experience. Ann Oncol, 2007, 18: 652-657
77. Corradini P, Tarella C, Zallio F, et al. Long-term follow-up of patients with peripheral T-cell lymphomas treated up-front with high-dose chemotherapy followed by autologous stem cell transplantation. Leukemia, 2006, 20: 1533-1538
78. Rodriguez J, Conde E, Gutierrez A, et al. Frontline autologous stem cell transplantation in high-risk peripheral T-cell lymphoma: a prospective study from The Gel-Tamo Study Group. Eur J Haematol, 2007, 79: 32-38

79. Reimer P, Rüdiger T, Geissinger E, et al. Autologous Stem-Cell Transplantation As First-Line Therapy in Peripheral T-Cell Lymphomas: Results of a Prospective Multicenter Study. J Clin Oncol, 2009, 27:106-113
80. Schmitz N, Buske C, Gisselbrecht C, et al. Autologous Stem Cell Transplantation in Lymphoma. Semin Hematol, 2007, 44:234-245
81. Song KW, Mollee P, Keating A, Crump M. Autologous stem cell transplant for relapsed and refractory peripheral T-cell lymphoma: variable outcome according to pathological subtype. Br J Haematol, 2003, 120:978-985
82. Schetelig J, Fetscher S, Reichle A, et al. Long-term disease-free survival in patients with angioimmunoblastic T-cell lymphoma after high-dose chemotherapy and autologous stem cell transplantation. Haematologica, 2003, 88:1272-1278
83. Rodriguez J, Conde E, Gutierrez A, et al. Prolonged survival of patients with angioimmunoblastic T-cell lymphoma after high-dose chemotherapy and autologous stem cell transplantation: the GELTAMO experience. Eur J Haematol, 2007, 78:290-296
84. Alizadeh AA, Advani RH. Evaluation and Management of Angioimmunoblastic T-cell Lymphoma: A Review of Current Approaches and Future Strategies. Clinical Advances in Hematology & Oncology, 2008, 6:899-909
85. Kyriakou C, Canals C, Goldstone A, et al. High-dose therapy and autologous stem-cell transplantation in angioimmunoblastic lymphoma: complete remission at transplantation is the major determinant of Outcome-Lymphoma Working Party of the European Group for Blood and Marrow Transplantation. J Clin Oncol, 2008, 26:218-224
86. Mendler JH, Friedberg JW. Salvage Therapy in Hodgkin's Lymphoma. The Oncologist, 2009, 14:425-432
87. Sirohi B, Cunningham D, Powles R, et al. Long-term outcome of autologous stem-cell transplantation in relapsed or refractory Hodgkin's lymphoma. Ann Oncol, 2008, 19:1312-1319
88. Moskowitz CH, Nimer SD, Zelenetz AD, et al. A 2-step comprehensive high-dose chemoradiotherapy second-line program for relapsed and refractory Hodgkin disease: analysis by intent to treat and development of a prognostic model. Blood, 2001, 97:616-623
89. Kuruvilla J, Nagy T, Pintilie M, et al. Similar response rates and superior early progression-free survival with gemcitabine, dexamethasone, and cisplatin salvage therapy compared with carmustine, etoposide, cytarabine, and melphalan salvage therapy prior to autologous stem cell transplantation for recurrent or refractory Hodgkin lymphoma. Cancer, 2006, 106:353-360
90. Gutierrez-Delgado F, Holmberg L, Hooper H, et al. Autologous stem cell transplantation for Hodgkin's disease: busulfan, melphalan and thiotepa compared to Josting A, Franklin J, May M, et al. A new prognostic score based on treatment outcome of patients with relapsed Hodgkin lymphoma registered in the database of the German Hodgkin Lymphoma Study Group (GHSG). J Clin Oncol, 2002, 20:221-230
91. Jabbour E, Hosing C, Ayers G, et al. Pretransplant positive positron emission tomography/gallium scans predict poor outcome in patients with recurrent/refractory Hodgkin lymphoma. Cancer, 2007, 109:2481-2489
92. Fung HC, Stiff P, Schriber J, et al. Tandem autologous stem cell transplantation for patients with primary refractory or poor risk recurrent Hodgkin lymphoma. Biol Blood Marrow Transplant, 2007, 13:594-600
93. Moskowitz CH, Kewalramani T, Nimer SD, et al. Effectiveness of high dose chemoradiotherapy and autologous stem cell transplantation for patients with biopsy-proven refractory Hodgkin's disease. Br J Haematol, 2004, 124:645-652
94. Constans M, Sureda A, Terol MJ, et al. GEL/TAMOCooperative Group. Autologous stem cell transplantation for primary refractory Hodgkin's disease: results and clinical variables affecting outcome. Ann Oncol, 2003, 14:745-751
95. Czyz J, Dziadziuszko R, Knopinska-Postuszuy W, et al. Outcome and prognostic factors in advanced Hodgkin's disease treated with high-dose chemotherapy and autologous stem cell transplantation: a study of 341 patients. Ann Oncol, 2004, 15:1222-1230
96. Moskowitz CH, Nimer SD, Zelenetz AD, et al. A 2-step comprehensive high-dose chemoradiotherapy second-line program for relapsed and refractory Hodgkin disease: analysis by intent to treat and de-

velopment of a prognostic model. Blood,2001,97:616-623

97. Schellong G, Dörffel W, Claviez A, et al. Salvage therapy of progressive and recurrent Hodgkin's disease: results from a multicenter study of the pediatric DAL/GPOH-HD study group. J Clin Oncol, 2005,23:6181-6189
98. Rapoport AP, Guo C, Badros A, et al. Autologous stem cell transplantation followed by consolidation chemotherapy for relapsed or refractory Hodgkin's lymphoma. Bone Marrow Transplant,2004,34:883-890
99. Czyz J, Hellmann A, Dziadziuszko R, et al. High-dose chemotherapy with autologous stem cell transplantation is an effective treatment of primary refractory Hodgkin's disease. Retrospective study of the Polish Lymphoma Research Group. Bone Marrow Transplant,2002,30:29-34
100. Ahmed T, Rashid K, Waheed F, et al. Long-term survival of patients with resistant lymphoma treated with tandem stem cell transplant. Leuk Lymphoma,2005,46:405-414
101. Freytes CO, Loberiza FR, Rizzo JD, et al. Myeloablative allogeneic hematopoietic stem cell transplantation in patients who experience relapse after autologous stem cell transplantation for lymphoma: a report of the International Bone Marrow Transplant Registry. Blood,2004,104:3797-3803
102. Alvarez I, Sureda A, Caballero MD, et al. Nonmyeloablative stem cell transplantation is an effective therapy for refractory or relapsed hodgkin lymphoma: results of a spanish prospective cooperative protocol. Biol Blood Marrow Transplant. 2006,12:172-183
103. Majhail NS, Brunstein CG, Tomblyn M, et al. Reduced-intensity allogeneic transplant in patients older than 55 years: unrelated umbilical cord blood is safe and effective for patients without a matched related donor. Biol Blood Marrow Transplant,2008,14:282-289
104. Al-Ali HK, Brand R, van Biezen A, et al. A retrospective comparison of autologous and unrelated donor hematopoietic cell transplantation in myelodysplastic syndrome and secondary acute myeloid leukemia: a report on behalf of the Chronic Leukemia Working Party of the European Group for Blood and Marrow Transplantation(EBMT). Leukemia,2007,21:1945-1951
105. Kindwall-Keller T, Isola LM. The evolution of hematopoietic SCT in myelodysplastic syndrome. Bone Marrow Transplantation,2009,2:1-13
106. Ducastelle S, Adès L, Gardin C, et al. Long-term follow-up of autologous stem cell transplantation after intensive chemotherapy in patients with myelodysplastic syndrome or secondary acute myeloid leukemia. Haematologica,2006,91:373-376
107. de Witte T, Hermans J, Vossen J, et al. Haematopoietic stem cell transplantation for patients with myelo-dysplastic syndromes and secondary acute myeloid leukaemias: a report on behalf of the Chronic Leukaemia Working Party of the European Group for Blood and Marrow Transplantation (EBMT). Br J Haematol,2000,110:620-630
108. de Witte T, Suciu S, Brand R, et al. Autologous stem cell transplantation in myelodysplastic syndromes. Semin Hematol,2007,44:274-277
109. Child JA, Morgan GJ, Davies FE, et al. Medical research Council Adult Leukemia Working Party: Highdose chemotherapy with hematopoietic stemcell rescue for multiple myeloma. The New England Journal of Medicine,2003,348:1875-1883
110. Knudsen LM, Nielsen B, Gimsing P, et al. Autologous stem cell transplantation in multiple myeloma: outcome in patients with renal failure. Eur J Haematol,2005,75:27-33
111. Lahuerta JJ, Mateos MV, Martínez-López J, et al. Influence of pre-and post-transplantation responses on outcome of patients with multiple myeloma: sequential improvement of response and achievement of complete response are associated with longer survival. J Clin Oncol,2008,26:5775-5782
112. Singhal S, Powles R, Sirohi B, et al. Response to induction chemotherapy is not essential to obtain survival benefit from high-dose melphalan and autotransplantation in myeloma. Bone Marrow Transplant,2002,30:673-679
113. Shaughnessy J, Jacobson J, Sawyer J, et al. Continuous absence of metaphase-defined cytogenetic abnormalities especially of chromosome 13 and hypodiploidy ensures long-term survival in multiple myeloma treated with Total Therapy I: interpretation in the context of global gene expression. Blood,2003,101:3849-3856

114. Gertz MA, Henderson KJ, Dispenzieri A, et al. Clinical implications of t(11;14)(q13;q32), t(4;14)(p16.3;q32), and-17p13 in myeloma patients treated with high-dose therapy. Blood, 2005,106:2837-2840

115. Lahuerta JJ, Grande C, Blade J, et al. Myeloablative treatments for multiple myeloma: update of a comparative study of different regimens used in patients from the Spanish registry for transplantation in multiple myeloma. Leuk Lymphoma, 2002, 43:67-74

116. Flomenberg N, Devine SM, Dipersio JF, et al. The use of AMD3100 plus G-CSF for autologous hematopoietic progenitor cell mobilization is superior to G-CSF alone. Blood, 2005, 106:1867-1874

117. Cavo M, Tosi P, Zamagni E, et al. Prospective, randomized study of single compared with double autologous stem-cell transplantation for multiple myeloma: Bologna 96 clinical study. J Clin Oncol, 2007,25:2434-2441

118. Abdelkefi A, Ladeb S, Torjman L, et al. Single autologous stem-cell transplantation followed by maintenance therapy with thalidomide is superior to double autologous transplantation in multiple myeloma: results of a multicenter randomized clinical trial. Blood, 2008, 111:1805-1810

119. Rajkumar SV, Hussein M, Hussein M, et al. A multicenter, randomized, doubleblind, placebo-controlled study of thalidomide plus dexamethasone versus dexamethasone as initial therapy for newly diagnosed multiple myeloma. J Clin Oncol, 2008,26:2171-2177

120. Anderson KC, Alsina M, Bensinger W, et al. Multiple myeloma. Clinical practice guidelines in oncology. J Natl Compr Canc Netw, 2007, 5:118-147

121. Fenk R, Ak M, Kobbe G, et al. Levels of minimal residual disease detected by quantitative molecular monitoring herald relapse in patients with multiple myeloma. Haematologica, 2004, 89:557-566

122. Harousseau J, Attal M, Leleu X, et al. Bortezomib plus dexamethasone as induction treatment prior to autologous stem cell transplantation in patients with newly diagnosed multiple myeloma: results of an IFM phase Ⅱ study. Haematologica, 2006, 91: 1498-1505

123. Jagannath S, Richardson PG, Sonneveld P, et al. Bortezomib appears to overcome the poor prognosis conferred by chromosome13 deletion in phase 2 and 3 trials. Leukemia, 2007, 21:151-157

124. Hyeon-Seok Eoml, Chang-Ki Min, Byung-Sik Cho, et al. Retrospective Comparison of Bortezomib-containing Regimens with Vincristine-Doxorubicin-Dexamethasone (VAD) as Induction Treatment Prior to Autologous Stem Cell Transplantation for Multiple Myeloma. Jpn J Clin Oncol, 2009, 39:449-455

125. Koreth J, Cutler SC, Djulbegovic B, et al. High-dose therapy with single autologous ransplantation versus chemotherapy for newly diagnosed multiple myeloma: a systemativ review and meta-analysis of randomized controlled trials. Biol Blood Marrow Transplant, 2007, 13:183-196

126. Cavo M, Zamagni E, Tosi P, et al. Superiority of thalidomide and dexamethasone over vincristine-doxorubicin-dexamethasone (VAD) as primary therapy in preparation for autologous transplantation for multiple myeloma. Blood, 2005, 108:35-39

127. Barlogie B, Pineda-Roman M, van Rhee F, et al. Thalidomide arm of Total Therapy 2 improves complete remission duration and survival in myeloma patients with metaphase cytogenetic abnormalities. Blood, 2008, 112:3115-3121

128. Roussel M, Moreau P, Huynh A, et al. Bortezomib and high-dose melphalan as conditioning regimen before autologous stem cell transplantation in patients with de novo multiple myeloma: a phase Ⅱ study of the Intergroup Francophone du Myéloma (IFM). Blood, 2010, 115:32-37

129. Gribben JG, Zahrieh D, Stephans K, et al. Autologous and allogeneic stem cell transplantations for poor-risk chronic lymphocytic leukemia. Blood, 2005, 106:4389-4396

130. Dreger P, Stilgenbauer S, Benner A, et al. The prognostic impact of autologous stem cell transplantation in patients with chronic lymphocytic leukemia: a risk-matched analysis based on the VH gene mutational status. Blood, 2004, 103: 2850-2858

131. Milligan DW, Fernandes S, Dasgupta R, et al. Results of the MRC pilot study show autografting for younger patients with chronic lymphocytic leukemia is safe and achieves a high percentage of molecular responses. Blood, 2005, 105:397-404

132. Gribben JG. Stem-cell transplantation in chronic lymphocytic leukemia. Best Pract Res Clin Haematol,2007,20:513-527

133. Giné E, Moreno C, Esteve J, et al. The role of stem-cell transplantation in chronic lymphocytic leukemia risk-adapted therapy. Best Pract Res Clin Haematol,2007,20:529-543

134. Jabbour E,Keating MJ,Champlin RE,et al. Stem cell transplantation for chronic lymphocytic leukemia: should not more patients get a transplant? Bone Marrow Transplant,2004,34:289-297

135. Ringden O, Labopin M, Bacigalupo A, et al. Transplantation of peripheral blood stem cells as compared with bone marrow from HLA-identical siblings in adult patients with acute myeloid leukemia and acute lymphoblastic leukemia. J Clin Oncol,2002,20:4655-4664

136. Tournilhac O,Gazin B,Leprerre S,et al. Impact of frontline fludarabine and cyclophosphamide combined treatment on peripheral blood stem cell mobilization in B-cell chronic lymphocytic leukemia. Blood,2004,103:363-365

137. Montillo M,Tedeschi A,Rossi V,et al. Successful CD34 + cell mobilization by intermediate-dose Ara-C in chronic lymphocytic leukemia patients treated with sequential fludarabine and Campath-1H. Leukemia,2004,18:57-62

138. Dreger P, Viehmann K, von Neuhoff N, et al. A prospective study of positive/negative ex vivo B-cell depletion in patients with chronic lymphocytic leukemia. Exp Hematol,2000,28:1187-1196

139. Isidori A,Motta MR,Tani M,et al. Positive selection and transplantation of autologous highly purified CD133 + stem cells in resistant/relapsed chronic lymphocytic leukemia patients results in rapid hematopoietic reconstitution without an adequate leukemic cell purging. Biol Blood Marrow Transplant,2007,13:1224-1232

140. Berkahn L, Simpson D, Raptis A, Klingemann HG. In vivo purging with rituximab prior to collection of stem cells for autologous transplantation in chronic lymphocytic leukemia. J Hematother Stem Cell Res,2002,11:315-320

141. Montillo M, Tedeschi A, Miqueleiz S, et al. Alemtuzumab as consolidation after a response to fludarabine is effective in purging residual disease in patients with chronic lymphocytic leukemia. J Clin Oncol,2006,24:2337-2342

142. Zenz T, Ritgen M, Dreger P, et al. Autologous graft-versus-host disease-like syndrome after an alemtuzumab-containing conditioning regimen and autologous stem cell transplantation for chronic lymphocytic leukemia. Blood, 2006, 108: 2127-2130

143. Sayala HA,Rawstron AC,Hillmen P. Minimal residual disease assessment in chronic lymphocytic leukemia. Best Pract Res Clin Haematol, 2007, 20:499-512

144. Ritgen M,Dreger P,Stilgenbauer S,et al. Minimal residual disease (MRD) kinetics after autologous stem cell transplantation for chronic lymphocytic leukemia(CLL) correlate to IgVH mutational status and predict post transplant outcome: real time ASO-IgH PRC results of the GCLLSG CLL3 Protocol. Blood,2004,104:147

145. Jantunen E,Itala M,Siitonen T,et al. Autologous stem cell transplantation in patients with chronic lymphocytic leukaemia: The Finnish experience. Bone Marrow Transplant,2006,37:1093-1098

146. Dreger P,Corradini P,Kimby E,et al. Indications for allogeneic stem cell transplantation in chronic lymphocytic leukemia: The EBMT transplant consensus. Leukemia,2007,21:12-17

147. Gribben JG. Stem cell transplantation in chronic lymphocytic leukemia. Biol Blood Marrow Transplant,2009,15:53-58

148. Shanafelt TD,Geyer SM,Bone ND,et al. CD49d expression is an independent predictor of overall survival in patients with chronic lymphocytic leukaemia: a prognostic parameter with therapeutic potential. Br J Haematol,2008,140:537-546

149. Browning RL,Geyer SM,Johnson AJ,et al. Expression of TCL-1 as a potential prognostic factor for treatment outcome in B-cell chronic lymphocytic leukemia. Leuk Res, 2007, 31: 1737-1740

150. Molica S,Diqiesi G,Mirabelli R,et al. Serum level of CD26 predicts time to first treatment in early B-chronic lymphocytic leukemia. Eur J Haematol, 2009,83:208-214

151. Tam CS,Seymour JF,Prince HM,et al. Treatment-related myelodysplasia following fludarabine combination chemotherapy. Haematologica, 2006, 91: 1546-1550

152. Vinita P, PharmD, MS, Soledad A, et al. Delayed Administration of Filgrastim (G-CSF) Following Autologous Peripheral Blood Stem Cell Transplantation (APBSCT) in Pediatric Patients Does Not Change Time to Neutrophil Engraftment and Reduces Use of G-CSF. Pediatr Blood Cancer, 2010, 54:728-733

153. Lee S, Kim S, Kim H, et al. Post-thaw viable CD34+ cell count is a valuable predictor of haematopoietic stem cell engraftment in autologous peripheral blood stem cell transplantation. Vox Sanguinis, 2008, 94:146-152

154. Kozlowska-Skrzypczak M, Gil L, Komarnicki M, et al. Factors Affecting Neutrophil Recovery After Autologous Bone Marrow-Derived Stem Cell Transplantation in Patients With Acute Myeloid Leukemia. Transplantation Proceedings, 2009, 41: 3868-3872

155. Akkök ÇA, Liseth K, Nesthus I, et al. Autologous peripheral blood progenitor cells cryopreserved with 5 and 10 percent dimethyl sulfoxide alone give comparable hematopoietic reconstitution after transplantation. Tansfusion, 2008, 48:877-883

156. Yoon DH, Sohn BS, Jang G, et al. Higher infused CD34+ hematopoietic stem cell dose correlates with earlier lymphocyte recovery and better clinical outcome after autologous stem cell transplantation in non-Hodgkin' s lymphoma. Transfusion, 2009, 49:1890-1900

第八篇

血液病的辅助治疗

第155章

血液病的疼痛治疗

一、疼痛概论

（一）疼痛的定义

1979年世界卫生组织（WHO）对疼痛下的定义是：疼痛是组织损伤或潜在的组织损伤所引起的不愉快的感觉和情感体验。1995年美国疼痛学会提出将疼痛列为除心率、血压、氧饱和度和体温以外的人体第五大生命体征，并得到WHO的认可。无论从尊重生命、维护患者权益还是医学伦理学的角度出发，患者都有权接受疼痛治疗，医护人员有义务对疼痛进行预防和治疗。

（二）疼痛的产生机制

疼痛的神经传导由四个环节组成：伤害性感受器的痛觉传感（transduction），一级传入纤维、脊髓背角、脊髓丘脑束等上行束的痛觉传导（transmission），皮层和边缘系统的痛觉整合（interpretation），下行控制系统和神经递质的痛觉调控（modulation）。疼痛治疗的目的是阻断上述一个或一个以上环节。

（三）疼痛的分类

根据疼痛的持续时间以及损伤组织愈合时间可将疼痛分为急性疼痛和慢性疼痛。急性疼痛的定义为：与组织损伤、炎症或疾病过程相关的、持续时间较短（通常短于3个月）的疼痛。典型的急性疼痛包括手术伤口的疼痛、骨折后疼痛等。慢性疼痛的定义为组织损伤愈合后依然持续存在的或持续时间超过3~6个月的疼痛。典型的慢性疼痛包括癌性疼痛、带状疱疹后疼痛等。血液病引起的疼痛中很大一部分均为慢性疼痛，如淋巴瘤引起的和镰状细胞贫血引起的疼痛。

从病理学基础出发，还可以将疼痛分为伤害性疼痛和神经病理性疼痛。伤害性疼痛中，损伤部位是神经以外的组织，通过伤害性刺激感受器沿疼痛传导通路传导至皮质。而神经病理性疼痛则是由于神经系统的原发性损害或功能障碍所引起的疼痛，具体机制比较复杂而且目前尚无定论。神经病理性疼痛的疼痛性质与伤害性疼痛不同，其治疗方法与后者也迥然不同，治疗效果往往不如伤害性疼痛满意。血液病导致的疼痛中，有的是伤害性疼痛如骨质损伤引起的疼痛，也有的是继发于放疗和化疗后的神经损伤引起的神经病理性疼痛。更多是两种疼痛的混合，治疗上也是结合两种疼痛的治疗方法。

二、疼痛的评估

（一）疼痛诱因的分析

对血液病患者进行疼痛评估时，首先必须对产生疼痛的原因进行分析：疼痛究竟是来自血液疾病本身、相关治疗，还是与此无关的其他原因？血液病患者常合并骨质损伤（坏死、感染、浸润或关节出血）、脾大、脑脊髓膜浸润和脊髓受压等，均可引起疼痛。血液病的治疗如化疗和放疗可能直接导致黏膜炎、出血性膀胱炎和盲肠炎并引起疼痛。继发于放疗和化疗的外周神经损伤可能导致神经病理性疼痛。激素治疗停止后，部分患者会发生纤维肌痛。此外，继发于疾病本身或相关治疗的免疫抑制也可引起各种感染（如带状疱疹或脓肿），常常引起严重疼痛。

患者的疼痛主诉除了来自于以上病理原因，还可能来源于一些心理原因。导致血液病患者产生疼痛和疼痛加重的心理原因主要有三大方面：恐惧、愤怒和抑郁。因此，针对以上心理原因进行分析和处理，有助于改善疼痛治疗效果。

（二）疼痛性质和程度的评估

疼痛的评估主要包括对疼痛部位、性质和程度的评估。

疼痛部位的判断很重要，应该正确区分是病变部位的疼痛（局部性疼痛），还是牵涉痛。牵涉痛是深部躯体和内脏病变表现为体表相应部位的疼痛，其产生原因可能是该体表部位的感觉传导通路与该深部躯体和内脏的疼痛传导通路发生交汇。如心绞痛患者可牵涉至左上肢疼痛，胆囊炎患者可发生右肩牵涉痛。

疼痛的性质与疼痛的病理基础有关。伤害性疼痛与神经病理性疼痛性质不同。神经病理性疼痛多表现为针扎样、烧灼样、撕裂样疼痛等，并且有局部痛觉过敏或异常疼痛的表现。痛觉过敏（hyperalgesia）主要是指对阈上疼痛刺激的反应增强；痛觉异常（allodynia）是指正常情况下不引发疼痛的刺激引起了疼痛。

急性疼痛的程度判断可借助患者的表情来判断，但慢性疼痛患者（多数血液病患者的疼痛属于慢性疼痛）即使疼痛严重也可能并不表现出痛苦面容，而仅表现为不愿活动、安静或抑郁。应该选用更为客观的评估方法如视觉模拟评分（visual analogue scale，VAS评分）。该方法以“0”表示无任何疼痛，“10”表示“可以想象的最严重的疼痛”，用刻度为10的游标尺让患者在标尺无刻度的一面滑动游标对自己的疼痛进行评分。游标在另一面对应的刻度就是VAS评分。这种方法也可简化为0～10疼痛强度数字量表（numerical rating scale，NRS），区别是不需用游标尺，直接让患者对自己的疼痛程度进行评分。3分及以内为轻度疼痛，4～6分为中度疼痛，7分以上为重度疼痛。治疗后VAS评分降低3分及以上，说明疼痛有明显缓解。VAS降低至3分及以下是疼痛治疗的目标。

三、疼痛的治疗

（一）药物治疗

1. 阿片类镇痛药

（1）常用阿片类药物

1）吗啡：吗啡因为药效确切、价格低廉，经过一百多年的使用目前仍然是使用最为广泛的阿片类药物之一。单次静脉注射吗啡后几分钟即可起效，30分钟达高峰，持续2～3小时。皮下和肌内注射吗啡的峰效应时间为45～90分钟，作用持续3～4小时。口服即释吗啡30分钟左右起效，1～2小时达峰效应，作用时间4～5小时。吗啡控释片（美施康定）起效较慢，达峰值时间3～4小时，但能维持8～12小时相对稳定的血药浓度。

吗啡在临床上主要用于中、重度急性疼痛和癌痛治疗，某些重度慢性非癌性疼痛如神经病理性疼痛也可适当应用。国内可供选择的剂型有口服的吗啡即释片、吗啡缓释片和吗啡控释片，以及吗啡注射液。

吗啡能通过胎盘，可能抑制新生儿呼吸，所以一般不用于孕妇。同时吗啡还有组织胺释放作用，哮喘和COPD患者慎用。其他不良反应见下文。

2）芬太尼：芬太尼和吗啡一样是μ阿片受体强激动剂，作用强度是吗啡的50～100倍。目前剂型有静脉注射液和经皮贴剂。单次给药后5分钟左右达到峰效应，作用持续约60分钟。用于急性疼痛治疗时通常单次给药0.5～2.0μg/kg，或使用静脉PCA给药。芬太尼由于脂溶性好，静脉持续给药容易产生蓄积，应警惕副作用的产生。慢性疼痛也可使用芬太尼静脉PCA治疗。

经皮芬太尼贴剂（多瑞吉）是通过皮肤吸收的新型芬太尼制剂。其优点是使用方便、血药浓度较稳定、适用于无法口服用药的患者等，缺点是可调性欠佳、首次使用起效较慢等。未使用过阿片类药物的患者应先进行剂量估算，可通过口服吗啡或静脉PCA预先估算出每天对镇痛药物的大致需要量，然后换算成多瑞吉剂量。

3）羟考酮：羟考酮是μ和κ阿片受体的激动剂，除了类似吗啡的药理作用，对于内脏痛效果更佳，镇痛作用强度是吗啡的1.5～2倍。控释型羟考酮（奥施康定）服用后约3小时达到峰值，由于采用了特殊的Acro Contin控释技术，药物作用持续约12小时。该药必须整片吞服，严禁嚼碎或研磨后服用，因为破坏了该控释系统后，羟考酮快速释放、迅速吸收将导致严重的不良后果。

4）舒芬太尼：舒芬太尼对μ受体的亲和力比芬太尼强7～10倍，静脉给药3～4分钟后起效，单次给药作用时间与芬太尼相似。非麻醉状态下单次用药一般给予0.1～0.3μg/kg。但由于舒芬太尼脂溶性是芬太尼的两倍，更易在体内蓄积，所以连续给药时清除半衰期明显延长。舒芬太尼的安全指数（半数致死剂量/半数有效剂量）为2521，明显高于芬太尼（277）和吗啡（69.5）。

5）哌替啶：即度冷丁，是μ受体激动剂，对κ和δ受体也有中度亲和力。镇痛强度是吗啡的1/10。临床上常用50mg哌替啶肌注治疗成人急性疼痛，也可静脉注射25～50mg哌替啶。哌替啶相对其他阿片类药物对呼吸的抑制作用较轻，但静脉给药仍需注意给药速度，以免过度镇静引起呼吸道梗阻。

哌替啶对δ受体的兴奋导致幻觉和欣快感的产生，使该药比吗啡和芬太尼更容易成瘾。临床上长时间使用哌替啶镇痛，容易导致患者在疼痛消失后仍有觅药行为，其根源是追求用药后的欣快感。此外,哌替啶的代谢产物去甲哌替啶有药理活性,可导致中枢兴奋、肌阵挛、震颤甚至惊厥。因此,不建议长时间大剂量使用哌替啶治疗急性疼痛,也不建议使用哌替啶治疗慢性疼痛包括癌痛。

(2)药物的选择:对于不同程度的疼痛应采取不同的药物和治疗方案(表155-1、表155-2)。根据世界卫生组织(WHO)制定的镇痛阶梯方案,轻度疼痛患者可以使用非阿片类药物,包括阿司匹林、对乙酰氨基酚等。中度疼痛患者可使用中效阿片类药物辅以上述非阿片类镇痛药物,前者包括:可待因、羟考酮、曲马朵等。严重疼痛时,需要选择使用强效阿片类药物如吗啡、羟考酮、氢吗啡酮、美沙酮和芬太尼。同时合并使用非阿片类药物(表155-1和表155-2)。

表155-1 常用镇痛药物的使用方法

药物	半衰期(h)	常用有效剂量	给药途径	作用持续时间(h)
盐酸吗啡	2.5	5~30mg/4~6h	口服	4~5
硫酸(盐酸)吗啡控释片		10~30mg/12h	口服	8~12
芬太尼透皮贴剂		25~100μg/h	透皮贴剂	72
美沙酮	7.5~48	10~20mg/次	口服	1~12
盐酸羟考酮控释片	4.5~5.1	10~20mg/12h	口服	8~12
曲马朵		50~100mg/4~6h	口服	4~5
		50~100mg/4~6h	肌内注射	
氨酚羟考酮片(对乙酰氨基酚0.375g+羟考酮5mg)		1~2片	口服	4~6

表155-2 阿片类药物剂量换算表

药物	非胃肠给药	口服	等效剂量
吗啡	10mg	30mg	非胃肠给药:口服=1:3
可待因	130mg	200mg	非胃肠给药:口服=1:1.2
			吗啡(口服):可待因(口服)=1:6.5
羟考酮	6mg	10mg	吗啡(口服):羟考酮(口服)=1:1.5~2.0
芬太尼透皮贴剂	25μg/h(透皮吸收)		芬太尼透皮贴剂μg/h,q72h剂量=1/2×口服吗啡mg/d剂量

WHO对慢性疼痛的治疗原则还包括:

1)从口服用药开始;

2)定时给药;

3)镇痛方案个体化;

4)按阶梯给药。

(3)给药途径的选择:镇痛药物有多种给药途径:无创给药途径包括口服、经直肠(塞肛)、经皮、经黏膜,有创途径包括静脉、肌注、皮下、椎管内等。给药途径的选择决定于:①疾病和疼痛本身因素;②患者因素:患者全身情况、患者的主观要求;③用药途径和药物的因素:药效、起效速度、持续时间、使用方便性等。

从起效速度而言,单次静脉给药的起效速度较快,适用于急性疼痛或慢性疼痛患者的爆发痛(breakthrough pain)。经静脉单次给予阿片类药物应该警惕血药浓度迅速达到峰值时可能产生的阿片类药物相关副作用,尤其是可能威胁生命的呼吸抑制。经静脉连续小剂量给药可以避免峰药浓度和峰效应的产生,但对于突发性疼痛或疼痛程度变化较大的情况镇痛效果较差。通过病人自控镇痛装置(patient-controlled analgesia device,PCA)可以在一定程度上解决这种矛盾。PCA是一种由病人自己控制给药的镇痛装置,可通过静脉、皮下或椎管内给药。其机制是通过少量单次给药,使血药浓度相对稳定,以便在减小给药总量的同时尽量达到最佳镇痛效果和最少的不良反应。在突发疼痛或疼痛程度变化时患者可通过自行给药减轻疼痛。

肌内注射对于没有静脉通路的患者或者暂时无法建立静脉通路的患者如小儿是较方便迅速的选择。肌注给药起效比静脉给药慢,而且起效速度不确定,与是否注射在肌肉内和局部血液循环有关。由于镇痛效果和时间的可控性较差,加之有注射痛,肌肉镇痛的应用日趋减少。

经皮芬太尼贴剂(多瑞吉)的吸收途径是先聚集在皮内,然后被皮下血管吸收,所以起效时间较慢。首次使用后12~20个小时才能达到稳定的血药浓度；揭除该贴剂24小时后，仍有50%的药物存留体内。经鼻黏膜给予常规剂量芬太尼5～10分钟后可以达到血浆药物峰浓度，适用于儿童镇痛和爆发痛的治疗。由于药物可能从咽部流失，每次给药量一般小于0.15ml。经口腔黏膜给予枸橼酸芬太尼4～5分钟起效，约22分钟达到血浆药物峰浓度。

对于慢性疼痛患者，能够口服的患者建议口服用药。中、重度慢性疼痛患者因为各种原因无法口服用药时，可以考虑非胃肠道用药，主要包括经皮芬太尼贴剂、静脉连续用药、病人自控镇痛装置等。

（4）阿片类药物的副作用：阿片类药物的副作用与其镇痛作用一样，也是阿片受体激动效应的表现。其中后果最严重的是呼吸抑制，发生率最高的则是恶心和呕吐。恶心、呕吐、镇静、呼吸抑制和尿潴留是短暂的副作用，在持续用药数天或1～2周后均会减轻或消失。

1）呼吸抑制：呼吸抑制是阿片类药物最危险的副作用，多见于药物过量。阿片类药物导致的呼吸抑制特点是呼吸变深变慢。如果不存在过度镇静引起的呼吸道梗阻，呼吸频率大于每分钟8次的患者一般尚能保证通气，无需特殊处理。但存在其他低氧高危因素如小儿、肺部疾病尤其是COPD和睡眠呼吸暂停综合征、合并使用其他镇静药物、合并颅内疾患可能导致中枢性抑制者，有发生低氧血症的危险。

对于呼吸抑制的患者首先应该保证呼吸道通畅，然后给予纯氧，同时予以辅助通气。通过托下颌和使患者头后仰可以改善舌后坠，患者意识不清且舌后坠严重者可放入口咽通气道或鼻咽通气道，有凝血功能障碍的患者应注意保护黏膜避免出血。必要时应行紧急气管插管和机械通气，以保证氧合，缓解呼吸抑制引起的高二氧化碳血症。确认或高度可疑患者发生了阿片类药物导致的呼吸抑制和低氧时，应使用阿片受体拮抗药如纳洛酮进行拮抗。单次给予0.1～0.2mg纳洛酮，可重复给药，但应注意在拮抗了阿片类药物的作用后，患者会很快出现疼痛，甚至发生疼痛加重、心率加快，严重时还可能发生肺水肿。而另一方面，也要注意阿片类药物的作用时间可能比纳洛酮时间（4～6小时）更长，必要时应重复给药。

2）恶心和呕吐：恶心呕吐的产生机制是药物刺激了中枢化学感应带、前庭核以及胃肠道阿片受体。止吐药物主要包括：促进胃肠蠕动的药物、5-HT_3受体拮抗剂、丁酰苯类、甾体类。多潘立酮（吗叮啉）和甲氧氯普胺（胃复安）均可促进胃肠蠕动，对轻度恶心呕吐有效。5-HT_3受体拮抗剂主要有昂丹司琼（4～8mg，2次/d，iv）、格雷司琼（3mg，1～2次/d，iv）、托烷司琼（5mg，1次/d，iv），是作用较强的抗呕吐药物。丁酰苯类药物氟哌利多治疗恶心效果很好，但可能引起QT间期延长和室性期前收缩。注意对于有窦缓和心脏传导阻滞的患者应谨慎或禁用，用药时从小剂量开始，0.5～1.0mg即有效，没有明显心血管副作用的情况下可酌情少量重复用药。目前对于严重、顽固性恶性呕吐患者，可以使用三联治疗方案，即联合使用5-HT_3受体拮抗剂-氟哌利多-地塞米松，从不同机制进行镇痛，副作用小且效果很好。

3）便秘：便秘是阿片类药物唯一不能产生耐受的副作用，主要由于阿片类药物延缓胃排空、减低肠道前向蠕动、括约肌收缩、消化液分泌减少等所致。治疗方法主要包括粪便软化剂、膨化剂、促进胃肠蠕动的药物，轻度便秘时可采取高纤维饮食、使用山梨醇、乳果糖或福松，效果不佳时可使用番泻叶、硫酸镁等较强的导泻药物。但严重便秘时首先应排除肠梗阻，必要时使用开塞露也可促进排便。

4）其他副作用：阿片类药物的其他副作用还包括肌强直、尿潴留、皮肤瘙痒等。

2. 非阿片类镇痛药

（1）曲马朵：曲马朵是中枢性镇痛药，作用机制复杂，主要是抑制神经元重新摄取去甲肾上腺素和5-羟色胺，以及兴奋μ受体（作用较弱）。口服曲马朵50～100mg对中度疼痛有较好的效果，静脉用药可单次给予曲马朵注射液2～3mg/kg。由于对μ受体的兴奋作用较弱，阿片类相关的副作用（如呼吸抑制）也较轻。正因如此，曲马朵被认为是安全性较高的药物。副作用主要包括嗜睡、恶心、呕吐、头晕等。

（2）非甾体类抗炎药（NSAIDs）：非甾体类抗炎药适用于轻度和中度疼痛的治疗，也可合并阿片类药物用于重度疼痛的治疗。NSAIDs药物的作用机制是通过抑制环氧化酶（COX）减少参与疼痛产生的炎性介质的产生。COX分为正常组织中的COX-1以及酶诱导产生的COX-2。NSAIDs通过对COX-1和COX-2作用的选择性不同，可以分为三大类。NSAIDs对COX-2的选择性抑制可以抗炎镇痛，而对COX-1的抑制，则可导致对消化道、肾脏、血小板等的不良影响。在使用NSAIDs药物时，如果药物对COX-1具有较高的选择性抑制，则应充分了解患者是否有消化道溃疡、消化道出血史、是否有出血倾向、肝肾功能不全等病史。在用药上注意严格掌握适应证和禁忌证；小剂量、短时间用药；联合用药以减轻副作用。

1）非特异性COX抑制剂：同时抑制COX-1和COX-2，如布洛芬、萘普生、大剂量阿司匹林等。在消炎镇痛的同时,可产生对消化道等的不良反应。不宜长期大剂量使用。

2) 特异性 COX-1 抑制剂:只抑制 COX-1,不抑制 COX-2。只有小剂量阿司匹林属于此类。

3) 选择性 COX-2 抑制剂:在抑制 COX-2 时并不明显抑制 COX-1,大剂量用药时也抑制 COX-1。如美洛昔康、尼莫舒利等。

4) 特异性 COX-2 抑制剂:由于对 COX-2 的选择性极高,可近似地认为这类药物只抑制 COX-2,不抑制 COX-1。代表药物有罗非昔布、塞来昔布和帕瑞昔布。

(3) 辅助性镇痛药

1) 抗惊厥药物:抗惊厥药物是治疗神经病理性疼痛的重要药物,主要通过阻断钠通道、改变钙通道、稳定神经元细胞膜、影响 GABA 受体、P 物质的产生等机制起作用。用于镇痛的这类药物主要有:加巴喷丁、普瑞巴林、卡马西平、拉莫三嗪等。

加巴喷丁的患者耐受性较好,国内一般推荐 600mg/d 开始,分 3 次服用。为降低主要副作用如头晕、嗜睡和思维混乱等,一般采用逐渐加量和逐渐增加用药次数的方法达到合适剂量,比如第一天 200mg/次,夜间服用;第二天 200mg/次,服用 2 次;第三天 200mg/次,服用 3 次。国外报道最大剂量达到 3600mg/d,但每周增加剂量最好不超过 300mg。该药从肾脏代谢,肾功能不全患者清除时间延长。

卡马西平常用于治疗三叉神经痛(NNT:NUMBER-NEED-TO-TREAT 为 2),也可用于其他神经病理性疼痛的治疗。临床主要用法为:初始剂量 100mg/次,3 次/d。可逐步加量,建议每日剂量不超过 1200mg。主要副作用为嗜睡、头晕、共济失调、恶心呕吐等,部分患者因为这些副作用而放弃用药。此外,还要注意血液系统的副作用如粒细胞减少和再生障碍性贫血。长期服用卡马西平的患者建议至少半年复查一次血常规。

2) 抗抑郁药物:慢性疼痛患者、神经病理性疼痛患者常有抑郁,抑郁也可加重患者对疼痛的感觉。但使用抗抑郁药物治疗神经病理性疼痛并非因为这些药物有抗抑郁作用,其镇痛机制比较复杂,主要包括:①5-羟色胺、去甲肾上腺素神经递质的调节作用;②阿片受体激动作用;③钠离子通道阻断作用;④NMDA 受体阻断作用;⑤GABA 受体激动作用。

用于疼痛治疗的抗抑郁药物主要有三环类抗抑郁药物(TCAs)、选择性 5-HT 和 DA 再摄取抑制剂(SNRIs)、非典型抗抑郁药等。选择性 5-HT 再摄取抑制剂(SSRIs)对神经病理性疼痛效果微弱。其中 TCAs 代表药物为阿米替林和多塞平。由于具有 M_1 受体阻断作用,患者可出现中枢性抗胆碱能症状如谵妄、舞动症等,还可能出现外周性抗胆碱能症状如口干、视力模糊、便秘、尿潴留等。文拉法辛是 SNRIs 类药物,在治疗多发性神经痛时 NNT 约 5.5。米氮平作用机制与上述药物不同,通过阻断中枢突触前 α_1 受体和异源的肾上腺素受体,加强对去甲肾上腺素能和 5-HT 能的神经传导。该药有良好的耐受性,相关的副作用发生率低。应该避免不同抗抑郁药物之间联用产生多重抑制,也应避免曲马朵与抗抑郁药联用,因为曲马朵也作用于单胺能系统(表 155-3)。

表 155-3 常用抗抑郁药物的使用方法

药　　物	剂量	用法
多塞平(多虑平)	25～300	QN
阿米替林	25～300	QN
舍曲林(左洛复)	50～200	QD
文拉法辛(怡诺思)	75～225	QD
米氮平(瑞美隆)	15～45	QD

(二) 非药物治疗

1. 射频治疗　射频技术治疗疼痛的原理是:通过射频仪发出高频电流使靶点组织内离子运动摩擦生热,热凝毁损靶点区域的神经。选择性地毁损痛觉神经纤维,阻断疼痛信号向上传导,从而达到控制疼痛的目的。有髓鞘的触觉纤维 Aβ 直径较粗(8～14μm),无髓鞘的痛觉纤维 Aδ 和 C 直径较细(2～4μm),两种纤维对热的耐受力不同。一般 70～75℃的温度下 1～2 分钟后,痛觉纤维可失去传入功能,而触觉纤维需更高的温度才失去传入功能。射频技术就是利用两种纤维对温度的耐受性的差异,选择性的毁损痛觉纤维的传入功能,力图达到止痛同时保留触觉的目的。但射频电流能否完全选择性地破坏疼痛传导纤维目前还有争议。有部分患者治疗后可能加重疼痛,所以应该再有严格适应证以及患者和家属充分了解该方法的优点和缺点的前提下才能使用。因此,射频疗法一般用于治疗疼痛的保守方法无效时。

2. 脊髓电刺激治疗　脊髓电刺激治疗的原理主要是门控理论:通过植入脊髓硬膜外间隙的电极传递的电刺激,阻断疼痛信号通过脊髓向大脑的传递,使疼痛信号无法到达大脑皮层,从而达到镇痛的目的。SCS 方法是在影像学设备的引导下,通过穿刺或在脊髓上开窗,将电极放到脊髓硬膜外间隙的特定节段,然后通过体外的临时刺激器观察刺激覆盖的位置以及疼痛改善的程度,并根据测试的情况调整电极的位置以达到最佳的刺激状态。然后患者接受 2～7 天左右的测试期,若疼痛缓解良好,且患者对治疗效果满意，则植入整个刺激系统（延伸导线和刺激器）。SCS 主要用于治疗慢性顽固性神经源性疼痛。

四、血液病疼痛治疗的临床相关问题

（一）淋巴瘤患者的疼痛治疗

淋巴瘤患者的疼痛主要包括：肿瘤细胞侵犯骨骼引起的疼痛、肿瘤生长压迫神经引起的疼痛、肿瘤治疗引起的疼痛如放疗和化疗引起的疼痛等。应根据疼痛产生的原因、部位和程度决定用药。恶性淋巴瘤患者肿瘤细胞侵犯骨骼引起的骨痛，轻中度时（VAS 评分小于 5 分）可使用非甾体类抗炎药（NSAIDs）如美洛昔康、凯芬或西乐葆等。中重度骨痛可以合用上述 NSAIDs 和阿片类药物如羟考酮或吗啡。肿瘤生长压迫神经引起的疼痛有神经病理性疼痛的成分，放疗和化疗也可损伤神经引起神经病理性疼痛。因此，应结合使用治疗神经痛的抗惊厥药物和抗抑郁药物。上述这两种药物的使用由于存在神经系统的副作用（如嗜睡、锥体外系症状等），需要小剂量开始逐渐加量，寻找最适合患者的药物。晚期淋巴瘤患者就像其他晚期肿瘤患者一样，由于病情的进展和对阿片类药物的耐受可能需要较大剂量的阿片类药物。此时应该综合考虑患者的心肺功能，评估患者对药物的耐受性。必要时应在监护和吸氧条件下进行镇痛。

（二）镰状细胞贫血症患者的疼痛治疗

2/3 的镰状细胞贫血患者每年都有严重疼痛发生。主要原因包括关节疼痛和血管闭塞危象。慢性关节疼痛患者如果没有肾功能障碍和消化道溃疡等禁忌证，可以使用非甾体类抗炎药治疗，同时辅以理疗。严重时患者可能需要口服阿片类药物，甚至需要静脉用药。但不建议使用哌替啶，原因有：哌替啶在这类患者中容易导致癫痫发作（最高达 12%）、哌替啶在这类患者的肌内注射吸收较差、哌替啶反复使用容易成瘾。某些患者通过关节置换能减轻疼痛。

（三）血液病患者继发带状疱疹后疼痛的治疗

血液病患者免疫力较低，带状疱疹发生率较高。带状疱疹导致的疼痛包括急性期的疼痛和慢性期的带状疱疹后疼痛。急性期的疼痛为混合性的，包括带状疱疹皮肤损害的疼痛以及病毒损害神经导致的神经病理性疼痛。慢性期（3 个月后）遗留的疼痛，又称带状疱疹后疼痛，则是典型的神经病理性疼痛，大部分疼痛较为严重，不易治疗，严重影响患者生活质量。带状疱疹后疼痛是否严重很大程度上取决于在急性期是否积极采用抗病毒治疗及合适的镇痛。对于遗留的带状疱疹后疼痛主要采用药物联合治疗，包括抗惊厥药物、抗抑郁药物和阿片类药物，也可联合非甾体类抗炎药和曲马朵进行治疗。治疗的特点是联合用药以便从多种机制进行镇痛，同时还能降低副作用；用药效果个体差异大，需个体化用药。

（四）镇痛药物的使用与凝血功能障碍

非甾体类抗炎药中 COX-1 特异性抑制剂（如阿司匹林）或 COX 非选择性抑制剂（如布洛芬等）由于可以一定程度地抑制 COX-1，可能抑制血小板功能，所以应避免长期大剂量使用，尤其是对于有凝血功能障碍者（表 155-4）。

COX-2 特异性抑制剂对 COX-2 的抑制远远高于 COX-1，如塞来昔布（西乐葆）、罗非昔布等。该药对于血小板功能影响与安慰剂组比较无明显差异。

表 155-4　常用的非甾体类抗炎药物的用法

类别	给药途径	半衰期（h）	每次剂量（mg）	次/d	每日总量（mg）
布洛芬	口服	2	400～600	3～4	1200～2400
双氯芬酸	口服	2	25～50	2～3	75～150
美洛昔康	口服	20	7.5～15	1	7.5～15
氯诺昔康	静脉	4	8	3～4	24～32
尼美舒利	口服	2.5	100～200	2	400
塞来昔布	口服	11	100～200	1～2	200～400
帕瑞昔布	静脉/肌注	12	20～40	2	40～80

（五）异基因干细胞移植后移植物抗宿主病（graft-versus-host，GVHD）的治疗

异基因干细胞移植后发生的移植物抗宿主病的患者可能发生肝炎、皮炎、胃肠炎，疼痛主要来自这些消化道炎症。肠道 GVHD 最典型的表现为腹部绞痛和大量腹泻。由于疼痛严重，通常需要使用阿片类药物静脉 PCA 治疗。还可使用奥曲肽连续输注每小时 50～100μg，或间断给药，每 8 小时 500μg，

能有效减轻腹泻和疼痛。

（六）药物耐受与药物依赖

在使用阿片类药物进行镇痛时，需要区分药物耐受和药物成瘾两个概念。药物耐受指的是在长期用药后机体对药物产生适应，导致药理作用降低，需加大剂量才能达到与以前相同的药理作用。但药物需要量增加并非就是药物耐受，另一重要原因是病情的进展导致疼痛加重。

药物依赖是一个不同的概念，它包括躯体依赖和精神依赖。躯体依赖是机体对药物的一种适应状态，表现为突然停药、迅速降低剂量时一些典型的不适症状（戒断症状），主要包括：焦虑、易激惹、震颤、皮肤潮红、出汗、恶心、呕吐、腹痛、腹泻、发热、卡他症状等。

对于长期大量使用的药物，逐渐减量可以避免发生戒断症状。精神依赖即药物成瘾，是患者明知药物有害仍强制性觅药的异常心理。产生药物成瘾的原因可能包括：药物本身可引起欣快感（如哌替啶）、使用短效阿片类药物或不规则使用阿片类药物导致药物浓度剧烈波动、在无痛患者使用阿片类药物等。

（赵晶）

参 考 文 献

1. 徐建国. 疼痛药物治疗学. 北京：人民卫生出版社，2007
2. Ronald D. Miller. Miller's Anesthesia. 7th ed. New York：Churchill Livingstone，2009
3. Bountra C，Munglani R，Schmodt WK. Pain. New York：Marcel Dekker，2003
4. Marshall A. Lichtman. Williams HEMATOLOGY. 7th ed. New York：McGraw-Hill，2006
5. World Health Organization. Cancer Pain Relief and Palliative Care. 2nd ed. Geneva，1990
6. Gordin V，Weaver MA，Hahn DM. Acute and chronic pain management in palliative care. Best Pract Res Clin Obstet Gynaecol，2001，15：203
7. Gustein HB，Akil H. Opioid analgesics//JG Hardman，LE Limbird，AG Gilman. Goodman and Gilman's The Pharmacological Basis of Therapeutics. 10th ed. New York：McGraw-Hill，2001：569
8. Lederberg MS，Holland JC. Psycho-Oncology//HI Kaplan，BJ Sadock. Comprehensive Textbook of Psychiatry. 7th ed. Philadelphia：Lippincott，Williams & Wilkins，2000：1860
9. Loeser JD. Neurosurgical approaches in palliative care//D Doyle，G Hanks，N MacDonald. Oxford Textbook of Palliative Medicine.，Oxford：Oxford Medical Publications，1993：221
10. Coleman RE. Metastatic bone disease：Clinical features，pathophysiology and treatment strategies. Cancer Treat Rev，2001，27：165
11. Ascari E，Attardo-Parrinello G，Merlini G. Treatment of painful bone lesions and hypercalcemia. Eur J Haematol，1989，43：135
12. Roth A，Kolaric K. Analgesic activity of calcitonin in patients with painful osteolytic metastases of breast cancer. Oncology，1986，43：283
13. Platt A，Eckman JR，Beasley J，et al. Treating sickle cell pain：An update from the Georgia comprehensive sickle cell center. J Emerg Nurs，2002，28：297
14. Dinges DF，Whitehouse WG，Orne EC，et al. Self-hypnosis training as an adjunctive treatment in the management of pain associated with sickle cell disease. Int J Clin Exp Hypn，1997，45：417
15. Elander J，Lusher J，Bevan D，et al. Pain management and symptoms of substance dependence among patients with sickle cell disease. Soc Sci Med，2003，57：1683
16. Rentadue NO，Kachoyeanos MK，Lea G. A comparison of two regimens of patient-controlled analgesia for children with sickle cell disease. J Pediatr Nurs，1998，13：15
17. Eisenberg E，Berkey CS，Carr DB. Efficacy and safety of nonsteroidal anti-inflammatory drugs for cancer pain：A meta-analysis. J Clin Oncol，1994，12：2756

第156章

血液病患者的肠外、肠内营养支持

一、血液病患者的肠外、肠内营养支持与基本理念

由于化疗/放疗的发展，可以用化疗/放疗手段干预的病种及情况愈益增多，骨髓移植前后化疗/放疗的处理也愈益复杂。

化疗/放疗所致肠功能衰竭（肠衰）、患者的“热量/蛋白质”与特殊营养素（如：Omega3 脂肪酸、谷氨酰胺等）的缺乏，导致免疫功能缺损、感染并发症的发生，影响到患者的结局。如何补充适当的营养素，改善免疫情况，完成化疗/放疗的疗程，改善患者的结局已经是临床上的重要的具体问题。

血液病患者的肠外、肠内营养支持的适应证、应用方法和基本原理均需遵循肠外肠内营养支持的一般规律。2005 年国内重要医学科学家提出，器官移植、心脏介入手术及临床营养是第二次世界大战后三项影响广泛的医学事件，说明临床营养（即肠外、肠内营养学）的重要性已经被国内学界认识，已和国际学界的认知取得一致。

1. 国际和国内的探索试用与临床实用　在国际上，美国的 Rhoads，Moore 等早在 20 世纪 50 年代已经在美国探索试用静脉营养（当时没有安全的脂肪乳剂）。瑞典的 Wretlind 在 60 年代初探索试用安全的静脉脂肪乳剂。

在国内，北京协和医院曾宪九于 1959 年在图书馆看到哈佛医学院的 Moore 的专著“Metabolic Care of the Surgical Patient”，他从该书的“附录”上学习到肠外营养应用技术的信息，并在 1960 年和他的同事就在北京探索试用以水解蛋白加葡萄糖为主的静脉营养于慢性肠梗阻等患者，且写论文发表。上海中山医院吴肇光和他的同事在 1961 年对静脉营养进行探索试用于肠瘘患者，也写论文发表。1961 年曾宪九建立外科代谢与营养实验室，研究输营养液后氮平衡变化、研究总体液（用稳定核素重氢）、细胞外液、血容量和电解质平衡。曾宪九从临床提出问题，到实验室进行研究，再用到临床中去，是转化医学（translational medicine）的早年的体现之一。1960～1961 年曾宪九和吴肇光的探索试用静脉营养。

在国内，北京首都医院（即北京协和医院）在 1971 年已有比较规范的肠外营养应用技术（如锁骨下中心静脉插管）和配置营养液的方法，但需要申请进口脂肪乳剂、氨基酸、静脉维生素等药物用于腹腔感染、食管瘘、肠瘘等国内和国际的重症患者。1974 年该院又引进要素型肠内营养制剂（Vivonex-S）和规范的应用方法（如输液泵的应用等）。用这些肠外、肠内营养应用技术和有质量的营养用药，为当时的国内和国际患者提供了安全的营养支持，改善了患者的结局。上海、南京和天津的同道也在相继开展静脉营养。

国内的静脉营养的第一篇临床研究报告是在 1978 年。是在中华医学会第九届全国外科学术会议上（武汉），蒋朱明、朱预、张思源报告了“静脉营养治疗外科重症患者临床应用”，这是中国临床实用的静脉营养的第一篇报告。按国内外惯例，我国静脉营养的实用时代是按第一次全国大会正式报告（有论文摘要发表）为基础的。故国内的静脉（肠外）营养历史为 33 年。

次年，北京首都医院（即北京协和医院）蒋朱明、朱预、张思源、曾宪九在 1979 年的《中华外科杂志》发表肠外营养和肠内要素营养联合应用于肠瘘患者论文，报告了患者结局的改善，是被美国国立图书馆 Medline 收录的中国第一篇肠外营养与肠内营养论文。故国内的肠内（要素）营养的历史为 32 年，同年，上海吴肇汉、吴肇光在上海医学发

表静脉营养论文。南京邹忠寿、黎介寿等也在江苏医药发表静脉营养文章。

从1979～2000年的21年中，肠外肠内营养学科在我国得到逐步的发展。其中，1986年合资企业开始生产的脂肪乳剂、静脉维生素制剂，结束了完全依赖进口的被动局面，有了推广和研发的基础。1990年在外科“分会”下成立了“营养支持学组”，推动了在外科方面的营养支持应用和推广。

1991～2005年间的15次“肠外、肠内营养国际研讨会”，推进了国内和国际的多学科的学术和研究方面的交流，为以后的申报多学科的“分会”奠定了多学科的学术基础。

根据IMS数据库资料的推算，2000年以后每年的应用比较快的增长，近年已经到达每年240万以上的患者在接受肠外营养和30万患者在接受肠内营养。

由于对肠外、肠内营养学的多学科本质的认识延迟，直到2003年才依托于北京协和医院启动申报多学科的“分会”。由消化内科、基本外科、呼吸科和儿科的专家联合申请的多学科“分会”，经各级批准，到2004年12月才成立了中华医学会肠外肠内营养学“分会”。已经比东南亚的小国家都晚了许多年。在“分会”第一届常委会的组织下，建立了“营养风险、营养不良、营养支持、结局和费用”、“肠外、肠内导管和输液泵”等等协作组。上述两个协作组通过20余次工作坊来推进“描述性研究”和“队列研究”，为合理应用营养支持和营养用药的成本/效果分析研究提供了全国性协作平台，为管理机构和政府调控部门提供宏观的国内的数据，促进了本领域的“指南”和“规范”的推广。

2\. 有营养风险的患者需要营养支持　与一般住院患者的营养支持的合理应用相似，血液病患者也是从营养风险筛查起始，了解有没有营养营养支持的适应证？是否要制定营养支持计划？

营养风险是2002年才从欧洲ESPEN的专家组得到明确的临床概念。在国内国外的文献中，营养风险、营养不良、营养不良风险等名词时有不恰当使用，给理念和实践带来了一定困难。营养风险理念的内涵可从两个方面理解：

（1）有营养风险的患者发生不利的临床结局的可能性大；

（2）有营养风险的患者有较大的可能从营养支持中受益。

尽管多年来的文献中经常提到营养风险这个名词，但直到2002年，欧洲肠内肠外营养学会（ESPEN）以Jens Kondrup为首的专家组才明确营养风险定义为“现存的或潜在的与营养因素相关的导致患者出现不利临床结局的风险”。并在128个随机对照研究报告的基础上，发展了一个有客观依据的营养风险筛查工具。

营养风险、营养不良风险、营养不良三个名词的内涵上有不同。

营养风险是指营养因素导致不利临床结局的风险，而营养不良风险只是指发生营养不良的风险，不涉及临床结局，显然，营养风险的理念更能体现营养支持的意义。

营养不良用来描述现存的营养受损状态。

营养风险概念的发展所基于的假设是营养支持不仅适用于已有营养不良的患者，而且也适用于由于疾病、手术或创伤导致的应激代谢状态，营养需要量增加的患者。营养风险的发生率要比营养不良发生率高，因为包括了潜在的（如将在1周内发生的手术等）情况。一般指由现存的营养状态和因疾病、手术产生的应激代谢情况导致对患者不利结局影响的风险。

少部分有疑问的患者，还需要进一步做营养评定（nutritional assessment）。

对有营养支持适应证的患者，要建立营养液输入通道，需要各种处方的设计，需要安全的输入技术，需要监测多种指标，需要临床观察有无并发症，需要考虑如何贯彻肠外肠内营养的结合使用。为积累资料到出院时要评价有关结局的指标，还要分析药物经济学有关的资料。

与营养风险相比，营养不良的范围与营养风险有所不同，不包括将要发生的手术打击等尚未发生的情况。

按我们的2004～2006年在城市大医院的调研资料，12%左右的患者在大城市大医院入院时有营养不良，其中包括有严重营养不良。许多患者，尤其是老年患者在医院内仍然可能发展为营养不良。常见的原因是分解代谢增加或者能量摄入不足或合成代谢受损。

单纯饥饿引起的营养不良状态，是可以通过肠外、肠内营养支持来改善。然而，在疾病状态的分解代谢状态，例如重症疾病，肠外营养最多起支持作用，肠外营养花费比肠内营养较高一些，如果使用不当，还存在一定的风险。

目前，尽管肠外和肠内营养支持还缺乏对临床结局有改善的大量的客观证据，但当前肠外、肠内营养支持已经成为了一种临床实践的标准措施之一，也已经进入我国医疗保障体系。随着医疗改革的深化，营养用药的报销有限制、单病种核算（diagnosis related group，DRG）等举措均需要有营养支持与改善结局、成本效果比（cost/effective）等方面的数据支持，才能在临床应用和研究方面得到进一步的发展。

3. 营养支持的功能理念　营养补充、营养支持和营养治疗。目前认为，临床营养支持有三种情况：①补充（如：oral nutrition supplement，ONS）；②支持（nutrition support）；③治疗（nutritional treatment）。此三种情况中“支持”比较多一些。所以在国际上常见的为营养支持服务单位（nutrition support service，NSS）、营养支持室（division of nutrition support）、营养支持小组（nutrition support team，NST）或肠外肠内营养中心（parenteral and enteral nutrition center）。在欧洲常见附属于消化科、肾科、外科、麻醉科等，在美国和日本常见附属于外科、消化科、肾科等。

4. 循证应用和团队管理　从循证医学、从医疗资源的有限性和药物经济学角度来看，合理应用肠外、肠内营养支持，把有限的医疗资源用于有营养风险、有医疗需要的患者，是临床实践的必然之路。

以临床内外科医师、营养师、药剂师和护师组成的营养支持小组是团队管理的基本元素，在发达国家是每个中等大以上的医院都有的，小组的人员多或少是可以有所不同，但其功能是体现团队管理的原理。

二、肠外营养支持

1. 建立血管入径（血管通道，vascular access）　很多情况下，肠外营养通过中心静脉途径输入。插管部位和导管类型的选择需要因人而异。如果单纯输入肠外营养制剂，最好应用单腔导管。通常，最好的插入部位是锁骨下静脉。插入颈内静脉与锁骨下静脉相比，似乎可以轻度增加感染风险，大大增加血栓的风险。病人活动起来也不舒适。

在置入血管入径之前，需要仔细评估病人的血凝状态。必须应用严格的无菌技术。在开始中心静脉营养时，要通过胸部放射线检查确定导管的正确位置。正确的导管护理包括定期检查穿刺点，使用纱布或者透明的半渗透性敷料。

导管放置过程中的机械性并发症有动脉刺伤、气胸和血肿。住院病人与中心静脉入径相关的感染性并发症发生率为 4% ~20%，尤其是免疫缺陷或重症病人。中心肠外营养的病人，任何发热或脓毒血症的症状必须立即想到导管相关菌血症或导管感染。经常应用超声检查血栓，但是其临床意义尚不明确。

2. 肠外营养处方

（1）水和能量需求的估计：进行肠外营养之前，需要估计患者对水的需要量。根据患者的年龄、疾病，以及疾病对器官功能的影响而有变化。水的需要量通常为 30 ~40ml/（kg · d），或者 1 ~1.5ml 每千卡能量消耗。对于体重大于 20kg 的患者更加准确的计算公式是 1500ml+20ml/kg（超过 20kg 的部分）。

（2）第二步是估计患者能量需要量，这仍然是一项困难的任务。总的能量需要量必须依据能量消耗来确定。年龄、性别、身体大小、躯体活动、发热，以及疾病严重程度都是影响能量消耗的因素。总的能量消耗是 24 小时内燃烧的总热量，可以直接通过散失的热量（直接热量计）或者间接通过耗氧量和二氧化碳生成量的关系（间接热量计）来测量。热量计被认为是测量能量消耗的“金标准”。由于时间和财力的限制，这种方法不能在每天的临床实践中应用。总能量消耗是寒冷和饮食诱导的生热作用，躯体活动耗能，以及静息能量消耗的总和。对住院患者，静息能量消耗是变化最大的，受到身体组分和炎症程度的巨大影响。同种疾病的变异性可达到 100%，很大程度上取决于疾病的严重程度和时间进程。这就是为什么那些经常被引用的预测急性或重症患者的能量消耗的公式经常是不准确的，具有很大的喂养过度或喂养不足的危险。

Harris-Benedict 公式是常用的计算正常个体静息能量消耗的公式。临床用的简单的方法是：女 >60 岁 =84kJ/（kg · d），女<60 岁 =105kJ/（kg · d），男>60 岁 =105kJ/（kg · d），男<60 岁 =126kJ/（kg · d）。实践中此数值仍然可能偏高，要根据临床观察来调整。

肠外营养制剂通常包括常量营养素（蛋白质、糖类和脂肪）和微量营养素（维生素、矿物质和微量元素）。

1）脂肪乳剂可以提供能量，提供亚油酸和亚麻酸。亚油酸和亚麻酸是必须的多不饱和脂肪酸。亚油酸是长链 ω-6 脂肪酸的基础物质，亚麻酸相当于 ω-3 脂肪酸家族。脂肪乳是等渗的，由磷脂层保证三酰甘油的稳定性。磷脂是乳化剂，甘油被用来调节脂肪乳剂的渗透压。脂肪乳剂的浓度为 10%、20% 和 30%。传统的脂肪乳剂应用大豆油或红花油或二者的混合物，仅包含长链三酰甘油。深海鱼油是最长链脂肪酸、多不饱和 ω-3 脂肪酸、二十碳五烯酸和二十二碳六烯酸的重要来源。来自二十碳五烯酸的脂肪介质主要有抗炎作用；来自花生四烯酸的脂肪介质更多的是促炎症作用。大豆油脂肪乳剂和中长链混合脂肪乳剂中 ω-6 和 ω-3 脂肪酸的比例是 7:1；橄榄油为 9:1。ω-6 和 ω-3 脂肪酸的比例 3:1，有免疫调节作用。

高三酰甘油血症的病人（大于 4 ~5mmol/L 或者 350 ~400mg/dl）不能应用脂肪乳剂或者需要暂时停用。

2）微量营养素：维生素是机体必须的微量营养素，很多是辅酶的前体。人类的饮食中有13种不同的维生素、4种脂溶性维生素和9种水溶性维生素。必须的微量元素包括铁、碘、铜、镁、锌、钴、钼、硒、钒和镍。这些微量元素是酶的辅因子或辅基。

维生素和微量元素通常作为复合产品应用，也有一些单一元素的注射针剂。微量元素的理想用量仍没有确定。除非有明确的潜在缺乏的临床指征，不推荐进行常规的血清水平监测。

3. 肠外营养液 胃肠外营养可以通过不同途径进行：糖类、氨基酸、脂肪乳溶液分别有三个泵来混合应用；基本的氨基酸葡萄糖溶液（二合一）附加脂肪成分；或者三合一混合物（全合一）。现在一些制造商生产不同容量的全合一溶液，含有预先确定的不同比例的脂肪、葡萄糖和蛋白质。这已经非常普遍，因为可以降低药品以及制造费用，避免无菌状态的潜在破坏。

4. 血管入径 肠外营养液对血液来说是高张的，渗透压不能超过900mOsm/L。当溶液的渗透压超过900mOsm/L，静脉炎、炎症和疼痛的发生率明显增加。在肠外营养液中加入肝素可以延长外周输液套管针的使用时间。

5. 肠外营养相关的代谢性并发症 有时候可能很严重，但是可以通过充分的监测减少其危害。急性代谢性并发症包括电解质不足，尤其是钾、镁、磷和钙。这些物质的缺乏很常见，但可以通过对血浆水平的充分监测来预防。这也适用于微量元素和维生素的缺乏，尤其是硫胺素的缺乏。

过多的葡萄糖可加重高血糖症，与心脏手术、心肌梗死和休克后的不利结局以及白细胞功能受损导致医源性感染率增高有关。对重症监护患者的随机对照研究发现严格血糖控制可以显著减少并发症和死亡率。对这些病人应经常监测血糖浓度，一般每2～4小时一次，目标是维持血糖于110mg/dl（6.1mmol/L）左右，但不易做到。经常需要应用胰岛素维持血糖在理想水平，也是血糖监测的另一个原因，要及时发现可能的低血糖。如果中心静脉肠外营养需要中断，需要用10%的糖来代替直至重新开始肠外营养。

肝脂肪变性：高三酰甘油血症增加肝脂肪变性的危险。快速输入脂肪能导致肺动脉高压。肠外营养开始之前需要监测血清三酰甘油水平，此后每周监测一次。进行肠外营养时，肾功能衰竭的患者易发生尿毒症，血容量不足的患者易发生代谢性酸中毒。肝脂肪变性常由过度喂养引起，引起转氨酶升高，超声下肝细胞异常。胆汁淤滞性肝脏疾病可以非常严重，当γ-谷氨酰转肽酶和碱性磷酸酶升高时应怀疑有此类疾病，经常合并高胆红素血症。病因未明。最好的解决办法是减少肠外营养的量，尽快开始肠内营养。其他与肠外营养相关的肝胆并发症有胆囊淤滞，增加胆囊泥沙性结石、胆结石，以及非结石性胆囊炎的危险。预防这些并发症的最好方法是给予少量口服或肠内营养以刺激胆囊收缩。

再喂养综合征是肠外营养具有潜在生命威胁的并发症。

由于重新摄入营养导致的代谢性和生理性的功能紊乱，可能原因是过快开始全部营养支持。体重过低和慢性营养不良患者容易发生。主要症状常出现在开始肠外营养的2周内，表现为身体不适、水肿、虚弱和心律失常。典型的代谢性并发症是低磷血症、低钾血症、低镁血症、硫胺素缺乏和水潴留。再喂养综合征似乎是从利用体内脂肪作为能量来源到利用外源性葡萄糖作为能量来源的代谢性转移的结果。输入葡萄糖使血浆胰岛素增加，使电解质向细胞内移动。

三、肠内营养

1. 胃肠入径（胃肠通道，G-I access） 肠内营养管饲途径的选择原则包括以下几个方面内容：满足肠内营养需要；置管方式尽量简单、方便；尽量减少对患者损害；患者舒适和有利于长期带管。肠内营养的管饲途径分为两大类：一是无创置管技术，主要指经鼻胃途径放置导管，根据病情需要，导管远端可放置在胃、十二指肠或空肠中；二是有创置管技术，根据创伤大小，再分为微创（内镜协助）和外科手术下的各类造口技术。微创（内镜协助）技术包括经皮内镜下胃造口术（percustanous endoscopic gastrostomy，PEG）及经皮内镜引导下经胃、空肠造口术（percustanous endoscopic gastrojejunostomy，PEJ）等。

（1）鼻胃管、鼻肠管：鼻胃管是经过鼻腔、咽喉、食管，管尖留置在胃腔内的导管，具有无创、简便、经济等优点。优点是胃容量大，因此对营养液的渗透压不敏感。缺点是鼻咽部刺激、溃疡形成、出血、易脱出、堵塞、反流性肺炎、有可能反流并吸入气管等，因此对昏迷、有胃排空障碍或严重的食管反流患者应将喂养管放过十二指肠，即放置鼻肠管。

鼻十二指肠管和鼻空肠管适用于肠道功能基本正常而胃功能受损的以及（或）吸入风险增高的患者，如术后早期阶段的患者。可通过鼻饲且直接进入十二指肠或空肠进行肠内营养。目前有螺旋管和重力管两种。对于合并食管静脉曲张、食管出血、肠道吸收障碍、肠梗阻和急腹症等疾病，不宜留置鼻十二指肠管。

（2）咽造口：咽造口是通过手术的方法将喂养管从口咽部置入胃内，其优点是保留了正常的食管-胃-肠的运送和消化功能，手术操作简单，适用于上颌部和颜面部畸形、颈部及上颌颜面部创伤和手术、口咽部损害和部分梗阻性食管肿瘤放疗过程中的支持治疗；禁用于食管中下段以下梗阻、广泛性颈部肿瘤及上腔静脉阻塞综合征患者。

（3）胃造口：胃造口是将导管经过腹壁置入胃内，可进行减压或喂养。胃造口入路便捷，同时由于胃具有很大的储存能力，并能调节渗透压、延长食物通过时间，因此胃造口是不能口服患者长期给予肠内营养的首选途径。经口摄食障碍是胃造口的适应证。胃造口可通过手术或内镜进行。内镜下经皮行胃造口（PEG）操作更简单安全，无需全身麻醉和开腹手术，手术时间短，术后并发症发生率及病死率均较低，可减少食管反流和吸入性肺炎的发生。如患者需要超过3周的肠内营养治疗，在无禁忌证的前提下，应考虑经PEG给予肠内营养。

（4）空肠造口：主要优点是：①较少发生液体饮食反流而引起的呕吐和误吸；②肠内营养可与胃肠减压同时进行，对胃十二指肠外瘘及胰腺疾病尤为适宜；③喂养管可长期放置于肠道，适用于需长期营养支持的患者；④患者能同时经口进食；⑤患者无明显不适，机体和心理负担小，活动方便。空肠造口已广泛用于需要进行围术期营养支持的患者。

中华医学会肠外肠内营养学分会关于肠内营养导管的临床应用有以下推荐意见：

（1）鼻胃管适用于接受肠内营养时间少于2～3周的患者；管饲时，头部抬高30°～45°可以减少吸入性肺炎的发生。

（2）接受腹部手术且术后需要较长时间肠内营养的患者，建议术中放置空肠造口管。

（3）施行了近端胃肠道吻合后，通过放置在吻合口远端的空肠营养管进行肠内营养。

（4）非腹部手术患者，若需要接受大于2～3周的肠内营养，如严重头部外伤患者，首选PEG作为管饲途径。

2. 与肠内营养有关的代谢性并发症　加强病房内接受肠内营养的患者，可能有20%～25的患者存在体内水分过多的问题。心衰和肾功能不全加重此问题并且使治疗处理复杂化。通常处理方法为缓慢输注或者使用1.5～2kcal/ml的配方，利尿药是不必要的。尽管不很常见，但是高张性脱水也会发生于接受高能量配方的患者，尤其当这些患者不能表达他们的渴感时。

10%～30%的管饲患者发生高血糖。高能量饮食可以暴露2型糖尿病。高血糖可以通过降低流速、给予胰岛素等措施来纠正。因为高血糖可以导致渗透性利尿，需要密切监测这些患者的出入量。

3. 与肠内营养有关的感染性并发症　肠内营养最主要的感染性并发症是吸入性肺炎，有时是致命的。根据定义标准的不同，其发生率在5%～40%。

诊断：误吸可能发生的很隐匿，没有明显的呕吐。当新出现心动过速、气促、发热、低氧血症或者胸片有改变时要怀疑是否有误吸。使用鼻胃管的患者比胃造口和空肠造口的患者更易发生误吸。有气管插管和气管切开的患者危险性更高。喂养管开口于十二指肠以下可以减少误吸的发生，但是还没有确切证据支持这个假设。新插入鼻胃管或鼻肠管的患者，如果不能从管道中抽出胃肠内容物，在开始鼻饲之前需要进行胸片X线检查。发现鼻饲肠内营养制剂患者无症状误吸的方法包括使用氧化试剂条检查气管吸出物中是否有葡萄糖，或者在营养制剂中添加亚甲蓝染料作为气管吸出物的一个潜在标记物。

预防：预防措施包括抬高床头到30°，定期测量胃残留量，充盈气管插管的袖套。正确插入软喂养管，仔细观察管的位置可以预防可能的致命性的气管、胸膜的并发症。

4. 肠内营养相关的机械性并发症　与肠内营养相关的机械性并发症通常指喂养管本身或者其解剖位置。鼻肠管可以引起鼻咽侵蚀和不舒适，鼻窦炎，中耳炎，哽喉，食管炎，食管反流，气管食管瘘和食管血管曲张破裂。喂养管可能打结或阻塞。胃造口或空肠造口管可以引起幽门或小肠的机械性梗阻。其他经皮插管的并发症包括管周渗漏，脱落到腹膜内，阻塞，尤其是小孔针管空肠造口。

四、肠外支持与肠内支持联合应用

北京协和医院1979年在《中华外科杂志》就发表了肠外支持与肠内支持联合应用的论文，说明在30余年以前就知道了肠道有功能时，就应该启用肠内营养。目前肠内营养的制剂非常丰富。协和医院的肠内营养的制剂早就超过10种。

（蒋朱明　于康）

参考文献

1. 陆道培. 临床医学的重要进展. 中华医学会2005年专刊
2. 中华医学会肠外肠内营养学分会. 临床诊疗指南. 肠外肠内营养学分册（2008版）. 北京：人民卫生出版社，2009：16-21
3. 陈敏章，蒋朱明. 水与电解质平衡. 北京：人民卫

生出版社,1974:477

4. 蒋朱明,朱预,张思源. 静脉营养治疗外科危重病人(46例报告). 第九届全国外科学术会议论文摘要,273页,1978年10月21-27日(武汉)
5. 蒋朱明,朱预,张思源,曾宪九. 静脉营养与要素饮食应用于肠瘘治疗. 中华外科杂志,1979,17:40-42(Pud Med I. D. 81023575)
6. 吴肇汉,吴肇光. 外科危重病人应用静脉营养疗法的一些体会. 上海医学,1979,2:19-21
7. 邹忠寿,黎介寿,顾寿年. 静脉高价营养疗法在儿外科的应用. 江苏医药,1979,5:5-7
8. Kondrup J,Rasmussen HJ,Hamberg O,et al. The ad hoc working group. Nutritional risk screening(NRS 2002):a new method based on an analysis of controlled clinical trials. Clinical Nutrition,2003,22:321-336
9. 梁晓坤,揭彬,蒋朱明. 营养风险理念解读. 中国临床营养杂志,2007,15:167-170
10. Johansen N,Kondrup J,Plum LM,et al. Effect of nutritional support on clinical outcome in patients at nutritional risk. Clinical Nutrition,2004,23:539-550
11. Schiesser M,Müller S,Kirchhoff P. et al. Assessment of a novel screening score for nutritional risk in predicting complications in gastro-intestinal surgery. Clinical Nutrition,2008,27:565-570
12. Sorensen J,Kondrup J,Prokopowicz J,et al. EuroOOPS:an international,multicentre study to implement nutritional risk screening and evaluate clinical outcome. Clinical Nutrition,2008,27:340-349
13. Liang X,Jiang ZM,Nolan MT,et al. Comparative survey on nutritional risk and nutritional support between Beijing and Baltimore teaching hospitals. Nutrition,2008,24:969-976
14. Liang X,Jiang ZM,Nolan MT,et al. Nutritional risk,malnutrition(undernutrition),overweight,obesity and nutrition support among hospitalized patients in Beijing teaching hospitals. Asia Pac J Clin Nutr,2009,18:54-62
15. Jie B,Jiang ZM,Nolan MT,et al. The impact of nutrition support for the patient at nutritional risk on outcome:a multicenter cohort study,Nutrition,2010(on line published)
16. Amaral TF,Matos LC,Tavares MM,et al. The economic impact of disease-related malnutrition at hospital admission. Clinical Nutrition,2007,26:77-784
17. 蒋朱明,陈伟,朱赛楠,等. 我国东中西部大城市三甲医院营养不良(不足)、营养风险发生率及营养支持应用状况调查. 中国临床营养杂志,2008,16:335-337
18. 蒋朱明,于康,朱赛楠,等. 我国东中西部中小医院住院患者营养不足、营养风险、超重和肥胖发生率及营养支持应用状况调查. 中国临床营养杂志,2008,16:338-340
19. 于康,赵维刚,阮晓兰,等. 内分泌科住院患者营养风险筛查及营养支持应用状况. 中华临床营养杂志,2009,17:71-74
20. 于康,夏莹,王孟昭,等. 营养风险筛查和主观全面评定用于肺癌非手术患者营养筛查的结果比较. 中国临床营养杂志,2008,16:349-352
21. Jiang ZM,Wilmore DW,Wang XR,et al. Randomized clinical trial of intravenous soybean oil alone versus soybean oil plus fish oil emulsion after gastrointestinal cancer surgery,British Journal of Surgery,2010,97:804-809

第157章

细胞因子和生物反应调节剂的临床应用

细胞因子和生物反应调节剂(BRMs)代表了一大类治疗药物,可调节宿主对肿瘤或肿瘤治疗的反应。表157-1汇总了目前临床应用的或正在进行临床评估的生物学治疗药物。然而,生物反应调节剂这一名称不等同于肿瘤的免疫治疗,许多此类药物显示出直接抗肿瘤细胞的生物学效应,并具有调节细胞分化、抗增殖和(或)具有细胞毒性等,这些作用并不依赖于它们的免疫调节活性。二十余年,应用细胞因子和BRMs治疗肿瘤患者始终被引起关注。

表157-1 细胞因子/生物反应调节剂

重组细胞因子	主要的细胞来源	生物学作用
IL-1 α和IL-1 β	单核-巨噬细胞DC,B,T,NK细胞,成纤维细胞,上皮细胞,内皮细胞	激活原始的淋巴造血祖细胞,诱导释放次级细胞因子
IL-2	T细胞	活化T细胞的增殖,诱导NK和T细胞产生细胞因子,诱导NK和B细胞增殖,诱导T和NK细胞的细胞毒性,活化单核细胞的细胞毒性
IL-3(multi-CSF)	T细胞,骨髓单核细胞	诱导髓系(包括嗜酸性粒细胞),红系和巨核细胞祖细胞,次级早期淋巴细胞发育
IL-4	T细胞,肥大细胞	诱导T细胞的增殖和细胞毒性,增强抗原特异性的T细胞反应,促进肥大细胞生长、刺激单核细胞的细胞毒性,刺激Th2辅助细胞反应,抑制Th1辅助细胞反应,增强MHC分子和黏附分子的表达
IL-5	T细胞	诱导嗜酸性粒细胞的增殖,促进B细胞产生抗体
IL-6	T细胞,巨噬细胞,成纤维细胞	促进巨核细胞成熟、促进血小板产生,刺激B细胞增殖和免疫球蛋白产生,协同早期作用因子促进原始祖细胞的增殖,诱导肝脏细胞合成蛋白
IL-7	基质细胞(骨髓)	共刺激T细胞的增殖和细胞毒性,增强单核细胞的细胞毒性,支持前B细胞生长
IL-8,RANTES等	单核/吞噬细胞,T细胞,成纤维细胞	诱导中性粒细胞趋化,促进增殖中的造血细胞离开S期(与其他化学因子相似)
IL-9	T细胞(辅助)	刺激特异性T细胞增殖,激活肥大细胞,与IL-4协同刺激B细胞产生IgE
IL-10	T细胞,B细胞	抑制Th1细胞产生细胞因子(如IFN-γ);抑制单核细胞活化和细胞因子的释放,抑制NK细胞产生IFN-γ;共刺激T细胞增殖和细胞毒性

续表

重组细胞因子	主要的细胞来源	生物学作用
IL-11	成纤维细胞,脂肪细胞,内皮细胞,单核细胞	诱导巨核细胞成熟和血小板产生,与早期作用因子共刺激原始淋巴造血细胞的增殖,在T细胞的辅助下诱导B细胞产生Ig,抑制脂肪合成,诱导肝脏蛋白合成
IL-12	B淋巴母细胞系,活化的T细胞,单核细胞,角质细胞,肥大细胞和DC	诱导Th1细胞反应,潜在诱导NK和T细胞产生IFN,抗迁移,抗血管新生作用
IL-13	T细胞	诱导B细胞活化,诱导B细胞表达MHC和CD23
IL-14	T细胞	诱导B细胞增殖,抑制B细胞产生免疫球蛋白
IL-15	单核细胞,成纤维细胞,上皮细胞和基质细胞(骨髓和胸腺)	激活NK细胞增殖和细胞毒性,激活T细胞增殖
IL-16	活化的T($CD8^+$)细胞,嗜酸性粒细胞	$CD4^+$淋巴细胞的化学诱导物,诱导$CD4^+$T细胞增殖,化学诱导嗜酸性粒细胞和单核细胞,CD4配体,抑制T细胞受体活化,抑制HIV启动子
IL-17	$CD4^+$T细胞	共刺激T细胞,诱导成纤维细胞产生IL-6和IL-8,诱导基质细胞(内皮细胞、上皮细胞等)分泌G-CSF、IL-6、IL-8和PGE_2
IL-18	活化的单核细胞和库普弗细胞	尤其在与IL-12联合作用时可诱导NK和T、B细胞产生IFN,抑制破骨细胞活性,增加NK细胞活性,增强GM-CSF的作用,抑制活化的PBMC产生IL-10
IFNα或IFNβ	淋巴细胞/成纤维细胞	抗增殖,增强抗原和MHCⅠ类分子的表达,增加NK细胞活性,抗病毒作用,抗血管新生作用,表达黏附分子受体,诱导肿瘤细胞株的分化
IFNγ	T细胞,NK细胞,单核细胞	诱导单核细胞活化,诱导MHC Ⅱ类、Ⅰ类分子和肿瘤抗原的表达,活化CTL,诱导B细胞产生抗体
TNFα	单核-巨噬细胞,T细胞	刺激T细胞增殖,活化NK细胞,活化单核细胞的细胞毒性,活化中性粒细胞,直接作用于血管内皮细胞,阻止脂代谢,诱导急性期反应物的产生
G-CSF	基质细胞,内皮细胞和单核-巨噬细胞	诱导中性粒细胞前体和祖细胞的增殖和成熟,动员髓系祖细胞进入外周血,增强中性粒细胞功能
GM-CSF	成纤维细胞,基质细胞、内皮细胞和T细胞	促进中性粒细胞、单核前体及祖细胞的增殖和成熟,动员髓系祖细胞进入外周血,激活中性粒细胞/单核细胞功能,诱导嗜酸性粒细胞,微弱地活化NK细胞
M-CSF	单核细胞,内皮细胞和成纤维细胞	促进单核细胞分化和增殖,活化单核细胞的细胞毒性和ADCC,增强单核细胞分泌次级细胞因子、表达共刺激分子
SCF/kit配体		诱导原始和定向祖细胞增殖,与其他因子协同作用于多系细胞,诱导肥大细胞的活化和增殖
促血小板生成素	肝细胞,肾脏,骨髓基质细胞	广泛刺激巨核细胞祖细胞和前体细胞,诱导巨核细胞的成熟和数目增加,刺激血小板生成,直接作用于髓细胞和红细胞的生成
Flt3配体	基质细胞和干细胞	刺激造血祖细胞,与谱系特异性刺激因子共刺激集落形成,诱导DC细胞增殖,与其他因子共同作用使DC细胞成熟
PIXY321	成纤维细胞,基质细胞,内皮细胞和T细胞,粒单核细胞	在体外能增强髓粒单核细胞、红系和巨核系的活性
促红细胞生成素	肾脏球旁细胞	刺激红系祖细胞增殖和红细胞成熟

免疫细胞分泌两类可溶性蛋白,一类是免疫球蛋白(Ig)分子(抗体),与可溶性抗原结合,通过细胞表面的 Ig 受体活化 B 细胞。另一种可溶性分子由淋巴细胞和单核细胞分泌,作用于免疫系统内外的多种细胞。白介素这一名称的含义就是指白细胞间的活性。

在过去的 10 年中,细胞因子的治疗使血液病患者和肿瘤患者的治疗获得突破性进展。CSFs 和造血生长因子(HGFs)的应用使患者可以接受大剂量的化疗,也明显减低了化疗相关毒性。此外,细胞因子治疗使许多肿瘤患者,尤其是血液系统恶性肿瘤的治疗选择进一步扩大。

当应用细胞因子治疗恶性肿瘤时,不可忽略的是,造血系统恶性细胞可不正常地表达一些细胞因子,通过自分泌和旁分泌环可能在肿瘤细胞增殖中参与其发病机制。IL-1 和 TNF 已经发现在所有髓系和淋巴系白血病细胞持续表达。毛细胞白血病(HCL)和 B 细胞慢性淋巴细胞白血病(CLL)细胞表面可检测出 TNF 受体,体外试验显示 TNF 对这些恶性细胞有促进增殖和诱导分化作用。编码 TNF、IL-1和 IL-6 的 mRNA 在一些恶性淋巴细胞可被检测到。有关 CLL 细胞表达细胞因子和这些细胞因子对白血病细胞增殖作用,有不同的研究结论。目前,除急性髓细胞白血病(AMLs)外,没有发现细胞因子能在体内对恶性肿瘤有增殖作用。

细胞因子是小分子量(1 540 000Da)的糖蛋白,主要是以旁分泌或自分泌的方式发挥作用,因此是短程调节因子。细胞因子一般与细胞表面受体结合,该类受体是造血因子受体超家族的一部分,它们全部是跨膜糖蛋白,有四个位置固定的保守半胱氨酸、一个保守的 WSXWS 序列和 Ig、纤连蛋白Ⅲ区域。这些分子的细胞内部分包括 2 个区域,其中一个有脯氨酸和疏水区,另一个有二个带电荷的氨基酸和疏水区。

这些区域是与细胞内分子结合的关键部分,细胞内分子如 JAK 激酶结合后,多数通过被称为胞质内 STAT 分子家族传导信号,并传至细胞核内激活基因转录。最终可通过蛋白合成的变化导致细胞增殖改变、生长抑制、细胞毒性增加,产生次级细胞因子,和(或)改变其他细胞因子的生物学效应。许多细胞因子有多重和叠加功能。一种细胞因子的作用可能取决于其局部浓度、靶细胞类型、可用的效应细胞和其他信号分子的存在。

细胞因子的治疗原则与传统的化学治疗不同。首先,对多数细胞因子而言,不存在简单的剂量依赖效应。在许多病例中,尚不清楚是否最佳的生物学剂量就是最大可耐受剂量,同时是否也是最佳抗肿瘤效应剂量。其次,化疗一旦起效,其效果迅速,相反,细胞因子的治疗反应缓慢出现,需要数月的时间才能观察到。此外,细胞因子治疗的毒性反应独特,包括发热、寒战、流感样症状,多数制剂在剂量增加时,还可出现毛细血管渗漏综合征。副作用的发生一般较急、时间短暂,随治疗终止而减轻。长期慢性的毒性反应很少,但也可发生,包括自身免疫现象和心脏毒性。

经过 FDA 批准应用于临床的细胞因子数量为数不多,包括粒细胞-集落刺激因子(G-CSF)和粒/单核细胞集落刺激因子(GM-CSF),主要应用于化疗或骨髓移植后骨髓抑制造成的粒细胞缺乏的恢复。促红细胞生成素(EPO),用于治疗化疗相关的贫血,人免疫缺陷病毒(HIV)相关的贫血,和肾功能衰竭导致的贫血。白介素-11(IL-11)用于预防化疗导致的严重血小板减少,干扰素(IFN)治疗慢性髓细胞白血病(CML),低度恶性非霍奇金淋巴瘤,毛细胞白血病(HCL),艾滋病(AIDS)中卡波西肉瘤,以及高危黑色素瘤和某些病毒感染综合征的辅助治疗。IFN 还可以治疗多发性硬化,慢性肉芽肿性疾病。白介素-2(IL-2)用于治疗转移性肾细胞癌和转移性黑色素瘤。

本章节主要介绍造血生长因子和生物反应调节剂的临床应用,因篇幅所限,没有过多介绍这些细胞因子的生物学作用。

第一节 造血生长因子

造血生长因子(HGF)属于糖蛋白家族,主要作用于造血系统的增殖、分化和成熟。其中许多因子不仅作用于造血细胞,而且也作用于骨髓间质细胞,并刺激次级细胞因子的释放,或作用于造血微环境以促进细胞增殖。这些细胞因子大致分为早期作用(主要是增殖)和晚期作用(主要是成熟)因子。早期作用 HGF 主要作用于非定向祖细胞,促进这些多能细胞的增殖。晚期作用因子作用于定向祖细胞,促进这些较为成熟细胞的分化,同时也可作用于已经分化的终末效应细胞。HGF 的临床作用归纳见表 157-1。

造血生长因子的临床应用主要集中在刺激外周血细胞的产生。包括恶性和良性疾病的研究表明,造血生长因子最大的临床应用是大剂量化疗后的细胞恢复,无论有或无造血干细胞的支持。肿瘤患者使用造血生长因子的主要担心是其是否会刺激恶性细胞增殖。体外实验证实一些造血生长因子可以促进肿瘤细胞生长。除 AML 外,在体内尚未观察到 HGF 治疗能刺激其他恶性肿瘤。

(一) 粒细胞集落刺激因子

粒细胞集落刺激因子(G-CSF)是第一个被 FDA 批准的髓细胞生长因子。主要作用是化疗后支持治疗,减轻化疗导致粒细胞缺乏的程度和持续时间,降低粒细胞缺乏发热的发生率。G-CSF 最早在 20 世纪 80 年代中期由 Memorial Sloan-Kettering 肿瘤中心的研究发现并提纯。

G-CSF 的生物学性质已经得到充分研究,它是一种具有谱系限制性的造血生长因子,主要影响中性粒细胞系。正常情况和疾病状态的血清中均存在 G-CSF。G-CSF 不仅缩短定向祖细胞群的成熟时间,而且延长外周循环中效应细胞的寿命(中性粒细胞)。此外,体内和体外实验都证实,G-CSF 可以活化粒细胞功能,激活中性粒细胞呼吸爆发,增强其趋化性,提高其吞噬功能。这些作用不仅见于正常人,而且也可见于血液系统疾病患者,如骨髓异常增生综合征,虽然该病有明显的多核形粒细胞功能异常。

有关 G-CSF 的Ⅰ期试验显示 G-CSF 的剂量使用安全窗较大,可以静脉或皮下应用,皮下注射更好。外周血中性粒细胞数量的增加与 G-CSF 的剂量相关,但是对非髓系细胞的作用不明显。治疗后可增加骨髓增生程度,随之增加定向祖细胞的数目,并可使这些祖细胞动员至外周循环中。G-CSF 的不良反应包括骨痛(由于髓质增生)、血清酶水平升高(碱性磷酸酶和乳酸脱氢酶)、某些皮肤病的加重,如银屑病或 Sweets 综合征(中性粒细胞皮炎),长期治疗可出现脾大和脱发。发热不是 G-CSF 的特征性副作用。

1. 化疗后应用　Bodey 等的研究证实,在骨髓抑制的患者中,粒细胞缺乏的严重程度和持续时间与感染的发生率相关。而 G-CSF 可以刺激外周血中性粒细胞增多,被认为是降低化疗导致骨髓抑制发生率和严重程度的理想药物。初期的化疗后支持治疗的研究,表明 G-CSF 治疗可明显获益。

Gabrilove 等的Ⅰ期试验显示,化疗后的膀胱癌患者,在使用 G-CSF 治疗后,粒细胞缺乏的程度降低,能及时接受化疗。这些研究也表明,G-CSF 明显降低了黏膜炎的发生率。Bronchud 等表明,在乳腺癌和卵巢癌患者中,应用 G-CSF 治疗后,柔红霉素的剂量可以从每 2 周 $75mg/m^2$ 增加到 $150mg/m^2$。Morstyn 等研究了化疗与 G-CSF 使用时间的关系:无论化疗前后应用 G-CSF,粒细胞的恢复时间基本相同,但延迟应用 G-CSF 病人与中性粒细胞下降的最低值有关。G-CSF 的最大优势在于治疗化疗引起的粒细胞减少性发热(定义为持续、严重的粒细胞减少时出现的发热)。而延迟应用 G-CSF,可能对减少粒缺发热风险的方面益处有所减少。Neidhart 等报道多次大剂量化疗,仅辅助应用 G-CSF 而没有干细胞支持,也能够安全进行。应用 G-CSF 后粒细胞恢复明显早于未用 G-CSF 者。美国和欧洲 2 个大规模Ⅲ期试验验证了化疗后应用 G-CSF 的益处。虽然因化疗剂量过强引起非议,但因病人出现明显的骨髓抑制,充分证实了 G-CSF 的有效性。

迄今为止,没有随机对照试验证实结合 G-CSF 的辅助治疗能获得生存方面的益处。多数临床试验焦点在 G-CSF 预防粒缺发热的研究,另有 2 项试验研究在已经出现粒缺发热时 G-CSF 的临床疗效。较大规模的一项试验包括 216 例实体瘤、淋巴瘤或急性淋巴细胞白血病(ALL)的患者,随机分配接受 G-CSF 或安慰剂的连续皮下注射。尽管 G-CSF 治疗者住院时间、中性粒细胞减少的持续时间以及发热时间方面均有缩短,但是真正的获益者为实体瘤患者或临床证实的或培养阳性的感染患者。另一项试验结果相似。2 项试验表明了一部分患者能从 G-CSF 治疗中获益,同时也证实了并非所有患者均需要 G-CSF 治疗。国外开展的一项 G-CSF 应用时机的随机试验中,患者被随机分配在 G-CSF 组和安慰剂组,当中性粒细胞绝对值(ANC)低于 $1\times10^9/L$ 时开始用药,该试验试图证实在发生粒细胞缺乏但无发热时开始 G-CSF 是否能预防发热。结果发现在粒细胞缺乏发热的发生率、住院时间及抗生素使用时间上没有统计学差异,但 ANC>$0.5\times10^9/L$ 的恢复时间,G-CSF 组短于对照(分别为 2 天和 4 天)。因此,早期应用可以发挥 G-CSF 的最大效果,过晚应用,一般并不优于未应用者。

G-CSF 在急性白血病中研究较广泛。Ohno 等在急性髓细胞和淋巴细胞白血病人的研究中,大剂量诱导化疗后应用 G-CSF,发现 G-CSF 组降低化疗相关毒性。没有证据表明 G-CSF 治疗后疾病复发率增加或使预后不良。另有试验在老年髓系白血病中,诱导化疗后应用 G-CSF,发现其可降低住院期间严重感染的发生率,从而明显降低治疗相关病死率和死亡率。G-CSF 对诱导缓解没有负影响,但对生存的影响尚不明确。AML 患者诱导和巩固化疗后随机、对照研究显示 G-CSF 能明显降低感染率、缩短粒细胞缺乏的时间。目前没有 G-CSF 治疗导致预后不良的证据。因此,G-CSF 应用于 AML 患者受到普遍肯定。

2. 自体和异基因骨髓移植后的应用　对于骨髓或外周血干细胞移植的患者,干细胞支持下大剂量化疗后应用 G-CSF,虽然其不影响移植物中血小板或红细胞的植入时间,但能明显缩短移植物植入时间和中性粒细胞缺乏时间。在移植患者中,G-CSF 常用剂量为 5~10μg/(kg·d)皮下注射。实体瘤和淋巴瘤的移植患者也可从G-CSF中受益。AML自体移植的患者应用G-CSF,目前尚无前瞻性试验发现其预后不良,但是缺乏大规模随机试验的验证。

异基因骨髓移植后应用G-CSF的临床试验有限。一些小样本试验显示G-CSF的应用缩短了粒系移植物植入时间,没有增加急性移植物抗宿主病(GVHD)的发生率。初步的结论尚不能说明在AML或ALL患者异基因骨髓移植中,G-CSF是否会增加白血病复发的风险。

长期以来,G-CSF已成熟地运用于造血干细胞的外周血动员。化疗后应用G-CSF,可将造血干细胞动员至外周血,使移植物多系植入。一般皮下注射G-CSF 10μg/(kg·d),多数病人在3~5天后可以采集到足够的造血干细胞。随着外周血干细胞应用于异基因移植的逐渐增加,G-CSF逐渐成为健康供者的首选动员剂。G-CSF的使用时间短,没有明显的长期毒性,避免了供者采集骨髓的不便,同时也可使加速造血系统恢复。

3. 骨髓衰竭性疾病中的应用 Negrin等评估了G-CSF骨髓增生异常综合征(MDS)患者中的应用。在原始细胞比例<20%的患者中,随着G-CSF剂量的逐渐增加,患者外周血白细胞总数和中性粒细胞绝对值明显增加。18例MDS患者皮下注射G-CSF 68周,其中16例白细胞和粒细胞数量增加,血小板计数没有变化,12例输血依赖的患者中,有3例输血次数减少。停止治疗后,所有患者的外周血计数回落到治疗前水平。没有患者在G-CSF治疗期间从MDS转化为AML。在G-CSF和EPO的联合应用方面,Negrin等研究显示联合应用G-CSF和EPO,中性粒细胞在所有病人均有反应,红系细胞的反应率为42%。其他骨髓衰竭的患者,如再障,单用G-CSF治疗的反应率相近。

虽然无明确证据表明长期G-CSF治疗会增加白血病风险,但人们担心一些慢性骨髓衰竭性疾病(如再生障碍性贫血或范科尼贫血)可以转变为血液系统克隆性疾病。所以在慢性骨髓衰竭性疾病中应慎重使用G-CSF,全面评估治疗带来的益处和疾病转化的风险。

4. 原发或继发性中性粒细胞减少症中的应用 中性粒细胞减少症也是可以使用G-CSF治疗的一组疾病。特发性粒细胞减少症多在成年发生,表现为轻到中度的中性粒细胞缺乏(除外药物诱导的粒细胞减少),ANC<0.5×10^9/L,易于感染。周期性中性粒细胞减少症的特征是周期性地影响血三系细胞。中性粒细胞的数量呈周期性变化,约21天为1个周期,中性粒细胞常减少至0,很少处于正常水平。白细胞减少期间,患者感染的发生率明显增加,合并痛性黏膜溃疡。先天性中性粒细胞减少症,如Kostmann或Schwachmann-Diamond综合征,可出现严重的中性粒细胞减少,并发感染,常在1岁内发病,可危及生命。已有研究证实G-CSF可用于治疗上述疾病,可以增加循环中的中性粒细胞数量,降低感染的发生率。一旦明确诊断,G-CSF应该作为一线治疗。

5. 感染性疾病中的应用 在一项社区获得性肺炎患者的临床研究中,试图回答G-CSF是否能使与中性粒细胞减少无关的严重感染患者受益。该试验在抗感染治疗同时,随机选择G-CSF或安慰剂辅助治疗。结果发现,G-CSF治疗组尽管住院时间缩短,但是没有生存优势。总之,社区获得性肺炎患者没有应用G-CSF的指征。在一部分患者,如重度烧伤患者,可能获益于G-CSF的治疗。G-CSF可能能增强效应细胞功能,减少感染发生率,降低死亡率。

在AIDS患者中,G-CSF能治疗抗病毒治疗所致的中性粒细胞减少,使大剂量抗病毒治疗成为可能,此项应用指征已获批准。

(二)粒细胞/单核细胞集落刺激因子(GM-CSF)

GM-CSF已获FDA批准应用于大剂量化疗和骨髓移植患者,同时也可用于AML老年患者诱导化疗后的中性粒细胞减少。GM-CSF是一种糖基化分子,分子量为14.532kDa,其编码基因位于5号染色体短臂。

与G-CSF不同的是,GM-CSF可作用于造血细胞的多个阶段。体外试验表明GM-CSF可以与其他因子协同(如IL-3)刺激红系和多能干细胞的生长。在体内,GM-CSF可以刺激髓系细胞增殖和成熟,包括中性粒细胞和嗜酸性粒细胞。此外,在不同剂量时,GM-CSF有增强单核/吞噬细胞的潜在能力,也可作用于树突状细胞。与G-CSF相似,GM-CSF可以使效应细胞活化,增强其功能。GM-CSF可以激活中性粒细胞的呼吸爆发,增强其吞噬作用,不同于G-CSF,GM-CSF降低细胞的趋化性,是炎症部位的局部激活因子,抑制效应细胞的迁离。

GM-CSF的Ⅰ期试验证实了其治疗应用的重要性。在有效治疗中性粒细胞减少的剂量时,副作用可耐受,但当剂量增加时,毒副作用增加,包括关节痛、肌痛、发热和浆膜炎(胸膜、心包炎)。在5μg/(kg·d)[250μg/(m^2·d)]时,GM-CSF主要作用于髓系,可以刺激中性粒细胞和嗜酸性粒细胞生长。更大剂量时,可刺激单核细胞的生长和活化,GM-CSF毒性反应可能与单核-吞噬细胞的活化有关,可能触发了次级细胞因子瀑布反应。给药途径的不同,GM-CSF 毒性反应似乎也不同。

Lieschke 等的Ⅰ期临床试验结果显示了 GM-CSF 的首剂反应,静脉注射较皮下给药毒性反应更多见。首剂反应表现出一组症候群,包括呼吸困难、面部潮红、心动过速、低血压和肌肉骨骼疼痛。主要发生在 GM-CSF 首剂后数小时内,每次使用时都可能发生首剂反应。其具有自限性,对症治疗即可。该现象可能与中性粒细胞扣留在肺循环有关,细菌生产的非糖基化制剂较酵母生产的糖基化制剂更易发生首剂反应。

1. 化疗后的应用 与 G-CSF 类似,已有试验研究了 GM-CSF 是否可以降低化疗后中性粒细胞减少的程度和持续时间。虽然 GM-CSF 的主要适应证不是全身化疗诱导的中性粒细胞减少,一些试验仍着重研究了此临床应用。在一个淋巴瘤的随机试验中,发现 GM-CSF 能减少化疗所致中性粒细胞减少的发生率,减少发热和住院时间。其他随机试验没有类似的结果。Bunn 等发现在初治局限的小细胞肺癌患者放化疗后,GM-CSF 治疗的反应率较低。GM-CSF 治疗组虽能降低粒细胞减少发生率,但感染发生率更高、发热时间更长、血小板减低更明显。发热也可能是 GM-CSF 的副作用,因而混淆了随机试验的结果。因此,GM-CSF 用于化疗诱导的中性粒细胞减少的疗效仍需要大规模随机试验证实。

GM-CSF 发现可降低 AML 患者化疗相关的死亡率。Rowe 等应用 GM-CSF 与安慰剂进行对照研究,在大于 55 岁的患者中,GM-CSF 辅助治疗组不仅中性粒细胞恢复速度快,而且总体生存率存在统计学的明显改善(GM-CSF 10.6 个月 vs. 安慰剂 4.8 个月,$P=0.048$)。其他随机试验普遍验证了 GM-CSF 可以加速中性粒细胞的恢复速度,但是未能显示出生存优势。

2. 自体和异基因骨髓移植后的应用 大量试验研究了自体造血干细胞支持下的大剂量化疗患者中 GM-CSF 的应用。Nemunaitis 等报道在淋巴系统恶性肿瘤患者自体骨髓移植时,骨髓细胞回输后应用 GM-CSF,可加快髓细胞恢复,减少感染几率,缩短住院时间。其他在淋巴系统肿瘤和实体瘤患者自体造血干细胞支持下大剂量化疗的研究中,也得出相似结果。这些试验组中,GM-CSF 的剂量为 $250\mu g/(m^2 \cdot d)$,静脉给药。

有一项试验研究了移植物植入失败患者中 GM-CSF 的应用,在 37 例病人中,异基因移植 15 例,自体移植 21 例,同基因移植 1 例。GM-CSF 持续 2 小时输注,连续应用 14~21 天,总剂量为 $60 \sim 100\mu g/(m^2 \cdot d)$。15 例异基因移植中的 9 例患者,21 例自体移植中的 11 例,1 例同基因移植患者的粒细胞数量增加至 $1.5\times10^9/L$。GM-CSF 停药后,多数患者的粒细胞数量维持在 $0.5\times10^9/L$ 以上。GM-CSF 对血小板或红细胞数量没有影响。有治疗反应的患者感染发热能得到控制,其他毒性反应也较少。

与 G-CSF 类似,GM-CSF 用于异基因骨髓移植的方面仍在探索。目前认为,GM-CSF 能缩短髓系移植物植入的时间,对 GVHD 没有明显影响。是否影响长期无病生存率,需要长期随访。在造血干细胞动员方面,Gianni 等发现大剂量化疗后应用 GM-CSF,可有效地动员造血干细胞至外周血。

造血干细胞采集:有关此类研究有很多,造血干细胞采集的时间与 G-CSF 类似。

3. 骨髓衰竭性疾病中的应用 一些Ⅰ期和Ⅱ期试验研究了 MDS 患者中 GM-CSF 的应用。一项 26 例患者的研究显示,23 例出现了白细胞和中性粒细胞的增加,仅有 3 例病人惠及其他系细胞。与 G-CSF 类似,GM-CSF 停药后外周血计数常恢复到治疗前水平。Thompson 等研究了 MDS 患者应用 GM-CSF 的疗效,13/16 例的剂量为 $1.0\mu g/(kg \cdot d)$,11 例的粒细胞明显增加,治疗结束后回到治疗前水平。仅有 2 例其他系细胞也有变化,共有 7 例病人发展成急性白血病,均与治疗前骨髓原始细胞比例直接相关。另一项随机试验表明,当 GM-CSF 剂量为 $3.0\mu g/(kg \cdot d)$时,27/28 位患者的粒细胞值升高 2 倍或更高,血小板或血红蛋白没有升高,仅有 1 位患者在 GM-CSF 治疗过程中发展为急性白血病。

再生障碍性贫血患者应用 GM-CSF 后外周血中性粒细胞可以迅速增加,但并非像最初想象那样影响到多系细胞。与 MDS 患者一样,该治疗效果不能持久,停药后细胞很快降至治疗前水平。

(三)哪些患者应该接受造血生长因子治疗

虽然 G-CSF 和 GM-CSF 均降低粒细胞缺乏的程度和持续时间,但并不是所有化疗后患者都适合应用这些制剂。一般说来,造血生长因子在粒细胞减少性发热的高危人群中获益。在血液和肿瘤患者,多数标准方案并不引起严重的粒细胞减少。如果一个方案其粒细胞缺乏发热的发生率不足 30%,是否加用造血生长因子,感染发生率不会有太大变化。因此,许多协作组,如美国国立癌症研究所,制定了临床规范应用造血生长因子的指南。国外提出的指南仅仅提示何时常规应用造血生长因子。因造血生长因子治疗对粒细胞缺乏发热高危患者有益,此类患者不仅局限在指南中。实际工作中应灵活掌握,详见表 157-2 和表 157-3。

表 157-2 应该接受造血生长因子治疗的患者

患者曾出现过粒细胞缺乏发热，此次化疗方案拟不减量。或在化疗减量后仍出现粒细胞缺乏发热
患者接受强化化疗，粒细胞缺乏发热的几率较高
老年患者或一般情况差的患者，临床医生判断其不能耐受粒细胞缺乏发热
易于出现严重骨髓抑制的患者（如骨髓移植后或骨髓受累者）

这些患者在化疗完成后可以开始 G-CSF 或 GM-CSF 治疗。血小板生长因子的应用，必须经过临床判断，因为这些患者可以选择其他方法治疗（如血小板输注）。

表 157-3 CSF 应用指南

G-CSF 和 GM-CSF 应该在化疗结束后 24 小时内开始用药。化疗期间同时应用 G-CSF 或 GM-CSF 应该慎重，应考虑其毒性反应
G-CSF 和 GM-CSF 均可每日皮下注射给药
G-CSF 和 GM-CSF 的剂量为 5μg/(kg · d)
G-CSF、GM-CSF 或 IL-11 末次使用的时间应该在下次化疗前 24 小时以上
白介素-11(Neumega)已被 FDA 批准用于预防化疗诱导的血小板减少。可在化疗结束后 6～24 小时内开始使用，持续使用至血小板最低值超过 $5\times10^9/L$

由于 G-CSF 或 GM-CSF 过早停药会导致中性粒细胞绝对值的下降，因此应持续应用至粒细胞绝对值>$1\times10^9/L$。治疗期间应监测 CBC 和白细胞分类至少每周 2 次。

（四）红细胞生成素

红细胞生成素（EPO）是一种 34kDa 的糖蛋白，主要功能是调节红细胞的生成。其作用为谱系特异性，主要作用于红细胞。EPO 的产生主要受单一负反馈调节机制控制。当血氧不足时 EPO 产生增加，血氧过多时则抑制其产生。

1. 肾功能衰竭性贫血中的应用　EPO 治疗的相关研究最早开始于慢性肾功能衰竭（CRF）的患者。EPO 用于这类患者是临床血液病学的重要进展。我们知道，肾功能衰竭的患者 EPO 产生不足，RBC 生成减少。临床试验证实持续 EPO 治疗的一段时间后，多数患者不需要输注红细胞。

EPO 明显的毒性反应是出现铁缺乏（与铁利用有关）、高血压和癫痫。Eschbach 等研究发现，治疗前有高血压的患者，35% 出现血压升高，治疗前没有高血压的患者，44% 出现血压升高，且 32% 需要降压治疗。

2. 接受化疗的肿瘤患者中的应用　EPO 治疗也可应用于接受化疗的恶性肿瘤患者。这类患者的贫血与慢性病贫血相似。许多癌症患者外周血常有负性造血调节因子，如 TNF 水平的升高。此外，化疗药物尤其是铂类制剂，常常会导致贫血。Miller 等发现对 EPO 治疗反应的钝化是肿瘤相关贫血的原因之一，化疗后可加重这一现象。一些随机试验显示，接受化疗尤其是含铂类方案的患者应用 EPO 后，输血次数减少。治疗的结果不仅减少了红细胞输注，而且改善了肿瘤患者的生活质量。

早期 EPO 治疗有助于达到最佳疗效。Henry 和 Glasby 研究了 EPO 治疗化疗相关性贫血疗效的影响因素，早期治疗（输血之前），体内 EPO 水平降低，早期显效（4 周内血红蛋白升高>1g）是疗效好的指标。上述 3 项条件均符合的患者，治疗有效率（血红蛋白升高>2g）可达 85%。在一些未化疗的肿瘤性贫血患者中，如多发性骨髓瘤和其他骨髓受累的恶性肿瘤，EPO 可以增高红细胞容积，减少 RBC 的输注。

EPO 治疗肿瘤性贫血的最初临床试验获得了令人鼓舞的结果，不仅减少输血需求而且明显改善病人的生活质量。然而，随后更大宗样本的临床试验发现，EPO 治疗的病人总生存时间和无疾病进展时间却有缩短。使人对此治疗产生顾虑，究其原因，可能是部分肿瘤细胞有 EPO 受体，EPO 可能促进了肿瘤的生长。美国 FDA 已建议 EPO 在肿瘤病人的应用局限于晚期和（或）正在接受化疗的病人。

3. 骨髓衰竭性疾病中的应用　骨髓衰竭状态患者常伴有贫血，需要频繁输血，由此导致铁负荷过多的风险。EPO 治疗的研究多集中在 MDS 患者，Jacobs 等发现外周血 EPO 水平和贫血程度呈负相关，而且他们发现血红蛋白浓度相同的病人，EPO 水平变异很大。EPO 应用于 MDS 患者，已有多项研究，总体上结果不尽如人意。当患者体内 EPO 浓度极低（<100U/L）时，EPO 治疗才易见效。即使大剂量 EPO 治疗，效果也难以持久。在对 EPO 治疗 MDS 患者的荟萃分析发现，需要输血之前就开始治疗者、原始细胞比例低者（<5%）、体内 EPO 水平低者治疗反应较好。

有报道再障患者单用 EPO 或与 G-CSF 联合应用可减少红细胞的输注。在一项Ⅱ期随机试验中，对比了顺序与同时应用 EPO 和 G-CSF 的疗效差别，两组患者红系的反应相似。顺序治疗组中，有治疗反应的病人一半是在开始对 EPO 治疗起效，另一半在随后的 G-CSF 治疗中起效。

4. 自体血回输　EPO 用于自体血回输，是降低输血风险的重要方法。随着检验技术的进步，输血导致病毒感染的风险虽已明显降低，但仍有顾虑。手术前应用 EPO 可以增加自体采血的数量，一项随机、双盲、设安慰剂对照的临床试验中，EPO 治疗组（600U/kg，2 次/周）红细胞采集的平均值为 5.4±0.2U，安慰剂组为 4.1±0.2U。EPO 治疗组的术前血细胞比容比安慰剂组升高了 3.4%（38.6 vs. 35.2）。另外一项试验中，术前应用 EPO 可以使红细胞采集量增加 40%。加拿大的研究发现术前接受 EPO 治疗的患者输血率明显下降，髋关节置换术后血红蛋白<8g/dl 的发生率也明显下降。术前 EPO 治疗不仅降低了 RBC 的输注，并能使自体红细胞采集更为容易。

（五）白介素-11

白介素-11（IL-11）是一种具有 199 个氨基酸的多肽，其作用与 IL-6 相似，能刺激 IL-6 依赖的浆细胞株 T1165 的增殖。在体外，IL-11 与其他早期造血刺激因子包括 IL-3 具有协同作用，IL-11 的信号转导途径（GP-130）与 IL-6、白血病抑制因子（LIF）等相同，但通过不同受体。在临床前模型中，IL-11 能加快化疗和骨髓移植后血小板和中性粒细胞的恢复。

在临床前模型中，IL-11 还显示出其他多种活性，如可以抑制脂肪形成，预防放化疗诱导的黏膜炎。Keller 等在长期骨髓培养中发现，IL-11 可以刺激髓细胞生成，该作用可能是通过抑制脂肪形成、激活基质细胞、活化吞噬细胞等介导。这些作用可能会用于治疗各种骨髓衰竭状态，因骨髓微环境的损害是造成此类疾病的机制之一。

在Ⅰ期试验研究中，发现 IL-11 的主要毒性反应为可逆的疲劳、肌痛、关节痛和下肢水肿，与 IL-6 相似的短暂贫血和血浆容量增加。IL-11 治疗后血小板的增加呈剂量相关性，血小板中位峰值分别超过基线 76%、93%、108%、185%［剂量分别为 10、25、50 和 75μg/（kg·d）］。所有剂量组，血小板计数的最高值均在 IL-11 治疗结束后，没有发现对白细胞的影响。急性时相蛋白包括 C 反应蛋白、结合珠蛋白、纤维蛋白原，在所有剂量组均增高。血小板聚集试验，在治疗前后没有改变。

1. 化疗后的应用 IL-11 是目前唯一被 FDA 批准的用于治疗化疗诱导的严重血小板减少的细胞因子。化疗后应用 IL-11 的毒副作用与前相似，在 25μg/（kg·d）剂量时，血小板减少的发生率低于 10μg/（kg·d）。IL-11 能减少持续血小板减少的发生，其对中性粒细胞的降低没有改善。

随后开展的Ⅱ期临床试验中，在既往有化疗后严重血小板减少的患者中，分别给予 IL-11 25μg/（kg·d）、50μg/（kg·d）和安慰剂，患者继续接受试验前的化疗方案，化疗剂量彼此不同。在所有可评价患者中，安慰剂组中仅有 1 例（4%）不需要输注血小板，而 IL-11 50μg/kg 治疗组为 30%（$P<0.05$），25μg/kg 治疗组中 18% 无需输血小板（与安慰剂组对比 $P=NS$），显示出 IL-11 的剂量相关效应。另外，IL-11 治疗组与安慰剂组相比，发展为严重血小板减少的患者数量有减少，输血小板次数也有减少趋势，但这些差别没有统计学意义。

在另外一项临床Ⅱ期试验中，乳腺癌患者，大剂量化疗后分别给予 IL-11（50μg/kg）和安慰剂治疗，安慰剂组中 15/37 例（41%）没有出现严重的血小板减少，而 IL-11 治疗组则为 68%（$P<0.02$）。第二周期化疗后受益更大。与安慰剂相比，IL-11 还可减少血小板输注的次数。总体来讲，IL-11 治疗组较对照组的血小板恢复更快些。

这两项试验中，IL-11 的副作用与Ⅰ期试验相似，主要为 1 或 2 级毒性。少数患者因血浆容量增加出现水肿、呼吸困难，偶有无症状的、自限性的房性心律失常。骨髓移植患者中的临床Ⅰ期和Ⅱ期试验也显示出相同的安全性。

2. 其他应用 FDA 在 1997 年批准 IL-11 用于预防化疗诱导的严重血小板减少。IL-11 应用于其他血小板减少性疾病如骨髓增生异常综合征，再生障碍性贫血，免疫性血小板减少的效果正在研究中。在血液肿瘤包括骨髓移植中，IL-11 在加速血小板恢复的方面还缺乏有力的数据。

IL-11 的其他潜在适应证包括预防化疗诱导的黏膜炎、治疗炎症性肠病和银屑病等。Ⅰ期临床试验的早期结果显示，小剂量 IL-11 似乎对严重的炎症性肠病有效。

（六）促血小板生成素

促血小板生成素（TPO）是 c-mp 受体的配体，TPO 为天然分子结构，经修饰并 PEG 化后，即为巨核细胞生长发育因子（MGDF）。两种分子的活性相似。后者的稳定性好，半衰期长。促血小板生成素主要作用于巨核系，可以促进巨核祖细胞的增殖、巨核细胞的成熟以及血小板的产生。TPO 也可促进红系细胞生成和多能干细胞增殖，TPO 与 EPO 约有 20% 的序列同源性，主要由肝脏产生，其次为肾脏。其编码基因位于染色体 3q27～28。不同的血液系统恶性肿瘤中 TPO 水平有差异，与巨核细胞的数量有关。

临床前动物模型中，TPO 和 MGDF 均能使巨核祖细胞和巨核细胞的数量明显增加，诱导血小板迅速产生。它们不仅能促进骨髓巨核细胞增殖而且能促进其成熟。多种临床前动物模型中发现，化放疗后 TPO 和 MGDF 均可促进血小板恢复。此外，两种制剂均是潜在的外周血干细胞动员剂。

Ⅰ期临床试验发现，单剂量的 TPO 增加外周血中血小板的数量，且呈剂量相关性。TPO 造成血小板的升高最早可在治疗 4 天后，最高峰在治疗的第 2 周。与其他细胞生长因子不同，单剂 TPO 静脉注射后，半衰期长至 20～30 个小时。TPO 还具有其他生物学作用：增加骨髓中巨核细胞绝对值，巨核祖细胞数量，以及外周血干细胞的动员。化疗后使用 TPO 的数据有限，似乎促进血小板生成的作用某种程度上取决于化疗的强度。虽然试用各种给药方案，包括根据半衰期每 3 天用药一次，仍无确切数据表明 TPO 能够减轻化疗所致血小板减少的程度。单次给药的安全性良好，唯一的副作用是轻度头痛。

1. 化疗后的应用　MGDF 的Ⅰ期临床试验显示，化疗前给予 MGDF 后，所有剂量组都观察到外周血血小板数量的增加，在大剂量组如 0.3μg/(kg·d) 和 1.0μg/(kg·d)，血小板升高的较早并可升高平均 3 倍以上。血小板未见高度聚集现象且功能正常。化疗后应用 MGDF，疗程 7～20 天，虽然没有出现严重的血小板减少，但血小板最低值发生时间在 MGDF 组先于对照组，血小板减少的程度没有明显差异。此外，MGDF 组血小板恢复快于对照组。

另一项Ⅰ期临床试验中，MGDF 在最大剂量应用 3 天时，普遍出现血小板增多，一些患者的血小板甚至超过(1500～2000)$\times 10^9$/L。血栓事件没有明显增加。MGDF 治疗组血小板最低值为 18.9 $\times 10^9$/L，安慰剂组为 11.1 $\times 10^9$/L，具有统计学差异。同样，MGDF 组血小板恢复到正常水平的时间更快。

Ⅱ期临床试验研究了 AML 诱导化疗后，MGDF 在缩短严重血小板减少持续时间的作用。结果发现，所有患者接受标准 DA 方案诱导治疗后，MGDF 用药第 8 至 21 天。MGDF 与对照组病人血小板恢复至 20 $\times 10^9$/L 的中位时间均为 21 天，MGDF 组中有 50% 病人出现了血小板增多，明显高于安慰剂组。没有观察到不良反应。

TPO 在治疗化疗所致血小板减少的研究显示，在化疗时间短和(或)血小板减少至最低点的时间延迟的患者中，化疗后予以 TPO 有可能会改善血小板的下降，而化疗时间长和(或)早期出现血小板减少至最低点的患者，尽早使用 TPO 方能获益。

总之，TPO 和 MGDF 在治疗化疗导致血小板减少方面的作用仍需进一步探索。

2. 外周血动员中的应用　自体造血干细胞移植的Ⅰ期和Ⅱ期临床试验显示，MGDF 的作用取决于回输造血干细胞的类型，如造血干细胞来源为骨髓时，MGDF 可以使血小板的恢复略有改善。而造血干细胞为外周血来源时，MGDF 无论移植前还是移植后使用，都不能加快血小板的恢复。

Ⅰ期临床试验结果还显示，TPO 和 MGDF 有动员 PBPC 的潜力。Kuter 等发现应用 MGDF 动员，能增加单采血小板的血小板数目，明显提高了供者捐献血小板的效率，且具有统计学意义。此外，初步结果还显示应用 MGDF 动员后的单采血小板，能明显增加受者血小板的数量。但 MGDF 对健康供者的长期安全性仍需进一步观察。

第二节　生物反应调节剂(BRMs)

临床前数据和间接的临床证据显示免疫系统和肿瘤形成之间存在重要的联系，这是 BRMs 治疗恶性肿瘤的主要理论基础。临床和组织病理学研究发现，实体瘤中出现淋巴组织浸润者预后良好，恶性肿瘤患者当出现免疫缺陷或免疫抑制时风险增加，原发肿瘤切除后，转移灶很少自行消退，在一些肿瘤患者的外周血和肿瘤部位可发现抗肿瘤抗体、特异性细胞毒 T 淋巴细胞等。

生物反应调节剂涵盖范围较广，临床上相对应用成熟的是白介素-2 和干扰素，本章节将重点介绍这两种生物反应调节剂。

（一）白介素-2

白介素-2(IL-2)是一 15 000Da 的糖蛋白，由位于 4 号染色体的单个基因编码，以单体形式发挥作用，为自分泌生长因子。IL-2 可促进 T 淋巴细胞从 G_0 期进入细胞周期(S 期)并活化特异性 T 细胞受体复合物。IL-2 能诱导 NK-细胞和 B 淋巴细胞增殖并分泌次级细胞因子。IL-2 也可激活 T 细胞、NK 细胞和单核细胞发挥细胞毒作用，活化效应细胞、释放次级细胞因子，包括 IL-1、TNF、IFN 和 GM-CSF，进一步吸引和激活单核细胞。IL-2 可能通过这种次级释放效应发挥治疗作用，同时这也导致了 IL-2 治疗相关的毒性。IL-2 似乎通过宿主的免疫调节发挥作用。

许多临床资料评估了 IL-2 单药、联合效应细胞(包括 LAK 细胞和浸润肿瘤的淋巴细胞)或联合其他细胞因子和化疗的疗效。早期的研究主要是大量的动物实验，应用 IL-2 联合其体外活化的 LAK 细胞。20 世纪 80 年代的早期临床试验表明，IL-2 治疗后，对传统治疗无反应的肿瘤出现消退，从而激发了人们的兴趣。随后，大量试验探索了 IL-2 治疗的最佳剂量和方案，发现 IL-2 单药、联合其他细胞因子(IFN-)或化疗均具有抗实体瘤的活性，其中在肾细胞癌和转移性黑色素瘤中最为明显。

在血液系统恶性肿瘤，进行了许多临床试验，病种包括急、慢性白血病，非霍奇金淋巴瘤和多发性骨髓瘤。治疗方案和剂量多种多样，治疗时机也各不相同，如急性白血病早期复发、缓解后维持治疗、自体造血干细胞移植者后，甚至在异基因干细胞供者中。虽然多数临床试验显示出希望，但均难以解释和确定 IL-2 在治疗中的确切作用。

1. 恶性淋巴瘤中的应用 在恶性淋巴瘤中，Weber 等应用大剂量 IL-2 治疗 19 例淋巴瘤，其中低度恶性（滤泡）淋巴瘤 8 例、中度恶性淋巴瘤 11 例。8 例滤泡淋巴瘤中 3 例 PR，1 例 CR，中度恶性组对治疗没有反应。Duggan 等在Ⅱ期临床试验中，应用 IL-2 单药或联合 IFN-治疗复发或难治的非霍奇金淋巴瘤，治疗反应率仅为 17%。法国一组相对大规模Ⅱ期临床试验显示，23 例中、高度 NHL 中，仅 3 例 CR，4 例 PR；24 例低度恶性 NHL 中，仅 1 例 CR；7 例蕈样真菌病中，1 例 CR，4 例 PR。CR 持续时间为 4、12、17、20 和 23 个月。

2. 白血病和造血干细胞移植中的应用 一些小样本、非对照的Ⅱ期临床试验显示 IL-2 具有抗白血病活性。一组难治或复发 AML 患者，IL-2 连续静脉注射后，序贯低剂量皮下注射 IL-2 维持治疗，11/20 例达到 CR，6 例在中位随访时间为 50 个月（9、33、49、51、52、87 个月）时间内持续维持 CR。缓解维持时间均长于患者先前的缓解持续时间。尽管 IL-2 毒性明显，但没有死亡病例，且副作用完全可逆。另一项试验对 10 例化疗或自体干细胞移植后复发的 AML 患者予以大剂量 IL-2（6～8MIU/m^2每 8 小时 1 次），2 例患者完全缓解，分别持续 3 和 4 个月。IL-2 可以增强骨髓增生异常综合征患者的免疫状态，尤其对于低危 MDS 患者，是值得研究的治疗方法。

IL-2 更有前景的用途是应用于 BMT，促进 BMT 后的免疫恢复，并可能增强移植物抗白血病效应。已有报道 BMT 后 IL-2 产生不足，T 细胞增殖存在缺陷。Higuchi 等报道了自体 BMT 后早至 3 周，可在外周血中发现 IL-2 刺激应答的 LAK 前体细胞，Fefer 等认为 ABMT 后早期应用 IL-2 作为辅助免疫治疗可有效治疗淋巴瘤和 AML。在两个初步试验中，血液学恢复后及早应用（BMT 后 14～91 天）IL-2±LAK 细胞，发现多数 AML 患者的无病生存期优于历史对照。在此基础上，又进行了Ⅲ期随机试验，NHL 患者在 ABMT 后单用 IL-2 辅助免疫治疗。Slavin 等应用 IL-2 和 IFN 应用于 NHL 和 HL 自体干细胞移植后，治疗方式为门诊患者自行皮下注射，结果显示 56 例患者的无病生存期优于历史对照组。在一项小样本成人 ALL（15～55 岁）随机试验中，135 例初治病人，126 例获得完全缓解，在无同胞供者时接受自体干细胞移植，移植后使用 IL-2 或观察，仅有 60 例患者随机分配入自体移植后 IL-2 或观察组。接受异基因 BMT 的患者无病生存率远优于自体移植（68% vs. 26%），但是 IL-2 并未改善自体移植患者的预后（29% vs. 27%）。

早期使用 IL-2 有利于发挥疗效。有人还尝试体外干细胞培养时加入 IL-2，以净化移植物中的白血病残余细胞，诱导免疫效应细胞。这些试验中干细胞回输后很快给予 IL-2，期望激活移植物中的免疫细胞。应用这种方式后，血小板和中性粒细胞的植入明显推迟，并有许多毒性反应，但均可控制。

另有人探索在异基因 BMT 后，应用 IL-2 增强已有的移植物抗肿瘤效应。Dana Farber 癌症中心的 Soiffer 等在去除 T 细胞（CD6）异基因 BMT 后，予以 3 个月的低剂量 IL-2 治疗。T 细胞去除可有效抑制 GvHD，但是增加了疾病复发的风险，持续低剂量的 IL-2 能活化并增强内源性 NK 细胞的作用。在接受 IL-2 治疗超过 30 天的 25 例患者中，复发率方面优于既往未出现 GvHD 的病人。Slavin 等在异基因 BMT 后的复发病人中，应用体内和（或）体外 IL-2 激活供者淋巴细胞输注，发现 IL-2 可能能增强治疗效果。

IL-2 的毒性多见于大剂量静脉注射（6～7.2MIU/m^2）或持续注射者。大剂量 IL-2 的副作用类似败血症，包括发热、寒战、少尿和低血压（常需要血管加压药物支持）。其他常见的反应为血管渗漏综合征，是由炎性细胞因子如 IL-1、TNF、IFN 等诱导，以及 NO 介导的血管和脏器毒性。血液系统、肝脏、神经系统、肾脏、皮肤和胃肠道毒性也有报道。所有患者均出现可逆的乏力和流感样症状，包括发热、寒战、胃肠道症状。其他器官毒性包括肝功能不全，表现为肝内胆汁淤积导致的胆红素升高。也可出现严重的自身免疫过程，包括甲状腺炎、白癜风和炎症性肠病。IL-2 导致的皮肤病变可引起导管相关性菌血症。在未预防性使用抗生素前，IL-2 治疗者大多死于败血症。在多次给药病人中，心肺并发症较突出，有或无 LAK 细胞的大剂量 IL-2 治疗中，可发生心肌梗死、心律失常，或需通气支持的肺水肿，发生率为 2%～10%。如果下列情况发生，需停用 IL-2：大量血管升压药物支持、神经系统毒性，明显心律失常、呼吸窘迫。

在另一项试验中，没有治疗导致的死亡和心肌梗死，但需升压治疗的低血压发生率为 53%，且有 4 例患者需气管插管（1.2%），仅 1 例患者因为呼吸窘迫接受气管插管，其他 3 例出于保护目的接受气管插管。房性心律失常发生率 5.2%，只有 2 例与低血压相关（0.6%）。剂量降低时毒性反应也明显降低。

一些患者 CPK-MB 一过性升高，但没有心肌梗死的确凿证据。此外预防性应用抗生素和积极治疗感染可能会降低心肺并发症。肾毒性包括氮质血症、少尿和由于液体潴留导致的体重增加，一般均可完全逆转，没有发生长期肾功能不全。既往有肾切除史的患者更易出现肾毒性。血液系统毒性包括贫血、严重的血小板减少和淋巴细胞减少。也有报道反弹性淋巴细胞增多和嗜酸性粒细胞增多。淋巴细胞减少发生在治疗早期，血小板减少相对少见，需要输血或导致出血者罕见。几乎所有 IL-2 的副作用可在治疗终止后快速逆转。

（二）干扰素（IFN-α、IFN-β 和 IFN-γ）

IFN 为糖蛋白家族，最早在 1957 年发现，因可干扰病毒复制而得名。目前已知 IFN 具有多种生物学效应，包括免疫刺激作用、直接抗增殖作用和抗病毒效应。干扰素的 3 种主要类型为 IFN-α、IFN-β 和 IFN-γ。IFN-α 由多种细胞产生，包括巨噬细胞和淋巴细胞。IFN-β 由成纤维细胞和上皮细胞产生，IFN-γ 由 T 淋巴细胞和 NK 细胞产生。IFN 的其他生物学作用包括抗病毒活性，干扰细胞增殖，抑制血管生成，对细胞表面抗原包括肿瘤相关抗原、MHC 抗原或黏附分子等，有调节分化和增强表达的作用。IFN 可应用于多种恶性疾病：慢性髓细胞白血病、骨髓增殖性疾病、毛细胞白血病、多发性骨髓瘤、非霍奇金淋巴瘤、慢性淋巴细胞白血病和其他实体瘤等。

IFN 的相关毒性为剂量依赖性。最常见的副作用包括发热、寒战、乏力、头痛、肌痛、关节痛和流感样症状。一般患者在反复用药后可耐受发热和寒战，但是不能耐受其他的全身症状，这些全身症状常为剂量限制性。较大剂量的 IFN 会引起神经毒性（抑郁、意识混乱、癫痫）、心脏异常（房性心律失常）和实验室指标异常，包括转氨酶升高、白细胞减少、血小板减少和贫血。患有恶性疾病、合并使用其他药物，和（或）化疗的患者中，骨髓储备受损伤，必须密切监测、警惕骨髓抑制。

1. 慢性髓细胞白血病中的应用　IFN-α 治疗慢性髓细胞白血病（CML）慢性期的血液学反应率为 50% ~80%。与化疗的主要差别是诱导细胞遗传学缓解（抑制 Ph^+细胞）方面。50% 的病人可获细胞遗传学缓解率，15% ~25% 的病人可获明显细胞遗传学缓解（Ph^+细胞<35%）。1994 年，意大利研究组对 218 例患者进行了 IFN-α 与羟基脲随机临床试验，结果发现 IFN-α 治疗组生存期明显延长（>72 vs. 52 个月），疾病进展时间延长（>72 vs. 45 个月），明显细胞遗传学缓解率增加（19% vs. 1%）。该组研究中，IFN-α 的用法为 $5MIU/m^2$ 或 9MIU，每日 1 次。许多试验显示出受益于 IFN-α 的病人是那些获得细胞遗传学缓解的患者，而且剂量较大者，疗效明显。多数 IFN-α 治疗的患者并没有去除微小残留病变（判断方法为 RT-PCR 检测 bcr-abl mRNA 阳性）。

超过 60 岁患者使用大剂量 IFN-α 方案时，毒副作用明显，65% 的患者因此（常为神经毒性和乏力）需要减量。治疗反应与年轻患者相似，26% 的病人可出现明显细胞遗传学缓解，中位生存期为 64 个月，5 年生存率 62%。法国一组研究对新诊断的 CML 患者应用 IFN-α 和阿糖胞苷（Ara-C）联合治疗，与单用 IFN-α 进行比较。Ara-C $20mg/(m^2 \cdot d)$ ×10 天，两组的 IFN-α 用法均为 $5MIU/(m^2 \cdot d)$。IFN-α 与 Ara-C 联合治疗组与单用 IFN-α 相比，细胞遗传学缓解率高（41% vs. 24%），血液学缓解率增加（$P = 0.003$），3 年生存率延长（85.7% vs. 79.1%）。

IFN-α 治疗早期 CML 最为有效，CML 加速期效果很差，急变期则无效。随着甲磺酸伊马替尼在 CML 上的成功应用，IFN-α 的应用日渐式微，但在一些没有应用甲磺酸伊马替尼及接受异基因移植的病人中，IFN-α 也是治疗选择之一。

在骨髓增殖性疾病中，IFN-α 也是治疗选择之一，这包括真性红细胞增多症、原发性血小板增多症、骨髓纤维化等。IFN-α 的作用与其在 CML 中一样，能抑制异常克隆，使外周血象恢复。

2. 毛细胞白血病中的应用　1984 年 Quesada 首次报道 IFN-α 治疗毛细胞白血病（HCL）患者可以改善血液学指标后，IFN-α 即成为治疗 HCL 的有效药物。HCL 对 IFN-α 的治疗反应极佳，总体反应率可达 80% ~90%，但完全缓解率仅为 10% ~15%。获得这种治疗反应所需的 IFN 剂量较低，2 ~3MIU，每周 3 次，需要持续治疗以维持血液学缓解。血小板升高可在治疗的 2 周之内，脾脏缩小和外周血改善常在治疗的 2 ~3 个月内。初治患者和脾切除后的患者对 IFN-α 治疗均有反应，HCL 进展常与产生抗 IFN 中和抗体有关。接受 IFN-α 治疗的患者生存状况良好，但随后出现的新药如喷司他丁和 2-氯脱氧腺苷，治疗 HCL 的完全缓解率高且疗效持久，已经取代 IFN-α 成为治疗 HCL 的一线药物。

3. 多发性骨髓瘤中的应用　在多发性骨髓瘤（MM）中，最初曾试图以 IFN-α 治疗 MM，但发现其有效率明显低于化疗。更多的研究集中于 MM 平台期 IFN-α 维持治疗，以阻止肿瘤细胞进入增殖周期。这些试验结果互相矛盾，北欧的一项研究对 583 例患者进行了随机试验，治疗方案为 IFN-α 联合化疗（美法仑和泼尼松）或单独化疗，病人包括诱导治疗期和平台期，甚至有复发期病人。结果显示 IFN-α 对于总体生存率或反应率没有影响，延长了反应持续时间和平台期时间。另一项加拿大的试验随机研究了176例患者，美法仑和泼尼松治疗有效后使用IFN-α2 MIU/(m^2·d)，每周3次，或仅为观察。结果显示，当调整了基线特征后，IFN-α维持治疗组的中位生存期有明显延长(35~43个月)。无进展生存期也有明显延长。也有一些试验并未发现IFN-α维持治疗的生存益处。在对所发表的较大规模的临床数据进行荟萃分析的结果，认为IFN-α在MM维持治疗方面，有生存优势，尤其是延长疗效持续时间和疾病无进展时间方面。

4. 恶性淋巴瘤中的应用　IFN-α在非霍奇金淋巴瘤(NHL)患者的应用多集中在惰性淋巴瘤，其总体反应率为25%~40%。中度侵袭性NHL治疗反应率低。有研究运用IFN-α结合联合化疗治疗低度恶性淋巴瘤，在一项前瞻性随机试验中，评估了IFN-α联合COPA方案(环磷酰胺，长春新碱，泼尼松，柔红霉素)的疗效。在291例低度恶性淋巴瘤患者中，IFN-α虽然未能增加治疗反应率，但明显延长疗效持续时间和总生存期，在随访5年后，发现IFN-α并没有总体生存优势。法国的一项多中心随机试验，在242例进展期低度恶性滤泡NHL患者中，进行环磷酰胺、柔红霉素、长春碱、泼尼松(CHVP)化疗，联合或无IFN-α治疗。结果显示，接受CHVP联合IFN-α治疗组反应率、无事件生存和总体生存率较高。也有其他前瞻性试验未能发现化疗联合IFN-α的完全缓解率和总体生存率的优势。

综合多数临床试验结果，目前普遍认为，IFN-α在低度恶性淋巴瘤患者中有治疗作用，尤其是在延长无病生存时间或无疾病进展时间方面有肯定作用。

蕈样真菌病和Sezary综合征属于皮肤T细胞淋巴瘤，治疗方法多样，包括紫外线A(PUVA)照射、电子束、皮肤放疗和局部化疗等。疾病局限在皮肤时治疗效果较好，结节型或多系统累及时预后差，上述治疗包括全身化疗仅起姑息作用。1984年，Bunn等最初报道IFN-α治疗皮肤T细胞淋巴瘤(CTCL)，在应用最大耐受剂量的IFN-α静脉给药后，有效率达45%。进一步研究显示，没必要应用大剂量IFN-α，小剂量IFN-α更易耐受(5~10MIU/m^2每周3次)，且可获得疗效。在部分缓解病人，疗效持续时间一般为3~5个月，完全缓解者持续时间更长。ⅠA-ⅡB期的疗效较好，Ⅳ期、病理呈大细胞型或有内脏受累者疗效差。

5. 慢性淋巴细胞白血病中的应用　IFN-α对早期慢性淋巴细胞白血病(CLL)治疗有效，并发现IFN-α对CLL患者有免疫调节作用。人们尝试对福达拉宾诱导缓解后的CLL患者应用IFN-α维持治疗，其结果证实了一种假想，即$CD4^+$细胞计数低的患者疾病也呈抑制状态，IFN-α的直接抗肿瘤作用或免疫调节作用可能延缓了疾病进展。一项22例患者的试验中，IFN-α 3MIU皮下注射，每周3次，没有观察到有益的免疫学作用。一些研究认为，IFN-α维持治疗的疾病进展时间与历史对照组相比没有差别。可能的原因是氟达拉宾所致的免疫缺陷，如T细胞亚群的异常，限制了IFN-α对CLL患者发挥作用。

(周道斌)

参考文献

1. R. Hoffman, EJ. Benz, SJ. Shattil, et al. Hematology: Basic principles and practice. Clinical applications of cytokines and biologic response modifiers. Harcourt Publishers limited, 2001: Chap 51
2. Heuser M, Ganser A. Colony-stimulating factors in the management of neutropenia and its complications. Ann Hematol, 2005, 84: 697-708
3. J. DouglasRizzo, Mark R. Somerifield, Karen L. Hagerty, et al. Use of epoetin and darbepoetin in patients with cancer: 2007 American Society of Hematology/American Society of Clinical Oncology clinical practice guideline. Blood, 2008, 111: 25-41
4. Vadhan-Raj S. Management of chemotherapy-induced thrombocytopenia: current status of thrombopoietic agents. Semin Hematol, 2009, 46: 26-32

第158章

粒细胞缺乏的抗感染治疗

大部分血液系统疾病患者，由于正常中性粒细胞减少或缺乏、免疫功能缺陷等因素，导致患者易合并各种感染。主要为各种细菌感染、病毒感染、真菌感染及寄生虫感染。在感染的防治中，首先注意个人和环境卫生，患者间避免交叉感染。一旦出现感染，应立即做感染部位及血液的细菌培养，然后给予经验性抗生素治疗。待细菌培养结果回报后，给予针对性抗生素治疗。

近年来急性再生障碍性贫血和急性白血病等血液系统恶性肿瘤的缓解率和生存期大大提高和延长。这在很大程度上得力于化疗药物、免疫抑制药物的发展和强化疗的应用。但是所有的化疗均可导致患者出现中性粒细胞减少或缺乏。而中性粒细胞缺乏的主要合并症是严重感染。血液病患者在治疗期间一旦合并严重感染，往往会影响治疗疗效，并且成为治疗相关死亡的主要原因。因此，血液病患者，在中性粒细胞减少或缺乏时期预防和积极治疗感染是支持治疗的重要部分。本章讨论粒细胞缺乏时期的抗感染治疗。

一、感染的易感因素

感染是血液病患者最常见的合并症，占急性白血病和急性再生障碍性贫血死亡原因的第一位，已成为严重影响血液病疗效及生存期的一大问题。血液病患者为什么容易合并感染？这主要是血液病患者存在感染的易感因素。

（一）中性粒细胞数量减少及抗菌力减低

1. 中性粒细胞数量减少　白血病、淋巴瘤等恶性血液病，本身由于异常克隆增殖，使正常粒细胞造血功能受抑，以及细胞毒药物治疗，而导致中性粒细胞数量更进一步减少，是患者合并感染的首要因素。60%～70%的感染与粒细胞数量减少有关。当中性粒细胞数$<1.0\times10^9/L$时感染发生频率增加，$<0.5\times10^9/L$时重症感染增多，$<0.1\times10^9/L$时更易发生致死性感染。粒细胞减少持续时间愈长，感染的威胁也愈大。中性粒细胞$<0.1\times10^9/L$时，持续3周以上，引起感染的频率达100%。

2. 中性粒细胞抗菌力减低　成熟中性粒细胞通过趋化、吞噬及杀死三个功能来抵抗微生物侵入。趋化和吞噬功能需要有趋化因子和调理素的作用。一些趋化因子和调理素是由免疫球蛋白或补体组成的，中性粒细胞表面有免疫球蛋白或补体的受体。当血液病患者接受细胞毒药物治疗时，易损伤中性粒细胞表面受体，从而使中性粒细胞的趋化、吞噬功能减弱，抗菌活性减低。也是导致感染的重要因素。

（二）免疫功能缺陷

强烈化疗和免疫抑制治疗可加重患者的细胞和体液免疫功能缺陷。表现为淋巴细胞转化率下降，巨噬细胞、NK细胞活性下降，白细胞介素、干扰素等水平均降低，引起低丙种球蛋白血症等。这些均可导致对丝裂原及抗原反应减弱。若接受肾上腺皮质激素治疗，则可进一步加重细胞免疫缺陷，而易发生细菌、真菌及病毒感染。

（三）菌群失调

正常人体内不同菌种相互依存和制约，组成恒定的菌群。严重疾病时体内菌群成自然改变。大剂量青霉素可抑制肠道链球菌、葡萄球菌及乳酸杆菌，而使革兰阴性（G^-）菌及真菌繁殖。广谱抗生素抑制革兰阳性（G^+）及一般G^-菌，而使铜绿假单胞菌、耐药菌及真菌繁殖。

（四）化疗药物造成屏障受损

细胞毒药物易导致口腔、消化道及呼吸道黏膜的生理屏障受损，引起口腔炎、舌炎、咽炎、食管炎以及呼吸道黏膜纤毛功能受损，原有的致病菌通过上述创面引起局部或全身的感染。

（五）其他

医源性感染，由于血管穿刺，肌内注射，膀胱内导管留置，骨髓穿刺和活检等所引起的局部损伤而诱发感染。由于血小板减少、白血病细胞在全身各部位广泛浸润，使局部组织出血，增加细菌滋生机会，导致感染。而感染发热又使出血加重，形成感染、出血的恶性循环。此外，营养状况下降也易诱发感染。

二、感染的病原体

（一）细菌感染

粒细胞缺乏时期合并细菌感染时常见的致病菌有：G^-菌如肠杆菌属、假单胞菌属、克雷伯菌属、变形杆菌及沙雷菌属等。中性粒细胞减少的患者合并细菌感染的致病菌第一位是大肠埃希菌，其次是铜绿假单胞菌和肺炎克雷伯菌。鲍曼不动杆菌近年有增加的趋势。G^+菌如表皮葡萄球菌、金黄色葡萄球菌、棒状杆菌及链球菌等。近年来，许多癌症中心发现菌群变迁。在恶性肿瘤病人中，G^+菌感染呈上升趋势，可占感染的2/3。肠球菌属链球菌科，在需氧G^+球菌中是仅次于葡萄球菌的重要院内感染致病菌。肠球菌中主要致病菌是粪肠球菌和屎肠球菌。在临床分离菌中，粪肠球菌占85%～95%，屎肠球菌占5%～10%。中国医学科学院血液病医院细菌室，自2002年6月～2008年10月，在血液病合并感染的患者血液培养中培养分离出1400株细菌。其中大肠埃希菌501株，占35.79%；铜绿假单胞菌208株，占14.86%；肺炎克雷伯菌140株，占10.00%；金黄色葡萄球菌105株，占7.50%；肠球菌43株，占3.07%。

由于广谱抗生素的应用，使耐甲氧西林金黄色葡萄球菌（MRSA）感染增多和万古霉素耐药肠球菌（VRE）出现。自1988年英国报道第1例VRE以来，VRE的分离率不断上升，尤其欧美国家有明显上升趋势。欧洲耐药监测系统2006年度报告万古霉素耐药屎肠球菌感染的发生率为11%。中国细菌耐药监测2006年报告显示1334株粪肠球菌和1145株屎肠球菌万古霉素耐药率分别为0和1.2%。第三代头孢菌素的广泛应用，近几年发现能水解超广谱β-内酰胺酶（ESBLs）的耐药菌。欧美等国家ICU病房的耐药监测中肠杆菌科对第三代头孢菌素耐药率高达20%～50%。

结核病在我国及东南亚较常见。据报道，近几年结核病发病率在我国有上升趋势。而免疫功能低下的患者，如白血病、恶性肿瘤、艾滋病、器官移植受者等结核感染的发病率较一般人群为高。据欧美26个移植中心的综合统计，肾移植受者结核病的最低发病率为480/10 000；而同一地区一般人群的发病率仅为13.1/10 000。化疗及糖皮质激素可导致结核杆菌感染增加并使感染加重。免疫功能低下患者合并结核感染时临床表现常不典型：X线片上肺结核浸润有时与细菌性肺炎难以鉴别；即使存在活动性肺结核感染，结核菌素试验亦可阴性；化疗及糖皮质激素的应用也可掩盖结核的某些临床症状；肺外结核亦不应忽视，如粟粒性结核、皮肤及关节结核等亦不少见。

细菌感染主要部位有口腔、咽、呼吸道、皮肤软组织、泌尿道、肠道及肛周，并可导致败血症。

（二）真菌感染

真菌是微生物中的一个大类，为不含叶绿素的真核细胞，具有细胞壁和真正的细胞核，以寄生或腐生方式生存。既往真菌和霉菌为同一概念，目前统称真菌，霉菌是真菌的一种。根据致病性将真菌分为致病性真菌和条件致病性真菌。致病性真菌包括组织胞浆菌、球孢子菌、类球孢子菌、皮炎芽生菌、着色真菌、足分支菌、孢子丝菌等。条件致病性真菌包括念珠菌属、隐球菌、曲霉菌、毛霉菌、放线菌、奴卡菌属等。在深部真菌病中，条件致病性真菌占重要地位。随着抗生素、肾上腺皮质激素的广泛应用，血液病合并系统性真菌感染明显增多，20世纪50年代仅为2%～5%，80年代后期呈快速增长趋势。日本合仓等报告，急性白血病首次诱导治疗合并真菌感染占17%。Viscoli等报道，采用骨髓移植治疗的患者，真菌感染发生率达15%～25%。在真菌感染中，念珠菌、曲霉菌最常见，特别是曲霉菌病随着粒细胞减少时间的延长而增加。当中性粒细胞低于$0.5\times10^9/L$的状态达3周以上时，浸润性肺曲霉菌症增加4倍。隐球菌、荚膜组织胞浆菌感染在T细胞免疫高度缺乏的患者中发生，如艾滋病、急慢性T细胞白血病、淋巴瘤等患者。感染部位，曲霉菌病多以肺为靶脏器，浸润性肺曲霉菌病，90%以上是以肺部为侵入门户。吸入的孢子发芽后形成菌丝，侵入气管内形成坏死性支气管肺炎，接着迅速侵入肺门中、大血管，引起血管闭塞、破坏出血，进一步血行播散到血液丰富的脑、心脏、肾和肝脾等脏器。念珠菌通常以胃肠道或咽喉正常菌群的组成部分出现，患者免疫功能低下时，念珠菌在消化道过多繁殖，损伤黏膜屏障，引起肠炎并可导致败血症，引起播散性念珠菌感染。隐球菌多侵犯脑膜引起脑膜炎和脑炎。

（三）病毒感染

血液病病人的病毒感染以单纯疱疹病毒（HSV）、水痘-带状疱疹病毒（VZV）和巨噬细胞病毒（CMV）感染最为多见。血液病患者的单纯疱疹病毒感染几乎全部是再发感染，感染常为局限性和自限性，由于化疗可使感染发生更加频繁和严重，持续时间也更长。单纯黏膜感染最常见，呼吸道及食管感染也可见，引起疱疹性龈口炎及溃疡。据报道老年病人及使用大剂量阿糖胞苷是巨细胞病毒感染最密切的两个因素。巨细胞病毒感染最常见于肺、食管、小肠和结肠，引起间质性肺炎和食管炎、肠炎。

儿童中性粒细胞缺乏患者，可发生腮腺炎、风疹、小儿麻痹症、传染性单核细胞增多症等病毒感染性疾病。麻疹、流感等病毒感染，一旦出现，常并发肺炎等合并症。

血液病一些患者，经常需要输血及血液制品，尽管对献血员的过筛检测在不断改进，但受血者输血性肝炎的发病率仍较高。主要是乙型肝炎和丙型肝炎。患者常出现黄疸和其他肝炎症状，说明其感染较正常人为重。但感染后出现血清抗体的时间为4～32周，且多数在感染后期方出现，故单靠抗体检测往往延误诊断。对于免疫功能低下患者，抗体升高则更为困难。

（四）寄生虫感染

由于化疗方案中使用肾上腺皮质激素及化疗强度增加，使近几年肠寄生虫感染增多，在免疫功能低下的病人中，卡氏肺囊虫是最常见的寄生虫感染，据报道20世纪60年代卡氏肺囊虫感染不足20例，70年代诊断了103例，80年代为123例。多发生在急性淋巴细胞白血病及淋巴瘤病人中。常见感染部位为中枢神经系统、肺脏及眼色素层。

三、感染的预防

（一）保护性隔离

1. 病房的设置与消毒　严格保护性隔离如层流室护理下的中性粒细胞缺乏患者败血症的发生率降低，但该设备费用高。一些简单措施有助于降低感染率。将粒细胞缺乏的患者应安置在相对无菌的病区内，室内不用窗帘，以免积尘，而是用内夹百叶窗的双层玻璃窗。病房最好阳光充足，空气清新。病房每日紫外线照射30分钟，或空气清洁气雾剂以达到空气消毒。墙壁地板每日用1∶200氯己定（洗必泰）或用来苏液擦洗，用TD消毒液擦床头柜及湿性扫床。工作人员注意洗手。粒细胞严重缺乏的患者需入住超洁净单人房间。超洁净单人房间一般设双重门，中间为过渡带，设有专用的洗手池。病房门口设有一次性应用的口罩帽子供应用。医护人员进入病区前须脱去外衣并洗手，更换拖鞋和隔离衣戴口罩进入隔离带。有呼吸道感染及最近接触过水痘患者的工作人员不能接触病人。

2. 无菌护理　无菌护理的重点是患者与外界相通的皮肤黏膜的护理。如口腔、鼻腔、外耳道、会阴部、皮肤穿刺部位等。一般的常规是：每日3次用1∶2000氯己定（洗必泰）溶液漱口；每日2次用高锰酸钾溶液坐浴；头发、指甲要剪短；食物需连同器皿一起加热蒸透或用微波炉加热消毒后食用；水果食用前必须用氯己定（洗必泰）溶液浸泡并去皮。

病人在进入超洁净单人病房前须进行药浴消毒：先修短头发、指甲，并用肥皂洗发、洗澡，然后，在1∶2000氯己定（洗必泰）溶液中浸泡20分钟，同时擦洗头部与头发。尤其要注意耳后、指甲下、腋下、肚脐、会阴和腹股沟等处的清洗。浴完后用消毒毛巾将病人擦干，随后置病人于用无菌床单覆盖的推车上，推入超洁净单人病房。病人大小便皆须用消毒便盆，用消毒便盆大便时，须在盆内垫以消毒塑料纸。大便后，将塑料纸扎起再处理。大便完毕时，须用氯己定（洗必泰）溶液洗手及肛门附近。因为肛门附近的微小破损常可引起肛周感染或脓肿。

免疫功能低下的患者有时会发生急性结膜炎，甚至引起眼睑附近的蜂窝组织炎。因此，宜用氯霉素及利福平滴眼液交替滴眼并滴鼻。

护理人员须具备一定的临床经验并具有严格的无菌观念。对中性粒细胞减少患者进行静脉穿刺时，除须按常规消毒外，为了保证局部有充分的消毒时间，宜用浸过乙醇的无菌纱布覆盖局部皮肤5分钟再行穿刺。血小板过低的患者，应尽量避免肌内注射，以防局部出血而诱发感染。

注意口腔护理，治疗前可做洁齿，清除牙结石。可同时服鱼肝油、B族维生素以保护口腔黏膜。

（二）抗微生物药物的预防

1. 细菌感染的预防　粒细胞减少和缺乏期间的严重感染主要是由需氧的G^-菌所致，而化疗药物引起的肠黏膜损伤为细菌侵入提供了通道，因此，在严重粒细胞缺乏期间，有必要抑制肠道微生物的生长。在20世纪70年代期间采用口服不吸收抗生素如新霉素等，结合隔离措施可减少发热天数，降低感染率和感染死亡率。复方磺胺甲噁唑可以选择性去除肠道需氧菌从而不影响体内厌氧菌的存在（体内厌氧菌能抑制外源性病菌）。但此药可有过敏反应，骨髓恢复延迟，易产生耐药，不能防止铜绿假单胞菌败血症等问题。因此，目前不作为细菌感染的预防用药。喹诺酮类是一种合成的抗生素，诺氟沙星、氧氟沙星和环丙沙星均属此类，有较好的抗需氧G^-杆菌（包括铜绿假单胞菌）作用，较复方磺胺甲噁唑和肠道不吸收抗生素可更好的预防肠道菌群繁殖和G^-菌败血症。是目前常用的口服肠道消毒剂。但对G^+球菌效果差，不能减少口咽部G^+菌感染。并由于动物实验有毒性，需慎用于儿童。氯己定

(洗必泰)漱口可减少口咽部链球菌数量。

2. 真菌感染的预防 最常见的真菌感染有白色念珠菌、曲霉菌和毛霉菌。制霉菌素50万U每日3次含服作为预防用药,可防止口咽部和肠道真菌过度繁殖。酮康唑对白色念珠菌的疗效优于制霉菌素,但生物利用率较差。制霉菌素和酮康唑对肝脏等脏器毒副作用较大,目前已不广泛使用。伊曲康唑和氟康唑是抗菌谱广而毒性小的新一代抗真菌药物。伊曲康唑抗曲霉菌的作用较强;氟康唑口服吸收好。氟康唑100mg/d口服,可有效地预防全身性白色念珠菌感染。氟康唑抗曲霉菌的作用不如伊曲康唑。两性霉素B 25mg加入100ml液体中雾化吸入,可显著减少肺曲霉菌感染而无显著的肾毒性。大蒜素有较强的抗真菌功能,而副作用小,可用于真菌感染的预防治疗。重症再生障碍性贫血患者,中性粒细胞绝对值往往$<0.5\times10^9/L$,且又常规使用环孢素A等免疫抑制剂,故应考虑予以抗真菌的预防治疗。

3. 病毒感染的预防 中性粒细胞缺乏期合并病毒感染主要是单纯疱疹病毒、水痘-带状疱疹病毒和巨噬细胞病毒感染。口服阿昔洛韦(无环鸟苷)可以预防单纯疱疹病毒和水痘-带状疱疹病毒感染。大蒜素对某些病毒感染和间质性肺炎亦有防治作用。

4. 其他 对有隐匿性感染灶者如牙齿、阑尾、肺、皮肤、结核病灶等,先清除病灶再行强化疗或免疫抑制剂治疗。

(三) 加速中性粒细胞恢复

促进粒细胞缺乏患者的中性粒细胞恢复也是预防感染的重要措施。临床最常用的是重组粒单系、粒系集落刺激因子(rhGM-CSF, rhG-CSF)。GM-CSF,G-CSF用于中性粒细胞$<0.5\times10^9/L$的患者,可以加速粒细胞的恢复。在白血病化疗骨髓抑制期使用,可缩短中性粒细胞减少期,以减少骨髓抑制期感染合并症的发生率和死亡率。GM-CSF、G-CSF一般的用法为300μg/d (5μg/kg)皮下注射或静脉输注,一般连续用12~14天,用药过程中白细胞数恢复正常,则应提前停药。

在粒细胞缺乏期应用静脉丙种球蛋白可减少G^-菌败血症及巨噬细胞病毒感染。

四、感染的治疗

粒细胞缺乏的患者一旦发生感染常来势凶猛,进展迅速,尤其是G^-杆菌感染。当粒细胞减少患者合并铜绿假单胞菌败血症时,若不及时治疗,70%患者可能在48小时内死于感染。因此,及时地对感染进行恰当处理至关重要。在取送各种培养后,须立即给予经验性治疗,待病原体明确后,再换用敏感抗生素。

(一) 经验性治疗

1. 口服抗生素 当患者体温升高超过38.3℃,持续1小时,且中性粒细胞绝对值$<0.5\times10^9/L$,应首先考虑感染。此时应详问病史及做全面体检,查找感染的局部症状及体征,取送各种培养,包括血培养、尿培养及痰培养,进行肺部X线检查。患者一般情况好,无明显感染灶,可给予口服抗生素。一般使用环丙沙星+阿莫西林。一般治疗观察48~72小时,若体温下降,可继续用原抗菌药观察;若病原菌已肯定,则立即更换对其敏感的抗生素;若病因仍不明,体温仍不降,则需更换静脉抗生素。

2. 静脉抗生素 中性粒细胞减少或缺乏的患者一旦出现发热,要尽早确定感染的存在与否,及时使用抗生素、有感染的明确症状与体征,即使无发热,也应尽早使用抗生素、应根据本病区分离到致病菌的特点选用抗生素、考虑患者既往感染及抗生素使用情况、推测可能的致病菌积极查找感染部位、治疗前留取标本进行病原菌培养、采用静脉抗生素,剂量要足够、经验性治疗宜选用广谱抗生素;尽可能选用杀菌药物而非抑菌药物;充分了解患者药物过敏史、重要脏器常能状态并对患者感染危险程度评价,从而选用合适的药物进行经验性治疗。当患者病情进展,中性粒细胞持续减低,应立即给予静脉抗生素。有效的联合方案通常包括一种广谱头孢菌素加一种氨基糖苷类或一种对铜绿假单胞菌有效的青霉素。如头孢拉啶+丁胺卡那+哌拉西林(氧哌嗪青霉素)。对于肾功能不全或有明显听力障碍的患者,可以第三代头孢菌素类代替氨基糖苷类,如头孢哌酮、头孢噻肟等。近年来有人主张选用广谱而又高效的单一抗生素作为首选药物。此类抗生素有头孢他啶、马斯平及泰能等,但价格较贵,除患者粒细胞极度低下或严重感染外,一般主张留作二线用药。应用首选抗生素后,一般观察48~72小时,若体温下降,可继续用原抗菌药观察;若病原菌已肯定,则立即更换对其敏感的抗生素;若病因仍不明,体温仍不降,则需加用或更换其他抗微生物药物。

3. 加用其他药物 使用第三代头孢菌素类+氨基糖苷类药物后患者体温仍不降,则需加用或更换其他抗微生物药物。更换时可参考感染部位及常见的病原菌。如上呼吸道感染多见葡萄球菌,链球菌等G^+球菌,可加用万古霉素,但其对肾脏毒性较大,最好避免与氨基糖苷类联合应用;肛周感染有时由厌氧菌引起,必要时可加用抗厌氧菌的药物如甲硝唑、替硝唑。食管炎症多由真菌或病毒引起,可加用抗真菌药物或抗病毒药物如氟康唑或阿昔洛韦(无环鸟苷）；若X线片示有肺炎，且为间质性或弥漫性，多由支原体、卡氏肺囊虫或巨细胞病毒引起，可加用红霉素，复方磺胺甲噁唑或大蒜素及更昔洛韦等。更换抗生素48～72小时，若体温下降或病原菌已肯定，则仍按上述原则处理，若感染仍未控制，则需加用强有力的抗真菌药物如两性霉素B静脉滴注或考虑加用抗结核及抗病毒药物。

大量国内外资料表明，在血液恶性肿瘤患者和造血干细胞移植患者，侵袭性真菌感染中非白色念珠菌和曲霉菌感染的比例明显升高，而白色念珠菌感染的比例明显下降，故氟康唑作为经验性药物使用弊大于利。在中性粒细胞缺乏的患者，发热72小时，肺部CT检查显示晕轮征或空气新月征，应首先考虑侵袭性肺真菌感染。此时抗真菌经验性治疗，可选用伏立康唑、伊曲康唑、卡泊芬净、两性霉素B脂质体等。

（二）针对性治疗

1. 细菌感染

（1）氨基糖苷类：氨基糖苷类（aminoglycosides）曾称氨基糖甙类，是由微生物产生或经半合成制取的一类由氨基糖（或中性糖）与氨基环醇以苷键相结合的易溶于水的碱性抗生素，按其来源可分为两类：一类由链霉菌产生的抗生素包括链霉素、新霉素、卡那霉素、妥布霉素、阿米卡星（丁胺卡那霉素）；另一类由小单孢菌产生的抗生素包括庆大霉素、西索米星（西梭霉素）及半合成品奈替米星（乙基西梭霉素）。

氨基糖苷类主要作用于细菌蛋白质合成过程，使合成异常的蛋白、阻碍已合成蛋白的释放、使细菌细胞膜通透性增加而导致一些重要生理物质的外漏，引起细菌死亡。本类药物对静止期细菌的杀灭作用较强，为一类静止期杀菌剂。氨基糖苷类的抗菌谱主要含革兰阴性杆菌包括大肠杆菌、克雷伯菌属、肠杆菌属，变形杆菌属、产碱杆菌属、不动杆菌、志贺菌属，沙门菌属、枸橼酸杆菌等。有的品种对铜绿假单胞菌或金黄色葡萄球菌，以及结核杆菌等也有抗菌作用。本类抗生素对奈瑟菌属抗菌作用较弱，对链球菌属和厌氧菌常无效。细菌对本类药物的耐药性主要是通过质粒传导产生钝化酶而形成的。已知的钝化酶有乙酰转移酶、核苷转移酶和磷酸转移酶各分别作用于相关的碳原子上的NH_2或OH基团。使之生成无效物。一种药物能被一种或多种酶所钝化，而几种氨基糖苷类药物也能被同一种酶所钝化。因此，在不同的氨基糖苷药物间存在着不完全的交叉耐药性。产生钝化酶的质粒（或DNA片段）可通过接合方式在细菌细胞间转移，使原来不耐药的菌细胞产生耐药性。氨基糖苷类与三代头孢菌素或其他β-内酰胺类抗生素联合应用可起到协同作用。氨基糖苷类药物有第8对脑神经及肾毒性，因此不能与多黏菌素B、万古霉素等有潜在神经和肾毒性的药物联合使用。

目前临床比较常用的氨基糖苷类药物有庆大霉素、妥布霉素、阿米卡星及奈替米星。庆大霉素在中性粒细胞数量正常情况下，有较好的抗菌活性，而中性粒细胞减少或缺乏时，其抗菌疗效大大下降，且听神经毒性较大，因此在血液病患者中很少用于静脉给药。妥布霉素肾脏毒性较大，可短期用药。阿米卡星及奈替米星对酶的激活作用最稳定，由于疗效肯定，毒副作用相对较少，目前应用较广泛。

阿米卡星成人常用剂量为0.4～0.8g/d，疗程一般不超过10天。用药后24小时内有94%～98%的药物在尿中以原形排泄，肾功能不足者排泄量显著减少。本品不易透过血脑屏障。主要用于革兰阴性杆菌所致的尿路、下呼吸道、腹腔、软组织、骨和关节、生殖系统等部位的感染，以及败血症等。由于耳毒性、肾毒性较大，对于肾功能减退、脱水、应用强利尿药的患者以及老年患者均应谨慎使用。

奈替米星（netilmicin、乙基西梭霉素、奈替霉素）商品名有力确兴、爱大、悉能等。其主要特点是对氨基糖苷乙酰转移酶AAC(3)稳定。对产生该酶而使庆大霉素、妥布霉素、阿米卡星等耐药的菌株，奈替米星对其仍然敏感。常用剂量0.2～0.3g/d。静脉给药后广泛分布于各主要脏器和各体液中，但在脑脊液和胆汁中浓度低。主要用于大肠杆菌、克雷伯杆菌、变形杆菌、肠杆菌属、枸橼酸杆菌、沙雷杆菌、流感嗜血杆菌、沙门杆菌、志贺杆菌、奈瑟球菌等革兰阴性菌所致呼吸道、消化道、泌尿生殖系，皮肤和软组织、骨和关节、腹腔、创伤等部位感染，也适用于败血症。奈替米星副作用较庆大霉素、妥布霉素少，耳毒性较轻。

（2）喹诺酮类：喹诺酮类（quinolone）是一类较新的合成抗菌药。喹诺酮类和其他抗菌药的作用点不同，它们以细菌的脱氧核糖核酸（DNA）为靶。细菌的双股DNA扭曲成为袢状或螺旋状（称为超螺旋），使DNA形成超螺旋的酶称为DNA回旋酶，喹诺酮类妨碍此种酶，进一步造成染色体的不可逆损害，而使细菌细胞不再分裂。它们对细菌显示选择性毒性。当前，一些细菌对许多抗生素的耐药性可因质粒传导而广泛传布。本类药物则不受质粒传导耐药性的影响，因此，本类药物与许多抗菌药物间无交叉耐药性。喹诺酮类是主要作用于革兰阴性菌的抗菌药物，对革兰阳性菌的作用较弱。

喹诺酮类按发明先后及其抗菌性能的不同，分为一、二、三代。第一代喹诺酮类，只对大肠杆菌、痢疾杆菌、克雷伯杆菌、少部分变形杆菌有抗菌作用。具体品种有萘啶酸和吡咯酸等，因疗效不佳现已少用。第二代喹诺酮类，在抗菌谱方面有所扩大，对肠杆菌属、枸橼酸杆菌、铜绿假单胞菌、沙雷杆菌也有一定抗菌作用。第二代喹诺酮类产品有吡哌酸是国内主要应用品种。此外尚有新噁酸和甲氧噁喹酸在国外有生产。第三代喹诺酮类的抗菌谱进一步扩大，对葡萄球菌等革兰阳性菌也有抗菌作用，对一些革兰阴性菌的抗菌作用则进一步加强。本类药物又称为氟喹诺酮，国内已生产诺氟沙星、氧氟沙星、培氟沙星、依诺沙星、环丙沙星等。

喹诺酮类药物主要不良反应有：①胃肠道反应：恶心、呕吐、不适、疼痛等；②中枢反应：头痛、头晕、睡眠不良等，并可致精神症状；③由于本类药物可抑制γ-氨基丁酸的作用，因此可诱发癫痫，有癫痫病史者慎用；④本类药物可影响软骨发育，孕妇、未成年儿童应慎用；⑤大剂量或长期应用本类药物易致肝损害。

目前广泛应用的是第三代喹诺酮类，常用有氧氟沙星和环丙沙星。对葡萄球菌、链球菌（包括肠球菌）、肺炎链球菌、淋球菌、大肠杆菌、枸橼酸杆菌、志贺杆菌，肺炎克雷伯杆菌、肠杆菌属、沙雷杆菌属、变形杆菌、流感嗜血杆菌、不动杆菌、螺旋杆菌等有较好的抗菌作用，对铜绿假单胞菌和沙眼衣原体也有一定的抗菌作用。尚有抗结核杆菌作用。临床上主要用于上述革兰阴性菌所致的呼吸道、咽喉、扁桃体、泌尿道（包括前列腺）、皮肤及软组织、胆囊及胆管、中耳、鼻窦、肠道等部位的急、慢性感染。常用剂量，静脉给药每次400mg，每12小时1次。

氟喹诺酮类：结构为氧氟沙星的左旋光学异构体。常用的氟喹诺酮类为左氧氟沙星。作用机制为通过作用于细菌DNA旋转酶的A亚单位，抑制细菌DNA合成及复制而杀菌。其抗菌活性是氧氟沙星的2倍；对葡萄球菌和链球菌的抗菌活性通常是环丙沙星的2～4倍；对厌氧菌的抗菌活性为环丙沙星的4倍。其水溶性是氧氟沙星的8倍。左氧氟沙星在未成年的动物中应用，可致关节软骨病变发生，故18岁以下者应避免使用。

（3）头孢菌素类：头孢菌素类（cephalosporins）是以冠头孢菌（cephalosporium acremonium）培养得到的天然头孢菌素C（cephalosporin C）作为原料，经半合成改造其侧链而得到的一类抗生素。属于β-内酰胺类抗生素。β-内酰胺类抗生素与细菌细胞膜上的青霉素结合蛋白（PSP）结合而妨碍细菌细胞壁黏肽的合成致使细菌细胞破裂而死亡。这一过程发生在细菌细胞的增殖期，因此本类药物为繁殖期杀菌药。细菌细胞有细胞壁，而乳动物的细胞无细胞壁，所以该类药物对人体细胞的毒性很低。头孢菌素类的主要不良反应是过敏反应。与青霉素之间呈现不完全交叉过敏反应，对青霉素过敏者有10%～30%对头孢菌素过敏，而对头孢菌素过敏者，绝大多数对青霉素过敏。头孢菌素类药物常用的约30种，按其发明年代的先后和抗菌性能的不同而分为一、二、三、四代头孢菌素。

1）第一代头孢菌素：第一代头孢菌素是20世纪60年代初开始上市的。从抗菌性能来说，对第一代头孢菌素敏感的菌主要有溶血性链球菌、肺炎链球菌、葡萄球菌（包括产酶菌株）、流感嗜血杆菌、大肠杆菌、克雷伯杆菌、奇异变形杆菌、沙门菌、志贺菌等。但是，第一代头孢菌素对革兰阴性菌的β-内酰胺酶的抵抗力较弱，因此，革兰阴性菌对第一代抗生素较易耐药。第一代头孢菌素对变形杆菌、枸橼酸杆菌、产气杆菌、假单胞菌、沙雷杆菌、拟杆菌、粪链球菌等微生物无效。

第一代抗生素中常用品种有头孢唑林、头孢氨苄、头孢拉定、头孢羟氨苄、头孢克罗等。临床上比较常用的是头孢拉定（头孢环己烯、先锋霉素Ⅵ）和头孢唑林（先锋霉素Ⅴ）。常用静脉给药剂量1～2g/次，每8小时一次。用于治疗G^+敏感菌所引起的咽炎、鼻炎、上呼吸道感染及皮肤软组织感染等。

2）第二代头孢菌素：第二代头孢菌素对革兰阳性菌的抗菌效能与第一代相近或较低，而对革兰阴性菌的作用较为优异，表现在抗酶性能强，一些革兰阴性菌如大肠杆菌、奇异变形杆菌等易对第一代头孢菌素耐药。第二代头孢菌素对这些耐药菌株常可有效。第二代头孢菌素的抗菌谱较第一代有所扩大，对奈瑟菌、部分变形杆菌、部分枸橼酸杆菌、部分肠杆菌属均有抗菌作用。第二代头孢菌素对铜绿假单胞菌、不动杆菌、沙雷杆菌。粪肠球菌等无效。

临床应用的第二代头孢菌素主要品种有头孢孟多、头孢呋辛、头孢替安等。

3）第三代头孢菌素：第三代头孢菌素对革兰阳性菌的抗菌效能明显低于第一代，对革兰阴性菌的作用较第二代头孢菌素更为优越。第三代头孢菌素的抗菌谱比第二代又有所扩大，对铜绿假单胞菌、沙雷杆菌、不动杆菌、消化球菌以及部分脆弱拟杆菌有效。对于粪肠球菌、难辨梭状芽胞杆菌等无效。耐酶性能强，对第一代或第二代头孢菌素耐药的一些革兰阴性菌株，第三代头孢菌素常可有效。第三代头孢菌素对革兰阳性菌的作用弱，不能用于控制金黄色葡萄球菌感染。

常用的第三代头孢菌素主要有头孢噻肟（cefotaxime）、头孢哌酮（cefoperazone）、头孢曲松（ceftriaxone)及头孢他啶(ceftazidime)等。每8小时1~2g静脉注射，用于中至重度的革兰阴性杆菌感染。在第三代头孢菌素中头孢他啶抗铜绿假单胞菌活性最强。可用于治疗由铜绿假单胞菌所致的各种感染及铜绿假单胞菌败血症。第三代头孢菌素除头孢哌酮外均可透过血脑屏障，且在脑脊液中可达有效的治疗浓度，故可用于G^-杆菌引起的脑膜炎。据报道头孢噻肟、头孢他啶治疗大肠杆菌及肺炎克雷伯杆菌性脑膜炎有效率可达80%~90%。铜绿假单胞菌性脑炎80%对头孢他啶敏感。由于第三代头孢菌素强力地抑制肠道菌群，可致菌群失调、可引起二重感染、引起维生素K缺乏而导致凝血功能障碍。因此，在大剂量、长时间用药时，注意预防真菌感染及补充维生素K等。

4）第四代头孢菌素：第四代头孢菌素主要有头孢吡肟，商品名为马斯平。本品为广谱头孢菌素类抗生素。不仅具有第三代头孢菌素的抗菌性能，还对大多数革兰阳性球菌有抗菌作用。包括多数耐氨基糖苷类或耐第三代头孢菌素菌株均有效。能高度耐受多数β-内酰胺酶的水解，对染色体编码的β-内酰胺酶亲和力低。能快速渗入革兰阴性菌胞体内，对各种细菌均呈杀菌作用。头孢吡肟与氨基糖苷类抗生素有协同作用。

(4) β-内酰胺酶抑制剂：β-内酰胺酶抑制剂(β-lactamase inhibitors)是一类新的β-内酰胺类药物。质粒传递产生β-内酰胺酶，致使一些药物β-内酰胺环水解而失活，是病原菌对一些常见的β-内酰胺类抗生素如青霉素类、头孢菌素类耐药的主要方式。为了克服这种耐药性，除了研制具有耐酶性能的新抗生素外，还要不断寻找新的β-内酰胺酶抑制剂。目前对竞争型抑制剂的开发已有一些进展。竞争型抑制剂按其作用性质分为可逆性与不可逆性的两类。耐酶青霉素(甲氧西林、异类青霉素等)属可逆性竞争型β-内酰胺酶抑制剂，它们可与一些细菌的β-内酰胺酶活性部分相结合起抑制作用，当抑制剂消除后，酶可以复活，它们对葡萄球菌有良好的杀灭作用，是耐青霉素G葡萄球菌感染的首选用药。不可逆性竞争型β-内酰胺酶抑制剂可与酶发生牢固的结合而使酶失活，因而作用强。此类抑制剂不仅对葡萄球菌的β-内酰胺酶有作用，而且对多种革兰阴性菌的β-内酰胺酶也起作用。

本类抑制剂主要有棒酸(克拉维酸)、舒巴坦和他唑巴坦三种。它们可抑制β-内酰胺酶活性，而使青霉素类、头孢菌素类的最低抑菌浓度下降，药物增效几倍至几十倍，并可使产霉菌株对药物恢复敏感。但是棒酸、舒巴坦和他唑巴坦单独使用几无抗菌作用，须与青霉素类或头孢菌素类联合应用方能提高杀菌力。现已研制出多种β-内酰胺酶抑制剂和抗生素按比例1:1或2:1的混合物。目前临床常用的有替卡西林-克拉维酸钾(特美汀)、阿莫西林-克拉维酸钾(安美汀)、氨苄西林-舒巴坦钠(优立新)、头孢哌酮-舒巴坦钠(舒普深)及哌拉西林-他唑巴坦(特治新)等。用于治疗耐酶的致病菌。特别是特美汀和舒普深对耐超广谱β-内酰胺酶的G^-杆菌感染有较好的疗效。

(5) 其他β-内酰胺酶类

1）亚胺培南-西司他丁钠：其他名称有泰能(tienum)、泰宁、亚胺培南(亚胺硫霉素)/西司他丁钠、亚胺培西司他丁钠、伊米配能-西司他丁钠等。亚胺培南-西司他丁钠具有碳青霉烯环的甲砜霉素类抗生素，属于β-内酰胺类抗生素。具有较强抑制细胞壁合成作用。其抗菌谱很广，对革兰阳性、阴性的需氧和厌氧菌均具有较强的抗菌活性。对肺炎链球菌、化脓性链球菌、金黄色葡萄球菌(包括产酶株)、大肠杆菌、克雷伯杆菌、不动杆菌部分菌株、脆弱拟杆菌、粪肠球菌、流感嗜血杆菌、奇异变形杆菌、沙雷杆菌、产气肠杆菌、阴沟肠杆菌、铜绿假单胞菌、气性坏疽梭菌等相当敏感。对肠杆菌的作用远远超过其他β-内酰胺类抗生素包括第三代头孢菌素。泰能有较好的耐酶性能，与其他β-内酰胺类抗生素间较少出现交叉耐药性。泰能的一般剂量每次500~1000mg，每日2~3次静脉输注，用于中至重度的细菌感染，可收到满意疗效。但对耐甲氧西林金葡菌及很多凝固酶阴性的葡萄球菌无抗菌活性，对铜绿假单胞菌亦可产生耐药。

2）美罗培南(meropenem)：其他名称有美平、倍能、海正美特等。为人工合成的广谱碳青霉烯类抗生素。对大肠杆菌和铜绿假单胞菌的青霉素结合蛋白(PBP)2、3和金葡菌的PBP1、2和4有强的亲和力。抗菌谱与亚胺培南近似，对多数的β-内酰胺酶有良好的耐抗力。不用于耐甲氧西林的葡萄球菌感染，对李斯特菌无效。与其他碳青霉烯类有交叉耐药。常用剂量每次500mg，每日2~3次，静脉输注。重症感染每日剂量可增至2g。

3）氨曲南(aztreonam)：为单环β-内酰胺类抗生素。主要通过抑制细菌细胞壁的合成而起杀菌作用。对革兰阴性杆菌细胞膜上青霉素结合蛋白3(PBP3)有高度亲和力，可使细胞分裂受阻。但不能与革兰阳性菌及厌氧菌的PBP3结合，故对革兰阳性菌及厌氧菌作用弱或无活性。此药主要用于肠杆菌属、沙雷菌属，对铜绿假单胞杆菌亦具良好抗菌活性，与氨基糖苷类药物联合多呈协同作用。每日剂量为2~4g，分2次静脉输注。对治疗急慢性阑尾炎和肠道感染疗效显著。

（6）其他抗生素

1）红霉素：红霉素属大环内酯类，为生长期抑菌剂。对免疫功能低下患者主要用于支原体感染。当临床怀疑或肯定为支原体肺炎时应当选用，此时应静脉输注。成人常用剂量每日1～2g，分3～4次静脉滴注。

2）阿奇霉素：为大环内酯类第二代半合成衍生物。其特点：口服吸收快、组织分布广、细胞内浓度高及半衰期长。作用机制与红霉素相同。患者对本药耐受性好，不良反应发生率较低。常规剂量：成人，口服500mg/d，每日1次，7～10日为1个疗程。静脉500mg/d，每日1次，2日后可转为口服给药。

3）复方磺胺甲噁唑：已广泛用于预防及治疗卡氏肺囊虫肺炎。同时对大多数G^-杆菌亦有效，但对铜绿假单胞杆菌作用不明显。成人常用剂量每次1g，每日2次，口服。主要副作用是过敏反应和白细胞减少及肾功能损害。对磺胺过敏者禁用。

4）万古霉素：是一种糖肽类抗生素，抑制细菌细胞壁糖肽聚合物的合成，妨碍细胞壁的形成。对化脓性链球菌、金黄色葡萄球菌、表皮葡萄球菌、肺炎链球菌等有强力的抗菌作用。对厌氧链球菌、炭疽杆菌、放线菌、白喉杆菌、淋球菌也甚敏感。对绿色链球菌、粪链球菌也有一定敏感性。对革兰阴性杆菌、分枝杆菌、真菌等不敏感。主要用于各种葡萄球菌（包括产酶株和耐甲氧西林株）所致的系统感染，疗效显著，且至今国内尚未发现耐药菌株，但国外已分离出耐万古霉素的肠球菌。主要副作用是耳毒性和肾毒性。因其肾毒性大，除非严重感染一般不主张作为首选。但治疗表皮葡萄球菌及棒状杆菌感染却倾向于首选此药。本品的结构特殊，与其他非同类的抗生素无交叉耐药性。成人常用剂量，每日0.8～1.6g，1次或分次给予，静脉滴注。

5）利奈唑胺：其他名称有利奈唑德、斯沃（ZYVOX）。为噁唑烷酮类抗生素，通过选择性结合到50S亚单位的23S核糖体核糖核酸上的位点，从而抑制细菌核糖体的翻译过程，防止形成包含70S核糖体亚单位的起始复合物。

本药主要用于治疗多重耐药的革兰阳性球菌感染，特别是由对万古霉素耐药的肠球菌、多重耐药的肺炎球菌和对甲氧西林耐药的金黄色葡萄球菌或表皮葡萄球菌引起的感染，本药对革兰阳性菌（包括对其他抗生素耐药的细菌）有效，对分枝杆菌感染亦可能有效。大肠埃希菌和革兰阴性杆菌通常对本药耐药。

利奈唑胺是近几年研发出的新药，其特点是口服吸收良好，生物利用度大，组织穿透性好，能透过血脑、浆膜等组织屏障，无肾毒性。可用于肾功能不全的感染患者。亦可用于儿童患者。成人常规剂量600mg，12小时1次，静脉或口服。儿童10mg/kg，12小时1次。利奈唑胺的主要不良反应是腹泻、头痛、恶心，多为轻度。用药时间超过2周可出现血小板减少及骨髓抑制。

（7）抗结核治疗：由于西方结核病发病率较低，抗结核药物又存在一定的毒性，故抗结核药物的预防性应用尚有争议。但在我国与东南亚结核病发病率较高的情况下，对接受强化疗或造血干细胞移植的白血病患者，抗结核药物的预防性应用当引起重视。一般原则是曾有结核感染史且治疗不充分者、有家族结核接触史者、近期结核菌素试验阳性者、胸部X光片示原因不明的阴影者，应考虑抗结核药物治疗。常用的药物有异烟肼、利福平等。

2. 真菌感染　常用的抗真菌药物有多烯类（两性霉素B）、氟胞嘧啶（5-氟胞嘧啶）、唑类（咪康唑、酮康唑、氟康唑、伊曲康唑、伏立康唑）和卡泊芬净。

（1）两性霉素B：两性霉素B（amphotericin B）能与真菌细胞膜麦角固醇结合，使膜通透性改变，而导致真菌死亡。其抗菌谱广且作用强，几乎对所有的真菌都有较强的抗菌作用，对念珠菌属、曲霉菌属、隐球菌属感染均有明显疗效，适用于各种深部真菌感染。静脉给药后肝脏浓度最高，其次是脾脏、肾脏和肺脏。不能穿透血脑屏障。可在脑室引流后做脑室内注射，脑脊液反复稀释后缓慢注入（浓度<0.3mg/ml），鞘内注射有一定危险。由于两性霉素B对人体正常细胞的胆固醇也产生毒性作用，因此毒副作用较大。常见的毒性为寒战、高热、肾功能损害、低血钾及粒细胞、血小板减少。患者对长疗程的两性霉素B常难以耐受，可考虑在紧急阶段用两性霉素B，待病情稳定后改用其他毒性较小的抗真菌药物。两性霉素B常用量为0.2～0.4mg/（kg·d）。瑞士Eriksson一组随机、前瞻性研究表明，两性霉素B 24小时持续注入给药方法其毒性明显低于4小时给药法。两种用法的疗效相同。

两性霉素B脂质体（amphotericin B liposome）能够改变毒性，延长使用时间，可增加剂量，提高疗效。常规剂量：起始剂量1mg/（kg·d），再逐日递增至3～5mg/（kg·d），可连续使用2～4周。脂酯型两性霉素B包括两性霉素B脂质体（AMB）、两性霉素B胶状分散体（ABCD）、两性霉素B脂质体复合物（ABLC）。

（2）唑类：唑类（azoles）抗真菌药不仅抗菌谱广，疗效高，且使用方便，毒性低，第一代唑类如克霉唑、咪康唑，第二代唑类如酮康唑，第三代唑类如伊曲康唑、氟康唑。氟康唑口服常用剂量100～200mg/d，静脉用药剂量为200～400mg/d。氟康唑最显著的特点是能透过血脑屏障，其在脑脊液中的浓度可达血药浓度的 60% ~80%，故对隐球菌脑膜炎有明显的疗效。另外氟康唑口服吸收不受胃 pH 值的影响，生物利用度高。氟康唑毒性很小，粒细胞低下患者长期用此药以预防真菌感染亦取得了明显的效果。氟康唑对念珠菌、隐球菌有很好的抗菌活性，但对曲霉菌疗效差。伊曲康唑对曲霉菌抗菌活性强。用量一般 200 ~400mg/d。

伏立康唑为三唑类抗真菌药，抗菌谱广，对曲霉菌属和念珠菌属均有明显疗效。主要用于侵袭性曲霉菌病、对氟康唑耐药的念珠菌引起的严重侵袭性感染。口服常用剂量 200 ~400mg/d，静脉用药剂量为每日 2 次，每次 3 ~4mg/kg。本药在 2 岁以下儿童的安全性和有效性尚未建立，故不推荐在 2 岁以下儿童中使用。

（3）氟胞嘧啶：为人工合成的抗真菌药物，主要用于酵母菌感染。此药可穿透血脑屏障、腹膜、关节、支气管等。常与两性霉素 B 联合应用，治疗系统性念珠菌感染和隐球菌性脑膜炎。

（4）卡泊芬净：卡泊芬净（caspofungin，科赛斯）主要作用于真菌的细胞壁，破坏其完整性，导致细胞溶解。对曲霉菌属、念珠菌属和组织胞质菌属有较强的抗菌活性，但对其他真菌的活性不稳定，尤其对新生隐球菌敏感性较差。本药毒性低，毒副作用少，可用于老年患者。主要用于念珠菌所致的食管炎、菌血症、对其他药物治疗无效或不能耐受的侵袭性曲霉菌病等。常规剂量：首日给予单次 70mg，之后每日 50mg 维持剂量。肝功能不全患者维持剂量减至每日 35mg。肾功能不全患者无需调整剂量。

3. 病毒感染

（1）阿昔洛韦：阿昔洛韦为一种病毒 DNA 多聚酶抑制剂，干扰疱疹病毒 DNA 聚合酶，对单纯疱疹病毒和水痘-带状疱疹病毒复制有显著抑制作用。对急慢性皮肤黏膜单纯疱疹病毒感染都有效。对急性白血病病人化疗前常规做单纯疱疹病毒抗体筛选，阳性者给予阿昔洛韦预防，临床有效率达 95% 以上。故可用于单纯疱疹病毒和水痘-带状疱疹病毒感染的预防和治疗。与阿糖腺苷相比，阿昔洛韦对血液系统恶性肿瘤患者并发带状疱疹感染的疗效较好，其止痛和病毒培养转阴较快，而且可缩短病程，促进疱疹愈合。同时，它对皮肤感染扩散亦有预防作用。

阿昔洛韦可供口服和静脉输注。药物进入人体后可迅速分布到全身所有组织，包括皮肤和脑脊液。在脑脊液中的浓度约为血浆浓度的 50%，故对疱疹性脑炎亦能奏效。但阿昔洛韦主要对正在复制的疱疹病毒起作用，对潜伏期的病毒一般无效。因此，体内潜在的病毒不易被清除，停药后一旦机体抵抗力下降，感染仍有复发的危险。阿昔洛韦常用剂量：口服 1000mg/d，分 3 ~4 次口服；静脉给药每次 5mg/kg，加入液体中缓慢静脉滴注，每 8 小时 1 次。阿昔洛韦滴眼液用于预防和治疗疱疹性结膜炎。

（2）更昔洛韦：更昔洛韦（ganciclovir）为一种强有力的病毒抑制剂。其抗病毒机制与阿昔洛韦近似，亦通过抑制病毒 DNA 多聚酶来干扰病毒的复制。更昔洛韦对疱疹病毒Ⅰ型、Ⅱ型、水痘-带状疱疹病毒、EB 病毒及巨细胞病毒均有效。用于治疗上述病毒所致的呼吸道和消化道感染。更昔洛韦对免疫功能低下患者胃肠道巨细胞病毒感染取得了令人鼓舞的疗效；对巨细胞病毒肺炎疗效则不够满意。更昔洛韦最主要的毒性为导致粒细胞减少。用药后粒细胞减少者占 75%，显著减少（小于 1.0×10^9/L）者占 42%，且其发病率与剂量无明显关系。

（3）大蒜制剂：近年来研究发现大蒜制剂药理活性非常广泛，不仅有抗细菌、抗真菌作用，其抗病毒作用也日益受到重视。体外研究表明，二丙烯三硫或称大蒜新素对流感病毒及单纯疱疹Ⅰ型病毒有明显抑制作用，对巨细胞病毒有抑制作用，并且毒副作用小。静脉用大蒜素 1ml/（kg·d），可以预防真菌及病毒感染。大蒜新素抗巨细胞病毒强度与更昔洛韦近似，且二者有协同作用。

（4）干扰素：干扰素（interferon）的重要作用为抗病毒、抗细胞增殖及免疫调节。其抗病毒机制为抑制病毒的复制，它对流感病毒、EB 病毒、乙型及丙型肝炎病毒等感染有一定疗效。对带状疱疹病毒感染，干扰素可防止皮肤病变扩散和减少感染后神经痛等合并症。重组干扰素 α 用量为每次 300 万 U，每周 3 次，肌内或皮下注射。

（5）阿糖腺苷：为嘌呤腺苷，有抗单纯疱疹病毒的作用，可用于治疗单纯疱疹、水痘-带状疱疹病毒感染，但对巨细胞病毒则无效。

（6）膦甲酸钠：有抑制疱疹病毒 DNA 聚合酶的作用，对单纯疱疹病毒Ⅰ型、单纯疱疹病毒Ⅱ型、单纯疱疹病毒Ⅵ型、EB 病毒、水痘-带状疱疹病毒等均有作用，对阿昔洛韦（无环鸟苷）耐药的单纯疱疹病毒感染亦有效。常用剂量 60mg/kg，每 8 小时 1 次。但膦甲酸钠毒副作用较大，可引起多系统的不良反应，因此，用药剂量、给药间隔、连续应用时间须根据病人的肾功能与用药耐受程度给予调整。

（7）其他：此外，许多中草药如穿心莲、板蓝根、大青叶、金银花、地丁、黄芩、紫草、贯众、大黄、茵陈、虎杖等也可用于抗病毒感染的防治。

4. 寄生虫感染　乙醇磺酸首先用于免疫功能低下时卡氏肺囊虫的感染，使感染死亡率下降

25%。TMP-SMZ 同乙醇磺酸一样是一有效的抗肺卡氏肺囊虫药物,疗效报道为 65% ~75%,但 25% 左右病人有皮疹及胃肠道反应等副作用。

总之,粒细胞缺乏患者是感染高发人群,积极预防感染,避免交叉感染,积极治疗感染,合理使用抗生素,减少耐药菌产生,对提高粒细胞缺乏患者的抗感染疗效是至关重要的。

(薛艳萍)

参考文献

1. 常乃柏,胡云剑,刘辉,等. 血液肿瘤患者医院获得性感染细菌病原学研究. 中华医院感染杂志,2002,12:161-162
2. 王爱霞. 再谈抗生素的合理使用. 中华内科杂志,2005,44:705-706
3. 蒋景华,陈文光,张泽豹,等. 肿瘤患者医院感染的分析与预防措施. 中华医院感染学杂志,2007,17:1373-1374
4. 《中华内科杂志》编辑委员会. 血液病/恶性肿瘤患者侵袭性真菌感染的诊断标准与治疗原则(修订版). 中华内科杂志,2007,46:607-610
5. Hughes WT, Armstrong D, Bodey GP, et al. 2002 Guidelines for the use of antimicrobial agents in neutropenic patients with cancer. Clin Infect Dis, 2002,34:730-751
6. Sipsas NV, Bodey GP, Kontoyiannis DP. Perspectives for the Management of Febrile Neutropenic Patients with Cancer in the 21st Century. Cancer, 2005, 103: 1103-1113
7. Viscoli C. Antibacterial prophylaxia in neutropenic patients. J intern Antimicrobial Agent, 2007, 30S: S60-S65
8. Thomas J. Waish, Flias J, et al. Treatment of Aspergillosis Clinical Practice Guidelines of the Infectious Diseases Society of America. Clin Infect Dis, 2008, 46:327-360
9. Arias CA, Murray BE. Antibiotic-resistant bugsin the 21st century-a clinical super-challenge. N Engl J Med, 2009, 360:439-443

第159章

血液病的护理

第一节 血液病的一般护理

一、一般护理常规

(一) 休息与活动

根据病情合理安排病人体位。病情轻或缓解期病人可酌情进行适当的活动,但不可过劳,注意活动中体力的变化,必要时给予协助。重症病人要绝对卧床休息。

(二) 饮食与营养

饮食按医嘱执行。掌握病人的饮食情况,若未能保证必要的进食量,应及时知会医生和营养师。

(三) 病室环境

病室环境保持清洁,充分换气,阳光充足,温室度适宜,严格按要求执行消毒隔离制度,限制探视人员,防止交叉感染。每日紫外线消毒1~2次,定期进行空气细菌学监测,并做好床单位的终末消毒。行大剂量化疗和免疫治疗的病人,粒细胞显著减少时,应做好保护性隔离。

(四) 心理护理

耐心细致做好思想工作,给予病人及家属心理支持,关心爱护病人,了解与解除病人的不安情绪,特别要注意有慢性疾患或长期治疗效果不佳以及需要进行移植或手术治疗病人的心理护理。对有恶性、难治性疾患的病人,应遵守保护性医疗制度,特别警惕其情绪的异常变化,及时采取措施,防止意外。对于病危或临终病人的家属,应给予关照。

(五) 病情观察

密切观察病情变化,定时监测生命体征,病人如有不适及时报告医生,做好记录。备好急救设施及药品,积极配合医生进行抢救。

(六) 安全防护

病区应有安全防护措施和安全警示标识。地面应防滑,走廊、卫生间安装扶手,病床脚轮固定牢固。严重贫血病人改变体位时要缓慢,防止突然体位改变发生晕厥。儿童、老年、危重病人应加床挡,躁动不安者可加约束带。

(七) 健康教育

对病人及家属进行健康教育,讲解有关疾病知识、治疗、护理方法和预防保健常识等。对出院病人做好出院指导,嘱病人按时用药,定期复查。

二、常见临床症状护理

(一) 贫血的护理

1. 观察贫血症状,如面色、睑结膜、口唇、甲床苍白程度,注意有无头昏眼花、耳鸣、困倦等中枢缺氧症状,注意有无心悸气促、心前区疼痛等贫血性心脏病的症状。

2. 根据贫血严重程度及临床症状,指导病人的活动。轻度贫血可适当活动,严重贫血必须卧床,必要时给予氧气吸入。

3. 给予高热量、高蛋白、高维生素及含无机盐丰富的饮食(瘦肉、豆类、动物肝、肾、新鲜蔬菜和水果),纠正病人的偏食习惯,并根据贫血的病因不同,对饮食成分的组成进一步调整,如加入某些病人缺乏的营养成分或避免进食某些特定的可诱发加重病情的食物。

4. 注意口腔清洁,贫血病人易发生口腔炎、舌炎及口腔溃疡等,应及时督促漱口、刷牙,用软毛牙刷,必要时给予口腔护理。

5. 输血治疗时,应做好输血前的准备,并密切观察有无输血反应,对血红蛋白低于40g/L的重度贫血病人输血时,输注速度宜缓慢,以免诱发心力衰竭而危及生命。并且输血过程严密观察有无脉搏加快、咳嗽、胸闷、气促等急性左心衰竭的表现,如出现症状应立即停止输注或减慢滴速,予以吸氧,取坐位,并及时通知医生。

(二)发热的护理

1. 绝对卧床休息,保持室内空气流通新鲜,温湿度适宜。

2. 定时监测体温、脉搏、呼吸,观察影响体温变化的因素等。对高热病人,详细观察病情变化及热型,及时留取血培养标本并送检,协助医生早期诊断和治疗。

3. 高热病人应采取有效的退热方法,如物理、药物降温,降温时要注意保暖。

4. 鼓励病人多饮水,必要时给予静脉补充液体,保持水电解质平衡,防止虚脱。

5. 保持口腔卫生,每日用生理盐水或口泰液漱口3次,口唇干裂者涂润滑油,如甘油或液状石蜡。

6. 病人出汗时及时更换,保持床单、被褥及衣服干燥清洁,对危重病人协助定时翻身、擦背,加强皮肤护理,预防压疮,对意识障碍病人,注意安全护理,防止坠床。

(三)感染的护理

1. 口腔感染 保持口腔清洁,每日饭后、睡前用生理盐水或口泰漱口液漱口。口腔炎症严重者,每日口腔护理3次。口腔溃疡和牙龈糜烂的病人,先以1.5%过氧化氢(双氧水)漱口或用蘸有过氧化氢的棉棒轻擦拭干净,再用漱口液漱口,最后局部涂锡类散、溃疡粉等药物。有真菌感染者,先用2%碳酸氢钠漱口,再用5%两性霉素B漱口液漱口。

2. 鼻腔感染 保持鼻腔清洁湿润,每日涂以液状石蜡。如有黏膜肿胀,可用麻黄碱滴鼻消肿,使用泰利必妥滴眼液每日4次,微波照射,每日2次,每次20分钟。有溃疡或糜烂者,先用生理盐水冲洗干净,再局部涂抗生素软膏或敷以抗生素棉球,每日3次。

3. 上呼吸道感染 保证足够的睡眠,多饮水。给予抗感冒药物,做咽部拭子培养和药敏试验,应用敏感的抗生素。高热时给予物理降温或按医嘱服解热药。

4. 肛周感染 保证新鲜蔬菜和水果的摄入,保持大便通畅。经常洗澡更换内衣,便后和晚睡前以1:20的碘伏液坐浴15~20分钟,保持肛周、外阴清洁。有肛裂和痔疮的病人坐浴后涂马应龙痔疮膏、波利特软膏或抗生素软膏,内痔病人放置痔疮栓。肛周感染者根据感染程度给予相应处理:①轻度感染:局部红肿热痛局限,以0.2%碘伏消毒3遍,微波照射20~30分钟,每日1~2次。②中度感染:红肿热痛,脓肿形成,以0.2%碘伏消毒3遍后,用无菌注射器抽吸脓液,再用等量生理盐水冲洗之后油纱条引流,覆盖无菌敷料,并保持局部清洁,用微波照射。③重度感染:皮肤溃烂、坏死,可合并出血,形成巨大创面。脓肿大者行切开引流术,以0.2%碘伏消毒周围皮肤,用生理盐水冲洗创面,清除局部分泌物及坏死组织后,用敏感抗生素液或0.2%碘伏溶液冲洗,覆盖凡士林纱条,待创面无分泌物并有新鲜肉芽组织形成时,可敷抗生素或中药橡皮生肌膏。每次排便后用1:20碘伏溶液坐浴并给予更换敷料。

5. 肺部感染 卧床休息,保持病室空气新鲜,温度18~20℃,湿度60%,每日开窗通风和紫外线照射2次,注意给病人保暖。发热病人参阅发热的护理。有气急、呼吸困难者给予半卧位,吸氧,注意氧气的湿化,防止呼吸道黏膜干燥,保持呼吸道通畅,鼓励病人咳嗽,协助病人排痰,更换体位,超声雾化吸入。遵医嘱给予抗生素静脉滴注,按要求留取痰标本及时送检,密切观察病情及生命体征。

(四)出血的护理

1. 一般护理 做好心理护理,减少紧张焦虑情绪,易出血者避免活动过度及外伤。明显出血者卧床休息,待出血停止后逐渐增加活动。严密观察出血部位、出血量,警惕重要脏器出血。按医嘱给予止血药物或输血治疗,各种操作应动作轻柔、防止组织损伤引起出血,避免手术,避免或减少肌内注射,施行必要穿刺后应压迫局部至针孔完全止血或加压包扎止血。有消化道出血者应禁食,出血停止后给予冷、温流食,逐渐给予半流质、软食、普食。

2. 常见出血部位护理 ①鼻出血:鼻部冷敷,用氨基己酸棉球填塞压迫止血,严重时用油纱条做前后鼻道填塞止血。②牙龈出血:保持口腔卫生,饭后漱口或口腔护理,局部可用氨基己酸棉球压迫止血。③消化道出血:记录呕血、便血或黑便量,注意病人出现头晕、心悸、脉细速、出冷汗、血压下降等失血症状体征,及时抢救,给予止血和补充血容量。④头面部出血:病人有眼眶周围瘀斑,眼底出血时应卧床休息,减少活动,按医嘱给予及时治疗。⑤颅内出血:平卧位,高流量吸氧,保持呼吸道通畅,按医嘱应用止血药物及降低颅压药物,输注成分血。头部可给予冰袋或冰帽,严密观察病情,及时记录。

第二节 血液病常见疾病护理

一、贫血的护理

(一)营养性贫血

1. 纠正偏食,强调饮食多样化。在补铁的同时给予高蛋白、高热量、高维生素C的食物。

2. 应用铁剂治疗的病人应注意:

(1) 口服铁剂:①铁剂应于进餐同时或餐后服用,服用铁剂期间大便会变成黑色,应提前告知病人以消除其顾虑。②避免与牛奶、茶、咖啡同时服用,因茶中的鞣酸与铁结合形成不易吸收的物质,牛奶含磷较高,均可影响铁的吸收。③避免同时服用抗酸药(碳酸钙和硫酸镁)以及H_2受体拮抗剂等,这些药物可抑制铁的吸收。④口服液体铁剂时须使用吸管,避免牙齿染黑。⑤缺铁性贫血的病人口服铁剂后,1~2个月血象可恢复正常。指导病人遵医嘱继续服用铁剂3~6个月,以补足体内贮存铁。

(2) 注射铁剂:①注射铁剂易引起局部硬结、肿痛,故应采取深部注射,且要经常更换注射部位。②药液可使皮肤染色,故将药液抽入空针后,应更换针头再行注射;注射部位要避开皮肤暴露处。③注射铁剂可发生面部潮红、头痛、肌肉关节痛等不良反应,严重者可发生过敏性休克,故注射时床旁应备肾上腺素。

3. 严重的巨幼细胞贫血的病人在补充叶酸、维生素B_{12}后,要谨防低血钾的发生。

(二) 溶血性贫血

1. 准确记录尿色、尿量及尿pH值。如尿色逐渐加深,甚至酱油样,说明溶血严重,及时报告医生并对症处理。如尿pH值低于正常,按医嘱予碱化尿液处理,保持尿量在100ml/h以上,尿少者给予利尿药,警惕急性肾功能衰竭。

2. 准确记录巩膜、皮肤黄染程度,黄疸加重标志着溶血严重,结合尿色及性质,及时与医生联系。

(三) 再生障碍性贫血

1. 观察急性期病人贫血情况、感染症状以及出血部位、程度,尤其要观察有无重要脏器出血如颅内出血等症状。

2. 病人长期应用雄激素类药物时,可出现痤疮、水肿、毛发增多、女性闭经、男性化等副作用,应提前告知病人,并说明停药后副作用可逐渐减轻或消失,同时做好心理护理。

3. 应用免疫抑制剂(ATG/ALG)的护理,参阅第三节五、免疫抑制剂治疗的护理。

二、急性粒细胞缺乏症的护理

1. 发热 参阅第一节中发热的护理。

2. 感染 参阅第一节中感染的护理。急性粒细胞缺乏病人极易发生口腔、咽峡、鼻腔、肛周、皮肤等部位的感染或潜在感染灶,按医嘱进行感染灶的细菌培养和药敏试验,及时给予经验性广谱抗生素,病原菌明确后改用针对性的窄谱抗生素。

3. 病人应用促白细胞生成药和免疫抑制剂时,要密切观察药物疗效和副作用,及时给予对症处理。

三、白血病的护理

1. 严密监测生命体征的变化,观察贫血、出血、感染及白血病浸润症状。

2. 贫血,参阅第一节中贫血的护理。

3. 出血,参阅第一节中出血的护理。

4. 预防和控制感染,参阅第一节中感染的护理。

(1) 保持病室环境清洁,定时做空气消毒。病人可戴口罩做自我保护,避免呼吸道感染。

(2) 病人白细胞低下时可采取保护性隔离措施,有条件者入无菌层流洁净室,防止交叉感染。

(3) 加强口腔护理,嘱病人经常用漱口液漱口,口腔黏膜有溃疡时可用碘甘油等涂敷,有真菌感染时可用抗真菌药物。

(4) 保持全身皮肤清洁,特别要注意会阴、肛周的清洁,防止肛周感染。

(5) 病人高热时参阅第一节中发热的护理。注意避免酒精擦浴及应用能引起白细胞减少的退热药物。

(6) 遵医嘱合理应用抗生素。

5. 化疗护理 参阅第三节中静脉化疗技术的护理。

四、恶性淋巴瘤的护理

1. 发热 参阅第一节中发热的护理。

2. 皮肤护理 放射治疗的皮肤都有轻度损伤,故应避免局部皮肤受到热和冷的刺激,如不要使用热水袋、冰袋和用烫水洗澡;外出时避免直接照射;不要用刺激性的化学物品,如肥皂、乙醇、胶布等,放疗期间应穿宽大、质软的纯棉内衣,洗澡时局部皮肤应轻擦,不可用力,减少对皮肤的摩擦。保持局部皮肤的清洁干燥,防止皮肤破损,有发红、瘙痒时应及早涂油膏以保护皮肤。如为干性反应,局部皮肤灼痛,可给予0.2%薄荷淀粉或氢化可的松软膏外涂,如为湿性反应,局部皮肤刺痒、渗液、水疱,可用暴露疗法,局部涂1%甲紫、羊毛脂、氢化可的松软膏。如局部皮肤有溃疡坏死,应全身抗感染治疗,局部外科治疗。

3. 化疗护理 参阅第三节中静脉化疗技术的护理。

五、多发性骨髓瘤的护理

1. 骨痛 及时给予止痛剂,可用靠背架和夹板支撑疼痛部位,或在浸润引起疼痛的部位遵医嘱做放疗。指导病人全身放松。

2. 活动障碍 骨质破坏明显的病人绝对卧床休息，应用硬板床，忌用弹性床垫，以防止骨折发生。帮助病人在可以活动的范围内进行活动，注意安全，防摔伤骨折，活动后注意休息。瘫痪病人每1～2小时协助变换体位，保持床位干燥、平整、清洁，防止发生褥疮。

3. 饮食护理 肾功能不全的病人应用低蛋白饮食，多尿的病人不能限制钠盐摄入，如尿少水肿者用少盐饮食（盐摄入量控制在2～3g/d）。鼓励病人多饮水或静脉补充足够的液量，以避免高尿酸血症和高钙血症导致的脱水和肾功能损坏。

4. 化疗护理 参阅第三节中静脉化疗技术的护理。

5. 防止感染 参阅第一节中感染的护理。

6. 高黏滞血症综合征护理 除化疗之外，可采用血浆置换疗法解除高黏滞血症的症状（参阅第三节中置换输血技术的护理）。

六、特发性血小板减少性紫癜的护理

1. 出血，参阅第一节中出血的护理。

2. 急性型或慢性型急性发作时应卧床休息，减少活动。血小板在50×10^9以下时，避免强体力活动。血小板在20×10^9以下时，应严格卧床休息。

3. 密切观察病人临床症状，及时对症处理，避免因剧烈咳嗽或便秘使出血进一步加重。

4. 给予高蛋白、高维生素易消化的饮食，少食带骨、刺食物，有消化道出血者禁食或进温、凉流食。

5. 长期应用激素治疗者可引起库欣综合征，应使病人了解药物的作用及不良反应，遵医嘱坚持治疗，不可自行减量或突然停药，同时应进低钠饮食。一旦发生出血倾向及时就诊。

6. 接受脾切除病人做好术前准备和术后护理。

七、血友病的护理

1. 观察有无自发性或轻微受伤后出血现象，如皮下大片瘀斑、肢体肿胀、关节腔出血、关节疼痛、活动受限，以及有无深部组织血肿压迫重要脏器或重要脏器出血的症状，如腹痛、头痛等。

2. 外伤或局部深层组织血肿，早期应采取冷敷或绷带加压止血。

3. 发生关节腔出血时应卧床休息，停止活动，除冷敷及加压止血外，还应抬高患肢，并将肢体固定在功能位置。待肿胀消退后，逐渐恢复关节活动和功能。

4. 其他脏器严重出血时应及时补充血容量和凝血因子。如输入成分血、FⅧ浓缩剂或凝血酶原复合物等。并注意观察有无发热、肝炎等并发症。

5. 在治疗过程中尽可能采取口服给药，避免或减少肌内注射，必要注射时采用细针头，拔针后延长按压时间。静脉穿刺不使用留置针，注意减少止血带的使用。

6. 避免各种手术，必要手术时应先补充凝血因子，直至伤口愈合。

7. 指导病人遵嘱用药，避免使用任何抑制血小板聚集或使血小板功能减弱、数量减少的药物，如阿托品、阿司匹林、双嘧达莫等。

8. 指导病人避免各种外伤及预防出血的方法，教会病人及家属出血的应急处理方法，并告知有出血时及时就医。

9. 为病人及家属做好血友病遗传咨询工作，并向病人提供有关国家血友病社会团体的信息，鼓励病人之间互相支持，共同应对。

第三节 血液病常见护理技术

一、静脉化疗技术的护理

（一）化疗前护理

1. 向病人解释输注化疗药物的目的、方法、注意事项及药物的作用及副作用。解除病人的思想顾虑，使之配合。

2. 病人要做好身体的准备，注意躯体卫生，防止感冒。

3. 静脉选择 输注化疗药物首选深静脉置管如PICC、植入式输液管等，以保护外周静脉的损伤。特殊情况经外周静脉穿刺时，应注意静脉选择由远端至近端静脉穿刺，双上肢静脉交替使用，避免使用无弹性的静脉。

（二）化疗中护理

1. 严格遵医嘱调节化疗药液滴入速度，按规定时间滴完。

2. 化疗药输注过程中，密切观察局部反应，如有肿胀立即停止输注，更换部位。

3. 严密观察化疗药的不良反应及时通知医生给予处理。

（三）化疗不良反应及护理

1. 组织坏死

（1）熟知化疗药的刺激性。

（2）做好解释工作，如药物引起疼痛或异常感觉，应立即告诉护士处理，以免造成组织坏死。

（3）对强刺激性药物宜用前臂的静脉，忌在手背及腕部注药，以免药液外漏损伤肌腱、韧带致残。

（4）熟练静脉穿刺技术，切勿将静脉穿透。

（5）防止药液外漏。

（6）药液外漏紧急处理：①停止输液；②根据药液刺激性强弱及外漏情况处理，轻者用33%硫酸镁冷敷或局部涂以如意金黄散。重者用2%利多卡因1ml+地塞米松2mg局部封闭；③抬高患肢。

2. 栓塞性静脉炎

（1）行外周静脉穿刺者宜选择前臂较粗的静脉。

（2）注射化疗药后一定用生理盐水冲注，以减少药物对血管内膜的刺激。

（3）应左右臂交替使用静脉，使穿刺的静脉得以修复。

（4）注射或静脉滴注速度不宜过快，以减少刺激性。

（5）因下肢静脉易于栓塞，除上肢静脉压迫者外，不宜采用下肢静脉注射。

（6）如已出现静脉炎，沿静脉呈红、肿、热、痛时应停止滴注，局部行33%硫酸镁湿敷或微波照射治疗。

3. 消化道反应

（1）关心病人的进食情况，少量多餐，易消化，少油腻，必要时补液，以维持水、电解质平衡。

（2）化疗前30分钟给予止吐药：盐酸格拉司琼、雷莫司琼、托烷司琼、奈西雅等，减轻胃肠道反应。

（3）密切观察病人有无腹痛及排便情况，并早期发现出血和穿孔。

4. 骨髓抑制　大多数化疗药对骨髓有抑制作用，病人常有白细胞降低，血小板降低，进而影响机体免疫功能。定期检查了解病人血象、骨髓象，及时发现骨髓抑制表现，及早采取对应措施。

5. 化疗药物引起的合并症　如环磷酰胺可引起出血性膀胱炎；长春新碱易引起末梢神经炎；甲氨蝶呤易引起口腔溃疡；柔红霉素和高三尖杉酯碱可引起心律失常和心肌损害；大剂量阿糖胞苷、甲氨蝶呤和门冬酰胺酶易引起肝脏损害。密切观察上述反应及时对症处理。

6. 预防尿酸性肾病　在化疗期间鼓励病人多饮水以保证液体入量。遵医嘱给予碱性药物碱化尿液，防止尿酸血症。

二、静脉输血技术的护理

（一）输血前护理

1. 向病人解释输血治疗的目的、方法和注意事项，消除顾虑及紧张情绪。

2. 协助病人排空大小便，安置舒适体位。

3. 询问血型和有无输血史。

4. 遵医嘱给予抗过敏药物。

（二）输血中护理

1. 开始输血时宜缓慢滴入，速度不超过20滴/min，观察15分钟后如病人无输血反应，调节滴速至40～60滴/min。

2. 每袋血输完都要用生理盐水充分冲管后再输第二袋血。

3. 输血过程中严密观察输血反应，发现问题立即停止输血及时与医生联系。

（三）常见输血反应观察与护理

1. 过敏反应　表现为荨麻疹、血管神经性水肿、寒战发热。重者出现喉头水肿，呼吸困难、窒息及过敏性休克。轻度反应者应减慢滴速或暂停输血，给予抗过敏药物；重度反应者立即停止输血，并对症处理如吸氧，给予抗过敏药物，抗休克和抗肾功能衰竭的治疗，对喉头水肿者，配合医生做气管插管或切开。

2. 发热反应　参阅第一节中发热的护理。

3. 溶血反应　表现为头胀，心前区紧迫感，腰背部剧痛，疼痛可放射到小腿，黄疸和血红蛋白尿，伴有寒战、发热、恶心呕吐、呼吸急促，大汗淋漓、血压下降、休克，进而发生少尿、无尿、肾功能衰竭。

（1）立即停止输血。

（2）保持静脉输液通路并给予氧气吸入。

（3）安慰病人减少焦虑。

（4）密切观察生命体征，注意有无休克征象。

（5）留置导尿，观察尿色并记录每小时出入量。

（6）抗休克和保护肾功能的治疗。

三、置换输血技术的护理

（一）置换前护理

1. 向病人解释置换输血的目的、原理、方法、注意事项及可能发生的不良反应，解除病人的思想顾虑，使之配合。

2. 拟行置换术的病人预先保留两条粗直的大静脉，并保持采血局部皮肤的清洁卫生。行治疗当天早餐宜清淡，不可空腹，适当饮水。

（二）置换中护理

1. 术中严密观察病人神志、面色、呼吸、心率等各项生命体征，发现异常应减慢血液流速，报告医生及时处理。认真做好出入量记录。

2. 整个操作过程严格遵守无菌操作原则。

3. 治疗结束拔针后，按压针眼15分钟以上。回病房后嘱病人休息，避免穿刺侧肢体过度活动。

(三) 不良反应及护理

1. 低血容量或循环负荷过重　主要是由于在置换过程中去除血量过多/速度过快或回输速度过快/回输量过多造成病人血容量不平衡。护士应根据病人情况,严密控制血流速度;认真记录出入量,保持出入量平衡。

2. 枸橼酸盐(ACD)中毒　输入体内过多的枸橼酸盐与血钙结合,使血浆游离钙降低,引起低血钙。可在治疗时口服或静脉补充葡萄糖酸钙预防。当病人发生ACD中毒时会出现手足抽搐、口唇麻木、面色苍白、心动过速症状。应减慢抗凝剂滴速,口服5%葡萄糖酸钙20~40ml或缓慢静脉注射5%葡萄糖酸钙10~20ml。

3. 出血倾向　血液长时间在体外处理,可造成血小板、凝血因子的损失,加之病人可能合并有血小板质或量的异常,因此容易发生出血倾向。可根据情况补充输注血小板。

4. 过敏反应　反复多次输入新鲜冰冻血浆时容易发生过敏反应,表现为荨麻疹、皮肤瘙痒甚至过敏性休克。可在置换前口服抗组胺药,或置换时加用皮质激素类药物预防。

四、保护性隔离技术的护理

(一) 入室前护理

1. 向病人解释入住保护性隔离病室的目的、方法及注意事项,解除思想顾虑。

2. 病人需检查有无感染病灶,无明显感染病灶及潜在感染迹象者方可进入隔离室。

3. 入室前理发、剪指(趾)甲、沐浴并以含氯消毒剂溶液药浴,穿无菌病衣、拖鞋入隔离室。

(二) 入室后护理

1. 每日病人的体表及耳后、腋下、脐部、腹股沟、肛周和会阴等皮肤皱褶处,均要擦洗干净,每周用含氯消毒剂溶液擦洗2次。

2. 每日或便后用1:20碘伏溶液坐浴,保持肛周清洁卫生。

3. 每日口腔护理3次,用石蜡油滴鼻,氯霉素和地塞米松滴眼液交替滴眼。

4. 病人进无菌饮食。

5. 凡进入隔离室的一切物品均要进行高压灭菌或用含氯消毒剂溶液消毒后才能进入。

6. 病情观察及症状护理,参阅第一节血液病的一般护理及第二节血液病常见疾病护理。

五、免疫抑制剂治疗的护理

(一) 治疗前护理

1. 向病人介绍免疫抑制剂治疗的目的、方法和注意事项,消除病人的紧张情绪。

2. 对病人采取保护性隔离措施(参阅本节四、保护性隔离技术的护理)。

3. 做药物过敏试验。

(二) 治疗中护理

1. 按医嘱准确输入ALG或ATG,用药同时使用糖皮质激素及抗组胺类药,预防过敏反应。

2. 密切观察生命体征,做好重症记录。

3. 备好抢救物品。

(三) 治疗后护理

1. 治疗后病人血象处于低水平,应预防感染和出血的发生(参阅第一节中感染的护理和出血的护理)。

2. 用药后病人出现肌肉、关节疼痛或皮疹,应遵医嘱给予激素等治疗。

3. 加强皮肤护理,如瘙痒可用温水擦洗,切忌搔抓。

4. 停药30天后开始加服环孢素,注意观察其副作用:齿龈增生、发黑、舌面颜色加深、手颤、末梢感觉异常、高血压、头痛等,告知病人停药后均可消退。

5. 停药40天后开始应用造血因子,观察用药反应,少数病人出现头痛、四肢关节、肌肉痛等类似感冒症状,应安慰病人卧床休息。

六、PICC技术的护理

PICC(peripherally inserted central catheter)是经外周插管的中心静脉导管,由外周静脉穿刺,置入中心静脉。

(一) 置管前护理

1. 向病人解释PICC置管的目的、方法、注意事项及导管的维护。解除病人的思想顾虑,使之配合。

2. 病人穿刺一侧上肢局部保持皮肤清洁,保护好静脉,尽量减少或避免做其他穿刺。

(二) 置管中护理

1. 操作中保持患者置管上臂与身体成90°,全过程中严格无菌操作。

2. 术中密切观察患者情况。

(三) 置管后护理

1. 密切观察局部,发现渗血立即更换敷料且加压包扎。

2. 穿刺后偶尔发生一过性机械性静脉炎或局部红肿,嘱患者抬高肢体,局部用硫酸镁湿敷或紫外线照射。

3. 保持局部清洁干燥,嘱患者不要擅自撕下贴膜。如贴膜卷曲、松动、贴膜下有汗液及时更换。

4. 治疗间歇每7天对PICC导管进行冲管、局部消毒、换贴膜、换肝素帽等维护。

5. 做好患者健康教育和日常维护，有问题及时与医护人员联系。

七、造血干细胞移植技术的护理

（一）预处理中的放射性治疗的护理

1. 放射前护理

（1）向病人解释放射性治疗目的、照射经过、副作用和注意事项，消除其紧张情绪。

（2）病人戴无菌帽子、口罩，穿好病衣，躺在已铺好无菌被褥的担架上送入放疗室。

2. 放射中护理

（1）协助患者按所需体位躺在放疗床上，调整姿势，用沙袋固定身体。

（2）照射时病人身体不能活动，尤其是加肺档阶段。如有不适或其他情况，可大声说话或打手势。放疗时播放轻音乐，以稳定病人情绪。

（3）放疗间隙给病人测T、P、R、BP，更换静脉液体，协助患者活动肢体，排除二便，给予适量饮水。

（4）详细记录照射时间、不良反应、出入量和治疗。

（5）观察照射时的副作用，常见的副作用有恶心、呕吐、口干、乏力、头痛、腮腺肿大、体温升高，严重时出现脑水肿。

（二）骨髓干细胞采集技术的护理

1. 采髓前护理

（1）向供者（病人或健康供者）做必要的解释。注意营养摄入，采髓前晚用低脂饮食，采髓当日晨禁食水。

（2）采髓前一天采髓部位备皮，范围：大腿上1/3以上，脐部以下，前后和侧面，包括会阴。全身清洁洗澡。

（3）术前遵医嘱肌注哌替啶50mg，阿托品0.5mg。

（4）手术间进行常规清洁及消毒，术日晨手术间紫外线照射半小时。

2. 采髓中护理

（1）根据麻醉方式摆好体位，协助实施麻醉术。建立两条大静脉通道。

（2）根据采髓部位摆好体位，首选两侧髂后，取俯卧位；如果选髂前或胸骨，取平卧位。注意体位舒适，以软垫支撑肢体。

（3）采髓过程中密切监测血压、呼吸、心率并观察供者的一般状况。

3. 采髓后护理

（1）病人回病房后去枕平卧4小时，此期间禁食水，如口干可在清醒时漱口湿润口腔。

（2）观察体温、脉搏、血压、尿量及肠鸣音等。

（3）观察局部出血、疼痛情况，术后第二天采髓针眼用碘剂消毒，更换敷料。

（三）外周血干细胞采集技术的护理

1. 采集前护理

（1）向供者做必要的解释使之有心理准备；要求供者注意营养摄入，应用高蛋白、高热量、高维生素饮食，于采集前晚和当日晨改用低脂餐；沐浴清洁皮肤并更衣，上衣袖应宽松。

（2）遵医嘱应用重组人粒细胞集落刺激因子（G-CSF），观察G-CSF的副作用，常见有低热，一般38℃以下，骨骼肌肉疼痛、乏力、食欲不振、头痛等，轻者不必做处理，重者给予对症治疗。

（3）采集环境应清洁、整齐、安静、舒适。

2. 采集中护理

（1）供者采用平卧，测量血压、脉搏及呼吸。

（2）选择两处静脉穿刺部位（分别为采血和回输血通道），以肘部粗而直的大静脉最适宜。下肢静脉、颈静脉亦可作为回输通道。

（3）严密观察血压、脉搏、呼吸及其有无不适感，注意不良反应和合并症发生。

3. 采集后护理

（1）采集术后仍须静卧半小时，继续观察脉搏、呼吸及血压。

（2）1周内不做重体力劳动或剧烈运动，避免感冒。

（3）应用高营养饮食并充分休息。

（4）采集术后2~3日复查血常规直到化验结果正常。

（四）造血干细胞的输注

1. 冷冻保存的造血干细胞的输注

（1）融化法：整个操作过程在无菌条件下进行。在自动调温水浴箱内，调节水温至40~42℃。操作者洗手后穿无菌隔离衣，戴无菌帽子、口罩和手套。经过两名工作人员核对造血干细胞袋标签后，配合者从液氮罐中取出-196℃的冷冻保存的造血干细胞袋，迅速放入水浴箱中，操作者在水中快速摆动，使之在1分钟内融化，然后将融化的造血干细胞袋放入双层无菌布袋内，快速传入病人居住的百级层流室。

（2）输注法：为预防造血干细胞输注时发生过敏反应，输注前静脉滴注地塞米松5mg，在输注的过程中密切观察生命体征，有无不适感。传入的造血干细胞袋接管处用安尔碘消毒，快速接通无尼龙滤网的输液器快速滴注，一般每袋造血干细胞50~80ml，速度为5~10ml/min，每袋输毕均用生理盐水冲洗空袋两次，以便将残留在袋内的造血干细胞全部输至病人体内。病人反应正常后再准备输注下一袋。

2. 冷藏保存造血干细胞的输注 4℃冰箱冷藏或室温保存的造血干细胞不需融化，输注方法基本同冷冻保存的方法。一般每袋造血干细胞200～400ml，速度2～3ml/min，输毕后用生理盐水冲洗2次，密切观察病人反应。正常供者提供的造血干细胞不需冷冻保存时，常用此法输注给病人。

3. 注意事项

（1）指导病人张口呼吸，以便尽快排出造血干细胞保养液中的二甲基亚砜，可闻到一种大蒜样气味。输注后病人第一次排尿可呈粉红色，此为造血干细胞保养液从肾脏排出之故，可自行消失。

（2）造血干细胞的输注应严格执行无菌技术操作，从冻融到输注至病人体内，均要保持无菌。融化在1分钟内完成，融化后在10分钟内输注至病人体内，以免常温下保养液中的二甲基亚砜损伤造血干细胞。

（3）造血干细胞输注过程中，医护人员不能离开病人，管道连接要牢固，严防其渗漏，密切观察病人的反应及生命体征的变化。

（4）使用无尼龙滤网的输液器输注，以免滤网损伤细胞，选择大静脉输注，一般采用中心静脉的途径效果理想。

（五）造血干细胞移植期间的护理

1. 全环境保护措施与护理

（1）环境准备：空气层流洁净室是环境保护的主要装置，其结构功能是将空气中浮游的微生物数控制在一定范围内，使病人处于相对无菌的生活空间之中。干细胞移植病房分为四个区域，第一区域无空气层流洁净装置，包括大厅、通道、外走廊、打包间；第二区域为万级空气层流洁净装置，包括浴室（一更衣室）、二更衣室、药浴室、办公室、值班室（休息室）和卫生间；第三区域为千级空气层流洁净装置，包括内走廊、医护站、治疗室、无菌物品存放室、储物室以及细胞冷藏（冻）室；第四区域为百级空气层流洁净装置，是病人移植时居住的病室。在病人入室前，各室首先用洗衣粉水去污、清水冲洗，然后用有效氯消毒液擦拭。房间包括屋顶、墙壁和地面，设施包括病床、垫子、物品柜、床头柜、桌椅、仪器、车具等所有不宜高压灭菌的病房设备。为了达到充分消毒的目的，物品摆放相互之间要有一定的距离，打开柜门，拉开抽屉。按50mg/m^3过氧化氢喷雾进行空气消毒，密封0.5～1小时。开风机通风24小时后做空气细菌监测，合格后方可以进住病人。

（2）环境保护

1）工作人员进入各层流区域程序：进入二区（更衣室）：更换拖鞋→修剪指甲→清洁洗澡→穿无菌衣裤→戴无菌帽；进入三区（内走廊）：换拖鞋→消毒手；进入四区（病室）：消毒手→换拖鞋→穿无菌隔离衣→加戴无菌帽和口罩→戴无菌手套。

2）物品传递：耐高压蒸汽消毒物品（包括经高压消毒的食品）经双层包布包装高压蒸汽灭菌后，经传递窗，揭去外层包布，进入三区（内走廊），再揭去第二层包布，进入四区（病室）。不耐高压消毒物品，依次经消毒液浸泡或擦拭后由传递窗传入室内。垃圾和污物放入规定的垃圾袋内，由污物传递窗口递出。

3）病区日常清洁消毒方法：①顺序：屋顶→四周墙壁→屋内所摆放的物品→地面；②次数：每日2次（上下午各1次）；③方法：用无菌巾浸200ppm有效氯消毒剂擦拭，地面用长把活头儿的拖布擦拭，用后可将拖布头取下，清洗高压灭菌后再用；④要求：工作人员按要求负责清洁各区域的卫生，必须认真仔细，彻底，不留死角。注意保护环境的整洁，必要时随时清理。

4）病区的细菌监测：①空气监测：2周1次，包括三区和四区；②物表监测：每月1次，包括三区和四区的所有物体表面；③手的监测：每月1次，包括医生、护士、护理员；④消毒剂监测：每月1次。包括所有消毒剂。

5）工作人员入室要求：医护人员进入层流病房或接触病人，须经过沐浴，戴消毒的帽子、口罩、工作衣及拖鞋等，用生理盐水漱口。每进入内室一次，更换一次拖鞋和泡手，入室时再着灭菌隔离衣、袜套，加戴无菌口罩、帽子、手套方能进行病人的各种医疗护理操作。工作人员从洁净度较高的病室进入洁净度较低的工作间更换所在工作间专用的拖鞋即可。工作人员私人物品，除非必要的，不准携带入空气层流病房，外衣、手包、手表、钥匙等放在层流病房外固定的衣柜内。内带的物品、饭盒、书籍等要做适当的消毒，也只能带入到休息室存放。患有皮炎、呼吸道感染、肝炎等疾病的工作人员不可进入空气层流病房工作。

2. 移植期间病人的护理

（1）病人躯体环境：全身皮肤、指（趾）甲缝、毛发、眼、耳、鼻腔、口腔、咽部、呼吸道、肛周、外生殖器等可谓体表环境。食管、胃肠、循环系统、各组织器官及浆膜腔等为体内环境，在接受造血干细胞移植治疗过程中均给予适当的保护措施。病人入室前1～2天，剃除全身毛发，修剪指（趾）甲，给予沐浴和药浴。其方法是先将浴盆进行清洁洗刷后，以75%酒精擦拭消毒，然后放入10万ml左右的温开水，水温为38～45℃，因人因时而定，加入1:40的碘伏。

病人全身浸泡于消毒药液中，头部敷以消毒液毛巾，交替采用仰卧、左侧卧、右侧卧和俯卧姿势充分浸泡全身各部位。护理人员协助病人充分清洗腋下、脐部、腹股沟及会阴等皮肤皱褶处。用浸有少许75%酒精的棉签清洁外耳道和耳廓，用氯霉素眼药水点双眼，清洁双侧鼻腔，嘱病人头向后仰，两侧鼻腔分别点入数滴氯霉素液（眼药水），至鼻咽部经口腔流出，然后用生理盐水漱口。药浴的时间为30分钟。药浴后病人穿高压蒸汽灭菌的病衣，用无菌的大单包裹，用无菌的方法送至空气层流洁净室。

病人住入洁净室期间每天以含氯药液擦拭全身皮肤，尤其注意脐部、腹股沟、肛门及会阴部等部位。鼻腔用蘸有氯霉素的棉签清洁，每日3次；外耳道和耳廓用75%酒精或碘伏涂擦，每日3次。咽部用生理盐水与两性霉素B溶液交替含漱，并做口腔护理，每日3～4次。用氯霉素和利福平眼药水交替滴眼，每日3次。

（2）病人护理

1）心理护理。①移植前：向病人介绍移植的过程、注意事项及可能发生的并发症和处理措施，使其有思想准备。根据病人的性别、年龄、职业、文化程度、生活环境等给予针对性的心理指导。②移植中：帮助病人尽快熟悉层流洁净病房的环境，使其了解护理常规及重要性。利用可视对讲机、电话、书信、隔窗探视等，让病人与家属联系，调节病人的心理，使之处于最佳状态，配合治疗和护理。护理人员主动与病人交谈，态度和蔼、诚恳、热情，及时了解病人的心理变化，为其排忧解难。③移植后：机体免疫力还未完全恢复，注意自身护理和饮食护理，保持良好的心理状态，正确对待可能出现的问题，从而更好地巩固治疗效果。

2）特殊护理。①消化道毒性反应：绝大多数病人会出现不同程度的消化道毒性反应。如恶心、呕吐等症状，应密切观察并记录呕吐物的性质、量及伴随症状，及时清洁口腔，静脉补充液体，维持水、电解质平衡。如病人出现口腔黏膜水肿、血泡、溃疡时，加强口腔护理，并给予口腔黏膜细菌、真菌培养和药敏试验，及时对症处理。②出血的护理：移植病人经过大剂量的放/化疗血象急剧下降、出凝血机制异常、机体免疫力低下，使全身不同的部位易引起出血，如鼻腔、阴道、口腔黏膜、结膜及皮下等。参阅第一节中出血的护理。

3. 移植后并发症的护理

（1）移植物抗宿主病（GVHD）

1）一般护理：病人外周血中性粒细胞$<0.5\times10^9/L$时仍居住于层流洁净病室，实行全环境保护性隔离。当外周血中性粒细胞$>0.5\times10^9/L$时，可逐渐过度到无污染、阳光充足、空气流通的普通单人房间，每日至少早、晚各通风一次，空气紫外线消毒30分钟。根据病人的具体情况，实施保护性隔离措施，严格无菌操作。严密观察生命体征，注意皮肤、口腔、肝脏和胃肠道受损情况。病人注意休息，减少活动。根据病人发生GVHD的程度不同，给予清淡、易消化、营养丰富的饮食。

2）口腔黏膜的护理：GVHD病人最常出现口唇干燥、脱屑、疼痛，口腔黏膜发红、溃疡、渗血等，轻者用口泰与两性霉素B液交替漱口，重者用生理盐水与冷开水交替漱口，每日口腔清洁护理1～3次。口唇涂以无菌液体石蜡，保持湿润，以免干裂。口腔破溃处用紫外线照射，并涂以碘甘油等对症处理。进食不能过快，不可食用过热、生、硬、有刺激性的食物，以避免口腔黏膜损伤增加感染的机会。

3）胃肠道的护理：GVHD病人主要表现为腹痛、腹泻，严重时每日腹泻数十次。腹泻严重时，适当给予止泻药物，但保证每天有大便排出，准确记录每次腹泻的时间和腹泻物的性质及量。腹泻后以温开水清洗肛周，轻轻擦干，必要时局部涂少量无菌石蜡油，避免肛周黏膜干裂、破溃。腹痛时可给予解痉药物，发生肠梗阻时，遵医嘱行胃肠减压、禁食等对症处理。

4）皮肤黏膜护理：严密观察皮肤黏膜受损的变化，手掌、足掌由于神经丰富，常常疼痛明显，要避免负重，用冷敷可减轻疼痛。如：将病人双手戴上宽松、柔软、透明的塑料手套，浸于0～10℃的冷水中，既保持了皮肤干燥又便于观察，止痛效果较好。全身皮肤每天用温水擦洗一次，及时洗掉坏死的皮屑，保持清洁，减少或避免感染的机会。皮肤干裂可涂无菌石蜡油，瘙痒涂抹可的松类软膏。剥脱时，不要撕拉皮肤，用清洁剪刀剪去脱起的皮肤，保护好新生的皮肤（可涂石蜡油防止干裂）。破溃并有渗出液时，局部敷以无菌油纱条，或用外科方法处理。用眼药水点眼，预防和治疗角膜-结膜炎，用地塞米松眼药水点眼，红霉素眼膏涂眼眦，可减轻眼睛发干等不适的感觉。

（2）出血性膀胱炎（HC）

1）严密观察体温、脉搏、呼吸、血压、尿量、尿色的变化，准确记录每日出入量。

2）绝对卧床休息。

3）正确留取标本，及时送检。

4）鼓励病人多饮水，每日尿量不少于5000ml，每次小便测定尿pH值，并根据尿pH值调整碱化利尿液体。

（3）肝静脉闭塞病（HVOD）

1）一般护理：①病人居住于层流洁净病房，实行全环境保护性隔离,严格执行无菌操作。②严密观察体温、脉搏、呼吸、血压、神志、黄疸的变化。每日称体重1次。③饮食:鼓励进食,加强营养。腹水明显应限制钠盐的摄入,控制输液量和输液速度。④休息:卧床休息,减轻肝脏在代谢方面的负担,如腹水严重,平卧时有呼吸困难者可半坐卧位,定时变换体位。⑤遵医嘱定期检查肝功、肾功和电解质的变化。

2）腹水的护理:①轻度腹水病人,平卧无不适者,尽量取平卧位,以增加肝脏血流量,对大量腹水者采取舒适的半卧位,以使膈肌下降,增加肺活量,减少肺脏淤血,有利于呼吸。②大量腹水病人腹压增高可致脐疝,应防止和避免再增加腹内压的一切因素,如咳嗽、打喷嚏、便秘等。局部加强保护,防止皮肤擦伤、破裂而使腹水外溢,如臀部、阴囊、下肢有水肿,亦应保护,防止受压而破损皮肤。③皮肤护理:可用温水擦身,保持皮肤清洁卫生,加强预防感染。对压疮好发部位进行按摩,经常改变体位,防止压疮的发生。④密切观察腹水消长情况,每日定时测量腹围。⑤如做腹腔穿刺:术前排空膀胱以免刺入,术中术后要密切观察病情变化。一次抽腹水不宜超过3000ml,抽毕应缚腹带,以防腹压突降,致血管扩张,血压下降,腹水迅速再发生。注意穿刺部位预防感染和液体外溢。

3）使用抗凝剂的护理:①遵医嘱每日检查凝血功能。②严密观察皮肤有无出血点、瘀斑的变化,避免搔抓皮肤,防止皮肤挤压及外伤。严密观察大小便及各种排泄物的颜色,严密监视出血倾向。③对病人查体或技术操作动作要轻柔,避免肌内和皮下注射,静脉穿刺尽量缩短结扎止血带时间,各种治疗穿刺后局部要压迫包扎。

（4）间质性肺炎(IP)

1）病情观察:严密观察生命体征、神志、发绀与呼吸困难、咳嗽的变化,取半坐卧位,给予适当的心理安慰。

2）氧气治疗:注意吸入气体的温度和湿度,根据临床表现和血气分析的结果调节氧浓度和流量,必要时给予呼吸机加压给氧。

3）做好血气分析:按医嘱及时、准确采取血样做血气分析。

4）注意咳嗽的频率、音色、时间的变化。咳嗽较重者适当给予镇咳药,剧烈咳嗽时要防止发生晕厥等合并症。

5）保持环境安静、舒适、空气新鲜、温度18～20℃,湿度60%左右。给予充足的水分以保证呼吸道黏膜的湿润与黏膜病变的修复。

（崔振珠 逯秀玲 马新娟 王雯 张桂敏 张艳华 张志灵）

参考文献

1. 张士华,马新娟. 血液病护理. 天津:天津科学技术出版社,2003
2. 张志灵,赵淑兰. 造血干细胞移植的护理. 天津:天津科学技术出版社,2000
3. 刘纯艳. 器官移植护理学. 北京:人民卫生出版社,2008:155-195
4. 上海市卫生局,中华医学会上海分会. 医疗护理常规. 上海:上海科学技术出版社,2002:15-23

附 录 1

血细胞分化抗原

CD 抗原	其他名称	分子量（kDa）	表达细胞	配基/受体/关联	功能
CD1a	R4，T6，HTA1	49	皮质胸腺细胞、朗格汉斯细胞、树突细胞	与 β_2 微球蛋白关联	非肽类抗原递呈
CD1b	R1，T6	45	皮质胸腺细胞、朗格汉斯细胞、树突细胞	与 β_2 微球蛋白关联	非肽类抗原递呈
CD1c	R7，M241，T6	43	皮质胸腺细胞、朗格汉斯细胞、树突细胞，B 细胞亚群	与 β_2 微球蛋白关联	非肽类抗原递呈
CD1d	R3	49	小肠上皮细胞、B 细胞亚群、树突细胞	与 β_2 微球蛋白关联	非肽类抗原递呈
CD1e	R4	28	树突细胞（细胞内）	与 β_2 微球蛋白关联	非肽类抗原递呈
CD2	T11，LFA-2，SR-BC-R	50	T 细胞、胸腺细胞、NK 细胞、B 细胞（小鼠）	CD58，CD48，CD59，CD15	黏附分子，激活 T 细胞
CD3γ	T3	20～26	胸腺细胞、成熟 T 细胞	与 CD3/TCR 复合物关联	传导 T 细胞活化信号，调节 TCR 表达
CD3δ	T3	21	胸腺细胞、成熟 T 细胞	与 CD3/TCR 复合物关联	传导 T 细胞活化信号，调节 TCR 表达
CD3ε	T3	20	胸腺细胞、成熟 T 细胞	与 CD3/TCR 复合物关联	传导 T 细胞活化信号，调节 TCR 表达
CD4	T4，L3T4，W3/25	55	胸腺细胞亚群、T 辅助/T 诱导细胞、T 调节细胞、单核细胞、巨噬细胞	MHC-Ⅱ，HIV gp120，IL-16	T 细胞活化，胸腺细胞分化，HIV 受体
CD5	T1，Tp67，Leu-1，Ly-1	67	胸腺细胞、T 细胞、B 细胞亚群、B 细胞慢性淋巴细胞白血病	CD72，与 TCR 或 BCR 相关联	调节 T-B 淋巴细胞相互作用
CD6	T12	105～130	胸腺细胞、T 细胞、B 细胞亚群，神经细胞亚群	CD166，3A11	胸腺细胞发育，T 细胞活化
CD7	gp40	40	胸腺细胞，T 细胞，NK 细胞，干细胞		T 细胞共刺激

续表

CD抗原	其他名称	分子量(kDa)	表达细胞	配基/受体/关联	功能
CD8a	T8,Leu-2,Ly-2	32~34	胸腺细胞亚群,细胞毒T细胞,NK细胞,树突细胞亚群	MHC-Ⅰ	MHC-Ⅰ分子共受体
CD8b	CD8,Lyt3	30~32	胸腺细胞亚群、细胞毒T细胞	MHC-Ⅰ	MHC-Ⅰ分子共受体
CD9	P24,MRP-1,DRAP-27	22~27	血小板,前B细胞,嗜酸性粒细胞,嗜碱性粒细胞,活化T细胞,内皮细胞,上皮细胞	与CD63、CD81和CD82相关联	细胞黏附、迁移,血小板活化
CD10	CALLA,NEP,gp100	100	B和T细胞前体细胞,成纤维细胞,中性粒细胞		肽酶,调节B细胞生长
CD11a	LAF-1,integrin aL	180	所有白细胞	CD11a/CD18与CD54、CD102、CD50结合	细胞间黏附,共刺激
CD11b	Mac-1,integrin aM	170	粒细胞,单核细胞,B和T细胞,NK细胞,树突细胞	CD11b/CD18与CD54、iC3b、ECM结合	细胞黏附,化学趋动,凋亡
CD11c	P150,95,CR4,integrin aX	150	单核细胞/巨噬细胞,NK细胞,粒细胞,T和B细胞亚群,树突细胞	CD11c/CD18与CD54、iC3b、ECM结合	细胞黏附
CDw12		90~120	粒细胞,单核细胞,血小板,NK细胞		不详
CD13	ANP,gp150	150~170	粒细胞,单核细胞及其前体细胞,内皮细胞,上皮细胞	冠状病毒,CMV,L-leucyl-β-napthylamine	锌结合金属蛋白激酶
CD14	LPS-R	53~55	单核细胞,巨噬细胞,朗格汉斯细胞,粒细胞(低)	LPS	LPS和LBP复合物受体
CD15	Lewis(Lex)		粒细胞,单核细胞	CD62	细胞黏附
CD15s	Sialyl Lewis X		粒细胞,单核细胞,内皮细胞,记忆Th细胞,活化T/B细胞,NK细胞,HEV	CD62E	细胞黏附
CD15u	3′sulfated Lewis X		粒细胞,单核细胞,T细胞亚群,B细胞亚群,内皮细胞,NK细胞	CD62P	细胞黏附
CD15su	6′sulfated Lewis X		粒细胞,单核细胞,T细胞亚群,B细胞亚群,内皮细胞,NK细胞	CD62L	细胞黏附
CD16	FcγRⅢA,CD16a	50~65	中性粒细胞,NK细胞,巨噬细胞	聚集的IgG,IgG-Ag复合物	低亲和力Fcγ受体,介导吞噬和抗体依赖性细胞介导的细胞毒作用(ADCC)

续表

CD 抗原	其他名称	分子量（kDa）	表达细胞	配基/受体/关联	功能
CD16b	FcγRⅢB	48	中性粒细胞	IgG	
CDw17			单核细胞，血小板，B细胞亚群，粒细胞，树突细胞，T细胞		乳糖酰基神经酰胺，细胞表面的糖鞘酯
CD18	$β_2$整合素	95	白细胞	与CD11a，b，c相关联	细胞黏附
CD19	B4	95	B细胞（不含浆细胞），滤泡树突细胞	与CD21，CD81相关联	信号传导
CD20	B1，Bp35，Ly-44	33～37	B细胞，T细胞亚群		B细胞活化和增殖
CD21	CR2，EBV-R，C3dR	145，110	成熟B细胞，T细胞亚群，滤泡树突细胞	C3d，EBV，CD23，CD19，CD81	信号传导
CD22	BL-CAM，Lyb8，Siglec-2	130	B细胞	P27sky，p53/56lyn，SHP1	B细胞黏附，信号传导
CD23	FcεRⅡ，BLAST-2，Ly-42	45	B细胞，活化巨噬细胞，嗜酸性粒细胞，滤泡树突细胞，血小板	IgE，CD21，CD11b，CD11c	IgE低亲和力受体，CD19/CD21/CD81配基
CD24	BA-1，HSA，Ly-52	35～45	B细胞，粒细胞，上皮细胞，单核细胞	p-选择素，CD24	调节B细胞增殖分化
CD25	Tac，p55，IL-2Rα，Ly-43	55	活化T、B和单核细胞；树突细胞亚群，调节T细胞	IL-2	IL-2受体α链，与β、γ链形成高亲和力IL-2受体
CD26	dipeptidyl peptidase Ⅳ（DPP Ⅳ）	110	成熟胸腺细胞，T细胞（上调活化），B细胞，NK细胞，巨噬细胞，上皮细胞	腺苷脱氨酶，胶原蛋白	外肽酶，HIV致病机制，T细胞活化
CD27	T14，S152	50～55	T细胞，髓质胸腺细胞，B细胞亚群，NK细胞	CD70，TRAF2，TRAF5	共刺激T/B细胞活化
CD28	Tp44，T44	44	多数T细胞，胸腺细胞，浆细胞，NK细胞	CD80（B7-1） CD86（B7-2）	共刺激
CD29	integrin$β_1$，gpⅡa	130	T，B，单核细胞，粒细胞（低），血小板，肥大细胞，成纤维细胞，内皮细胞，NK细胞	VCAM-1，MAdCAM-1，ECM	与整合素α亚单位、细胞黏附活化、胚胎形成和发育相关联
CD30	Ki-1，Ber-H2	105	活化T、B细胞，单核细胞，活化NK细胞，Reed-Sternberg细胞	CD153	调节淋巴细胞增殖和细胞死亡
CD31	PECAM-1，endocam	130～140	单核细胞，血小板，粒细胞，内皮细胞，淋巴细胞亚群	CD31，CD38	细胞黏附
CD32	FcγRⅡ，Ly-17	40	B细胞，单核细胞，血小板，粒细胞，内皮细胞	聚集IgG，磷酸化酶	调节B细胞功能，诱导吞噬和介质释放
CD33	P67，siglec-3	67	单核细胞，粒细胞，肥大细胞，髓系祖细胞	某些硅酸联结的碳氢化合物	含硅酸糖链血凝素活性，黏附

续表

CD抗原	其他名称	分子量（kDa）	表达细胞	配基/受体/关联	功能
CD34	Gp105-120，mucosialin	105～120	造血干、祖细胞，内皮细胞	L-选择素	细胞黏附
CD35	CR1，C3b/C4b-R	190～280	红细胞，B细胞，单核细胞，中性粒细胞，嗜酸性粒细胞，滤泡树突细胞，T细胞亚群	C3b，C4b，iC3，iC4	C3b和C4b，介导黏附和吞噬
CD36	GPⅣ，gpⅢb	85	血小板，单核/巨噬细胞，内皮细胞和红系前体细胞	氧化的LDL，凝血酶致敏蛋白，胶原蛋白	清道夫受体，介导黏附和吞噬
CD37	gp52-40	40～52	成熟B细胞，T细胞（低水平），单核细胞，粒细胞	CD53，CD81，CD82，MHC-Ⅱ	信号传导
CD38	T10，ADP-ribosyl cyclase	45	大多数造血和非造血细胞，表达强度不同，浆细胞高表达	CD31	调节细胞活化、增殖和黏附
CD39		78	巨噬细胞，朗格汉斯细胞，树突细胞，活化B细胞，NK细胞，小神经胶质细胞	ADP/ATP	B细胞黏附，保护活化细胞不溶解
CD40	Bp50	48	B细胞，单核/巨噬细胞，滤泡树突细胞，内皮细胞，成纤维细胞，角化细胞	CD154	共刺激B细胞生长、分化和独特型转化
CD41	gpⅡb，αⅡb整合素	120/23二聚体	血小板，巨核细胞	与CD61形成GPⅡb-Ⅲa复合物，与纤维蛋白原、纤联蛋白、vWF及凝血酶致敏蛋白结合	血小板活化和聚集
CD42a	gpⅨ	17～22	血小板，巨核细胞	相互络合形成vWF及凝血酶受体	血小板黏附和活化
CD42b	gpⅠbα	145	血小板，巨核细胞		
CD42c	gpⅠbβ	24	血小板，巨核细胞		
CD42d	gpⅤ	82	血小板，巨核细胞		
CD43	sialophorin，leukosialin，gpL115	115～135	白细胞（除静止B细胞，血小板（低）	CD54	抗黏附，结合Cd54介导黏附
CD44	H-CAM，Pgp-1，EM-CRⅢ，CD44s，Ly-24	85	除血小板外的造血和非造血细胞	透明质烷	白细胞滚动、归巢和聚集
CD44R	CD44v	85～250	上皮细胞、单核细胞，活化白细胞上调表达	透明质烷	白细胞滚动、归巢和聚集
CD45	LCA，T200，B220，Ly-5	180～240	除红细胞和血小板外的造血细胞	半乳凝素-1，与CD2，CD3，CD4，CD45，AP关联	T-和B-细胞受体介导活化的关键分子
CD45RA		205～220	B细胞，T细胞亚群（原态T细胞），单核细胞，髓质胸腺细胞	含A外显子CD45异构体	T-和B-细胞受体介导活化的关键分子

续表

CD 抗原	其他名称	分子量（kDa）	表达细胞	配基/受体/关联	功能
CD45RB		190～220	T细胞亚群，B细胞，单核细胞，巨噬细胞，粒细胞，树突细胞，NK细胞	含B外显子CD45异构体	T-和B-细胞受体介导活化的关键分子
CD45RC		220	B细胞，NK细胞，$CD8^+T$细胞，$CD4^+T$细胞亚群，髓质胸腺细胞，单核细胞，树突细胞	含C外显子CD45异构体	T-和B-细胞受体介导活化的关键分子
CD45RO	UCHL-1	180	活化T和记忆T细胞，B细胞亚群，单核/巨噬细胞，粒细胞，皮质胸腺细胞，树突细胞亚群	CD22，非含A，B，C外显子CD45异构体	T-和B-细胞受体介导活化的关键分子
CD46	MCP	64～68	白细胞，血小板，内皮细胞，上皮细胞，胎盘滋养细胞，精子细胞和各种肿瘤细胞	C3b，C4b，麻疹病毒	C3b和C4b溶蛋白切割因子-1的辅因子，形成针对补体不适当激活的保护屏障
CD47	IAP	50～55	造血细胞，内皮细胞，上皮细胞，成纤维细胞，脑细胞，间充质细胞	Cd172a，CD172g	黏附
CD48	Blast-1，BCM1，Sgp-60	45	白细胞	CD2，Ly9	细胞黏附，T细胞共刺激
CD49a	VLA-1a，α_1 integrin	200	活化T细胞，单核细胞，黑色素瘤细胞，内皮细胞	与CD29联结，可与胶原和层粘连蛋白结合	黏附，胚胎发育
CD49b	VLA-2a，gp1a，α_2 integrin	160	B细胞，单核细胞，血小板，活化T细胞，上皮细胞，内皮细胞，NK细胞亚型，巨核细胞	与CD29联结，可与胶原和埃可病毒1结合	黏附，血小板聚集，埃可病毒受体
CD49c	VLA-3a，α_3 integrin	125	多数黏附细胞，B、T细胞低表达	与CD29联结，可与胶原、层粘连蛋白-5，纤维粘连蛋白结合	黏附，信号传导
CD49d	VLA-4，α_4 integrin	150	B、T细胞，胸腺细胞，单核细胞，嗜酸性粒细胞，嗜碱性粒细胞，NK细胞，肥大细胞，树突细胞，红系前体细胞	与CD29或β_7整合素联结，可与纤维粘连蛋白MAdCAM-1，VCAM-1结合	黏附，细胞迁移、归巢和活化
CD49e	VLA-5a，α_5 integrin	135，25	胸腺细胞，T细胞，单核细胞，血小板，早期和活化B细胞，上皮细胞，内皮细胞	与CD29联结，可与纤维粘连蛋白和侵袭素结合	黏附，调节细胞生存和凋亡

续表

CD抗原	其他名称	分子量(kDa)	表达细胞	配基/受体/关联	功能
CD49f	VLA-6a，α_6 integrin	125	记忆T细胞，胸腺细胞，单核细胞，血小板，巨核细胞，上皮细胞，内皮细胞，滋养层细胞	与CD29或β4(CD104)联结，可与纤维粘连蛋白和侵袭素结合	黏附，细胞迁移，胚胎发生
CD50	ICAM-3	120～140	白细胞，胸腺细胞，朗格汉斯细胞，内皮细胞	CD11a/CD18	黏附和共刺激
CD51	vitronectin receptor，integrin αV	125，24二聚体	血小板，活化T细胞，内皮细胞，成骨细胞，黑色素瘤细胞，巨核细胞	与整合素β_1、β_3，β_5、β_6或β_8联结，可与纤维蛋白原、凝血酶致敏蛋白、vWF结合	黏附，信号传导
CD52	CAMPATH-1，HE5	25～29	胸腺细胞，淋巴细胞，单核/巨噬细胞，上皮细胞		其抗体用于溶解靶细胞
CD53	OX-44	32～42	白细胞，树突细胞，成骨细胞，破骨细胞	VLA-4，MHC-Ⅱ	信号传导
CD54	ICAM-1	90/95	上皮细胞，内皮细胞，单核细胞，静止期淋巴细胞低表达，活化后表达上调	CD11a/CD18，CD11b/CD18，鼻病毒，CD43	白细胞从血管渗出，调节T细胞活化
CD55	DAF	80	造血和非造血细胞	C3b，C4b，CD97，柯萨奇病毒，埃可病毒	调节补体活化，受精保护分子或配基，信号传导
CD56	NCAM，Leu-19，NKH-1	175～220	神经组织，NK细胞，T细胞亚群，小细胞肺癌	NCAM，硫酸肝素	嗜同和嗜异黏附
CD57	HNK-1，Leu-7	110	NK细胞亚群，T细胞亚群，某些B细胞系	CD62L，CD62p	黏附
CD58	LFA-3	55～70	白细胞，红细胞，上皮细胞，内皮细胞，成纤维细胞	CD2	APC-T，杀伤细胞-靶细胞相互作用，共刺激
CD59	protectin，H19，1F-5Ag	19～25	造血和非造血细胞	C8α，C9，lck，fyn	阻止补体多聚体形成，保护细胞免受补体介导溶解
CD60a	GD3		T细胞亚群，胸腺细胞，黑色素细胞，神经胶质细胞，血小板，粒细胞		凋亡调节，共刺激
CD60b	9-0-sialyl GD3		T细胞亚群，活化B细胞，黑色素瘤细胞		共刺激
CD60c	7-0-sialyl GD3		T细胞亚群		T细胞活化
CD61	gpⅢa，β3 integrin	110	血小板，巨噬细胞，内皮细胞，成纤维细胞，破骨细胞，肥大细胞	与CD41或CD51联结，可与纤维蛋白原、玻璃体结合蛋白、纤维粘连蛋白和vWF结合	介导细胞与不同基质蛋白黏附

续表

CD 抗原	其他名称	分子量(kDa)	表达细胞	配基/受体/关联	功能
CD62E	E-selectin, ELAM-1,LECAM-2	97~115	活化内皮细胞	CD15s,ESL-1,CD162	白细胞滚动,肿瘤细胞黏附,血管新生
CD62L	L-selectin,LECAM-1,LAM-1	74,95	B、T 细胞亚群,单核细胞,粒细胞,NK 细胞,胸腺细胞	CD34,MAdCAM-1,Gly-CAM-1	白细胞滚动和归巢
CD62P	P-selectin, GMP-140,PADGEM	140	活化血小板,内皮细胞	CD162,CD24	白细胞束限与滚动
CD63	LIMP,MLA1,LAMP-3	40~60	活化血小板,单核细胞,巨噬细胞,脱颗粒中性粒细胞,成纤维细胞,破骨细胞	VLA-3, VLA-4, CD9,CD81	调节细胞运动
CD64	FcγR Ⅰ,FcR Ⅰ	72	单核细胞,巨噬细胞,树突细胞,IFN-γ 或 G-CSF 活化粒细胞	IgG	IgG 高亲和力受体,介导吞噬、抗原捕获和 ADCC
CD65	ceramide,VIM-2		粒细胞和某些单核细胞,髓系白血病细胞	E-选择素	未知
CD65s	VIM2		粒细胞,单核细胞,髓系白血病细胞		吞噬
CD66a	BGP,NCA-160	140~180	粒细胞,上皮细胞,结肠、肝脏和造血组织	CD66a、c、e	嗜同和嗜异黏附,中性粒细胞活化
CD66b	CD67,CGM6,NCA-95	95~100	粒细胞	CD66c	细胞黏附,中性粒细胞活化
CD66c	NCA	90	中性粒细胞,上皮细胞,结肠癌	CD66a,b,c,e	细胞黏附,中性粒细胞活化
CD66d	CGM1	35	中性粒细胞	CD66a、c、e	中性粒细胞活化
CD66e	CEA	180~200	成人结肠上皮,结肠癌		嗜同和嗜异黏附
CD66f	PSG,Sp-1	54~72	上皮细胞,胎盘合体滋养层细胞,胎儿肝脏		免疫调节,保护胎儿免受母体免疫损伤
CD68	macrosialin,gp110	110	细胞内表达。单核细胞,巨噬细胞,中性粒细胞,嗜碱性粒细胞,树突细胞,髓系祖细胞	LDL	未知
CD69	AIM,VEA	28,32	活化白细胞,NK 细胞,胸腺细胞亚型,血小板,朗格汉斯细胞		信号传导受体
CD70	Ki-24,CD27L		活化 T 细胞,活化 B 细胞	CD27	共刺激
CD71	T9	95	增殖期细胞,网织红细胞,红系前体细胞	转铁蛋白	转铁蛋白受体,在细胞增殖期控制铁摄取

续表

CD抗原	其他名称	分子量(kDa)	表达细胞	配基/受体/关联	功能
CD72	Lyb-2	39	B细胞(除浆细胞),巨噬细胞,滤泡树突细胞,T细胞亚群	CD5,CD100	B细胞活化和增殖
CD73	Ecto-5′-nucleotidase	70	T细胞亚群,B细胞亚群,滤泡树突细胞,上皮细胞,内皮细胞	AMP	催化脱磷酸,共刺激T细胞活化,淋巴细胞-内皮细胞黏附
CD74	Li,invariant chain	33,35,41	B细胞,活化T细胞,巨噬细胞,朗格汉斯细胞,树突细胞,活化上皮细胞和内皮细胞	CD44,MHC-Ⅱ	细胞内MHC-Ⅱ分识
CDw75			T细胞亚群,B细胞亚群,红系细胞	CD22	细胞黏附
CDw76			T细胞亚群,B细胞亚群,内皮细胞,上皮细胞亚群		
CD77	PkAg,BLA,CTH,Gb3		生发中心B细胞,Burkitt淋巴瘤高表达	志贺毒素,VT1	诱导凋亡
CD79a	Igα,MB1,Ly-54	33,45	B细胞	Ig/CD5/CD19/CD22/CD79b	B细胞抗原受体亚单位,信号传导
CD79b	Igβ,B29	37	B细胞	Ig/CD5/CD19/CD22/CD79a	与CD79a以二硫键联结形成B细胞抗原受体非共价结合抗原,信号传导
CD80	B7,B7-1,BB1,Ly-53	60	活化T细胞,活化B细胞,巨噬细胞,树突细胞	CD28,CD152	共刺激T细胞活化与增殖
CD81	TAPA-1	26	T细胞,B细胞,NK细胞,单核细胞,胸腺细胞,树突细胞,内皮细胞,成纤维细胞	与CD19,CD21和Leu-13联结	信号传导
CD82	R2,4F9,C33	45~90	白细胞,活化后上调表达,血小板	与MHC分子、CD4,CD8,CD20,CD37,CD81和整合素联结	信号传导
CD83	HB15	43	活化T细胞,活化B细胞,树突细胞,朗格汉斯细胞		调节免疫反应
CD84		72~86	成熟B细胞,T细胞亚群,单核/巨噬细胞,血小板,胸腺细胞		
CD85a	LIR-3,ILT5,LILRB3		单核/巨噬细胞,粒细胞,树突细胞,T细胞亚群	MHC-Ⅰ	抑制NK细胞毒性

续表

CD 抗原	其他名称	分子量(kDa)	表达细胞	配基/受体/关联	功能
CD85b	ILT8		单核细胞,树突细胞,B 细胞,NK 细胞,T 细胞亚群	FcRγ	活化 NK 细胞毒性
CD85c	LIR-8,LILRB5		单核细胞,树突细胞,B 细胞,NK 细胞,T 细胞亚群	FcRγ	活化 NK 细胞毒性
CD85d	LIR-2,ILT4,LILRB2		单核细胞,树突细胞,B 细胞,NK 细胞,T 细胞亚群	MHC-Ⅰ	抑制 NK 细胞毒性
CD85e	LIR-4, ILT6, LIL-RA3		单核细胞,树突细胞,B 细胞,NK 细胞,T 细胞亚群	FcRγ	活化 NK 细胞毒性
CD85f	LIT11		单核细胞,树突细胞,B 细胞,NK 细胞,T 细胞亚群	FcRγ	活化 NK 细胞毒性
CD85g	ILT7		单核细胞,树突细胞,B 细胞,NK 细胞,T 细胞亚群	FcRγ	活化 NK 细胞毒性
CD85h	LIR-7, ILT1, LIL-RA2		单核细胞,树突细胞,B 细胞,NK 细胞,T 细胞亚群,粒细胞	FcRγ	活化 NK 细胞毒性
CD85i	LIR-6,LILRA1		单核细胞,树突细胞,T 细胞亚群	FcRγ	活化 NK 细胞毒性
CD85j	LIR-1,ILT2,LILRB1	110	淋巴细胞,单核/巨噬细胞,树突细胞	MHC-Ⅰ,UL18	抑制 NK 细胞毒性
CD85k	LIR-5,ILT3,LILRB4		粒细胞,单核/巨噬细胞,树突细胞	MHC-Ⅰ	抑制 NK 细胞毒性
CD85l	ILT9		NK 细胞,T 细胞亚群,单核/巨噬细胞,树突细胞,B 细胞	FcRγ	
CD85m	ILT10		T 细胞亚群,单核/巨噬细胞,树突细胞,B 细胞	FcRγ	
CD86	B70,B7-2	80	单核细胞,活化 B 细胞,活化 T 细胞,树突细胞,内皮细胞	CD28,CD152	共刺激 T 细胞活化与增殖
CD87	uPAR	32~66	粒细胞,单核细胞,NK 细胞,T 细胞,内皮细胞,成纤维细胞,肝细胞	uPA,玻璃体结合蛋白	细胞化学趋动,黏附
CD88	C5aR	43	粒细胞,单核细胞,树突细胞,星形细胞	C5a	粒细胞活化
CD89	FcαR,IgA receptor	45~100	单核/巨噬细胞,粒细胞	IgA1,IgA2	诱导吞噬、脱颗粒和呼吸爆破
CD90	Thy-1	25~35	血细胞,神经元,成纤维细胞,基质细胞,HEV 内皮细胞		可能抑制造血干细胞和神经元分化,共刺激淋巴细胞

续表

CD抗原	其他名称	分子量(kDa)	表达细胞	配基/受体/关联	功能
CD91	A2M-R, LRP	600	单核细胞,巨噬细胞,神经元,成纤维细胞	A2M, LDLs	α_2-巨球蛋白受体
CDw92		70	粒细胞,单核细胞,内皮细胞,上皮细胞,成纤维细胞		未知
CDw93		120	单核细胞,粒细胞,内皮细胞		未知
CD94	Kp43	43,39	NK细胞,T细胞亚群	与NKG2和p39关联	CD94/NKG2A抑制NK细胞功能,CD94/p39启动溶细胞活性和细胞因子生成
CD95	Fas, APO-1	45	单核细胞,中性粒细胞,淋巴细胞(活化后表达上调),成纤维细胞	Fas配基(CD95L, CD178)	诱导凋亡
CD96	TACTILE	160	NK细胞,T细胞(活化后表达上调)	CD155	活化T细胞和活化NK细胞黏附
CD97		28,74~85	粒细胞,单核细胞,淋巴细胞低表达(活化后表达上调),巨噬细胞,树突细胞	CD55	中性粒细胞迁移
CD98	4F2, FRP-1, RL-388	80,45	单核细胞,淋巴细胞和NK细胞(活化后表达上调),粒细胞	CD29, CD147,原肌球蛋白,肌动蛋白	细胞活化,细胞聚集
CD99	MIC2, E2	32	淋巴细胞,NK细胞,单核细胞,粒细胞,内皮细胞,上皮细胞,某些肿瘤细胞	亲环蛋白A	白细胞迁移,T细胞活化,细胞黏附
CD99R	E2	32	NK细胞,T细胞,髓系细胞		CD99异构体
CD100	SEMA4D	150	白细胞, ligodendrocyte	CD45, CD72, plexin B	单核细胞迁移,T、B细胞活化,T/B和T/DC细胞相互作用
CD101	V7, p126	120	单核细胞,粒细胞,树突细胞,活化T细胞,朗格汉斯细胞		T细胞活化与增殖
CD102	ICAM-2	55~65	淋巴细胞,单核细胞,血小板,内皮细胞	LFA-1, Mac-1	黏附,共刺激,淋巴细胞再循环
CD103	HML-1, αE integrin	150,25	上皮内淋巴细胞,某些外周血淋巴细胞,活化淋巴细胞	复合β_7整合素,与上皮细胞钙粘蛋白结合	淋巴细胞保留,活化
CD104	β_4-integrin, TSP-180	220	上皮细胞,内皮细胞,施万细胞,角化细胞	复合CD49f,与层粘连蛋白、网蛋白结合	细胞黏附,迁移,肿瘤转移

续表

CD 抗原	其他名称	分子量(kDa)	表达细胞	配基/受体/关联	功能
CD105	Endoglin	90	内皮细胞,间充质干细胞,红系前体细胞,活化单核细胞,巨噬细胞	TGF-β_1,TGF-β_3	血管生成,调控 TGF-β_1 细胞反应
CD106	VCAM-1, INCAM-110	110	活化内皮细胞,滤泡树突细胞	CD49d/CD29	白细胞黏附,T 细胞迁移,共刺激
CD107a	LAMP-1	100~120	活化血小板,活化 T 细胞,活化内皮细胞,活化粒细胞		可能参与细胞黏附
CD107b	LAMP-2	100~120	活化血小板,活化 T 细胞,活化内皮细胞		可能参与细胞黏附
CDw108	SEMA7A,JMH	80	活化 T 细胞,红系细胞	酪氨酸激酶	可能参与单核细胞活化
CD109	8a3,7D1,E123	175	活化 T 细胞,活化血小板,CD34$^+$ 细胞亚群,内皮细胞		
CD110	MPL,TPO-R	85~92	造血祖细胞,巨核细胞,血小板	血小板生成素,JAK2	巨核祖细胞生长分化
CD111	PRR1,Nectin-1,PVRL1	75	干细胞亚群,神经细胞,内皮细胞,上皮细胞,成纤维细胞	连接素-3, Afadin, HS-VgD	嗜同和细胞间黏附,HSV 受体
CD112	PRR2,Nectin-2,HveB	72,64	单核细胞,中性粒细胞,CD34$^+$ 细胞亚群,内皮细胞,上皮细胞	CD226,PRR3,Afadin	细胞间黏附
CD113	PVRL3, Nectin-3,PRR3	83	上皮细胞,睾丸,胎盘,肝脏	连接素-1, 连接素-2,PVR	细胞黏附
CD114	G-CSFR,CSF3R	130	髓系祖细胞,内皮细胞,滋养细胞	G-CSF,JAK1,JAK2	髓系细胞增殖分化
CD115	M-CSFR,c-fms,CSF-1R	150	单核细胞,巨噬细胞,单核祖细胞,神经细胞,破骨细胞	M-CSF	单核细胞增殖分化
CD116	GM-CSFRα	80	单核/巨噬细胞,粒细胞,树突细胞,内皮细胞	与 CDw131 关联,结合 GM-CSF	髓系细胞造血和分化
CD117	c-kit,SCFR	145	造血干、祖细胞	SCF(c-kit 配基)	在造血细胞、性腺细胞和色素干细胞发育中起关键作用
CD118	LIFR,gp190	190	单核细胞,成纤维细胞,胚胎干细胞,肝脏,胎盘	与 CD180 关联,结合 LIF,OSM,CNTF,CT1	LIF 受体,细胞分化增殖
CDw119	IFNγR,IFNγRα	90~100	淋巴细胞,NK 细胞,单核/巨噬细胞,粒细胞,内皮细胞,上皮细胞	IFN-γ	与 IFN-γ AF-1 关联,在宿主防御和免疫病理过程中起作用
CD120a	TNFR-I,p55	50~60	造血和非造血细胞低表达	TNF-α,TNF-β	细胞分化、凋亡和坏死;抗细菌、病毒和原虫感染

续表

CD抗原	其他名称	分子量（kDa）	表达细胞	配基/受体/关联	功能
CD120b	TNFR-Ⅱ，p80	75～85	造血和非造血细胞	TNF-α，TNF-β	细胞分化、凋亡和坏死；抗细菌、病毒和原虫感染
CD121a	IL-1R type Ⅰ	80	成纤维细胞、淋巴细胞、单核/巨噬细胞、粒细胞、树突细胞、上皮细胞、神经元细胞低表达	IL-1α，IL-1β，IL-1RA	与IL-1R AcP关联，介导IL-1信号传导
CDw121b	IL-1R type Ⅱ	60～70	B细胞，单核/巨噬细胞，某些T细胞，角化细胞	IL-1α，IL-1β，IL-1RA	介导负性信号传导
CD122	IL-2Rβ	75	NK细胞，T细胞，B细胞，单核细胞	IL-2，IL-15，与CD25，CD132关联	IL-2和IL-15受体β链，信号传导
CD123	IL-3Rα	70	嗜酸、嗜碱粒细胞，造血祖细胞，巨噬细胞，树突细胞，内皮细胞，少部分淋巴细胞	IL-3	IL-3受体α链，与CDw131关联
CD124	IL-4Rα	140	白细胞及其祖细胞低水平表达，内皮细胞，上皮细胞，成纤维细胞	IL-4，IL-13	与CD132或IL-13Rα关联，IL-4和IL-13受体
CDw125	IL-5Rα	60	嗜酸、嗜碱性粒细胞，活化B细胞，肥大细胞	IL-5	与CDw131关联，IL-5受体
CD126	IL-6Rα	80	活化B细胞和浆细胞，T细胞，单核细胞，上皮细胞，成纤维细胞	IL-6	结合IL-6，然后与CD130亚单位信号传导关联
CD127	IL-7R，IL-7Rα	65～90	B祖细胞，大多数T细胞，胸腺细胞	IL-7	IL-7受体α链，与CD132关联
CD130	gp130	130～140	T细胞，活化B细胞，浆细胞，单核细胞，内皮细胞	与CD126，IL-11R或LIF-R关联	传导IL-6、IL-11、LIF和CNF生物学活性
CDw131	IL-3Rβ，common β subunit	120～140	单核细胞，粒细胞，早期B细胞，造血干细胞	与CD123，CDw125，CD115关联	IL-3 R、IL-5R和GM-CSFR信号传导
CD132	common γ chain，IL-2Rγ	64	T细胞，B细胞，NK细胞，单核/巨噬细胞，粒细胞	IL-2亚单位，IL-4，IL-7，IL-9，IL-15受体	信号传导
CD133	AC133，Prominin-1	120	造血干细胞亚群，上皮细胞和内皮细胞前体细胞，神经前体细胞		干细胞标志
CD134	OX-40	48～50	活化T细胞，调节T细胞	CD134配基	T细胞活化、增殖、分化和凋亡；细胞黏附
CD135	Flt3，FLK2，STK-1	155，160	多能细胞，粒单细胞，原始B祖细胞	Flt3配基	受体酪氨酸激酶，造血祖细胞生长

续表

CD抗原	其他名称	分子量(kDa)	表达细胞	配基/受体/关联	功能
CDw136	MSP-R,RON	150,40	巨噬细胞,上皮细胞,某些血细胞和肿瘤细胞系	MSP,HGFI	诱导迁移、形态改变和增殖,抗凋亡
CDw137	4-1BB	39	活化T细胞,滤泡树突细胞,单核细胞,活化B细胞,上皮细胞	4-1BB配基	共刺激T细胞活化
CD138	syndecan-1	85~92	浆细胞,前B细胞,上皮细胞,神经元细胞,乳癌细胞		ECM受体
CD139		209,228	B细胞,单核细胞,粒细胞,树突细胞,红系细胞		
CD140a	PDGF-Rα	180	成纤维细胞,间充质细胞,血小板,神经胶质细胞,软骨细胞	PDGF-A,PDGF-B,PDGF-C	细胞增殖、分化和生存
CD140b	PDGF-Rβ	180	成纤维细胞,间充质细胞,血小板,神经胶质细胞,软骨细胞	PDGF-B,PDGF-D	细胞增殖、分化和生存
CD141	thrombomodulin	105	单核细胞,中性粒细胞,血小板,内皮细胞	凝血酶	活化蛋白C,启动蛋白C抗凝途径
CD142	tissue factor,Factor Ⅲ	45~47	单核细胞,上皮细胞,星形细胞,施万细胞,内皮细胞	复合FⅦ因子	启动血液凝结
CD143	ACE	90,170	内皮细胞,上皮细胞,树突细胞,神经细胞,成纤维细胞,活化巨噬细胞	血管紧张素-1,缓激肽	血管紧张素转换酶
CD144	VE-cadherin, cadherin-5	130	内皮细胞,干细胞亚群	CD144,β-联蛋白	细胞黏附
CDw145		90,110	内皮细胞,某些基质细胞		
CD146	MUC18,S-endo	130	内皮细胞,黑色素瘤细胞,滤泡树突细胞,活化T细胞		细胞黏附
CD147	neurothelin,basigin	55~65	白细胞,红系细胞,血小板,内皮细胞		细胞黏附,T细胞活化
CD148	HPTP-eta,p260	200~260	粒细胞,单核细胞,树突细胞,血小板,B细胞,T细胞(活化上调)		酪氨酸磷酸化酶,细胞生长和分化
CD150	SLAM,IPO-3	75~95	T细胞(活化表达上调),T调节细胞,B细胞,树突细胞,内皮细胞	CD150,麻疹病毒,酪氨酸磷酸酶CD45	共刺激,麻疹病毒感染
CD151	PETA-3	32	内皮细胞,巨核细胞,血小板,上皮细胞	$β_1$整合素	细胞黏附

续表

CD 抗原	其他名称	分子量（kDa）	表达细胞	配基/受体/关联	功能
CD152	CTLA-4	33	活化 T、B 细胞	CD86,CD80	负性调节 T 细胞活化
CD153	CD30L	40	活化 T、B 细胞,活化巨噬细胞,活化中性粒细胞	CD30	共刺激 T 细胞活化
CD154	CD40L,T-BAM,gp39,TRAP	32～39	活化 T 细胞,活化血小板,活化单核细胞	CD40	共刺激
CD155	PVR	60～90	单核细胞,巨噬细胞,某些肿瘤细胞	脊髓灰质炎病毒,玻璃体结合蛋白,CD226	细胞迁移和黏附,脊髓灰质炎病毒感染
CD156a	ADAM8,MS2,CD156	69	单核细胞,粒细胞		细胞黏附
CD156b	TACE,ADAM17	100～120	淋巴细胞,单核细胞,粒细胞,树突细胞,内皮细胞,上皮细胞	TNF-α,TGF-α	切裂穿膜型 TNF-α 和 TGF-α,形成可溶型
CD156c	ADAM10	98,85,58,56	关节软骨细胞,白细胞,脑细胞,肿瘤细胞	Pro-TNF-α,APP,Notch	金属蛋白酶活性,细胞-细胞、细胞-基质相互作用
CD157	BST-1,Ly-65,Bp3	42～45	单核细胞,粒细胞,B 祖细胞,内皮细胞,T 细胞亚群		ADP-核糖基循环,ADP-核糖水解酶活性,前 B 细胞生长
CD158a	KIR2DL1,p58.1	58/50	多数 NK 细胞,T 细胞亚群	HLA-Cw2, Cw4, Cw5, Cw6	抑制 NK 细胞毒性
CD158b1	KIR2DL2,p58.2	58/50	多数 NK 细胞,T 细胞亚群	HLA-Cw1, Cw3, Cw7, Cw8	抑制 NK 细胞毒性
CD158b2	KIR2DL3,p58	58/50	多数 NK 细胞,T 细胞亚群	HLA-Cw1, Cw3, Cw7, Cw8	抑制 NK 细胞毒性
CD158c	KIR3DP1,KIR2DS6,KIRX		多数 NK 细胞,T 细胞亚群		抑制 NK 细胞毒性
CD158d	KIR2DL4,KIR103AS	41	NK 细胞,某些 T 细胞	HLA-G	活化 NK 细胞毒性
CD158e1	KIR3DL1, NKB1,NKB1B,p70	70	NK 细胞,某些 T 细胞	HLA-Bw4	抑制 NK 细胞毒性
CD158e2	KIR3DS1,NKAT10	70	NK 细胞,某些 T 细胞	HLA-Bw4	活化 NK 细胞毒性
CD158f	KIR2DL5A		NK 细胞,某些 T 细胞	HLA-B	抑制 NK 细胞毒性
CD158g	KIR2DS5		NK 细胞,某些 T 细胞		活化 NK 细胞毒性
CD158h	KIR2DS1		NK 细胞,某些 T 细胞	HLA-C	活化 NK 细胞毒性
CD158i	KIR2DS4	50	NK 细胞,某些 T 细胞	HLA-C	活化 NK 细胞毒性
CD158j	KIR2DS2		NK 细胞,某些 T 细胞	HLA-C	活化 NK 细胞毒性
CD158k	KIR3DL2	70	NK 细胞,某些 T 细胞	HLA-A	抑制 NK 细胞毒性

续表

CD 抗原	其他名称	分子量（kDa）	表达细胞	配基/受体/关联	功能
CD158z	KIR3DL3,KIRC1		NK 细胞,某些 T 细胞		抑制 NK 细胞毒性
CD159a	NKG2A	43	NK 细胞,某些 T 细胞	HLA-E,与 CD94 关联	负性调节 NK 细胞活性
CD159c	NKG2C,KLRC2	40	NK 细胞,$CD8^+$ T 细胞	与 CD94 关联,结合 HLA-E	活化 NK 细胞毒性
CD160	BY55	27	NK 细胞亚群,细胞毒 T 淋巴细胞,表皮内淋巴细胞	HLA-C	共刺激
CD161	NKR-P1A	40	多数 NK 细胞,NK-T 细胞,记忆 T 细胞,胸腺细胞		NK 细胞介导的细胞毒性,诱导不成熟胸腺细胞增殖
CD162	PSGL-1	110~120	单核细胞,粒细胞,多数 T 细胞,干细胞	CD62P,CD62L	黏附,白细胞滚动
CD162R	PEN-5	140	NK 细胞	CD62L	
CD163	M130,GHI/61	100	单核细胞,巨噬细胞	血红蛋白/肝球蛋白复合物	细胞内化
CD164	MGC-24,MUC-24	80	上皮细胞,单核细胞,淋巴细胞,基质细胞,造血祖细胞		黏附
CD165	AD2,gp37	42	淋巴细胞亚群,单核细胞,不成熟胸腺细胞,血小板,上皮细胞		黏附
CD166	ALCAM	100~105	活化 T 细胞,单核细胞,上皮细胞,成纤维细胞,神经元细胞,间充质干/祖细胞	CD6,CD166	黏附,T 细胞活化
CD167a	DDR1	52~62	上皮细胞,树突细胞,可诱导白细胞表达	胶原	胶原受体
CD168	RHAMM	80,84,88	单核细胞,T 细胞亚群,胸腺细胞亚群,活化淋巴细胞	CD44	透明质酸受体,细胞黏附
CD169	Sialoadhesin,Siglec-1	200	组织巨噬细胞	CD227,CD206	黏附
CD170	Siglec-5	140	巨噬细胞,神经元细胞,树突细胞	神经鞘脂	黏附
CD171	L1CAM,N-CAML1	190~220	T 细胞亚群,B 细胞亚群,树突细胞,单核细胞,神经元细胞	L1,CD56,CD24	细胞黏附
CD172a	SIRPα	65	单核细胞,树突细胞,粒细胞,干细胞	CD47	黏附,抑制
CD172b	SIRPβ,SIRPβ1	90,60	单核细胞,树突细胞,粒细胞,脑、肾、睾丸	与 DAP12 关联	吞噬,细胞活化

续表

CD 抗原	其他名称	分子量（kDa）	表达细胞	配基/受体/关联	功能
CD172g	SIRPγ，SIRPβ2	45～55	多数T细胞，活化NK细胞，B细胞亚群	CD47	细胞黏附，共刺激
CD173	blood group H2，blood group O		红系细胞，干细胞亚群，血小板		
CD174	Lewis Y		干细胞亚群，上皮细胞		
CD175	Tn		干细胞亚群，上皮细胞	TFRA	
CD175s	Sialyl-TN		幼红细胞，内皮细胞，上皮细胞	TFRA	
CD176	T-F Ag		干细胞亚群，红系细胞，上皮细胞	TFRA	
CD177	NB1，HNA-2	56～64	神经元细胞，嗜碱性粒细胞，NK细胞，T细胞亚群，单核细胞，内皮细胞		
CD178	FasL，CD95L，TN-FSF6	27～40	活化T细胞，睾丸，树突细胞，肿瘤细胞	CD95	诱导凋亡
CD179a	VpreB	16～18	祖-B细胞和早前-B细胞	CD179b，Igμ链	早期B细胞分化
CD179b	λ5	22	祖-B细胞和早前-B细胞		早期B细胞分化
CD180	RP105	95～105	B细胞亚群，单核细胞，树突细胞	LPS，与MD-1关联	LPS识别与信号传导，B细胞活化
CD181	CXCR1，CDw128A，IL-8RA	67～70	神经元细胞，嗜碱性粒细胞，NK细胞，T细胞亚群，单核细胞，内皮细胞	IL-8	中性粒细胞化学趋动与活化，血管新生
CD182	CXCR2，CDw128B，IL-8RB	67～70	神经元细胞，嗜碱性粒细胞，NK细胞，T细胞亚群，单核细胞，内皮细胞	IL-8，GRO，GCP-2，NAP-2，ENA-78	中性粒细胞化学趋动与活化，血管新生，造血
CD183	CXCR3	40	T细胞亚群，B细胞，NK细胞，单核/巨噬细胞，增殖期内皮细胞	CXCL9，CXCL10，CX-CL11	T细胞化学趋动
CD184	CXCR4	45	T细胞亚群，B细胞，树突细胞，单核细胞，内皮细胞	HIV-1，SDF-1（CXCL12）	细胞迁移，造血祖细胞归巢，HIV-1侵入
CD185	CXCR5，BLR1	42	T细胞亚群，B细胞，大脑神经元细胞	CXCL13	细胞迁移
CDw186	CXCR6，Bonzo	39	T细胞亚群（Th1），B细胞亚群，NK细胞亚群	CXCL16，HIV-1，SIV	T细胞募集，HIV-1辅受体
CD191	CCR1	42	单核/巨噬细胞，淋巴细胞，树突细胞，干细胞	CCL3，5，7，8，14，15，23	白细胞化学趋动

续表

CD 抗原	其他名称	分子量(kDa)	表达细胞	配基/受体/关联	功能
CD192	CCR2	38	单核细胞,B 细胞,活化 T 细胞,树突细胞	CCL2,7,8,12,13,16,HIV-1	白细胞化学趋动,HIV 辅受体
CD193	CCR3	45	嗜酸性粒细胞,嗜碱性粒细胞,T 细胞亚群,树突细胞,小神经胶质细胞	CCL3,5,7,8,11,14,15,24,26,HIV-1	白细胞化学趋动,HIV 辅受体
CD195	CCR5	45	单核细胞,T 细胞亚群,树突细胞	HIV-1, RANTES, MIP-1α,MIP-1β	白细胞化学趋动,HIV 感染
CD196	CCR6	40	记忆 T 细胞,B 细胞,朗格汉斯细胞	CCL20,β-防御素	细胞迁移,HIV 辅受体
CD197	CCR7	45	T 细胞亚群,树突细胞	CCL21	T 细胞黏附,胸腺细胞迁移
CDw198	CCR8	40	单核细胞,T 细胞亚群,树突细胞,HUVEC	CCL1,vCCL1	细胞迁移,HIV 辅受体
CDw199	CCR9		胸腺细胞,上皮内淋巴细胞,黑色素瘤细胞	CCL25	细胞迁移,HIV 辅受体
CD200	OX2	45~50	胸腺细胞,B 细胞,活化 T 细胞,内皮细胞,角化细胞亚群	OX2R	下调髓系细胞功能信号
CD201	EPC-R	50	内皮细胞亚群	蛋白 C	蛋白 C 活化
CD202b	Tie(Tek)	145	内皮细胞,干细胞亚群	血管生成素	血管生成
CD203c	E-NPP3, PD-1b, PDNP3,B10	130,150	嗜碱性粒细胞,肥大细胞,巨核细胞,肿瘤组织	核苷酸	细胞外核苷酸清除
CD204	MSR	220	巨噬细胞	LDL,LPS,脂蛋白	LDL 摄取,宿主防御
CD205	DEC-205	205	树突细胞,胸腺上皮细胞		细胞内化,强化抗原递呈
CD206	MMR	175	巨噬细胞,单核细胞,炎性树突上皮细胞	甘露糖基化抗原	细胞内化
CD207	Langerin	40	朗格汉斯细胞,树突细胞		增进抗原识别和摄取
CD208	DC-LAMP	70~90	活化树突细胞		
CD209	DC-SIGN	44	树突细胞亚群	甘露糖糖蛋白	抗原内化和降解,HIV 病毒和其他病毒附着
CDw210	IL-10R	90	T 细胞,B 细胞,NK 细胞,单核/巨噬细胞	IL-10	IL-10 受体
CD212	IL-12Rβ1	110	活化 T 细胞,NK 细胞	IL-12p40	IL-12 受体

续表

CD 抗原	其他名称	分子量(kDa)	表达细胞	配基/受体/关联	功能
CD213a1	IL-13Rα1	65	B 细胞,单核细胞,成纤维细胞,内皮细胞	IL-13	IL-13 受体
CD213a2	IL-13Rα2	65	B 细胞,单核细胞	IL-13	IL-13 受体
CD217	IL-17R	128	B 细胞,NK 细胞,成纤维细胞,上皮细胞,T 细胞,单核/巨噬细胞,粒细胞	IL-17	IL-17 受体
CDw218a	IL-18Rα,IL-1Rγp1	60~100	T 细胞亚群(Th1),B 细胞亚群,NK 细胞,单核细胞,粒细胞,内皮细胞	IL-18,IL-18Rβ	与 IL-18 结合,信号传导
CDw218b	IL-18Rβ,IL-1RcPL	64~66	NK 细胞,T 细胞亚群,单核细胞,内皮细胞	IL-18Rα	信号传导
CD220	Insulin receptor	140,70	白细胞,成纤维细胞,上皮细胞,内皮细胞	胰岛素	胰岛素受体
CD221	IGF-ⅠR	135	白细胞及各种非造血细胞	胰岛素	信号传导,细胞增殖/分化
CD222	M6P-R,IGF-ⅡR	280,300	淋巴细胞,单核细胞,粒细胞,成纤维细胞,肌细胞	胞浆素原,增殖素,LAP,IGFⅡ,M6P	细胞黏附,迁移
CD223	LAG-3	70	活化 T 细胞,活化 NK 细胞	MHC-Ⅱ	负性调节 T 细胞扩增和稳态
CD224	GGT	27~68	淋巴细胞,单核细胞,粒细胞,内皮细胞,干细胞	谷胱甘肽	抑制凋亡,细胞解毒和白三烯合成
CD225	Leu-13	17	白细胞,内皮细胞	与 CD81/CD19/CD21 结合	淋巴细胞活化和发育
CD226	DNAM-1, PTA-1, TliSA1	65	T 细胞,NK 细胞,单核细胞,血小板,活化 HUVEC	与 LFA-1 关联	活化 T 细胞或 NK 细胞毒性,白细胞黏附
CD227	MUC-1,EMA,mucin1	300	上皮细胞,干细胞亚群,单核细胞,淋巴细胞亚群	CD54,CD169,选择素	细胞黏附和信号传导
CD228	MTf,p97	80~97	黑色素瘤细胞,脑	铁	脑铁稳态
CD229	Ly-9	100,120	T 细胞,B 细胞,胸腺细胞	SAP	淋巴细胞分化
CD230	Prion protein	35	造血和非造血细胞		防止细胞凋亡
CD231	TALLA-1,A15	28~45	T-ALL 细胞,神经元细胞		
CD232	VESP-R	200	B 细胞,单核细胞,粒细胞,NK 细胞	CDw108	
CD233	band3	95~110	红系细胞,肾		阴离子交换
CD234	DARC,Fy,Duffy	35~45	红系细胞,内皮细胞,神经元细胞,上皮细胞,小脑	CXCL1,5,8;CCL2,5,7	趋化因子诱引受体

续表

CD抗原	其他名称	分子量（kDa）	表达细胞	配基/受体/关联	功能
CD235a	glycophorin A	36	红系细胞		
CD235ab	glycophorin A/B	20	红系细胞		
CD235b	glycophorin B	20	红系细胞		
CD236	glycophorin C/D	30～40	红系细胞，干细胞亚群		
CD236R	glycophorin C	40	红系细胞，干细胞亚群		
CD238	Kell	93	红系细胞，造血祖细胞	内皮素-3	内皮素-3转换酶
CD239	B-CAM	90	红系细胞，成纤维细胞，上皮细胞可诱导表达	板层素	红细胞分化与运输
CD240CE	Rhesus 30CE	30～32	红系细胞		
CD240D	Rhesus 30D	30～32	红系细胞		
CD241	Rhesus 50	50	红系细胞		与CD47、LW和血型糖蛋白B一起形成Rh抗原
CD242	ICAM-4	37～43	红系细胞	CD11a,b；CD18；CD49b,d,e	黏附，LW血型
CD243	MDR-1，P-gp，ABC-B1	170	干细胞，多药耐药肿瘤细胞	有毒异生素，许多抗肿瘤药物	影响p-糖蛋白转运药物和毒物的摄取、组织分布和排除
CD244	2B4	66	NK细胞，T细胞亚群，嗜碱性粒细胞，单核细胞	CD48	NK细胞活化，NK-T细胞相互作用
CD245	P220/240	215～245	T细胞，B细胞，NK细胞，单核细胞，粒细胞，血小板		信号传导，共刺激
CD246	ALK，Ki-1	200	某些T细胞淋巴瘤，某些神经细胞		酪氨酸激酶受体
CD247	CD3z，Zeta chain，CD3ζ	16	T细胞，NK细胞	CD3/TCR复合物成分，与ZAP-70结合	抗原识别与信号传导
CD248	TEM1，endosialin	165	胚胎内皮细胞，肿瘤内皮细胞		血管生成
CD249	APA，BP-1，gp160	45，107	上皮细胞，内皮细胞	血管紧张素Ⅱ，胆囊收缩素-8	转换血管紧张素Ⅱ为血管紧张素Ⅲ
CD252	OX40L，TNFSF4	34	树突细胞，活化B细胞，内皮细胞，肥大细胞	OX40	共刺激
CD253	TRAIL，APO2L，TN-FSF10	40	活化T细胞，NK细胞	DR4，DR5，DcR1，DcR2	凋亡
CD254	TRANCE，RANKL，TNFSF11	40	活化T细胞，基质细胞，破骨细胞	RANK	T-B和T-DC细胞间作用，骨骼发育
CD256	APRIL，TALL-2，TNFSF13	38	白细胞，胰腺，结肠	TACI，BCMa	T和B细胞增殖

续表

CD 抗原	其他名称	分子量（kDa）	表达细胞	配基/受体/关联	功能
CD257	BLYS, BAFF, TNFSF13b, TALL-1	34	活化单核细胞，树突细胞	TACI, BAMA, BAFF-R	T 和 B 细胞生长发育
CD258	LIGHT, TNFSF14	29	活化 T 细胞，活化单核细胞	HVEM, LTβR	T 细胞共刺激，诱导凋亡
CD261	TRAIL-R1， DR4， TNFRSF10a	56	活化 T 细胞，某些肿瘤细胞	TRAIL(CD253)	诱导凋亡
CD262	TRAIL-R2， DR5， TNFRSF10b	55	白细胞，心脏，胎盘，肝脏，肿瘤细胞	TRAIL(CD253)	诱导凋亡
CD263	TRAIL-R3, DcR1, TNFRSF10c	65	多数组织低水平表达，肿瘤组织多阴性	TRAIL(CD253)	抑制 TRAIL 诱导的凋亡
CD264	TRAIL-R4, DcR2, TNFRSF10d	35	多数组织低水平表达，肿瘤组织多阴性	TRAIL(CD253)	抑制 TRAIL 诱导的凋亡
CD265	TRANCE-R, RANK, TNFRSF11a	97	树突细胞，活化单核细胞	TRANCE(CD254)	TRANCE 受体
CD266	TWEAK-R， Fn14， TNFRSF12a	14	上皮细胞，内皮细胞，角化细胞	TWEAK(CD255)	调节凋亡，增殖
CD267	TACI, TNFRSF13b	32	B 细胞，骨髓瘤细胞	BAFF, APRIL	抑制 B 细胞增殖
CD268	BAFFR, TNFRSF13c	19	B 细胞，T 细胞亚群	BAFF	B 细胞活存成熟，T 细胞活化
CD269	BCMA, TNFRSF17		B 细胞，浆细胞	BAFF, APRIL	浆细胞存活
CD271	NGFR(p75), P75NGFR, TNFRSF16	75	神经元细胞，施万细胞，黑色素细胞，B 细胞，单核细胞	NGF, BDNF, NT-3	NGF 低亲和力受体，表达 CD271 诱导凋亡
CD272	BTLA		活化 T 细胞，活化 B 细胞	HVEM，可能 B7x	抑制 T 细胞功能
CD273	B7DC, PDL2	25	活化单核细胞，树突细胞	PD-1	共刺激，抑制
CD274	B7H1, PDL1	40	T 细胞，B 细胞，NK 细胞，树突细胞，巨噬细胞，上皮细胞	PD-1	共刺激，抑制
CD275	B7H2, ICOSL, B7RP1, B7h	40	活化单核细胞，树突细胞，巨噬细胞	ICOS	共刺激
CD276	B7H3	110	活化单核细胞，树突细胞，上皮细胞		可能参与共刺激或抑制
CD277	BT3.1		T 细胞，B 细胞，NK 细胞，树突细胞，单核细胞，内皮细胞	BT3.1-R	T 细胞活化
CD278	ICOS	47～57	活化 T 细胞，胸腺细胞亚群	B7H2	T 细胞发育
CD279	PD1	50～55	活化 T 细胞，活化 B 细胞，胸腺细胞亚群	B7H1, B7DC	T 细胞耐受
CD280	TEM22, ENDO180, uPARAP	180	成纤维细胞，内皮细胞，巨噬细胞，破骨细胞，成骨细胞	胶原，与 uPAR 关联	变构，细胞基质降解
CD281	TLR1	90	单核细胞，巨噬细胞，树突细胞，角化细胞	与 TLR2 关联，脂蛋白	调节 TLR2 功能

续表

CD 抗原	其他名称	分子量（kDa）	表达细胞	配基/受体/关联	功能
CD282	TLR2	86	单核细胞，粒细胞，巨噬细胞，树突细胞，角化细胞	与 TLR1 或 TLR6 关联，脂蛋白，葡聚糖	对革兰阳性细菌和结核菌先天免疫反应
CD283	TLR3	120	树突细胞，成纤维细胞，上皮细胞	dsRNA	对病毒先天免疫反应
CD284	TLR4	110，130	单核细胞，巨噬细胞，内皮细胞	与 MD2 和 CD14 关联，结合 LPS	对革兰阴性细菌先天免疫反应
CD289	TLR9	110	浆细胞样树突细胞，B 细胞，单核细胞	CpG DNA	对细菌或病毒先天免疫反应
CD292	BMPR1A，ALK3	85	间充质细胞，上皮神经元，软骨细胞，骨骼肌细胞	BMP2，4，7，GDF-5	激酶，调节毛发形态发生，胚胎发生
CDw293	BMPR1B，ALK6	57	间充质细胞，软骨细胞，上皮细胞，心脏，肾脏	BMP2，4，7，GDF-5	激酶，调节软骨形成
CD294	CRTH2，DP2	55～70	Th2 细胞，嗜碱性粒细胞，嗜酸性粒细胞	PDG2	调节免疫和炎症反应，诱导 Th2 细胞、嗜碱性粒细胞和嗜酸性粒细胞迁移
CD295	LEPR，OB-R	132	造血细胞，心脏，骨骼肌	瘦素	调解脂肪代谢，T 细胞/造血前体细胞增殖/抗凋亡
CD296	ART1	36	神经元细胞，心脏，骨骼肌	PDGFβ，整合素，防御素	转运 ADP 核糖至靶蛋白，调节细胞代谢
CD297	ART4	36	T 细胞，小肠，卵巢		转运 ADP 核糖至靶蛋白，调节细胞代谢
CD298	ATP1B3	32	大多数细胞，中枢神经系统、睾丸高表达	与 ATPα1、2 或 3 形成二聚体	偶合钠钾离子转换 ATP 酶的非催化成分
CD299	DC-SIGNR，L-SIGN		肝脏和淋巴结内皮细胞	ICAM-3，HIV gp120，丙型肝炎病毒	T 细胞转运，丙肝病毒和 HIV 感染
CD300a	CMRF35H，CMRF-35-H9	34	单核/巨噬细胞，中性粒细胞，树突细胞，NK 细胞，T 和 B 细胞亚群		可能参与抑制功能
CD300c	CMRF35A	25	单核/巨噬细胞，中性粒细胞，树突细胞，NK 细胞，T 和 B 细胞亚群		
CD300e	CMRF35L1		单核/巨噬细胞，树突细胞亚群		
CD301	MGL1，CLECSF14	42	巨噬细胞，不成熟树突细胞	含 Gal/GalNAc 结构碳水化合物	细胞黏附，巨噬细胞迁移，细胞识别
CD302	DCL1	30	单核/巨噬细胞，树突细胞		
CD303	BDCA2	38	浆细胞样树突细胞		抗原捕获，抑制 α/β 干扰素生成

续表

CD抗原	其他名称	分子量（kDa）	表达细胞	配基/受体/关联	功能
CD304	BDCA4，neuropilin-1，NRP1	103	树突细胞，T细胞，神经元细胞，内皮细胞	VEGF165，SEMA3A，与plexin结合	血管生成，DC-T细胞相互作用，神经发生
CD305	LAIR1	31	T细胞，B细胞，NK细胞，单核/巨噬细胞，树突细胞	Ep-CAM	抑制细胞活化和炎症反应
CD306	LAIR2	16	T细胞，单核细胞	Ep-CAM	抑制细胞活化和炎症反应
CD307	IRTA2，FcRH5，BC-MAS1	83～107	B细胞，生发中心亮区B细胞高表达	IgG和IgA（弱）	免疫球蛋白受体，可能参与B细胞活化及肿瘤形成
CD309	VEGFR2，KDR，Flk-1（m）	195/235	内皮细胞，原始干细胞，某些肿瘤细胞	VEGF-A，E，C，D	血管生成
CD312	EMR2	90	巨噬细胞，活化单核细胞，树突细胞，肝脏，肺	硫酸氨基葡聚糖软骨素，CD55	参与免疫和炎症反应
CD314	NKG2D		NK细胞，T细胞亚群	MICA，MICB，H60，ULB-Ps	NK细胞活化
CD315	CD9P-1，FPRP，EWI-F	135	巨核细胞，肝细胞，上皮细胞，内皮细胞，B细胞和单核细胞弱表达	与CD9和CD81关联	
CD316	EWI-2，PGRL	78	T细胞，B细胞，NK细胞，肝细胞	与CD9和CD81关联	
CD317	BST2	30～36	浆细胞，淋巴浆细胞样细胞，基质细胞，成纤维细胞		可能参与前B细胞生长
CD318	CDCP1，SIMA135	80/140	造血干细胞，上皮细胞，某些肿瘤细胞		
CD319	CRACC，CS1	66	NK细胞，多数T细胞，活化B细胞，成熟树突细胞	CS1	活化NK细胞细胞毒性
CD320	8D6		滤泡树突细胞		刺激B细胞生长
CD321	JAM1，JAM，JAM-A，F11R	32/35	上皮细胞，内皮细胞，白细胞，血小板，红细胞，肺，胎盘，肾	PAR3，LFA-1，呼吸道肠道病毒	形成紧密联结，调节白细胞移动，上皮细胞屏障维持，血小板活化
CD322	JAM2，VE-JAM	48	HUVEC，扁桃体HEV，心脏	PAR-3，α4β1整合素，JAM3	形成紧密联结，细胞极化，淋巴细胞归巢
CD324	E-Cadherin	120	上皮细胞，角化细胞，滋养层细胞，血小板	CD103，E-钙黏着蛋白，PS1，联蛋白，internalin	细胞-细胞、细胞-基质黏附，肿瘤抑制，细胞生长分化
CDw325	N-Cadherin	130	神经元细胞，骨骼肌和心肌细胞，成纤维细胞，某些肿瘤上皮细胞	N-钙黏着蛋白，联蛋白，FGFR，PS1	细胞-细胞、细胞-基质黏附，肿瘤抑制，细胞生长分化

续表

CD 抗原	其他名称	分子量(kDa)	表达细胞	配基/受体/关联	功能
CD326	Ep-CAM, MK-1, KSA, EGP40	40	上皮细胞,某些癌细胞	LAIR-1, LAIR-2, Ep-CAM	结合 LAIR-1 和 LAIR-2 抑制细胞活化和炎症反应
CDw327	Siglec-6, OB-BP-1, CD33L1		B 细胞,胎盘滋养层细胞,粒细胞	瘦素,唾液酸-Tn	细胞黏附
CDw328	Siglec-7, p70/AIRM	65~75	NK 细胞,T 细胞亚群,单核细胞,粒细胞	GD3, LSTb	负性调节 NK 和 T 细胞活性
CDw329	Siglec-9		单核细胞,中性粒细胞,NK 细胞、B 细胞、T 细胞亚群,肝细胞	GD1a, LSTc	负性调节免疫反应
CD331	FGFR1	160	成人和胎儿组织广泛表达,乳癌过表达	aFGF, bFGF, K-FGF	肢体催生,颅骨、心肌和肝脏发育
CD332	FGFR2	135	脑,肝,前列腺,肾,肺,脊髓	aFGF, bFGF, K-FGF, FGF-6	肢体催生,颅面发育
CD333	FGFR3	135	脑,肾,成人睾丸,胎儿小肠	aFGF	肢体催生,颅面发育
CD334	FGFR4	140	肝,肾,肺,胰,淋巴细胞,巨噬细胞	aFGF, FGF-19	内胚层/骨骼肌发育,癌症进展/转移
CD335	NKp46, NCR1	46	NK 细胞	病毒血凝素,类肝素硫化蛋白多糖	NK 细胞活化
CD336	NKp44, NCR2	44	活化 NK 细胞	病毒血凝素,与 DAP12 关联	NK 细胞活化
CD337	NKp30, NCR3	30	NK 细胞	类肝素硫化蛋白多糖	NK 细胞活化
CDw338	ABCG2, ABCP, MXR, BCRP	72	肝,肾,小肠,小群干细胞,红系细胞,某些耐药肿瘤细胞	某些异生素	异生素吸收和排除
CD339	Jagged-1	134	成人和胎儿组织广泛表达	Notch1, 2, 3	决定造血细胞归宿,心血管发育

见 www.hlda8.org。根据第八次人类白细胞分化抗原国际工作组会议(8th HLDA International Workshop)CD 认定资料整理

(张凤奎 译)

附 录 2

我国健康成人血象和骨髓象

一、血 象

1. 红细胞、血红蛋白、红细胞比容和平均红细胞指数

	红细胞×10^{12}/L		血红蛋白 g/L		血细胞比容%		MCV	MCH	MCHC
	男	女	男	女	男	女			
综合平均值	4.84	4.28	141.6	127.5	45.1	40.1	88.6	28.3	32.0
范 围*	4.15 ~	3.83 ~	134 ~	113 ~	42.2 ~	35.7 ~	85.1 ~	27.0 ~	30.5 ~
	5.37	4.82	157	137	47.5	42.7	93.2	30.8	34.7

*为各报告中平均值的范围

（引自易见龙.血液生理学的新发展.见:徐丰彦,胡旭初.生理学进展.上海:上海科技出版社,1963）

2. 白细胞、白细胞分类和血小板

	白细胞×10^9/L	白细胞分类%					血小板×10^9/L
		中性	嗜酸	嗜碱	淋巴	单核	
综合平均值	7.13	62.2	2.6	0.72	29.1	5.1	226
范 围*	6.60 ~ 8.31	59.6 ~ 66.6	1.7 ~ 3.7	0.4 ~ 1.0	26.7 ~ 30.7	4.5 ~ 5.7	153 ~ 429

*为各报告中平均值的范围

（引自易见龙.血液生理学的新发展.见:徐丰彦,胡旭初.生理学进展.上海:上海科技出版社,1963）

3. 我国健康成人血象参考值

红细胞 10^{12}/L	男 4.0 ~ 6.0	女 3.5 ~ 5.5
血红蛋白 g/L	男 12.0 ~ 16.5	女 11.0 ~ 15.5
红细胞比容%	男 40 ~ 50	女 35 ~ 45
网织红细胞%	0 ~ 1.5	
白细胞 10^9/L	4 ~ 10	
白细胞分类%		
中性粒细胞	50 ~ 70（其中杆状核粒细胞<10）	
嗜酸粒细胞	0 ~ 10（一般<5）	
嗜碱粒细胞	0 ~ 1.5（一般<1）	
淋巴细胞	20 ~ 40	
单核细胞	0 ~ 8	
血小板 10^9/L	10 ~ 35	

二、骨　髓　象

1. 各作者报告我国健康成人髂骨骨髓象简表

作者			浦权等	林修基等	血研所[1]	王声远等	徐惠玲等	刘葆华等	吴钟山等	成锐方等	山医二院[2]	张兆嶙等	刘志洁等	卢兴国等
报告时间(年)			1962	1962	1963	1964	1964	1964	1964	1965	1977	1981		2002
取材部位			髂前	髂后	髂前	髂前	髂前	髂前	髂前	髂前	髂后	髂前	髂前	髂后
例数			55	70	100	102	100	50	122	100	30	42	40	16
有核细胞计数 $10^9/L$				113	106	91		113	60					
粒系统%	原始粒细胞	均值	0.8	0.6	0.5	0.5	0.4	0.5	0.2	0.1		0.8	0.5	0.7
		最大值	2.0	1.4	1.2	1.2	1.9	1.3	0.8	0.6	0.4	1.5		1.8
	早幼粒细胞	均值	1.7	1.3	1.3	1.8	1.3	1.3	0.6	0.6	1.0	1.6	2.0	1.7
		最大值	3.5	2.6	2.8	4.4	3.2	2.2	1.8	4.0	2.8	3.5		3.2
	早幼粒+中幼粒+晚幼粒 ①		19.9	25.7	16.1	20.8	22.8	19.2	16.5	20.6	14.2	22.0	18.0	21.8
	杆状核+分叶核 ②		34.7	29.1	32.3	34.4	31.8	31.0	34.7	38.2	31.0	33.4	36.6	30.1
	①/②		1/1.7	1/1.1	1/2.0	1/1.6	1/1.4	1/1.5	1/2.1	1/1.4	1/2.1	1/1.5	1/2	1/1.5
	嗜酸粒		4.3	2.0	2.9	3.3	3.6	5.4	5.3	8.9	1.5	3.9	3.4	2.3
	嗜碱粒	均值	0.4	0.04	0.2	0.1	0.1	0.2	0.3	0.07	1.4	0.2	0.1	0
		最大值	1.5		1.1	1.8	1.3	0.9	2.8	1.0	4.5	0.5		0.2
	总		60.1	57.4	52.9	59.1	58.8	56.3	57.1	57.9	48.1	58.2	57.8	54.1
红系统%	中幼红		10.4	12.1	7.2	10.1	8.3	8.8	7.8	9.7	8.4	10.1	11.0	10.51
	晚幼红		7.5	7.5	11.8	7.3	12.0	10.9	11.5	10.2	13.3	9.1	6.2	12.43
	总		20.8	24.2	20.4	19.1	21.3	21.4	20.7	20.5	23.4	20.0	19.1	25.5
淋巴系统%			17.3	16.9	22.8	19.0	20.3	20.8	20.5	20.6	21.8	20.0	19.7	17.5
其他细胞%	单核细胞	均值	1.7	0.7	2.9	1.0	1.1	2.6	0.8	0.6	2.1	1.2	1.0	0.9
		最大值	4.5		5.1	2.8	3.8	5.0	4.4	2.6	3.2	3.0		1.6
	浆细胞	均值	0.4	0.5	0.7	0.6	0.5	0.6	0.5	0.2	0.9	0.5	0.5	0.82
		最大值	1.2		1.4	1.2	1.5	1.5	2.0	1.4	1.4	1.5		1.4
	网状细胞	均值	0.2		0.2	0.9	0.3	0.3	0.2	0.03	0.7	0.9	0.4	0.26
		最大值	1.0		0.6	2.4	1.5	0.7	1.8	0.4	1.1	1.5		1.0
粒/红			3.0/1	2.3/1	2.7/1	3.0/1	2.8/1	2.7/1	3.0/1	2.5/1	(2～4.2)/1	3.0/1	3.0/1	2.2/1
巨核细胞个/片	均值				36			46	21			12.4		79.1
	范围				7～133			0～209	0.4～63			4～29		26～166

注:1. 血研所:中国医学科学院血液学研究所

2. 山医二院:山西医学院第二附属医院

2. 我国健康成人髂骨骨髓象参考值

有核细胞增生程度	活跃～明显活跃	
粒/红	(2～4)/1	
粒系	总%	45%～70%
	原粒+早幼粒	<5%
	早+中+晚/杆+分	1/(1.5～2.0)
	嗜酸	<5%
	嗜碱	<1%
红系	总%	15%～25%
		主要为中、晚幼红细胞(约1/1)
巨核细胞	10～50个/片,可见血小板形成	
淋巴细胞	15%～25%,基本上均为成熟淋巴细胞	
单核细胞	<5%	
浆细胞	<2%	

(郝玉书)

索　　引

B

C

D

E

F

G

H

I

J

K

L

M

N

O

P

Q

R

S

T

U

V

W

X

Y

Z

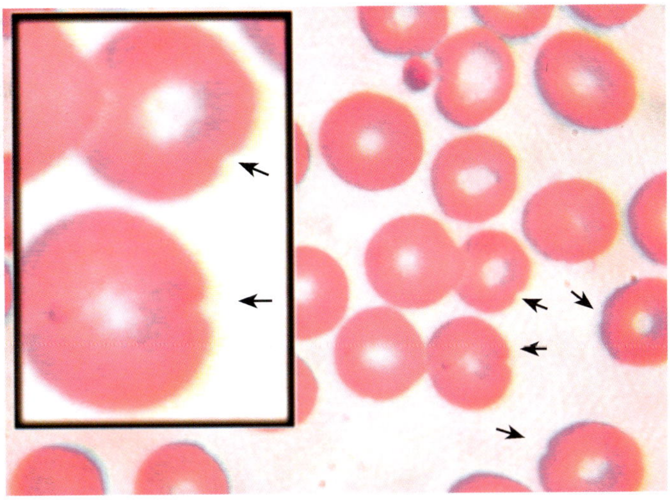

图 29-2 G-6-PD 缺乏症患者“咬痕”红细胞(bite cells)

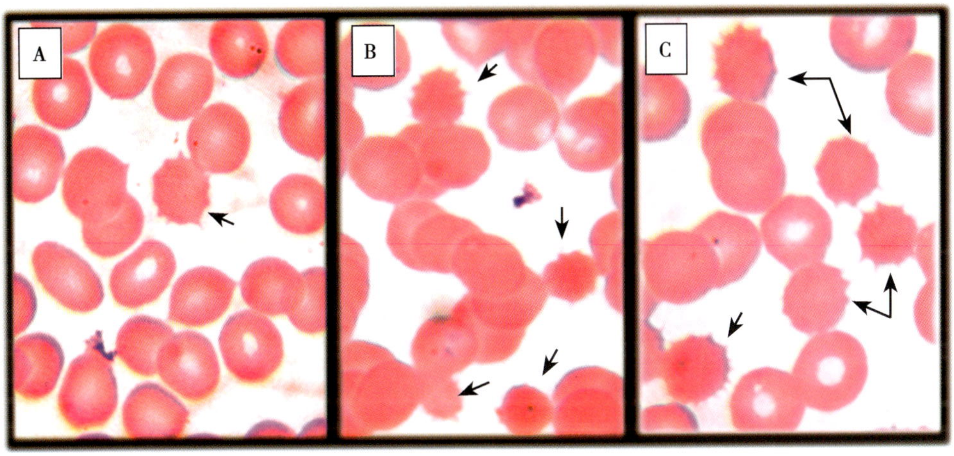

图 30-1 PK 缺乏症外周血涂片小棘球形红细胞

A. 切脾术前,偶见棘球形红细胞,红细胞中空区缩小;B、C. 切脾术后,小棘球形红细胞明显增多

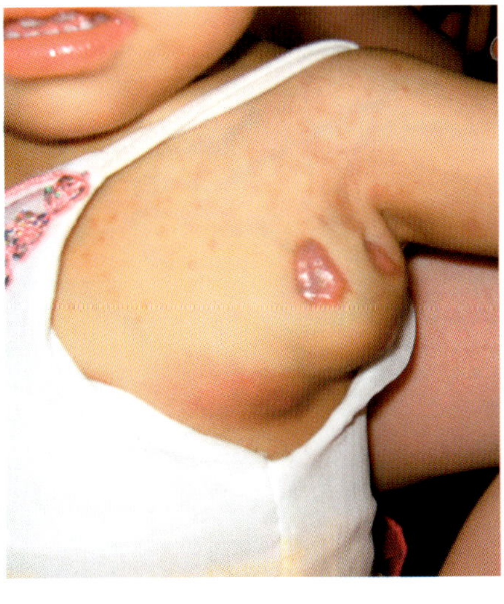

图 62-1 原发性免疫缺陷病合并卡介苗感染(上海复旦大学儿科医院王晓川提供)

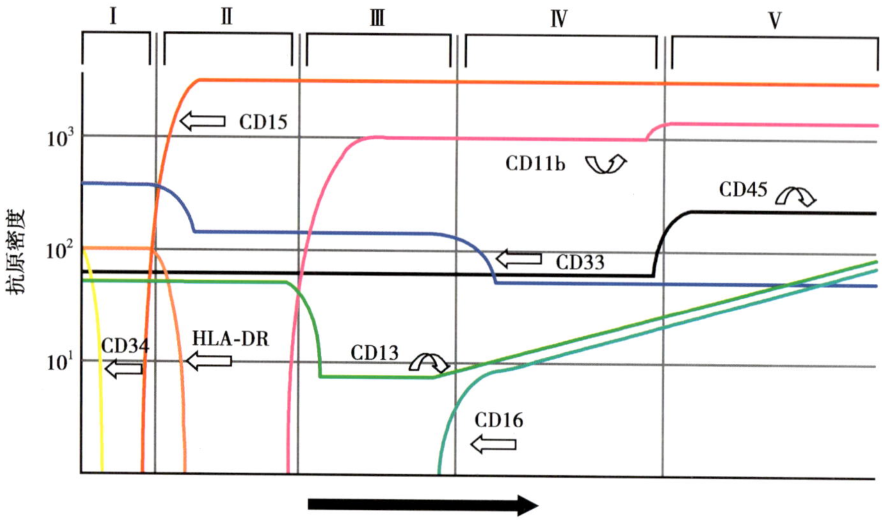

图 72-1 粒细胞成熟过程中抗原的表达

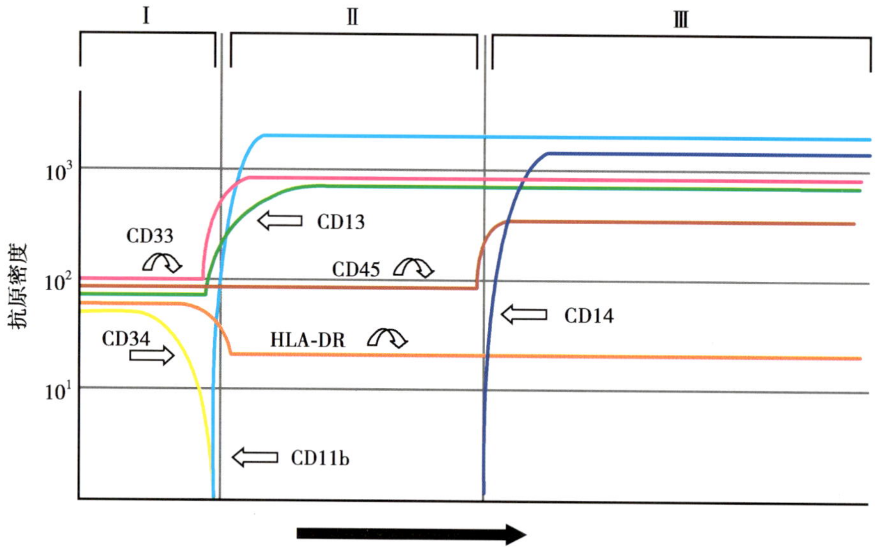

图 72-2 单核细胞成熟过程中抗原的表达

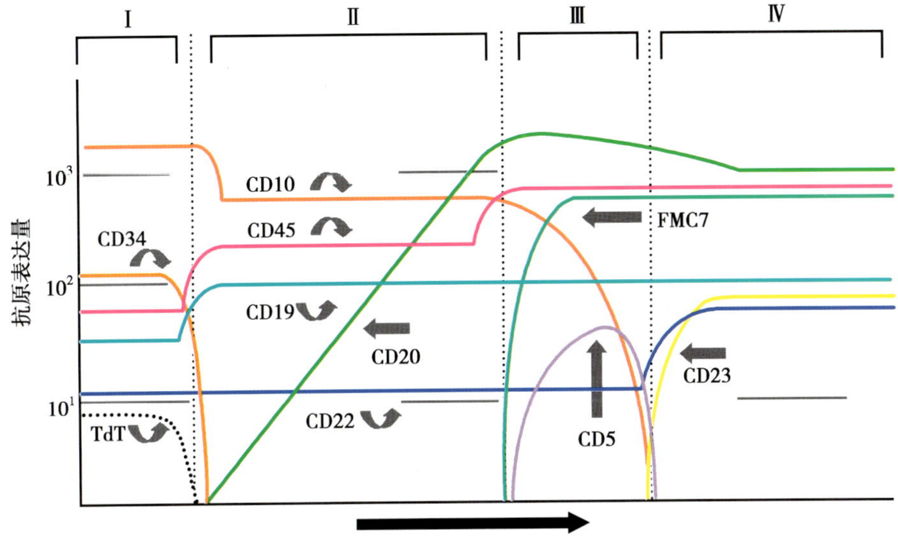

图 72-3 B 细胞成熟过程中抗原的表达

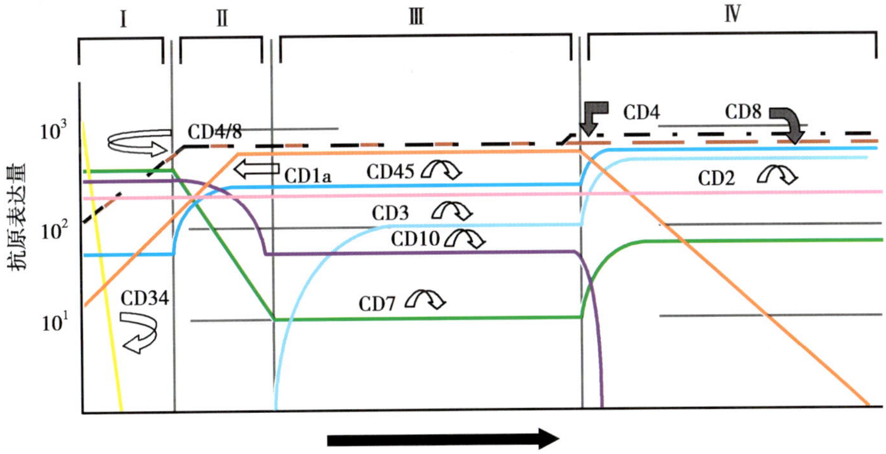

图 72-4 T 细胞成熟过程中抗原的表达

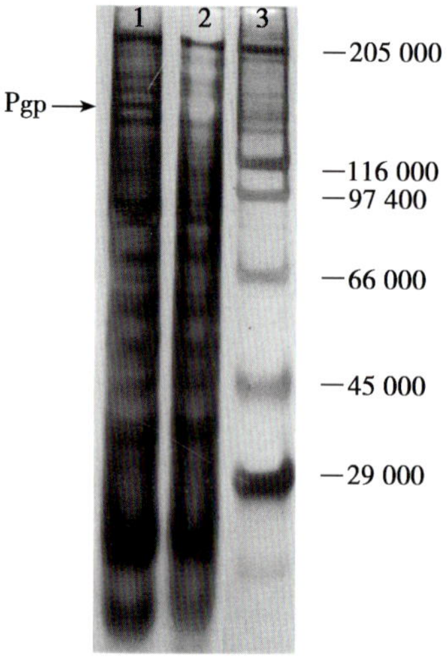

图 77-4 **K562 及 K562/A02** 细胞膜蛋白电泳图(银染法)

泳道 1K562/A02　泳道 2K562　泳道 3 分子量标准

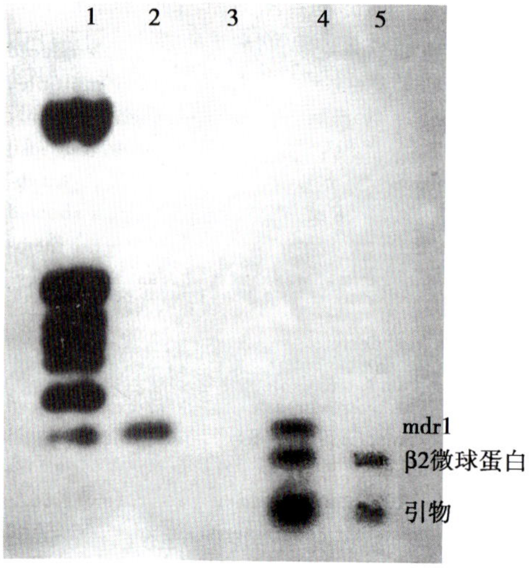

图 77-6 **RT-PCR** 法检测 **K562** 及 **K562/A02** 细胞中 ***mdr1*** 基因表达

1，Marker，2，mdr1 cDNA，3，mdr2 cDNA，4，K562 及 K562/A02，5，K562

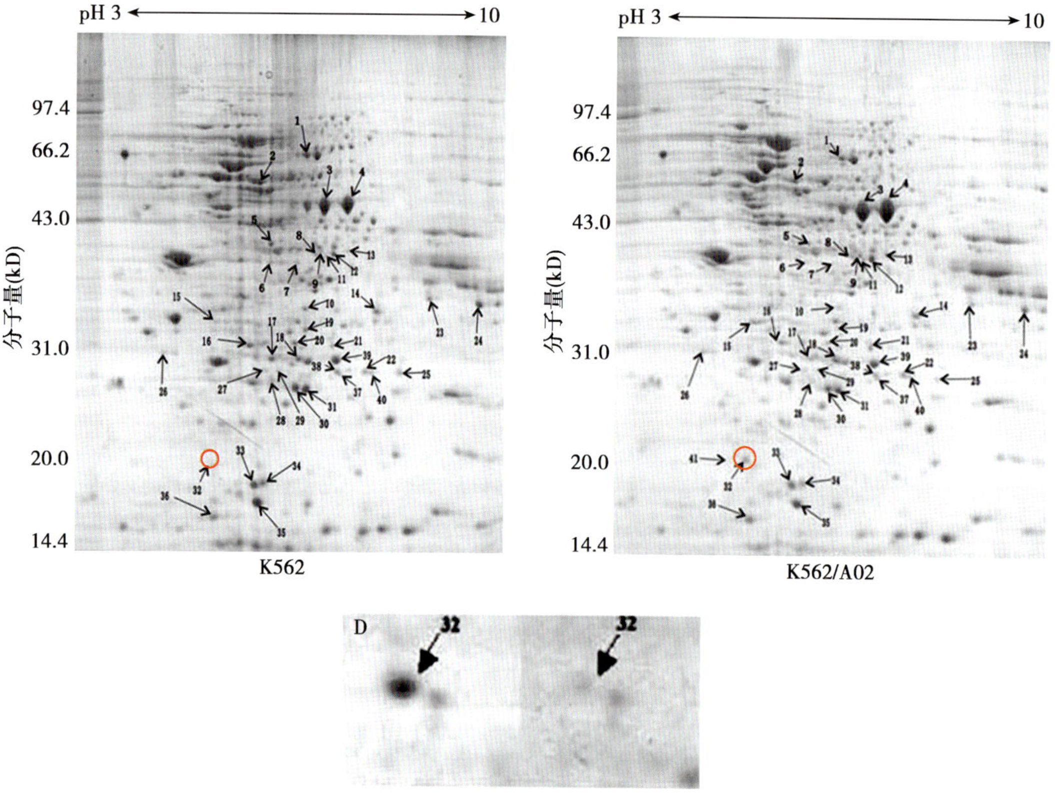

图 77-7 双向凝胶电泳法分析多药耐药细胞株 **K562/A02** 和其亲代细胞株 **K562** 中基因表达差异，**32** 号为 ***Sorcin*** 基因表达蛋白

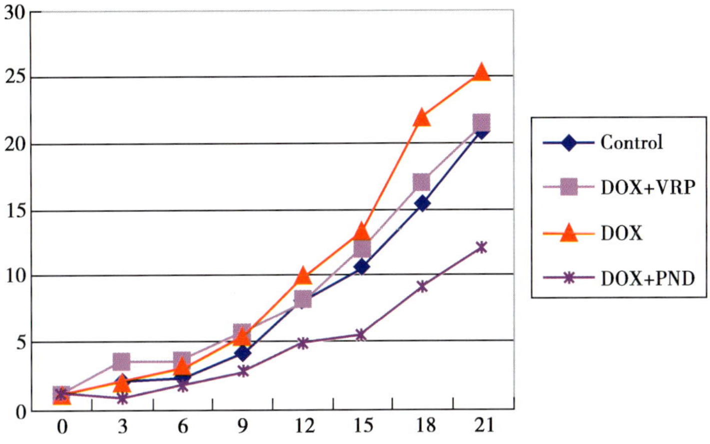

图 77-8 PND 逆转 K562/A02 耐药的裸鼠试验

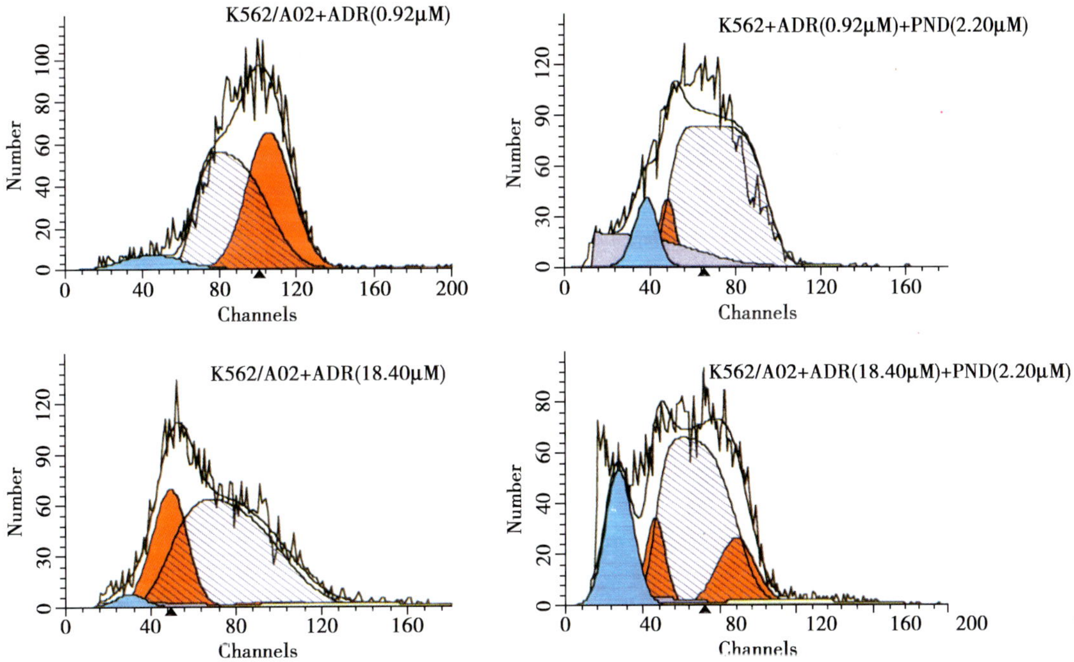

图 77-9 PND 对 ADM 诱导 K562 和 K562/A02 细胞凋亡的影响

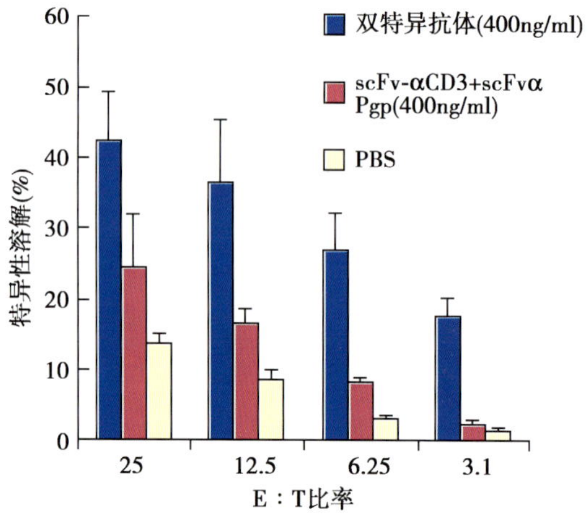

图 77-14 抗 PGP/抗 CD3 双特异抗体体外介导细胞毒性 T 细胞对靶细胞(K562/A02)的特异性杀伤作用

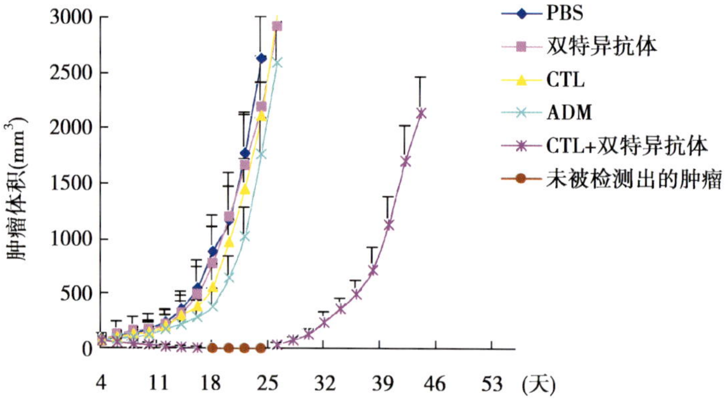

图 77-15 对裸鼠敏感移植瘤的治疗

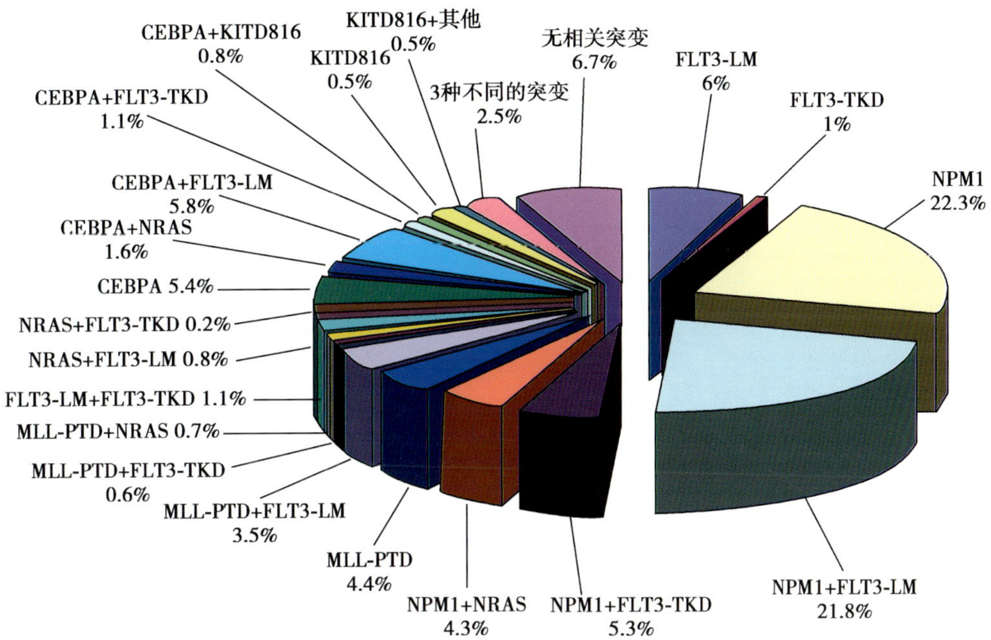

图 79-1　正常染色体核型的 AML 患者不同分子标记的发生率

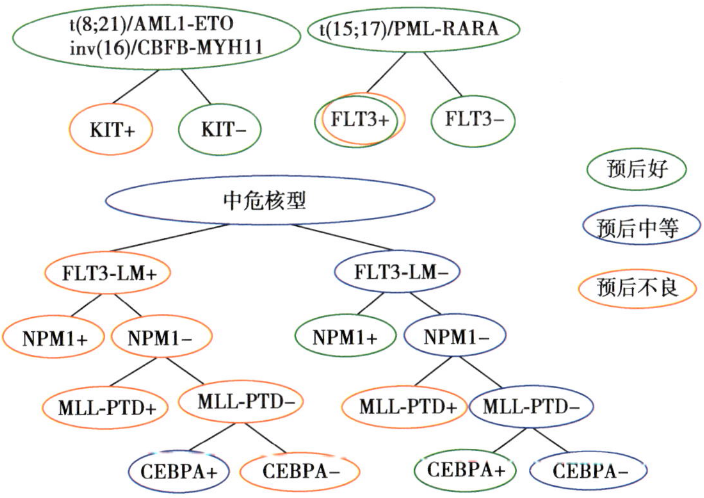

图 79-2　根据染色体核型和分子学异常的 AML 预后分组

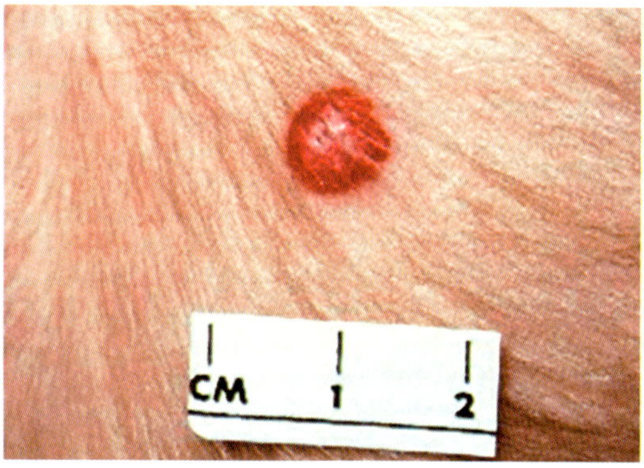

图 81-3　先天性白血病的皮肤损害

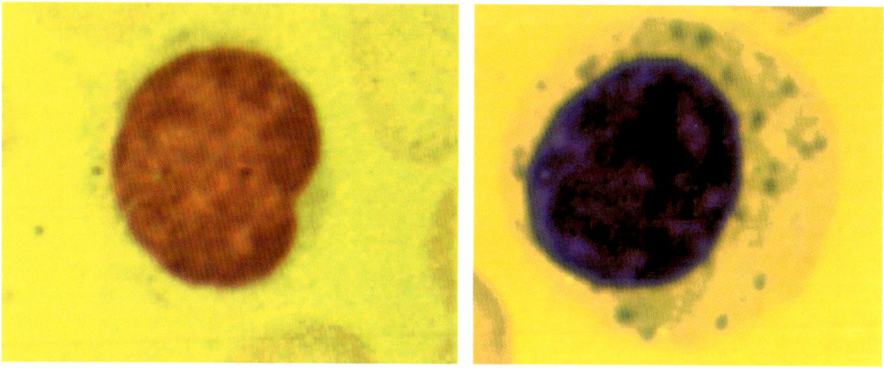

图 91-2　小淋巴细胞和大颗粒淋巴细胞

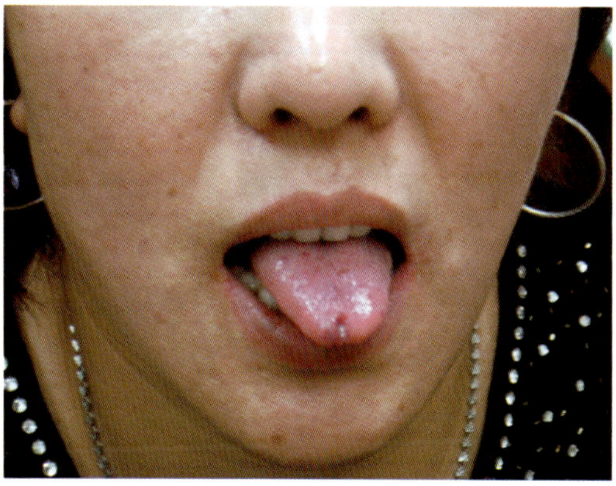

图 122-1　遗传性出血性毛细血管扩张症患者的出血表现

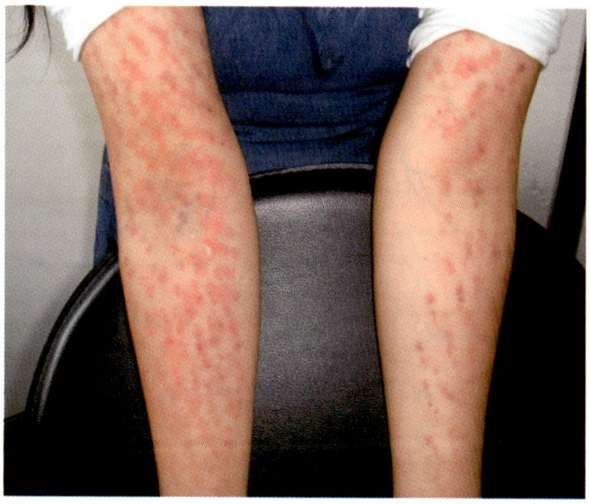

图 124-1　心因性紫癜的出血表现